Knochentumoren mit Kiefertumoren
3. Auflage

J. Freyschmidt · H. Ostertag · G. Jundt

Knochentumoren
mit Kiefertumoren

Klinik · Radiologie · Pathologie

3., überarbeitete und erweiterte Auflage

Mit 643 Abbildungen in 2995 Einzeldarstellungen
davon 422 Farbabbildungen

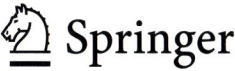

Professor Dr. Jürgen Freyschmidt
Klinikum Bremen-Mitte gGmbH
Beratungsstelle und Referenzzentrum
für Osteoradiologie
Friedrich-Karl-Straße 55
28177 Bremen

Professor Dr. Helmut Ostertag
Klinikum Hannover Nordstadt
Pathologisches Institut
Haltenhoffstraße 41
30167 Hannover

Professor Dr. Gernot Jundt
Knochentumor-Referenzzentrum
am Institut für Pathologie
der Universität Basel
Schönbeinstraße 40
4003 Basel

ISBN 978-3-540-75152-6   e-ISBN 978-3-540-75153-3
DOI 10.1007/978-3-540-75153-3
Springer Heidelberg Dordrecht London New York

Die Deutsche Bibliothek verzeichnet diese Publikation in der Deutschen Nationalbibliografie; detaillierte bibliografische Daten sind im Internet über <http://dnb.d-nb.de> abrufbar.

© Springer-Verlag Berlin Heidelberg 1988, 1998, 2003, 2010

Dieses Werk ist urheberrechtlich geschützt. Die dadurch begründeten Rechte, insbesondere die der Übersetzung, des Nachdrucks, des Vortrags, der Entnahme von Abbildungen und Tabellen, der Funksendung, der Mikroverfilmung oder der Vervielfältigung auf anderen Wegen und der Speicherung in Datenverarbeitungsanlagen, bleiben, auch bei nur auszugsweiser Verwertung, vorbehalten. Eine Vervielfältigung dieses Werkes oder von Teilen dieses Werkes ist auch im Einzelfall nur in den Grenzen der gesetzlichen Bestimmungen des Urheberrechtsgesetzes der Bundesrepublik Deutschland vom 9. September 1965 in der jeweils geltenden Fassung zulässig. Sie ist grundsätzlich vergütungspflichtig. Zuwiderhandlungen unterliegen den Strafbestimmungen des Urheberrechtsgesetzes.

Die Wiedergabe von Gebrauchsnamen, Handelsnamen, Warenbezeichnungen usw. in diesem Werk berechtigt auch ohne besondere Kennzeichnung nicht zu der Annahme, daß solche Namen im Sinne der Warenzeichen- und Markenschutz-Gesetzgebung als frei zu betrachten wären und daher von jedermann benutzt werden dürften.

Produkthaftung: Für Angaben über Dosierungsanweisungen und Applikationsformen kann vom Verlag keine Gewähr übernommen werden. Derartige Angaben müssen vom jeweiligen Anwender im Einzelfall anhand anderer Literaturstellen auf ihre Richtigkeit überprüft werden.

Einbandentwurf: deblik, Berlin

Gedruckt auf säurefreiem Papier

Für unsere Frauen
Gisela, Gabriele und Inge

Vorwort zur 3. Auflage

Seit der 2. Auflage dieses Buches sind 11 Jahre vergangen, in denen sich auch auf dem Gebiet der Knochengeschwülste wesentlich Neues entwickelt hat. Schon die Neuordnung der Knochengeschwülste nach der Lyon-Klassifikation der WHO von 2002 beinhaltet neue Definitionen der einzelnen Entitäten und neue Subklassifikationen, die der damit befasste Arzt kennen sollte. Die in den letzten Jahren „boomende" Molekular- und Immunbiologie hat das Verständnis für viele Geschwulstentitäten grundlegend verändert, und so sind auf dem Gebiet der Pathologie neben immunhistologischen vor allem molekulargenetische Techniken in die heutige Routinediagnostik integriert. Schließlich konnten durch größere Studien die Vor- und Nachteile der verschiedenen radiologischen Untersuchungstechniken (Projektionsradiographie, CT, MRT, Skelettszintigraphie) bei der Diagnostik von Knochengeschwülsten und ihre Bildmuster auf verhältnismäßig solider Basis erarbeitet werden, so dass es möglich geworden ist, solide Empfehlungen für das radiodiagnostische Vorgehen im Einzelfall mit dem Ziel zu geben, rasch und effizient zu einer Arbeitsdiagnose zu kommen, die in vielen Fällen für die histologische Interpretation von hoher Relevanz ist.

Unter diesen Vorgaben stellt die vorliegende 3. Auflage nicht nur eine starke Erweiterung, sondern zum Teil auch eine grundsätzliche Änderung von Text und Bildmaterial dar.

Beibehalten haben wir die synoptische Betrachtungsweise, die sich in unserer mehr als 30-jährigen engen Zusammenarbeit in allen Fallkonferenzen bewährt hat und deren Basis stets die Diskussion klinisch-orthopädischer, radiologischer und pathohistologischer Befunde ist.

Da es uns immer ein Anliegen war, unnötige Biopsien bestimmter, im einfachen Röntgenbild in der Regel klar zu diagnostizierender Läsionen zu vermeiden, haben wir vor allem das Kapitel über „Tumorähnliche Läsionen" und über „Pseudotumoren" auf den neuesten wissenschaftlichen Stand gebracht. Dabei spielte auch die Erkenntnis eine Rolle, dass die Histologie solcher Läsionen nicht nur oft völlig unspezifisch ist, sondern auch bei beschränkter Erfahrung und fehlendem interdisziplinären Austausch für sich allein gestellt zu falschen therapeutischen Schlüssen Anlass geben kann.

Dass wir die Diagnostik von Tumoren und tumorähnlichen Läsionen der Kiefer als neues Kapitel in die 2. Auflage dieses Buch aufgenommen hatten, fand eine gute Resonanz, so dass wir dieses Kapitel in der 3. Auflage deutlich ausgeweitet haben. Es wird dem Radiologen und Pathologen bei der Diagnostik eines Kiefertumors sehr dienlich sein, und er hat Gelegenheit, die Besonderheiten von Knochentumoren in dieser Lokalisation in *einem* Buch über Knochentumoren kennen zu lernen. Das Basler Referenzzentrum bearbeitet dieses spezielle Gebiet seit Jahrzehnten und hat deshalb hier einen großen Erfahrungsschatz.

Wir hoffen, dass wir mit dieser 3. Auflage das Interesse an Knochengeschwülsten nicht nur bei bereits Erfahrenen erhalten können, sondern auch das der Jüngeren zu erwecken vermögen. Wir würden uns freuen, wenn es uns gelingt zu zeigen, was die interdisziplinäre Kooperation für die Diagnostik und Behandlung der Knochentumoren leisten kann, und wenn wir dies an interessierte Kollegen weitergeben können. Denjenigen Kollegen, die uns in den vielen Jahren unserer Passion auf diesem Gebiete der klinisch-radiologischen und pathohistologischen Diagnostik lehrreiche Fälle und schwierige Fälle zur konsiliarischen Beurteilung zugeschickt haben, danken wir herzlich.

Bremen/Hannover/Basel, 2009
J. Freyschmidt
H. Ostertag
G. Jundt

Inhaltsverzeichnis

1	Einführung	1
2	Klassifikation, Häufigkeitsverteilung, Altersverteilung und Lokalisation von Knochentumoren	5
2.1	Klassifikation von primären Knochentumoren und tumorähnlichen Läsionen	6
2.2	Häufigkeitsverteilung von Knochentumoren	9
2.3	Altersverteilung und Geschlechtsprädilektion der Patienten mit Knochentumoren	11
2.4	Lokalisation von Knochentumoren	13
3	Einführung in die radiologische und histologische Untersuchungstechnik und Befundinterpretation bei Knochentumoren	15
3.1	Radiologische Untersuchungstechnik	16
3.1.1	Projektionsradiographie	17
3.1.2	Computertomographie (CT)	18
3.1.3	Magnetresonanztomographie (MRT)	21
3.1.4	Angiographie	26
3.1.5	Knochenszintigraphie	32
3.1.6	Ultrasonographie	33
3.1.7	PET/PET-CT	34
3.1.8	Perkutane Biopsietechnik bei Knochentumoren	35
3.1.9	Radiologische Interventionen bei primären Knochentumoren und tumorähnlichen Läsionen	42
3.2	Radiologische Bildinterpretation von Knochengeschwülsten	43
3.2.1	Destruktionsmuster an Kompakta und Spongiosa	45
3.2.1.1	Geographisches (landkartenartiges) Destruktionsmuster (Grad I)	46
3.2.1.2	Geographisches Destruktionsmuster, kombiniert mit mottenfraßartigen und/oder permeativen Destruktionen (Grad II)	52
3.2.1.3	Mottenfraßartiges und/oder permeatives Destruktionsmuster (Grad III)	53
3.2.2	Periostale Reaktionen	57
3.2.2.1	Kontinuierliche Periostreaktionen	58
3.2.2.2	Unterbrochene Periostreaktionen	61
3.2.2.3	Komplexe Periostreaktionen	63
3.2.3	Tumormatrixmineralisierung	63
3.2.4	Bewertung einiger MRT-Phänomene bei Knochengeschwülsten	68
3.3	Zur Biopsie (aus der Sicht des Pathologen)	70
3.3.1	Präbioptische Strategie	70
3.3.2	Art der Biopsie	71
3.3.3	Untersuchung der Biopsie	71

3.4	Grundzüge der histologischen Interpretation	74
3.4.1	Zur Bestimmung der Dignität	74
3.5	Zum Vorgehen bei der Entdeckung einer Knochengeschwulst (aus der Sicht der Praxis)	76
4	**Klinik der Knochentumoren**	**79**
5	**Staging der Knochentumoren**	**81**
5.1	Benigne Tumoren	83
5.2	Maligne Tumoren	85
5.3	Stagingkriterien	87
5.4	Radiologisches Staging-Rüstzeug	90
6	**Knochenbildende Tumoren**	**93**
6.1	Gutartige Tumoren	94
6.1.1	Osteom	94
6.1.2	Osteoidosteom und benignes (genuines) Osteoblastom	108
6.1.2.1	Osteoidosteom	109
6.1.2.2	Benignes (genuines) Osteoblastom	140
6.2	Tumoren mit ungewisser Dignität	154
6.2.1	Aggressives Osteoblastom	154
6.3	Bösartige Tumoren	161
6.3.1	Konventionelles Osteosarkom (OS)	161
6.3.1.1	Weitere histologische Subtypen	217
6.3.2	Sonstige Osteosarkome	221
6.3.2.1	Sekundäres Osteosarkom	221
6.3.2.2	Periostales Osteosarkom	233
6.3.2.3	Hochmalignes Oberflächenosteosarkom	240
6.3.2.4	Parossales Osteosarkom	241
6.3.2.5	Osteosarkom der Weichteile	255
6.3.3	Osteosarkom unter Chemotherapie	255
7	**Knorpelbildende Tumoren**	**273**
7.1	Gutartige Tumoren	274
7.1.1	Chondroblastom	274
7.1.2	Chondromyxoidfibrom	290
7.1.3	Osteochondrom	303
7.1.3.1	Ostochondrom-Varianten	318
7.1.3.2	Multiple kartilaginäre Exostosen	319
7.1.4	Chondrome	328
7.1.4.1	Enchondrom	328
7.1.4.2	Knochenenchondromatose	358
7.1.4.3	Periostales Chondrom	366
7.1.4.4	Weichteilchondrom	374
7.1.4.5	Gelenkchondrom und -chondromatose	374
7.2	Bösartige Tumoren	377
7.2.1	Chondrosarkom	377

7.2.1.1	Primäres Chondrosarkom	393
7.2.1.2	Seltene Formen des Chondrosarkoms	415
7.2.1.3	Sekundäres Chondrosarkom	429
7.2.1.4	Extraskelettales Chondrosarkom	434
8	**Tumoren des Knochenmarkraumes**	**443**
8.1	Ewing-Sarkom-Gruppe (ESFT)	444
8.2	Hämatopoetische Neoplasien	475
8.2.1	Maligne Lymphome	475
8.2.1.1	Non-Hodgkin-Lymphom	475
8.2.1.2	Hodgkin-Lymphom	501
8.2.2	Plasmozytom	505
8.3	Tumorähnliche Erkrankungen	535
8.3.1	Sinushistiozytose mit massiver Lymphadenopathie	535
9	**Fibrogene, fibrohistiozytäre und lipogene Tumoren**	**537**
9.1	Gutartige Tumoren	547
9.1.1	Benignes fibröses Histiozytom (BFH)	547
9.1.2	Lipom	554
9.1.3	Desmoplastisches Fibrom	566
9.2	Bösartige Tumoren	572
9.2.1	Malignes fibröses Histiozytom (MFH)	572
9.2.2	Fibrosarkom	588
9.2.3	Liposarkom	597
9.3	So genanntes malignes Mesenchymom	601
10	**Vaskuläre Tumoren**	**603**
10.1	Benigne Tumoren	606
10.1.1	Hämangiom	606
10.1.2	Epitheloides Hämangiom	622
10.1.3	Hämangiomatose	625
10.1.4	Massive Osteolyse	632
10.1.5	Lymphangiom, Lymphangiomatosis	635
10.1.6	Glomustumor	635
10.2	Maligne Tumoren	638
10.2.1	Epitheloides Hämangioendotheliom	638
10.2.2	Angiosarkom	642
11	**Sonstige Knochentumoren**	**651**
11.1	Riesenzelltumor (RZ)	652
11.2	Adamantinom	693
11.3	Tumoren der glatten Muskulatur	707
11.3.1	Primäres Leiomyom des Knochens	707
11.3.2	Primäres Leiomyosarkom des Knochens	708
11.4	Neurale Tumoren	712
11.4.1	Schwannom	712

11.5	Fibrokartilaginäres Mesenchymom des Knochens	715
11.6	Ungewöhnliche, nichtmetastatische Knochenlokalisationen von primären Weichteiltumoren	719
12	**Notochordale Tumoren**	**721**
12.1	Chordom	722
12.2	Notochordales Riesenhamartom („giant notochordal hamartoma", GNH)	736
13	**Tumorähnliche Knochenerkrankungen („tumor-like lesions")**	**739**
13.1	Fibröser metaphysärer Defekt (FMD)	741
13.2	Metaphysäre kortikale Irregularitäten bei Kindern, sog. periostales Desmoid	756
13.3	Fibröse Dysplasie (FD)	762
13.4	Einkammerige juvenile Knochenzyste	802
13.5	Aneurysmatische Knochenzyste (AKZ)	819
13.6	Langerhans-Zell-Histiozytose (LZH)	843
13.7	Intra- und juxtaossäres Ganglion	866
13.8	Reparatives Riesenzellgranulom (RZG) der Extremitäten	876
13.9	Braune Tumoren beim Hyperparathyreoidismus	882
13.10	Villonoduläre Synovitis	886
13.11	Heterotope Ossifikation (Myositis Ossificans)	897
13.12	Tumorähnliche Knochenveränderungen bei pustulöser Arthroosteitis (PAO) oder pustulöser Enthesioosteitis (PEO) oder SAPHO-Syndrome	912
13.13	So genannte Pseudotumoren des Skeletts	917
13.13.1	Epithelzyste des Knochens	917
13.13.2	Dermoidzyste	919
13.13.3	Hämophiler Pseudotumor	919
13.13.4	Amyloidtumor	921
13.13.5	Fokale hämatopoetische Hyperplasie	926
13.13.6	Pseudotumoröse Gichttophi	926
13.13.7	Neurogene Arthropathie	928
13.13.8	Hamartom (Mesenchymom) der Brustwand beim Kleinkind	929
13.13.9	Infektiös bedingte Pseudotumoren	931
13.13.10	Durch Kunststoffe und Baumwolle bedingte Pseudotumoren	932
13.13.11	Traumatisch bedingte Pseudotumoren	934
14	**Kiefertumoren**	**945**
14.1	Neoplasmen und andere Tumoren des odontogenen Apparats	948
14.1.1	Gutartige Läsionen	948
14.1.1.1	Odontogene epitheliale Tumoren ohne odontogenes Ektomesenchym	948
14.1.1.2	Odontogene epitheliale Tumoren mit odontogenem Ektomesenchym, mit oder ohne Hartsubstanzbildung	966
14.1.1.3	Odontogene ektomesenchymale Tumoren mit oder ohne inkorporiertes odontogenes Epithel	977
14.1.2	Bösartige Läsionen	986

14.1.2.1	Odontogene Karzinome	986
14.1.2.2	Odontogene Sarkome	997
14.2	Tumoren und andere Läsionen des Knochens	1000
14.2.1	Kochentumoren	1000
14.2.1.1	Ossifizierendes Fibrom	1000
14.2.1.2	Osteosarkom im Kiefer	1010
14.2.2	Nichtneoplastische Läsionen des Knochens	1017
14.2.2.1	Fibröse Dysplasie des Kiefers	1017
14.2.2.2	Ossäre Dysplasien	1021
14.2.2.3	Zentrales Riesenzellgranulom/Riesenzellläsion	1027
14.2.2.4	Cherubismus	1031
14.2.3	(Pseudo-)Zysten des Knochens	1033
14.2.3.1	Einfache Knochenzyste	1033
14.2.3.2	Aneurysmatische Knochenzyste	1035
15	Metastasen	1045
16	Möglichkeiten und Grenzen von Fehlinterpretationen bei der Diagnostik von Knochengeschwülsten	1051
Sachverzeichnis		1055

1 Einführung

Primäre Geschwülste, aber auch geschwulstähnliche Läsionen im Knochen sind im Vergleich zu degenerativen, stoffwechselbedingten und metastatischen Läsionen am Skelett sehr seltene Erkrankungen. Verglichen mit Erkrankungen des rheumatischen Formenkreises, des Herzens und der Gefäße, der Lungen oder des Magen-Darm-Trakts müssen primäre Knochengeschwülste als wahre Raritäten angesehen werden. Ihr Anteil am Spektrum von Erkrankungen, die einem praktischen Arzt begegnen, kann mit weniger als 1:10.000 geschätzt werden. Auch im selektionierteren Krankengut von Orthopäden, Chirurgen und Radiologen ist die Konfrontation mit einer Knochengeschwulst sehr selten.

Bei etwa 150 neuen Osteosarkomen pro Jahr in der Bundesrepublik Deutschland wird ein nicht spezialisierter Orthopäde oder Radiologe höchstens ein- bis zweimal in seinem Berufsleben einen solchen Tumor sehen. Noch selteneren Tumoren, wie z. B. dem Chondromyxoidfibrom oder dem sog. malignen fibrösen Histiozytom des Knochens, wird er mit einiger Wahrscheinlichkeit in seinem Berufsleben nie begegnen. Da jedoch die Behandlungsergebnisse der bösartigen Knochentumoren, insbesondere des Osteosarkoms, in den letzten 30 Jahren so viel besser geworden sind, wird er in Zukunft häufiger Patienten betreuen, die eine solche Tumorkrankheit überlebt haben. Er muss sich deshalb auch mit diesen Krankheitsbildern vertraut machen.

Bei den Pathologen liegen die Verhältnisse anders, da es sich hier um eine zahlenmäßig geringere Berufsgruppe handelt; trotzdem werden auch größere, nicht auf Knochentumoren spezialisierte Institute höchstens ein- bis zweimal im Jahr z. B. ein Osteosarkom sehen.

Die Seltenheit einer Erkrankung ist erfahrungsgemäß mit folgenden Aspekten verbunden:
- Sie wird bei differentialdiagnostischen Erwägungen im Rahmen der Einordnung einer bestimmten Symptomatologie vergessen.
- Sie wird wegen ihrer Seltenheit falsch angesprochen. Im Rahmen der Knochentumordiagnostik gilt das vor allem für den radiologischen und pathologisch-anatomischen Teil der Diagnostik. Fehleinschätzungen ziehen in der Regel falsche Behandlungsmaßnahmen nach sich, was im Falle der Knochengeschwülste bei den überwiegend jungen Patienten zu fatalen Folgen führen kann.
- Seltene Erkrankungen reizen vor allem denjenigen, der sich der alltäglichen ärztlichen Routine noch nicht vollständig unterworfen und den gedanklichen Zugang zu ihnen offen gelassen hat. Sofern er sich nicht zu einer ausgesprochenen Spezialisierung auf die Diagnostik und Therapie bestimmter seltener Erkrankungsbilder entschließt, wird er sich doch mit erhöhtem Interesse mit ihnen befassen.

Mit dem Gebiet der Knochentumordiagnostik und -therapie haben sich in den letzten 30 Jahren zahlreiche Pathologen, Radiologen, Orthopäden und Chirurgen intensiv beschäftigt und ihr Wissen einer breiteren Ärzteschaft zugänglich gemacht. Man denkt jetzt häufiger an einen Knochentumor als Ursache „rheumatischer Beschwerden" oder einer länger bestehenden schmerzhaften Schwellung nach einem geringeren Trauma, und man ist insbesondere auf der Seite der Radiologen und Pathologen vorsichtiger im diagnostischen Angehen einer tumorösen Knochenläsion geworden. So ist auch die zeitliche Verzögerung zwischen dem Beginn der klinischen Symptomatik und der endgültigen Diagnose im Vergleich zur Situation vor 20–30 Jahren rückläufig. Andererseits erleben wir es relativ häufig, dass sich ärztliche Kollegen, die auf dem Gebiet der Knochentumordiagnostik keine oder noch keine Erfahrung haben, relativ ungeniert an eine Knochengeschwulst diagnostisch und therapeutisch heranmachen, obwohl ihnen dazu die gesamte strategische Infrastruktur fehlt, wozu u. a. ein auf diesem Gebiet eng zusammenarbeitendes Team aus den verschiedenen Disziplinen gehört (s. unten). Es genügt nicht, aus einer dem ärztlichen Akteur unbekannten Läsion eine Probeexzision transkutan oder offen zu entnehmen und sie einem Pathologen ohne informativen Kommentar zu übergeben. Der Pathologe *muss* bestimmte Informationen haben (s. unten), um auch sein ihm zur Verfügung stehendes Rüstzeug voll nutzen zu können.

Die wesentlichen Säulen der Diagnostik von Geschwülsten und geschwulstähnlichen Läsionen des Skeletts sind Radiologie und Pathologie. Die Radiologie liefert dem Pathologen mit gewissen Einschränkungen den pathologisch-anatomischen Befund (Lage und Größe der Läsion, evtl. Hinweise auf die Konsistenz usw.) und in vielen Fällen auch Hinweise auf dynamische Aspekte wie z. B. die Wachstumsgeschwindigkeit und damit auf das biologisches Verhalten, oder die Stoffwechselaktivität und Perfusion einer Geschwulst. Diese aus der Organebene stammenden Informationen braucht der Pathologe, wenn er auf der Gewebsebene aus einem mehr oder weniger repräsentativen und quantitativ ausreichenden Biopsat eine exakte Diagnose stellen soll. Das folgende Zitat des Pathologen Ewing aus dem Jahre 1922 hat unseres Erachtens bis heute nichts an Gültigkeit und Bedeutung verloren: „The gross anatomy (as revealed in radiographs) is often a safer guide to a correct clinical conception of the disease than the variable and uncertain structure of a small piece of tissue."

Die zur Findung der Diagnose einer bestimmten Knochenläsion unbedingt notwendige Zusammenarbeit zwischen Radiologie und Pathologie wird an vielen Zentren erfolgreich praktiziert und hat sich im Konzept dieser Monographie niedergeschlagen. Zu einer solchen Zusammenarbeit gehört eine regelmäßige Tumorkonferenz, an der selbstverständlich auch orthopädische Chirurgen, Pädiater, Onkologen und Strahlentherapeuten teilnehmen sollten.

In diesem Buch sind den speziellen klinischen, radiologischen, pathologisch-anatomischen und histologischen Beschreibungen der einzelnen Tumorentitäten einführende Kapitel, insbesondere zur allgemeinen Untersuchungstechnik und Befundinterpretation, sowohl von der radiologischen wie von der histologischen Seite vorangestellt. Den Abschluss bildet ein Kapitel, das möglichen Ursachen und Gefahren einer Fehlinterpretation bei Knochengeschwülsten gewidmet ist.

Literatur

Ewing J (1922) A review and classification of bone sarcomas. Arch Surg 4: 485–533

2 Klassifikation, Häufigkeitsverteilung, Altersverteilung und Lokalisation von Knochentumoren

2.1 Klassifikation von primären Knochentumoren und tumorähnlichen Läsionen – 6

2.2 Häufigkeitsverteilung von Knochentumoren – 9

2.3 Altersverteilung und Geschlechtsprädilektion der Patienten mit Knochentumoren – 11

2.4 Lokalisation von Knochentumoren – 13

2.1 Klassifikation von primären Knochentumoren und tumorähnlichen Läsionen

Trotz der heute vielfältigen radiologischen Möglichkeiten, bestimmte Gewebsarten und -zustände relativ zuverlässig zu typisieren (z. B. solide/flüssig, blutig, fettig, knorpelige/knöcherne/bindegewebige Matrix, Perfusionsstatus) und dann mit Hilfe klinischer, röntgenmorphologischer, lokalisatorischer und biologischer Daten einer bestimmten tumorösen Knochenläsion korrekt zuzuordnen, bleibt für die Diagnostik und Klassifikation von Knochentumoren und tumorähnlichen Läsionen generell die Histologie der Goldstandard. Das bedeutet allerdings nicht, dass histologische Charakteristika unbedingt Aussagen über das biologische Verhalten eines Knochentumors zulassen. Das können Klinik und Radiologie in manchen Fällen zuverlässiger. Das gilt ganz besonders für die Läsionen, die aus onkologischer Sicht keiner Behandlung bedürfen. In den letzten 10–15 Jahren sind durch Ausweitung spezifischer histologischer und molekulargenetischer Untersuchungsmethoden neue Tumorsubgruppen oder -subentitäten entstanden, deren Existenzberechtigung hinsichtlich prognostischer und therapeutischer Relevanz allerdings noch hinterfragt werden muss. Das dürfte nicht einfach sein, da es sich häufig nur um sehr kleine Fallzahlen handelt. Diese grundsätzlichen „Schwachpunkte" der Histologie schmälern jedoch nicht den Wert der aktuellen WHO-Klassifikation der Knochentumoren, der sog. Lyon-Klassifikation von 2002 (◘ Tabelle 2.1), die wir dieser 3. Auflage zugrunde legen und die die in der 2. Auflage genutzte WHO-Klassifikation von 1994 (◘ Tabelle 2.2) ersetzt. Wir sind ausgesprochene Befürworter einer weltweit akzeptierten Klassifikation, die ja immerhin die Basis für vergleichbare Studien von Diagnostik und Therapie bestimmter, vor allem seltener Entitäten bilden kann. Die Gliederung dieses Buches folgt nicht streng der Platzierung der einzelnen Entitäten in der WHO-Klassifikation. Wir folgen vielmehr dem aus didaktischer und logistischer Sicht bewährten Duktus der 1. und 2. Auflage.

Die Lyon-Klassifikation hat – wie auch die vorherige – u. a. die von den osteogenen und chondrogenen Tumoren gebildete Matrix bzw. Interzellularsubstanz als Bezug, was die Einordnung zahlreicher Tumoren nicht nur von der histologischen, sondern auch von der radiologischen Seite her erheblich erleichtert. In früheren Klassifikationsversuchen stellte man dagegen die histo-

◘ **Tabelle 2.1.** WHO-Klassifikation der Knochentumoren, Lyon 2002 (Fletcher CDM, Unni KK, Mertens F (2002) World Health Organisation Classification of Tumours. Pathology and Genetics of Tumours of Soft Tissue and Bone. Lyon, IARC Press). Die Zahl hinter der jeweiligen Entität entspricht dem morphologischen Code der „International Classification of Diseases for Oncology (ICD-O) (726) und der „Systematized Nomenclature of Medicine (http://snomed.org). Das biologische Verhalten der Tumoren ist – hinter dem Schrägstrich – folgendermaßen kodiert: 0 für benigne Tumoren; 1 für unspezifische, borderline oder ungewisse (uncertain) Dignität; 2 für in situ carcinoma und Grad III intraepitheliale Neoplasie; 3 für maligne Tumoren

Knorpelige Tumoren
- Osteochondrom 9210/0
- Chondrom 9220/0
  - Enchondrom 9220/0
  - Periostales Chondrom 9221/0
  - Multiple Chondromatose 9220/1
- Chondroblastom 9230/0
- Chondromyxoidfibrom 9241/0
- Chondrosarkom 9220/3
  - zentral, primär und sekundär 9220/3
  - peripher 9221/3
  - dedifferenziert 9243/3
  - mesenchymal 9240/3
  - Klarzell 9242/3

Osteogene Tumoren
- Osteoidosteom 9191/0
- Osteoblastom 9200/0
- Osteosarkom 9180/3
  - Konventionell 9180/3
    - Chondroblastisch 9181/3
    - Fibroblastisch 9182/3
    - Osteoblastisch 9180/3
  - Teleangiektatisch 9183/3
  - Kleinzellig 9185/3
  - niedrig-maligne zentral 9187/3
  - sekundär 9180/3

- paraossal 9192/3
- periostal 9193/3
- hochmalignes Oberflächen OS 9194/3

Fibrogene Tumoren
- Desmoplastisches Fibrom 8823/0
- Fibrosarkom 8810/3

Fibrohistiozytäre Tumoren
- Benignes fibröses Histiozytom 8830/0
- Malignes fibröses Histiozytom 8830/3

Ewing-Sarkom/ Primitiver neuroektodermaler Tumor (PNET)
- Ewing-Sarkom 9260/3

Hämatopoetische Tumoren
- Plasmazellmyelom 9732/3
- Malignes Lymphom, NOS 9590/3

Riesenzelltumor
- Riesenzelltumor 9250/1
- Malignität beim Riesenzelltumor 9250/3

Notochordaler Tumor
- Chordom 9370/3

Vaskuläre Tumoren
- Hämangiom 9120/0
- Angiosarkom 9120/3

Tumoren der Glatten Muskulatur
- Leiomyom 8890/0
- Leiomyosarkom 8890/3

Lipogene Tumoren
- Lipom 8850/0
- Liposarkom 8850/3

Neurale Tumoren
- Neurilemmom 9560/0

Gemischtförmige Tumoren
- Adamantinom 9261/3
- Metastatische Malignität

Sonstige Läsionen
- Aneurysmatische Knochenzyste
- Einfache Zyste
- Fibröse Dysplasie
- Osteofibröse Dysplasie
- Langerhanszell-Histiozytose 9751/1
- Erdheim-Chester-Erkrankung
- Brustwandhamartom

Gelenkläsionen
- Chondromatose 9220/0

Tabelle 2.2. Histologische Klassifikation der Knochentumoren (unter der Leitung von F. Schajowicz revidierte Fassung der WHO Nr. 6) (Schajowicz 1994)

I Knochenbildende Tumoren
A Benigne
1. Osteom
2. Osteoidosteom und Osteoblastom

B Intermediär
1. Aggressives (malignes) Osteoblastom

C Maligne
1. Osteosarkom
   a) Zentral (medullär)
   b) Oberflächlich (peripher)
      1) Parossal
      2) Periostal
      3) Hochmalignes Oberflächenosteosarkom

II Knorpelbildende Tumoren
A Benigne
1. Chondrom
   a) Enchondrom
   b) Periostal (juxtakortikal)
2. Osteochondrom (kartilaginäre Exostose)
   a) Solitär
   b) Multipel hereditär
3. Chondroblastom
4. Chondromyxoidfibrom

B Maligne
1. Chondrosarkom (konventionelles, primär, sekundär)
2. Dedifferenziertes Chondrosarkom
3. Juxtakortikales (periostales) Chondrosarkom
4. Mesenchymales Chondrosarkom
5. Klarzellchondrosarkom
6. Malignes Chondroblastom?

III Riesenzelltumor
(Osteoklastom)

IV Knochenmarktumoren
(Rundzelltumoren)
1. Ewing-Sarkom
2. Primitiver neuroektodermaler Tumor
3. Malignes Lymphom (primär, sekundär)
4. Myelom

V Vaskuläre Tumoren
A Benigne
1. Hämangiom
2. Lymphangiom
3. Glomustumor (Glomangiom)

B Intermediär oder ungewiß
1. Hämangioendotheliom (epitheoloides Hämangiomesotheliom, histiozytäres Hämangiom)
2. Hämangioperizytom

C Maligne
1. Angiosarkom (malignes Hämangioendotheliom, Hämangiosarkom, Hämangioendothelsarkom)
2. Malignes Hämangioperizytom

VI Andere bindegewebige Tumoren
A Benigne
1. Benignes fibröses Histiozytom
2. Lipom

B Intermediär
1. Desmoplastisches Fibrom

C Maligne
1. Fibrosarkom
2. Malignes fibröses Histiozytom
3. Liposarkom
4. Malignes Mesenchymom
5. Leiomyosarkom
6. Undifferenziertes Sarkom

VII Andere Tumoren
A Benigne
1. Neurilemmom
2. Neurofibrom

B Maligne
1. Chordom
2. Adamantinom

VIII Tumorähnliche Läsionen
(mod. nach Freyschmidt und Ostertag)
1. Fibröser metaphysärer Defekt (nichtossifizierendes Fibrom, fibröser Kortikalisdefekt)
2. Kortikale Irregularität oder sog. periostales Desmoid
3. Fibröse Dysplasie und osteofibröse Dysplasie
4. Solitäre/einfache oder einkammrige Knochenzyste
5. Aneurysmatische Knochenzyste
6. Intra- und juxtaossäres Ganglion
7. Eosinophiles Granulom (solitär)
8. „Brauner Tumor" bei Hyperparathyreoidismus
9. Reparatives Riesenzellgranulom der Hände und Füße
10. „Myositis ossificans" (heterotope Ossifikation)
11. Villonoduläre Synovitis
12. Tumorähnliche Knochenveränderungen bei pustulöser Arthroosteitis
13. Pseudotumoren (s. Tabelle 13.2)

genetische Betrachtung in den Vordergrund, was jedoch mit dem Nachteil behaftet war, dass z. B. ein chondroblastisches Osteosarkom als Chondrosarkom angesprochen wurde. Wählt man nun die von den Tumorzellen gebildete Matrix als Bezug, so ist z. B. das Osteosarkom stets als maligner Tumor definiert, dessen Zellen ungeachtet knorpeliger oder bindegewebiger Anteile immer irgendwo Osteoid bilden. Lässt sich also kein Osteoid nachweisen und wird das Bild z. B. von Knorpelgewebe beherrscht, so ist der Tumor in die Gruppe der knorpelbildenden Tumoren einzureihen. Auch aus dem einfachen Röntgenbild lässt sich anhand einer differenten Morphologie von Matrixossifikationen mit einiger Wahrscheinlichkeit auf das Vorliegen dieser oder jener Entität schließen.

Die Wahl der Tumormatrix als Orientierung für die Einordnung verschiedener Knochentumoren ist jedoch nicht ganz unproblematisch, denn manche Tumoren bilden sowohl Knorpel als auch Knochen, und das unter Umständen regionär sehr unterschiedlich. So gibt es Osteosarkome, die intraossär überwiegend Osteoid, d. h. Knochenmatrix, extraossär aber überwiegend Bindegewebe bilden. Dies ist einer der Gründe, weshalb man grundsätzlich bei Probebiopsien sowohl den extra- wie den intraossären Anteil berücksichtigen sollte.

Die in Tabelle 2.1 nicht unter chondrogenen und osteogenen Tumoren aufgeführten Entitäten sind zwar ebenfalls histomorphologisch orientiert, haben aber nicht eine vom Tumor selbst gebildete Interzellularsubstanz als Bezugspunkt, da diese weitgehend unspezifisch ist. Daher richtet sich die Namensgebung solcher Tumoren z. B. nach dem vorherrschenden Zelltyp (Riesenzelltumor, fibrohistiozytäre Tumoren usw.).

Die früher benutzten Begriffe *semimaligne* und *potentiell maligne* für eigentlich gutartige Läsionen, die sich in seltenen Fällen biologisch wie ein Sarkom verhalten konnten, werden schon seit der WHO-Klassifikation von 1994 nicht mehr gebraucht. Sie wurden in der WHO-Klassifikation von 1994 durch die Begriffe *intermediär* (intermediate) oder „ungewiss" (indeterminate) oder *Borderline* ersetzt.

Bei intermediären, ungewissen oder Borderline-Entitäten handelt es sich definitionsgemäß um Geschwülste, die in der überwiegenden Zahl der Fälle lokal rezidivieren und, statistisch selten, gelegentlich erst nach einem vielfachen Rezidiv metastasieren – deren Metastasierungspotential im Individualfall aber aus den klinischen und histologischen Befunden nicht bestimmt werden kann. Dies und auch das oft lokal aggressive Verhalten unterscheidet sie eindeutig von den Tumoren niedrigen Malignitätsgrades. Sie bedürfen daher therapeutischer Maßnahmen, die Rezidive verhindern, d. h., sie müssen großzügig en bloc reseziert werden; Kürettagen genügen in der Regel nicht. In der Lyon-Klassifikation der Knochentumoren von 2002 kommen nun die Begriffe „intermediate" und „indeterminate" allerdings nicht mehr expressis verbis vor, sie verstecken sich vielmehr in der Zahl 1 hinter dem Schrägstrich des ICD-O-Codes. Ansonsten kennt die WHO-Klassifikation heute nur noch lokal aggressive Läsionen und Läsionen von niedriger Malignität. Auf den Begriff einer Low-grade-Malignität eines bestimmten Knochentumors wird in Kapitel 5 näher eingegangen. Wir werden aus klinischen Gesichtspunkten den Begriff der intermediären oder ungewissen Dignität bei einzelnen Läsionen wie z. B. dem aggressiven Osteoblastom weiter benutzen.

Die in der vorherigen Klassifikation unter „Tumorähnliche Läsionen" aufgeführten nichtneoplastischen Entitäten wie fibröse Dysplasie oder aneurysmatische Knochenzyste werden in der Lyon-Klassifikation als „sonstige Läsionen" („miscellaneous lesions") aufgeführt. Das Problem dieser Läsionen liegt in ihrem differentialdiagnostischen Potential, denn sie können sowohl histologisch und zytologisch als auch radiologisch je nach Aktivität große Ähnlichkeiten mit echten Knochenneoplasien haben. Die Autoren der Lyon-Klassifikation weisen darauf hin, dass sie nur einige wesentliche Vertreter dieser „sonstigen" Läsionen aufgelistet haben, das heißt, sie erkennen an, dass es noch viel mehr gibt. Wie in der 2. Auflage dieses Buches besprechen wir unter „Tumorähnliche Läsionen" (Kap. 13) all die Entitäten, die sowohl histologisch und zytologisch als auch radiologisch echte Knochenneoplasien imitieren können, d. h. nicht geschwulstmäßig, sondern nur geschwulstähnlich wachsen. Aus der Sicht des Pathologen könnte die Gruppe der „tumor-like lesions" um ein Vielfaches erweitert werden, wenn man z. B. die schon notorische Schwierigkeit der Unterscheidung in der Biopsie zwischen Tumorosteoid und knöchernem Frakturkallus oder der Osteidbildung bei der Myositis ossificans berücksichtigt.

Aus didaktischen und differentialdiagnostischen Gründen haben wir den „tumorähnlichen Läsionen" noch die sog. Pseudotumoren hinzugefügt, die durch Ablagerung körpereigener oder -fremder Medien (z. B. Amyloid, Polyäthylen etc.) entstehen.

Über die Ätiologie der primären Knochengeschwülste ist bis heute nichts oder nur äußerst wenig bekannt. Diesen Satz können wir aus der 2. Auflage ohne weiteres übernehmen. Aus der Beobachtung, dass ein Großteil der Geschwülste im Wachstumsalter gerade dort entsteht, wo auf dem Boden der enchondralen Ossifikation das stärkste Längenwachstum stattfindet, lassen sich gewisse Rückschlüsse auf die Pathogenese ziehen: In den angesprochenen Bereichen scheinen leichter als anderswo Störfaktoren aufzutreten, die die Entstehung einer autochthonen Knochengeschwulst begünstigen. Ganz besonders auffällig ist das an den Kniegelenk begrenzenden Epi- und Metaphysen von Femur und Tibia sowie im proximalen Humerus. L.C. Johnson (1953) hat diese Beobachtungen bereits in seine Theorie der Entstehungs- und Gestaltungsbedingungen von primären Knochengeschwülsten einbezogen (Abb. 2.1). Bezeichnenderweise sind auch an der Wirbelsäule ein Großteil der dort sonst relativ selten vorkommenden Knochengeschwülste und geschwulstähnlichen Läsionen im Bereich der Anhangsgebilde angesiedelt, wo sich im Vergleich zum Wirbelkörper selbst zahlreichere und zeitlich differentere Wachstumszonen finden. Diese vielleicht etwas altmodisch anmutenden Vorstellungen von der Pathogenese von Knochengeschwülsten lassen sich ohne weiteres in das generelle aktuelle Konzept der Tumorentstehung durch gestörte Kontrollmechanismen von Onkogenen einfügen: Zellproliferation und Interaktion sind ein sehr wohl bilanziertes, durch Wachstumsfaktoren und Protoonkogene geregeltes System. Bei

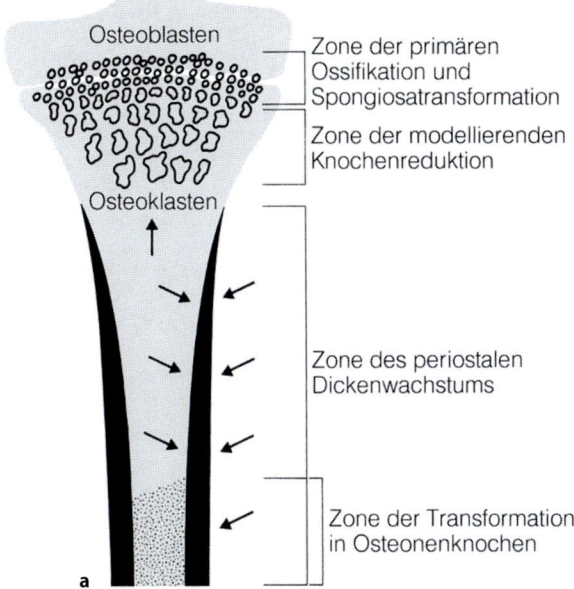 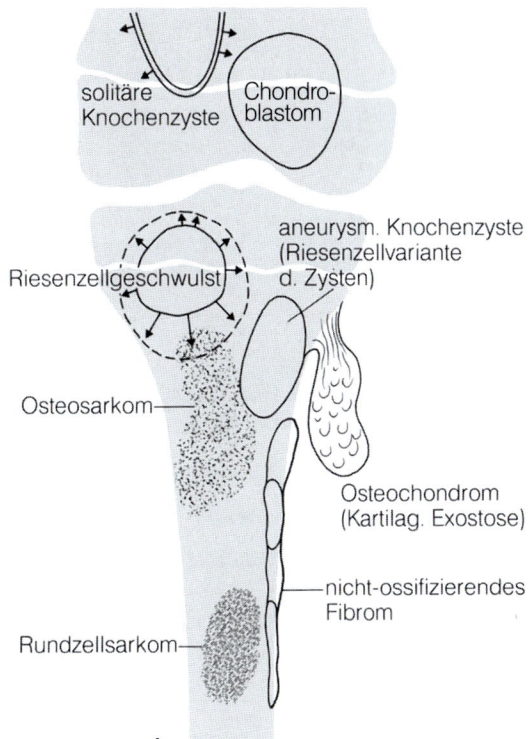

Abb. 2.1. a Topische Gewebsdifferenzierung des wachsenden Knochens als Verständnisgrundlage für die Bevorzugung von Prädilektionsorten von Geschwülsten. **b** Prädilektionsorte für einige benigne, intermediäre und maligne Knochentumoren bzw. „tumor-like lesions"

Tumorzellen fehlen diese Kontrollmechanismen. Serielle genetische Veränderungen und Mutationen z. B. durch ein temporär verstärktes Knochenwachstum können in eine Deregulation von Protoonkogenen und zu einer Hemmung der Tumorsuppressorgene führen, was wiederum in eine erhöhte Zellproliferation bzw. in einen Tumor einmündet.

Einigermaßen gesicherte Daten gibt es für einige *Vorläuferläsionen-* oder *-erkrankungen*, die zur Entstehung eines Knochentumors prädisponieren. Nach Dorfman et al. (2002, in WHO-Classification of Tumors of Bone: Introduction, S. 227 ff., Bibliogr. s. unter Tabelle 2.1) ergibt sich für „precursors" folgende Risikoeinschätzung:

Hohes Risiko:
- Ollier-Erkrankung (Enchondromatose, Maffucci-Syndrom)
- Familiäres Retinoblastomsyndrom
- Rothmund-Thomsen-Syndrom

Mäßiges Risiko:
- Multiple Osteochondrome
- Polyostotische Paget-Erkrankung
- Strahleninduzierte Knochenveränderungen

Niedriges Risiko:
- Fibröse Dysplasie
- Knocheninfarkt
- Chronische Osteomyelitis

- Metall- und Polyäthylenimplantate (sehr widersprüchliche Datenlage)
- Osteogenesis imperfecta
- Riesenzelltumoren
- Osteoblastom und Chondroblastom

2.2 Häufigkeitsverteilung von Knochentumoren

In Tabelle 2.3 sind Zahlen aus den großen Statistiken von Dahlin (1978) und Schajowicz (1994) bezüglich der einzelnen miteinander vergleichbaren Tumorentitäten addiert und gegenübergestellt. Das Zahlenmaterial entstammt pathologischen Instituten, alle Fälle wurden histologisch gesichert. Die tabellarische Zusammenstellung ist der 2. Auflage dieses Buches entnommen und erfolgte in Anlehnung an die WHO-Klassifikation der Knochentumoren von 1994. Wir haben die Tabelle nomenklatorisch überarbeitet und an die Lyon-Klassifikation von 2002 angepasst, wodurch sich vom Prinzip her keine nennenswerten Verschiebungen des Zahlenmaterials ergeben. Diese Zahlen decken sich weitgehend mit anderen, allerdings weniger großen Statistiken (z. B. SEER-Daten von 1973–1987 mit 2627 Knochensarkomen).

Im Übrigen ist das in Tabelle 2.3 zusammengestellte Zahlenwerk kritisch zu bewerten: Wie bereits erwähnt, handelt es sich um histologische Register aus großen,

◻ Tabelle 2.3. Häufigkeitsverteilung von Knochentumoren (nach den Registern von Dahlin 1978 und Schajowicz 1994)

	% aller benignen Tumoren	% aller malignen Tumoren	% aller Tumoren
Osteogene Tumoren			
Osteoidosteom (n = 351)	10	–	4
Osteoblastom (n = 112)	3	–	1
Osteosarkom, konventionelles (n = 1599)	–	40	20
Osteosarkom, parossales (n = 100)	–	< 1	< 1
Chondrogene Tumoren			
Chondrom (n = 778)	23	–	10
Osteochondrom (n = 1643)	48	–	20
Chondroblastom (n = 188)	5,5	–	2
Chondromyxoidfibrom (n = 78)	2	–	1
Chondrosarkom, primär u. sekundär (n = 758)	–	20	9
Chondrosarkom, dedifferenziert (n = 51)	–	1	< 1
Chondrosarkom, mesenchymal (n = 37)	–	< 1	< 1
Fibrogene Tumoren			
Desmoplastisches Fibrom (k. Angabe)	< 1*	–	< 1*
Fibrosarkom (n = 324)	–	8	4
Fibrohistiozytäre Tumoren			
Benignes fibröses Histiozytom (n = 86)	2,5	–	1
Malignes fibröses Histiozytom (n = 72)	–	2	1
Ewing-Sarkom (n = 299)	–	7,5	4
Riesenzelltumor (n = 724)	–	–	9
Chordom (n = 226)	–	6	3
Vaskuläre Tumoren			
Hämangiom (n = 132)	4	–	2
Angiosarkom (n = 42)	–	1	< 1
Lipogene Tumoren			
Lipom (n = 15)	< 1	–	< 1
Liposarkom (k. Angabe)	–	< 1*	< 1*
Adamantinom (n = 36)	–	1	< 1
Malignes Lymphom (n = 413)	–	10	5

Benigne Tumoren: n = 3385 (42% aller Tumoren), maligne Tumoren: n = 3957 (48% aller Tumoren), alle Tumoren incl. Riesenzelltumor: n = 8066. Das Myelom (Plasmozytom) wurde bewußt nicht berücksichtigt, da es sich dabei um eine hämatologische Systemerkrankung handelt. Solitäre Plasmozytome, die sich wie ein originärer Primärtumor des Knochens verhalten, sind Raritäten und gehen anteilsmäßig aus den Statistiken von Dahlin und Schajowicz nicht unzweideutig hervor. Osteome wurden ebenfalls nicht berücksichtigt, da sie nur im Register von Schajowicz gezählt wurden und überwiegend wohl Hamartomen entsprechen. Die in der WHO-Klassifikation herausgestellten Tumoren mit ungewisser oder intermediärer Dignität (55 Fälle in der Statistik von Schajowicz) fanden keine Berücksichtigung, da diese Entitätengruppe als solche nicht bei Dahlin erwähnt wird. Das gilt nicht für den Riesenzelltumor.
* Zum demoplastischen Fibrom und zum Liposarkom finden sich wegen zu geringer Fallzahlen keine Angaben (k. Angabe), in den vertikalen Kolumnen werden sie trotzdem mit „< 1"% aufgeführt

aber sicher sehr spezialisierten Institutionen, an die auch Fälle gesandt wurden, die nicht dem Krankengut entspringen, für das diese Institutionen primär zuständig sind. Das bedeutet, dass sich in diesen Statistiken seltenere Entitäten überrepräsentiert finden.

In keiner Weise lassen sich aus den Zahlen verbindliche Rückschlüsse auf die Prävalenz einzelner Tumorentitäten in der Bevölkerung ziehen, was am Beispiel des Osteochondroms unten noch näher erläutert wird. Um es noch einmal zu verdeutlichen: Die Zahlenangaben in Tabelle 2.3 entsprechen eingesandtem histologischen Material und nicht der Prävalenz der verschiedenen Knochentumoren in der Bevölkerung.

Das Osteochondrom nimmt fast die Hälfte des untersuchten Materials benigner Knochengeschwülste ein, an allen untersuchten Knochengeschwülsten hat es einen Anteil von 20%. Unterstellt man eine hohe Dunkelziffer von etwa 70–80% histologisch nicht untersuchter solitärer Osteochondrome, so lässt sich sagen, dass das Osteochondrom der häufigste benigne Knochentumor überhaupt ist. Den zweiten Rang unter den benignen Tumoren nimmt das Chondrom ein, wobei allerdings nur die solitären Chondrome gewertet wurden. Auch hier ist eine hohe Dunkelziffer von histologisch nicht untersuchten Chondromen zu unterstellen, denn ein Großteil von Trägern von Chondromen z. B. am Handskelett ist nicht symptomatisch und lässt sich nicht operieren. Der nächsthäufige benigne Knochentumor ist das Osteoidosteom. Der Riesenzelltumor hat mit 724 Fällen aus beiden Statistiken einen verhältnismäßig großen Anteil an allen Knochentumoren (9%).

Die Inzidenz von Knochensarkomen generell liegt bei etwa 0,8 neuen Fällen pro 100.000 Einwohner pro Jahr. Nur 0,2% aller Neoplasien sind Knochensarkome. Im Vergleich zur eng verwandten Gruppe der Weichteilsarkome beträgt ihre Inzidenz nur ein Zehntel.

Von den Knochensarkomen rangiert an erster Stelle das Osteosarkom mit 40%; an allen Knochentumoren hat es einen Anteil von 20%. Das zentrale Chrondrosarkom ist mit etwa 20% der zweithäufigste maligne Knochentumor; an allen Knochentumoren hat es einen Anteil von 9%. Zahlenmäßig rangiert es etwa gleich wie der Riesenzelltumor. Das primär maligne Lymphom des Knochens, das maligne fibröse Histiozytom, das Fibrosarkom sowie das Ewing-Sarkom haben in unserer Statistik annähernd gleiche Anteile an allen malignen Tumoren und damit auch an allen Knochengeschwülsten. In der SEER-Statistik (s. oben) hat das Ewing-Sarkom einen Anteil von etwa 16% an allen Knochensarkomen.

Einen verhältnismäßig hohen Anteil mit 6% an den malignen Geschwülsten hat das Chordom. Wir haben es in die Statistik mit aufgenommen, obwohl es ja bekanntlich nur an der Wirbelsäule vorkommt und deshalb nicht mit Knochengeschwülsten zu vergleichen ist, die grundsätzlich an allen anderen Skelettabschnitten auftreten können.

Maligne Gefäßtumoren (1% aller malignen Geschwülste, weniger als 1% aller Knochengeschwülste) sind Raritäten, während das Hämangiom aus statistischer Sicht mit 4% Anteil an allen benignen Tumoren eindeutig unterrepräsentiert ist. Wie im Kapitel über das Hämangiom ausgeführt wird, haben Hämangiome eine wesentlich höhere Prävalenz in der Bevölkerung, doch kommen nur wenige symptomatische zur histologischen Untersuchung. Ähnliches gilt für das Lipom. Ein weiterer Blick auf die Statistik zeigt, dass benigne Tumoren, wie z. B. das Osteoblastom, das Chondroblastom und Chondromyxoidfibrom, seltene Entitäten, d. h. nicht nur selten in der Statistik der Tabelle 2.3, sondern als Tumoren an sich sind.

Knorpelbildende Tumoren kommen insgesamt häufiger als knochenbildende Tumoren vor; beide zusammen haben mit 6778 Fällen den größten Anteil an allen in der Statistik von Dahlin und Schajowicz erfassten Knochentumoren mit insgesamt 8066 Fällen. Die malignen Tumoren überwiegen übrigens die benignen (49 zu 42%).

> Fasst man das Gesagte zusammen, so ist festzustellen, dass Osteo- und Chondrosarkom die häufigsten malignen Knochentumoren und Osteochondrom, Chondrom und Osteoidosteom die häufigsten benignen Entitäten darstellen.

Die geschwulstähnlichen oder sonstigen Läsionen sind in Tabelle 2.3 nicht enthalten. Bis auf die aneurysmatische Knochenzyste entsprechen viele von ihnen klinisch stummen Läsionen, die überwiegend durch Zufall entdeckt und nicht biopsiert werden. Das gilt insbesondere für den fibrösen metaphysären Defekt (fibröser Kortikalisdefekt, nichtossifizierendes Knochenfibrom), der, wie später auszuführen sein wird, ohnehin eher einer stressinduzierten Wachstumsstörung entspricht und in der bundesrepublikanischen Bevölkerung bei etwa 1–2% aller Jugendlichen erwartet werden kann. Juvenile Knochenzysten kommen im histologischen Untersuchungsgut etwa dreimal so häufig wie Chondromyxoidfibrome und etwa dreimal seltener als z. B. der Riesenzelltumor vor. Die aneurysmatische Knochenzyste rangiert in histologischen Registern mit einer etwas geringeren Zahl als die solitäre Knochenzyste. Das eosinophile Granulom der Langerhanszell-Histiozytose ist im Schulkindalter sicherlich die häufigste Ursache einer zumeist asymptomatischen Osteolyse z. B. im Schädeldach, am Oberschenkel oder im Becken. Die monostotische Form der fibrösen Dysplasie ist hinsichtlich ihrer Inzidenz und Prävalenz sehr schwer einzuschätzen, im histologischen Untersuchungsgut ist sie etwa so häufig wie der Riesenzelltumor.

2.3 Altersverteilung und Geschlechtsprädilektion der Patienten mit Knochentumoren

In der Differentialdiagnostik von Knochengeschwülsten spielt das Alter der Patienten eine sehr wesentliche Rolle. Daher seien hier einige einführende Bemerkungen gemacht. In der von Dahlin unter anderem nach dem Alter aufgeschlüsselten Gesamtstatistik mit 1447 gutartigen und 2927 bösartigen Tumoren ergibt sich folgender Befund: Von 1447 benignen Tumoren rangieren allein 539 in der 2. und 338 in der 3. Lebensdekade, es folgen die 4. Lebensdekade mit 192 und die 5. mit 139 Fällen. Zu den höheren Lebensdekaden hin fällt der Anteil rapid ab, die 1. Lebensdekade ist nur mit 120 Fällen vertreten. Bei den bösartigen Tumoren (2927 Fälle) findet sich wiederum eine ganz eindeutige Kumulation mit 745 Fällen in der 2. Lebensdekade, während die 3. und 4. Lebensdekade jeweils nur die halben Fallzahlen aufweisen. Der mit

478 Fällen in der 6. Lebensdekade erreichte zweite Gipfel ist durch einen hohen Anteil an malignen Lymphomen und histologisch untersuchten Myelomen bedingt.

Aus den dargestellten Zahlenrelationen geht ganz eindeutig hervor, dass in der Phase des stärksten Knochenwachstums bzw. der stärksten Ummodellierungsvorgänge am Knochen auch die meisten benignen und malignen Tumoren auftreten bzw. symptomatisch werden.

Für die einzelnen Tumoren bedeutet das Alter der Patienten ein wesentliches differentialdiagnostisches Kriterium. So kommen z. B. Riesenzelltumoren in der 1. Lebensdekade, d. h. vor der Pubertät, nur äußerst selten vor; bei riesenzellhaltigen Tumoren in diesem Lebensabschnitt handelt es sich meistens um eine aneurysmatische Knochenzyste. Der Gipfel für die Riesenzelltumoren liegt eindeutig in der 3. und 4. Lebensdekade. Das Osteoidosteom wird z. B. auch überwiegend in der 2. und 3., weniger häufig in der 1. Lebensdekade gefunden, während z. B. in der 5.–7. Lebensdekade diese Tumoren praktisch kaum beobachtet werden. Eine Veränderung, die von Morphologie und Schmerzsymptomatik her wie ein Osteoidosteom erscheint, ist bei einem 60-jährigen Patienten mit einiger Wahrscheinlichkeit eher als reaktiver ostitischer Prozess z. B. bei einer Psoriasisspondyloarthritis denn als Osteoidosteom einzuordnen. Ein solitäres Myelom gibt es in den ersten beiden Lebensdekaden praktisch nicht, hier liegt der Altersgipfel eindeutig unter dem 50. Lebensjahr, während das multiple Myelom überwiegend bei älteren Patienten anzutreffen ist. In der Statistik von Dahlin kommen 472 Osteosarkome von

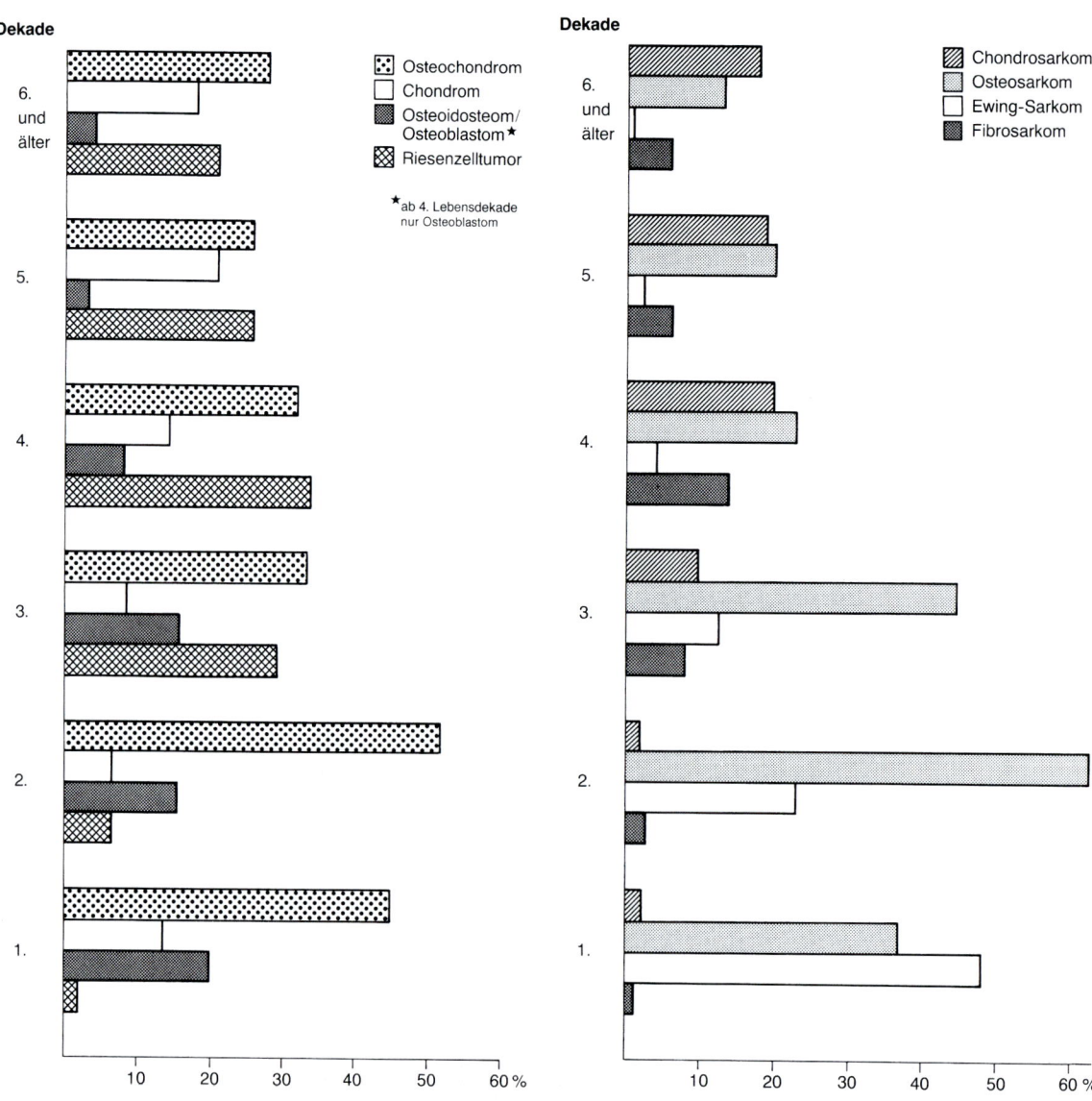

Abb. 2.2. Häufigkeitsverteilung *benigner* Knochentumoren innerhalb der einzelnen Lebensdekaden

Abb. 2.3. Häufigkeitsverteilung *maligner* Knochentumoren innerhalb der einzelnen Lebensdekaden

insgesamt 962 allein in der 2. Lebensdekade, 168 in der 3. und um 50–80 in der 5.–7. Lebensdekade vor. Bei Patienten oberhalb des 50. Lebensjahres sollten solitäre, im Röntgenbild aggressiv anmutende Knochengeschwülste immer zunächst als Metastasen angesprochen werden.

In den ◘ Abb. 2.2 und 2.3 ist die Häufigkeitsverteilung einiger wesentlicher benigner und einiger wesentlicher maligner Knochentumoren in der 1.–6. Lebensdekade dargestellt. Das zugrunde liegende Zahlenmaterial entstammt der Statistik von Dahlin (1978). Die Addition aller für eine Dekade dargestellten Säulen ergibt nicht 100%, da – wie erwähnt – nur einige wesentliche Tumoren herausgegriffen wurden. Aus den Graphiken geht eindeutig hervor, dass in den ersten beiden Lebensdekaden das Osteochondrom erheblich dominiert, gefolgt vom Osteoidosteom bzw. Osteoblastom. Bei den malignen Tumoren ist es das Ewing-Sarkom, das in der 1. Lebensdekade dominiert, während in der 2. Lebensdekade das Osteosarkom den größten Anteil an den vier dargestellten Tumorformen hat.

Auch in der 3. Lebensdekade dominiert das Osteosarkom unter den malignen Tumoren, während in den folgenden höheren Lebensdekaden das Chondrosarkom einen zunehmend größeren Anteil bekommt.

Das in den Abbildungen dargestellte Zahlenmaterial entspricht in der relativen Verteilung der einzelnen Entitäten in den entsprechenden Lebensdekaden anderen Statistiken.

Betrachtet man wie Senac et al. (1986) alle primären Knochenläsionen einschließlich der tumorähnlichen Veränderungen, die im Biopsiematerial exklusiv in der *1. Lebensdekade* vorkommen, dann verschiebt sich die relative Verteilung der einzelnen Geschwülste deutlich: Das Osteochondrom kommt mit ca. 22% annähernd gleich häufig wie die Langerhanszell-Histiozytose (insbesondere das eosinophile Granulom) vor, mit ca. 14% folgt die einkammrige Knochenzyste. Ewing-Sarkom, Osteosarkom, fibröse Dysplasie, aneurysmatische Knochenzyste und Osteoidosteom sind mit ca. 4–7% vertreten, während viele andere Läsionen, z. B. das maligne Lymphom, das Chondroblastom, das Fibrosarkom, das Chordom und Chondrosarkom sowie das Hämangiom und das Osteom, nur um 1% oder weniger vorkommen.

Wenn man im höheren Lebensalter zu den malignen Tumoren Plasmozytom und malignes Lymphom hinzuzählt, dann würden diese Entitäten ganz eindeutig vor dem Chondrosarkom und Osteosarkom dominieren.

Eine allgemeine Geschlechtsprädilektion für Knochengeschwülste gibt es nicht. Von einigen Tumoren wird zwar das männliche Geschlecht ausgesprochen häufiger befallen, wobei der Anteil z. B. beim Osteochondrom oder Osteosarkom bei 60–70% liegt; bei anderen Tumoren sind die bisher bekannten Fallzahlen einfach zu gering, um eine statistisch einigermaßen haltbare Aussage machen zu können.

> In der klinischen-praktischen Differentialdiagnose spielt also das Geschlecht der Träger eines Knochentumors keine Rolle!

2.4 Lokalisation von Knochentumoren

Hinsichtlich der Lokalisation von Knochengeschwülsten muss unterschieden werden zwischen der Lokalisation im Skelett einerseits und der Lokalisation in einem bestimmten Knochen andererseits. An einem Röhrenknochen wird dabei zwischen einer epi-, meta- und diaphysären Lage unterschieden. Wie aus ◘ Abb. 2.1 hervorgeht, bevorzugen einige Geschwülste ganz spezifisch bestimmte Knochenabschnitte: Riesenzelltumoren und Chondroblastome liegen überwiegend meta- und/oder epiphysär, während das Osteosarkom überwiegend meta-/diaphysär aufzutreten pflegt. Gewöhnliche Osteochondrome liegen ausschließlich meta-/diaphysär und nie in der Diaphyse oder in der Epiphyse (Ausnahme: Trevor's disease) allein. Kleinzellige Tumoren, die dem Knochenmark entstammen, wie z. B. das Ewing-Sarkom oder auch das maligne Lymphom, bevorzugen die Röhrenknochenschäfte.

Bezüglich der Lokalisation im Skelett ergeben sich für die einzelnen Tumoren ebenfalls bestimmte Gewichtungen: So tritt z. B. der Riesenzelltumor überwiegend in Femur und Tibia, an anderen Röhrenknochen dagegen selten auf, während er im Sakrum und im Schambein wiederum etwas häufiger (etwa ein Drittel der Fälle einer Femur- oder Tibiamanifestation) anzutreffen ist. Chordome kommen definitionsgemäß ausschließlich im Wirbelsäulen-, Schädelbasis- und Sakrumbereich vor. Chondrome sind überwiegend, auch als solitäre Form, im Handskelett zu beobachten, während alle anderen Lokalisationen bis auf Femur, Humerus und Fuß als seltene Manifestationsorte anzusehen sind.

Schlüsselt man die Verteilung von Knochengeschwülsten über das gesamte Skelett nach einzelnen anatomischen Abschnitten auf, so lässt sich feststellen, dass z. B. in der Statistik von Dahlin mit 4277 Fällen allein 1161 benigne und maligne Tumoren am Femur vorkommen, es folgen die Tibia mit 547 Fällen, Wirbelsäule und Sakrum mit 542 Fällen, das Schambein mit 464 und der Humerus mit 402 Fällen. Fibula, Tarsus und Fuß, Patella, Radius und Ulna, Karpus, Klavikula und Sternum sowie auch die Kieferknochen haben einen wesentlich geringeren Anteil an allen Knochentumorlokalisationen. In der Patella kommen in der Statistik von Dahlin nur 5 Fälle (3 benigne, 2 maligne) vor. Eine subchondral gelegene

Osteolyse in der Patella wird man eher als Ganglion oder subchondrale synoviale Zyste, denn als Chondrom oder Ähnliches ansprechen.

Die Häufigkeit von Knochengeschwülsten an Wirbelsäule, Rippen und Handskelett und die Partizipation der einzelnen Entitäten an diesen Lokalisationen wurde von Freyschmidt (1985, 1986) genauer untersucht. Über primäre Knochentumoren und tumorähnliche Läsionen der Schulter berichten Link et al. (1999).

Literatur

Dahlin DC (1978) Bone tumors, 3nd edn. Thomas, Springfield

Freyschmidt J (1985) Fréquence et diagnostic des tumeurs osseuses primitives et des lésions pseudotumorales du squelette de la main. Radiologie J CEPUR 5: 265

Freyschmidt J (1986) Tumoren der Wirbelsäule und des Sakrums. In: Schinz (Hrsg) Radiologische Diagnostik in Klinik und Praxis, 7. Aufl, Bd V/2. Thieme, Stuttgart

Freyschmidt J, Spiro T (1985) Zur Differentialdiagnose von primären Knochengeschwülsten und geschwulstähnlichen Läsionen an den Rippen. RÖFO 142:1

Johnson LC (1953) A general theory of bone tumors. Bull NY Acad Med 29:164

Link TM (1999) Primäre Knochentumoren und tumorlike lesions der Schulter. RÖFO 170:507

Ries LAG, Kosary CL, Hankey BF et al. (1999) SEER. Cancer Statistics Review 1973–1996. National Cancer Institute: Bethesda, MD

Schajowicz F (1981) Tumors and tumorlike lesions of bone and joints. Springer, Berlin Heidelberg New York

Schajowicz F (1994) Tumors and tumorlike lesions of bone, 2nd edn. Springer, Berlin Heidelberg New York Tokyo

Senac MO, Isaacs H, Gwinn JL (1986) Primary lesions of bone in the 1st decade of life: retrospective survey of biopsy results. Radiology 160:491

3 Einführung in die radiologische und histologische Untersuchungstechnik und Befundinterpretation bei Knochentumoren

3.1 Radiologische Untersuchungstechnik – 16
3.1.1 Projektionsradiographie – 17
3.1.2 Computertomographie (CT) – 18
3.1.3 Magnetresonanztomographie (MRT) – 21
3.1.4 Angiographie – 26
3.1.5 Knochenszintigraphie – 32
3.1.6 Ultrasonographie – 33
3.1.7 PET/PET-CT – 34
3.1.8 Perkutane Biopsietechnik bei Knochentumoren – 35
3.1.9 Radiologische Interventionen bei primären Knochentumoren und tumorähnlichen Läsionen – 42

3.2 Radiologische Bildinterpretation von Knochengeschwülsten – 43
3.2.1 Destruktionsmuster an Kompakta und Spongiosa – 45
3.2.1.1 Geographisches (landkartenartiges) Destruktionsmuster (Grad I) – 46
3.2.1.2 Geographisches Destruktionsmuster, kombiniert mit mottenfraßartigen und/oder permeativen Destruktionen (Grad II) – 52
3.2.1.3 Mottenfraßartiges und/oder permeatives Destruktionsmuster (Grad III) – 53
3.2.2 Periostale Reaktionen – 57
3.2.2.1 Kontinuierliche Periostreaktionen – 58
3.2.2.2 Unterbrochene Periostreaktionen – 61
3.2.2.3 Komplexe Periostreaktionen – 63
3.2.3 Tumormatrixmineralisierung – 63
3.2.4 Bewertung einiger MRT-Phänomene bei Knochengeschwülsten – 68

3.3 Zur Biopsie (aus der Sicht des Pathologen) – 70
3.3.1 Präbioptische Strategie – 70
3.3.2 Art der Biopsie – 71
3.3.3 Untersuchung der Biopsie – 71

3.4 Grundzüge der histologischen Interpretation – 74
3.4.1 Zur Bestimmung der Dignität – 74

3.5 Zum Vorgehen bei der Entdeckung einer Knochengeschwulst (aus der Sicht der Praxis) – 76

3.1 Radiologische Untersuchungstechnik

Dem Radiologen steht heute ein großes Arsenal von Untersuchungsverfahren bei der Diagnostik von Knochengeschwülsten und geschwulstähnlichen Läsionen zur Verfügung, das er gezielt einsetzen sollte, um in der präbioptischen Phase die Diagnose der Geschwulstart sicher zu stellen oder ihr zumindest sehr nahe zu kommen. In Anbetracht der Schwierigkeiten, die die Histologie vieler Knochentumorentitäten bereiten kann, genügt es nicht, den pathologischen Prozess als solchen in einer bestimmten topographischen Region zu konstatieren, vielmehr sollte eine artdiagnostische Aussage unter Angabe der Wahrscheinlichkeit gemacht werden, z. B. „typisches Chondrosarkom bei klassischer Symptomatik"; „wahrscheinlich Chondrosarkom bei typischer Röntgenphänomenologie, aber atypischem Sitz"; „für keine der bekannten Tumorentitäten typisches Bild, von der Röntgenphänomenologie her jedoch sehr aggressiver, malignomverdächtiger Prozess". Auf die dringende Notwendigkeit, dass sich der Röntgenuntersucher diagnostisch mit konkreten Angaben festlegt, wird in Kap. 16 („Möglichkeiten und Gefahren von Fehlinterpretationen") näher eingegangen.

Über die präbioptische Diagnostik hinaus muss der Radiologe mit seinen technischen Untersuchungsmöglichkeiten und mit diagnostischem Sachverstand auch bei der Probeentnahme zur Verfügung stehen, d. h., er muss dem orthopädischen Chirurgen die für die Biopsie günstigste Stelle aufzeigen – sofern er nicht selbst die Biopsie transkutan durchführt (s. unten) – und intraoperativ radiologisch feststellen, ob die von ihm als typisch und für die Läsion repräsentativ angesprochene Stelle auch getroffen wurde. Postoperativ wird der Röntgenuntersucher gefordert, wenn es darum geht, einen Prozess zu beobachten, der von Natur aus zu Rezidiven neigt. Der radiologische Aufgabenkatalog wird heute durch die Verlaufsbeobachtung chemo- oder strahlentherapierter maligner Knochentumoren erweitert: Aus dem Röntgenbild und mit Hilfe von Schnittbildverfahren (s. S. 18 ff., 21 ff.) sollten dem Therapeuten Hinweise darauf gegeben werden, ob der Tumor sich zurückbildet, unbeeinflusst bleibt oder progredient ist.

Wenn man die Aufgaben der Radiologie beim Problem Knochentumor systematisiert, so ergeben sich folgende Schwerpunkte:
- Entdeckung eines Knochentumors mit Stellung der definitiven oder vorläufigen Diagnose.
- Im Falle einer notwendigen Biopsie Aufzeigen der geeigneten Biopsiestelle; in geeigneten Fällen Durchführung einer geschlossenen, CT-gesteuerten Biopsie.
- Bei behandlungsbedürftigem Tumor Definition seiner lokalen Ausbreitung im und außerhalb des Knochens (intra-/extrakompartimentales Wachstum).
- Beweis oder Ausschluss von Skelett- und Lungenmetastasen.
- Zusammenfassung des radiologischen Stagings zur Ergänzung der Stadieneinteilung benigner und maligner Knochentumoren (s. Tabellen 5.1 und 5.2).
- Monitoring eines Tumors unter Therapie (s. auch S. 255 ff.).
- Follow-up-Untersuchungen bei operierten oder auch nichtoperierten Knochengeschwülsten.

Es hat sich als nützlich erwiesen, bei dringendem Verdacht auf einen malignen primären Knochentumor – nicht auf eine Metastase bei einem Tumorpatienten! – *vor* der Biopsie ein MR-Staging des Prozesses durchzuführen, um nicht – bei umgekehrter Reihenfolge – biopsiebedingte Phänomene wie Einblutungen, Ödemäquivalent oder Nekrosen mit tumorbedingten Veränderungen, die diagnostisch relevant sein können, zu verwechseln. Wenn man so verfährt, können sich durch die MRT-Untersuchung gelegentlich auch eingeblutete oder nekrotische Tumorregionen aufzeigen lassen, die man bei der Biopsie besser meiden sollte. Kostenargumente für ein umgekehrtes Verfahren – erst Biopsie, dann MRT-Staging – dürften gesamtheitlich gesehen keine Rolle spielen, da primäre Knochentumoren letztendlich je eine Rarität darstellen.

Wie in der Einleitung bereits dargestellt, ist es in Anbetracht der Seltenheit der primären Knochentumoren von einem Nichtspezialisten nicht zu erwarten, dass er einzelne Entitäten genau kennt. In diesem Falle sollte er ein Spezialistenkonsil einholen und sich ggf. auch entschließen, den Patienten zur weiteren Diagnostik und Therapie dort hinzuschicken. In 80–85% aller Fälle kann ein erfahrener Osteoradiologe schon anhand des Projektionsradiogrammes die Diagnose und damit die Weichen für das gesamte weitere Prozedere (weitere radiologische Diagnostik? Biopsie? etc.) stellen.

Am Schluss dieses Kapitels präsentieren wir einen diagnostischen Algorithmus bei der Entdeckung eines Knochentumors, der aus unserer Sicht den Belangen der täglichen Praxis gerecht werden kann (s. Abb. 3.37). Zuvor wollen wir die Möglichkeiten der einzelnen, heute zur Verfügung stehenden radiologischen Untersuchungsmethoden bei der Diagnostik von Knochengeschwülsten besprechen, wobei wir aber nur prinzipielle Informationen geben können. In den einzelnen Kapiteln über die verschiedenen Tumorentitäten wird auf die jeweiligen Phänomene und Befundinterpretationen detaillierter eingegangen. Zur allgemeinen „Vorabinformation" geben wir die von der WHO im Rahmen der Lyon-Klassifikation der Knochentumoren(2002) vorgeschlagene Vorgehensweise wieder (◘ Schema 1):

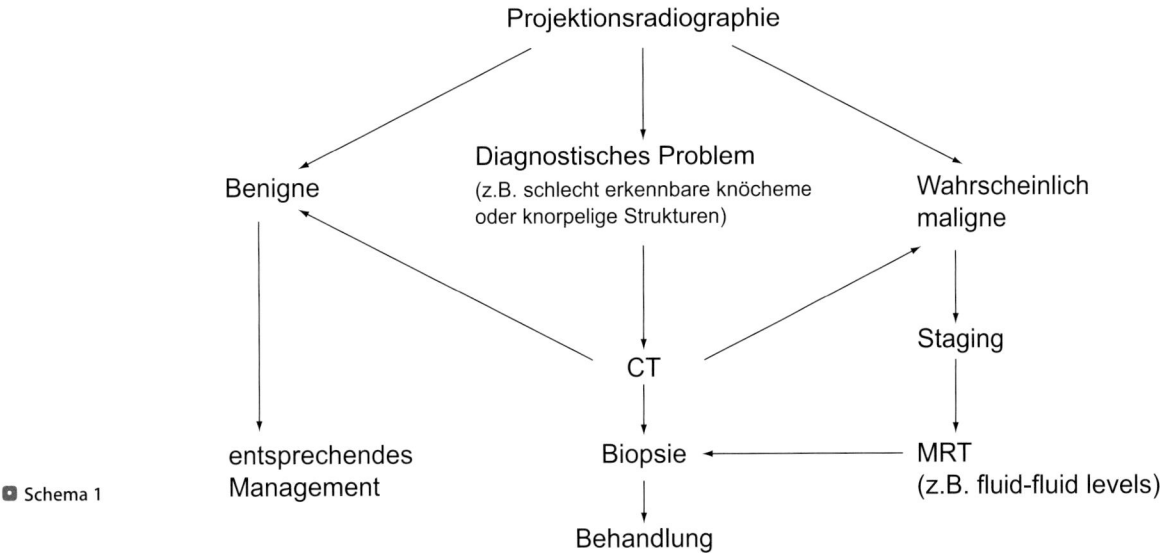

Schema 1

3.1.1 Projektionsradiographie

Am Anfang und ganz im Vordergrund steht beim Verdacht auf einen Knochentumor das Projektionsradiogramm in 2 Ebenen, früher als „konventionelles Röntgenbild in 2 Ebenen" bezeichnet. Das ist nicht unsere persönliche Ansicht, sondern internationaler Standard unter den Fachleuten! In 90 Jahren Röntgendiagnostik konnte mit diesem im Vergleich zu anderen Methoden „bescheidenen" Untersuchungsverfahren eine ungeheure Fülle von Erfahrungen und Informationen, insgesamt also Engramme, gesammelt werden, die es ermöglichen, in typischen Fällen mit hoher Treffsicherheit die richtige Diagnose zu stellen oder dem Kliniker und Histologen mit einiger Verbindlichkeit Hinweise auf die Aggressivität und – unter Beachtung verschiedener klinischer und topographischer Kriterien – sogar auf die Dignität eines Prozesses zu geben (s. S. 45 ff.). Erfahrungsgemäß wird heute vielfach versucht, dem klinischen Verdacht auf das Vorliegen eines Knochengeschwulstprozesses primär mit MRT oder CT nachzugehen, obwohl es für die meisten Geschwulstentitäten noch kein pathognomonisches Muster für diese Schnittbildverfahren gibt. Unabhängig davon ist mit der MRT der Knochen nur indirekt darstellbar, diagnostisch relevante Matrixverknöcherungen entgehen zumeist der Darstellung. Schlesinger et al. (1986) konnten am Beispiel eines eosinophilen Granuloms die völlige Fehleinschätzung eines Geschwulstprozesses mit primärer CT aufzeigen. Dort stellte sich der benigne Prozess mit allen Zeichen eines malignen Geschwulstprozesses (Ewing-Sarkom) dar, während der Befund im Röntgenbild mit einiger Sicherheit als eosinophiles Granulom zu deuten war. Im Kapitel über das Osteoidosteom (s. 6.1.2.1) und über das Chondroblastom (s. 7.1.1) können wir aus dem Bereich der MRT weitere mögliche Fehleinschätzungen präsentieren.

Vielfach wird aus falsch verstandener Strahlenangst „zum Ausschluss eines Knochentumors" primär eine MRT-Untersuchung angefordert und durchgeführt und im Falle eines pathologischen Befundes, z. B. eines fibrösen metaphysären Defektes oder einer Stressfraktur der zumeist junge Patient an einen Orthopäden zur PE oder überhaupt zur weiteren Behandlung überwiesen. Dabei kann es dann auch geschehen, dass ohne vorheriges Röntgenbild eine PE durchgeführt und mit der Angabe „Verdacht auf Knochentumor" an den Pathologen geschickt wird, der dann wiederum vor einem großen Rätsel steht. Wenn man anschließend evtl. als radiologischer Konsiliarius eingeschaltet wird und nach einem Röntgenbild fragt, wird man nicht selten eher erstaunt angeschaut. Bei epikritischer Betrachtung eines solchen Falles stellt sich nicht selten heraus, dass schon die Indikation zur primären MRT-Untersuchung nicht gestimmt hat (s. S. 21 ff.).

Alle Methoden außer dem einfachen Röntgenbild sind *ergänzende Untersuchungsverfahren*, die nur gezielt mit präzisierter Fragestellung eingesetzt werden sollten, um bestimmte, von der Methode her vom Projektionsradiogramm nicht zu erwartende Informationen zu erhalten. So wird man in überlagerungsträchtigen Skelettabschnitten, wie z. B. der Wirbelsäule und dem Becken, sehr früh oder sogar primär die CT einsetzen, um eine überlagerungsfreie Darstellung mit Röntgenstrahlen zu bekommen. Wenn sich im Projektionsradiogramm in einem osteolytischen Bezirk keine Hinweise auf die zugrunde liegenden Gewebsstrukturen (z. B. in Form von Matrixossifikationen) ergeben, ist der frühe Einsatz von CT und/oder MRT sinnvoll. Mit diesen Methoden können sehr subtil die Dichte (z. B. Fettgewebe, flüssige Medien), die Vaskularisation (dynamische CT oder MRT) und vieles mehr gemessen werden (s. unten). Mit Hilfe der Szintigraphie kann man sehr präzise Auskünfte über die Stoffwechselaktivität des entdeckten Prozesses bekommen und mit der Ganzkörperszintigraphie sich rasch einen Überblick über mögliche weitere Läsionen verschaffen, die das differentialdiagnostische Spektrum einengen oder erweitern. Besonders im Rahmen des Stagings von Knochentumoren kommt den genannten Zusatzmethoden Bedeutung zu.

Selbstverständlich wird man Skelettszintigraphie, CT und/oder MRT immer dann früh einsetzen, wenn sich aus der klinischen Symptomatik (atypisch lange anhaltender Schmerz in einer Extremität, vielleicht kombiniert mit einer umschriebenen Schwellung nach geringem Trauma bei Jugendlichen) Hinweise z. B. auf ein frühes Osteosarkom finden, das sich im Röntgenbild unspezifisch darstellt.

Um alle Informationsmöglichkeiten aus dem Projektionsradiogramm – unabhängig, ob digital oder mit Film-Folien-Kombination – erhalten zu können, muss dieses selbstverständlich *technisch einwandfrei* sein; Aufnahmespannung und Dosis sollten dem Objekt und der spezifischen Problematik angepasst sein (Freyschmidt 1985). Ein einfaches Beispiel soll dies erläutern: Bei einem Oberschenkelknochen eines 15-Jährigen ist eine wesentlich dickere und dichtere Kompakta (viel Knochenmasse!) als bei einem 60-Jährigen zu erwarten. Infolgedessen sollte die Aufnahmespannung mit z. B. 65–70 kV so gewählt werden, dass der Objektumfang (alle vom Objekt vorgegebenen anatomischen und pathoanatomischen Details) weitgehend vollständig zur Abbildung kommt. Bei einer zu niedrigen Aufnahmespannung, z. B. 50 kV, ist die Durchdringungsfähigkeit der Strahlung zu gering, um feine Auflockerungen in der Kompakta oder in ihrer äußeren und inneren Begrenzung kontrastreich erkennen zu können. Umgekehrte Verhältnisse gelten für die Röntgenuntersuchung des Knochens eines älteren Menschen mit weniger Knochenmasse.

Auf dem Projektionsradiogramm sollte selbstverständlich die *Knochenläsion in ihrer gesamten Ausdehnung* dargestellt sein. Praktisch bedeutet dies, dass bei einer Läsion an einer Extremität immer die beiden angrenzenden Gelenke mit abgebildet werden müssen, da der Chirurg oder Orthopäde vor einem operativen Eingriff die Lagebeziehung der Läsion zu den angrenzenden Gelenken genau kennen muss.

Bei Kindern und Jugendlichen ist zu berücksichtigen, dass die Schmerzprojektion in der Regel nach distal erfolgt. Das heißt, dass z. B. die von einem Geschwulstprozess in Femurdiaphysenmitte ausgehende Schmerzsymptomatik von dem betreffenden jungen Patienten in das Kniegelenk projiziert werden kann. Gelegentlich kann bei einer solchen Konstellation auch das Kniegelenk mit einem „sympathischen Erguss" klinisch dominierend sein. Aus diesem Grunde sollten bei Darstellung eines symptomatischen Gelenks im Kindes- und Jugendalter die angrenzenden Skelettabschnitte bis zum anderen Gelenk abgebildet werden.

Zusammengefasst ergibt sich für die Projektionsradiographie folgendes Bild:

Vorteile:
1. Übersichtliche und schnelle direkte Darstellung pathologischer Veränderungen an Spongiosa und Kompakta.
2. Für die Bildinterpretation etablierte und bewährte Engramme.

Nachteile:
1. Keine Darstellung reiner Weichgewebsveränderungen im Markraum und im paraossalen Bereich
2. Keine sichere Beurteilung osteolytischer oder osteosklerotischer Veränderungen an der Wirbelsäule und im Becken infolge vielfältiger Superposition.
3. Keine verbindlichen Informationen über bestimmte Gewebskomponenten, die diagnostisch relevant sein können, z. B. Fett, Blut, flüssig oder solide etc.

Literatur

Freyschmidt J (1985) Qualitätskriterien in der Röntgendiagnostik des Skeletts. In: Stender HS, Stieve FE (Hrsg) Qualitätssicherung in der Röntgendiagnostik. Thieme, Stuttgart, S 56–62

Schlesinger AE, Glass RBJ, Young S et al. (1986) Case Report 342. Skeletal Radiol 15:57

3.1.2 Computertomographie (CT)

Durch die hohe Dichteauflösung, die Möglichkeit der transversalen Schnittführung und mehrdimensionaler Bildrekonstruktionen insbesondere der Multislice-CT (Multidetektor-CT, Volume-CT) stellt die Computertomographie eine optimale Möglichkeit dar, einen Geschwulstprozess im Hinblick auf seine Gewebszusammensetzung (z. B. eher flüssig oder solide, fettig; projektionsradiographisch nicht erfassbare beginnende Matrixkalzifikationen) und seine räumliche Ausdehnung inner- und außerhalb des Knochens mit Röntgenstrahlen direkt abzubilden. Vor allem die überlagerungsfreie Darstellung ermöglicht es, nicht nur in überlagerungsträchtigen Skelettregionen wie Wirbelsäule oder Becken eine einwandfreie Abbildung des Tumors und seiner Ausdehnung zu erzielen, sondern auch in das „Tumorinnere hineinzusehen". Die CT stellt also eine ergänzende Methode zur Projektionsradiographie dar, basierend auf der Absorptionsdifferenzmessung von Röntgenstrahlen in den verschiedenen Geweben. Mit der MRT hingegen werden ganz andere Parameter, nämlich die Protonendichte und die Relaxationszeiten T1 und T2 gemessen, wobei die Relaxationszeiten den zeitlichen Ablauf der Emittierung des Kernspinsignals charakterisieren. Damit ist die Methode zur Darstellung von Weichgewebsstrukturen (Muskel, Bänder, Gelenkkapsel, Knorpel, Knochenmark etc.) prädestiniert, weniger zur Darstellung knöcherner Strukturen (s. S. 21 ff.). Das muss man sozusagen immer im Hinterkopf haben, wenn man die Indikation zu einer ergänzenden Schnittbilduntersuchung stellt. Wenn es also um die Beurteilung z. B. der Spontanfrakturgefährdung durch einen osteolytischen Prozess und damit um die Einschätzung der Stabilität der restlichen Knochenstrukturen z. B. in der Wirbelsäule geht, dann ist die CT die Methode der Wahl. Umgekehrt lässt sich der osteolytische Prozess hinsichtlich seiner Gewebszuordnung ggf. sicherer mit MRT einschätzen.

Mit Hilfe der *hochauflösenden Computertomographie* („high resolution CT") sind vor allem Spongiosadefekte oder an die Spongiosa angelagerte endostale tumoröse oder reparative Knochenneubildungen in Submillimeterdimensionen zu erkennen. Allerdings ist bei der Wahl einer zu dünnen Schichtdicke, unabhängig ob beim Spiral-CT oder beim Multislice-CT, auch Vorsicht geboten: Ein-Millimeter-Schnitte um einen zur Schichtebene parallel liegenden anatomischen Spalt herum können auf den axialen Bildern infolge von Partial-Volumen-Effekten zur Vortäuschung von Osteolysen führen. Dieser Eindruck lässt sich allerdings durch eine Bildrekonstruktion in einer dazu senkrecht stehenden Ebene eliminieren. Je nach Rekonstruktionsalgorithmus kann es bei zu dünnen Schnitten durch die Spongiosa auch – durch Rauscheffekte bedingt – zur Darstellung von Strukturen kommen, die pathologisch-anatomisch gar nicht existent sind (Henschel et al. 1995).

Die Möglichkeiten der CT bei der Diagnostik von Knochentumoren werden nur dann voll ausgenutzt, wenn man die Dichte (in HE) in der Läsion misst (◘ Abb. 3.1). Das wird in der Praxis leider häufig vergessen. Immerhin lässt sich fettiges Gewebe (ca. −1 bis −100 HE) sehr genau definieren. Solide Formationen haben – ohne Kontrastmittel – Dichtewerte oberhalb von 20–30 HE, nach Kontrastmittel steigen die Dichtewerte um 20–30 HE, in manchen Fällen (z. B. beim Osteoblastom) auch um vieles mehr. Wichtig ist, dass die Dichte interessierender Strukturen nicht im Knochen-, sondern im Weichteilfenster gemessen wird. Auch darf kein hochauflösender Kernell benutzt werden, da dadurch in kleineren Läsionen (unter 10 mm) Kalzifikationen vorgetäuscht werden können. Am besten ist es also, einen Standard-Kernell für kleinere Läsionen zu wählen. Als

◘ **Abb. 3.1 a, b.** Zur Aussagemöglichkeit der computertomographischen Dichtemessung am Beispiel eines im dorsalen Tibiakopf gelegenen raumfordernden Prozesses bei einem 47-jährigen Mann mit Schmerzen im Kniegelenk. Vom Röntgenbild her (**a**) kommen in die enge differentialdiagnostische Wahl eine größere subchondrale Zyste bzw. ein Ganglion, aber auch echte Geschwulstprozesse, z. B. ein Chondroblastom oder ein älterer inaktiver Riesenzelltumor. Die computertomographische Dichtemessung zeigte Werte um 4–8 HE, was den flüssigen Inhalt des von einem dichten Sklerosesaum umgebenen Prozesses (**b**) beweist. Es handelt sich also um eine subchondrale Zyste, deren transkortikale Punktion eine zum Teil gallertige Flüssigkeit ergab. Auch die histologische Untersuchung nach Ausräumung des Befundes bewies das Vorliegen eines Ganglions

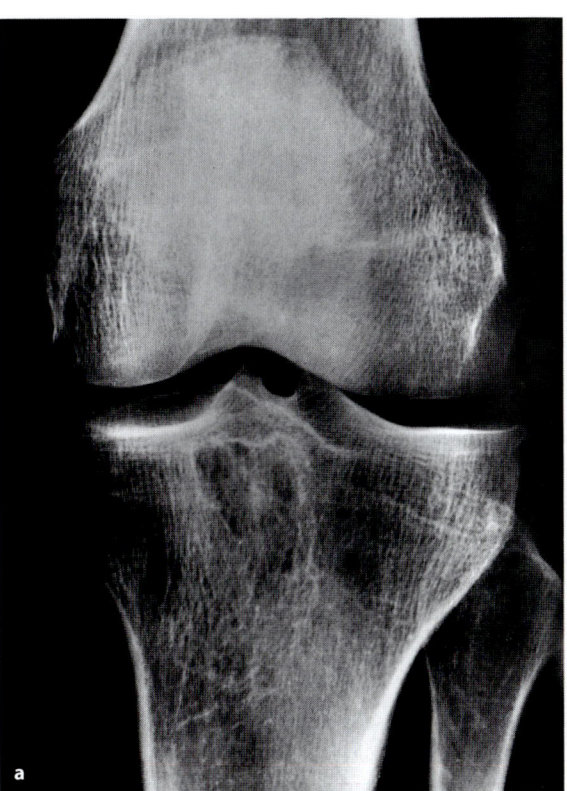
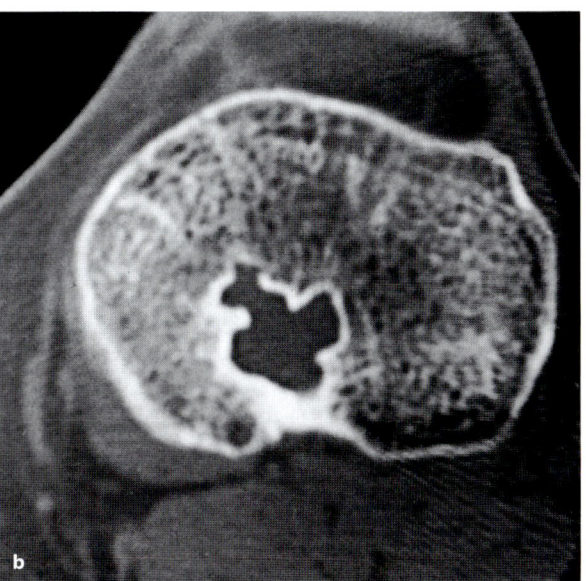

Faustregel kann man nehmen: Die interessierende Struktur sollte 1,5- bis 2-mal größer als die Schichtdicke sein, nur dann sind die Voraussetzungen für eine genaue Dichtemessung auch bei exzentrischer Lage in der Schicht gegeben. Die Größe der ROI in einer Läsion sollte nicht zu klein (unter 5 mm), aber auch nicht zu groß sein (über 2 cm Durchmesser). Der Nachweis von multizentrischen Fettanteilen oder von überwiegend fettigen Strukturen beweist nahezu ihre Benignität nach der alten Regel: Fett ist der Freund des Radiologen!

Wenn man in einer Läsion überwiegend flüssigen Inhalt nachweist (keine Kontrastmittelaufnahme, Dichtewerte um maximal 20–30 HE), so kann man zwar nicht von einem primär zystischen Prozess sprechen, aber immerhin das differentialdiagnostische Spektrum auf eine Läsion einengen, in der sich primär oder sekundär (durch Einblutung oder Regression) Flüssigkeit angesammelt hat.

Der Nachweis parossaler Geschwulstanteile und die Definition der intraossären Tumorausbreitung sind mit der CT bei entsprechender Fenstertechnik grundsätzlich möglich, aber nicht immer präzise. Der fehlende Nachweis eines parossalen Geschwulstanteils schließt einen solchen in keiner Weise aus, wie Vergleiche mit dem Operationssitus nicht selten erkennen lassen. Dabei handelt es sich dann um parossale Geschwulstanteile, die mit der Muskulatur isodens sind und kein nennenswertes Kontrastmittelenhancement zeigen, insbesondere bei Patienten ohne ausreichendes interstitielles Fettgewebe. Auch in unmittelbarer Nachbarschaft eines Knochens mit dicker Kompakta ist die Beurteilung der Weichgewebsstrukturen problematisch, da hier die Bildqualität durch Artefakte beeinträchtigt werden kann. Diese Probleme gibt es bei der MRT prinzipiell nicht, weshalb man zum Tumorstaging bei Verdacht auf ein extrakompartimentales Tumorwachstum diese Methode einsetzen sollte. Einschränkend muss aber schon an dieser Stelle gesagt werden, dass die Unterscheidung Ödem/Tumor auch mit MRT nicht immer zuverlässig zu treffen ist.

In einer 1986 erschienen Publikation versuchten Brown et al. in Anlehnung an das Lodwick-Gradingsystem (s. S. 45 ff.) mit Hilfe der Computertomographie artdiagnostische und Dignitätsaussagen über Knochengeschwülste zu machen. Sie untersuchten dabei insgesamt 72 Knochengeschwülste [Riesenzelltumoren, Chondrosarkome, Osteosarkome, Rundzelltumoren (Ewing-Sarkom, malignes Lymphom)] und fanden eine diagnostische Treffsicherheit von 84%. Nur in 3 Fällen änderte die Hinzuziehung eines Projektionsradiogrammes die computertomographische Diagnose.

Als computertomographisches Kriterium für die diagnostische Ansprache von Knochengeschwülsten wurde das Muster der Kompaktadurchwanderung der einzelnen Tumoren gewählt (◘ Abb. 3.2). Als zusätzliches Kriterium zogen die Autoren den Nachweis oder das Fehlen

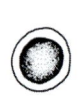 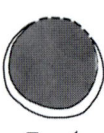 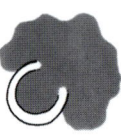 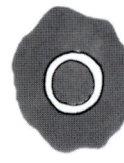

◘ **Abb. 3.2.** Die 3 verschiedenen computertomographischen Erscheinungsformen einer transkortikalen Tumorausbreitung nach Brown et al. (1986). Beim Typ 1 findet sich die Kompakta aufgetrieben und mehr oder weniger umschrieben verdünnt, konventionell-radiographisch der „ausgebeulten Knochenschale" oder „Pseudokortikalis" entsprechend (s. S. 58 f.). Beim Typ 2 besteht ein fokaler kortikaler Defekt mit einer asymmetrischen paraossalen Geschwulstausbreitung („buttonhole pattern"). Der Typ 3 entspricht einem permeativen Destruktionsmuster mit einer symmetrischen paraossalen Tumorausbreitung und der Vortäuschung einer intakten Kompakta. Hierzu ist von uns anzumerken, dass ein solches permeatives Destruktionsmuster im konventionellen Röntgenbild aufgrund seiner höheren Ortsauflösung direkt erkannt werden kann

von Matrixmineralisationen hinzu. Eine Spezifikation der Matrixmineralisation (Ossifikation knöcherner oder knorpeliger Matrix, s. S. 63 ff.) wurde von den Autoren allerdings als nicht möglich angesehen.

Die Autoren fanden, dass der Typ 1 der kortikalen Veränderung ohne Matrixmineralisation Riesenzelltumoren charakterisiert (20 von 23 Riesenzelltumoren entsprachen dem Typ 1, nur 3 dem Typ 2).

Beim Chondrosarkom fand sich eine relativ gleichmäßige Verteilung über die 3 Typen der transkortikalen Tumorausbreitung, wobei Typ-1- oder Typ-2-Läsionen mit Matrixmineralisation generell chondrosarkomatöser Natur waren. Der Typ 3 mit einer Matrixmineralisation fand sich bei 20 von 22 Osteosarkomen, je ein Osteosarkom entsprach dem Typ 1 oder 2. Typ 3 der transkortikalen Tumorausbreitung ohne Mineralisation kam bei 11 von 12 Rundzellsarkomen vor, nur ein Tumor entsprach dem Typ 1.

Bei einer Gegenüberstellung der von den Autoren vorgenommenen Klassifizierung computertomographischer transkortikaler Tumorausbreitungen mit dem Lodwick-System ergab sich eine deutliche Übereinstimmung: 18 Tumoren vom Typ 1 entsprachen einem Lodwick-Grad IB, 4 einem Grad IC, 2 dem Grad IA und 2 dem Grad III. Der Typ 2 kam insgesamt 10-mal vor, 5-mal ließ er sich einem Lodwick-Grad IC, 3-mal einem IB, einmal einem Grad IA und einmal einem Grad III zuordnen. Beim Typ 3 der computertomographischen transkortikalen Tumorausbreitung fand sich 29-mal ein Lodwick-Grad III, 7-mal ein Lodwick-Grad II und nur je einmal ein Lodwick-Grad IB und IC.

In den Fällen, in denen die konventionelle Radiographie die diagnostische Genauigkeit der CT-Befunde verbesserte, lag generell eine pathologische Fraktur vor, die im Computertomogramm nicht zu Darstellung kam, oder es fanden sich charakteristische periostale Reaktionsmuster, die mit der Computertomogrphie ebenfalls nicht exakt zu klassifizieren waren. Das von den Autoren untersuchte Spektrum von Knochengeschwulstprozessen ist – wie die Autoren selbst einräumen – äußerst schmal und nicht den praktischen Gegebenheiten entsprechend. Die diagnostische Genauigkeit muss also erst noch an einem größeren Krankengut, in dem auch die zahlreichen anderen Geschwulstentitäten vertreten sind, überprüft werden. *Vorläufig sollte man unserer Meinung nach deshalb die Artdiagnose von Knochengeschwülsten eher auf der Basis des Projektionsradiogrammes betreiben und das Lodwick-Grading nicht auf die Schnittbilddiagnostik übertragen.* Schließlich hat Lodwick sein System ausschließlich für die Projektionsradiographie entwickelt, und zwar zu einer Zeit (Ende der 60er Jahre), als die CT noch keinen Platz in der Knochentumordiagnostik gefunden hatte.

Zu den Vor- und Nachteilen von CT und MRT s. Tabelle 3.1.

Tabelle 3.1. Vergleich von Vor- und Nachteilen von CT und MRT

	CT	MRT
Darstellung von Spongiosa	+++	+
Darstellung von Kompakta	++	+
Darstellung von Matrixkalzifikationen oder -ossifikationen	+++	+ (?)
Darstellung des Knochenmarkraums	+	+++
Darstellung der unmittelbar neben der Kompakta gelegenen Weichgewebsstrukturen	+ (?)	++
Darstellung von angrenzenden Gelenkstrukturen	++	+++
Darstellung neuraler Strukturen bei Wirbelsäulentumoren	++	+++
Darstellung von kompartmentdefinierenden Strukturen (Faszien, Sehnen, Fettschichten)	++	+++
Darstellung von Gefäßnervenbündeln	+++[a]	+++
Freie mehrdimensionale Darstellung	++	+++
Gewebespezifizierung incl. dynamischer Studien mit Kontrastmittel (Fett, Blut, Flüssigkeit, Muskel, Tumor, Durchblutung)	+++	+++[b]
Differenzierung Ödem/Tumor	+	++[c]
Beurteilung der Stabilität restlicher Spongiosa- und Kompaktastrukturen	+++	+ (?)
Rezidiverkennung	++	+++

[a] Multislice-CT incl. mehrdimensionaler Bildrekonstruktion.
[b] Blut ist je nach seiner – zeitabhängigen – Zusammensetzung schwer von Fett, Muskel, Nekrose zu unterscheiden.
[c] s. Text.

Literatur

Brown KT, Kattapuram SV, Rosenthal DI (1986) Computed tomography analysis of bone tumors: patterns of cortical destruction and soft tissue extension. Skeletal Radiol 15: 448

Coffre C, Vanel D, Contesso G et al. (1985) Problems and pitfalls in the use of CT for the local evaluations of long bone osteosarcoma: report on 30 cases. Skeletal Radiol 13: 147

Henschel MG, Freyschmidt J, Holland RB (1995) Experimentelle Untersuchungen zur Darstellbarkeit von Wirbelkörperspongiosa in der hochauflösenden Computertomographie. RÖFO 162: 269

Majewski A, Freyschmidt J (1982) Computertomographie bei Tumoren des Beckenskeletts. RÖFO 136: 635

3.1.3 Magnetresonanztomographie (MRT)

Die MRT ist eine exzellente Methode zur Darstellung vor allem von Weichgewebsstrukturen (Muskeln, Faszien, Gefäßnervenbündel, Knorpel, Gelenkflüssigkeit etc., s. auch unter CT und Abb. 3.3) und nimmt heute berechtigterweise in der Skelettdiagnostik einen verhältnismäßig breiten Raum ein. Die anfängliche Euphorie, dass man mit dieser Methode die gesamte Skelettdiagnostik ohne Röntgenstrahlen abdecken könne, ist jedoch nach entsprechenden kritischen Studien geschwunden, und es kristallisieren sich solide und sinnvolle Indikationen heraus, die man in der Tumordiagnostik gezielt nutzen sollte.

Der Knochen selbst ist mit der MRT nur indirekt darstellbar, was sich insbesondere bei der Spongiosa negativ auswirkt. Man kann zwar andererseits einen Knochenmarkprozess (proliferierender zellulärer Prozess, Ödem etc.) sehr subtil mit MRT darstellen, über eine evtl. vorliegende Zerstörung kleinerer Spongiosabälkchen oder eine für die Diagnostik nicht unwichtige reaktiv-reparative Sklerose bekommt man jedoch keine Auskunft. Auch spezielle Sequenzen haben dieses Problem bisher nicht eindeutig lösen können.

Die Kompakta stellt sich global als signallose Zone dar, bei destruktiven Prozessen kommt es in dieser signallosen Zone im T2-Bild zu meist signalintensiven Strukturen über den Ersatz der Knochensubstanz durch das Tumorgewebe (Abb. 3.4). Destruktive Kompaktaveränderungen sind also sehr gut und auch subtil mit MRT darstellbar, weniger gut aber sklerosierende Veränderungen mit verschiedenen Mustern, die für die Diagnostik eines Knochentumors von Bedeutung sein können (Abb. 3.5).

Aus dem Gesagten geht hervor, dass man zur Interpretation von MRT-Bildern eines Knochentumors immer das Projektionsradiogramm oder manchmal auch die CT hinzuziehen muss. Insbesondere Tumorkalzifikationen, die für die eine oder andere Entität von Bedeutung sind, lassen sich nur über diesen Weg in das diagnostische Puzzle einfügen (s. Abb. 3.5). Das gilt übrigens

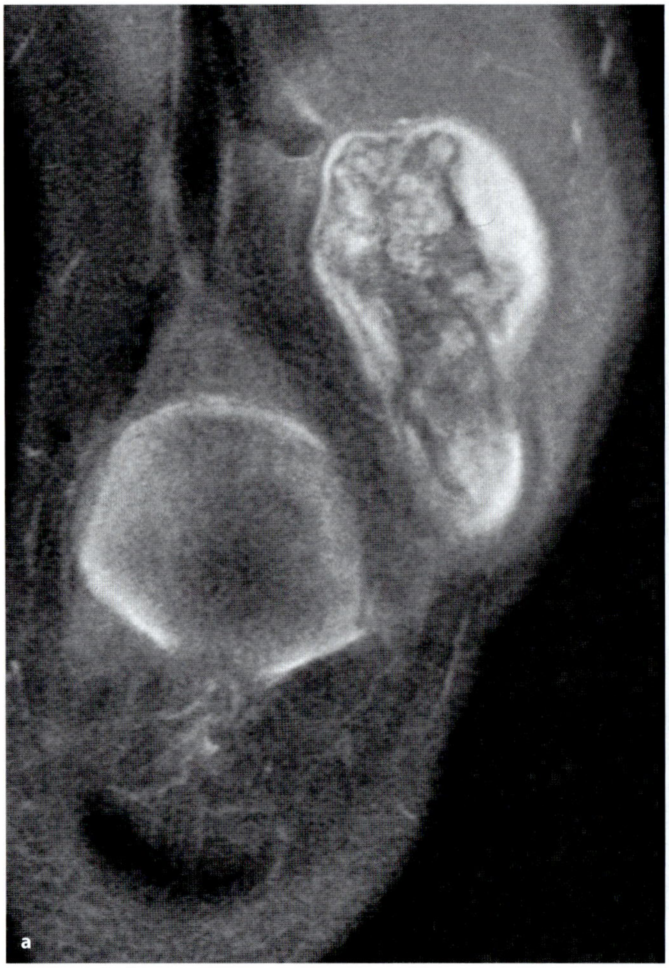

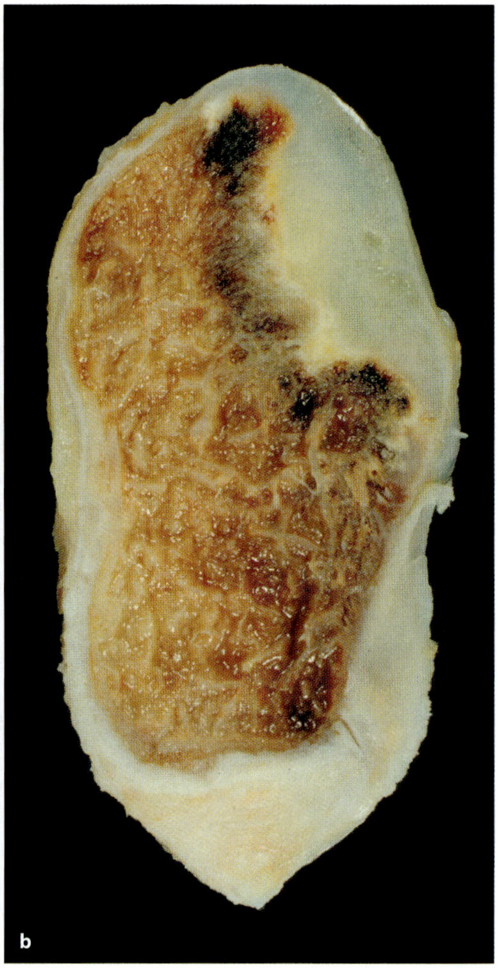

Abb. 3.3. a, b Typisches Bildbeispiel für die anatomisch gerechte MRT-Darstellung eines Ostochondroms (s. auch Abb. 7.24).

Abb. 3.4 a, b (*Text s. S. 23*)

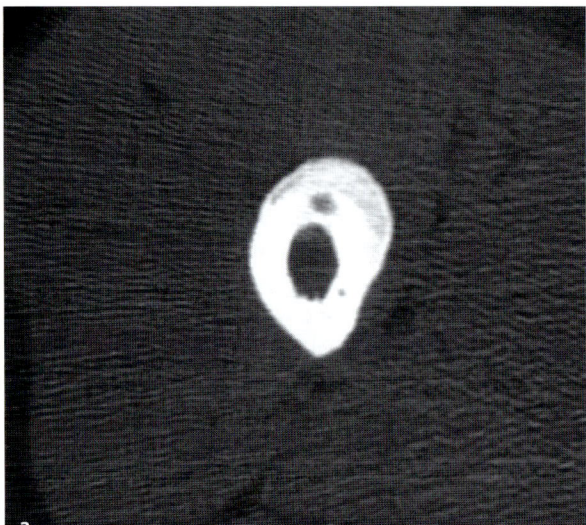
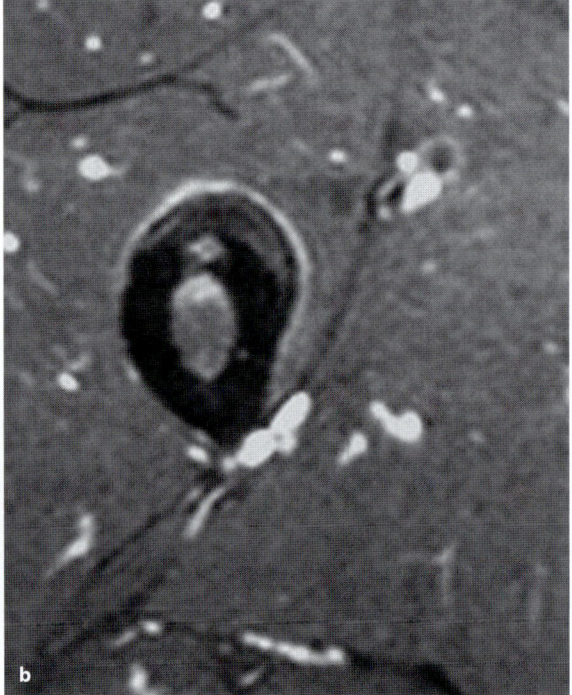

3.1 · Radiologische Untersuchungstechnik

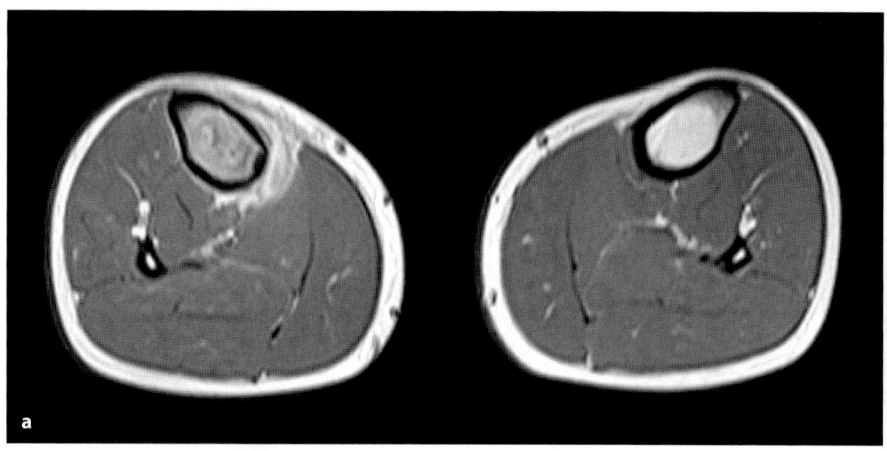
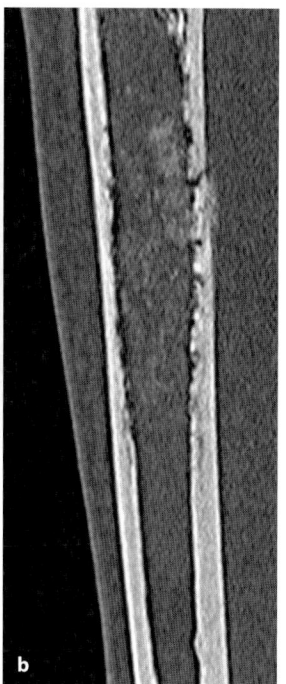

Abb. 3.5 a, b. Osteosarkom in der rechten Tibia mit unspezifischem MRT-Befund (a). Erst die CT in b zeigt nicht nur eindrucksvoll die Kortexzerstörung, sondern auch die diagnostisch wichtige Matrixmineralisation. Auf dem Übersichtsbild (Abb. 6.65 a) war eine Mottenfraßdestruktion (Lodwick-Grad III) zu sehen, aber auch eindeutig die Matrixmineralisation

auch für die zahlreichen möglichen Periostossifikationen (s. auch S. 57 ff.).

Zur Primärdiagnostik ist also die MRT weniger und in manchen Fällen nicht geeignet (Abb. 3.5 und Abb. 3.6). Die Empfindlichkeit der Methode im Nachweis eines Ödems (vor allem mit STIR-Sequenzen und fettselektiver – FS = „fatsat" – Fettunterdrückung) gereicht ihr gleichzeitig zum Nachteil, denn es gelingt heute – auch mit Hilfe von zeitaufwändigen dynamischen Studien – noch nicht zuverlässig, zwischen Ödem und protonenreichem Tumor zu differenzieren, was ja für das lokale Staging eines Knochentumors von ganz erheblicher Bedeutung ist. Darüber hinaus können Knochentumoren, wie z. B. das Osteoidosteom, erfahrungsgemäß mit erheblichem Begleitödem einhergehen, wodurch sich diagnostische Pitfalls mit gravierenden Folgen ergeben können (s. S. 131 f.). Die Differenzierung zwischen Tumor und Ödem kann – unter gewissen Einschränkungen (s. S. 266) – eine Bedeutung bei der Verlaufsbeobachtung eines Osteosarkoms unter Chemotherapie und bei der Planung eines extremitätenerhaltenden chirurgischen Eingriffes haben.

Abb. 3.4 a, b. Zur Darstellung der Kortikalis in der MRT (T2-gewichtetes Bild in b). Die Kortikalis dieses Femurs ist dorsomedial und dorsolateral signallos und damit „gesund", im Markraum nahezu muskelisointense Signalintensität. In der vorderen Kortikaliszirkumferenz, die in der CT (a) transparent ist, findet sich eine halbmondförmige Signalanhebung, möglicherweise Ödem entsprechend, dahinter liegt ein rundlicher signalreicher Herd, der dem Nidus eines Osteoidosteoms entspricht. Der kleine signalintense Herd dorsomedial entspricht einem Gefäßkanal bzw. einem Gefäß

Die von Erlemann et al. (1989) angegebenen dynamischen MRT-Studien mit Gd-DTPA zur Differenzierung zwischen perineoplastischem Ödem und extraossärer Tumorgrenze haben sich in der Folgezeit als nicht sehr zuverlässig erwiesen. Ob die von Lang et al. (1995) angegebene Methode der Messung der initialen Rate des Kontrastmittelenhancements nach bolusartiger Gabe das Problem in Zukunft zuverlässig lösen wird, muss noch an einem größeren Krankengut bewiesen werden. Die Arbeitsgruppe untersuchte bisher nur 14 Patienten mit verschiedenen Tumoren (Osteosarkom, Ewing-Sarkom, primäres Lymphom etc.), als Goldstandard wurde die histologische Aufarbeitung eines keilförmigen Exzidats aus der Untersuchungsregion genommen. Die initiale Enhancement-Rate wurde auf einer Pixel-by-pixel-Basis kalkuliert und als Kurve aufgezeichnet.

An dieser Stelle seien einige grundsätzliche Anmerkungen zum *Begriff des Knochenmarködems* gemacht: Damit ist die unscharf begrenzte Hyperintensität gemeint, die sich auf STIR-Bildern oder auf fettunterdrückten T2-Bildern darstellt. Anhand des MRT-Bildes lässt sich grundsätzlich nicht verbindlich sagen, ob dahinter tatsächlich ein reines Ödem, d. h. eine vermehrte extravaskuläre interstitielle Flüssigkeitsansammlung steckt. Dahinter können genauso gut nekrotische Fettzellen, eine Fibrose, trabekuläre Knochenabnormalitäten z. B. im Sinne von „bone bruise" stecken, wie Zanetti et al. (2000) am Beispiel degenerativer Kniegelenksveränderungen aufzeigen konnten. Diese Erkenntnisse lassen sich ohne weiteres auf das „Umgebungsödem" um einen Knochentumor übertragen. Differentialdiagnostisch soll-

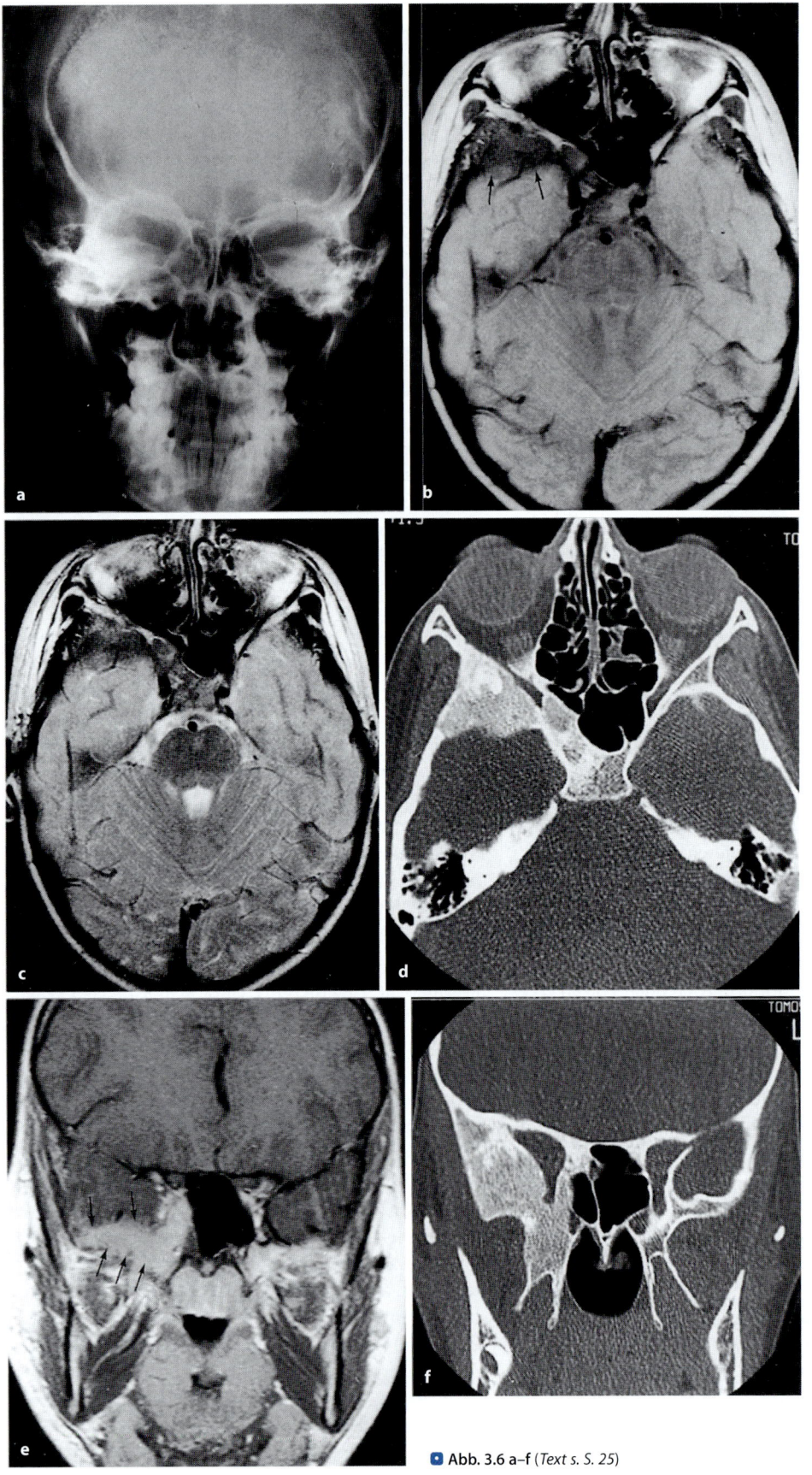

Abb. 3.6 a–f (Text s. S. 25)

◀ ▶ **Abb. 3.6 a–f.** Grenzen der MRT. 11-jähriges Mädchen mit einem embryonalen Rhabdomyosarkom an der Wange. Der Tumor wurde operativ im Gesunden entfernt. Es erfolgte dann eine Staginguntersuchung mit MRT, und es wurde ein ausgedehnter tumoröser Prozess im rechten Keilbein beschrieben. Diese Diagnose stützte sich auf ausgedehnte Signalauslöschungen im rechten Keilbein (*Pfeile* in **b**), die Kontrastmittel aufnahmen (**c**). Auch im koronaren Bild (**e**) sieht man massive Signalanhebungen im rechten Keilbein nach Kontrastmittelgabe (*Pfeile*). Es wurde also ein Keilbeinbefall angenommen. Eine spätere CT-Untersuchung nach etwa 3 Wochen (**d, f**) ließ ausgedehnte sklerosierende Veränderungen im rechten Keilbein erkennen, kombiniert mit Volumenzunahme. Dieser Befund ist hochspezifisch für eine fibröse Dysplasie. Auch im Übersichtsbild (**a**) sieht man sklerosierende Veränderungen im rechten Keilbein. Der Fall demonstriert, dass die nicht direkte Darstellbarkeit des Knochens in der MRT zu Fehlinterpretationen Anlass geben kann. Im vorliegenden Falle war die fibröse Dysplasie noch floride, weshalb sie auch Kontrastmittel aufnahm. Aus dem Fall kann man lernen, dass man bei knochennahen pathologischen Prozessen in der MRT grundsätzlich eine ergänzende Untersuchung mit einer auf Röntgenstrahlen beruhenden Methode durchführen sollte, mit deren Hilfe der Knochen direkt darstellbar ist und deren Interpretation aufgrund von in Jahrzehnten erarbeiteten Mustern prinzipiell keine Probleme bereitet

te man deshalb auch an Sekundärveränderungen und Epiphänomene in der knöchernen und weichteiligen Umgebung eines Knochentumors denken.

Faßt man das bisher über die MRT bei der Diagnostik von Knochentumoren Gesagte zusammen, so lässt sich feststellen, dass diese Methode in der präbioptischen Phase in beschränktem Rahmen Zusatzinformationen über Gewebskomponenten (Fett, Knorpel, Flüssigkeit etc.) und evtl. vorliegende paraossale Tumoranteile liefern kann, dass aber andererseits diagnostisch wichtige Matrixkalzifikationen und Periostreaktionen nicht oder nur unspezifisch zur Darstellung kommen. Im Rahmen des Tumorstagings hat die Methode aber mit gewissen Einschränkungen Vorrang.

Die Wertigkeit der Methode im Vergleich zum CT ist in Tabelle 3.1 dargestellt.

> Der Vergleich der beiden Methoden lässt prinzipiell erkennen, dass zur Darstellung knöcherner und verknöcherter Strukturen die CT die Methode der Wahl ist, während zur Darstellung des Knochenmarkraums und von anderen Weichgewebsstrukturen sowie der angrenzenden Gelenke die MRT überlegen ist (s. auch unter CT, oben). Daraus leitet sich ab, dass der CT bei der Primärdiagnostik eine bedeutsame Rolle zukommt und dass man die MRT eher beim präoperativen Staging einsetzen sollte. Steht die MRT für diesen Zweck nicht zur Verfügung, dann kann allerdings auch die CT ohne erhebliche Nachteile für die Patientenversorgung verwandt werden.

In einer Multicenterstudie von Panicek et al. (1997) an 183 primären Knochentumoren und 133 Weichteiltumoren, die sie sowohl mit CT als auch mit MRT untersuchten, kommen die Autoren nämlich zu dem Schluss: „CT and MR imaging are equally accurate in the local staging of malignant bone and soft-tissue neoplasms in the specific anatomic sites studied." Kombinierte CT- und MRT-Studien führten zu keiner statistisch signifikanten Verbesserung der Befundgenauigkeit.

In ihrer kritischen Arbeit über nichtneoplastische Ursachen von hohen Signalintensitäten im T2-gewichteten Bild nach der Behandlung von muskuloskelettären Neoplasmen weisen Panicek et al. (1995) darauf hin, dass die postoperative Diagnostik und Verlaufsbeobachtung mit MRT sehr viel Erfahrung und genaue Kenntnis der klinischen und operativen Situation benötigt. Als nichtneoplastische Ursachen von rezidivvortäuschenden hohen Signalintensitäten im T2-gewichteten Bild geben die Autoren an: postchirurgisches Serom, Hämatom, strahleninduzierte Veränderungen, Fettnekrose und Serom, blutstillende Materialien im Operationsbereich, Knochentransplantate, Muskelatrophie, Herniation von Kolon und Blase. Bei entsprechender Erfahrung ist die MRT in der Rezidivdiagnostik der CT leicht überlegen.

Literatur

Cohen EK, Kressel HY, Frank TS et al. (1988) Hyaline cartilage-origin, bone and soft-tissue neoplasms: MR appearance and histologic correlation. Radiology 167: 477

Dooms GC, Fisher RM, Hricak H et al. (1985) MR studies related to age and sex. Radiology 155: 429

Erlemann R, Reiser MF, Peters PE et al. (1989) Musculoskeletal neoplasms: static and dynamic Gd-DTPA-enhanced MR imaging. Radiology 171: 767

Hudson TM, Hamlin DJ, Enneking WF (1985a) Magnetic resonance imaging of bone and soft tissue tumors. Skeletal Radiol 13: 134

Hudson TM, Hamlin DJ, Fitzsimmons JR (1985b) Magnetic resonance imaging of fluid levels in an aneurysmal bone cyst and in anticoagulated human blood. Skeletal Radiol 13: 267

Kroon HM, Bloem JL, Holscher HC et al. (1994) MR imaging of edema accompanying benign and malignant bone tumors. Skeletal Radiol 23: 261

Lang PH, Honda G, Roberts T et al. (1995) Musculoskeletal neoplasm: Perineoplastic edema versus tumor on dynamic postcontrast MR images with spatial mapping of instantaneous enhancement rates. Radiology 197: 831

Panicek DM, Schwartz LH, Heelan RT et al. (1995) Non-neoplastic causes of high signal intensity at T2-weighted MR imaging after treatment for musculoskeletal neoplasm. Skeletal Radiol 24: 185

Panicek DM, Gatsonis C, Rosenthal DJ et al. (1997) CT and MR imaging in the local staging of primary malignant musculoskeletal neoplasms: Report of radiology diagnostic oncology group. Radiology 202: 237

Petterson H, Gillespy T, Hamlin DJ et al. (1987) Primary musculoskeletal tumors: examination with MR imaging compared with conventional modalities. Radiology 164: 237

Zimmer WD, Berquist ThH, Mc Leod RA (1985) Bone tumors: MRI versus CT. Radiology 155: 709

3.1.4 Angiographie (DSA, CT-Angiographie, MR-Angiographie)

Die Angiographie ist in manchen Kliniken sicherlich zu Unrecht ganz aus dem Katalog der präbioptischen Untersuchungen von Knochengeschwülsten gestrichen worden. Wir sind der Ansicht, dass diese Methode als Zusatzuntersuchung nach wie vor wertvolle Dienste leisten kann. Wir wollen in diesem Abschnitt einige sinnvolle Indikationen aufzeigen, wobei wir nicht unbedingt auf die direkte Angiographie z. B. in DSA-Technik abzielen, sondern mehr auf die Bedeutung der Gefäßarchitektur eines Knochentumors hinweisen, die man bei geeigneter Technik auch in Form der indirekten CT-Angiographie oder MR-Angiographie verhältnismäßig gut und informativ abbilden kann.

– *Biopsielokalisation*: Bei inhomogen aufgebauten Läsionen, wie z. B. langstreckigen Schaftchondrosarkomen (◘ Abb. 3.7), kann das Biopsat bei ungezielter Entnahme histologisch durchaus einen benignen Prozess, z. B. ein Chondrom, ergeben. Die präbioptische Gefäßdarstellung zeigt aber in der Regel sehr zuverlässig die sarkomatösen Anteile in Form einer leicht- bis höhergradigen Vaskularisation und eines atypischen Gefäßbildes. Chondromatöse Anteile sind dagegen in der Mehrzahl gefäßarm, da die Tumorernährung überwiegend durch Diffusion und nicht durch ein eigenes Gefäßnetz erfolgt. Ähnliche Verhältnisse können sich auch bei inhomogen aufgebauten Osteosarkomen ergeben. Die Graduierung der Riesenzelltumoren geht verhältnismäßig zuverlässig mit deren Vaskularisationsgrad einher (◘ Abb. 3.8).

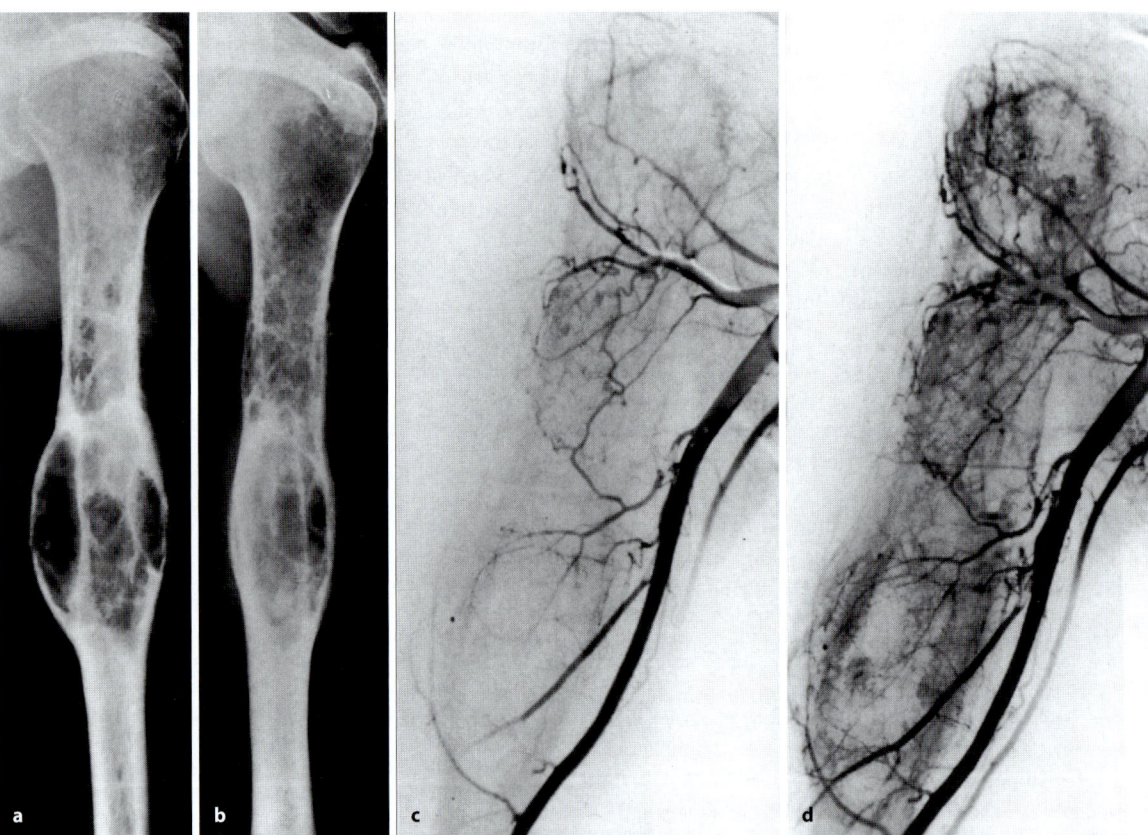

◘ **Abb. 3.7 a–d.** Chondrosarkom des proximalen Humerusschafts bei einem 42-jährigen Mann. Im Bereich der Auftreibung (ausgebeulte Knochenschale, Pseudokompakta) ist das Tumorwachstum sicherlich weniger aggressiv als in den proximal davon gelegenen Abschnitten, wo sich mottenfraßartige Destruktionen und vor allem medial eine vollständige Kompaktapenetration finden. Entsprechend sieht das Angiogramm aus (**d**), wo sich in den proximalen Tumoranteilen eine anarchische Hypervaskularisation mit zahlreichen Gefäßabbrüchen, insbesondere von Korkenziehergefäßen, nachweisen lässt, während im Bereich der Ballonierung die Hypervaskularisierung wesentlich gleichmäßiger, ruhiger und mehr randständig erscheint. Korrespondierend damit fiel auch eine zweizeitige Biopsie aus: Bei der ersten Biopsie aus dem ballonierten Anteil ergab die histologische Untersuchung ein Chondrom. Wegen der klinisch ausgeprägten Schmerzsymptomatik und auf Drängen der Radiologen wurde eine zweite Biopsie aus den proximalen Partien durchgeführt, die ein Chondrosarkom Grad II ergab. In den sarkomatösen Anteilen findet sich die Hypervaskularisation im Tumor selbst, während sie in den distalen chondromyxomatösen Anteilen überwiegend den Tumor umgibt, dessen Zentrum sich offensichtlich überwiegend durch Diffusion ernährt. Teilabbildung **c** weist auf die Problematik eines ungenügenden Kontrastmittelangebots an den Tumor hin. Bei dieser Untersuchung lag der Katheter im Truncus brachiocephalicus, während er bei **d** bis in die A. axillaris vorgeschoben worden war (Amputationspräparat und Histologie s. S. 380)

3.1 · Radiologische Untersuchungstechnik

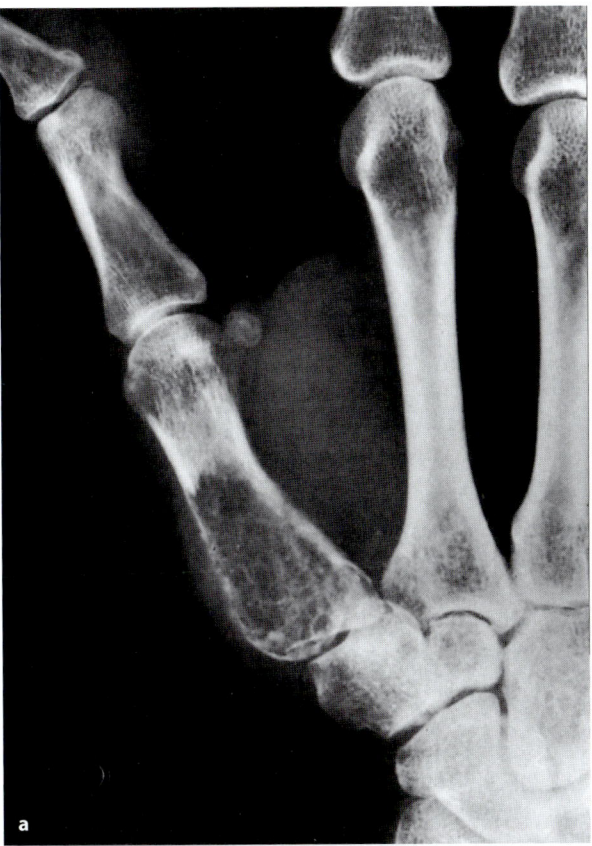
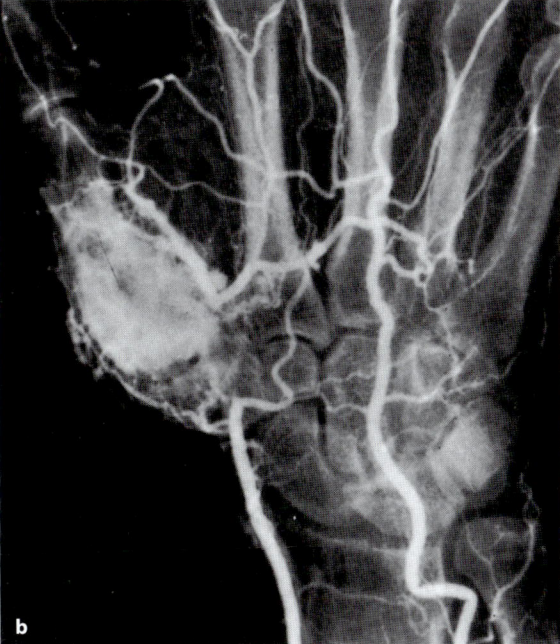
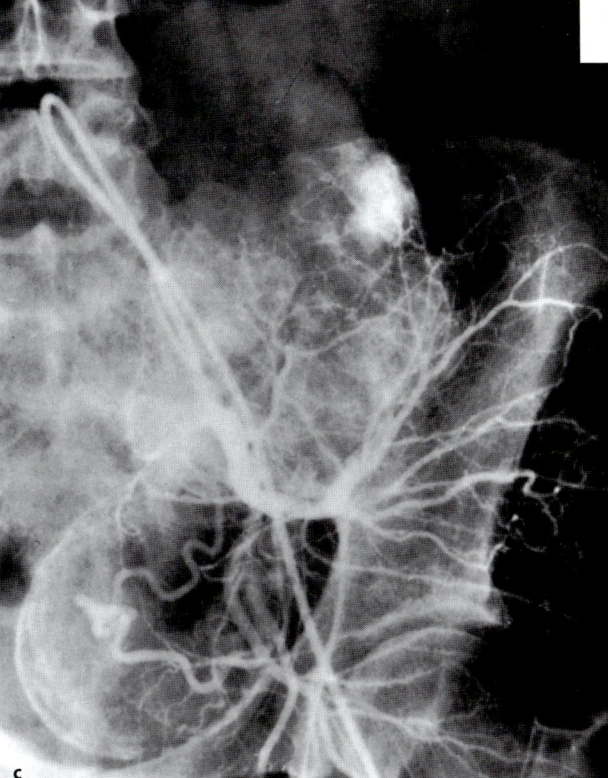
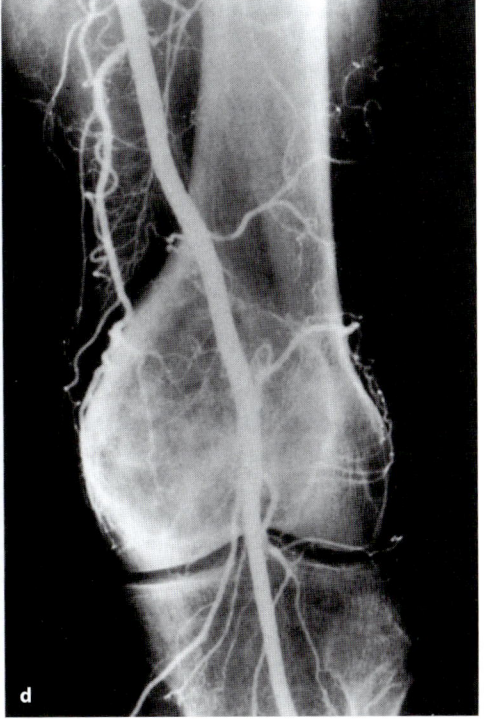

Abb. 3.8 a–d. Riesenzelltumoren mit unterschiedlicher Vaskularisation. **a, b** Bei dem Riesenzelltumor in der proximalen Hälfte des Os metacarpale I rechts handelt es sich um einen Riesenzelltumor im Stadium 1 mit exzessiver Hypervaskularisation. **c** Der Riesenzelltumor im linken Iliosakralbereich im Stadium 2 ist deutlich weniger, wenn auch eindeutig hypervaskularisiert. Als Nebenbefund ergibt sich ein verkalktes Uterusmyom. **d** Der Riesenzelltumor in der distalen linken Femurepimetaphyse im Stadium 1 ist nur mäßig vaskularisiert (s. auch S. 683)

Durch den Nachweis einer stärkeren, möglicherweise nur umschriebenen Vaskularisation wird das Aufsuchen einer für die Gesamtplanung bedeutsamen und geeigneten Biopsiestelle ermöglicht und dem Histologen die oft sehr schwierige Graduierung erleichtert. Der Nidus eines Osteoidosteoms ist häufig durch die umgebende Sklerose maskiert oder teilweise auch selbst sklerosiert, was seine gezielte Entfernung unmöglich machen kann. In nahezu allen bisher publizierten Fällen konnte er jedoch angiographisch als umschriebenes hypervaskularisiertes Areal nachgewiesen werden. Der Nidus von juxta- oder intraartikulären Osteoidosteomen ist bei begleitender synovitischer Entkalkung der gelenknahen Knochenabschnitte häufig projektionsradiographisch und auch computertomographisch nicht zu sichern, während er in der Angiographie als umschriebener hypervaskularisierter Prozess in der Regel gut zur Darstellung kommt. In der üblichen „dynamischen" CT und insbesondere in der „dynamischen" MRT (ohne echte frühe, die Gefäße darstellende Bilder) lassen sich – über das Ausmaß des Enhancements – indirekt auch Aussagen über die Vaskularisation eines Knochentumors machen, doch entfällt die Möglichkeit der Interpretation des Gefäßbildes (s. Tabelle 3.2), die in manchen Fällen erheblich zur Artdiagnostik (z. B. Osteoblastom/Brodie-Abszess) beitragen kann und auch einen Baustein in der Dignitätsbeurteilung darstellt (s. unten). Mit den heutigen Techniken der indirekten CT- und MRT-Arteriographie lassen sich jedoch unserer Erfahrung nach gut die Gefäße eines Tumors beurteilen. Eine eindeutige Indikation zur Gefäßdarstellung (DSA oder alternativ CT-MR-Angiographie) ergibt sich immer dann, wenn sich Differenzen zwischen der histologischen Beurteilung eines Biopsats einerseits und dem klinischen und radiologischen Gesamtbild andererseits einstellen: Mutet z. B. eine Läsion vom Röntgenologischen her als sehr aggressiv und schnell wachsend an (mottenfraßartige oder permeative Destruktion, paraossaler Geschwulstausbruch) und findet sich klinisch eine starke Schmerzsymptomatik, dann muss die histologische Beurteilung „benigne Läsion" angezweifelt und unterstellt werden, dass die Biopsie nicht von geeigneter Stelle entnommen wurde. In zahlreichen Fällen unseres eigenen Materials konnte die dann erfolgte Angiographie nicht nur die konventionell-radiographische Diagnose erhärten, sondern vor allem auch die geeignete Biopsiestelle aufzeigen (s. Abb. 3.7), und zwar bei folgenden Differentialdiagnosen: aneurysmatische Knochenzyste/teleangiektatisches Osteosarkom, Osteoblastom/Osteosarkom, Chondromyxoidfibrom/chondroblastisches Osteosarkom/Chondrosarkom, akute hämatogene Osteomyelitis/Ewing-Sarkom.

- *Unterstützung bei der Dignitätsbestimmung von Knochentumoren.* Wenn eine hypervaskularisierte Knochengeschwulst ein „anarchisches Gefäßbild" mit Korkenziehergefäßen, Gefäßab- und -einbrüchen erkennen lässt, dann spricht das eher für einen malignen Prozess. Wir sind zwar nicht der Meinung, dass man mit Hilfe der Gefäßdarstellung zuverlässige Dignitätsaussagen machen kann, doch glauben wir, dass sie gerade in histologisch schwierig einzuordnenden Fällen die Gesamtbetrachtung erleichtern kann (s. Abb. 3.7 und Abb. 3.9). Diese Aussage gilt natürlich nur für hypervaskularisierte Knochengeschwulstprozesse, während *kaum oder nicht vaskularisierte Läsionen keinerlei Aussage zur Dignität zulassen*. Damit schränken wir die Aussagen von Mucchi et al. (1966) und Yaghmai (1971, 1977a, b) ein, dass man generell mit der Angiographie zuverlässige Angaben zu Dignität und Art eines Knochentumors machen kann. Diese Ansichten stammen aus einer Zeit, in der man sozusagen nichts Besseres zur Verfügung hatte. Die in dieser Hinsicht sehr zurückhaltenden Ansichten von Lechner (1978) und Halpern u. Freiberger (1970) zur Dignitätsbeurteilung können wir allerdings nicht teilen. Um es zusammenzufassen: Wir sind der Meinung, dass die Gefäßdarstellung im schwierigen Einzelfall (vor allem bei nicht eindeutigem Biopsieergebnis) durchaus geeignet ist, gemeinsam mit den anderen Beurteilungskriterien (starker Schmerz, aggressive Läsion im Röntgenbild) im Sinne eines Bausteins zur synoptischen Beurteilung eines malignen Knochentumors beizusteuern. Im Falle einer nichtvaskularisierten Läsion ist hingegen die Aussage „Malignität unwahrscheinlich" nicht zulässig, wenngleich nichtvaskularisierte maligne Tumoren relativ selten vorkommen.

Weitere Indikationen in der postbioptischen Phase:
- Vor operativen Eingriffen verhilft die Angiographie zur *Darstellung der topographischen Beziehung der großen Gefäße zum Tumor* (Hudson et al. 1981) mit eventuellem Nachweis einer Tumorinvasion (unregelmäßige Konturierung und Lumeneinengung, thrombusartige intravasale Tumorzapfen, s. Abb. 3.10).
- Bei malignen Geschwulstprozessen unter Strahlen- oder Chemotherapie dient die Angiographie zur *Verlaufsbeobachtung*. Das gilt heute besonders für das Osteosarkom unter den Bedingungen einer präoperativen Chemotherapie (s. S. 255).
- Zum Stellenwert der Angiographie für die Stadieneinteilung von Knochentumoren s. Kap. 5.
- Interventionen haben der Angiographie in der postbioptischen Phase eine gewisse Renaissance bereitet.

3.1 · Radiologische Untersuchungstechnik

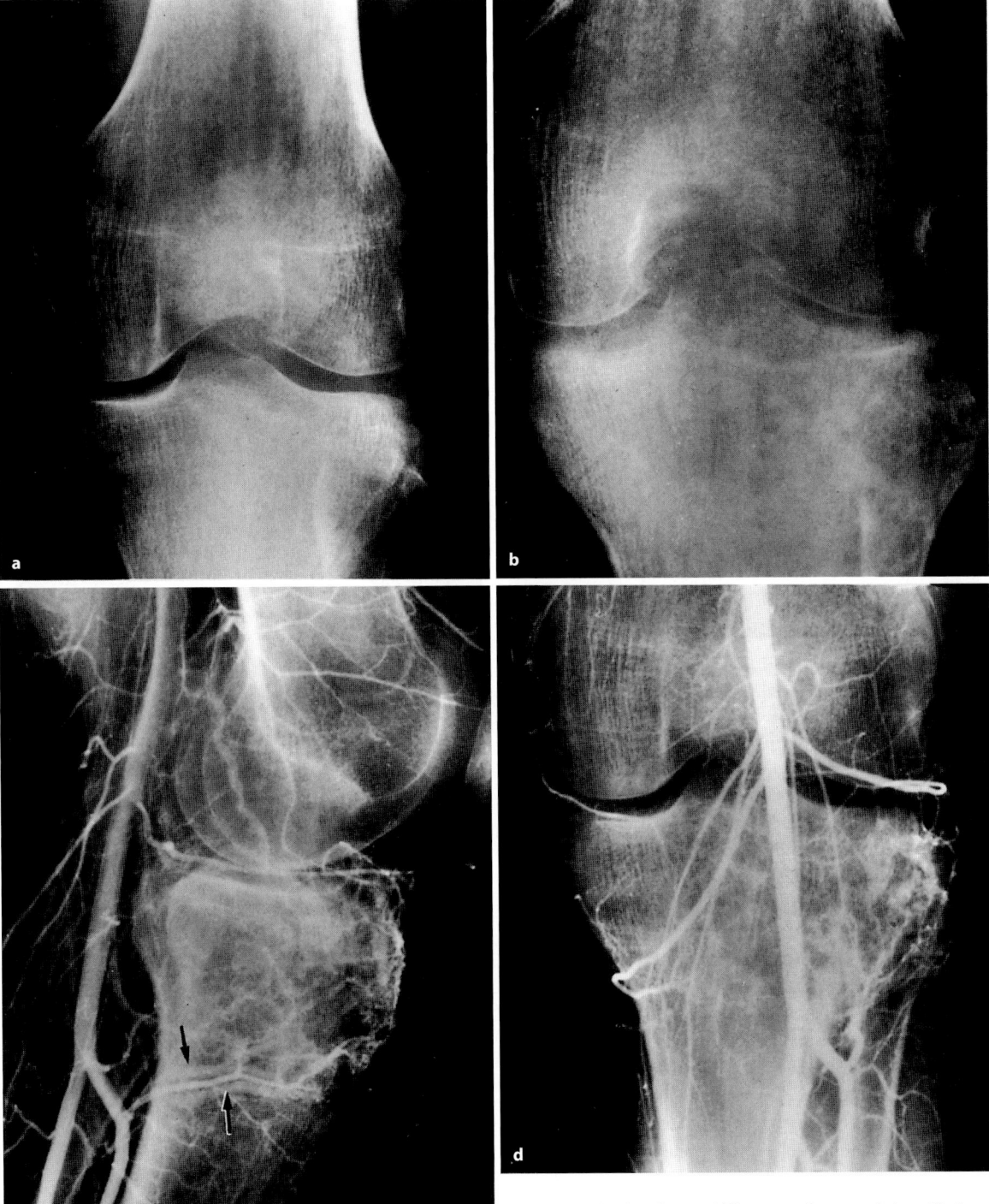

Abb. 3.9 a–e. Verlaufsbeobachtung eines Chondrosarkoms im Tibiakopf bei einem 23-jährigen Patienten. In **a** ist die tumoröse Destruktion im lateralen Tibiakopf zwar schon nach lateral aus dem Knochen ausgebrochen und hat dort eine periostale Reaktion hervorgerufen, der Tumor ist aber insgesamt noch relativ begrenzt. Etwa 4 Monate später massive Zunahme der Tumordestruktion, die jetzt praktisch den gesamten Tibiakopf erfasst hat. Der Tumor ist grob in das Gelenk eingebrochen (**b**). Die Angiogramme spiegeln die zunehmende Aggressivität des Tumors wider, der histologisch zum Zeitpunkt der Aufnahmen **a**, **c** und **d** als Chondromyxoidfibrom an einer auswärtigen Klinik gedeutet wurde. In den Angiogrammen **c** und **d**, die zum Zeitpunkt der Röntgenaufnahme **a** angefertigt wurden, sieht man bereits ein anarchisches Gefäßbild: massive Hypervaskularisation, korkenzieherartige Gefäße, kleine Gefäßseen, zahlreiche Gefäßabbrüche, arteriovenöse Shuntbildungen mit früh abführenden Venen (*Pfeile*) und einen deutlichen paraossalen Geschwulstausbruch nach lateral. Radiologisch wurde an der Malignität des Tumors nicht gezweifelt. Die 4 Monate später angefertigte Angiographie (**e**) weist eine zunehmende Verwilderung des ohnehin schon anarchischen Gefäßbildes in **c** und **d** auf (*Forts. S. 30*)

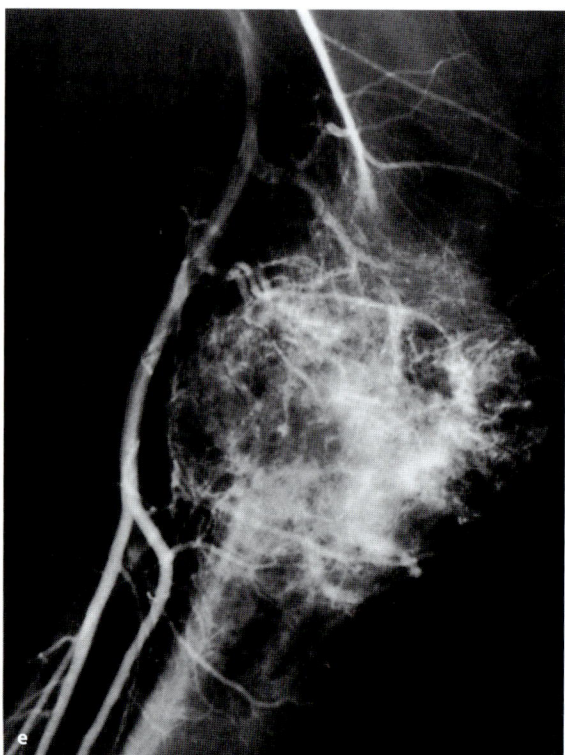
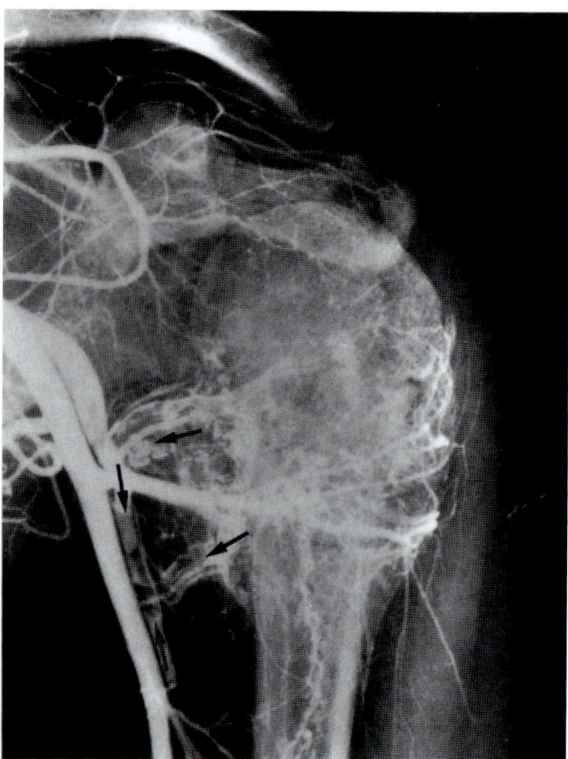

Abb. 3.9 (*Forts.*) **e** Deutlich haben die Tumorimbibierungen und Gefäßseen zugenommen, progredient sind auch die Gefäßunregelmäßigkeiten und Abbrüche. Histologisch wurde der Tumor nun als Chondrosarkom Grad II angesprochen. Offensichtlich war die erste Biopsie nicht repräsentativ

Abb. 3.10. Exzessiv hypervaskularisiertes Osteosarkom im proximalen Humerus bei einem 14-jährigen Mädchen. Das Gefäßbild zeigt alle Elemente eines aggressiven malignen Prozesses mit Korkenziehergefäßen, Gefäßabbrüchen, Gefäßseen und vor allem ausgedehnten Tumorzapfen in den früh abführenden Venen. Erheblicher paraossaler Tumoranteil medial und lateral

In diesem Zusammenhang sei nur auf die intraarterielle Cisplatinbehandlung von Osteosarkomen verwiesen. Hochvaskularisierte Geschwülste wie z. B. aneurysmatische Knochenzysten oder auch manche Osteoblastome werden heute zur Verbesserung der Operationstechnik embolisiert. Schmerzhafte, raumfordernde und die Statik des Knochens gefährdende Metastasen können als Alternative oder Ergänzung zur Strahlentherapie ebenfalls embolisiert werden.

Voraussetzungen für die korrekte angiographische Darstellung eines Knochengeschwulstprozesses ist eine suffiziente Untersuchungstechnik mit genügendem Kontrastmittelangebot. Praktisch bedeutet dies für die DSA-Technik, dass man das Kontrastmittel relativ selektiv oder auch superselektiv in genügender Menge an den Tumor heranbringen muß (z. B. bei einem Tumor im distalen Femur mindestens 40 ml eines für die Angiographie heute üblichen Kontrastmittels in die mittlere A. femoralis). Wir haben beobachtet, dass durch ein ungenügendes Kontrastmittelangebot ein kaum vaskularisierter Tumor vorgetäuscht wurde, so z. B. bei einem Chondrosarkom Grad II am Oberarm mit Injektion des Kontrastmittels in den Truncus brachiocephalicus. Nach Plazierung des Katheters in der A. axillaris und Injektion von 40 ml Kontrastmittel stellte sich schließlich bei der Reangiographie der Prozess als hoch vaskularisiert dar (s. Abb. 3.7). Für die indirekten Techniken gilt das Gleiche, d. h. Kontrastmittelangebot im Bolus und eine sehr frühe, schnelle arterielle Bildserie.

In die *Beurteilung eines Knochentumorangiogrammes* müssen nach Freyschmidt (1980) folgende Kriterien eingehen:

- *Zahl der arteriellen und venösen Gefäße bzw. Gefäßneubildungen (Vaskularisationsgrad):* Der Vaskularisationsgrad ist wahrscheinlich Ausdruck der individuellen Wachstumsgeschwindigkeit eines Tumors und nicht für eine bestimmte Tumorart spezifisch. Hochvaskularisierte Knochengeschwülste gibt es sowohl unter den benignen (Osteoidosteom, Osteoblastom, Riesenzelltumor) wie unter den malignen (Osteosarkom, Ewing-Sarkom, Chondrosarkom). Fibrosarkome können sowohl hoch vaskularisiert wie auch nicht vaskularisiert sein (Tabelle 3.2). Gut differenzierte Chondrosarkome bieten häufig nur eine geringfügige, gelegentlich auch gar keine Hypervaskularisation. Plasmozytome und Metasta-

sen insbesondere des Nieren-, Schilddrüsen- und Leberkarzinoms sind fast immer hoch vaskularisiert.
- *Kaliber, Form und Verlauf der dargestellten Gefäße:* Kaliberschwankungen und Gefäßschlängelungen (Korkenziehergefäße, s. Abb. 3.7, 3.9, 3.10) sind Ausdruck des Elastizitätsverlustes neugebildeter Gefäße und geben keine Auskunft über die Dignität des Prozesses. Gefäßabbrüche (s. Abb. 3.7, 3.9, 3.10) sind in der Regel Folge eines direkten (tumorbedingten) oder indirekten (durch Thromben bedingten) Gefäßverschlusses. Gefäßdislokationen sind durch die tumorbedingte Raumforderung, seltener durch ein begleitendes Ödem verursacht.
- *Art der Tumoranfärbung, Nachweis von Gefäßseen:* Ist in einem Tumor das Kapillarnetz reichlich ausgebildet und erweitert, dann kommt es im Endstromgebiet zu einer Strömungsverlangsamung, wodurch sich extra- und intraossärer Tumoranteil deutlich und bis in die venöse Phase hineinreichend anfärben (s. Abb. 3.8 b, 3.9c, ◘ Abb. 3.11). Fleckige Muster oder gröbere nicht angefärbte Zonen sind Ausdruck von mehr oder weniger umschriebenen Tumornekrosen oder Hämatomen. Lakunenartige Ektasien von Tumorgefäßen (Abb. 3.9 d, e, 3.10), insbesondere von Venen, sind wahrscheinlich für die röntgenologische Darstellung von „Gefäßseen" verantwortlich.
- *Nachweis von AV-Shunts und früher Venenanfärbung* (Abb. 3.9c, 3.10, 3.11): Ist der Gefäßquerschnitt im Tumor durch Infiltration, mangelhaft angelegtes Kapillarnetz oder durch Verdrängung eingeengt oder findet sich das Gefäßnetz bei hochvaskularisierten Geschwülsten überlastet, dann stellen sich röntgeno-

◘ **Tabelle 3.2.** Zum Gefäßbild von Knochentumoren

Überwiegend Hypervaskularisation und zusätzliche Malignitätszeichen (Gefäßabbrüche, Gefäßinvasion), starker paraossaler Tumoranteil	Osteosarkom Ewing-Sarkom Chondrosarkom II+III Entdifferenziertes Fibrosarkom Metastasen (z. B. Nierenzellkarzinom, Endometriumkarzinom, Kolonkarzinom, Schilddrüsenkarzinom, Hepatozelluläres Karzinom)
Alleinige Hypervaskularisation (Korkenziehergefäße, Gefäßseen, AV-Shunts)	Riesenzelltumor Osteoidosteom Osteoblastom Chondroblastom (fakultativ) Chondromyxoidfibrom (fakultativ)
Gefäßarm	Chondrom fibröser metaphysärer Defekt, benignes fribröses Histiozytom Osteochondrom

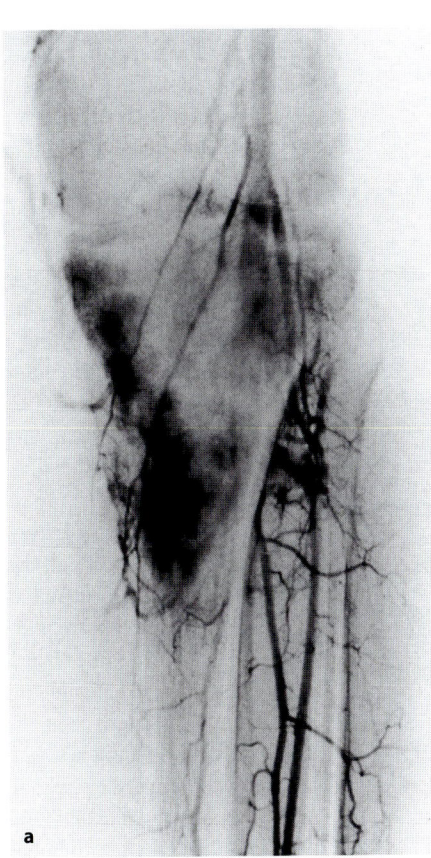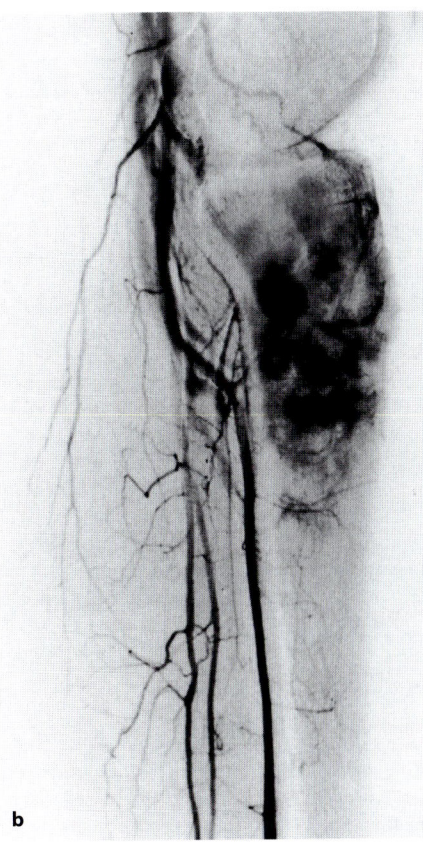

◘ **Abb. 3.11 a, b.** Hochvaskularisiertes Osteosarkom in der proximalen Tibiadia-, meta- und -epiphyse. Erhebliche Gefäßseenbildung und Tumoranfärbung, deutliche AV-Shunts mit früher Venenanfärbung, kranial und kaudal die A. tibialis posterior in ihrem schräg verlaufenden Abschnitt begleitend. Im a.p.-Bild (a) findet sich ein deutlicher Tumorausbruch nach medial und lateral dargestellt

logisch AV-Shunts mit früher Füllung der abführenden Venen dar.

- *Nachweis eines Tumoreinbruchs in Gefäße* (s. Abb. 3.10): Röntgenologisch finden sich Konturunregelmäßigkeiten oder mehr oder weniger gröbere Gefäßaussparungen, insbesondere in Venen. Dieses Röntgzeichen weist auf eine potentielle Lungenmetastasierung insbesondere bei Osteosarkomen hin.
- *Nachweis eines Geschwulstausbruchs in das angrenzende Weichgewebe* (Abb. 3.9–3.11): Aus dem Knochen ausgebrochene Geschwulstprozesse färben sich erfahrungsgemäß häufiger und intensiver als rein intraossäre, weniger expansive Läsionen an. Der Grund dafür liegt wahrscheinlich darin, dass extraossäre Geschwulstprozesse ihre Gefäßversorgung auch von den umgebenden Gewebsstrukturen erhalten können, während intraossäre Prozesse allein auf die nutritiven Knochengefäße angewiesen sind.

Die hier gezeigten Angiogramme (Abb. 3.7–3.11) sind bewusst aus unserer Sammlung direkter arteriographischer Knochentumordarstellungen gewählt, da sie das Optimum wiedergeben, was man auf diesem Sektor erreichen kann. Weitere Fälle finden sich in den einzelnen Entitätskapiteln.

Literatur

Freyschmidt J (1980) Angiographie bei Knochentumoren. In: Frommhold W, Gerhardt P (Hrsg) Knochentumoren. Thieme, Stuttgart, S 110–120

Halpern M, Freiberger RH (1970) Arteriography as a diagnostic procedure in bone disease. Radiol Clin North Am 8: 277

Hudson TM, Enneking WF, Hawkins JF Jr (1981) The value of angiography in planning surgical treatment of bone tumors. Radiology 138: 283

Lechner G (1978) Angiografie und Knochentumor. Z Orthop 116: 480

Lechner G, Knahr K, Riedl P (1978a) Das Osteoid-Osteom. RÖFO 128: 511

Lechner G, Kotz R, Riedl P, Salzer-Kuntschik M (1978b) Zur Problematik der angiographischen Dignitätsbeurteilung beim Riesenzelltumor. Radiologe 18: 31

Rittmeyer K, Freyschmidt J (1971) Der Wert des Subtraktionsverfahrens bei angiographischen Untersuchungen von Skelettumoren. RÖFO 114: 656

Yaghmai I et al. (1971) Value of arteriography in the diagnosis of benign and malignant bone lesions. Cancer 27: 1134

Yaghmai I (1977a) Angiographic features of osteosarcoma. AJR 129: 1073

Yaghmai I (1977b) Angiographic features of fibromas and fibrosarcomas. Radiology 124: 57

3.1.5 Knochenszintigraphie

Voraussetzung für die szintigraphische Darstellung eines pathologischen Knochenprozesses sind die Affinität des Tracers zum ortsständigen Gewebe und zu seiner Umgebung, der lokale Knochenumsatz sowie die Durchblutung der interessierenden Region. Alle Komponenten lassen sich mit der dynamischen Szintigraphie (Sequenzszintigraphie) an einem Gammakameraplatz messen. Stark durchblutete Prozesse ergeben in der Früh- oder Einstromphase (Aufnahmen in 3-s-Abständen nach Injektion von 20 mCi ^{99m}Tc-MDP) deutliche Aktivitätsanreicherungen, in der Regel gefolgt von einer noch stärkeren Anreicherung in der sog. Blutpoolphase mit Aufnahmen in 1- oder 2-min-Abständen nach der Frühphase. Die Traceraffinität zum Geschwulstprozess bzw. der örtliche Knochenstoffwechselumsatz wird in Spätaufnahmen nach 6–8 h gemessen.

Die meisten Geschwülste sind zum Zeitpunkt ihrer Entdeckung bereits eine Interaktion mit dem benachbarten Knochen und Periost eingegangen und rufen somit eine vermehrte Aktivitätsanreicherung hervor. Ältere, nicht mehr aktive Knochengeschwulstprozesse oder geschwulstähnliche Läsionen liefern keine oder nur eine geringfügige Aktivitätsanreicherung. Ein solcher Befund kann für die klinische Einordnung einer im Röntgenbild gesehenen Läsion und somit auch für die Stadieneinteilung (s. Kap. 5) enorm hilfreich sein. Das gilt insbesondere für Prozesse, die mit einer Umgebungssklerose oder mit Matrixkalzifikationen einhergehen. Aus dem Röntgenbild lässt sich nicht sagen, ob solche Prozesse, vor allem, wenn sie einer Zufallsbeobachtung entsprechen, noch aktiv sind und somit evtl. einer Verlaufsbeobachtung oder gar einer Probebiopsie bedürfen. *Ist das Szintigramm unauffällig, so wird man je nach Lage des Einzelfalls eine entsprechende Läsion als inaktiv und keiner weiteren Beobachtung würdig einordnen (s. Abb. 6.11).*

Es sei aber darauf verwiesen, dass die Tatsache einer Mehranreicherung und deren Ausmaß in keiner Weise für die eine oder andere Läsion spezifisch ist, wie vielerorts irrtümlicherweise angenommen wird. Knochenbildende Tumoren wie das Osteoblastom, das Osteoidosteom und das Osteosarkom reichern in der Regel den Tracer massiv an und zeigen auch in der dynamischen Szintigraphie frühe Aktivitätsakkumulationen; gleiche Bilder lassen sich aber durchaus auch bei harmlosen Läsionen in ihrer aktiven Phase, z. B. bei der fibrösen Dysplasie, und auch beim Knocheninfarkt in der frühen reparativen Phase finden. Lediglich das Osteoidosteom liefert in Form des Double-density-Zeichens einen relativ spezifischen Befund (s. auch S. 121).

Noch weniger lassen sich Aussagen über die Dignität eines Prozesses mit Hilfe der Knochenszintigraphie machen. Die Untersuchung dient also im Rahmen der Knochengeschwulstdiagnostik und -differentialdiagnostik lediglich als Additivuntersuchung, um Informationen über die Durchblutungsverhältnisse und die Aktivität des örtlichen Knochenumsatzes (von der Umgebung oder vom Tumor selbst ausgehend) zu gewinnen.

Die intraossäre Tumorausbreitung mit Hilfe der Knochenszintigraphie zu definieren muß nach heutigen Erfahrungen als relativ unzuverlässige Methode angesehen werden, da in einer Vielzahl der Fälle das Szintigramm eine über den eigentlichen Tumorrand hinausgehende reaktive Aktivitätsanreicherung zeigt (Hudson et al. 1983).

Einen speziellen Beitrag leistet die Knochenszintigraphie bei der Differentialdiagnose zwischen einem entzündlichen Knochenprozess und dem Ewing-Sarkom, wenn man über das Technetiumszintigramm hinausgehend noch Gallium-67 als Tracer für eine Zusatzuntersuchung benutzt. Gallium hat zu einem entzündlichen Gewebe offensichtlich eine höhere Affinität als Technetium und zeigt daher bei der Osteomyelitis eine stärkere Aktivitätsanreicherung, was sich sehr gut mit der ROI-Technik quantifizieren lässt (Al-Sheikh et al. 1985). Wenngleich die Gallium-67-Szintigraphie sehr sichere Ergebnisse liefert, so ist sie doch wegen der verhältnismäßig hohen Strahlenbelastung ziemlich in Verruf geraten und muss strengstens indiziert sein. Aktuell werden für die Entzündungsszintigraphie 99m-Tc-Nanokolloid oder mit 99m-Tc- oder Jod-123 markierte monoklonale Antikörper gegen Antigene auf der Zelloberfläche von Granulozyten und deren Vorstufen eingesetzt (Bostel u. Hauger 1988; Hotze et al. 1999).

Über die Beurteilung der Aktivität eines Prozesses hinausgehend kann die Skelettszintigraphie im Rahmen des Stagings bei malignen Knochengeschwülsten eingesetzt werden. Beim Osteosarkom lassen sich mit ihr Skelettmetastasen oder „skip lesions" noch vor ihrer röntgenologischen Entdeckung nachweisen. Auch beim malignen Non-Hodgkin-Lymphom des Knochens kommt der Szintigraphie im Rahmen des Stagings eine praktische Bedeutung zu. Schließlich lässt sich bei Patienten im Karzinomalter das differentialdiagnostische Spektrum auf eine Karzinommetastase einengen, wenn sich nach der projektionsradiographischen Entdeckung eines zunächst auf einen primären Knochentumor suspekten Herdes im Szintigramm weitere Herde, vor allem im Stammskelett nachweisen lassen. Manche nichttumorösen oligo- oder multilokulär auftretenden Skelettläsionen, deren einzelne Herde komplett einen primären Knochentumor imitieren können, lassen sich durch die Zusammenschau im Ganzkörperszintigramm aufgrund ihres typischen Verteilungsmusters einer bestimmten Krankheit zuordnen, wodurch invasive diagnostische Maßnahmen überflüssig werden. Ein gutes Beispiel dafür ist die pustulöse Arthroosteitis mit sternokostoklavikulärer Hyperostose, bei der sich neben stark anreichernden Herden, z. B. in der Wirbelsäule oder am Gliedmaßenskelett, in der sternokostoklavikulären Region das von uns kreierte „Stierkopfzeichen" findet. Bei synoptischer Bewertung gemeinsam mit klinischen Zeichen, z. B. einer Pustulosis palmoplantaris, lässt sich dann die endgültige Diagnose stellen. Die Ganzkörperszintigraphie ist in diesem Zusammenhang von so hoher diagnostischer Bedeutung, da einzelne, mit der Szintigraphie entdeckte Herde oft klinisch stumm sind, und sich die Patienten häufig nur mit *einer* klinisch dominierenden Läsion präsentieren, die im Röntgenbild eine Knochengeschwulst, z. B. ein parossales Osteosarkom, imitiert und somit nur die Spitze des Eisberges anzeigt. *In diesem Zusammenhang sei darauf hingewiesen, dass die Skelettszintigraphie stets als Ganzkörperszintigraphie durchzuführen ist, ggf. ergänzt durch SPECT-Aufnahmen.*

Die Knochenmarkszintigraphie ist heute durch die MRT sozusagen ersatzlos aus dem Methodenkatalog in der Skelettdiagnostik gestrichen.

Literatur

Al-Sheikh W, Sfakianakis GN, Mnaymneh W et al. (1985) Subacute and chronic bone infections: diagnosis using In-111, Ga-67 und Tc-99 m MDP bone szintigraphy and radiography. Radiology 155: 501

Bostel F, Hauger W (1988) 99m-Tc-Nanokolloid: Klinische Ergebnisse eines neuen Entzündungsmarkers. RÖFO 149: 648

Helms CA, Hattner RS, Vogeler III JB (1984) Osteoidosteoma: radionuclide diagnosis. Radiology 151: 779

Hotze AL, Briele B, Overbeck B et al. (1999) Technetium-99m-labeled anti-granulocyte antibodies in suspected bone infection. J Nucl med 33: 526

Hudson TM, Schiebler M, Springfield DS et al. (1983) Radiologic imaging of osteosarcoma: role in planning surgical treatment. Skeletal Radiol 10: 137

Simon MA, Kirchner PT (1980) Szintigraphic evaluation of primary bone tumors. J Bone Joint Surg [Am] 62: 758

3.1.6 Ultrasonographie

Paraossale Anteile von Knochengeschwülsten in den Extremitäten können mit der Ultrasonographie sehr gut, schnell und kostengünstig dargestellt werden. Es gibt allerdings noch keine soliden Untersuchungen, die die Frage geklärt haben, mit welcher Zuverlässigkeit die Ultrasonographie z. B. eine Muskelinfiltration durch einen Tumor erfasst. Es ist also dasselbe Problem wie bei der Magnetresonanztomographie: findet sich in einem unscharfen Interface zwischen Tumor und benachbarten anatomischen Strukturen Tumorgewebe oder Ödem?

Auf die Möglichkeiten der Ultrasonographie bei der Darstellung von Knorpelkappen kartilaginärer Exostosen wird auf in Kap. 7.5.3, S. 308, genauer eingegangen. Hier ist die Ultrasonographie aus unserer Sicht heute die Methode der Wahl.

Wenn man unsere Ausführungen über die Probleme des Monitorings von Osteosarkomen unter Chemotherapie (S. 255 ff.) liest, dann wird man sich fragen, ob die Ultrasonographie nicht ebenfalls geeignet ist, Responder von Nonrespondern zu trennen. Man könnte die Frage auch so formulieren: Reicht die Ultrasonographie nicht auch aus, die Reaktion eines Tumors unter Chemotherapie ausreichend zu beurteilen, oder müssen es Methoden sein, mit denen man verhältnismäßig akribisch volumetrische Fragen etc. beantworten kann?

Wie im Kap. Angiographie (s. 3.1.5) ausgeführt, lassen sich aus dem Ausmaß der Tumorperfusion gewisse Rückschlüsse auf Aktivität und Vitalität ziehen. Verschwinden typische Tumorgefäße unter einer Chemotherapie, dann spricht das für einen guten Response, während keine Veränderung oder eine Progression der pathologischen Vaskularisation einen Nonresponse anzeigen.

Diese Überlegungen machten sich van der Woude et al. (1994) zunutze, um die Validität der Farbdopplersonographie bei der Beobachtung von Knochentumoren vergleichend mit MRT und 3-Phasen-Szintigraphie an 17 Osteosarkomen und 5 Ewing-Sarkomen zu untersuchen. Die Farbdoppleruntersuchungen erfolgten kombiniert mit Spektralanalysen. Vor Chemotherapie fanden sich bis auf einen Fall ein hoher systolischer Dopplerfrequenzshift und/oder Dopplersignale mit niedrigem Resistenzindex. Der Widerstandsindex in tumornäheren Gefäßen war erheblich geringer als in kontralateralen Arterien. Nach der Chemotherapie verschwand der systolische Doppelfrequenzshift in Tumoren in 5 von 7 guten Respondern und blieb bis auf einen Ausnahmefall bei allen schlechten Respondern unverändert. Die Widerstandsindizes nahmen in der zuführenden Arterie bei allen guten Respondern erheblich zu und fielen ab oder zeigten keine Veränderung bei den schlechten Respondern. Ob man aus diesen Ergebnissen die von den Autoren gezogene Schlussfolgerung einer Überlegenheit der Methode gegenüber den Vergleichsuntersuchungen in Zukunft in die Praxis umsetzen kann, muss sich noch erweisen.

Literatur

Malghem J, Berg BV, Noel H et al. (1992) Benign osteochondromas and exostotic chondrosarcomas: Evaluation of cartilage cap thickness by ultrasound. Skeletal Radiol 221: 33

Woude HJ v.d., Bloem JL, Schipper J et al. (1994) Changes in tumor perfusion induced by chemotherapy in bone sarcomas: Color doppler flow imaging compared with contrast-enhanced MR imaging and three-phase bone scintigraphy. Radiology 191: 421

3.1.7 PET/ PET-CT

PET hat heute in der klinischen Onkologie einen festen Platz. Über 90% aller Untersuchungen werden heute mit dem Glukoseanalogon F-18–2-Fluoro-2-Desoxyglukose, markiert mit dem radioaktiven Fluornuklid F-18, durchgeführt. Die PET basiert auf der Darstellung einer umschriebenen Änderung spezifischer zellulärer Funktionen, so z. B. die Intensität des Zuckerstoffwechsels mit Hilfe der o. g. Fluor-18-Desoxyglukose. Man muss jedoch wissen, dass ein gesteigerter Zuckerstoffwechsel etwas verhältnismäßig Unspezifisches ist und z. B. bei Neoplasien und neoplasieähnlichen Veränderungen sowie bei Entzündungen gefunden wird. Es ist deshalb trivial, wenn sich manche Autoren darüber wundern, dass z. B. eine fibröse Dysplasie kräftig PET-positiv sein kann, was natürlich ganz vom Reifezustand einer solchen Läsion abhängig ist. Aus unserer Sicht liegt in der onkologischen Diagnostik, insbesondere des Plasmozytoms und von Metastasen, der Wert des PET im negativen Scan, das heißt, keine Anreicherung bedeutet mit großer Sicherheit kein aktives Tumorgewebe

Die Kombination mit einer gleichzeitig durchgeführten CT, bestehend aus den starr miteinander verbundenen beiden Tomographen, bezeichnet man als PET-CT. Damit ist es möglich, bei gleicher Position des Patienten, gleicher Atemlage, Schichtdicke etc. ein weitgehend perfekt fusioniertes PET-CT-Bild zu schaffen. Die PET-CT etabliert sich zunehmend in der onkologischen muskuloskelettalen Diagnostik, so z. B. in der Diagnostik des malignen Lymphoms, des Plamozytoms (Jadvar u. Conti 2002) sowie bei Skelettmetastasen. Bezüglich der Diagnostik primärer Knochengeschülste (Aoki et al. 2001; Feldman et al. 2003) gibt es bisher nur vereinzelte mehr oder weniger kasuistische Publikationen und daher noch keine gesicherten Erkenntnisse (s. unten). Dafür ist es in Anbetracht der Seltenheit von Knochengeschwülsten auch noch zu früh. Auf PET-Erfahrungen bei einzelnen Tumorentitäten wird in den einzelnen Kapiteln jeweils eingegangen.

Beim *Monitoring von Tumoren unter Therapie* kann die FDG-PET sehr nützlich sein, denn mit ihrer Hilfe kann man – allein schon vom theoretischen Ansatz her – ziemlich zuverlässig ihre Vitalität bestimmen. Der standardisierte Uptake-Wert für FDG stellt eine semiquantitative Methode zur Bestimmung der metabolischen Tumoraktivität dar. Da der Tumormetabolismus zumeist heterogen ist, eignet sich der standardisierte maximale Uptake-Wert (SUV) in einer ROI im Tumor ganz besonders für die Beurteilung des Tumormetabolismus. Hawkins et al. (2005) untersuchten den Wert des maximalen SUV vor und nach neoadjuvanter Chemotherapie von Tumoren aus der Ewing-Sarkom-Gruppe. Patienten mit einem SUV nach Therapie von weniger als 2 zeigten überwiegend einen hervorragenden Response (10% oder weniger vitaler Tumor) mit einer vierjährigen tumorfreien Überlebenszeit. Ähnliche Ergebnisse fanden Hawkins et al. (2002) beim Osteosarkom.

Diese positiven Ergebnisse von FDG-PET lassen sich nicht so ohne weiteres auf das Problem der Differenzierung zwischen benigne und maligne übertragen (s. oben). Akoi et al. (2001) fanden keine signifikante Differenz zwischen SUVs vom Osteosarkom und Riesenzelltumor sowie fibröser Dysplasie und dem Chondrosarkom, was nicht verwundert (s. oben). Feldman et al. (2005) hingegen fanden bei 29 knorpeligen Tumoren (11 Enchondrome, 6 Osteochondrome, 11 Chondrosarkome) bezüglich der Trennung zwischen maligne und benigne bei einem SUV-Cutoff von 2,0 eine Sensitivität von 90,9%, eine Spezifität von 100% und eine Genauigkeit von 96,6%. Das Krankengut war bei genauer Analyse allerdings ziemlich „zusammengewürfelt".

Bredella et al. (2008) prüften FDG-PET bei der Differenzierung zwischen benignen und malignen Kompressionsfrakturen (33 Patienten mit 43 Frakturen). Bei 14 malignen und 29 benignen Kompressionsfrakturen waren 5 Fälle mit einer benignen Fraktur falsch-positiv, d. h., sie wurden als maligne eingestuft, wovon 3 zuvor mit knochenmarkstimulierenden Substanzen behandelt worden waren. In 2 Fällen fand sich ein falsch-negativer Befund. Sensitivität, Spezifität und Genauigkeit lagen um 70–90%, wobei aus unserer Sicht diese Zahlen ohne allzu großen Wert sind, wenn man berücksichtigt, dass Patienten dabei waren, die mehrere Frakturen und damit wahrscheinlich auch die gleiche Ursache hatten. Ferner wurde nur bei 9 Patienten eine histologische Beweisführung eingesetzt und die bei malignen Frakturen zugrunde liegenden Tumorentitäten waren äußerst inhomogen, d. h. bunt zusammengewürfelt. Die Differenz zwischen den SUV-Werten benigner und maligner Frakturen war nach Angaben der Autoren statistisch signifikant (1,9 ± 0,97 resp. 3,9 ± 1,52). Die Studie von Shin et al. (2008) mit einem ähnlichen Krankengut unterscheidet sich im Endergebnis nicht wesentlich von der von Bredella et al. (2008), die Autoren hatten allerdings alle Untersuchungen mit PET-CT und die Messungen getrennt am Kortex und im Knochenmark durchgeführt.

Literatur

Aoki J, Watanabe N, Shinozaki T et al. (2001) FDG PET of primary benign and malignant bone tumors; standarized uptake value in 52 lesions. Radiology 219: 774
Bredella MA, Essary B, Torriani M et al. (2008) Use of FDG-PET in differentiating benign from malignant compression fractures. Skeletal Radiol 37: 404
Feldman F, van Hertum R, Manos C (2003) 18-FDG-PET scanning of benign and malignant musculoskeletal lesions. Skeletal Radiol 32: 201
Hawkins DS, Rajendran JE, Conrad EU III et al. (2002) Evaluation of chemotherapy response in pediatric bone sarcomas by (F-18)-fluorodeoxy-D-glucose positron emission tomography. Cancer 94: 3277
Hawkins DS, Schuetze SM, Butrynski JE et al. (2005) (F-18) Fluorodeoxyglucose positron emission tomography predicts outcome for Ewing sarcoma family of tumors. J Clin Oncol 23: 8828
Jadvar H, Conti TS (2002) Diagnostic utility of FDG PET in multiple myeloma. Skeletal Radiol 31: 690
Shin DS, Shon OJ, Choi JH et al. (2008) Differentiating between malignant and benign pathologic fractures with F-18-fluoro-2-deoxy-D-glucose positron emission tomography/computed tomography. Skeletal Radiol 37: 415
Strobel K, Bode B, Lardinois D et al. (2007) PET-positive fibrous dysplasia-a potentially misleading incidental finding in a patient with intimal sarcoma of the pulmonary artery. Skeletal Radiol 36: 24

3.1.8 Perkutane Biopsietechnik bei Knochentumoren

Die perkutane (transkutane) Knochenbiopsie (PKB) von primären und sekundären Knochengeschwülsten hat sich in den letzten 20 Jahren besonders an Zentren, die sich mit Knochengeschwülsten beschäftigen, durchgesetzt und etabliert. Sie ist zur Routinemethode geworden. Der Vorteil einer Tumorbiopsie durch den Radiologen liegt darin, dass der Radiologe aufgrund seiner Voruntersuchungen die für die Biopsie interessierende bzw. zutreffende Region kennt. Die Nachteile der perkutanen Biopsie sind in der Größe des Biopsates zu suchen: Je nach benutztem Instrumentarium kann es nur 1–3 mm dick und 5–10 mm lang und vor allem dem auf diesem Gebiet nicht geübten Pathologen zur Diagnosestellung unzureichend sein. Außerdem ist erfahrungsgemäß eine so kleine Biopsie bei heterogen aufgebauten Läsionen sehr häufig nicht repräsentativ.

Mit der Indikation zur PKB insbesondere von primären Knochengeschwülsten muss sehr kritisch umgegangen werden und es gehört einige Erfahrung dazu, die Ergebnisse einzelner Biopsien richtig zu deuten, wobei wir dringend empfehlen, dass derjenige, der die Biopsie durchführt, auch den abschließenden Befundbericht herausgibt und es nicht zulässt, dass sich z. B. der behandelnde Onkologe den histologischen Bericht selbst vom Pathologen besorgt. *Die Deutung des histologischen Ergebnisses muss synoptisch vom Radiologen vorgenommen werden, insbesondere dann, wenn die Histologie nicht konklusiv ist.*

Auf die diagnostische Genauigkeit und die klinische Nützlichkeit der PKB insbesondere von Knochenmetastasen soll in dieser Auflage nicht mehr im Detail eingegangen werden, eine exzellente aktuelle Übersicht zu dieser Thematik findet sich bei Wiens (2007). Grundsätzlich lässt sich sagen, dass eine Knochenbiopsie bei Patienten mit einem bekannten Primärtumor nur dann sinnvoll erscheint, wenn ein oder zwei sonst nicht zuzuordnende Skelettläsionen oder ein systemischer nicht unbedingt metastasenverdächtiger Skelettprozess vorliegen. Wenn sich ein typisches Metastasenbild in den zur Verfügung stehenden Methoden (Szintigraphie, MRT, CT) findet, sollte keine Biopsie erfolgen. Dass man bei einer solchen Konstellation mit einer sehr hohen Prävalenz oder Vortestwahrscheinlichkeit nahezu immer positive Ergebnisse erhält, ist selbstredend. Dann ist allerdings die klinische Nützlichkeit einer Biopsie gering.

Speziell zur Frage der PKB von primären Knochengeschwülsten haben Jelinek et al. (2002) an 110 Fällen (77 maligne, 33 benigne Läsionen, darunter 20 Osteosarkome, 18 Lymphome, 16 Chondrosarkome und 16 Riesenzelltumoren) Stellung genommen. Eine korrekte definitive Diagnose erhielten sie in 97 Fällen (88%). 63 Fälle waren solide nichtsklerotisch, 26 sklerotisch und 21 lytisch mit einem zystischen Zentrum, bestehend aus Flüssigkeit, Blut oder Nekrose. Bei 6 der letztgenannten 21 Fälle gab es Probleme mit der definitiven Diagnose. Bei 13 Patienten konnte die Diagnose nicht mit der ersten PKB gestellt werden. Bei dieser Gruppe ließ sich in 7 Fällen mit benignen Läsionen die Diagnose besser an Hand des Operationspräparates stellen, in 4 Fällen mit einer malignen Läsion wurde nach der Operation die Entitätszuordnung geändert und in 2 Fällen änderte sich die Dignitätszuordnung. 9 Patienten bekamen eine offene Biopsie. In 7 der schwierigen Fälle fanden sich zystische Tumoren mit Blutspiegeln im CT oder in der MRT. Nur in einem Fall kam es zu einer Komplikation (Blutung). In dieser Studie bereiteten demnach die zystischen (4 Fälle) und soliden Läsionen (5 Fälle) oder deren Kombination (2 Fälle), aber nicht die sklerotischen Läsionen Probleme, wie wir das von Knochenmetastasen her kennen, die in der Regel arm an diagnostisch verwertbaren Zellverbänden sind (Leffler et al. 1999). Statistisch gesehen ergibt sich aus der Studie folgendes Bild:
- Sklerotische Tumoren (n = 26): korrekte Tumordiagnose 26/26, Genauigkeit 100%; korrekte Malignitätszuordnung 26/26, Genauigkei 100%
- Solide Tumoren (n = 63): korrekete Tumordiagnose 56/63, Genauigkeit 89%; korrekte Malignitätszuordnung 62/63, Genauigkeit 98%
- Zystische Tumoren (n = 21): korrekte Tumordiagnose 15/21, Genauigkeit 71%; korrekte Malignitätsdiagnose 20/21, Genauigkeit 95%
- Insgesamt (n = 110): korrekte Tumordiagnose 97/110, Genauigkeit 88%; Korrekte Malignitätsdiagnose 108/110, Genauigkeit 98%

Nach diesen kritischen Ausführungen soll aber noch einmal auf die prinzipiell positive Seite der PKB verwiesen werden: Die Untersuchung kann ambulant durchgeführt werden, allerdings besser in klinischen auf Knochengeschwülste eingestellten Zentren, wo auch das entsprechende Management bei evtl. auftretender Komplikation vorhanden ist. Die ambulante Durchführbarkeit reduziert die Kosten gegenüber einer stationären offenen Biopsie um etwa 70–80%. Bei großer Erfahrung und vernünftiger Selektion des Krankengutes werden Wiederholungsbiopsien nicht häufiger notwendig als bei der offenen Biopsie. Für den Patienten bedeutet eine offene Biopsie letztendlich immer einen größeren Eingriff, meistens unter Allgemeinnarkose, was bei der geschlossenen Biopsie in jedem Falle wegfällt.

Im Folgenden wollen wir auf technische Aspekte der PKB näher eingehen (s. auch S. 70 ff.).

Vorbereitung des Patienten

Die Biopsie erfolgt unter Lokalanästhesie und Sedativa, die etwa 2 h wirken (z. B. Midazolam-HCL, 5 mg i.v.). Bei Kindern setzen wir eine allgemeine Kurznarkose ein. Die Lokalanästhesie hat den unbedingten Vorteil, dass der Patient während der Prozedur kooperativ bleibt und z. B. Schmerzen äußert, wenn durch das Instrumentarium ein Nerv getroffen wird, so dass rechtzeitig eine Nadelkorrektur erfolgen kann.

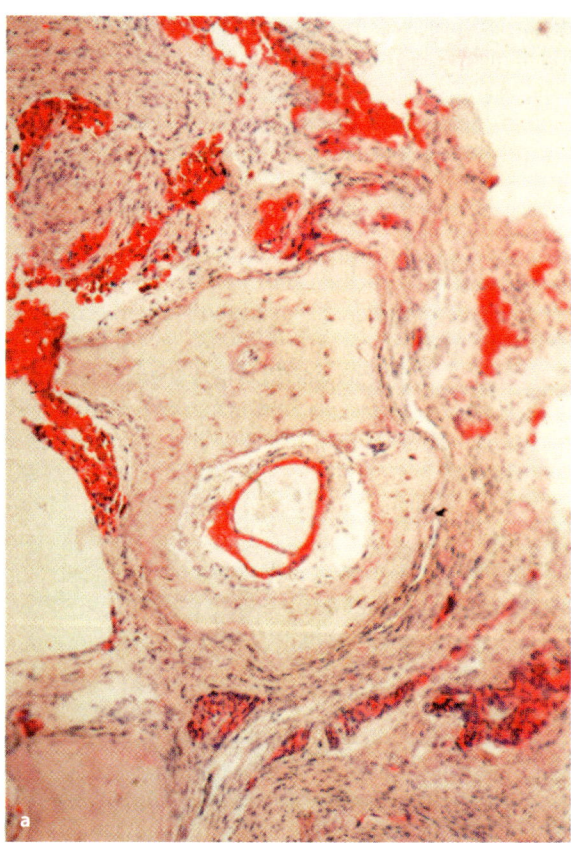

Abb. 3.12 a–c. Stanzbiopsie aus dem destruierten 10. Brustwirbelkörper einer 60-jährigen Frau nach operiertem Mammakarzinom. **a** Metastase eines muzinösen Adenokarzinoms mit immunhistologischem Nachweis von Zytokeratin (**b**) und nukleären Ostrogenrezeptoren (**c**) (*Forts. S. 37*)

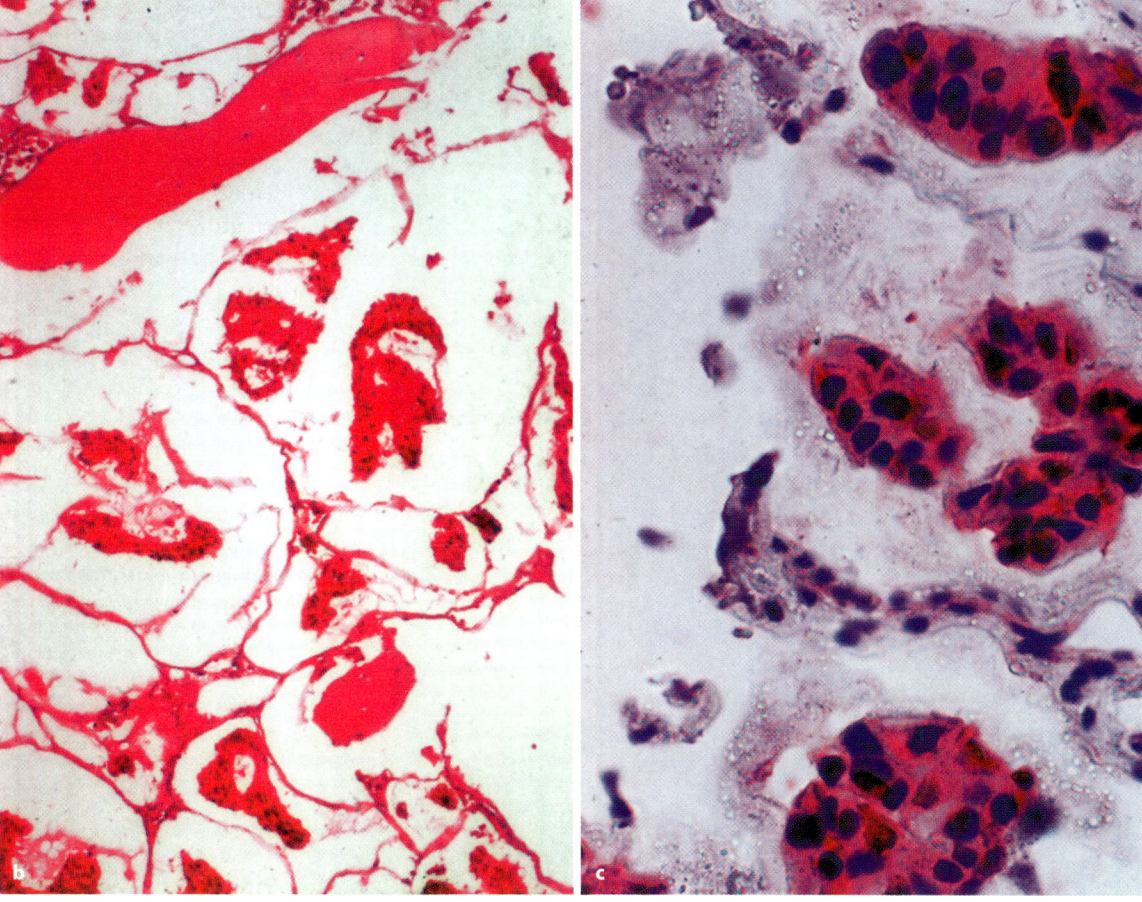

Abb. 3.12 b, c (*Forts.*)

Routinemäßig werden die Prothrombinzeit, die partiale Thromboplastinzeit und die Thrombozytenzahl bestimmt.

Der Patient muss vor der Biopsie komplett hinsichtlich des Skeletts abgeklärt werden, wozu die Skelettszintigraphie gehört. Finden sich 2 oder 3 Läsionen, so wählen wir jene aus, die wir am besten erreichen können.

Visualisierung des Biopsievorgangs

Nicht sehr tief und an den Extremitäten gelegene Biopsien führen wir unter Durchleuchtungskontrolle durch. Alle anderen Biopsien erfolgen unter CT-Kontrolle (Abb. 3.13 a). Die direkte Durchleuchtung ist grundsätzlich schneller und weniger kostenaufwändig als die CT-gesteuerte Biopsie, des Weiteren hat sie den Vorteil, dass man das Vorschieben der Nadel in die Läsion genau beobachten kann. Bei allen tiefergelegenen Läsionen hat die Computertomographie andererseits den Vorteil, dass der Punktionsweg durch Identifizierung z. B. großer Gefäße und Nerven sowie von Pleura und Spinalkanal sicherer wird. Darüber hinaus lassen sich Läsionen hinsichtlich ihrer Gewebszusammensetzung (solide Anteile, verknöcherte Anteile, Nekrosen) eindeutiger identifizieren, so dass eine repräsentative und für den Pathologen brauchbare Biopsie eher gewährleistet ist. Die Spiral-CT kann sehr nützlich sein, da sie schneller als die konventionelle CT ist, Partialvolumeneffekte nicht auftreten und insgesamt die Nadelspitze leichter darzustellen ist.

Instrumentarium (Roberts et al. 2005)

Man unterscheidet zwischen Zytopunktion und Schneide- sowie Stanzbiopsie. Dementsprechend lässt sich das Instrumentarium klassifizieren. Zur Aspirationsbiopsie eignen sich Spinal-Chiba- oder Westcott-Nadel. Zur Schneidebiopsie setzen wir Truecut-, Yamshidi-, Autovac- und Osticut-Nadeln ein. Zur Stanzbiopsie stehen verschiedenste Instrumente wie die Craig-Nadel, Truckle-Nadel, Ackermann-Nadel, die Harlow-Wood- und die Laredo-Nadel zur Verfügung. In Abb. 3.14 ist eine Kollektion von Instrumenten dargestellt, sowohl für die Aspirations- wie für die Stanzbiopsie. Wir bevorzugen für größere Biopsien das Harlow-Wood-Instrumentarium, bei lytischen Läsionen setzen wir die Autovac-Nadel ein. Die Harlow-Wood-Nadel ist ähnlich wie die Craig-

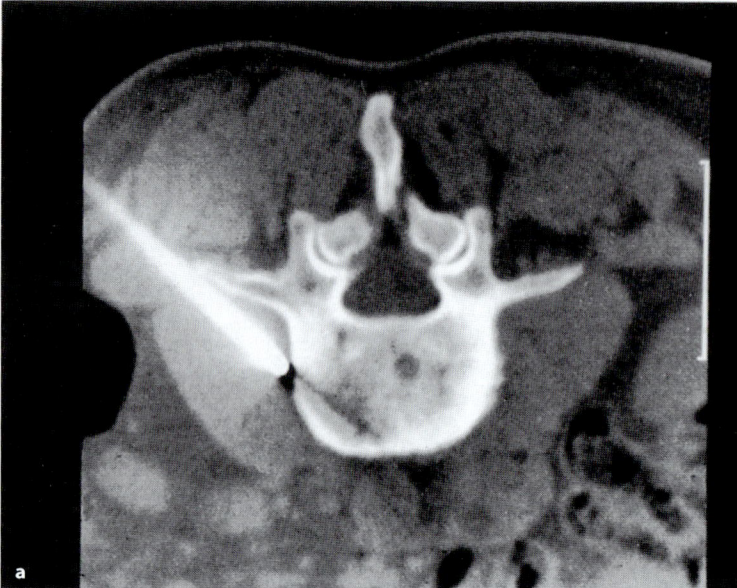
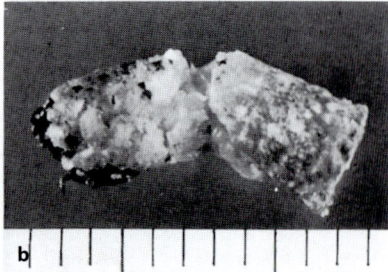

Abb. 3.13 a–d. Stanzbiopsie aus einem fleckig sklerosierenden 3. Lendenwirbelkörper bei einem Patienten mit Non-Hodgkin-Lymphom. **a** Unter CT-Kontrolle wurde die Mac-Larnon-Nadel an die Seite des 3. Lendenwirbelkörpers in mittlerer Höhe gebracht. Das weitere Vorschieben der Nadel um etwa 1 cm durch die Kortikalis in die Spongiosa erfolgte mit kräftigem Drehen und Drücken. **b** Unter Schwenk- und Drehbewegungen wurde schließlich der Zylinder abgebrochen und mit leichtem Unterdruck in der Nadel extrahiert. **c, d** Die histologische Untersuchung des ca. 1 cm langen und 3 mm breiten Biopsats ergab eine reaktive Sklerose ohne Tumornachweis, wahrscheinlich auf dem Boden einer chronischen unspezifischen Ostitis, wie wir sie z. B. bei Psoriasis, M. Reiter etc. kennen

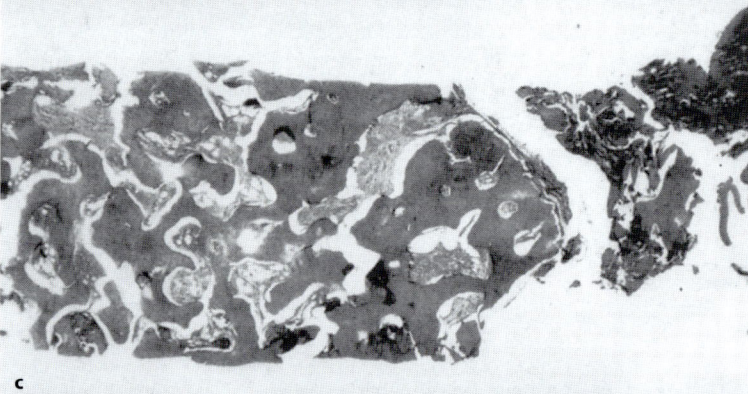

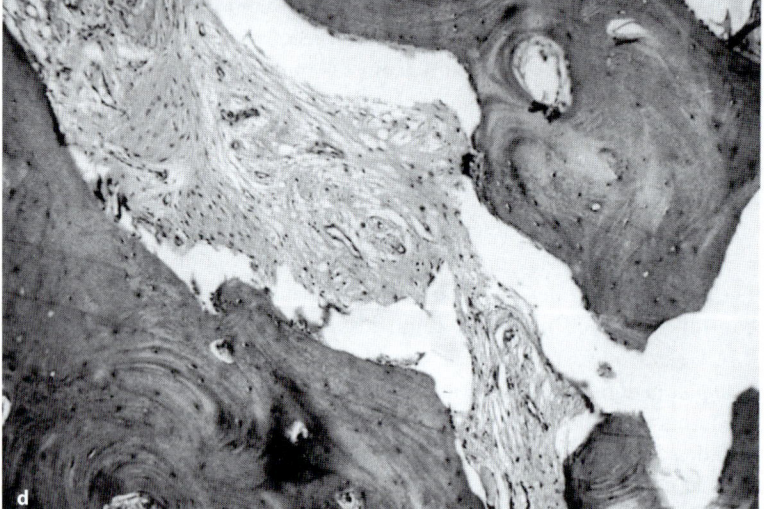

Abb. 3.14. a Instrumentarium zur transkutanen Aspirations- und Stanzbiopsie (*rechts* Yamshidi-Nadel mit auswechselbarer Stanznadel bei Universalgriff, daneben Ejektor für die Stanze. In der *Mitte* Aspirationsspritze aus Plastik. *Links* 3 Nadeln, die dünneren für die Aspirationszytologie, die dickere für die Aspirationsbiopsie, daneben Objektträger; oben Bakteriologieröhrchen). **b** Harlow Wood Spinal Biopsy Set (MacLarnon 1982). *Von rechts nach links:* Punktionsnadel, Stahlguide, Dilatationskanüle, Führungskanüle, Biopsiekanüle mit 3 mm Innendurchmesser. Die Dilatationskanüle dient der Schonung der Weichgewebsstrukturen

3.1 · Radiologische Untersuchungstechnik

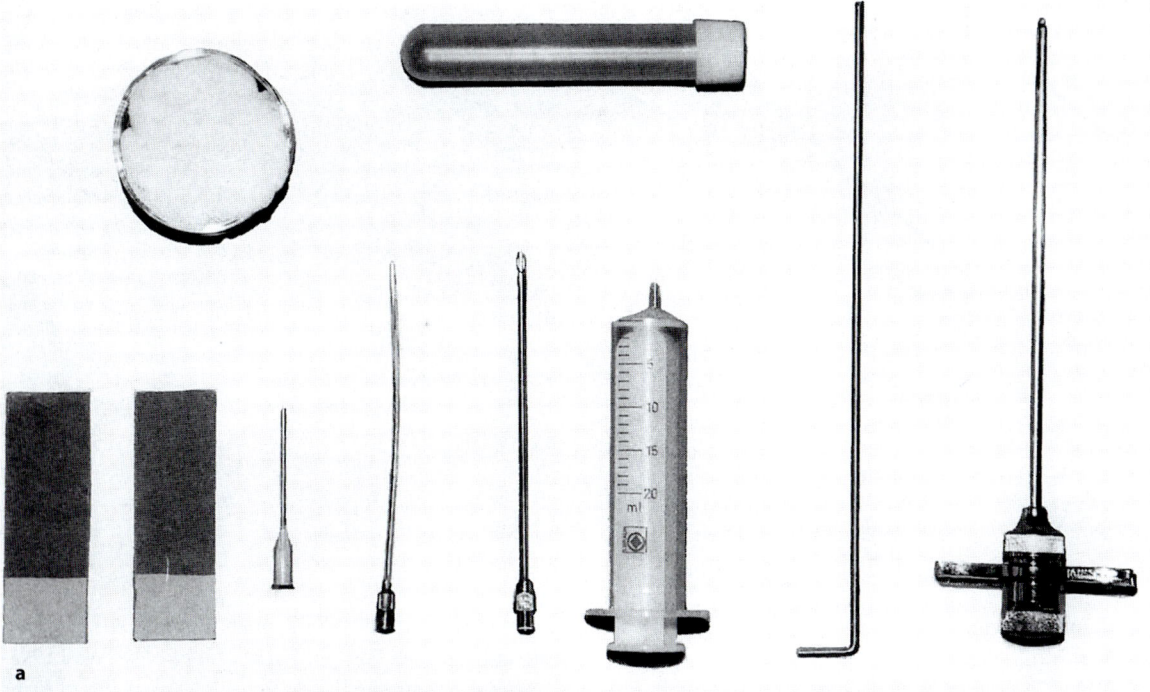

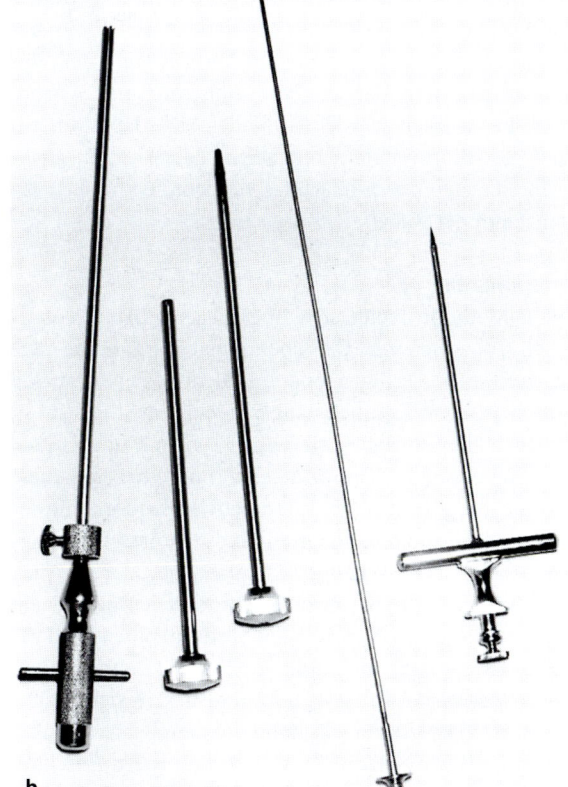

◨ Abb. 3.14 a, b (Text s. S. 38)

Nadel konstruiert (Koaxialtechnik). Kleinere Biopsien aus dem zervikalen und thorakalen Spinalbereich entnehmen wir mit Osticut-Nadeln.

Technik

Biopsien der langen Röhrenknochen führen wir von einem anterioren oder lateralen Weg unter Durchleuchtung durch. Bei Biopsien aus der thorakalen und lumbalen Wirbelsäule gehen wir von dorsolateral (Winkel etwa 30–45° zur Sagittalebene) vor, wobei der Patient sich in Bauchlage befindet. Die untere Halswirbelsäule und Th1 punktieren wir von lateral und die obere transoral oder dorsolateral (◨ Abb. 3.15). Über besondere Zugangswege zur Halswirbelsäule und Schädelbasis (anterolateraler Zugang zur mittleren HWS, retromandibulärer transparotidealer Zugang, Mandibular-sigmoid-notch-Zugang zur Schädelbasis und oberen HWS etc.) ist bei Wiens (2007) nachzulesen.

Man sollte grundsätzlich den kürzestmöglichen Punktionsweg wählen, um möglichst wenig Gewebe zu kompromittieren, der Weg sollte vorher mit dem Chirurgen abgesprochen sein, damit er bei späteren chirurgischen Maßnahmen mitexsidiert bzw. revidiert werden kann. Dabei kann es von Nutzen sein, wenn man den Zugang mit Tätowiertinte markiert.

Bei CT-gesteuerter Biopsie wird der Punktionsweg und -winkel in Bezug auf die Medianebene des Körpers vermessen und ausgewählt.

Die Lokalanästhesie führen wir zumeist mit einer 20-gg-Spinalnadel parallel zur Gantryneigung durch

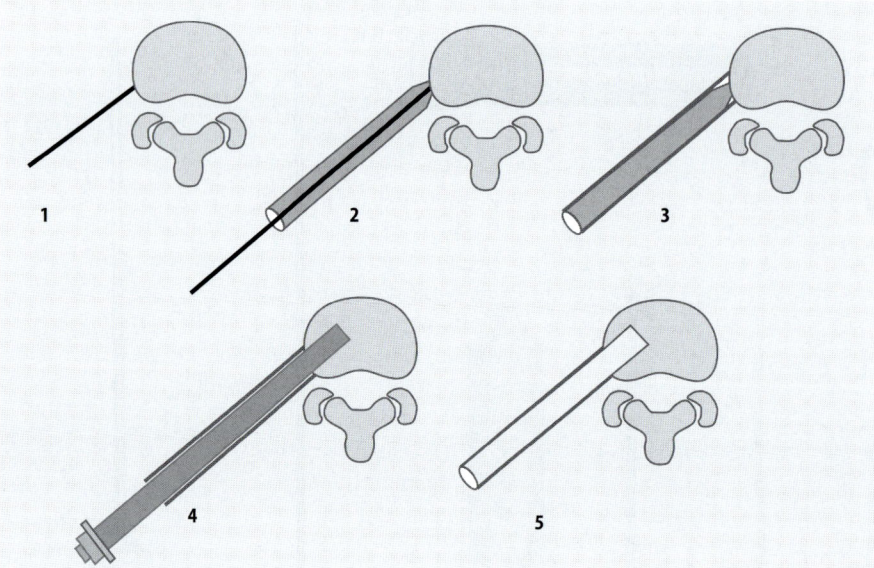

Abb. 3.15. Schematische Darstellung der Einführ- und Biopsieschritte am Beispiel der Harlow-Wood-Nadel. *1* eingebrachter Führungsdraht; *2* hierüber vorgeschobener Dilatator; *3* Dilatator und Bohrhülse, Führungsdraht entfernt, Bohrhülse auf dem Knochen; *4* Bohrer durch die Bohrhülse in den Knochen eingebracht, der Dilatator zuvor entfernt; *5* Bohrhülse in situ, Bohrer entfernt, Material aus dem Wirbelkörper entnommen

(5–10 ml Xylocain, 2%ig). Die Lokalanästhesie hat auch das Periost mitzuerfassen.

Bei Biopsien vom Thoraxskelett injizieren wir physiologische Kochsalzlösung epipleural, um die Pleura in Richtung Lunge abzudrängen, wodurch der Biopsieweg breiter wird, ohne die Gefahr eines Pneumothorax. Selten benutzen wir thorakal einen transpedikularen Weg.

Nach Lokalanästhesie erfolgt eine kleine Inzision in der Haut. Das Biopsieinstrumentarium wird dann – in Tandemtechnik zur Anästhesienadel – zur Biopsiestelle vorgeführt. Der Biopsievorgang beim Einsatz der Harlow-Wood-Nadel soll im Folgenden kurz beschrieben werden: Durch eine Einführungsnadel wird zunächst ein Stahlguide durch die Weichteile bis an die Kortikalis platziert. Über den Guide wird dann eine Dilatationskanüle für die Weichteile bis an die Kortikalis geführt. Danach wird die Dilatationskanüle über den Guide zurückgezogen und dann erneut zusammen mit einer Führungskanüle über den Guide eingeführt. Nach Entfernung des Guide und der Dilatationskanüle bleibt die Führungskanüle (Bohrhülse) direkt über der Läsion liegen; durch sie wird dann die Stanzkanüle in den Knochen vorgeschoben. Bei Knochen mit dicker Kortikalis bohren wir zunächst den Kortikalisdeckel aus und entfernen ihn aus der Biopsiekanüle, da er diese erfahrungsgemäß für die Gewinnung von Tumorweichgewebe blockiert. Durch die liegende Führungskanüle wird die Stanzkanüle erneut eingeführt und Tumorgewebe gewonnen. Ist dieses Tumorgewebe weich, so setzen wir – bei liegender Führungskanüle – eine Schneidenadel ein.

Der Vorteil der Harlow-Wood-Nadel liegt einmal in der sicheren Führung des Instrumentariums und zum anderen darin, dass bei evtl. ungenügender Erstbiopsie eine zweite Stanze durch die noch liegende Führungskanüle entnommen werden kann. Die Harlow-Wood-Nadel ist aber nicht einfach durch dicke Kortikalis zu bringen. In diesen Fällen empfiehlt sich ein motorgetriebener Drillbohrer, wie er von Vorwerk et al. (1989) beschrieben wurde. Eine technische Verbesserung stellt das Instrumentarium dar, das von Ahlstrom und Astrom (1993) entwickelt wurde: Es handelt sich dabei um ein koaxiales Biopsiesystem mit einem *exzentrischen Drillbohrer*. Letzterer verhindert das Verklemmen harter Substanzen in der Nadel.

Zytopunktion

Diese Methode bietet sich überwiegend bei osteolytischen Prozessen an, die über einen paraossalen Geschwulstanteil verfügen oder bei denen die Kompakta umschrieben oder auch längerstreckig zerstört ist. In diesen Fällen ergeben sich keine Probleme hinsichtlich des Zugangs, um Tumormaterial mit einer für diese Zwecke geeigneten Nadel mit einem Außendurchmesser von ca. 1 mm und einem Innendurchmesser von ca. 0,63–0,69 mm zu gewinnen (s. auch Abb. 3.14 a). Nach Einführung der Nadel in den Tumorbereich genügt ein dreimaliges kurzes Anziehen des Spritzenkolbens, um genügend Material in die Kanüle zu bringen. Beim Zurückziehen der Nadel sollte kein Unterdruck in der Spritze mehr erzeugt werden, da dadurch die Gefahr besteht, dass man Blut aus lädierten Gefäßen aspiriert. Anschließend wird das aspirierte Material auf Objektträger ausgespritzt. Je nach Gepflogenheiten in den einzelnen Instituten können die Objektträger luftgetrocknet oder sprühfixiert zur zytologischen Untersuchung gegeben werden. Immer sollte auch angestrebt werden, Gewebsbröckchen und Koagula unmittelbar in Formalin zu fixieren, um eine zusätzliche histologische Aufarbeitung im Zytoblockverfahren zu ermöglichen (Jones et al. 2002). Auch die Entnahme für die mikrobiologische Untersuchung sollte dabei routinemäßg erfolgen („Was man biopsiert, wird auch mikrobiologisch untersucht und umgekehrt").

Wenn das Punktat sehr blutig ist, besteht immer die Gefahr, dass im Ausstrich die Tumorzellen durch Erythrozyten überlagert werden. In diesen Fällen bietet sich an, das stark blutige Material (physiologisches Blut aus dem Knochenmark, Tumoreinblutung) zu zentrifugieren und dann das Zentrifugat auszustreichen. Gerinnt das Blut leicht, so lässt sich das entstehende Koagel auch histologisch aufarbeiten (Gefrierschnittechnik, Paraffineinbettung usw.). Mäßig blutig tingiertes Material sollte mit Kochsalzverdünnung ausgestrichen werden.

Die zytologische Diagnosesicherung ist besonders bei zellreichen Tumoren, z. B. bei Metastasen oder beim malignen Lymphom, geeignet. Auch bei entzündlichen Prozessen und beim eosinophilen Granulom ist ihre Anwendung indiziert. Echte Knochengeschwülste, wie das Osteosarkom oder das Ewing-Sarkom, sollten hingegen in jedem Fall biopsiert werden, da die zytologische Beurteilung hier im Allgemeinen nicht ausreicht.

Insbesondere bei jenen Läsionen, die erfahrungsgemäß relativ zellarm sind (z. B. knorpel- oder knochenproduzierende Tumoren, fibroossäre Läsionen) und bei denen Knorpel, Knochen bzw. Bindegewebe vorherrscht, ist die ausschließliche zytologische Untersuchung mehr als problematisch und mit der Möglichkeit einer Fehlinterpretation verbunden. Hier kann nur die differenzierte histologische Untersuchung zur endgültigen Diagnose führen. In diesem Zusammenhang sei auch auf die Differenzierung zwischen Chrondromen und hochdifferenzierten Chondrosarkomen verwiesen.

Die weitere Verarbeitung des Materials muss vorher mit dem Pathologen abgesprochen werden, um Optionen auf spezielle Untersuchungen zu behalten. So wird man beim Verdacht auf ein Ewing-Sarkom primär auch eine Alkoholfixierung für den Glykogennachweis und – unbedingt – weiche Tumoranteile, die ohne Entkalkung bearbeitet werden können, für die molekularpathologische Untersuchung gewinnen und, wo immer das möglich ist, Nativgewebe asservieren und nicht nur das Material routinemäßig in 10%iges Formalin einlegen. Denn für immunhistologische und andere spezielle Verfahren sind besondere Präparationen Voraussetzung (s. auch S. 71 ff.).

Zur Wahl der Probeentnahmestelle (s. auch S. 70 ff.) sei Folgendes angemerkt: Bei stärker sklerosierenden Tumoren sollten nach Möglichkeit die am wenigsten sklerosierten oder osteolytischen Areale und in jedem Fall evtl. vorhandene paraossale Tumoranteile erfasst werden, da in diesen Abschnitten der histologische Aufbau des Tumors am besten beurteilt werden kann. Die Entnahme sklerosierter Zonen ist wenig sinnvoll, da man histologisch häufig nur reaktive oder reparative Knochenneubildungen, nicht aber tumortypische Zellelemente findet. Bei zystischen Tumoren sollte die entnommene Flüssigkeit tiefgefroren und zusätzlich zytologisch untersucht werden.

Zur Wahl der geeigneten Biopsiestelle einer Knochenläsion ist fernerhin anzumerken, dass dies immer die radiologisch am aggressivsten erscheinende Region sein sollte. Das gilt ganz besonders für knorpelige Tumoren, die bekanntlich nur kleine Abschnitte mit chondro- oder fibrosarkomatösen Komponenten enthalten können. Andererseits sollte man aber auch eine zweite Biopsie von dichteren Strukturen des Tumors entnehmen, die zumeist seinem am stärksten differenzierten Anteil entsprechen. Diese dichteren Elemente, die manchmal radiologisch hinsichtlich der Matrixzuordnung problematisch sind, können zur Klassifizierung des Tumors gute Beiträge leisten.

Die Idealsituation einer Knochenbiopsie ist dann gegeben, wenn der Pathologe bei der Biopsie zugegen ist. Da dieses aber in der Regel aus zeitlichen Gründen gar nicht machbar ist, haben wir es uns angewöhnt, unsere gewonnenen Zylinder selbst auf Objektträger abzutupfen, zu färben und zu mikroskopieren. Bei entsprechender Ausbildung gelingt es einer unserer ärztlichen radiologischen Mitarbeiterinnen in einem Großteil der Fälle, bei noch im Gerät liegenden Patienten uns darüber Auskunft zu geben, ob die Biopsie Tumorzellen enthält und so mit größerer Wahrscheinlichkeit als repräsentativ anzusehen ist.

Komplikationen

Die Komplikationsrate hängt selbstverständlich von der Erfahrung desjenigen ab, der transkutane Knochenbiopsien durchführt. In größeren Serien liegt die Komplikationsrate bei etwa 1%. Im Wesentlichen handelt es sich dabei um Blutungen und Pneumothoraces.

Es wurde immer wieder darüber spekuliert, ob man mit der PKB „implants" im Biopsiekanal provoziert. Wir haben bereits darauf hingewiesen, dass der Biopsiekanal sicherheitshalber bei späterer Chirurgie des Primärtumors revidiert werden sollte. Bei Biopsien von Patienten mit Metastasen dürfte das Problem der Implants irrelevant sein, zumindest nicht die Prognose des Patienten beeinflussen. Verglichen mit einer offenen Biopsie dürfte das Implant-Problem im Übrigen geringfügiger sein, denn der Biopsiekanal ist bei einer geschlossenen Biopsie wesentlich kleiner und es wird weniger Gewebe traumatisiert.

Literatur

Ahlstrom KH, Astrom KG (1993) CT-guided bone biopsy performed by means of a coaxial biopsy system with an eccentric drill. Radiology 188: 549

Ayerza MA, Muscolo DL, Aponte-Tinao LA et al. (2006) Effect of erroneous surgical procedures on recurrence and survival rates for patients with osteosarcoma. Clin Orthopaed Rel Res 452: 231

Ayala AG, Zornoza J (1983) Primary bone tumors: Percutaneous needle biopsy. Radiologic pathologic study of 222 biopsies. Radiology 149: 675

Ayala AG, Raymond AK, Ro JY et al. (1989) Needle biopsy of primary bone lesions. M.D. Anderson experience. Path Annal 24: 219

Berning W, Freyschmidt J, Ostertag H (1993) Zur perkutanen Knochenbiopsie. Kritische Analyse von 153 Patienten. Unfallchirurg 96: 34

Berning W, Freyschmidt J, Ostertag H (1996) Percutaneous bone biopsy. Eur Radiol 6: 875

Frager DH, Goldman MJ, Seimon LP et al. (1987) Computed tomography guidance for skeletal biopsy. Skeletal Radiol 16: 644

Fraser-Hill MA, Renfrew DL (1992) Percutaneous needle biopsy of musculoskeletal lesions. 1. Effective accuracy and diagnostic utility. AJR 158: 809

Fraser-Hill MA, Renfrew DL, Hilsenrath PE (1992) Percutaneous needle biopsy of musculoskeletal lesions. 2. Cost-effectiveness. AJR 158: 813

Freyschmidt J (1986) Tumoren der Wirbelsäule und des Sakrums. In: Schinz, Radiologische Diagnostik in Klinik und Praxis, 7. Aufl, Bd V/2. Thieme, Stuttgart

Freyschmidt J (2008) Skeletterkrankungen. 3. Aufl. Springer, Berlin Heidelberg New York Tokyo

Jelinek JS, Murphey MD, Welker JA et al.(2002) Diagnosis of primary bone tumors with image-guided percutaneous biopsy: Experience with 110 tumors. Radiology 223: 731

Jones C, Liu K, Hisschowitz S et al. (2002) Concordance of histopathologic and cytologic grading in musculoskeletal sarcomas (Can grades from analysis of the Fine-Needle Aspirates serve as the basis for therapeutic decisions?). Cancer (Cancer Cytopathol) 96: 83

Kattapuram SV, Rosenthal DI (1987) Percutaneous biopsy of the cervical spine using CT guidance. AJR 149: 539

Leffler SG, Chew FS (1999) CT-guided percutaneous biopsy of sclerotic bone lesions: Diagnostic yield and accuracy. Am J Roentgenol 172: 1389

Liu PT, Valadez SD, Chivers FS et al. (2007) Anatomically based guidelines for core needle biopsy of bone tumors: Implications for limbsparing surgery. Radiographics 27: 189

MacLarnon JC (1982) Biopsy of the spine using a needle with a rigid guide wire. Clin Radiol 33: 18

Roberts CC, Morrison WB, Leslie KO et al. (2005) Assessment of bone biopsy needles for sample size, specimen quality and ease of use. Skeletal Radiol 34: 329

Schajowicz F (1994) Tumors and tumorlike lesions of bone. Springer, Berlin Heidelberg New York Tokyo

Wiens J (2007) Perkutane Biopsien am Bewegungsapparat. Radiologie update 7: 175

3.1.9 Radiologische Interventionen bei primären Knochentumoren und tumorähnlichen Läsionen

Das Spektrum von Interventionen bei Knochenläsionen, die vom Radiologen oder unter radiologischer Bildführung z. B. von einem Orthopäden durchgeführt werden, hat sich seit der 2. Auflage dieses Buches enorm ausgeweitet. So ist die Behandlung eines Osteoidosteoms bis auf wenige Ausnahmen ganz in die Hände des radiologischen Interventionalisten gelangt, die Zahl der in den letzten 10 Jahren weltweit erfolgreich durchgeführten Nidusablationen geht sicherlich in die Tausende. Inzwischen ist auch die Zahl der erfolgreichen Ablation von Chondroblastomen gestiegen. Bei der juvenilen Knochenzyste ist man allerdings nach Behandlungsversuchen mit intraläsionaler Cortisoninjektion oder der Injektion von Sklerosierungsmitteln oder von Knochenzement wieder zur chirurgischen Behandlung mit druckentlastenden endoläsionalen Nägeln (z. B. elastische stabile intramedulläre Nagelung, ESIN) oder zur einfachen Kürettage und Spongiosaauffüllung zurückgegangen. Der radiologischen Intervention verbleibt die Behandlung restlicher zystischer Formationen.

Auf indikative und technische Details der radiologischen Interventionsmöglichkeiten wird in den den einzelnen Entitäten gewidmeten Kapiteln näher eingegangen.

An dieser Stelle sei noch darauf hingewiesen, dass die radiologische Intervention sehr viel Spezialwissen und Erfahrung des Radiologen im Hinblick auf die Differentialdiagnose und die Interventionstechnik erfordert. Der Radiologe sollte die Grenzen seiner Möglichkeiten kennen, damit der Patient bei Überforderung der Methode nicht Schaden nimmt. Er sollte sich mit seinem operativen Orthopäden auch vorher absprechen und ausloten, ob der offene Eingriff im Einzelfall nicht schneller und sicherer zum Erfolg führt.

Literatur

Leclair A, Gangi A, Lacaze F et al. (2000) Rapid chondrolysis after intraarticular leak of bone cement in treatment of a benign acetabular subchondral cyst: an unusual complication of percutaneous injection of acrylic cement. Skeletal Radiol 29: 275

3.2 Radiologische Bildinterpretation von Knochengeschwülsten

Im Folgenden werden die Grundzüge der radiologischen Bildinterpretation von solitären Knochenläsionen besprochen. Dabei wird vom Projektionsradiogramm (Röntgenbild) ausgegangen, das am Anfang aller Diagnostik von Knochengeschwülsten steht und dessen Informationsgehalt aufgrund jahrzehntelanger Erfahrungen im Vergleich zu anderen Untersuchungsmethoden unzweifelhaft am höchsten angesetzt werden muss (s. auch Kap. 3.1.1).

Zusatzuntersuchungen wie Computertomographie, Angiographie, Szintigraphie und MRT leisten – wie bereits erwähnt – einen wesentlichen Beitrag, um Informationen über Gewebszusammensetzung, lokale Stoffwechselaktivität und Ausdehnung des Prozesses zu bekommen, und sie sind für die Planung des Managements (Biopsielokalisation, chirurgische Therapie, Stadieneinteilung) von unschätzbarem Wert. Selten ändert sich hingegen die anhand des Röntgenbildes gestellte Diagnose.

Es ist das große Verdienst von G. S. Lodwick, sich mit der Phänomenologie von solitären Knochenläsionen systematisch auseinandergesetzt und sie in Bezug zur pathologischen Anatomie und zum biologischen Verhalten gestellt zu haben. Das von ihm entwickelte Befundungsschema soll im Mittelpunkt der folgenden Ausführungen stehen (Lodwick 1965; Lodwick et al. 1980).

Tumoröse oder tumorähnliche Knochenprozesse gehen im Prinzip immer mit einem Knochenumbau einher, der aus Ab- und Anbauvorgängen besteht. Überwiegt der Knochenabbau, so entsteht eine Osteopenie oder eine Osteolyse, überwiegt der Anbau, so resultiert eine Osteosklerose. Am häufigsten ist die Kombination aus einer Mischung zwischen Knochenabbau und -anbau, seltener liegt pathologisch-anatomisch eine reine Osteolyse oder eine Osteosklerose vor. Der Knochenabbau vollzieht sich in der Regel zunächst über eine Demineralisation, es folgt dann ein enzymatischer Abbau der Knochenmatrix. Sind die vorhandenen Knochentrabekeln der Spongiosa nur verdünnt und/oder statisch unbedeutsame kleine Trabekeln verschwunden, so spricht man von einer Osteopenie; ist die Knochensubstanz in einem bestimmten Volumen vollständig abgebaut, so spricht man von einer Osteolyse. Die Abbauvorgänge laufen überwiegend über die Osteoklasten und häufig additiv über verschiedene Enzyme und Hormone, zu denen Prostaglandine, Lymphokine und andere Stoffe gehören.

Ein Knochenanbau vollzieht sich über die Osteoblasten, die zunächst unmineralisierte Knochengrundsubstanz bilden und sie den vorhandenen knöchernen Strukturen anlagern, ehe sie später mineralisiert. Zusätzlich kann Knochen aber auch auf metaplastischem Wege entstehen: Das Stroma von Tumoren, von tumorähnlichen Läsionen oder von entzündlichen Prozessen ossifiziert – möglicherweise auf der Basis einer osteoblastischen Potenz von Fibroblasten; es entsteht zunächst ein Bindegewebsknochen, der sich später in Lamellenknochen umwandeln kann.

Mikroskopisch sieht man bei den meisten durch Tumoren bedingten Knochenabbauvorgängen an der dem Tumor zugewandten Seite der Knochentrabekel osteoklastische und auf der Gegenseite osteoblastische Aktivitäten. Halten sich diese Vorgänge die Waage, so ist röntgenologisch die Tumorgrenze nicht zu sehen, überwiegt jedoch die eine oder andere Komponente, dann kommt es zu einer Demarkation entweder zwischen einer Osteolyse und dem benachbarten gesunden Knochen („punched out lesion") oder zwischen einer Sklerosezone und einem gesunden oder osteolytischen Areal.

Die Umbauvorgänge am trabekulären Knochen (Osteoklasie, Osteoplasie) kann man anatomisch-funktionell dem sog. *Endost* zuschreiben. Dabei handelt es sich um eine mehr hypothetische dünne Schicht von Bindegewebe, das die einzelnen Knochentrabekeln einhüllt und auch der Innenseite der Kompakta anliegt, woher es offensichtlich kontradiktisch zum Periost seinen Namen hat. Diese Schicht ist am ausgereiften gesunden Knochen weder licht- noch elektronenmikroskopisch nachweisbar und besteht in Abhängigkeit vom Alter eigentlich nur aus rotem oder gelbem Fettmark, das dem Knochen direkt anliegt. Kommt es aber zu einem pathologischen Knochenumbauprozess, z. B. durch einen Tumor, dann bildet sich an dieser Kontaktstelle zwischen Knochenmark und Knochen eine reaktive Schicht aus Osteoblasten, Osteoklasten und Spindelzellen, die im Grunde genommen erst jetzt den Namen Endost verdient und dem frühesten Stadium einer regionalen fibrovaskulären Transformation des Knochenmarks entspricht. Aus didaktischen Gründen ist der Begriff Endost von einiger Bedeutung, wie noch später auszuführen sein wird.

Die beschriebenen Vorgänge gelten für den spongiösen Knochen. Am kompakten Knochen, der aus vielen länglichen Knochenzylindern mit einem oder mehreren zentralen Gefäßen (Havers-System, Osteon) besteht, vollzieht sich der Knochenumbau am Osteon. Dabei wird der Knochen auf der Seite des zentralen Gefäßes konusartig durch Osteoklasten resorbiert; unter physiologischen Verhältnissen füllt sich dieser Konus in balancierter Art und Weise wieder mit neuem Lamellenknochen auf. Wenn die resorptiven Vorgänge überwiegen, erscheint die Kompakta radiologisch tunneliert bzw. aufgespleißt.

Aus dem Gesagten geht hervor, dass das Röntgenbild von Knochentumoren oder tumorähnlichen Läsionen entscheidend vom Sitz der Umbauvorgänge im Knochen

(Kompakta, Spongiosa usw.) geprägt wird. Dabei ist zu berücksichtigen, dass die Grundelemente eines Knochens nicht nur aus spongiösem und kompaktem Knochen bestehen, vielmehr sind ihre inneren bzw. äußeren Flächen vom hypothetischen Endost bzw. vom pathologisch-anatomisch stets vorhandenen Periost überzogen, wobei besonders das Periost auf alle pathologischen Reize wesentlich schneller und früher erkennbar reagiert als die anderen Komponenten. Ein anatomisch und funktionell wichtiges Kompartiment ist der Markraum, der im spongiösen Knochenbereich maschenartig, im Röhrenknochen hingegen kontinuierlich aufgebaut ist. Letzterer wird also nicht durch Spongiosa unterteilt. Überall dort, wo viel kompakter Knochen ist, findet sich kaum oder keine Spongiosa oder umgekehrt.

Die *Erkennbarkeit* oder Demarkation eines Geschwulstprozesses im Knochen hängt von verschiedenen Faktoren ab (◘ Abb. 3.16): vom Ausmaß des Knochenverlusts, von der Masse des umgebenden Knochens, von der Lage im Knochen (ob in der Spongiosa oder in der Kompakta oder in beidem). Osteolytische Läsionen mit Sitz in der Spongiosa sind erfahrungsgemäß schwieriger zu erkennen als solche mit Sitz in der Kompakta. Das liegt daran, dass sich der Knochenabbau in der Spongiosa in der Regel zunächst an kleineren Trabekeln vollzieht, deren Verlust bei Überlagerung durch die umgebende gesunde Spongiosa gar nicht erkennbar ist. Es müssen mindestens 30–50% der Spongiosa in einem Volumen von gut 1 cm³ verloren sein, um den Befund röntgenologisch zur Darstellung zu bringen, es sei denn, der umgebende gesunde Knochen reagiert früh mit einem reaktiven, stabilisierenden Anbau im Sinne eines sklerotischen Saums. In der Kompakta sind feine Osteolysen aus Gründen des Kontrasts leichter und manchmal auch früher erkennbar, obwohl in ihr der Knochenabbau deutlich langsamer geschieht als in der Spongiosa, deren Oberfläche wesentlich größer als die der Kompakta ist. Wenn die Masse des umgebenden Knochens, wie z. B. bei älteren Menschen, reduziert ist, wird sich ein osteolytischer Prozess aus Gründen des Kontrasts schwerer und vielfach auch später identifizieren lassen. Tumoröse Prozesse im Knochenmarkraum der Röhrenknochenschäfte sind grundsätzlich nicht erkennbar, solange sie nicht auf der enossalen Seite der Kompakta resorptive Vorgänge (gleichmäßige oder wellenförmige – „scalloping" – Kompaktaverdünnung) hervorrufen. Erst wenn sie an den spongiosareichen Metaphysenbereich stoßen und dort zu einem Knochenanbau oder -abbau führen, wird ihre proximale bzw. distale Begrenzung deutlich. Prozesse, die an der Kompaktaoberfläche sitzen oder an sie heranreichen, rufen über das Periost vielfältige Reaktionen hervor, die später im Einzelnen besprochen werden.

Der *topographische Sitz* einer Knochengeschwulst kann für die Röntgenmorphologie von großer Bedeu-

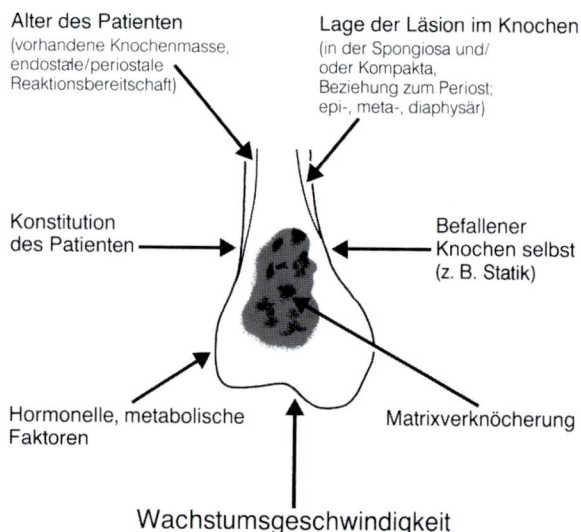

◘ Abb. 3.16. Mögliche Einflussfaktoren auf die Röntgenphänomenologie eines Knochentumors oder einer tumorähnlichen Läsion

tung sein. Beim Sitz einer langsam oder mit mittlerer Geschwindigkeit wachsenden Läsion im distalen, statisch stark belasteten Femur wird der umgebende Knochen aufgrund der veränderten statischen Situation mit stärkeren Abstützungsvorgängen reagieren, wodurch die Tumorumgebung sklerosiert und möglicherweise auch an Volumen zunimmt. Bei denselben Tumorkonditionen, aber mit Sitz in der Schädelkalotte oder an einer Rippe wird der gesunde umgebende Knochen infolge des geringeren statischen Defizits mit weniger Neubildung auf den Prozess antworten. Ist so eine Läsion gar in einem Wirbelkörper, z. B. im stark belasteten thorokolumbalen Übergangsbereich lokalisiert, so kann die Relation zwischen Abstützvorgängen und Minderung der mechanischen Belastbarkeit durch den Tumor so ungünstig liegen, dass der Wirbelkörper rasch zusammenbricht, wodurch die Primärmorphologie des Geschwulstprozesses verdeckt und nicht mehr erkennbar wird.

Einen weiteren, die Röntgenphänomenologie beeinflussenden Faktor stellen die verschiedenen Formen von *Tumormatrixossifikationen und -mineralisationen* dar (s. S. 63 ff.).

Den entscheidenden Einfluss auf das Röntgenbild eines Knochentumors oder einer tumorähnlichen Läsion nimmt deren *Wachstumsgeschwindigkeit*, wie Lodwick in seinen umfangreichen Untersuchungen beweisen konnte. Die Wachstumsgeschwindigkeit ist wiederum der Spiegel des biologischen Verhaltens (nicht der Histologie!) einer Geschwulst. In einer Studie zu diesem Thema („Estimating rate of growth in bone lesions: observer performance and error", Lodwick et al. 1980) konnte Lodwick für das von ihm früher entworfene und später modifizierte System der Beurteilung von Knochengeschwülsten eine Treff-

3.2 · Radiologische Bildinterpretation von Knochengeschwülsten

sicherheit von 83,4% für die Einteilung in langsam oder schnell wachsende Geschwülste und eine diagnostische Treffsicherheit von 53,7% ermitteln.

3.2.1 Destruktionsmuster an Kompakta und Spongiosa

Dem nach Art einer Mustererkennung aufgebauten System von Lodwick liegen folgende grundsätzlichen Überlegungen zugrunde:
- Es werden 3 Grundmuster einer Knochenzerstörung unterschieden: *geographische Destruktion, mottenfraßartige Destruktion, permeative Destruktion* (◘ Abb. 3.17). Diese Basismuster sind grundsätzlich unterschiedlich und spiegeln nicht nur verschiedene Entwicklungsstadien eines gemeinsamen Destruktionsprinzips wider, obwohl Kombinationen vorkommen. Teilt man die Wachstumsgeschwindigkeit in eine Skala ein, dann liegt die geographische Destruktion auf der langsameren, die permeative auf der sehr raschen Seite, während die mottenfraßartige Destruktion in der Mitte anzusiedeln ist. Die geographische Destruktion tritt überwiegend im spongiösen Knochen auf, während die permeative ausschließlich in der Kompakta vorkommt. Die mottenfraßartige Destruktion kann entweder im spongiösen oder kortikalen oder in beiden Knochenelementen auftreten.
- Ruhende oder extrem langsam wachsende Läsionen sind gut begrenzt, bleiben auf den Knochen beschränkt und greifen nicht auf das angrenzende Weichgewebe über.
- Nimmt die Wachstumsgeschwindigkeit zu, so wird die Randbegrenzung unscharf, und die Destruktion der Kompakta nimmt zu, bis schließlich diese natürliche Barriere zwischen der Geschwulst und dem Weichgewebe durchbrochen ist.
- Der eine Läsion umgebende gesunde Knochen antwortet bei langsamem Wachstum gewöhnlich mit einer reaktiven, stabilisierenden Knochenneubildung. Im spongiösen Knochen drückt sich diese in einer umgebenden Sklerose aus, während der kompakte Knochen entweder auf der enossalen oder pe-

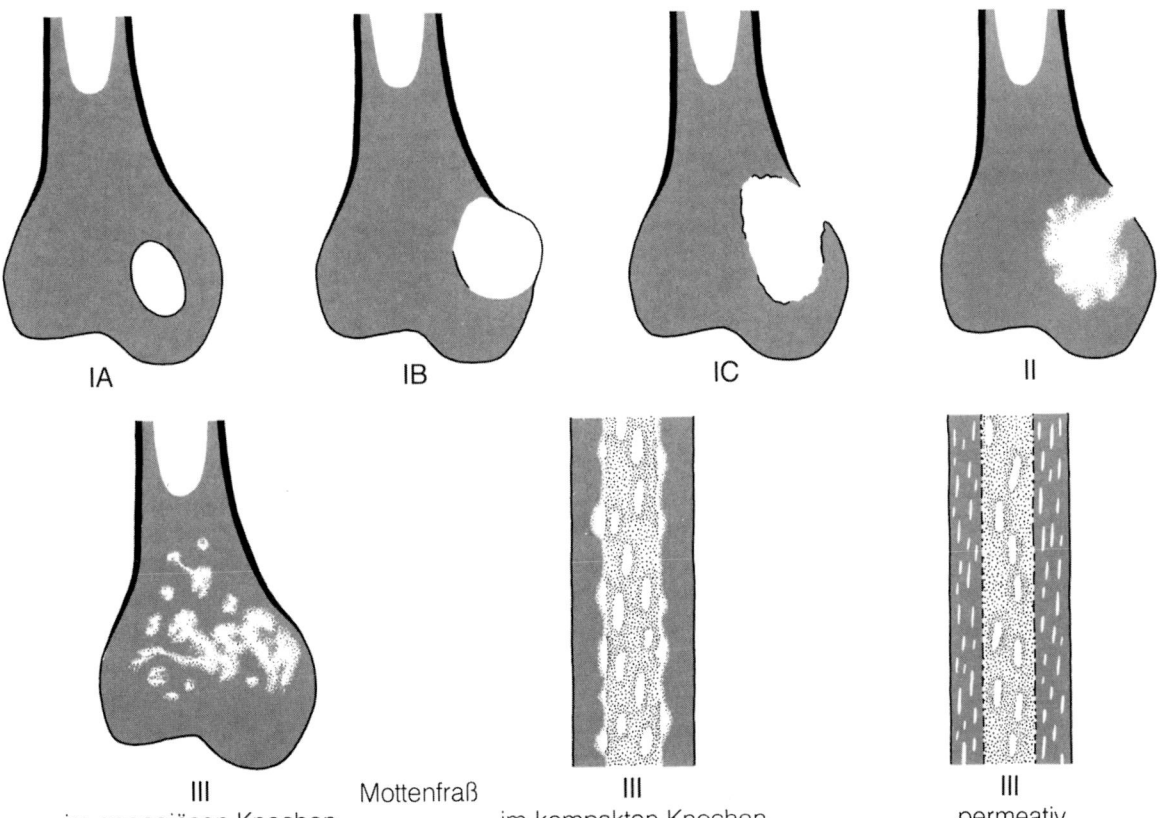

◘ **Abb. 3.17.** Destruktionsmuster im spongiösen und kompakten Knochen in Anlehnung an Lodwick et al. (1980) und Madewell et al. (1981). Übergänge von IA oder B oder C oder von I in II sind bei zunehmender Aggressivität des Prozesses möglich. Die vielfältigen Variationen der Randbegrenzung und der in der Regel begleitenden reaktiven Periostveränderungen sowie mögliche Matrixverkalkungen sind hier nicht dargestellt

riostalen oder auf beiden Seiten mit einer Dickezunahme reagiert.
- Nimmt die Wachstumsgeschwindigkeit einer Läsion zu, so verschwindet die Umgebungssklerose allmählich.
- Fünf verschiedene Begrenzungsmuster können mit einer geographischen Läsion kombiniert sein (◘ Tabelle 3.3). Drei sind immer scharf und unterscheiden sich lediglich in ihrem Konturverlauf, der regulär, lobuliert und multizentrisch sein kann. Das vierte Begrenzungsmuster ist unscharf oder höckrig (riffartig, nicht mit Mottenfraß zu verwechseln!). Das fünfte Begrenzungsmuster ist mottenfraßartig bzw. bei Beteiligung der Kompakta auch permeativ. Diese Begrenzungsmuster sind von diagnostischer Bedeutung, da sie makroskopisch die Zone zwischen der Läsion und dem gesunden umgebenden Knochen anzeigen und in begrenztem Maße die Wachstumsrate der Läsion wiedergeben.

Im Folgenden werden die einzelnen Destruktionsmuster unter Berücksichtigung der von Lodwick im Jahre 1980 vorgeschlagenen Modifikationen besprochen.

3.2.1.1 Geographisches (landkartenartiges) Destruktionsmuster (Grad I)

Das geographische Destruktionsmuster besteht grundsätzlich aus einer zusammenhängenden, mehr oder weniger in sich geschlossenen Osteolyse, basierend auf einem mehr expansiven, langsameren Tumorwachstum, das für eine vollständige Knochendestruktion während der Tumorvergrößerung Zeit lässt. Der Übergang der Osteolyse zum gesunden Knochen ist im Röntgenbild erkennbar, wenn auch in relativ weiten Variationen (IA–IC) (s. auch Abb. 3.17 und ◘ Abb. 3.18, Tabelle 3.3).

Das geographische Destruktionsmuster des Grades I wird in 3 Untertypen eingeteilt, wobei die Wachstumsgeschwindigkeit von IA bis zu IC zunimmt.

Der Typ oder Grad IA (◘ Abb. 3.19) hat immer einen Sklerosesaum, bei den Typen IB und IC tritt dieser nur fakultativ auf. Der Unterschied zwischen IB und IC liegt im Wesentlichen im Verhalten der Kompakta: Beim Typ IB kann die äußere kompaktale Tumorbegrenzung zwar ausgebeult und partiell penetriert sein, beim Typ IC ist die Kompaktabegrenzung, insbesondere auf Profilaufnahmen, immer an irgendeiner Stelle vollständig zerstört.

Die *Ausbeulung der Kompakta* lässt sich folgendermaßen erklären: Wächst der Tumor auf die Kompakta zu,

◘ **Tabelle 3.3.** Algorithmus der Wachtumsgeschwindigkeit von Knochentumoren. (Nach Lodwick 1980)[a]

Röntgenmuster (Grad)	IA	IB	IC	II	III
Destruktionstyp	Immer geographisch	Immer geographisch	Immer geographisch	Immer geographisch, kombiniert mit mottenfraßartigen und/oder permeativen Destruktionen	Mottenfraßartig und/oder permeativ ohne geographische Komponente
Begrenzung	1. Regulär 2. Lobuliert 3. Multizentrisch – aber immer scharf –	1. Regulär 2. Lobuliert 4. Höckrig-riffartig/unscharf	1. Regulär 2. Lobuliert 4. Riffartig/unscharf/zerfetzt, nicht mit mottenfraßartiger oder permeativer Destruktion zu verwechseln		
Kompaktapenetration	Nicht oder partiell	Nicht oder partiell	Immer vollständige Penetration	Definitionsgemäß total	Definitionsgemäß total
Sklerosesaum	Immer	Möglich	Möglich	Möglich, aber ungewöhnlich	Möglich, aber ungewöhnlich
Schalenartige Ausbeulung der Kompakta (Pseudokompakta, Neokortikalis)	Möglich, aber nur 1 cm oder weniger	Mehr als 1 cm möglich, dann Sklerosesaum	Möglich	Möglich, aber ungewöhnlich	Möglich, aber ungewöhnlich

[a] In diesem 1980 von Lodwick modifizierten Schema sind die Trennlinien zwischen den einzelnen Graduierungen durch die in Abb. 3.18 dargestellten Kriterien zu ziehen.

3.2 · Radiologische Bildinterpretation von Knochengeschwülsten

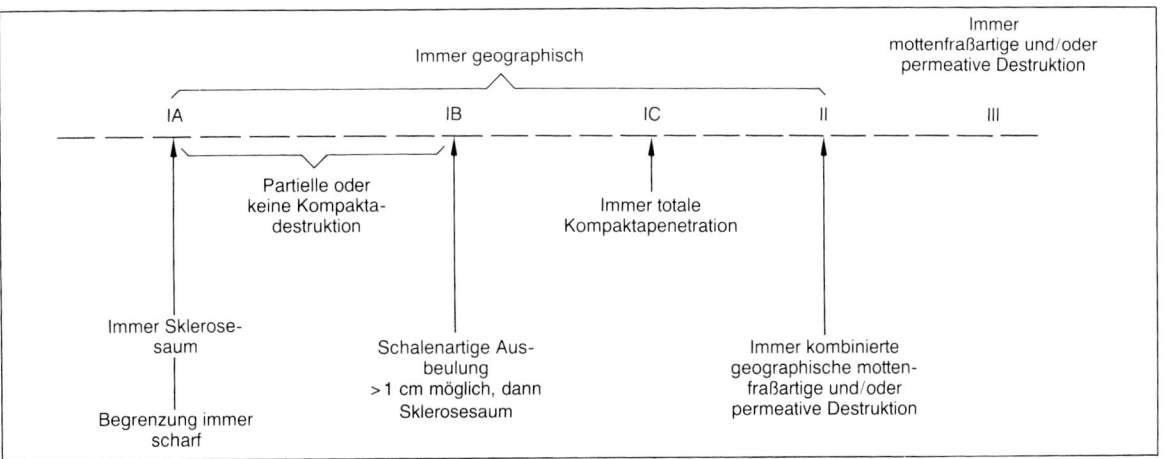

◘ **Abb. 3.18.** Entscheidende Kriterien für die präzise Zuordnung einer Läsion in die Wachstumsgeschwindigkeitsgrade. (Nach Lodwick et al. 1980)

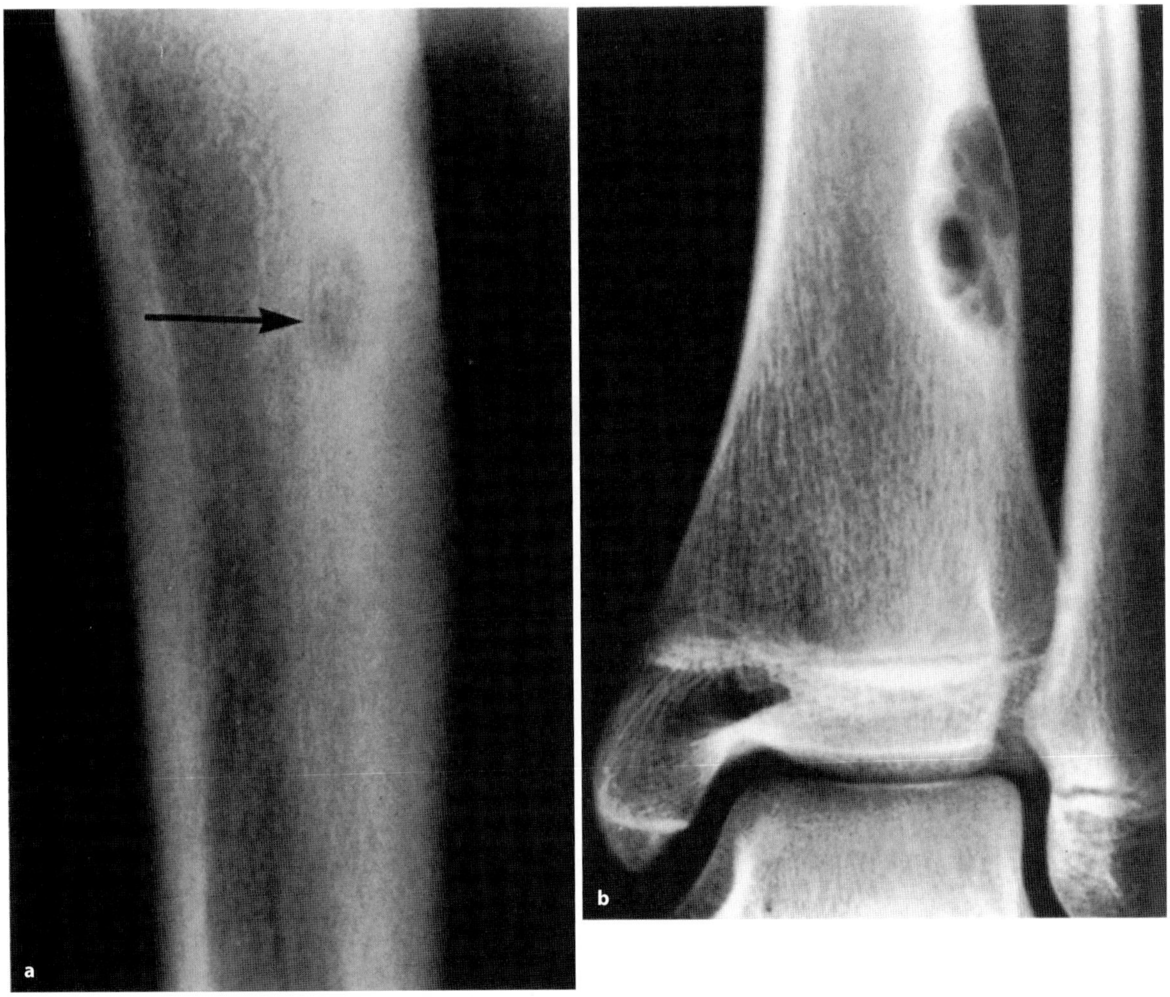

◘ **Abb. 3.19 a–c.** Typische Repräsentanten des Lodwick-Grades IA. **a** Sehr dichte umgebende Sklerose um eine geographische Osteolyse beim Osteoidosteom. **b** Ebenfalls sehr dichte umgebende Sklerose um eine geographische Osteolyse durch ein nichtossifizierendes Knochenfibrom. Die laterale Kompakta ist abgebaut, es findet sich das Bild einer ausgebeulten Knochenschale bzw. einer sehr dünnen Neokortikalis, die aber an keiner Stelle unterbrochen ist. Das Ausmaß der „Ausbeulung" liegt unter 1 cm (Forts. S. 48)

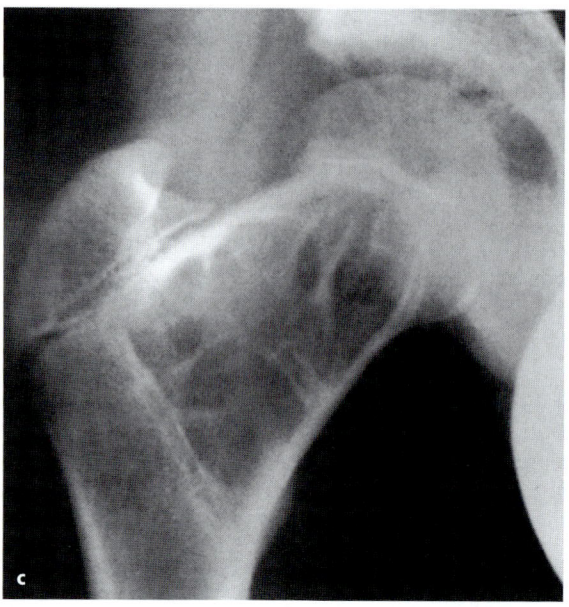

Abb. 3.19 (*Forts.*) **c** Einkammrige juvenile Knochenzyste. Die Schenkelhalskompakta ist kaudal zwar deutlich ausgedünnt und kranial abgebaut sowie durch eine Neokortikalis ersetzt, das Ausmaß der Ausbeulung liegt aber noch unter 1 cm. Nach proximal und distal ist die Läsion durch einen Sklerosesaum begrenzt. Zu beachten sind die multizentrische oder auch lobulierte Randbegrenzung des nichtossifizierenden Knochenfibroms und die höckrige oder riffartige Konturierung der einkammrigen Knochenzyste

dann wird diese von innen her abgebaut. Bedingt durch die damit zusammenhängende Stabilitätsminderung kommt es zu einer periostalen Knochenneubildung. Geht der Prozess langsam genug vor sich, dann verschwindet schließlich die ursprüngliche Kompakta vollständig und wird durch den neugebildeten periostalen Knochen (Neokortikalis) ersetzt. Diese Neokortikalis hat an Röhrenknochen – offensichtlich zusammenhängend mit mechanischen Momenten – einen nach außen hin bogenförmigen Verlauf („expanded shell"). Die *ausgespannte oder ausgebeulte Knochenschale* kommt beim Destruktionstyp IA nur fakultativ vor (Abb. 3.19 b), das Maximum der Ausbeulung beträgt nur 1 cm oder weniger, während sie beim Destruktionstyp IB mehr als 1 cm betragen kann (Abb. 3.20 c). Die Breite wird gemessen von der gedachten ursprünglichen Kompakta bis zur maximalen äußeren Konvexität. Zur Definition des Typs IB ist noch Folgendes anzumerken: Die schalenartige Ausbeulung von mehr als 1 cm kann durchaus fehlen, gegenüber dem Typ IA besitzt dann aber die Läsion keinen Sklerosesaum („punched-out lesion"; Abb. 3.20 a, b).

Wie bereits erwähnt, ist Typ IC (Abb. 3.21) immer durch eine vollständige Penetration der Kompakta ausgezeichnet, während diese beim Typ IA und IB gar nicht oder höchstens partiell vorkommen darf. Der Begriff der *Penetration* bezieht sich nicht nur auf die anatomische Kompakta, sondern auch auf die ausgebeulte neokorti-

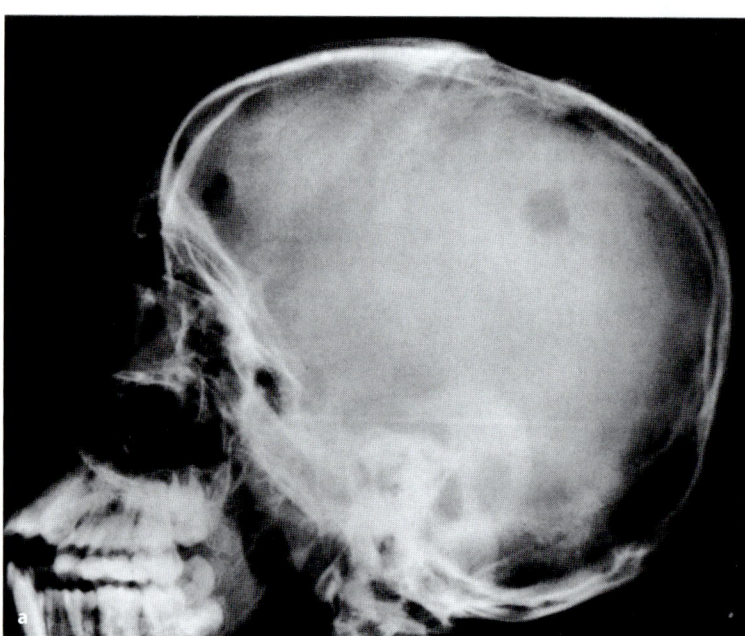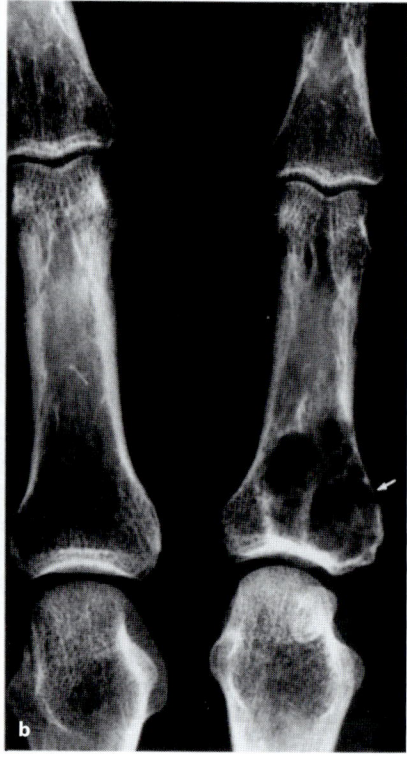

Abb. 3.20 a–d. Beispiele zum Lodwick-Grad IB. **a** Eosinophiles Granulom mit scharfer Randbegrenzung der einzelnen Herde, aber ohne jeglichen Sklerosesaum („punched-out lesion"). **b** Auch bei dem Chondrom an der Basis der Zeigefingergrundphalanx liegt eine „punched-out lesion" mit hochgradiger medialer Kompaktaverdünnung und umschriebener stärkerer Erosion (*Pfeil*) vor. Die Randbegrenzung der Läsion ist teils lobuliert oder multizentrisch (*Forts. S. 49*)

3.2 · Radiologische Bildinterpretation von Knochengeschwülsten

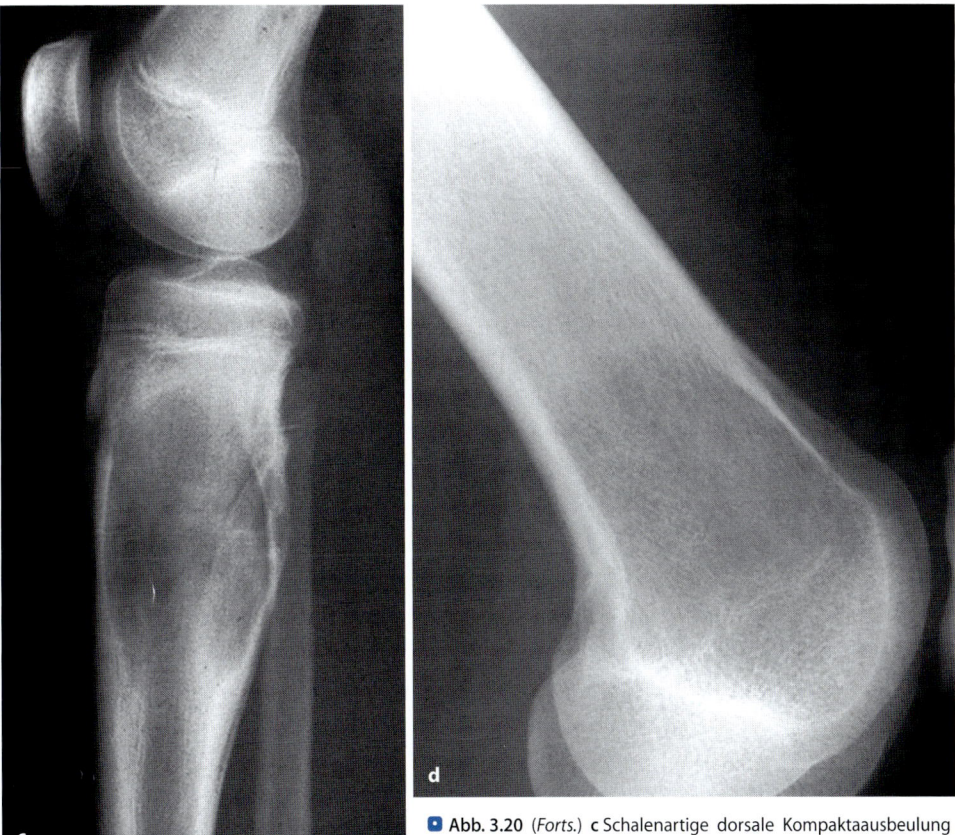

Abb. 3.20 (*Forts.*) **c** Schalenartige dorsale Kompaktaausbeulung von >1 cm bei einer einkammrigen juvenilen Knochenzyste. **d** Typischer Lodwick-Grad IB bei einem Riesenzelltumor

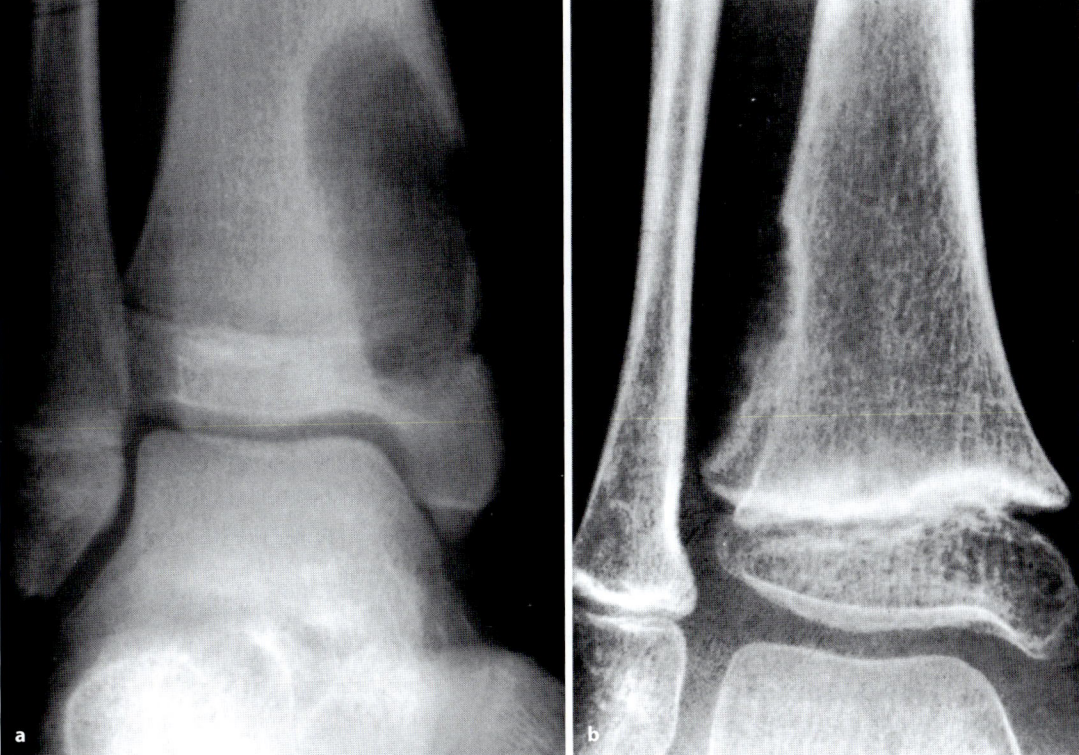

Abb. 3.21 a, b. Beispiele zum Lodwick-Grad IC. **a** Brodie-Abszeß mit vollständiger Kompaktapenetration. Auch in **b** vollständige Penetration der Kompakta bei einer aneurysmatischen Knochenzyste

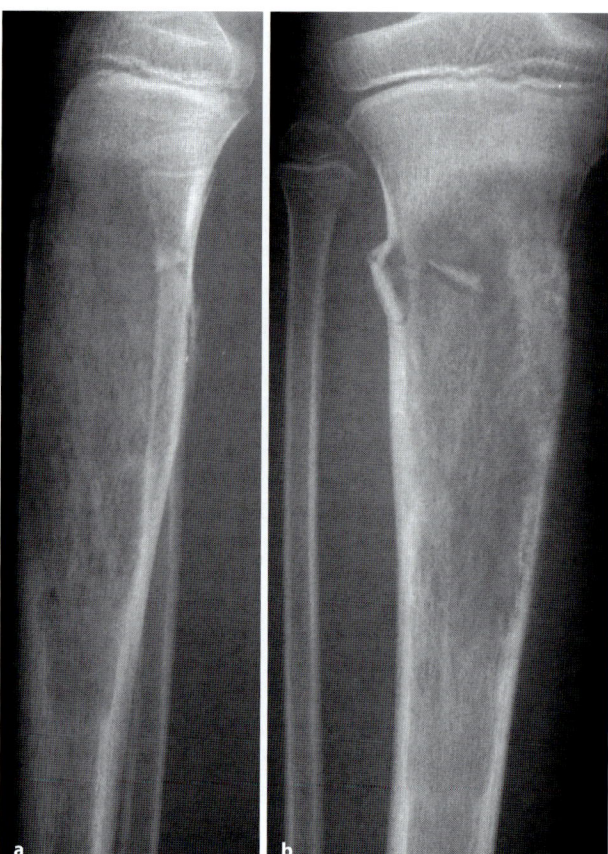

◘ Abb. 3.22 a, b. Lodwick-Grad II bei einem Osteosarkom

kale Schale. Die Ränder einer solchen Penetration sind beim Typ IC unregelmäßig, zerfetzt und unscharf (Abb. 3.21 a), aber nicht mottenfraßartig oder permeativ wie beim Typ II (◘ Abb. 3.22). Eine Kompaktapenetration muss immer dann angenommen werden, wenn die Kompakta im Profilbild an irgendeiner Stelle in ihrer ganzen Breite verschwunden, d. h. eine Diskontinuität eingetreten ist oder wenn sich eine paraossale Tumormasse nachweisen lässt. Die *partielle Penetration* zeigt sich als Erosion oder lokale Verdrängung bzw. Verdünnung der Kompakta bzw. der Knochenschale und ist vor allem glatt begrenzt.

Der *Destruktionstyp IA* wird nahezu ausschließlich bei gutartigen Läsionen beobachtet, die sehr langsam wachsen, wozu überwiegend Osteoidosteome, einkammrige Knochenzysten, Enchondrome, fibröse metaphysäre Defekte, auch Chondromyxoidfibrome, Chondroblastome, manche Formen des eosinophilen Granuloms, der Brodie-Abszess und die fibröse Dysplasie gehören. *Das vielfach schmerzlose, langsame Wachstum erlaubt die Entwicklung eines reaktiven Sklerosesaums*, der ja diesen Destruktionstyp charakterisiert. Der Sklerosesaum kann in seiner Dicke variieren, wobei besonders breite Sklerosesäume bei Läsionen in gewichtstragenden oder mechanisch sonstwie stärker beanspruchten Knochen beobachtet werden, z. B. am Femur, an der Tibia, am Radius und Humerus. Die tumorseitige Zone des Skleroserands ist gewöhnlich schärfer als die dem gesunden umgebenden Knochen zugewandte Seite, wo er zumeist einen fließenden Übergang zur gesunden Spongiosa hin erkennen lässt. Diese allmähliche Dichteabnahme signalisiert eine trabekuläre Verstärkung über eine weite Zone um die Läsion herum. Besonders beim Brodie-Abszess, bei der chronischen Osteomyelitis und beim eosinophilen Granulom ist dieser allmähliche Übergang des Sklerosesaums in die umgebende Spongiosa zu beobachten. Histologisch besteht der Sklerosesaum aus Lamellenknochen, der sich zwischen den zerstörten ursprünglichen Knochentrabekeln ausbreitet. Wie bereits erwähnt, repräsentiert der Sklerosesaum eine mechanische Anpassung des umgebenden Knochens, der durch den Defekt nunmehr stärker belastet ist. Bei benignen fibroossären Läsionen, wie z. B. der fibrösen Dysplasie oder beim nichtossifizierenden Knochenfibrom, kann die Dichte des Sklerosesaums durch metaplastische Verknöcherungen verstärkt werden.

Für die praktische Tumorchirurgie ist es wichtig zu wissen, dass gelegentlich kleine Tumoranteile durch den Sklerosesaum in den angrenzenden Markraum wachsen können (◘ Abb. 3.23).

3.2 · Radiologische Bildinterpretation von Knochengeschwülsten

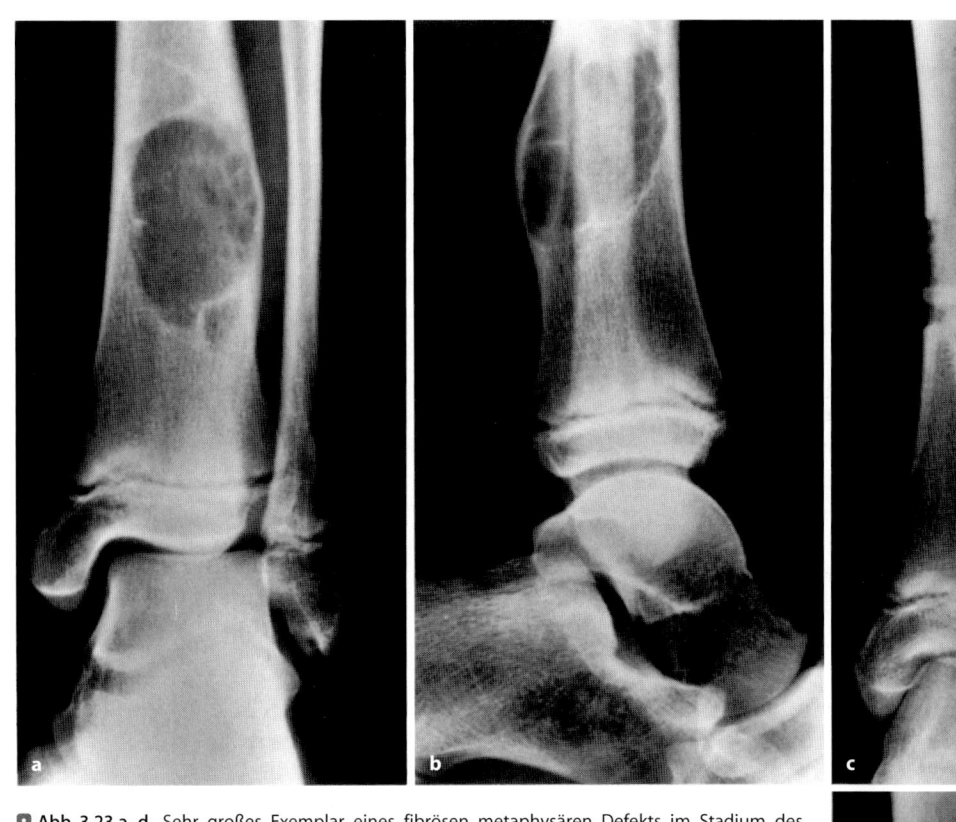
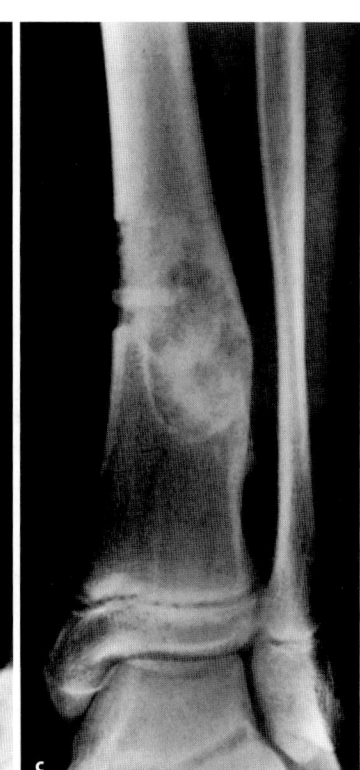
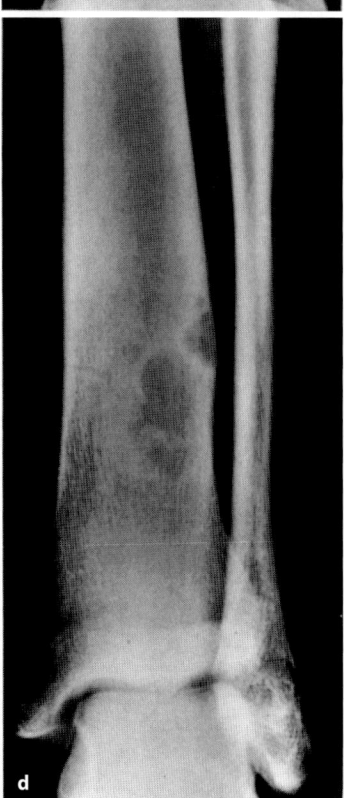

Abb. 3.23 a–d. Sehr großes Exemplar eines fibrösen metaphysären Defekts im Stadium des nichtossifizierenden Knochenfibroms bei einem 15-Jährigen an der distalen linken Tibiametaphyse/-diaphyse. Die Läsion entspricht einem Lodwick-Grad IB. Sie wurde kürettiert und mit Spongiosa aufgefüllt. Wie die postoperative Aufnahme (c) erkennen lässt, wurden große Teile des Sklerosesaums stehengelassen. Möglicherweise liegt darin der Grund des Rezidivs, das 3 Jahre später diagnostiziert wurde. Der Sklerosesaum markiert nämlich nicht in jedem Fall die eigentliche Tumorgrenze, es können immer kleine Tumoranteile durch den Sklerosesaum in den angrenzenden Markraum wachsen. Das Rezidiv war übrigens szintigraphisch leicht positiv

Daher sollte der Chirurg immer mit einem Sicherheitsabstand von mindestens 1–1,5 cm – wenn technisch möglich – von dem Sklerosesaum resezieren. Sieht man auf dem postoperativen Bild noch einen verbliebenen Sklerosesaum, dann sollte der Patient verstärkt beobachtet werden, da an dieser Stelle ein Rezidiv entstehen kann. Möglicherweise liegt hier die Ursache für die manchmal zu beobachtenden Rezidive auch beim Osteoblastom, bei dem eigentlich nur der Nidus entfernt werden muss, worauf sich die Umgebungssklerose nach spätestens einem Jahr spontan zurückbildet.

Der *Destruktionstyp IB* wird bei Läsionen gefunden, die auch beim Destruktionstyp IA vorkommen, mit dem Unterschied, dass sie eine größere Wachstumsrate aufweisen. Hinzu kommt der Riesenzelltumor.

Bei scharfer Begrenzung der Läsion ohne Sklerosesaum entspricht die röntgenologische Grenze zwischen Tumor und umgebendem Knochen auch der anatomischen Tumorgrenze, da beim Wachstumstyp IB kein infiltratives, sondern ein verdrängendes Wachstum vorliegt.

Läsionen des Typs IA und IB sind bei diaphysärer Lage dann röntgenologisch als solche anzusprechen, wenn eine Arrodierung der Kompaktainnenfläche (s. Abb. 3.36 a, b), das Zeichen der ausgebeulten Knochenschale und/oder Tumormatrixossifikationen vorliegen, sonst können sie „unsichtbar" sein, fehlt doch in diesem Segment eines Röhrenknochens die Spongiosa, die die Randbegrenzung bilden kann.

Der *Destruktionstyp IC* kommt überwiegend bei lokal invasiv wachsenden Tumoren vor, einhergehend mit der oben beschriebenen vollständigen Kompaktapenetration. Zu diesen Tumoren gehören besonders der Riesenzelltumor, einige Osteosarkome (z. B. low-grade), Fibrosarkome, Chondrosarkome und aktive Enchondrome sowie Chondromyxoidfibrome. Um es vorwegzunehmen: Der Typ IC ist manchmal sehr schwer vom Typ II zu unterscheiden (◘ Abb. 3.17).

3.2.1.2 Geographisches Destruktionsmuster, kombiniert mit mottenfraßartigen und/oder permeativen Destruktionen (Grad II)

Dieser Grad der Destruktion wurde von Lodwick in seiner Arbeit von 1980 neu definiert. Während früher diesem Grad die mottenfraßartige Destruktion zugeordnet wurde, ist er jetzt als eine Kombination aus geographischer mit mottenfraßartiger und/oder permeativer Destruktion definiert (s. Abb. 3.22). Die Abgrenzung gegenüber dem Grad IC erfolgt durch die Tumorbegrenzung, die bei IC unregelmäßig, zerfetzt, zickzackartig und unscharf sein kann, ohne aber die Konditionen einer mottenfraßartigen oder permeativen Begrenzung zu erfüllen. Der Grad II hat also letztendlich keinen definierten Rand um die zentrale Osteolyse. Durch diese Neudefinition des Grades II ist eine schärfere Abgrenzung aller Destruktionsmuster des Grades I gegenüber den Graden II–III möglich und notwendig, *denn Läsionen des Grades I haben grundsätzlich ein weniger schnelles und aggressives Wachstum als Läsionen des Grades II oder gar III*. Aufgrund seiner Untersuchungen an 223 Fällen von Knochentumoren unterschiedlicher Ätiologie stellte Lodwick nach dieser Neudefinition eine deutliche Verschiebung von Fällen aus dem Grad III in den Grad II fest (im Wesentlichen beim Osteosarkom), und die Fallzahl des Grades IC verkleinerte sich – allerdings nur geringfügig – zugunsten des Grades II.

An dieser Stelle muss nun das mottenfraßartige Destruktionsmuster definiert werden: Es besteht aus zahlreichen verstreuten, unterschiedlich großen Osteolysen, die sich eher multizentrisch als vom Rand einer größeren zentralen Läsion aus entwickeln und später zusammenfließen können. Betroffen sind kortikaler oder spongiöser Knochen allein oder kombiniert. Zwischen den Defekten kann normaler spongiöser Knochen bestehen bleiben, ein Befund, der sich aus dem regional infiltrati-

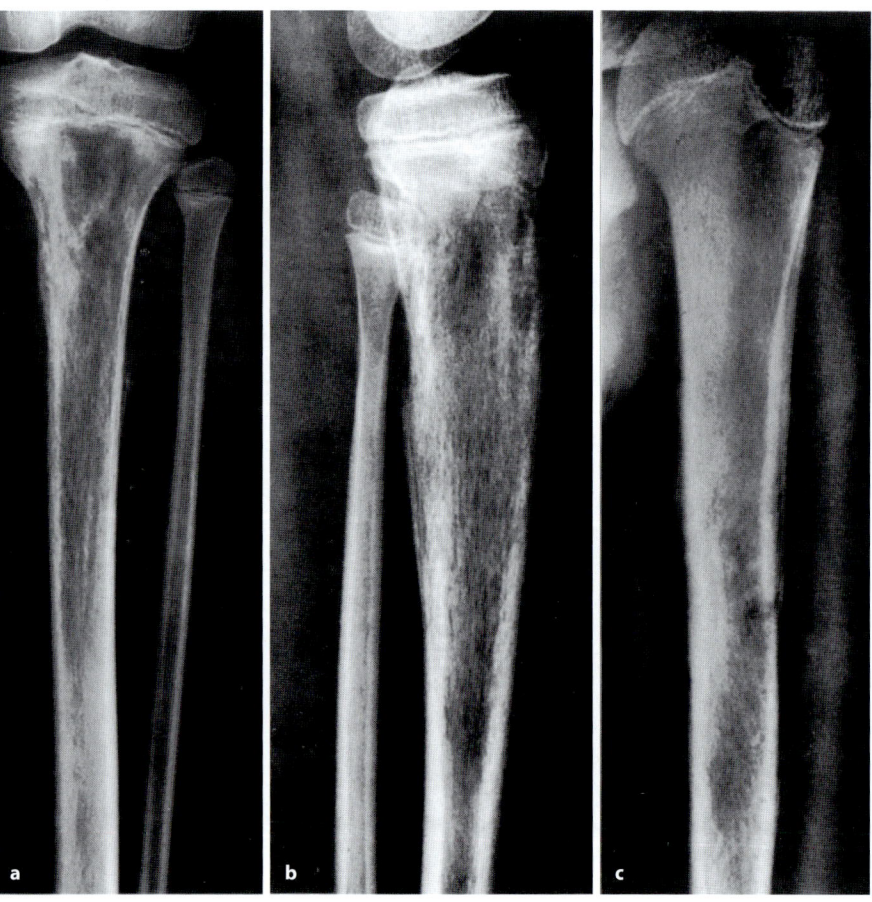

◘ Abb. 3.24. a–c Typische Beispiele des Lodwick-Grades III. In **a** und **b** ausgedehnte mottenfraßartige und permeative Destruktionsmuster an der proximalen Tibiadia- und -metaphyse bei einem Ewing-Sarkom, in **c** bei einem chondroblastischen Osteosarkom. Die zwischen der mottenfraßartigen Destruktion gelegenen Knochenstrukturen sind unscharf, z. T. sicherlich durch die Anlagerung reaktiver bzw. reparativer und tumorbedingter Knochenneubildung. Zu beachten sind die unterbrochenen reaktiven Periostverknöcherungen an der Tibia, vor allem dorsal, und am Humerus lateral (*Forts. S. 53*)

Abb. 3.24 (*Forts.*) **d–h** Transformation eines Lodwick-Grades III in einen Grad II bei einem Osteosarkom, innerhalb von 14 Tagen

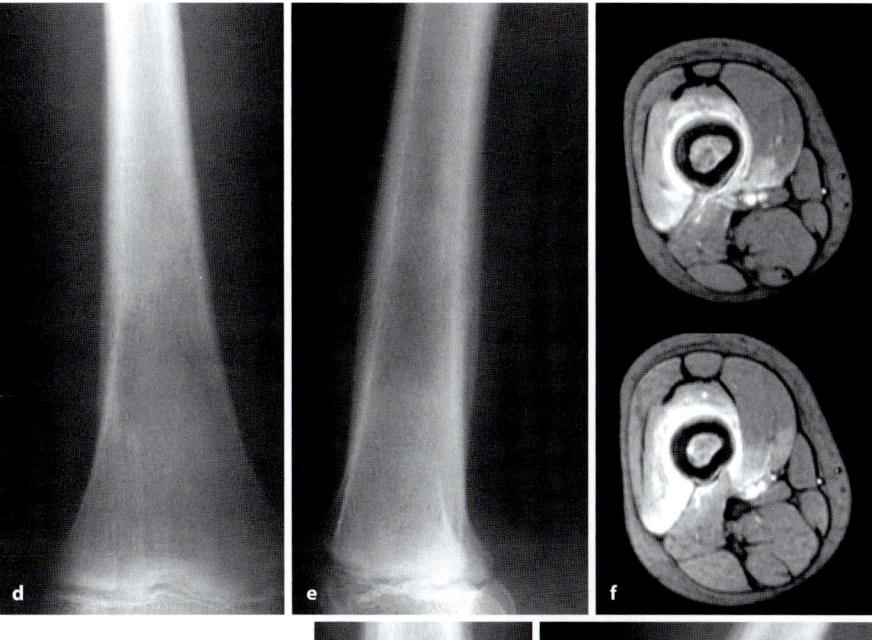

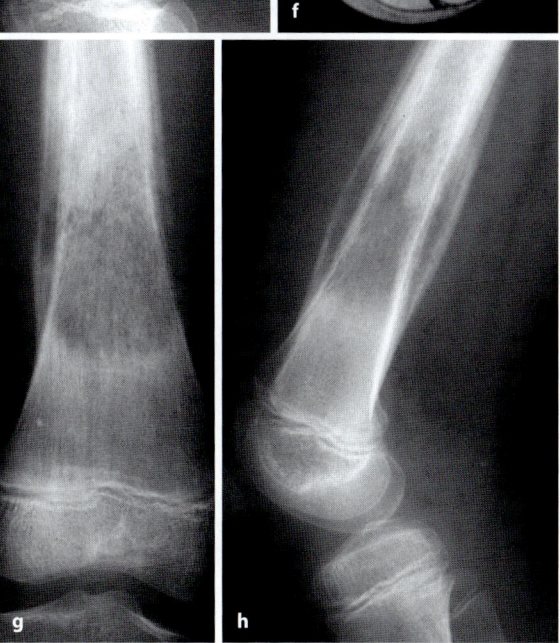

ven Wachstum erklärt (Abb. 3.24 a–c). Gelegentlich können sich die Trabekeln in diesen Spongiosainseln durch reparative oder tumorbedingte (osteoidale) Knochenneubildung verdicken und damit röntgenologisch dichter – aber immer unscharf – erscheinen. Im frühen Stadium ist die mottenfraßartige Läsion häufig schwer zu erkennen, insbesondere beim osteoporotischen Knochen. Im kompakten Knochen entwickeln sich mottenfraßartige Destruktionen gewöhnlich von der enostalen Seite her und dringen nach außen vor.

Von dieser allgemeinen Definition für das mottenfraßartige Destruktionsmuster weicht der Grad II insofern ab, als sich der Mottenfraß vom Rand einer größeren Osteolyse aus entwickelt. Gegenüber dem Grad III ist die Osteolyse des Grades II als zusammenhängende Aufhellung bzw. Osteolyse abgrenzbar (s. Abb. 3.22), während im Grad III entsprechend der obigen Definition die feinen Osteolysen multizentrisch entstehen, ohne dass eine zusammenhängende Osteolyse eindeutig erkennbar wird.

Fließen mottenfraßartige – multizentrische – Osteolysen zu einer größeren zusammenhängenden (geographischen) Osteolyse zusammen, so entsteht aus einem Lodwick-Grad III ein Lodwick-Grad II (Abb. 3.24 d–h). Der entscheidende morphologische Unterschied zwischen Grad IC und II lässt sich so ausdrücken, dass *die Begrenzung des Tumors durch den Mottenfraß irgendwie nicht mehr definierbar wird*, wie oben bereits erwähnt. *Eine unscharfe, irreguläre, höckrige, auch fetzige Randbegrenzung bei einem Lodwick-Grad IC ist immer noch eine definierte, während beim Mottenfraß dies per Definition nicht der Fall ist.*

Der Grad II wird überwiegend bei malignen Prozessen beobachtet, wobei in erster Linie das Osteosarkom und dann die Metastasen sowie auch das Chondrosarkom und das Fibrosarkom zu nennen sind. Von den gutartigen Läsionen zeigt gelegentlich die foudroyant verlaufende hämatogene Osteomyelitis einen Grad II.

3.2.1.3 Mottenfraßartiges und/oder permeatives Destruktionsmuster (Grad III)

Dieser Grad repräsentiert die aggressivste Form von Knochentumoren, wozu vor allem das Ewing-Sarkom (Abb. 3.24 a, b) und das maligne Lymphom gehören. Beobachtet wird der Grad III aber auch beim Osteosarkom (Abb. 3.24 c–h), beim Fibrosarkom und beim Chondrosarkom.

Permeative Destruktionsmuster treten fast ausschließlich im kompakten Knochen auf und imponieren als multiple, isomorphe, winzige ovale oder streifige Aufhellungen.

Pathologisch-anatomisch steckt hinter dieser Röntgenphänomenologie ein von innen, d. h. von der Gefäßseite her ausgehender osteoklastärer Abbau der Havers-Systeme und/oder Osteone, ähnlich wie beim physiologischen Knochenumbau. Ein permeatives Destruktionsmuster lässt sich nicht nur bei den erwähnten Krankheitsbildern nachweisen, es wird auch bei entzündlichen (◘ Abb. 3.25) und metabolischen (z. B. primärer Hyperparathyreoidismus) Veränderungen und bei mechanischer Beeinträchtigung des Knochens (z. B. Stressfraktur) gesehen.

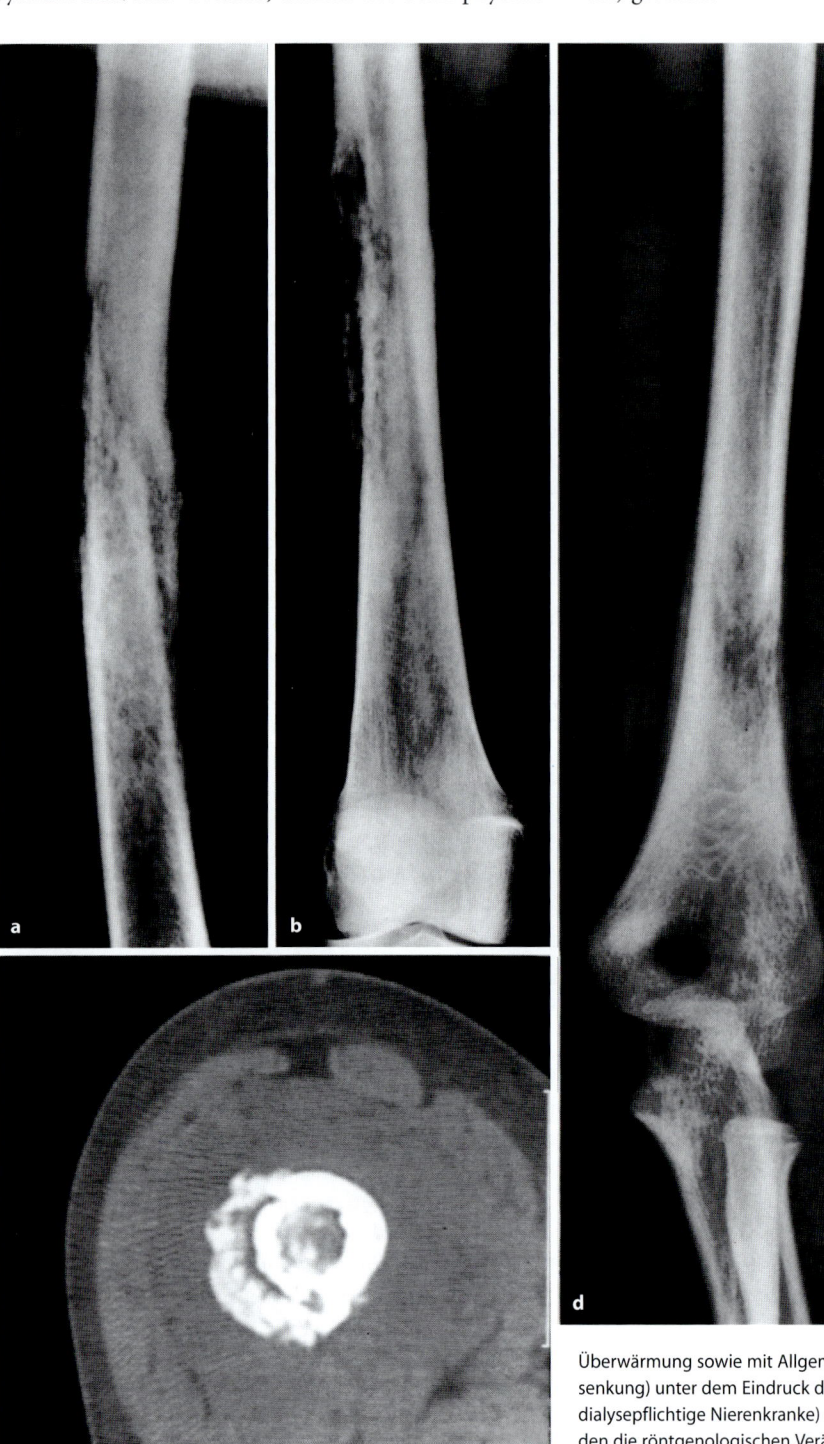

◘ **Abb. 3.25 a–d.** Ausgedehnte mottenfraßartige und auch permeative Destruktionen im Femurschaft bei einer Dialysepatientin mit einer foudroyant verlaufenden Osteomyelitis (**a**, **b**). Zu beachten sind die zerfetzten reaktiven Periostveränderungen, die im Computertomogramm (**c**) halbmondförmig über der erheblich zerstörten Kompakta liegen. **d** Mottenfraßartige Destruktion im distalen Humerusschaft durch ein eosinophiles Granulom. Klinisch: Schmerzen, Schwellung, druckdolenter Tumor. Diese Beispiele weisen darauf hin, dass mottenfraßartige und permeative Destruktionsmuster sowie auch unterbrochene Periostreaktionen lediglich ein sehr aggressives Wachstum einer Knochenläsion anzeigen, nicht aber die Histologie widerspiegeln. Im ersten Fall weist die Klinik mit einer in kürzester Zeit einsetzenden massiven Schwellung und Überwärmung sowie mit Allgemeinreaktionen (hohes Fieber, hohe Blutsenkung) unter dem Eindruck der Vorgeschichte (resistenzgeminderte dialysepflichtige Nierenkranke) auf einen entzündlichen Prozess hin, auf den die röntgenologischen Veränderungen mit großer Wahrscheinlichkeit zurückzuführen sind. Der zweite Fall lässt weder klinisch noch röntgenologisch eine Abgrenzung gegenüber einem Ewing-Sarkom zu

Das Muster ist also nicht allein für neoplastische Knochenprozesse spezifisch. Bei Malignomen signalisiert es aber in jedem Fall ein aggressives infiltratives Tumorwachstum.

Zum Schluss dieser Ausführungen sei noch einmal darauf verwiesen, dass ein Knochentumor nicht immer die gleiche Wachstumsgeschwindigkeit haben muss. Nimmt Letztere zu, so wird die Randbegrenzung unscharf oder auch nicht mehr definierbar (bei Mottenfraß). Gleichzeitig nimmt die Destruktion der Kompakta zu, bis schließlich diese natürliche Barriere zwischen der Geschwulst und dem paraossalen Weichgewebe durchbrochen ist. Auch kann ein einmal vorhandener reaktiver Sklerosesaum bei zunehmender Wachstumsgeschwindigkeit und Aggressivität der Läsion abgebaut werden.

Die entscheidenden Vorteile der von Lodwick entworfenen, sich an der Wachstumsgeschwindigkeit orientierenden Graduierung von Destruktionsprozessen an Spongiosa und Kompakta sind im Folgenden zu sehen:
- Der Anfänger auf dem Gebiet der Knochentumordiagnostik wird zu einer systematischen Bildinterpretation erzogen.
- Bei einer sehr sorgfältigen, die Grenzen zwischen den einzelnen Graden beachtenden Bildinterpretation wird ein realistischer Bezug zur Wachstumsgeschwindigkeit und damit zum biologischen Verhalten einer Knochendestruktion hergestellt (◘ Tabelle 3.4, ◘ Abb. 3.26). Daraus ergeben sich praktische Konsequenzen für die Knochentumordiagnostik, vor allem im Hinblick auf die Einschätzung des histologischen Bildes. Die dabei häufig so schwere Graduierung (z. B. benigne/niedrigmaligne) wird erleichtert. Aufgrund eigener Erfahrungen mit der Lodwick-Graduierung muss es als ganz ungewöhnlich angesehen werden, wenn z. B. ein Chondro- oder Osteosarkom vom Röntgenologischen her einem Grad III zugeordnet werden kann, das histologische Bild aber einem niedrigmalignen Tumor entsprechen soll. Zumindest

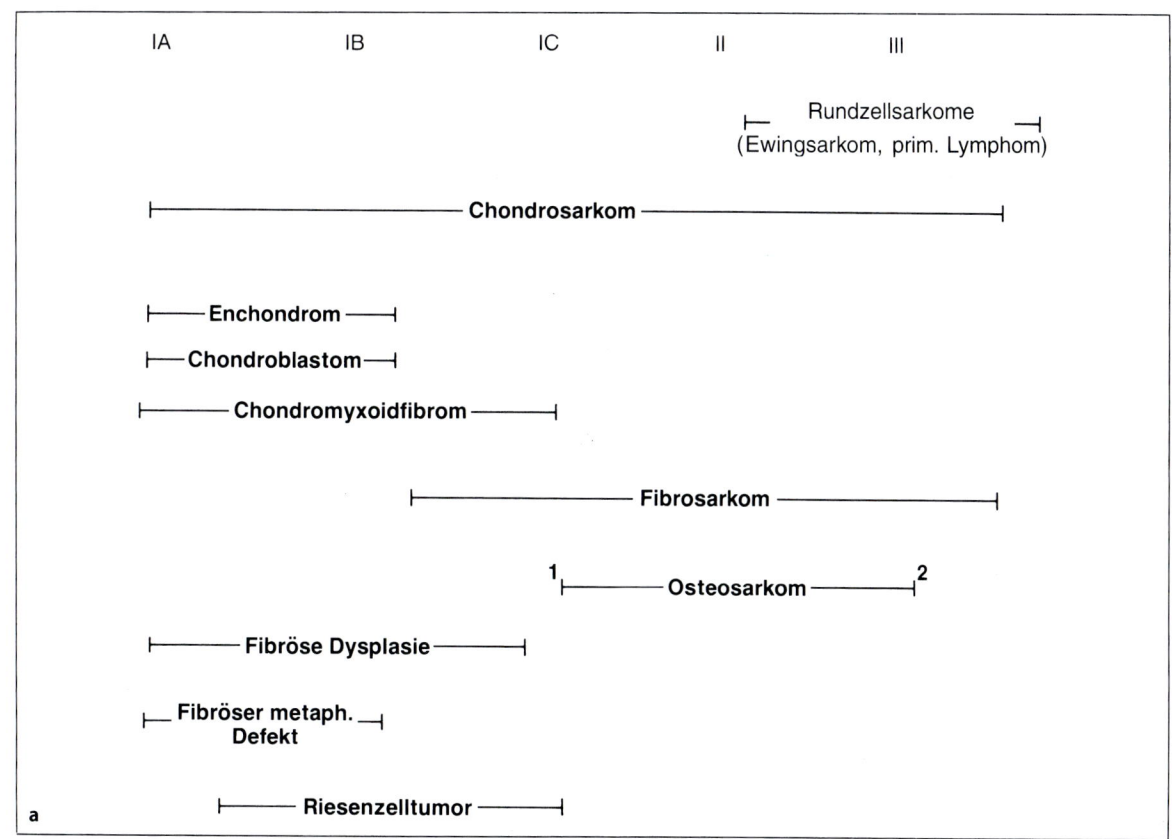

◘ Abb. 3.26. a Die Wachstumsgeschwindigkeit der dargestellten Läsionen nimmt von links nach rechts zu. In einem begrenzten Rahmen geht damit die Dignität einher. Im Bereich des Grades I (A–C) sind überwiegend benigne Läsionen und „tumor-like lesions" angesiedelt, während sich rechts in den Graden II und III überwiegend maligne Entitäten finden. Chondro- und Fibrosarkome kommen in nahezu allen Graden, wenn auch überwiegend in II und III vor. Beim Fibrosarkom ist zu beachten, dass es nicht selten auf dem Boden einer benignen Läsion, z. B. in einer chronischen Osteomyelitis oder in einem Knocheninfarkt, entsteht, daher wird der deutlich nach links reichende Arm vielleicht verständlich. 1 Low-grade-Osteosarkom, 2 High-grade-Osteosarkom (*Forts. S. 56*)

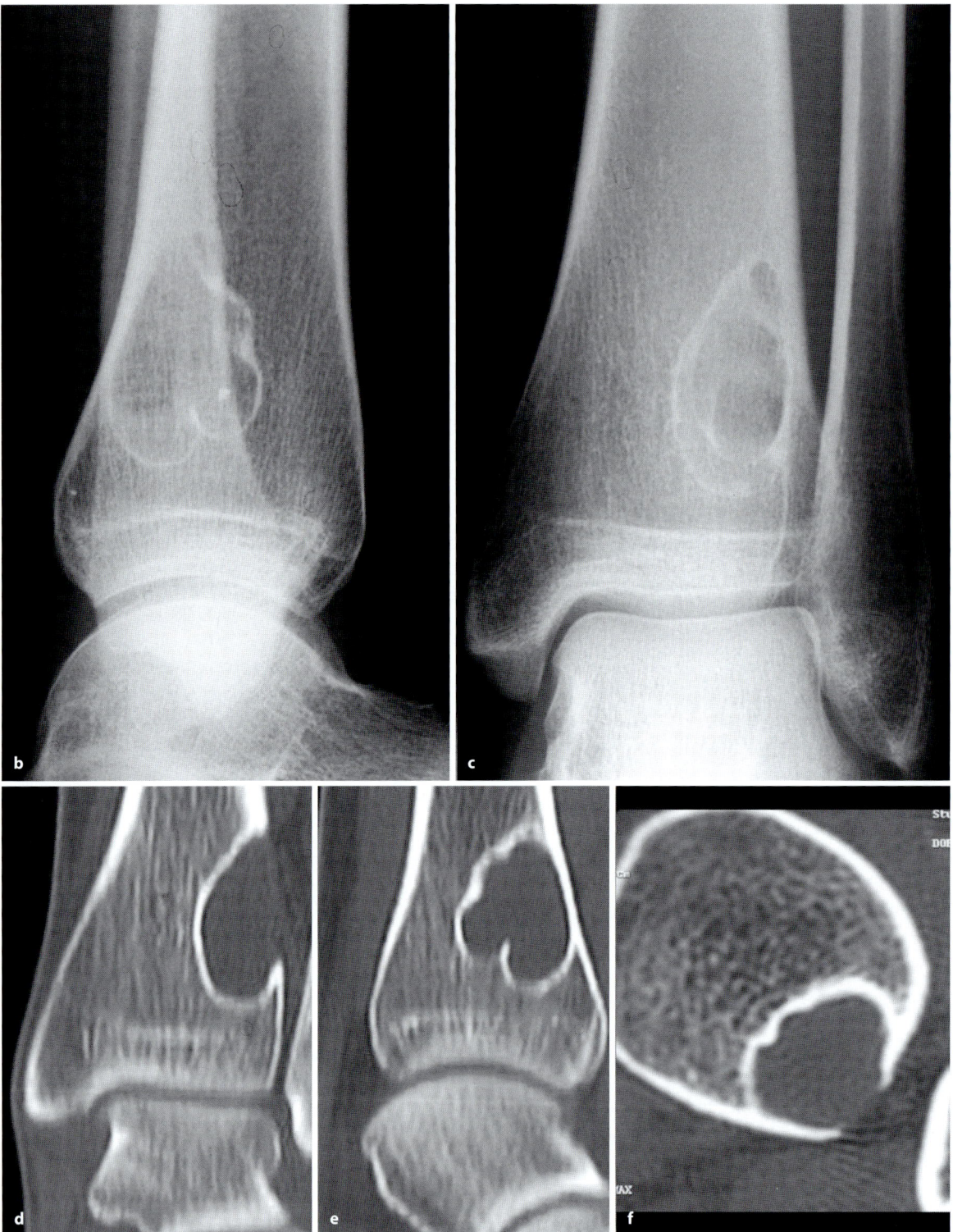

Abb. 3.26 (*Forts.*) **b–f** Nichtossifizierendes Knochenfibrom im Lodwick-Grad IA. Die partielle Auslöschung der Kompakta auf den Computertomogrammen in **d** und **f** ändert nichts an der Graduierung!

3.2 · Radiologische Bildinterpretation von Knochengeschwülsten

Tabelle 3.4. Wachstumsgeschwindigkeit von Knochengeschwülsten, wie sie sich im einzelnen Röntgenbild widerspiegeln kann

Wachstumsgeschwindigkeit	Destruktionstyp	Periostale Reaktionen
Langsam oder relativ langsam	Geographisch IA-IC	Kontinuierlich, solide oder schalenförmig
Intermediär	Geographisch, kombiniert mit mottenfraßartiger und/oder permeativer Destruktion (Grad II)	Unterbrochen, lamellär, zwiebelschalenartig, Spieße etc., selten kontinuierlich schalenförmig
Schnell[a]	Mottenfraßartige und/oder permeative Destruktion (Grad III)	Prinzipiell wie intermediär, aber fast nie kontinuierlich, komplexe Reaktionen

[a] Extrem schnell wachsende Geschwulstprozesse (in der Regel kleinzellige!) können der röntgenologischen Darstellung entgehen, d. h. die Tumorzellen durchwachsen oder infiltrieren einen Knochen schneller als seine osteoklastäre Reaktionsmöglichkeit. Das kommt vor allem bei älteren Menschen mit schon osteoporotischem Knochen vor, in dem ohnehin feine Osteolysen aus Gründen des Kontrasts oft gar nicht zur Darstellung kommen. Hier bietet die MRT gute ergänzende diagnostische Möglichkeiten.

muss in diesen Fällen Zweifel an der Repräsentativität des Biopsats erhoben werden. Wenn man bei einiger Erfahrung den Sitz einer Läsion, das Alter des Patienten, die klinische Symptomatik sowie zusätzliche Periostveränderungen und eventuelle Matrixossifikationen berücksichtigt, dann kann man mit Hilfe der Lodwick-Graduierung auch leichter an die Diagnose und an eine Dignitätsaussage herankommen. Das soll mit einigen Zahlen aus der 1980 revidierten Graduierung von Lodwick untermauert werden: Von 69 benignen Läsionen (Chondrome, Chondroblastome, Chondromyxoidfibrome, kortikale Desmoide, einkammrige Knochenzysten, nichtossifizierende Knochenfibrome, Osteoblastome und Osteoidosteome) war kein einziger Fall in den Grad II oder III einzuordnen. Von 17 nichtossifizierenden Knochenfibromen waren 14 im Grad IA, 2 im Grad IB und 1 im Grad IC. Von 16 Riesenzelltumoren war nur einer dem Grad II, die übrigen dem Grad I zuzuordnen, während sich von 49 Osteosarkomen nur 4 in dem Hauptgrad I, der Rest aber in den Graden II (16) und III (29) fanden. Von 20 Ewing-Sarkomen entsprach nur eines dem Grad IC, 16 hingegen dem Grad III und 3 dem Grad II. Weniger günstige Verhältnisse fanden sich beim Fibrosarkom (6 Grad I, 6 Grad II und III) und beim Chondrosarkom (9 Grad I und 10 Grad II und III). Beim Fibrosarkom waren allerdings nur 2 Fälle dem Grad IA bzw. IB zuzuordnen, 4 gehörten zum Grad IC. Beim Chondrosarkom war nur eines im Grad IA, 4 fanden sich im Grad IB und 4 im Grad IC. Wenn man aber berücksichtigt, dass Fibro- und Chondrosarkome immer Schmerzen verursachen, dann wird man bei einer Morphologie mit einem Grad IA oder IB in jedem Falle eine Probeexzision veranlassen und sich nicht von der durch diese Grade repräsentierten relativ geringeren Wachstumsgeschwindigkeit irreführen lassen.

Lodwick et al. (1980) konnten auf der Basis des noch nicht modifizierten Gradings auch eine enge Korrelation zwischen der röntgenologischen Graduierung und der Fünfjahresüberlebensrate finden. Am Beispiel von 182 Osteosarkomen stellten sie vor allem zwischen dem Grad I einerseits und II und III andererseits einen starken Knick in der Fünfjahresüberlebensrate fest. Das war allerdings vor der Ära der neoadjuvanten präoperativen Chemotherapie!

- Die Graduierung kann für Zwecke der Therapieplanung sehr gut in ein Gesamtstagingsystem eingebaut werden, wie es in Kap. 5 noch eingehender erläutert wird.
- Die Graduierung eignet sich für eine computerunterstützte Diagnostik, wofür sie auch von Lodwick im Wesentlichen entwickelt wurde.

> Das Lodwick-Grading kann und darf nicht auf Schnittbilder übertragen werden. Es wurde ausschließlich für die Projektionsradiographie entwickelt (s. oben). Wenn sich auf einem Schnittbild eine Kompaktazerstörung findet, ändert das nichts an der projektionsradiographisch vorgenommenen Einschätzung als Lodwick-Grad IA (Abb. 3.26 b-f).

3.2.2 Periostale Reaktionen

Tumoren und tumorähnliche Knochenprozesse können verschiedene Arten von Periostreaktionen hervorrufen, wenn sie mittelbar (z. B. Ödem) oder unmittelbar die Kompakta nach außen überschreiten. Solche Periostreaktionen sind radiographisch erst sichtbar, wenn sie mineralisieren. Das benötigt – bezogen auf den auslösenden Reiz – mindestens 10 Tage bis 3 Wochen und ist altersabhängig. Bei Kleinkindern können periostale Reaktionen im günstigsten Fall schon nach 5–7 Tagen sichtbar werden, Erwachsene, besonders ältere Menschen benötigen dazu zum Teil bis zu 4 Wochen.

An dieser Stelle seien einige Anmerkungen zur *Nomenklatur von Läsionen gemacht, die außerhalb der Kortikalis wachsen* und damit mehr oder weniger das Periost involvieren: Generell werden alle Läsionen mit einem extrakortikalen Ursprung zu den *juxtakortikalen Läsionen* gezählt, unabhängig von ihrer Beziehung zum Periost.

Subperiostale Läsionen wie z. B. Blutungen oder Eiter heben das Periost ab, und es kommt zu einer reaktiven periostalen Verknöcherung (kontinuierlich, solide oder lamellär, s. unten).

Periostale Prozesse entwickeln sich aus den tieferen Schichten des Periosts. Sie sind fest mit der Kompakta verwachsen und von Periost bedeckt (z. B. periostales Osteosarkom). Wenn ein periostaler nichtaggressiver Tumor langsam wächst, wird das Periost abgehoben, und in der Peripherie entwickelt sich ein soilder Keil („buttress", s. unten). Bei aggressivem Tumor entsteht in der Peripherie bzw. am Tumorrand eine Codman-Triangel (s. unten). Sehr aggressive Prozesse führen zu einer spikulierten periostalen Knochenneubildung.

Paraperiostale (parosteale) Prozesse entwickeln sich aus der äußeren Periostschicht (z. B. sog. paraossales Osteosarkom) und sind radiologisch von der Kompakta durch eine feine radioluzente Periostmembran abgrenzbar. Deshalb heben sie nicht die äußere Faserschicht ab, und es entsteht keine periphere periostale Reaktion.

Paraossale Prozesse entstehen ausschließlich außerhalb des Periostes (z. B. Myositis ossificans, Weichteilchondrom, kalzifizierende Tendinitis etc.); zwischen ihnen und dem Knochen liegt Weichgewebe.

Die Morphologie der periostalen Reaktionen ist abhängig von Art und Zeit der Ossifikationsvorgänge. Sie ist ein Spiegel der Intensität, der Aggressivität und Dauer des zugrunde liegenden Prozesses. Die Menge des vom Periost reaktiv gebildeten neuen Knochens ist nicht nur abhängig vom mechanischen Dehnungsreiz eines durch die Kompakta nach außen dringenden Prozesses bzw. vom Ausmaß der Periostabhebung, sondern auch von Faktoren, die offensichtlich direkt vom zugrunde liegenden Prozess ausgehen, z. B. eine passive Hyperämie, und möglicherweise von Stoffen, die die Knochenproduktion induzieren und vom Tumor gebildet werden. Während das Osteosarkom offensichtlich über solche Stoffe verfügt, scheinen sie dem Fibrosarkom weitgehend zu fehlen, das trotz eines häufigen Durchbruchs durch die Kompakta mit Ausbildung von zunächst subperiostalen Tumormassen und entsprechendem Dehnungsreiz in der Regel keine oder nur geringe reaktive periostale Knochenneubildungen auslöst. Schließlich ist die Menge neugebildeten periostalen Knochens – teleologisch gesehen – auch als mechanischer Adaptationsversuch an die durch den Tumor verursachte Reduktion der mechanischen Belastbarkeit und als Abschottungsvorgang gegenüber einer möglichen Tumorinvasion der Weichteile anzusehen.

Periostale Knochenneubildungen lassen sich morphologisch in zwei Grundkategorien einteilen: in kontinuierliche und unterbrochene. Beide Formen können mit erhaltener oder zerstörter Kompakta einhergehen. Bei erhaltener Kompakta ist die Periostreaktion ein indirektes Zeichen für einen möglichen Tumorausbruch oder eine Entzündungsinvasion in das paraossale Kompartiment über die Volkmann-Kanäle und das Havers-System. Bei zerstörter Kompakta – dem anderen Extrem – findet sich röntgenologisch ein kontinuierlicher, direkter Übergang der Läsion zur Periostreaktion. Die unten besprochenen verschiedenen Formen periostaler Reaktionen sind nicht immer in der prägnanten schematischen Form wie in ◘ Abb. 3.27 röntgenologisch erkennbar und unterscheidbar. So kann eine radiographisch als solide erscheinende – oder besser: sich solide projizierende – Periostreaktion pathologisch-anatomisch lamellär oder fein spießartig sein.

3.2.2.1 Kontinuierliche Periostreaktionen

Kontinuierliche Periostreaktionen mit Kompaktadestruktion

In diese Gruppe periostaler Reaktionen gehören die Veränderungen, wie sie im Zusammenhang mit der Ausbildung einer „ausgebeulten Knochenschale" auf S. 46 ff. beschrieben wurden. Sie entstehen als Reaktion eines enossalen Kompaktaabbaus und sind dicker als die ursprüngliche Kompakta, wenn der Abbau quantitativ hinter der periostalen Knochenneubildung steht, und dünner, wenn der Kompaktaabbau überwiegt.

Morphologisch lassen sich 3 Subtypen unterscheiden:

1. *Zarte periostale Knochenschale bzw. „Kompaktaausbeulung"*: Sie wird überall dort beobachtet, wo eine tumoröse Läsion einen gleichmäßigen exzentrischen oder konzentrischen Binnendruck gegen die Kompakta ausübt, sie somit gleichmäßig ausdünnt und dementsprechend eine gleichmäßige reaktive periostale Knochenneubildung auslöst. Die Schale ist insbesondere bei benignen Läsionen wie dem fibrösen metaphysären Defekt (s. Abb. 3.19b), der aneurysmatischen Knochenzyste, dem Enchondrom, Chondroblastom, Chondromyxoidfibrom, der fibrösen Dysplasie und beim Lipom exzentrisch, bei zystischen Läsionen wie der zentral gelegenen einkammrigen juvenilen Knochenzyste (s. Abb. 3.20 d) hingegen konzentrisch, da Letztere ihren Druck nach allen Seiten hin ausübt. Die Dicke der periostalen Schale ist abhängig von der Wachstumsgeschwindigkeit. Im Ex-

3.2 · Radiologische Bildinterpretation von Knochengeschwülsten

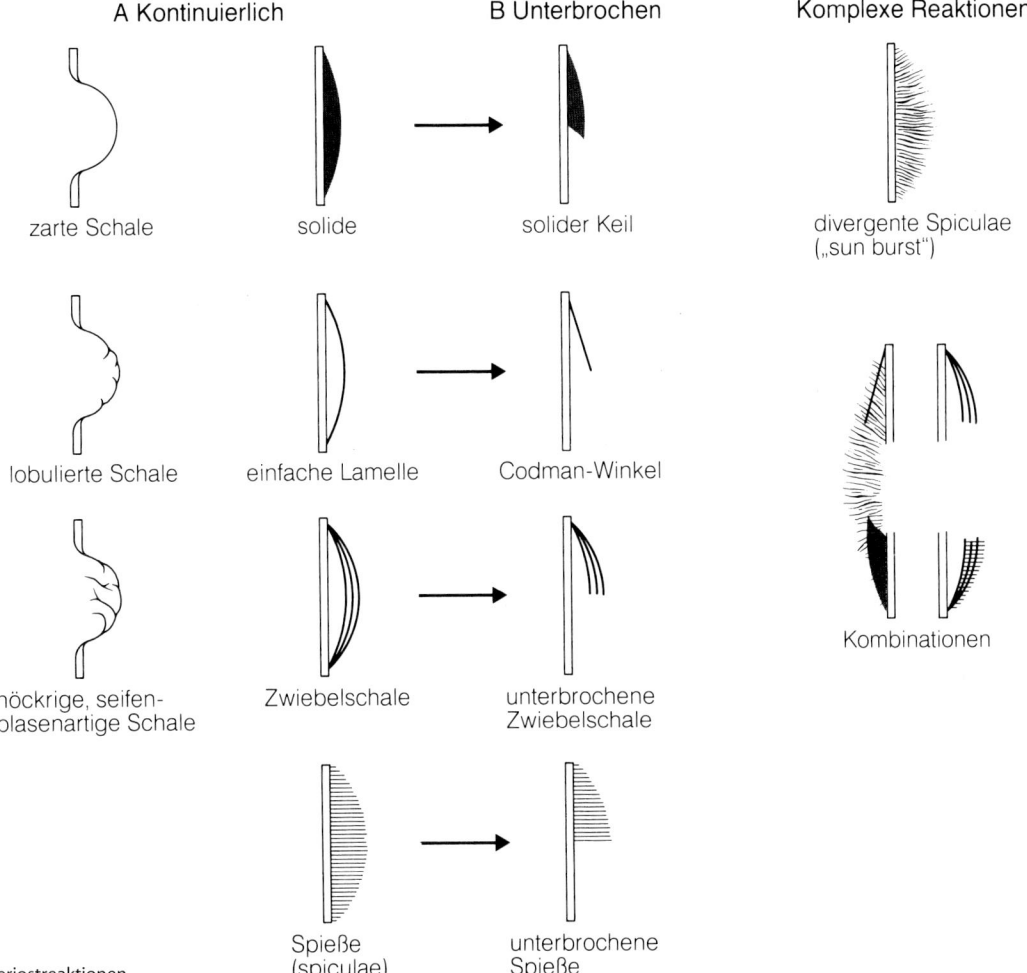

◨ Abb. 3.27. Periostreaktionen

tremfall kann sie unsichtbar sein, wenn die Kompakta so rasch und vollständig abgebaut wird, dass keine Zeit zu einer Mineralisation des vom gereizten Periost gebildeten Osteoids bleibt.

2. *Lobulierte Schale*: Sie kommt durch ein fokal ungleichmäßiges Wachstum der Läsion zustande, wobei die Lobuli den Zonen verstärkten Wachstums entsprechen und solide oder zystisch sein können (s. Abb. 3.23, 7.55, 11.17b).
3. *Riffartige (höckrige, seifenblasenartige, „septierte", „trabekulierte") Schale*: Sie entsteht, wenn eine mit mittlerer Geschwindigkeit wachsende lobulierte Läsion im Wachstum sistiert oder ihre Wachstumsrate reduziert, so dass sich insbesondere im Basisbereich der Lobuli neuer Knochen an der Innenseite des Periosts riffartig entwickeln kann. Wenn man diese riffartigen periostalen Knochenneubildungen in nur einer Ebene betrachtet, so kann leicht der falsche Eindruck entstehen, als handele es sich um eine Trabekulierung innerhalb der tumorösen Läsion. Riffartige reaktive periostale Knochenneubildungen finden sich besonders beim fibrösen metaphysären Defekt im Stadium des nichtossifizierenden Knochenfibroms (s. Abb. 13.8, 13.10), bei länger bestehenden Riesenzelltumoren (s. Abb. 11.6), Enchondromen und sogar bei langsam wachsenden Chondrosarkomen, Fibrosarkomen, Plasmozytomen und Metastasen (Schilddrüsen-, Nierenkarzinom).

Kontinuierliche Periostreaktionen bei erhaltener Kompakta

Bei diesem Typ der periostalen Reaktion ist die unter dem Periost gelegene Kompakta vollständig oder zum Teil erhalten, was aber nicht bedeutet, dass die Läsion nicht in irgendeiner Form direkt durch die Kompakta penetriert sein kann. Zumindest mus irgendein Reiz, z. B. eine passive Hyperämie oder ein durch die Volkmann-Kanäle gelangtes Ödem vorliegen, um eine Perioststimulation auszulösen.

Röntgenologisch lassen sich 4 Subtypen unterscheiden:

1. *Solide periostale Reaktion* (kortikale Verdickung, Hyperostose, dichte elliptische Reaktion): Sie entsteht durch eine Verschmelzung von nacheinander gebildeten periostalen Knochenschichten untereinander und mit der darunter gelegenen Kompakta und kommt bei chronischen, oft indolenten Prozessen des Markraums (subakute bis chronische Osteomyelitis, eosinophiles Granulom, großes Enchondrom, insbesondere intertrochantär), der Kompakta (Osteoidosteom, Osteitis) und der angrenzenden Weichteile (auch bei chronisch-venöser Insuffizienz) vor. Sie wird ferner bei komplexen Erkrankungen bzw. Syndromen wie z. B. bei der Pachydermoperiostose, beim EMO-Syndrom oder bei der hypertrophen Osteoarthropathie beobachtet (◘ Abb. 3.28). Gelegentlich findet sich eine äußere Wellung der soliden periostalen Reaktion, insbesondere bei chronischer Osteomyelitis, lange bestehender Varikose und Lymphödem, Periostitis, selbst bei Tumoren.

2. *Einfache lamelläre Reaktion*: Bei dieser vor allem bei der Osteomyelitis, dem eosinophilen Granulom (s. Abb. 3.25 d), selbst bei Tumoren vorkommenden Periostreaktion besteht nur eine einzelne Schicht neugebildeten Knochens unterschiedlicher Dicke, die mindestens in einer Distanz von 1–2 mm von der darunterliegenden Kompakta verläuft und an ihren Enden in die Kompakta übergehen kann. Sie kann den gesamten Knochen hüllenartig umgeben oder nur partiell ihm aufliegen. Wird mit der Zeit der dazwischenliegende Raum mit neugebildetem Knochen aufgefüllt, so entsteht eine solide Periostreaktion. Auch eine Weiterentwicklung durch Apposition weiterer Schalen ist möglich.

3. *Lamellenartige (zwiebelschalenartige) Periostreaktion* („onion skin"): Dieser Typ der Periostreaktion kommt nicht nur bei zellreichen Tumoren wie dem Ewing-Sarkom und dem Osteosarkom vor, sondern auch bei benignen Läsionen, z. B. der akuten hämatogenen Osteomyelitis im Kindesalter, gelegentlich beim eosinophilen Granulom, aber auch bei Ermüdungsfrakturen und der hypertrophischen Osteoarthropathie (Pierre Marie Bamberger, s. Abb. 3.28). Pathologisch-anatomisches Korrelat sind konzentrische Ossifikationen neben der Kompakta. Zwischen den ossifizierten Lamellen findet sich vor allem initial ein gefäßreiches Bindegewebe, die Lamellen sind zur Kompakta hin mit Osteoklasten, zum Weichgewebe hin mit Osteoblasten besetzt, die bei längerem Bestehen die Lamellen formen und sie radiologisch als deutliche Verkalkungslinien oder -schalen sichtbar werden lassen. Ihr Entstehungsmodus ist nicht ganz geklärt; gegen das frühere Postulat, ihnen liege ein zyklisches Tumorwachstum mit schubweiser massiver Periostabhebung zugrunde, spricht die Beobachtung, dass man zwischen den Lamellen nicht immer Tumorzellen findet und dass sie auch bei nicht-tumorösen Läsionen auftreten können. Möglicherweise entsprechen sie ossifizierten paraossal gelegenen Faszien- und Kollagenfaserschichten, zwischen denen ein reiches Gefäßnetz liegt, oft begleitet von einer durch Hyperämie erzeugten starken Tunnelierung der Kompakta. Je nach Aggressivität des Prozesses können lamellenartige Periostreaktionen durch Apposition auch in solide übergehen.

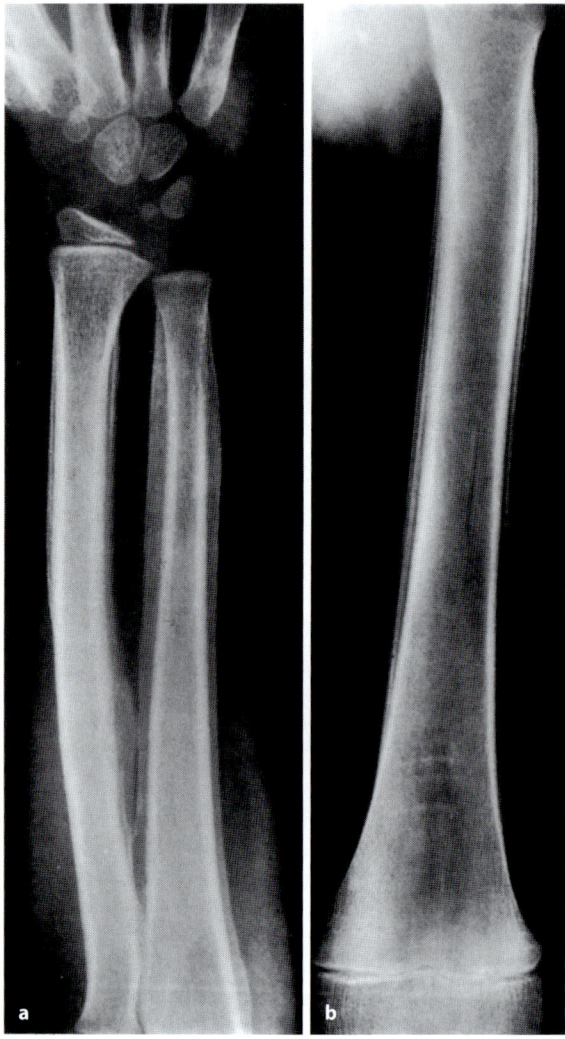

◘ **Abb. 3.28 a, b.** Kontinuierliche Periostreaktionen. **a** Solide periostale Reaktion um die Ulna herum. Um die Metakarpalia und um den Radius ist die Periostreaktion noch einfach lamellär oder angedeutet zwiebelschalenartig. Man kann sich leicht vorstellen, dass die solide Reaktion um die Ulna entweder aus der Verschmelzung von verschiedenen Zwiebelschalen oder durch eine knöcherne Auffüllung zwischen einer einfachen Lamelle und der daruntergelegenen Kompakta entstanden ist. **b** Ausgedehnte zwiebelschalenartige Periostreaktion um den Femurschaft herum. Es handelt sich um dieselbe Patientin (6-jähriges Mädchen) mit einer Neurodermitis und Asthma sowie vereinzelten Akroosteolysen. Die Periostveränderungen sind als hypertrophe Osteoarthropathie aufzufassen

4. *Parallele spießartige Periostreaktionen*: Wenn zwischen Kompakta und abgehobenem Periost Gefäße senkrecht zur Kompakta verlaufen und sich zwischen ihnen osteoblastärer Knochen ablagert, dann entsteht dieses relativ selten zu beobachtende periostale Ossifikationsmuster bei erhaltener Kompakta. Der vertikale Gefäßverlauf ist durch die tumor- oder ödembedingte Periostabhebung zu erklären. Zwischen den Gefäßen und dem in der Aufsicht wabenartig erscheinenden neugebildeten periostalen Knochen liegen z. B. beim Ewing-Sarkom Tumorzellnester, bei anderen Erkrankungen wie der Thalassämie rotes Knochenmark. Spießartige periostale Ossifikationen signalisieren immer ein aggressives pathologisch-anatomisches Geschehen, verglichen mit lamellären oder soliden Reaktionen. Ihr morphologisches Spektrum reicht von zarten und samtartig anmutenden Ossifikationen bis zu dichten linearen Schatten, die senkrecht auf der Kompakta stehen und vom Maximum der Periostabhebung zu den Seiten hin, d. h. nach proximal und distal entlang der Röhrenknochenschaftachse oder der Wölbung des Schädels folgend, an Höhe abnehmen.

3.2.2.2 Unterbrochene Periostreaktionen

Für eine unterbrochene Periostreaktion kommen grundsätzlich zwei Entstehungsmechanismen in Frage: Durch Tumordruck werden insbesondere bei Produktion einer sarkomatösen Tumormatrix Osteoklasten stimuliert, die vorhandene Periostossifikationen abbauen (s. Pfeile zwischen A und B in Abb. 3.27), oder der Tumor lässt in seiner Nachbarschaft abschnittsweise eine Periostreaktion gar nicht erst zu. Wie bei den kontinuierlichen Periostreaktionen kann dabei die Kompakta röntgenologisch erhalten sein: Die Tumorinvasion in den Subperiostalraum verläuft über die Volkmann-Kanäle und das Havers-System. In diesem Fall wird also die Tumorinvasion in den paraossalen Raum indirekt durch eine Periostreaktion angezeigt. Zerstört hingegen der Tumor die Kompakta, dann besteht röntgenologisch eine Kontinuität zwischen Tumordestruktion und Periostreaktion.

Generell weisen unterbrochene Periostreaktionen eher auf einen sarkomatösen Prozess hin.
1. *Keilförmige solide Periostreaktionen (reaktives solides Dreieck, „buttress"*; ◘ Abb. 3.29): Keilförmige solide Periostverknöcherungen am Rande einer sich paraossal – zumeist langsamer – entwickelnden Läsion können auf der Basis einer vom Tumor zentral zerstörten lamellären Periostreaktion mit appositioneller – reaktiver – Verknöcherung der keilförmigen Ränder entstehen oder sich am Rande einer schalenförmigen Pe-

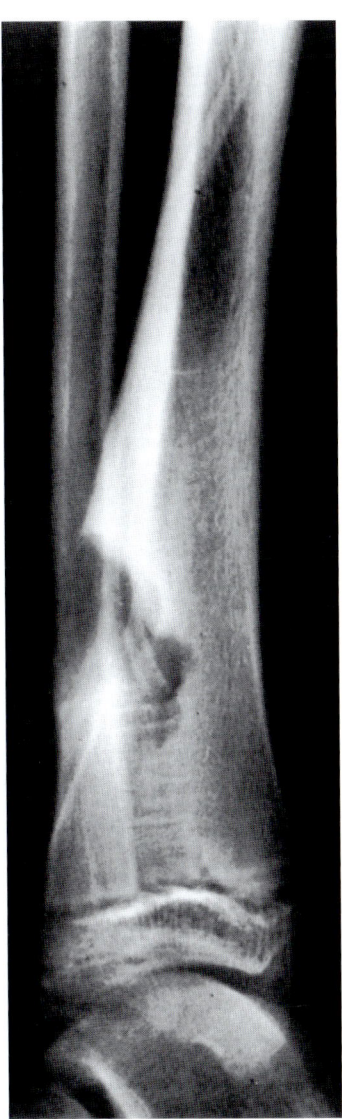

◘ Abb. 3.29. Keilförmige solide Periostreaktion (sog. solides reaktives Dreieck) bei einem Chondromyxoidfibrom im Bereich der distalen Tibiadia-/-metaphyse

riostreaktion entwickeln. Schließlich können sie sozusagen die keilförmigen Seitenbegrenzungen einer zentral zerstörten soliden Periostreaktion bilden, insbesondere bei Aktivierung oder Malignisierung eines zuvor lange bestehenden benignen Prozesses. Die Kompakta unterhalb des Keils ist in der Regel erhalten, während die angrenzende zum Tumor gelegene Zone zerstört oder schalenartig im Sinne einer Pseudokompakta umgewandelt ist.

2. *Codman-Dreieck (Codman-Triangel, Codman-Winkel)*: An sich handelt es sich nicht um eine dreieckförmige Periostverknöcherung, denn nur eine Seite des Dreiecks entspricht verknöchertem Periost, die andere stellt die Kompakta dar; die Öffnung des Winkels ist dem extrakortikal subperiostal wachsenden Tumor zugewandt (◘ Abb. 3.30 und 3.31); pathologisch-anatomisch entspricht sie einer schichtförmigen, nicht soliden Periostverknöcherung in dem Raum zwischen

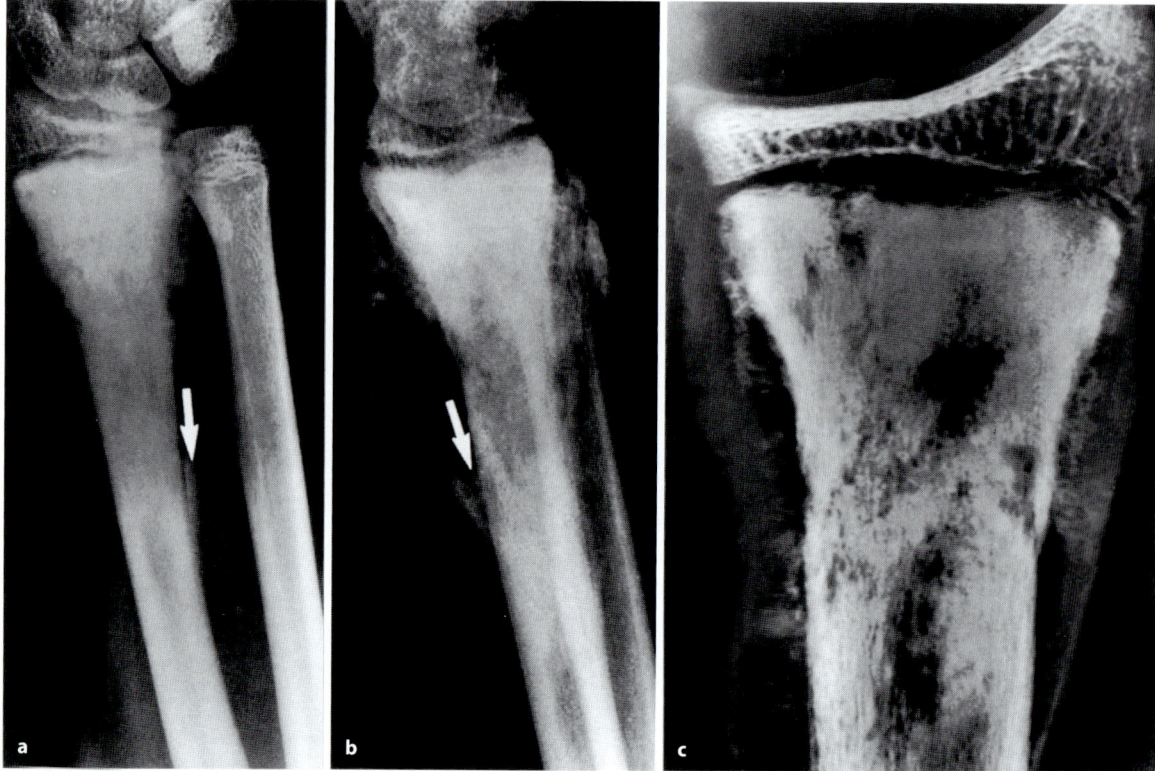

Abb. 3.30 a–c. Codman-Dreiecke (Codman-Triangel, Codman-Winkel) bei einem Osteosarkom im Bereiche der distalen Radiusmeta-/-diaphyse. Die Codman-Dreiecke sind mit *Pfeilen* markiert. Ausgedehnte kombinierte Periostreaktionen bei vollständiger Kompaktazerstörung. Es liegt ein Destruktionsmuster entsprechend einem Lodwick-Grad III zugrunde. Die neben den feinen Osteolysen erkennbare massive Dichtezunahme in der Metaphyse ist durch ossifiziertes Tumorosteoid bedingt. Die Amputationspräparatvergrößerungsaufnahme (c) zu einem späteren Zeitpunkt lässt sehr eindrucksvoll teils unterbrochene spießartige Periostreaktionen erkennen, auch kommt proximal-medial deutlich ein Codman-Dreieck zur Darstellung

der Schulter eines Tumors und der Kompakta. Häufig ist sie nur partiell an der Schulter angelegt und daher nur in entsprechender Projektion zu sehen. In der Regel ist das Dreieck tumorfrei, obwohl es von der offenen Seite her durchaus von Tumorzellen infiltriert werden kann. Im Gegensatz zur soliden dreieckförmigen Periostverknöcherung kommt das Codman-Dreieck häufiger bei aggressiven malignen Läsionen vor, die die Kompakta durchbrochen haben. Dies ist aber nicht spezifisch für Geschwulstprozesse, denn es wird durchaus auch bei der Osteomyelitis, sogar bei subperiostalen Hämatomen (Edeiken u. Hodes 1973) beobachtet.

3. *Unterbrochene lamelläre Periostreaktionen*: Verlaufsbeobachtungen und der histologische Nachweis von Lamellentrümmern im Tumor weisen darauf hin, dass unterbrochene lamelläre Periostreaktionen aus kontinuierlichen hervorgehen und somit eine stärkere Aggression von seiten des Tumors anzeigen (Abb. 3.31). Bei Kleinkindern wird diese Periostreaktion auch beim eosinophilen Granulom beobachtet.

4. *Unterbrochene spießartige Periostreaktionen*: Sie signalisieren in der Regel ein massives extraossäres Tumorwachstum (Abb. 3.30). Für ihre Entstehung sind zwei Mechanismen denkbar:
   - Sie entsprechen den randbildenden Restbeständen einer vorher kontinuierlichen spießartigen Periostreaktion, deren zentrale Anteile vom Tumor in einer aggressiven Phase zerstört wurden.
   - Sie entstehen auf dem Boden des unter „parallele spießartige Periostreaktionen" beschriebenen Mechanismus, aber am Rande einer juxtakortikal wachsenden Läsion, d. h. in der Ecke zwischen Tumor und erhaltener Kompakta. Beobachtet werden sie am Rande von soliden und zystischen, malignen und benignen Knochentumoren medullären Ursprungs, aber auch bei Tumoren, die ausschließlich auf der Knochenoberfläche wachsen, wie z. B. das paraossale Osteosarkom.

3.2 · Radiologische Bildinterpretation von Knochengeschwülsten

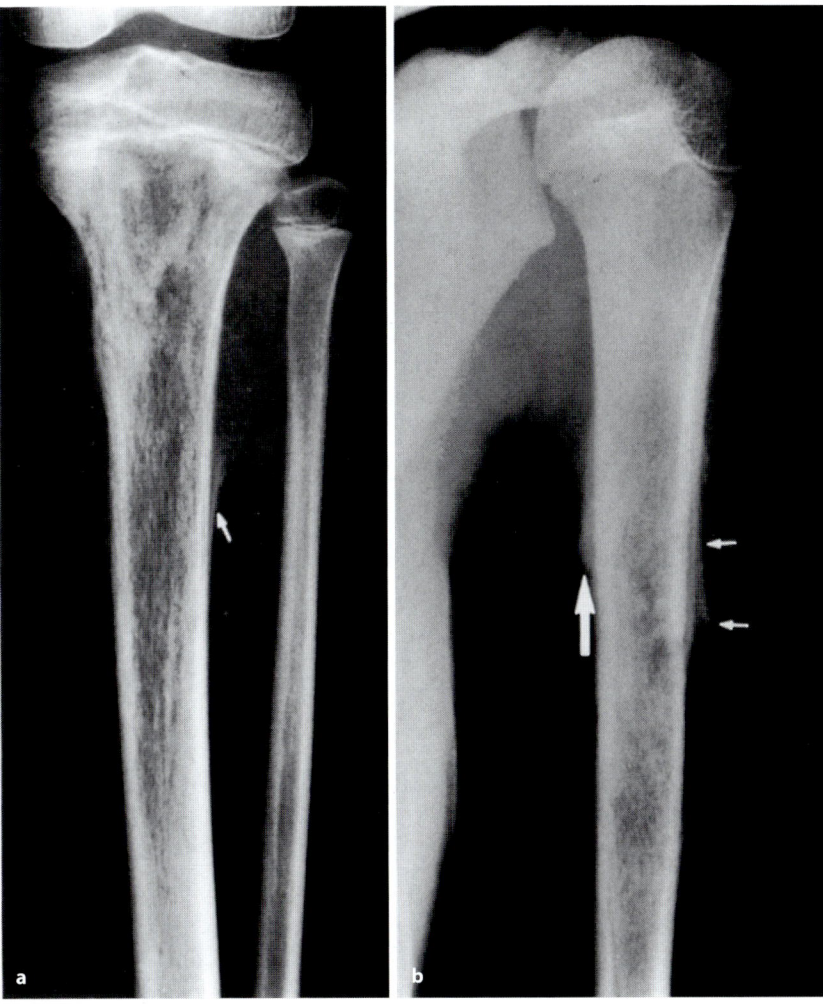

Abb. 3.31 a, b. Unterbrochene lamelläre Periostreaktionen bei Osteosarkomen. **a** Fibroblastisch, **b** chondroblastisch. Der *große Pfeil* zeigt auf ein Codman-Dreieck

3.2.2.3 Komplexe Periostreaktionen

In diese Gruppe periostaler Reaktionsmuster gehört die *sonnenstrahlenartige Periostossifikation* („sun burst"), die beim Osteosarkom allerdings weniger aus periostalem Knochen, sondern vielmehr aus einer Tumorosteoidverkalkung entsteht (◘ Abb. 3.32). Dementsprechend sind die häufig unterschiedlich großen und variabel dichten Spieße eher konvergent auf die Haupttumormasse ausgerichtet. Zwischen den Spießen liegen beim Osteosarkom Tumorzellen und unverkalkte Tumormatrix, vornehmlich chondroiden oder myxoiden Charakters. Die reaktive, vom Periost ausgehende Komponente des Sonnenstrahlmusters ist kortexnah zumeist dichter als die ostoidale, da sie wesentlich älter ist. Nicht nur beim Osteosarkom, auch beim Hämangiom und bei expansiven Metastasen kann das Sun-burst-Muster beobachtet werden.

Nicht selten finden sich in einer Läsion Kombinationen und Übergänge der oben beschriebenen periostalen Verknöcherungsmuster, insbesondere bei Umwandlung einer vorher benigne erscheinenden Läsion in einen aggressiveren Prozess (z. B. Übergang eines „Chondroms" in ein Chondrosarkom Grad I).

3.2.3 Tumormatrixmineralisierung

Wie eingangs erwähnt, vermögen einige Knochentumoren eine organische Matrix zu bilden. Darunter ist eine azelluläre Interzellularsubstanz zu verstehen, die von neoplastischen Mesenchymzellen des Tumors (z. B. Osteoblasten, Chondroblasten, Fibroblasten) produziert wird, wie Osteoid, Chondroid, Myxoid und Kollagenfasern. Die Fähigkeit, Matrix zu bilden, hat zahlreichen Knochentumoren ihren Namen gegeben: z. B. Osteosarkom, Chondrom, Fibrom.

Nicht matrixproduzierende Tumoren werden hingegen nach dem vorherrschenden Zelltyp (z. B. Riesenzelltumor), nach ihrer Konsistenz (Zyste) bezeichnet oder mit einem Eigennamen belegt (z. B. Ewing-Sarkom). Schließlich gibt es Tumoren oder tumorähnliche Läsio-

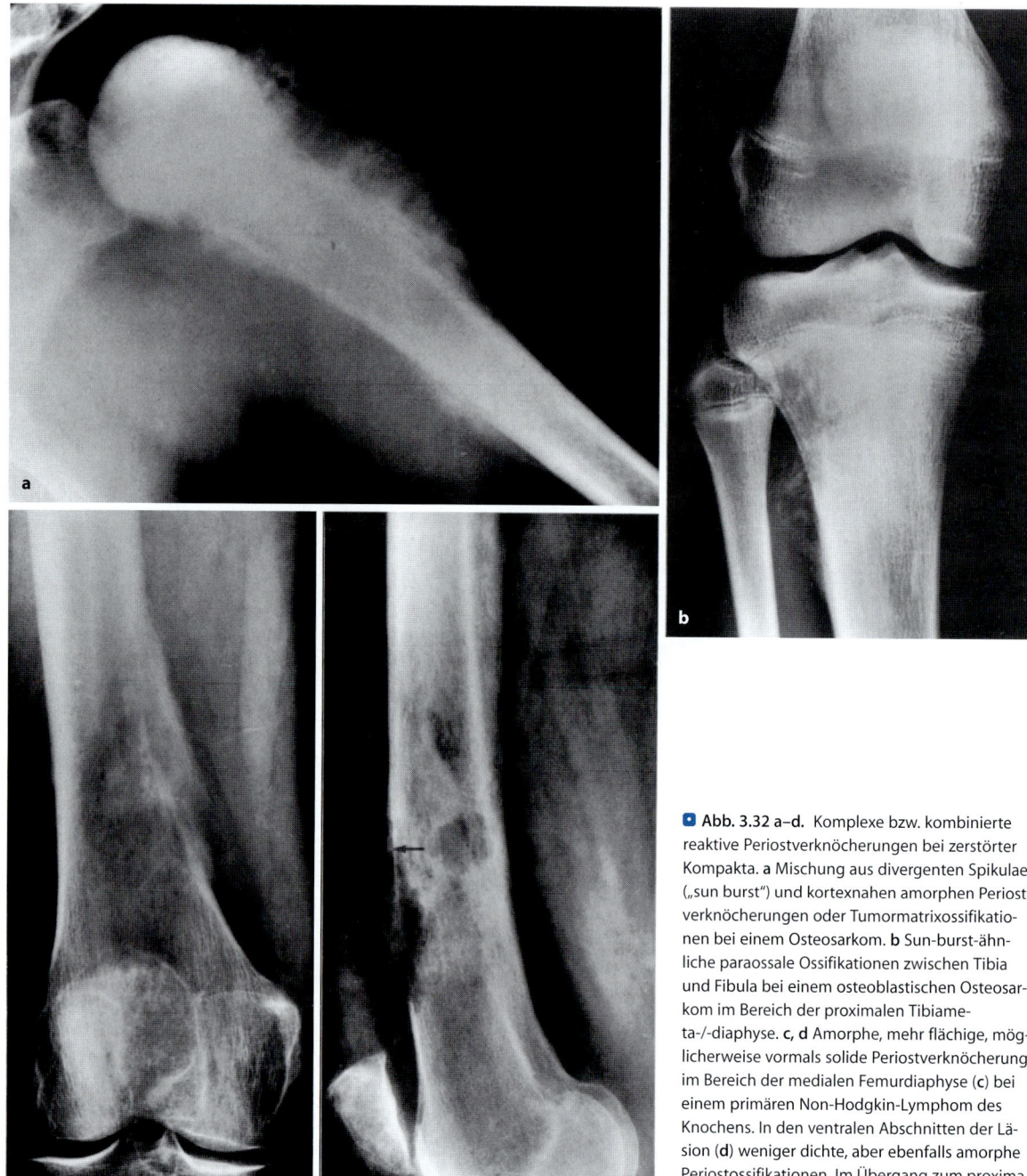

Abb. 3.32 a–d. Komplexe bzw. kombinierte reaktive Periostverknöcherungen bei zerstörter Kompakta. **a** Mischung aus divergenten Spikulae („sun burst") und kortexnahen amorphen Periostverknöcherungen oder Tumormatrixossifikationen bei einem Osteosarkom. **b** Sun-burst-ähnliche paraossale Ossifikationen zwischen Tibia und Fibula bei einem osteoblastischen Osteosarkom im Bereich der proximalen Tibiameta-/-diaphyse. **c, d** Amorphe, mehr flächige, möglicherweise vormals solide Periostverknöcherung im Bereich der medialen Femurdiaphyse (**c**) bei einem primären Non-Hodgkin-Lymphom des Knochens. In den ventralen Abschnitten der Läsion (**d**) weniger dichte, aber ebenfalls amorphe Periostossifikationen. Im Übergang zum proximalen Schaft sieht man eine zerstörte lamelläre Periostreaktion (*schwarzer Pfeil*)

nen, die aus verschiedenen Matrices bestehen (Osteochondrom, het. Ossifikation, Chondromyxoidfibrom, fibröse Dysplasie) und bei denen die vorherrschende Matrixkomponente durchaus auch die Prognose beeinflussen kann (z. B. osteoblastisches/fibroblastisches Osteosarkom). Aus dem Gesagten wird wieder einmal die Problematik der Repräsentativität einer umschriebenen unilokulären Probebiopsie aus einer gemischtförmig aufgebauten Läsion deutlich, gleichzeitig erhellt sich die Wichtigkeit der vollen Ausschöpfung der Röntgenmorphologie, die unter Umständen den gemischtförmigen makroskopischen Aufbau einer tumorösen Läsion wiedergeben kann. Die Probeentnahmestelle ist also immer mit dem röntgenologischen Befund, der durch sein Muster auf die Art der Matrix hinweisen kann, zu vergleichen.

Ein Einblick in das Vorhandensein und die Art der Tumormatrix lässt sich allerdings nur dann gewinnen,

3.2 · Radiologische Bildinterpretation von Knochengeschwülsten

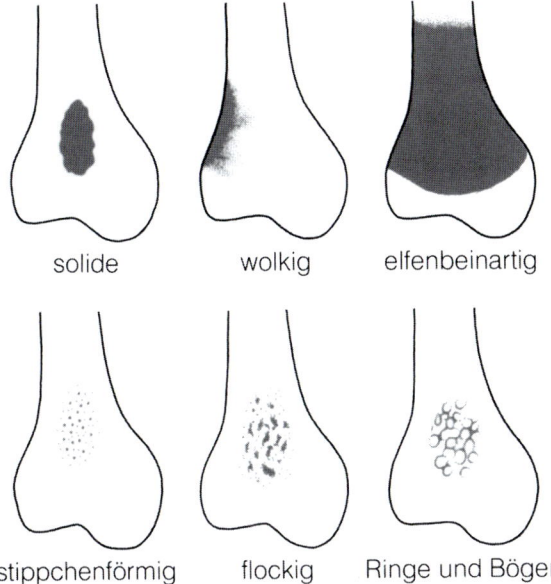

Abb. 3.33. Matrixmineralisierungsmuster (schematisch dargestellt in Anlehnung an Sweet et al. 1981). Die oberen 3 Muster entstehen durch Tumorosteoidmineralisation und -verknöcherung, ihr Spektrum reicht von solide (z. B. Osteoidosteom, Osteoblastom) bis zur elfenbeinartigen (osteoblastisches, sklerosierendes Osteosarkom) Dichtezunahme. Die unteren 3 Muster werden bei Tumorknorpelmineralisation beobachtet, stippchenförmige und flockige Muster finden sich allerdings auch bei dystrophen Verkalkungen (neben fleckigen soliden Mustern)

wenn diese in irgendeiner Form mineralisiert, d. h. umgekehrt, dass das Fehlen einer Matrixverkalkung deren Vorhandensein in keiner Weise ausschließt. Eine örtlich begrenzte, strukturierte oder diffuse Dichtezunahme innerhalb einer tumorösen Knochenläsion (Abb. 3.33) kann auf verschiedene Art und Weise entstehen:

– *Vom Tumor gebildetes Osteoid (z. B. beim Osteosarkom und -blastom) mineralisiert.* Röntgenologisch drückt sich die Mineralisation in einer mehr oder weniger homogenen Dichteerhöhung aus und kann je nach Mineralisationsgrad mattglasartig, wolkig, fleckig (s. Abb. 3.25), solide und gut begrenzt oder gar elfenbeinartig (Abb. 3.34) anmuten. Dementsprechend ist das Spektrum von Ossifikationsmustern von Osteosarkomen und Osteoblastomen, den Hauptvertretern osteoidbildender Tumoren, sehr weit. Eine röntgenologische Unterscheidung zwischen beiden Entitäten, z. B. bei metaphysärer Lokalisation im distalen Femur, gelingt demnach nur dann mit einiger Sicherheit, wenn die Tumorbegrenzung (z. B. scharf/mottenfraßartig) und eine evtl. vorhandene Periostreaktion (z. B. solide/spießartig) eindeutig different sind und somit auf die eine oder andere Entität hinweisen. Beim Osteosarkom kann

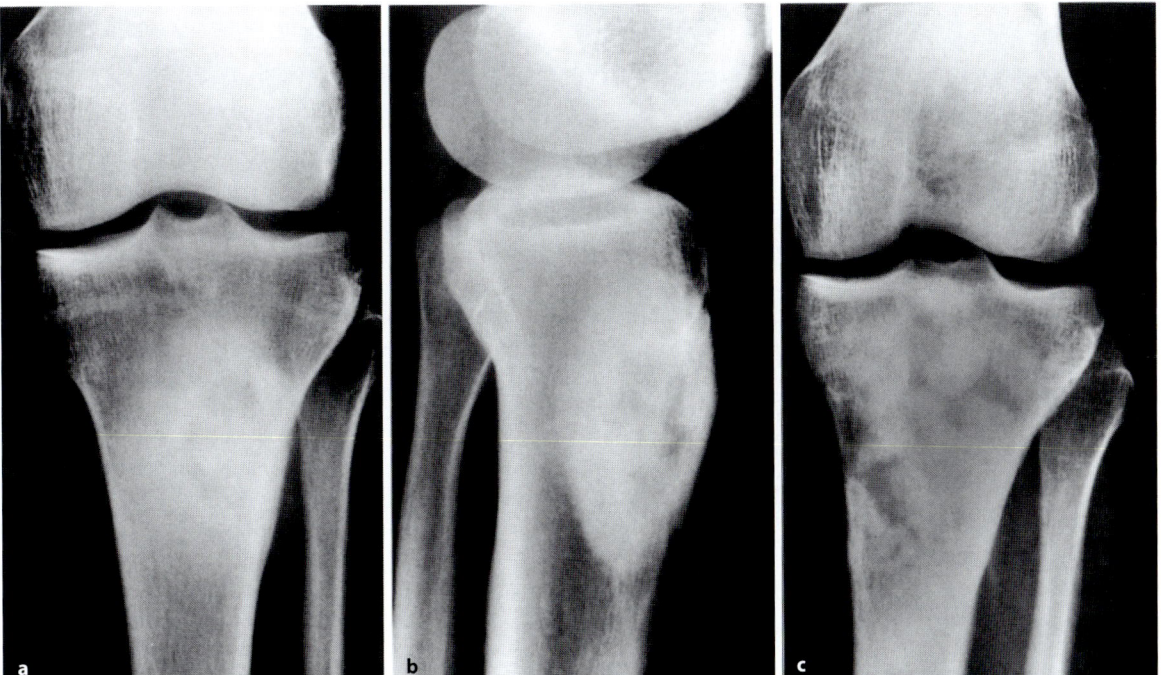

Abb. 3.34 a–c. Ausgedehnte, fast elfenbeinartige Matrixossifikationen bei einem osteoblastischen Osteosarkom. **a, b** Die Sklerose dominiert, die osteolytischen Veränderungen im Zentrum der Sklerose kommen nur schwach zur Darstellung. Zu beachten ist die verhältnismäßig solide Periostreaktion bei zerstörter originärer Kompakta im lateralen dia-/metaphysären Übergangsbereich. Der Tumor wurde bestrahlt, 2 Jahre später (**c**) kommt es zu einem ausgedehnten Rezidiv, das vor allem auf die Epiphysenabschnitte übergegriffen hat. Die sklerosierenden Veränderungen haben deutlich an Intensität abgenommen, gleichzeitig aber auch auf die medialen Tibiakopfabschnitte übergegriffen. Es sind jetzt auch stärkere osteolytische Veränderungen mit deutlicher Kompaktadestruktion insbesondere an der medialen Metaphysenkante zu sehen

das Matrixverknöcherungsmuster je nach Differenzierung und Gewebszusammensetzung sehr variabel sein: Langsam wachsende, niedrig-maligne zentrale Osteosarkome (sehr selten) bilden mit der Zeit regelrecht trabekulierten Knochen, und das sklerosierende osteoblastische Osteosarkom bildet eine ungewöhnlich dichte elfenbeinartige Matrixossifikation; fibroblastische oder chondroblastische Osteosarkome können hingegen untereinander und im jeweiligen Tumor selbst sehr polymorph ossifizieren (fleckig, wolkig, flockig, spießartig auf das Tumorzentrum konvergent verlaufend, mattglasartig, solide usw.). Da der Tumor überwiegend infiltrativ wächst und sein Osteoid zwischen intakte oder restliche Trabekeln ablegt, sind die anatomischen und röntgenologischen Begrenzungen der Mineralisation in der Regel unscharf. Wie schon auf S. 41 f. erwähnt, kann die extrakortikale Tumormatrix von der intraossären different sein (z. B. intraossär Osteoid, extraossär Chondroid oder gar keine Matrix) und somit auch unterschiedlich dicht oder gar nicht mineralisieren.

- Wenn in bindegewebigen Läsionen Fibroblasten ihre osteoblastische Potenz entwickeln bzw. sich in funktionelle Osteoblasten umwandeln, dann entsteht eine *metaplastische Verknöcherung* vormals bindegeweber Strukturen mit Ausbildung eines Faser- oder Geflechtknochens. Solche Matrixossifikationen werden überwiegend bei der fibrösen Dysplasie (Abb. 3.35) und der osteofibrösen Dysplasie beobachtet. Das Ausmaß der radiographischen Dichtezunahme ist abhängig von der Menge des gebildeten Faser- oder Geflechtknochens und der Stärke der Mineralisation und reicht vom mattglasartigen Charakter (frühe Form der aktiven fibrösen Dysplasie) über fleckig-wolkige Dichtzunahmen bis zu solide erscheinenden knöchernen Strukturen (Spätform der fibrösen Dysplasie, ossifizierendes Fibrom in Kraniofazialbereich).
- *Die Mineralisation von neoplastisch und metaplastisch gebildetem Knorpel* (Abb. 3.36 a–c) imitiert den physiologischen Ablauf von Knorpelwachstum, -reifung und -mineralisation. Nach der Knorpelzellproliferation wird Knorpelmatrix bzw. -grundsubstanz

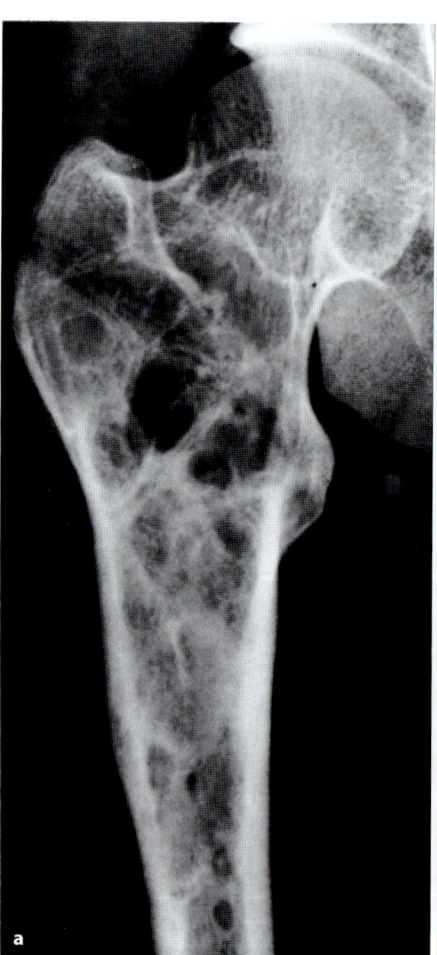
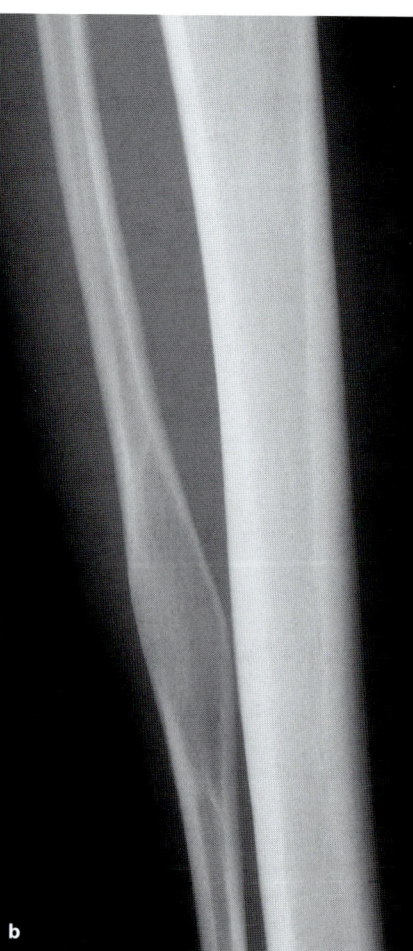

Abb. 3.35 a, b. Beispiele für Faserknochenbildung. **a** Ausgedehnte Faserknochenbildung im proximalen Femur bei einer fibrösen Dysplasie. Insgesamt entspricht die Läsion einem Lodwick-Grad IA mit leicht ausgebeulter Knochenschale im proximalen lateralen Schaftbereich. Die metaplastischen Verknöcherungen sind strähnig-streifig oder trabekulär und im proximalen Schaftbereich auch mehr homogen-mattglasartig. Das typische seifenblasenartige Muster kommt deutlich zur Darstellung. **b** Gleichmäßige Faserknochenmineralisation bei fibröser Dysplasie der Fibula

3.2 · Radiologische Bildinterpretation von Knochengeschwülsten

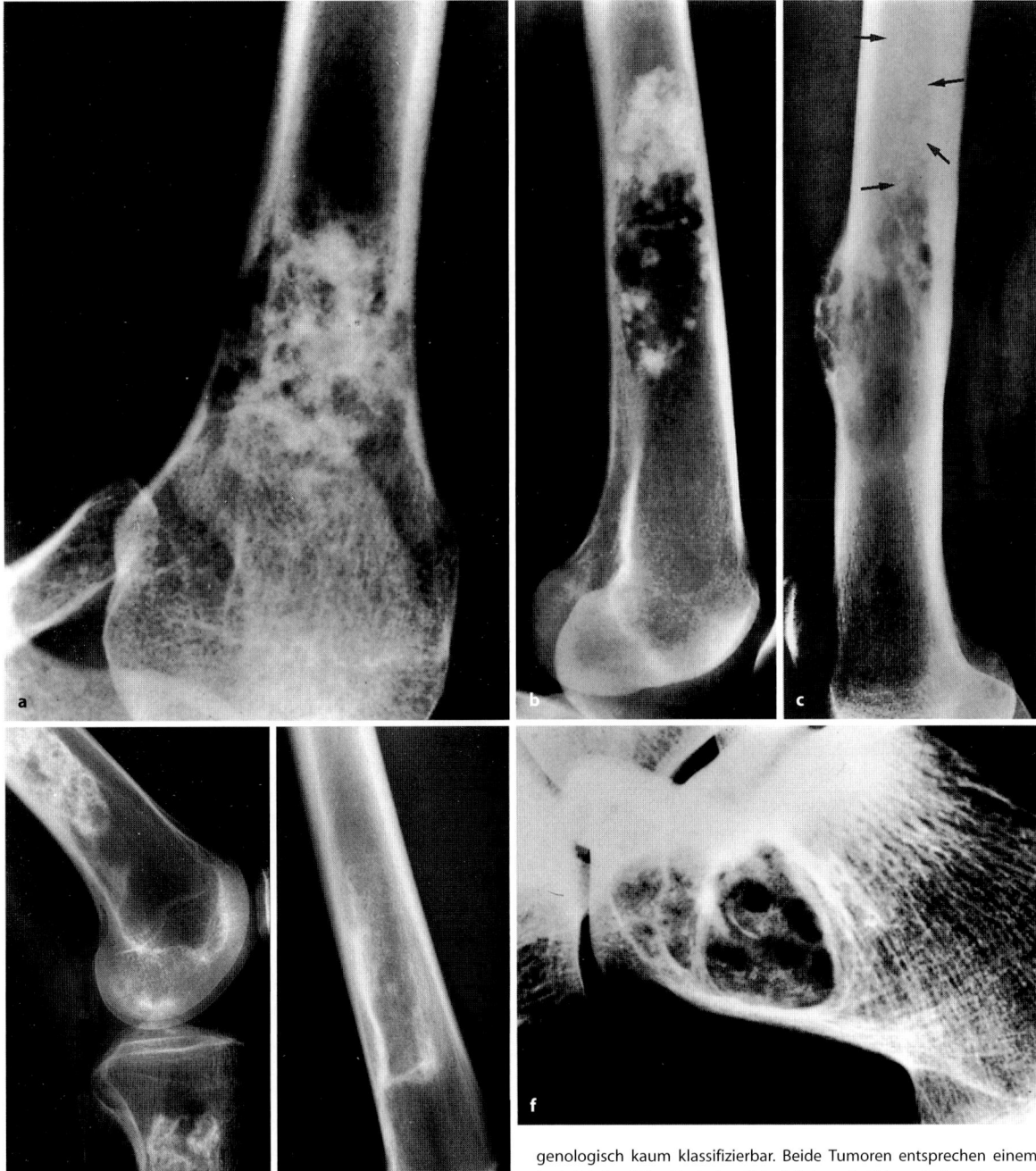

Abb. 3.36 a–f. Verschiedene Ossifikationsmuster von neoplastischem Knorpel (a–c) und auf dystrophischer Basis (d). **a, b** Flockige, z. T. popcornartige Knorpelossifikationen bei aktiven Enchondromen. Zum Teil sind auch Stippchen, Ringe und Bögen insbesondere in **b** erkennbar. Beide Enchondrome lassen deutliche Kompaktaerosionen von innen her erkennen, dieser Befund wird im amerikanischen Schrifttum mit „scalloping" bezeichnet. Ohne die Matrixossifikation und die enostalen Kompaktaerosionen wären die Läsionen im Schaftbereich röntgenologisch kaum klassifizierbar. Beide Tumoren entsprechen einem Lodwick-Grad IB. **c** Typisches Beispiel eines dedifferenzierten Chondrosarkoms. Oberhalb der expansiven Osteolyse (Lodwick-Grad II) sieht man flockige, stippchenförmige und auch ringe- und bögenbildende Knorpelossifikationen (*Pfeile*). Wahrscheinlich hat sich der höhermaligne Tumoranteil vom unteren Rand der enchondromatösen Läsion entwickelt und die anschließenden distalen Schaftabschnitte zerstört. **d** Dystrophe Kalzifikationen bei Knochenmarksinfarkten. Der entscheindende Unterschied zu Knorpelmatrixossifikationen liegt in der mehr oder weniger geschlossenen sklerotischen Abgrenzung der Kalzifikationen gegen den gesunden umgebenden Markraum. Dadurch muten die Infarkte wie Pfröpfe in den Markräumen an. **f** Dystrophe Ossifikationen in einem Lipom im Kalkaneus. Die ossifizierten Fettgewebsnekrosen sind z. T. flockig, stippchenförmig und auch amorph

gebildet, die Knorpelzellen hypertrophieren und sterben schließlich ab; danach setzt die provisorische Kalzifikation der Knorpelgrundsubstanz ein, der Chondrolyse und Aufbau enchondralen Knochens folgen. Bis auf das Osteochondrom bilden jedoch die meisten Knorpeltumoren keinen radiologisch erkennbaren spongiösen Knochen. Die Erklärung dafür ist in dem Mangel an einer gleichmäßigen Knorpelreifung, wie bei der enchondralen Ossifikation, und in der unterschiedlichen Größe der neoplastisch proliferierten Knorpelläppchen zu suchen (Sweet et al. 1981). Daher vermögen knorpelmatrixbildende Tumoren die geordnete lineare, radiographisch dichte Zone der provisorischen Kalzifikation und die enchondrale Ossifikation im Bereich der Wachstumsfugen nur zu karikieren: Sie bilden ein *ungeordnetes Muster im Sinne einer provisorischen Verkalkung* (röntgenologisch: Stippchen, bei deren Wachstum und Zusammenfluss Flocken entstehen) und imitieren *enchondrale Ossifikationsvorgänge* (röntgenologisch: Ringe und Bögen). Stippchenförmige, flockige, ring- und bogenförmige Verkalkungsmuster sind für knorpelige Knochentumoren oder Knorpelanteile anderer Tumoren ziemlich charakteristisch, lassen aber bezüglich der Dignität keine Rückschlüsse zu. Sowohl Enchondrome wie Chondrosarkome können ein und dasselbe Matrixverkalkungsmuster zeigen, wenngleich auch höhermaligne Chondrosarkome gelegentlich eher weniger Matrixverkalkungen erkennen lassen, und wenn, dann mehr stippchenförmige Muster. Nur zusätzliche Röntgenzeichen wie die Art der Destruktion, Randbegrenzung und Periostreaktion können im Einzelfall neben der Größe und Lokalisation der Läsion die Differentialdiagnose in die eine oder andere Richtung lenken.

– *Stippchenförmige und flockige Verkalkungsmuster* in einer Knochenläsion werden auch dort beobachtet, wo *nekrotisches Fettgewebe* dystrophisch mineralisiert bzw. *ossifiziert*. Das trifft insbesondere für ossifizierende Lipome (Abb. 3.36 f) und ischämische Knocheninfarkte (ischämische Nekrose des Fettmarks, Abb. 3.36 d, e) zu. Beim ossifizierenden Lipom gehen die stippchenförmigen oder flockigen Verkalkungsmuster in fleckige, auch solide über, wenn sie zusammenfließen. Sie liegen dort eher zentral als peripher, da die zentralen Tumoranteile eher zu Nekrose neigen. Bei ischämischen Knocheninfarkten bildet sich in der Zone zwischen Nekrose und vitalem Knochen ein dichtes hyalinisiertes Bindegewebe, das schließlich mineralisiert und sich röntgenologisch in einem Sklerosesaum ausdrückt.

Literatur

Brailsford JE (1953) Radiology of bones and joints, 5th edn. Williams Wilkins, Baltimore
Codman EA (1925) The nomenclature used by the registry of bone sarcoma. AJR 13: 105
Edeiken J, Hodes PJ (1973) New bone production and periostal reaction. In: Roentgen diagnosis of diseases of bone, 2nd edn. Williams Wilkins, Baltimore
Enneking WF (Project Chairman) (1985) Staging of musculoskeletal neoplasms. Skeletal Radiol 13: 183
Lodwick GS (1965) A systemic approach to the roentgen diagnosis of bone tumors. In: MD Anderson Hospital and Tumor Institute (eds) Tumors of bone and soft tissue. Yearbook Medical Chicago, pp 49–68
Lodwick GS, Wilson AJ, Farrel C et al. (1980) Determining growth rates of focal lesions of bone from radiographs. Estimating rate of growth in bone lesions: observer performance and error. Radiology 134: 577
Madewell JE, Ragsdale BD, Sweet DE (1981) Radiologic and pathologic analysis of solitary bone lesions. Part I: Internal margins. Radiol Clin North Am 19: 715
Ragsdale BD, Madewell JE, Sweet DE (1981) Radiologic and pathologic analysis of solitary bone lesions. Part II: Periostal reactions. Radiol Clin North Am 19: 749
Sisson HA (1949) Intermittent periosteal activity. Nature 163: 1001
Sweet DE, Madewell JE, Ragsdale BD (1981) Radiologic and pathologic analysis of solitary bone lesions. Part III: matrix patterns. Radiol Clin North Am 19: 785
Volberg FM Jr, Whalen JP, Krook L et al. (1977) Lamellated periostal reactions: a radiologic and histologic investigation. AJR 128:85

3.2.4 Bewertung einiger MRT-Phänomene bei Knochengeschwülsten

Ein charakteristisches MRT-Phänomen stellt die *Flüssigkeit-Flüssigkeitsspiegelbildung („fluid-fluid level")* dar, das zuerst bei der aneurysmatischen Knochenzyste beobachtet wurde. Dieses Phänomen ist bei entsprechender Fenstertechnik und nach Kontrastmittelgabe allerdings auch in der CT zu sehen, wenn auch wesentlich schlechter. Der Entstehungsmechanismus ist identisch wie bei antikoaguliertem Blut, das dasselbe Phänomen bei Anwendung gleicher Relaxationszeiten (T2, STIR) zeigt. Flüssigkeit-Flüssigkeits-Spiegel (FFS) werden sowohl bei benignen wie bei malignen Knochenläsionen beobachtet, sie entstehen durch Tumoreinblutungen oder -nekrose. In einer Studie von O'Donnell u. Saifuddin (2004) zur Prävalenz und diagnostischen Signifikanz des FFS-Phänomens an 738 konsekutiven Patienten mit einer fokalen Knochenläsion fanden sich in 83 Fällen (11,2%) FFS. 46 Läsionen waren benigne, 32 maligne und 2 nichtneoplastisch. 3 Läsionen wurden histologisch nicht gesichert: 1 einfache Knochenzyste, 1 intraossäres Lipom, 1 Metastase. Bei malignen Läsionen nahmen 22 von 32 FFS (68,8%) weniger als 1/3 der Gesamtläsion ein, 50% aller Läsionen in dieser Gruppe ware konventionelle intramedulläre Osteosarkome. Mit zunehmenden FFS nahm die Häufigkeit maligner Läsionen ab. Mehr als 2/3 FFS der Gesamtläsion (aber nicht der gesamten Läsion) fanden sich bei 13 von 16 benignen Tumoren (81%). Wenn der gesamte Tumor aus FFS bestand, ergaben sich ausschließlich benigne Histologien. Die Autoren folgern daraus, dass das Ausmaß von FFS in einer fokalen Knochenläsion umgekehrt proportional zur Malignität ist. Wenn mindestens 2/3 einer Läsion FFS zeigen, dann sei die Diagnose zu 89% benigne. In einer ähnlich großen prospektiven Studie von van Dyck et al. (2005) an 700 Knochentumoren fanden die Autoren nur in 2,7% der Fälle FFS (10 aneurysmatische Knochenzysten, 2 fibröse Dysplasien, 2 Osteoblastome, 1 einfache Knochenzyste, 1 teleangiektatisches Osteosarkom, 1 brauner Tumor und 2 Riesenzelltumoren), wobei nicht klar wird, in wie vielen Fällen es sich um sekundäre aneurysmatische Knochenzysten oder um Einblutungen oder Nekrosen gehandelt hat.

Aus dieser und der zuerst zitierten Studie lässt sich jedoch der Schluss ziehen, dass FFS keineswegs spezifisch für eine aneurysmatische Knochenzyste sind, doch sich bei dieser bevorzugt finden. Wenn eine Läsion zu mehr als 2/3 aus FFS besteht, dann ist sie sehr suspekt auf eine aneurysmatische Knochenzyste. Das ist auch unsere Erfahrung.

Über die Bewertung einer unscharf begrenzten erhöhten Signalintensität um einen Knochentumor im Sinne eines peritumorösen *Ödems* in Differentialdiagnose zu protonenreichem Tumorgewebe wurde bereits auf S. 23 f. Stellung genommen.

Mit dem *Begriff Zyste* sollte sowohl im Projektionsradiogramm wie im CT und MRT sehr sorgsam umgegangen werden. Im Projektionsradiogramm und im CT (also mit Röntgenstrahlmethoden), werden strukturlose Osteolysen häufig als „Zyste" oder „zystoide Läsion" angesprochen, womit eine Verharmlosung eines vielleicht dahinter steckenden soliden oder teilsoliden Tumors geschieht. Das Wort Zyste ist ausschließlich den Begriffen der juvenilen oder einkammerigen Knochenzyste, der gewöhnlichen aneurysmatischen Knochenzyste, der subchondralen synovialen Zyste und der regressiven Zyste (z. B. Geröllzyste), vorbehalten, also Läsionen, die keinen soliden tumorösen Anteil besitzen und deren Inhalt im CT überwiegend flüssig ist und kein Kontrastmittel aufnimmt. Bei Tumoren mit regressiver Verflüssigung oder Teilverflüssigung durch Nekrose oder Einblutung sollte man dezidiert von einer „zystischen Transformation" der entsprechenden Läsion sprechen. Im MRT darf von einer Zyste nur dann gesprochen werden, wenn ein homogen signalintensiver Prozess in wassersensitiven Sequenzen kein Kontrastmittel aufnimmt. Dabei handelt es sich dann fast ausschließlich um einkammerige oder juvenile und subchondrale synoviale Zysten. Der nichttumoröse solide Anteil einer aneurysmatischen Knochenzyste, der zusätzlich aus Bindegewebssepten mit Knochenbälkchen oder Osteoid und Riesenzellen besteht, zeigt in Schnittbildern Binnenstrukturen und FFS (s. oben), wie sie im entsprechenden Kapitel beschrieben sind. Einen Befund mit starker homogener Signalintensität in T2- oder STIR-Bildern darf man ohne Kontrastmittelserie nicht als Zyste oder zystisch bezeichnen, dann begibt man sich in die Gefahr der oben genannten Verharmlosung.

Das sog. *Penumbra-Zeichen* (lat. penumbra, „Halbschatten", nach Brockhaus halbdunkler Saum des dunklen Kerns eines Sonnenfleckens) auf nativen T1-gewichteten Aufnahmen wurde als ziemlich spezifisch für eine subakute Osteomyelitis (in 30–40% der Fälle vorkommend) beschrieben. Darunter versteht man eine diskrete Übergangszone mit relativ hyperintensem Signal zwischen dem intermediären oder niedrigen Signal der Abszesshöhle und dem angrenzenden „ödematösen" oder signallosen oder -armen (sklerotischen) Knochen der Umgebung auf nativen T1-Bildern (McGuinness et al. 2007). In einer Studie an 183 Patienten (57 Knochen- und Weichteilinfektionen/126 Knochen und Weichteiltumoren) betrug die durchschnittliche Spezifität und Sensitivität des Penumbra-Zeichens bei muskuloskelettaler Infektion 96% resp. 27%. Drei oder mehr Auswerter der Aufnahmen fanden ein falsch-positives Penumbra-Zeichen bei 3 Tumoren (2%; 1 Chondrosarkom von 12, 1 fibröse Dysplasie von 2, 1 pigmentierte villonoduläre Synovitis von 2). Besonders in der Abgrenzung einer Infektion von einem Knochentumor mit inflammatorischer Komponente, wie z. B. das Ewing-Sarkom, kann das Penumbra-Zeichen hilfreich sein.

Literatur

Mc Guinness B, Wilson N, Doyle AJ (2007) The „penumbra sign" on T1-weighted MRI for differentiating musculoskeletal infection from tumour. Skeletal Radiol 36: 417

O'Donnel P, Saifuddin A (2004) The prevalence and diagnostic significance of fluid-fluid levels in focal lesions of bone. Skeletal Radiol 33: 330

Van Dyck P, Venstermans C, Vogel J et al. (2005) Diagnostic significance of fluid-fluid levels in bone and soft tissue tumors. Abstract in Skeletal Radiol 34: 585

3.3 Zur Biopsie (aus der Sicht des Pathologen)

Die mikroskoskopische Diagnosesicherung ist bei primären Skelettläsionen Vorbedingung für eine Therapie. In der Regel wird dies eine histologische Untersuchung sein (offen oder als gesteuerte Stanzbiopsie), jedoch hat auch die Feinnadel(apiration) hier ihren Platz, insbesondere wenn bei der Punktion auch soviel Material gewonnen wird, dass nicht nur Ausstrichpräparate für die Zytologie, sondern auch Material für die histologische Aufarbeitung im Zytoblockverfahren gewonnen wird.

Grundsatz sollte sein, alles, was biopsiert oder punktiert wird, auch mikrobiologisch-kulturell untersuchen zu lassen (auch das Umgekehrte gilt; s. auch oben unter Klinik).

Ausnahmen von der Pflicht der histologisch/zytologischen Diagnosesicherung gibt es nur wenige. So kann beim fibrösen metaphysären Defekt mit typischer (stummer) Vorgeschichte und charakteristischem Röntgenbild oder bei fibröser Dysplasie oder der sog. fibroossären Läsion der proximalen Femurmetaphyse auf einen Eingriff ganz verzichtet werden („leave me alone lesions", s. Abb. 3.37).

Aus einem ganz anderen Grund kann unter Umständen beim Verdacht auf das Vorliegen eines gut differenzierten chondromatösen Tumors der langen Röhrenknochen auf eine Inzisionsbiopsie verzichtet werden. Hier muss der Kliniker mit dem Patienten bei bestimmten Konstellationen entscheiden, ob er den Tumor komplett belässt und zunächst lediglich kontrolliert oder ob man primär reseziert (s. auch Kap. 7.1.4.1, Radiol. Differentialdiagnose). Beim klinischen Verdacht auf ein Osteosarkom hohen Malignitätsgrades oder ein Ewing-Sarkom ist zur Diagnosesicherung keine Exzisionsbiopsie gestattet. Diese Patienten sind im Rahmen von Studien einer neoadjuvanten Chemotherapie zu unterziehen, bei der die Überprüfung der Therapiewirkung am verbliebenen Tumorgewebe integraler Bestandteil der Behandlung ist. Leider wird gegen diesen Grundsatz immer wieder verstoßen. Insbesondere bei einer Tumorlokalisation an der Rippe ist der Chirurg versucht, den Tumor primär komplett zu resezieren.

Bei bekanntem Tumorleiden hat beim Auftreten einer pathologischen Fraktur die primäre Stabilisierung Vorrang vor der histologischen Diagnose.

Bei der kartilaginären Exostose, beim Gelenkganglion, beim Osteoidosteom oder bei einem typischen Chondrom des Handskeletts kann primär eine Tumoroperation ohne vorherige Biopsie erfolgen.

Auch wenn die technische Durchführung einer Biopsie einfach sein mag, machen es einige Besonderheiten der Skelettläsionen erforderlich, dass sie in einen sorgfältig vorgeplanten Gesamtbehandlungsplan eingebunden ist. Die Biopsie steht deshalb nicht am Beginn des diagnostischen Prozesses.

Die zu schnelle, unüberlegte Biopsie kann zu unangenehmen Einengungen der therapeutischen Möglichkeiten oder auch zu einem ungünstigen Krankheitsverlauf führen (Ayerza et al. 2006).

Man sollte sich zur Regel machen, nur solche Knochenläsionen zu biopsieren, bei denen man auch in der Lage ist, die endgültige Therapie bei der am ehesten zu erwartenden Diagnose durchzuführen. Anderenfalls sollte der Patient besser vor einer Biopsie mit allen Unterlagen an ein Zentrum überwiesen werden.

3.3.1 Präbioptische Strategie

Beim Vorliegen einer Skelettläsion ist außer an einen Tumor an 6 weitere Möglichkeiten zu denken, nämlich einen infektiösen Prozess, einen Knocheninfarkt, eine lokalisierte entzündliche oder metabolische Knochenerkrankung (z. B. Morbus Paget oder einen braunen Tumor bei Hyperparathyreoidismus), an die Folgen eines Traumas (z. B. Stressfraktur), eine Myositis oder Periostitis ossificans und an einen primären Gelenkprozess.

Aufgabe des Radiologen bzw. Klinikers ist es, diese Differentialdiagnosen zu stellen. Dies ist Voraussetzung und meist wichtiger als die Angabe einer radiologischen Tumortypisierung, die dann häufig nach der Biopsie revidiert werden muss und z. B. die Unterlassung einer evtl. notwendigen bakteriologischen Untersuchung bei der Biopsieentnahme zur Folge haben kann.

Ist das Vorliegen eines Neoplasmas aufgrund der klinischen und röntgenologischen Befunde am wahrscheinlichsten, so sind differentialdiagnostisch durch den Radiologen vier Möglichkeiten zu erörtern: ein benigner Primärtumor des Skeletts, ein maligner Primärtumor des Skeletts oder der umgebenden Weichteile, eine Metastase oder eine tumorartige Manifestation einer systemischen Neoplasie des Knochenmarks.

Jede Möglichkeit ergibt weitere Differentialdiagnosen. Spätestens jetzt ist zu entscheiden, ob der Patient biopsiert, das bedeutet auch – wie oben ausgeführt – am Ort weiterbehandelt werden soll, oder ob bei fehlenden Voraussetzungen nicht eine Überweisung vor der Biopsie sinnvoller ist.

In dieser Phase der Diagnostik sollte der Patient möglichst in einer regionalen interdisziplinären Tumorkonferenz vorgestellt werden – wo immer dies möglich ist.

Maßnahmen vor der Biopsie

Untersuchungen zur Stadieneinteilung sollten präbioptisch gemacht werden, weil nach einer Biopsie die radiologische Festlegung der Tumorausdehnung durch biopsiebedingte Veränderungen gelegentlich unsicher werden kann (s. auch S. 16, 90).

Die Vorteile einer guten präbioptischen Abklärung sind offenkundig: Sie kann Hinweise bringen, die die Differentialdiagnose entscheidend eingrenzen, so dass auch die Möglichkeit der intraoperativen Schnellschnittuntersuchung nicht nur zur Klärung, ob diagnostisches Material überhaupt durch die Entnahme gewonnen wurde, sondern auch diagnostisch genutzt werden kann.

Ort der Biopsieentnahme

Die Festlegung der Biopsiestelle ist sehr wichtig. Sie muss so liegen, dass sowohl eine repräsentative Entnahme möglich ist als auch wichtige, vom Prozess bisher nicht erfasste Strukturen umgangen werden. Schließlich sollte die Möglichkeit bestehen, die Biopsiestelle bei einer später notwendig werdenden Operation mit zu exzidieren.

Deshalb ist diese Entscheidung sehr komplex und kann nicht einem Unerfahrenen überlassen werden. Die Kenntnis der Techniken der evtl. in Frage kommenden späteren chirurgischen Methoden und das Verständnis für die Probleme der histopathologischen Diagnostik sind Voraussetzung. Dies ist auch der Grund, weshalb der Pathologe bei der Entscheidung über das bioptische Vorgehen dabei sein sollte und jedem Pathologen zu raten ist, darauf zu bestehen. Die dafür verwendete Zeit wird später bei der Biopsiebearbeitung sicher eingespart, abgesehen von den diagnostischen Risiken, die er für sich dadurch vermeidet.

3.3.2 Art der Biopsie

Offene Biopsie

Diese Methode ist die Regel bei der Untersuchung einer unklaren Skelettläsion. Der Operateur ist dadurch in der Lage, reichlich Gewebe zu entnehmen, so dass die Biopsie auch repräsentativ ist. Außerdem können intra- und extraossäre Anteile der Läsion, kalkharte und weiche Bezirke in getrennten Portionen entnommen und untersucht werden.

Bei klinischem Verdacht auf ein primäres Rundzellsarkom des Skeletts (Ewing-Sarkom-Familie) sollte sich die Biopsie nach Möglichkeit (wegen des Risikos einer postbioptischen pathologischen Fraktur) auf den extraossären Anteil beschränken. Ist eine intraossäre Entnahme nicht zu umgehen, so ist das Kortikalisfenster vom Chirurgen möglichst klein und ovoid, nicht rechteckig, zu wählen. Beim Verdacht auf ein zentrales Osteosarkom empfehlen wir beim Vorliegen eines extraossären Tumoranteils nicht nur diesen, sondern auch zusätzlich den intraossären Tumoranteil zu biopsieren, weil damit der Nachweis des für die Typendiagnose wichtigen Tumorosteoid oder Tumorknochens sicherer ist als in dem häufig zellreichen und matrixarmen extraossären Tumoranteil. Die Kontamination des erst durch die Biopsie eröffneten Kompartiments mit Tumorzellen ist so gering wie möglich zu halten. Deshalb ist auf dem Weg zum Tumor auch einer intramuskulären Präparation der Vorzug gegenüber einer intermuskulären zu geben, und es sind die großen Gefäße und Nervenstränge zu meiden. Auch Bluttrockenheit nach der Biopsieentnahme ist gefordert.

Die Nachteile dieser Methode liegen andererseits auf der Hand. Der Eingriff muss unter Operationssaalbedingungen in Narkose durchgeführt werden. Das Risiko der Infektion, der Hämatombildung und der Tumorverschleppung sowie der biopsiebedingten Fraktur ist größer als bei der geschlossenen Methode. Überhaupt darf das lokale Risiko des bioptischen Eingriffs bei Sarkomen nicht vernachlässigt werden. Es wird von Manking et al. (1982) mit 17,3% angegeben.

Geschlossene Biopsie

Die Vorteile dieser Methode sind klar, da der Eingriff oft ambulant durchgeführt werden kann. An anderer Stelle wird näher auf die Technik eingegangen (s. S. 35 ff.). Besonders wichtig ist ihre Anwendung an der Wirbelsäule. Nach unserer Erfahrung kann eine gute zusammenhängende Stanzbiopsie aus der Läsion eine bessere histologische Information bringen als ein fragmentiertes Operationspräparat mit kleinen diagnostischen Bezirken, die häufig an größeren Knochensplittern hängen und dadurch die Beurteilung der Struktur erschweren und auch technische Probleme in der Bearbeitung machen. Es soll aber betont werden, dass diese Methode nur in der Hand von Erfahrenen ungefährlich ist.

3.3.3 Untersuchung der Biopsie

Es ist günstig, die Biopsie nicht nur histologisch zu untersuchen, sondern auch für eine zytologische Untersuchung auszunutzen.

Je nach den äußeren Umständen werden im Operationssaal bei der Entnahme Abtupfpräparate auf mehrere Objektträger gemacht, oder die Biopsie erreicht den Pathologen unverzüglich im nativen Zustand. Dann können von diesem die Tupfpräparate angefertigt werden. Die Präparation sollte nach den Wünschen des Pathologen erfolgen. Wir bevorzugen die Untersuchung von luftgetrockneten Objektträgern der Giemsa-Färbung, weil dies am einfachsten ist.

An diesen Präparaten kann auch die zytochemische oder immunzytochemische Untersuchung (z. B. auf alkalische Phosphatase beim Osteosarkom, auf Glykogengehalt bei Rundzellsarkomen sowie immunzytochemische Untersuchung bei Lymphomen) durchgeführt werden. Auch die statische DNA-Zytometrie an diesen Präparaten kann in schwierigen Fällen für die Dignitätsbestimmung hilfreich sein (Werner et al. 1996).

Schnellschnittuntersuchung

Wenn die Möglichkeit für eine Gefrierschnittuntersuchung während der Biopsie gegeben ist, sollte sie ausgenutzt werden. Ob eine intraoperative Schnellschnittdiagnose mit sofortiger therapeutischer Konsequenz eingesetzt wird, sollte von dem Operateur vorher mit dem Pathologen sorgfältig besprochen werden. Nach unserer Erfahrung hat sich eine solche Diagnose z. B. bei der Operation eines Riesenzelltumors sehr gut bewährt. Sie erspart dem Patienten eine zweite Operation, weil nach der Schnellschnittdiagnose sofort die Operation angeschlossen werden kann.

Von Vorteil ist eine intraoperative Schnellschnittuntersuchung in der Regel aber deshalb, weil mit ihr während des Eingriffs gesichert werden kann, dass die Biopsie wirklich aus der Läsion stammt und dass sowohl genügend Material für eine histologische Untersuchung in der Paraffintechnik für eine sichere Diagnose zur Verfügung steht als auch histologische Methoden eingesetzt werden können, die auf die Gefrierschnittechnik begrenzt sind (z. B. auf Fett).

Ergeben sich Hinweise für einen infektiösen Prozess, wird eine gezielte bakteriologische/mykologische Untersuchung möglich (s. auch oben).

Paraffineinbettung

Grundlage der Biopsiediagnose ist das histologische Präparat aus dem Paraffinschnitt. Günstig – weil technisch schneller und besser zu untersuchen – ist ein Biopsieanteil, der nicht entkalkt zu werden braucht.

Deshalb ist die makroskopische Präparation der Biopsie durch einen erfahrenen Pathologen sehr wichtig, damit der nichtmineralisierte Anteil der Läsion primär einer getrennten Bearbeitung zugeführt werden kann.

In der Paraffintechnik ist eine Entkalkung der mineralisierten Biopsieanteile vor der Einbettung notwendig.

Unter den verschiedenen Verfahren, die zur Verfügung stehen, ist die schonende Chelatentkalkung, die aus der Hämatopathologie kommt, neben der üblichen Säureentkalkung am weitesten verbreitet.

Nachteil der Chelatentkalkung ist die längere Dauer. Insbesondere bei sklerotischen Läsionen ist dies ein limitierender Faktor und beschränkt diese Methode auf meist auf sekundäre Bearbeitungsschritte. Die histologische Untersuchung von ortsständigen Kortikalisanteilen in der Biopsie ist wegen der langen Bearbeitungsdauer nachteilig. Für gewöhnlich braucht man diese Schnitte aber für die Diagnose nicht. Aus Zeitgründen ist deshalb ist ihre ergänzende Beurteilung nach Übermittlung der Diagnose anzuraten. Muss ein Teil der Tumorbiopsie oder seltener auch die ganze Probe für die histologische Untersuchung in der Paraffintechnik entkalkt werden, ist sie vor der Einbettung einer Säureentkalkung zu unterziehen. Vielerlei kommerzielle Präparate stehen dafür zur Verfügung. Bei uns hat sich dafür eine 20-prozentige Ameisensäurelösung in 10-prozentigem Formalin und alternativ 6%ige Salpetersäure nach Formalinfixierung bewährt. Diese Lösungen sind weniger aggressiv als die käuflichen Präparate. Dies ist deshalb wichtig, weil bei Letzteren das Risiko der „Überentkalkung" mit Verlust der Kernanfärbbarkeit in der Läsion besonders groß ist. Dies ist vor allem dann entscheidend, wenn über arbeitsfreie Tage hinweg entkalkt werden muss. Wenn es machbar ist, sollte auch ein Teil der Probe statt Säure chelatentkalkt werden (s. unten „Molekularpathologie"). Da dies länger dauert, kann es vorkommen, dass man für die lichtmikroskopische Diagnose auch diesen Biopsieteil heranziehen muss. Man kann dann einfach diesen Biopsieteil auch schnell säureentkalken.

Vor der Einbettung ist die Säure aus dem Gewebe durch Behandlung in fließendem Wasser auszuwaschen.

Bei der Kernfärbung der histologischen Präparate ist eine beizende Kernfärbung einer üblichen Hämatoxylinfärbung überlegen. Es sollte deshalb auch in der Standardeosinfärbung an solchen entkalkten Präparaten die Kernfärbung mit Eisenhämatoxylin durchgeführt werden.

Alternativ zur Entkalkung mit Paraffineinbettung steht heute die Kunststoffeinbettung des unentkalkten Gewebes zur Verfügung. Es handelt sich hierbei um eine Einbettung in polymerisierenden Kunststoff, wobei üblicherweise Methacrylat (Plexiglas) eingesetzt wird. Die Härte des auspolymerisierten Einbettungsmediums erlaubt mit speziellen Mikrotomen das Herstellen technisch exzellenter histologischer Präparate aus nichtentkalktem Gewebe (Hahn et al. 1991).

Der Nachteil bei dieser Methode ist die Notwendigkeit einer speziellen Laboreinrichtung und der Ausbildung des Personals. Auch sind nicht alle Färbungen aus der Paraffintechnik in dieser Methode ohne Modifikationen einsetzbar. Ein weiterer Nachteil dieser Methode, nämlich die starke Einschränkung von immunhistologischen Untersuchungen, ist durch eine Modifikation der Methode weitgehend überwunden (Bernhards et al. 1992; Georgii et al. 1995). Dennoch kommt diese Methode nur in wenigen Labors zum Einsatz. Universell in der bioptischen Diagnostik der Skelettläsionen ist die Paraffinhistologie.

Immunhistologie

Immunhistologische Untersuchungen am Paraffinschnitt sind durch die Entwicklung paraffingängiger Antikörper heute sehr ausgedehnt auch in der Knochentumordiagnostik möglich. Auch säureentkalkte Biopsien können deshalb heute immunhistologisch untersucht werden. Insbesondere seit Einführung der hitzeinduzierten Epitopfreilegung im Schnitt sind praktisch alle Antikörper zuverlässig einsetzbar.

Molekularpathologie

Es gilt auch hier, dass die Methode in jedem einzelnen Labor sorgfältig ausgetestet werden muss, bevor sie in der Diagnostik eingesetzt werden kann. Voraussetzung ist ein guter Erhaltungszustand des Gewebes, also schockgefrorenes Nativmaterial oder eine eine schnelle und schonende Einbettung nach standardisierter Formalinfixierung des zu untersuchenden Gewebes. Säureentkalkung schließt praktisch eine spätere molekularpathologische Untersuchung aus. Deshalb sollten nach Möglichkeit immer knochenfreie Tumoranteile getrennt bearbeitet werden, oder, falls nicht möglich, ein Teil des knöchernen Gewebes chelatentkalkt werden.

Literatur

Bernhards J, Weitzel B, Werner M et al. (1992) A new histologic embedding method by low-temperature polymerisation of methyl methacrylate, allowing immuno- and enzyme histochemical studies on semi-thin sections of undecalcified bone marrow biopsies. Histochemistry 98: 145

Georgii A, Bernhards J, Werner M (1995) Die neue Hannover-Methode zur Kunststoffeinbettung von Knochenmark. Pathologe 16: 28

Hahn M, Vogel M, Delling G (1991) Undecalcified preparation of bone tissue: report of technical experiences and development of new methods. Virchows Arch A: 418

Manking HJ, Lange TA, Spanier SS (1982) The hazards of biopsy in patients with malignant primary bone and soft tissue tumors. J Bone Joint Surg Am 64: 1121–1127

Werner M, Heintz A, Delling G (1996) DNA-Zytometrie an solitären und aneurysmatischen Knochenzysten sowie niedrigmalignen und hochmalignen zentralen Osteosarkomen. Pathologe 17: 44

3.4 Grundzüge der histologischen Interpretation

Die histologische Struktur einer Knochenläsion ist die entscheidende Grundlage für ihre diagnostische Einordnung. Die Betonung der Notwendigkeit einer Kooperation der beteiligten Disziplinen bei der Untersuchung und Behandlung von Knochenläsionen darf niemand darüber hinwegtäuschen, dass letztendlich die entscheidende Diagnose durch den Pathologen gestellt wird.

Für die histologische Befundinterpretation ist der befundverantwortliche Pathologe gut beraten, den makroskopischen Befund des zu untersuchenden Gewebes – auch der Biopsie – selbst gesehen zu haben und die makroskopische Präparation nicht anderen zu überlassen. Allein die getrennte Aufarbeitung von knöchernem Anteil mit der Einbettung vorgeschalteter Entkalkung und der „weichen" Anteile der Biopsie, die Art der zu wählenden Entkalkung und deren Dauer, können schon entscheidende Weichenstellungen für die Diagnose sein. Bei der relativen Seltenheit mit der diese Läsionen auch in den Zentren zur Untersuchung kommen, sollte dies auch keine Probleme bereiten.

Hat eine Läsion intra- und extraossäre Anteile; so sollte dem Pathologen klar sein, von welchem Teil die Biopsie stammt.

Bei jeder diagnostischen Entnahme ist es vorteilhaft, sowohl zytologische Präparate zusätzlich zu erhalten als auch wenigstens *eine* Einbettung ohne Entkalkung machen zu können (s. S. 71 f.).

Bei der histologischen Diagnose wird empfohlen, in mehreren Stufen vorzugehen. Als erstes sollte man versuchen, die eigentlichen Zellen der Läsion, d. h. die Tumorzellen oder solche Zellen, die der tumorähnlichen Läsion zugrunde liegen, zu identifizieren und nach Differenzierungsprodukten dieser Zellen zu suchen. Dabei wird empfohlen, zunächst osteoklastäre Riesenzellen nicht zu beachten. Diese sind so häufig in allen Knochenläsionen, dass sie in der Diagnostik meist nicht weiterhelfen. Insbesondere der Unerfahrene neigt dann aufgrund dieser Riesenzellen häufig zur Diagnose eines Riesenzelltumors. Nach der Artdiagnose folgt beim Vorliegen eines Tumors die Bestimmung der Dignität und beim malignen Neoplasma die Graduierung. Der gesamte Befund sollte dann nochmals im Kontext mit der Klinik, Lokalisation, Bildgebung und auch Ausdehnung des Prozesses überprüft werden, bevor die endgültige Formulierung der Diagnose folgt.

Neben den eigentlichen Strukturen sind in Knochenläsionen häufig Epiphänomene ausgebildet, die die primäre Struktur verwischen. Reaktive Knochenneubildung oder die sekundäre Bildung einer aneurysmatischen Knochenzyste können immer auftreten, insbesondere bei benignen Läsionen. Auch können primär chronische Osteomyelitiden, seien sie plasmozellulär oder sklerosierend, Ähnlichkeiten mit einem primären Knochentumor, z. B. einem Plasmozytom oder einer osteofibrösen Läsion zeigen.

3.4.1 Zur Bestimmung der Dignität

Je größer ein Tumor, desto größer die Wahrscheinlichkeit, dass es sich um ein malignes Neoplasma handelt. Da Aggressivität nicht gleich mit Malignität zu setzen ist, gibt es davon Ausnahmen. Hat eine Läsion zwei benachbarte Knochen ergriffen, ist dies ebenfalls ein Argument für das Vorliegen eines malignen Tumors. Ausnahmen davon sind die villonoduläre Synovitis, die vom Gelenk ausgehend beide gelenkbildenden Knochen erfassen kann, auch die tuberkulöse Spondylitis, die typischerweise den Diskus zerstört und von dort aus beide Wirbelkörper erfasst hat, sowie der Riesenzelltumor der Wirbelsäule, der sich auch über mehrere Etagen ausdehnen kann.

Der Einschluss ortsständigen Knochens innerhalb von Tumorgewebe ist ebenfalls als Hinweis auf einen malignen Tumor zu werten. Allerdings kann es schwierig sein, echten ortsständigen Knochen von sekundär-metaplastisch neugebildetem reifen Knochen zu unterscheiden. Liegt ein maligner Tumor vor, dann sind die eingeschlossenen Knochenreste meistens in kleinen Inseln vorhanden und häufig auch nekrotisch und zeigen an der Oberfläche Zeichen des Abbaus.

Nicht immer ist jedoch die Bestimmung der Dignität – insbesondere an der Biopsie – möglich. Sowohl die heterogene Zusammensetzung der Knochentumoren als auch das breite Spektrum des histologischen Bildes innerhalb einer Entität sind dafür die Ursache. Hat man sich z. B. bei einem knorpeligen Tumor hoher Differenzierung am Stamm oder in den langen Röhrenknochen gegen eine primäre Resektion und für eine Biopsie entschlossen und wird dabei nur knorpeliges Gewebe gefunden, das mit einem hochdifferenzierten Chondrosarkom zu vereinbaren ist, so sollte dennoch die Biopsiediagnose vorsichtig formuliert werden, weil nicht ausgeschlossen ist, dass an anderer Stelle des Tumors ein dedifferenziertes, also hochmalignes Sarkom vorliegt. Es ist primär Aufgabe der Radiologie zu entscheiden, was biopsiert werden muss, und die Biopsiestelle so festzulegen, dass die entscheidenden Befunde bereits bei der Biopsie erhoben werden.

Graduierung

Maligne Tumoren werden histologisch graduiert. Anhand von histologischen Merkmalen schließt man auf das voraussichtliche biologische Verhalten des Tumors, d. h. seine lokale Aggressivität und die Wahrscheinlichkeit der Metastasierung. Gewöhnlich unterscheidet man nach dem histologischen Bild eine 3- oder eine 4-stufige Skala, wobei der Grad 1 eine hohe Differenzierung und der höchste Grad einen anaplastischen Tumor bezeichnet. Maßgeblich für die Einordnung ist der am wenigsten differenzierte Anteil des Tumors. Gewöhnlich beschränkt sich die Graduierung auf maligne Tumoren. Eine Ausnahme bei den Knochentumoren ist der Riesenzelltumor, der als nichtmaligner Tumor von manchen Untersuchern in 3 Differenzierungsgrade eingeordnet wird, wobei Grad 1 und 2 Unterschiede in der Aggressivität des Tumors wiedergeben sollen und Grad 3 ein Sarkom (maligner Riesenzelltumor) bezeichnet; diese Einteilung ist aber heute wegen der geringen Trennschärfe von Grad 1 und 2 weitgehend verlassen. Zur von Enneking 1980 für benigne Tumoren vorgeschlagenen Graduierung und Stadieneinteilung s. S. 82 ff.

Innerhalb der malignen Tumoren werden solche von Grad 1 in der 3-stufigen Skala und Grad 1 und 2 in der 4-stufigen Skala als Tumoren niedrigen Malignitätsgrades eingeordnet. Das bedeutet, dass es sich um langsam wachsende Tumoren mit niedriger lokaler Aggressivität handelt. Für Grad-1-Tumoren bedeutet dies auch, dass mit einer Metastasierung erst nach einem Rezidiv bzw. Übergang in einen höheren Malignitätsgrad gerechnet werden muss. Tumoren niedrigen Malignitätsgrades werden in der Regel keiner Chemotherapie unterzogen.

Innerhalb der malignen Neoplasien können jedoch nur solche Tumoren graduiert werden, die histologisch unterschiedlich differenziert sind (Unni u. Dahlin 1984). Ein Ewing-Sarkom zeigt immer das gleiche Erscheinungsbild, so dass bei diesem Tumor auf eine Graduierung verzichtet werden kann; alternativ wird es als Grad-4-Tumor eingeordnet. Ähnliches gilt für den teleangiektatischen Subtyp des Osteosarkoms, der wegen seines gleichförmigen Erscheinungsbildes und wegen seiner früher gefürchteten hohen Malignität ebenfalls als anaplastisches Sarkom Grad 4 klassifiziert wird. Das Klarzellchondrosarkom wird als Low-grade-Tumor, das mesenchymale Chondrosarkom als High-grade-Tumor – alternativ Grad-4-Tumor eingeordnet.

Eine weitere Ausnahme machen die malignen Lymphome der Non-Hodgkin-Gruppe, die nach einer der anerkannten und international gebräuchlichen Lymphomklassifikationen eingeordnet werden sollten.

Außerdem gibt es Tumoren, bei denen sich vom Differenzierungsgrad bisher keine Folgerungen für das biologische Tumorverhalten bzw. die Therapie ableiten lassen. Ein Beispiel dafür ist das Chordom.

Sekundäre Malignität

Die Entwicklung eines Sarkoms aus einem benignen Knochentumor ist ein seltenes Ereignis, außer wenn zusätzlich andere Faktoren dazukommen. Umstrittene Ausnahme sind die chondromatösen Tumoren in Stamm und langen Röhrenknochen. Von den meisten Untersuchern wird anerkannt, dass Chondrome in Chondrosarkome übergehen können. Allerdings wurde von Dahlin, der eine ungeheure Erfahrung auf dem Gebiet der Knochentumoren besaß, dieser Übergang angezweifelt. Er vermutete, dass solche Übergänge nur scheinbar sind und bereits bei der Erstmanifestation des Tumors ein niedriger Malignitätsgrad vorgelegen hat, der lediglich nicht erkannt wurde.

Sekundäre Neoplasie

Sekundäre Neoplasien aus vorher verändertem Knochen sind ein bekanntes Phänomen. Insbesondere nach Strahlentherapie, sei es wegen Skelettläsionen, sei es wegen extraskelettärer Leiden, sind Sarkome des Skeletts häufig beschrieben. Auch ist die Entwicklung eines Osteosarkoms bei einem Morbus Paget keine Seltenheit, und auch die Entwicklung eines Sarkoms aus einer fibrösen Dysplasie oder einem Knocheninfarkt ist bekannt.

Immer sollte an das Vorliegen eines sekundären Neoplasmas gedacht werden, wenn ein maligner Knochentumor gefunden wird, bei dem das Patientenalter und/oder die Lokalisation nicht typisch für diesen Tumortyp sind. Wird keine Vorerkrankung gefunden, ist man gut beraten, seine Diagnose sorgfältig zu überprüfen.

Literatur

Unni KK, Dahlin DC (1984) Grading of bone tumors. Sem Diagn Pathol 1: 165

3.5 Zum Vorgehen bei der Entdeckung einer Knochengeschwulst (aus der Sicht der Praxis)

Knochentumoren und tumorähnliche Läsionen werden entweder als symptomatische oder als asymptomatische Läsionen entdeckt. Diese Differenzierung hat grundsätzlichen Einfluss auf das weitere Prozedere.

Asymptomatische Läsionen werden in der Regel durch Zufall bei einer aus anderem Anlass indizierten Röntgenuntersuchung aufgefunden. Überwiegend handelt es sich dabei um die Gruppe der sog. *„leave-me-alone lesions"*. Ihre Diagnose kann im Projektionsradiogramm in fast 100% der Fälle sicher gestellt werden. Weitere diagnostische Maßnahmen sind nur in Ausnahmefällen notwendig: Wenn z. B. eine Läsion in überlagerungsreichen Skelettabschnitten wie dem Becken oder der Wirbelsäule sitzt, dann ist eine ergänzende computertomographische Untersuchung sinnvoll. Im Falle einer fibroossären Läsion kann es sich manchmal als zweckmäßig erweisen, eine Szintigraphie durchzuführen, um zu sehen, ob der Prozess noch aktiv ist. Speichert er nur wenig Aktivität, bestätigt sich umso mehr die Diagnose und man kann den Patienten beruhigt wegschicken, ohne weitere Kontrolluntersuchungen etc.

Natürlich kann nicht von jedem Röntgenuntersucher verlangt werden, dass er „leave-me-alone lesions" sicher beurteilt. Entscheidend ist, dass er vor Veranlassung weiterer Untersuchungen seine Aufnahmen mit entsprechenden klinischen Informationen einem Spezialisten zuschickt. Ungezielte weitere Untersuchungen wie Szintigraphie, CT, MRT etc. verhelfen in der Regel nicht zur Diagnose. Solche Untersuchungen können nur dann einen Sinn haben, wenn man sie gezielt einsetzt, d. h. also, wenn mit der Indikation zur Untersuchung eine bestimmte Frage formuliert ist, wie z. B. nach der Dichte (beim Lipom negative Dichtewerte im CT, bei juveniler Knochenzyste flüssigkeitsäquivalente Werte zwischen 10 und 20 HE etc.) oder nach feinen Matrixkalzifikationen im Falle knorpeliger oder knöcherner Tumoren. Aller Erfahrung nach ist dies aber bei der Gruppe der „leave-me-alone lesions" kaum notwendig.

Bei *symptomatischen Läsionen*, d. h. bei Läsionen, die Schmerzen, eine Spontanfraktur oder einen klinischen Tastbefund hervorrufen und deswegen geröntgt wurden, kann man bezüglich des weiteren Prozedere zwei Gruppen unterscheiden:
1. Aufgrund des Projektionsradiogrammes lässt sich mit hoher Wahrscheinlichkeit eine Diagnose stellen, da sich im Röntgenbild Charakteristika finden lassen, die für die eine oder andere Läsion sprechen. Das gilt für alle Tumoren, die eine Matrix produzieren (knorpelige Tumoren wie das Chondrosarkom, knochenproduzierende Tumoren wie das Osteoidosteom, Osteoblastom und Osteosarkom). Bei anderen Läsionen lässt sich aufgrund der Lodwick-Graduierung, ihrer Lage und des Alters des Patienten und evtl. vorhandener Periostreaktionen ebenfalls eine ziemlich sichere Diagnose stellen (Abb. 3.37). Bei dieser Gruppe kann gelegentlich eine zusätzliche und gezielte radiologische Untersuchung notwendig werden, wie am Beispiel des Osteoblastoms aufgezeigt werden soll: Im Übersichtsbild können sich Matrixkalzifikationen verbergen, die in der Computertomographie zur Darstellung kommen. Wenn eine dynamische Kontrastmitteluntersuchung eine massive Anfärbung des Tumors erbringt, dann ist die Diagnose ziemlich sicher. Eine dynamische Computertomographie oder Szintigraphie kann auch bei der Differentialdiagnose des juxtakortikalen Osteosarkoms gegenüber der Myositis ossificans weiterhelfen. Wie ist nun bei Stellung einer vorläufigen Diagnose aus dieser Tumorgruppe zu verfahren? Die in der Kolumne B aufgeführten Entitäten bedürfen in jedem Falle einer baldigen histologischen Absicherung und vor allem Klassifikation, wobei es von außerordentlicher Bedeutung ist, dass die vorläufige klinisch-radiologische Diagnose dem Pathologen bekannt ist. Ergeben sich Widersprüche, so muss der Fall zwischen klinischem Radiologen und Pathologen ausführlich diskutiert werden; evtl. muss der Fall zu einem anderen Experten oder Expertengremium weitergeleitet werden. Steht die Diagnose fest, muss eine Behandlungsstrategie entwickelt werden. Davon wiederum sind weitere Untersuchungen mit radiologischen Methoden abhängig. Wie schon auf S. 16 u. S. 70 f. ausgeführt, ist es sinnvoll, ein Staging z. B. bei Verdacht auf Osteosarkom vor der PE durchzuführen. Bei der Gruppe A kann man ohne weiteres gleich zur Tat schreiten und den Tumor oder die tumorähnliche Läsion durch Exzision oder Kürettage behandeln, aber das Material selbstverständlich hinterher histologisch untersuchen lassen. Manche dieser Läsionen erfordern es geradezu, dass sie dem Pathologen in toto zur Untersuchung vorliegen und nicht in Form einer Probebiopsie. Bei manchen Tumoren, wie z. B. bei Enchondromen am Handskelett oder bei der symptomatischen kartilagenären Exostose (evtl. symptomatisch durch Bursitis), kann man auch abwarten, das gilt auch für das intraossäre Ganglion.
2. Die zweite Gruppe symptomatischer Läsionen präsentiert sich erfahrungsgemäß mit einer ganz unspezifischen Röntgensymptomatik überwiegend in Form einer Osteolyse ohne irgendwelche für die eine oder andere Entität kennzeichnenden Charakteristika, z. B. am Periost, von der Lage her etc. Diese Gruppe wird ergänzt durch Läsionen, die unspezifische Umgebungssklerosen erkennen lassen. Wir sind der Mei-

3.5 · Zum Vorgehen bei der Entdeckung einer Knochengeschwulst (aus der Sicht der Praxis)

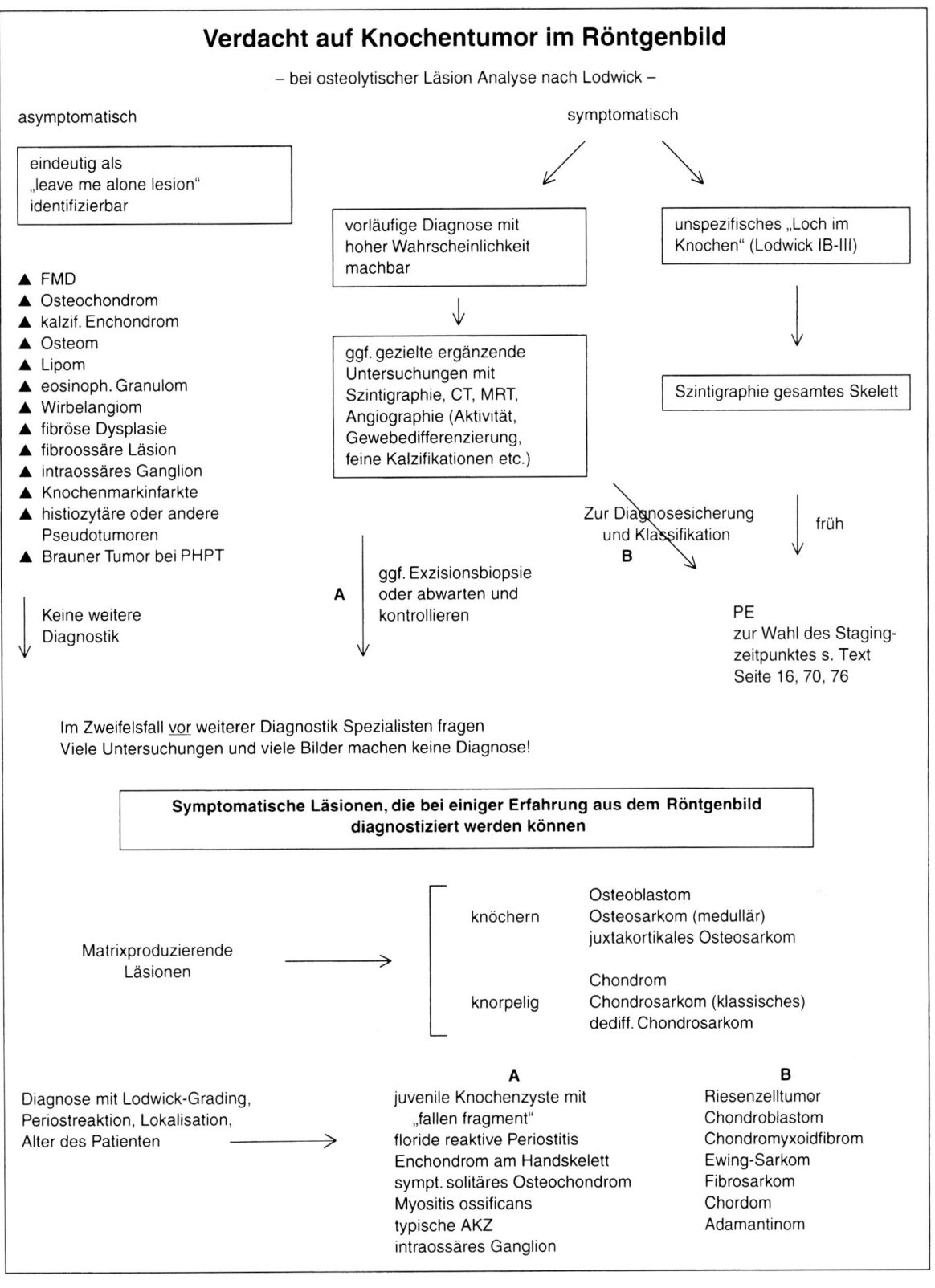

Abb. 3.37. Diagnostischer Algorithmus bei der Aufdeckung eines Knochengeschwulstprozesses

nung, dass man diese Gruppe sehr früh ohne zuvor durchgeführte aufwendige Untersuchungen biopsieren sollte, da man damit auch nicht näher an die richtige Diagnose herankommt. In Abhängigkeit von der histologischen Diagnose und den sich ergebenden therapeutischen Möglichkeiten ist dann entsprechend weiter zu verfahren.

Wir möchten zum Schluss dieser Handlungsempfehlungen noch einmal Folgendes betonen:

> Vor kostenaufwendigen und den Patienten belastenden Untersuchungen ist bei Unklarheiten in der Einschätzung eines auf einen Knochentumor suspekten Prozesses sinnvollerweise ein in diesen Dingen erfahrener Kollege zu konsultieren. Je sicherer die präbioptische Diagnose ist, desto treffsicherer wird auch die histologische Diagnose!

4 Klinik der Knochentumoren

Der klinischen Symptomatik und der Anamnese kommen für die Differentialdiagnostik von Knochentumoren im Allgemeinen weit geringere Bedeutung zu als bei anderen Krankheiten. Fieber und Blutkörperchensenkungsbeschleunigung werden bei Knochentumoren, jedenfalls bei malignen, nicht selten beobachtet. Besonders bei der Differenzierung zwischen einem Ewing-Sarkom und einer Osteomyelitis kann dies bei Fehlen einer eindeutigen röntgenologischen Symptomatik Anlass zu Schwierigkeiten bzw. zu Fehldiagnosen sein. Blutchemische Untersuchungen und Urinbefunde können wichtige Differenzierungsmerkmale im Rahmen der Differentialdiagnostik einer röntgenologischen Solitärläsion abgeben. Dabei sei nur an den braunen Tumor beim primären Hyperparathyreoidismus in der Abgrenzung gegen einen Riesenzelltumor gedacht.

Für die Differentialdiagnose einer radiologisch entdeckten solitären Knochenläsion ist es von größter Bedeutung, ob es sich um einen Zufallsbefund handelt oder nicht (s. diagnostischer Algorithmus in Abb. 3.37). Wenn Schmerzen bestehen, muss geklärt werden, ob es sich um einen Belastungsschmerz handelt, der z. B. auch auf eine Stressfraktur hinweisen kann oder um einen Ruheschmerz, der, wenn er in die Tiefe projiziert wird, immer suspekt auf einen Knochentumor ist. Ist ein solcher Schmerz auch noch nachts verstärkt und läßt er sich durch Salizylate gut beeinflussen, dann spricht das sehr für ein Osteoidosteom.

Knochentumoren verursachen allerdings sehr häufig nicht einen lokalen Knochenschmerz, sondern einen unter Umständen auch fernab von der eigentlichen Läsion projizierten Gelenkschmerz (Kniegelenk!). Das zu wissen ist besonders bei Kindern wichtig, denn daraus leitet sich die Notwendigkeit zur Röntgenuntersuchung eines Extremitätenknochens *einschließlich* der gelenkigen Enden ab.

Eine lange Anamnesedauer ist eher bei benignen, denn bei malignen Prozessen nachzuweisen.

Eine extrem kurze Schmerzanamnese kann Folge einer Spontanfraktur sein. So ist z. B. ein plötzlich auftretender Schmerz im proximalen Oberarm nach einem nur geringen Trauma bei Nachweis einer Osteolyse in der proximalen Diametaphyse bei einem Kind ziemlich wegweisend für eine gebrochene juvenile Knochenzyste.

An dieser Stelle soll auf eine Eigentümlichkeit verwiesen werden, die einem immer wieder bei der Anamneseerhebung eines Geschwulstträgers begegnet:

Die aufgetretene Schmerzsymptomatik wird kausal auf irgendein Trauma, z. B. anlässlich eines Fußballspiels, im Rahmen von Turnübungen in der Schule oder auch bei einem Autounfall, zurückgeführt und nicht selten bis zu einige Wochen vor der Erstkonsultation rückprojiziert. Kalkuliert man die Röntgensymptomatik mit evtl. üppigen reaktiven Veränderungen (z. B. ausgebeulte Knochenschale) und Erfahrungswerte von der Tumorverdopplungszeit her in die Überlegungen ein, so weiß man, dass in solchen Fällen die Läsion sicherlich schon einige Zeit vor dem angegebenen Unfallereignis bestanden hat. Das Symptomatischwerden hat in diesen Fällen in der Regel tatsächlich seine Ursache im angegebenen Trauma, wenn nämlich z. B. eine klinische stumme Periostinvolvierung nun über die Schmerzschwelle gehoben wird. Vielfach wird der erstbehandelnde und diagnostizierende Arzt von dieser Traumaanamnese in die Irre geführt, wodurch sich in manchen Fällen enorme Diagnoseverzögerungen erklären. Wenn Knochengeschwülste auch selten sind, so muss man letztendlich doch differentialdiagnostisch an sie denken und eine entsprechende radiologische Untersuchung in geeigneter und fachgerechter Weise durchführen.

Der Tastbefund einer Knochengeschwulst hängt von ihrer anatomischen Lage (großer/kleiner Weichteilmantel um den befallenen Knochen) und natürlich von der Größe der Läsion ab. So weist z. B. ein positiver Tastbefund einer Geschwulst in Oberschenkelmitte durchaus auf einen Tumorausbruch aus dem Knochen und damit eher auf einen malignen Prozess hin. Das gilt allerdings nicht unbedingt für Tumoren in kleinen oder dünnen Röhrenknochen, denn in diesen wachsen auch gutartige Läsionen, wie z. B. Enchondrome, schon früh expansiv, weil der Knochen selbst zu wenig Raum bietet.

5 Staging der Knochentumoren

5.1 Benigne Tumoren – 83

5.2 Maligne Tumoren – 85

5.3 Stagingkriterien – 87

5.4 Radiologisches Staging-Rüstzeug – 90

Die Notwendigkeit zu einem Stagingsystem ergibt sich aus folgenden Gründen:
1. Aus einer Stadieneinteilung lässt sich die Wahrscheinlichkeit eines Lokalrezidivs und/oder von Fernmetastasen für den jeweiligen Patienten in bestimmten Grenzen voraussagen; daraus lassen sich wiederum
2. Indikationen für die jeweilige Art des chirurgischen Vorgehens ableiten und
3. Richtlinien für eine adjuvante Therapie geben.
4. Behandlungsstrategien können an verschiedenen Zentren verglichen und evtl. standardisiert werden.

Voraussetzung für ein solches Stagingsystem ist die Schaffung von prognostischen Faktoren, die eine möglichst exakte Abgrenzung der einzelnen progredienten Stadien voneinander ermöglichen.

Im Jahre 1980 haben Enneking et al. ein chirurgisches Stagingsystem für muskuloskelettäre Sarkome vorgeschlagen, das von der Musculoskeletal Tumor Society und später von dem „American Joint Committee for Cancer Staging and End Results Reporting" (AJC) angenommen wurde. Das System wurde u. a. von Uthoff veröffentlicht (Enneking 1984, 1985). Die letzte Veröffentlichung zu dieser Problematik erfolgte 1996 (Wolf u. Enneking 1996).

Das Stagingsystem bezieht sich nicht nur auf Tumoren des Knochens, sondern auch der Weichgewebe. An dieser Stelle soll aber nur auf die Stadieneinteilung für Skeletttumoren eingegangen werden. Es sei angemerkt, dass dieses Konzept sowohl in den Vereinigten Staaten als auch in Europa nicht ganz unumstritten ist, denn jedes Stadieneinteilungssystem besitzt immer eine gewisse Starrheit, die es manchmal unmöglich macht, einen bestimmten Tumor präzise einzuordnen. Bei den seltenen Skeletttumoren kommt als Problematik noch hinzu, dass es relativ lange dauert, bis die Praktikabilität eines solchen Systems und daran geknüpfte Therapiekonzepte hinsichtlich ihres Erfolges überprüft werden können. Wir möchten dennoch das Enneking-Stadiensystem hier vorstellen, da für uns nicht nur die eingangs erwähnten Argumente schlüssig sind, sondern weil wir auch hoffen, damit die Diskussion erneut anzuregen.

Das Stagingsystem von Enneking wurde sowohl für gutartige wie für bösartige Geschwülste entwickelt. Die entscheidenden Kriterien, die die unterschiedlichen Stadien charakterisieren, sind der histologische, röntgenologische und klinische Befund, als G0–G2 zusammengefasst, die Lokalisation innerhalb oder außerhalb des Kompartiments (T0–T2) und das Vorhandensein oder Fehlen von Metastasen (M0, M1).

5.1 Benigne Tumoren

Die benignen Tumoren werden in 3 Stadien eingeteilt (◘ Tabelle 5.1):

Stadium 1

Hierbei handelt es sich um eine inaktive benigne Läsion, die in der Regel asymptomatisch ist und zufällig beobachtet wird sowie selten zu einer pathologischen Fraktur oder einem Funktionsausfall führt. Tumoren dieses Typs können durchaus auch erhebliche Ausmaße erreichen, limitieren ihr Wachstum aber grundsätzlich und verbleiben eingekapselt in ihrem Kompartiment. Selten deformieren sie die Grenzen des Kompartiments wie die Kompakta oder den Gelenkknorpel. Röntgenologisch entsprechen sie dem Lodwick-Grad IA, szintigraphisch finden sich keine Auffälligkeiten, in der MRT und im CT ist die Läsion isointens bzw. gleichmäßig dicht und gut begrenzt, ohne Kompaktaveränderungen.

Die histologischen Charakteristika einer Stadium-I-Läsion sind:
a. niedrige Zell-Matrix-Relation;
b. reife, gut differenzierte Matrices;
c. benigne zytologische Züge (keine Hyperchromasie, Anaplasie oder Pleomorphie);
d. Einkapselung durch reifes Bindegewebe oder kompakten Knochen;
e. keine oder nur geringe reaktive mesenchymale Proliferation, entzündliche Infiltration der Gefäßneubildungen um die Läsion.

Stadium 2 (aktive benigne Läsion)

Diese Läsionen weisen nur eine geringfügige klinische Symptomatik, d. h. also keine nennenswerten Schmerzen auf, gelegentlich kommen pathologische Frakturen oder Funktionsbeeinträchtigungen vor. Sie wachsen langsam, auch im Rahmen einer Verlaufsbeobachtung. Im Gegensatz zum Stadium I vermögen sie die Kompakta oder den Gelenkknorpel zu deformieren, verbleiben aber in ihrer Kapsel und sind von einer dünnen Schicht reaktiven Gewebes zwischen der Läsion und den normalen Umgebungsstrukturen umgeben. Die radiologische Symptomatik entspricht dem Lodwick-Grad IB. Im Szintigramm findet sich eine vermehrte Aktivitätsanreicherung, die aber auf die Grenzen des radiologischen Defekts und die reaktiven Veränderungen beschränkt ist. Computertomographisch stellen sich aktive benigne Läsionen ähnlich wie die inaktiven mit gleichmäßiger Dichte dar, wenngleich der reaktive Knochen irregulär ist und sich die umgebende Kompakta „ausgebeult" findet. Immer bleibt die Läsion aber im Kompartiment, wie die MRT beweist. Ein randständiges Kontrastmittelenhancement kommt vor.

Die histologischen Charakteristika sind:
a. relativ ausgeglichene Zell-Matrix-Relation mit gleichmäßiger Verteilung der Matrix;
b. gut differenzierte Matrices;
c. benigne zytologische Züge;
d. intakte Kapsel aus reifem Bindegewebe und/oder spongiösem Knochen;
e. schmale Zone aus reaktivem mesenchymalen, entzündlichen und vaskulären Gewebe zwischen der Kapsel und dem umgebenden normalen Knochen;
f. Resorption vorbestehender knöcherner Strukturen, eher durch Osteoklasten als durch Tumorzellen. Die eingestreuten Resorptionszonen produzieren häufig eine irreguläre, gezähnelte, gelegentlich auch riefenartige Kontaktfläche zwischen der Kapsel und dem angrenzenden reaktiven Knochen.

◘ **Tabelle 5.1.** Stadieneinteilung benigner Knochentumoren. (Mod. nach Enneking 1985)

Stadium	1 (latent)	2 (aktiv)	3 (aggressiv)
Grad	G0	G0	G0
Lokalisation (Ausdehnung)	T0	T0	T1-2
Metastasen	M0	M0	M0-1
Klinischer Verlauf	Keine Symptome, keine Progression, Selbstheilung	Aktiv (Schmerzen), progressiv, Knochenauftreibung	Aggressiv (deutliche Schmerzen, evtl. Spontanfraktur), invasiv., Knochenperforation
Röntgenbild (Lodwick-Grad)	IA	IB	IC
Szintigraphie	Negativ	Vermehrte Aktivitätsanreicherung im Tumor	Vermehrte Aktivitätsanreicherung jenseits der röntgenologischen Tumorgrenzen
MRT/CT	Eindeutige, intakte Begrenzung, gut definierte Kapsel, homogen	Intakte Begrenzung, expansiv, dünne Kapsel, homogen	Unscharf begrenzt, extrakapsulär und/oder über das Kompartiment hinausgehend, inhomogen

Stadium 3 (aggressive benigne Läsionen)

Aggressive benigne Läsionen sind häufig symptomatisch und kommen wegen einer uncharakteristischen Schmerzsymptomatik und/oder einer Tumormasse zur Beobachtung. Liegen die Läsionen in gewichtstragenden Knochenabschnitten, so können pathologische Frakturen auftreten. Sie limitieren sich im Wachstum nicht selbst und vermögen ihre natürlichen Grenzen, wie den kompakten Knochen, den Gelenkknorpel oder die Gelenkkapsel mit fingerartigen Tumorausläufern zu penetrieren. Die umgebende reaktive Zone ist dick, ödematös und erscheint häufig entzündlich. Der umgebende solide Knochen wird weniger durch endostale Resorption und subperiostale Appositionen ummodelliert, als vielmehr durch Zerstörung oder Resorption invadiert.

Involvieren aggressive benigne Läsionen Knochenabschnitte, die keinen soliden natürlichen Widerstand wie die Kompakta bilden, z. B. den Markraum, den spongiösen Knochen oder den umgebenden Weichteilmantel, so breiten sie sich massiv aus, ungeachtet der vorher bestehenden Pseudokapsel aus reaktivem Gewebe.

Das Röntgenbild entspricht dem Lodwick-Grad IC. Das Szintigramm weist eine vermehrte Aktivitätsanreicherung sowohl in der Früh- als auch in der Spätphase und in einer größeren Ausdehnung als auf dem Röntgenbild auf. Im CT- oder MR-Angiogramm sieht man eindeutig eine reaktive Zone mit Gefäßneubildungen in der arteriellen Phase und eine deutliche Tumoranfärbung mit Gefäßseen usw. in der spätvenösen Phase. Im MRT und CT sind aggressive benigne Läsionen hinsichtlich der Signalintensität resp. Dichte inhomogen, fleckig, mit Defektbildungen im Bereich der reaktiven Knochenneubildung, fernerhin sieht man früh einen Ausbruch aus dem Kompartiment.

Die histologischen Charakteristika sind:
a. hohe Zell-Matrix-Relationen;
b. sehr differenzierte Matrices von wechselnder Reife;
c. überwiegend benigne zytologische Züge ohne Anaplasie oder Pleomorphismus, aber häufig mit hyperchromatischen Kernen. Mitosen können gelegentlich registriert werden. Eine Gefäßinvasion kommt vor;
d. umschriebene Tumorausbrüche mit fingerförmigen Zapfen durch die Kapsel in die umgebenden reaktiven Strukturen, wobei diese Tumorzapfen in der Regel Kontinuität mit der Haupttumormasse behalten. Nur gelegentlich werden Satellitentumoren beobachtet;
e. eine dicke Zone reaktiven Gewebes zwischen der penetrierten Kapsel und den umgebenden normalen Gewebsstrukturen, einer Art von Pseudokapsel entsprechend, ohne allerdings die Fähigkeit zu besitzen, das Wachstum des aggressiven Tumors zu verhindern, sondern lediglich die Ausbreitung von Tumorknoten in die Umgebung zu hemmen. Der umgebende Knochen wird mehr durch reaktive Osteoklasten als durch die Tumorzellen selbst zerstört, obwohl Tumorzapfen rasch in den reaktiven Knochen hineinwachsen können.

Trotz der benignen Zytologie ähnelt der invasive Charakter dieser Läsionen eher dem von niedrigmalignen als von aktiven benignen Tumoren. Die benigne Zytologie darf nicht darüber hinwegtäuschen, dass aggressive benigne Läsionen auch Fernmetastasen, insbesondere in der Lunge, setzen können. Wir selber verfügen über langjährige Beobachtungen von Skelett- und Lungenmetastasen beim Riesenzelltumor (s. S. 684 f., Abb. 11.25). Die Metastasen haben die gleiche Histologie wie die Primärtumoren und eine bessere Prognose als die von klassischen malignen Läsionen.

5.2 Maligne Tumoren

Die malignen Tumoren werden in drei Grundstadien eingeteilt: Das Stadium I entspricht einer niedrigmalignen (low-grade) Läsion, das Stadium II einer hochmalignen (high-grade) Läsion, im Stadium III liegen Metastasen vor. Die 3 Stadien von Knochensarkomen werden ferner unterteilt in die Untergruppe A oder B, abhängig davon, ob sie anatomisch im Kompartiment (A) oder bereits außerhalb des Kompartiments wachsen (B).

Im Folgenden sollen, ehe das Stagingsystem selbst erläutert wird, noch einige Anmerkungen zu den Low-grade- und High-grade-Sarkomen gemacht werden, entsprechend den Vorstellungen von W.F. Enneking (◘ Tabelle 5.2).

Niedrigmaligne Sarkome haben alle ein invasives Wachstum, in der Regel metastasieren sie aber nicht. Mit der zunehmenden Rezidivrate wächst aber die Gefahr einer Fernmetastasierung. Klinisch imponieren niedrigmaligne Sarkome als langsam wachsende, weitgehend schmerzlose Tumormassen, mit allmählicher Größenzunahme, selten werden sie stärker symptomatisch, z. B. durch eine Spontanfraktur. Durch die von ihnen angeregte stärkere reaktive Knochenneubildung wird eine Einkapselung vorgetäuscht. Den Knochen zerstören sie in der Regel nicht massiv und rasch, vielmehr dehnen sie sich langsam mit zunehmender Erosion der umgebenden Kompakta aus, bis sie schließlich in den Extraossärraum, d. h. aus dem Kompartiment, gelangen. Eine intraartikuläre Ausbreitung ist selten, obwohl eine begleitende Synovitis mit Gelenkergussbildung vorkommt. Erreichen sie Gefäßnervenbündel, so kommt es selten zu einer Infiltration, sondern mehr zu einer Einbeziehung dieser Strukturen in reaktives Gewebe.

Röntgenologisch entsprechen niedrigmalige Sarkome überwiegend dem Lodwick-Grad II, häufig unter Bildung ausgedehnter reaktiver Sklerosen im spongiösen Knochen, kombiniert mit einer vollständigen Penetration der Kompakta. Im Markraum der Röhrenknochenschäfte arrodieren sie die Kompakta von innen her wellenförmig, bilden aber auch neuen endostalen Knochen. Im Szintigramm kann man in der Früh- und Spätphase eine vermehrte Aktivitätsaufnahme sowohl im intra- wie extraossären Geschwulstanteil sehen, wobei die Zone der vermehrten Aktivitätsanreicherung die radiologischen Tumorgrenzen überschreitet. Angiographisch findet sich keine oder eine nur geringe Gefäßneubildung in der Randzone oder im Tumor selbst, eine benigne Läsion vortäuschend. Das MRT und/oder CT lässt eine inhomogene Signal- resp. Dichteverteilung im Tumor selbst erkennen, der reaktive Knochen ist zumeist perforiert, zumindest arrodiert.

Die histologischen Charakteristika der Low-grade-Sarkome sind:
a. relativ balancierte Zell-Matrix-Relation;
b. gut differenzierte und gewöhnlich reife Matrices;
c. zytologische Zeichen der Malignität (Anaplasie, Pleomorphie und Hyperchromasie) mit seltenen oder fehlenden Mitosen, entsprechend dem Broder-Grad I und gelegentlich II;
d. unterschiedlich ausgeprägte Nekrosen und Blutungen sowie Gefäßinvasionen, wie sie bei benignen Läsionen nur selten gesehen werden;

◘ **Tabelle 5.2.** Stadieneinteilung maligner Knochentumoren. (Mod. nach Enneking 1985)

	IA	IB	IIA	IIB	IIIA	IIIB
Grad	G1	G1	G2	G2	G1-2	G1-2
Lokalisation	T1	T2	T1	T2	T1	T2
Metastasen	M0	M0	M0	M0	M1	M1
Klinischer Verlauf	Wenig Schmerzen oder indolent, schleichendes Wachstum	Wenig Schmerzen oder indolent, tastbar, schleichendes Wachstum	Starke Schmerzen, massives Wachstum	Starke Schmerzen, massives Wachstum, tastbare Tumormasse, Spontanfraktur	Starke Schmerzen, massives Wachstum, systemische Symptome. Spontanfrakturen, tastbare Metastasen, Lungenmetastasen	
Szintigraphie	Vermehrte Anreicherung	Vermehrte Anreicherung	Vermehrte Anreicherung bis über die radiologischen Tumorgrenzen	Vermehrte Anreicherung bis über die radiologischen Tumorgrenzen	Vermehrte Anreicherung im Tumor bis über die radiologischen Tumorgrenzen, Anreicherung in Lungenmetastasen selten	
Röntgenbild (Lodwick-Grad)	II	II	II–III	II–III	II–III	II–III
MRT/CT	Irreguläre oder arrodierte Kapsel, aber im Kompartiment	Tumorausdehnung aus dem Kompartiment	Durchbrochene (Pseudo-) Kapsel – aber im Kompartiment	Durchbrochene (Pseudo-) Kapsel – außerhalb des Kompartiments	Durchbrochene (Pseudo-) Kapsel im bzw. außerhalb des Kompartiments, Lungenmetastasen oder vergrößerte Lymphknoten	

e. zahlreiche Unterbrechungen in der Kontinuität der Kapsel, durch die der Tumor direkt in die reaktive Zone einwächst, die wiederum eine Pseudokapsel um die Läsion bildet.

In der reaktiven Zone können regelmäßig Satellitentumoren beobachtet werden, während Skip-lesions im gesunden Knochen außerhalb der reaktiven Zone nur selten vorkommen. Skip-lesions sind sog. „Überspringertumoren", die sich von dem Haupttumor durch gesunden Knochen abgrenzen. Ihre Pathogenese ist nicht ganz geklärt (z. B. regionale Metastasen?). Regionale Lymphmetastasen sind ungewöhnlich.

Hochmaligne Sarkome präsentieren sich in der Regel als destruktive, symptomatische Tumoren, mit der Neigung zu Spontanfrakturen. Grundsätzlich produzieren sie ein umgebendes reaktives Gewebe, das aber sehr rasch wieder abgebaut wird, so dass keine oder nur eine geringfügige Pseudokapsel imponiert. Die natürlichen soliden Barrieren wie die Kompakta werden vom Tumor des Typs B nicht respektiert, der rasch in den paraossalen Raum ausbricht und die dortigen Weichgewebsstrukturen infiltriert. Auch der Gelenkknorpel und die Gelenkkapsel können zerstört werden. Insgesamt betrachtet weisen diese (B)-Tumoren also ein Wachstum außerhalb des Kompartiments auf, häufig mit Infiltration neurovaskulärer Strukturen. Auch die Epiphysenfugen werden durchwachsen.

Röntgenologisch sind hochmaligne Sarkome in der Regel dem Lodwick-Grad III zuzuordnen. Im Gegensatz zu den niedrigmalignen Sarkomen weisen hochmaligne häufig nur sehr schmale Codman-Winkel auf. Im Knochenszintigramm findet sich sowohl in der Früh- wie in der Spätphase eine vermehrte Aktivitätsanreicherung, die über die radiographischen Grenzen hinausreicht. Auch Skip-lesions werden szintigraphisch angezeigt. Im Angiogramm finden sich im Bereich der reaktiven Zone deutliche Gefäßneubildungen und im Tumor selbst erhebliche Anfärbungen. Der extraossäre Tumoranteil wird in der Regel gut dargestellt. Durch MRT und oder CT lässt sich vor allem der paraossale Geschwulstanteil gut demonstrieren.

Histologische Charakteristika sind:
a. hohe Zell-Matrix-Relationen;
b. schlecht differenzierte, unreife Matrices;
c. alle zytologischen Charakteristika einer hohen Malignität. Massenhaft Mitosen. Eine Gefäßinvasion, Nekrosen und Blutungen sowie eine direkte Destruktion des normalen Gewebes durch Tumorzellen (wahrscheinlich auf enzymatischem Wege) gehören zum typischen Bild hochmaligner Läsionen. Die beschriebenen Befunde entsprechen den Broder-Graden II, III oder IV;
d. eine Kapselbildung wird nicht oder höchstens in nur sehr schwacher Ausbildung beobachtet, isolierte Satellitentumoren finden sich in der Pseudokapsel aus reaktivem Gewebe um die Läsion herum.
e. Skip-lesions bzw. Skip-Metastasen werden in etwa einem Viertel aller Fälle im Knochen und im Weichgewebe gefunden (Enneking u. Kagan 1975). Im Knochen liegen sie entweder im Markraum oder transartikulär im angrenzenden Knochen, während sie im Weichgewebe näher am Knochen, entweder in den schlecht begrenzten extraossalen Räumen oder in den Schichten zwischen den Muskeln angetroffen werden.

Nur etwa 10% aller High-grade-Sarkome finden sich zum Zeitpunkt ihrer Entdeckung noch im Kompartiment, im gleichen Prozentsatz bestehen bereits pulmonale Fernmetastasen.

5.3 Stagingkriterien

Graduierung

Die Graduierung einer Geschwulst richtet sich nach deren biologischer Aggressivität, nicht nur allein nach histologischen Kriterien (z. B. Broder-Grad I–IV), nach radiologischen Graden (Lodwick-Grade I–III) oder nach klinischen Gesichtspunkten, wie die Wachstumsgeschwindigkeit, die Tumormassenverdopplungszeit usw. In die Graduierung der Geschwülste gehen alle (histologischen, radiologischen und klinischen) Kriterien ein, die als G0, G1 und G2 in ◘ Tabelle 5.3 präzisiert werden.

> **Anmerkung**
> Die Histologie benigner Läsionen des Grades G0 hat sowohl im Stadium 1 (inaktiv), 2 (aktiv) wie im Stadium 3 (aggressiv) häufig keinen Bezug zum biologischen Verhalten, während das radiologische Staging von Lodwick und zusätzliche Untersuchungen wie das Skelettszintigramm und die dynamische MRT oder CT häufig ein wesentlich konkreteres Bild liefern. Die histologische Unterscheidung zwischen G0- und G1-Läsionen ist also außerordentlich schwierig und problematisch. Die Differenzierung zwischen G1- und G2-Läsionen ist hingegen zuverlässig, das radiologische Staging und die Klinik liefern hier ergänzende und unterstützende Aussagen. Möglicherweise wird die Molekularpathologie bezüglich der besseren Differenzierung zwischen G0- und G1-Läsionen eine weitere Unterstützung liefern. Um aus chirurgischer Sicht eine zuverlässige Einordnung von Tumoren in eine G0-, G1- oder G2-Läsion zu erreichen, benötigt man sowohl die Histologie wie die Röntgenologie und die Klinik. Obwohl bestimmte histologische Sarkomtypen überwiegend in die Gruppe der G1- oder G2-Läsionen eingeteilt werden können, benötigt der Einzelfall doch eine sehr genaue präoperative Graduierung. In diesem Zusammenhang sei nur daran erinnert, dass die meisten paraossalen Osteosarkome G1-Läsionen, einige wenige aber durchaus G2-Läsionen mit einer dubiösen Prognose entsprechen. Umgekehrt lassen sich die meisten klassischen Osteosarkome als G2-Läsionen einordnen, einige entsprechen aber durchaus auch G1-Läsionen mit einer wesentlich günstigeren Prognose.

Lokalisation

Die anatomische Lage einer Läsion, ob im Kompartiment oder außerhalb, korreliert sehr eng mit der Prognose und der Wahl des chirurgischen Vorgehens. Vor allem radiologische Techniken versetzen uns heute in die Lage, relativ zuverlässige Aussagen darüber zu treffen, ob ein Tumor intrakapsulär und im Kompartiment verbleibt (T0), ob er extrakapsulär, aber noch innerhalb des Kompartiments wächst (T1), oder ob er die natürlichen Barrieren durchbrochen hat und die umgebenden anatomischen Strukturen infiltriert (T2). Zum radiologischen Rüstzeug gehören heute MRT, ggf. CT (s. S. 18 ff.).

- T0: Die Läsion befindet sich innerhalb einer Kapsel und breitet sich nicht über ihre Kompartimentgrenzen, wie z. B. die Kompakta oder die subchondrale Grenzlamelle aus, obwohl z. B. die Kompakta durchaus deformiert werden kann.
- T1: Die Läsion breitet sich aus ihrer Kapsel in die reaktive Zone aus, entweder kontinuierlich oder durch Satelliten. Sowohl die Läsion selbst wie auch die reaktive Zone um sie herum verbleiben aber in jedem Fall innerhalb des Kompartiments, bedingt durch die natürlichen Barrieren, wie Kompakta, Gelenkknorpel oder Gelenkkapsel. Wenn sich die reaktive Zone über das Kompartiment ausdehnt, während der Tumor selbst innerhalb der röntgenologischen Veränderungen verbleibt, dann muss diese Situation als extrakompartimentales Wachstum angesprochen werden. Anzumerken ist, dass das paraossale Kompartiment ein potentielles Kompartiment zwischen der Kompakta und den darüber gelegenen Muskeln darstellt. Auf der Oberfläche von Knochen angesiedelte Läsionen, die in die darunter gelegene Kompakta noch nicht eingewachsen sind, aber die darüber gelegenen Muskeln abdrängen, ohne sie zu infiltrieren, werden als intrakompartimentale Tumoren angesehen.
- T2: Läsionen, die sich außerhalb der Kompartimentgrenzen in die lockeren Faszienschichten und -zwischenräume ohne Longitudinalgrenzen ausdehnen,

◘ **Tabelle 5.3.** Geschwulstgraduierung

	G0 (benigne)	G1 (niedrigmaligne)	G2 (hochmaligne)
Histologie	Benigne Zytologie, gute Differenzierung, niedrige Zell-Matrix-Relation	Broder-Grad I, manchmal II. Wenige Mitosen, gute Differenzierung mit klar erkennbarer Matrix	Broder-Grade II, III und IV. Häufig Metastasen, schlechte Differenzierung, wenig und unreife Matrix. Klassische zytologische Züge hoher Malignität: Anaplasie, Pleomorphie, Hyperchromasie
Radiologie	Lodwick-Grad IA, IB oder IC	Lodwick-Grad II	Lodwick-Grad III
Klinik	Variable Wachstumsrate, bes. bei Kindern und Jugendlichen; selten Metastasen, keine Skip-lesions oder Satellitentumoren	Indolentes Tumorwachstum mit extrakapsulären Satelliten in der reaktiven Zone; keine Skip-lesions, nur gelegentlich Fernmetastasen	Massives Wachstum, deutliche klinische Symptomatik, gelegentlich regionale und häufig Fernmetastasen, Satellitentumoren und Skip-lesions

werden als extrakompartimental wachsende oder auch T2-Läsionen bezeichnet. Primär intraossär oder intraartikulär wachsende Tumoren breiten sich also in das paraossale bzw. paraartikuläre Gewebe aus. Umgekehrt können sich primär paraossal wachsende Geschwulstprozesse wie z. B. das paraossale Osteosarkom intraossär, aber auch extrafaszial ausdehnen. Ausnahmslos müssen Involvierungen neurovaskulärer Strukturen als extrakompartimentales Wachstum bezeichnet werden, da die Gefäßnervenbündel selbst immer extrakompartimental liegen.

Die TNM-Klassifikation der Knochentumoren, die hier der Vollständigkeit halber erwähnt, aber unseres Wissens nach kaum gebraucht wird, unterscheidet bezüglich des Primärtumors (T) folgendermaßen:
- TX: Der Primärtumor kann nicht untersucht werden
- T0: Kein Primärtumor zu finden
- T1: Der Tumor misst in seiner größten Ausdehnung 8 cm oder weniger
- T2: Der Tumor misst in seiner größten Ausdehnung mehr als 8 cm
- T3: Diskontinuierliche Tumorausbreitung im befallenen Knochen

Metastasen
Während bei den meisten Karzinomen die Metastasen in N (Lymphknoten) oder M (Fernmetastasen) aus Gründen einer unterschiedlichen Prognose und Behandlungsstrategie klassifiziert werden, erübrigt sich bei Sarkomen eine solche Untergruppierung, da Sarkome mit Metastasen, ungeachtet ob sie regional in den Lymphknoten oder entfernt z. B. in den Lungen liegen, eine gleich dubiöse Prognose besitzen. M0 bedeutet keine, M1 Metastasen vorhanden, regional in den Lymphknoten und/oder entfernt, z. B. in den Lungen.

Zusammenfassende Betrachtung

> Wie bereits eingangs erwähnt, sind also die entscheidenden Kriterien für die unterschiedlichen Stadien eines Knochentumors die Graduierung (G0–G2, Histologie, Radiologie, Klinik), die Lokalisation innerhalb oder außerhalb des Kompartiments (T0–T2) und die Frage, ob Metastasen vorliegen (M1) oder fehlen (M0).

Wie ebenfalls bereits erläutert, werden die benignen Läsionen in die Stadien (arabisch) 1, 2 oder 3 eingeteilt. 1 bedeutet inaktive benigne Läsion, 2 aktive benigne Läsion und 3 aggressive benigne Läsion. Die drei Stadien korrespondieren relativ exakt mit den Lodwick-Graden IA–IC.

Die malignen Tumoren werden in die Stadien I, II oder III eingeteilt, wobei I niedrigmaligne und II und III hochmaligne bedeuten. Der Unterschied zwischen II und III besteht darin, dass bei II keine, bei III Fernmetastasen vorliegen. Die Untergruppierung in A und B bezieht sich auf die Frage, ob der Tumor noch im Kompartiment (A) oder extrakompartimental wächst (B). Die Radiologie der hochmalignen Tumoren korrespondiert mit den Lodwick-Graden II und III. Erst wenn irgendeine Läsion klinisch, radiologisch und bioptisch (histologisch und zytologisch) abgeklärt ist, kann sie nach den gefundenen Kriterien in ein bestimmtes Stadium eingeteilt werden. Das gilt besonders für Entitäten, deren Zuordnung komplexer ist, wie z. B. der Riesenzelltumor, von dem etwa 10% zum Stadium 1, 65% zum Stadium 2 und 15% zum Stadium 3 gerechnet werden können.

Selbstverständlich können *einzelne Läsionen von einem Stadium in das andere übergehen:* benigne Läsionen im Stadium 2 oder sogar auch 3 vermögen sich in ein Stadium 1 zurückzubilden, wenn das Skelettwachstum sistiert. Andererseits kann es vorkommen, *dass sich benigne Läsionen in ein Sarkom des Stadiums I, II oder III transformieren,* so z. B. im Rahmen einer zunehmenden Rezidivhäufigkeit oder auch nach einer Bestrahlungsbehandlung. Die aus den obigen Ausführungen über das Staging von Knochengeschwülsten zu ziehenden chirurgischen respektive orthopädischen Konsequenzen sind kurz zusammengefasst in ◻ Tabelle 5.4 dargestellt. An dieser Stelle seien noch kurz einige Begriffe, die in der Tabelle 5.4 gebraucht werden, erläutert. Die Begriffe intrakapsulär oder intraläsional, marginal, weit im Gesunden und radikal beziehen sich auf den operativen oder chirurgischen Tumorrand:
- *Intrakapsulärer oder intraläsionaler Rand*: Während der Operation wird in den Tumor eingeschnitten oder – bei der Kürretage – eingegangen. Postoperativ verbleiben makroskopisch Tumorreste.
- *Marginaler Rand*: Die chirurgische Schnittführung geht durch das peritumorale reaktive Gewebe, also den Bereich, in dem sich kein mit dem Haupttumor zusammenhängendes Tumorgewebe findet. Wie oben beschrieben, können aber in der reaktiven Zone Satellitenherde vorkommen, die bei marginaler Resektion verbleiben können.
- *Weit im Gesunden liegender Tumorrand (sog. weiter Rand)*: Die chirurgische Schnittführung erfolgt außerhalb des reaktiven peritumoralen Gewebes, so dass den ehemaligen Tumorsitz eine Manschette aus gesundem Gewebe allseits umgibt. Das berührt nicht die Möglichkeit des Verbleibens von sog. Skip-Metastasen im tumortragenden Knochen.
- *Radikaler Rand*: Das gesamte den Tumor tragende Knochen- und Muskelkompartiment wird reseziert. Tumorreste oder Satellitenherde sind nicht mehr zu erwarten.

Tabelle 5.4. Therapie der Skelettläsionen. (Nach Enneking 1985)

Stadium	Grad	Lokalisation	Metastase	Operation
Benigne				
1	G0	T0	M0	Intrakapsulär/intraläsional
2	G0	T0	M0	Marginal oder (?) intrakapsulär plus Adjuvanz[a]
3	G0	T1-2	M0-1	Weit im Gesunden oder (?) marginal plus Adjuvanz[a]
Maligne				
IA	G1	T1	M0	Exzision *weit* im Gesunden
IB	G1	T2	M0	*Weit* im Gesunden, evtl. Amputation
IIA	G2	T1	M0	*Radikal* – meist Resektion oder weite Exzision plus Adjuvanz[b]
IIB	G2	T2	M0	*Radikal* – evtl. Exartikulation oder weite Exzision oder Amputation plus Adjuvanz[b]
IIIA	G1-2	T1	M1	Thorakotomie und *radikale* Resektion oder palliativ
IIIB	G1-2	T2	M1	Thorakotomie, *radikale* Exartikulation oder palliativ

[a] Z. B. Kryochirurgie, Strahlentherapie, [b] Chemotherapie.

Aus dem Dargestellten geht hervor, wie essentiell die Einbindung des Operateurs von Anfang an ist. Nur er kann die Frage des geeigneten Biopsiezuganges, den er später mit entfernt, beantworten. Andernfalls läuft man Gefahr, dass z. B. eine extremitätenerhaltende Operation, wie sie heute grundsätzlich angestrebt wird, nicht mehr möglich ist!

5.4 Radiologisches Staging-Rüstzeug

Primärstaging

Projektionsradiographie: Die Graduierung nach Lodwick (S. 45 ff.), die nicht von allen Radiologen und Orthopäden gleichermaßen geliebt wird, ist das entscheidende Rüstzeug für das (chirurgische) Staging sowohl der benignen als auch der malignen Knochengeschwülste.

Ganzkörperskelettszintigraphie: Zur Suche nach Skip-Läsionen und anderen Skelettmetastasen sowie zur Beurteilung der Aktivität einer Geschwulst ist die Ganzkörperskelettszintigraphie eine brauchbare Methode (s. S. 32 f.).

Angiographie: Wie im Kapitel über die Angiographie (S. 26 ff.) ausgeführt, wird die direkte Angiographie als invasive Methode heute bei der Diagnostik der Knochentumoren kaum noch eingesetzt. Unbestritten sind allerdings ihre Vorteile bei der Dignitätseinschätzung eines Knochentumors und wir empfehlen eine Gefäßdarstellung in Form der indirekten CT- oder MRT-Angiographie. Sicherlich ist es lohnenswert, diesbezüglich einmal eine größere Multicenter-Studie durchzuführen, um zu einer gesicherten und vielleicht definitiven Beurteilung zu kommen.

MRT: Für das lokale Staging der Knochentumoren ist die MRT die Methode der Wahl (s. S. 21 ff.) Details über die Untersuchungstechnik sind in ◘ Tabelle 5.5 dargestellt.

CT: Wie auf S. 18 ff. dargestellt, hat die CT bestimmte diagnostische Implikationen (Beurteilung des Knochens selbst und von verknöcherten Strukturen z. B. der Matrix, CT-Angiographie etc.) und kann in entsprechend gelagerten Fällen (z. B. Claustrophobie) ersatzweise für die MRT eingesetzt werden Bei der Suche nach Lungenmetastasen ist sie die Methode der Wahl.

Verlaufsbeobachtung unter und nach Therapie

Die Kontrolluntersuchung nach OP eines benignen Tumors erfolgt zunächst mit einem Projektionsradiogramm. Bei Bedarf sind CT (vor allem bei sklerosierenden Läsionen) und/oder MRT (besonders beim Riesenzelltumor) einzusetzen.

Bei einer präoperativen Chemotherapie, z. B. des Osteosarkoms (s. S. 255) werden Projektionsradiographie und CT eingesetzt, um Informationen über Tumorgröße, Tumorränder und Ossifikationen des Tumors zu bekommen. Das Tumorvolumen wird am besten mit MRT definiert. Ein Signalabfall auf T2-gewichteten Sequenzen lässt eine zunehmende Ossifikation vermuten oder eine Zunahme von Bindegewebe im Tumor. Wenn die Signalintensität nach Kontrastmittelgabe nicht ansteigt, spricht das für eine Nekrose. Die dynamische MRT ist grundsätzlich für die Differentialdiagnose zwischen posttherapeutischen Veränderungen und vitalem Tumor wertvoll: Ein vitaler Tumor enhanced früh und stark, posttherapeutische Veränderungen langsam. Details zur Rezidivdiagnostik mit MRT sind ◘ Tabelle 5.6 zu entnehmen.

◘ **Tabelle 5.5.** Tumorstaging in der MRT (nach R. Erlemann, 2005)

Frage	Sequenz	Ebene
Suchsequenz	STIR	Longitudinal[1]
Intraossäre Ausdehnung	T1-gew. SE	Longitudinal
Extraossäre Ausdehnung und peritumorales muskuläres Ödem oder (extraossäre Ausdehnung bei stark sklerotischen Tumoren	T2-gew. SE T2-gew. FS FSE T1-gew. FS SE	Axial Axial Axial)
Knochenmarködem	T2-gew. FS FSE (T1-gew. FS SE + Gel)	Longitudinal
Epiphysenbeziehung	T1-gew. SE	Longitudinal
Gelenkbeziehung	T1-gew. SE (Senkrecht zur Kontaktfläche zwischen Tumor und Gelenk) Bei Verdacht auf Gelenkinfiltration zusätzlich T2-gew. SE oder (FS) Tl-gew. SE + Gd axial	Longitudinal
Tumor/Gefäße	T1-gew. FS SE + Gd (Nachweis bzw. Ausschluss einer Gefäßwandinfiltration selten möglich)	Axial
DD vitales nekrotisches Gewebe	T1-gew. (FS) SE + Gd	Longitudinal
Skip lesions	T1-gew. SE + STIR (den gesamten tumortragenden Knochen darstellen)	Longitudinal

FS = Fettsättigung, Gd – Gadolinium, SE = Spinecho-Sequenz, FSE = Fast-(Turbo-)Spinecho-Sequenz.
[1] Koronar oder sagittal.

Tabelle 5.6. Rezidivdiagnostik (n. R. Erlemann, 2005)

- Zeitabstand von mindestens 3, besser 6 Monaten nach Operation!!!
- 1. T2-gew. SE-Sequenz oder T2-gew. FS FSE-Sequenz (STIR-Sequenz)
  hohe Signalintensität auf T2-gew. Bildern?
      nein: kein Rezidiv, Stop
      ja: Gd-DTPA-Gabe
- 2. Kontrastmittelverstärkte fettunterdrückte T1-gew. SE-Sequenz (alternativ T1-gew. SE-Sequenz vor und nach Gd-DTPA-Gabe)
  Anreicherung?
      nein: kein Rezidiv, postoperatives Serom[1], Lymphozele[1] o. Ä.
      ja: hohe Wahrscheinlichkeit eines Rezidivs (umso höher, je länger OP zurückliegt)
- Innerhalb der ersten 3–6 Monate nach OP ist keine Differenzierung zwischen Rezidiv/Resttumor und gefäßreichem Granulationsgewebe möglich
- Algorithmus gilt nicht für Tumoren mit rein sklerotischer Matrix. Hier vorzugsweise Röntgen und/oder CT einsetzen.

FS = Fettsättigung, *SE* = Spinecho, *FSE* = Fast-(Turbo-)Spinecho.
[1] Die erhöhte Signalintensität auf den T2-gew. Bildern erklärt sich durch ein Serom, eine Lymphozele o.Ä.

Literatur

Enneking WF (1984) Staging of musculoskeletal neoplasms: In: Uthoff HK (ed) Current concepts of diagnosis and treatment of bone and soft tissue tumors. Springer, Berlin Heidelberg New York Tokyo

Enneking WF (1985) Staging of muscoskeletal neoplasms. Skeletal Radiol 13: 183

Enneking WF, Kagan F (1975) The implication of „skip" metastases of osteosarcoma. Clin Orthop 111: 33

Enneking WF, Kagan F (1975) „Skip" metastases in osteosarcoma. Cancer 36: 2192

Erlemann R (2005) „Knochentumoren" (Kap. 5). In: Stäbler A, Freyschmidt J (Hrsg) Handbuch Diagnostische Radiologie – Muskuloskelettales System, Bd. 2. Springer, Berlin Heidelberg New York Tokio

Wolf RE, Enneking WF (1996) The staging and surgery of musculoskeletal neoplasms. Orthop Clin North Am 27: 473

6 Knochenbildende Tumoren

6.1	Gutartige Tumoren	– 94
6.1.1	Osteom	– 94
6.1.2	Osteoidosteom und benignes (genuines) Osteoblastom	– 108
6.1.2.1	Osteoidosteom	– 109
6.1.2.2	Benignes (genuines) Osteoblastom	– 140
6.2	Tumoren mit ungewisser Dignität	– 154
6.2.1	Aggressives Osteoblastom	– 154
6.3	Bösartige Tumoren	– 161
6.3.1	Konventionelles Osteosarkom (OS)	– 161
6.3.1.1	Weitere histologische Subtypen	– 217
6.3.2	Sonstige Osteosarkome	– 221
6.3.2.1	Sekundäres Osteosarkom	– 221
6.3.2.2	Periostales Osteosarkom	– 233
6.3.2.3	Hochmalignes Oberflächenosteosarkom	– 240
6.3.2.4	Parossales Osteosarkom	– 241
6.3.2.5	Osteosarkom der Weichteile	– 255
6.3.3	Osteosarkom unter Chemotherapie	– 255

6.1 Gutartige Tumoren

6.1.1 Osteom

> **Definition**
> Das Osteom ist eine benigne Läsion, bestehend aus gut differenziertem reifen Knochengewebe mit überwiegend lamellärer Struktur und von sehr langsamem Wachstum (WHO 1994).

Trotz dieser verhältnismäßig einfachen früheren WHO-Definition des Osteoms ist es häufig außerordentlich schwierig, vom Klinischen und Radiologischen her eine umschriebene juxta- oder intraossäre Knochenverdichtung als Osteom anzusprechen, da das Ursachenspektrum für umschriebene Hyperostosen sehr weit ist. Es reicht von reaktiv-reparativer Knochenneubildung nach einem Trauma, nach Infektionen oder als Antwort auf einen invasiven Tumor, wie z. B. das Meningiom, über Stromaossifikationen, z. B. von Metastasen, bis zu soliden Matrixossifikationen, z. B. länger bestehender knorpeliger Läsionen.

Auch die histologische Zuordnung ist häufig nicht einfach, da manche Osteome deutliche bindegewebige Anteile enthalten und damit die Frage aufkommt, auf welche Seite des Spektrums fibroossärer Läsionen eine solche Veränderung zu stellen ist: auf die Seite der weitgehend verknöcherten Läsionen oder auf die Seite der bindegewebigen Veränderungen? Der Übergang von einem ossifizierenden Fibrom der Kiefer und des Stirn- oder Keilbeines zum Osteom bzw. z. B. zur fibrösen Dysplasie kann fließend sein. Jaffé (1958) hielt beispielsweise die Osteome des Kieferknochens für sklerosierte Endstadien einer fibrösen Dysplasie.

Während Spjut et al. (1971) und Dahlin (1978) Osteome noch mit gewissen Vorbehalten in die Gruppe der Knochengeschwülste einordneten, betrachteten andere Autoren (z. B. Schajowicz 1994) Osteome eher als Hamartome oder dysplastische Knochenveränderungen. *Die Initiatoren der Lyon-WHO-Klassifikation (2002, s. S. 6 ff.) listen das Osteom nicht mehr unter die Knochentumoren.*

Wir sind der Meinung, dass die Einordnung als Hamartom in jedem Falle dann berechtigt ist, wenn Osteome asymptomatisch sind oder in Kombination mit intestinalen Polypen, Fibromen oder anderen bindegewebigen Läsionen auftreten (Gardner-Syndrom s. S. 104).

Die asymptomatischen, unserer Meinung nach nicht-neoplastischen Osteome manifestieren sich zumeist als umschriebene Verdichtungen in der Spongiosa von Rippen, Beckenknochen, im Kiefer, in Femur und Tibia und werden auch als Enostome bezeichnet (Weiteres s. unten). Wachsen jedoch Osteome expansiv, evtl. verbunden mit einer klinischen Symptomatik, und verhalten sich somit geschwulstmäßig, dann sehen wir sie eher als echte benigne Knochengeschwülste an.

In Anlehnung an Schajowicz (1994) unterteilen wir die Osteome in drei Gruppen:

- *Klassisches Osteom* (Elfenbeinexostose, eburnisiertes Osteom; s. Abb. 6.1, 6.5, 6.6a). Es kommt fast ausschließlich in den bindegewebig präformierten Schädelknochen, bevorzugt an der Tabula externa der Kalotte, und im Sinus frontalis und ethmoidalis vor. Eine Lokalisation an der Tabula interna und im Kieferknochen ist seltener, ebenso eine Manifestation an der Klavikel (Melzer 1991; Saglik et al. 2004). Über ein sehr seltenes Auftreten in der Keilbeinhöhle wird von Dolan et al. (1982) berichtet.
- *Juxtakortikales (paraossales) Osteom* (s. Abb. 6.8). Dieser Typ wird an den langen Röhrenknochen, insbesondere am Femur, fast ausschließlich an der Außenfläche, beobachtet, wobei es außerordentlich schwierig zu entscheiden ist, ob er seinen Ursprung in der Kompakta, im Periost oder im paraossalen Bereich hat. Daher auch die allgemeine Namensgebung „juxtakortikal oder paraossal".
- *Medulläres Osteom* (Enosteom, Enostom, Kompaktainsel, „bone island"). Es kommt nur im spongiösen Knochen vor (Enostom), wo es als kompaktadichte Insel erscheint (Kompaktainsel). In aller Regel wird das medulläre Osteom als Zufallsbefund entdeckt. Es entspricht einer zumeist unter 2 cm großen, benignen, intramedullären (intraspongiösen), hamartösen Proliferation aus dichtem lamellären Knochen, der Havers-Systeme enthält (Abb. 6.2, Brien et al. 1995). Es beginnt im Erwachsenenalter, seltener in der Pubertät. Bei Exemplaren mit einem Durchmesser von mehr als 2 cm spricht man von einem *Riesenenostom* (Abb. 6.9d–f, 6.11) oder einer Riesenknocheninsel („giant bone island": Smith 1973; Gold et al. 1989; Brien et al. 1995, Park et al. 2005). Die Vorstellung von Greenspan (1995), dass Enostome durch einen Fehler in der Resorption der sekundären Spongiosa im Rahmen der enchondralen Ossifikation entstehen, kann u. a. mit dem Argument widerlegt werden, dass die in Enostomen vorhandenen Havers-Systeme bisher weder in primärer noch in sekundärer Spongiosa gefunden wurden (Brien et al. 1995).

Pathologische Anatomie

Hartes kompaktes Knochengewebe. Oberflächlich gelegene, extraossär wachsende Tumoren zeigen eine glatte gehöckerte Oberfläche und überwiegend ein kompakte, weiße und glatte Sägefläche (eburnisiert). Selten wird der Tumor zusammenhängend, sondern meist in Fragmenten und ohne Weichteile abgetragen (❏ Abb. 6.1, 6.2). Klinisch sog. Gehörgangsosteome sind kompakte Hyperostosen und gehören deshalb nicht in die Gruppe der Osteome.

6.1 · Gutartige Tumoren

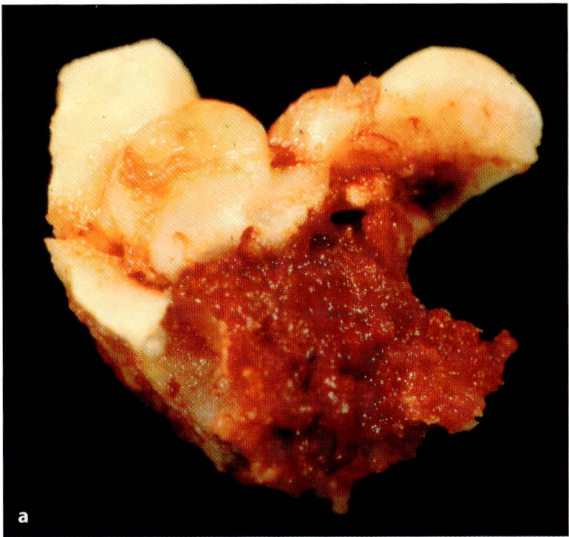

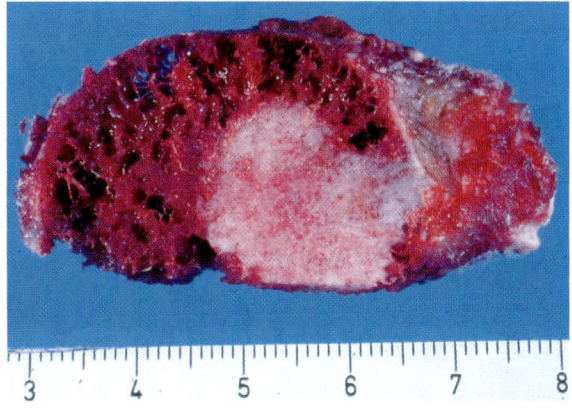

Abb. 6.2. Enostom in einem spongiösen Knochen. Der Vergleich mit der Umgebung zeigt den dichten Aufbau des Tumors aus kompaktem Knochen

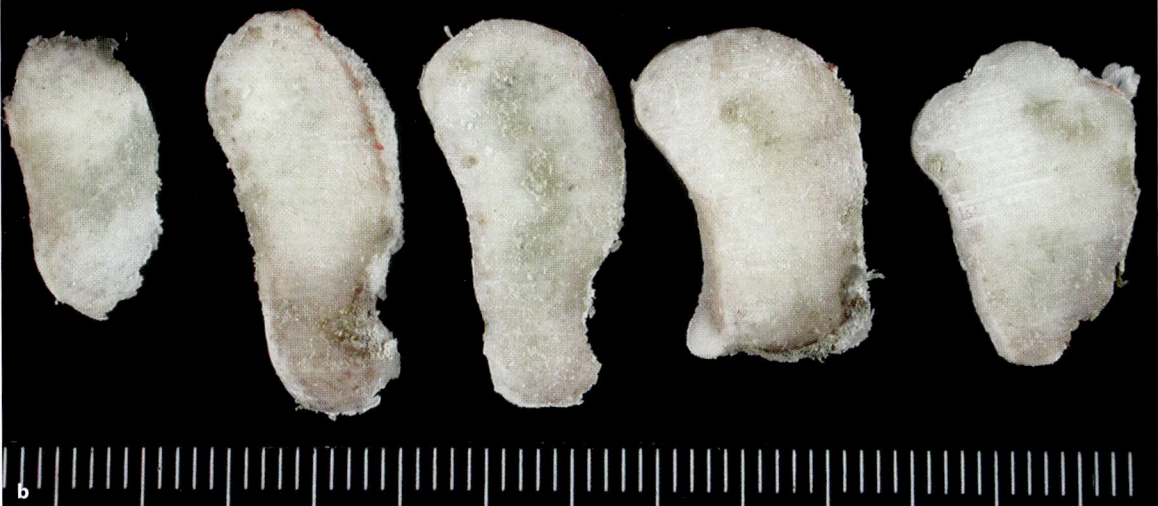

Abb. 6.1 a, b. Osteom der Nasennebenhöhlen mit lobulierter Oberfläche

Histologie

Der Tumor besteht aus normalem Knochengewebe, ist überwiegend aus lamellärem Knochen aufgebaut und liegt teils als kompakter Knochen mit Strukturen entsprechend Havers-Systemen, teils in Form von sklerotisch verdickten Trabekeln vor (Abb. 6.3). Spongiöse Formen sind selten (Abb. 6.4). Vereinzelt kann auch Geflechtknochen in kleinen Inseln auftreten. Das spärliche intertrabekuläre Gewebe besteht meist aus Fett und enthält einzelne dünnwandige Blutgefäße. Es kommen jedoch auch Fibrosezonen und Inseln von Hämatopoese vor. Bisweilen finden sich auch Typen mit größeren bindegewebigen Anteilen, so dass die Abgrenzung von älteren ossifizierten Fibromen schwierig sein kann (Abb. 6.4). Handelt es sich um das selten zur Biopsie kommende medulläre Osteom (Enostom), dann ist das umgebende Knochengewebe vollkommen unauffällig und geht allmählich in das Osteom über (dies kann auch auf Röntgenbildern oder im CT gesehen werden).

Bei der von Schajowicz (1994) beschriebenen Form des im Periost der langen Röhrenknochen liegenden juxtakortikalen oder paraossalen Osteoms ist die Differentialdiagnose zum paraossalen hochdifferenzierten Osteosarkom (Grad I) nicht nur röntgenologisch, sondern auch in der Histologie sorgfältig zu stellen und deshalb das Operationspräparat ausgedehnt zu untersuchen, um das für das hochdifferenzierte paraossale Ostesarkom charakteristische fibröse Stroma mit relativ großen, mäßig atypischen Kernen, die an ein hochdifferenziertes Fibrosarkom erinnern, sowie knorpelige Differenzierungen nicht zu übersehen, die beim Osteom nicht vorkommen; lamellärer Knochen wird aber in beiden gefunden. Weitere Differentialdiagnosen schließen die Melorheostose, eine mehrere Knochen betreffende Erkrankung,

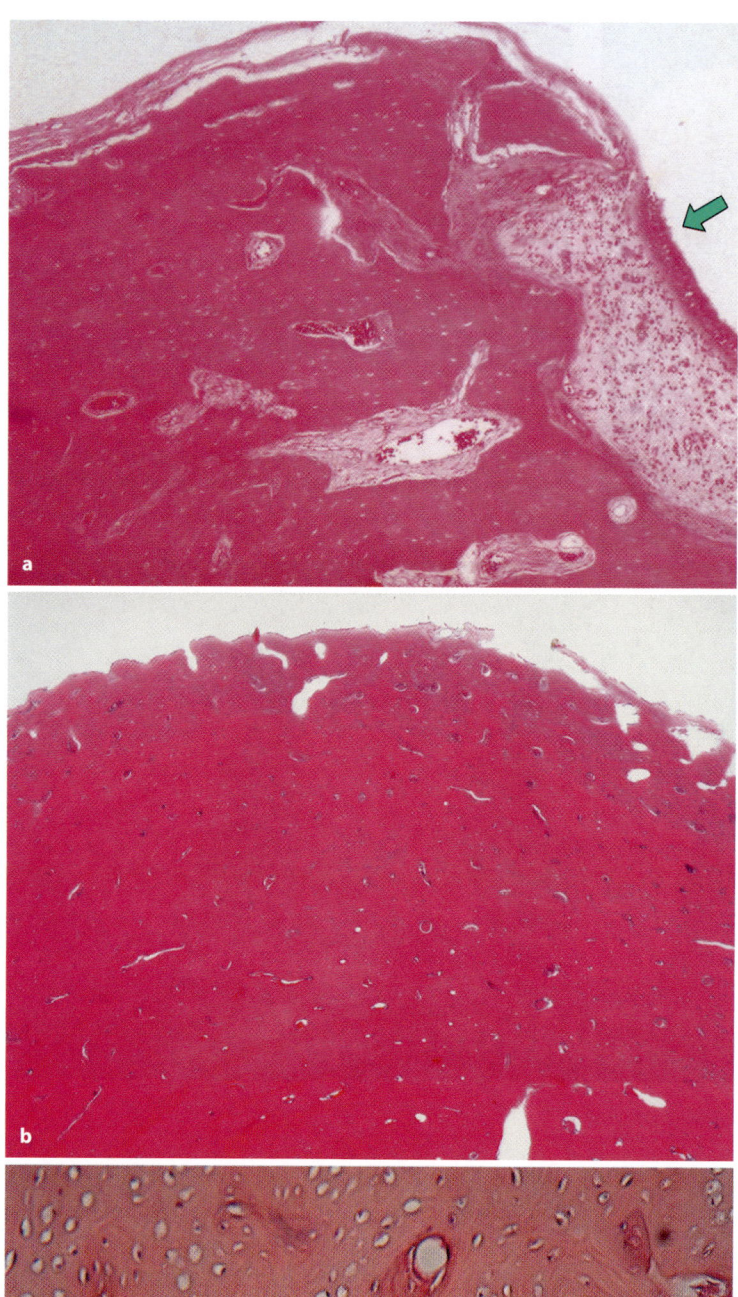

Abb. 6.3 a–c. Osteom des Sinus frontalis. **a** Die Schleimhaut *(Pfeil)* wird durch kompaktes Knochengewebe vorgewölbt. **b, c** Der kompakte Knochen zeigt einen lamellären Aufbau mit herdförmiger Ausbildung von Havers-Systemen

6.1 · Gutartige Tumoren

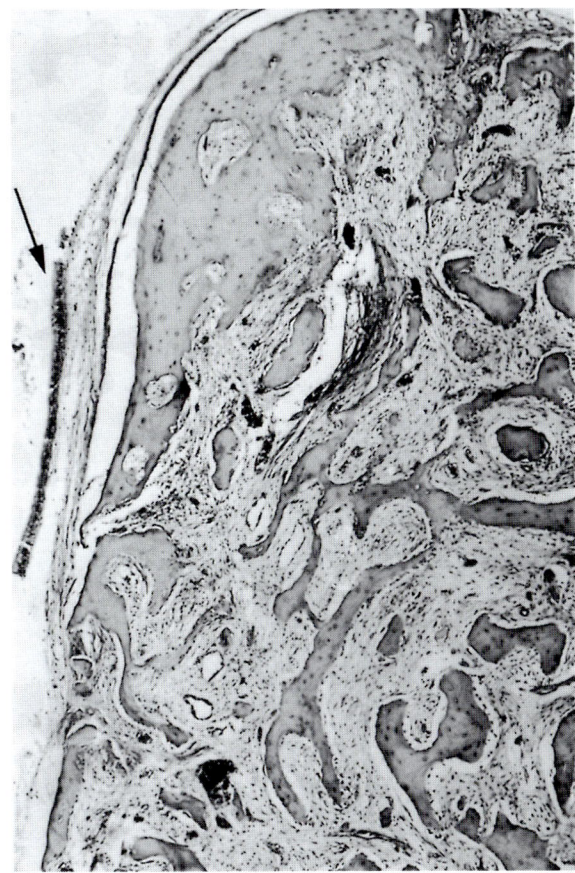

Abb. 6.4. Osteom des Sinus frontalis. Vorwölbung der Schleimhaut *(Pfeil)* durch überwiegend spongiös geformten Knochen mit reichlich fibrotischem Stroma. In solchen Fällen ist die Grenze zu einem älteren ossifizierenden Fibrom fließend

und die komplett ausgereifte Myositis ossificans sowie reaktive Hyperostosen ein (Bertoni et al. 1995).

Häufigkeit
Häufigkeitsangaben über Osteome zu machen, ist außerordentlich schwierig, da ein großer Teil von ihnen asymptomatisch ist; das gilt insbesondere für die medullären Osteome. Wir schätzen, dass sie bei jedem 10. Patienten im Beckenbereich (Os ilium, Massa lateralis des Os sacrum), in einem Wirbelkörper, im proximalen Femur intertrochantär oder im Schenkelhals sowie in den Rippen als Zufallsbeobachtung zu erwarten sind. Damit sind sie als Normvariante einzustufen. Weniger häufig kommen Osteome der Nasennebenhöhlen vor; aufgrund eigener Beobachtungen rechnen wir mit einem Osteom als Zufallsbeobachtung bei jeder 100. Nasennebenhöhlenaufnahme. Juxtakortikale Osteome sind als echte Raritäten zu betrachten.

Alters- und Geschlechtsprädilektion
Das klassische Osteom wird überwiegend in der 4. und 5. Lebensdekade beobachtet, Männer sind häufiger als Frauen betroffen. Im histologischen Krankengut von Schajowicz (1952) findet sich bei 52 Fällen allerdings eine Gynäkotropie von 2:1. Juxtakortikale Osteome treten selten in der 1. Lebensdekade auf, sie werden am häufigsten zwischen der 2. und 4. Lebensdekade entdeckt. Männer wurden bei den bisherigen wenigen Beobachtungen häufiger als Frauen betroffen. Das medulläre Osteom (die Kompaktainsel) wird als Zufallsbefund in der 3.–5. Lebensdekade entdeckt; bei Kleinkindern kommt es offensichtlich nicht vor.

Klinische Symptomatik
Wie oben bereits erwähnt, ist der größte Teil aller Osteome asymptomatisch; das gilt insbesondere für die medullären Osteome. Die klassischen Osteome der Nebenhöhlen können allerdings die Ostien verlegen und damit zu einem Sekretstau führen, der wiederum Kopfschmerzen auslöst. In Extremfällen vermögen sich reguläre Mukozelen zu entwickeln. Bei einer eigenen Beobachtung (s. Abb. 6.6a) eines jungen Soldaten war ein Osteom durch die Stirnhöhlenhinterwand auf das Frontalhirn zugewachsen und hatte eine erhebliche klinische Symptomatik mit Kopfschmerzen usw. verursacht. Zusätzlich bestand durch Einwachsen des Tumors in die Orbita und das Siebbein eine Protrusio bulbi. Der Tumor war technisch außerordentlich schwierig zu entfernen, von der Konsistenz her hatte er Elfenbeincharakter, korrespondierend mit der extremen Dichte im Röntgenbild.

Juxtakortikale Osteome an den langen Röhrenknochen, insbesondere in Femur, Humerus, Tibia und an den Klavikeln (Saglik et al. 2004) können sich zu einer über Jahre leicht zunehmenden derben, aber auch schmerzhaften Tumormasse entwickeln.

Den ungewöhnlichen Fall eines riesigen Osteoms der Klavikula in Kombination mit bronchialen Osteomen und klinischem Ausschluss eines Gardner-Syndroms berichten Saglik et al. (2004).

Radiologie
Klassisches Osteom der Nebenhöhlen: Der Tumor stellt sich als rundliche, ovale oder auch lobulierte Verdichtung in einer der Nebenhöhlen, am häufigsten in der Stirnhöhle dar (Abb. 6.5 a und 6.6a). Der neugebildete Knochen ist in der Regel extrem dicht und setzt sich dadurch von der Umgebung immer deutlich ab. Auch ringförmige Konfigurationen mit bevorzugter Verknöcherung der Außenzonen werden beobachtet.

Differentialdiagnostisch ist bei einer Lokalisation im Stirnhöhlenbereich und großflächiger Sklerose an eine reaktive Hyperostose bei Meningeomen zu denken. Durch eine computertomographische Untersuchung im axialen und koronaren Strahlengang lässt sich in der Regel aber das Osteom mit seinem Ursprung in einer der Nebenhöhlen gut abgrenzen. Andererseits kann man ein

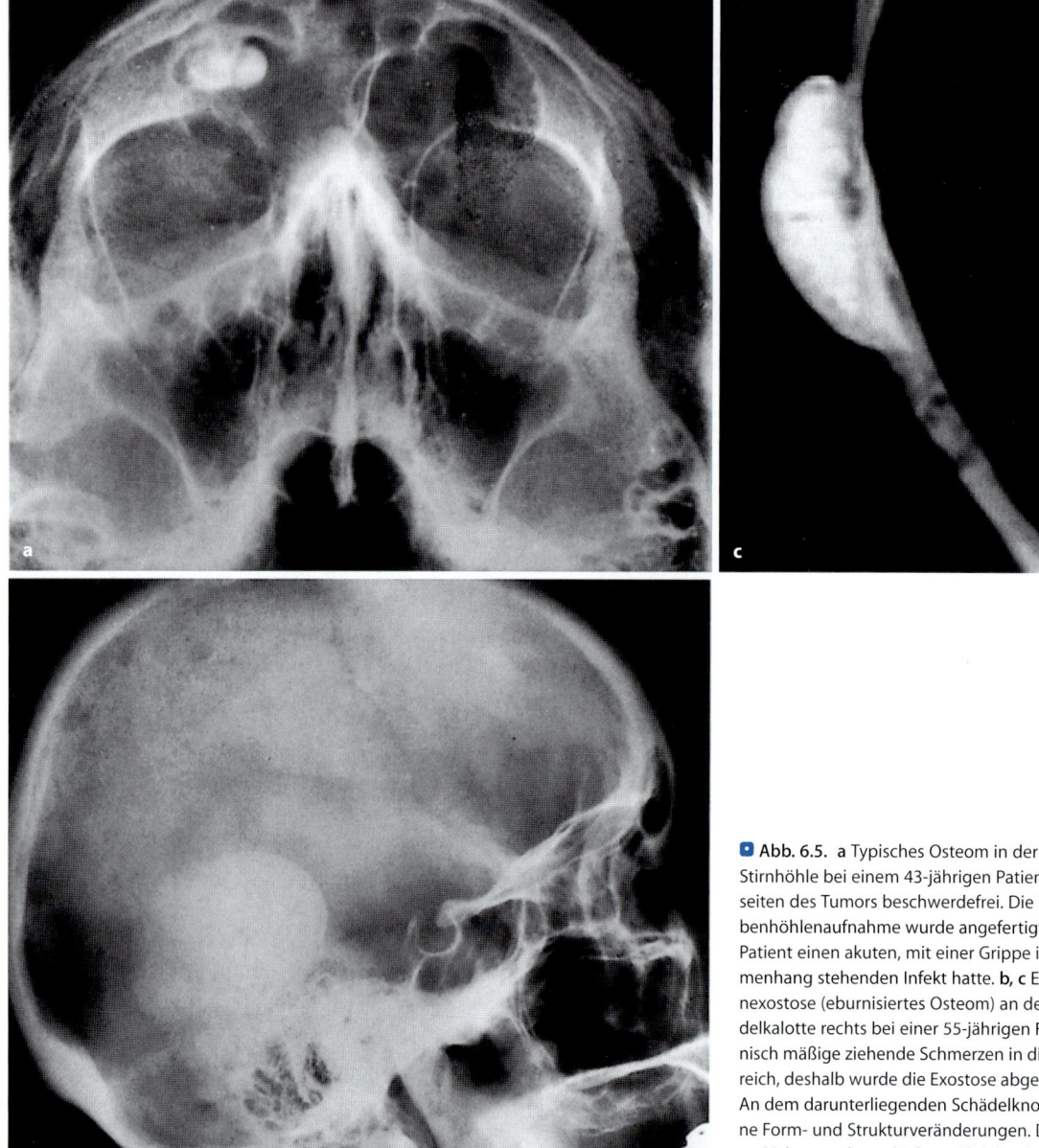

◘ **Abb. 6.5.** **a** Typisches Osteom in der rechten Stirnhöhle bei einem 43-jährigen Patienten. Von seiten des Tumors beschwerdefrei. Die Nasennebenhöhlenaufnahme wurde angefertigt, da der Patient einen akuten, mit einer Grippe in Zusammenhang stehenden Infekt hatte. **b, c** Elfenbeinexostose (eburnisiertes Osteom) an der Schädelkalotte rechts bei einer 55-jährigen Frau. Klinisch mäßige ziehende Schmerzen in diesem Bereich, deshalb wurde die Exostose abgeschlagen. An dem darunterliegenden Schädelknochen keine Form- und Strukturveränderungen. Die relative Dichtezunahme dürfte artifiziell sein. Im dorsalen Teil kann man nämlich sehr eindrucksvoll sehen, dass die Diploe in Form einer linealen Aufhellung in die Läsion hineinzieht (*Forts. S. 99*)

in den Knochen eingewachsenes Meningeom – mit reaktiver Hyperostose – mit MRT durch Darstellung der tumorös veränderten Dura beweisen („tail sign", Abb. 6.5 d–g).

Das *juxtakortikale oder paraossale Osteom* (Abb. 6.8) zeichnet sich durch eine zumeist sehr dichte rundliche oder ovale, auch lobuliert konfigurierte, manchmal langstreckig den Knochen „herabfließende" Masse aus, die der Kompakta direkt aufsitzt.

Die differentialdiagnostische Abgrenzung solcher Veränderungen von einer osteomartigen Form der Melorheostose (Freyschmidt 2001, 2008; Abb. 6.11 d, e) kann sehr schwierig, vielleicht sogar unmöglich sein, insbesondere dann, wenn das Osteom „kerzenwachsartig oder tropfenartig" den Knochen „hinunterfließt". Eine weitere Differentialdiagnose stellt das paraossale Osteosarkom dar, vor allem, wenn die Läsion Schmerzen beim Patienten verursacht. Eine histologische Klärung ist nur durch

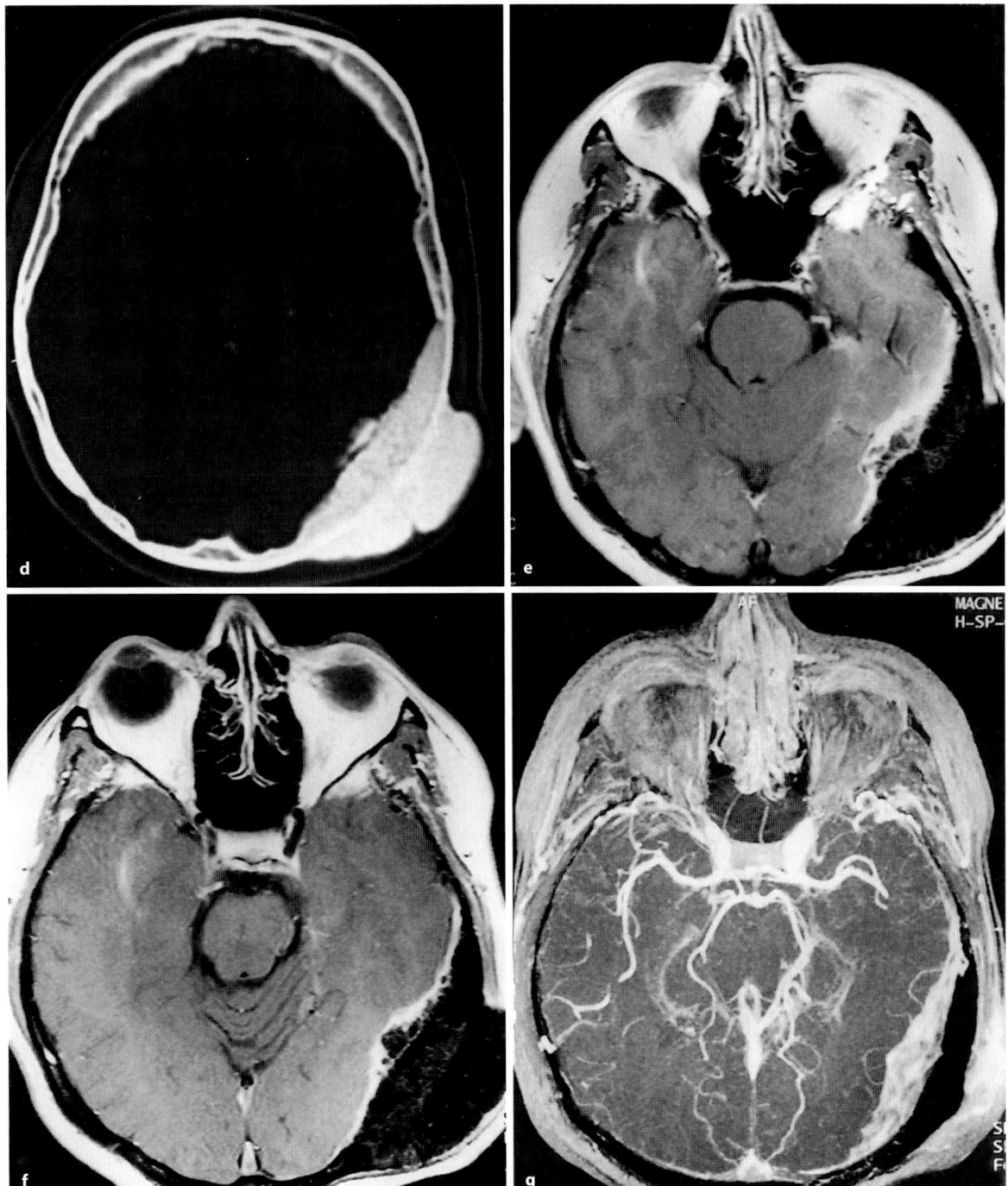

Abb. 6.5 (*Forts.*) **d–g** Ausgedehntes Meningeom links parietokzipital. Man erkennt die ausgedehnte Hyperostose sowohl im Schädelinneren wie am Schädeläußeren, wo sich eine relativ grobe knochenharte Prominenz tasten ließ. Besonders auf den CT-Schnitten (**d**) sieht man, dass der Tumor die Schädelkalotte – offensichtlich von innen nach außen – durchwachsen hat, ohne sie aber zu zerstören, denn die Konturen der Tabula externa sind noch erhalten. Die MRT-Bilder (**e–g**) lassen nach intravenöser Gabe von Gadolinium ein deutliches Enhancement im Durabereich erkennen, das sich als eine breite signalintensive Zone zwischen der Hyperostose und den Gehirnstrukturen darstellt. Besonders in **e** lässt sich unschwer erkennen, dass es sich um ein Meningeom handelt, das dann nach außen unter erheblicher reaktiver Knochenneubildung gewachsen ist

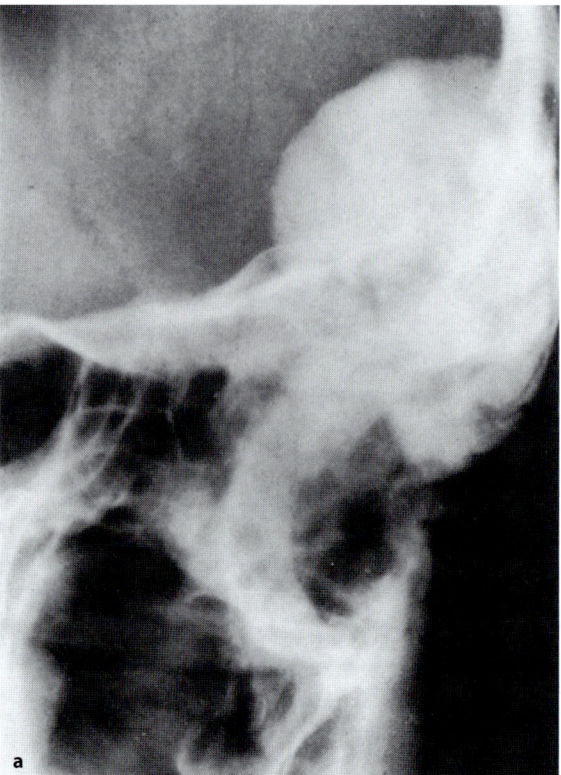

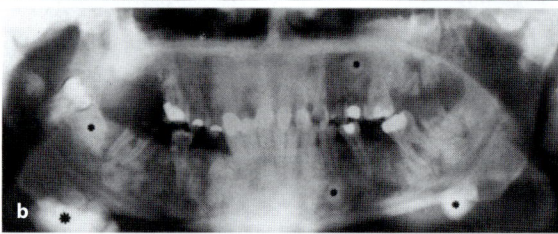

Abb. 6.6. a Ausgedehntes Elfenbeinosteom im Sinus frontalis mit Übergriff auf den Sinus ethmoidalis und die Orbita bei einem 23-jährigen Mann (Anamnese und Verlauf s. Text). **b** Nicht mehr zählbare enossale und paraossale Osteome (mit *Sternen* markiert) bei einem Gardner-Syndrom. Beachte die z. T. fehlstehenden und fehlentwickelten und stark kariös veränderten Zähne. Die 27-jährige Patientin war klinisch wegen des Tumors im rechten Unterkiefer aufgefallen, der deutlich palpabel war. Bei derselben Patientin fanden sich auch an der Schädelkalotte Osteome und periostale und kortikale Osteome an den langen Röhrenknochen. Ausgedehnte Kolonpolyposis. Des Weiteren endokrine Auffälligkeiten (thyreoidal und ovariell)

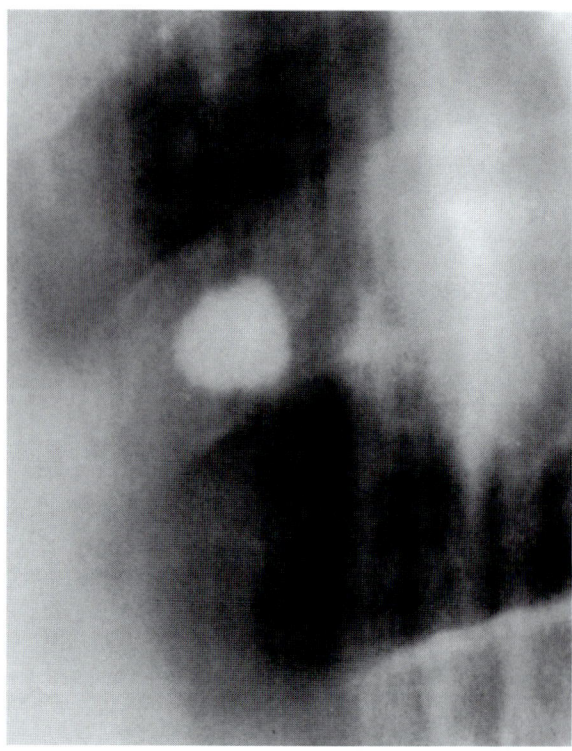

Abb. 6.7. Sehr dichtes Enostom in einer Rippe als Zufallsbeobachtung bei einem 48-jährigen Patienten (Abbildung: Chefarzt Dr. Osmers, Rotes-Kreuz-Krankenhaus, Bremen)

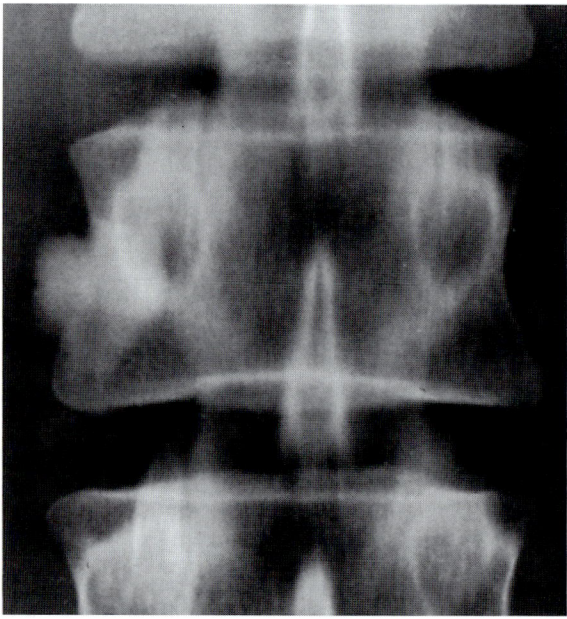

Abb. 6.8. Juxtakortikales Osteom an einem Lendenwirbelkörper bei einem 36-jährigen Patienten. Zufallsbeobachtung

eine ausgedehnte Biopsie, bei der die Exzision angestrebt werden sollte, möglich.

Schließlich muss man in die Differentialdiagnose auch eine lange bestehende, breitbasig aufsitzende und vollständig ossifizierte kartilaginäre Exostose mit einbeziehen, ebenso reparative oder reaktive Knochenneubildungen beim Trauma (z. B. subperiostale Blutung) bzw. bei chronischen Ostitiden (z. B. plasmazelluläre Osteomyelitis, pustulöse Arthroosteitis mit verknöchernder Enthesitis) und beim Osteoidosteom (Abb. 6.11 a–p). Wir selbst verfügen über Beobachtungen, bei denen plasmazelluläre Osteomyelitiden und Osteoidosteome über Jahre nahezu subklinisch verliefen und sich „der osteomyelitische Kern" bzw. der Nidus zunehmend in soliden Knochen umwandelte und ein osteomartiges Bild ergab.

6.1 · Gutartige Tumoren

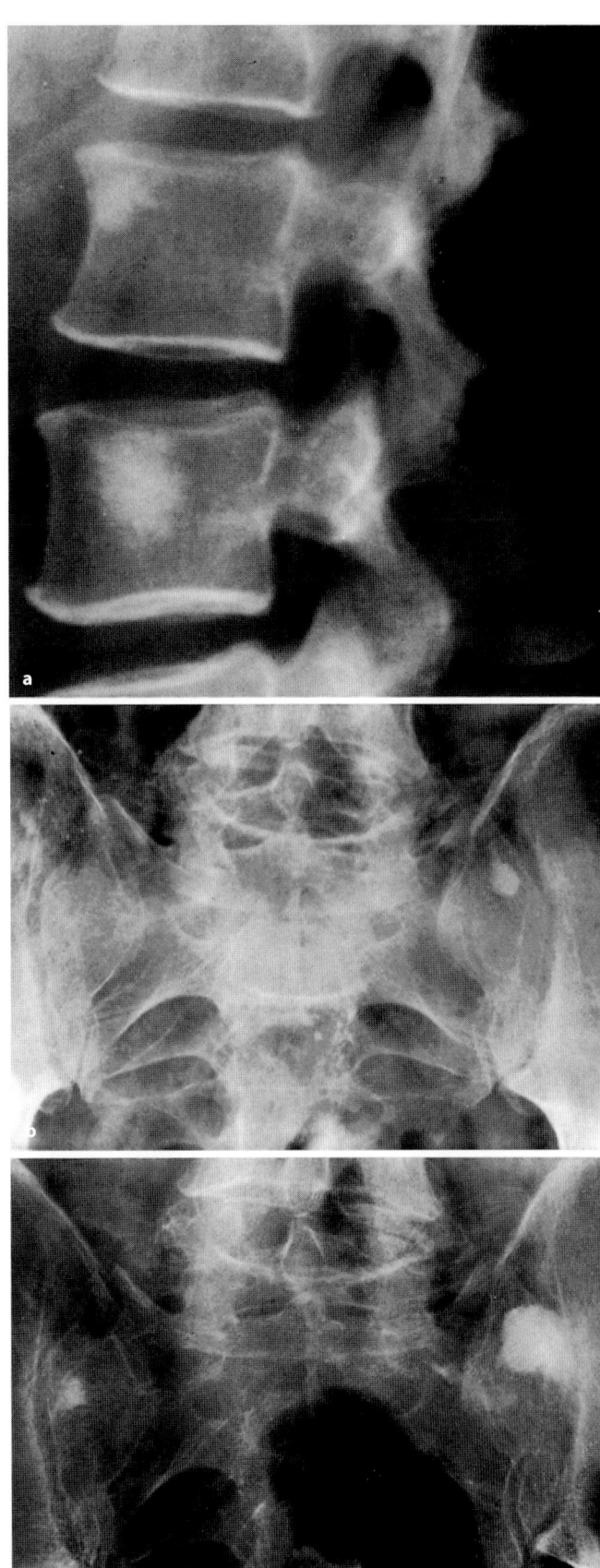

Abb. 6.9 a–f. Wachsende und multiple Enostome. **a** Multiple Enostome in LWK 1–3 (L 1 ist aus abbildungstechnischen Gründen nur inkomplett abgebildet) bei einer 51-jährigen Patientin als Zufallsbeobachtung. Weiteres, hier nicht dargestelltes Enostom in der linken Massa lateralis. Szintigraphisch negativ. **b, c** „Wachsende" Enostome in beiden Massae laterales bei einem anfangs 56-jährigen Mann. Klinisch asymptomatisch, die Aufnahmen erfolgten aus Anlass von Infusionsurogrammen. Zwischen **b** und **c** liegen 7 Jahre. Das in der rechten Massa lateralis auf der Erstaufnahme eben gerade erkennbare Osteom hat sich 7 Jahre später im Volumen mehr als vervierfacht (*Forts. S. 102*)

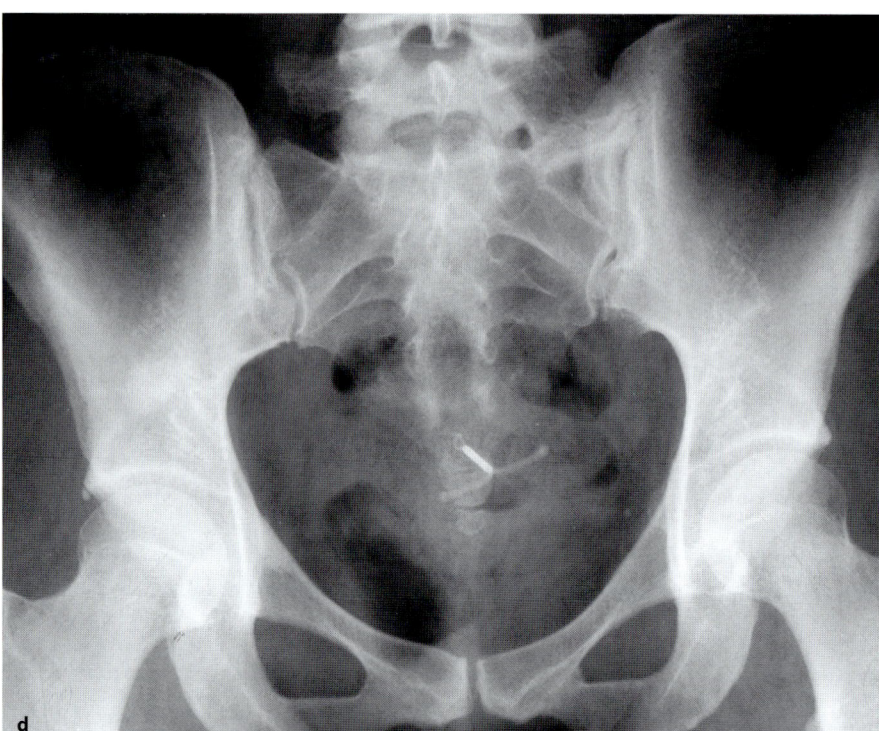

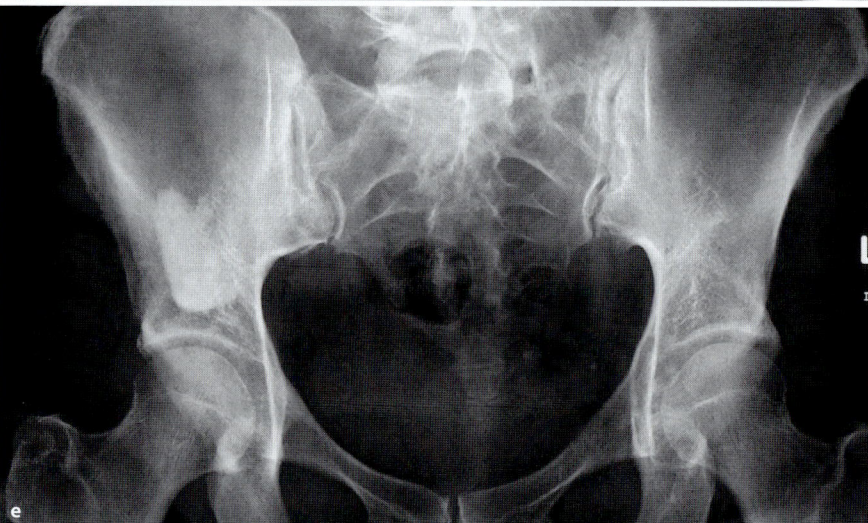

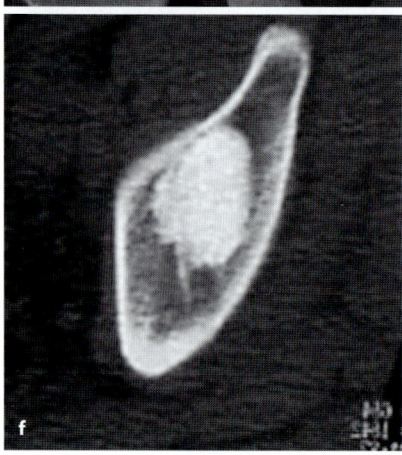

Abb. 6.9 (*Forts.*) **d–f** Entwicklung eines Riesenosteoms im rechten Os ilium von 2002 (**d**) bis 2005 (**e**). In dem dazugehörigen CT-Schnitt sieht man sehr schön die feinen füßchenförmigen Ausläufer der Läsion in die umgebende normale Spongiosa

Das gewöhnliche *medulläre Osteom oder Enostom* bzw. die *Kompaktainsel* (Abb. 6.7, 6.9, 6.10) zeigt sich röntgenologisch als 2 mm bis 2 cm große, rundliche bis ovale Verdichtung in der Spongiosa mit glatter Randbegrenzung. Nicht selten lassen sich feine wurzelähnliche Ausläufer zur Umgebung hin nachweisen, sowohl im Projektionsradiogramm (Abb. 6.9 a, c) wie aber auch in der Computertomographie (Abb. 6.10 d). Sie können sich in der enossalen Kompakta „verankern", zu Periostreaktionen kommt es nie.

Enostome können ihre Größe verändern: Während Größenreduktionen eher selten sind, werden Größenzu-

6.1 · Gutartige Tumoren

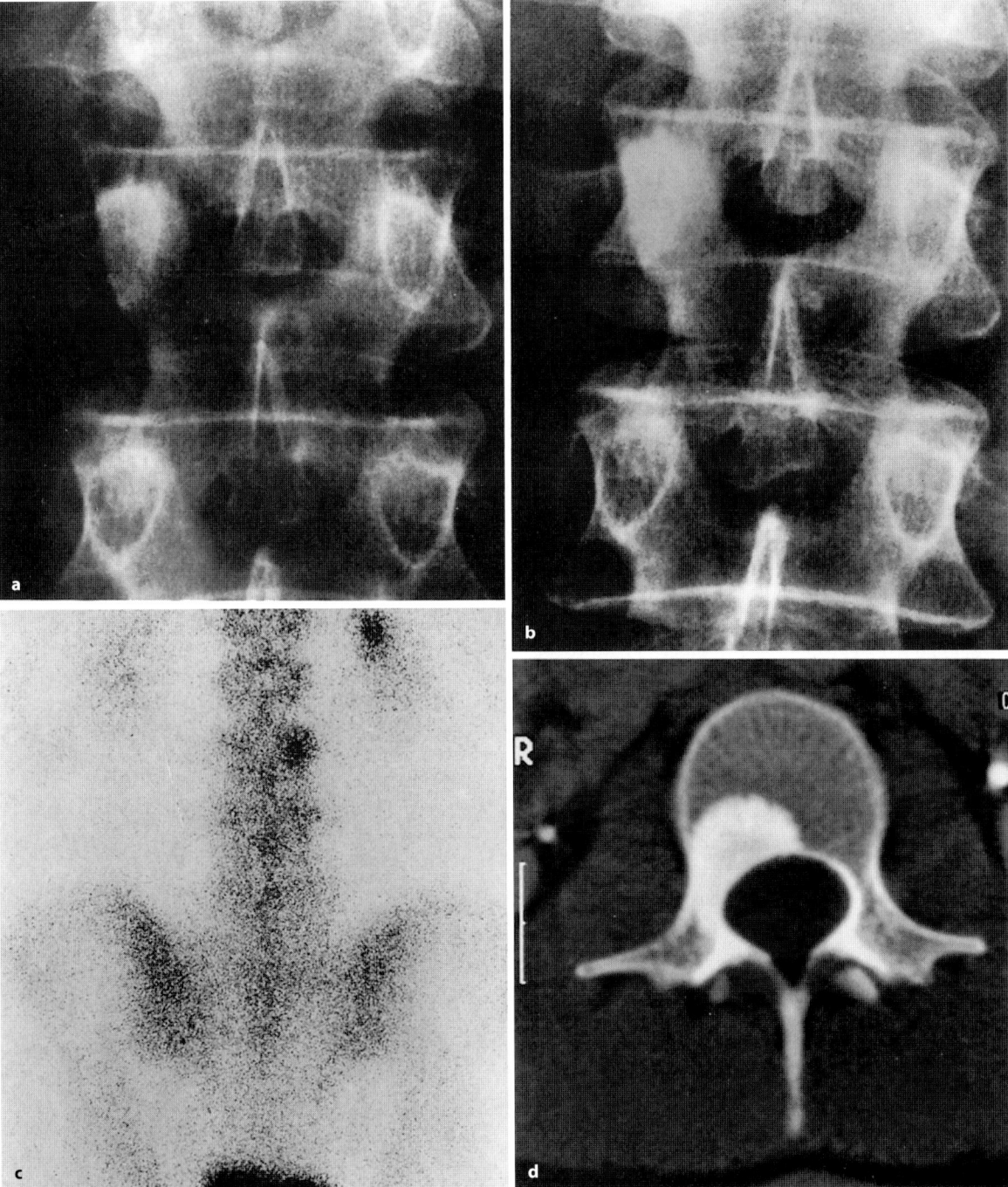

Abb. 6.10 a–d. Wachsendes Enostom in den rechten dorsalen Partien des 3. Lendenwirbelkörpers mit Übergriff auf den Wirbelbogen bei einem 52-jährigen Patienten. Der Befund wurde anlässlich einer Urographie entdeckt und war klinisch symptomlos (**a**). Das Enostom nahm in einem Beobachtungszeitraum von 3 Jahren erheblich an Größe und Dichte zu (**b**) und zeigte auch im Szintigramm eine vermehrte Aktivitätsanreicherung (**c**). Keine Größenzunahme im weiteren Verlauf, wodurch die Diagnose bestätigt wurde. Die verhältnismäßig rasche Größenzunahme in dem kurzen Beobachtungszeitraum und die Aktivitätsanreicherung im Skelettszintigramm sind ungewöhnlich. Beachte die gleichmäßige Dichte im CT (**d**). Dort werden die füßchenförmigen Ausläufer der Läsion, einer Art von Verankerung entsprechend, deutlich. Die Läsion ist ohne Reaktion von seiten des ortsständigen Knochens in den rechten Bogen eingewachsen

nahmen in gut einem Drittel der Fälle beobachtet (Onitsuka 1977). Sie bewegen sich – in der Regel erst nach Abschluss des Knochenwachstums – um etwa 0,5 mm Durchmesser pro Jahr in Zeiträumen von 10 Jahren und mehr (Abb. 6.9 b–f, 6.10). Solche sich verändernden Enostome sind verständlicherweise szintigraphisch positiv, weshalb die Skelettszintigraphie entgegen früherer Ansichten keine sehr zuverlässige diskriminierende Methode bei der Differentialdiagnose z. B. zwischen einer sklerosierenden Metastase und einem harmlosen Enostom ist. Nur ein negatives Szintigramm kann als nahezu beweisend für das Vorliegen eines Enostoms angesehen werden. Lokalisatorisch bevorzugen Enostome die Schenkelhals- und Intertrochantärregion, das Os ilium, die Rippen, ferner die proximale und distale Tibia sowie die Wirbelkörper, selten deren Anhangsgebilde.

Enostome bereiten in der Regel keine differentialdiagnostischen Abgrenzungsprobleme, insbesondere wenn sie zufällig gefunden werden und ihre Röntgensymptomatologie der oben beschriebenen entspricht. Nur bei Patienten mit bekannter Tumoranamnese (z. B. Mammakarzinom) können vor allem größere Enostome differentialdiagnostische Schwierigkeiten bereiten, insbesondere dann, wenn sie szintigraphisch positiv sind. Allerdings spricht ein sehr dichter und nicht scharf begrenzter Herd mit starker Anreicherung im Szintigramm eher für einen metastasierenden Prozess. Auch eine raschere Größenzunahme innerhalb von 6–8 Wochen macht ein Enostom sehr unwahrscheinlich. Bei jungen Patienten kann das – allerdings sehr seltene – Riesenosteom (ab 2 cm Durchmesser) bei positivem Szintigramm nicht von einem medullären Osteosarkom mit den uns zur Verfügung stehenden radiologischen Methoden unterschieden werden. Die Differentialdiagnose wird man in einem solchen Fall nur durch eine histologische Untersuchung erzwingen können (Abb. 6.11g–i). Bei Riesenosteomen kann man gelegentlich im CT rundliche oder fadenartige zentrale Aufhellungen beobachten (Abb. 6.11 j–m), die wir für Gefäßkanäle halten. Der oben beschriebene histologische Aufbau mit einem Havers-System macht diese Interpretation sehr wahrscheinlich. Schließlich steht einem so großen Prozess wie einem Riesenosteom auch eine angemessene Durchblutung zu. Die Entwicklung einer typischen Melorheostose aus einem vermeintlichen Osteom des Sitzbeines – über einen Zeitraum von 10 Jahren – ist in Abb. 6.11 q–s dargestellt.

Bei multipel auftretenden Enostomen oder Kompaktainseln muss differentialdiagnostisch in erster Linie an eine Osteopoikilie gedacht werden. Die Herde der Osteopoikilie sind anatomisch genauso aufgebaut wie Enostome. Gelenknahe Lokalisationen und Manifestationen in mehreren Knochenabschnitten beweisen letztendlich die Osteopoikilie.

Sämtliche Formen von Osteomen können beim *Gardner-Syndrom* beobachtet werden. Dabei handelt es sich um eine Variante der familiären adenomatösen Polyposis, die – autosomal-dominant vererblich – mit Multiorganveränderungen einhergeht, wobei die Skeletterscheinungen mit multiplen Osteomen ein wesentliches Merkmal sind. Extraskelettale Leitsymptome des Gardner-Syndroms sind die Darmpolyposis, Epidermoidzysten, benigne Desmoidtumoren, kongenitale Hypertrophie des retinalen Pigmentepithels der Netzhaut sowie diverse endokrine Störungen, z. B. der Schilddrüse, der Ovarien und Nebennieren.

Die Osteome manifestieren sich vor allem in und an den Kieferknochen (s. Abb. 6.6 b), in den Nebenhöhlen, an der Schädelkalotte, an den langen Röhrenknochen, auch im Becken; zuweilen muten sie wie melorheostotische Hyperostosen an. Wenn Osteome bereits im 1. oder 2. Lebensjahrzehnt auftreten, sollte man aus radiologischer Sicht grundsätzlich an die Möglichkeit eines Gardner-Syndroms denken und die Familienanamnese erheben (autosomal-dominanter Vererbungsgang; Genmutation auf dem langen Arm des Chromosoms V), da die oben beschriebenen extraskelettalen Symptome, wie z. B. die intestinalen Adenome, durchaus erst 10–15 Jahre später folgen können.

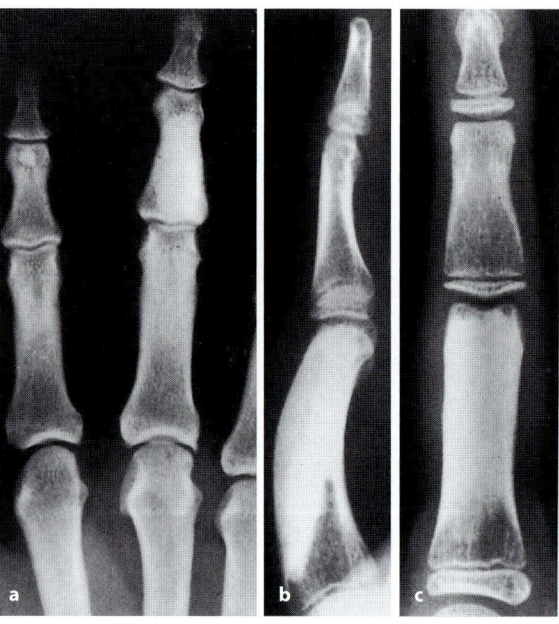

Abb. 6.11 a–s. So genannte Riesenosteome und Melorheostose. **a–c** Ungewöhnlich große Enostome, z. T. elfenbeinartig dicht, in einer Mittelfingermittelphalanx (**a**) und in einer Grundphalanx (**b, c**). Ungewöhnlicherweise hat in **b** bzw. **c** die benigne Läsion zu einer deutlichen Verbiegung des Knochens nach dorsal geführt. Eine Vorerkrankung z. B. im Sinne einer Entzündung oder eines Osteoidosteoms lag bei dem asymptomatischen 11-jährigen Jungen nicht vor. Bei diesem Befund, den wir leider nicht verfolgen konnten, kann es sich auch um eine Melorheostose handeln (s. **q–s**). Beachte in **a** das kleine Enostom distal in der Zeigefingermittelphalanx (*Forts. S. 105*)

6.1 · Gutartige Tumoren

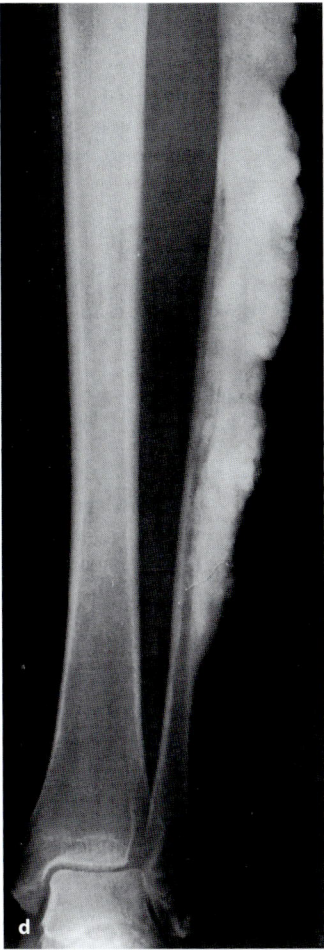

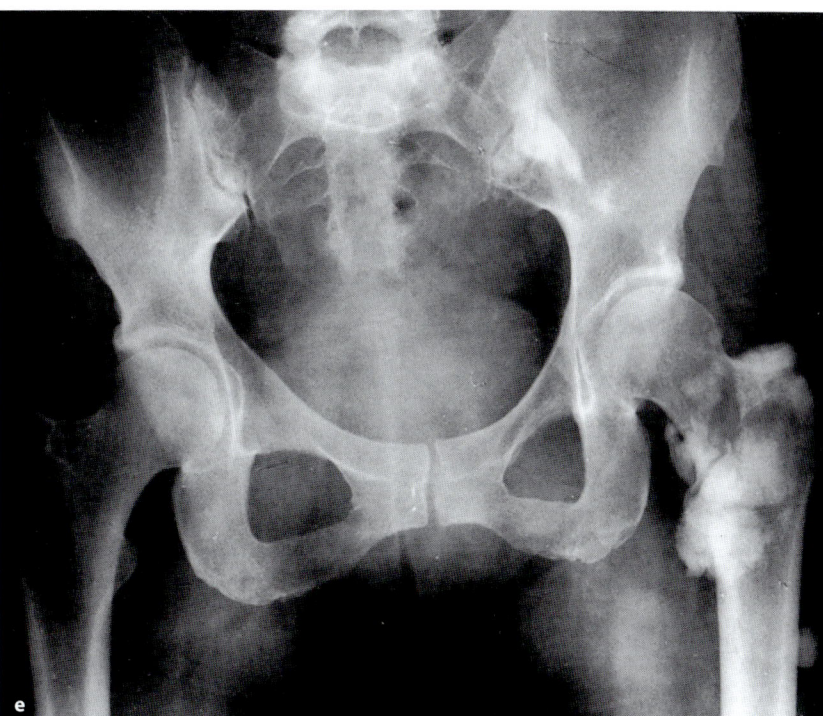

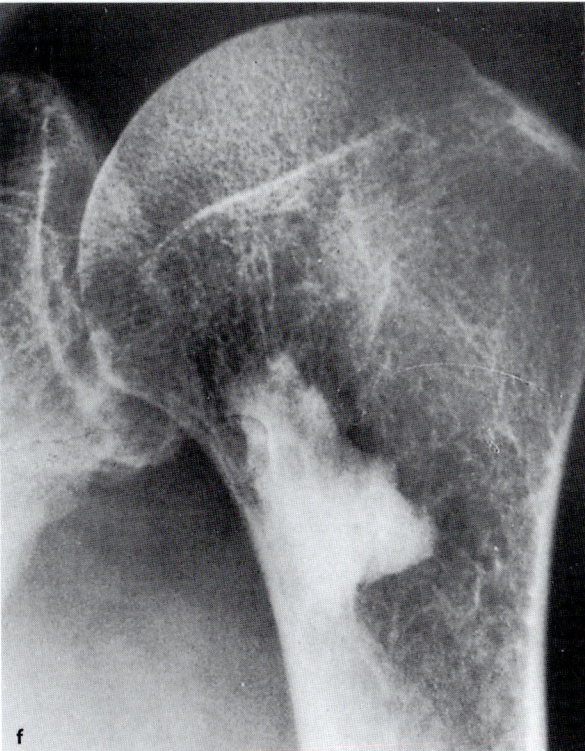

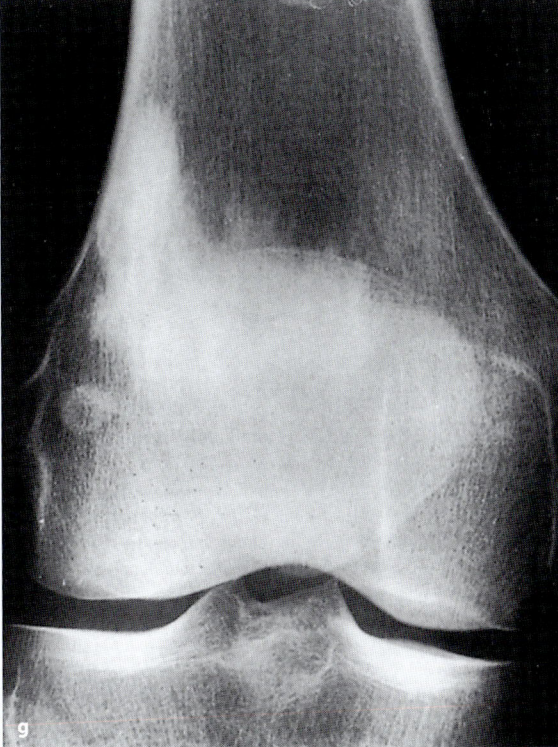

Abb. 6.11 (*Forts.*) **d, e** Typische Melorheostose mit wachstropfenartigen periostalen Knochenneubildungen unilateral links im Becken, am proximalen Femur und an der Fibula. Bei alleiniger Fibulamanifestation hätte man auch an ein ungewöhnlich langstreckiges periostales Osteom denken können, die weiteren Manifestationen im Becken und im proximalen Oberschenkel weisen jedoch auf das Systemische der Erkrankung hin. Beachte, dass um den Trochanter major und minor sowie lateral vom proximalen Femurschaft auch Verknöcherungen in den Weichteilen liegen, ein nicht seltener Befund, der in der Regel mit Schmerzen einhergeht (*Forts. S. 106*)

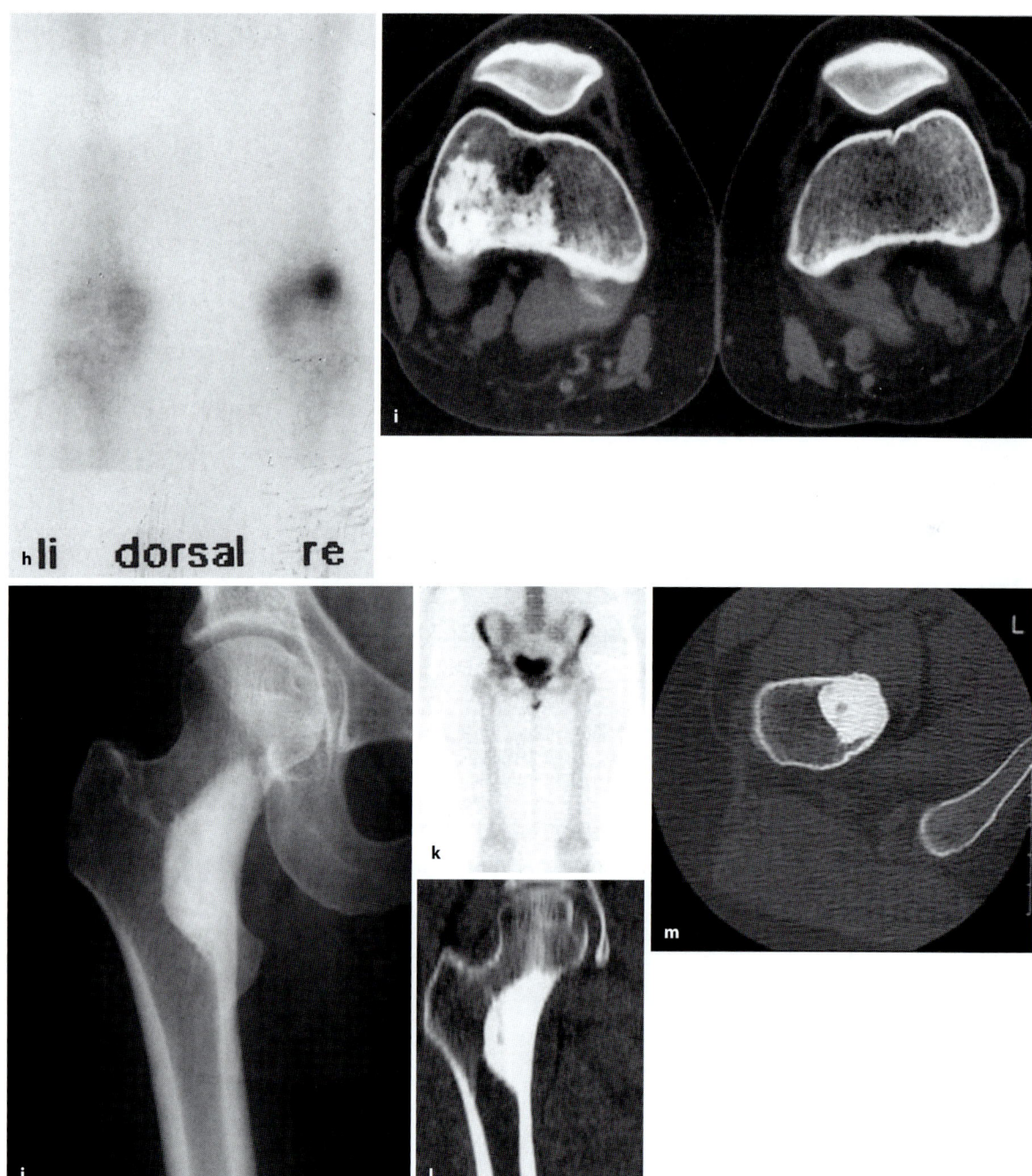

Abb. 6.11 (*Forts.*) Durch begleitende, zur Krankheit gehörende Schrumpfungen im Weichgewebs- und Kapselbereich war die linke Hüfte auch in der Beweglichkeit eingeschränkt. **f** Ungewöhnlich großes Osteom im proximalen Humerus, klinisch asymptomatisch. **g–i** Riesenosteom im distalen Femur, anlässlich einer Phlebographie entdeckt. Die Läsion erschien uns wegen ihrer unregelmäßigen Begrenzung und einer leichtgradigen, zentral stärkeren Aktivitätsanreicherung im Szintigramm (**h**) nicht ganz typisch für ein Riesenosteom, weshalb wir eine Exzisionsbiopsie veranlassten. Es stellte sich histologisch aber tatsächlich ein Riesenosteom und kein Osteosarkom heraus. (Ein nahezu identischer Fall wurde von Greenspan u. Klein 1996 publiziert. Auch dort hatte die ungewöhnliche Konfiguration Anlass zur bioptischen Abklärung gegeben). **j–m** Riesenosteom intertrochantär und im unteren Schenkelhals mit zentralem Gefäßkanal (s. Text). Szintigraphisch negativ, weshalb sich ein auswärts zunächst diskutiertes Osteosarkom ausschloss (*Forts. S. 107*)

6.1 · Gutartige Tumoren

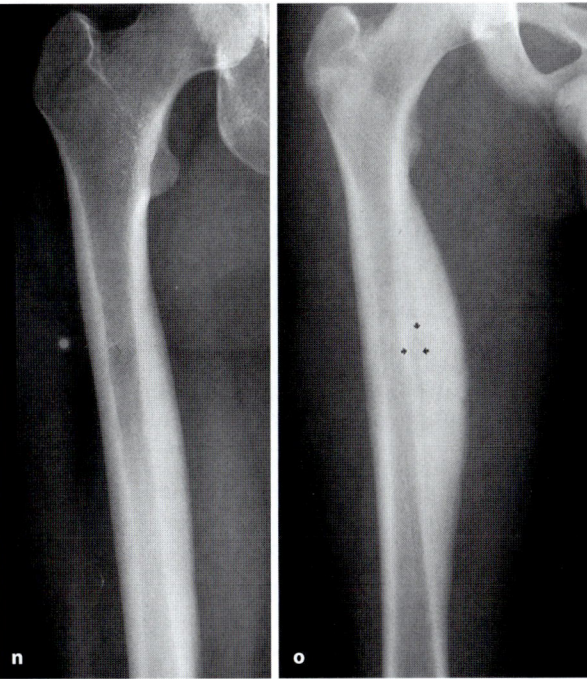
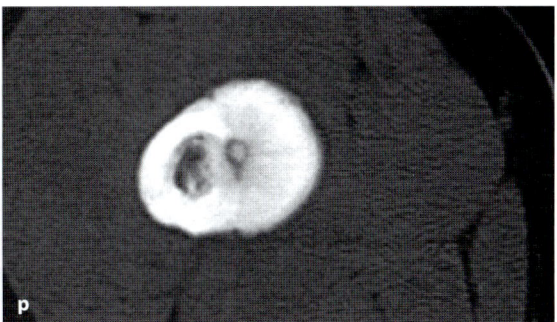
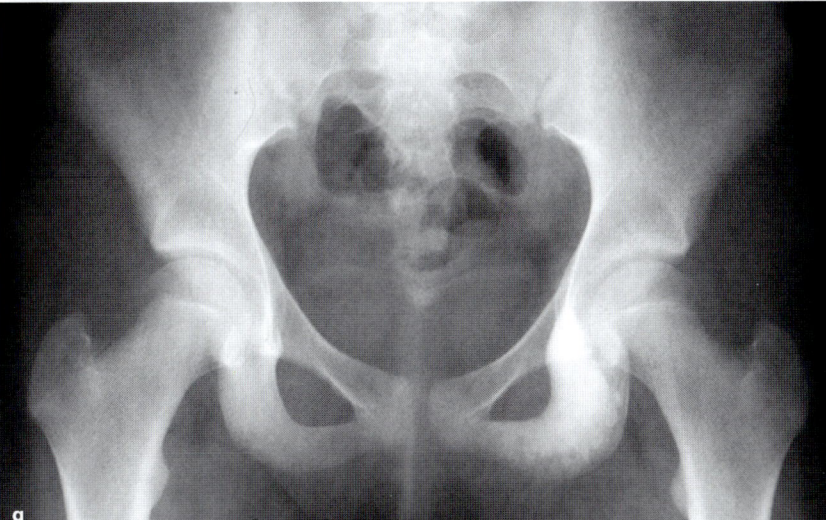
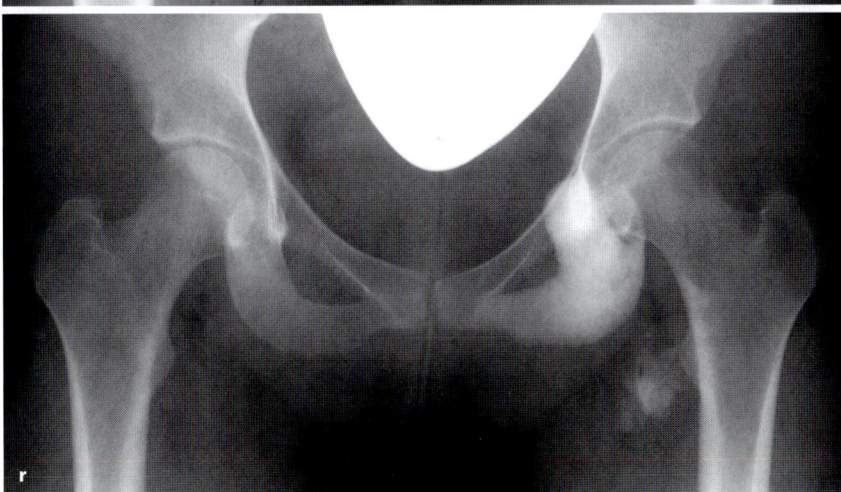

Abb. 6.11 (*Forts.*) **n–p** Parossales Riesenosteom am rechten Femur oder kortikales Osteoidosteom oder Melorheostose? Die Aufnahme in **n** wurde ca. 1 Jahr vor der Aufnahme in **o** angefertigt. Klinisch starke Schmerzen, die durch Salycylate zu mildern waren. Die CT-Aufnahme in **p** bringt die Diagnose ans Licht: Es stellt sich ein typischer targetartig aufgebauter Nidus in der Hyperostose dar, der im Projetionsradiogramm nur zu ahnen war (*Pfeile*). Beachte, dass die originäre Kortikalis stark ab- und umgebaut ist.

q–s: Ungewöhnlich großes Osteom oder Melorheostose im linken Sitzbein bei einem 13-jährigen Mädchen mit uncharakteristischen Schmerzen in der Glutealregion beidseits, die dem ossären Befund allerdings – wegen der wechselnden Symptomatik – nicht eindeutig zuzuordnen waren. Im Szintigramm nur leichte Aktivitätsanreicherungen im Verhältnis zum ausgedehnten sklerosierenden Befund im Röntgenbild. Dadurch schied ein Osteosarkom aus. Vorerkrankungen waren nicht bekannt. Keine PE! In der 2. Auflage dieses Buches war dieser Fall als Osteom eingeordnet worden, wobei eine Verlaufbeobachtung von 5 Jahren zugrunde lag, während der die Läsion deutlich an Dichte zugenommen hatte. Weitere 5 Jahre später (**r** im Vergleich zu **q**) stellt sich die Patientin mit erheblicher Schmerzsymptomatik in der linken Glutealregion mit ischiasartiger Ausstrahlung in das linke Bein wieder vor. Das Röntgenbild (**r**) zeigt eine grobe Verknöcherung neben dem Trochanter minor, im CT eindeutig der dorsalen Gefäßnervenloge zuzuordnen. Insgesamt betrachtet gibt es nun keinen Zweifel mehr an der Diagnose „Melorheostose". Die operative Entfernung der melorheostotischen Weichteilverknöcherung (mit unspezifischer Histologie) ergab nur für ca. 1,5 Jahre Beschwerdefreiheit, dann kam es zum Rezidiv (*Forts. S. 108*)

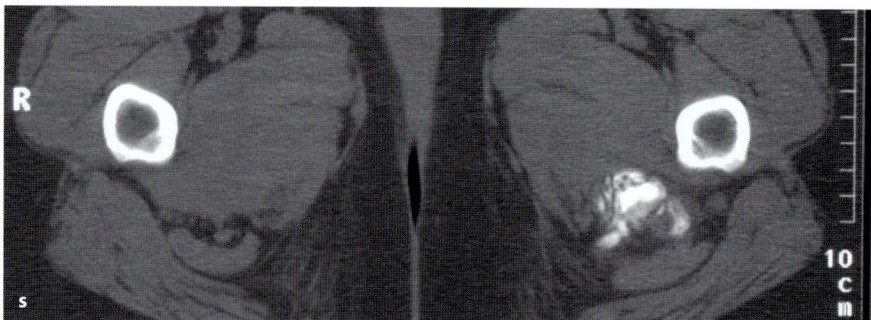

◘ Abb. 6.11 (Forts.)

Literatur

Bertoni F, Unni KK, Beabout JW et al. (1995) Parosteal osteoma of bones other than the skull and face. Cancer 75: 2466
Brien EW, Mirra JM, Latanza L et al. (1995) Giant bone island of femur. Skeletal Radiol 24: 546
Dahlin DC (1978) Bone tumors. Thomas, Springfield
Dolan KO, Babin RW, Smoker WRK (1982) Case report 200. Skeletal Radiol 8: 233
Freyschmidt J (2001) Melorheostosis: a review of 23 cases. Eur Radiol 11: 474
Freyschmidt J (2008) Skeletterkrankungen, 3. Aufl. Springer, Berlin Heidelberg New York, S 183ff
Gardner EJ (1962) Follow-up study of a family group exhibiting dominant inheritance for a syndrome including intestinal polyps, osteomas, fibromas and epidermalcysts. Am J Hum Genet 14: 376
Gold RH, Mirra JM, Remotti F et al. (1989) Case report 527. Skeletal Radiol 18: 129
Greenspan A (1995) Bone island (enostosis): current concept – a review. Skeletal Radiol 24: 111
Greenspan A, Klein MJ (1996) Giant bone island. Skeletal Radiol 25: 67
Hall FM, Goldberg RT, Davis JAK et al. (1980) Szintigraphic assessment of bone islands. Radiology 135: 737
Houghton M, Heiner JP, de Smet AA (1995) Osteoma of the innominate bone with intraosseous and parosteal involvement. Skeletal Radiol 24: 455
Jaffé HL (1958) Tumors and tumorous conditions of bones and joints. LeaFebiger, Philadelphia
Melzer CC, Scott WW, Mc Carthy EF (1991) Osteoma of the clacicle. Case report 698. Skeletal Radiol 20: 555
Onitsuka H (1977) Roentgenologic aspects of bone islands. Radiology 123: 607
Park HO, Kim RJ, Lee SY et al. (2005) Symptomatic giant (10 cm) bone island of the tibia. Skeletal Radiol 34: 34
Saglik Y, Kendi TK, Yildiz HY et al. (2004) Clavicular osteoma associated with bronchial osteomas. Skeletal Radiol 33: 234
Schajowicz F (1994) Tumors and tumorlike lesions of bone, 2nd edn. Springer, Berlin Heidelberg New York Tokyo
Smith J (1973) Giant bone islands. Radiology 107: 35
Spjut WJ, Dorfman HD, Fechner RE et al. (1971) Tumors of bone and cartilage. Atlas of tumor pathology, Fasc. 5. Armed Forces Institute of Pathology, Washington D.C.

6.1.2 Osteoidosteom und benignes (genuines) Osteoblastom

Osteoidosteom und benignes (genuines) Osteoblastom sind benigne Knochenläsionen mit sehr vielen histologischen Ähnlichkeiten. Beiden Läsionen gemeinsam ist die Produktion von Osteoid durch Osteoblasten und die Anwesenheit eines deutlich bis stark vaskularisierten Stromas. Dass man trotz dieser Ähnlichkeiten beiden Läsionen eine Eigenständigkeit zuspricht, hat biologische, klinische und radiologische Gründe:

Osteoidosteome haben in der Regel ein selbstlimitierendes Größenwachstum, der eigentliche Tumor wird selten größer als 1–1,5 cm. In der Regel verursacht er eine deutliche klinische Schmerzsymptomatik, geht röntgenologisch insbesondere bei kortikaler Lage mit einer zuweilen ganz erheblichen reaktiven Umgebungssklerose einher und kommt in 10–20% aller Fälle an der Wirbelsäule vor.

Das benigne (genuine) Osteoblastom hingegen kann wesentlich größere Tumorausmaße erreichen, die reaktive Knochenneubildung in der Umgebung des Tumors fällt meistens spärlicher aus, die Schmerzsymptomatik ist in der Regel weniger charakteristisch und der Tumor sitzt gerne (etwa ein Drittel der Fälle) an der Wirbelsäule. Da das benigne Osteoblastom per definitionem immer größer als ein Osteoidosteom ist, wird es auch „giant osteoid osteoma" (Dahlin u. Johnson 1954) genannt. Dem sich im Wachstum selbst limitierenden Osteoidosteom haben manche Autoren hingegen die Bezeichnung *umschriebenes Osteoblastom* („circumscribed osteoblastoma") gegeben.

Aus dem bisher Gesagten lässt sich noch keine für die Praxis hinreichend klare Trennung zwischen Osteoidosteom und Osteoblastom ableiten. Wir schließen uns daher dem Vorschlag von McLeod et al. (1976) an, die alle Läsionen mit einem Durchmesser von weniger als 1 cm als Osteoidosteom und jene mit einem Durchmesser von mehr als 2 cm als Osteoblastom bezeichnen. Im Bereich von 1–2 cm Tumordurchmesser wird die Trennlinie bei einer Tumorgröße von 1,5 cm für alle die Läsionen angenommen, die sich klinisch und röntgenologisch weder als Osteoidosteom noch als Osteoblastom klassifizieren lassen. Das bedeutet, dass bei solchen Läsionen mit einem Durchmesser von weniger als 1,5 cm ein Osteoidosteom und bei denjenigen mit einem Durchmesser von mehr als 1,5 cm ein Osteoblastom anzunehmen ist.

Lässt sich hingegen die klinische und röntgenologische Symptomatik bei Tumoren mit Durchmessern zwischen 1 und 2 cm klar erkennen, so sollte eine entsprechende Einordnung erfolgen: Geht ein Tumor über einen längeren Zeitraum mit einer stärkeren Schmerzsymptomatik einher und verfügt er über eine stärkere Umgebungssklerose, so ist er als Osteoidosteom zu klassifizieren. Verursacht ein Tumor im Grenzbereich von 1–2 cm Durchmesser überwiegend eine Osteolyse mit wenig umgebender Sklerose und ist die Vorgeschichte kurz, so sollte er (vor allem, wenn er an der Wirbelsäule sitzt) als Osteoblastom eingeordnet werden.

6.1.2.1 Osteoidosteom

ICD-0-Code 9191/0

> **Definition**
> Das Osteoidosteom ist ein gutartiger knochenbildender Tumor, der durch seine geringe Größe, sein limitiertes Wachstumspotential und unverhältnismäßig starke Schmerzen charakterisiert ist (WHO 2002).

Diese Definition ist überwiegend klinisch orientiert, was wir begrüßen, denn dies ist das wichtigste an dem Tumor: Seine geringe Größe im Verhältnis zur exzessiven Schmerzsymptomatik, die bei den meisten Patienten beobachtet wird.

Bezüglich der Größendefinition des Tumors, insbesondere in der Abgrenzung gegenüber dem Osteoblastom s. oben (einleitendes Kapitel).

Früher ist häufig darüber gestritten worden, ob das Osteoidosteom aufgrund seines selbstlimitierenden Wachstums überhaupt einer Knochengeschwulst entspricht und ob man es nicht besser zu den geschwulstähnlichen Läsionen zählen sollte. Gegen die Annahme einer echten Knochengeschwulst sprachen in begrenztem Rahmen häufige Selbstheilungen mit vollständiger Sklerosierung des eigentlichen Tumorkerns (Nidus) und Rückbildung der Umgebungssklerose.

Wir konnten in unserem Krankengut auch einige solcher Fälle beobachten; bei kritischer Analyse stellte sich jedoch bis auf einen Fall eine andere Ursache des röntgenologisch und klinisch ursprünglich angenommenen Osteoidosteoms heraus: So nehmen wir in einem Fall eine plasmazelluläre Osteomyelitis an, in einem anderen eine ebenfalls blande verlaufende subakut bis chronische Ostitis und in einem 3. Fall eine reaktive Kompaktasklerose mit zentraler Nekrose nach einem Trauma. In einem 4. Fall mit intraartikulärer Lage im Femurkopf denken wir an ein Knochenfibrom als Ursache einer umschriebenen Osteolyse und einer uncharakteristischen Schmerzsymptomatik mit Ausheilung innerhalb von 4 Jahren. Wir haben aber auch einen Fall, bei dem sich nach einer Glassplitterverletzung der Hand mit zurückgebliebenen Glassplittern in den Weichteilen in der darunter liegenden Phalange ein Osteoidosteom entwickelt hat.

Der größte Teil der Autoren und Kenner der Knochentumoren klassifizieren jedoch das Osteoidosteom als echte Knochengeschwulst. Auch in der aktuellen WHO-Klassifikation wird das Osteoidosteom in die echten Knochengeschwülste eingereiht und als „kleiner Vertreter" des Osteoblastoms behandelt.

Pathologische Anatomie

Das Osteoidosteom ist charakterisiert durch den Nidus. Dies ist ein rötlich gefärbter weicher oder spongiöser Herd – je nach Ausmaß der Ossifikation. Am besten sichtbar ist dieser, wenn der umgebende Knochen komplett reseziert wird, was natürlich nur in Ausnahmen geschieht, z. B. bei atypischer Klinik oder atypischem Röntgenbild oder bei einer Lokalisation in der Fibula, wo die Resektion klinisch problemlos erfolgen kann (◘ Abb. 6.12).

Da das Kortikalisosteoidosteom die häufigste Form ist, wird bei offener Operation als Operationspräparat meist ein Resektat der hyperostotischen Kortikalis zur Untersuchung kommen, mit der klinischen Diagnose oder Differentialdiagnose eines Osteoidosteoms. Der Nidus kann in diesen Präparaten gezielt aufgesucht werden, wenn von ihnen eine Röntgenaufnahme angefertigt wird nach Markierung des Präparates durch wenigstens 2 Nadeln (um eine topographische Orientierung am Röntgenbild zu ermöglichen). Falls diese Methode nicht zur Verfügung steht, muss das ganze Präparat in schmalen Scheiben in Längsrichtung gesägt und nach dem Nidus abgesucht werden (Schajowicz 1981), der sich als rötlicher Herd innerhalb der knöchernen weißen Sklerose gut darstellt. Manchmal fällt der Nidus auch bei der Präparation aus dem Sklerosesaum heraus.

Liegt ein Osteoidosteom des Periosts oder ein medullärer Tumor vor, so besteht das Operationspräparat lediglich aus spongiösem Gewebe ohne makroskopisch abgrenzbaren Tumor.

Die Entfernung eines Kortikalisosteoidosteoms in zahlreichen Fragmenten ist möglichst zu vermeiden. An solchen Präparaten von sklerotischem Knochen ist nämlich der Nidus makroskopisch meist nicht zu finden. Auch die Anfertigung von Röntgenbildern versagt hier, weil aufgrund der Unregelmäßigkeit der Knochenstücke Aufhellungen im Röntgenbild auftreten, die einen Nidus oder Teile eines Nidus vortäuschen. Oft bleibt dann nur die komplette Aufarbeitung des ganzen sklerotischen Operationspräparates mit entsprechend langer Bearbeitungszeit

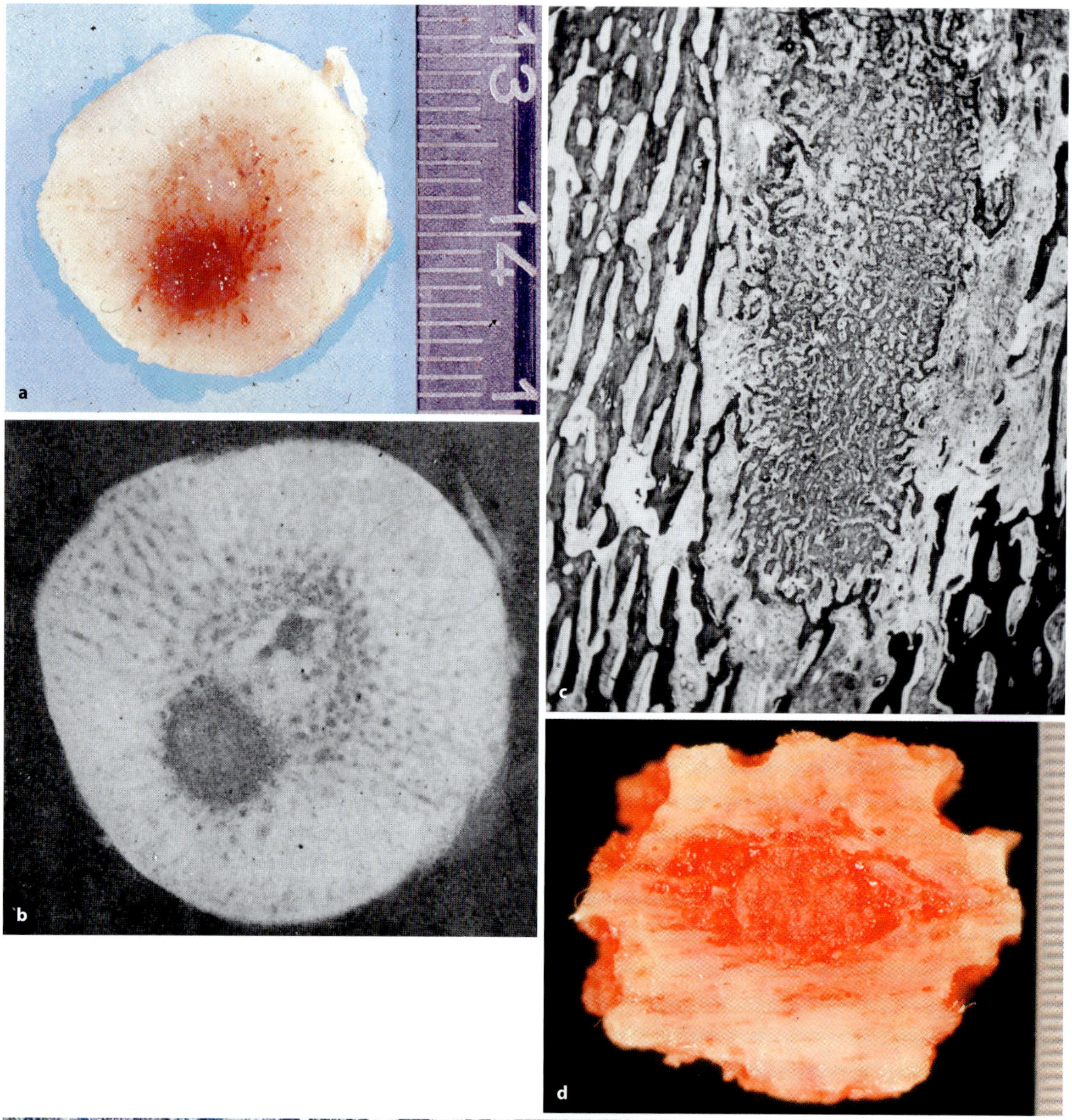

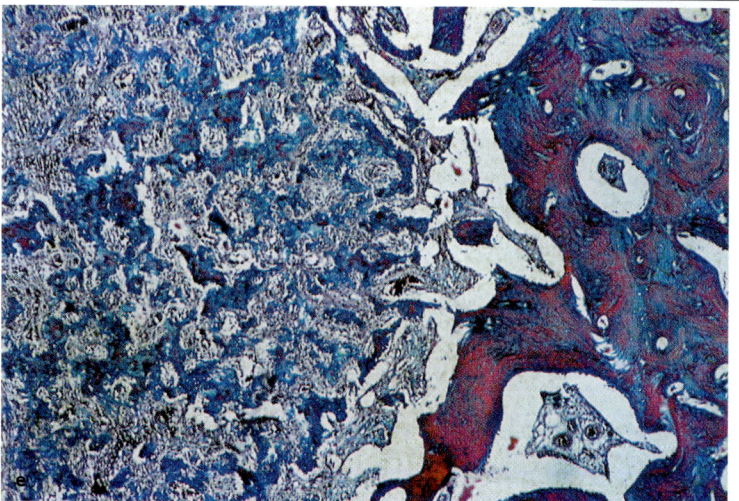

Abb. 6.12. a Osteoidosteom der Fibula im Querschnitt. Der Tumor liegt im Bereich des Endostes und ist als dunkler Herd gut zu erkennen. **b** Das Röntgenbild vom Präparat identifiziert den Nidus als grauen Bezirk mit zentraler Mineralisierung, die sich hell darstellt. **c** Histologisch ist der Nidus aus Trabekeln von Osteoid und Faserknochen aufgebaut, mit puzzleartiger Struktur. Er grenzt sich von der umgebenden Sklerose durch einen Stromasaum ab, der nur selten von Knochenbälkchen überbrückt wird. **d, e** Kortikales Osteoidosteom vom Femur eines 21-jährigen Mannes. Die knochenarme Zone zwischen dem spongiös strukturierten Nidus und der reaktiv sklerotisch verdickten Kortikalis wird sowohl makroskopisch als auch histologisch deutlich sichtbar

und einer durch den langwierigen Entkalkungsprozess starken Beeinträchtigung der Darstellung der zellulären Strukturen. Mit der von Ayala et al. (1986) empfohlenen Methode der Nidusmarkierung unter einer Fluoreszenzlampe bei präoperativ erfolgter Tetracyclingabe haben wir keine eigene Erfahrung. Die Methode wird jedoch nicht von allen Autoren befürwortet (Klein u. Shankman 1992).

Enthält das Operationspräparat keinen Nidus, dann hat es sich entweder nur um eine unspezifische Kortikalissklerose gehandelt oder aber der Nidus wurde belassen. Im letzteren Fall behält der Patient seine Beschwerden. Bei Teilexzisionen des Nidus kommt es erfahrungsgemäß zum Rezidiv.

Histologie

Der Nidus ist der eigentliche Tumor, die Randsklerose ist die Reaktion auf den Tumor. Der Nidus besteht aus Osteoid mit Übergängen in Knochen mit fibrillärer Matrix, die überwiegend spongiös vorliegt, in sehr unruhigen puzzleartigen Formen (◘ Abb. 6.13). Die Bälkchen sind mit prominenten aktiven Osteoblastensäumen besetzt, die unterbrochen werden von Osteoklasten. Zwischen den Bälkchen liegt lockeres Stroma mit vielen Kapillaren oder sinusoidalen Blutgefäßen, die häufig strotzend mit Erythrozyten ausgefüllt sind. Die Stromazellen sind rund, sehr selten spindelig, und nur in der Versilberung wird eine Faserdarstellung sichtbar, die eine sehr enge Vernetzung mit dem Bälkchensystem zeigt. Vereinzelt finden sich auch Lymphozyten oder eine Plasmazelle.

Durch die Neigung des Niduszentrums zur Sklerosierung zeigt sich häufig in der Histologie eine konzentrische Zonierung: Ein Tumorzentrum mit dichtem Faser-Osteoid- und -Knochen, einem sich nach außen anschließenden Ring von puzzleartigen Osteoidtrabekel mit aktiven Osteoblasten und Osteoklasten in gefäßreichem Stroma. Diese Zone kann so knochenarm sein, dass der zentrale Nidusanteil bei der Makropräparion des Tumorpräparat einem entgegenfallen kann. Dieser stromaarme und gefäßreiche Ring geht abrupt in die peripher sich anschließende und oft sehr dick ausgebildete reaktiven Sklerose des ortständigen Knochens über. Dieses Zonierungsmuster ist (neben dem Tumordurchmes-

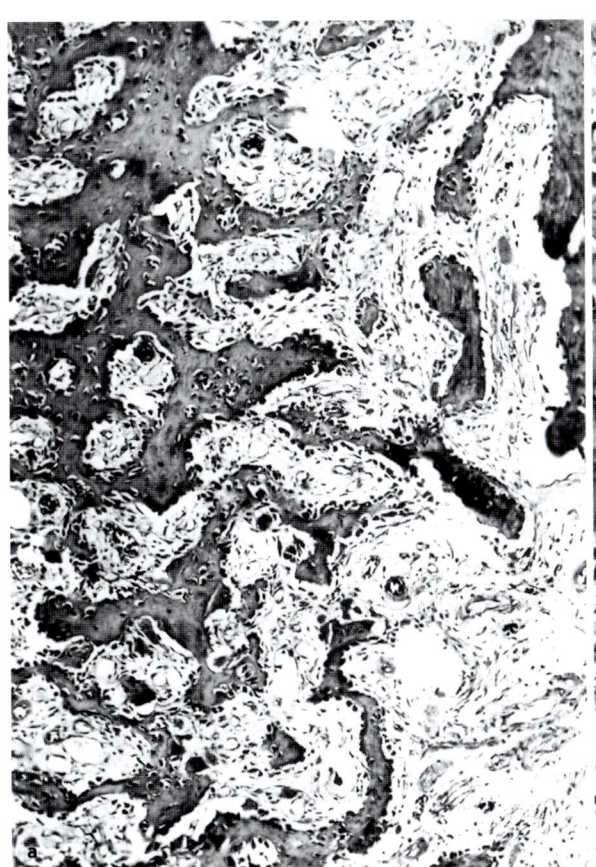
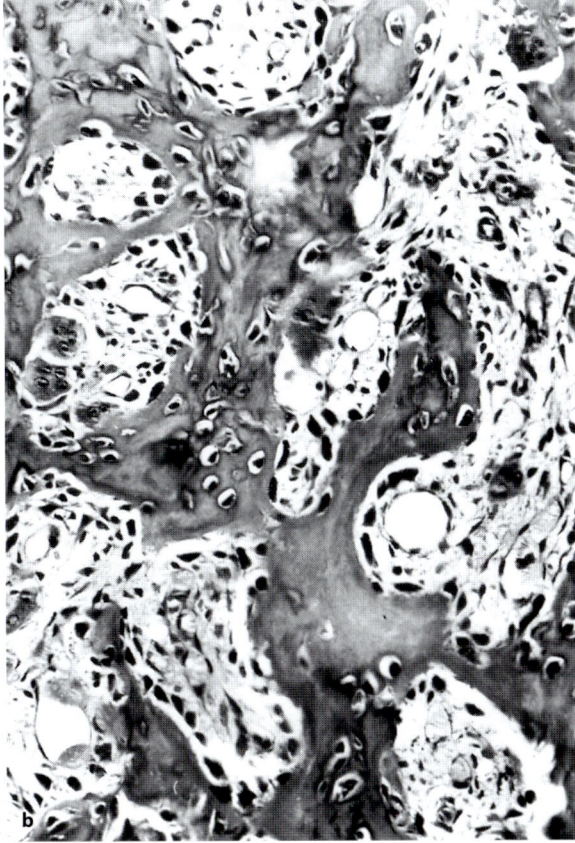

◘ Abb. 6.13. a Das Osteoidosteom und das Osteoblastom zeigen dicke Trabekeln mit unregelmäßiger, puzzleartiger Oberfläche aus Osteoid oder aus Geflechtknochen, dazwischen lockeres Stroma. Riesenzellen liegen gleichmäßig verstreut und meistens entlang der Trabekeloberfläche. b Bei stärkerer Vergrößerung zeigt das Osteoidosteom oder das Osteoblastom einen Besatz der Trabekeln durch aktive große Osteoblasten, die auch nach Umwandlung in Osteozyten noch als große Zellen in der Grundsubstanz erkennbar bleiben. Diese typischen Osteoblastensäume werden von Osteoklasten unterbrochen. Das Stroma ist locker und gefäßreich

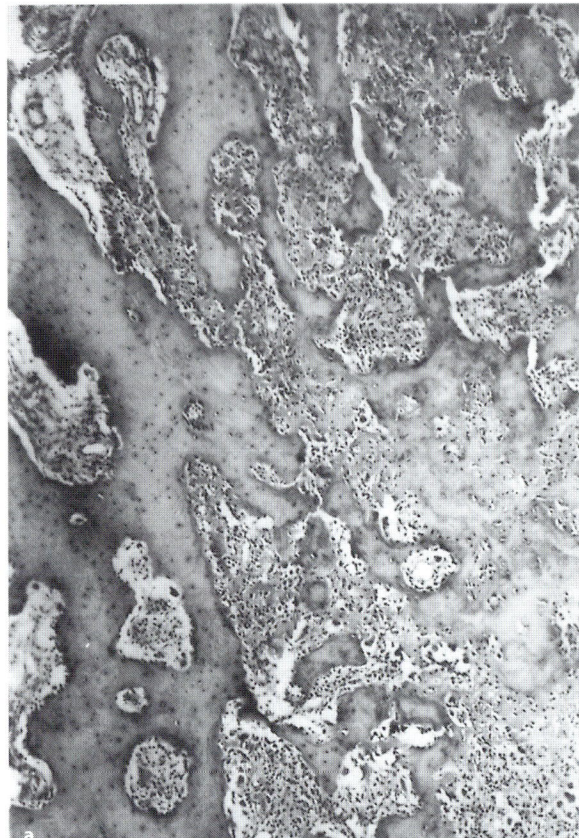
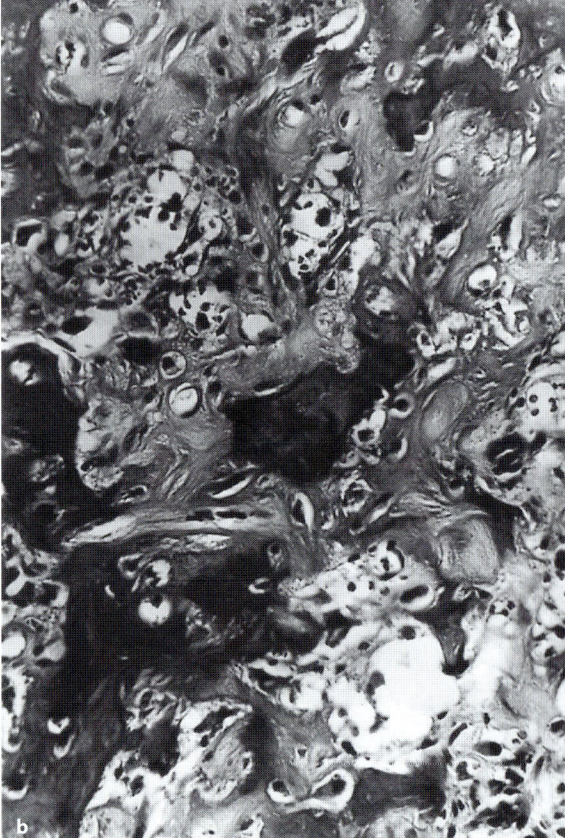
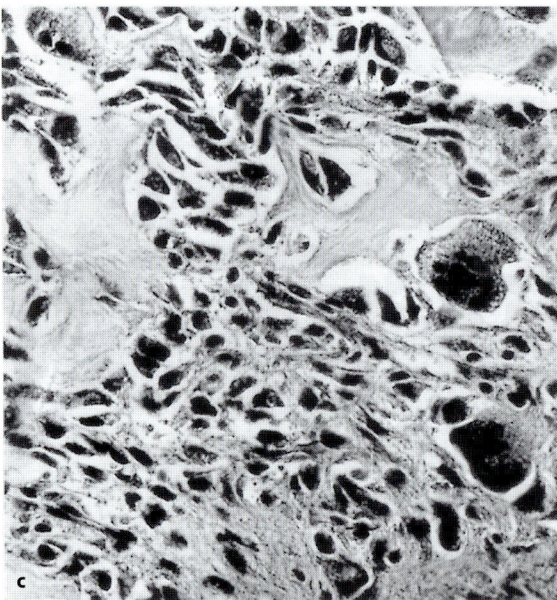

Abb. 6.14. a Osteoidosteome können auch überwiegend sklerotisch sein. Solche Abschnitte mit Überwiegen des Osteoids oder des Faserknochens werden auch im Osteoblastom gefunden. Die trabekuläre Struktur der Matrix ist dann nicht mehr überall ausgebildet. **b** Bei stärkerer Vergrößerung wird die Mineralisierung innerhalb der Grundsubstanz als dunkler Abschnitt sichtbar. **c** Die stärker sklerotischen Abschnitte können beim Osteoblastom auch mit rasenförmig proliferierten Osteoblasten einhergehen. In solchen Fällen stellt sich die Differentialdiagnose zum aggressiven Osteoblastom und zum hochdifferenzierten Osteosarkom

ser) ein wichtiges differentialdiagnostisches Unterscheidungsmerkmal zum Osteoblastom (s. Abb. 6.12 und 6.14a, b). Beim juxta- bzw. intraartikulären Osteoiosteom fehlt die reaktive periostale Knochensklerose, weil innerhalb der Gelenkkapsel der Knochen periostfrei ist, bzw. er tritt weiter entfernt vom Nidus extrakapsulär auf (Bauer et al. 1991). Knorpel, Fettgewebe und Hämatopoeseinseln werden im Osteoidosteom nicht gefunden.

Relevante genetische Veränderungen sind bis jetzt beim Osteoidosteom nicht gefunden worden.

Nach Uehlinger (1977) lassen sich in der Entwicklung des Osteoidosteoms 3 Phasen unterscheiden:
1. Hohlraumbildung,
2. Füllung des Hohlraums mit osteogenem Mesenchym und Ausdifferenzierung eines Osteoidgitters bei gleichzeitig peripher fortschreitender Osteoklasie,
3. Wachstumsstillstand bei einem Durchmesser von 8–10 mm bei Fortdauer des inneren Umbaus.

Histologische Differentialdiagnose

Große Osteoidosteome müssen gegenüber einem Osteoblastom abgegrenzt werden. Beide Tumoren können bei starker Vergrößerung im Mikroskop identische Bilder zeigen. Osteoblastome sollen histologisch etwas breitere Osteoidbälkchen aufweisen, mit weniger Kittlinien. Aus dem eingangs Gesagten ist jedoch klar, dass es von der histologischen Tumorstruktur her eine scharfe Trennlinie zwischen beiden Tumoren nicht gibt. Deshalb müssen in Zweifelsfällen neben der Histologie auch Klinik, Topographie und Röntgenbefund zur Differentialdiagnose herangezogen werden.

Dagegen ist die Abgrenzung eines Osteoidosteoms von einem Osteosarkom histologisch in der Regel problemlos (im Unterschied zum Osteoblastom – s. S. 143). Intrakortikale Osteosarkome sind sehr seltene Entitäten und enthalten neben Osteoid meist auch Chondroosteoid. Die Beziehung zwischen osteoidbildenden Tumorzellen und Osteoid ist bei ihnen nicht in der Regelmäßigkeit vorhanden wie beim Osteoidosteom, bei dem die Osteoblasten aufgereiht an den endostalen Oberflächen tapetenförmig liegen. Sowohl Osteoblasten als auch Osteozyten sind beim Osteosarkom atypisch. Ein invasives Wachstum mit Einschluss von ortsständigem Knochen wird beim Osteoidosteom im Gegensatz zum Osteosarkom nie gesehen.

Häufigkeit

Das Osteoidosteom hat an allen benignen Knochengeschwülsten einen Anteil von etwa 10–12% und an allen primären Knochentumoren von 2–3%. In der Häufigkeit folgt es dem solitären Chondrom.

Lokalisation

Legt man die Zahlen aus den Statistiken von Dahlin (1978) und Schajowicz (1994) zugrunde (◘ Abb. 6.15), so ist die häufigste Lokalisation des Osteoidosteoms mit ca. 31% am Femur zu finden (über die Hälfte am proximalen Ende, besonders am Schenkelhals und Trochanter).

Die zweithäufigste Lokalisation stellt die Tibia mit etwa 25% dar, wobei die Verteilung über die Epi-, Meta- und Diaphysenabschnitte annähernd gleich häufig ist. In der Häufigkeit folgen das Fußskelett mit ca. 11% (besonders Talus, Kalkaneus und die Metatarsalia), das Handskelett mit ca. 10% mit besonderer Bevorzugung der Metakarpalia und Phalangen und schließlich der Humerus mit ca. 6%.

In der Wirbelsäule kommen in diesen Statistiken nur etwa 5% aller Osteoidosteome vor, wobei Brust- und Lendenwirbelsäule etwas häufiger als die Halswirbelsäule betroffen sind. Die Prädilektionsorte für Osteoidosteome an der Wirbelsäule sind die Wirbelbögen, die Bogenwurzeln und die Gelenk- und Querfortsätze.

Im eigenen radiologischen Krankengut mit 132 katamnestisch vollständig auswertbaren Fällen ergibt sich folgende lokalisatorische Verteilung: Tibia 20%, Wirbelsäule 20%, proximales Femur 17%, sonstiges Femur 15%, Humerus 5%, Hand 11%, Fuß 6% und Becken, Unterarm, Fibula jeweils unter 1%.

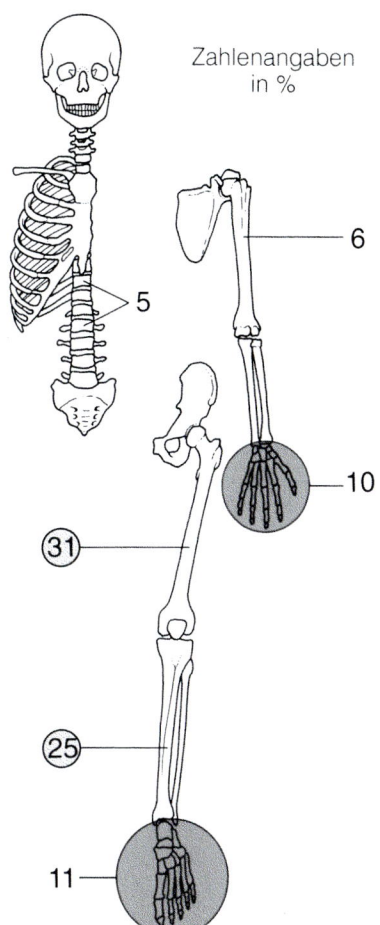

◘ **Abb. 6.15.** Zur Lokalisation von 420 Osteoidosteomen aus den Statistiken von Schajowicz (1994) und Dahlin (1978). Dargestellt sind nur die wesentlichen Lokalisationen. Die restlichen 8% der Osteoidosteome verteilen sich auf das übrige Skelett

In der Schädelkalotte, in den Kieferknochen, in den Klavikeln, im Os ilium und im Os sacrum kommen Osteoidosteome äußerst selten vor und sind dann zumeist Anlass zu kasuistischen Publikationen [z. B. in der Mastoidspitze (Wilder et al. 1995); im Os coccygeum (Tourniaire et al. 1993)]. Grundsätzlich kann der Tumor aber in jedem Knochen auftreten.

Das Osteoidosteom wächst in der Regel monostotisch, unizentrisch. Bi- oder multizentrische, d. h. mit 2 oder mehreren benachbarten Nidi in *einem* Knochen wachsende Osteoidosteome (Greenspan et al. 1974; Kenan et al. 1994; Nelson et al. 1994), und bi- oder multilokuläre, also solche, die synchron in verschiedenen Knochen auftreten (Alcalay et al. 1982; Rand et al. 1982), sind selten.

Alters- und Geschlechtsprädilektion

Das Prädilektionsalter liegt mit etwa 50% in der 2. Lebensdekade; je 20% entfallen auf die 1. und 3. Lebensde-

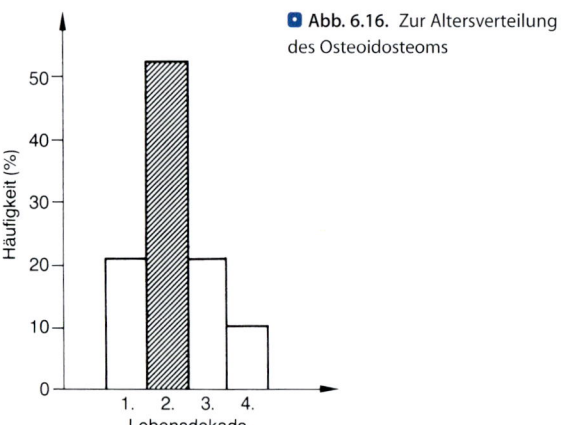

Abb. 6.16. Zur Altersverteilung des Osteoidosteoms

kade, die 4. Lebensdekade ist mit weniger als 10% beteiligt (Abb. 6.16). Im Säuglings- und Kleinkindalter ist mit Osteoidosteomen kaum zu rechnen. Im Krankengut von Schajowicz mit 262 Osteoidosteomen waren nur 6 Kinder jünger als 5 Jahre. Habermann und Stern (1974) berichten über ein 8 Monate altes Kind mit einem Osteoidosteom.

Bei Männern werden Osteoidosteome fast doppelt so häufig wie bei Frauen angetroffen.

Klinische Symptomatik

Auffallend ist beim Osteoidosteom die häufig exzessive Schmerzhaftigkeit, wenn man die geringe Tumorgröße berücksichtigt (s. oben). In der Mehrzahl der Beobachtungen wird besonders ein Nachtschmerz angegeben. Von artdiagnostischer Bedeutung ist auch das in 25–50% der Fälle charakteristische Ansprechen auf eine Salizylattherapie.

Nach heutigen Vorstellungen wird der Schmerz des Osteoidosteoms folgendermaßen erklärt: Afferente Nerven im Nidus werden durch erhöhten Gefäßdruck und/oder Ödem gereizt. Der erhöhte Gefäßdruck wiederum wird durch vom Nidus produzierte Prostaglandine mit konsekutiver Vasodilatation ausgelöst. Hinzu kommt eine begleitende Stimulation von Bradikinin, das ebenfalls vasodilatorisch, aber zusätzlich kapillarpermeabilitätssteigernd wirkt und das Ödem fördert (Esquerdo et al. 1976; Schulman u. Dorfman 1970; Healey u. Ghelman 1986). Die positive Schmerzbeeinflussung durch Salizylate und nichtsteroidale antiinflammatorische Medikamente erklärt sich zwanglos durch deren bekannten Effekt der Inhibition der Prostaglandinsynthese. Zum Schmerz im Nidus selbst scheint noch ein Schmerz hinzuzukommen, der sich aus dem umgebenden Ödem im Markraum und im Weichgewebe erklärt. Das „Ödem" besteht offensichtlich aus myxomatösen Veränderungen, eiweißhaltigem Material und einer blanden Entzündung (Woods et al. 1993).

Bei den wenigen Fällen von Osteoidosteomen, bei denen der Schmerz nur sehr gering ist oder gar fehlt, lässt sich eine inkomplette Einkapselung des Nidus oder das Fehlen sensibler Nerven diskutieren. Dazu passt auch die Beobachtung, dass subperiostale Osteoidosteome mit erfahrungsgemäß nur inkompletter Einkapselung des Nidus häufig schmerzlos sind (Abb. 6.17 o.). Die oben bereits erwähnten Einzelbeobachtungen von Ausheilungen von Osteoidosteomen ohne chirurgische Intervention erklären sich vielleicht dadurch, dass bei genügender Langzeittherapie mit Aspirin und nichtsteroidalen Antiphlogistika das „Ödem" und das begleitende Entzündungsgewebe des Osteoidosteoms positiv beeinflusst wird, wodurch es dann zu einer zunehmenden reaktiven Sklerosierung des Nidus mit allmählicher „Verödung" des aktiven Tumorgewebes kommt.

Der Schmerz des floriden Osteoidosteoms ist erfahrungsgemäß zunächst milde und nimmt im Laufe von Wochen und Monaten an Intensität zu; in Einzelfällen kann es dabei zu einer schmerzreflektorischen Mobilitätsbehinderung kommen. Häufig wird der Schmerz in Gelenknähe projiziert. In Skelettabschnitten, die der Palpation zugänglich sind, imponiert manchmal eine lokalisierte Schwellung, die sich aus dem oben erwähnten begleitenden „Ödem" erklärt. Darauf weisen magnetresonanztomographische Untersuchungen hin (Woods et al. 1993; Assoun et al. 1994).

Begleitende Muskelatrophien kommen beim Osteoidosteom nahezu regelmäßig vor. Das atrophische Muskelgewebe wird durch Fettgewebe ersetzt. Allgemeinsymptome, wie z. B. Fieber, fehlen in der Regel. Laborparameter, wie die Blutsenkungsbeschleunigung, die alkalische Phosphatase usw. sind normal. Der seltene Fall eines toxischen Osteoidosteoms (s. auch S. 145) ist in Abb. 6.19 e–g dargestellt.

Bei Sitz der Läsion im *Gelenk oder in Gelenknähe* wird eine sympathische (mitleidende) Synovialitis ausgelöst (Snarr et al. 1973; Marcove u. Freiberger 1966; Clark et al. 1981), die den Kliniker vor erhebliche differentialdiagnostische Probleme stellen kann (Abb. 6.18 e–i, 6.20, 6.24, 6.25 c–e, 6.26 a, b, 6.27). Norman et al. (1986) untersuchten 36 Patienten mit einem Osteoidosteom im Hüftbereich. 30 Läsionen saßen intraartikulär und 6 extrakapsulär. 50% der Patienten mit intraartikulärem Sitz der Läsion entwickelten eine Koxarthrose, während bei extrakapsulärem Sitz keine regressiven Veränderungen der Hüfte eintraten. Auffallenderweise wiesen 5 von 8 in dieser Hinsicht untersuchten Patienten einige Histokompatibilitätsantigene (HLA) auf, die wesentliche Marker für eine rheumatoide Arthritis sind. Die Autoren spekulieren, ob die Anwesenheit dieser Marker zu einer entzündlichen Gelenkreaktion bei intraartikulären Osteoidosteomen prädisponiert.

Treten Osteoidosteome in der *Epi-meta- oder Apophyse des wachsenden Skeletts* auf, so kann es zu Wachstumsstörungen, möglicherweise über eine begleitende Synovialitis und sekundär regressive Veränderungen des Gelenkknorpels kommen (Abb. 6.20).

Osteoidosteome mit Sitz an der *Wirbelsäule* (Abb. 6.28, 6.29) verursachen in der überwiegenden Zahl der berichteten Fälle eine *schmerzhafte Skoliose* und eine Bewegungseinschränkung, die sicherlich zum Teil durch einen paravertebralen Muskelspasmus (mit Hartspann) bedingt sind. Die Skoliose ist mit der konkaven Seite nach der Seite gerichtet, an der die Läsion an einem Wirbelsäulensegment sitzt (Keim u. Reina 1975; McLellan u. Wilson 1967). Radikuläre Schmerzen mit objektiver neurologischer Symptomatik kommen seltener vor. Häufige Vordiagnosen sind idiopathische Skoliose, psychogene Skoliose, Morbus Scheuermann und Überlastung. Die Schmerzanamnese beträgt bis zu einem Jahr!

Radiologie

Der eigentliche Tumor besteht aus einer umschriebenen Osteolyse mit einem maximalen Durchmesser von 1–1,5 cm, auch *Nidus* genannt, in der überwiegenden Zahl umgeben von einer mehr oder weniger ausgeprägten reaktiven Sklerose. Wenn das von dem Tumor abgelegte Osteoid ossifiziert, dann findet sich in der Osteolyse eine solide oder gesprenkelte Dichtezunahme (Abb. 3.4 g, 6.11 p, 6.17 e, 6.20 m, 6.22 a, b, 6.27–6.29), teilweise in Ringform, ein Befund, der häufig zu der Fehlinterpretation eines Sequesters in einer Abszesshöhle führen kann. Schließlich kann die Nidusossifikation so dicht und gleichmäßig sein, dass der Nidus in der umgebenden Sklerose im Projektionsradiogramm (nicht in der CT!) „untergeht" (Abb. 6.17 a–e, 6.18 a, b, 6.29 d). Das Ausmaß der Niduskalzifikation ist nicht unbedingt Ausdruck seiner Reife, d. h., es steht nicht in Bezug zum Alter des Osteoidosteoms.

Ausdehnung der Umgebungssklerose und Ausmaß einer Niduskalzifikation werden sehr vom Sitz der Läsion im Knochen bestimmt. Vier Lokalisationsmöglichkeiten, in der Regel mit differenter Morphologie, lassen sich unterscheiden:

1. Die *kortikale Lage des Nidus* geht in der Regel mit dem größten Ausmaß an reaktiver Knochenneubildung um den Nidus einher und repräsentiert etwa 80–90% aller Osteoidosteome. Die Anordnung der reaktiven Knochenneubildung ist zumeist oval bzw. spindelförmig und entwickelt sich auf der Kortikalis, aber auch zum Markraum hin. Sie kann nur einen Teil der Knochenzirkumferenz (Abb. 6.11 o, 6.17 d), aber auch die gesamte Zirkumferenz (Abb. 6.17 a–b, 6.21) erfassen. Wenn der Nidus stärker ossifiziert, so kann er in der Umgebungssklerose nicht mehr identifizierbar sein. In dieser Situation muss mit zusätzlichen Untersuchungsverfahren versucht werden, den Nidus aufzufinden. Dazu eignen sich die Computertomographie (Abb. 6.17 a–c, 6.18 a–d) und die Szintigraphie (Abb. 6.19 f). Ohne Nachweis des Nidus ist erstens die Diagnose nicht zu sichern, zweitens ein chirurgisches Vorgehen ziellos, da

die gesamte Umgebungssklerose entfernt werden müsste, um den vermuteten Nidus zu erfassen. Kennt der Chirurg die Lage des Nidus, dann genügt in der Regel seine einfache Ausschälung, wonach sich die Umgebungssklerose im Laufe von 1–2 Jahren von alleine zu-

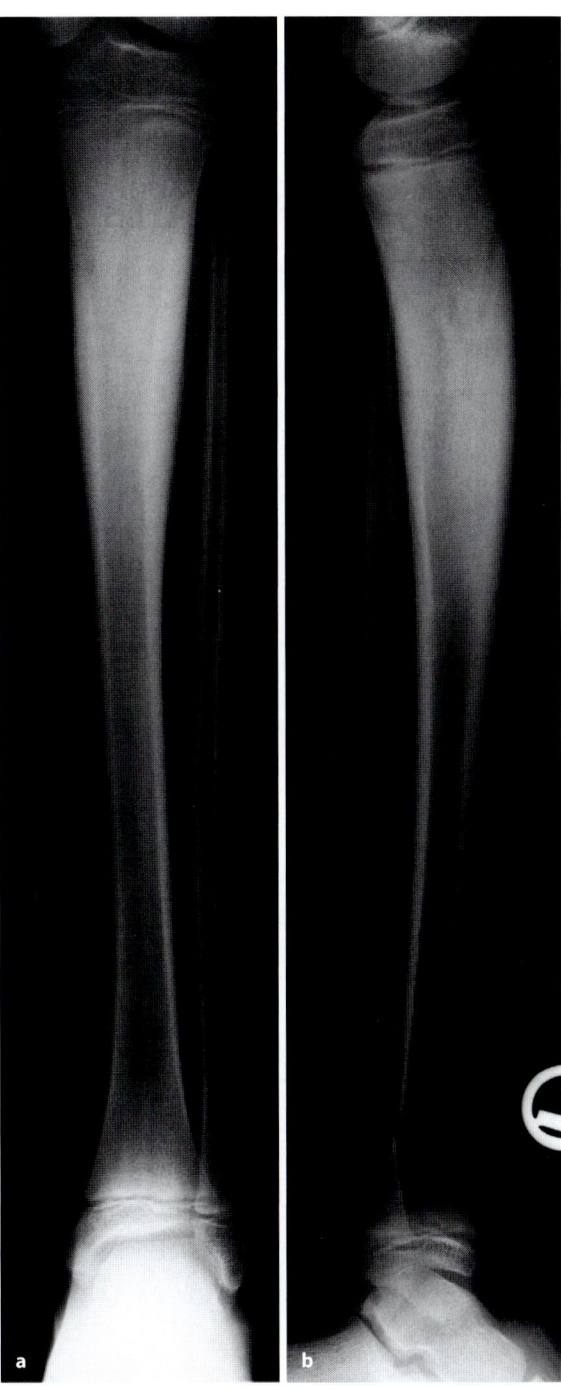

Abb. 6.17 a–p. Typische kortikale Osteoidosteome an der Tibia. **a, b** Der Nidus ist nicht beweisend dargestellt, im Computertomogramm (**c**) erkennt man eine zentrale Verkalkung in ihm. Die reaktive umgebende Hyperostose ist fast konzentrisch angelegt (*Forts. S. 116*)

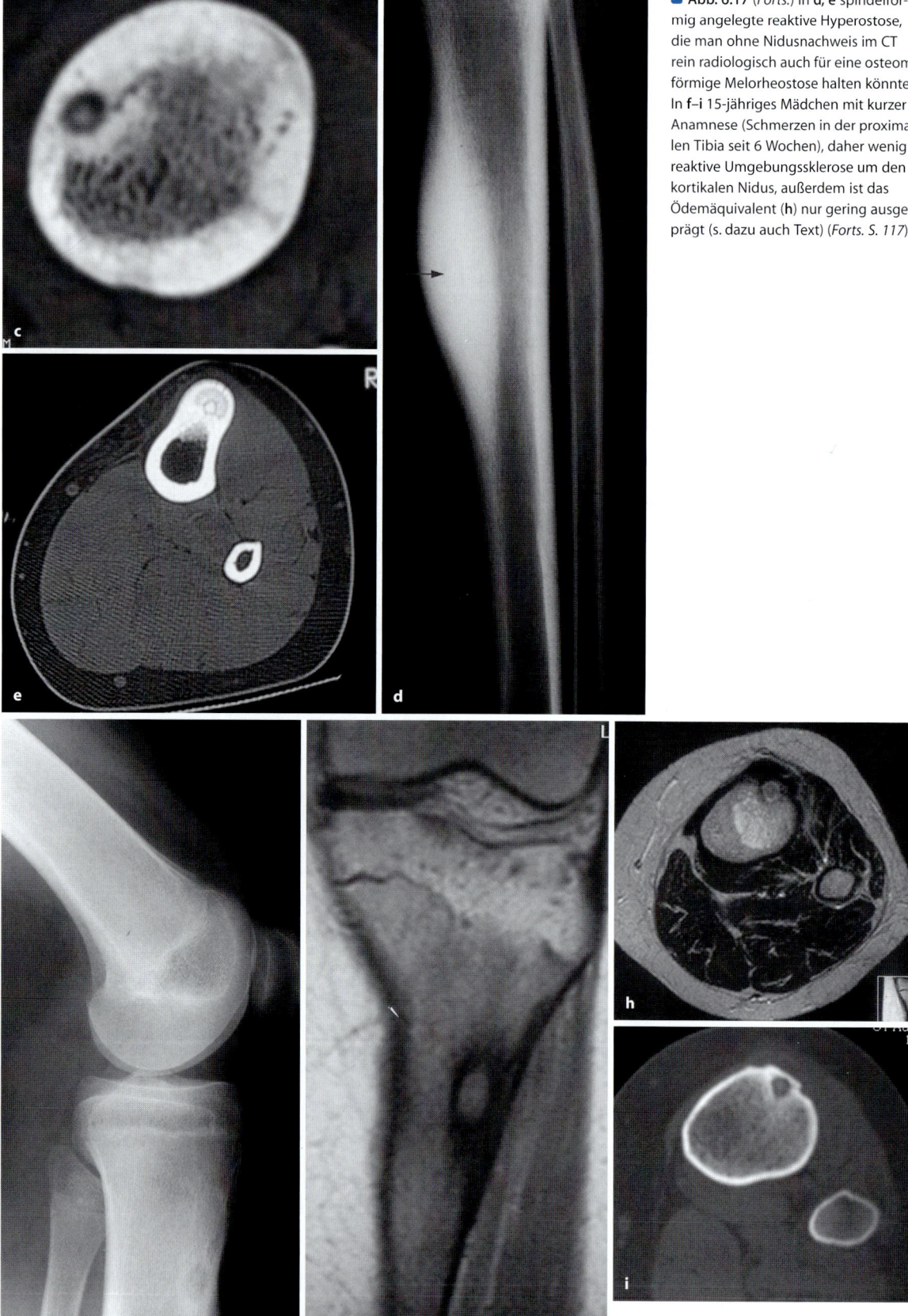

Abb. 6.17 (*Forts.*) In **d, e** spindelförmig angelegte reaktive Hyperostose, die man ohne Nidusnachweis im CT rein radiologisch auch für eine osteomförmige Melorheostose halten könnte. In **f–i** 15-jähriges Mädchen mit kurzer Anamnese (Schmerzen in der proximalen Tibia seit 6 Wochen), daher wenig reaktive Umgebungssklerose um den kortikalen Nidus, außerdem ist das Ödemäquivalent (**h**) nur gering ausgeprägt (s. dazu auch Text) (*Forts. S. 117*)

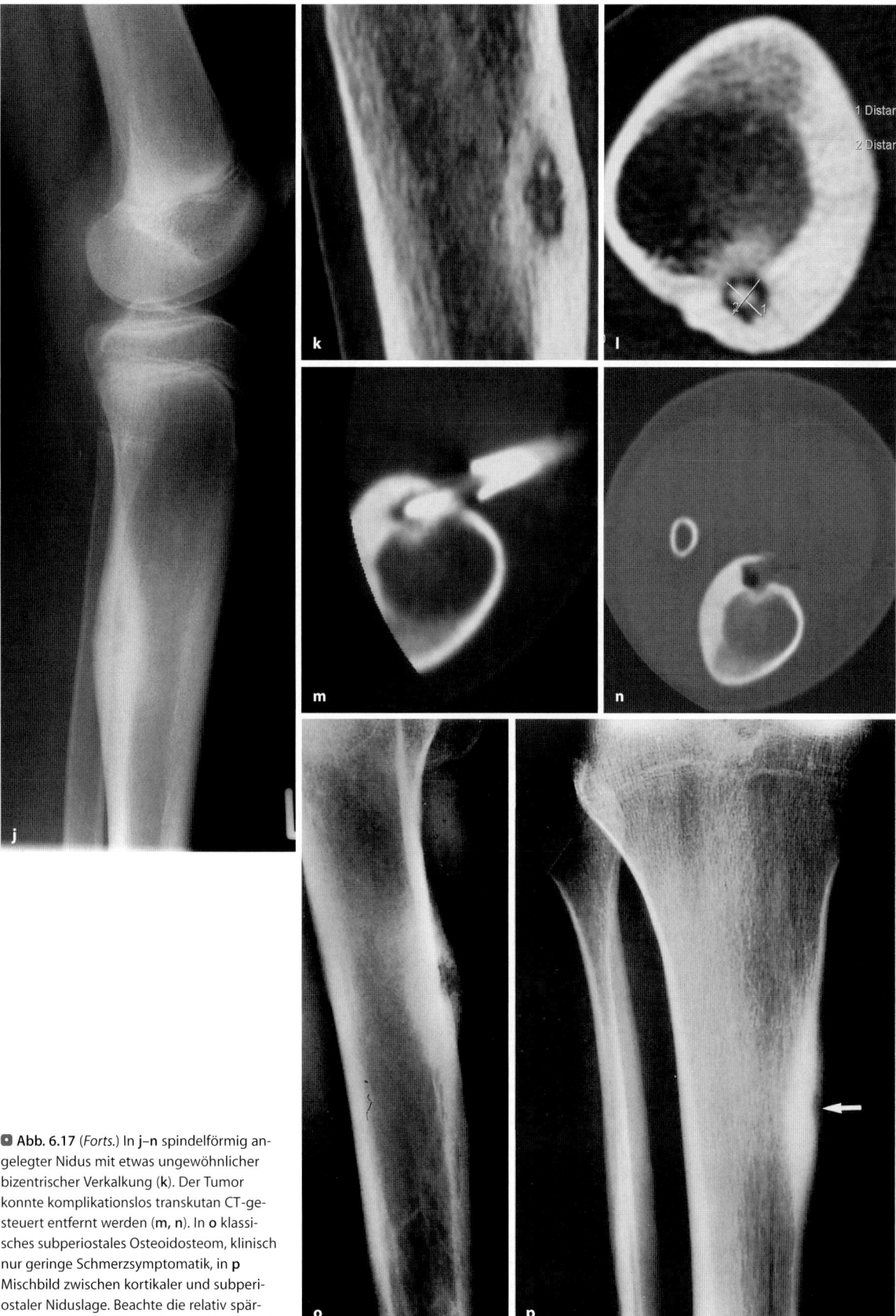

Abb. 6.17 (*Forts.*) In **j–n** spindelförmig angelegter Nidus mit etwas ungewöhnlicher bizentrischer Verkalkung (**k**). Der Tumor konnte komplikationslos transkutan CT-gesteuert entfernt werden (**m, n**). In **o** klassisches subperiostales Osteoidosteom, klinisch nur geringe Schmerzsymptomatik, in **p** Mischbild zwischen kortikaler und subperiostaler Niduslage. Beachte die relativ spärliche Umgebungssklerose in **o** und **p** (s. Text)

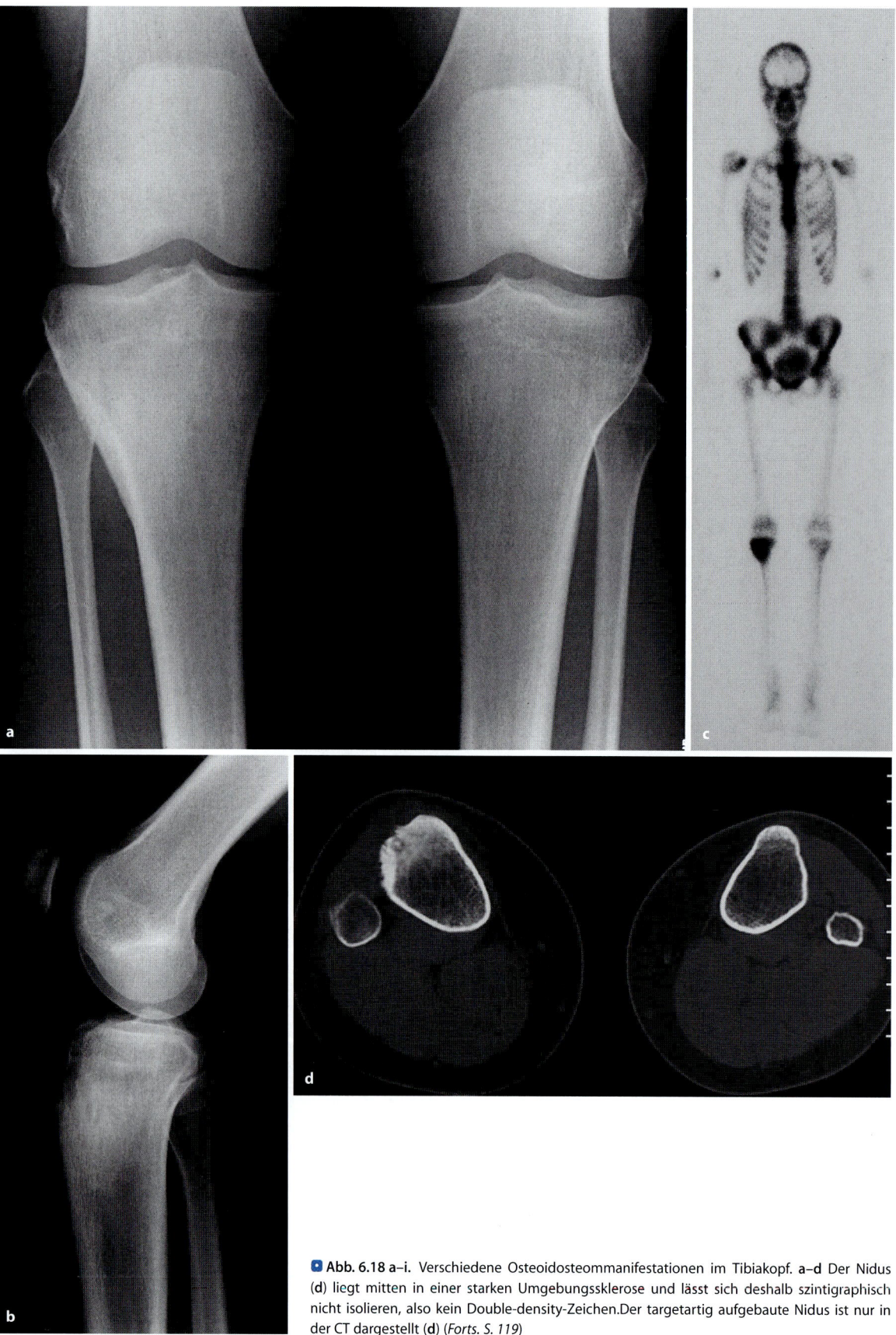

Abb. 6.18 a–i. Verschiedene Osteoidosteommanifestationen im Tibiakopf. **a–d** Der Nidus (**d**) liegt mitten in einer starken Umgebungssklerose und lässt sich deshalb szintigraphisch nicht isolieren, also kein Double-density-Zeichen. Der targetartig aufgebaute Nidus ist nur in der CT dargestellt (**d**) (*Forts. S. 119*)

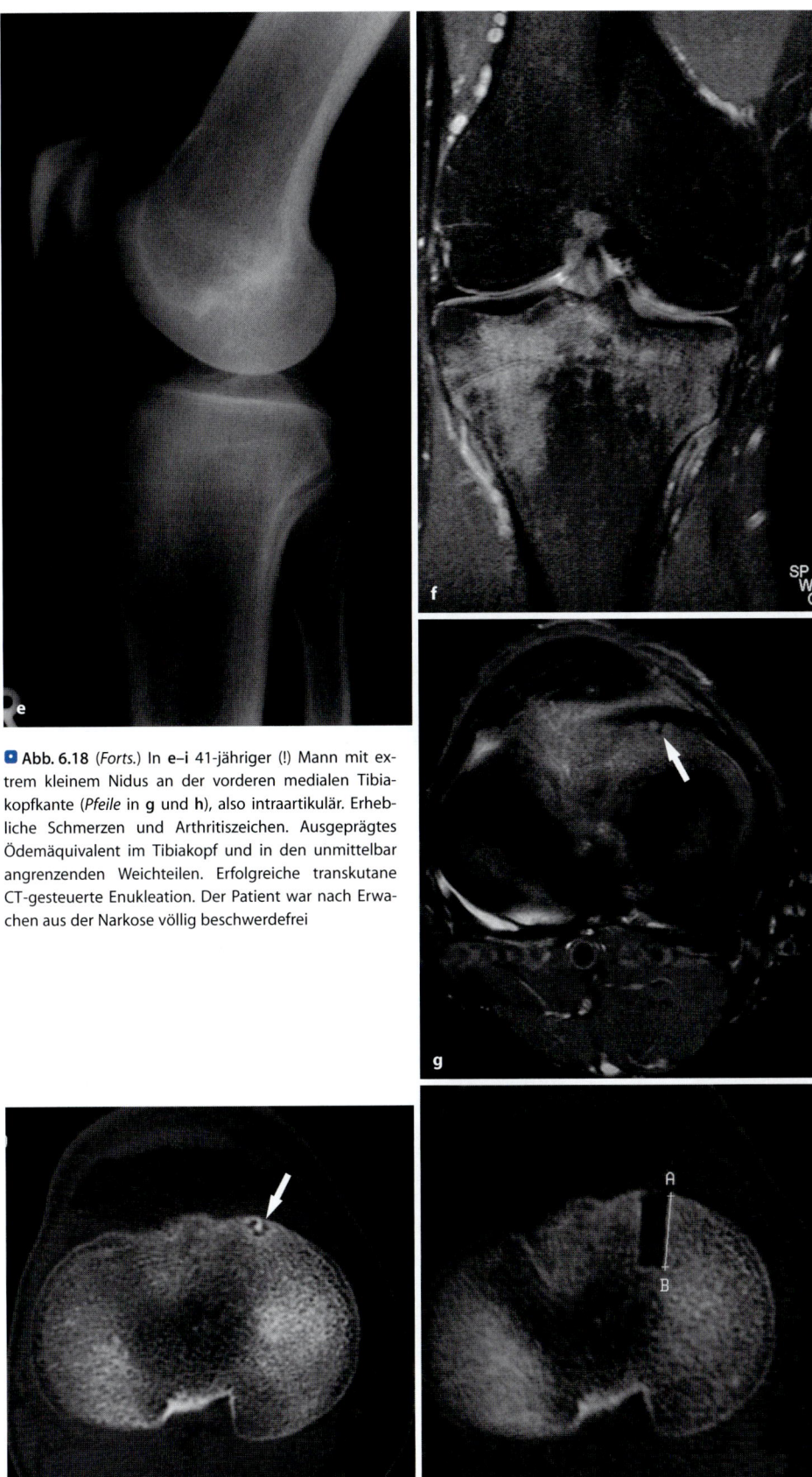

Abb. 6.18 (*Forts.*) In **e–i** 41-jähriger (!) Mann mit extrem kleinem Nidus an der vorderen medialen Tibiakopfkante (*Pfeile* in **g** und **h**), also intraartikulär. Erhebliche Schmerzen und Arthritiszeichen. Ausgeprägtes Ödemäquivalent im Tibiakopf und in den unmittelbar angrenzenden Weichteilen. Erfolgreiche transkutane CT-gesteuerte Enukleation. Der Patient war nach Erwachen aus der Narkose völlig beschwerdefrei

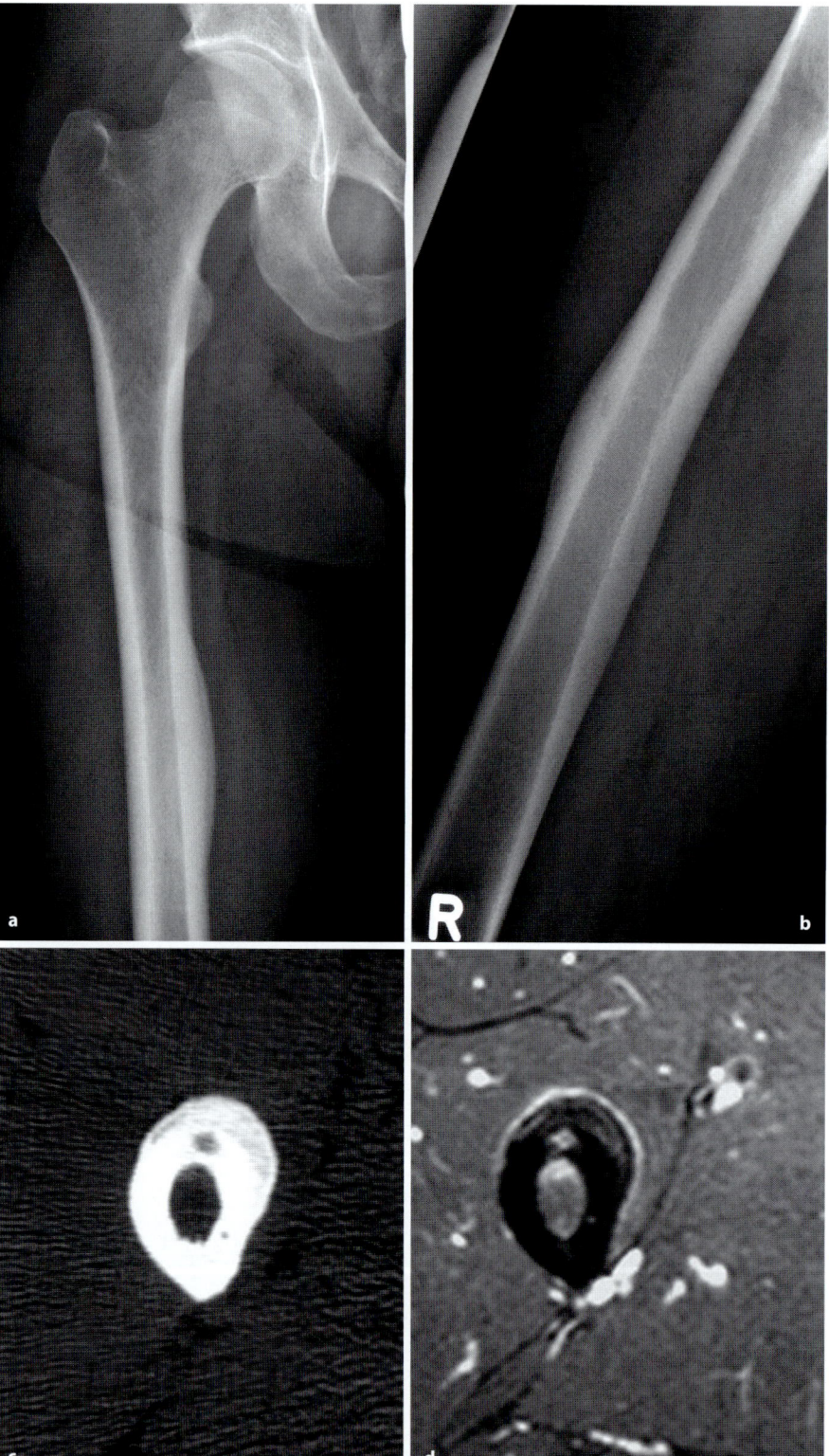

Abb. 6.19 a–h. Osteoidosteome am Femur. In **a–d** kortikale Niduslage mit exzentrischer osteomartiger Hyperostose, in der auf dem Röntgenbild der Nidus nicht zu erkennen ist. Bei dem 30-jährigen Patienten nur diskretes Ödemäquivalent (s. dazu Text) (*Forts. S. 121*)

6.1 · Gutartige Tumoren

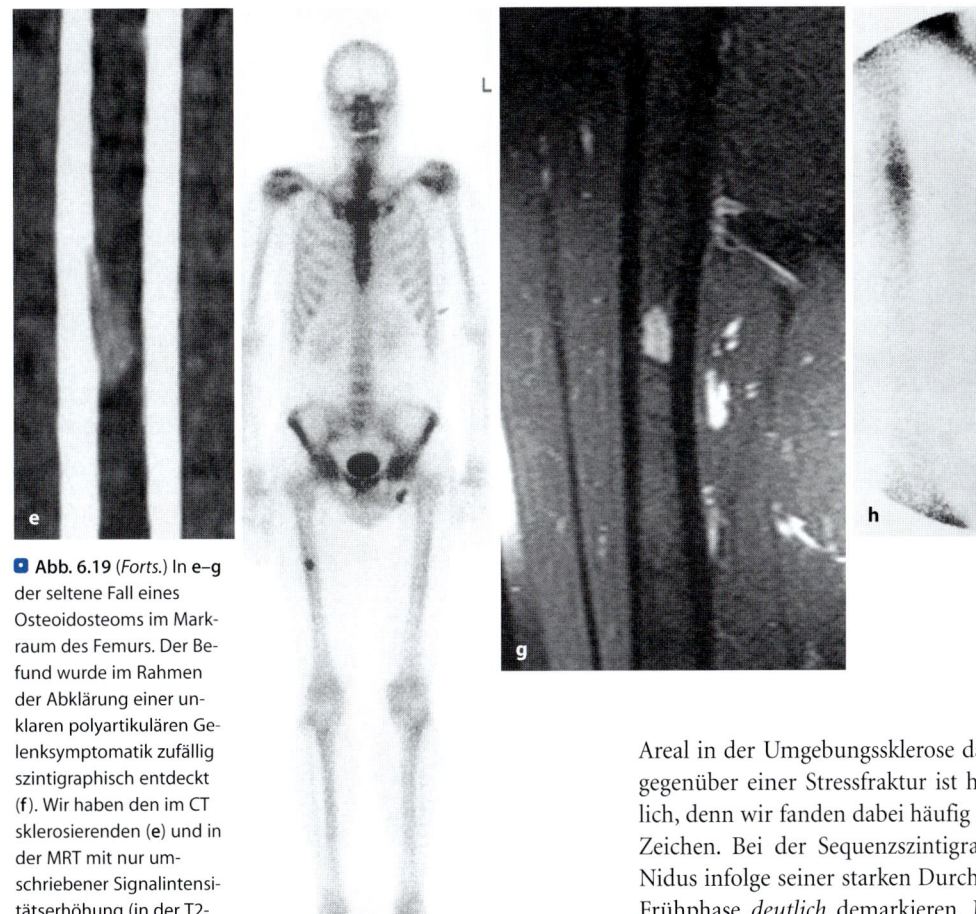

Abb. 6.19 (*Forts.*) In **e–g** der seltene Fall eines Osteoidosteoms im Markraum des Femurs. Der Befund wurde im Rahmen der Abklärung einer unklaren polyartikulären Gelenksymptomatik zufällig szintigraphisch entdeckt (**f**). Wir haben den im CT sklerosierenden (**e**) und in der MRT mit nur umschriebener Signalintensitätserhöhung (in der T2-Gewichtung in **g**) einhergehenden Prozess transkutan biopsiert. Dabei kam es zu einer exzessiven Schmerzsymptomatik, so dass uns der Patient fast vom CT-Tisch gesprungen wäre. Die Biopsie musste in Vollnarkose fortgesetzt werden. Zu unserer Überraschung wurde histologisch ein Osteoidosteom gefunden. Die Rheumasymptomatik bildete sich postoperativ zurück – wir wissen allerdings nicht, wie lange das anhielt –, so dass wir das Ganze durchaus vorerst als toxisches Osteoidosteom einordnen – in Analogie zum toxischen Osteoblastom (s. S. 145). In **h** typisches Double-densitiy-Zeichen bei Osteoidosteom

rückbildet. Eine En-bloc-Resektion mit allen Gefahren und Komplikationsmöglichkeiten ist also nicht angezeigt. Auf die aktuellen Möglichkeiten der transkutanen Ablation des Nidus wird unten näher eingegangen. Bei der *Szintigraphie* (Abb. 6.19 h, 6.20 d, 6.21 l, 6.23 c, 6.28 b, e) stellt sich der Nidus innerhalb der durch die reaktive Sklerose bedingten Aktivitätsanreicherung als zusätzliche umschriebene starke Anreicherungszone dar („double density sign", Helms et al. 1984). Somit ist auch eine Abgrenzung gegenüber einer Osteomyelitis mit Abszess und Sequesterbildung möglich, denn der Abszess stellt sich bei schlechter zentraler Perfusion und fehlenden traceraffinen knöchernen Strukturen in der Regel als weniger oder nicht speicherndes zentrales Areal in der Umgebungssklerose dar. Eine Abgrenzung gegenüber einer Stressfraktur ist hingegen nicht möglich, denn wir fanden dabei häufig das Double-density-Zeichen. Bei der Sequenzszintigraphie kann sich der Nidus infolge seiner starken Durchblutung auch in der Frühphase *deutlich* demarkieren. Manchmal wird das Double-density-Zeichen nur auf SPECT-Aufnahmen deutlich (Abb. 6.28 b, e)! Auf die Problematik magnetresonanztomographischer Untersuchungen wird unten eingegangen.

2. Bei *medullärer Lage des Nidus* findet sich in der Regel eine weniger ausgeprägte Umgebungssklerose, häufig demarkiert sich der Nidus selbst als sklerotisches Gebilde (Abb. 6.21, 6.26, 6.27). Diesem Typ des Osteoidosteoms begegnet man überwiegend im Hand- und Fußwurzelbereich, aber auch an den Metakarpalia und Phalangen, selten im Schaft großer Röhrenknochen (Abb. 6.19 e–f).

3. Bei *subperiostaler Lage des Nidus* fehlt eine umgebende Sklerose häufig ganz (Abb. 6.17 o, p). Der Tumor wächst in die umgebenden Weichteile und ist von einer dünnen Schicht verknöcherten Periosts umgeben. Diese Lokalisation des Nidus ist vergleichsweise sehr selten und wird überwiegend im Schenkelhals (Abb. 6.20 a–e, m) und im Bereich des Hand- und Fußskeletts (s. unten) angetroffen. Röntgenologisch imponiert das Bild als uhrglasartige Vorwölbung des verknöcherten Periosts. Ist die Periostverknöcherung aber breiter und inhomogen (Abb. 6.18 a), dann kann die differentialdiagnostische Abgrenzung gegenüber einem juxtakortikalen Osteosarkom äußerst schwierig sein.

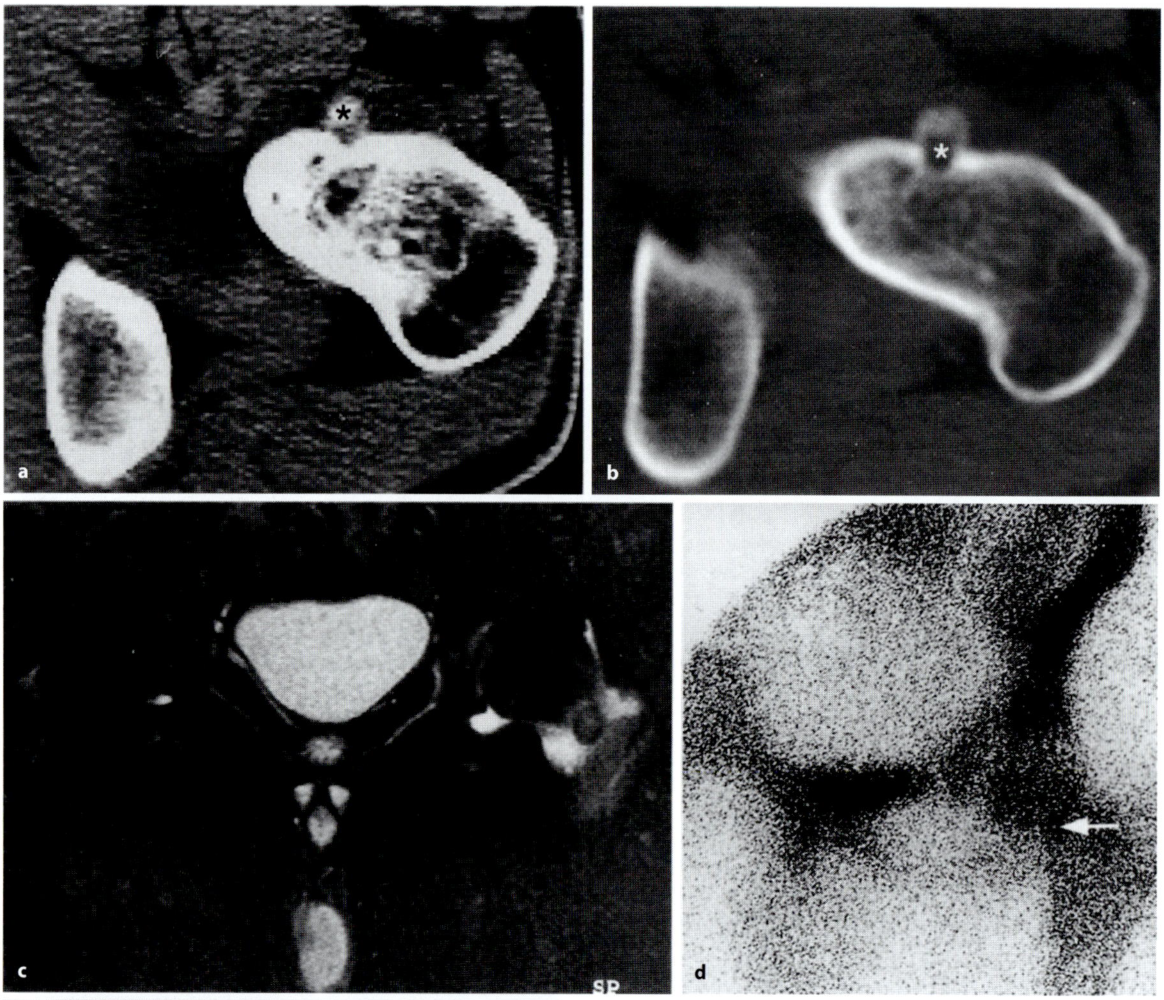

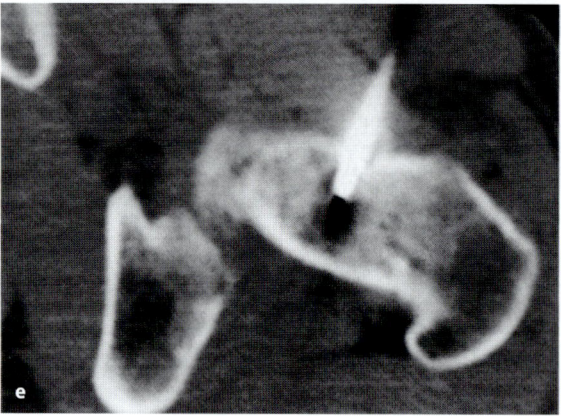

Abb. 6.20 a–n. In **a–e** typisches Osteoidosteom im linken Schenkelhals (21-jähriger Mann). Klinisch seit etwa 1 Jahr starke Schmerzen in der linken Hüfte mit Bewegungseinschränkung. Deutliche Atrophie der Gluteal- und Oberschenkelmuskulatur. Hinken. Bisherige Behandlung auf „Rheuma". Beachte den exophytisch aus der Kortikalis heraus nach ventral zu wachsenden, peripher verknöcherten Nidus in den CT-Schnitten (**a, b**). In **a** sieht man um den Nidus herum einen erheblichen Gelenkerguss. In **c** ist der Nidus im T2-gewichteten Bild sehr gut dargestellt und von einem erheblichen Ödem im Schenkelhals umgeben (s. dazu Text). In **d** deutliche Mehranreicherung im hüftgelenknahen Femurbereich links mit starker punktueller Anreicherung exakt im Nidus („double density sign", *Pfeil*). **e** Situationsaufnahme bei transkutaner Tumorenukleation (*Forts. S. 123*)

Bei *intraartikulärer Lage des Nidus* findet sich zumeist eine relativ diskrete subartikuläre rundliche bis ovale Aufhellung, die sich in den Gelenkspalt vorwölben kann und nur von einem geringfügigen Sklerosesaum umgeben ist (Abb. 6.20 a–e, j, m, 6.22 c, 6.24). In der Regel besteht eine begleitende Synovialitis mit mehr oder weniger ausgeprägter Entkalkung der gelenknahen Knochenabschnitte. Dadurch kann die Identifizierung des Nidus z. T. sehr schwierig werden. Das Auftreten einer regionalen Osteopenie hängt allerdings von der befallenen Gelenkregion ab: Während sich z. B. um das Hüftgelenk obligat eine stärkere Osteopenie findet (Abb. 6.20 f), geht das intraartikuläre Osteoidosteom am Ellenbogengelenk primär mit einer Sklerose, auch mit Periostverknöcherungen, einher (Moser et al. 1990, Abb. 6.24 e). Die Gründe dafür sind letztendlich unklar (funktionelle Differenzen

6.1 · Gutartige Tumoren

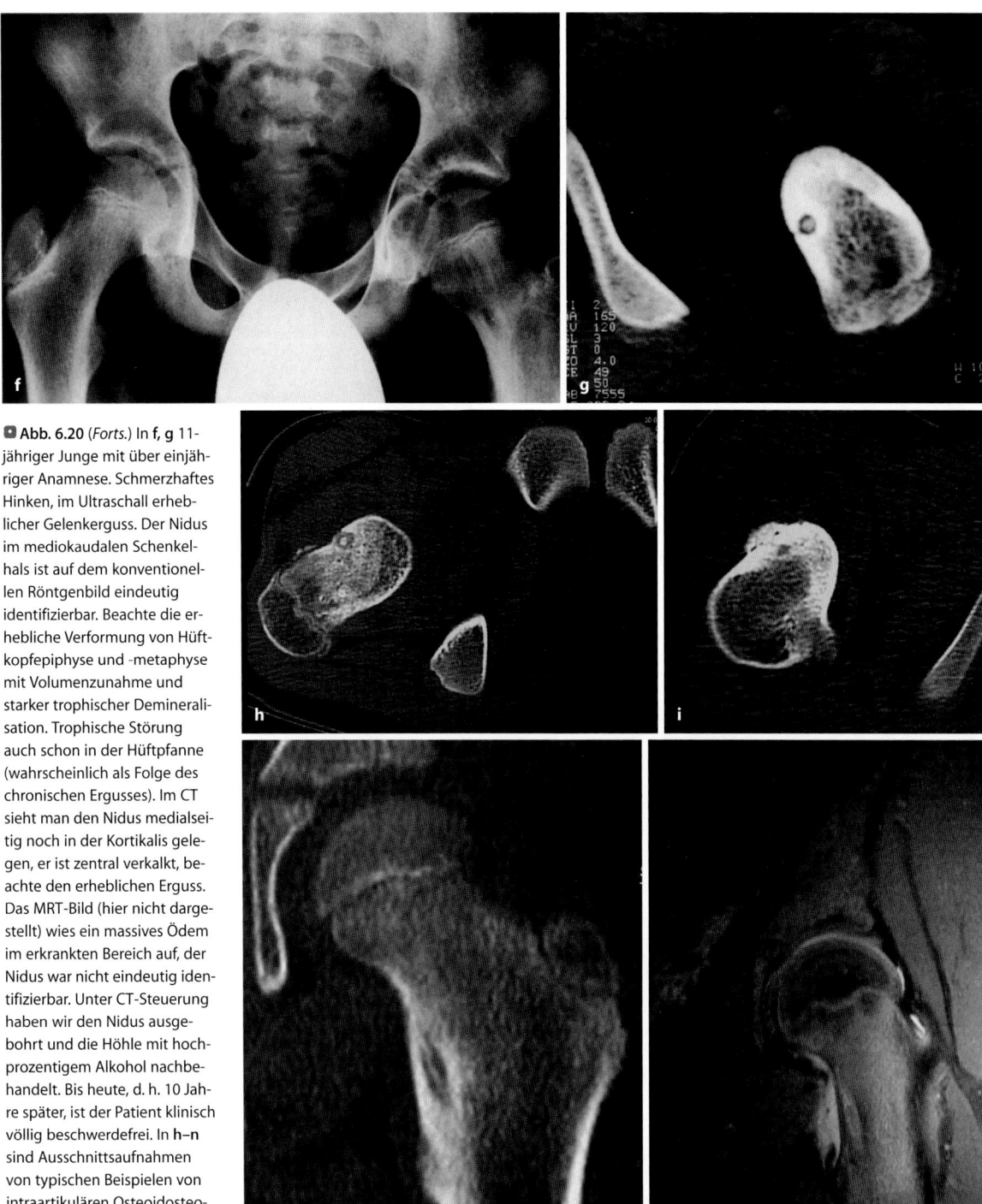

Abb. 6.20 (*Forts.*) In **f, g** 11-jähriger Junge mit über einjähriger Anamnese. Schmerzhaftes Hinken, im Ultraschall erheblicher Gelenkerguss. Der Nidus im mediokaudalen Schenkelhals ist auf dem konventionellen Röntgenbild eindeutig identifizierbar. Beachte die erhebliche Verformung von Hüftkopfepiphyse und -metaphyse mit Volumenzunahme und starker trophischer Demineralisation. Trophische Störung auch schon in der Hüftpfanne (wahrscheinlich als Folge des chronischen Ergusses). Im CT sieht man den Nidus medialseitig noch in der Kortikalis gelegen, er ist zentral verkalkt, beachte den erheblichen Erguss. Das MRT-Bild (hier nicht dargestellt) wies ein massives Ödem im erkrankten Bereich auf, der Nidus war nicht eindeutig identifizierbar. Unter CT-Steuerung haben wir den Nidus ausgebohrt und die Höhle mit hochprozentigem Alkohol nachbehandelt. Bis heute, d. h. 10 Jahre später, ist der Patient klinisch völlig beschwerdefrei. In **h–n** sind Ausschnittsaufnahmen von typischen Beispielen von intraartikulären Osteoidosteomen dargestellt. **h** und **i**, **j** und **k**, **l**, **m** und **n** gehören jeweils zu einem anderen Patienten (*Forts. S. 124*)

des Periosts?) Die Sklerose am Ellenbogen wirft naturgemäß differentialdiagnostische Probleme *in Richtung eines Ewing-Sarkoms*, Lymphoms, auch einer Osteomyelitis auf.

Lässt sich bei einem Patienten mit einer Monarthritis mit negativer Rheumaserologie und unspezifischem Gelenkpunktat im subchondralen Knochen eine Aufhellung nachweisen, so sollte auch an ein Osteoidosteom gedacht werden. Das weitere diagnostische Prozedere hat die Comptertomographie (Abb. 6.25) sowie die Szintigraphie zum Nachweis des Nidus miteinzubeziehen.

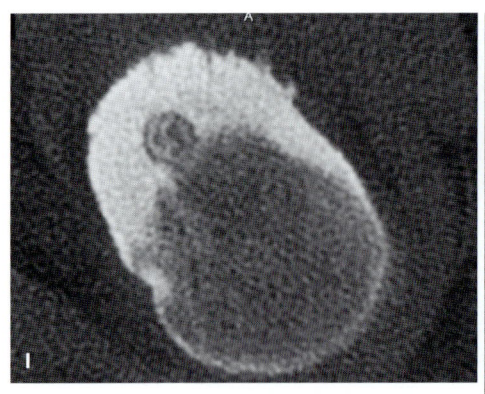
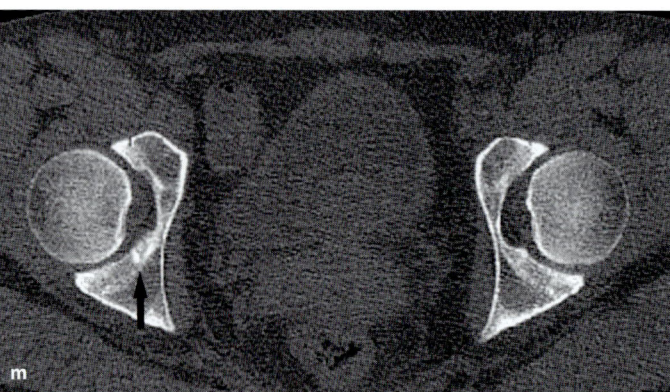
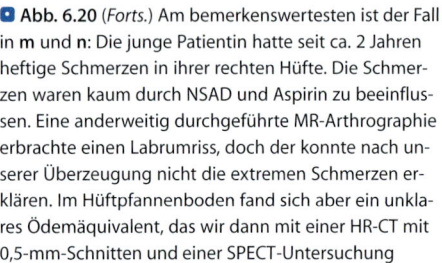
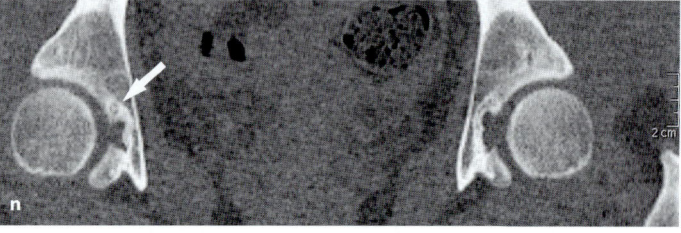

Abb. 6.20 (*Forts.*) Am bemerkenswertesten ist der Fall in **m** und **n**: Die junge Patientin hatte seit ca. 2 Jahren heftige Schmerzen in ihrer rechten Hüfte. Die Schmerzen waren kaum durch NSAD und Aspirin zu beeinflussen. Eine anderweitig durchgeführte MR-Arthrographie erbrachte einen Labrumriss, doch der konnte nach unserer Überzeugung nicht die extremen Schmerzen erklären. Im Hüftpfannenboden fand sich aber ein unklares Ödemäquivalent, das wir dann mit einer HR-CT mit 0,5-mm-Schnitten und einer SPECT-Untersuchung abklären ließen. Das SPECT war eindeutig positiv, im CT stellte sich der Mini-Nidus unmissverständlich dar. Es sei angemerkt, dass sich die Diagnose mittels einfacher Szintigraphie und mit Standard-CT (2–3 mm Schnittdicke) zuvor nicht stellen ließ

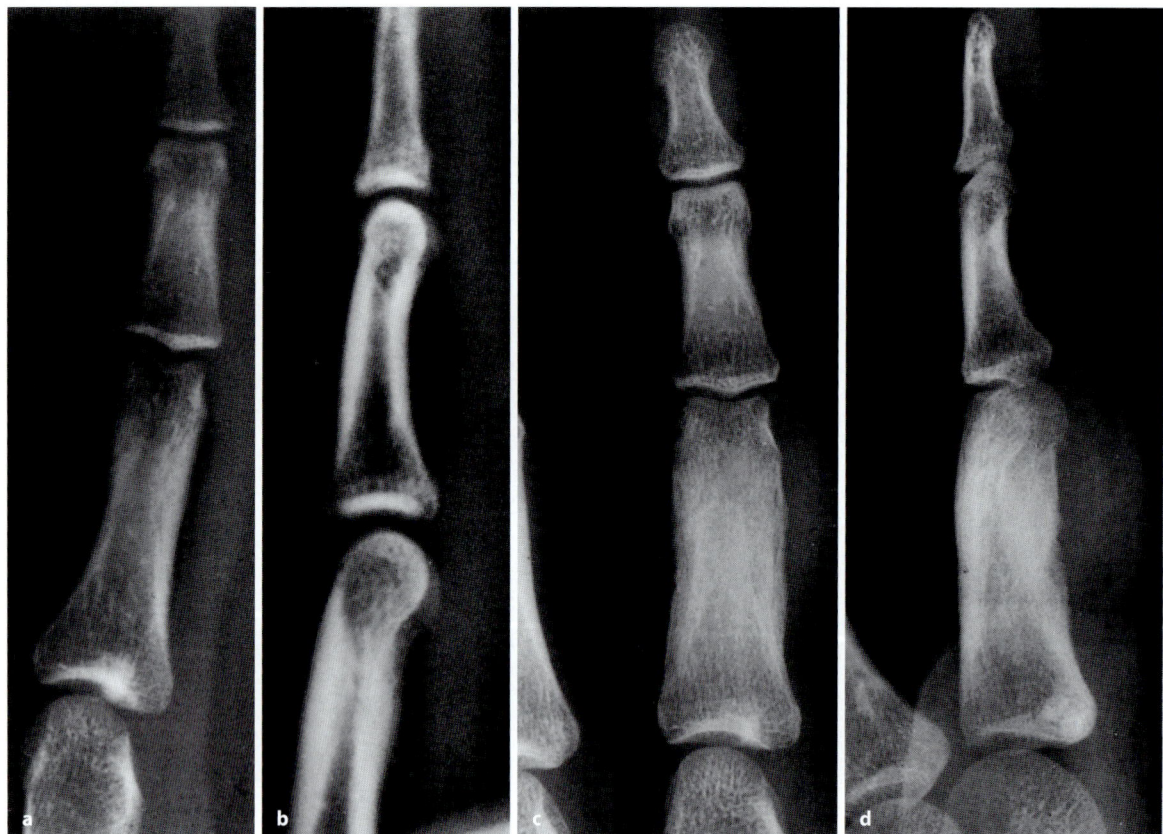

Abb. 6.21 a–e. Osteoidosteom in der linken Zeigefingergrundphalanx. Der 18-jährige Patient hatte bis zur Operation eine gut 12-monatige Anamnese mit zunehmenden Schmerzen und einer zunehmenden Schwellung der befallenen Grundphalanx. Auf den ersten Röntgenaufnahmen 4 Monate nach Beginn der Symptomatik (**a, b**) war eine diskrete fleckige und verwaschene Sklerose in den mittleren und distalen Grundphalanxpartien erkennbar, der Knochen war dabei noch nicht nennenswert volumenvermehrt. Deutliche umgebende Weichteilschwellung. Auf den Aufnahmen 8 Monate später (**c, d**) sieht man eine erhebliche Volumenvermehrung durch zirkuläre periostale Knochenneubildungen (*Forts. S. 125*)

6.1 · Gutartige Tumoren

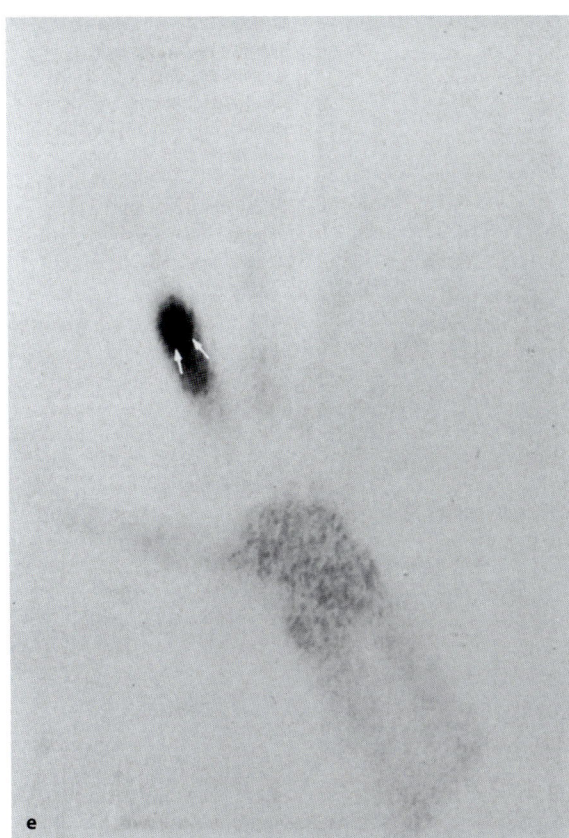

Die bisher am häufigsten beobachtete Lokalisation intra-/juxtaartikulärer Osteoidosteome findet sich am Hüftgelenk (Abb. 6.20). Osteoidosteome im Karpus sind aufgrund der geringen Größenausdehnung der Handwurzelknochen in der Regel in nur kurzer Distanz zum Subchondrium gelegen, wodurch ein großer Teil von ihnen mit einer begleitenden Synovialitis einhergeht. Da die Karpalgelenke untereinander kommunizieren, wer-

◘ **Abb. 6.22 a–g.** Osteoidosteome im Fuß-Hand-Bereich. In **a, b** Osteoidosteom im Bereich des Processus unguicularis der Großzehenendphalanx. Die 17-jährige Patientin hatte eine gut 2,5-jährige Schmerzanamnese im befallenen Bereich und wurde bereits 2-mal unter dem Verdacht einer Osteomyelitis operiert. Der Nidus zeigt eine fast komplette Verkalkung (*Pfeile*), die Umgebungssklerose ist relativ wenig ausgeprägt. In **c, d** Osteoidosteom im Os hamatum mit Zerstörung der subchondralen Grenzlamelle dieses Knochen (*Forts. S. 126*)

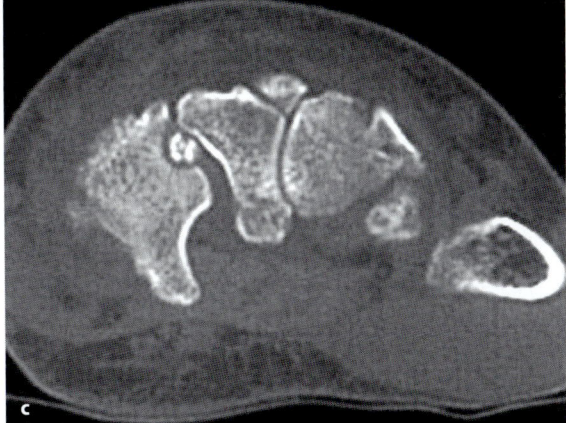

◘ **Abb. 6.21 a–e** (*Forts.*) Insbesondere die daumenseitige Kompakta ist weitgehend abgebaut und durch neuen periostalen Knochen ersetzt. Der Nidus ist nicht eindeutig identifizierbar, deutliche mediopalmare umgebende Weichteilschwellung. Im Knochenszintigramm (**e**) lässt sich eine dichtere Aktivitätsanreicherung in den mittleren und distalen Partien erkennen. Diese dichtere Aktivitätsanreicherung korrespondiert exakt mit dem Operationsbefund, bei dem sich ein relativ großer Nidus fand, der vom mittleren Schaftbereich bis unter die Trochlea reichte. Differentialdiagnostisch kam vom Röntgenologischen her durchaus eine floride reaktive Periostitis (s. S. 935 ff.) in Frage, das Szintigramm mit dem Double-density-Zeichen bewies jedoch nahezu das Osteoidosteom

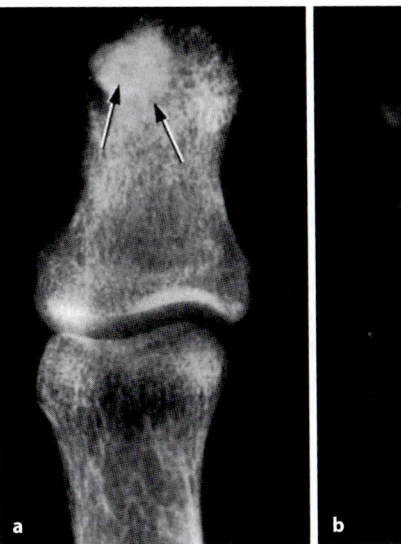
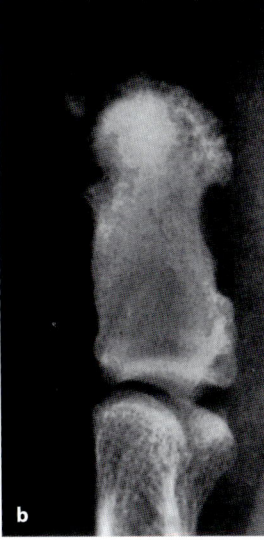
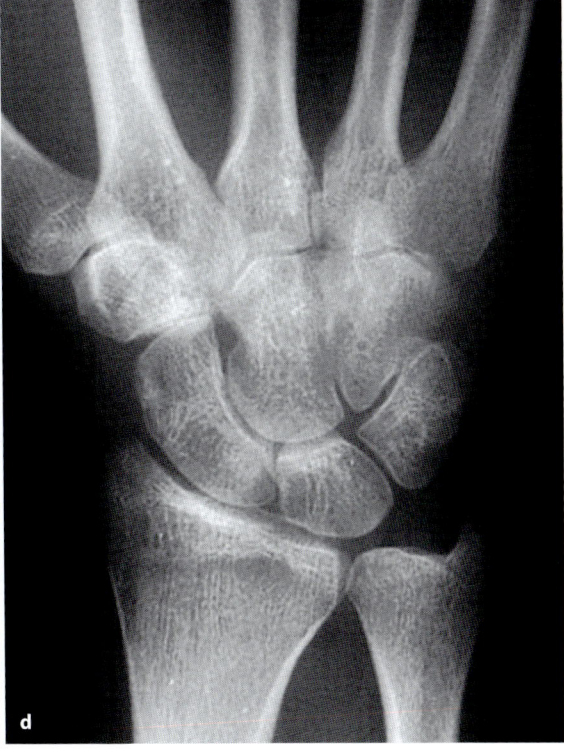

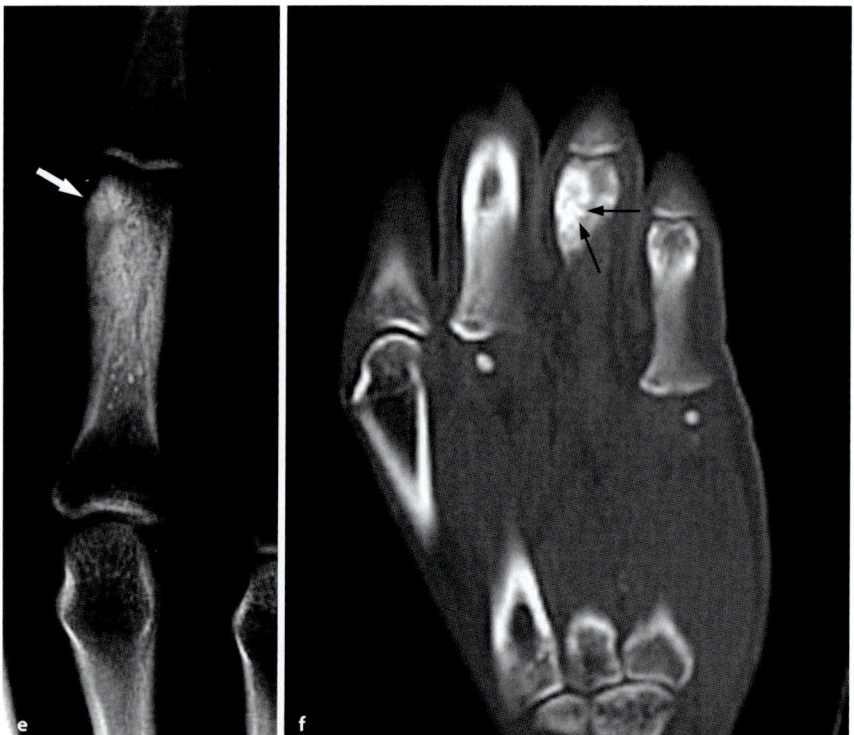

Abb. 6.22 (Forts.) In **e–g** sitzt der Tumor in der distalen radialen subchondralen Ecke der Ringfingergrundphalanx. Der Nidus (*Pfeile* in **e** und **f**) ist subtotal verknöchert. Im MRT sieht man außer einem Ödemäquivalent nichts Spezifisches. Beachte die starke indirekte Gefäßzeichnung in der betroffenen Grundphalanx in **e**

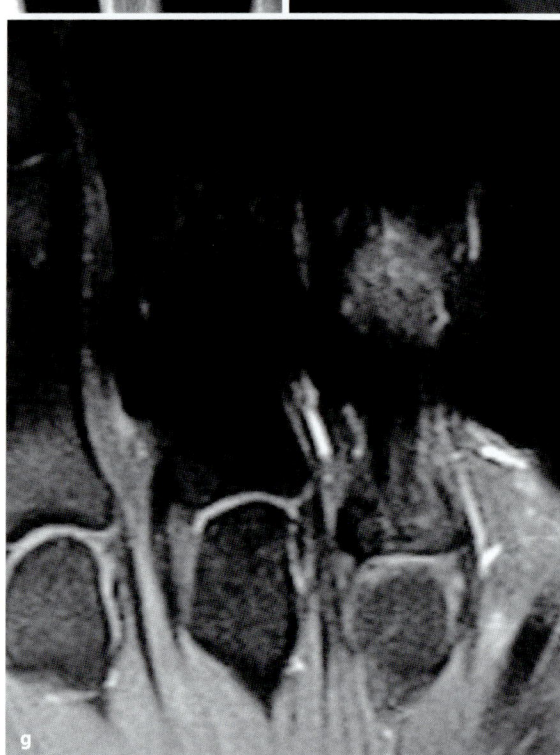

den nahezu alle Karpalknochen in die synovitische Begleitosteoporose mit einbezogen (Abb. 6.25 d, e, 6.27).

Sitzt der Nidus im Bereiche der Anhangsgebilde der *Wirbelsäule* (Bogenwurzel-, Bogen- und Gelenkfortsatzbereich, seltener im Querfortsatz), so kann der Nachweis durch die zumeist stärkere Knochen- und Weichteilüberlagerung im Summationsbild sehr schwierig sein (Abb. 6.28, 6.29 a–e, j, k). Häufig weist nur die begleitende Skoliose auf den Befund hin, wobei der Herd an der konkaven Seite der Skoliose zu suchen ist. Als weiteres Hinweiszeichen gilt die umgebende Sklerose, die eher als der Nidus erkennbar wird. Der befallene Abschnitt kann aufgetrieben sein (Abb. 6.28 c, 6.29 d).

Über die röntgenologische und klinische Symptomatik von *Osteoblastomen und Osteoidosteomen im Talus* (Abb. 6.26, 6.44) berichten sehr ausführlich Capanna et al. (1986). In einem Krankengut von 430 Osteoblastomen und Osteoidosteomen fanden sich allein 40 im Talus (33 Osteoidosteome, 7 Osteoblastome). Der Taluskörper war nur bei 2 Patienten befallen, alle übrigen Tumoren fanden sich im *Talushals*. In 75% der Fälle saß der Tumor *subperiostal*, nur in 25% medullär. 13 Läsionen lagen paraartikulär. Das häufigste Erscheinungsbild des Osteoidosteoms am Talushals war mit 19 Fällen eine subperiostale rundliche Aufhellung am ventralen Talus, in der ein verkalkter Niduskern lag (Target-Form).

Bi-, oligo- oder multizentrische Osteoidosteome sind – wie bereits erwähnt – Raritäten. Bei dem von Nelson et al. (1994) beschriebenen bizentrischen Nidus in einem stark aufgetriebenen und erheblich sklerosierten mittleren Femurdiaphysendrittel fanden sich noch zwei weitere Besonderheiten: Bei dem Patienten handelte es sich um einen erst 2 1/2 Jahre alten Jungen, der schmerzfrei war! Der von Kenan et al. (1994) publizierte Fall eines

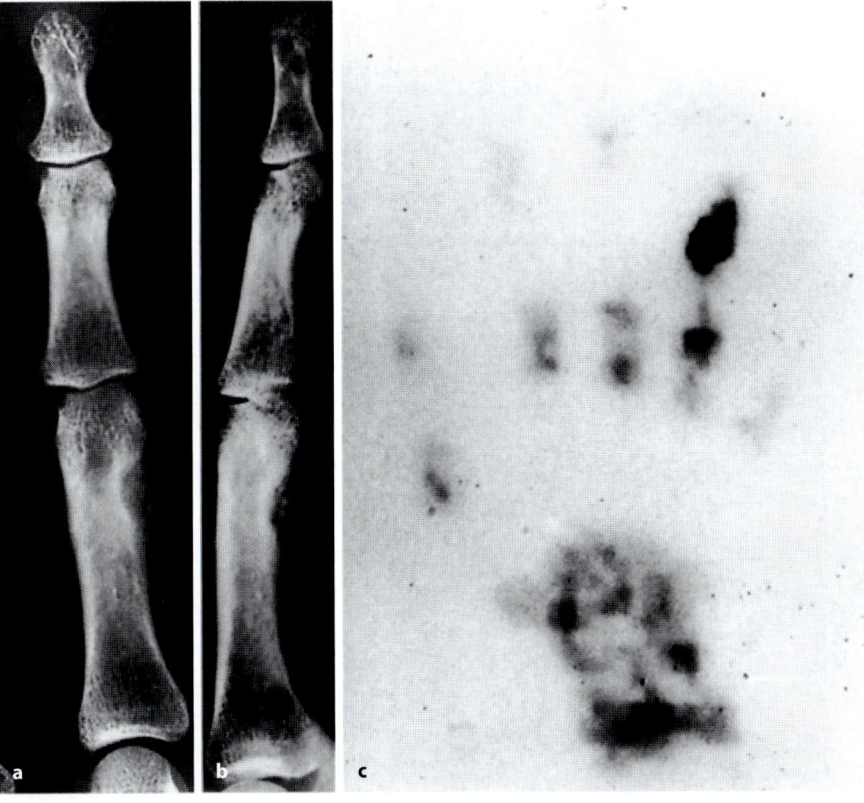

◘ **Abb. 6.23 a–c.** Subperiostales Osteoidosteom mediopalmar im distalen Schaftdrittel der Ringfingergrundphalanx (29-jährige Frau). Der Tumor ist im Dorsopalmarbild als Osteolyse erkennbar, in der sich feine Verdichtungen finden. Im Seitbild erkennt man deutlich, dass in dem Defekt Verknöcherungen liegen, die einem teilossifizierten Nidus entsprechen. Im Szintigramm (c) massive Aktivitätsanreicherungen im eigentlichen Tumorbereich mit mäßiger verstärkter Einlagerung in der Umgebung (Doppeldichtezeichen)

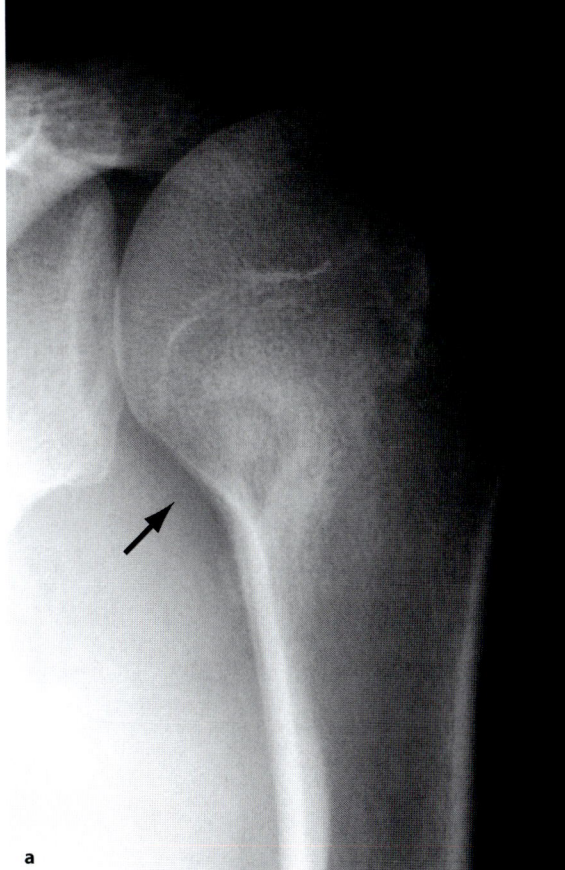

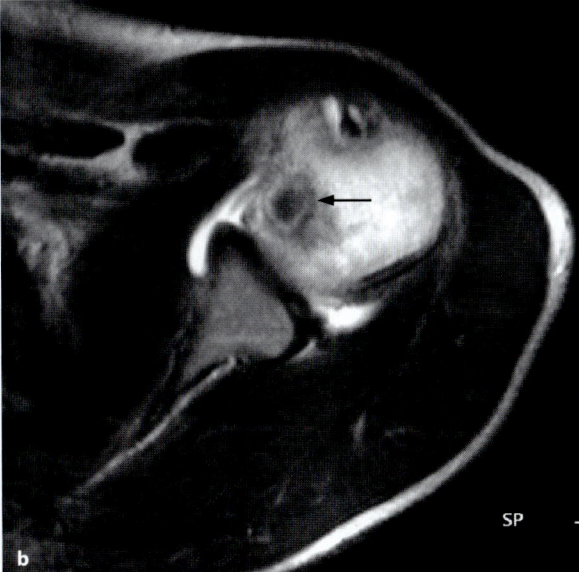

◘ **Abb. 6.24 a–g.** Osteoidosteome im Humerus. In **a–d** sitzt der Tumor knapp dorsal des Ansatzbereiches der Supraspinatussehne, der Nidus ist verkalkt und stellt sich auf den MRT-Bildern mit niedriger bis fehlender Signalintensität dar. Der Patient hatte eine halbjährige Schmerzanamnese, die Bildgebung (ohne CT!) wurde in einer anderen Institution als Enchondrom interpretiert (*Forts. S. 128*)

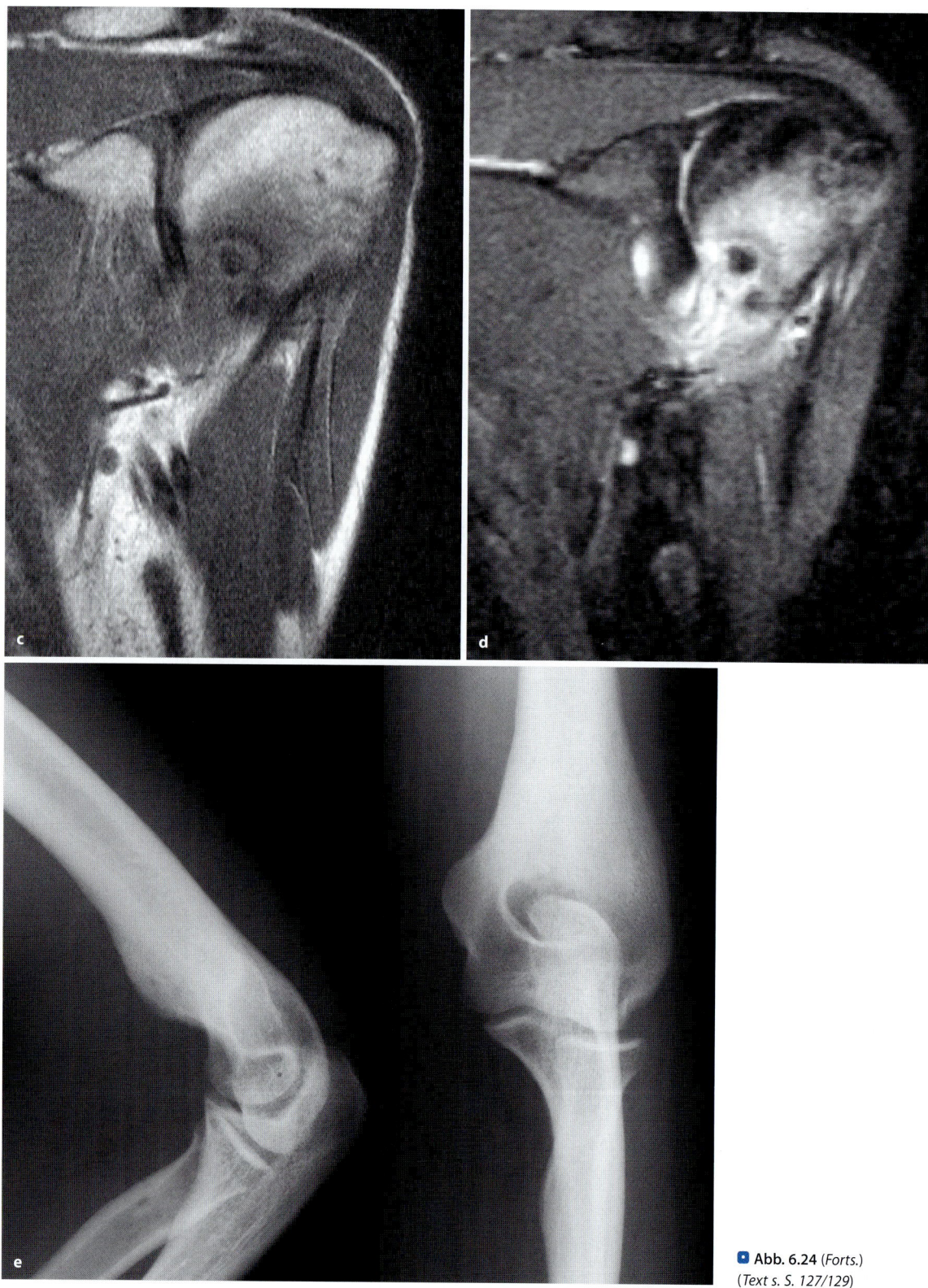

Abb. 6.24 (Forts.) (Text s. S. 127/129)

6.1 · Gutartige Tumoren

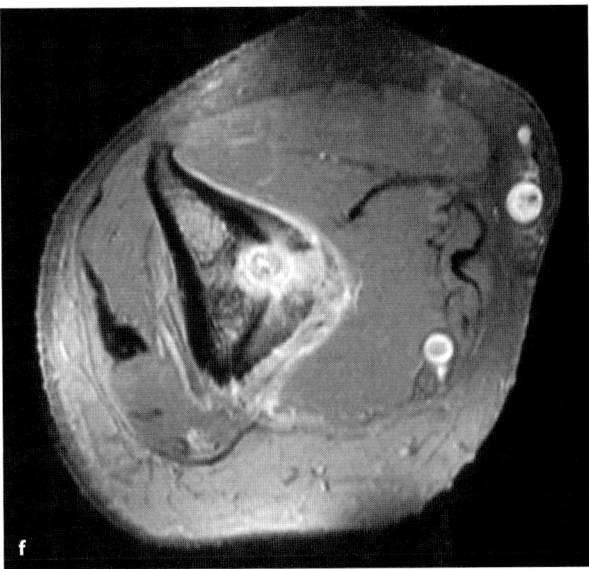

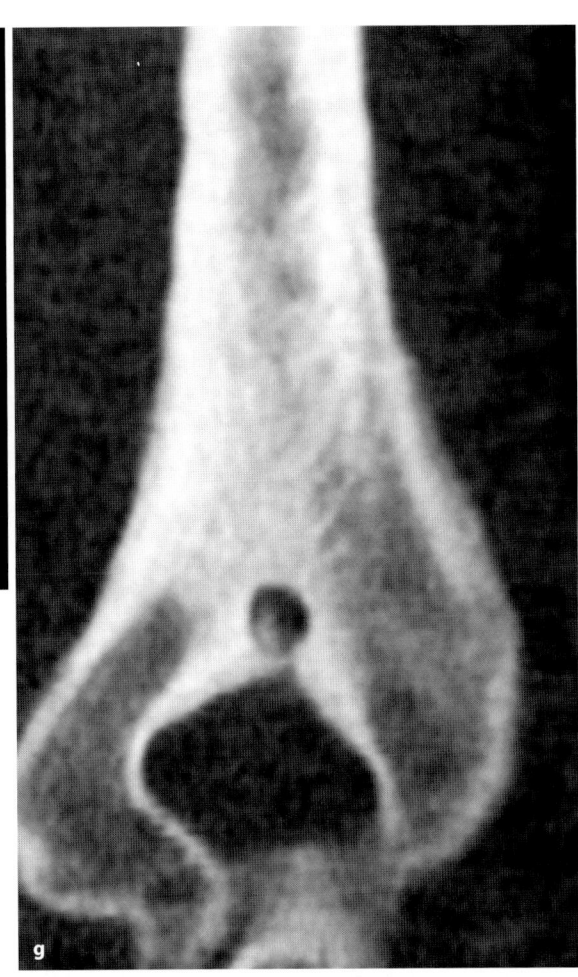

Abb. 6.24 (Forts.) In **e–g** Osteoidosteom direkt oberhalb der Fossa olecrani, aber noch intraartikulär. Der Nidus ist partiell verkalkt und in diesem Fall auch eindeutig in der MRT zu identifizieren. 30-jähriger Mann mit 4-jähriger Schmerzanamnese ohne nennenswerte Besserung nach NSAD oder Aspirin. Wurde lange als therapieresistente Arthritis behandelt

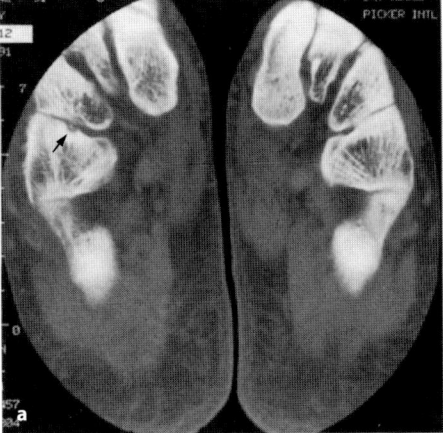
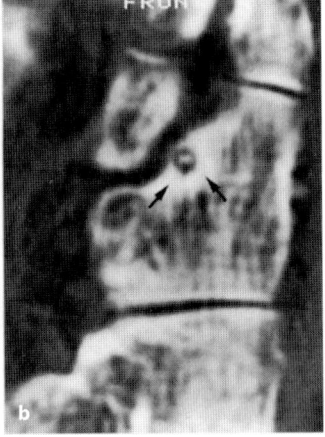

Abb. 6.25 a–e. Osteoidosteome im Fuß- und Handwurzelbereich. Auf den Projektionsradiogrammen waren die Nidi nicht eindeutig zu lokalisieren. Szintigraphisch fanden sich aber eindeutig umschriebene starke Aktivitätsanreicherungen im Nidusbereich mit mäßiger Tracereinlagerung in der Umgebung (hier nicht dargestellt). **a, b.** Subartikulär im Os cuboideum (zum Os cuneiforme III hin) gelegener Nidus (*Pfeil*), in **b** vergrößert dargestellt. Zentral findet sich der Nidus verknöchert. Klinisch starke Schmerzen, besonders nachts, salizylatempfindlich (48-jähriger Mann) (Forts. S. 130)

multizentrischen periostalen Osteoidosteoms in der distalen Femurdiametaphyse eines 5-jährigen Jungen zeichnete sich dadurch aus, dass sich 3 untereinanderliegende, schüsselförmige Defekte der irregulär verdickten Femurkortikalis fanden. Differentialdiagnostisch kamen eine ossifizierende Periostitis sowie ein periostales Hämangiom und Hämatom in Frage. *Perlschnurartig angeordnete Nidi („beaded osteoid osteoma"; mit einem Gesamtlängs-*durchmesser von mehr als 1,5 cm) in einer Umgebungssklerose können nach Ansicht von Chiou et al. (2003) den Übergang eines unizentrischen in ein echtes multizentrisches Osteoidosteom darstellen. Chiou et al. (2003) beobachteten einen Fall mit einem perlschnurartig konfigurierten Nidus mit einem Gesamtlängsdurchmesser von 3 cm, mit Loaklisation am distalen Femur, ähnlich wie unser Fall in Abb. 6.17 j. Die Autoren erklä-

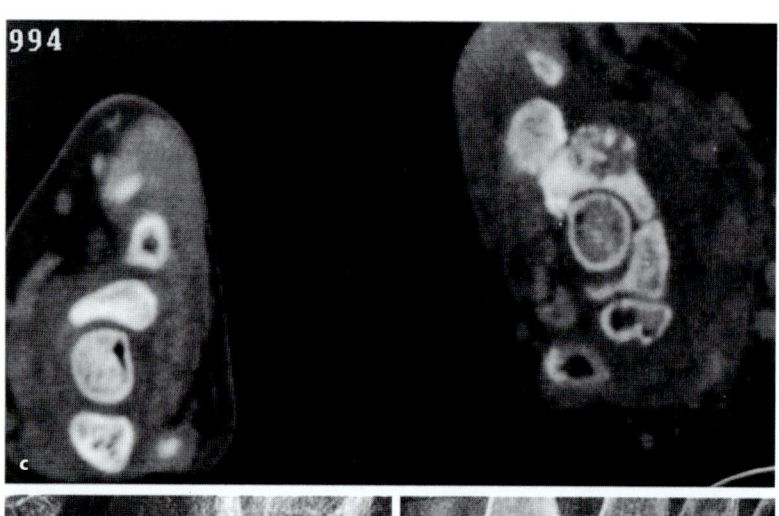
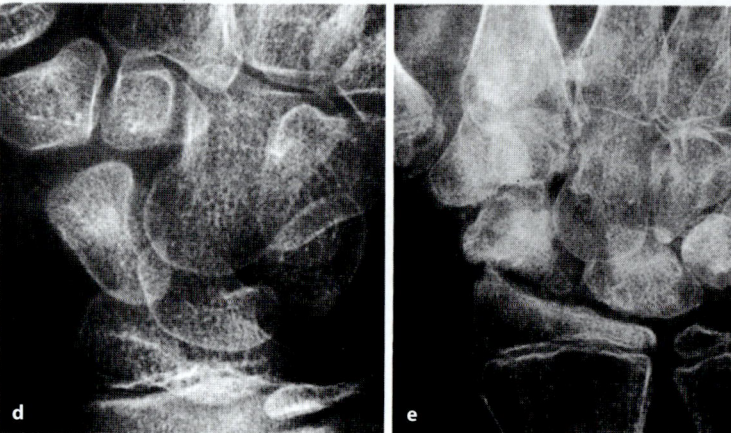

Abb. 6.25 (*Forts.*) In **c** liegt der Nidus im distalseitigen Skaphoid, er ist teilverkalkt. Bei dem runden Knochen in der Mitte handelt es sich um das Os capitatum. Beachte die erhebliche Weichteilschwellung am rechten Karpus, auch klinisch erkennbar (12-jähriger Junge). In den dazugehörigen konventionellen Röntgenbildern ist der Verlauf dargestellt: In **d** sieht man den verkalkten Nidus, distal dem Os scaphoideum aufsitzend. Sonst – bis auf eine leichte Demineralisation im Karpus – keine Auffälligkeiten. Klinisch starke Schmerzen und Schwellung. Der Röntgenbefund fand keine Beachtung. 8 Monate später (**e**) ausgeprägte Zeichen einer Karpalarthritis mit Erosionen am Trapezium, Trapezoideum, Os lunatum und triquetrum und Spaltverschmälerungen sowie Osteoporose (sog. sympathische Arthritis). Die Aufnahme in **e** wurde zum Zeitpunkt der CT-Untersuchung (**c**) angefertigt. Die Karpalarthritis brauchte fast 1 Jahr nach Operation bis zur weitgehenden Ausheilung

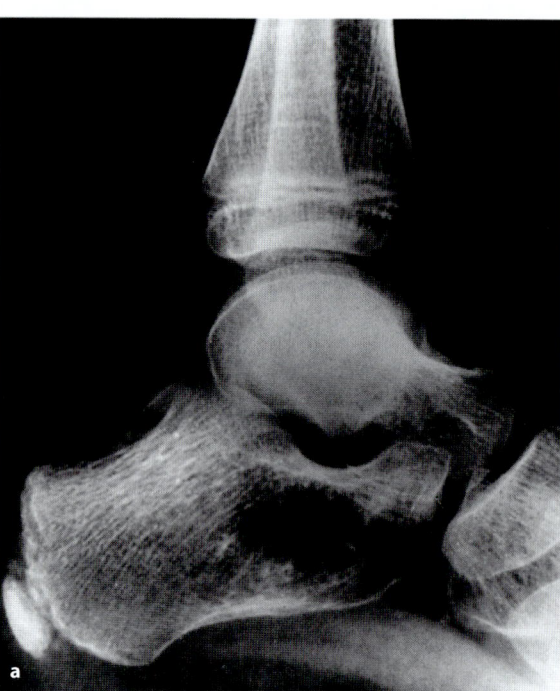
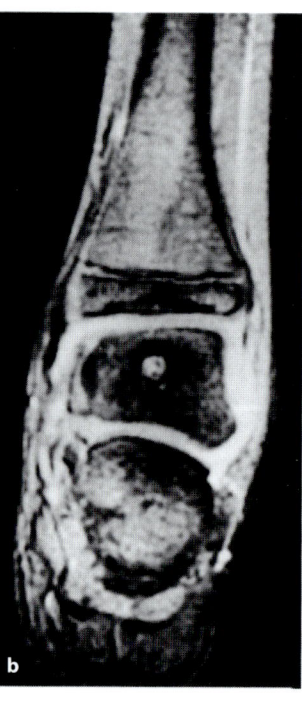

Abb. 6.26 a–h. Osteoidosteome im Talus. **a, b** 8-jähriges Mädchen. Erhebliche Sklerose im Talus, in der a.p.-Projektion (hier nicht dargestellt) war der Nidus eben gerade identifizierbar. Im Szintigramm stellte er sich mit umschriebener, sehr starker Aktivitätsanreicherung mit mäßiger „reaktiver" Einlagerung in der Umgebung dar. Im MRT (T2-Gewichtung) kommt er als signalintensive Läsion zur Darstellung, die schwärzere nahezu signallose Umgebung um den weißen Fleck entspricht der Sklerose. Beachte die erhebliche Begleitsynovitis am Kriterium einer Verdickung der Synovialmembran und eines Gelenkergusses um den Talus herum (*Forts. S. 131*)

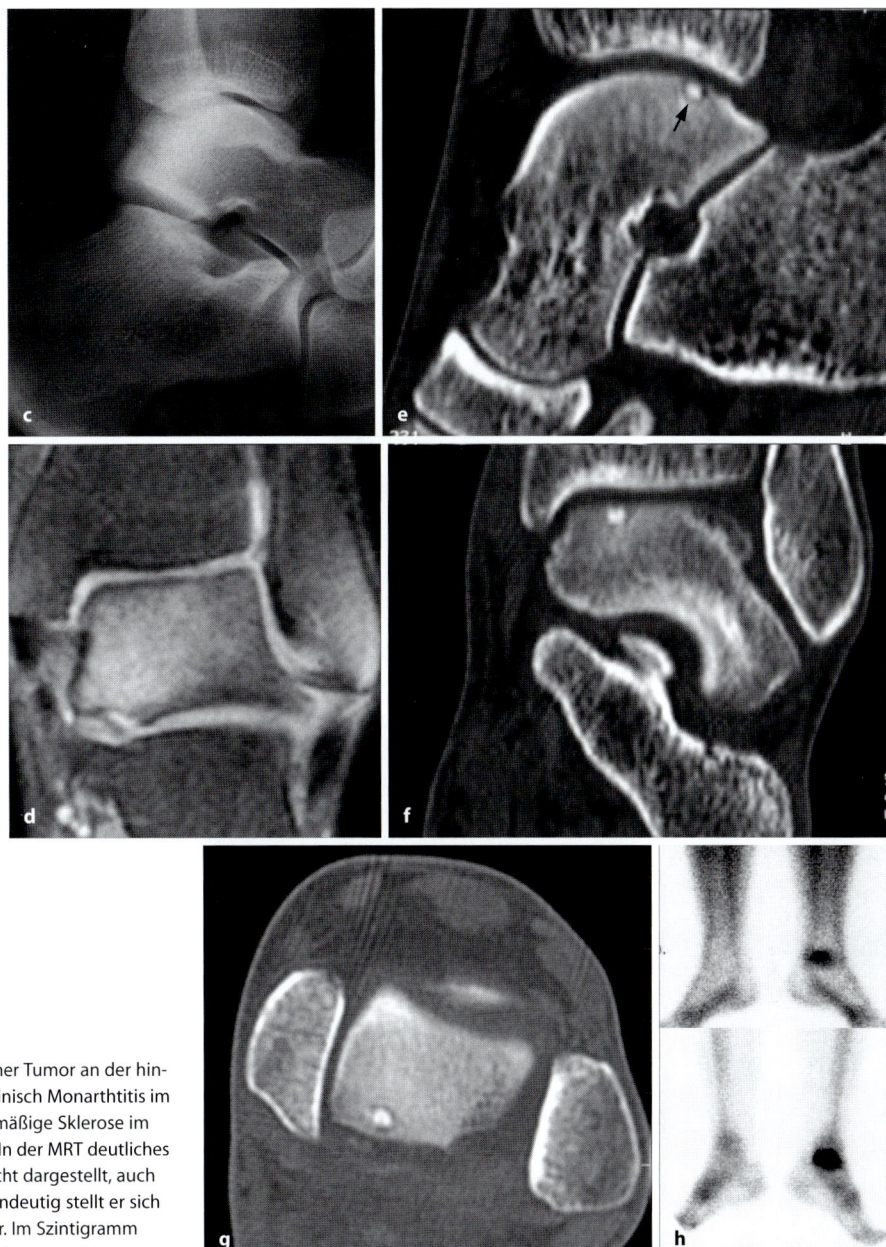

Abb. 6.26 (*Forts.*) **c–h** Sehr kleiner Tumor an der hinteren, oberen Kante vom Talus. Klinisch Monarthtitis im OSG. Im Projektionsradiogramm mäßige Sklerose im oberen hinteren Anteil des Talus. In der MRT deutliches Ödemäquivalent, der Nidus ist nicht dargestellt, auch nicht in den Nachbarschichten. Eindeutig stellt er sich auf den CT-Aufnahmen in **e–g** dar. Im Szintigramm deutliche Tracereinlagerung im Talus

ren sich die ungewöhnliche Niduslänge mit dem rasanten Längenwachstum des 10-jährigen Mädchens im Sinne eines Stretch-Effektes. Der kalzifizierte Nidusanteil lag Epiphysenfugennahe, der unkalzifizierte Anteil proximal davon, was bedeutet, dass der „jüngere" unkalzifizierte Anteil zentripetal wuchs.

Zur radiologischen Untersuchungsstrategie: Nach anfänglichen positiven Berichten über die Nachweismöglichkeit eines Nidus mit Hilfe der *Magnetresonanztomographie* ist nun in der Literatur eine erhebliche Ernüchterung eingetreten. Das liegt allerdings nicht so sehr daran, dass man den Nidus nicht darstellen könnte, sondern vielmehr an dem auch von uns beobachteten Befund, dass die MRT zu einer irritierenden Aggravation in der Interpretation der pathoanatomischen Situation führen kann (Abb. 6.28 f, 6.29 g). Daran „schuld" ist die mit der MRT mögliche, sehr subtile Darstellung des „Ödemäquivalents", das andererseits nicht verlässlich z. B. von Eiter oder sehr protonenreichem Tumorgewebe unterscheidbar ist, auch nicht mit Hilfe von Kontrastmittel. Das im benachbarten Knochenmark, in den Weichteilen, einschließlich der Gelenkstrukturen, nachweisbare Ödemäquivalent oder myxomatös tranformierte benachbarte Weichgewebsstrukturen gaben Anlass zu Fehlinterpretationen in Richtung eines Sarkoms oder eines entzündlichen Prozesses (Woods et al. 1993; Assoun et al. 1994; Goldman et al. 1993). Davies et al. (2002)

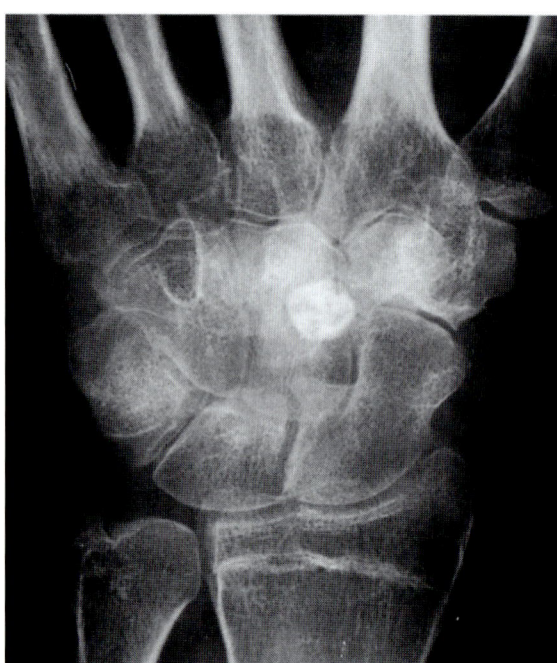

Abb. 6.27. Osteoidosteom im Os capitatum. Bis auf einen schmalen umgebenden Aufhellungssaum ist der Nidus weitgehend verkalkt. Das distale und laterale Os capitatum zeigt eine mäßige Umgebungssklerose. Die übrigen Handwurzelknochen sind entkalkt, bedingt durch eine Begleitsynovitis, die gemeinsam mit dem Osteoidosteom eine erhebliche klinische Schmerzsymptomatik und Schwellung des gesamten Karpus ausgelöst hatte. Zu beachten ist die gelenknahe Entkalkung der Metakarpalia und der distalen Radiusepiphyse (19-jähriger Mann). Differentialdiagnostisch wurde zunächst an eine Knochentuberkulose gedacht und der Verkalkungsherd als Sequester angesprochen

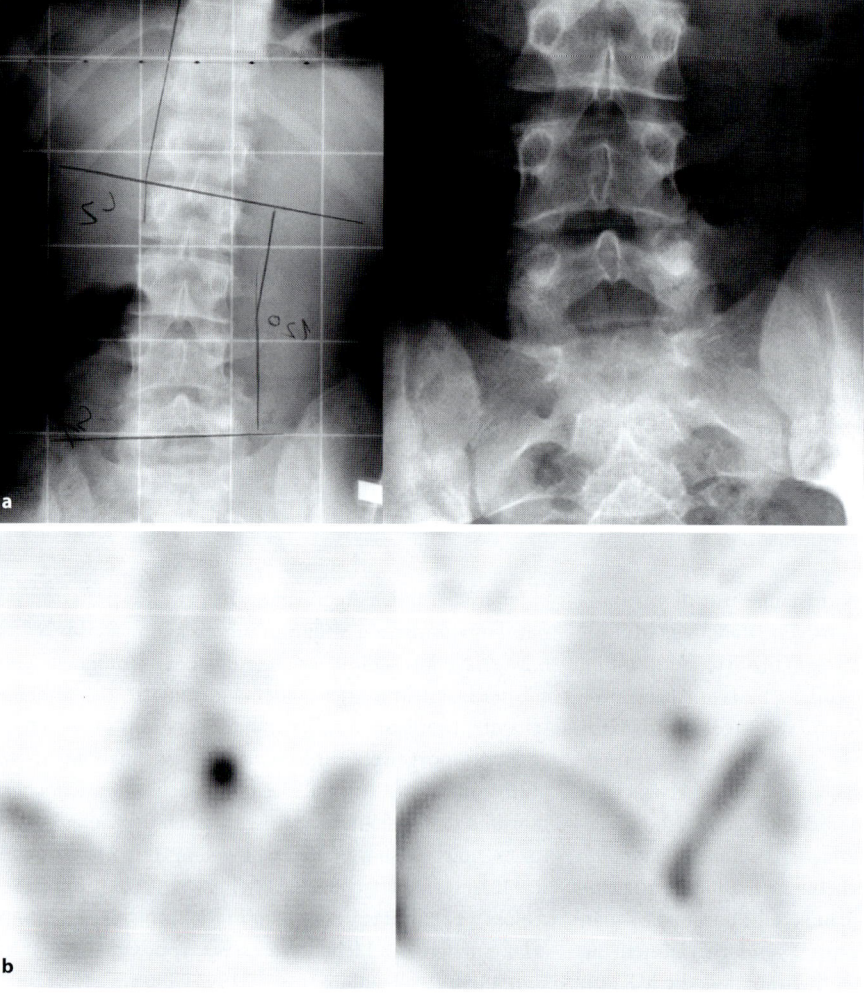

Abb. 6.28 a–k. Osteoidosteome im Wirbelbogenbereich. **a, b** Subartikulär im linken Wirbelbogengelenk L5 gelegener stark verkalkter Nidus. Der junge Mann hatte eine 5-monatige Schmerzanamnese, seine „Lumbalgien" wurden als psychogen eingeordnet, da er „keine Lust hatte", in den Ferien Bierkästen bei einem Bierverlag zu schleppen. Ein weiterer Orthopäde glaubte an einen Bandscheibenvorfall, obwohl das bei einem 17-Jährigen am wenigsten wahrscheinlich wäre. Klinisch extremer Muskelhartspann links lumbal bei deutlicher rechtskonvexer Skoliose. Die auswärtige MRT war nicht diagnostisch, bis auf den Nachweis eines „Ödems" in den Weichteilen um L4–L5. Das von uns veranlasste SPECT (**b**) lässt das vermutete Ostoidosteom exakt in den Wirbelbogenbereich von L5 links einordnen, so dass nur 6 CT-Schnitte mit niedriger Dosis notwendig waren, um den beweisenden Nidus darzustellen (**c**) (*Forts. S. 133*)

untersuchten 43 Osteoidosteom-Patienten mit MRT und konnten in 35% der Fälle nicht fündig werden. Sie weisen darauf hin, dass wahrscheinlich die Untersuchungstechnik verbessert werden könnte und dass man bei MR-tomographisch ungeklärtem Ödem eine CT oder ein Skelettszintigramm duchführen sollte.

Es entspricht inzwischen der Erfahrung an zahllosen von uns gesammelten Fällen, dass der mehr oder weniger verknöcherte Nidus im umgebenden Ödemäqivalent sozusagen untergehen kann. Schließlich gilt, dass sich bei sklerosierenden Skelettprozessen gründsätzlich die CT als direkte Darstellungsmethode – der Wahl – empfiehlt.

Unabhängig davon versetzt uns die Computertomographie allein in die Lage, die für die Diagnose manchmal nicht unwichtige Niduskalzifikation subtil zu erfassen.

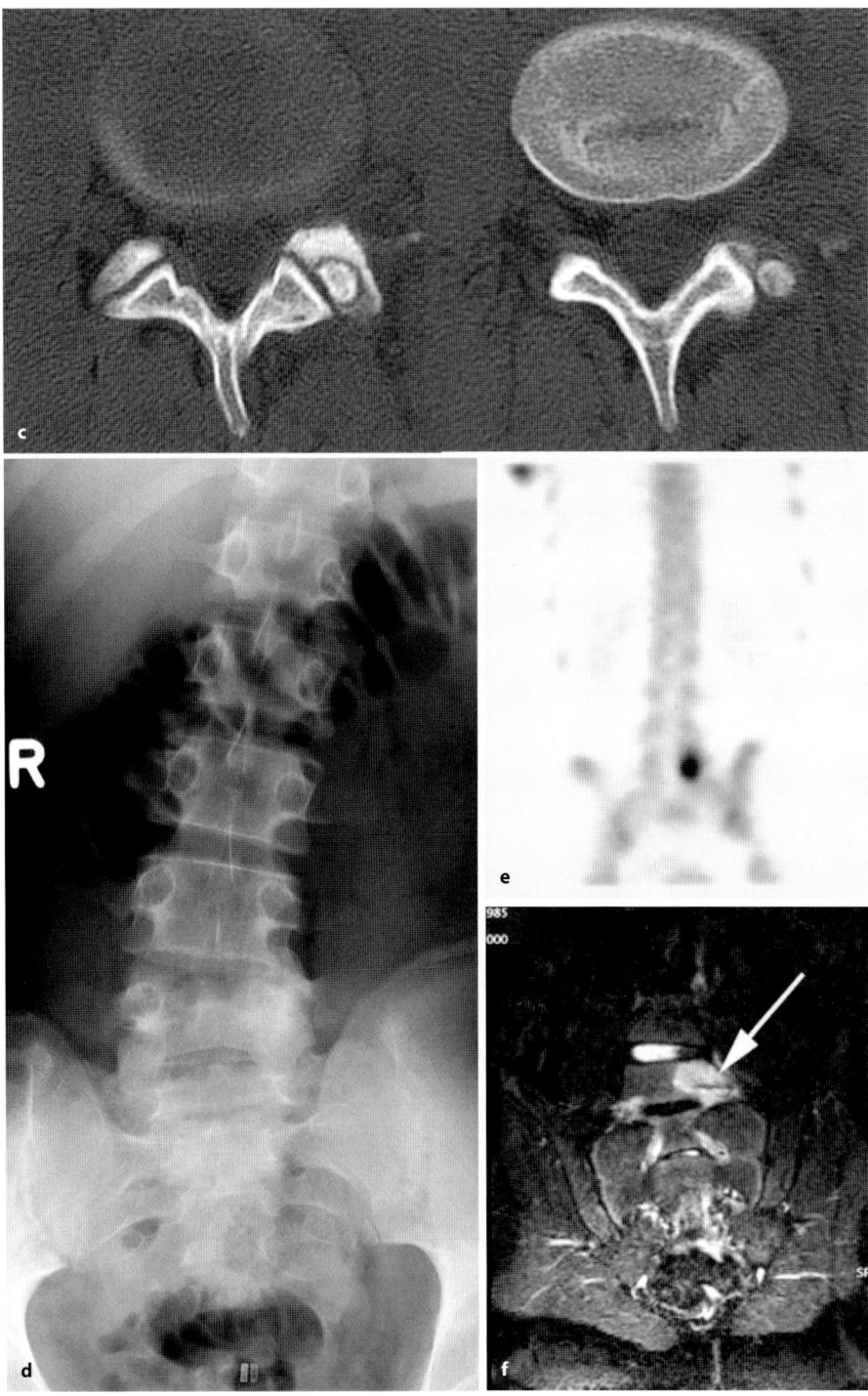

Abb. 6.28 (*Forts.*) In d–g ähnlich gelagerter Fall, wobei der Nidus in der verbreiterten linken Bogenwurzel von L5 gelegen ist (*Forts. S. 134*)

Das mit der MRT so gut darstellbare sog. peritumorale Ödem (besser: Ödemäquivalent) beim Osteoidosteom scheint nach Untersuchungen von Ehara et al. (1999) mit dem Alter der Patienten zu korrelieren: Je jünger die Patienten, desto mehr Ödemäquivalent ist nachweisbar. Patienten jünger als 15 Jahre haben ein signifikant stärker ausgeprägtes Ödemäquivalent als Patienten älter als 15 Jahre.

Auf die *Szintigraphie* wurde bereits eingegangen; aus unserer Sicht liegt ihr Wert aber eher in der Ausschlussdiagnostik weiterer Läsionen und in der Hilfe bei klinisch und radiologisch atypischen Osteoidosteomen (fehlende Schmerzsymptomatik, komplett sklerosierter Nidus). Dabei ist es das für ein Osteoidosteom pathognomonische, aber auch bei anderen Entitäten gelegentlich vorkommende „*double density sign*" *(s. oben)*, das den Wert der Methode bestimmt. Die früher bei der Diagnostik des Osteoidosteoms erfolgreich eingesetzte Projektionsangiographie hat heute an praktischem Wert verloren, da sie letztendlich durch die Dreiphasenszintigraphie oder Schnittbildangiographie ersetzt werden kann. Das typische angiographische Bild (in Subtraktionstechnik) besteht aus einem hochvaskularisierten Prozess im Nidus.

Allgemeine Differentialdiagnose: In der Regel bereitet das Osteoidosteom bei kortikaler Niduslage keine diagnostischen und differentialdiagnostischen Schwierigkeiten. Für die Erleichterung der röntgenologischen Differentialdiagnose kommt hinzu, dass ein großer Teil aller Osteoidosteomträger eine relativ lang dauernde Schmerzanamnese mit einer ziemlich charakteristischen Schmerzsymptomatik hat, die sich in etwa 25–50% aller Fälle sehr wirksam durch Salizylate beheben lässt.

Aus rein röntgenologischer Sicht kommen differentialdiagnostisch all jene Prozesse in Frage, die mit einer stärkeren reaktiven oder reparativen Sklerose oder mit einer Tumormatrixossifikation einhergehen. Dabei ist in erster Linie an die subakute bis chronische Osteomyelitis zu denken, bei der aber die Umgebungssklerose in der Regel nicht so gleichmäßig wie beim Osteoidosteom ist

Abb. 6.28 (*Forts.*) In **h–k** liegt der Nidus in der lateralen Gelenkfacette des Wirbelbogengelenkes D12 rechts (*Pfeile*)

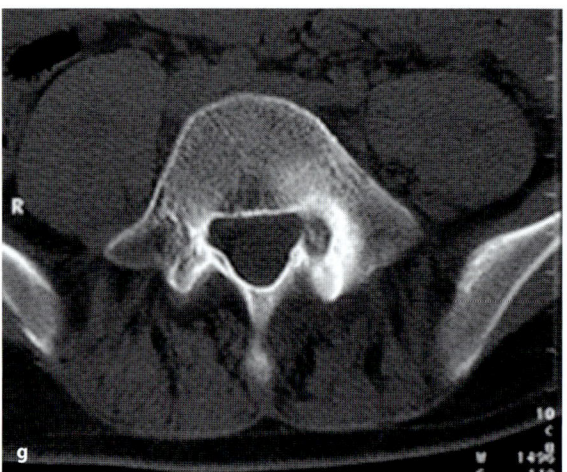

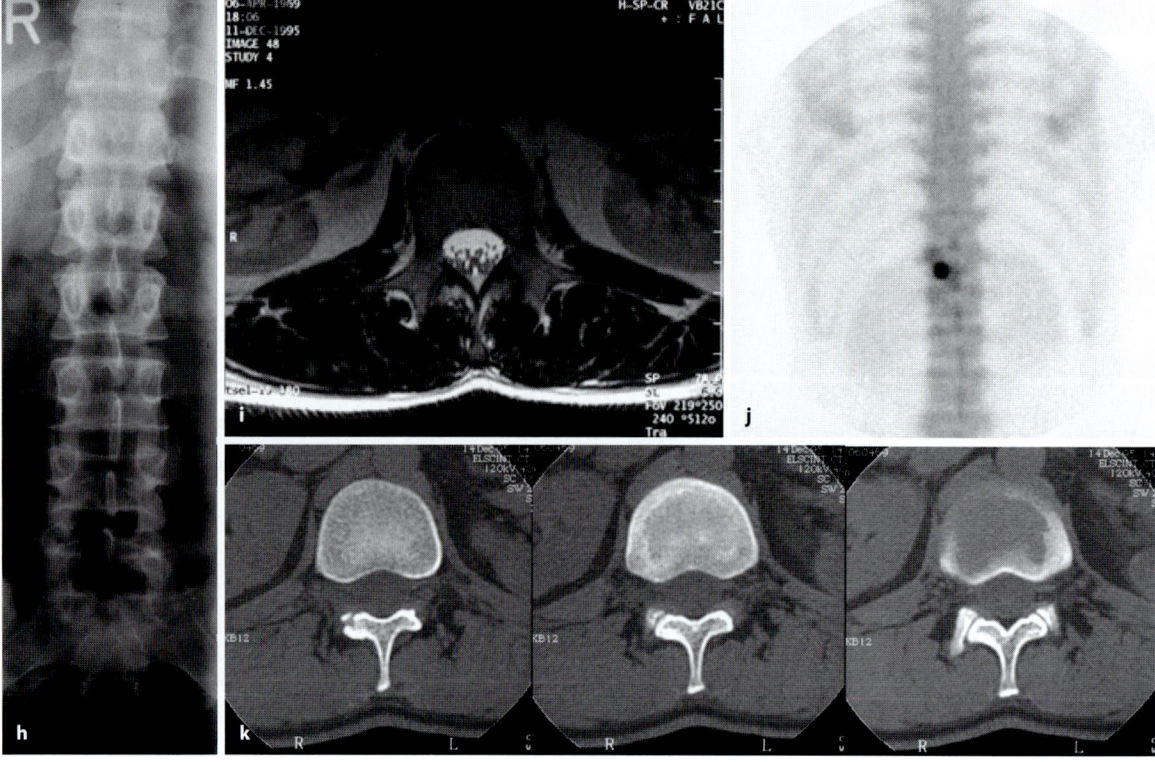

6.1 · Gutartige Tumoren

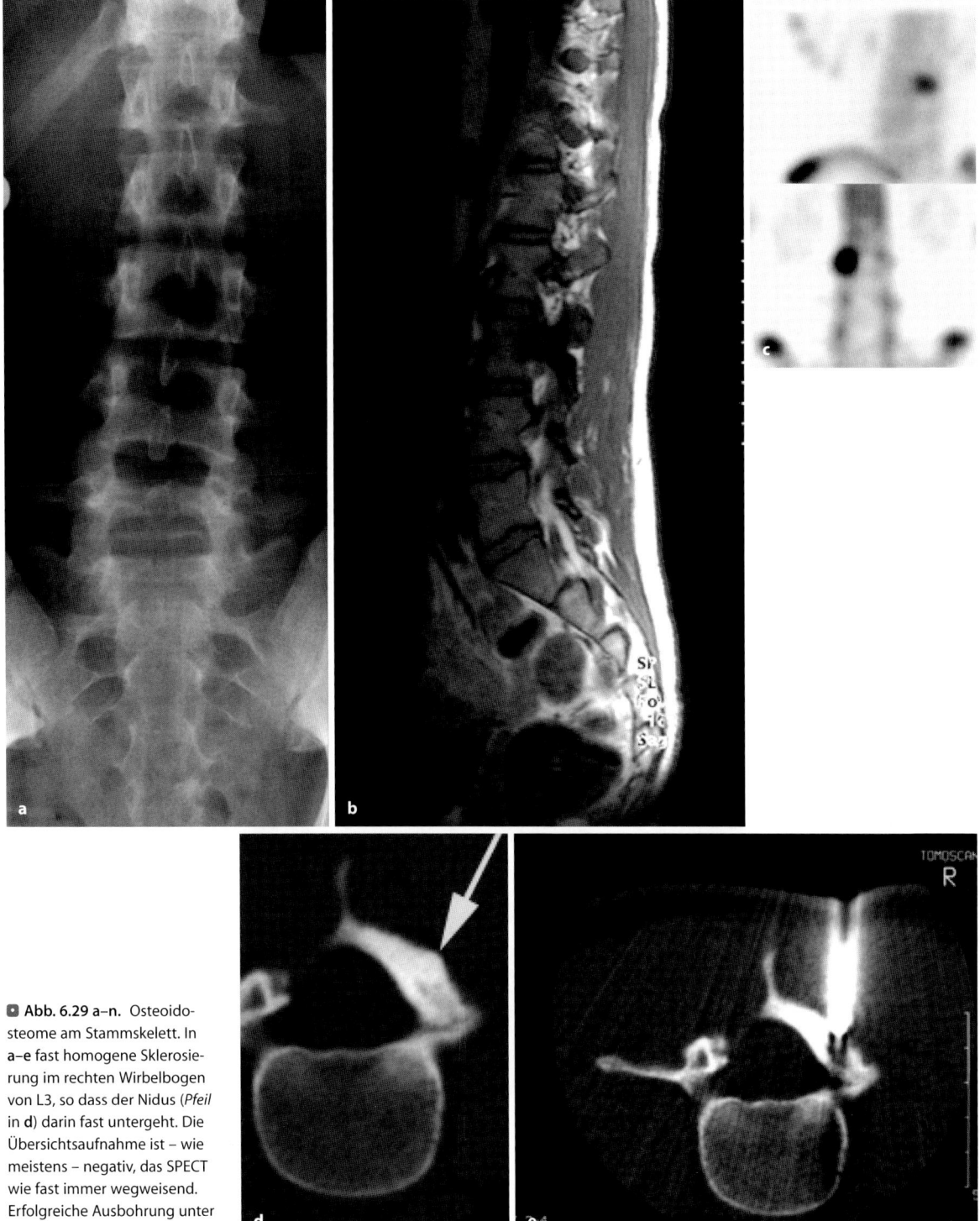

◨ Abb. 6.29 a–n. Osteoidosteome am Stammskelett. In a–e fast homogene Sklerosierung im rechten Wirbelbogen von L3, so dass der Nidus (*Pfeil* in **d**) darin fast untergeht. Die Übersichtsaufnahme ist – wie meistens – negativ, das SPECT wie fast immer wegweisend. Erfolgreiche Ausbohrung unter CT-Steuerung (**e**) (*Forts. S. 136*)

und bei der sich der Knochenabszess selten so glatt wie der Nidus abgrenzen lässt. Zumeist haben die Patienten mit einer Osteomyelitis irgendwann auch einmal eine Allgemeinsymptomatik, wie z. B. Fieber, an sich bemerkt. Eine Abgrenzung beider Erkrankungen gegeneinander gelingt in der Regel auch mit Hilfe der Szintigraphie, bei der sich im Falle eines Nidus eine zusätzliche Aktivitätsanreicherung in der durch die Umgebungssklerose bedingten Aktivitätsanreicherung erkennen lässt, während bei der Osteomyelitis der zentrale Abszess keine Mehrbelegung bietet, wenn er – wie in den meisten Fällen – schlecht durchblutet ist und sich in ihm keine tra-

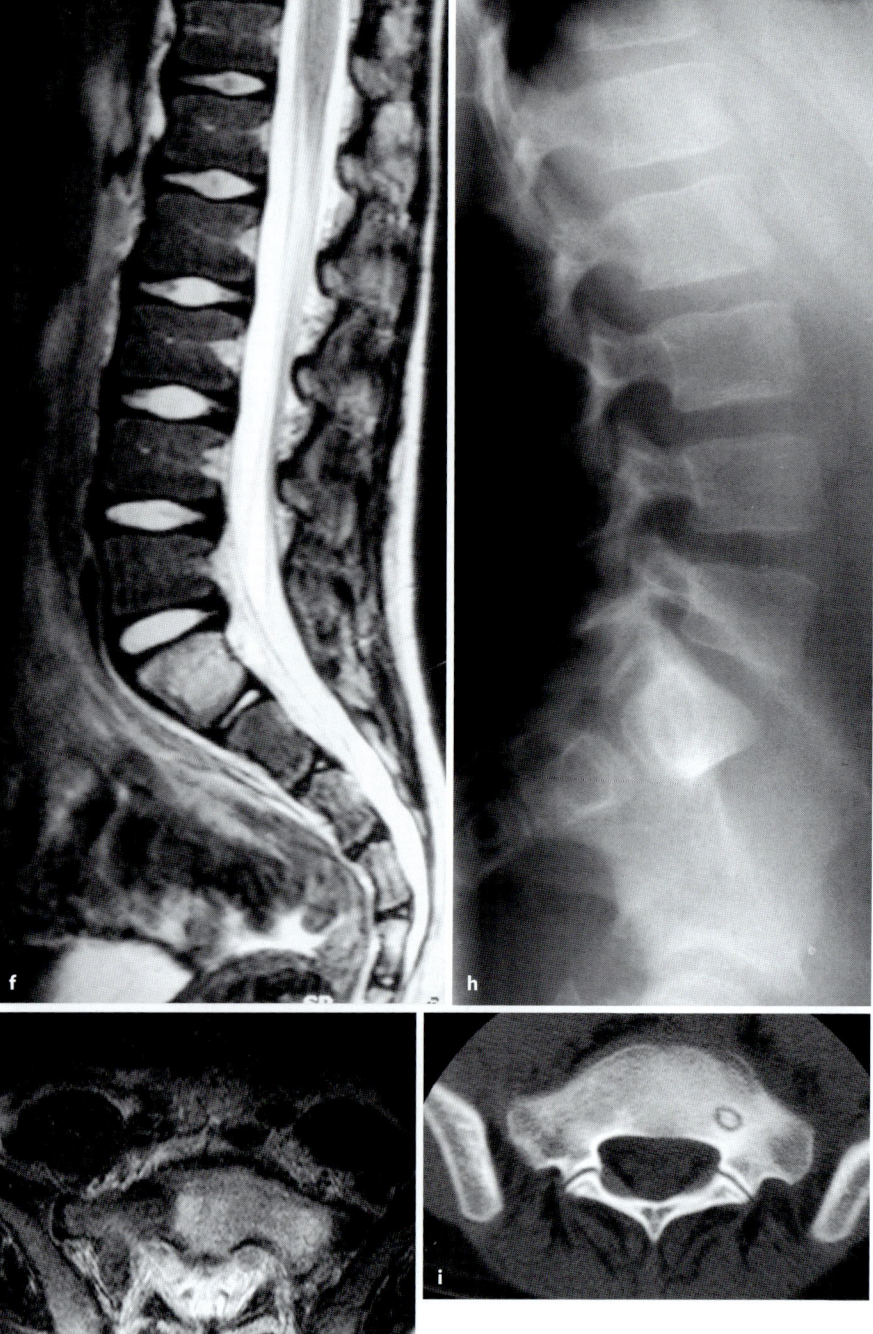

Abb. 6.29 (*Forts.*) In **f–i** ungewöhnliche Lokalisation in S1 links, der stark sklerosiert ist. Targetartiger Aufbau des Nidus. In der MRT lediglich Nachweis eines Ödemäquivalents. Hierzu muss man allerdings kritisch sagen, dass die Untersuchung in einem älteren Gerät und ohne ärztliche Aufsicht durchgeführt wurde (*Forts. S. 137*)

ceraffinen knöchernen Strukturen finden. Mit der Kontrast-MRT lässt sich ein florider Knochenabszess durch den Nachweis der Abszessmembran erkennen.

Beim periostalen Typ des Osteosarkoms ist die tumorbedingte Knochenneubildung selten so homogen und gleichmäßig dicht wie die reaktive Knochenbildung beim kortikalen Osteoidosteom.

Ermüdungsfrakturen („stress fractures") vermögen zuweilen eine dem Osteoidosteom ähnliche reaktiv-reparative Sklerose zu verursachen (Abb. 6.30). Zumeist ist aber diese Sklerose dreieckförmig ausgerichtet, mit der Basis zur Kompakta hin gelegen, von der die Ermüdungsfraktur ausgeht. Integraler Bestandteil der Diagnose „Stressfraktur" ist der zumeist mit der CT gelingende Nachweis eines Bruchspaltes. Entscheidend für die Differentialdiagnose ist auch die Anamnese: Bei sorgfältiger – manchmal fast kriminalistischer Erhebung – deckt man nahezu immer die mechanischen Faktoren auf, die zu einer Stressfraktur geführt haben.

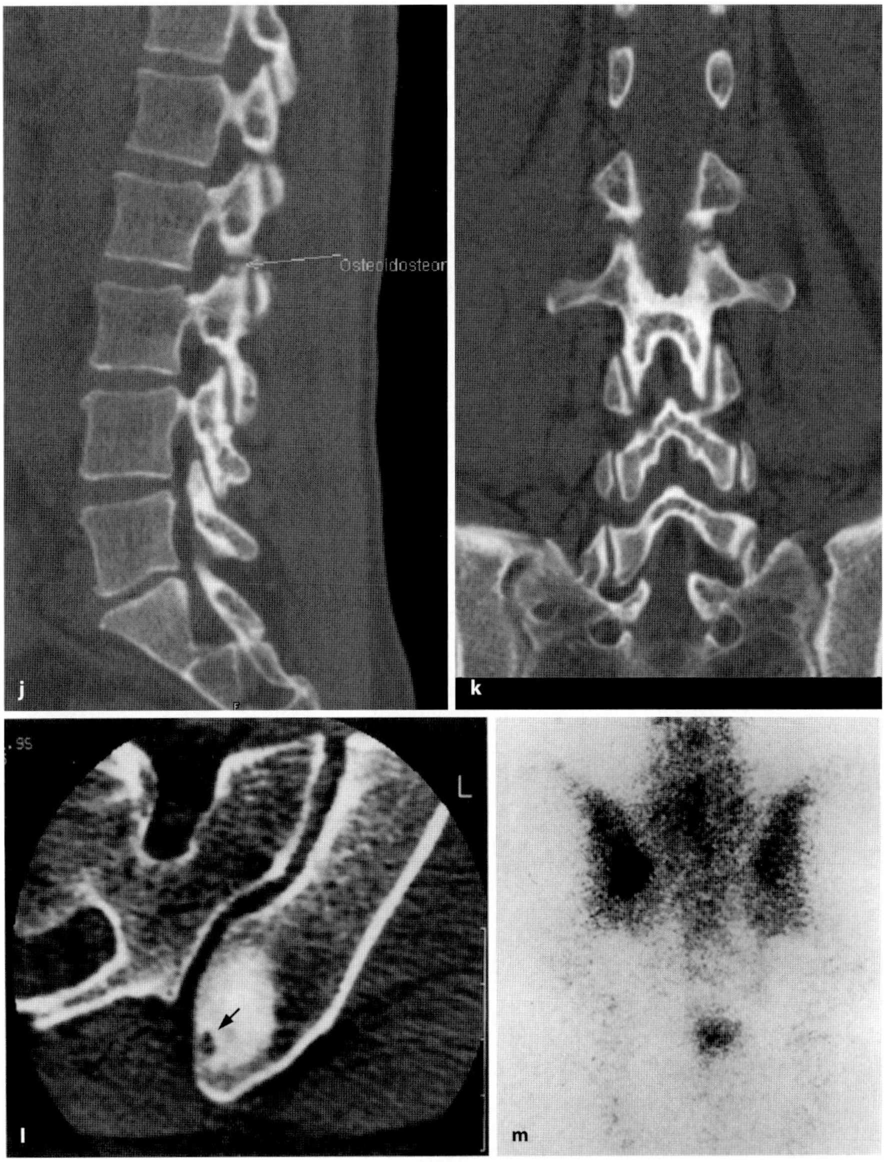

Abb. 6.29 (*Forts.*) In **j** und **k** Kollege mit starken Rückenschmerzen seit 2 Jahren. Beachte den extrem kleinen verkalkten Nidus an der Spitze der Gelenkfacette von L3. Wegen der prekären Lage zum Spinalkanal offene OP durch Herrn Prof. Dr. Harms, Bad Karlsbad. In **l–n** Osteoidosteom mit ungewöhnlicher Lokalisation in der Region der Crista iliaca posterior links bei einem 40-jährigen Mann mit starker umschriebener Schmerzsymptomatik. Im CT-Schnitt (**l**) liegt der Nidus (schwarzer Fleck, *Pfeil*) direkt subkortikal und ist von einer starken rundlichen Sklerose umgeben. Im Szintigramm stellt sich der gesamte pathologische Komplex stark anreichernd dar. Bei entsprechender Untersuchungstechnik hätte man auch den Nidus innerhalb des größeren, stark anreichernden Areals als umschriebenen Hot spot zur Darstellung bringen können. Den Tumor haben wir transkutan CT-gesteuert enukleiert (Situationsaufnahme während der Operation in **n**). Danach klinische Beschwerdefreiheit von seiten des umschriebenen Befundes, **m** und **n** wurden in Bauchlage angefertigt!

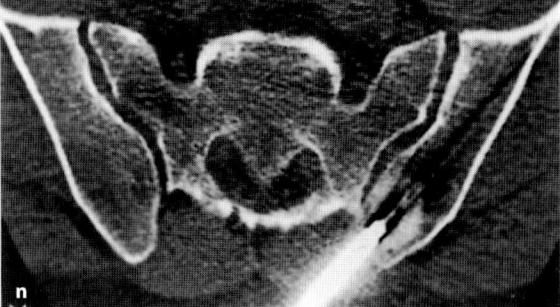

Den ungewöhnlichen Fall eines Osteoidosteoms, das eine katilaginäre Exostose imitierte, berichten Marinelli et al. (2004). Die Autoren spekulieren, ob die beobachtete exostosenähnliche Masse durch die Verknöcherung von Weichgewebe entstanden ist, die sich nach einer intensiven entzündlichen Periostreaktion formiert hatte.

Bei Sitz des Osteoidosteoms im Wirbelsäulenbereich ist die chronische Osteomyelitis und enthesitische Ostitis bei Spondyloarthritiden mit geringer Wahrscheinlichkeit differentialdiagnostisch in Erwägung zu ziehen, da sich entzündliche Prozesse in der überwiegenden Zahl der Fälle im Wirbelkörperbereich – in der Nähe der Zwischenwirbelscheiben und an den anderen Kanten, weniger im Bereiche der Anhangsgebilde – abspielen. Prinzipiell muss man in der Differentialdiagnose an Ewing-Sarkome und Osteosarkome denken, die im Wirbelsäulenbereich deutliche Sklerosen hervorrufen können. Die fibröse Dysplasie an der Wirbelsäule ist in der Regel schmerzlos; röntgenologisch kann sie zu ähnlichen Auftreibungen wie das Osteoidosteom führen, wenngleich die reaktive Umgebungssklerose in der Regel wesentlich

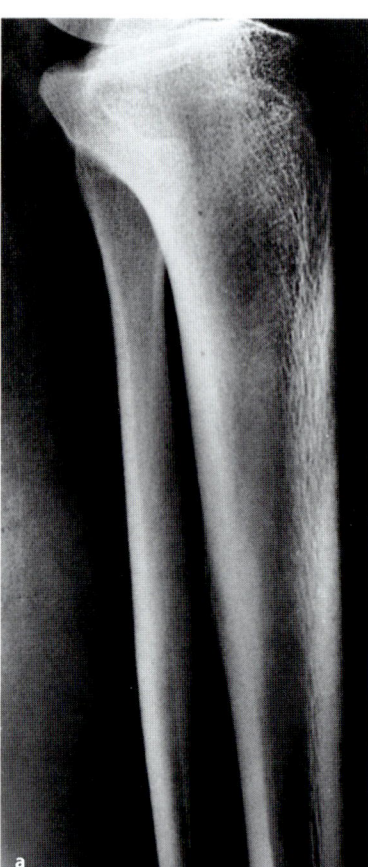
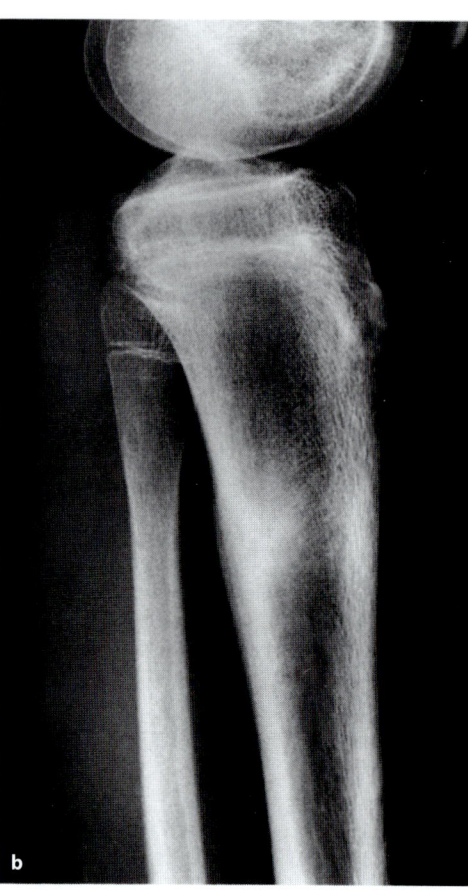

Abb. 6.30 a, b. Zur Differentialdiagnose des Osteoidosteoms (a) gegenüber einer „stress fracture" (b) im dorsalen Tibiaschaftbereich. Das kortikal gelegene Osteoidosteom (a), dessen Nidus nicht klar erkennbar ist, hat zu einer nur geringfügigen dorsalen kortikalen Hyperostose in den proximalen Partien des mittleren Tibiadiaphysendrittels geführt. Die Patientin litt unter einer erheblichen nächtlichen Schmerzsymptomatik mit guter Rückbildung nach Aspirineinnahme.
b Die „stress fracture" zeigt eine angedeutete dreieckförmige reparative Sklerose in den dorsalen Tibiapartien, wobei die Spitze nach ventral gerichtet ist. Die periostalen Knochenneubildungen sind annähernd lamellär. Die junge Patientin war Joggerin und litt seit etwa 4–5 Wochen unter einem Belastungsschmerz in der linken Tibia. Die röntgenologische Differentialdiagnose wird durch die unterschiedliche klinische Symptomatik erleichtert, wobei im ersten Fall der nächtliche Ruheschmerz als typisch für das Osteoidosteom angesehen werden kann

spärlicher ausfällt. Die Diagnose eines Osteoidosteoms im Wirbelsäulenbereich kann aber dann vermutet werden, wenn die Patienten eine – zumeist schmerzreflektorisch bedingte – Skoliose zeigen, wenn sich an der Konkavität der Skoliose ein sklerotischer Bezirk im Bereich der Wirbelanhangsgebilde erkennen lässt und der Patient über einen deutlichen, nachts betonten, umschriebenen Schmerz klagt. Durch die Computertomographie muss dann der Nachweis des Nidus und damit die Diagnosesicherung erfolgen (Abb. 6.28, 6.29).

Aktuelle therapeutische Möglichkeiten
Erfahrungsgemäß wird bei der chirurgischen Therapie des Osteoidostoms zuviel des den Nidus umgebenden Knochens entfernt, was durchaus zu Instabilitäten, aber auch zur Notwendigkeit zusätzlicher osteosynthetischer Maßnahmen inkl. autologer Knochenimplantation mit allen damit verbundenen Komplikationen führen kann. Solche Therapieformen benötigen bis zur Ausheilung des Prozesses viele Wochen oder gar Monate. Die zu „üppige" Entfernung des umgebenden Knochens hat u. a. auch ihre Gründe in dem oft schwierigen intraoperativen Auffinden des Nidus mit Hilfe der üblichen Durchleuchtungsgeräte im Operationssaal. Des Weiteren ist der Zugang z. B. am Hüftgelenk mit Eröffnung der gesamten Kapsel ein relativ großer Eingriff im Verhältnis zu dem kleinen Tumor, den es zu entfernen gilt. Die Rezidivquote liegt bei offener Operation insgesamt bei etwa 20%!

Das hat die interventionellen Radiologen – mit Zustimmung der Orthopäden – dazu veranlasst, unter CT-Steuerung perkutan den Nidus zu entfernen. Die bisher in der Literatur veröffentlichten, teils ambulant durchgeführten perkutanen Behandlungen zeigen exzellente Ergebnisse: z. B. Rosenthal in 11 Jahren mit Radiofrequenzenergie an 263 Patienten mit einer Erfolgsquote von 89% Rezidivfreiheit nach 2 Jahren; z. B. Gangi et al. (2007) bei 114 Patienten nur 6 Rezidive bei interstitieller Laserablation, die beim zweiten Mal erfolgreich laserabladiert wurden. Wir konnten in unserem Zentrum inzwischen mehr als 70 Osteoidosteome erfolgreich ausbohren, wobei die Rezidivhäufigkeit bei zunehmender Erfahrung auf unter 2–3% sank.

Die Behandlungen erfolgten in den letzten Jahren fast ausschließlich stationär. Wir bevorzugen die Ausbohrung des Nidus mit entsprechendem Instrumentarium. Eventuell noch vorhandenes Tumorgewebe wird durch Instillation von hochprozentigem Alkohol koaguliert, alternativ kann man auch themokoagulieren (Vanderschueren et al. 2002). Die alleinige Ausbohrung scheint aber auch zu genügen (Mazoyer et al. 1991). Die Laserablation hat den Vorteil, dass die Reichweite der Intervention definiert werden kann, was an der Wirbelsäule oder in der Nähe von Gefäßnervenstrukturen von großem Vorteil ist (Gangi et al. 2006). Da die Eingriffe z. T. sehr schmerzhaft sein können, ist eine Vollnarkose unbedingt zu fordern. Der größte Schmerz tritt dann auf, wenn der Nidus eröffnet wird. Selbst in Vollnarkose kann es bei den Patienten noch zu einer forcierten Atmung und zu einem Puls- und Blutdruckanstieg kommen. Bei nur oberflächlicher Narkose beobachteten wir regelmäßig heftigste Schmerzreaktionen, die von den Patienten allerdings bei entsprechender Medikation (z. B. Dormicum) vergessen werden. All diese klinischen Zeichen haben wir bis heute bei einer Unzahl von perkutanen Biopsien (mehr als 1500) von anderen Läsionen bzw. Tumoren nicht beobachten können. Daher kann man sie sozusagen durchaus als Diagnostikum nutzen, wenn der Nidus so malträtiert wurde, dass er histologisch nicht mehr diagnostizierbar oder wenn die Histologie überhaupt unspezifisch ist. Diese Situation spricht übrigens nicht grundsätzlich gegen die transkutane Methode, gibt es doch in den meisten Fällen praktisch keine ernstzunehmende Differentialdiagnose. Wir konnten – wie auch Schajowicz et al. (1979) – in unserem großen radiologischen Krankengut nur einmal einen Fall mit einem kortikalen Hämangiom beobachten, das komplett – bei allerdings geringer Schmerzsymptomatik – ein Osteoidosteom imitierte. Übrigens haben wir nicht selten von Situationen gehört, bei denen der Nidus bei offener Operation nicht gesichert werden konnte, weil er z. B. im Operationstuch verschwunden war. Die Patieten sind in der Regel nach Aufwachen aus der Narkose von seiten des Tumors beschwerdefrei. Der Bohrlochdefekt braucht nach unseren Erfahrungen maximal 1 Jahr, um knöchern vollständig duchbaut zu werden.

Literatur

Adam G, Keulers P, Vorwerk D et al. (1995) Perkutane CT-gesteuerte Behandlung von Osteoidosteomen: Kombiniertes Vorgehen mit einem Hohlbohrer und nachfolgender Äthanolinjektion. RÖFO 162: 232

Alcalay M, Clarac P, Bontoux D (1982) Double osteoid osteoma in adjacent carpal bones. J Bone Joint Surg [Am] 64: 779

Assoun J, Richardi G, Railhac J-J et al. (1994) Osteoid Osteom: MR imaging versus CT. Radiology 191: 217

Ayala AG, Murroy JA, Erling MA et al. (1986) Osteoid osteoma: intraoperative Tetracyclinefluorescence demonstration of the nidus. J Bone Joint Surg [Am] 68: 747

Bauer TW, Zehr RJ, Belhobek GH, et al. (1991) Juxta-articular osteoid osteoma. Am J Surg Pathol 15: 381

Berning W, Freyschmidt J, Wiens J (1997) Zur perkutanen Therapie des Osteoidosteoms. Unfallchirurg 100: 536

Byers PD (1968) Solitary benign osteoblastic lesions of bone. Osteoid osteoma and benign osteoblastoma. Cancer 22: 43

Canepa G, DeFabiani F (1965) Osteoid osteoma in the hand. J Bone Joint Surg [Am] 35: 888

Capanna R, Horn JR van, Ayala A et al. (1986) Osteoid osteoma and osteoblastoma of the talus. Skeletal Radiol 15: 360

Chiou Y-Y, Rosenthal DI, Rosenberg AE (2003) „Beaded" osteoid osteoma: a possible transition between solitary and multicentric tumor. Skeletal Radiol 32: 412

Clark CR, Ozonoff MB, Drennan JC (1981) Osteoid osteoma of the femoral neck with localized synovitis (case report 157). Skeletal Radiol 6: 286

Corbett JM, Wilde AH, McCormack LJ, Evarts CM (1974) Intra-articular osteoid osteoma: a diagnostic problem. Clin Orthop 98: 225

Dahlin DC (1978) Bone tumors. Thomas, Springfield

Dahlin DC, Johnson EW Jr (1954) Giant osteoid osteoma. J Bone Joint Surg [Am] 36: 559

Davies M, Cassar-Pullicino VN, Davies AM et al. (2002) The diagnostic accuracy of MR imaging in osteoid osteoma. Skeletal Radiol 31: 559

De Souza Dias L, Frost HM (1974) Osteoid osteoma-osteoblastoma. Cancer 33: 1075

Edeiken J, DePalma AF, Hodes PJ (1966) Osteoid osteoma (roentgenographic emphasis). Clin Orthop 49: 201

Ehara S, Rosenthal DI, Aoki J et al. (1999) Peritumoral edema in osteoid osteoma on magnetic resonance imaging. Skeletal Radiol 28: 265

Esquerdo J, Fernandez CF, Gomas F (1976) Pain in osteoid osteoma: Histological facts. Acta Orthop Scand 47: 520

Franklin HS, Dahlin DC, Beabout JW (1975) Osteoid osteoma: Diagnostic problems. J Bone Joint Surg [Am] 57: 154

Gangi A, Alizadeh H, Wong L et al. (2006) Osteoid osteoma: Percutaneous laser ablation and follow-up in 114 patients. Radiology 242: 293

Goldman AB, Schneider R, Pavlov H (1993) Osteoid osteomas of the femoral neck: report of four cases with isotopic bone scanning, CT, and MR imaging. Radiology 186: 227

Greenspan A, Elguezabel A, Bryk D (1974) Multifocal osteoid osteoma. A case report and review of the literature. AJR 121: 103

Habermann EL, Stern RE (1974) Osteoid osteoma of the tibia in an eight-month-old boy. J Bone Joint Surg [Am] 56: 633

Healy JH, Ghelman B (1986) Osteoid osteoma and osteoblastoma: current concept and recent advances. Clin Orthop 204: 77

Helms CA, Hattner RS, Vogler III JB (1984) Osteoid osteoma: radionuclide diagnosis. Radiology 151: 779

Keim HA, Reina EG (1975) Osteoid osteoma as a cause of scoliosis. J Bone Joint Surg [Am] 57: 159

Kenan S, Abdelwahab JF, Klein MJ et al. (1994) Elliptical, multicentric periosteal osteoid osteoma. Skeletal Radiol 23: 565

Klein MH, Shankman ST (1992) Osteoid osteoma: Radiologic and pathologic correlation. Skeletal Radiol 21: 23

Lechner G, Riedel P, Knahr K, Salzer M (1975) Das angiografische Bild des Osteoid-Osteoms. RÖFO 122: 323

Lechner G, Knahr, Riedel P (1978) Das Osteoid-Osteom. RÖFO 128: 511

Levine E, Neff JR (1983) Dynamic CT of benign bone lesions: preliminary results. Skeletal Radiol 9: 238

Lundeen MA, Herring JA (1980) Osteoid Osteoma of the spine: sclerosis in two levels. J Bone Joint Surg [Am] 62: 476

Marcove RC, Freiberger RH (1966) Osteoid osteoma of the elbow. A diagnostic problem. Report of four cases. J Bone Joint Surg [Am] 48: 1185

Marinelli A, Giacomini S, Bianchi G et al. (2004) Osteoid osteoma simulating an osteocartilaginous exostosis. Skeletal Radiol. 33: 181

Mau H (1982) Das Osteoid-Osteom der Wirbelsäule. Z Orthop 120: 761

Mazoyer J-F, Kohler R, Bossard D (1991) Osteoid osteoma: CT-guided percutaneous treatment. Radiology 181: 269

McLellan DJ, Wilson FC Jr (1967) Osteoid-osteoma of the spine. A review of the literature and report of 6 new cases. J Bone Joint Surg [Am] 49: 111

McLeod RA, Dahlin DC, Beabout JW (1976) The spectrum of osteoblastoma. AJR 126: 321

Moser RP, Kransdorf MJ, Brower AC et al. (1990) Osteoid osteoma of the elbow. Skeletal Radiol 19: 181

Nelson MC, Lack EE, Freedman MT (1994) Multifocal osteoid osteoma in a 2,5 year-old child. Skeletal Radiol 23: 465
Norman A, Abdelwahab IF, Buyon J, Matzkin E (1986) Osteoid osteoma of the hip stimulating an early onset of osteoarthritis. Radiology 158: 417
O'Hara JP, III, Tegtmeyer C, Sweet DE, McCue FC (1975) Angiography in the diagnosis of osteoid osteoma of the hand. J Bone Joint Surg [Am] 57: 163
Rand TA, Sim FH, Unni KK (1982) Two osteoid osteomas in one patient: a case report. J Bone Joint Surg [Am] 64: 1243
Rosenthal DI, Hornicek FJ, Torriani M et al. (2003) Osteoid osteoma: Percutaneous treatment with radiofrequency energy. Radiology 229: 171
Schajowicz F (1981, 1994) Tumors and tumorlike lesions of bone and joints. Springer, Berlin Heidelberg New York
Schajowicz F, Rebecchini AC, Bosch-Mayol G (1979) Intracortical hemangioma simulating osteoid osteoma. J Bone Joint Surg [Br] 61: 94
Schulman L, Dorfman HD (1970) Nerve fibers in osteoid osteoma. J Bone Surg [Am] 52: 1351
Tourniaire J, Bossard D, Gleize B et al. (1993) Osteoid osteoma of the coccyx. Skeletal Radiol 22: 457
Uehlinger E (1977) Multizentrisches Osteoid Osteom des Tibiaschaftes mit atypischem Roentgenbild. Arch Orthop Unfall Chir 89: 101
Vanderschueren GM, Taminiau AHM, Oberman WR et al (2002) Osteoid otseoma: Clinical results with thermocoagulation. Radiology 224: 82
Vickers CW, Pugh DC, Ivins JC (1959) Osteoid osteoma: A fifteen year follow-up of an untreated patient. J Bone Joint Surg [Am] 41: 357
Wilder WM, Dowling EA, Brogdon BG (1995) Osteoid osteoma of the mastoid tip. Skeletal Radiol 24: 551
Winter PF, Johnson PM, Sadek KH, Feldman F (1977) Scintigraphic detection of osteoid osteoma. Radiology 122: 177
Woods ER, Martel W, Mandell SH et al. (1993) Reactive soft tissue mass associated with osteoid osteoma: Correlation of MR imaging features with pathologic findings. Radiology 186: 221

6.1.2.2 Benignes (genuines) Osteoblastom

ICD-0-Code 9200/0

Synonyme: giant osteoid-osteoma, ossifizierender Riesenzelltumor (praktisch nicht mehr gebraucht)

> **Definition**
> Das Osteoblastom ist eine seltene gutartige knochenbildende Geschwulst (Neoplasma), die Spiculae aus Bindegewebsknochen produziert, die von prominenten Osteoblasten umsäumt sind (WHO 2002).

Wie unter 6.1.2 beschrieben, handelt es sich beim benignen Osteoblastom letztendlich um den größeren Vertreter des Osteoidosteoms (Dahlin u. Johnson 1954). Von einem Osteoblastom ist immer dann zu sprechen, wenn der Nidus größer als 2 cm ist. Lässt sich aufgrund klinischer, radiologischer und histologischer Kriterien keine Klassifikation einer gefundenen Läsion mit einem Nidusdurchmesser zwischen 1 und 2 cm vornehmen, so sollte man die Läsion dann als Osteoblastom anspre-chen, wenn der Durchmesser mehr als 1,5 cm beträgt. Liegt der Durchmesser darunter, so wird die Einordnung als Osteoidosteom empfohlen.

Klinische Unterscheidungskriterien zwischen Osteoidosteom und benignem Osteoblastom sind in der Schmerzsymptomatik zu suchen, die bei Osteoidosteomen wesentlich intensiver ist und sich in 25–50% der Fälle durch Salizylate gut beeinflussen lässt.

Radiologisches Unterscheidungskriterium ist über die Nidusgröße hinausgehend die reaktive Knochenneubildung, die beim benignen Osteoblastom in der Regel geringer als beim Osteoidosteom ausgebildet ist. Das benigne Osteoblastom wächst überwiegend osteolytisch, schneller und aggressiver als das Osteoidosteom (Salzer u. Salzer-Kuntschik 1963). Während das Osteoidosteom überwiegend einem Lodwick-Grad IA zuzuordnen ist, finden sich benigne Osteoblastome häufig im Lodwick-Grad IB oder IC. Wie unten noch näher ausgeführt wird, treten benigne Osteoblastome in mehr als doppelter Häufigkeit an der Wirbelsäule und im Sakrum auf, verglichen mit dem Osteoidosteom.

Es gibt nun Beobachtungen, bei denen Osteoblastome keineswegs einen erwarteten benignen Verlauf, z. B. nach einer üblicherweise erfolgreichen gründlichen Kürettage, nahmen, sondern explosionsartig rezidivierten und einen lokal stark aggressiven Charakter zeigten. Darüber hinausgehend wurden auch Fälle beschrieben, bei denen Osteoblastome niedrigmaligne Züge entweder synchron oder metachron trugen. Vor allem Mirra et al. (1976) und Jackson u. Bell (1977) haben auf die Schwierigkeiten mancher Läsionen hingewiesen, sie entweder noch als Osteoblastom oder als Osteosarkom zu klassifizieren. Im amerikanischen Schrifttum werden solche Tumoren treffenderweise als „borderline lesions" bezeichnet. Von Dorfman und Weiss (1984) wurde der Vorschlag gemacht, diese Borderline lesions im Hinblick auf das Osteoblastom in 4 Gruppen zu unterteilen:

1. Das niedrigmaligne („low grade") Osteosarkom, bei dem gut differenzierte Abschnitte sehr an ein Osteoblastom erinnern (osteoblastomähnliches Osteosarkom).
2. Osteoblastome mit degenerativen Veränderungen der Osteoblasten, die ein pseudomalignes histologisches Bild vortäuschen (bizarre Osteoblastome, s. auch S. 156) (Mirra et al. 1976).
3. Die maligne Transformation eines benignen Osteoblastoms zum klassischen Osteosarkom, ein offensichtlich selten vorkommendes Ereignis.
4. Das aggressive Osteoblastom, das mit den histologischen Merkmalen von epitheloiden Osteoblasten, Osteoid in dichten Bändern und stärkerer Osteoklastenresorption Hinweise auf ein aggressives Verhalten besitzt (s. Abb. 6.36 b–e, 6.41, 6.42–6.44).

Dies bedeutet, dass die Differentialdiagnose des Osteoblastoms nicht nur die zum Osteoidosteom beinhaltet

6.1 · Gutartige Tumoren

(die in der Regel problemlos ist), sondern auch Abgrenzungen gegenüber einem Osteosarkom erfordert, die – insbesondere bei eingeschränkter bioptischer Gewebsentnahme – größte Schwierigkeiten machen kann. Auf diese Differentialdiagnose wird auch im Folgekapitel eingegangen.

> Die Lyon-Klassifikation der Knochentumoren (2002) sieht weder eine Abgrenzung der Borderline lesions als differentialdiagnostische Gruppe noch eine Abgrenzung des aggressiven Osteoblastoms als mehr oder weniger selbständige Entität vor.

Pathologische Anatomie

Meistens wird der Tumor in Fragmenten übergeben, und man erhält rötliches, spongiöses Gewebe mit vereinzelten härteren Bezirken und möglicherweise auch älteren Blutungen, die sich braun darstellen. Wird er als Ganzes übergeben, erkennt man eine scharfe Begrenzung und eine Lobulierung an der Oberfläche (◘ Abb. 6.31 a). Die Kortikalis kann durch den Tumor vorgewölbt sein oder auch über dem Tumor fehlen, dann ist er lediglich von fibrotisch verdicktem Periost überzogen. Da es sich um einen benignen Tumor handelt, liegt meist eine Sklerose des umgebenden Knochens vor. Wenn diese fehlt oder gar ein Durchbruch in die Weichteile vorliegt, muss man mit der Diagnose eines *benignen* Osteoblastoms sehr vorsichtig sein.

Zur metrischen Abgrenzung des Osteoblastoms s. S. 108 f.

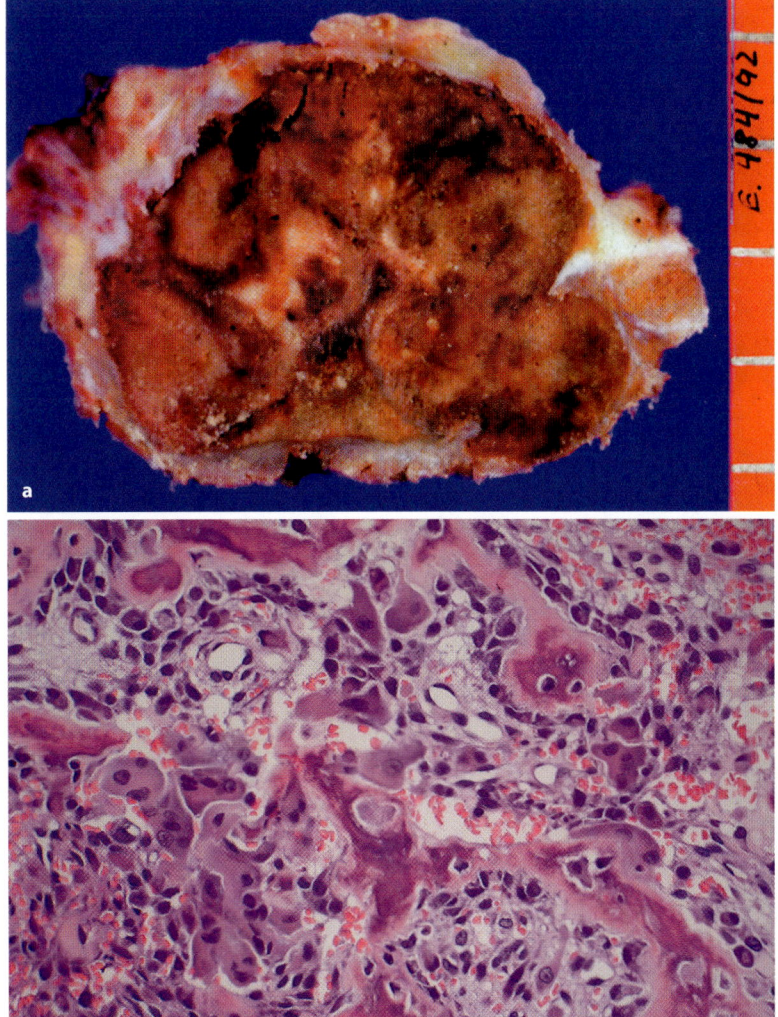

◘ **Abb. 6.31 a–f.** Benignes Osteoblastom. **a** Der Horizontalschnitt durch ein in toto reseziertes Osteoblastom des Os sacrum (Röntgenbefund s. Abb. 6.37e, f) zeigt einen blutreichen, markigen und scharf begrenzten Tumor mit angedeuteter lobulärer Struktur. Die Kortikalis des tumortragenden Knochens ist z. T. aufgebraucht, das Periost bleibt jedoch durchgehend erhalten. Histologisch ist das Osteoblastom bei starker Vergrößerung nicht von einem Osteoidosteom zu unterscheiden (s. Abb. 6.14). **b** Anastomosierende Osteoidbälkchen mit Säumen aktiver Osteoblasten in überwiegend einreihiger Ausbildung und ein lockeres gefäßreiches Stroma liegen in ausgeglichenem Verhältnis vor. **c** Das Osteoblastom zeigt nie ein invasives Wachstum. Deshalb ist die Untersuchung der Randgebiete des Tumors besonders für die Differentialdiagnose zum Osteosarkom wichtig. Die unregelmäßigen puzzleartigen Osteoid- und Knochenbälkchen des Osteoblastoms zeigen auch bei Auflösung der Kortikalis des tumortragenden Knochens einen abrupten Übergang zur Umgebung. **d** Eine typische Struktur des Osteoblastoms sind die Säume von aktiven Osteoblasten entlang der neugebildeten Knochenbälkchen. Sie werden aber ebenso beim Osteoidosteom und bei reaktiv neugebildetem Knochen gefunden. **e** Mehrreihigkeit der Osteoblastensäume bis zur Ausbildung von Osteoblastenrasen (**f**) werden auch beim Osteoblastom gefunden. Die Osteoblastenkerne können leichte Unregelmäßigkeiten zeigen, eine echte Anaplasie liegt jedoch nie vor (*Forts.* S. 142)

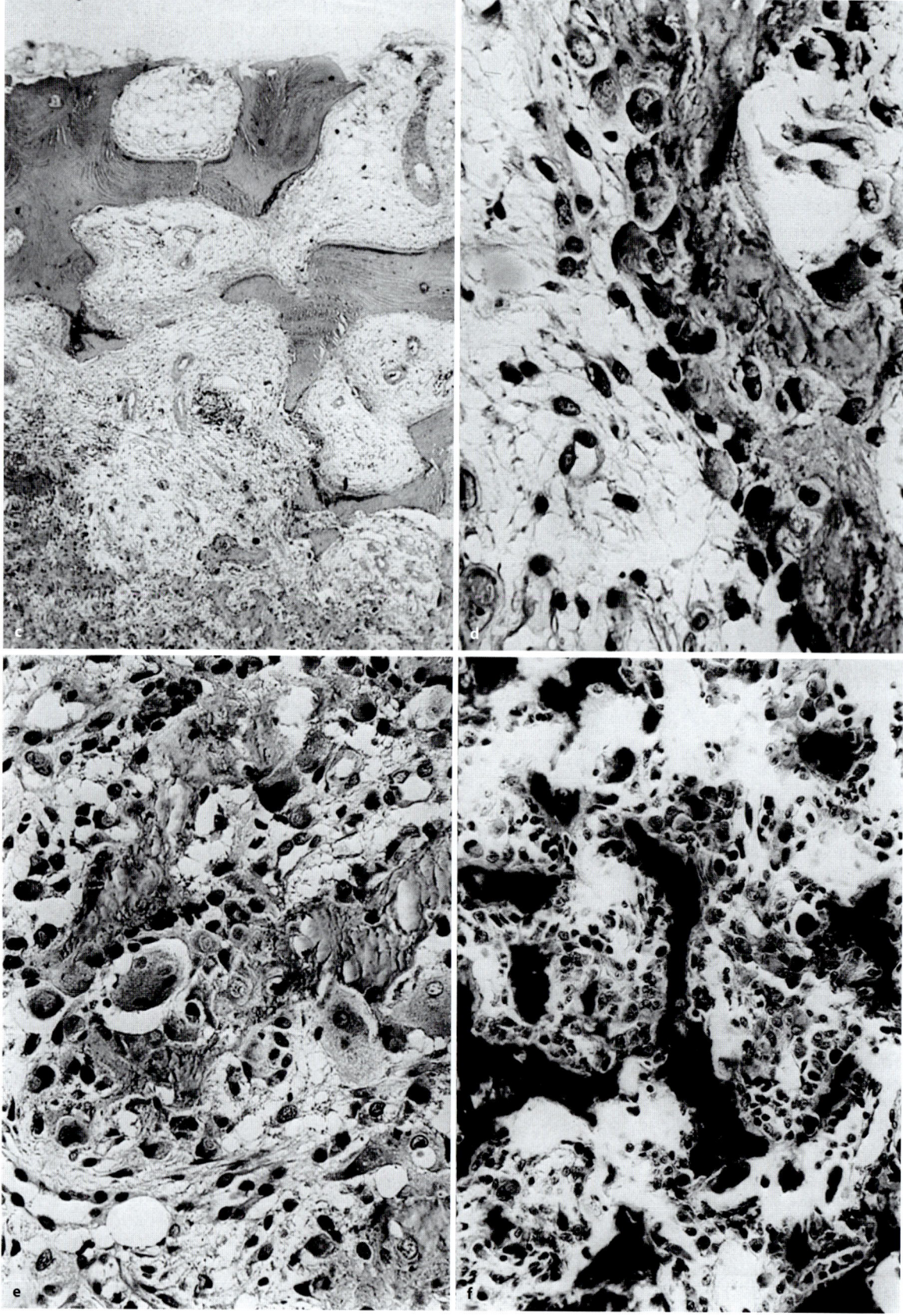

Abb. 6.31 a–f (*Forts.*)

Histologie

Anastomosierende Osteoid- oder Knochenbälkchen mit aktiven Osteoblasten an der Oberfläche in überwiegend einreihiger Ausbildung, lediglich unterbrochen von Osteoklasten und in einem lockeren gefäßreichen Stroma gelegen, mit scharfer Abgrenzung des Tumors vom umgebenden Knochen sind charakteristisch für die Histologie des Osteoblastoms. Die Ähnlichkeit zum Osteoidosteom ist in diesen Fällen so eng, dass beide Entitäten bei starker Vergrößerung nicht zu unterscheiden sind.

Die Knochenbälkchen und das lockere gefäßführende Stroma, das ebenfalls Osteoblasten, eingestreut in relativ großer Anzahl, aufweisen kann, halten sich mengenmäßig etwa die Waage (Abb. 6.31 b).

Wie das Osteoidosteom kann das Osteoblastom in den zentralen Abschnitten stärker verknöchern und hier überwiegend Grundsubstanz zeigen. Eine Zonierung wie beim Osteoidostem liegt aber nie vor, so dass histologisch die Abgrenzung zwischen einem Osteoidosteom und Osteoblastom in der Regel problemlos gelingt.

Mitosen sind selten, nie atypisch, und manche Autoren betonen, dass sie nur in Stromazellen, nicht jedoch in den Osteoblasten vorliegen (Rocca u. Huvos 1996). Auch in unseren Fällen haben wir Mitosen nicht in den reihenförmig angeordneten einschichtigen Osteoblasten der Bälkchen gefunden, jedoch sind Mitosen in mehrreihigen Osteoblasten vorhanden gewesen, und es ist nicht immer in einer mitotischen Zelle zu erkennen, ob es sich um eine Stromazelle oder um einen Osteoblasten handelt.

Fälle mit einer höheren Mitoserate wurden in der großen Serie der Mayo-Klinik (Lucas et al. 1994) in 10% der Fälle beschrieben – ohne dass dies einen erkennbaren Einfluss auf den Krankheitsverlauf hatte.

Das Auftreten von knorpeliger oder chondroider bzw. chondroosteoider Matrix ohne vorausgegange Fraktur im Tumor galt früher als ein wichtiges Abgrenzungsmerkmal des hochdifferenzierten Osteosarkoms gegenüber dem Osteoblastom. Inzwischen wurde aber auch in Einzelfällen Knorpelsubstanz in primär operierten Osteoblastomen beschrieben (Bertoni et al. 1993), auch ohne dass eine pathologische Fraktur mit Kallusbildung vorgelegen hatte. Andere Autoren konnten diesen Befund nicht bestätigen (Rocca u. Huvos 1996). Auch in den von uns untersuchten Fällen haben wir keinen Knorpel gesehen. Es ist deshalb auf alle Fälle ratsam, beim Nachweis von knorpeliger Matrix die Differentialdiagnose zum Osteosarkom im Auge zu behalten.

Das Gleiche gilt für ein permeatives Wachstum in der Randzone. Osteoblastome zeigen keine Kapsel, sind aber praktisch immer scharf begrenzt mit abruptem Übergang zum ortsständigen Knochen. Die Kortikalis über dem Tumor kann zwar aufgehoben sein, das Periost ist jedoch immer erhalten, und meistens findet man auch noch Inseln von periostaler reaktiver Knochenneubildung an der Oberfläche über dem Tumor.

Multizentisches Auftreten von Osteoblastomen wurde in bis zu 14% der Fälle beschrieben (Lucas et al. 1994) mit mehreren Tumorherden in einem Knochen. Von Kyriakos et al. (2007) wurde dafür der Begriff „Osteoblastomatose" verwendet. Nach Lucas et al. (1994) ist dieses Phänomen häufiger bei epitheloiden Osteoblastomen (s. unten) zu finden. Neben den gleichmäßigen Osteoidbälkchen kann auch netziges oder verdichtetes Osteoid gefunden werden, jedoch nur in kleinsten Herden, nie in größeren zusammenhängenden Arealen. Umstritten ist der Begriff des multizentrichen oder multifokalen Osteoblastoms, wenn ein Osteoblastom aus mehreren Nidi aufgebaut ist, die von reaktivem Stroma ummantelt werden, ähnlich einer kokardenförmigen Lobulierung.

In größeren Osteoblastomen kann man Abschnitte finden, die kein Osteoid enthalten und wegen des Gefäßreichtums und der großen Zahlen von osteoklastären Riesenzellen sowie Einblutungen Ähnlichkeit mit einem Riesenzelltumor, einer aneurysmatischen Knochenzyste oder einem teleangiektatischen Osteosarkom aufweisen. (Angervall et al. 1999)

Nekrosen fehlen beim Osteoblastom fast immer, sind sie vorhanden, dann nur in sehr kleinen infarktartigen Arealen.

Eine *sekundäre aneurysmatische Knochenzyste* wird in 10–20% der Fälle in Osteoblastomen gefunden.

Histologische Differentialdiagnose

Die Abgrenzung des Osteoblastoms gegenüber dem Osteoidosteom gelingt praktisch immer ohne Schwierigkeiten, wenn man neben der Histologie die Makroskopie, den Röntgenbefund und die Klinik berücksichtigt. Wie beim Osteoidosteom erwähnt, gibt es aber selten einen Tumor, bei dem der Zuordnung zu der einen oder anderen Entität etwas Willkürliches anhaftet.

Auch die Abgrenzung gegenüber einem Riesenzelltumor ist meistens nur dann histologisch ein Problem, wenn die Biopsie beschränktes Gewebe liefert und es sich um Tumoren der Wirbelsäule handelt. Riesenzelltumoren können bekanntermaßen herdförmig reichlich Osteoidbildung zeigen und sind ebenso stark vaskularisiert. Auch das Altersspektrum der Patienten zeigt eine breite Überlappung. Hilfreich ist die Beurteilung der Osteoblasten und der Knochenbälkchen, die beim Osteoblastom zusammenhängender und prominenter vorliegen. An den großen Röhrenknochen ist die Differentialdiagnose weniger problematisch, da die Biopsien meistens größer ausfallen und Osteoblastome meta-diaphysär liegen, während Riesenzelltumoren meta-epiphysär auftreten. In seltenen Fällen sind die sekundären aneurysmatischen Knochenzysten im Osteoblastom so groß, dass diese sowohl klinisch-radiologisch als auch histologisch als primäre aneurysmatische Knochenzysten erscheinen und das Osteoblastom nur in kleinsten Herden nachweisbar ist (s. Abb. 6.37).

Die wesentliche Differentialdiagnose des Osteoblastoms ist das Osteosarkom. Hochdifferenzierte medulläre Osteosarkome können Areale aufweisen, die histologisch nicht von denen eines Osteoblastoms zu unterscheiden sind (osteoblastomähnliches Osteosarkom; Dorfman u. Weiss 1984; Bertoni et al. 1985). Wichtig für die richtige Einordnung bei Fehlen von zellulärer Anaplasie und Differenzierungen in Knorpel oder Chondroosteoid (s. oben) ist der Nachweis des invasiven, destruierenden Wachstums beim Osteosarkom, mit Einschluss von ortsständigem Knochen im Tumor (s. unten), Durchbruch des Periostes und das Vorliegen größerer Nekrosezonen. Auch wird die Lokalisation des Tumors in kleinen Knochen oder im Wirbelbogen in der Differentialdiagnose in solchen Fällen ein Argument für ein Osteoblastom sein. Dennoch kann es in seltenen Fällen bei Unsicherheiten in der Abgrenzung dieser beiden Entitäten bleiben (s. dazu nächstes Kapitel). Auch kann bei einer Fehlbiopsie, z. B. aus einem Codmann-Dreieck, eine reaktive periostale Knochenneubildung ähnliche Bilder wie ein Osteoblastom ergeben und kann so den von der Klinik zu wenig informierten Pathologen in die Irre führen.

An den langen Röhrenknochen ist die unterschiedliche Lokalisation hilfreich, da das Osteosarkom typischerweise metaphysär liegt und das Osteoblastom eher meta-/diaphysär. Die Berücksichtigung des Röntgenbefundes schützt auch hier den Pathologen vor der vorschnellen Diagnose eines Osteoblastoms.

Histologisch wichtige Kriterien in der Differentialdiagnose sind die scharfe Begrenzung des Osteoblastoms und die Zellanaplasie. Zwar können Randunschärfen gegenüber dem tumortragenden Knochen auch beim Osteoblastom vorliegen – insbesondere beim multizentrischen Tumorwachstum –, jedoch ist beim Nachweis von Einschlüssen ortsständiger Spongiosa in den Tumor das Osteosarkom sehr wahrscheinlich. Auch rasenförmig wachsende Osteoblasten sowie eine fibröse spindelzellige Verdichtung des Stromas mit wenig Kapillaren oder sinusoidalen Blutgefäßen sind ebenso verdächtig auf ein Osteosarkom wie atypische Mitosen.

Periostläsionen mit Knochenbildung, die meist reaktiv aufgrund eines Traumas auftreten, das aber dem Patienten nicht mehr bewusst sein muss, können histologisch ähnliche Bilder wie ein Osteoblastom hervorrufen. Auch hier schützt die Berücksichtigung des Röntgenbefundes vor Irrtümern (zum aggressiven Osteoblastom s. S. 154 ff.).

Schließlich ist in seltenen Fällen auch ein Hämangiom in der Differentialdiagnose schwierig. Bekanntlich kommen Hämangiome häufig im Wirbel vor und haben manchmal eine ähnliche Lokalisation wie das Osteoblastom. In der Regel sind sie histologisch einfach zu erkennen. Manche gehen jedoch mit einer Sklerose und mit einer extensiven Bildung von Osteoid und Geflechtknochen einher. Entscheidend ist, dass man an diese Differentialdiagnose denkt. Bei genauer Betrachtung der Gefäße findet man in solchen Fällen eine Prominenz des Endothels in den Gefäßspalten, die beim Osteoblastom nicht ausgebildet ist. Bei solchen Tumoren kann es auch zu einer systemischen hypophosphatämischen Rachitis kommen, deren Mechanismus man nicht kennt (Mirra 1980).

Genetik

In der Diagnostik können konventianelle und molekulare genetische Untersuchungen hilfreich in der Differenzialdiagnose zum Osteosarkom sein (Grace et al. 1993).

Häufigkeit

Das benigne Osteoblastom kommt deutlich seltener als das Osteoidosteom vor, es ist mit etwa 1% aller Knochentumoren und 3% aller benignen Knochentumoren als seltene Tumorentität einzustufen.

Lokalisation

Etwa 26–30% aller Osteoblastome sind an der Wirbelsäule anzutreffen (Abb. 6.32). An allen benignen Tumoren der Wirbelsäule hat das Osteoblastom einen Anteil von etwa 18% (!), an allen Tumoren der Wirbelsäule (ausgenommen Plasmozytom, malignes Lymphom und Chordom) von etwa 10%. In der Übersicht von McLeod et al. (1976) fanden sich von 39 Osteoblastomen der Wirbelsäule 9 im Hals-, 11 im Brust- und 13 im Lendenbereich, 6 waren im Sakrum lokalisiert. Nur bei ca. 14% der Fälle war ausschließlich der Wirbelkörper beteiligt. Bei ca. 25% fanden sich Wirbelkörper und dorsale Anhangsgebilde befallen und bei 61% beschränkte sich der Tumor nur auf die dorsalen Anhangsgebilde. In einem Fall (56-jähriger Mann) waren 2 benachbarte Wirbel beteiligt. Jenin et al. (1981) fanden eine Beteiligung von mehr als einem Element des knöchernen Spinalkanals in 25% der Fälle, eine Beteiligung der dorsalen Anhangsgebilde *und* des Wirbelkörpers in 11%.

In ungefähr 10% aller Fälle kommen Osteoblastome je im Femur und in der Tibia, in ca. 12% am Schädel (Kalotte, Ober-/Unterkiefer) vor, während alle anderen Lokalisationen bis auf den Humerus (ca. 6%) und das Sakrum (ca. 10%) deutlich seltener sind. Grundsätzlich kann der Tumor in jedem Knochen auftreten, in manchen Statistiken wird auch von einer gewissen Prädilektion des Hand- und Fußskeletts oder der Kiefer berichtet. Über 7 Fälle eines Osteoblastoms am Talus berichten Capanna et al. (1986; s. auch S. 126 und Abb. 6.44). Im Krankengut von Kroon und Schurmans (1990) mit 98 Osteoblastomen

6.1 · Gutartige Tumoren

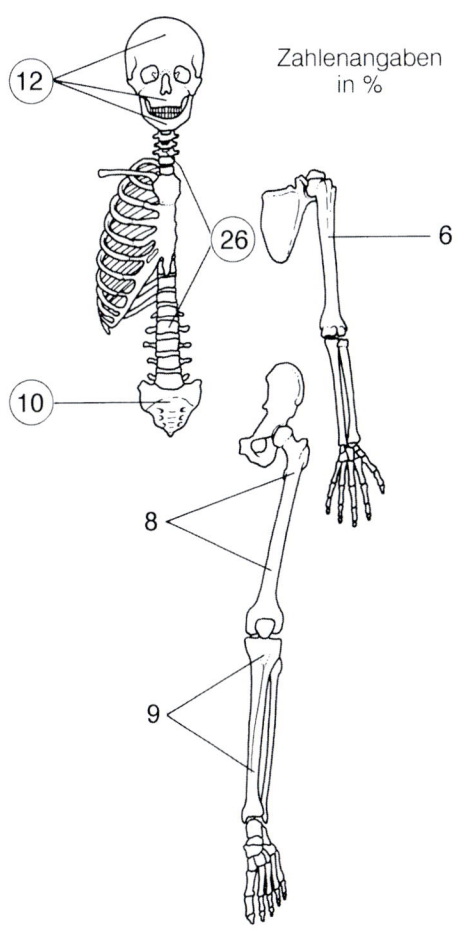

Abb. 6.32. Zur Lokalisation von 110 benignen Osteoblastomen aus den Statistiken von Dahlin (1978) und Schajowicz (1994). Erfasst sind nur die wesentlichen Lokalisationen, die restlichen 29% sind auf das übrige Skelett verteilt (Ulna 2, Radius 2, Hand 5, Fibula 5, Fuß 5, Schambein 4, Ilium 5, Rippen 4 Fälle, Skapula und Patella je 1 Fall)

fanden sich im Hand- und Fußskelett 26% der Fälle, wovon 62% allein im Talus lokalisiert waren.

Im Übrigen deckt sich aber die lokalisatorische Verteilung in dieser Statistik weitgehend mit den oben gemachten statistischen Angaben (33% an der Wirbelsäule, 26% in langen Röhrenknochen etc.) und mit der lokalisatorischen Verteilung im eigenen radiologischen Krankengut mit 25 Fällen.

Alters- und Geschlechtsprädilektion

Der größte Teil der Osteoblastome wird in der 2. Lebensdekade entdeckt (ca. 50%). Es folgen die 3. Lebensdekade (ca. 30%) und die 1. mit etwa 15% (◘ Abb. 6.33). Fast 90% aller Patienten sind jünger als 30 Jahre. Der jüngste Patient in der Statistik von Kroon und Schurmans (1990) war 3 Jahre alt. In den Arbeiten von McLeod et al. (1976), Dahlin (1978), Schajowicz (1994) und Kroon u. Schurmanns (1990) wird das Osteoblastom als Knochentumor mit deutlicher Androtropie dargestellt.

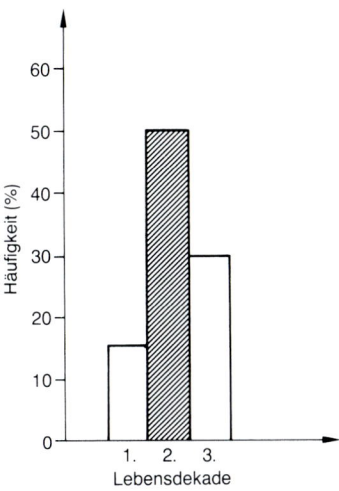

Abb. 6.33. Zur Altersverteilung des Osteoblastoms. In der 4., 5. und 6. Lebensdekade wird das Osteoblastom mit fallender Häufigkeit (ca. 5–6%, ca. 3% und ca. 2%) beobachtet

Klinische Symptomatik

Die klinische Symptomatik ähnelt der des Osteoidosteoms, der lokale Schmerz ist aber im Allgemeinen von wesentlich geringerer Intensität. Auch die Anamnesedauer ist kürzer als beim Osteoidosteom und beträgt im Mittel 6 Monate (Minimum eine Woche, Maximum 72 Monate; Kroon u. Schurmans 1990). An Knochenabschnitten, die der Palpation zugänglich sind (z. B. Fußskelett, Röhrenknochen), lassen sich häufig eine Schwellung und eine Funktionseinschränkung feststellen.

An der Wirbelsäule besteht die Symptomatik ähnlich wie an den Extremitäten aus mehr oder weniger lokalisierbaren Schmerzen, hinzu kommt eine schmerzhafte Skoliose. Objektive neurologische Symptome (Defizite) wurden von McLeod et al. (1976) in 26% der Fälle und von Kroon und Schurmans (1990) in 38% konstatiert. In einigen Fällen mit Osteoblastom wird über eine günstige Beeinflussung der Schmerzsymptomatik durch Acetylsalizylsäure berichtet.

Wenn ein Osteoblastom mit einer systemischen klinischen Symptomatik (z. B. Fieber, Appetitlosigkeit, Übelkeit und Brechreiz, Gewichtsabnahme, regionale Lymphknotenvergrößerung) einhergeht, dann spricht man von einem *toxischen Osteoblastom*. Bei den bisher publizierten Fällen hat es sich um Kinder gehandelt (4,5–7 Jahre); die sehr großen Tumoren gingen mit erheblichen Periostreaktionen – nicht nur am befallenen Knochen – einher (Mirra et al. 1979; Dale et al. 2001; Theologis et al. 2007). Man nimmt an, dass diese seltenen Tumoren ein „Toxin" bilden, das eine Immunreaktion mit Periostitis und perifokalem Ödem, mit einer regionalen Lymphknotenschwellung und den oben beschriebenen sytemischen Symptomen auslöst. Möglicherweise hängt die Toxinbildung auch mit einer extremen Hypervaskularisation zusammen, die im Fall von Mirra et al. (1979) in ein arteriovenöses Shunting und eine hyperdynamische Zirkulation einmündete. Das „Toxin" könnte dann

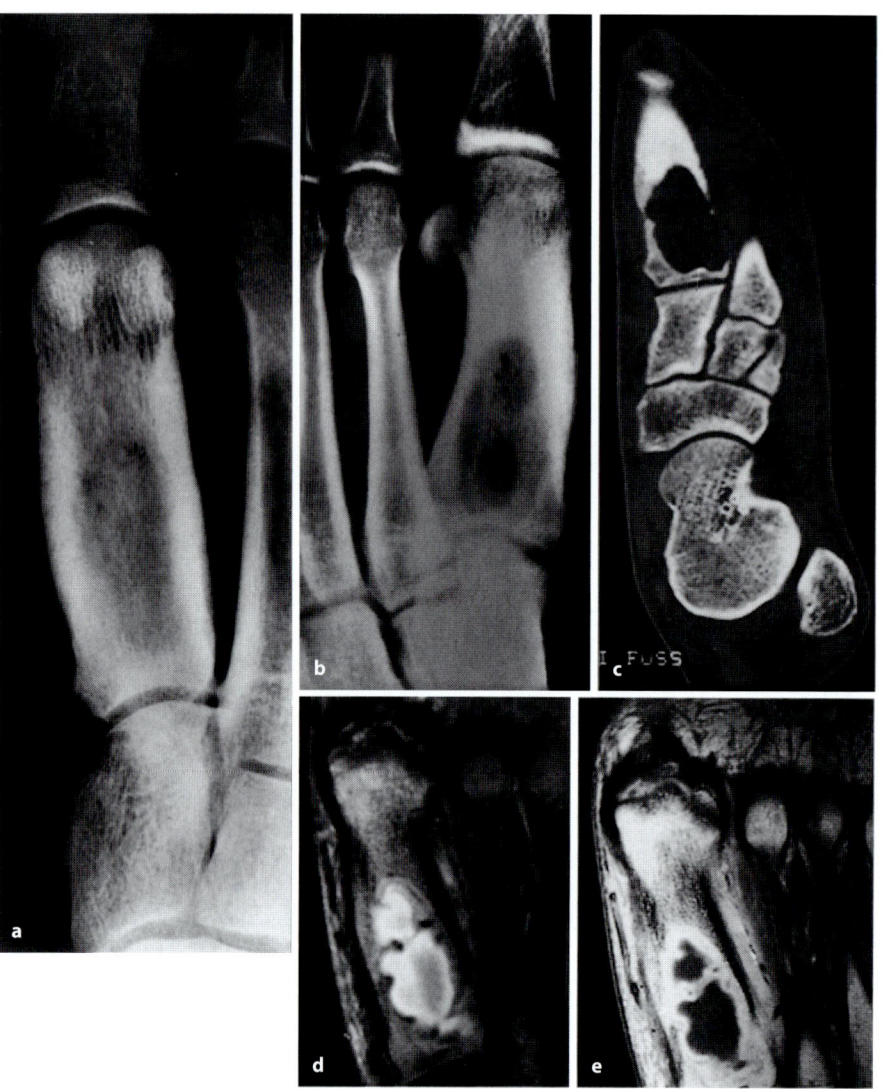

Abb. 6.34 a–e. Differentialdiagnose von Osteoblastom und Osteomyelitis. **a** Osteoblastom im Os metatarsale I. Der Knochen ist volumenvermehrt, bedingt durch reaktive Knochenneubildung. Im Zentrum des Schaftes sieht man eine relativ grobe Aufhellung, in der wiederum unscharf begrenzte Ossifikationen zu sehen sind, die Tumormatrixverknöcherungen entsprechen. Durch die Verknöcherungsvorgänge lässt sich der eigentliche Tumor nicht korrekt abgrenzen, deshalb ist auch eine Lodwick-Klassifikation nicht möglich. **b–e** Zur Differentialdiagnose eine plasmazelluläre Osteomyelitis bei einem 17-jährigen Mann. Vom Röntgenbild her war eine Differentialdiagnose kaum möglich. Das CT zeigt lediglich einen unspezifischen großen Knochendefekt. In der MRT demarkiert sich sehr eindrucksvoll ein kapselartig aufgebautes entzündliches Granulationsgewebe, in dem sich zentral Flüssigkeit findet. Die Flüssigkeit bildet auch einen Spiegel (**d**). Das MRT-Bild ist allerdings nicht spezifisch für einen entzündlichen Prozess, denn die in **d** und **e** dargestellten Phänomene könnten auch zu einem Osteoblastom mit sekundärer aneurysmatischer Knochenzyste passen

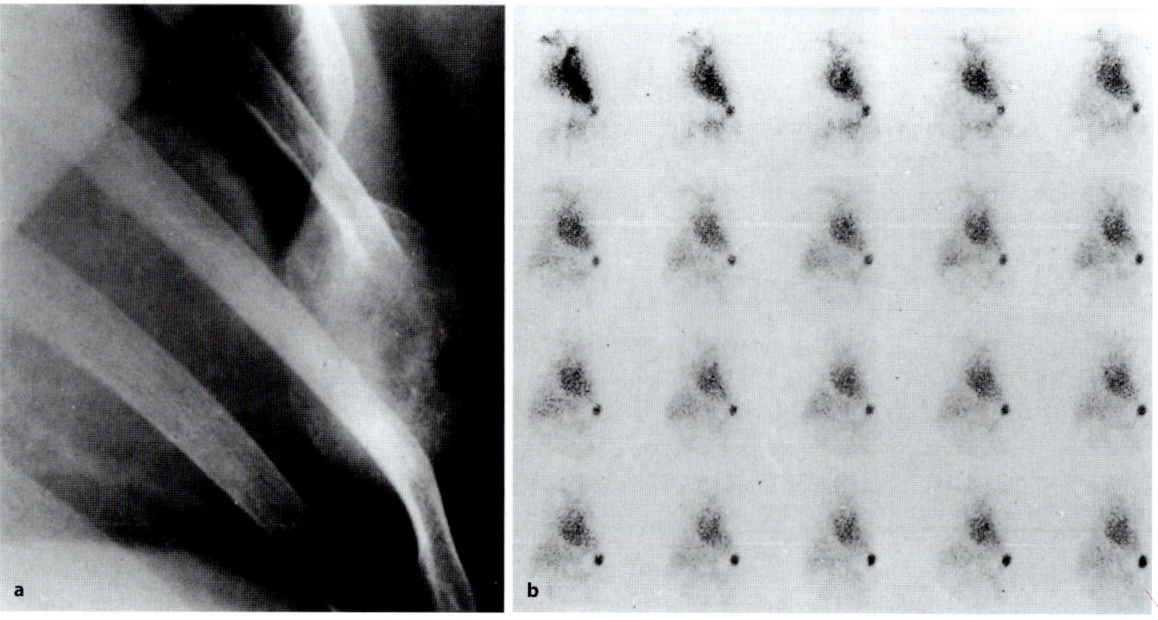

Abb. 6.35 a–c (*Text s. S. 147*)

6.1 · Gutartige Tumoren

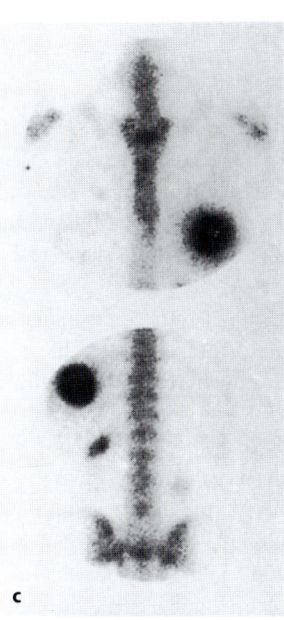

◀ ◘ **Abb. 6.35 a–c.** Osteoblastom an der 7. Rippe links vorn bei einer 29-jährigen Frau. Klinisch ergab sich in diesem Bereich ein schmerzhafter Tastbefund. Im 3-Phasen-Szintigramm sieht man sehr eindrucksvoll die extreme Hyperperfusion in der Früh-, Mittel- und Spätphase der Untersuchung, was einen hochvaskularisierten Prozess mit hohem örtlichem Knochenstoffwechsel beweist. Fügt man nun das Symptom der hohen Perfusion mit der im Röntgenbild (a) zu sehenden osteosklerotischen Läsion zusammen, dann dürfte es nicht schwerfallen, die gesamte Läsion als ein Osteoblastom mit starker Knochenneubildung aufzufassen. Für ein Osteosarkom war der Tumor zu gut abgegrenzt. Histologisch wurde der Prozess anderweitig zunächst als ossifizierendes Fibrom angesprochen. Dazu passt absolut nicht die starke Perfusion

▾ ◘ **Abb. 6.36 a–g.** Verschiedene Osteoblastome am Gliedmaßenskelett. In **a** Osteoblastom im Radiusschaft mit grober Kompaktadestruktion. Der Tumor wölbt sich in Richtung Ulna vor und ist von einer zarten Periostschale, die bis an die Ulna reicht, umgeben (Destruktionstyp Lodwick-Grad IC). Die Periostschale spricht sehr für eine AKZ. Angiographisch fand sich der Tumor – wie fast alle Osteoblastome – stark vaskularisiert. Makroskopisch fand sich überwiegend eine sekundäre *aneurysmatische Knochenzyste*, nur im proximalen Tumorbereich ließen sich Osteoblastomanteile nachweisen (22-jährige Patientin). In **b–e** ungewöhnliches und aggressives Osteoblastom (s. auch S. 154 ff.) subchondral im medialen Femurkondylus. Mäßige Schmerzsymptomatik. Die subchondrale Grenzlamelle ist türflügelartig eingebrochen, der darüber gelegene Knorpel war allerdings intakt, wie eine präoperative CT-Arthrographie zeigte. Histologisch Borderline-Fall zu einem niedrig malignen (hochdifferenzierten) Osteosarkom. 5 Jahre nach Auskürrettage mit anschließender Spongiosaauffüllung rezidivfrei. Keine neoadjuvante Chemotherapie (*Forts. S. 148*)

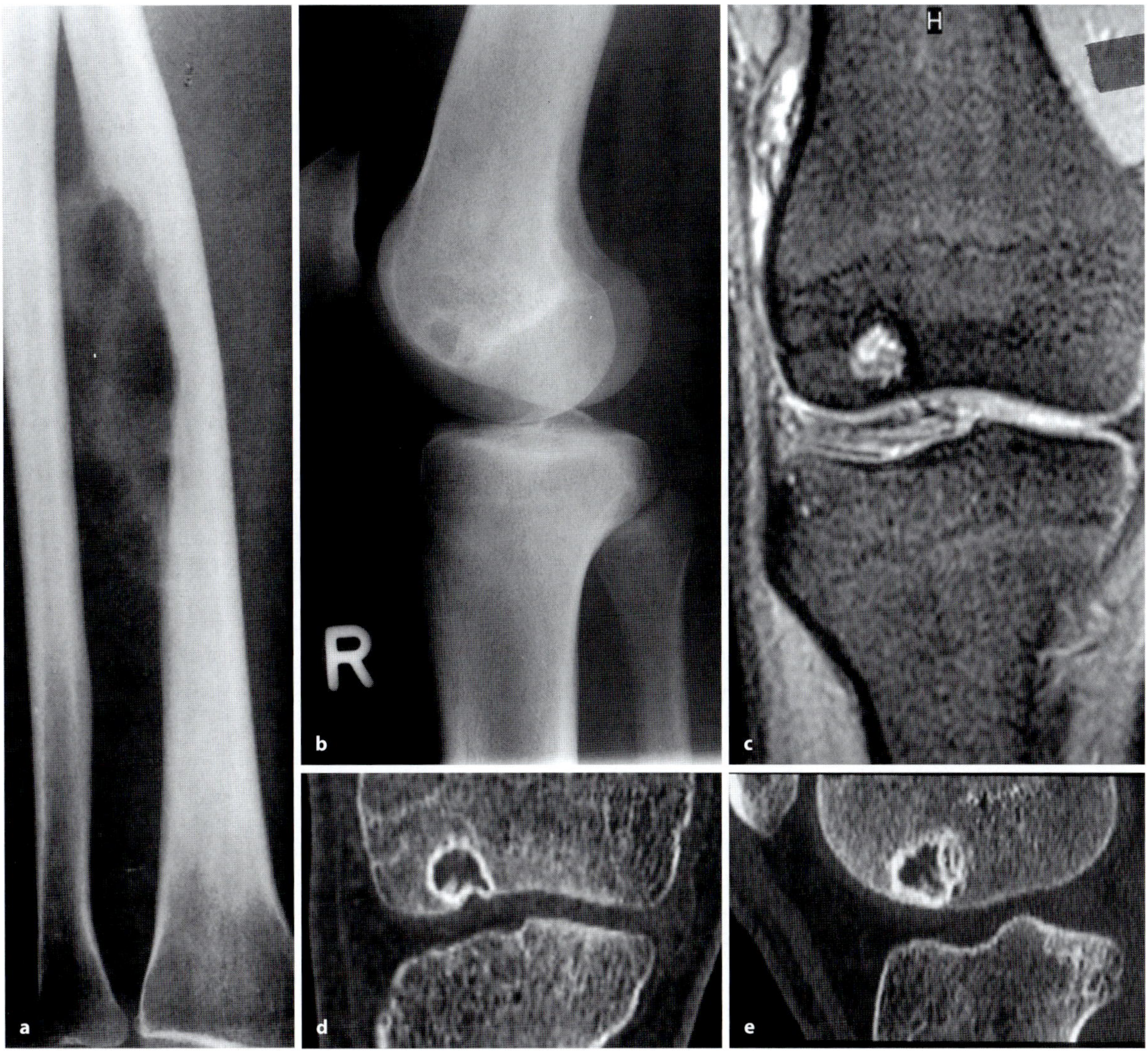

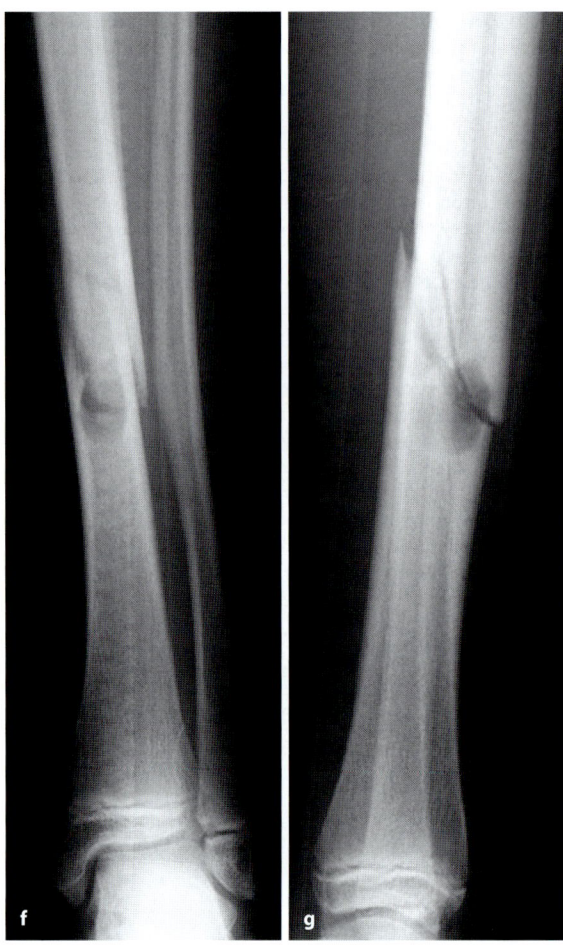

Abb. 6.36 (*Forts.*) In **f, g** ungewöhnliches Osteoblastom in der linken Tibiadiaphyse mit Spontanfraktur. Durch die Spontafraktur ist das Lodwick-Grading nur eingeschränkt anwendbar, wir würden die Läsion als IA einstufen. Unter der Diagnose einer einfachen Knochenzyste wurde auswärts der Befund auskürretiert, der Follow-up über 2 Jahre zeigte kein Rezidiv

einem Wachstumsfaktor entsprechen, der die Tumorvaskularisation triggert, die wiederum die Periostreaktion unterhält oder gar auslöst. Histologisch sind den toxischen Osteoblastomen plumpe epitheloide Osteoblasten gleich, die mit Osteoidbildung und Bindegewebsknochenbildung einhergehen und keine Hinweise auf Malignität zeigen. In den umgebenden Weichteilen fand sich neben einer Ödematisierung eine prominente chronische Entzündungsreaktion. Das Problem des toxischen Osteoblastoms liegt in der Verwechslungsmöglichkeit mit einem entzündlichen (osteomyelitischen) Prozess, aber auch mit einem Osteosarkom oder einem anderen Knochentumor, der mit sytemischen Symptomen einhergehen kann, wie z. B. das Ewing-Sarkom.

Radiologie

An den *Röhrenknochen* (Abb. 6.34, 6.36, 6.37) kann der Tumor wie das Osteoidosteom medullär, kortikal oder subperiostal (dia-/meta-, selten epiphysär) liegen. In der Regel verursacht er eine Osteolyse, die je nach Aggressivität des Prozesses mehr oder weniger scharf begrenzt ist. Bei medullärer und kortikaler Lage kann jegliche Umgebungssklerose fehlen, nur in ca. 20% der Fälle ist sie stärker ausgeprägt. Es dominieren die Lodwick-Grade IB–IC, in weniger als 10% wird ein Lodwick-Grad II beobachtet. In mehr als der Hälfte der Fälle kommen Matrixossifikationen vor.

Wenn der Nidus stärker ossifiziert, dann stellt sich die Osteolyse gelegentlich nicht zusammenhängend, sondern „gekammert" bzw. bi- oder multizentrisch dar. Der befallene Knochen kann deutlich aufgetrieben sein. In diesen Fällen muss man mit dem gleichzeitigen Vorliegen einer sekundären aneurysmatischen Knochenzyste rechnen, die dann durchaus die Röntgensymptomatik beherrschen kann (Abb. 6.36 a). Bei subperiostaler Lage entwickelt sich häufig ein schüsselförmiger Kompaktadefekt, nach außen hin von einer zusammenhängenden periostalen Schale umgeben.

Benigne Osteoblastome im Talus (s. Abb. 6.44) präsentieren sich als blasenförmiges Gebilde auf der Oberfläche, begleitet von einer Osteoporose (Kroon u. Schurmans 1990). An Hand- und Fußskelett (Abb. 6.34) ergeben sich häufig Ähnlichkeiten mit entzündlichen Prozessen, auch mit aneurysmatischen Knochenzysten und Riesenzelltumoren. Benigne Osteoblastome in bindegewebig präformierten Knochen (Abb. 6.35, 6.43) gehen wie im übrigen Skelett mit Osteolysen und einer zumeist das Bild beherrschenden Sklerose einher. An der Schädelkalotte kann ein rundlicher Defekt mit zentraler Mineralisation imponieren.

Die *Röntgensymptomatik des Osteoblastoms mit Sitz an der Wirbelsäule* (Abb. 6.37–6.40) wurde von McLeod et al. (1976) ausführlich untersucht. In dieser Studie reicht die Tumorausdehnung von 1,4–10 cm (im Mittel 3,4 cm). In 68% der Fälle waren die Tumorgrenzen scharf, in 23% unscharf. In den restlichen Fällen konnte die Tumorbegrenzung wegen überlagernder Sklerose nicht exakt beurteilt werden. Der angrenzende Knochen war in 56% aller Fälle unauffällig und ohne reaktive Sklerose, während sich bei 22% eine erhebliche umgebende Sklerose und bei den restlichen 22% nur ein umgebender Sklerosesaum beobachten ließen. In 48% war das Tumorinnere ossifiziert, in 52% lag eine einfache Osteolyse vor. Bei 2 Tumoren fand sich ein zentral lokalisierter dicht verknöcherter Nidus.

Die Auftreibung des Knochens ist beim Osteoblastom an der Wirbelsäule ein wichtiges Röntgensymptom (Abb. 6.37–6.40). So fanden McLeod et al. (1976) in 78% der Fälle Auftreibungen des befallenen Knochenabschnittes an

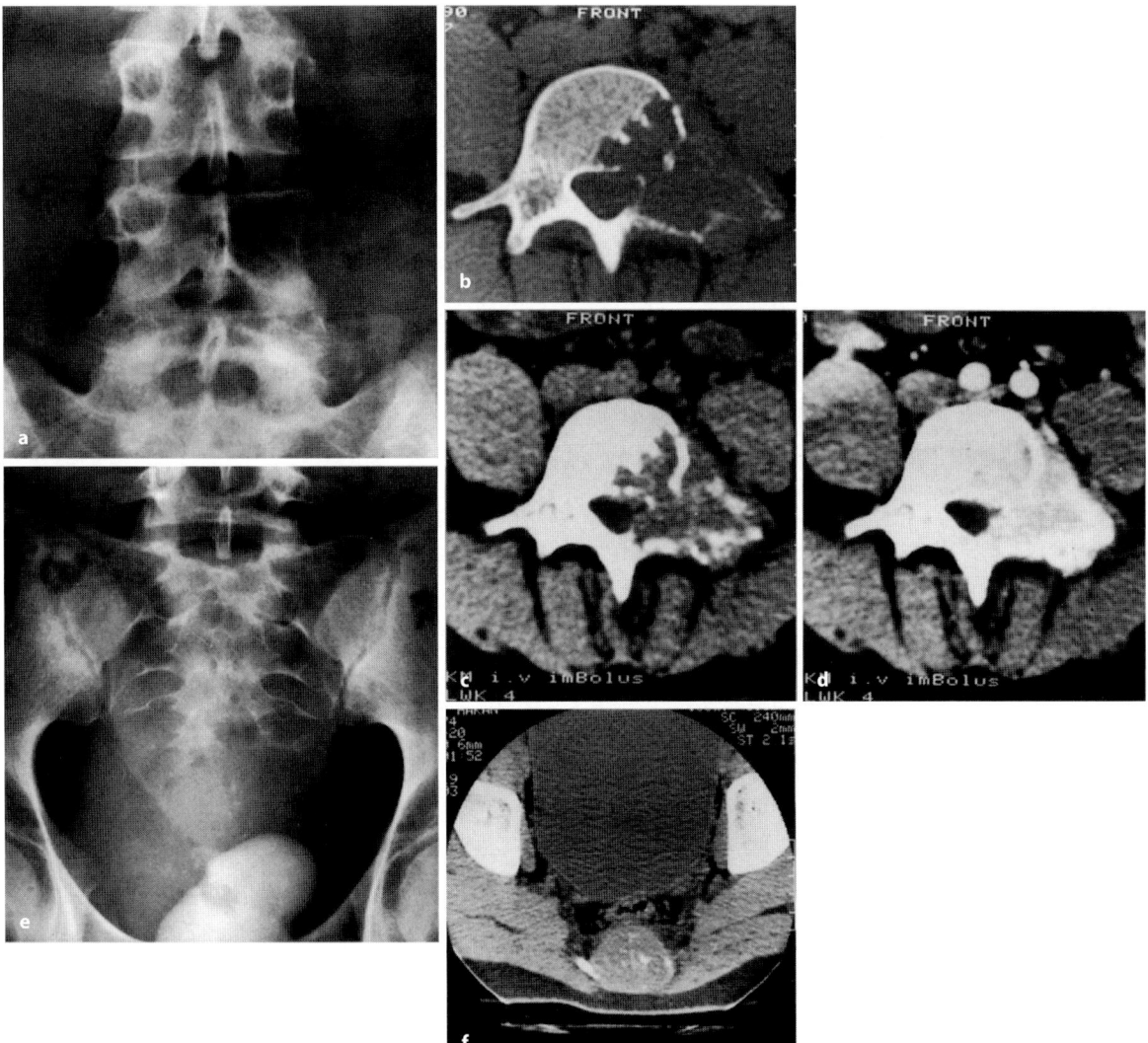

Abb. 6.37 a–f. Osteoblastome an der Wirbelsäule und im Sakrum
a–d Osteoblastom in den linken Partien von L4 bei einer 25-jährigen Frau mit starken Schmerzen tief lumbal. Im Übersichtsbild (**a**) sieht man eine grobe Strukturauslöschung in den linken Abschnitten von L4 unter Erfassung der Bogenwurzel und des linken Querfortsatzes. Im CT (Darstellung im Knochenfenster in **b**) kommt die Ausdehnung des Prozesses im Knochen deutlicher zur Darstellung. Beachte, dass noch eine feine verkalkte Periostschale erhalten ist. **c** Darstellung im Weichteilfenster vor Kontrastmittelgabe und in **d** nach bolusartiger Kontrastmittelapplikation. Beachte die massive Kontrastmittelanfärbung, die praktisch so dicht wie die in der Aorta ist. Auf den späteren Bildern hatte die Kontrastmittelakkumulation noch mehr zugenommen. Dies beweist die hohe Vaskularisation des Prozesses. Nimmt man nun Alter, Lokalisation und Kontrastmittelverhalten als Leitsymptome, dann kann man vor PE mit größter Wahrscheinlichkeit von einem Osteoblastom ausgehen. **e, f** Osteoblastom im Os sacrum. 17-jähriger Junge mit Schmerzen im Os sacrum. Transrektal war dort ein derber Tumor tastbar. Die Strukturen sind in den distalen Partien des Os sacrum vollständig ausgelöscht, im CT sieht man eine Masse, in der sich Kalzifikationen finden. Der Tumor war hoch vaskularisiert und wurde von uns präoperativ embolisiert. Makroskopischer Befund s. Abb. 6.31 a

der Wirbelsäule, die in 30% gering, in 43% mäßig und in 26% massiv ausgeprägt waren. Eine eindeutige Zerstörung der Kompakta war nur in 22% der Fälle nachweisbar. Bei den restlichen Fällen war die Kompakta intakt. 30% der Fälle hatten eine Skoliose. *Wenn man subsumiert, so dominiert beim Osteoblastom an der Wirbelsäule eine scharf begrenzte Osteolyse mit Auftreibung des befallenen Knochenabschnitts.* Die Läsion ist in weniger als der Hälfte der Fälle von einem Sklerosesaum umgeben. In fast der Hälfte der Fälle kann es in dem tumorbedingten Defekt zu Ossifikationen kommen (Abb. 6.37–6.40).

Die meisten von uns beobachteten Osteoblastome waren mehr oder weniger, aber in jedem Fall hypervaskularisiert, ein Befund, der sich allein schon durch die Histologie erklärt. Das drückt sich in der Mehrphasenszintigraphie mit einer starken Mehrbelegung in allen Phasen aus (Abb. 6.35), in der Angiographie in einer massiven Hypervaskularisation, was man prächirurgisch

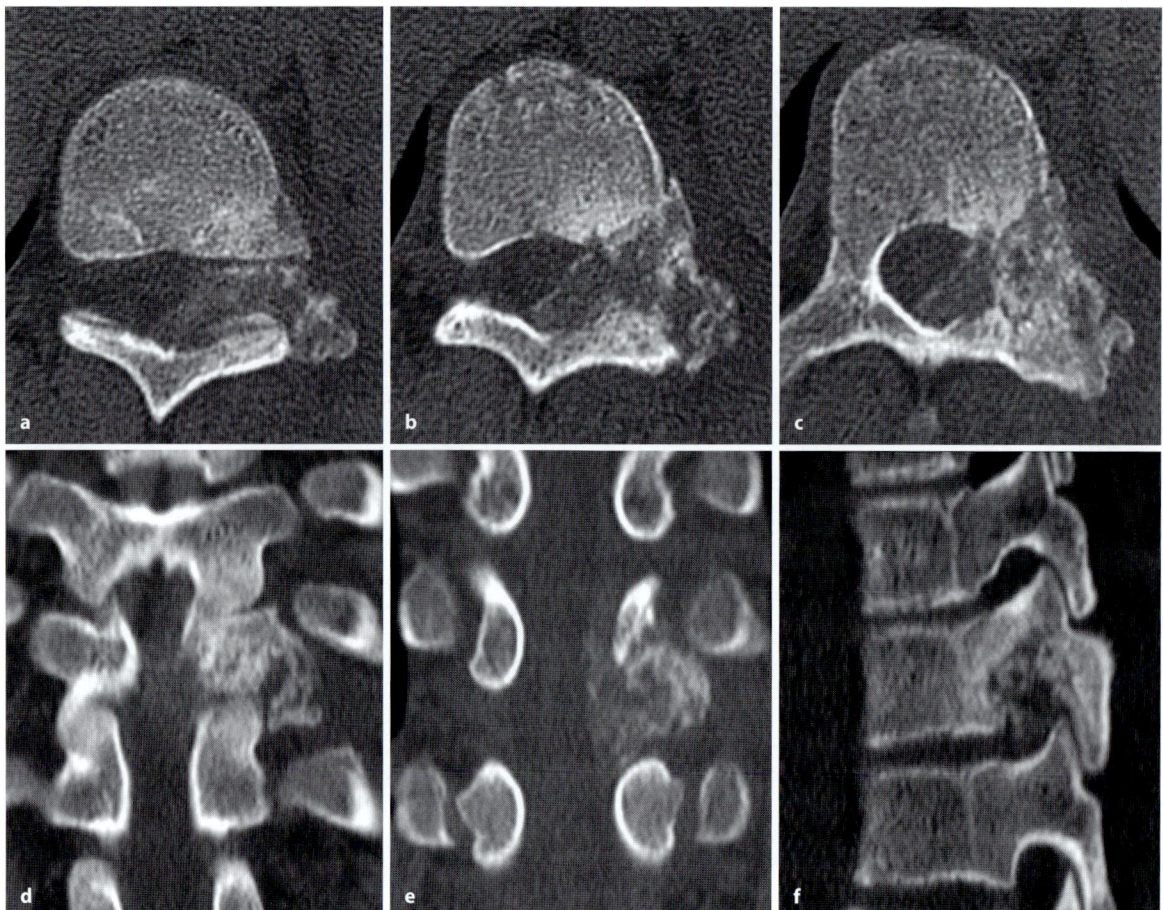

Abb. 6.38 a–f. Osteoblastom in D10, offensichtlich vom linken Bogenwurzel-Querfortsatzbereich ausgehend. 14-jähriger Junge mit mäßiger Schmerzsymptomatik, aber beginnenden neurologischen Defiziten. Die Tumormasse ist überwiegend verknöchert, sie besetzt den linken Nervenaustrittskanal und die linke Hälfte des Spinalkanals

mit einer Embolisation nutzen kann (Abb. 6.43, 6.44). Wenn sich nach Kontrastmittelgabe (dynamische CT/MRT) ein massives Enhancement findet (Abb. 6.37–6.39), so kann man das als ziemlich charakteristisch für das Osteoblastom betrachten.

Die radiologische Darstellungsmethode der Wahl ist nach Übersichtsaufnahmen, insbesondere bei Becken- und Wirbelsäulenmanifestationen, die CT, denn es gilt, evtl. vorhandene Matrixossifikationen und die verkalkte Periostschale darzustellen, die u. a. typisch für das Osteoblastom sind.

Die MRT liefert eher unspezifische Befunde, die sich von denen bei anderen Tumorentitäten nicht unterscheiden (Kroon u. Schurmans 1990). In der Dreiphasenszintigraphie ergeben sich ähnliche Bilder wie beim Osteoidosteom.

Das *periostale Osteoblastom* ist eine Rarität, die Zahl der bisher veröffentlichten Fälle liegt unter 55 (Nakatani et al. 2004; Mortazavi et al. 2007). Klinik und biologische Daten der Patienten unterscheiden sich nicht wesentlich vom medullären Osteoblastom. Prädilektionsorte scheinen Femur, Humerus und Tibia zu sein. Grundsätzlich kann der Tumor aber in jedem Knochen auftreten. Die Radiologie ist unspezifisch mit einer lokal exzentrisch arrodierten oder zerstörten Kortikalis und einer juxtakortikal entwickelten irregulären Verknöcherung, die auch blasig anmuten kann. In der MRT finden sich die nichtverknöcherten Anteile in T2-gewichteten Aufnahmen signalintensiv. Im Gegensatz zu einer reaktiven Verknöcherung z. B. bei einer Enthesitis sieht man den Läsionen ihr geschwulstmäßiges Wachstum – mit Bildung eines Epizentrums – an.

Die wesentliche radiologische und histologische Differentialdiagnose ist das juxtakortikale (periostale und parossale) Osteosarkom.

Allgemeine Differentialdiagnose

Da das benigne Osteoblastom in sehr verschiedenen Varianten auftreten kann, gestaltet sich seine Differentialdiagnose zuweilen recht schwierig. Sind die Tumoren am

6.1 · Gutartige Tumoren

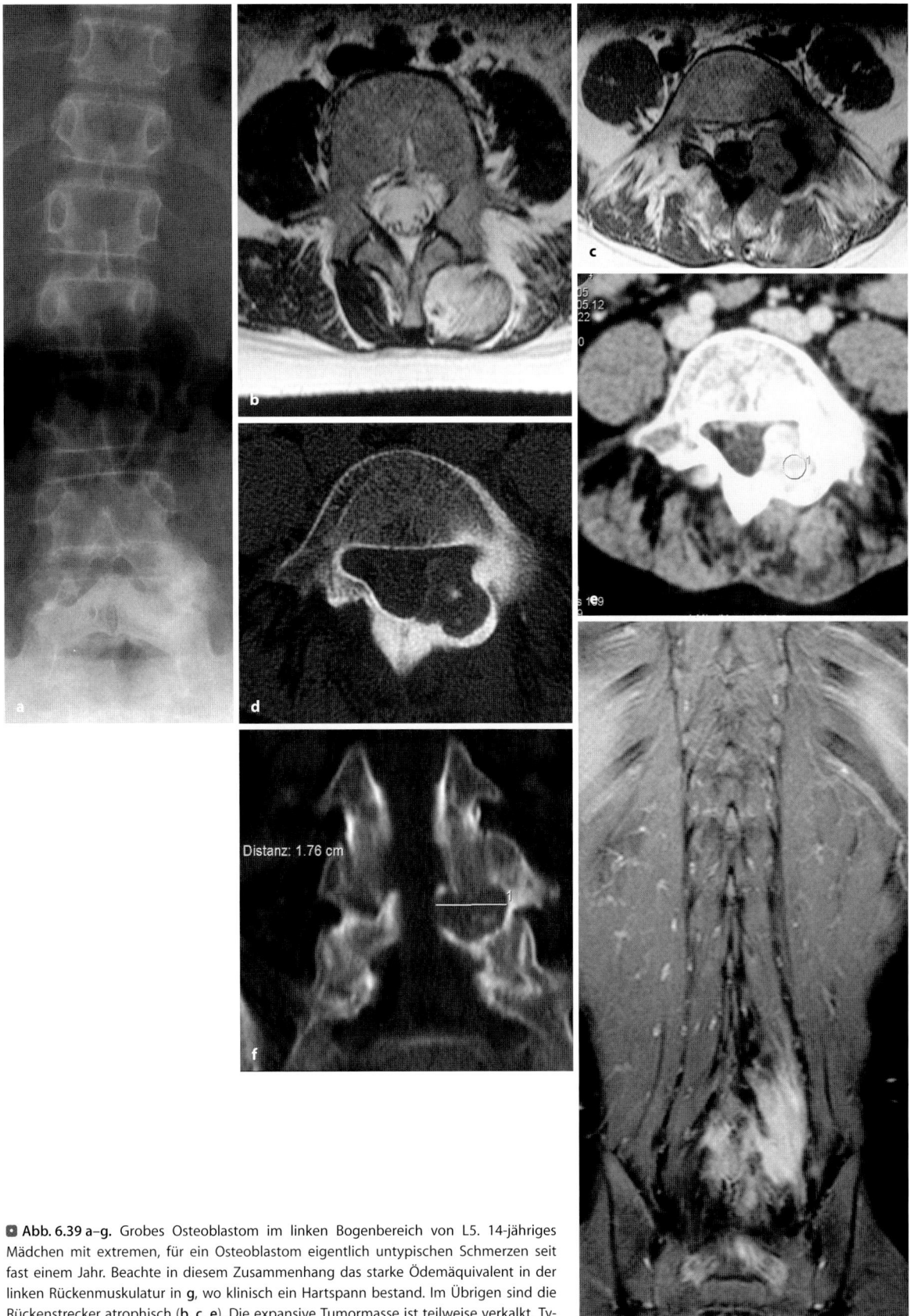

Abb. 6.39 a–g. Grobes Osteoblastom im linken Bogenbereich von L5. 14-jähriges Mädchen mit extremen, für ein Osteoblastom eigentlich untypischen Schmerzen seit fast einem Jahr. Beachte in diesem Zusammenhang das starke Ödemäquivalent in der linken Rückenmuskulatur in **g**, wo klinisch ein Hartspann bestand. Im Übrigen sind die Rückenstrecker atrophisch (**b, c, e**). Die expansive Tumormasse ist teilweise verkalkt. Typisch für das Osteoblastom ist auch die extreme Kontrastmittelaufnahme in **e**

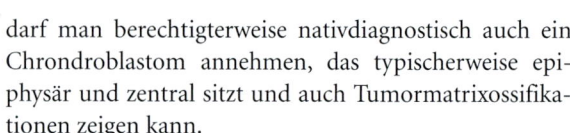

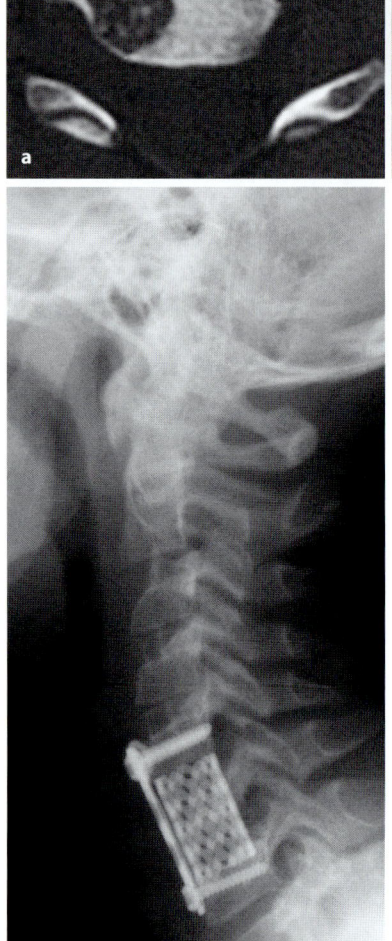

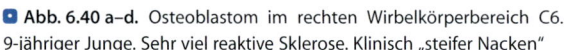

Abb. 6.40 a–d. Osteoblastom im rechten Wirbelkörperbereich C6. 9-jähriger Junge. Sehr viel reaktive Sklerose. Klinisch „steifer Nacken"

Gliedmaßenskelett, an der Thoraxwand und im Becken klein und begrenzt und von einem Sklerosesaum umgeben und überschreitet der Durchmesser der Läsion nicht 5 cm, dann kann mit gewisser Berechtigung nativdiagnostisch durchaus an ein Osteoblastom gedacht werden. Vertreter dieser Gruppe sind in Abb. 6.34 a, 6.35, 6.36f, g, 6.43 dargestellt. Finden sich *jedoch die Tumorränder nicht klar definiert und besteht klinisch eine tastbare Tumormasse, dann ist eine* röntgenologische Unterscheidung von einem Osteosarkom nahezu unmöglich.

Auch bei expansiven Osteoblastomen wie in Abb. 6.36 a denkt man röntgenologisch nicht zuerst an ein Osteoblastom, sondern z. B. an eine aneurysmatische Knochenzyste, die im vorliegenden Fall das Röntgenbild durchaus auch beherrschte. Bei der Läsion in Abb. 6.42 darf man berechtigterweise nativdiagnostisch auch ein Chrondroblastom annehmen, das typischerweise epiphysär und zentral sitzt und auch Tumormatrixossifikationen zeigen kann.

In diesen Fällen und in der Abgrenzung gegenüber Läsionen mit unregelmäßiger Umgebungssklerose oder Tumormatrixossifikationen wie z. B. der chronischen Osteomyelitis (Abb. 6.34) oder dem Brodie-Abszess bzw. dem Osteosarkom, können radiologische Verfahren, mit deren Hilfe man die Perfusion bzw. die Vaskularisation messen kann (Drei-Phasen-Szintigraphie, dynamische MRT oder CT, heute seltener Angiographie) außerordentlich hilfreich sein. Eine starke globale Perfusion des Tumors spricht immer für ein Osteoblastom. In der Angiographie zeigt sich beim Osteoblastom nahezu ausschließlich ein hochvaskularisiertes Bild, das aber nie anarchisch ist, wie z. B. beim Osteosarkom. Entzündliche Veränderungen, wie der Brodie-Abszess weisen höchstens eine leicht erhöhte Perfusion, insbesondere in der Peripherie bzw. eine leichte Umgebungshypervaskularisation auf; die eigentliche Lysezone, die einer Abszesshöhle entspricht, ist in den meisten Fällen kaum vaskularisiert. Der differentialdiagnostische Stellenwert der Angiographie bei Osteoblastomen wird durch die Fälle in Abb. 6.42–6.44 eindrucksvoll demonstriert.

Das differentialdiagnostische Spektrum von Osteoblastomen an der *Wirbelsäule* kann ebenfalls außerordentlich weit sein. Sind die Prozesse überwiegend osteolytisch und expansiv wie in Abb. 6.37, so muss man bei einem entsprechenden Patientenalter durchaus an ein Plasmozytom, aber auch an die Metastase eines großzelligen Karzinoms oder an einen Riesenzelltumor denken. Nur wenn der Prozess in den Anhangsgebilden sitzt und aus einem Mischbild aus Osteolyse und Umgebungssklerose bei gleichzeitiger Knochenauftreibung besteht und höher vaskularisiert bzw. perfundiert ist (Abb. 6.37, 6.39), dann ist die Annahme eines Osteoblastoms sehr berechtigt.

In den Fällen, die in Abb. 6.37 bis 6.39 dargestellt sind, ist differentialdiagnostisch durchaus auch an eine fibröse Dysplasie zu denken.

Die wesentliche Differentialdiagnose der seltenen *multilokulären* (in mehreren Knochen auftretenden) und *multifokalen* (in einem Knochen mit mehreren Herden auftretenden) Osteoblastome ist die Angiomatose. Eine Abgrenzung ist nur histologisch und immunhistologisch möglich, neben der Tatsache, dass eine Beteiligung innerer Organe eher für eine Angiomatose spricht (s. S. 625). Wir verfügen über einen Fall mit einer „zystischen" Angiomatose um ein oberes Sprunggelenk (Abb. 10.11 d–f), der radiologisch kaum von dem von Kyriakos et al. (2007) unter dem Begriff „Osteoblastomatosis" veröffentlichten Fall zu unterscheiden ist. Mit dem Begriff „Osteoblastomatose" wollen die Autoren in 2 Fällen mit multilokulären und multifokalen „Osteoblastomen" mit starker osteoblastischer Komponente (Knochenneubildung mit starker Osteoblastenproliferation) auf eine Abgrenzung gegenüber banalen multifokalen und multizentrischen Osteoblastomen hinweisen. In ihren Fällen waren übrigens ausgeprägte konventionell-histologische Ähnlichkeiten mit epitheloiden Hämangioenditheliomen zu beobachten.

Das sehr seltene *osteoblastomähnliche Osteosarkom, das einer Low-grade-Variante des OS entspricht,* ist von der Radiologie her nicht verbindlich von einem reinen Osteoblastom abzugrenzen. Das radiologische Spektrum reicht von rein osteolytischen bis zu massiv matrixbildenden Läsionen. Dieser Tumor scheint eine besondere Prädisposition füt die Tibia und Fibula zu haben (Tani et al. 2000; Abramovici et al. 2002), er ist rezidivfreudig und bedarf mindestens einer weiten Resektion.

Literatur

Abdelwahab IF, Frankel VH, Klein MJ (1986) Aggressive osteoblastoma of the third lumbar vertebra, case report 351. Skeletal Radiol 15: 164

Abramovici L, Kenan S, Hytiroglou P et al. Osteoblastomalike osteosarcoma of the distal tibia. Skeletal Radiol 31: 179

Angervall L, Persson S, Stenman G et al. (1999) Large cell, epithelioid, teleangiectatic osteoblastoma: A unique pseudosarkomatous variant of osteoblastoma. Hum Pathol 30: 1254

Bertoni F, Unni KK, Mc Leod RA et al (1985) Osteosarcoma resembling osteoblastoma. Cancer 55: 416

Bertoni F, Unni KK, Lucas DR et al. (1993) Osteoblastoma with cartilaginous matrix. An unusual morphologic presentation in 18 cases. Am J Surg Pathol 17: 69

Capanna R, Horn JR van, Ayala A et al. (1986) Osteoid osteoma and osteoblastoma of the talus. Skeletal Radiol 15: 360

Case Record 40–1980 (1980) N Engl J Med 303: 866

Dahlin DC (1978) Bone tumors, 3rd edn. Thomas, Springfield

Dahlin DC, Johnson EW Jr (1954) Giant osteoid osteoma. J Bone Joint Surg [Am] 36: 559

Dorfman HD (1980) In: Case records of the Massachusetts General Hospital. N Engl J Med 303: 866

Dorfman HD, Weiss SW (1984) Borderline osteoblastic tumors: Problems in the differential diagnosis of aggressive osteoblastoma and low-grade osteosarcoma. Sem Diag Pathol 1: 215

Dransfeld JW, Resnik Ch S, Aisner SC et al. (1995) Osteoblastoma in the fibula. Skeletal Radiol 24: 74

Jackson JR, Bell MEA (1977) Spurious „benign osteoblastoma". J Bone Joint Surg [Am] 59: 397

Jenin Y, Epstein JA, Carras R, Khan A (1981) Osteoid osteomas and osteoblastomas of the spine. Neurosurgery 8: 31

Kroon HM, Schurmans J (1990) Osteoblastoma: Clinical and radiologic findings in 98 new cases. Radiology 175: 783

Kyriakos M, El-Khoury JY, Mc Donald DJ et al. (2007) Osteoblastomatosis of bone. A benign, multifocal osteoblastic lesion, distinct from osteoid osteoma and osteoblastoma, radiologically simulating a vascular tumor. Skeletal Radiol 36: 237

Lucas DR, Unni KK, McLeod RA et al. (1994) Osteoblastoma: Clinicopathologic study of 306 cases. Hum Pathol 25: 117

Marsh BW, Bonfiglio M, Brady LP, Emmling WF (1975) Benign osteoblastoma: Range of manifestations. J Bone Joint Surg [Am] 57: 1

Mayer L (1967) Malignant degeneration of the so-called benign osteoblastoma. Bull Hosp JT Dis Orthop Inst 28: 4

McLeod RA, Dahlin DC, Beabout JW (1976) The spectrum of osteoblastoma. AJR 126: 321

Mirra JM (1980) Bone tumors: diagnosis and treatment. Lippincott, Philadelphia

Mirra JM, Kendrick RA, Kendrick RE (1976) Pseudomalignant osteoblastoma versus arrested osteosarcoma. A case report. Cancer 37: 2005

Mitchell ML, Ackerman LV (1986) Metastatic and pseudomalignant osteoblastoma: a report of two unusual cases. Skeletal Radiol 15: 213

Mortazavi SMJ, Wenger D, Asadollahi S et al. (2007) Periosteal osteoblastoma: report of a case with a rare histopathologic presentation and review of the literature. Skeletal Radiol 36: 259

Nakatani T, Yamamoto T, Akisue T et al. (2004) Periosteal osteoblastoma of the distal femur. Skeletal Radiol 33: 107

Salzer M, Salzer-Kuntschik M (1963) Das benigne Osteoblastom. Langenbecks Arch Klin Chir 302: 755

Schajowicz F (1994) Tumors and tumorlike lesions of bone, 2nd edn. Springer, Berlin Heidelberg New York Tokyo

Schajowicz F, Lemos C (1976) Malignant osteoblastoma. J Bone Joint Surg [Br] 58: 202

Schajowicz F, Rebecchini AC, Bosch-Maxol G (1979) Intracortical hemangioma simulating osteoid osteoma. J Bone Joint Surg [Br] 61: 94

Snow RD, Chistianson MD, Dowling E et al. (1994) Left supraorbital osteoblastoma (case report 874). Skeletal Radiol 23: 656

Spjut HJ, Dorfman HD, Fechner RE, Ackerman LV (1981) Tumors of bone and cartilage. Armed Forces Institute of Pathology, Washington DC (Atlas of tumor pathology, fasc 5, 2nd series, pp 19–23)

Steiner GC (1977) Ultrastructure of osteoblastoma. Cancer 39: 2127

Tehranzadeh J, Jenkins JJ III, Horton JA (1983) Osteoblastoma with secondary aneurysmal bone cyst of the frontal bone, case report 249. Skeletal Radiol 10: 276

Theologis T, Osterle S, Gibbons CLMH et al. (2007) Toxic osteoblastoma. Skeletal Radiol 36: 253

Theros EG, Mirra JM, Smasson J et al. (1979) Osteoblastoma of the femur associated with toxic manifestations, case Report 95. Skeletal Radiol 4: 157

6.2 Tumoren mit ungewisser Dignität

6.2.1 Aggressives Osteoblastom

Von Spjut et al. (1981) wurde das aggressive Osteoblastom als osteoidproduzierender Tumor definiert, der grundsätzlich das histologische Erscheinungsbild eines Osteoblastoms hat, in dem aber einige oder alle Osteoblasten zytologisch epitheloid sind. Darüber hinaus kann der harmonische trabekuläre Aufbau des typischen Osteoblastoms stellenweise fehlen, insbesondere in den Zonen, in denen unregelmäßige epitheloide Osteoblasten vermehrt auftreten.

Das Spektrum osteoblastischer Tumoren mit überlappenden morphologischen Strukturen hat in der Literatur zu einer ausgedehnten und bis heute nicht abgeschlossenen Diskussion bezüglich der pathologisch-anatomischen Diagnose und auch der Therapie geführt. Pathologen und Kliniker müssen mit den Charakteristika dieser unterschiedlichen Entitäten vertraut sein, um für ihre Patienten die richtige Therapie zu wählen. Insbesondere ist von seiten der Pathologie eine sehr sorgfältige und ausgedehnte Untersuchung dieser Läsionen Voraussetzung, um die Komplexität dieser Tumorgruppe diagnostisch richtig zu erfassen.

Wie bereits erwähnt, haben Dorfman und Weiss (1984) einen Versuch gemacht, die Diskussion zu strukturieren. Sie haben diese Tumoren in vier unterschiedliche Gruppen geteilt, nämlich in die osteoblastomähnlichen Osteosarkome, die pseudomalignen (bizarren) Osteoblastome mit scheinbaren Atypien durch regressive Veränderungen, die Osteoblastome mit sekundärer Malignität und als 4. Gruppe die aggressiven Osteoblastome (s. S. 140).

Die letztere Gruppe wurde klinisch als lokal aggressiv, retrospektiv jedoch ohne Metastasierung verlaufend definiert; Rezidive nach lokaler Operation sollen jedoch häufig sein. Histologisch wurden sie definiert als Osteoblastome mit epitheloiden Osteoblasten, erhöhter Mitoserate, erhöhtem Zellgehalt und Unregelmäßigkeiten in der Matrixproduktion.

Bei den in der Literatur bisher überschaubaren, etwa 80 Fällen aggressiver Osteoblastome – von Schajowicz u. Lemos (1976) und von Schajowicz (1994) auch als maligne Osteoblastome bezeichnet – wurden trotz der ausgesprochenen Rezidivfreudigkeit keine Fernmetastasen gefunden (Schajowicz u. Lemos 1976; Dorfman u. Weiss 1984; Abdelwahab et al. 1986; Kenan et al. 1985; Pieterse et al. 1983; Revel u. Scholtz 1979; Lucas et al. 1994). Allerdings berichten Mitchell und Ackerman (1986) über einen Fall eines aggressiven Osteoblastoms im Os ilium eines 15-jährigen Jungen, der 35 Monate nach Kürettage und Strahlentherapie (!) an Fernmetastasen starb.

Von Mirra et al. (1989) wurde für das aggressive Osteoblastom der Begriff des „Osteosarcoma in situ" kreiert.

Die Verantwortung des Pathologen bei der Diagnose „aggressives Osteoblastom" ist – wie bereits erwähnt und wie leicht aus dem bisher Gesagten hervorgeht – außerordentlich groß, vor allem vor dem Hintergrund der heute verfügbaren chemotherapeutischen Möglichkeiten von Osteosarkomen. Er wird also bei seinen differentialdiagnostischen Erwägungen „aggressives Osteoblastom/ Low-grade-Osteosarkom" mit der Frage konfrontiert, ob präoperativ chemotherapiert werden soll oder nicht, denn es setzt sich immer mehr durch – ob zu Recht, muss offen bleiben, – auch niedrigmaligne Osteosarkome zu chemotherapieren.

Pathologie

Makroskopisch unterscheidet sich dieser Tumor nicht vom gewöhnlichen benignen Osteoblastom (◘ Abb. 6.41 a). Rezidivtumoren können jedoch eine ausgedehnte Weichteilinfiltration zeigen. Auch ist über einen Fall berichtet worden (Steiner 1977), bei dem der Tumor bereits bei der Erstmanifestation in einem Metatarsale auf Nachbarknochen übergegriffen hatte.

Den Begriff „malignes Osteoblastom", der synonym zum aggressiven Osteoblastom benutzt wird, empfehlen wir nicht zu verwenden.

Mikroskopisch (Abb. 6.41 b, c) zeigt das aggressive Osteoblastom große epitheloide Osteoblasten, die doppelt so groß sind wie normale Osteoblasten und prominente Nukleolen sowie ein aufgehelltes oder eosinophiles Zytoplasma haben. Das Ausmaß der epitheloidzelligen Differenzierung, das zur Diagnose eines aggressiven Osteoblastoms berechtigt, ist nicht eindeutig festgelegt. Dieser Tumoranteil sollte jedoch nicht unter 50% liegen.

Die Kerne sind rund, manchmal angedeutet gekerbt wie Histiozyten und zeigen wenigstens einen, manchmal auch mehrere prominente Nukleolen. Das Chromatin ist entweder fein verteilt oder zeigt eine Verklumpung, was zum Bild einer Kernunruhe beiträgt. Mitosen sind häufig zu finden, jedoch nicht atypisch. Eine hohe Mitoserate rechtfertigt allein noch nicht die Einordnung in diese Gruppe. Vereinzelt sind Fälle beschrieben, bei denen Riesenzellen gehäuft auftreten und auch vereinzelt Kernatypien zeigen.

◘ **Abb. 6.41.** a Aggressives Osteoblastom der Rippe (der Röntgenbefund hatte Ähnlichkeiten mit Abb. 6.35) mit segmentaler Auftreibung des Knochens und herdförmiger Auflösung der Kortikalis. b Histologisch findet sich entsprechend ein zapfenförmiges Wachstum aus dem Knochen bei erhaltenem Periost. Insgesamt ist die Tumorarchitektur aber gleichmäßig. c Die Matrixbildung kann im aggressiven Osteoblastom auch großflächiger gefunden werden mit unterschiedlicher Verteilung innerhalb des Tumors. Dadurch kann die Differentialdiagnose zu einem hochdifferenzierten Osteosarkom schwierig werden. d Die bläuliche Tingierung des Tumorosteoids des aggressiven Osteoblastoms ist dann für die Diagnose hilfreich. Sie ist jedoch nicht immer vorhanden

6.2 · Tumoren mit ungewisser Dignität

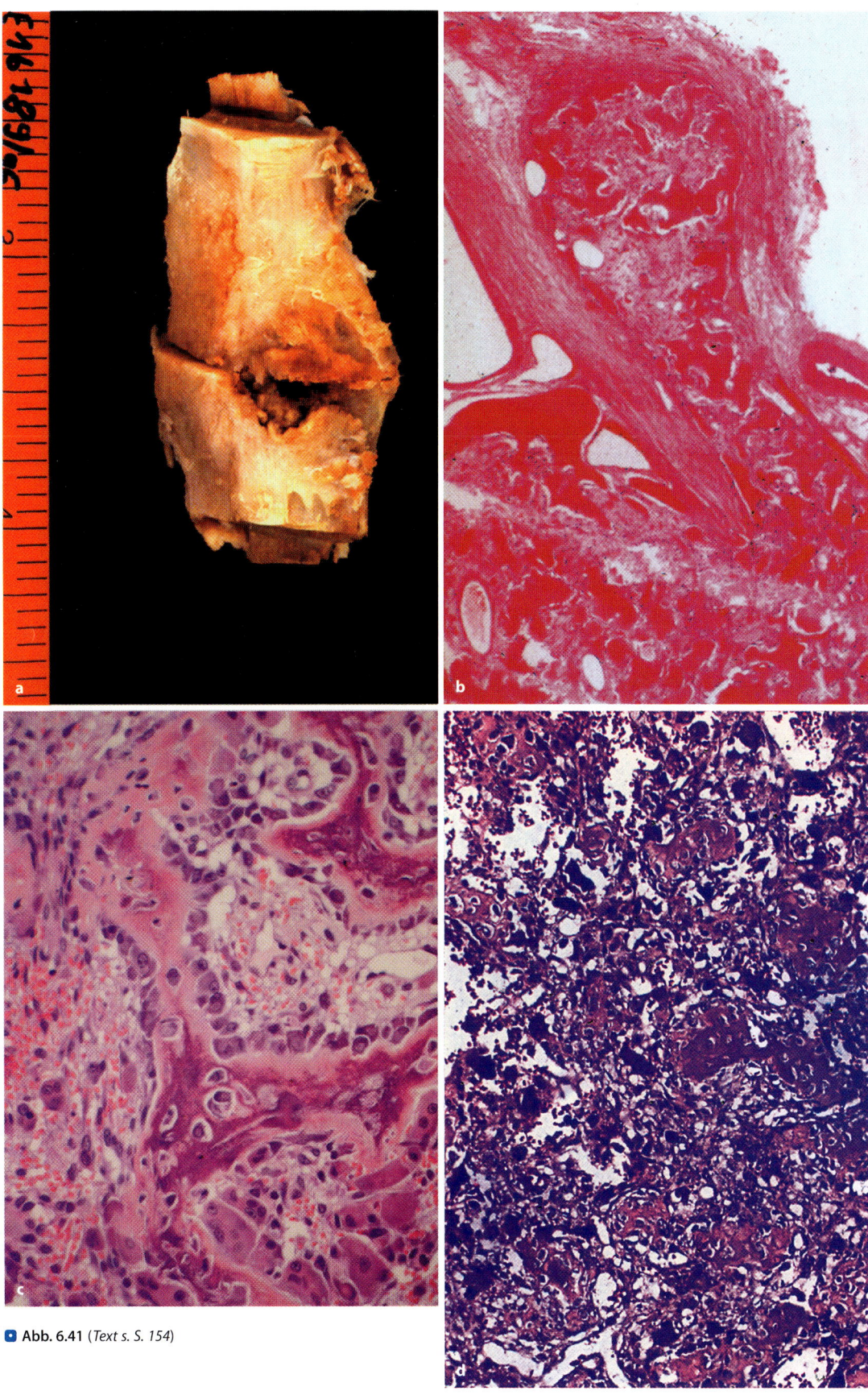

Abb. 6.41 (*Text s. S. 154*)

Neben trabekulärem Osteoid findet man auch flächig ausgebildetes Osteoid. Von Schajowicz und Lemos (1976) wird auf das Auftreten von knöchernen Spiculae mit unregelmäßiger Oberfläche und dunkelblauer Anfärbung durch Hämatoxilin hingewiesen, wie sie ähnlich beim Osteosarkom gesehen werden, die aber mit Osteoblasten eingesäumt sind, ohne Atypien („blue spiculated bone"). Auch in der aggressiven Form des Osteoblastoms kann eine aneurysmatische Knochenzyste auftreten (Case record 40–1980).

Differentialdiagnose

Die Differentialdiagnosen zum aggressiven Osteoblastom sind das konventionelle benigne Osteoblastom einerseits und das Osteosarkom andererseits.

Typische Fälle mit einem histologischen Erscheinungsbild, das an einen Nidus des Osteoidosteoms erinnert und die auch von der Lokalisation und dem Röntgenbefund her keine Atypien zeigen, sollten weiterhin als benignes Osteoblastom oder als Osteoblastom ohne weiteres Adjektiv klassifiziert werden.

Das Osteosarkom macht bei typischer Ausprägung keine Schwierigkeiten in der Differentialdiagnose zum aggressiven Osteoblastom. Wegen der starken Variabilität des Osteosarkoms gibt es jedoch Fälle, die dem Osteoblastom sehr ähnlich sind. Die Unterscheidung beruht histologisch darauf, dass auch das aggressive Osteoblastom eine scharfe Begrenzung hat und keine Invasion des umgebenden Knochens aufweist. Auch findet sich keine ausgesprochene Anaplasie, und es liegen keine atypischen Mitosen vor. Schließlich wird im Osteoblastom auch nicht das netzförmige unruhige Osteoid gefunden, und die Bildung von knorpeliger oder chondroider Matrix bzw. Chondroosteoid schließt zwar die Diagnose eines Osteoblastoms nicht aus, sie sollte jedoch immer Anlass zu einer sehr sorgfältigen Abgrenzung zum Osteosarkom geben. Ebenso fehlen beim Osteoblastom die ausgesprochen sklerotischen Strukturen, die beim Osteosarkom vorliegen können. Ausgedehnte Nekrosen sprechen ebenfalls für ein Osteosarkom.

Weiter kompliziert wird das Problem der Differentialdiagnose noch dadurch, dass es offensichtlich Osteoblastome gibt, die histologisch Atypien zeigen, die aber einen benignen, nicht aggressiven Verlauf haben. McLeod et al. (1976) und Mirra et al. (1976) berichten über solche Fälle, bei denen die zellulären Atypien als regressive Veränderungen zu interpretieren sind. Diese von ihnen „bizarre Osteoblastome" genannten Tumoren zeichnen sich histologisch durch degenerative Kernatypien in den Osteoblasten aus, die charakteristischerweise mit einer verwaschenen Struktur des Chromatins einhergehen. Mitosen fehlen.

Weiter wird die Situation dadurch kompliziert, dass Mirra et al. (1979) den Begriff des toxischen Osteoblastoms eingeführt haben, ein Typ des Osteoblastoms, der dadurch charakterisiert wird, dass er mit einer schweren systemischen Reaktion einschließlich Fieber und Leukozytose bzw. lebensgefährlicher Kachexie einhergeht und die Symptome nach Resektion des Tumors verschwinden.

Neuere Untersuchungen stellen das Konzept des aggressiven Osteoblastoms wieder in Frage. Rocca und Huvos (1996) fanden in ihrer Untersuchung von 55 Patienten die epitheloidzellige Variante des Osteoblastoms in 10% der Fälle. Einen Einfluss auf den Verlauf konnten sie im Vergleich zu den übrigen 50 Fällen nicht feststellen. Nach ihren Ergebnissen sind – unabhängig von der Histomorphologie – Osteoblastome der kleinen Röhrenknochen und der flachen Knochen aggressiv und mit einer höheren Rezidivrate belastet.

Auch die Serie der Mayo-Klinik (Lucas et al. 1994), mit einer Auswertung von insgesamt 301 Patienten, konnte beim Vergleich der aggressiven (epitheloiden) Osteoblastome mit den übrigen Fällen keinen Unterschied im Verlauf feststellen.

Dagegen berichten Roessner et al. (1985) über ein epitheloides Osteoblastom der Wirbelsäule mit einer sehr ausgedehnten und kurzfristig aufgetretenen Rezidivbildung nach intraläsionaler Kürettage.

Auch Bertoni et al. (1993) kommen in ihrer Auswertung der Patienten aus Bologna zu dem Ergebnis, dass epitheloide Osteoblastome einen aggressiveren Verlauf zeigen.

> Zusammenfassend ist festzustellen, dass die Grenze zwischen dem aggressiven Osteoblastom und den Osteosarkomen einerseits und dem benignen (genuinen) Osteoblastom andererseits zurzeit nicht klar definiert ist und Patienten mit Tumoren dieser Borderline einer sehr sorgfältigen interdisziplinären Betreuung bedürfen.

Häufigkeit

Das aggressive Osteoblastom ist vorerst als sehr seltener Tumor zu klassifizieren; er nimmt sicherlich weniger als 1% aller malignen Knochentumoren ein. Die Zahl der publizierten Fälle liegt bei etwa 80.

Lokalisation

Femur, Tibia und Fibula (vor allem Dia- und Epiphyse) sind am häufigsten betroffen. Es wurden aber auch aggressive Osteoblastome an den Metatarsalknochen, in der Wirbelsäule und im Becken gefunden.

Alters- und Geschlechtsprädilektion

Patienten mit einem aggressiven Osteoblastom sollen älter als Patienten mit dem gewöhnlichen benignen Osteoblastom sein. Das Altersspektrum reicht von 6 bis zu 67 Jahren; die Hälfte der Fälle wurde bei Patienten gefunden, die jünger als 30 Jahre waren. Eine Geschlechtsprädilektion findet sich bisher nicht.

Klinische Symptomatik

Die Patienten geben Schmerzen an, klinisch kann eine Tumormasse palpabel werden. Die Anamnesedauer reicht von wenigen Wochen bis zu einem Jahr und liegt im Durchschnitt bei 3–5 Monaten.

Radiologie

Das radiologische Spektrum ist variationsreich und kann Züge sowohl eines klassischen Osteoblastoms mit guter Randbegrenzung und einem Sklerosesaum, aber auch eines Lodwick-Grades IC–II tragen (◘ Abb. 6.42–6.44). Von Spjut et al. (1981) wird die Mehrzahl der Fälle mit einer verdünnten Kompakta durch eine expansive Masse und mit verstreuten Kalzifikationen beschrieben.

Auch ein Übergreifen auf die Nachbarknochen und Weichteilinfiltrationen bei Rezidivtumoren werden angegeben.

Die radiologische Differentialdiagnose ist entsprechend der obigen Beschreibung der Röntgensymptomatik weit, bei epimetaphysärer Lage ist vor allem ein Riesenzelltumor zu diskutieren. Die Aufgabe des Radiologen bei der Diagnostik des aggressiven Osteoblastoms besteht im Wesentlichen darin, nach Übereinstimmung oder Abweichungen im Hinblick auf die Dignitätsbeurteilung des Pathologen zu suchen und diese mit ihm zu diskutieren. Grundsätzlich ist also die Diagnose „aggressives Osteoblastom" aus dem Röntgenbild nicht zu stellen.

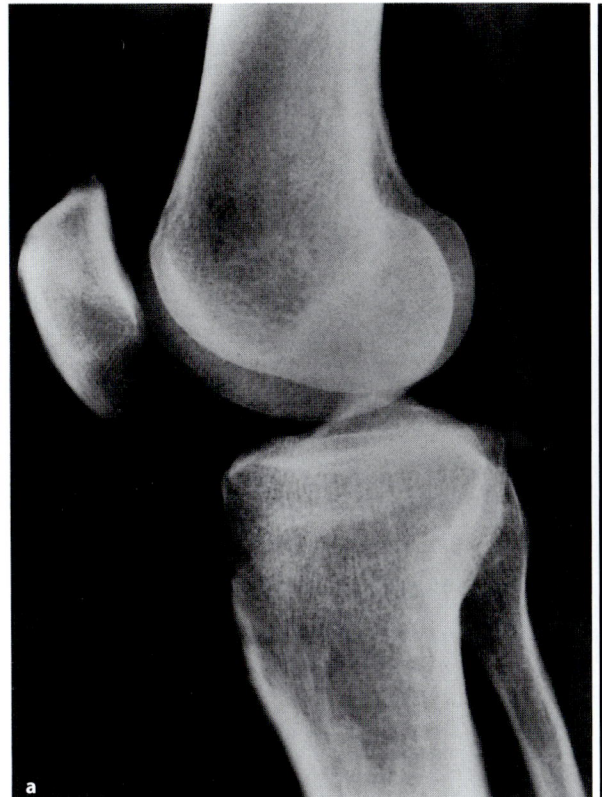 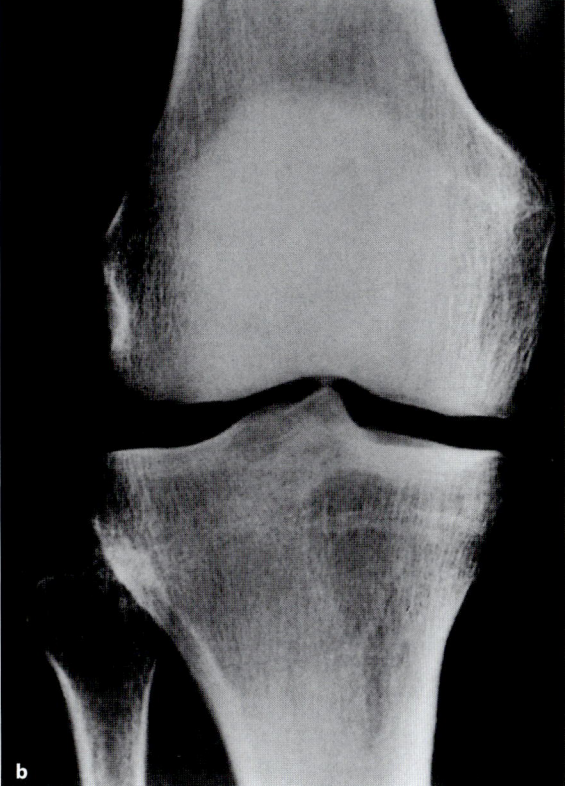

◘ **Abb. 6.42 a–f.** Aggressives Osteoblastom im Tibiakopf in und unter der Eminentia intercondylaris (53-jähriger Patient). Auf den ersten Aufnahmen im Jahre 1979 (**a, b**) sieht man eine relativ diskrete Osteolyse im Bereich der Eminentia intercondylaris. Der Patient klagte zu diesem Zeitpunkt bereits über Schmerzen im Kniegelenk. Die Schmerzsymptomatik nahm dann im Laufe der Jahre deutlich zu. Röntgenaufnahmen aus dem Jahre 1985 zeigen eine progressive Destruktion im Bereich der Eminentia intercondylaris mit leichter Auftreibung und deutlicher Tumormatrixkalzifikation (**e**). Erhebliche trophische Demineralisation aller kniegelenknahen Knochenabschnitte. Die Läsion entspricht insgesamt einem Lodwick-Grad IB. **f** Das Angiogramm zeigt einen extrem hypervaskularisierten Prozess mit massiver Tumoranfärbung (*Forts. S. 158*)

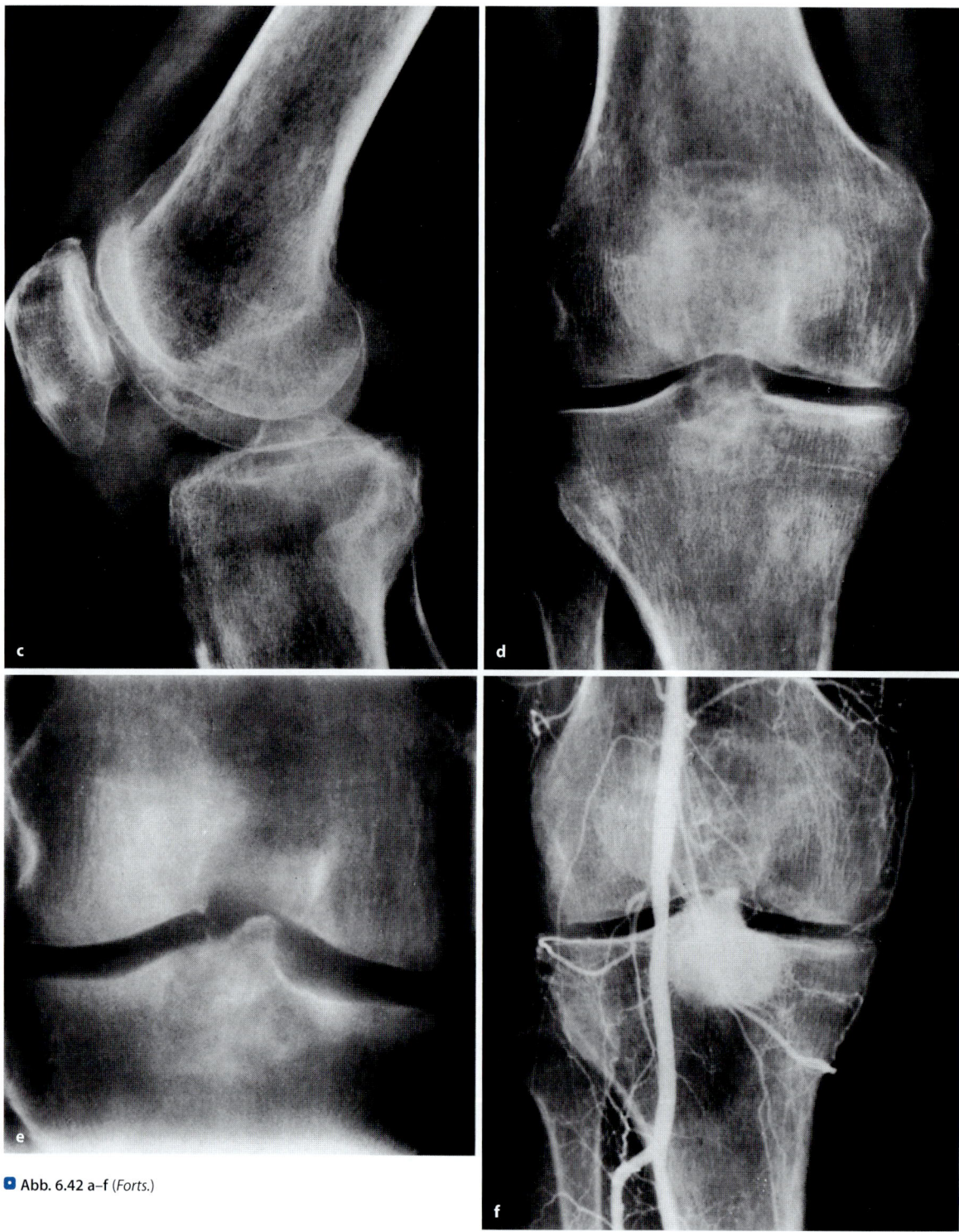

Abb. 6.42 a–f (Forts.)

6.2 · Tumoren mit ungewisser Dignität

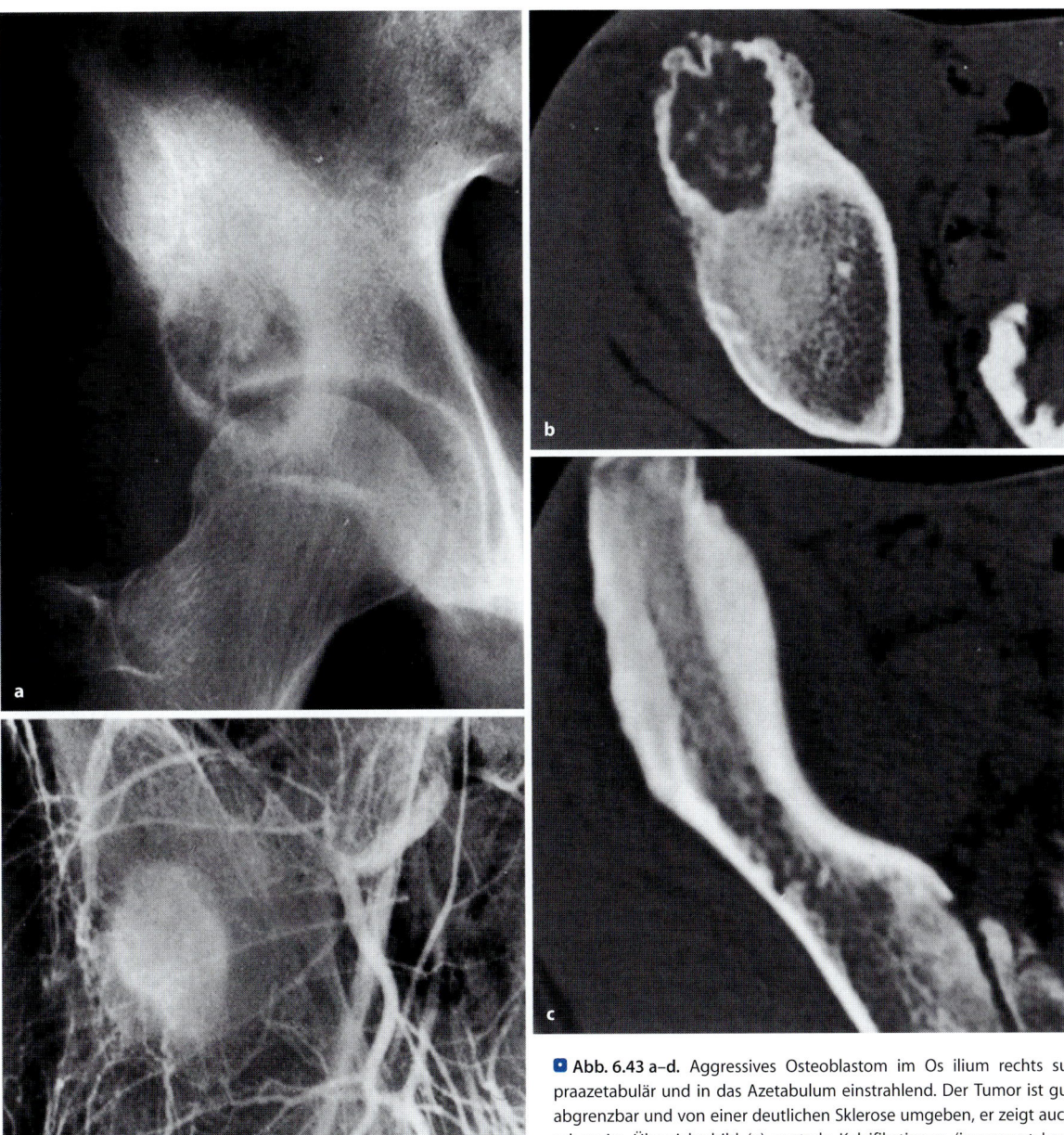

Abb. 6.43 a–d. Aggressives Osteoblastom im Os ilium rechts supraazetabulär und in das Azetabulum einstrahlend. Der Tumor ist gut abgrenzbar und von einer deutlichen Sklerose umgeben, er zeigt auch schon im Übersichtsbild (**a**) zentrale Kalzifikationen (insgesamt Lodwick-Grad IB). Im Angiogramm (**d**) hochvaskularisierter Tumor mit „Gefäßsee". Im CT-Schnitt (**b**) zentrale Kalzifikationen, die einer Matrixverknöcherung entsprechen. Beachte die erhebliche periostale Knochenneubildung in den kranialen Beckenschaufelpartien im CT-Schnitt (**c**)

Literatur

Abdelwahab J, Frankel VH, Klein MJ (1986) Aggressive osteoblastoma of the third lumbar vertebra. Skeletal Radiol 15: 165

Bertoni F, Donati D, Bacchini P et al. (1993) The morphologic spectrum of osteoblastoma (OBL): Is its „aggressive" nature predictable? (Abstract) Mod Pathol 6: 37

Case-record 40–1980 (1980) N Engl J Med 303: 866

Dorfman HD, Weiss SW (1984) Borderline osteoblastic tumors: Problems in the differential diagnosis of aggressive osteoblastoma and low-grade sarcoma. Semin Diagn Pathol 1: 215

Grace J, McCarthy S, Stankovic R et al. (1993) Malignant transformation of osteoblastoma: a study using image analysis microdensitometry. J Clin Pathol 46: 1024

Kenan S, Floman Y, Robin GC et al. (1985) Aggressive osteoblastoma: a case report and review of the literature. Clin Orthop 195: 294

Lucas DR, Unni KK, McLeod RA et al. (1994) Osteoblastoma: Clinicopathologic study of 306 cases. Hum Pathol 25: 117

McLeod RA, Dahlin DC, Beabout JW (1976) The spectrum of osteoblastoma. AJR 126: 321

Mirra JM, Kendrick RA, Kendrick RE (1976) Pseudomalignant osteoblastoma versus arrested osteosarcoma. A case report. Cancer 37: 2005

Mirra J, Theros L, Smasson J et al. (1979) A case of osteoblastoma associated with severe systemic toxicity. Am J Surg Pathol 3: 463

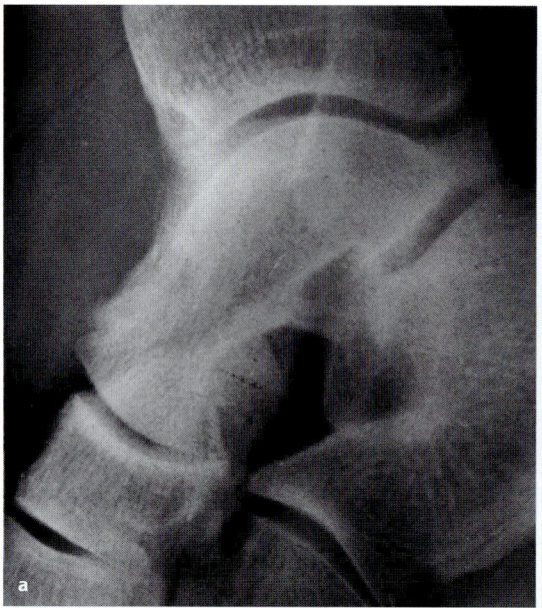
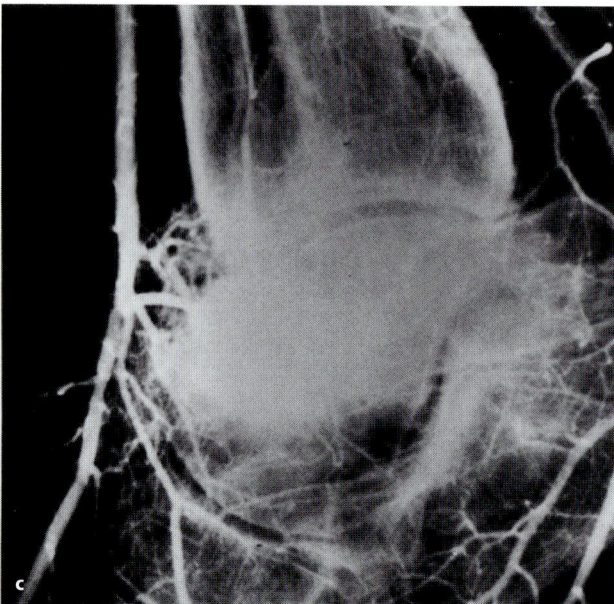
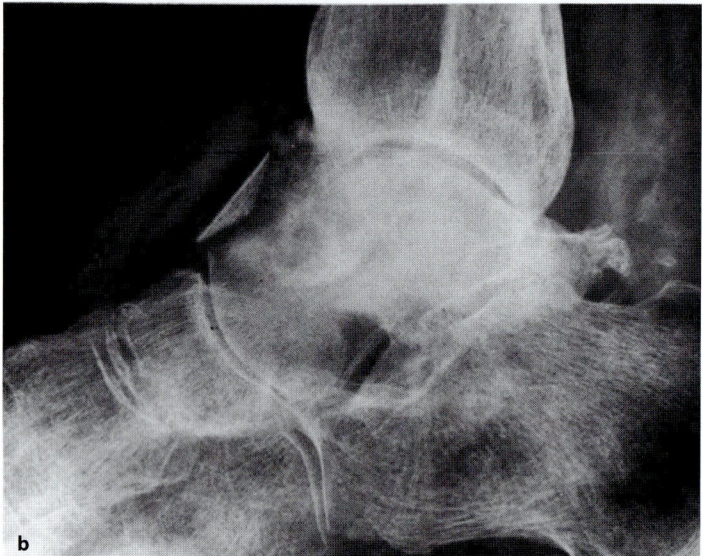

Abb. 6.44 a–c. Aggressives Osteoblastom im vorderen oberen Talushalsbereich bei einer 35-jährigen Frau, die klinisch über erhebliche Schmerzen in der Region des oberen Sprunggelenks ohne nennenswerte Bewegungseinschränkungen klagte. **a** Auf der ersten Aufnahme erkennt man eine Zerstörung der vorderen oberen Taluskompakta, unter der sich schwach osteolytische Veränderungen erkennen lassen, die z. T. durch Matrixossifikationen überlagert werden. Zarte periostale Knochenappositionen oberhalb des Defekts. Der Befund wurde als Osteomyelitis zunächst fehlgedeutet, es erfolgte eine antibiotische Behandlung. Da keine Besserung eintrat, 2 Jahre später operative Revision der röntgenologisch erkennbaren Veränderungen mit Anlagerung von Spongiosachips. Wiederum ein Jahr später massive Zunahme der klinischen Symptomatik mit grober Schwellung über dem proximalen Fußrücken und erheblicher Bewegungseinschränkung. Das Röntgenbild (**b**) lässt grobe Defektbildungen im Bereich des vorderen oberen Talus erkennen, der übrige Talus ist deutlich sklerosiert. Die angelagerte Spongiosa ist abgestoßen. Im Angiogramm (**c**) hochvaskularisierter Prozess in den vorderen Talusabschnitten mit enorm ausgeweiteten zuführenden Gefäßen. Röntgenologisch keine Lungenmetastasen

Mirra JM, Picci P, Gold RH (1989) Bone tumors. Clinical, radiologic and pathologic correlations. LeaFebiger, Philadelphia

Mitchell ML, Ackerman LV (1986) Metastatic and pseudomalignant osteoblastoma: a report of two unusual cases. Skeletal Radiol 15: 213

Pieterse AS, Vernon-Roberts B, Paterson DC et al. (1983) Osteoidosteoma transformed to aggressive (low grade malignant) osteoblastoma: a case report and review of the literature. Histopathology 7: 789

Revell PA, Scholtz CL (1979) Aggressive osteoblastoma. J Pathol 127: 195

Rocca CD, Huvos AG (1996) Osteoblastoma: Varied histological presentations with a benign clinical course. Analysis of 55 cases. Am J Surg Pathol 20: 841

Roessner A, Metze K, Heymer B (1985) Aggressive osteoblastoma. Path Res Pract 179: 433

Schajowicz F (1994) Tumors and tumorlike lesions of bone, 2nd edn. Springer, Berlin Heidelberg New York Tokyo

Schajowicz F, Lemos C (1976) Malignant osteoblastoma. J Bone Joint Surg [Br] 58: 202

Spjut JH, Fechner RE, Ackerman LV (1981) Tumors of bone and cartilage. Armed Forces Institute of Pathology, Washington, DC (Atlas of tumor pathology, Fasc 5, Suppl)

Steiner GC (1977) Ultrastructure of osteoblastoma. Cancer 39: 2127

6.3 Bösartige Tumoren

Mit geringen Abweichungen folgen wir in der 3. Auflage unserer Monographie über Knochentumoren der Lyon-Klassifikation der malignen knochenbildenden oder osteogenen Tumoren (2002), weil sie uns verständlicher als die früheren Klassifiktionen erscheint. Die Abgrenzung des konventionellen OS (früher zentrales oder medulläres OS) mit den Subtypen osteoblastisch, chondroblastisch, fibroblastisch von den unter 6.3.1.1 aufgeführten „weiteren histologischen Subtypen" erfolgt mit Rücksicht auf die histologischen Belange des Buches, denn klinisch-radiologisch gibt es für diese vorerst seltenen OS noch keine klaren Unterscheidungsmerkmale. Dennoch wollen wir versuchen, bei der von der Pathologie her geprägten Beschreibung der „weiteren histologischen Subtypen" auch einige klinisch – radiologischen Merkmale herauszuarbeiten, die unserer eigenen Erfahrung und der bisher – dürftigen – Literatur entprechen und die bei der Aufarbeitung des Materials dem Pathologen Hinweise auf das Vorliegen einer solchen Entität geben können. Die unter 6.3.2 aufgeführten und besprochenen OS stellen hingegen Entitäten dar, die klinisch-radiologisch eindeutiger abzugrenzen sind. So sind insbesondere die juxtakortikalen OS (periostales OS, parossales OS, hochmalignes Oberflächen – OS) in den meisten Fällen mit den modernen bildgebenden Verfahren eindeutig zu differenzieren. In ◘ Tabelle 6.1 ist – aus der 2. Auflage übernommen – noch einmal eine Übersicht über die verschiedenen OS-Typen wiedergegeben, wobei noch zwischen OS von hohem und von niedrigem Malignitätsgrad unterschieden wird (Weiteres dazu siehe Histologie).

6.3.1 Konventionelles Osteosarkom (OS)

ICD-O-Codes: OS, nicht näher spezifiziert 9180/3, chondroblastisches OS 9181/3, fibroblastisches OS, Osteofibrosarkom 9182/3, zentrales OS, konventionelles zentrales OS, medulläres OS 9180/3, intrakortikales OS 9195/3

Synonyme: klassisches OS, osteogenes Sarkom, nicht näher spezifiziertes OS, Osteochondrosarkom, osteoblastisches Sarkom, chondroblastisches OS, fibroblastisches OS, Osteofibrosarkom, zentrales OS, zentrales osteogenes Sarkom, konventionelles zentrales OS, medulläres OS, sklerosierendes OS

> **Definition**
> Das konventionelle OS ist ein primärer hochgradig maligner, intramedullärer Tumor, dessen neoplastische Zellen Osteoid produzieren, wenn auch (manchmal) nur in kleine Mengen (WHO 2002).

Für die Definition des OS ist also von wesentlicher Bedeutung, dass die Tumorzellen Osteoid bilden. Zu berücksichtigen ist dabei allerdings, dass es Tumoren gibt, die nur minimal Osteoid produzieren und bei denen das Osteoid in der Biopsie unter Umständen gar nicht gefunden wird. Aegerter u. Kirkpatrick (1975) und Schajowicz (1981) vertreten die Ansicht, dass OS auch als solche zu klassifizieren sind, wenn sie nicht Osteoid bilden, deren Zellen aber morphologisch Osteoblasten entsprechen und deren biologisches Verhalten dem der typischen OS gleichkommt. Dieser Meinung schließen wir uns an, obwohl uns bewusst ist, dass die Klassifizierung solcher Tumoren immer außerordentlich problematisch ist und dass es ratsam erscheint, hierzu eine Zweit- oder Dritt-Meinung einzuholen.

Wie später noch eingehend ausgeführt wird, unterscheidet man je nach Dominanz der histologischen Differenzierung zwischen *osteoblastischen* (etwa 50% der Fälle), *chondroblastischen* (etwa 25%) und *fibroblastischen* (etwa 25%) Typen des OS.

Eine seltene Variante stellt schließlich das *intrakortikale Osteosarkom* dar.

Das OS ist der häufigste maligne primäre Knochentumor mit einer Inzidenz von 2–5 Fällen auf 1 Million Einwohner. Eine besondere ethnische Prädisposition ist nicht bekannt. Wie unten noch näher ausgeführt wird,

◘ Tabelle 6.1. Osteosarkom-(OS-)Typen des Skeletts

Intramedulläres OS
Primär – von hohem Malignitätsgrad (konventionelles Osteosarkom)
  Histologische Subtypen (hauptsächliche Vertreter):
  osteoblastisch
  chondroblastisch
  fibroblastisch
  gemischt
  teleangiektatisch
  kleinzellig
Primär – von niedrigem Malignitätsgrad
  Histologische Subtypen (hauptsächliche Vertreter):
  fibröser Dysplasie ähnlich
  desmoidähnlich
  parostealem Osteosarkom ähnlich
  osteoblastomähnlich
Sekundär – von hohem Malignitätsgrad
  OS im Paget-Knochen
  OS im bestrahlten Knochen
  OS in anderen Knochenläsionen
Multifokales OS
  synchron
  asynchron

Intrakortikales OS

Juxtakortikales OS
Parosteales OS (Malignitätsgrad 1–3)
Periostales OS (Malignitätsgrad 2–3)
Oberflächen OS von hohem Malignitätsgrad (Malignitätsgrad 3–4)

sind überwiegend junge Menschen, insbesondere Männer betroffen. OS bei älteren Menschen sollten immer die Frage aufkommen lassen, ob es sich dabei um ein sekundäres OS handelt, z. B. bei Paget-Erkrankung. Bevorzugt befallen werden die langen Röhrenknochen, insbesondere die Metaphysen um die Knieregion herum, Lokalisationen am Körperstamm gibt es häufiger bei Älteren (s.unten).

Das Osteosarkom war schon im Altertum – wenngleich unter anderen nosologischen Vorstellungen – als äußerst aggressiver, den Knochen zerstörender und rasch zum Tode führender Krankheitsprozess bekannt, und es hat nie an Bemühungen gefehlt, dieser vor allem junge Menschen befallenden Krankheit Herr zu werden. Bis in die frühen 70er Jahre hinein wurden im 20. Jahrhundert verschiedene Methoden zur Heilung des Osteosarkoms getestet, jedoch lag die Zweijahresüberlebensrate selten über 50–60%, ungeachtet, ob nun rein chirurgisch ablativ, rein strahlentherapeutisch oder mit einer Kombination von Chirurgie und Radiotherapie (z. B. Amputation und Nachbestrahlung, präoperative Bestrahlungsbehandlung und spätere Amputation bei Metastasenfreiheit nach einem Jahr) vorgegangen wurde. Fünf Jahre wurden in der Regel von nur knapp 20% der jungen Patienten überlebt. Dahlin (1978) gibt für das osteoblastische Osteosarkom nach überwiegend chirurgischer Therapie noch eine Fünfjahresüberlebensrate von 17,1% an, für das chondroblastische 22,3% und für das fibroblastische 25,5%.

Einen entscheidenden Durchbruch in der Therapie des Osteosarkoms hat die *adjuvante Chemotherapie* mit hochdosierter Methotrexatgabe, kombiniert z. B. mit Bleomycin oder Cyclophosphamid (z. B. Rosen et al. 1983) gebracht. Die Fünfjahresüberlebensraten konnten erheblich (auf 60–70%) gesteigert werden. Basierend auf diesen guten Erfahrungen wurde schließlich das Konzept der *präoperativen (neoadjuvanten) Chemotherapie* entwickelt, bei der man nach bioptischer Diagnosesicherung über einen längeren Zeitraum (10–12 Wochen) *vor* einem ablativen oder extremitätenerhaltenden chirurgischen Eingriff eine Chemotherapie einsetzt und den Tumor beobachtet. Als wichtige Zytostatika werden dabei derzeit als First line Doxorubicin, Ifosfamid, Cisplatin und hochdosiertes Methotrexat mit Folsäurerescue angesehen.

Zeigt der Tumor eine positive Reaktion mit klinischer und radiologischer Rückbildung, so wird er anschließend – wenn technisch möglich – reseziert, unter Erhaltung der Extremität. Entstehende anatomische und funktionelle Defizite versucht man mit Endoprothesen (z. B. am Humerus), Umkehrplastiken (z. B. am Femur nach Borggreve, ◘ Abb. 6.45) usw. auszugleichen. Ist das insbesondere bei sehr jungen Patienten nicht möglich, so muss amputiert werden.

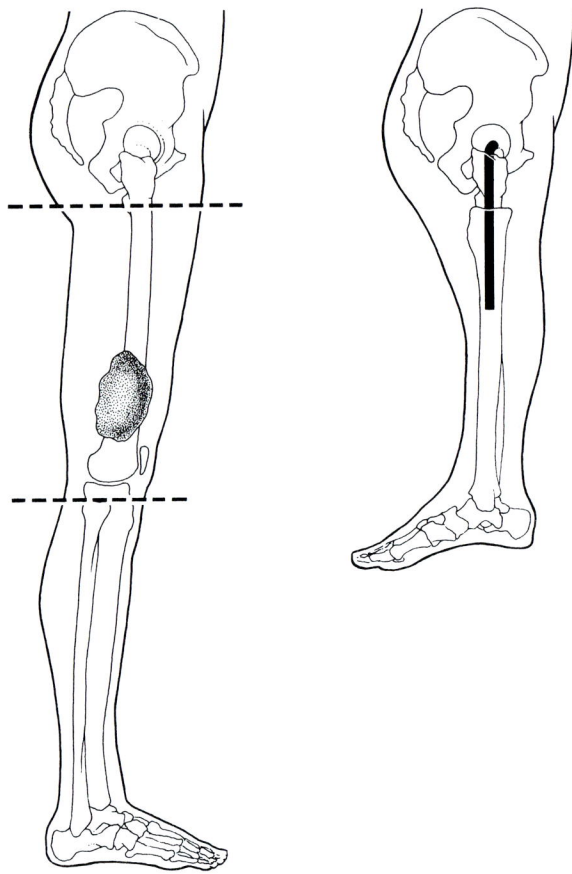

◘ **Abb. 6.45.** Rotationsplastik nach Borggreve, von Salzer zur extremitätenerhaltenden Behandlung des Osteosarkoms am distalen Femurende eingeführt. Das die Geschwulst tragende distale Femur wird reseziert und der Unterschenkel als Ersatz hochgezogen unter Drehung um 180°. Der hochgezogene Unterschenkel, mit dem Fuß nach dorsal zeigend, wird osteosynthetisch am koxalen Femurende befestigt. So wird das Sprunggelenk zum Kniegelenk umfunktioniert. Es entsteht also eine Situation wie bei einer Unterschenkelamputation, wobei der Fuß sozusagen als Unterschenkelstumpf anschließend prothetisch versorgt werden kann. Bei der Resektion des distalen Femurs (durch die querverlaufenden Linien gekennzeichnet) wird auch der gesamte Weichteilmantel unter Schonung von Gefäßen und Nerven entfernt

Am Operationspräparat wird die Therapiewirkung (Regressionsgrad) durch eine sehr ausgedehnte und aufwändige histologische Untersuchung bestimmt; bei einer Tumornekrose von mehr als 90% des Gewebes ist die Prognose signifikant besser als bei den übrigen Fällen. Zur weiteren Verhinderung von Lungenmetastasen erfolgt dann postoperativ eine längerfristige Chemotherapie, und zwar im Wesentlichen mit den Substanzen, die sich in der präoperativen Phase bei dem jeweiligen Tumorträger im Hinblick auf eine gute Zerstörung des Tumorgewebes bewährt hatten. Bleibt der erwartete Behandlungserfolg aus und bildet sich der Tumor ungenügend oder nicht zurück, so bestehen heute hoffnungsvolle Möglichkeiten, unter Einsatz anderer Chemotherapeutika (Second line, z. B. Carboplatin, Etoposid) den Tumor doch noch in den Griff zu bekommen und vor allem Lungenmetastasen zu verhindern oder ihr Ausmaß einzuschränken.

Folgende Vorteile bietet diese Behandlungsstrategie:
- Die Wirksamkeit der präoperativen Chemotherapie kann am Tumor selbst beobachtet werden, mit der Möglichkeit einer Therapieänderung bei unbefriedigendem Tumoransprechen. Grundsätzlich besteht dabei allerdings die Gefahr, dass sich bei Nichtansprechen der Chemotherapie die lokale Symptomatik verschlimmert und sich damit auch die Ausgangslage für eine Operation verschlechtert oder aber eine klinisch manifeste Metastasierung eintritt. Die bisherigen Erfolge rechtfertigen jedoch dieses Vorgehen. Schließlich wurde von Rosen vom Sloan Kettering Memorial Hospital in New York mit dem sog. T-7-Protokoll (hochdosiertes Methotrexat, Adriamycin [Adriblastin] und die Kombination von Bleomycin, Cyclophosphamid und Dactinomycin) eine rezidivfreie Fünfjahresüberlebensrate von 70% erreicht!
- Es kann unverzüglich nach Diagnosestellung – ungestört von Wundheilungsproblemen – mit einer aggressiven Chemotherapie begonnen werden, wodurch Zeit für Beratung, Indikationsstellung und mögliche technische Vorbereitungen der endgültigen Tumorversorgung beschafft wird.

20% der Osteosarkompatienten haben zum Zeitpunkt der Diagnosestellung bereits manifeste Metastasen. Entscheidend ist jedoch, dass auch bei jenen Patienten, die initial frei von Metastasen erscheinen, in 80–90% der Fälle bereits eine okkulte Metastasierung vorliegt. Diese Annahme stützt sich sowohl auf Rückrechnungen von metrisch über längere Zeiträume beobachteten Lungenmetastasen (Modell der Berechnung von Tumorverdopplungszeiten bei historischen Patientengruppen) als auch auf die früheren Krankheitsverläufe, wo trotz Sanierung des Primärtumors bei klinisch metasenfreien Patienten fast regelmäßig doch hämatogene Metastasen auftraten. Durch die bei Diagnosestellung rasch einsetzende hochdosierte Chemotherapie können solche okkulte Tumoraussaaten bei Respondern vernichtet oder in ihrem Wachstum gehemmt werden.

In Deutschland und Österreich hat die Gesellschaft für Pädiatrische Onkologie seit 1977 fortlaufend kooperative Osteosarkomstudien (COSS) durchgeführt, und mit metastasenfreien Überlebensraten von über 70% bei über 3000 Patienten hervorragende Ergebnisse erzielt (Bieling et al. 1996; Bielack et al. 2000; Flege u. Bielack 2004). Bisherige Erfahrungen haben gezeigt, dass extremitätenerhaltende Operationen im Vergleich zu ablativen Verfahren zu einem gehäuften Auftreten von Lungenmetastasen führen können, insbesondere bei Patienten, bei denen der Tumor auf die präoperative Chemotherapie nicht gut angesprochen hatte. Zur Zeit (2004–2008) werden in einer randomisierten europäisch-amerikanischen Studie (EURAMOS I) zur „Optimierung der Therapiestrategie für resektable OS, basierend auf dem histologischen Respons nach präoperativer Chemotherapie", an ca. 1400 Patienten die Daten untersucht.

In diesem Zusammenhang sei erwähnt, dass man in der Behandlung von Lungenmetastasen heute ebenfalls neue Wege geht. Die meist begrenzte Anzahl von Metastasen wird heute nahezu routinemäßig reseziert, wodurch langfristige Überlebenschancen bzw. Heilungen in der Größenordnung von 30–50% erreichbar sind (Goorin et al. 1984).

Die Frage, warum manche Osteosarkome auf eine Chemotherapie nicht reagieren und damit a priori eine schlechte Prognose haben, kann mit einiger Wahrscheinlichkeit durch den Nachweis erhöhter P-Glykoprotein-Spiegel im Tumor beantwortet werden. Dabei handelt es sich um ein Glykoprotein, das vom MDR1-Gen („Multiple-drug-resistance"-Gen) exprimiert wird und eine intrazelluläre Akkumulation zytotoxischer Substanzen (inkl. Doxorubicin, der effektivsten Substanz in der Behandlung des Osteosarkoms) verhindert (Baldini et al. 1995; Stein et al. 1994), und zwar über ein aktives ATP-abhängiges, intra-/extrazelluläres Pumpsystem. In ihrer Studie an Tumormaterial von 92 Patienten mit einem Stadium-II-Osteosarkom fanden Baldini et al. (1995) eine statistisch signifikante Beziehung zwischen erhöhtem P-Glykoprotein im Tumor und einer reduzierten Rezidiv- und Metastasenfreiheit nach Diagnosestellung. Interessanterweise fand sich in einer Multivarianzanalyse keine Abhängigkeit eines erhöhten P-Glykoprotein-Spiegels von dem Ausmaß der Tumornekrose nach präoperativer Chemotherapie. Dieser Befund wurde durch Auswertung einer Patientengruppe nach der COSS-Studie inzwischen bestätigt (Pösl et al. 1996).

Grundsätzlich kann das MDR1 a priori, d. h. vor der Therapie, vorhanden sein oder erworben werden. Letztere Situation kann den Befund erklären, dass Metastasen des Osteosarkoms signifikant höher gegen eine Chemotherapie resistent sind als der Primärtumor (Baldini et al. 1995). Wenn also genetische Faktoren die Therapierbarkeit eines Osteosarkoms mit Chemotherapie beeinflussen, muss man sich logischerweise die Frage stellen, ob akribische radiologische Untersuchungsmethoden bei der Verlaufsbeobachtung eines Osteosarkoms unter Chemotherapie überhaupt einen Sinn haben. Auf diese Problematik wird unter 6.3.3 näher eingegangen.

Pathologie

Entsprechend der WHO-Definition ist der histologische Nachweis von Osteoidbildung direkt aus Tumorzellen Voraussetzung, um einen malignen Tumor sicher als Osteosarkom klassifizieren zu können. Osteoid besteht aus Kollagen Typ I, aus dem sich bei normaler Ossifikation die Knochensubstanz bildet. Die lichtmikroskopische Unterscheidung zwischen Osteoid und zellarmen bindegewebigen Stromainseln (Hyalin) in der Tumorbiopsie ist nicht immer einfach. Selbst bei Anwendung der polarisationsoptischen Untersuchung (Hyalin zeigt keine Doppelbrechung), wird in manchen Fällen die Abgrenzung des definierenen Osteoids sehr schwierig. Unterscheidungen von Fibrinausfällungen und Amyloid gelingen durch den Einsatz von zusatzfärbungen und Immunhistologie dagegen leichter. Zusätzlich kompliziert wird die histologische Diagnostik dadurch, dass auch bei manchen Weichteilsarkomen, z. B. dem pleomorphen Liposarkom oder immalignen fibrösen Histiozytom, bisweilen Osteoid- und Knochenbildung durch Tumorzellen gefunden werden kann. Schließlich wird auch beim Klarzellchondrosarkom Osteoid gefunden, das leicht als Tumorosteoid fehlinterpretiert werden kann. Deshalb hilft die immunhistologische Untersuchung mit Antikörpern gegen Osteonektin und Osteokalzin auch nicht immer weiter, so dass bei der Biopsiediagnose des Pathologen immer die komplette klinische Situation in die Beurteilung einbezogen wird. Bei aller Schwierigkeit ist jedoch zu betonen, dass das typische Osteosarkom histologisch keine diagnostischen Schwierigkeiten machen sollte – vorausgesetzt, die Biopsie ist repräsentativ. Andererseits kann bei atypischem Sitz des Tumors, z. B. am Stamm, in der Diaphyse langer Röhrenknochen oder in den kleinen Knochen der Extremitäten sowie bei ungewöhnlichem Patientenalter die Typendiagnose sehr schwierig sein, denn die histologische Variabilität des Osteosarkoms ist immens.

Auch durch die neuen Chemotherapieregime wird immer mehr deutlich, dass es Typen des Osteosarkoms gibt, die unterschiedlich auf die Therapie ansprechen (Winkler et al. 1984; Kersjes et al. 1986; Werner et al. 1996). Zwar ist ein Einfluss des histologischen Subtyps beim hochmalignen intramedullären Osteosarkom auf die Prognose ebensowenig bewiesen wie ein Prognoseunterschied zwischen dem Malignitätsgrad III und IV, dennoch müssen diese Befunde beim Osteosarkom in der bioptischen Diagnostik möglichst genau erhoben werden, da sie am Resektionspräparat zumindest bei Respondern nicht mehr erkennbar sind. Entsprechendes gilt für die Bestimmung der Proliferationsaktivität im Tumor mit Hilfe des immunhistologisch definierten Ki-67-Indexes, da dieser bei den verschiedenen Subtypen des Osteosarkoms unterschiedlich gefunden wurde (Scotlandi et al. 1995; Stenzel et al. 1996); dies könnte Auswirkungen auf die Prognose haben.

Die Subklassifikation des Osteosarkoms erfolgt nach zwei verschiedenen Kriterien. Einmal wird der Tumor nach seiner Lokalisation im tumortragenden Knochen untergliedert in den intramedullären Typ (welcher der häufigste ist), in die juxtakortikalen Typen (paraossales, periostales und Oberflächensarkom hohen Malignitätsgrades) und das intrakortikal gelegene Sarkom. Zum anderen werden die intramedullären Osteosarkome zusätzlich nach ihrem histologischen Aufbau sowie dem Malignitätsgrad gegliedert. Die hochmalignen werden werden wiederum in der Gruppe der „konventionellen Osteosarkome" zusammengefasst. Schließlich ist beim Osteosarkom auch zwischen einem primären idiopathischen Tumor und der sekundären, aufgrund einer Vorerkrankung entstandenen Form zu unterscheiden (s. Tabelle 6.1).

Makroskopie

Das makroskopische Bild der Tumoren ist sehr unterschiedlich, und oft zeigt auch der individuelle Tumor große Variationen in seinem Aufbau (◘ Abb. 6.46–6.49). 80–90% der Tumoren der langen Röhrenknochen liegen metaphysär, 10% diaphysär und 1% epiphysär.

Zum Zeitpunkt der Diagnose zeigen etwa 90% der intramedullären Osteosarkome einen Durchbruch durch die Kortikalis. Entsprechend findet man bei der Untersuchung von Operationspräparaten meist einen mehr oder weniger großen Tumoranteil extraossär. Die Tumorausdehnung entspricht in der Regel etwa dem, wie er in der Röntgenuntersuchung sichtbar wird.

Die offene Epiphysenfuge wirkt als Barriere gegen die Ausbreitung des Sarkoms (Abb. 6.46 b), weil Knorpelgewebe Eigenschaften besitzt, die eine Tumorinvasion bremsen (Kuettner u. Pauli 1984). Bei subtiler Untersuchung der Operationspräparate zeigt sich aber, dass diese Knorpellinie zum Zeitpunkt der Resektion meist ebenfalls bereits vom Tumor durchbrochen ist, auch wenn dies auf dem konventionellen Röntgenbild nicht so sichtbar wird.

◘ **Abb. 6.46 a–f.** Osteosarkome. **a, b** Ausgedehntes Osteosarkom des rechten Femurs bei einem 8-jährigen Mädchen. **a** Der Tumor ist von der distalen Metaphyse ausgegangen und weist eine ausgedehnte paraossale Infiltration bis in den proximalen Anteil des exartikulierten Oberschenkels auf. **b** Der Tumor hat zu einer pathologischen Fraktur in der distalen Femurmetaphyse geführt. Die offene Epiphysenfuge wirkt als Barriere, sie ist jedoch an einer Stelle vom Tumor bereits durchbrochen (*Pfeil*). **c–e** Makroskopischer Befund eines typischen intramedullären Osteosarkoms hohen Malignitätsgrades. **c** Die distale Femurmetaphyse wird durch den Tumor ausgefüllt, der herdförmig die Kortikalis zerstört und aus dem Knochen ausgebrochen ist mit Abhebung und Destruktion des Periosts. In diesem Bereich werden Spikulae auf dem Knochen bereits makroskopisch sichtbar. Proximal und distal in der Periostabhebung bildet sich das Codman-Dreieck aus reaktivem Knochen (*Pfeile*). Distalwärts wird die noch offene Epiphysenfuge vom Tumor durchbrochen. **d** Die proximale Tibiametaphyse ist durch ein fortgeschrittenes Osteosarkom destruiert, mit großem extraossären Tumoranteil und intraossärem Wachstum bis in die Markhöhle

6.3 · Bösartige Tumoren

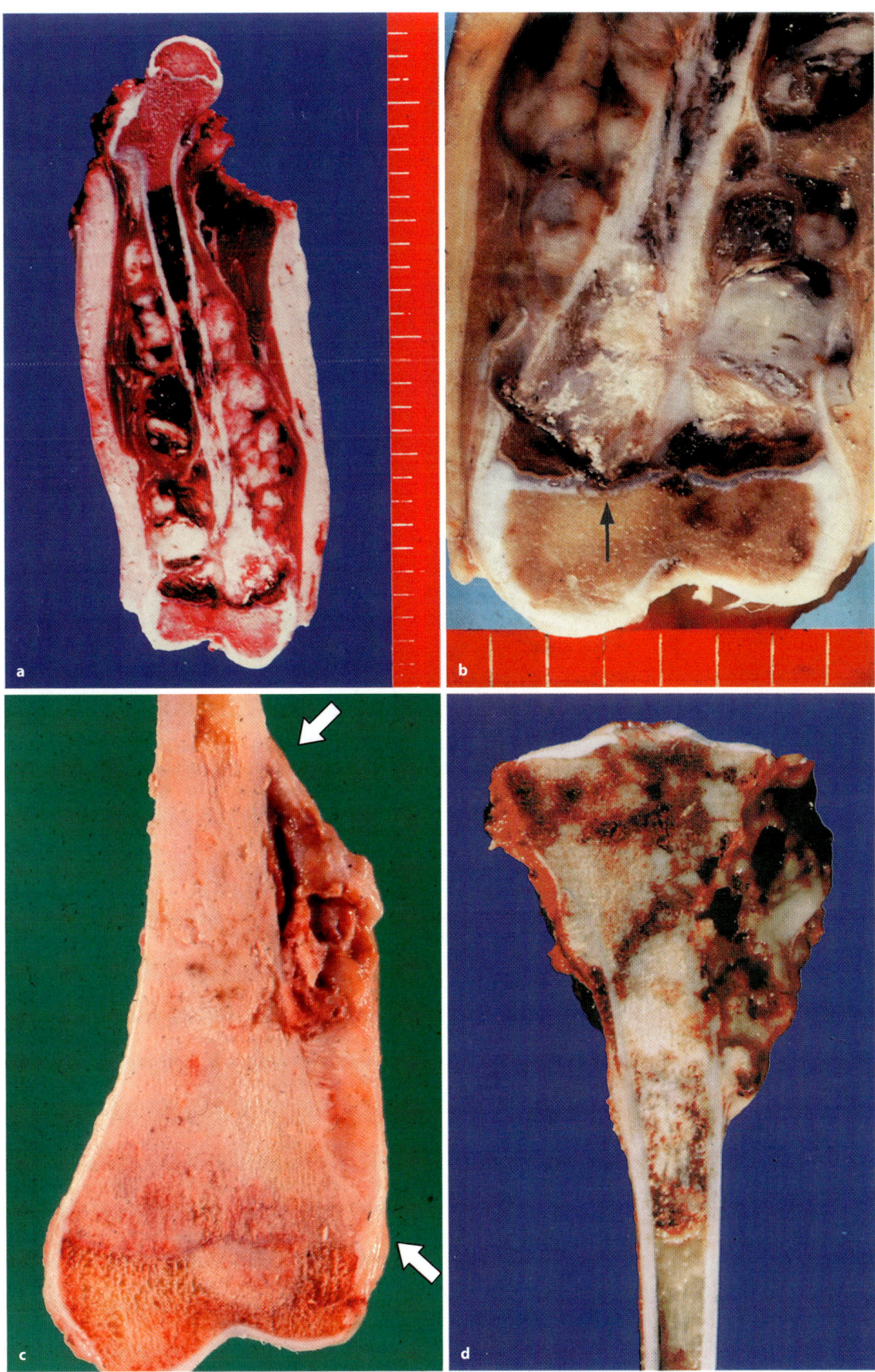

● Abb. 6.46 (Text s. S. 164)

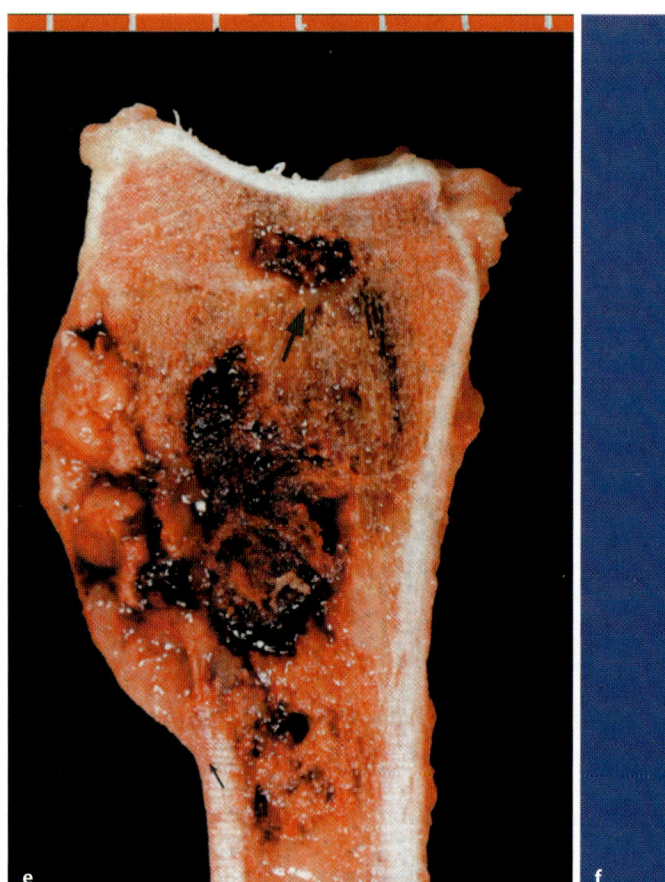 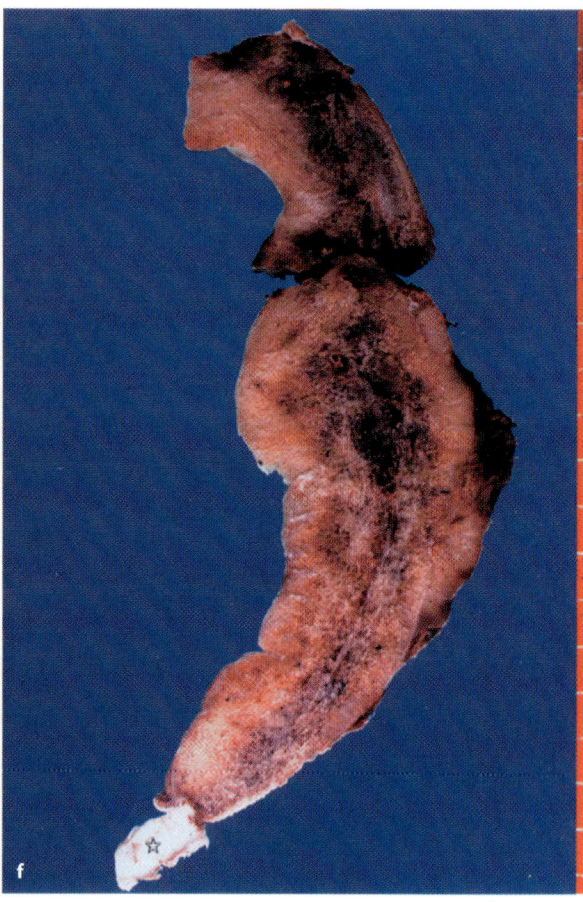

Abb. 6.46 *(Forts.)* **e** Exzentrisch in der distalen Metaphyse des Radius infiltrierend wachsendes intramedulläres Osteosarkom mit herdförmiger Destruktion der Kortikalis und dadurch hervorgerufener Abhebung des Periosts. Proximal ist es dadurch zur Ausbildung eines Codman-Dreiecks gekommen *(unterer Pfeil)*. Nach distal wird die noch offene Epiphysenfuge vom Tumor durchbrochen *(oberer Pfeil)*. Die Blutungsherde markieren jeweils die Stelle der vorausgegangenen offenen Biopsie, die möglichst die Stelle des extraossären Tumorausbruchs erfassen sollte, weil hier sicher diagnostisch gut auszuwertendes Tumorgewebe gewonnen wird. (Die Fälle stammen noch aus Studien mit adjuvanter Chemotherapie und deshalb sofort nach Diagnosesicherung erfolgter Tumorresektion). **f** Kleinzelliger Typ eines Osteosarkoms der 3. Rippe links bei einem 16-jährigen Jungen. Der Tumor hat die gesamte Rippe zerstört. Ventral wird noch der stehengebliebene Rippenknorpel sichtbar *(Stern)*. Der Tumor wurde primär reseziert. Obwohl an der Wirbelsäule nur marginal operiert werden konnte und bereits eine regionale Lymphknotenmetastase in den periossalen Weichteilen vorlag (ebenfalls kleinzellig mit Osteoidbildung), ist der Patient nach Chemotherapie seit 13 Jahren tumorfrei (Histologie s. Abb. 6.54b)

Das makroskopische Erscheinungsbild des Tumors im Resektat hängt unter den heutigen Studienbedingungen vor allem davon ab, wie gut der Tumor auf die vorausgegangene (neoadjuvante) Chemotherapie angesprochen hat. Unter den früheren Bedingungen war das makroskopische Tumorbild im Wesentlichen davon abhängig, wie viel und welche Grundsubstanz vom Osteosarkom gebildet wurde, von dem Ausmaß der Vaskularisation und den Nekrosen.

Typisch für ein Osteosarkom ist eine weißliche Schnittfläche mit einem derben bis sklerotischen intraossären Anteil mit mehrfachen Einblutungen. Ist reichlich Knorpel gebildet, dann wird die Schnittfläche entsprechend knorpelähnlich, jedoch mit ausgedehnten kalkharten Abschnitten. Bildet der Tumor reichlich Bin-

Abb. 6.47 a, b. Osteosarkom des Humerus bei einem 16-jährigen Jungen. Einen Monat vor Diagnosestellung kam es bei einem Sturz beim Fußballspielen zu einer Fraktur. Die wirkliche Ursache wurde in einem auswärtigen Krankenhaus nicht erkannt und die Fraktur mit Spickdrähten stabilisiert (nicht abgebildet). Die rapide fortschreitende Knochendestruktion wurde zunächst als Komplikation der Frakturheilung angesehen und deshalb der Patient überwiesen. **a** Radiologisch stellt sich ein gemischtes osteolytisch-osteosklerotisches Neoplasma in der proximalen Metaphyse dar mit Einbruch in die Weichteile. **b** Das Exartikulationspräparat zeigt ein überwiegend lytisch wachsendes Osteosarkom mit weitgehender Destruktion der proximalen Humerusmetaphyse und einem großen ebenfalls lytischen extraossären Anteil

Abb. 6.48 a, b. Fortgeschrittenes Osteosarkom des proximalen Humerus einer 21-jährigen Frau. **a** Der Tumor ist vom Markraum ausgegangen, hat die Kortikalis durchbrochen und ummantelt den proximalen Humerus. **b** Die Gelenkhöhle ist bereits vom Tumor infiltriert. Der Tumor ist stark sklerotisch infolge einer ausgeprägten Osteoid- und Knochenbildung durch die Tumorzellen

6.3 · Bösartige Tumoren

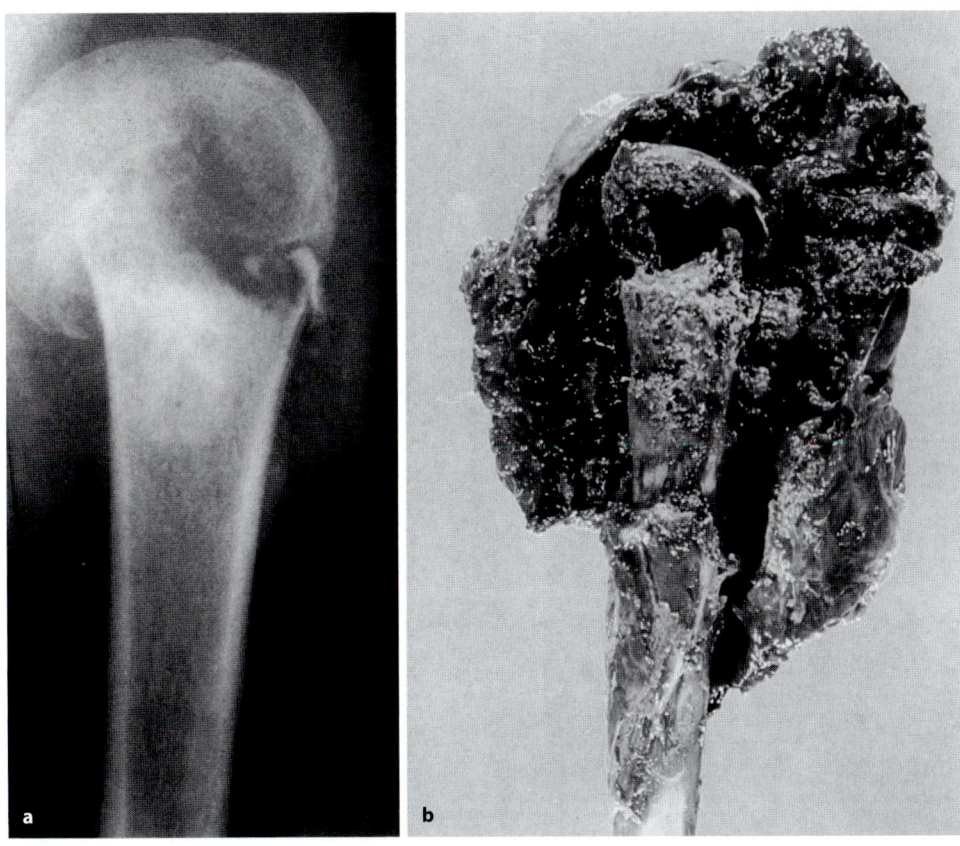

◘ Abb. 6.47 a, b
(Text s. S. 166)

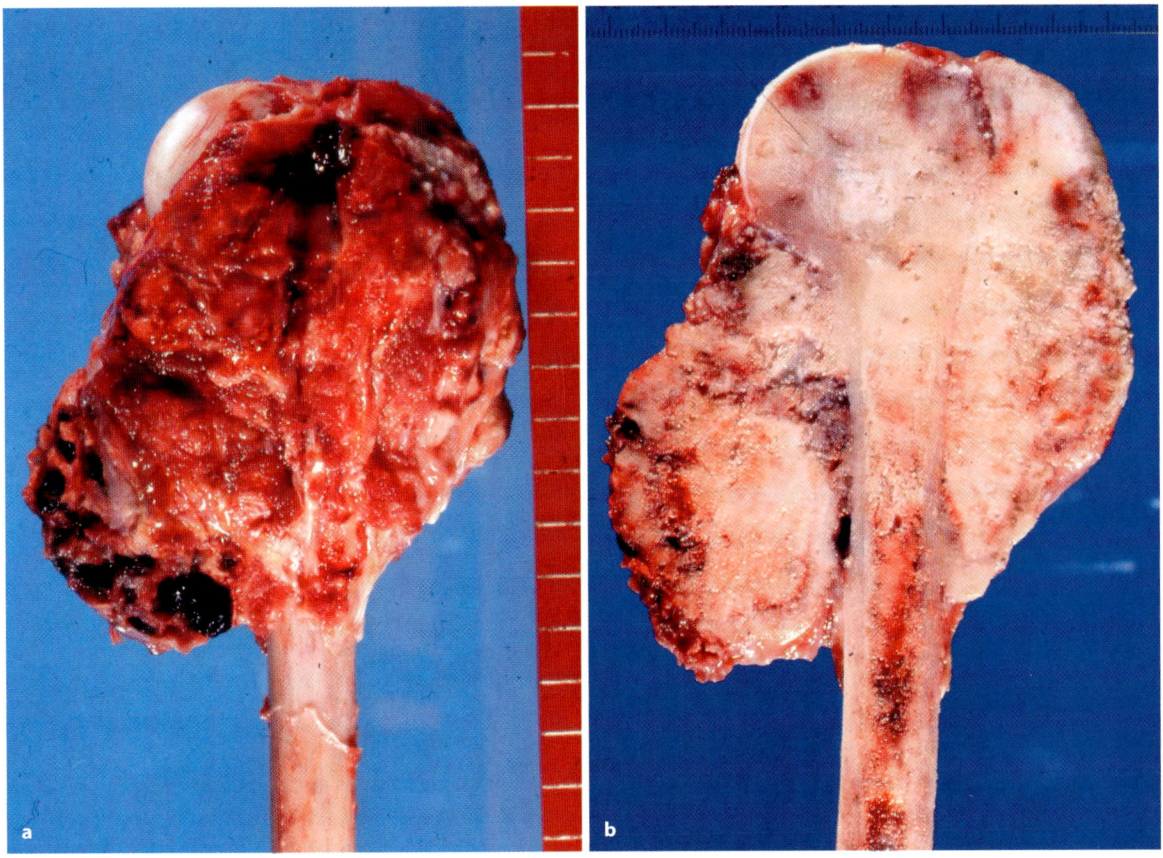

◘ Abb. 6.48 a, b (Text s. S. 166)

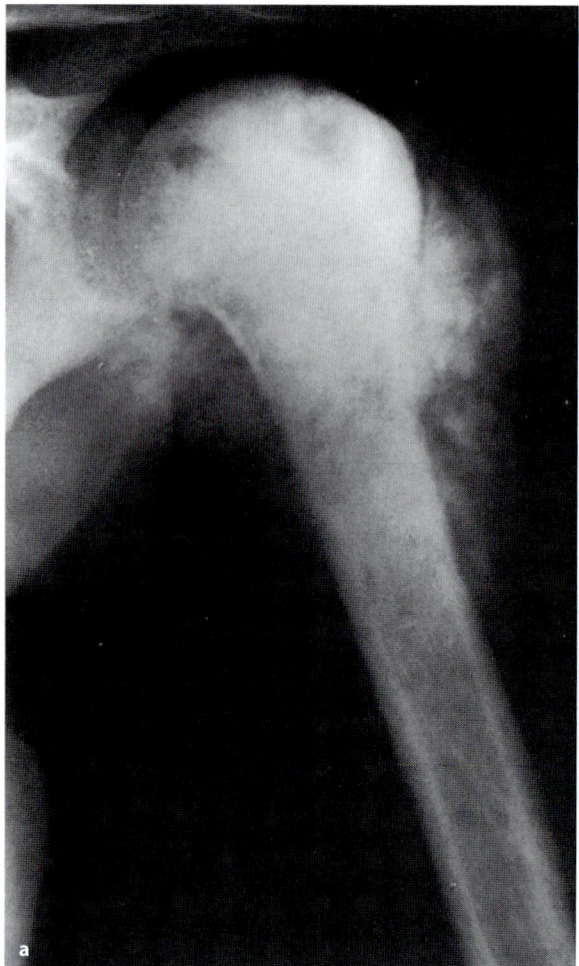 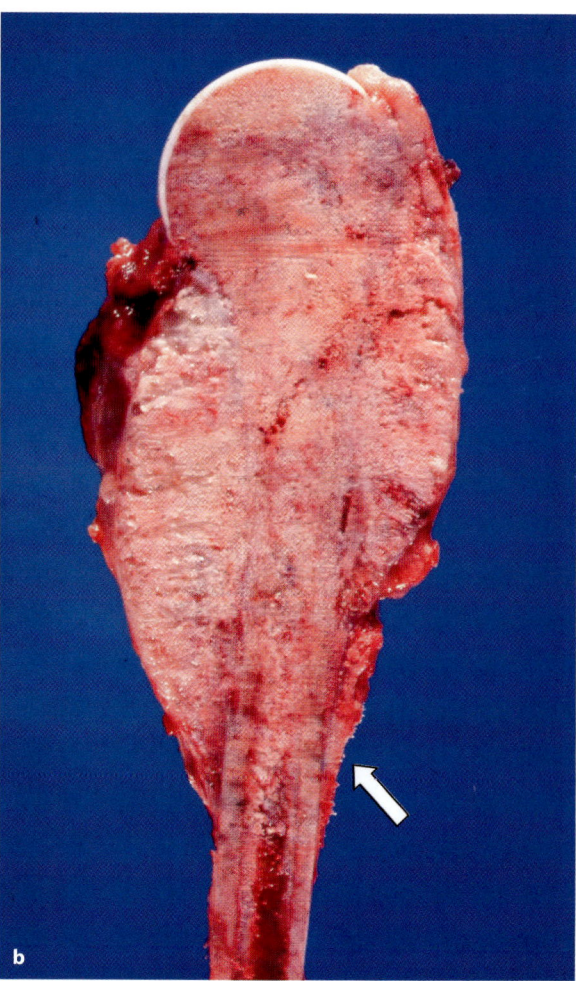

Abb. 6.49 a, b. Fortgeschrittenes Osteosarkom des Humerus an typischer Stelle bei einem 16-jährigen Jungen. **a** Es zeigt sich ein sklerotischer Tumor mit grobem Einbruch in die Weichteile. Dort werden Spikulae deutlich. Im distalen Bereich außerdem zwiebelschalenartige Veränderungen im Periost und ein Codman-Dreieck. **b** Das Exartikulationspräparat zeigt den sklerotischen Tumor, der die ganze Metaphyse umwachsen hat, jedoch noch den subartikulären Humeruskopf und die Gelenkhöhle ausspart. Die distale Ausdehnung des Tumors entspricht sowohl intra- als auch extraossär dem Röntgenbefund. Die reaktive Knochenneubildung des Periosts wird als Codman-Dreieck besonders gut deutlich *(Pfeil)*

degewebe, so ist er derb-elastisch. Bei der seltenen teleangiektatischen Form liegt eine große blutgefüllte Höhle vor.

Die Arrosion der Kortikalis von innen wird ebenso auf der Schnittfläche deutlich wie die Infiltration und der Einschluss von ortsständiger metaphysärer Spongiosa durch das Tumorgewebe.

Wie bei allen schnell wachsenden Tumoren findet man immer ausgedehnte Tumornekrosen.

Die sklerotischen Abschnitte des Tumors liegen meist intraossär, wo die regressiven Veränderungen am stärksten ausgebildet sind. Insgesamt ist der Stromaanteil des Sarkoms intraossär am größten. Untersuchungen der Gruppe um Delling (Kersjes et al. 1986) haben gezeigt, dass der Anteil chondroider Grundsubstanz in der Biopsie bei Entnahme vom extraossären Tumoranteil dem des gesamten Tumors entspricht. Die extraossären proliferierenden Anteile des Tumors zeigen aber insgesamt weniger mineralisiertes Tumorgewebe, schon weil regressive Veränderungen hier geringer ausgeprägt sind. Dies wird in der Biopsie genutzt, die aus solchen extraossären Regionen erfolgen, um das Gewebe ohne Entkalkung bearbeiten zu können (womit die Möglichkeiten des histologischen Untersuchungsspektrums größer sind, einschließlich Immunhistologie und Schnellschnittuntersuchungen).

Histologie

Konventioneller Typ: Das histologische Bild des Osteosarkoms zeigt eine große Variabilität (Abb. 6.50–6.55). Da die Kanzerisierung vermutlich auf einer primitiven Ebene der Zelldifferenzierung („committed progenitor

6.3 · Bösartige Tumoren

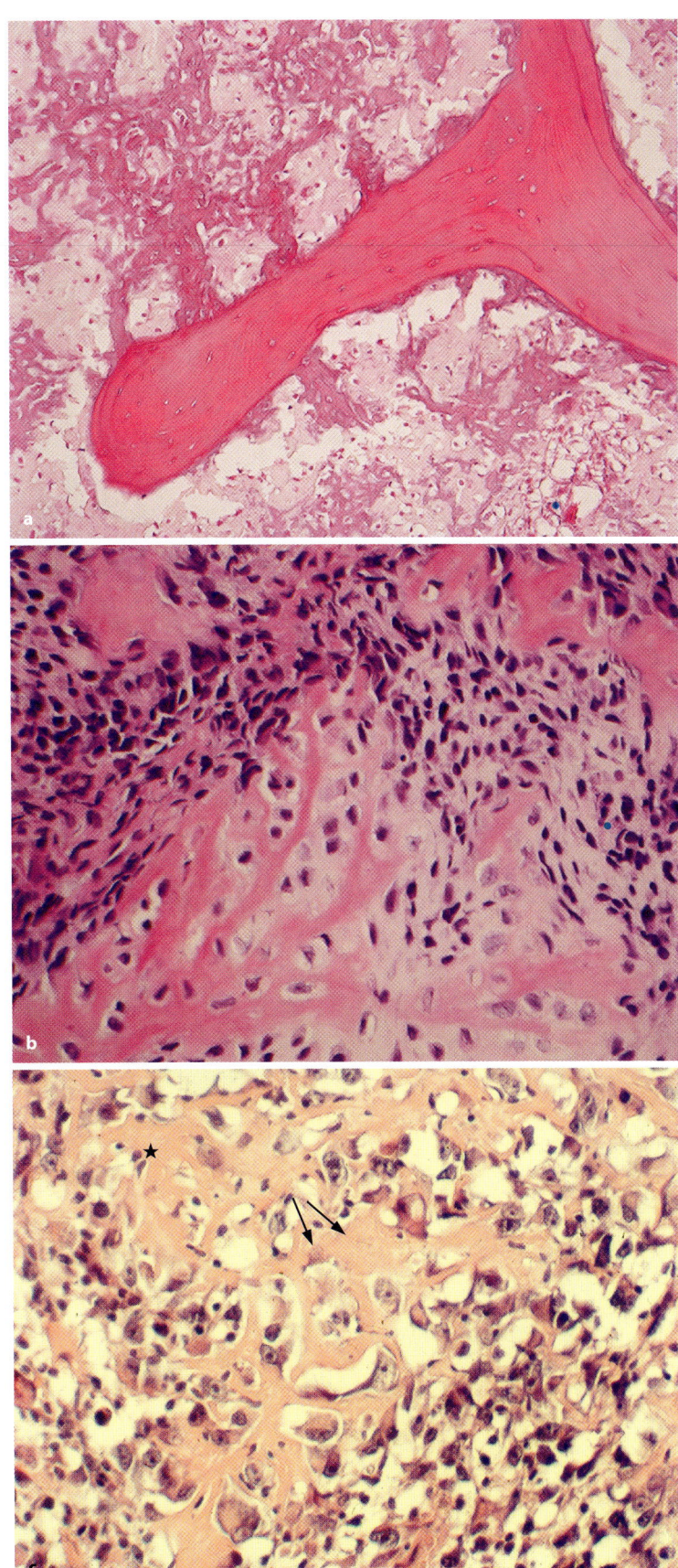

Abb. 6.50 a–d. a Invasiv wachsendes *osteoblastisches Osteosarkom*, das ein stehengebliebenes Knochenbälkchen ummantelt und eine ausgeprägte Osteoidbildung aufweist, die sich als graue Substanz zwischen den Tumorzellen darstellt. **b** Bei stärkerer Vergrößerung wird deutlich, dass die atypischen Zellen unmittelbar das Osteoid bilden, ohne knorpelige Zwischenstufe. Der histologische Nachweis dieses Merkmals ist definitionsgemäß Voraussetzung für die Diagnose eines Osteosarkoms. **c, d** Zellreiches Osteosarkom mit ausgeprägter Anaplasie der Tumorzellen, die direkt Osteoid (als rosafarbenes Material in **c** dargestellt, *Pfeile, Stern*) oder knöcherne Grundsubstanz (als rotes Material in **d** dargestellt, *Sterne*) jeweils in Form unregelmäßiger Bälkchen bilden (*Forts. S. 170*)

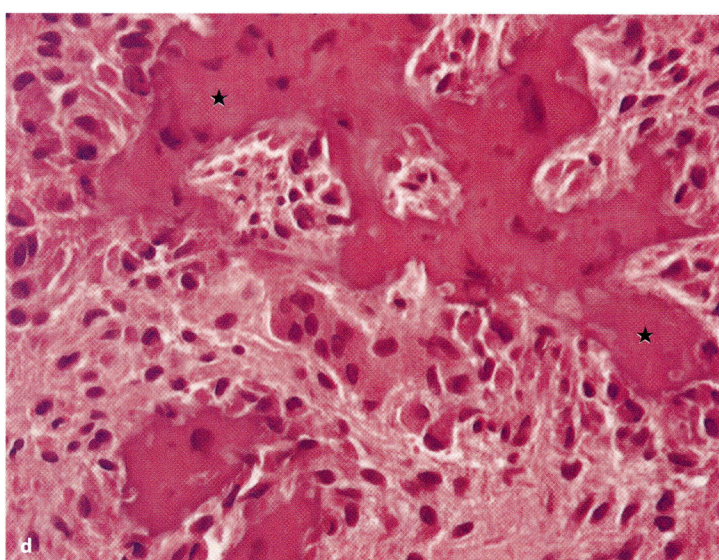

Abb. 6.50 d (*Forts.*)

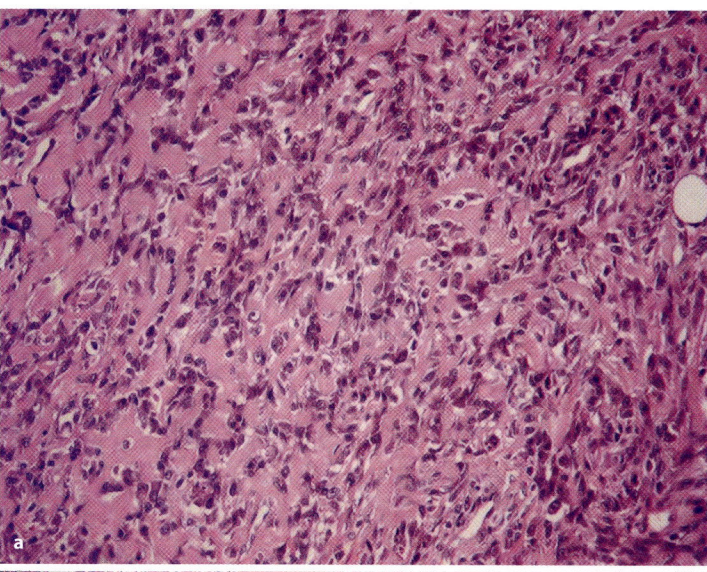
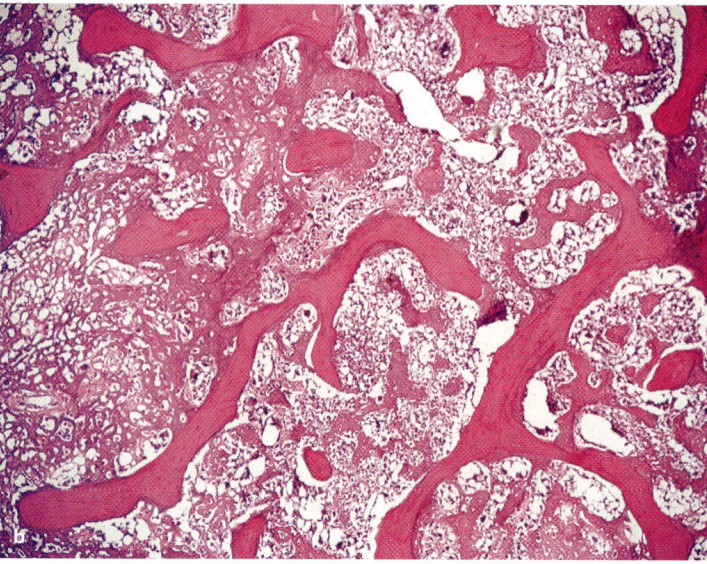

Abb. 6.51. a Die Ablagerung von Osteoid und mineralisiertem Knochen in Netzform zwischen den Tumorzellen ist eine sehr typische histologische Struktur des medullären (hochmalignen) Osteosarkoms. **b** Vereinzelt kommt es auch zur Bildung von zementartigen Strukturen durch die Tumorzellen, also zu einer herdförmigen Ablagerung von zellfreier Zwischensubstanz mit sekundärer Mineralisierung (*Forts. S. 171*)

6.3 · Bösartige Tumoren

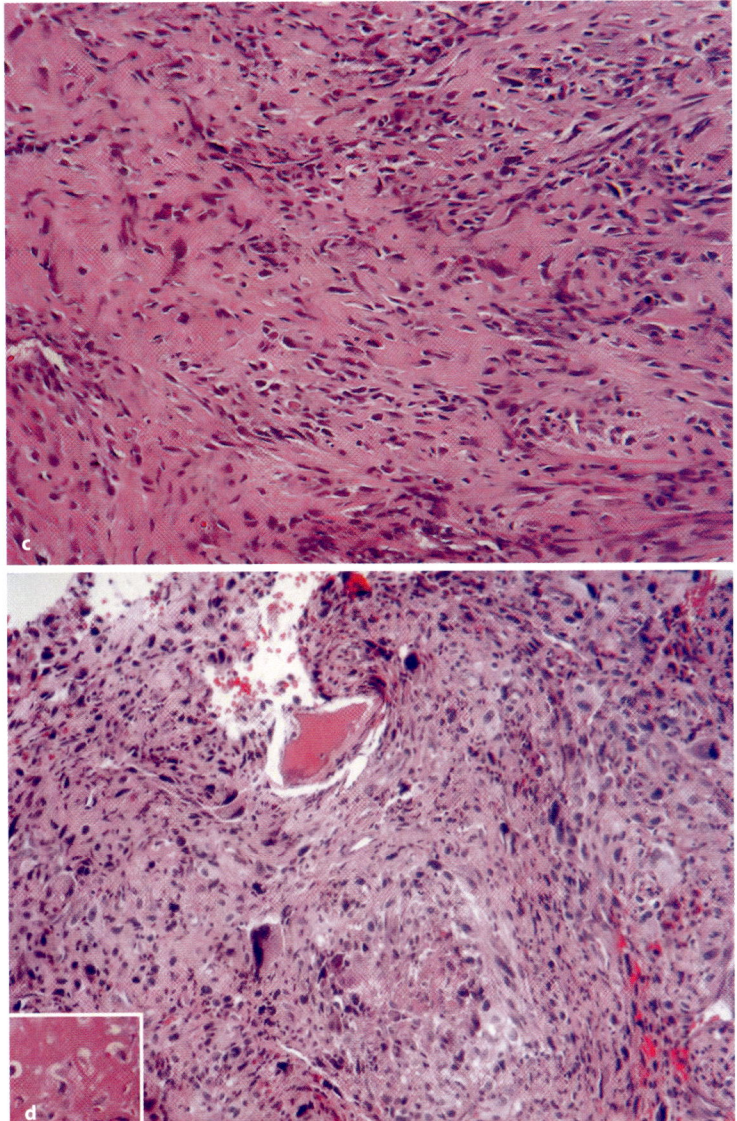

Abb. 6.51 (*Forts.*) **c** Besonders in den intraossären Anteilen des Osteosarkoms findet man häufig sklerotische Abschnitte mit starken regressiven Veränderungen, auch ohne vorhergegangene Chemotherapie. **d** Zellreiche Abschnitte ohne Matrixbildung sind ebenso wie zellarme sklerosierte Abschnitte für die Diagnostik wenig geeignet, erstere, weil der Nachweis von Tumorosteoid schwierig ist, letztere, weil die Zytomorphologie schlecht zu beurteilen ist (Inset)

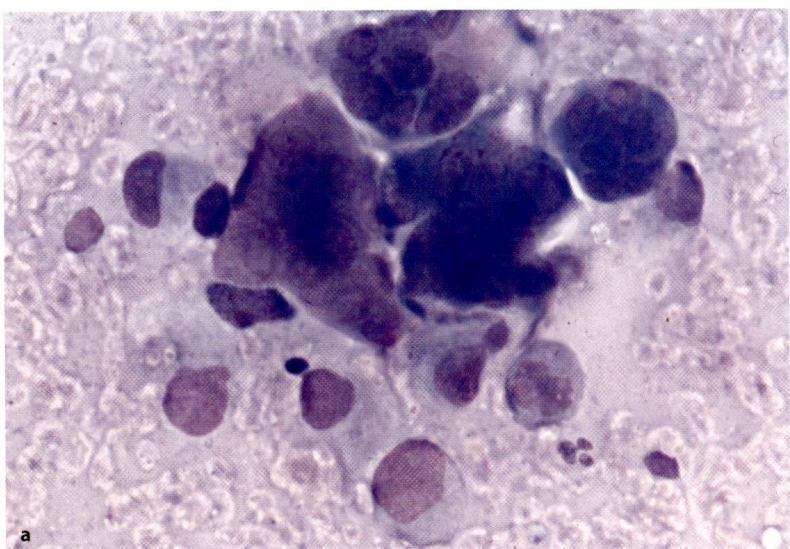

Abb. 6.52. **a** Charakteristisches zytologisches Bild eines Osteosarkoms vom osteoblastischen Typ mit exzentrischen großen Kernen bei verschobener Kern-Plasma-Relation und grober Chromatinverteilung. Das Zytoplasma ist schwach basophil (*Forts. S. 172*)

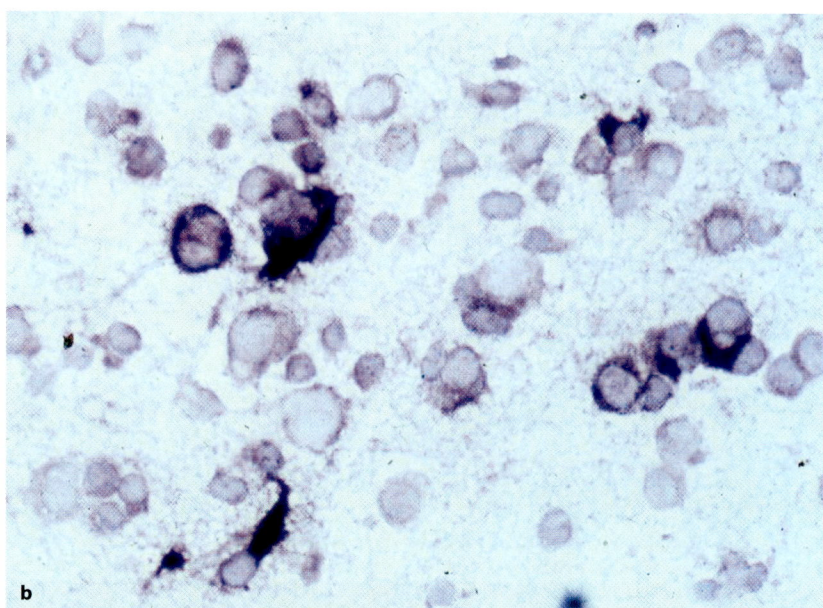

Abb. 6.52 (*Forts.*) **b** Die zytochemische Untersuchung auf alkalische Phosphatase zeigt beim Osteosarkom immer eine stark positive Reaktion (im Bild als dunkle Verfärbung des Zytoplasmas dargestellt). Sie ist charakteristisch für das Osteosarkom, da sie mit der Osteoidbildung korreliert. Sie kann in Zweifelsfällen bei der Differentialdiagnose sehr hilfreich sein

cell") erfolgt, ist eine entsprechende Vielfalt im phänotypischen Differenzierungsbild der Tumorzelle möglich, einschließlich positiver immunhistologischer Reaktion für Zytokeratin und epithelialem Membranantigen, die immer wieder gefunden werden. Nach Dahlin und Coventry (1967) ist das Osteosarkom in den *osteoblastischen*, *chondroblastischen* und *fibroblastischen* Typ subklassifiziert, je nachdem, welche Zellform im mikroskopischen Bild vorliegt und welche jeweilige Grundsubstanz überwiegt, also ob überwiegend Osteoid oder Knochen oder ob chondroide Grundsubstanz gebildet wird oder Kollagenfasern (s. auch S. 176 ff.). Von diesen Haupttypen des konventionellen Osteosarkom sind nach dem histologischen Bild weitere Subtypen abgrenzbar.

Die wichtigsten sind das *teleangiektatische* Osteosarkom (Farr et al. 1974; Mazuno et al. 1976) und das *kleinzellige* Osteosarkom (Sim et al. 1979; s. Kap. 6.3.1.1, S. 217). Außerdem kann ein histiozytärer Typ des Osteosarkoms (Yunis u. Barnes 1986) bzw. ein Osteosarkom, das ähnlich einem malignen fibrösen Histiozytom differenziert ist – doch mit zusätzlicher Osteoidbildung – abgegrenzt werden (Balance et al. 1988). Allerdings ist die Grenze zum malignen fibrösen Histiozytom unscharf. Roessner (1984) vermutet, dass solche Tumoren mit eindeutigem Tumorosteoid oder Tumorknochen lediglich Osteosarkome mit hohem Anteil nichtneoplastischer Histiozyten sind. Schließlich wurde von Roessner (1984) der Typ des sklerosierenden kleinzelligen Osteosarkoms beschrieben.

Von Schajowicz (1981) wird eine Subtypisierung des Osteosarkoms aufgrund der histologischen Heterogenität dieser Tumoren und auch der fraglichen klinischen Relevanz nicht akzeptiert. Da jedoch in der Chemothe-

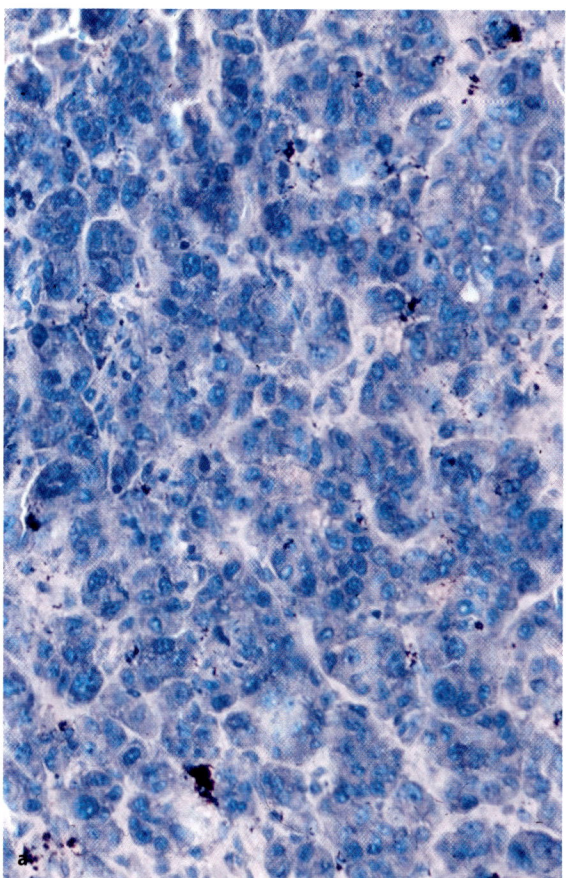

Abb. 6.53. a Stromaarmes Osteosarkom mit pseudoepithelialer Lagerung der atypischen Osteoblasten. Diese Struktur ist selten; wird sie jedoch bei einem Knochentumor eines jungen Patienten gefunden, muss immer in erster Linie an ein Osteosarkom gedacht werden (*Forts. S. 173*)

Abb. 6.53 (*Forts.*) **b** Osteoblastomähnliche Abschnitte in einem *osteoblastischen Osteosarkom* werden relativ häufig gefunden. Liegen sie allein in der Biopsie vor, so kann die Differentialdiagnose zu einem Osteoblastom sehr schwierig sein. In solchen Fällen empfiehlt es sich, sehr ausgedehnt nach weiteren Strukturen im Tumor zu suchen, die eine stärkere Anaplasie, invasiv destruierendes Wachstum und ein anderes Muster der Grundsubstanzbildung zeigen. In den meisten Fällen ist damit und unter Berücksichtigung der Klinik und des Röntgenbefundes eine Differentialdiagnose eindeutig zu stellen. Grenzfälle zum atypischen Osteoblastom kommen jedoch vor.
c Osteosarkom vom *chondroblastischen Typ*. Auch hier ist der Nachweis der Osteoidbildung durch die atypischen Tumorzellen (*Pfeil*) entscheidend für die Typendiagnose (insbesondere wenn sie in Netzform vorliegt, s. Abb. 6.51 a). Nicht zu verwechseln ist damit die Verkalkung oder auch metaplastische Knochenbildung innerhalb der knorpeligen Grundsubstanz (*Pfeilspitze*). Diese wird auch beim Chondrosarkom gefunden.
d Osteosarkom vom fibroblastischen Typ. Solche Tumoren zeigen einen histologischen Aufbau wie ein Fibrosarkom, weisen aber zusätzlich eine Osteoidbildung durch die Tumorzellen auf (Inset) (*Forts. S. 174*)

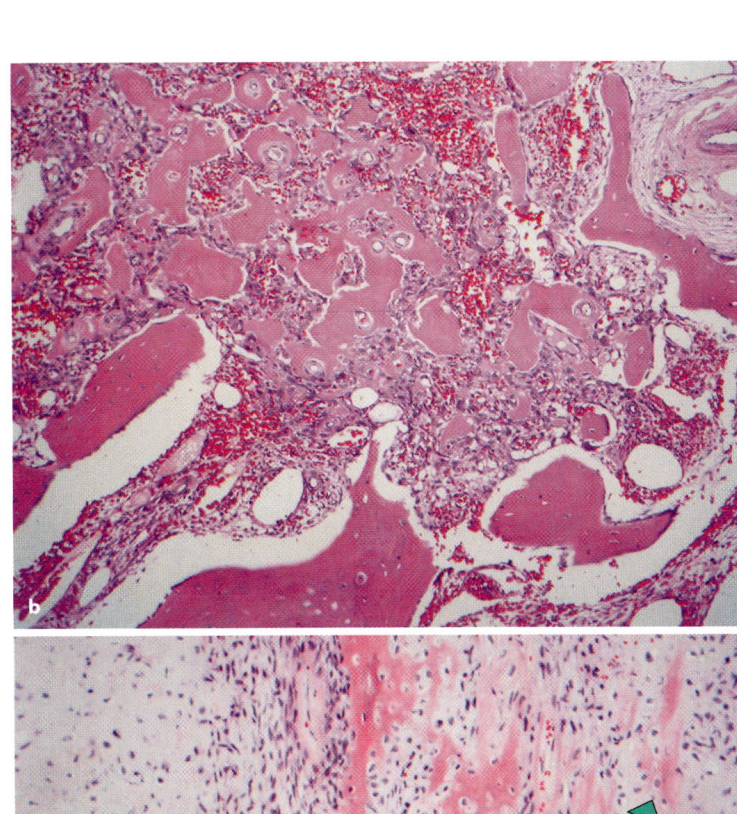

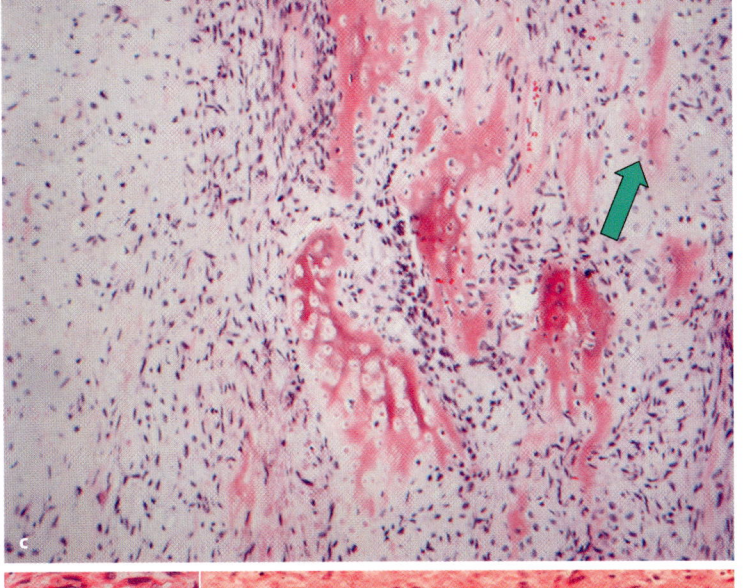

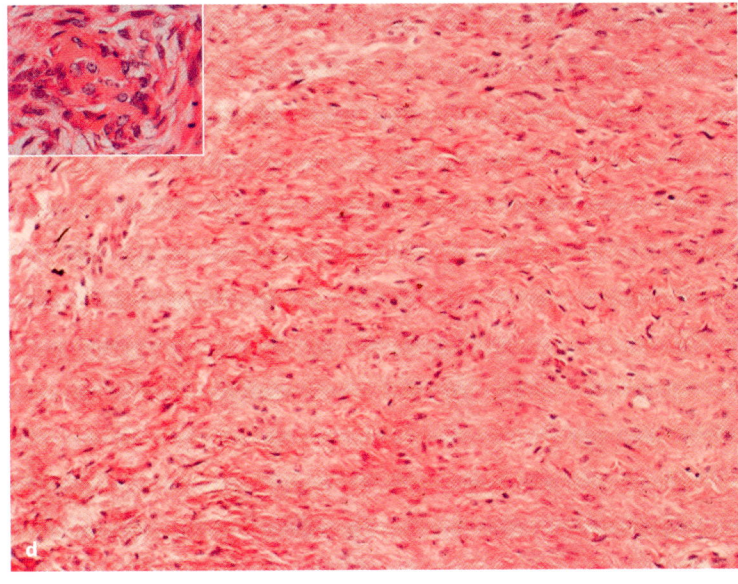

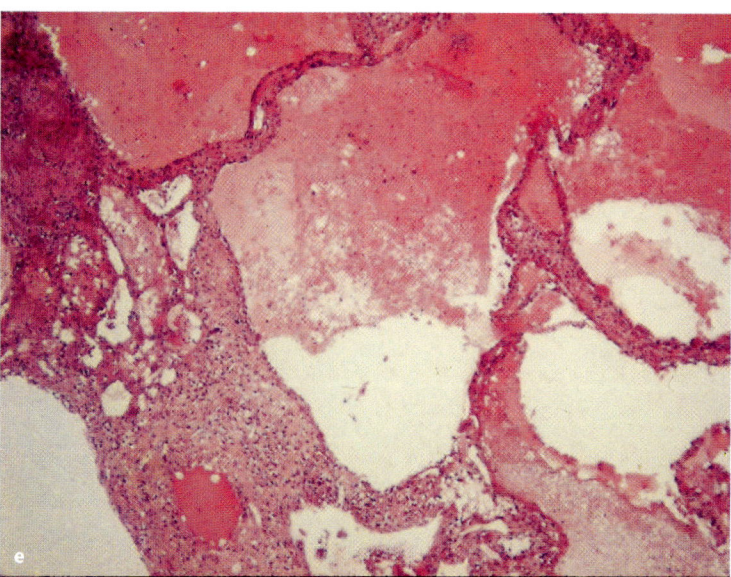

◀ ▪ **Abb. 6.53 e–g** (*Forts.*) Osteosarkom vom teleangiektatischen Typ. Die Übersicht zeigt zystische blutgefüllte und septierte Hohlräume (**e**). Auch in den gewebereicheren Abschnitten zeigen sich zahlreiche Gefäßspalten mit Auskleidung durch atypische Zellen. Tumorosteoid wird oft nur spärlich (*Pfeil in* **f**), manchmal auch gar nicht gefunden (**g**).

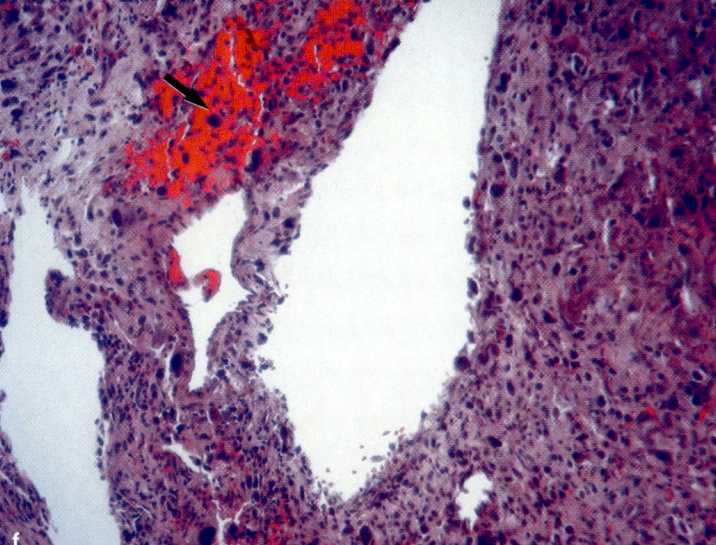

▶ ▪ **Abb. 6.54.** **a** *Histiozytärer Typ des Osteosarkoms*. Das Neoplasma zeigt Abschnitte, die nicht von einem malignen fibrösen Histiozytom zu unterscheiden sind. Anders als bei diesem findet man jedoch Osteoidbildung durch die Tumorzellen (*Pfeil*). Es kommen aber Übergangsformen vor. Patienten mit einem malignen fibrösen Histiozytom sind jedoch deutlich älter als Patienten mit einem primären Osteosarkom. **b** *Kleinzelliges Osteosarkom* (Ewing-Sarkom-ähnliches Osteosarkom). Die Tumorzellen sind nicht von dem eines Ewing-Sarkoms zu unterscheiden. Wichtig ist in der Differentialdiagnose der histologische Nachweis der Osteoidbildung durch die Tumorzellen (*Pfeil*). Es empfiehlt sich, bei atypischem Sitz von Ewing-Sarkomen (rein metaphysäre Tumoren) gezielt danach zu suchen. Im Zweifelsfall ist das Ergebnis der molekularbiologischen Untersuchung entscheidend (s. dort)

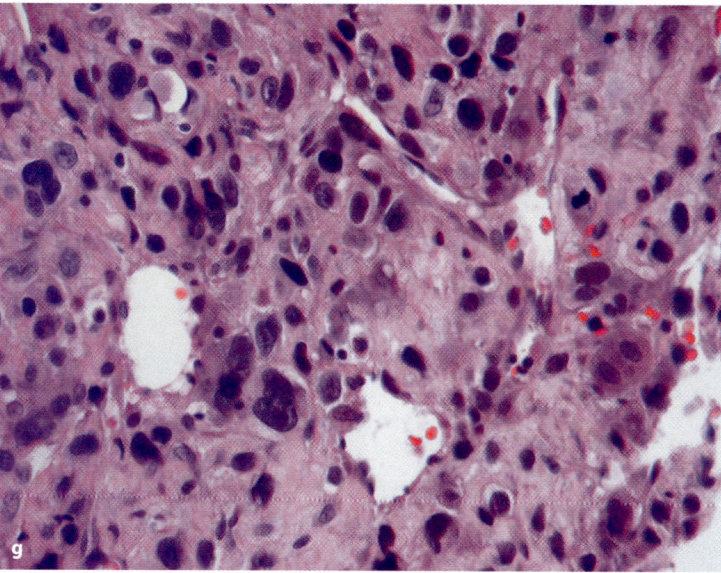

▶ ▪ **Abb. 6.55 a, b.** Riesenzellreiche und stromaarme Formen des Osteosarkoms können Ähnlichkeit mit einem Riesenzelltumor – insbesondere der malignen Form – aufweisen. Der Nachweis von Osteoidbildung durch die Tumorzellen ist auch hier differentialdiagnostisch entscheidend (*Pfeil*)

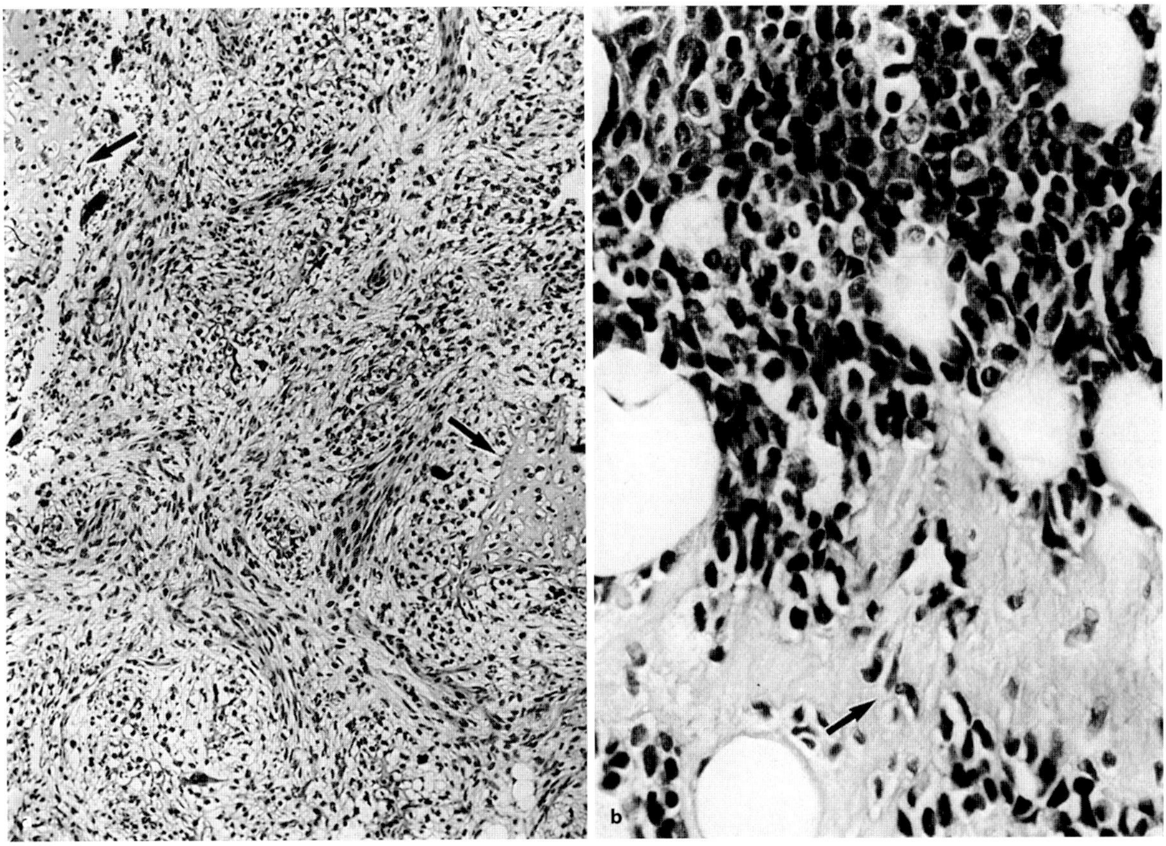

6.3 · Bösartige Tumoren

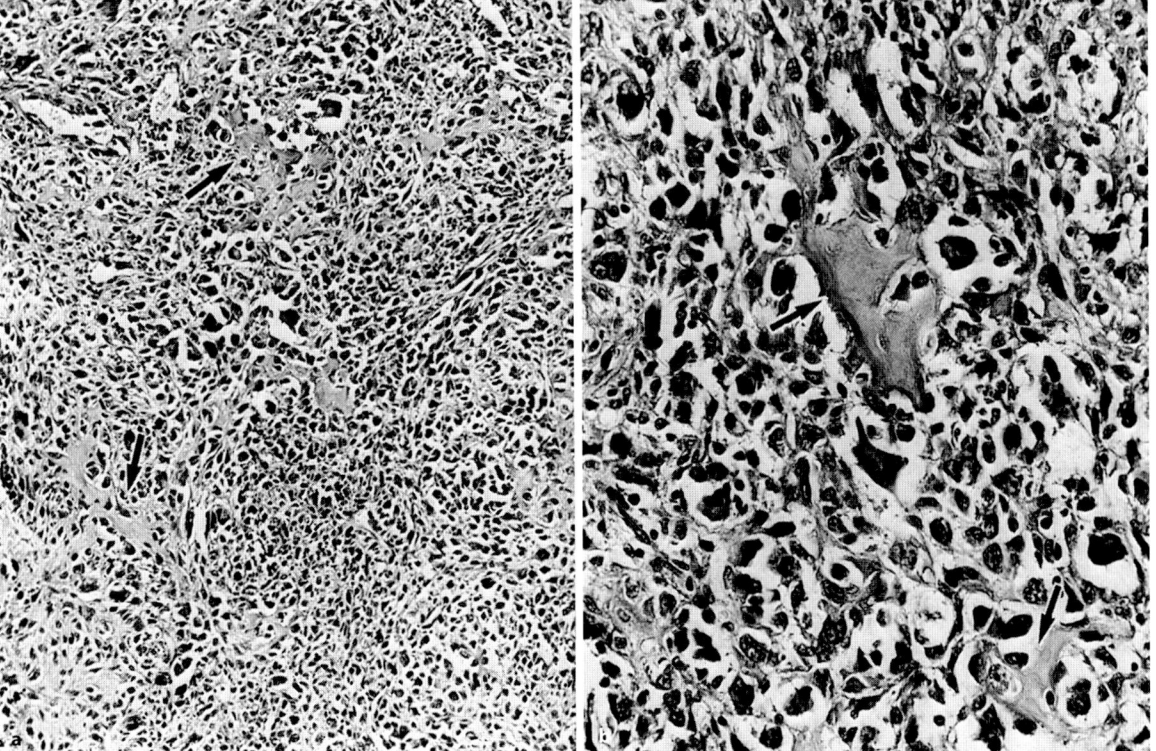

Abb. 6.54 a, b (*Text s. S. 174*)

Abb. 6.55 a, b (*Text s. S. 174*)

rapie inzwischen eindeutig ein unterschiedliches Ansprechen von Osteosarkomen gefunden wird (s. oben), empfiehlt sich diese Subtypisierung dennoch.

Bei der histologischen Untersuchung des Osteosarkoms ist sowohl auf die Art der Tumormatrix (Subtypisierung) als auch auf die zelluläre Differenzierung des Tumors zu achten (Differenzierung oder Graduierung). Insbesondere die Trennung zwischen Grad I und II („low grade" einerseits) und Grad III/IV („high grade" andererseits) ist sowohl für die Prognose als auch für die Therapie von äußerster Wichtigkeit, da Osteosarkome von niedrigem Malignitätsgrad nicht zwingend chemotherapiert werden.

Anaplasie bedeutet eine Polymorphie der Kerne, sowohl was die Form als auch die Größe betrifft, einen unterschiedlichen Chromatingehalt, atypische Nukleolen und atypische Mitosen.

Die zelluläre Struktur des Tumors wird am leichtesten in den zellreichen Abschnitten sichtbar, weil in stromareichen Bezirken die Tumorzellen eher eingezwängt in der Grundsubstanz vorliegen und deshalb schlecht zu beurteilen sind.

Nicht mit Anaplasie zu verwechseln sind mehrkernige Riesenzellen vom osteoklastären Typ, die im Osteosarkom in unterschiedlicher Häufigkeit als reaktive Veränderungen gefunden werden können, und aktive Osteoblasten und Osteozyten, die z. B. im Codman-Dreieck vorliegen mit großem Kern, deutlichem Nukleolus und mehr oder weniger breitem basophilen Zytoplasma.

Bei etwa drei Vierteln der Osteosarkome findet man die Anaplasie in relativ großen Arealen, so dass an der Malignitätsdiagnose prima vista kein Zweifel aufkommt. Im restlichen Viertel der Osteosarkome muss diese Anaplasie unter Umständen sehr aufwändig gesucht werden, und die Veränderungen sind oft herdförmig und auch dann nur diskret ausgebildet.

Entsprechendes gilt für die Matrixbildung. Osteoid und Faserknochen werden durch das Osteosarkom meist in so ausreichender Menge gebildet, dass sie in der Biopsie ohne weiteres sichtbar werden. Typischerweise ist das Osteoid in feinen Netzen oder unregelmäßigen Flächen zwischen den Tumorzellen zu finden, während Trabekelbildung sehr selten ist und insbesondere Spongiosabälkchen mit Osteoblastenbesatz nicht gefunden werden.

Ein wichtiges Kriterium in der Diagnose des Osteosarkoms ist das Auftreten von Knorpel. Die Kombination von Osteoid, Knochen und Knorpel jeweils in maligner Ausprägung ist sehr typisch für das Osteosarkom und wird sonst nur noch beim hochmalignen Chondrosarkom mit Übergang in ein Osteosarkom und dem klarzelligen Chondrosarkom gefunden.

Im Randbezirk des Osteosarkoms, intraossär, findet sich invasives Wachstum mit Einschluss von ortsständigen Spongiosabälkchen zwischen Tumorzellverbänden und auch zwischen Tumorosteoid und Tumorknochen.

Ein wichtiges Hilfsmittel in der mikroskopischen Diagnostik des Osteosarkoms kann der Nachweis einer positiven Reaktion der Tumorzellen auf alkalische Phosphatase sein, wenn der Tumor in der Biopsie nur wenig oder nicht sicher Tumorosteoid oder Tumorknochen aufweist. Allerdings sind dafür Nativmaterial (Gefrierschnitt) oder Tupfpräparate notwendig (Abb. 6.52 b).

Subtypen:
- *Osteoblastischer Typ:* Diese Tumoren entsprechen am ehesten der oben gegebenen Beschreibung. Die Tumorzellen sind meistens polygonal und erinnern an aktive Osteoblasten, zeigen aber eine eindeutige Anaplasie (Abb. 6.50–6.52, 6.53b). Die Tumorzellen bilden Osteoid und/oder Faserknochen. Die in der Grundsubstanz eingeschlossenen Zellen lassen die Anaplasie weniger gut erkennen, weil sie eher klein sind und mit hyperchromatischem Kern vorliegen und deshalb im Schnitt nicht gut zu beurteilen sind (Abb. 6.51 d). Aber auch bei diesem Subtyp findet man Abschnitte mit chondroider oder fibröser Matrix sowie zellreiche und matrixarme Bezirke. Dort liegen atypische Osteoblasten in großer Anzahl oder stark anaplastische Tumorzellen ohne Differenzierung vor.
- *Chondroblastischer Typ* (Abb. 6.53 c). Dieser Subtyp zeigt überwiegend Knorpel oder knorpelähnliche Grundsubstanz mit eindeutigen Zellatypien. Die Knorpelbildung kann so ausgedehnt sein, dass nach dem für die Typendiagnose essentiellen Osteoid oder nach dem Faserknochen, der durch Tumorzellen *direkt* ohne knorpelige Zwischenstufe gebildet sein muss, zu suchen ist. Das Alter des Patienten und das Röntgenbild sind jedoch meistens Anlass genug, um dies zu tun und nicht an ein Chondrosarkom primär zu denken.
- *Fibroblastischer Typ* (Abb. 6.53 d). Die Tumorzellen sind hier eher spindelig und zeigen eine Kollagenfaserbildung. Die Anaplasie bei diesen Tumoren kann nur gering ausgebildet sein, und auch die Bildung von Osteoid und/oder Faserknochen durch Tumorzellen kann in manchen Bezirken fast vollständig fehlen.
- *Teleangiektatischer Typ* (Abb. 6.53 e–g). Dieser seltene Subtyp des Osteosarkoms, der bei 3,5–12% der Osteosarkome gefunden wird (je nach Strenge der angelegten Kriterien, s. unten) ist überwiegend lytisch und sehr blutreich. Dies wird bereits im Röntgenbild (pseudozystisch) sichtbar (Abb. 6.66, 6.68); jedoch sind nicht alle lytischen Osteosarkome auch vom teleangiektatischen Typ. Makroskopisch zeigt sich eine große blutgefüllte Höhle, so dass die Läsion

vom Operateur mit einer aneurysmatischen Knochenzyste verwechselt werden kann. Liegt zusätzlich auch solides Tumorgewebe vor, dann werden solche Tumoren von der Arbeitsgruppe um Dahlin (Mazuno et al. 1976) nicht als teleangiektatischer Subtyp anerkannt, während andere Autoren die Kriterien nicht so streng ziehen (Farr et al. 1974).

Histologisch findet man blutgefüllte Hohlräume, die durch atypische Zellen ausgekleidet sind und die in der Übersicht einer aneurysmatischen Knochenzyste gleichen können. In ganz seltenen Fällen findet man auch lediglich atypische Zellen innerhalb von Blutseen. Entsprechend ist die Osteoidbildung im Tumor sehr spärlich. Sie kann sogar manchmal ganz fehlen, weshalb dies der einzige Typ des Osteosarkoms ist, der auch ohne den histologischen Nachweis der Osteoidbildung durch Tumorzellen als Osteosarkom histologisch klassifiziert werden darf.

Aus diesen Gründen und weil auch benigne osteoklastäre Riesenzellen im Tumor vorkommen können, ist die Verwechslung mit einer aneurysmatischen Knochenzyste möglich.

Die Prognose des teleangiektatischen Osteosarkoms ist heute mit den neuen Chemotherapieverfahren ähnlich der des konventionellen Osteosarkoms und nicht mehr infaust, wie in früheren Berichten dargestellt.

- *Kleinzelliger (Ewing-Sarkom-ähnlicher) Typ*
  (Abb. 6.55 b). Dies ist ein sehr zellreiches Sarkom, das, wie der Name schon sagt, einem Ewing-Sarkom sehr ähnlich ist. Es unterscheidet sich von diesem und auch von malignen Lymphomen oder Metastasen, die in der Differentialdiagnose ebenfalls auszuschließen sind, lichtmikroskopisch durch die Bildung von Osteoid und/oder Faserknochen durch die Tumorzellen. Da diese Stromabildung nur herdförmig ausgebildet sein kann, ist bei jedem kleinzelligen Tumor an diese Möglichkeit zu denken und die Untersuchung entsprechend ausgedehnt durchzuführen. Da die Tumorzellen auch reich an Glykogen sind, hilft eine histochemische Untersuchung in der Differentialdiagnose zum Ewing-Sarkom nicht. Wie immer bei klein- und rundzelligen Tumoren kann die immunhistolische Untersuchung für die Typisierung sehr helfen. Allerdings kann das kleinzellige Osteosarkom auch positiv für CD 99 sein, wie das Ewing-Sarkom und auch wie Lymphome. Molekulargenetisch weist es jedoch nie die Ewing-Sarkom-Gruppe definierende chromosomale Translokation auf.

  Der Röntgenologe sollte an die Möglichkeit eines kleinzelligen Osteosarkoms immer dann denken, wenn der Pathologe einen kleinzelligen Tumor diagnostiziert, sich im Röntgenbild aber mineralisierte paraossale Matrix findet! Der kleinzellige Typ gehört zu den Osteosarkomen von hohem Malignitätsgrad und wird nach dem gleichen Studienprotokoll behandelt.

Graduierung

Zur Graduierung des Osteosarkoms wird eine vierstufige Skala verwendet. Grad I bedeutet hohe Differenzierung mit niedrigem Malignitätsgrad, Grad IV bedeutet das Vorliegen eines anaplastischen Tumors mit hohem Malignitätsgrad. Grad II und III liegen dazwischen. Zusammengefasst werden Grad I und II zu den Tumoren niedrigen Malignitätsgrades; diese werden lokal chirurgisch behandelt, meist ohne systemische Therapie. Die Gruppe der hochmalignen Osteosarkome besteht aus den Tumoren mit der Differenzierung Grad III und IV und wird entsprechend dem COSS-Protokoll neoadjuvanter Chemotherapie behandelt.

Die meisten medullären Osteosarkome liegen als Grad III oder Grad IV vor, sind also mäßig bis schlecht differenziert. Da bisher ein prognostischer Unterschied im Einzelfall für Grad III und IV nicht erkennbar ist, hat diese Unterscheidung beim medullären Osteosarkom keine klinische Bedeutung. Der klinische Verlauf wird viel mehr von Tumorgröße, Lokalisation und Metastasierung bestimmt als von der Graduierung.

Der teleangiektatische Typ des Osteosarkoms sollte jedoch immer als Grad IV eingeordnet werden. Ebenso entsprechen die meisten sekundären Osteosarkome (z. B. nach Bestrahlung und bei Morbus Paget) einem Grad IV und nur selten einem Grad III. Dagegen ist das Osteosarkom der Kieferknochen meist besser differenziert und zeigt überwiegend einen Grad II oder III.

Das paraossale Osteosarkom (s. S. 241 ff.) liegt meistens als hochdifferenzierter Tumor (Grad I) vor und selten als Grad-II-Tumor. Das periostale Osteosarkom (s. S. 233 ff.) ist meist ein mäßig bis gut differenzierter Tumor (Grad II).

Histologische Differentialdiagnose

In der Differentialdiagnose des konventionellen Osteosarkoms steht in erster Linie die Abgrenzung gegenüber reaktiven Läsionen. Allgemein bekannt ist die Schwierigkeit der Abgrenzung des *Kallus*. Es ist gut, sich immer zu vergegenwärtigen, dass Knorpel und chondroide Strukturen in Verbindung mit Osteoid nur bei Kallus, ausnahmsweise beim Osteoblastom, und sonst bei malignen Tumoren (Osteosarkom, dedifferenziertes und klarzelliges Chondrosarkom) gefunden werden. Entscheidend in der mikroskopischen Differentialdiagnose ist das Fehlen oder der Nachweis der zellulären Anaplasie. Wurde die Biopsie jedoch aus kalkhaltigen Abschnitten des Tumors entnommen, wo die histologische Feinstruktur und der zytologische Aufbau der Läsion am Präparat nicht mehr gut erkennbar sind, so kann die Differentialdiagnose sehr schwierig sein.

Ohne Ausnahme sollte deshalb bei der Untersuchung von Knochenläsionen wenigstens der Röntgenbefund bekannt sein. Besser noch ist eine präbioptische Besprechung zwischen den beteiligten Fachrichtungen. Insgesamt spielt allerdings das Röntgenbild nicht die große Rolle bei der Diagnostik des konventionellen Osteosarkoms wie z. B. beim hochdifferenzierten Chondrosarkom.

Eine typische Struktur des Osteosarkoms – und deshalb wichtig in der Differentialdiagnose zu benignen Läsionen – ist der Nachweis von invasivem Wachstum mit Einschluss ortsständiger Spongiosa in den Tumor. Dies kann bei reaktiven Prozessen zwar auch gefunden werden, jedoch ist der Einschluss von ortsständigem Knochen innerhalb des neugebildeten Gewebes im Neoplasma viel enger.

Dies ist auch ein wichtiges Kriterium bei der zweiten Differentialdiagnose des Osteosarkoms, den *benignen knochenbildenden Tumoren*, also dem Osteoidosteom und dem Osteoblastom. Die Abgrenzung des Osteoidosteoms ist in der Regel problemlos. Lediglich bei atypischer Lokalisation können Unsicherheiten auftreten. Es enthält jedoch nie knorpelige Grundsubstanz und zeigt fast immer die reaktive Randsklerose. Das Osteoblastom kann in der Abgrenzung schwieriger sein, weil in seltenen Fällen knorpelige Grundsubstanz auch im Osteoblastom vorliegen kann, insbesondere auch nach pathologischer Fraktur mit sekundärer Kallusbildung. Hilfreich ist die Untersuchung der Randzone, da das Osteoblastom – auch in seiner aggressiven Form – kein invasives Wachstum zeigt und entsprechend ortsständiger Knochen lediglich in der unmittelbaren Randzone des Osteoids allenfalls eingeschlossen ist, niemals jedoch im Sinne einer Umwachsung von ganzen Knochenbälkchen. Auch ist das Periost über dem Osteoblastom in der Regel erhalten. Osteoblastenrasen zeigt lediglich der aggressive Typ des Osteoblastoms; sonst sind die Osteoblasten sehr regelmäßig entlang der Knochenbälkchen im Tumor aufgereiht. Der Nachweis atypischer Mitosen in Tumorzellen spricht für ein Osteosarkom und ist daher besonders wichtig in der Differentialdiagnose zwischen osteoblastomähnlichem Osteosarkom und Osteoblastom. Bei diesen schierigen, jedoch auch sehr seltenen Fällen kann dennoch u. U. in der Biopsie diese Unterscheidung trotz Beiziehung aller Informationen nicht getroffen werden und erst die Unteruchung des Operationspräparats die abschließende Diagnose bringen.

Bei der Abgrenzung gegenüber *tumorähnlichen Läsionen* ist beim hochmalignen Osteosarkom die Differentialdiagnose zur *aneurysmatischen Knochenzyste* die schwierigste. Bedingt durch die Ausbildung großer Bluträume steht oft nur spärliches Material für die bioptische Untersuchung zur Verfügung. Außerdem ist das aggressive Wachstum von aneurysmatischen Knochenzysten häufig Anlass dafür, dass die Läsion klinisch für einen malignen Tumor gehalten wird.

Besonders schwierig wird die Situation, wenn eine aneurysmatische Knochenzyste kurzfristig rezidiviert und das Rezidiv operiert wird, mit reichlich operationsbedingter Kallusbildung. Auch hier muss die zelluläre Differenzierung den Ausschlag geben. Noch weiter verkompliziert wird die Situation dadurch, dass aneurysmatische Knochenzysten bekanntlich in Kombination mit einem Tumor auftreten können. Allerdings wird eine aneurysmatische Knochenzyste meistens in Kombination mit einem gutartigen Tumor, z. B. einem Osteoblastom, gefunden; die Kombination mit einem Sarkom ist dagegen sehr viel seltener. Schließlich gibt es auch einzelne aneurysmatische Knochenzysten mit ausgeprägten zellulären Atypien, ohne dass ein Sarkom vorliegt. In diesen Fällen ist das Fehlen von Mitosen wichtig in der Differentialdiagnose zum teleangiektatischen Osteosarkom (Tabellen 6.1 und 6.2).

Skip lesion: Skip lesions sind beim Osteosarkom in der Literatur häufig beschrieben. Sie bedeuten, dass ein

Tabelle 6.2. Histologische Subtypen des intramedullären Osteosarkoms und ihre histologische Differentialdiagnose

Typ	Histologisches Bild	Differentialdiagnose
Osteoblastisch	Klassisch	–
	Trabekulär	Osteoblastom
	Sklerosierend	Kallus
	Kleinzellig	Ewing-Sarkom, Karzinom, Melanom, Non-Hodgkin-Lymphom
	Riesenzellreich	Riesenzelltumor, maligner Riesenzelltumor, malignes fibröses Histiozytom
Chrondroblastisch	Chondrosarkomähnlich	Chondrosakrom
	Chondromyxoidähnlich	Chondromyxoidfibrom, Chondroblastom
Fibroblastisch	Desmoidartig	Desmoid
	Fibrozytär	Fibrosarkom
	Fibrohistiozytär	Malignes fibröses Histiozytom, pseudosarkomatöse Karzinommetastase
Anaplastisch	Epitheloid	Karzinommetastase, synoviales Sarkom, malignes fibröses Histiozytom,
	Sarkomatös	Fibrosarkom, Leiomyosarkom, Angiosarkom, malignes fibröses Histiozytom
Teleangiektatisch	Teleangiektatisch	Aneurysmatische Knochenzyste, Angiosarkom

zweiter intramedullärer Herd im tumortragenden oder in einem benachbarten Knochen (bei fehlenden Lungenmetastasen) vorliegt, ohne Verbindung mit dem in der Regel größeren klinisch symptomatischen Tumor.

Ob dies eine multizentrische Entwicklung oder eine intraossäre Metastasierung darstellt, ist ungeklärt. Die Möglichkeit einer Skip lesion wird immer wieder als Argument dafür angeführt, dass eine Tumoroperation beim Osteosarkom nur dann radikal sein kann, wenn der tumortragende Knochen ganz entfernt ist und nicht durch diesen Knochen hindurch die Amputations- und Resektionslinie erfolgt. Nach unserer Erfahrung sind aber Skip lesions, die der radiologischen Untersuchung entgehen, so selten, dass allein aus diesem Grund keine Erweiterung der Radikalität bei der Operation des Osteosarkoms gerechtfertigt ist. In unserem gesamten Untersuchungsgut haben wir nur einen Fall, bei dem bei einem Osteosarkom des Femurs an typischer Stelle über dem Knie eine radiologische Veränderung im Bereich des intertrochantären Raumes gesehen wurde. Da radiologisch die Läsion nicht eindeutig zu klassifizieren war, wurde bei der Therapie gegen eine Exartikulation und für eine Amputation unterhalb dieser Läsion entschieden. Aus dieser Läsion hat sich dann später ein „Rezidiv" entwickelt.

Vor dem Hintergrund der adjuvanten und neoadjuvanten Chemotherapie des Osteosarkoms hat der Nachweis einer Skip lesion heute an Bedeutung verloren (s. auch S. 255 ff.).

Intrakortikales Osteosarkom: Diese seltene Form des Osteosarkoms wurde erstmals von Jaffé (1960) beschrieben. Eine sichere Diagnose dieser Form ist naturgemäß nur möglich, wenn kleine Tumoren mit Beschränkung auf die Kortikalis zur Diagnostik kommen. Bei Ausbrüchen in das Periost oder in die Markhöhle ist eine Differentialdiagnose zum Oberflächenosteosarkom und zum juxtakortikalen Osteosarkom vom periostalen Typ (s. unten) bzw. zum konventionellen Sarkom nicht mehr möglich. Die Prognose dieser sehr seltenen Tumoren soll besser sein als die der medullären Form, wahrscheinlich weil sie im früheren Stadium diagnostiziert werden.

Genetik

Innerhalb mehrerer genetisch determinierter Syndrome kommt es zu Osteosarkomen. Die bekanntesten sind das familiäre (bilterale) Retinoblastom (Mutation auf Chromosom 13q14 mit Funktionsverlust beider Allele des RB1-Suppressorgens) oder das Li-Fraumeni-Syndrom. Von diesen syndromalen Osteosarkompatienten stammen viele Kenntnisse über die molekulare Pathogenese des sporadischen Osteosarkom, bei dem eine Vielzahl von Mutationen gefunden wird (Fuchs u. Pritchard 2002); meist sind es Inaktivierung von Suppressorgenen (z. B. RB1, Tp53, p16) oder Überexpression von Onkogenen (z. B. C-MYC, FOS). Zytogenetische Aberrationen werden in etwa 70% der Osteosarkome gesehen. Leider sind diese bisher ohne große Bedeutung in Diagnostik, Prognoseschätzung und für das Verständnis der molekularen Pathogenese des Osteosarkoms.

Aneuploidie – von fast euploid bis fast Hexaploidie – liegt beim konventionellen Osteosarkom immer vor. Numerische Aberrationen werden am häufigsten beim Chromosom 1 (Zugewinn), und bei den Chromosomen 6, 9, 10, 13 und 17 (Verluste) gesehen. Strukturelle Rearrangements finden sich überwiegend in den Chromosomenregionen 1p11-13, 1q11-12, 17p und 19q12-q13 (Ragland et al. 2002; Bridge et al. 1997; Boehm et al. 2000). Amplifikation von Ringchromosomen sind beim Osteosarkom ebenfalls häufig nachzuweisen, typisch sind sie als alleinige oder fast alleinige Aberration bei den niedrig malignen Osteosarkomen (parosteal und zentral; Szymanska et al. 1996, Bridge et al. 1997). Durch FISH-Analysen konnte gezeigt werden, dass Sequenzen auf Chromosom p und 12q bei Osteosarkomen von niedrigem Malignitätsgrad (parossales Osteosarkom) anders als beim Osteosarkom von hohem Malignitätsgrad amplifiert werden (Gisselsson et al. 2002)

Häufigkeit

Unter allen Knochentumoren rangiert das konventionelle (medulläre) Osteosarkom neben dem Osteochondrom mit fast 20% an erster Stelle. Unter allen malignen primären Knochentumoren besetzt es mit 36% den ersten Rang (s. Tabelle 2.2). Wenn man das Osteochondrom nicht als eigentliche Knochengeschwulst betrachtet, sondern eher als Wachstumsstörung einstuft, dann ist das Osteosarkom schlechthin der häufigste primäre Knochentumor.

In der Bundesrepublik Deutschland muss mit ca. 150–200 Neuzugängen pro Jahr gerechnet werden. In Europa liegt die Inzidenz des Osteosarkoms bei 2–5 Neuzugängen pro 1 Million Einwohner und Jahr.

Lokalisation

Das konventionelle (medulläre) OS kann grundsätzlich jeden Knochen des Skeletts befallen. In der Regel tritt es *unizentrisch in einem Knochen auf;* primär multizentrische Manifestationsformen – in der Regel stark ossifizierend bzw. sklerosierend – sind Raritäten. Mehr als 80% aller Osteosarkome wachsen in den langen Röhrenknochen, in der Mehrzahl der Fälle metaphysär. Diaphysäre Lokalisationen kommen vor, während epiphysäre absolute Raritäten darstellen (Unni 1982).

Lieblingssitz des OS ist die kniegelenknahe metaphysäre Region von Femur und Tibia, wo sich gut 50% aller Osteosarkome finden.

Addiert man die Zahlen des Krankengutes von Dahlin (1978) und Schajowicz (1994), dann ergibt sich für eine Gesamtzahl von 1589 lokalisatorisch definierten Osteosarkomen folgende Verteilung (Abb. 6.56): 45% Femur, 20% Tibia, 10% Humerus, 6% am Ober- und Unterkiefer und 5% an den Beckenschaufeln. Von 713 Osteosarkomen am Femur waren 75% in der distalen Metaphyse, nur 13% im proximalen Ende und 12% in der Diaphyse lokalisiert. Von 320 Osteosarkomen an der Tibia fanden sich 266 in der proximalen Metaphyse, nur 24 diaphysär und 30 am distalen Tibiaende. Bis auf die Fibula (3%) und die Wirbelsäule (2%) sind alle anderen Skelettabschnitte, z. B. am Os metatarsale (Fukuda et al. 1999; Abb. 6.82) mit 1% oder weniger beteiligt (s. auch unter OS mit atypischer Lokalisation).

Osteosarkome der Wirbelsäule sowie der Schädelkalotte sind häufig Sekundärformen auf dem Boden einer polyostotischen Ostitis deformans Paget.

Bezüglich der Lokalisation von Osteosarkomen an Röhren- oder flachen Knochen machte Dahlin (1978) folgende interessante Angaben: Bei Patienten, die älter als 25 Jahre sind, finden sich nur 59% der Osteosarkome in den langen Röhrenknochen. Diesen Umstand erklärt Dahlin dadurch, dass bei der älteren Patientengruppe Osteosarkome häufiger auf dem Boden eines Morbus Paget und nach Bestrahlung, vor allem am Rumpf, entstehen sowie per se relativ häufiger an flachen Knochen auftreten, was besonders für den chondroblastischen Typ gilt.

Zu Osteosarkomen mit ungewöhnlicher Lokalisation und in den Weichteilen s. S. 205 f. bzw. S. 255.

Alters- und Geschlechtsprädilektion

Unter Zugrundelegung von 1599 Osteosarkomen aus den Statistiken von Dahlin (1978) und Schajowicz (1994) ist mit ca. 55% aller Osteosarkome in der 2. Lebensdekade zu rechnen, der Gipfel liegt zwischen dem 15. und 25. Lebensjahr.

In der 1. Lebensdekade werden nur ca. 8–9% und in der 3. Lebensdekade 14–15% aller Osteosarkome gefunden (Abb. 6.57). Der jüngste Patient von Dahlin war 2,5 Jahre alt. Die Häufigkeit des OS in der 4.–7. Lebensdekade liegt um 5–8%. Mit diesen Zahlenangaben lässt sich unschwer die altbekannte Beobachtung untermauern, dass *das OS wie viele andere Knochengeschwülste ein Tumor ist, der im Wachstumsalter auftritt.*

Es gibt aber noch einen relativen 2. Altersgipfel um das 60. Lebensjahr herum, der wohl in erster Linie durch jene Osteosarkome zu erklären ist, die auf dem Boden einer malignen Entartung, z. B. beim Morbus Paget oder nach Bestrahlung einer vorbestehenden Läsion entstanden sind, also den sekundären Osteosarkomen.

Das OS wird beim Mann häufiger als bei der Frau beobachtet (etwa 60% männlich, etwa 40% weiblich). Noch höhere Zahlen werden bei Männern unter 20 Jahren gefunden, doch mit zunehmendem Lebensalter nimmt diese Androtropie ab.

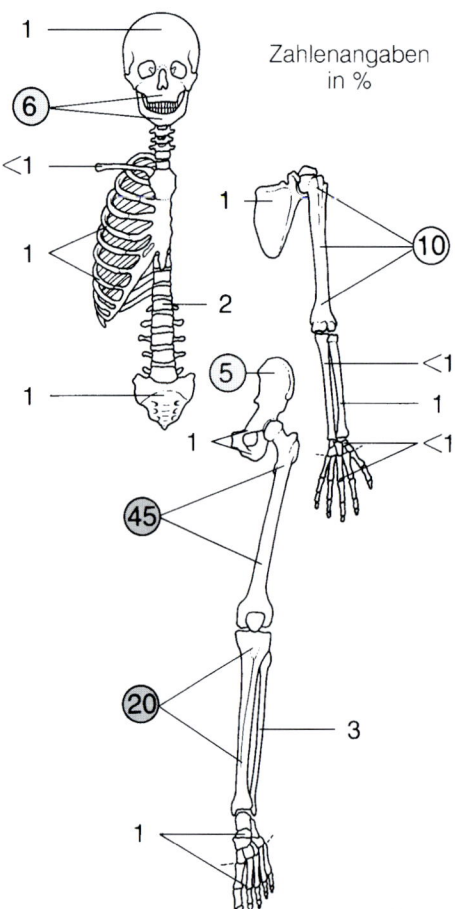

Abb. 6.56. Zur Lokalisation des medullären Osteosarkoms. Die Zahlenangaben sind in Prozent angegeben, bezogen auf 1589 lokalisatorisch definierte Osteosarkome aus dem Krankengut von Dahlin (1978; 962 Fälle) und Schajowicz (1994; 627 Fälle). 50% aller Osteosarkome sind um die Knieregion herum lokalisiert. Von 713 Osteosarkomen im Femur wuchsen allein 538 (75%; von allen Osteosarkomen 34%) distal; von 320 Osteosarkomen der Tibia 266 (83%; 17% aller Osteosarkome) proximal im Meta-/Dia-/Epiphysenbereich

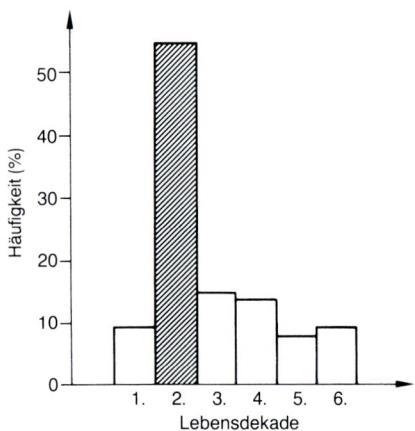

Abb. 6.57. Altersverteilung des konventionellen (zentralen) Osteosarkoms. Angaben nach den Statistiken von Dahlin (1979) und Schajowicz (1994)

Besondere Probleme ergeben sich, wenn der Tumor während einer Gravidität entdeckt wird (Huvos et al. 1985b).

Klinik

Die klinische Symptomatik des konventionellen OS ist leider recht uncharakteristisch und besteht meistens in lokalen Schmerzen, die anfänglich intermittierend sind und nach einigen Wochen dauerhaft werden. Gelegentlich werden die Schmerzen von einer lokalen Schwellung und Hyperthermie begleitet. Bei größeren, aus dem Knochen ausgebrochenen Osteosarkomen tastet man regelmäßig im Gliedmaßenbereich einen derben, druckdolenten Tumor. Bei gelenknahen Lokalisationen werden Bewegungseinschränkungen erst im relativ späten Stadium beobachtet, sympathische Gelenkergüsse kommen selten vor. Auch Spontanfrakturen – zumeist im osteolytischen Tumoranteil – sind nicht häufig.

Die Blutkörperchensenkungsgeschwindigkeit ist anfangs normal oder nur mäßig erhöht, die alkalische Phosphatase weist in der Regel erst dann pathologische Werte auf, wenn bei großer Tumormasse eine rege Osteoblastentätigkeit herrscht.

Die Anamnesedauer wurde detaillierter von Poppe (1978) untersucht. In seiner katamnestischen Studie an 173 Beobachtungen eines histologisch gesicherten OS ergab sich eine mittlere Anamnesedauer – für den Zeitraum vom Auftreten des Leitsymptoms „Schmerz" bis zur Einleitung einer spezifischen Behandlung – von mehr als 38 Wochen! Dabei betrug das Intervall zwischen den ersten Schmerzen und dem Zeitpunkt der ersten Arztkonsultation 19,9 Wochen, weitere 14,3 Wochen vergingen bis zur ersten Röntgenuntersuchung und 3,7 Wochen bis zum Behandlungsbeginn.

Zum Zeitpunkt des Behandlungsbeginns hatten 325 Osteosarkome des Knochengeschwulstregisters Göttingen und 246 einschlägige Beobachtungen von C. Farell (zit. nach Poppe 1978) bereits eine Größenausdehnung von 10½10,4 cm. Unterstellt man für das Osteosarkom eine Tumorverdopplungszeit von 32 Tagen, dann braucht ein Tumor mit primärer Entwicklung im Markraum etwa 3 Monate, bis er die Kompakta erreicht und eine Binnendruckerhöhung und Periostabhebung als Ursache des Schmerzes ausgelöst hat (Poppe 1978). Dieser präklinische Zeitraum für die Entwicklung eines Osteosarkoms ist als vorläufig unabänderlich hinzunehmen.

Durch die publizistischen Bemühungen (vor allem Fortbildungsveranstaltungen) zahlreicher Kollegen, die sich auf dem Gebiete der Knochentumoren engagieren, ist es in den letzten beiden Jahrzehnten gelungen, die Anamnesedauer – vom Beginn der klinischen Symptomatik bis zur definitiven Diagnose – beim Osteosarkom auf etwa 4–8 Wochen zu verkürzen. Das liegt daran, dass bei einer skelettalen Schmerzsymptomatik bei einem jungen Menschen heute wesentlich eher an die Möglichkeit des Vorliegens einer Knochengeschwulst gedacht wird als noch vor 20 und mehr Jahren.

> Es gilt also die Regel: Der zuerst konsultierte Arzt sollte immer dann an das Vorliegen einer Knochengeschwulst denken, wenn junge Menschen spontan oder nach einer geringen Traumatisierung eines Knochens unverhältnismäßig lange (mehr als 2–3 Wochen) über Schmerzen klagen und sich vielleicht auch eine persistierende oder größer werdende Schwellung eingestellt hat (zur entscheidenden klinischen Differentialdiagnose, nämlich der Stressfraktur, s. unten).

In der überwiegenden Zahl der Fälle sind dann bei der ersten Röntgenuntersuchung eindeutige Hinweise auf eine Knochengeschwulst im Röntgenbild zu finden (◘ Abb. 6.58). Sollte dies nicht der Fall sein, so ist es bei einer mehr als 2- bis 3-wöchigen Schmerzanamnese durchaus angezeigt, bei der Suche nach einem projektionsradiographisch nicht dargestellten aber vermuteten Tumor die MRT oder, wenn nicht rasch genug verfügbar, die Skelettszintigraphie einzusetzen.

An dieser Stelle sei auf den Zusammenhang zwischen Trauma und Schmerzsymptomatik bei einem Knochentumor noch einmal hingewiesen: Vielfach liegt pathologisch-anatomisch schon eine Periostbeteiligung durch einen Knochengeschwulstprozess vor, ohne dass klinisch ein eindeutiger Schmerz empfunden wird. Erst durch ein Trauma mit Beteiligung der betroffenen Periostregion (z. B. durch einen Stoß) wird der vorher subklinische Schmerz über die Reizschwelle zum klinisch manifesten Schmerz gehoben. Dieser Zusammenhang erklärt das so häufige Kausalitätsbedürfnis der Patienten und Angehörigen zwischen einem Unfallereignis und dem später entdeckten Knochentumor.

Grundsätzlich ist das Osteosarkom als ausgesprochen rezidiv- und metastasenfreudiger Tumor anzusehen. Die Metastasierung erfolgt in der Regel hämatogen in die Lungen; eine regionale Lymphknotenmetastasierung ist selten.

Die *Prognose* des Osteosarkoms kann heute sinnvollerweise nur im Zusammenhang mit der modernen Chemotherapie betrachtet werden (S. 162). Radiologische prognostische Faktoren im Hinblick auf die Beeinflussbarkeit des Tumors unter Chemotherapie werden auf S. 255 ff. besprochen.

Bisher wurden 4 Fälle eines OS beschrieben, die mit einem *Hyperparathyreoidismus* assoziiert waren (Jutte et al. 2004). Der Pathomechanismus ist bis heute unbekannt. Die Fallbeobachtungen haben jedoch vor dem

182 Kapitel 6 · Knochenbildende Tumoren

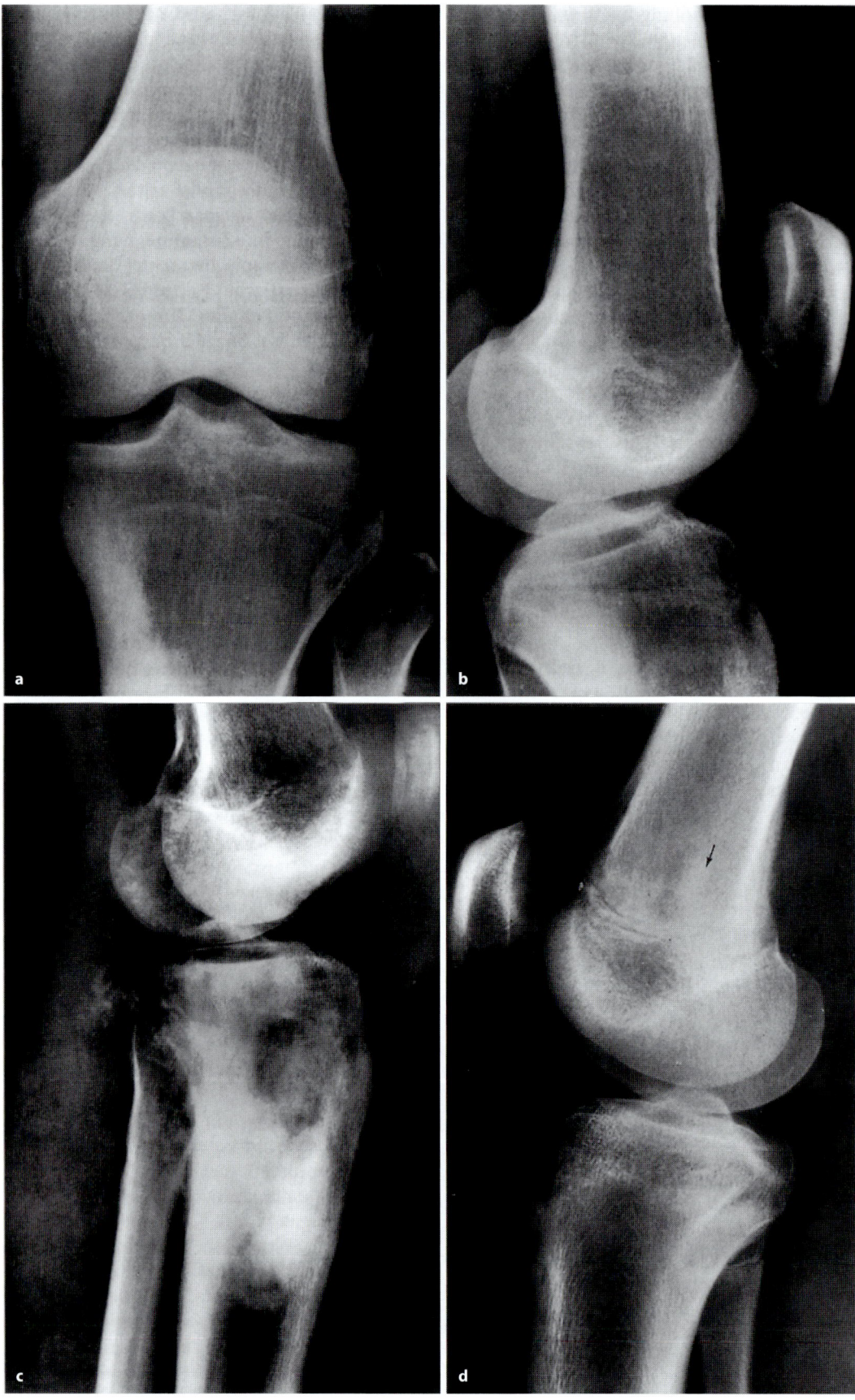

Abb. 6.58 a–g (*Text s. S. 183*)

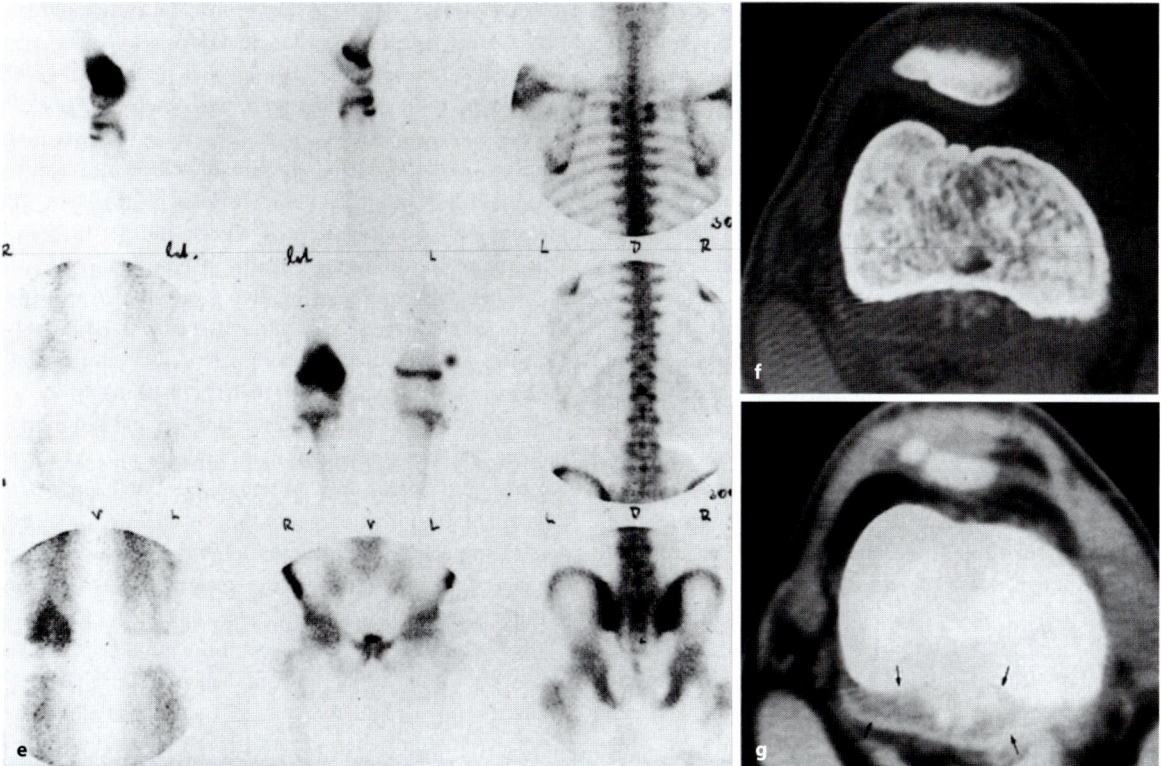

Abb. 6.58 a–g Korrelationen zwischen Anamnesedauer und Röntgenbefund. **a–c** Beispiel für eine mögliche Ursache der diagnostischen und therpeutischen Verzögerung bei einem Osteosarkom. Die Aufnahmen **a** und **b** wurden am 05.05.1983 angefertigt, da der junge Patient im Kniegelenk Schmerzen nach einem längeren Marsch 3 Wochen zuvor empfand. Am Kniegelenk selbst waren keine auffallenden Veränderungen zu sehen, die deutlichen sklerosierenden Veränderungen in der mediodorsalen Tibiametaphyse wurden nicht beachtet. Im Oktober und November kam es dann zu zunehmenden Schmerzen im Kniegelenk des jungen Patienten mit erheblicher Schwellung im proximalen Tibiabereich. Gleichzeitig bestand eine Kniegelenkergussbildung. Die dann am 10.11.1983 veranlassten Röntgenaufnahmen (**c**) zeigen ein ausgedehntes klassisches Osteosarkom mit grobem Einbruch in die gesamte Weichgewebsumgebung und Einbruch in das Kniegelenk. **d–g** Beispiel für eine relativ frühe Diagnostik bei objektiv allerdings schon fortgeschrittenem Befund. Der 16-jährige Junge hatte eine Anamnesedauer mit Schmerzen und Kniegelenkserguss seit etwa 14 Tagen. Im konventionellen Röntgenbild (**e**) sieht man nur diskrete fleckige Verdichtungen in der distalen Femurmetaphyse. Die leichten Verdichtungen und Unschärfen im Bereich des Planum popliteum sind nicht verbindlich von kortikalen Irregularitäten abzugrenzen. Im CT (**f, g**) erkennt man eine fleckige Infiltration des metaphysären Spongiosanetzwerks und feine, dorsal im Planum popliteum gelegene Ossifikationen. Der Tumor ist also eindeutig aus dem Knochen ausgebrochen und hat zu einem blutigen Erguss (besonders gut in **g** dargestellt und mit *Pfeilen* markiert) geführt. Im Szintigramm (**e**) ausgedehnte Aktivitätsanreicherung in der gesamten Metaphyse, auch die Epiphyse erfassend. Weiter distal gelegene CT-Schnitte zeigten tatsächlich auch einen epiphysären Befall, der aggressive Tumor hat offensichtlich auch nicht die Epiphysenfugenbarriere respektiert. Histologisch handelte es sich um ein osteoblastisches Osteosarkom

Hintergrund eines zunehmenden Einsatzes von Parathormon in der Osteoporosetherapie eine besondere Brisanz. Immerhin lässt sich bei Nagetieren ein OS durch Parathormon experimentell induzieren.

Der ungewöhnliche Fall eines intrakortikalen OS an der proximalen Tibiadiaphyse (eines 9-jährigen, sonst gesunden Jungen), das eine *onkogene (Vitamin-D-resistente)* Osteomalazie induzierte, wird von Hasegawa et al. (1999) beschrieben.

Radiologie

Vor der Darstellung der radiologischen Symptomatik des konventionellen OS sind noch einige Anmerkungen zur Untersuchungsstrategie zu machen.

Das Projektionsradiogramm steht – und darüber ist man sich international ohne Einschränkung einig – an erster Stelle aller diagnostischen Maßnahmen beim klinischen Verdacht auf ein OS. In der überwiegenden Zahl der Fälle lässt sich anhand des einfachen Röntgenbildes in 2 Ebenen die Diagnose eines Osteosarkoms stellen, sofern die Morphologie typisch ist. Bieten atypische oder relativ frühe Osteosarkome nur diskrete kortikale und/oder periostale Veränderungen, dann ist der Einsatz der Computertomographie (nach Möglichkeit High-resolution-Technik mit 2 mm dicken Schichten und Schnittebenenabständen) berechtigt.

Mit Hilfe der CT lassen sich auch initiale Veränderungen im Markraum und im Paraossalbereich aufgrund der hohen Dichteauflösung besser darstellen, vor allem, wenn die für die Diagnose des Osteosarkoms so wichtige Matrixmineralisation eingesetzt hat (Abb. 6.58 d–g), aber noch der projektionsradiographischen Darstellung entgeht. Einschränkend muss zu dieser Methode allerdings gesagt werden, dass geringfügige Kompaktadestruktionen bei sehr früher Aufdeckung des Tumors sowie sehr frühe Periostreaktionen durch Aufhärtungseffekte besonders bei noch sehr dicker Kompakta der Darstellung entgehen können.

Nicht mit diesen Nachteilen behaftet ist die MRT, doch weist diese Methode ein anderes Handicap auf: Vom Tumor gebildeter, mineralisierter Knochen (für die Diagnose „Osteosarkom" extrem wichtig!) ist nur indirekt und damit unsicher darstellbar. Sowohl MRT als insbesondere CT vermögen nicht sicher zwischen Tumorgewebe und begleitendem Markraum- und Weichteilödemäquivalent zu differenzieren, weshalb mit beiden Methoden, insbesondere mit der MRT, erfahrungsgemäß „zuviel Tumor" dargestellt wird. Dynamische Untersuchungen mit CT und MRT (s. S. 23) können entgegen anfänglichen Hoffnungen nicht zur Lösung des Problems verlässlich beitragen. Aus dem Gesagten geht hervor, dass in der Phase der Diagnostik – nicht des Stagings! – eine CT-Untersuchung als Ergänzung zum Projektionsradiogramm genügt, da sie ausreichend sichere Ergebnisse liefert.

Mit Hilfe der Dreiphasenszintigraphie lässt sich die Aktivität eines Osteosarkoms, auch eines sog. frühen, gut definieren. Die Bedeutung der Szintigraphie ist aber in der diagnostischen Phase vor allem im Beweis oder Ausschluss eines multizentrischen Prozesses (s. unten) zu sehen.

Vor therapeutischen Maßnahmen (z. B. extremitätenerhaltende Tumorresektion) ist der Einsatz von Schnittbildverfahren obligat. Besonders geeignet ist aufgrund eigener Erfahrungen in Übereinstimmung mit der Literatur die MRT, da sie sehr elegant und plastisch die Tumortopographie in allen beliebigen Ebenen darzustellen vermag. Obwohl zwischen Tumor und Begleitödem sowie reaktivem Gewebe noch nicht verbindlich zu unterscheiden ist, lässt sich mit der Methode die Beziehung des Tumors zu neurovaskulären Strukturen, zu angrenzenden Gelenken etc. verhältnismäßig präzise darstellen. Eine Tumorinfiltration in das Gefäßnervenbündel ist mit der MRT im Einzelfall allerdings schwierig zu beweisen und nur dann anzunehmen, wenn der Tumor und nicht das Ödemäquivalent das Gefäßnervenbündel umgeben. Zuverlässig ist hingegen der Ausschluss einer Infiltration. Manche Operateure setzen dennoch nach wie vor die Angiographie (DSA) ein, um Überraschungen im Hinblick auf eventuelle Gefäßinvasionen und im Hinblick auf das Ausmaß der Neovaskularisation mit möglichen stärkeren intraoperativen Blutungen zu vermeiden. Wenn eine venöse Gefäßinvasion – auch in kleinere Gefäße – gefunden wird, bedeutet das immer, dass der Tumor bereits fernmetastasiert hat, auch wenn Fernmetastasen, z. B. in den Lungen, noch nicht mit der CT nachweisbar waren. Bisher gibt es keine beweisenden Studien, ob die MR-Angiographie dieselben Informationen – bezüglich einer Veneninvasion – liefern kann. Da jüngere Radiologen heute in der Regel mit der Interpretation von Tumorangiographien, insbesondere von OS nicht mehr vertraut ist, haben wir zwei Bildbeispiele aus der vorigen Auflage übernommen (Abb. 6.61, 6.63).

Auf die radiologische Diagnostik des OS unter Chemotherapie wird auf S. 255 ff. näher eingegangen.

Grundsätzlich kann das Osteosarkom alle Kompartimente, d. h. Markhöhle, Spongiosa und Kompakta sowie Periost und paraossale Weichgewebe befallen. Eine durch den Tumor verursachte fortschreitende Knochenzerstörung neben einer durch die Tumorzellen selbst erfolgenden Knochenneubildung sowie Periostreaktionen werden dann im wechselnden Verhältnis angetroffen. Diese Komponenten prägen das Röntgenbild. In frühen Stadien ist manchmal eine lokalisierte, unscharf begrenzte und irreguläre, nur gelegentlich regelmäßig strukturierte und scharf gegenüber der Umgebung abgesetzte periostale Knochenneubildung das einzige – allerdings völlig unspezifische – Symptom (s. Abb. 6.58 d, 6.70, 6.72, 6.73), das aber Anlass zu einer CT- oder MRT-Untersuchung geben sollte, um die Verhältnisse im Markraum zu klären. In manchen Fällen – mit erhaltener Spongiosa – wird auch eine Schnittbilduntersuchung nicht zwischen solidem Tumorgewebe und Ödemmuster oder -äquivqalent im Markraum unterscheiden können, so dass eine Biopsie angezeigt ist, die die vorher bestehende Differentialdiagnose gegenüber stressbedingten Periostveränderungen, einem entzündlichen reaktiven Prozess oder einem Tumorgeschehen klärt. In den selten frühen Stadien weist der Knochen manchmal auch nur geringfügige subkortikal gelegene, unscharf begrenzte Aufhellungen oder verwaschene Verdichtungen auf oder die Kompakta ist subperiostal aufgelockert, zerstört oder unruhig, wie in Abb. 6.70 und 6.73 dargestellt. Kombinationen von solchen Kompakta- und den oben beschriebenen Periostveränderungen werden häufig beobachtet. Präsentiert sich der Tumor in späteren Stadien, so wird eine erstaunliche Variationsfülle gefunden. Sie variiert von beinahe ausschließlich osteolytischen Defekten bis zu dichten sklerotischen Herden, wenngleich eine Mischung aus beiden Komponenten die häufigste Manifestationsform darstellt.

Die *radiologische Symptomatik von Osteosarkomen spiegelt im Allgemeinen nur unzuverlässig deren histologischen Aufbau wider.* Wenn die Tumoren stärkere sklerotische Anteile besitzen, lässt sich zwar daraus schließen, dass der Tumor viel Osteoid gebildet hat, das kalzifiziert ist, aber es lässt sich nicht ableiten, dass er dem osteoblastischen Typ zugehört (Abb. 6.66, 6.67). Umgekehrt lässt sich bei überwiegend osteolytischer Morphologie nicht die Vorhersage treffen, dass der Tumor wenig Osteoid und mehr Bindegewebe oder Knorpel bildet. Rein osteoblastische Tumoren mit überstürzter starker Osteoidproduktion erscheinen nämlich dann überwiegend oder ausschließlich osteolytisch, wenn das Osteoid nicht genügend Gelegenheit zur Ossifikation und damit zur Ausbildung einer röntgenologisch nachweisbaren Osteosklerose hat. Auch Blutungen in den Tumor bzw. stark blutgefüllte Zwischenräume wie beim teleangiektatischen OS können ein überwiegend osteolytisches Bild liefern.Geirnaerdt et al. (1998) fanden bei 20 mit MRT untersuchten Fällen eines konventionellen OS Folgendes: In chondroblastischen OS weisen ein septinoduläres und peripher randständiges Enhancement auf eine rein chondroblastische Matrix hin, nicht-enhancede und heterogen enhancende Areale auf eine chondroide und osteoide Matrix.

Ein Großteil der Osteosarkome breitet sich mehr oder weniger kontinuierlich unter Zerstörung der anliegenden Strukturen aus. Enneking und Kagan wiesen aber 1975 auf die Möglichkeit sog. *Skip lesions* hin, wobei es sich um synchron auftretende Satellitentumoren innerhalb desselben Knochens oder in benachbarten Knochen in Abwesenheit von Lungenmetastasen handelt und die die Prognose verschlechtern sollen. Bis heute ist nicht geklärt, ob dieses Phänomen Skip-(Überspringer-)Metastasen entspricht oder ob es nicht doch durch eine kontinuierliche Tumorausbreitung entsteht, was pathologisch-anatomisch, radiologisch und auch histologisch vordergründig nicht nachgewiesen werden kann. Während Enneking und Kagan (1975) bis zu 25% Skip lesions bei Osteosarkomen nachweisen konnten, fanden Lewis und Lotz (1974) in keinem ihrer untersuchten Fälle eine solche Ausbreitungsform. Dahlin (1978) vertritt die Ansicht, dass Skip lesions ungewöhnlich selten vorkommen.

Während der Projektionsradiographie erwartungsgemäß ein Großteil von möglichen Skip-Metastasen vor allem im nicht oder wenig mineralisierten Zustand entgeht, ist dies bei Einsatz von Schnittbildverfahren und der Skelettszintigraphie weniger wahrscheinlich. Dennoch rechnet man nur in weniger als 2% komplett radiologisch untersuchter OS-Fälle mit Skip-Lesions. Zum Untersuchungsprogramm gehören dabei eine Ganzkörper-Skelettszintigraphie, eine CT-Untersuchung des gesamten den Tumor tragenden Knochens und der benachbarten Extremitätenknochen sowie eine MRT-Untersuchung. Da Skip-Metastasen bei Einsatz einer Oberflächenspule der Darstellung entgehen können, sollte eine Body-Spule oder – besser – eine Phased-array-Körperspule eingesetzt werden. Untersucht werden muss – in longitudinaler Schnittführung – der gesamte den Tumor tragende Knochen und zwar mit einer T1-gewichteten SE-Sequenz, darüber hinaus mit einer STIR-Sequenz und einer kontrastmittelverstärkten fettgesättigten T1-SE-Sequenz. Die differentialdiagnostisch infrage kommende fokale Blutbildung soll sich in der STIR-Sequenz signalärmer als eine nichtmineralisierte Skip-Lesion darstellen.

Aus radiologischer Sicht lassen sich trotz der oben beschriebenen möglichen Fülle der Erscheinungsformen des konventionellen OS einige Manifestationstypen herauskristallisieren, die mit einer bestimmten Regelmäßigkeit – wenn auch in unterschiedlicher Häufung – immer wieder beobachtet werden können.

Gemischtförmige Osteosarkome: Diese Manifestationsform des OS kommt am häufigsten vor; sie wird bei etwa zwei Drittel aller Fälle konventioneller OS beobachtet. Mit Recht kann sie auch als *klassischer Typ* des OS bezeichnet werden. Projektionsradiographisch imponiert eine Mischung von Knochendestruktion und Osteosklerose, ossifiziertem Osteoid entsprechend, im ganzen Gebiet der Läsion. Die Ränder sind meist unscharf und faserig. In der Mehrzahl entsprechen sie einem Lodwick-Grad II (Abb. 6.63). Osteolyse und Osteosklerose können dabei von Fall zu Fall unterschiedlich stark ausgeprägt sein. Finden sich neben fleckigen, unscharf begrenzten osteosklerotischen Herden mottenfraßartige Destruktionen (Abb. 3.31 a, 6.59, 6.60, 6.61), dann sind sie eher dem Lodwick-Grad III zuzuordnen.

Die verschiedenen möglichen Gewebskomponenten (mehr oder weniger ossifiziertes Osteoid, Binde- oder Knorpelgewebe, Blutungen oder blutgefüllte Räume) spiegeln sich in der Regel in einem bunten Bild im Computertomogramm wider, korrespondierend mit unterschiedlichen Dichtewerten. In den im Projektionsradiogramm dargestellten Zonen einer Osteolyse können infolge Matrixossifikationen manchmal höhere Dichtewerte als erwartet gemessen werden. Bei den Lodwick-Graden II und III findet sich der Tumor immer vollständig aus dem Knochen ausgebrochen (s. auch Abb. 3.2).

Periostale Knochenbildungen werden nahezu regelmäßig beobachtet, wobei Spikulaentwicklungen in verschiedenster Anordnung als charakteristisch zu bezeichnen sind (Abb. 3.30 c, 3.32a, 6.59, 6.60, 6.104). Die Spikulaentwicklungen können radiär oder fächerförmig gestaltet sein. Codman-Dreiecke (z. B. Abb. 3.30, 3.31, 6.61) kommen vor. Auch lamelläre, häufig unterbrochene und unscharfe periostale Knochenneubildungen sind ziemlich regelmäßig zu beobachten (Abb. 3.24 c, 3.31, 6.60).

Fasst man die bisher beschriebene Röntgensymptomatik des gemischtförmigen OS zusammen, so ist die Mischung

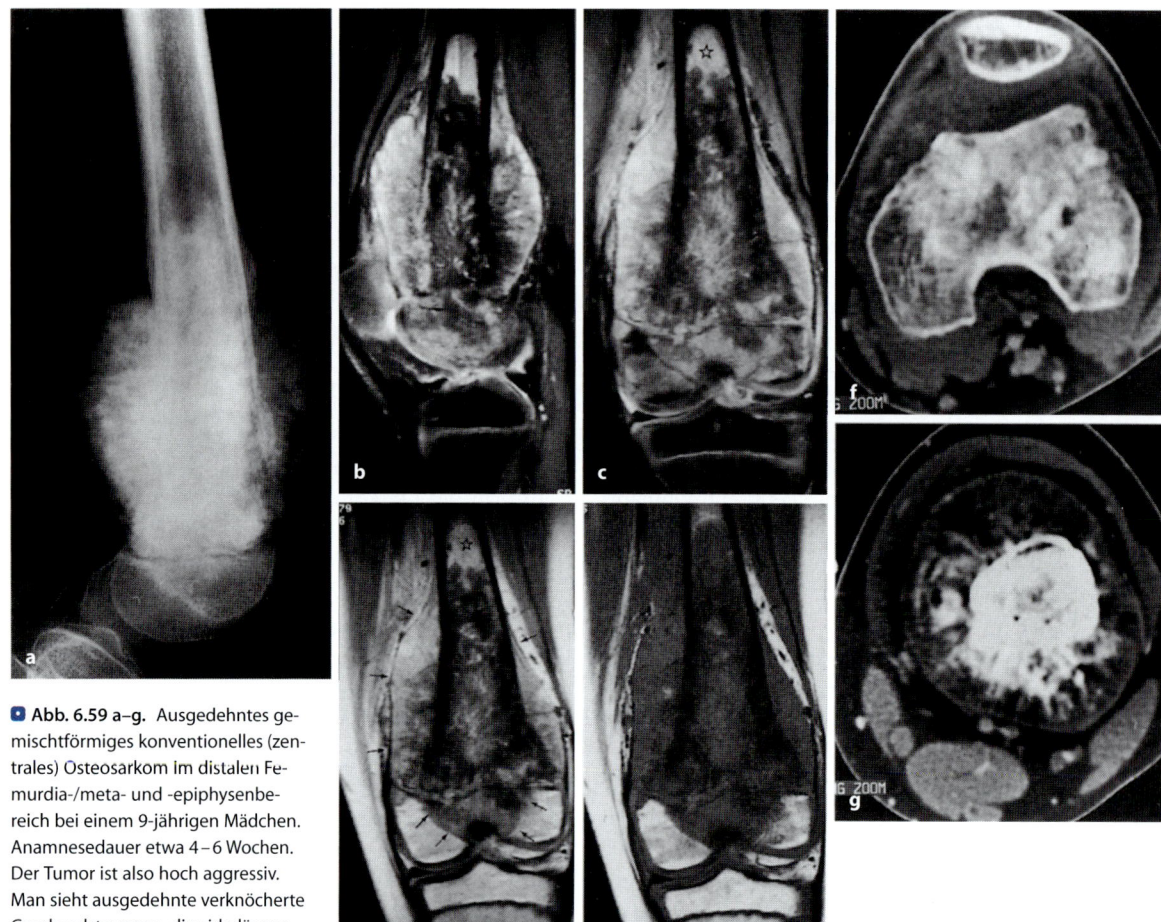

Abb. 6.59 a–g. Ausgedehntes gemischtförmiges konventionelles (zentrales) Osteosarkom im distalen Femurdia-/meta- und -epiphysenbereich bei einem 9-jährigen Mädchen. Anamnesedauer etwa 4–6 Wochen. Der Tumor ist also hoch aggressiv. Man sieht ausgedehnte verknöcherte Geschwulstmassen, die zirkulär aus dem Femur ausgebrochen sind; proximal von den Verknöcherungen erkennt man feine mottenfraßartige Destruktionen. Die ventrale Kompakta ist vollständig zerstört. Beachte das kleine Codman-Dreieck an der ventralen proximalen Tumorbegrenzung (**a**). Die MRT-Bilder zeigen eindrucksvoll die wahre Geschwulstausdehnung. In den T2-gewichteten Bildern (**b, c**) ist der größte Teil der extraossären Geschwulstmasse als signalintensiv zu erkennen, durchsetzt von strahligen linienförmigen Hypodensitäten, die dem strahlig verknöcherten Tumorosteoid entsprechen. Der Tumor hat die Epiphysenfuge überschritten und reicht bis an den Gelenkknorpel heran. In der Höhe der Eminentia intracondylaris ist der Tumor offensichtlich auch schon in das Gelenk eingebrochen, erkennbar an dem kleineren Gelenkerguss. Im T1-gewichteten Bild (**e**) stellt sich der Tumor signallos dar, nach intravenöser Gabe von gadoliniumhaltigem Kontrastmittel färbt er sich mäßig signalintensiv an (**d**). Die am oberen Bildrand gelegene signalintensive Zone im Markraum (*Sterne* in **c** und **d**) ist schwer zu deuten. Sie stellt sich auch im T2-gewichteten Bild signalintensiv dar: Ödem? Proximaler Tumorzapfen? Für Therapie und Prognose hat diese Differenzierung keine Relevanz. Im CT (**f, g**) ist die Tumorausdehnung ebenfalls exzellent und übersichtlich dargestellt. In der Epiphyse (**f**) ausgedehnte fleckige Verknöcherungen des Tumorosteoids; der Tumor ist nach ventrolateral in das Gelenk eingebrochen, denn die Kortikalislinie ist vollständig verschwunden; ein ähnlicher Befund auf der medialen Seite. Weiter proximal (**g**) sieht man sowohl die groben Tumorspieße, besonders in der dorsalen Zirkumferenz, und enhancendes Tumorgewebe nach Kontrastmittelgabe medial

aus Destruktion und Osteosklerose in Kombination mit intraossären und vor alllem paraossalen Tumormatrixkalzifikationen hoch spezifisch, und es fällt dem Radiologen leicht, seine Diagnose „Osteosarkom" gegenüber einer anderslautenden histologischen Diagnose zu verteidigen.

Das magnetresonanztomographische Bild des gemischtförmigen OS besteht im Wesentlichen aus einer – im Vergleich zur Muskulatur – mehr oder weniger signalarmen Tumormasse im T1-gewichteten Bild mit deutlicher Signalintensitätsanhebung im T2-gewichteten Bild. Das Tumorgewebe nimmt in der Regel deutlich gadoliniumhaltiges Kontrastmittel auf. Tumornekrosen, evtl. in Kombination mit Einblutungen, variieren das Bild, das insgesamt – wie bereits mehrfach erwähnt – inhomogen und nicht sehr spezifisch ist (Abb. 6.60). Die meisten OS sind von einem deutlichen intra- und extraossären Ödemmuster oder Ödemäquivalent umgeben. Tumorosteoidverknöcherungen stellen sich im T2-gewichteten Bild signalarm oder -los dar. *Die extraossären Tumoranteile finden sich auf T2-Bildern häufig signalintensiver als die intraossären, da sie weniger mineralisiert*

6.3 · Bösartige Tumoren

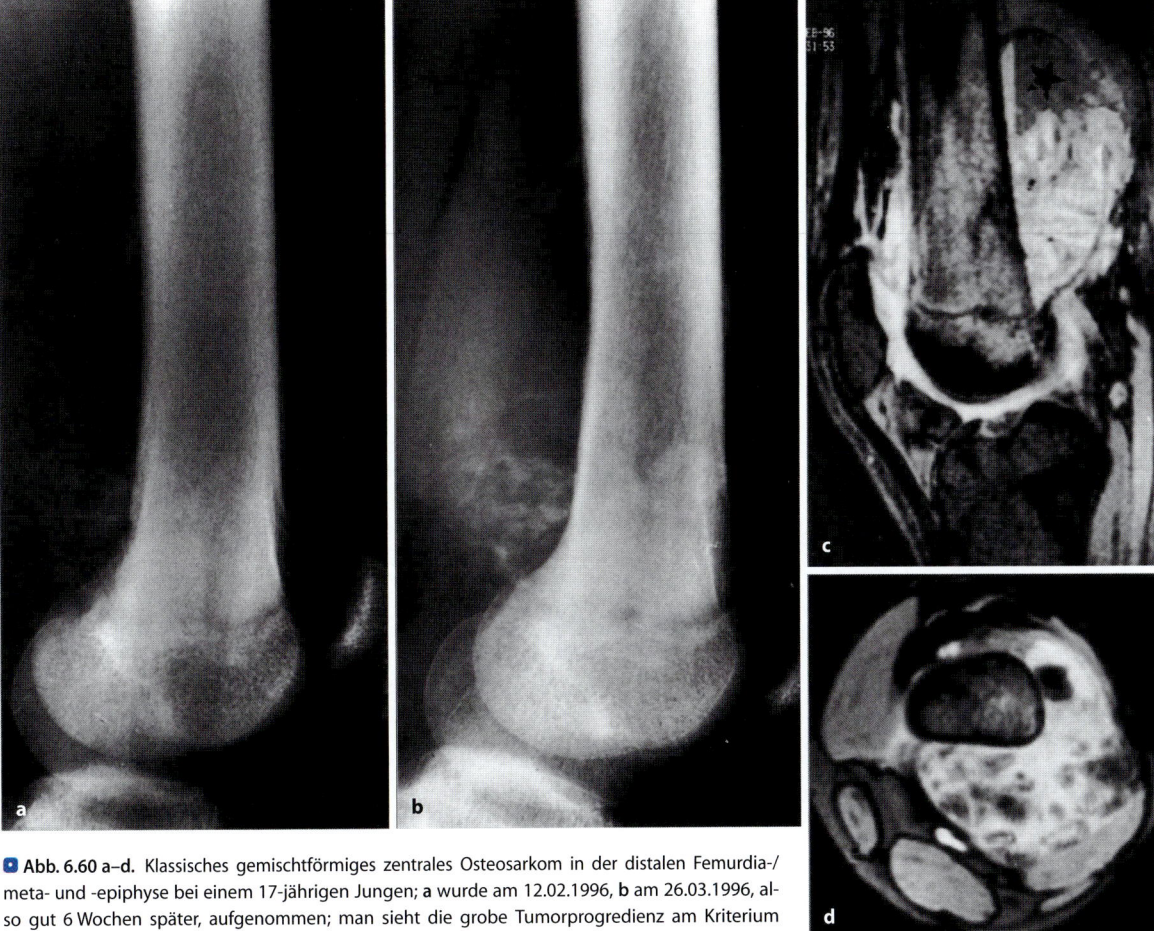

Abb. 6.60 a–d. Klassisches gemischtförmiges zentrales Osteosarkom in der distalen Femurdia-/meta- und -epiphyse bei einem 17-jährigen Jungen; **a** wurde am 12.02.1996, **b** am 26.03.1996, also gut 6 Wochen später, aufgenommen; man sieht die grobe Tumorprogredienz am Kriterium einer zunehmenden dorsal gelegenen, paraossalen Tumormasse mit progredienter Verknöcherung (Lodwick-Grad III). Nach proximal zu wird der Tumor von einem eben gerade erkennbaren Codman-Dreieck mit darunter gelegenen Tumorossifikationen erkennbar. Die dorsale Kompakta ist zunehmend zerstört. Der Tumor muss auch die ventrale Kompakta zumindest teilweise zerstört haben, denn man sieht dort eine zarte Periostreaktion mit Codman-Triangel. In den MRT-Bildern, die die paraossale Geschwulstmasse eindrucksvoll demonstrieren, sieht man Tumoreinschmelzungen mit Spiegelbildungen (in **c** proximal-dorsal, *Stern*, und in **d** schweizerkäsemusterartig). Wie auch schon im Übersichtsbild zu sehen, ist der Tumor über die distale Epiphysenfuge in die Epiphyse eingewachsen und in das Gelenk eingebrochen, erkennbar an dem Erguss. Der Tumor wächst also extrakompartimental

sind. *Die intraossäre Tumorausdehnung wird am sichersten mit T1-Bildern erfasst und mit STIR-Bildern überschätzt.* Bei gelenknaher Lokalisation ist häufig ein sympathischer Erguss nachweibar, was aber nicht als Gelenkeinbruch fehlgedeutet werden sollte, wenn andere Zeichen dazu fehlen. Eine Tumorausdehnung von der Meta- in die Epiphyse ist mit MRT oft nachweisbar, wenn das Projektionsradiogramm dafür keinerlei Hinweise gibt. Auch eine Überschreitung der noch offenen Epiphysenfuge ist mit MRT gut erkennbar. Zu Zeiten, als nur die Projektionsradiograhie zur Verfügung stand und ein solcher Befund praktisch nie zur Darstellung kam, sprach man noch von der „*Epiphysenfugen-Barriere*".

In der Mehrheit, d. h. in über 50–60% der Fälle, sind gemischtförmige Osteosarkome deutlich oder hoch vaskularisiert und zeigen ein anarchisches Gefäßbild mit Korkenziehergefäßen, Gefäßabbrüchen, Kontrastmittel-seen und Shunts. Gefäßeinbrüche (Abb. 6.61) signalisieren eine mögliche frühe Lungenmetastasierung. Im Krankengut von Poppe mit 89 hochvaskularisierten Osteosarkomen hatten sich bei 51 Patienten in den ersten 6 Monaten nach Behandlungsbeginn bereits Lungenmetastasen eingestellt, dagegen nur bei 4 von 29 Osteosarkomen mit geringem Vaskularisationsgrad. Das Untersuchungsgut stammte allerdings überwiegend aus einer Zeit vor der Chemotherapieära (pers. Mitteilung).

Osteolytische Osteosarkome: Das osteolytische Osteosarkom tritt in etwa gleicher Häufigkeit wie der osteosklerotische Typ, d. h. in bis zu 10% der Fälle, auf. Die Osteolysen können mottenfraßartig (Abb. 6.62, 6.65; Lodwick-Grad III) oder auch zusammenhängend sein (Abb. 6.64; Lodwick-Grad IC). Die Ausdehnung osteolytischer Osteosarkome kann manchmal beträchtlich sein und bis zu 20–25 cm betragen (Abb. 6.64). Im Angio-

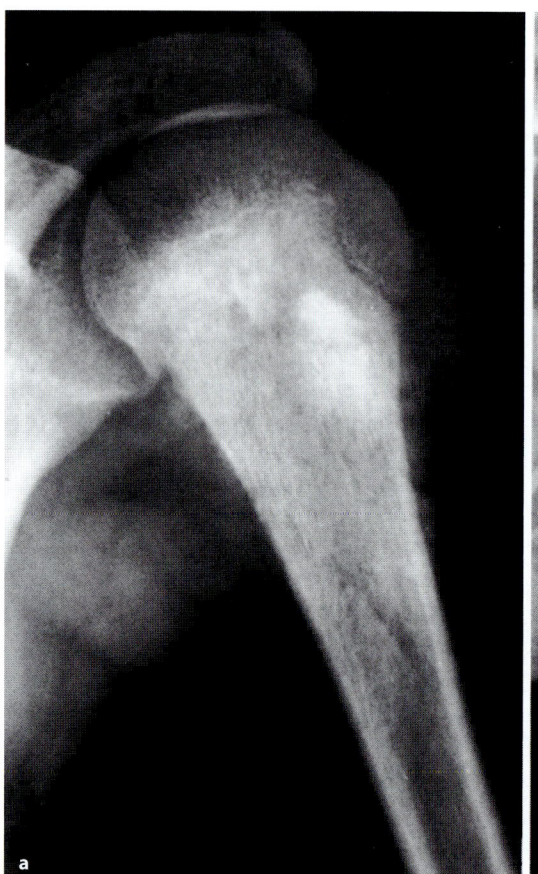
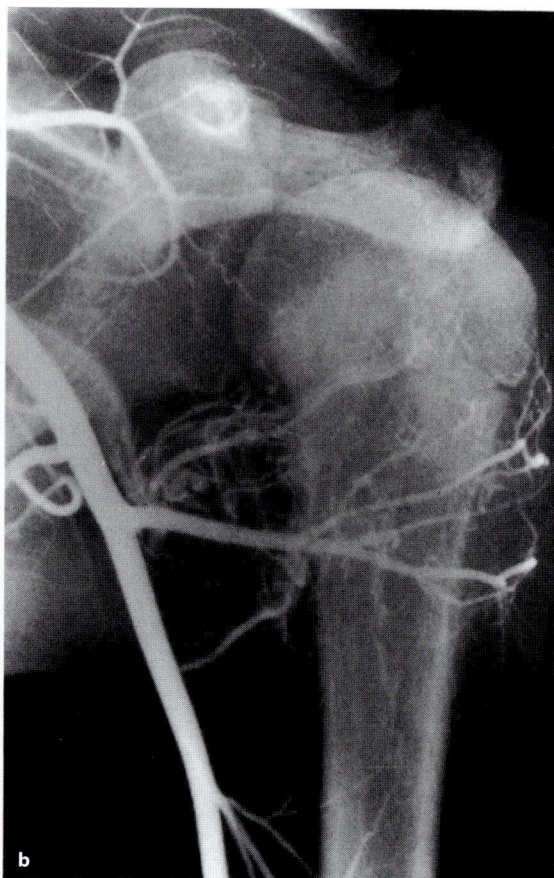
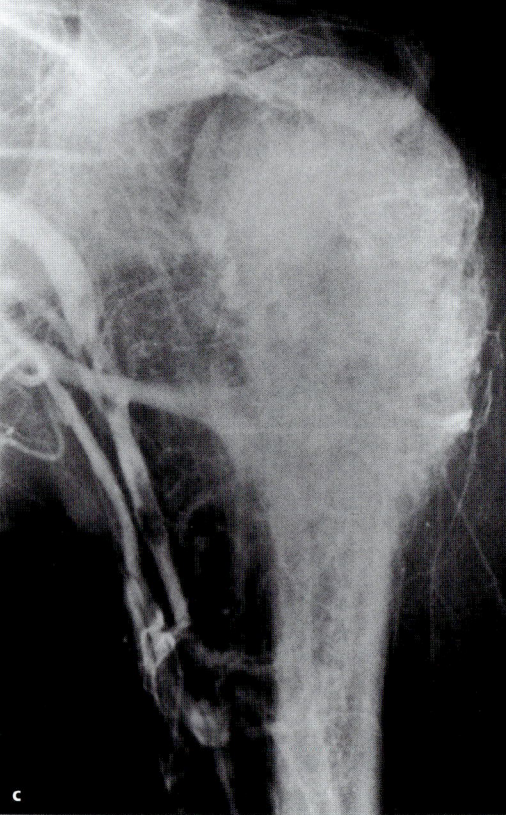

Abb. 6.61 a–c. Klassisches gemischtförmiges Osteosarkom im proximalen Humerus (14-jähriges Mädchen). Ausgedehnte mottenfraßartige Destruktionen in der gesamten proximalen Metaphyse, deutlich auf die Diaphyse übergreifend. Fleckige Sklerosierungen. Erhebliche Spikulabildungen (**a**). Im Angiogramm (**b, c**) massive Hypervaskularisationen mit einem anarchischen Gefäßbild. Die Kontrastmittelaussparungen in den dargestellten, sich früh füllenden Venen entsprechen Tumoreinbrüchen. Histologisch ergab sich ein Osteosarkom vom osteoblastischen Typ mit ausgeprägter Zellpolymorphie und geringer Osteoidbildung

gramm zeigt sich meist eine massive Hypervaskularisation mit Darstellung von pathologischen Gefäßen, Gefäßseen und Shunts.

In der MRT stellen sich osteolytische OS weitgehend homogen dar, im T2-Bild sind sie stark signalintensiv. Ansonsten gilt das über die MRT im Unterkapitel über das gemischtförmige OS Gesagte auch für das osteolytische OS, abgesehen von den Signalintensitäten in Arealen mit Matrixverknöcherung.

De Santos und Edeicken untersuchten 1982 42 Fälle mit einem rein osteolytischen Osteosarkom, das keine demonstrablen Kalzifikationen der Osteoidmatrix und keine Hinweise auf begleitende intramedulläre Knochenneubildung im Projektionsradiogramm aufwies. Die 42 Fälle machten 13,7% von insgesamt 305 Osteosarkomen aus, 25 Fälle waren weiblichen, 17 männlichen Geschlechts, die Altersspannweite

6.3 · Bösartige Tumoren

Abb. 6.62 a, b. Ewing-Sarkom-ähnliches Osteosarkom in der distalen Femurdia-/metaphyse bei einem 10-jährigen Jungen. Beachte die grobe mottenfraßartige permeative Destruktion mit fetziger und unterbrochener periostaler Reaktion (Lodwick-Grad III). Keine erkennbare Tumormatrixossifikation. Das MRT-Bild (T1-gewichtete Flashsequenz) demonstriert eine ausgedehnte paraossale Geschwulstformation, die zirkulär den Knochen umhüllt (**b**). Die intraossäre Signalintensität entspricht der der extraossären Tumormasse. Erstaunlich gut ist in dem zeitgleichen MRT-Bild die konventionell-radiographisch ohne Zweifel zerstörte Kompakta „erhalten". Wahrscheinlich kommt bei dieser Sequenz der Tumorbefall der Kompakta nicht genügend zur Darstellung. Man sieht lediglich 2 bogenförmige Signalintensitätserhöhungen in der vorderen Kompakta. Direkt um die Kompakta herum ist die Signalintensität am stärksten und nimmt zur Peripherie hin ab, eine Differenzierung zwischen Tumor und Ödem ist nicht möglich. Äußerlich war eine grobe Tumormasse tastbar

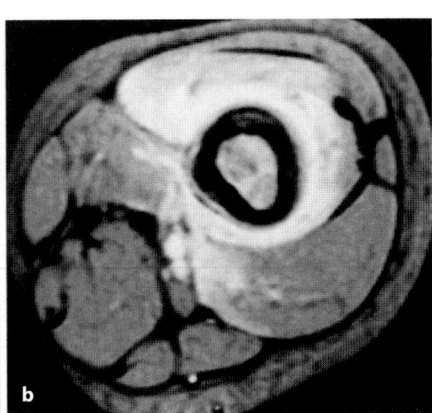

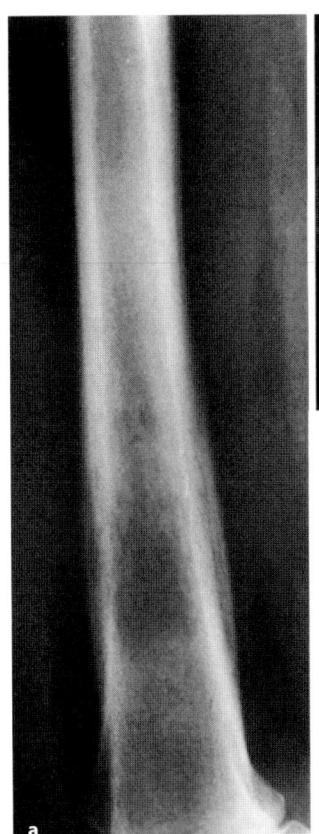

Abb. 6.63 a–d. Klassisches konventionelles Osteosarkom im Bereich der proximalen Tibiadia-/meta- und -epiphyse (15-jähriges Mädchen). Histologisch wies der Tumor eine ausgedehnte fibroblastische und geringe chondroblastische Differenzierung auf. Osteoid war nicht nachweisbar, so dass zunächst differentialdiagnostisch auch ein mesenchymales Chondrosarkom in Frage kam. Die Osteoblasten zeigten aber eine positive Phosphatasereaktion. Für ein Osteosarkom sprachen neben der typischen Röntgensymptomatologie auch die Lokalisation und das Alter der Patientin. Während sich in der gesamten Metaphyse ein zusammenhängender Defekt mit unscharfen und mottenfraßartigen Rändern im Sinne eines Lodwick-Grades II findet, schreitet nach distal zu der Tumor mit mottenfraßartiger Destruktion fort. In der Osteolyse und um sie herum fleckige, unscharf begrenzte Osteoskleroseherde. Im medialen Tibiakopfbereich hat der Tumor grob die Kompakta durchbrochen und ist in die Weichteile infiltriert. Kaum nachweisbare Periostreaktionen. Die fleckige Sklerose im ventromedialen epiphysären Tibiakopfabschnitt ist tumorbedingt (*Forts. S. 190*)

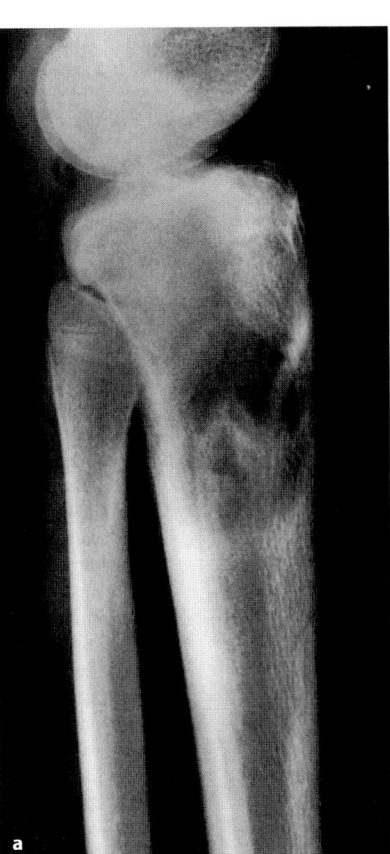
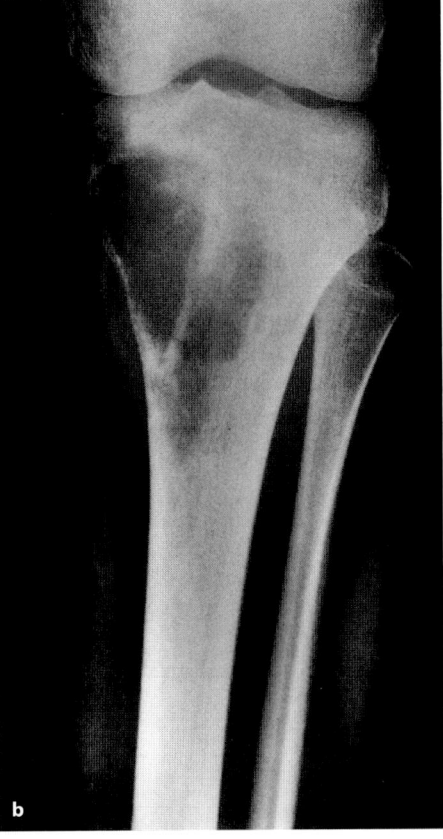

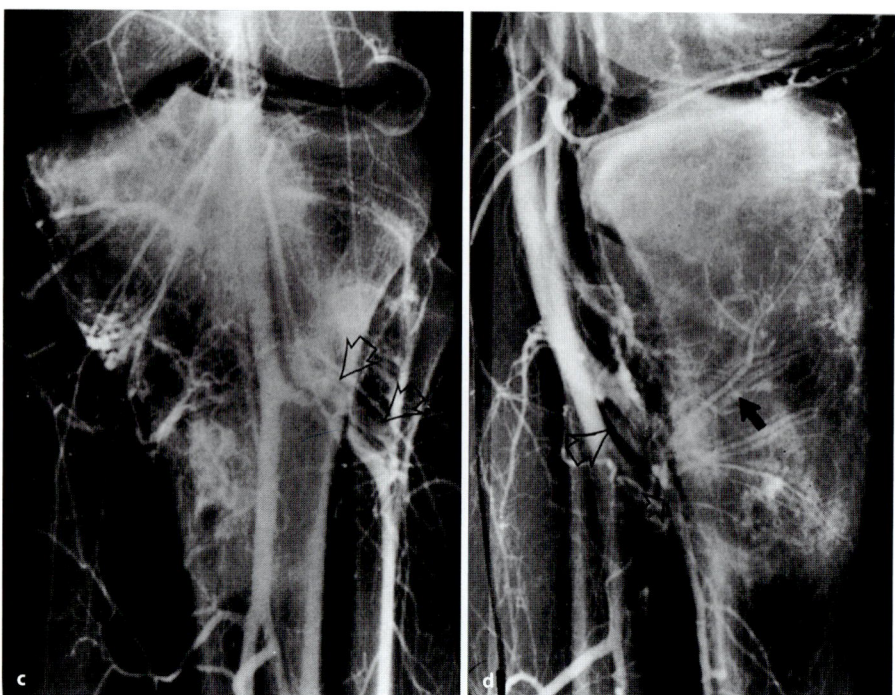

Abb. 6.63 (*Forts.*) Im Angiogramm (**c, d**) massive Hypervaskularisation mit Korkenziehergefäßen und Gefäßabbrüchen sowie fleckartigen Gefäßseen. Der *geschlossene Pfeil* markiert frühe abführende Venen, die *offenen Pfeile* zeigen Tumorthromben in abführenden Venen an. Am Angiogramm wird auch sehr eindrucksvoll der Befall der ventromedialen Epiphysenabschnitte demonstriert. Im medialen Tibiakopf paraossale Tumoranfärbung

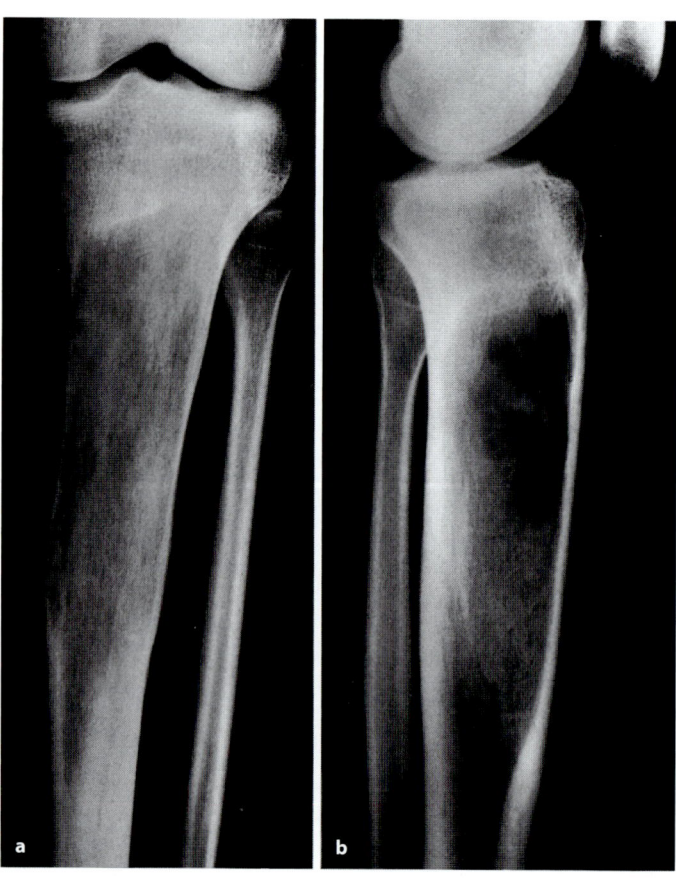

Abb. 6.64 a–f. Osteolytisches Osteosarkom in der proximalen Tibiadia- und -metaphyse (17-jähriger Junge). Verlauf vor der Ära der neoadjuvanten Chemotherapie. **a, b** Im Tumorbereich ist die Tibia insgesamt leicht aufgetrieben, insbesondere in den distalen Tumorabschnitten, die mediale Knochenschale ist hauchdünn und an einigen Stellen minimal penetriert. Die distalen Grenzen des Tumors sind irregular, höckrig und unscharf, insgesamt entspricht die Läsion einem Lodwick-Grad IC. Im Angiogramm war der Prozess hochvaskularisiert, wodurch sich die z. T. etwas wabige Knochenstruktur erklärt. Die feinen rundlichen oder ovalären Aufhellungen entsprechen den Durchtritten von Gefäßen durch die Kompakta. Histologisch handelt es sich um ein fibroblastisches Osteosarkom. Der Tumor wurde im Jahre 1971 durch Kürettage entfernt, der Defekt mit Spongiosa aufgefüllt (**c, d**). 8 Monate später (**e**) ausgedehntes Tumorrezidiv mit groben Zerstörungen der restlichen Kompakta, insbesondere distal/medial und Zerstörung der eingelagerten Spongiosa. Lateral unscharfe lamelläre Periostreaktion, medial Spikulabildungen. 3 Monate später (**f**) weitere Progredienz der destruktiven Veränderungen; die laterale lamelläre Periostreaktion ist vollständig zerstört, durch massiven Tumorausbruch. Vergleiche die starke Ähnlichkeit dieses Falles mit dem in Abb. 7.20 dargestellten Chondromyxoidfibrom, das bei genauer Betrachtung aber einem Lodwick-Grad IB entspricht (*Forts. S. 191*)

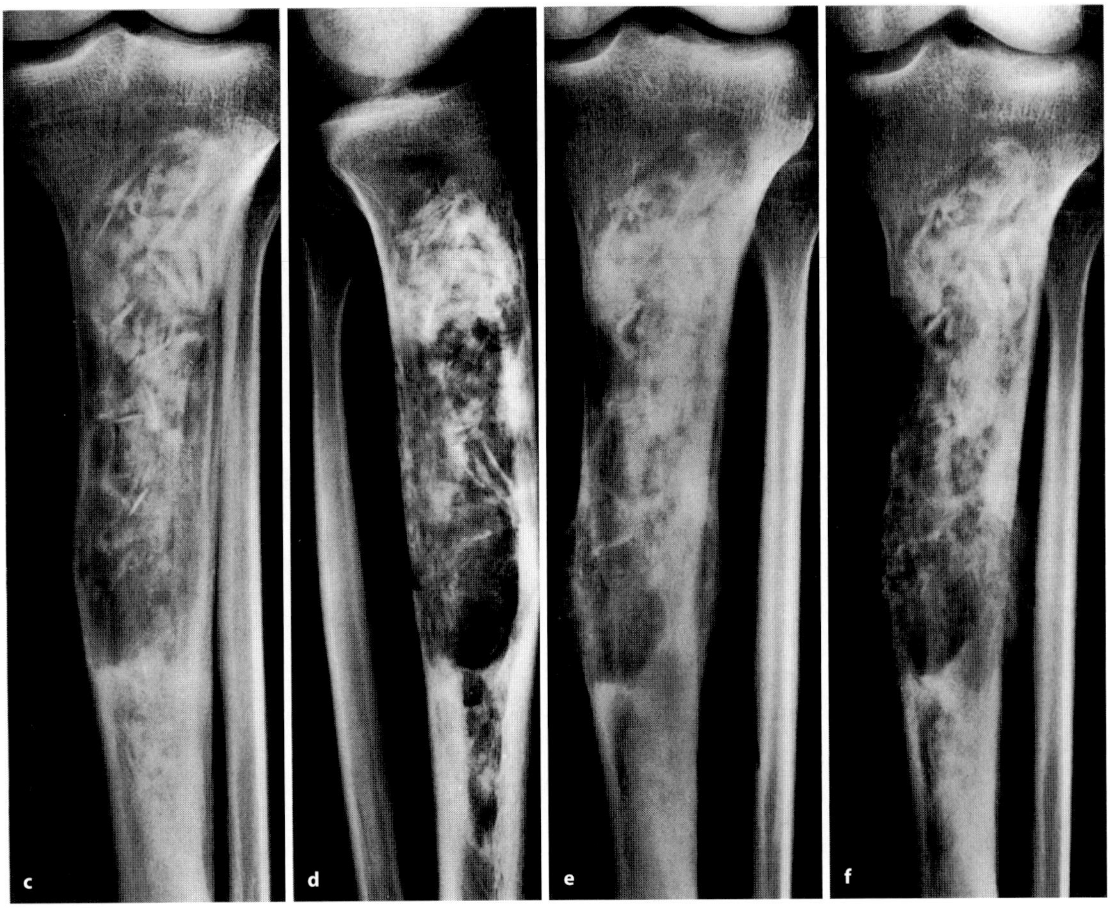

6.3 · Bösartige Tumoren

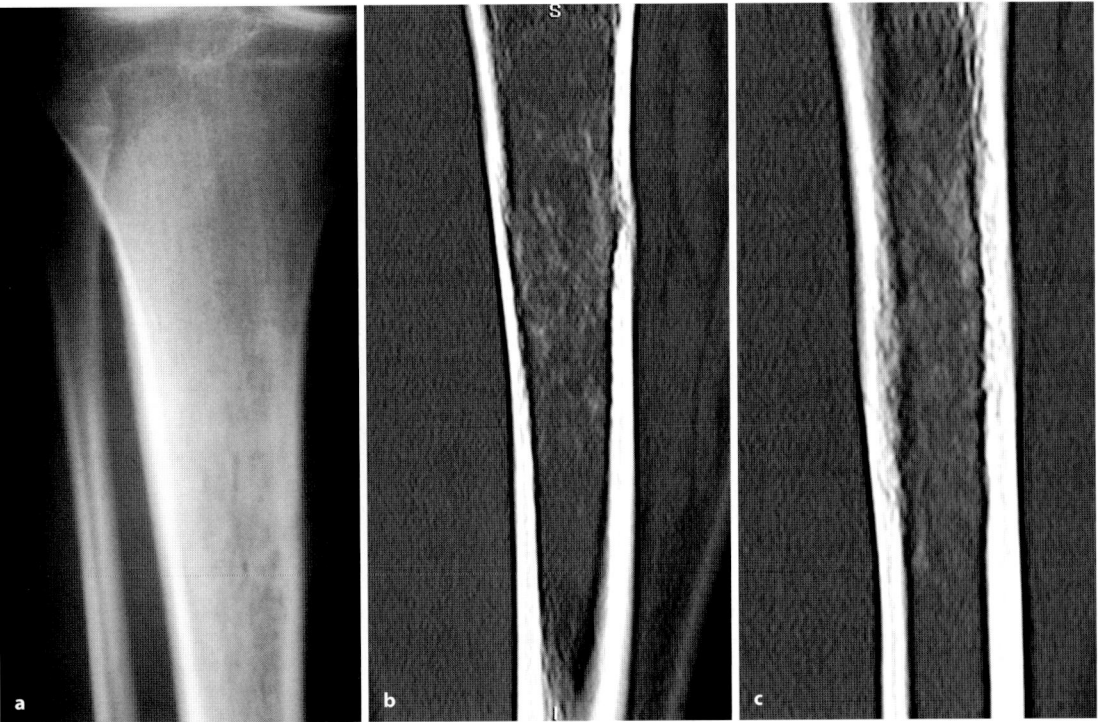

Abb. 6.64 a–f (*Forts.*)

Abb. 6.65 a–g (*Text s. S. 192*)

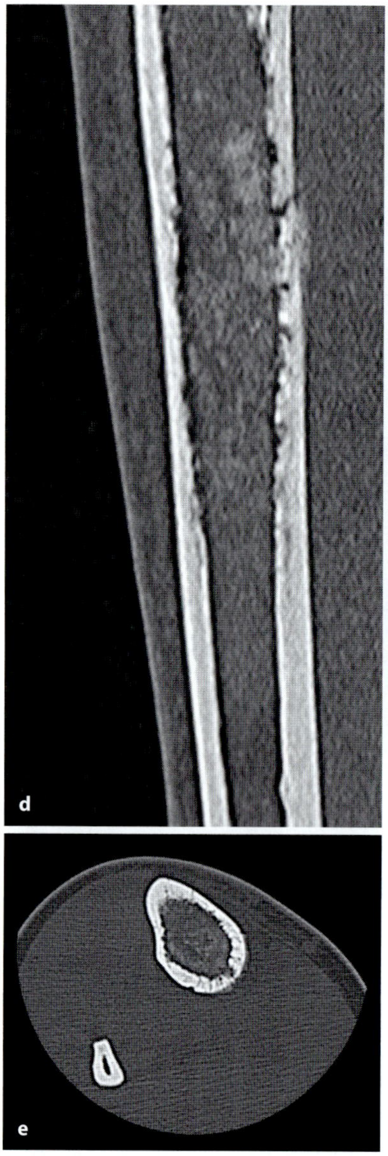

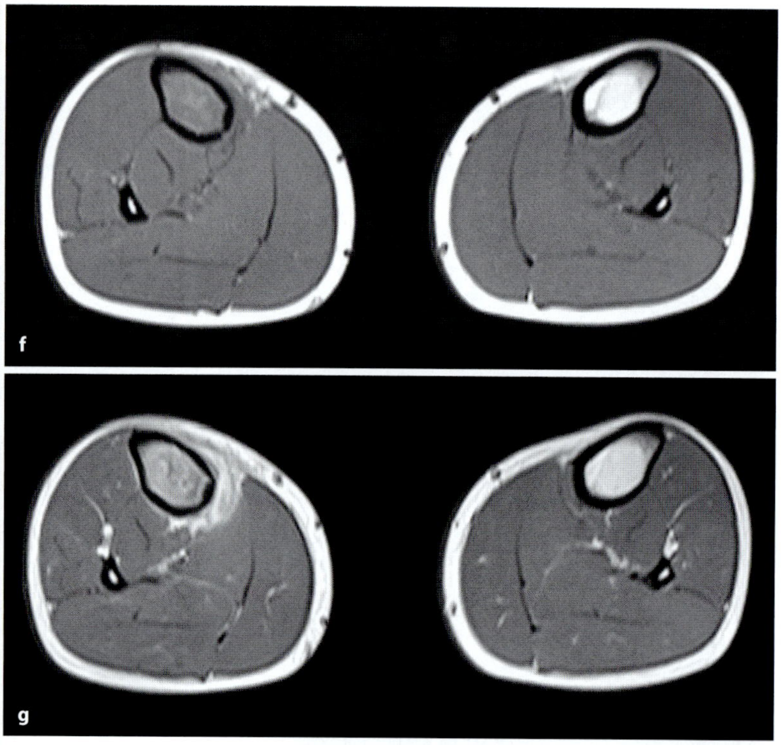

Abb. 6.65 (*Forts.*) Ausgedehntes zentrales oder konventionelles OS in der rechten Tibia eines 17-jährigen jungen Mannes. Mottenfraßdestruktion in der proximalen und mittleren Tibiadiaphyse, Lodwick-Grad III (Ewing-Sarkom-ähnlich). Wie die CT- und MRT-Bilder (Kontrast-MRT in **g**) zeigen, ist der Tumor in die ventrodorsomedialen Weichteile eingebrochen, wo er auch schon klinisch als derbe Schwellung tastbar war. Eindrucksvoll kommt die Matrixmineralisation, die man in Form fleckiger Verdichtungen um den Mottenfraß auch schon im Projektionsradiogramm sieht, auf den CT- Rekonstruktionen zur Darstellung

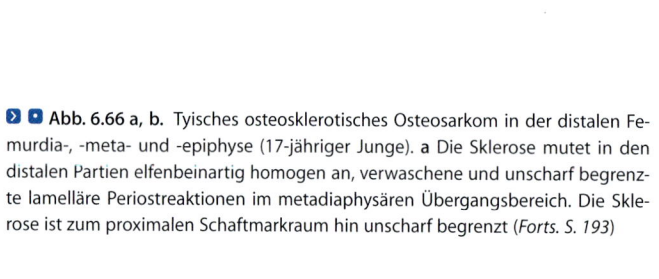

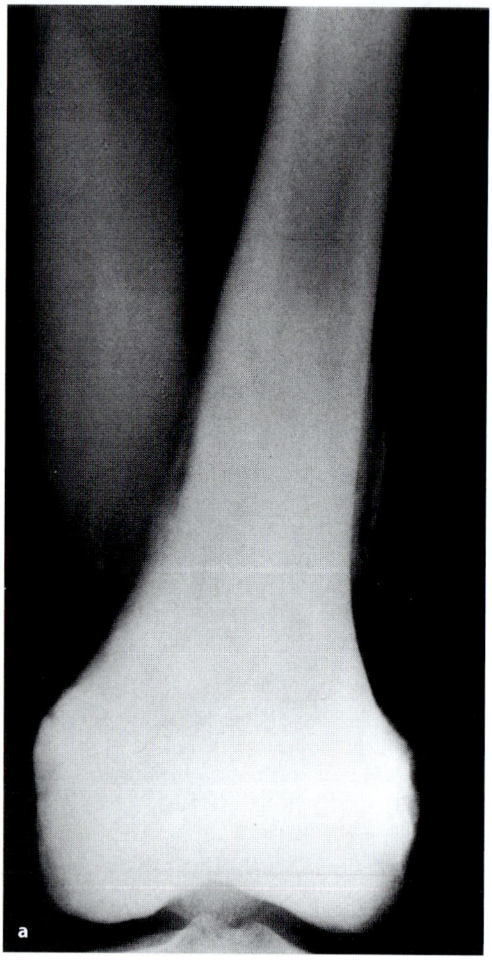

Abb. 6.66 a, b. Tyisches osteosklerotisches Osteosarkom in der distalen Femurdia-, -meta- und -epiphyse (17-jähriger Junge). **a** Die Sklerose mutet in den distalen Partien elfenbeinartig homogen an, verwaschene und unscharf begrenzte lamelläre Periostreaktionen im metadiaphysären Übergangsbereich. Die Sklerose ist zum proximalen Schaftmarkraum hin unscharf begrenzt (*Forts. S. 193*)

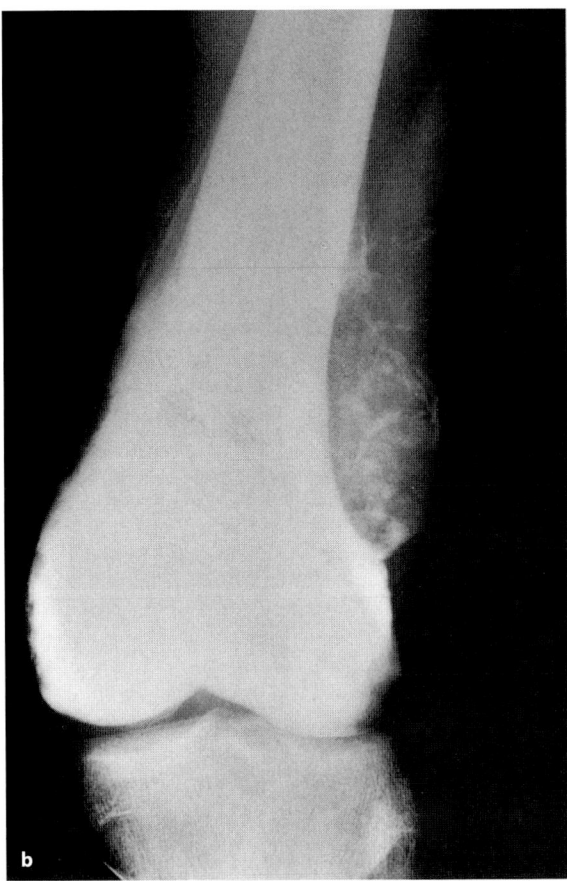
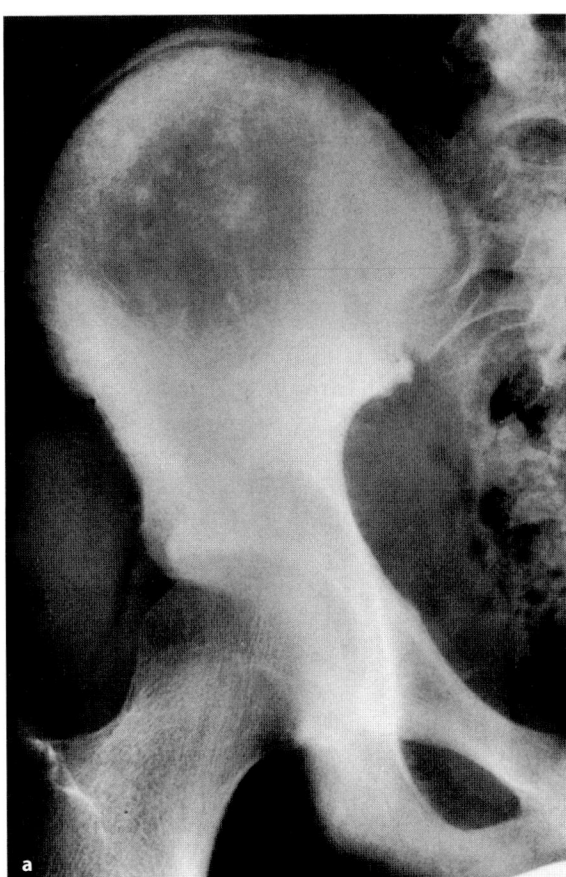
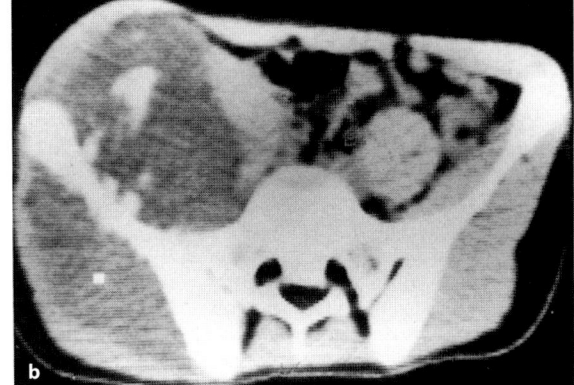
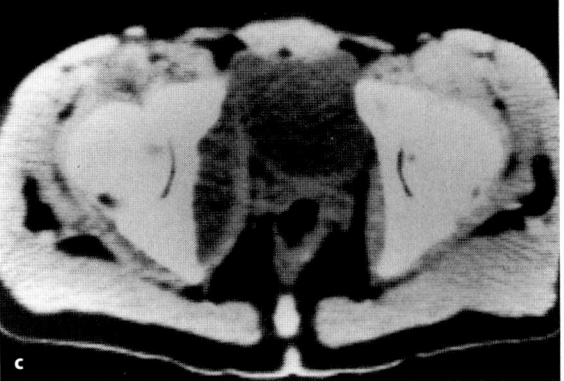

Abb. 6.66 a, b (*Forts.*) Nur 4 Wochen später (**b**) massiver Tumorausbruch nach lateral hin mit z. T. sonnenstrahlartiger Ossifikation der Tumormatrix. Proximal davon Codman-Dreieck. Histologisch handelte es sich um ein chondroblastisches Osteosarkom

Abb. 6.67 a–c Sklerosierendes Osteosarkom der rechten Beckenhälfte (16-jähriger Junge). Histologisch chondroblastisches Osteosarkom. **a** Der Tumor ist aus dem Knochen ausgebrochen, was schon nativdiagnostisch an ausgedehnten Spikulabildungen im Bereich der Linea terminalis und am inneren Rand des Sitzbeins deutlich wird. Die groteske Weichgewebsinfiltration wird im CT deutlich (**b, c**). Differentialdiagnostisch käme ein stark sklerosierendes Ewing-Sarkom in Frage, wenn sich nicht die paraossalen Matrixossifikationen fänden!

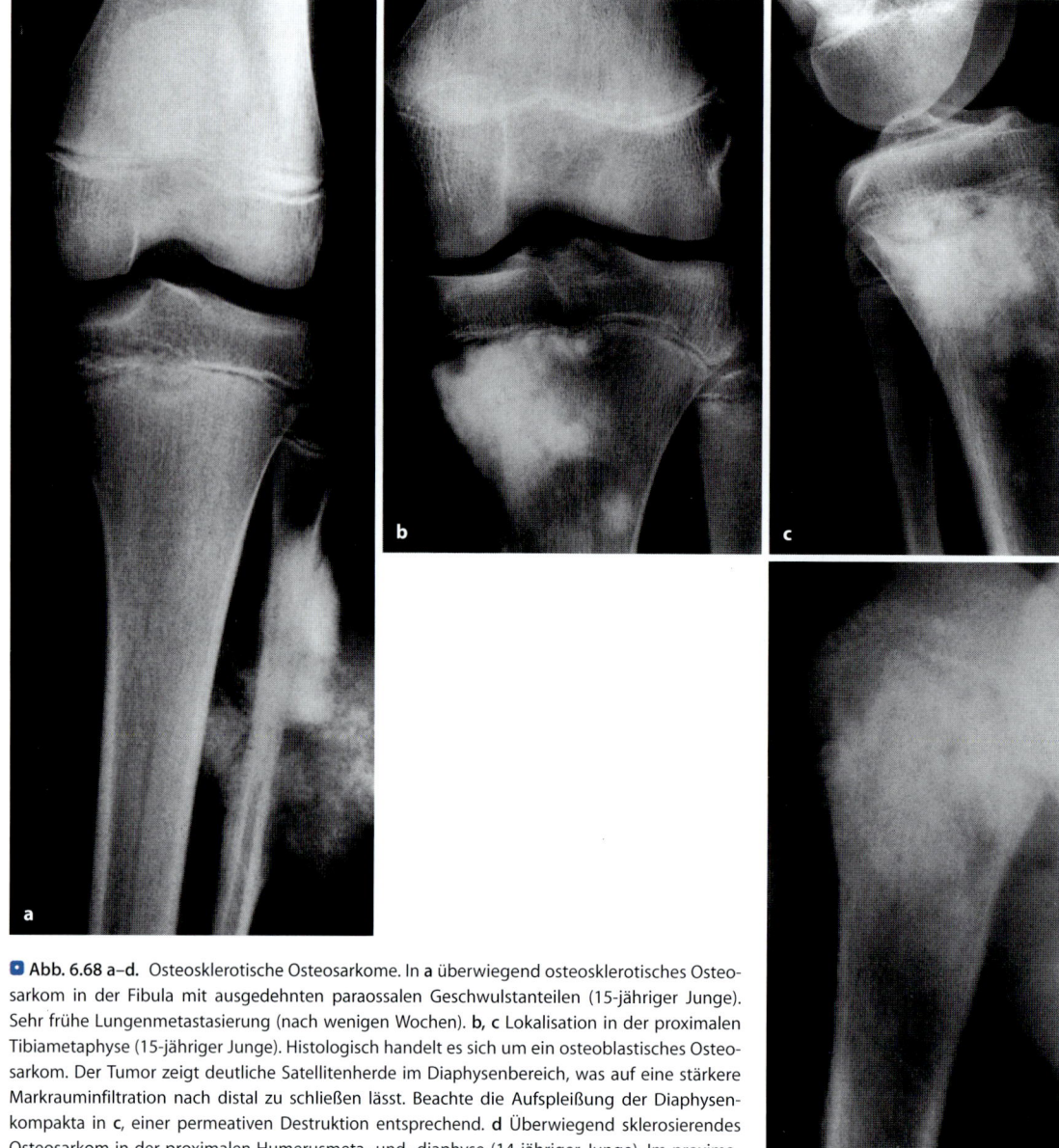

Abb. 6.68 a–d. Osteosklerotische Osteosarkome. In **a** überwiegend osteosklerotisches Osteosarkom in der Fibula mit ausgedehnten paraossalen Geschwulstanteilen (15-jähriger Junge). Sehr frühe Lungenmetastasierung (nach wenigen Wochen). **b, c** Lokalisation in der proximalen Tibiametaphyse (15-jähriger Junge). Histologisch handelt es sich um ein osteoblastisches Osteosarkom. Der Tumor zeigt deutliche Satellitenherde im Diaphysenbereich, was auf eine stärkere Markrauminfiltration nach distal zu schließen lässt. Beachte die Aufpleißung der Diaphysenkompakta in **c**, einer permeativen Destruktion entsprechend. **d** Überwiegend sklerosierendes Osteosarkom in der proximalen Humerusmeta- und -diaphyse (14-jähriger Junge). Im proximalen Humerusschaftbereich hat der Tumor allerdings auch zarte mottenfraßähnliche und permeative Zeichen. In der lateralen proximalen Metaphysenkompakta sind deutliche Zerstörungen erkennbar, es finden sich Spikulabildungen, die den paraossalen Geschwulstausbruch anzeigen

reichte von 7 bis 69 Jahren, das Durchschnittsalter betrug 24 Jahre. Die häufigste Präsentationsform des rein osteolytischen Sarkoms (24 Fälle) bestand in einer unscharf begrenzten Osteolyse mit mäßiger bis starker extraossärer Komponente (17 Patienten). 9 Fälle ließen ein Röntgenbild mit durchaus benignen Zügen erkennen, 22 Patienten hatten Periostreaktionen. 22 Fälle fanden sich im Femur (17 distale Metaphyse), die übrigen Fälle waren zu jeweils 4–5 in Tibia, Becken und Wirbelsäule und zu jeweils 2 in Fibula, Humerus und Fuß lokalisiert. Histologisch steckten hinter den rein osteolytischen Osteosarkomen 22 osteoblastische, 7 teleangiektatische, 6 chondroblastische, 5 fibroblastische und 2 nicht näher klassifizierbare. Das differentialdiagnostisch mögliche Spektrum reichte vom malignen fibrösen Histiozytom über das Fibrosarkom und Ewing-Sarkom bis zu benigne anmutenden Läsionen, wie einer aneurysmatischen Knochenzyste oder einem Riesenzelltumor.

6.3 · Bösartige Tumoren

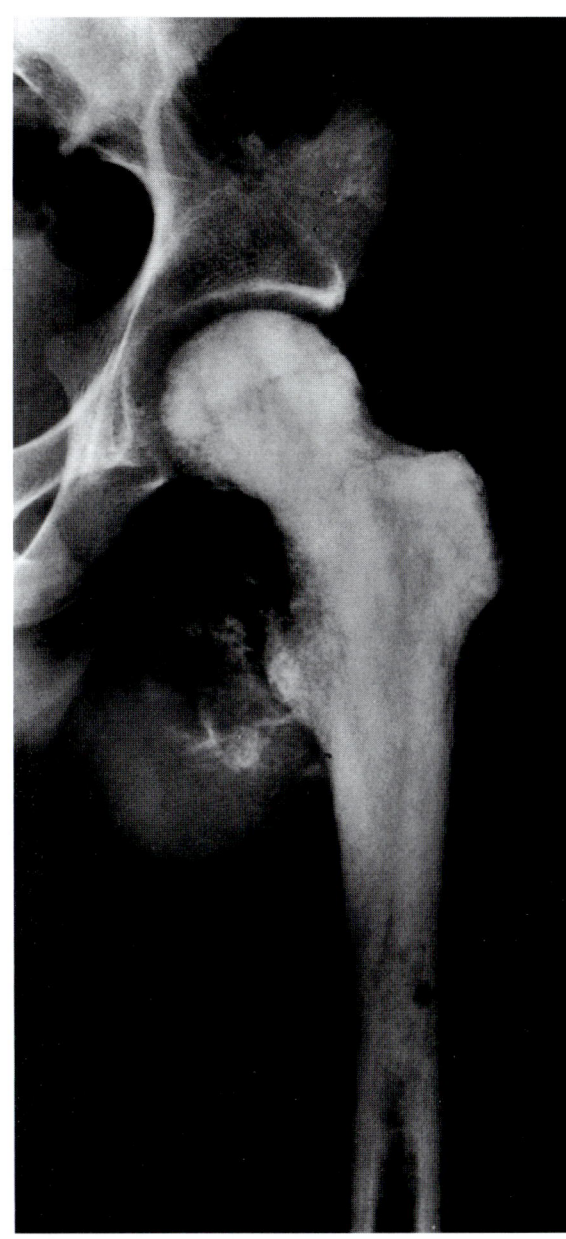

Abb. 6.69. Osteosklerotisches OS in der proximalen Femurhälfte. Zum Teil elfenbeinartig dichte Sklerosierungen besonders im Femurkopf, ausgedehnter paraossaler Geschwulstausbruch in die medialen Oberschenkelweichteile. CT-Schnitte ließen Tumorzapfen bis in das Sitzbein hineinreichend erkennen. Histologisch entspach der schlecht differenzierte Tumor (Grad III) einem chondroblastischen Typ

Als Untertyp des osteolytischen Osteosarkoms lässt sich noch der sog. *zystoide Typ* abgrenzen, der in manchen Statistiken in bis zu 5% aller Fälle beobachtet wird. Er besteht aus einer scharf bis irregulär begrenzten Aufhellung im Knochen mit Zeichen der Expansion (ausgebeulte Knochenschale). Spezifische Periostreaktionen, wie Spikulabildungen oder Codman-Dreiecke werden bei diesem Typ nicht beobachtet. Die Fälle in Abb. 6.64 und 6.80 a könnten zu diesem zystoiden Typ gezählt werden. In der Lodwick-Graduierung passt er am besten zu den Graden IB und C. Wie der übliche osteolytische Typ ist auch der zystoide Typ in der Regel hoch vaskularisiert. Verfügt der Tumor über sehr viele vom Periost kommende kaliberstarke Gefäße, dann entsteht durch die Summe der Gefäßdurchtritte ein mehr wabiges, einen angiomatösen Prozess vortäuschendes Bild. Hinter dem zystoiden Typ des Osteosarkoms steckt häufiger der histologische Typ des *teleangiektatischen Osteosarkoms* (s. S. 217 ff.)

Osteosklerotische Osteosarkome: Manche Autoren benutzen dafür den Begriff des „osteoblastischen OS", was wir jedoch für falsch halten, denn das Adjektiv „osteoblastisch" ist der histologischen Klassifizierung vorbehalten und osteoblastische OS müssen nicht osteosklerotisch sein, d. h. mit einer radiologischen Dichteerhöhung einhergehen (s. oben).

Das osteosklerotische Osteosarkom (etwa 10% der Fälle) zeichnet sich durch elfenbeinartig oder wolkig dichte sklerotische Tumorschatten aus (Abb. 6.66–6.70). Der Tumor respektiert gelegentlich relativ lange die Grenzen des erkrankten Knochens, wobei in solchen Fällen auch die scharfe Grenze des Tumorbezirks gegen die umgebende Spongiosa bemerkenswert ist (Abb. 3.34 a, b). Entlang der Kompakta wird gelegentlich nur wenig oder gar keine periostale Knochenneubildung angetroffen (Abb. 6.70).

Bricht der Tumor hingegen aus dem Knochen in die angrenzenden Weichgewebe aus, dann kommt es nicht nur zu stärkeren periostalen Reaktionen, sondern auch zur Ausbildung stärker verknöcherter, teilweise radiärstreifig anmutender paraossaler Osteoidmassen (Abb. 3.32 a, 6.66, 6.68, 6.69). Kombinationen mit Codman-Dreiecken (Abb. 6.66 b, 6.68 b) sind möglich. In der Mehrzahl der Fälle sind auch sklerosierende Osteosarkome hypervaskularisiert. Die Hypervaskularisation in den paraossalen Geschwulstanteilen ist häufig ausgeprägter als im Bereich der Hauptmasse des Tumors.

Viele der sog. multizentrischen Osteosarkome oder „Osteosarkome mit multiplen Knochenmetastasen" sind überwiegend oder ausschließlich sklerosierend (s. auch Abb. 6.74, 6.75).

Von Ippolito et al. (1994) wird der Fall einer Primärpräsentation mit einer diffusen osteosarkomatösen Sklerose als „*miliare Osteosarkomatose*" bezeichnet. Kriterien dafür sind:
- eine Unmenge von Läsionen im gesamten Skelett;
- die Läsionen haben überwiegend dieselbe Größe, die von wenigen mm bis zu 2 cm reicht;
- das Fehlen einer Läsion, die man als Primärtumor ansprechen könnte;
- ein typisches, uniform sklerosierendes radiologisches Erscheinungsbild;

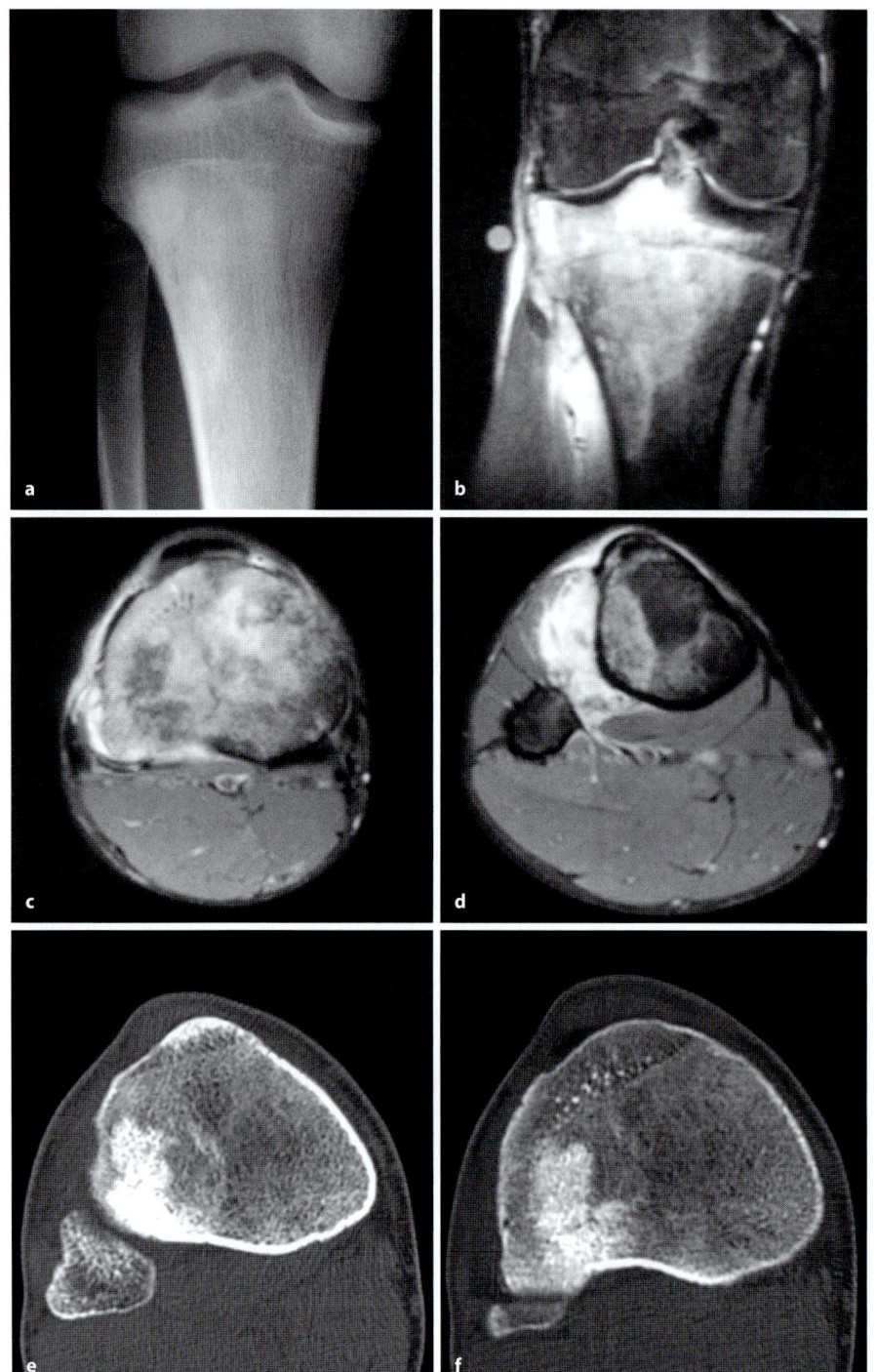

Abb. 6.70 a–f. Osteosklerotisches OS in der proximalen Tibiametadiaphyse rechts, im Projektionsradiogramm nur an der fleckigen Matrixmineralisation in den lateralen Partien der Tibia erkennbar. Der Tumor ist deutlich nach lateral zu ausgebrochen, besonders gut auf den MRT-Aufnahmen erkennbar

- das überwiegende Fehlen von Tumorausbrüchen mit paraossaler Tumormasse bei der Primärpräsentation;
- der Nachweis von Läsionen in Skelettabschnitten (z. B. Diaphysen der Röhrenknochen, Wirbelsäule und Schädel), in denen sich normalerweise Osteosarkome nicht finden.

Abb. 6.71 a–h. Radiologisch atypische Oseosarkome. **a** Atypisches OS mit mottenfraßartiger Destruktion im Bereich der medialen Femurspongiosa- und Femurkompaktaabschnitte mit Ausbildung eines proximal gelegenen Codman-Dreiecks. Differentialdiagnose: Ewing-Sarkom, Fibrosarkom. **b–d** Atypisches Osteosarkom in der proximalen Humerusmetaphyse vom osteoblastischen Typ (33-jähriger Mann). Die Osteolysezone ist von einem zum Teil unterbrochenen Sklerosesaum umgeben und mutet verhältnismäßig wenig aggressiv an (Lodwick-Grad IB) *(Forts. S. 197)*

6.3 · Bösartige Tumoren

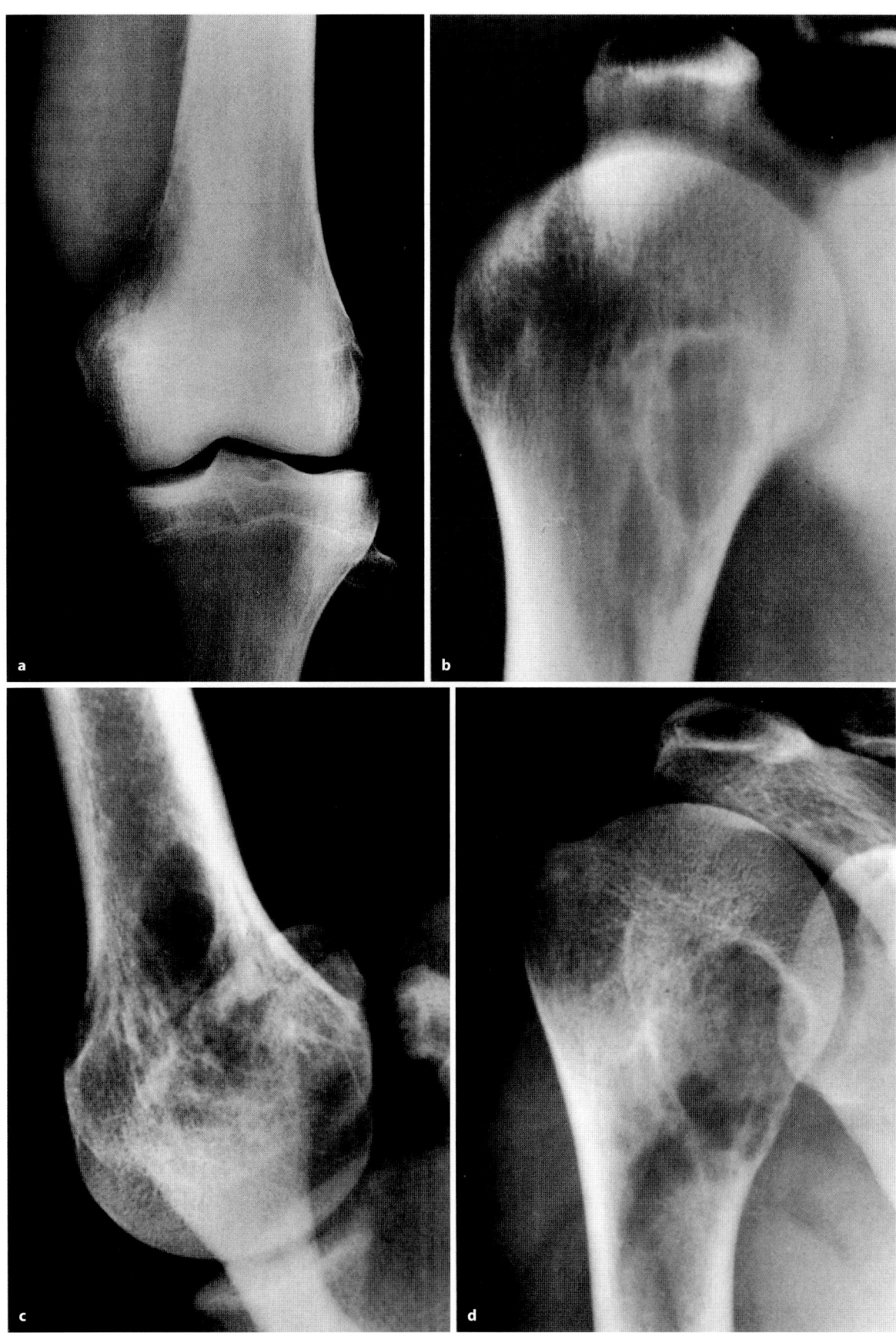

Abb. 6.71 a–d (Text s. S. 196)

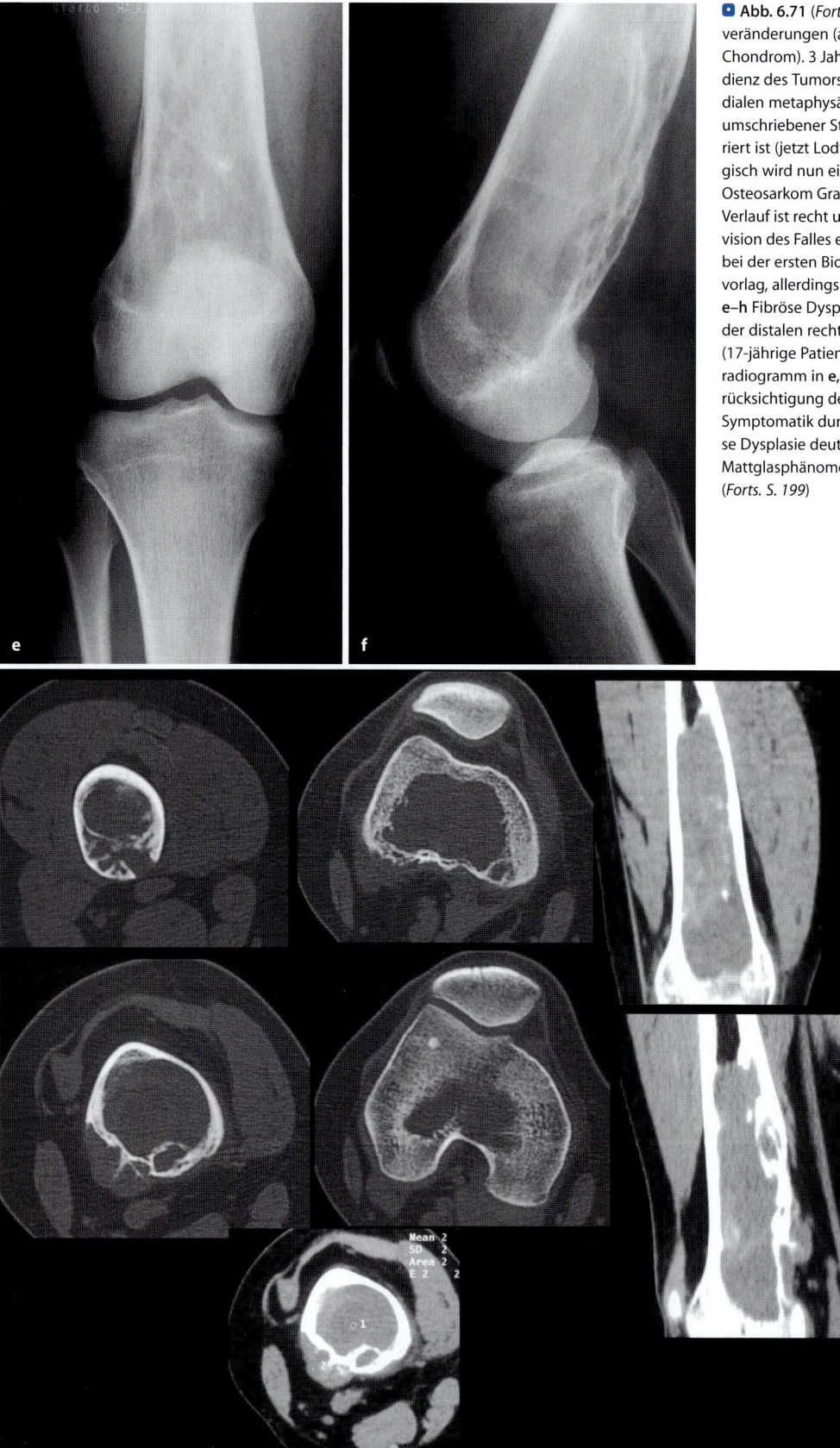

Abb. 6.71 (*Forts.*) Keine Kompaktaveränderungen (auswärtige Histologie: Chondrom). 3 Jahre später (**c, d**) Progredienz des Tumors mit Abbau der medialen metaphysären Kompakta, die an umschriebener Stelle vollständig perforiert ist (jetzt Lodwick-Grad IC). Histologisch wird nun ein osteoblastisches Osteosarkom Grad III diagnostiziert. Der Verlauf ist recht ungewöhnlich. Eine Revision des Falles ergibt, dass auch schon bei der ersten Biopsie ein Osteosarkom vorlag, allerdings sehr gut differenziert. **e–h** Fibröse Dysplasie-ähnliches OS in der distalen rechten Femurmetaphyse (17-jährige Patientin). Das Projektionsradiogramm in **e, f** kann man unter Berücksichtigung der geringen klinischen Symptomatik durchaus als aktive fibröse Dysplasie deuten (expansive Läsion, Mattglasphänomen, Lodwick-Grad IB-IC) (*Forts.* S. 199)

6.3 · Bösartige Tumoren

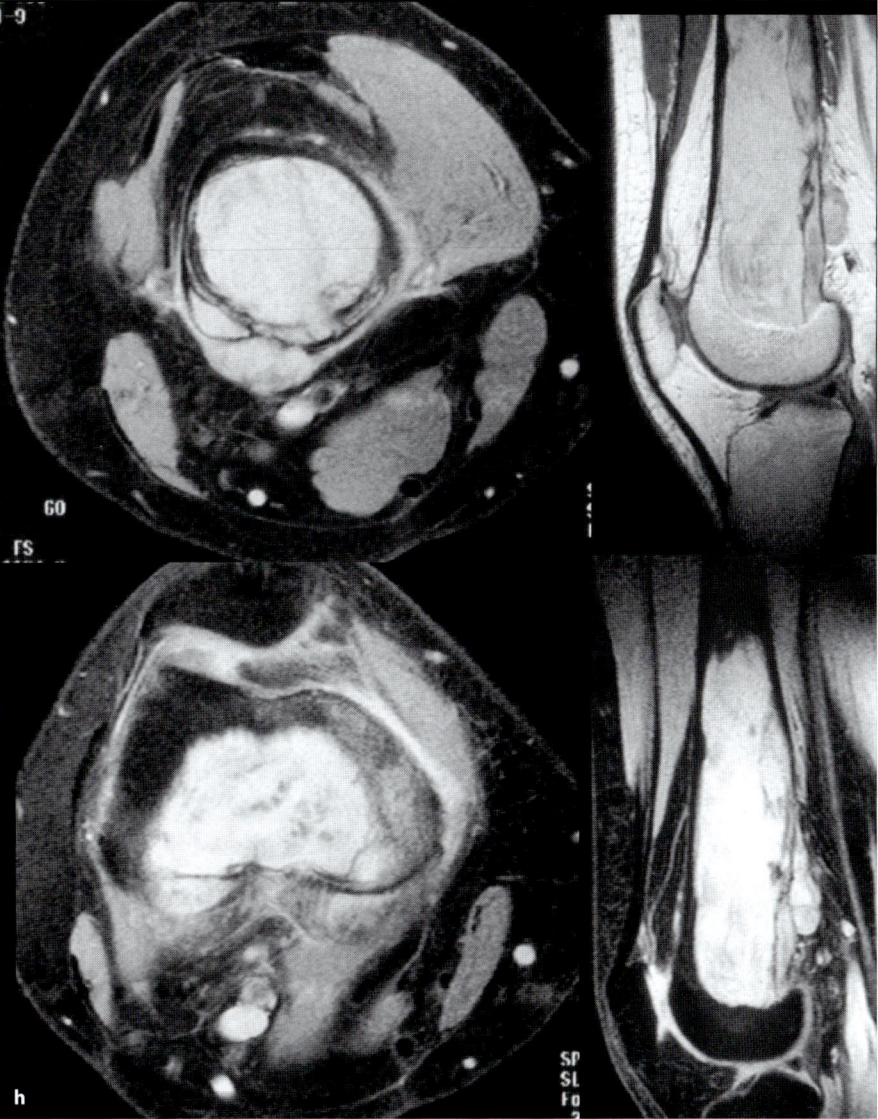

Abb. 6.71 (*Forts.*) In der CT-Serie (**g**) sowie in der MRT (**h**) wird deutlich, dass der Tumor bereits die dorsale Kompakta perforiert und einen nicht unerheblichen parossalen Tumoranteil gebildet hat („fibrous dysplasia protuberans", s. S. 220). Die Mineralisationsschlieren im CT passen eher zu mineralisiertem Tumorosteoid als zu mineralisiertem Geflechtknochen (bei der fibrösen Dysplasie). Die Tumorabgrenzung gegenüber der Spongiosa ist irregulär und fetzig, was ebenfalls nicht zur fibrösen Dysplasie passt. Histologisch fand sich ein Low-grade-OS. Drei Jahre nach Kürettage und Pallacos-Auffüllung Rezidiv

Erwartungsgemäß ist bei einer solchen massiven Primärtumorpräsentation mit einer Erhöhung der alkalischen Phosphatase zu rechnen. Da die Tumormatrix massiv Kalzium einlagert, kann sich eine Hypokalzämie mit Tetanie entwickeln. Ippolito et al. (1994) setzen sich kritisch mit der Pathogenese der miliaren Osteosarkomatose auseinander und kommen zu dem Schluss, dasss hinter diesem Phänomen nicht ein simultanes multizentrisches Tumorgeschehen steckt, sondern dass vielmehr mit großer Wahrscheinlichkeit der Primärherd im Einzugsbereich des Batson-Venenplexus gelegen ist und von dort aus exzessiv streut.

Die Differentialdiagnose der miliaren Osteosarkomatose schließt – bei entsprechendem Alter – eine diffuse osteosklerotische Metastasierung ein; bei jüngeren Patienten ist an eine Sarkoidose, eine Mastozytose, eine Angiomatose und an weitere Erkrankungen zu denken, die mit einer diffusen, fleckigen Osteosklerose im gesamten Skelett einhergehen.

Radiologisch atypische konventionelle Osteosarkome: Diese phänomenologische Gruppe von Osteosarkomen ist sehr klein und mit weniger als 10% anzusetzen. Naturgemäß wirft sie aber die meisten differentialdiagnostischen Probleme auf. So sind rein *mottenfraßartige Osteosarkome* in der entsprechenden Altersgruppe schwierig von Ewing- und Fibrosarkomen sowie von malignen Lymphomen des Knochens zu unterscheiden. Die Fälle in Abb. 6.71 a bis 6.75 demonstrieren derartig atypisch auftretende Osteosarkome.

Auch das *mulitzentrische OS* ist als atypisch und selten zu bezeichnen (<0,5% aller Osteosarkome). In der Regel manifestiert sich dieser Typ in Form von multiplen sklerotischen Herden in anderen Skelettabschnitten als dem Sitz der Hauptläsion (Abb. 6.74 und 6.75). Lungen-

Kapitel 6 · Knochenbildende Tumoren

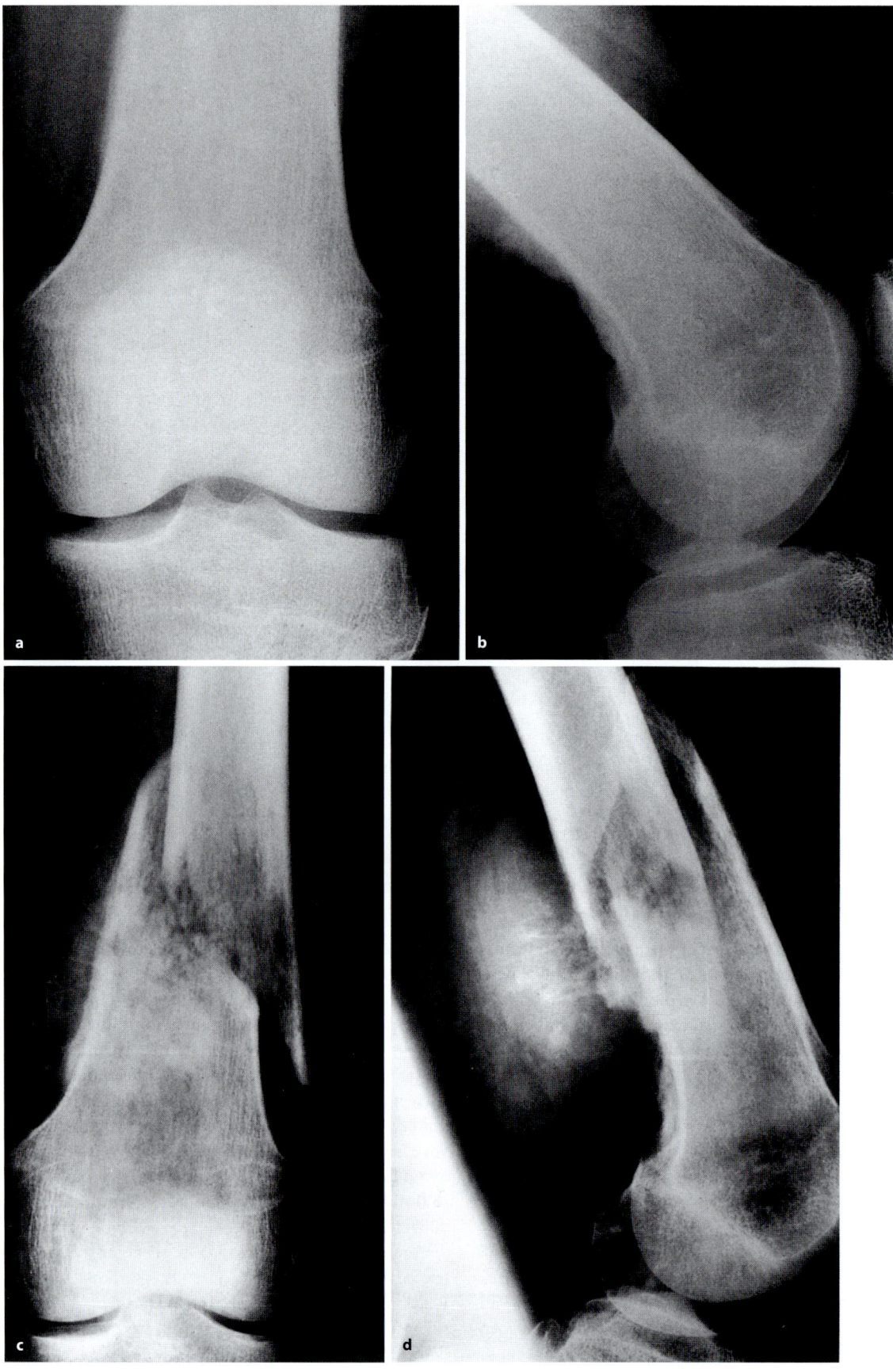

Abb. 6.72 a–d (*Text s. S. 201*)

6.3 · Bösartige Tumoren

Abb. 6.72 a–d. Atypische Primärpräsentation eines OS im distalen Femurschaft und in der Metaphyse (29-jähriger Mann). Das Vorhandensein eines Geschwulstprozesses ist auf den technisch unzureichenden Aufnahmen nur an den z. T. lamellär, z. T. auch spikulaähnlich (dorsal) gearteten Periostverkalkungen und an einer verwaschenen aufgelockerten und diskret fleckig verdichteten Spongiosa erkennbar. Die suspekte Röntgensymptomatologie wurde als solche nicht erkannt. Im Szintigramm massive Aktivitätsanreicherung, die den Verdacht auf einen knochenbildenden Geschwulstprozess hätte lenken sollen. 3 Monate später (**c, d**) explosionsartige Entwicklung des Prozesses mit mottenfraßartiger Destruktion, massivem Geschwulstausbruch mit Spikulabildungen und sonnenstrahlartigen Periostverknöcherungen sowie einer groben Spontanfraktur, jetzt einem klassischen Osteosarkom entsprechend

Abb. 6.73 a, b. Frühes OS im medialen Tibiakopfbereich. Histologisch fanden sich in dem Tumor zahlreiche Riesenzellen, was auch anfänglich zu einer entsprechenden Interpretation als Riesenzelltumor führte. Vom Röntgenologischen her hat der Befund allerdings keinerlei Ähnlichkeit mit einem Riesenzelltumor. Man sieht eine umschriebene Zerstörung der medialen Tibiakopfzirkumferenz mit einem geringfügigen paraossalen Geschwulstanteil und feinfleckige Spongiosaverdichtungen unter der Kompaktadestruktion. Zarte Periostreaktion, die über dem Kompaktadefekt bereits zerstört ist

metastasen sollen dabei seltener vorkommen. Wie oben im Zusammenhang mit der miliaren Osteosarkomatose besprochen, ist ungeklärt, ob solche multizentrischen Osteosarkome tatsächlich simultan multizentrisch entstehen, oder ob sie einer diffusen frühen Metastasierung zuzuordnen sind. Der gleichzeitige Nachweis von Lungenmetastasen erleichtert im Einzelfall die Einordnung in einen metastasierenden Prozeß (Abb. 6.74). Die meisten bisher beobachteten Fälle eines multizentrischen OS waren an der unteren Extremität lokalisiert, weitere Herde fanden sich im Becken, an der Wirbelsäule und auch an der Thoraxwand. Die sog. *miliare Osteosarkomatose*, die wahrscheinlich eine Extremform des multizentrischen Typs darstellt, und ihre mögliche Pathogenese wurden bereits weiter oben besprochen.

Der Fall eines multizentrischen oder multifokalen OS bei einem 13-jährigen Mädchen als Zweittumor *nach durchgemachtem Retinoblastom* im Alter von 6 Monaten wird von Potepan et al. (1999) publiziert. Das OS war wahrscheinlich strahleninduziert, ein genetischer Defekt des Retinoblastom-1-Tumorsuppressorgens konnte ausgeschlossen werden.

Benigne *Erscheinungsbilder von Osteosarkomen* sind selten. Im Wesentlichen sind dazu solche Tumoren zu zählen, bei denen der osteolytische Herd durch einen mehr oder weniger soliden Sklerosesaum zum gesunden

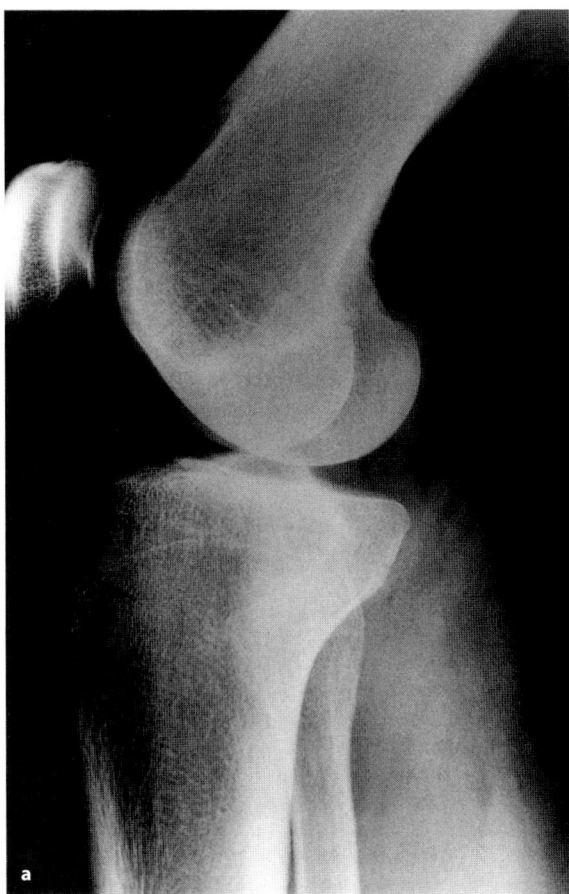
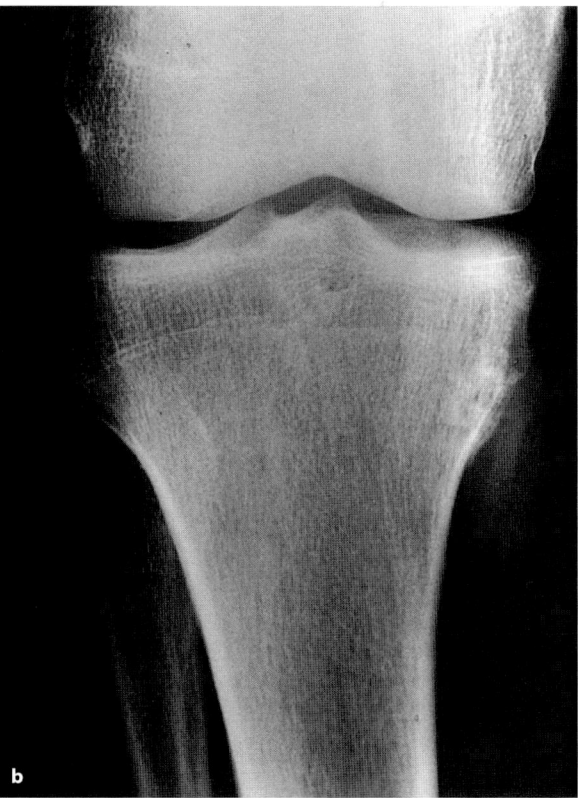

Kapitel 6 · Knochenbildende Tumoren

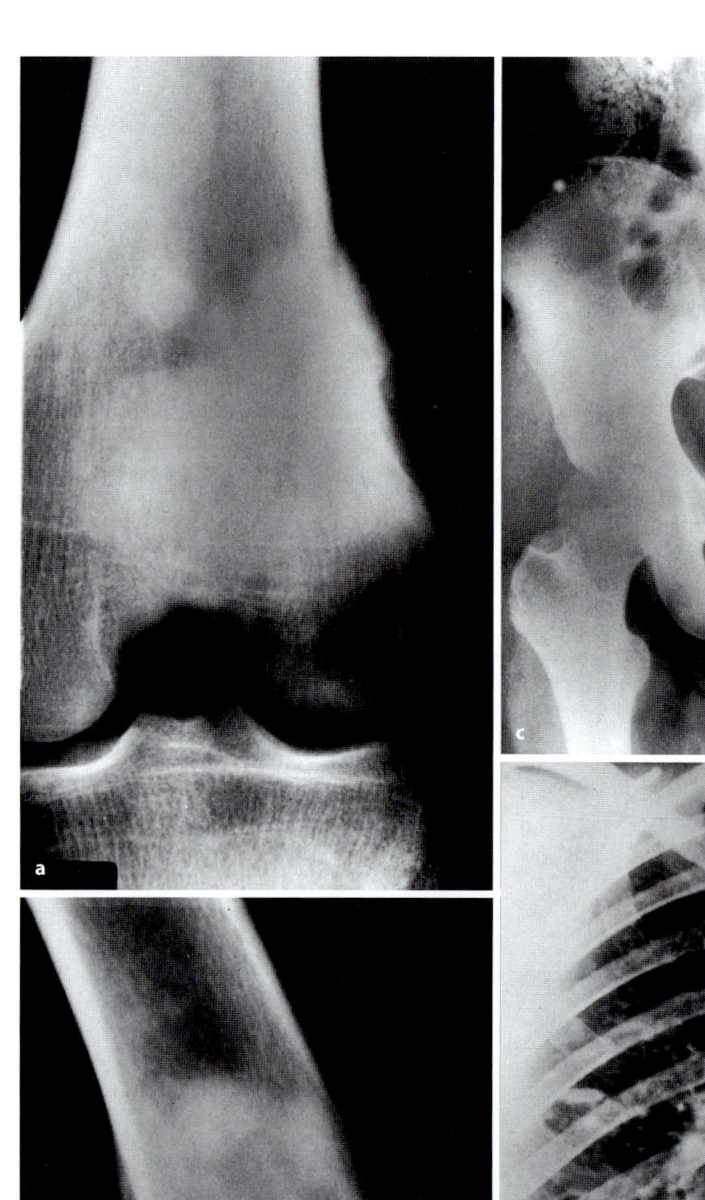
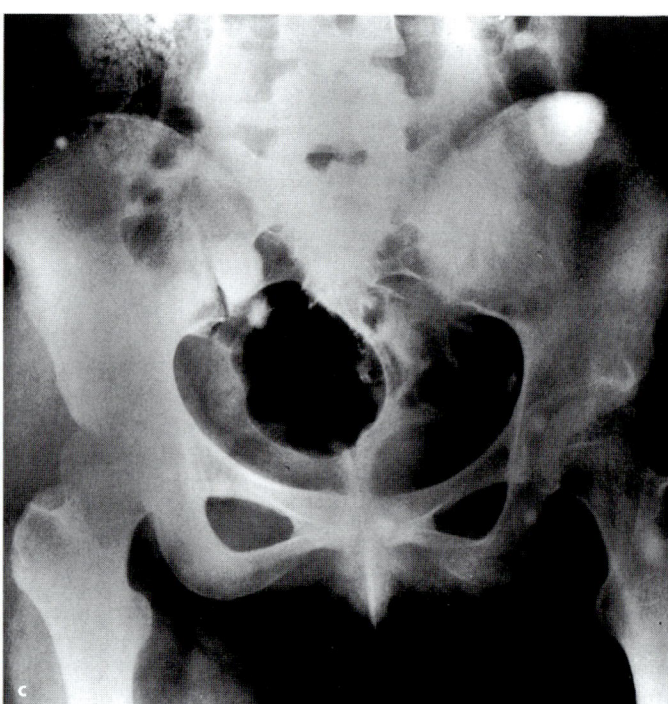
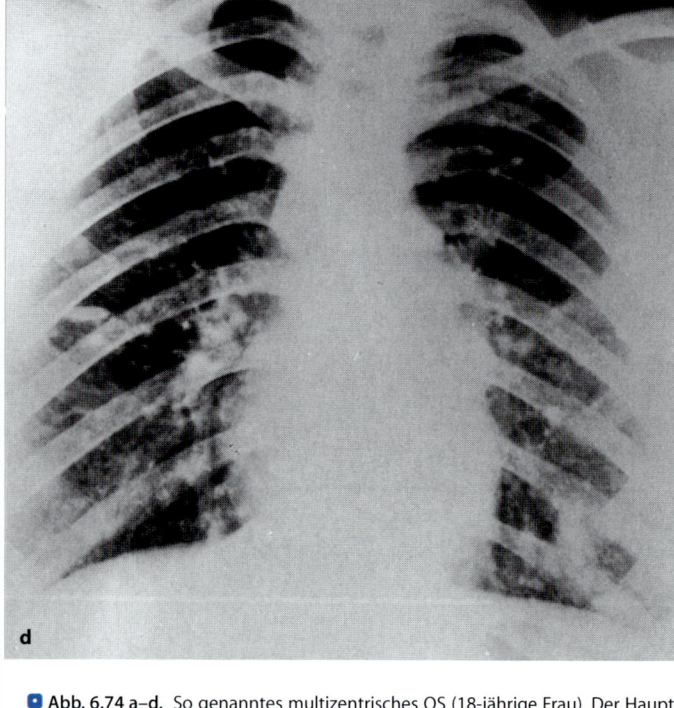

Abb. 6.74 a–d. So genanntes multizentrisches OS (18-jährige Frau). Der Hauptoder Ausgangstumor befindet sich in der distalen Femurmetaphyse mit einer größeren Tumormasse und umgebenden Satellitentumoren, sämtlich osteosklerotisch. Mäßiger paraossaler Geschwulstausbruch nach medial mit Periost- und Osteoidverknöcherung. Multiple osteoblastische Herde im gesamten Becken, d. h. auch rechts der Mittellinie im Schambein, im Os sacrum und in der Beckenschaufel. Zum selben Zeitpunkt diffuse Lungenmetastasierung. Wir nehmen an, dass es sich bei diesem sog. multizentrischen Osteosarkom tatsächlich um ein sehr früh metastasierendes osteosklerotisches Osteosarkom gehandelt hat. Der Tumor besitzt selbst in seinen Metastasen eine ausgeprägte Ossifizierungspotenz

6.3 · Bösartige Tumoren

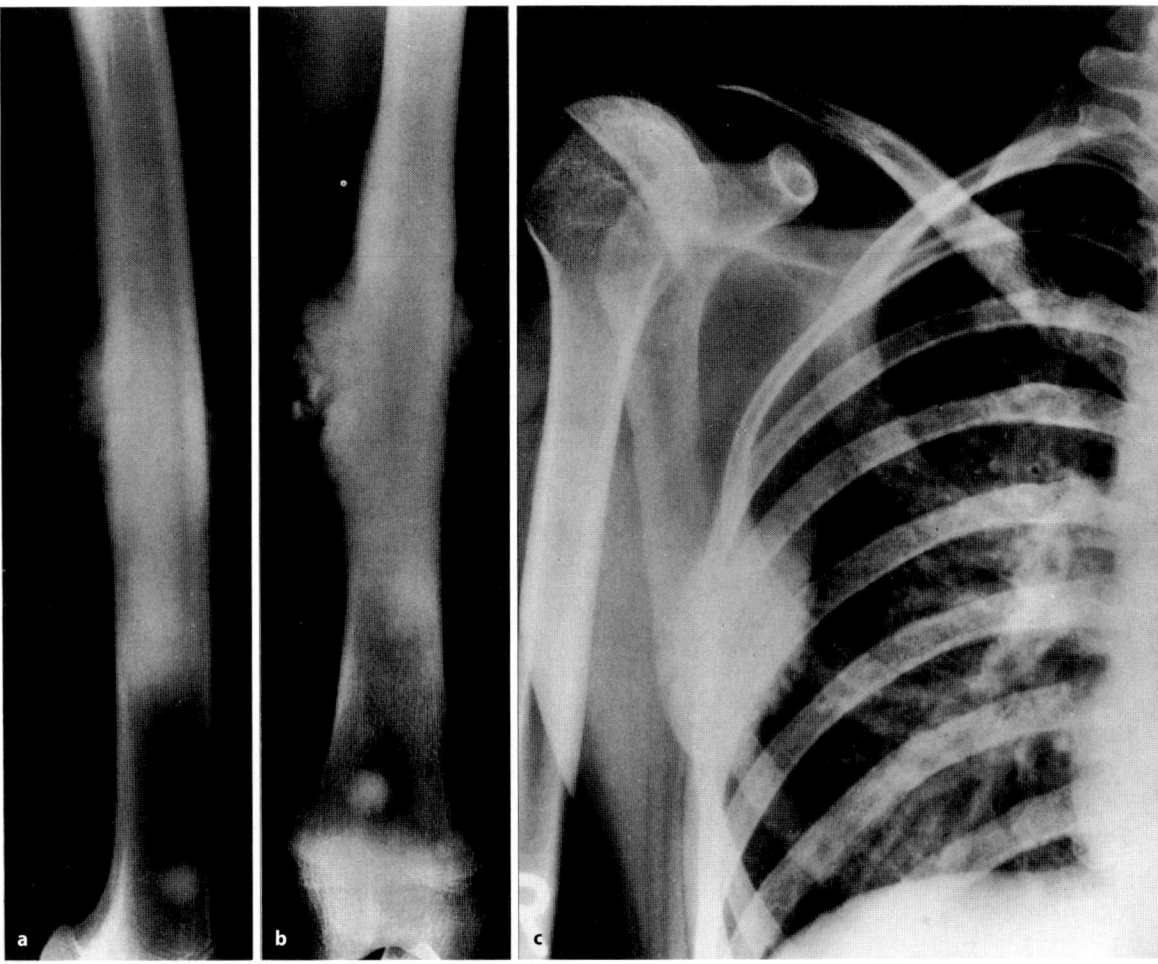

Abb. 6.75 a–c. So genanntes multizentrisches OS (15-jähriges Mädchen). Der Haupt- und Primärtumor sitzt im Femurschaft und ist dort grob in die angrenzenden Weichteile ausgebrochen. Er hat Satellitenherde nach distal gesetzt. Zwischen dem distalen osteosklerotischen Herd und der Haupttumormasse sind röntgenologisch zwar Tumorformationen im Markraum nicht erkennbar, möglicherweise aber tatsächlich vorhanden. Zum Zeitpunkt der ersten Röntgenaufnahme bereits weitere Herde im übrigen Skelett, insbesondere in der rechten unteren Skapula, ebenfalls sklerosierend. Histologisch lag ein osteoblastisches Osteosarkom zugrunde. *Anmerkung:* Die dichten Lungenstrukturen in c sind durch die Aufnahmeposition im Liegen zu erklären und entsprechen nicht Metastasen

Knochen hin begrenzt wird, entsprechend einem der Untergrade des Hauptgrades I von Lodwick. In Abb. 6.71 b-d ist ein solcher Tumor dargestellt. Ein Bezug zur Histologie (ob chondro-, fibro- oder osteoblastisch) oder etwa zur histologischen Graduierung ist nicht konstant herzustellen. Umgekehrt muss sich eine histologisch geringe Graduierung (Low-grade-OS) nicht zwangsläufig im Röntgenbild, etwa einem Lodwick-Grad IB entsprechend, ausdrücken. Das Low-grade-OS ist von seiner klinischen und radiologischen Seite her auf S. 220 näher beschrieben.

Zu „benigne erscheinenden Osteosarkomen" dürfen natürlich nicht diejenigen gezählt werden, bei denen das benigne lediglich auf falscher Röntgentechnik oder schlichter Fehlinterpretation beruht (Abb. 6.72)!

Frühe Osteosarkome: Das frühe Osteosarkom kommt selten zur Beobachtung, da die vorhandenen pathologisch-anatomischen Veränderungen offensichtlich zumeist nicht ausreichen, um bei dem Patienten frühzeitig einen genügenden Schmerz hervorzurufen, der ihn zum Arzt führt. De Santos und Eidecken (1985) beschreiben 7 Fälle eines frühen Osteosarkoms. Ein Fall war am distalen Femur lokalisiert, 3 im Bereich der proximalen Tibiametaphyse, 2 im Sakrum und 1 Fall in der proximalen Fibulametaphyse. Das Alter der Patienten reichte von 13 bis zu 34 Jahren, war also unspezifisch. Die Primärdiagnose lautete in 5 Fällen „normales Röntgenbild", in einem Fall wurde eine Infektion vermutet, in einem anderen Fall beschränkte man sich auf die Aussage einer „möglichen pathologischen Veränderung". Tatsächlich wiesen 2 Fälle eine erhöhte Dichte des Knochens auf, 3 eine geringfügige Erosion oder osteolytische Destruktion, nur ein Fall war bei kritischer Betrachtung konventionell-radiographisch völlig unauffällig. Periostale Reaktionen konnten nur in einem Fall in minimaler Ausdehnung nachgewiesen werden. Insgesamt betrachtet sind also frühe Osteosarkome radiographisch unspezifisch, wie auch der Fall in Abb. 6.73 demonstriert.

> Bei einem entsprechenden Patientenalter sollte in den Fällen einer nur diskreten Osteodestruktion immer an das Vorliegen eines Osteosarkoms gedacht und eine Biopsie veranlasst werden.

Vorher kann versucht werden, mit weitergehenden radiographischen Untersuchungen das wahre Ausmaß der projektionsradiographisch erkennbaren Veränderungen zur Darstellung zu bringen. Hier vermag die Computertomographie sehr gute Dienste zu leisten, insbesondere in der Abbildung feinster Spongiolysen oder Matrixkalzifikationen. In diesem Zusammenhang sei auf die Möglichkeiten der vom Radiologen selbst durchgeführten Biopsie einer solchen initialen Läsion hingewiesen.

Intrakortikales OS: Das extrem seltene intrakortikale OS stellt letztendlich keine eigenständige Entität dar, wir stufen es eher als konventionelles OS mit atypischem Erscheinungsbild und atypischer Lokalisation in einem Röhrenknochen ein. Wegen seiner radiologischen Besonderheiten widmen wir ihm dennoch ein eigenes Unterkapitel. Es ist im Allgemeinen als sklerotische Variante des OS definiert, das kleine Herde mit bindegewebiger und knorpeliger Differenzierung enthält. Bisher sind maximal 20 bis 30 Fälle publiziert worden (z. B. Mirra et al. 1991; Kyriakos 1980; Blasius et al. 1996; Griffith et al. 1998; Hermann et al. 2002). Das Patientenalter reicht von 10–40 Jahren, die meisten Patienten finden sich in der 2. Lebensdekade Der typische Sitz ist die Diaphyse von Femur und Tibia. Die Patienten klagen über nur geringfügige Schmerzen und eine geringe lokale Schwellung, wenn der Tumor der Palpation zugänglich ist, die Anamnesedauer reicht von 1 Monat bis zu 2 Jahren

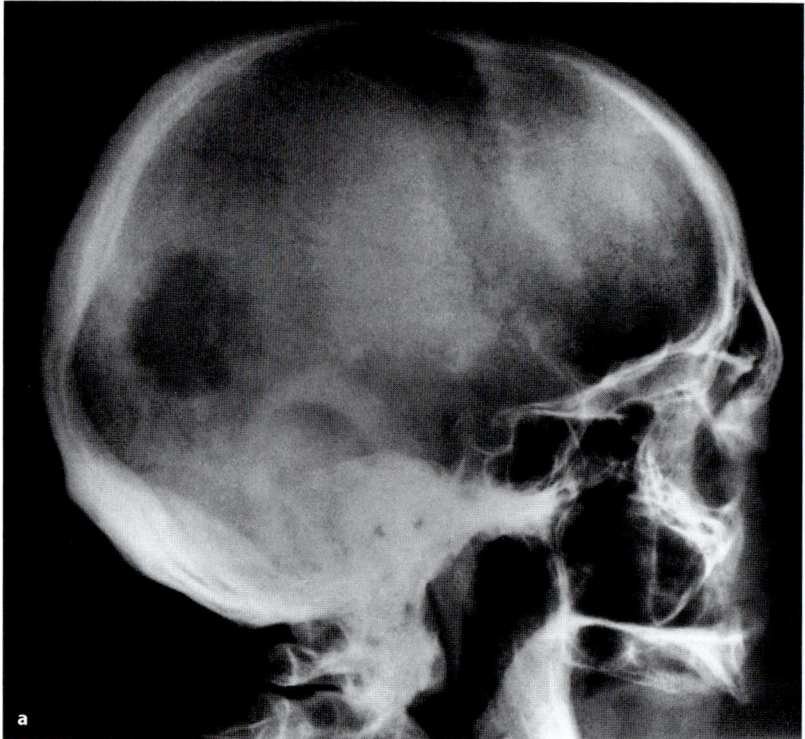
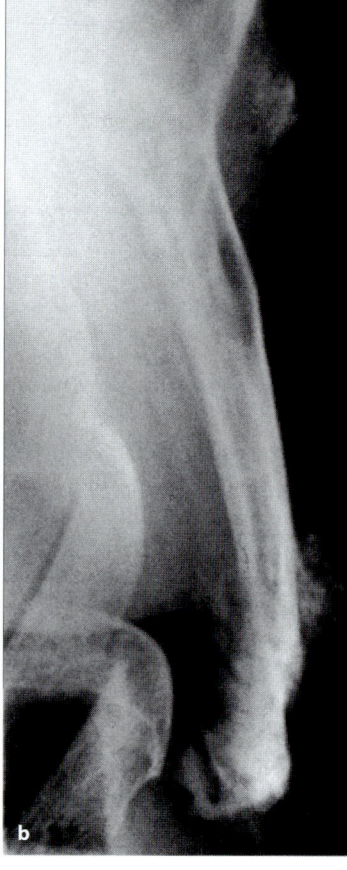

Abb. 6.76 a, b. Ungewöhnliche Lokalisationen von Osteosarkomen. **a** Ungewöhnliche Lokalisation eines primären konventionellen OS am Schädel eines 63-jährigen Mannes. Die unscharf begrenzte tischtennisballgroße Osteolyse im Parietookzipitalbereich ist von einer fleckigen Sklerosezone umgeben. Keine eindeutigen Hinweise auf eine Ostitis deformans Paget. Der gesamte Befund entspricht einem Lodwick-Grad II. Differentialdiagnostisch wurde in Anbetracht des Alters des Patienten in erster Linie an eine metastatische Destruktion gedacht. **b** Ungewöhnliche Lokalisation eines rezidivierenden Osteosarkoms an der unteren Skapula mit einer sklerosierenden Metastase im Bereich der Crista scapulae (82-jährige Patientin). Das dargestellte Rezidiv zeigt neben Destruktionen der unteren Skapula deutliche paraossale Tumoranteile mit Spikulabildung, die von der Morphologie her ein Osteosarkom wahrscheinlich machen. Differentialdiagnostisch käme noch in Anbetracht des hohen Alters der Patientin ein primäres Knochenlymphom mit reaktiver Knochenneubildung in Frage. Auch ein stark verkalkendes Chondrosarkom wäre denkbar

(Hermann et al. 2002). In etwa der Hälfte der Fälle wird ein Trauma in der Anamnese angegeben (s. dazu auch S. 181). Die Läsionen muten manchmal wie ein Osteoidosteom, in den meisten Fällen aber eher wie eine osteofibröse Dysplasie an, was ja insbesondere bei einer Tibialokalisation nahe liegt. Auch die reparative Knochenneubildung bei einer Stressfraktur kann ein kortikales OS vortäuschen.

Bei dem von Vigorita et al. (1984) veröffentlichten Fall eines 15-jährigen Jungen mit einem intrakortikalen Osteosarkom fand sich röntgenologisch eine Sklerosezone und eine leichte Verbreiterung der ventralen Tibiakompakta (im distalen Diaphysendrittel), in denen zentral eine umschriebene Osteolyse lag (wie ein kleines Adamantinom anmutend; Anm. d. Verf.). Es bestand keine Weichteilschwellung. Klinisch dominierten Schmerzen, der röntgenologische Befund mutete eher benigne an. Die Autoren spekulieren, ob der Tumor vom primitiven Mesenchym der Havers-Kanäle abstammt.

Der von Picci et al. (1983) beschriebene Fall eines *intrakortikalen Osteosarkoms*, von den Autoren als frühes Osteosarkom eingestuft, wies nur eine unspezifische umschriebene Osteolyse auf.

Konventionelle (medulläre) Osteosarkome mit atypischer Lokalisation: Wie in Abb. 6.56 dargestellt, ist mit Osteosarkomen außer an Femur, Tibia und Humerus sowie im knöchernen Becken und im Kieferbereich (Mandibel Daffner et al. 2002), kaum zu rechnen. Lokalisationen wie der Schädel (Abb. 6.76 a), die Klavikula (Abb. 6.80), das Schambein (Abb. 6.78), das Fußskelett (Abb. 6.82, 6.83), die Wirbelsäule (Abb. 6.77, 6.79), der Radius (Abb. 6.81) oder die Skapula

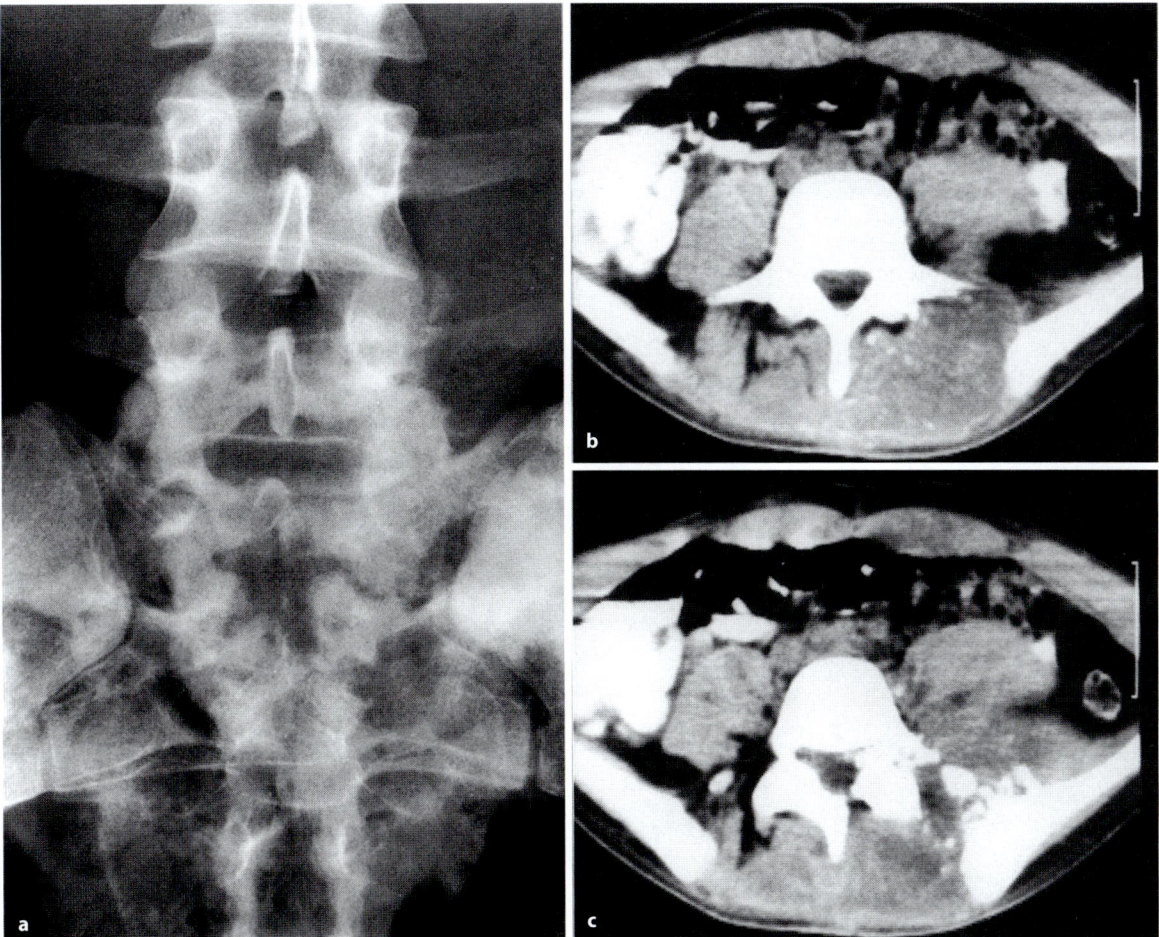

Abb. 6.77 a–c. Ungewönlich lokalisiertes OS (chondroblastisch) bei einem 23-jährigen Mann. Klinisch lokale Schmerzen und Ischialgie links. Destruktionen im Bereich der linken Massa lateralis und der seitlichen Wirbelkörperpartien von L5, Tumormatrixverknöcherungen, erheblicher paraossaler Tumoranteil mit Infiltration der Rückenmuskulatur, der Subkutis, des Iliopsoas und der linken Beckenwand. Der Tumor wurde histologisch zunächst als Chondrosarkom gedeutet. Da das Alter des Patienten und die Röntgensymptomatologie eher für ein Osteosarkom sprachen, erfolgte eine Nachklassifikation mit dem Ergebnis „chondroblastisches Osteosarkom". Damit war die Indikation zu einer Strahlen- und Chemotherapie gegeben, die zur Tumorverkleinerung, Ossifikation und 13-monatiger Beschwerdefreiheit führten. Bei der Diagnose Chondrosarkom wäre hingegen der Versuch einer chirurgischen Sanierung angezeigt gewesen (!)

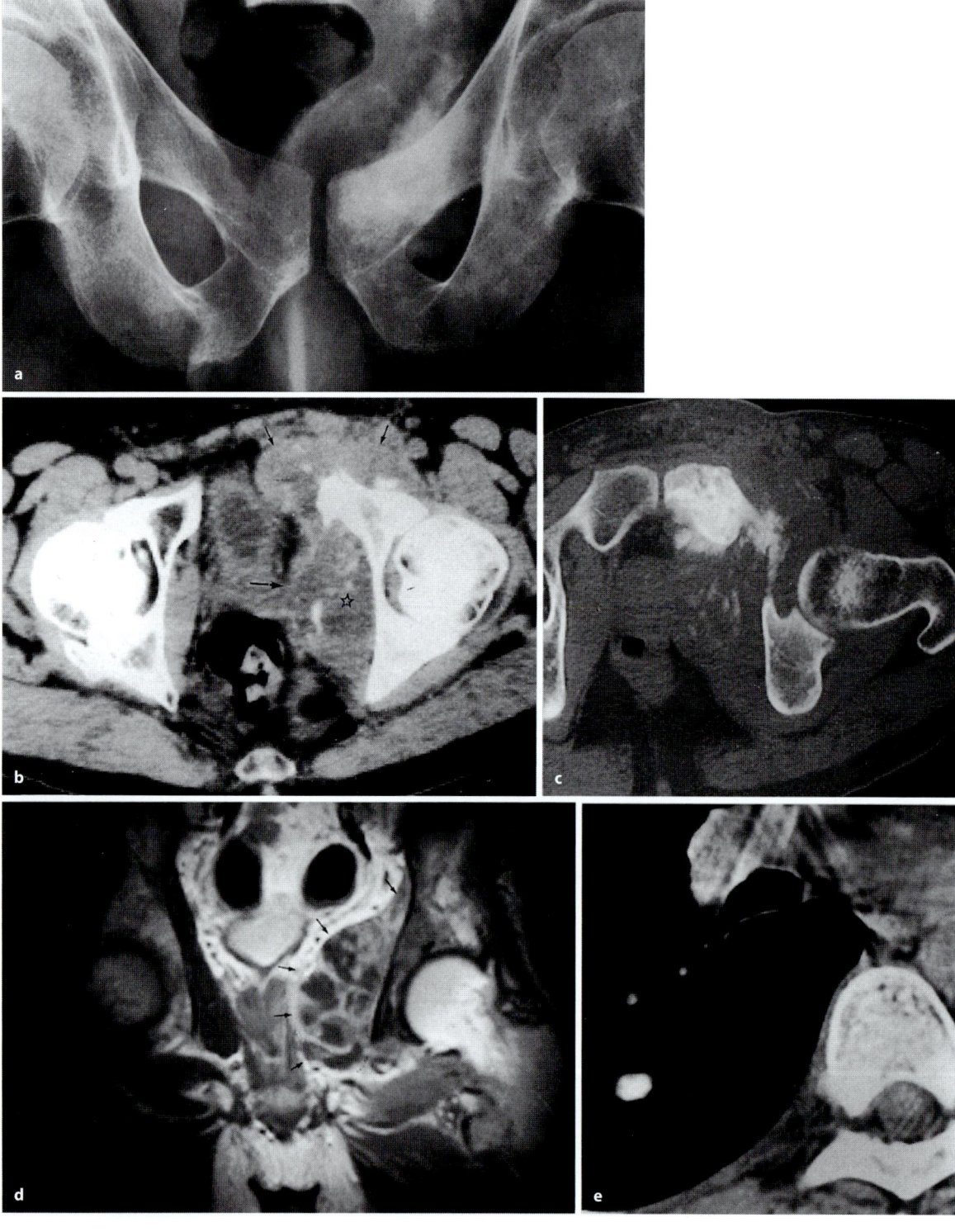

Abb. 6.78 a–e. Vom linken Schambein ausgehendes OS. Zu der ungewöhnlichen Lokalisation passt das Alter des Patienten: Er ist 35 Jahre alt. In der Übersichtsaufnahme (**a**) finden sich sehr dichte Matrixverknöcherungen in Projektion auf das Schambein und die darunter gelegenen Abschnitte. In **b** und **c** sieht man computertomographisch das wahre Ausmaß der paraossalen Geschwulstformation nach ventral und medial zu *(Pfeile, Stern)*. Harnblase und Rektum sind infiltriert. In den Weichgewebsformationen Tumormatrixverknöcherungen. Die koronare MRT-Untersuchung (**d**) demonstriert in dieser Ebene sehr eindrucksvoll die räumlichen Tumorverhältnisse. Die größeren, lochartigen signalärmeren Zonen entsprechen wohl Tumornekrosen (durch *Pfeile* eingegrenzt). Der Tumor ist, wie das CT im Knochenfenster zeigt, in das Hüftgelenk eingebrochen, der linke Hüftkopf lässt ein homogenes Ödemäquivalent am Kriterium einer gleichmäßigen starken Signalintensität erkennen. Im Übersichtsbild (**a**) fand er sich bereits deutlicher demineralisiert. **e** Große knochendichte Metastase im rechten Lungenunterfeld

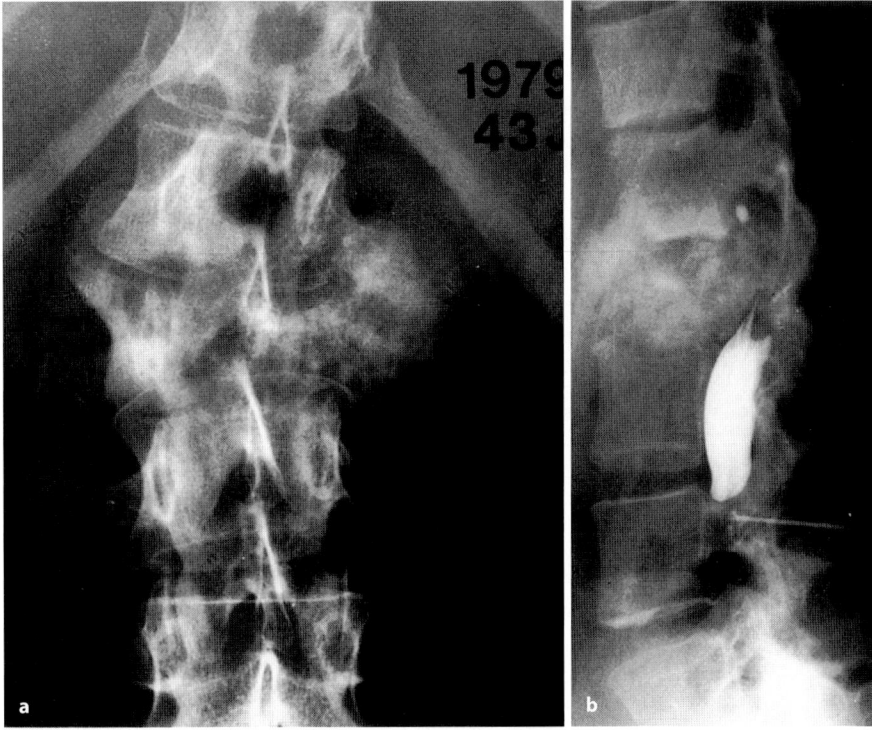

Abb. 6.79 a, b. Ausgedehntes ungewöhnlich lokalisiertes OS am 2. Lendenwirbelkörper (43-jähriger Mann). Der 2. Lendenwirbelkörper ist grob zerstört und auseinandergepreßt. Es findet sich eine erhebliche paraossale Tumorausbreitung, vor allem nach links und ventral; das Tumorosteoid ist fleckförmig ossifiziert. Grobe kurzbogige rechtskonvexe Skoliose und Kyphose im thorakolumbalen Bereich mit Punctum maximum im befallenen 2. Segment. Totaler Kontrastmittelstopp bei lumbaler Myelographie in Höhe Deckplatte L3. Dort erkennt man sehr gut die Verlegung des Spinalkanals durch Destruktion der Bogenpartie

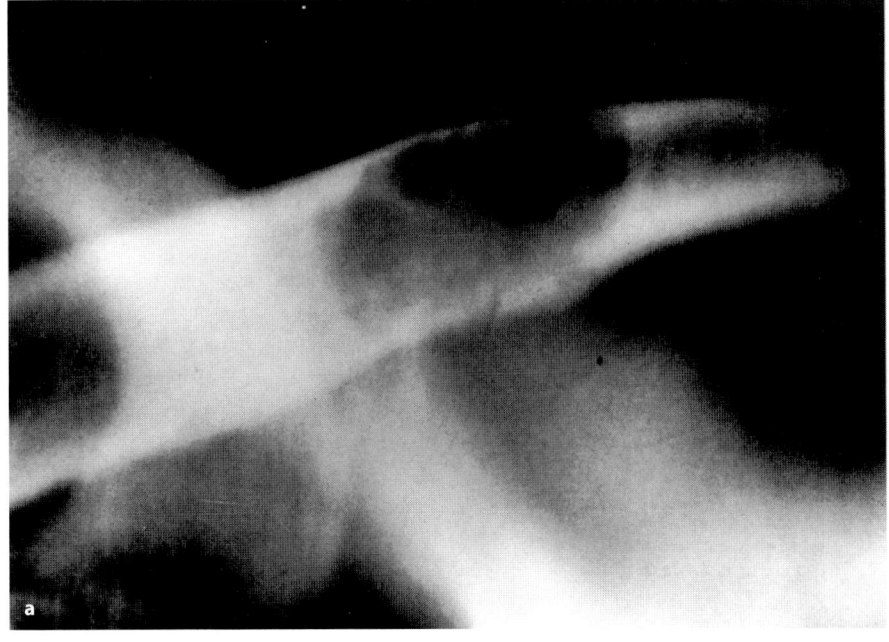

Abb. 6.80 a–c. Osteosarkome in der Klavikula. **a** Ausschließlich osteolytisches Osteosarkom in der linken Klavikula (36-jähriger Mann). Histologisch entspricht der Tumor einem osteoblastischen Osteosarkom mit geringer Knochenneubildung. Der Tumor mutet „zystisch" an und hat bereits zu einer Spontanfraktur geführt. Die Klavikula ist mäßiggradig im Tumorbereich aufgetrieben, die Kompakta findet sich an umschriebenen Stellen, insbesondere im Frakturbereich, perforiert. Auffallend scharfe Tumorgrenzen zum gesunden Knochen hin (konventionelles Schichtbild) (*Forts.* *S. 208*)

(Abb. 6.76 b) nehmen 1–2% oder weniger von allen Osteosarkomen ein. Wenn man Destruktionen im Kindesalter am Schädel oder im Wirbelsäulenbereich findet, so sollten differentialdiagnostisch eosinophile Granulome oder auch das Ewing-Sarkom an erste Stelle gesetzt werden, da diese in den genannten Regionen viel häufiger vorkommen. Bei älteren Menschen kann mit Berechtigung z. B. eine Metastase als Ursache einer Destruktion angenommen werden, da diese mit einer vielfach höheren Wahrscheinlichkeit zu erwarten ist. In diesem Zusammenhang sei aber noch einmal auf die Beobachtung von Dahlin hingewiesen, dass bei älteren Menschen Osteosarkome relativ häufiger an Nichtröhrenknochen vorkommen. Bei dem in Abb. 6.76 dargestellten Fall eines Osteosarkoms am Schädel würde man differentialdiagnostisch dennoch in erster Linie an das Vorliegen

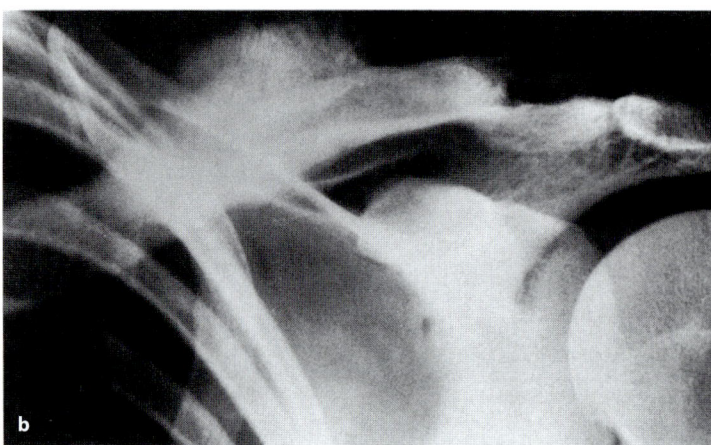
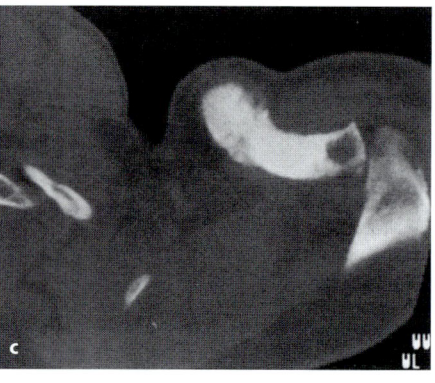

Abb. 6.80 (*Forts.*) **b, c** Ausgedehntes, überwiegend sklerosierendes Osteosarkom in der linken Klavikula mit grobem kranialen und ventralen paraossalen Geschwulstanteil bei einer 46-jährigen Frau. Es liegt hier nicht ein periostales Osteosarkom vor, denn schon im Übersichtsbild und insbesondere im CT-Schnitt (**c**) ist der gesamte Markraum infiltriert. Es ist bekannt, dass Osteosarkome und auch andere maligne Tumoren in kleinen und oder „engen" Knochen rasch aus diesen in die Weichteile ausbrechen. Beide Fälle entsprechen atypischen seltenen Lokalisationen. Beide Patienten sind schon in der 4. bzw. 5. Lebensdekade

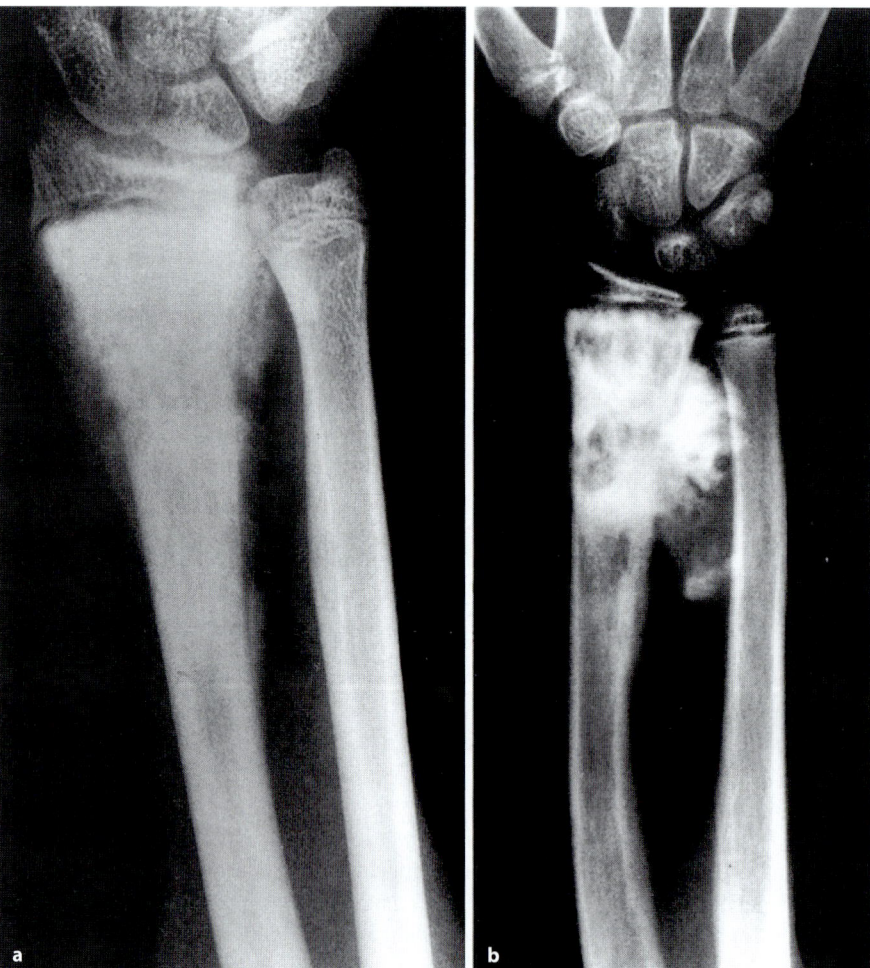

Abb. 6.81 a, b. Osteosarkome im distalen Radius. **a** Ausgedehntes, überwiegend sklerosierendes OS im distalen Radius (16-jähriger Junge). Ungewöhnliche Lokalisation, jedoch ist die Röntgensymptomatologie für ein OS sehr typisch. Keine Differentialdiagnose. **b** Auch in diesem Fall (9-jähriges Mädchen) eines ebenfalls überwiegend sklerosierenden OS kommt kaum eine Differentialdiagnose in Frage

6.3 · Bösartige Tumoren

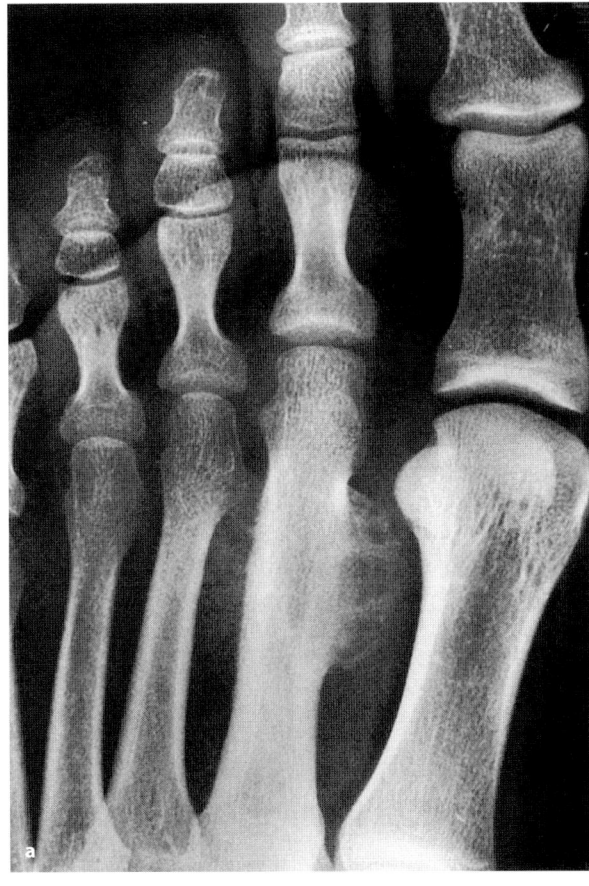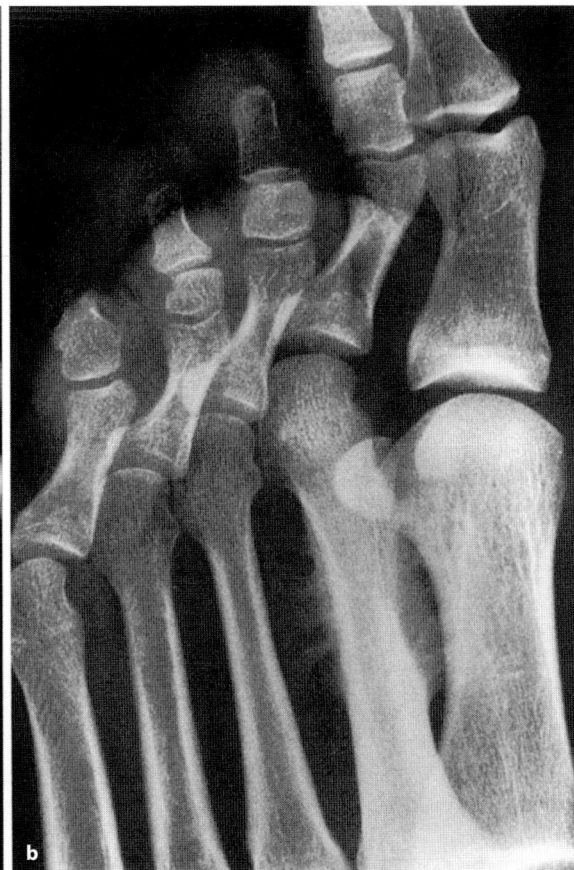

Abb. 6.82 a, b. Ungewöhnlich lokalisiertes OS im Os metatarsale II. Die Patientin ist erst 15 Jahre alt. Dieser Fall demonstriert, dass an kleinen Knochen aggressive Tumoren rasch ausbrechen und sich in die Weichteile ausbreiten. Der Tumor hat die dorsomedialseitige Kortikalis vollständig zerstört, im Schrägbild (**b**) sieht man eindrucksvoll die spießartigen paraossalen Matrixverkalkungen. Histologisch hat es sich um ein osteoblastisches Osteosarkom gehandelt. Dieser Fall hat große Ähnlichkeit mit dem von Fukuda et al. (1999) publizierten

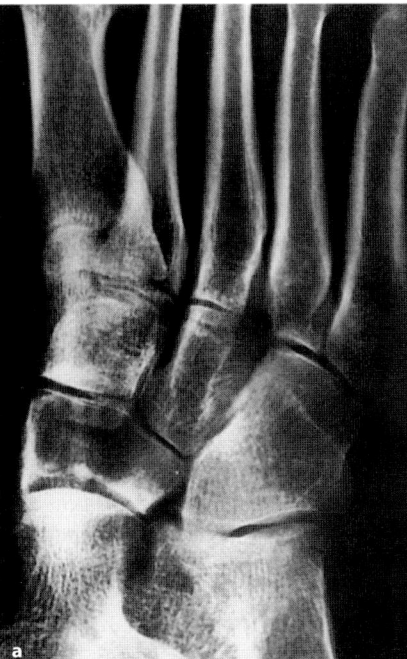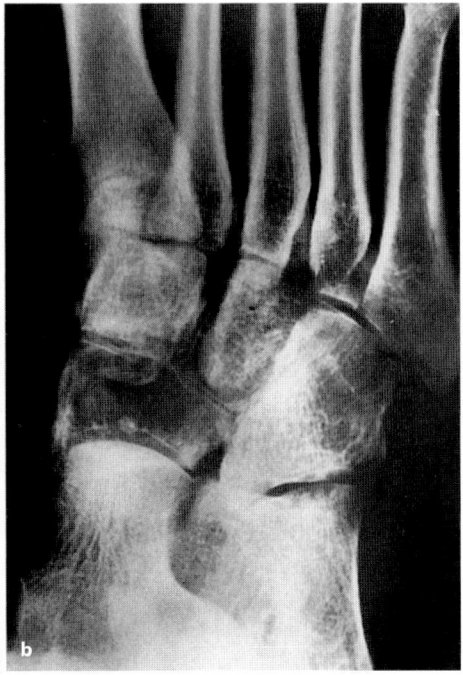

Abb. 6.83 a, b. Ungewöhnlich lokalisiertes OS im Os naviculare des Fußes bei einer 33-jährigen Frau. Das Patientenalter liegt über dem Prädilektionsalter für ein Osteosarkom, was offensichtlich für atypische Lokalisationen prädisponiert. Der Tumor ist zunächst rein osteolytisch. Etwa 5 Wochen später (**b**) hat der Tumor den gesamten Knochen erfasst und zerstört, er ist, wie hier nicht dargestellte MR-Tomogramme zeigten, in die Weichteile eingebrochen. Aus dem Röntgenbild lässt sich die Diagnose „Osteosarkom" nicht herauslesen, differentialdiagnostisch kommt genausogut z. B. ein Chondroblastom in Frage

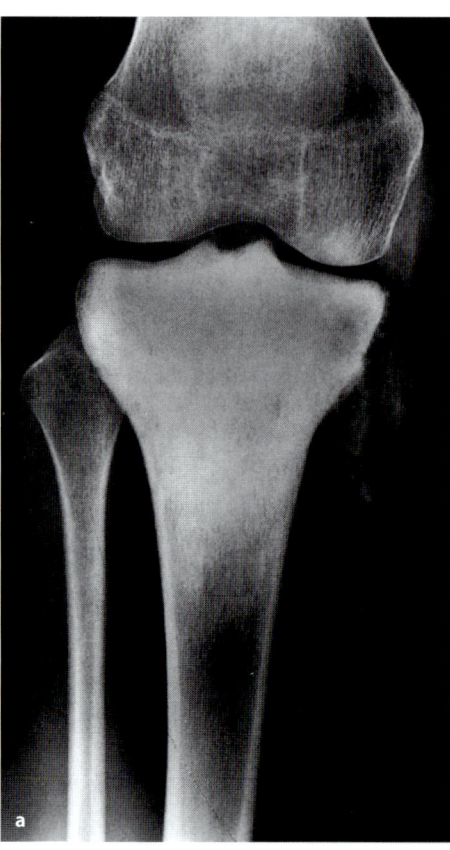 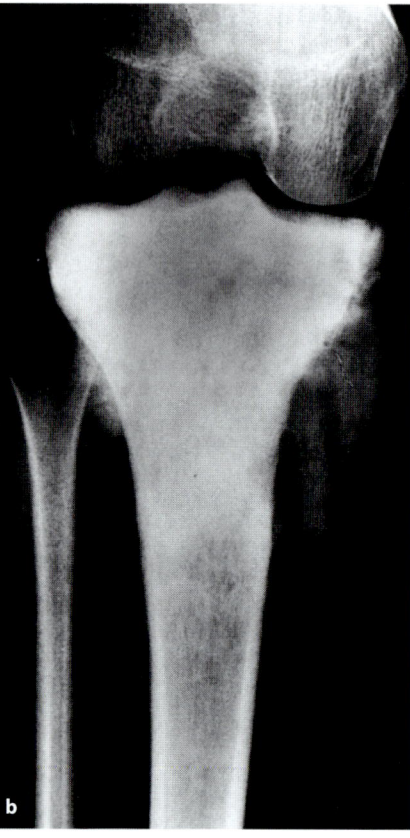

◘ **Abb. 6.84 a, b.** Spontanverlaufsbeobachtung eines zunächst überwiegend sklerosierenden OS in der proximalen Tibia (14-jähriges Mädchen). **a** Zunächst überwiegend sklerosierende Veränderungen in der proximalen Epi-, Meta- und auch Diaphyse. Die sklerosierenden Veränderungen gehen unscharf in die Diaphyse über, wo sich bereits feine mottenfraßartige Destruktionen finden. **b** 3 Monate später erhebliche Zunahme der osteolytischen Veränderungen im Schaftbereich und jetzt massiver Tumorausbruch aus dem Tibiakopf mit Spikulabildung, die in **a** nur wenig ausgeprägt war. Distal/medial im meta-/diaphysären Übergangsbereich Darstellung eines Codman-Dreiecks

einer Metastase denken. Wenn aber neben destruktiven Veränderungen sehr viel Sklerose und paraossale Ossifikationen imponieren (Abb. 6.77–6.79, 6.81, 6.82), dann kann bei atypischen Lokalisationen bei älteren und jüngeren Menschen durchaus auch ein Osteosarkom differentialdiagnostisch ventiliert werden (Huvos 1986).

Ilaslan et al. (2004) werteten 198 Osteosarkome (4% von insgesamt 4887 Fällen) mit Sitz an der *Wirbelsäule* aus. Dabei fand sich folgende Verteilung: HWS 27, BWS 66, LWS 64, Sakrum 41 Fälle. Alter: 8–80 Jahre, medianes Alter 34,5 Jahre. In 69 Fällen konnte eine adäquate radiologische Auswertung erfolgen. In 12 Fällen fand sich eine bilokuläre Manifestation. In der nichtsakralen Wirbelsäule entsprangen die meisten Tumoren (44 Fälle) von den dorsalen Anhangsgebilden mit nur partieller Involvierung des Wirbelkörpers. Tumoren im Wirbelkörper selbst kamen nur in 12 Fällen vor. Die häufigsten Subtypen waren: osteoblastisch 47 Fälle, chondroblastisch 12, teleangiektatisch 4, fibroblastisch 4, kleinzellig 1, epitheloid 1 Fall. 55 Fälle wiesen eine osteoide Matrixmineralisation auf, 17 eine sehr deutliche. 5 Fälle mit Matrixmineralisation waren auf den Wirbelkörper beschränkt und boten das Bild eines Elfenbeinwirbels. In 14 Fällen (20%) fand sich eine rein lytische Läsion. Eine Invasion des Spinalkanals war fast obligat (in 84% der Fälle). 7 Fälle imitierten ein Osteoblastom ohne Weichteilmasse.

Metastasen des OS: Die hämatogene Metastasierung ist beim Osteosarkom der langen Röhrenknochen das entscheidende Ereignis und war früher Ursache für die infauste Prognose dieses Tumors. In einer Metastasenstudie des Bristol Bone Tumor Registry (Jeffree et al. 1975) lagen Lungenmetastasen bei 90% jener Patienten vor, die an Metastasen starben. Extrapulmonale Metastasen wurden klinisch in 33%, bei der Autopsie aber in 83% der Gestorbenen gefunden. Röntgenologisch sind die Lungenmetastasen häufig extrem dicht, da die Metastasen selbst eine sehr hohe Potenz zur Tumorknochenbildung besitzen.

Kleine und wenig ossifizierte Lungenmetastasen lassen sich in der Regel sehr gut mit der Computertomographie darstellen, wenn sie im Projektionsradiogramm noch nicht zu erkennen sind. Das gilt ganz besonders für pleuranahe Metastasen. In diesem Zusammenhang sei darauf hingewiesen, daß nicht selten subpleural gelegene Metastasen Anlass zu einem *Spontanpneumothorax* geben können. Wir selbst verfügen über 2 Beobachtungen, bei denen der Pneumothorax das erste klinische Symptom eines bestehenden Osteosarkoms war.

Die Lungenmetastasen des Osteosarkoms sind auch szintigraphisch häufig nachweisbar, obwohl man diese Methode bei der Suche nach Lungenmetastasen nicht routinemäßig einsetzen sollte. Ihre Ergebnisse sind bei

6.3 · Bösartige Tumoren

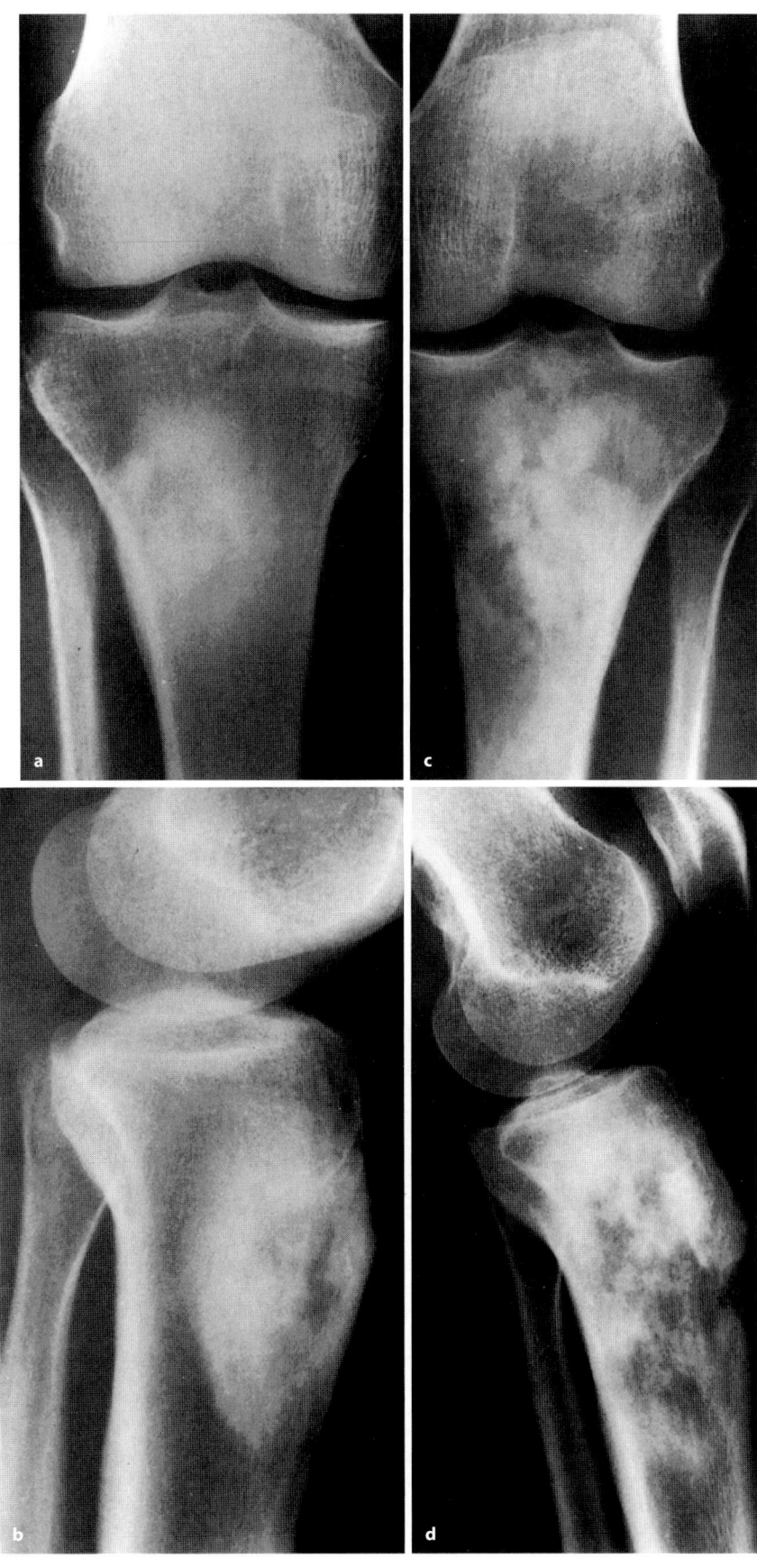

Abb. 6.85 a–d. OS in der proximalen Tibiadia-/meta- und -epiphyse (40-jährige Frau), Spontanverlaufsbeobachtung. **a** und **b** sind die Primäraufnahmen, **c** und **d** die Follow-up-Aufnahmen ca. 16 Monate später. Die Patientin hatte sich einer weiteren Abklärung des Befundes, wie er in **a** und **b** dargestellt ist, entzogen. Dort überwiegend sklerosierender Prozess, nur in den zentralen Arealen osteolytische Veränderungen. In den späteren Aufnahmen hat der Tumor die gesamten dargestellten Tibiaabschnitte ergriffen, es ist jetzt zu einer zunehmenden destruktiven Komponente mit vollständiger umschriebener Zerstörung der ventralen Kortikalis gekommen. Histologisch handelte es sich um ein chondroblastisches Osteosarkom. Die radiologische Graduierung nach Lodwick ist in **a** und **b** nicht möglich (sklerosierender, nicht lytischer Prozeß), bei **c** und **d** liegt ganz eindeutig ein Lodwick-Grad III vor

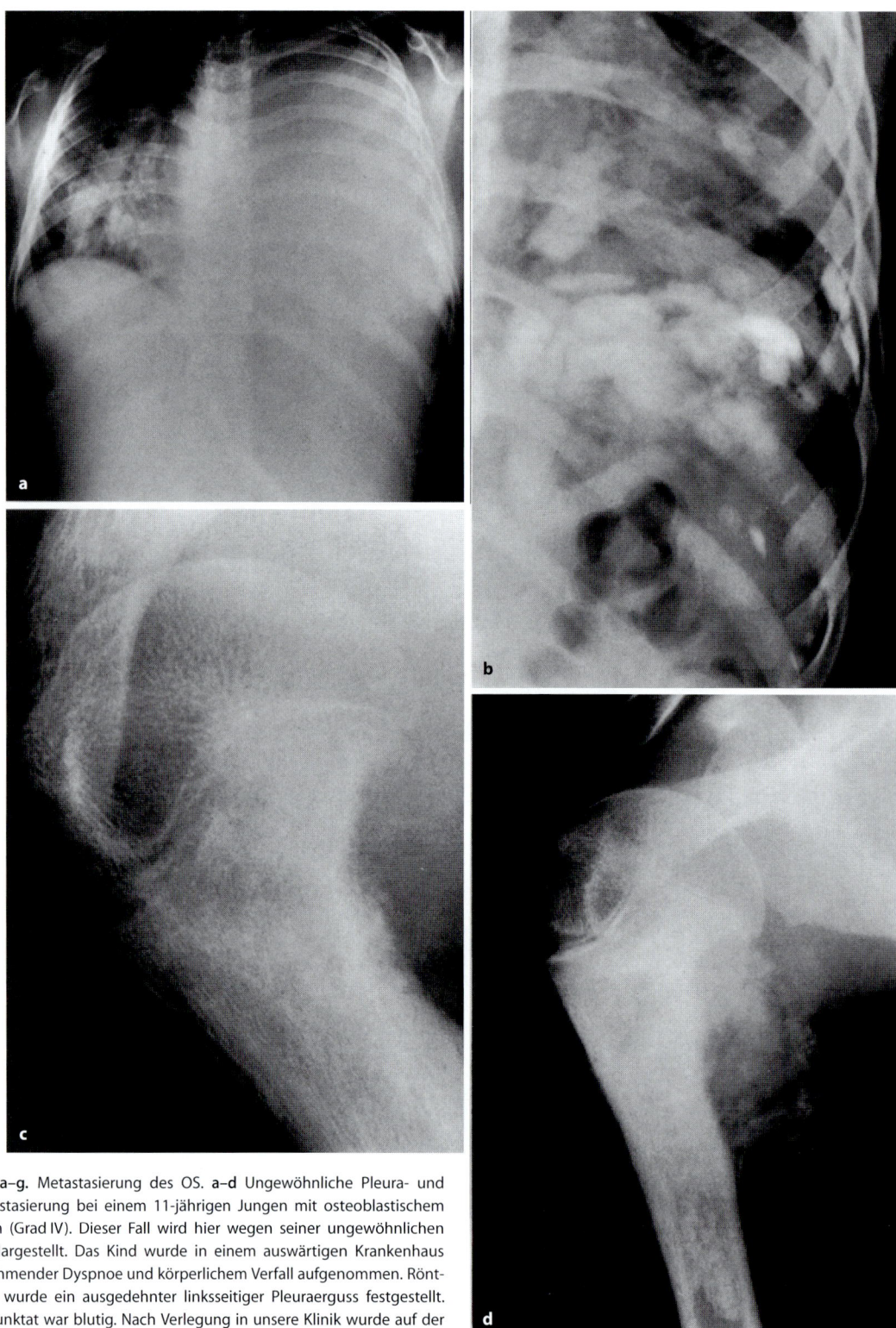

Abb. 6.86 a–g. Metastasierung des OS. **a–d** Ungewöhnliche Pleura- und Lungenmetastasierung bei einem 11-jährigen Jungen mit osteoblastischem Osteosarkom (Grad IV). Dieser Fall wird hier wegen seiner ungewöhnlichen Anamnese dargestellt. Das Kind wurde in einem auswärtigen Krankenhaus wegen zunehmender Dyspnoe und körperlichem Verfall aufgenommen. Röntgenologisch wurde ein ausgedehnter linksseitiger Pleuraerguss festgestellt. Das Pleurapunktat war blutig. Nach Verlegung in unsere Klinik wurde auf der Thoraxübersichtsaufnahme ein pathologischer Befund im Bereich der rechten proximalen Humerusmetaphyse entdeckt (**c**). Die Ausschnittsaufnahme des rechten proximalen Humerus zeigt ein klassisches Osteosarkom, das bis dahin klinisch asymptomatisch war und als Ursache für die ausgedehnte Lungen- und Pleurametastasierung verantwortlich war. Die Ausschnittsaufnahme (**b**) zeigt ausgedehnte, z. T. plaqueförmig anmutende Pleurametastasen. Der Pleuraerguss hat das linksseitige Zwerchfell grob nach kaudal abgedrängt und die Mediastinalorgane nach rechts verschoben. Die Aggressivität des Tumors drückt sich auch in einer Verlaufsbeobachtung des rechten Humerus trotz hochdosierter Chemotherapie aus: **d** wurde nur 3 Wochen nach **c** angefertigt und zeigt den groben paraossalen Geschwulstausbruch (*Forts. S. 213*)

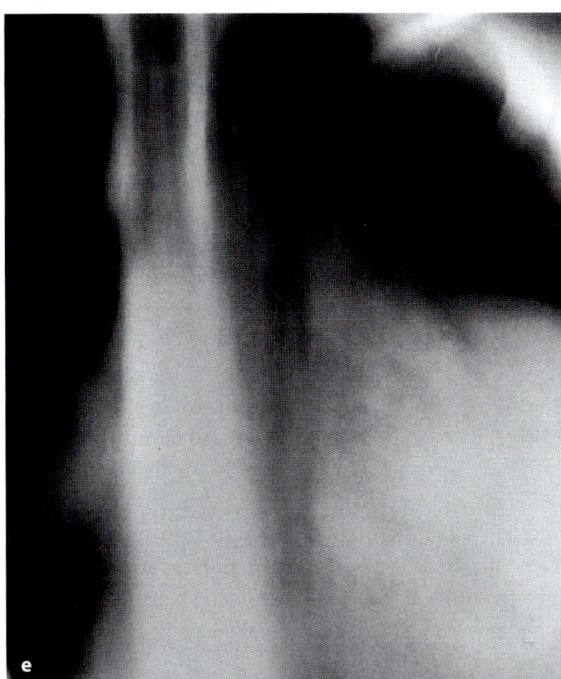

kleinen nicht oder wenig ossifizierenden Metastasen nur unsicher. Hier liefert die Computertomographie zuverlässigere Ergebnisse.

In diesem Zusammenhang sei erwähnt, dass es im Rahmen moderner Behandlungsmethoden des Osteosarkoms mit präoperativer Chemotherapie und Tumorresektion üblich geworden ist, Lungenmetastasen operativ zu entfernen.

Die in ◘ Abb. 6.86 dargestellten Pleura- und Perikardmetastasen sind als Seltenheiten zu betrachten.

Lymphknotenmetastasen kommen beim OS in weniger als 5% der Fälle vor. Madsen berichtet 1979 über Lymphknotenmetastasen eines osteoblastischen Osteosarkoms, die auf den konventionellen Röntgenfilmen als ossifizierte Knoten sichtbar waren.

Metastasen in die Skelettmuskulatur werden von Peh et al. (1999) als Kasuistik berichtet.

Zur Problematik einer Skelettmetastasierung/multizentrisches OS s. oben.

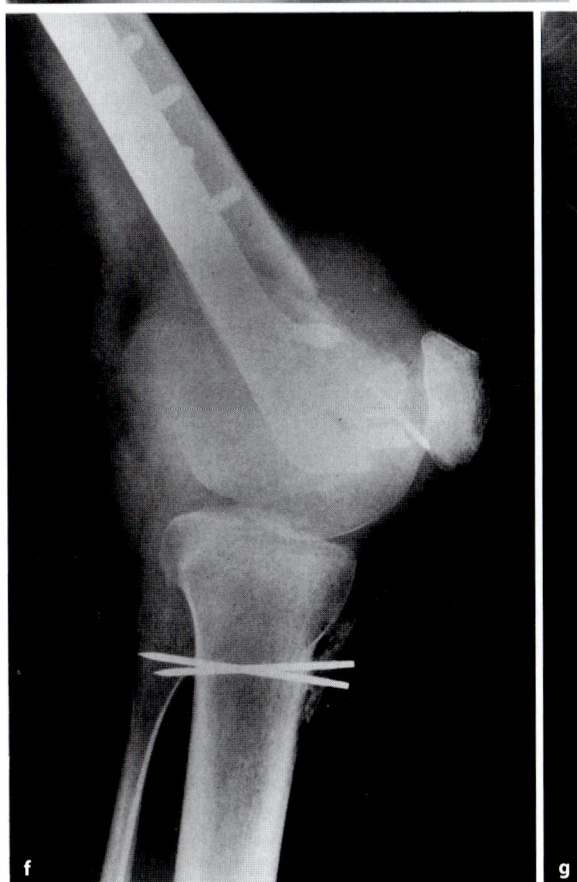
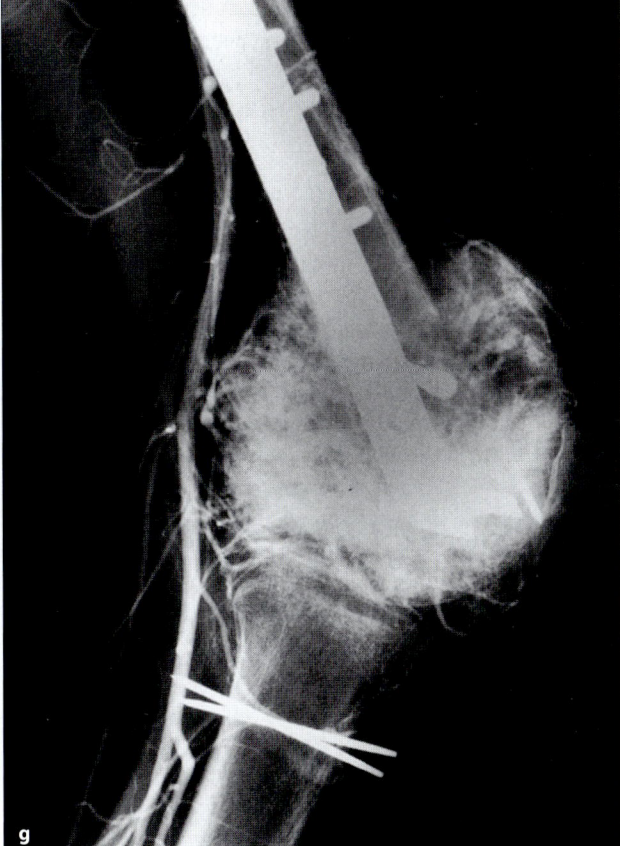

◘ **Abb. 6.86** (*Forts.*) **e–g** Ausgedehnte ossifizierte Perikardmetastasierung eines Osteosarkoms (14-jähriges Mädchen). Der Primärtumor wurde auswärts primär osteosynthetisch versorgt. **f** und **g** zeigen das groteske Ausmaß des die gesamte distale Femurmeta- und -epiphyse destruierenden und hochvaskularisierten Osteosarkoms. Kurze Zeit später erfolgten eine Amputation und eine postoperative Chemotherapie, die zunächst zu einer fast zweieinhalbjährigen Beschwerdefreiheit führten. Die Patientin wurde dann mit allen klinischen Zeichen eines Perikardergusses aufgenommen. Das Röntgenschichtbild (**e**) zeigt eine ausgedehnte perikardiale Metastasierung mit erheblicher Ossifikation

Allgemeine Differentialdiagnose des zentralen OS

Der klassische Typ des OS, bestehend aus der pathognomonischen Mischung von Destruktion und Knochenmatrixossifikation, bietet differentialdiagnostisch im Allgemeinen keine nennenswerten Schwierigkeiten. Herrscht aber eine ausschließliche Knochendestruktion wie beim osteolytischen Typ vor, so ist es manchmal schwierig, zwischen Osteosarkomen, Fibrosarkomen, Riesenzellgeschwülsten der verschiedenen Grade, ja sogar lytischen, fibrös-dysplastischen Herden und durch Fraktur aktivierten Knochenzysten zu differenzieren. Auch rein destruktiv wachsende Chondrosarkome und vor allem das Ewing-Sarkom können das Bild eines klassischen Osteosarkoms simulieren. Mit bildgebenden Verfahren wird man an die Differentialdiagnose nicht herankommen, und es sollte ohne Verzug eine Probebiopsie durchgeführt werden.

Der osteosklerotische Typ kann in seltenen Fällen auch von einem Ewing-Sarkom imitiert werden (s. Abb. 8.17). In diesem Zusammenhang sei auf die Problematik des kleinzelligen Osteosarkoms (s. S. 219 f.) verwiesen. Nur sehr selten wird es differentialdiagnostische Abgrenzungsschwierigkeiten gegenüber der chronischen Osteomyelitis geben, denn die dabei zu beobachtende Sklerose ist eher strähnig, während die Sklerose des Osteosarkoms überwiegend wolkig oder elfenbeinartig anmutet.

Unabhängig von röntgenologischen Phänomenen ergeben sich aus der Anamnese des Patienten in der Regel Hinweise auf das Bestehen einer chronischen Osteomyelitis. Als differentialdiagnostisch schwierig können sich manchmal auch fleckige Markraumsklerosen erweisen, die aufgrund ihrer uncharakteristischen Morphologie keine Rückschlüsse auf irgendeine Ätiologie (z. B. auf einen Knochenmarkinfarkt) zulassen und bei denen sich auch keine klinischen und anamnestischen Besonderheiten finden, mit deren Hilfe man solche Veränderungen erklären könnte. Hinter solchen unspezifischen Markraumsklerosen können stecken: die bereits erwähnte reparative Sklerose bei einer Knochenmarkinfarzierung (ohne den infarktbeweisenden, dystroph verkalkten, umgebenden Demarkierungssaum), reparative Verknöcherungen nach intraossären Blutungen, sklerotisch transformierte, vorbestehende Läsionen, wie z. B. nichtossifizierende Knochenfibrome, kleinere Zysten u. v. m. Spricht auch noch das Szintigramm für einen aktiven Prozess, so wird man im Einzelfall biopsieren müssen.

Auf die Verwechslungsmöglichkeiten des multizentrischen sklerosierenden Osteosarkoms mit osteoplastischen Metastasen wurde bereits hingewiesen.

Destruktiv proliferierende (sklerosierende) Veränderungen bei der pustulösen Arthroosteitis (PAO oder SAPHO) können komplett ein Osteosarkom imitieren. Die Differenzierung ist aber bei synoptischer Betrachtung von Klinik (Pustulosis palmoplantaris oder pustulöse Psoriasis) und Radiologie (im Szintigramm Nachweis weiterer Herde, insbesondere in der Sternokostoklavikularregion) auch „unblutig" möglich (s. Kap. 13.12).

Schwierig – wenn nicht gar unmöglich – ist die differentialdiagnostische Abgrenzung des zystoiden Typs des Osteosarkoms von einkammrigen und aneurysmatischen Knochenzysten, vom Chondromyxoidfibrom und vom Riesenzelltumor, da dieser Typ aufgrund seiner häufig scharfen Begrenzung eine benigne Läsion vortäuschen kann (Abb. 6.64, 6.80 a, 6.89 a). Treibt die Läsion den Knochen auf und bildet sich eine ausgebeulte Knochenschale aus, so wird der Befunder leicht dazu verführt, ein langsameres Wachstum und damit eine benigne Läsion anzunehmen. Wir selbst verfügen über eine Beobachtung, bei der ein teleangiektatisches Osteosarkom (s. S. 217) komplett eine einkammrige Knochenzyste vortäuschte und zunächst unter dieser Annahme fatalerweise mit Steroidinjektionen behandelt wurde, ohne vorherige histologische Absicherung (Abb. 6.89).

> Grundsätzlich ist deshalb zu fordern, dass in jenen Fällen einer röntgenologisch „benignen" Läsion mit ungewöhnlicher Lokalisation oder uncharakteristischem Alter des Geschwulstträgers eine Biopsie herbeigeführt wird.

Misstrauisch sollte den Kliniker auch der Gegensatz zwischen klinischer Symptomatik und Röntgenbild machen. In dem von uns beobachteten Fall einer 26-jährigen Patientin mit dem Röntgenbild einer einkammrigen Knochenzyste im proximalen Humerus wurden anamnestisch sehr starke Schmerzen in dieser Region angegeben, eine für eine einkammrige Knochenzyste sehr ungewöhnliche Symptomatik! Patienten mit einer einkammrigen Knochenzyste haben in der Regel eine leere Anamnese, Schmerzsymptome pflegen erst dann aufzutreten, wenn es zu einer Spontanfraktur gekomen ist.

Osteosarkome an platten Knochen sind in ihrer Morphologie nicht so vielfältig wie an Röhrenknochen, da an platten Knochen in der Regel die so hilfreichen reaktiven periostalen Veränderungen vermisst werden; das mag allerdings auch daran liegen, dass an platten Knochen, wie z. B. dem Becken oder dem Sternum, periostale Reaktionen projektionsradiographisch nur schwierig darzustellen sind. In der CT gelingt dies fraglos, doch gibt es bisher keine größeren Serien, die das CT-Bild von Osteosarkomen an platten Knochen ausgewertet haben. Im Wesentlichen imponieren Osteosarkome an platten Knochen, wo sie allerdings sehr selten vorkommen, als grobe Destruktion im Sinne eines Grades IC bis II, auch III auf der Lodwick-Skala.

Osteosarkome im Initialstadium werfen bei der Projektionsradiographie besondere diagnostische und differentialdiagnostische Probleme auf, da sie phänomenologisch wenig charakteristisch sind. Ähnliche Zeichen können von einer zwar sehr ungewöhnlichen lokalen Osteomyelitis, von einem atypischen fibrösen Kortikalisdefekt, einem Osteoidosteom (Abb. 6.30 a) und sogar von einer „stress fracture" (Abb. 6.30 b, 6.87) hervorgerufen werden. Frühe Osteosarkome zeigen – wie oben beschrieben – kaum kortikale und periostale Veränderungen; paraossale Anteile sind oft minimal und nur mit Hilfe der Computertomographie oder – besser – mit der MRT erfassbar. Das typische bunte Bild mit einem Nebeneinander von Destruktion und Knochenneubildung, das gut zwei Drittel aller Osteosarkome prägt, wird hier vermisst. Wenn Anamnese und Klinik sowie weitere radiologische Befunde (z. B. Nachweis eines Nidus beim Osteoidosteom mit CT, Nachweis eines Frakturspaltes bei der Stressfraktur) eine Unterscheidung in die eine oder andere Richtung nicht ermöglichen, sollte man eine Probebiopsie fordern. Auf die Problematik des diskreten frühen Osteosarkoms haben De Santos und Edeiken (1985) besonders aufmerksam gemacht (s. oben).

Zum sog. *osteoblastomähnlichen OS* s. S. 140.

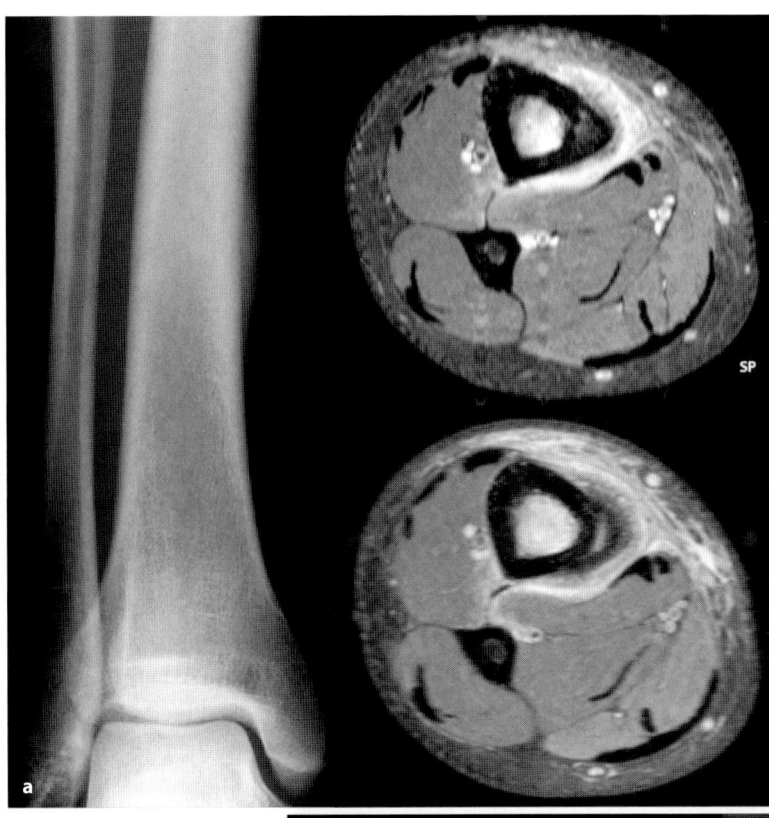
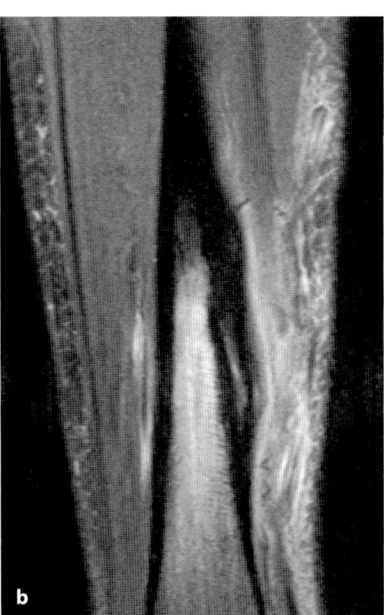
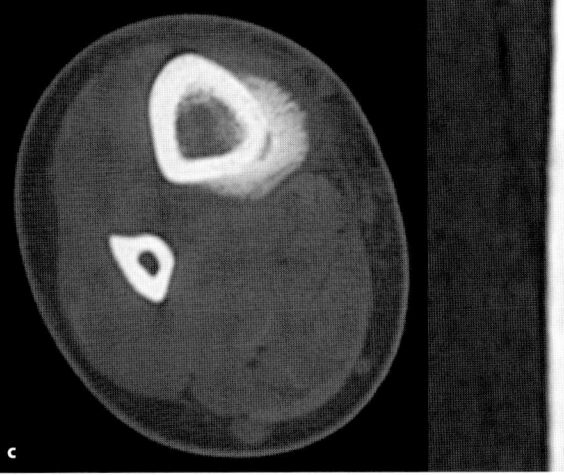
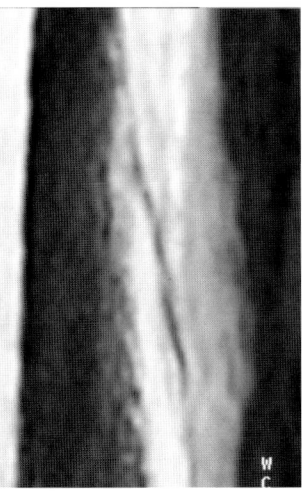

Abb. 6.87 a–c. Zur Differentialdiagnose des OS. Die medial exzentrisch über einer „grauen" Kortikalis gelegene eher unscharf begrenzte Verknöcherung (Matrixmineralisation? reaktive Periostverknöcherung?) kann man durchaus als frühes kortikales OS fehldeuten. Der Patient hatte aber als Jogger eine typische Stressfrakturanamnese. Der für eine Stressfraktur beweisende Frakturspalt ist sowohl in der MRT (**b**) als – natürlich – auch in der CT (**c**) dargestellt

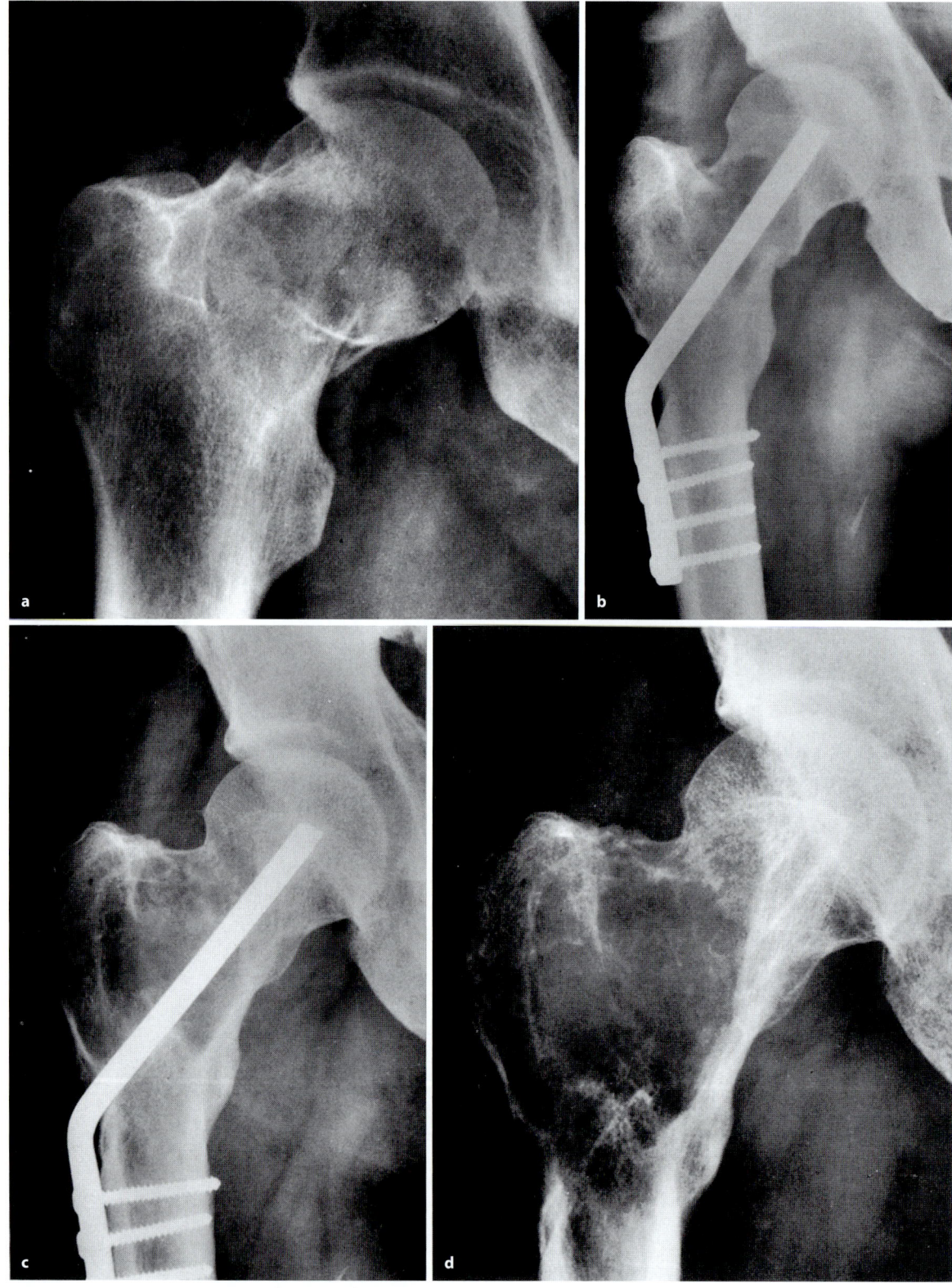

Abb. 6.88 a–d. Langjähriger Verlauf eines teleangiektatischen OS im Schenkelhals (36-jähriger Mann). **a** Reine Osteolyse ohne tumorbedingte oder reaktive Knochenneubildung mit Spontanfraktur (Lodwick-Grad IC). Der Tumor wurde in einem auswärtigen Krankenhaus kürettiert und osteosynthetisch behandelt (**b** 6 Wochen nach **a**). 14 Monate später (**c**) deutliche Größenzunahme der Osteolyse mit zunehmender Auftreibung des Schenkelhalses und der Intertrochantärregion. Relativ gute Tumorgrenzen. 3 Monate später (**d**) weitere Tumorprogression. Der Tumor hat jetzt die äußeren Konturen des Trochanter major zerstört (immer noch Lodwick-Grad IC) und zunehmend das Bild einer aneurysmatischen Knochenzyste angenommen

6.3.1.1 Weitere histologische Subtypen

Teleangiektatisches OS

ICD-O-Code 9183/3

Synonyme: malignes Knochenaneurysma, hämorrhagisches OS, aneurysmatische Knochenzyste ähnliches OS.

> **Definition**
> Beim teleangiektatischen OS handelt es sich um einen malignen knochenbildenden Tumor, der durch große septierte und unseptierte Hohlräume charakterisiert ist, die blutgefüllt sind. Das Röntgenbild zeigt typischerweise einen rein lytischen destruktiven Prozeß ohne Matrixmineralisation (WHO 2002).

Pathologische Anatomie

Dieser Subtyp imponiert schon makroskopisch intraoperativ als hämorrhagisch-zystische Läsion; die Kortikalis ist typischerweise intakt, jedoch stark ausgewölbt. Entprechend ist auch die Biopsie sehr blutig-weich und versetzt mit Blutkoagula, so dass makroskopisch sicheres Tumorgewebe nicht immer abtrennbar ist. Es ist deshalb ratsam, immer auch die makroskopisch als reine Blut imponierenden Anteile der Biopsie komplett einzubetten.

Histologie

Auch mikroskopisch (Abb. 6.53 e, g) besteht der Tumor aus unterschiedlich großen blutgefüllten Hohlräumen ohne endotheliale Auskleidung. Die Membranen zwischen den Zysten bestehen aus Tumorgewebe, das identisch ist mit dem des konventionellen Osteosarkoms hohen Malignitätsgrades, zeigen allerdings nur selten und nur angedeutet chondroide Differenzierungen. Überhaupt kann die Matrixbildung, also auch Tumorosteoid nur sehr spärlich vorliegen. Dagegen sind eingestreute benigne Riesenzellen vom osteoklastären Typ häufig. Aus diesen Gründen ist bei schwächerer Mikroskopvergrößerung eine Verwechslung mit einer aneurysmatischen Knochenzyste möglich. Die hohe Objektivvergrößerung zeigt jedoch die Anaplasie der Tumorzellen und eine Mitoserate von 1–2 Teilungsfiguren/HPF sowie auch atypische Teilungsfiguren. Schließlich werden auch meistens solide Tumorbezirke gefunden, die das typische Bild eines konventionellen Osteosarkoms zeigen. Diese sollten jedoch nicht mehr als 30% der Tumormasse einnehmen, wenn der Tumor als teleankiektatischer Subtyp klassifiziert werden soll. Manche Autoren verlangen sogar, dass der ganze Tumor teleangiektatisch sein muss, um ihn als solchen Subtyp zu klassifizieren.

Häufigkeit, Lokalisation, biologische Daten, Klinik

Weniger als 4% aller OS sind teleangiektatisch. Am häufigsten treten sie an den Metaphysen der langen Röhrenknochen auf, wobei die Knieregion bevorzugt ist, gefolgt von der proximalen Humerus- und Femurmetaphyse. Extrem seltene und entsprechend publizierte Lokalisationen sind: Schädel, Rippe, Mandibel, Sakrum. Auch ein multizentrisches Vorkommen ist beschrieben. Die 2. Lebensdekade ist bevorzugt. Mit diesen Daten wird deutlich, dass sich das teleangiektatische OS nicht vom klassischen oder konventionellen unterscheidet! Das gilt auch für die klinische Sypmtomatik mit der Ausnahme, dass wegen des rein lytischen Auftretens häufiger Spontanfrakturen (in ein Viertel der Fälle) vorkommen.

Die Prognose des teleangiektatischen Osteosarkoms wird unter den Aspekten der modernen Polychemotherapie der des gewöhnlichen Osteosarkoms ähnlich angegeben.

Radiologie

Die Tumoren dehnen sich meistens von der Metaphyse in die Diaphyse aus. Sie bieten das Bild der ausgebeulten Knochenschale (Abb. 6.89 a–e), sie sind also expansiv oder sie durchbrechen die Kortikalis und besitzen dann einen parossalen Geschwulstanteil. Periostale Reaktionen wie Zwiebelschalenmuster und Codman-Triangel sind häufig. Eine ausgeprägte Sklerose spricht immer gegen ein teleangiektatische OS. Wir selbst konnten mehrere Fälle beobachten, bei denen die Kortikalis wabig imponierte, offensichtlich bedingt durch unzählige Gefäßdurchtritte (Abb. 6.89 f, g).

Auf MRT-Bildern stellen sich die Tumoren in der T1-Gewichtung inhomogen signalarm dar, in der T2-Gewichtung mit hoher Signalintensität mit vereinzelten zystischen Anteilen und Fluid-fluid-Levels. Deutlich wird in der Regel ein parossaler Tumoranteil. Es finden sich also große Ähnlichkeiten mit der aneurysmatischen Knochenzyste.

Von 82 durch Huvos et al. (1982) röntgenologisch untersuchten teleangiektatischen Osteosarkomen hatten 43 ein rein lytisches Erscheinungsbild und 35 ein überwiegend osteolytisches Bild mit minimaler endotumoraler Sklerose. Bei 2 Patienten fand sich ein permeativer Typ der Osteodestruktion, 2 teleangiektatische Osteosarkome waren extraskelettal lokalisiert. Laminäre oder spikuläre Periostreaktionen fanden sich bei 19 Patienten. Die Autoren beschreiben das ihrer Meinung nach charakteristische Röntgenbild des teleangiektatischen Osteosarkoms als „pseudozystische, deutlich expansive Läsion, häufig ohne Periostreaktion und – zumindest am Anfang – als scharf begrenzte Osteolyse" erscheinend. Sie weisen auf große Ähnlichkeiten dieses Erscheinungsbildes mit der aneurysmatischen Knochenzyste, mit einem

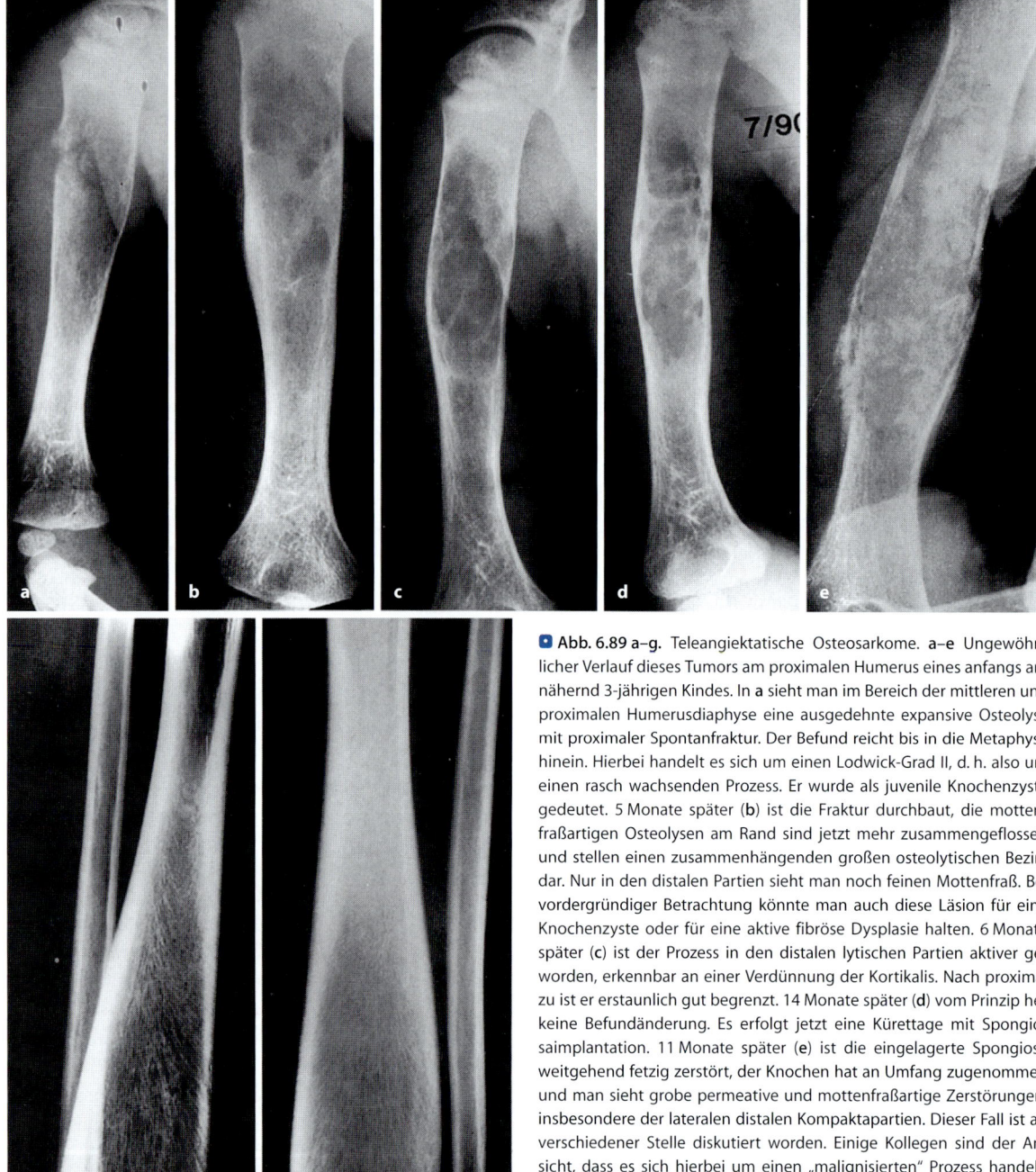

Abb. 6.89 a–g. Teleangiektatische Osteosarkome. **a–e** Ungewöhnlicher Verlauf dieses Tumors am proximalen Humerus eines anfangs annähernd 3-jährigen Kindes. In **a** sieht man im Bereich der mittleren und proximalen Humerusdiaphyse eine ausgedehnte expansive Osteolyse mit proximaler Spontanfraktur. Der Befund reicht bis in die Metaphyse hinein. Hierbei handelt es sich um einen Lodwick-Grad II, d. h. also um einen rasch wachsenden Prozess. Er wurde als juvenile Knochenzyste gedeutet. 5 Monate später (**b**) ist die Fraktur durchbaut, die mottenfraßartigen Osteolysen am Rand sind jetzt mehr zusammengeflossen und stellen einen zusammenhängenden großen osteolytischen Bezirk dar. Nur in den distalen Partien sieht man noch feinen Mottenfraß. Bei vordergründiger Betrachtung könnte man auch diese Läsion für eine Knochenzyste oder für eine aktive fibröse Dysplasie halten. 6 Monate später (**c**) ist der Prozess in den distalen lytischen Partien aktiver geworden, erkennbar an einer Verdünnung der Kortikalis. Nach proximal zu ist er erstaunlich gut begrenzt. 14 Monate später (**d**) vom Prinzip her keine Befundänderung. Es erfolgt jetzt eine Kürettage mit Spongiosaimplantation. 11 Monate später (**e**) ist die eingelagerte Spongiosa weitgehend fetzig zerstört, der Knochen hat an Umfang zugenommen und man sieht grobe permeative und mottenfraßartige Zerstörungen, insbesondere der lateralen distalen Kompaktapartien. Dieser Fall ist an verschiedener Stelle diskutiert worden. Einige Kollegen sind der Ansicht, dass es sich hierbei um einen „malignisierten" Prozess handelt. Wir glauben, dass von Anfang an ein teleangiektatisches Osteosarkom vorgelegen hat, denn **a** entspricht einer Lodwick-Grad-II-Läsion, sie hat deutliche Ähnlichkeiten mit **f** und **g**. Durch die Fraktur ist es bei dem teleangiektatischen Osteosarkom in **a–e** wohl zu stärkeren Blutungen gekommen, die möglicherweise das Tumorwachstum zunächst gebremst haben. **f, g** Teleangiektatisches Osteosarkom in der distalen Tibiadia- und -metaphyse (5-jähriger Junge). Bemerkenswert an diesem Fall ist das wabige und streifige Bild, bedingt durch eine Vielzahl von Kompaktakanälen, durch die erweiterte Gefäße zum hochvaskularisierten Geschwulstprozess ziehen

Riesenzelltumor, sogar auch mit einem eosinophilen Granulom oder einer Metastase – bei entsprechendem Lebensalter – hin.

Interessanterweise fand sich das Durchschnittsalter der von ihnen in dieser Hinsicht untersuchten 124 Patienten eindeutig geringer als bei banalen medullären Osteosarkomen (bei Männern um 6 Jahre, bei Frauen um 4 Jahre). 62% aller teleangiektatischen Osteosarkome waren um die Knieregion herum lokalisiert, die meisten im Bereiche der distalen Femurmetaphyse. Im Humerus fanden sich 19% der Fälle.

Extrem lange Verläufe (bis zu 5 Jahren) sind in der Literatur beschrieben (z. B. Saito et al. 2005) und auch von uns beobachtet worden (s. Abb. 6.89 a–e). Möglicherweise handelt es sich bei so manchen von diesen Fällen um auf eine aneurysmatische Knochenzyste superpositionierte OS.

In der Studie von Murphey et al. (2003) an 40 histologisch gesicherten teleangiektatischen OS wird auf die Bedeutung des Kontrastenhancements von vitalem Tumorgewebe in der MRT und CT hingewiesen, das sich als breites peripheres, septales oder noduläres Enhancement um hämorrhagische und nekrotische Regionen zu erkennen gibt.

> Fasst man das über die Radiologie Gesagte zusammen, so unterscheidet sich das Bild des teleangiektatischen OS nicht wesentlich vom zystoiden Typ bzw. vom lytischen Typ des konventionellen OS. Wenn der Pathologe allerdings ein teleangiektatisches OS beschreibt, dann kann man mit Hilfe der oben beschriebenen Zeichen sagen, dass die Radiologie dazu passt.

Kleinzellige OS

ICD-O-Code 9185/3

Synonym: Ewing-Sarkom-ähnliches OS

> **Definition**
> Beim kleinzelligen OS handelt es sich um ein OS, das aus kleinen Zellen aufgebaut ist, die in unterschiedlichem Maße Osteoid produzieren (WHO 2002).

Pathologische Anatomie
Makroskopisch unterscheidet sich dieser Tumor nicht von einem konventionellen Osteosarkom. Die Kortikalis ist in der Regel durchbrochen und die Farbe und Konsistenz des Präparates ist abhängig von der Menge der gebildeten Matrix (Tumorosteoid).

Histologie
Mikroskopisch (Abb. 6.54 b) zeigt sich das Bild eines Tumors aus der Gruppe der klein-rund- und blauzelligen Neoplasien, also in der schwachenVergrößerung ähnlich einem Ewing-Sarkom, mit dem (defintionsgemäßen) Unterschied, dass manche Tumorzellen Osteoid bilden. Nekrosen sind selten und auch die Mitoserate ist nicht hoch. Außer Tumorosteoid kann auch Chondroosteoid als Matrixkomponente gefunden werden. Die für das Ewing-Sarkom histologisch charakteristische Kompartimentisierung der Tumorzellverbände durch Bindegewebssepten und ein hoher zytoplasmatischer Glykogengehalt liegen nicht vor. Auf der molekulargenetischen Ebene unterscheidet sich das kleinzellige Osteosarkom von den Sarkomen der Ewing-Gruppe durch die fehlende und letztere definierende chromosomale Translokation – meistens – t(11;22) (q24;q12). Die Differntialdiagnose umfasst in der Lichtmikroskopie alle Entitäten der klein-, rund- und blauzelligen Neoplasien, einschließlich des mesenchymalen Chondrosarkoms. Diese sind mit Hilfe der charakteristischen immunhistologischen Reaktionsspektren der jeweiligen Entitäten und typischen Erkrankungsalter (z. B. Neuroblastom und mesenchymales Chondrosarkom) auszuschließen. Allerdings kann im kleinzelligen Osteosarkom neben einer positiven Reaktion der Tumorzellen für Vimentin auch Positivitäten für S100 P gefunden werden. Deshalb ist der definierende lichtmikroskopische Nachweis von Tumorosteoid entscheidend für die Einordnung.

Häufigkeit, Lokalisation, biologische Daten, Klinik
Das kleinzellige OS nimmt etwa 1,5% aller OS ein. Etwa die Hälfte der Fälle kommt in den Metaphysen der langen Röhrenknochen vor. Multizentrische Exemplare sind beschrieben. Die 2. Lebensdekade ist bevorzugt, doch kommt der Tumor wie das gewöhnliche OS in allen Lebensdekaden vor. Die klinische Symptomatik unterscheidet sich nicht vom gewöhnlichen OS.

Radiologie
Es dominiert zumeist ein permeatives Destruktionsmuster vom Lodwick-Grad II–III, das bedeutet, dass der Tumor auch immer aus dem Knochen ausgebrochen ist. Matrixmineralisationen kommen in unterschiedlichem Ausmaß vor. Insgesamt besitzt also das kleinzellige OS keine Zeichen, die es vom gewöhnlichen unterscheiden lassen.

Niedrig malignes („low grade") zentrales OS

ICD-O-Code 9187/3

Synonyme: gut differenziertes intramedulläres OS, low-grade intramedulläres OS, low-grade intraossärer Typ des OS

> **Definition**
> Beim niedrigmalignen („low grade") OS handelt es sich entsprechend der Namensgebung um ein OS von niedriger Malignität, das vom Markraum ausgeht (WHO 2002).

Pathologische Anatomie

Der Tumor ist üblicherweise grau-weiß, homogen und von derber, fibröser konsistenz mit körnigen mikroskopisch kleinen Knocheneinschlüssen, ähnlich einer fibrösen Dysplasie. Ein Kortikalisdurchbruch kann vorliegen (was bei der fibrösen Dysplasie bekanntlich nie gefunden wird (auch die Lokalisationsverteilung ist eine andere, s. unten). Auch makroskopisch sichtbare Nekrosen fehlen. Liegt bereits ein Übergang in einen höheren Malignitätsgrad vor, wird das Bild jedoch bunter.

Histologie

Mikroskopisch ist der Tumoraufbau ähnlich einem parossalen Osteosarkom von niedrigem Malignitätsgrad. Die Osteoid- und Knochenbildung kann jedoch stark variieren und Ähnlichkeiten mit dem histologischen Bild einer fibrösen Dysplasie sind typisch. Die Tumorzellen zeigen jedoch atypische Kerne (wie das parossale Osteosarkom und es werden immer Mitosen gefunden sowie ein invasives Wachstum mit Einschluss von ortständigem Knochen in den Tumor. Deshalb ist es in Zweifelsfällen hilfreich, die Tumorränder histologisch ausgedehnt zu untersuchen. Die bioptische Abgrenzung dieses Tumors vom konventionellen Osteosarkom ist wichtig, da die Therapie hier allein eine chirurgische Entfernung ist (wie beim parossalen Osteosarkom), also keine neoadjuvante Chemotherapie notwendig ist (Inwards 2001; Hauptmann et al. 2008).

Genetik

Im Vergleich zum konventionellen Osteosarkom, sind die bisher nachgewiesenen Aberrationen gering. Wie bei anderen niedrig malignen Osteosarkomen wurden bei diesen Tumoren auch Ringchromosomen gefunden. Insgesamt spielt aber die Genetik auch bei diesen Tumoren in der Diagnostik und Therapie bis jetzt keine Rolle.

Häufigkeit, Lokalisation, biologische Daten, Klinik

In einer Übersichtsarbeit über 27 Fälle eines intramedullären, also *konventionellen Low-grade-OS* fanden Unni et al. (1977) nur bei einigen Fällen die Tumoren scharf begrenzt und von einem Sklerosesaum umgeben, einen gutartigen Tumor vortäuschend. Die übrigen Fälle wiesen eine Aufweitung des Markraumes der langen Röhrenknochen mit unterschiedlich ausgeprägter Kompaktadestruktion auf. Selten ließen sich Periostreaktionen, vielfach aber Inseln von dicht mineralisiertem Tumor erkennen.

> Zusammengefasst lässt sich sagen: Gut differenzierte Osteosarkome spiegeln ihre gute Differenzierung nicht unbedingt im Röntgenbild wider, wenngleich auch die erwähnte Auftreibung des Knochens eher ein Zeichen eines langsameren als überstürzten Wachstums ist.

Im Krankengut von Unni, der den Anteil von Low-grade-Osteosarkomen an allen Osteosarkomen mit 1% berechnet, bekam keiner der Patienten mit Amputation oder weiter Resektion ein Rezidiv oder Metastasen. Bei 16 von 18 Patienten mit einer Kürettage oder einer lokalen Exzision trat allerdings ein Rezidiv nach 7 Monaten bis 24 Jahren auf.

Sundaram et al. (1986) und Lodwick (1981) beschrieben Low-grade-Osteosarkome mit Sitz am Femur. Die Röntgenmorphologie ließ eine Differentialdiagnose zum Chondromyxoidfibrom, zum Osteoblastom und anderen benignen Tumoren, auch zur fibrösen Dysplasie zu.

Yamaguchi et al. (2005) beschreiben ein Low-grade-OS mit ungewöhnlicher Lokalisation in einer Rippe, eine fibröse Dysplasie (Fibrous-dysplasia-protuberans-Typ), aber auch ein parossales OS vortäuschend. Der Begriff der *„fibrous dysplasia protuberans"* wurde von Dorfman et al. (1994) für eine fibröse Dysplasie geprägt, die exzentrisch aus dem Knochen wächst und eine exophytische Masse bildet.

Vlychou et al. (2007) publizieren einen Fall mit einem Low-grade-OS in der Keilbeinhöhle, wo gewöhnlich High-grade-OS auftreten, und der radiologisch wie ein parossales OS anmutete.

In einer neueren Arbeit über die Radiologie des *zentralen Low-grade-OS* werden die Ergebnisse von 70 radiologisch untersuchten Fällen (der Mayo-Klinik) beschrieben (Andresen et al. 2004). Das Durchschnittsalter der Patienten lag bei 30,2 ± 14,2 Jahren, mit leichter Gynäkotropie. Femur und Tibia (um das Knie) waren die am häufigsten betroffenen Knochen, es folgten Fibula, Radius, Humerus und Ulna, flache Knochen (Becken, Rippe, Skapula) und kleine Röhrenknochen waren in nur 6 resp. 5 Fällen befallen. Es wurden 4 radiologische Muster identifiziert:

- lytisch mit unterschiedlich ausgeprägter aber zumeist gröberer Trabekulierung (fibröse Dysplasie-ähnlich);
- überwiegend lytisch mit feinen dünnen inkompletten Trabekeln;

- dicht sklerosierend (bei kortikaler Expansion dem parossalen OS ähnlich);
- gemischtförmig lytisch und sklerotisch, auch an eine fibröse Dysplasie erinnernd.

Die Autoren beschreiben den innerhalb der Low-grade-OS relativ häufig vorkommenden Typ zusammenfassend als „langsam wachsende große intrakompartimentale fibroossäre Läsion mit einem unterschiedlichen Anteil an septaler Ossifikation (Trabekulierung) und fokalen Zeichen einer Aggression." Diese Beschreibung passt exakt auf den in Abb. 6.71 e–h wiedergegebenen Fall. Die nächstprominente Gruppe besteht aus homogen sklerosierenden Läsion, die an ein parossales OS erinnert.

6.3.2 Sonstige Osteosarkome

6.3.2.1 Sekundäres Osteosarkom

ICD-O-Code 9180/3

> **Definition**
> Sekundäre Osrteosarkome sind knochenbildende Sarkome, die in Knochen vorkommen, die durch präexistente Abnormalitäten geschädigt sind, von denen die häufigsten die Paget-Erkrankung und strahleninduzierte Veränderungen, selten andere Erkrankungen sind (WHO 2002).

Das sekundäre Osteosarkom zählt sicherlich zu den häufigsten sekundären Sarkomen, zu denen sonst noch Fibro- und Chondrosarkome sowie das maligne fibröse Histiozytom gehören (s. Kap. 9.2.1). Die häufigste Vorerkrankung ist die Ostitis deformans Paget, gefolgt vom bestrahlten Knochen. Andere Ursachen, wie z. B. ein alter Knocheinfarkt, ein vorbestehender (nicht bestrahlter) Riesenzelltumor (Sundaram et al. 1982) oder eine Osteomyelitis (Abb. 6.90) sind Seltenheiten. Von den syndromal auftretenden Osteosarkomen ist sicher jenes bei Kindern mit beidseitigem *Retinoblastom* am bekanntesten, die aufgrund des Fehlens beider Retinoblastomallele ein bis zu 30faches Risiko haben, an einem Osteosarkom zu erkranken, meistens im Knochen innerhalb des Strahlenfeldes von der Retinoblastombehandlung (s. auch unter multizentrischen Osteosarkomen).

Ob es sich bei dem von Brennan et al. (2002) publizierten Fall eines OS am distalen Femur bei einem Patienten mit *Melorheostose und Osteopathia striata* (sog. „mixed sclerosing osteodysplasia") um ein sekundäres OS auf dem Boden der beiden vorbestehenden Knochenerkrankungen handelt oder um eine echte Zweiterkrankung, muss offen bleiben.

Osteosarkom auf dem Boden eines Morbus Paget

ICD-O-Code 9184/3

Synonym: Paget-Sarkom

Die Entstehungsmöglichkeit eines Osteosarkoms auf dem Boden eines Morbus Paget (Paget-Sarkom) wird heute allgemein akzeptiert. Schajowicz (1994) fand bei 987 Fällen einer Paget-Erkrankung in 62 Fällen (6,3%) ein Knochenmalignom. Von diesen 62 Fällen waren 39 Osteosarkome, 15 Fibrosarkome, 5 Chondrosarkome, 2 maligne fibröse Histiozytome und eines ein malignes Lymphom. Es dominiert also das Osteosarkom, ähnlich wie in der Statistik von Greditzer et al. (1983; von 41 Paget-Sarkomen 35 Osteosarkome, 6 Fibrosarkome).

Andere Autoren geben eine wesentlich geringere Prävalenz für ein Knochensarkom auf dem Boden eines Morbus Paget an. Price (1962) fand nur eine Häufigkeit dieser Komplikation von 0,15% an einer unselektionierten Population in Südwestengland. Eine ähnlich niedrige Zahl wird von Frame und Marel (1981) für die Vereinigten Staaten angegeben. Die auffallend diskrepanten Prävalenzangaben zwischen den letztgenannten Autoren und Schajowicz können möglicherweise dadurch erklärt werden, dass Schajowicz ein stärker selektioniertes Material besaß. Ein Zusammenhang mit der unterschiedlichen geographischen Verteilung des Vorkommens der Ostitis deformans Paget ist nicht anzunehmen.

Die Verfasser der Lyon-Klassifikation geben aufgrund ihrer Literatur eine Prävalenz von Paget-Sarkomen (alle Formen) von 0,7–0,95% an und schätzen den Anteil von Osteosarkomen auf 50–60%.

> Patienten mit einem M. Paget, insbesondere mit einem polyostotischen, haben ein etwa 30fach höheres Risiko als Nicht-Paget-Kranke, im Erwachsenenalter ein Sarkom, insbesondere ein Osteosarkom zu bekommen.

Pathologische Anatomie und Histologie

(Abb. 6.91 e–h). Diese Osteosarkome sind immer von hohem Malignitätsgrad und meistens makropsich lytisch und groß mit Kortikalisdurchbruch vorliegend. Im Übrigen unterscheiden sie sich nicht vom konventionellen Osteosarkom.

Klinik, Radiologie

Bei Durchsicht größerer Statistiken zum Paget-Sarkom fällt hinsichtlich der Verteilung des Tumors im Skelett Folgendes auf: *Das Achsenskelett ist in etwa 50% aller Fälle betroffen*. Die Prädilektion für die verschiedenen Skelettabschnitte deckt sich mit der Verteilung der Paget-Erkrankung bis auf ein auffallend *häufiges Vorkommen*

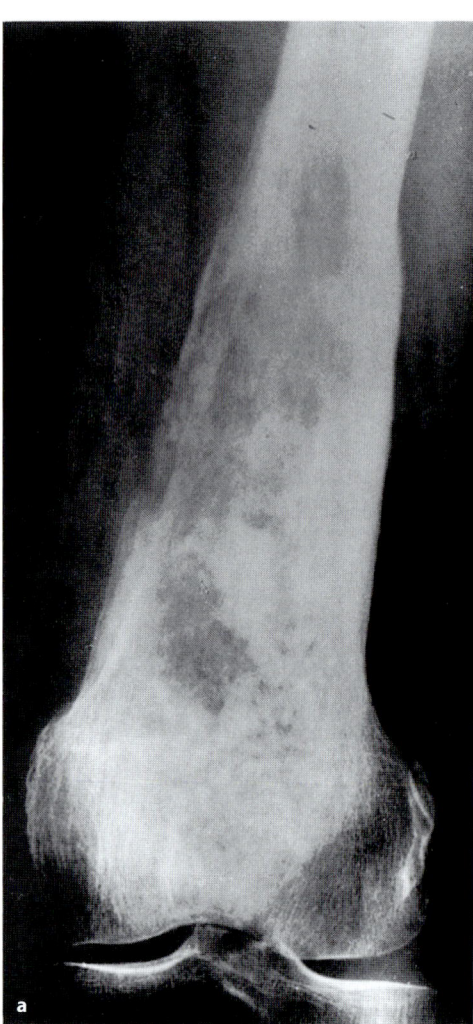 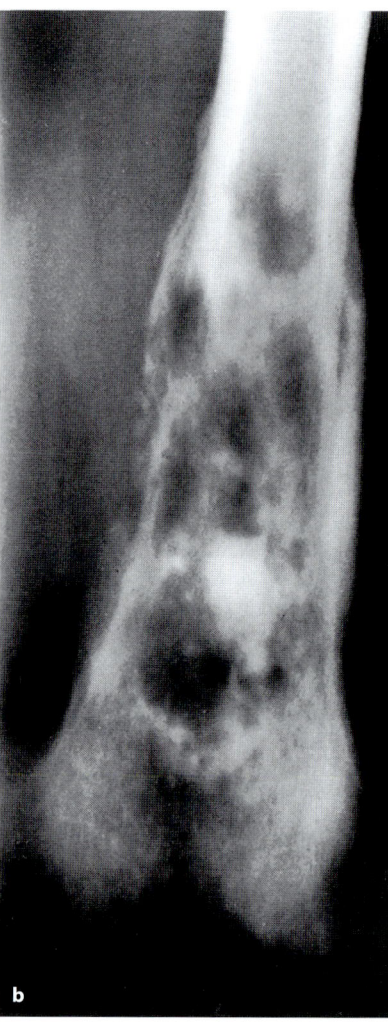

Abb. 6.90 a, b. Osteosarkom auf dem Boden einer chronischen, seit vielen Jahren bestehenden Osteomyelitis (82-jährige Frau). Die chronische Osteomyelitis war anamnestisch zu beweisen, auch im Röntgenbild finden sich deutliche Ummodellierungsvorgänge insbesondere an der lateralen distalen Femurkontur mit Volumenzunahme und Kompaktaverdickung. Besonders die mediale dia-/metaphysäre Kompakta ist weitgehend zerstört, die Osteolysen dehnen sich grob zur Gegenseite hin aus und muten z. T. mottenfraßartig, z. T. konfluierend (**b**, Schichtbild 2 Wochen später) an. Die sehr dichten Strukturen entsprechen wahrscheinlich alten Sequestern oder infarziertem Gewebe. Osteosarkome auf dem Boden einer chronischen Osteomyelitis kommen wesentlich seltener als Fibrosarkome oder Plattenepithelkarzinome vor

des Paget-Sarkoms im Humerus und ein geringeres in der Wirbelsäule (Smith et al. 1984; Greditzer et al. 1983). Im Gegensatz zum primären Osteosarkom findet sich beim Paget-Sarkom eine höheres Vorkommen im Schädel (ca. 1:12%) und im Os ilium (ca. 5:27%). Insgesamt sind Becken und Femur mit etwa 50% Prädilektionsorte für ein Pagetsarkom (alle 3 Formen: Chondrosarkom, Fibrosarkom, Osteosarkom; Mirra et al. 1995). Die dritthäufigste Lokalisation ist die Tibia, im Schädel kommen ca. 10–17% aller Paget-Sarkome vor. Interessant ist die Beobachtung von Smith et al. (1984), *dass bei 57% der Patienten mit einem Paget-Sarkom eine polyostotische Paget-Erkrankung vorlag, während nur bei 14% der Morbus Paget monostotisch auftrat*. Bei 29% war das Skelett nicht systematisch untersucht worden. Die Autoren der Lyon-Klassifikation geben einen Anteil von 70% (an allen Paget-Sarkomen) für den polyostotischen M. Paget an.

Das Durchschnittsalter der Patienten mit einem Paget-Sarkom liegt um 60 Jahre, mit einem Paget-Sarkom in einem Alter unterhalb von 40 Jahren ist praktisch nicht zu rechnen. 20% aller Osteosarkome bei Patienten älter als 40 Jahre sind Pagetsarkome.

Die klinische Symptomatologie des Paget-Sarkoms besteht im Wesentlichen aus *Schmerzen*. Bei Patienten mit einem bisher asymptomatischen Morbus Paget treten plötzlich stärkere Schmerzen auf, bei Patienten mit schmerzhaften Paget-Manifestationen verschlimmern sich die Schmerzen mit Auftreten des Sarkoms rapide. Die Schmerzen sind in der Regel nicht durch übliche Analgetika zu beeinflussen. Smith et al. (1984) geben an, dass die Schmerzen kontinuierlich sind und sich nachts noch verstärken. In der Regel findet sich eine begleitende *Weichteilschwellung bzw. ein tastbarer Tumor*. Palpable Tumormassen ohne Schmerzsymptomatik sind ungewöhnlich. *Spontanfrakturen* werden ziemlich häufig beobachtet, bei ca. 20% der Patienten schon bei der Erstuntersuchung, bei weiteren 20% im Verlauf der Erkrankung. Die Angaben über die Geschlechtsprädisposition für ein Paget-Sarkom sind in der Literatur sehr unterschiedlich, ein signifikanter Unterschied zwischen männlichem und weiblichem Geschlecht scheint aber nicht zu bestehen. Die alkalische Phosphatase kann mit der Entwicklung eines Osteosarkoms deutlich ansteigen, jedoch ist dies kein zuverlässiger Indikator.

Die Prognose des Paget-Sarkoms ist als schlecht zu bezeichnen, Greditzer et al. (1983) teilen eine Fünfjahresüberlebensrate von nur 8% mit. Versuche mit einer Chemotherapie waren in der Serie von Smith et al. (1984) enttäuschend. Auch Healey und Buss (1991) geben für die Patienten des Memorial Sloan Kettering Cancer Center in New York trotz Chemotherapie lediglich eine Heilungsrate von weniger als 10% an.

Die *radiologische Symptomatik des Osteosarkoms* auf dem Boden eines Morbus Paget besteht im Wesentlichen aus einer großen Osteolyse, ausgehend vom Knochenmarksraum, mit Zerstörung der Kompakta und Ausbildung eines paraossalen Geschwulstanteils (◘ Abb. 6.91–6.94). Smith et al. (1984) fanden diese Konstellation bei 65% ihrer untersuchten Fälle. Sehr selten wurden Pagetosteosarkome an der Knochenoberfläche beobachtet. Eine rein sklerotische Manifestationsform trat im Krankengut von Smith et al. (1984) nur in 22,5% der Fälle auf und ein gemischtförmiges Erscheinungsbild in 12,5%. Auch im Krankengut von Greditzer et al. (1983) mit 41 Fällen dominierte diese Symptomatik. Die Größenausdehnung der sarkomatösen Veränderungen war sehr unterschiedlich, sie erreichte in manchen Fällen aber 25 cm und mehr. Periostale Reaktionen kommen äußerst selten vor. Grundsätzlich kann aber ein Osteosarkom auf dem Boden eines Morbus Paget projektionsradiographisch in den vorbestehenden Veränderungen invisibel bleiben, und der Hinweis auf ein Sarkom ergibt sich lediglich aus der Schmerzsymptomatik oder einer palpablen Tumormasse. Dann ist ein Schnittbildverfahren angezeigt.

Paget-Sarkome können innerhalb eines Knochens, aber auch an mehreren Knochen *multizentrisch* auftreten (◘ Abb. 6.94), ein Befund, der in ca. 17% der Fälle vorkommen soll, sich bisher aber nicht erklären lässt. Wenn man unterstellt, dass die Beobachtung von Smith et al. (1984) richtig ist, dass in Knochenabschnitten, die durch einen Morbus Paget verändert sind, Metastasen nur selten vorkommen, dann kann angenommen werden, dass es sich bei mehreren sarkomatösen Läsionen innerhalb einer Paget-Veränderung eher um ein multizentrisches Geschehen als um einen metastasierenden Prozess handelt.

Osteolysen in einem durch Morbus Paget veränderten Knochen sollten nicht in jedem Falle als Paget-Sarkom gedeutet werden, da sie auch durch riesenzelltumorähnliche reaktive Läsionen, Blutungen und Nekrosen, auch durch eine überdosierte Biphosphonattherapie (Freyschmidt 1997, 2008) entstehen können. Außerdem gibt es in kurzer Zeit stark expansive lytische Paget-Manifestationen, die eine sarkomatöse Transformation vortäuschen können. Vor allem mit CT lässt sich in diesen Fällen ein mehr oder weniger erhaltener zentraler Fettmarkraum nachweisen, während sich bei Paget-Sarkomen im Markraum kontrastmittelaufnehmende Tumorformationen finden. Auch im Falle von Blutungen und Nekrosen kann die MRT oder die CT in manchen Fällen differentialdiagnostisch weiterhelfen, da zu erwarten ist, dass sich Paget-Sarkom-Gewebe nach intravenöser Kontrastmittelgabe anfärbt, während nekrotische oder durch Blutung veränderte Areale kein Enhancement zeigen. Im Falle einer durch Biphosphonat induzierten „Osteolyse" (histologisch einer fokal exzessiven Osteomalazie entsprechend) sind die Fettmarkräume (negative Dichtewerte im CT!) erhalten. Liegen aber gleichzeitig Schmerzen und vielleicht eine palpable Tumormasse vor, so sollte vor weiteren diagnostischen Maßnahmen besser gleich eine Biopsie angestrebt werden.

Nach Untersuchungen von Smith et al. (1984) stellt sich das Paget-Sarkom im Gegensatz zum nichtsarkomatös veränderten Morbus Paget bei der *Tc-99m-MDP-Szintigraphie* als kalte Läsion dar, und zwar nicht nur bei Fällen mit Osteolysen, sondern auch mit osteosklerotischen Veränderungen. Diesen Befund konnten sie in 13 von 17 Fällen nachweisen. Im *Galliumszintigramm* fanden sie eine massive Aktivitätsanreicherung im Sarkom, insbesondere in der Weichteilmasse, ganz im Gegensatz zum nichtsarkomatös veränderten Morbus Paget, der nur wenig Gallium anreichern soll. Eine vermehrte Galliumaktivitätsanreicherung im sarkomatös veränderten Morbus Paget, und zwar in der Region der kalten Zone bei der Techneciumszintigraphie, konnten sie in 10 von 16 Fällen nachweisen.

Wenn man alle bisher beschriebenen Befunde zusammenfasst, ergibt sich folgendes Bild:

> Tritt bei einem Patienten von über 40 Jahren – vor allem bei polyostotischem Morbus Paget – in einer Paget-Läsion eine palpable Tumormasse, begleitet von stärkeren Schmerzen auf, so ist dieser Befund grundsätzlich immer suspekt auf ein Paget-Osteosarkom oder ein anderes Paget-Sarkom. Rasch in einem durch einen Morbus Paget veränderten Knochen auftretende Osteolysen mit paraossalem Geschwulstanteil (MRT/CT), evtl. verbunden mit einer kalten Zone im Techneciumszintigramm und einer vermehrten Aktivitätsanreicherung im Galliumszintigramm weisen mit sehr hoher Wahrscheinlichkeit auf das Vorliegen eines Paget-Sarkoms hin. Eine histologische Absicherung sollte rasch erfolgen. Mit einem synchronen, auch metachronen multizentrischen Auftreten des Paget-Sarkoms in einem, seltener in mehreren Knochen ist zu rechnen, der Humerus stellt für die Entstehung eines Paget-Sarkoms eine gewisse Prädilektionsregion dar.

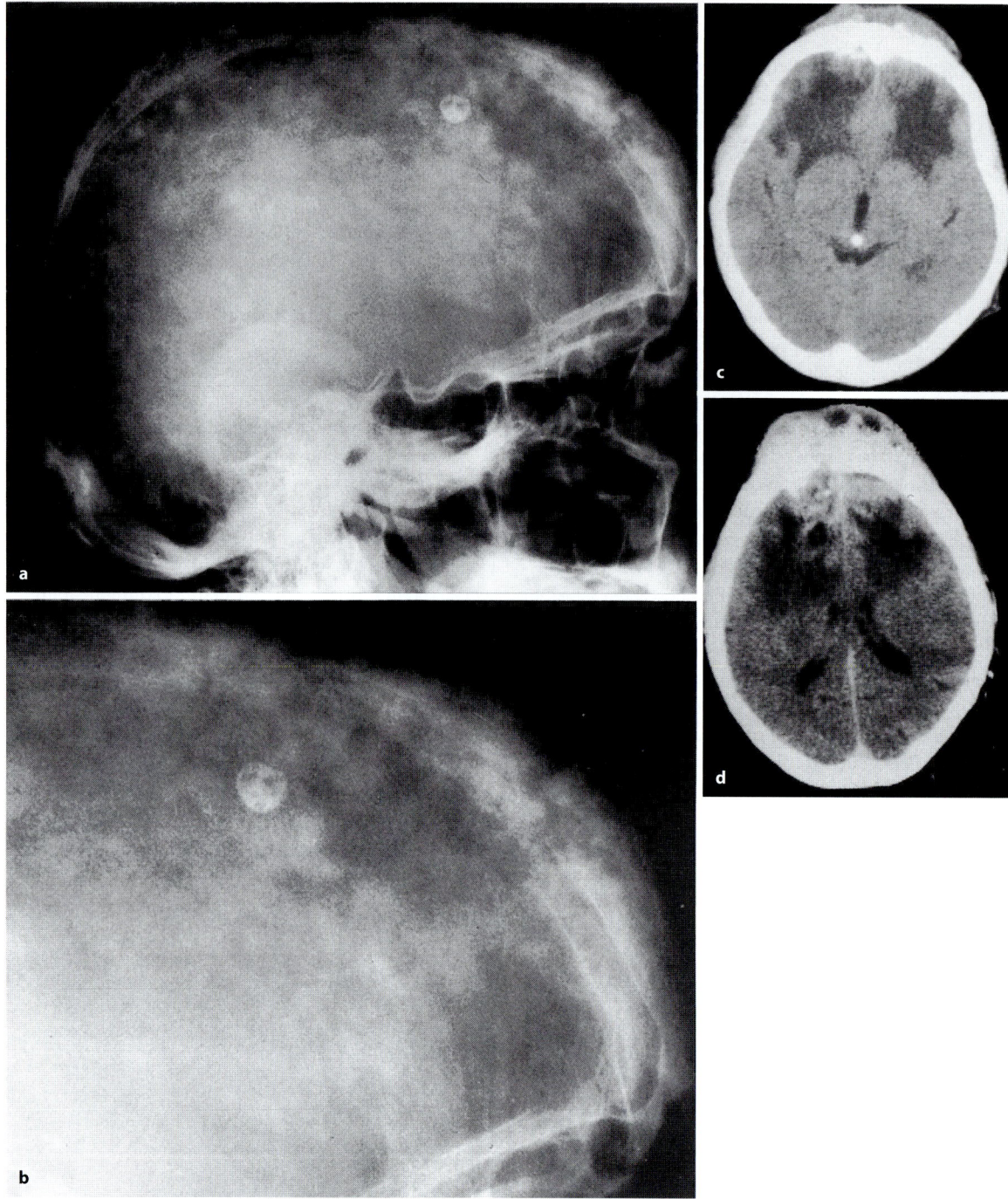

Abb. 6.91 a–h. Paget-Sarkome. **a–f** Paget-Sarkom (Osteosarkom) bei einem 63-jährigen Mann. Klinisch entwickelte der Patient innerhalb von 3 Monaten eine zunehmende Schmerzsymptomatik in der Schädelkalotte, insbesondere über dem Os frontale, aber auch parietal. Die Röntgenaufnahmen (**a, b**) ließen sowohl Osteolysen im Os frontale wie auch grobe Destruktionen hochparietal erkennen. Sie gingen mit klinisch palpablen Tumormassen einher. Der Patient trübte kurze Zeit später ein und starb. Vorher angefertigte Computertomogramme des Schädels ließen einen groben Tumoreinbruch in die frontalen Hirnabschnitte mit begleitenden Blutungen und Ödembildungen erkennen (**c, d**). **e** Darstellung des pathologisch-anatomischen Präparats. Die Kalotte ist verdickt, die Schichtung aufgehoben. Der Tumor ist nach außen durchgewachsen. Histologisch (**f**) findet sich der typische mosaikförmige Umbau des ortsständigen Knochens. Zwischen den Knochenbälkchen infiltriert das Osteosarkom. **g** Paget-Sarkom der linken Humerusdiaphyse des 84-jährigen Mannes in Abb. 6.92 – mit pathologischer Fraktur. **h** Histologisch sind Osteosarkome bei M. Paget typischerweise lytisch und wenig differenziert; es kann Schwierigkeiten machen, sie einem bestimmten Subtypen der Osteosarkome zuzuordnen (*Forts. S. 225*)

6.3 · Bösartige Tumoren

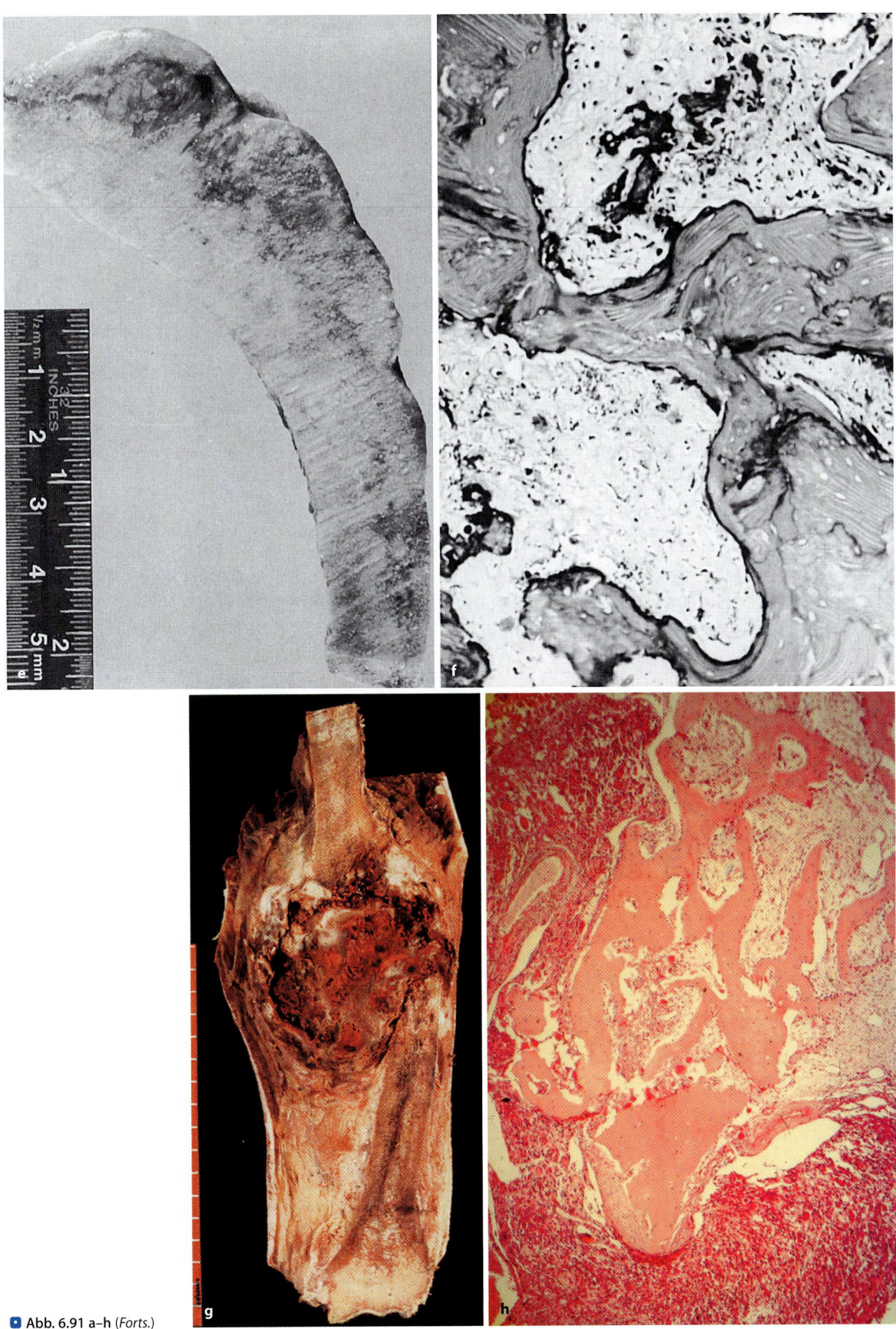

Abb. 6.91 a–h (Forts.)

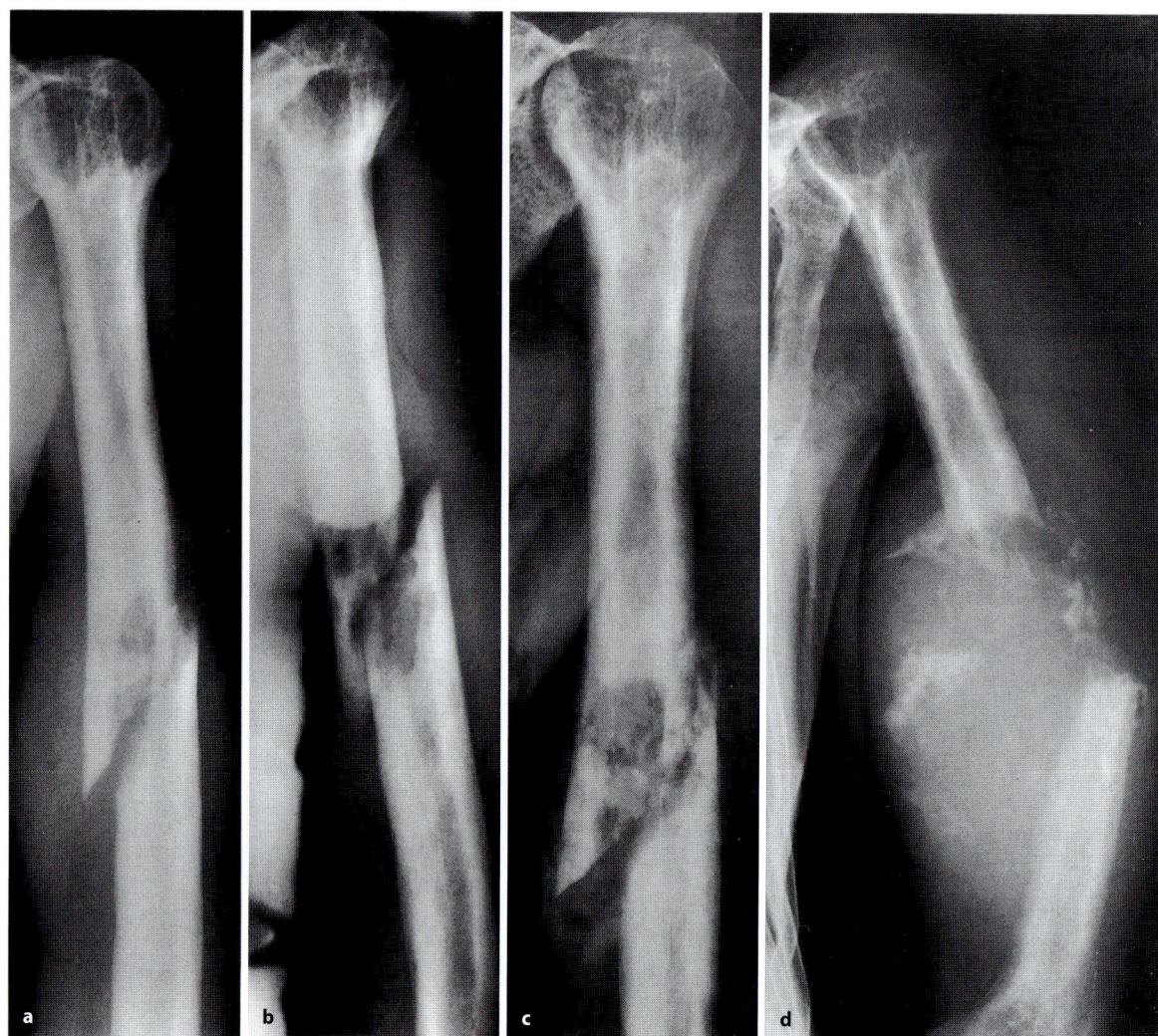

Abb. 6.92 a–d. Verlaufsbeobachtungen eines Paget-Osteosarkoms im linken Humerus. Der Patient ist 84 Jahre alt und hat einen polyostotischen M. Paget mit weiteren Manifestationen an der kontralateralen Skapula, im Becken, im Unterschenkel etc. Einlieferung ins Krankenhaus wegen einer Humerusschaftfraktur anlässlich eines Bagatelltraumas (**a**). Der Patient gibt an, seit etwa 6 Monaten zunehmende Schmerzen im linken Humerus gehabt zu haben. In **a** und **b** sieht man den ausgedehnten Paget-Befall des Humerus mit Kortikalisverdickung und strähniger Struktur (überwiegend Stadium III). Um den Bruchspalt herum deutliche Destruktionen. Nur 14 Tage später (**c**) Zunahme der Osteolysen, die jetzt auch auf die proximalen Schaftanteile, insbesondere lateralseitig, übergegriffen haben, dort unterbrochene Periostreaktionen. Fleckige Verdichtungen in den paraossalen Weichteilen, insbesondere distal des dreieckförmig auslaufenden Endes des proximalen Fragments. Hierbei handelt es sich um Tumorosteoid, nicht um Kallus! Die Diagnose eines Paget-bedingten Osteosarkoms konnte durch transkutane Biopsie gesichert werden. Der Patient entzog sich aller weiteren therapeutischen Eingriffe, kam aber nur 2 Monate später wieder und demonstrierte eine groteske Geschwulst im mittleren Oberarm mit livid verfärbter und mit dem Tumor verbackener Haut. Röntgenologisch (**d**) ausgedehnte Destruktion der Frakturenden mit dazwischen gelegenem Tumorgewebe, das z. T. – typischerweise – kalzifiziert ist. Ein weiteres halbes Jahr später starb der Patient an einer disseminierten Metastasierung, überwiegend in der Lunge. Das pathologisch-anatomische Präparat ist in Abb. 6.91 g dargestellt

6.3 · Bösartige Tumoren

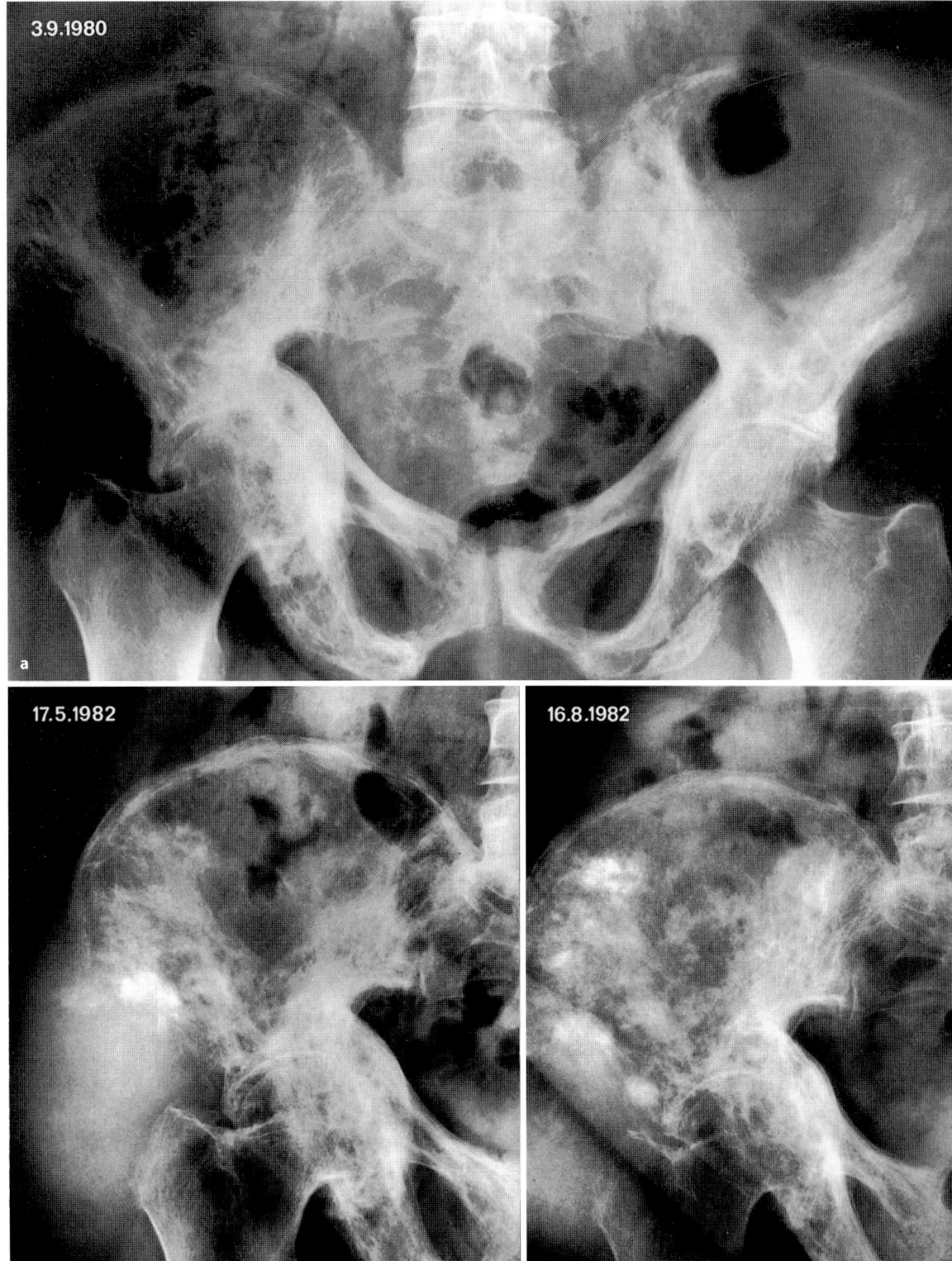

◘ **Abb. 6.93 a–g.** Paget-Sarkome im Beckenbereich. **a–d** OS bei einer 74-jährigen Patientin. **a** Zum Zeitpunkt dieser Abbildung klagte die Patientin bereits über Schmerzen in den rechten vorderen Iliumabschnitten. Eine nennenswerte Tumormasse war nicht zu palpieren. Die Beckenübersichtsaufnahme zeigt ausgedehnte Paget-Veränderungen im gesamten Becken. Zwei Jahre später sieht man dann im Röntgenbild (**b**) eine grobe Destruktion der vorderen unteren Iliumabschnitte, begleitet von fleckigen Verdichtungen in den angrenzenden Iliumpartien (*Forts. S. 228*)

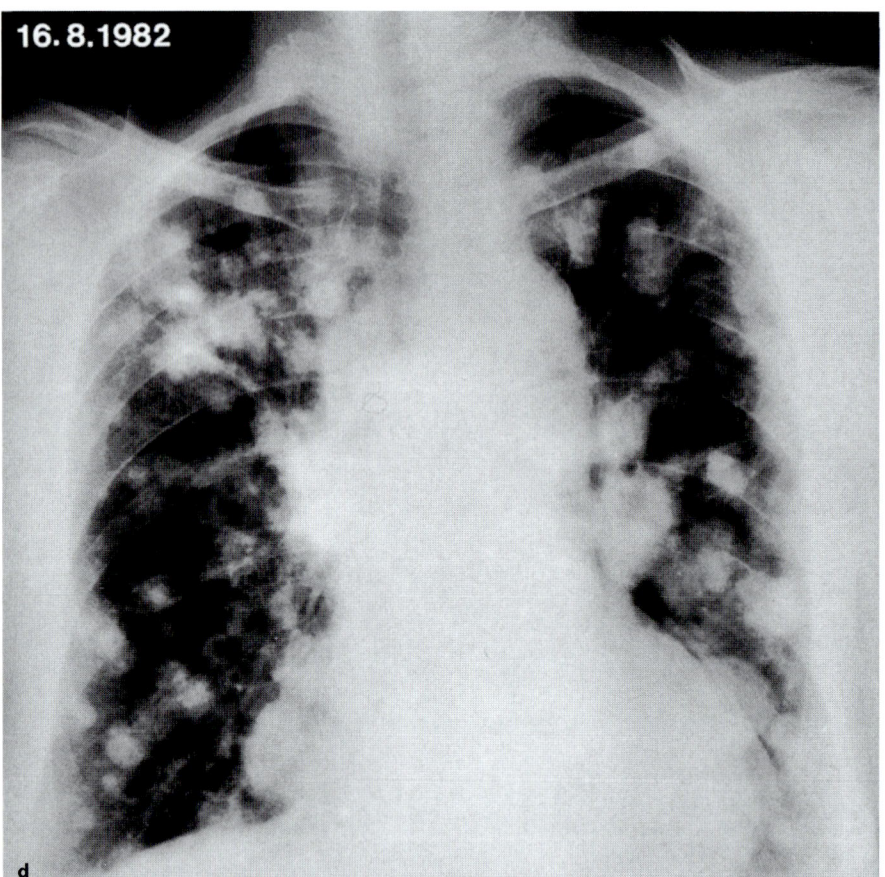

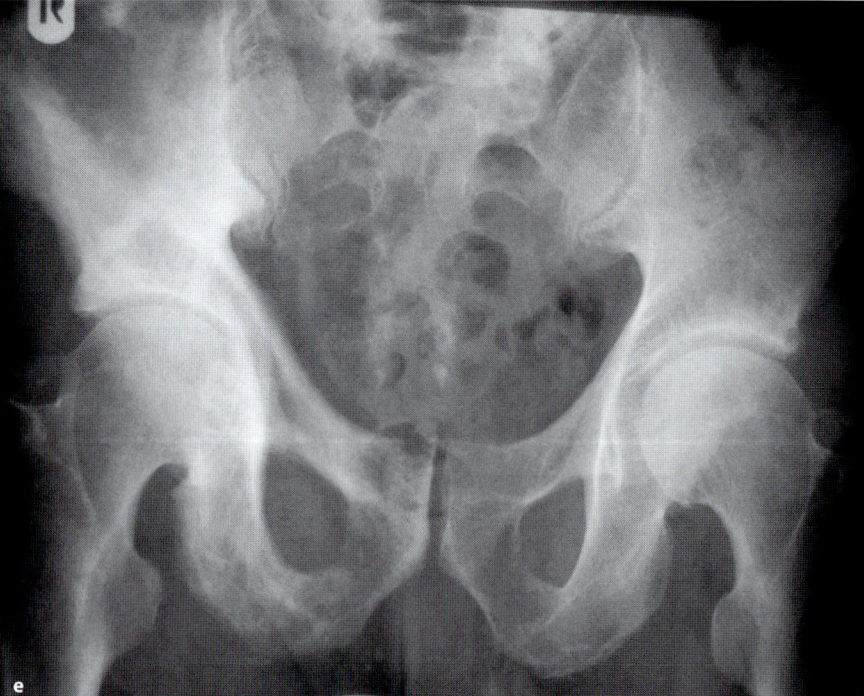

Abb. 6.93 a–g (*Forts.*) Deutliche paraossale Tumorosteoidverkalkungen. Es erfolgte eine Strahlentherapie, unter der sich zwar die paraossale Geschwulstmasse zurückbildete (**c**); noch unter der Strahlentherapie entwickelte die Patientin aber eine grobe Lungenmetastasierung (**d**). **e–g** 68-jähriger Mann mit anamnestisch bekanntem M. Paget im Becken. Seit 4 Wochen zunehmende rechtsseitige Lumbalschmerzen, die in das rechte Bein ausstrahlen. Klinisch Schwellung am rechten Beckenkamm, die innerhalb von 4 Wochen rasant gewachsen ist. Histologisch ergibt sich ein dedifferenziertes OS mit kleinzelliger Komponente. In **e** typische Pagetveränderungen in der rechten Beckenhälfte. Die CT-Bilder in **f** zeigen, dass das Epizentrum des Tumors in der Mitte der rechten Beckenschaufel gelegen ist, mit Zerstörung der dortigen Strukturen. In den Randpartien, z. T. auch zentral Matrixmineralisation. Die dedifferenzierten und kleinzelligen Anteile sind offensichtlich nicht mineralisiert (Fall von Priv.-Doz. Dr. med. M. Libicher, Köln) (*Forts. S. 229*)

6.3 · Bösartige Tumoren

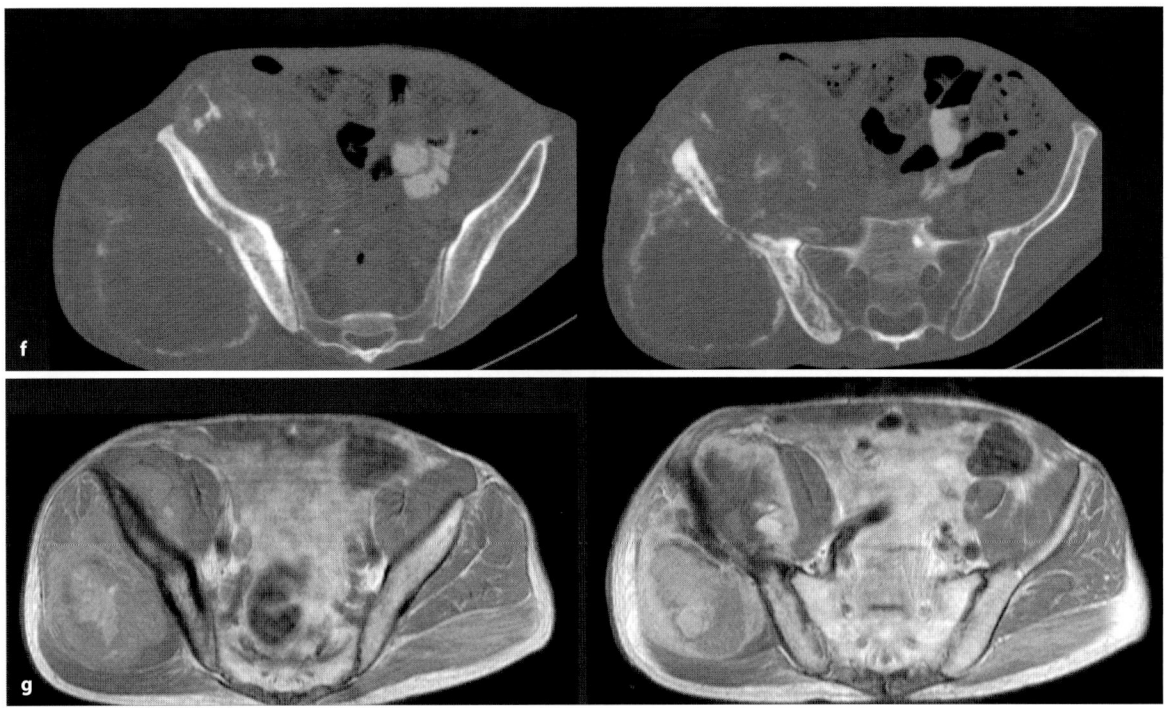

◘ Abb. 6.93 a–g (Forts.)

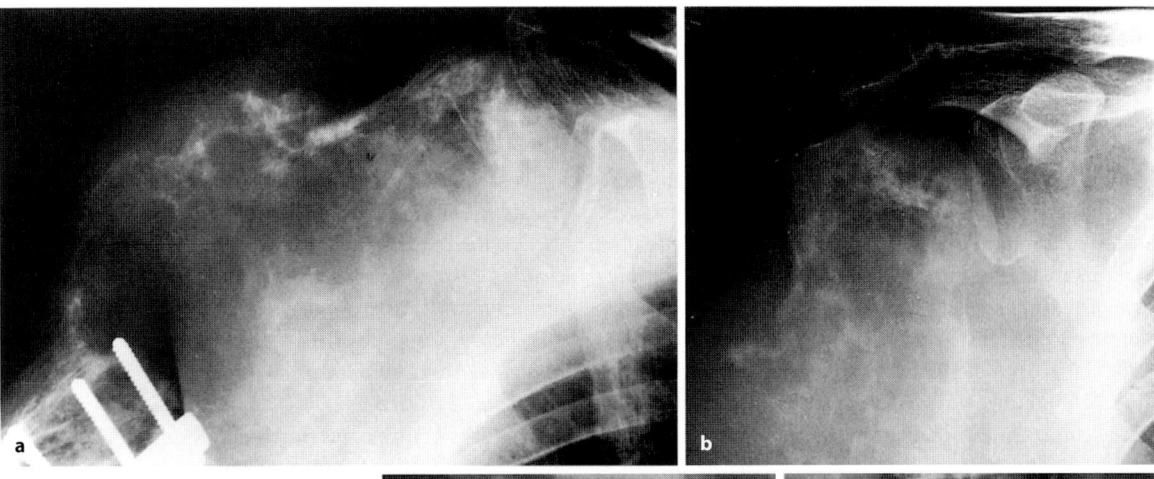

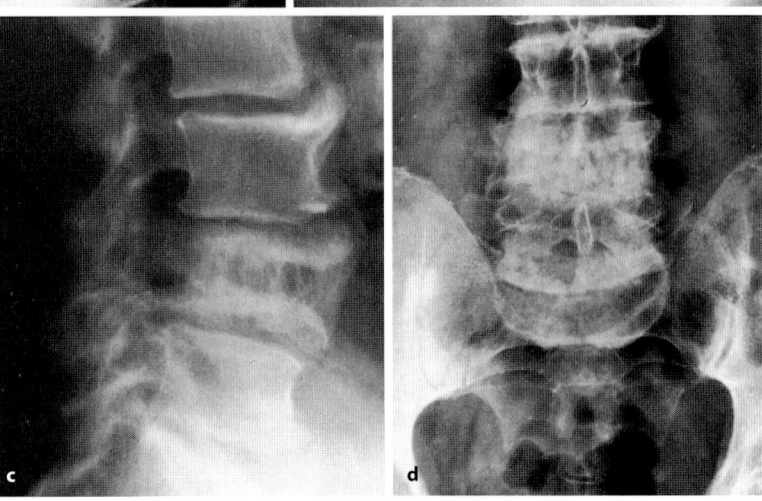

◘ Abb. 6.94 a–f. Außergewöhnliches multizentrisches Paget-Osteosarkom bei einem anfangs 66-jährigen Mann. Es handelte sich um einen sehr ausgeprägten polyostotischen M. Paget. 1986 Erstmanifestation eines Sarkoms im proximalen Humerus (a, b) mit grotesker Zerstörung des Knochens und Matrixkalzifikationen, die auf ein Osteosarkom hinweisen. Bei dem Patienten war Jahre vorher eine Umstellungsosteotomie wegen der starken Paget-bedingten Verformung des Oberarms durchgeführt worden. Die Sarkombehandlung beschränkte sich auf eine Exartikulation und regionale Nachbestrahlung. 1990, also 4 Jahre später, klagt der Patient über starke lumbale Schmerzen. Die Röntgenbilder (c, d) zeigen einen typischen Paget-Wirbel (L4) mit Zerstörung der dorsalen Anhangsgebilde (Forts. S. 230)

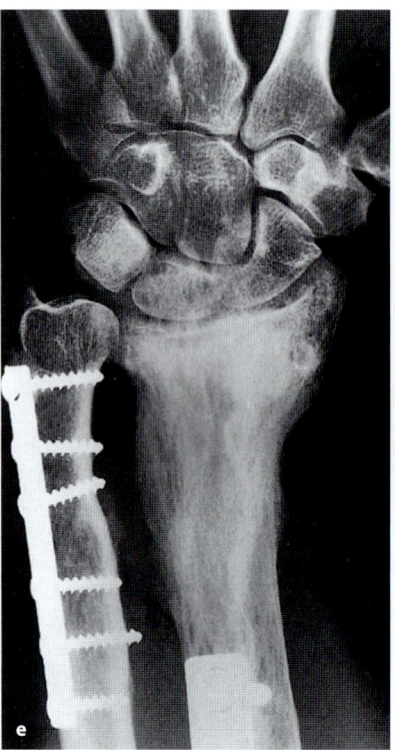 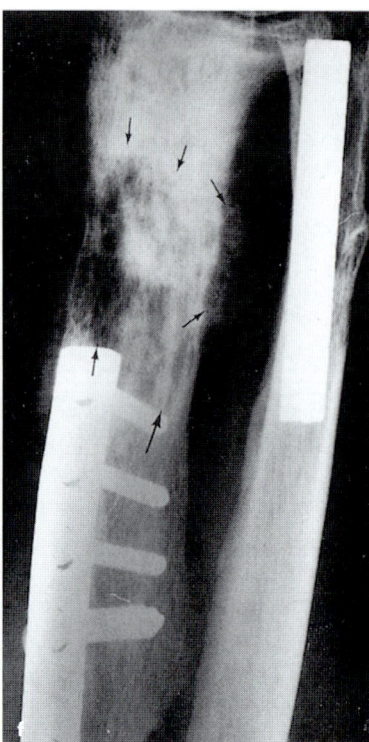

■ Abb. 6.94 a–f (*Forts.*) CT-Schnitte und ein Myelogramm ließen eine Verlegung des Spinalkanals durch paraossale Tumormassen erkennen. Histologisch stellte sich ebenfalls ein Paget-bedingtes Osteosarkom (fibroblastisch) heraus. Es erfolgte eine lokale Tumorausräumung und Spondylodese sowie Nachbestrahlung. 1993, d. h. 3 Jahre später (**f**), sieht man am distalen Radius eine grobe tumoröse Destruktion mit paraossaler Geschwulstausbreitung und Spießbildung (*Pfeile*). Bei dem Patienten war eine Unterarmumstellungsosteotomie wegen Paget-bedingter Verformungen Jahre zuvor erfolgt. **e** stammt aus dem Jahre 1991. Es erfolgte eine Bestrahlungsbehandlung des Radiusosteosarkoms, ein Jahr später starb der Patient dann an einer disseminierten Metastasierung, überwiegend in der Lunge. Das Besondere an dem Fall besteht darin, dass sich die Osteosarkome metachron ausschließlich in vorbestehenden Paget-Läsionen entwickelten. Es handelt sich also nicht um eine banale ossäre Metastasierung eines primär im Oberarm lokalisierten Paget-Sarkoms. Alle anderen Skelettabschnitte wiesen – wie Durchuntersuchungen zeigten – keine tumorösen Veränderungen auf. Auch final war keine Skelettmetastasierung nachweisbar. In der Weltliteratur ist u. E. bisher ein ähnlicher Fall noch nicht beschrieben worden

Strahleninduziertes Osteosarkom (OS)

ICD-O-Code 9180/3

Synonym: diation osteosarcoma

Externe und interne Bestrahlungen des Knochens können nach einer entsprechenden Dosis Osteosarkome auslösen. Schon in den 20er und 30er Jahren wurde über Sarkomentstehung einige Jahre nach *externer Röntgenbestrahlung* von Gelenktuberkulosen berichtet (Beck 1925; Kuttner 1931). Im Krankengut von Schajowicz (1994) finden sich 16 Fälle eines Sarkoms nach einer Bestrahlungsbehandlung, wovon der größte Teil bestrahlten Riesenzelltumoren entsprach. Im Krankengut der Mayo-Klinik (Dahlin u. Unni 1986) fanden sich 102 Tumoren nach Bestrahlung, davon 52 Osteosarkome, 35 Fibrosarkome, 8 MFH, 4 Chondrosarkome, 1 Ewing-Sarkom, 1 malignes Lymphom und 1 metastasierendes Chondroblastom. Zu einem strahleninduzierten multizentrischen OS nach Retinoblastom im Kleinkindalter s. S. 201.

Pathologische Anatomie und Histologie
Diese Tumoren sind immer von hohem Malignitätsgrad und unterscheiden sich morphologisch nicht von dem konventionellen Osteosarkom.

Klinik, Radiologie
Im Krankengut von Steiner (1965) gab es 92 Fälle von Strahlensarkomen, von denen die Hälfte Osteosarkome und die andere Hälfte Fibrosarkome waren.

Die Autoren der Lyon-Klassifikation (2002) geben einen Anteil von strahleninduzierten Osteosarkomen an allen Osteosarkomen von 3,4–5,5% und von 50–60% an allen strahleninduzierten Sarkomen an.

Das Risiko, ein Osteosarkom in einem bestrahlten Knochen zu bekommen, geben sie mit 0,03–0,8% an. Kinder, die mit hochdosierter Radiochemotherapie behandelt wurden, haben das größte Risiko. Die Prävalenz des strahleninduzierten OS nimmt zu, da Kinder ihr Malignom zunehmend überleben.

Die Entstehung eines durch eine externe Bestrahlung induzierten Sarkoms bzw. Osteosarkoms hängt im Wesentlichen von der Dosis und vom Alter der Patienten ab. Je höher die Dosis und je jünger der Patient, desto größer ist das Risiko der Entstehung eines strahleninduzierten Sarkoms bzw. eines Osteosarkoms. Im Allgemeinen sind Dosiswerte ab 20 Gy am kindlichen Knochen relevant. Das Intervall zwischen der Bestrahlungsbehandlung und der Entwicklung eines Sarkoms reicht von 2,75 bis zu 55 Jahren, das Mittel liegt bei 11–13 Jahren. Besonders gefährdet von der Entstehung eines strahleninduzierten Sarkoms sind vorbestehende Knochenläsionen, wie Osteochondrome, Riesenzelltumoren usw. Zur Osteosarkomentstehung nach Bestrahlungen von Retinoblastomen s. Legende von ■ Abb. 6.95 a–c.

Sarkomentstehungen im Knochen *nach interner Bestrahlung mit Radionukliden* sind schon seit langem be-

6.3 · Bösartige Tumoren

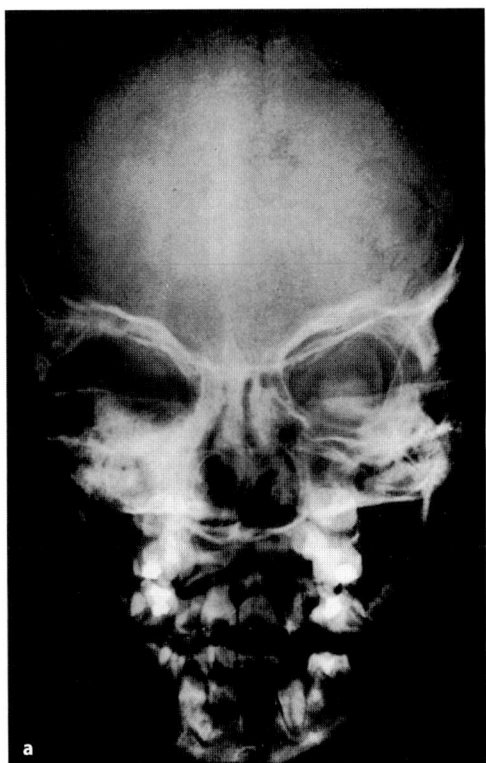

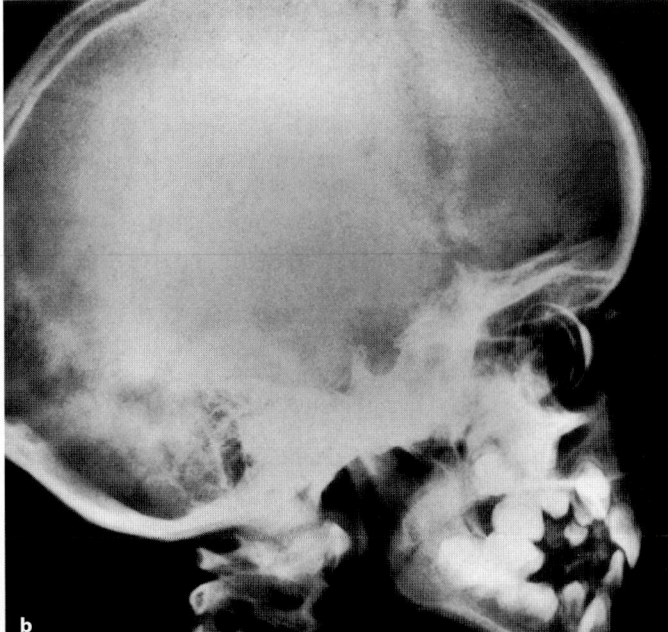

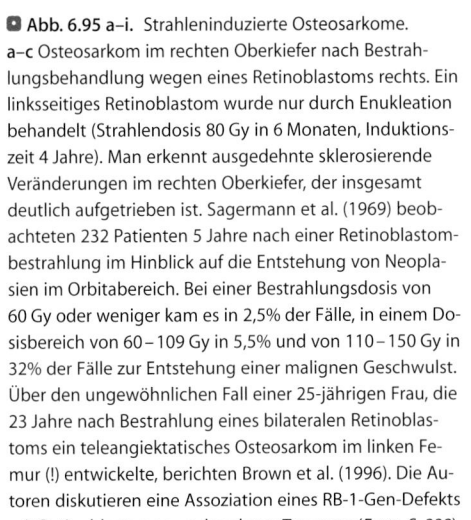

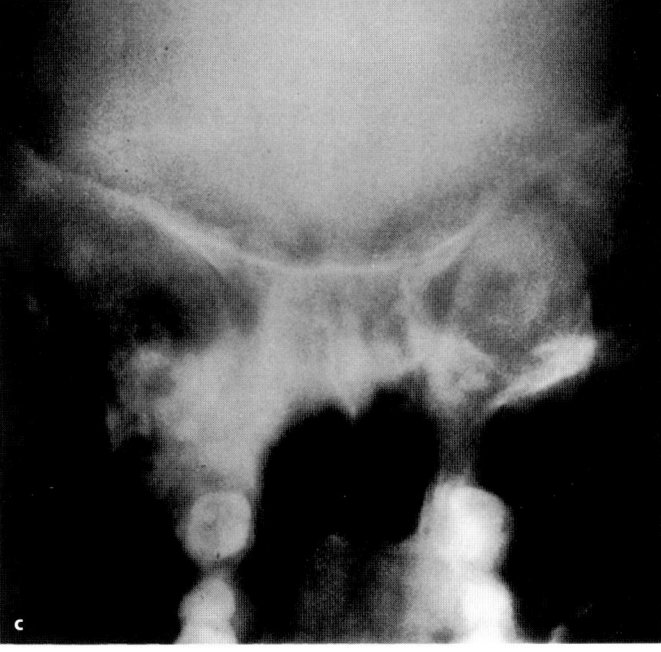

Abb. 6.95 a–i. Strahleninduzierte Osteosarkome. a–c Osteosarkom im rechten Oberkiefer nach Bestrahlungsbehandlung wegen eines Retinoblastoms rechts. Ein linksseitiges Retinoblastom wurde nur durch Enukleation behandelt (Strahlendosis 80 Gy in 6 Monaten, Induktionszeit 4 Jahre). Man erkennt ausgedehnte sklerosierende Veränderungen im rechten Oberkiefer, der insgesamt deutlich aufgetrieben ist. Sagermann et al. (1969) beobachteten 232 Patienten 5 Jahre nach einer Retinoblastombestrahlung im Hinblick auf die Entstehung von Neoplasien im Orbitabereich. Bei einer Bestrahlungsdosis von 60 Gy oder weniger kam es in 2,5% der Fälle, in einem Dosisbereich von 60–109 Gy in 5,5% und von 110–150 Gy in 32% der Fälle zur Entstehung einer malignen Geschwulst. Über den ungewöhnlichen Fall einer 25-jährigen Frau, die 23 Jahre nach Bestrahlung eines bilateralen Retinoblastoms ein teleangiektatisches Osteosarkom im linken Femur (!) entwickelte, berichten Brown et al. (1996). Die Autoren diskutieren eine Assoziation eines RB-1-Gen-Defekts mit Retinoblastomen und anderen Tumoren (*Forts. S. 232*)

kannt. Martland (1929, 1931) beobachtete das Auftreten von Osteosarkomen bei Arbeitern, die Leuchtzifferblätter mit Radium-226 bemalten und die Angewohnheit hatten, die Pinsel mit dem Mund anzuspitzen.

In Deutschland wurden strahleninduzierte Osteosarkome in den 50er und 60er Jahren vermehrt bei Patienten beobachtet, die in der Nachkriegszeit wegen einer Gelenk- oder Knochentuberkulose mit *Peteosthor-Injektionen (Thorium-X = Thorium-231, Folgeprodukt ist ^{224}Radium!)* behandelt wurden oder bei denen in der Anfangszeit der Angiographie das Thorium-232-haltige Röntgenkontrastmittel *Thorotrast* verwendet wurde (Spies u. Mays 1970; Hasterlik u. Finkel 1965; Altner et al. 1972; van Kaick 1985). Thorium und seine Folgeprodukte lagern sich intensiv in Regionen aktiver Kalzifikationen, also in Knochen und Zähnen, ab und emittieren zu etwa 96% Alphastrahlung. In der Thorotraststudie von van Kaick wurden allerdings nur 3 Knochensarkome gegenüber einem Knochensarkom zu einer Kontrollgruppe beobachtet. In einem Fall kam es zur Bildung eines Sarkoms am Rande eines Paravasats im Oberschenkelbereich. Alle 3 Patienten wurden mit Thorotrast

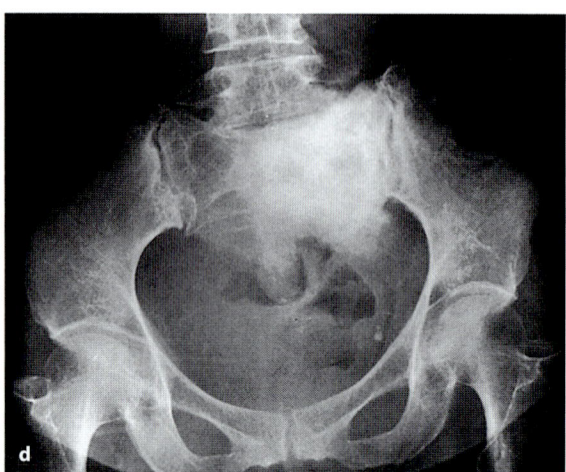

Abb. 6.95 (*Forts.*) **d–f** Strahleninduziertes Osteosarkom des Os sacrum bei Zustand nach Wertheim-Operation und Radiotherapie wegen eines Kollumkarzinoms vor 21 Jahren. Ausgedehnte Sklerosierungen im Os sacrum, die Mittellinie nach rechts überschreitend (**d**). Die Mischung zwischen Osteodestruktion und Tumormatrixverkalkung mit paraossaler Tumorausbreitung, insbesondere nach ventral zu, wird insbesondere in den CT-Schnitten **e** und **f** deutlich. Gegen eine Osteoradiodystrophie und/oder Nekrose spricht vor allem der „schlierige" Aspekt der Tumormatrixverkalkungen. Bei einer Osteoradionekrose kommen typischerweise abgrenzbare Fragmentationen zur Darstellung. Es erfolgte ein operativer Versuch im Sinne einer Tumorverkleinerung, doch kam es schon innerhalb der ersten Monate nach dem Eingriff zu einer massiven Progression, schließlich zu Lungenmetastasen etc. **g–i** Z. n. Bestrahlung eines gynäkologischen Karzinoms. Ausgedehnter sklerosierender Prozess (CT-Bilder in **i**), das gesamte Os sacrum erfassend unter Zerstörung der mediorechtslateralen Partien. Die Weichgewebskomponente ist eindrucksvoll auf den MRT-Bildern in **h** dokumentiert. Dem jetzigen Befund muss eine Osteoradiodystrophie vorausgegangen sein. Gegen einen M. Paget sprechen die extreme homogene Dichte des Prozesses und die fetzigen, z. T. strahlenförmigen Konturen. In der Kontrast-MRT z. T. deutliches Enhancement. (Fall von Prof. Dr. F. Schmidt, Univ. Leipzig)

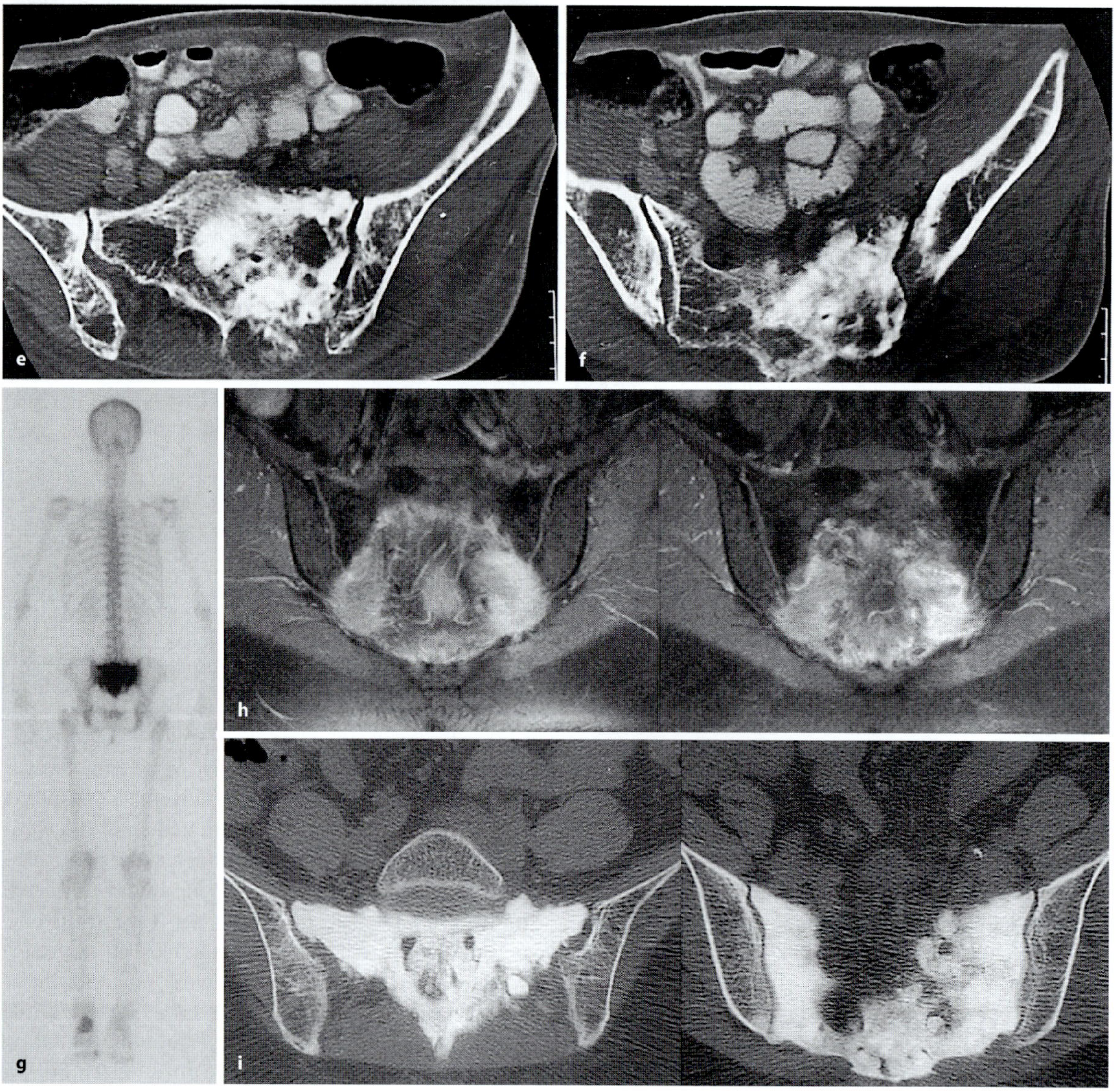

im Alter von 13, 16 und 23 Jahren untersucht. Die Latenzzeit bis zur Entstehung des Sarkoms ist aus der Arbeit von van Kaick nicht zu ersehen.

Auf die potentielle Gefahr eines strahleninduzierten Osteosarkoms nach einer Szintigraphie mit dem knochenaffinen Nuklid *Strontium 90* weisen Tierversuche und Beobachtungen an Menschen hin.

Für die Annahme eines reinen strahleninduzierten Sarkoms werden nach Cahan et al. (1948) in der Modifikation von Huvos et al. (1985a) folgende Kriterien gefordert:
- Kein histologischer oder röntgenologischer Beweis für das Vorliegen eines pathologischen Prozesses im betreffenden Knochen *vor* der Strahlentherapie.
- Das Sarkom muss innerhalb der bestrahlten Region auftreten (Mindestdosis 30 Gy).
- Es muss ein relativ langes symptomfreies Intervall zwischen Bestrahlungsbehandlung und Auftreten des Sarkoms vorliegen (im Mittel 3 Jahre).
- Das Sarkom muss histologisch bewiesen werden.

Die *klinische Symptomatik* des strahleninduzierten Osteosarkoms besteht im Wesentlichen aus einer zunehmenden Schmerzsymptomatik. Ist das Sarkom aus dem Knochen ausgebrochen, so kommt es zu einer palpablen Tumormasse.

Die *Radiologie* strahleninduzierter Osteosarkome richtet sich ganz nach den vorbestehenden Verhältnissen. In einem vorher gesunden Knochen kann sich durchaus das Bild des klassischen Osteosarkoms mit einer Mischung von Osteolyse und Osteosklerose einstellen. Bei OS in vorbestrahlten Knochentumoren, die nach der Definition von Cahan selbstverständlich nicht zum strahleninduzierten OS im engeren Sinne gehören, sind destruktive Veränderungen in vorbestehenden reaktiven und reparativen Knochenabschnitten zu erwarten. Osteosarkome im Schultergürtel oder im Becken nach Bestrahlung von Mammakarzinomen bzw. Kollumkarzinomen zeigen oft eine Mischung zwischen Osteoradionekrose bzw. Osteoradiodystrophie und Tumorosteolyse (Abb. 6.95 d–i).

Osteosarkome können offensichtlich auch *nach einer Chemotherapie* wegen eines anderen Tumors entstehen. So berichten Kriss und Stelling (1995) über ein 9-jähriges Mädchen mit einem typischen Osteosarkom im distalen linken Femur, das im Alter von 4 Jahren wegen eines Neuroblastoms des Stadiums IV im linken Retroperitonealbereich operiert und anschließend mit Zytoxan, Vincristin, F3TDR und Papaverin chemotherapiert worden war. Da diese Substanzen sehr toxisch wirkten, wurde schließlich auf Adriamycin mit einer Totaldosis von 345 mg/m^2 umgesetzt. Vier Monate nach Entdeckung des Osteosarkoms am Femur entwickelte das Mädchen dann noch eine akute myelomonozytäre Leukämie. Die Autoren sehen vor dem Hintergrund etablierter Sekundärneoplasmen nach Chemotherapie, wie z. B. verschiedene Lymphome und Blasenkarzinome, auch im vorliegenden Fall einen entsprechenden Zusammenhang, vor allem in Hinblick auf die Entstehung des Osteosarkoms. Natürlich können sie eine genetische Prädisposition zur Entstehung der beiden Folgeneoplasmen (Osteosarkom und Leukämie) nicht ausschließen. Wesentliches Anliegen des Case Reports war aber, darauf hinzuweisen, dass man für eine osteolytische Destruktion Jahre nach Neuroblastomtherapie nicht ohne weiteres eine Knochenmetastase annehmen sollte. Die Autoren verweisen im Übrigen auch auf einen weiteren, von Farell et al. (1983) publizierten Fall eines Osteosarkoms als Komplikation einer Chemotherapie wegen eines Morbus Hodgkin im Kindesalter.

6.3.2.2 Periostales Osteosarkom (OS)

ICD-0-Code 9193/3

Synonyme: Juxtakortikales Chondrosarkom oder juxtakortikales chondroblastisches OS

> **Definition**
> Das periostale OS ist ein intermediär-gradiges chondroblastisches OS, das sich auf der Oberfläche des Knochens entwickelt (WHO 2002).

Allgemeine Anmerkung zur Nomenklatur: Die im Folgenden abgehandelten, auf der Knochenoberfläche oder in ihrer Nähe wachsenden Osteosarkome (periostales OS, hochmalignes Oberflächen-OS, parossales OS) kann man vom Topographischen her grundsätzlich als *periphere oder juxtakortikale Osteosarkome* einordnen. Früher wurde der Begriff des juxtakortikalen OS gleichbedeutend mit dem parossalen OS gesetzt. Die Gliederung nach der Lyon-Klassifikation der Knochentumoren (2002, s. S. 6) stellt diese Entitäten als eigenständig heraus, d. h. gleichrangig wie zum Beispiel das konventionelle oder das teleangiektatische OS. Diesem Konzept schließen wir uns prinzipiell an, subsummieren sie aber gemeinsam mit dem sekundären OS unter „sonstige Osteosarkome" (s. S. 221).

Dieser seltene, zuerst von Unni et al. (1976b) beschriebene Typ des Osteosarkoms macht etwa 1% aller Osteosarkome aus. Seine Prognose ist besser als die des intramedullären Osteosarkoms, aber schlechter als die des paraossalen. Nur 4 von 23 Patienten von Dahlin (1978) starben an Metastasen. Die Fernmetastasenrate beträgt etwa 15–20%, wobei die Lungen bevorzugt werden (Hall et al. 1985). Bisher wurde nur ein Fall eines metachron an beiden Femora auftretenden periostalen

Osteosarkoms (14-jähriger Junge) beschrieben (Howard et al. 1986). Die Therapie der Wahl besteht aus einer weiten, lokalen, interkompartimentalen Exzision (Ritts et al. 1987). Ob eine neoadjuvante Chemotherapie zur Verhinderung eines Lokalrezidivs und von Lungenmetastasen Vorteile bringt, lässt sich aufgrund der bisher geringen Fallzahl noch nicht sagen. Bei einem kleinen Tumor mit nur geringfügiger Infiltration in die Weichteile empfehlen wir eher das rein chirurgische Vorgehen.

Pathologie

Dieser Tumor ist typischerweise von chondroblastischem Aufbau und wird bevorzugt in Femur und Tibia gefunden. Definitionsgemäß ist er auf die Oberfläche der Kortikalis beschränkt. Zum Zeitpunkt der Diagnose dehnt er sich meistens bereits in die angrenzenden Weichteile aus. Der Tumor ist meist scharf begrenzt und überwiegend extraossär, und bereits makroskopisch ist der knorpelige Charakter sichtbar. Eine primäre Tumorinfiltration der Markhöhle oder der Spongiosa macht die Diagnose eines periostalen Sarkoms problematisch.

Die Frage, ob in solchen Fällen eine (adjuvante) Chemotherapie Vorteile bringt, ist noch nicht beantwortet. Delling et al. (1996) berichten immerhin in einer Serie von 14 Fällen über einen histologisch nachgewiesenen Markeinbruch bei 29% der Patienten, wobei sie vermuten, dass bei sorgfältiger Präparation der Anteil an Patienten mit Markeinbruch bei 40–50% liegen könnte. Auch in der Serie vom Memorial Sloan Kettering Cancer Center wurde ein Markeinbruch bei 46% der in einer Gruppe zusammengefassten juxtakortikalen Osteosarkome gefunden (Huvos 1991). Der Nachweis solcher Markeinbrüche kann im individuellen Fall natürlich die Abgrenzung von einem medullären Osteosarkom mit Ausbruch in das Periost problematisch machen.

In der Histologie bietet sich ein typisches Bild (◘ Abb. 6.96 und 6.97). Die Kortikalis ist im Idealfall intakt und zeigt nur eine geringe Invasion durch einen chondroiden Tumor von außen, der in die Weichteile infiltriert ist, aber sich scharf von diesen absetzt. Das Tumorosteoid wird überwiegend in den zentralen Anteilen des Tumors gefunden, mit dem für das Osteosarkom ty-

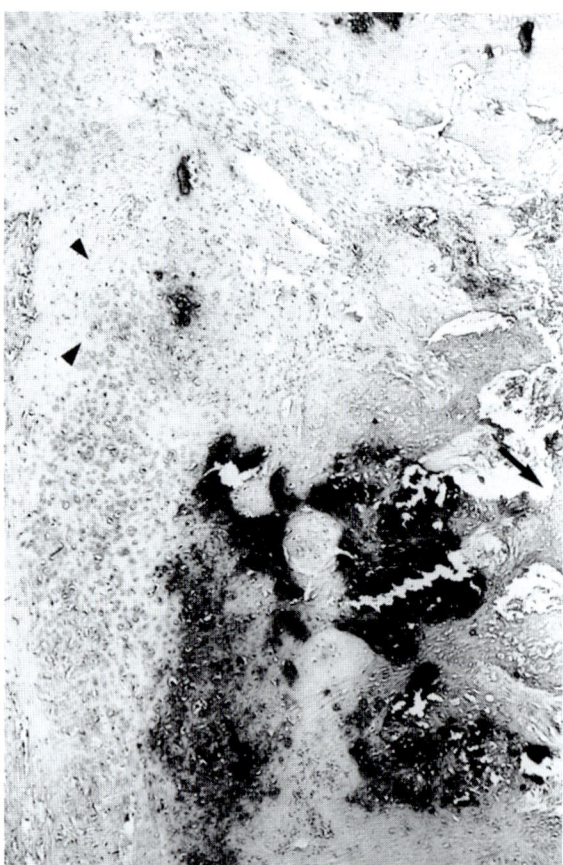

◘ **Abb. 6.96.** Periostales Osteosarkom. Die Oberfläche des Tumors ist gering lobuliert und grenzt direkt an das Periost *(Pfeilspitzen)*. An der Basis des Tumors finden sich spikulaartige knöcherne Strukturen *(Pfeil)* von der Kortikalis

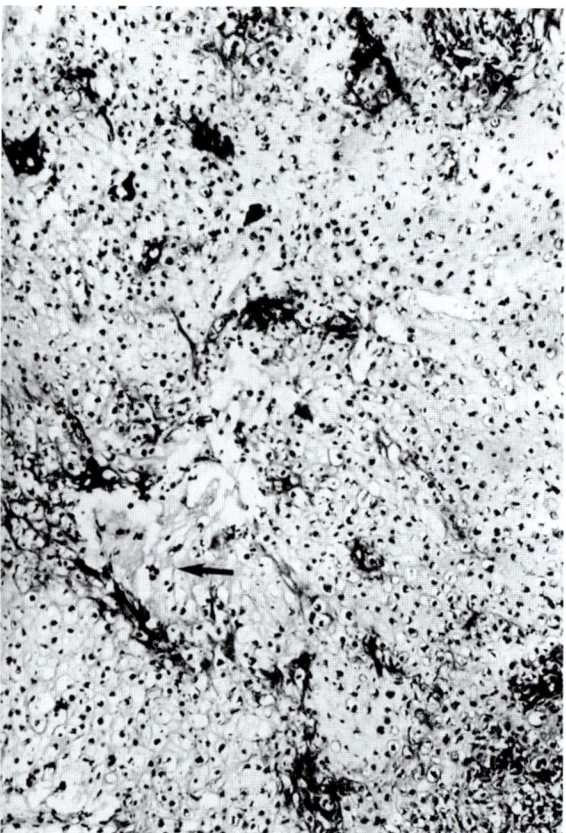

◘ **Abb. 6.97.** Periostales Osteosarkom. Das periostale Osteosarkom ist typischerweise vom chondroblastischen Typ und weist eine mittlere Differenzierung auf (Grad II–III). Entscheidend für die Typendiagnose ist auch bei diesem Tumor der histologische Nachweis der Osteoidbildung direkt aus Tumorzellen *(Pfeil)*

pisch unregelmäßigen Muster. Die Oberfläche ist leicht lobuliert, eigentliche Lobuli finden sich jedoch nicht. Insgesamt zeigt der Tumor auch das uneinheitliche Bild wie das übliche Osteosarkom. Zwar ist der chondroide Anteil meistens beherrschend, es finden sich aber auch spindelzellreiche Abschnitte oder Bezirke mit überwiegender Osteoid- und/oder Knochenbildung. Auf zytologischer Ebene sind die Atypien deutlich, insgesamt liegt eine mittlere Differenzierung vor (Grad II–III).

Die *Differentialdiagnose* des periostalen Osteosarkoms umfasst das konventionelle medulläre Osteosarkom, das periostale Chondrom, das periostale Chondrosarkom sowie die Stressfraktur. Ersteres wird durch den intramedullären Tumoranteil diagnostiziert, der beim periostalen Osteosarkom per Definition weder im Röntgenbefund noch bei der makroskopischen Beurteilung, sondern allenfalls geringgradig in der Histologie gefunden werden darf (s. oben).

Das paraossale Osteosarkom ist makroskopisch ein relativ großer lobulierter Tumor, der der Kortikalis aufsitzt, mit breiter Basis und in fortgeschrittenen Stadien mit Ummauerung des tumortragenden Knochens. Histologisch zeigt es einen regelmäßig gebauten spongiösen Knochen mit fibroblastischem Stroma, das insbesondere in der Peripherie ausgebildet ist. Die Anaplasie ist gering (s. S. 242).

Das periostale Chondrom hat einen lobulären Aufbau, der deutlicher ist als der beim periostalen Osteosarkom. Es kann zwar einige Zellatypien besitzen, zeigt aber nie die Zeichen einer Malignität mit Anaplasie wie das periostale Osteosarkom und keine oder nur sehr selten Mitosen. Auch bildet es kein Tumorosteoid, allenfalls liegt eine enchondrale Osteoidknochenbildung vor.

Die Differentialdiagnose zum periostalen Chondrosarkom ist schwierig und in manchen Fällen sicher willkürlich (Schajowicz 1994). Richtet man sich nach der allgemein gültigen Definition des Osteosarkoms, sind maligne Tumoren, die eine Osteoid- oder Knochenbildung der Tumorzellen zeigen, Osteosarkome und nicht Chondrosarkome. Auf dieser Basis sollte die Differentialdiagnose erfolgen.

Eine Biopsie aus einer Stressfraktur kann histologisch Probleme bereiten, insbesondere wenn auch klinisch und radiologisch ein Tumorverdacht geäußert und knorpeliger Kallus in der Biopsie mit ausgeprägter Proliferationsaktivität histologisch gefunden wird. Die Abgrenzung gelingt aber immer, wenn die Anaplasie auf zytologischer Ebene gesucht und wenn an diese Differentialdiagnose gedacht und entsprechend beim Radiologen rückgefragt wird.

Eine Myositis bzw. Periostitis ossificans ist in der histologischen Differentialdiagnose dagegen weniger problematisch. Sie spielt in der Abgrenzung des parossalen Osteosarkoms eine größere Rolle (s. S. 243).

Schließlich ist noch das hochmaligne Oberflächenosteosarkom abzugrenzen (s. unten).

Klinik und Radiologie

Das periostale Osteosarkom tritt überwiegend in der 2. und 3. Lebensdekade mit leichter Gynäkotropie auf, es bevorzugt die Diaphysen von Femur und Tibia. Ungewöhnliche Lokalisationen sind Rippen (Lawson et al. 1981), Mandibel (Zarbo et al. 1984) und Maxilla (Patterson et al. 1990). Wir selbst konnten eine ungewöhnliche Manifestation am Becken beobachten (Abb. 6.101).

Im Röntgenbild (Abb. 6.98–6.101) imponiert eine juxtakortikale, zumeist semi-, selten komplett zirkuläre

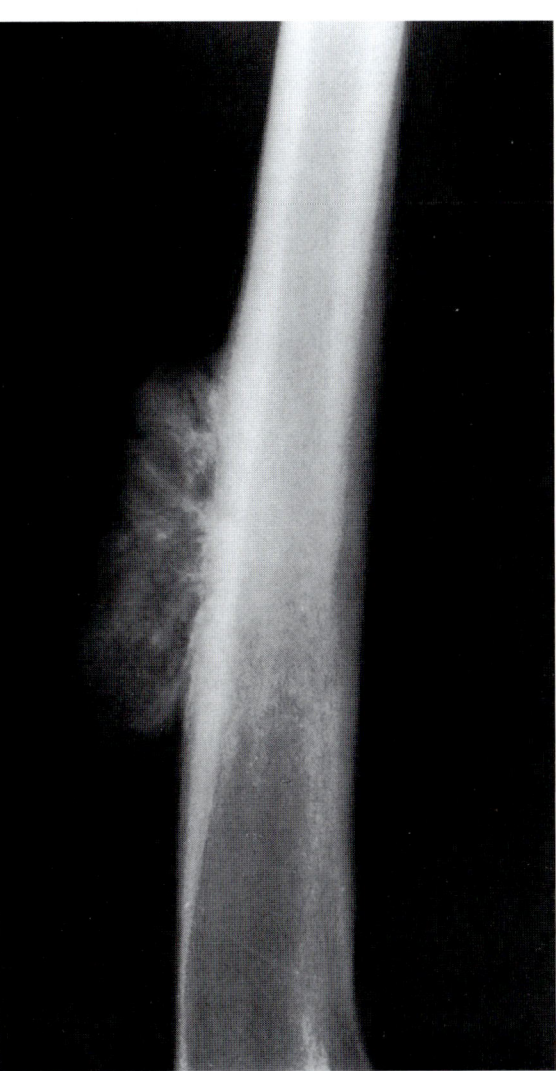

Abb. 6.98. Periostales Osteosarkom im mittleren Femurdiaphysendrittel bei einem 33-jährigen Mann. Die ventromediale Kortikalis ist deutlich verdickt und verdichtet, ihr sitzen ausgedehnte spikulaartige periostale Verknöcherungen auf, die sich in das angrenzende paraossale Gebiet vorwölben. Wie tomographische, makroskopische und histologische Untersuchungen ergaben, war der Tumor nicht in den Markraum eingebrochen, wodurch die Voraussetzungen für die Annahme eines periostalen Osteosarkoms gegeben waren. Im Übrigen wies dieser Tumor auch histologisch eindeutig Kriterien eines periostalen Osteosarkoms auf, das hinsichtlich seiner Dignität zwischen dem paraossalen und dem medullären Osteosarkom gelegen ist

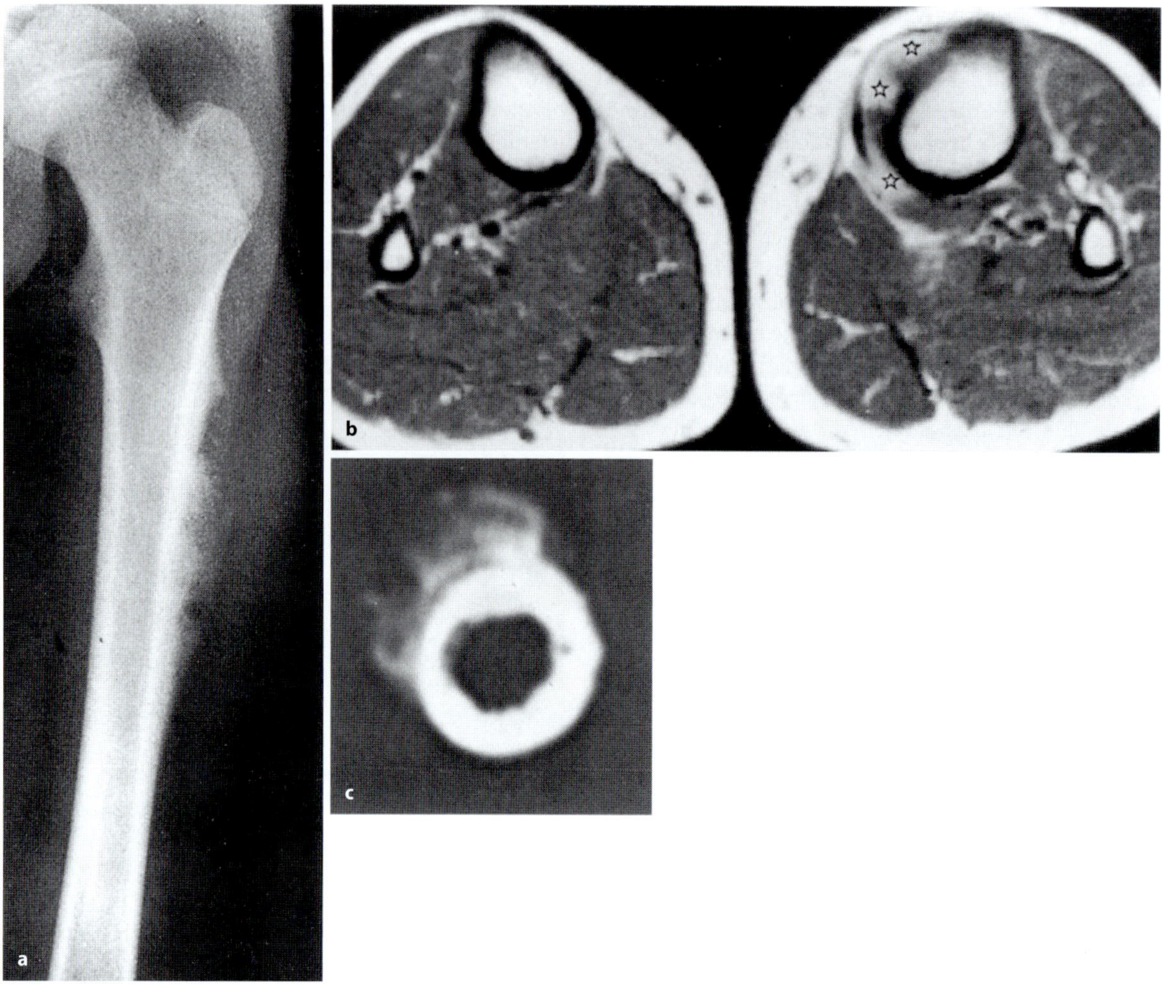

Abb. 6.99 a–c. Periostales OS im proximalen Femur links bei einem 8-jährigen Mädchen, das offensichtlich einen Defekt im Tumorsuppressorgen hat. In der Vorgeschichte finden sich ein Rhabdomyosarkom am anderen Oberschenkel und ein malignes fibröses Histiozytom in einer Labie. Der Tumor zeigt ziemlich langstreckige paraossale Verknöcherungen, die daruntergelegene Kompakta ist nur diskret aufgelockert. Typische Codman-Dreiecke proximal und distal. Das CT-Bild (**c**) demonstriert die ausgeprägten paraossalen Verknöcherungen und die weitgehend erhaltene Kompakta sowie einen fetthaltigen, intakten Markraum. In der MRT (**b**) ist – nach intravenöser Gabe von gadoliniumhaltigem Kontrastmittel – auch der nichtverknöcherte Tumoranteil in Form einer halbkreisförmigen, signalintensiven Zone erkennbar *(Sterne)*. Auch hier wird der intakte Markraum in Form einer homogenen Signalintensität – wie auf der Gegenseite – deutlich

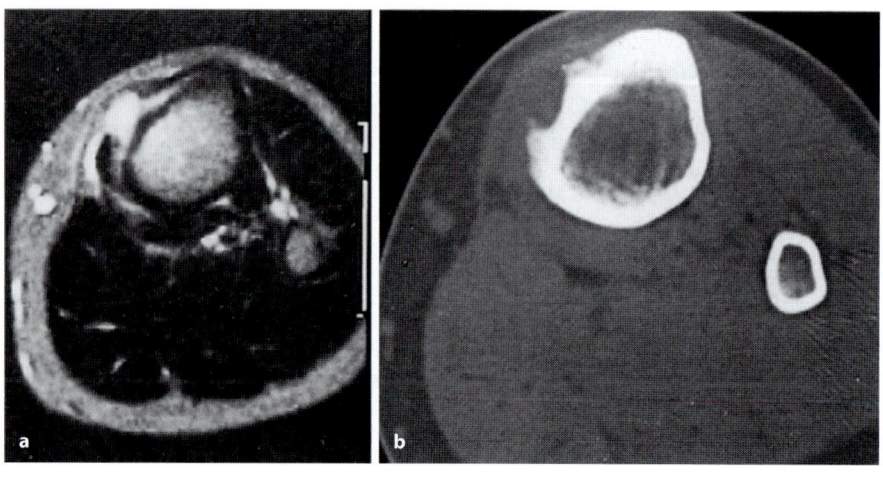

Abb. 6.100 a–d. Beispiele für periostale Osteosarkome an der Tibia. **a, b** 13-jähriges Mädchen (*Forts. S. 237*)

Abb. 6.100 a–d (*Forts.*) Im Projektionsradiogramm, das uns nicht zur Verfügung steht, ähnlicher Befund wie bei dem Fall in **c, d**. In **b** erkennt man die z. T. von außen zerstörte mediale Kortikalis bei erhaltenem Markraum. Um die zerstörte Kortikalis liegt eine Weichteilmasse, die sich im Kontrast-MRT-Bild (**a**) als signalintensiv herausstellt. **c,d** 10-jähriges Mädchen mit nahezu gleicher Lokalisation wie im erstbeschriebenen Fall. Die periostalen Knochenneubildungen sind relativ diskret, die daruntergelegene Kompakta ist im Übersichtsbild voll erhalten. In der MRT sieht man sehr eindrucksvoll die halbkreisförmige paraossale Tumormasse, um die vordere und laterale Tibiazirkumferenz herum gelegen. Sie ist – nach intravenöser Gabe von gadoliniumhaltigem Kontrastmittel – nahezu homogen signalintensiv. Medialseitig sieht man im Bereiche der Verknöcherungen ein hypointenses Areal. Keinerlei Markrauminfiltration

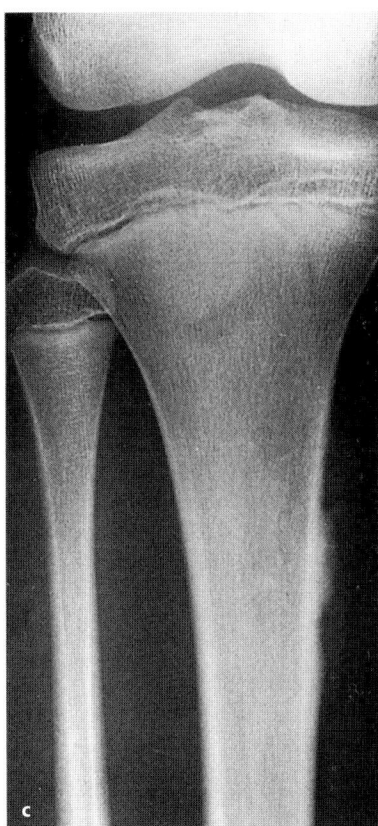
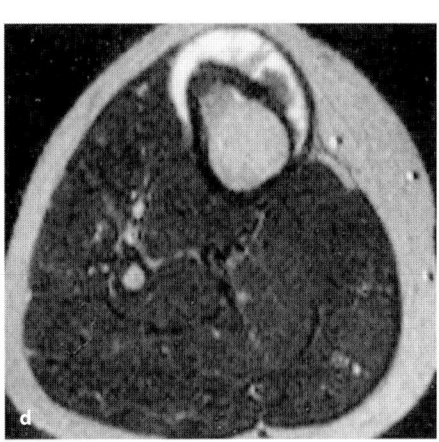

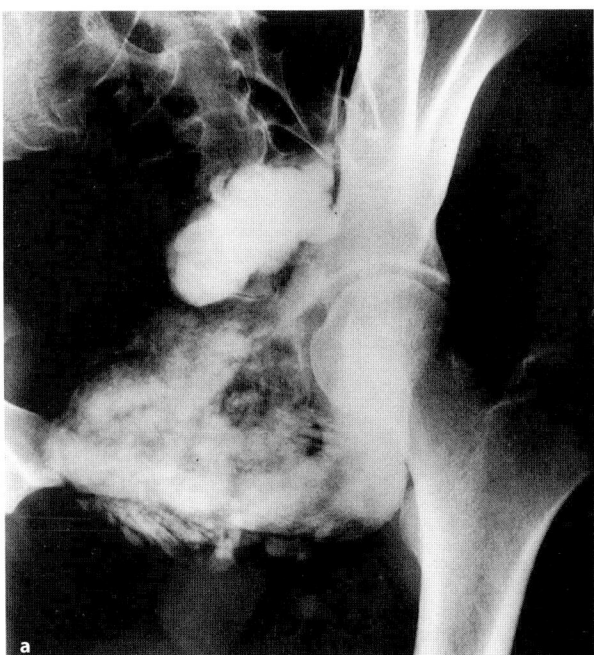
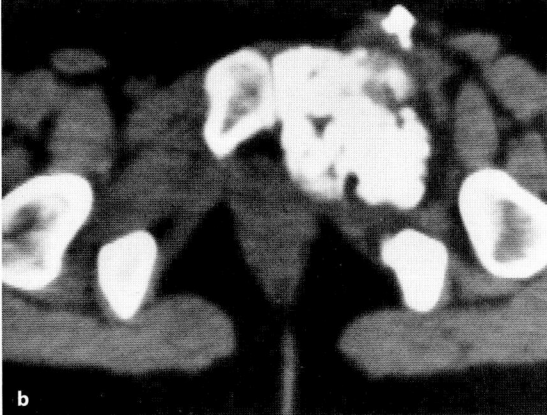
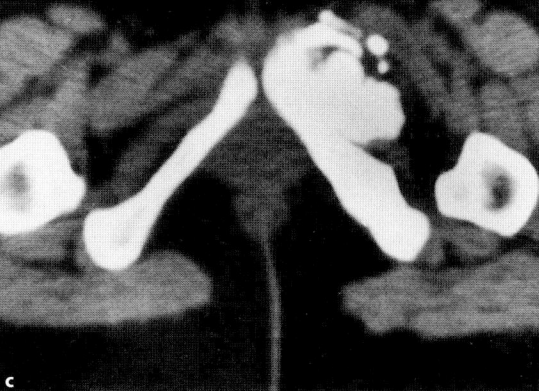

Abb. 6.101 a–c. „Juxtakortikales" OS, ausgehend vom Schambein (38-jährige Frau). Der Tumor breitet sich ausgedehnt in die umgebenden Weichteile aus, wie sowohl das Übersichtsbild wie die Computertomogramme erkennen lassen. Pathologisch-anatomisch hat er diffus die umgebenden Weichteile infiltriert und war in die V. saphena magna eingebrochen. Es ergab sich ein histologischer Differenzierungsgrad II

Weichgewebsmasse, die häufig nur sehr feine Spikulae, aber auch grobe Ossifikationen enthält und die manchmal von einer zarten periostalen Knochenschale überzogen sein kann. Wenn die darunterliegende Kompakta arrodiert ist, so entsteht ein muldenförmiger Defekt. Die zum Markraum hin gelegene Kompaktabegrenzung ist erhalten und oft ist die Kompakta verdickt, der Markraum findet sich zumeist frei von Tumor, ein Befund, der mit CT oder MRT sehr gut bewiesen werden kann. Fokale Markraumveränderungen im CT oder MRT sind in der Regel reaktiver Natur, es sei denn, es besteht ein direkter – kontinuierlicher – Zusammenhang mit der extraossären Tumormasse (Murphey et al. 2004). Dieser Befund steht in einem ziemlichen Widerspruch zu den oben zitierten Untersuchungen von Delling et al. (1996). Die Tumormasse hat in nichtkalzifizierten Bereichen CT-Dichtewerte unter denen der Muskulatur und hohe Signalintensitäten in T2-gewichteten MRT-Bildern, bedingt durch den hohen Wassergehalt der überwiegend chondroblastischen Läsionen (Murphey et al. 2004). Hat der Tumor spongiösen Knochen zerstört, dann sollte man ihn als chondroblastisches Osteosarkom bezeichnen.

Der Fall in ◘ Abb. 6.102 a, b zeigt sehr deutlich die Problematik der Klassifikation mancher periostaler Osteosarkome auf. Vom histologischen Bild her handelt es sich um ein juxtakortikales OS vom periostalen Typ. Ungewöhnlich dafür ist allerdings die geringe Differenzierung (Grad IV) und die grobe Infiltration des Knochenmarkraums und der Spongiosa. Anhand dieser Kriterien ist der Tumor allein schon aus therapeutischen Aspekten eher als hochmalignes Oberflächenosteosarkom anzusehen.

Differentialdiagnose

Nach De Santos et al. (1978) lassen sich die Charakteristika des periostalen Osteosarkoms wie folgt zusammenfassen:

- inhomogene Tumormasse mit Spikulabildung, in die kleinere transparente Areale eingestreut sind, die unkalzifizierte Matrix darstellen;
- gelegentlich eine periostale Reaktion in Form der Codmann-Triangel;
- Verdickung der Periostalseite der Kompakta an der Basis der Läsion ohne Veränderungen an der Enossalseite;

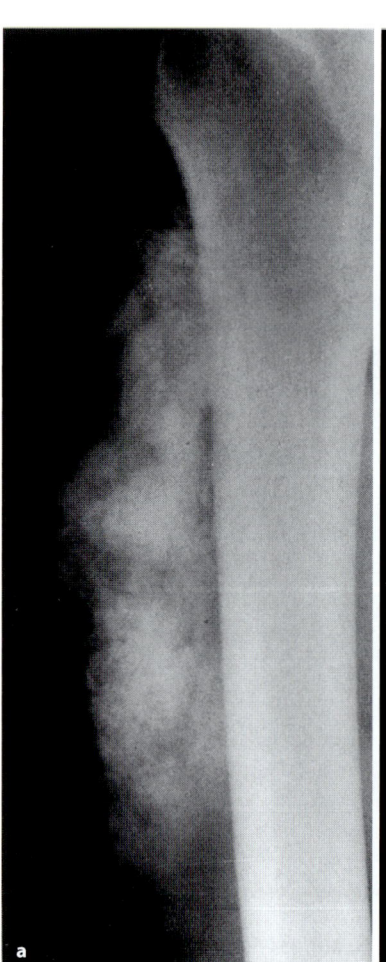
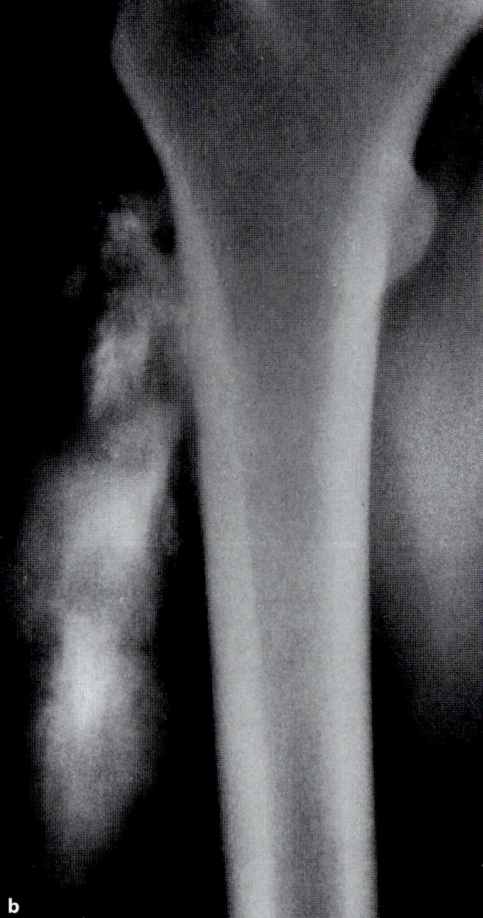

◘ Abb 6.102a–e. Periphere (juxtakortikale) Osteosarkome. **a, b** Der Tumor hat seinen Ausgang offensichtlich im Periost bzw. in der Kortikalis unterhalb des Trochanter major und breitet sich dann nach kaudal und lateral in den Weichteilen aus (18-jähriges Mädchen). Histologisch fand sich der Tumor schlecht differenziert (Grad IV), die Spongiosa war im Resektat breit infiltriert bis zum Schenkelhals mit Einbruch in die Synovialmembran der Hüfte. Auch der Femurschaft war infiltriert, und es zeigte sich eine ausgedehnte Weichgewebsinfiltration. Aufgrund des histologischen Grades IV und des Nachweises einer ausgedehnten Infiltration aller umgebenden Kompartimente klassifizieren wir den Tumor *als hochmalignes Oberflächenosteosarkom* – als Untertyp des juxtakortikalen Osteosarkoms. Dazu passt auch das Alter der Patientin (*Forts. S. 239*)

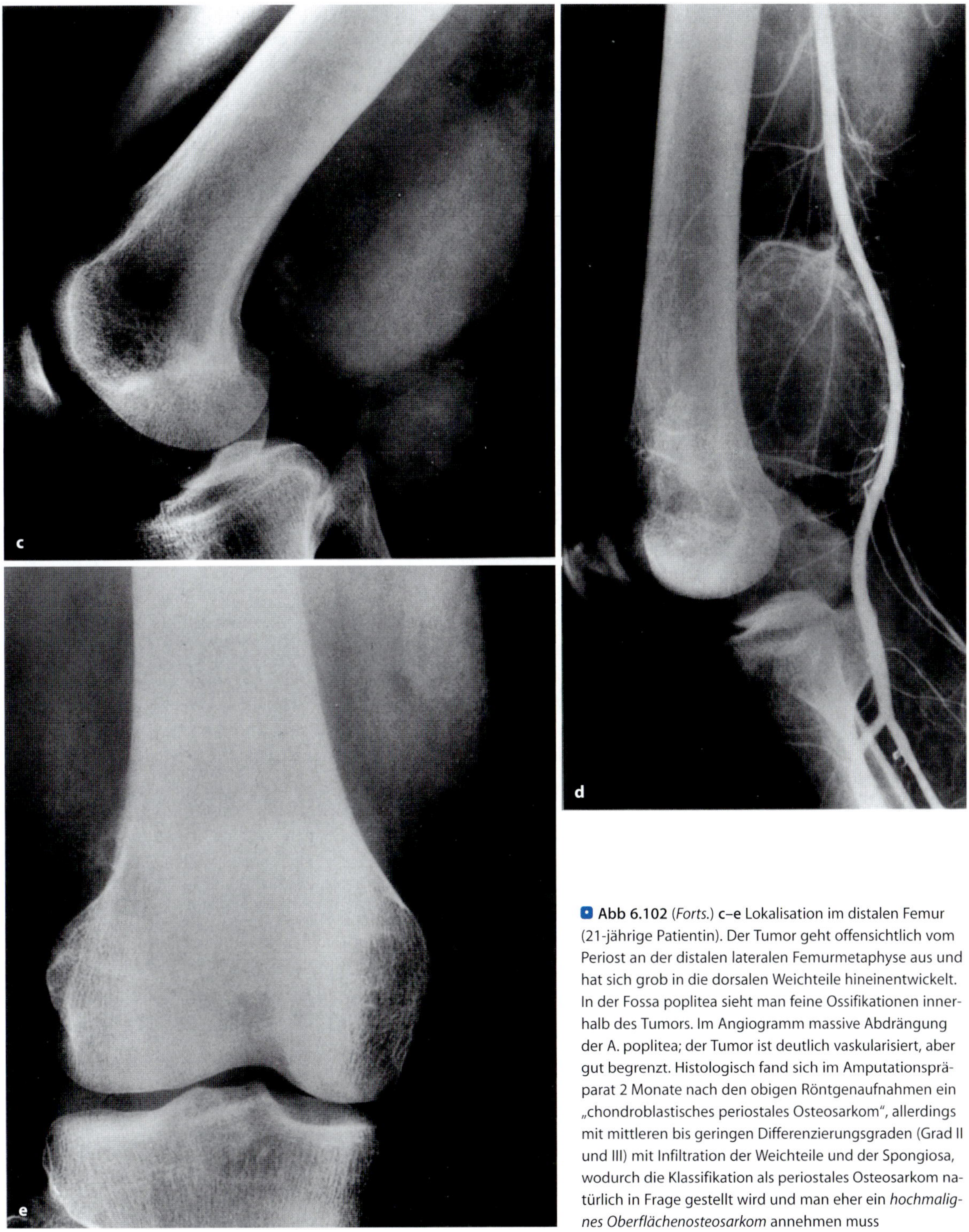

6.3 · Bösartige Tumoren

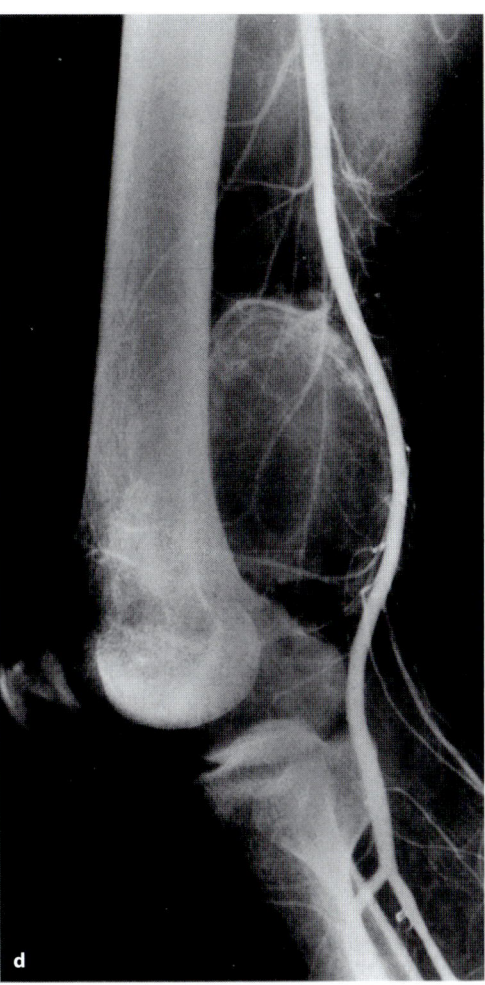

Abb 6.102 (*Forts.*) **c–e** Lokalisation im distalen Femur (21-jährige Patientin). Der Tumor geht offensichtlich vom Periost an der distalen lateralen Femurmetaphyse aus und hat sich grob in die dorsalen Weichteile hineinentwickelt. In der Fossa poplitea sieht man feine Ossifikationen innerhalb des Tumors. Im Angiogramm massive Abdrängung der A. poplitea; der Tumor ist deutlich vaskularisiert, aber gut begrenzt. Histologisch fand sich im Amputationspräparat 2 Monate nach den obigen Röntgenaufnahmen ein „chondroblastisches periostales Osteosarkom", allerdings mit mittleren bis geringen Differenzierungsgraden (Grad II und III) mit Infiltration der Weichteile und der Spongiosa, wodurch die Klassifikation als periostales Osteosarkom natürlich in Frage gestellt wird und man eher ein *hochmalignes Oberflächenosteosarkom* annehmen muss

- Ausbreitung der Läsion in die umgebenden Weichteile;
- keine Beteiligung des Markraums (s. oben).

Die Differentialdiagnose hat auch das juxtakortikale bzw. (sub)periostale Chrondrosarkom zu berücksichtigen.

Hierzu ist anzumerken, dass die Differentialdiagnose auch histologisch problematisch sein kann wegen der bekannten chondroblastischen Komponente des periostalen Osteosarkoms. Man kann sich darüber streiten, ob periostales Osteosarkom und juxtakortikales Chondrosarkom ein und dieselbe Entität sind (s. auch S. 235).

Des Weiteren ist differentialdiagnostisch an die heterotope Ossifikation (Myositis ossificans) zu denken, doch lässt sich die Abgrenzung beider Entitäten zuverlässig durch den computertomographischen Nachweis des trizonalen Aufbaus bewerkstelligen: Bei der heterotopen Ossifikation verknöchern zuerst die peripheren Partien der Tumormasse, beim periostalen Osteosarkom zuerst die knochennahen, d. h. am Ursprungsort des Tumors gelegenen Abschnitte, da sie älter sind. Im Dreiphasenszintigramm erweist sich die heterotope Ossifikation erfahrungsgemäß als hochaktiv in allen 3 Phasen, während beim periostalen Osteosarkom in den Frühphasen keine so ausgeprägte Aktivitätsanreicherung zu beobachten ist.

Eine weitere Differentialdiagnose stellen verknöcherte subperiostale oder – bei Perforation des Periosts – epiperiostale Hämatome dar. Die Verknöcherung beim subperiostalen Hämatom ist aber wesentlich homogener; zumeist erkennt man eine trabekuläre Struktur, und die Außenkontur ist solide. Transperiostal perforierte subperiostale Hämatome bieten extraossär ein ähnliches Bild wie die heterotope Osifikation. In diesem Zusammenhang sei auf das Kapitel über „proliferierende periostale Prozesse der Phalangen" (s. S. 934 ff.) verwiesen.

Die nächste zu erwähnende Differentialdiagnose ist die Stressfraktur mit irregulärer Verknöcherung auf der Außenfläche des Knochens. In der Regel gelingt aber eigentlich immer – entweder mit dem Projektionsradiogramm oder mit CT oder MRT – der Nachweis eines mehr oder weniger horizontal verlaufenden Frakturspalts (Abb. 6.87).

Eine weitere, von uns in den letzten Jahren zunehmend beobachtete Differentialdiagnose sind juxtaossäre Verknöcherungen bei der pustulösen Arthroosteitis (s. S. 912 ff.).

6.3.2.3 Hochmalignes Oberflächenosteosarkom

ICD-O-Code 9194/3

Synonyme: juxtakortikales OS, Oberflächen-OS

> **Definition**
> Das hochmaligne Oberflächen-OS ist ein hochgradiger (hochmaligner) knochenbildender Tumor, der von der Knochenoberfläche ausgeht (WHO 2002).

Das hochmaligne Oberflächenosteosarkom wurde zuerst von Wold et al. (1984a) und von Levine et al. (1985) beschrieben. Es kommt sehr wahrscheinlich noch seltener als das periostale Osteosarkom vor. Die meisten bisher beschriebenen Fälle betrafen Patienten in der 2. Lebensdekade, bevorzugte Lokalisationen waren Femur und Tibia, gelegentlich auch Humerus und Radius (Herman et al. 1993). Die Prognose ist generell schlecht. Von den von Wold et al. (1984a) publizierten 9 Patienten starben 7 innerhalb von 10–18 Monaten nach Radikaltherapie. Zwei Patienten überlebten 59 und 77 Monate.

Die Therapie der Wahl besteht heute aus einer neoadjuvanten Chemotherapie, gleich wie beim klassischen medullären Osteosarkom.

Radiologie

In etwa der Hälfte der Fälle sieht man eine oberflächliche Erosion des befallenen Knochens. In der Erosion können – auch spikulierte – Ossifikationen liegen. Entscheidend ist eine oft sehr voluminöse, mehr oder weniger amorphe, kalzifizierte, paraossale Tumormasse, ähnlich wie beim periostalen Osteosarkom (Abb. 6.102). Manchmal finden sich Sklerosierungen auf der Innenseite der Kortikalis. Codman-Triangeln kommen vor. Der Markraum ist in ca. 30% der Fälle vom Tumor infiltriert. Als charakteristisch für das hochmaligne Oberflächenosteosarkom gilt allerdings die fehlende Markrauminfiltration, insbesondere in der Abgrenzung gegenüber dem gewöhnlichen medullären Osteosarkom. Trotzdem kommt es früh zur Lungenmetastasierung.

Vanel et al. (2001) werteten 12 Fälle eines hochmalignen Oberflächenosteosarkoms aus. Darunter fanden sich 3 Frauen und 6 Männer im Alter von 15–34 Jahren, das mittlere Alter betrug 20 Jahre. Folgende Lokalisationen werden angegeben: Femur (7), Tibia (4) und Fibula (1). Die Tumorgröße variierte von 6–17 cm. Die Kortikalis war normal in 2 Fällen, verdickt in 7 und/oder verdünnt in 5 Fällen. Der Tumor wies in allen Fällen eine dichte Ossifikation auf, nur in einem Fall war die Ossifikation leichtgradig. Nur in 2 Fällen fand sich auf CT- oder MRT-Aufnahmen eine leichte Markrauminfiltration. 2 Fälle imitierten ein periostalen OS.

Fasst man das über Klinik und Radiologie Gesagte zusammen, so ist festzustellen, dass man an ein hochmalignes Oberflächenosteosarkom immer dann denken sollte, wenn sich ein juxtakortikal wachsender dicht ossifizierter Tumor findet, dessen histologische Differenzierung gering ist (Grad III–IV) und/oder wenn sich schon bei der Primärpräsentation des Patienten Lungenmetastasen nachweisen lassen.

Pathologie

Diese seltenen Tumoren wachsen flächenhaft im Bereich des Periosts und zeigen histologisch das Bild entsprechend von konventionellen anaplastischen Osteosarkomen. Sie haben die gleiche Prognose wie medulläre Osteosarkome. Wie diese zeigen sie eine starke Anaplasie und sind vom osteoblastischen Typ mit Bildung von Tumorosteoid oder Tumorknochen (◘ Abb. 6.103).

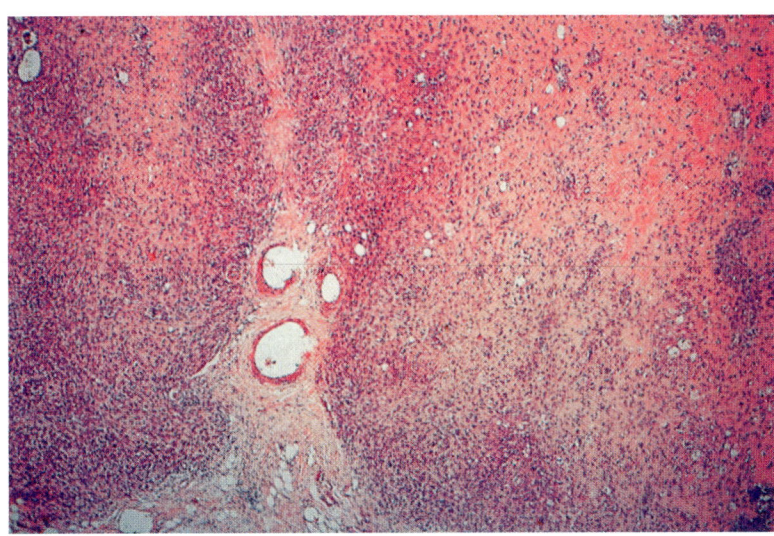

Abb. 6.103. Hochmalignes Oberflächenosteosarkom. Die seltenste Form der juxtakortikalen Osteosarkome ist histologisch vom konventionellen intramedullären Osteosarkom nur durch sein oberflächliches Wachstum und seine meist diaphysäre, selten diametaphysäre Lage zu unterscheiden. Entsprechend darf die Markhöhle nicht oder nur minimal vom Tumor infiltriert sein. Die Differentialdiagnose zum periostalen Typ des juxtakortikalen Osteosarkoms lässt sich durch dessen chondroblastische Differenzierung und niedrigeren Malignitätsgrad stellen

Vom medullären Osteosarkom grenzen sie sich durch die fehlende Infiltration des Markraums ab. Vom periostalen Typ des Osteosarkoms unterscheidet sie der histologische Aufbau, Letzterer ist – wie beschrieben – vom chondroblastischen Typ. Das paraossale Osteosarkom ist aufgrund seiner hohen Differenzierung problemlos vom hochmalignen Oberflächenosteosarkom abzugrenzen.

Schwieriger wird die Differentialdiagnose, wenn das paraossale Osteosarkom primär hochmaligne Anteile aufweist. Hier ist für die Klassifikation auch der makroskopische Aspekt wichtig, da beim hochmalignen Oberflächenosteosarkom nie eine knollige und knochenharte parossale Tumormasse gefunden wird, die das parossale Osteosarkom makroskopisch so gut charakterisiert.

6.3.2.4 Parossales Osteosarkom

ICD-O-Code 9192/3

Synonyme: juxtakortikales OS, juxtakortikales Low-grade-OS

> **Definition**
> Das parossale OS ist ein Low-grade-OS, das auf der Oberfläche des Knochens wächst (WHO 2002).

1977 wurde von Ahuja et al. aus dem Sloan Kettering Cancer Hospital in New York eine Klassifikation vorgeschlagen, die sich nach der zellulären Differenzierung orientiert. Entsprechend wurden „paraossale" Osteosarkome in Grad I, Grad II und Grad III eingeteilt, korrespondierend mit zunehmendem Malignitätsgrad. Entscheidend für die Einordnung ist der am schlechtesten differenzierte Anteil im Tumor. Dieser kann bereits im Primärtumor gefunden werden (primäre Entdifferenzierung) oder aber erst im Rezidiv auftreten. Ein parossales Osteosarkom Grad IV gibt es nicht, weil hier der histologische Aufbau und die Prognose dem hochmalignen Oberflächenosteosarkom entsprechen und diese Tumoren dann folgerichtig in letzterer Gruppe eingeordnet werden.

Wie bereits mehrfach erwähnt, zeichnet sich dieses an der Oberfläche eines Knochens wachsende Osteosarkom bei einer hohen histologischen Differenzierung durch eine günstige Prognose aus, die bei rein chirurgischer Therapie Fünfjahresheilungsraten von 80% hat. Als Tumor mit geringer Malignität rezidiviert es allerdings insbesondere bei ungenügender Resektion.

Bei der von Lindell et al. (1987) herausgestellten dedifferenzierten Variante soll die Fünfjahresüberlebensrate allerdings geringer als 50% sein. Von 11 Patienten, die in der Serie von Okada et al. (1994) an einem parossalen OS verstarben, hatten 10 einen dedifferenzierten Tumor. Größere Serien von dedifferenzierten parossalen OS wurden von folgenden Autoren publiziert: Unni et al. (1976) 7 Fälle mit koexistierender hoher Malignität; Sheth et al. (1996) 12 von 28 Fällen eines parossalen OS; Okada et al. (1994) 37 Fälle unter 226 Fällen eines parossalen OS (16%). Raymond (1991), Mirra (1989) und Bertoni et al. (2005) publizierten Fälle mit dedifferenzierten parossalen OS, die High-grade-Elemente von Osteosarkomen, Fibrosarkomen, Chondrosarkomen und malignen fibrösen Histiozytomen enthielten. Die Dedifferenzierung kann von Anfang an vorhanden sein oder im Verlauf, insbesondere nach Rezidiven auftreten.

> Insgesamt hängt die Metastasierungswahrscheinlichkeit vom histologischen Grad ab, des Weiteren von der Frage einer Beteiligung des Knochenmarkraums und von der Zeit.

Pathologisch-anatomisch breitet sich der Tumor von einer mit der Kompakta verwurzelten Basis über den Knochen aus. Zwischen die paraossalen Tumormassen und den darunter gelegenen Knochen schiebt sich eine dünne fibröse Lamelle, die von manchen Autoren als Teil des Periosts aufgefasst wird. Wenn vor der Ära der Computertomographie eine Markrauminfiltration als selten galt (ca. 20%), so muss heute diese Ansicht sicherlich korrigiert werden, wie u. a. auch das eigene Material von 12 Fällen zeigt, bei denen in 7 Fällen eine Markraumbeteiligung vorlag. Hudson et al. (1985) fanden in 9 von 12 computertomographisch untersuchten paraossalen Osteosarkomen eindeutig eine Markrauminvasion.

> Grundsätzlich gilt, dass die Wahrscheinlichkeit einer Markrauminvasion mit der Größe des Tumors, mit der Zahl der Rezidive und mit abnehmendem histologischen Differenzierungsgrad zunimmt.

Die Tumormatrixverknöcherungen sind in Kortexnähe häufig am ausgeprägtesten und nehmen zur Peripherie hin ab (Abb. 6.107 a, b, 6.107 c–f). In der Peripherie finden sich vorwiegend bindegewebige und knorpelige Anteile. Der histologische Aufbau ist charakterisiert durch eine Kombination von reifer Spongiosa mit zellarmem kollagenen Stroma (s. u.). Im Gegensatz zu Osteochondromen liegt zwischen den Spongiosatrabekeln kaum Fettgewebe und nur selten blutbildendes Mark. Die eigentlichen Tumorzellen sind fokal intertrabekulär angeordnet und häufig nur äußerst spärlich nachweisbar.

Pathologische Anatomie, Histologie

Das paraossale Osteosarkom hat in seiner Primärmanifestation wenig mit den medullären Osteosarkomen gemeinsam. Es ist ein meist großer knochenharter Tumorknoten, der außen dem Knochen aufsitzt, typischerweise an der Fossa poplitea des distalen Femurs, scheinbar expansiv wächst und im fortgeschrittenen Stadium das Femur weit umgreift, zunächst ohne Destruktion und ohne Einbruch in den medullären Knochenraum und ohne Metastasierung (◘ Abb. 6.104).

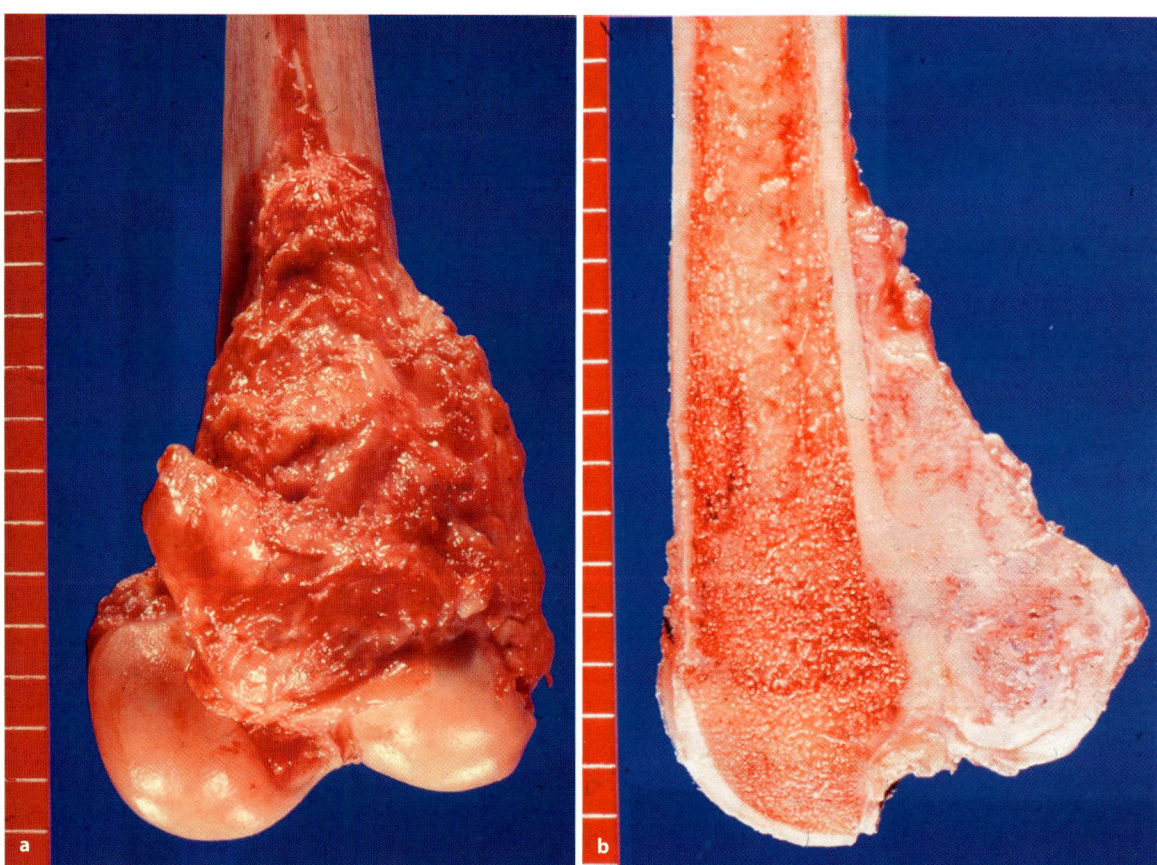

◘ **Abb. 6.104 a, b.** Paraossales OS des Femurs. **a** Die Dorsalansicht zeigt das typische Bild eines höckrigen knochenharten Tumors, der dem Planum popliteum aufsitzt und der den Femur seitlich umwächst. **b** Auf der Sägefläche wird das extraossäre Wachstum deutlich. Die Markhöhle ist nicht infiltriert. Der radiologische Befund ist in Abb. 6.107 a dargestellt

Auch histologisch zeigt dieser Tumor meist eine sehr hohe Differenzierung (◘ Abb. 6.105). Er bildet nicht nur fibrilläres Osteoid und Knochen, sondern man findet auch ausdifferenzierten lamellären Knochen innerhalb dieser Tumorform. Dies und das faserreiche und zellarme Stroma machen die Diagnose schwierig, wenn nicht an dieses Tumorbild gedacht wird. Histologisch hilfreich ist die Form der Stromazellen. Zwischen sehr dichtem Kollagenfasernetz liegen fibrozytenähnliche Zellen mit prominentem Kern. Mitosen sind selten und auch chondroide Strukturen finden sich meistens lediglich in der peripheren Wachstumszone. Diese zeigt auch einen größeren Zellgehalt als die knochennahen Abschnitte. Dieser Gradient in der Ausdifferenzierung ist hilfreich insbesondere bei der oft schwierigen Abgrenzung gegenüber *der Myositis ossificans (heterotope Ossifikation)*, die eine typische Differentialdiagnose zu diesem Tumor ist (vgl. den Fall in Abb. 6.108j–l). Letztere zeigt zwar auch einen zonalen Aufbau, im Gegensatz zum paraossalen Osteosarkom besteht bei der Myositis ossificans jedoch eine höhere Differenzierung in der Peripherie und die zellreichen Abschnitte liegen im Zentrum (umgekehrter trizonaler Aufbau).

Das sarkomatöse Wachstum ist deshalb am ehesten in der Peripherie des Tumors zu erkennen, wo ein spindelzelliges Stroma, ähnlich einem hochdifferenzierten Fibrosarkom, vorliegt, das metaplastisch Knochenbälkchen bildet. Diese zeigen deshalb keine Osteoblastensäume. Die Osteozyten in diesen Bälkchen lassen keine Atypie erkennen. Eingeschlossen in diese Peripherie können ortsständige Weichteile sein, auch Muskulatur, als Ausdruck des invasiven Wachstums – auch wenn makroskopisch dieses nicht als solches erkennbar ist.

Es muss aber betont werden, dass in vielen dieser Tumoren die Malignität in großen Arealen kaum oder gar nicht zu erkennen ist. Wir haben parossale Osteosarkome gesehen mit Abschnitten einer Knorpelkappe an der Oberfläche mit Ausbildung von Säulenknorpel und regelhafter enchondraler Ossifikation mit Primärspongiosa, die zum Zentrum des Tumors hin ausreifend vorlag mit Markräumen, die Fettgewebe und Blutbildung aufweisen, also Befunde wie bei einer kartilaginären Exostose (Abb. 6.107 c–j). Deshalb und weil die Dedifferenzierung (Grad II und III) in kleinherdiger Ausbildung vorliegen kann, ist eine sehr sorgfältige Untersuchung dieser Tumoren notwendig und die verlässliche Einordnung an einer Biopsie nicht immer möglich. Auch hier ist die Zusammenarbeit mit dem Radiologen präbioptisch von immenser Bedeutung, da dieser die intakte Kortikalis im Nativröntgen und CT findet und damit zuverlässig das Vorliegen einer kartilaginären Exostose ausschließen kann.

Eine zweite wichtige Differentialdiagnose sind *reaktive periostale Veränderungen* zum Frühstadium paraossaler Osteosarkome (Abb. 6.111). Erstere treten manchmal beidseitig auf (Röntgenaufnahme der Gegenseite!). Auch die PAO (s. Kap. 13.12) kann zu Bildern führen, die radiologisch die Differentialdiagnose zum initialen paraossalen Osteosarkom schwierig machen. Da eine „kleine" Biopsie in solchen Fällen meistens keine finale differentialdiagnostische Abgrenzung zwischen Tumor und reaktiver Läsion bringt, ist bei klinischem und/oder radiologischem Verdacht nach unserer Erfahrung immer eine große oder Exzisionsbiopsie mit anschließender subtiler, kompletter Aufarbeitung mit Mapping, also der Möglichkeit der topographischen Zuordnung der einzelnen Schnittpräparate zu bestimmten makroskopischen Regionen oder röntgenologischen Merkmalen, vorzuziehen. Stellt sich dabei ein paraossales Osteosarkom heraus, muss nachreseziert werden.

Beim Auftreten von Rezidiven ist mit einer Progredienz dieser primär relativ harmlosen Tumoren zu rechnen, die mit einem Markraumeinbruch, mit einer Metastasierung und einem entsprechenden tödlichen Verlauf enden kann. In seltenen Fällen kann auch bereits eine primäre Entdifferenzierung vorliegen, auch deshalb sollte eine ausgedehnte und möglichst kartographische Aufarbeitung der Operationspräparate erfolgen (s. auch weiter oben).

Über den ungewöhnlichen Fall eines primär dedifferenzierten paraossalen Osteosarkoms berichten Abdelwahab et al. (1997). An der Oberfläche fand sich ein „chondromatöses Grad-1/2-Osteosarkom" und im Markraum eine Grad-3-Komponente.

Häufigkeit

Insgesamt betrachtet ist das paraossale Osteosarkom selten, es nimmt nur ca. 1% der malignen Knochentumoren ein und hat an allen Osteosarkomen einen Anteil von etwa 4–5%.

Lokalisation

In der überwiegenden Mehrzahl der Beobachtungen (◘ Abb. 6.106) ist der Tumor in der Metaphyse und Meta-/Diaphyse eines langen Röhrenknochens (ca. 80% aller Beobachtungen) anzutreffen. Die distale Femurmetaphyse, insbesondere die dorsale Seite (Planum popliteum), wird dabei deutlich bevorzugt (ca. 50–70% der Fälle). Seltener findet sich eine diaphysäre Lokalisation am Röhrenknochen, genauso selten ist das Vorkommen paraossaler Osteosarkome an platten Knochen.

Alters- und Geschlechtsprädilektion

Im Gegensatz zum gewöhnlichen Osteosarkom bevorzugt das paraossale Osteosarkom Altersklassen jenseits des 25. Lebensjahres, der Erkrankungsgipfel liegt in der 3. und 4. Lebensdekade. Möglicherweise beruht dieser Unterschied auf dem langsameren Wachstum des para-

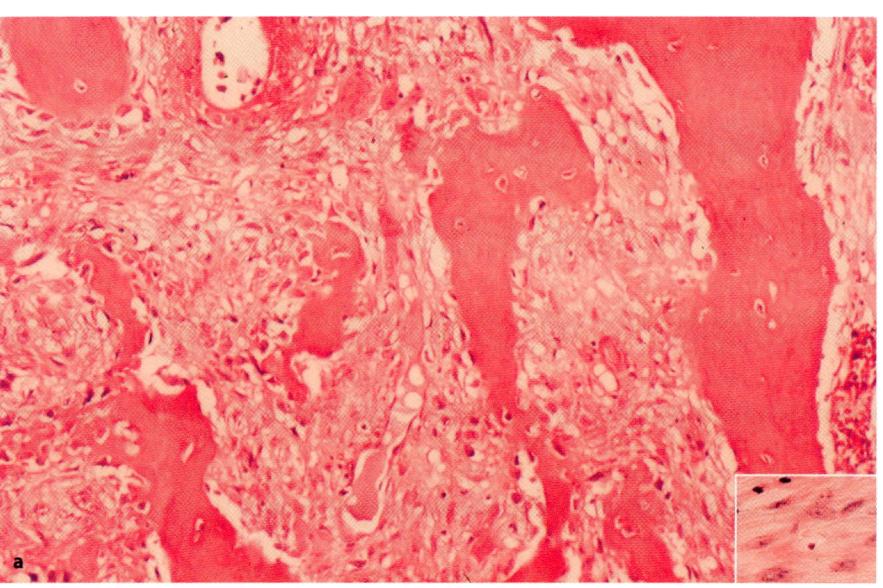
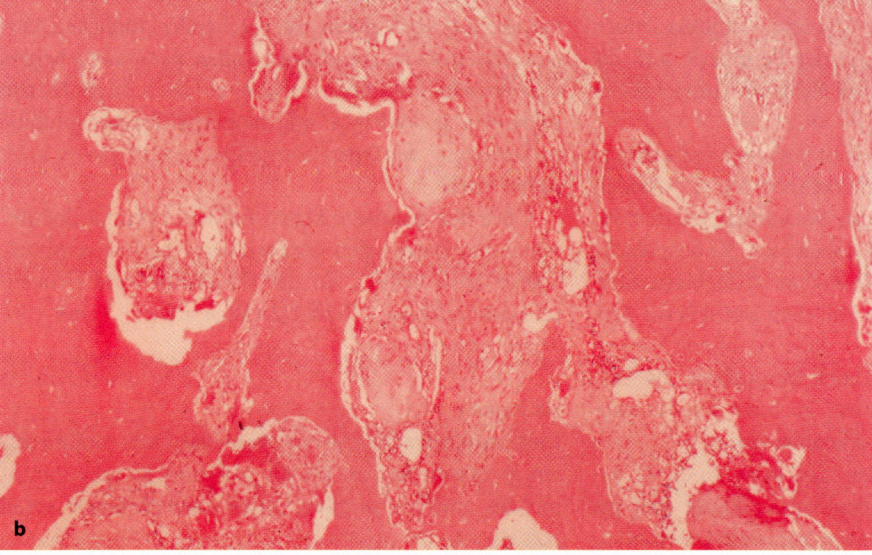
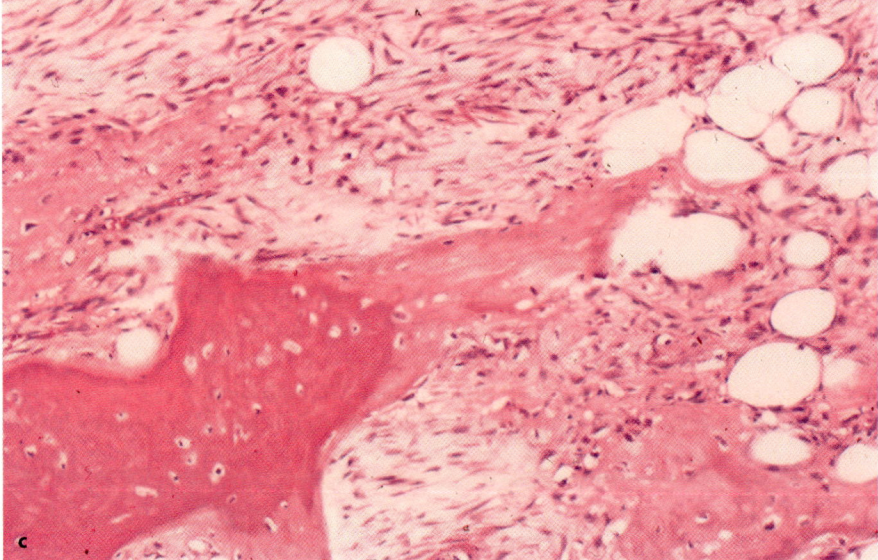

Abb. 6.105 a–e. Paraossales OS. **a** Typisch für das paraossale Osteosarkom ist das Nebeneinander von fibrösem Stroma und großen Osteoid- und Knochentrabekeln. Das Stroma ist aus spindeligen Zellen aufgebaut, mit plumpen Kernen vom Charakter eines gut differenzierten Fibrosarkom. Mitosen sind selten (Inset). Die Osteozyten zeigen keine Anaplasie. **b** Die Verdichtung des fibrösen Stromas mit den plumpen Kernen zu Osteoid ist sehr typisch. Größtenteils findet man jedoch zwischen Stroma und Osteoid schrumpfungsbedingte Spalträume. **c** Auch Fettgewebe wird inselförmig im fibrösen Stroma zwischen den Trabekeln gefunden. Dies ist jedoch nur immer in kleinen Herden ausgebildet und nie so extensiv wie bei einer kartilaginären Exostose (*Forts. S. 245*)

Abb. 6.105 (*Forts.*) **d** Auch die Bildung von Knorpel mit atypischen Chondrozyten ist im paraossalen Osteosarkom meistens zu finden, jedoch nicht in großflächigen Arealen. **e** In der Peripherie wird das infiltrative Wachstum des Tumors besonders gut deutlich durch die häufig nachzuweisenden Einschlüsse von Skelettmuskulatur.

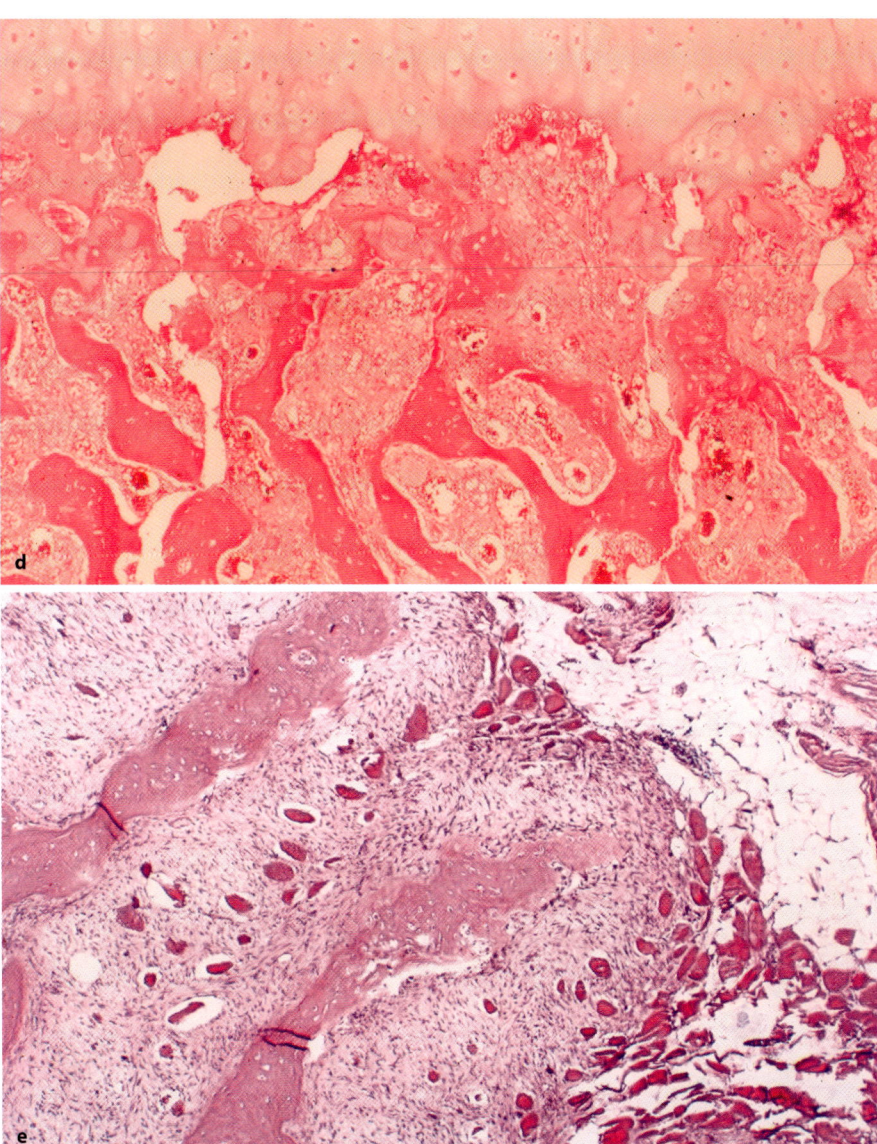

ossalen Osteosarkoms. In Anbetracht der bisher beobachteten relativ geringen Fallzahl von paraossalen Osteosarkomen, ist eine verbindliche Aussage über eine mögliche Geschlechtsprädilektion kaum zu treffen. In der Statistik von Dahlin (1978) finden sich bei 36 Trägern eines paraossalen Osteosarkoms 26 Frauen und 10 Männer; eine leichte Gynäkotropie besteht auch im Krankengut von Schajowicz (1994) mit 36 Frauen und 28 Männern.

Klinische Symptomatik

Die Dauer der Beschwerden variiert bis zum Behandlungsbeginn von einigen Wochen bis zu vielen Jahren. Die meisten Patienten klagen über eine derbe Schwellung, die bei Lokalisation in Kniegelenknähe Ursache einer Bewegungseinschränkung des Kniegelenks sein kann. Gelegentlich wird über leichte Schmerzen, die bisweilen schon Jahre bestehen, geklagt. Häufig finden sich in der Vorgeschichte vorausgegangene Tumorexzisionen mit der Diagnose eines mehr oder weniger atypischen Osteochondroms oder einer Myositis ossificans (Abb. 6.107 a, b, Abb. 6.108, Abb. 6.112).

Radiologie

Das charakteristische Röntgenbild wird durch einen außerhalb des Knochens entwickelten, kalzifizierenden Geschwulstprozess geprägt, der an irgendeiner Stelle der Kompakta in unterschiedlicher Breite aufsitzt (Abb. 6.107–6.112) bzw. den Knochen umwächst. Wahrscheinlich in mehr als der Hälfte der Fälle breitet sich der Tumor zapfenförmig *in* den Knochen aus. Im Allgemeinen ist die Geschwulst sehr kalkreich und damit röntge-

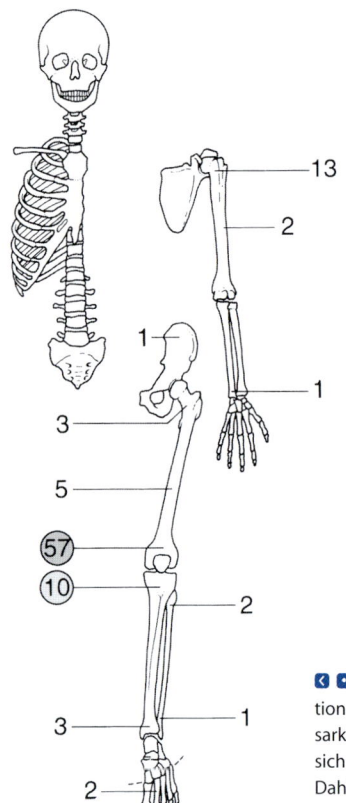

nologisch sehr dicht. Sie liegt in typischen Fällen schalenförmig als dichte Masse dem Knochen breit auf. Die bekannte Neigung dieser Geschwulstspezies zu einer schalenförmigen externen Ausbreitung um den Knochen lässt am makroskopischen Präparat eine deutliche Trennung des Tumors gegenüber dem Periost erkennen. Im Röntgenbild findet sich in solchen Fällen eine feine, vom Periost gebildete Aufhellungszone, die sich zwischen Tumor und der daruntergelegenen Kortikalis einschiebt (Abb. 6.107, 6.113a). Die schmale Aufhellungszone ist ein wichtiges differentialdiagnostisches Merkmal, das man häufig aber nur auf durchleuchtungsgezielten Aufnahmen der Zirkumferenz eines Knochens nachweisen kann. Schajowicz (1994) konnte dieses Röntgenzeichen nicht

Abb. 6.106. Zur Lokalisation von 100 paraossalen Osteosarkomen. Die Zahlen ergeben sich aus den Statistiken von Dahlin 1978 (36 Fälle) und Schajowicz 1994 (64 Fälle)

Abb. 6.107 a–j. Paraossale Osteosarkome am Planum popliteum. **a, b** Verlauf eines typischen paraossalen Osteosarkoms bei einem 27-jährigen Mann. **a** Seitliche Röntgenaufnahme des Kniegelenks mit ausgeprägten Verkalkungen in der Fossa poplitea mit welliger Begrenzung zur Peripherie hin. Gegen die Kortikalis setzt sich der Tumor in den proximalen Partien durch eine diskrete Aufhellungslinie ab. Bis zu diesem Zeitpunkt waren bereits 3 Exzisionen des Tumors erfolgt, so dass die Abbildung ein vielfaches Rezidiv darstellt. **b** 4 Jahre später hat der Tumor deutlich an Größe zugenommen, darüber hinaus erkennt man fleckförmige Verdichtungen in der Spongiosa, die Tumorinfiltrationen im Knochenmark entsprechen. Die Schmerzsymptomatik war unerheblich (*Forts. S. 247*)

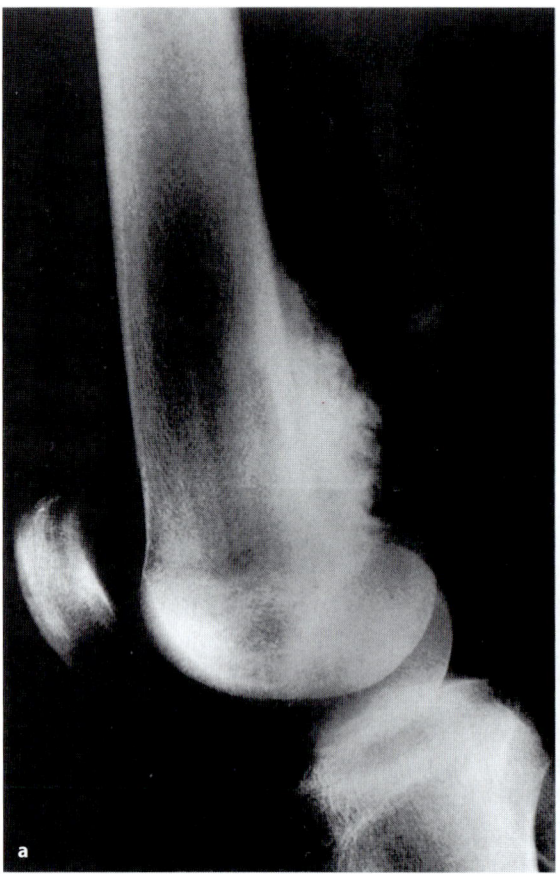

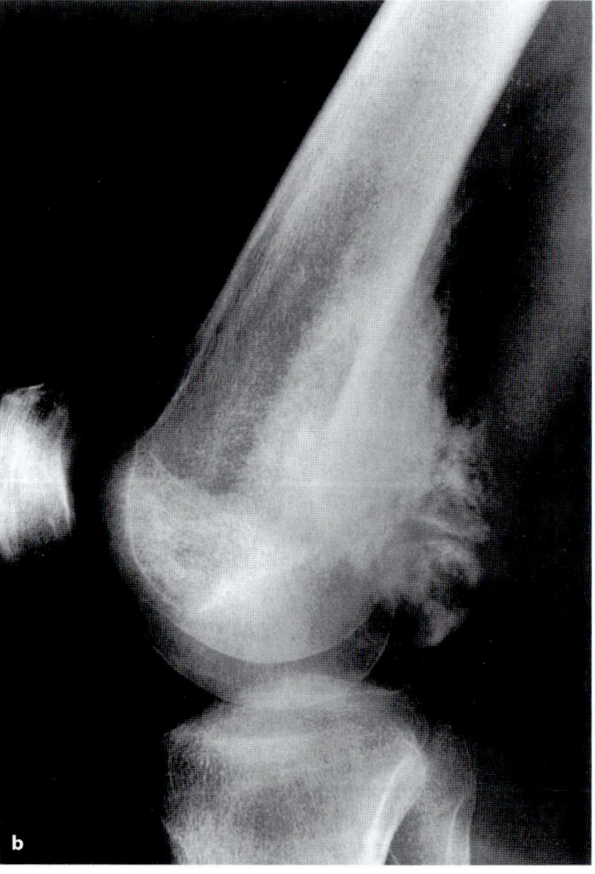

6.3 · Bösartige Tumoren

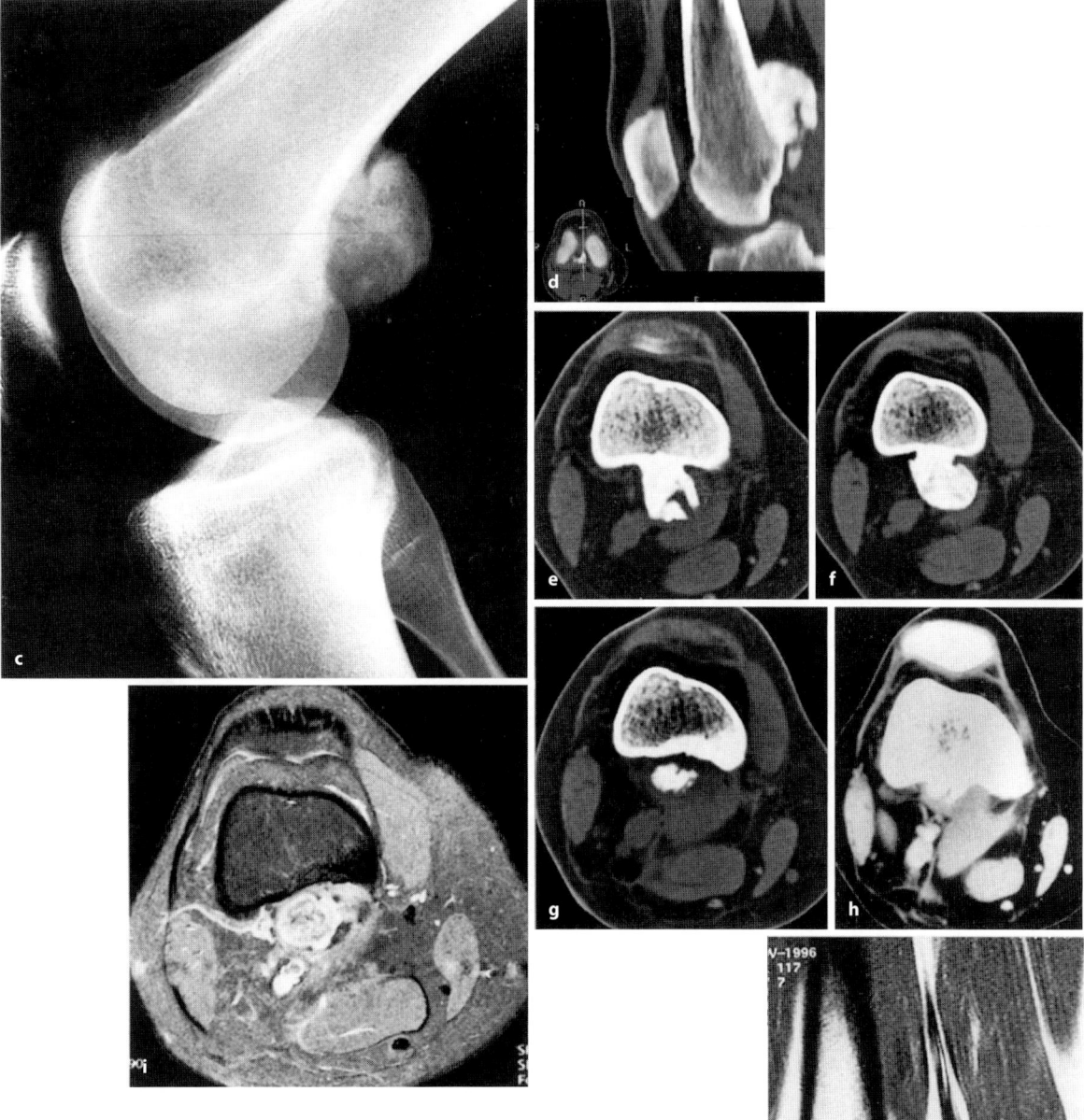

Abb. 6.107 (Forts.) **c–j** Hierbei handelt es sich um einen radiologisch eindeutigen, aber in der Histologie problematischen Fall (osteochondromähnliches paraossales Osteosarkom). Auf dem Übersichtsbild imponiert der solide verknöcherte Tumor am Planum popliteum wie ein klassisches paraossales Osteosarkom. Es handelt sich um eine 20-jährige schmerzfreie Patientin, die einen „Knubbel" in ihrer Kniekehle getastet hatte. Nur nach stärkerer Belastung gäbe es ziehende Schmerzen. Die Computertomogramme in **d–f** zeigen, dass der Stiel des pilzförmigen Tumors direkt der dorsalen Kompakta aufsitzt. Der Markraum ist völlig unauffällig dargestellt. Die zweidimensionale Rekonstruktion in **d** verdeutlicht dies noch einmal. Da sich also keine Verbindung zwischen dem Markraum des Femurs einerseits und dem Tumor andererseits fand, schied ein sessiles Osteochondrom aus der Differentialdiagnose aus. Es wurde der gesamte Tumor exzidiert und histologisch untersucht. Schon makroskopisch sah man eine 1 mm breite Knorpelkappe, die wir allerdings weder magnetresonanztomographisch noch ultrasonographisch darstellen konnten. Pathologisch-histologisch gelang aber letztendlich zunächst keine sichere Typen- und Dignitätsbestimmung. Erst der – klinisch wiederum asymptomatische – Rezidivtumor 9 Monate später (**g–j**) zeigte dann, dass es sich um ein paraossales Osteosarkom handelte, mit außergewöhnlicher osteochondromähnlicher Knorpeloberfläche. Das Zentrum des Rezidivtumors ist verknöchert (**g**), um die Verknöcherung herum Weichteiltumor, der im CT (**h**) und in der der MRT (**i**) kräftig Kontrastmittel aufnimmt. Der Weichteiltumor signalisiert die im Vergleich zum Primärtumor schlechtere Differenzierung, d. h. höhere Aggressivität. In beiden Ebenen der MRT (**i, j**) keine Markrauminfiltration

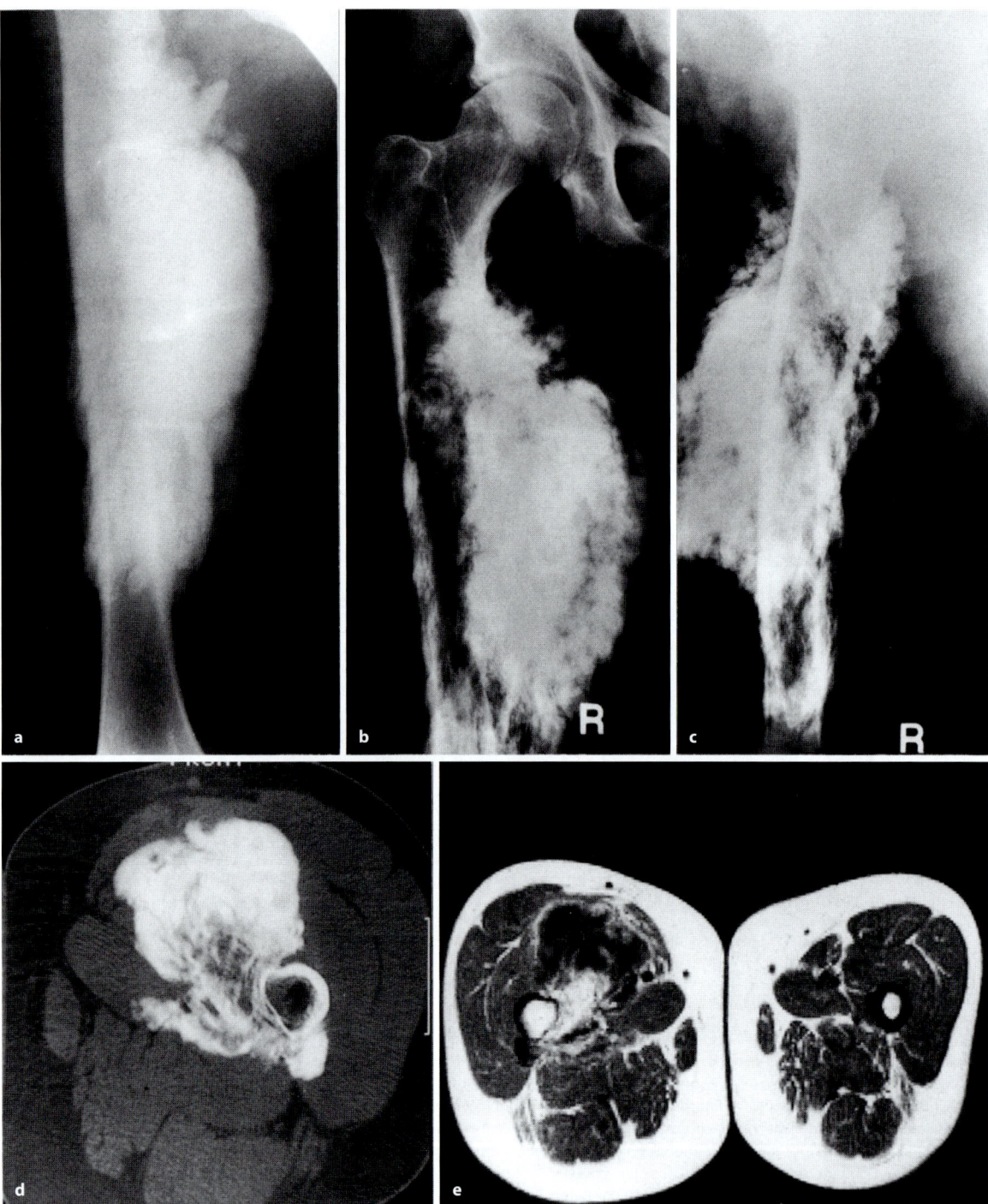

Abb. 6.108 a–i. Parossales OS (44-jähriger Mann). Auf der ersten Aufnahme (**a**) sieht man ausgedehnte Ossifikationen, überwiegend medial und ventral vom rechten Femur. Es wurde eine Probebiopsie entnommen, die histologisch eine „Myositis ossificans" ergab. Da der Patient ein Jahr zuvor ein Oberschenkeltrauma erlitt, wurde diese histologische Diagnose auch klinischerseits akzeptiert. Ein Jahr später (**b–c**) leichte Größenzunahme der ossifizierten Tumormassen, einhergehend mit einer zunehmenden klinischen Schmerzsymptomatik. Die auswärts durchgeführte MRT ergab eine deutliche Involvierung der medialen Femurkompaktazirkumferenz, wo sich unmittelbar an den Markraum angrenzend statt einer signalfreien, der Kortikalis entsprechenden Zone deutliche Signalintensitäten fanden, die sich nach medioventral zu in einem Areal von gut 3½3 cm fortsetzten (**e–i**). An diese signalintensive Zone schloss sich dann ein Areal an, in dem sich ein gemischtförmiges Signalmuster fand, das von einer signalintensiven irregulären und unterschiedlich breiten Kapsel umgeben war. Dieses Signalverhalten korrespondierte sehr gut mit dem 14 Tage später angefertigten computertomographischen Bild (**d**, seitenverkehrt), in dem sich die mediale Kompaktazirkumferenz hochgradig verdünnt darstellte. Allerdings war der Markraum irisblendenartig durch muskeläquivalente Gewebsformationen eingeengt (*Forts. S. 249*)

6.3 · Bösartige Tumoren

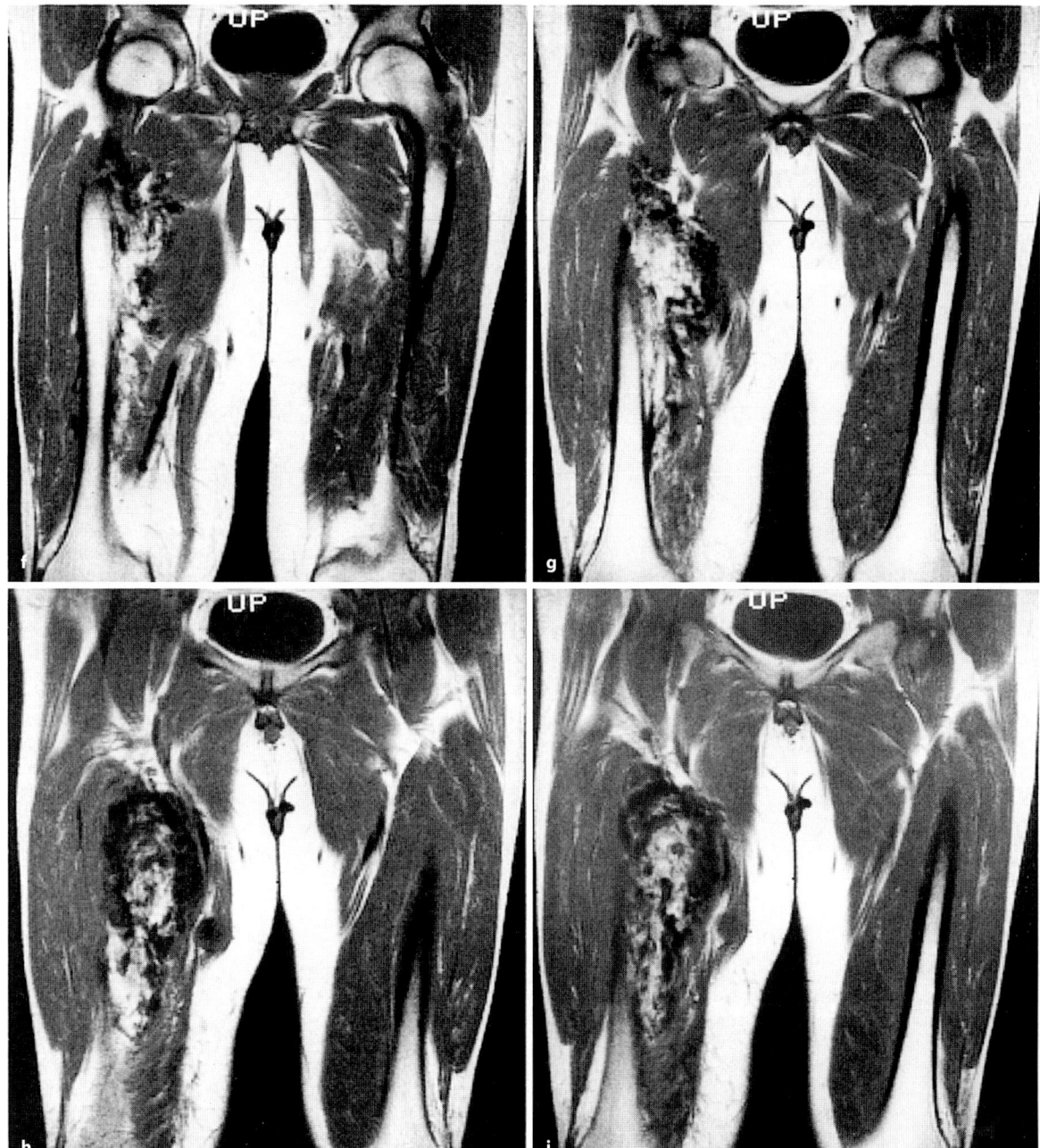

◨ **Abb. 6.108 a–I** (*Forts.*) Die unter der pilzartig konfigurierten dichten Ossifikationsmasse in der Peripherie gelegenen relativ hypodensen kompaktanahen Abschnitte – korrespondierend mit der signalreichen Zone im kernspintomographischen Bild – sahen wir als vitales, wenig ossifiziertes Tumorgewebe an und entnahmen dort mittels Stanzbiopsie eine Gewebsprobe, die ganz eindeutig ein paraossales Osteosarkom niedriger Malignität (Grad I) ergab. Wegen des von uns als erwiesen erachteten Eindringens des Tumors in den Markraum und der schlechten Abgrenzbarkeit der ossifizierten Tumormassen gegenüber dem umgebenden Weichteilmantel hielten wir eine Exartikulation für indiziert (*Forts. S. 250*)

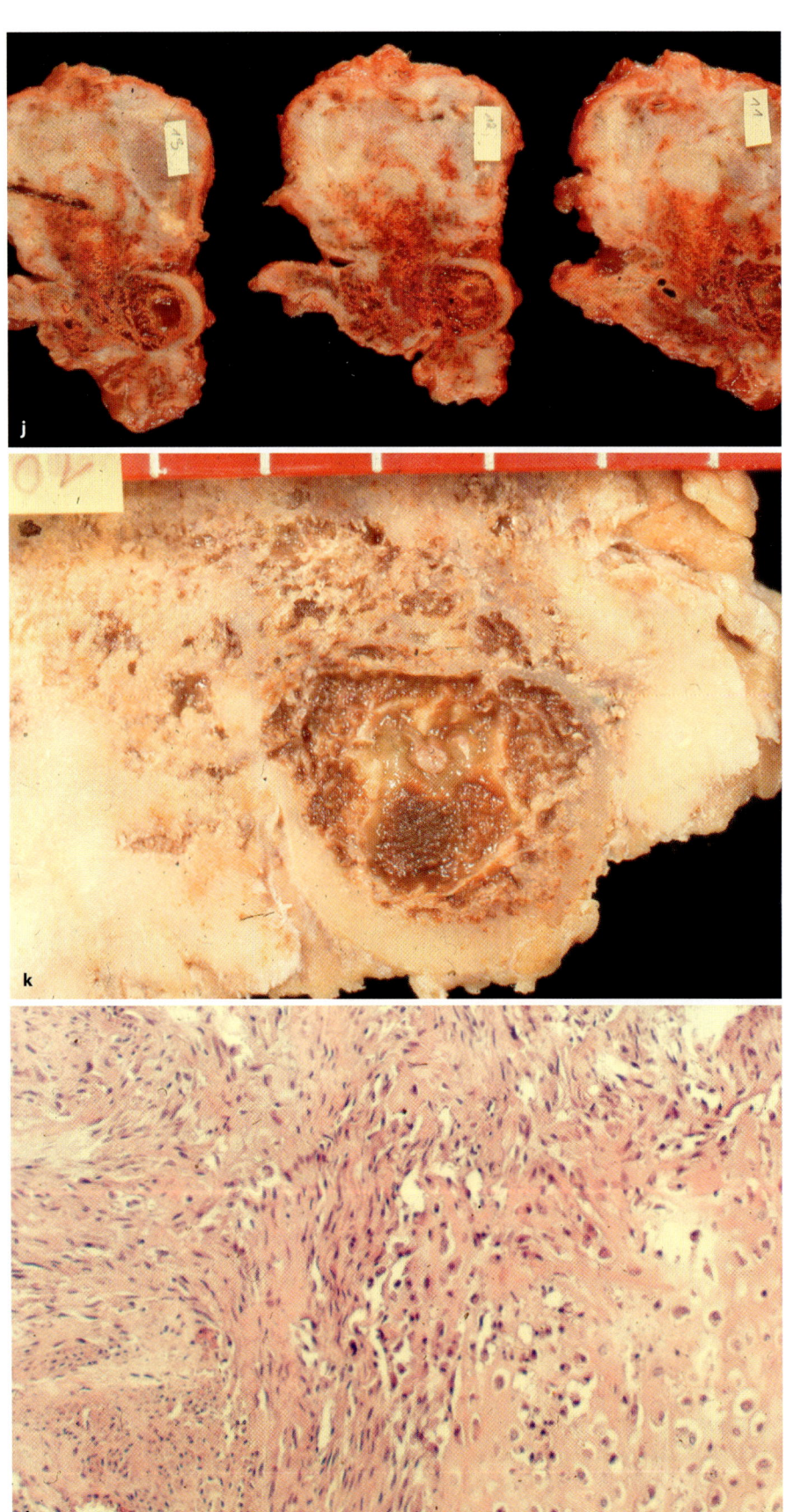

Abb. 6.108 (*Forts.*) Einige der Schnittpräparate sind in j dargestellt. Diese spiegeln sehr präzise die pathoanatomischen Verhältnisse wider, wie sie insbesondere in den computertomographischen und magnetresonanztomographischen Querschnitten wiedergegeben sind. k zeigt die Aufbrauchung des Kortex durch den Tumor, ohne dass eine Infiltration der Markhöhle vorliegt. Die Histologie (l) zeigt eine spindellzellige und chondroide Tumordifferenzierung mit geringen Zellatypien. Die Abgrenzung von benignen parossalen Prozessen ist entsprechend schwierig. Der Fall demonstriert die differentialdiagnostische Problematik „juxtakortikales im allgemeinen und parossales Osteosarkom im speziellen/Myositis ossificans" und beweist die Notwendigkeit, vor einer Biopsie zumindest mittels Computertomographie die interessierende Region (nicht oder nur teilweise ossifiziertes Tumorgewebe) aufzuzeigen. Für den Histologen war es im vorliegenden Fall unmöglich, anhand der randständigen ossifizierten Tumormassen eine Unterscheidung zwischen niedrigmalignem juxtakortikalen Osteosarkom und Myositis ossificans zu treffen. Das Verknöcherungsmuster (peripher extrem, zentral weniger) ist übrigens wenig typisch für ein paraossales Osteosarkom und passt besser zu einer Myositis ossificans

6.3 · Bösartige Tumoren

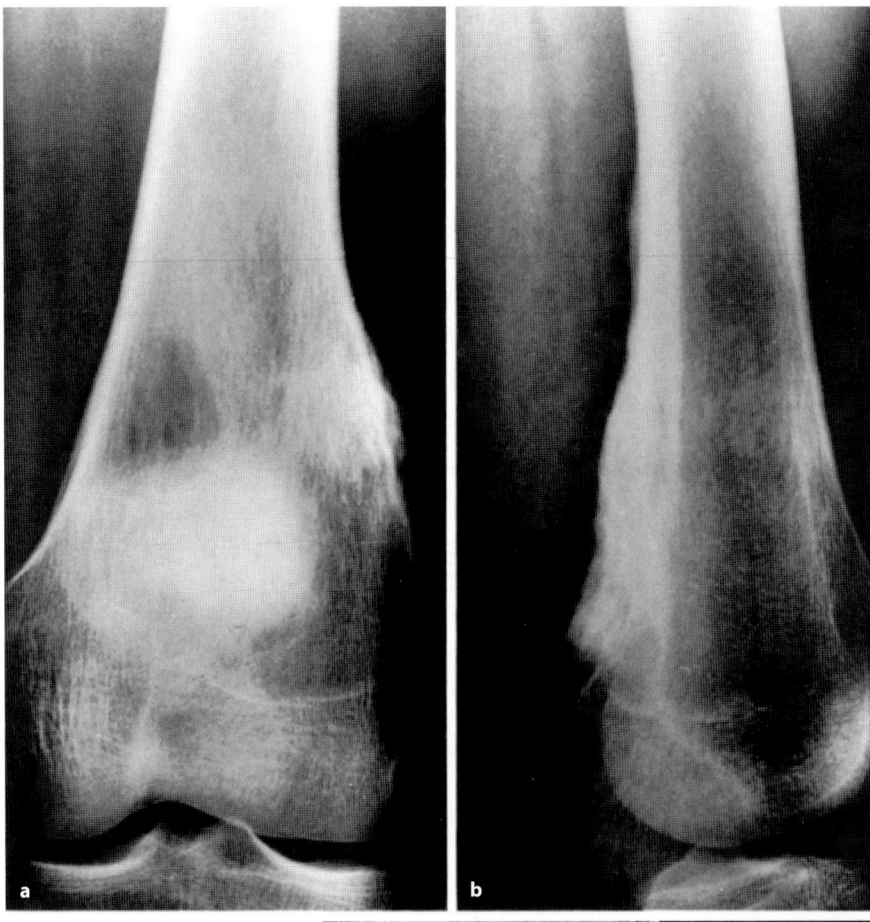

Abb. 6.109 a–c. Paraossales Osteosarkom im Bereiche der distalen Femurmetaepiphyse (21-jähriger Mann). Der Tumor hat die distale Femurmetaphyse deutlich umwachsen und erstreckt sich über die Medialseite bis nach ventral, wobei er – wie das Computertomogramm (d) erkennen lässt – zwischen sich und der Kompakta einen größtenteils gut abgrenzbaren freien Raum gelassen hat. Laterodorsal hat er die Kompakta zerstört, wie auch im Übersichtsbild (a) in Form einer Osteolyse erkennbar wird

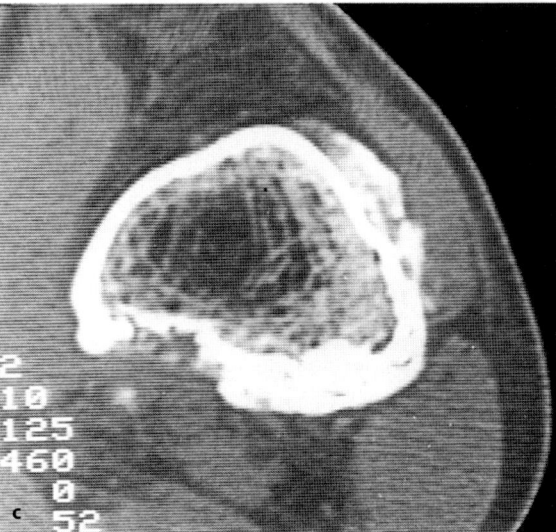

bei größeren Tumorexemplaren finden. Müller-Miny et al. (1991) wiesen es in der Hälfte ihrer 31 Fälle nach.

Mit Hilfe der Computertomographie mit hochauflösender Technik gelingt der Nachweis der feinen bindegewebigen Zwischenzone (Abb. 6.109) sicherer. Seltener ist der korrespondierende Knochen unter dem Tumor durch periostale Knochenneubildungen verdickt. Der Umriss des Tumors ist meistens lobulär und in seiner Begrenzung gegenüber der Weichteilmanschette durch eine Kapselbildung scharf. Bei dem Fall in Abb. 6.110 setzte sich allerdings nur die ossifizierte Tumormasse projektionsradiographisch scharf ab, während im CT der nichtossifizierte periphere Tumoranteil unscharf in die umgebende Weichteilmanschette überging. Trotz der sehr dichten Tumormasse erkennt man manchmal darin feine Aufhellungen, die durch Bindegewebe oder Knorpel, durch normales Fett oder durch eingeschlossene benigne Weichteilmassen oder durch umschriebene Areale einer Dedifferenzierung des Geschwulstprozesses bedingt sind. Eine computertomographische Differenzierung zwischen diesen Gewebsanteilen ist nicht möglich (Hudson et al. 1985).

Einige paraossale Osteosarkome weichen von der eben beschriebenen „klassischen" Röntgensymptomatologie ab und geben häufig Anlass zu differentialdiagnostischen Schwierigkeiten. Zu diesen atypischen Manifestationsformen gehören auch die paraossalen Sarkome, die grobe unregelmäßige Ausläufer aufweisen und mit exzentrischen Chrondrosarkomen verwechselt werden können. Auch exostosenähnliche Bilder werden gesehen (Abb. 6.107). Kricun und Staed (1984) berichten über ein zystisches paraossales Osteosarkom. Den im radiolo-

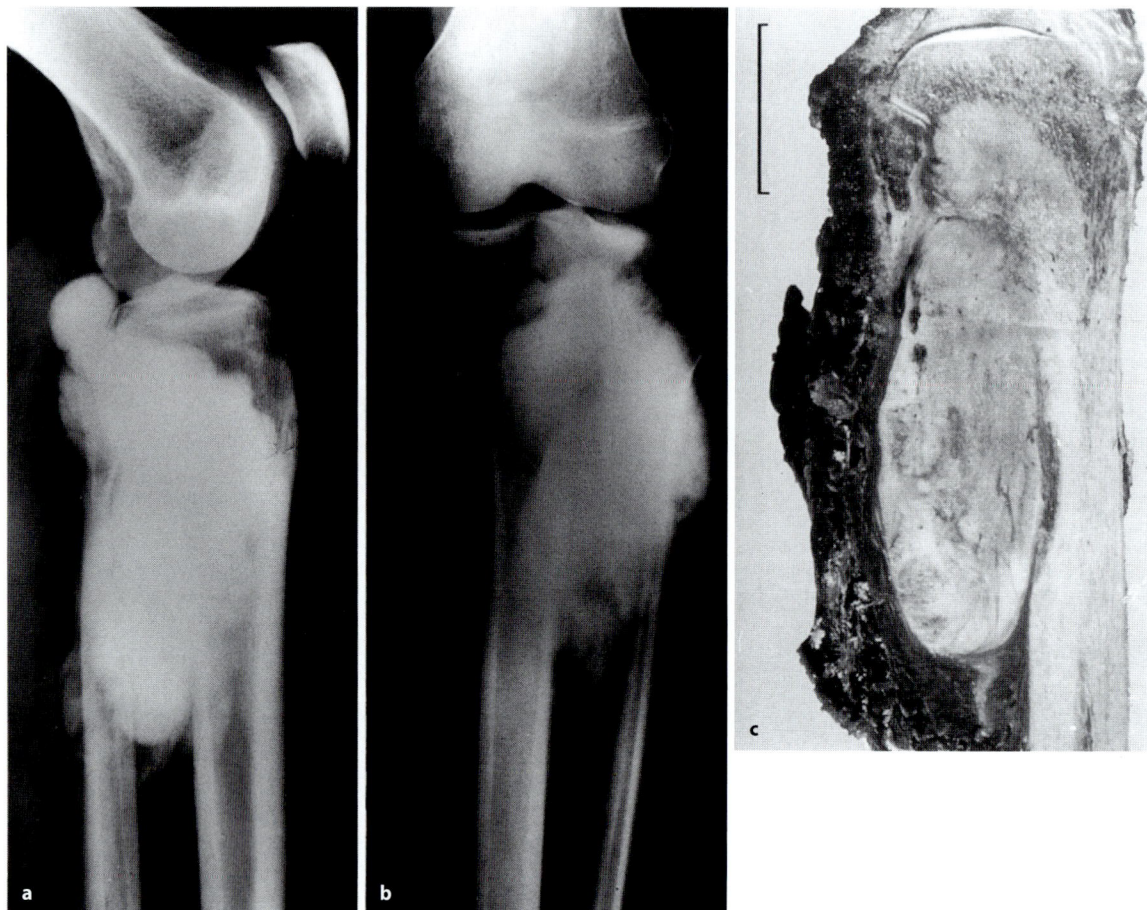

Abb. 6.110 a–c. Paraossales Osteosarkom (38-jährige Frau). Der Tumor geht offensichtlich von der laterodorsalen Tibiazirkumferenz aus und wächst expansiv nach allen Seiten zu, wobei er allerdings vor der Fibula Halt gemacht hat, wie die computertomographischen Schnitte (hier nicht dargestellt) erkennen ließen. Im CT war nur der zentrale Zeil des Geschwulstprozesses stark ossifiziert und von einer groben, die Weichteile infiltrierenden nichtossifizierten Tumormasse (hypodenser Ring um die Ossifikation) umgeben. Histologisch fand sich dementsprechend in der Peripherie ein expansives Wachstum mit Verdrängung der Weichteile, wobei der Tumor dort aus jugendlichem faserdichten Kollagengewebe mit schlanken Zellkernen ohne wesentliche Atypien bestand. Erst unterhalb dieser Schicht fanden sich Knochenbildungen in Form von dichtstehenden und meist parallel zur Kortikalis verlaufenden Knochenbälkchen aus Faserknochen. Daneben waren aber auch einzelne maligne sarkomatöse Abschnitte mit vereinzelter herdförmiger Knorpelbildung und deutlicher Atypie der Zellen zu sehen, ähnlich einem medullären Osteosarkom. **c** Die Kompakta war vom Tumor durchsetzt oder zerstört; der Tumor breitete sich auch im Markraum aus. Insgesamt betrachtet ergab sich ein Differenzierungsgrad II. Die computertomographische Untersuchung erfolgte 3 Wochen vor Amputation

gischen Schrifttum publizierten Fällen eines dedifferenzierten parossalen OS (Shuhaibar u. Friedman 1998; Reith et al. 1999 mit rhabdomyosarkomatöser Dedifferenzierung; Wines et al. 2000 mit teleangiektatischer Dedifferenzierung) sieht man die Aggressivität der Läsionen durchaus an.

Die präoperative Röntgendiagnostik muss sehr sorgfältig durchgeführt werden und so wichtige Fragen wie die Beziehung zu der benachbarten Muskulatur, den Gefäßen und Nerven beantworten und Auskunft über eine eventuelle Markraum- bzw. Spongiosainvasion geben.

Mit Hilfe der konventionellen Aufnahmetechnik ist eine subkortikale Tumorinvasion in den Knochen nicht verlässlich darstellbar. Die CT leistet hier sehr wertvolle Dienste, wenngleich die CT nicht in allen Fällen ganz verbindlich eine diskrete Markrauminfiltration ausschließen kann (Hudson et al. 1985).

Über die Verlässlichkeit der MRT bei diesem Problem gibt es Untersuchungen von Jelinek et al. (1996). Diese Autoren fanden an 32 Low-grade- und 28 High-grade-Tumoren darüber hinaus ein wichtiges Zeichen:

> Wenn sich eine unscharf begrenzte Weichteilkomponente entfernt von der knöchernen Tumormatrix nachweisen ließ, dann handelte es sich zumeist um ein hochgradiges (Grad 2–3) paraossales Osteosarkom. Diese Weichteilkomponente sollte von der Biopsie immer erfasst werden.

6.3 · Bösartige Tumoren

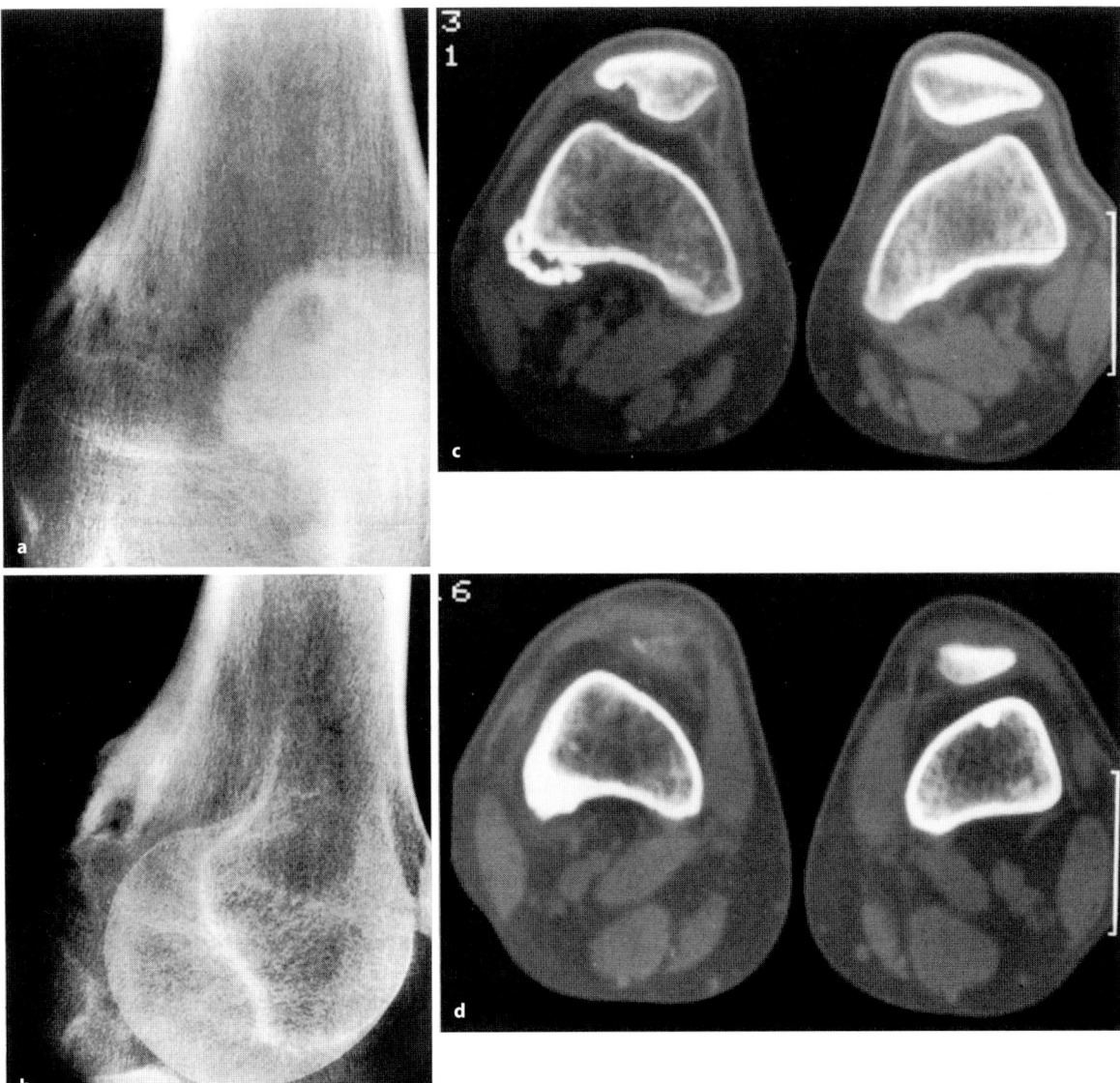

◘ **Abb. 6.111 a–d.** Paraossales Osteosarkom im lateralen Planum popliteum? Der 20-jährige Patient klagte seit etwa 9 Monaten über Schmerzen im Knie, ein Trauma war nicht erinnerlich, wenngleich er als Fußballer engagiert war. Röntgenologisch sieht man periostale Knochenneubildungen. Computertomographische Schnitte zeigen, dass die periostalen Knochenneubildungen offensichtlich ihren Ausgangspunkt von der diaphysennahen Metaphyse lateral nehmen, wo sie insgesamt eine deutliche Knochenverdickung hervorrufen. Nach distal zu wachsen sie mantelförmig über dem Knochen. Eine paraossale Weichteiltumormasse ist nicht eindeutig erkennbar. Die röntgenologische Diagnose musste einen reaktiven Prozess (z. B. posttraumatische Periostitis), aber auch ein juxtakortikales Osteosarkom vom paraossalen Typ in Erwägung ziehen. Der Prozess wurde en bloc reseziert. Makroskopisch fand sich eine verdickte Kompakta mit einer irregulären Oberfläche. Histologisch ergaben sich keine Hinweise für eine Beteiligung der enossalen Seite der Kompakta oder der Spongiosa. Da auch die histologische Differenzierung zwischen einer älteren traumatischen Periostitis mit ausgeprägter extraossärer Knochenneubildung einerseits und einem paraossalen Osteosarkom andererseits außerordentlich schwierig war, wurden die Präparate konsiliarisch Herrn Prof. Dr. J.M. Mirra, Los Angeles, Kalifornien zugesandt. Aus dem im Folgenden zitierten Urteil wird die Schwierigkeit der diagnostischen Einordnung solcher Fälle deutlich: „I personally, after microscopical examinations, favour a reactive process, probably a traumatic periostitis. As differential diagnosis to a parosteal osteosarcoma grade I is crucial and in my opinion very difficult, I would nevertheless recommend a narrow follow-up for the next two years."

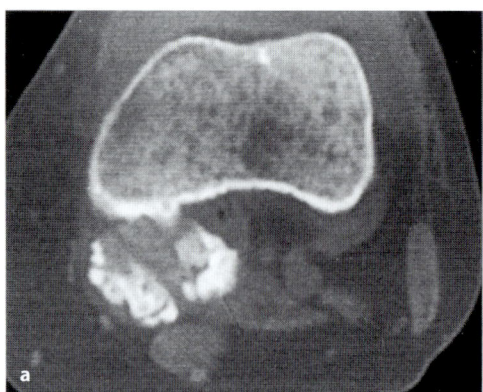 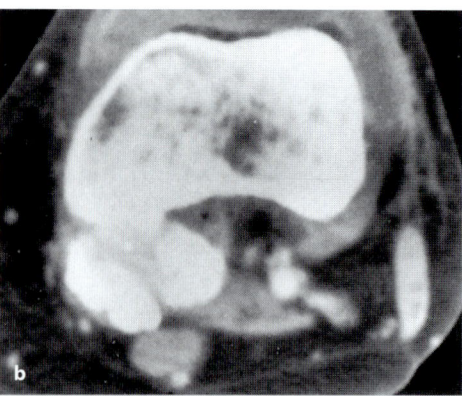

Abb. 6.112 a, b. Paraossales OS am dorsalen Condylus femoris medialis. Der Tumor sitzt dem Kondylus dorsal oberflächlich auf, er hat nur an umschriebener Stelle direkten Kontakt mit der dorsalen Kortikalis. Ungewöhnlicherweise sind die zentralen Partien weniger als die peripheren verknöchert, was die Differentialdiagnose zu einer Myositis ossificans erschwerte. Es muss allerdings hinzugefügt werden, dass bei der Patientin ähnlich wie im Fall der Abb. 6.107 a, b mehrere Probebiopsien vorausgegangen waren, so dass dadurch bedingt wahrscheinlich sich die Morphologie verändert hat. Der Prozess liegt intraartikulär und hat zu einem Erguss geführt. Nach Exzision des Tumors unter Mitnahme der dorsalen Kortikalispartien nunmehr fast 10-jährige Rezidivfreiheit

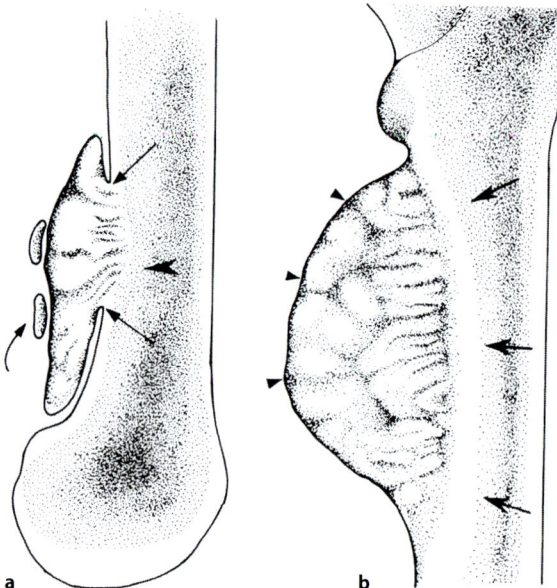

Abb. 6.113 a, b. Zur Differentialdiagnose zwischen paraossalem (a) und periostalem (b) Osteosarkom (nach De Santos et al. 1978). Gegenüber dem paraossalen Osteosarkom zeichnet sich das periostale durch die mehr inhomogen dichte Tumormasse und die verdickte Kortikalis mit überwiegender Aussparung des Markraums aus. Auch sitzt der Tumor sehr breitbasig dem Knochen auf, während sich das paraossale Osteosarkom mehr pilzförmig aus einem Stiel heraus entwickelt, so dass in der Regel ein feiner Zwischenraum zwischen dem Tumor und dem angrenzenden gesunden Knochen sichtbar wird

Wenn eine En-bloc-Resektion aus statischen oder sonstigen Gründen nicht in Frage kommt, sollte der angrenzende Markraum immer weit von der Resektion miterfasst werden.

Die meisten auch fortgeschrittenen paraossalen Osteosarkome sind angiographisch nicht auffällig. Die Angiographie sollte deshalb nur in den Fällen eingesetzt werden, in denen mit Hilfe der CT oder MRT die topographische Beziehung der Geschwulstgrenze zu den großen Gefäßen nicht exakt bestimmt werden kann.

Die Knochenszintigraphie erbringt in der Regel keine zusätzlichen Informationen zu der konventionellen Diagnostik und der CT oder MRT.

Differentialdiagnose

Von klinischer Bedeutung für die Differentialdiagnose gegenüber dem paraossalen Osteosarkom sind die heterotope Ossifikation (Myositis ossificans circumscripta im engeren Sinne) und das Osteochondrom. Die *Myositis ossificans* (s. auch Abb. 6.108), die gewöhnlich konservativ oder höchstens durch eine umschriebene Exzision der kalzifizierten Masse behandelt wird, stellt sich röntgenologisch als eine ossifizierte Masse *in der Nähe* eines Knochens dar (s. auch Kap. 13.11). Im Gegensatz zum paraossalen Osteosarkom haftet sie aber selten dem darunter gelegenen Knochen direkt und in nennenswertem Maße an, und ihre Kalzifikation ist insbesondere in früheren Formen peripher betont und lässt zentral nichtmineralisierte Abschnitte erkennen. Die unter einer Myositis ossificans gelegene Kompakta kann aber durchaus aufgehellt („grey cortex") bzw. atrophisch sein. Das paraossale Osteosarkom zeigt in der Regel primär zentrale Ossifikationen, die zur Peripherie hin abnehmen (Ausnahme s. Abb. 6.108 und 6.112) – sog. zentrale Ausreifung.

Auf diesen umgekehrten trizonalen Aufbau wurde bereits auf S. 243 hingewiesen.

Das *Osteochondrom* (s. Kap. 7.1.3 und Abb. 6.107 c–j) entwickelt sich aus dem darunter gelegenen Knochen, wobei Spongiosa und Kompakta in die Läsion in der Regel kontinuierlich übergehen. Das paraossale Osteosarkom hingegen weist keinen kontinuierlichen Übergang bezüglich der Spongiosa auf, der Tumor ist vielmehr durch die Kompakta gegenüber dem Markraum abgegrenzt. In Fällen eines gestielten paraossalen Osteosarkoms wird im Stiel eine Spongiosastruktur in der Regel vermisst. Schwierig kann allerdings die Abgrenzung der breitbasig dem Knochen aufsitzenden Osteochondrome von einem paraossalen Osteosarkom werden, vor allem, wenn durch die kalzifizierenden Knorpelmassen die Basis stark überlagert wird.

Ein weiteres Unterscheidungsmerkmal zwischen Osteochondrom und paraossalem Osteosarkom findet sich in der Beobachtung, dass Osteochondrome niemals die Eigenschaft haben, den Knochen schalenförmig zu umwachsen. Es fehlt ihnen deshalb die schmale Aufhellungszone, deren Nachweis die Diagnose „paraossales Osteosarkom" erleichtert. Auch das Matrixossifikationsmuster vom paraossalen Osteosarkom ist vom Osteochondrom sowie auch vom juxtakortikalen Chondrosarkom in der Regel unterschiedlich. Während das paraossale Osteosarkom mehr einen homogenen Ossifikationsschatten aufweist, sind die knorpeligen Tumoren in der Peripherie mehr ring-, bogenförmig, flockig oder auch amorph inhomogen mineralisiert.

Die Abgrenzung des paraossalen Osteosarkoms gegenüber dem *periostalen Osteosarkom* kann schwierig sein. Niedriger Malignitätsgrad (Grad I) und metaphysäre Lage erleichtern die Zuordnung zum paraossalen Sarkom, während diaphysäre Lokalisation und ein Malignitätsgrad II oder III mit chondroblastischer Differenzierung eher eine Zuordnung zum periostalen Osteosarkom erlauben. Zur rein pathologisch-anatomischen und damit röntgenologischen Unterscheidung zwischen den beiden Entitäten s. Abb. 6.113.

Wie schwierig, manchmal gar unmöglich, die röntgenologische und histologische Abgrenzung reaktiver und reparativer Periost- und Kompaktaverknöcherungen vom paraossalen, auch vom periostalen Osteosarkom sein kann, demonstriert der Fall in Abb. 6.111.

6.3.2.5 Osteosarkom der Weichteile

Extraskelettale Osteosarkome machen etwa 1,2% aller Weichteiltumoren und 4% aller Osteosarkome aus. Die meisten entstehen in den Weichteilgeweben insbesondere des Oberschenkels, des Retroperitoneums und des Mediastinums, wenngleich es Beobachtungen von Manifestationen in parenchymatösen Organen (Herz, Schilddrüse, Niere, Harnblase, Prostata, Uterus) geben soll. Das Durchschnittsalter von Trägern eines extraossären Osteosarkoms liegt höher als beim klassischen Osteosarkom. Extraossäre OS sind in der Regel hochgradige und matrixproduzierende Tumoren, sehr selten auch einmal niedriggradig, also niedrigmaligne (Okada et al. 2003).

Die Mamma scheint eine gewisse lokalisatorische Prädilektion für extraossäre Osteosarkome darzustellen (es ist allerdings wahrscheinlich, dass manche Fälle in der Literatur in Wirklichkeit pseudosarkomatöse metaplastische Karzinome waren, bei denen die epitheliale Komponente nicht genügend beachtet wurde). Botham und McDonal (1958) publizierten allein 5 Fälle eines Osteosarkoms unter 34 Sarkomfällen der Mamma. Adler (1979) beschreibt sehr ausführlich ein Osteosarkom in der rechten Mamma einer 54-jährigen Frau, bei der schon im Thoraxbild der Tumor als knochendichter Schatten imponierte. Er weist auf den als Unterscheidungskriterium gegenüber der Myositis ossificans wichtigen umgekehrten dreizonalen Aufbau der Läsion hin. Beim Osteosarkom finden sich innen reifer lamellärer Knochen, in der Mittelzone Tumorosteoid und Tumorknochen, in der Außenzone proliferierendes osteosarkomatöses Gewebe.

Ein primäres mesenteriales extraskelettales OS im Becken wurde von Choudur et al. (2005) publiziert, ein extraskelettales OS in der Niere von Wikström et al. (1999).

Die Prognose dieser seltenen Tumoren soll der konventioneller Osteosarkome entsprechen, wenn sie diesen analog behandelt werden (Goldstein-Jackson et al. 2005).

6.3.3 Osteosarkome unter Chemotherapie

Die präoperative (neoadjuvante) Chemotherapie wurde kreiert, um am Tumor selbst beobachten zu können, ob und wie er auf diese Chemotherapie reagiert. Im Falle eines guten Ansprechens dieser Therapieform lassen sich berechtigte Rückschlüsse auf die Sinnhaftigkeit einer postoperativen Fortsetzung dieser Therapie ziehen, wobei es im Wesentlichen um die Vernichtung der in den meisten Fällen schon zum Zeitpunkt der Entdeckung in mikroskopischer Dimension vorhandenen Lungenmetastasen ging.

Notwendigerweise wurden zum Monitoring der Osteosarkome unter Chemotherapie zunächst histologische Kriterien entwickelt. Von Bedeutung sind im europäischen Raum die Tumorregressionsgrade von Salzer-Kuntschik et al. (1983a, b):

Grad I	vollständig devitaler Tumor,
Grad II	wenig vitale Tumorzellen (◘ Abb. 6.114 c),
Grad III	weniger als 10% vitale Tumorbezirke;
Grad IV	10–50% vitale Tumorbezirke, mehr als 50% Tumornekrose;
Grad V	mehr als 50% vitaler Tumor;
Grad VI	komplett vitaler Tumor, Progression.

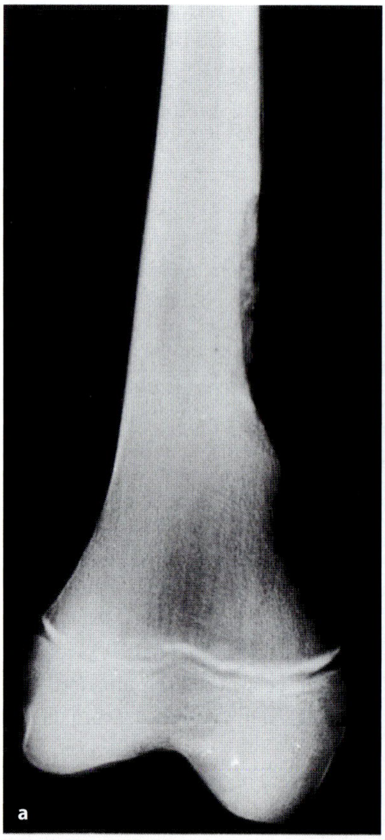

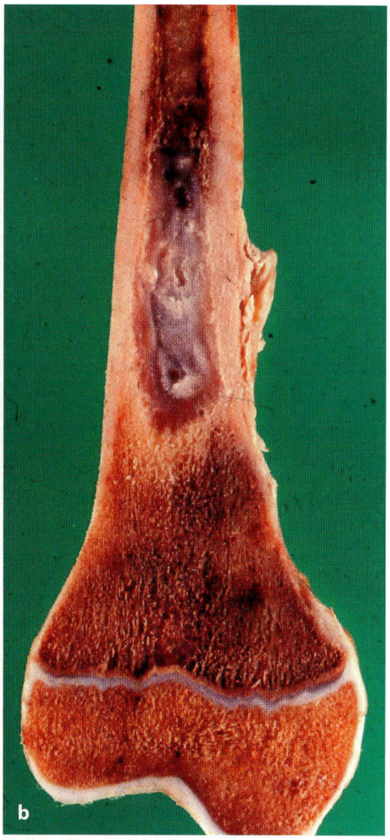

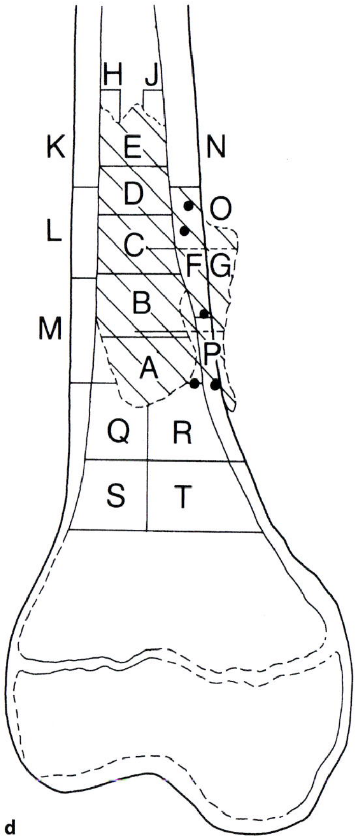

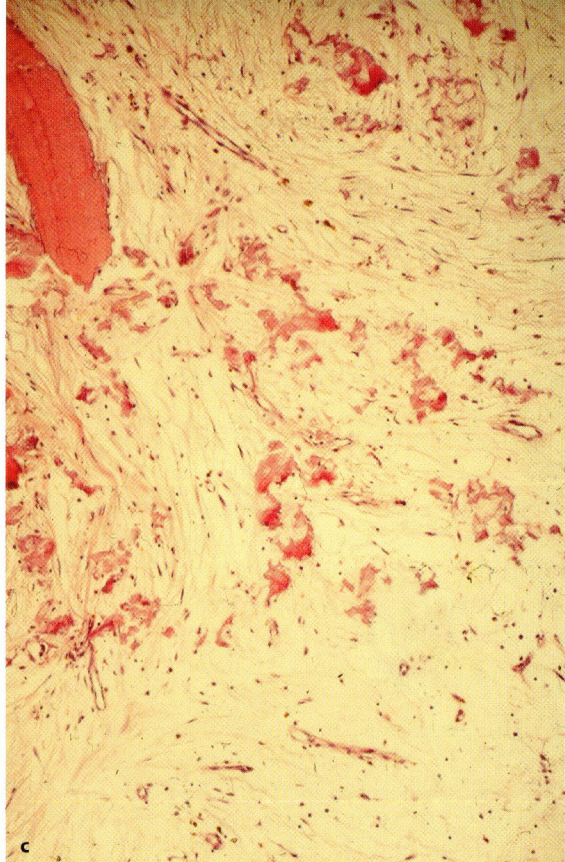

Abb. 6.114 a–h. Osteosarkom nach Chemotherapie. **a** Röntgenaufnahme vom Amputationspräparat eines Osteosarkoms in der distalen Femurmetaphyse nach erfolgreicher Chemotherapie (sog. Responder). Das Röntgenbild zeigt noch den Kortikalisdefekt, durch den der Tumor durchgebrochen war, der extraossäre Anteil des Tumors ist jedoch verschwunden. **b** Der Frontalschnitt durch den tumortragenden Knochen zeigt eine Umwandlung des Tumorgewebes in weiches geleeartiges Gewebe. Nach distal wird eine Randsklerose sichtbar. **c** Histologie eines Osteosarkoms nach erfolgreicher Chemotherapie (Responder, Grad II). Dieser Tumor zeigt eine fortgeschrittene Sklerose der Grundsubstanz (*unten*), Tumorzellen sind nur vereinzelt noch vorhanden (*oberer Bildanteil*). **d** Die Skizze zeigt das Ergebnis der histologischen Untersuchung des Amputationspräparates. Das schraffierte Areal markiert die makroskopische Tumorausdehnung. Aber im Bereich der Punktmarkierung wurden noch Tumorzellen histologisch gefunden. Solche Untersuchungen nach Chemotherapie am Operationspräparat müssen sehr sorgfältig und ausgedehnt erfolgen, um eine sichere Bestimmung des Regressionsgrades zu gewährleisten. **e–h** Osteosarkom unter Chemotherapie. Responder mit fast vollständiger Devitalisierung des Tumors (Regressionsgrad II). Radiologisch Abnahme der Weichteiltumormasse, Reossifikation lateralseitig, Normalisierung des Gefäßbildes (**f, h**)

6.3 · Bösartige Tumoren

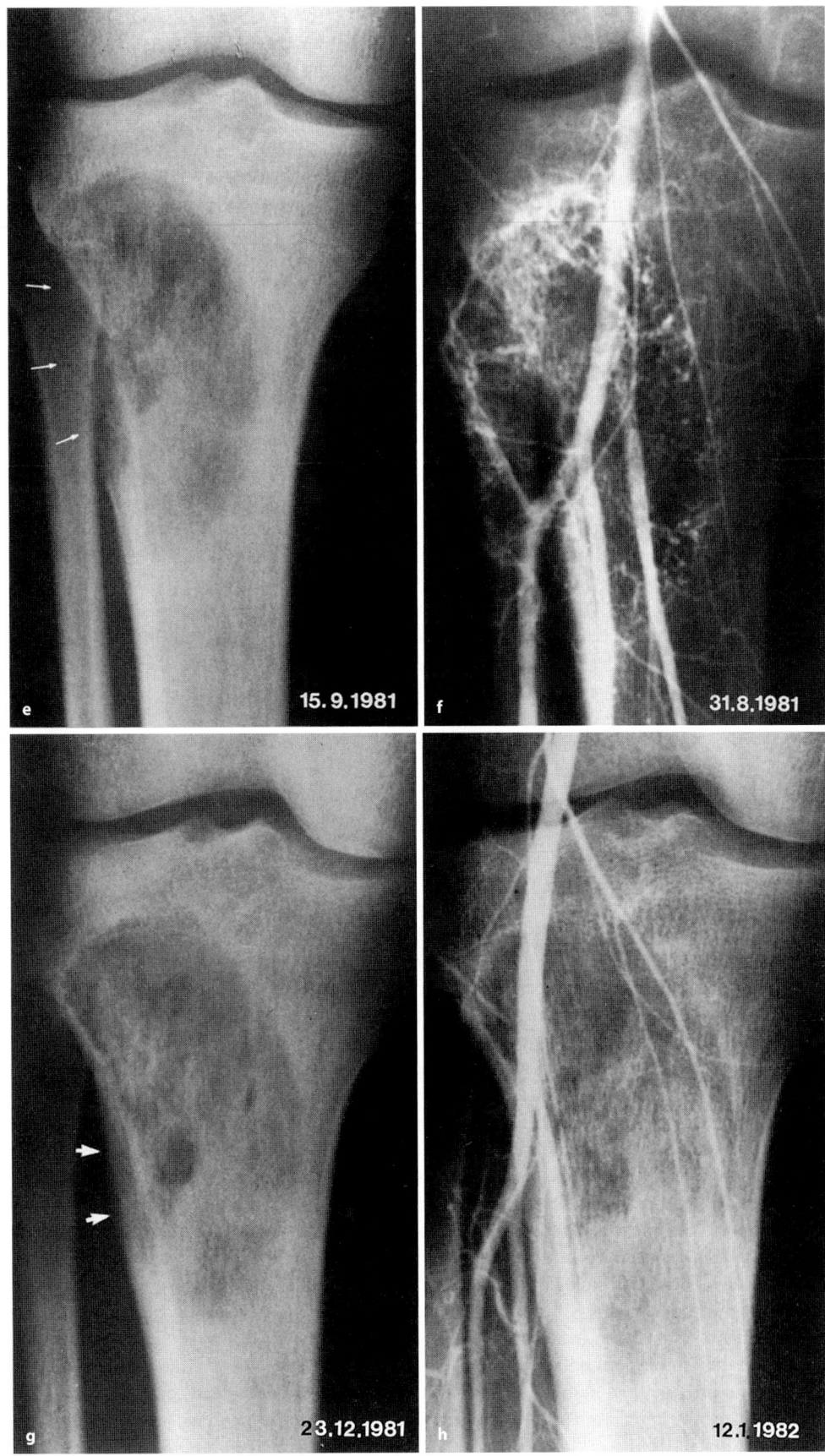

Abb. 6.114 a–h
(*Forts.*)

Die Grade I–III (weniger als 10% vitaler Tumorrest) wurden als „gutes" (Responder), die Grade IV–VI (10–100% vitaler Tumorrest) als „ungenügendes" (Nonresponder) Ansprechen gewertet. In einer Auswertung von 207 Operationspräparaten aus der Osteosarkomstudie COSS 86 betrug das Verhältnis zwischen Respondern und Nonrespondern 63:37% (Werner et al. 1996).

Für diese Untersuchung muss vom Tumorpräparat eine komplette Scheibe aus dem größten Tumordurchmesser im Längsschnitt „kartographisch" aufgearbeitet werden (Abb. 6.114 d). Dazu kann das Präparat abgezeichnet, geröntgt oder auf dem Kopiergerät 1:1 abkopiert werden. Zusätzlich sind noch weitere Entnahmen aus anderen Ebenen des Tumorpräparates zu machen, insbesondere auch aus makrospoisch auffälligen Abschnitten. Histologisch werden nur erkennbare Tumorzellen als „vitaler" Tumor gewertet. Stehengebliebenes oder neu eingesprosstes Stroma ohne Tumorzellen gilt als devitalisiert.

Die verschiedenen, heute möglichen radiologischen Untersuchungsmethoden zur Beurteilung des Ansprechens eines Osteosarkoms unter präoperativer Chemotherapie basieren in ihrer Validität auf den histologischen Regressionsgraden: Irgendeine Methode wird dann als gut, sehr gut oder ungeeignet bewertet, wenn sie mit der Gruppe der guten bzw. schlechten Responder hohe Übereinstimmungen zeigt.

Nach einer Studie von Lawrence et al. (1993) an 47 jungen Patienten mit präoperativer Chemotherapie (Durchschnittsalter der Patienten 12 Jahre, in 45 Fällen klassisches osteoblastisches Osteosarkom in der üblichen anatomischen Verteilung) müssen allerdings Zweifel aufkommen, ob die histopathologische Graduierung als Goldstandard für die Validierung der radiologischen Untersuchungsmethoden tatsächlich geeignet ist, denn die Autoren fanden eine Gesamtüberlebenszeit und eine kontinuierliche krankheitsfreie Überlebensrate bei Patienten mit einem guten histologischen Response (mehr als 90% Tumornekrose) in 87% (n = 13) bzw. in 73% (n = 11) der Fälle und mit einem schlechten Response in 63% (n = 20) bzw. 38% (n = 12). Die Sensitivität der histopathologischen Befunde lag bei 48%, die Spezifität bei 83%, der positive Vorhersagewert bei 73%, der negative Vorhersagewert bei 63%, die Genauigkeit bei 66%. Aus diesen Zahlen lässt sich ablesen, dass der histologische Nachweis von mehr als 90% Tumornekrose einen verhältnismäßig genauen Vorhersagewert für eine Heilung hat, dass aber ein histologisch schlechtes Ansprechen auf eine präoperative Chemotherapie in keiner Weise besagt, dass auch der „outcome" schlecht ist. Somit fehlt natürlich die vorausgesetzte Verlässlichkeit der histopathologischen Graduierung für die Beurteilung der verschiedenen möglichen radiologischen Untersuchungsmethoden.

In derselben Studie wurde genau diese Problematik untersucht: Unter den mit verschiedenen Methoden (Projektionsradiogramm, CT, MRT) untersuchten Kriterien für Veränderungen unter der präoperativen Chemotherapie (Ausmaß der intramedullären Tumorausdehnung, Umfang der Weichgewebsmasse, Ausdehnung der zentralen oder peripheren Ossifikation, Knochendestruktion) fand sich nur eine signifikante Korrelation zur histopathologischen Graduierung in Form einer Zunahme oder keiner Veränderung der Tumorweichteilmasse und in einer Zunahme der Knochendestruktion. Bezüglich des „outcome" fanden die Autoren eine signifikante Korrelation zwischen den 3 Faktoren „Nachweis von Metastasen bei der Erstuntersuchung, Durchmesser der Weichteiltumormasse von mehr als 20 cm und histopathologischer Response".

Folgende Zahlenangaben sollen das Gesagte noch einmal beleuchten: Unter den Patienten, bei denen bei der Primärpräsentation keine Metastasen nachweisbar waren, hatten 23 einen guten und 20 einen schlechten Outcome. Alle 4 Patienten mit primär nachweisbaren Metastasen hatten einen schlechten Outcome. Bei Patienten mit einem Durchmesser der Weichteiltumormasse von weniger als 20 cm hatten 23 einen guten und 20 einen schlechten Outcome, alle 4 Patienten mit einem Tumordurchmesser von mehr als 20 cm hatten einen schlechten Outcome. Von den 15 Patienten mit einer Tumornekrose von mehr als 90% hatten 11 einen guten und 4 einen schlechten Outcome, von 32 Patienten mit einer Tumornekrose von weniger als 90% hatten 12 einen guten und 20 einen schlechten Outcome. Radiologische Faktoren, wie z. B. die Auftreibung eines Knochens, ein lytisches Erscheinungsbild, eine transepiphyseale oder intraartikuläre Tumorausdehnung und Skip lesions erwiesen sich nicht als verlässliche prognostische Kriterien, ganz im Gegensatz zu verschiedenen vorherigen publizierten Untersuchungen. Auch der von Hermann et al. (1987) publizierte Befund, dass kein Patient mit einer intramedullären Tumorausdehnung von mehr als 50% der Knochenlänge mehr als 14 Monate nach Diagnosestellung tumorfrei lebte, konnte in der vorliegenden Studie nicht nachvollzogen werden, denn 4 von 10 Patienten mit einer solchen Konstellation blieben im Beobachtungszeitraum krankheitsfrei.

Fasst man das bisher Gesagte zusammen, so lässt sich feststellen, dass der histopathologische Befund eines schlechten Ansprechens auf die Chemotherapie kein verlässlicher prognostischer Faktor ist, dass eine Zunahme oder keine Veränderung der Tumorweichteilmasse und eine Zunahme der Knochendestruktion, erfasst mit radiologischen Verfahren, einen zuverlässigen Aussagewert für einen schlechten Response besitzen. Die beiden letztgenannten radiologischen Kriterien verstehen sich eigentlich von selbst und man muss die Frage aufwerfen, ob ein Streit um die Subtilität der einzelnen zur Verfügung stehenden Methoden – einschließlich volumetrischer Verfahren – überhaupt noch sinnvoll ist. Auf die Praxis bezogen könnte man sagen, dass man, wenn die Weichteiltumormasse klinisch-palpatorisch zunimmt und das Ausmaß der Knochendestruktion im Röntgenbild progredient ist, von einem schlechten Response ausgehen muss mit der Konsequenz einer Umstellung der Chemotherapie. Verkleinert sich die palpable Masse und nimmt die Osteodestruktion nicht zu, so lassen sich unabhängig vom histologischen Regressionsgrad keine Aussagen über den Outcome machen. An diesen Feststellungen hat sich seit der 2. Auflage dieses Buches (1998), also nach über 10 Jahren, nichts Grundlegendes verändert.

Hinter der relativen Unsicherheit in der Vorhersage eines positiven Outcome des Osteosarkoms unter Chemotherapie steckt vielleicht das Multiple-drug-resistance-Gen (MDR1), das schon zum Zeitpunkt des Therapiebeginns vorhanden sein oder durch Mutation während der Therapie auftreten kann. Möglicherweise wird das P-Glykoprotein, das eine intrazelluläre Akkumulation zytotoxischer Substanzen verhindert, von dem Gen zu verschiedenen Zeiten und unter verschiedenen Bedingungen unterschiedlich stark exprimiert.

Trotz dieser etwas desillusionierenden Ausführungen über die radiologischen Möglichkeiten soll im Folgenden noch kurz ohne nähere Bewertung auf die in der Literatur publizierten Veränderungsphänomene des Osteosarkoms unter Chemotherapie bei den verschiedenen radiologischen Untersuchungsmethoden eingegangen werden.

Am Material der kooperativen Chempotherapiestudien (COSS 77, 80, 82) hat Riebel (1984) die Eignung der *konventionellen Radiographie* mit der histologischen Verlaufsbeobachtung verglichen. Folgende Kriterien für ein gutes Ansprechen auf die präoperative Chemotherapie – mit einer Übereinstimmung zwischen röntgenologischen und histologischen Ergebnissen von 93% – wurden von Riebel angegeben (Abb. 6.114 e–h):

- Das Codman-Dreieck verschwindet oder wird kompakt;
- die tumorbedingte Weichteilschwellung bildet sich intensiv oder komplett zurück;
- extraossale Ossifikationen lokalisieren sich näher an den Knochen, mit ausgeprägtem Kontakt zu dessen Oberfläche, und sind kompakt und gut abgegrenzt;
- eine vorher pathologische Vaskularisation intra- oder extraossär bildet sich zurück, so dass keine oder nur noch wenige pathologische Gefäße nach der Chemotherapie übrig bleiben;
- die Ausdehnung der planimetrierten Gesamttumorfläche geht deutlich zurück.

Ungenügend ansprechende Osteosarkome ließen hingegen keinen eindeutigen Wandel der röntgenologischen Primärveränderungen erkennen. Bei einer Progredienz von Geschwülsten während der Therapie kam es zu einer Zunahme von Intensität und Ausdehnung, z. B. der Tumorfläche, der Weichteilschwellung, der extraossären Ossifikationen oder der Vaskularisation (◘ Abb. 6.115 und 6.116). Eine geringe oder ausbleibende Devitalisierung des Tumors (entsprechend einem Regressionsgrad IV–VI) ließ sich in 78% der Fälle anhand der Röntgenaufnahmen erkennen. Eine deutlich geringere Übereinstimmung zwischen röntgenologischen und histologischen Ergebnissen ergab sich bei der Gruppe mit „mäßigem Ansprechen" auf die Chemotherapie mit einer Treffsicherheit von nur 63%.

Die *prognostische Bedeutung der initialen Röntgenbefunde* beim Osteosarkom für seine chemotherapeutische Beeinflussbarkeit wird von Riebel (1984) aufgrund seiner Untersuchungen folgendermaßen eingeschätzt: Osteolysen sind bei gut ansprechenden Osteosarkomen (Grad I–III, weniger als 10% vitaler Tumorrest) häufig initial intensiver und die Spikulae sind weniger ausgeprägt als bei ungenügender Regression (Grad IV–VI, 10–100% vitaler Tumorrest).

Auf die Problematik der Beurteilung der Röntgenzeichen „Osteolyse" und „Osteosklerose" im Hinblick auf ihre Zuordnung zum pathologisch-anatomischen Substrat weisen Sommer et al. (1985) hin. Aufgrund vergleichender röntgenologischer und pathologisch-anatomischer Studien (histologische Großschnitte des postchemotherapeutischen Operationspräparats) fanden sie, dass Sklerosen sowohl einer reaktiven Knochenneubildung als auch mineralisierter Grundsubstanz des Osteosarkoms zugeordnet werden können. Hinter Osteolysen können nach einer Chemotherapie bindegewebig ersetzte Tumorareale bei Respondern, aber auch vitale Tumoranteile stecken. Nur bei einer Vergrößerung von Osteolysen ist sicher ein aktives Tumorwachstum anzunehmen, denn bindegewebiger Ersatz für das devitalisierte Tumorgewebe kann kaum nennenswerte resorptive Veränderungen zustande bringen. Auch die Beurteilung von reaktiven Sklerosierungen im Tumorrandbereich wird von den Autoren entgegen den Ansichten von Smith et al. (1982) als nichtspezifisches Responderkriterium angesehen. Sie konnten bei 2 von 10 Nonrespondern nachgewiesen werden. Die Autoren begründen den Befund damit, dass es aufgrund ungleichmäßig im Tumor verteilter Zellveränderungen unter Chemotherapie durchaus auch zu Regressionen im Tumorrandbereich mit reaktiver Knochenneubildung bei Nonrespondern kommen kann.

Kumpan et al. (1986) und Holscher et al. (1996) bewerten die Aussagekraft des Projektionsradiogrammes bezüglich der Tumorreaktion unter Chemotherapie kri-

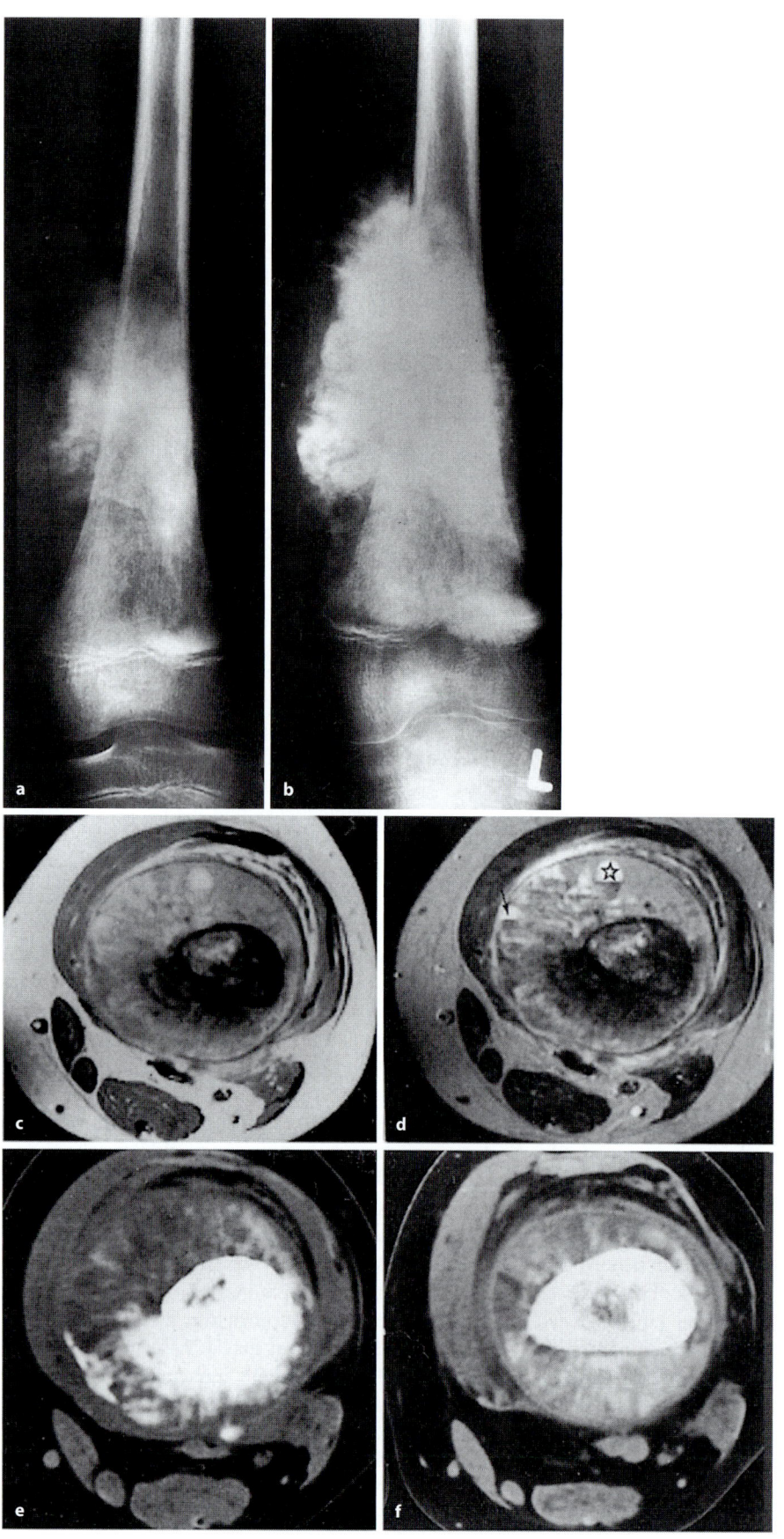

Abb. 6.115 a–h. Verlaufsbeobachtung eines Osteosarkoms bei einem 10-jährigen Jungen. **a** Ausgedehntes gemischtförmiges medulläres Osteosarkom im distalen Femur mit erheblicher paraossaler verknöchernder Geschwulstausbreitung. Lodwick-Grad III. Nach 2 Zyklen Chemotherapie (COSS 86) explosionsartige Vergrößerung des Tumors (**b**). Die MRT-Bilder (**c, d**) und die CT-Bilder (**e, f**) wurden zum Zeitpunkt von **a** angefertigt. Beide Verfahren stellen die Tumorausdehnung exakt dar, natürlich kommen die Matrixverknöcherungen in den CT-Bildern eindrucksvoller zur Darstellung. Auch die Tumoreinschmelzungen mit Spiegelbildungen (s. besonders **d** und **e**, *Pfeil und Stern*) kommen bei beiden Verfahren gleich gut zur Abbildung (*Forts. S. 261*)

6.3 · Bösartige Tumoren

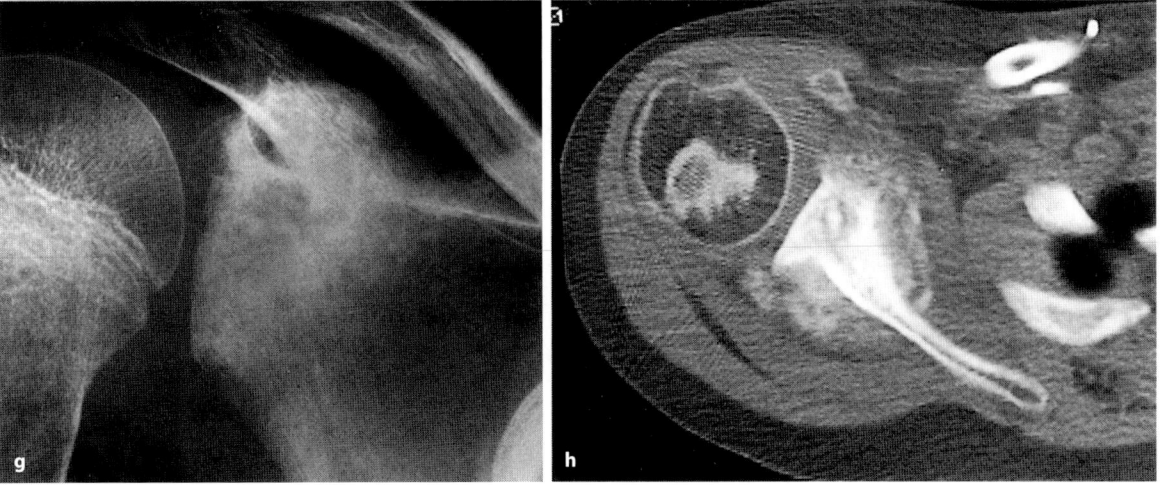

Abb. 6.115 a–h (*Forts.*) Die Feststellung solcher Einschmelzungen hat allerdings keine prognostische Bedeutung. Es erfolgte dann eine Umstellung der Zytostatika. Trotzdem ließ sich der Tumor nicht beeinflussen (Nonresponder), schließlich Amputation. Ein Jahr später deutliche Metastasierung in der rechten Skapula (**g, h**)

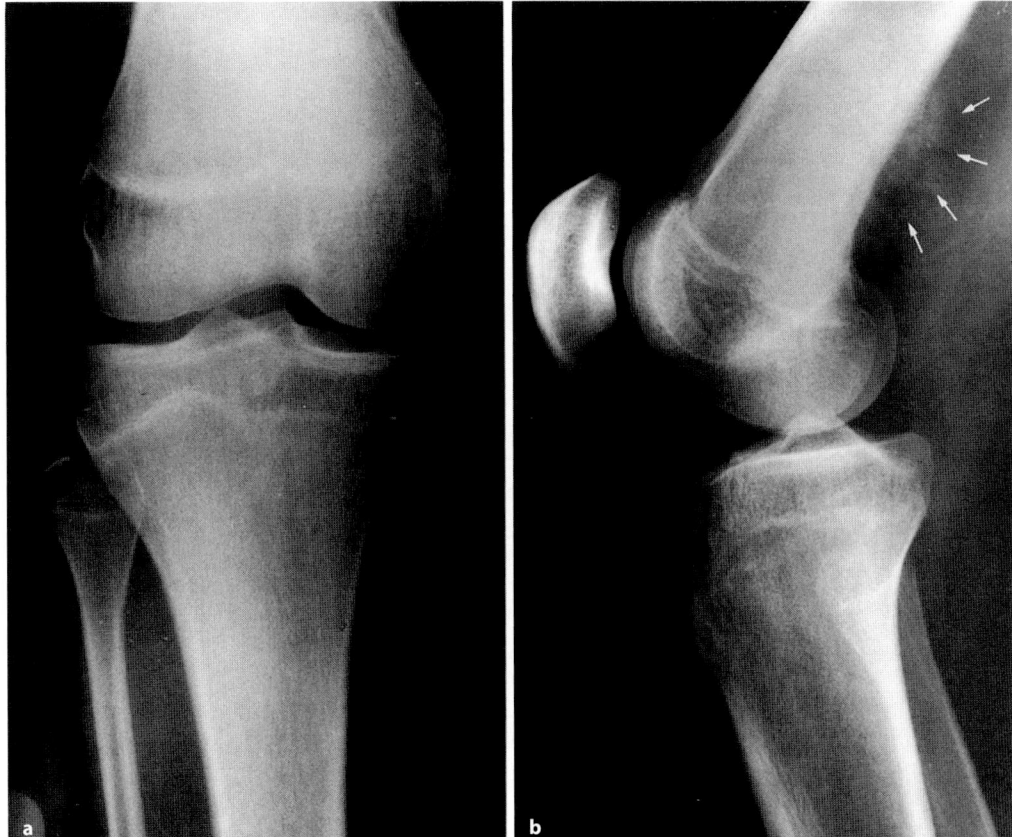

Abb. 6.116 a–h. Verlaufsbeobachtung eines Osteosarkoms unter Chemotherapie. Beispiel für einen Nonresponder. **a, b** Hier ist die Problematik der Frühdiagnostik eines Osteosarkoms dokumentiert. Zu diesem Zeitpunkt (06.06.1983) Schmerzen im rechten Kniegelenk seit etwa einem Vierteljahr. Es erfolgte keine sofortige Biopsie, obwohl im Seitbild die dorsalen Spikulabildungen im und oberhalb des Planum popliteum mehr als symptomatisch für ein Osteosarkom waren. Erst am 22.07.1983 Überweisung in unsere Klinik (*Forts. S. 262*)

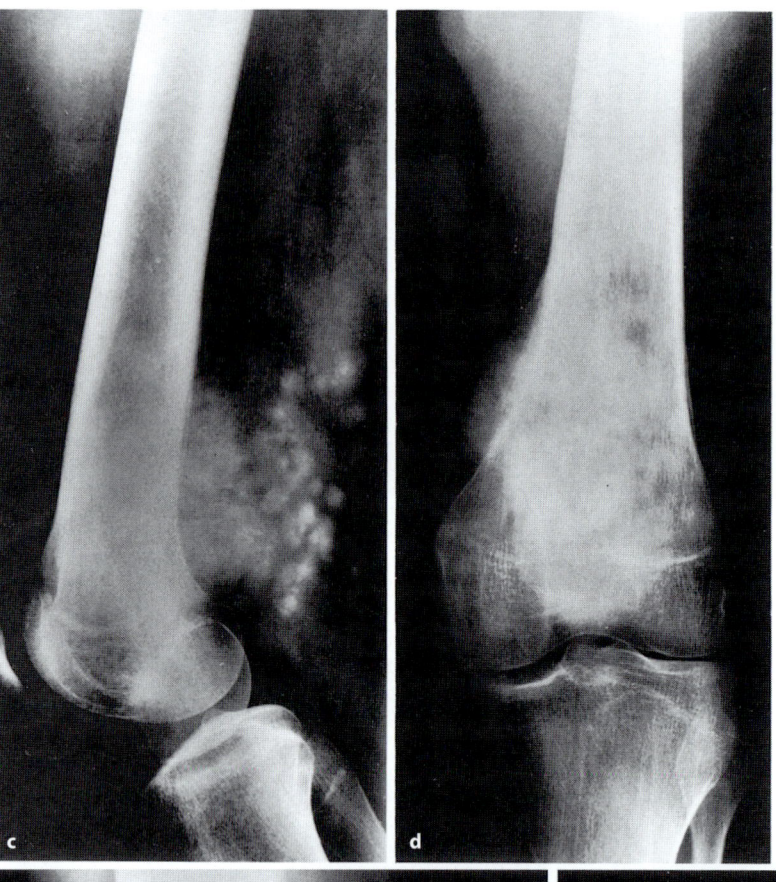
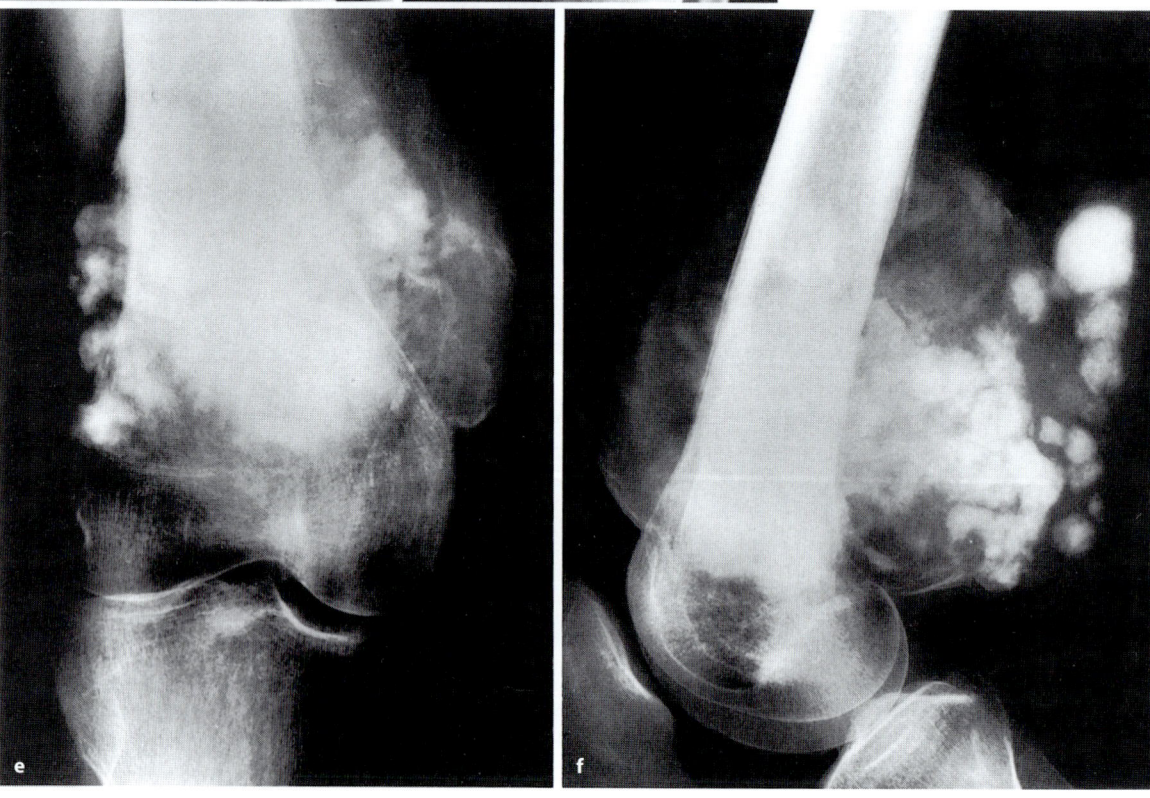

Abb. 6.116 a–h (*Forts.*) Die dabei angefertigten Röntgenaufnahmen (**c, d**) zeigten eine exzessive Progression des Geschwulstprozesses mit grotesker Infiltration des Tumors in die dorsalen Weichteile, wo sich ausgedehnte Tumorossifikationen nachweisen lassen. Hochgradige Zerstörung und Verdünnung der dorsomedialen Kompakta (*Forts. S. 263*)

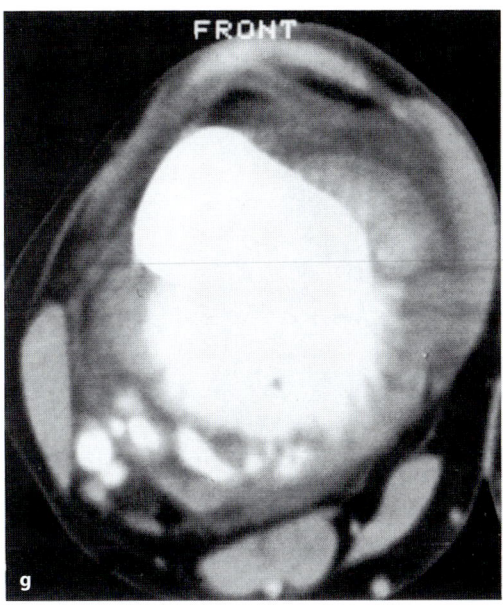 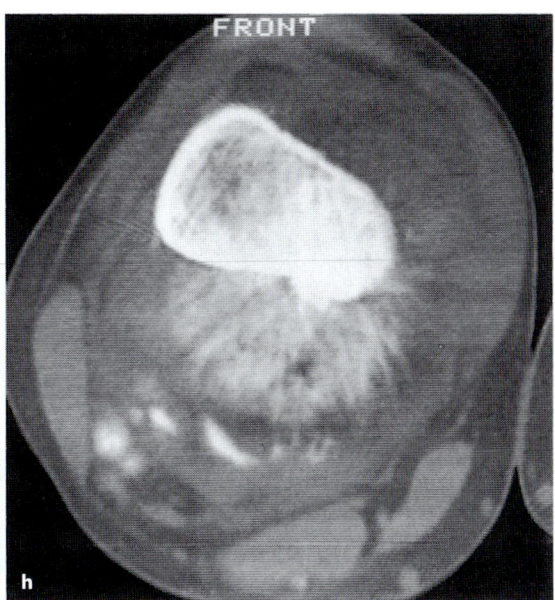

Abb. 6.116 a–h (*Forts.*) Es erfolgte dann eine Chemotherapie (T10-Protokoll von Rosen; je 15 mg Methotrexat in Kombination mit Vincristin am 09., 16. und 24.08. und am 02.09.1986. Danach am 19.09. 150 mg Platin kombiniert mit 50 mg Adriblastin). Trotzdem klinisch und radiologisch deutliche Tumorprogression (**e–h** am 10.10.1986). Histologisch Regressionsgrad V nach Salzer-Kuntschik und Delling

tisch und halten sie für nicht zuverlässig. In der Studie von Holscher et al. (1996) bei 22 Patienten wurden allerdings nicht die gleichen Kriterien wie von Riebel (s. oben) eingesetzt, woraus sich u. E. auch die schlechteren Ergebnisse erklären.

Die Aussagekraft der *Angiographie* (Abb. 6.114 f, h, 6.117 d, e) bei der Verlaufsbeobachtung des Osteosarkoms unter Chemotherapie wurde von Kumpan et al. (1986) genauer untersucht. Die Autoren stellen 4 angiographische Kriterien bzw. Grade der Tumorreaktion auf:
1. Volumenabnahme, keine Tumorvaskularisation;
2. Volumenabnahme, unspezifische marginale Hypervaskularisation in weniger als 10% des Tumorvolumens;
3. Volumenabnahme, 10–50% der Tumorvaskularisation sind verblieben;
4. Volumen unverändert oder zunehmend, Tumorvaskularisation in mehr als 50% des Tumorvolumens.

Folgende Korrelationen mit den histologischen Kriterien der Tumorreaktion nach Salzer-Kuntschik et al. (1983a, b) konnten die Autoren an 22 Fällen nachweisen:

Responder:
- 3 Fälle angiographisch Grad 1 = histologischer Grad I;
- 5 Fälle angiographisch Grad 1 = histologischer Grad II;
- 3 Fälle angiographisch Grad 1 = histologischer Grad III;
- 4 Fälle angiographisch Grad 2 = histologischer Grad III.

Nonresponder:
- 1 Fall angiographisch Grad 4 = histologischer Grad VI;
- 2 Fälle angiographisch Grad 4 = histologischer Grad V;
- 4 Fälle angiographisch Grad 3 = histologischer Grad IV.

Die Trennlinie zwischen der Gruppe der Responder (15 Fälle mit histologischem Grad I–III) und der Nonresponder (7 Fälle mit histologischem Grad IV–VI) scheint mit ziemlicher Zuverlässigkeit zwischen den angiographischen Graden 2 und 3 zu liegen. Nach Angaben der Autoren ist eine angiographische Trennung zwischen den Patienten mit völlig devitalisiertem Tumor (histologischer Grad I) und den Patienten mit weniger als 10% vitalem Tumorgewebe (histologischer Grad II und III) nicht möglich. Demnach schließt die Regression eines hypervaskularisierten Tumors in einen avaskulären Tumor restliches vitales Tumorgewebe *nicht* aus. Diese angiographischen Untersuchungsergebnisse decken sich weitgehend mit den positiven Erfahrungen von Chuang et al. (1982). Wir haben in diese 3. Auflage die Ausführungen über den Wert der Angiographie aus der 2. Auflage übernommen, obwohl sie in der Praxis heute kaum noch eine Rolle spielt. Wir schließen aber nicht aus, dass es eines Tages ein Comeback der Angiographie gibt, vielleicht in Form der transvenösen CT- oder MRT-Angiographie, die sich von der Auflösung her ja in den letzten Jahren enorm verbessert haben.

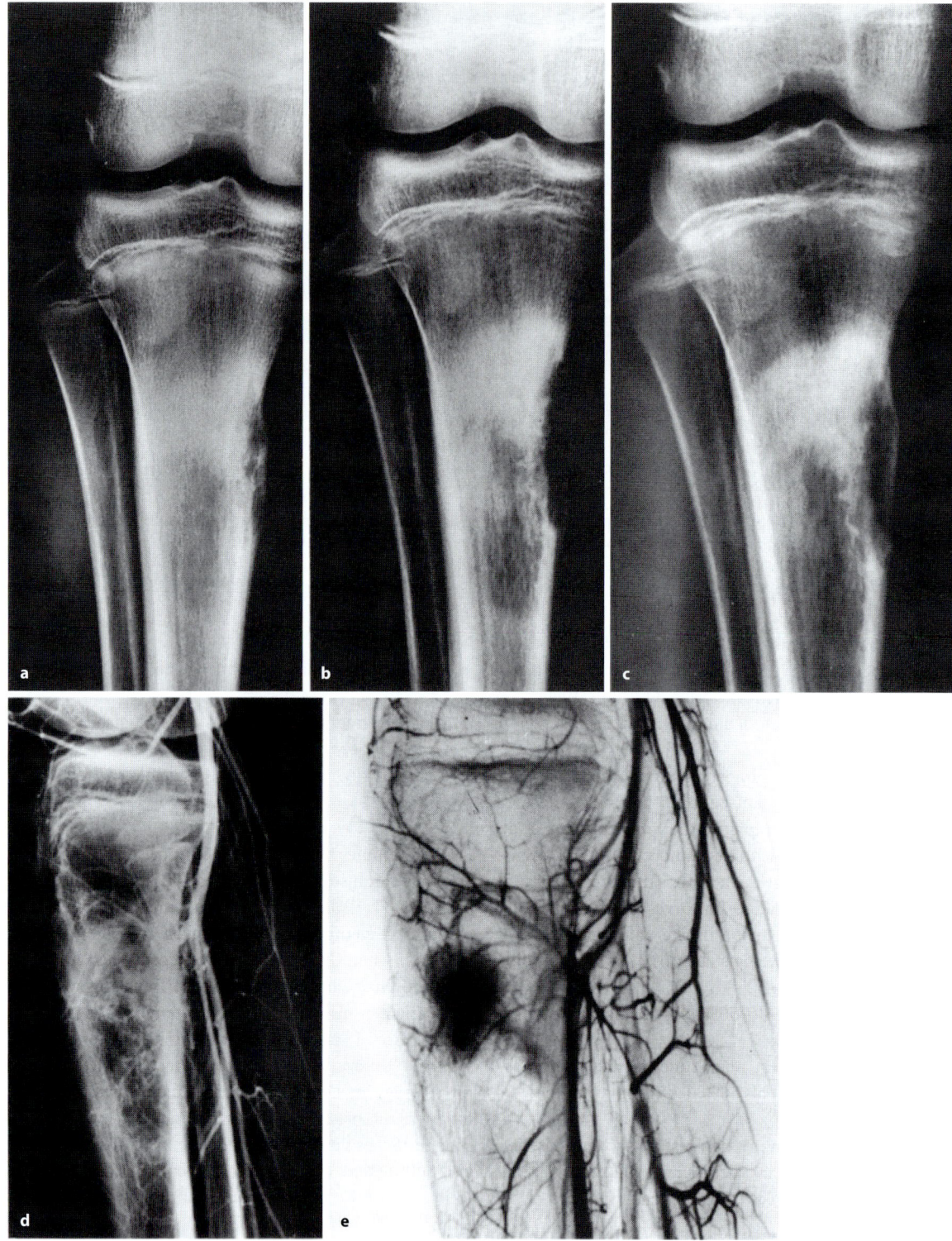

Abb. 6.117 a–h. Zur Aussagekraft einzelner Untersuchungsverfahren bei einem Osteosarkom (polymorphzellig mit teleangiektatischer Differenzierung unter Chemotherapie (14-jähriger Junge). Die Beobachtungsserie **a–c** lässt folgende Schlüsse zu: Auf den Aufnahmen vom 17.02.1986 vor Chemotherapie grobe Destruktion der medialen Kompakta in der proximalen Tibiadiaphyse mit Ausbildung eines Codman-Dreiecks proximal und distal. Die gesamte Länge der Läsion beträgt etwa 7,5 cm. 2 Monate später, nach hochdosierter Chemotherapie (Adriblastin, Methotrexat, entspr. COSS 86) Zunahme der destruktiven Veränderungen, wobei besonders im distalen Tumorbereich ein zunehmend mottenfraßähnliches Destruktionsmuster eingetreten ist (**b**). Im CT zwischen **f** und **g** ebenfalls Progression. Klinisch war allerdings keine nennenswerte Tumorprogression zu verzeichnen (*Forts. S. 265*)

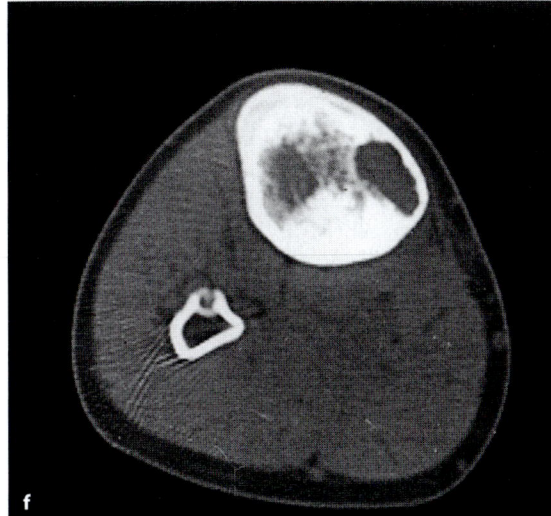

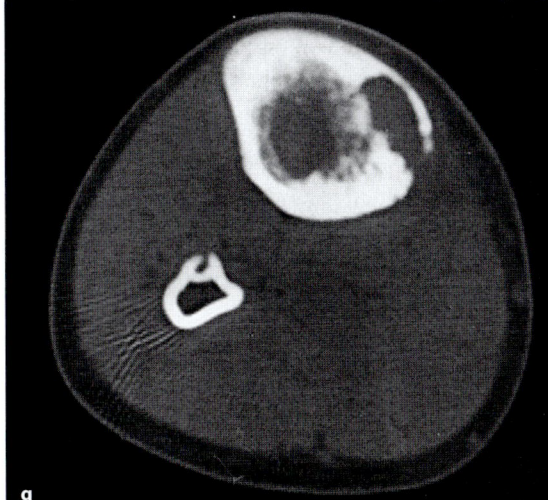

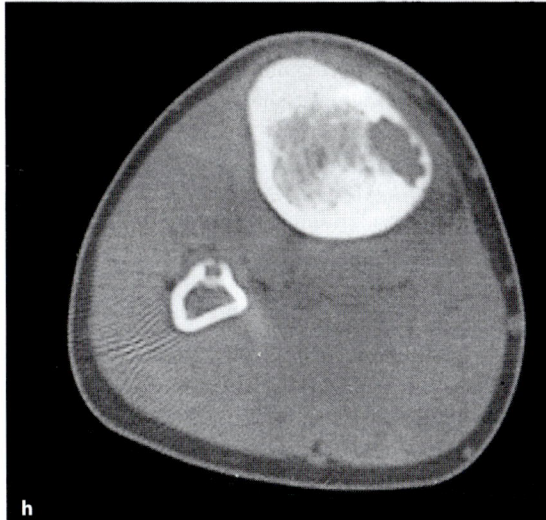

◀ ◘ **Abb. 6.117 a–h** (*Forts.*) Wiederum 2 Monate später nach weiterer Chemotherapie (Platin, Iphosphamid) deutlich Beruhigung der Knochenstrukturen mit zunehmender Ossifikation der zerstörten medialen Kompaktaabschnitte unter Einbeziehung der Codman-Dreiecke (**c, h**). Im Angiogramm vor Chemotherapie hochvaskularisiertes malignes Gefäßbild, das die gesamte Ausdehnung der Läsion einnimmt (**d**). 4 Monate nach Chemotherapiebeginn (**c**) deutliche Rückbildung der Vaskularisation in den mittleren und distalen Tumorabschnitten. Verblieben ist allerdings noch ein deutlich vaskularisiertes Areal in der proximalen Tumorzone, erkennbar an der massiven Kontrastmittelakkumulation im Subtraktionsbild (**e**). Histologisch ergab sich dort ein Regressionsgrad IV nach Salzer-Kuntschick und Delling

Der Wert der *Computertomographie* (Abb. 6.117 f–h) für die Beurteilung der Tumorreaktion auf eine Chemotherapie ist von Mail et al. (1985) und von Shirkhoda et al. (1985) untersucht worden. Beide Autorengruppen stellen die beiden folgenden CT-Kriterien für eine positive Tumorreaktion auf eine Chemotherapie des Osteosarkoms heraus:

- Abnahme des Tumorvolumens, insbesondere der Weichgewebskomponente;
- Zunahme peripherer, d. h. im Tumorrandgebiet gelegener und/oder zentraler Ossifikationen, einhergehend mit einer zunehmend guten Abgrenzbarkeit des Tumors gegen die umgebenden Muskelfaszien.

Das letztgenannte Kriterium wird von uns allerdings (wie auch von Sommer et al. 1985) sehr kritisch bewertet, da solche Ossifikationen sowohl reparativ-reaktiver Natur im Rahmen der Tumornekrose sein als auch verkalktem Tumorosteoid entsprechen können. Im ersten Falle wäre die Ossifikation also Ausdruck einer positiven Tumorreaktion, im zweiten hingegen ein Hinweis auf vitales, zur Ossifikation des Tumorosteoids führendes Tumorgewebe. Wir sind deshalb der Meinung, dass nur die Kombination einer Abnahme der Tumormasse mit einer zunehmenden Ossifikation mit relativ hoher Wahrscheinlichkeit auf eine positive Tumorreaktion hinweist, (Abb. 6.114 e, g) während allein zunehmende Ossifikationen bei Konstanz oder Zunahme der Tumormasse als Progression zu interpretieren sind.

Über die *Skelettszintigraphie* zur Überwachung des Osteosarkoms und der Chemotherapie berichten u. a. Knop et al. (1990). In ihrer Studie an 30 Osteosarkomen legten sie das übliche histomorphologische Staging als Goldstandard zugrunde. Es wurden die Plasmakonzentration von ^{99m}Tc-MDP und der Uptake vergleichend in der befallenen und gesunden Extremität über einen Zeitraum von 60 min mittels venöser Blutproben und dynamischer Studien mit einer computergesteuerten Gamma-Kamera gemessen. Die sequentielle Szintigraphie erfolgte in folgenden Intervallen: 5-s-Intervalle für 70 s, 10-s-Intervalle für 150 s, 20-s-Intervalle für 60 s, 1-min-Intervall für 16 min und 3-min-Intervall für 30 min. Die venösen Blutentnahmen erfolgten 1, 3, 6, 10, 20, 40 und 60 min nach der Injektion. Es ergab sich eine Genauigkeit der Untersuchungsmethode von 88% für den Blutpool und von 96% für die ^{99m}Tc-MDP-Clearancemessung. Die Autoren konnten fokale, vitale Tumorreste bis zu 1 cm identifizieren.

In den 90er Jahren sind zahlreiche Arbeiten über die Möglichkeiten der *Magnetresonanztomographie* als radiologische Überwachungsmethode der präoperativen Chemotherapie erschienen (Pan et al. 1990; Sanchez et al. 1990; Holscher et al. 1992; Erlemann et al. 1990). Aufgrund ihrer vergleichenden Untersuchungen mit histopathologischen Großflächenschnitten fanden Sanchez et al. (1990) auf T2-gewichteten Bildern eine Überschneidung der Signalintensität von vitalem Tumor, Tumornekrose, Ödem, Blutung und Nekrose. Sie weisen darauf hin, dass die Spinechotechnik ohne Kontrastmittel nicht geeignet ist, das Ausmaß der Tumornekrose nach – intraarterieller – Chemotherapie vorauszusagen. Daher setzten Erlemann et al. (1990) dynamische Gadolinium-DTPA-Studien ein, die sie im Übrigen noch mit szintigraphischen Befunden verglichen. Sie fanden eine Genauigkeit („accuracy") von 85,7% für die dynamische MRT; für die Szintigraphie – allerdings nur in der Knochenphase – von 73,7%. In einer 2 Jahre später erschienenen Studie mit Spinechosequenzen ohne Kontrastmittel fanden Holscher et al. (1992) für den Nachweis einer Zunahme des Tumorvolumens und für ein zunehmendes oder unverändertes Ödem bei schlechten histopathologischen Respondern einen Vorhersagewert von 85–92%. Van der Woude et al. (1998) bestätigen in ihrer Übersichtsarbeit über die präoperative Evaluation und das Monitoring von Osteo- und Ewing-Sarkom die gute Aussagekraft dynamischer MRT-Studien: Steile Zeit/Intensitäts-Kurvenanstiege sind die Folge einer zunehmenden Vaskularisation und Perfusion des Tumorgewebes und damit Indikatoren für vitalen Tumor-(rest). Mit dynamischen Studien soll auch eine Unterscheidung zwischen Tumorrest und reaktivem peritumoralem Ödem möglich sein, obwohl wir dies eher zurückhaltend beurteilen (s. unten). Nach Ansicht von Woude et al. (1998) ist vitales Tumorgewebe durch einen früheren, höheren und schnelleren Uptake des Kontrastmittels charakterisiert, verglichen mit einem reaktiven Ödem.

Ein abnehmendes oder unverändertes Tumorvolumen und eine Abnahme des Ödems hingegen waren in der Studie von Holscher et al. (1992) übrigens schlechte Indikatoren eines guten Ansprechens auf die Chemotherapie (Vorhersagewert zwischen 56 und 62%). Eine verbesserte Tumordemarkation, eine Zunahme von Arealen mit niedriger Signalintensität und eine Abnahme eines Gelenkergusses korrelierten nicht mit dem histopathologischen Grad bei etwa der Hälfte der Patienten. Die Autoren weisen darauf hin, dass bei schlechten Respondern eine subjektive Interpretation der MR-Bilder genügt, und zwar am Kriterium einer Zunahme des Tumorvolumens und einem Ausbleiben der Ödemreduktion. Subjektive Kriterien seien jedoch bei der Identifikation von guten Respondern ungeeignet.

Wir wollen darauf hinweisen, dass die Erfahrung der letzten Jahre gelehrt hat, dass eine Differenzierung zwischen reinem – reaktiven – Ödem und wasserreichem Tumorgewebe magnetresonanztomographisch noch unsicher ist, auch mit Hilfe von dynamischen Kontrastmittelstudien (s. auch S. 23 ff.).

Über den Wert der *FDG-PET* beim Monitoring von Osteosarkomen unter Chemotherapie gibt es noch keine – wirklich – gesicherten größeren Studien, doch lässt sich heute schon sagen, dass man mit dieser Methode allein schon vom theoretischen Ansatz her ziemlich zuverlässig die Tumorvitalität bestimmen kann. Der standardisierte Uptake-Wert für FDG (F-18–2-Fluoro-2-Desoxyglucose) stellt eine semiquantitative Methode zur Bestimmung der metabolischen Tumoraktivität dar, wie schon auf S. 34 f. ausgeführt. Da der Tumormetabolismus zumeist heterogen ist, eignet sich der standardisierte maximale Uptake-Wert (SUV) in einer ROI im Tumor ganz besonders für die Beurteilung des Tumormetabolismus. Hawkins et al. (2002/2005) fanden bei Patienten mit einem SUV von weniger als 2,0 nach Chemotherapie einen – hervorragenden – histologischen Response von 10% und weniger vitalem Tumor. Der Quotient aus dem SUV nach und vor Chemotherapie betrug mehr als 0,5. Allerdings war das Untersuchungsgut mit insgesamt 5 untersuchten Fällen noch sehr klein und – im Vergleich zu Studien an Ewing-Sarkomen – nicht repräsentativ.

Aus den Ausführungen über die einzelnen radiologischen Untersuchungsmethoden beim Monitoring des Osteosarkoms unter Chemotherapie geht hervor, dass letztendlich also nur eine Zu- oder Abnahme der Tumormasse, eine Zu- oder Abnahme von Osteodestruktionen und eine Zunahme von Reparationen relative, aber in keiner Weise absolut verlässliche Indikatoren für ein gutes oder ein schlechtes Ansprechen des Tumors sind. Die Situation einer mehr als 90%igen Tumornekrose und die verschiedenen radiologischen Zeichen eines „Tumorrückgangs" garantieren keine gute Prognose, nur umgekehrt lässt sich aus einer Zunahme des Tumorvolumens und einer Zunahme der Destruktion mit ziemlicher Sicherheit auf eine schlechte Prognose schließen. Sichere Indikatoren für eine schlechte Prognose sind Tumoren mit einem Durchmesser von mehr als 20 cm und vorhandene Metastasen bei der Primärpräsentation der Patienten.

Nach Untersuchungen von Winkler (pers. Mitteilung) scheint die Grenze zwischen einem guten und schlechten Outcome bei einem Tumorvolumen von etwa 70 ml zu liegen.

Berücksichtigt man diese Daten, so erscheint es uns nicht wesentlich, ob man nun einen Tumor unter Chemotherapie mit Computer- oder Magnetresonanztomographie beobachtet. In jedem Fall sollte man immer noch das Projektionsradiogramm neben der klinischen Symptomatik (Veränderungen in der Schmerzsymptomatik, der palpablen Tumormasse etc.) mit in die Beurteilung einbeziehen. Es ist sicherlich nicht falsch, wenn man die Reaktion des Tumors nach den ersten Behandlungszyklen klinisch und projektionsradiographisch kontrolliert und nur in Zweifelsfällen aufwändigere Methoden hinzuzieht. Bei intraarterieller Chemotherapie mit Doxorubicin und Floxuridin sowie mit Cisplatin (Kashdan et al. 1990) dürfte auch die Angiographie eine geeignete Methode zum Tumormonitoring darstellen.

Diese Aussagen berühren nicht die Notwendigkeit einer akkuraten bildlichen Darstellung der pathoanatomischen Verhältnisse vor einer geplanten extremitätenerhaltenden Operation (präoperatives Staging). Dabei erweist sich heute die MRT als Methode der Wahl, mit folgenden Vorzügen:

- präzise Darstellung der intra- und extrakompartimentalen Tumorausdehnung (T1/T2), auch in mehreren Dimensionen;
- Beziehung des Tumors zu neurovaskulären Strukturen;
- Beziehung des Tumors zu angrenzenden Gelenken.

Die Beurteilung des übrigen Skeletts, z. B. Skip lesions, Metastasen, erfolgt mit der Szintigraphie, der Ausschluss von Lungenmetastasen mit der Computertomographie (s. ◘ Tabelle 6.3).

Ein aktueller Überblick über die Genauigkeit der verschiedenen Imaging-Methoden beim lokalen Staging des OS am Gliedmaßenskelett insbesondere vor einem operativen (z. B. Gliedmaßen erhaltenden) Eingriff findet sich bei Saifuddin (2002). Der Autor unterscheidet dabei zwischen der Definition der intramedullären und der extramedullären Tumorausdehnung:

1. Die Untersuchung der *intramedullären Tumorausdehnung* schließt ein: die longitudinale Tumorausdehnung; eine evtl. Beteiligung der Epiphyse; Skip-Metastasen. Diese Faktoren entscheiden über die Höhe der Resektion.
2. Die Untersuchung der *extramedullären Tumorausdehnung* schließt ein: eine evtl. Gelenkbeteiligung; die Beziehung zum neurovaskulären Bündel; die genaue Feststellung der beteiligten Muskelkompartimente. Diese Faktoren helfen bei der Entscheidung über die Machbarkeit und den Typ der Gliedmaßenerhaltung inkl. endoprothetischer Versorgung.

Literatur

Abdelwahab JF, Kenan S, Herman G et al. (1997) Dedifferentiated parosteal osteosarcoma of the radius. Skeletal Radiol 26: 242

Adler CP (1979) Case report 92. Skeletal Radiol 4: 107

Aegerter E, Kirkpatrick JA (1975) Orthopedic diseases: physiology, pathology, radiology, 4th edn. Saunders, Philadelphia

Ahuja SC, Villacin AB, Smith J et al. (1977) Juxtacortical (parosteal) osteogenic sarcoma. Histological grading and prognosis. J Bone Joint Surg [Am] 59: 632

Altner PP, Simmons DJ, Lucas HJ et al. (1972) Osteogenic sarcoma in a patient injected with thorotrast. J Bone Joint Surg [Am] 54: 670

Andresen KJ, Sundaram M, Unni KK et al. (2004) Imaging features of low-grade central osteosarcoma of the long bones and pelvis. Skeletal Radiol 33: 373

Balance WA, Mendelsohn G, Carter JR et al. (1988) Osteogenic sarcoma. Malignant fibrous histiocytoma subtype. Cancer 62: 763

Baldini N, Scotlandi K, Barbanti-Brodano G et al. (1995) Expression of P-glykoprotein in high-grade osteosarcomas in relation to clinical outcome. N Engl J Med 333: 1380

Beck A (1925) Zur Frage des Röntgensarkoms, zugleich ein Beitrag zur Pathogenese des Sarkoms. MMW 69: 623

◘ **Tabelle 6.3.** Untersuchungsmodalitäten vor, während und nach Chemotherapie bei Patienten mit High-grade OS (*CTX* Chemotherapie). Nach Van der Woude et al. (1998). Variationen dieses Konzeptes finden sich in den einschlägigen Therapieprotokollen

Vor CTX	Während CTX	Vor Chirurgie
Projektionsradiogramm Differentialdiagnose	*Farbdoppler-US* Response-Monitoring bei Tumoren mit Weichteilanteil	*Kontrast-MRT* Lokoregionales Staging Tumorperfusionsanalyse Response-Vorhersage
Kontrast-MRT Lokoregionales Staging Festlegung der Biopsiestelle Tumorperfusionsanalyse	*Kontrast-MRT* Response-Monitoring bei Tumoren mit und ohne Weichteilanteil	*Thorax-CT* Beweis oder Ausschluss von Lungenmetastasen
CT-Thorax Suche nach Metastasen		*99m-Tc-Szintigraphie* Beweis oder Ausschluss von Knochenmetastasen
99m-Tc-Szintigraphie Knochenmetastasen		

Bertoni F, Bacchini P, Staals E et al. (2005) Dedifferentiated osteosarcoma: The experience of the Rizzoli Institute. Cancer 103: 2373

Bielack S, Flege S, Kempf-Bielack B (2000) Behandlungskonzept des Osteosarkoms. Onkologe 6: 747

Bieling P, Rehan N, Winkler P et al. (1996) Tumor size and prognosis in aggressively treated osteosarcoma. J Clin Oncol 14: 848

Blasius S, Link TM, Hillman A et al. (1996) Intracortical low grade osteosarcoma. An unique case and review of the literature on intracortical osteosarcoma. Gen Diagn Pathol 141: 273

Boehm AK, Neff JR, Squire et al. (2000) Cytogenetic findings in 36 osteosarcoma specimens and a review of the literature. Ped Pathol Mol Med 19: 359

Botham RJ, McDonal JR (1958) Sarcoma of the mammary gland. Surg Gynecol Obstet 107: 55

Brennan DD, Bruzzi JF, Thakore H et al. (2002) Osteosarcoma arising in a femur with melorheostosis and osteopathia striata. Skeletal Radiol. 31: 471

Bridge JA, Nelson M, Mc Comb, E et al. (1997) Cytogenetic findings in 73 osteosarcoma specimens and a review of the literature. Cancer Genet Cytogenet 95: 74

Brown MJ, Logan PM, O'Connell JX et al. (1996) Diaphyseal teleangiectatic osteosarcoma as a second tumor after bilateral retinoblastomas. Skeletal Radiol 25: 685

Campanacci M, Gianti A (1976) Periosteal osteosarcoma. Review of 41 cases, 22 with long-term follow-up. Ital J Orthop 1: 13

Campanacci M, Picci P, Gherlinzoni F et al. (1984) Paraosteal osteosarcoma. J Bone Joint Surg [Br] 66: 313

Carrasco CH, Charnsangavej C, Raymond AK et al. (1989) Osteosarcoma: Angiographic assessment of response to preoperative chemotherapy. Radiology 170: 839

Choudur HN, Munk PL, Nielson TO et al. (2005) Primary mesenteric extraskeletal osteosarcoma in the pelvic cavity. Skeletal Radiol 34: 649

Chuang VP, Benjamin R, Jaffe et al. (1982) Radiographic and angiographic changes in osteosarcoma after intraarterial chemotherapy. AJR 139: 1065

Coffre C, Vanel D, Contesso G et al. (1985) Problems and pitfalls in the use of computed tomography for the local evaluation of long bone osteosarcoma: report on 30 cases. Skeletal Radiol 13: 147

Cohen PC (1974) Het osteosarcom van pijpbeenteren. Mondel, Amsterdam

Daffner RH, Fox KR, Galey RK (2002) Fibroblastic osteosarcoma of the mandible. Skeletal Radiol 31: 107

Dahlin DC (1977) Periosteal osteosarcoma of the right femur. Case Report 27. Skeletal Radiol 1: 249

Dahlin DC (1978) Bone tumors. Thomas, Springfield

Dahlin DC, Coventry MB (1967) Osteogenic sarcoma. A study of six hundred cases. J Bone Joint Surg [Am] 49: 101

Dahlin DC, Unni KK (1986) Bone tumors: General aspects and data on 8542 cases. Thomas, Springfield

De Santos LA, Edeiken BS (1982) Purely lytic osteosarcoma. Skeletal Radiol 9: 1

De Santos LA, Edeiken BS (1985) Subtle early osteosarcoma. Skeletal Radiol 13: 44

De Santos LA, Murray JA, Finkelstein JB (1978) The radiographic spectrum of periosteal osteosarcoma. Radiology 127: 123

Delling G, Amling M, Pösl M et al. (1996) Das periostale Osteosarkom. Histologische Charakteristika. Präparationstechnik. Wachstumsmuster und Differentialdiagnose. Pathologe 17: 86

Dorfman HD, Ishida T, Tsuneyoshi M (1994) Exophytic variant of fibrous dysplasia (fibrous dysplasia protuberans). Hum Pathol 25: 1234

Dwinnell LA, Dahlin DC, Ghormley RK (1954) Parosteal (juxtacortical) osteogenic sarcoma. J Bone Joint Surg [Am] 36: 732

Edeiken J, Hodes PJ (1973) Roentgen diagnosis of diseases of bone, 2nd edn. Williams Wilkens, Baltimore. P 939

Enneking WF, Kagan A (1975) „Skip" metastases in osteosarcoma. Cancer 36: 2192

Erlemann R, Sciuk J, Bosse A et al. (1990) Response of osteosarcoma and Ewing sarcoma to preoperative chemotherapy: Assessment with dynamic and static MR imaging and skeletal scintigraphy. Radiology 175: 791

Ewing J (1922) A review and classification of bone sarcomas. Arch Surg 4: 485

Farr GH, Huvos AG (1972) Juxtacortical osteogenic sarcoma: an analysis of 14 cases. J Bone Joint Surg [Am] 54: 1205

Farr GH, Huvos AG, Marcove RC et al. (1974) Teleangiectatic osteogenic sarcoma: a review of twenty-eight cases. Cancer 34: 1150

Farrell C, Perry MC, Bourgeois CH (1983) Osteosarcoma – a complication of chemotherapy for Hodgkin's disease in children. Am J Clin Oncol 6: 75

Flege S, Bielack S (2004) Ziele und Ergebnisse der COSS-Studien. Handchir Mikrochir Plast Chir 36: 282

Frame B, Marel GM (1981) Paget disease: a review of current knowledge. Radiology 141: 21

Freyschmidt J (1997, 2008) Skeletterkrankungen. Klinisch-radiologische Diagnose und Differentialdiagnose, 2. und 3. Aufl. Springer, Berlin Heidelberg New York Tokio

Fuchs B, Pritchard DJ (2002) Etiology of osteosarcoma. Clin Orthop 397: 40

Fukuda K, Ushigome S, Nikaidou T et al. (1999) Oseosarcoma of the metatarsal bone. Skeletal Radiol. 28: 294

Geirnaerdt MJA, Bloem JL, van der Woude HJ et al. (1998) Chondroblastic osteosarcoma: characterisation by gadolinium-enhanced MR imaging correlated with histopathology. Skeletal Radiol 27: 145

Geschickter CF, Copeland MM (1951) Parosteal osteosarcoma of bone: a new entity. Ann Surg 133: 790

Gisselsson D, Palsson E, Höglund M et al. (2002) Differentially amplified chromosome 12 sequences in low- and high-grade osteosarcoma. Genes Chromosomes Cancer 33: 133

Goldstein-Jackson SY, Gosheger G, Delling G et al. (2005) Extraskeletal osteosarcoma has a favourable prognosis when treated like conventional osteosarcoma. J Cancer Res Clin Oncology 131: 520

Goorin AM, Delorey MJ, Lack EE et al. (1984) Prognostic significance of complete surgical resection of pulmonary metastases in patients with osteogenic sarcoma: analysis of 32 patients. J Clin Oncol 2: 425

Greditzer HG, Mc Leod RA, Unni KK, Beabout JW (1983) Bone sarcomas in the Paget disease. Radiology 146: 327

Greenspan A, Unni KK, Mann J (1993) Case report 804. Skeletal Radiol 22: 469

Griffith JF, Kumta SM, Chow LTC et al. (1998) Intracortical osteosarcoma. Skeletal Radiol 27: 228

Hall RB, Robinson LH, Malawar MM et al. (1985) Periosteal osteosarcoma. Cancer 55: 165

Hasegawa T, Shimoda T, Yokoyama R et al. (1999) Intracortical osteoblastic osteosarcoma with oncogenic rickets. Skeletal Radiol 28: 41

Hasterlik RJ, Finkel AJ (1965) Diseases of bones and joints associated with intoxication by radioactive substances, principally radium. Med Clin North Am 49: 285

Hauptmann K, Melcher L, Schaser K-D (2008) Differenzialdiagnose intramedullärer Osteosarkome. Pathologe (Suppl 2) 29: 240

Hawkins DS, Rajendran JE, Conrad EU III et al. (2002) Evaluation of chemotherapy response in pediatric bone sarcomas by (F-18)-fluorodeoxy-D-glucose positron emission tomography. Cancer 94: 327

Haworth JM, Mc Call JW, Park WM et al. (1979) Sclerotic medullary spread in diaphyseal osteosarcoma. Skeletal Radiol 4: 212

Healey JH, Buss D (1991) Radiation and pagetic osteogenic sarcomas. Clin Orth Rel Res 270: 128

Hermann G, Abdelwahab IF, Kenan S et al. (1993) High-grade surface osteosarcoma of the radius (Case report 795). Skeletal Radiol 22: 383

Hermann G, Klein MJ, Springfield D et al. (2002) Intracortical osteosarcoma; two-year delay in diagnosis. Skeletal Radiol 31: 592

Hermann G, Leviton M, Mendelsohn D et al. (1987) Osteosarcoma: Relation between extent of marrow infiltration on CT and frequency of lung metastases. AJR 149: 1203

Hermann G, Norton KI, Abdelwahab IF et al. (1990) Transepiphyseal extension of tumor in pediatric osteosarcoma (Abstr). Radiology 177: 146

Heul RO van der, von Ronnen JR (1967) Juxtacortical osteosarcoma. Diagnosis, treatment and an analysis of eighty cases. J Bone Joint Surg [Am] 40: 415

Holscher HC, Bloem JL, Nooy MA et al. (1990) The value of MR imaging in monitoring the effect of chemotherapy on bone sarcomas. AJR 154: 763

Holscher HC, Bloem JL, Vanel D et al. (1992) Osteosarcoma: Chemotherapy-induced changes at MR imaging. Radiology 182: 839

Holscher HC, Hermann J, Nooy MA et al. (1996) Can conventional radiographs be used to monitor the effect of neoadjuvant chemotherapy in patients with osteogenic sarcoma? Skeletal Radiol 25: 19

Howard AJ, Dickens DR, Boldt DW et al. (1986) Bilateral metachronous periostal osteosarcoma. Cancer 58: 1139

Hudson M, Schiebler M, Springfield DS et al. (1983) Radiologic imaging of osteosarcoma: role of planning surgical treatment. Skeletal Radiol 10: 137

Hudson ThM, Springfield DS, Benjamin M (1985) Computed tomography of parosteal osteosarcoma. AJR 144: 961

Hudson TM, Enneking WF, Hawkins JF (1981) The value of angiography in planning surgical treatment of bone tumors. Radiology 138: 283

Huvos A (1991) Bone tumors. Saunders, Philadelphia, p 172

Huvos AG (1986) Osteogenic sarcoma of bones and soft tissues in older persons. A clinicopathologic analysis of 117 patients older than 60 years. Cancer 57: 1442

Huvos AG, Rosen G, Marcove RC (1977) Primary osteogenic sarcoma – pathologic aspects in 20 patients after treatment with chemotherapy, en bloc resection and prosthetic bone replacement. Arch Pathol Lab Med 101: 14

Huvos AG, Rosen G, Bretsky SS, Butler A (1982) Teleangiectatic osteogenic sarcoma. Cancer 49: 1679

Huvos AG, Woodward HO, Cahan WG et al. (1985a) Postradiation osteogenic sarcoma of bone and soft tissues. Cancer 55: 1244

Huvos AG, Butler A, Bretsky SS (1985b) Osteogenic sarcoma in pregnant women. Prognosis, therapeutic implication and literature review. Cancer 56: 2326

Ilaslan H, Sundaram M, Unni KK et al. (2004) Primary vertebral osteosarcoma: Imaging findings. Radiology 230: 697

Inwards C (2001) Low-grade central osteosarcoma versus fibrous dysplasia. Pathlogy case Reviews 6: 22

Ippolito V, Mirra JM, Fedenko A et al. (1994) Miliary osteosarcomatosis (Case report 827). Skeletal Radiol

Jacobson SA (1968) Early juxtacortical osteosarcoma (parosteal osteoma). J Bone Joint Surg [Am] 40:1310

Jaffé HL (1960) Intracortical osteogenic sarcoma. Bull Hosp Joint Dis 21: 189

Jeffree GM, Price CHG, Sissons HA (1975) The metastatic patterns of osteosarcoma. Br J Cancer 32: 87

Jelinek JS, Murphey MD, Kransdorf MJ et al. (1996) Parosteal osteosarcoma: value of MR imaging and CT in the prediction of histologic grade. Radiology 201: 873

Jutte PC, Rosso R, de Paolis M et al. (2004) Osteosarcoma associated with hyperparathyreoidism. Skeletal Radiol. 33: 473

Kaick G van (1985) Ergebnisse der Deutschen Thorotrast-Studie. In: Leppin W, Meißner J, Börner W, Messerschmidt O (Hrsg) Die Hypothesen im Strahlenschutz. Thieme, Stuttgart

Kashdan BJ, Sullivan KL, Lackman RD et al. (1990) Extremity osteosarcomas: Intraarterial chemotherapy and limb-sparing resection with 2-year follow-up. Radiology 177: 95

Kersjes W, Alm J, Winkler K et al. (1986) Vergleichende quantitative Grundsubstanzbestimmung in Biopsie und Resektat beim Osteosarkom. Verh Dtsch Ges Pathol 70: 607

Knop J, Delling G, Heise U et al. (1990) Scintigraphic evaluation of tumor regression during preoperative chemotherapy of osteosarcoma. Skeletal Radiol 19: 165

Kriss VM, Stelling CB (1995) Osteosarcoma after chemotherapy for neuroblastoma. Skeletal Radiol 24: 633

Krixum ME, Stead J (1984) Cystic parosteal osteosarcoma. Skel Radiol 12: 227

Kuettner KE, Pauli BU (1984) Basic concepts of the resistance of cartilage to tumor invasion. In: Uhthoff HK (ed) Current concepts of diagnosis and treatment of bone and soft tissue tumors. Springer, Berlin Heidelberg New York Tokyo, p 61

Kumpan W, Lechner G, Wittich GR et al. (1986) The angiographic response of osteosarcoma following preoperative chemotherapy. Skeletal Radiol 15: 96

Kuttner H (1931) Zur Frage der Geschwulstentstehung nach Röntgenbestrahlung von Gelenk- und Knochentuberkulosen. Arch Klin Chir 164: 5

Kyriakos M (1980) Intracortical osteosarcoma. Cancer 46: 2525

Lawrence JA, Babyn PS, Chan HSL et al. (1993) Extremity osteosarcomas in childhood: Prognostic value of radiologic imaging. Radiology 189: 43

Lawson JP, Barwick KW (1981) Periosteal osteosarcoma of rib. Case report 162. Skeletal Radiol 7: 63

Levine E, De Smeet AA, Huntrakoon M (1985) Juxtacortical osteosarcoma: a radiologic and histologic spectrum. Skeletal Radiol 14: 38

Lewis RS, Lotz MJ (1974) Medullary extension of osteosarcoma implications for rational therapy. Cancer 33: 371

Lindell MM, Shirkhoda A, Raymond AK et al. (1987) Parosteal osteosarcoma. AJR 148: 323

Lodwick GS (1981) Low grade osteosarcoma of the tibia. Case report 169. Skeletal Radiol 7: 139

Madsen EH (1979) Lymph node metastasis from osteoblastic osteogenic sarcoma. Skeletal Radiol 4: 216

Mail JT, Cohen MD, Mirkin LD (1985) Response of osteosarcoma to preoperative intravenous high-dose methotrexate chemotherapy: CT evaluation. AJR 144: 89

Martland HS (1929) Osteogenic sarcoma in dial painters using luminous paint. Arch Pathol 7: 406

Martland HS (1931) The occurence of malignancy in radioactive persons. Am J Cancer 15: 2435

Mazuno T, Unni KK, McLeod et al. (1976) Teleangiectatic osteogenic sarcoma. Cancer 38: 2538

McKenna RJ, Schwinn CP, Soong KY, Higinbotham NL (1966) Sarcomata of the osteogenic series (osteosarcoma, fibrosarcoma, chondrosarcoma, parosteal osteogenic sarcoma and sarcoma arising in abnormal bone): an analysis of 552 cases. J Bone Joint Surg [Am] 48: 1

Melhem ER, Hruban RH, Fishman EK (1994) Periosteal osteosarcoma of femur (case report 852). Skeletal Radiol 23: 401

Mervak TR, Unni KK, Pritchard DJ (1991) Teleangiectatic osteosarcoma. Clin Orthop Rel Res 270: 135

Mirra JM, Dodd L, Johnston W et al. (1991) Case reprt 700. Skeletal Radiol 20: 613

Mirra JM, Brien EW, Tehranzadeh J (1995) Paget's disease of bone, part 1 und 2 . Skeletal Radiol 24: 163 und 24: 173

Mirra JM. Bone tumors: clinical, radiologic, and pathologic correlations. Philadelphia: Lea and Febiger, 1989

Mitchell ML, Ackerman LV (1986) Metastatic and pseudomalignant osteoblastoma: a report of two unusual cases. Skeletal Radiol 15: 213

Müller-Miny H, Erlemann R, Wuisman P et al. (1991) Röntgenmorphologie des parossalen Osteosarkoms (POS): RÖFO 155: 165

Murphy MD, Jaovisidha wan S, Temple HT et al. (2003) Teleangiectatic osteosarcoma: Radiologic-pathologic comparison. Radiology 229: 545

Murphey MD, Jelinek JS, Temple HT et al. (2004) Imaging of periosteal osteosarcoma: Radiologic-pathologic comparison. Radiology 233: 129

NCBT (The Netherlands Commitee on Bone Tumours) (1973) Radiological atlas of bone tumours, vol I, II. Mouton, Den Haag

Oda Y, Hashimoto H, Tsuneyoshi M et al. (1993) Case report 793. Skeletal Radiol 33: 375

Okada K, Frassica FJ, Sim FH et al. (1994) Parosteal osteosarcoma: a clinicopathological study. J Bone Joint Surg Am 76: 366

Okada K, Kubota H, Ebina T et al. (1995) High-grade surface osteosarcoma of the humerus. Skeletal Radiol 24: 531

Okada K, Ito H, Miyakoshi N et al. (2003) A low-grade extraskeletal osteosarcoma. Skeletal Radiol 32: 165

Pan G, Raymond AK, Carrasco CH et al. (1990) Osteosarcoma: MR imaging after preoperative chemotherapy. Radiology 174: 517

Patel DV, Hammer RA, Levin B (1984) Primary osteogenic sarcoma of the spine. Skeletal Radiol 12: 276

Patterson A, Greer RO Jr, Howard D (1990) Periosteal osteosarcoma of the maxilla: A case report and review of literature. J Oral Macillofac Surg 48: 522

Peh WCG, Skek TWH, Wang S et al. (1999) Osteosarcoma with skeletal muscle metastasis. Skeletal Radiol 28: 298

Picci P, Gherlinzoni F, Guerra A (1983) Intracortical osteosarcoma: rare entity or early manifestation of classical osteosarcoma. Skeletal Radiol 9: 255

Poppe H (1978) Aussagewert, Grenzen und Schwierigkeiten der Röntgendiagnostik und der Computertomographie bei primär und potentiell malignen Geschwülsten des Skeletts. Z Orthop 116: 460

Pösl M, Grahl K, Amling M et al. (1996) P-Glykoproteinexpression beim Osteosarkom. Pathologe 17:50

Potepan P, Luksch R, Sozzi G et al. (1999) Multifocal osteosarcoma as second tumor after childhood osteoblastoma. Skeletal Radiol 28: 415

Prein J, Remagen W, Spiessl B, Uehlinger E (1986) Atlas of the facial skeleton. Springer, Berlin Heidelberg New York Tokyo

Price CHG (1955) Osteogenic sarcoma. An analysis of the age and sex incidence. Br J Cancer 9: 558

Price CHG (1962) The incidence of osteogenic sarcoma in south-west England and its relationship to Paget's disease of bone. J Bone Joint Surg [Br] 44:366

Price CHG, Goldie W (1969) Paget's sarcoma. A study of eighty cases from the Bristol and the Leeds bone tumour registries. J Bone Joint Surg [Br] 51:205

Ragland BD, Bell WC, Lopez RR et al. (2002) Cytogenetics and molecular biology of osteosarcoma. Lab Invest 82:365

Ranninger K, Altner PC (1966) Parosteal osteoid sarcoma. Radiology 86:648

Raymond AK (1991) Surface osteosarcoma. Clin Orthop 270: 140

Reith JD, Donahue FI, Hornicek FJ (1999) Dedifferentiated parosteal osteosarcoma with rhabdomyosarcomatous differentiation. Skeletal Radiol. 28: 527

Riebel T (1984) Fortschritte in der Röntgendiagnostik des Osteosarkoms im Rahmen neuer Therapieformen bei Kindern und Jugendlichen (Initialbefunde und Verlaufsbeobachtung bei 107 primär konservativ behandelten Fällen). Habilitationsschrift, Hamburg-Eppendorf

Riebel T, Knop J, Winkler K et al. (1986) Vergleichende röntgenologische und nuklearmedizinische Untersuchungen beim Osteosarkom zur Beurteilung der Effektivität einer präoperativen Chemotherapie. RÖFO 145: 365

Ritts GD, Pritchard DJ, Unni KK et al. (1987) Periosteal osteosarcoma. Clin Orthop 219: 299

Roessner A (1984) Zur Zyto- und Histogenese der malignen und semimalignen Knochentumoren. Fischer, Stuttgart

Rosen G, Caparros B, Huvos AG et al. (1982) Preoperative chemotherapy for osteogenic sarcoma: selection of postoperative adjuvant chemotherapy based on the response of the primary tumor to preoperative chemotherapy. Cancer 49: 1221

Rosen G, Marcove RC, Huvos AG et al. (1983) Primary osteogenic sarcoma: eight-year experience with adjuvant chemotherapy. J Cancer Res Clin Oncol 106 [Suppl]: 55

Ross FG (1964) Osteogenic sarcoma. Br J Radiol 37: 259

Sagerman RH, Cassady JR, Tretter P et al. (1969) Radiation induced neoplasia following external beam therapy for children with retinoblastoma. AJR 105: 529

Saifuddin A (2002) The accuracy of imaging in the local staging of appendicular osteosarcoma. Skeletal Radiol 31: 191

Saito T, Oda Y, Kawaguchi K et al. (2005) Five year evolution of a teleangiectatic osteosarcoma initially managed as an aneurysmal bone cyst. Skeletal Radiol 34: 290

Salzer-Kuntschik M, Delling G, Brand G (1983a) Bestimmung des morphologischen Regressionsgrades nach Chemotherapie bei malignen Kochentumoren. Pathologe 4: 135

Salzer-Kuntschik M, Delling G, Beron G et al. (1983b) Morphological grades of regression in osteosarcoma after polychemotherapy – Coss 80. J Cancer Res Clin Oncol 106 [Suppl]: 21

Sanchez RB, Quinn SF, Walling A et al. (1990) Musculoskeletal neoplasms after intraarterial chemotherapy: Correlation of MR images with pathologic specimens. Radiology 174: 237

Scaglietti O, Calandriello B (1962) Ossifying parosteal sarcoma: parosteal osteoma or juxtacortical osteogenic sarcoma. J Bone Joint Surg [Am] 44: 635–647

Schajowicz F (1981, 1994) Tumors and tumorlike lesions of bone and joints. Springer, Berlin Heidelberg New York Tokyo

Scotlandi K, Serra M, Manara C et al. (1995) Clinical relevance of Ki-67 expression in bone tumors. Cancer 75: 806

Sheth DS, Yasko AW, Raymond AK et al. (1996) Conventional and dedifferentiated parosteal osteosarcoma. Cancer 78: 2136

Shirkhoda A, Jaffe HL, Wallace S et al. (1985) Computed tomography of osteosarcoma after intraarterial chemotherapy. AJR 144: 95

Shuhaibar H, Friedman L (1998) Dedifferentiated parosteal osteosarcoma with high-grade osteoclast-rich osteogenic sarcoma at presentation. Skeletal Radiol 27: 574

Sim FH, Unni KK; Beabout JW (1979) Osteosarcoma with small cells simulating Ewing's tumor. J Bone Joint Surg [Am] 61:207

Smith J, Heelan RT, Huvos AG et al. (1982) Radiographic changes in primary osteogenic sarcoma following intensive chemotherapy. Radiology 143: 355

Smith J, Botet JF, Yeh SDJ (1984) Bone sarcomas in Paget's disease: a study of 85 patients. Radiology 152: 583

Sommer HJ, Riebel T, Winkler K et al. (1985) Vergleich röntgenologischer und histologischer Befunde bei Osteosarkomen nach präoperativer Chemotherapie. RÖFO 143: 74

Spies H, Mays CW (1970) Some cancers induced by ^{224}Ra in children and adults. Health Phys 19: 713

Spjut HJ, Dorfman HD, Fechner RE et al. (1971) Atlas of tumor pathology, Fasc 5. Armed Forces Institute of Pathology, Washington, D.C.

Stein U, Walther W, Wunderlich V (1994) Point mutations in the mdr 1 promoter of human osteosarcomas are associated with in vitro responsiveness to multidrug resistance relvant drugs. Eur J Cancer 30: 1541

Steiner GC (1965) Postradiation sarcoma of bone. Cancer 18: 603

Stenzel M, Pösl H, Ritzel M et al. (1996) Zellproliferation bei Knochentumoren. Immunhistologische Untersuchung zur Ki-67-Proteinexpression. Pathologe 17: 56

Stevens GM, Pugh DG, Dahlin DC (1957) Roentgenographic recognition and differentiation of parosteal osteogenic sarcoma. AJR 78: 1

Sundaram M, Martin AS, Tayob AA (1982) Diagnosis: Osteosarcoma arising in giant cell tumor of tibia. Case report 182. Skeletal Radiol 7: 282

Sundaram M, Herbold DR, Mc Guire MH (1986) Low grade (well-differentiated) intramedullary osteosarcoma. Case report 370. Skeletal Radiol 15: 338

Szymanska J, Mandahl N, Mertens F et al. (1996) Ring chromosomes in parosteal osteosarcoma contain sequences from 12q13-15: a combined cytogenetic and comparative genomic hybridization study. Genes Chromosomes Cancer 16: 31

Tokito T, Ushijima M, Hara N et al. (1993) Well-differentiated osteosarcoma arising in the right third rib (case report 812). Skeletal Radiol 22: 549

Uehlinger E, Schairer E (1979) Osteosarcoma one year following on fracture. Current problem case. Arch Orthop Traumatol Surg 1: 743

Unni KK (1982) Case report 214. Skeletal Radiol 9: 129

Unni KK, Dahlin DC, Beabout JW (1976a) Parosteal osteogenic sarcoma. Cancer 37: 2466

Unni KK, Dahlin DC, Beabout JW (1976b) Periosteal osteogenic sarcoma. Cancer 37: 2476

Unni KK, Dahlin DC, Mc Leod RA, Pritchard DJ (1977) Intraosseous well-differentiated osteosarcoma. Cancer 40: 1337

Van der Woude HJ, Bloem JL, Hogendoorn PCW (1998) Preoperative evaluation and monitoring chemotherapy in patients with high-grade osteogenic and Ewing's sarcoma: review of current imaging modalities. Skeletal Radiol 27: 57

Vanel D, Picci P, De Paolis M et al. (2001) Radiological study of 12 high-grade surface osteosarcoma. Skeletal Radiol 30: 667

Vigorita VJ, Ghelman B, Jones JK (1984) Intracortical osteosarcoma. Am J Surg Pathol 8: 65

Vinz H, Motsch H (1965) Das paraossale osteogene Sarkom. Langenbecks Arch Klin Chir 312: 88

Vlychou M, Ostlere SJ, Kerr R et al. (2007) Low grade osteosarcoma of the ethmoid sinus. Skeletal Radiol 36: 459

Weinfeld MS, Dudley Jr HR (1962) Osteogenic sarcoma. A follow-up study of the 94 cases observed at the Massachusetts General Hospital from 1920–1960. J Bone Joint Surg [Am] 44: 269

Werner M, Fuchs N, Salzer-Kuntschik M et al. (1996) Therapie-induzierte Veränderungen an Osteosarkomen nach neoadjuvanter Chemotherapie (Therapiestudie COSS 86). Beziehungen zwischen morphologischen Befunden und klinischem Verlauf. Pathologe 17: 35

Wikström M et al. (1999) Primäres Osteosarkom der Niere. RÖFO 171: 166

Wines A, Bonar F, Lam P et al. (2000) Teleangiectatic dedifferentiation of parosteal osteosarcoma. Skeletal Radiol 29: 597

Winkler K (1986) Zur Chemotherapie des Osteosarkoms: 9 Jahre Kooperative Osteosarkom-Studiengruppe der GPO. Onkologisches Forum 3: 1

Winkler K, Beron G et al. (1984) Neoadjuvent chemotherapy of osteogenic sarcoma: results of a cooperative German/Austrian study (COSS 80). J Clin Oncol 2: 617

Winkler K, Beron G et al. (1986) Einfluß des lokalchirurgischen Vorgehens auf die Inzidenz von Metastasen nach neoadjuvanter Chemotherapie des Osteosarkoms. Z Orthop 124: 22

Wold LE, Unni KK, Beabout JW et al. (1984a) High grade surface osteosarcoma. Am J Surg Pathol 8: 181

Wold LE, Unni KK, Beabout JW et al. (1984b) Dedifferentiated parosteal osteosarcoma. J Bone Joint Surg [Am] 66: 53

Wolfel DA, Carter PR (1969) Parosteal osteosarcoma. AJR 105: 142

Yamaguchi T, Shimizu K, Koguchi Y et al. (2005) Low grade osteosarcoma of the rib. Skeletal Radiol 34: 490

Young JW, Liebscher LA (1982) Postirradiation osteogenic sarcoma with unilateral metastatic spread within the field of irradiation. Skeletal Radiol 8: 279

Yunis EJ, Barnes L (1986) The histologic diversity of osteosarcoma. In: Sommers SC, Rosen PP, Fechner RE (eds) Pathology annual I. Appleton Century Crofts, Norwalk/CT, p 121

Zarbo RJ, Regezi JA, Baker SR (1984) Periosteal osteogenic sarcoma of the mandible. Oral Surg Oral Med Oral Pathol 57: 643

7 Knorpelbildende Tumoren

7.1 **Gutartige Tumoren** – 274
7.1.1 Chondroblastom – 274
7.1.2 Chondromyxoidfibrom – 290
7.1.3 Osteochondrom – 303
7.1.3.1 Ostochondrom-Varianten – 318
7.1.3.2 Multiple kartilaginäre Exostosen – 319
7.1.4 Chondrome – 328
7.1.4.1 Enchondrom – 328
7.1.4.2 Knochenenchondromatose – 358
7.1.4.3 Periostales Chondrom – 366
7.1.4.4 Weichteilchondrom – 374
7.1.4.5 Gelenkchondrom und -chondromatose (synoviale Chondromatose) – 374

7.2 **Bösartige Tumoren** – 377
7.2.1 Chondrosarkom – 377
7.2.1.1 Primäres Chondrosarkom (Histologie s. S. 379 ff.) – 393
7.2.1.2 Seltene Formen des Chondrosarkoms – 415
   Periostales Chondrosarkom – 415
   Mesenchymales Chondrosarkom – 417
   Dedifferenziertes Chondrosarkom – 421
   Klarzellchondrosarkom – 428
7.2.1.3 Sekundäres Chondrosarkom – 429
7.2.1.4 Extraskelettales Chondrosarkom – 434

7.1 Gutartige Tumoren

7.1.1 Chondroblastom

ICD-Code 9230/0

Synonyme: benignes Chondroblastom, Codman-Tumor.
Nicht empfohlen: kalzifizierender Riesenzelltumor, epiphysärer chondromatöser Riesenzelltumor

> **Definition**
> Das Chondroblastom ist ein benigner Knorpel produzierender Tumor, der sich üblicherweise in der Epiphyse von Patienten mit noch unreifem Skelett entwickelt (WHO 2002).

Diese Definition ist rein klinisch orientiert, weshalb wir die histologisch orientierte WHO-Klassifikation von 1994, die wir in der 2. Auflage dieses Buches benutzt hatten, noch einmal wiedergeben:

> **Definition**
> Das Chondroblastom ist ein relativ seltener gutartiger Tumor, der durch ein sehr zellreiches und verhältnismäßig undifferenziertes Gewebe charakterisiert ist, das sich zusammensetzt aus runden oder polygonalen chondroblastenähnlichen Zellen mit scharfer Begrenzung zusammen mit multinukleären Riesenzellen vom osteoklastischen Typ, die entweder einzeln oder in Gruppen vorkommen; Stroma ist spärlich, die Anwesenheit einer knorpeligen interzellulären Matrix mit Arealen von fokaler Kalzifikation ist aber kennzeichnend.

Das Chondroblastom wurde 1931 von Codman zum ersten Mal beschrieben, und zwar als „epiphysärer chondromatöser Riesenzelltumor des proximalen Humerus". Jaffé und Lichtenstein (1942) erkannten den primären knorpeligen Charakter des Tumors und führten die Bezeichnung „benignes Chondroblastom" ein. Neuerdings und insbesondere in Deutschland wird für den Tumor der einfache Begriff „Chondroblastom" benutzt.

Die fast exklusive Lage des Tumors in oder in der Nähe einer Epi- oder Apophyse berechtigt zu der Annahme, dass das Chondroblastom histogenetisch vom Wachstumsknorpel abstammt. Davon muss es aber Ausnahmen geben, denn es wurden vereinzelt Chondroblastome am Schädel – hier fast ausschlielich im Os temporale (Bertoni et al. 1987; Kurt et al. 1989) – oder in der Basis von Os metacarpale IV (Brien et al. 1995) gefunden, Regionen, die eindeutig nicht enchondral in sekundären Zentren ossifizieren. Kann das Chondroblastom also von nichtepiphysealen knorpeligen Stammzellen seinen Ursprung nehmen? Möglicherweise spielt für die Entstehung der Chondroblastome in dieser Lokalisation auch die an den flachen Schädelknochen vorkommende chondroide Knochensubstanz eine Rolle, die Bedeutung für die Entwicklung und den Verschluss der Suturen haben soll.

Aufgrund ihrer Beobachtungen an 15 Fällen von Riesenzelltumoren der Sehnenscheiden bzw. pigmentierter villonodulärer Synovitis mit ausgedehnten Arealen einer chondroiden und/oder knorpeligen Differenzierung ohne histologische und elektronenmikroskopische Unterscheidbarkeit vom Chondroblastom des Knochens präsentieren Brien et al. (1995) das histogenetische Konzept, demzufolge all diese Läsionen durch multipotente mesenchymale und/oder synoviale Zellen der Sehnenscheiden miteinander verwandt seien. Das Chondroblastom entsteht nach diesem Konzept aus einer – ektopen – intraossären Proliferation von Sehnenscheidenzellen, die in einem ossären Milieu offensichtlich mehr Knorpel bilden als ihre Weichteil-"Cousins". Die kurzen Sehnenscheiden von Humeruskopf und Femur haben eine enge topographische Beziehung zu den Epiphysen dieser Knochen, in denen immerhin die meisten Chondroblastome vorkommen. Bei nichtepiphysealer Lokalisation wie z. B. in den proximalen Metatarsalia oder Metakarpalia sind es die langen Sehnenscheiden, aus denen Zellen ektop im benachbarten Knochen zu Chondroblastomen proliferieren können. Trotz dieser und auch anderer morphologischer Besonderheiten, wird das Chondroblastom in die Gruppe der Knorpelbildenden Tumoren eingeordnet (Aigner et al. 1999).

In der Literatur gibt es vereinzelte Beobachtungen von Chondroblastomen, die sich invasiv zeigten und metastasierten und die die histologischen Merkmale eines Sarkoms besaßen (Hull et al. 1977; Huvos et al. 1977; Kahn et al. 1969; McLaughlin et al. 1975; Reyes u. Kathuria 1979; Riddell et al. 1973; Sirat u. Doctor 1970; Wirman et al. 1979); solche Tumoren waren jedoch oft entweder die Folgeerscheinung einer Strahlenbehandlung, oder die gestellte Diagnose erwies sich letztendlich vielfach als unzutreffend. So kann z. B. die histologische Differenzierung zwischen einem Chondroblastom und einem Klarzellchondrosarkom oder Chondromyxoidfibrom, mit dem es eng verwandt ist, z. T. äußerst schwierig sein (Weiteres s. S. 277, 291). All diese Daten haben die Überarbeiter der WHO-Klassifikation von 1994 veranlasst, den Begriff des malignen Chondroblastoms in die revidierte Fassung aufzunehmen, aber vorerst mit einem Fragezeichen zu versehen.

Die Therapie der Wahl ist die einfache *Kürettage* mit anschließender Spongiosaplastik. Im Krankengut von Bloem und Mulder (1985) kam es bei 4 von 23 Patienten mit alleiniger Kürettage und bei 6 von 44 Patienten mit einer Kürettage und Spongiosaplastik bei einem Beobachtungszeitraum von mindestens 3 Jahren zu einem Rezidiv. Im Schnitt ist also mit einer Rezidivquote von etwa 15% bei chirurgischer Therapie, insbesondere bei inkompletter Entfernung, zu rechnen. Bloem und Mulder fanden kein Rezidiv nach mehr als 3 Jahren. Von Huvos und Marcove (1973) wird eine häufigere Rezidivquote von 38% bei Chondroblastomen mit einer begleitenden aneurysmatischen Knochenzyste angegeben, doch konnten spätere Autoren das nicht bestätigen. Im Krankengut von Bloem und Mulder fand sich ein Fibrosarkom im Bereich eines 13 Jahre zuvor mit 80 Gy bestrahlten und kürettierten Chondroblastoms. *Lungenmetastasen* (bis 2006 nicht mehr als 14 publizierte Fälle, Ozkoe et al. 2006) sind wahrscheinlich keine Metastasen im engeren Sinne, sondern eher sog. Implants als Folge einer Tumorembolisation z. B. bei Operation. Interessanterweise scheinen besonders Tumoren in flachen Knochen zu Implants zu prädisponieren (Ozkoe et al. 2006). Die Prognose von Lungenmetastasen ist dementsprechend prinzipiell gut. Khalili et al. (1997) publizierten den Fall eines Chondroblastoms der Rippen mit verkalkenden Weichteilmetastasen, 8 Jahre nach Primärversorgung des Rippentumors auftretend.

Als Alternative zur Kürretage wurde die perkutane Radiofrequenzablation von Erickson et al. (2001) aufgrund guter Erfahrungen in drei Fällen vorgeschlagen. Wir haben aber bis heute über diese therapeutische Option nichts mehr gehört.

Bei inoperablen Tumoren wurde in Einzelfällen über eine erfolgreiche kombinierte Strahlentherapie mit Protonen und Photonen berichtet (Hug et al. 1995).

Pathologische Anatomie

Der Tumor wird in fast allen Fällen kürettiert; deshalb kommt er meist fragmentiert zur Untersuchung. Aber auch in Komplettresektaten ist die Makroskopie praktisch nie diagnostisch (◘ Abb. 7.1 a); es handelt sich um gelbliches oder hämorrhagisches Gewebe mit graurosa Abschnitten. Verkalkungen oder Verknöcherungen sind spärlich und werden erst beim Betasten oder beim Versuch des Einschneidens in das Gewebe bemerkt. Durch degenerative Veränderungen kommt es zu Verfettungen und Cholesterinablagerungen, die stärker gelblich erscheinen. Im Tumor liegen kleinste Knorpelinseln, jedoch brauchen diese makroskopisch nicht immer sichtbar zu werden. Ist der Tumor mit zystischen degenerativen Veränderungen oder gar mit einer aneurysmatischen Knochenzyste vergesellschaftet, finden sich entsprechend Hohlräume mit blutigem oder blutig-serösem Inhalt.

Histologie

Das histologische Bild ist typisch (◘ Abb. 7.1 b–g). Auch wenn nicht alle Strukturen des Chondroblastoms histologisch gleich sichtbar werden, muss man bei einem jungen Patienten mit epiphysärem Geschwulstprozess mit oder ohne Beteiligung der Metaphyse und einer offener Epiphysenfuge immer zunächst an das Chondroblastom als größte Wahrscheinlichkeit denken. Histologisch finden sich zwei Zelltypen: der Chondroblast und die mehrkernige Riesenzelle vom osteoklastären Typ.

Chondroblasten sind polygonale Zellen mit scharfer Begrenzung und einem rundlichen bis ovalen Kern mit vereinzelter Einbuchtung oder Einkerbung, die sich als Chromatinleiste in der Längsachse des Kerns darstellt (ähnlich den Zellen der Langerhanszell-Histiozytose). Im Übrigen ist die Chromatinverteilung in den Kernen gleichmäßig und der Nukleolus klein. Die Zellgrenzen sind scharf.

Mitosen sind meist nachzuweisen, sind aber selten und nie atypisch. Das Zytoplasma kann granuliert sein, ist meist deutlich eosinophil, es gibt aber auch hellzellige glykogenhaltige Areale. Die eosinophil erscheinenden Zellen haben mit ihrem rundlichen Kern und der akzentuierten Zellgrenze eine epitheloide Struktur, was sie typisch von den einkernigen Elementen des Riesenzelltumors unterscheidet. Die hellzelligen Abschnitte haben Ähnlichkeit mit dem Klarzelltyp des Chondrosarkoms, zeigen aber natürlich nie dessen Anaplasie. Insgesamt sind die einkernigen Zellen des Chondroblastoms sehr charakteristisch, sie sind aber nicht spezifisch, so dass manche Tumorareale histologisch von einem Riesenzelltumor nicht unterschieden werden können.

Riesenzellen sind in den stromaarmen Abschnitten in unterschiedlicher Menge vorhanden und zeigen 5–20 Kerne bei reichlich Zytoplasma, die Osteoklasten entsprechen. Sie gehören wahrscheinlich nicht zum Tumor, sondern sind reaktiv. In diesem zellreichen Gewebe findet man Inseln von Knorpel, entweder hyalin oder noch nicht komplett ausgebildet mit chondroider oder fibrochondroider Matrix. Diese Inseln sind selten und in der Regel muss man nach ihnen suchen.

Die lobuläre Grundstruktur des Tumors wird histologisch in den stromareichen Arealen am ehesten sichtbar; in den übrigen Bezirken ist sie erst durch eine Bindegewebsfärbung zu erkennen.

Diagnostisch wichtig ist deshalb der Nachweis von chondroider Differenzierung, die in über 90% der Tumoren gefunden wird, und von Verkalkungen als *maschendrahtartige Niederschläge* innerhalb der zellreichen Abschnitte, die sich besonders gut in der von-Kossa-Färbung oder als schollige Präzipitate nachweisen lassen. Die chondroiden Ablagerungen sind eher rosa-eosinophil – entsprechend Chondroosteoid – als bläulich basophil. Degenerationsherde können mit nekrobiotischen Veränderungen im Tumor und mit Schaumzellbildung, Ablagerung von Cholesterin und mit älteren Blutungen einhergehen. Innerhalb der Knorpelinseln kann es durch

276 Kapitel 7 · Knorpelbildende Tumoren

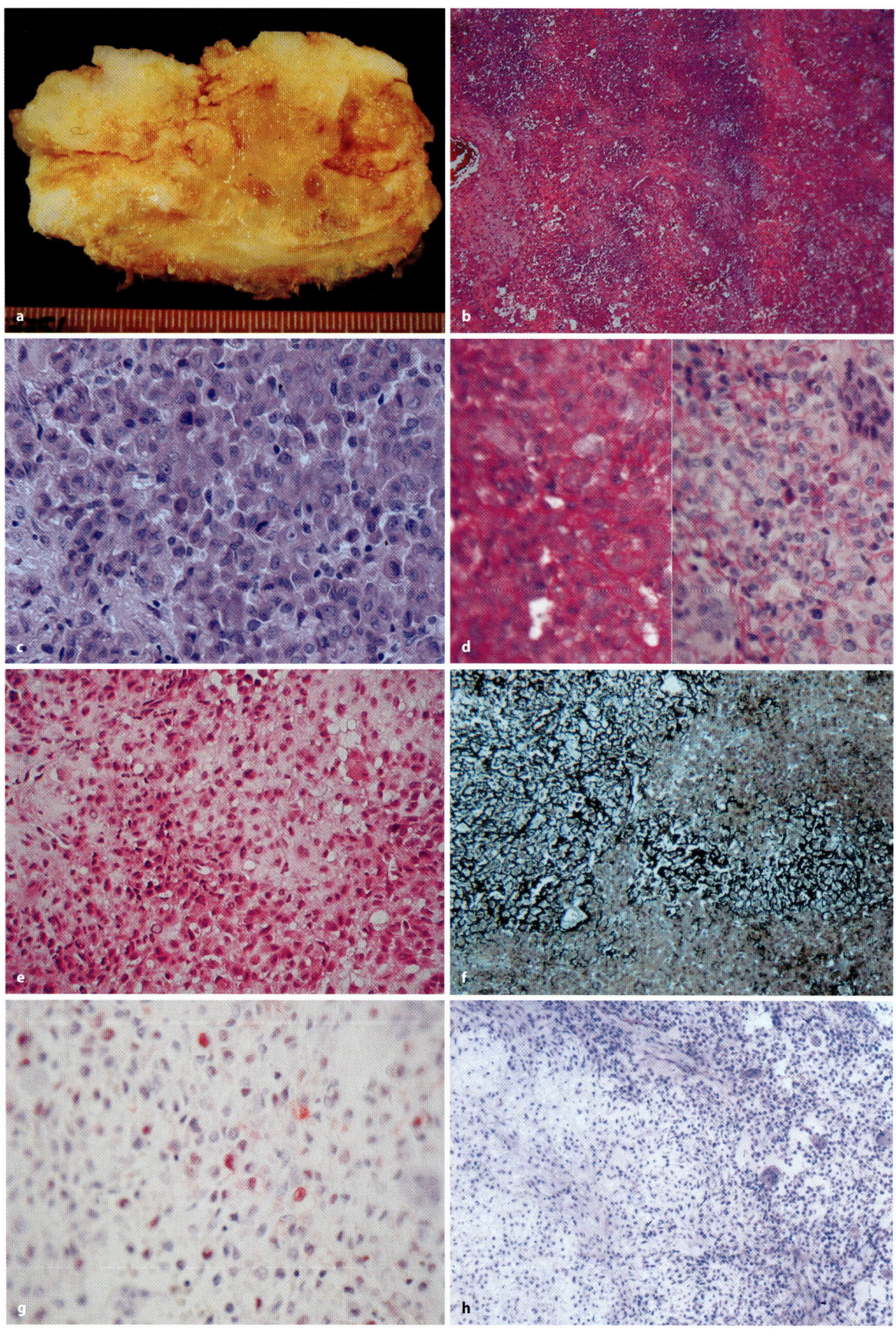

Abb. 7.1 a–h (Text s. S. 277)

Abb. 7.1 a–h. Chondroblastom. **a** In der Epiphyse gelegener solider Tumor unter der intakten Kortikalis ohne charakteristische Merkmale. Meistens erhält man das Präparat aber in Fragmenten nach Kürettage. **b** Die histologische Übersicht zeigt die lobuläre Gliederung des Tumors; sie ist aber nicht in allen Tumorabschnitten sichtbar. **c** Die epitheloide Differenzierung der Tumorzellen ist typisch und hilfreich in der Abgrenzung gegenüber einem Riesenzelltumor. Mitosen kommen vor, sind aber nie atypisch. **d** Mit der PAS-Färbung lässt sich der Glykogengehalt des Zytoplasmas der Tumorzellen darstellen (*linke Bildhälfte*), *rechts* negative Reaktion nach vorgeschalteter Diatasedigestion (D-PAS). **e** Die Bildung von chondroider Tumormatrix zeigt den knorpeligen Charakter des Tumors. Sie ist typisch nur inselförmig und muss gesucht werden. **f** Eine maschendrahtartige Verkalkung ist ein sehr typisches Merkmal (von-Kossa-Färbung), jedoch nicht immer vorhanden. **g** Immunhistologisch nukleare Positivität der Tumorzellen für S-100-Protein. Sie wird fast immer in den stromareichen Abschnitten gefunden, kann aber auch in den zellreichen Arealen auftreten. **h** Bei ausgereiften, stromareichen Tumoren ohne zellreiche Abschnitte, kann die Differentialdiagnose zum Chondromyxoidfibrom und sogar zu einem niedrigmalignen Osteosarkom allein mit dem histologischen Bild schwierig werden; hier helfen Lokalisation, Patientenalter und Bildgebung weiter

degenerative Veränderungen ebenfalls zu Verkalkungen und auch zu metaplastischer Bildung von Faserknochen kommen, was zu differentialdiagnostischen Problemen mit knochenbildenden Tumoren des Kindes führen kann. Für die Diagnose sind deshalb sowohl der Nachweis der Knorpelbildung als auch die Verkalkungen notwendig.

Häufig ist das Chondroblastom mit einer aneurysmatischen Knochenzyste kombiniert. Dann findet man die typischen Strukturen von Hohlräumen mit dünnen Septen aus zellreichem Fasergewebe mit und ohne endothelähnlicher Auskleidung und mit blutigem Inhalt. Histologisch sind solche Areale in etwa 30% der Tumoren nachzuweisen. Selten dominiert auch die aneurysmatische Knochenzyste, und das Chondroblastom ist lediglich in kleinen Knötchen innerhalb der zystischen Areale histologisch nachzuweisen.

Eisenablagerungen im Tumor sind häufig. Auffallend ist, dass diese Eisenablagerungen in den Chondroblastomen der flachen Knochen stärker ausgebildet sind. Bei diesen sind auch Tumorabschnitte charakteristisch, die histologisch reparativen Granulomen des Knochens ähneln. Das kombinierte Vorkommen solcher riesenzellhaltigen granulomartigen Strukturen mit epitheloiden Abschnitten in einem Tumor sollte immer Anlass sein, nach Knorpelinseln und Verkalkungen als diagnostischen Kriterien des Chondroblastoms zu suchen.

Immunhistologie. Die mononukleären Zellen sind positiv für Vimentin sowie in den stromareicheren Abschnitten für S-100-Protein – zumindest herdförmig (Abb. 7.1 g). Aberrante Expression für Zytokeratine wurde ebenfalls gefunden (Edel et al. 1992)

Histologische Differentialdiagnose. Sie leitet sich vom gemischten histologischen Aufbau des Chondroblastoms ab. Entsprechend ist die Differentialdiagnose allein aufgrund der Histologie sehr breit. Unter Berücksichtigung des Patientenalters und des Röntgenbefundes mit epiphysärem Anteil des Tumors und offener Epiphysenfuge grenzt sich die Differentialdiagnose jedoch erheblich ein.

Dem Chondroblastom kommt histologisch das *klarzellige Chondrosarkom* am nächsten (s. S. 390, 428). Das Chondroblastom zeigt jedoch in seinen knorpeligen Inseln mehr Grundsubstanz zwischen den Zellen als das Klarzellchondrosarkom. Dagegen fehlt beim Chondroblastom eine neoplastische Osteoid- und Knochenbildung, die beim klarzelligen Typ des Chondrosarkoms auftreten kann. Beim Chondroblastom ist die Epiphysenfuge typischerweise noch offen, das Klarzellchondrosarkom dagegen tritt erst bei Erwachsenen auf.

Entsprechendes gilt auch für den *Riesenzelltumor*, die zweite Differentialdiagnose, der nur in sehr seltenen Ausnahmen bei offenen Epiphysenfugen auftritt. Die Riesenzellen zeigen eine gleichmäßige Verteilung innerhalb des Gewebes, und Knorpelbildung kommt nicht vor. Auch findet man nicht die maschendrahtartige Verkalkung, die für das Chondroblastom so typisch ist. Die einkernigen Zellen des Riesenzelltumors haben einen histiozytären Charakter, während die des Chondroblastoms epitheloid sind, überwiegend eine Eosinophilie des Zytoplasmas zeigen und eine akzentuierte Zellmembran aufweisen.

Beim Nachweis einer *aneurysmatischen Knochenzyste* gilt, dass möglichst das ganze Präparat histologisch untersucht werden muss, um eine Kombination mit einem echten Tumor, also auch mit einem Chondroblastom, nicht zu übersehen; auch kann sie in den soliden Bezirken per se eine oberflächliche Ähnlichkeit mit dem Chondroblastom zeigen.

Das *Chondromyxoidfibrom* kann durch seinen lobulären Aufbau mit zellreichen Abschnitten, die Riesenzellen aufweisen, Ähnlichkeit mit einem Chondroblastom haben. Der Nachweis von Kollagen Typ 2 im Tumor soll bei der Differentialdiagnose hilfreich sein, da dies in Chondroblastomen nicht auftreten soll (Aigner 2002). Selten sind Tumoren beschrieben, die histologisch vom zellulären Aufbau her nicht vom Chondroblastom unterschieden werden können und bei denen lediglich aufgrund des Patientenalters, der geschlossenen Epiphysenfuge und der Lokalisation in der Metaphyse sowie der reichlichen grundsubstanzbildenden Abschnitte die Diagnose eines Chondromyxoidfibrom gestellt werden kann.

Aggressives oder malignes Chondroblastom. Wie bereits am Anfang dieses Kapitels erwähnt, gibt es in der Literatur vereinzelte Beobachtungen von Chondroblastomen, die ein aggressives Wachstum mit Infiltration in die Umgebung zeigten und bei denen es zu Lungenmetastasen kam (Kyriakos et al. 1985). Schajowicz und Gallardo (1970) berichteten über ein Chondroblastom in ihrer Serie von 69 Fällen, bei dem es 6 Jahre nach Behandlung des Primärtumors durch Kürettage zu einer sarkomatösen Transformation mit Metastasierung kam. Huvos et al. publizierten (1977) ein aggressives Chondroblastom mit Lungenmetastasen, die sie allerdings als benigne Implantate interpretierten, da sie histologisch den typischen Aufbau eines Chondroblastoms zeigten (ohne Atypien) und der Patient nach Entfernung dieser Lungenherde beschwerdefrei war.

Aus dem Gesagten wird deutlich, dass es offensichtlich 3 unterschiedliche Entitäten beim aggressiven Chondroblastom gibt:
1. das Chondroblastom mit sarkomatöser Transformation,
2. das Chondroblastom mit benignen Lungenimplantaten,
3. Tumoren, die fälschlich als Chondroblastom interpretiert wurden und wahrscheinlich primär bereits maligne waren.

Genetik
Durchflusszytometrische Untersuchungen zeigten meistens einen diploiden Chromosomensatz. Klonale Anomalien wurden bei morphologisch und klinisch benignen Tumoren und auch bei einem „malignen" Tumor berichtet (El Nagar et al. 1995; Rodgers et al. 1996).

Häufigkeit
Es handelt sich um einen seltenen Knochentumor. In den Statistiken von Schajowicz (1994) und Dahlin (1978) finden sich 188 Chondroblastome, die an allen Knochentumoren einen Anteil von 2% und an allen benignen von 5% haben. Bloem und Mulder (1985) geben eine Prävalenz von 2,5% an allen benignen Knochentumoren an. Feldmann (1977) stellte fast 700 veröffentlichte Fälle zusammen.

Lokalisation
Prinzipiell kann das Chondroblastom in jedem Knochen mit enchondraler Ossifikation auftreten; die Mehrheit (75%) entsteht jedoch an den Enden der langen Röhrenknochen. Bevorzugt sind der proximale Humerus, das distale und proximale Femur und die proximale Tibia (◘ Abb. 7.2). Bei den Nichtröhrenknochen sind Talus und Kalkaneus eindeutig am häufigsten befallen (Davila et al. 2004). Am Schädel tritt der Tumor fast ausschließlich im Os temporale auf (Kobayashi et al. 2001). Vertebrale Lokalisationen sind sehr selten (bis 2003 nicht mehr als 18 genauer untersuchte und publizierte Fälle; Ilaslan et al. 2003). Nach Kyriakos et al. (1985) kommen Chondroblastome mit ungewöhnlicher Lokalisation be-

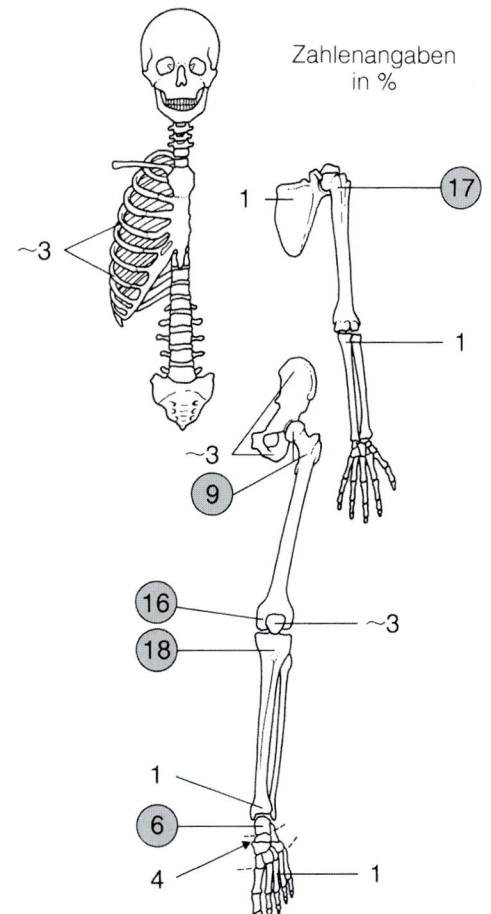

◘ **Abb. 7.2.** Prozentuale Verteilung des Chondroblastoms über das Skelett. Die zugrunde liegenden Zahlen stammen aus den Statistiken von Dahlin 1978 (44 Fälle), Schajowicz 1994 (143 Fälle) und Bloem u. Mulder 1985 (104 Fälle). Die Prozentzahlen sind Näherungswerte! Prädilektionsorte für das Chondroblastom sind demnach – in fallender Häufigkeit –: proximale Tibia, proximaler Humerus, distales Femur, proximales Femur, Talus, Kalkaneus. An Schädel, Kiefer, Sternum, distalem Humerus, distaler Ulna, Karpus, Phalangen, an der Wirbelsäule und Fibula kamen Chondroblastome nur in weniger als 1% der Fälle vor. Daher sind sie in der Abbildung nicht ausgewiesen. Bemerkenswert ist der relativ hohe Anteil von Chondroblastomen in der Patella!

vorzugt bei älteren Menschen vor, neigen dann besonders zur Entwicklung einer aneurysmatischen Knochenzyste und können häufiger als das gewöhnliche Chondroblastom einen malignen Verlauf – mit „Metastasierung" – nehmen.

In gut 50% aller Fälle findet sich der Tumor *sowohl* in der Epiphyse als auch in der Metaphyse, in ca. 45% in der Epi- oder Apophyse allein, jeweils fast ausschließlich in enger Nachbarschaft zur Wachstumszone. Bei epi-/metaphysärer Lage ist von einer Durchwanderung des Tumors durch die Wachstumszone auszugehen. Nur in ca. 5% aller Fälle kann sich der Tumor primär in der Metaphyse manifestieren (Bloem u. Mulder 1985; Schajowicz 1994). Über eine diaphysäre Lokalisation im rech-

7.1 · Gutartige Tumoren

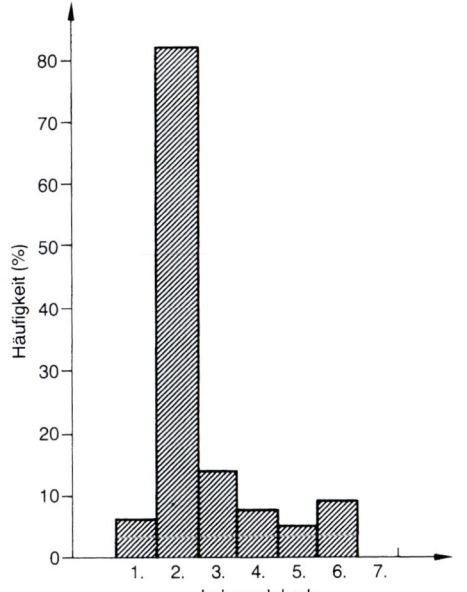

Abb. 7.3. Zur Altersverteilung des Chondroblastoms. (Nach den Statistiken von Dahlin 1978, Schajowicz 1994 und Bloem u. Mulder 1985)

ten Femur bei einem 13-jährigen Mädchen berichten Azorin et al. (2006).

Entgegen früheren Ansichten einer überwiegend zentralen Lage des Tumors im Knochen finden sich in allen neueren Publikationen (Bloem u. Mulder 1985; Schajowicz 1994) eindeutig Hinweise darauf, dass der *Tumor überwiegend, d. h. in gut 75% der Fälle, exzentrisch in einem langen Röhrenknochen* wächst. Multizentrisch auftretende Chondroblastome sind vereinzelt beschrieben worden (Roberts u. Taylor 1980).

Alters- und Geschlechtsprädilektion

Der Tumor kommt am häufigsten in der 2. Lebensdekade (ca. 75–80%) vor (◘ Abb. 7.3). Findet sich der Tumor in einem langen Röhrenknochen, so ist das Durchschnittsalter mit 16 Jahren beträchtlich niedriger als bei einer Lokalisation an Nichtröhrenknochen (vor allem Talus und Kalkaneus, Os temporale) oder an kurzen Röhrenknochen (ca. 28 Jahre).

Eine leichte Prädilektion für das männliche Geschlecht ist zu konstatieren. Das Verhältnis von Männern gegenüber Frauen beträgt ca. 1,5 bis 1,9 zu 1.

Klinik

Nahezu alle Patienten mit einem Chondroblastom klagen über Schmerzen (ca. 95%), die häufig in das benachbarte Gelenk projiziert werden. Die Schmerzanamnese ist manchmal beträchtlich lang. Vielfach kommt es auch zu einer Bewegungseinschränkung im benachbarten Gelenk, ein Befund, der durch die enge Beziehung zwischen Tumor und Gelenk verständlich wird. Bei einem Viertel der Fälle wird ein Trauma als Ursache der Schmerzsymptomatik angegeben (s. auch S. 80), und ebenfalls bei einem Viertel der Fälle beobachtet man einen Muskelschwund. Gelenkergüsse kommen in weniger als 10% der Fälle vor; häufig werden sie erst intraoperativ entdeckt. Spontanfrakturen sind selten.

Radiologie

Das typische Röntgenbild eines *Chondroblastoms in einem Röhrenknochen* besteht in einer exzentrisch, auch zentral in der Epi- oder Epi-/Metaphyse oder apophysär gelegenen rundlichen oder ovalen Osteolyse, die in ca. 75% der Fälle scharf begrenzt, nur in 25% partiell unscharf konturiert ist (◘ Abb. 7.4, 7.5 a, b, 7.6 a–d, 7.7, 7.8). Im Krankengut von Bloem und Mulder (1985) fand sich in ca.

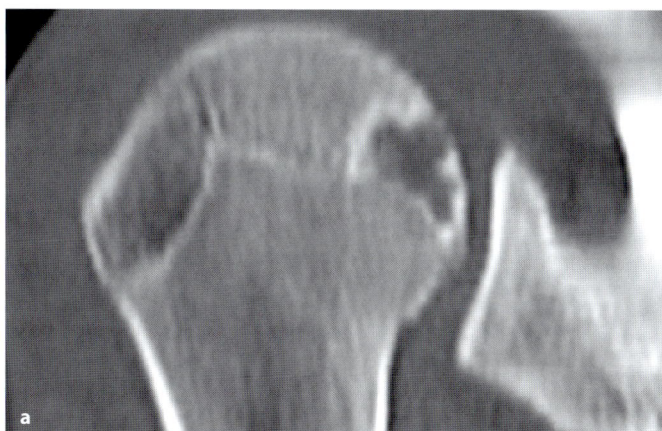
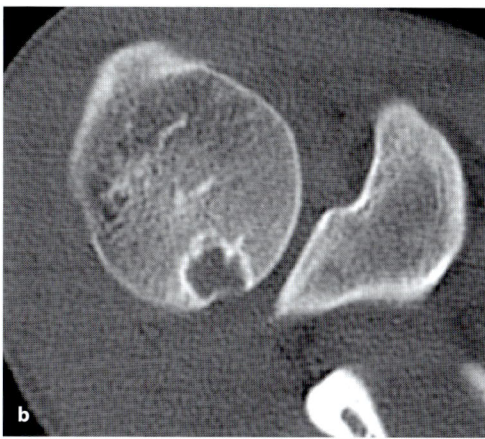

Abb. 7.4 a–d. Klassisches Chondroblastom in der proximalen Humerusepiphyse. 18-jähriger Mann mit Schmerzen in der Schulter seit 5 Monaten. Die CT-Bilder zeigen einen Sklerosesaum um die Osteolyse, in der sich feine Kalzifikationen der knorpeligen Matrix finden. Im Projektionsradiogramm (hier nicht dargestellt) Lodwick-Grad IA-Läsion (*Forts. S. 280*)

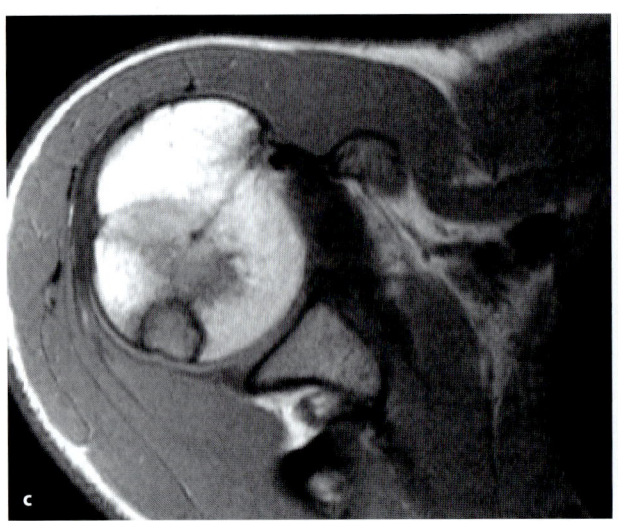
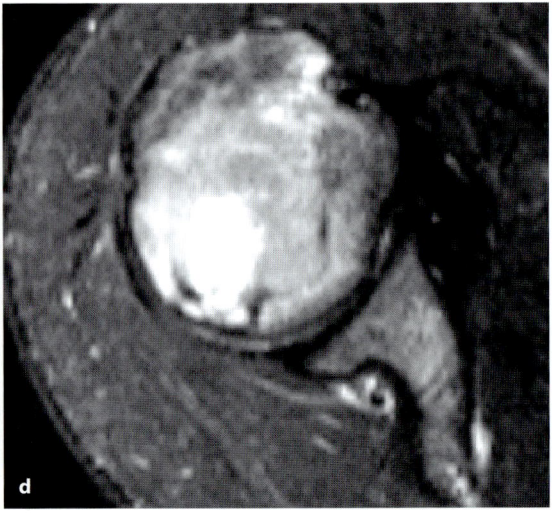

Abb. 7.4 a–d (*Forts.*) Im T1-Bild (**c**) stellt sich der Tumor mit nahezu gleicher Signalintensität wie die Muskulatur dar, im T2-Bild (**d**) ist sie extrem signalintensiv (Knorpel!) und von einem massiven Ödemäquivalent umgeben

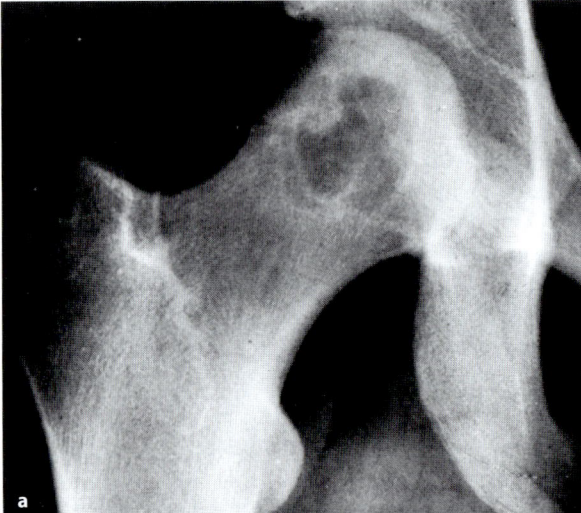
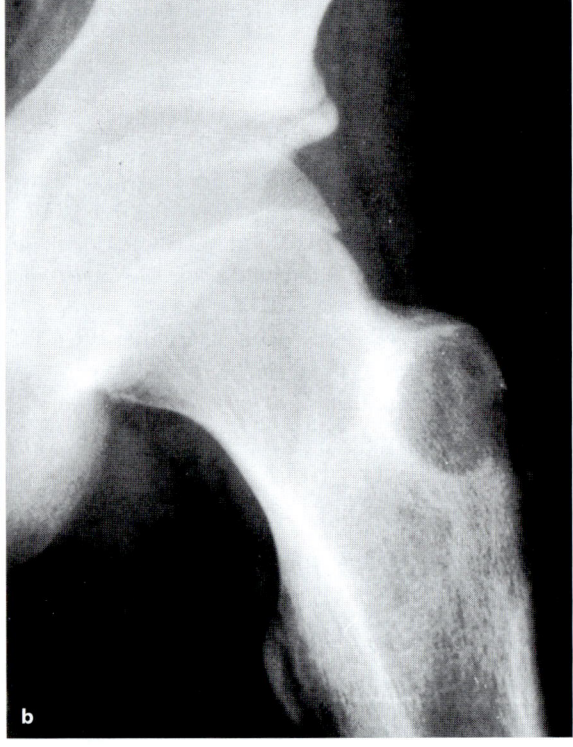
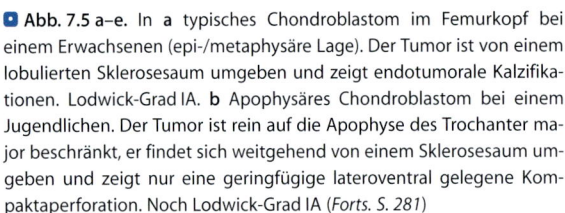

Abb. 7.5 a–e. In **a** typisches Chondroblastom im Femurkopf bei einem Erwachsenen (epi-/metaphysäre Lage). Der Tumor ist von einem lobulierten Sklerosesaum umgeben und zeigt endotumorale Kalzifikationen. Lodwick-Grad IA. **b** Apophysäres Chondroblastom bei einem Jugendlichen. Der Tumor ist rein auf die Apophyse des Trochanter major beschränkt, er findet sich weitgehend von einem Sklerosesaum umgeben und zeigt nur eine geringfügige lateroventral gelegene Kompaktaperforation. Noch Lodwick-Grad IA (*Forts. S. 281*)

40% der Fälle eine lobulierte Tumorkontur, in nur ca. 10% der Fälle war sie irregulär. *Der überwiegende Teil der Tumoren war also klar definiert.* Vielfach findet sich ein sklerotischer Randsaum. In gut 60% aller Fälle weist das Tumorinnere eine *Trabekulierung und/oder Matrixkalzifikationen auf* (◘ Abb. 7.4 a, b, 7.5 a, 7.6), die in der Regel amorph sind. Die Kompakta ist in ungefähr der Hälfte der Fälle verdünnt, in je einem Viertel der Fälle zeigen sich lokale Destruktionen oder Expansionen (◘ Abb. 7.5 b, 7.7 a, 7.8 a–d, 7.9). *Insgesamt ist die Kompakta in gut 80% aller Fälle involviert.* Eine Knochenauftreibung (z. B. ◘ Abb. 7.8) lässt sich in gut einem Drittel der Fälle beobachten, in ca. 10% aller Fälle ist mit einer Zerstörung des subchondralen Knochens (◘ Abb. 7.8) und mit einer direkten Gelenkbeteiligung zu rechnen. Sieht man einmal vom Phänomen der Ausbildung einer Neokortikalis bei einer Knochenauftreibung ab, so finden sich andere periostale Reaktionen in Form von lamellären (ca. 13%) oder irregulären (ca. 9%)

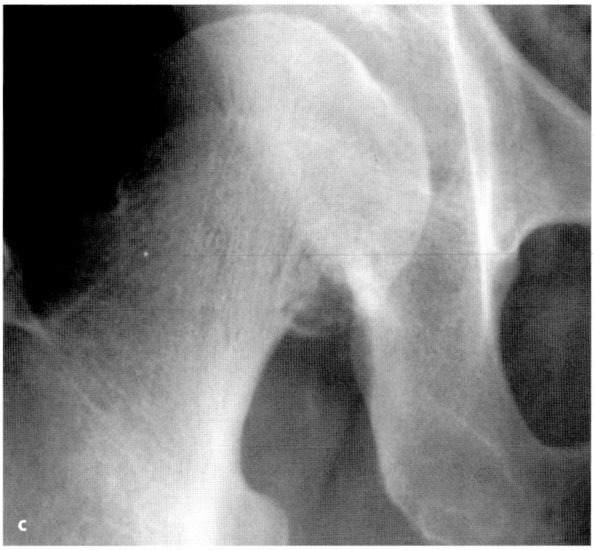

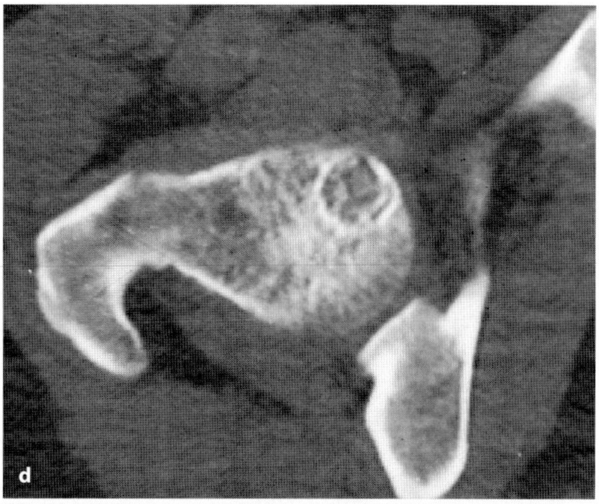

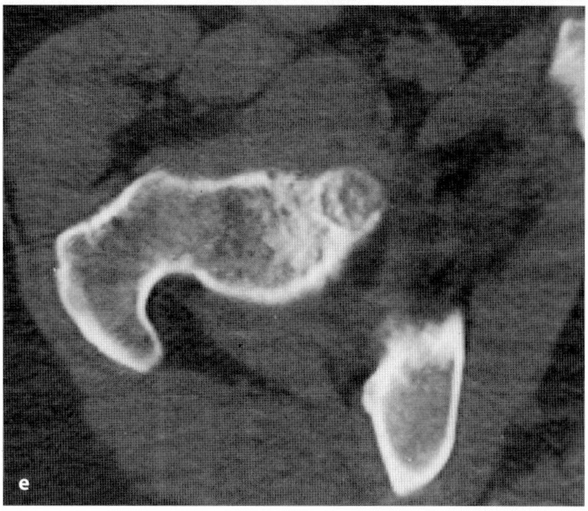

7.1 · Gutartige Tumoren

Abb. 7.5 (*Forts.*) **c–e** Zur Differentialdiagnose: epiphysäres (En-) Chondrom (42-jährige Frau), mehr oder weniger Zufallsbefund. Lodwick-Grad-IA-Läsion, von einem Chondroblastom – abgesehen vom Alter der Patientin – nicht zu unterscheiden

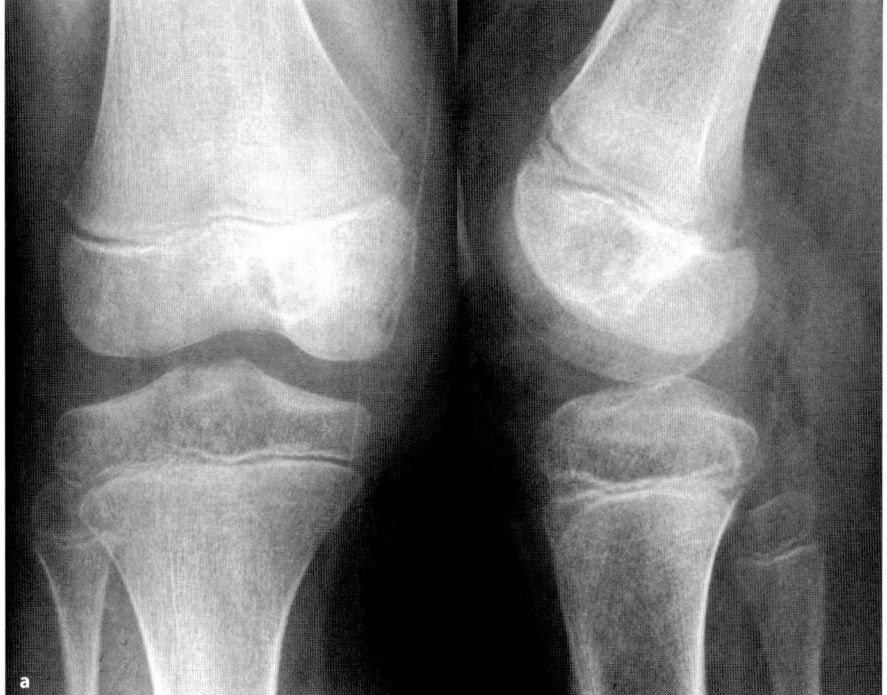

Abb. 7.6 a–h. Klassisches Chondroblastom in der distalen Femurepiphyse. 7-jähriges Mädchen mit starken Schmerzen, Kniegelenkserguss. **a** Lodwick-Grad-IA-Läsion, die im Szintigramm mäßig verstärkt anreichert (*Forts. S. 282*)

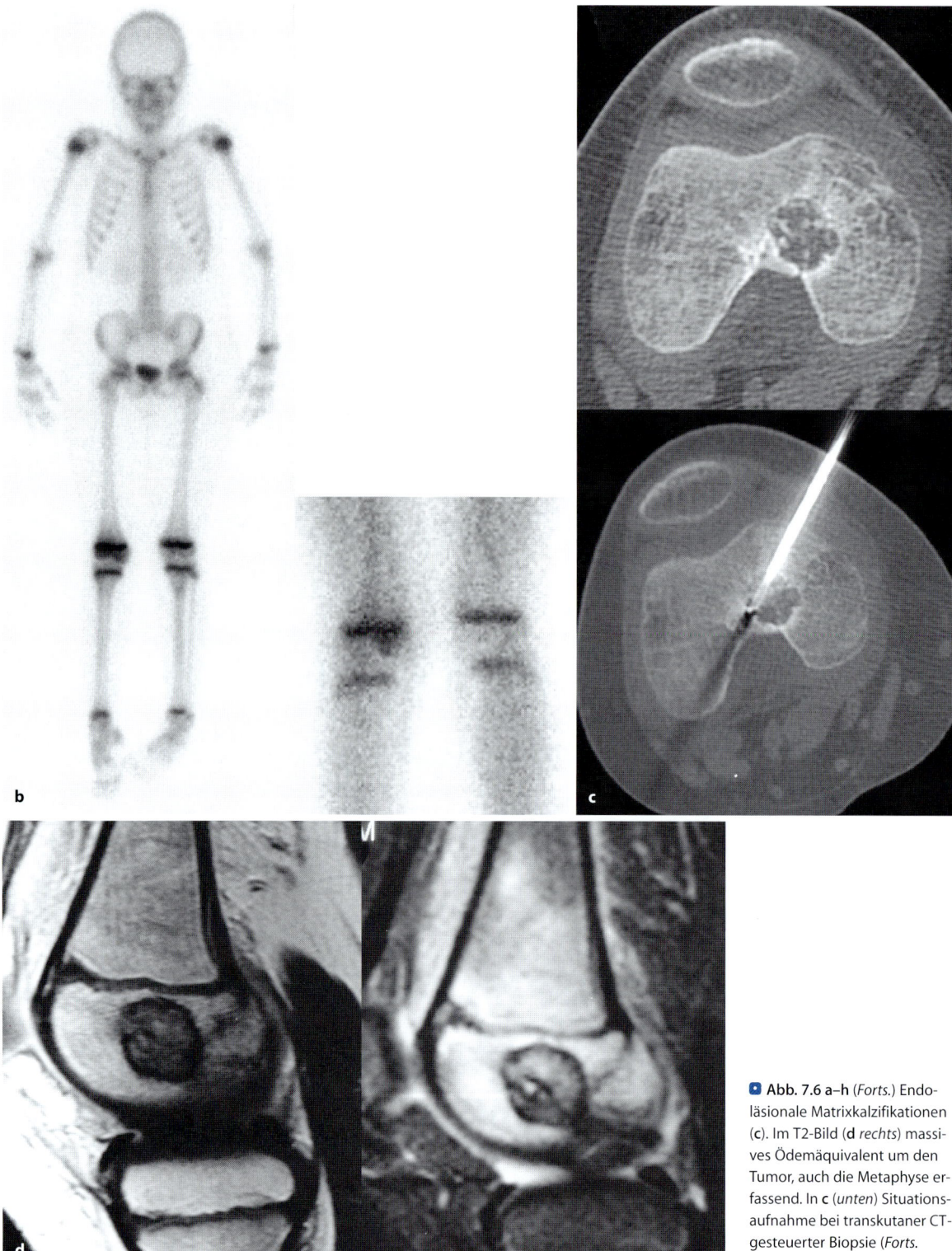

Abb. 7.6 a–h (*Forts.*) Endoläsionale Matrixkalzifikationen (**c**). Im T2-Bild (**d** *rechts*) massives Ödemäquivalent um den Tumor, auch die Metaphyse erfassend. In **c** (*unten*) Situationsaufnahme bei transkutaner CT-gesteuerter Biopsie (*Forts. S. 283*)

7.1 · Gutartige Tumoren

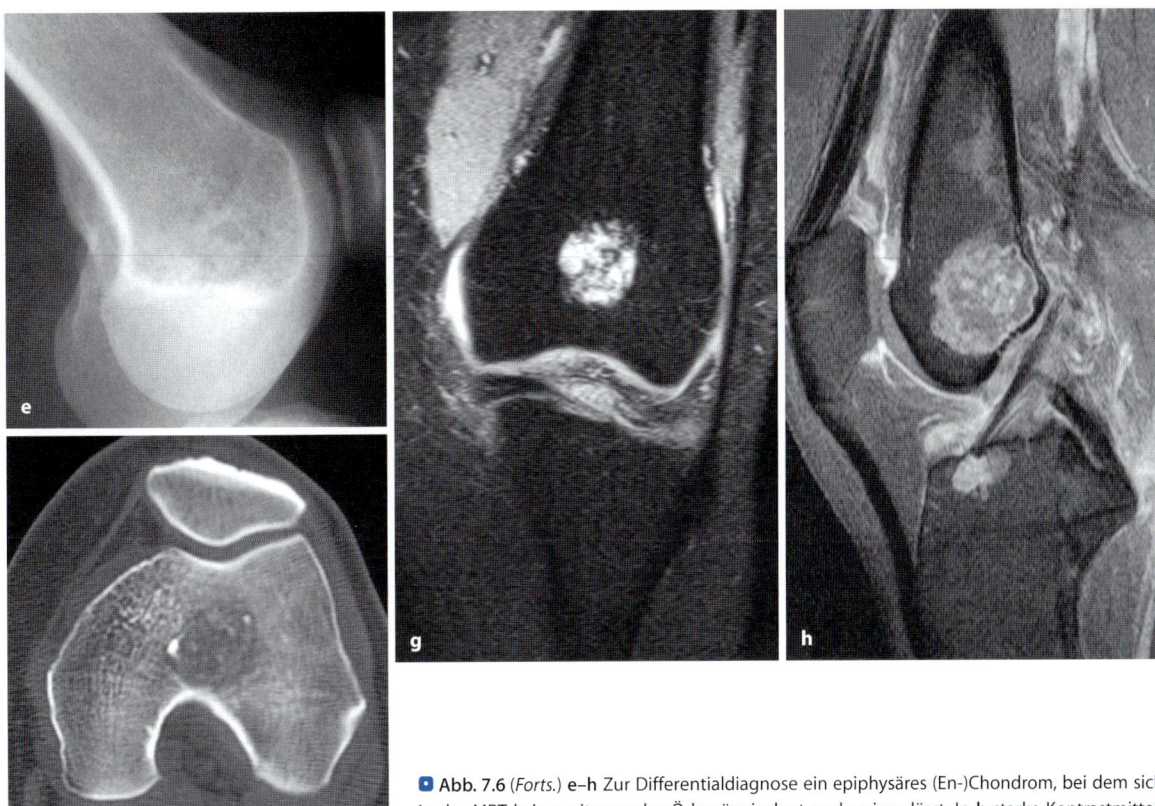

Abb. 7.6 (*Forts.*) **e–h** Zur Differentialdiagnose ein epiphysäres (En-)Chondrom, bei dem sich in der MRT kein peritumorales Ödemäquivalent nachweisen lässt. In **h** starke Kontrastmittelaufnahme in der Läsion (s. auch Legende zur Abb. 7.5)

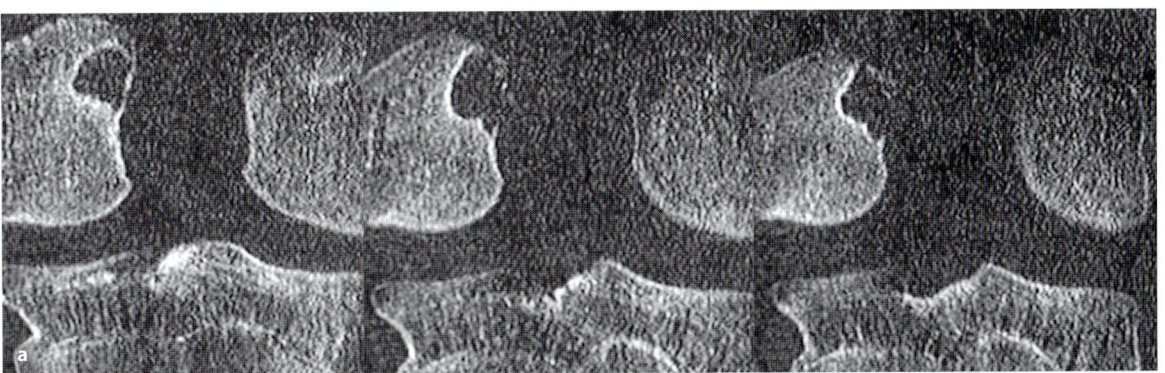

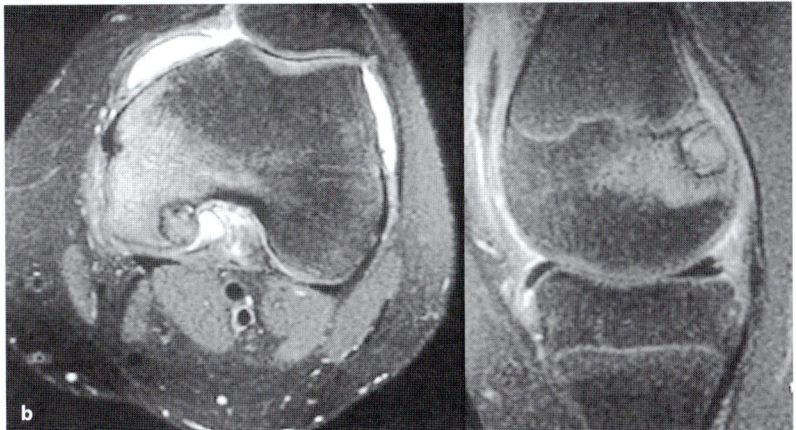

Abb. 7.7 a, b. Typisches Chondroblastom in der distalen Femurepiphyse. 17-jähriger Patient mit starken Knieschmerzen und Gelenkserguss. Die Kompakta ist zur Fossa intercondylaris hin partiell perforiert, es findet sich aber keine paraossäre intraartikuläre Tumorformation (**a**). Der Tumor ist von einem deutlichen peritumoralen Ödemäquivalent umgeben (**b**). Bei einer Kontrolluntersuchung ein halbes Jahr später fand sich die mediale, z. T. perforierte Periostschale (s. oben) deutlich repariert, was auf eine spontane Tumorregression hindeutet. Zu diesem Zeitpunkt war der Patient beschwerdefrei

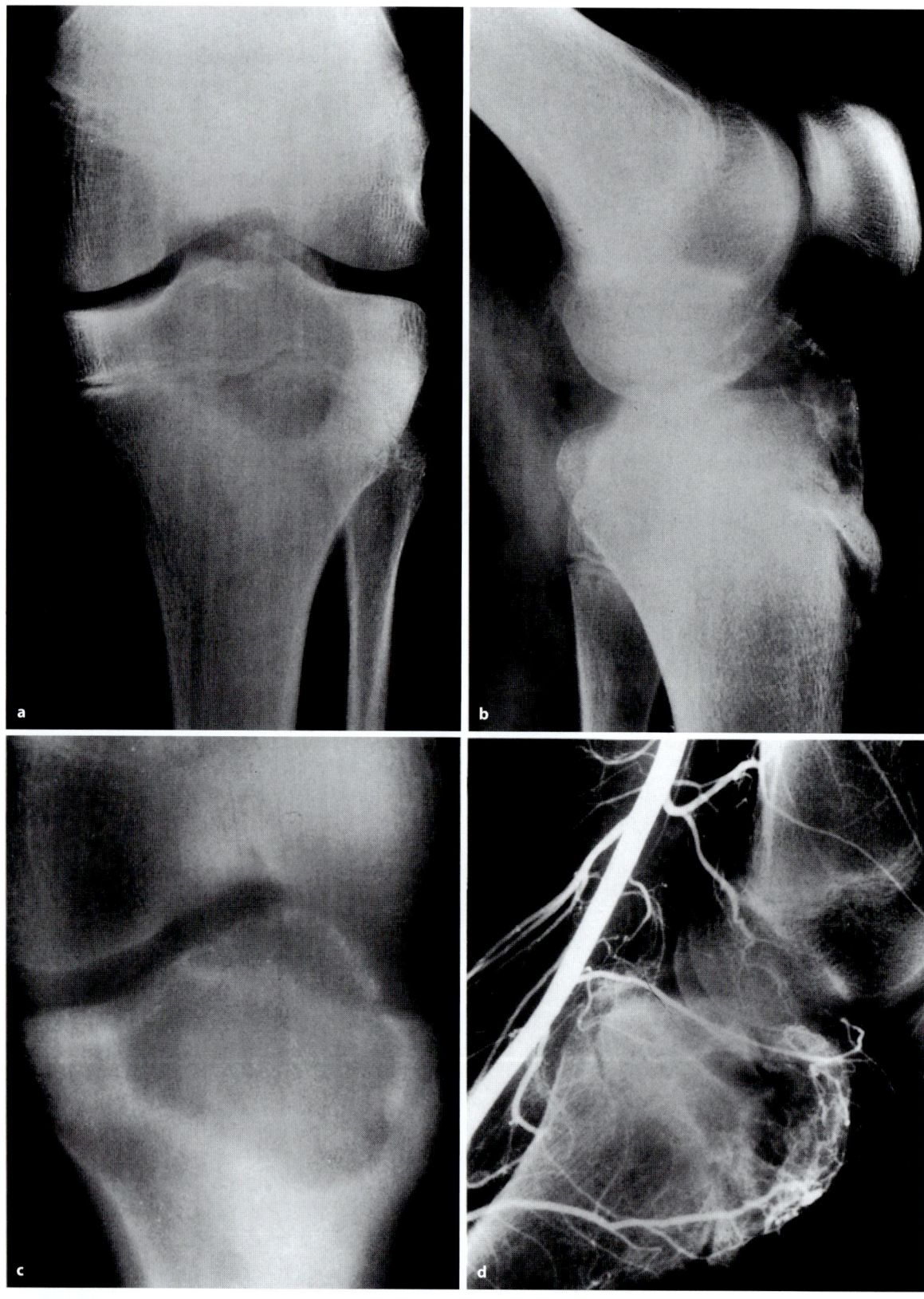

Abb. 7.8 a–f. Typisches Chondroblastom in der proximalen Tibiaepiphyse (17-jähriger Mann). Der Geschwulstprozess hat die subchondrale Grenzlamelle und die ventrale Kortikalis vollständig abgebaut und wölbt sich mit einer zarten irregulären „Neokortikalis" in den Gelenkspalt vor (a, b). Wie seitliche Schichtaufnahmen (hier nicht dargestellt) erkennen ließen, hat der Tumor eben gerade die Epiphysenfuge nach distal zu überschritten; er ist von einem teils regulären, teils lobulierten zarten Sklerosesaum umgeben (*Forts. S. 285*)

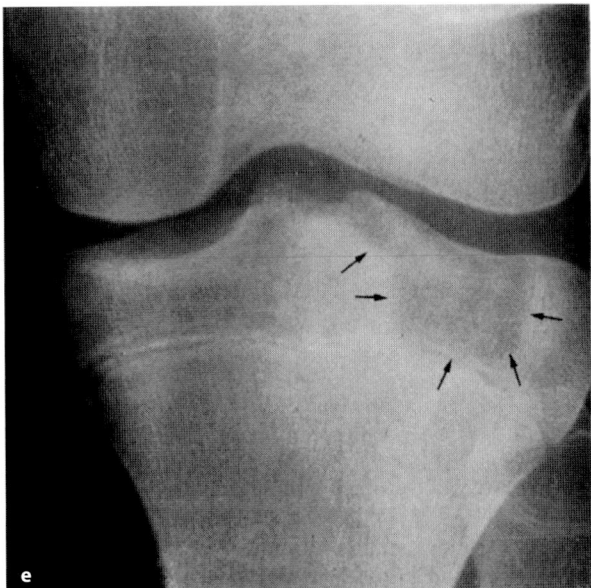
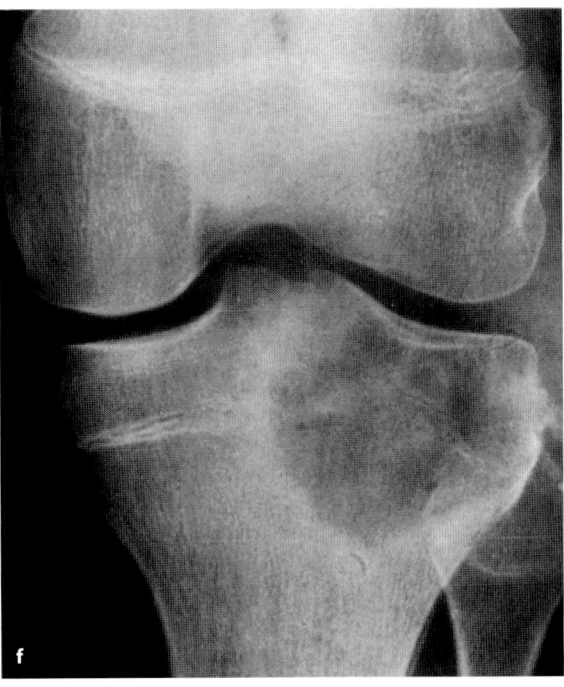

Abb. 7.8 a–f (*Forts.*) Der Durchmesser der Läsion beträgt etwa 4,5 cm. Sowohl im seitlichen Übersichtsbild wie auch in der sagittalen Schichtaufnahme (**c**) zarte amorphe endotumorale Matrixkalzifikationen. Insgesamt betrachtet entspricht der Tumor einem Lodwick-Grad IB. Interessant ist die deutliche Hypervaskularisation, die in den ventralen und kranialen „aufgetriebenen" Abschnitten überwiegend marginal angelegt ist. Gefäßabbrüche oder typische Korkenziehergefäße sind nicht zu sehen (**d**). **e–f** Verlaufsbeobachtung eines Chondroblastoms in der proximalen Tibia (14-jähriges Mädchen). Progression des Tumors von einem Lodwick-Grad-IB zu IC. **e** Der Tumor ist auf die Epiphyse begrenzt und stellt sich als scharf begrenzte, exzentrisch lateral gelegene Osteolyse dar, die bis in die Eminentia intercondylaris lateralis hineinreicht. **f** 9 Monate später erhebliche Größenzunahme mit Überschreitung der Epiphysenfuge und metaphysärer Ausbreitung. Die laterale Kompakta ist epi- und metaphysär umschrieben vollständig zerstört

Knochenneubildungen verhältnismäßig selten (zu Periostreaktionen in der MRT unten).

Nach den Untersuchungen von Bloem und Mulder (1985) reicht die Tumorgröße in den langen Röhrenknochen von 0,7–9,5 cm. In 80% der Fälle betrug die Tumorausdehnung 1–4 cm. Die Durchschnittsgröße des Tumors mit alleiniger epi- oder apophysärer Lokalisation betrug 2,5 cm, bei epi-/metaphysärer Lokalisation 3,7 cm und bei alleiniger metaphysärer Lokalisation 5,5 cm. Diese Angaben entstammen einem Krankengut von 80 Chondroblastomen an langen Röhrenknochen und dürfen als repräsentativ angesehen werden.

Insgesamt betrachtet überwiegen beim Chondroblastom die geographischen Destruktionsmuster nach Lodwick (überwiegend Lodwick-Grad I A und B, auch C, seltener II), ein Lodwick-Grad III ist als äußerst ungewöhnlich zu betrachten (in der Serie von Bloem und Mulder nur 1 Fall).

Chondroblastome an den flachen oder Nichtröhrenknochen (Abb. 7.9 a–c) unterscheiden sich in ihrer Röntgensymptomatik nicht wesentlich von Tumoren mit einer Lokalisation in den Röhrenknochen. Die Tumorgrenzen sind gewöhnlich glattrandig, auch lobulär, und selten irregulär, insgesamt dabei scharf und häufig mit einem sklerotischen Randsaum versehen. Zeichen der Expansion kommen mit gut 60% aller Fälle häufiger als an langen Röhrenknochen vor, Trabekulierungen werden ebenfalls häufiger (mit gut 70% der Fälle) beobachtet. Wie bei den Tumoren an den langen Röhrenknochen ist das Tumorkalzifikationsmuster nicht sehr spezifisch für einen knorpelbildenden Tumor. Die Tumorgröße an den flachen Röhrenknochen reicht im Untersuchungsgut von Bloem und Mulder (1985) von 1,5–13 cm, 75% der Fälle lagen im Bereich zwischen 1,5 und 4 cm.

Nicht selten besitzen Chondroblastome Anteile mit einer *sekundären aneurysmatischen Knochenzyste* (in 16 von 104 Fällen im Krankengut von Bloem u. Mulder 1985).

Intrakortikal wachsende Chondroblatome sind absolute Raritäten und Anlass zu entsprechenden Kasuistiken. Ishida et al. (2002) publizierten ein intrakortikal am Condylus femoris medialis entwickeltes Chondroblastom, das ein Osteoidosteom imitierte.

Im *Knochenszintigramm* stellen sich die meisten Chondroblastome als „heiß" dar, auch in der Perfusions- und Blood-pool-Phase kommt es zu stärkeren Tracerakkumulationen.

Die *MRT-Symptomatik* des Chondroblastoms wurde von Weatherall et al. (1994) an 22 Fällen genauer untersucht. Demzufolge finden sich niedrige bis intermediäre

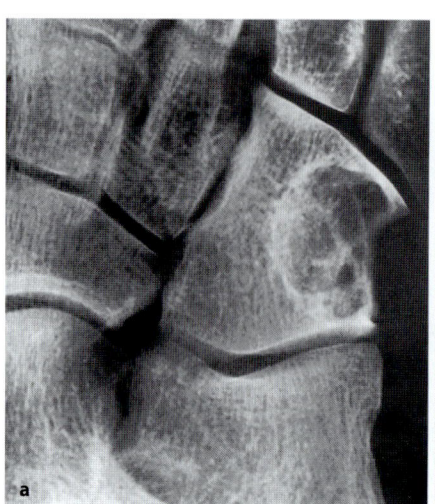 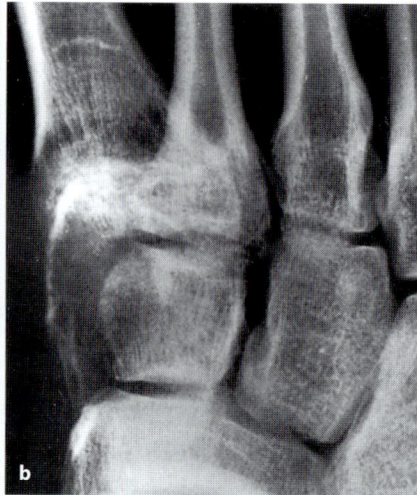 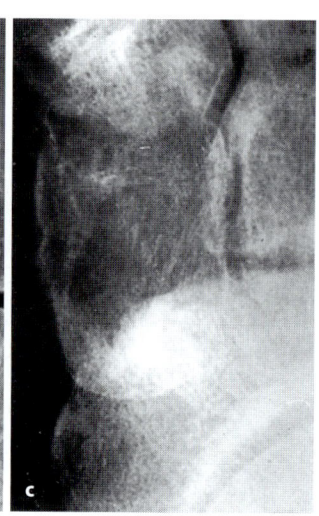

Abb. 7.9 a–c. Chondroblastome im Tarsus. **a** Lodwick-Grad-IC-Läsion (im Os cuboideum) bei einem jungen Mann. **b, c** Ebenfalls Lodwick-Grad-IC-Läsion (im Os cuneiforme I) bei einem jungen männlichen Patienten

heterogene Signalintensitäten, ein lobulärer Aufbau und eine feine lobuläre Begrenzung („cobblestone pattern") in hochauflösenden T2-gewichteten Bildern. Überraschenderweise fand sich in 17 Fällen ein deutliches *Knochenmarksödem* und in ebenfalls 17 Fällen eine *auffällige Periostreaktion mit Ödem in den benachbarten Weichteilen*. Ähnliche Beobachtungen machten Yamamura et al. (1996) an 6 Fällen. Hohe Signalintensitäten im Tumorbereich korrespondieren nach Untersuchungen von Kaim et al. (2002) mit Zonen einer aneurysmatischen Knochenzystenkomponente. Diese Beobachtungen decken sich ganz mit unseren MRT-Erfahrungen an Chondroblastomen (s. auch ◘ Abb. 7.4, 7.6, 7.7). Der erhöhte Protonengehalt um die Läsion herum ist offensichtlich Folge eines erhöhten Prostaglandinspiegels im Tumor – ähnlich wie beim Osteoidosteom – und im Gegensatz zu anderen knorpeligen Tumoren oder dem Riesenzelltumor (Yamamura et al. 1997). Yamamura et al. (1997) vermuten, dass es eine direkte Korrelation zwischen dem Prostaglandinspiegel und den entzündlichen peritumoralen Veränderungen gibt. Ishida et al. (2002) konnten immunhistochemisch eine COX-2-Expression in Chondroblastomzellen nachweisen. COX-2 aktiviert offensichtlich den Arachidonsäuremechanismus, was schließlich zum Knochenmarködem sowie zur Synovitis führt – ähnlich wie beim Osteoidosteom. Dieselben Autoren geben – wie Weatherall et al. (1994), s. oben – an, dass 50% der Chondroblastome eine entzündliche Periostreaktion besitzen, was wir von der projektionsradiographischen Seite her nicht nachvollziehen können (s. oben). Periostale Reaktionen bei epiphysär gelegenen Nichtchondroblastomen – so behaupten dieselben Autoren – würden hingegen nicht beobachtet. Der Pathomechanismus der periostalen Reaktionen sei derselbe wie beim sog. Knochenmarködem. Offensichtlich handelt es sich hier um ein reines MR-Phänomen.

Bei Unkenntnis der gesamten Problematik können durch diese ödematösen oder – besser – ödemäquivalenten Veränderungen Fehlinterpretationen wie Osteomyelitis, maligner Tumor etc. entstehen. Nach Ansicht von Weatherall et al. (1994) lässt der lobuläre Aufbau im MRT-Bild die konventionell-radiographisch manchmal schwierige Abgrenzung gegenüber dem Riesenzelltumor (gleiche Lokalisation!) und einer Infektion zu.

Radiologische Differentialdiagnose. In die engere differentialdiagnostische Wahl sollten nur diejenigen Tumoren oder tumorähnlichen Erkrankungen gezogen werden, die in die gleiche Altersklasse der Patienten mit Chondroblastomen (10 bis maximal 26 Jahre) passen. *Grundsätzlich stellt in einem langen Röhrenknochen die Beziehung des Tumors zur Epiphyse einen wichtigen diskriminierenden Faktor dar.*

Bei einer alleinigen epiphysären Lokalisation muss differentialdiagnostisch an eine subchondrale synoviale Zyste bzw. ein *intraossäres Ganglion* gedacht werden, bei epi-/metaphysärer Lokalisation an einen *Riesenzelltumor* (keine endoläsionalen Kalzifikationen!, kein Umgebungsödemäquivalent!), an eine *aneurysmatische Knochenzyste*, an ein *Chondrom* (◘ Abb. 7.5 c–e, 7.6 e–h, 7.10 d, e; kein Umgebungsödemäquivalent) oder auch an ein Low-grade-Chondrosarkom (◘ Abb. 7.10 a, b), insbesondere an ein Klarzellchondrosarkom (s. S. 428 f.), letztendlich auch an den zystoiden Typ des Osteosarkoms. Bei rein metaphysärer Lage, die ja für das Chondroblastom mehr als ungewöhnlich ist, kämen differentialdiagnostisch das Chondromyxoidfibrom, die aneurysmatische Knochenzyste und eine einfache einkammrige Knochenzyste in Frage.

7.1 · Gutartige Tumoren

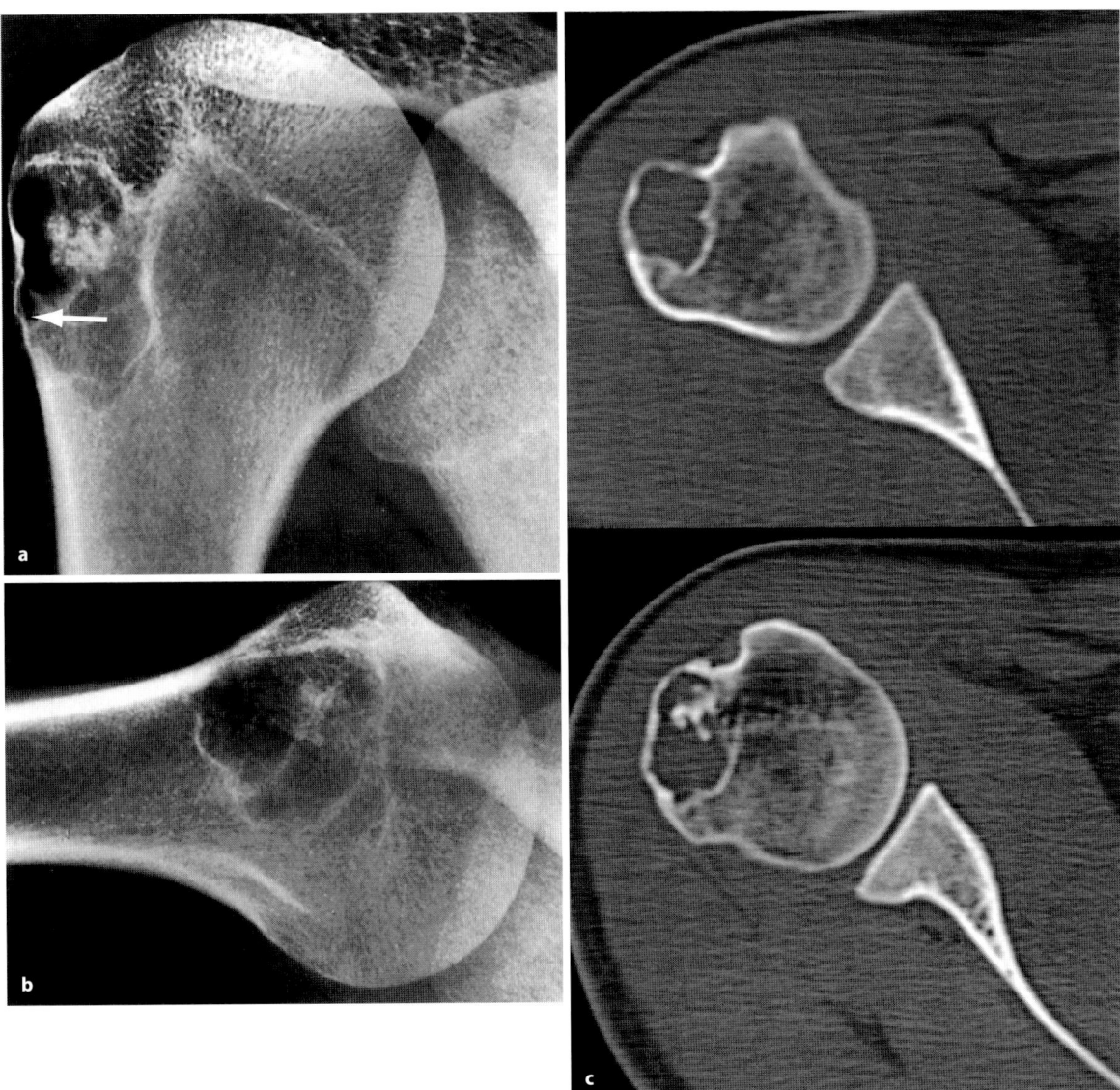

Abb. 7.10 a–e. Zur Differentialdiagnose des Chondroblastoms. **a–c** Chondrosarkom Grad I unterhalb des Tuberculum majus bei einer 25-jährigen Frau. Zentral weist der Tumor eine typische knorpelige Matrixossifikation auf, die im Gegensatz zu den zumeist amorphen Matrixossifikationen beim Chondroblastom lobulär strukturiert ist. In der mit *Pfeil* markierten Region hat der Tumor die Kompakta nach außen hin durchbrochen. Distal fehlt der Sklerosesaum; es handelt sich also um einen Lodwick-Grad IC. Ein grundsätzlich in Frage kommendes Klarzellchondrosarkom konnte histologisch ausgeschlossen werden. (*Forts. S. 288*)

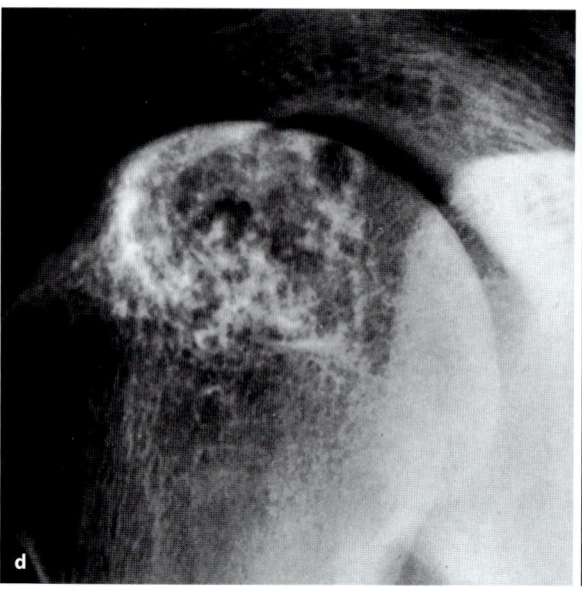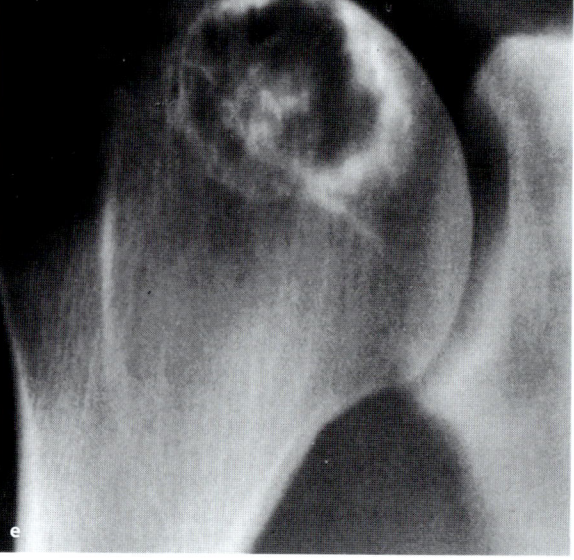

Abb. 7.10 (*Forts.*) **d, e** Ungewöhnliches epiphysär lokalisiertes Chondrom bei einem 24-jährigen Mann. Die Lokalisation würde sehr gut zu einem Chondroblastom passen, nicht aber die Art der sehr strukturierten, den lobulären Aufbau des Tumors anzeigenden Matrixossifikation

Kaim et al. (2002) untersuchten an 11 Fällen mit einem Chondroblastom und – vergleichend – an 11 Fällen mit einem Klarzellchondrosarkom differentialdiagnostische Kriterien, die bei einer Unterscheidung zwischen diesen beiden Entitäten hilfreich sein könnten. Es ergaben sich folgende Befunde:
- Patienten mit einem Klarzellchondrosarkom sind im Durchschnitt älter als Patienten mit einem Chondroblastom (36,6 Jahre resp. 22,3 Jahre).
- Klarzellchondrosarkome sind im Schnitt größer als Chondroblastome (5,2 cm resp. 2,3 cm).
- Chondroblastome haben eine höhere Affinität zu einer reinen Lokalisation in der Epiphyse (10/12), also ohne Kontakt zur Fuge.
- Alle Chondroblastome und alle Klarzellchondrosarkome (mit einer Ausnahme) ließen sich als Lodwick-Grad IA und IB klassifizieren, 1 Klarzellchondrosarkom manifestierte sich in einem Lodwick-Grad II.
- In beiden Gruppen war die MRT-Signalintensität sehr heterogen. Allerdings waren nur 4 Fälle eines Klarzellchondrosarkoms mit MRT untersucht worden. Hohe Signalintensitäten in T2-Bildern von Chondroblastomen korrelierten überwiegend mit fokalen Arealen mit aneurysmatischer Zystenkomponente und bei Klarzellchondrosarkomen mit Knorpelinseln. Alle Tumoren zeigten ein Kontrastmittel-Enhancement, besonders aber die Klarzellchondrosarkome.
- Chondroblastome waren häufiger mit einem Knochenmarksödemäquivalent (11/12), mit einer Periostrektion (10/12) und Weichteilreaktion (7/12) sowie Synovitis (3/12) assoziiert.

An flachen Knochen ist die Differentialdiagnose des Chondroblastoms schwieriger. Hier muss an das Osteoblastom, an die aneurysmatische Knochenzyste, an den Riesenzelltumor, das eosinophile Granulom, die fibröse Dysplasie und an das Chondromyxoidfibrom gedacht werden. Bei fehlender Matrixkalzifikation und sonst noch aus dem Rahmen fallenden Röntgenzeichen (z. B. Lodwick-Grad II) kann die MRT hilfreich sein, wenn es gelingt, den lobulären Aufbau (s. oben) nachzuweisen. In solchen Fällen werden ein Riesenzelltumor oder ein Osteoblastom unwahrscheinlich.

> Zusammenfassend gilt: Eine lytische Läsion im Lodwick-Grad IA und IB bei einem jungen Patienten mit offener Epiphysenfuge, die nur die Epiphyse oder die Epi- wie Metaphyse erfasst hat und die in der MRT ein deutliches umgebendes Knochenmarksödemäquivalent zeigt, ist praktisch diagnostisch für ein Chondroblastom (Abb. 7.4 a–d, 7.6 a–d, 7.7 a, b).

Literatur

Aigner T (2002) Towards a new understanding and classification of chondrogenic neoplasias of the skeleton – biochemistry and cell biology of chondrosarcoma and its variants. Virchows Arch 441:219

Aigner T, Loos S, Inwards C et al. (1999) Chondroblastoma is an osteoid-forming, but not cartilage-forming neoplasm. J Pathol 189:463

Al-Dewachi HS, Al-Naib N, Sangal BL (1980) Benign chondroblastoma of the maxilla: a case report and review of chondroblastomas in cranial bones. Br J Oral Surg 18:150

Azorin D, González-Mediero I, Colmenero I et al. (2006) Diaphyseal chondroblastoma in a long bone: first report. Skeletal Radiol 35:49

Bertoni F, Unni KK, Beabout J et al. (1987) Chondroblastoma of the skull and facial bones. Am J Clin Pathol 88:1

Bloem JL, Mulder JD (1985) Chondroblastoma: a clinical and radiological study of 104 cases. Skeletal Radiol 14:1

Brien EW, Mirra JM, Ippolito V (1995) Chondroblastoma arising from a nonepiphyseal site. Skeletal Radiol 24:220

Brower AC, Moser RP, Kransdorf MJ (1990) The frequency of diagnostic significance of periostitis in chondroblastoma. AJR 154:309

Campanacci M, Ginnti A, Martucci E et al. (1977) Epiphyseal chondroblastoma (a study of 39 cases). Ital J Orthop Traumatol 3:67

Codman EA (1931) Epiphyseal chondromatous giant cell tumor of the upper end of the humerus. Surg Gynecol Obstet 52:543

Dahlin DC (1978) Bone tumors. General aspects and data on 6221 cases. Thomas, Springfield

Dahlin DC, Ivins JL (1972) Benign chondroblastoma, a study of 125 cases. Cancer 30:401

Davila JA, Amrami KK, Sundaram M et al. (2004) Chondroblastoma of the hands and feet. Skeletal Radiol 33:582

Edel G, Ueda Y, Nakanashi J et al. (1992) Chondroblastoma of bone. A clinical, radiological, light and immunohistochemical study. Virchows Arch A Pathol Anat Histopathol 421:355

El Naggar, AK, Hurr K, Tu ZN et al (1995) DNA and RNA content analysis by flow cytometry in tne patholbiologic assessment of bone tumors. Cytometry 19:256

Erickson JI, Rosenthal DI, Zaleske DJ et al. (2001) Primary treatment of chondroblastoma with percutaneous radiofrequency heat ablation: report of three cases. Radiology 221:463

Feldman F (1977) Cartilaginous tumours and cartilage-forming tumour-like conditions of the bones and soft tissue. In: Diethelm L, Heuck F, Olsson et al. (eds) Bone tumours. Springer, Berlin Heidelberg New York (Handbuch der medizinischen Radiologie, Bd V/6), S 138

Green P, Whittaker RP (1975) Benign chondroblastoma, a case report with pulmonary metastases. J Bone Joint Surg [Am] 57:418

Harnar SG, Cody DTR, Dahlin DC (1979) Benign chondroblastoma of the temporal bone. Otolaryngol Head Neck Surg 87:229

Holt EM, Murphy GJ, Al-Jafari M (1995) Chondroblastoma of the acromion. Skeletal Radiol 24:223

Hudson TM, Hawkins IF (1981) Radiological evaluation of chondroblastoma. Radiology 139:1

Hug EB, Fitzek MM, Liebsch NJ et al. (1995) Locally challenging osteo- and chondrogenic tumors of the axial skeleton: results of combined proton and photon radiation therapy using three-dimensional treatment planning. Int J Radiat Oncol Biol Phys 31:467

Hull M, Gonzalez-Crussi F, Derosa GP et al. (1977) Aggressive chondroblastoma, report of a case with multiple bone and soft tissue involvement. Clin Orthop 126:261

Huvos AG, Higinbotham NL, Marcove RC (1977) Aggressive chondroblastoma, review of the literature on aggressive behaviour and metastases with a report of one new case. Clin Orthop 126:266

Ilaslan H, Sundaram Murali, Unni K (2003) Vertebral chondroblastoma. Skeletal Radiol 32:66

Ishida T, Goto T, Motoi N et al. (2002) Intracortical chondroblastoma mimicking intra-articular osteoid osteoma. Skeletal Radiol 31:603

Jaffé HL, Lichtenstein L (1942) Benign chondroblastoma of bone: a re-interpretation of the so-called calcifying or chondromatous giant cell tumor. Am J Pathol 18:969

Kaim, AH, Hügli R, Bonél HM et al. (2002) Chondroblastoma and clear cell chondrosarcoma: radiological and MR characteristics with histopathological correlation. Skeletal Radiol 31:88

Khalili K, White LM, Kandel RA et al. (1997) Chondroblastoma with multiple distant soft tissue metastasis. Skeletal Radiol 26:493

Kobayashi Y, Murakami R, Toba M et al. (2001) Chondroblastoma of the temporal bone. Skeletal Radiol 30:714

Kurt A, Unni KK, Sim FH et al. (1989) Chondroblastoma of bone. Hum Pathol 20:965

Kyriakos M, Land VJ, Penning LH et al. (1985) Metastatic chondroblastoma: Report of a fatal case with a review of the literature on atypical, aggressive and malignant chondroblastoma. Cancer 55:1770

Leung LYJ, Shu SJ, Chan CHS et al. (2001) Chondroblastoma of the lumbar vertebra. Skeletal Radiol 30:710

McLaughlin RE, Sweet DE, Webster I (1975) Chondroblastoma of the pelvis suggestive of malignancy. J Bone Joint Surg [Am] 75:549

Raina V (1979) Benign chondroblastoma, a clinicopathological study of ten cases. Indian J Cancer 16:22

Reyes CV, Kathuria S (1979) Recurrent and aggressive chondroblastoma of the pelvis with late malignant neoplastic changes. Am J Surg Pathol 3:449

Riddell RJ, Lowis CJ, Bromberger NA (1973) Pulmonary metastases from chondroblastoma of the tibia, report of a case. J Bone Joint Surg [Br] 55:848

Roberts PF, Taylor JG (1980) Multifocal benign chondroblastoma: report of a case. Hum Pathol 11:296

Rodgers WB, Mankin HJ (1996) Metastatic malignant chondroblastoma. Am J Orthop 25:846

Schajowicz F (1994) Tumors and tumorlike lesions of bone, 2nd edn. Springer, Berlin Heidelberg New York Tokyo

Schajowicz F, Gallardo H (1970) Epiphysial chondroblastoma of bone, a clinico-pathological study of sixty-nine cases. J Bone Joint Surg [Br] 52:205

Schrijver J (1982) Reuseltumor van het skelet (Riesenzelltumor des Skeletts). The Netherlands Committee on Bone Tumors. Thesis, The Hague

Schulze K, Trengut H, Muller GE (1980) Benignes Chondroblastom – malignes radiologisches Bild. RÖFO, Ergänzungsband 132:450

Sirat MV, Doctor VM (1970) Benign chondroblastoma of bone: a report of a case of malignant transformation. J Bone Joint Surg [Br] 52:741

Spjut HJ, Dorfmann HD, Fechner RE, Ackerman LV (1971) Tumors of bone and cartilage. In: Atlas of Tumor Pathology fasc 5. Armed Forces Institute of Pathology. Washington DC

Unni KK, Dahlin DC, Beabout JW (1976) Chondrosarcoma: clear-cell variant. J Bone Joint Surg [Am] 58:676

Weatherall PT, Maale GE, Mendelsohn DB et al. (1994) Chondroblastoma: Classic and confusing appearance at MR imaging. Radiology 190:467

Weiss AC, Dorfmann HD (1986) S-100 protein in human cartilage lesions. J Bone Joint Surg [Am] 68:521

Welsh RA, Meyer AT (1964) A histogenetic study of chondroblastoma. Cancer 17:578

Wilner D (1982) Radiology of bone tumors and allied disorders. Saunders, Philadelphia, p 453

Wirman JA, Crissman JD, Aron BF (1979) Metastatic chondroblastoma, report of an unusual case treated with radiotherapy. Cancer 44:87

Yamamura S, Sato K, Sugiura H et al. (1996) Inflammatory reaction in chondroblastoma. Skeletal Radiol 25:371

Yamamura S, Sato K, Sugiura H et al. (1997) Prostaglandin levels of primary bone tumor tissues correlate with peritumoral edema demonstrated by magnetic resonance imaging. Cancer 79:255

7.1.2 Chondromyxoidfibrom

ICD-O-Code 9241/0

Synonym: Fibromyxoidchondrom (nicht empfohlen)

> **Definition**
> Das Chondromyxoidfibrom ist ein gutartiger Tumor, der durch Läppchen aus spindel- oder sternförmigen Zellen charakterisiert ist mit reichlich myxoider oder chondroider Interzellularsubstanz (WHO, 2002).

Dieser sehr seltene Tumor wurde zuerst von Jaffé und Lichtenstein 1948 beschrieben. Der Name ist treffend deskriptiv, denn der Tumor enthält unterschiedliche Anteile von chondromatösem, fibromatösem und myxomatösem Gewebe, allerdings ist reifer Knorpel meist in nur kleinen Anteilen des Tumors ausgebildet und kann auch ganz fehlen (s. unten).

Da die knorpelige Komponente nicht nur an hyalinen Knorpel erinnert, sondern diesem in den reifen Abschnitten entspricht, kann er auch zellulär immunhistologisch nachgewiesen werden (s. auch unten). Deshalb und wegen der engen histologischen Verwandschaft zum Chondroblastom ist die Einreihung in die knorpelbildenden Tumoren berechtigt. Schajowicz u. Gallardo (1971) sowie Rahimi et al. (1972) vermuten aufgrund dieser histologischen und histochemischen Ähnlichkeit zwischen dem Chondromyxoidfibrom und dem Chondroblastom, dass beide eng verwandt sind und beide vom Epiphysenknorpel ihren Ausgang nehmen. Wahrscheinlich sind die wenigen in der Literatur bisher berichteten „Myxome oder Myxofibrome des Knochens" tatsächlich Chondromyxoidfibrome, denn reine Myxome des Knochens scheinen nur im Kiefer vorzukommen und sind offensichtlich odontogener Herkunft.

Nach Ansicht von Unni (1996) ist die frühere Furcht vor einer Fehlinterpretation des Chondromyxoidfibroms als Chondrosarkom bei Berücksichtigung der klaren histologischen Kriterien übertrieben, viel größer scheint die Gefahr zu sein, dass umgekehrt histologisch ein Chondrosarkom als Chondromyxoidfibrom angesehen wird, insbesondere wenn der radiologische Befund nicht genügend berücksichtigt wird oder dieser nicht vollständig erhoben ist.

Die Prognose des Chondromyxoidfibroms ist gut, vorausgesetzt, der Tumor wird weit im Gesunden exzidiert oder en bloc reseziert. Eine alleinige Kürettage geht mit einer Rezidivquote von 12,5% (Ralph 1962) bis zu 25% (Zillmer u. Dorfman 1989; Unni 1996) einher. Wahrscheinlich liegt die höhere Rezidivquote nach einer Kürettage an der Möglichkeit, dass sich kleinere Tumorknoten in der Spongiosa jenseits des durch einen Sklerosesaum abgegrenzten Haupttumors befinden können und sich der Exstirpation entziehen, wenn der Sklerosesaum nicht großzügig mitentfernt wird.

Das Risiko eines Rezidivs scheint bei Patienten unter 15 Jahren höher zu sein, wenn der Tumor große und irreguläre Zellkerne enthält (Rahimi et al. 1972).

Eine maligne Entartung von Chondromyxoidfibromen scheint extrem selten zu sein (Unni 1996; Schajowicz 1994). Unni (1996) hat unter seinen 45 Fällen nur einen beobachten können, bei dem sich aus einem klassischen Chondromyxoidfibrom ein Sarkom hohen Malignitätsgrades entwickelt hatte.

Pathologische Anatomie

Es handelt sich um einen überwiegend fibrös, partiell lobulär aufgebauten Tumor, der knorpelige oder myxoide Strukturen zeigt und entsprechend eine homogen grauweiße bis graublaue Farbe auf der Sägefläche aufweist. In den myxoiden Abschnitten ist der Tumor weich, in den übrigen derb. Meistens ist der Tumor scharf vom Knochen abgegrenzt (in Übereinstimmung mit dem Röntgenbefund) und das Periost ist intakt (◘ Abb. 7.11).

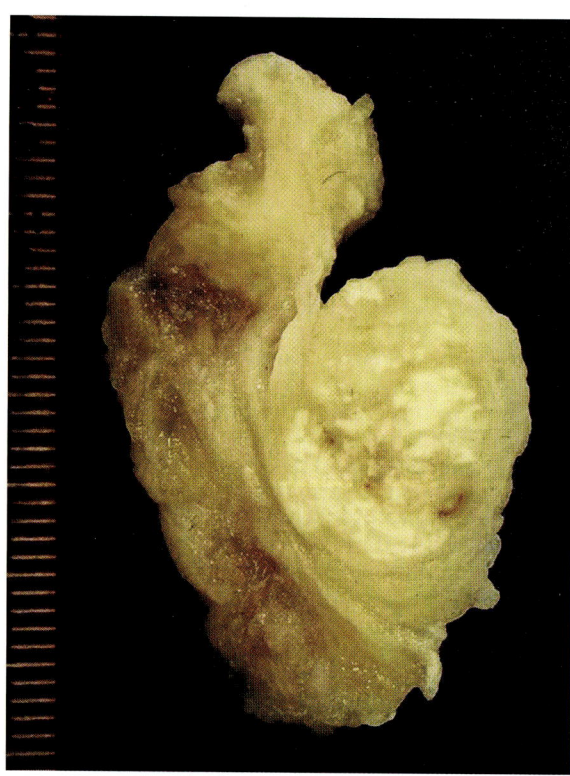

◘ **Abb. 7.11.** Subperiostal exzentrisch im Knochen liegender Tumor mit gegliederter Schnittfläche und weich-elastischer Konsistenz (11-jähriges Mädchen, Femur, siehe Röntgenabbildung 7.16 a)

Histologie

Das histologische Bild eines Chondromyxoidfibroms ist sehr vielfältig, wie auch schon der Name vermuten lässt. Je nach Überwiegen der einen oder der anderen Komponente, können die individuellen Tumoren unterschiedliche Bilder zeigen, und auch innerhalb eines Tumors ist die Struktur nicht homogen (◘ Abb. 7.11 und 7.12). Zwingend ist aber eine lobuläre myxoide oder chondroide Struktur, die von manchen auch als pseudolobulär beschrieben ist, da sie im Wesentlichen auf einer unterschiedlichen Zelldichte beruht (Zillmer u. Dorfman 1989).

Die Tumorzellen sind relativ klein und liegen in der Peripherie dieser Läppchen sehr dicht. Zum Zentrum hin lockern sie sich auf, haben ein sternförmig ausgezogenes Zytoplasma oder eine chondrozytäre Architektur bis hin zur Lagerung in Lakunen. Sehr typisch ist die Zunahme der Zellularität vom Zentrum zur Peripherie der Läppchen und in den zelldichten peripheren Abschnitten der Lobuli sind einzelne kleine mehrkernige Riesenzellen und Blutgefäße eingestreut.

Abschnittsweise kann der Tumor sehr zellreich sein und hat in diesen Arealen häufig Ähnlichkeit mit Chondroblastomen, zeigt also neben vielen Riesenzellen vom osteoklastären Typ rundliche einkernige Zellelemente mit eosinophilem Zytoplasma bei epitheloidem Gesamteindruck. In den chondroiden Abschnitten sind die Zellen meist kleiner als bei den chondromatösen Tumoren.

Ein weiteres wichtiges diagnostisches Kriterium ist die Kernpleomorphie, die beim Chondromyxoidfibrom nicht die Bedeutung hat wie bei den anderen chondromatösen Tumoren des Stammes und der langen Röhrenknochen. Sie ist typisch in den chondromatösen und myxoiden Strukturen ausgebildet und kann den weniger Erfahrenen zu einem Malignitätsverdacht bringen (Schiller 1985).

Ohne Kenntnis des Röntgenbefundes und bei nur ausschnittsweiser Betrachtung der myxoiden Abschnitte ist auch für den Erfahrenen die Differentialdiagnose zu einem Chondrosarkom höheren Malignitätsgrades schwierig. Hilfreich ist aber das Fehlen oder allenfalls der sehr seltene Nachweis einer Mitose. Gerade die Kombination des typischen Röntgenbildes in typischer Lage mit der ungleichmäßigen histologischen Struktur und der zellulären Atypie ohne Mitosen sind äußerst hilfreich bei der Stellung der richtigen Diagnose.

Gelegentlich fehlt auch der chondromatöse Anteil komplett, so dass der Tumor als Myxoidfibrom eingeordnet werden kann, wie es von Lichtenstein (1977) beschrieben ist.

Immunhistologisch ist der Nachweis von S-100-Proteinen in den Tumorzellen nach unserer Erfahrung hilfreich. In der Literatur wird aber auf unterschiedliche Erfahrungen hingewiesen. Während Bleiweiss und Klein (1990) S-100-Protein ebenfalls nachweisen konnten, geben Zillmer und Dorfman (1989) nur eine positive Reaktion in 25–50% der Zellen an, wobei die Abschnitte mit myxochondroider Matrix weniger stark reagieren als die zellreichen peripheren Abschnitte der Lobuli. Monda und Wick (1985) fanden keine positive Reaktion in 2 untersuchten Fällen, und auch Siegal et al. (1993) berichten über schwache Reaktionen

Die Abgrenzung vom mesenchymalen Chondrosarkom dürfte nicht schwierig sein, weil hier der lobuläre Aufbau fehlt und der Zellgehalt sehr viel höher ist. Auch zeigt der Knorpel deutliche Atypien.

Die Abgrenzung vom dedifferenzierten Chondrosarkom, dessen knorpeliger Anteil wenig zelluläre Atypien aufweist und das nur in den nichtknorpelhaltigen Abschnitten das Bild eines Sarkoms mit allen Zeichen der Anaplasie aufweist, ist bei ausreichender Biopsie problemlos.

Dagegen kann die Differentialdiagnose gegenüber dem Chondroblastom in der Histologie manchmal schwierig sein, insbesondere wenn bereits ältere, ausgereifte Tumore mit hohem Stromaanteil und niedrigerem Zellgehalt vorliegen. Das Chondroblastom zeigt aber fast immer einen epiphysären Anteil (Röntgenbild!). Auch ist das typische Chondroblastom viel zellreicher und entsprechend stromaärmer und die Verkalkungen oft nur in der Von-Kossa-Färbung als typisches Maschendrahtmuster nachzuweisen, während die beim Chondromyxoidfibrom zu findenden Verkalkungen einen scholligen Charakter haben. Anscheinend soll das Chondromyxoidfibrom mit juxtakortikaler Lage diese scholligen Verkalkungen häufiger aufweisen (Baker et al. 2007). Es soll aber Chondromyxoidfibrome geben, die lichtmikroskopisch ein annähernd identisches Bild mit Chondroblastomen aufweisen. Dann sind die Lokalisation, das Patientenalter und das Röntgenbild in der Differentialdiagnose entscheidend.

Genetik

Es liegen bis jetzt nur wenige zytogenetische Befunde vor. Anscheinend ist der Hauptbefund eine perizentromere Inversion: inv(6)(p25q13) sowie unbalancierte reziproke Translokationen, meistens auf dem langen Arm von Chromosom 6 (Granter et al. 1998; Halbert et al. 1998; Sawyer et al. 1998, Safar et al. 2000).

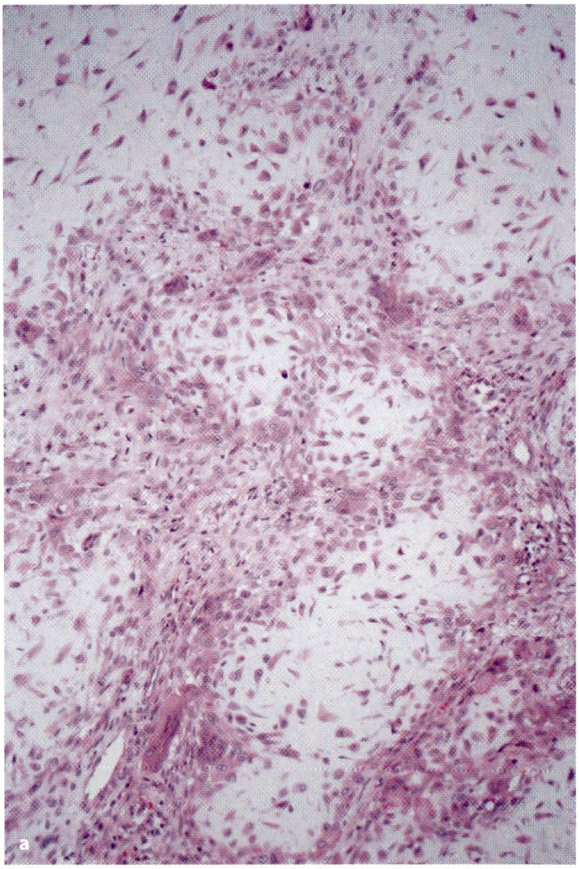

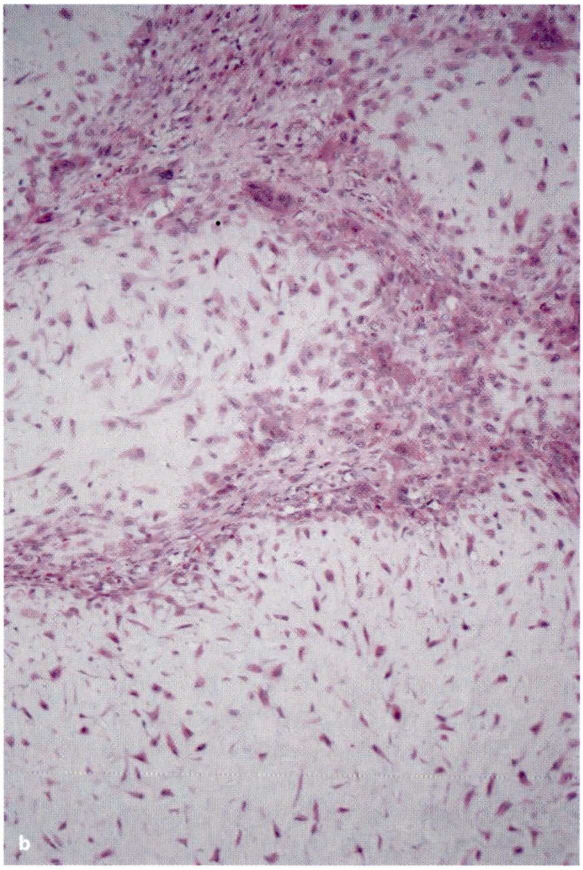

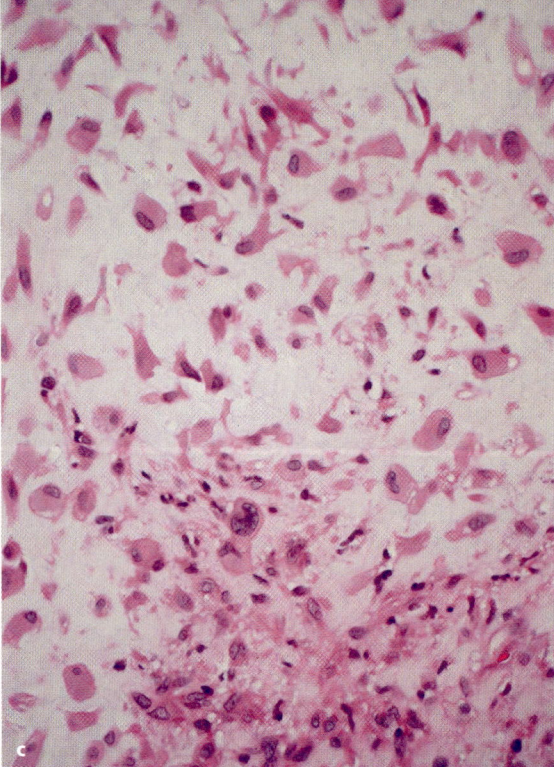

Abb. 7.12. **a** In der Übersicht zeigt der Tumor myxoides Gewebe in unregelmäßiger lobulärer Anordnung. Dazwischen liegen zellreiche Abschnitte mit Riesenzellen vom osteoklastären Typ. Bereits bei dieser Vergrößerung wird der höhere Zellgehalt in der Peripherie im Vergleich zum Läppchenzentrum deutlich. **b** Unscharfe Übergänge zwischen myxoiden und zellreichen Anteilen. **c** Mittelgradige Kernatypien sind für das Chondromyxoidfibrom typisch. Sie sind prognostisch ohne Bedeutung

Häufigkeit

Das Chondromyxoidfibrom ist ein ausgesprochen seltener Tumor. An allen benignen Knochengeschwülsten partizipiert es mit höchstens 0,5–1%; es kommt damit etwas seltener als das Chondroblastom vor. In den Statistiken von Unni (1996) und Schajowicz (1994) finden sich 94 Chondromyxoidfibrome unter 4508 benignen Knochengeschwülsten, das entspricht 2%. Etwa 2,3% aller knorpeligen Tumoren im Kindesalter und 2,4% im Erwachsenenalter sind Chondromyxoidfibrome. Größere Fallzusammenstellungen aus der Literatur finden sich bei Feldmann et al. (1970) mit 189 Fällen und bei Salzer und Salzer-Kuntschik (1965) mit 136 Beobachtungen bis zum Jahre 1965. In unserer eigenen Serie haben wir das Chondromyxoidfibrom bei 0,7% der untersuchten Tumoren gefunden.

Lokalisation

Die untere Extremität scheint der wesentliche Standort für Chondromyxoidfibrome zu sein (◘ Abb. 7.13). 75% aller Beobachtungen nach Salzer und Salzer-Kuntschik (1965), 82% (112 von 136) nach Dominok und Knoch (1977) und 67% in den addierten Statistiken von Schajowicz (1994) und Unni (1996) waren an Femur, Tibia, Fibula und am Fußskelett zu finden. Nach den Statistiken von Unni (1996) und Schajowicz (1994) ist mit Chondromyxoidfibromen durchaus auch im Becken, seltener an den Rippen, in der proximalen Ulna, im distalen Radius und am Handskelett zu rechnen, während andere Lokalisationen, wie z. B. Schädel, Skapula oder Humerus, sehr ungewöhnlich sind und Skepsis erwecken müssen.

Feldmann et al. (1970) geben unter 189 Fällen nur ein Chondromyxoidfibrom mit Sitz an der Wirbelsäule an; bei Zillmer und Dorfman (1989) fanden sich lediglich drei (von 36 Fällen) in der Wirbelsäule einschließlich des Os sacrum. Bis 1997 wurden nach Cabral et al. (1997) nur 20 Fälle eines Chondromyxoidfibroms an der Wirbelsäule publiziert.

An den Röhrenknochen wird die Gegend der *metaphysennahen Diaphysen* auffallend bevorzugt. Dabei wächst der Tumor überwiegend exzentrisch.

Eine juxtakortikale Lokalisation (Marin et al. 1997) ist eine Rarität, bis 2000 finden sich nur 14 publizierte Fälle (Park et al. 2000).

Zwei Fälle (66-jähriger Mann, 20 Tage alter Säugling) mit einer Chondromyxoidlokalisation in den paranasalen Sinus wurden von Nazeer et al. (1996) veröffentlicht.

Alters- und Geschlechtsprädilektion

In den erwähnten Sammelstatistiken wird das 5. bis 25. Lebensjahr als Prädilektionsalter angegeben. Bei Unni (1996) findet sich allerdings eine weitere Konzentration der Fälle um das 35. Lebensjahr. Vom frühen Kin-

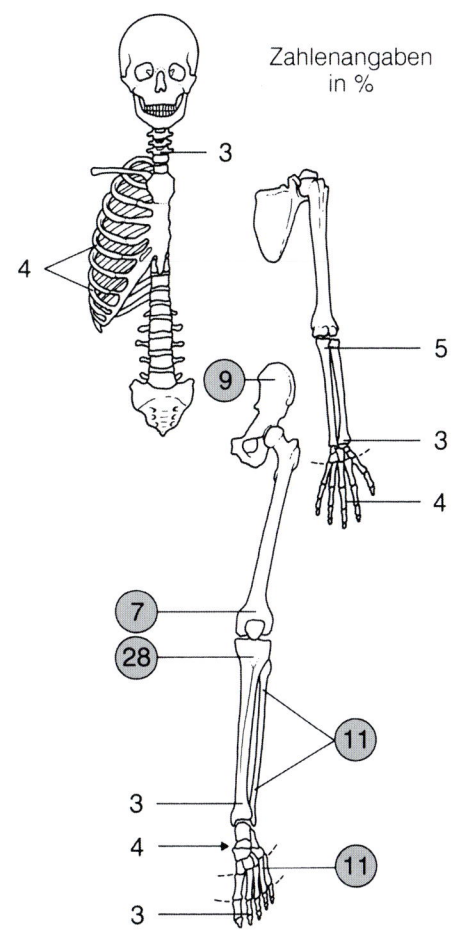

◘ **Abb. 7.13.** Prozentuale Verteilung des Chondromyxoidfibroms im Skelett. Näherungswerte auf der Basis von 78 Fällen: 48 Fälle von Schajowicz (1994) und 30 von Dahlin (1978). Chondromyxoidfibrome an der Skapula, im Sakrum, Schambein, proximalen Femur und mittleren Radius wurden nur zu je 1 Fall (< 1%) beobachtet und sind daher in die Skizze nicht aufgenommen

desalter (jünger als 5 Jahre) und vom Senium (älter als 60 Jahre) sind bisher keine Beobachtungen mitgeteilt worden, abgesehen von dem oben im letzten Absatz genannten Fall.

Eine aus den Statistiken von Dahlin (1978) und Schajowicz (1994) gemittelte Altersverteilung ist in ◘ Abb. 7.14 dargestellt. Ob die aus einzelnen Zusammenstellungen ablesbare leichte Bevorzugung des männlichen Geschlechts als gesichert angesehen werden kann, ist zurzeit noch nicht entschieden. In der addierten Statistik aus dem Krankengut von Unni (1996; 45 Fälle) und Schajowicz (1994; 48 Fälle) waren ca. 60% der Patienten männlichen und 40% weiblichen Geschlechts.

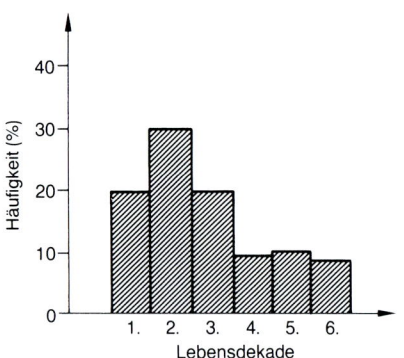

Abb. 7.14. Zur Altersverteilung des Chondromyxoidfibroms. Bevorzugt ist in dieser nach den Statistiken von Dahlin (1978) und Schajowicz (1994) erstellten Grafik die 2. Lebensdekade; die 2. Hälfte der 1. Lebensdekade und die 3. Lebensdekade sind mit je 20% betroffen. Unterhalb des 5. und oberhalb des 60. Lebensjahres kamen Chondromyxoidfibrome nicht vor

Klinik

Das Chondromyxoidfibrom besitzt häufig eine *lange Schmerzanamnese*, möglicherweise aufgrund des Periostdehnungsschmerzes durch die meist sehr langsam wachsende Geschwulst. Bei kniegelenknahem Sitz führt manchmal erst ein schmerzreflektorisches Hinken zum Arzt. Bei geeigneter oberflächennaher Lokalisation erweist sich ein tastbarer Knochenbuckel selbst *nicht* als druckschmerzhaft.

Radiologie

In der Regel findet sich eine oväläre, seltener runde Osteolyse mit scharfen Grenzen, die glatt oder lobuliert sind (◘ Abb. 7.15). Sehr häufig wird ein partieller oder vollständiger Sklerosesaum nachgewiesen. Weniger an den Röhrenknochen (◘ Abb. 7.19 a, b) als vielmehr an den platten Knochen ist auch ein multizentrisches Wachstum möglich. Matrixossifikationen sind selten (ca. 10–15%) und dann unspezifisch (Yamaguchi u. Dorfman 1998). Mikroskopisch werden sie wohl in fast einem Drittel der Fälle gefunden (Yamaguchi u. Dorfman 1998). Bei der überwiegend exzentrischen Lokalisation an den Röhrenknochen ist die Kompakta in der Regel hochgradig verdünnt oder ausgebeult, mit Ausbildung einer Neokortikalis (◘ Abb. 7.20). Auch stärkere Ballonierungen oder eine vollständige Kompaktaauslöschung sind möglich (◘ Abb. 7.15–7.17). Gelegentlich wird bei stark paraossal entwickelten Geschwülsten nur eine ganz diskrete feine Periostschale gefunden (◘ Abb. 7.17 b).

Unbehandelte Chondromyxoidfibrome können bei Durchbruch durch die Kompakta an den benachbarten Knochen, z. B. an der Fibula oder auch an Fußstrahlen, zu bogenförmigen Verlagerungen und Druckusuren führen (Murphy u. Price 1971).

Den ungewöhnlichen Fall eines *juxtakortikalen* (periostalen) Chondromyxoidfibroms in der Tuberositas tibiae eines 30-jährigen Mannes berichten Kenan et al. (1994). Der Tumor hatte die äußere Hälfte der Kortikalis zerstört und expandierte bei erhaltenem Periost in die ventralen Weichteile. Park et al. (2000) beschreiben ein juxtakortikal in der Apophyse des Trochanter minor lokalisiertes Chondromyxoidfibrom. Entsprechend der anatomischen Situation wuchs der Tumor expansiv nach außen. In einer Serie von 20 Fällen juxtakortikaler Chondromyxoidfibrome, überwiegend aus der Mayoklinik in Rochester (Baker et al. 2007), die aus einer Serie von insgesamt 218 Tumoren stammt, wurde über ein höheres Durchnittsalter bei diesen Patienten berichtet, aber bei typischer Lokalisation in der knienahen Tibia und Femur. Histologisch fiel eine stärkere grobschollige Verkalkung in diesen Tumoren auf, die aber nie röntgenologisch sichtbar wurde (s. oben).

Die radiologische Symptomatik bei *Wirbelsäulenlokalisation* ist unspezifisch und z. B. von einem Chordom nicht zu unterscheiden. Bruder et al. (1999) publizierten einen Fall, der – wie es typischerweise Chordome tun – 2 benachbarte thorakale Wirbel befallen hatte.

In den Metakarpalia lokalisierte Chondromyxoidfibrome sind Raritäten, von den bisher vielleicht etwa 10 Fälle publiziert wurden (z. B. Hau et al. 2001). Die in der (distal gelegenen) Metaphyse sitzenden Tumoren sehen eher wie Riesenzelltumoren oder aneurysmatische Knochenzysten aus

Zusammenfassend betrachtet entspricht also die Röntgenmorphologie in der Regel dem Lodwick-Grad IB–IC, seltener IA; Matrixverkalkungen kommen selten vor. Ein diagnostisches Leitkriterium kann die dia-/metaphysäre exzentrische Lage an Röhrenknochen sein.

Szintigraphisch erweisen sich Chondromyxoidfibrome in der Regel als aktive Läsionen.

Über die MRT-Symptomatik gibt es bisher keine größere gut dokumentierte Serie. Die vereinzelten publizierten und die eigenen Fälle ergeben folgendes Bild: Die Läsionen zeigen sowohl im T1- als auch im T2-gewichteten Bild eine inhomogene Signalintensität, offensichtlich bedingt durch die drei verschiedenen Gewebskomponenten: Knorpel, myxomatöses Gewebe, vaskularisiertes Bindegewebe. Es kann zum Ödemäquivalent in der Umgebung kommen, möglicherweise durch statische Insuffizienz. Das Signalverhalten weicht – nach unserer Ansicht – von einer rein knorpeligen Läsion insbesondere im T2-gewichteten Bild ab (Chondrom signalintensiv im T2-gewichteten Bild, lobulärer Aufbau erkennbar), offensichtlich aufgrund des oben erwähnten 3-Komponentenaufbaus.

7.1 · Gutartige Tumoren

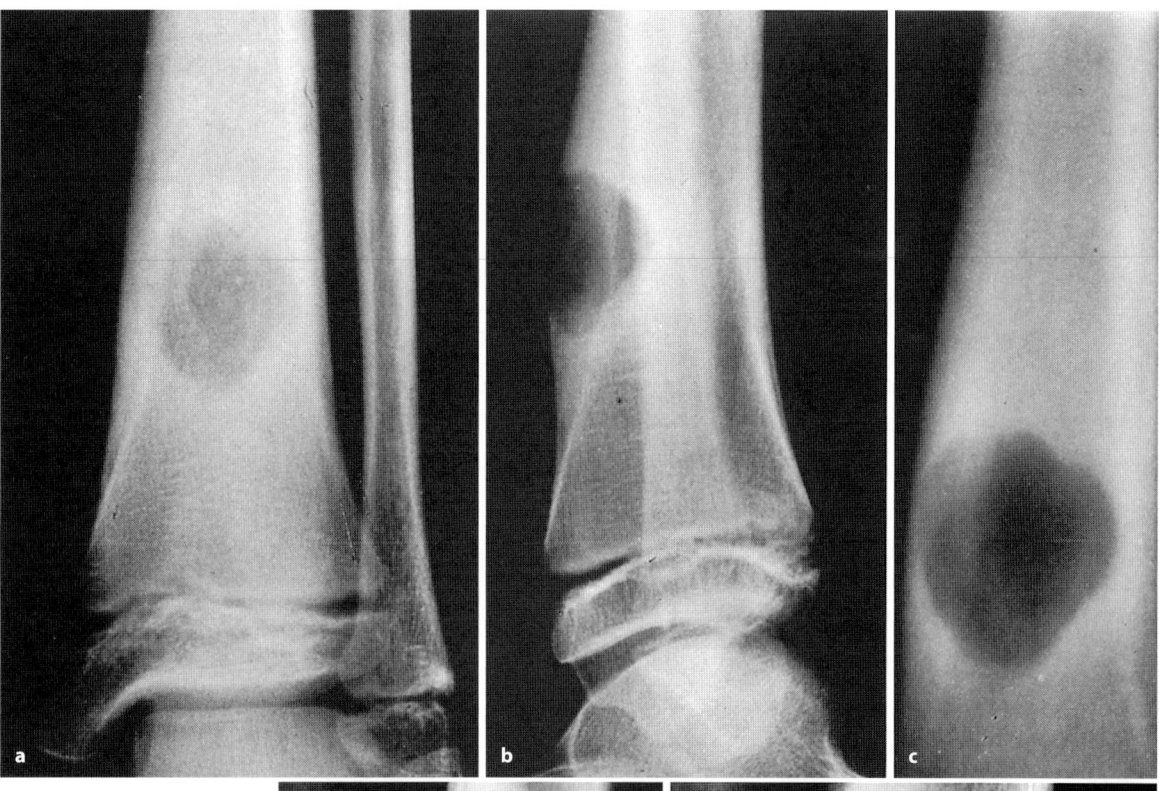

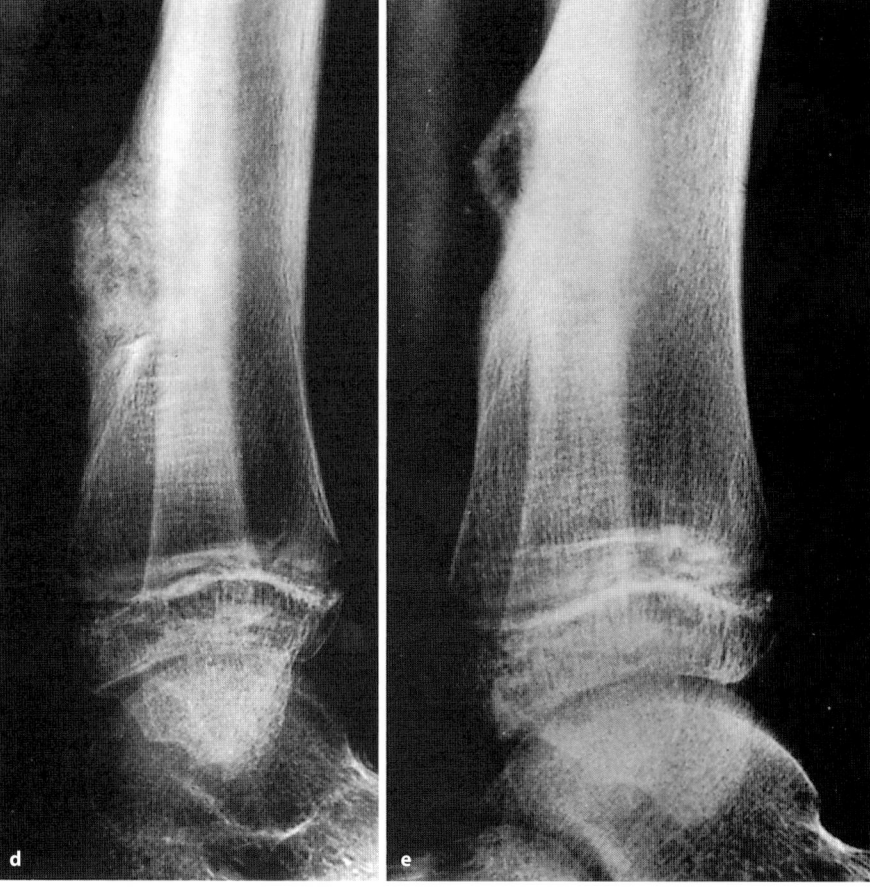

Abb. 7.15 a–e. Chondromyxoidfibrom im Bereich der distalen dorsalen Tibiameta-/diaphyse (10-jähriges Mädchen). Röntgenologisch lässt sich der Tumor als exzentrisch gelegene glattrandig, z. T. auch etwas wellig und unscharf, aber nicht mottenfraßartig begrenzte Osteolyse beschreiben, die die dorsale Kompakta vollständig penetriert hat. Im Rahmen von Abstützungsvorgängen ist es zu einer deutlichen Verdickung der angrenzenden dorsalen Kompakta gekommen. Keine Matrixossifikationen. Der Tumor wäre auf der Lodwick-Skala dem Grad IC zuzuordnen. Der Tumor wurde kürettiert und mit Spongiosaplastik aufgefüllt (**d**). Nur 3 Monate später (**e**) deutliches Rezidiv mit Zerstörung der eingebrachten Spongiosa, wodurch ein großer dorsaler Defekt entstanden ist

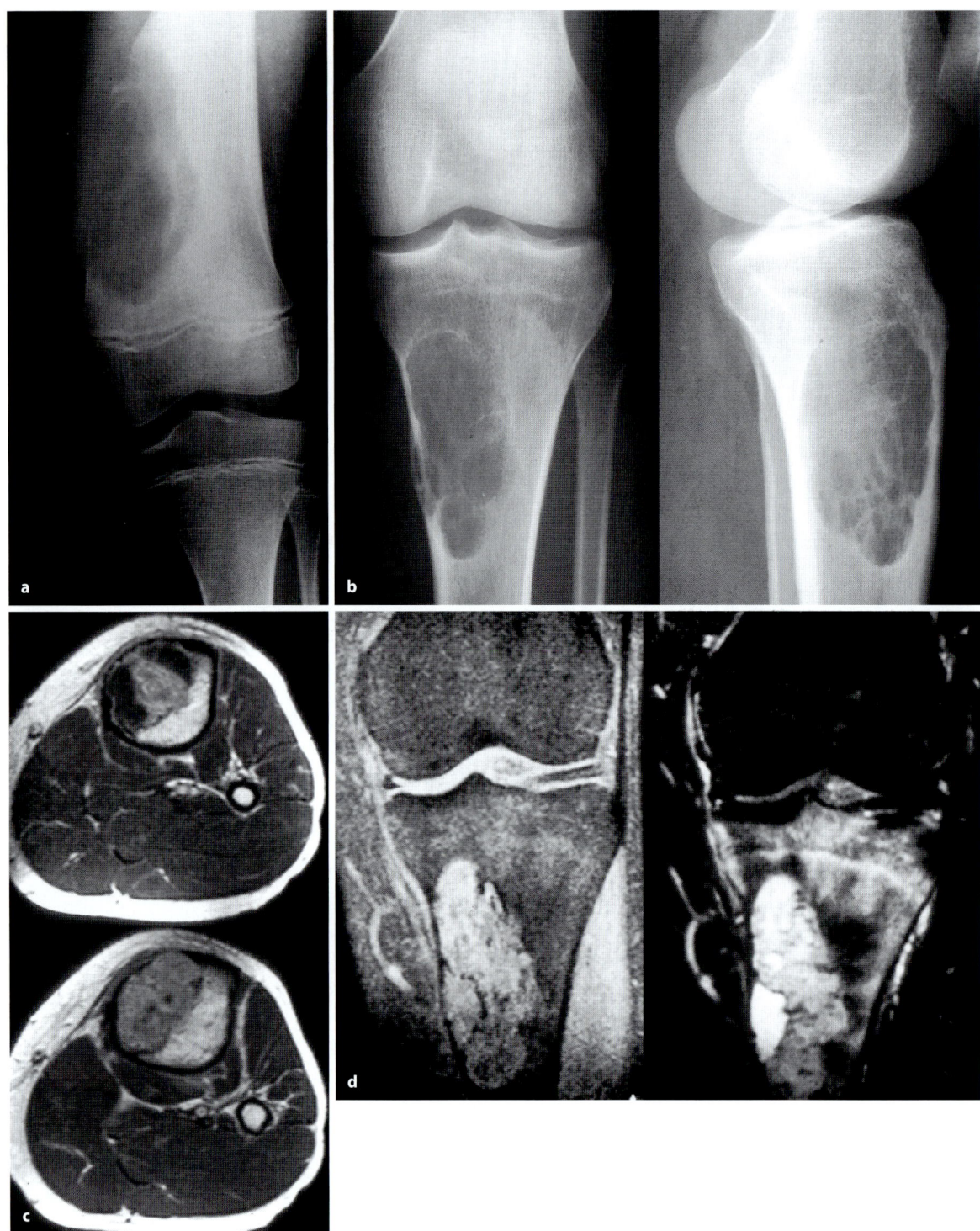

Abb. 7.16 a–f. In **a** typisches Chondromyxoidfibrom im Bereich der distalen Fermurdia-/metaphyse (11-jähriges Mädchen). Der oväläre, exzentrisch gelegene Geschwulstprozess hat die mediale Kompakta vollständig zerstört, seine Begrenzung zum gesunden Knochen hin ist überwiegend scharf und lobuliert und durch einen, wenn auch zarten Sklerosesaum gekennzeichnet. Der Tumor entspricht einem Lodwick-Grad IC. Keine endotumoralen Verkalkungen. **b–f** Verhältnismäßig großes Chondromyxoidfibrom in der proximalen Tibiadia-/metaphyse eines 19-jährigen Mannes. Projektionsradiographisch Lodwick-Grad IB. Im T1-Bild (**c**, unten) besteht die Läsion aus 3 Komponenten, nämlich aus einem signalintensiven und einem signalärmeren sowie aus einem fast signallosen Anteil. Nach Kontrastmittelgabe (**c**, oben) enhanced vor allem der vorher signalärmere Anteil. Im T2-Bild (**d**, links) ist die Läsion inhomogen signalreich, im fettsupprimierten Bild (**d**, rechts) wird wieder der 3-Komponenten-Aufbau deutlich. Jetzt sieht man auch proximal und medial vom Tumor ein Ödemäquivalent. Auch auf den Kontrast-CT-Aufnahmen deutliches abschnittsweises Enhancement (**e**). Im Szintigramm (**f**) stärkerer Uptake im Tumor

7.1 · Gutartige Tumoren

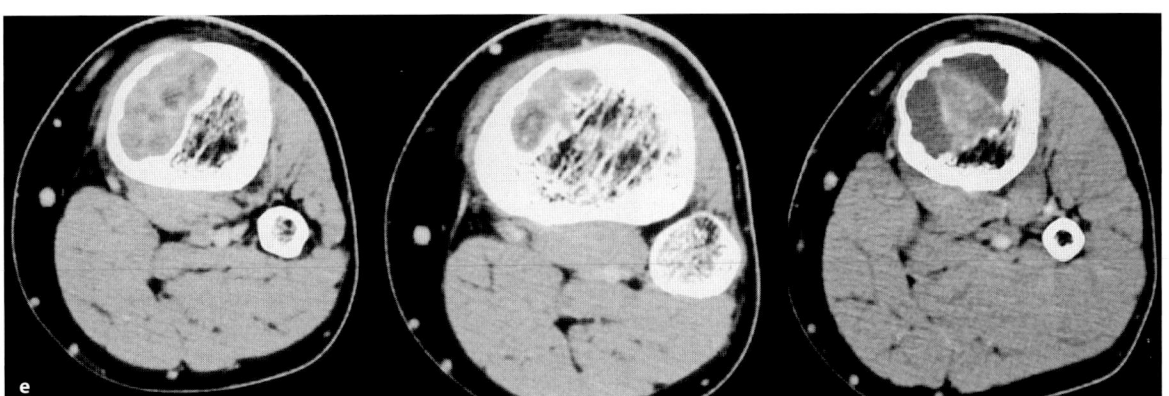

◘ Abb. 7.16 e, f

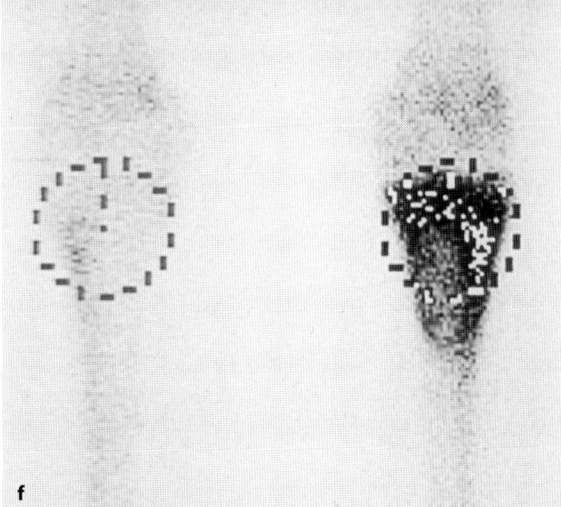

◘ Abb. 7.17 a, b. Typisches Chondromyxoidfibrom in der distalen medialen Femurmetaphyse mit vollständiger Zerstörung der medialen Kompakta (Lodwick-Grad IC). Überwiegend ist der Tumor von einem zarten Sklerosesaum umgeben (15-jähriger Junge). Beachte die zarte verkalkte Periostschale um den dorsalen paraossalen Tumorbereich

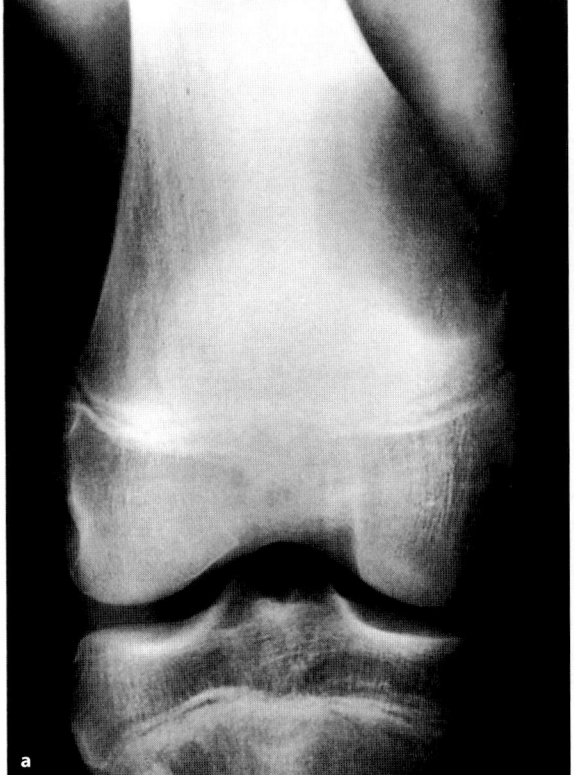

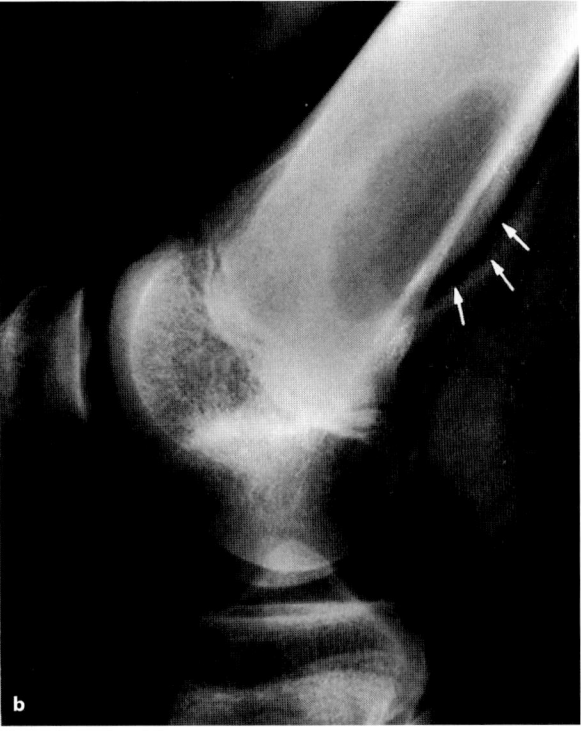

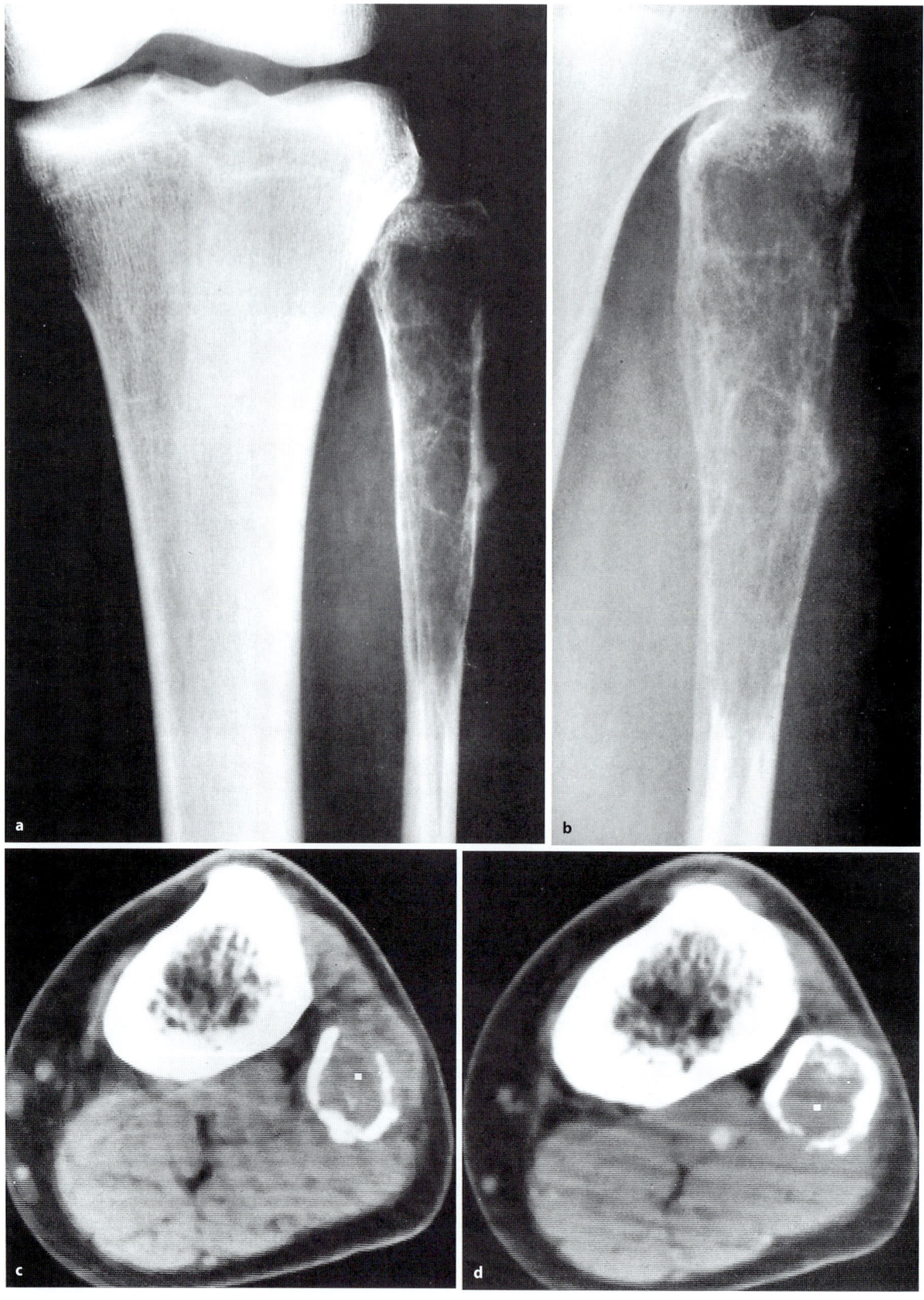

Abb. 7.18 a–d (Text s. S. 299)

7.1 · Gutartige Tumoren

Abb. 7.18 a–d. Ungewöhnliches Chondromyxoidfibrom in der proximalen Fibula (26-jähriger Mann). Der Tumor hat die gesamte proximale Fibula bis in die Epiphysenregion hinein ergriffen und sie z. T. konzentrisch aufgetrieben. Die Kompakta ist partiell penetriert (a, b). Die proximale Tumorbegrenzung erscheint riffartig und höckrig, nicht mottenfraßartig. Der Prozess entspricht einem Lodwick-Grad IC. Sehr schön sind im Computertomogramm (c, d) die Kompaktazerstörungen und die angrenzenden schmalen paraossalen Geschwulstanteile zu sehen. Die Dichtemessung ergab einen soliden Prozess. Im Computertomogramm z. T. feine schlierige endotumorale Matrixverkalkungen, die auf den Übersichtsaufnahmen nicht sicher anzusprechen waren. Vom Röntgenologischen her hätte der Tumor auch einem Osteosarkom oder einem malignen fibrösen Histozytom zugeordnet werden können. Das teilweise wabige Muster in den proximalen Tumorabschnitten ist wahrscheinlich durch grobe Defekte in der Kompakta infolge Durchtritts größerer tumorernährender Gefäße zu erklären

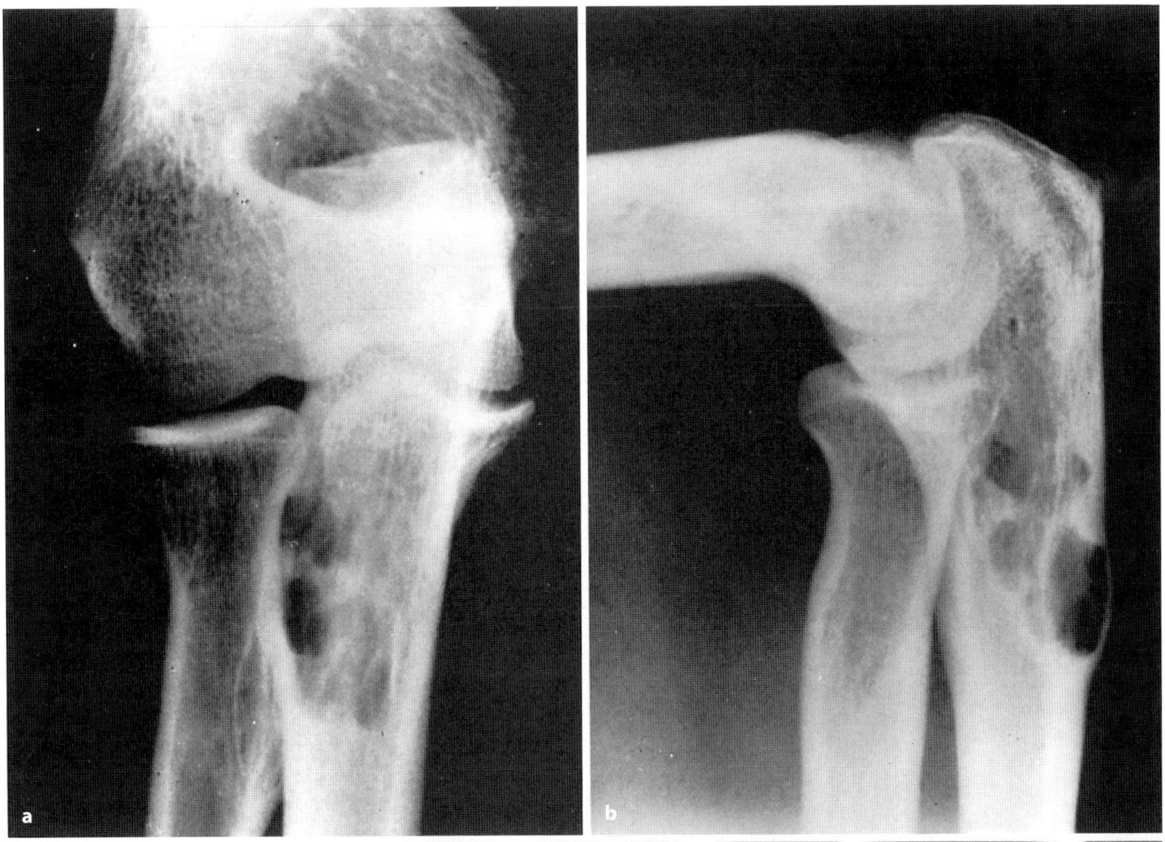

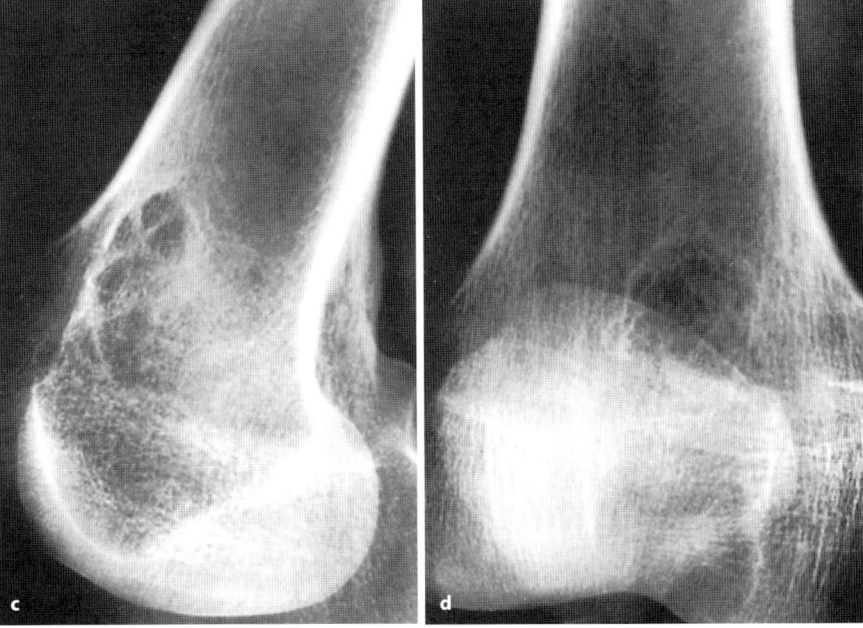

Abb. 7.19 a–l. Ungewöhnliche Präsentationen von Chondromyxoidfibromen. a, b Chondromyxoidfibrom in der proximalen Ulnadia- und metaphyse (30-jährige Patientin). Der Tumor ist von einem multizentrischen, teils lobulierten Sklerosesaum umgeben und „beult" die Kompakta dorsal umschrieben und radialseitig langstreckig aus. Keine Matrixossifikationen. Lodwick-Grad IA. Differentialdiagnose fibröse Dysplasie. c–f Verhältnismäßig atypisches Chondromyxoidfibrom in der distalen ventralen Fermurmetaphyse bei einem 53-jährigen Mann (*Forts.* S. 300)

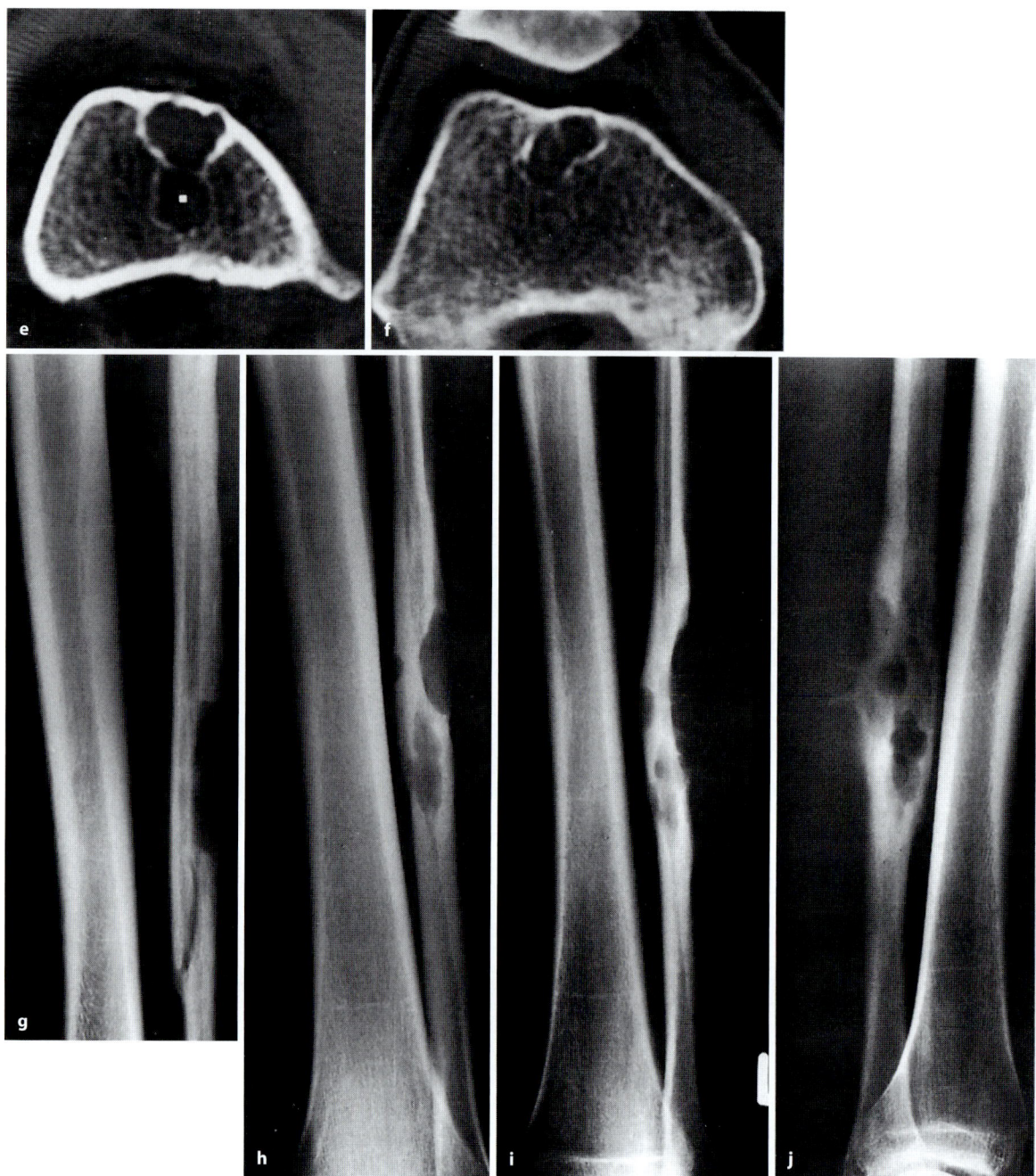

Abb. 7.19 a–l (*Forts.*) Es handelt sich um eine Lodwick-Grad-IA-Läsion, die auf dem Übersichtsbild trabekuliert erscheint. In dem CT-Schnitt (e) findet sich ein dorsaler Tumorausläufer, der der Läsion eher einen bizentrischen Aspekt verleiht. Wir hatten differentialdiagnostisch in erster Linie an ein benignes fibröses Histiozytom gedacht, die histologische Diagnose „Chondromyxoidfibrom" war überraschend. g–l So genanntes Implant von einem Chondromyxoidfibrom am Os metatarsale I (l). Der ursprüngliche Tumor wurde 1988 reseziert, die Defektdeckung erfolge mittels Fibulaspan (g). Der Span heilte gut ein, und der Patient war von Seiten des Tumors im Os metatarsale I rezidiv- und beschwerdefrei. 1991 bekam er erstmalig Schmerzen im Entnahmebereich der linken Fibula, dort war auch eine mäßige druckdolente Schwellung zu tasten. Man sieht in **h** mehrere scharf begrenzte Aufhellungen in der Fibula. Ein Jahr später (**i**, **j**) ist lateralseitig ein größerer zusammenhängender Defekt entstanden, in dem sich spießartige Knochenneubildungen finden (*Forts. S. 301*)

7.1 · Gutartige Tumoren

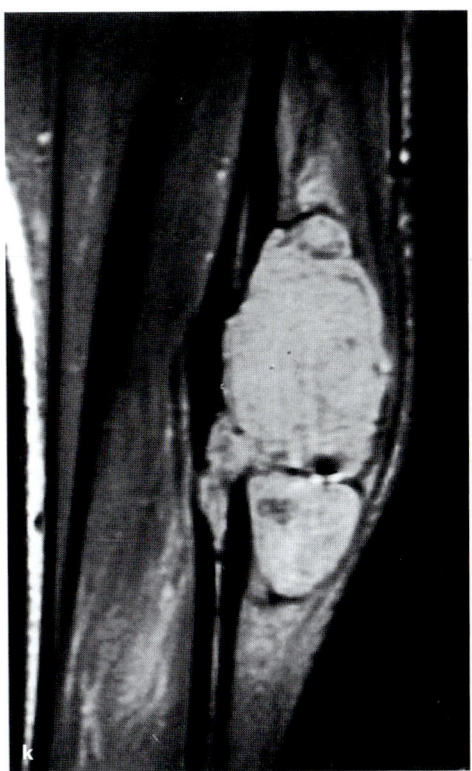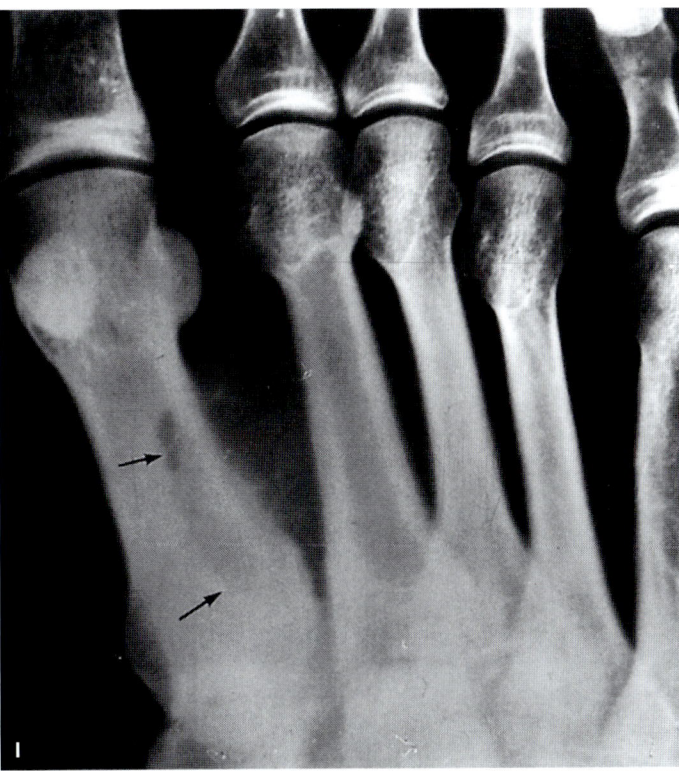

Abb. 7.19 a–l (*Forts.*) Nach wie vor aber multizentrischer Tumoraufbau. Klinisch ist zum Zeitpunkt von **i** und **j** ein grober Tumor um den befallenen Fibulaabschnitt zu tasten, der in seiner Gesamtausdehnung sehr gut in der MRT (**k**) dargestellt ist (Aufnahme nach Gabe von Gd-DTPA). Der größte Teil des Tumors wächst extraossär, nur ein tibiaseitiger distaler Zapfen breitet sich in den distalen Fibulamarkraum aus. Der Markraum ist an der linienförmigen Aufhellung innerhalb der sonst signallosen Fibula erkennbar. Es handelt sich also um einen *Implant*-Tumor, der offensichtlich dadurch entstanden ist, dass das für die Resektion des Tumors im Os metatarsale I benutzte Instrumentarium bei der Fibulaspanentnahme nicht gewechselt wurde. (Von dem originären Tumor im Os metatarsale I konnten wir leider keine bessere Abbildung als die in **l** dargestellte bekommen)

Radiologische Differentialdiagnose. Die radiologische Abgrenzbarkeit des Chondromyxoidfibroms vom Chondroblastom ist dann besonders schwer, wenn – allerdings selten – beim Chondromyxoidfibrom auch die Epiphyse betroffen ist. Da die Mehrheit der Chondromyxoidfibrome aber meta-/diaphysär vorkommt, kann die Lokalisation ein gutes differentialdiagnostisches Kriterium am Röntgenbild abgeben. Fehlt bei einzelnen Beobachtungen ein stärker sklerosierter Rand, reicht der Tumor bis in die Epiphyse, ist die Kortikalis durchbrochen, so kann die Geschwulst gegenüber einem Riesenzelltumor oder auch gegenüber osteolytischen Sarkomen (Abb. 7.18, 7.20), dann meist Fibrosarkomen, nicht abgegrenzt werden, zumal klinische Daten wenig zur Unterscheidung beizutragen vermögen. Das Enchondrom besitzt gegenüber dem Chondromyxoidfibrom wesentlich häufiger eine zentrale Lokalisation; außerdem werden dabei wesentlich häufiger Matrixkalzifikationen bzw. Ossifikationen beobachtet.

Zuletzt sei noch auf eine differentialdiagnostische Möglichkeit hingewiesen, und zwar auf die fibröse Dysplasie (Abb. 7.19 a, b) im überwiegend lytischen Stadium. Diese Differentialdiagnose kommt aber nur dann ernsthaft in Betracht, wenn ein Chondromyxoidfibrom nicht allzu stark zu einer Kortikalisausbeulung bzw. zur Ausbildung einer Neokortikalis geführt hat.

Der ungewöhnliche Fall eines chirurgischen Chondromyxoidfibrom-Implants vom Os metatarsale I in die Fibula ist in Abb. 7.19 g–l dargestellt.

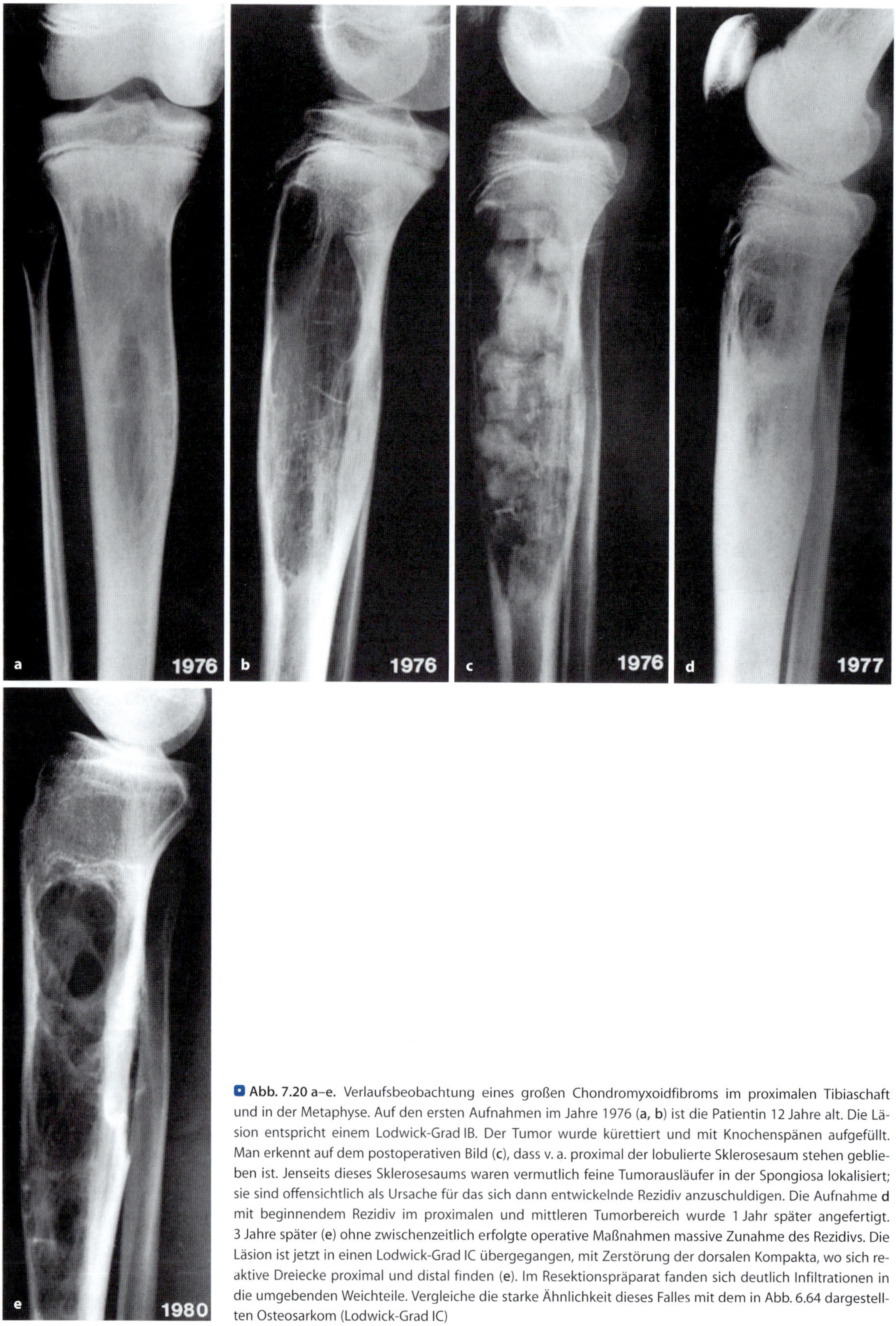

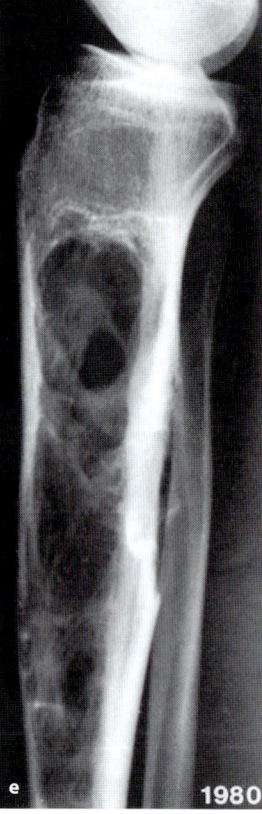

Abb. 7.20 a–e. Verlaufsbeobachtung eines großen Chondromyxoidfibroms im proximalen Tibiaschaft und in der Metaphyse. Auf den ersten Aufnahmen im Jahre 1976 (**a, b**) ist die Patientin 12 Jahre alt. Die Läsion entspricht einem Lodwick-Grad IB. Der Tumor wurde kürettiert und mit Knochenspänen aufgefüllt. Man erkennt auf dem postoperativen Bild (**c**), dass v. a. proximal der lobulierte Sklerosesaum stehen geblieben ist. Jenseits dieses Sklerosesaums waren vermutlich feine Tumorausläufer in der Spongiosa lokalisiert; sie sind offensichtlich als Ursache für das sich dann entwickelnde Rezidiv anzuschuldigen. Die Aufnahme **d** mit beginnendem Rezidiv im proximalen und mittleren Tumorbereich wurde 1 Jahr später angefertigt. 3 Jahre später (**e**) ohne zwischenzeitlich erfolgte operative Maßnahmen massive Zunahme des Rezidivs. Die Läsion ist jetzt in einen Lodwick-Grad IC übergegangen, mit Zerstörung der dorsalen Kompakta, wo sich reaktive Dreiecke proximal und distal finden (**e**). Im Resektionspräparat fanden sich deutlich Infiltrationen in die umgebenden Weichteile. Vergleiche die starke Ähnlichkeit dieses Falles mit dem in Abb. 6.64 dargestellten Osteosarkom (Lodwick-Grad IC)

Literatur

Adams MJ, Spencer GM, Totterman S et al. (1993) Chondromyxoid fibroma of femur (case report 776). Skeletal Radiol 22:358
Bleiweiss IJ, Klein JM (1990) Chondromyxoid fibroma: Report of 6 cases with immunohistochemical studies. Mod Path 15:287
Bruder E, Zanetti M, Boos N et al. (1999) Chondromyxoid fibroma of two thoracic vertebrae. Skeletal Radiol 28:286
Cabral CEL, Romano S, Guedès P et al. (1997) Chondromyxoid fibroma of the lumbar spine. Skeletal Radiol 26:488
Dominok GW, Knoch HG (1977) Knochengeschwülste und geschwulstähnliche Knochenerkrankungen. VEB Fischer, Jena
Feldmann F, Hecht HL, Johnston AD (1970) Chondromyxoid fibroma of bone. Radiology 94:249
Halbert AR, Harrison WR, Hicks MJ et al. (1998) Cytogenetic analysis of a scapular chondromyxoid fibroma. Cancer Genet Cytogenet 104:52
Hau MA, Fox EJ, Rosenberg AE et al. (2001) Chondromyxoid fbroma of the metacarpal. Skeletal Radiol 30:719
Jaffé HL, Lichtenstein L (1948) Chondromyxoid fibroma of bone. A distinctive benign tumor likely to be mistaken especially for chondrosarcoma. Arch Pathol 45:541
Kenan S, Abdelwahab IF, Klein MJ et al. (1994) Juxtacortical (periosteal) chondromyxoid fibroma of the proximal tibia (case report 837). Skeletal Radiol 23:237
Lawson JP, Barwick KW (1982) Chondromyxoid fibroma of left first rib. Skeletal Radiol 9:53
Lichtenstein L (1977) Bone tumors, 5th edn. Mosby, St. Louis
Marin C, Gallego C, Manjón P et al. (1997) Juxtacortical chondromyxoid fibroma: imaging findings in three cases and review of the literature. Skeletal Radiol 26:642
Martinez V, Sissons H (1988) Aneurysmal bone cyst: A review of 123 cases including primary lesions and those secondary to other bone pathology. Cancer 61:2291
McGrory BJ, Inwards CY, McLeod RA et al. (1995) Chondromyxoid fibroma. Orthopedics 18:307
Monda L, Wick MR (1985) S-100 Protein immunostaining in the differential diagnosis of chondroblastoma. Human Pathol 16:287
Murphy NB, Price CHG (1971) The radiological aspects of chondromyxoid fibroma of bone. Clin Radiol 22:261
Nazeer T, Ro JY, Varma DG et al. (1996) Chondromyxoidfibroma of paranasal sinuses: report of two cases presenting with nasal obstruction. Skeletal Radiol 25:799
Norman A, Steiner GC (1978) Recurrent chondromyxoid fibroma of 4th metatarsal. Case report 66. Skeletal Radiol 3:115
Park SH, Kong KY, Chung HW et al. (2000) Juxtacortical chondromyxoid fibroma arising in an apophysis. Skeletal Radiol 29:466
Rahimi A, Beabout JW, Ivrins JC, Dahlin DC (1972) Chondromyxoid fibroma: a clinico-pathologic study of 76 cases. Cancer 30:726
Ralph LL (1962) Chondromyxoid fibroma of bone. J Bone Joint Surg [Br] 44:7
Safar A, Nelson M, Neff JR et al. (2000) Recurrent anomalies of 6q25 in chondromyxoid fibroma. Hum Pathol 31:306
Salzer M, Salzer-Kuntschik M (1965) Das Chondromyxoidfibrom. Langenbecks Arch Klin Chir 312:216
Sawyer JR, Swanson CM, Lucacs JL et al. (1998) Evidence of an association between 6q13–21 chromosome aberrations and locally aggressive behavior in patients with cartilage tumors. Cancer 82:474
Schajowicz F (1987) Chondromyxoid fibroma: Report of three cases with predominant cortical involvement. Radiology 164:783
Schajowicz F (1994) Tumors and tumorlike lesions of bone; 2nd edn. Springer, Berlin Heidelberg New York Tokyo
Schajowicz F, Gallardo H (1971) Chondromyxoid fibroma (fibromyxoid chondroma) of bone: clinico-pathological study of thirty-two cases. J Bone Joint Surg [Br] 53:198
Schiller AL (1985) Diagnosis of boderline cartilage lesions of bone. Sem Diag Pathol 2:12
Siegal GP, Kennedy JW, Adams CLV et al. (1993) Immunohistochemical support for cartilaginous histogenesis of chondromyxoidfibroma of bone. Lab Invest 68:117
Stout AP (1948) Myxoma, the tumor of primitive mesenchym. Ann Surg 127:706
Teitelbaum SL, Bessone L (1969) Resection of a large chondromyxoid fibroma of the sternum. Report of the first case and review of the literature. J Thorac Cardiovasc Surg 57:333
Turcotte B, Pugh DG, Dahlin DC (1962) The roentgenologic aspects of chondromyxoid fibroma of bone. AJR 87:1085
Unni KK (1996) Dahlin's bone tumors. Lippincott-Raven, Philadelphia
White PG, Saunders L, Orr W et al. (1996) Chondromyxoid fibroma (case report). Skeletal Radiol 25:79
Zillmer DA, Dorfman HD (1989) Chondromyxoid fibroma of bone: Thirty-six cases with clinicopathologic correlation. Hum Pathol 20:952

7.1.3 Osteochondrom

ICD-O-Code 9210/0

Synonyme: (kartilaginäre) Exostose, Ekchondrom, epiexostotisches Chondrom, osteochondromatöse Exostose, solitäres Osteochondrom

> **Definition**
> Das Osteochondrom ist ein kappenartig mit Knorpelgewebe überzogener knöcherner Vorsprung auf der Außenfläche des Knochens, der einen mit dem betroffenen Knochen kommunizierenden Markraum besitzt (WHO 2002).

Diese gutartigen, mit einer mehr oder weniger breiten Knorpelmasse überzogenen, gestielt oder breitbasig (sog. sessile Form) aus dem Knochen herausragenden Auswüchse sind von allen benignen Knochentumoren sicherlich am bekanntesten und in der überwiegenden Zahl der Beobachtungen durch ihre pilzförmige Konfiguration am leichtesten zu diagnostizieren.

Typischer Sitz von Osteochondromen ist die Metaphyse der langen Röhrenknochen, weswegen pathogenetisch auch eine „Versprengung" von enchondralen Ossifikationskeimen der Wachstumsfuge unter das angrenzende Periost angenommen wird (Abb. 7.21). Denkbar wäre auch eine Verletzung des Periosts um die Wachstumsfuge, wodurch der Wachstumsknorpel barrierelos aus dem Knochenniveau heraus proliferieren kann bzw. durch die Muskelspannung herausgezogen wird. Schließlich wird eine Störung während der Umwandlung des Fugenknorpels in spongiösen Knochen diskutiert. Während der Knorpel peripher, d. h. zur periostalen Oberfläche hin proliferiert, kommt es an der Basis zu einer fortlaufenden enchondralen Ossifikation. Dadurch entsteht ein knöcherner Stiel mit direkter

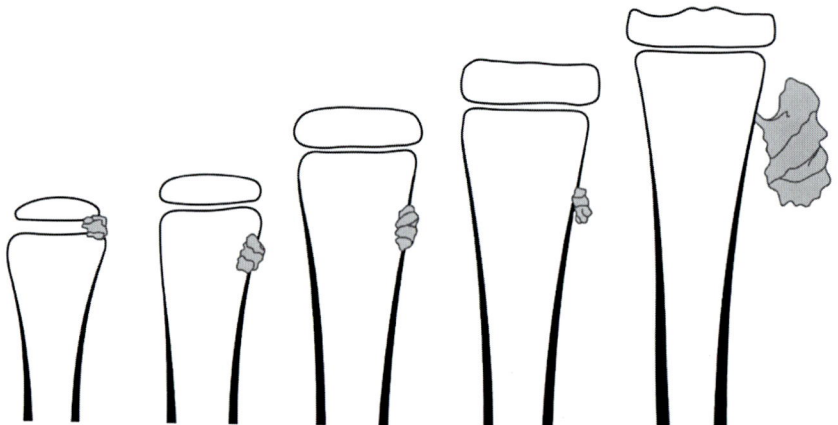

Abb. 7.21. Schematische Darstellung der Entwicklung eines Osteochondroms im Laufe des Längenwachstums des Knochens mit metaphysär-exzentrischer Auswanderung des unter den Periostmantel „versprengten" Epiphysenfugenknorpels bzw. der metaphysären „Störzone" im Rahmen des Remodelings des Wachstumsknorpels

Kommunikation zum darunter liegenden Knochenmark der eröffneten Spongiosa. *Diese offene Verbindung zwischen dem Tumor und dem Markraum ist für das Osteochondrom charakteristisch und wichtig in der Differentialdiagnose zu anderen Läsionen.* Sie ist beim Osteochondrom stets vorhanden, gleichgültig ob ein Stiel ausgebildet ist oder ob es sich um einen breitbasigen Tumor handelt.

Unter diesen Vorstellungen wäre das Osteochondrom nicht als echter Knochentumor, sondern eher als eine lokale Wachstumsstörung anzusehen. In diese Richtung weisen auch Tierexperimente von D'Ambrosia und Ferguson (1968), denen es gelang, mittels einer Transplantation von Epiphysenknorpel an die juxtaepiphysäre Randzone zur Metaphyse Osteochondrome zu erzeugen. Neuerdings werden genetische Ursachen auch für das solitäre Osteochondrom diskutiert (s. unter Genetik).

Eine seltene Entstehungsweise eines Osteochondroms ist eine *Induktion durch Röntgenstrahlen im Wachstumsalter*, insbesondere bei Kleinkindern (Murphy u. Blount 1962; Progrund u. Yosipovitch 1976; Herrman et al. 1991; DeSimone et al. 1993; Mahboubi et al. 1997). Die angegebenen Bestrahlungsdosen, z. B. wegen eines Wilms-Tumors, bewegen sich zwischen 13 und 64 Gy. Es gilt die Regel, dass die Induktionsdosis umso geringer sein kann, je jünger das Kind ist. Die meisten bisher beobachteten strahleninduzierten Osteochondrome sitzen an der Wirbelsäule und im Becken, Regionen, die am häufigsten wegen eines Wilms-Tumors bestrahlt werden. Die Diagnose eines strahleninduzierten Osteochondroms ist sicher zu stellen, wenn man im Röntgenbild in der Region des Tumors weitere Wachstumsstörungen (z. B. Hypoplasie von Skelettabschnitten etc.) findet. Die Chance einer malignen Entartung eines strahleninduzierten Osteochondroms scheint etwas höher als bei gewöhnlichen Osteochondromen zu sein.

Die Prognose solitärer Osteochondrome bzw. kartilaginärer Exostosen ist als sehr gut anzusehen, maligne Entartungen sind extrem selten (< 1%). Aus diesem Grunde ist auch ein prophylaktisches Abschlagen solitärer Exostosen nicht notwendig, sofern diese nicht kosmetisch stören oder in unglücklicher Position, z. B. am Planum popliteum, sitzen, wo sie Gefäß- und Nervenläsionen verursachen können. Auch Probeexzisionen aus kartilaginären Exostosen sind in der Regel nicht notwendig, insbesondere, wenn sie bis auf eine kosmetische Auffälligkeit asymptomatisch sind, d. h. ohne Schmerzen einhergehen.

Liegt mehr als ein Osteochondrom vor, so ist die Diagnose einer erblichen (familiären) Osteochondromatose oder kartilaginären Exostosenkrankheit zu stellen (s. unten).

Pathologische Anatomie

Der Tumor wird meistens komplett abgetragen und liegt als breitbasige oder gestielte knöcherne Vorwölbung vor (Abb. 7.22), deren Wachstumsrichtung immer weg von dem benachbarten Gelenk weist. Eine Aufzeigung der Oberfäche in zwei, seltener drei Köpfe ist nicht ungewöhnlich. Wichtig ist der Nachweis, dass in der longitudinalen Schnittebene an der Basis die ortsständige Kortikalis des tumortragenden Knochens auf den Tumor übergeht und dementsprechend die Spongiosa des tumortragenden Knochens in den Tumor hineinreicht, u. U. bis zur knorpeligen Kappe. Diese ist je nach Alter der Läsion unterschiedlich stark ausgeprägt und meistens 1–3 mm dick. Sie kann auch bis 10–40 mm erreichen, jedoch ist spätestens ab einer Knorpeldicke von 2 cm eine sehr sorgfältige histologische Untersuchung des Knorpels vorzunehmen – in Anbetracht der Möglichkeit einer malignen Entartung (s. unten). Diese spielt sich immer in der Knorpelschicht – im Sinne eines epiexostotischen Chondrosarkoms – ab, kommt aber in weniger als 1% aller solitären Osteochondrome vor.

Unabhängig von Größe und Form wird die Exostose von Bindegewebe, also von Periost oder Perichondrium, überzogen, das ebenfalls eine Kontinuität mit dem Periost des tumortragenden Knochens besitzt. Diese Schicht kann deutlich verdickt sein und zeigt bei der Ablösung mehrere Lamellen.

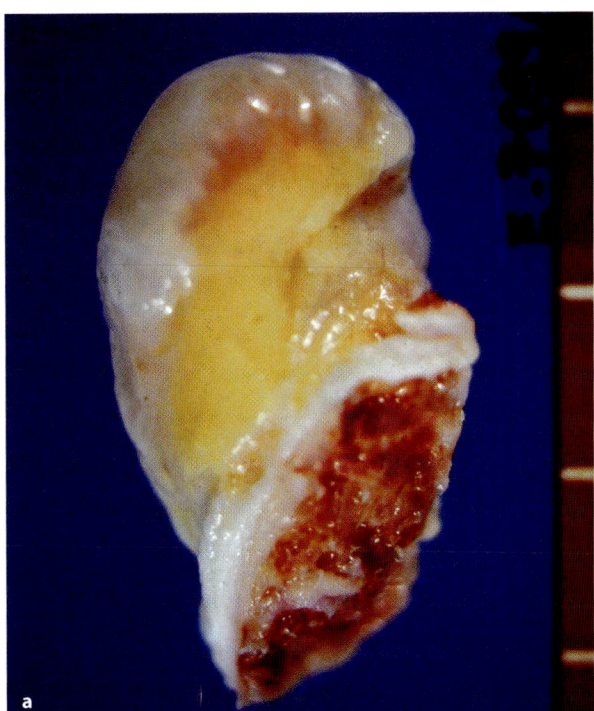
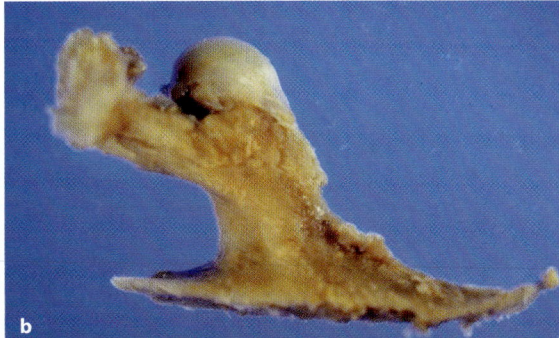
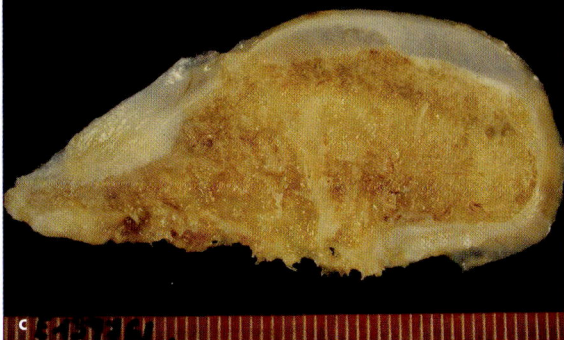
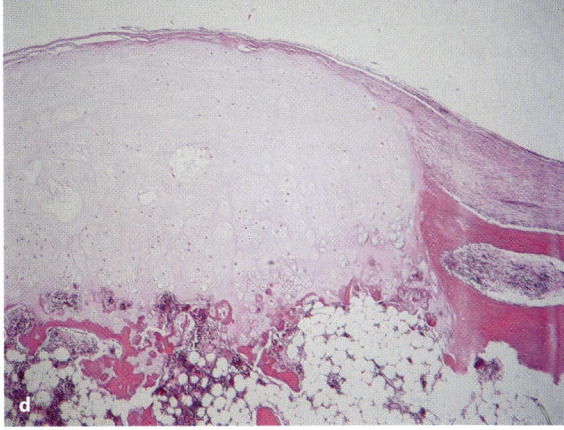

Abb. 7.22. a, b Kartilaginäre Exostosen können breitbasig oder gestielt mit einem oder mehreren Köpfen auftreten. Typisch ist das harkenförmige Wachstum, wie es auch im Röntgenbild sichtbar wird. **c, d** Der charakteristische Aufbau besteht aus der oberflächlichen Knorpelkappe mit Perichondrium an der Oberfläche und enchondraler Verknöcherung an der Basis mit neu gebildeter Spongiosa sowie seitlich hochgezogener Kortikalis. Eine spezifische diagnostische Eigenschaft der kartilaginären Exostose ist die offene Verbindung zum Markraum, ohne deren Nachweis die Diagnose nicht gestellt werden darf

Histologie

Bei noch wachsenden Exostosen zeigt sich ein typischer Aufbau der identisch mit der enchondralen Knochenbildung einer Epiphysenfuge ist, mit einem proliferierenden Knorpel an der Oberfläche, der in Säulenknorpel übergeht und dann in der Eröffnungszone in Knochen umgebildet wird (Abb. 7.22 c). Meistens sistiert das Wachstum einer kartilaginären Exostose mit dem Ende des Skelettwachstums (Schluss der Epiphysenfugen); die Knorpelkappe verschwindet dann bis auf eine dünne permuttartige Schicht an der Oberfläche, ohne dass ein aktives Wachstum vorliegt. In den oberflächlichen Schichten ist der Tumor häufig traumatisiert und zeigt makrospopisch weißlich kalkige Degenerationsherde. In der Tiefe ist regelrechte Spongiosa mit Fettmark oder Blutbildung zu sehen.

Das Ausmaß der Hämatopoese in den Markräumen gleicht dem des tumortragenden Knochens. Über den Exostosen kann es zu einer Bursabildung kommen, die meistens an der Basis der Exostose mit dem randständigen Periost verwachsen ist.

Histologische Differentialdiagnose. Differentialdiagnostisch machen die kartilaginären Exostosen in der Regel keine Schwierigkeiten, wenn man auf die metaphysäre Lokalisation und die offene Verbindung zum Markraum sowie den hyalinen Knorpel an der Oberfläche achtet. *Subunguale Exostosen (sog. Dupuytren-Exostosen)* sind ähnlich gebaute Vorsprünge an der Knochenoberflächen und manifestieren sich meistens klinisch als schmerzhafter Prozess an den Endphalangen im Nagelrand oder subungual; die allermeisten Fälle findet man bei Kindern an der Großzehe, weshalb eine traumatische Genese am wahrscheinlichsten ist (s. jedoch unten „Genetik"). Histologisch unterscheiden sie sich deutlich von einer kartilaginären Exostose: Die Oberfläche wird von knorpeligem Kallus beziehungsweise Faserknorpel gebildet mit Verknöcherung zur Basis hin, ohne Auflösung der Kortikalis und damit ohne Verbindung zum Markraum. Ebensowenig zeigt das *periostale Chondrom* diese Markraumverbindung. Auch findet sich in diesen Tumoren nie die typische enchondrale Ossifikation mit der neugebildeten Spongiosa unter dem Knorpel.

Das *periostale Chondrosarkom* kann zwar bereits sekundär den Markraum erreicht haben (was dann die Einordnung als periostaler Typ mit einiger Unsicherheit belastet), zeigt aber ebenfalls niemals die enchondrale Ossifikation aus Säulenknorpel und die gleichmäßige Spongiosabildung unter dem Knorpel. Außerdem liegen natürlich die zellulären Atypien vor, aus denen die Malignitätsdiagnose zu stellen ist.

Auch das *parossale Osteosarkom* niedrigen Malignitätsgrades zeigt – zumindest in seinen Anfangsstadien – keine Verbindung zum Markraum. Es kann zwar sowohl hyalinen Knorpel (s. auch ◘ Abb. 6.107 c–j) als auch lamellären Knochen aufweisen, jedoch zeigt es zusätzlich das charakteristische sarkomatös-spindelige Stroma, das bei der kartilaginären Exostose nie vorliegt.

Tumorsimulierende Periostprozesse im Sinne einer *ossifizierenden Periostitis* sind in ihrem Aufbau sehr viel ungeordneter, als eine kartilaginäre Exostose jemals erscheinen kann. Auch sie zeigen niemals eine enchondrale Ossifikation.

Bizarre parosteale osteochondromatöse Proliferationen (Nora-Tumor) sind inzwischen von kartilaginären Exostosen abgegrenzt worden (s. S. 366 u. 934 ff.). Ursprünglich waren sie als besondere Läsionen der Hand und der Füße beschrieben worden (Nora et al. 1983). Es hat sich aber gezeigt, dass mehr als 25% dieser Läsionen auch an den langen Röhrenknochen gefunden werden (Meneses et al. 1993).

Sie zeigen histologisch drei Komponenten in unterschiedlichem Ausmaß, nämlich Knorpel, Knochen und spindelzelliges Stroma. Zelluläre Malignitätskriterien liegen naturgemäß nicht vor. Der Knorpel bildet auch eine Kappe an der Oberfläche, kann aber auch in Lobuli vorliegen, die in dichtes Fasergewebe eingebettet sind. Die Ossifikationen sind sehr viel unregelmäßiger als im Osteochondrom, und das spindelzellige Stroma ist eine wesentliche Hilfe in der Differentialdiagnose. In der von der Mayo-Klinik vorgelegten Untersuchung kam es in 20% der Fälle zu einem oder mehreren Rezidiven nach operativer Entfernung. Weiteres zu den Osteochondrom-Varianten s. S. 318.

Osteokartilaginäre Abschnitte in einem Melanom können manchmal histologische Ähnlichkeiten mit einer kartilaginären Exostose zeigen. Insbesondere *subunguale oder akrallentiginöse Melanome* können solche Strukturen aufweisen.

Nachdem von Urmacher (1984) erstmals osteoide Knochenbildung in einem Rezidiv eines retroaurikulären Melanoms beschrieben wurde, hat die Mayo-Klinik über 4 Fälle, 3 davon subungual, berichtet und diese Variante des malignen Melanoms als *osteogenes Melanom* klar abgegrenzt (Lucas et al. 1993).

Das *fibrokartilaginäre Mesenchymom* (s. S. 715) des Knochens, das vor einiger Zeit beschrieben wurde, kann aufgrund der histologisch dort nachzuweisenden epiphysenfugenähnlichen Strukturen bei der histologisch-bioptischen Untersuchung entfernt an die Möglichkeit einer kartilaginären Exostose denken lassen, jedoch dürfte die Differentialdiagnose bei Berücksichtigung des Gesamtaspekts des Tumors (intraossäre Lage und fibröse Tumorkomponente) unproblematisch sein (Dahlin et al. 1984; Bulychova et al. 1993).

Chondrosarkom auf dem Boden einer kartilaginären Exostose: Sehr selten entwickelt sich im Knorpelüberzug einer kartilaginären Exostose ein Chondrosarkom (sog. epiexostotisches Chondrosarkom), das zumindest in der Frühphase von niedrigem Malignitätsgrad ist. Als Folge des Tumorwachstums haben diese Patienten Beschwerden. Handelt es sich um eine solitäre kartilaginäre Exostose, so sind die Patienten meistens älter als 50 Jahre; bei multipler kartilaginärer Exostosenkrankheit tritt das Sarkom bereits 10–20 Jahre früher auf (s. ◘ Abb. 7.97 d, e, ◘ Abb. 7.107).

Die sarkomatöse Transformation beginnt herdförmig. Deshalb muss bei allen größeren kartilaginären Exostosen der Knorpel sehr ausgedehnt untersucht werden. Insbesondere, wenn bei der makroskopischen Präparation eine Knorpelkappe von mehr als 2 cm Dicke gefunden wird, ist die Wahrscheinlichkeit groß, dass bereits ein Chondrosarkom vorliegt. Ist dabei der histologische Befund nicht eindeutig, dann geben der klinische und der röntgenologische Befund den Ausschlag. Da das Wachstum einer kartilaginären Exostose ungefähr mit dem Ende des Skelettwachstums ebenfalls endet, ist bei einer erneuten Größenzunahme einer kartilaginären Exostose im späteren Erwachsenenalter immer an die Möglichkeit eines sich entwickelnden Chondrosarkoms zu denken.

Genetik

Nachdem Mehrfachmutationen in den Genen EXT1 und EXT2, die als Suppressorgene auf dem Chromosom 8 bzw 11 angesehen werden und sowohl bei sporadischen als auch bei familiären Formen der kartilaginären Exostosen (s. auch unter Osteochondrom-Varianten S. 318) nachgewiesen wurden, scheint es sich zumindest bei einem Teil dieser Tumoren um Neoplasien zu handeln, so dass die Theorie der Entstehung allein über eine Wachstumsstörung des Epiphysenknorpels nicht mehr uneingeschränkt gelten kann (Bridge et al. 1998). Zumindest ist aber eine Kombination beider Entstehungsmodelle denkbar, nämlich eine postzygotische Mutation, die für eine Versprengung des Fugenknorpels prädisponiert.

Häufigkeit

Das Osteochondrom ist – wenn man es als Knochentumor betrachtet – sicherlich die häufigste Knochengeschwulst überhaupt. An 3976 registrierten primären Knochengeschwülsten (ohne Myelom) hat es im Krankengut von Dahlin (1978) einen Anteil von 15%, an 1447 benignen Geschwülsten einen Anteil von 40%. Im Krankengut von Schajowicz (1994) partizipiert es an allen Knochengeschwülsten mit etwa 20% und an allen benignen Geschwülsten mit etwa 46%. Bei diesen registrierten Fällen handelt es sich aber nur um bioptisch untersuchte Osteochondrome, die in den entsprechenden Institutionen registriert wurden. Man muss annehmen, dass die Zahl solitärer Osteochondrome tatsächlich wesentlich höher ist, wenn man unterstellt, dass ein Großteil nie symptomatisch wird und damit gar nicht zur Beobachtung kommt, oder wenn man allein nur die hinzurechnet, die man als asymptomatische Knochenveränderung in der Routinepraxis sozusagen als Nebenbefund entdeckt. Griffiths et al. (1991) geben für die amerikanische Bevölkerung eine Prävalenz von 3% an.

Lokalisation

Osteochondrome können grundsätzlich in jedem Knochen vorkommen, der knorpelig präformiert ist; sie werden aber bevorzugt in den langen Röhrenknochen angetroffen, die das stärkste Längenwachstum aufweisen und damit offensichtlich auch eine sehr große Potenz zur Entwicklung von Störfeldern besitzen, wenn man der pathogenetischen Vorstellung in ◘ Abb. 7.21 folgt. Prädisponiert zur Entwicklung von Osteochondromen sind also die distale Femurmetaphyse, die proximale Humerus- und Tibiametaphyse. Sie stellen insgesamt 56% aller Osteochondromlokalisationen dar (◘ Abb. 7.23). Proximales Femur und die Phalangen von Händen und Füßen partizipieren mit etwa 6 bzw. 4–5%. Einen annähernd gleichen Anteil nehmen Osteochondrome an der Skapula und am Becken ein. An allen anderen Knochen kommen Osteochondrome nur zu etwa 1–2% oder weniger vor. An der Wirbelsäule (Lokalisation von etwa 1–2% aller solitären Osteochondrome) sitzen die Tumore häufig an den dorsalen Anhangsgebilden wie Wirbelbögen und Dornfortsätzen (◘ Abb. 7.33). An den Rippen bevorzugen sie die rippenköpfchennahen Partien (◘ Abb. 7.30 c). Weder im Krankengut von Dahlin (1978) noch von Schajowicz (1994) ist eine Schädel- oder Kieferlokalisation zu finden. Über die Rarität eines *pararartikulären Osteochondroms* am Knie berichten Milgram und Jasty (1983).

Alters- und Geschlechtsprädilektion

Osteochondrome treten, wie Verlaufsbeobachtungen erkennen lassen, immer im Wachstumsalter auf; in der Regel werden sie bis zum 30. Lebensjahr entdeckt, entweder als Zufallsbefund oder als symptomatische Knochen-

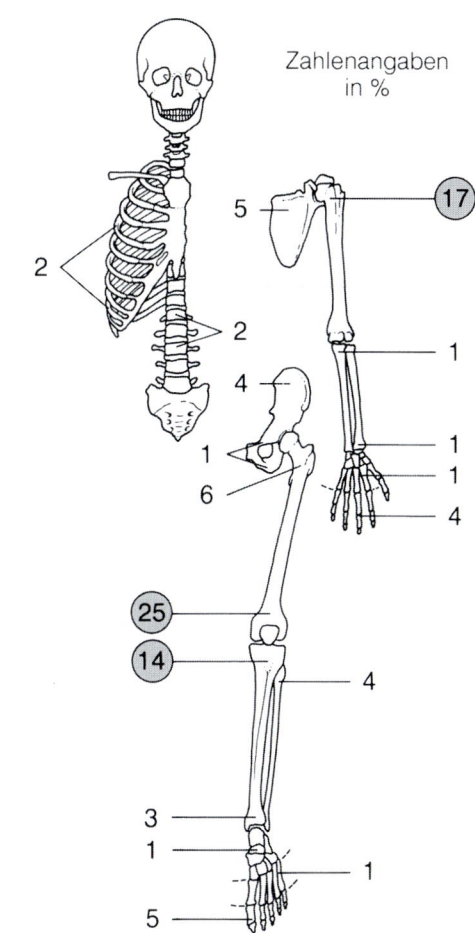

◘ **Abb. 7.23.** Lokalisatorische Verteilung von 1580 solitären Osteochondromen, die histologisch von Dahlin (1978) und Schajowicz (1994) untersucht wurden. Folgende Lokalisationen mit einem Anteil von < 1% wurden in der Grafik nicht dargestellt: distale Ulna, proximaler Radius, Os sacrum, Klavikula, Sternum

läsion. Im Krankengut von Schajowicz (1994) und Dahlin (1978) kamen gut 50% aller histologisch untersuchten solitären Osteochondrome in der 2. Lebendekade vor. Auf eine graphische Darstellung der Altersverteilung von Osteochondromen soll hier verzichtet werden, da sie entgegen anderen Knochengeschwülsten keine Auskunft geben kann über das Auftreten dieser Läsionen, sondern lediglich über die Altersverteilung der Patienten, deren Osteochondrome histologisch untersucht wurden.

Legt man das Zahlenmaterial aus den Statistiken von Dahlin und Schajowicz mit insgesamt 1580 histologisch untersuchten solitären Osteochondromen zugrunde, dann sind 944 Osteochondromträger männlichen und 600 weiblichen Geschlechts. Selbst bei vorsichtiger Einschätzung dieser Zahlenrelation dürfte beim Osteochondrom doch von einer eindeutigen Androtropie gesprochen werden.

Klinik

Das Beschwerdebild des Osteochondromträgers leitet sich im Allgemeinen von der Eigenart des langsamen Auswachsens mit der Möglichkeit zur Ausübung eines Druckes auf Kapsel-Bandansätze, benachbarte Nerven, Gefäße, Muskeln, Knochen usw. ab. Meist sind es knochen- oder knorpelharte Vorbuckelungen mit einem mehrmonatigen blanden Schmerz, selten ein Bewegungsschmerz, die den Geschwulstträger zum Arzt führen.

Uri et al. (1996) berichten von einem (ödembedingten) Signalitätsanstieg im T2-gewichteten MRT-Bild über zwei Osteochondromen, offensichtlich druckbedingt („muscle impingement") und klinisch mit einer lokalen schmerzhaften Schwellung verbunden.

Nur in Einzelfällen wird von Spontanarrosionen benachbarter Venen oder Arterien berichtet, vor allem bei Lokalisation im Bereich des Planum popliteum und im Axillarbereich. Wir selbst konnten die Entwicklung eines Aneurysmas der A. poplitea nach einem Trauma beobachten (Ennker et al. 1984, s. auch ◘ Abb. 7.32).

Gelegentlich kann bei schmal gestielten Osteochondromen ein traumatischer Abriss aus der kortikalen Schale mit konsekutiver Knochenblutung beobachtet werden.

In Knie- und Schultergelenknähe (insbesondere subkapsulär) können sich akzessorische Bursen entwickeln, die ihrerseits Anlass zu Reizerscheinungen und lokal entzündlichen Symptomen geben können (Griffiths et al. 1991; El-Khoury u. Basset 1979).

Die Erfahrung lehrt aber, dass die meisten Osteochondrome asymptomatisch sind und Zufallsbeobachtungen entsprechen. Eine jahrzehntelange Symptomlosigkeit lässt sich besonders eindrucksvoll bei Trägern einer kartilaginären Exostosenkrankheit (s. S. 319 ff.) beobachten, wenn man einmal von den Konsekutivbeschwerden absieht, die sich aus den mit dieser Krankheit einhergehenden Wachstumsstörungen ableiten. In der Regel sistiert das Wachstum von Osteochondromen mit Abschluss des Knochenwachstums. Später auftretende Größenzunahmen sind verdächtig auf die Entwicklung eines sekundären Chondrosarkoms (Weiteres dazu s. S. 325 f., 429 ff.).

Radiologie

Man unterscheidet zwischen gestielten oder pilzförmigen Osteochondromen (◘ Abb. 7.24, 7.25 a, b, e, 7.26, 7.30 a) und breitbasig aufsitzenden (sessilen) Formen (◘ Abb. 7.25 c, d, 7.27, 7.29 e). Während ca. 50% der solitären Osteochondrome gestielt sind, manifestieren sie sich beim multiplen Auftreten zu ca. 80% als sessile Formen (◘ Abb. 7.34, 7.35).

In jedem Falle sieht man in der Basis des Osteochondroms Spongiosastrukturen, die denen des „Mutterknochens" ähneln; sie gehen direkt aus dem betroffenen Knochen hervor, das Gleiche gilt für die Kortikalis (◘ Abb. 7.24). Der orthograd getroffene Stiel oder die Basis einer kartilaginären Exostose zeichnet sich durch eine rundliche oder ovale Skleroseszone ab, der Kortikalis entsprechend (◘ Abb. 7.27 c). Gestielte Osteochondrome sind – durch die Muskelmechanik – immer vom benachbarten Gelenk weggerichtet (◘ Abb. 7.24 e); nur am proximalen Humerus können sie sich auch in Richtung des Gelenks entwickeln. Der oft knollig konfigurierte Exostosenkopf zeigt bei den meisten Osteochondromen – ob pilzartig oder breitbasig aufsitzend – eine in der Regel undifferenzierte, manchmal sehr dichte Ossifikation bzw. auch Mineralisation infolge dystropher Verkalkungen, während zur Basis hin die Ossifikation immer differenzierter in Richtung eines üblichen spongiösen Netzwerkes wird. Die Dicke der projektionsradiographisch erkennbaren Ossifikationen des Exostosenkopfes kann sehr unterschiedlich sein und von einigen Millimetern bis zu 3 oder 4 cm, manchmal auch mehr, reichen. Sie schließen sich in der Regel der knöchernen Basis direkt an. Auf dem undifferenziert ossifizierten Teil eines Osteochondroms liegt bei aktiven Tumoren eine zumeist einige Millimeter breite nichtossifizierte Knorpelkappe, die projektionsradiographisch invisibel ist (s. unten) und die der eigentlichen Wachstumszone – im Sinne einer enchondralen Ossifikation – entspricht. Bei breitbasigen Osteochondromen überzieht die Knorpelkappe die ganze Oberfläche und bei gestielten, blumenkohlartigen Osteochondromen lediglich die Spitze. Der Knorpelkappe sitzt wiederum – je nach Lokalisation – fakultativ ein Schleimbeutel auf (◘ Abb. 7.24 e).

Im *Wachstumsalter* kann die Knorpelkappe sehr dick sein, woraus sich auch der Unterschied zwischen dem zumeist gröberen Palpations- und dem weniger ausgeprägten Röntgenbefund erklärt (◘ Abb. 7.26 a, b). Letzterer gibt ja nur das Ausmaß der röntgenologisch sichtbaren Matrixossifikation wieder.

Die Knorpelkappe ist mit der Ultrasonographie (◘ Abb. 7.27 c, d; s. auch S. 314 und 327) – bei nicht zu tiefer Tumorlokalisation – zuverlässig abbildbar. Bei Knorpelkappendicken von weniger als 2 cm beträgt der Messfehler – je nach Gerätschaft – um 1–2 mm (Malghem et al. 1992). Während die CT bei Knorpelkappendicken von weniger als 2,5 cm (s. auch S. 306, 327 f. und ◘ Abb. 7.24 b, 7.29 a) unzuverlässig wird, vermag die MRT prinzipiell – im T2-Bild – auch hauchdünne Knorpelkappen als signalintensiven Saum darzustellen (◘ Abb. 7.24 c, 7.28 c, f, 7.29 c, d; zur Indikation s. unten).

Selten einmal können Osteochondrome – sowohl gestielte als auch breitbasige – „verschwinden" bzw. sich spontan zurückbilden, wenn ihr Wachstum vor der Skelettreife sistiert und sie während des weiteren Längenwachstums in die sich verbreiternde Metadiaphyse „inkorporiert" werden (Paling 1983; Hoshi et al. 2007). Für die spontane Rückbildung eines Osteochondroms kann

7.1 · Gutartige Tumoren

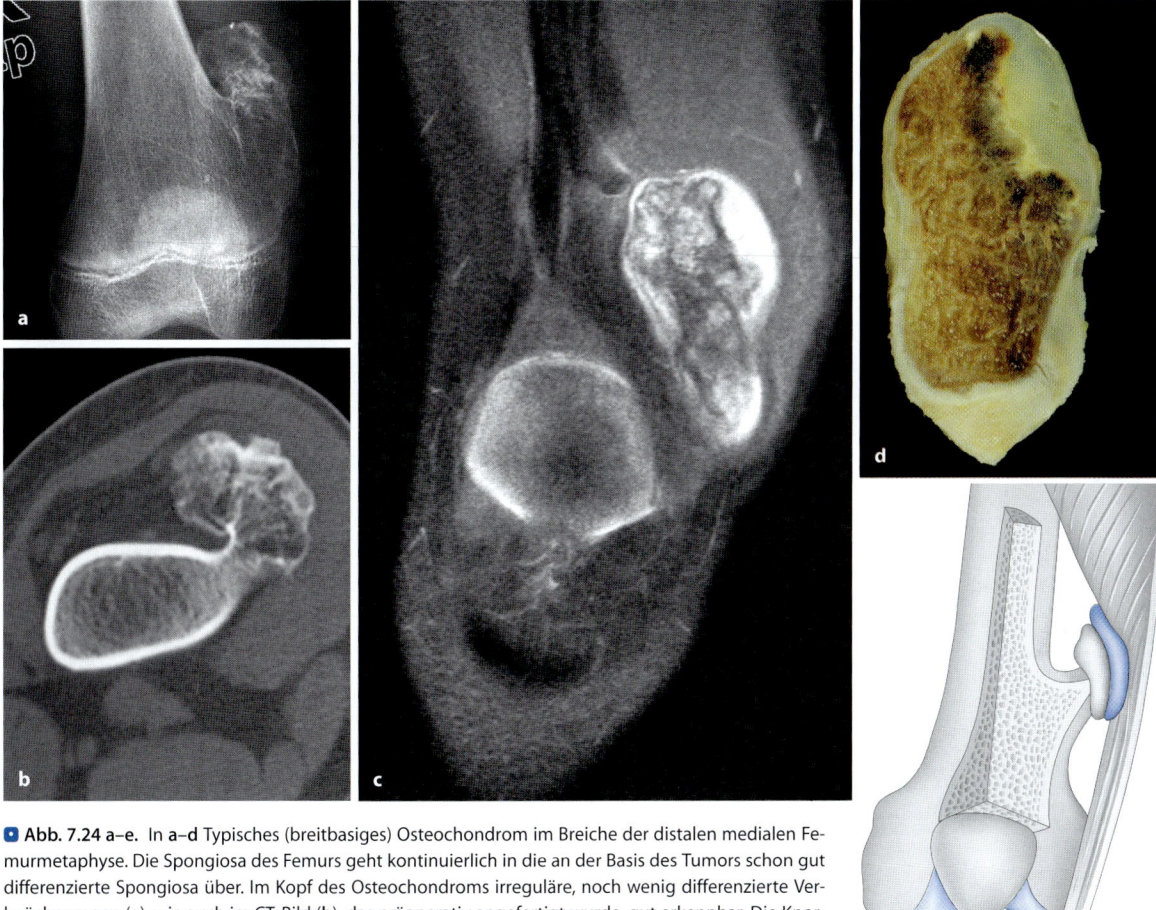

Abb. 7.24 a–e. In a–d Typisches (breitbasiges) Osteochondrom im Bereiche der distalen medialen Femurmetaphyse. Die Spongiosa des Femurs geht kontinuierlich in die an der Basis des Tumors schon gut differenzierte Spongiosa über. Im Kopf des Osteochondroms irreguläre, noch wenig differenzierte Verknöcherungen (a), wie auch im CT-Bild (b), das präoperativ angefertigt wurde, gut erkennbar. Die Knorpelkappe kommt in der CT nicht eindeutig differenzierbar zur Darstellung, hingegen exzellent – und fast identisch wie auf dem Makroschnitt (d) – auf der T2-gewichteten Aufnahme in c. e Schematische Darstellung der Anatomie eines Osteochondroms. Dem Stiel der Exostose sitzt die in weiß dargestellte Knorpelkappe auf, über der eine (fakultative) Bursa (blau) liegt. Letztere ist offensichtlich Folge des Muskeldruckes auf den Tumor. Die räumliche Orientierung der Exostose nach proximal zu hängt mit der Muskelmechanik zusammen

man auch ein Trauma anführen, das besonders bei gestielten Osteochondromen mit Abbruch einer Exostose zu Perfusionsstörungen des Tumors führt (◘ Abb. 7.31 a–c). Früh in der Skelettentwicklung auftretende Osteochondrome zeigen in der Regel während des Längenwachstums an den Röhrenknochen eine „diaphysäre Auswanderung" (◘ Abb. 7.27 a, b).

Osteochondrome der unteren Extremität, besonders in Kniegelenknähe oder am Becken, sind zum Zeitpunkt ihrer Entdeckung im Allgemeinen doppelt so groß wie Manifestationen im Bereich des knöchernen Schultergürtels, des Oberarmes oder der ellenbogennahen Metaphysen von Humerus, Ulna und Radius oder am Wirbel. Das schließt natürlich Ausnahmen wie in ◘ Abb. 7.25 e nicht aus. Osteochondrome in Handgelenknähe sind bei der Erstuntersuchung meist zwetschgenkern- bis kleinkirschengroß. Osteochondrome an den Hand- und Fußröhrenknochen können zu Verbiegungen der benachbarten Knochen führen. Größere Osteochondrome verursachen nicht selten große Usuren an den benachbarten Knochen (Abb. 7.25 a, 7.28, 7.29 e, f).

Im Beckenbereich können Stiel oder Basis eines Osteochondroms gelegentlich durch die ossifizierten Knorpelmassen projektions-radiographisch vollständig überlagert sein (◘ Abb. 7.30 b). Hier vermag die Computertomographie aufgrund der ihr eigenen räumlichen Darstellungsmöglichkeit präzise die anatomischen Verhältnisse aufzudecken (◘ Abb. 7.29 e, f, 7.30 b).

Für die Diagnostik des asymptomatischen Osteochondroms genügt die Projektionsradiographie, *CT oder MRT* ändern an der Diagnose nichts mehr, sind also nicht – es sei denn, von Fall zu Fall, präoperativ – indiziert. Nur bei Lokalisation an Wirbelsäule und Becken – in überlagerungsreichen anatomischen Regionen – ist ihr Einsatz zu empfehlen, vermögen sie doch sehr eindrucksvoll den betroffenen Knochen, Stiel- und Knorpelkappe, insbesondere aber ihre Beziehung zu anatomisch benachbarten Regionen (z. B. Spinalkanal) darzu-

310 Kapitel 7 · Knorpelbildende Tumoren

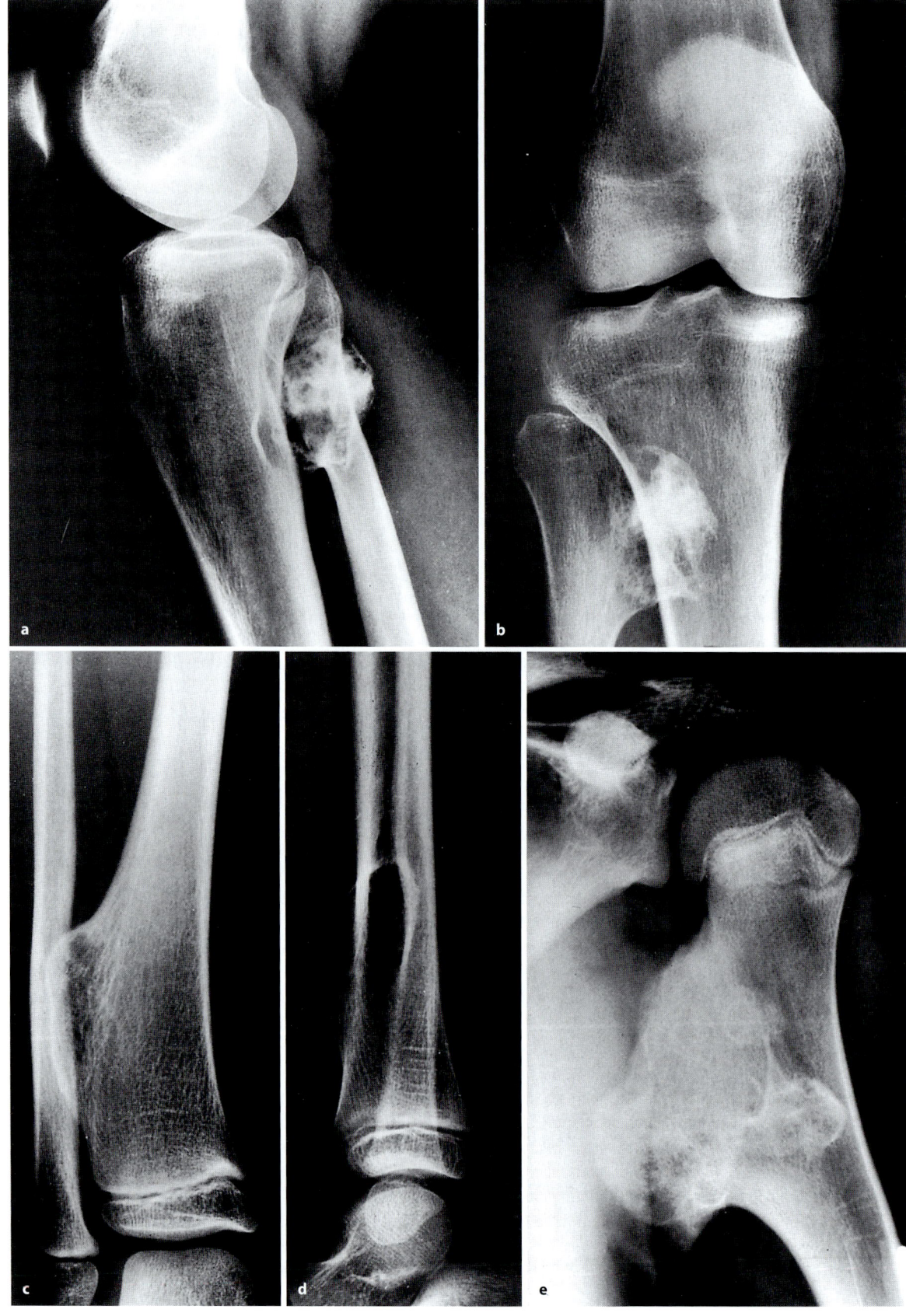

Abb. 7.25 a–e (*Text s. S. 311*)

7.1 · Gutartige Tumoren

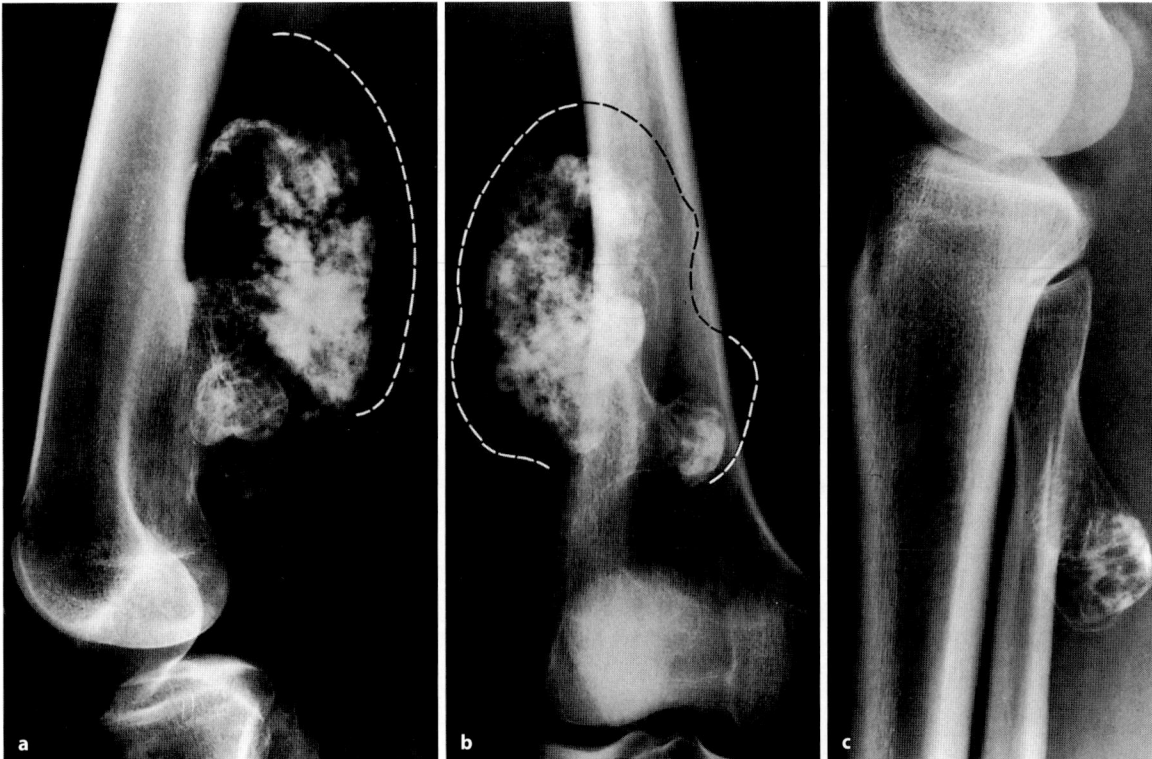

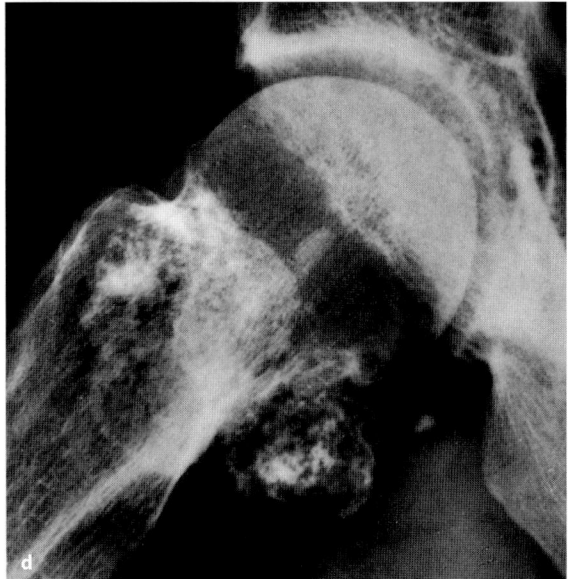

Abb. 7.26 a–d. Überwiegend gestielte solitäre Osteochondrome an den langen Röhrenknochen mit stark verknöcherter Knorpelkappe. **a, b** Sehr großes, mehrknolliges Osteochondrom (19-jähriger Mann). Die *gestrichelten Linien* entsprechen dem klinischen Tastbefund des Tumors, d. h., die periphere, nichtkalzifizierte Knorpelkappe ist mindestens 2–3 cm dick. Der schmerzfreie Tumor war lediglich kosmetisch auffällig, dennoch muss der Tumor engmaschig kontrolliert werden, denn bei einer Knorpelkappendicke von mehr als 2 cm muss man zumindest fokal maligne transformierte Anteile unterstellen. Wenn sich ultrasonographisch eine Knorpelkappe von mehr als 2 cm Dicke verifizieren lässt, raten wir zu einer vorsorglichen Resektion. **c** 22-jährige asymptomatische Patientin, **d** 35-jähriger schmerzfreier Mann mit einem tastbaren Buckel in der Leistenregion

Abb. 7.25 a–e. Verschiedene Ausdrucksformen solitärer Osteochondrome an langen Röhrenknochen. **a, b** Die pilzförmig von der proximalen Fibula ausgehende Exostose hat sich nach mediodorsal zur Tibia hin entwickelt und zu einer Arrosion der dorsalen Tibiakompakta geführt (30-jährige Frau, Zufallsbeobachtung). Die Spongiosa geht kontinuierlich aus dem Mutterknochen in das Osteochondrom über, große Teile des knorpeligen Tumors sind verknöchert. Im Raum zwischen ossifizierter Knorpelkappe des Osteochondroms und dem reaktiven Sklerosesaum an der arrodierten Tibia findet sich offensichtlich unverkalkter Knorpel. **c, d** Sehr breitbasig aufsitzende Exotose an der distalen lateralen Tibiametaphyse (4-jähriges Mädchen). Die Fibula ist flach konvexbogig nach lateral zu verbogen und ventral arrodiert. Kontinuierlicher Übergang der Spongiosa und Kompakta des Mutterknochens in den Knochenauswuchs. **e** Sehr großes Exemplar eines mehrknolligen Osteochondroms im Bereich der proximalen Humerusmetaphyse (14-jähriger Junge). Beachte die großbogige mediale Verbiegung der proximalen Humerusmeta- und -diaphyse

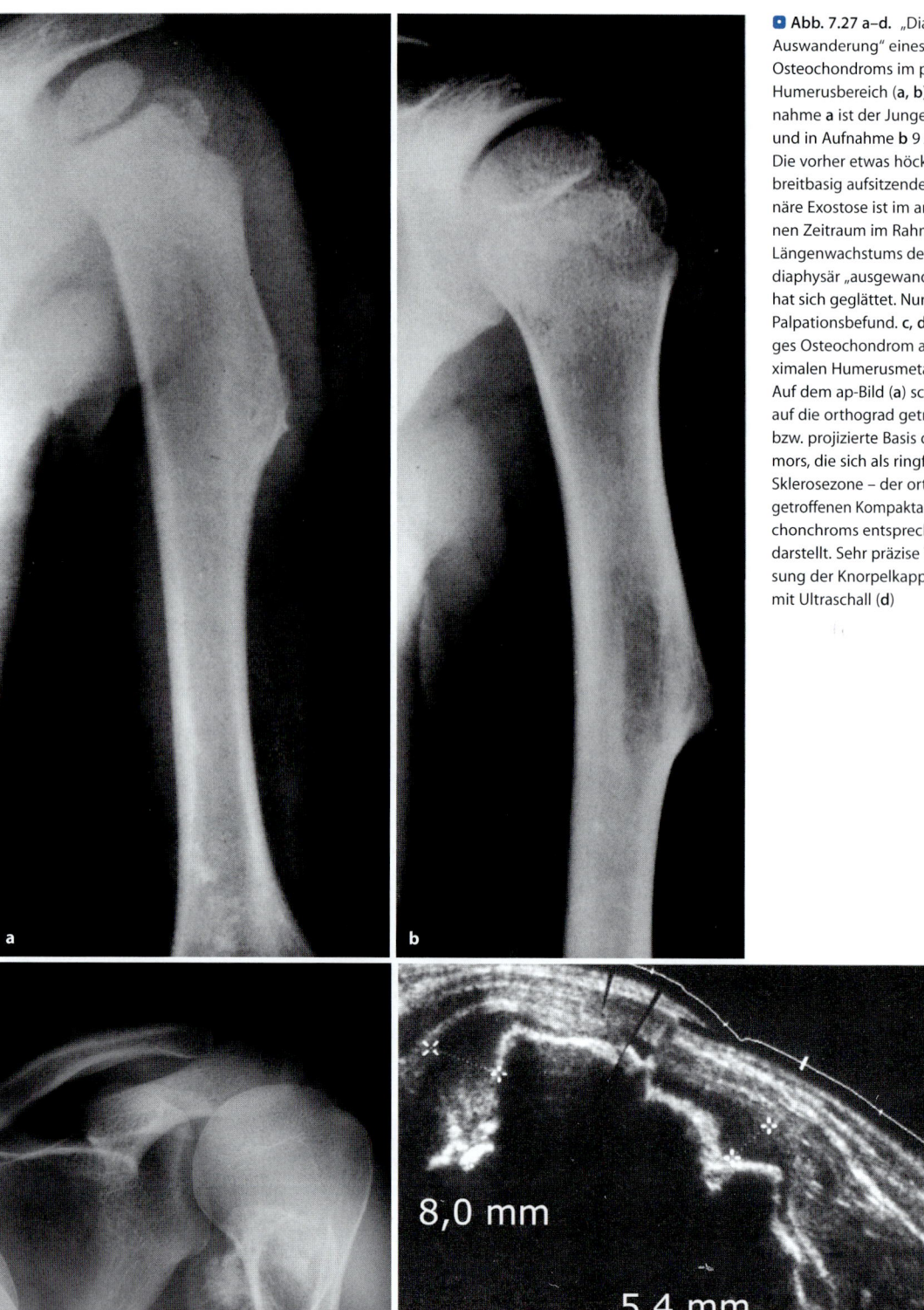

Abb. 7.27 a–d. „Diaphysäre Auswanderung" eines solitären Osteochondroms im proximalen Humerusbereich (**a, b**). In Aufnahme **a** ist der Junge 4 Jahre und in Aufnahme **b** 9 Jahre alt. Die vorher etwas höckerige, breitbasig aufsitzende kartilaginäre Exostose ist im angegebenen Zeitraum im Rahmen des Längenwachstums deutlich nach diaphysär „ausgewandert" und hat sich geglättet. Nur minimaler Palpationsbefund. **c, d** Pilzförmiges Osteochondrom an der proximalen Humerusmetaphyse. Auf dem ap-Bild (**a**) schaut man auf die orthograd getroffene bzw. projizierte Basis des Tumors, die sich als ringförmige Sklerosezone – der orthograd getroffenen Kompakta des Osteochonchroms entsprechend – darstellt. Sehr präzise Vermessung der Knorpelkappendicke mit Ultraschall (**d**)

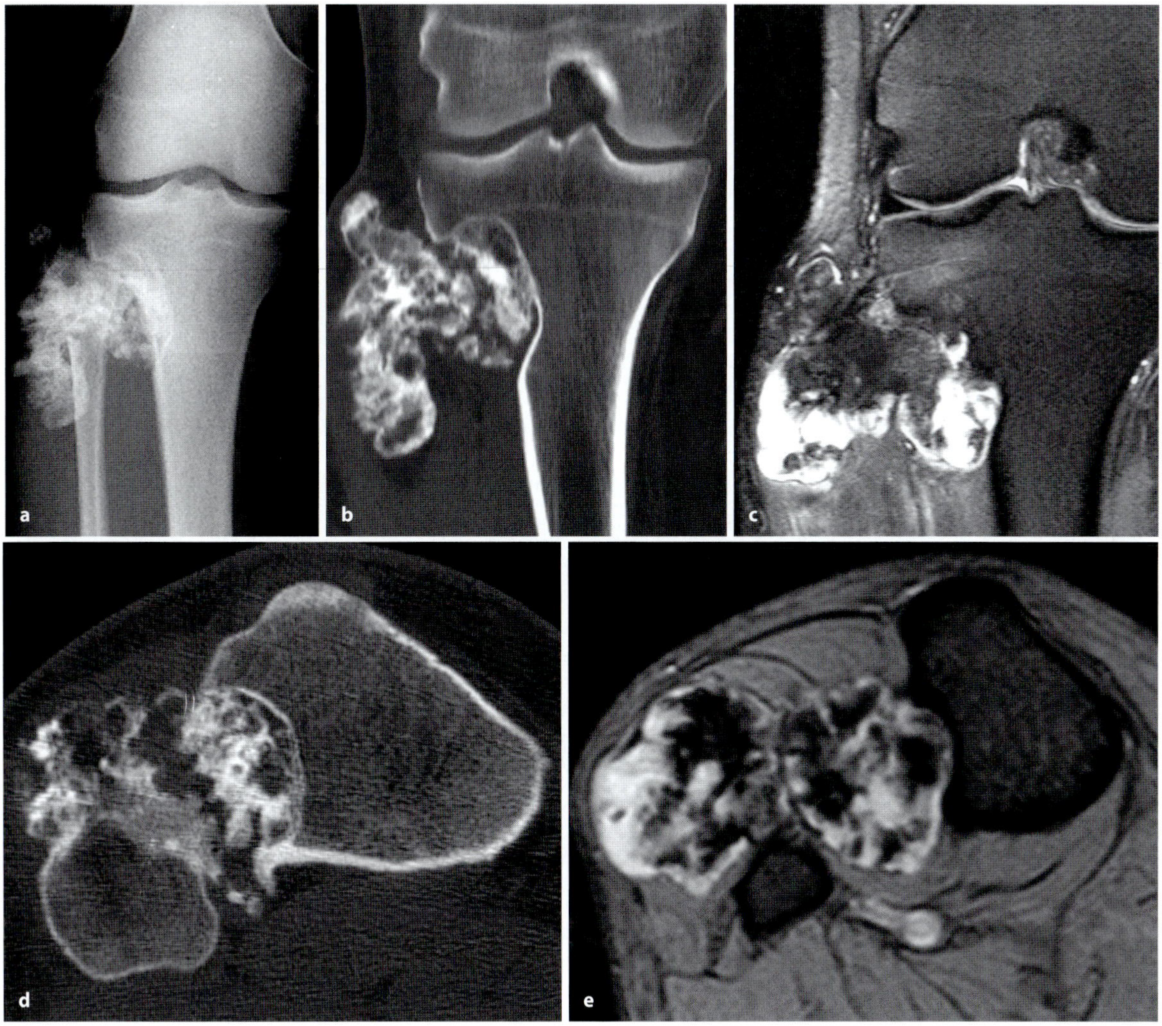

7.1 · Gutartige Tumoren

Abb. 7.28 a–e. Großes mehrknolliges Osteochondrom an der proximalen Fibula. Der mediale Kopf des Tumors hat in die benachbarte Tibia eine tiefe Arrosion oder Grube „gebohrt" (**b**, **e**). Eindrucksvoll stellen sich die zum Teil sehr dicken peripheren rein knorpeligen Anteile des Tumors auf den T2-gewichteten MRT-Bildern dar. Da sie z. T. über 2 cm dick sind, sollte aus onkologischer Sicht der Tumor vorsorglich entfernt werden

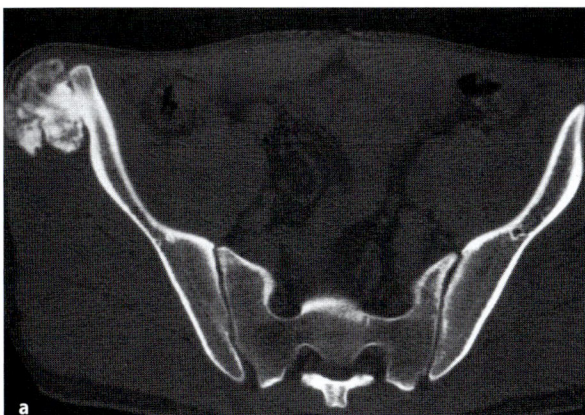
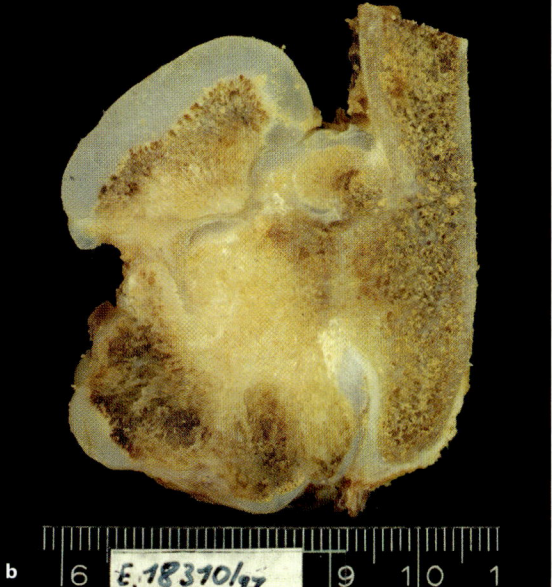

Abb. 7.29 a–f (*Text s. S. 314*)

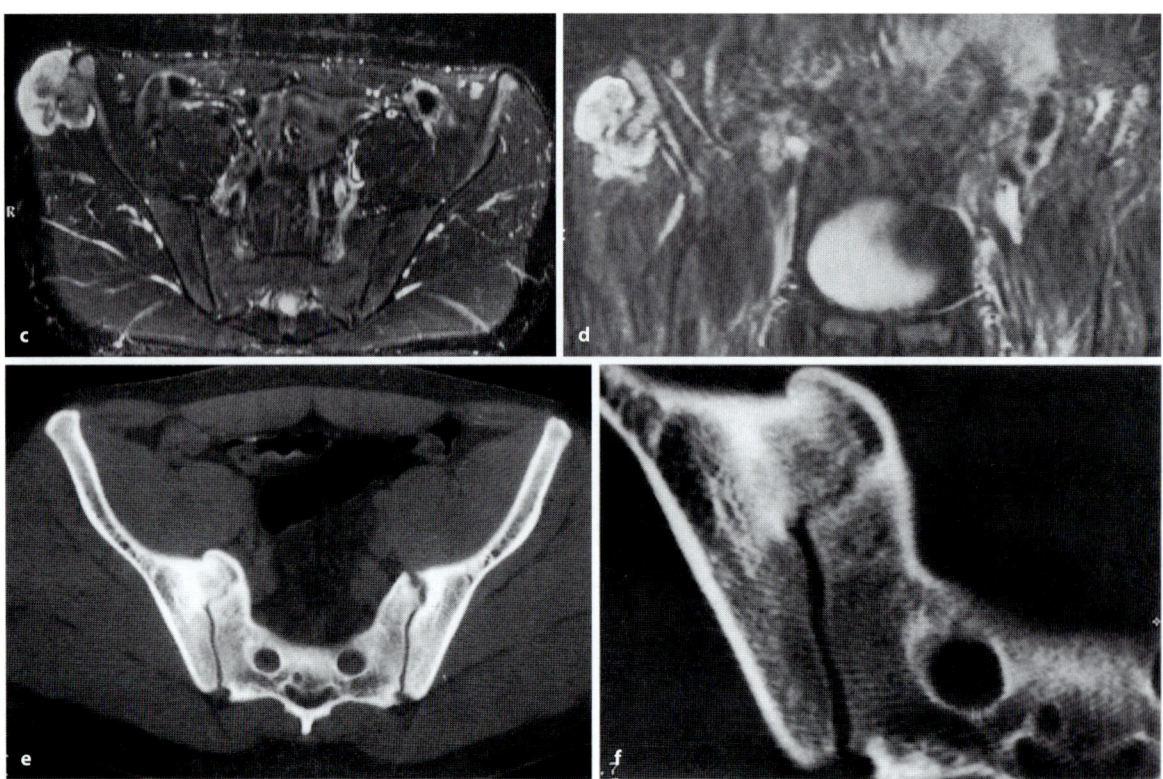

Abb. 7.29 a–f. Osteochondrome im Becken. In **a–d** typisches Osteochondrom an der lateralen Beckenschaufel rechts, offensichtlich aus dem Apophysenknorpel hervorgegangen. Die Knorpelkappe ist mit CT (**a**) praktisch nicht identifizierbar, jedoch in der MRT (**c**, **d**) fast identisch wie im Makroschnitt abgebildet und vermessbar. **e, f** Von den vorderen subartikulären Partien des Os ilium breitbasig ausgehendes Osteochondrom, das im gegenüberliegendem Os sacrum zu einer tiefen Mulde geführt hat. Die Aufhellung um den Osteochondromkopf entspricht noch nicht ossifiziertem Knorpel, also der Knorpelkappe

stellen. Die vitale, nichtverknöcherte Knorpelkappe kommt mit der MRT als signalintensives Areal im T2-Bild zur Darstellung, wie bereits erwähnt. Bei hoch auflösender Technik kann man gelegentlich auch das die Knorpelkappe umgebende Perichondrium als signalarmen feinen Saum darstellen (Lee et al. 1987).

Mit Hilfe der *Ultrasonographie* ist bei allen Osteochondromen mit Extremitätenlokalisation sehr präzise und kostengünstig die vitale Knorpelkappe darstellbar (**Abb. 7.27 c, d**), wie oben bereits erwähnt. Mit dieser Methode lassen sich Schätzungen über das Wachstumspotential einer Exostose machen. Ist die Kappe nur 2–3 mm dick, dann ist mit einem baldigen Sistieren des Tumorwachstums (in etwa 2–3 Jahren) zu rechnen. Dieser Feststellung kommt insofern eine Bedeutung zu, als man störende Osteochondrome erst nach Abschluss ihres und des allgemeinen Skelettwachstums abschlagen sollte, um Rezidive zu vermeiden.

Eine große Bedeutung kommt der Ultrasonographie bei der durch eine Bursitis symptomatischen Exostose zu (Malghem et al. 1992). Der flüssigkeitsgefüllte Bursensack ist eindeutig von den darunter gelegenen Strukturen abzugrenzen. Mit der MRT gelingt dies nicht zuverlässig, da man mit dieser Methode – in der Routinediagnostik – nicht zwischen Knorpel, Flüssigkeit, Blut oder malignen Transformationen unterscheiden kann. Immerhin ist ja bei einer schmerzhaften, also symptomatischen kartilagenären Exostose nicht nur an eine Bursitis, sondern vor allem auch an ein sekundäres exostotisches Chondrosarkom zu denken (Weiteres zu sekundären Chondrosarkomen s. S. 429 f.).

Die *Knochenszintigraphie* kann zur Differentialdiagnose des Osteochondroms keinen Beitrag leisten. Nennenswerte Aktivitätsanreicherungen sind nur bei wachsenden oder nach Abschluss des Skelettwachstums noch ossifizierenden Osteochondromen zu erwarten.

Radiologische Differentialdiagnose. In der Regel bietet das Osteochondrom keinerlei differentialdiagnostische Schwierigkeiten, vor allem wenn man anhand der Röntgenaufnahmen in 2 Ebenen oder mit Hilfe zusätzlicher gezielter Aufnahmen den oben beschriebenen anatomischen Aufbau vorfindet bzw. darstellt. Dazu gehören die vom „Mutterknochen" in den Stiel oder die Basis übergehenden Spongiosastrukturen und die sie umhüllende Kompakta sowie die ihnen aufsitzenden verkalkten

7.1 · Gutartige Tumoren

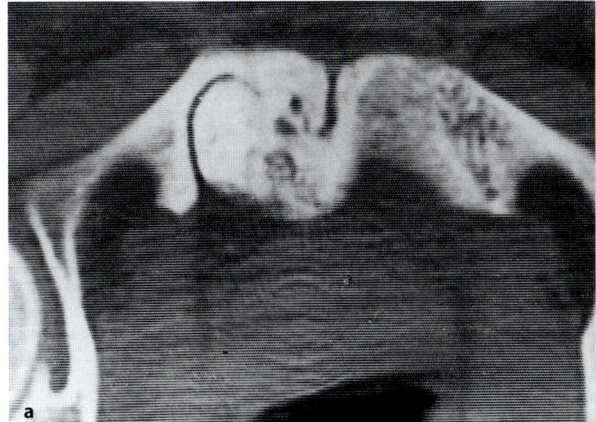
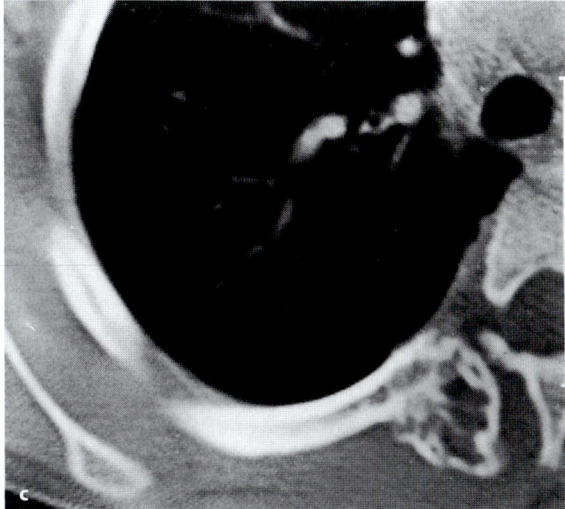
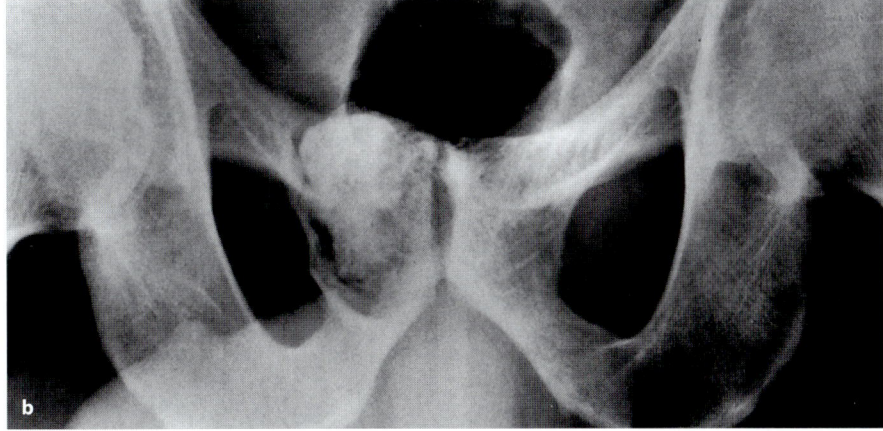

Abb. 7.30 a, b. Solitäres, gestieltes Osteochondrom, vom linken dorsalen Schambein ausgehend und sich hinter das gegenüberliegende Schambein mit deutlicher Knochenarrosion desselben entwickelnd. Sehr schön ist im Röntgenbild (**b**) die wenige Millimeter dicke, nichtossifizierte Knorpelkappe zwischen Tumorperipherie und dem arrodierten kontralateralen Schambein als bandförmige Aufhellung indirekt erkennbar. Die CT (**a**) stellt sehr eindrucksvoll die Topographie des Tumors dar. **c** Solitäres Osteochondrom, vom 8. rechten Rippenköpfchen ausgehend. Der Markraum der Rippe geht kontinuierlich in die Exostose über

Knorpelkappen. Juxtakortikale (periostale) Chondrome sind allerdings manchmal außerordentlich schwierig von Osteochondromen zu unterscheiden (s. S. 366 ff.; Abb. 7.66). Unter Umständen muss mit der Computertomographie versucht werden, die dem Osteochondrom eigenen Spongiosa- und Kompaktabezirke im Tumor nachzuweisen.

Vier ungewöhnliche Fälle einer bizarren osteochondromatösen Proliferation (sog. Nora-Tumor, s. S. 934 ff.) – an jeweils einem Metatarsalknochen und distaler Ulna sowie distalem Radius – mit Kontinuität zwischen dem Markraum und der auf der Außenfläche des Knochens bestehenden Proliferation werden von Rybak et al. (2007) beschrieben. Die Autoren weisen darauf hin, dass das radiologische Differenzierungskriterium zwischen Osteochondrom einerseits und Nora-Tumor andererseits, nämlich eine vorhandene oder nicht vorhandene Kontinuität mit dem Markraum, sozusagen mit Vorsicht zu genießen ist. Wir haben uns diese Fälle genauer angesehen und hätten in die Differentialdiagnose ein Osteochondrom nicht mit aufgenommen.

Nur selten können einmal flache Osteochondrome Abgrenzungsschwierigkeiten gegenüber bestimmten Formen des juxtakortikalen Osteosarkoms (paraossales Osteosarkom, periostales Osteosarkom) geben (Abb. 6.107 c–j). Wenn es mit konventionellen radiographischen Methoden nicht gelingt, den anatomischen Aufbau eines Osteochondroms bzw. einer unklaren Läsion darzustellen, so sollten auch hier Schnittbildverfahren wie MRT oder CT herangezogen werden.

Zur Abgrenzung des Osteochondroms vom exzentrischen und epiexostotischen Chondrosarkom s. S. 401 f.

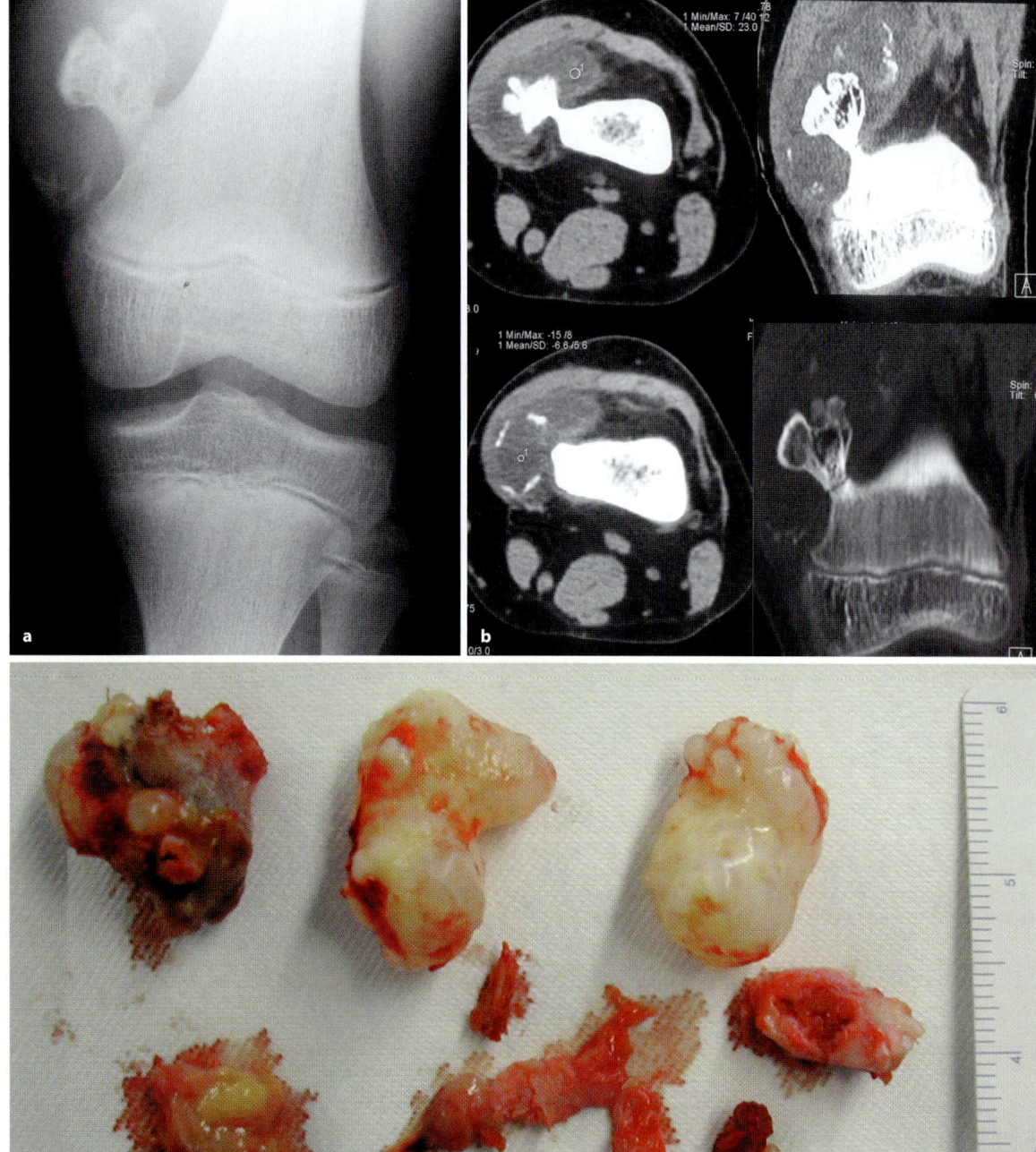

Abb. 7.31 a–c. Schwer traumatisiertes Osteochondrom an der linken distalen medialen Femurmetaphyse eines im Fußball als Torwart stark engagierten Jungen. Nach einem akuten Anpralltrauma massive prallelastische Schwellung um die Exostose herum. Ober- und unterhalb des Tumors unstrukturierte Entkalkungen, die in einem mit Flüssigkeit gefüllten Raum „schwammen". Dieser stellte sich als große Bursa heraus. Der Stiel der Exostose ist akut abgebrochen (**b**, unten rechts). In **c** Foto der aus der Bursa herausgefischten Elemente, die – neben der Exostose selbst – überwiegend knorpeliger Natur waren. Wir glauben, dass es durch die wiederholte Traumatisierung beim Fußball zu partiellen Absprengungen aus dem Osteochondrom gekommen ist, die dann in der Bursa – randständig wie bei der synovialen Chondromatose – weiter proliferierten

7.1 · Gutartige Tumoren

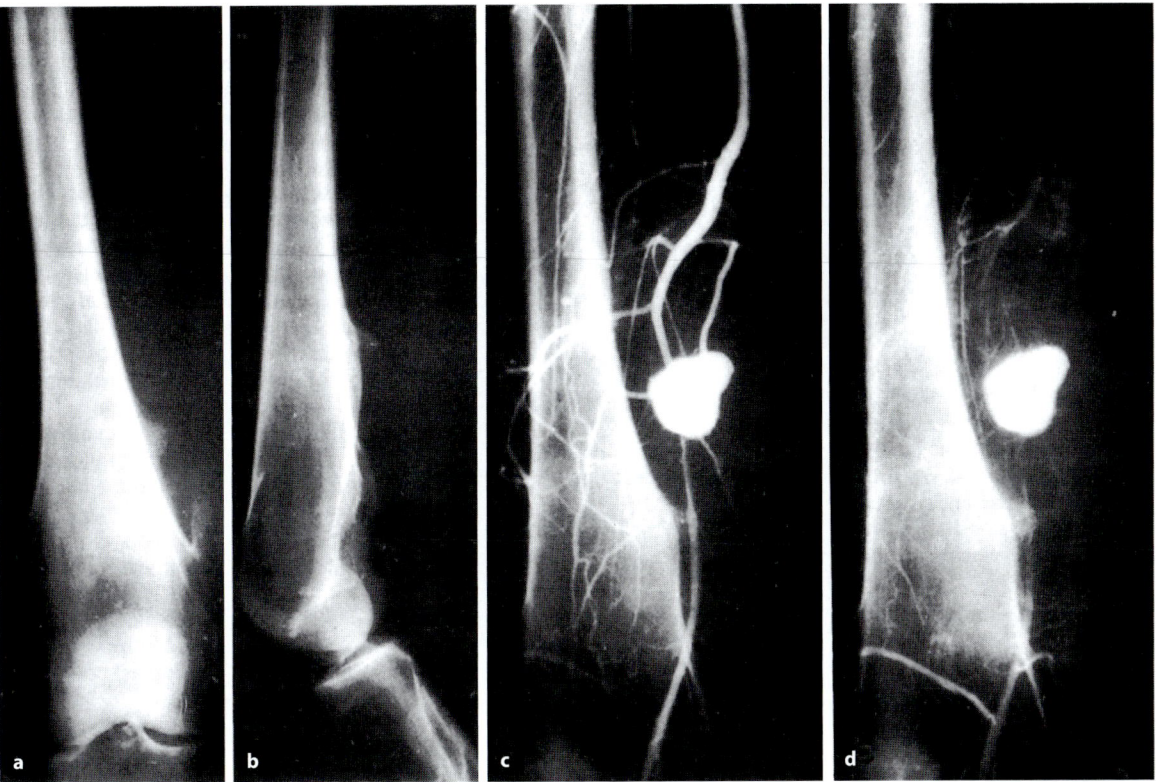

Abb. 7.32 a–d. 20-jährige Patientin mit kartilaginärer Exostosenkrankheit und Entwicklung eines falschen Aneurysmas der A. poplitea. Die junge Patientin bekam nach einem Tritt gegen den rechten distalen Oberschenkel eine allmählich zunehmende massive Anschwellung, die zunächst als Hämatom korrekt gedeutet wurde. Als sich nach 3-wöchiger konservativer und überwiegend lokaler Therapie keine Rückbildung erkennen ließ, wurde die Patientin in ein auswärtiges Krankenhaus eingewiesen. Dort wurde aufgrund eines Computertomogramms der Verdacht auf einen malignen Weichteiltumor ausgesprochen. Nach Überweisung in unsere Klinik fanden wir einen nicht pulsierenden kindskopfgroßen Tumor im distalen mediodorsalen Oberschenkel rechts, der sich als weichteildichter Schatten widerspiegelt (a, b). Der arterielle Puls war im Bereich der A. poplitea und im Bereich des Fußes nicht tastbar. Distal des Tumors fand sich im Fuß- und Unterschenkelbereich eine massive venöse Stauung, darüber hinaus konnten Parästhesien und Sensibilitätsstörungen im distalen Versorgungsgebiet des N. saphenus festgestellt werden. Angiographisch fand sich dann eine bogige Verlagerung der Femoralarterie im Eingangsbereich in den Adduktorenkanal (c, d). Im weiteren Verlauf war das Gefäß hochgradig stenosiert. Etwas oberhalb der beiden in a und b dargestellten Exostosen bildete sich ein gut 3 × 4 cm messender Kontrastmittelsee ab, der bis in die spätarterielle und auch in die venöse Phase nachweisbar war. In einem zusätzlich angefertigten Computertomogramm (hier nicht dargestellt) war die enge topographische Beziehung zwischen diesem falschen Aneurysma und den Exostosen zu sehen. Das angiographisch nachgewiesene falsche Aneurysma stellte sich als umschriebenes hypodenses Areal dar, umgeben von einer größeren Hämatommasse, korrespondierend mit dem Weichteilschatten im Röntgenbild. Intraoperativ fand sich ein Hämatom von Kindskopfgröße, das von einer fibrösen Kapsel umgeben war. Die Perforationsstelle des Gefäßes war direkt über der Spitze der proximalen Exostose zu sehen, die etwa 2 cm hoch war und – scharf konturiert – keinerlei Knorpelkappe erkennen ließ. Oberhalb davon lag das falsche Aneurysma

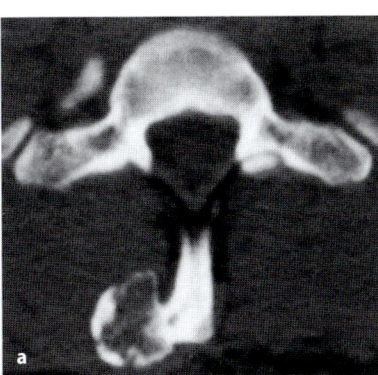
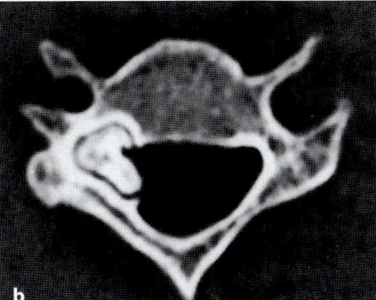
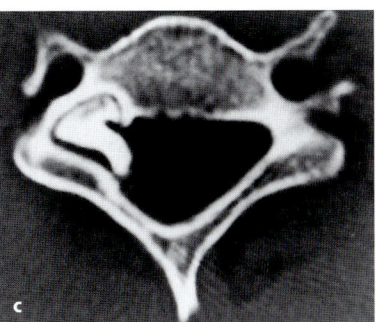

Abb. 7.33 a–g. Vertebrale Osteochondrome. In a sitzt das Osteochondrom den rechten Spitzenteilen des Dornfortsatzes des ersten Brustwirbelkörpers auf. In dem Osteochondromkörper solide spongiöse Knochenformationen. b–e Ungewöhnliches Osteochondrom, vom rechten Processus articularis superior von C7 ausgehend (e) (Forts. S. 318)

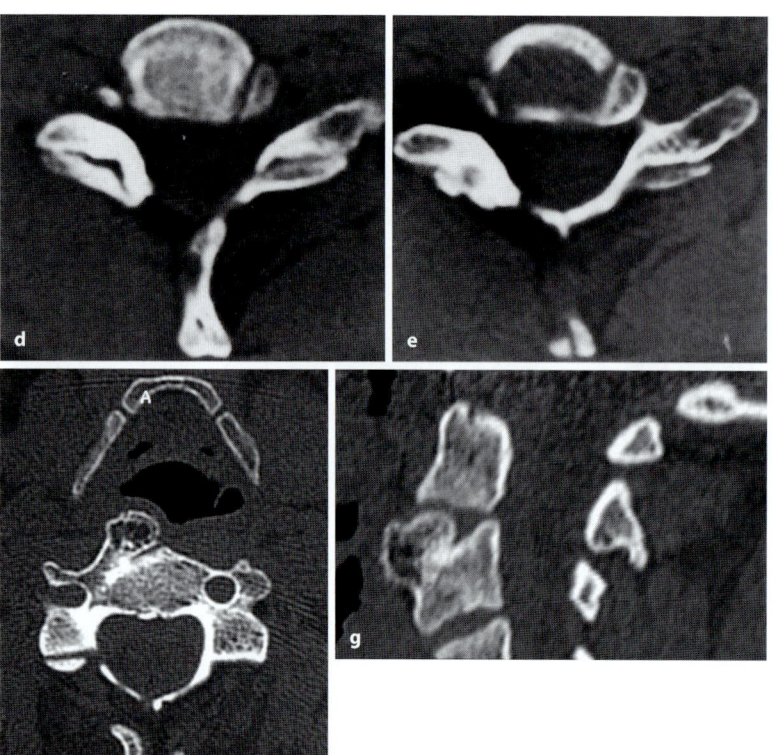

Abb. 7.33 a–g (*Forts.*) Der Tumor wächst nach rechts kranial-ventral, der Kopf des Osteochondroms hat zu einer tiefen Muldenbildung in den rechts dorsolateralen Anteilen von C6 (**b**) geführt. Die Aufhellung zwischen dem Osteochondromkopf und dem gegenüberliegenden, durch einen Sklerosesaum abgegrenzten Defekt in C6 entspricht der noch nicht verkalkten Knorpelkappe.
f, g Ungewöhnlich lokalisiertes Osteochondrom an der vorderen oberen Kante von C3, offensichtlich aus der apophysären Wachstumszone heraus entwickelt

7.1.3.1 Osteochondrom-Varianten

Hierzu zählt man die subunguale Exostose (sog. Dupuytren-Exostose), die Turret-Exostose und die Dysplasia epiphysealis hemimelica, auch als Trevor's Disease bekannt. Die beiden erstgenannten Entitäten werden im Kapitel über proliferierende periostale Prozesse der Phalangen (s. S. 934 ff.) besprochen.

Bei der *Dysplasia epiphysealis hemimelica (DEH)* handelt es sich um eine seltene Entwicklungsstörung mit der Entstehung von Osteochondromen aus einer Epiphyse. Es ist also eine Exostosenkrankheit der Epiphyse. Vereinzelt wurden familiäre Häufungen mit autosomal dominantem Erbgang berichtet (Fahmy u. Pandey 2008). Betroffen sein können bei der DEH die Epiphysen der langen, sehr selten der kurzen Röhrenknochen, aber auch die unregelmäßigen Knochen des Hand- und Fußskeletts, also die Nichtröhrenknochen. Die Wachstumszone in ihrer Peripherie – unter dem Gelenkknorpel – bezeichnet man wie die um die Epiphysen der langen Röhrenknochen als Akrophyse (s. auch bei Freyschmidt 2008, S. 3). Die DEH kommt überwiegend an den unteren Extremitäten, zumeist nur an einem Knochen vor. Überwiegend ist die Knorpelproliferation auf die mediale oder laterale Seite der befallenen Extremität beschränkt (hemimelisch). Man unterscheidet eine lokalisierte (monostotische) von der sog. klassischen Form, bei der mehr als ein Knochenabschnitt befallen ist, und schließlich eine generalisierte Form mit Befall einer ganzen Extremität. Die lokalisierte Form tritt überwiegend in den Knochen des Rückfußes und in der distalen Tibia auf. Bei der klassischen Form sieht man die typische hemimelische Verteilung der Knorpel-Knochen-Proliferation, sie kommt bei etwa zwei Drittel aller Fälle vor. Typischerweise ist mehr als eine Epiphyse innerhalb einer unteren Extremität, besonders um die Knie- und obere Sprunggelenksregion herum, betroffen. Die Knorpel-Knochen-Proliferationen bestehen aus einer lobulierten Masse mit einer Knorpelkappe, die sich aus der Akrophyse entwickelt. Gelegentlich ist die einzelne Läsion nicht von einer Epiphyse oder einem Epiphysenkern zu unterscheiden. Histologisch finden sich identische Verhältnisse wie bei einem Osteochondrom (normaler Knochen, proliferierender Wachstumsknorpel, überschießende enchondrale Ossifikation). Radiologisch stellt sich die DEH als eine exzentrische lobulierte Masse dar, die aus der Epi-oder Akrophyse eines irregulären Knochens herauswächst (**Abb. 7.36 a–f**). Hat ein Hand- oder Fußwurzelknochen mehrere Wachstumszentren (z. B. Os scaphoideum, Talus) oder Wachstumskerne, kann sich die DEH dementsprechend auch in mehreren Zentren entwickeln.

7.1.3.2 Multiple kartilaginäre Exostosen

ICD-O-Code 9210/1

Synonyme: (hereditäre) Osteochondromatosis, (kartilaginäre) Exostosenkrankheit, hereditäre Chondrodysplasie, diaphysäre-metaphysäre Aklasie (nicht empfohlen)

Multiple kartilaginäre Exostosen (◘ Abb. 7.34–7.36, 7.107) weisen im Vergleich zur solitären Exostose prinzipiell gleiche Lokalisationen und gleiche klinische und röntgenologische Symptome auf. Lokalisatorisch bevorzugen sie aber die Metaphysen der Schulterknochen, des Knies und der Knöchel. Häufig ist der mediale Skapularand Erstmanifestation einer Exostosenkrankheit (◘ Abb. 7.34 i–k). Auch seltenere Lokalisationen (Wirbelsäule, Rippen, Füße) werden bei der kartilaginären Exostosenkrankheit im Vergleich zum solitären Osteochondrom häufiger gefunden.

Da sich die Exostosen schon im Kindesalter entwickeln, kommt es häufig zu Wachstumsstörungen mit deutlichen Verbiegungen und Verkrümmungen sowie auch Verkürzungen und Verplumpungen des befallenen Knochens und der angrenzenden Skelettregionen (z. B. Coxa valga, Genu valgus, Pseudo-Madeling-Deformität durch Verkürzung der Ulna und „ulnar tilt").

Gar nicht selten fallen die Kinder zuerst wegen dieser Wachstumsstörungen auf, und das Röntgenbild enthüllt die Ursache. Daher werden multiple kartilaginäre Exostosen auch früher als solitäre diagnostiziert. Im Gegensatz zur solitären kartilaginären Exostose sind multiple überwiegend (ca. 80%) in der sessilen Form angelegt.

Man rechnet mit einer Prävalenz von 1:50.000 bis 1:100.000 in westlichen Populationen.

Die familiäre Häufung bei der Exostosenkrankheit hat schon im 19. Jahrhundert Forscher beschäftigt (z. B. Weber 1866; Bessel u. Hagen 1890). Das Leiden ist autosomal dominant, mit einer inkompletten Penetranz beim weiblichen Geschlecht. Männer sind deshalb ca. 1,5-mal häufiger als Frauen betroffen. Etwa 75% der betroffenen Individuen haben eine positive Familienanamnese. Die spezifischen genetischen Abnormalitäten sind inzwischen auf drei Gen-Loci aufgedeckt: jeweils einer auf Chromosom 8 (EXT1), 11 (EXT2) und 19 (EXT3) (Caroll et al. 1999). Die genetischen Erkenntnisse für die Exostosenkrankheit gehen auf ähnliche Skelettveränderungen beim Langer-Giedeon-Syndrom zurück (Chromosom-Band 8q24.1). EXT-Gene sind Tumorsuppressorgene. Eine Inaktivierung beider Allele eines EXT-Gens führt zur Exostosenbildung. Bei einer nachfolgen-

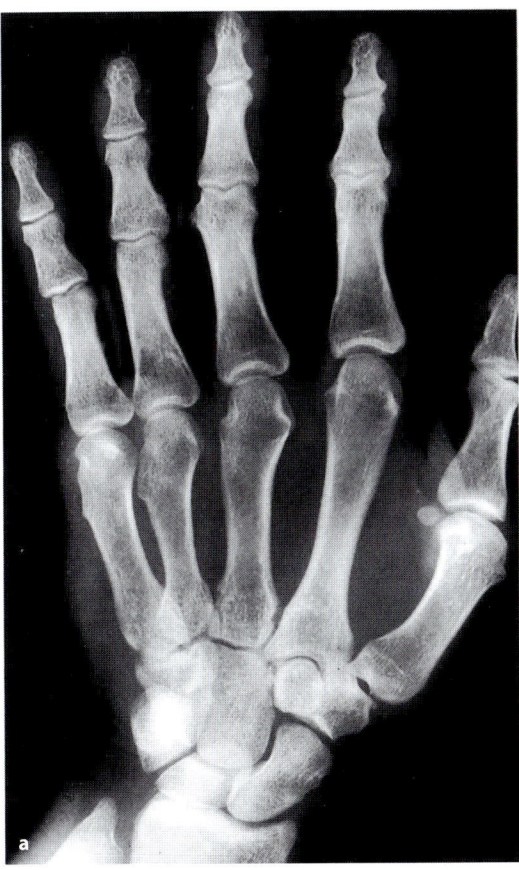
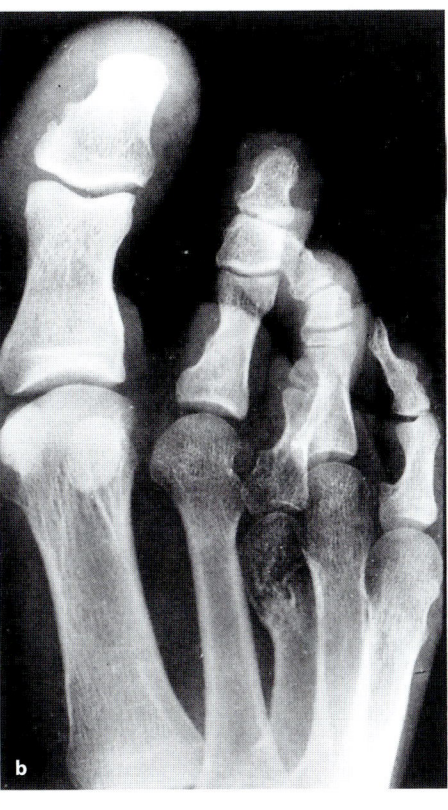

◘ Abb. 7.34 a–n (*Text s. S. 320*)

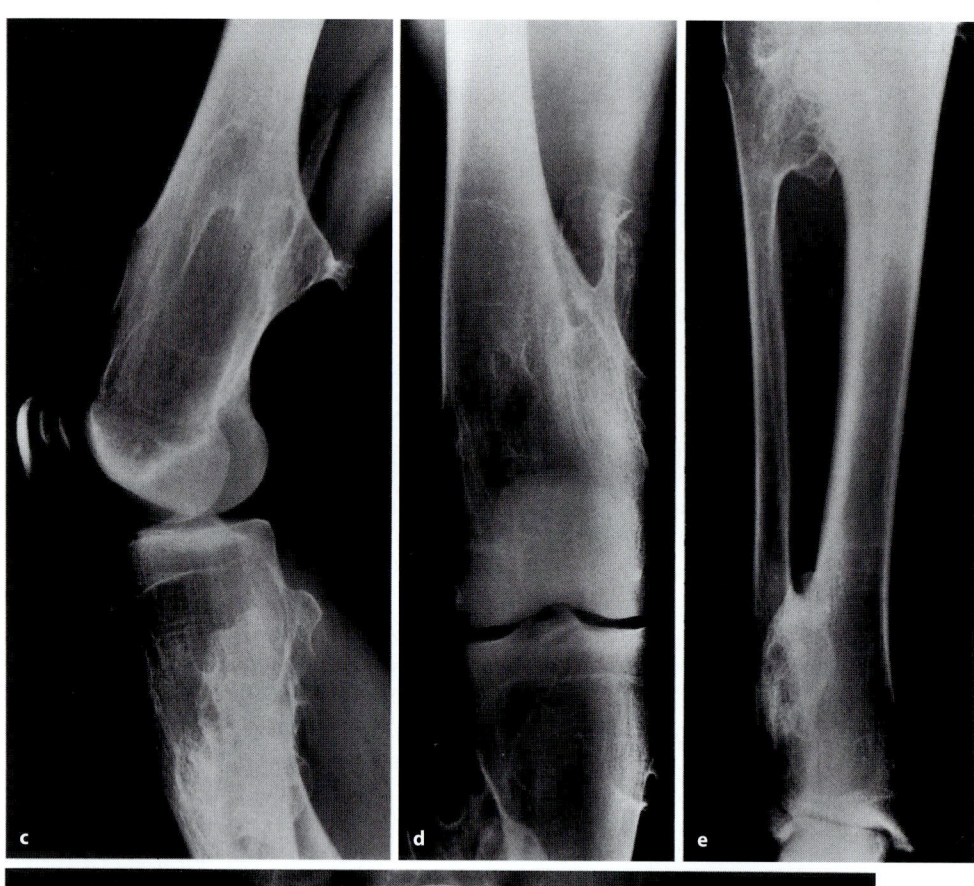

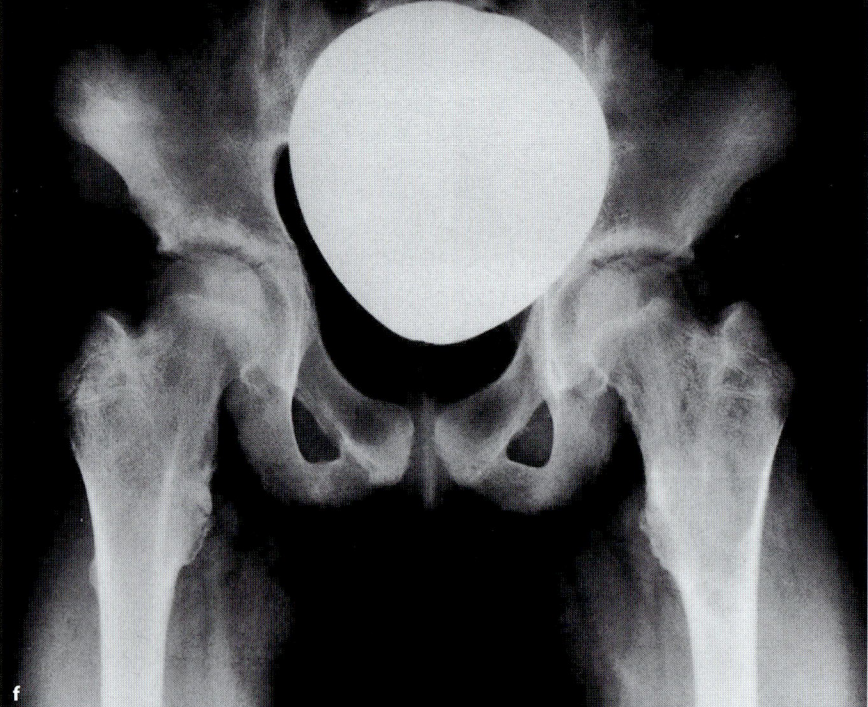

Abb. 7.34 a–n. Beispiele für die kartilaginäre Exostosenkrankheit. **a–e** Kartilaginäre Exostosenkrankheit bei einem 23-jährigen asymptomatischen Mann. Die Exostosen finden sich über das gesamte Skelett verteilt. Neben den dargestellten Exemplaren an Händen, Füßen, Femur, Tibia und Fibula fanden sich weitere, hier nicht abgebildete kleinere Osteochondrome an der Wirbelsäule, im Becken, an den Rippen. Beachte die durch Wachstumsstörungen bedingten Verbiegungen des 4. und 5. Metakarpale links und die erhebliche Verkürzung des 3. Fußstrahles rechts. Die meisten Exostosen sind breitbasig, lediglich im rechten mediodorsalen Femur findet sich ein gestieltes Exemplar. Pseudo-Madelung-Deformität im distalen Unterarm auf beiden Seiten. **f–h** Kartilaginäre Exostosenkrankheit bei einem 12-jährigen Jungen mit symmetrischem Befall beider unterer Extremitäten. Überwiegend sessile Osteochondrome. Beachte die deutlichen Verplumpungen beider Schenkelhälse mit Varusfehlentwicklung. Bei dem jungen Patienten waren weitere – kleinere – Exostosen im Becken, an der Wirbelsäule und auch an den Rippen zu sehen

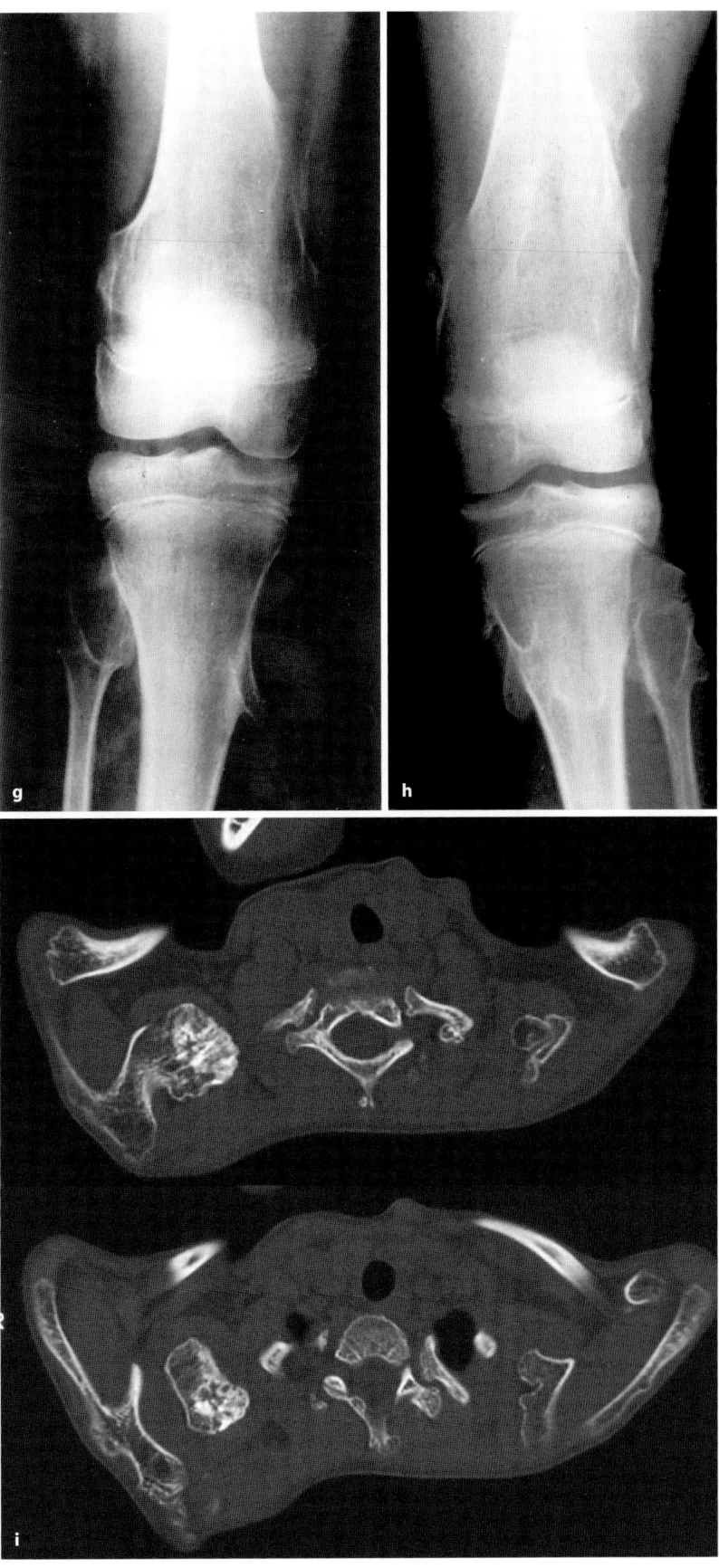

Abb. 7.34 (*Forts.*) **i–n** Ausgeprägte Exostosenkrankheit bei einem Jungen. Beachte die grotesken Osteochondrome im gesamten Schultergürtel, sehr detailliert im CT dargestellt (**i–k**). Zum Zeitpunkt der Aufnahmen **i–k** ist der Junge 10 Jahre alt. Zum Zeitpunkt von **l** links (Unterarme) 9, von **l** rechts (Hände) 4 und von **m** (Becken) 9 Jahre alt

322 Kapitel 7 · Knorpelbildende Tumoren

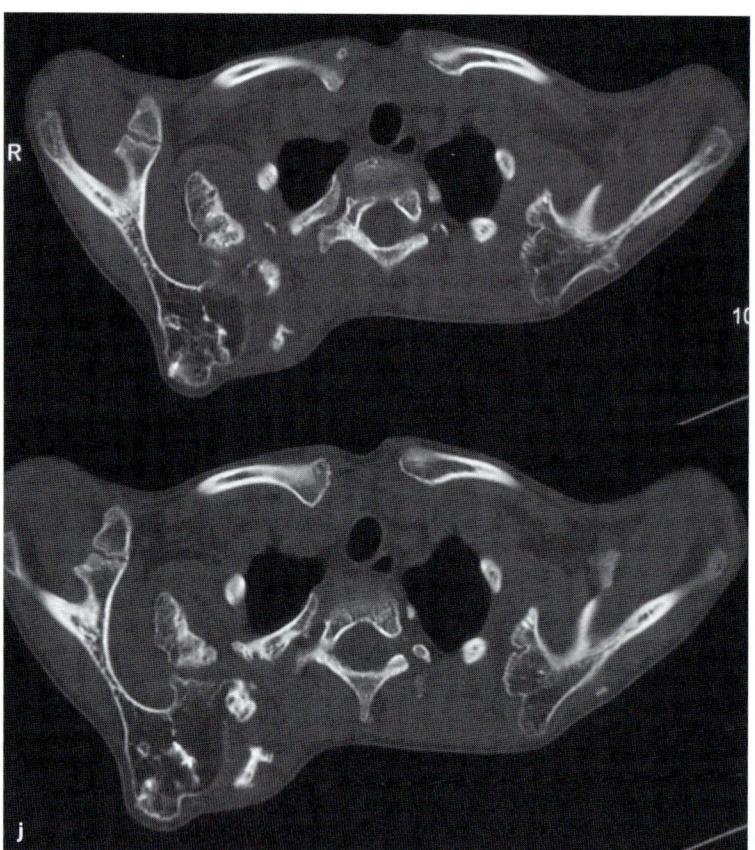

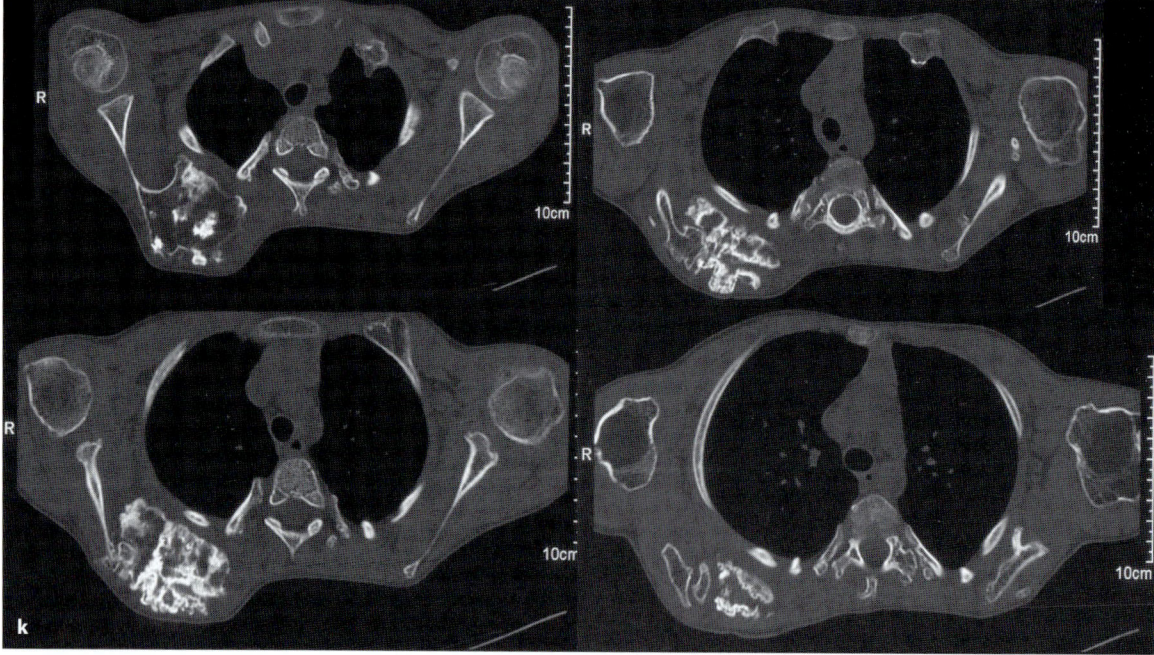

 Abb. 7.34 a–n (*Forts.*)

7.1 · Gutartige Tumoren

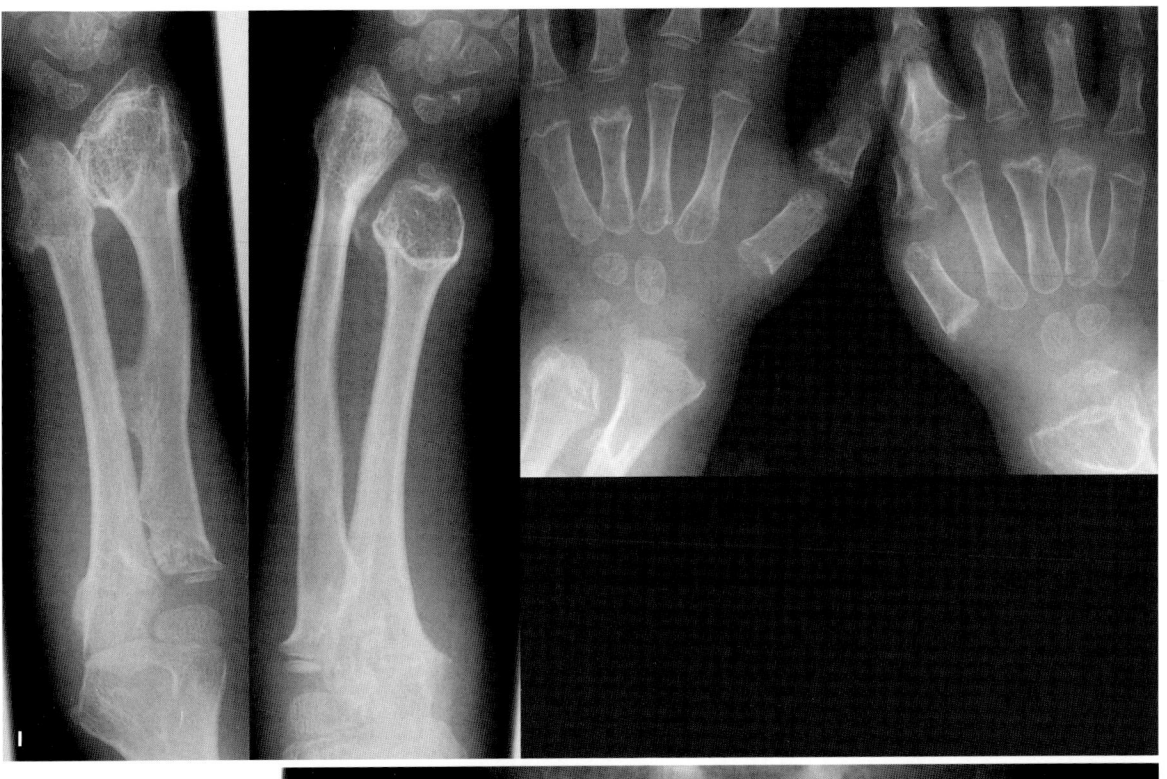

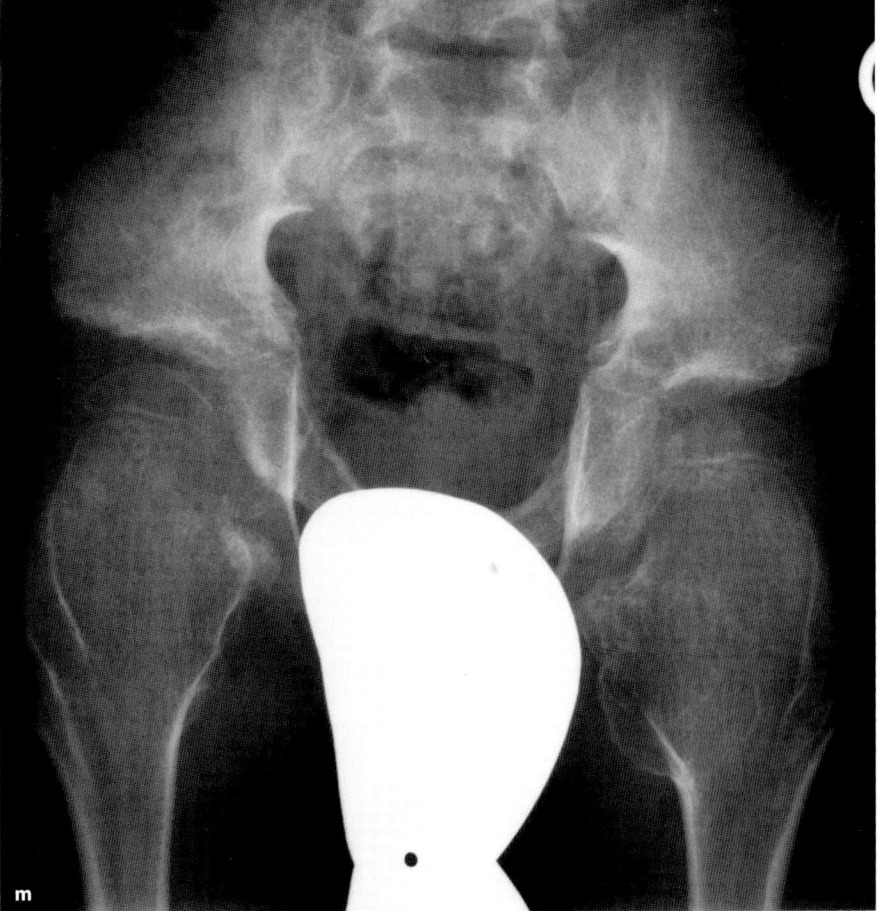

Abb. 7.34 a–n (*Forts.*) Starke Beeinträchtigung der Becken- und Hüftanatomie (**m**), zahllose flache Exostosen um die Kniegelenke herum (**n**), ausgeprägte Wachstumsstörungen in den Unterarmen mit Pseudo-Madelung-Deformität

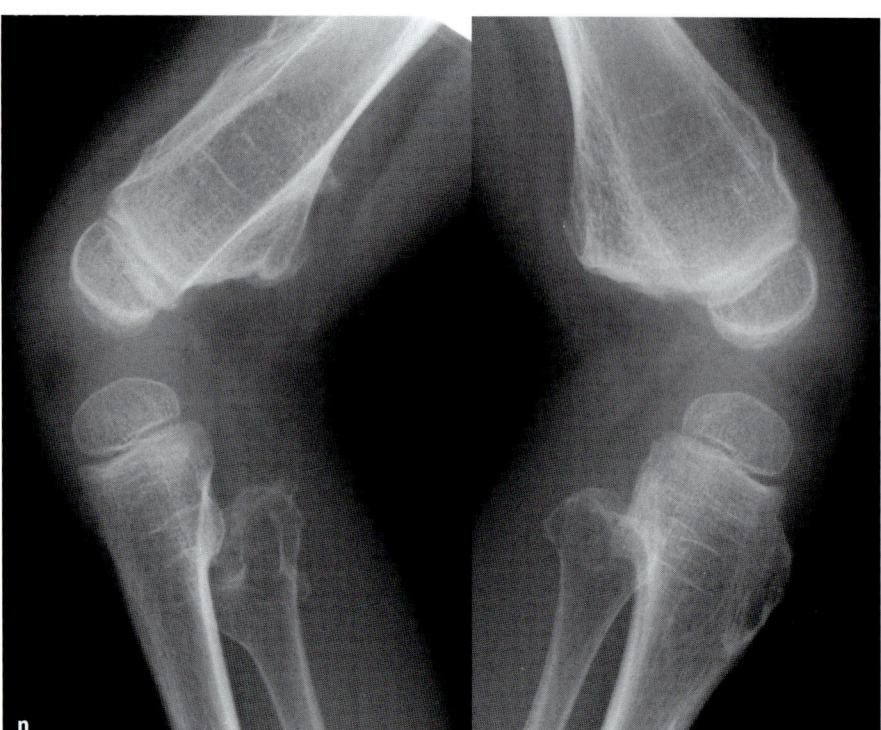

Abb. 7.34 a–n (*Forts.*)

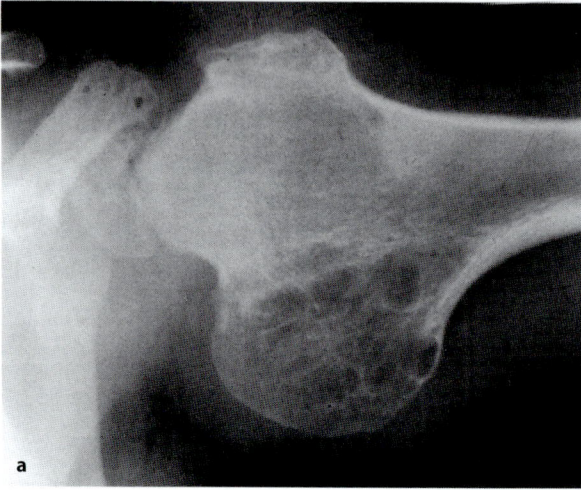

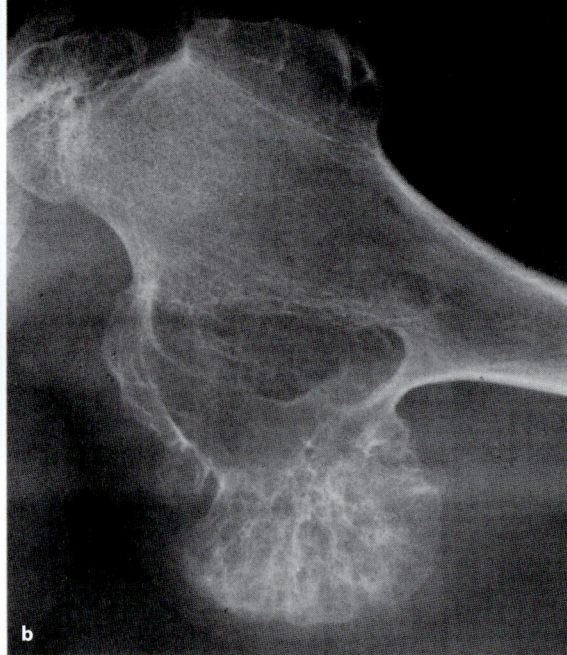

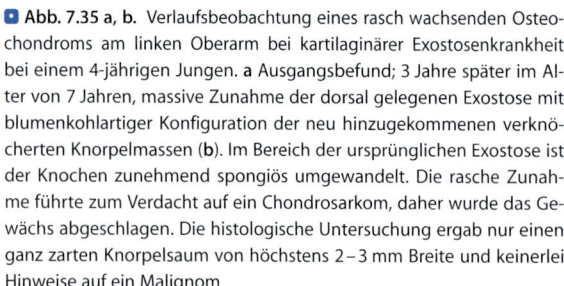

Abb. 7.35 a, b. Verlaufsbeobachtung eines rasch wachsenden Osteochondroms am linken Oberarm bei kartilaginärer Exostosenkrankheit bei einem 4-jährigen Jungen. **a** Ausgangsbefund; 3 Jahre später im Alter von 7 Jahren, massive Zunahme der dorsal gelegenen Exostose mit blumenkohlartiger Konfiguration der neu hinzugekommenen verknöcherten Knorpelmassen (**b**). Im Bereich der ursprünglichen Exostose ist der Knochen zunehmend spongiös umgewandelt. Die rasche Zunahme führte zum Verdacht auf ein Chondrosarkom, daher wurde das Gewächs abgeschlagen. Die histologische Untersuchung ergab nur einen ganz zarten Knorpelsaum von höchstens 2–3 mm Breite und keinerlei Hinweise auf ein Malignom

7.1 · Gutartige Tumoren

den Inaktivierung eines zweiten EXT-Gens oder auch eines anderen Gens kann sich eine maligne Transformation entwickeln. Dabei sollen bei der hereditären Erkrankung Mutationen in Ext1 stärkere Auswirkungen haben sowohl bezüglich der Zahl der auftretenden Exostosen als auch des Malignisierungsrisikos als Mutationen in EXT2 (Porter et al. 2004).

Bei ca. 5–10% aller Träger einer kartilaginären Exostosenkrankheit ist mit einer *malignen Entartung einer der Exostosen bzw. Osteochondrome in ein Chondrosarkom* (in der Regel Grad I, Ausnahme s. unten) zu rechnen (◘ Abb. 7.95, 7.96, 7.107). Solche sekundären Chondrosarkome können schon ab dem 30. Lebensjahr beobachtet werden und die Patienten sind ein bis zwei Dekaden jünger als solche mit einem primären Chondrosarkom (Ahmed et al. 2003). Klinisch äußert sich eine maligne Entartung in einem plötzlichen Wiedereintreten des Wachstums von Osteochondromen nach Abschluss des Knochenwachstums. Das erneute Wachstum spiegelt sich in einem zunehmenden – projektionsradiographisch nicht immer erkennbaren – Weichteiltumor wider, der der proliferierenden tumorösen Knorpelmasse entspricht. Gerade die röntgenologische Unsichtbarkeit des klinisch tastbaren Weichteiltumors weist mit hoher Wahrscheinlichkeit auf das Vorliegen eines sekundären Chondrosarkoms hin. In der überwiegenden Zahl der Fälle klagen die Patienten über Schmerzen im Bereich des vorher schmerzlosen Tumors.

Osteochondrome – auch solitäre – im Becken- und Schultergürtelbereich neigen besonders zu einer malignen Entartung und sollten daher klinisch und radiologisch häufiger kontrolliert werden.

Ob die Tendenz zur malignen Entartung von Osteochondromen im Schulter- oder Beckenbereich tatsächlich besteht oder ob es sich bei solchen Tumoren um exostotisch wachsende primäre Chondrosarkome handelt, die aufgrund ihrer geringgradigen Malignität (Grad I) über viele Jahre bestehen können, ehe sie Zeichen eines örtlich aggressiven und zerstörerischen Wachstums aufweisen, ist im Einzelfall manchmal schwer zu entscheiden. Das Fehlen von Spongiosa- und Kompaktastrukturen in einem solchen Tumor macht ein exostotisch wachsendes primäres Chondrosarkom nicht wahrscheinlicher, da sie im Falle einer malignen Entartung einer kartilaginären Exostose durch den Tumor zerstört werden können.

Die Entwicklung eines *dedifferenzierten Chondrosarkoms* im Becken bei einem Fall mit kartilaginärer Exo-

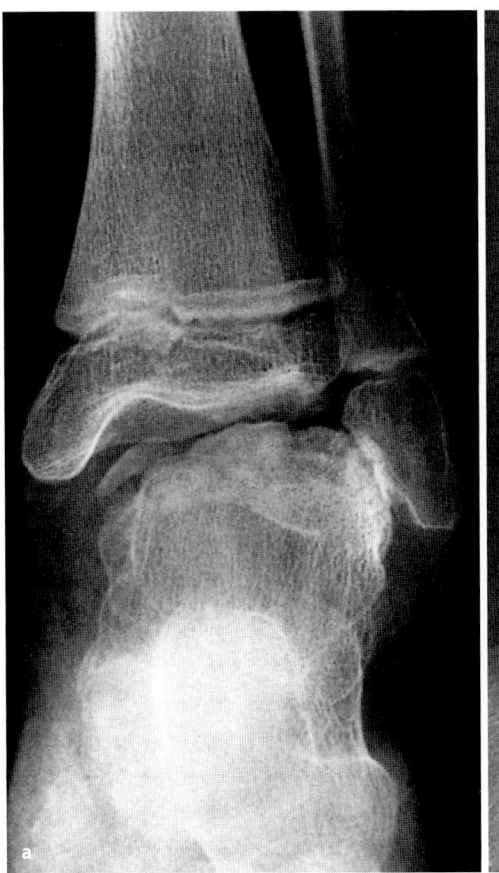
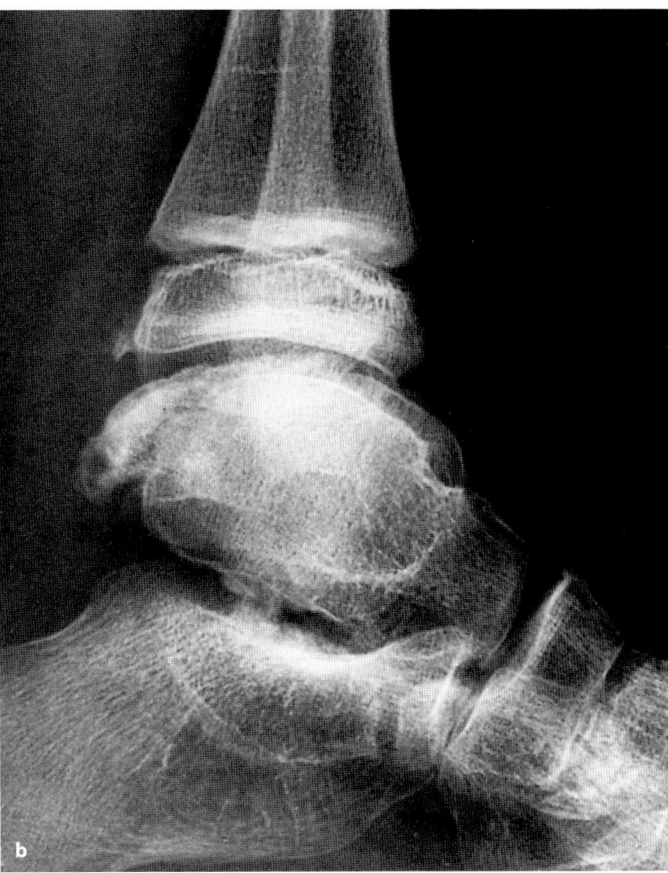

◘ Abb. 7.36 a–f. Exostosenkrankheit der Akrophysen (Dysplasia epiphysealis hemimelica, Trevor's Disease) (*Forts. S. 326*)

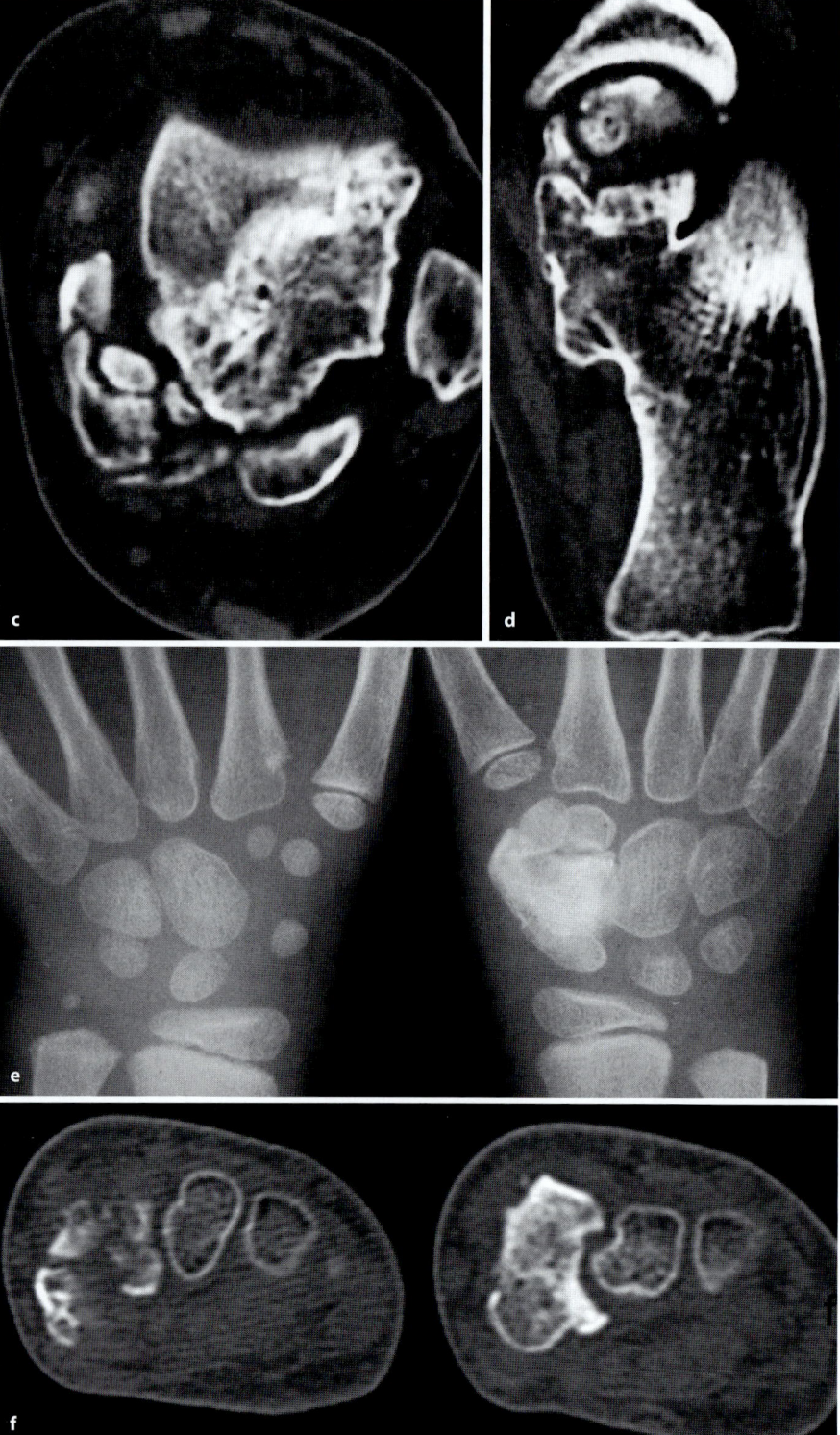

Abb. 7.36 (*Forts.*) **a–d** Lokalisierte Form mit Befall von Talus und Kalkaneus, 10-jähriger Junge. Die Größe und Form der Knorpel-Knochen-Proliferationen und die Verformung des Talus sprechen gegen eine differentialdiagnostisch infrage kommende Gelenkchondromatose. **e, f** Lokalisierte Form, vom Os scaphoideum ausgehend, 5-jähriges Mädchen. Klinisch Schwellung des rechten Karpus. Differentialdiagnostisch ist an ein Osteoidosteom zu denken, doch ließ sich in der vollständigen CT-Serie kein Nidus nachweisen. Beachte die erheblichen trophischen Störungen im rechten Karpus, erkennbar an einer Vergrößerung aller Handwurzelknochen, im Vergleich zu links

stosenkrankheit wurde von Kilpatrick et al. (1997) publiziert. Die in dieser Arbeit gemachte Literaturrecherche erbringt nicht mehr als eine Hand voll publizierter Fälle eines dedifferenzierten Chondrosarkoms bei kartilaginärer Exostosenkrankheit.

Wenn beim epiexostotischen Chondrosarkom radiographisch Verkalkungen bzw. Kalzifikationen auftreten, dann sind sie in der Regel fein und unregelmäßig, amorph, diffus verstreut und liegen vor allem von den dichten enchondralen Verknöcherungen der Tumorbasis entfernt (Norman u. Sissons 1984; ◘ Abb. 7.96). Gelegentlich können sie mit der Computertomographie deutlicher dargestellt werden.

> Bei erwachsenen Osteochondromträgern sind Knorpelkappendicken von mehr als 2 cm sehr suspekt auf ein Chondrosarkom, Kappendicken von 1–2 cm sind fragwürdig und bedürfen der Beobachtung, unter 1 cm dicke Kappen sind nicht suspekt. Bei Osteochondromen, die der Ultrasonographie zugänglich sind, ist diese Untersuchungstechnik bei der Knorpelkappendickenmessung heute die Methode der Wahl (Malghem et al. 1992, s. auch oben).

Mit der Computertomographie sind Knorpelkappen unter 2,5 cm nur unzuverlässig darstellbar (s. unter Osteochondrom). Der MRT sind hingegen keine Abbildungsgrenzen gesetzt, allerdings ist eine Unterscheidung zwischen einer dem Tumor aufsitzenden Bursa und proliferierendem Knorpel nicht möglich, wodurch natürlich Überinterpretationen in Richtung eines Chondrosarkoms möglich sind, denn es werden ja Bursa und proliferierender Knorpel als eine Masse dargestellt. Auch sollte man bei Kappendicken von mehr als 2 cm, die grundsätzlich suspekt auf das Vorliegen eines Chondrosarkoms sind und einer operativen Behandlung bedürfen, die MRT differentialdiagnostisch nicht überstrapazieren, denn sie kann nicht – auch nicht mit dynamischer Kontrastmitteluntersuchung – zwischen maligne und benigne differenzieren. Ob die für zentrale Chondrosarkome beschriebenen Signalintensitätsinhomogenitäten auf die histologisch anders aufgebauten exostotischen Chondrosarkome anzuwenden und übertragbar sind, bedarf noch der Prüfung an größeren Serien.

Auch der histologische Beweis einer malignen Entartung eines Osteochondroms ist vielfach problematisch, da sich in einem solchen Tumor häufig größere benigne Areale finden. Nur eine sehr sorgfältige kartographische Untersuchung des gesamten Präparates kann eine einigermaßen zuverlässige Aussage erbringen. Hilfreich kann hier die Immunhistologie sein, da die Zellen im sarkomatösen Anteil ein positive bcl-2-Reaktion zeigen sollen.

> Aus dem Gesagten geht hervor, dass der Radiologie bei der Dignitätszuordnung wohl eine sehr wichtige Rolle zukommen kann.
> Radiologisch nachweisbare Knorpelkappen mit einer Dicke von mehr als 2 cm, unregelmäßige, von der Tumorbasis entfernt gelegene Kalzifikationen berechtigen zur Annahme eines sekundären Chondrosarkoms.

Zur Technik sei noch erwähnt, dass die Szintigraphie keinen wesentlichen Beitrag zur Unterscheidung zwischen gut- und bösartiger Exostose zu leisten vermag, da der radioaktive Tracer im eigentlichen Tumorbereich nicht angelagert wird, wenn dieser keine Kalzifikationen zeigt. Bei Jugendlichen und jüngeren Erwachsenen findet sich in den basalen Abschnitten eines Osteochondroms in der Regel eine mehr oder weniger ausgeprägte Aktivitätsanreicherung, verursacht durch die enchondrale Ossifikation in diesem Bereich.

Literatur

Ahmed AR, Tan TS, Unni KK et al. (2003) Secondary chondrosarcoma in osteochondroma: report of 107 patients. Clin Orthop 411:195

Becker MH, Epstein F (1978) Osteochondroma (exostosis) of thoracic spine causing spinal cord compression in a patient with multiple osteocartilaginous (hereditary) exostoses (diaphyseal aclasis). Case report 77. Skeletal Radiol 3:197

Bridge JA, Nelson M, Örndal C et al. (1998) Clonal karyotypic abnormalities of the hereditary multiple exostoses chromosomal loci 8q24.1 (EXT1) and 11p11–12 (EXT2) in patients with sporadic and heriditary osteochondromas. Cancer 82:1657

Bulychova JV, Unni KK, Bertoni F et al. (1993) Fibrocartilagenous mesenchymoma of bone. Am J Surg Pathol 17:830

Carroll KL, Yandow SM, Ward K et al. (1999) Clinical correlation to genetic variations of hereditary multiple exostosis. J Pediatr Orthop 19:785

Dahlin DC (1978) Bone tumors, 3rd. edn. Thomas, Springfield

Dahlin DC, Bertoni F, Beabout JW et al. (1984) Fibrocartilagenous mesenchymoma with low-grade malignancy. Skeletal Radiol 12:263

D'Ambrosia R, Ferguson AB (1968) The formation of osteochondroma by epiphyseal cartilage transplantation. Clin Orthop 61:103

DeSimone DP, Abdelwahab IF, Kenan S et al. (1993) Radiation-induced osteochondroma of the ilium (case report 773). Skeletal Radiol 22:135

Dominok GW, Knoch HW (1977) Knochengeschwülste und geschwulstähnliche Knochenerkrankungen. VEB Fischer, Jena

El-Khoury GY, Bassett GS (1979) Symptomatic bursa formation with osteochondromas. AJR 133:895

Ennker J, Freyschmidt J, Reilmann H et al. (1984) False aneurysm of the femoral artery due to an osteochondroma. Arch Orthop Trauma Surg 102:206

Fahmy MAL, Pandey T (2008) Epiphyseal osteochondromas with autosomal dominant inheritance and multiple parosteal bone proliferations. Skeletal Radiol 37:67

Freyschmidt J (2008) Skeletterkrankungen, 3. Aufl. Springer, Berlin Heidelberg New York Tokio

Griffiths HJ, Thompson RC, Galloway HR et al. (1991) Bursitis in association with solitary osteochondromas presenting as mass lesions. Skeletal Radiol 20:513

Herrman TE, McAlister WH, Rosenthal D (1991) Radiation-induced osteochondroma (RDO) arising from the neural arch and producing compression of the spinal cord. Skeletal Radiol 20:472

Hoshi M, Takami M, Hashimoto R et al. (2007) Spontaneous regression of osteochondromas. Skeletal Radiol 36:531

Hudson TM, Springfield DS, Spanier SS et al. (1984) Benign exostoses and exostotic chondrosarcomas: evaluation of cartilage thickness by CT. Radiology 152:595

Jaffé HL (1943) Hereditary multiple exostosis. Arch Pathol 36:335

Jaffé HL (1958) Solitary and multiple osteocartilaginous exostosis. In:

Tumors and tumorous conditions of the bones and joints. Lea & Febiger, Philadelphia, pp 143–168
Katzman H, Waugh T, Berdon W (1969) Skeletal changes following irradiation of childhood tumors. J Bone Joint Surg [Am] 51:825
Keating RB, Wright PW, Staple TW (1985) Enchondroma protuberans of the rib. Skeletal Radiol 13:55
Keith A (1919/1920) Studies on the anatomical changes which accompany certain growth-disorders of the human body. I. The nature of the structural alterations in the disorder known as multiple exostoses. J Anat 54:101
Kenney PJ, Gibula LA, Murphy WA (1981) Use of computed tomography to distinguish osteochondroma and chondrosarcoma. Radiology 139:129
Kilpatrick SE, Pike EJ, Ward WG et al. (1997) Dedifferentiated chondrosarcoma in patients with multiple osteochondromatosis: report of a case and review of the literature. Skeletal Radiol 26:370
Lee JK, Yao L, Wirth CR (1987) MR imaging of solitary osteochondromas: report of eight cases. AJR 149:557
Lichtenstein L (1977) Bone tumors, 5th edn. Mosby, St. Louis
Lucas DR, Tazelaar HD, Unni KK et al. (1993) Osteogenic melanoma (a rare variant of malignant melanoma). Am J Surg Pathol 17:400
Mahboubi S, Dirmans JP, Angio GD (1997) Malignant degeneration of radiation-induced osteochondroma. Skeletal Radiol 26:195
Malghem J, van de Berg B, Noel H et al. (1992) Benign osteochondromas and exostotic chondrosarcomas: Evaluation of cartilage cap thickness by ultrasound. Skeletal Radiol 21:33
Meneses MF, Unni KK, Swee RG (1993) Bizarre parosteal osteochondromatous proliferations of bone (Nora's lesion). Am J Surg Pathol 17:691
Milgram JW, Jasty M (1983) Paraarticular osteochondroma of the knee. Case report 238. Skeletal Radiol 10:121
Murphy F, Blount W (1962) Cartilaginous exostoses following irradiation. J Bone Joint Surg [Am] 44:662
Nora FE, Dahlin DC, Beabout JW (1983) Bizarre parosteal osteochondromatous proliferations of the hands and feet. Am J Surg Pathol 7:245
Norman A, Sissons RA (1984) Radiographic hallmarks of peripheral chondrosarcoma. Radiology 151:589
Novick GS, Pavlov H, Bullough PG (1982) Osteochondroma of the cervical spine. Report of two cases in preadolescent males. Skeletal Radiol 8:13
Paling MR (1983) The "disappearing" osteochondroma. Skeltal Radiol 10:40
Porter, DE, Lonie I, Fraser M (2004) Severity of disease and risk of malignant change in hereditary multiple exostoses. A genotype-phenotype study. J Bone Joint Surg (Br) 86-B:1041
Progrund H, Yosipovitch Z (1976) Osteochondroma following irradiation. Case report and review of the literature. Isr J Med Sci 12:154
Rybak LD, Abramovici L, Kenan S et al. (2007) Corticomedullary continuity in bizarre parosteal osteochondromatous proliferation mimicking osteochondroma on imagimg. Skeletal Radiol 36:829
Sanchez RB, Quinn SF (1989) MRI of inflammatory synovial processes. Magn Reson Imaging 7:529
Schajowicz F (1994) Tumors and tumorlike lesions of bone, 2nd edn. Springer, Berlin Heidelberg New York Tokyo
Solomon L (1964) Hereditary multiple exostosis. Am J Hum Genet 16:351
Spjut HJ, Dorfman HD, Fechner RE, Ackerman LV (1971) Tumors of bone and cartilage. In: Atlas of tumor pathology, Fasc 5. Armed Forces Institute of Pathology. Washington DC
Uri DS. Palinka MK, Kneeland JB (1996) Muscle impingement: MR imaging of a painful complication of osteochondromas. Skeletal Radiol 25:689
Urmacher C (1984) Unusual stroma patterns in truly recurrent and satellite metastatic lesions of malignant melanoma. Am J Dermatopathol 6 [Suppl 1]:331

7.1.4 Chondrome

Zu den Chondromen werden nach der WHO-Lyon-2002-Klassifikation das Enchondrom, also das Chondrom im engeren Sinne, das periostale Chondrom und die Enchondromatose, eine angeborene Erkrankung, gezählt.

7.1.4.1 Enchondrom

ICO-O-Code 9220/0

Synonyme: solitäres Enchondrom, zentrales Chondrom

> **Definition**
> Das Enchondrom ist ein benigner hyaliner Knorpeltumor des Knochenmarkraumes. Die meisten Tumoren sind solitär, doch können sie – selten – mehr als einen Knochen oder mehrere Stellen in einem Knochen involvieren (WHO 2002).

Diese Definition halten wir für sehr allgemein und wenig prägnant und deshalb wollen wir im Folgenden die frühere und noch in der 2. Auflage dieses Buches benutzte WHO-Definition von 1994 präsentieren. Sie berücksichtigt mehr die praktischen Belange sowohl der Klinik und Radiologie als auch insbesondere die der Pathologie, womit wir generell die so wichtige Abgrenzung gegenüber dem Chondrosarkom meinen:

> **Definition**
> Das Chondrom ist ein benigner Tumor, der reifen Knorpel bildet ohne histologische Charakteristika des Chondrosarkoms (Zellreichtum, Pleomorphie der Zellen und Anwesenheit von großen Zellen mit Doppelkernen und Mitosen).

In diesem Zusammenhang möchten wir darauf hinweisen, dass wir in diesem Buch generell die Begriffe Chondrom und Enchondrom gleichwertig für ein und dieselbe Entität benutzen.

Das Chondrom ist zu den relativ häufig vorkommenden Knochentumoren zu rechnen, am Handskelett ist es der häufigste dort vorkommende Geschwulstprozess. Dort kann er auch multipel (Abb. 7.42, 7.43, 7.45) bei sonst unauffälligem Skelett auftreten. Beschränkt sich das Wachstum des gutartigen Tumors überwiegend auf das Innere des Knochens, so wird er auch als *Enchondrom oder zentrales Chondrom* bezeichnet (s. oben), bei exzentrischer Entwicklung oder bei der Entwicklung in

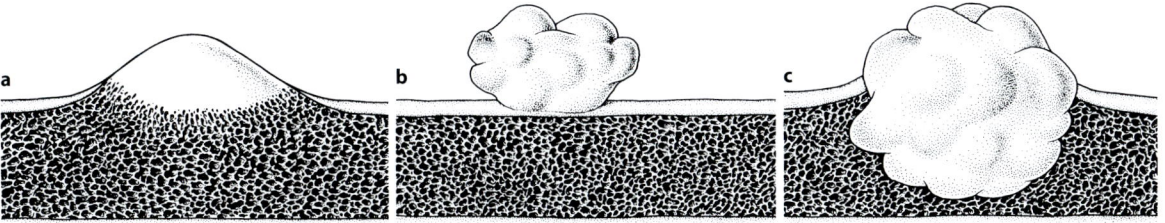

Abb. 7.37 a–c. Schematische Darstellung zur Unterscheidung zwischen sessilem Osteochondrom (**a**), periostalem Chondrom (**b**) sowie dem Enchondroma protuberans (**c**). (Nach Keating et al. 1985)

einem kleinen (engen) Röhrenknochen mit Abbau der Kompakta und Ausbildung einer Knochenschale spricht man auch von einem *Enchondroma protuberans* (Caballes 1982; Keating et al. 1985). Ein solches Enchondroma protuberans (Abb. 7.42, 7.61) hat Ähnlichkeit mit einem Osteochondrom, sollte mit diesem aber nicht verwechselt werden (s. Abb. 7.37). Bezüglich der Lokalisation am Knochen ist ferner das *periostale oder juxtakortikale Chondrom* zu unterscheiden, das in der Mehrzahl der Fälle offensichtlich vom Periost primär ausgeht und die darunter gelegene Kompakta partiell arrodieren kann. Da der Ursprung dieser Tumoren (Periost, Kompakta) im Einzelfall nicht verbindlich aufgezeigt werden kann, benutzen manche Autoren den allgemeinen Begriff „juxtakortikales Chondrom". Andere Autoren bevorzugen hingegen den Begriff „periostales Chondrom". Wir haben dem periostalen Chondrom ein eigenes Unterkapitel gewidmet (s. 7.1.4.2).

Allgemein wird angenommen, dass Chondrome auf dem Boden versprengter oder während der Knochenmodellierung verschleppter Knorpelkeime entstehen, wobei eine Versprengung oder Verschleppung aus dem Epiphysenfugenknorpel in die Metaphyse zum Enchondrom führt, während eine Versprengung oder Verschleppung in die inneren Periostschichten das periostale Chondrom hervorrufen kann. *Insgesamt betrachtet sind Chondrome also überall dort zu erwarten, wo Knorpel bzw. Knorpelkeime entwicklungsgeschichtlich vorkommen;* also nicht in den membranösen Knochen (Gesichtsknochen, Schädelkalotte und mediale zwei Drittel der Klavikula). Sie sind also letztendlich Hamartome.

Während Chondrome am Handskelett und periostale Chondrome bis auf wenige Ausnahmen eine gute Prognose besitzen und durch Exzision oder Kürettage ohne nennenswerte Rezidivgefahren behandelt werden können, ist die Prognose des zentralen Schaftchondroms der langen Röhrenknochen und des Chondroms am Beckenskelett und am Schultergürtel dubios, insbesondere wenn sie die ihnen eigene Kapsel durchbrochen haben und ein schnelles Wachstum mit Verdrängung oder Infiltration der umgebenden Strukturen aufweisen. Grundsätzlich neigen solche Enchondrome besonders zu Rezidiven; sie sollen auch maligne entarten können. Wir sind der Ansicht, dass man sie insgesamt betrachtet zumindest als potentiell maligne Tumoren einstufen muss, woraus sich in Zweifelsfällen die Notwendigkeit zu einer En-bloc-Resektion ergibt (s. auch S. 355 ff.). Während man früher im Hinblick auf eine „maligne Entartung" eines Chondroms zurückhaltend war, kommt Schiller (1985) dagegen aufgrund eigener Beobachtungen zu der Vermutung, dass alle Chondrosarkome sich aus einer präexistenten gutartigen Knorpelläsion heraus entwickeln. Ähnliche Vorstellungen haben Brien et al. (1997, s. S. 357, 378)

Der Grund für die unterschiedliche Einschätzung liegt darin, dass praktisch in allen Fällen von hoch differenzierten Chondrosarkomen (Grad I) die histologischen Malignitätskriterien nur herdförmig ausgebildet sind und an vielen Stellen das histologische Bild sich nicht von einem Enchondrom unterscheidet. Dies macht die Auswahl der Biopsieregion so wichtig bzw. führt zur Frage, ob solche Tumoren überhaupt biopsiert oder – bei entsprechender Klinik und Radiologie – primär reseziert werden sollten (s. S. 357 ff. und Abb. 7.82).

In einer 1976 von v. Koppenfels veröffentlichten Sammelstatistik finden sich 13% maligne Entartungen solitärer Chondrome bei einer Gesamtzahl von 656 Tumoren. Unbestritten ist, dass multiple Chondrome, insbesondere die klassische Enchondromatose, eine wesentlich höhere Malignisierungsrate von bis zu 50–60 % aufweisen.

Pathologische Anatomie

Enchondrome – insbesondere die der kleinen Knochen – werden meistens durch Kürettage operiert. Nur selten erhält man einen Tumor im Zusammenhang. Er zeigt dann auf der Sägefläche einen knorpeligen lobulären Aufbau mit gut abgegrenzten Knorpelbezirken innerhalb der Spongiosa oder in der Markhöhle (Abb. 7.38 a). Die Kortikalis weist über den Knorpelkugeln Arrosionen (radiologisch „scalloping") auf. Nur bei den Enchondromen der Hand kann die Kortikalis sehr dünn oder auch aufgebraucht sein, im Bereich der langen Röhrenknochen ist sie intakt. Gelegentlich ist der Knochen über dem Tumor allerdings „vorgebuckelt", als Folgeerscheinung eines allmählichen Abbaus der originären Kortikalis und Aufbau einer Neokortikalis. Eine reaktive perios-

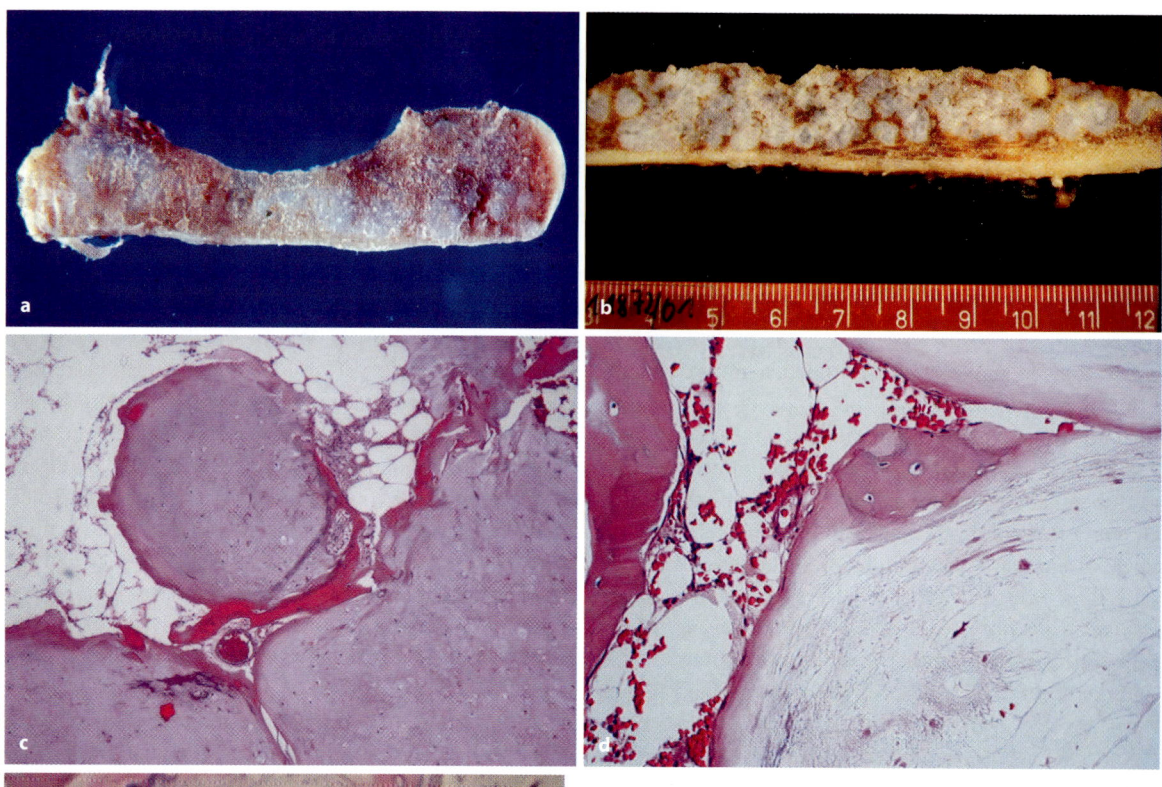

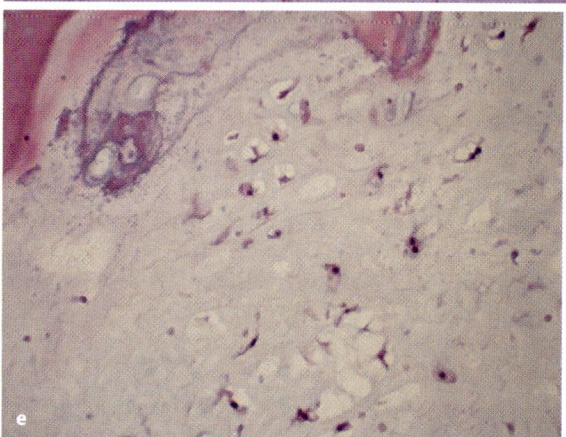

◘ **Abb. 7.38.** **a** Enchondrom vom Metakarpale mit Ausfüllung fast des gesamten Knochens. Vorgewölbte, aber intakte Kortikalis. **b** Enchondrom des langen Röhrenknochens mit typischer lobulärer Gliederung und Respektierung der Kortikalis. **c** Gleichmäßige lobuläre Struktur in der Histologie mit knöcherner Einrahmung der Globuli und Markgewebe zwischen den Läppchenstrukturen. Niedrige Zellularität mit gleichmäßiger Verteilung der Chondrozyten. **d** Kleine dichte Zellkerne ohne prominente Nukleolen. Keine Kernpolymorphie. **e** Doppelkernigkeit der Chondrozyten ist selten. Feinstaubige regressive Verkalkungen der Grundsubstanz treten mit zunehmendem Alter auf

tale Knochenbildung ist nur nach Instabilität und dann auch nur histologisch sichtbar. Die Knorpelgrundsubstanz zeigt häufig Verkalkungen, die sich graugelb und granulär auf der Schnittfläche darstellen, Verknöcherungen sind ebenfalls häufig.

Histologie

Der Tumor ist aus hyalinem Knorpel aufgebaut mit lobulärer oder auch zungenförmiger Struktur (◘ Abb. 7.38 b). Diese Knorpellobuli werden häufig durch eine dünne Knochenschicht mit überwiegend lamellärer, selten fibrillärer Struktur eingesäumt, entsprechend einer metaplastischen Verknöcherung des Knorpels und des Stromas, also ohne Ausbildung eines Säulenknorpels oder das Bild einer Wachsumsfuge (diese findet man bei Knochentumoren ausschließlich beim wachsenden Osteochondrom und dem sehr seltenen fibrokartilaginären Mesenchymom; Bulychowa et al. 1993). Diese Lobulierung der Knorpeltumore mit knöcherner Umscheidung der Lobuli ist das histologische Äquivalent zur sog. Popcornstruktur der Knorpeltumore im Röntgenbild. Die einzelnen Knorpellobuli liegen im Schnitt oft ohne gegenseitigen Kontakt vor, besonders im Randbezirk werden deshalb oft Lobuli einzeln in der Spongiosa liegend gefunden, ohne direkte Verbindung mit der Haupttumormasse („benign islands of cartilage pattern"; Mirra 1989; Brien et al. 1997). Dies darf aber nicht mit einem destruktiven invasiven Wachstumsmuster verwechselt werden, das die Chondrosarkome zeigen. Nekrosen kommen beim Enchondrom nicht vor und die Invasion der Kortikalis wird nur im Rahmen des sog. „scalloping" gefunden, also der umschriebenen Ausnagungen der endostalen Kortikalis, die sich maximal auf die inneren zwei Drittel der Kompakta beschränkt.

Das Stroma zwischen den Knorpelbezirken besteht ebenfalls aus spongiösem Knochen mit dazwischen liegendem Fettgewebe („enchondroma encasement pattern"; Mirra 1989; Brien et al. 1997). Die Chondrome haben einen unterschiedlichen Zellgehalt, es gibt sehr zellarme und mäßig zellreiche Tumoren. Die Chondrozyten liegen unregelmäßig verteilt in der Grundsubstanz. Sie sind in Lakunen innerhalb der Grundsubstanz eingebettet, wo sie meistens einzeln, selten zu zweit liegen (◘ Abb. 7.38 c, d). Die Zellen sind klein, haben einen runden dunklen und gleichmäßigen Kern ohne abgrenzbare Nukleolen. Insbesondere länger bestehende Chondrome zeigen kleine Zellen mit häufiger Vakuolisierung des Zytoplasmas und mit Schrumpfungshöfen.

Mit zunehmendem Alter der Chondrome kommt es zu Verkalkungen der Grundsubstanz, die sich in der HE-Färbung als blaue Granulierung darstellt mit häufiger Betonung der Lakunenränder (◘ Abb. 7.38 d, e).

Bei stärkerer Verkalkung gehen die Chondrozyten zugrunde, und die Lakunen sind leer. In diesen verkalkten Abschnitten kommt es auch zu metaplastischen Verknöcherungen innerhalb der Knorpellobuli, so dass alte, lange bestehende Chondrome nicht nur Knochen zwischen den Knorpellobuli zeigen. Auch dies darf nicht mit einem invasiven Wachstum verwechselt werden. Kleinherdig myxoide Umwandlungen der Grundsubstanz sind ebenfalls Ausdruck einer Regression des Tumors. Sie werden aber auch bei kindlichen Enchondromen gefunden. Letztere sind auch deutlich zellreicher als die Enchondrome des Erwachsenenalters.

Ist jedoch eine myxoide Grundsubstanz ein ausgedehnter wesentlicher Befund, dann sollte an die Möglichkeit eines Morbus Ollier oder an das Vorliegen eines Chondrosarkoms gedacht werden.

Doppelkernigkeit der Chondrozyten ist im Chondrom hin und wieder zu sehen, insgesamt ist sie jedoch selten (◘ Abb. 7.38 c). Mitosen finden sich nur bei kindlichen Tumoren, und auch dort nur selten. Anaplasie kommt – wie auch Invasivität – per definitionem nicht vor. Allerdings können Chondrome des Handskeletts, periostale Chondrome und auch Chondrome der Röhrenknochen und des Stammes bei Patienten bis zum 3. Dezennium etwas größere und leicht unregelmäßige Kerne zeigen, ohne dass Malignität vorliegt.

Im Randbezirk des Tumors ist das Chondrom scharf begrenzt. Zwischen dem ortsständigen Knochen und dem Tumorknorpel liegt meist eine schmale, lockere Bindegewebeschicht mit einzelnen Osteoklasten.

Histologische Differentialdiagnose. Die Schwierigkeit der Abgrenzung des Chondroms vom hoch differenzierten Chondrosarkom ist allgemein bekannt (Eefting et al. 2008). Während chondromatöse Tumoren des Handskeletts praktisch immer gutartig sind und weder zelluläre Unregelmäßigkeiten noch Zellreichtum und auch nicht Zerstörungen in der Kortikalis als Hinweise für Malignität gedeutet werden dürfen, sind chondromatöse Tumoren des Stammskeletts und der langen Röhrenknochen mit Zellatypien, auch nur herdförmig, immer maligne (s. auch 7.2.1). Dies bedeutet, dass diese Tumoren histologisch sehr sorgfältig und sehr ausgedehnt untersucht werden müssen. Bei subtiler Interpretation der zytologischen Kriterien und Berücksichtigung des Wachstumsmusters in den Randbezirken wird man in den meisten Fällen die Diagnose stellen können. Ehrlicherweise muss man aber zugeben, dass in der Differentialdiagnose zwischen Chondrom und hoch differenziertem Chondrosarkom die Histologie allein nicht immer den Ausschlag geben kann (s. auch S. 377 ff., 388). Insbesondere dann nicht, wenn nur eine Biopsie zur Untersuchung kommt und nicht der ganze Tumor, so dass herdförmige, entscheidende Veränderungen von der Biopsie gar nicht erfasst sein müssen.

Deshalb ist es für den Pathologen extrem wichtig, die klinische Symptomatik und die Interpretation des Radiologen zu kennen. Ein klinisch stummes Chondrosarkom ist sehr selten; wenn alo ein gut differenzierter knorpeliger Tumor vorliegt, der als Zufallsbefund entdeckt wurde, spricht dies für das Vorliegen eines Chondroms. Auch das Gegenteil gilt: Wenn der Tumor Symptome verursacht, spricht dies für ein Chondrosarkom. Sind radiologische Kriterien erfüllt, die für ein Chondrosarkom sprechen, so muss man dies in der Interpretation der Histologie unbedingt berücksichtigen.

Genetik
Zytogenetisch zeigten die Chondrome erwartungsgemäß ein diploides Muster (Kusuzaki et al. 1999).

Häufigkeit
Im Krankengut von Dahlin (1978) nehmen solitäre Chondrome insgesamt 11,2% der benignen Tumoren und 2,6% aller Knochentumoren ein. Schajowicz (1984) verfügt über 598 Fälle solitärer Chondrome, entsprechend 25% aller benignen Tumoren und 12% aller Tumoren. Möglicherweise liegen Prävalenz und Inzidenz des Chondroms noch wesentlich höher, denn die obigen Zahlen geben nur die histologisch untersuchten Fälle wieder. Es ist anzunehmen, dass ein großer Teil der Enchondrome, insbesondere am Handskelett, wegen ihrer fehlenden Symptomatik unentdeckt bleibt oder nur durch Zufall radiologisch auffällt und damit denjenigen Statistiken entgeht, die nur auf bioptisch gesicherten Fällen basieren. Das gilt übrigens auch für die sog. kalzifizierenden Chondrome (s. S. 337 f.), die in der überwiegenden Zahl der Fälle einer Zufallsbeobachtung entsprechen und häufig auch als Knocheninfarkte fehlinterpretiert werden.

Lokalisation

Wie die ◘ Abb. 7.39 erkennen lässt, bevorzugt das solitäre Chondrom ganz eindeutig das Handskelett, an dem fast 60% aller Fälle vorkommen. Damit korrespondierend ist das Chondrom der häufigste am Handskelett überhaupt vorkommende Knochentumor (56,2%, Freyschmidt 1985). Innerhalb des Handskeletts werden die Phalangen bevorzugt, dort kommen gegenüber der Metakarpalregion etwa 4- bis 5-mal soviele Chondrome vor. Am häufigsten sind die proximalen Phalangen betroffen, an zweiter Stelle die Metakarpalia. Die dritthäufigste Lokalisation sind die mittleren und distalen Phalangen. Wenn man alle asymptomatischen oder klinisch und röntgenologisch zwar auffallenden, aber nicht zur Biopsie führenden Enchondrome der Hand hinzurechnen würde, so käme man wahrscheinlich auf einen lokalisatorischen Anteil des Handskeletts an allen Chondromen von ca. 80%.

Zweithäufigste Lokalisation ist das Femur (10%), den 3. Rang nimmt das Fußskelett (Metatarsalia und Phalangen) mit 7% ein, es folgen der Humerus (6%), die Rippen (4%) und die Tibia (3%). Außer der bindegewebig präformierten Schädelkalotte können grundsätzlich alle anderen Skelettabschnitte befallen werden, wobei an der Wirbelsäule (◘ Abb. 7.59), im Sakrum und im Beckenskelett, an der Skapula, am Radius und an der Fibula jedoch mit höchstens 1% aller Chondrome zu rechnen ist. An allen übrigen möglichen Lokalisationen (s. Legende zu ◘ Abb. 7.39) kommen Chondrome zu weniger als 1% vor.

Insgesamt betrachtet treten etwa 67% aller Chondrome im Bereich der oberen Extremität und nur 21% im Bereich der unteren Extremität auf. An den langen Röhrenknochen wird die Metadiaphysenregion bevorzugt. Nur 2–5% kommen epiphysär gelegen vor. An der Wirbelsäule ist für das banale Chondrom keine spezifische Lokalisation (ob im Wirbelkörper oder in den Anhangsgebilden) bekannt. Über juxtakortikale bzw. periostale Chondrome an der Wirbelsäule berichten in zwei Fällen Calderone et al. (1982) und De Santos u. Spjut (1981). Bei dem Fall von Calderone et al. fand sich eine inhomogene, irregulär kalzifizierte Tumormasse zwischen den Dornfortsätzen von C1 und C2, offensichtlich ausgehend von den rechten dorsalen Bogenpartien von C2.

Die bevorzugten Lokalisationen von Chondromen an den Rippen sind die ventralen Partien, aber auch die Rippenköpfchen.

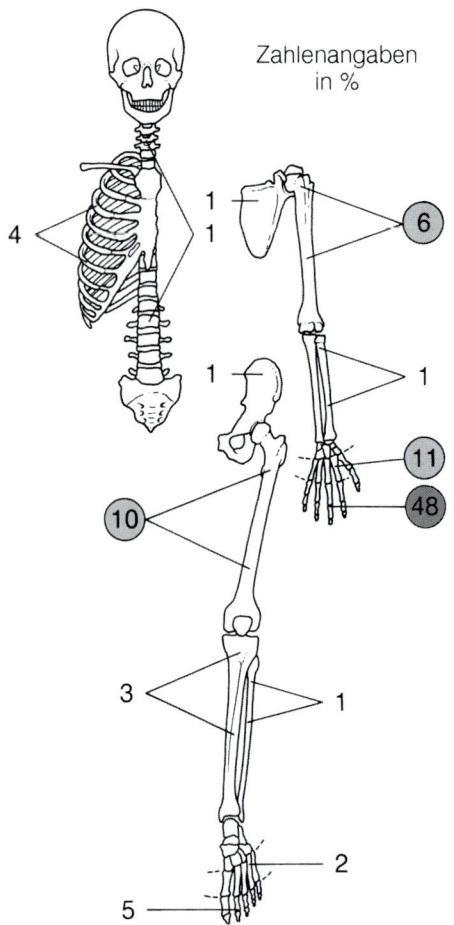

◘ **Abb. 7.39.** Lokalisatorische Verteilung von 701 solitären Chondromen. Das Zahlenmaterial entstammt dem Krankengut von Dahlin (1978) und Schajowicz (1994). Aus der Grafik geht eindeutig das Handskelett als Prädilektionsort für ein solitäres Chondrom hervor, hier sind allein 59% aller Fälle lokalisiert. In der Häufigkeitsverteilung folgen Femur, Humerus, Fuß und Rippen. Lokalisationen mit einer Häufigkeit von weniger als 1% wurden nicht eingezeichnet. Dabei handelte es sich um folgende Fallzahlen: Sternum (5), Sakrum (3), Ulna (5), Karpus (1), Schambein (3), Sitzbein (4), Patella (1), Tarsus (5), Klavikula (4)

Alters- und Geschlechtsprädilektion

Die Mehrzahl der solitären wie auch der multiplen Enchondrome wird bis zum 40. Lebensjahr entdeckt (Dominok u. Knoch 1977; Spjut et al. 1971). Etwa ein Drittel aller Enchondrome werden nach dem 4. Lebensjahrzehnt beobachtet (◘ Abb. 7.40). Legt man die Statistiken von Dahlin (1978) und von Schajowicz (1994) zugrunde, so kann von einer besonderen Geschlechtsprädisposition nicht gesprochen werden: Von 616 hinsichtlich des Geschlechts der Geschwulstträger bekannten Chondromen waren in 375 Fällen die Patienten männlichen und in 251 Fällen weiblichen Geschlechts.

In diesen biologischen Daten unterscheidet sich also das Chondrom deutlich vom Osteochondrom, bei dem die überwiegende Zahl bis zum 30. Lebensjahr entdeckt wird und bei dem eindeutig eine Androtropie besteht.

Klinik

Der größte Teil der Enchondromträger ist in der Regel frei von Schmerzsymptomen, ganz im Gegensatz zum

7.1 · Gutartige Tumoren

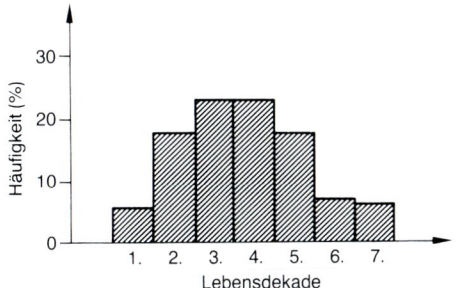

Abb. 7.40. Zur Altersverteilung des solitären Chondroms. Die Grafik basiert auf statistischen Angaben von Dahlin (1978) und Schajowicz (1994). Es dominieren eindeutig die 3. und 4. Lebensdekade, der größte Teil aller Chondrome wird bis zur Vollendung des 40. Lebensjahres entdeckt

Chondrosarkom, das nahezu immer mit einer Schmerzsymptomatik einhergeht. Man kann mit gewisser Einschränkung sagen, dass alle radiologisch als Chondrom anmutenden Knochenläsionen mit einer Schmerzsymptomatik eher für ein primäres Chondrosarkom oder für die Entwicklung eines Chondrosarkoms aus einem Chondrom sprechen. Die beim Chondrom weitgehend fehlende Schmerzsymptomatik ist offensichtlich auf das extrem langsame Wachstum dieser Läsion zurückzuführen.

> Schmerzsymptome signalisieren also – anders ausgedrückt – ein schnelleres Wachstum und sollten für den Radiologen immer ein Alarmzeichen darstellen.

Spontanfrakturen werden bei Chondromen relativ selten beobachtet und finden sich dann überwiegend bei größeren Exemplaren im Bereich des Handskeletts (Abb. 7.41 e, 7.45).

Vielfach führt die Patienten eine kugel- oder spindelförmige Auftreibung eines Hand- oder Fußknochens zum Arzt. Leitsymptom kann in seltenen Fällen auch einmal ein zurückgebliebenes Längenwachstum eines Gliedes bei Kindern und Jugendlichen sein.

Periostale (juxtakortikale) Chondrome bieten klinisch meistens den Tastbefund einer derben, der Knochenoberfläche fest aufsitzenden Geschwulst, sofern die befallene Skelettregion der Palpation zugängig ist (Weiteres dazu s. S. 366).

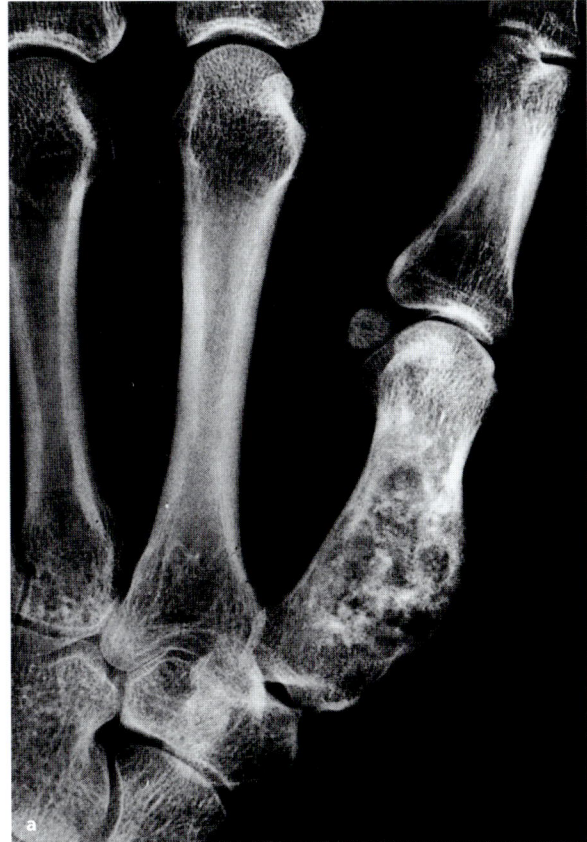
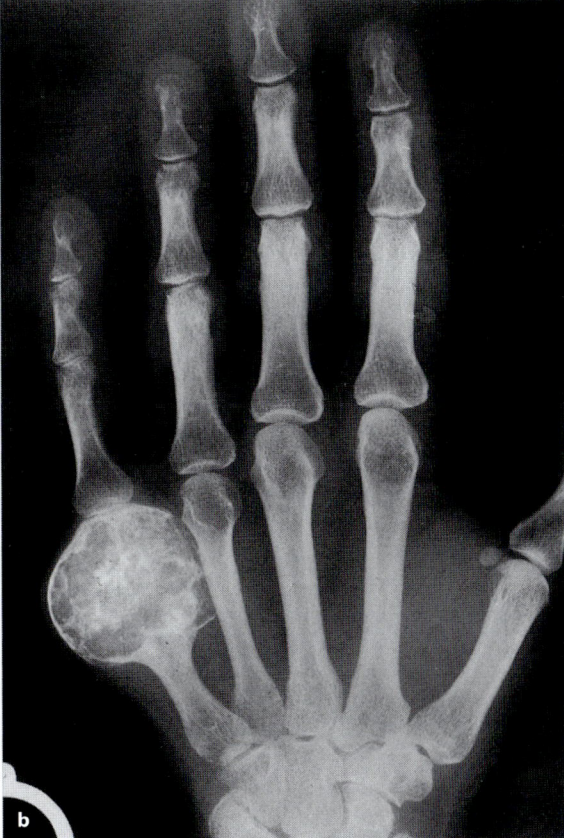

Abb. 7.41 a–g. Verschiedene Ausdrucksformen von Chondromen am Handskelett. **a** Asymptomatische 51-jährige Patientin mit deutlicher Verformung von Metakarpale I, das nicht nur verkürzt, sondern auch aufgetrieben erscheint. Erhebliche endotumorale Kalzifikationen. **b** 51-jährige Patientin mit großem, das 5. Metakarpalköpfchen ballonierendem und erheblich kalzifizierendem Chondrom. Histologisch war der Tumor benigne (vgl. diesen Fall mit dem Metakarpalchondrosarkom in Abb. 16.1) *(Forts. S. 334)*

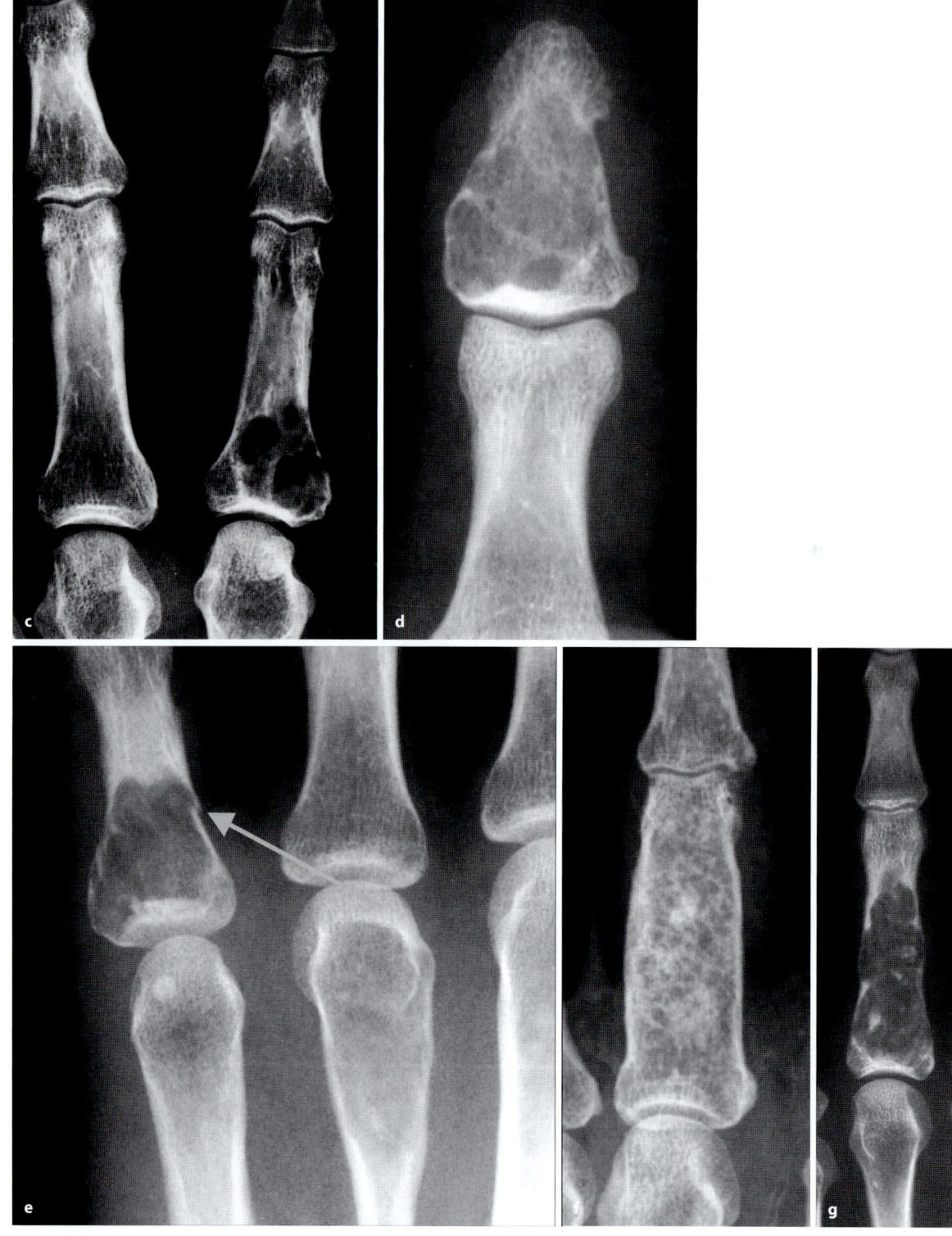

Abb. 7.41 (*Forts.*) **c** Typisches multizentrisch wachsendes Enchondrom an der Basis der Zeigefingergrundphalanx mit inkompletter Spontanfraktur dorsal (hier nicht dargestellt). Die Läsion ist scharf begrenzt und hat die mediale Kompakta hochgradig verdünnt, z. T. auch perforiert. Der multizentrische Aufbau der Läsion und ihre wellige Begrenzung weisen auf ihr lobuläres Wachstum hin, das für chondromatöse Tumoren ja sehr spezifisch ist. Keine auffallenden endotumoralen Kalzifikationen (48-jähriger Mann). **d** Enchondrom in der Endphalanx eines Daumens. Nur zarte endotumorale Verkalkungen; wellige Konturierung. **e** Enchondrom in der Grundphalanx II mit Spontanfraktur (*Pfeil*), im Os metacarpale III weiteres großes kaum verkalktes Enchondrom. In **f** ausgedehnte endotumorale Verkalkungen mit typischem Ring- und Popkornmuster. In der Mittelphalanx ein weiteres Enchondrom. **g** Klassisches Enchondrom in einer Mittelfingergrundphalanx, klinisch leichte Schmerzen

7.1 · Gutartige Tumoren

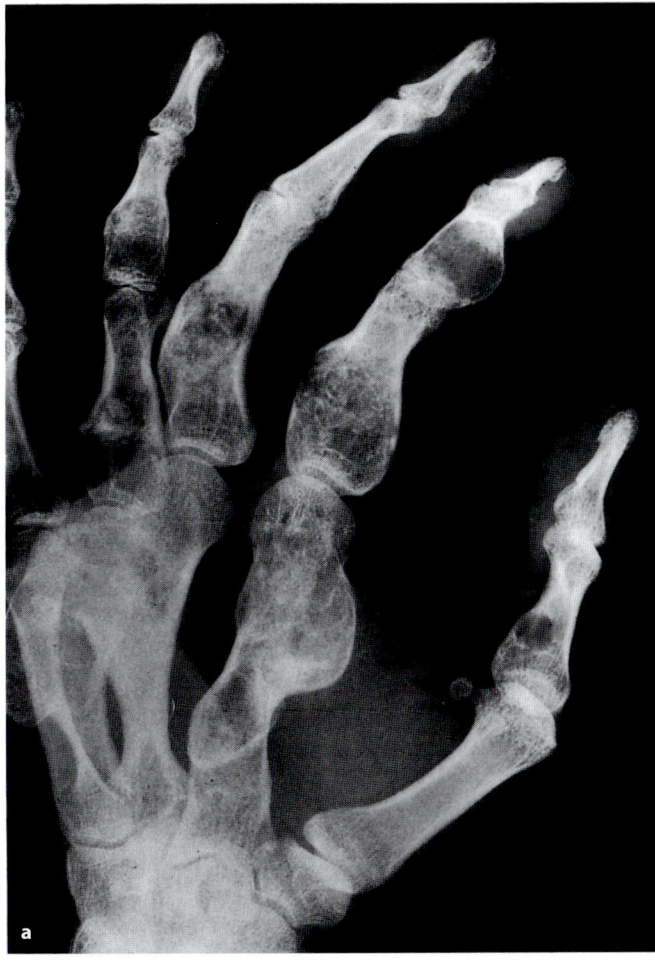 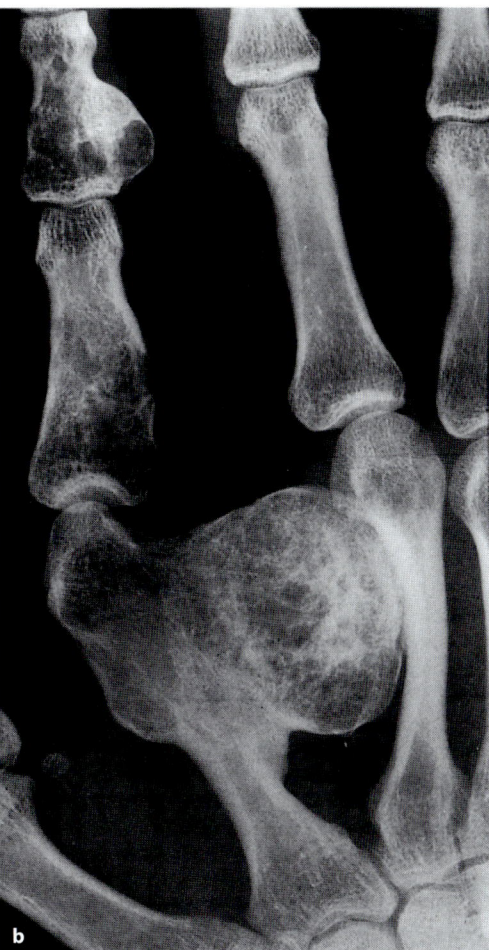

Abb. 7.42 a, b. Multiple Enchondrome im Handskelett beidseits bei einem 30-jährigen schmerzfreien Patienten mit allerdings klinisch deutlich imponierenden Verformungen im Bereich der Metakarpalia und der röntgenologisch befallenen Phalangen. In den Abbildungen sind nahezu alle Manifestationsmöglichkeiten von Enchondromen am Handskelett dargestellt. Beachtenswert ist die z. T. groteske Ausdehnung der Tumoren und auch die z. T. erhebliche exzentrische paraossale Geschwulstentwicklung mit Verformung der Nachbarknochen, insbesondere am Os metacarpale II rechts (Enchondroma protuberans)

Beim Sitz von solitären Chondromen an der Wirbelsäule kann es zu neurologischen Störungen kommen (s. auch ◘ Abb. 7.59). Bei dem von Calderone et al. (1982) beschriebenen Fall eines periostalen Chondroms an C2 hatte der 20-jährige Patient seit 4 Monaten eine schmerzhafte Schwellung im Nacken, die palpatorisch als weiche Masse dorsolateral von C2 imponierte.

Radiologie

Das klassische Enchondrom imponiert als runde oder spindelige Strukturauslöschung, die zumeist scharf begrenzt ist und – selten – einen Sklerosesaum zeigen kann. Die Tumorgrenzen können glatt, wellig oder lobuliert, auch unregelmäßig sein. Ossifikationen der peripheren Anteile der Knorpellobuli oder des daneben liegenden Stromas mit Ausbildung lamellärer Knochensepten zeigen sich als ring- oder bogenförmige, flockige, aber auch stippchenförmige Verdichtungsfiguren, die bei Konfluenz inselartig anmuten können. Das gesamte Erscheinungsbild kann auch popcornartig sein. Sternförmige Verdichtungsmuster sind auf Summationsphänomene von ring- oder bogenförmigen Verkalkungen nicht nur der Knorpellobuli, sondern auch auf die zwischen den Lobuli gelegenen lamellären Knochensepten (s. oben) zurückzuführen. Zur Entstehung der genannten Kalzifikationsmuster der Knorpelmatrix s. S. 66 f. Matrixossifikationen werden bei etwa der Hälfte aller Enchondrome beobachtet.

Knochenauftreibungen mit Ausbildung einer exzentrisch, auch konzentrisch ausgebeulten Knochenschale finden sich vor allem bei Enchondromen an kleinen Knochen mit engem Markraum. Dabei kann es am Handskelett z. T. zu grotesken Ausbeulungen und extraossärem Tumorwachstum kommen (◘ Abb. 7.42). Bei Sitz eines noch nicht verkalkten Chondroms in einem Röhrenknochenschaft sieht man häufig als Ausdruck der Expansion

336 Kapitel 7 · Knorpelbildende Tumoren

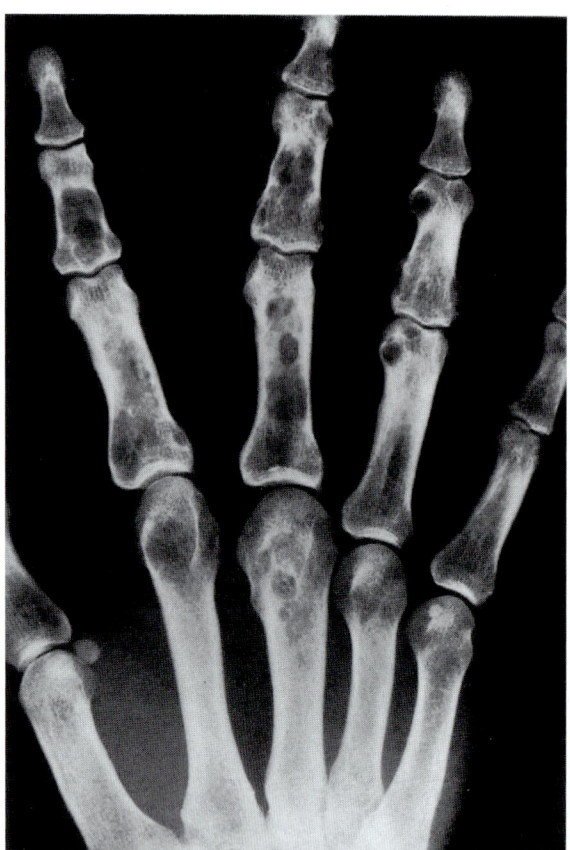

Abb. 7.43. Multiple Enchondrome des Handskeletts bei einer 40-jährigen asymptomatischen Patientin. Die Enchondrome bestehen überwiegend aus scharf begrenzten Osteolysen, v. a. in den Phalangen, nur vereinzelt Tumormatrixossifikationen

nur eine wellige Konturierung der enossalen Kompaktaseite (sog. Scalloping-Phänomen; ◘ Abb. 7.47 i–7.49, 7.54, 7.57).

Der so beschriebene Typ des Enchondroms ist überwiegend einem Lodwick-Grad B, selten A zuzuordnen. Nicht selten sieht man gar keine zusammenhängende Osteolyse, sondern lediglich eine Spongiosararifizierung neben der dominierenden Matrixossifikation (◘ Abb. 7.48, 7.53 a, b).

Manchmal liegen Chondrome auch völlig reaktionslos im Markraum (◘ Abb. 7.50) und sind nur an einigen Kalzifikationsherdchen oder in der MRT (s. unten), auch mit CT (bei entsprechender Fenstertechnik) zu identifizieren.

Epiphysäre Chondrome (ca. 2–5% aller Enchondrome) weisen einen Skleroserand auf, der bei meta-/diaphysärer Lokalisation meistens fehlt. Dieser Befund führt zu Fehlinterpretationen als Chondroblastom (◘ Abb. 7.5 c, e, 7.6 e–h, 7.10 d, e). Andererseits sollen epiphysär gelegene nichtchondroblastäre knorpelige Tumoren eher einem Chondrosarkom Grad I als einem Enchondrom entsprechen.

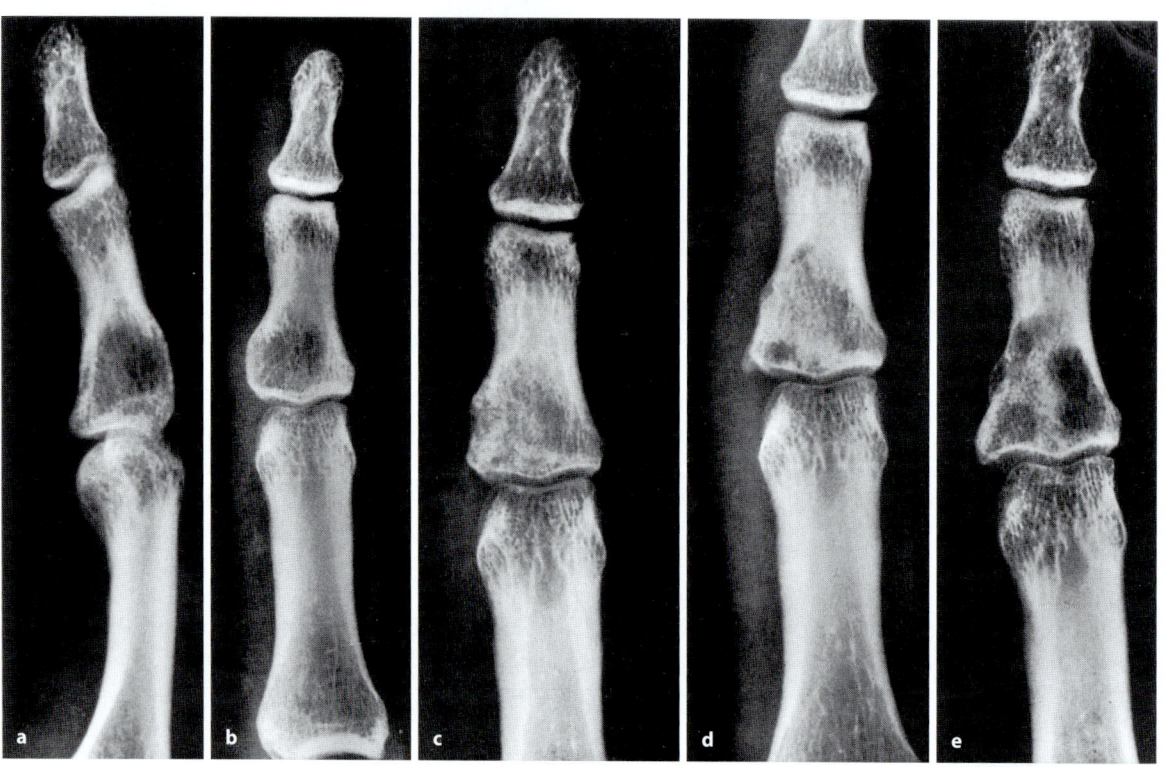

Abb. 7.44 a–e. Verlaufsbeobachtung eines rezidivierenden Enchondroms an der Zeigefingermittelphalanx bei einem 23-jährigen Mann. **a, b** Darstellung des ursprünglichen Tumors an der Basis der Grundphalanx mit mäßiger Auftreibung des Knochens; **c** Zustand nach Kürettage und Spongiosaplastik; **d** 7 Monate später beginnendes Rezidiv mit Strukturaufhellungen medial und lateral; **e** Zunahme der Osteolysen in den folgenden 2 Jahren

Eine besondere Form des Enchondroms stellt das sog. *kalzifizierende Enchondrom* dar. Es zeichnet sich durch eine extreme Kalzifizierung und Ossifizierung der Tumormatrix aus (◘ Abb. 7.53 a, b, 7.56, 7.57 c). Solche Tumoren sind fast alle asymptomatisch und werden in der Regel zufällig bei einer Röntgenuntersuchung aus anderer Indikation entdeckt. Häufig imponieren sie im Skelettszintigramm als deutlich anreichernde Läsion. Eine während einer Verlaufsbeobachtung zunehmende Aktivitätsanreicherung spricht nicht etwa für eine „Malignisierung", sondern lediglich für eine zunehmende noch aktive Verknöcherung, die vielfach auch röntgenologisch deutlich wird. Wir selbst haben unzählige Fälle beobachtet, bei denen wir auf die Läsion durch ein pathologisches Knochenszintigramm aufmerksam wurden, das zur Abklärung von Knochenmetastasen beim Mammakarzinom oder bei anderen Tumoren angefertigt wurde. Das kalzifizierende Enchondrom ist überwiegend metaphysär gelegen und kommt am häufigsten im distalen Femur und im proximalen Humerus vor. Die Tumorträger sind meistens erwachsen und überwiegend über 30 Jahre alt. Im Untersuchungsgut von Schajowicz (1994) fand sich im Gegensatz zum einfachen Enchondrom der langen Röhrenknochen nach Kürettage kein Rezidiv. Schajowicz vermutet, dass das kalzifizierende oder

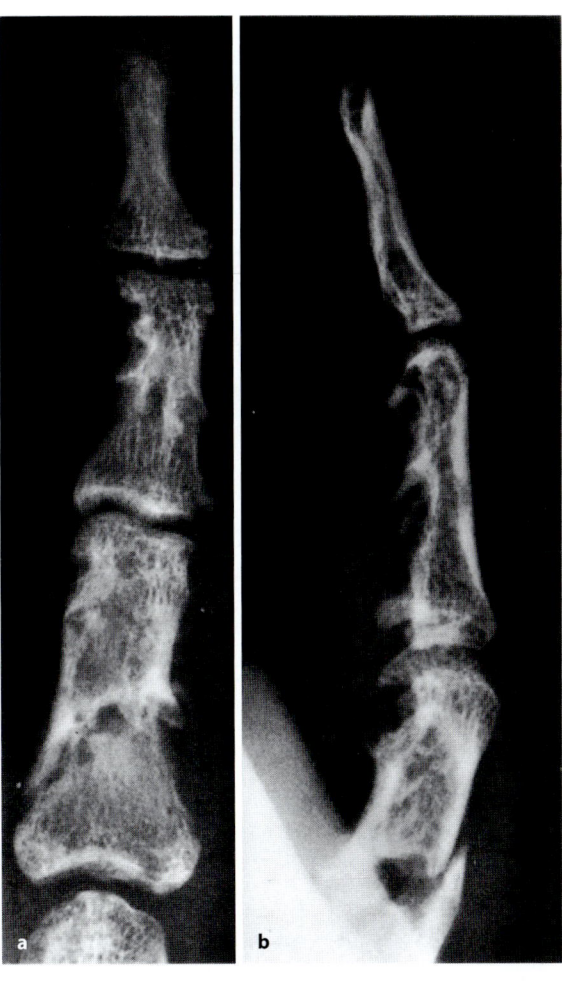

◘ **Abb. 7.45 a, b.** Multiple Enchondrome und periostale Chondrome am Zeigefinger eines 20-jährigen Mannes mit Ausbildung einer Spontanfraktur an der Grundphalanx. Gegen die differentialdiagnostisch durchaus berechtigte Annahme einer Sarkoidose sprechen die erkennbaren endotumoralen Kalzifikationen

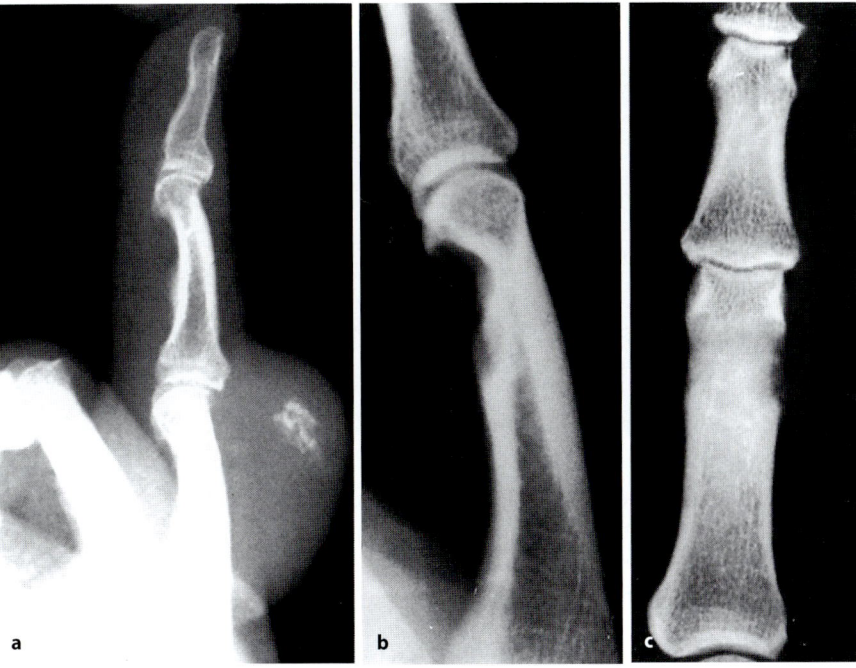

◘ **Abb. 7.46. a** Kurioses Weichgewebschondrom am Ringfinger einer 68-jährigen Patientin mit mäßigen Schmerzen in dieser Region. **b, c** Von der Sehnenscheide einer der Beugesehnen ausgehendes Chondrom, das proximal vom Gelenkkapselansatz eine tiefe Resorptionsbucht in den distalen palmarseitigen Partien der Grundphalanx verursacht hat (50-jährige Frau) (*Forts. S. 338*)

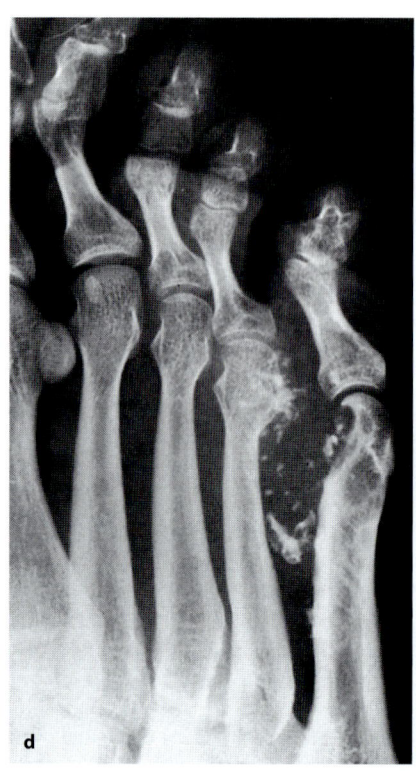
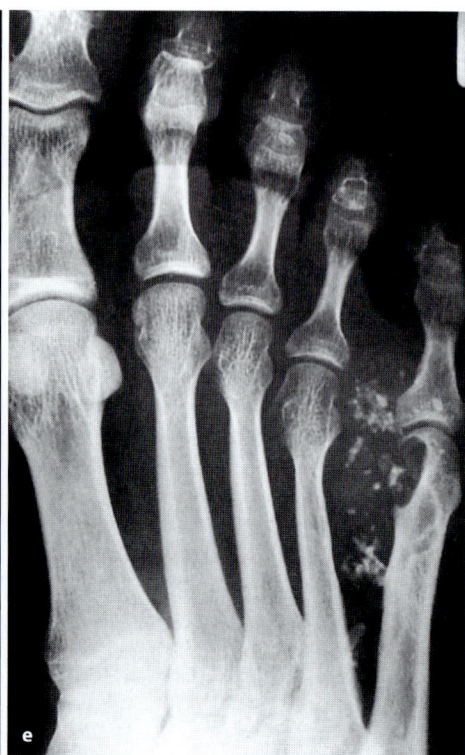

Abb. 7.46 (*Forts.*) **d, e** Synoviales Chondrom, vom Metatarsophalangealgelenk V ausgehend. Im Köpfchen von Os metatarsale V hat der Tumor eine tiefe Erosion hinterlassen; sein Hauptausbreitungsgebiet liegt im erweiterten Raum zwischen Os metatarsale IV und V. Die Kalzifikationen sind zwar sehr solide, aber vom Muster her relativ unspezifisch (41-jähriger Mann)

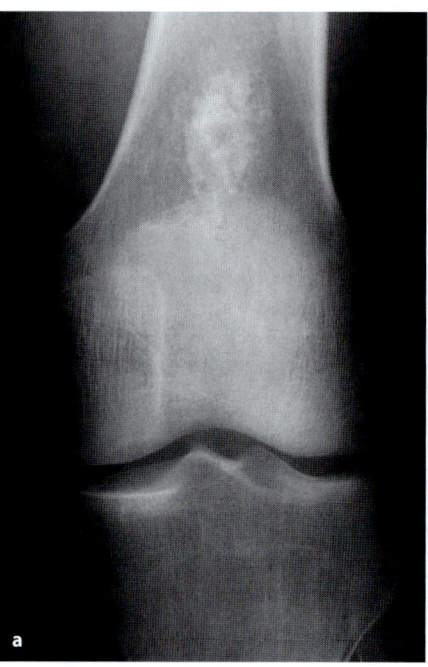
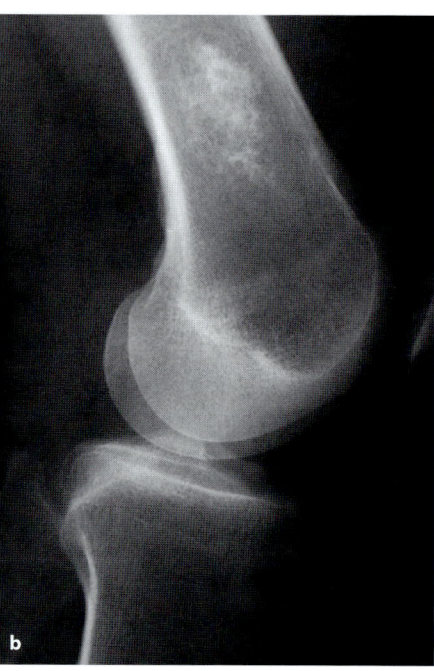

Abb. 7.47 a–j. Die typischen Zeichen eines Enchondroms. **a, b** Mäßige Matrix- oder Stromaossifikation, die aber durch ihr Ring- und Popkornmuster pathognomonisch für ein Enchondrom ist (47-jähriger Mann, Zufallsbefund). Kein umgebender Sklerosesaum wie beim Knochenmarkinfarkt (*Forts. S. 339*)

ossifizierende Enchondrom gar kein genuiner Knochentumor ist, sondern eher einem kartilaginären Hamartom entspricht. Dies wäre für Chirurgen ein Grund mehr, an solche Befunde mit größter Zurückhaltung heranzugehen (s. unten).

Projektionsradiographisch zeichnet sich das kalzifizierende Enchondrom durch sehr dichte kalzifizierte Herde in der Metaphyse und auch Meta-Diaphyse, vor allem im distalen Femur und im proximalen Humerus, aus (Abb. 7.56, 7.57 c). Das Verkalkungsmuster kann flockig und popcornartig sein, die Ränder sind irregulär, teilweise findet man auch fleckige Ausläufer zur Umgebung hin. Vielfach erkennt man aber innerhalb des Musters Ring-, Bogen- oder Sternfiguren, die auf die Matrix

7.1 · Gutartige Tumoren

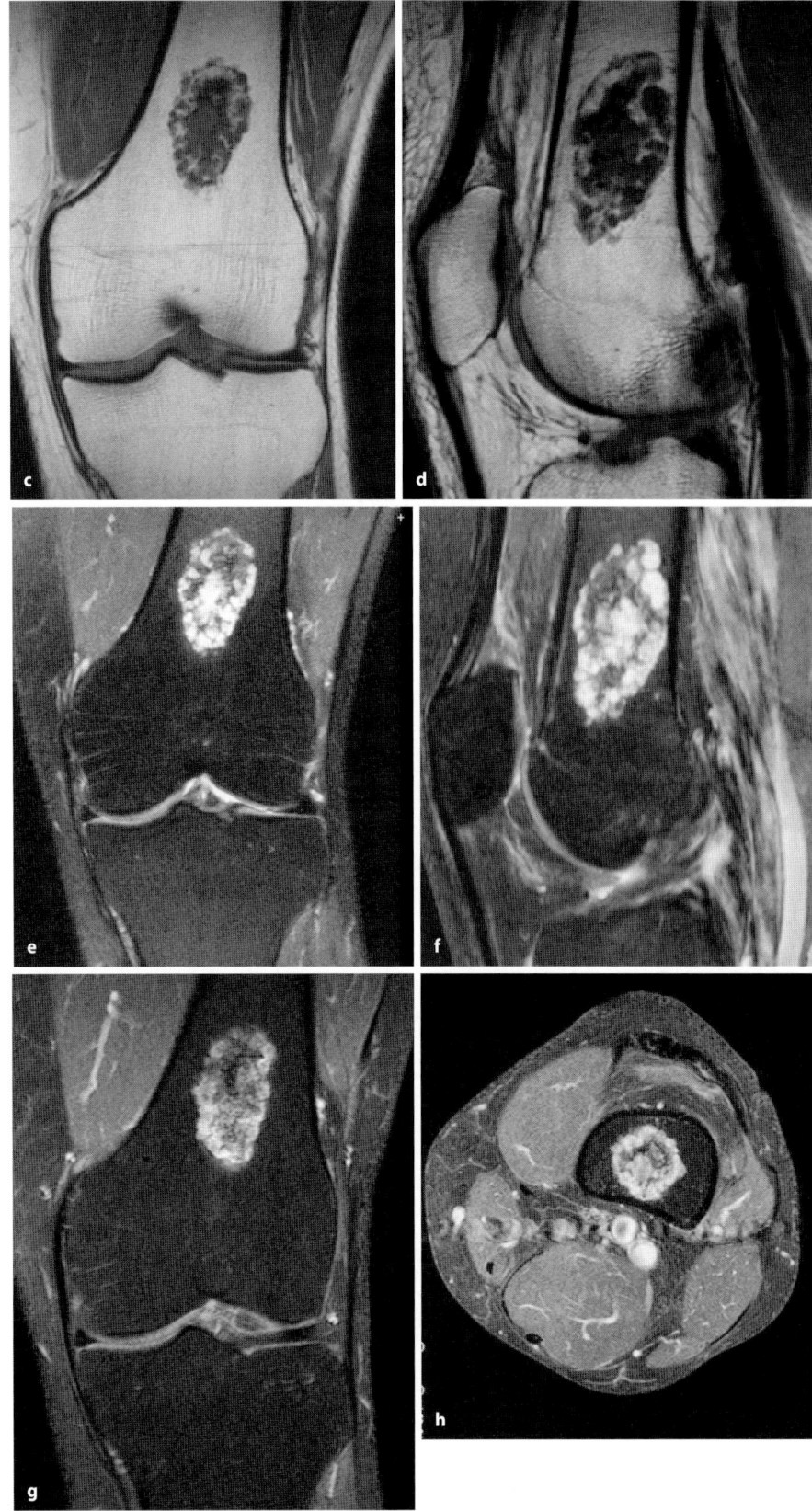

Abb. 7.47 a–j (*Forts.*) Im T1- und T2-Bild (**c, d** resp. **e, f**) wird der typische lobuläre Aufbau der Läsion deutlich, nach KM-Gabe (**g, h**) deutliches allgemeines Enhancement mit septaler Komponente. Der Patient wird jährlich mit einem Projektionsradiogramm und einer MRT-Untersuchung kontrolliert (s. hierzu Text) (*Forts. S. 340*)

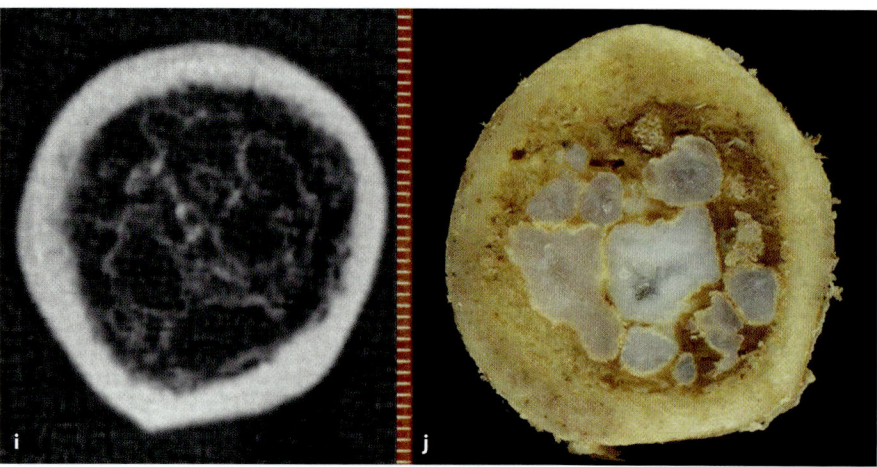

Abb. 7.47 (*Forts.*) **i, j** Vergleich zwischen Aufsichtsfoto auf eine Scheibe eines Resektates aus dem Femur mit einem Radiogramm von dieser Scheibe. Auf dem Radiogramm wird die in der Peripherie der Knorpellobuli und/oder um die Knorpellobuli gelegene Ossifikation deutlich. Das Resektat stammt aus einen sog. aktiven Enchondrom, das mit leichten Schmerzen einherging, ein relativ tiefes Scalloping und ein starkes septales Gadolineum-Enhancement zeigte, also letztlich von einem niedrigmalignem rein intraossär wachsenden Chondrosarkom nicht zu unterscheiden war

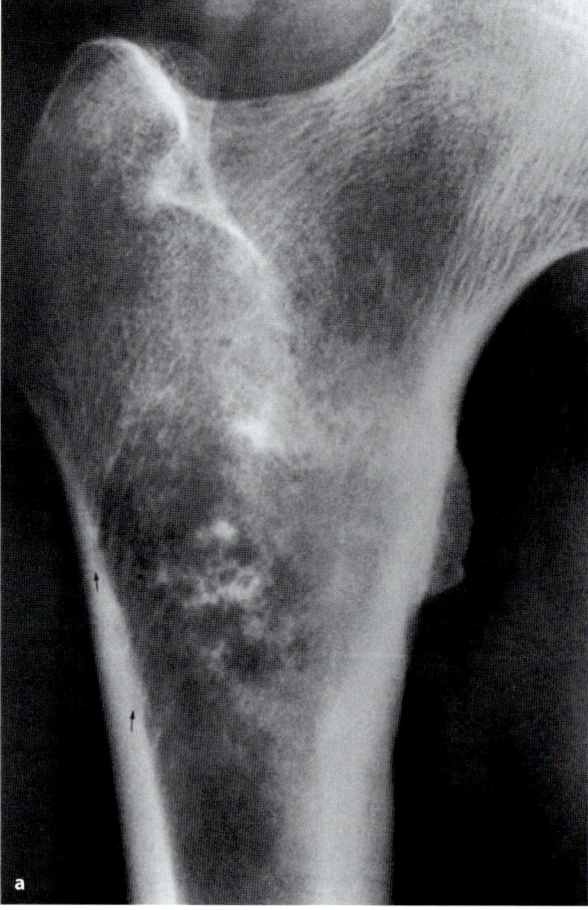

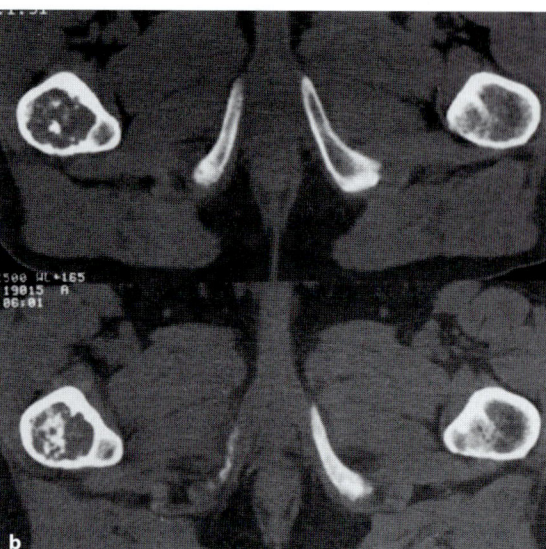

Abb. 7.48 a–d. Chondrom in der proximalen Femurmetadiaphyse bei einem 52-jährigen Mann. Zufallsbefund. Wegen des unten näher beschriebenen septalen Enhancements Tumorresektion. Die sorgfältige histologische Aufarbeitung ergab lediglich ein Chondrom. Der Tumor hat im Übersichtsbild wenig definierbare Grenzen, was im proximalen Femurschaftsbereich auch nicht anders zu erwarten ist. Hier sieht man lediglich ein laterales Scalloping-Phänomen (*Pfeile*); der Tumor kann als knorpelige Läsion verbindlich durch die popcornartige Matrixossifikation angesprochen werden. Die CT-Schnitte (**b**) zeigen eine nicht perforierte Kompakta (*Forts. S. 341*)

7.1 · Gutartige Tumoren

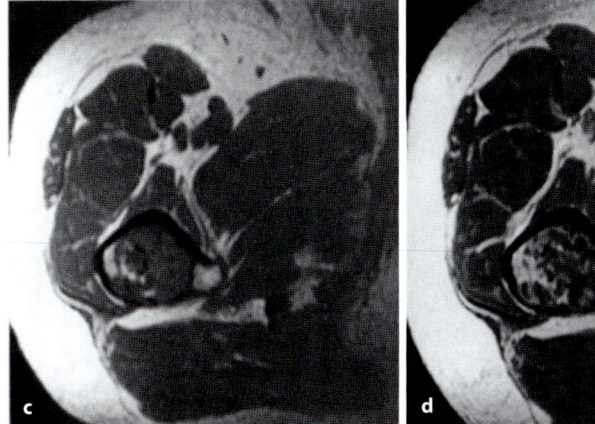

Abb. 7.48 (*Forts.*) Die MRT-Untersuchung (c, d) zeigt den Tumor im T1-gewichteten Bild (c) signalarm. Nach intravenöser Gabe von Gadolinium-DTPA stellen sich serpingiform verlaufende fibrovaskuläre Bänder dar (sog. septales Enhancement), die nach früheren Literaturangaben (s. Text) eigentlich spezifisch für ein Sarkom sein sollten. Vergleiche diesen Fall hinsichtlich der MRT-Symptomatik mit dem Fall in Abb. 7.55

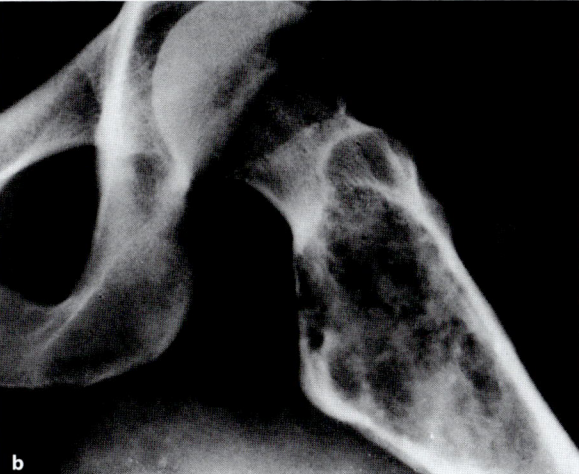

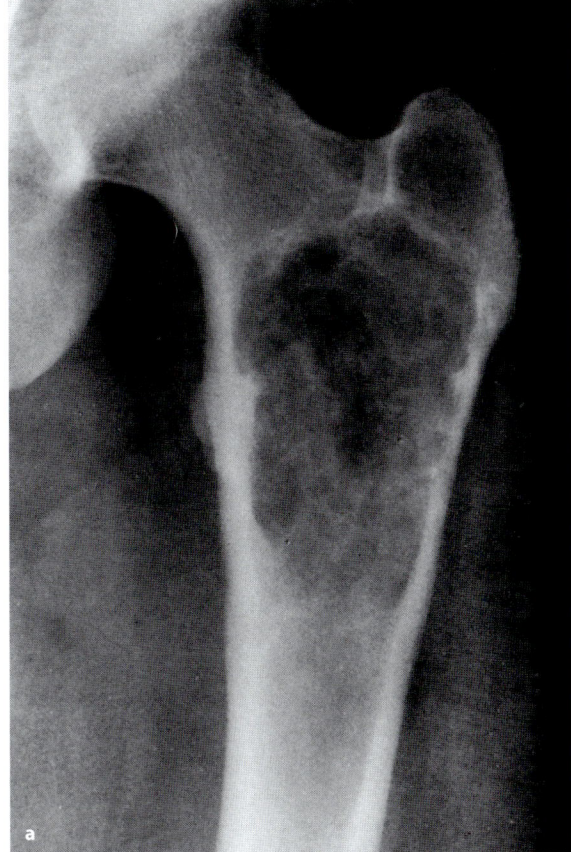

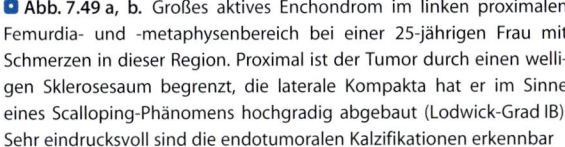

Abb. 7.49 a, b. Großes aktives Enchondrom im linken proximalen Femurdia- und -metaphysenbereich bei einer 25-jährigen Frau mit Schmerzen in dieser Region. Proximal ist der Tumor durch einen welligen Sklerosesaum begrenzt, die laterale Kompakta hat er im Sinne eines Scalloping-Phänomens hochgradig abgebaut (Lodwick-Grad IB). Sehr eindrucksvoll sind die endotumoralen Kalzifikationen erkennbar und verkalkten Septen hinweisen. Bei starker Konfluenz der Ossifikationen sieht man nur einen sehr dichten, irregulär begrenzten weißen Fleck in der umgebenden gesunden Spongiosa. Reicht die Ossifikation in die Diaphyse hinein oder liegt der Herd primär überwiegend diaphysär, dann kann man manchmal eine wellige Innenkonturierung der Kompakta beobachten, ein Befund, der das raumfordernde Verhalten der Läsion signalisiert (Abb. 7.56 a, b). Eine nichtkalzifizierte Zone zwischen der Läsion und der gewellten Kompaktainnenseite ist pathologisch-anatomisch nichtossifiziertem, offensichtlich noch aktiv wachsendem Knorpel zuzuordnen. Bei Verlaufsbeobachtungen über längere Zeiträume können die Ossifikationen bei zunehmender Ausreifung des Tumors zunehmen (Abb. 7.58 e, f), aber bei Aktivierung des Tumors auch abnehmen (Abb. 7.58 a–d).

Viele Enchondrome, insbesondere die kalzfizierenden, werden heute mehr oder weniger durch Zufall bei einer MRT-Untersuchung z. B. der Schulter oder des Kniegelenks entdeckt, daher sollte der Radiologe die *typische MRT-Symptomatik* (Abb. 7.47 e–h, 7.50 e–g) kennen: Im T1-Bild sind Enchondrome iso-oder hypointens im Vergleich zur Skelettmuskulatur, im T2-Bild in den nicht verkalkten Arealen hyperintens, bedingt durch den hohen Wassergehalt des Knorpels. Dabei wird in der Regel der läppchenartige Aufbau der Läsion deutlich, bei sehr starker Hyperintensität zumindest in den Randzo-

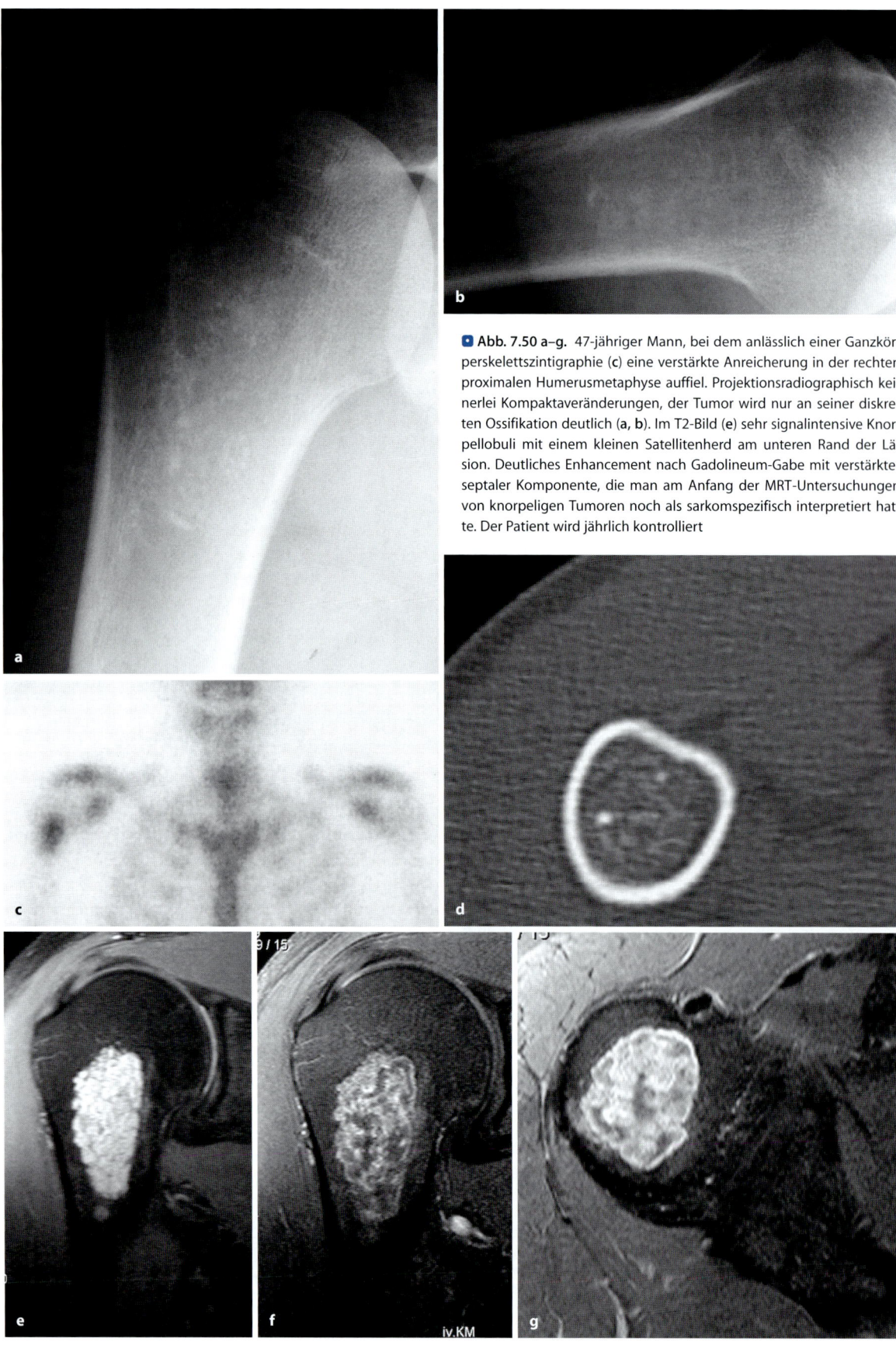

Abb. 7.50 a–g. 47-jähriger Mann, bei dem anlässlich einer Ganzkörperskelettszintigraphie (**c**) eine verstärkte Anreicherung in der rechten proximalen Humerusmetaphyse auffiel. Projektionsradiographisch keinerlei Kompaktaveränderungen, der Tumor wird nur an seiner diskreten Ossifikation deutlich (**a**, **b**). Im T2-Bild (**e**) sehr signalintensive Knorpellobuli mit einem kleinen Satellitenherd am unteren Rand der Läsion. Deutliches Enhancement nach Gadolineum-Gabe mit verstärkter septaler Komponente, die man am Anfang der MRT-Untersuchungen von knorpeligen Tumoren noch als sarkomspezifisch interpretiert hatte. Der Patient wird jährlich kontrolliert

7.1 · Gutartige Tumoren

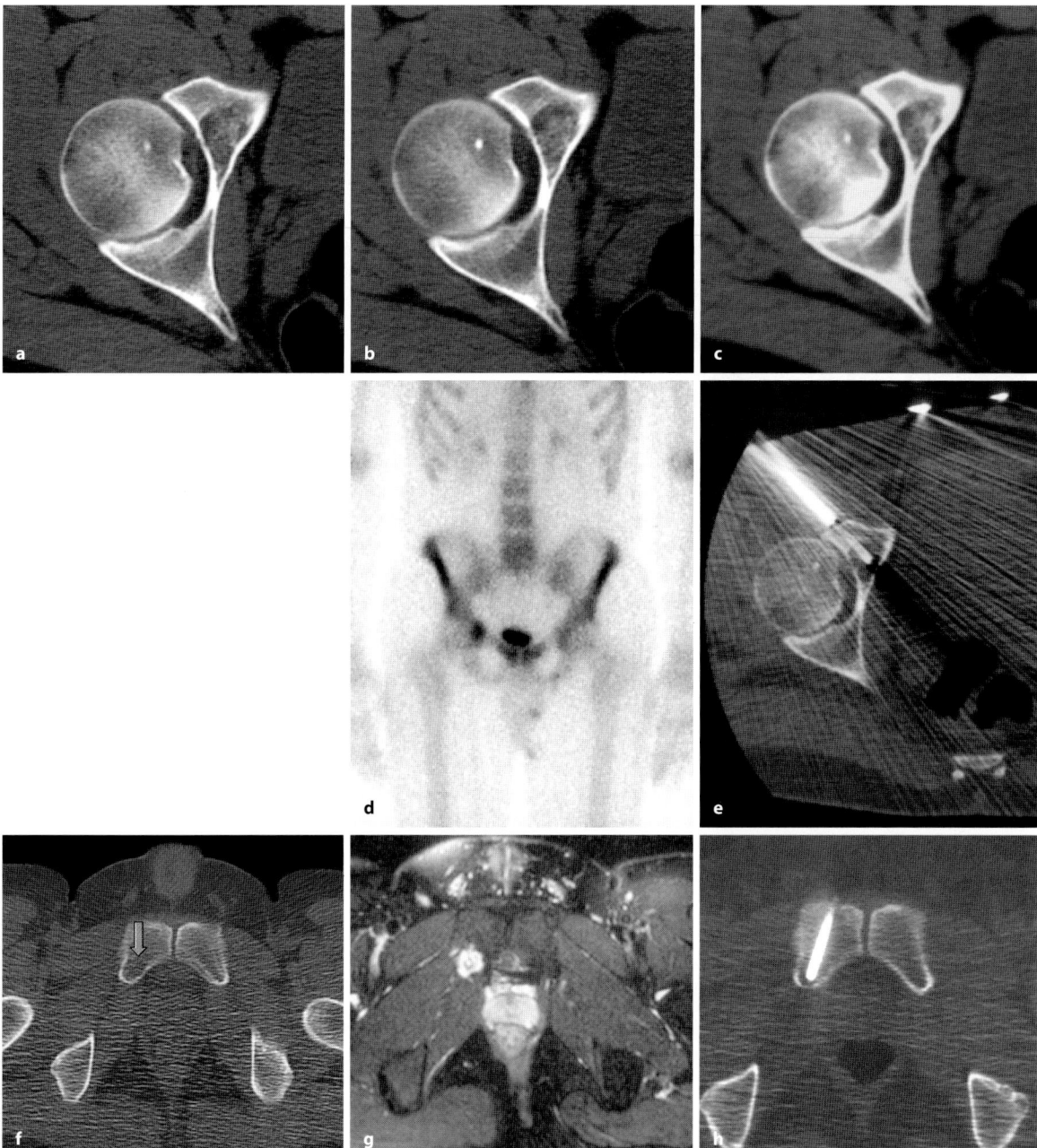

Abb. 7.51 a–h. Enchondrome im Beckenbereich. In **a–e** kleines, aber mit Schmerzen einhergehendes aktives Enchondrom im Bereiche der rechten vorderen Hüftpfanne (Pars acetabuli ossis pubis). 39-jähriger Mann. Szintigraphisch deutlich anreichernd (**d**). Im CT (**a–c**) wird die knorpelige Herkunft des Tumors anhand seines Ossifikationsmusters deutlich. Transkutane CT-gesteuerte Biopsie (**e**) mit dem Ergebnis eines reinen aktiven Chondroms, das nach Auskürettage bestätigt wurde. Die Biopsie erschien uns in Anbetracht der geringen Ausdehnung des Tumors repräsentativ und damit – trotz des Verdachtes auf ein niedrig malignes Chondrosarkom – berechtigt. **f–h** Kleines Enchondrom im rechten Schambein, klinisch symptomatisch. 26-jähriger Mann. Im T2-Bild stellt sich die Läsion sehr signalintensiv dar. CT-gesteuerte Biopsie (**h**) mit der gleichen Begründung wie im obigen Fall. Histologisch reines aktives Enchondrom

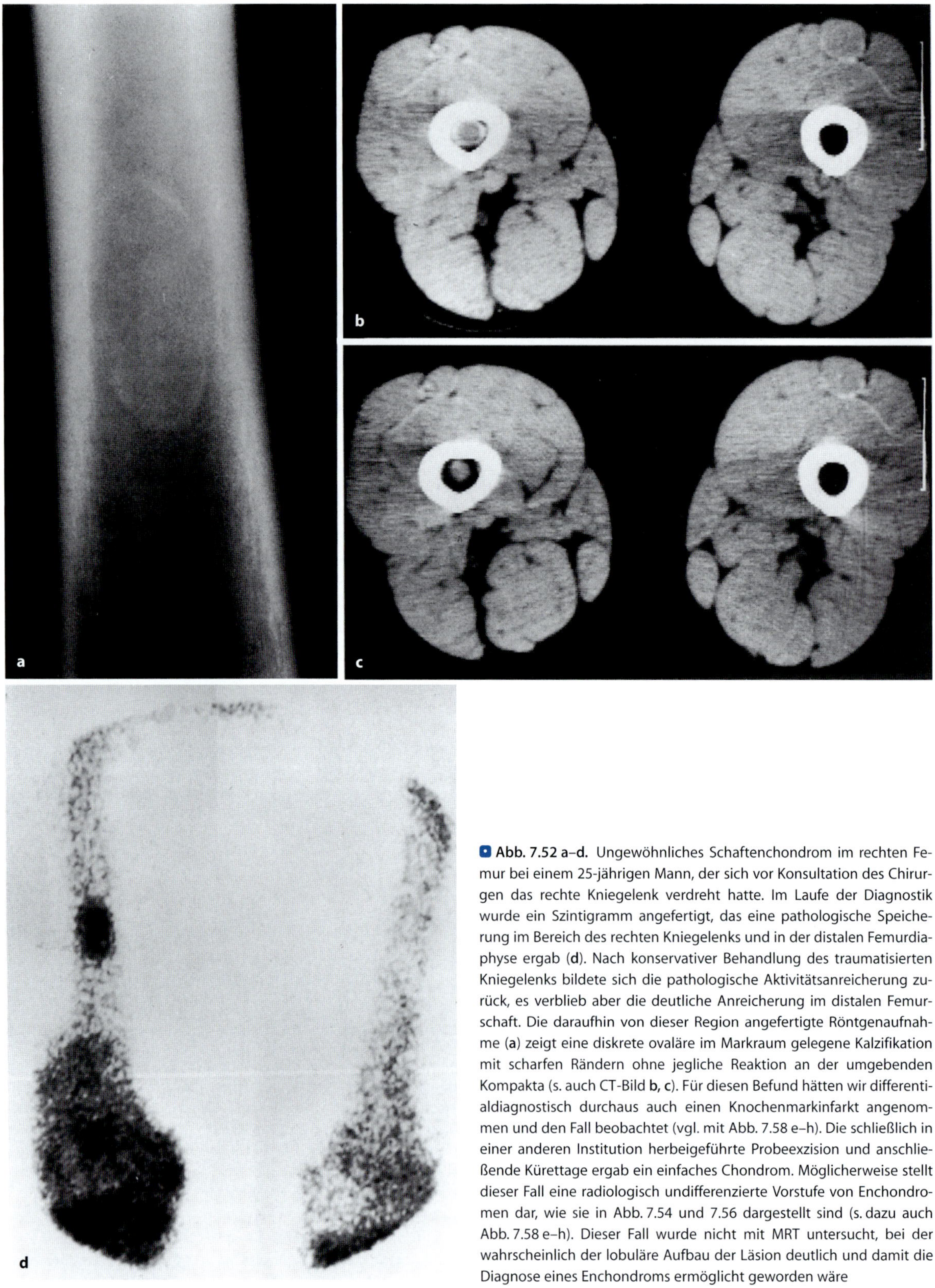

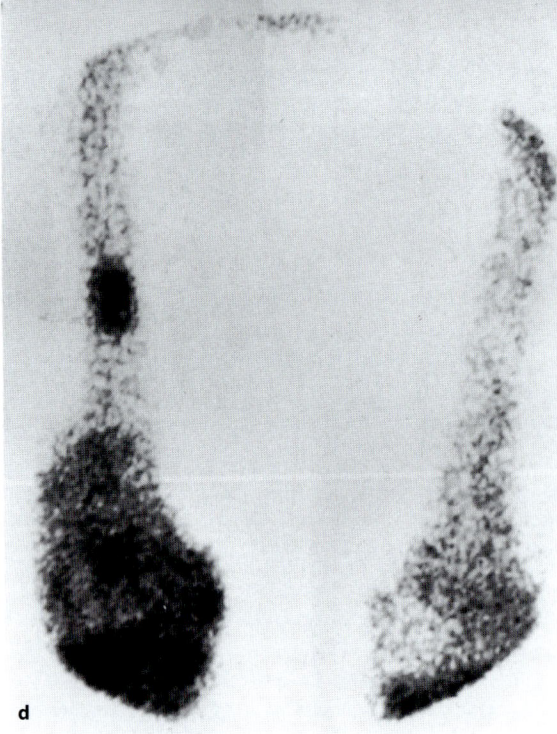

Abb. 7.52 a–d. Ungewöhnliches Schaftenchondrom im rechten Femur bei einem 25-jährigen Mann, der sich vor Konsultation des Chirurgen das rechte Kniegelenk verdreht hatte. Im Laufe der Diagnostik wurde ein Szintigramm angefertigt, das eine pathologische Speicherung im Bereich des rechten Kniegelenks und in der distalen Femurdiaphyse ergab (d). Nach konservativer Behandlung des traumatisierten Kniegelenks bildete sich die pathologische Aktivitätsanreicherung zurück, es verblieb aber die deutliche Anreicherung im distalen Femurschaft. Die daraufhin von dieser Region angefertigte Röntgenaufnahme (a) zeigt eine diskrete ovaläre im Markraum gelegene Kalzifikation mit scharfen Rändern ohne jegliche Reaktion an der umgebenden Kompakta (s. auch CT-Bild b, c). Für diesen Befund hätten wir differentialdiagnostisch durchaus auch einen Knochenmarkinfarkt angenommen und den Fall beobachtet (vgl. mit Abb. 7.58 e–h). Die schließlich in einer anderen Institution herbeigeführte Probeexzision und anschließende Kürettage ergab ein einfaches Chondrom. Möglicherweise stellt dieser Fall eine radiologisch undifferenzierte Vorstufe von Enchondromen dar, wie sie in Abb. 7.54 und 7.56 dargestellt sind (s. dazu auch Abb. 7.58 e–h). Dieser Fall wurde nicht mit MRT untersucht, bei der wahrscheinlich der lobuläre Aufbau der Läsion deutlich und damit die Diagnose eines Enchondroms ermöglicht geworden wäre

7.1 · Gutartige Tumoren

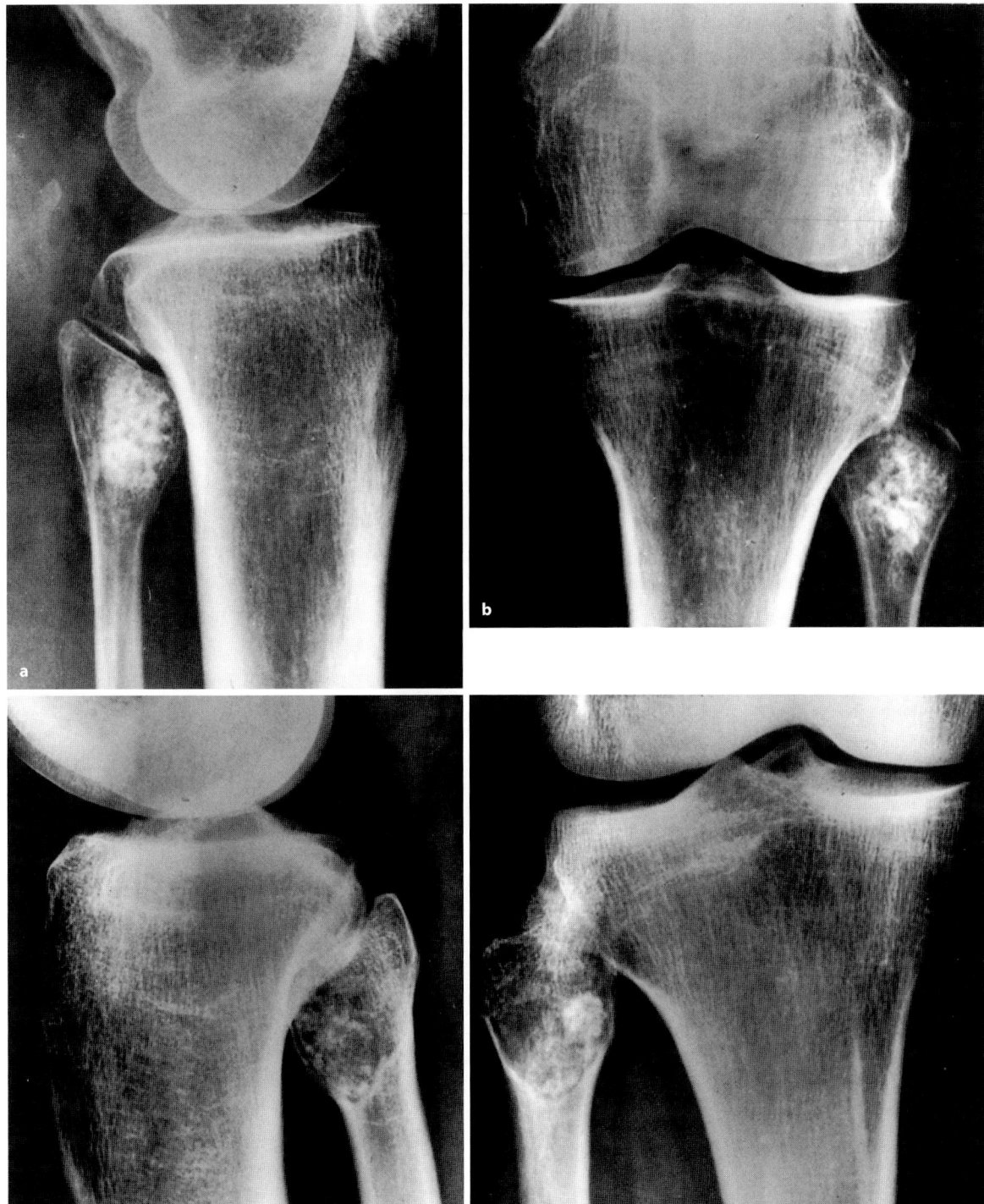

Abb. 7.53 a–d. Zur Problematik der Differentialdiagnose zwischen Chondrom und Chondrosarkom bei typischen chondromatösen Läsionen im Fibulakopf (s. auch Kendell et al. 2004). **a, b** 58-jährige Frau mit gelegentlich ziehenden Schmerzen im Fibulakopf, die nach einem Trauma zunahmen. Der erheblich kalzifizierte Tumor entspricht vom Kalzifikationsmuster her einem typischen Chondrom bzw. einem kalzifizierenden Enchondrom. Die Diagnose wurde histologisch bestätigt. Subkapital wenige Wochen alte Spontanfraktur. Bei dem zwar weniger, aber auch deutlich kalzifizierenden Tumor im Fibulakopf des 62-jährigen Patienten in **c** und **d** handelt es sich dagegen histologisch eindeutig um ein Chondrosarkom Grad I. Der Patient hatte allerdings erhebliche Schmerzen, was diesen sonst röntgenologisch eher harmlos anmutenden Prozess (Lodwick-Grad IB) verdächtig auf ein Chondrosarkom machte

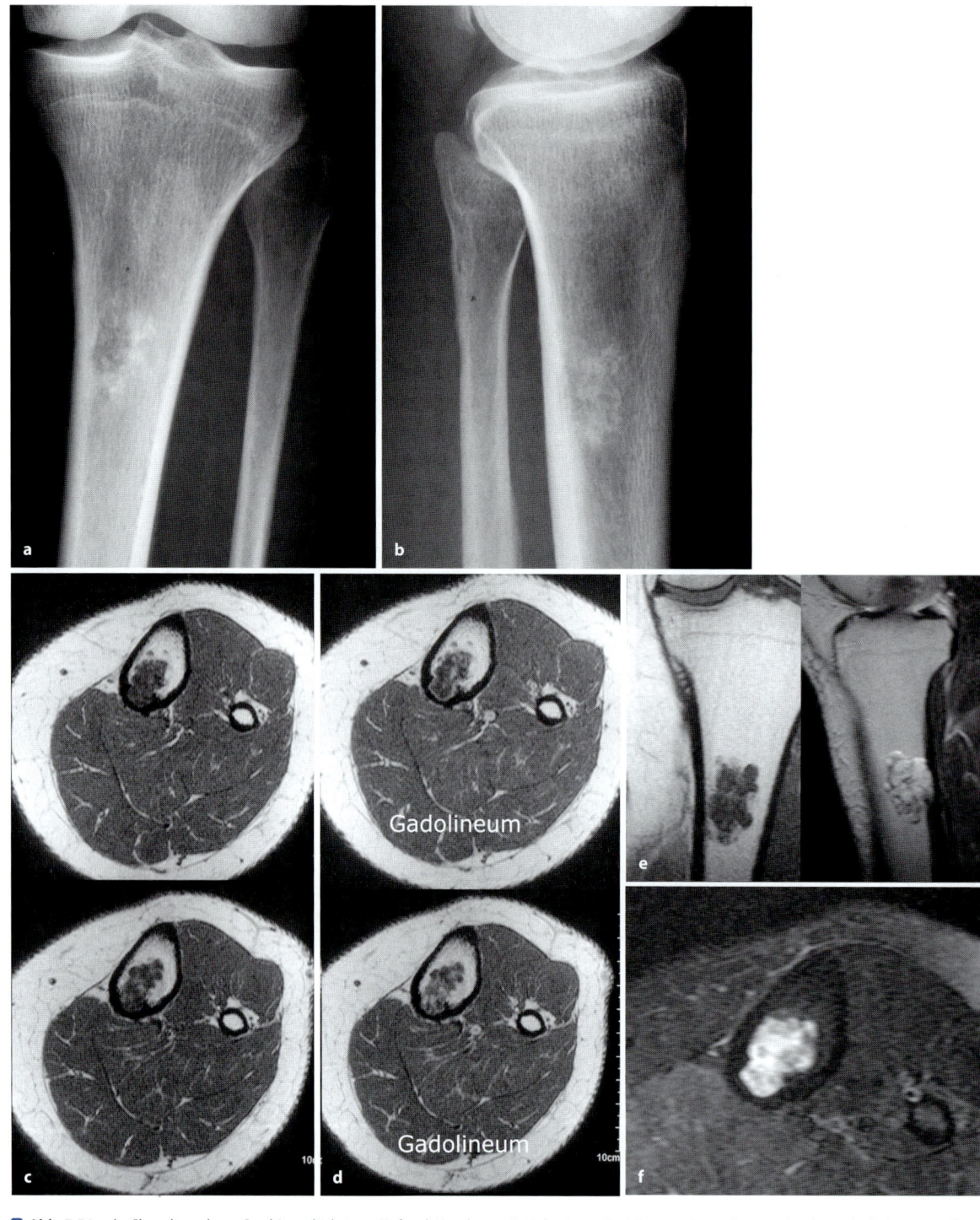

Abb. 7.54 a–i. Chondrosarkom-Grad-I-verdächtiger Befund in der proximalen Tibiadiaphyse, der bei einer Patientin mit Mammakarzinom zufällig im Szintigramm entdeckt worden war. Vor allem in der a.p.-Projektion wird ein größerer lytischer Anteil in der sonst mäßig ossifizierten Läsion deutlich, der in der CT (**g–i**) sein Korrelat in einer tiefen Arrosion in der dorsalen Kompakta hat. Dabei ist die Kompakta um gut zwei Drittel ihrer normalen Breite abgebaut, ein Befund, der im Allgemeinen als hochgradig verdächtig auf ein Chondrosarkom Grad I angesehen wird. Eindrucksvoll sieht man den dorsalen Tumorausläufer im Kontrast-MRT in **d** (oben). Dieser Ausläufer enhanced aber nur in seiner Peripherie und nicht massiv und unstrukturiert wie bei einem Chondrosarkom Grad II oder III. Kein peritumorales Enhancement. Dies ist ein typischer Grenzfall, wie man ihn in der Praxis nicht selten erlebt. Die tiefe Arrosion sprach für ein Sarkom, die klinische Beschwerdefreiheit und das harmlos anmutende MRT für ein Enchondrom. Nach langer Diskussion wurde der Tumor en bloc reseziert. Die histologische Aufarbeitung in Stufenschnitten ergab aber nur ein reines aktives Enchondrom. Bei dem sehr ähnlichen Fall in Abb. 7.55, den wir bei der Bewertung dieses Falles im Auge hatten, stellte sich ein Chondrosarkom Grad I heraus (*Forts. S. 347*)

7.1 · Gutartige Tumoren

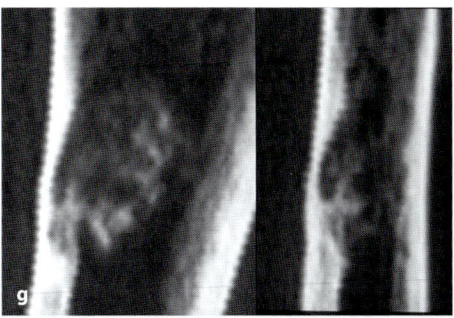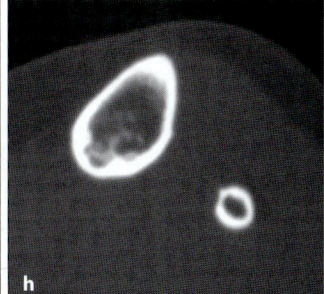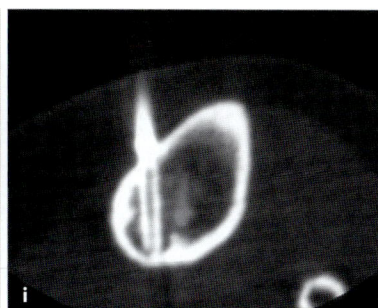

Abb. 7.54 a–i (*Forts.*)

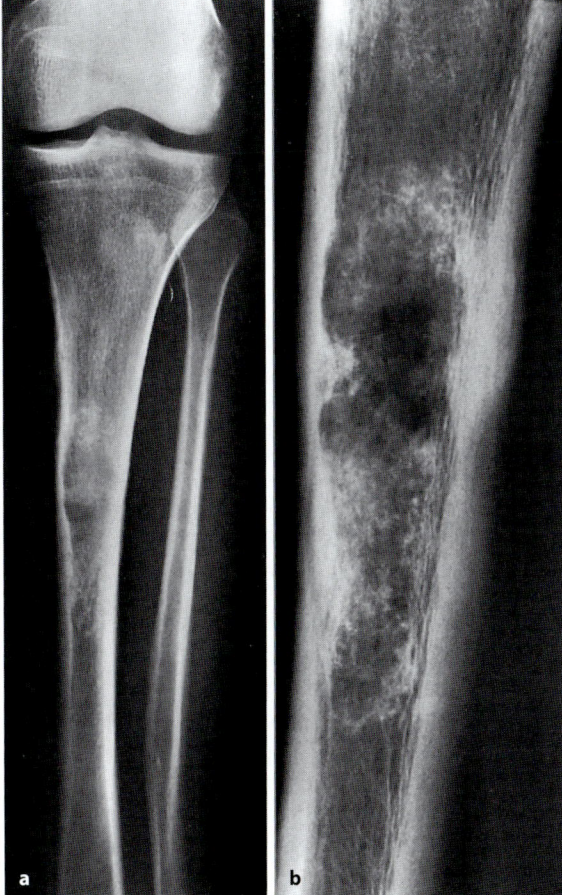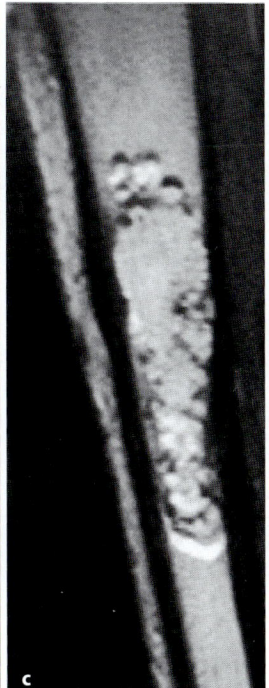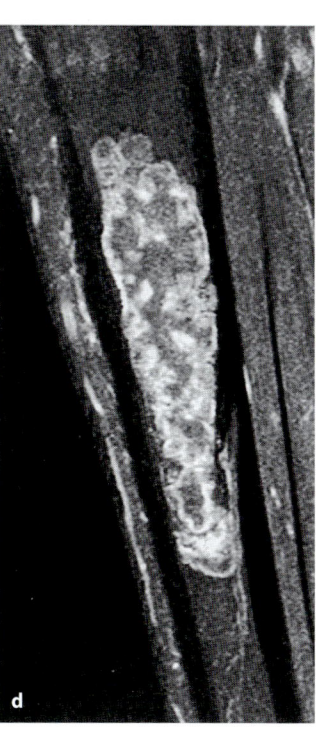

Abb. 7.55 a–d. Chondrosarkom Grad I im Tibiaschaft. Der Tumor hat zu einer umschriebenen „Ausbeulung" der medialen Tibiakortikalis bei hochgradiger Verdünnung geführt. In den proximalen Partien ist er weniger verkalkt; hier liegt also offensichtlich der aktive Teil des Tumors. Klinisch deutliche und in den letzten Monaten zunehmende Schmerzsymptomatik. Äußerlich völlig unauffälliger Befund. Die Schmerzsymptomatik signalisierte uns ein Sarkom, weshalb wir eine En-bloc-Resektion veranlassten (Präparataufnahme in **b**). Im T2-gewichteten MRT-Bild stellen sich die Tumorlobuli z. T. sehr signalintensiv dar (**c**), nach intravenöser Gadolineum-DTPA-Gabe (**d**) kommt es zu einem klassischen septalen Enhancement. Dieses Phänomen scheint aber speziell für die Differentialdiagnose zwischen aktivem Enchondrom einerseits und niedrigmalignem Chondrosarkom andererseits unspezifisch zu sein. Wir konnten es in zahlreichen reinen Enchondromen nachweisen (z. B. Abb. 7.48 d, 7.50, 7.54 h)

nen. Bei entsprechender Größe stellen sich die Matrixverkalkungen als Signalauslöschungen im T2-Bild, besser noch in der T2-Stern-Sequenz dar. Vielfach sieht man sattelitenartige Ausläufer des Tumors im angrenzenden Knochen. Eine evtl. Kompaktaarrosion ist eigentlich immer gut zu sehen (**Abb. 7.54**). Eine extraossäre Signalauffälligkeit sollte beim Enchondrom im Gegensatz zum Chondrosarkom nicht vorkommen. Janzen et al. (1997) fanden bei Einsatz von STIR-Sequenzen bei 13 Chondrosarkomen *peritumorale Signalanhebungen*, konnten diesen Befund aber bei keinem der 10 Enchondrome nachweisen. Die Signalanhebungen führen die Autoren auf eine diskrete Markfibrose zurück. Acht Chondrosarkome waren Low-grade-Tumoren (Grad I *und* II), nur 5 saßen in den langen Röhrenknochen. Aus der Arbeit geht nicht eindeutig hervor, ob *alle* Low-grade-Sarkome ausschließlich intraossär lokalisiert wa-

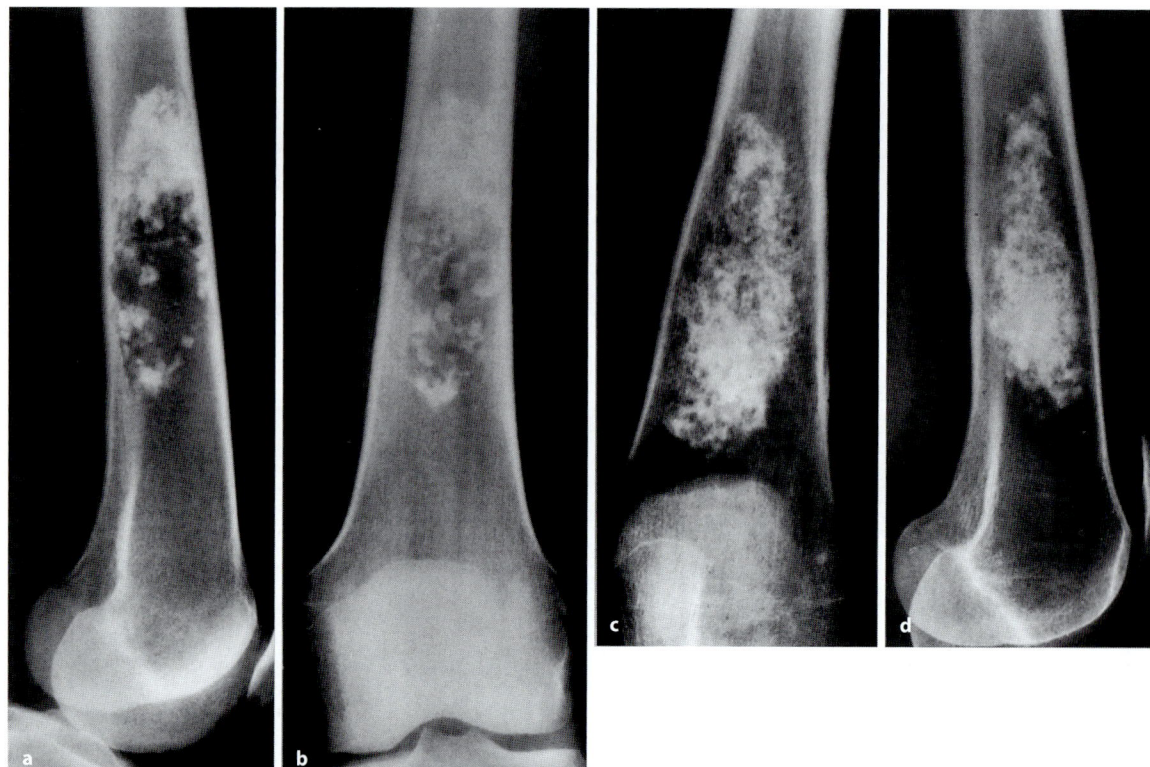

Abb. 7.56 a–d. Typische kalzifizierende bzw. ossifizierende Enchondrome im distalen Femur. 2 Patientinnen, 43-jährig (**a**, **b**) und 56-jährig (**c**, **d**), die im Rahmen einer szintigraphischen Routineuntersuchung bei bekanntem Mammakarzinom und fehlender klinischer Symptomatik durch Aktivitätsanreicherungen in den dargestellten Regionen auffielen. In den Läsionen werden die ausgedehnten, z. T. popcornartig anmutenden Kalzifikationsmuster deutlich, im Einzelnen sieht man auch ring- und bogenförmige sowie punktförmige Kalzifikationen. In beiden Fällen ist die Kompakta umschrieben ausgedünnt und in **c** und **d** auch ausgebeult bzw. im Sinne einer Pseudokortikalis umgebaut. Das positive Szintigramm und die kortikalen Veränderungen signalisieren, dass die Prozesse noch aktiv sind

ren, was die Bewertung der Befunde beeinträchtigt. *Paraossale Weichgewebsödeme* mit entsprechender Signalintensitätsanhebung in STIR-Sequenzen wurden übrigens sowohl bei allen Enchondromen als auch bei 5 der 8 Low-grade-Sarkome vermisst!

Diese beschriebene MRT-Symptomatik variiert in ihrer Intensität und Verteilung ganz in Abhängikeit vom Alter des Patienten, vom Sitz und der Größe der Läsion und ihrer „Ausreifung". Ältere, stark verkalkte Enchondrome bieten somit ein ganz anderes – wesentlich „bescheideneres" – Bild als aktive jüngere Exemplare. Nach Kontrastmittelgabe kommt es insbesondere bei aktiven Enchondromen vielfach zu einem sog. *septalen Enhancement*, das nach Geirnaerdt et al. (1993) auf das vaskularisierte Stroma des Tumors (sog. fibrovaskuläre Bänder, wie sie ursprünglich von dem Pathologen Mirra et al. 1985 als angeblich typisch für das niedrigmaligne Chondrosarkom beschrieben wurden, Abb. 7.75 b) zurückzuführen ist und in dem sich das Gadolinium anreichert. Es stellt sich in Form von kurvenförmigen signalintensiven Bändern im kontrastverstärkten T1-Bild dar und zwar – unglücklicherweise – sowohl bei aktiven Chondromen als auch bei niedrigmalignen Chondrosarkomen (Abb. 7.48 d, 7.50 g, 7.55 d). Es hat offensichtlich nichts zu tun mit dem ring- und bogenförmigen Signalintensitätsmuster von knorpeligen Tumoren in langen TR/TE-MRT-Bildern, bedingt durch die hohe Signalintensität von läppchenartig angeordnetem Knorpel und mukoiden Formationen. Ob die von Mirra mikroskopisch gesehenen fibrovaskulären Bänder (Septen) tatsächlich mit dem septalen Enhancement deckungsgleich sind, wagen wir erheblich zu bezweifeln (s. S. 386 f.). Ein fokal flächenförmiges oder ein starkes peritumorales Enhancement sprechen ansonsten gegen ein reines Enchondrom und für ein Chondrosarkom. Bei höher malignen Chondrosarkomen soll das septale Enhancement nicht vorkommen. Nach Untersuchungen von Geirnaerdt et al. (2000) mit Fast-contrast-MRT, auf die beim Chondrosarkom noch näher eingegangen wird, machen das Fehlen eines frühen *und* späten Enhancements ein reines Enchondrom sehr wahrscheinlich, wenngleich ein spätes Enhancement und ein linearer Kurvenanstieg des Enhancements sehr wohl auch bei Enchondromen vorkommen. Untersucht wurden in dieser Studie allerdings nur 8 Enchondrome und 18 Chondrosarkome.

7.1 · Gutartige Tumoren

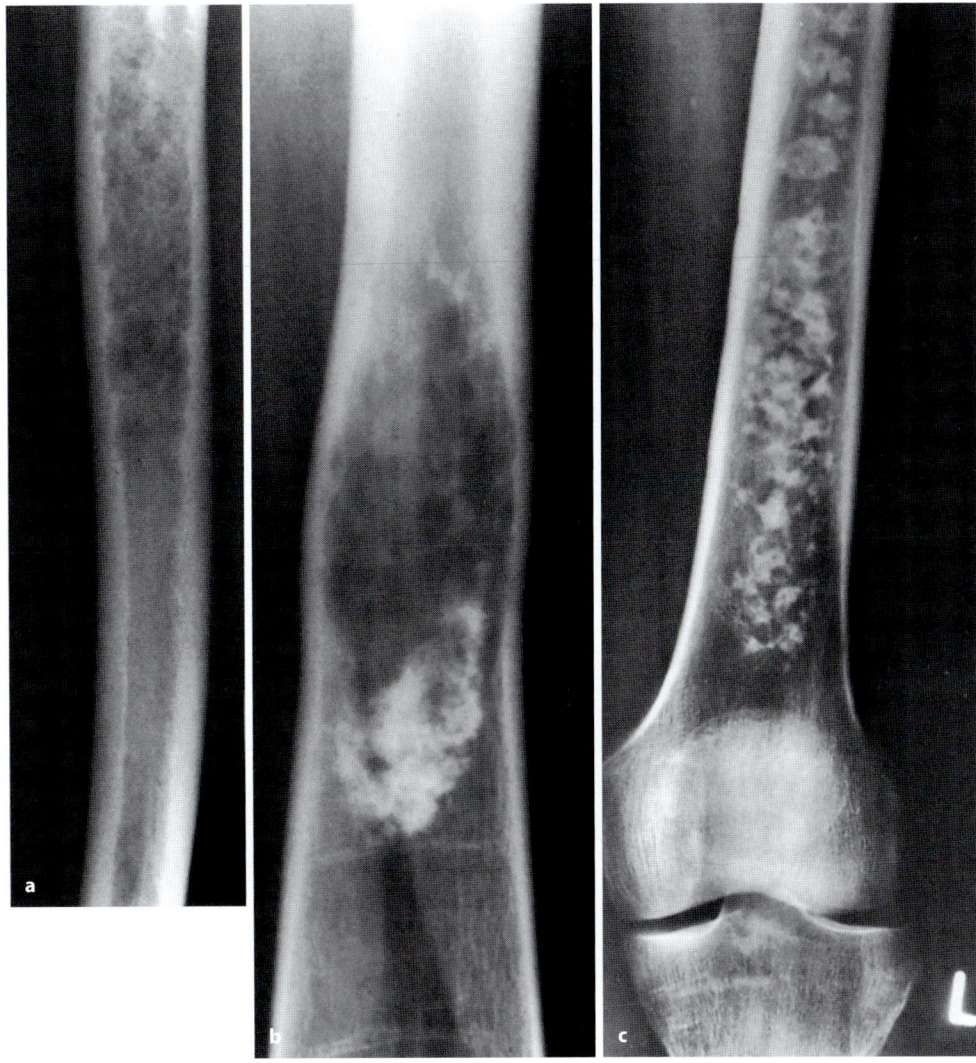

Abb. 7.57 a–c. Unterschiedlich ossifizierte Schaftenchondrome. In **a** (Humerus) nur sehr geringfügige Matrixossifikation. Sehr eindrucksvoll kommen die lakunären Ausbuchtungen der Kompakta von innen her zur Darstellung (sog. Scalloping-Phänomen), die den lobulären Aufbau des Tumors widerspiegeln. In **b** ist überwiegend der distale Tumorzapfen solide ossifiziert. Im aktiven Tumoranteil sind praktisch keine Ossifikationen erkennbar, hier hat der Tumor die originäre Kompakta auf beiden Seiten weitgehend abgebaut, und es hat sich eine Neokortikalis gebildet, die insbesondere medialseitig das Bild der ausgebeulten Schale bietet. Diese Konstellation (größerer lytischer Anteil, ausgebeulte Knochenschale) ist ziemlich typisch für ein Chondrosarkom. Die En-bloc-Resektion des Tumors mit sorgfältiger histologischer Aufarbeitung ergab jedoch lediglich ein aktives Enchondrom (65-jähriger Mann!). **c** Ausgedehnte popcornartige Matrixossifikationen des langstreckigen Schaftenchondroms ohne jegliche resorptive Veränderung an der Kortikalis

Die Intensität der Tracereinlagerung im *Skelettszintigramm* wird von der Durchblutung und der Ossifizierungsvorgänge im Chondrom bestimmt. Mit dieser Untersuchung kann letztlich nichts über die Dignität des Tumors ausgesagt werden. *Eine schwache oder gar fehlende Tracereinlagerung spricht aber immer gegen ein aktives Enchondrom oder ein Chondrosarkom Grad I.*

Das *Enchondroma protuberans* (Abb. 7.42 b, 7.61) grenzt sich gegenüber der gesunden Spongiosa durch einen Sklerosesaum ab. Die häufig kalzifizierte Tumormasse hat die normale Kompakta abgebaut und eine meist lobuliert konturierte periostale Knochenschale ausgebildet. Zur Differentialdiagnose des Enchondroma protuberans gegenüber dem sessilen Osteochondrom und dem periostalen Chondrom s. Abb. 7.37. Das Enchondroma protuberans sollte deswegen vom Osteochondrom abgegrenzt werden, da es – bei klinischer Symptomatik – aus dem Knochen ausgeschält oder en bloc reseziert werden muss, im Gegensatz zum Osteochondrom, bei dem nur der knorpelige Anteil „abzuschlagen" oder abzumeißeln ist. Andererseits sollte diese besondere Wachstumsform des Enchondroms nicht mit einem aus dem Knochen ausgebrochenen Chondrosarkom verwechselt werden, denn beiden Entitäten gemein-

350 Kapitel 7 · Knorpelbildende Tumoren

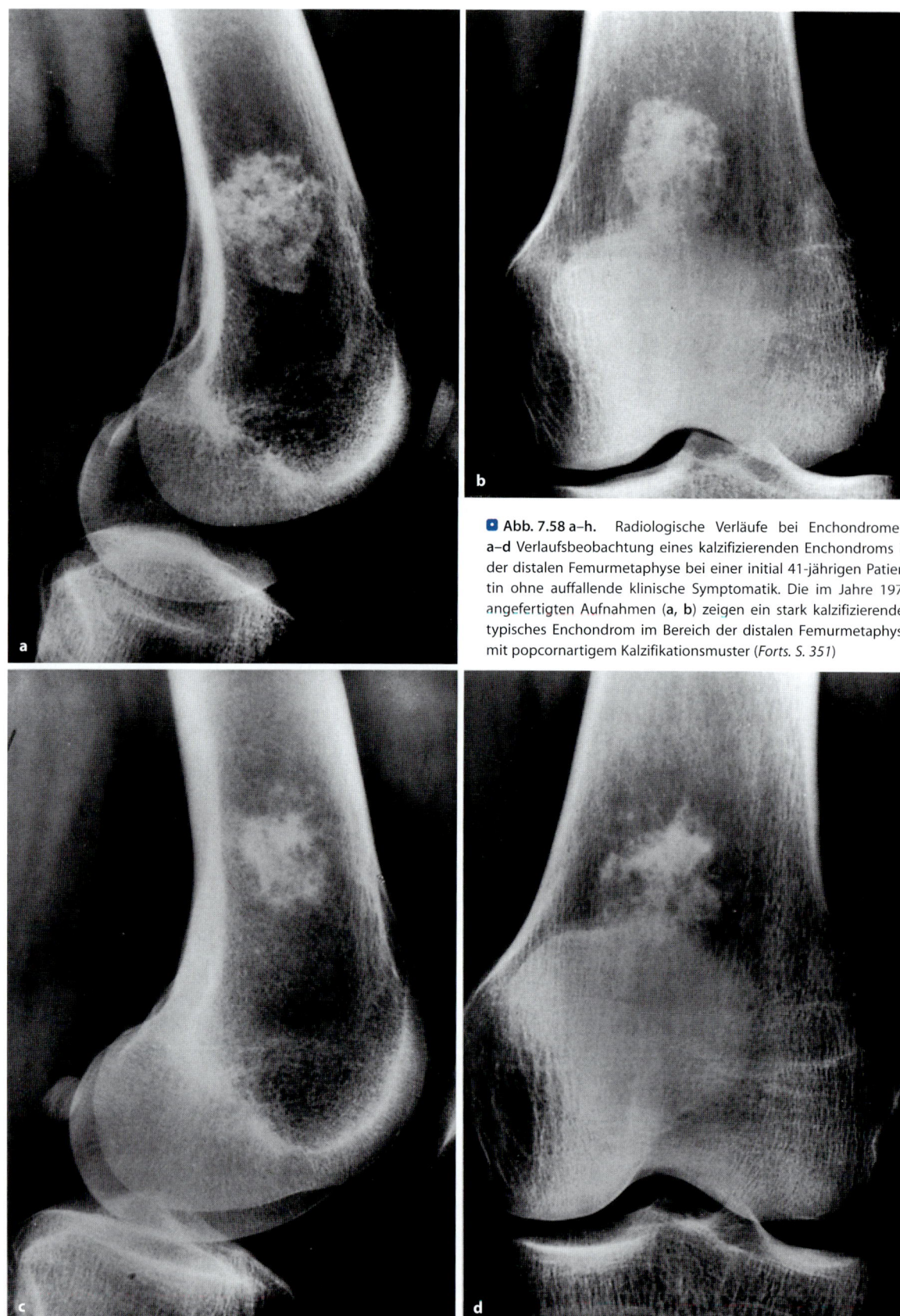

Abb. 7.58 a–h. Radiologische Verläufe bei Enchondromen. a–d Verlaufsbeobachtung eines kalzifizierenden Enchondroms in der distalen Femurmetaphyse bei einer initial 41-jährigen Patientin ohne auffallende klinische Symptomatik. Die im Jahre 1975 angefertigten Aufnahmen (a, b) zeigen ein stark kalzifizierendes typisches Enchondrom im Bereich der distalen Femurmetaphyse mit popcornartigem Kalzifikationsmuster (*Forts. S. 351*)

7.1 · Gutartige Tumoren

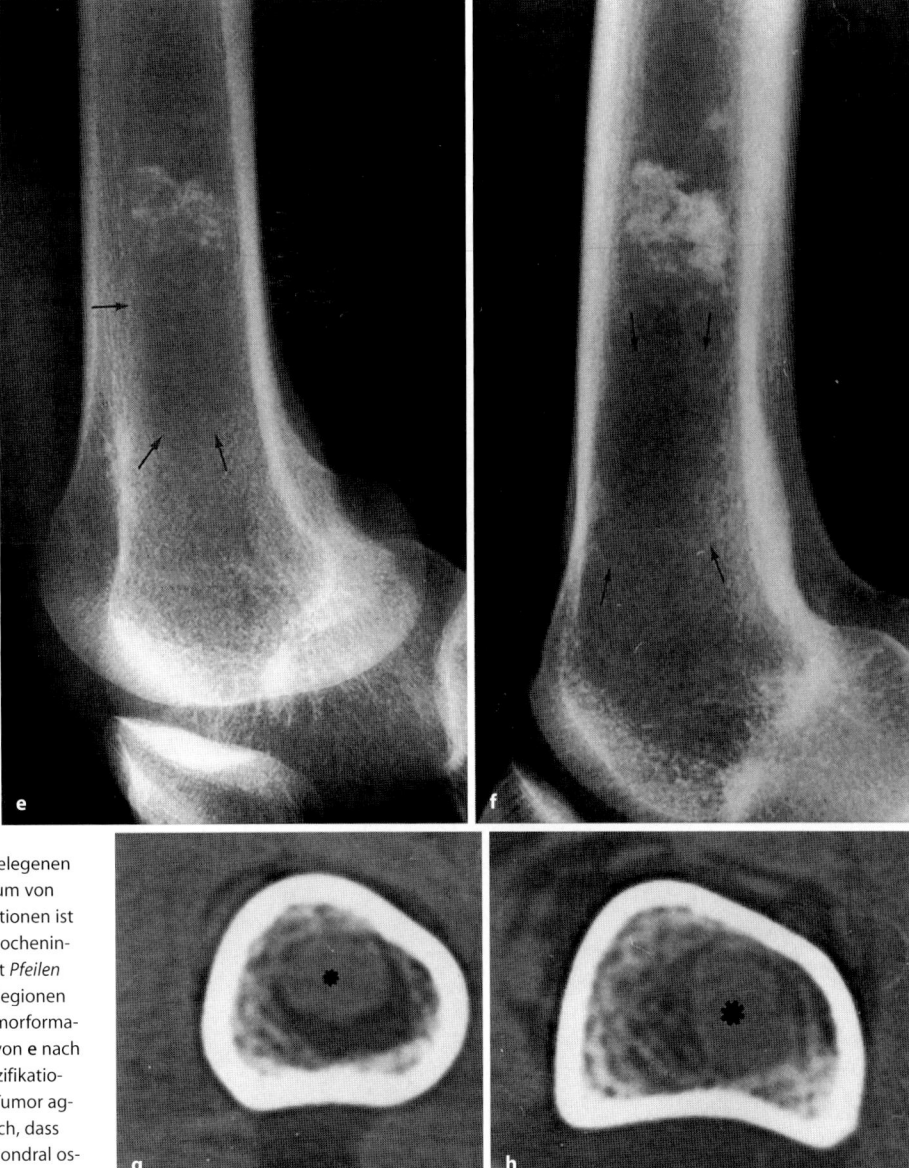

Abb. 7.58 a–h (*Forts.*) Auf den im Jahre 1984 angefertigten Aufnahmen (**c, d**) haben die randständigen Kalzifikationen z. T. lakunenartig abgenommen. Diese Rückbildung wird von uns als Aktivierung des Chondroms mit tumorbedingtem Abbau der vorherigen Ossifikationszonen gedeutet. Die Patientin ist aber auch zum Zeitpunkt der späteren Aufnahmen beschwerdefrei. **e–h** Die Verlaufsbeobachtung bei diesem Fall (25-jährige Frau) zeigt im Vergleich zur Abbildungsserie **a–d** eine Größenzunahme der Kalzifikationen des im distalen Femurschaft gelegenen Enchondroms in einem Zeitraum von einem Jahr. Distal der Kalzifikationen ist auf beiden Aufnahmen das Knocheninnere auffallend strukturlos (mit *Pfeilen* markiert). CT-Schnitte dieser Regionen (**g, h**) lassen unkalzifizierte Tumorformationen erkennen. Der Verlauf von **e** nach **f** mit Größenzunahme der Kalzifikationen bedeutet nicht, dass der Tumor aggressiver wird, sondern lediglich, dass seine Matrix zunehmend enchondral ossifiziert, sozusagen ausreift

sam ist immerhin ein über das Knochenniveau hinausreichender Geschwulstanteil. Im Gegensatz zum Chondrosarkom ist aber das Enchondroma protuberans immer von einer mehr oder weniger dünnen äußeren Knochenschale umgeben. Die intraossären Grenzen, zumeist in Form eines Sklerosesaums, sind glatt, das Kalzifikationsmuster ist gleichmäßig.

Intrakortikal gelegene Chondrome sind Raritäten (Rudman et al. 1998; Ramnath et al. 2002). Bisher gibt es sicherlich nicht mehr als 10 publizierte Fälle. Radiologisch können sie komplett ein intrakortikales Osteoidosteom, auch ein Hämangiom, imitieren. Wenn sie unter der Diagnose eines Osteoidosteoms transkutan behandelt werden (mit Radiofrequenzablation oder mit einfacher Niduszerstörung mit Alkohol, s. S. 138f.), üblicherweise ohne vorherige PE, dann ergibt sich daraus für den Patienten kein Problem, denn beide Differentialdiagnosen entsprechen benignen Läsionen und sie sind mit einem solchen therapeutischen Vorgehen ausreichend behandelt. Das intrakortikale Chondrom kann man auch als Variante eines periostalen Chondroms betrachten.

Die Koexistenz eines Enchondroms mit einem periostalen Chondrom an einem Oberarm wurde von Ishida et al. (1998) beschrieben. Wir glauben, dass dahinter eher eine Enchondromatose steckte (s. S. 358 f.).

Radiologische Differentialdiagnose. Enchondrome am Handskelett sind in der Regel leicht zu diagnostizieren, insbesondere, wenn sie ein knorpelspezifisches Matrix-

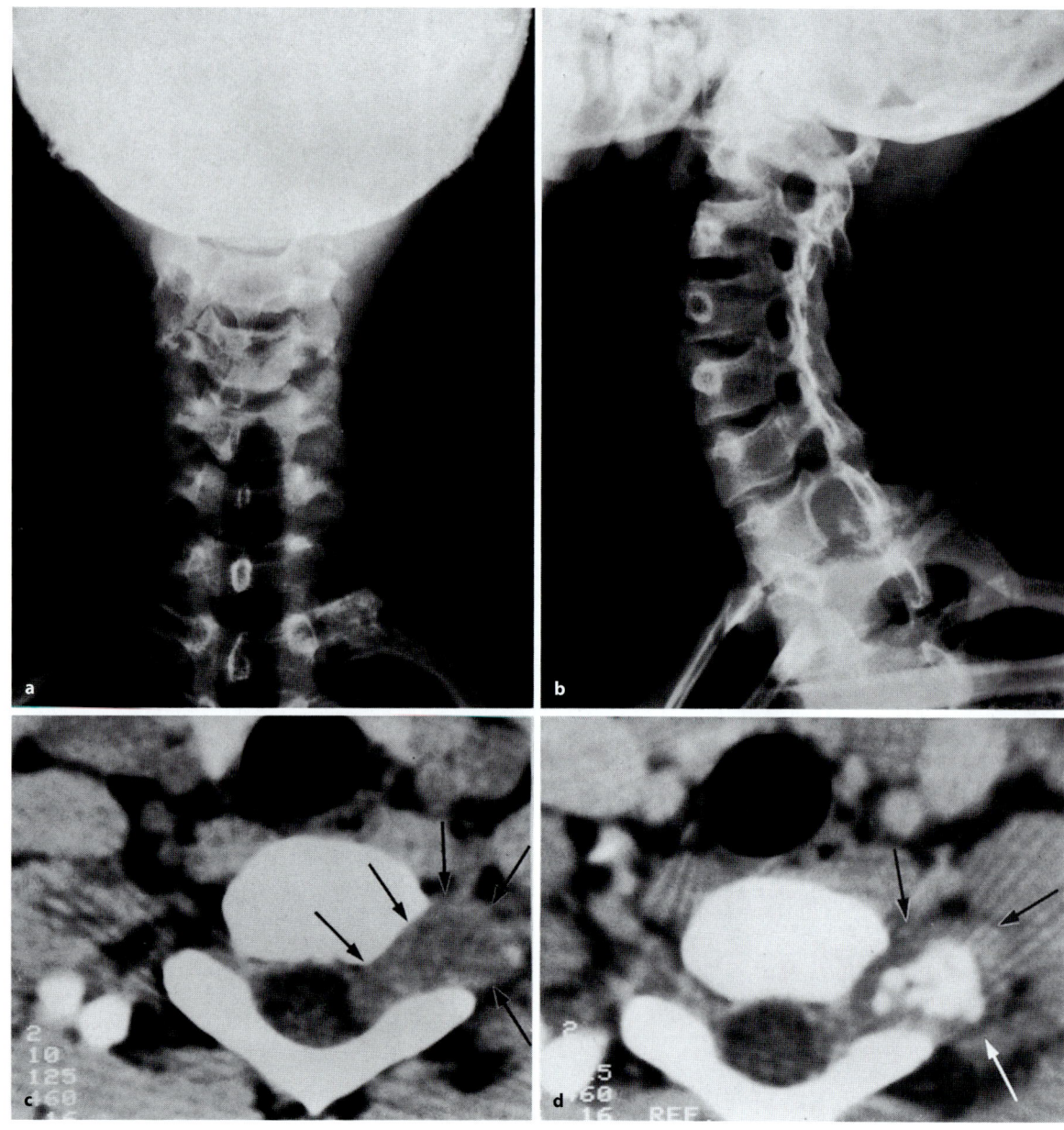

Abb. 7.59 a–d. Zervikales Chondrom, ausgehend vom dorsalen Anteil der 1. Rippe links. 18-jähriger Patient mit seit 1,5 Jahren bestehenden Dys- und Hyperästhesien sowie sensomotorischen Ausfällen im linken Arm. **b, d** Der schollige Verkalkungen im unteren Anteil des erweiterten Foramen intervertebrale aufweisende Tumor wächst nach kranial im Foramen transversarium von C7 und tritt andererseits durch das Foramen intervertebrale (C7/Th1) links unter Kompression der Dura mater spinalis in den zervikothorakalen Spinalkanal ohne Verlagerung des Myelons ein

ossifikationsmuster aufweisen. Differentialdiagnostisch muss man *am Handskelett intraossäre Ganglien und sog. idiopathische Handknochenzysten* berücksichtigen, die vor allem bei Frauen in den mittleren Jahren und älteren Frauen nicht selten zufällig beobachtet werden (Abb. 7.62). Diese idiopathischen Handknochenzysten treten aber überwiegend im Karpus auf und liegen fast ausschließlich intraossär, d. h., sie führen zu reinen Spongiosaauslöschungen und besitzen keinen raumfordernden Effekt.

Epithelzysten kommen fast ausschließlich in den Endphalangen der Hände (besonders Zeigefinger, z. B. bei Schneidern) vor, sind schmerzhaft und zeigen keine endoläsionalen Kalzifikationen (Abb. 7.63).

Riesenzelltumoren am Handskelett liegen epimetaphysär vor allem im Metakarpalbereich, ihre Abgrenzung gegenüber der gesunden Spongiosa ist meist nicht sehr scharf, häufig ist die Kompakta exzentrisch zerstört, und es finden sich keine Matrixossifikationen (Abb. 11.16,

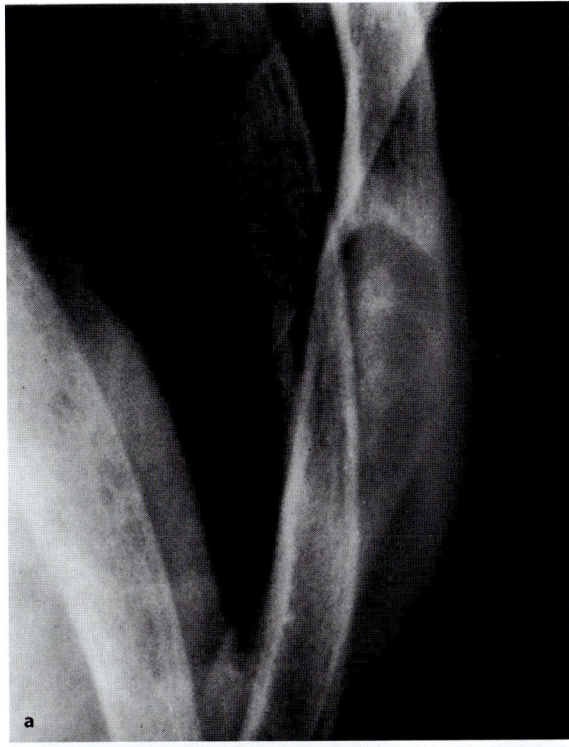

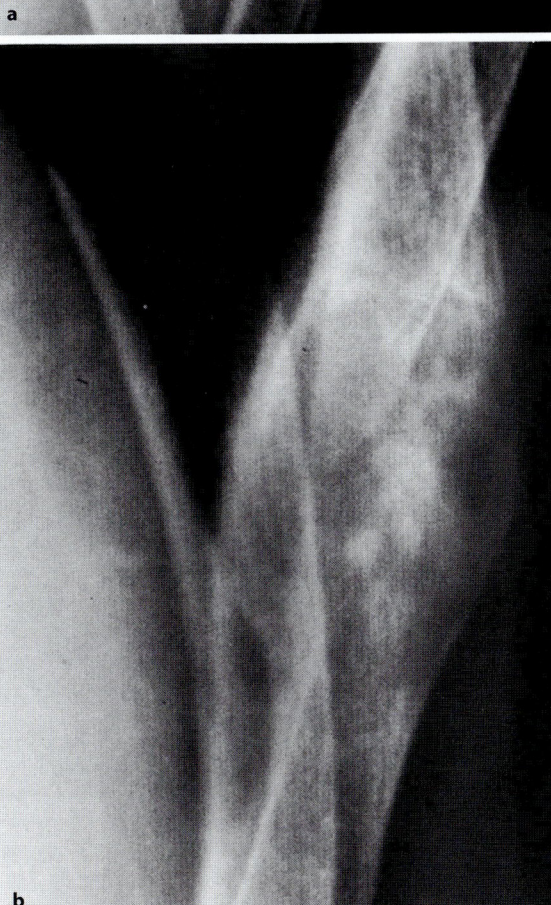

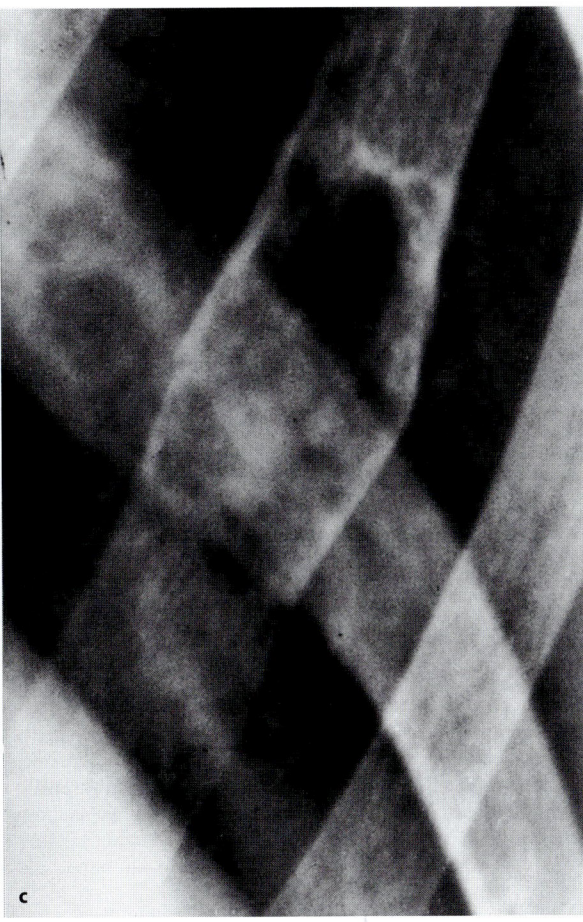

Abb. 7.60 a–c. Typisches Chondrom in den ventralen Partien einer Rippe bei einer 23-jährigen Patientin (Zufallsbeobachtung). **a** Scharf begrenzte expansive Osteolyse; die äußere Kompakta ist hauchdünn, aber nicht unterbrochen. Kranial ist der Prozess von einem soliden Sklerosesaum umgeben. Typische Matrixkalzifikationen. Auf den Zielaufnahmen 1 Jahr später (**b, c**) Zunahme der Matrixossifikationen. Jetzt ist eine Spontanfraktur eingetreten

11.17). Während Enchondrome manchmal die gesamte Ausdehnung einer Phalanx einnehmen können, beschränken sich Riesenzelltumoren überwiegend auf die Epi- und Metaphysenregion. Im Handskelett nehmen sie auch nur ca. 3% aller Riesenzelltumoren ein, klinisch bereiten sie in der Regel Schmerzen.

Bei Erwachsenen muss man beim Verdacht auf ein nichtkalzifiziertes Enchondrom im Handskelett differentialdiagnostisch schließlich auch an eine periphere Metastase z. B. eines Bronchialkarzinoms (sog. Akrometastase) denken.

Chondrome ohne Matrixossifikationen an flachen Knochen können durchaus Ähnlichkeiten mit Riesenzelltumoren, aber auch mit solitären Plasmozytomen haben, die in derselben Altersklasse auftreten.

Differentialdiagnostische Probleme kann die Abgrenzung des *kalzifizierenden* bzw. *ossifizierenden* Enchon-

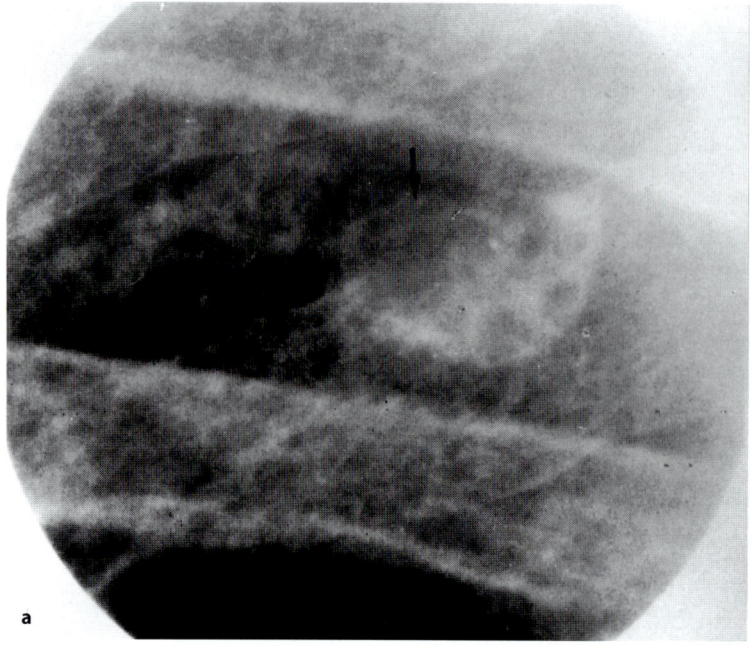
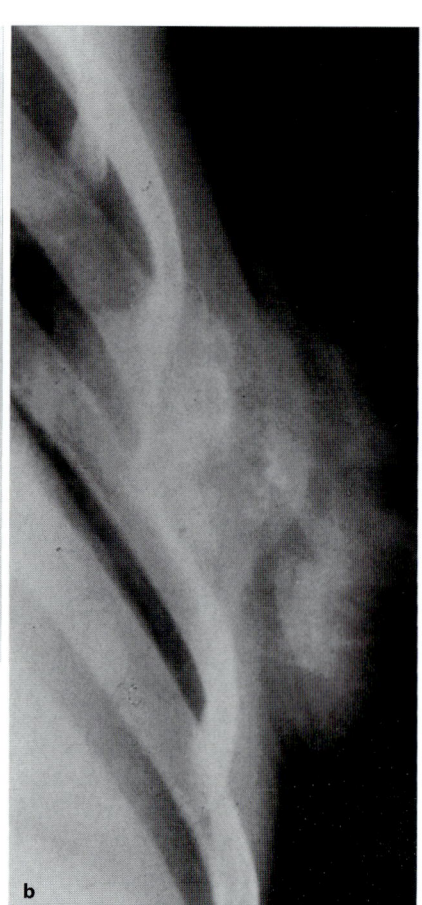

Abb. 7.61 a, b. Beispiele für ein sog. Enchondroma protuberans an den Rippen. **a** 44-jähriger asymptomatischer Mann, **b** 20-jährige Frau, bei der als wesentliches klinisches Symptom der tastbare Tumor imponierte. In **a** erkennt man sehr schön das Herauswachsen des Tumors nach kranial; er ist allseitig scharfrandig begrenzt. In **b** ist die befallene Rippe bis auf die innere Kompakta weitgehend zerstört. Der sich in die Weichteile vorwölbende Tumor zeigt deutliche endotumorale Kalzifikationen und ist peripher durch eine sehr zarte Kapsel begrenzt

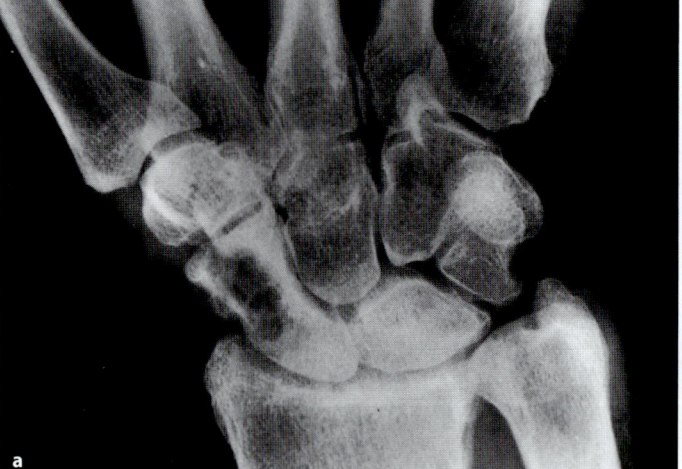
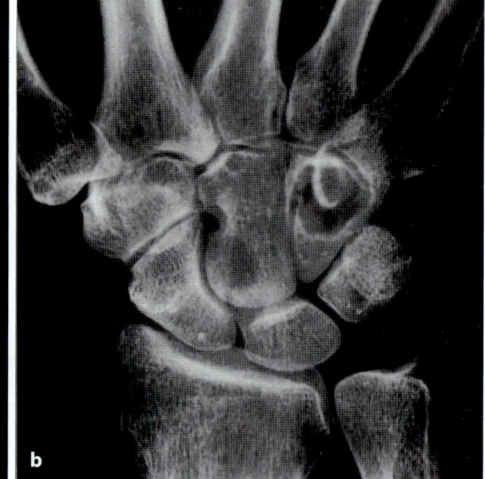

Abb. 7.62 a, b. Intraossäre Ganglien im Handwurzelbereich. In den glattbegrenzten Läsionen sind keine Matrixossifikationen erkennbar. **a** Großer „zystischer" Herd im Os scaphoideum, **b** unterschiedlich große Ganglien im Os capitatum (proximal und distal), im Os hamatum und Os triquetrum sowie an der Basis von Os metacarpale I. Da sich an den benachbarten Gelenken keine regressiven Veränderungen finden und die Befunde klinisch asymptomatisch sind, kann es sich auch um sog. idiopathische Handzysten handeln. Die Ätiologie dieser idiopathischen Handzysten ist unbekannt, möglicherweise basieren sie auf umschriebenen Spongiosaverlusten auf der Basis einer Durchblutungsstörung, korrespondierend mit am Handskelett auftretenden Zysten bei Kollagenosen. Eine Differenzierung kann durch MRT mit Darstellung des Bandapparates herbeigeführt werden. „Zysten" im Karpus wie in **b** kommen auch als Folge von β_2-Mikroglobulinablagerungen bei Langzeitdialyse vor

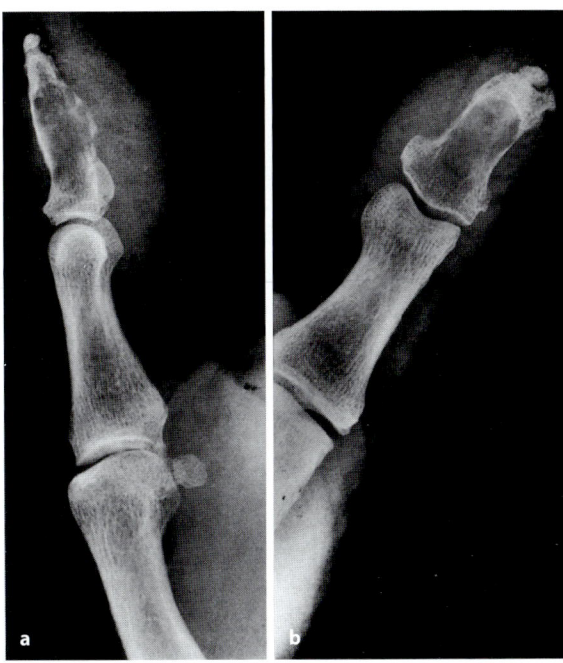

Abb. 7.63 a, b. Epithelzyste der Endphalanx des Daumens (24-jähriger Schneider). Pathogenetisch sind wiederholte Nadelstiche mit Epidermisverschleppung an oder in den Knochen anzunehmen. Der Patient klagte über erhebliche Schmerzen. Keine endoläsionalen Ossifikationen, die auf ein Enchondrom hingewiesen hätten

droms vom Knochenmarkinfarkt (im Folgenden kurz Knocheninfarkt genannt) machen, insbesondere, da beide Läsionen die metaphysäre Region vom distalen Femur und proximalen Humerus bevorzugen. Beim Knocheninfarkt entsteht die Kalzifikation auf dystrophischer Basis, das Kalzifikationsmuster ist überwiegend amorph. Als differentialdiagnostisches Abgrenzungskriterium kann ein dichter, die Läsion umgebender Sklerosesaum gelten, der als Zone zwischen Nekrose und vitalem Knochen aus dichtem hyalinisierten Bindegewebe entsteht und schließlich mineralisiert (s. auch ◘ Abb. 7.64). Das Zentrum von Infarkten ist eher spärlich, manchmal auch gar nicht kalzifiziert. *Knocheninfarkte stecken – bildlich gesprochen – wie ein kalzifizierter Pfropfen im Knochen, ohne an der Innenseite der Kompakta irgendwelche Veränderungen hervorzurufen.* Nur selten kommt es periostalseitig zu einer soliden Ossifikation. Die genannte Röntgensymptomatologie des Knocheninfarktes ist normalerweise auf einfachen Röntgenaufnahmen einschließlich Zielaufnahmen gut herauszuarbeiten, in Zweifelsfällen sollte man aber die Computertomographie einsetzen, um vor allem den manchmal diskreten Demarkierungssaum des infarzierten Gebietes gegenüber dem gesunden Knochen zur Darstellung zu bringen. Doch kann auch die MRT zur Differentialdiagnose beitragen, denn beim kalzifizierten Enchondrom wird auf T2-Bildern bei noch nicht vollständiger Kalzifizierung ein lobulärer Aufbau der Läsion deutlich. Der alte Knocheninfarkt ist hingegen im T1-und T2-Bild signallos, der frischere zeigt einen typischen serpingiformen Aufbau. Als differentialdiagnostische Hilfe kann der Nachweis weiterer Herde, insbesondere um die Kniegelenkregion herum, dienen, denn Knochenmarkinfarkte treten nicht nur überhäufig multipel auf, sondern sind oft mit subchondralen Nekrosen vergesellschaftet. Im Szintigramm speichern ältere Infarkte zumeist nur schwach oder auch gar nicht.

Über die klinische Symptomatik vom Knocheninfarkt ist nur wenig bekannt. Lediglich bei akuten Infarzierungen (z. B. bei Barotraumen oder bei rezidivierender Pankreatitis) werden Knochenschmerzen von dem Patienten geäußert. Erfahrungsgemäß ist aber die Mehrzahl der Knocheninfarkte zum Zeitpunkt ihrer meist zufälligen radiologischen Entdeckung klinisch stumm, wodurch sie sich *nicht* von den meisten kalzifizierenden Enchondromen unterscheiden. Gerade wegen der fehlenden klinischen Symptomatik wird man auf eine bioptische Klärung verzichten. Hierin mag auch der Grund liegen, weshalb letztendlich so wenig klinische, epidemiologische und auch sichere radiologische Erkenntnisse über den Knocheninfarkt vorliegen.

Früher wurden kalzifizierende Enchondrome viel häufiger als Knocheninfarkte fehlgedeutet. Diese Fehlinterpretation hatte für den Patienten allerdings gelegentlich den Vorteil, dass ein orthopädischer Chirurg die Läsion in Ruhe ließ und sich nicht zu einer überflüssigen Kürettage hinreißen ließ.

In den bisherigen Ausführungen wurde das *Kernproblem von Schaftenchondromen, nämlich ihre Abgrenzung gegenüber dem niedrigmalignen Chondrosarkom (Grad I)* bereits angesprochen. Dabei geht es um jene enossalen knorpeligen Tumoren, die noch nicht aus dem Knochen ausgebrochen sind, denn letzterer Befund ist vom radiologischen Standpunkt her eigentlich immer schon ein sicherer Beweis für das Vorliegen eines Chondrosarkoms, zumeist Grad II (zur röntgenologischen Differentialdiagnose zum Enchondroma protuberans s. S. 329 f.). Aufgrund eigener Erfahrungen an einem großen Krankengut und in Übereinstimmung mit den meisten auf diesem Sektor erfahrenen Radiologen können wir feststellen, dass es weder projektionsradiographisch noch mit CT oder MRT (z. B. septales Enhancement) oder szintigraphisch irgendwelche absolut *zuverlässigen* Zeichen für die Unterscheidung zwischen rein intraossal wachsendem Enchondrom einerseits und rein – noch – intraossal wachsendem niedrigmalignen Chondrosarkom andererseits gibt (◘ Abb. 7.50, 7.53, 7.54, 7.55, 7.82, 7.84). Auch Röntgenzeichen wie z. B. größere nichtkalzifizierte Tumoranteile zwischen kalzifizierten und ein Kompaktaabbau (in Form eines Scallopings) von weniger als zwei Dritteln der Kompaktabreite beweisen weder die eine noch die andere Entität. Auch ein Kompaktaabbau von

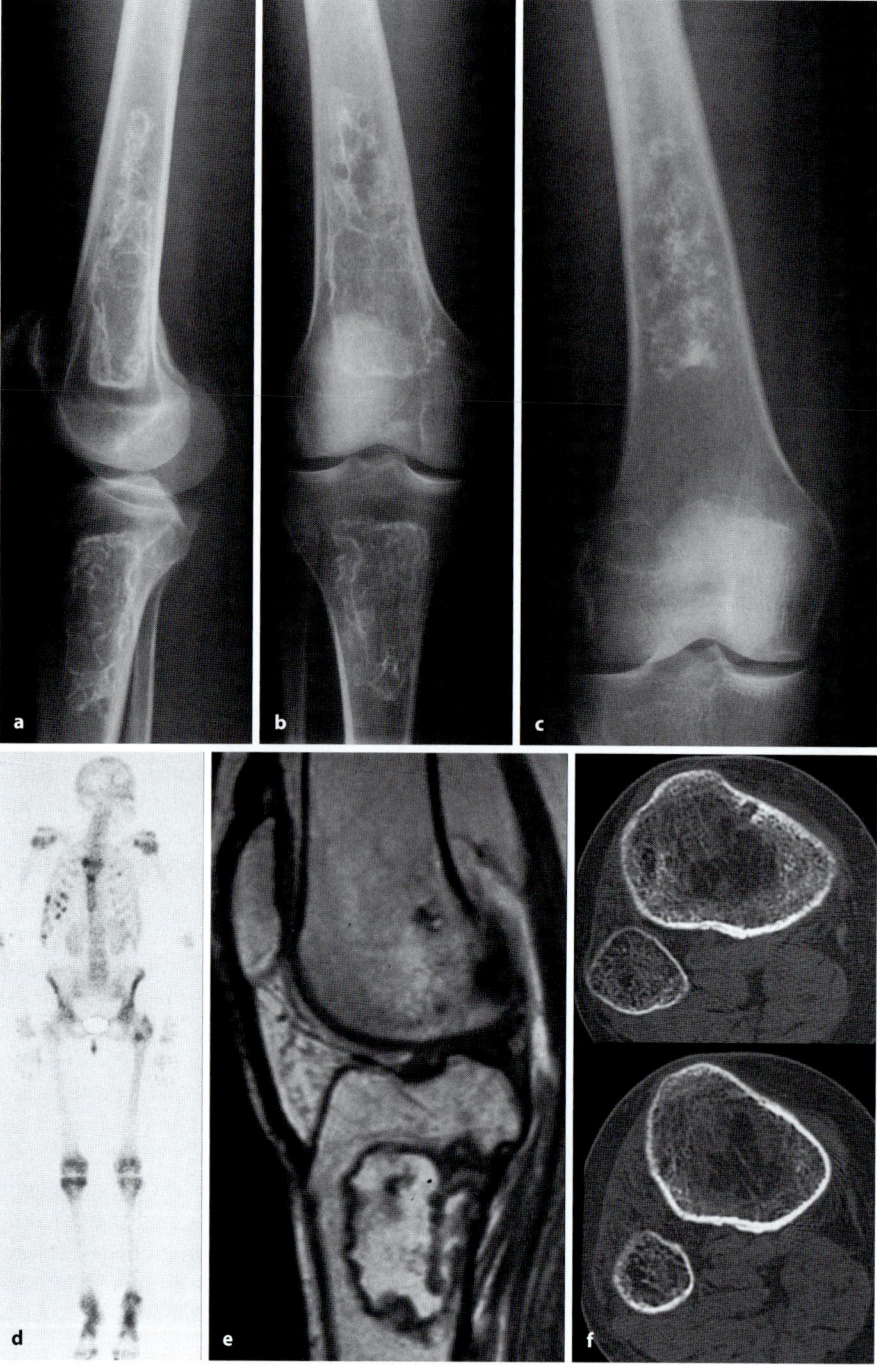

Abb. 7.64 a–f. Zur Differentialdiagnose Knocheninfarkt/ Enchondrom. In **a, b** klassische Infarkte in Femur und Tibia mit typischer durchgehender kalzifizierter Demarkation. Allein schon die Duplizität der Infarkte spricht für ein Infarktgeschehen. Dagegen zeigt das nur mäßig kalzifizierte Enchondrom in **c** keinen umgebenden kalzifizierten Saum. Die endotumoralen Kalzifikationen sind popcornartig konfiguriert. In **d–f** frischer Infarkt bei einer Alkoholikerin mit zahlreichen Rippenfrakturen rechts (**d**) und weiteren multiplen Knochennekrosen in den Subchondralbereichen der langen Röhrenknochen. Beachte die serpingiform konfigurierte hypointense Begrenzung des Infarktes in der MRT, einem bindegewebigen Demarkationssaum, der später kalzifizieren kann, entsprechend. Die starke fettäquivalente Signalintensität im Zentrum der Läsion kann nichtkalziziertem Fett oder myxomatösen Formationen, bei ganz frischem Infarkt auch Blut entsprechen

mehr als zwei Drittel ist allein nicht beweisend für ein Chondrosarkom Grad I. Grundsätzlich sprechen aber eine
- Kortikalisverdickung und Aufspleißung, Periostreaktion,
- ein tiefes Scalloping mit Abbau von mehr als zwei Dritteln der Kompaktabreite,
- ein besonders langstreckiges Scalloping (mehr als zwei Drittel der Gesamtausdehnung der Läsion),
- eine Auftreibung des Knochens und ein
- Längsdurchmesser der Läsion von mehr als 10 cm sowie
- ein sehr starkes septales Enhancement und
- eine starke szintigraphische Anreicherung

in der Summe gegen ein einfaches Enchondrom (s. auch Murphey et al. 1998). Für solche knorpeligen Tumoren haben wir den Begriff des *aktiven Enchondroms* geprägt, was sich in der Regel mit der Histologie deckt. Wie oben ausgeführt, ist auch die histologische Unterscheidung eine schwierige Gradwanderung und es liegt oft im Ermessen des Pathologen, unter Berücksichtigung des Befundes eines erfahrenen Radiologen sich für die eine oder andere Entität zu entscheiden. Wir haben es schon erlebt, dass ein hoch erfahrener amerikanischer Pathologe, den wir konsiliarisch hinzugezogen haben, eine Läsion für ein Viertel bis halb maligne erklärte, und dies an einem Resektionspräparat, nicht an einer Biopsie. Letztere halten wir insbesondere bei größeren Tumoren letztendlich für obsolet, da sie nicht repräsentativ sein muss. Trotzdem sind wir nicht selten im Individualfall gezwungen, darauf zurückzugreifen, wenn z. B. eine wegen unsicherer Klinik und Radiologie eigentlich indizierte En-bloc-Resektion eines hinterher vielleicht nur aktiven Enchondroms für den Patienten eine übergroße Belastung (zu großer Defekt, schlechte Allgemeinsituation des Patienten ect.) darstellt.

Welche Zeichen gibt es nun noch, um die so schwierige und mit erheblichen Konsequenzen für den Patienten einhergehende Differentialdiagnose zwischen niedrigmalignem Chondrosarkom Grad I und (aktivem) Chondrom zu treffen? Wir glauben, dass es im Wesentlichen die Klinik ist: Gemeinsam mit vielen anderen Autoren sind wir der Ansicht, dass der *Schmerz* bei rein enossal wachsenden Tumoren ein ziemlich sicheres Unterscheidungskriterium darstellt. Reine Enchondrome gehen – wie bereits erwähnt – sehr selten und höchstens an stark belasteten Skelettabschnitten (z. B. Femur) mit Schmerzen einher, während das Chondrosarkom eigentlich immer Schmerzen mit zunehmender Intensität (bohrender Schmerz!) hervorruft (◘ Abb. 7.55, 7.82, 7.84). Ein absolut sicheres diskriminierendes Zeichen ist der Schmerz allerdings nicht, denn wir haben ihn auch in aktiven Enchondromen beobachten können. Er macht aber in der Zusammenschau mit einer zum Chondrosarkom Grad I passenden präoperativen Radiologie die Indikation zu einer (diagnostischen) En-bloc-Resektion sicherer. Wenn sich hinterher aber auch „nur" ein aktives Enchondrom herausstellt, ist der Tumor unserer Auffassung nach absolut korrekt behandelt – nicht überbehandelt –, denn er dürfte ja doch ein verhältnismäßig hohes Potential zu einer späteren malignen Entartung besessen haben.

> Wenn man das bisher Gesagte zuammenfasst, so lässt sich feststellen, dass bei rein enossal wachsenden knorpeligen Tumoren ohne jegliche Schmerzsymptomatik grundsätzlich eine abwartende Haltung mit Kontrolluntersuchungen in jährlichen Abständen ausreichend ist (zur Ausnahme bei jüngeren Menschen s. unten). Jeder auf einen knorpeligen Tumor zurückzuführende länger bestehende Schmerz sollte als Signal für einen niedrigmalignen Tumor angesehen werden und zu einer En-bloc-Resektion, nicht zu einer Kürettage führen, insbesondere da die Untersuchung des durch die Kürettage stark zerstörten Gewebes zumeist ohnehin keine zuverlässigen Ergebnisse liefert. Unabhängig davon wäre ein niedrigmalignes Chondrosarkom mit einer Kürettage eigentlich falsch behandelt, denn die Gefahr einer Tumorverschleppung im Markraum und eines Rezidivs ist sehr groß.

Zum Problem eines im früheren Lebensalter entdeckten Enchondroms empfehlen Brien et al. (1997) Folgendes: Aufgrund der Beobachtung, dass etwa 40% intramedullärer Chondrosarkome der langen Röhrenknochen und der flachen Knochen Anteile benigner Enchondrome besitzen, glauben sie, dass sich diese Chondrosarkome (überwiegend Grad I) aus vorbestehenden Enchondromen (also im Sinne von sekundären Chondrosarkomen) entwickelt haben. Sie schätzen die Tumorverdopplungszeit eines gut differenzierten Chondrosarkoms auf etwa 200 Tage. Ein ungefähr 4 cm im Durchmesser betragendes Chondrosarkom (entsprechend 64 cm^3 Tumormasse) muss 35 Verdopplungen durchlaufen haben, wenn es entdeckbar wird. Die erste wohldifferenzierte Chondrosarkomzelle muss sich demnach etwa 7000 Tage zuvor entwickelt haben, d. h. also 20 Jahre vor Diagnosestellung. Folgt man der allgemeinen Erfahrung, dass das Durchschnittsalter von Patienten mit einem primären oder sekundären Chondrosarkom um 52 Jahre liegt, dann muss sozusagen der „erste Samen" einer malignen Entwicklung um das Alter von 32 Jahren gelegt worden sein. Große Enchondrome mit einem Durchmesser von 8–15 cm sollten nach Ansicht der Autoren deshalb vor dem 32. Lebensjahr komplett kürettiert und mindestens 20 Jahre darauf kontrolliert werden. Sie schätzen die Wahrscheinlichkeit einer malignen Transformation solch großer Enchondrome in den langen Röhren- und in den flachen Knochen auf etwa 5%. Tumoren mit einem Durchmesser von 3–7 cm besitzen nach Ansicht der Autoren höchstens eine 2- bis 3%ige Wahrscheinlichkeit zu einer malignen Transformation. Solche Tumoren können über 2 Dekaden lediglich beobachtet werden, insbesondere wenn sie asymptomatisch sind. Bei asymptomatischen Tumoren unter 3 cm empfehlen die Autoren lediglich eine radiologische Beobachtung über einige Jahre. Diese Überlegungen einschließend möchten wir für die Praxis folgendes Vorgehen bei der Entdeckung eines in einem langen Röhrenknochen gelegenen knorpeligen Tumors empfehlen:

1. Gibt es Hinweise auf eine auf den Tumor zu beziehende Schmerzsymptomatik, unabhängig vom Patientenalter Durchführung einer En-bloc-Resektion ohne vorherige Biopsie, nach Möglichkeit in einem darauf eingerichteten Zentrum, in dem Techniken zur Defektdeckung oder -überbrückung (z. B. mikrochirurgische Fibulainterposition, Verlängerungsosteotomie nach Ilizarow) geläufig sind und in dem auch Pathologen und Radiologen zur Verfügung stehen, die etwas von Knochentumoren verstehen. Zur Problematik des postoperativen Befundes eines (nur) aktiven Enchondroms s. oben.
2. Bei asymptomatischen Menschen unter 35 bis maximal 40 Jahren und nicht suspekter Radiologie Auskürettage des Tumors, unabhängig von dessen Größe, womit man einer evtl. späteren, klinisch symptomatischen Malignisierung vorbeugt und den Patienten jährliche Kontrolluntersuchungen erspart. Aus Erfahrung wissen wir, dass insbesondere empfindliche Menschen sehr unter der Existenz auch eines gutartigen Tumors leiden können und dass klinisch-radiologische Kontrolluntersuchungen sie und ihre Familie ungewöhnlich stark belasten. Nach einer gut gemachten Kürettage sind unserer Ansicht nach höchstens 2 MRT- Kontrolluntersuchungen in Abständen von 2–3 Jahren sinnvoll, wenngleich auch nicht unbedingt notwendig.
3. Bei „nervenstarken" jüngeren Menschen sind bei Tumoren mit Durchmessern unter 8 cm aus onkologischer Sicht durchaus jährliche klinisch-radiologische Kontrolluntersuchungen mit Projektionsradiographie in 2 Ebenen und MRT [inkl. dynamischer Kontrastuntersuchung, wie von Geirnaerdt et al. (2000) empfohlen] zu rechtfertigen. Sollte es im Verlauf zu klinisch-radiologischen Zeichen einer Malignisierung kommen, dann muss en bloc resiziert werden, ohne vorherige Biopsie, da diese in der Regel nicht repräsentativ ist. Man kann nach heutigen Erkenntnissen davon ausgehen, dass solche Chondrosarkome von niedriger Malignität sind und nicht metastasieren.
4. Bei Menschen ab dem 40. Lebensjahr, insbesondere bei Menschen ab der 6. Lebensdekade, können stark ossifizierte Enchondrome jedweder Größe jährlich klinisch-radiologisch – wie unter Punkt 3 beschrieben – kontrolliert werden. Im Übrigen gilt das unter Punkt 3 Gesagte. Sollte bei dieser Gruppe der dringende Wunsch einer Tumorentfernung bestehen, dann sollte das bei Tumoren mit einem Durchmesser ab 8–10 cm immer en bloc geschehen, da letztendlich, insbesondere bei etwas älteren Menschen, das 5%-Risiko einer schon partiell stattgefundenen, wenn auch klinisch noch asymptomatischen Malignisierung besteht.
5. Bei radiologisch auf ein Chondrosarkom stark verdächtigen Läsionen (s. oben) ohne Schmerz entweder halbjährliche klinisch-radiologische Kontrollen (wie unter Punkt 3) oder Entschluss zur diagnostischen Resektion.
6. Probeexzisionen von klinisch-radiologisch dubiösen Läsione (s. oben) sollten nur in wohlbegründeten Ausnahmefällen durchgeführt werden (s. oben), die Biopsie sollte an der radiologisch am suspektesten Stelle des Tumors erfolgen. Grundsätzlich ist eine diagnostische Resektion vorzuziehen.

Wir sind uns darüber im klaren, dass unsere oben beschriebenen Forderungen nach einer En-bloc-Resektion maximal, aber im Sinne der Sicherheit des Patienten zu rechtfertigen sind. Ausnahmen davon sollten nur nach intensiver Aufklärung des Patienten gemacht werden. Der Patient muss wissen, dass die Auskürettage eines Chondrosarkom-Grad-I-verdächtigen Befundes z. B. bei unglücklicher gelenknaher Lokalisation einen Kompromiss darstellt, ähnlich wie er beim Riesenzelltumor in Form der Auskürretage und Pallkosplombe gemacht wird.

7.1.4.2 Knochenenchondromatose

ICD-O-Code 9220/1

Synonyme: multiple Enchondromatose, Ollier-Erkrankung, Dyschondroplasie, chondrale Dysplasie

Definition
Bei der Enchondromatose handelt es sich um eine Entwicklungsstörung, bedingt durch eine gestörte enchondrale Ossifikation. Darüber hinaus kommt es zu einer Produktion knorpeliger Massen (Enchondrome) in den Metaphysen und angrenzenden Regionen der Röhrenknochenschäfte und flachen Knochen, mit unterschiedlich ausgeprägten Deformitäten. Es besteht überwiegend eine Unilateralität. Die multiplen Enchondrome treten im Kindesalter auf und es kommt zu einem weit gestreuten Befall (WHO 2002).

Beim polyostotischen und polytopen Auftreten von Chondromen spricht man – gemäß der WHO-Definition – von einer Enchondromatose, wobei es sich um eine Knochendysplasie (Dyschondroplasie) handelt, offensichtlich bedingt durch heterotope Proliferationen von epiphysären Chondroblasten mit konsekutiver Stö-

7.1 · Gutartige Tumoren

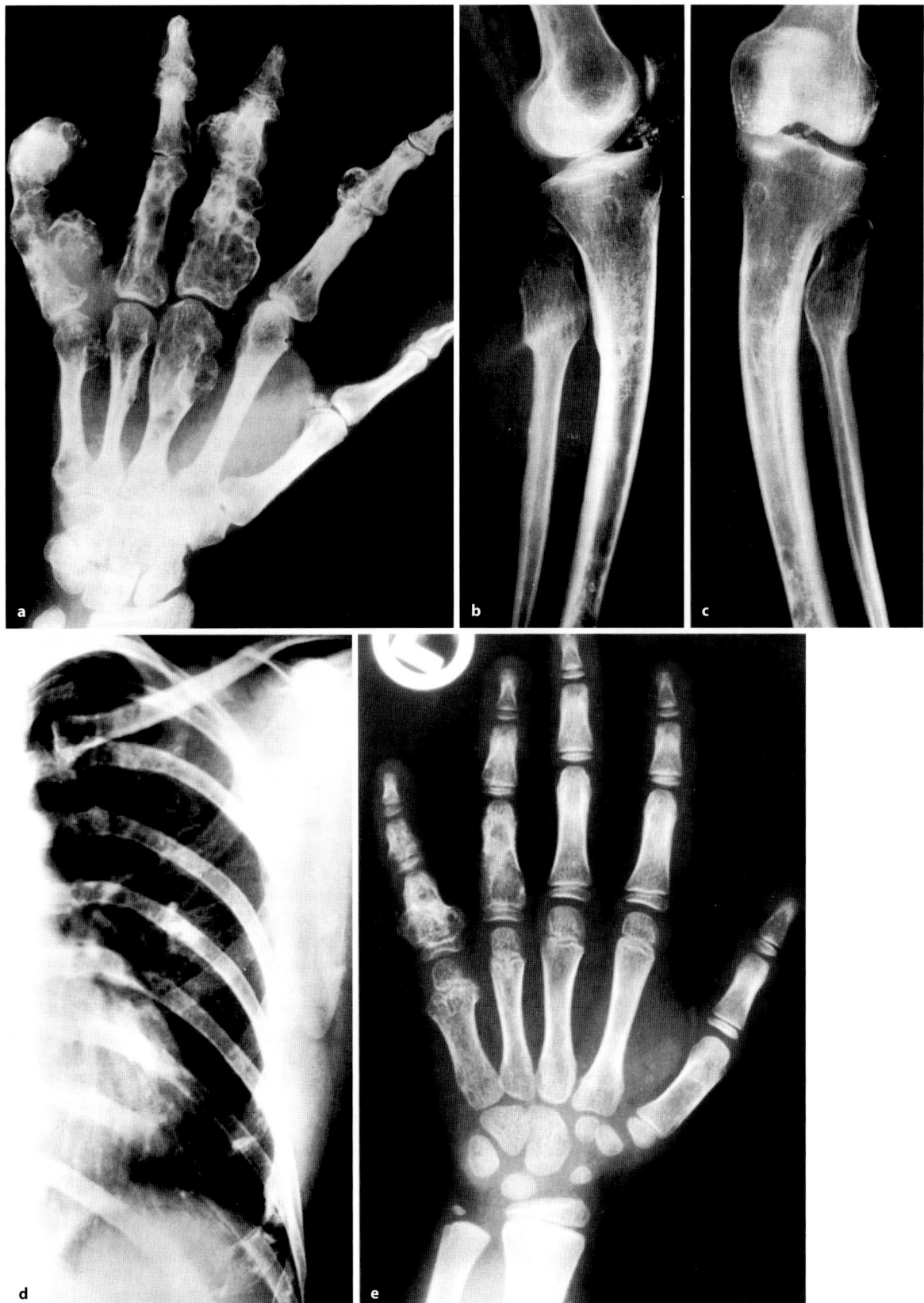

Abb. 7.65 a–z (*Text s. S. 360*)

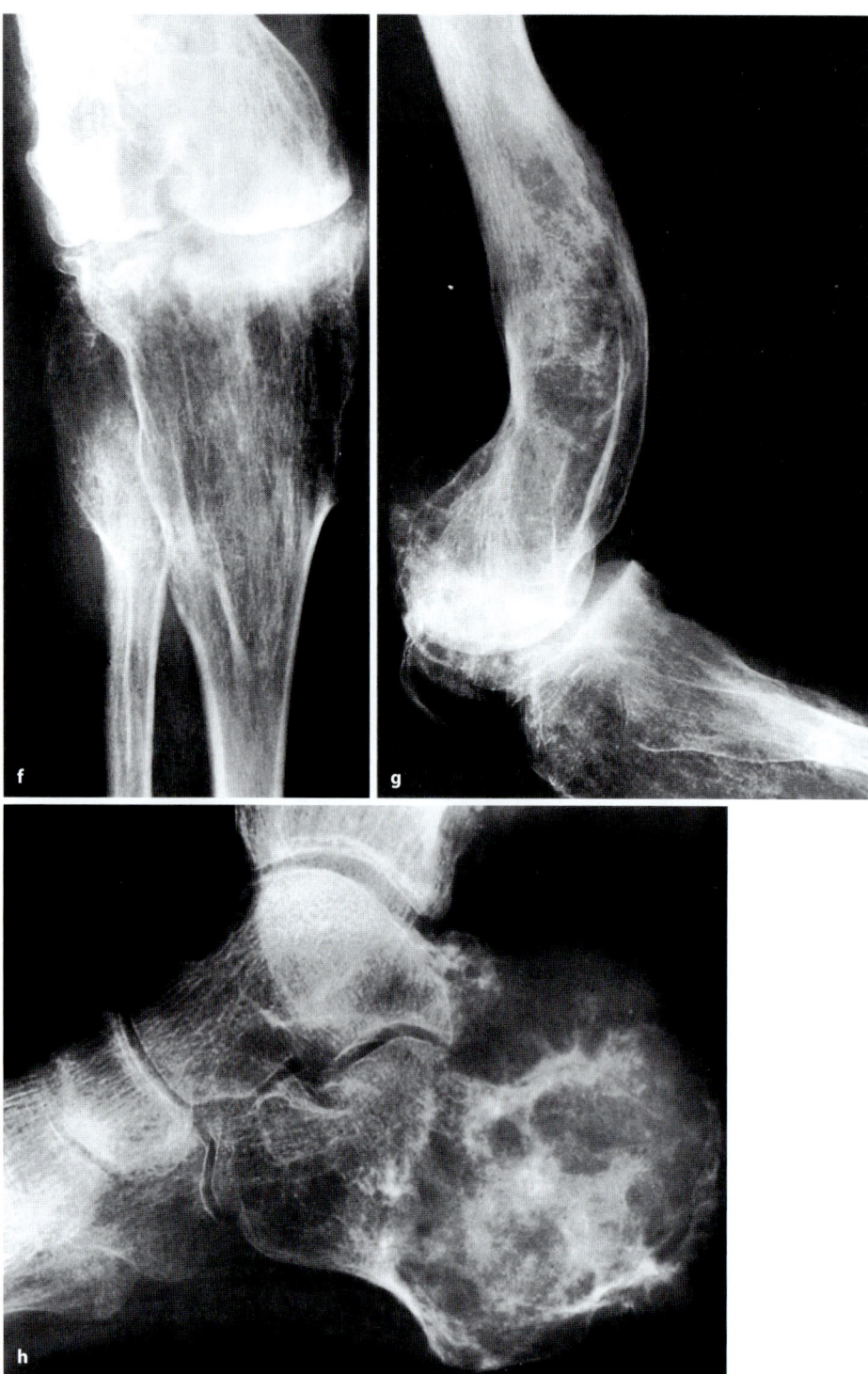

◀ ◘ **Abb. 7.65 a–z** Enchondromatosen. **a–d** Ollier-Erkrankung bei einer 41-jährigen Frau mit ausgedehnten linksseitigen Manifestationen am Handskelett (**a**) und an den unteren Extremitäten (**b, c**) sowie an der linken Thoraxwand und an der Skapula (**d**). In **e** Mafucci-Syndrom bei einem 9-jährigen Mädchen mit ausgedehnten angiomatösen Veränderungen der Haut über dem distalen linken Unterarm und Handrücken sowie Zeigefinger und Daumen. Das Atypische an dem Fall ist, dass diese angiomatösen Veränderungen noch nicht zu Phlebolithenbildungen geführt haben. Die enchondromatösen Veränderungen haben zu deutlichen Struktur- und Formveränderungen der distalen Partien der Ossa metacarpalia IV und V sowie aller Phalangenknochen geführt. Weitere enchondromatöse Veränderungen an der linken unteren Extremität. **f–h** Enchondromatose mit Entwicklung eines Chondrosarkoms im Kalkaneus bei einer 56-jährigen Frau. Klinisch grotesk aufgetriebener rechter Hinterfuß. Bei der Patientin lag eine rechts unilaterale Enchondromatose der unteren Extremität mit ausgedehnten Veränderungen von der Hüfte bis zum Kalkaneus vor (*Forts. S. 361*)

7.1 · Gutartige Tumoren

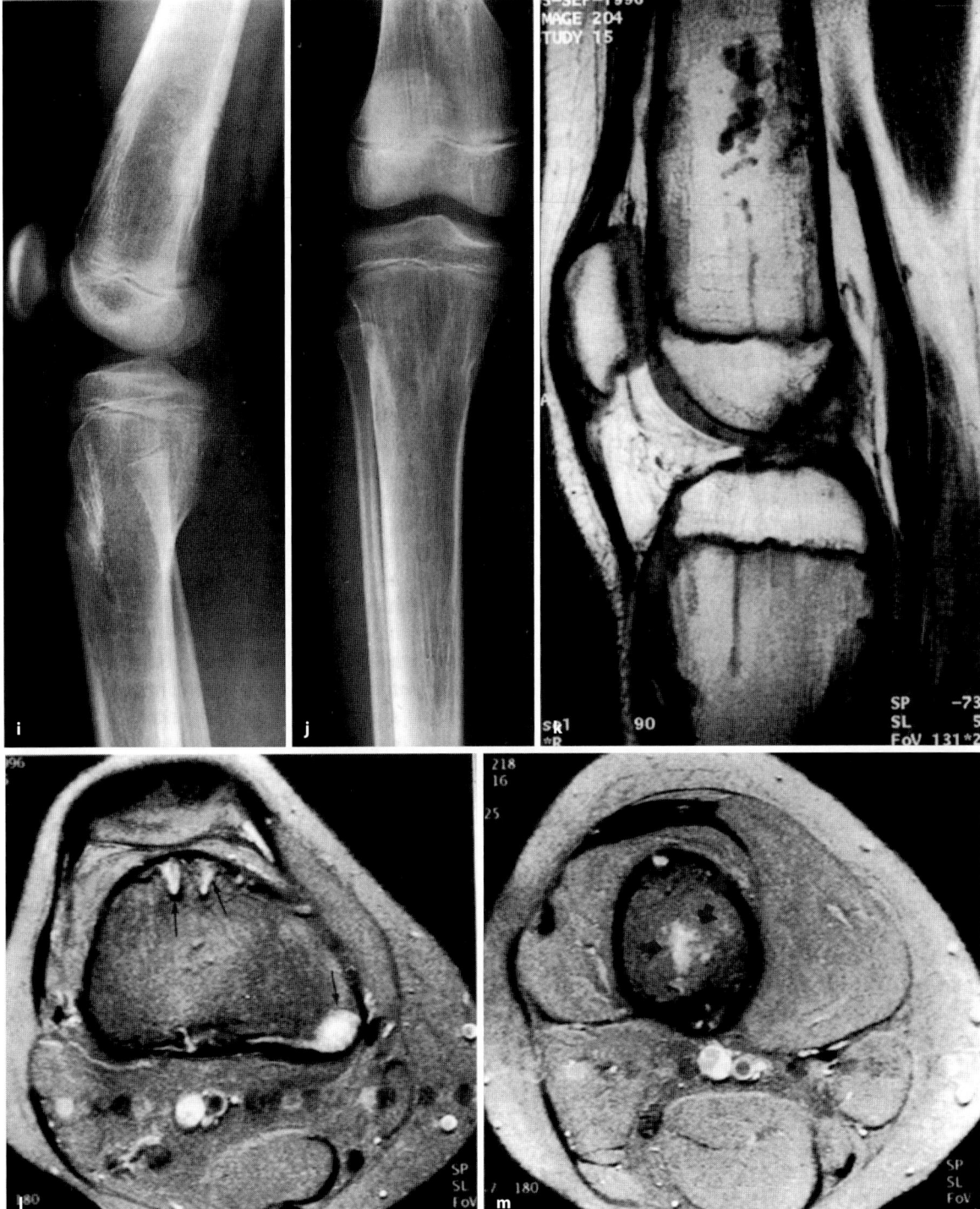

◘ **Abb. 7.65 a-z** *(Forts.)* Beachte die erheblichen Deformierungen um das Kniegelenk herum sowie die streifen- oder riefenförmigen Aufhellungen zwischen leistenartigen Verdichtungen, die den säulenförmig proliferierenden knorpeligen Knötchen entsprechen. Dieses Bild kann man als pathognomonisch für die Enchondromatose – neben Auftreibung und Deformierung – betrachten (s. auch **i–m**). Der Kalkaneus ist in den mittleren und dorsalen Partien grob zerstört, die kranialen und dorsalen Konturen sind durchbrochen, und es finden sich paraossale, vor allem kranial entwickelte, irregulär verkalkte knorpelige Tumormassen. **i–m** 11-jähriger Junge, Zufallsbefund. Die streifen-, riefen-, auch schraubenförmigen Veränderungen in Femur und Tibia finden durch die MRT-Bilder eine anschauliche Erklärung: Dort sieht man im T1-Sagittalbild (**k**) wurm- und streifenartige Signalauslöschungen, die den säulenförmig angeordneten Knorpelproliferationen entsprechen. Das Bild kann man auch als auf einer Scheibe zerfließende Regentropfen beschreiben. In den T2-Querschnittsbildern finden sich die Knorpelformationen signalintensiv und räumlich unterschiedlich verteilt (*Pfeile*). Bei dem Jungen sah man noch Exostosen *und* Enchondrome in den proximalen Femora, so dass man von einer Metachondromatose sprechen muss. *(Forts. S. 362)*

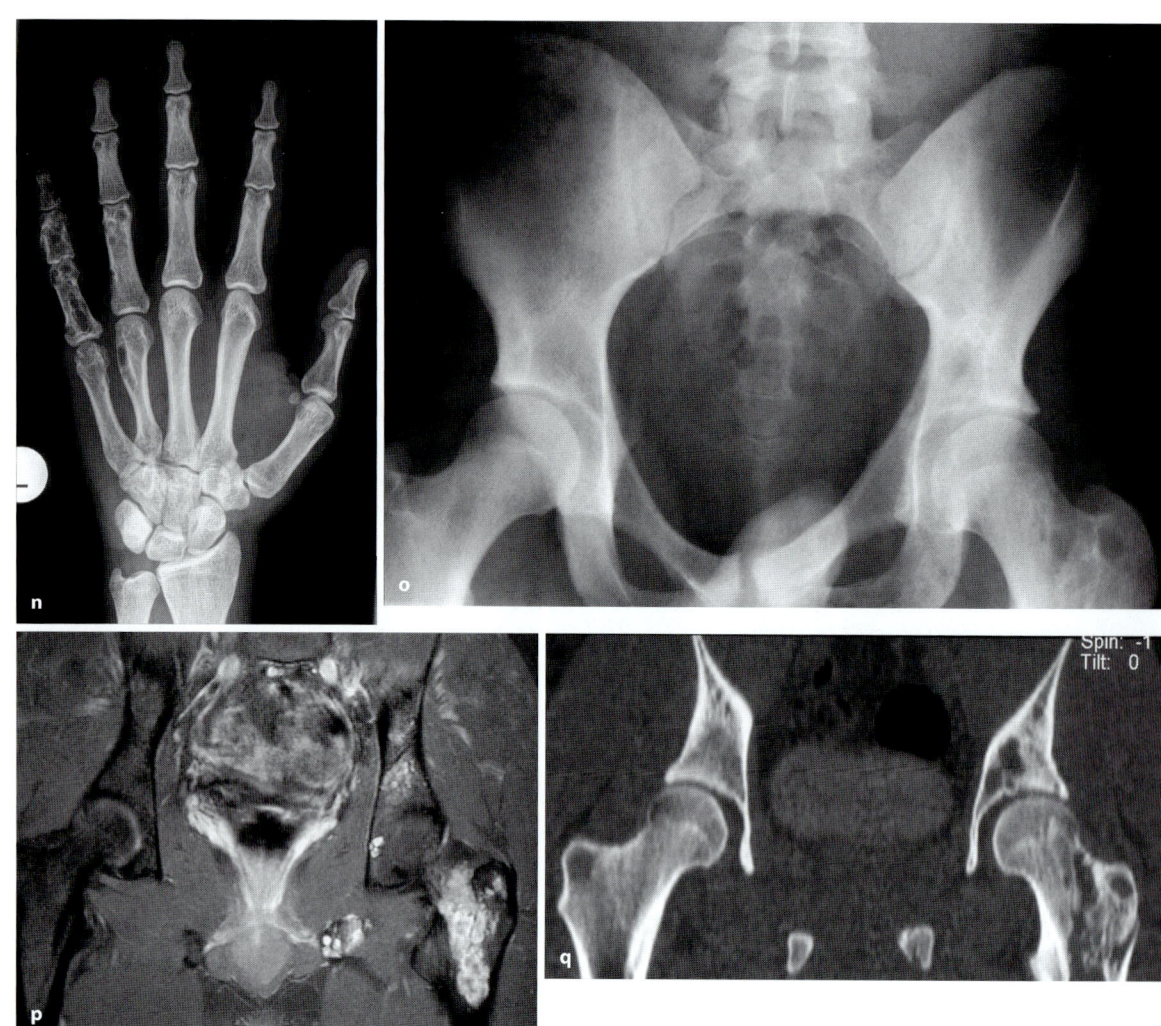

◘ **Abb. 7.65 a–z** (Forts. Text s. S. 363)

rung der enchondralen Ossifikationen und Verkürzung der beteiligten Knochen. Die proliferierenden Knorpelmassen finden sich überwiegend in den Metaphysen lokalisiert, mit Ausbreitungstendenz in die Diaphysen; auch subperiostale oder juxtakortikale Knorpelproliferationen (im Sinne von periostalen Chondromen) sind möglich. Schädelkalotte, Wirbelkörper und die Ossa cuboidea sind in der Regel nicht befallen.

Enchondromatosen können klinisch, erbbiologisch und radiologisch sehr unterschiedliche Züge zeigen, deshalb ist man heute der Ansicht, dass es sich dabei nicht um ein einziges Krankheitsbild, sondern um verschiedene nosologische Entitäten handelt. Daher unterscheiden Spranger et al. (1978) sechs mögliche Typen einer Enchondromatose: Ollier-Erkrankung, Maffucci-Syndrom, Metachondromatose (◘ Abb. 7.65 i–m), Spondyloenchondrodysplasie, Enchondromatose mit unregelmäßigen Wirbelläsionen und schließlich die generalisierte Enchondromatose (◘ Tabelle 7.1).

Bei der bekannten *Ollier-Erkrankung* (◘ Abb. 7.65 a–d) besteht die Tendenz zu einem unilateralen Befall, vor allem der unteren Extremität. Beim *Maffucci-Syndrom* (◘ Abb. 7.65e, n–w) liegt eine Kombination von multiplen Chondromen mit Weichgewebshämangiomen, besonders der Haut, aber bei manchen Patienten auch mit zusätzlichen viszeralen Angiomen vor, die sich durch die Anwesenheit verkalkter Phlebolithen im Röntgenbild auszeichnen. Auch eine Assoziation mit spindelzelligen Hämangioendotheliomen (niedrigmaligne Tumoren) ist beschrieben worden (z. B. Hisaoka et al. 1997).

Inwieweit multiple Chondrome am Handskelett wie in ◘ Abb. 7.42 und 7.43 ohne sonstige Skelettveränderungen zum Bild einer Enchondromatose gehören, sei dahingestellt.

Alle Krankheitsbilder einer Enchondromatose manifestieren sich klinisch zumeist schon im frühen Kindesalter mit äußeren Deformierungen und Längenwachstumsstörungen. Häufig fallen früh Auftreibungen der

7.1 · Gutartige Tumoren

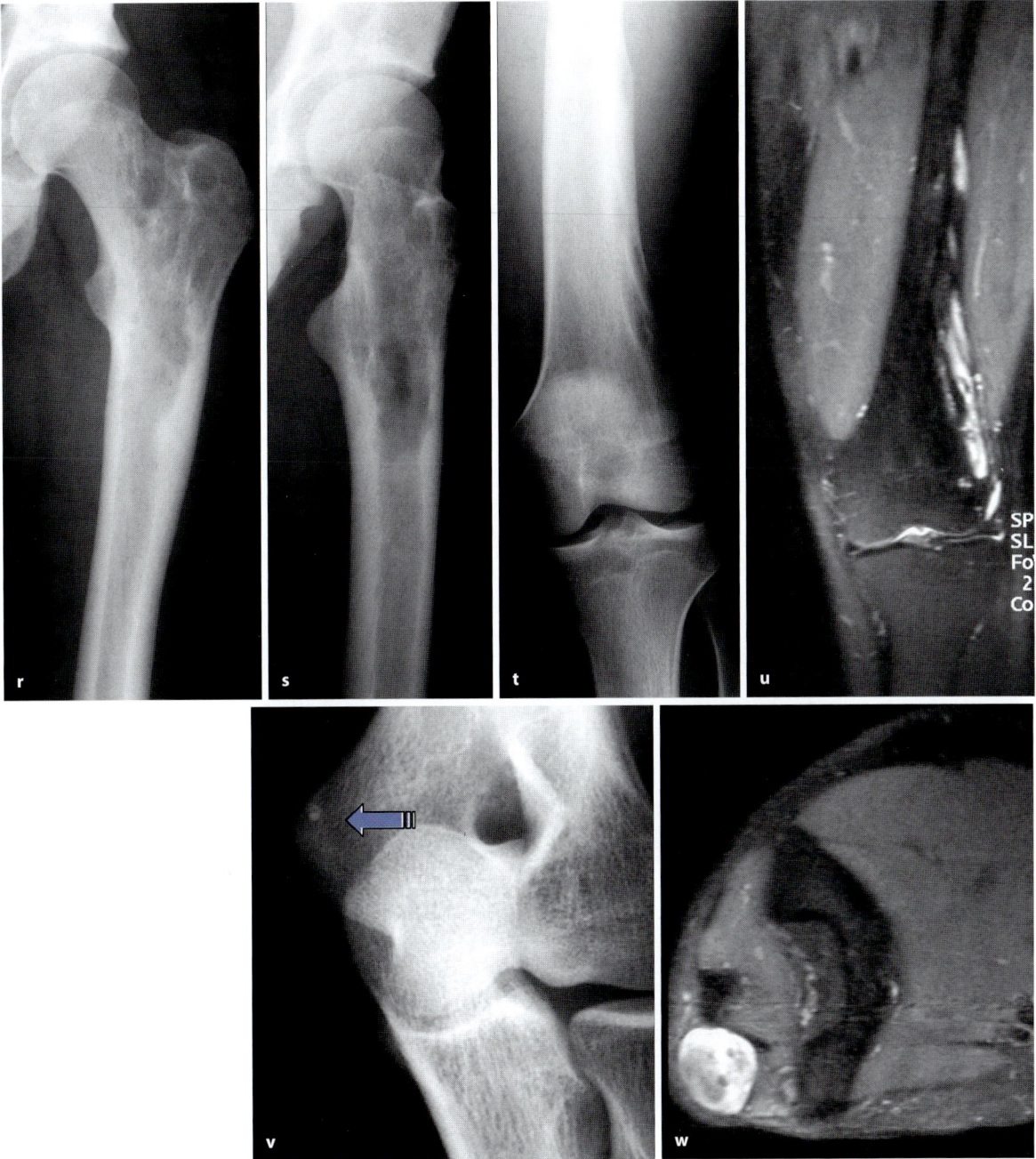

Abb. 7.65 (Forts.) **n–w** 21-jähriger Mann mit Maffucci-Syndrom. Die wesentlichen und auf die linke Körperhälfte beschränkten Enchondrome sind in den Teilabbildungen **n–u** dargestellt. Beachte die Knorpelsäulen in **t** und **u**. Das für die Annahme eines Mafucci-Syndroms pathognomonische Hämangiom haben wir auf dem Bild des linken Ellenbogengelenkes in Form der kleinen Phlebolithenverkalkung (Pfeil in **v**) in Projektion auf den Epicondylus humeri ulnaris entdeckt. Im MRT (**w**) stellt sich der Weichteilanteil des Hämangioms sehr signalintensiv dar. Äußerlich fand sich bei diesem subkutan gelegenen Hämangiom keinerlei Auffälligkeit, auch kein eindeutiger Tastbefund (Forts. S. 365)

Finger auf. Bei einem Befall der unteren Extremitäten werden neben einem Minderwuchs X-Beine beschrieben. Bei Befall der oberen Extremitäten ist vielfach die Ulna gegenüber dem Radius verkürzt, wodurch es zu einer *Pseudo-Madelung-Deformität* kommt. Manche Enchondromatosen beginnen aber mit nur einem zumeist et- was ungewöhnlichen symptomatischen Enchondrom oder periostalen Chondrom im Säuglings-oder im Kleinkindalter (◘ Abb. 7.68 d, 7.70 h–j), weshalb man in solchen Fällen grundsätzlich an eine beginnende Enchondromatose denken und – wegen des hohen Malignisierungsrisikos (s. S. 365, 429) – in Zwei-Jahres-Abständen Ganzkörper-

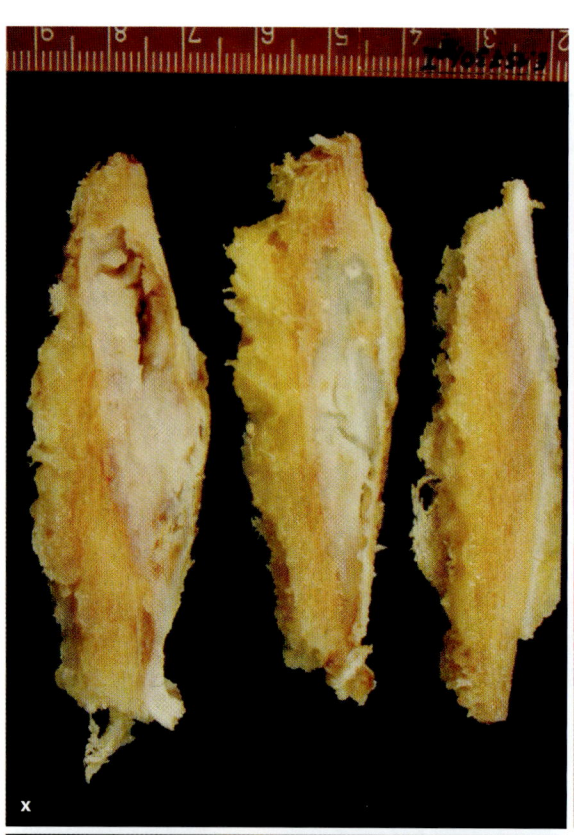

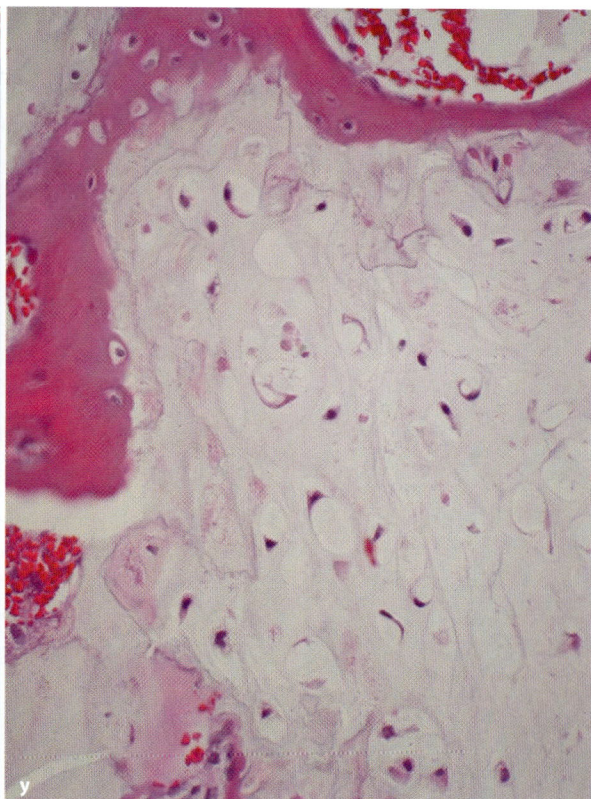

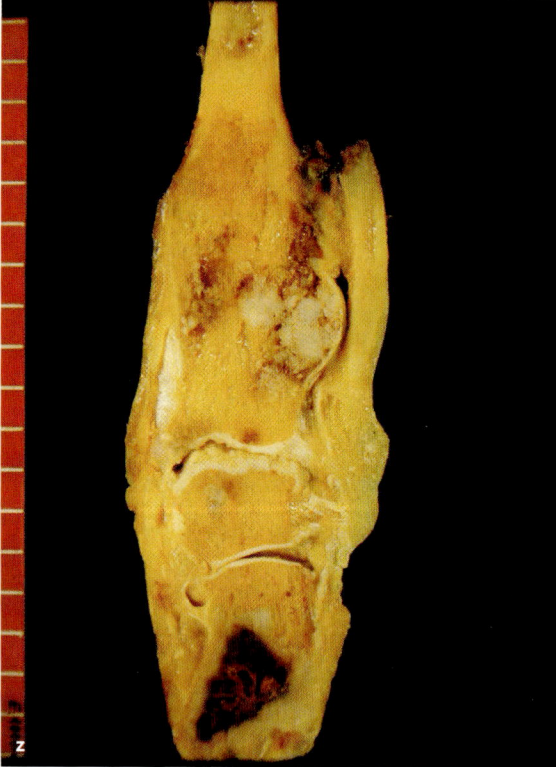

Abb. 7.65 (*Forts.*) **x** Enchondrom des Humerus bei M. Ollier. Charakteristisch ist die Einbeziehung der Kortikalis in den Tumor. Das Periost wird respektiert. **y** Die Tumoren bei M. Ollier zeigen – wie die solitären Enchondrome – einen lobulären Aufbau mit Verknöcherung der Läppchenoberfläche. Die Zellkerne sind klein, haben dichtes Chromatin und häufig charakteristische spindelige Ausziehungen. **z** Chondrosarkom des Kalkaneus (Zustand nach Biopsie) bei M. Ollier mit multiplen Enchondromen im Talus und der distalen Tibia

bertät manifest wurden. Schließlich fanden wir bei einem 15-jährigen Mädchen zwei Sarkome, eines im distalen Femur, das andere in der rechten Beckenschaufel (Abb. 7.108).

Die ungewöhnliche Kombination einer Trevor-Erkrankung mit einem M. Ollier, beschränkt auf die obere Extremität, wird von Oestreich et al. (2002) beschrieben. Al-Ismail et al. (2002) publizierten einen bis dato einzigartigen Fall einer Ollier-Erkrankung mit einer tiefen Fibromatose in der unmittelbaren Nachbarschaft der enchondromatösen Veränderungen am Oberarm.

Radiologisch imponieren am Handskelett z. T. groteske Verformungen und Auftreibungen der befallenen Knochen, gelegentlich auch mit starker Perforation der Kompakta wie an der Grundphalanx V in Abb. 7.65 a. Die Matrixossifikationen an den großen Röhrenknochen reichen oft weit in die Schäfte (Abb. 7.65 b, c), wo sich in unterschiedlicher Ausdehnung auch Kompaktaerosionen nachweisen lassen. Ein ganz wesentliches, ja patho-

MRT-Untersuchungen anstreben sollte. Immerhin haben wir in unserer Sammlung 4 Fälle mit Chondrosarkomen bei Enchondromatosen, die noch vor der Pu-

Tabelle 7.1. Klassifikation der Enchondromatosen. (Nach Spranger et al. 1978)

Erkrankung	Wesentliche Röntgenzeichen	Ätiologie	Bewertung der Klassifikation
I. Ollier-Erkrankung	Multiple Enchondrome der Röhren- und flachen Knochen, ungleichmäßig verteilt, in unterschiedlicher Ausprägung mit Aussparung der Schädelkalotte und Wirbelsäule	Sporadisch	Definitiv
II. Maffucci-Syndrom	Gleiche Symptomatik wie bei der Ollier-Erkrankung mit multiplen kutanen Hämangiomen	Sporadisch	Definitiv
III. Metachondromatose	Multiple Enchondrome mit betonter marginaler oder solider Kalzifikation, Exostosen, rascher Progression und Regression; bevorzugter Befall der kleinen Röhrenknochen	Autosomal dominant	Definitiv
IV. Spondyloenchondrodysplasie	Unregelmäßig verteilte, zumeist diskrete Enchondrome der langen Röhrenknochen; generalisierte schwere Platyspondylie	Autosomal rezessiv?	Wahrscheinlich bleibend
V. Enchondromatose mit unregelmäßigen vertebralen Läsionen[1]	Multiple Enchondrome der langen Röhren- und flachen Knochen, generalisiert, unregelmäßige Dysplasien der Wirbelkörper	Ein Erbfaktor ist nicht bekannt	Versuchsweise
VI. Generalisierte Enchondromatose[2]	Generalisierte, gleichmäßig verteilte Enchondrome mit massiver Beteiligung der Hände und Füße, leichte Platyspondylie und Schädeldeformität	Ein Erbfaktor ist nicht bekannt	Versuchsweise

[1] Dysspondyloenchondromatose   [2] Cheirospondyloenchondromatose

gnomonisches Zeichen einer Enchondromatose sind *säulenförmige Knorpelproliferationen*, die sich projektionsradiographisch als streifen-, band-, riefen- oder schraubenförmige Aufhellungen, jeweils von einer dichten Leiste umgeben, darstellen und in der Metadiaphyse anzutreffen sind (Abb. 7.65 f, i, j, n). Magnetresonanztomographisch stellen sie sich im T1-Bild als bandförmige signalarme oder -lose Figuren dar, die im T2-Bild sehr signalreich imponieren (Abb. 7.65 k–m, u). Bei der Enchondromatose kommen auffallend häufig juxtakortikal oder subperiostal gelegene Chondrome vor (Abb. 7.65 e, t, u, 7.68 d, 7.70 h–j).

Nach der Pubertät kann das Größenwachstum der enchondromatösen Veränderungen durchaus sistieren, in anderen Fällen kommt es aber zu einer Progression mit Ausbildung von monströsen Deformitäten. Auf das große Risiko einer malignen Entartung von Chondromen bei multiplem oder generalisiertem Auftreten (in 50–60% der Fälle!) wird auf S. 429 hingewiesen. Klinisch äußert sich eine solche Malignisierung in plötzlich oder auch langsam einsetzenden zunehmenden Schmerzen (Abb. 7.65 h, 7.107); häufig kann eine Tumormasse palpiert werden. Röntgenologisch kommt es manchmal zu einer Vergrößerung der Läsion. Als Zeichen einer Malignisierung können zunehmende Kompaktadestruktionen, eine paraossale Geschwulstmasse und ein zunehmder Abbau vorher nachweisbarer Matrixkalzifikationen gewertet werden. Auch die Entwicklung amorpher, wenig kontrastreicher feinfleckiger und punktartiger Kalzifikationen spricht für eine Malignisierung (Weiteres zum Chondrosarkom s. unter 7.2.1). Kosaki et al. (2005) berichten über einen Ollier-Fall mit metachron aufgetretenen malignen Transformationen (Chondrosakom Grad I und II) in beiden Femora, in der linken Tibia und im Fibulakopf. Alle Läsionen wurden chirurgisch behandelt, im Verlauf von 20 Jahren kam es zu keinem Rezidiv.

Histologisch besitzen die Chondrome bei der Enchondromatose einen ähnlichen Aufbau wie bei solitären Tumoren. Sie sind jedoch meistens zellreicher und zeigen auch häufiger Doppelkernigkeit (Abb. 7.65 x–z).

Wesentliches histologisches Unterscheidungsmerkmal sind aber die myxoide Struktur der Grundsubstanz, sternförmige Ausziehungen der Chondrozyten und insbesondere Knorpeleinschlüsse der Kortikalis über dem Tumor. Ein Durchbruch des Periosts liegt jedoch nie vor, solange es sich nicht um ein Chondrosarkom handelt. Findet man solche Strukturen in einem Enchondrom, dann ist der Verdacht auf das Vorliegen einer Enchondromatose zu äußern und das Skelett systematisch nach weiteren Läsionen abzusuchen.

Zweifellos ist die histologische Differentialdiagnose zu einem hoch differenzierten Chondrosarkom bzw. die Frage der malignen Entartung eines Morbus Ollier aus der Histologie allein noch schwieriger als beim solitären Enchondrom zu beantworten (Sun Te-Ching et al. 1985; Liu et al. 1987; Schwartz et al. 1987).

Genetik

Die Krankheitsfälle treten üblicherweise sporadisch auf, nur wenige familiäre Fälle sind bekannt (Tab. 7.1). Von Hopyan et al. (2002) wurde bei Ollier-Patienten eine Mutation des PTHR1-Gens beschrieben, das für den Rezeptor des Parathormons kodiert. Diese Mutation könnte zu einer verzögerten Ausreifung der proliferierenden Chondrozyten bei Ollier-Patienten führen.

7.1.4.3 Periostales Chondrom

ICD-O-Code 9221/0

Synonyme: juxtakortikales Chondrom, subperiostales Chondrom, parosteales Chondrom

> **Definition**
> Das periostale Chondrom ist ein gutartiger hyalinknorpeliger Tumor der Knochenoberfläche, der vom Periost ausgeht (WHO 2002).

Periostale Chondrome liegen an der Knochenoberfläche, sind vom Periost überzogen und können die darunter gelegene Kompakta arrodieren. Sie wachsen überwiegend in die angrenzenden Weichteile vor, wobei sie das Periost vor sich herschieben. Da der Ursprung des periostalen Chondroms im Einzelfall nicht verbindlich aufgezeigt werden kann (subperiostal oder periostal), bevorzugen manche Autoren den allgemeinen Begriff „juxtakortikales oder parostales Chondrom". Im Gegensatz zum Osteochondrom neigt das periostale Chondrom auch nach Abschluss des Knochenwachstums zu stärkerer Proliferation.

Im Gegensatz zu den Enchondromen sind die periostalen Chondrome durch ihre oberflächliche Lage und ihren Kontakt zum Periost typischerweise schmerzhaft.

Pathologische Anatomie

Der Tumor kommt meistens als Kürettage zur Untersuchung. Er besteht aus makroskopisch erkennbarem Knorpel mit kompaktem Aufbau, der nicht immer eine lobuläre Struktur erkennen lässt und verkalkt sein kann.

Histologie (Abb. 7.67 b)

Histologisch zeigt sich hyperzellulärer, hyaliner Knorpel, der auch myxoide Grundsubstanzabschnitte zeigen kann und relativ viele doppelkernige Chondrozyten zeigt. Das Periost zieht in typischen Fällen über den Tumor kontinuierlich hinweg. Unter dem Tumor liegt die arrodierte, aber noch intakte Kortikalis, die sich scharf vom Tumor abgrenzt. Der Tumor selbst ist kompakt gebaut mit Chondrozyten, die in Lakunen liegen. Sie können in kleinen Haufen geordnet sein und zeigen mäßig viel Zytoplasma bei einem rundlichen Kern, der allerdings eine gewisse Größenvarianz aufweisen kann, ohne dass dies für eine Aggressivität spricht. Mitosen liegen nicht vor. Der Tumor kann amorph verkalken und ossifizieren. Liegt eine Verbindung zur Markhöhle vor, so stellt sich einerseits die Differentialdiagnose zur kartilaginären Exostose, andererseits aber auch zu einem primär intraossär entstandenen Knorpeltumor, dem Enchondroma protuberans oder einem aggressiven, nach außen durchgebrochenen Chondrosarkom. Diese Differentialdiagnosen sollten jedoch bereits vor der Operation durch eine ausreichende Röntgendiagnostik weitgehend abgeklärt sein. Der Pathologe ist auch bei diesem Tumor gut beraten, auf dem radiologischen Befund zu bestehen, um nicht durch die „Unruhe" im histlogischen Bild die Biologie des Tumors falsch einzuschätzen.

Die *bizzare parosteale osteochondromatöse Proliferation (Nora-Läsion)* ist von Nora et al. (1983) ursprünglich als tumortartige Läsion an Händen und Füßen beschrieben worden und stellt eine wichtige Differentialdiagnose zum periostalen Chondrom dar. Anders als die periostalen Chondrome zeigt sie eine zentral ausgeprägte enchondrale Ossifikation unter einer Knorpelkappe mit meist lobulärem Aufbau und eine reaktive sklerotische Verdickung der intakten Kortikalis unter der Vorwölbung. Die Abgrenzung zum periostalen Chondrosarkom geschieht wie bei den intraossär gelegenen Tumoren durch die Unterschiede in der zytologischen Struktur (s. S. 415 ff.) und das aggressive Wachstum. Weiteres zum Nora-Tumor s. S. 937 f.

Vorkommen, Lokalisation und Alters- und Geschlechtsprädilektion

Periostale Chondrome sind sehr seltene Tumoren. Im Krankengut von Schajowicz (1994) finden sich nur 18 Fälle unter 616 histologisch untersuchten Chondromen. Prädilektionsorte sind die kleinen Knochen der Hände und Füße, Femur, Tibia und Humerus. Im Krankengut von De Santos und Spjut (1981) fanden sich in 55 Fällen folgende Lokalisationen: Femur (9), Tibia (11), Humerus (13), an den kleinen Knochen der Hände und Füße (19), Radius (1), Ulna (1), Halswirbelsäule (1). An den Röhrenknochen werden die Metaphysenregionen bevorzugt. Eine spezifische Alters- und Geschlechtsprädilektion ist bisher nicht bekanntgeworden. Offensichtlich sind aber die drei ersten Lebensdekaden am häufigsten betroffen.

Klinik

Die meisten periostalen Chondrome sind schmerzhaft (s. oben), asymptomatische Läsionen eher selten. In den der Palpation zugänglichen Skelettabschnitten kann man zuweilen einen derben, dem Knochen fest aufsitzenden Tumor tasten.

7.1 · Gutartige Tumoren

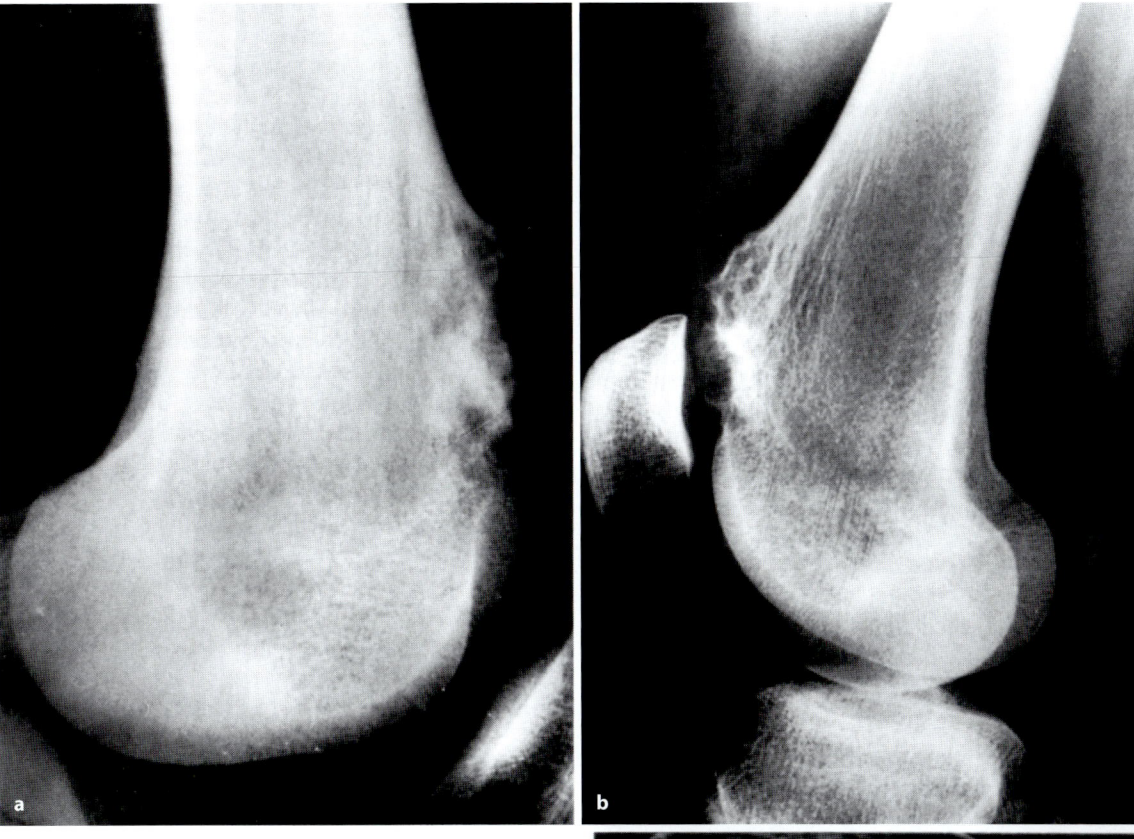

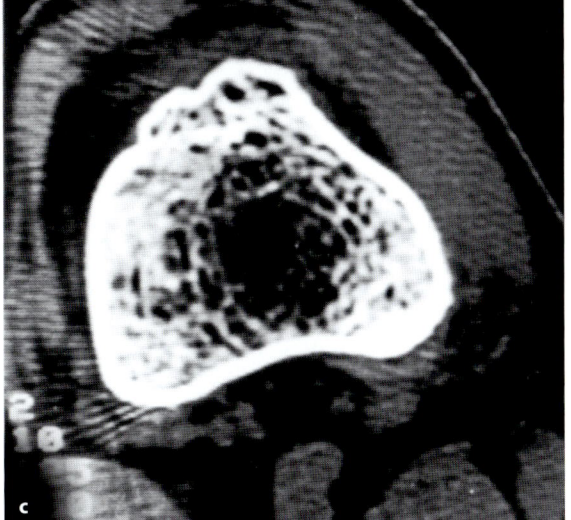

Abb. 7.66 a–g. Zur Differentialdiagnose zwischen periostalem Chondrom und sessilem Osteochondrom (s. auch Abb. 7.37). **a** Periostales Chondrom der vorderen distalen Femurmetaphyse bei einer 21-jährigen Frau. Die ventrale Kortikalis ist unregelmäßig arrodiert, proximal findet sich ein überhängender Knochenrand. Die sehr dichten Strukturen in der Läsion entsprechen Matrixossifikationen. Klinisch zunehmende ziehende Schmerzen im distalen Femur und in der Region des Kniegelenks. Von außen war eine knochenharte Tumormasse zu tasten. **b, c** Sessiles Osteochondrom bei einem 20-jährigen Mann. Sowohl im Übersichtsbild, aber insbesondere im CT (**c**) sieht man, wie die Spongiosastrukturen des Femurs in die Läsion kontinuierlich hineinziehen. Die Knorpelkappe ist als mäßig dichtes Band direkt über der unregelmäßigen verknöcherten Oberfläche zu sehen; sie grenzt sich gegen das umgebende Fettgewebe gut ab. **d–g** In **d, e** einerseits und **f, g** andererseits weiteres Beispiel für die Differentialdiagnose zwischen sessilem Osteochondrom (**d, e**) und periostalem Chondrom (**f, g**). Letzteres hat zu einer deutlichen Arrosion der ventralen Kortikalis, aber auch zu Abstützungsvorgängen der vorderen lateralen und medialen Kortikalis mit Volumenzunahme geführt (*Forts. S. 368*)

Radiologie

Das Röntgenbild des periostalen Chondroms (Abb. 7.66–7.70) ist charakteristisch: Der Tumor liegt typischerweise metaphysär auf den Röhrenknochen und zeigt sich als eine die äußere Kompakta arrodierende Läsion mit in der Regel scharfer Randbegrenzung. Dabei kann die Kompakta minimal bis mäßiggradig arrodiert sein bzw. einen mehr oder weniger ausgeprägten *schüsselförmigen Substanzdefekt* erkennen lassen. Sehr selten wird die gesamte Kompakta abgebaut (Abb. 6.70 h–j).

Charakteristisch können überhängende Knochenränder im proximalen und distalen Begrenzungsbereich der Läsion sein (Abb. 7.66 a, 7.67), die als osteoproduktive Periostreaktionen am Tumorrand aufzufassen sind. In der Mehrzahl der Fälle ist die als Tumormasse sich in die Weichteile vorwölbende Knorpelmatrix kalzifiziert. Da-

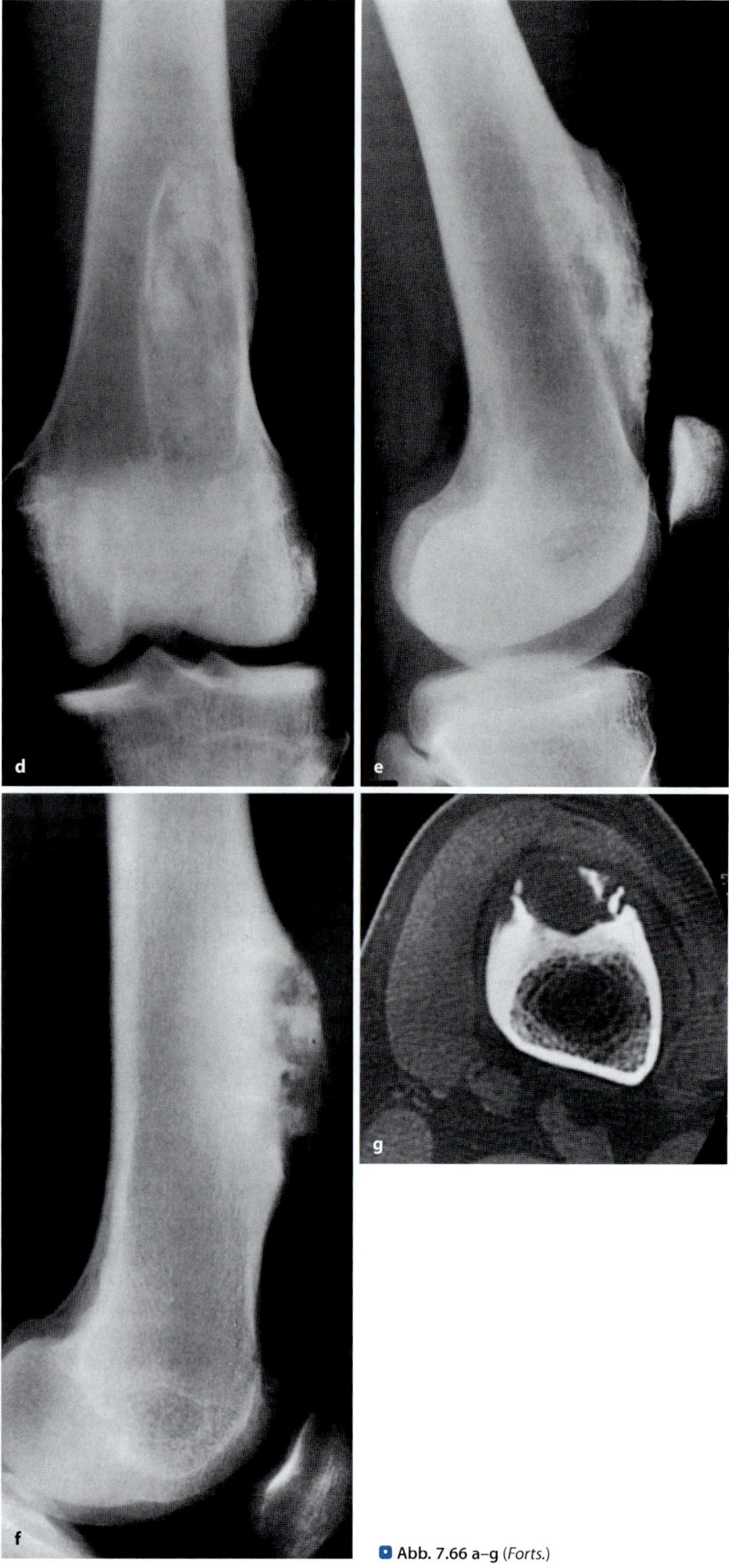

Abb. 7.66 a–g (Forts.)

7.1 · Gutartige Tumoren

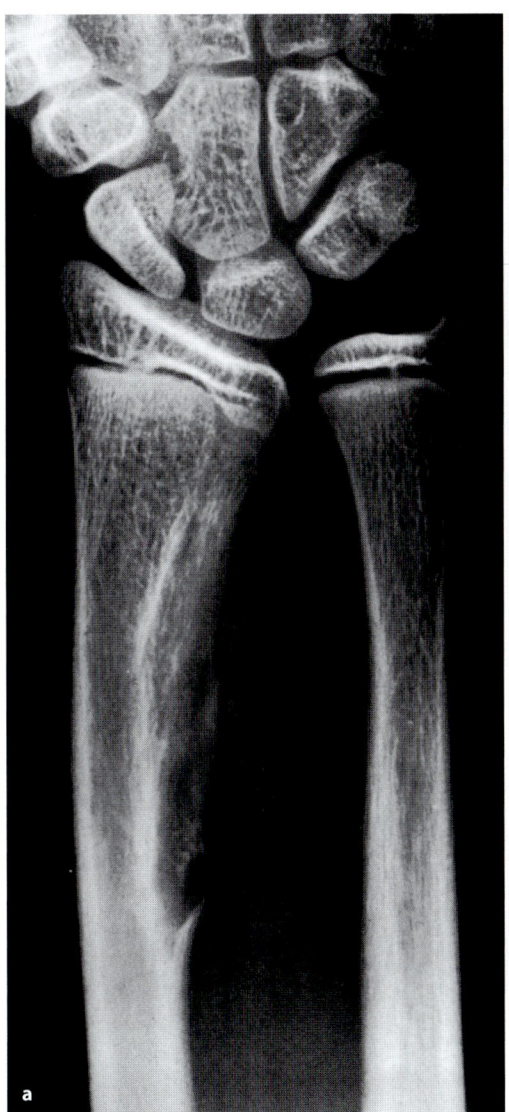
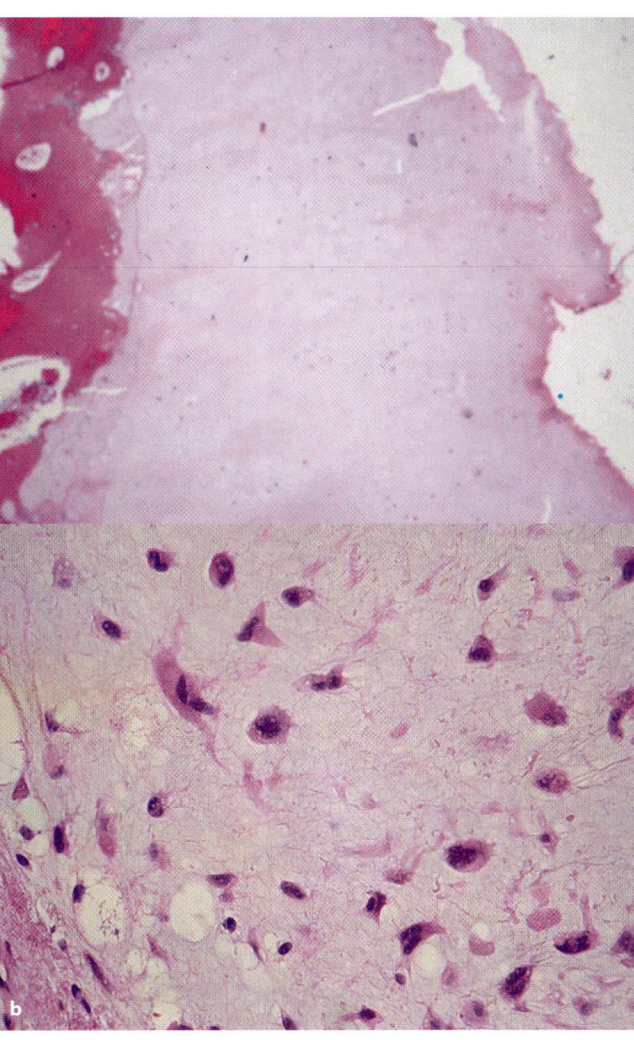

Abb. 7.67 a–d. Radiologie und Histologie des periostalen Chondroms. **a** Periostales Chondrom im Bereich der distalen ulnaseitigen Radiusdia- und -metaphyse (11-jähriges Mädchen). Die Kortikalis ist fast vollständig abgebaut, proximal findet sich ein überhängender Knochenrand. Die Begrenzung der Läsion zum gesunden Knochen hin ist durch einen Sklerosesaum markiert und scharf. Leichte bogige Verformung des distalen Radius, als Wachstumsstörung durch die offensichtlich schon länger bestehende Läsion zu verstehen (Lodwick-Grad IC). **b** Der Tumor liegt über der intakten Kortikalis subperiostal. Beide Grenzen werden respektiert. Periostale Chondrome sind häufig zellreicher als Enchondrome und dürfen auch stärkere Kernunregelmäßigkeiten aufweisen (**b** unten), ohne dass dies eine prognostische Bedeutung hat (*Forts. S. 370*)

bei können die Kalzifikationen direkt in die arrodierte Kompakta übergehen.

Den ungewöhnlichen Fall eines subtotal intrakortikal gelegenen periostalen Chondroms in der distalen Femurmetaphyse beschreiben Abdelwahab et al. (1990).

Nach unseren eigenen Beobachtungen kommen periostale Chondrome im Rahmen einer Enchondromatose viel häufiger als isoliert vor (◘ Abb. 7.68 d, 7.70 h–j). Histologisch besitzen diese Tumoren aber eine stärkere Proliferation, weshalb man sich natürlich darüber streiten kann, ob der Begriff des periostalen Chondroms für diese Art von Läsionen korrekt ist.

Differentialdiagnose

Der selten größer als 3 cm im Längsdurchmesser werdende Tumor bietet in Anbetracht seiner kortikalen Lage mit scharfer Randbegrenzung, mit dem Bild des am Rande eines schüsselförmigen Defekts überhängenden Knochenrandes und mit Tumormatrixverkalkungen im paraossalen knorpeligen Tumoranteil keine differentialdiagnostischen Schwierigkeiten. In seltenen Fällen kann es Abgrenzungsprobleme gegenüber dem fibrösen Kortikalisdefekt und dem Desmoid (s. ◘ Abb. 13.15) sowie auch gegenüber neurofibromatösen Herden und dem periostalen Osteosarkom geben. Letzteres führt aber in

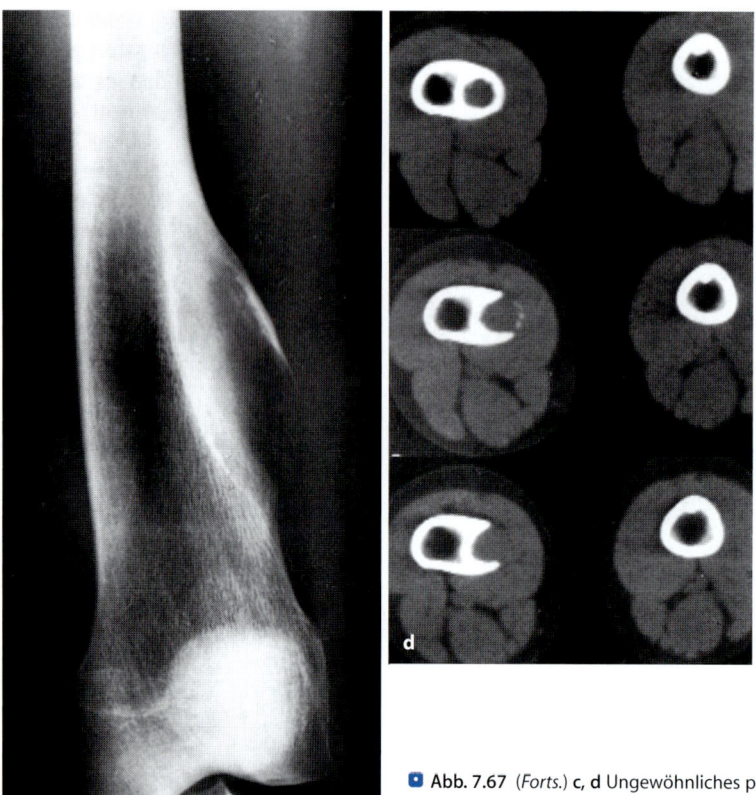

Abb. 7.67 (Forts.) **c, d** Ungewöhnliches periostales bzw. juxtakortikales Chondrom im distalen Femur. Keinerlei Markrauminfiltration. Der Tumor an der medialen distalen dia-/metaphysären Femurkortikalis ist schüsselförmig aufgebaut, wie besonders eindrucksvoll die CT-Schnitte (**d**) zeigen

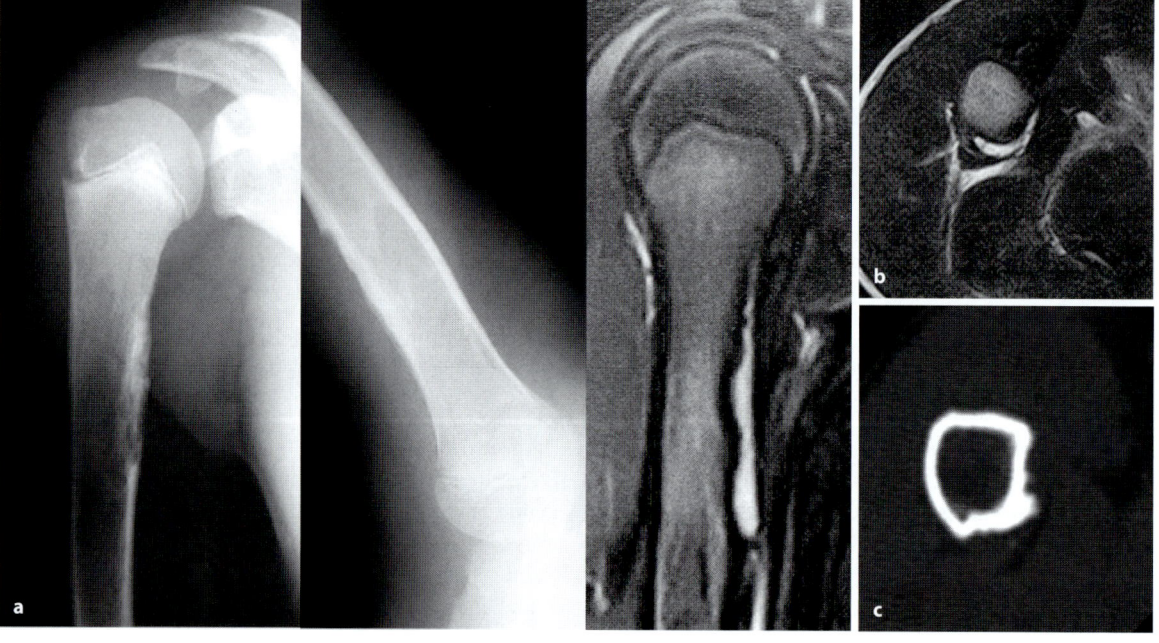

Abb. 7.68 Zur morphologischen Vielfalt des periostalen Chondroms. **a–c** Periostales Chondrom an der proximalen medialen Humerusdiaphysenzirkumferenz. 14-jähriger Junge mit Schmerzen im rechten Oberarm. Die langstreckige schüsselförmige Arrosion der medialen Kortikalis mit aufgeworfenen Rändern (**a** und CT in **c**) ist die Erstmanifestation eines M. Ollier. Der knorpelige Tumor stellt sich im MRT-T2-Bild signalreich dar. Der Markraum ist frei. **d** Ungewöhnlich großes periostales Chondrom an der proximalen Humerusdiaphyse im Rahmen einer beginnenden Enchondromatose, die an den riefenförmigen Knorpelsäulen medial vom periostalen Tumor zu erkennen ist und die auch die Verformung des Knochens erklärt (Forts. S. 371)

7.1 · Gutartige Tumoren

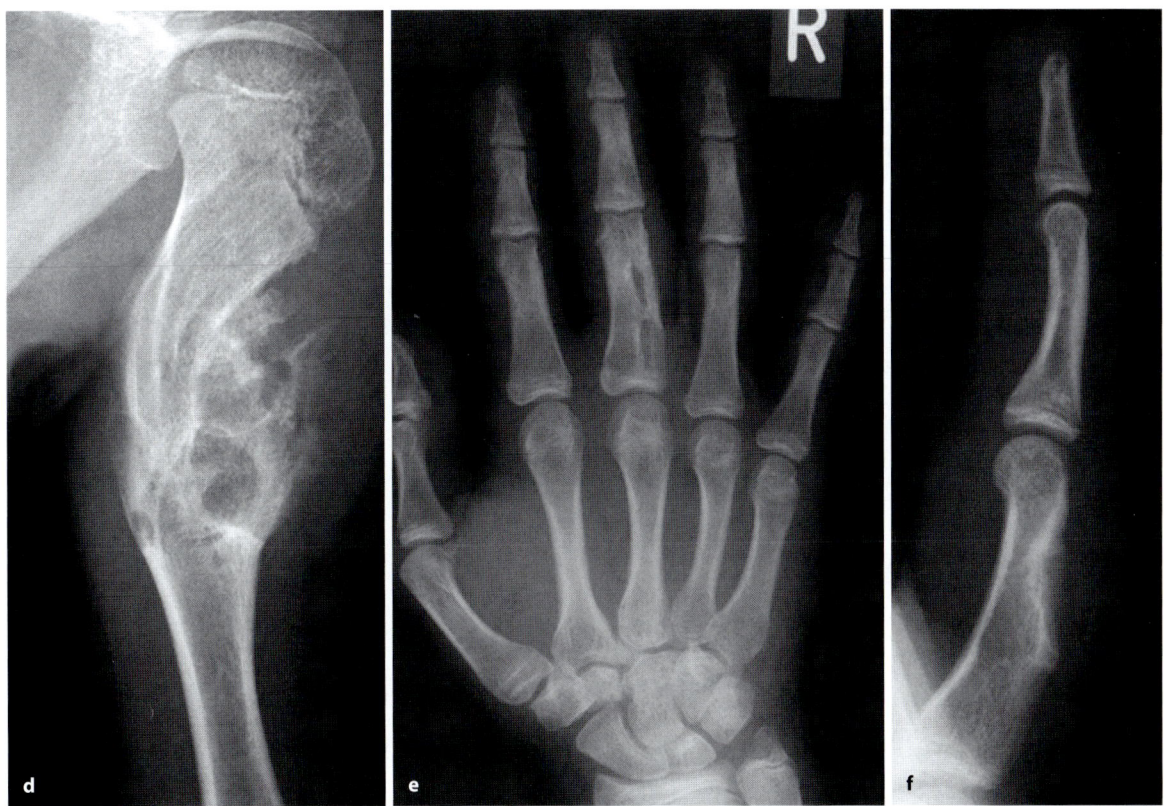

Abb. 7.68 (*Forts.*) **e, f** Der schüsselförmige Defekt in der dorsalen Kompakta der 3. Grundphalanx ist typisch für ein periostales Chondrom

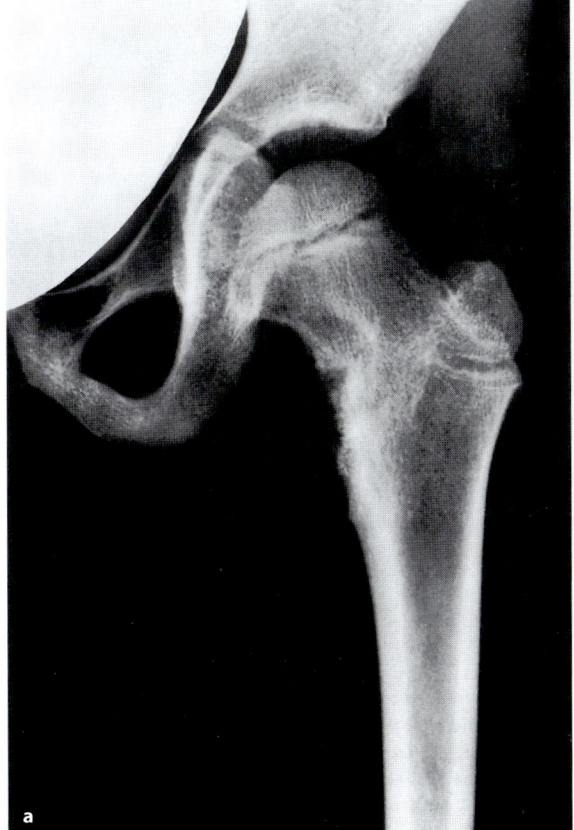

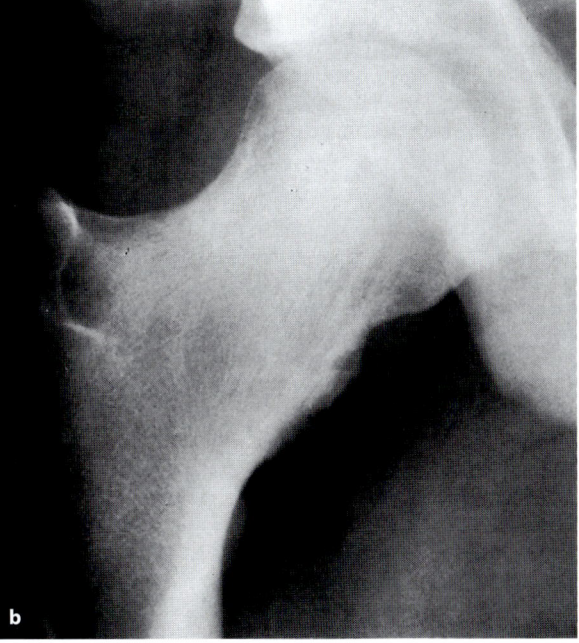

Abb. 7.69 a–f. Periostale Chondrome am Femur. **a** Bei diesem periostalen Chondrom am Schenkelhals und um den Trochanter minor sieht man deutliche kortikale Arrosionen und feine Matrixossifikationen (6-jähriges Mädchen), in **b** imponiert ein mehr produktiver Prozess mit Vorwölbung der Schenkelhalskontur. Im Tumor sind Spongiosastrukturen nachweisbar (19-jähriger Mann) (*Forts. S. 372*)

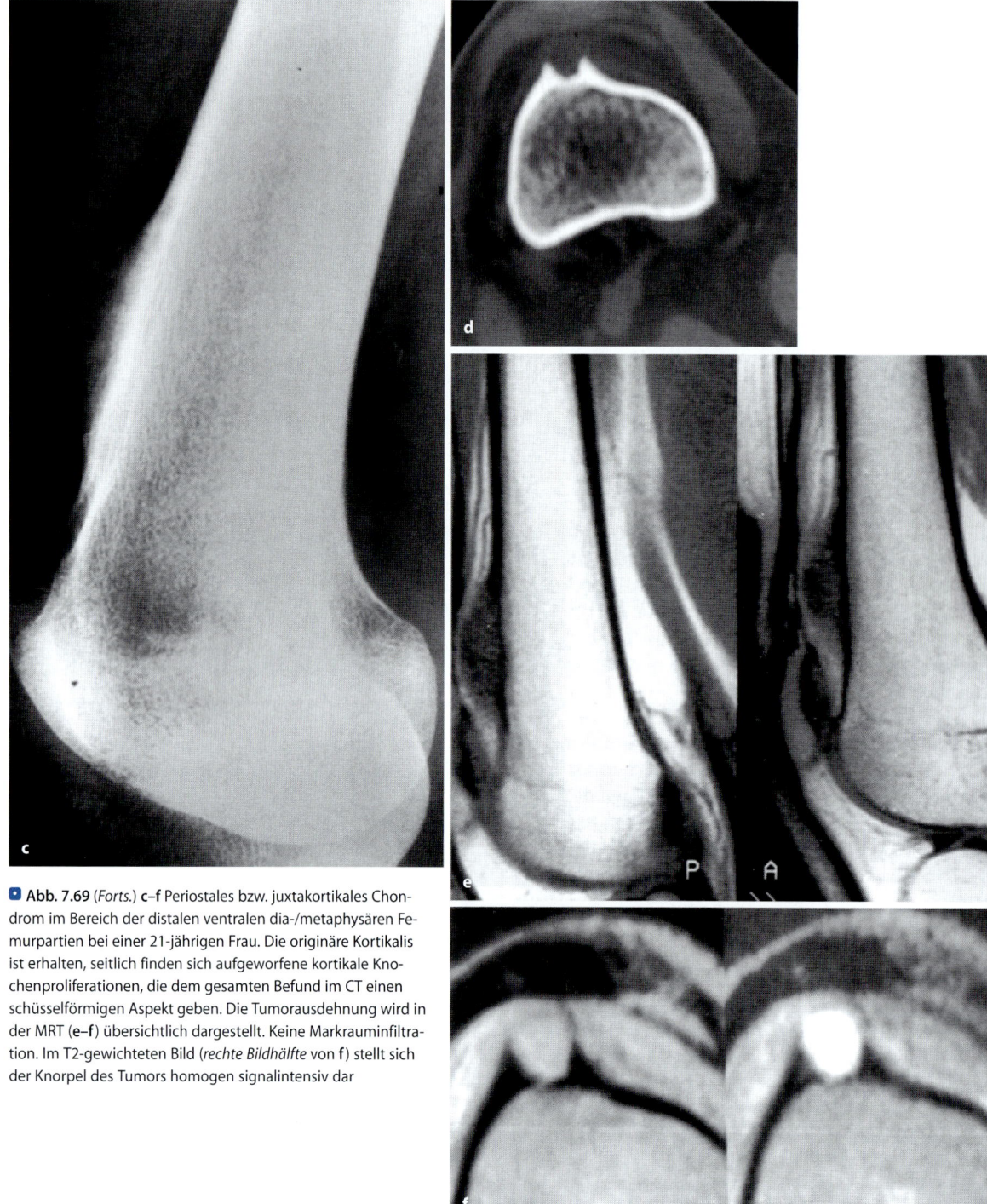

◘ **Abb. 7.69** (*Forts.*) **c–f** Periostales bzw. juxtakortikales Chondrom im Bereich der distalen ventralen dia-/metaphysären Femurpartien bei einer 21-jährigen Frau. Die originäre Kortikalis ist erhalten, seitlich finden sich aufgeworfene kortikale Knochenproliferationen, die dem gesamten Befund im CT einen schüsselförmigen Aspekt geben. Die Tumorausdehnung wird in der MRT (**e–f**) übersichtlich dargestellt. Keine Markrauminfiltration. Im T2-gewichteten Bild (*rechte Bildhälfte* von **f**) stellt sich der Knorpel des Tumors homogen signalintensiv dar

▶ ◘ **Abb. 7.70 a–j.** Ungewöhnliche periostale Chondrome. **a–g** Ausgedehntes periostales Chondrom bei einem 17-jährigen Jungen. Der Tumor hat bereits zu einer deutlichen Deformierung der proximalen Abschnitte der Humerusdia- und -metaphysen mit Varuskonfiguration geführt. Klinisch beschwerdefrei. Die dorsale Kortikalis ist aufgelockert und umgebaut. Der Tumor weist ein deutliches Enhancement nach intravenöser Gabe von Gadolinium-DTPA auf (**g**). Er liegt mantelförmig um den signalintensiven Markraum. Die schwarzen Zonen in dem enhancenden Knorpelbereich entsprechen Tumorossifikationen. Im CT (**d, e**) ist innerhalb der „umgebauten" dorsalen Kortikalis der aktive Tumoranteil nicht zu vermuten. **h–j** 15 Monate alter Junge mit derber Schwellung am rechten Unterschenkel. Dort sieht man im Röntgenbild einen großen schüsselförmigen Defekt in der mittleren Tibiadiaphyse, das Epizentrum der Läsion liegt unter Berücksichtigung des großen paraossalen Anteils etwa in der ehemaligen Kortikalisregion. Wegen der schüsselförmigen Konfiguration und der Lage des Epizentrums des

7.1 · Gutartige Tumoren

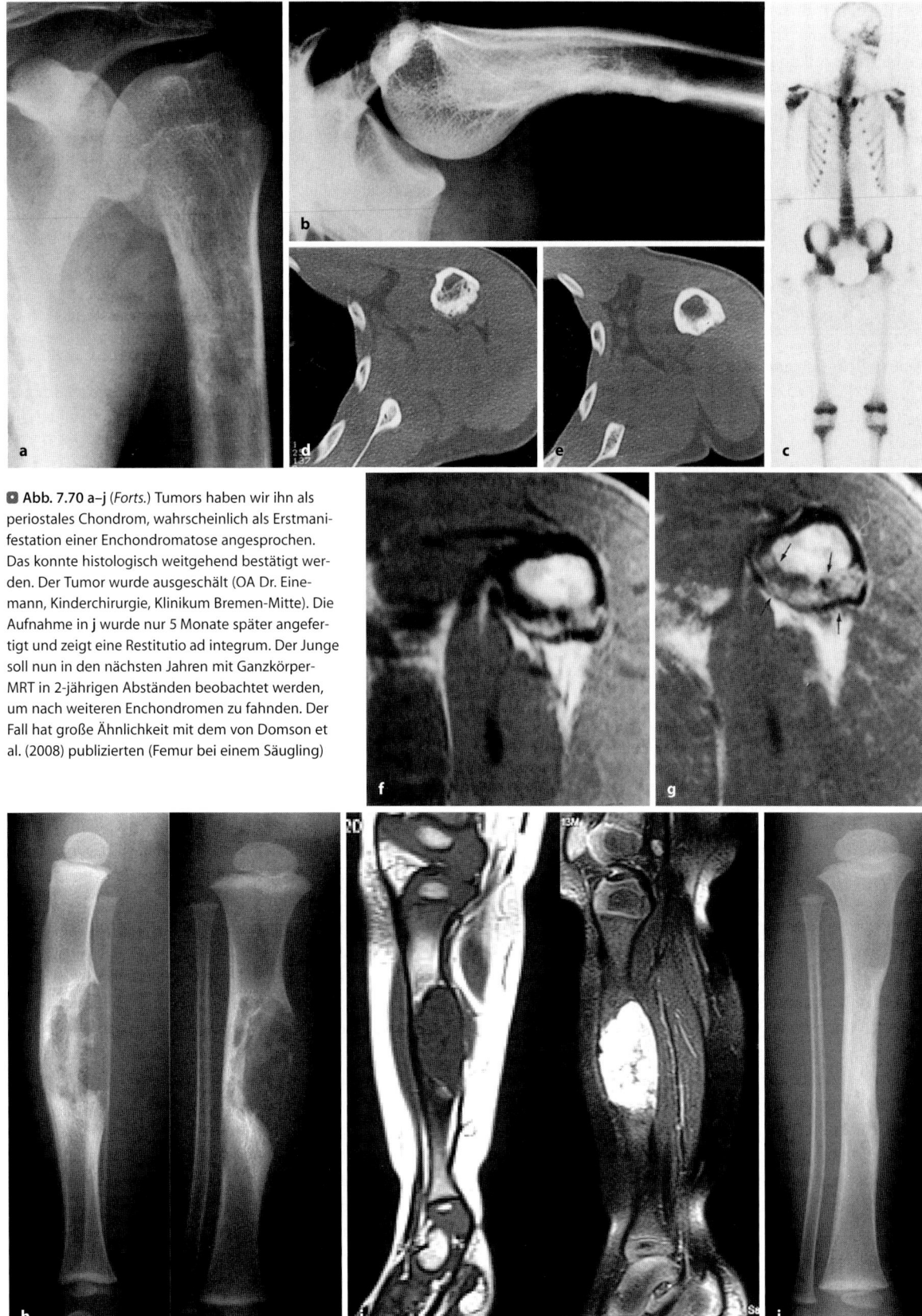

Abb. 7.70 a–j (*Forts.*) Tumors haben wir ihn als periostales Chondrom, wahrscheinlich als Erstmanifestation einer Enchondromatose angesprochen. Das konnte histologisch weitgehend bestätigt werden. Der Tumor wurde ausgeschält (OA Dr. Einemann, Kinderchirurgie, Klinikum Bremen-Mitte). Die Aufnahme in j wurde nur 5 Monate später angefertigt und zeigt eine Restitutio ad integrum. Der Junge soll nun in den nächsten Jahren mit Ganzkörper-MRT in 2-jährigen Abständen beobachtet werden, um nach weiteren Enchondromen zu fahnden. Der Fall hat große Ähnlichkeit mit dem von Domson et al. (2008) publizierten (Femur bei einem Säugling)

der Regel zu einer Verdickung der Kompakta und zu einem größeren paraossalen Geschwulstanteil mit dichter Matrixossifikation und Spikulae.

Ausgesprochen sessile Osteochondrome bieten mehr produktive Veränderungen und verursachen nicht das Bild des schüsselförmigen Defekts (vgl. ◘ Abb. 7.66 a mit b und d, e mit f und g). Das Enchondroma protuberans wächst aus der Spongiosa unter Abbau der originären Kompakta in die paraossalen Weichteile vor und unterscheidet sich damit vom periostalen Chondrom (◘ Abb. 7.37).

lich. Das Kalzifikations- und Ossifikationsmuster basiert auf der enchondralen Ossifikation mit Darstellung von ring- und bogenförmigen Strukturen. Gelegentlich können die meist in Gelenknähe gelegenen Weichteilchondrome den angrenzenden Knochen arrodieren.

Die Differentialdiagnose schließt die synoviale Chondromatose, die Myositis ossificans, tumorartige paraartikuläre Kristallablagerungen, den Nora-Tumor, auch das synoviale Sarkom und das Weichteilchondrosarkom ein (ausführliche Darstellung bei Enzinger u. Weiss 1995).

7.1.4.4 Weichteilchondrom

Weichteilchondrome sind dadurch definiert, dass sie weder von der Kortikalis noch vom Periost ausgehen und auch keine Beziehung zu Sehnenscheiden oder der Gelenkkapsel haben. In der Literatur werden sie auch als *extraskelettale Chondrome* oder als Weichteilosteochondrome bezeichnet. In einer Übersicht von Bansal et al. (1993) werden die verschiedenen Entstehungsmöglichkeiten diskutiert: metaplastische Verknöcherung, echte De-novo-Geschwulst, Hamartom.

Die meisten Läsionen sind kleiner als 3 cm, sie besitzen einen scharfen Rand und können ovalär oder lobuliert erscheinen. Die Kalzifikation rekrutiert sich aus Hydroxylapatitkristallen, sie ist im Zentrum der Knorpelläppchen am dichtesten.

Mikroskopisch ist der Großteil der Läsionen aus reifem, vitalen hyalinen Knorpel aufgebaut; man findet in den Läsionen fibrotische, hämorrhagische, nekrotische, kalzifizierte und ossifizierte Areale oder auch granulomatöse Riesenzellen enthaltende Abschnitte. In einem Drittel der Fälle sieht man unreife Chondroblasten. Dieser Typ des Weichteilchondroms ist zellreicher als die erstbeschriebene Gruppe, darüber hinaus kann sich eine myxomatöse Komponente finden. Der chondroblastische Typ soll häufiger nach chirurgischer Intervention rezidivieren.

Klinisch präsentieren sich Weichteilchondrome als langsam wachsende Masse, die in 96% der Fälle in den distalen Extremitäten lokalisiert ist, dabei werden die Weichteile zwischen den Fußröhrenknochen bevorzugt. Die Tumoren fühlen sich derb an, Schmerzen sind mäßig. Gelegentlich kann es zu Kompressionserscheinungen der angrenzenden nervalen Strukturen kommen. Bei den Patienten handelt es sich überwiegend um Erwachsene in der 4.–6. Lebensdekade; Weichteilchondrome sind aber auch schon bei Kindern gefunden worden.

Radiologisch erscheinen Weichteilchondrome als abgrenzbare kalzifizierende Masse (◘ Abb. 7.46 a). Wenn diese Kalzifikation wenig ausgeprägt ist, entgeht sie der projektionsradiographischen Darstellung, wird aber in fast 80% der Fälle in der Computertomographie deut-

7.1.4.5 Gelenkchondrom und -chondromatose (synoviale Chondromatose)

Das *solitäre Gelenkchondrom* geht von der Synovialmembran aus, obwohl manchmal außerordentlich schwierig zu unterscheiden ist, ob es vom Bindegewebe der fibrösen Gelenkkapsel oder gar vom paraartikulären Weichgewebe seinen Ausgang genommen hat. Das Prädilektionsalter der Patienten liegt in der 3. und 4. Lebensdekade. Die Tumoren sind 1–2 cm groß (am Kniegelenk können sie größere Dimensionen erreichen) und imponieren palpatorisch als derbe Indurationen.

Auf die Diagnose eines Gelenkchondroms bzw. eines Chondroms im paraartikulären Gleitgewebe kommt man durch das enchondrale Verkalkungsmuster (ring- oder bogenförmig, auch amorph). Gelegentlich ist der angrenzende Knochen arrodiert (◘ Abb. 7.46 b–e).

Die *synoviale Chondromatose* (M. Reichel) gehört eigentlich nicht in ein Buch über Knochengeschwülste, soll aber aus differentialdiagnostischen Erwägungen dennoch hier kurz besprochen werden. Zur Pathogenese nimmt man an, dass sie durch eine Fehldifferenzierung des gelenkbildenden Mesenchyms mit Transformation von Fibroblasten zu Chondroblasten entsteht, auf deren Boden es zu tumorähnlichen Knorpelproliferationen kommt.

Die Chondrome treten typischerweise in großer Zahl in der Synovialmembran auf und sind in Ketten oder Gruppen angeordnet. Die Größe der einzelnen Chondrome schwankt zum Teil beträchtlich, nur die größeren und reiferen Chondrome mineralisieren und werden somit röntgenologisch darstellbar. Sie entwickeln sich in den Gelenkbinnenraum hinein und werden gelegentlich unter der Gelenkbewegung immer mehr in ihn hineingetrieben. Schließlich sind sie nur noch durch einen schmalen Stiel mit der Synovialmembran verbunden. Dieser Stiel kann jederzeit durchreißen, wodurch aus dem gestielten Chondrom ein freier Gelenkkörper entsteht.

Die Erkrankung ist androtrop, das Hauptmanifestationsalter liegt zwischen dem 20. und 40. Lebensjahr. In der überwiegenden Zahl der Fälle tritt die Gelenkchondromatose nur monoartikulär auf. Die seltene biartikuläre Manifestation befällt meistens symmetrische Gelenke. Am häufigsten betroffen ist von der synovialen Chondromatose das Kniegelenk, an Häufigkeit folgen Ellenbogen-, Hüft-, Schulter-, Sprung-, Handwurzel- und Fingergelenke. Über einen Fall an der Lendenwirbelsäule mit Myelonkompression berichten Abdelwahab et al. (2008).

Klinisch äußern sich Gelenkchondromatosen in einer schmerzhaften Bewegungseinschränkung bis zur totalen Gelenkblockade. Ein Gelenkerguss kann entstehen, es finden sich aber nie arthritische Zeichen, was mit dem in der Regel fehlenden histologischen Nachweis einer Synovialitis übereinstimmt.

Radiologisch kann man eine mikro- von einer makronodulären Form unterscheiden. Kalkfreie mikronoduläre Chondromketten entgehen der projektionsradiographischen Darstellung, man kann sie nur im Kontrastmittelarthrogramm als Aussparung oder im Computertomogramm (infolge der hohen Kontrastauflösung), am besten in der MRT mit signalintensiven Noduli in der T2-Gewichtung nachweisen. Bei starker Ergussbildung können sie allerdings in der MRT übersehen werden.

Bei der makronodulären Chondromatose stellen sich im Röntgenbild reiskorn- bis erbsengroße, zumeist stippchenartig, sprenkelig oder auch homogen verkalkte rundliche Verdichtungen dar. Die einzelnen Chondrome können sich zu traubenförmigen Konglomeraten zusammenschließen. In Einzelfällen finden sich auch zusätzliche extrakapsuläre Herde in den periartikulären Weichteilen, ohne dass dies eine Malignisierung bedeutet (Edeiken et al. 1994).

Sehr selten kann sich aus einer synovialen Chondromatose ein *sekundäres Chondrosarkom* entwickeln (Kenan et al. 1993), offensichtlich gibt es aber auch primäre Chondrosarkome der Synovialmembran (Bertoni et al. 1991; Dunn et al. 1974; Kaiser et al. 1980; Mullins et al. 1965, ◘ Abb. 7.112). Über den seltenen Fall einer malignen Entartung einer rezidivierenden Gelenkchondromatose im Hüftgelenk berichten Garz et al. (1988). Wir konnten einen ähnlichen Fall beobachten (◘ Abb. 7.111 f, g und 7.113). Einen weiteren Fall mit einem über 10-jährigen Verlauf sahen wir 2008 am Kniegelenk.

Zur histologischen Differenzierung zwischen synovialer Chondromatose und Chondrosarkom werden von Bertoni et al. (1991) folgende Hinweise gegeben: Die synoviale Chondromatose zeigt Knoten mit hyalinem metaplastischen Knorpel in der Synovialmembran ohne myxoide Veränderungen. Die Chondrozyten weisen nur eine minimale zytologische Atypie auf und sind traubenförmig mit einer überschießenden zwischengelagerten Matrix arrangiert. Beim synovialen Chondrosarkom zeigt das Stroma myxoide Veränderungen. Die Chondrozyten haben erhebliche Atypien und sind beetförmig unter Verlust der traubenförmigen Konfiguration arrangiert. Nekrosen und auch Mitosen kommen vor.

Literatur

Abdelwahab I F, Hermann G, Lewis MM et al. (1990) Case report 588. Skeletal Radiol 19:59

Abdelwahab I F, Contractor D, Bianchi SB et al. (2008) Synovial chondromatosis of the lumbar spine with compressive myelopathy: a case report with review of the literature. Skeletal Radiol 37:863

Al-Ismail K, Torregiani WC, Munk PL et al. (2002) Ollier's disease in association with adjacent fibromatosis. Skeletal Radiol 31:479

Bansal M, Goldman AB, Di Carlo EF et al. (1993) Soft tissue chondromas: diagnosis and differential diagnosis. Skeletal Radiol 22:309

Baradmay G, Hoffmann J, Ökrös J (1967) Dyschondroplasie und Hämangiomatose (Maffucci-Syndrom). Zentralbl Allg Pathol pathol Anat 101:296

Bertoni F, Unni KK, Beabout JW et al. (1991) Chondrosarcoma of the synovium. Cancer 67:155

Braddock G, Hadlow VD (1966) Osteosarcoma in enchondromatosis (Ollier's disease). Report of a case. J Bone Joint Surg [Br] 48:145

Brien EW, Mirra JM, Kerr R (1997) Benign and malignant cartilage tumors of bone and joint: their anatomic and theoretical basis with an emphasis on radiology, pathology, and clinical biology. Skeletal Radiol 26:325

Bulychowa JV, Unni KK, Bertoni F et al. (1993) Fibrocartilagenous mesenchymoma of bone. Am J Surg Pathol 17:830

Caballes RL (1982) Enchondroma protuberans masquerading as osteochondroma. Hum Pathol 13:734

Calderone A, Naimark A, Schaller AL (1982) Case report 196. Skeletal Radiol 8:160

Cohen EK, Kressel HY, Frank TS et al. (1988) Hyaline cartilage-origin bone and soft tissue neoplasms: MR appearance and histologic correlation. Radiology 167:477

Crim JR, Mirra JM (1990) Enchondroma protuberans. Skeletal Radiol 19:431

Dahlin DC (1978) Bone tumors. General aspects and data on 6221 cases. Thomas, Springfield

De Santos LA, Spjut HJ (1981) Periosteal chondroma: a radiographic spectrum. Skeletal Radiol 6:15

Domson GF, Bush CH, Reith JR et al. (2008) Periosteal chondroma at birth. Skeletal Radiol 37:559

Drolshagen LF, Reynolds WA, Marcus NW (1985) Fibrocartilaginous dysplasia of bone. Radiology 156:32

Edeiken J, Edeiken BS, Ayala AG et al. (1994) Giant solitary synovial chondromatosis. Skeletal Radiol 23:23

Elmore SM, Cantrell WC (1966) Maffucci's syndrome. J Bone Joint Surg [Am] 48:1607

Enzinger FM, Weiss SW (1995) Soft tissue tumors, 3rd edn. Mosby, St. Louis, p 991

Fairbank HAT (1948) Dyschondroplasia. Synonyms: Ollier's disease, multiple enchondromata. J Bone Joint Surg [Br] 30:689

Fanburg JC, Meis-Kindblom JM, Rosenberg AE (1995) Multiple enchondromas with spindle-cell hemangioendotheliomas. An overlooked variant of Maffucci's syndrome. Am J Surg Pathol 19:1029

Freyschmidt J (1985) Fréquence et diagnostic des tumeurs osseuses primitives et des lésions pseudotumorales du squelette de la main. Radiologie J, CEPUR 5:265

Garz G, Lüning M, Großmann I (1988) Maligne Entartung einer rezidivierenden Chondromatosis synovialis am Hüftgelenk. RÖFO 148:208

Geirnaerdt MJA, Bloem JL, Eulderink F (1993) Cartilaginous tumors: correlation of Gadolinium-enhanced MR imaging and histopathologic findings. Radiology 186:813

Gonzales-Lois C, Garcia-de-la-Torre JP, Briz-Terron AS et al. (2001) Intracapsular and para-articular chondroma adjacent to large joints:report of three cases and review of the literature. Skeletal Radiol 30:672

Hisaoka M, Aoki T, Kouho H et al. (1977) Maffucci's syndrome associated with spindle cell hemangioendothelioma. Skeletal Radiol 26: 191

Hopyan S, Gokgoz N, Poon R et al. (2002) A mutant PTH/PTHrP type I receptor in enchondromatosis. Nat Genet 30:306

Ishida T, Iijima,T, Goto T et al. (1998) Concurrent enchondroma and periosteal chondroma of the humerus mimicking chondrosarcoma. Skeletal Radiol 27:337

Jaffé HL (1956) Juxtacortical chondroma. Bull Hosp Jt Dis Orthop Inst 17:20

Jaffé HL (1958) Solitary enchondroma and multiple enchondromatosis. In: Tumors and tumorous conditions of the bones and joints. Lea Febiger, Philadelphia, pp 169–195

Janzen L, Logan PM et al. (1997) Intramedullary chondroid tumors of bone: correlation of abnormal peritumoral marrow and soft-tissue MRI signal with tumor type. Skeletal Radiol 26:100

Kaiser TE, Ivins JC, Unni KK (1980) Malignant transformation of extra-articular synovial chondromatosis. Report of a case. Skeletal Radiol 5:223

Keating RB, Wright PW, Staple TW (1985) Enchondroma protuberans of the rib. Skeletal Radiol 13:55

Kendell SD, Collins MS, Adkins MC et al. (2004) Radiographic differentiation of enchondroma from low-grade chondrosarcoma in the fibula. Skeletal Radiol 33: 458

Kenan S, Abdelwahab IF, Klein MJ et al. (1993) Synovial chondrosarcoma secondary to synovial chondromatosis (case report 817). Skeletal Radiol 22:623

Koppenfels R von (1976) Semimaligne Tumoren des Skelettsystems. Radiologe 16:2

Kusuzaki K, Murata H, Takeshita H et al (1999) Usefulness of cytofluorometric ploidy analysis in distinguishing benign cartilaginous tumors from chondrosarcomas. Mod Pathol 12:863

Kosaki N, Yabe H, Anazawa U et al. (2005) Bilateral multiple malignant tranformation of Ollier's disease
Skeletal Radiol 34:2005

Laurence W, Franklin EL (1953) Calcifying enchondroma of long bones. J Bone Joint Surg [Br] 35:224

Liu J, Hudkins P, Swee RG, Unni KK (1987) Bone sarcomas associated with Ollier's disease. Cancer 59:1376

Maffucci A (1881) Di un caso encondroma ed angioma multiplo. Mov Med Chir 3:399

Meneses MF, Unni KK, Swee RG (1993) Bizarre parosteal osteochondromatous proliferation of bone (Nora's lesion). Am J Surg Pathol 17:691

Mirra JM (1989) Bone tumors. Clinical, radiologic, and pathologic correlations, vol I/II. Lea Febiger, Philadelphia

Mirra JM, Gold R, Dows J et al. (1985) A new histologic approach to the differentiation of enchondroma and chondrosarcoma of the bones. Clin Orthop 201:214

Murphy MD, Flemming DJ, Boyes SR et al. (1998) Enchondroma versus chondrosarcoma in the appendicular skeleton: Differentiating features. Radiographics 18:1213

Nora FE, Dahlin DC, Beabout JW (1983) Bizarre parosteal osteochondromatous proliferations of the hands and feet. Am J Surg Pathol 7:245

Oestreich AE, Mitchell CS, Akeson JW (2002) Both Trevor and Ollier disease limited to one upper extremitiy. Skeletal Radiol 31:230

Ollier M (1900) De la dyschondroplasia. Bull Soc Chir (Lyon) 3:22

Ramnath RR, Rosenthal DI, Cates J et al. (2002) Intracortical chondroma simulating osteoid osteoma treated by radiofrequency. Skeletal Radiol 31:597

Rudman DP, Damron TA, Vermont A et al. (1998) Intracortical chondroma. Skeletal Radiol 27:581

Schajowicz F (1994) Tumors and tumorlike lesions of bone, 2nd edn. Springer, Berlin Heidelberg New York Tokyo

Schiller AL (1985) Diagnosis of borderline cartilage lesions of bone. Semin Diagn Pathol 2:42

Schwartz HS, Zimmermann NB, Simon MA et al. (1987) The malignant potential of enchondromatosis. J Bone Joint Surg [Am] 69:269

Spjut HJ, Dorfman HD, Fechner RE, Ackerman LV (1971) Tumors of bone and cartilage. In: Atlas of Tumor Pathology, Fasc 5. Armed Forces Institute of Pathology, Washington DC

Spranger J, Langer LO, Wiedemann HR (1974) Bone dysplasias: an atlas of constitutional disorders of skeletal development. Saunders, Philadelphia, p 199

Spranger J, Kemperdieck H, Bakowski H, Opitz JM (1978) Two peculiar types of enchondromatosis. Pediatr Radiol 7:215

Sun Te-Ching, Swee RG, Shios TC et al. (1985) Chondrosarcoma in Maffucci's syndrome. J Bone Joint Surg [Am] 67:1214

Van Creveld S, Kozlowski K, Pietron K, van der Valk A (1971) Metaphyseal chondrodysplasia calcificans. A report on two cases. Br J Radiol 44:773

Wang XL, De Beuckeller LH et al. (2001) Low-grade chondrosarcoma vs enchondroma: challenges in diagnosis and management. Eur Radio 11:1054

Yaghmai J (1978) Angiographic features of chondromas and chondrosarcomas. Skeletal Radiol 3:91

Yaghmai J (1979) Angiography of bone and soft tissue lesions. Springer, Berlin Heidelberg New York

7.2 Bösartige Tumoren

7.2.1 Chondrosarkom

ICD-O-Code 9220/3

Synonyme: Chondroidsarkom, Osteochondrosarkom, chondroblastisches Sarkom, Chondromyxosarkom

> **Definition**
> Das Chondrosarkom ist ein maligner Tumor mit reiner hyalinknorpeliger Differenzierung. Myxoide Veränderungen, Kalzifikationen oder Ossifikationen kommen vor (WHO 2002).

Wir akzeptieren diese Definition, halten aber die WHO-Definition von 1994 für glücklicher, inbesondere unter Berücksichtigung der so problematischen Abgrenzung gegenüber dem Chondrom:

> **Definition**
> Beim Chondrosarkom handelt es sich um einen malignen Tumor, dessen Zellen Knorpel, aber keinen Knochen bilden. Der Tumor unterscheidet sich vom Chondrom durch stärkeren Zellreichtum und Pleomorphie sowie durch das Vorkommen von plumpen Zellen mit großen Kernen und/oder deutlicher Doppelkernzahl, Mitosen sind selten (WHO, 1994).

Das Chondrosarkom ist ein Tumor mit einem breiten Spektrum von klinischen, radiologischen und histologischen Manifestationsmöglichkeiten und Varianten. Die durchschnittliche Fünfjahresüberlebensrate von 72,7% (Dorfman u. Czerniak 1994) darf nicht darüber hinwegtäuschen, dass die Bandbreite der Chondrosarkome sich von einem lokal aggressiven und nicht metastasierenden Tumor (Grad I) bis zu einem meist tödlich verlaufenden sog. dedifferenzierenden Chondrosarkom (Grad IV) erstreckt (s. auch S. 389 und 421).

Die Herkunft des Chondrosarkoms ist unklar. Im Skelett tritt es immer im Knochen selbst auf; nur wenige Ausnahmen eines primären Chondrosarkoms sind bekannt, die sich aus Knorpelgewebe heraus entwickelt haben könnten (Nasenseptum). Lediglich sekundäre Chondrosarkome entwickeln sich öfters direkt aus Knorpelgewebe, nämlich beim Morbus Ollier und bei der epiexostotischen Form sowie die seltenen Chondrosarkome der Synovialis, die sich aus einer (Osteo-)Chondromatose der Synovialis ableiten.

Entscheidend für die Charakterisierung des Chondrosarkoms ist proliferierendes Knorpelgewebe, das sich von Tumor zu Tumor in unterschiedlichem Ausmaß myxomatös umwandeln, kalzifizieren oder sogar sekundär ossifizieren kann. Bei hochmalignen Formen finden sich auch fibrosarkomähnliche spindelzellige Elemente in den Randzonen der Tumorknoten. Maligne Tumoren, deren Zellen auch nur fokal direkt Osteoid oder Knochen bilden, sind definitionsgemäß Osteosarkome, entsprechend gilt der histologische Nachweis von Tumorosteoid als Kriterium für die Abgrenzung eines Chondrosarkoms vom Osteosarkom, eine Ausnahme bildet dazu das klarzellige Chondrosarkom (s. S. 390 u. 428). Chondrosarkome werden 3-stufig graduiert, dem dedifferenzierten Chondrosarkom und mesenchymalen Chondrosarkom sind der Grad IV vorbehalten, das Klarzellchondrosarkom ordnen wir als Grad-I-Tumor ein.

Von besonderer Bedeutung ist beim Chondrosarkom der Zusammenhang zwischen dem individuellen Zellbild und dem klinischen Verhalten des Tumors, entsprechend hat beim Chondrosarkom die histologische Graduierung für die Einschätzung der Individualprognose die höchste Bedeutung. Klinisch hochmaligne Tumoren zeigen eine auffallend starke Kernpleomorphie und einen verschiedenen Gehalt an Mitosen oder Areale, die nur aus undifferenziertem sarkomatösen Gewebe bestehen (Grad III und IV). *Chondrosarkome mit gut differenziertem Knorpelgewebe (Grad I) sind in ihrem biologischen Verhalten wenig aggressiv, d. h., sie wachsen vorwiegend örtlich expansiv, weniger infiltrativ und metastasieren nicht. Erst wenn es zu Rezidiven mit niedrigerer Differenzierung (ab Grad II) kommt, ist mit einer Metastasierung zu rechnen. Chondrosarkome Grad II werden als intermediärer Malignitätsgrad eingeordnet, während Grad III–IV dem Sarkom von hohem Malignitätsgrad zugerechnet werden.*

Die Unterscheidung zwischen einem „gutartigen" Chondrom und einem gut differenzierten Chondrosarkom (Grad I) bedarf großer Erfahrung von seiten des Beurteilers (s. S. 331, 355, 384 u. 388). Für eine solche Beurteilung bzw. Klassifikation aufgrund feingeweblicher Merkmale ist es für den Pathologen wichtig zu wissen, aus welchem Skelettabschnitt das Tumorgewebe stammt. Ein knorpeliger Tumor mit Lokalisation in der Phalanx oder der Knochenoberfläche kann trotz identischer histologischer Merkmale eher noch als Chondrom eingestuft werden. Ist der chondromatöse Tumor dagegen in der Tibia, im Femur oder im Becken lokalisiert, so wird man ihn als gut differenziertes Chondrosarkom eingruppieren müssen, weil das klinische Verhalten offenbar auch von der Skelettlokalisation dieser Knochentumoren abhängig ist. Ein Vergleich zwischen den lokalisatorischen Verteilungen von Chondrom und Chondrosarkom (◘ Abb. 7.39 und 7.80) lässt unschwer erkennen, dass fast 60% aller Chondrome am Handskelett lokalisiert sind, während sich Chondrosarkome dort praktisch nicht finden (Ausnahme s. ◘ Abb. 16.1), vielmehr Femur, Becken, Humerus, Rippen, Tibia und Skapula bevorzugen.

> Es gilt also die Regel, dass distal der Knie- und Ellenbogenregion gelegene knorpelige Tumoren eher gutartig sind und dort auftretende Chondrosarkome eher Raritäten entsprechen (maximal 1–2%).

Knorpeltumoren des Sternums und der Skapula sowie der Schädelbasis sind praktisch immer maligne. In der Serie der Mayo-Klinik mit 290 Enchondromen findet sich nur ein Enchondrom des Sternums (Unni 1996). Auch die Tumorgröße spielt in der Differentialdiagnose eine Rolle. *Tumoren mit einem Durchmesser von mehr als 10 cm sind in der Regel maligne (Schiller 1985).*

Neben Lokalisation und Größe ist für den Pathologen aber auch der Gesamteindruck wichtig, den der Tumor vom Radiologischen her bietet. Nicht selten können Klinik und die radiologische Symptomatik einschließlich Schnittbildverfahren ohne und mit Kontrastmittel wesentlich zuverlässiger Dignitätskriterien hergeben als die Histologie (s. auch ◘ Abb. 3.7, 3.9, 3.36 b, 7.53, 7.54, 7.55, 7.83, 7.88).

Entsteht ein Chondrosarkom in einem Knochen ohne präexistente Läsion, so spricht man von einem *primären Chondrosarkom*. Geht der Tumor von einer gutartigen knorpeligen Läsion (z. B. Osteochondrom, Enchondrom, Enchondromatose) aus, so wird er als *sekundäres Chondrosarkom* klassifiziert. Solche sekundären Chondrosarkome können in seltenen Fällen auch auf dem Boden eines M. Paget, einer fibrösen Dysplasie, in vorbestrahlten Knochentumoren und nach Thorotrastapplikation entstehen. Diese Einteilung sagt jedoch nichts darüber aus, wie viele Chondrosarkome sich aus vorbestehenden okkulten Enchondromen heraus entwickeln. Da praktisch in jedem hochdifferenzierten Chondrosarkom (Grad I) histologisch Abschnitte nachzuweisen sind, die morphologisch nicht von einem Enchondrom zu unterscheiden sind, ist es auch eine Frage der Einstellung, wie diese Herde zu werten sind (s. S. 357 f., 388 ff.). Geprägt von Dahlin, sind viele Autoren heute der Meinung, dass diese Abschnitte ebenfalls zum Sarkom gehörig sind. Andere halten diese Areale für Reste der vorbestehenden Knorpeleinschlüsse, aus denen sich das Sarkom entwickelt hat, oder aber auch für vorbestehende echte Enchondrome (Schiller 1985; Brien et al. 1997; s. S. 357). Unabhängig von dieser Diskussion besteht aber Übereinstimmung darüber, dass sekundäre Chondrosarkome nur solche sind, bei denen eine vorbestehende Läsion klinisch gesichert werden kann.

Aus lokalisatorischer, aber auch aus klinisch prognostischer Sicht werden das *zentrale*, das *periphere (exzentrische)* und das *(sub)periostale (juxtakortikale) Chondrosarkom* unterschieden. Schajowicz (1994) bezeichnet sekundäre Chondrosarkome auf dem Boden einer kartilaginären Exostose als periphere oder exostotische Chondrosarkome und grenzt streng davon das juxtakortikale (periostale) Chondrosarkom ab. Wir bevorzugen die Begriffe „exostotisches" oder „epiexostotisches" Chondrosarkom (s. ◘ Tabelle 7.2).

Das periostale bzw. juxtakortikale Chondrosarkom wird auf S. 415 besprochen. Auf S. 235 haben wir bereits die Beziehung dieses seltenen Tumors zum periostalen Osteosarkom abgehandelt und unsere dazu vertretene Ansicht niedergelegt.

Wie unten noch näher ausgeführt wird, lässt sich als histologische Sonderform noch das sog. *Klarzellchondrosarkom* abgrenzen, bei dem man im histologischen Schnitt neben typischen chondrosarkomatösen Abschnitten Felder mit wasserklaren Zellen findet, die wegen ihrer Ähnlichkeit mit Chordazellen Anlass zu der früheren Namensgebung Chordochondrosarkom waren. Als weitere histologische und zum Teil klinisch-radiologische Sondergruppen lassen sich das *mesenchymale* und das *dedifferenzierte Chondrosarkom* unterscheiden, die maligner als das gewöhnliche Chondrosarkom sind. Zur Klassifikation der Chondrosarkome s. Tabelle 7.2.

Die WHO-Lyon-Klassifikation der Knochentumoren von 2002 stellt bei der Besprechung der einzelnen Entitäten das Chondrosarkom mit den Subtypen primär, periostal, sekundär gleichwertig neben das dedifferenzierte, mesenchymale und Klarzellchondrosarkom. Letztere betrachten wir überwiegend als histologische Sybtypen des primären zentralen Chondrosarkoms und besprechen sie von der Histopathologie her – auch aus didaktischen Gründen – in einem Block. Klinik und Radiologie werden davon getrennt diskutiert.

Chondrosarkome wachsen im Allgemeinen verhältnismäßig langsam, eine Fernmetastasierung ist selten und tritt in der Regel erst sehr spät und nach mehrfachen

---

◘ **Tabelle 7.2.** Klassifikation der Chondrosarkome. (Nach Schajowicz 1994)

Primäre Chondrosarkome
1. Zentrales Chondrosarkom
2. Juxtakortikales (periostales) Chondrosarkom
3. Mesenchymales Chondrosarkom
4. Dedifferenziertes Chondrosarkom (histologischer Grad IV)
5. Klarzellchondrosarkom
6. Malignes Chondroblastom? (s. S. 274 u. 277)

Sekundäre Chondrosarkome	*Ausgangstumor*
– Zentrales Chondrosarkom	1. Chondrom (Enchondrom)
	2. Multiple Enchondrome bzw. Enchondromatose mit oder ohne Ollier-Erkrankung
– Peripheres Chondrosarkom	3. Solitäres Osteochondrom[a]
	4. (Multiple) Osteochondromatose[a]
	5. Juxtakortikales (periostales) Chondrom

[a] Wir bezeichnen diesen Typ auch als exostotisches oder epiexostotisches Chondrosarkom.

Rezidiven auf. Die Wahrscheinlichkeit einer Fernmetastasierung hängt deutlich vom histologischen Grad ab, d. h., gering differenzierte Chondrosarkome metastasieren häufiger als hochdifferenzierte. Die gewöhnliche Metastasierung erfolgt hämatogen in die Lungen, sehr selten in Leber, Nieren, Lymphknoten (Spjut et al. 1971). Eine Metastasierung in andere Skelettabschnitte wird von McKenna et al. (1966) mit bis zu 18% angegeben. Disler et al. (1993) fanden unter 251 Patienten mit Chondrosarkom zwei Fälle, die – bei niedriger bis intermediärer Malignität – ausschließlich in das Skelett metastasierten. Die Metastasen hatten dieselbe Histologie wie die Primärtumoren, bei einem Patienten traten die metastatischen Herde synchron, bei dem anderen 3 Jahre nach Primärpräsentation auf. Die Autoren spekulieren, ob es sich bei dem einen Fall vielleicht um ein sog. multizentrisches Chondrosarkom gehandelt hat (s. auch Abb. 7.103).

Die *Therapie der Wahl* ist die Chirurgie. Dabei ist das chirurgische Vorgehen nicht nur vom histologischen Grad der Läsion, sondern auch von den lokalen Verhältnissen abhängig zu machen, insbesondere von der Frage, ob die Kompakta beteiligt ist und der Tumor in die benachbarten Weichgewebe penetriert (Campanacci et al. 1975). Schajowicz (1994) empfiehlt für die histologischen Grade I und II eine Tumorresektion, kombiniert mit prothetischem oder Knochenersatz. Für den histologischen Grad III und bei einer Kompaktabeteiligung (auch bei Grad I und II) bevorzugt er die Amputation oder Exartikulation.

Prognostische Faktoren, insbesondere im Hinblick auf die Beziehung zwischen Histologie und biologischem Tumorverhalten, wurden von Evans et al. (1977) an 71 Fällen eines Chondrosarkoms untersucht. Die Fünfjahresüberlebensrate betrug für den histologischen Grad I 90%, für den Grad II 81% und für den Grad III 29%. In anderen Untersuchungsserien war die Fünfjahresüberlebensrate weniger günstig und variierte von 48,6% (McKenna et al. 1966) bis zu 61% (Henderson u. Dahlin 1963). Die letzte Auswertung der SEER-Daten (Dorfman u. Czerniak 1994) zeigte eine Fünfjahresüberlebensrate für alle Chondrosarkome von 72,7% bezogen auf den Zeitraum 1973 bis 1987, wobei kein Trend zur Verbesserung der Prognose im Auswertungszeitraum erkennbar wurde. Die Zehnjahresüberlebensrate liegt allgemein bei etwa 40% (z. B. Henderson u. Dahlin 1963).

> Grundsätzlich gilt, dass sich die Prognose umso besser gestaltet, je kleiner der Tumor und je besser die histologische Differenzierung ist, je radikaler die Resektion – mit tumorfreien Resektionsrändern – ausfällt (Sheth et al. 1996) und je niedriger der DNA/zytoplasmatische Quotient in der Flusszytometrie liegt (Marcove et al. 1972; Alho et al. 1983).

Kreicbergs et al. (1981 a, b) fanden eine schlechtere Prognose bezüglich des Rezidivverhaltens bei zytophotometrisch aneuploiden Chondrosarkomen; allerdings wurde diese Untersuchung an Schnitten und nicht an zytologischen Präparaten durchgeführt, so dass dieser Befund noch der Bestätigung bedarf.

Der Erfolg strahlentherapeutischer Maßnahmen bei inoperablen Chondrosarkomen ist von Fall zu Fall sehr unterschiedlich: Manche Tumoren lassen sich selbst bei Tumordosen von bis zu 60 Gy kaum beeinflussen, auch nicht hinsichtlich der Schmerzsymptomatik; andere Tumoren wiederum zeigen gute Ergebnisse mit Tumorverkleinerung und klinischer Schmerzfreiheit.

Eine Sonderstellung nehmen die Chondrosarkome der Schädelbasis ein. Naturgemäß ist hier eine Radikaloperation nicht möglich, meistens muss sich die Operation sogar auf eine Teilresektion beschränken. Für diese Tumoren, bei denen es sich fast ausschließlich um hochdifferenzierte Chondrosarkome (Grad I) handelt, wird ein guter Therapieerfolg durch eine Protonenbestrahlung berichtet. Für eine Serie von 130 Patienten bei einer mittleren Beobachtungsdauer von 30 Monaten wurde eine lokale Tumorkontrolle nach 5 Jahren bei 97% der Patienten erreicht (Rosenberg et al. 1996). Da es sich jedoch um langsam wachsende Tumoren handelt, ist der langfristige Erfolg noch nicht zu beurteilen.

Über chemotherapeutische Maßnahmen beim Chondrosarkom gibt es bis heute noch keine größeren Untersuchungsserien.

Pathologische Anatomie

Gut differenzierte Chondrosarkome zeigen einen knorpeligen Aufbau mit makroskopisch bereits mehr oder weniger gut erkennbarer lobulärer Struktur. Insbesondere in Randbezirken liegen einzelne Lobuli auf der Sägefläche getrennt von der Haupttumormasse. Durch die lobuläre Grundstruktur kommt es zu spiegelbildlichen Auflösungen der endostalen Kompakta über dem Tumor, was auch radiologisch gesehen wird (sog. Scalloping). Verkalkungen und Verknöcherungen sind in den Tumoren häufig. Das Auftreten myxoider oder gar muzinöser Abschnitte in einem Knorpeltumor der langen Röhrenknochen oder des Achsenskeletts sollte immer an die Möglichkeit eines Chondrosarkoms denken lassen. Der tumortragende Knochen ist häufig aufgetrieben (Abb. 7.71 und 7.73). Die Kortikalis ist meistens intakt, bei den größeren Tumoren jedoch häufig mehrfach durchbrochen (Abb. 7.71). Liegt der Tumor am Ende des Röhrenknochens, so kann er auch in das Gelenk eingebrochen sein (Abb. 7.72). Tumorausbruch aus dem Knochen und Einbruch in ein Gelenk sind Malignitätskriterien.

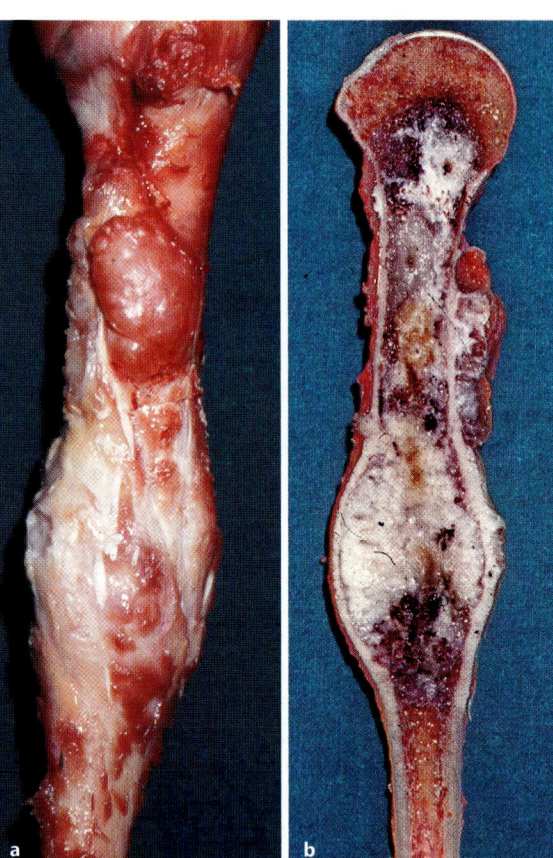

Abb. 7.71 a, b. Chondrosarkom des rechten Humerus bei einem 42-jährigen Mann (histologisch Grad II). **a** Der Tumor hat zu einer Auftreibung des Humerusschafts geführt und ist bereits durch die Kortikalis in die Weichteile eingebrochen. **b** Die Sägefläche zeigt, dass der Tumor nach proximal weit über die Auftreibung hinausreicht. Über der Auftreibung ist die Kortikalis noch intakt, der Durchbruch nach außen liegt im Bereich der proximalen Metadiaphyse (Röntgenbefund s. Abb. 7.85 c). Der Tumor wurde in der Biopsie zunächst als Chondromyxoidfibrom fehlinterpretiert

Abb. 7.72. a Chondrosarkom Grad I in der Femurdiaphyse eines 49 Jahre alten Mannes. Der knorpelige Tumor füllt die Markhöhle aus und hat zur Auftreibung des Knochens geführt. Bei lobulärer Gliederung des Tumorgewebes wird die verdickte Kortikalis von endostal her „angenagt" (sog. Scalopping-Phänomen des Röntgenbefundes). **b** Die weißen Veränderungen entsprechen dystrophen Verkalkungen der knorpeligen Matrix. Sie werden typischerweise auch auf dem Röntgenbild sichtbar (*Forts. S. 381*)

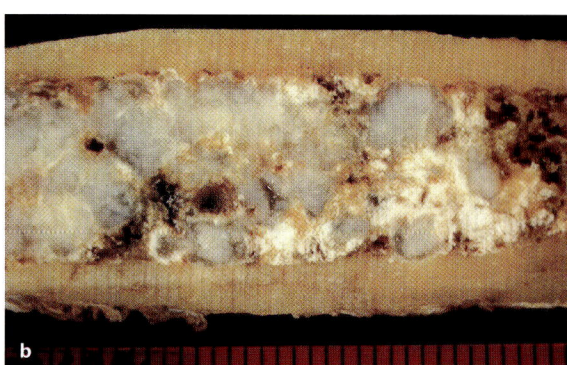

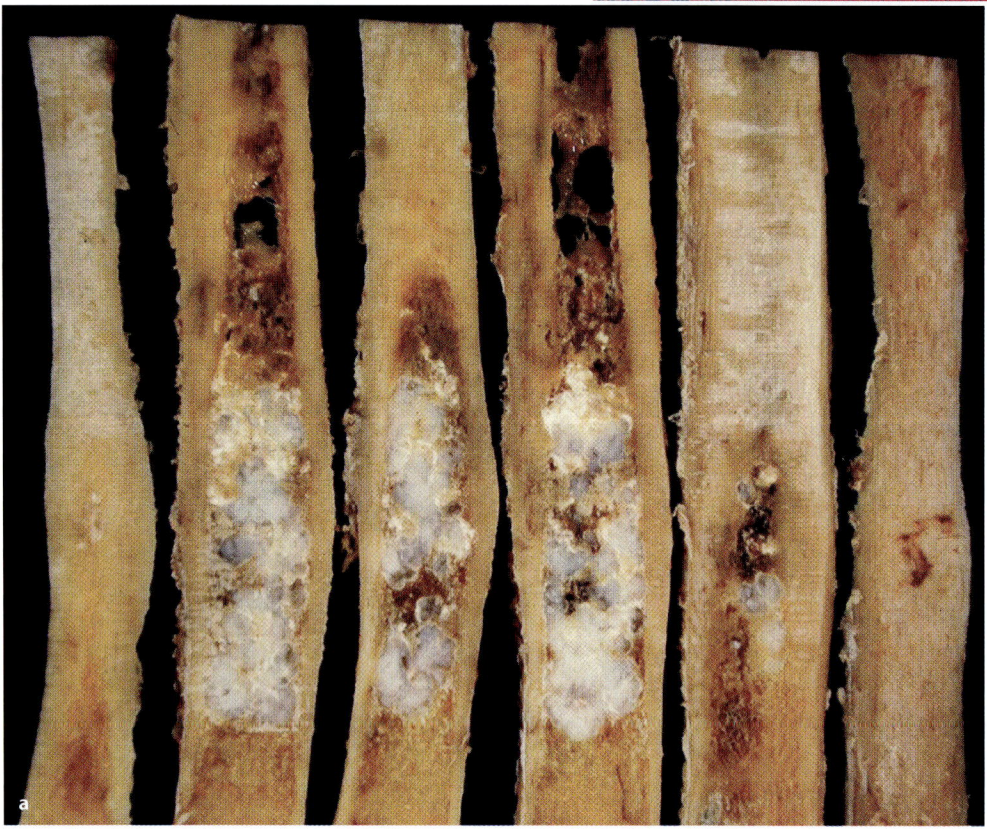

7.2 · Bösartige Tumoren

Abb. 7.72 (Forts.) **c** 57-jähriger Mann mit pathologischer Schenkelhalsfraktur bei Chondrosarkom G2. **d** 75-jährige Frau. Chondrosarkom Grad I des Humerus mit Durchbruch in die Weichteile. 2 Jahre zuvor stimmte die Patientin einer Resektionsbehandlung nicht zu. Unerträgliche Schmerzen erforderten jetzt die Exartikulation

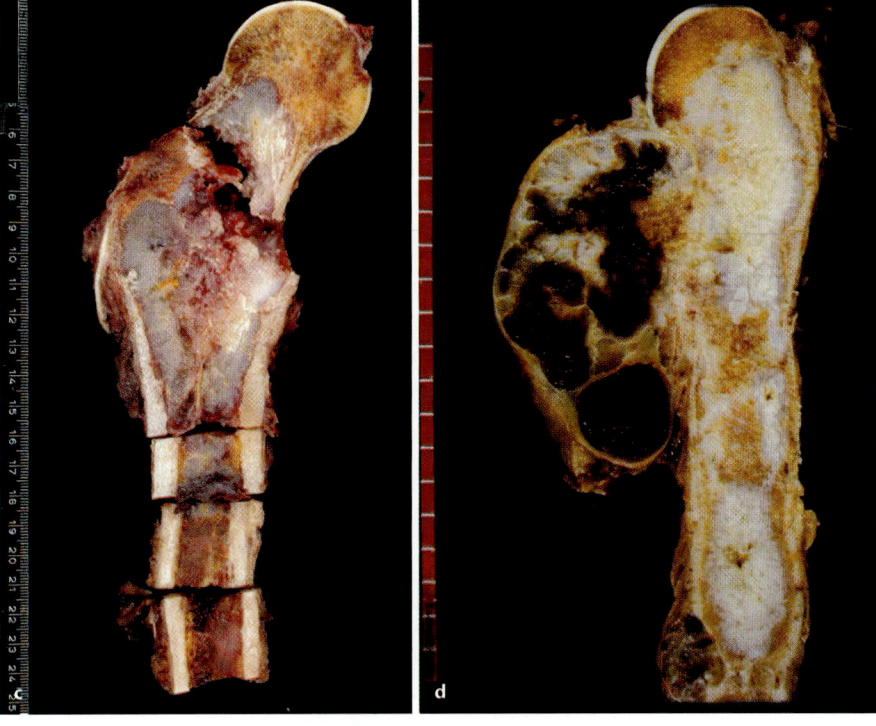

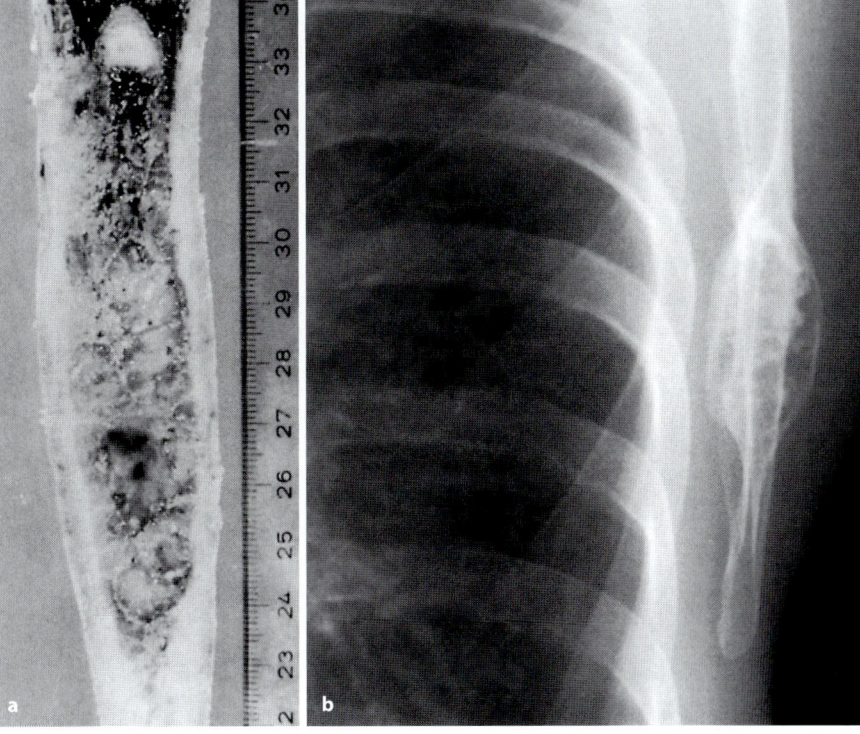

Abb. 7.73 a–i. Beispiele für verschieden lokalisierte und graduierte Chondrosarkome. **a** Chondrosarkom der Tibia bei einem 15-jährigen Mädchen (histologisch Grad I). Der Tumor zeigt auf der Sägefläche eine lobuläre Struktur. Spiegelbildlich finden sich im Bereich des Endosts der Kortikalis Resorptionszonen (Röntgenbild s. Abb. 7.86). **b, c** Chondrosarkom der linken Skapula bei einer 40-jährigen Frau (histologisch Grad I). **b** Röntgenologisch zeigt sich eine tumorbedingte Auftreibung der Ala mit Ausbildung einer Neokortikalis sowie fleckiger Matrixmineralisierung, wie es typisch für ein langsam wachsendes Chondrosarkom ist (Forts. S. 382)

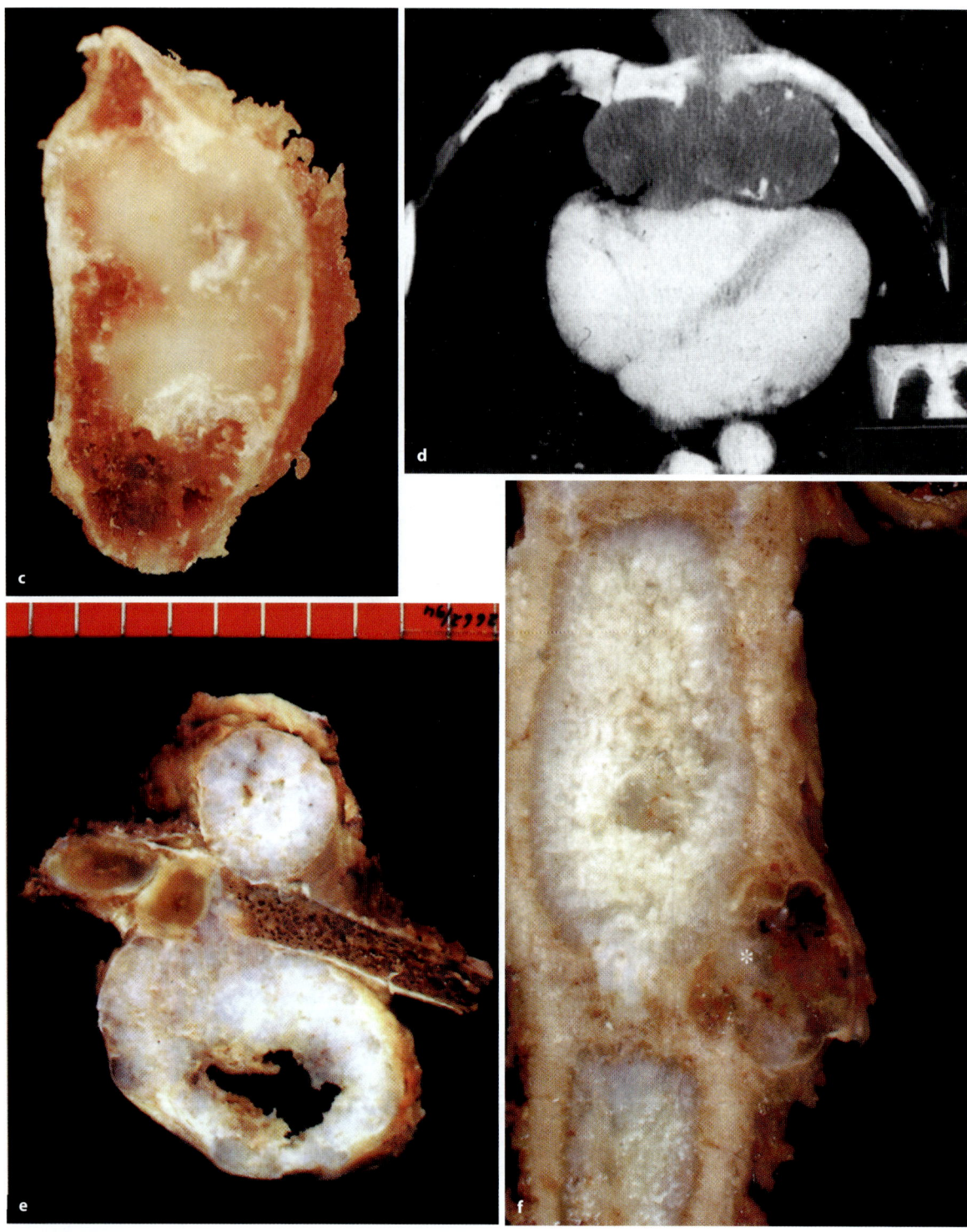

Abb. 7.73 (*Forts.*) **c** Der Horizontalschnitt durch das Resektat bestätigt die zentrale Lage des Tumors im Knochen mit exzentrischer Entwicklung aus der Spongiosa nach dorsal und herdförmiger Auflösung der Kortikalis bei noch erhaltenem Periost. Die hellen Bezirke im Tumor entsprechen regressiven Matrixverkalkungen der Knorpelgrundsubstanz (den Fall verdanken wir Herrn Prof. Dr. Bollmann, Bonn). **d, e** Chondrosarkom des Sternums präkardial (histologisch Grad I) eines 73-jährigen Mannes mit Vergleich des CT-Befundes und eines Sagittalschnitts durch das Operationspräparat bei marginaler Exzision im Bereich der Weichteile. Bei chondromatösen Tumoren des Sternums handelt es sich praktisch immer um Chondrosarkome. Sowohl CT als auch Operationspräparat zeigen das destruktive Wachstum im Knochen mit der Folge eines schnellen Anschlusses an die extraossären Weichteile. **f** Zentrales Chondrosarkom des Humerus einer 75-jährigen Frau (histologisch Grad II). Der axiale Schnitt durch den exartikulierten Knochen zeigt einen Kortikalisdurchbruch (*Stern*). Solche Befunde bei zentralen chondromatösen Tumoren in großen Knochen sind beweisend für das Vorliegen eines Chondrosarkoms (nicht jedoch bei einem M. Ollier). Der Tumor war seit 10 Jahren bekannt (*Forts. S. 383*)

7.2 · Bösartige Tumoren

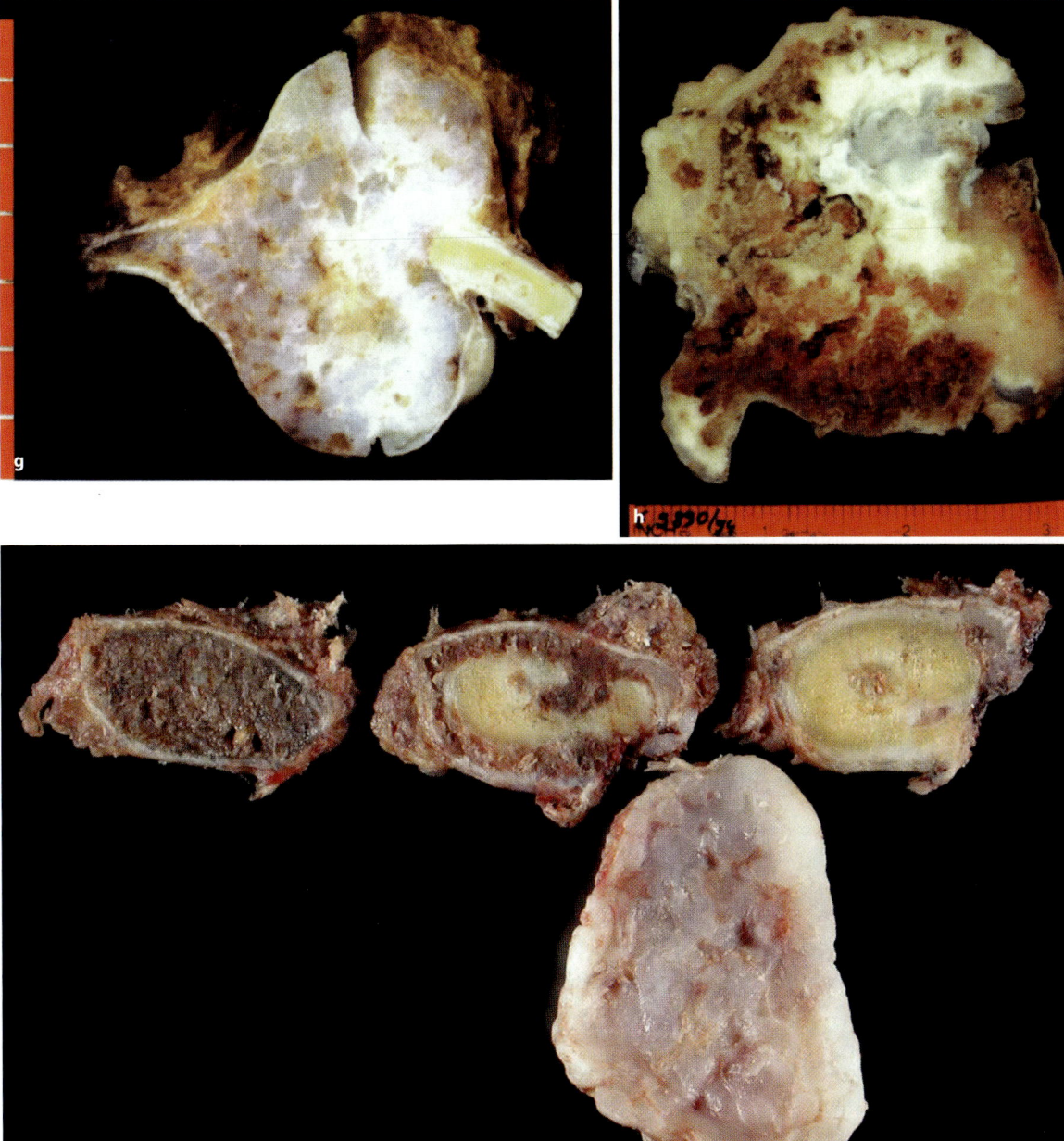

Abb. 7.73 a–i (*Forts.*) Erst nach Auftreten von (in dieser Situation vorhersehbaren) unerträglichen Tumorschmerzen konnte sich die Patientin zur Operation entschließen. **g** Chondrosarkom der 5. Rippe links (histologisch Grad II): Der Unterschied in der Struktur zwischen neoplastischem Knorpel und ortsständigem Rippenknorpel (*rechts* im Bild leicht gelblich dargestellt) wird hier besonders deutlich. Auch die lobuläre Struktur des Tumors wird sichtbar. **h** Epiexostotisches Chondrosarkom des Beckens (zum Röntgenbefund s. Abb. 7.95). Die linke Tumorhälfte zeigt noch die ursprüngliche kartilaginäre Exostose mit oberflächlicher dünner Knorpelschicht und darunter liegender Spongiosa. In der rechten Bildhälfte wird das Chondrosarkom sichtbar, das sich an der Oberfläche aus der Knorpelschicht heraus entwickelt hat und in seinen ältesten Abschnitten ausgedehnte regressive Verkalkungen aufweist (*weiß verfärbte Areale*), während es an der Basis in den rosafarbenen Abschnitten in der Kortikalis infiltrierend wächst. **i** Periostales Chondrosarkom der 5. Rippe rechts eines 62-jährigen Mannes. Der Tumor sitzt der Rippe auf und wächst ausschließlich exophytisch intratorakal. Periostale Chondrosarkome sind meistens größer als 5 cm

Histologie

Seit Lichtenstein und Jaffé (1943) werden die Chondrosarkome aufgrund zytologischer Kriterien von den Chondromen abgegrenzt. Ebenso erfolgt die Graduierung innerhalb der Chondrosarkome primär nach zytologischen Kriterien, aber auch nach der Beschaffenheit der Grundsubstanz und der Invasivität. Die von Evans et al. (1977) festgelegten Kriterien der Graduierung wurden von Mirra et al. (1985) um zusätzliche histologische Kriterien erweitert, die eine Unterscheidung zwischen niedrigem und hohem Malignitätsgrad erlauben, was zwischenzeitlich von Feaux de Lacroix et al. (1992) an eigenem Material bestätigt wurde. Sanerkin (1980) betont den Wert der zytologischen Tupfpräparate neben der histologischen Invasivität des Tumors als wichtiges Kriterium der Malignitätsbestimmung.

Für die Praxis bedeutet dies, dass bei der histologischen Diagnostik gut differenzierter Knorpeltumoren primär die Frage des invasiven, i.e. permeativen Wachstums geklärt werden muss und bei dessen Nachweis unter Berücksichtigung der Klinik, der Lokalisation und der radiologischen Merkmale die Dignität des Tumors zu bestimmen ist. Auch dem Nachweis von Grundsubstanzauflockerungen kommt hier schon einige Bedeutung zu (s. weiter unten). Wird der Tumor nach diesen Kriterien als Sarkom eingeordnet, hat die Bestimmung des Malignitätsgrades anhand der festgelegten Kriterien der Zytomorphologie, des Zellgehaltes, Grundsubstanz und fibröser Septen zu erfolgen.

In Deutschland wurde von der Arbeitsgruppe von Delling in Hamburg dafür ein eigenes Graduierungssystem entwickelt, das sich ausschließlich auf die Kernmorphologie der Tumorzellen stützt (Welkerling et al. 1996) und das wegen seiner Einfachheit gut reproduzierbar ist (Welkerling et al. 2003). Danach haben Chondrosarkome Grad 1 Kerndurchmesser entsprechend denen eines Chondroms, eine normale Chromatinstruktur und weisen keine Pleomorphie auf. Grad-2-Tumoren zeigen zusätzlich eine geringe Kernpleomorphie und zeigen vermehrt Nukleolen und Chromatinauflockerung; Grad-3-Tumoren zeigen zusätzlich eine stärkere Kernpleomorphie. Ein abschließendes Urteil ist bei dieser wegen ihrer Einfachheit ansprechenden Einteilung, wegen der notwendigen langen Nachbeobachtungszeit bei gut differenzierten Chondrosarkomen und noch fehlenden prospektiven Befunden noch nicht möglich, deshalb sollte zumindest vorläufig neben dieser Klassifikation auch bei uns die international verbindliche Graduierung der WHO-Klassifikation angegeben werden.

Es soll jedoch nochmals betont werden, dass das lokale Rezidivrisiko primär von der ausreichenden Operation, also einer kompletten Tumorresektion abhängig ist und weniger von der histologischen Graduierung des Tumors. Nur das Risiko der Fernmetastasierung hängt entscheidend von der Graduierung ab. Grad-I-Tumoren metastasieren nicht, Grad-II-Tumoren in 10% und Grad-III-Tumoren in 71% der Fälle (Evans et al. 1977).

Gut differenzierte Chondrosarkome von niedrigem Malignitätsgrad (Grad I, ◘ Abb. 7.74 a, b) zeigen meistens und zumindest herdförmig größere Kerne als Chondrome. Die Kerne sind nicht so dicht strukturiert wie beim Chondrom, so dass eine Chromatinstruktur sichtbar wird. Vereinzelt findet man auch einen Nukleolus, der sich eher rötlich anfärbt. Liegen in einem Kern mehrere Nukleolen vor, so soll die Malignität des Tumors praktisch sicher sein (Mirra 1980). Kalzifizierung der Grundsubstanz und Verknöcherung sind beim gut differenzierten Chondrosarkom häufig.

Die Grenze zwischen dem hoch differenzierten Chondrosarkom (Grad I) und dem Enchondrom kann manchmal schwer zu ziehen sein. Für Fälle, bei denen die Grenzziehung zwischen Enchondrom und Chondrosarkom Grad I histologisch unsicher wird, grenzt Mirra (1980) die chondromatösen Tumoren vom Borderlinetyp von solchen mit offensichtlichen histologischen Malignitätskriterien ab. Die Diagnose eines Chondrosarkoms Grad I sollte deshalb nur unter Berücksichtigung der Klinik (Lokalisation, Symptomatik) und des Röntgenbefundes gestellt werden. Mitosen werden in einem hoch differenzierten Chondrosarkom (Grad I) nicht gefunden. Entsprechend ist auch die Immunhistologie keine Hilfe.

Für die therapeutisch unter Umständen wichtige Grenzziehung zwischen Chondrosarkom Grad I von den weniger gut differenzierten Formen Grad II und III ist deshalb der Nachweis von Mitosen neben der zunehmenden Anaplasie, dem zunehmenden Zellreichtum und zunehmender Grundsubstanzauflockerung wichtig. Nach Evans et al. (1977) sind alle Chondrosarkome mit zwei oder mehr Mitosen pro 10 Mikroskopgesichtsfeldern (bei hoher Vergrößerung) als von höherem Malignitätsgrad (Grad III oder IV) einzuordnen.

Tumoren von mittlerem Malignitätsgrad (Grad II) sind zellreicher als Grad-I-Tumoren und zeigen zytologisch klare Kriterien der Malignität mit deutlicher Polymorphie, Verschiebung der Kern-Plasma-Relation und dadurch deutlich größeren Kernen sowie häufiger Doppelkernigkeit (pro Lakune) oder auch Auftreten von Dreifachkernigkeit und häufigeren Nukleolen (◘ Abb. 7.75 c). Wenig differenzierte Chondrosarkome (Grad III) sind seltene Tumoren mit hohem Zellreichtum und häufig nur noch angedeuteter chondroblastischer Differenzierung, mäßiger Anaplasie und Polymorphie sowie Mitosen (◘ Abb. 7.76 c).

Neben den zellulären Kriterien sind deshalb die strukturellen Merkmale für die Dignitätsbestimmung und die Graduierung wichtig. Sie wurden insbesondere von Sanerkin (1980) betont und sind dort hilfreich, wo die zytologischen Kriterien nicht eindeutig zur Digni-

7.2 · Bösartige Tumoren

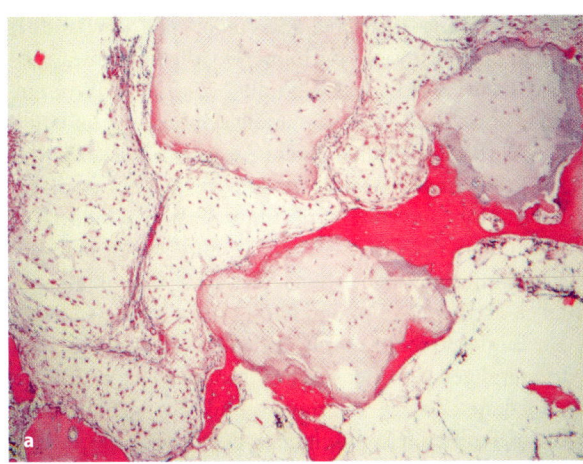
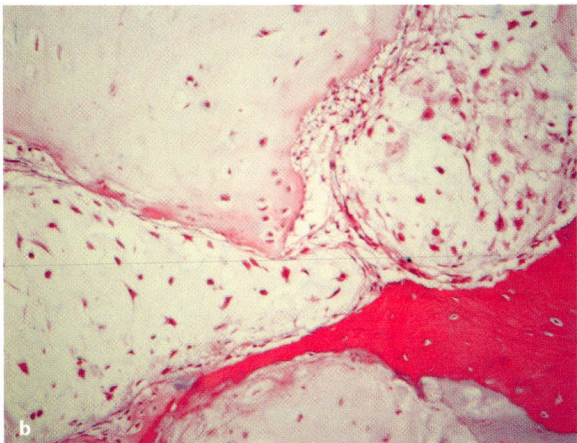
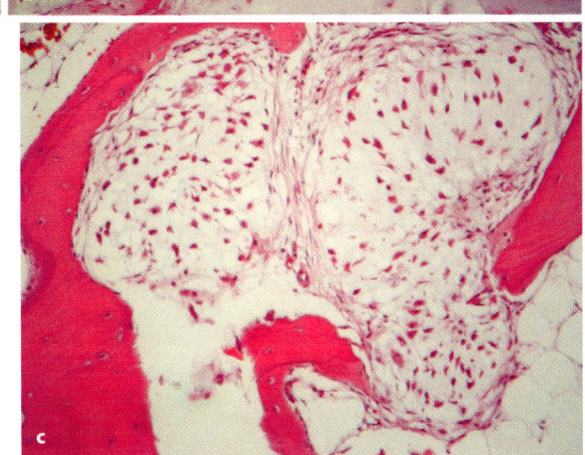

Abb. 7.74. a Hochdifferenziertes Chondrosarkom Grad I mit niedrigem Zellgehalt und lobulärer Gliederung. Auch die Einzäunung der Lobuli durch metaplastisch gebildeten Knochen (wie bei Enchondrom) liegt noch vor. Auch eine kleinherdige myxoide Auflockerung der Grundsubstanz ist bei G1-Tumoren möglich (selten werden auch komplett myxoide G1-Chondrosarkome gefunden; dann sind für die Graduierung die übrigen Kriterien heranzuziehen). **b** Unterschiedliche Zelldichte in den Lobuli sind Hinweis auf einen aktiv wachsenden Tumor. Das Tumorgewebe grenzt direkt an den ortständigen Knochen an ohne intermediäre lockere Bindegewebszone. Der Tumor gießt den Markraum komplett aus. **c** Invasives Wachstum mit Auflösung der ortständigen Knochentrabekel und Einbruch in den benachbarten Markraum

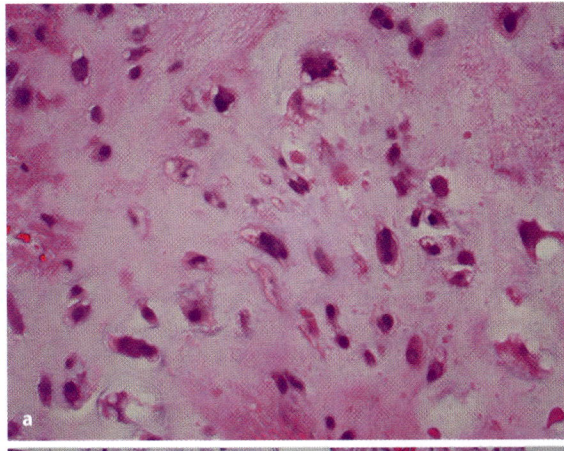
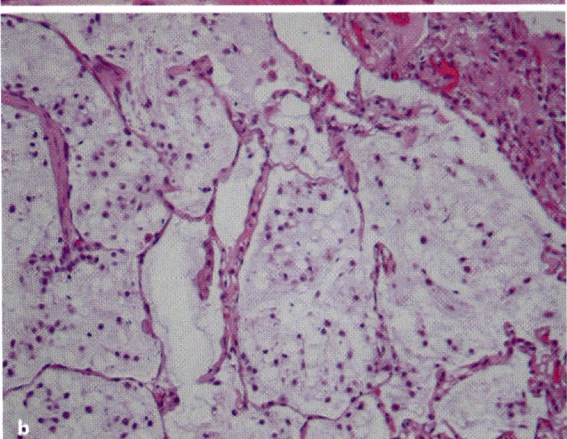
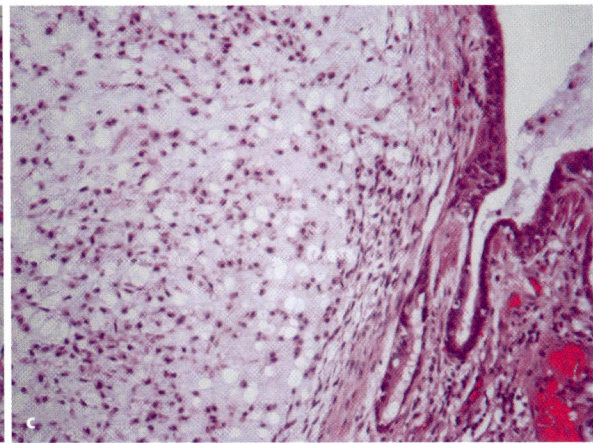

Abb. 7.75. a Chondrosarkom Grad 2. Höherer Zellgehalt als G1-Tumoren, stärkere Kernplänomorphien und häufige Doppelkernigkeit der Chondrozyten. Mitosen können auftreten. **b** Chondrosarkom Grad 3. Dieses sind seltene Tumoren mit hohem Zellgehalt, atypischen Kernen und meistens myxoider Grundsubstanz und reichlich fibrösen Septen. **c** Lungenmetastase eine Chondrosarkom Grad 3 des Femurs bei einer 42-jährigen Frau

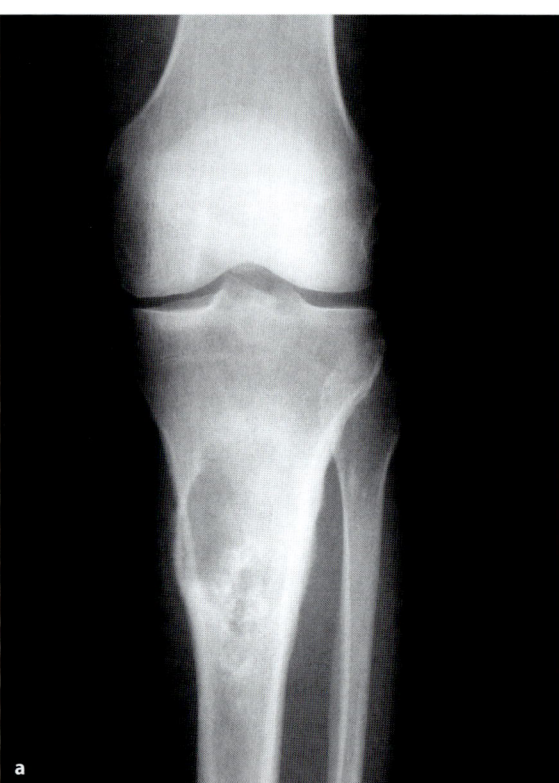

tätsbeurteilung ausreichen. So findet man im Randbezirk des Chondrosarkoms immer invasives (permeatives) Wachstum (◘ Abb. 7.74 a–c und 7.75 a). Das Tumorgewebe umschließt die ortsständige Spongiosa und füllt den Markraum ähnlich einem Ausguss aus. Dabei wird der ortsständige Knochen infolge des langsam wachsenden Tumors resorbiert. Im unmittelbaren Randbereich findet man deshalb zwischen Tumorgewebe und dem ortsständigen Knochen eine verstärkte Osteoklastentätigkeit (◘ Abb. 7.75 a) und häufig einen schmalen Saum von Bindegewebe. Kommt es dann zum Einschluss des ortsständigen Knochens in den Tumor, so geht diese intermediäre Zellage zugrunde, und der neoplastische Knorpel umschließt unmittelbar den ortsständigen Knochen („chondrosarcoma permeation pattern"). Es ist für die Dignitätsdiagnose wichtig, diesen eingeschlossenen Knochen nachzuweisen und zu unterscheiden von sekundär im Tumor entstandenem Knochen. Der eingeschlossene Knochen zeigt typischerweise Zeichen abgelaufener lakunärer Resorption und deshalb eine unregelmäßigere Oberfläche als jener, der sekundär im Tumor entstanden ist. Ein weiteres Strukturmerkmal des Chondrosarkoms ist das Auftreten von fibrösen Septen

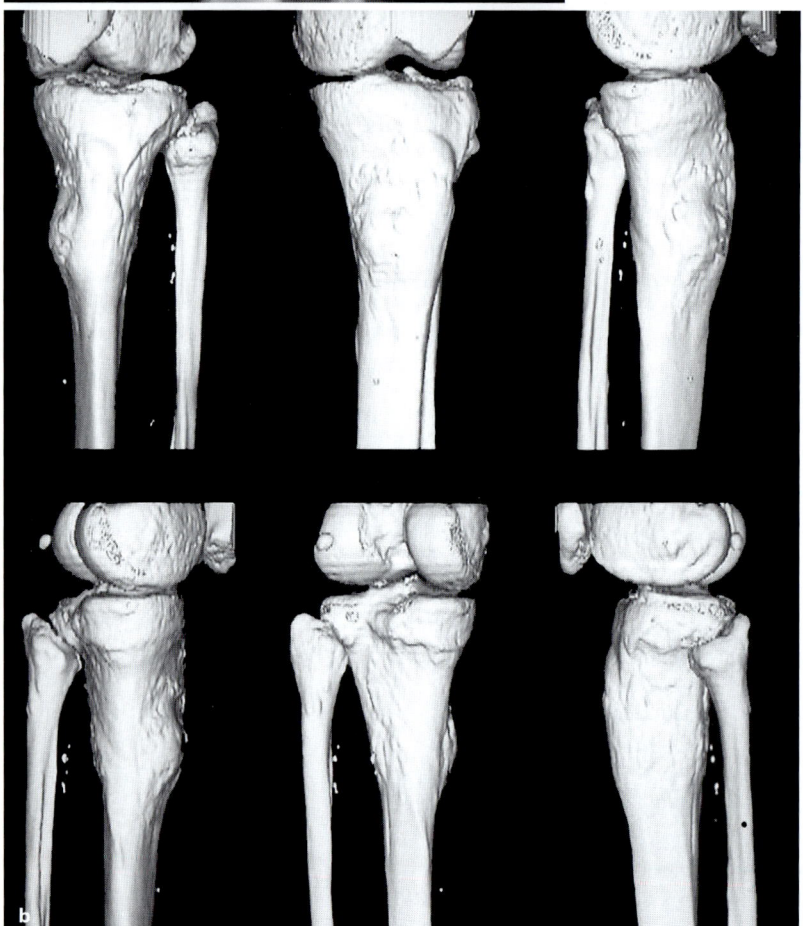

◘ **Abb. 7.76 a–d.** Chondrosarkom der proximalen Tibiametadiaphyse links von niedrigem Malignitätsgrad (I) eines 77-jährigen Mannes mit über Monate zunehmender Schwellung unter dem Knie und Ruheschmerz. **a** Das Röntgenbild zeigt die Destruktion der medialen Kortikalis durch den Tumor. **b** In den dreidimensional rekonstruierten CT-Bildern wird die Knochenauftreibung im Tumorbereich gut sichtbar (*Forts. S. 387*)

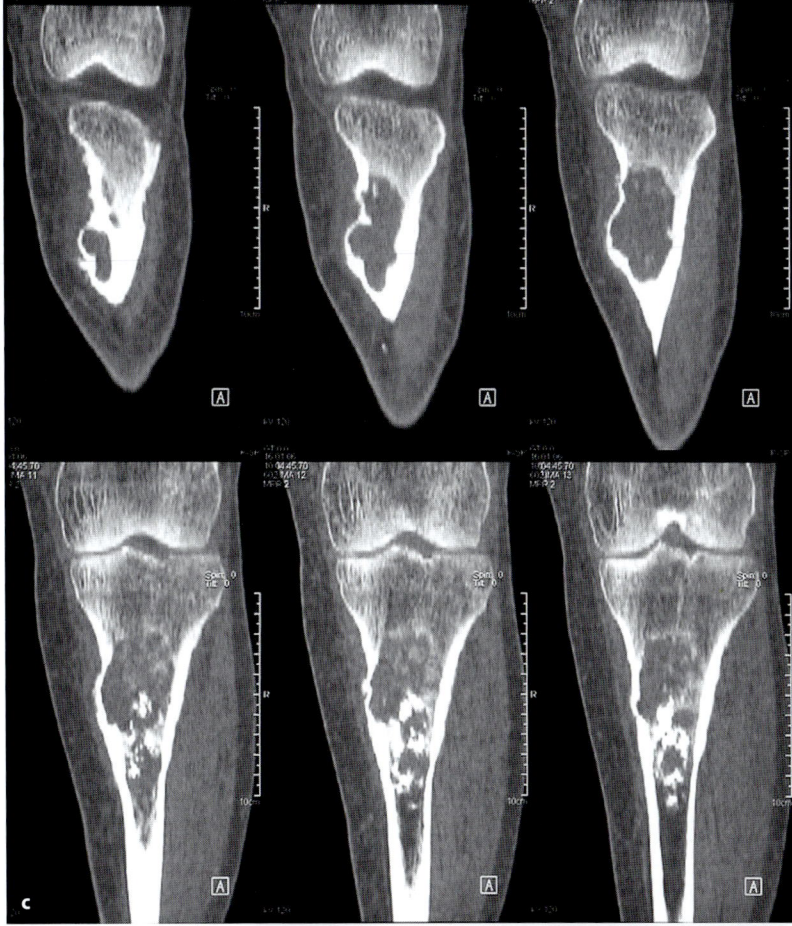

Abb. 7.76 (*Forts.*) **c** Die coronale CT-Bildrekonstruktion zeigt die metadiaphysäre Tumorosteolyse mit „Neokortikalis" nach medial als Hinweis auf ein relativ langsames Tumorwachstum. **d** Das Makropräparat zeigt das noch intakte Periost über dem nach außen durchgebrochenen Tumor

(„malignant bands of fibrous pattern"). Sie sind nach Mirra (1980) beweisend für ein Chondrosarkom (◯ Abb. 7.75 b) treten aber in der Regel erst in Grad-2-Sarkomen auf.

Im Gegensatz zum Enchondrom kann beim Chondrosarkom eine myxoide unsd sogar muzinöse Grundsubstanz gefunden werden. Diese werden mit steigendem Malignitätsgrad häufiger und ausgedehnter (◯ Abb. 7.74 a und 7.76 c).

Nach einer Untersuchung von Eefting et al. (2008) an 57 Fällen, an der insgesamt 18 Experten beteiligt waren, sollen mit Berücksichtigung der 5 Parameter
- erhöhter Zellgehalt,
- Einschluss von ortsständigem Knochen in den Tumor,
- offenes Chromatinmuster,
- mukoide Matrixareale und
- ein Patientenalter von über 45 Jahren

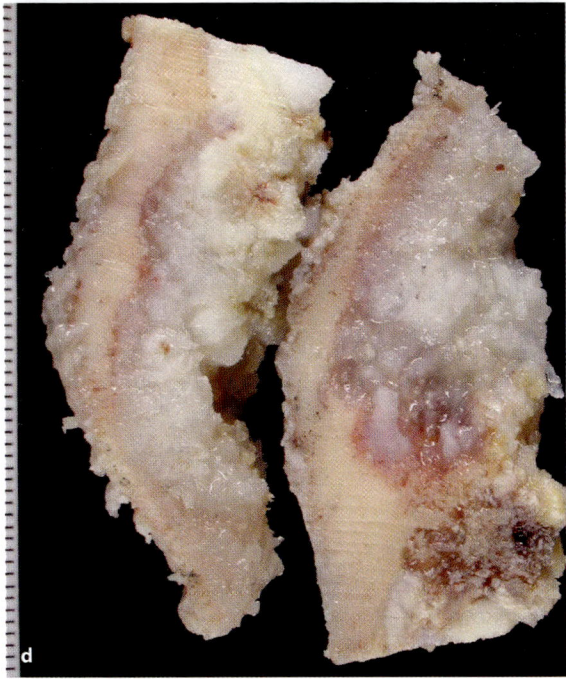

in den allermeisten Fällen eine Differentialdiagnose zwischen Enchondrom und Chondrosarkom Grad I möglich sein. Dabei wird dem Nachweis von eingeschlossenem ortständigen Knochen und/oder einem Anteil von mehr als 20% mukoider Matrix die größte Bedeutung zugemessen.

Immunhistologisch sind Chondrosarkome (wie alle Knorpeltumoren) S-100-Protein-positiv, wobei auch hier gilt, dass nur der positive Nachweis im Kern verlässlich ist.

Histologische Differentialdiagnose. Die wesentliche Differentialdiagnose des gut differenzierten Chondrosarkoms muss zum Chondrom gestellt werden. Wie bereits mehrfach erwähnt, ist dabei nicht nur das histologische Bild entscheidend, sondern es muss auch der klinische und röntgenologische Befund dieser Tumoren berücksichtigt werden. So sind chondromatöse Tumoren des Sternums, der Skapula und der Schädelbasis praktisch immer maligne und solche des Handskeletts immer benigne (Ausnahme s. ◘ Abb. 16.1).

Zusammengefasst sprechen die folgenden histologischen Merkmale für das Vorliegen eines Enchondroms, sind jedoch nicht absolut in der Differentialdiagnose zum Chondrosarkom Grad I:
- eine ausgesprochen lobuläre Struktur mit Bildung von einzeln liegenden Knorpelinseln in der Spongiosa;
- enchondral gebildeter lamellärer Knochen in der Peripherie der Knorpelinseln (leichter in der polarisationsoptischen Untersuchung zu sehen);
- ausgesprochen dystrophe Verkalkung der Grundsubstanz.

Histologische Merkmale, die für das Vorliegen eines Chondrosarkoms sprechen, sind:
- ausschließlich fibrillärer Knochen, der enchondral in der Peripherie der Lobuli gebildet wurde (polarisationsoptische Untersuchung);
- invasives, permeatives Wachstum;
- ausgedehnte myxoide Umwandlung der Grundsubstanz mit Verlust der Lakunen sowie Bildung von Pseudozysten;
- vergrößerte und pleomorphe Kerne mit sichtbaren Nukleolen sowie häufiges Vorliegen von 2 Kernen pro Lakune;
- Ausbildung von fibrösen Septen zwischen der Grundsubstanz, die beim Enchondrom nicht vorkommen,
- erhöhter Zellgehalt [nach Mirra (1989) sind enchondrale Knorpeltumoren mit mehr als 60 Zellen pro Gesichtsfeld (400fache Vergrößerung) verdächtig auf das Vorliegen eines Sarkoms. Bei mehr als 200 Zellen pro Gesichtsfeld ist die Sarkomdiagnose sicher. Sichere Malignitätskriterien eines zentralen enchondralen Tumors sind Mitosen (beim Erwachsenen mit bereits abgeschlossenem Skelettwachstum). Nach Mirra (1989) sind mehr als 2 Mitosen pro 50 Gesichtsfelder (400fache Vergrößerung) beweisend];
- invasives Wachstum innerhalb der Spongiosa mit Einschluss ortsständiger Spongiosabälkchen in den Tumor sowie Infiltration der Kortikalis entlang den Volkmann-Kanälen oder innerhalb von Havers-Systemen sowie Kortikalisdurchbruch;
- ausgedehnte Tumornekrosen (außerhalb der degenerativ veränderten Abschnitte).

Es soll aber nicht verschwiegen werden, dass es in der Differentialdiagnose zwischen dem Enchondrom und dem Chondrosarkom Grad I keine qualitativen histologischen Merkmale gibt, die eine Unterscheidung in jedem Fall möglich machen. Hier ist man auf Erfahrung, ausgedehnte Untersuchung und klinische und radiologische Befunde angewiesen. Nicht zuletzt wegen dieser Schwierigkeiten ist die interdisziplinäre Festlegung einer Behandlungsstrategie vor einem invasiven Eingriff (auch einer Nadelbiopsie) unumgänglich ggf. unter Zuziehung eines onkologischen Zentrums (siehe dazu auch radiologische Differentialdiagnose des Enchondroms S. 355 ff.).

Eine weitere Differentialdiagnose des hoch differenzierten Chondrosarkoms ist das dedifferenzierte Chondrosarkom (s. unten). Durch den biphasischen Aufbau dieser Tumoren kann es bei unglücklicher Biopsie oder nicht ausreichend ausgedehnter Untersuchung dazu kommen, dass der wenig differenzierte Anteil des Tumors nicht zur histologischen Untersuchung kommt und dass ein hochmalignes dedifferenziertes Chondrosarkom als Chondrosarkom von niedrigem Malignitätsgrad oder gar als Enchondrom eingeordnet wird.

Die Chondrosarkome Grad II und III können durch ihre myxoide Grundstruktur bei einer Lokalisation am Schädel oder in der Wirbelsäule die Abgrenzung gegen ein Chordom, insbesondere des chondroiden Subtyps der Schädelbasis, schwierig machen. Mit Hilfe der Immunhistologie (nur Chordome zeigen eine Positivität für Zytokeratin) sollte sich diese Schwierigkeit umgehen lassen. Vorzuziehen sind für diese Untersuchung natürlich unentkalkte oder maximal Chelat-entkalkte Tumorpräparate, jedoch ist nach unserer Erfahrung auch mit normaler Säureentkalkung diese Reaktion in den meisten Fällen nochzuverlässig durchzuführen

In kleinen Biopsien kann auch die Abgrenzung eines Chondromyxoidfibroms vom Chondrosarkom Schwierigkeiten machen, da diese erhebliche Kernatypien aufweisen können. Das Chondromyxoidfibrom zeigt aber neben den chondroiden Differenzierungen immer und auch meistens überwiegend die myxoide Komponente mit kleinen spindelzelligen Elementen sowie die typische Zellverdichtung in den Randbezirken der Lobuli, die das Chondrosarkom nicht aufweist. Auch das Auftreten von mehrkernigen Riesenzellen innerhalb des Tumors spricht eher für ein Chondromyxoidfibrom, allerdings

7.2 · Bösartige Tumoren

werden diese auch beim klarzelligen Typ des Chondrosarkoms häufig gesehen (s. auch S. 390).

Histologische Varianten des Chondrosarkoms

Die meisten Chondrosarkome zeigen eine knorpelige Grundsubstanz, die sich bei höherem Malignitätsgrad (ab G II) meist großflächig myxoid darstellt, mit Verlust der Lakunen (s. M. Ollier, S. 358, sowie ◘ Abb. 7.74 c und 7.76 b). Von diesem konventionellen, bereits beschriebenen Typ sind drei weitere Formen des Chondrosarkoms abzugrenzen:

Dedifferenziertes Chondrosarkom (Chondrosarkom Grad IV).

Das dedifferenzierte Chondrosarkom zeigt typischerweise neben Abschnitten, die einem Chondrosarkom Grad I, selten auch einem Chondrosarkom Grad II entsprechen, eine zweite Phase mit einem gänzlich anderen histologischen Charakter (◘ Abb. 7.77). Typischerweise sind beide Tumorphasen auf der Sägefläche makroskopisch bereits sichtbar, wobei die knorpelige Phase in der Regel auf den Knochen beschränkt bleibt und der in den meisten Fällen bereits vorhandene extra-ossäre Anteil ausschließlich von der zweiten Phase gebildet wird. Es handelt sich dabei um zellreiches Tumorgewebe mit eindeutigen Zeichen der Malignität und dem Bild eines malignen fibrösen Histiozytoms oder eines Fibrosarkoms (◘ Abb. 7.77 a). Es gibt aber auch Tumoren mit einem Osteosarkomanteil (◘ Abb. 7.77 b). In diesem Fall ist die Differentialdiagnose zum Osteosarkom durch den Nachweis der zweiten Tumorphase mit dem hoch differenzierten Knorpel zu stellen. Auch andere Differenzierungen können vorkommen. Kasuistisch sind Differenzierungen mit dem Bild eines Leiomyosarkoms, eines Riesenzelltumors mit nur herdförmig ausgebildeter Anaplasie oder eines Rhabdomyosarkoms beschrieben (Munk et al. 1988; Ishida et al. 1995; Johnson et al. 1986; Tetu et al. 1986; Niezabitowski et al. 1987; Reith et al. 1996, Sissons et al. 1991). Typischerweise sind die Übergänge zwischen dem hochdifferenzierten knorpligen Anteil und den dedifferenzierten Abschnitten abrupt.

Sehr selten kann auch diese zweite Tumorkomponente ebenfalls eine hohe Differenzierung aufweisen – ohne dass die Aggressivität dieser Tumoren geringer ist.

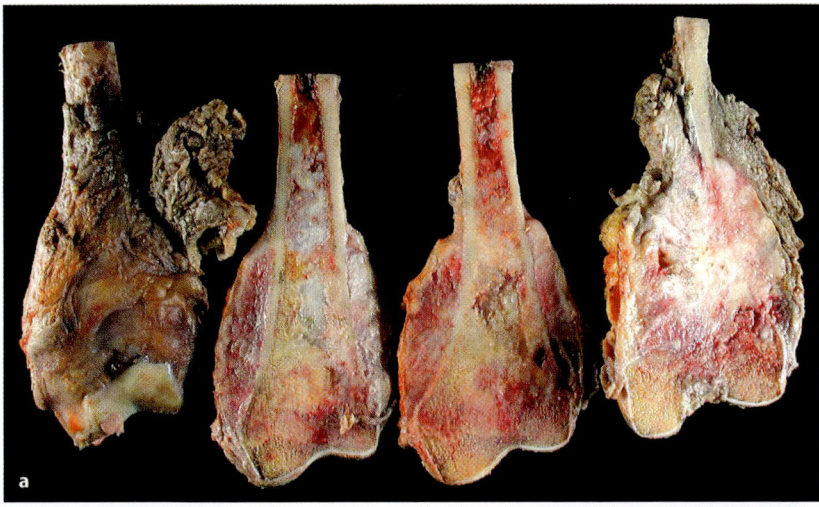
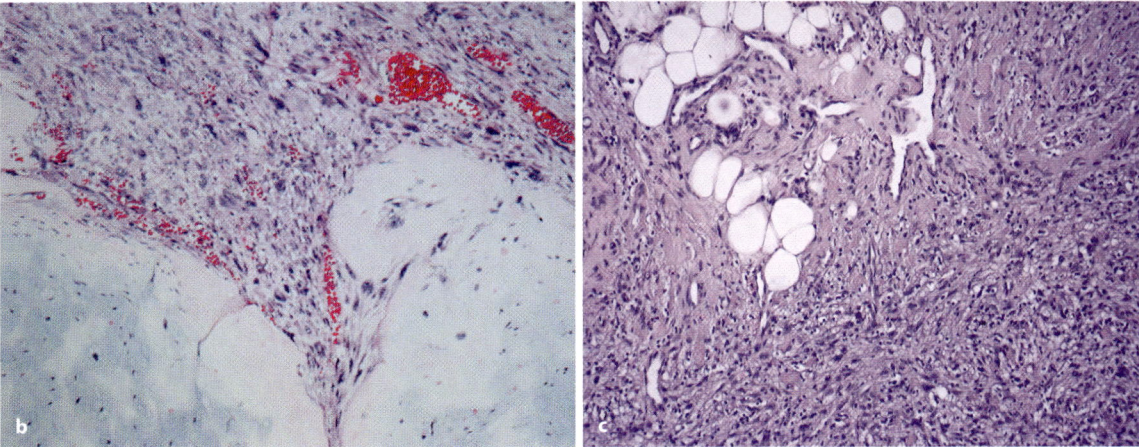

◘ **Abb. 7.77. a** Dedifferenziertes Chondrosarkom des distalen Femur einer 57-jährigen Frau. Die gut differenzierte knorpelige Tumorkomponente wird noch in der distalen Diaphyse im Markraum sichtbar. Die distal anschließende Haupttumormasse besteht aus dem dedifferenzierten Anteil, der auch in die Weichteile ausgebrochen ist. **b** Das abrupte Nebeneinander zwischen hochdifferenzierten knorpeligem Anteil und dedifferenziertem zellreichen Tumor ist ein diagnostisches Merkmal dieses Tumortyps. **c** Der dedifferenzierte Anteil ist bereits in das periossäre Weichgewebe eingebrochen. Dies ist auch die metastasierende Komponente des Tumors

Beim dedifferenzierten Chondrosarkom ist das Risiko, dass der Tumor zum Zeitpunkt der Diagnose bereits metastasiert hat, groß (◘ Abb. 7.103); entsprechend schlecht ist die Prognose. In der Metastase wird nur der dedifferenzierte Anteil des Tumors gefunden. Weiteres zu diesem Tumor s. S. 421 ff.

Klarzellchondrosarkom (◘ Abb. 7.78, s. auch S. 428 f.). Dieser erstmals von Unni et al. (1976) beschriebene Typ ist selten. Charakterisiert ist er durch seine überwiegend epimetaphysäre Lokalisation, eine sehr typische histologische Struktur und eine meist gute Prognose. Häufigste Lokali-

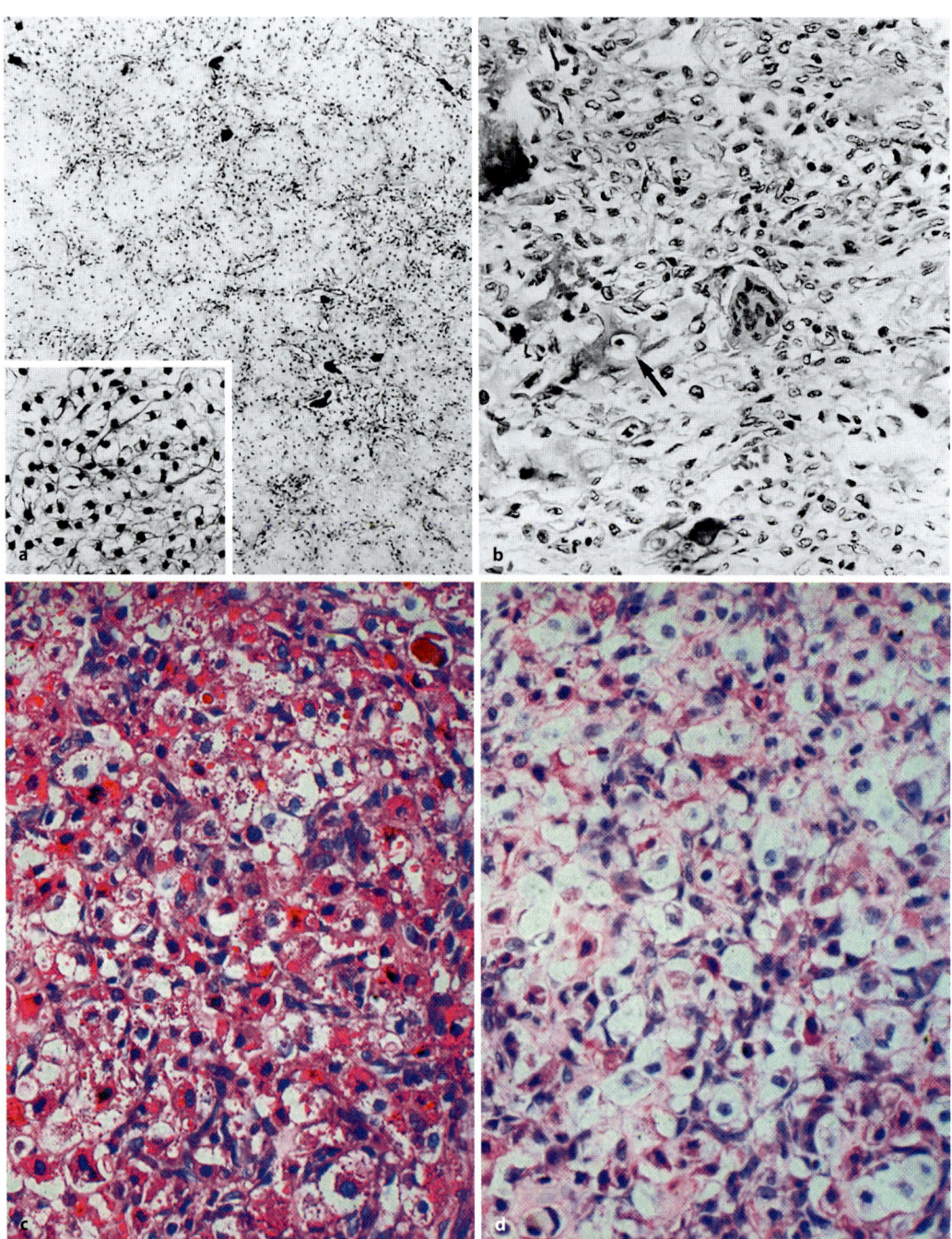

◘ **Abb. 7.78 a–d.** Klarzellchondrosarkom. **a** Dieser Typ des Chondrosarkoms zeigt einen mittleren Zellreichtum; die Tumorzellen weisen einen hellen oder schwach angefärbten Zytoplasmahof auf. **b** Vereinzelt kommen mehrkernige Riesenzellen vor. Typisch werden auch vereinzelt Osteoid oder chondroosteoide Grundsubstanz gefunden, die durch die Tumorzellen gebildet werden (*Pfeil*). **c, d** Der hohe Glykogengehalt des Zytoplasmas ist Ursache für die Ausfüllung der klarzelligen Struktur, da das Glykogen bei der üblichen histologischen Präparation verloren geht. In **c** ist der Glykogengehalt der Zellen durch eine PAS-Reaktion dargestellt; **d** zeigt die gleiche Reaktion, nachdem durch eine Diastasevorverdauung (Diastase-PAS) das Glykogen entfernt wurde

sation ist der Schenkelhals, jedoch ist der Tumor inzwischen in zahlreichen anderen Knochen gefunden worden. Aufgrund dieser Besonderheiten – aber auch weil die Histogenese dieses Tumors noch nicht abschließend geklärt ist (Bosse et al. 1991) – ist das Klarzellchondrosarkom von den üblichen Chondrosarkomen abzugrenzen.

Makroskopisch ist er nicht immer als knorpeliger Tumor zu erkennen. Histologisch ist der Nachweis eines biphasischen Aufbaus im Tumor für die Typisierung sehr hilfreich. Die Abschnitte, die einem konventionellen Chondrosarkom entsprechen, liegen dann neben besonders hellzelligen Partien mit einer lobulären Anordnung der blasigen Tumorzellen mit wasserhellem Zytoplasma. Zwischen diesen liegen eingestreute Riesenzellen vom osteoklastären Typ und im Zentrum der Lobuli eine kleinherdige Osteoidbildung, wahrscheinlich ein Eigenprodukt der Tumorzellen und keine Stromareaktion.

Ursache der Hellzelligkeit ist ein hoher Glykogengehalt des Zytoplasmas bei spärlichen Organellen (Faraggiana et al. 1981; Chan et al. 1989).

Neben einer lobulären Struktur im hellzelligen Anteil sind auch Tumoren beschrieben, in denen die hellen Zellen in diffuser gleichmäßiger Anordnung vorliegen (Salzer-Kuntschik 1981).

Die Areale mit dem histologischen Bild eines konventionellen Chondrosarkoms sind deshalb äußerst hilfreich in der histologischen Diagnostik, allerdings werden diese Areale nur in 50% der Fälle nachgewiesen.

Andererseits haben wir in eigenem Untersuchungsgut bei einem hochdifferenzierten konventionellen Chondrosarkom mikroskopisch auch kleinste Areale mit klarzelligem Aufbau nachgewiesen. Die Bedeutung dieses Befundes in einem sonst als „konventionell" gut differenzierten Chondrosarkom klassifizierten Tumor ist noch unklar.

Histochemisch ist in den klarzelligen Arealen Glykogen nachweisbar. Immunhistologisch exprimieren sie S-100-Protein (Weiss u. Dorfman 1986).

Bosse et al. (1991) beschreiben eine starke Osteonektinexpression der Zellen in allen Abschnitten des Tumors, ein Befund, den sie an konventionellen Chondrosarkomen nicht erheben konnten.

Histologisch werden Klarzellchondrosarkome nicht graduiert und insgesamt als von niedrigem Malignitätsgrad eingeordnet. Kasuistisch wurde über eine primäre und sekundäre Dedifferenzierung berichtet (Kalik et al. 2000). Wegen der komplexen histologischen Struktur können sie als Chondroblastome, atypische Chondroblastome, Enchondrome, aber auch als gut differenzierte Osteosarkome (wegen der Osteoidbildung) fehlklassifiziert werden.

Mesenchymales Chondrosarkom (s. auch S. 417). Dieser ebenfalls seltene Tumor zeigt makroskopisch knorpelige Anteile, die lobuliert sein können und Verkalkungen aufweisen. Daneben finden sich Abschnitte, die nicht knorpelig sind und von unterschiedlicher Konsistenz von weich bis elastisch sein können. Histologisch findet sich typischerweise ein Tumor, der sehr zellreich ist mit kleinen spindeligen oder runden Zellen mit wenig Zytoplasma.

Immunhistologisch ist der Nachweis von S-100-Protein auf die knorpelbildenden Tumorbezirke beschränkt. CD 57 (Leu 7), das ebenfalls in den knorpelig differenzierten Abschnitten exprimiert wird, kann auch manchmal in den kleinzelligen Abschnitten nachgewiesen werden.

Vor einiger Zeit wurde über den immunhistologischen Nachweis von CD 99 (Antikörper O 13) im kleinzelligen Anteil und den Nachweis der Chromosomentranslokation t(11; 22) (q24; q12) in kultivierten Tumorzellen des mesenchymalen Chondrosarkoms berichtet, also Befunde, wie sie vom Ewing-Sarkom her bekannt sind (Sainati et al. 1993; Weidner 1996). Diese Befunde bedürfen jedoch noch der Bestätigung.

Typisch ist für die zellreichen Tumorabschnitte die Lagerung der kleinen Tumorzellen zwischen einem argyrophilen Fasernetz um hirschgeweihartig verzweigte dünnwandige Blutgefäße herum, wodurch ein typisches hämangioperizytomartiges Bild entsteht. Andere Tumoren zeigen eine ausschließlich rundzellige uniforme Differenzierung mit einem Ewing-Sarkom-ähnlichen Muster (s. unten). Auch Tumoren mit fibrosarkomartigem spindelzelligen Muster sind beschrieben.

Für die Diagnose wichtig ist aber der Nachweis von knorpeligen Abschnitten innerhalb dieser Areale (◘ Abb. 7.79 a, b). Diese können ausgedehnt oder aber auch sehr

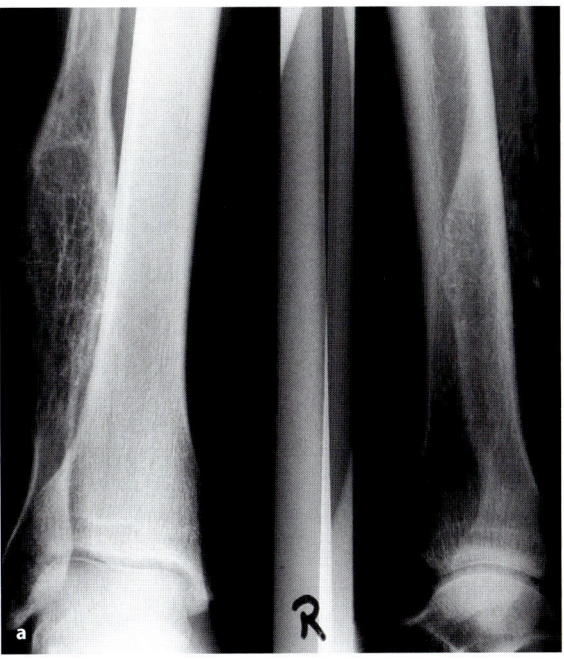

◘ Abb. 7.79 a–e. Mesenchymales Chondrosarkom der distalen Fibula eines 19-jährigen Mannes. a Osteolytische blasige Läsion mit Zeichen des aggressiven Wachstums (s. auch Abb. 7.101 b–g) (Forts. S. 392)

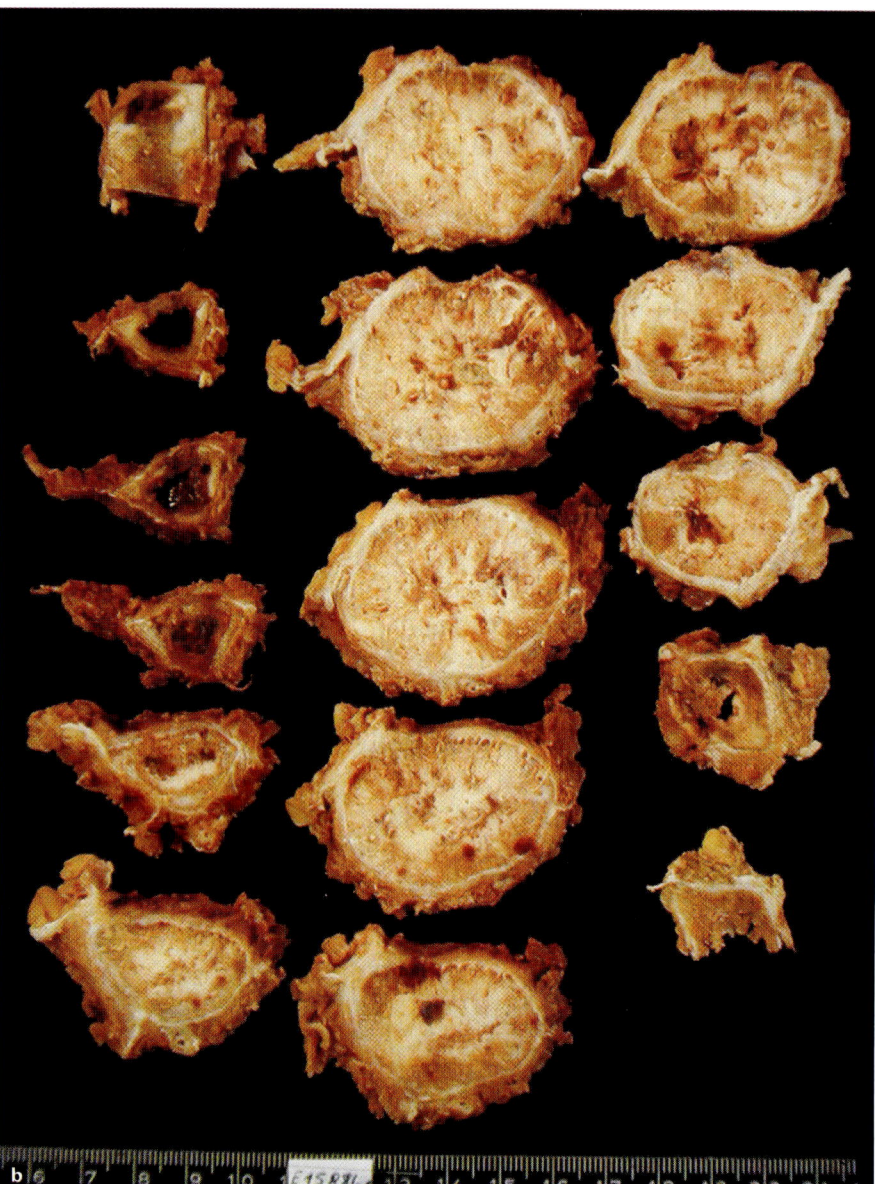

Abb. 7.79 (*Forts.*) **b** Die Schnittflächen des Tumors sind uncharakteristisch und weichteiltumorähnlich und ohne erkennbare Knorpelareale (*Forts. S. 393*)

dezent ausgebildet sein, so dass immer nach ihnen gesucht werden muss, da auch andere maligne Knochentumoren hämangioperizytomähnliche Abschnitte aufweisen können. Ist der knorplige Anteil dieser Tumoren groß, findet man auch eine enchondrale Ossifikation.

Zwischen den knorpligen Abschnitten und den zellreichen Bezirken sind die Übergänge kontinuierlich und nicht abrupt. Anaplasie und Polymorphie sind kein Merkmal dieses Tumors. Mitosen sind selten, dennoch ist die Prognose bei diesen Tumoren sehr zurückhaltend zu beurteilen. Huvos et al. (1983) unterscheiden von diesem hämangioperizytomähnlichen Typ noch eine kleinzellige undifferenzierte Variante, die eine etwas schlechtere Prognose haben soll.

Dabska und Huvos (1983) vermuten, dass die eigentümliche Struktur dieses Tumors dadurch entsteht, dass es sich bei den zellreichen Abschnitten um primitives knorpelbildendes Mesenchym handelt, das nur herdförmig entweder zur Bildung einer chondroiden Matrix oder aber auch zur echten Knorpelbildung fähig ist mit unterschiedlichen Graden der enchondralen Ossifikation, ähnlich der normalen Osteogenese.

Extraskelettale Lokalisationen für diesen Tumor sind bekannt. Wie im Skelett ist praktisch in den Weichteilen und den parenchymatösen Organen jede Lokalisation möglich.

Zum sog. *periostalen Chondrosarkom s. S. 415 f.*

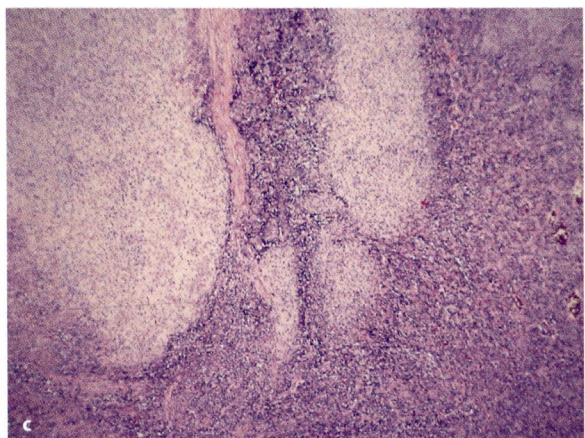
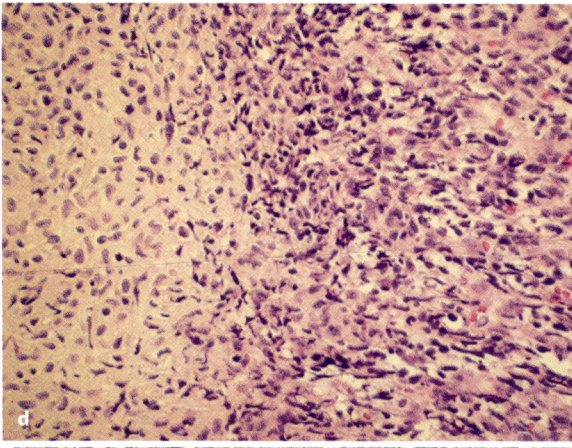
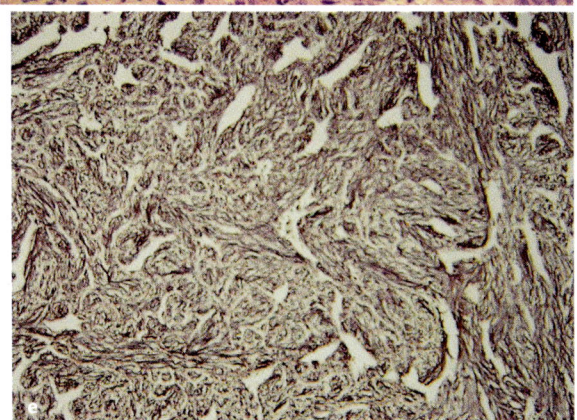

Abb. 7.79 (*Forts.*) **c** Die Übersichtsvergrößerung zeigt Knorpelinseln eingebettet in zellreiches Gewebe. **d** In der stärkeren Vergrößerung wird die Zellverdichtung in der Peripherie der Knorpelinseln sichtbar mit einem allmählichen Übergang in das undifferenzierte Tumorgewebe, das aus kleinen atypischen Zellen aufgebaut ist. **e** In der Versilberung zeigen diese Tumoren häufig ein perizytomähnliches Muster

7.2.1.1 Primäres Chondrosarkom (Histologie s. S. 384 ff.)

Das primäre Chondrosarkom entsteht zentral in einem vormals normalen Knochen. Die allgemeine Definition findet sich im einleitenden Kapitel (S. 377). Dort ist auch der ICD-Code zu finden.

Häufigkeit

Das zentrale Chondrosarkom ist nach dem Osteosarkom der zweithäufigste maligne primäre Knochentumor, wenn man das multiple Myelom unberücksichtigt lässt. In der Statistik von Schajowicz (1994) nimmt es 18% aller malignen und 7% aller Knochentumoren ein (Osteosarkom 34% bzw. 13%). Im Krankengut von Dahlin (1978) kommt das Chondrosarkom in etwa 10% aller malignen Knochentumoren vor, wobei 76% aller Chondrosarkome einem primären Chondrosarkom entsprachen.

Juxtakortikale bzw. periostale Chondrosarkome (s. S. 415) sind hingegen als Raritäten anzusehen, im Krankengut von Schajowicz (1994) werden lediglich 18 Fälle genannt. Wie auf S. 415 f. und 235 erwähnt, vertritt Schajowicz die Ansicht, dass ein Großteil der periostalen Osteosarkome aufgrund ihrer chondroblastischen Differenzierung wahrscheinlich einem juxtakortikalen bzw. periostalen Chondrosarkom entspricht.

In der Mehrzahl der Chondrosarkome liegt ein gut differenzierter knorpliger Tumor vor (Grad I). In großen Sammelstatistiken trifft man den Grad II in einer prozentualen Häufigkeit von ca. 25%, den Grad III von über 10% an.

Über die Häufigkeit von mesenchymalen und von Klarzellchondrosarkomen werden in den entsprechenden Abschnitten weitere Angaben gemacht.

Lokalisation

Chondrosarkome können grundsätzlich in jedem Skelettabschnitt vorkommen (Abb. 7.80). Sie werden aber auch in knorpelig vorgebildeten nichtskelettären Strukturen, wie z. B. in den Bronchien, im Schildknorpel oder sonst extraossal in den Weichteilen beobachtet.

Im Skelett sind Femur und Becken die bevorzugte Lokalisation von primären zentralen Chondrosarkomen, hier findet sich etwas mehr als die Hälfte aller Tumoren. Am Femur kommen allein 23% der Chondrosarkome vor, wobei fast zwei Drittel im Bereich der proximalen Meta- und Diaphyse liegen, etwas weniger als ein Drittel in der distalen Metaphyse und der Rest im Femurschaft.

Im Os ilium kommen allein 19% aller Chondrosarkome vor. Den 3. Rang in der Häufigkeit nehmen mit je ca. 10% die Rippen und der Humerus ein, wobei im Letzteren die überwiegende Zahl der Fälle proximal in der Me-

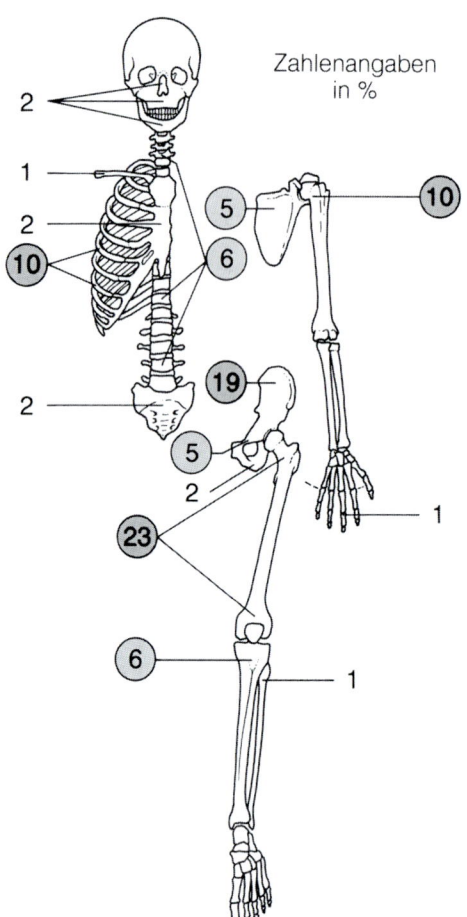

◘ **Abb. 7.80.** Zur Lokalisation des Chondrosarkoms. Den Zahlenangaben in Prozent liegen insgesamt 764 lokalisatorisch definierte Chondrosarkome aus den Statistiken von Dahlin (1978) und Schajowicz (1994) zugrunde. Die am meisten bevorzugte Lokalisation findet sich am Femur, wobei hier der Großteil der Tumoren in der proximalen Meta- und Diaphyse und an 2. Stelle im Bereich der distalen Metaphyse gelegen ist. Im Femurschaft lagen nur 8 von 94 Femurchondrosarkomen im Krankengut von Dahlin. Zweithäufigste Lokalisation ist das Os ilium. Den 3. Rang nehmen mit je ca. 10% die Rippen und der Humerus (v. a. proximaler Humerus) ein. Skapula, Wirbelsäule, Tibia und Schambein sind mit ca. 5–6% der Fälle beteiligt. Wenn man Lokalisationen im Os ilium, im Scham-, Sitzbein und im Os sacrum addiert, dann kommen im gesamten Beckenbereich 28% aller Chondrosarkome vor. Unter Einbeziehung der Lokalisationen am Femur liegen also im Becken- und Femurbereich etwas mehr als die Hälfte aller Chondrosarkome. Bezieht man den proximalen Humerus in die Region des Schultergürtels ein, so liegen dort 16% aller Chondrosarkome. Lokalisationen mit einer Häufigkeit von weniger als 1% wurden aus Gründen der Übersichtlichkeit nicht angegeben. Dabei handelt es sich um folgende Regionen: Schädelkalotte, Ulna, Radius, Karpus, Metakarpus, Kniegelenk, Tarsus, Metatarsus, Fußphalangen

ta- oder Diaphyse gelegen ist. Skapula, Wirbelsäule, Tibia und Schambein sind mit je ca. 5–6% der Fälle beteiligt. Insgesamt liegen im Schultergürtel unter Einbeziehung des Humerus etwa 16% aller Chondrosarkome.

Diese lokalisatorische Verteilung unterscheidet sich deutlich vom Chondrom, wo fast 60% aller Tumoren am Handskelett zu finden sind. Aus der topographischen Verteilung von Chondrosarkomen (◘ Abb. 7.80) lässt sich unschwer ablesen, dass die Wahrscheinlichkeit für einen knorpeligen Tumor, ein Chondrosarkom zu sein, umso größer ist, je näher dieser Tumor am Rumpf liegt (Aegerter u. Kirkpatrick 1975).

Innerhalb eines Röhrenknochens entsteht ein Chondrosarkom meistens an der Metaphyse und breitet sich diaphysär aus. Wie erwähnt, wird im Femur die proximale Metaphyse bevorzugt, was grundsätzlich auch für den Humerus und die Tibia gilt.

Untersucht man die Verteilung von Chondrosarkomen unter Kriterien ihrer Lage – ob zentral oder exzentrisch –, so kann man folgende Folgerungen ziehen: Die große Mehrzahl der Chondrosarkome im Femur (80%), in der Tibia (70%), dem Humerus (70%) und dem Wirbel (65%) hat einen zentralen Sitz. Bei Lokalisationen im Beckenbereich überwiegt im geringen Maß die zentrale Manifestation, in den Rippen und in der Skapula dagegen die Zahl der exzentrischen Chondrosarkome.

An den Rippen ist der bevorzugte Sitz von Chondrosarkomen die ventrale Partie, insbesondere der Knorpel-Knochen-Übergang. Mit extraskelettären Manifestationen ist in etwa 1% der Fälle zu rechnen (s. auch S. 434).

Alters- und Geschlechtsprädilektion

Im Gegensatz zum Osteo- oder Ewing-Sarkom kommt das primäre Chondrosarkom typischerweise im Erwachsenenalter oder bei alten Menschen vor. Ein Auftreten im Alter unterhalb von 10 Jahren ist äußerst ungewöhnlich und zumeist mit einer Enchondromatose assoziiert. In einer Zusammenstellung von 634 Chondrosarkomen im Register der Mayo-Klinik fanden Young et al. (1990) nur 14 (2,2%) bei Patienten, die jünger als 17 Jahre waren. Im Register des Memorial Hospital for Cancer and Allied Diseases waren von 493 Chondrosarkomträgern 79 (16%) jünger als 21 Jahre. Chondrosarkome im jüngeren Lebensalter bevorzugen proximales Femur und Humerus sowie Schädel und Nasennebenhöhlen.

Ein Erkrankungsgipfel findet sich eindeutig in der 6. Lebensdekade, von der 2.–6. Lebensdekade nimmt die Prävalenz mehr oder weniger konstant zu, in der 7. Lebensdekade kommen noch etwa 15–17% und in der 8. Lebensdekade etwa 8–9% aller Fälle vor (◘ Abb. 7.81).

Zwischen primärem und sekundärem Chondrosarkom gibt es Unterschiede in der Altersprädilektion: Während primäre Chondrosarkome überwiegend im Erwachsenenalter in der 4.–6. Lebensdekade auftreten, wird das sekundäre Chondrosarkom auch bei jüngeren Menschen gefunden, zumeist in Gesellschaft einer Enchondromatose oder Exostosenkrankheit.

Exzentrisch wachsende Formen des Chondrosarkoms sind in jüngeren Altersklassen häufiger anzutreffen (ca. 55% jünger als 40 Jahre) als das zentral lokalisierte

7.2 · Bösartige Tumoren

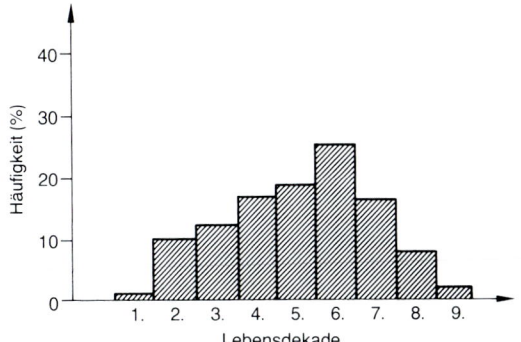

Abb. 7.81. Altersverteilung des primären Chondrosarkoms auf der Basis der Statistiken von Dahlin (1978) und Schajowicz (1994) mit 776 Fällen. Eingerechnet sind die dedifferenzierten Chondrosarkome. Ganz eindeutig dominiert die 6. Lebensdekade in gut einem Viertel aller Fälle. Aus der Grafik geht die nahezu konstante Zunahme des Chondrosarkoms von der 2.–6. Lebensdekade hervor. Chondrosarkome in der 1. Lebensdekade werden mit nur 3 Fällen in der Statistik von Dahlin angegeben. Die Altersverteilung schwankt allerdings zwischen den Statistiken von Dahlin und Schajowicz deutlich. So findet Dahlin eine konstante Häufigkeitszunahme des Chondrosarkoms von der 2.–6. Lebensdekade, während Schajowicz einen ersten Gipfel in der 2. Lebensdekade mit gut 18%, eine annähernd gleichmäßige Verteilung in der 3.–5. Lebensdekade mit ca. 13–15% und den Hauptgipfel mit ca. 23% in der 6. Lebensdekade angibt. Da das Krankengut von Dahlin mit 470 Fällen gegenüber dem von Schajowicz mit 271 Fällen dominiert, drückt sich in unserer Grafik stärker die von Dahlin angegebene Altersverteilung aus

Chondrosarkom (ca. 66% über 40 Jahre). Chondrosarkome Grad III, also vom höheren Malignitätsgrad, werden sowohl bei exzentrischer wie auch bei zentraler Lage besonders bei Altersgruppen unterhalb des 30. Lebensjahres beobachtet.

In der Altersklasse unter 30 Jahren wird ein Chondrosarkom öfter beim Mann als bei der Frau angetroffen (Verhältnis 3:2). Möglicherweise dürfte für diese Geschlechtsprädilektion die zentrale Lokalisation eines Chondrosarkoms angeschuldigt werden. Es wird nämlich zweimal häufiger bei Männern als bei Frauen diagnostiziert. Die exzentrische Form eines Chondrosarkoms trifft man bei beiden Geschlechtern in den ersten drei Lebensdekaden gleich häufig an. Nach dem 30. Lebensjahr verwischen sich die erwähnten Unterschiede, obwohl auch hier das männliche Geschlecht öfter Träger eines Chondrosarkoms ist, unabhängig davon, ob es sich um ein zentrales oder ein exzentrisches Knorpelgewächs handelt.

Klinik

Klinisches Leitsymptom des zentralen Chondrosarkoms ist der Schmerz. Gemeinsam mit den meisten anderen Autoren auf diesem Sektor halten wir den Schmerz – unabhängig von seiner Intensität – für schlechthin das entscheidende Abgrenzungskriterium des Chondrosarkoms gegenüber nichtmalignen knorpeligen Tumoren (ausführliche Diskussion zu diesem Punkt s. S. 355 ff.). Beim zentralen Chondrosarkom ist ein dumpfer, häufig nur diskreter Schmerz erstes Symptom. Die Anamnesedauer bei den undifferenzierten Chondrosarkomen (Grad III) beträgt manchmal nur einige Monate, während sie bei gut differenzierten Sarkomen oft jahrelang dauern kann. Ursache dieser Beobachtung ist die Schmerzintensität, die bei undifferenzierten Chondrosarkomen mit Kompaktazerstörung und evtl. einer Spontanfraktur wesentlich intensiver ausfällt. Vielfach ist bei einem paraossalen Geschwulstausbruch ein derber Tumor tastbar.

Bei *exzentrisch lokalisierten Formen* des Chondrosarkoms steht die nicht selten schmerzlose knorpel- bzw. knochendichte Anschwellung im Vordergrund der klinischen Symptomatik. Im Allgemeinen wird der Arzt erst nach vielen Jahren, auch häufig erst aus Anlass eines plötzlichen Wachstumsschubs der Geschwulst, in Anspruch genommen. Ein langsames sich über Jahre bis Jahrzehnte erstreckendes Tumorwachstum spricht nicht gegen das Vorliegen eines exzentrischen bzw. epiexostotischen Chondrosarkoms. Nicht ernst genug kann die Aussage von Aegerter u. Kirkpatrick (1975) genommen werden, dass jeder knorpelige Tumor bis zum Beweis des Gegenteils als ein Chondrosarkom aufgefasst werden sollte.

Radiologie

Zentral wachsendes Chondrosarkom. Das klassische Röntgenbild des zentralen Chondrosarkoms sowohl in einem Röhren- wie in einem platten Knochen besteht im Wesentlichen aus einem mehr oder weniger gut erkennbaren osteolytischen Defekt mit überwiegend definierbaren Konturen, Zeichen einer irgendwie gearteten Kompaktabeteiligung und mit unterschiedlich ausgeprägten Matrixossifikationen. Die Tumorgröße variiert stark und kann von 3 bis zu 15 cm betragen. Im Speziellen können 3 röntgenologische Manifestationen des Chondrosarkoms *am Röhrenknochen* unterschieden werden.

1. Der Defekt ist relativ umschrieben und häufig durch einen unterschiedlich dicken Sklerosesaum begrenzt. Die Grenzen sind überwiegend irregulär, multizentrisch oder lappig, selten auch mottenfraßartig. Hat der Tumor – wie in den meisten Fällen – die Kompakta erreicht, dann arrodiert er sie von innen her, zumeist wellig (Scalloping-Phänomen). Relativ langsam wachsende Tumoren bauen die Kompakta auf diese Art zunehmend ab; durch Entstehung einer Neokortikalis kommt es zu einer Expansion oder Vergrößerung des tumortragenden Knochenabschnitts (Abb. 7.85 c, 7.86, 7.88). Über diese Art von Periostreaktionen hinausgehend werden bei weiterer Tumorentwicklung in Richtung Weichteile auch Spikulabildungen beobachtet (Abb. 7.83). Dieser De-

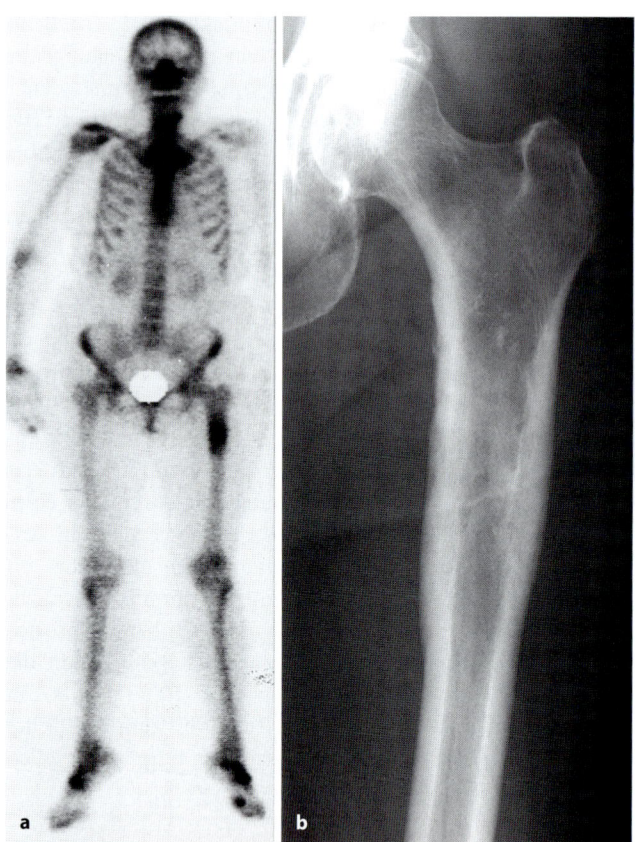
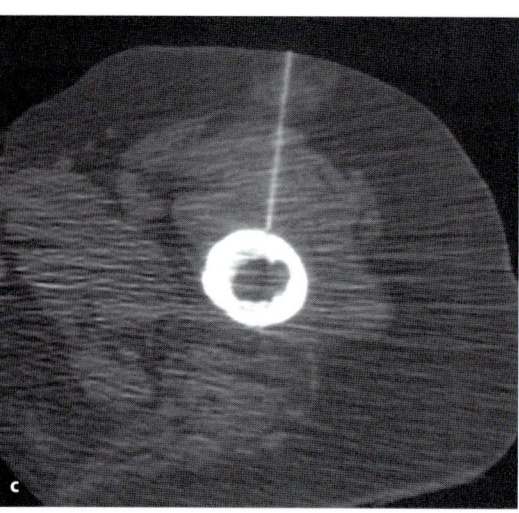
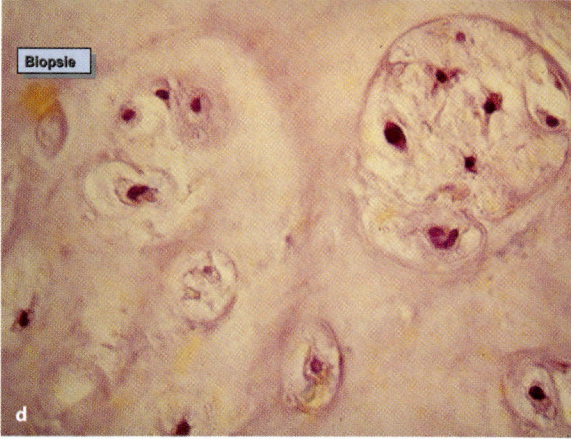
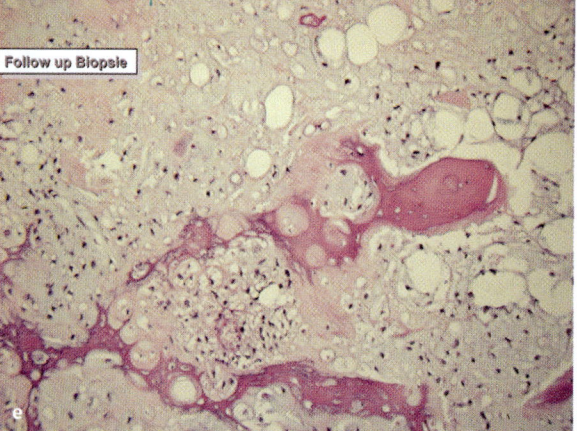

Abb. 7.82 a–n. Dieser Fall eines Chondrosarkoms im linken proximalen Femur zeigt alle Aspekte der komplexen Diagnostik auf. 74-jährige Patientin mit Rückenschmerzen. Im Ganzkörper-Skelettszintigramm wird eine relativ langstreckige intensive Traceranreicherung subtrochantär gefunden (**a**). Das Projektionsradiogramm (**b**) zeigt eine auffallend verdickte Kompakta durch periostale Knochenapposition, in der Läsion diskrete Verkalkungen und lateral-proximal eine umschriebene lytische Zone. Sehr langstreckiges Scalloping, die Gesamtausdehnung des Tumors beträgt über 10 cm. Im CT (**c**) fällt ein stärkerer Kompaktaabbau laterodorsal auf, zum Röntgenbild passend. Beim anamnestischen Nachhaken gibt die Patientin leichte ziehende Schmerzen im Tumorbereich an. In der Gesamtschau aller klinisch-radiologischen Befunde ist der Befund auf ein Chondrosarkom Grad I verdächtig. Eine diagnostische und therapeutische En-bloc-Resektion lehnt die Patientin ab, da sie im rechten Bein eine spastische Parese hat und ganz auf das linke Bein angewiesen ist. Daher Kompromisslösung mit transkutaner CT-gesteuerter Biopsie aus dem Areal mit dem stärksten Kompaktaabbau (**c**). Histologisch ergibt sich ein Enchondrom ohne jegliche zelluläre Atypien (**d**) (*Forts. S. 397*)

7.2 · Bösartige Tumoren

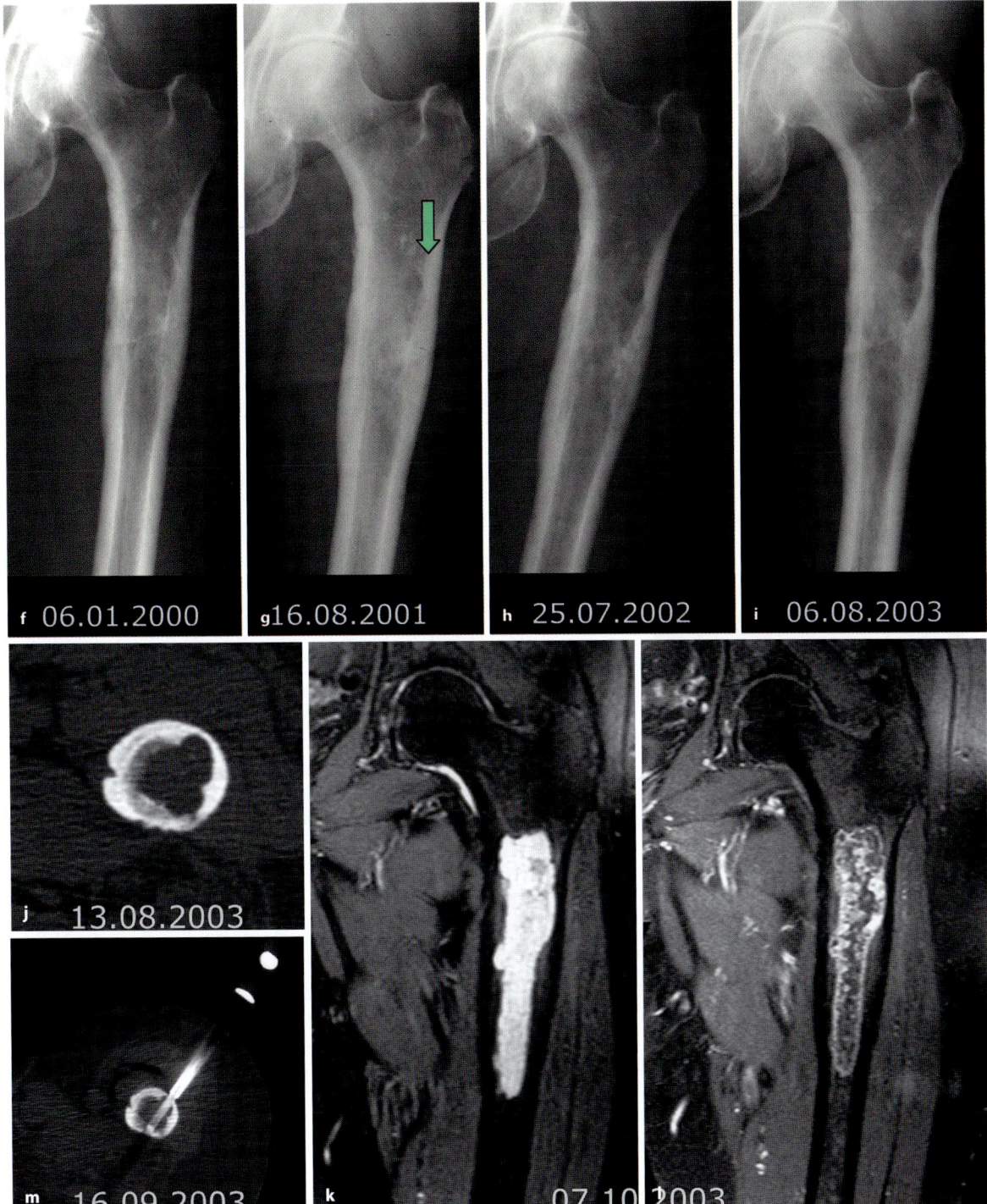

Abb. 7.82 (Forts.) In der Folgezeit (**f–i**) von 3 Jahren nimmt der lytische Befund proximal-lateral zu (*Pfeil* in **g**), klinisch mit zunehmenden Schmerzen einhergehend. Die Patientin lehnt eine erneute Intervention ab. Das CT in 2003 (**j**) mit massiver Zunahme des Kompaktaabbaus überzeugt die Patientin schließlich und sie gibt grünes Licht für eine erneute Biopsie (**e**), obwohl eigentlich eine Resektion angezeigt gewesen wäre. Im Kontrast-MRT letztendlich unspezifischer Befund mit starkem septalen Enhancement. Keine periossären Auffälligkeiten. Es ergibt sich jetzt ein Chondrosarkom Grad I, passend zur Klinik und Radiologie (sehr starke langstreckige Aktivitätsanreicherung im Szintigramm, Langstreckigkeit der Läsion und des Scallopings, starker umschriebener Kompaktaabbau, mehr als 2/3. Die Histologie (**e**) zeigt einen Knorpeltumor mit klaren Malignitätskriterien entprechend einem Chondrosarkom Grad I: invasives Wachstum mit Einschluss stehen gebliebener Reste von ortsständigen Knochentrabekeln, „Ausguss" des Markraums durch Tumorgewebe mit Verlust der Lobulierung und der knöchernen Umscheidung von Tumorlobuli (Fehlen des sog. „Encasement") (*Forts. S. 398*)

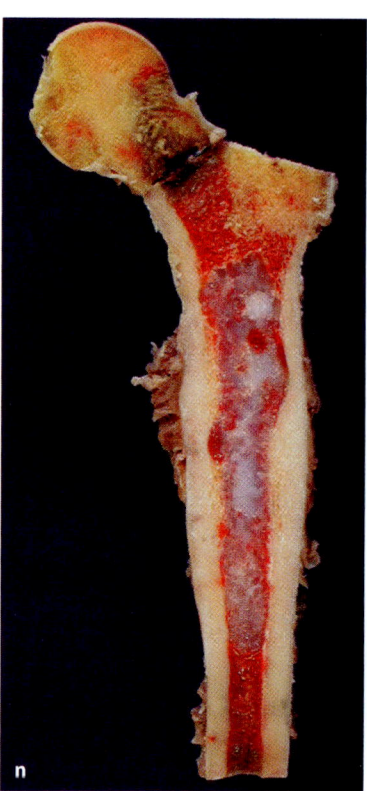

Abb. 7.82 a–n. (*Forts.*) Die Kernatypien sind dezent, Mitosen wurden nicht nachgewiesen. Entschluss zur Resektion und Einsetzen einer Prothese (Operation Prof. Dr. Hahn, Klinikum Bremen-Mitte). Das Präparat-Foto in **n** zeigt eindrucksvoll den die Kompakta zum Teil infiltrierenden Tumor. Diese Kasuistik beleuchtet die große Problematik von Probebiopsien besonders langstreckiger knorpeliger Läsionen (s. dazu auch ausführliche Diskussion auf S. 355 ff.). Wir können nicht mit Bestimmtheit sagen, ob die Biopsie repräsentativ war (wir glauben dies nicht) oder ob der Tumor in der Zwischenzeit malignisiert ist, obwohl das nicht zu einem Grad-I-Sarkom passt

Chondrosarkomen deutlich von anderen Tumoren, z. B. dem Osteosarkom, wo wesentlich häufiger pathologische Aktivitätsanreicherungen in tumorfreien Röhrenknochenschaftarealen nachzuweisen sind. Die Autoren schließen daraus, dass in Anbetracht der verhältnismäßig hohen Genauigkeit der Tumorgrenzmarkierung durch die Szintigraphie eine Aktivitätsanreicherung jenseits der röntgenologischen Tumorgrenzen immer hochgradig suspekt auf eine röntgenologisch okkulte Tumorausbreitung ist. Erfahrungen mit der MRT (Weiteres s. unten) haben uns gelehrt, dass durch die Möglichkeit der frontalen und sagittalen Schnittführung die Tumorgrenzen besonders zuverlässig und übersichtlich aufgezeigt werden können (s. auch Abb. 7.55, 7.82). In einer Reihe von Beobachtungen kann man bei Schaftchondrosarkomen eine reichliche periostale Knochenneubildung antreffen. Dadurch entsteht entweder das Bild der ausgebeulten Knochenschale bzw. der Auftreibung des Knochens (s. insbesondere Abb. 7.85 c), oder es wird der Eindruck hervorgerufen, als ob die Kompakta verbreitert sei. Die periostale Pseudo- oder Neokortikalis zeigt manchmal faserige Aspekte und ähnelt in einigen Fällen Knochenveränderungen, wie man sie beim M. Paget antrifft (Abb. 7.104 b). Hat der Tumor die Kompakta zerstört, ohne Zeit für die Bildung einer Neokortikalis zu lassen, so findet man höchstens am Rande fetzige, d. h. unterbrochene Periostverknöcherungen. Diese hier dargestellte Manifestationsform des Chondrosarkoms bewegt sich auf der Lodwick-Skala überwiegend im Bereich des Grades I, wobei besonders die Untergrade B (Abb. 7.86) und C vorkommen. Bei rasch und aggressiv wachsenden Chondrosarkomen ist allerdings auch mit einem Grad II (Abb. 7.83 d, 7.85 d) zu rechnen.

struktionstyp des Chondrosarkoms bewegt sich auf der Lodwick-Skala von IA bis IC, selten II und wird neben dem unter Ziffer 2 beschriebenen Typ am häufigsten gefunden.
2. Der Tumor wächst mehr oder weniger diffus im Schaftteil von Röhrenknochen (Abb. 7.55, 7.82, 7.84). Eine Festlegung der oberen und unteren Tumorgrenze im Röntgenbild ist nicht möglich. Meistens ist die eigentliche Tumorausbreitung innerhalb des Schaftes größer als die Röntgenaufnahme vermuten lässt. Die Tumorgrenzen sind mit Szintigraphie, CT oder MRT besser zu erfassen. Bei 18 untersuchten Chondrosarkomen fanden Hudson et al. (1982) mit der Knochenszintigraphie in 15 Fällen einen exakten anatomischen Nachweis der Tumorgrenzen. Nur in 3 Fällen reichte die Aktivitätsanreicherung – bedingt durch unspezifische Umgebungsveränderungen – über die wahren Tumorgrenzen hinaus. Damit unterscheidet sich das szintigraphische Verhalten von
3. Der Tumor verursacht nicht zusammenhängende feinere osteolytische Defekte im Sinne eines Lodwick-Grades III (Abb. 7.83 c). Auf seine knorpelige Herkunft lassen dann nur Matrixossifikationen schließen. In der Regel handelt es sich dabei um höhermaligne Chondrosarkome. In diesem Zusammenhang sei darauf hingewiesen, *dass überlagernde Matrixossifikationen manchmal die Eingruppierung von Chondrosarkomen in einen Lodwick-Grad I oder II einerseits und einen Grad III andererseits ganz erheblich erschweren können.*

Chondrosarkome in platten und irregulären Knochen gehen wie an den Röhrenknochen in der Regel mit Osteolysen einher. Wie bei einer Lokalisation an Röhrenknochen können sämtliche Lodwick-Grade vorkommen, wenngleich auch die Lodwick-Grade I vor den Graden II und III dominieren. Während Destruktionen der Kom-

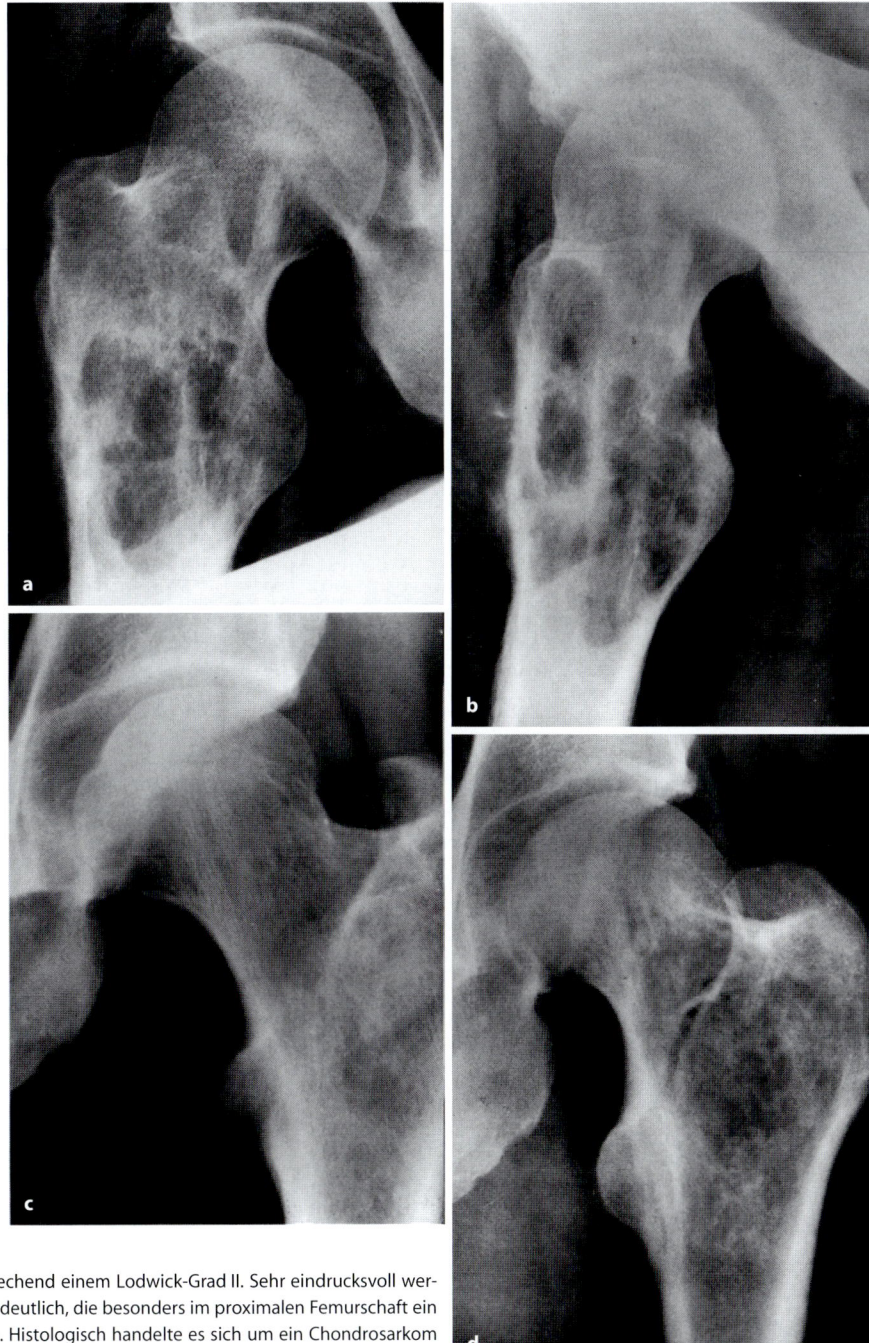

Abb. 7.83 a–d. Zur Vielfalt von Chondrosarkomen im proximalen Femur. **a, b** Chondrosarkom im proximalen Femurbereich, überwiegend inter- und subtrochantär. Der Tumor ist von einem irregulären und z. T. lobulierten Sklerosesaum umgeben, er zeigt sehr feine Matrixossifikationen und hat die ventrolaterale Kompakta durchbrochen. Paraossal sind feine Spikulabildungen erkennbar. Röntgenologisch entspricht der Prozess einem Lodwick-Grad IC. Histologisch handelt es sich um ein niedrigmalignes Chondrosarkom Grad I (37-jähriger Mann). Die Diagnose Chondrosarkom ergab sich bei einer Nachklassifizierung unseres Materials. An anderer Stelle war der Tumor früher als zentrales Chondrom eingestuft worden. **c, d** Verschiedene Lodwick-Grade von zentralen Chondrosarkomen, korrespondierend mit der histologischen Graduierung (Aggressivität). Verlaufsbeobachtung eines Chondrosarkoms im proximalen Femur bei einem anfangs 50-jährigen Mann. **c** Im Jahre 1979 finden sich mottenfraßartige Strukturauflockerungen intertrochantär und im Schenkelhalsbereich, die als solche nicht angesprochen wurden; 2 Jahre später (**d**) massive Zunahme des Befundes; es lässt sich jetzt eine mehr zusammenhängende Osteolyse mit z. T. mottenfraßartigen Rändern erkennen, entsprechend einem Lodwick-Grad II. Sehr eindrucksvoll werden endotumorale Kalzifikationen deutlich, die besonders im proximalen Femurschaft ein knorpelspezifisches Muster zeigen. Histologisch handelte es sich um ein Chondrosarkom Grad III. Der Patient starb 1 Jahr später an Lungenmetastasen

pakta vielfach wesentlich ausgeprägter sind als bei Manifestationen in den Röhrenknochen, treten die periostalen Reaktionen auf dem Röntgenbild eher zurück.

Ganz entscheidend für die Diagnose eines malignen Knorpelgewächses ist der Nachweis von *endotumoralen Matrixkalzifikationen*, der in gut 60–70% aller Fälle gelingt. Diese Kalzifikationen können punktförmig, flockig, ring- und bogenförmig, aber auch amorph und verstreut liegend ausfallen. Manchmal stechen diese endotumoralen Kalzifikationen nicht sehr deutlich ins Auge und man muss sehr intensiv – ggf. mit CT – nach ihnen suchen, um die knorpelige Herkunft der Geschwulst zu beweisen (Abb. 7.82, 7.83, 7.85 d). Ihre Abgrenzung gegenüber feineren Knochentrümmern innerhalb einer überwiegend nekrotisch gewordenen Geschwulst ist grundsätzlich nicht möglich. Im computertomographischen Schnittbild kommen vorgegebenermaßen endotumorale Kalzifikationen in der Regel deutlicher zur Dar-

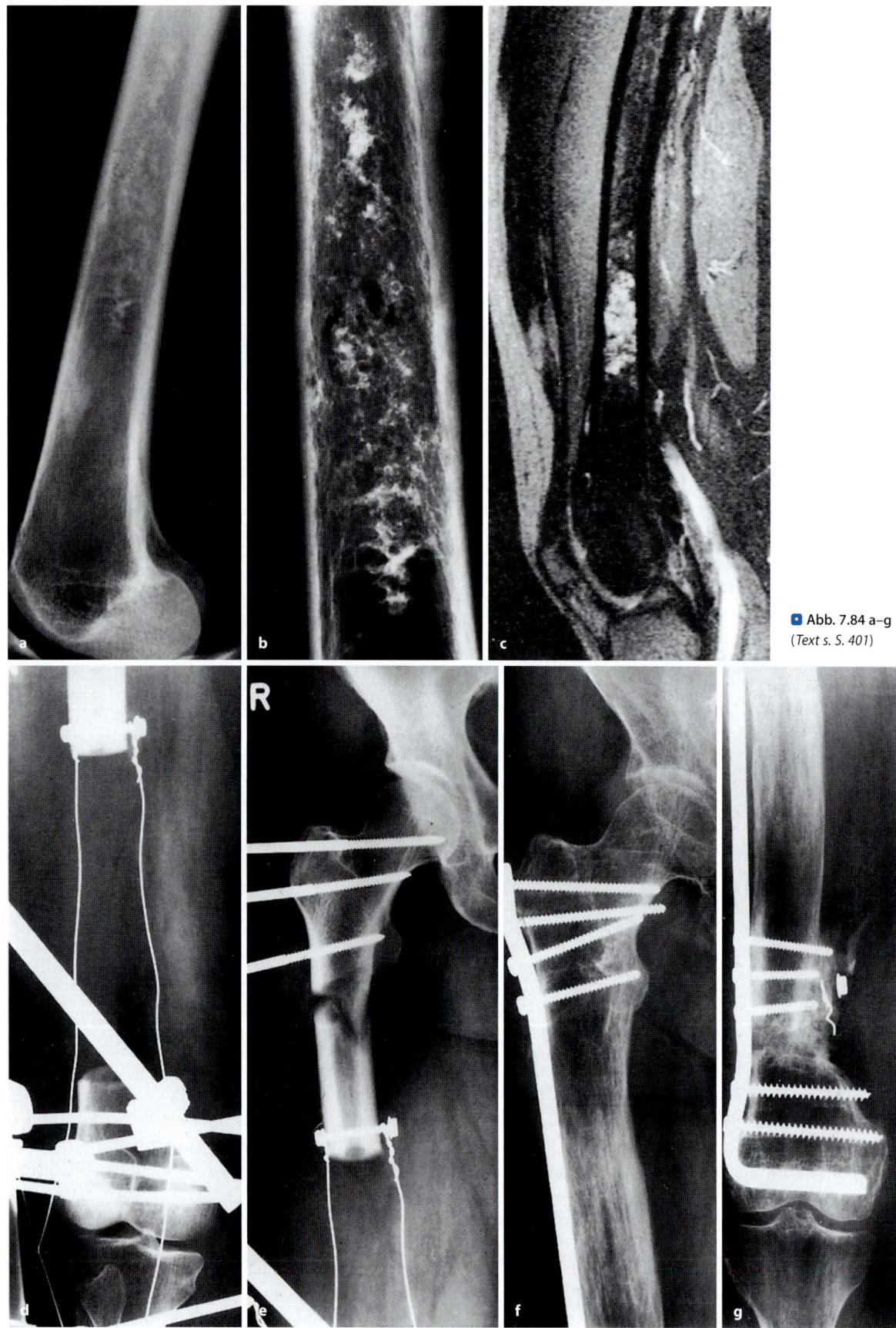

Abb. 7.84 a–g
(*Text s. S. 401*)

Abb. 7.84 a–g. Chondrosarkom Grad I im Femurschaft bei einer 48-jährigen Frau. Vom Röntgenbild her lässt sich der Tumor nicht unbedingt von einem aktiven kalzifizierenden Enchondrom (vgl. mit Abb. 7.51, 7.56, 7.57) mit starkem Kompaktaabbau unterscheiden, obwohl uns der osteolytische, nichtkalzifizierte distale Anteil unmittelbar oberhalb der Metaphyse schon irritiert hatte. Die Kortikalis ist an keiner Stelle zerstört. Das Präparateradiogramm (**b**) demonstriert sehr eindrucksvoll das Scalloping-Phänomen im links abgebildeten Kortikalisbereich. Im T2-gewichteten MRT-Bild (**c**) stellt sich der Tumorknorpel nur im nichtkalzifizierten distalen Anteil lobuliert signalintensiv dar, der proximale Anteil ist inhomogen signalarm. Unter Berücksichtigung der letztlich suspekten Radiologie und einer in den letzten Monaten zunehmenden Schmerzsymptomatik im Femur, auch in Ruhe, haben wir den Befund als niedrigmalignes Chondrosarkom Grad I klassifiziert und eine En-bloc-Resektion veranlasst. Der langstreckige Defekt wurde mit freiem Segmenttransport nach der Ilizarov-Technik geschlossen (**d, e**). Die Aufnahmen in **f** und **g** demonstrieren das Ergebnis nach 2 Jahren. Klinisch volle Funktionsfähigkeit

stellung als auf Übersichtsbildern. Über 3 Fälle eines rein lytischen Chondrosarkoms an der Wirbelsäule (2 im Körper, 1 im Körper und Bogen) ohne jegliche Matrixossifikationen berichten Hermann et al. (1985). In ◘ Abb. 7.94 ist ein Chondrosarkom an der Wirbelsäule dargestellt.

In der MRT stellt sich der vitale Tumorknorpel im T2-Bild signalintensiv dar; signalarme bindegewebige oder knöcherne Septen können bei niedrigmalignen Tumoren den nodulären Tumoraufbau widerspiegeln. Wie bereits auf S. 348 besprochen, soll es nach Untersuchungen von Geirnaerdt et al. (1993) nach Gadoliniumgabe im T1-Bild zur Darstellung von feinen, signalintensiven, linienförmigen Strukturen kommen, die fibrovaskulären Septen entsprechen (◘ Abb. 7.55, 7.82). Dieses Phänomen fanden sie überwiegend bei niedrig malignen und intermediären Tumoren, während die wenigen untersuchten höhermalignen Chondrosarkome ein homogenes oder inhomogenes Signalintensitätsmuster – offensichtlich durch die stärkere Vaskularisation des Tumors bedingt – aufwiesen. „Fibrovaskuläre Septen" im MRT-Bild kommen aber auch bei reinen Enchondromen vor (s. S. 348). Vor allem höhergradige Chondrosarkome weisen peritumorale intraossäre und in den Weichteilen (paraossär) gelegene Signalintensitätsanhebungen nach Kontrastmittelgabe auf. Hintergrund und Bewertung sind auf S. 348 dargestellt.

Eine gute pathologisch-radiologische Übersicht über das primäre Chondrosarkom findet sich bei Murphy et al. (2003).

Cawte et al. (1998) beschreiben die Radiologie von Chondrosarkomen an den Röhrenknochen des Hand- und Fußskeletts. Bemerkenswert ist, dass die initiale Radiologie in 3 Fällen für einen benignen Prozess sprach, bei 3 anderen Fällen war der Befund indolent und es bestand nur eine Schwellung oder Masse.

Exzentrisches Chondrosarkom (◘ Abb. 7.92, 7.95–7.97). Unter diesem Begriff werden ätiologisch und pathogenetisch unterschiedliche, exzentrisch am und im Knochen wachsende Knorpelgeschwülste verstanden. *Dazu gehören primär exzentrisch wachsende Geschwülste sowie auch auf dem Boden eines Osteochondroms bzw. einer kartilaginären Exostose entstandene Chondrosarkome, die man treffenderweise auch exostotische oder epiexostotische Chondrosarkome nennt.*

Nicht immer kann vom Röntgenbild abgelesen werden, ob ein exzentrisches Chondrosarkom aus einer präexistenten gutartigen kartilaginären Exostose im Sinne eines sekundären Chondrosarkoms entstanden ist oder ob es sich de novo oder auch aus einem periostalen Chondrosarkom entwickelt hat (◘ Abb. 7.99 a). Nur wenn eine kartilaginäre Exostose schon viele Jahre bekannt ist und beobachtet wird oder wenn eine maligne Geschwulst im Rahmen einer kartilaginären Exostosenkrankheit auftritt (◘ Abb. 7.95, 7.96), kann mit einiger Sicherheit von einem sekundären Chondrosarkom bzw. einem exostotischen Chondrosarkom gesprochen werden. Auch der Nachweis eines manchmal nur sehr gering ausgeprägten Stiels eines exzentrischen Chondrosarkoms spricht für das Vorliegen eines sekundären Chondrosarkoms.

Kritisch müssen wir aber anmerken, dass die hier gemachten Unterschiede und Nuancierungen wohl mehr von akademischem Interesse sind, da Therapie und Prognose nicht wesentlich beeinflusst werden. Unabhängig davon muss sich aber der Kliniker der Tatsache bewusst sein, dass bei den hereditären multiplen kartilaginären Exostosen in bis zu 10% der Fälle mit einer sarkomatösen Entartung zu rechnen ist, während der Prozentsatz der malignen Entartung von singulären kartilaginären Exostosen deutlich unter 1% liegen dürfte.

Exzentrische Chondrosarkome sind ganz oder größtenteils extraossär lokalisiert. Im Vordergrund der röntgenologischen Symptomatik steht eine extraossäre Tumormasse, die in der Regel über deutliche Kalzifikationen verfügt (◘ Abb. 7.96, 7.97). Die Ossifikationen können diffus und ungeordnet (◘ Abb. 7.90, 7.92, 7.96 d–i), aber auch überwiegend geordnet sein, wenn sich das Sarkom aus einer stärker ossifizierten Exostose entwickelt hat (◘ Abb. 7.96 a–c, 7.97). Wie bereits oben ausgeführt, sind die sarkomspezifischen Kalzifikationen insgesamt fein und unregelmäßig, amorph, diffus verstreut und liegen vor allem von den dichten enchondralen Verkalkungen der Tumorbasis im Falle eines präexistenten Osteochondroms entfernt.

Die Problematik der klinischen und radiologischen Diagnostik des sekundären Chondrosarkoms auf dem Boden einer kartilaginären Exostose ist auf S. 306, 308, 325 ff., 429 eingehend dargestellt.

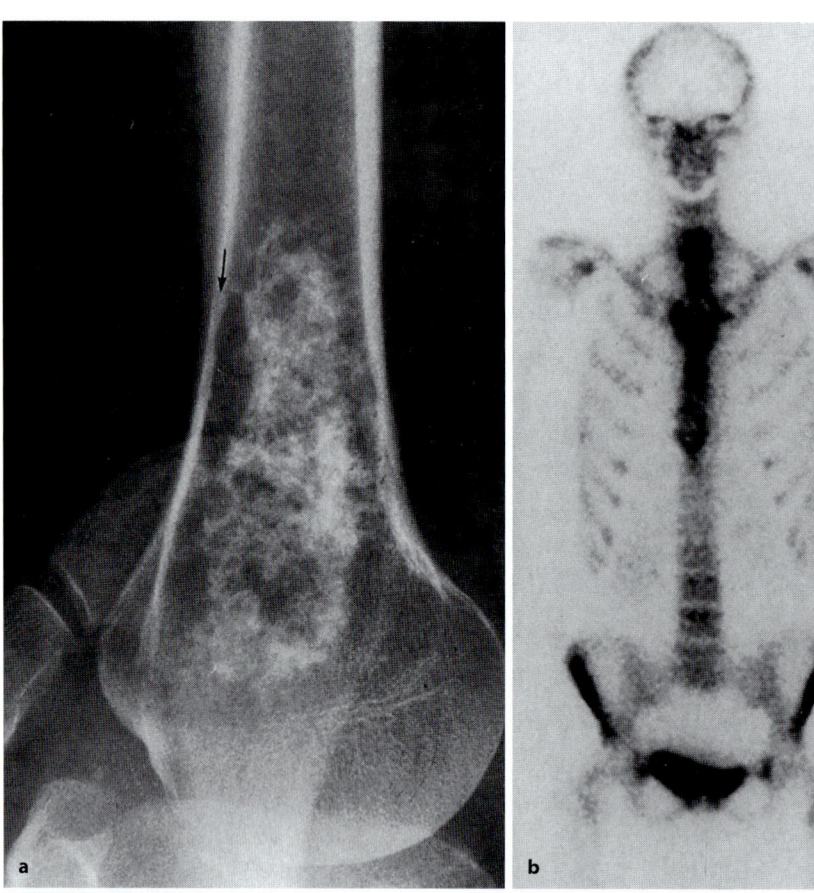

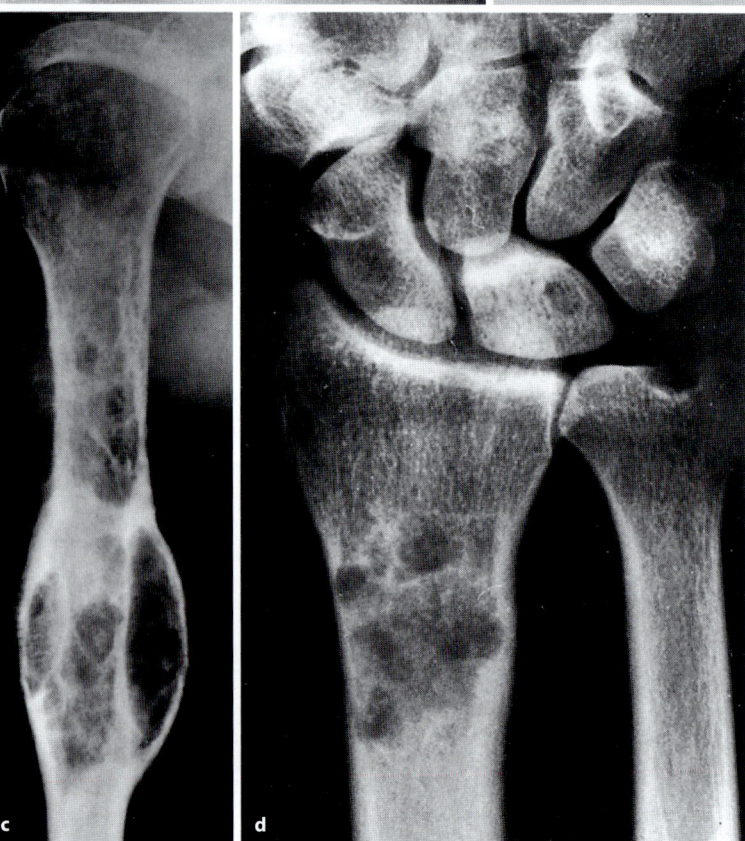

Abb. 7.85 a–d. Chondrosarkome an der oberen Extremität. **a, b** Chondrosarkom Grad I im proximalen Humerus links (43-jährige Krankenschwester). Die lytischen Zonen um die mehr zentral gelegenen popcornartigen Matrixossifikationen weisen keinen Skleroserand auf, die Läsion entspricht demnach einem Lodwick-Grad IB. Ventrolateral ist die Kortikalis zwar hochgradig verdünnt (*Pfeil*), aber – wie CT-Aufnahmen zeigten – an keiner Stelle perforiert. Röntgenologisch unterscheidet sich der Tumor nicht von einem reinen Enchondrom (vgl. mit 7.50). Die Patientin hatte aber eindeutig auf den Tumor zurückzuführende Schmerzen, die als bohrend und stechend mit zunehmender Tendenz, auch in Ruhe, angegeben wurden. Deshalb erfolgte – auf Wunsch der Patientin – eine Exzision über einen breiten lateralen Zugang. Die sorgfältige histologische Aufarbeitung des Präparates in Stufenschnitten erbrachte eindeutig ein Chondrosarkom Grad I. **c** Ausgedehntes Humerusschaftchondrosarkom Grad II bei einem 42-jährigen Mann. Der Tumor erfasst den gesamten proximalen und mittleren Humerusschaft. Im proximalen Tumoranteil mehr unregelmäßige, unscharf begrenzte Strukturauslöschungen mit Beteiligung der Kortikalis, wo sich lateral feine Spikulabildungen erkennen lassen. Im mittleren Humerusschaft konzentrische Verbreiterung mit Ausbildung einer ausgebeulten Knochenschale. Röntgenologisch ist der Tumor polymorph, d. h., es finden sich Zonen eines raschen Tumorwachstums (proximal) und eines langsameren Wachstums (im Bereich der Knochenauftreibung). Das Amputationspräparat dieses Falles ist in Abb. 7.71 wiedergegeben. **d** Lodwick-Grad-II-Läsion mit Matrixossifikationen in der distalen Radiusdia- und -metaphyse bei einem 53-jährigen Mann. Histologisch Chondrosarkom Grad III

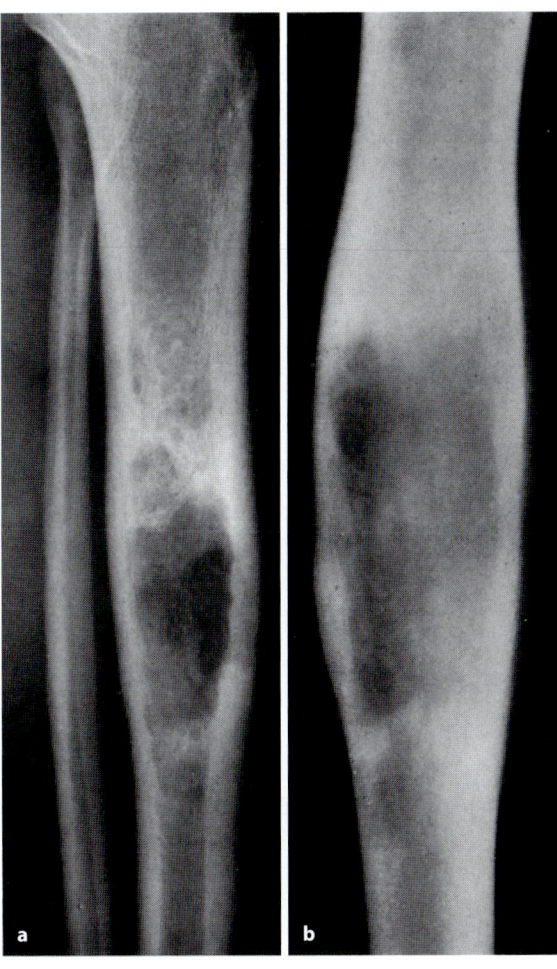

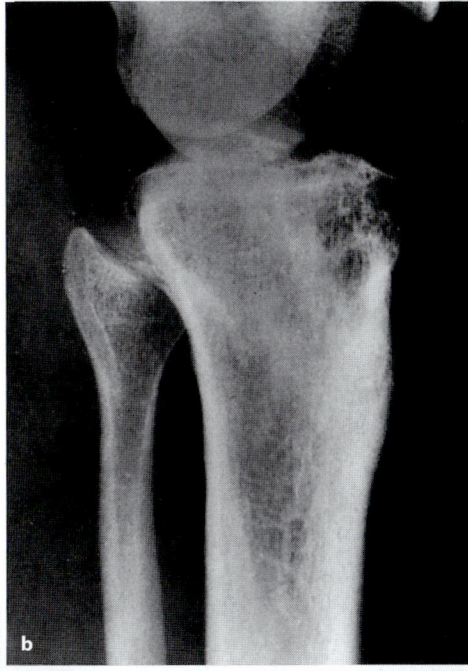

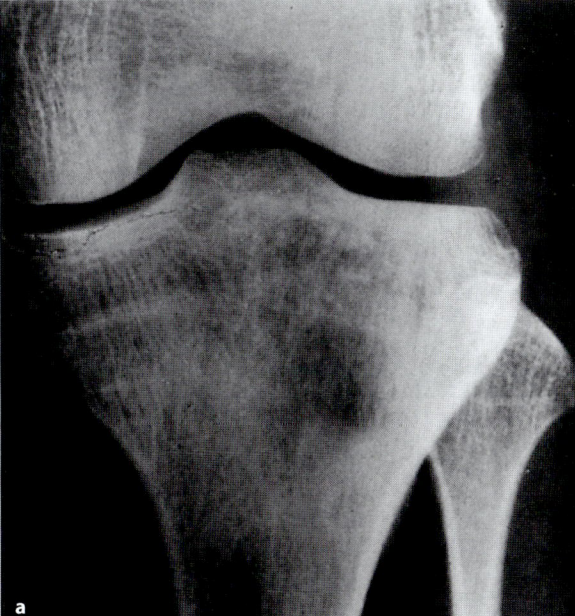

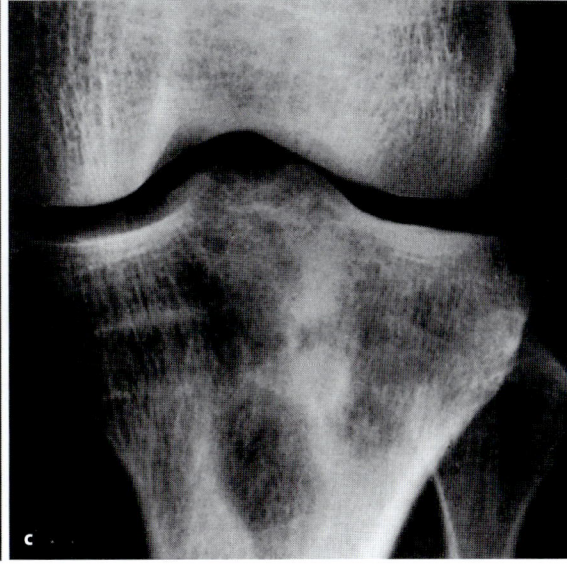

Abb. 7.86 a, b. Chondrosarkom Grad I im rechten Tibiaschaft bei einem 15-jährigen Mädchen. Die knorpelige Natur der Läsion wird aus dem Matrixossifikationsmuster im proximalen Teil der Läsion deutlich. Leichte spindelförmige Auftreibung des Knochens im befallenen Areal durch Bildung einer ausgebeulten Knochenschale bzw. einer Pseudokortikalis. Lodwick-Grad IB. Pathologisch-anatomisch war an keiner Stelle eine Kortikaliszerstörung erkennbar (s. Präparat Abb. 7.73 a)

Abb. 7.87 a–e. Verlaufsbeobachtung eines Chondrosarkoms Grad I im linken Tibiakopf bei einer 48-jährigen Frau. Auf den ersten Aufnahmen im Jahre 1977 (**a, b**) Osteolyse im ventralen Tibiakopf mit diskreten, aber typischen Matrixossifikationen. Lodwick-Grad IB. Drei Jahre später erhebliche Größenzunahme der osteolytischen Veränderungen. Der Tumor scheint multizentrisch zu wachsen und ist nach ventral ausgebrochen. Lodwick-Grad IC. Im Angiogramm hochvaskularisierter Prozess mit Korkenziehergefäßen, Gefäßabbrüchen, Shuntbildungen und früh abführenden Venen (*Forts. S. 404*)

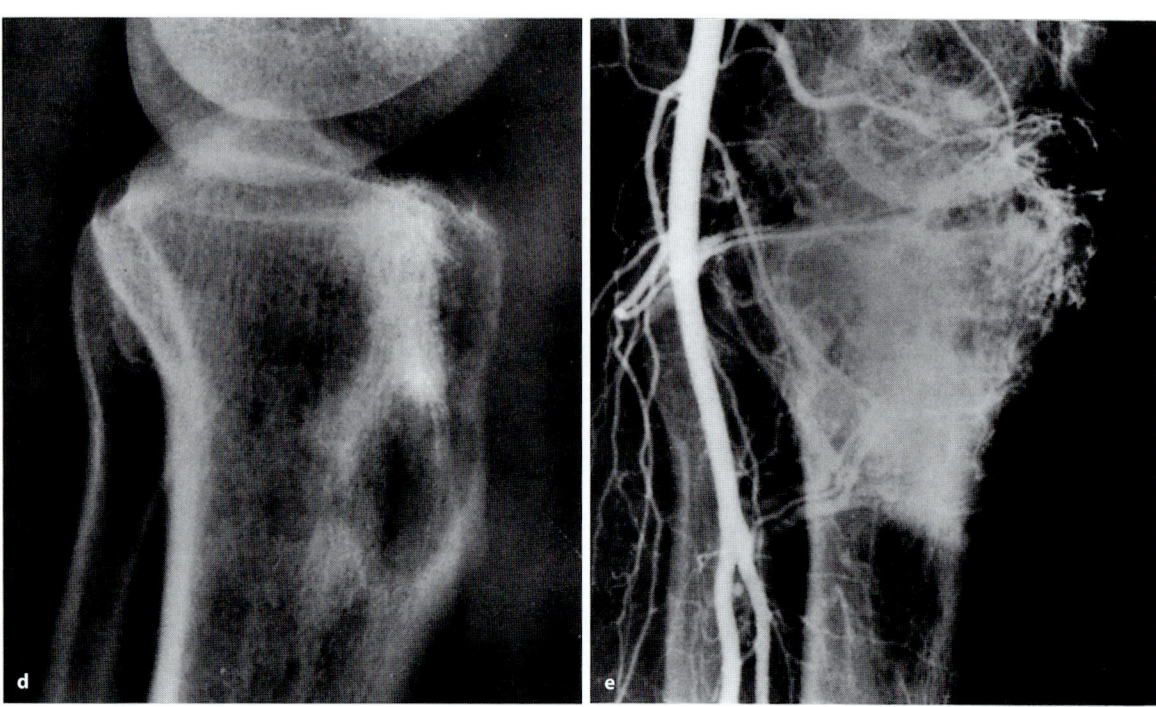

Abb. 7.87 a–e (Forts.)

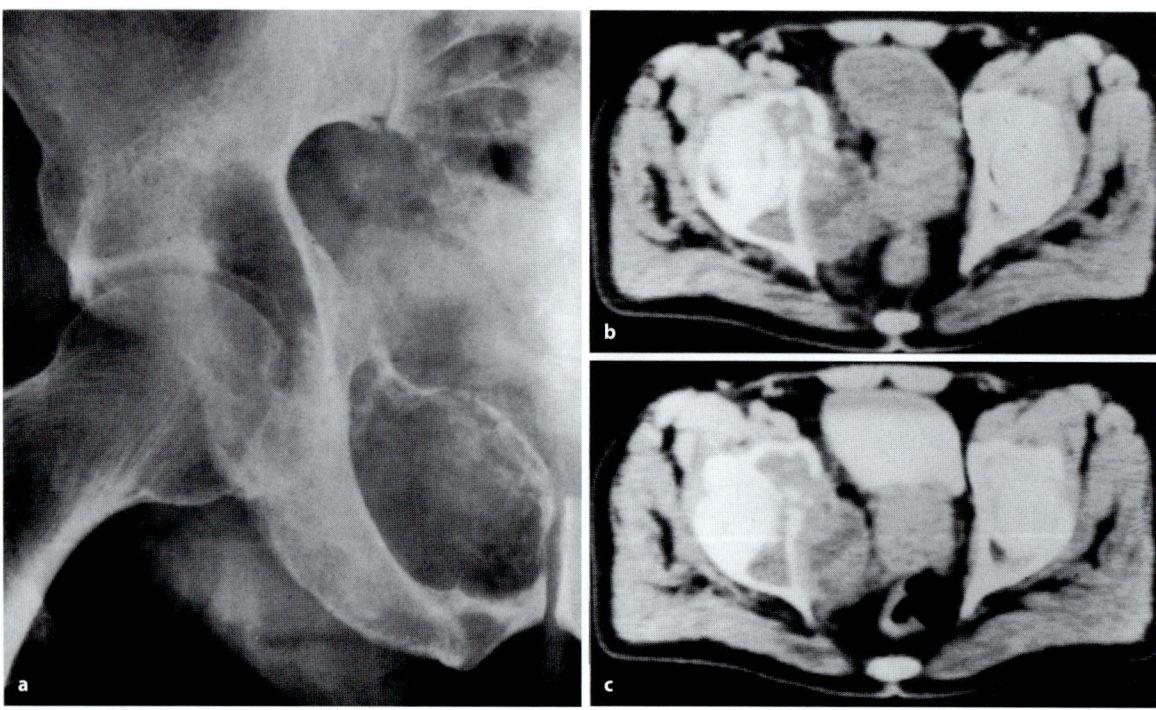

Abb. 7.88 a–c. Chondrosarkom Grad I im rechten Schambein mit Übergriff auf das rechte Azetabulum bei einem 64-jährigen Mann mit deutlichen Schmerzen in diesem Bereich und erheblicher Bewegungseinschränkung im rechten Hüftgelenk. Das rechte Schambein ist erheblich aufgetrieben; es hat sich eine zarte Pseudokortikalis ausgebildet. Die Tumorgrenzen im kranialen Azetabulum sind z. T. mottenfraßartig. Im Boden des Azetabulums vollständige Perforation der Pseudokortikalis. Lodwick-Grad II. In den computertomographischen Schnitten in Hüftgelenkhöhe sieht man das Ausmaß der Azetabulumzerstörung und des Tumoreinbruchs in das kleine Becken. Der Tumor reicht bis an Prostata und Rektum heran. Nach intravenöser Kontrastmittelgabe (**c**) nur leichtes Enhancement. Während die Lodwick-Graduierung einen stark aggressiven Prozess signalisiert (evtl. histologische Grade II oder III), weist das exzentrische Wachstum eher auf einen weniger aggressiven Prozess hin

7.2 · Bösartige Tumoren

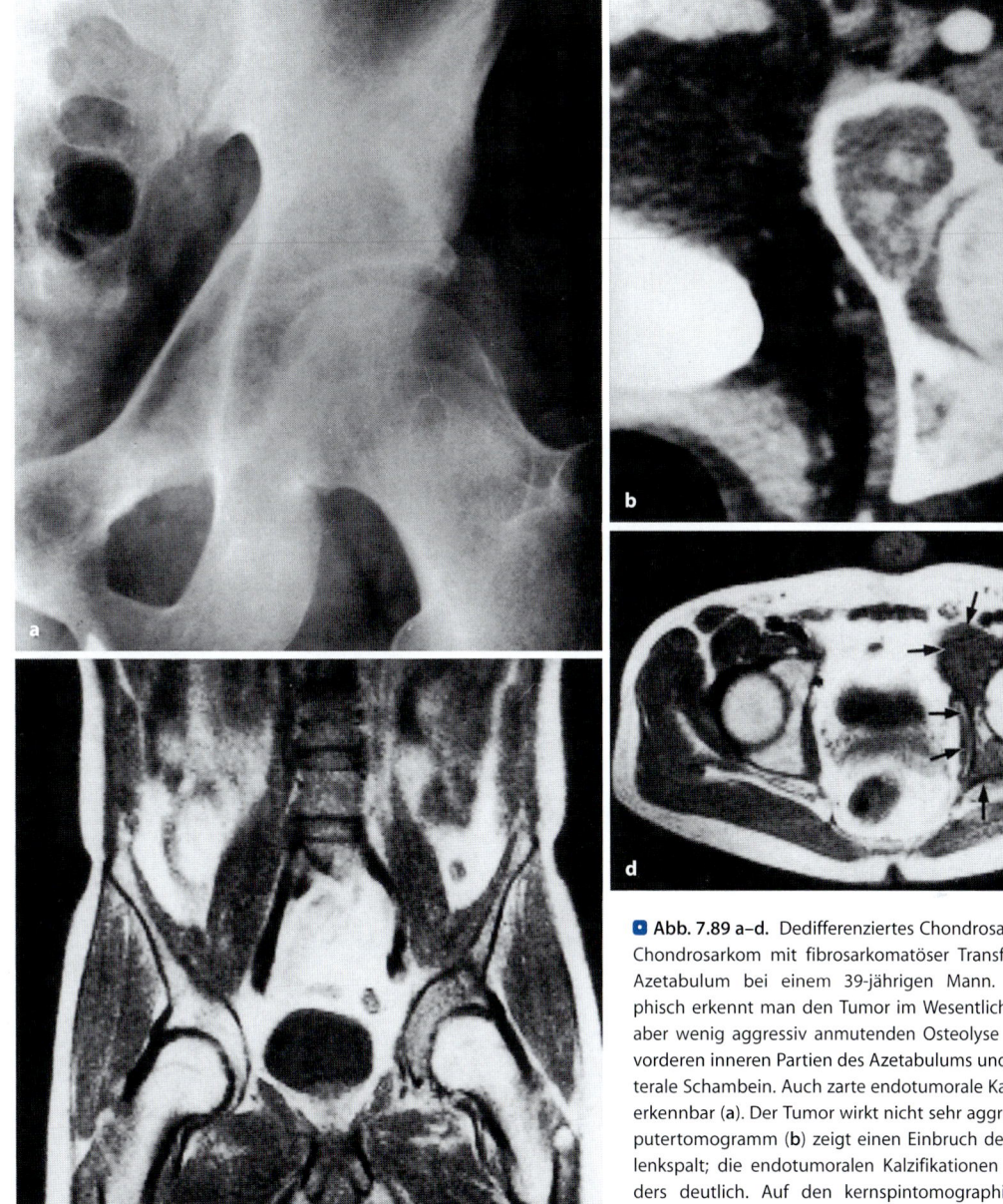

Abb. 7.89 a–d. Dedifferenziertes Chondrosarkom (hochmalignes Chondrosarkom mit fibrosarkomatöser Transformation) im linken Azetabulum bei einem 39-jährigen Mann. Projektionsradiographisch erkennt man den Tumor im Wesentlichen an einer groben, aber wenig aggressiv anmutenden Osteolyse mit Auftreibung der vorderen inneren Partien des Azetabulums und Übergriff auf das laterale Schambein. Auch zarte endotumorale Kalzifikationen werden erkennbar (**a**). Der Tumor wirkt nicht sehr aggressiv, doch das Computertomogramm (**b**) zeigt einen Einbruch des Tumors in den Gelenkspalt; die endotumoralen Kalzifikationen werden hier besonders deutlich. Auf den kernspintomographischen Abbildungen (**c, d**) stellt sich bei frontaler Schnittführung der Tumor im Azetabulum durch eine ausgeprägte Signalreduzierung dar. Bei axialer Schnittführung wird der Übergriff des Tumors auch auf den hinteren Pfannenpfeiler bewiesen. Dieser Befund war für die Planung eines chirurgischen Eingriffs von wesentlicher Bedeutung

Allgemeines. Aus dem Röntgenbild auf die histologische Graduierung des Tumors zu schließen, gilt im Allgemeinen als problematisch, insbesondere im Übergangsbereich Chondrom/Chondrosarkom Grad I (ausführliche Diskussion s. S. 355). So lässt ein röntgenologisch benigner Aspekt ein gut differenziertes, ggf. auch ein hochmalignes Chondrosarkom nicht ausschließen. Unscharfe, gar mottenfraßartige Grenzen (Abb. 7.85 d) und gröbere Kompaktadestruktionen sowie periostale Reaktionen, insbesondere im Sinne von Spikulabildungen, weisen allerdings schon eher auf ein Chondrosarkom mit einer höheren Malignität hin. *Auch die Dichte der Tumormatrixmineralisation kann mit dem Malignitätsgrad korrelieren.* Hochmaligne Chondrosarkome verfügen häufig über größere Nekroseareale und über einen stärkeren bindegewebigen Anteil, dem Stroma entsprechend. Im CT werden sich diese Anteile mit niedrigeren Dichtewerten, z. B. um 20–40 HE, darstellen, in der MRT ein eher inhomogenes Bild liefern.

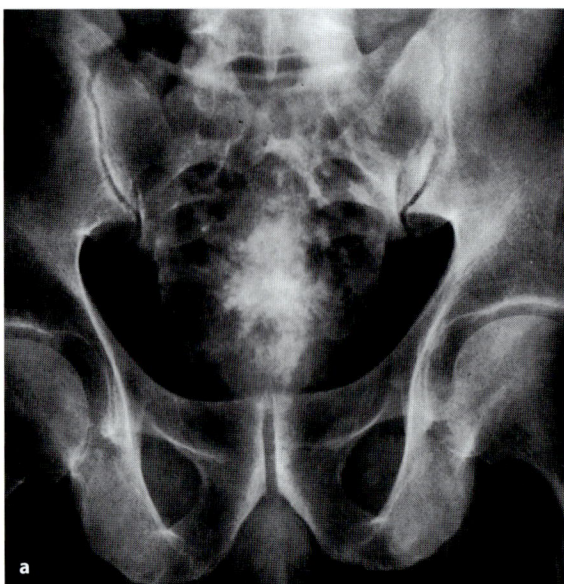
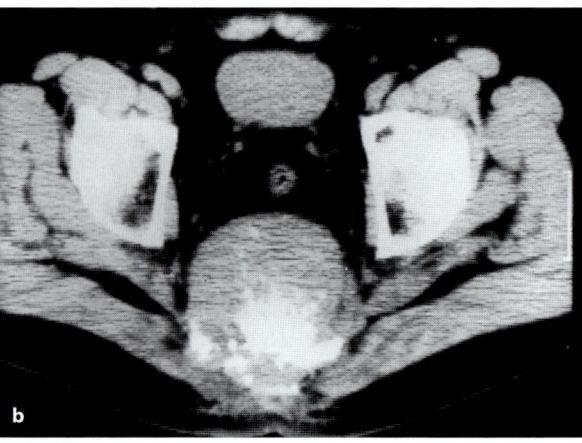

Abb. 7.90 a, b. Chondrosarkom im Os sacrum bei einem 57-jährigen Mann. **a** Das Sakrum ist deutlich zerstört, ausgeprägte endotumorale Matrixverknöcherungen. Das wahre Ausmaß des Geschwulstprozesses wird im CT (**b**) deutlich. Der Tumor war von rektal her gut tastbar. Differentialdiagnostisch kam ein Chordom in Frage

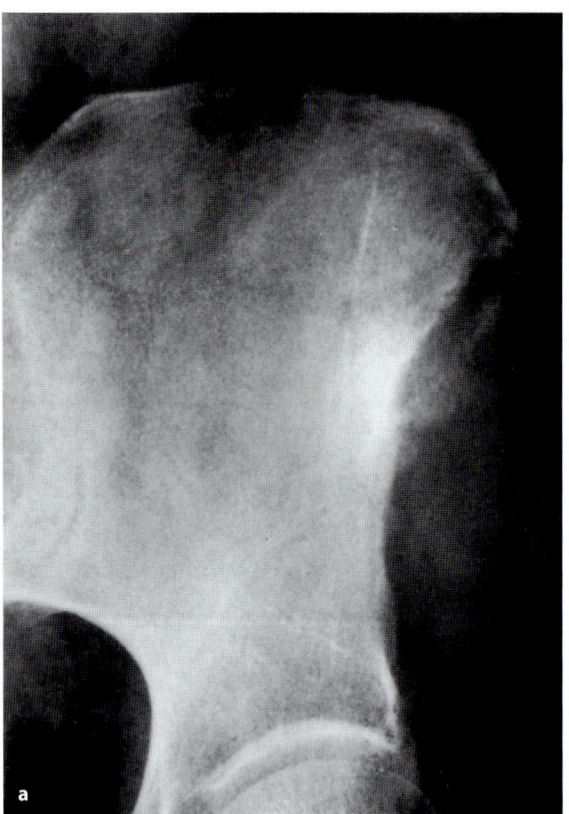
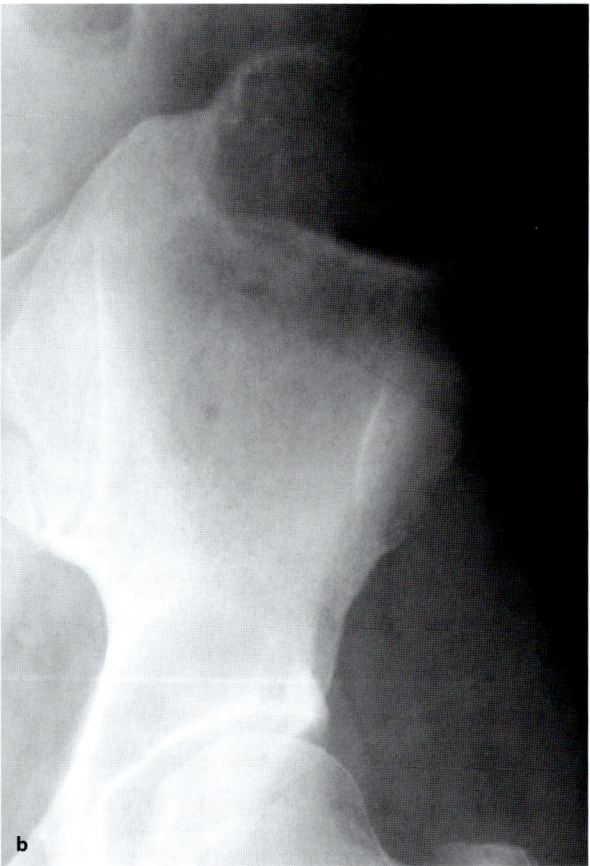

Abb. 7.91 a–c. Chondrosarkome an der Beckenschaufel. **a** Chondrosarkom, von der linken kraniolateralen Beckenschaufel ausgehend (61-jährige Frau). Der Tumor hat zu mottenfraßartigen Destruktionen zwischen Spina iliaca anterior superior und inferior geführt (Lodwick-Grad III), er zeigt feinfleckige Matrixossifikationen. Klinisch war ein enormer, sehr harter paraossaler Tumor zu tasten. **b, c** Chondrosarkom Grad III bei einem 59-Jährigen. Die konzentrische Ausbreitung des mit einer spärlichen, aber typischen Matrixkalzifikation (s. CT-Schnitte in **b**) ausgestatteten Tumors spricht allein schon für einen höhergradigen Tumor (*Forts. S. 407*)

7.2 · Bösartige Tumoren

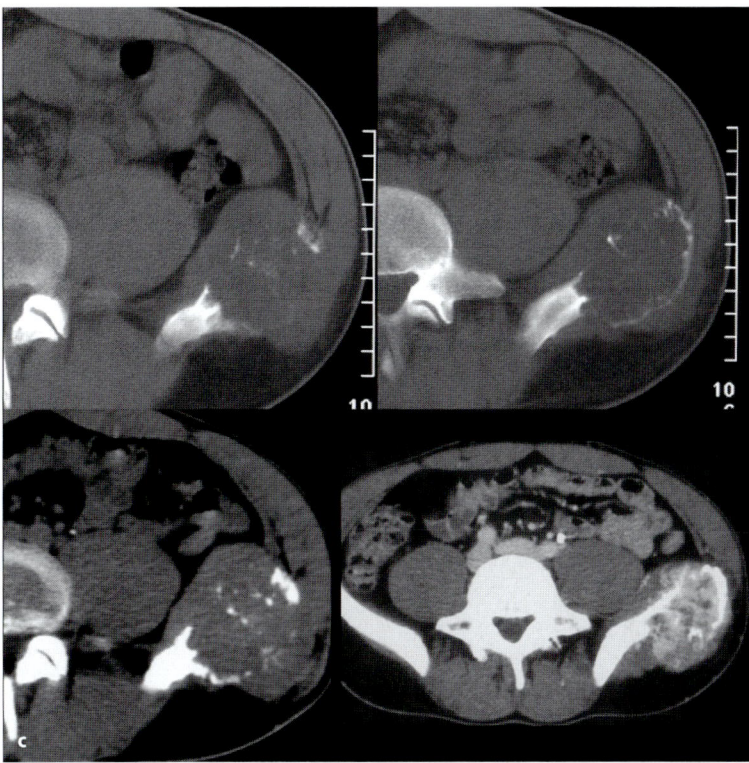

◘ Abb. 7.91 (*Forts.*)

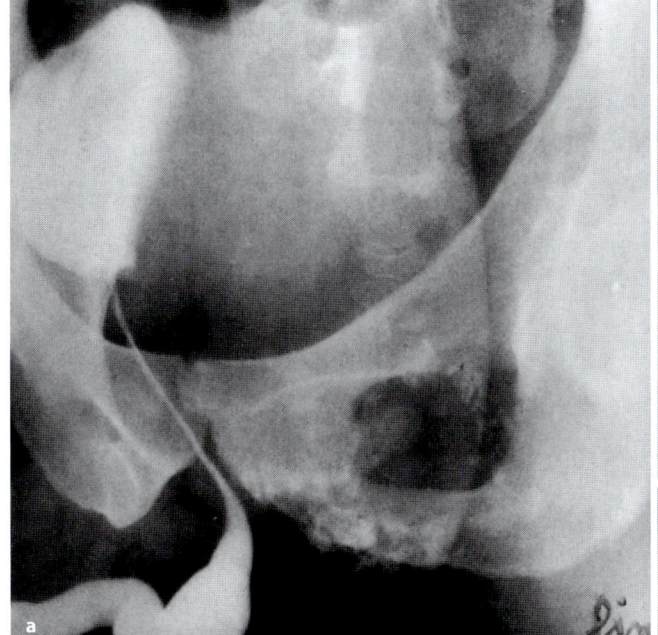

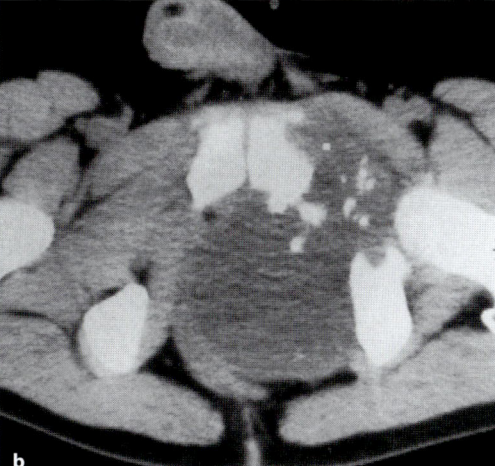

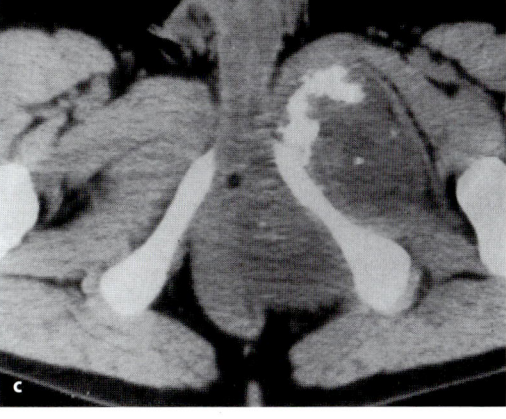

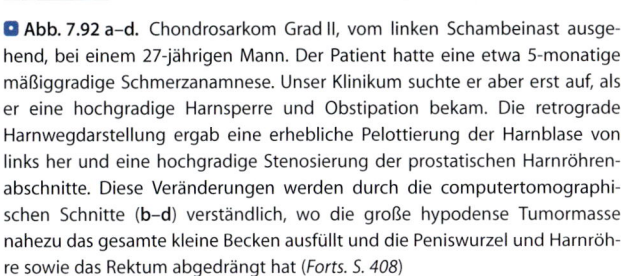

◘ **Abb. 7.92 a–d.** Chondrosarkom Grad II, vom linken Schambeinast ausgehend, bei einem 27-jährigen Mann. Der Patient hatte eine etwa 5-monatige mäßiggradige Schmerzanamnese. Unser Klinikum suchte er aber erst auf, als er eine hochgradige Harnsperre und Obstipation bekam. Die retrograde Harnwegdarstellung ergab eine erhebliche Pelottierung der Harnblase von links her und eine hochgradige Stenosierung der prostatischen Harnröhrenabschnitte. Diese Veränderungen werden durch die computertomographischen Schnitte (**b–d**) verständlich, wo die große hypodense Tumormasse nahezu das gesamte kleine Becken ausfüllt und die Peniswurzel und Harnröhre sowie das Rektum abgedrängt hat (*Forts. S. 408*)

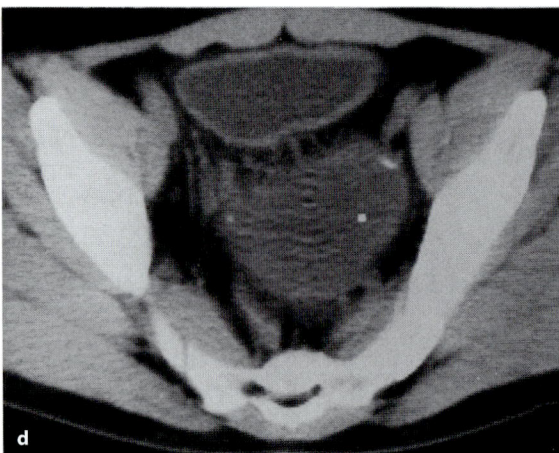

Abb. 7.92 a–d (*Forts.*) Gleichzeitig grober Tumorausbruch aus dem kleinen Becken heraus. Wie die Aufnahmen im Knochenfenster erkennen ließen, hat sich der Tumor offensichtlich aus dem linken Schambein im Sinne eines epiexostotischen oder exostotischen Chondrosarkoms entwickelt. Typisch für ein Chondrosarkom gegenüber dem benignen Osteochondrom sind die verstreuten, nicht zusammenhängenden, von der Tumorbasis entfernten Matrixossifikationen. Das wird auch im Röntgenbild deutlich. Intraoperativ ließ sich der Tumor gut mobilisieren, seine Herkunft vom linken Schambein konnte bewiesen werden

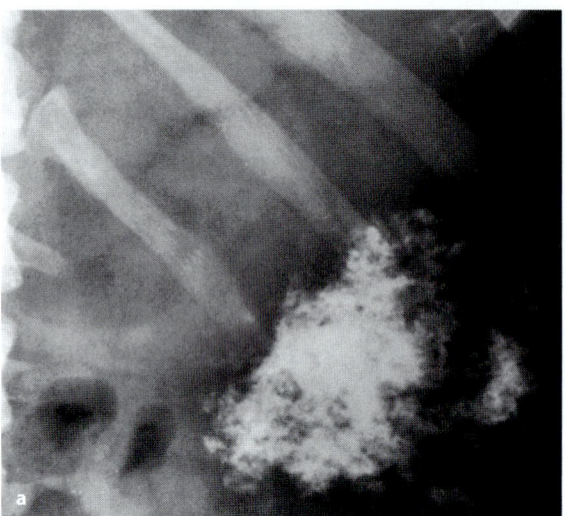
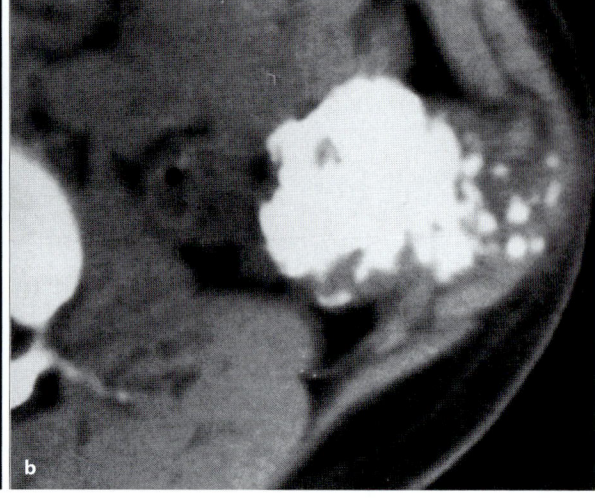

Abb. 7.93 a, b. Chondrosarkom, von der 11. Rippe links ausgehend. Für ein Sarkom sprechen die von der stark kalzifizierten Haupttumormasse entfernt gelegenen feineren Matrixkalzifikationen innerhalb des aktiven sarkomatösen knorpeligen Gewebes

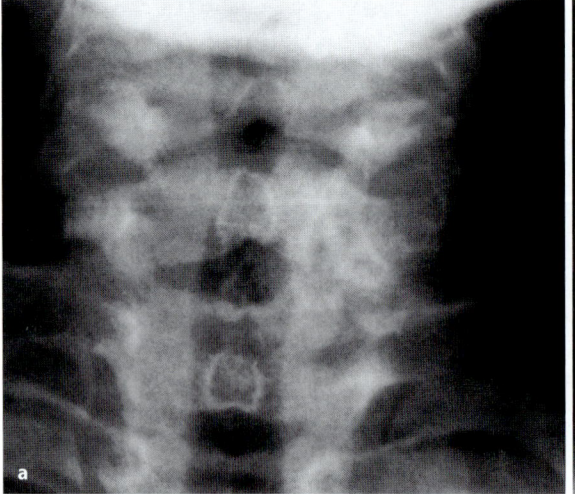
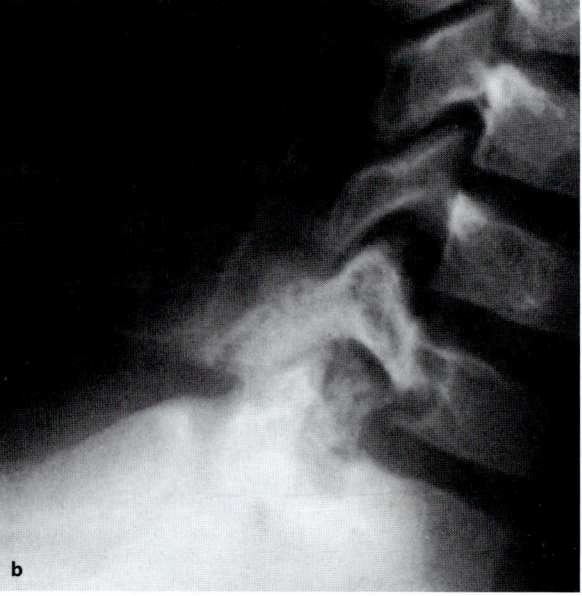

Abb. 7.94 a, b. Ungewöhnliches Chondrosarkom im linken Bogen-, Gelenk- und Querfortsatzbereich von C7/Th1 bei einem 10-jährigen Jungen. Der radiologische Befund (Lyse, fleckige Sklerose, leichte Auftreibung) könnte auch einem Osteoblastom entsprechen

7.2 · Bösartige Tumoren

Abb. 7.95. Typisches epiexostotisches Chondrosarkom im Becken bei einer 44-jährigen Frau mit einer kartilaginären Exostosenkrankheit. Das Chondrosarkom aus einer Exostose am rechten Schambein hat sich verhältnismäßig konzentrisch nach allen Seiten hin entwickelt. Beachte die ausgedehnten Exostosenbildungen mit Verplumpung an beiden Schenkelhälsen! Makropräparat s. Abb. 7.73 h

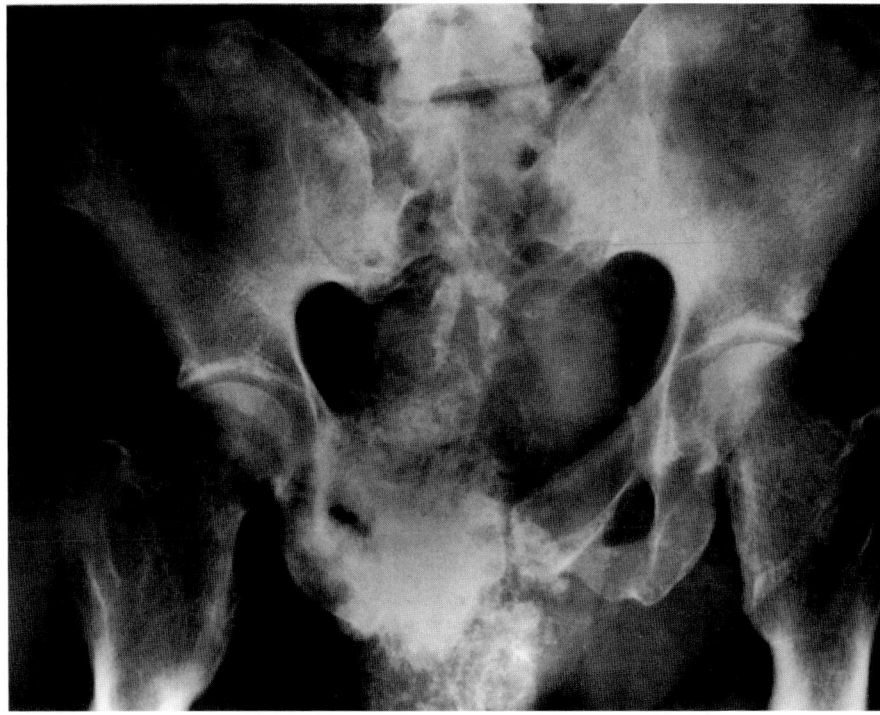

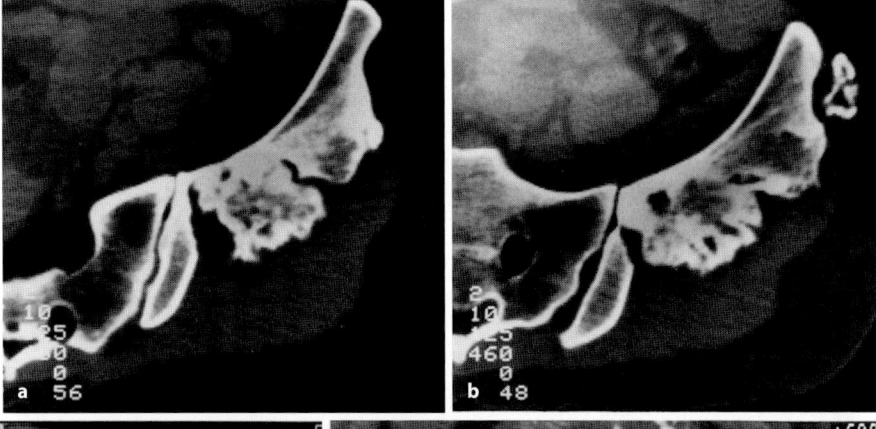

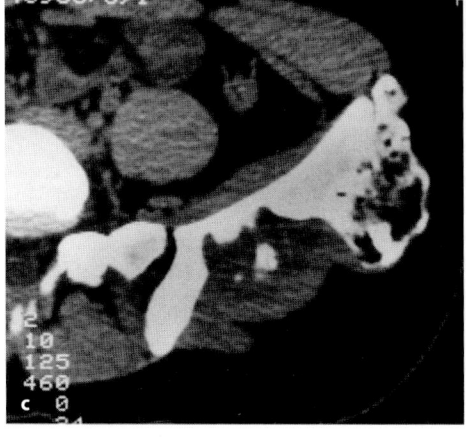

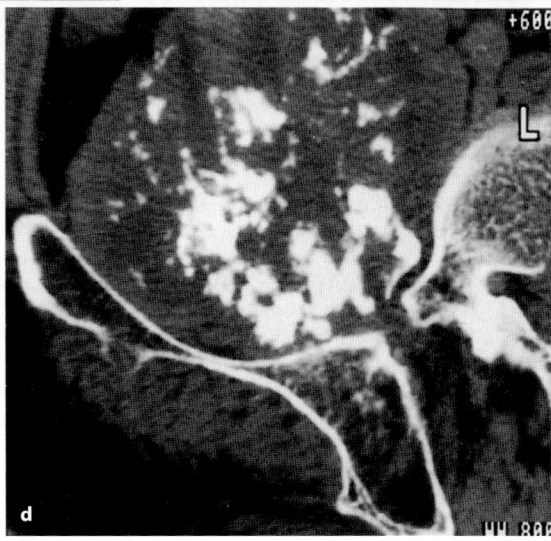

Abb. 7.96 a–i. Epiexostotische Chondrosarkome im Becken. **a–c** Epiexostotisches Chondrosarkom bei einem 19-jährigen Mädchen, histologisch Grad I (*Forts. S. 410*)

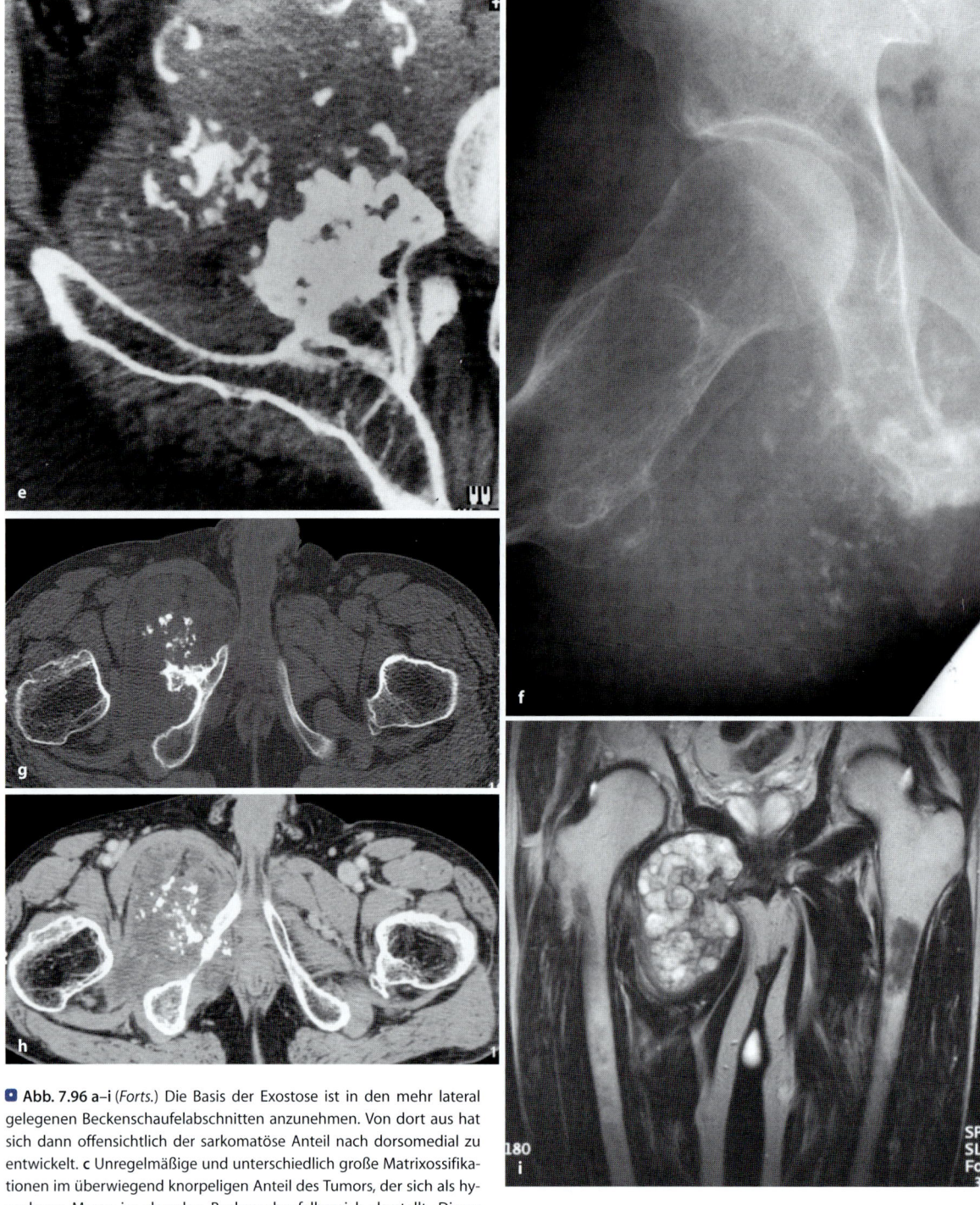

Abb. 7.96 a–i (*Forts.*) Die Basis der Exostose ist in den mehr lateral gelegenen Beckenschaufelabschnitten anzunehmen. Von dort aus hat sich dann offensichtlich der sarkomatöse Anteil nach dorsomedial zu entwickelt. **c** Unregelmäßige und unterschiedlich große Matrixossifikationen im überwiegend knorpeligen Anteil des Tumors, der sich als hypodense Masse im dorsalen Beckenschaufelbereich darstellt. Dieser Befund spricht sehr für das Vorliegen eines Sarkoms. Klinisch wies auf die sarkomatöse Natur des Prozesses eine zunehmende Schmerzsymptomatik hin. **d, e** Ausgedehntes epiexostotisches Chondrosarkom bei kartilaginärer Exostosenkrankheit, von der rechten medialen Beckenschaufel ausgehend. Der radiologische Befund ist hochspezifisch für die sarkomatöse „Entartung" am Kriterium der diffus verstreuten Tumormatrixossifikationen in der groben Tumormasse. Beachte die Wellungen der äußeren Beckenschaufelpartien, durch multiple kleinere Exostosen bedingt. **f–i** 59-Jähriger mit kartilaginärer Exostosenkrankheit. Ausgedehntes sekundäres Chondrosarkom, dessen Herkunft aus einer vorbestehenden Exostose am Schambein-Sitzbein-Übergang im CT-Schnitt in **g** unmissverständlich dargestellt ist

7.2 · Bösartige Tumoren

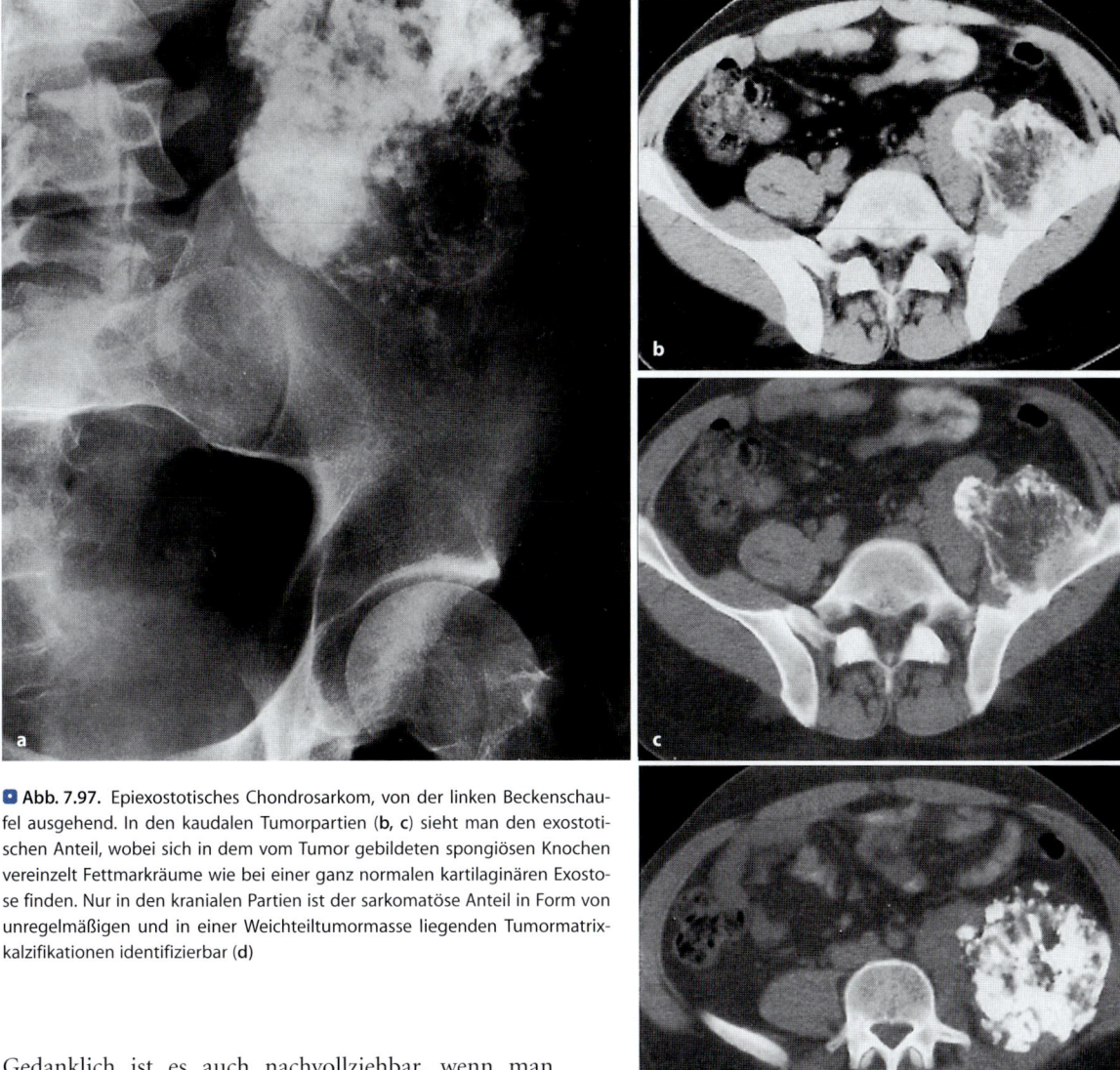

Abb. 7.97. Epiexostotisches Chondrosarkom, von der linken Beckenschaufel ausgehend. In den kaudalen Tumorpartien (**b, c**) sieht man den exostotischen Anteil, wobei sich in dem vom Tumor gebildeten spongiösen Knochen vereinzelt Fettmarkräume wie bei einer ganz normalen kartilaginären Exostose finden. Nur in den kranialen Partien ist der sarkomatöse Anteil in Form von unregelmäßigen und in einer Weichteiltumormasse liegenden Tumormatrixkalzifikationen identifizierbar (**d**)

Gedanklich ist es auch nachvollziehbar, wenn man annimmt, dass sehr rasch und aggressiv wachsende Chondrosarkome der von ihnen gebildeten Knorpelmatrix weniger Zeit zur Mineralisation lassen als langsam wachsende Chondrosarkome vom Grad I. Wenn in hochmalignen Chondrosarkomen Kalzifikationen auftreten, dann sind sie in der Regel unregelmäßig oder diffus verstreut, amorph oder punktiert. Im Röntgenbild finden sich bei niedrigmalignen Chondrosarkomen (◘ Abb. 7.55, 7.84) überwiegend strukturierte Kalzifikationen (ring- und bogenförmig, auch flockig). Wenn sie sehr ausgeprägt sind, erscheinen sie im Summationsbild allerdings sehr dicht und können so ein amorphes Muster durchaus vortäuschen.

Rosenthal et al. (1984) beobachteten aufgrund von computertomographischen Untersuchungen an 20 Chondrosarkomen, dass niedrigmaligne Chondrosarkome überwiegend exzentrisch wachsen und sich daher eher an die anatomischen Grenzen halten und den Weg des geringsten Widerstandes suchen (◘ Abb. 7.88). Sitzen sie z. B. im Ileumbereich, dann dehnen sie sich eher in das Beckeninnere als in die Glutäalmuskulatur aus. Hochmaligne Chondrosarkome wachsen hingegen überwiegend konzentrisch und breiten sich daher in beiden Richtungen aus (◘ Abb. 7.91 b, c, 7.105). Art und Ausmaß der Weichteilinfiltration sollen nicht mit dem Malignitätsgrad des Tumors korrelieren.

Wenn man subsumiert, so lassen sich folgende relativ grobe Kriterien für die Unterscheidung zwischen hoch und niedrigmalignen Chondrosarkomen aufführen:
- *Hochmaligne Chondrosarkome* (Grad III und IV)
  - wenig dichte, z. T. gerade erkennbare amorphe Kalzifikationen;
  - größere nicht kalzifizierte Areale mit niedrigeren Dichtewerten (CT!);

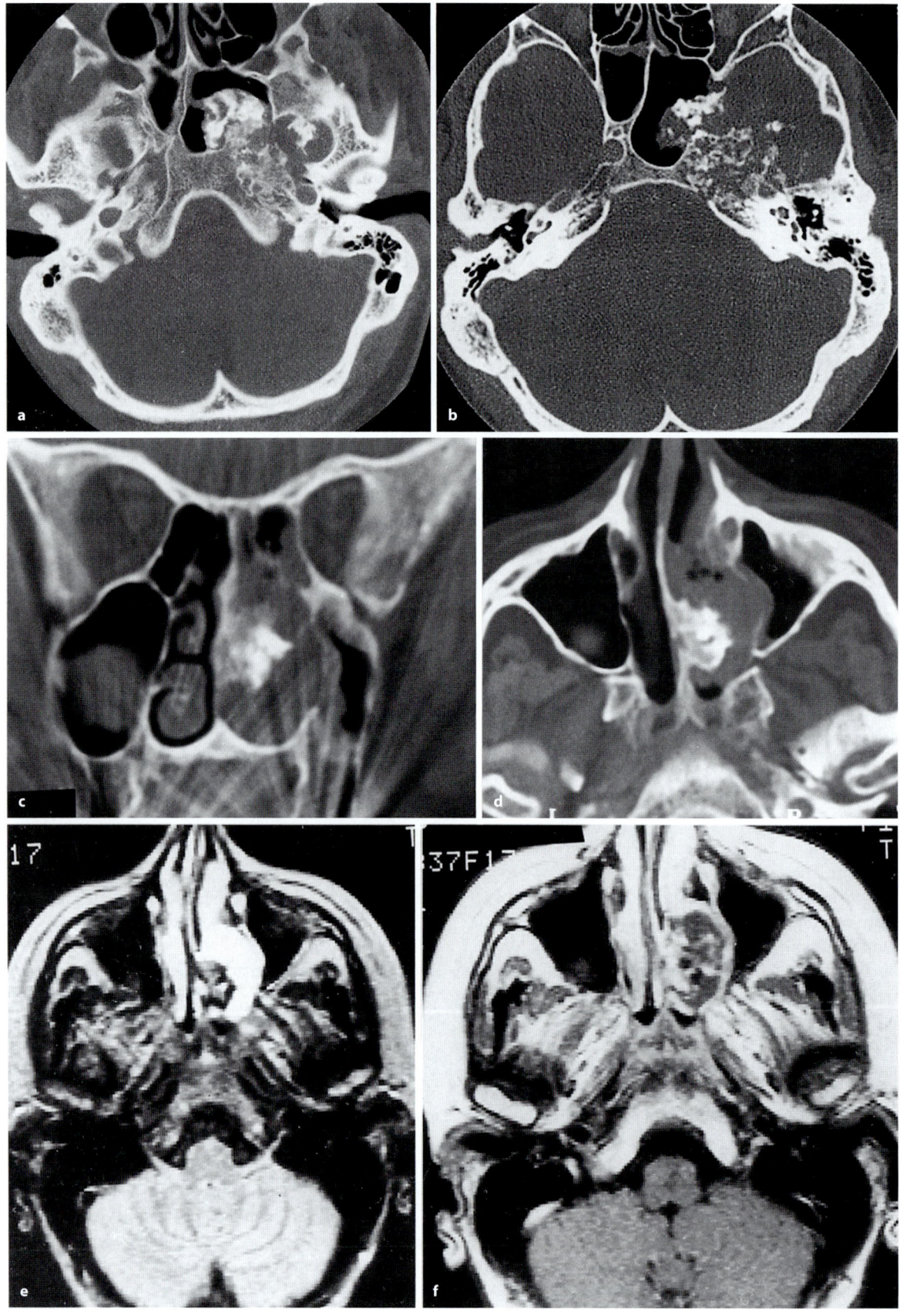

Abb. 7.98 a–f (Text s. S. 413)

7.2 · Bösartige Tumoren

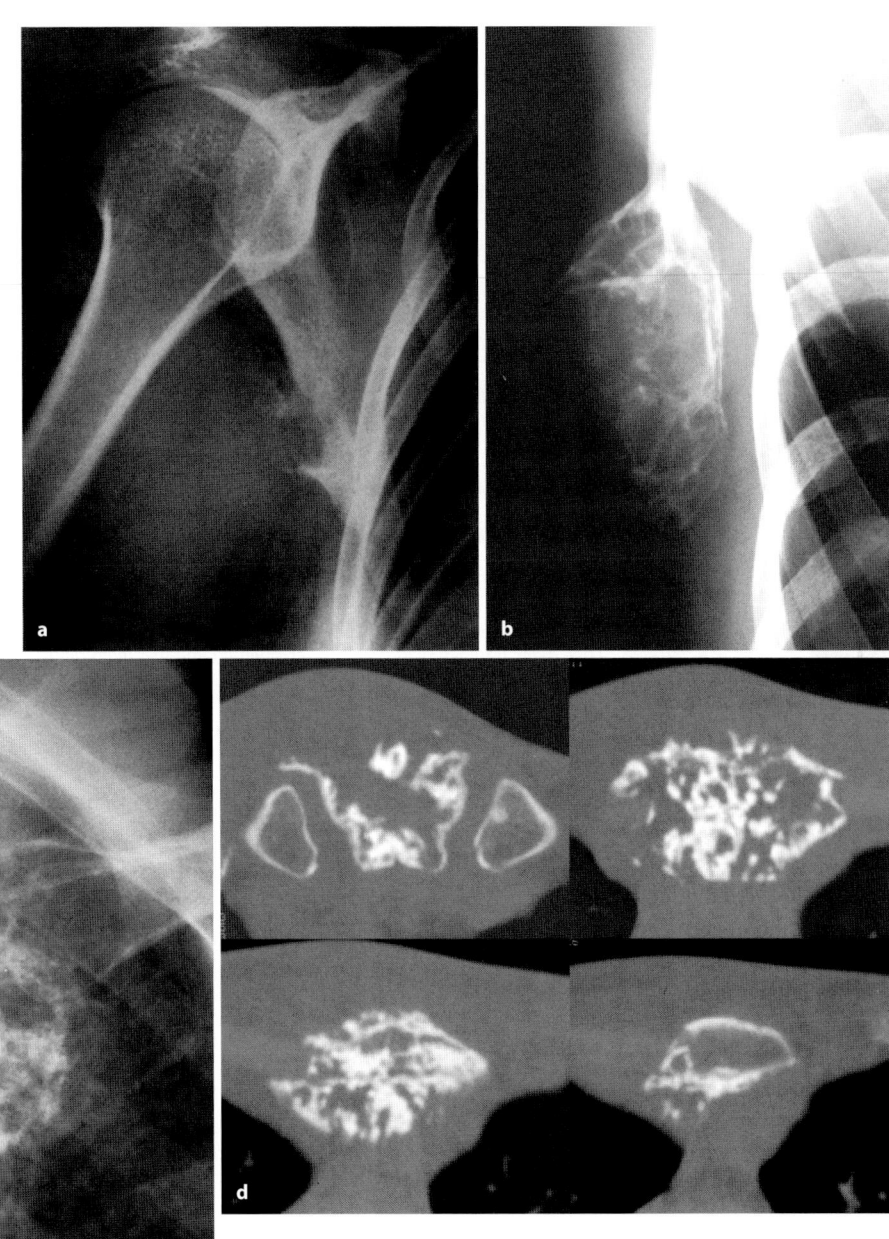

◀ ◘ **Abb. 7.98 a–f.** Chondrosarkome im Schädelbereich. **a, b** Ausgedehntes Chondrosarkom an der Schädelbasis mit Zerstörung der linken Keilbeinanteile und der vorderen Pyramidenpartien. Einbruch in die Fossa temporalis und in die Keilbeinhöhle. Die Art der Matrixossifikation beweist die knorpelige Natur des Tumors. **c–f** Chondrosarkom, von der Nasenscheidewand ausgehend und linkes Cavum nasi, Siebbein und Kieferhöhle infiltrierend. Die CT-Aufnahmen zeigen besser als die MRT den epiexostotischen Charakter des Tumors auf, dessen Basis offensichtlich auf der Nasenscheidewand lokalisiert ist. Ein ähnlicher Fall wurde von Yamamoto et al. in Skeletal Radiol 31: 543 publiziert

◘ **Abb. 7.99 a–g.** Chondrosarkome in der Skapula und im Sternum. **a** Der Tumor geht vom unteren Anteil des Margo lateralis der Skapula aus und hat sich im Wesentlichen exzentrisch in die Weichteile entwickelt (34-jährige Frau). Aus dem Röntgenbild ist nicht beweisbar, ob es sich um ein primär exzentrisch wachsendes Chondrosarkom oder um ein epiexostotisches Chondrosarkom handelt, das seine Basis weitgehend zerstört hat. Beachte die feinen irregulären von der Tumorbasis entfernt gelegenen Matrixossifikationen, die für den sarkomatösen Charakter der Geschwulst sprechen! Histologisch Chondrosarkom Grad I. **b** Stark expansive Läsion eines Chondrosarkoms Grad I bei einer 37-jährigen Frau. Die knorpelige Herkunft sieht man dem Tumor nicht an, man denkt eher an eine aneurysmatische Knochenzyste. **c, d** 51-jährige Patientin mit kompletter Zerstörung des Sternums. Chondrosarkom Grad III. Das knorpelige Ossifikationsmuster ist besonders gut und leicht im Summationsbild in **c** zu erkennen (*Forts. S. 414*)

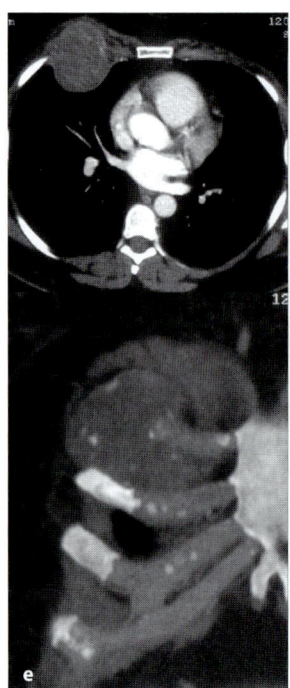
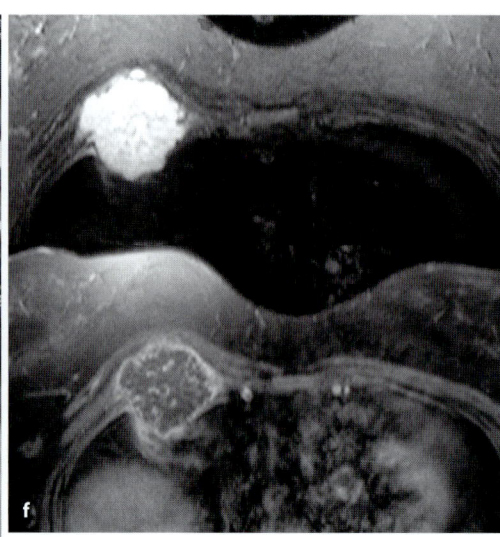
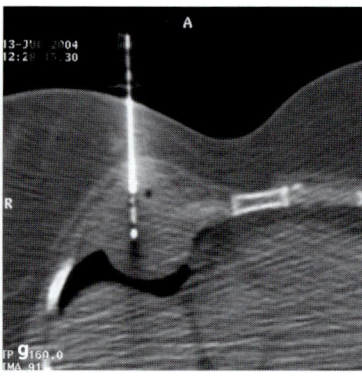

Abb. 7.99 (*Forts.*) **e–g** 44-jährige Frau mit schmerzhaftem Buckel an der rechten vorderen Thoraxwand, vom Hausarzt für ein Tietze-Syndrom gehalten, was unserer Meinung nach gar kein definiertes Krankheitsbild ist und eine Verlegenheitsdiagnose darstellt (s. auch Freyschmidt, Skeletterkrankungen, 3. Aufl., Springer 2008). Dadurch diagnostische Verzögerung von mehreren Monaten. Die knorpelige Herkunft des Tumors ist am besten am lobulären Aufbau der Läsion im T2-Bild in **f** (*oben*), aber auch im Kontrastmittelbild in **f** (*unten*) zu erkennen

– konzentrisches Wachstum;
– Kompaktazerstörung;
– gelegentlich größere Nekrosezonen (CT)
– Im T2-MRT-Bild kaum lobulärer Aufbau erkennbar, inhomogene Signalintensität, im T1-Kontrastmittelbild eher inhomogenes und peripher betontes Enhancement.

– *Niedrigmaligne Chondrosarkome* (Grad I)
 – dichte Kalzifikationen von Ring- und Bogenform, bei starker Summation amorph, aber sehr dicht erscheinend (die Kalzifikationen sind meist zusammenhängend);
 – exzentrisches, lobuliertes Wachstum;
 – keine Dichtewerte nennenswert unter 50 HE;
 – selten Kompaktazerstörung;
 – in der MRT nach Kontrastmittelgabe generell stärkeres und homogenes Enhancement mit septaler Komponente

Radiologische Differentialdiagnose

Wenn man berücksichtigt, dass sich das Chondrosarkom auf der gesamten Bandbreite der Lodwick-Skala bewegen kann, dann wird durchaus seine mögliche differentialdiagnostische Vielfalt deutlich.

– *Zentrales Chondrosarkom:* Größte Probleme bieten die am häufigsten vorkommenden Chondrosarkome, die sich innerhalb des Lodwick-Grades I bewegen. Hier ist es vor allem das Chondrosarkom Grad I, das röntgenologisch nur begrenzt gegen das einfache Enchondrom abgrenzbar ist. Das gilt besonders dann, wenn es *in* den Schäften langer Röhrenknochen, am Schultergürtel und im Beckenbereich lokalisiert ist und die Kompakta nicht zerstört hat. Die differentialdiagnostischen Abgrenzungskriterien Chondrom/Chondrosarkom Grad I, das diagnostische Dilemma und Empfehlungen für die Praxis sind ausführlich auf S. 355 ff. dargestellt.

Hier soll noch erwähnt werden, dass das *Leitsymptom Schmerz bei Sitz einer knorpeligen Läsion im proximalen Humerus dann nicht einfach zu bewerten ist, wenn gleichzeitig eine sog. Periarthritis humeroscapularis radiologisch (verkalkter Schleimbeutel, verkalkte Sehnenscheide etc.) nachweisbar ist.* Als Radiologe sollte man dann einen erfahrenen orthopädischen Untersucher hinzuziehen, der an Hand eines Kapselmusters die Herkunft des Schmerzes definieren kann.

Bei jeder periostalen Reaktion (stärkere Kompaktaausbeulung, Paget-artig anmutende Kompaktaumwandlung, Spikulabildungen) liegt immer der Verdacht auf das Vorliegen eines Chondrosarkoms nahe. *Ein paraossaler Geschwulstausbruch beweist nahezu das Vorliegen eines Chondrosarkoms.*

Die aufgezeichneten differentialdiagnostischen Probleme ergeben sich bei höhermalignen Chondrosarkomen im Allgemeinen nicht, da sie schon vom Radiologischen her vielfach auf eine höhere Malignität schließen lassen, erkennbar an wenig dichten und manchmal nur im CT zur Darstellung kommenden amorphen Kalzifikationen und größeren nicht kalzifizierten Arealen mit niedrigen computertomographischen Dichtewerten sowie deutlich erkennbaren Knochenzerstörungen. Außerdem kann hier die MRT behilflich sein (s. oben), insbesondere aber bei der Suche nach einer geeigneten Biopsiestelle: Die Region, die stärker und unstrukturiert Kontrastmittel aufnimmt, ist nach allgemeiner Ansicht am geeignetsten.

Chondrosarkome mit einem Lodwick-Grad II oder III sind von Fibrosarkomen oder auch von Osteosarkomen kaum zu unterscheiden, wenn sie keine Matrixkalzifikation erkennen lassen, die auf die knorpelige Herkunft der Läsion schließen lässt.

- *Dedifferenziertes Chondrosarkom:* Es bietet im Allgemeinen ein charakteristisches Bild und ist sicherlich in den meisten Fällen gut zu diagnostizieren, wenn neben Anteilen eines röntgenologisch erkennbaren „Enchondroms" oder Chondrosarkoms Grad I gröbere destruktive Veränderungen ohne nennenswerte Kalzifikationen vorliegen (s. S. 421 ff.).
- *Klarzellchondrosarkom:* Es wird im Hinblick auf seine Differentialdiagnose auf S. 428 f. besprochen.
- *Exzentrisches Chondrosarkom:* Es ist häufig schwierig als solches zu erkennen. Die differentialdiagnostischen Kriterien für die Annahme der Entstehung eines sekundären Chondrosarkoms auf der Basis einer kartilaginären Exostose wurden bereits auf S. 308, 325 ff., 429 dargestellt. Hier sei noch einmal darauf hingewiesen, dass immer dann an ein exzentrisches oder exostotisches Chondrosarkom gedacht werden muss, wenn eine breite Knorpelkappe (von mehr als 2 cm) vorliegt und wenn die Matrixkalzifikationen von der Basis des Tumors entfernt liegen und überwiegend amorph und wenig geordnet anmuten.

7.2.1.2 Seltene Formen des Chondrosarkoms

Periostales (juxtakortikales, subperiostales) Chondrosarkom

ICD-O-Code 9221/3

> **Definition**
> Das periostale Chondrosarkom ist ein maligner hyalinknorpeliger Tumor, der auf der Knochenoberfläche wächst (WHO 2002).

Diese Definition erscheint uns etwas trivial und deshalb wollen wir die schon in der 2. Auflage dieses Buches benutzte WHO-Definition von 1994, die wir für inhaltsreicher und prägnanter halten, präsentieren:

> **Definition**
> Es handelt sich um einen malignen knorpelbildenden Tumor, der von der äußeren Oberfläche des Kochens ausgeht und gewöhnlich durch gut differenzierten, lobulierten Knorpel mit ausgeprägten Arealen einer fleckigen Kalzifikation und enchondralen Ossifikation charakterisiert ist. Tumorknochen oder -osteoid kommen nicht vor (WHO, 1994).

Klinik und Radiologie

Dieser Typ des Chondrosarkoms (◘ Abb. 7.100) kommt offensichtlich außerordentlich selten vor. Im Krankengut von Dahlin (1978) wird er nicht als Sondertyp des Chondrosarkoms herausgestellt. Im Archiv des NCBT (Netherland Committee for Bone Tumors) sind nur 10 Fälle, entsprechend 2% aller Chondrosarkome, registriert. Zuerst wurde dieser Tumor von Lichtenstein (1955) als periostales Chondrosarkom beschrieben. Derselbe Autor betrachtet ihn 1958 als malignen Konterpart des juxtakortikalen Chondroms und nennt ihn dann juxtakortikales Chondrosarkom. Die WHO bevorzugt heute den Begriff des periostalen Chondrosarkoms, definiert den Tumor in der oben angegebenen Weise und gibt als untere Grenze einen Tumordurchmesser von 5 cm an.

Schajowicz (1994) verfügt in seinem Krankengut über insgesamt 13 Fälle, die überwiegend am Femurschaft lokalisiert waren. Die Tumorträger befanden sich in der 3. Lebensdekade. Das typische röntgenologische Erscheinungsbild wird von Schajowicz als kleine Tumormasse in der Nachbarschaft der Kompakta beschrieben, die fleckige Kalzifikationen hat, häufig kombiniert mit radiärstreifigen Spikulae und typischen Codman-Dreiecken. Histologisch zeigten seine Fälle ein knorpeliges lobuläres Muster mit klar erkennbarer Abgrenzung gegenüber der Knochenoberfläche und einer nur selten vorkommenden Infiltration der Kompakta. Abschnitte mit einer enchondralen Ossifikation kamen häufig vor, während Tumorosteoid und Knochenbildungen fehlten. Die Prognose seiner Fälle war im Vergleich zu zentralen Chondrosarkomen bei gleichem histologischen Grad günstiger.

Eine ungewöhnlich große Zahl von 24 Fällen eines periostalen Chondrosarkoms – offensichtlich aus dem Rizzoli-Institut in Bologna – wurde von Vanel et al. 2001 aus radiologischer Sicht ausgewertet. Zwölf Läsionen lagen in der distalen Femurmetaphyse, davon 8 dorsal, 5 im proximalen Humerus, 2 in der proximalen Femurmetaphyse, 2 in der proximalen Tibiametaphyse, 2 im Humerusschaft und eine an der Beckenschaufel. Die Größe der Tumoren reichte von 4–11 cm. Immer war die Kortikalis involviert, entweder verdickt oder verdünnt. Ein typisches knorpeliges Kalzifikationsmuster und ein lobulärer Aufbau kam bei fast allen Fällen vor. Ein radiär-

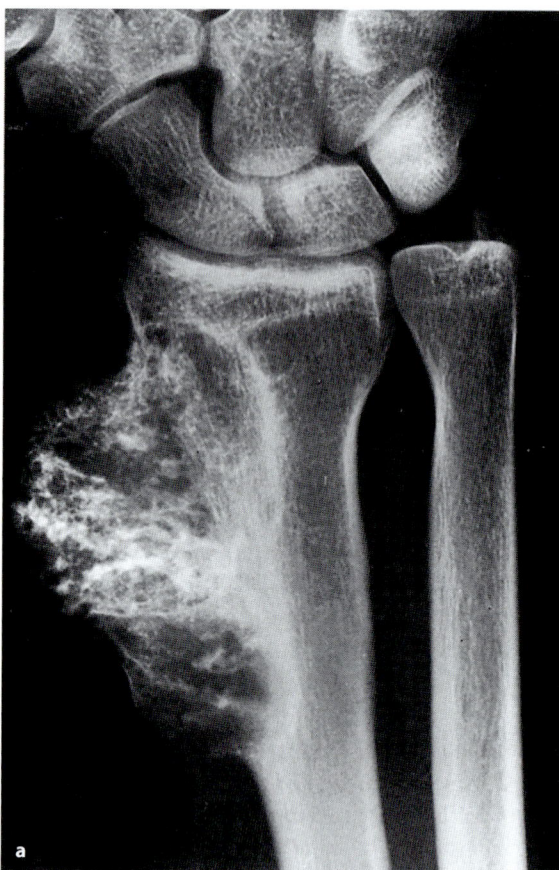

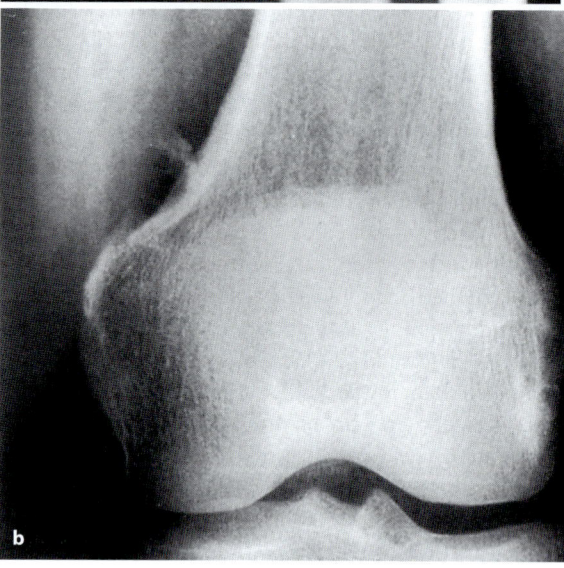

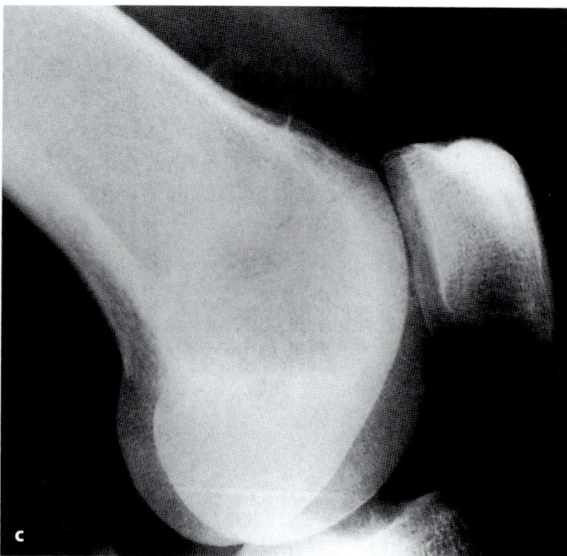

streifiges septales Verkalkungsmuster der Bindegewebssepten fand sich in 6 Fällen.

Die Fälle vom NCBT weisen eine ähnliche Röntgenmorphologie wie die von Schajowicz beschriebene auf. Die röntgenologische und histologische Ähnlichkeit mit dem von uns auf S. 233 ff. beschriebenen periostalen Osteosarkom ist auffällig. Während sich Schajowicz (1994) ziemlich eindeutig festlegt und die meisten der von Unni et al. (1976) und von Dahlin (1978) als periostales Osteosarkom aufgefassten Läsionen für juxtakortikale bzw. periostale Chondrosarkome hält, können wir diese Frage zurzeit noch nicht beantworten. Vorläufig bezeichnen wir kortexnahe oder mit der Kompakta im Zusammenhang stehende „chondroblastische Osteosarkome" als periostale Osteosarkome, wenn sich eine Osteoidbildung durch Tumorzellen nachweisen lässt. In all unseren Fällen eines periostalen Osteosarkoms war dies in den sonst chondroblastisch aufgebauten Tumoren der Fall. Ein „periostales oder juxtakortikales Chondrosarkom" ohne jegliche Osteoidbildung konnten wir in unserem Krankengut bisher nur zweimal nachweisen (s. Abb. 7.100).

Weinberg et al. (2005) beschreiben einen Fall mit einem periostalen Chondrosarkom bei einem 9-jährigen Mädchen mit einer kartilaginären Exostosenkrankheit. Das periostale Chondrosarkom lag in der Nachbarschaft eines Osteochondroms am Humerus.

Abb. 7.100 a–c. Periostale Chondrosarkome. In **a** seltenes periostales bzw. juxtakortikales Chondrosarkom in der distalen Radiusmetadiaphyse (28-jähriger Mann). In **b, c** Ungewöhnliches periostales Chondrosarkom (Grad I) an der distalen medialen Femurmetaphyse. Der Tumor ist nur an einer schalenförmigen Verknöcherung seiner Kapsel erkennbar, die darunter gelegene Kortikalis ist nicht arrodiert. Er zeigt auch keine Matrixossifikationen

Mesenchymales Chondrosarkom

ICD-O-Code 9240/3

> **Definition**
> Das mesenchymale Chondrosarkom ist ein seltener maligner Tumor, der durch sein bimorphes Muster charakterisiert ist, das aus hochgradig undifferenzierten kleinen runden Zellen einerseits und Inseln aus gut differenziertem hyalinen Knorpel andererseits besteht (WHO 2002).

Diese seltene Variante des Chondrosarkoms wurde zum ersten Mal von Lichtenstein und Bernstein (1959) beschrieben.

In der WHO-Definition von 1994 wird die vaskuläre Komponente, die radiologisch interessant sein könnte, erwähnt: „Es handelt sich um einen malignen Tumor, der über verstreute Areale von mehr oder weniger differenziertem Knorpel neben einem hochvaskularisierten spindel- oder rundzelligen mesenchymalen Gewebe verfügt."

Für den Nichtpathologen sind folgende Befunde aus der Histologie (s. S. 391 f.) wissenswert:

Das aggressive Verhalten des Tumors wird meistens bereits am Makropräparat durch das knochendestruierende Wachstum sichtbar.

Überwiegend besteht der Tumor aus kleinen runden bis spindelzelligen Abschnitten, in die chondroide Inseln eingebettet sind, die einen charakterisischen unscharfen Übergang zum zellreichen Anteil aufweisen; *der Tumor ist also bimorph aufgebaut.* Die Knorpelkomponente ist paradoxerweise gut differenziert oder besitzt sogar einen benignen Aspekt (Dahlin 1978). Dieses vergleichsweise ruhige histologische Bild darf einen nicht darüber hinwegtäuschen, dass es sich hier immer um einen Tumor hohen Malignitätsgrades handelt, der am besten als Grad-4-Tumor einzuordnen ist. Neuerdings wird darüber diskutiert, ob man solche Tumore mit Arealen aus kleinen runden oder ovalen Zellen als *„Polyhistiozytom der Knochen und Weichgewebe"* bezeichnen soll. Werden diese rundzelligen Areale überbewertet oder liegt dem Pathologen eine zu kleine Biopsie mit der kleinzelligen Komponente des Tumors vor, so ist eine Verwechslung mit dem Ewing-Sarkom möglich, da diese Zellen auch immunhistologisch eine Positivität für CD99 aufweisen können oder auch wegen des Fasermusters in der Versilberung mit einem Hämangioperizytom. Der Nachweis von Typ-II-Kollagen in der extrazellulären Tumormatrix auch in den kleinzelligen Tumorabschnitten soll ein spezifischer und sensitiver Marker des mesenchymalen Chondrosarkom sein (Muller et al. 2005)

Größere Übersichten über diesen Tumor finden sich bei Salvador et al. (1971), Mazabraud (1974) und Guccioni et al. (1973). In einer Veröffentlichung von Pepe et al. (1977) werden 75 Fälle aus dem Schrifttum zusammengestellt, wovon ein Drittel in extraskelettären Weichgeweben lokalisiert war (s. auch Guccioni et al. 1973). Während sich in den genannten Studien nur 5 Tumoren in den langen Röhrenknochen fanden, waren die Rippen und die Kieferknochen die häufigste Lokalisation für das mesenchymale Chondrosarkom. Grundsätzlich können aber alle Knochen von diesem Tumor befallen werden.

Im Krankengut von Schajowicz (1994) finden sich 22 Fälle eines mesenchymalen Chondrosarkoms, wovon 6 im Femur, 3 in der Tibia, 2 in der Wirbelsäule, 3 in der Maxilla, und je 1 in der Skapula und in einem Metakarpalknochen, schließlich 4 in den paraossalen Weichgeweben von Ober- und Unterschenkel lokalisiert waren. Ein Fall war multizentrisch aufgetreten (was in der Summation der Fälle die Zahl 22 erklärt). Multizentrische Manifestationen wurden bereits von Lichtenstein und Bernstein (1959), von Pepe et al. (1977) sowie von Dahlin und Henderson (1962) berichtet.

Im Gegensatz zum gewöhnlichen Chondrosarkom scheint das mesenchymale Chondrosarkom etwas häufiger bei Frauen vorzukommen, besonders in der 2. und 3. Lebensdekade. In der Zusammenstellung von Pepe et al. (1977) war der jüngste Patient 5 und der älteste 70 Jahre alt.

Klinik und Radiologie (Histologie s. auch S. 391).
Die *klinische Symptomatik* des mesenchymalen Chondrosarkoms ist nicht sehr charakteristisch; sie besteht im Wesentlichen aus Schwellung und Schmerz im befallenen Knochenabschnitt. Nach Angaben von Schajowicz (1994) kann die Anamnesedauer nur wenige Tage, aber auch einige Jahre betragen.

Die *Prognose* des mesenchymalen Chondrosarkoms ist als schlecht zu bezeichnen, was sich unschwer aus dem histologischen Aufbau erklären lässt. 12 von 15 Patienten aus dem Krankengut von Dahlin (1978) starben an diesem Tumor, gewöhnlich durch Metastasen: 6 der 12 Patienten überlebten 5–10 Jahre und starben dann an multiplen Lungen- oder Knochenmetastasen oder an einem lokalen Rezidiv. Bei einem Patienten entwickelte sich eine Lungenmetastase 12 Jahre nach Diagnosestellung des ursprünglich in der Maxilla gelegenen Tumors. Bei einem anderen Patienten kam es zu einer Lungenmetastasierung 22 Jahre nach Diagnosestellung, wobei die Lungenmetastasen histologisch identisch mit dem Primärtumor waren. Drei Patienten überlebten 23, 35 und 38 Monate nach radikaler chirurgischer Tumorentfernung, wobei der erstgenannte Patient sich einer weiteren Beobachtung entzog. *Die Möglichkeit einer extrem späten Metastasierung zwingt zu einer mindestens 15-jährigen*

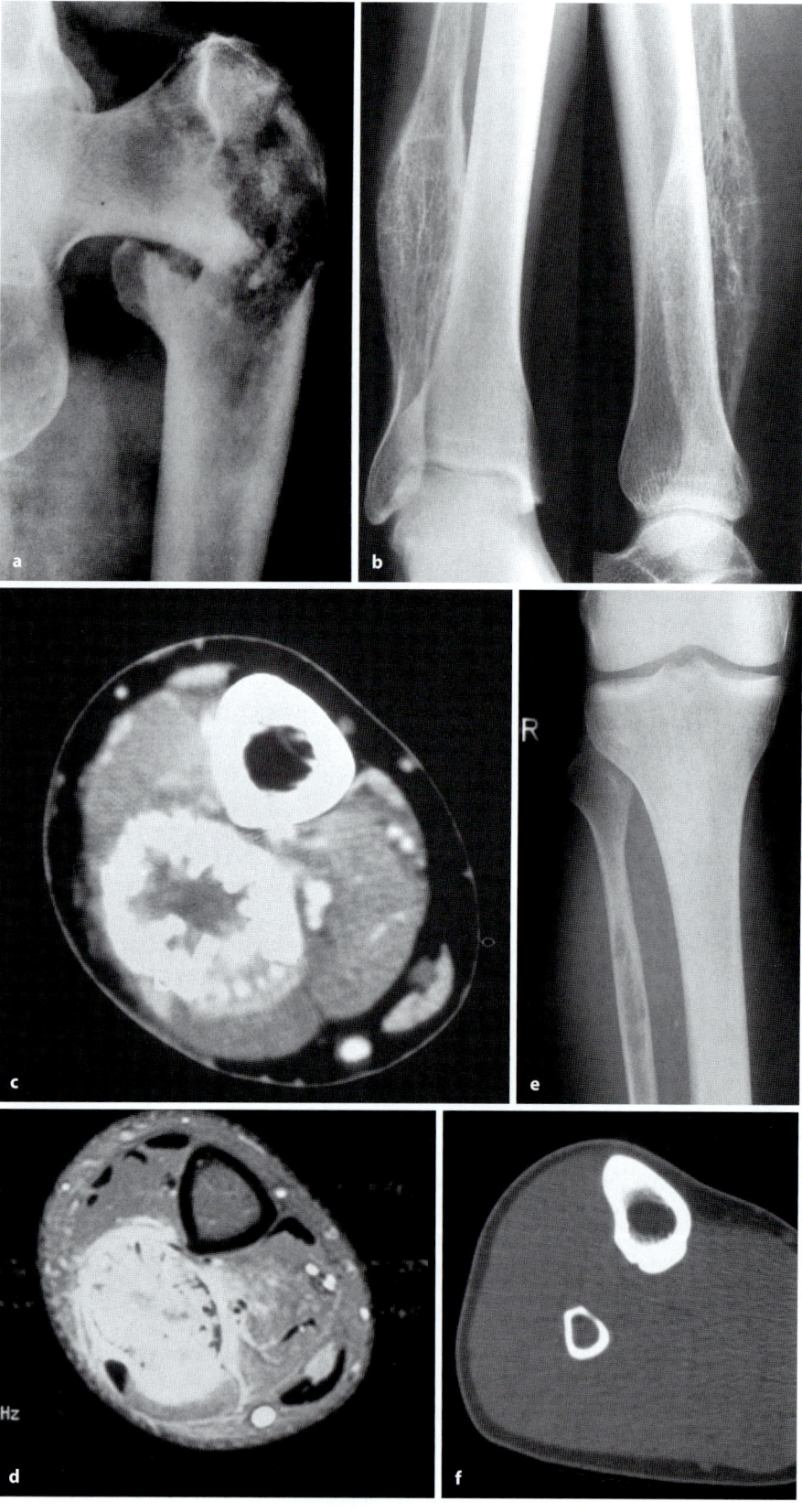

Abb. 7.101 a–g. Mesenchymale Chondrosarkome. a Mesenchymales Chondrosarkom im proximalen Femur links (52-jährige Frau). Der Tumor hat zu einer pertrochantären Fraktur geführt. Der chondromatöse Charakter des Sarkoms ist an den typischen Matrixkalzifikationen erkennbar. Der Tumor reicht deutlich in das proximale Schaftdrittel. Lodwick-Grad II. In **b–g** 19-jähriger Mann mit einem langstreckigen mesenchymalen Chondrosarkom im distalen Fibuladiaphysendrittel und kleinem Fibröse-Dysplasie-Herd in der proximalen Fibula (**e, f**). Der stark expansive Tumor zeigt kein typisches knorpeliges Ossifikationsmuster, er ist eher wabig strukturiert, was an ein teleangiektatisches Osteosarkom erinnert. Das wabige Muster ist auf die hohe Vaskularisation des Tumors zurückzuführen, mit unzähligen Gefäßein- und -austritten durch die Kortikalis (**c, d**) *(Forts. S. 419)*

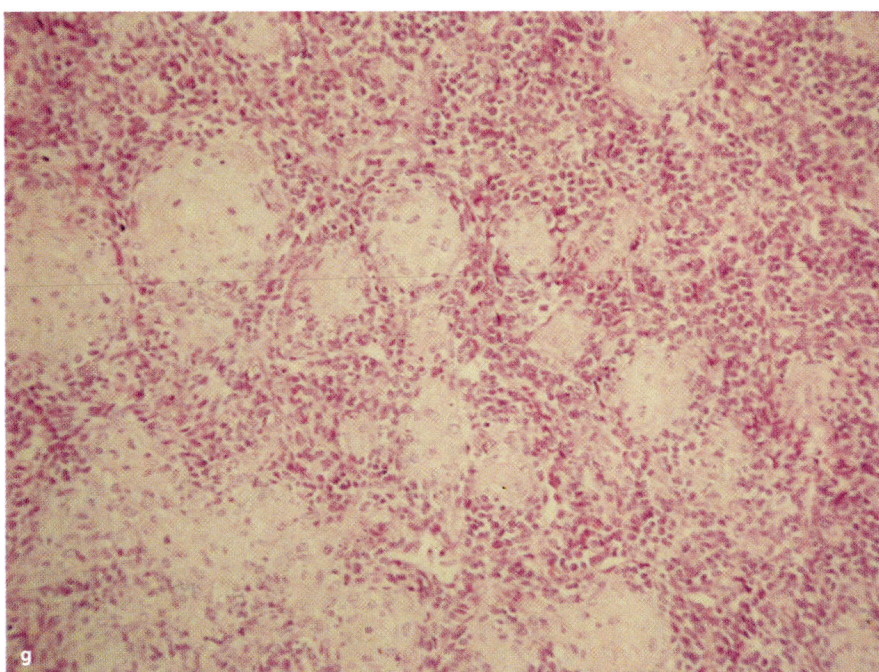

Abb. 7.101 a–g (*Forts.*) Die Histologie in g zeigt den kleinzelligen undifferenzierten Tumor mit inselförmigen Ausreifungen mit Bildung einer chondroiden Grundsubstanz. Typischerweise sind die Übergänge zwischen diesen beiden histologischen Komponenten unscharf und die chondroiden Areale ebenfalls zellreich (hilfreiche Unterschiede in der histologischen Differentialdiagnose zum dedifferenzierten Chondrosarkom – s. Abb. 7.105 k und l). Wir haben den Patienten in halbjährlichen Abständen klinisch und radiologisch kontrolliert und nach über 10 Jahren keine Metastasen entdeckt

postoperativen Beobachtungszeit. Bei dem in ◘ Abb. 7.101 b–g dargestellten Fall haben wir in einer mehr als 10-jährigen Beobachtungszeit nach Tumorresektion kein Rezidiv und auch keine Lungenmetastasen finden können.

Von Dahlin (1978) und Schajowicz (1994) wird die chirurgische Therapie zunächst als Therapie der Wahl angesehen. Wegen der bisher zu geringen Anzahl von Fällen mit Strahlen- oder Chemotherapie können diesbezüglich noch keine gesicherten Aussagen gemacht werden.

Röntgenologisch imponieren mesenchymale Chondrosarkome mit Sitz im Knochen als osteolytische Läsion, überwiegend unscharf begrenzt und nur selten einen vollständigen Sklerosesaum besitzend. Häufig ist die Kompakta zerstört. Auf der Lodwick-Skala sind diese Tumoren im Wesentlichen dem Grad IC oder II zuzuordnen (◘ Abb. 7.101, 7.102). Grundsätzlich unterscheiden sie sich nicht nennenswert von gewöhnlichen höhermalignen Chondrosarkomen, auch nicht hinsichtlich des Kalzifikationsmusters. Die in ◘ Abb. 7.101 und 7.102 dargestellten Fälle lassen sich röntgenologisch ohne weiteres als maligne knorplige Tumoren ansprechen.

Das *extraskelettale mesenchymale Chondrosarkom* wurde von Shapeero et al. (1993) aus lokalisatorischer Sicht an 114 Fällen (7 eigene Fälle) genauer dargestellt. Die Tumoren verteilten sich folgendermaßen:
- Zentrale Körperabschnitte (70 Fälle)
  - Gehirn und Meningen: 38 Fälle
  - Gesicht: 10 Fälle
  - Nacken und Larynx: 4 Fälle
  - Thorax und Axilla: 6 Fälle
  - Lumbalregion: 7 Fälle
  - Beckenregion: 5 Fälle
- Periphere Körperabschnitte (44 Fälle)
  - Arm: 4 Fälle
  - Unterarm: 5 Fälle
  - Oberschenkel: 18 Fälle
  - Unterschenkel: 15 Fälle
  - Weichteile von Fuß und Enkel: 2 Fälle

Bei ihren Recherchen fanden die Autoren insgesamt einen Anteil des extraskelettalen an allen mesenchymalen Chondrosarkomen von 49% (die von uns bereits zitierte Autorengruppe um Pepe et al. [1977] gibt etwa ein Drittel extraskelettäre Manifestationen an). Der hohe Anteil von extraskelettalen Manifestationen des mesenchymalen Chondrosarkoms steht ganz im Gegensatz zu den extraskelettalen Lokalisationen des klassischen Chondrosarkoms (nur etwa 1%! s. S. 394, 434). Das Verhältnis extraskelettaler Chondrosarkome zum klassischen Chondrosarkom beträgt etwa 41:1. Bemerkenswert hinsichtlich der Lokalisation ist der hohe Anteil von Gehirn und Meningen (etwa ein Drittel der Fälle!) als Ursprungsort des Tumors.

Wie beim skelettalen mesenchymalen Chondrosarkom findet sich beim extraskelettalen eine leichte Gynäkotropie. Interessant ist die Beziehung zwischen Lokalisation und Altersverteilung. Die Autoren fanden 2 Peaks: Treten die Tumoren im zentralen Nervensystem auf, dann liegt das Durchschnittsalter der Patienten bei

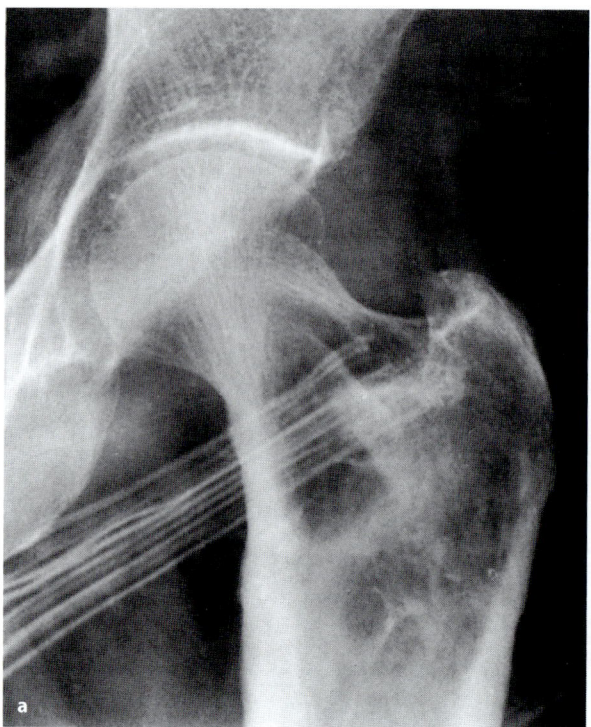
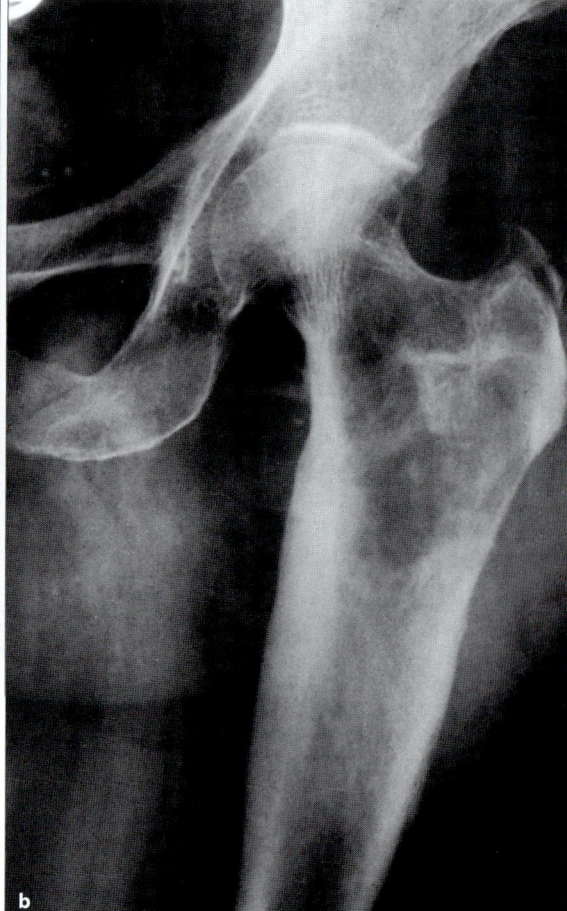

Abb. 7.102 a, b. Verlaufsbeobachtung eines mesenchymalen Chondrosarkoms im proximalen Femur bei einer 73-jährigen Frau. **a** Aufnahme im Jahre 1973: grobe Osteolyse intertrochantär, in den Schenkelhals und in den proximalen Schaft hineinreichend, leichte Auftreibung des Knochens, Knorpelmatrixossifikationen. **b** 2 Jahre später erhebliche Zunahme der Osteolyse mit Ausbreitung des Tumors nach allen Seiten hin. Im Bereich des Adam-Bogens Spießbildungen, knöcherne Ausrisse aus der Spitze des Trochanter major, hochgradige Verdünnung der lateralen Kompakta. Auf dieser Aufnahme wird das wahre Ausmaß der Tumorausdehnung in den proximalen Femurschaft deutlich, wo sich auch knorpelspezifische Matrixossifikationen nachweisen lassen. Beachte die „faserige" medialseitige Dickenzunahme der Kompakta, ein relativ typisches Sarkomzeichen

23,5 Jahren (5–48 Jahre), sind Muskeln und andere Weichgewebe Ursprungsort, dann liegt der Altersgipfel bei 43,9 Jahren (1–62 Jahre). Im Krankengut der Autoren fanden sich 3 Kinder (einmal Lungenlokalisation; einmal Lunge und Pleura; einmal Nacken mit Ausbreitung in das obere Mediastinum). Nach Tumorexzision und adjuvanter Chemotherapie überlebten 2 Kinder 6 Jahre bzw. 10 Jahre nach dem Eingriff, das 3. Kind starb 6 Jahre nach Therapie an einer chemotherapieinduzierten Leukämie. Die 4 Erwachsenen hatten einen wesentlich schlechteren Follow-up, der von 12 bis 52 Monaten reichte.

Die röntgenologische Phänomenologie wird von den Autoren folgendermaßen beschrieben: Projektionsradiographisch und computertomographisch stellt sich der Tumor als kalzifizierte Weichteilmasse dar, wobei das Kalzifikationsmuster typisch für einen knorpeligen Tumor ist (ring-, bogen- stippchenförmig. Computertomographisch wird eine Lobulierung des Tumors mit peripherem Kontrastmittelenhancement deutlich. Magnetresonanztomographisch stellt sich die Tumormasse lobuliert mit hoher Signalintensität im T2-Bild dar und weist ein deutliches Kontrastmittelenhancement mit niedrigen Signalintensitäten in den zentralen Partien im T1-gewichteten Bild auf, also ein ähnliches Muster wie bei skelettalen und extraskelettalen klassischen Chondrosarkomen.

Dedifferenziertes Chondrosarkom (Chondrosarkom Grad IV)

ICD-O-Code 9243/0

Synonym: Chondrosarkom mit zusätzlicher mesenchymaler Komponente

> **Definition**
> Das dedifferenzierte Chondrosarkom ist eine besondere Variante des Chondrosarkoms mit zwei klar definierten Komponenten: Die eine besteht aus einem gut differenzierten knorpeligen Tumor, entweder einem Enchondrom oder einem Low-grade-Chondrosarkom entsprechend, die andere unmittelbar benachbarte besteht aus einem hochgradigen, nichtknorpeligen Sarkom. Der histologische Übergang zwischen den beiden Komponenten ist abrupt (WHO 2002).

Entsprechend der WHO-Definition ist das dedifferenzierte Chondrosarkom also bimorph aufgebaut, wobei der anaplastische Teil aus einem Osteosarkom, pleomorphen Sarkom vom Typ des malignen fibrösen Histiozytoms des malignen fibrösen Histiozytoms/Fibrosarkoms, selten auch aus einem Rhabdomyosarkom besteht (bei allen histologischen Typen in der Regel Grad IV). Sehr selten werden auch Tumoren gefunden, bei denen 2 Tumorkomponenten eine bessere Differenzierung aufweisen – ohne dass dies eine Bedeutung für die (schlechte) Prognose dieses Tumors hat, während der andere Teil aus einem gut differenzierten knorpligen Tumor im Sinne eines niedrigmalignen Chondrosarkoms oder auch nur eines Enchondroms aufgebaut ist. Sehr typisch für das histologische Bild ist der abrupte Übergang zwischen den beiden Tumorkomponenten.

Diese können in dem Gesamttumor sehr unterschiedlich repräsentiert sein, manchmal nur in kleinsten Zonen, so dass in vielen Fällen die Diagnose nur durch Untersuchung des gesamten Tumors gestellt werden kann und in der Biopsie auch nur der „dedifferenzierte" Tumoranteil enthalten sein kann (der Kliniker sollte aus diesem Teil des Tumors biopsieren – s. unten). Synoptisch mit dem Röntgenbefund ist dann aber auch in diesen Fällen die korrekte Diagnose zu stellen. Das dedifferenzierte Chondrosarkom hat im Krankengut des Rizzoli-Instituts in Bologna (Mercuri et al. 1995) einen Anteil an allen zentralen Chondrosarkomen von etwa 13% und an allen peripheren Chondrosarkomen von etwa 5%. Diese Zahlen sind insofern etwas ungenau, wenn man unterstellt, dass dedifferenzierte Chondrosarkome auch neben einem reinen Enchondrom bestehen können.

Es ist viel darüber spekuliert worden, ob ein dedifferenziertes Chondrosarkom durch „Transformation" aus einem gut differenzierten Chondrosarkom oder gar Enchondrom entstehen kann oder ob die Dedifferenzierung einer Progression eines hochmalignen Chondrosarkoms entspricht. Schajowicz (1994) ist ein Vertreter der Progressionstheorie. Er weist darauf hin, dass eine solche Progression auch bei anderen malignen Tumoren, wie z. B. dem Osteo- oder Fibrosarkom, gefunden werden kann. Möglicherweise entsteht sie dadurch, dass phänotypisch bestimmte primitive Zellklone in einem Chondrosarkom die Fähigkeit besitzen, sich in verschiedene Zelllinien zu differenzieren, mit histologischen Charakteristika eines Fibrosarkoms, Osteosarkoms, malignen fibrösen Histiozytoms etc. Auch die Untersuchungen von Aigner et al. (1998) sprechen für diese Annahme. Den von Huvos (1991) geprägten Begriff „Spindelzell-Chondrosarkom" hält Schajowicz hinsichtlich seiner unscharfen prognostischen Aussage für unglücklich und bevorzugt den Begriff des hochmalignen Chondrosarkoms („poorly differentiated chondrosarcoma"). Dementsprechend findet sich in seiner Statistik (Schajowicz 1994) auch keine Zahlenangabe für das dedifferenzierte Chondrosarkom.

Die klinische Symptomatik mit langbestehenden leichten Schmerzen und plötzlicher Explosion in eine starke Schmerzsymptomatik, häufig verbunden mit Spontanfraktur, spricht u. E. und nach Ansicht von Mercuri et al. (1995) eher dafür, dass in einem offensichtlich länger bestehenden Tumor eine partielle Transformation in einen hochmalignen, dedifferenzierten Tumor stattgefunden haben muss. Uns erscheint der Begriff der Dedifferenzierung so lange sinnvoll und nützlich zur Beschreibung des Sachverhaltes einer Konversion eines gewöhnlich niedrigmalignen Tumors in einen hochmalignen mit schlechter Prognose, wie die verschiedenen möglichen Wege der Heterogenisierung von Tumorgewebe nicht bekannt sind.

In der Arbeit von Frassica et al. (1986) über 79 Fälle eines dedifferenzierten Chondrosarkoms aus der Mayo-Klinik finden sich folgende Angaben zu den Ausgangstumoren: In 66 Fällen handelt es sich um einen zentral sitzenden knorpeligen Tumor, wovon 3 sich im Rahmen einer Ollier-Erkrankung entwickelten; 8 Tumoren lagen peripher und bei 5 Tumoren mit einer Lokalisation an den Rippen war der Ausgangsbefund unklar. Die 79 Fälle waren lokalisatorisch folgendermaßen verteilt: proximales Femurende 17, proximales Humerusende 13, Azetabulum 12, distales Femurende 11, Os ilium 9, Skapula 5, Rippen 5, proximales Ende der Tibia 4, Schambein 2, Wirbelsäule 1.

43 Fälle hatten den Zelltyp eines Osteosarkoms (33 fibroblastisch, 6 osteoblastisch, 4 chondroblastisch), 33 Fälle den eines Fibrosarkoms, 2 den Zelltyp eines malignen fibrösen Histiozytoms und ein Fall den eines Rhabdomyosarkoms. In diesem Krankengut machten die 79 Fäl-

le 11% aller Chondrosarkome (714 Fälle) aus. Das Durchschnittsalter der Patienten lag bei 54,5 Jahren, der jüngste Patient war 19, der älteste 82 Jahre alt. Das Geschlechtsverhältnis betrug 41 Männer zu 38 Frauen.

In der Studie von Mercuri et al. (1995) über 74 Fälle eines dedifferenzierten Chondrosarkoms fand sich bei zentraler Lage des Tumors (also im Knochen) folgende lokalisatorische Verteilung: 33 Femur, 14 Becken, 9 Humerus, 5 Skapula, 2 Tibia, 1 Fibula. Ein Patient hatte eine Ollier-Erkrankung. Bei peripherer oder exzentrischer Lokalisation fanden sich 4 Tumoren im Becken, einer in der Skapula, je 2 in Femur und Tibia und ein Tumor im Humerus. 4 der 10 Patienten hatten eine nachweislich vorbestehende kartilaginäre Exostose, 3 davon im Sinne einer kartilaginären Exostosenkrankheit. Männer und Frauen waren etwa gleich befallen, das Patientenalter reichte von 22 bis 87 Jahren (Mittel 56 Jahre). Histologisch fand sich im knorpeligen Anteil in 10 Fällen ein Enchondrom, in 15 ein Chondrosarkom Grad I, in 26 Grad II und in 13 Fällen fokal ein Grad III. Die nichtknorpelige Komponente bestand in 47 Fällen aus einem pleomorphen Sarkom vom Typ des malignen fibrösen Histiozytom, in 24 aus einem Osteosarkom, in 2 Fällen aus einem Fibro- und in einem Fall aus einem Angiosar-

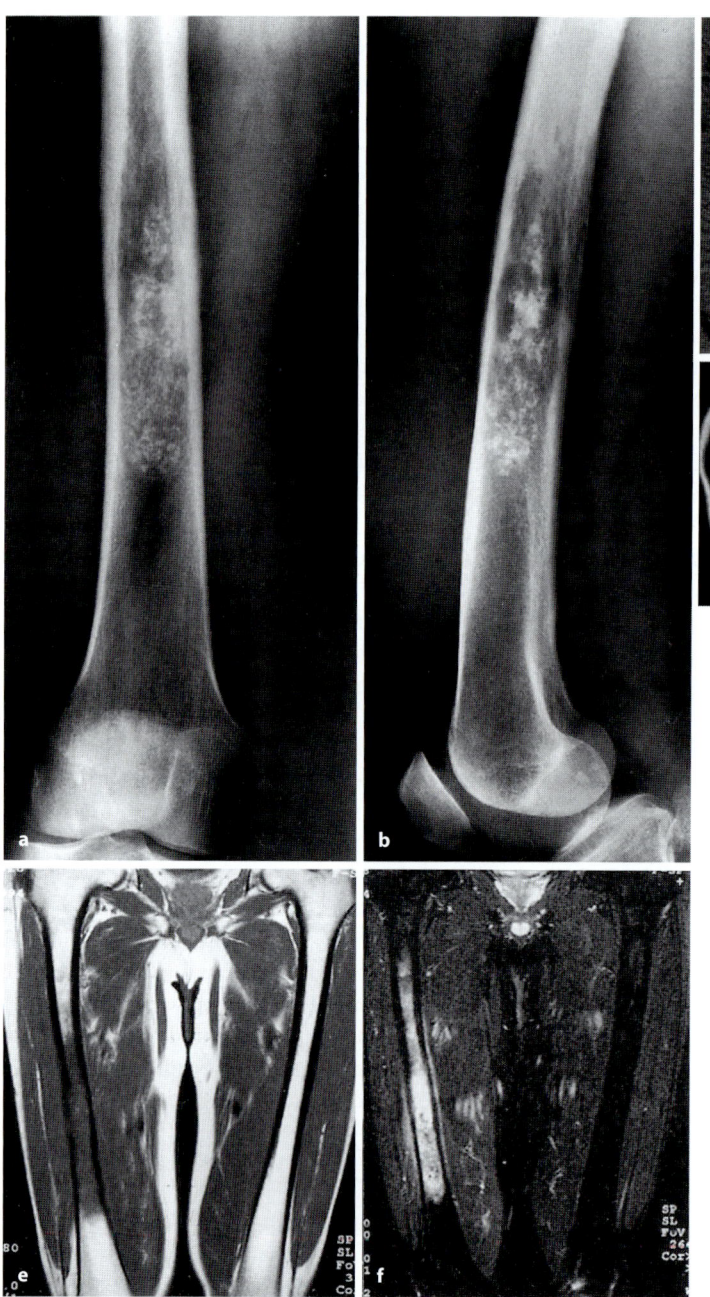
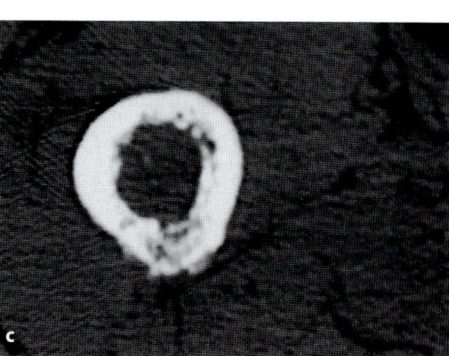
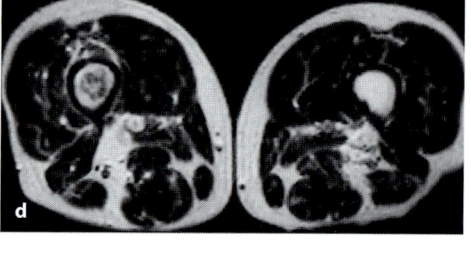

Abb. 7.103 a–i. Dedifferenziertes Chondrosarkom im Femur mit einer Metastase im 3. Lendenwirbelkörper. Der 60-jährige Mann wurde wegen lumbaler Rückenschmerzen eingewiesen. Ein Szintigramm zeigte eine deutliche Aktivitätsanreicherung im 3. Lendenwirbelkörper. Die radiologischen Untersuchungen (i, repräsentativer CT-Schnitt) ließen eine mottenfraßartige Destruktion der Spongiosa und Kompakta erkennen mit mäßigem, nach rechts gerichtetem paraossalen Tumoranteil. Des Weiteren fiel eine massive Aktivitätsanreicherung im rechten Femurschaft auf. Das Röntgenbild (a, b) demonstrierte eine popcornartige knorpelige Matrixossifikation und proximal davon eine mottenfraßartige Knochenzerstörung. Diese Konfiguration sprach für ein dedifferenziertes Chondrosarkom. Wir biopsierten (transkutan und CT-gesteuert) sowohl die lytischen Anteile vom Femur sowie den 3. Lendenwirbelkörper, und es wurde histologisch für den Femurtumor ein dedifferenziertes Chondrosarkom bestätigt, wobei der dedifferenzierte Anteil, der exklusiv in den 3. Lendenwirbelkörper metastasiert war, überwiegend aus einem Fibrosarkom bestand. Im T1-gewichteten MRT-Bild (e) ist der Tumor signallos, im T2-gewichteten Bild (f) signalreich. Erst in dieser Aufnahme wird die wahre Tumorausdehnung deutlich (*Forts. S. 423*)

7.2 · Bösartige Tumoren

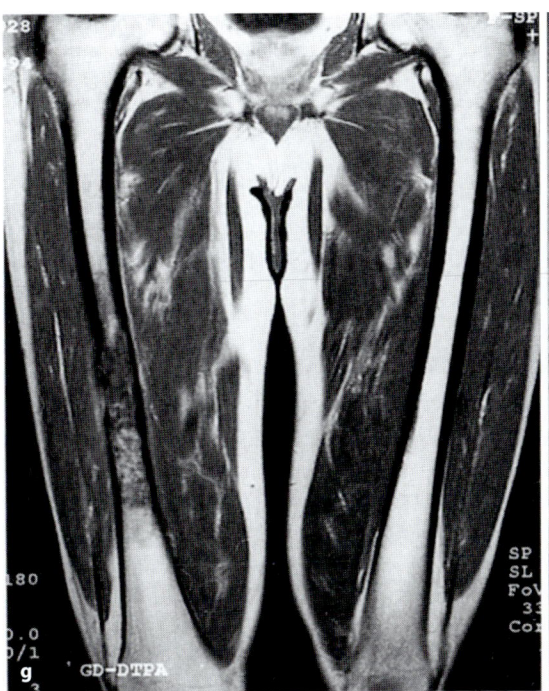
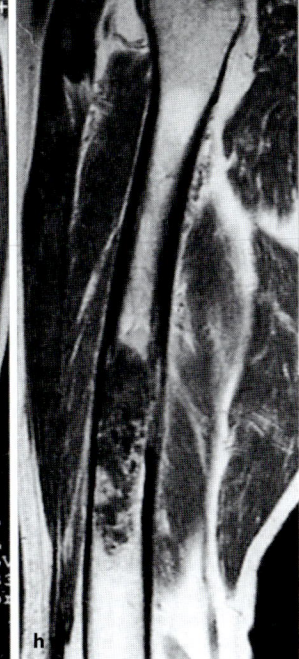
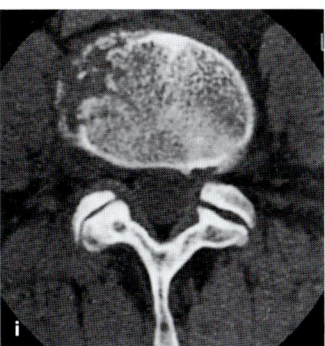

Abb. 7.103 a–i (*Forts.*) Die Signalintensität ist in den auch radiologisch erkennbaren knorpeligen Anteilen höher als in den dedifferenzierten fibrosarkomatösen Anteilen. Periossär deutliche Signalintensitätsanhebung, offensichtlich Tumorgewebe entsprechend. **g–i** Nach intravenöser Gabe von Gadolinium-DTPA (**g, h, d**) mäßiges Tumorenhancement, teilweise in Form des sog. septalen Enhancements, v. a. in den distalen, offensichtlich nichtsarkomatösen Anteilen

Abb. 7.104 a–e. Langjähriger Verlauf eines dedifferenzierten Chondrosarkoms bei einer 56-jährigen Frau. Die Patientin präsentierte sich 1980 mit einer mäßigen Schmerzsymptomatik im linken Oberschenkelbereich. Es wurde der Verdacht auf ein Chondrosarkom ausgesprochen, die Patientin entzog sich aber allen therapeutischen Maßnahmen. 7 Jahre später (**b–e**) kommt die Patientin mit starken Schmerzen vor allem im Hüftbereich zur Wiedervorstellung. Die Intertrochantärregion sowie der Schenkelhals waren auf Aufnahmen im Jahre 1980 noch völlig unauffällig. Jetzt sieht man dort grobe Zerstörungen, z. T. mottenfraßartig anmutend. Die Probeexzision aus diesen Partien ergab ein malignes fibröses Histiozytom neben Anteilen eines Chondrosarkoms Grad III. Interessant ist der Umbau des proximalen Femurschaftes. Der Knochen mutet hier Paget-artig an. Zentral sieht man in Höhe des Trochanter minor Matrixossifikationen, die auf die knorpelige Natur des Tumors hinweisen (*Forts. S. 424*)

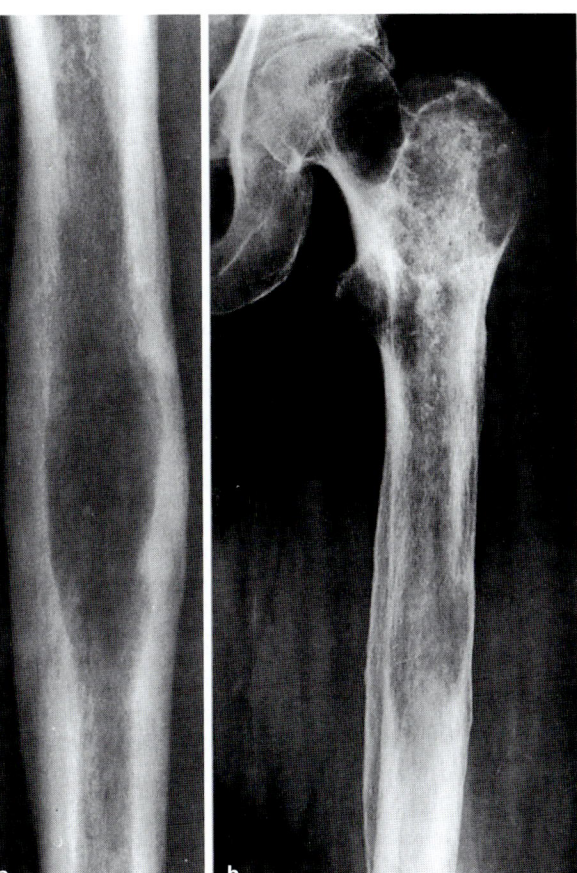
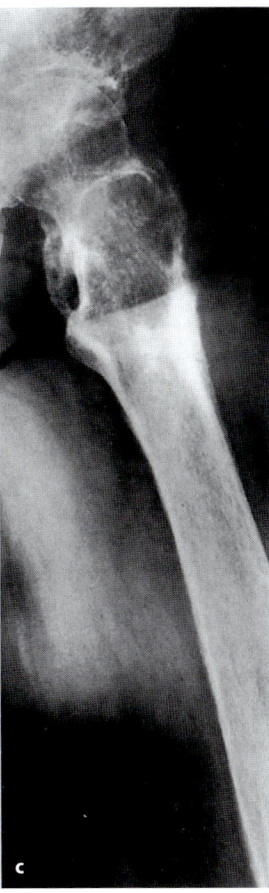

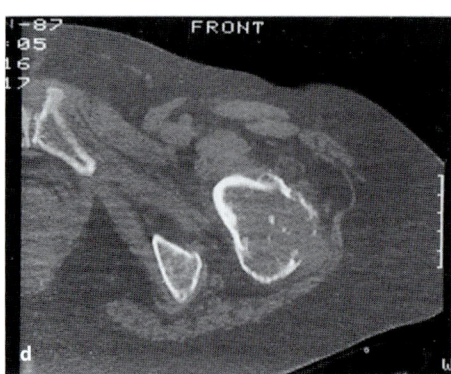 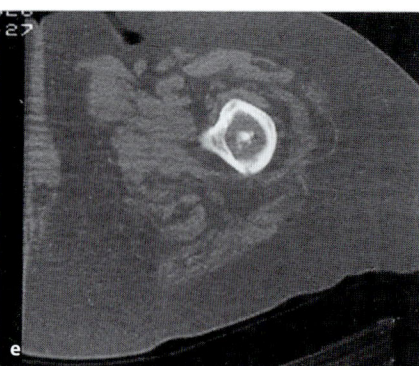

Abb. 7.104 a–e (*Forts.*) Es ist durchaus zu diskutieren, ob sich tatsächlich ein M. Paget im Knochen um den überwiegend im Markraum gelegenen knorpeligen Tumor herum entwickelt hat. Leider konnte dieser Bereich nicht histologisch untersucht werden, da sich die Patientin wiederum allen therapeutischen Maßnahmen entzog. Sie starb 1 Jahr später an Lungenmetastasen

kom. In 59 Fällen entsprach die nichtknorpelige Komponente einem histologischen Grad IV, der Rest einem Grad III und IV.

Klinik und Radiologie

Zur *Klinik* hatten wir bereits ausgeführt, dass die Patienten oft eine sehr lange Schmerzanamnese mit relativ milden Schmerzen haben, die dann explosionsartig zunehmen. Vor allem bei exzentrischen oder peripheren dedifferenzierten Chondrosarkomen imponiert eine deutliche Tumormasse, die zumeist kurze Zeit vor Präsentation des Patienten eine erhebliche Vergrößerung erfahren hat. In 10–15% der Fälle kommt es zu Spontanfrakturen.

Die *Prognose* des dedifferenzierten Chondrosarkoms ist als ausgesprochen schlecht zu bezeichnen. Nahezu 90% der Patienten aus der Mayo-Klinik starben innerhalb der ersten 2 Jahre nach Diagnosestellung. In der Studie von Mercuri et al. (1995) findet sich eine Fünfjahresüberlebensrate von 13%. Diese Überlebensrate ist etwas besser als in einer früheren Studie (Campancci et al. 1979), wahrscheinlich bedingt durch eine rechtzeitige Diagnosestellung dieses hochaggressiven Tumors in Kombination mit radikalen chirurgischen Maßnahmen. Diese Autoren fanden übrigens keinen Nutzen einer adjuvanten Chemo- oder Radiotherapie. Die Therapie dieses Tumors sollte im Rahmen einer Studie durchgeführt werden (z. B. European Bone Over 40 Sarcoma Study – EuroBOSS). Die Metastasierung des Tumors erfolgt in die Lungen, aber auch in die Haut, in Nebennieren, Herz, Darm, Gehirn und Skelett (◘ Abb. 7.103), wobei in den Metastasen die dedifferenzierte, nichtknorpelige Komponente vorliegt. Die Pathologie des dedifferenzierten Chondrosarkoms ist auf S. 389 ff. genauer beschrieben.

Das *Röntgenbild* des dedifferenzierten Chondrosarkoms kann ziemlich charakteristisch sein: Neben Tumoranteilen mit den typischen Zeichen eines langsam wachsenden knorpligen Tumors (typisches geordnetes Kalzifikationsmuster mit bogen- oder ringförmigen, im Summationsbild popcornartigen Verkalkungen; Scallopingphänomen usw.) sieht man den hochmalignen Tumoranteil mit groben Destruktionen, wie in ◘ Abb. 7.89, 7.103–7.106 dargestellt. Im Bereich der Osteolysezone können eingestreute Kalzifikationen vorkommen. Der Röntgenologe sollte sehr darauf achten, dass die Lysezonen von der Biopsie erfasst werden. Der in ◘ Abb. 7.89 dargestellte Fall ist vom Röntgenologischen her als ungewöhnlich zu bezeichnen, genau so wie die Skelettmetastasierung des Falles in ◘ Abb. 7.103.

Mercuri et al. (1995) haben die radiologischen Phänomene des zentralen dedifferenzierten Chondrosarkom (insgesamt 64 Fälle) in 3 Typen unterteilt:

- Typ 1: Das radiologische Bild entspricht dem eines zentralen Chondrosarkoms mit einer zusätzlichen Region eines sehr aggressiv anmutenden Destruktionsprozesses (36 Fälle). In diesem Typ dominierte die knorpelige Komponente im Sinne eines Chondrosarkoms Grad II oder III.
- Typ 2: Das radiologische Bild erinnert an ein zugrunde liegendes benignes Enchondrom, allerdings mit destruktiven Komponenten und/oder einer größeren paraossalen Tumormasse (20 Fälle). Die Histologie der knorpeligen Komponente entsprach überwiegend einem benignen Enchondrom oder einem Chondrosarkom Grad I.
- Typ 3: Es findet sich kein irgendwie spezifisches Röntgenbild, lediglich die Symptomatologie eines hoch aggressiven Prozesses (8 Fälle). Die Histologie der knorpeligen Komponente entspricht entweder einem Grad-I- oder Grad-II-Chondrosarkom.

Von derselben Autorengruppe wird das Röntgenbild des peripheren dedifferenzierten Chondrosarkoms als relativ unspezifisch beschrieben, so wie wir es für das exzentrische oder epiexostotische Chondrosarkom dargestellt haben.

Littrell et al. (2004) von der Mayo-Klinik untersuchten 174 Patienten mit Projektionsradiographie (n = 162), CT (n = 63) und MRT (n = 51) und kamen bezüglich der radiologischen Morphologie vom Prinzip her zum selben Ergebnis wie Mercuri et al. (1995). Ein bimorphes Muster war in ca. 1/3 der Fälle im Röntgenbild zu sehen,

7.2 · Bösartige Tumoren

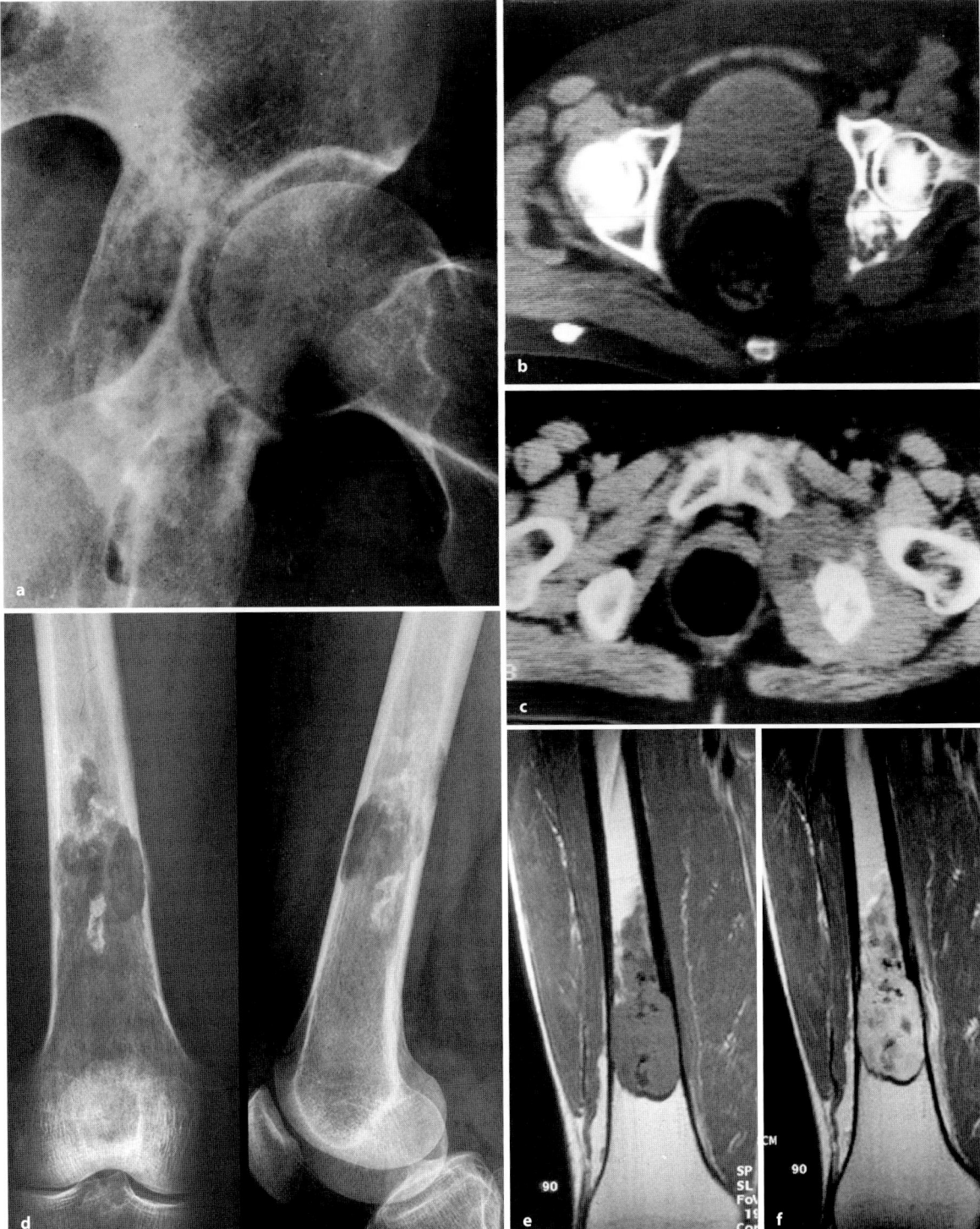

Abb. 7.105 a–k. Dedifferenzierte Chondrosarkome. **a–c** Im linken Azetabulum und Sitzbein bei einer 56-jährigen Frau. Ausgedehnte endotumorale, für die knorpelige Herkunft des Tumors typische Matrixossifikationen. Der Tumor geht offensichtlich von den dorsalen Azetabulumabschnitten aus und hat dort – wie weiter kaudal um das Sitzbein herum – zu einem ausgedehnten paraossalen Geschwulstanteil nach vorheriger Perforation der Kompakta geführt. Die Tumorgrenzen sind im Röntgenbild nicht definiert, man ahnt sie als mottenfraßartige Destruktionsherde im Sinne eines Lodwick-Grades III (vgl. diesen Fall mit dem in Abb. 7.89) (*Forts. S. 426*)

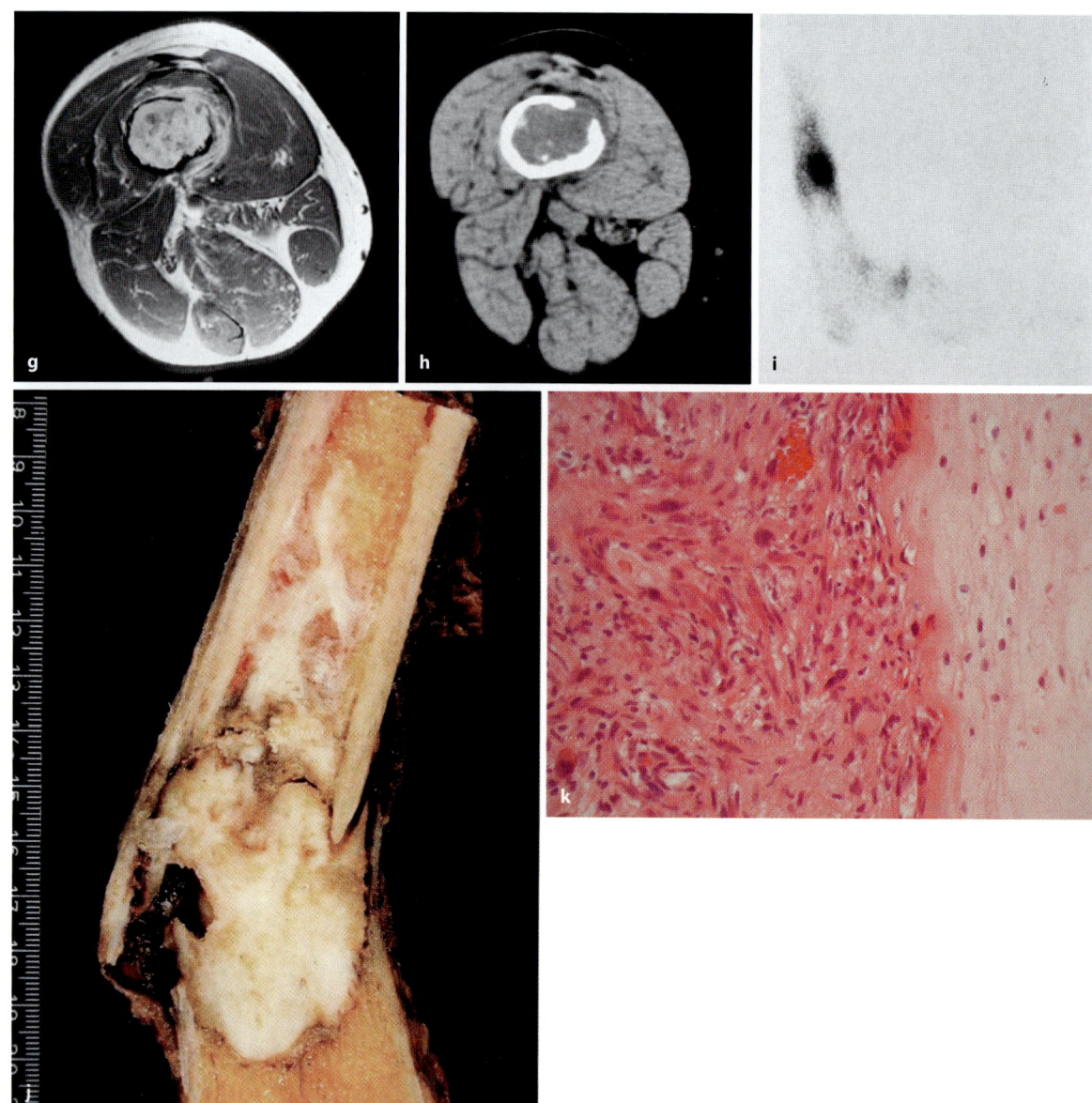

Abb. 7.105 (*Forts.*) **d–k** Im rechten Femur bei einem 57-jährigen Mann. Die Projektionsradiogramme in **d** sind typisch, denn man sieht neben geordneten Matrixossifikationen grobe osteolytische Veränderungen in einem Lodwick-Grad II, was immer einen Tumorausbruch in die Weichteile bedeutet. Im T1-Bild (**e**) ist der Tumor im Vergleich zur Muskulatur hypointens, im T2-Bild findet sich kein für einen knorpeligen Tumor typischer starker lobulierter Signalintensitätsanstieg, wenn man einmal von dem nichtdedifferenzierten Anteil an der proximalen Tumorgrenze absieht. Der parossale Tumoranteil ist aber erkennbar, im Gegensatz zum CT. Nach Gadolineum-Applikation massiver Signalintensitätsanstieg in **g**, auch parossal. Zentral deutliche Tracereinlagerung in **i**. Das Präparat in **j** zeigt das Operationspräparat mit der pathologischen Fraktur. Der „entdifferenzierte" Tumoranteil liegt distal, hat den metaphysären Knochen destruiert und ist in die Weichteile ausgebrochen. Im proximalen Tumorteil ist die hochdifferenzierte knorpelige Komponente im Markraum gut abgrenzbar. Die Histologie (**k**) zeigt das typische übergangslose Nebeneinander des hochdifferenzierten Knorpelanteils und die „dedifferenzierte" spindelzellige – hochmaligne – Komponente, die hier als Fibrosarkom vorlag

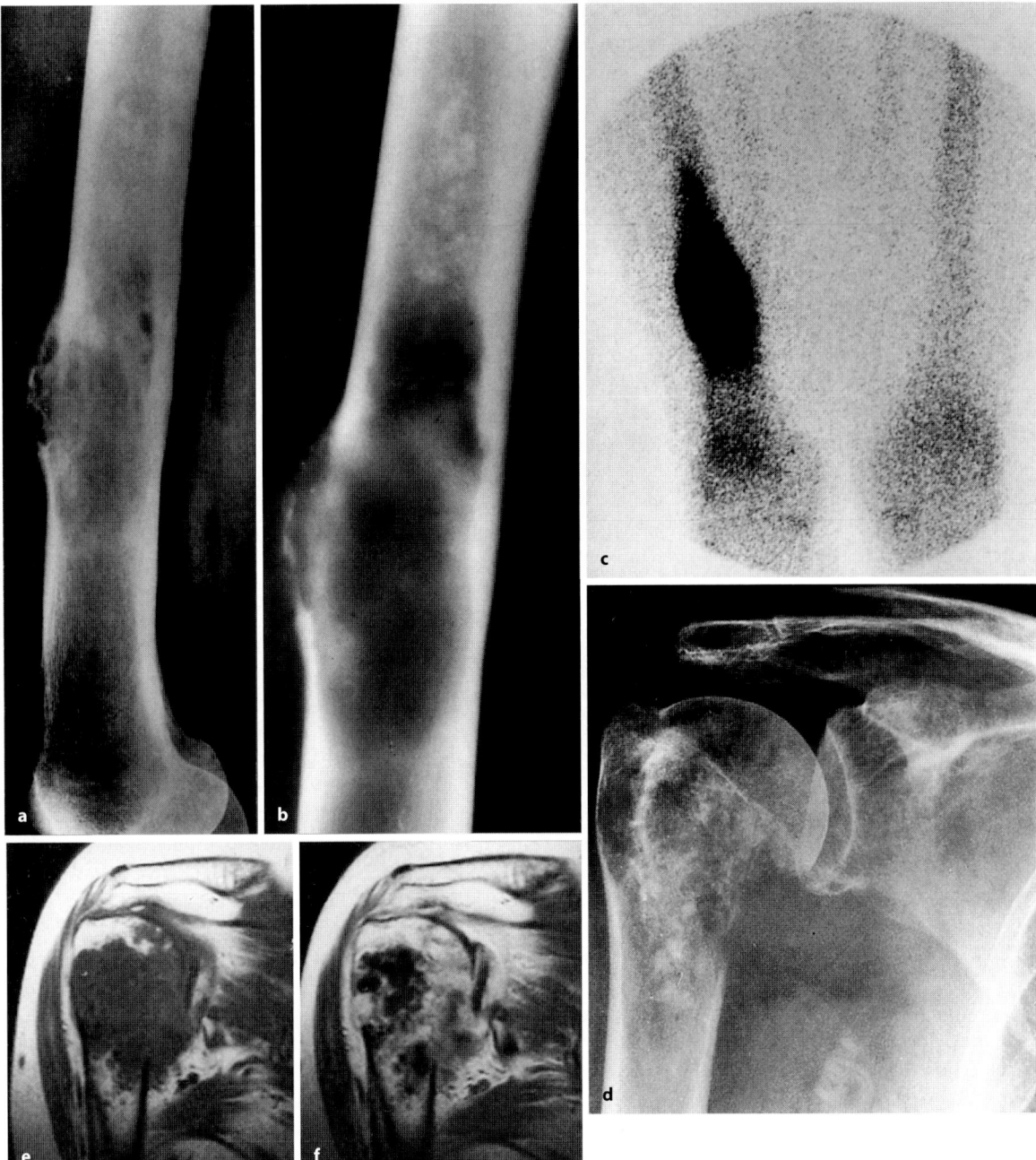

Abb. 7.106 a–f. Dedifferenzierte Chondrosarkome. **a–c** Dedifferenziertes Chondrosarkom im Femurschaft bei einem 50-jährigen Mann. Etwa 10-monatige Schmerzanamnese im rechten distalen Oberschenkel, insbesondere beim Treppensteigen. Klinisch deutliche derbe Schwellung im Bereich des distalen rechten Femurs mit leicht lividér Verfärbung der Haut. Der Tumor ist nicht druckdolent. Röntgenologisch erkennt man eine grobe Zerstörung der ventralen Kompakta. Der Tumor ist sonst relativ scharf begrenzt und entspricht einem Lodwick-Grad IC. Im Anschluss an die Osteolyse sieht man nach proximal zu klassische Knorpelmatrixossifikationen (popcornartig), die die wahre Ausdehnung der Geschwulst im Markraum signalisieren. In dieser Region ist im Szintigramm (**c**) übrigens keine pathologische Anreicherung zu sehen. **d–f** Typisches dedifferenziertes Chondrosarkom im proximalen Humerus (78-jährige Frau). Klinisch starke Schmerzen und tastbarer Tumor. In den Randpartien ist die knorpelige Herkunft des Tumors in Form von Matrixossifikationen eindeutig zu identifizieren. Der dedifferenzierte, überwiegend aus einem Fibrosarkom bestehende Anteil ist an einer mottenfraßartigen Destruktion mit vollständiger Zerstörung der medialen Humerusmetaphysenpartien zu identifizieren. In der MRT (**e, f**) wird der paraossale Tumoranteil medial deutlich, er infiltriert diffus die umgebenden Weichteile. **f** Nach intravenöser Gabe von Gadolinium-DTPA zeigt sich ein deutliches, aber völlig unspezifisches Enhancement

in der Hälfte der Fälle im CT und in 1/3 auf MRT-Bildern (z. B. eine nichtmineralisierte Weichteilmasse neben einem Knorpel enthaltenden intraossären Anteil im CT und in der MRT).

MacSweeney et al. (2003) untersuchten an 9 Fällen mit dedifferenziertem Chondrosarkom am Gliedmaßenskelett die MRT-Symptomatik genauer und zwar mit T2-gewichteten Bildern und einer STIR-Sequenz. Sie fanden drei Muster: Beim Typ 1 zwei eindeutige Signalcharakteristika, nämlich eine hyperintense knorpelige und eine reduzierte Signalintensität im dedifferenzierten Anteil; beim Typ 2 überwiegend reduzierte Signalintensität im dedifferenzierten Tumor, mit Arealen mit Signalauslöschung durch Matrixkalzifikation; bei Typ 3 eine heterogene Läsion ohne radiologischen Nachweis eines knorpeligen Tumors. Das Aufzeigen der dedifferenzierten Tumoranteile ist bei der Suche nach der geeigneten Biopsiestelle behilflich, wie oben erwähnt.

In unserem eigenen Krankengut mit 8 gut dokumentierten Fällen fanden wir dieselbe oben beschriebene radiologische Symptomatik.

Klarzellchondrosarkom (Clear-cell Chondrosarcoma)
ICD-O 9242/3

> **Definition**
> Das Klarzellchondrosarkom ist eine seltene niedriggradige Variante des Chondrosarkoms, das die epiphysealen Enden der langen Röhrenknochen bevorzugt. Histologisch ist es durch blande Klarzellen zusätzlich zum Knorpel charakterisiert (WHO 2002).

Im Jahre 1976 haben Unni et al. über eine histologische Sonderform des Chondrosarkoms berichtet, deren Name sich auf die Beobachtung von Tumorzellabschnitten mit abundantem, wasserklarem Zytoplasma gründet. In der WHO-Klassifikation der Knochentumoren von 1994 werden diese Zellen als „runde Zellen mit einem auffallend klaren oder vakuolisierten Zytoplasma" beschrieben. Der Tumor ist als niedrigmaligne einzustufen; bei den 16 von den Autoren berichteten Fällen wurde dementsprechend auch zunächst ein benigner Tumor angenommen, wobei die häufigste Verwechslungsmöglichkeit Chondro- und Osteoblastome darstellten. Die Pathologie des Klarzellchondrosarkoms ist auf S. 390 f. beschrieben.

Das Klarzellchondrosarkom gilt als seltener Tumor; eine größere Fallserie mit 47 Patienten stammt aus der Mayo-Klinik (Bjornsson et al. 1984). Salzer-Kuntschik (1981) gibt einen Anteil von etwa 2% aller Chondrosarkome an. Bei Männern soll es doppelt bis dreifach so häufig wie bei Frauen beobachtet werden. Das Patientenalter liegt im Wesentlichen in der 3.–5. Lebensdekade, der jüngste Patient im Krankengut von Kumar war 19 und der älteste 68 Jahre alt, doch sind Klarzellchondrosarkome auch schon bei noch jüngeren Patienten gefunden worden.

Typischerweise ist das Klarzellchondrosarkom *epiphysär oder auch apophysär* lokalisiert, wobei besonders die proximalen Epiphysen von Femur und Humerus bevorzugt werden. Damit unterscheidet sich dieser Tumor nicht wesentlich vom Chondroblastom, während die ausgesprochen epiphysäre Lokalisation gegenüber der überwiegend metaphysären Lokalisation vom gewöhnlichen Chondrosarkom auffällt. Bei 31 von Kumar et al. (1985) zusammengestellten Klarzellchondrosarkomen bei insgesamt 29 Patienten (2 Fälle bilokulär) ergibt sich folgende lokalisatorische Verteilung im Skelett: proximale Femurepiphyse (17 Fälle), proximale Humerusepiphyse (6), proximale Tibiaepiphyse (1), proximale Ulna (1), Rippen (2), Wirbelsäule (1), Os ilium (2) und Maxilla (1).

Klinik und Radiologie
Die *klinische Symptomatik* geht überwiegend mit einer geringfügigen Schmerzsymptomatik und Bewegungseinschränkung im angrenzenden Gelenk einher. Die Schmerzdauer beträgt im Schnitt ein Jahr und signalisiert damit ein verhältnismäßig langsames Wachstum. Da die Röntgensymptomatik überwiegend benigne anmutet, wird die chirurgische Intervention manchmal verzögert, wodurch sich längere Schmerzanamnesen (bis zu 5 Jahren) erklären (Unni et al. 1976). Pathologische Frakturen traten bei den 29 Fällen von Kumar et al. (1985) 8-mal auf. Bei einer Lokalisation in flachen Knochen kann es zu einer Auftreibung und damit zu einem tastbaren Tumor kommen. Bei einem Fall mit Sitz an der Wirbelsäule kam es durch eine Rückenmarkkompression zu neurologischen Erscheinungen (Unni et al. 1976).

Kalil et al. (2000) publizieren 3 Fälle mit einem dedifferenzierten Klarzellchondrosarkom. Bei zwei der Fälle trat die Dedifferenzierung im Follow-up (nach 5,5 resp. 6 Jahren) nach primärer Resektion auf, im dritten Fall wurde sie schon zum Zeitpunkt der Resektion festgestellt.

Das *Röntgenbild* des Klarzellchondrosarkoms besteht in typischen Fällen aus einer expansiven Osteolyse mit überwiegend scharfer Randbegrenzung und gelegentlich auch mit einem Sklerosesaum. Größere Läsionen können unscharfe Grenzen aufweisen. Periostreaktionen werden nicht beobachtet. Eine Ausdehnung des Geschwulstprozesses in die Weichteile und eine Kompaktazerstörung sind selten und werden höchstens im Zusammenhang mit pathologischen Frakturen durch die Läsion beobachtet. Die Matrix des Tumors kann kalzifizieren, ähnlich wie beim Chondroblastom. Im Krankengut von Unni et al. (1976) war die Matrix allerdings nur in 3 von 16 Fällen kalzifiziert, während bei allen 31 von Kumar et al. (1985) und bei allen im eigenen Krankengut beobachteten Kasuistiken eine kalzifizierte Matrix nachweisbar war.

Insgesamt betrachtet ist das Klarzellchondrosarkom überwiegend einem Lodwick-Grad IB bis C zuzuordnen. Unter Berücksichtigung der überwiegend epiphysären Lokalisation in Femur und Humerus ist die Abgrenzung des Tumors gegenüber dem Chondroblastom, dem epiphysären Chondrom und Chondrosarkom Grad I röntgenologisch praktisch nicht möglich (◘ Abb. 7.10). Bei ähnlicher Röntgensymptomatologie ist bei älteren Patienten allerdings eher ein Klarzellchondrosarkom anzunehmen, da das Chondroblastom überwiegend in der 2. Lebensdekade vorkommt. Eine andere Differentialdiagnose stellt der Riesenzelltumor dar, insbesondere dann, wenn das Klarzellchondrosarkom keinen Sklerosesaum hat und keine Matrixkalzifikationen aufweist. In diesen Fällen kann nur die Histologie die Diagnose klären.

Als niedrigmaligner Tumor sollte das Klarzellchondrosarkom durch eine *En-bloc-Resektion* behandelt werden, eine Kürettage genügt nicht (Unni et al. 1976; Carpenter et al. 1979). Prognostische Angaben aufgrund des bisher untersuchten Krankengutes zu machen, ist problematisch, da ein großer Teil der früher behandelten Fälle nur kürettiert wurde. Unter diesen Konditionen starben 4 von 16 Patienten aus dem Krankengut von Dahlin (1978) an dem Tumorleiden (3 durch Metastasen, einer infolge Rückenmarkkompression). Björnsson (1984) gibt eine Rezidivquote von 86% bei einfacher Tumorexzision durch Kürettage an. Die Behandlungsergebnisse von 6 Fällen („3 wide resection, 2 intralesional excision, 1 marginal resection") im Krankengut von Present et al. (1991) sind besser und reichen bis zu 10 Jahren Tumorfreiheit. Bagley et al. (1993) berichten von dem unbehandelten Fall eines Klarzellchondrosarkoms im Femurkopf über einen Beobachtungszeitraum von 13 Jahren und über einen anderen Fall mit einer Skelettmetastasierung ohne Lokalrezidiv 23 Jahre nach Primärbehandlung (Resektion) des Klarzellchondrosarkoms im Femurkopf.

7.2.1.3 Sekundäres Chondrosarkom

ICD-O-Code 9220/3

> **Definition**
> Das sekundäre Chondrosarkom ist ein Chondrosarkom, das sich aus einer vorbestehenden Läsion, entweder einem Osteochondrom oder einem Enchondrom entwickelt hat (WHO 2002).

Wie bereits einleitend unter 7.2.1 erwähnt, können sich sekundäre Chondrosarkome auf dem Boden einer vorbestehenden knorpeligen Knochenläsion entwickeln (◘ Abb. 7.65 f–h, 7.95, 7.96, 7.107, 7.108). Während die Möglichkeit einer malignen Entartung für Osteochondrome als gesichert angesehen werden kann, ist die Malignisierung eines solitären Enchondroms umstritten. Im Krankengut sowohl von Dahlin (1978) wie von Schajowicz (1994) wurde kein einziger Fall eines solitären Enchondroms mit einer malignen Entartung beobachtet. Beide Autoren weisen darauf hin, dass es sich bei vermeintlich entarteten Enchondromen unter kritischer Betrachtung des Biopsats wohl meistens primär um ein niedrigmalignes Chondrosarkom gehandelt hat. Den Befund, dass man bei fast der Hälfte aller Chondrosarkome Anteile benigner Enchondrome findet, deuten insbesondere Brien et al. (1997) aber dahingehend, dass sich solche Chondrosarkome aus vorbestehenden Enchondromen entwickelt haben (s. auch S. 329, 357 und S. 378).

> Unumstritten ist, dass bei einer Enchondromatose einzelne oder mehrere Enchondrome eine hohe Potenz zur malignen Entartung (bis zu 50–60% der Fälle) besitzen. Mit einer malignen Entartung von Osteochondromen im Rahmen einer kartilaginären Exostosenkrankheit rechnet man in 5–10% und bei solitären Osteochondromen in etwa 1% der Fälle.

Wie bereits erwähnt, liegt das Patientenalter bei sekundären, insbesondere epiexostotischen oder exzentrischen Chondrosarkomen (zwischen 20 und 40 Jahren), unter dem der primären Chondrosarkome. Während von den primären Chondrosarkomen nur ca. 1–2% im Kindesalter auftreten, kommen von den sekundären allein ca. 25% im Kindesalter vor.

Überwiegend betroffen von einer Malignisierung sind Osteochondrome im Beckenbereich, insbesondere im Os ilium sowie im proximalen Femur und Humerus und in der Skapula (s. auch unter 7.1.3, 7.1.3.1 und ◘ Abb. 7.95, 7.96, 7.108). Osteochondrome in diesen Regionen sollten daher engmaschiger (alle 1–2 Jahre) kontrolliert

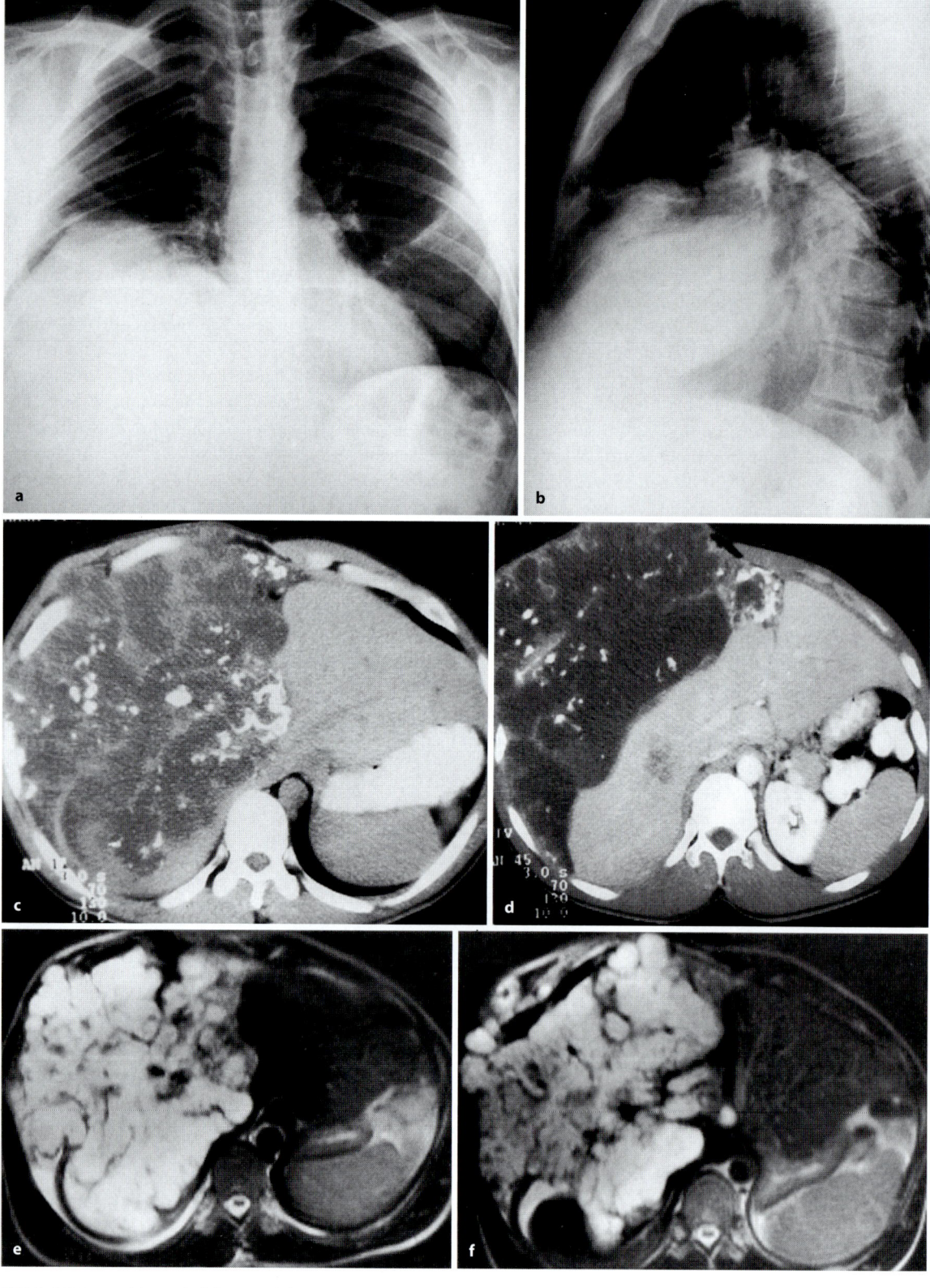

Abb. 7.107 a–m. Ungewöhnlich ausgedehntes sekundäres Chondrosarkom (Grad II) bei kartilaginärer Exostosenkrankheit (24-jähriger Mann). Der Patient präsentierte sich mit einer knochenharten Tumormasse im Bereich der rechten unteren Thoraxapertur und in der Leberregion. Die rechten basalen Thoraxpartien sind vollständig von der das Zwerchfell nach oben schiebenden Tumormasse verschattet (**a**), im Seitbild sieht man im vorderen Anteil der Weichteilmasse feine Matrixossifikationen (**b**) (*Forts. S. 431*)

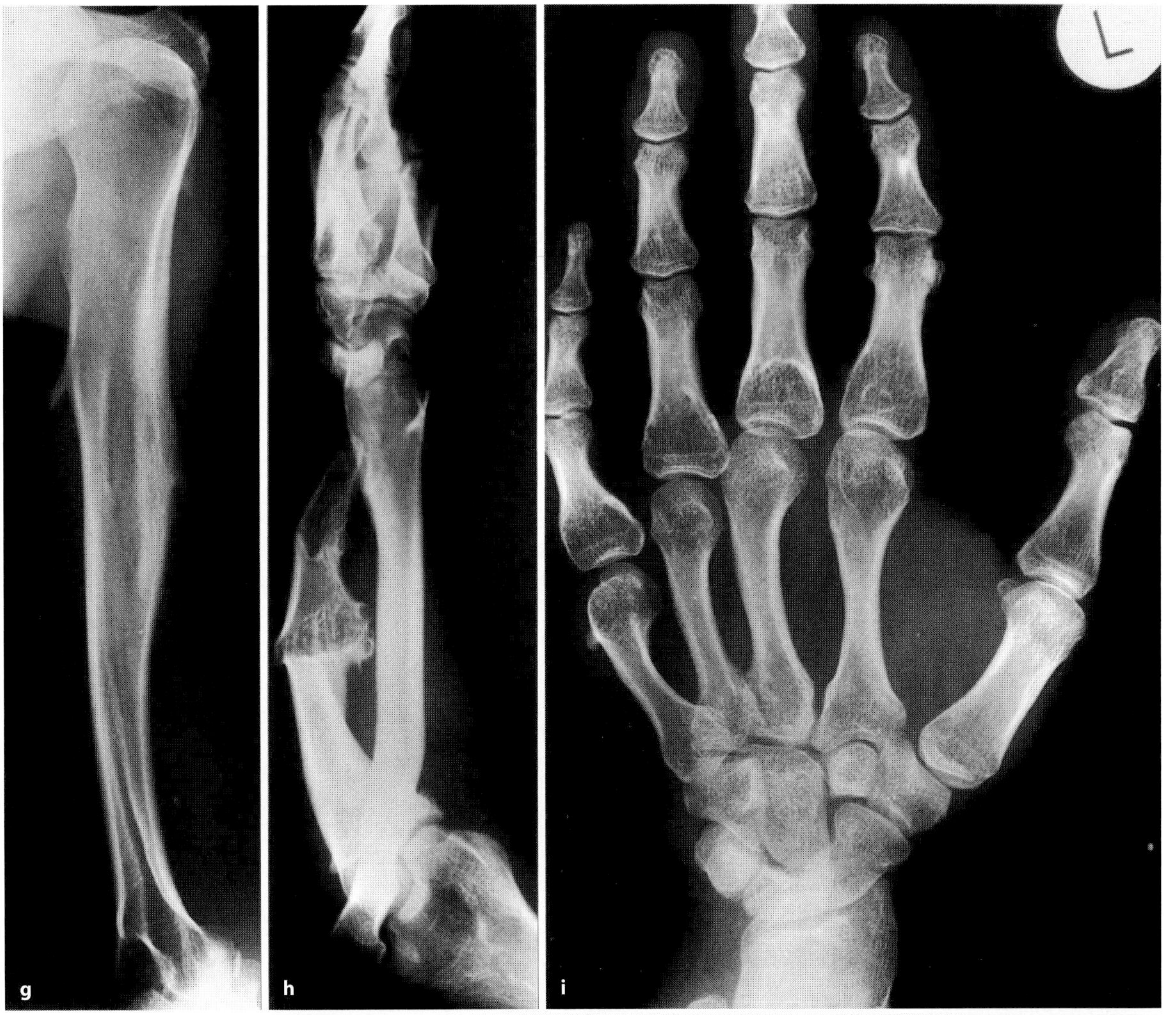

7.2 · Bösartige Tumoren

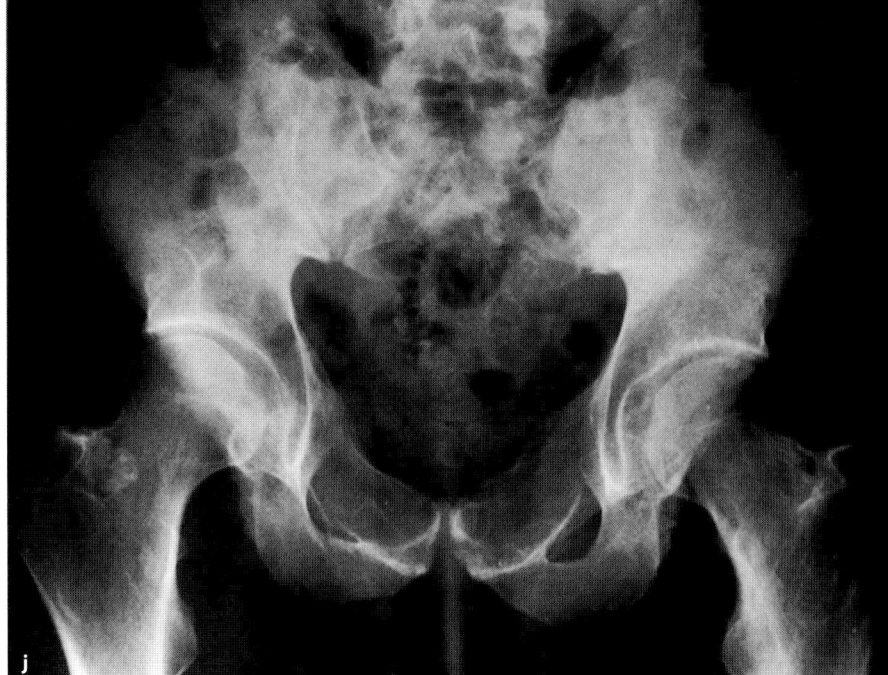

Abb. 7.107 a–m (*Forts.*) Der Tumor ist partiell in die Leber eingewachsen und komprimiert die V. cava inferior. Die dunklen Areale in den CT-Schnitten entsprechen myxomatösen Anteilen (**c, d**). In der MRT (**e, f**) wird der lobuläre Tumoraufbau deutlich (T2-gewichtete Bilder). Der in einer anderen Institution als inoperabel befundene Tumor wurde in unserem Hause operiert (Prof. Dr. I. Klempa). Ein Jahr nach der Operation mit Leberteilresektion ist der junge Mann völlig beschwerdefrei. Beachte die extreme Ausprägung der Exostosenkrankheit mit Befall fast aller im Skelett vorkommenden Knochen (**g–m**). Der Tumor ist mit größter Wahrscheinlichkeit von einer der befallenen Rippen ausgegangen (*Forts. S. 432*)

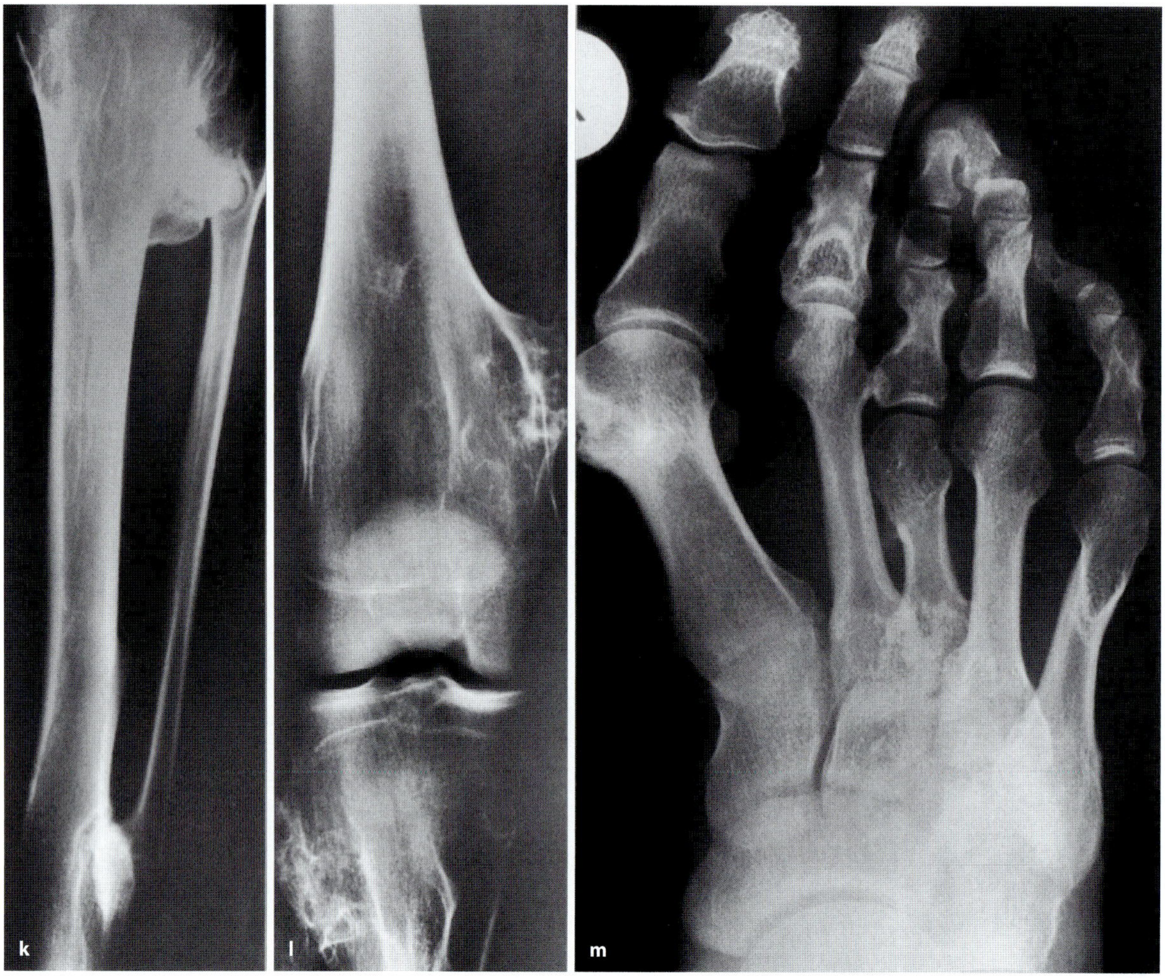

Abb. 7.107 a–m (Forts.)

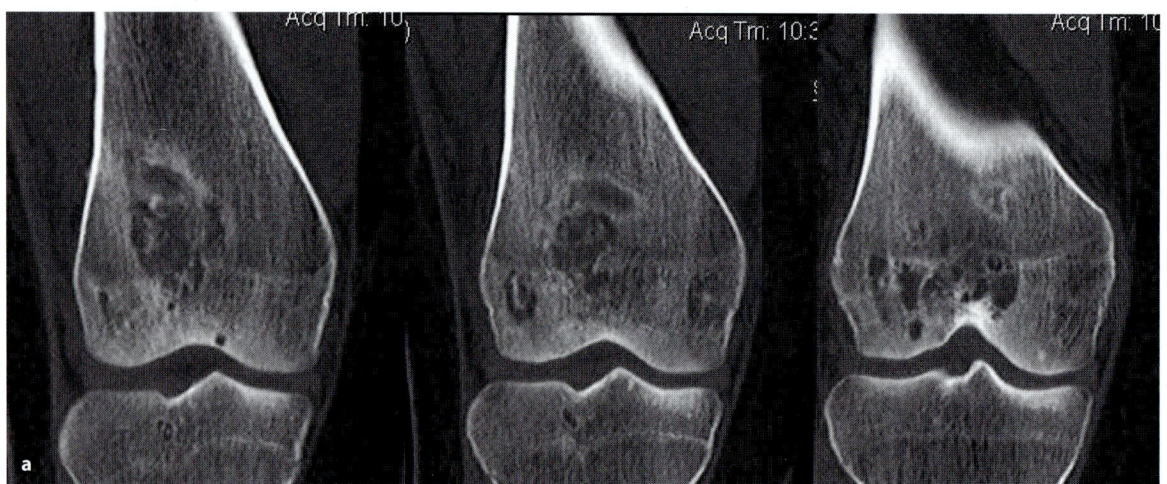

Abb. 7.108 a–d. Chondrosarkom im distalen Femur bei Enchondromatose. 15-jähriges Mädchen mit Schmerzen in rechten Oberschenkel. Dort sieht man in den CT-Bildrekonstruktionen (das Übersichtsbild war wenig ergiebig) in **a** eine multizentrische Läsion, deren knorpelige Herkunft sich an kleinen Matrixkalzifikationen erkennen lässt (*Forts. S. 433*)

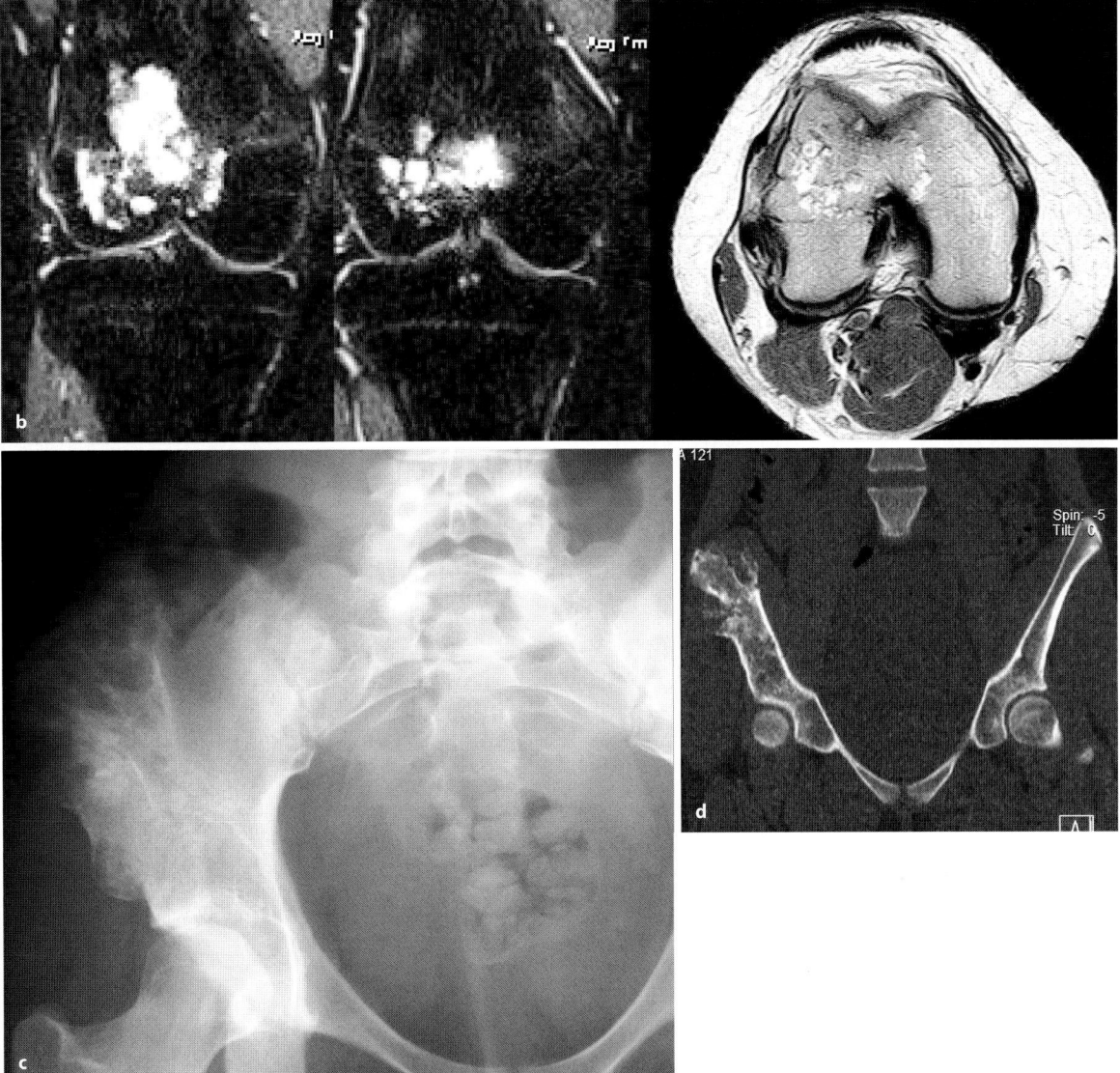

Abb. 7.108 a–d (*Forts.*) Dazu passt auch der lobuläre Aufbau des Tumors in der MRT (**b**). Eine PE erbrachte für uns überraschend ein Chondrosarkom Grad I neben dem Bild einer Enchondromatose, denn zu diesem Zeitpunkt wussten wir noch nicht, dass die Patientin eine bis dato klinisch asymptomatische Enchondromatose hat. Wir konnten nun davon ausgehen, dass das Chondrosarkom nur abschnittsweise vorlag. Es erfolgte eine Ausschälung des Tumors bis hinunter zur subchondralen Grenzlamelle, eine an sich angebrachte Resektion unter Aufopferung des Kniegelenkes wurde von der Patientin abgelehnt. Bei der Suche nach weiteren Läsionen fanden sich enchondromatöse Veränderungen in der Tibia und im Becken. Im Letzteren sieht man (**c, d**) einen großen expansiven knorpeligen Tumor, der im unteren Anteil einem Enchondrom, das bis in das Azetabulum reicht, entspricht und im oberen Anteil einem sekundären Chondrosarkom. Dieses wurde reseziert und histologisch bestätigt

werden, sofern man sich nicht entschließt, sie vorher abzutragen.

Sekundäre Chondrosarkome können als seltene Komplikationen auch einmal auf dem Boden eines M. Paget und einer fibrösen Dysplasie entstehen (Price u. Goldie 1969; Huvos et al. 1972; De Smet et al. 1981). Auch über eine Entstehung in einem Knocheninfarkt und in einer einkammerigen Knochenzyste wurde publiziert (Grabias u. Mankin 1974). Vanel et al. (1984) berichten über die Entstehung von Chondrosarkomen nach Chemotherapie von histologisch anders gearteten Tumoren (malignes fibröses Histiozytom, Rhabdomyosarkom) in einer anatomisch anderen Lokalisation bei 2 Kindern. Die Chondrosarkome traten 5 bzw. 10 Jahre nach der Chemotherapie auf. Vanel et al. berechnen die Möglichkeit, nach Chemotherapie des Ersttumors einen von diesem unabhängigen Zweittumor zu bekommen, als etwa 20-mal größer als in Kontrollgruppen.

Über die Entstehung eines – wahrscheinlich sekundären – Chondrosarkoms auf dem Boden einer chronisch rezidivierenden Polychondritis berichten Fransen et al. (1995). Das Sarkom fand sich an der linken vorderen Thoraxwand, die Polychondritis bestand erst seit 2 Jahren. Die Autoren überlegen, ob die chronische Knorpelentzündung zu einer Metaplasie geführt habe, die als solche einen ätiologischen Faktor zur Entstehung eines Chondrosarkoms darstelle.

Zur Radiologie eines exostotischen (epiexostotischen, exzentrischen oder peripheren) Chondrosarkoms s. S. 401 ff. Die radiologische Symptomatik des sekundären Chondrosarkoms im Rahmen einer Enchondromatose ähnelt der des primären Chondrosarkoms und ist auf S. 365 und S. 395 ff. beschrieben.

7.2.1.4 Extraskelettales Chondrosarkom

Extraskelettale Chondrosarkome sind seltene Tumoren. Sie wurden zuerst von Stout und Verner (1953) beschrieben. Man kann extraskelettale Chondrosarkome in 3 Gruppen einteilen:
- myxoide Chondrosarkome, („Weichteil-Chondrosarkom"),
- mesenchymale Chondrosarkome,
- synoviale Chondrosarkome.

Das *mesenchymale extraskelettale Chondrosarkom* wurde bereits auf S. 391, 417 f. ausführlich besprochen. Zwei Fälle aus unserer Sammlung sind von der radiologische Seite her in ◘ Abb. 7.109 und 7.11. dargestellt.

Über das *myxoide extraskelettale Chondrosarkom* gibt es eine größere Fallserie (34 Fälle) von Enzinger und Shiraki (1972). Der Tumor ist durch unscharf begrenzte noduläre Massen charakterisiert, die sich aus Strängen und Inseln kleiner azidophiler Zellen zusammensetzen, zwischen denen ein überschießendes mukoides Stroma liegt. Der Tumor erinnert entfernt an ein myxoides Liposarkom. Das Patientenalter in der genannten Serie bewegte sich zwischen 13 und 89 Jahren (mittleres Alter 49 Jahre). Es handelte sich um 22 Männer und 12 Frauen. Alle Tumoren traten in den Extremitäten auf und involvierten entweder Muskulatur oder Sehnen oder Ligamente. Die langsam wachsenden Tumoren gingen in 10 Fällen mit Schmerzen einher (Anamnesedauer von 2 Wochen bis zu einigen Jahren). Die Tumorgröße bewegte sich zwischen 1,5 und 23 cm (Mittel 7 cm). Bei allen 34 Patienten erfolgte eine primäre Tumorexzision, bei 5 Patienten eine zusätzliche Strahlentherapie. Von 31 nachuntersuchten Patienten lebten zum Zeitpunkt der Nachuntersuchung 20, 11 starben (4 an Metastasen

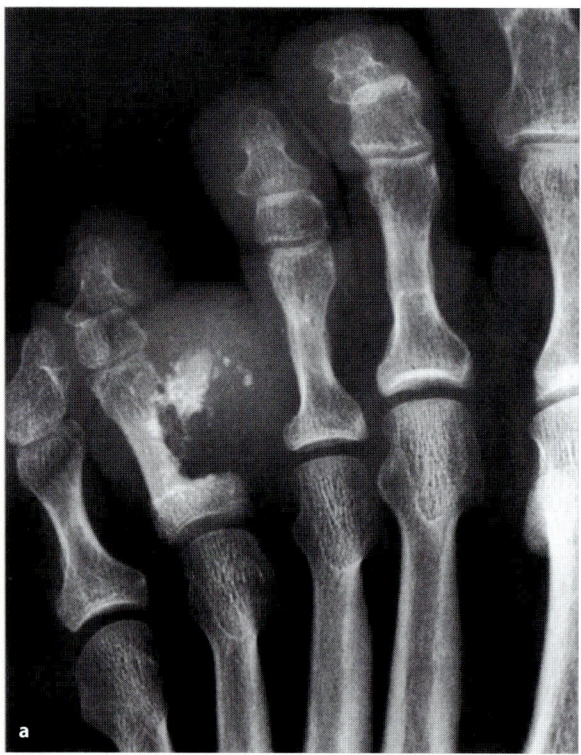
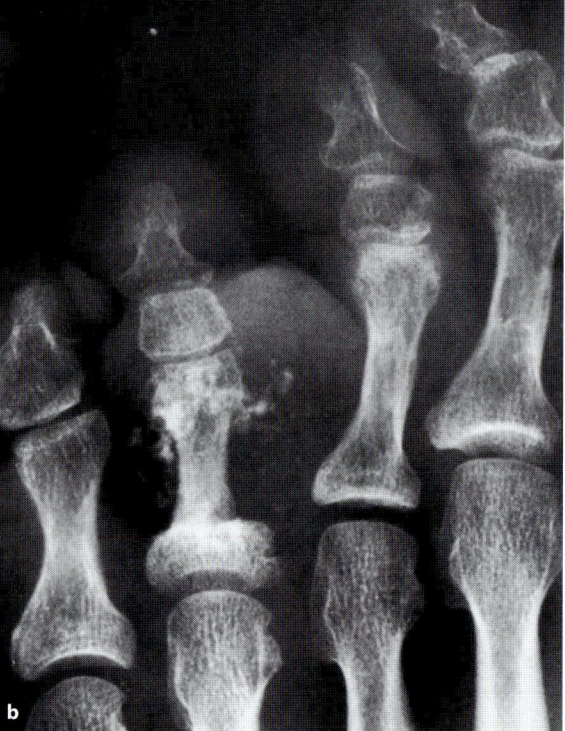

◘ **Abb. 7.109 a, b.** Extraskelettales Chondrosarkom in den Weichteilen um die 4. Grundphalanx des linken Fußes bei einem 57-jährigen Mann. Das Epizentrum des Tumors liegt eindeutig in den Weichteilen und ist an der Matrixossifikation erkennbar, die inhomogen und diffus verstreut erscheint, mit einem soliderem Zentrum. Der Tumor hat vor allem die medialseitigen knöchernen Partien der Grundphalanx weitgehend zerstört. Differentialdiagnostisch kommt ein Gichttophus infrage

7.2 · Bösartige Tumoren

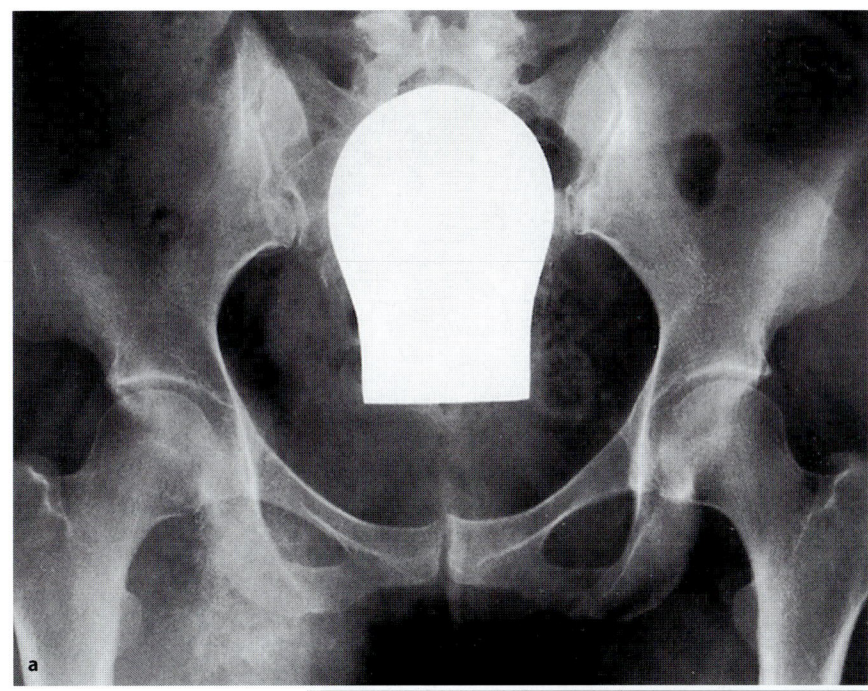
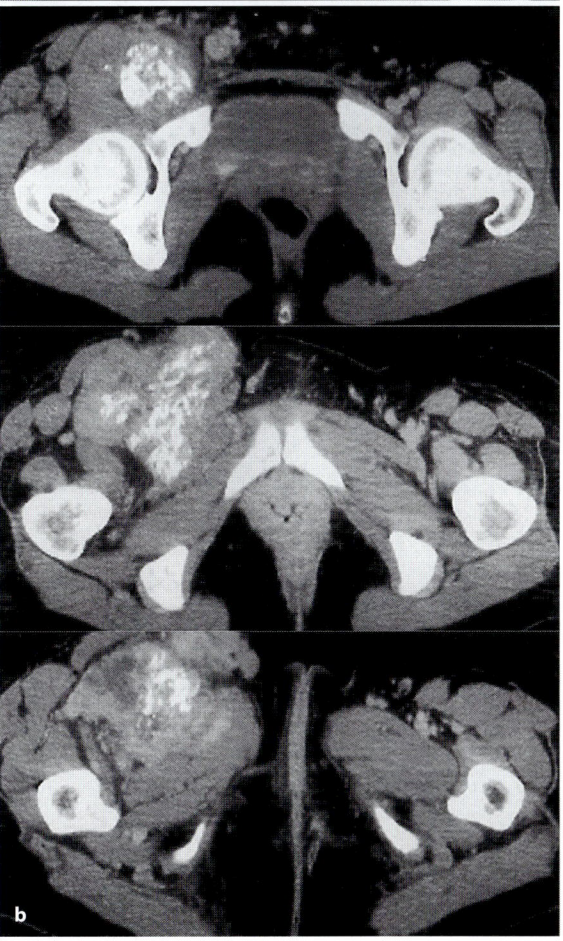

Abb. 7.110 a, b. Extraskelettales mesenchymales Chondrosarkom in der rechten Oberschenkel- und Leistenregion. Der Tumor geht nicht vom Periost aus, wie die CT-Schnitte erkennen lassen. Das rechte Gefäßnervenbündel ist ummauert; zum Zeitpunkt der Erstpräsentation hatte die Patientin bereits ausgedehnte Lungenmetastasen

und 7 an anderen Erkrankungen). Die Patienten mit Metastasen hatten zellreichere Tumoren. Die Prognose wurde nicht durch die Lage des Tumors (oberflächlich oder tief) beeinflusst, auch nicht durch die Tumorgröße. Insgesamt stellt sich die Prognose also letztendlich günstiger als bei einem zentralen ossären Chondrosarkom dar.

Radiologisch können sich Verkalkungen zeigen (wie z. B. bei dem mesenchymalen extraskelettalen Chondrosarkom in ◘ Abb. 7.109), im Allgemeinen ist aber die radiologische Symptomatik unspezifisch und erlaubt keine Differenzierung von anderen Weichteilsarkomen. Über die MRT-Symptomatik (z. B. höhere Signalintensität im T2-gewichteten Bild, Kontrastmittelenhancement im T1-gewichteten Bild) gibt es bisher keine ausreichenden Erfahrungen, insbesondere keine Angaben über differentialdiagnostische Kriterien zu anderen Weichteiltumoren.

Das *synoviale Chondrosarkom* (◘ Abb. 7.111–7.114) stellt die seltenste Form extraskelettaler Chondrosarkome dar. Von den 11 bisher berichteten Fällen (Dunn et al. 1974; Enzinger u. Weiss 1988) waren 6 als De-novo-Geschwülste im Knie entstanden und 2 auf dem Boden einer synovialen Chondromatose (Anamnesedauer 14–22 Jahre). Auch bei diesem Tumortyp ist die röntgenologische Symptomatik unspezifisch, Kalzifikationen beweisen sie nicht, denn auch gewöhnliche synoviale Sarkome sind in gut einem Drittel aller Fälle kalzifiziert.

Den ungewöhnlichen Fall eines extraskelettären Chondrosarkoms, das histologisch zu keinem der drei genannten Typen passt, publizierten Sundaram et al. (1993). Der Tumor saß als kalzifizierte Masse in der sakroischialen Grube eines 34-jährigen Mannes.

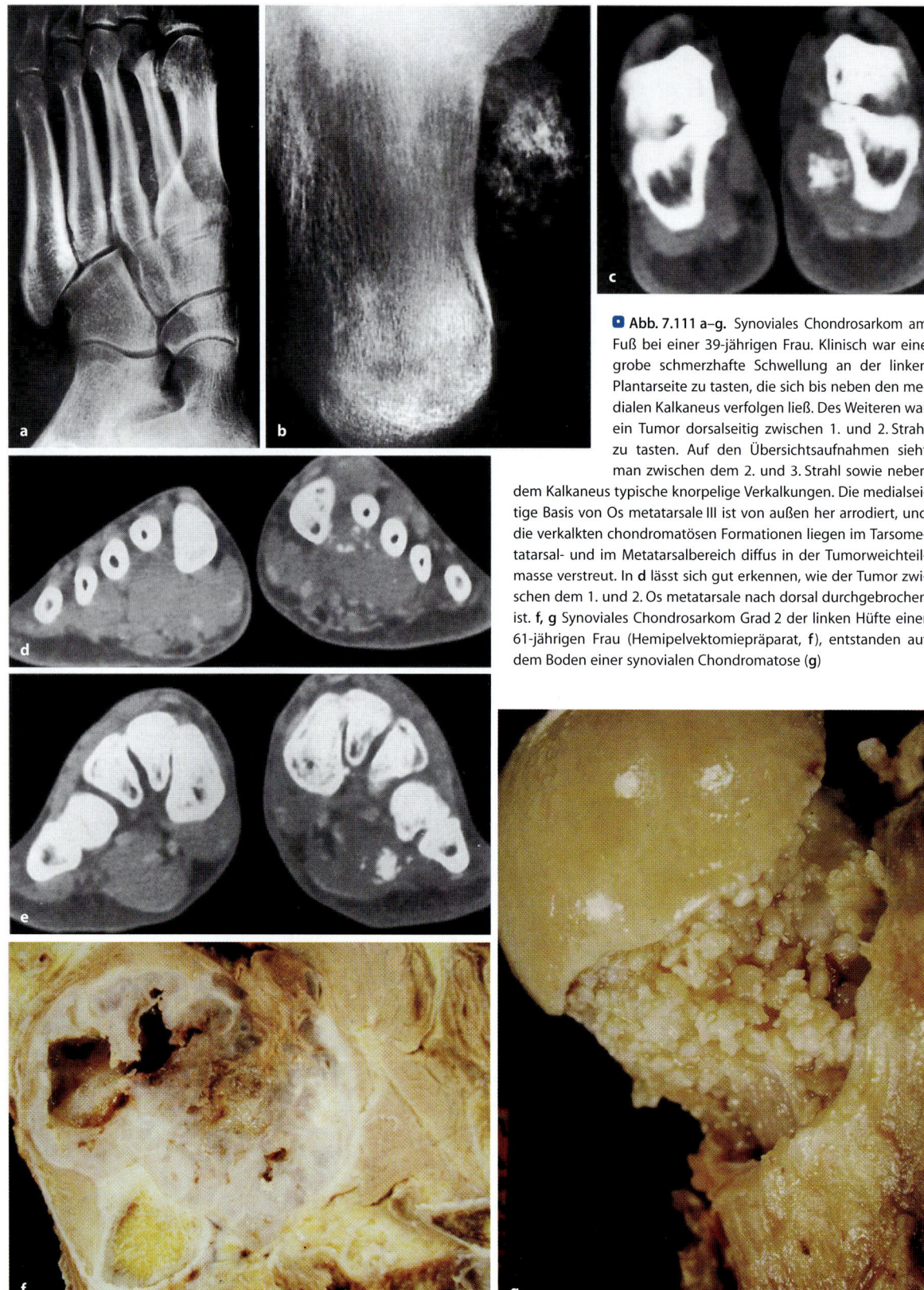

Abb. 7.111 a–g. Synoviales Chondrosarkom am Fuß bei einer 39-jährigen Frau. Klinisch war eine grobe schmerzhafte Schwellung an der linken Plantarseite zu tasten, die sich bis neben den medialen Kalkaneus verfolgen ließ. Des Weiteren war ein Tumor dorsalseitig zwischen 1. und 2. Strahl zu tasten. Auf den Übersichtsaufnahmen sieht man zwischen dem 2. und 3. Strahl sowie neben dem Kalkaneus typische knorpelige Verkalkungen. Die medialseitige Basis von Os metatarsale III ist von außen her arrodiert, und die verkalkten chondromatösen Formationen liegen im Tarsometatarsal- und im Metatarsalbereich diffus in der Tumorweichteilmasse verstreut. In **d** lässt sich gut erkennen, wie der Tumor zwischen dem 1. und 2. Os metatarsale nach dorsal durchgebrochen ist. **f, g** Synoviales Chondrosarkom Grad 2 der linken Hüfte einer 61-jährigen Frau (Hemipelvektomiepräparat, **f**), entstanden auf dem Boden einer synovialen Chondromatose (**g**)

7.2 · Bösartige Tumoren

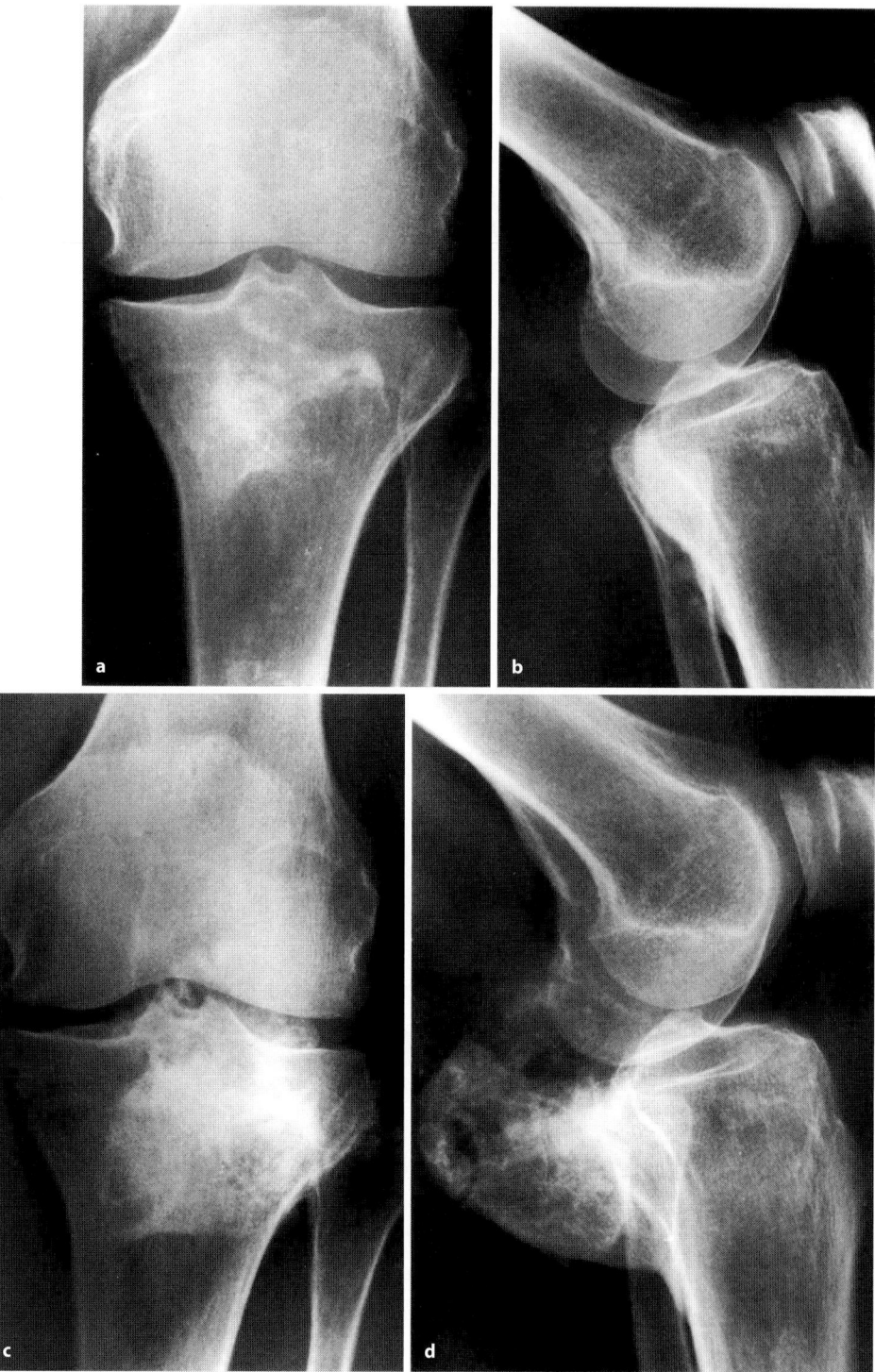

Abb. 7.112 a–d. Ungewöhnlicher Verlauf und Aspekt eines von der Gelenkkapsel ausgehenden Chondrosarkoms. **a** und **b** stammen aus dem Jahr 1982. Zu diesem Zeitpunkt war der Patient 55 Jahre alt. Seit 1979 hatte er eine Verhärtung in der linken Kniekehle getastet, die allmählich an Größe zunahm und zu einer Bewegungseinschränkung führte. Röntgenologisch sieht man schlierige Verknöcherungen, die sich in den Tibiakopf im a.p.-Bild hineinprojizieren und von der dorsalen tibiaseitigen Gelenkkapsel abstammen. In Höhe des dorsalen Gelenkspalts sind feinere Verkalkungen zu sehen. 1987, also 5 Jahre später, massive Zunahme der Verknöcherungen, die z. T. spongiös anmuten. Die knorpelige Herkunft des Tumors ist aus den Röntgenbildern nicht ersichtlich!

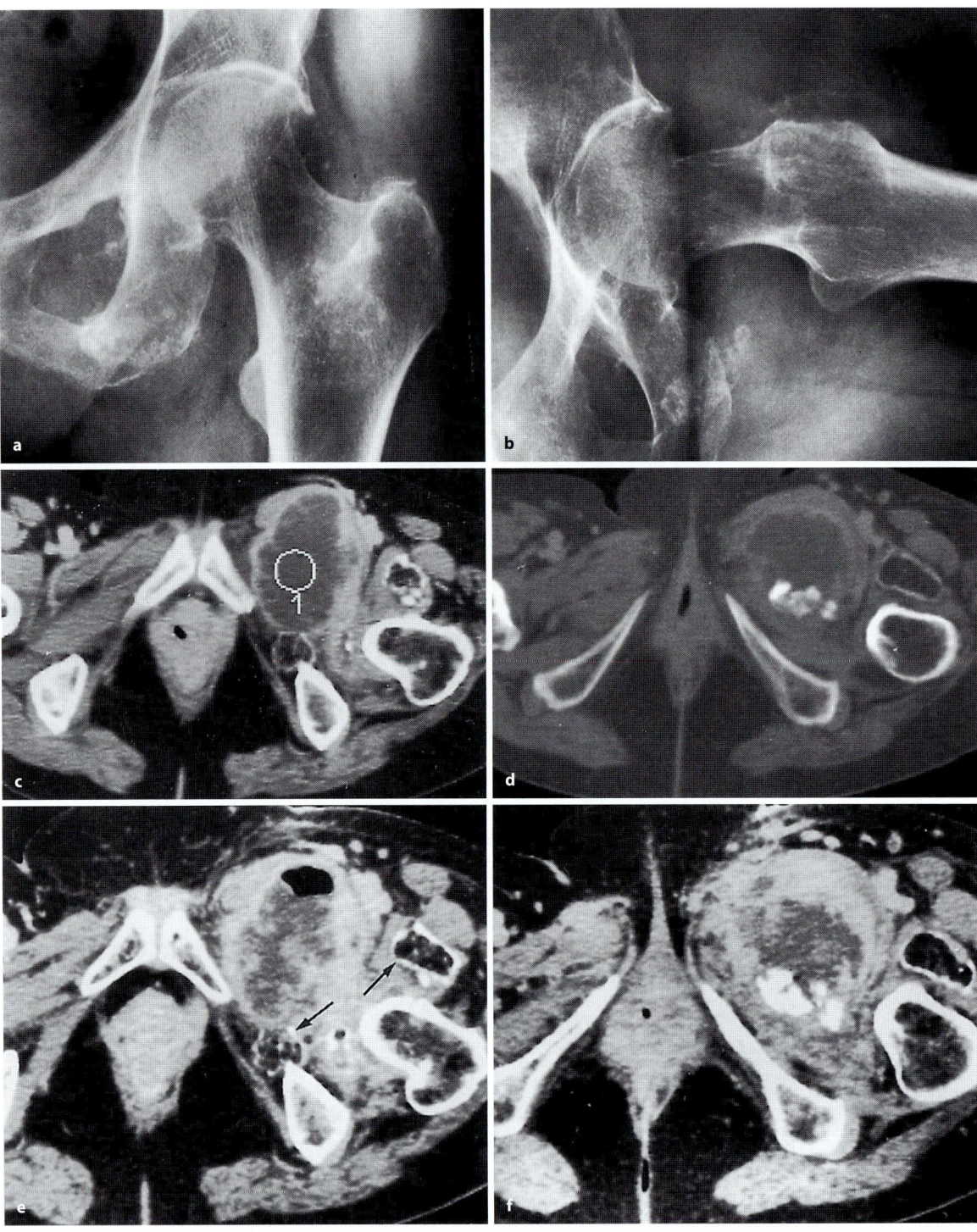

Abb. 7.113 a–h. Seltenes synoviales Chondrosarkom in der linken Hüfte bei einer 61-jährigen Frau, offensichtlich auf dem Boden einer synovialen Chondromatose entstanden. Auf den Übersichtsbildern sieht man eine Verbreiterung des ventrolateralen Hüftweichteilschattens; in diesem Schatten liegen feine Verkalkungen. Des Weiteren erkennt man eine kraniolateral und ventral gelegene tiefe Erosion im Hüftkopf-/Halsbereich. Klinisch war ein derber schmerzhafter Tumor zu tasten, erhebliche Bewegungseinschränkung der Hüfte. Ferner sieht man auf dem Halbaxialbild vor dem Trochanter major eine quer ovale Kalzifikationsfigur mit angedeutet knorpeligem Verkalkungsmuster (s. unten). Weitere Verkalkungen vor dem Sitzbein. Die ersten CT-Bilder (**c, d**) lassen einen breiten kaudalen Gelenkrezessus, wahrscheinlich unter Involvierung der kommunizierenden Bursa iliopectinea, erkennen. In dem „tumorösen" Gebilde Ergussbildung, die Wand ist irregulär verdickt, was auf ein Tumorwachstum hinweist. In **d** sieht man die auf dem Boden des Rezessus gelegenen chondromatösen Kalzifikationen. Innerhalb von 5 Wochen explodierte der Tumor förmlich, und man sieht in **e** und **f** eine Zunahme des deutlich kontrastmittelaufnehmenden Tumorgewebes, wodurch der Ergussraum kleiner wird. Die Luftblase rührt von einer Probebiopsie her (*Forts. S. 439*)

7.2 · Bösartige Tumoren

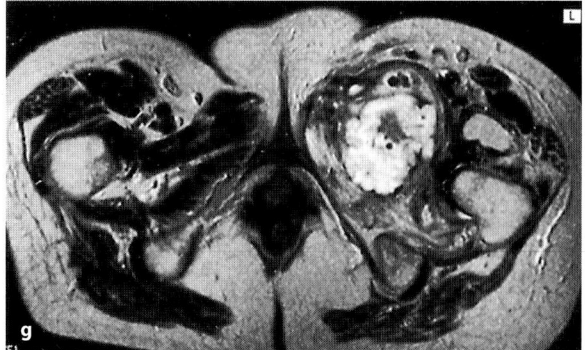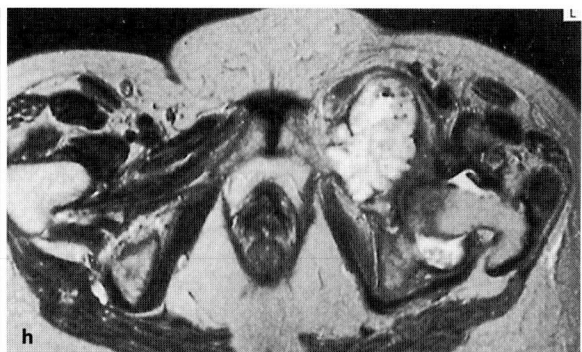

Abb. 7.113 a–h (*Forts.*) In den MRT-Bildern (**g, h**) stellt sich die lobuläre Natur des von der Synovialmembran ausgehenden malignen knorpeligen Prozesses gut erkennbar dar. Die MRT-Symptomatik ist aber letztendlich sehr unspezifisch und lässt eine Abgrenzung gegenüber anderen synovialen tumorösen Prozessen nicht zu, während die in den CT-Bildern nachgewiesenen verknöcherten Körper sehr wohl eine Einengung des differentialdiagnostischen Spektrums erlauben. Beachte auf den CT-Bildern die zu reifen Knochen ausdifferenzierten, offensichtlich älteren chondromatösen Anteile des Prozesses vor dem Femur und vor dem Sitzbein (*Pfeile*). (Fall von Chefarzt Dr. Wurche, Bremerhaven)

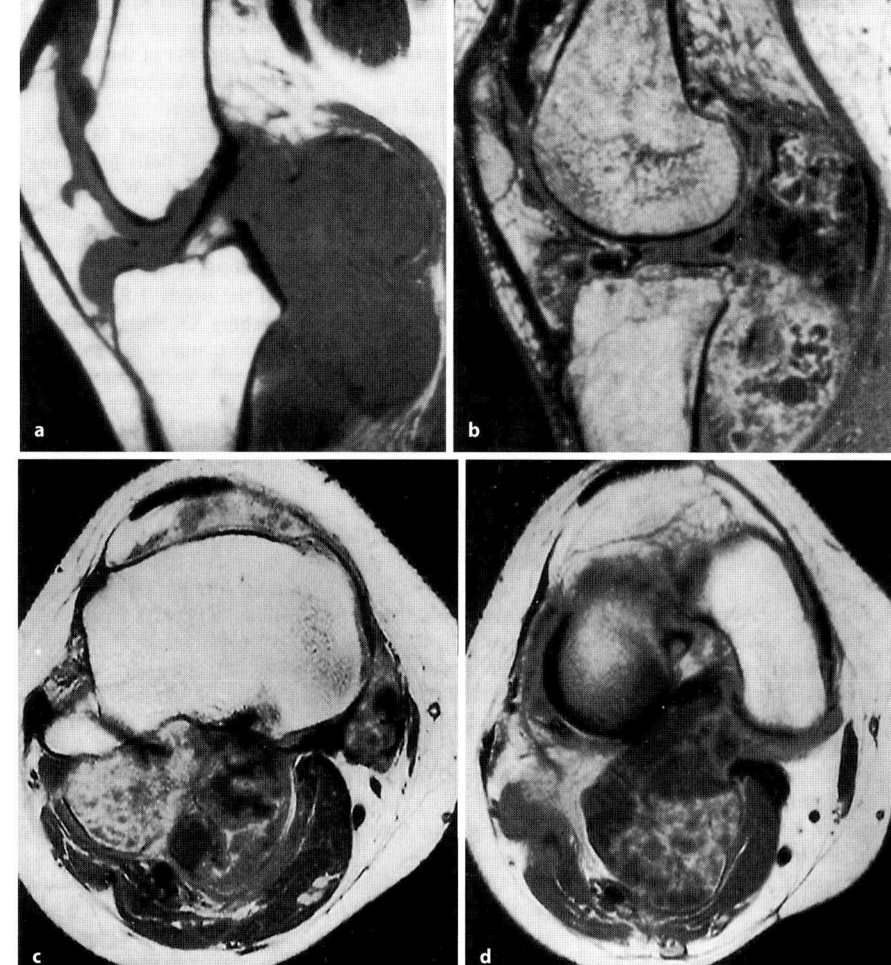

Abb. 7.114 a–d. Synoviales Chondrosarkom im Kniegelenk (36-jähriger Mann). Die MRT-Aufnahmen zeigen eine groteske, nach dorsal hin entwickelte Tumormasse. Diese stellt sich im T1-gewichteten Bild homogen signalarm dar. Nach intravenöser Gabe von Gd-DTPA kommt es zu einem Enhancement des Tumorstromas, in dem sich die knorpeligen Korpuskeln abgrenzen lassen. Man sieht diese auch im vorderen Gelenkraum. Die grobe Tumormasse mit erheblichem enhancenden Stroma weist allein schon auf die Malignität des Prozesses hin

Literatur

Gewöhnliches primäres und sekundäres Chondrosarkom, periostales Chondrosarkom

Aegerter E, Kirkpatrick JA (1975) Orthopedic diseases. Saunders, Philadelphia

Alho A, Connor JF, Mankin HJ et al. (1983) Assessment of malignancy of cartilage tumors using flow cytometry: a preliminary report. J Bone Joint Sur [Am] 65:779

Bell C, Klein J, Pitt J et al. (2006a) Molecular pathology of chondroid neoplasms: part 1, benign lesions. Skeletal Radiol 35:805

Bell C, Klein J, Pitt J et al. (2006b) Molecular pathology of chondroid neoplasms: part 2, malignant lesions. Skeletal Radiol 35:887

Bertoni F, Bacchini P, Hagendoorn PCW (2002) Chondrosarcoma. In: Fletcher CDM, Unni KK,Mertens F (eds) WHO: Pathology and genetics of tumours of the soft tissue and bone. IARC Press, Lyon, 247

Brien EW, Mirra JM, Kerr R (1997) Benign and malignant cartilage tumors of bone and joint: their anatomic and theoretical basis with an emphasis on radiology, pathology and clinical biology. Skeletal Radiol 26:325

Campanacci M, Guernelli N, Leonessa C et al. (1975) Chondrosarcoma. A study of 133 cases, 80 with longterm follow-up. Ital J Orthop Traumatol 1:387

Cawte TG, Steiner GC, Beltran J et al. (1998) Chondrosarcoma of the short tubular bones of the hands and feet. Skeletal Radiol 27:625

Dahlin DC (1978) Bone tumors, 3rd edn. Thomas, Springfield

Dahlin DC, Salvador AH (1974) Chondrosarcomas of bone of the hands and feet. A study of 30 cases. Cancer 34:755

De Smet AA, Travers H, Neff JR (1981) Chondrosarcoma occuring in a patient with polyostotic fibrous dysplasia. Skeletal Radiol 7:197

Disler DG, Rosenberg AE, Springfield D et al. (1993) Extensive skeletal metastases from chondrosarcoma without pulmonary involvement. Skeletal Radiol 22:595

Dorfman HD, Czerniak B (1994) Bone cancers. Cancer 75:203

Eefting D, Schrage YM, Geirnaerdt MJA et al. (2008) Assessment of interobserver variability and histologic parameters to improve reliability in classification and grading of central cartilaginous tumors. Am J Surg Pathol 33:50

Enzinger FM, Shiraki M (1972) Extraskeletal myxoid chondrosarcoma. An analysis of 36 cases. Hum Pathol 36:421

Evans HL, Ayala AG, Rohmsdahl MD (1977) Prognostic factors in chondrosarcoma of bone. A clinicopathologic analysis with emphasis on histologic grading. Cancer 40:808

Feaux de Lacroix W, Dietlein M, Schmidt J et al. (1992) Histological investigation for comparison of cartilaginous tumors of unknown biological course with unequivocal chondrosarcomas. Zentralbl Pathol 138:339

Fransen HRA, Ramon FA, de Schnepper AMA et al. (1995) Chondrosarcoma in a patient with relapsing polychondritis. Skeletal Radiol 24:477

Geirnaerdt MJA, Bloem JL, Eulderink F (1993) Cartilaginous tumors: correlation of gadolinium-enhanced MR-imaging and histopathologic findings. Radiology 186:813

Gottschalk RG, Smith RT (1963) Chondrosarcoma of the hand. J Bone Joint Surg [Am] 45:141

Grabias S, Mankin HJ (1974) Chondrosarcoma arising in histological proved unicameral bone cyst. A case report. J Bone Joint Surg [Am] 56:1501

Haygood TM, Teot L, Ward WG et al. (1995) Low-grade chondrosarcoma in a 12-year-old boy. Skeletal Radiol 24:466

Henderson ED, Dahlin DC (1963) Chondrosarcoma of bone. A study of two hundred and eighty-eight cases. J Bone Joint Surg [Am] 45:1450

Hermann G, Sacher M, Lanzieri CF (1985) Chondrosarcoma of the spine: an unusual radiographic presentation. Skeletal Radiol 14:178

Hudson TM, Chew FS, Manaster BJ (1982) Radionuclide bone scanning of medullary chondrosarcoma. AJR 139:1071

Huvos AG, Marcove RC (1987) Chondrosarcoma in the young: A clinicopathologic analysis of 79 patients younger than 21 years of age. Am J Surg Pathol 11:930

Huvos AG, Higinbotham NL, Miller TR (1972) Bone sarcomas arising in fibrous dysplasia. J Bone Joint Surg [Am] 54:1047

Jaffé HL (1958) Tumors and tumorous conditions of the bones and joints. Lea Febiger, Philadelphia

Kragh LV, Dahlin DC, Erich JB (1960) Cartilaginous tumors of the jaws and facial regions. Am J Surg 99:852

Kreicbergs A, Slezak E, Söderberg G (1981a) The prognostic significance of different histomorphologic features in chondrosarcoma. Virchows Arch [A] 390:1

Kreicbergs A, Cewrien G, Tribukeit B et al. (1981b) Comparative single cell and flow DNA analysis of bone sarcoma. Analyt Quant Cytol 3:121

Lansche WE, Spjut HJ (1958) Chondrosarcoma of the small bones of the hands. J Bone Joint Surg [Am] 40:1139

Lichtenstein L (1955) Tumors of periosteal origin. Cancer 8:1060

Lichtenstein L, Jaffé HL (1943) Chondrosarcoma of bone. Am J Pathol 19:553

Marcove RC (1977) Chondrosarcoma: diagnosis and treatment. Orthop Clin North Am 8:881

Marcove RC, Mike V, Hutter RVP, Huvos AG (1972) Chondrosarcoma of the pelvis and upper end of the femur: an analysis of factors influencing survival time in 113 cases. J Bone Joint Surg [Am] 54:561

Marcove RC, Stovell PB, Huvos AG, Bullough PG (1977) The use of cryosurgery in the treatment of low and medium grade chondrosarcoma. Clin Orthop 122:147

McKenna RJ, Schwinn CP, Soong KY, Higinbotham NL (1966) Sarcomata of the osteogenic series (osteosarcoma, fibrosarcoma, chondrosarcoma, periosteal osteogenic sarcoma and sarcomata arising in abnormal bone). An analysis of 552 cases. J Bone Joint Surg [Am] 48:1

Mirra JM (1980) Bone tumors, diagnosis and treatment. Lippincott, Philadelphia

Mirra JM (1989) Bone tumors. Clinical, radiologic, and pathologic correlations, vol I/II. Lea Febiger, Philadelphia

Mirra JM, Gold R, Dows J et al. (1985) A new histologic approach to the differentiation of enchondroma and chondrosarcoma of the bones. Clin Orthop 201:214

Murphey MD, Walker EA, Wilson JW et al. (2003) Imaging of primary chondrosarcoma: Radiologic-pathologic correlation. Radiographics 23:1245

O'Neal LW, Ackerman LV (1952) Chondrosarcoma of bone. Cancer 5:551

Pachter MR, Alpert M (1964) Chondrosarcoma of the foot skeleton. J Bone Joint Surg [Am] 46:601

Roberts PH, Price CHG (1977) Chondrosarcoma of the bones of the hands. J Bone Joint Surg [Br] 59:213

Rosenberg AE, Nielsen GP, Efird JT (1996) Base of skull chondrosarcomas. A clinical pathologic study of 130 cases. (Abstr.) Vortrag auf dem USCAP-Kongreß in Washington DC

Rosenthal DI, Schiller AL, Mankin HJ (1984) Chondrosarcoma: correlation of radiological and histological grade. Radiology 150:21

Sanerkin NG (1980) The diagnosis and grading of chondrosarcoma of bone. Cancer 45:582

Schajowicz F (1994) Tumors and tumorlike lesions of bone, 2nd edn. Springer, Berlin Heidelberg New York Tokyo

Schiller AL (1985) Diagnosis of borderline cartilage lesions of bone. Semin Diag Pathol 2:42

Sheth DS, Yasko AW, Johnson ME et al. (1996) Chondrosarcoma of the pelvis. Prognostic factors for 67 patients with definitive surgery. Cancer 78:745

Literatur

Sjogren H, Orndal C, Tingby O et al (2004) Cytogenetic and spectral karyotype analyses of benign and malignant cartilage tumours. Int J Oncol 24:1385

Spjut HJ, Dorfman HD, Fechner RE, Ackerman LV (1971) Tumors of bone and cartilage. Atlas of tumor pathology, Fasc 5. Armed Forces Institute of Pathology, Washington DC

Tallini G, Dorfman H, Brys P et al.(2002) Correlation between clinicopathological features and karyotype in 100 cartilaginous and chordoid tumours. A report from the Chromosomes and Morphology (CHAMP) Collaborative Study Group. J Pathol 196: 194

Unni KK (1996) Dahlin's Bone tumors, 5th edn. Lippincott-Raven, Philadelphia

Unni KK, Dahlin DC, Beabout JW (1976) Periosteal osteogenic sarcoma. Cancer 37:2476

Vanel D, Coffre C, Zemoura L et al. (1984) Chondrosarcoma in children subsequent to other malignant tumors in different location. Skeletal Radiol 11:96

Vanel D, de Paolis M, Monti C etal. (2001) Radiological features of 24 periosteal chondrosarcomas. Skeletal Radiol 30:208

Weinberg J, Miller TT, Handelsman JE et al. (2005) Periosteal chondrosarcoma in a 9-year-old girl with osteochondromatosis. Skeletal Radiol 34:539

Weiss AP, Dorfman HD (1986) S-100 protein in human cartilage lesions. J Bone Joint Surg [Am] 68:521

Welkerling H, Werner M, Delling G (1996) Zur histologischen Gradeinteilung der Chondrosarkome. Eine qualitative und quantitative Untersuchung an 74 Fällen des Hamburger Knochentumorregisters. Pathologe 17:18

Welkerling H, Kratz S, Everbeck V(2003)A reproducible and simple grading system for classical chondrosarkomas. Analysis of 35 chondrosarcomas and 16 enchondromas with emphasis on recurrence rate and radiological and clinical data. Virchows Arch 443:725

Yaghmai J (1978) Angiographic features of chondromas and chondrosarcomas. Skeletal Radiol 3:91

Young CL, Sim FH, Unni KK et al. (1990) Chondrosarcoma of bone in children. Cancer 66:1641

Mesenchymales Chondrosarkom

Bertoni F, Picci P, Bacchini P et al. (1983) Mesenchymal chondrosarcoma of bone and soft tissue. Cancer 52:533

Dabska M, Huvos AG (1983) Mesenchymal chondrosarcoma in the young. Virchows Arch [A] 399:98

Dahlin DC (1978) Bone tumors, 3rd edn. Thomas, Springfield

Dahlin DC, Henderson ED (1962) Mesenchymal chondrosarcoma: Further observations on a new entity. Cancer 15:410

Dowling EA (1964) Mesenchymal chondrosarcoma. J Bone Joint Surg [Am] 46:747

Fu YS, Kay S (1974) Comparative ultrastructural study of mesenchymal chondrosarcoma and myxoid chondrosarcoma. Cancer 33:1531

Guccioni JG, Font RL, Enzinger FM, Zimmermann LE (1973) Extraskeletal mesenchymal chondrosarcoma. Arch Pathol 95:336

Huvos AG, Rosen G, Dabska M, Marcove RC (1983) Mesenchymal chondrosarcoma. A clinicopathologic analysis of 35 patients with emphasis on treatment. Cancer 51:1230

Lichtenstein L, Bernstein D (1959) Unusual benign and malignant chondroid tumors of bone. A survey of some mesenchymal cartilage tumors and malignant chondroblastic tumors, including a few multicentric ones as well as many atypical benign chondroblastomas and chondromyxoid fibromas. Cancer 12:1142

Mazabraud A (1974) Mesenchymal chondrosarcoma. Six cases. Rev Chir Orthop 60:197

Muller S, Soder S, Oliveira AM et al. (2005) Type II collagen as specific marker for mesenchymal chondrosarcomas compared to other small cell sarcomas of the skeleton. Mod Pathol 18:1088

Nakashima Y, Unni KK, Shives TC et al. (1986) Mesenchymal chondrosarcoma of bone and soft tissue: A review of 111 cases. Cancer 57:2444

Nokes SR, Dauito R, Murthag FR et al. (1987) Intracranial mesenchymal chondrosarcoma. AJNR 8:1137

Pepe AJ, Kuhlmann RF, Miller DB (1977) Mesenchymal chondrosarcoma. A case report. J Bone Joint Surg [Am] 59:256

Sainati L, Scapinello A, Bolcato S et al. (1993) A mesenchymal chondrosarcoma of a child with the reciprocal translocation (11; 22) (q24; q12). Cancer Genet Cytogenet 71:144

Salvador AH, Beabout JW, Dahlin DC (1971) Mesenchymal chondrosarcoma. Observations on 30 new cases. Cancer 28:605

Schajowicz F (1994) Tumors and tumorlike lesions of bone, 2nd edn. Springer, Berlin Heidelberg New York Tokyo

Shapeero LG, Vanel D, Couanet D et al. (1993) Extraskeletal mesenchymal chondrosarcoma. Radiology 186:819

Steiner GC, Mirra JM, Bulough PG (1973) Mesenchymal chondrosarcoma. A study of the ultrastructure. Cancer 32:926

Weidner N (1996) Mesenchymal chondrosarcoma. Speciality conference USCAP 1996. Washington DC

Dedifferenziertes Chondrosarkom

Aigner T, Dertinger S, Neureuter D et al. (1998) De-differentiated chondrosarcoma is not a "dedifferentiated" chondrosarcoma. Histopathology 33:11

Benjamin RS, Chu P, Patel SR et al. (1995) Dedifferentiated chondrosarcoma: a treatable disease (abstract). Proc Am Ass Cancer Res 36:243

Bertoni F, Present D, Picci P et al. (1985) Case report 301. Skeletal Radiol 13:228

Campanacci M, Bertoni F, Capanna R (1979) Dedifferentiated chondrosarcomas. Ital J Orthop Traumatol 5:331

Dahlin DC (1978) Bone tumors, 3rd edn. Thomas, Springfield, p 190

Dahlin DC, Beabout JW (1971) Dedifferentiation of lowgrade chondrosarcomas. Cancer 28:461

Frassica FJ, Unni KK, Sim FH (1986) Case report 347. Skeletal Radiol 15:77

Huvos AG (1991) Bone tumors: Diagnosis, treatment, prognosis. Saunders, Philadelphia

Ishida T, Dorfman HD, Haberman ET (1995) Dedifferentiated chondrosarcoma of humerus with giant cell tumor-like features. Skel Radiol 24:76

Johnson S, Tetu B, Ayala AG et al. (1986) Chondrosarcoma with additional mesenchymal component (dedifferentiated chondrosarcoma). A clinicpathologic study of 26 cases. Cancer 58:278

Littrell LA, Wenger DE, Wold LE et al. (2004) Radiographic, CT, and MR imaging features of dedifferentiated chondrosarcomas : a retrospective review of 174 de novo cases. Radiographics 24:1397

MacSweeney F, Darby A, Saifuddin A (2003) Dedifferentiated chondrosarcoma of the appendicular skeleton: MRI – pathological correlation. Skeletal Radiol 32:671

McCarthy EF, Dorfman HD (1982) Chondrosarcoma of bone with dedifferentiation. A study of eighteen cases. Hum Pathol 13:36

McFarland GB Jr, McKinley LM, Reed RJ (1977) Dedifferentiation of low grade chondrosarcomas. Clin Orthop 122:157

Mercuri M, Picci P, Campanacci L et al. (1995) Dedifferentiated chondrosarcoma Skeletal Radiol 24:409

Mirra JM, Marcove RD (1974) Fibrosarcomatous dedifferentiation of primary and secondary chondrosarcoma. Review of five cases. J Bone Joint Surg [Am] 56:285

Munk PL, Connell DG, Quenville NF (1988) Dedifferentiated chondrosarcoma of bone with leiomyomatous mesenchymal component: a case report. J Ass Canad Radiol 39:218

Niezabitowski A, Edel G, Roessner A et al. (1987) Rhabdomyosarcomatous component in dedifferentiated chondrosarcoma. Pathol Res Pract 182:275

Pritchard DJ, Lunke RJ, Taylor WF et al. (1980) Chondrosarcoma: A clinicopathologic and statistical analysis. Cancer 45:149

Reith JD, Bauer TW, Fischler DF et al. (1996) Dedifferentiated chondrosarcoma with rhabdomyosarcomatous differentiation. Am J Surg Pathol 20:293

Robb JA (1982) Chondrosarcoma of bone with "dedifferentiation". Hum Pathol 13:964

Rywlin AM (1982) Chondrosarcoma of bone with "dedifferentiation". Hum Pathol 13:963

Sanerkin NG, Woods CG (1979) Fibrosarcomata and malignant fibrous histiocytoma arising in relation to enchondromata. J Bone Joint Surg [Br] 61:366

Schajowicz F (1994) Tumors and tumorlike lesions of bone, 2nd edn. Springer, Berlin Heidelberg New York, Tokyo

Sissons HA, Matlen JA, Lewis MM (1991) Dedifferentiated chondrosarcoma. Report of an unusual case. J Bone Joint Surg [Am] 73:294

Tetu B, Ordonez NG, Ayala AG et al. (1986) Chondrosarcoma with additional mesenchymal component (dedifferentiated chondrosarcoma). An immunohistochemical and electron microscopic study. Cancer 58:287

Klarzellchondrosarkom

Angervall L, Kindblom LG (1980) Clear-cell chondrosarcoma. A light- and electronmicroscopic and histochemical study of two cases. Virchows Arch [A] 389:27

Bagley LK, Kneeland JB, Dalinka MK et al. (1993) Unusual behavior of clear cell chondrosarcoma. Skeletal Radiol 22:279

Björnsson J, Unni KK, Dahlin DC et al. (1984) Clear-cell chondrosarcoma of bone: Observations in 47 cases. Am J Surg Pathol 8:223

Bosse A, Ueda Y, Wuismann P et al. (1991) Histogenesis of clear cell chondrosarcoma. An immunohistochemical study with osteonectin, a non-collagenous structure protein. J Cancer Res Clin Oncol 117:43

Carpentier YL, Forest M, Postel M (1979) Clear-cell chondrosarcoma: A report of five cases including ultrastructural study. Cancer 44:622

Chan Y-F, Yeung SH, Chow TC et al. (1989) Clear cell chondrosarcoma: Case report and ultrastructural study. Pathology 21:134

Dahlin DC (1978) Case Report 54. Skeletal Radiol 2:247

Faraggiana T, Sender B, Glicksman P (1981) Light- and electron-microscopic study of clear-cell chondrosarcoma. Am J Clin Pathol 75:117

Kalil RK, Inwards CY, Unni KK et al. (2000) Dedifferentiated clear cell chondrosarcoma. Am J Surg Pathol 24:1079

Kumar R, David R, Cierney G (1985) Clear-cell chondrosarcoma. Radiology 154:45

Present D, Bacchini P, Pignatti G et al. (1991) Clear cell chondrosarcoma of bone. Skeletal Radiol 20:187

Salzer-Kuntschik M (1981) Clear-cell chondrosarcoma. J Cancer Res Clin Oncol 101:171

Slootweg PJ (1980) Clear-cell chondrosarcoma of the maxilla. Report of a case. Oral Surg 50:233

Unni KK, Dahlin DC, Beabout JW et al. (1976) Chondrosarcoma: clear-cell variant. J Bone Joint Surg [Am] 58:676

Weiss APC, Dorfman HD (1986) S-100 protein in human cartilage lesions. J Bone Joint Surg [Am] 68:521

Extraskelettales Chondrosarkom

Dunn EJ, McGavran MH, Nelson P et al. (1974) Synovial chondrosarcoma. J Bone Joint Surg 56:811

Enzinger FM, Shiraki M (1972) Extraskeletal myxoid chondrosarcoma. An analysis of 36 cases. Hum Pathol 3:421

Enzinger FM, Weiss SW (1988) Soft-tissue tumors, 2nd edn. Mosby, St. Louis, pp 659–686/861–881

Stout AP, Verner EW (1953) Chondrosarcoma of the extraskeletal soft tissues. Cancer 6:581

Sundaram M, Percelay S, McDonald DJ et al. (1993) Extraskeletal chondrosarcoma (case report 799). Skeletal Radiol 22:449

8 Tumoren des Knochenmarkraumes

8.1 Ewing-Sarkom-Gruppe (ESFT) – 444

8.2 Hämatopoetische Neoplasien – 475
8.2.1 Maligne Lymphome – 475
8.2.1.1 Non-Hodgkin-Lymphom – 475
8.2.1.2 Hodgkin-Lymphom – 501
8.2.2 Plasmozytom – 505

8.3 Tumorähnliche Erkrankungen – 535
8.3.1 Sinushistiozytose mit massiver Lymphadenopathie – 535

Aus histogenetischer Sicht ist es heute nicht mehr gerechtfertigt, alle oben genannten Entitäten in einen Bezug zum Knochenmark zu bringen. Da sie jedoch aus klinisch-radiologischer oder topographischer Sicht und im Zusammenhang mit dem Generalthema „Knochentumoren" primär überwiegend im Knochenmarkraum aufzutreten pflegen, handeln wir sie unter der Kapitelüberschrift „Tumoren des Knochenmarkraumes" ab.

8.1 Ewing-Sarkom-Gruppe (ESFT)

Ewing-Sarkom ICD-O-Code 9260/3
PNET ICD-O-Code 9364/3

Synonyme: Ewing-Tumor, peripheres Neuroepitheliom, peripheres Neuroblastom, Askin-Tumor

> **Definition:**
> Ewing-Sarkom und PNET (primitiver neuroektodermaler Tumor) sind als Rundzellsarkome definiert, die einen unterschiedlichen neuroektodermalen Differenzierungsgrad haben. Der Begriff Ewing-Sarkom wird für die Tumoren benutzt, die in der Lichtmikroskopie, in der Elektronenmikroskopie und der Immunhistochemie keine neuroektodermale Differenzierung besitzen, im Gegensatz zum PNET, der mit den genannten Methoden neuroektodermale Züge aufweist (WHO 2002).

Tumoren der Ewing-Sarkom-Gruppe oder -Familie (engl.: Ewing Sarcoma Family of Tumors; im Folgenden: ESFT oder Ewing-Sarkom) kann man am besten als hochmaligne anaplastische Stammzelltumoren mit neuroektodermalen Differenzierungsmöglichkeiten definieren.

Sie werden auch als sog. maligne Rundzellneoplasien des Kindes- und frühen Erwachsenenalters bezeichnet, die die Rhabdomyosarkome, das Neuroblastom, die Lymphome und den intraabdominellen desmoplastischen Rundzelltumor umfassen.

Zu den ESFT gehören neben dem klassischen und dem atypischen Ewing-Sarkom der periphere primitive neuroektodermale Tumor (PNET) des Knochens, das periphere Neuroepitheliom sowie der Askin-Tumor der Brustwand (Roessner u. Jürgens 1993, Fletcher et al. 2002). Diese einzelnen Formen unterscheiden sich offenbar nur durch das Ausmaß der neuralen Differenzierung. Dabei ist das klassische Ewing-Sarkom die am wenigsten differenzierte Tumorvariante, die weder histologisch, immunhistochemisch noch elektronenmikroskopisch eine neurale Differenzierung zeigt. Diese lässt sich aber an Zellkulturen induzieren (Cavazzana et al. 1987). Der primitive periphere neuroektodermale Tumor des Knochens und der Askin-Tumor, sein Counterpart an der Brustwand, zeigen schon in vivo unterschiedliche, histologisch erkennbare neurale Differenzierungen in Form von sog. Rosetten.

Auf die lange Vorgeschichte der wissenschaftlichen Diskussion um die Herkunft des Ewing-Sarkoms (vaskulärer Ursprung, Abstammung von unreifen Retikulumzellen etc.) wird an dieser Stelle nicht näher eingegangen. Eine noch heute gültige Übersicht findet sich bei Roessner und Jürgens (1993). Neuere Untersuchungen weisen darauf hin, dass die Tumoren der Ewing-Familie ihren Ausgang von humanen mesenchymalen Stammzellen nehmen (Riggi et al. 2008).

Alle ESFT zeichnen sich durch das Auftreten einer reziproken Translokation zwischen Chromosom 11 und 22 aus, die in 85% das *EWS*- und das *Fli1*- [t(11;22)(q24;q12)] und in fast 10% das *ERG*- [t(21;12)(22;12)] Gen betreffen und zur Bildung einer chimären RNA führen, die für einen aberranten Transkriptionsfaktor codiert (May et al. 1993; Kovar 2005). Dieser tumorspezifische Transkriptionsfaktor induziert offenbar Gene, die mit der Zellproliferation assoziiert sind, und hemmt Apoptosevorgänge (Riggi et al. 2007).

Im Rahmen der t(11;22)(q24;q12)-Translokation sind zahlreiche chromosomale Brüche möglich, die zu verschiedenen Translokationsvarianten führen. Die Bruchpunkte liegen an unterschiedlicher Stelle verschiedener Exone (Exon 1 bis 7) des *EWS*-Gens und (Exone 8 und 9) des *Fli1*-Gens (Zucman et al. 1993; Meier et al. 1998). Die häufigsten Fusionstranskripte umfassen Exon 7 von EWS und Exon 6 von Fli-1 (sog. Typ-1-Transskript) bzw. Exon 7 von EWS und Exon 5 von Fli-1 (Typ-2-Transskript). Patienten, deren Tumor ein Typ-1-Transskript aufweist, scheinen unabhängig von Tumorgröße und Lokalisation eine bessere Prognose zu haben (Zoubek et al. 1996; de Alava et al. 1998).

ESFT exprimieren ein zelluläres membranständiges Glykoprotein (p30/32), das immunhistologisch in allen Ewing-Tumoren nachgewiesen werden kann (Ambros et al. 1991; Stevenson et al. 1994; Bernstein et al. 2006). Dieses Oberflächenantigen wird von dem MIC-2-Gen in der pseudoautosomalen Region der X- und Y-Chromosomen kodiert (Petit et al. 1988). Zum histologischen Nachweis dieser Proteine stehen mehrere paraffingängige monoklonale Antikörper unter der Clusternummer 99 (CD99) zur Verfügung, die auch nach Präparatentkalkung eingesetzt werden können.

CD99 ist im hämatopoetischen System an zellulären Adhäsionsprozessen beteiligt und kann außerdem in zahlreichen anderen Tumoren wie synovialen Sarkomen und Lymphomen nachgewiesen werden (Dabbs 2006). Es ist deshalb nicht spezifisch für die Ewing-Sarkom-Gruppe. Da es jedoch bei 98% dieser Tumoren zu einer starken Expression an der Zelloberfläche – geringgradiger auch im Zytoplasma – kommt, ist es ein für die Diagnostik nützlicher Marker in der Differentialdiagnose der malignen Rundzelltumoren, zumal es insbesondere bei Neuroblastomen und Rhabdomyosarkomen nicht auftritt. CD99-Antikörper sollten jedoch immer kombiniert mit anderen Antikörpern eingesetzt und die Ergebnisse im Kontext von Klinik und Histologie interpretiert werden, um keine Fehlschlüsse aus einer singulären Immunreaktion zu ziehen. Im Gegensatz zum CD99-Nachweis ist die Translokation ein spezifischer Befund der Ewing-Sarkom-Gruppe, der es erlaubt, ESFT mittels Polymerasekettenreaktion („reverse transcriptase"/rtPCR) oder Fluoreszenz-in-situ- Hybridisierung (FISH) molekularbiologisch zu diagnostizieren (Meier et al. 1998; Friedrichs et al. 2006).

ESFT werden mit anderen morphologisch ähnlichen Tumoren unter dem Etikett der „Rundzelltumoren" oder „Rundzellsarkome" zusammengefasst (s. oben), das viele sehr aggressive Tumoren vereint, die jedoch nicht miteinander verwandt sind (Vlasak u. Sim 1996). Im Röntgenbild spiegelt sich die gemeinsame Aggressivität entweder in einer mottenfraßartigen oder permeativen Destruktion (Lodwick-Grad III), zumindest aber in einer Osteolyse mit mottenfraßartiger Begrenzung (Lodwick-Grad II) wider. Die Abgrenzung der ESFT von den anderen Rundzellsarkomen wie z. B. dem primären malignen Lymphom des Knochens, dem metastatischen Neuroblastom oder dem Rhabdomyosarkom ist heute mit Hilfe der Immunhistologie und Molekularbiologie Routine, vorausgesetzt, bei der initialen Diagnostik wird Tumormaterial (möglichst Frischgewebe!) entsprechend asserviert (s. unten).

Der extrem anaplastische und damit aggressive Tumor hatte früher eine infauste Prognose. Bei alleiniger chirurgischer oder Strahlentherapie starben vor der Ära der Chemotherapie noch 50–60% der Patienten im ersten Jahr, die Fünfjahresüberlebensrate betrug weniger als 10%. Es ist das Verdienst der pädiatrischen Onkologen, dass durch länderübergreifende kooperative Therapiestudien zur Behandlung des Ewing-Sarkoms die rezidivfreie Fünfjahresüberlebensrate bereits nach kurzer Zeit auf 54% angehoben werden konnte (Jürgens et al. 1988). Das Behandlungsprotokoll basierte zunächst auf einer kombinierten Polychemotherapie, bestehend aus Vincristin, Aktinomycin D, Cyclophosphamid und Adriamycin (VACA), einer chirurgischen Lokaltherapie nach 2 Chemotherapiezyklen und ggf. einer Bestrahlung.

In der Folgezeit kristallisierte sich heraus, dass Tumorvolumen und Tumorlokalisation entscheidende prognostische Faktoren sind. Tumorvolumina über 100 ml signalisieren eine schlechtere Prognose insbesondere durch eine stärkere Metastasierungsneigung, stammnahe Ewing-Sarkome hatten ebenfalls eine schlechtere Prognose. Das Protokoll wurde im Jahre 1986 modifiziert (Jürgens et al. 1988), wobei man zwei prognostisch unterschiedliche Risikogruppen aufstellte:
- eine Normalrisikogruppe mit einem Tumorvolumen unter 100 ml,
- eine Hochrisikogruppe mit Stammlokalisation oder Tumoren mit über 100 ml Volumen an den Extremitäten.

Bei der Normalgruppe wird eine Chemotherapie durchgeführt, die dem CESS-81-Protokoll vergleichbar ist, bei der Hochrisikogruppe hingegen eine wirksamere, aber auch toxischere Kombination, VAIA. Dabei ist das Cyclophosphamid durch Ifosfamid ersetzt. Die rezidivfreie Überlebensrate wurde auf 66% angehoben (Jürgens et al. 1988; Paulussen et al. 2008). Ähnlich wie bei anderen Tumorentitäten, z. B. dem Osteosarkom, kommt es bei Patienten mit Behandlung nach dem CESS-86-Protokoll interessanterweise zu einer Abnahme von Lungenmetastasen bei relativer Zunahme der Skelettmetastasen. Man kann darüber spekulieren, ob dieser Effekt durch eine höhere Zytostatikakonzentration im Lungengewebe bewirkt wird. 1992 wurde das Therapieprotokoll EICESS 92 (European Intergroup Cooperative Ewing's Sarcoma Study; Jürgens u. Craft 1992) eingeführt, das 1999 durch das Euro-EWING- (*EURO*pean *E*wing tumour *W*orking *I*nitiative of *N*ational *G*roups Ewing Tumour Studies 1999: *http://euro-ewing.klinikum.uni-muenster.de*) Protokoll abgelöst wurde.

Pathologische Anatomie
Makroskopisch imponiert eine in der Regel ausgedehnte Destruktion des Knochens durch ein ausgesprochen infiltrativ wachsendes Tumorgewebe mit diffuser, vereinzelt auch nodulärer Struktur, grauweißer Farbe und weicher Konsistenz. Nekrosen und Hämorrhagien sind häufig und ausgedehnt. Wegen der ausgeprägten infiltrativen Eigenschaft dehnt sich der Tumor sowohl in den Weichteilen als auch im Markraum häufig weiter aus als röntgenologisch und klinisch zu vermuten ist. Die Kortikalis ist zum Zeitpunkt der Probeexzision häufig bereits zerstört, so dass auch schon pathologische Frakturen vorhanden sein können. Entsprechend sind erhebliche reaktive Knochenneubildungen im Periost ausgebildet.

Für die Diagnose ist die offene Biopsie zu empfehlen, weil nur sie sicherstellt, dass ausreichend Gewebe für eine sichere Typendiagnose gewonnen wird, zu der heute auch molekularbiologische Untersuchungen standardmäßig gehören. Dabei ist nach Möglichkeit die Gewebsentnahme auf den extraossären Tumoranteil zu beschränken, weil eine Kortikalispenetration das Risiko einer pathologischen Fraktur deutlich erhöht. Ist eine intraossäre Entnahme nicht zu umgehen, so sollte das Kortikalisfenster klein und möglichst rund oder ovoid angelegt werden, um das Frakturrisiko zu minimieren.

Wegen des Risikos der Tumorzellverschleppung ist bei der Biopsie eine Eröffnung von mehr als einem Weichteilkompartiment nach Möglichkeit zu vermeiden. Auch ist auf eine strenge Bluttrockenheit zu achten, um eine Kontamination der Region durch ein postbioptisches Hämatom zu verhindern. Ist das Einlegen einer Drainage nicht zu umgehen, so sollte diese in der Nähe des distalen Bereichs der Biopsie ausgeleitet sein.

Die Biopsie ist so zu legen, dass die gesamte eröffnete Region bei der definitiven chirurgischen Tumorbehandlung entfernt werden kann und innerhalb des Bestrahlungsfeldes liegt (Euro-Ewing 99). Eine erschöpfende Anleitung zur pathologischen Aufarbeitung von Biopsien und Operationspräparaten bei ESF geben Carpentieri et al. (2005).

Histologie

Weil das Ewing-Sarkom heute ein spezielles Therapieregime hat, ist die exakte Klassifizierung des Tumors besonders wichtig geworden. Die Differentialdiagnose umfasst alle kleinzelligen Tumoren und reicht von der Knochenmetastase eines Neuroblastoms im Kindesalter bis zum kleinzelligen Karzinom bei spätauftretendem Ewing-Sarkom im 3. Dezennium oder sogar noch später (ältester Patient im Basler Knochentumor-Referenzzentrum: 74 Jahre, molekularbiologisch verifiziert).

Die Tumorzellen sind rund und zeigen wenig Zytoplasma. Die Zellgrenzen sind unscharf, auch die Kerne sind gleichmäßig rund oder ovoid und meist deutlich größer als Lymphozyten. Sie haben ein gleichmäßig granuliertes Chromatinmuster mit einem kleinen Nukleolus oder mehreren kleinen Nukleolen (Abb. 8.1). Einzelne Kerne zeigen eine Hyperchromasie. Die Mitoserate schwankt sowohl im Vergleich der Tumoren untereinander als auch innerhalb eines Tumors erheblich. Oft ist eine niedrige Mitosezahl auffallend, ebenso eine niedrige (immunhistochemisch mittels Ki67/MIB1-Antikörpern bestimmte) Proliferationsrate, trotz der geringen Differenzierung und der ausgedehnten Nekrosen des Tumors in der Biopsie.

Fälle mit einer neuroektodermalen Differenzierung können bereits histologisch an den charakteristischen Rosetten diagnostiziert werden, wobei es sich meistens um solche vom Homer-Wright-Typ handelt, also mit einem fibrillären kernfreien Zentrum, während echte Rosetten vom Typ Flexner-Winterstein nur ausnahmsweise gefunden werden. Die elektronenmikroskopische Untersuchung zum Nachweis einer neurogenen Differenzierung ist für die Diagnostik mit der zunehmenden Möglichkeit der Immunhistologie ganz in den Hintergrund getreten. Beim immunhistologischen Nachweis von wenigstens zwei neurogenen Markern (S100-Protein, NSE, Leu7 [CD57], Synaptophysin und Chromogranin) kann eine neuroektodermale Differenzierung (PNET) angenommen werden.

Glykogen im Zytoplasma ist in der Lichtmikroskopie mit der Diastase-PAS/PAS-Reaktion (oder Best/Diastase-Best-Reaktion) bei 70% der Ewing-Sarkome nachzuweisen (Abb. 8.1 e), jedoch kann der Glykogengehalt innerhalb eines Tumors erheblich schwanken und ist auch von der technischen Aufarbeitung des Gewebes abhängig (Löslichkeit des Glykogens in wässrigem Formalin!).

Charakteristisch ist sowohl die Ausbildung von zellreichen Nekrosen (Geisterzellen) als auch die Kompartimentierung des Tumors durch weit auseinanderliegende plexiforme Gefäße, die die Tumorverbände unterteilen. Im extraossären Tumoranteil ist diese Kompartmentstruktur akzentuiert durch die Ausbildung von dickeren fibrösen Septen in der Umgebung dieser Gefäße.

Ein weiteres Charakteristikum ist das Fehlen eines Retikulinfasernetzes zwischen den Tumorzellen innerhalb dieser Kompartimente (Abb. 8.1 f). Von Nascimento et al. (1980) wurde eine großzellige Variante des Ewing-Sarkoms beschrieben (Abb. 8.2) mit einer stärkeren Kernpleomorphie und einem helleren glasigen Zellkern mit prominentem Nukleolus, auf die bereits Dahlin hingewiesen hatte (Dahlin et al. 1961).

Von Hartmann et al. (1991) wurde vom typischen Ewing-Sarkom die atypische Form abgegrenzt, die sowohl diese großzellige Variante umfasst als auch Tumoren mit interzellulärer Stromabildung und spindelzelliger Differenzierung, aber auch kleinzellige Varianten (lymphozytoide Formen). Diese morphologischen Varianten haben jedoch keine klinische Bedeutung und sind ohne Einfluss auf die Therapie.

Immunhistologische Befunde und Differentialdiagnose

Der fehlende Nachweis von Differenzierungsprodukten war lange Zeit ein Charakteristikum für das Ewing-Sarkom. Die Expression von Vimentin bei fehlendem Nachweis anderer Antigene war die erste gefundene positive Reaktion in der Immunhistologie nach Paraffineinbettung.

Mit dem immunhistologischen Nachweis von Vimentin und des p30/32-Oberflächenantigens (CD99) in Kombination mit einem postiven Befund für den Transkriptionfaktor Fli-1 [der an der Ewing-spezifischen Translokation teilnimmt, aber auch nukleär in Endothelien und anderen Tumoren – unter anderem Lymphomen – exprimiert werden kann (Mhawech-Fauceglia et al. 2007)] und gleichzeitigem Fehlen anderer Differenzierungsantigene (Abb. 8.1 g–i), ist die differentialdiagnostische Abgrenzung des Ewing-Sarkoms von malignen Lymphomen – z. B. der tumorförmigen lymphatischen Leukämie des Kindesalters (positiv für CD45 und CD43) und dem Rhabdomyosarkom (positiv für Myogenin und Desmin) sowie dem intraabdominellen desmoplasti-

8.1 · Ewing-Sarkom-Gruppe

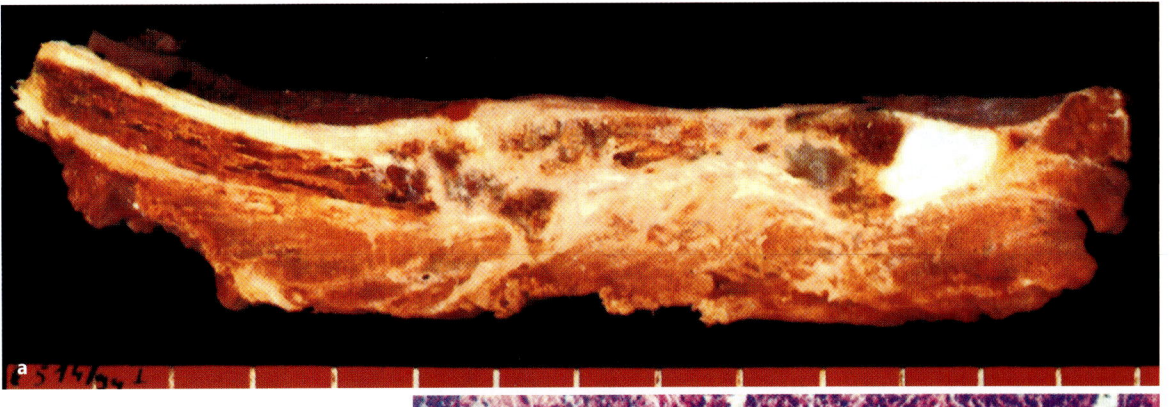

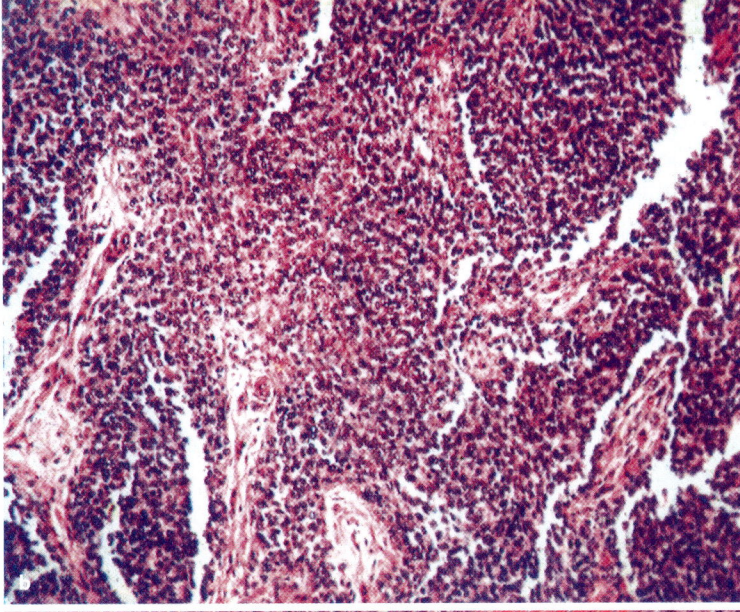

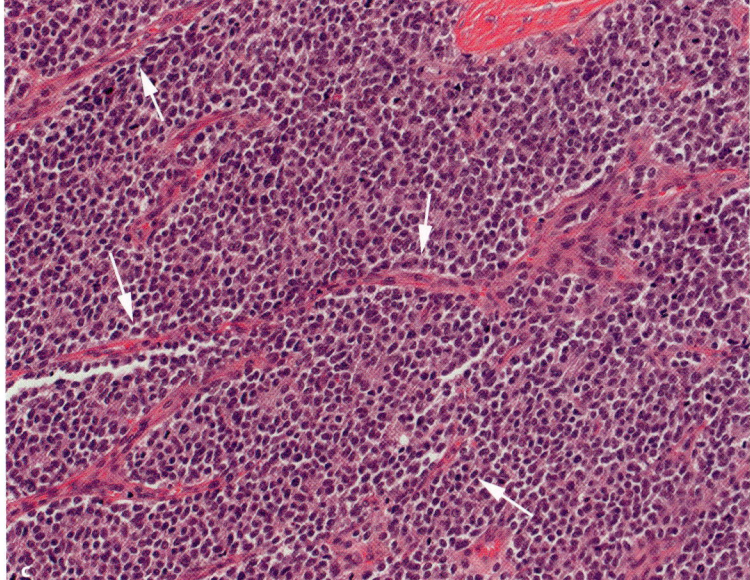

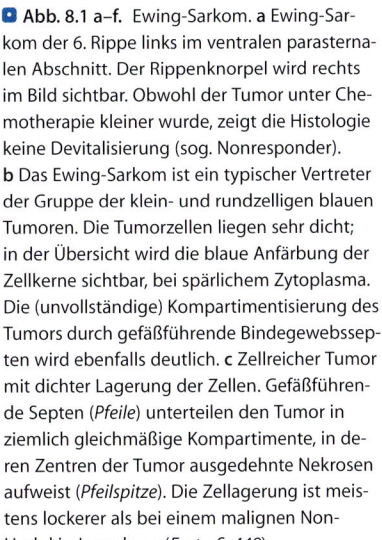

Abb. 8.1 a–f. Ewing-Sarkom. **a** Ewing-Sarkom der 6. Rippe links im ventralen parasternalen Abschnitt. Der Rippenknorpel wird rechts im Bild sichtbar. Obwohl der Tumor unter Chemotherapie kleiner wurde, zeigt die Histologie keine Devitalisierung (sog. Nonresponder).
b Das Ewing-Sarkom ist ein typischer Vertreter der Gruppe der klein- und rundzelligen blauen Tumoren. Die Tumorzellen liegen sehr dicht; in der Übersicht wird die blaue Anfärbung der Zellkerne sichtbar, bei spärlichem Zytoplasma. Die (unvollständige) Kompartimentisierung des Tumors durch gefäßführende Bindegewebssepten wird ebenfalls deutlich. **c** Zellreicher Tumor mit dichter Lagerung der Zellen. Gefäßführende Septen (*Pfeile*) unterteilen den Tumor in ziemlich gleichmäßige Kompartimente, in deren Zentren der Tumor ausgedehnte Nekrosen aufweist (*Pfeilspitze*). Die Zellagerung ist meistens lockerer als bei einem malignen Non-Hodgkin-Lymphom (*Forts. S. 448*)

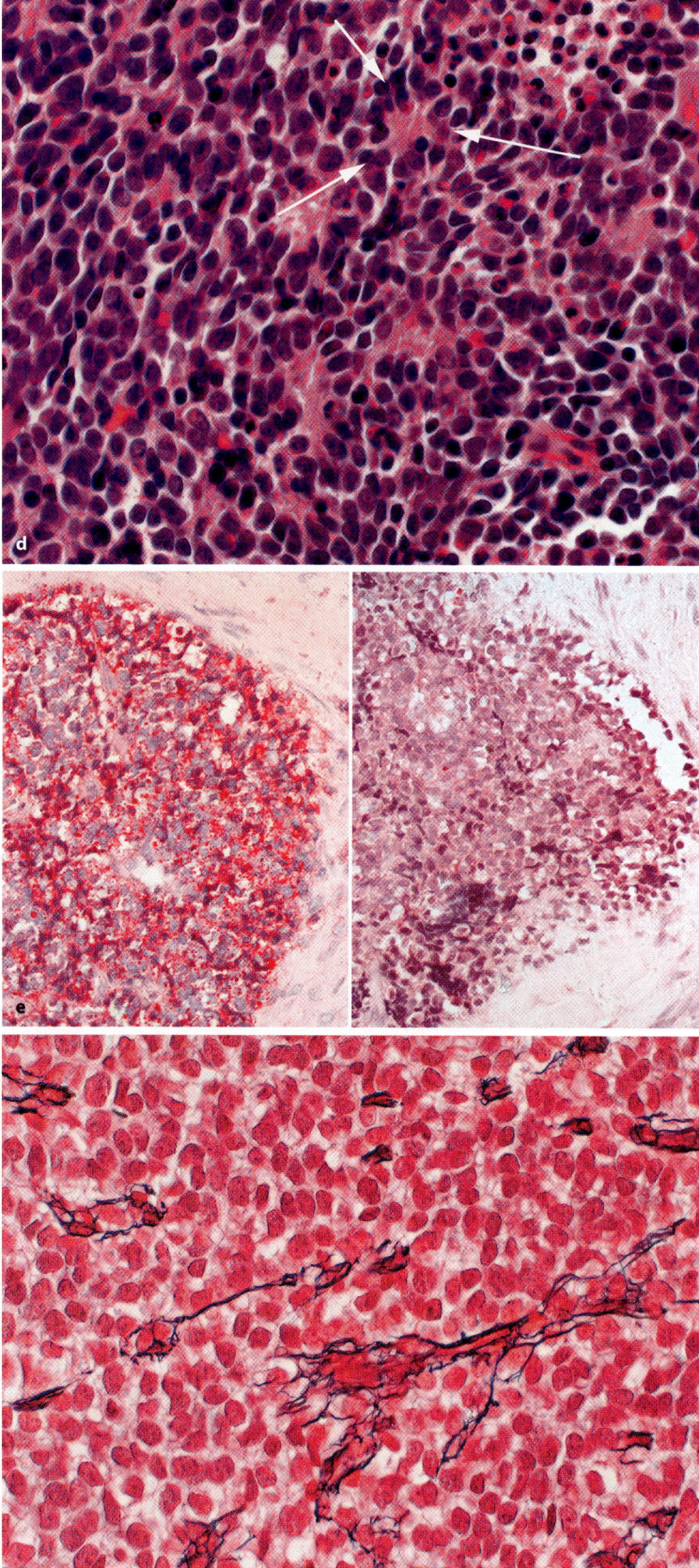

◘ **Abb. 8.1** (*Forts.*) **d** Die Tumorzellen sind rund bis polygonal und weisen wenig Zytoplasma auf. Auch die Kerne sind polygonal mit granulärem Chromatin und kleinem Nukleolus. Rosettenähnliche Strukturen (*Pfeile*) sind als Hinweis auf eine mögliche neuroektodermale Differenzierung des Tumors zu werten; entscheidend für die Einordnung des Tumors ist das Ergebnis der immunhistologischen Reaktion (s. S. 446 f.). **e** Die Tumorzellen enthalten Glykogen (*links*, rot angefärbt), das sich durch Diastasebehandlung herauslösen lässt (*rechts*). **f** Eine Retikulinfaserbildung durch Tumorzellen erfolgt nicht. Nur perikapillär sind Retikulinfasern sichtbar (Novotny-Färbung) (*Forts. S. 449*)

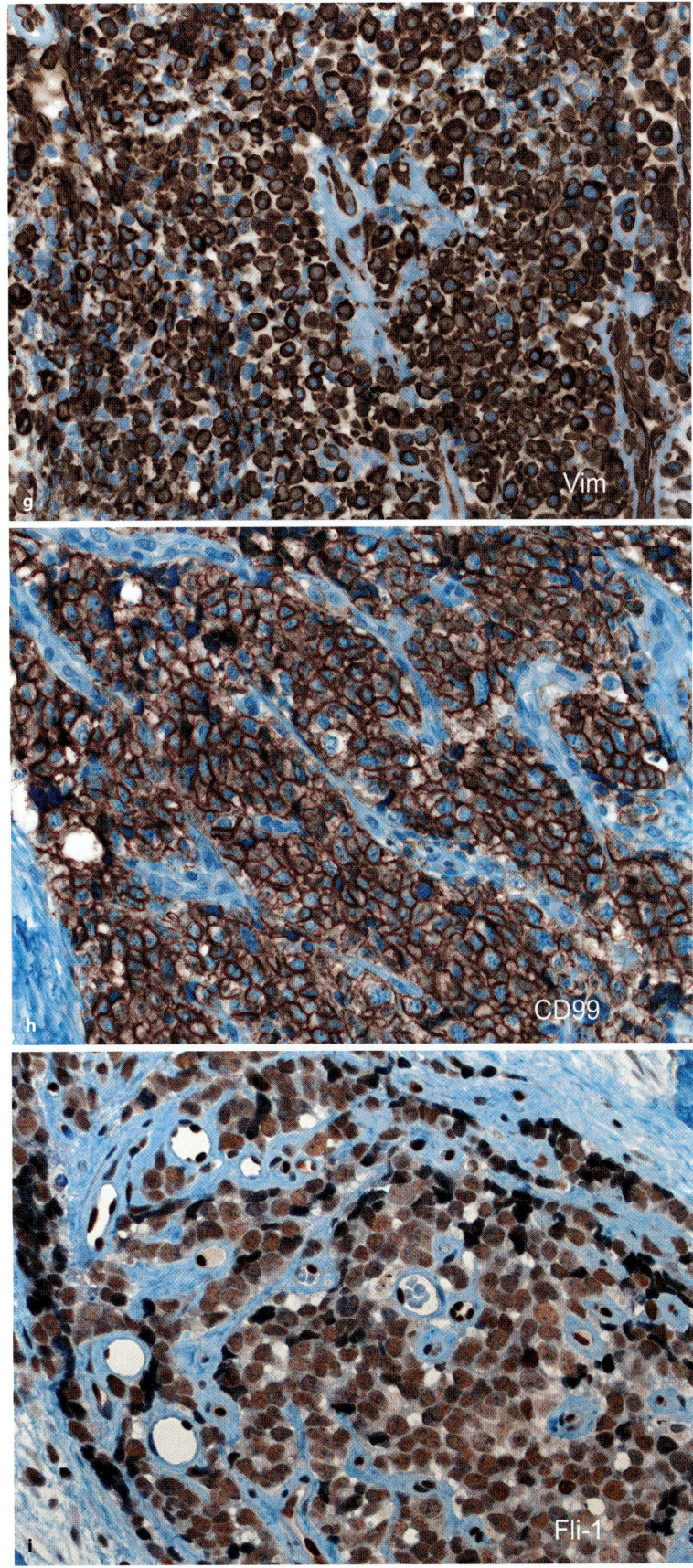

◨ **Abb. 8.1** (*Forts.*) **g** Die immunhistologische Untersuchung nach Paraffineinbettung (und auch nach kurzfristiger Entkalkung) zeigt eine Expression von Vimentin im Zytoplasma zahlreicher Tumorzellen. **h, i** CD99 (**h**, perimembranös) und Fli1 (**i**, nukleär) sind ebenfalls immunhistologisch nachweisbar (*Forts. S. 450*)

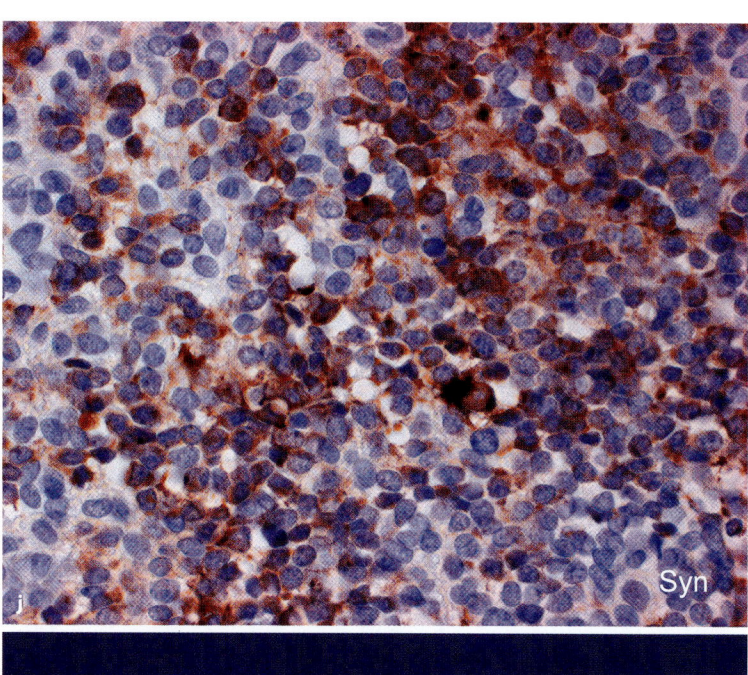

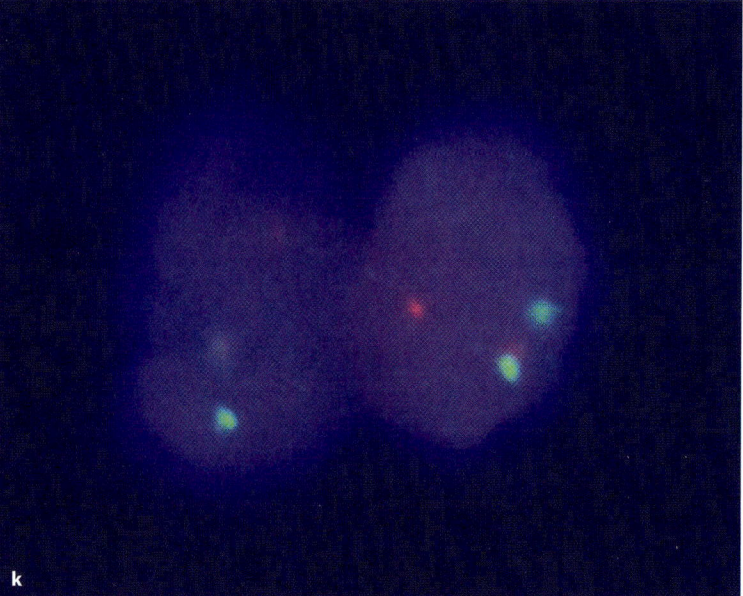

Abb. 8.1 (*Forts.*) **j** Die Expression neuroektodermaler Marker (hier: Synaptophysin) zeigt eine Differenzierung in Richtung PNET an. **k** Mittels Fluoreszenz-in-situ-Hybridisierung (FISH) lässt sich anhand der Aufsplitterung der sonst unmittelbar nebeneinanderliegenden roten (flankiert den zentromernahen 5′-Anteil des EWSR1 Gens bis in das Intron 4) und grünen (flankiert den 3′-Anteil des EWSR-Gens) Signale ein Bruch im EWSR Gen zwischen Intron 7 und 10 nachweisen

schen Rundzelltumor (positiv für Zytokeratin, Vimentin, Desmin, NSE und WT1) – möglich, da diese Entitäten eigene typische Antigenprofile in der Immunhistologie zeigen (s. jeweilige Kapitel und Dabbs 2006). Der diagnostisch entscheidende Befund ist jedoch der Nachweis der Ewing-typischen Translokation mittels rtPCR oder FISH (Abb. 8.1 k). Beide Untersuchungen sind zwar auch an EDTA-entkalktem, paraffineingebettetem Material durchführbar, wenn möglich sollte jedoch bei der Biopsie Frischmaterial (−80 °C) für diese Techniken gewonnen werden.

Im Erwachsenenalter kann manchmal die Abgrenzung gegenüber einer Knochenmetastase eines kleinzelligen Karzinoms schwieriger sein, da der Zytokeratinnachweis immunhistologisch bei diesem nicht immer gelingt und in bis zu 10% der Ewing-Tumoren eine – meist jedoch geringe – Zytokeratinpositivität bestehen kann. Auch hier hilft – neben der in solchen Fällen obligaten molekularbiologischen Untersuchung der Nachweis des p30/32-Oberflächenantigens/CD99, das bei den Ewing-Tumoren in über 90% der Fälle exprimiert wird.

Die histologische Differentialdiagnose zwischen einem Ewing-Sarkom im engeren Sinne und einem peripheren neuroektodermalen Tumor wird anhand der Expression neurogener Marker immunhistochmisch vorgenommen (NSE, Synaptophysin, Chromogranin, S-100, CD57), ist jedoch nicht von therapeutischer Relevanz (Abb. 8.1 j).

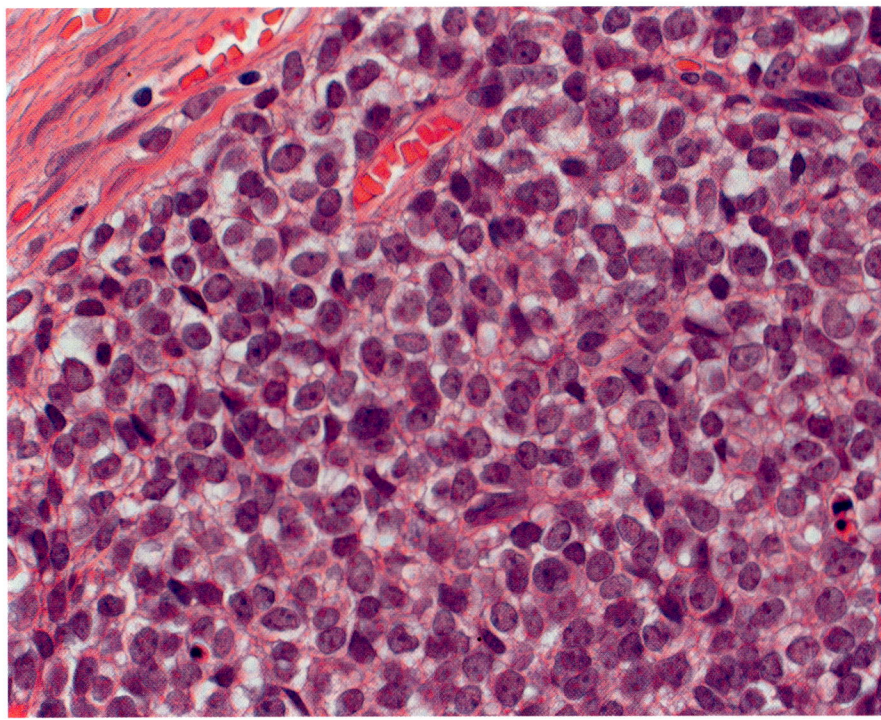

Abb. 8.2. Großzellige Variante des Ewing-Sarkoms. Auch die Kerne sind deutlich größer, so dass der Zytoplasmasaum auch bei diesem Subtyp schmal bleibt. Die Kerne färben sich heller

Für die Differentialdiagnose zu den kleinzelligen Osteosarkomen ist der Nachweis von Osteoid oder Knochenbildung durch Tumorzellen entscheidend. Hilfreich kann auch die Retikulinfaserbildung im kleinzelligen Osteosarkom sein, die im Ewing-Sarkom fast immer fehlt (Abb. 8.1 f.). Hier versagt die zytochemische Untersuchung auf alkalische Phosphatase am Nativmaterial, weil auch das Ewing-Sarkom eine – wenn auch schwache – positive Reaktion zeigen kann (Roessner 1984). Positive Reaktionen für CD99 sind ebenfalls im kleinzelligen Osteosarkom beschrieben worden (Stevenson 1994), so dass auch hier der Molekularbiologie ein hoher differentialdiagnostischer Stellenwert zukommt.

Die Abgrenzung gegenüber einem mesenchymalen Chondrosarkom kann dann schwierig sein, wenn die kleinzellige Variante dieses Sarkoms vorliegt (deren Zellen ebenfalls CD99-positiv sind, die aber Retikulinfasern produzieren) und nur wenige Knorpelinseln im Tumor gebildet werden. Auch deshalb ist eine ausgedehnte Untersuchung an einer großen Biopsie Voraussetzung für eine sichere Einordnung dieser Tumoren.

Histologisches Regressionsgrading

Wie bei allen Tumoren, die vor der Resektion chemotherapiert werden (neoadjuvante Therapie), spielt der Pathologe bei der Beurteilung des Chemotherapieeffekts eine wichtige Rolle. Maß der Therapiewirkung („response") ist der Anteil der devitalisierten Tumorzellen im Resektionspräparat (Tumornekrose). Ermittelt wird es in Europa nach der Methode, die von Salzer-Kuntschik et al. (1983) für die Beurteilung der Osteosarkome in der COSS-Studie angegeben wurde. Dazu wird das gesamte Resektat in der Ebene des maximalen Tumordurchmessers (meist die Frontalebene) in Längsrichtung geteilt und eine komplette tumortragende Scheibe kartographisch aufgearbeitet, um histologisch, bezogen auf die Gesamttumorfläche, den prozentualen Nekroseanteil zu ermitteln (Abb. 8.3 a–e):

- keine vitalen Tumorzellen: Grad I
- < 1%: Grad II
- < 10%: Grad III
- ≤ 50%: Grad IV
- > 50%: Grad V
- komplett vitaler Tumor: Grad VI

Grad I bis Grad III gelten als gutes Ansprechen des Tumors auf die präoperative Tumortherapie („Responder"), Grad IV bis VI als schlechtes bzw. fehlendes Ansprechen („Non-responder"). Die Bedeutung dieser Nekroseabschätzung für die Prognose wurde in den großen kooperativen Therapiestudien belegt mit z. B. 100% Dreijahresüberleben bei komplett devitaliertem Tumor im Vergleich von nur 30% bei bei einem Nekroseanteil von 10% oder weniger (Schoedel et al. 1995).

Häufigkeit

An allen malignen Knochentumoren hat das Ewing-Sarkom einen Anteil von etwa 7–10%. Lässt man das maligne Lymphom und das Plasmozytom in größeren Statistiken unberücksichtigt, so steigt der Anteil des Ewing-Sar-

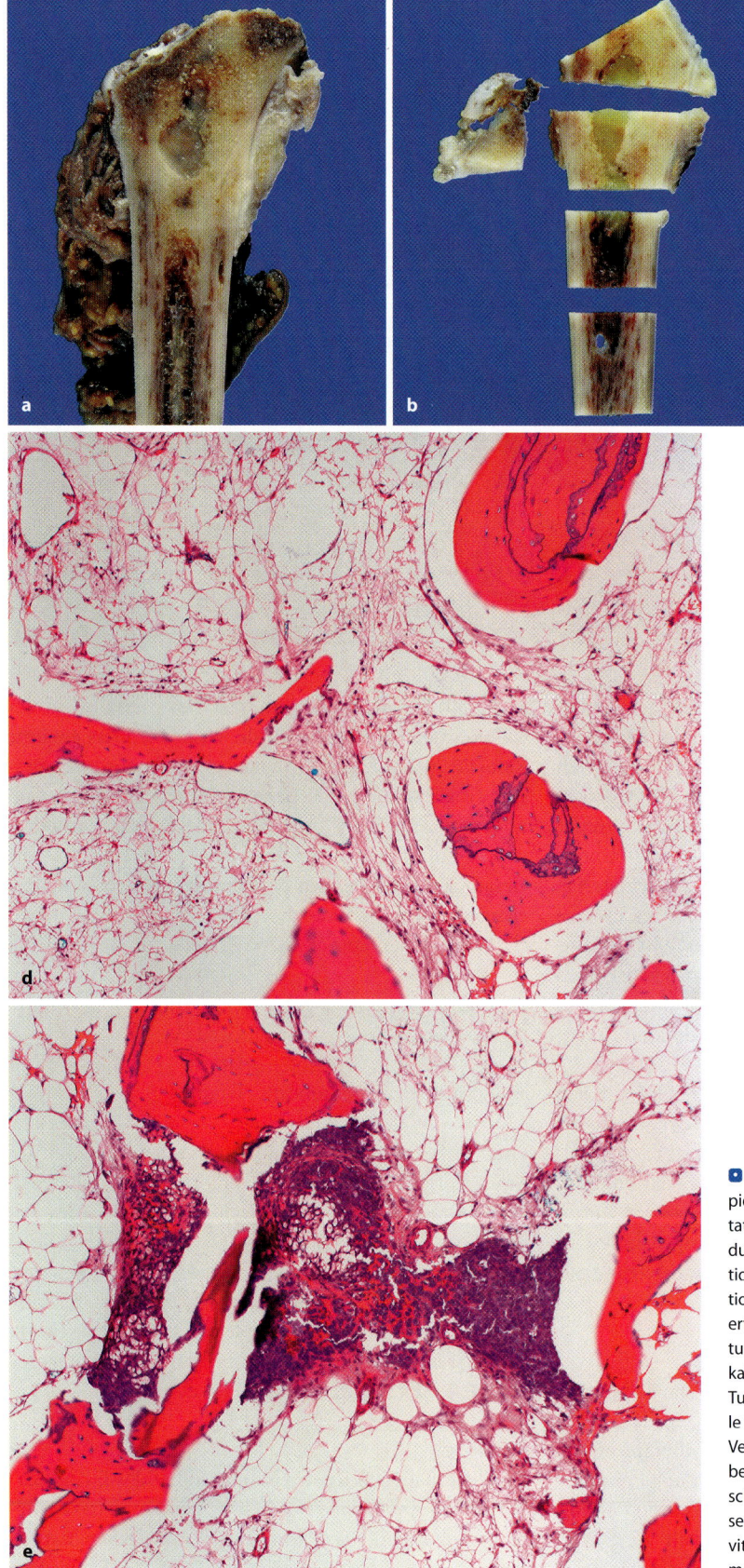

Abb. 8.3 a–e. Ermittlung des Chemotherapieeffektes im Mapping-Verfahren. Das Resektat wurde in der Ebene des größten Tumordurchmessers aufgetrennt (**a**). Nach Abpräparation der Weichteile und der proximalen Resektionsflächen, die separat untersucht wurden, erfolgt die kartographische Aufarbeitung des tumortragenden Präparats (**b**). Nach EDTA-Entkalkung werden die Gesamtausdehnung des Tumors (*grün*) und die noch vitalen Tumorareale (*schwarz*) auf den Schnitten markiert und das Verhältnis vitaler Resttumor zu Gesamttumor bestimmt (**c**). Devitalisierte Areale zeigen ausschließlich reaktives Fettmark mit leichter Fibrose und Ödem (**d**). Herdförmig sind noch kleine vitale Tumorinseln sichtbar, die in **c** schwarz markiert waren (**e**)

koms an allen malignen Tumoren des Knochens auf etwa 16–17% an. In der Häufigkeit aller malignen Knochengeschwülste nimmt das Ewing-Sarkom etwa den 3. Rang ein, wenn man das Plasmozytom ausklammert. Im Kindesalter ist das Ewing-Sarkom der zweithäufigste maligne Tumor.

Lokalisation

Wie aus ◘ Abb. 8.4 hervorgeht, ist etwa ein Viertel aller Ewing-Sarkome im Femur lokalisiert, wobei die proximalen Dia-/Metaphysenabschnitte und der mittlere Schaft bevorzugt werden. Nur ein Viertel aller Ewing-Sarkome im Femurschaft sitzt im distalen Dia-/Metaphysenbereich. Den zweiten Rang mit je etwa 11% nehmen Humerus, Tibia und Os ilium ein, wobei an den genannten Röhrenknochen wiederum eine gewisse Bevorzugung der proximalen Dia-/Metaphysenabschnitte zu verzeichnen ist. An der Fibula kommen etwa 7% und an den Rippen 6% aller Ewing-Sarkome vor. Mit etwa 3–4% der Ewing-Sarkome ist jeweils an der Wirbelsäule, im Sakrum, im Schambein und an der Skapula zu rechnen. Bei der Auswertung von 1277 Ewing-Sarkomen der Mayo-Klinik aus den Jahren 1936–2001 fanden Ilaslan et al. (2004) 125 Fälle (9,8%) an der Wirbelsäule und im Sakrum lokalisiert; das deckt sich in etwa mit den obigen Zahlen (je 3–4% an der Wirbelsäule und im Sakrum). Von den 125 Fällen waren 3% zervikal, 10% thorakal, 25% lumbal und 53% sakral lokalisiert.

Ohne Berücksichtigung des früher sog. Askin-Tumors der Brustwand sind Fibula, Tibia, Becken und Skapula die häufigsten Lokalisationen des PNET.

Grundsätzlich kann das Ewing-Sarkom an allen Knochenabschnitten vorkommen, nur sind Lokalisationen wie das Hand- und Fußskelett (s. Abb. 8.13 a–e), Radius und Ulna (Abb. 8.16 a–c), Schädel und Kiefer als selten zu betrachten.

Mit nahezu 60% sind die Röhrenknochen Träger eines Ewing-Sarkoms. Bei einem Sitz im platten Knochen wird eindeutig der Beckenbereich einschließlich Sakrum mit fast 20% bevorzugt. *Innerhalb eines Röhrenknochens liegen die Ewing-Sarkome in der Regel im Schaftbereich, dabei überwiegend metaphysennah.* Periostale Ewing-Sarkome sind selten (Bator et al. 1986; Wuisman et al. 1992; Kolar et al. 1989; Kenan et al. 1994). Die letzte größere Serie stammt aus einer französischen Arbeitsgruppe um Shapeero et al. (1994). Ungewöhnliche Lokalisationen wie das Handskelett sind Gegenstand von Einzelpublikationen (Coombs et al. 1993, Yamaguchi et al. 1997).

Extraskelettäre Ewing-Sarkome sind als Rarität anzusehen (s. Abb. 8.20). Angervall und Enzinger veröffentlichten 1975 eine Serie von 39 Fällen. Die Tumoren lagen als massive Tumormasse paraossal, der benachbarte Knochen zeigte höchstens Arrosionen und periostale Reaktionen. Als Besonderheit des extraskelettären Ewing-Sarkoms ist zu erwähnen, dass im Gegensatz zum primär ossären Ewing-Sarkom eine leichte Gynäkotropie besteht (Angervall u. Enzinger 1975; Mahoney et al. 1978) und dass das Patientenalter etwas höher als beim gewöhnlichen Ewing-Sarkom liegt. Extraskelettäre Ewing-Sarkome können grundsätzlich in allen Weichgewebsbereichen auftreten, es besteht aber eine leichte Bevorzugung der paravertebralen Region, der unteren Extremitäten und des Beckens.

In der Regel treten Ewing-Sarkome unizentrisch auf; bi- und multizentrische Ewing-Sarkome (zu unterschei-

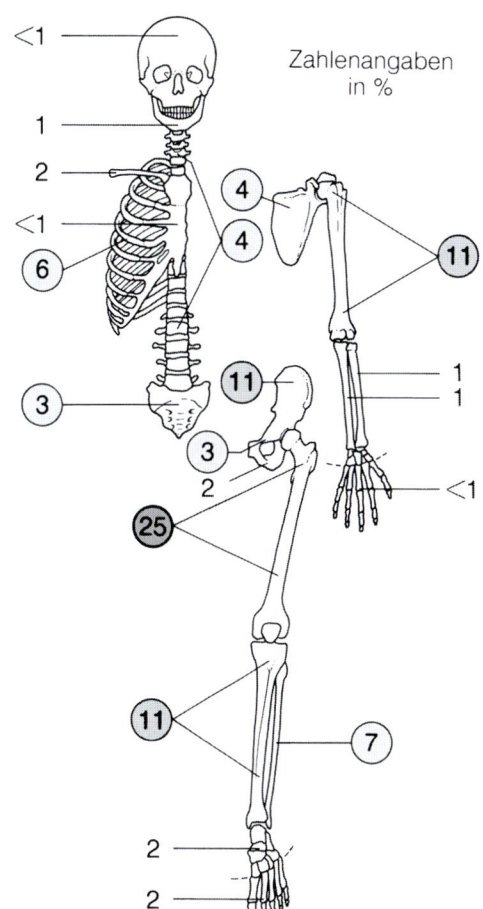

◘ **Abb. 8.4.** Lokalisatorische Verteilung des Ewing-Sarkoms (Angaben in Prozent). Zugrunde liegen 272 Ewing-Sarkome aus der Statistik von Schajowicz (1994) und 299 Ewing-Sarkome aus der Statistik von Dahlin (1978). Von den insgesamt 571 Ewing-Sarkomen waren allein 147 im Femurbereich (vorwiegend proximaler Schaft) lokalisiert. Zweithäufigste Lokalisationen sind mit je etwa 11% Humerus, Tibia und Os ilum. Schon deutlich seltener sind Ewing-Sarkome an der Fibula (7%), an den Rippen (6%), an Wirbelsäule und Sakrum (zusammen 7%) und an der Skapula (4%) anzutreffen. Als sehr seltene Lokalisation müssen Hand- und Fußskelett, Radius und Ulna, Schädel, Kiefer, Sternum und Klavikula angesehen werden. Nahezu 60% aller Ewing-Sarkome finden sich an den Röhrenknochen, wobei besonders die untere Extremität dominiert. Bei einem Sitz an den flachen Knochen wird eindeutig das Becken einschließlich Sakrum mit fast 20% bevorzugt

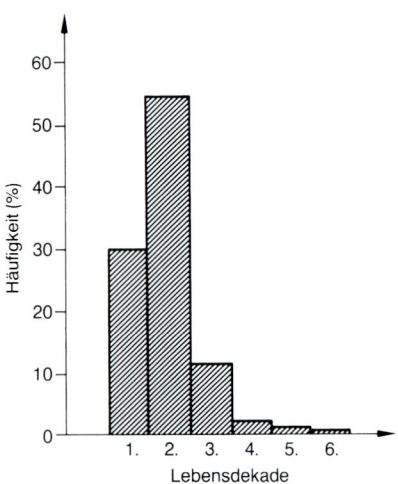

Abb. 8.5. Altersverteilung des Ewing-Sarkoms auf der Grundlage der Statistiken von Dahlin (1978, 299 Fälle) und von Schajowicz (1994, 272 Fälle). Der überwiegende Teil aller Ewing-Sarkome tritt im Kindes- und Jugendalter auf. Etwa 80% aller Ewing-Sarkom-Träger sind unter 20 Jahre alt. Aus der Graphik geht nicht hervor, dass Ewing-Sarkome unterhalb eines Alters von 5 Jahren Raritäten sind. Während in der 3. Lebensdekade noch etwa 12% aller Ewing-Sarkome beobachtet werden, kommen sie ab der 4. Lebensdekade praktisch nicht mehr vor

den von früh in das Skelett metastasierenden Ewing-Sarkomen) sind selten (Coombs et al. 1986; s. Abb. 8.15).

Alters- und Geschlechtsprädilektion

Das Durchschnittsalter von Patienten mit einem Ewing-Sarkom liegt deutlich unter dem Patientenalter von Trägern anderer primärer Knochentumoren. Die meisten Ewing-Sarkome werden zwischen dem 9. und 18. Lebensjahr beobachtet, das Durchschnittsalter liegt bei 15 Jahren (Abb. 8.5). Übereinstimmung herrscht in der Literatur darüber, dass mehr als 75% aller Ewing-Sarkome vor dem 20. Lebensjahr auftreten (Schajowicz: 90%; Huvos: 80%; Dahlin u. Mirra: je 75%). Bei 125 Ewing-Sarkomen an der Wirbelsäule und im Sakrum betrug in der Publikation von Ilaslan et al. (2004) das Durchschnittsalter 19,3 Jahre (Spannbreite 4–54 Jahre).

Ewing-Sarkome treten selten vor dem 5. Lebensjahr auf. Im Krankengut von Dahlin (1978) war der jüngste Patient 18 Monate alt, nur 5 weitere hatten ein Alter unter 5 Jahren. Wir stimmen mit Dahlin überein, dass mit der Diagnose Ewing-Sarkom bei Kindern unter 5 Jahren Vorsicht geboten sein sollte. Viel wahrscheinlicher sind in diesem Alter metastasierende Neuroblastome und tumorförmig sich manifestierende akute Leukämien. Umgekehrt ist äußerste Vorsicht bei einem Patientenalter nach der 3. Lebensdekade geboten; hinter klinisch, radiologisch und histologisch ähnlichen Rundzelltumoren steckt erfahrungsgemäß eher ein metastasierendes kleinzelliges Bronchuskarzinom oder ein Non-Hodgkin-Lymphom.

Das Ewing-Sarkom tritt häufiger bei Männern als bei Frauen auf. Addiert man die Zahlenangaben in den Statistiken von Dahlin (299 Fälle) und Schajowicz (272 Fälle), so waren 326 Patienten männlichen und 245 weiblichen Geschlechts. Wie oben bereits erwähnt, wird diese Androtropie bei den bisher beobachteten wenigen Fällen extraskelettärer Ewing-Sarkome nicht gefunden.

Klinik

Die klinische Symptomatik des Ewing-Sarkoms kann sehr vielfältig und gerade deswegen irreführend sein. Im Gegensatz zu anderen Knochengeschwülsten können Allgemeinsymptome auftreten! In der Regel beginnt die Symptomatik mit Schmerzen und einer lokalen Schwellung. Der Schmerz kann dumpf oder heftig sein, meist fängt er intermittierend an und wird dann bald dauerhaft. Breitet sich der Tumor in die paraossalen Weichgewebsstrukturen aus, so kommt es zu einer rasch anwachsenden Schwellung, die je nach Lage des Tumors palpabel und sichtbar sein kann. In diesem Stadium werden dann häufig Begleitsymptome wie Anämie, Fieber, Leukozytose und eine erhöhte Blutkörperchensenkungsgeschwindigkeit beobachtet, die zumindest z. T. Ausdruck stärkerer Tumornekrosen sind. Diese Allgemeinsymptome können leicht Anlass zur klinischen Fehldeutung einer akuten hämatogenen Osteomyelitis geben. Eine oligotop sich ausbreitende Langerhanszell-Histiozytose oder ein Knochenbefall beim Non-Hodgkin-Lymphom können mit derselben klinischen Symptomatik einhergehen.

Die Anamnesedauer liegt beim Ewing-Sarkom zwischen 1 und 9 Wochen. Bei kurzer Anamnesedauer kann dieses Merkmal nicht zur Differentialdiagnose zur Osteomyelitis oder zur juvenilen Knochenzyste (s. dort und S. 80) beitragen.

Auch bei einem Sitz des *Ewing-Sarkoms an der Wirbelsäule* (s. Abb. 8.22) ist das klinische Leitsymptom zunächst der Schmerz. Häufig kommt es jedoch rasch zu Spontanfrakturen mit entsprechender Gibbusbildung. Bei einer Ausbreitung des Geschwulstprozesses in den Spinalkanal stellen sich je nach Höhenlokalisation der Geschwulst unterschiedliche neurologische Symptome ein, die bis zur kompletten Querschnittslähmung reichen können.

Ewing-Sarkome an den Rippen breiten sich mit dem paraossalen Geschwulstanteil leicht intrathorakal aus, infiltrieren die Pleura, manchmal sogar die Lunge, begleitet von blutigen Pleuraergüssen und Kompressionsatelektasen (Abb. 8.21). Letztere überlagern mit ihrer Symptomatik den ursächlichen Befund.

Ausgedehnte paraossale Geschwulstanteile von *Ewing-Sarkomen im Beckenbereich* können zu Kompressionserscheinungen im Bereich des ableitenden Harnsystems und des Darms führen (s. Abb. 8.18).

Das Ewing-Sarkom metastasiert in erster Linie hämatogen in die Lungen (s. Abb. 8.18 f), aber auch Lymphknotenmetastasen und Skelettabsiedelungen kommen vor (s. Abb. 8.13 b).

8.1 · Ewing-Sarkom-Gruppe

Die Assoziation eines PNET mit einer tuberösen Sklerose wird von Hindman et al. (1997) beschrieben. Die Autoren diskutieren eine pathogenetische Assoziation beider Entitäten in Form einer Fehlentwicklung der Neuralleiste.

Radiologie

Die radiologische Symptomatik der ESFT kann sehr vielgestaltig und bunt sein und zu schweren diagnostischen Fehldeutungen Anlass geben. In der Mehrzahl der Fälle lässt sich aber der aggressive und maligne Charakter des Tumors aus dem Röntgenbild ablesen, wo sich überwiegend Destruktionstypen der Lodwick-Grade II und III finden.

In einem *Röhrenknochen* imponiert der Tumor überwiegend als mottenfraßartige Destruktion, wobei das Spektrum von einer zusammenhängenden Osteolyse mit mottenfraßartiger Begrenzung (Lodwick-Grad II, s. ◘ Abb. 8.10, 8.11, 8.16) bis zu zahlreichen, nicht zusammenhängenden, feineren, mottenfraßartigen Osteolysen, entsprechend einem Lodwick-Grad III (◘ Abb. 8.6–8.9, 8.12, 8.13) reicht. Zumeist hat der Tumor zum Zeitpunkt der Entdeckung schon längere Abschnitte der Diaphyse erfasst, Spontanfrakturen sind nicht selten. Durch hinzukommende oder – seltener – primär auftretende permeative Destruktionen bekommt die befallene Kompakta einen faserigen Aspekt. Diese lytischen Veränderungen

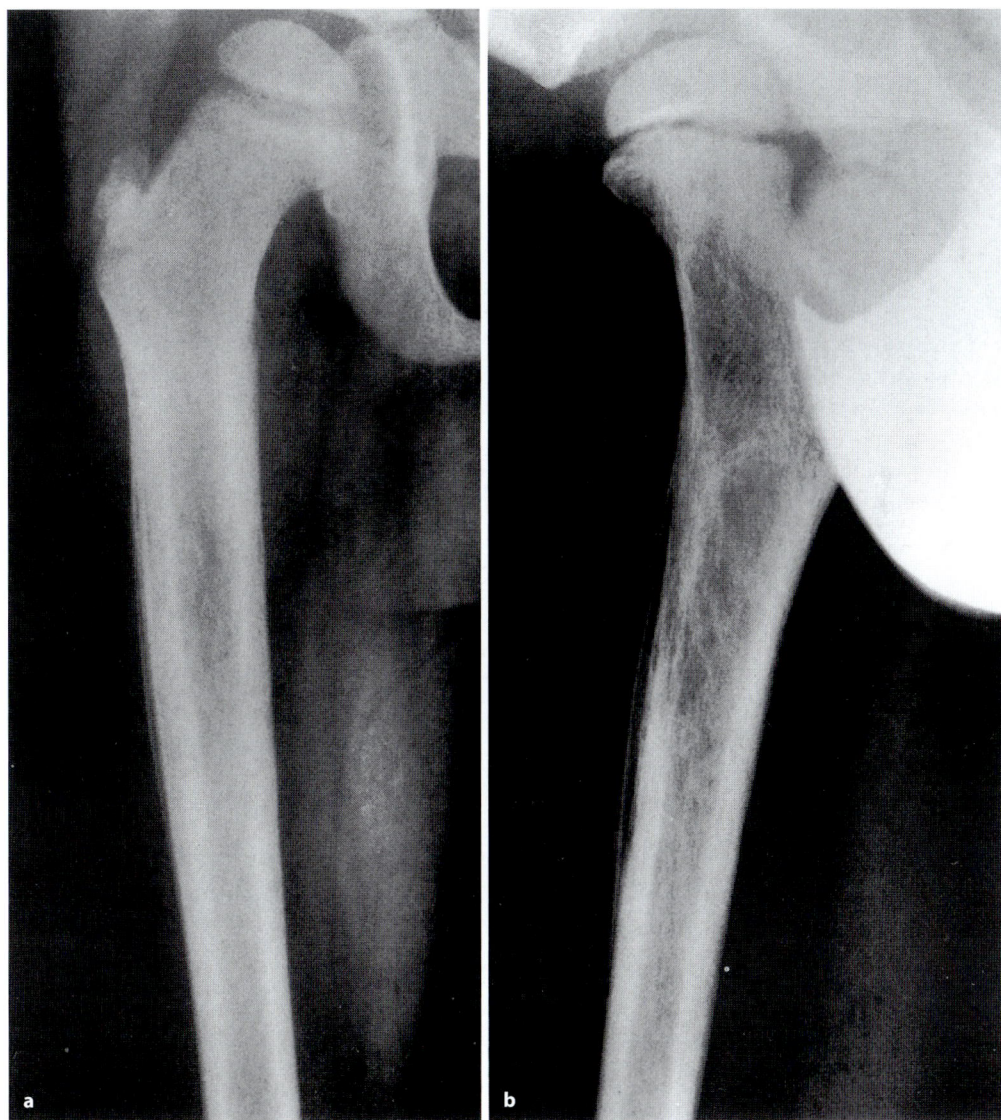

◘ **Abb. 8.6 a, b.** Klassisches Ewing-Sarkom im rechten proximalen Femurschaft und in der proximalen Femurmetaphyse bei einem 7-jährigen Jungen. Man erkennt eine diffuse, mottenfraßartige und z. T. in der Kompakta sich permeativ ausbreitende Destruktion, die ventral und lateral von einer zwiebelschalenartigen Periostverknöcherung umgeben ist. Erstaunlicherweise ist diese Periostverknöcherung verhältnismäßig scharf und nicht unterbrochen. Der Befund entspricht einem Lodwick-Grad III

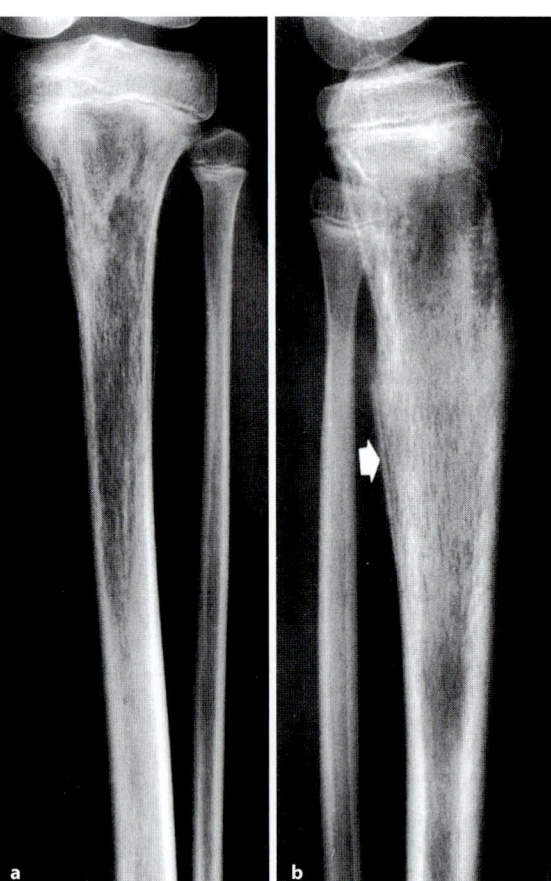

Abb. 8.7 a, b. Typisches Ewing-Sarkom im proximalen Tibiaschaft mit Übergriff auf die Metaphyse bei einem 10-jährigen Mädchen. Ausgedehnte mottenfraßartige und permeative Destruktion bis über die Mitte des Tibiaschafts hinausreichend, entsprechend einem Lodwick-Grad III. Die besonders im Seitbild (b) dorsal gut erkennbare zwiebelschalenartige Periostverknöcherung ist unscharf und verwaschen (*Pfeil*) und proximal zerstört

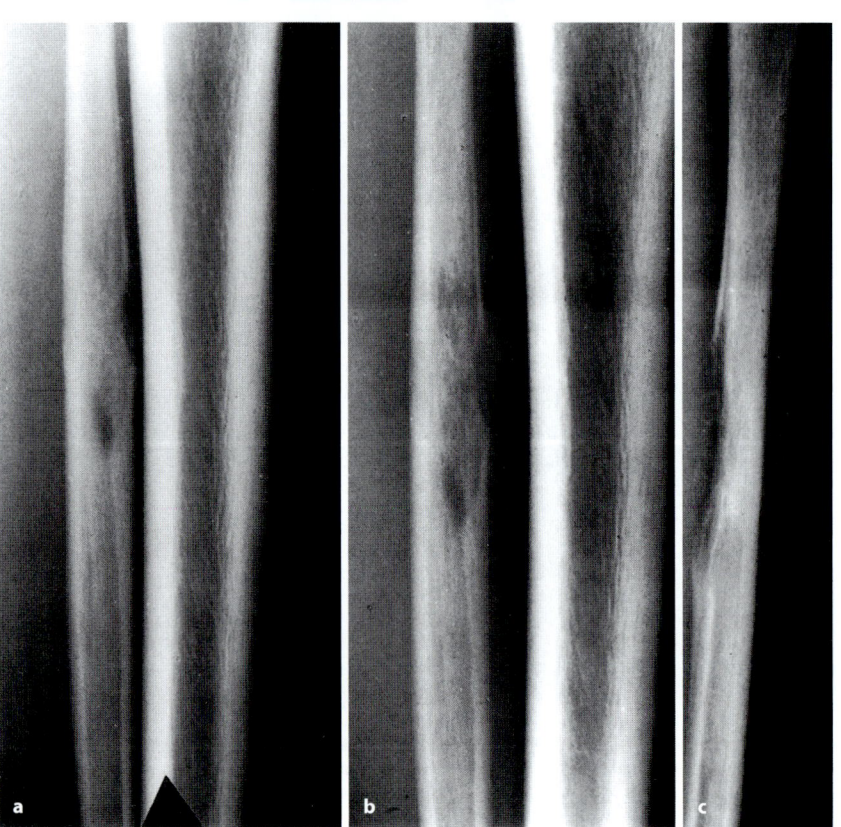

Abb. 8.8 a–c. Ewing-Sarkom im Fibulaschaft bei einem 13-jährigen Jungen. Der Fibulaschaft ist mottenfraßartig destruiert (Lodwick-Grad III). Wie insbesondere die gezielte Aufnahme (c) erkennen lässt, finden sich im Bereich der zerstörten Kompakta feine spikulaartige Verknöcherungen, die nach proximal und distal durch Codman-Dreiecke begrenzt werden. Die Röntgensymptomatik ist als typisch für ein Ewing-Sarkom anzusehen

8.1 · Ewing-Sarkom-Gruppe

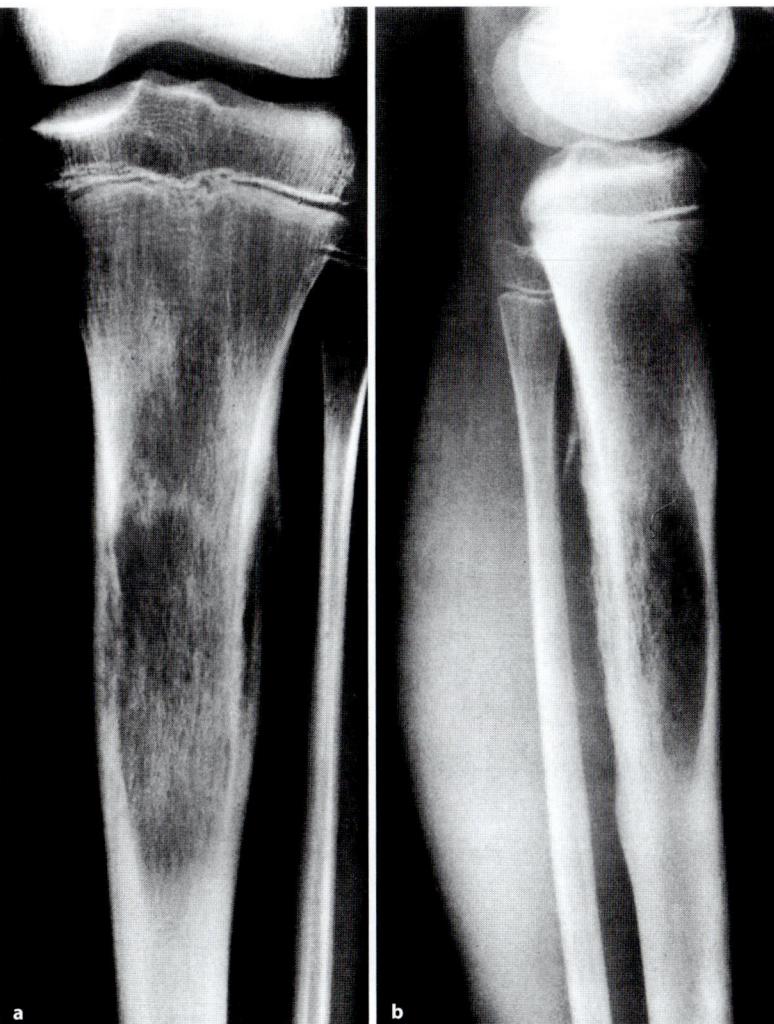

Abb. 8.10 a, b. Ewing-Sarkom im proximalen Tibiaschaft bei einem 14-jährigen Jungen. Man erkennt eine grobe Osteolyse im proximalen Tibiaschaft mit mottenfraßartiger Begrenzung, entsprechend einem Lodwick-Grad II. Die laterodorsal zu sehenden, z. T. lamellär angeordneten Periostverknöcherungen sind unterbrochen. Proximal-dorsal Codman-Dreieck. Wie aus dem Röntgenbild unschwer zu erkennen ist, ist der Tumor bereits grob in die paraossalen Weichteile laterodorsal eingebrochen und hat dort klinisch zu einer sehr schmerzhaften, überwärmten, tastbaren Geschwulstmasse geführt

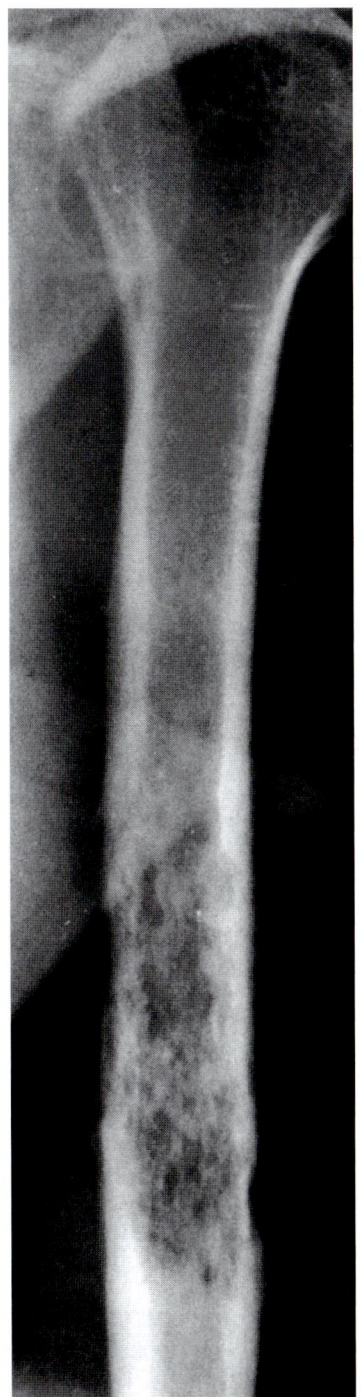

Abb. 8.9. Ewing-Sarkom im Humerusschaft bei einer 25-jährigen Frau (ungewöhnlich!). Grobe mottenfraßartige Destruktionen entsprechen einem Lodwick-Grad III. Die eben erkennbaren zarten Periostverknöcherungen sind unscharf und fetzig unterbrochen

sind häufig von periostalen Reaktionen begleitet, von denen besonders die *unscharfe und unterbrochene lamelläre oder zwiebelschalenartige Reaktion in Kombination mit dem oben beschriebenen Destruktionsmuster ziemlich spezifisch für ein Ewing-Sarkom ist* (s. Abb. 8.6, 8.7, 8.10). Dieses Zwiebelschalenmuster kommt aber in weniger als 25% aller Fälle vor, meistens sieht man Codman-Dreiecke und Spikulabildungen (s. Abb. 8.8, 8.12, 8.14). Bei sehr rasch verlaufenden Ewing-Sarkomen sind schließlich überhaupt keine Periostreaktionen zu sehen.

Der rein lytische Typ des Ewing-Sarkoms an den Röhrenknochen wird in gut zwei Drittel aller Fälle beob-

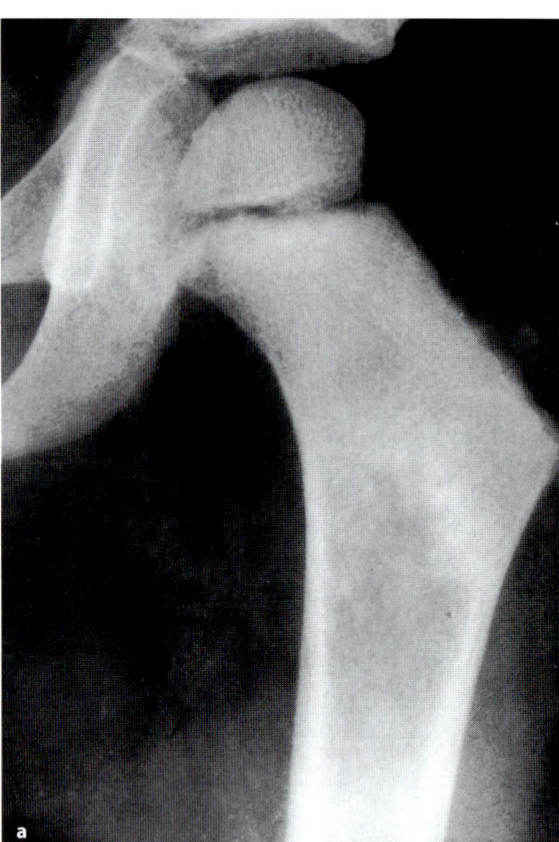

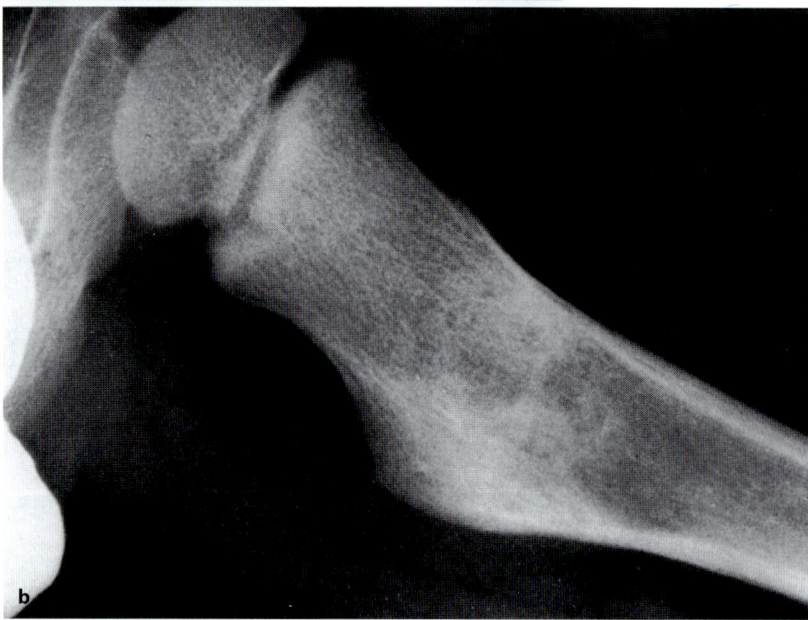

Abb. 8.11 a–g. Verlaufsbeobachtung eines primär als Osteomyelitis fehldiagnostizierten Ewing-Sarkoms im proximalen Femurschaft (4-jähriger Junge). Zum Zeitpunkt der Aufnahme **a** und **b** (05.06.1984) klagte der Junge über Schmerzen im linken proximalen Oberschenkel, der klinisch leicht überwärmt erschien. Man sieht etwas unterhalb der Region des Trochanter major eine fleckige Sklerosierungszone, distal davon sind unruhige fleckförmige, aber zusammenfließende Aufhellungen im Spongiosa-Markraum-Übergang und Aufspleißungen der Kompakta zu erkennen (Lodwick-Grad II). **c–e** Nur 4 Wochen später (06.07.1984) sieht man eine deutliche solide lamellenartige Periostreaktion um die Läsion im proximalen Femurschaft. Die Kortikalis im proximalen Schaft ist „grau" und kaum abgrenzbar, auf der Halbaxialaufnahme fallen dorsal in der Kompakta permeative Destruktionen auf. Im Skelettszintigramm massive Aktivitätsanreicherungen in der proximalen Schafthälfte. **f, g** (03.04.1985) Die Computertomogramme zeigen nun Kompaktazerstörungen und zerfetzte Periostverknöcherungen im Femurschaft und eine grobe dorsolaterale Kompaktazerstörung in Höhe des Trochanters (hier nicht dargestellt) (*Forts. S. 459*).

achtet, in den übrigen Fällen finden sich zusätzliche oder sogar dominierende *osteosklerotische Phänomene* (s. Abb. 8.13b, 8.14), die nicht nur durch reaktive Periostveränderungen, sondern auch durch Knochennekrose, seltener durch appositionelle Knocheneubildungen auf dem toten Knochen – ähnlich wie bei der idiopathischen avaskulären Osteonekrose – bedingt sein können (Shirley et al. 1984). Osteosklerotische Veränderungen beim Ewing-Sarkom an den Röhrenknochen sind überwiegend in Metaphysennähe zu finden (s. Abb. 8.11).

8.1 · Ewing-Sarkom-Gruppe

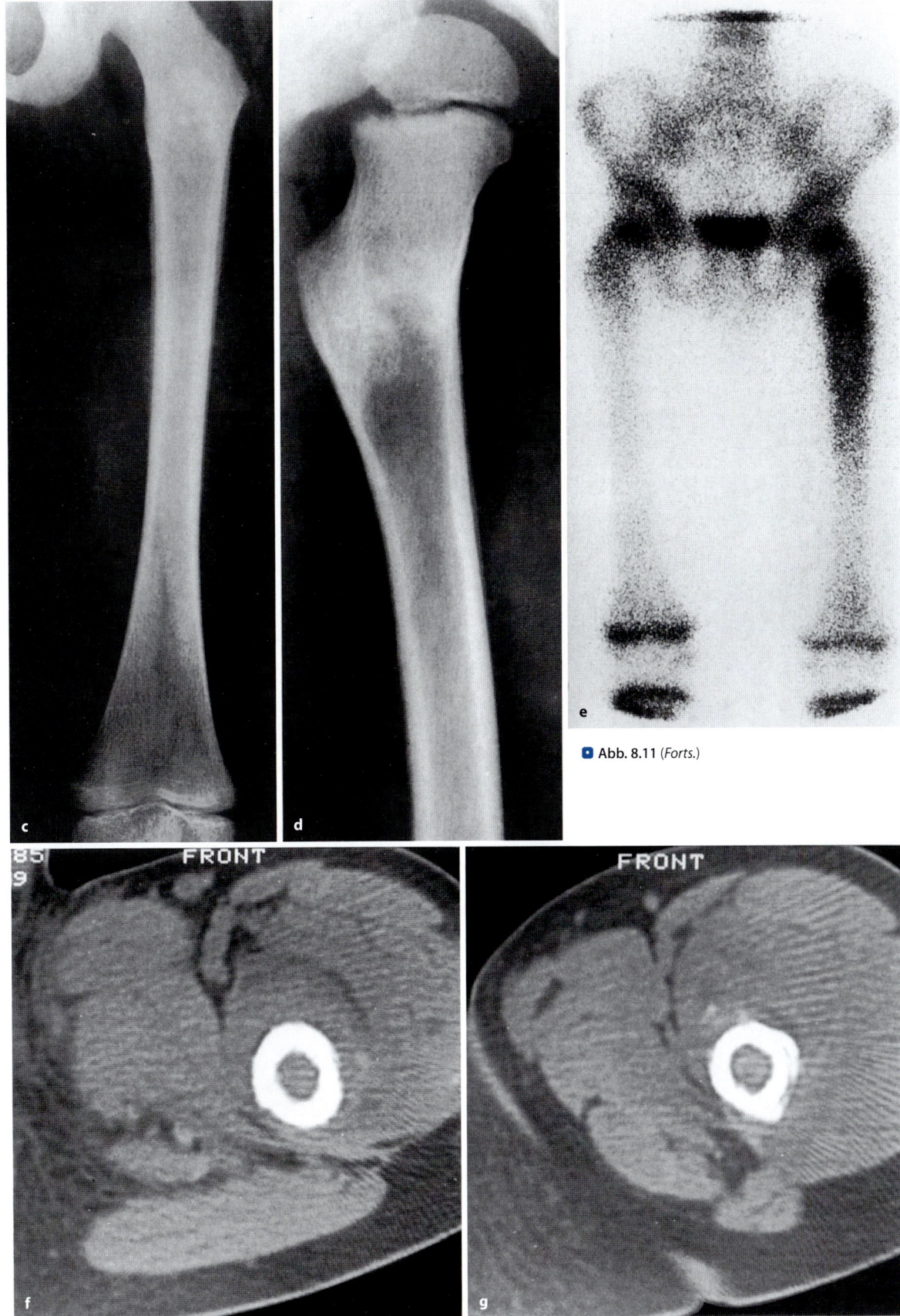

 Abb. 8.11 (Forts.)

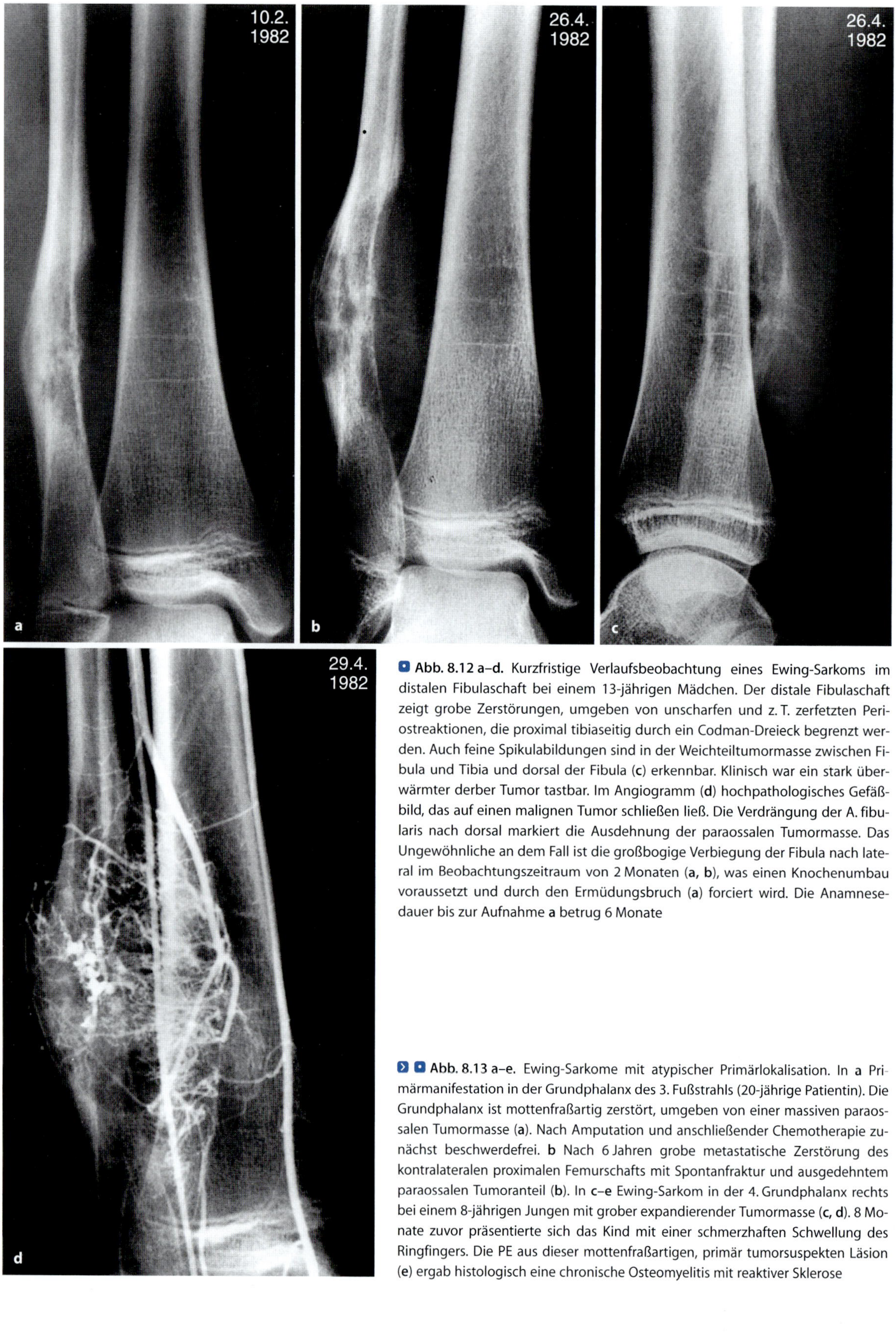

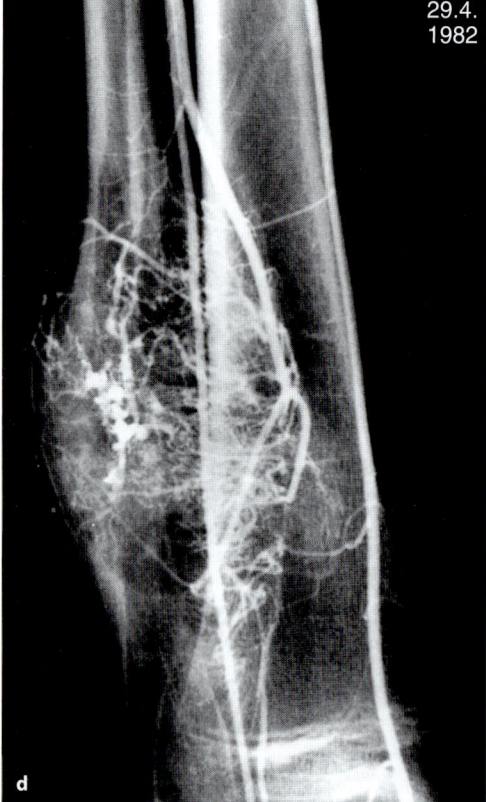

Abb. 8.12 a–d. Kurzfristige Verlaufsbeobachtung eines Ewing-Sarkoms im distalen Fibulaschaft bei einem 13-jährigen Mädchen. Der distale Fibulaschaft zeigt grobe Zerstörungen, umgeben von unscharfen und z. T. zerfetzten Periostreaktionen, die proximal tibiaseitig durch ein Codman-Dreieck begrenzt werden. Auch feine Spikulabildungen sind in der Weichteiltumormasse zwischen Fibula und Tibia und dorsal der Fibula (**c**) erkennbar. Klinisch war ein stark überwärmter derber Tumor tastbar. Im Angiogramm (**d**) hochpathologisches Gefäßbild, das auf einen malignen Tumor schließen ließ. Die Verdrängung der A. fibularis nach dorsal markiert die Ausdehnung der paraossalen Tumormasse. Das Ungewöhnliche an dem Fall ist die großbogige Verbiegung der Fibula nach lateral im Beobachtungszeitraum von 2 Monaten (**a, b**), was einen Knochenumbau voraussetzt und durch den Ermüdungsbruch (**a**) forciert wird. Die Anamnesedauer bis zur Aufnahme **a** betrug 6 Monate

Abb. 8.13 a–e. Ewing-Sarkome mit atypischer Primärlokalisation. In **a** Primärmanifestation in der Grundphalanx des 3. Fußstrahls (20-jährige Patientin). Die Grundphalanx ist mottenfraßartig zerstört, umgeben von einer massiven paraossalen Tumormasse (**a**). Nach Amputation und anschließender Chemotherapie zunächst beschwerdefrei. **b** Nach 6 Jahren grobe metastatische Zerstörung des kontralateralen proximalen Femurschafts mit Spontanfraktur und ausgedehntem paraossalen Tumoranteil (**b**). In **c–e** Ewing-Sarkom in der 4. Grundphalanx rechts bei einem 8-jährigen Jungen mit grober expandierender Tumormasse (**c, d**). 8 Monate zuvor präsentierte sich das Kind mit einer schmerzhaften Schwellung des Ringfingers. Die PE aus dieser mottenfraßartigen, primär tumorsuspekten Läsion (**e**) ergab histologisch eine chronische Osteomyelitis mit reaktiver Sklerose

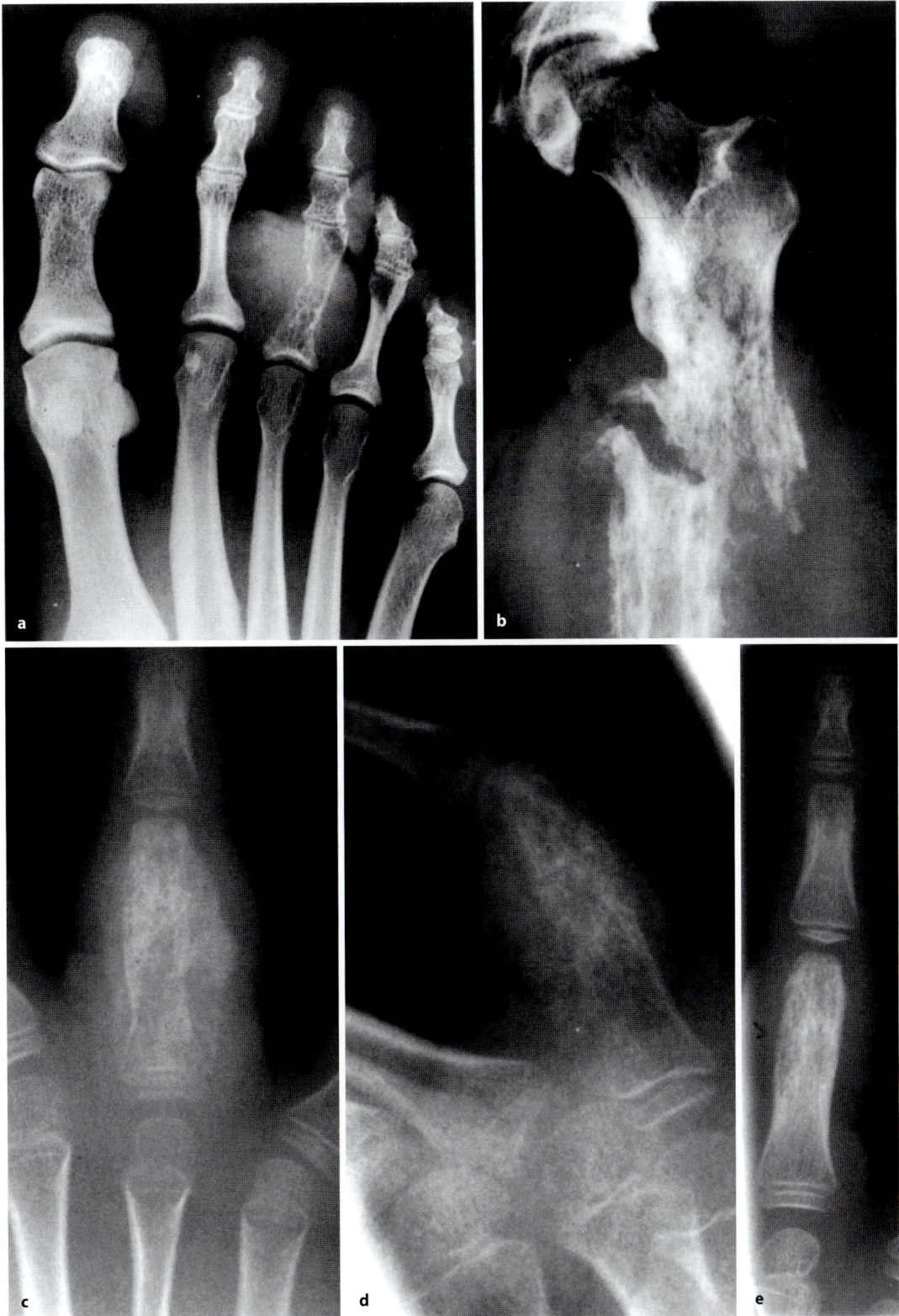

Abb. 8.13 a–e (*Text s. S. 460*)

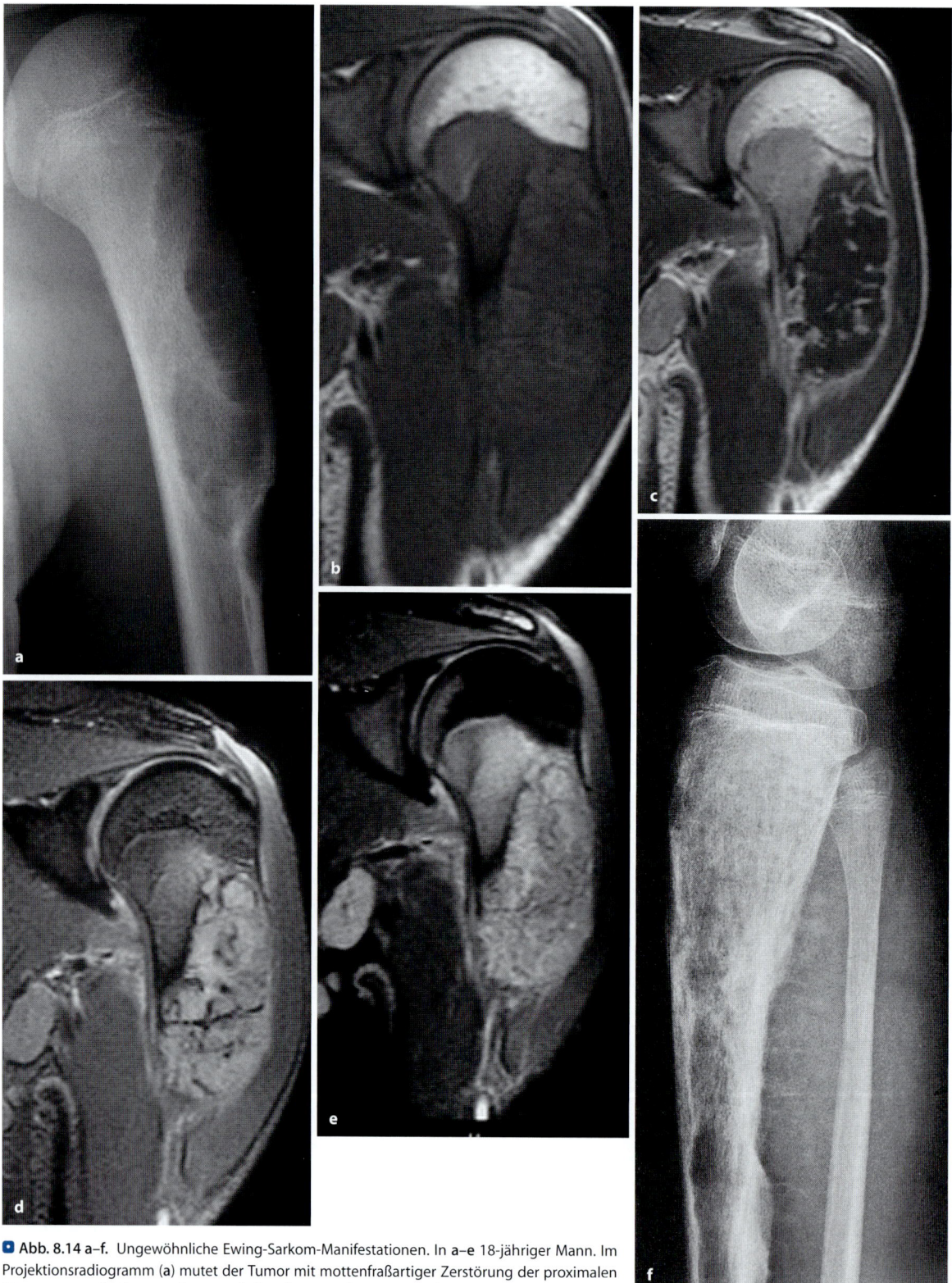

◘ **Abb. 8.14 a–f.** Ungewöhnliche Ewing-Sarkom-Manifestationen. In **a–e** 18-jähriger Mann. Im Projektionsradiogramm (**a**) mutet der Tumor mit mottenfraßartiger Zerstörung der proximalen Humerusmetadiaphyse und exzentrischer Tumorausbreitung nach lateral inkl. der Spießbildung eher wie ein Osteosarkom an. Die MRT-Bilder (**b** = T1; **c** = T1 mit Kontrastmittel; **d** = T2; **e** = STIR) demonstrieren eindrucksvoll eine ausgedehnte auch histologisch dominierende Tumornekrose ohne Kontrastmittelaufnahme. **f** Ungewöhnliches Ewing-Sarkom im Bereich des proximalen rechten Tibiaschaftes mit ausgedehnter mottenfraßartiger Zerstörung (Lodwick-Grad III) und spikulierten periostalen Knochenneubildungen. Sie signalisieren ein überwiegend subperiostales Tumorwachstum. (*Forts. S. 463*)

8.1 · Ewing-Sarkom-Gruppe

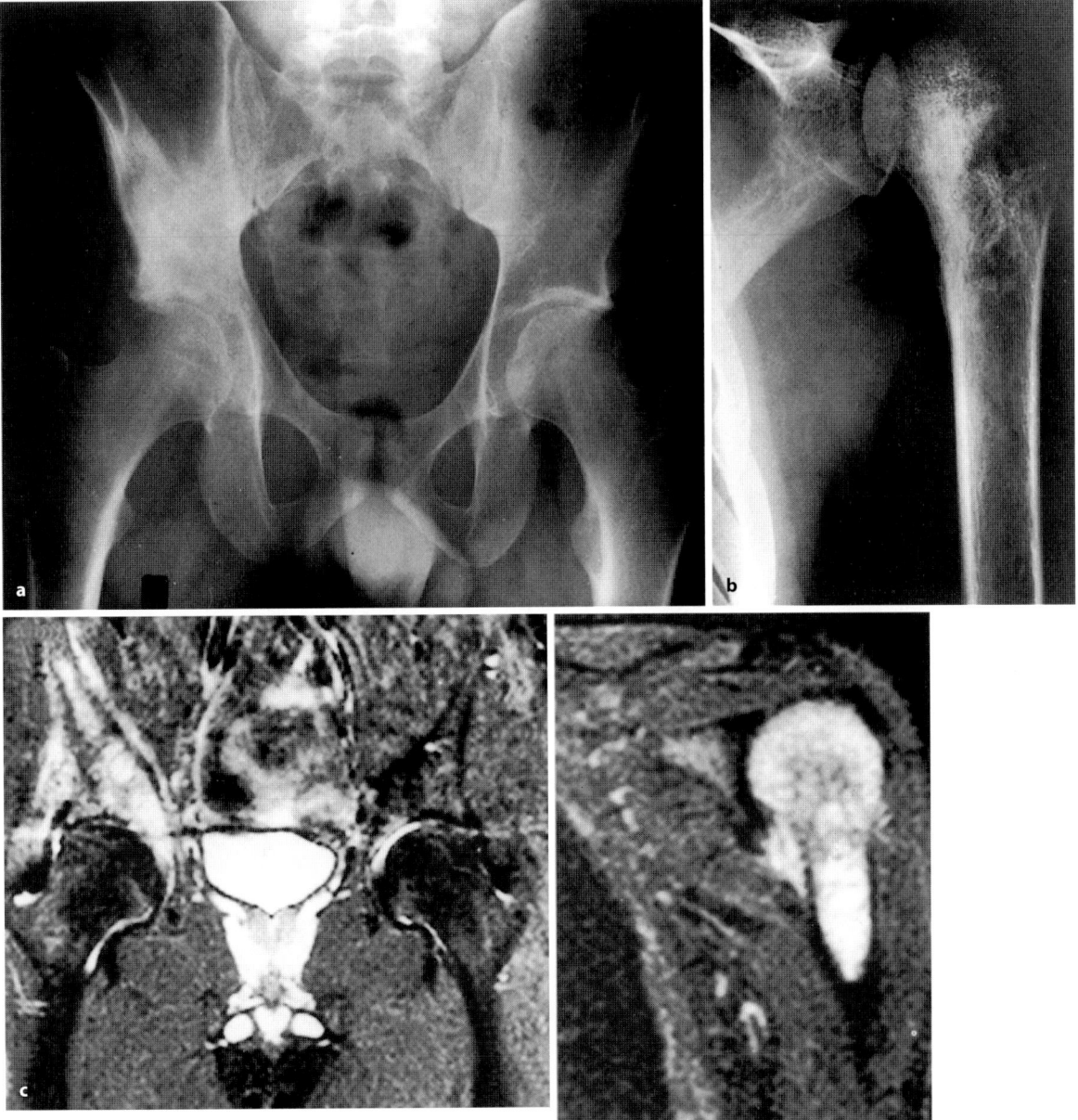

Abb. 8.15 a–d. Bifokales Ewing-Sarkom mit simultan aufgetretenen Manifestationen am linken Humerus und im rechten unteren Iliumbereich bei einem 22-jährigen Mann. Keine weiteren Manifestationen. **a, b** In den konventionellen Röntgenaufnahmen dominieren neben mottenfraßartigen Zerstörungen der Spongiosa fleckige irreguläre Sklerosierungen. **c, d** In den MRT-Aufnahmen (T2-gewichtete Bilder) finden sich durch Tumor und Ödem bedingte deutliche Signalanhebungen im rechten Azetabulum und in den rechten unteren Beckenschaufelpartien sowie im linken Humerus. Beachte auch die deutlichen Signalintensitäten im Paraossalbereich der Beckenmanifestation, von den Markrauminfiltrationen durch irreguläre schwarze Bänder getrennt, die der restlichen Kortikalis entsprechen

Abb. 8.14 (*Forts.*) Im Falle eines Osteosarkoms würde man ein eher sonnenstrahlartiges Mineralisierungsmuster erwarten, das durch eine Kombination von rein osteoblastären reaktiven Periostveränderungen mit Tumorosteoidverknöcherungen entsteht. Die fleckigen Sklerosereale entsprechen nekrotischem Knochen

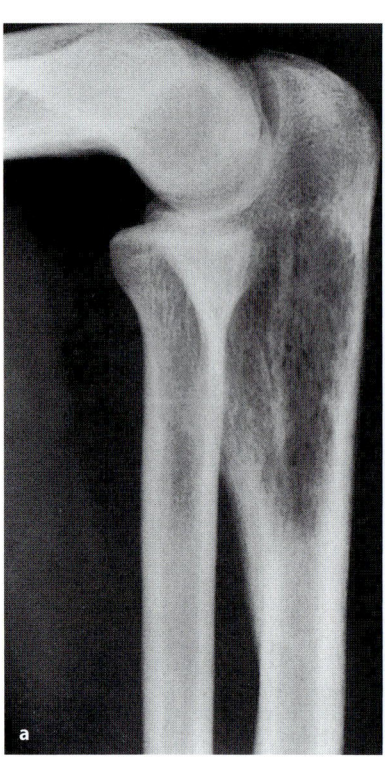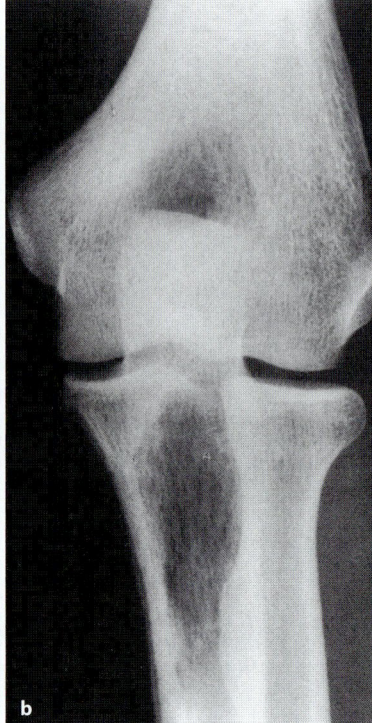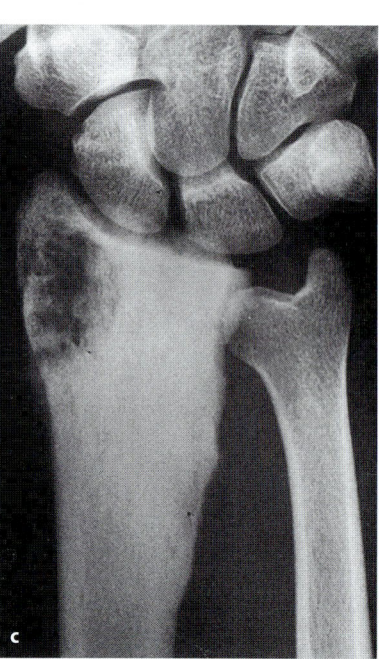

Abb. 8.16 a–c. Ewing-Sarkome am Unterarm. **a, b** Ewing-Sarkom im proximalen Ulnaschaft und in der Metaphyse, wo sich eine mottenfraßartig begrenzte Destruktion findet (Lodwick-Grad II). Die ulnaseitig erkennbare zarte reaktive lamellenartige Periostverknöcherung ist unscharf und z. T. unterbrochen (21-jähriger Mann). **c** Ungewöhnliche radiologische Manifestation eines Ewing-Sarkoms am distalen Radius bei einem 24-jährigen Mann. Die mottenfraßartig konturierte Osteolyse im Processus styloideus radii (Lodwick-Grad II) ist von einer verhältnismäßig homogenen Sklerose umgeben, die weit nach proximal in den Schaft hineinreicht. Diese Konfiguration hätte genauso gut zu einer chronischen Osteomyelitis gepasst

Die meisten Ewing-Sarkome an den Röhrenknochen zeigen im CT oder MRT von Anfang an einen oft zirkulären *paraossalen Geschwulstanteil*, der z. T. beträchtliche Ausmaße erreichen kann. Im Röntgenbild sind die intermuskulären Fettlinien verdrängt bzw. konvexbogig verlagert, ein Röntgenzeichen, das in manchen Fällen eine Abgrenzung gegenüber der Osteomyelitis zulässt, da bei Letzterer durch Ödembildung die Fettlinien verschwinden.

Gelegentlich können Ewing-Sarkome an den Röhrenknochen bei der ersten Röntgenuntersuchung nur geringfügige oder auch gar keine Destruktionen erkennen lassen, insbesondere dann, wenn ein rein permeativer Destruktionstyp der Kompakta vorliegt. Manchmal sieht man dann nur eine feine periostale Knochenreaktion, die auf die Anwesenheit eines pathologischen Knochenprozesses hinweist.

Selten können sich Ewing-Sarkome in den Röhrenknochen primär als solitäre Knochenzyste – auch in der MRT – präsentieren (Hammoud et al. 2006, proximale Fibuladiametaphyse), was dann zu Fehlbehandlungen Anlass geben kann (Bhagia et al. 1997, proximaler Humerus).

Der ungewöhnliche Fall eines Ewing-Sarkoms, das eine fibröse Dysplasie am Humerus radiologisch und biologisch imitierte, wurde von Sundaram et al. (2005) publiziert.

Das sehr seltene Auftreten von Skip-Metastasen, also Überspringer-Metastasen im gleichen Röhrenknochen, wurde von Davies et al. (1997) bei 3 Fällen publiziert.

In *platten Knochen* manifestieren sich Ewing-Sarkome entweder in Form einer Osteolyse (Abb. 8.18, 8.19), einer Osteosklerose oder am häufigsten in einer Mischform (Abb. 8.17, 8.21, 8.22). Die Osteolysen sind in der Regel mottenfraßartig begrenzt, entsprechend einem Lodwick-Grad II, oder es finden sich rein mottenfraßartige Destruktionen mit dazwischen liegenden und sich in der Umgebung unscharf ausbreitenden fleckigen Sklerosezonen (s. Abb. 8.17, 8.22). Rein osteosklerotische Ewing-Sarkome sind in flachen Knochen keine Seltenheit. Hinter der Sklerose steckt überwiegend nekrotischer Knochen, an den sich gelegentlich reaktiv-reparative Knochenneubildungen anlagern können (Shirley et al. 1984). Wie an den Röhrenknochen lässt sich an den flachen Knochen computer- oder magnetresonanztomographisch, manchmal auch klinisch, ein solider paraossaler Geschwulstanteil nachweisen, der die differentialdiagnostische Abgrenzung vor allem gegenüber der Osteomyelitis erlaubt (s. Abb. 8.18, 8.19).

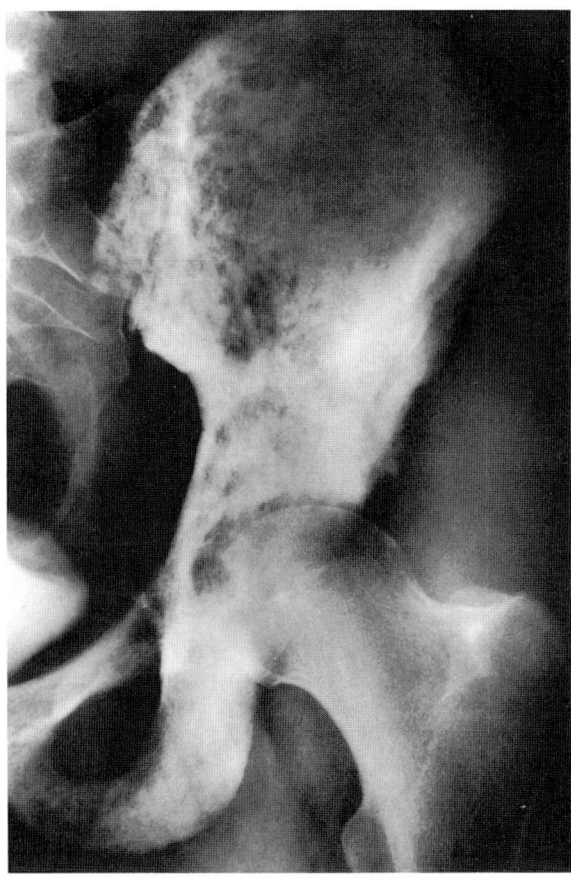

Abb. 8.17. Ausgedehntes, mit erheblicher Sklerose einhergehendes Ewing-Sarkom an der linken Beckenschaufel, im linken Azetabulum und Sitzbein sowie im linken Schambein bei einem 23-jährigen Mann. Der Patient hatte eine Anamnese von etwa 4 Monaten mit zunehmender Schmerzsymptomatik in der linken Beckenhälfte. Die klinische Untersuchung ergab zum Zeitpunkt des Röntgenbildes eine derbe, überwärmte Tumormasse, die vor allem von den Bauchdecken her palpatorisch zugänglich war. Der junge Mann hatte Temperaturen um 38–39 °C. Daher wurde der Prozess zunächst irrtümlich als ausgedehnte Osteomyelitis angesprochen

An der *Wirbelsäule* entwickeln sich Ewing-Sarkome überwiegend im Wirbelanhangsbereich und breiten sich von dort in den Wirbelkörper aus (in 12 von 20 Fällen; Ilaslan et al. 2004; s. Abb. 8.22). Der umgekehrte Weg ist seltener (5 von 20 Fällen; Ilaslan et al. 2004). Meistens lässt sich mit Schnittbildverfahren ein deutlicher paraossaler Geschwulstanteil nachweisen. Über ein Ewing-Sarkom in einem Querfortsatz berichten Wooten et al. (1978). Weinstein et al. (1984) berichten über 2 Fälle von ungewöhnlichen Ewing-Sarkomen an der Wirbelsäule, wobei der eine Fall mit einer paravertebralen kalzifizierten Geschwulstmasse, ähnlich einem Neuroblastom, und der andere wie eine aneurysmatische Knochenzyste im Querfortsatz des 3. Lendenwirbelkörpers imponierte.

Mit der Röntgensymptomatik von Ewing-Sarkomen an den *Rippen* beschäftigen sich ausführlich Levine u. Levine (1983). Sie weisen besonders darauf hin, dass die knöchernen Veränderungen manchmal nur sehr geringfügig sein und gegenüber großen extrapleuralen Tumormassen und Pleuraergüssen in den Hintergrund treten können (s. Abb. 8.21).

Die seltenen Ewing-Sarkome am Handskelett (s. Abb. 8.13 c–e) imponieren nach Angaben von Coombs et al. (1993) und im Fall von Yamaguchi et al. (1997) bei der Primärpräsentation überwiegend mit einer Weichgewebsmasse. Etwa ein Drittel der hinsichtlich der radiologischen Symptomatologie ausgewerteten Fälle zeigt eine Mischung zwischen Osteodestruktion und Sklerose. Etwas weniger als die Hälfte der Fälle weist eine kortikale Expansion auf. Insgesamt ist die Symptomatik am Handskelett völlig unspezifisch und impliziert ein weites differentialdiagnostisches Spektrum, das von entzündlichen Veränderungen bis zum reparativen Riesenzellgranulom reicht. Die Prognose des Ewing-Sarkoms am Handskelett ist wegen der peripheren Lokalisation deutlich besser als bei stammnaher oder Stammlokalisation.

Die projektionsradiographische und magnetresonanztomographische Symptomatik des *periostalen Ewing-Sarkoms* wird von Shapeero et al. (1994) wie folgt beschrieben: Bei 11 Patienten fand sich der Tumor in 6 Fällen am Humerus (immer diaphysär), in 4 Fällen am Femur (dreimal diaphysär, einmal distal meta-/diaphysär) und in einem Fall an der Fibula (distale Metadiaphyse). Die Tumoren hatten sämtlich nicht den Markraum infiltriert; sie hoben das Periost ab und produzierten ein Codman-Dreieck und andere periostale Reaktionen. Keiner der Tumoren bildete irgendeine Matrix mit Verkalkungen. Die Destruktionen an der Kompakta konnten minimal sein. Insgesamt ergab das radiologische Bild einschließlich CT und MRT kein spezifisches Muster, das eine Unterscheidung des periostalen Ewing-Sarkoms von anderen periostalen und subperiostalen Läsionen gestattet hätte.

Über das *angiographische Bild* beim Ewing-Sarkom gibt es bisher keine größeren Untersuchungsserien. Nach eigenen Beobachtungen finden sich sowohl Tumoren mit einer Hypervaskularisation und einem anarchischen Gefäßbild (s. Abb. 8.12 d) als auch andere, die keine nennenswerte endotumorale oder perifokale Vaskularisation erkennen lassen. Bei hypervaskularisierten Tumoren ist die Parenchymphase meist ausgesprochen fleckig.

Foudroyant verlaufende Ewing-Sarkome mit überwiegender Osteolyse stellen sich im *Szintigramm* in der Regel nur mit schwacher Aktivitätsanreicherung dar, während Tumoren mit osteosklerotischen Anteilen oder mit überwiegender Osteosklerose zumeist eine massive Aktivitätsanreicherung erkennen lassen.

Unter Chemotherapie bildet sich im Falle eines Ansprechens (ohne verbindliche prognostische Aussagemöglichkeit) das Tumorvolumen zurück, vor allem der

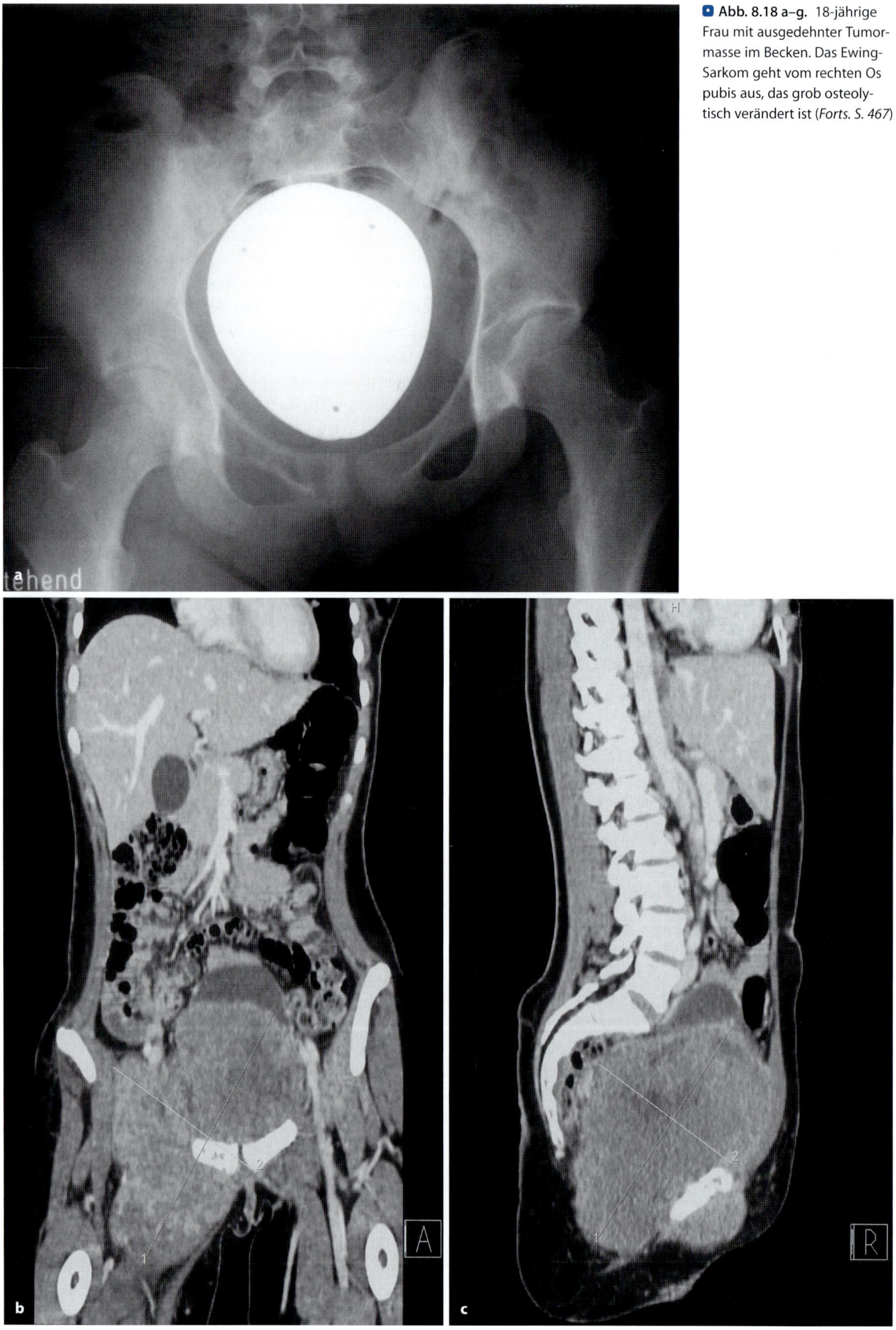

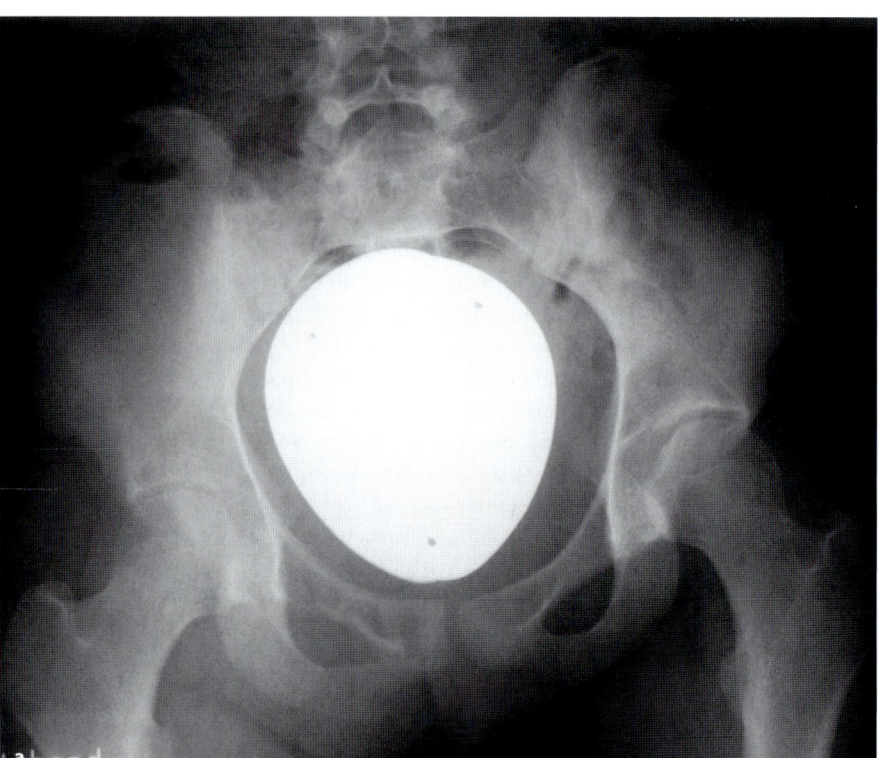

Abb. 8.18 a–g. 18-jährige Frau mit ausgedehnter Tumormasse im Becken. Das Ewing-Sarkom geht vom rechten Os pubis aus, das grob osteolytisch verändert ist (*Forts. S. 467*)

8.1 · Ewing-Sarkom-Gruppe

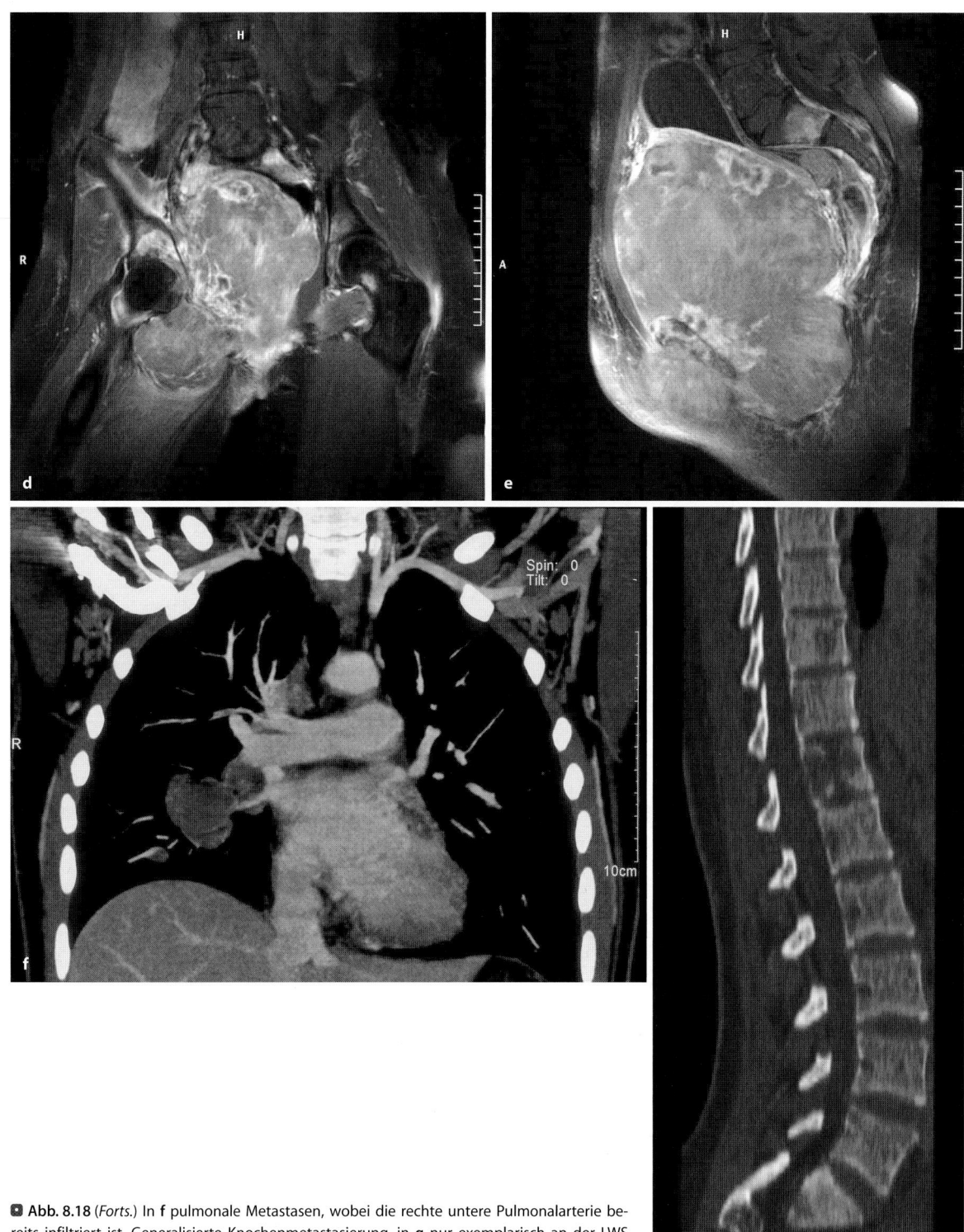

Abb. 8.18 (*Forts.*) In **f** pulmonale Metastasen, wobei die rechte untere Pulmonalarterie bereits infiltriert ist. Generalisierte Knochenmetastasierung, in **g** nur exemplarisch an der LWS dargestellt

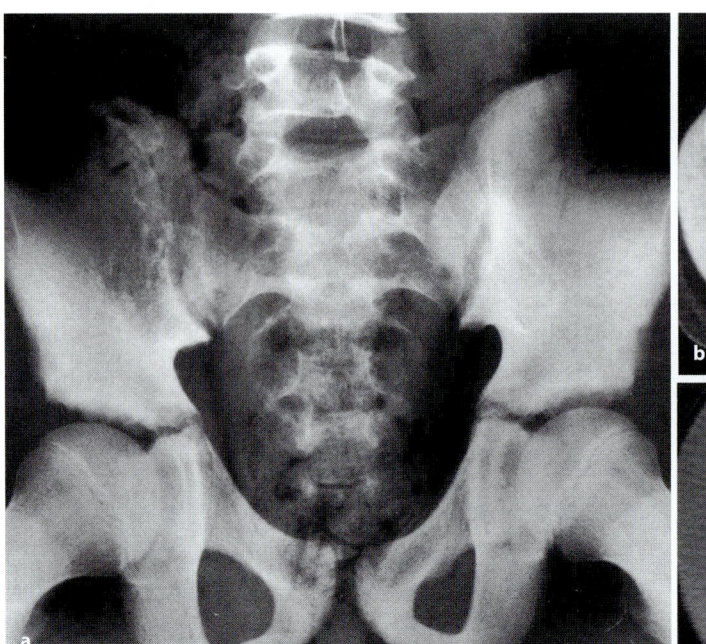
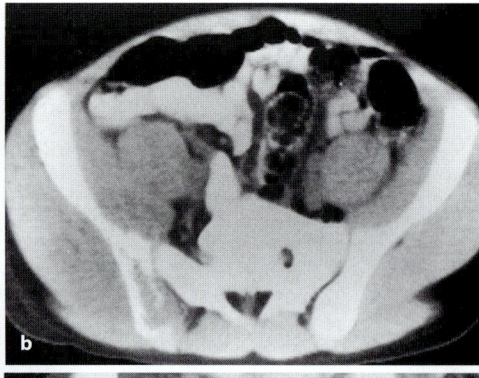
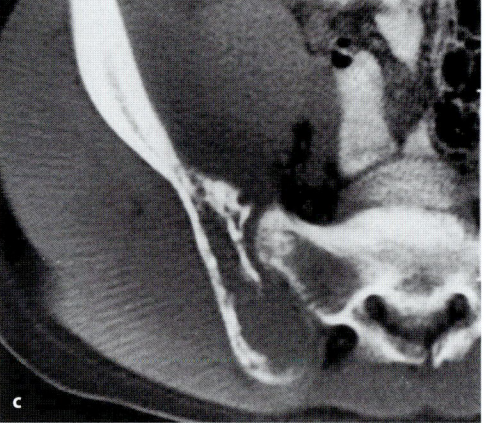

Abb. 8.19 a–c. Ewing-Sarkom im rechten dorsalen Os ilium und in der Massa lateralis bei einem 12-jährigen Jungen. Im Übersichtsbild (**a**) fallen vor allem die unscharfen Begrenzungen der rechten Foramina sacralia auf, ferner imponieren eine verwaschene Konturierung des rechten Sakroiliakalgelenks und eine fransige Außenkonturierung sowie Dichteminderung der medialen dorsalen Iliumabschnitte. Die Computertomogramme (**b, c**) demonstrieren den ausgedehnten paraossalen Tumoranteil. Dieser infiltriert ventral den M. iliacus und hat den M. psoas abgeschoben; dorsal grobe Infiltration der Glutäalmuskulatur. Die destruktiven Veränderungen sind im sog. Knochenfenster in **c** gut erkennbar

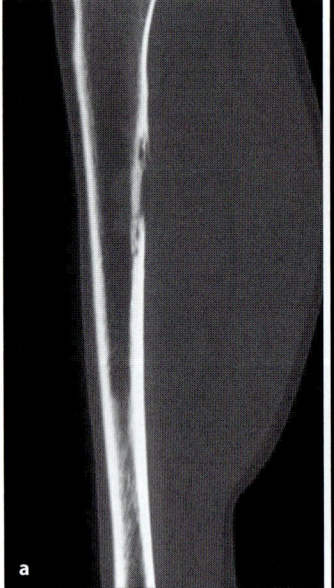
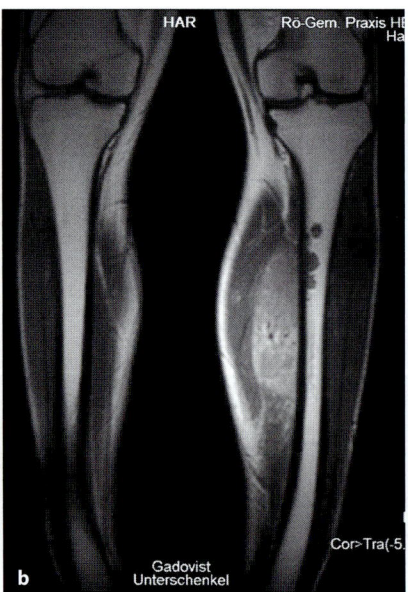
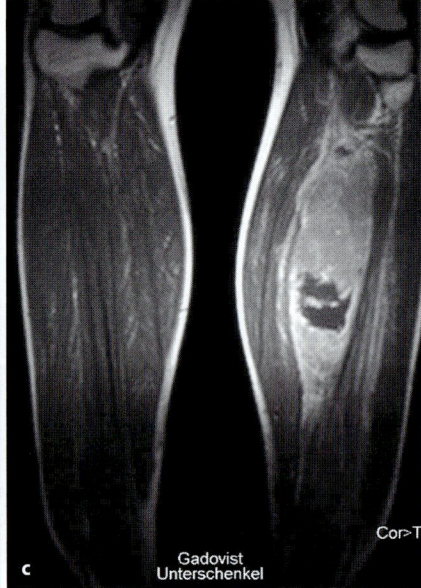

Abb. 8.20 a–c. Ewing-Sarkom der Weichteile. 55-jähriger Mann. Histologisch kam diffrentialdiagnostisch ein undifferenziertes myxoides Chondrosarkom der Weichteile, auch ein rundzelliges Liposarkom infrage. Der Tumor hat umschrieben die benachbarte Tibiakortikalis zerstört und ist mit kleinen Ausläufern in den Markraumn eingedrungen (**a, b**). Zentral grobe Nekrose (**c, d**) (*Forts. S. 469*)

8.1 · Ewing-Sarkom-Gruppe

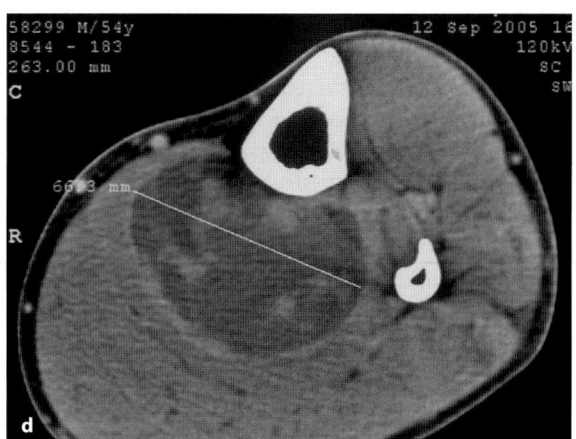

Abb. 8.20 d *(Forts.)*

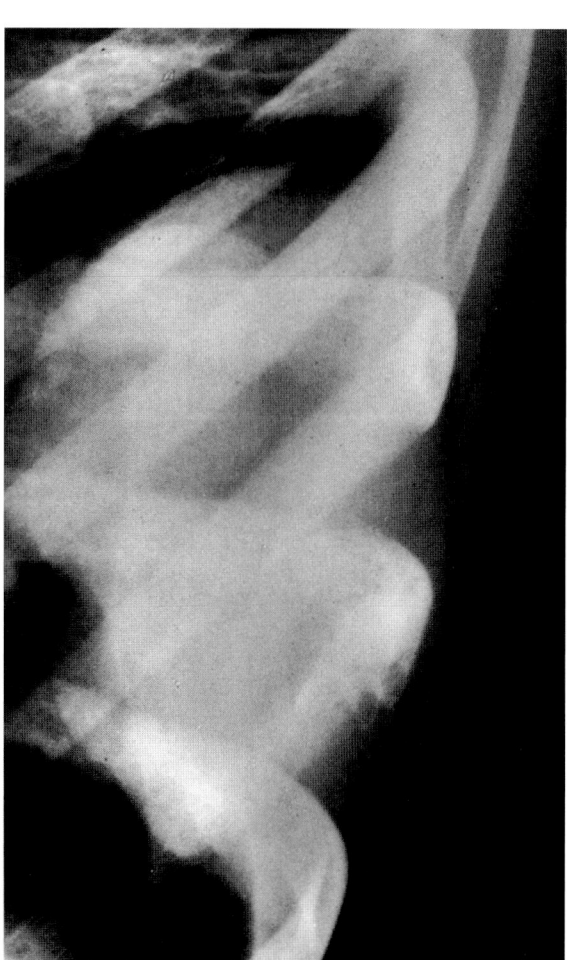

■ Abb. 8.21. Ewing-Sarkom an der 9. Rippe links eines 17-jährigen jungen Mannes. Die Rippe ist im Bereich der hinteren Umbiegungsstelle grob zerstört. Im Vordergrund der Röntgensymptomatik steht der ausgedehnte begleitende Weichteiltumor, der sich in den Thorax hinein vorwölbt und überwiegend nach kranial entwickelt ist. Die Kombination von mottenfraßartiger Destruktion an der Rippe mit starkem paraossalen Geschwulstanteil ist nahezu symptomatisch für einen kleinzelligen Tumor

■ Abb. 8.22 a–c. Ewing-Sarkom im 1. Lendenwirbelkörper bei einem 4-jährigen Kind. Radiologisch mutet der Tumor wegen seiner ausgedehnten Verknöcherungen eher wie ein Osteoblastom oder Osteosarkom an. Die Verknöcherungen sind Folge einer Tumornekrose. Dieser Fall hat große Ähnlichkeit mit dem von Wooten et al. (1978) publizierten *(Forts. S. 470)*

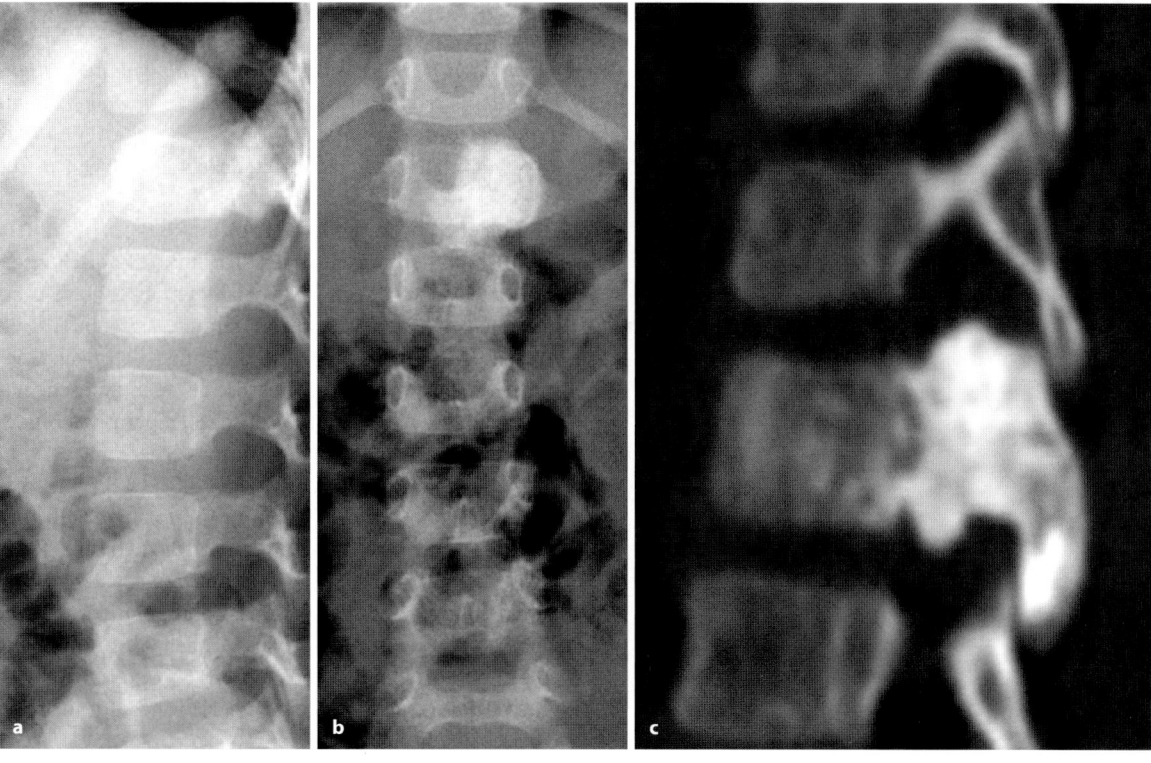

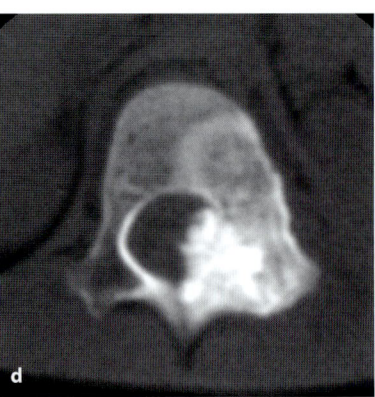
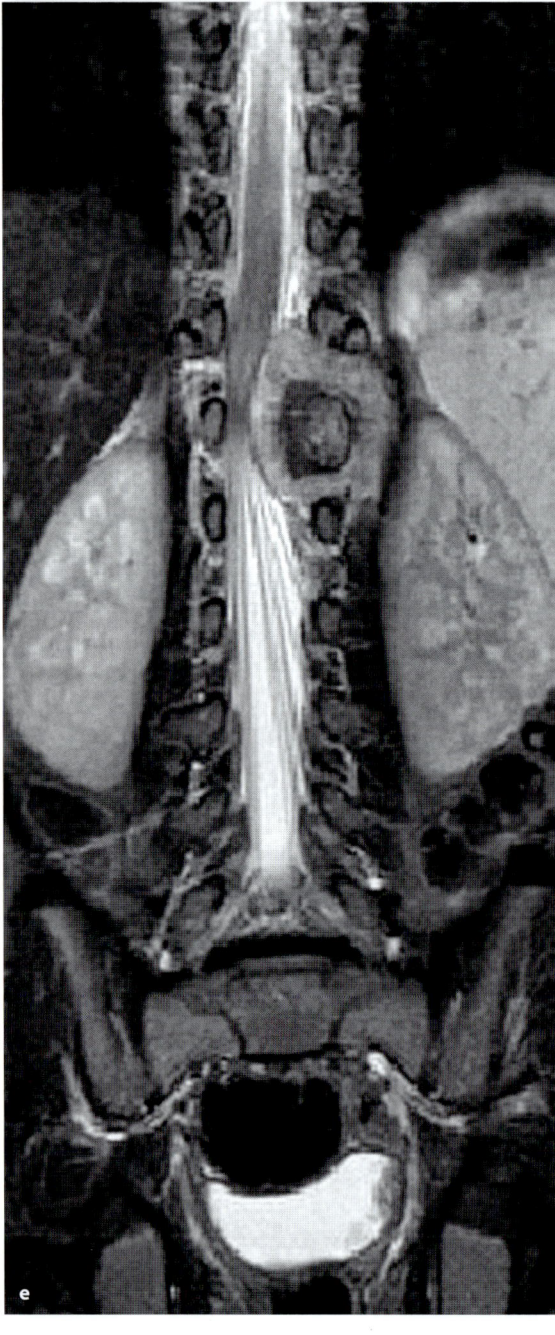

◘ Abb. 8.22 d, e (Forts.)

paraossale Tumoranteil; in der Regel bleibt vor allem im MRT- oder CT-Bild eine solide Manschette aus Bindegewebe um den z. T. reparierten Knochen herum bestehen. Unabhängig von technischen Untersuchungsmodalitäten signalisiert eine Volumenzunahme des Tumors mit zunehmender Knochendestruktion einen schlechten Response.

Über die Nützlichkeit der MRT zur Beobachtung des Chemotherapieeffekts beim Ewing-Sarkom berichten van der Woude et al. (1994). Sie beobachteten 26 Patienten mit Ewing-Sarkom unter neoadjuvanter Chemotherapie. Sie werteten T1- und T2-gewichtete Bilder hinsichtlich der intra- und extramedullären Signalintensitäten, der Tumordemarkation, des Tumorvolumens und der Phänomenologie restlichen extramedullären Tumorgewebes vergleichend mit histologischen Schnitten aus. Die Autoren fanden, dass eine Reduktion des Tumorvolumens signifikant höher bei guten Respondern vorkommt. Die anderen oben erwähnten untersuchten Parameter korrelierten nicht mit der histologischen Feststellung eines Response. Eine Tumorvolumenabnahme von weniger als 25% korrelierte mit einem histologisch schlechten Response. Insgesamt wurde bei 23 von 26 Patienten eine exakte MR-tomographische Klassifikation als guter oder schlechter Responder im Vergleich zur Histologie gemacht. Die Autoren weisen darauf hin, dass histologisch nachgewiesene Tumorreste in der Größenordnung von weniger als 10% des gesamten Tumorvolumens seinerzeit nicht mit der MRT dargestellt werden können.

Für die Praxis lässt sich aus den Daten entnehmen, dass – ähnlich wie beim Osteosarkom – als hartes Kriterium für einen guten Response letztendlich nur die Volumenabnahme und für einen schlechten Response die Tumorvolumenzunahme anzusehen sind.

Signalintensitätsveränderungen sind hingegen unzuverlässig. Das wurde auch von MacVicar et al. (1992) an 18 untersuchten Patienten mit Ewing-Sarkom gefunden. Bei 10 Patienten präsentierten sich mikroskopisch vitale Tumorzellverbände im T2-gewichteten Bild sowohl signalintensiv wie signalarm. Hinter signalintensiven Arealen im T2-gewichteten Bild können sich nach Chemotherapie sowohl Tumornekrose als auch zystische hämorrhagische Areale, fibroblastisches, reparatives Bindegewebe, aber auch ein vitaler Tumor verbergen.

Wie in Kap. 3 unter PET/PET-CT (s. S. 34 f.) beschrieben, kann FDG-PET beim Monitoring des Ewing-Sarkoms unter Chemotherapie sehr nützlich sein. Hawkins et al. (2005, Lit. s. S. 35) konnten nachweisen, dass Patienten mit einem SUV (maximaler standardisierter Uptake-Wert) von weniger als 2 nach Chemotherapie einen hervorragenden Response (10% oder weniger vitale Tumorzellen) mit einer vierjährigen tumorfreien Überlebenszeit hatten.

Differentialdiagnose

Die klinische und radiologische Vielfalt des Ewing-Sarkoms hat eine entsprechend breite Differentialdiagnose zur Folge. So können nicht nur monossäre klein- und rundzellige Knochenveränderungen (malignes Lymphom, Neuroblastom-, Rhabdomyosarkommetastasen) wie das sog. klassische Ewing-Sarkom aussehen (Mottenfraßdestruktion mit oder ohne Sklerose, unscharfe, zumeist unterbrochene Periostreaktionen), vielmehr vermag das Ewing-Sarkom ähnlich einem Chamäleon alle möglichen monossären Läsionen zu imitieren.

Eine manchmal sehr schwierige Differentialdiagnose stellt die *Osteomyelitis* dar (s. Abb. 8.16 c). Als Unterscheidungskriterien gegenüber dem Ewing-Sarkom können gelten:
- kurze Dauer der Beschwerden (etwa 2 Wochen);
- metaphysäre Lokalisation;
- nicht unterbrochene regelmäßige reaktive periostale Knochenneubildung, zumeist in lamellärer Form;
- ödembedingte Verwischung der Trennlinien zwischen den Muskeln.

Von klinischer Seite sprechen das Vorhandensein eines Fokus (z. B. eitrige Tonsillitis, schwerste eitrige Akne usw.), eine Schwächung der Immunabwehr (z. B. durch Tumorleiden, Immundefekte, endogener oder exogener Hyperkortizismus), hohes Fieber und eine starke Blutsenkungsbeschleunigung mit hoher Wahrscheinlichkeit für das Vorliegen einer Osteomyelitis. Eine subkutan tastbare fluktuierende Masse mit livider Verfärbung der Haut und deutlicher Überwärmung oder Periostabszesse im Ultraschall oder MRT sollten zu einer Probepunktion Anlass geben. Eiter und Keimnachweis beweisen schließlich die entzündliche Ätiologie.

Man darf sich jedoch nicht darüber hinwegtäuschen, dass es auch Ewing-Sarkom-Verlaufsformen gibt, die mit massiver Tumoreinschmelzung (s. Abb. 8.14, 8.20) einhergehen und makroskopisch denselben Punktionsbefund liefern wie Eiter aus einem begleitenden entzündlichen Weichgewebsabszess. Wenn sich eine Osteomyelitis in der oben geschilderten Form nach antibiotischer Therapie mit und ohne Drainagemaßnahmen nicht innerhalb von 3–4 Wochen zurückbildet, muss eine ausgiebige Probeexzision durchgeführt werden, um ein Ewing-Sarkom auszuschließen. Der in Abb. 8.11 dargestellte ungewöhnliche Verlauf eines Ewing-Sarkoms beweist die Notwendigkeit der histologischen Abklärung von Läsionen, die zunächst eine Osteomyelitis oder eine Langerhanszell-Histiozytose (s. unten) imitieren.

Das *eosinophile Granulom* als häufigste Manifestationsform der Langerhanszell-Histiozytose kann ebenfalls ein Ewing-Sarkom imitieren. Es tritt in derselben Altersgruppe wie das Ewing-Sarkom auf und sitzt gern in der Diaphyse bzw. in den metaphysennahen Diaphysenabschnitten. Aus morphologischer Sicht stellt sich das differentialdiagnostische Problem nicht so sehr bei solitären, sondern eher bei synchron oligotop auftretenden eosinophilen Granulomen. Erstere sind in der Regel wenig symptomatisch und die geographische Destruktion ist partiell oder ganz scharf begrenzt; mit zunehmender Kompaktadestruktion bildet sich gleichzeitig eine solide reaktive Periostmanschette aus. Synchron oligotop auftretende eosinophile Granulome haben aber in der Regel einen aggressiven röntgenologischen Aspekt in Richtung eines Lodwick-Grades II und können dadurch morphologisch wie ein Ewing-Sarkom aussehen. In der Regel sind aber paraossale Ausbreitungen der geschwulstähnlichen Läsion geringfügiger als beim Ewing-Sarkom oder auch gar nicht oder nur minimal vorhanden. Der die Differentialdiagnose erleichternde Beweis weiterer Läsionen kann mit der Szintigraphie herbeigeführt werden.

Das seltene *kleinzellige Osteosarkom* geht ebenfalls mit mottenfraßartigen Destruktionen einher und tritt in derselben Altersgruppe wie das Ewing-Sarkom auf. Fleckförmige dichte endotumorale Kalzifikationen vermögen Hinweise auf tumorspezifische Osteoidkalzifikationen beim kleinzelligen Osteosarkom zu liefern, sind aber letztendlich nicht sehr spezifisch, da Ewing-Sarkome Skleroseareale – zumeist allerdings nicht sehr dichte, sondern eher faserige – besitzen können. Nur wenn sich paraossale Kalzifikationen nachweisen lassen, spricht das für ein kleinzelliges Osteosarkom, denn paraossale Ewing-Sarkomanteile kalzifizieren gewöhnlich nicht. Eine Differenzierung kann nur die Histologie bringen.

Non-Hodgkin-Lymphome mit primärer ossärer Manifestation oder im Rahmen einer Generalisation mit Knochenbeteiligung verursachen als kleinzellige Tumoren gleiche Bilder wie das Ewing-Sarkom. Das Ewing-Sarkom lässt sich jedoch im letzteren Fall durch die Anamnese ausschließen.

Metastasen eines Neuroblastoms können vor allem dann schwierige differentialdiagnostische Probleme aufwerfen, wenn sie im Wirbelsäulen- und Beckenbereich auftreten und mit reaktiver Sklerose einhergehen. Die meisten Neuroblastomträger sind aber jünger als 5 Jahre; immunhistologische Zusatzuntersuchungen und der Nachweis von Vanillinmandelsäure im Urin erleichtern die Differentialdiagnose erheblich. Im J-131-MIBG-Szintigramm kommt es im Falle von Neuroblastommetastasen zu spezifischen Anreicherungen.

Embryonale Rhabdomyosarkome mit Infiltration des Knochens können röntgenologisch identische Bilder verursachen wie das Ewing-Sarkom. Die histologische Differentialdiagnose kann äußerst schwierig sein.

Abschließend sei noch einmal auf das in der Literatur häufig überbewertete Zeichen der zwiebelschalenartigen Periostverknöcherung beim Ewing-Sarkom eingegan-

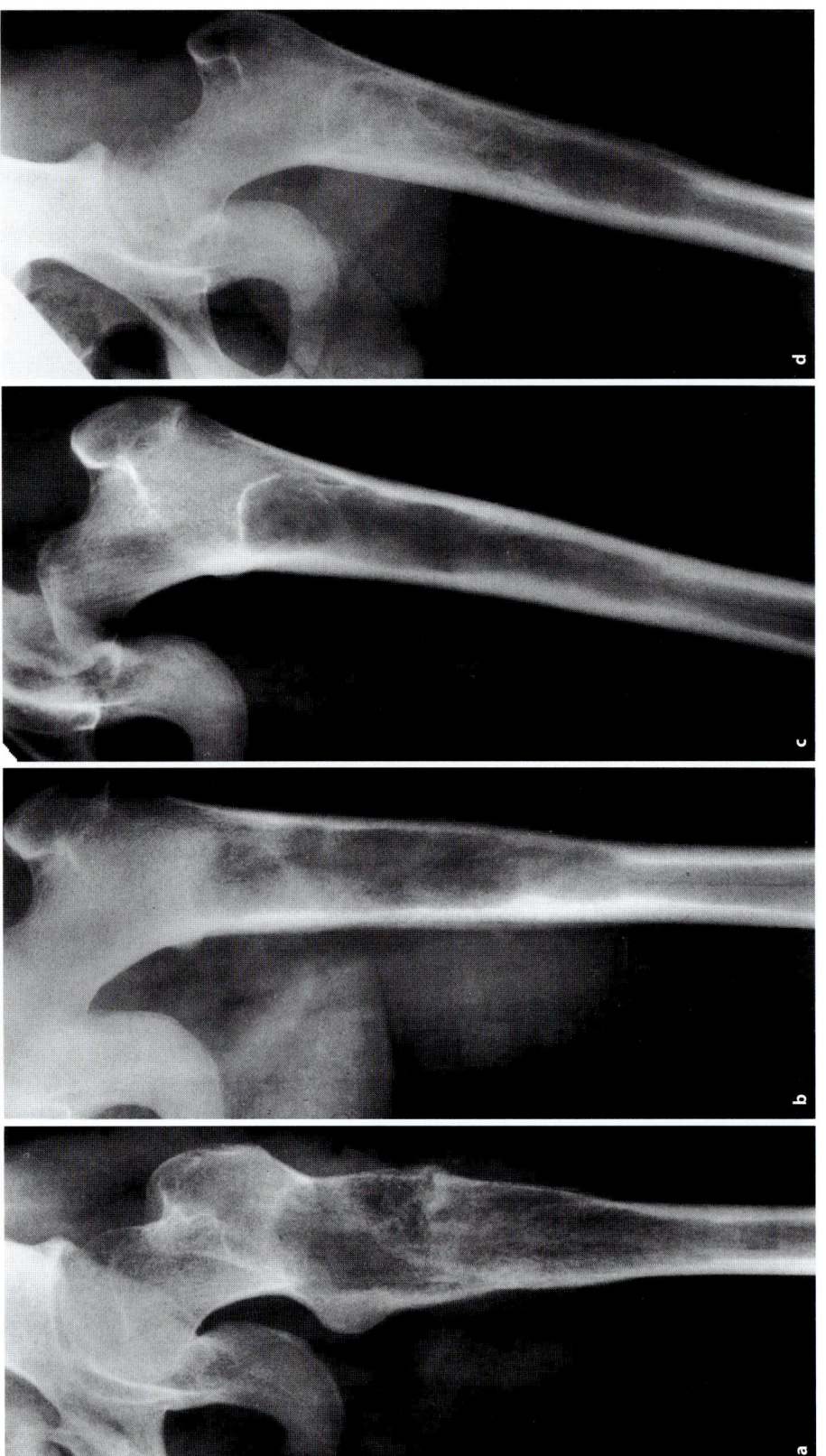

Abb. 8.23 a–d. Zur Differentialdiagnose des Ewing-Sarkoms. **a** Ewing-Sarkom im proximalen Femurschaft bei einem 19-jährigen Mann mit ausgedehnter mottenfraßartig begrenzter Destruktion und Auftreibung. Nach distal zu ist der Tumor nicht mehr definierbar. Spontanfraktur im proximalen Teil der Läsion. Die Läsion entspricht einem Lodwick-Grad II. **b** Die hier dargestellte fibröse Dysplasie ist nur bei vordergründiger Betrachtung isomorph mit **a**. Der Schaft ist leicht aufgetrieben, die stark verdünnte Kompakta ist in sich aber solide und nicht mottenfraßartig oder permeativ verändert, die Begrenzung nach distal und proximal ist scharf, entsprechend einem Lodwick-Grad IB. Die bei oberflächlicher Betrachtung einen aggressiven Prozess vortäuschende Röntgenmorphologie ist durch eine Spontanfraktur bedingt, die Kompaktaresorptionen und Periostreaktionen nach sich zog. Ein Jahr zuvor (**c**) und ein Jahr später (**d**) fand sich das typische Bild einer fibrösen Dysplasie im lytischen Stadium mit ruhiger und solider Kompakta ohne Periostreaktionen

gen. Wie bereits erwähnt, wird dieses Zeichen in weniger als einem Viertel der Fälle überhaupt beobachtet. Tritt es in Kombination mit einer mottenfraßartigen Knochendestruktion auf, dann kann im Jugend- oder Kindesalter mit großer Wahrscheinlichkeit ein Ewing-Sarkom angenommen werden. Der Großteil der Ewing-Sarkome lässt jedoch dieses Zeichen vermissen, insbesondere wenn der Tumor sich sehr aggressiv verhält und rasch aus dem Knochen ausbricht. Dann bleibt dem Periost keine Zeit, das Zwiebelschalenphänomen zu bilden. In solchen Fällen können sich gelegentlich spikulaartige, auch sonnenstrahlenartige Periostreaktionen finden. Andererseits gibt es benigne Läsionen, z. B. die Osteomyelitis oder das eosinophile Granulom, die mit einer zwiebelschalenartigen Periostreaktion einhergehen können. Diese Reaktionen sind aber häufig schärfer begrenzt und in der Regel nicht unterbrochen.

Eine Kasuistik zur Differentialdiagnose zwischen der gutartigen fibrösen Dysplasie und einem aggressiven Ewing-Sarkom ist in ◘ Abb. 8.23 dargestellt. Ähnlichkeiten zwischen den Röntgenbildern bestehen nur bei oberflächlicher Betrachtung; bei Anwendung des Lodwick-Gradings entspricht das Röntgenbild der fibrösen Dysplasie einem Lodwick-Grad IB, das des Ewing-Sarkoms einem Lodwick-Grad II.

Literatur

Angervall L, Enzinger FM (1975) Extraskeletal neoplasm resembling Ewing's sarcoma. Cancer 36: 240

Bacci G, Picci P, Gitelis S et al. (1982) The treatment of localized Ewing's-Sarcoma. Cancer 49:1561

Ball J, Freedman L, Sissons HA (1977) Malignant round cell tumours of bone: An analytical histological study from the Cancer Research Campaign's Bone Tumour Panel. Br J Cancer 36: 254

Bator SM, Bauer TW, Marks KE et al. (1986) Periosteal Ewing's sarcoma. Cancer 58: 1781

Bernstein M, Kovar H, Paulussen M et al. (2006) Ewing's sarcoma family of tumors: current management. Oncologist 11: 503–519

Bhagia SM, Grimer RJ, Davies AM et al. (1997) Ewing's sarcoma presenting as a solitary bone cyst. Skeletal Radiol. 26: 722

Carpentieri DF, Qualman SJ, Bowen J et al. (2005) Protocol for the examination of specimens from pediatric and adult patients with osseous and extraosseous Ewing Sarcoma Family of tumors, including Peripheral Primitive Neuroectodermal Tumor and Ewing Sarcoma. Arch Pathol Lab Med 129: 866

Cavazzana AO, Miser JS, Jefferson J et al. (1987) Experimental evidence for a neural origin of Ewing's sarcoma of bone. Am J Pathol 127: 507

Chan RC, Sutow WW, Lindberg RD (1979) Management and results of localized Ewing's sarcoma. Cancer 43: 1001

Coombs RJ, Zeiss J, McCann K (1986) Multifocal Ewing's tumor of the skeletal system. Skeletal Radiol 15: 254

Coombs RJ, Zeiss J, Paley KJ et al. (1993) Ewing's tumor of the proximal phalanx of the third finger with radiographic progression documented over a 6-year-period (case report 802). Skeletal Radiol 22: 460

Dabbs DJ (2006) Diagnostic immunohistochemistry, 2nd edn. Churchill-Livigstone, Oxford

Dahlin DC (1978) Bone tumors. Thomas, Springfield

Dahlin DC, Coventry MD, Scanlow PV (1961) Ewing sarcoma. A critical analysis of 165 cases. J Bone Joint Surg (Am) 43: 185–192

Davies AM, Makwana NK, Grimer RJ et al. (1997) Skip metastasis in Ewing's sarcoma: a report of three cases. Skeletal Radiology 26: 379

de Alava E, A Kawai, J Healey et al. (1998) EWS-FLI1 fusion transcript structure is an independent determinant of prognosis in Ewing's sarcoma [published erratum appears in J Clin Oncol 16: 2895]. J Clin Oncol 16: 1248–1255

Dehner LP (1993) Primitive neuroectodermal tumor and Ewing's sarcoma. Am J Surg Pathol 17: 1

Ewing J (1921) Diffuse endothelioma of bone. Proc NY Pathol Soc 21: 17

Ewing J (1939) A review of the classification of bone tumors. Surg Gynecol Obstet 68: 971

Fletcher CDM, Unni KK, Mertens F (2002) Pathology and genetics of tumours of soft tissue and bone. IARC Press, Lyon

Friedrichs N, Kriegl L, Poremba C et al. (2006) Pitfalls in the detection of t(11;22) translocation by fluorescence in situ hybridization and RT-PCR: A single-blinded study. Diagn Molecular Pathol 15: 83–89

Gasparini M, Fossati-Bellani F, Bonadonna G (1979) Current results with a combined treatment approach to localized Ewing's sarcoma. Rec Results Cancer Res 68: 45

Göbel V, Jürgens H, Etspüler G et al. (1987) Prognostic significance of tumor volume in localized Ewing's sarcoma of bone in children and adolescents. J Cancer Res Clin Oncol 113: 187

Hammoud S, Frassica FJ, McCarthy EF (2006) Ewing's sarcoma presenting as a solitary cyst. Skeletal Radiology 35: 533

Hartmann KR, Triche TJ, Kinsella TJ et al. (1991) Prognostic value of histopathology in Ewing's sarcoma. Long-term follow-up of distal extremity primary tumors. Cancer 67: 163

Hindman BW, Gill HK, Zuppan CW (1997) Primitive neuroectodermal tumor in a child with tuberous sclerosis. Skeletal Radiol 26: 184

Huvos A (1992) Bone tumors. Saunders, Philadelphia

Jaffe HL (1958) Ewing's sarcoma. In: Tumors and tumorous conditions of the bones and joints. Lea Febiger, Philadelphia, p 350

Jaffe N, Traggis D, Salian S et al. (1976) Improved outlook for Ewing's sarcoma with combination chemotherapy (Vincristine, Actinomycin D, and Cyclophosphamide) and radiation therapy. Cancer 38: 1925

Johnson RE, Pomeroy TC (1975) Evaluation of therapeutic results in Ewing's sarcoma. AJR 123: 583

Jürgens H, Craft AW (1992) Studienprotokoll European Intergroup Cooperative Ewing's sarcoma. Study EICESS 92

Kenan S, Abdelwahab IF, Klein MJ et al. (1994) Periosteal Ewing's sarcoma of the tibia (case report 819). Skeletal Radiol 23: 59

Kolar J, Zidkova H, Matejovsky Z et al. (1989) Periosteal Ewing's sarcoma. RÖFO 150: 182

Kovar H (2005) Context matters: The hen or egg problem in Ewing's sarcoma. Seminars in Cancer Biology 15: 189–196

Levine E, Levine C (1983) Ewing tumor of rib: radiologic findings and computed tomography contribution. Skeletal Radiol 9: 227

Lichtenstein L (1977) Bone tumors, 5th edn. Mosby, St. Louis

Lipinski M, Braham K, Philip J et al. (1987) Neuroectodermal associated antigens on Ewing's sarcoma cell lines. Cancer Res 47: 183

Llombart-Bosch A, Lacombe MJ, Peydro-Olaga A et al. (1988) Malignant peripheral neuroectodermal tumors of bone other than Askin's neoplasm: Characterization of 14 new cases with immunohistochemistry and electron microscopy. Virchows Arch Pathol [A]: 412–421

Llombart-Bosch A, Peydro-Olaya A, Gomar F (1980) Ultrastructure of one Ewing's sarcoma of bone with endothelial character and comparative review of the vessels in 27 cases of typical Ewing's sarcoma. Path Res Pract 167: 71

López-Terrada D (1994) Molecular genetics of small round cell tumors. Semin Diagn Pathol 13: 242

Macintosh DJ, Price CHG, Jeffree GM (1975) Ewing's tumour: a study of behaviour and treatment in fortyseven cases. J Bone Joint Surg [Br] 57: 331

MacVicar AD, Olliff JFC, Pringle J et al. (1992) Ewing's sarcoma: MR imaging of chemotherapy-induced changes with histologic correlation. Radiology 184: 859

Mahoney JP, Balinger WE, Alexander RW (1978) So-called extraskeletal Ewing's sarcoma. Am J Clin Pathol 70: 926

May WA, Gishizky ML, Lessnick SL et al. (1993) Ewing sarcoma 11;22 translocation produces a chimeric transcription factor that requires the DNA-binding domain encoded by FLI1 for transformation. Proc Nat Acad Sci USA 90: 5752–5756

Meier VS, Kühne T, Jundt G et al. (1998) Molecular diagnosis of Ewing tumors: improved detection of EWS-FLI-1 and EWS-ERG chimeric transcripts and rapid determination of exon combinations. Diagn Mol Pathol 7: 29–35

Mhawech-Fauceglia P, Herrmann FR, Bshara W et al. (2007) Friend leukaemia integration-1 expression in malignant and benign tumours: a multiple tumour tissue microarray analysis using polyclonal antibody. J Clin Pathol 60: 694–700

Mirra JM (1989) Bone tumors. Lea Febiger, Philadelphia

Nascimento AG, Unni KK, Pritchard PJ, Cooper KL, Dahlin DC (1980) A clinicopathologic study of 20 cases of large cell (atypical) Ewing's sarcoma of bone. Am J Surg Pathol 4: 29

Noguera R (1996) Cytogenetics and tissue culture of small round cell tumors of bone and soft tissue. Semin Diagn Pathol 13: 171

Paulussen M, Craft AW, Lewis I et al. (2008) Results of the EICESS-92 Study: two randomized trials of Ewing's sarcoma treatment – cyclophosphamide compared with ifosfamide in standard-risk patients and assessment of benefit of etoposide added to standard treatment in high-risk patients. J Clin Oncol 26: 4385–4393

Perez C, Razek A, Tefft M et al. (1977) Analyses of local tumor control in Ewing's sarcoma. Cancer 40: 2864

Petit C, Levilliers J, Weissenbach J (1988) Physical mapping of the human pseudo-autosomal region; comparison with genetic linkage map. Embo J 7: 2369–2376

Pritchard DJ, Dahlin DC, Dauphine RT et al. (1975) Ewing's sarcoma: a clinicopathological and statistical analysis of patients surviving five years or longer. J Bone Joint Surg [Am] 57: 10

Rettig NJ, Garin-Chesa P, Huvos AJ (1992) Ewing's sarcoma: New approaches to histogenesis and molecular plasticity. Lab Invest 66: 133

Riggi N, Stamenkovic I (2007) The biology of Ewing sarcoma. Cancer Letters 254: 1–10

Roessner A (1984) Zur Zyto- and Histogenese der malignen und semimalignen Knochentumoren. Fischer, Stuttgart, S 99

Roessner A, Jürgens H (1993) Neue Aspekte zur Pathologie des Ewing-Sarkoms. Osteoradiologie 2: 57

Roessner A, Voss B, Rauterberg J, Immenkamp M, Grundmann E (1982) Biological characterization of human bone tumors. I. Ewing's sarcoma. A comparative electron and immunofluorescence microscopy study. J Cancer Res Clin Oncol 104: 171

Rose JS, Hermann G, Mendelson DS et al. (1983) Extraskeletal Ewing's sarcoma with computed tomography correlation. Skeletal Radiol 9: 234

Salzer-Kuntschik M, Delling G, Beron G et al. (1983) Morphological grades of regression in osteosarcoma after polychemotherapy – study COSS 80. J Cancer Res Clin Oncol 106 Suppl: 21

Salzer-Kuntschik M, Wunderlich M (1971) Das Ewing-Sarkom in der Literatur: Kritische Studien zur histomorphologischen Definition und zur Prognose. Arch Orthop Unfallchir 71: 297

Schajowicz F (1981, 1994) Tumors and tumorlike lesions of bone and joints. Springer, Berlin Heidelberg New York

Schoedel K, Dickman PS, Krailo M et al. (1995) Histologic reponse to chemotherapy and prognosis in osseous Ewing's sarcoma/primitive neuroectodermal tumor (ES/PNET) [Abstrakt]. Int J Surg Pathol 2 (Suppl): 443

Schulz A, Jundt G, Alles JU et al. (1984) Ewing-Sarkom des Knochens. Pathologe 5: 63

Shapeero LG, Vanel D, Sundaram M et al. (1994) Periostal Ewing's sarcoma. Radiology 191: 825

Shirley SK, Gilula LA, Siegal GP et al. (1984) Roentgenographic-pathologic correlation of diffuse sclerosis in Ewing's sarcoma of bone. Skeletal Radiol 12: 69

Spjut HJ, Dorfmann HD, Fechner RE et al. (1971) Tumors of bone and cartilage. In: Atlas of tumor pathology, fasc 5. Armed Forces Institute of Pathology, Washington, p 229

Stevenson AJ, Chatten J, Bertoni F et al. (1994) CD 99 (p30/32$^{MIC\ 2}$) Neuroectodermal/Ewing's sarcoma antigen as an immunohistochemical marker. Review of more than 600 tumors and the literature experience. Appl Immunohistochem 2: 231

Sundaram M, Inwards CY, Shives TE et al. (2005) Ewing's sarcoma of the humerus mimicking fibrous dysplasia on imaging and biological behaviour. Skeletal Radiol 34: 285

Swenson PC (1943) The roentgenologic aspects of Ewing's tumor of bone marrow. AJR 50: 343

Triche T, Cavazzana A (1988) Round cell tumors of bone. In: Unni KK (ed) Bone tumors. Churchill Livingstone, Edinburgh, pp 199–224

Turc-Carel C, Philip I, Berger MP et al. (1984) Chromosome study of Ewing's sarcoma (ES) cell lines. Consistency of a reciprocal translocation t(11; 12) (q24; q12). Cancer Genet Cytogenet 12: 1

Uehlinger E, Botsztejn C, Schinz HR (1942) Ewingsarkom und Knochenretikulosarkom: Klinik, Diagnose und Differentialdiagnose. Oncologia 1: 193

ürgens H, Exner U, Gadner H et al. (1988) Multidisciplinary treatment of Ewing's sarcoma of bone. A 6-year experience of a European Cooperative Trial. Cancer 61: 23

Vanel D, Contesso G, Couanet D et al. (1982) Computed tomography in the evaluation of 41 cases of Ewing's sarcoma. Skeletal Radiol 9: 8

Vlasak R, Sim FH (1996) Ewing's sarcoma. Orthop Clin North Am 27: 591

Vohra VG (1967) Roentgenmanifestations in Ewing's sarcoma. Cancer 20: 727

Weinstein JB, Siegel MJ, Griffith RC (1984) Spinal Ewing's sarcoma: misleading appearances. Skeletal Radiol 11: 262

Wooten WB, de Santos LA, Finkelstein JB (1978) Ewing tumor producing sclerosis of the left pedicle of the fourth vertebra. (Case report 64.) Skeletal Radiol 3: 65

Woude HJ van der, Bloem JL, Holscher HC et al. (1994) Monitoring the effect of chemotherapy in Ewing's sarcoma of bone with MR imaging. Skeletal Radiol 23: 493

Wuisman P, Roessner A, Blasius S et al. (1992) (Sub)peri-osteal Ewing's sarcoma of bone. J Cancer Res Clin Oncol 118: 72

Yamaguchi T, Tamai K, Saotome K et al. (1997) Ewing's sarcoma of the thumb. Skeletal Radiol 26: 725

Zoubek A, Dockhorn-Dworniczak B, Delattre O et al. (1996) Does expression of different EWS chimeric transcripts define clinically distinct risk groups of Ewing tumor patients? J Clin Oncol 14: 1245–1251

Zucman J, Melot T, Desmaze C et al. (1993) Combinatorial generation of variable fusion proteins in the Ewing family of tumours. Embo J 12: 4481–4487

8.2 Hämatopoetische Neoplasien

8.2.1 Maligne Lymphome

ICD-O 9590/3

Synonyme: Retikulumzellsarkom, primäres Non-Hodgkin-Lymphom des Knochens, Hodgkin-Lymphom des Knochens (WHO 2002)

> **Definition:**
> Das maligne Lymphom ist eine Neoplasie, die aus malignen Lymphzellen aufgebaut ist, aus denen sich eine tumoröse Läsion im Knochen entwickelt.

8.2.1.1 Non-Hodgkin-Lymphom

Das primäre Non-Hodgkin-Lymphom des Skelettsystems ist definitionsgemäß ein Tumor, der vom Knochen ausgeht. Streng davon abzugrenzen sind Non-Hodgkin-Lymphome des Knochenmarks ohne Tumorbildung, seien sie primär dort entstanden, wie die chronische lymphatische Leukämie, oder aber als Infiltrat im Rahmen einer Generalisierung eines nodalen oder extranodalen nichtossären Non-Hogdkin-Lymphoms.

Selten manifestieren sich auch Leukämien initial als solitäre Knochenläsionen. Bei der chronisch-myeloischen Leukämie ist dies seit langem bekannt und mit den Begriffen *Chlorom*, sog. *granulozytisches Sarkom* oder auch als *Myeloblastom* bezeichnet. Ebenso kann sich eine akute lymphatische Leukämie im Kindesalter initial als solitäre Knochenläsion radiologisch und klinisch manifestieren (Kremens et al. 1982; Laufer et al. 1996).

Die extranodalen Non-Hodgkin-Lymphome der periossären Weichteile mit sekundärem Knochenbefall sind im Einzelfall schwierig abzugrenzen, wenn der Tumor sowohl im Knochen als auch in den umgebenden Weichteilen liegt, wie es zum Zeitpunkt der Diagnose meist bereits der Fall ist. Schwierigkeiten in der Abgrenzung können auch Non-Hodgkin-Lymphome machen, bei denen es im Rahmen der Generalisierung zu einer tumorartigen Manifestation im Knochen kommt (s. S. 492 ff.). Üblich ist es, das solitäre Plasmozytom nicht zu den Non-Hodgkin-Lymphomen des Skeletts zu zählen.

Seit der Untersuchung von Jackson und Parker im Jahr 1938 wurde das Lymphom des Knochens vom Ewing-Sarkom abgegrenzt und als *Retikulosarkom* beschrieben. Bereits 1928 kam aus Frankreich von C. Oberling der Hinweis, dass neben dem Ewing-Sarkom, das von Oberling Retikuloendotheliosarkom genannt wurde, ein Retikulosarkom des Knochenmarks existiere.

Der *Begriff des Retikulosarkoms* sollte – ähnlich wie bei den extraskelettalen Lymphomen – nicht mehr verwendet werden. *Histiozytäre Sarkome* des Knochens sind besser auch so zu bezeichnen, wenn ihre histiozytäre oder monozytäre Abkunft immunhistologisch gesichert ist.

Die Differentialdiagnose zu den anderen Rundzelltumoren des Knochens und zu Metastasen sowie die Unterscheidung zwischen Lymphomen hohen und niedrigen Malignitätsgrades sind entscheidend für die Therapie.

Das maligne fibröse Histiozytom des Knochens wird – entsprechend den Weichteilsarkomen – unter den bindegewebigen und bindegewebsbildenden Geschwülsten eingeordnet. Interessant ist in diesem Zusammenhang, dass schon bereits früher von einigen Autoren die histiozytäre Komponente in Knochentumoren als mögliche reaktive Infiltration und nicht als echte neoplastische Komponente vermutet wurde (Roessner 1984). Deshalb wird heute in der WHO-Klassifikation der Weichteiltumoren von 2002 für "malignes fibröses Histiozytom" der Begriff „undifferenziertes pleomorphes Sarkom hohen Malignitätsgrades" synonym benutzt, bei dem mit den heutigen Untersuchungsmethoden keine Liniendifferenzierung nachzuweisen ist (s. auch S. 538, 572).

Man kann das maligne Lymphom des Knochens nach WHO (Lyon 2002) in 4 Gruppen oder auch Stadien einteilen:

> 1. primäres monolokuläres und monoossäres Lymphom des Knochens ohne Hinweise auf eine nodale oder Weichteilmanifestation;
> 2. multilokuläre oder multifokale Knochenbeteiligung ohne Hinweise auf extraskelettale Manifestationen;
> 3. Primärpräsentation mit einem Knochentumor, doch zeigen weitere Untersuchungen viszerale oder multiple nodale Manifestationen;
> 4. Knochenbeteiligung bei einem Patienten mit bekannter Diagnose eines nodalen oder Weichgewebslymphoms.

Die Gruppen 1 und 2 sind als primäre Lyphmome des Knochens einzuordnen.

In der 2. Auflage dieses Buches haben wir in Übereinstimmung mit Ostrowski et al. (1986) in diese Klassifikation noch einen Zeitfaktor eingebaut gehabt, wie er aktuell auch noch von Kirsch et al. (2006) benutzt wird. Nach Kirsch et al. (2006) ist ein primäres Knochenlymphom durch den histologischen Nachweis eines Herdes in einem einzigen Knochen ohne nodale oder viszerale Beteiligung innerhalb von 6 Monaten definiert, ein sekundäres Knochenlymphom als systemisches Lymphom mit einer Knochenbeteiligung zum Zeitpunkt der Erstdiagnose oder als eine systemische Erkrankung, die innerhalb von 6 Monaten mit viszeraler und/oder nodaler Beteiligung nach primär ossärer Manifestation auftritt.

8.2.1.1.1 Primäres Non-Hodgkin-Lymphom des Knochens

Für die Diagnose eines *primären* Non-Hodgkin-Lymphoms des Knochens ist es notwendig, durch eine eingehende Untersuchung alle anderen Möglichkeiten eines malignen Lymphoms, die in 8.2.1 aufgeführt sind, auszuschließen.

Die Eigentümlichkeit dieses Tumors liegt darin, dass er sich zunächst auf den Knochen beschränkt und erst später, manchmal nach vielen Jahren, eine Systemisierung mit Lymphknotenbeteiligung nach sich zieht.

Zu den Stadienuntersuchungen gehören neben der Bewertung der klinischen Symptomatik (Fieber, Hautjucken, Gewichtsabnahme, Nachtschweiß) laborchemische Untersuchungen (Blutkörperchensenkungsgeschwindigkeit, Blutbild einschließlich Differenzierung, Leberwerte) und selbstverständlich radiologische Untersuchungen wie eine Schnittbilduntersuchung der wesentlichen Lymphknotenstationen des Abdomens und des Mediastinums, außerdem eine szintigraphische oder MR-tomographische Skelettuntersuchung und eine Knochenmarkbiopsie.

Die Prognose der Gruppe des Stadiums 1 und 2 (s. oben) war bereits vor der Anwendung einer multimodalen Therapie überraschend gut mit Fünf- und Zehnjahresüberlebensraten von 42 bzw. 35% (Ostrowski et al. 1986). Sie wurde in den letzten Jahren weiter verbessert, wie neuere Untersuchungen zeigen, mit 62 bzw. 41% für die Fünf- bzw. Zehnjahresüberlebenrate (Ramadan et al. 2006) und einem mittleren Überleben von 78 Monaten (Adams et al. 2008) sowie einer rezidivfreien Fünfjahresüberlebensrate von 81% (Beal et al. 2006). Ursächlich dürfte sein, dass sich allgemein die kombinierte Radio-/Chemotherapie auch bei der Behandlung des primären Lymphoms des Knochens durchgesetzt hat. Auf eine weitere Verbesserung der Behandlungsergebnisse deuten erste Berichte über die zusätzliche Anwendung von Rituximab hin (Ramadan et al. 2007). Ältere Patienten etwa ab der 6. Lebensdekade scheinen jedoch eine schlechtere Prognose zu haben (Beal et al. 2006; Adams et al. 2008) und es gibt Unterschiede in Abhängigkeit vom Tumorsubtyp (s. unten).

Aus der Studie von Glotzbecker et al. (2006) mit 15 Kindern mit chemotherapiertem primärem NHL des Knochens über einen Beobachtungszeitraum von 33 Jahren ergibt sich folgendes – hier nicht im Detail dargestelltes – grundsätzliches Bild: Je jünger die Patienten, desto schlechter ist die Prognose. Die Grenze liegt bei 12 Jahren. Kinder mit multiplem Knochenbefall (des primären NHL des Knochens) hatten eine deutlich schlechtere Prognose als Kinder mit einem solitären.

Pathologische Anatomie

Das Tumorgewebe ist graurot und von markiger Konsistenz mit festeren Anteilen. Meistens finden sich kleinere Nekroseherde. Die Tumorgrenze ist unscharf. Im Tumorbereich ist der ortsständige Knochen aufgelöst. Die Kompakta ist praktisch immer infiltriert und häufig auch bereits vom Tumor durchbrochen ohne stärkere periostale Reaktion (Abb. 8.24 a–c). Durch ein ausgesprochen invasives Wachstum des Tumors und die meistens durch das Tumorinfiltrat induzierte Fibrose kann die Tumorbiopsie eine sehr derbe Konsistenz zeigen mit knirschender Schnittfläche infolge stehengebliebener Spongiosabälkchen. Trotzdem ist bei der Bearbeitung der Biopsie eine primäre Säureentkalkung wenigstens eines Teils des Gewebes zu vermeiden, um histochemische sowie immunhistologische und vor allem auch molekularpathologische Untersuchungen, die zur Typisierung oft notwendig sind, nicht von vornherein zu beschränken bzw. unmöglich zu machen.

Histologie

In der zurzeit gültigen WHO-Klassifaktion der Knochentumoren, der wir im Wesentlichen folgen, wird zur Diagnostik der primären Lymphome des Knochens (Unni Hogendoorn 2002) noch die Verwendung der Lymphomklassifikation der WHO von 2001 (Jaffe et al. 2001) empfohlen. Da diese jedoch in 2008 durch die 4. Auflage der „WHO Classification of Tumours of Haematopoetic and Lymphoid Tissues" (Hrsg. Swerdlow et al. 2008) ersetzt worden ist, wird in diesem Kapitel dieser neuen Einteilung gefolgt. Vorausschickend kann man jedoch feststellen, dass sich für die den Knochen betreffenden Entitäten keine wesentlichen Änderungen ergeben. [Bezüglich der der neuen Klassifikation zugrunde gelegten Prinzipien wird auf diese selbst verwiesen; einen prägnanten Überblick über diese Klassifikation und ihre Grundlagen geben auch Stein et al. (2007).]

Histologisch findet man ein Tumorbild, wie es typisch für die Gruppe der sog. klein-rund- und blauzelligen Neoplasien ist, mit diffuser Ausbreitung und Infiltration des Knochens sowie sekundärem Knochenabbau (Abb. 8.25). Dieses histologische Wachstumverhalten spiegelt sich natürlich im Röntgenbild wider, das ebenfalls ein permeatives mottenfraßartiges Bild zeigt.

Übereinstimmend zeigen alle vorgelegten Untersuchungen, dass es sich beim primären Lymphom des Knochens fast ausschließlich um B-Zell-Lymphome handelt (Radaszkiewicz u. Hansmann 1988; Pettit et al. 1990; Heyning et al. 1999; Jones et al. 1999; Lim et al. 2001; Pires de Camargo et al. 2002; Glotzbecker et al. 2006). Über T-Zell-Lymphome wurde nur selten berichtet (Chan et al. 1991; Bakshi et al. 2006).

Während in den früheren Untersuchungen ohne immunhistologische Differenzierung das zentroblastisch-zentrozytische Lymphom als häufigster Typ der primären NHL des Knochens angesehen wurde (Schajowicz 1981; Ostrowski et al. 1986), zeigen die neuen Unter-

8.2 · Hämatopoetische Neoplasien

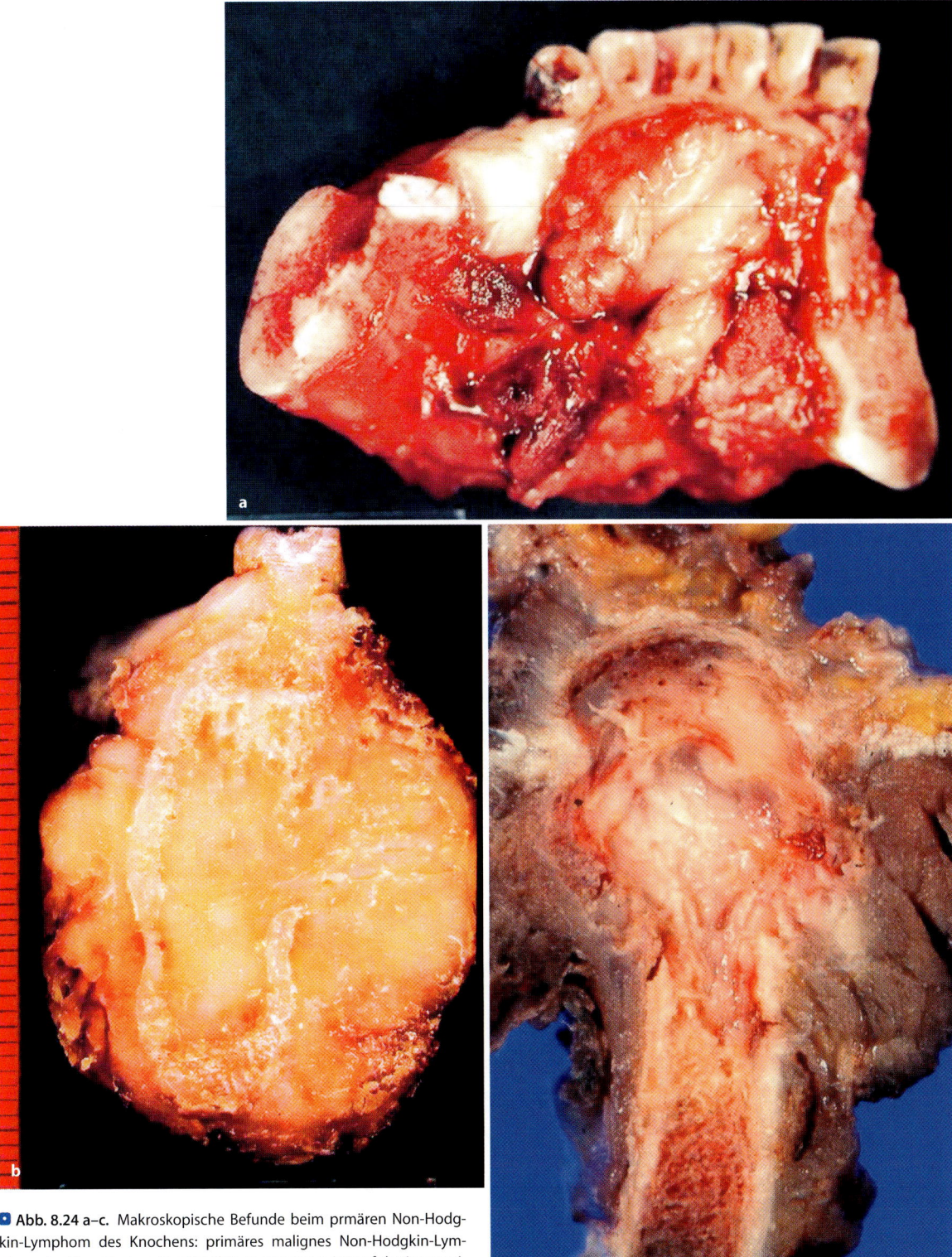

Abb. 8.24 a–c. Makroskopische Befunde beim prmären Non-Hodgkin-Lymphom des Knochens: primäres malignes Non-Hodgkin-Lymphom der Mandibula. **a** Das Resektionspräparat zeigt auf der Innenseite den Tumor im Bereich des linken Unterkieferasts mit Auftreibung des Knochens und Ausbruch in die Weichteile. **b** Auf dem Sägeschnitt durch den zahntragenden Unterkiefer zeigt sich eine diffuse Tumorinfiltration mit weitgehender Zerstörung der Corticalis undUmwachsung des Unterkieferastes. **c** Primäres Non-Hodgkin Lymphom des Beckenkammes. Komplette Tumorosteolyse unterhalb der Crista mit Ausbruch medial und lateral in die Weichteile bei einer 62-jährigen Frau mit Schmerzen in der Hüfte

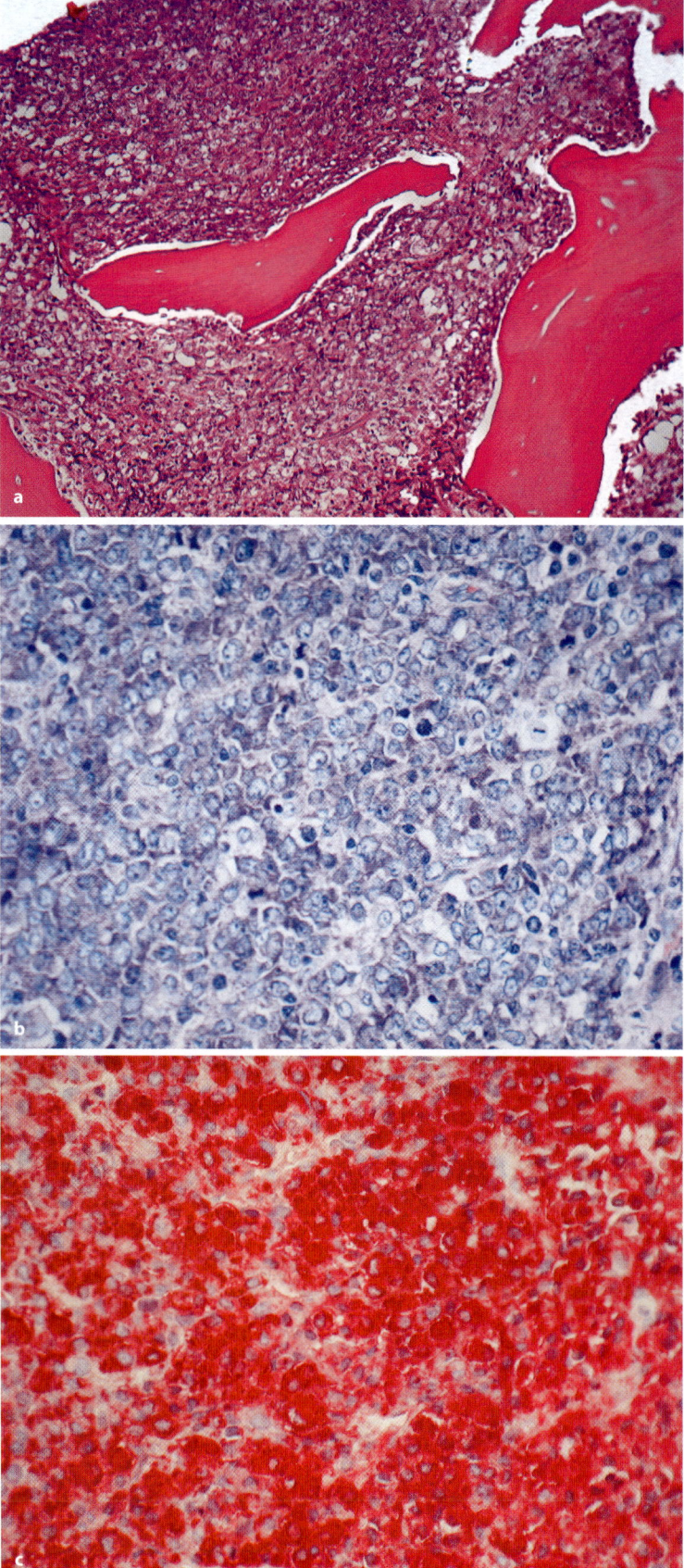

Abb. 8.25. a Histologisch zeigt sich ein zellreicher Tumor ohne Stromabildung, der die Markräume ausfüllt und die ortständige Spongiosa zerstört. **b** Diffuses großzelliges B-Zell-Lymphom, zentroblastische Variante mit großen, hellen Kernen mit einem oder mehreren, meist randständigen Nukleolen. **c** Durch die immunhistologische Markierung der Tumorzellen mit dem B-Zell-Marker CD20 lässt sich die lichtmikroskopische Typisierung des Lymphoms weiter absichern (APAAP-Technik) (*Forts. S. 479*)

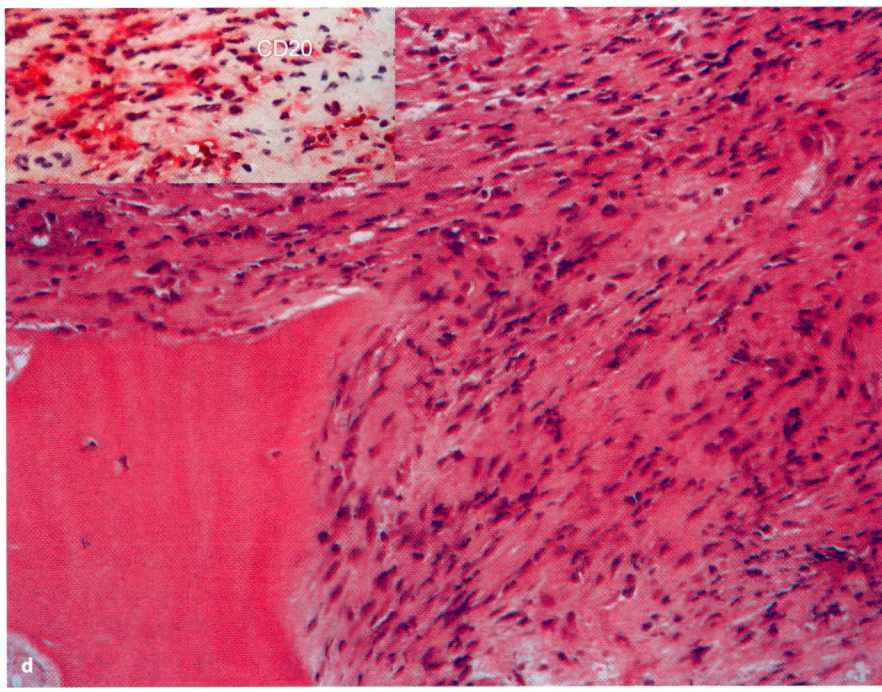

◘ **Abb. 8.25** (*Forts.*) **d** Herdförmig kann es in malignen Lymphomen des Knochens zu einer starken Fibrose im Tumor kommen. In Biopsien aus solchen Bezirken ist eine sichere Diagnose oft nicht möglich. Deshalb sollte bei Lymphomverdacht die Biopsiestelle besonders sorgfältig ausgewählt werden

suchungen nach Anwendung breiter immunhistologischer und teilweise auch molekularer Differenzierung, dass es sich beim primären NHL des Knochens des Erwachsenen fast ausschließlich um ein B-Zell-Lymphom handelt, das sowohl nach der alten als auch nach der neuen WHO-Klassifikation beim diffusen großzelligen Typ (DLBCL NOS ICDO-9680/3) mit seinen Untergruppen einzuordnen ist (Barrans et al. 2003; Desmukh et al. 2004; Hans et al. 2004; Moller et al. 2004; Adams et al. 2008).

Die WHO charakterisiert diesen Typ histomorphologisch als Tumor, der aus großen lymphoiden Zellen besteht, mit einer Kerngröße, die wenigstens der von Makrophagen oder dem Doppelten eines normalen Lymphozyten entspricht, und ein diffuses Wachstumsmuster aufweist. In der Klassifikation wird auch darauf hingewiesen, dass es sich bei diesem Lymphomtyp nicht um eine homogene Gruppe von Neoplasien handelt und man verweist u. a. darauf, dass mit Genexpressionsanalysen im Wesentlichen 2 Untergruppen abgegrenzt werden können, nämlich solche mit einem keimzentrumsähnlichen Genexpressionsmuster (DLBCL „germinal-center B-cell"/„GCB-like type") und eine Gruppe ohne dieses Genexpressionsmuster bzw. mit einem, das dem von lektinaktivierten B-Zellen ähnelt (DLBCL „activated B-cell"/„ABC-like type"). Diese Differenzierung kann man auf immunhistologischer Ebene mit dem Einsatz von 3 Antikörpern, nämlich CD10, BCL-6 und Mum 1 in der überwiegenden Anzahl der Fälle in der bioptischen Diagnostik nachvollziehen: Tumoren mit mehr als 30% CD10-positiven Zellen sowie Tumoren mit positiver Reaktion für BCL-6 bei negativen Reaktionen für CD10 und Mum 1 entsprechen dem GCB-ähnlichen Typ, alle andern werden als ABC-ähnlicher Typ klassifiziert. Letzterer soll eine schlechtere Prognose im Vergleich zum GCB-ähnlichen Typ haben. Wegen der noch etwas unsicheren Datenlage und auch der fehlenden therapeutischen Konsequenzen wird in der neuen WHO-Klassifkation auf eine Unterscheidung beider Gruppen verzichtet. Kürzlich konnte jedoch speziell für das primäre diffuse großzellige Lymphom des Knochens durch Hans et al. (2003) in einer retrospektiven Untersuchung mit 152 Patienten gezeigt werden, dass eine immunhistologische Auftrennung dieser beiden Typen zuverlässig möglich ist – sie fanden den GCB-ähnlichen Typ in 42% und den Nicht-GCB-ähnlichen Typ in 58% – und die Krankheitsverläufe bei Patienten mit dem GCB-ähnlichen Subtyp besser waren. Da auch in einer neueren, ebenfalls retrospektiven Untersuchung von 33 Patienten mit molekularer und immunhistologischer Analyse Adams et al. (2008) ebenfalls zu dem Ergebnis kamen, dass Tumoren mit MUM-1-Expression und Nicht-GCB-Phänotyp eine schlechtere Überlebensprognose hatten, dürfte diese zusätzliche Untergliederung der B-Zell-Lymphome vom diffusen großzelligen Typ des Knochens in Zukunft Bedeutung gewinnen. Zukünftig wäre deshalb nach Möglichkeit diese Differenzierung in die bioptische Diagnostik des primären Lymphoms des Knochens vom diffusen großzelligen Typ einzubeziehen.

Histologisch werden im Wesentlichen drei Varianten der zellulären Differenzierung gefunden, die zentroblastische, die in fast allen Fällen im Knochen vorliegt (s. Abb. 8.25) sowie die seltenen immunoblastischen und die anaplastischen Varianten. Allen ist gemeinsam, dass den Tumorzellen reichlich kleinere reaktive T-Lymphozyten und Histiozyten untermischt sein können und alle können auch in einer stark fibrosierten Form vorliegen, die zunächst gar nicht an das Vorhandensein eines Lymphoms denken lässt (s. Abb. 8.25 d). Bei der zentroblastischen Variante werden bei den Knochentumoren häufiger Fälle mit gelappten Kernen („multilobated") gefunden als bei den extraossären Formen.

Immunhistologisch lässt sich die B-Zell-Differenzierung auch im Knochen durch die typische Expression von CD20 membranös und zytoplasmatisch belegen (s. Abb. 8.25 c), vorausgesetzt die Epitope sind nicht durch eine vorgeschaltete aggressive Säureentkalkung des Präparates zerstört worden. Die Proliferationsaktivität ist meistens hoch und die Zellmarkierung durch Ki67 liegt bei etwa 60%, kann jedoch abschnittweise im Tumor auch recht niedrig sein.

Abgesehen von diesem Haupttypus des primären NHL des Knochens entsprechen die sehr selten vorkommenden anderen Typen grundsätzlich den Lymphomen anderer Lokalisation. Allerdings wurde aber ein follikulärer Aufbau bei einem primären Non-Hodgkin-Lymphom des Knochens unseres Wissens bisher noch nicht beschrieben. Wird deshalb ein solcher bioptisch gefunden, sollte zunächst ein sekundärer Knochenbefall bei einem extraossären Lymphom abgeklärt werden.

Histologische Differentialdiagnose

Die Diagnose eines Lymphoms ist in typischen Fällen relativ einfach. Bei kleinen Biopsien (s. oben) und wenn nicht wenigstens ein Teil der Biopsie ohne Entkalkungsprozess untersucht werden kann, wird die Abgrenzung gegenüber anderen Tumoren und auch gegenüber der chronischen Osteomyelitis jedoch sehr schwierig. Insbesondere ist die häufig ausgeprägte Fibrosierung im Tumor oft ein großes Hindernis zur zytologischen Differenzierung. Sie kann Sekundärstrukturen im Tumor hervorrufen, die eine spindelzellige Differenzierung vortäuschen, wodurch die Abgrenzung gegenüber einem Sarkom schwierig ist, oder auch alveoläre Strukturen, die die Differentialdiagnose gegenüber Metastasen eines kleinzelligen Karzinoms und neuroektodermalen Tumoren notwendig machen. Deshalb kommt der immunhistologischen Differenzierung – wie auch bei übrigen Rundzelltumoren – eine hohe Bedeutung zu. Auch der molekulare Nachweis der Monoklonalität kann hilfreich sein in der Differentialdiagnose z. B. einer primär chronischen Osteomyelitis, insbesondere, weil klinisches Krankheitsbild und Bildgebung sehr ähnlich sein können.

Reife Plasmazellen und neutrophile Granulozyten sowie Übergänge in Granulationsgewebe sprechen sowohl bei Erwachsenen als auch bei Kindern für einen entzündlichen Prozess (Willis u. Rozencwaig 1996).

Ewing-Sarkome zeigen in der Lichtmikroskopie ein sehr viel eintönigeres Bild, weisen größere Nekrosenareale und eine Kompartimentierung durch fibröse Septen auf. Histochemisch unterscheiden sie sich durch den Glykogengehalt im Zytoplasma, was jedoch nur bei positivem Befund gewertet werden kann. Immunhistologisch exprimieren die Ewing-Sarkome Vimentin sowie – als Produkt des MIC-2-Gens – die Glykoproteine P 30/32, die mit dem Antikörper CD99 nachweisbar sind, und sie können eine neurogene Differenzierung in der Histologie (Homer-Wright-Rosetten) sowie in der Immunhistologie zeigen. Alle Ewing-Sarkome weisen schließlich die definierende Translokation des Chromosoms 22 auf.

Schließlich sind auch Patienten mit Ewing-Sarkom meist jünger als solche mit einem primären Lymphom des Knochens (allerdings schließt ein höheres Patientenalter oder eine atypische Lokalisation im Skelett im Einzelfall ein Ewing-Sarkom nicht aus); Patienten mit einer tumorförmigen akuten lymphatischen Leukämie sind wiederum meistens deutlich jünger als Patienten mit einem Ewing-Sarkom.

Auch die Differentialdiagnose zu einer tumorförmigen myeloischen Leukämie (myeloisches Sarkom oder sog. Chlorom) darf nicht vergessen werden. Zytoplasmatische Granulierungen in den Zellen von Rundzelltumoren sollten immer Anlass sein, an unentkalkten Präparaten über zusätzliche histochemische/immunhistochemische Untersuchungen eine myeloische Differenzierung abzuklären. Auch beim Nachweis von eosinophilen Granulozyten im Tumor sollte an diese Differentialdiagnose – aber natürlich auch an eine Langerhanszell-Histiozytose und an das Vorliegen eines Hodgkin-Lymphoms – gedacht werden (s. S. 501 f.).

In seltenen Fällen ist auch eine extranodale Manifestation einer *Rosai-Dorfman-Erkrankung* (*Sinushistiozytose mit massiver Lymphadenopathie*) differentialdiagnostisch abzugrenzen. Es handelt sich dabei um eine nichtneoplastische Erkrankung, die sich typischerweise in Lymphknoten von Kindern und jungen Erwachsenen manifestiert, aber auch bei älteren Patienten und im Skelett (neben praktisch allen anderen Lokalisationen) auftreten kann. Histologisch ist sie charakterisiert durch einen lymphatischen Hintergrund mit zonal betonten Histiozyteninfiltraten, die im hellen Zytoplasma zahlreiche phagozytierte intakte Lymphozyten aufweisen (Emperipolese) und die immunhistologisch neben der Positivität für CD68 mit einem Antikörper gegen S-100-Protein markiert werden (s. auch S. 535). CD1a, CD34 und Langerin sind negativ.

Häufigkeit

In einer aktuellen prospektiven Studie, die wir für zuverlässig halten, untersuchten Kirsch et al. (2006) über einen Zeitraum von 5 Jahren (von 1996–2000) 975 Lymphom-Fälle. Das primäre Knochenlymphom definierten sie als Knochenerkrankung mit und ohne regionale Lymphknotenbeteiligung und ohne Hinweise auf eine sytemische Erkrankung über einen Zeitraum von 6 Monaten (s. oben). Ein sekundäres Knochenlymphom wurde angenommen, wenn ein Knochenlymphom mit einer systemischen Erkrankung assoziiert war und zwar innerhalb eines Zeitraumes von 6 Monaten (s. auch oben). 98 Patienten (10%) hatten ein Knochenlymphom (Alter 9–92 Jahre, Mittel 54 Jahre, Geschlechtsverhältnis Männer zu Frauen 6:4). Nur 10 Patienten (1%) hatten ein primäres Knochenlymphom (9 Fälle Non-Hodgkin-, 1 Fall Hodgkin-Lymphom), 88 Patienten (9%) ein sekundäres (77 Non-Hodgkin-, 11 Hodgkin-Lymphome). Zur Lokalisation s. unten.

Lokalisation

In der Studie von Kirsch et al. (s. unter Häufigkeit) fanden sich bei den 10 Fällen mit primärem Knochenlymphom folgende Lokalisationen: 2 Tibia, 1 Humerus, 1 Femur, 1 Clivus, 1 Maxilla, 1 Sakrum, 1 Lendenwirbelkörper, 1 Rippe, 1 Azetabulum – also zu etwa gleichen Teilen an den Gliedmaßen und am Körperstamm. Bei 2 Fällen innerhalb dieser Gruppe mit multifokalem Befall waren ein Wirbelkörper und ein Humerus resp. ein Wirbelkörper und das Becken involviert..

Von den 88 Fällen eines sekundären Knochenlymphoms waren 77 Non-Hodgkin-Lymphome und 11 ein Hodgkin-Lymphom (Durchschnittsalter: 62 Jahre; Geschlechsverhältnis Mann/Frau 1,9:1). Das axiale Skelett war in 71 von 88 Patienten befallen, 59 Fälle präsentierten sich als solitäre knöcherne Läsion mit nodaler Erkrankung (67%), in 29 Fällen bestanden 2 oder mehr Knochenlokalisationen (33%).

Unseren eigenen Beobachtungen zufolge und in Übereinstimmung mit der Literatur (s. unten) scheint das Femur der Lieblingssitz des primären Knochenlymphoms der Gruppe 1 und 2 zu sein, also ein Knochenabschnitt mit wenig rotem Knochenmark! In der Häufigkeit folgen Becken, Humerus und Wirbelsäule. Von 86 von Schajowicz als primäres malignes Lymphom des Knochens diagnostizierten Fällen waren 16 am Femur, 14 im Becken, 11 in Wirbelsäule, 8 in der Tibia und 8 im Humerus lokalisiert. Weitere Lokalisationen waren Sternum, Skapula, Rippen, auch Sitzbein, Radius, Kalkaneus und Metatarsus.

In der Untersuchung aus der Mayo-Klinik (Ostrowski et al. 1986) werden jedoch als häufigster Sitz Mandibula und Maxilla angegeben, die in 24% der Fälle (43 von 179) Ausgangspunkt waren.

Multifokal auftretende primäre Non-Hodgkin-Lymphome des Knochens sind Seltenheiten. Wir konnten in jüngster Zeit einen solchen Fall beobachten. Von Hillemanns et al. wurde 1996 ein radiologisch praktisch identischer Fall publiziert.

Alters- und Geschlechtsprädilektion

Eine auffallende Altersprädilektion ist vom Non-Hodgkin-Lymphom des Knochens nicht bekannt, wenngleich der Tumor offensichtlich in der 3. bis 6. Lebensdekade häufiger als in der 2. und 7. vorkommt. Auch diese Angaben sind natürlich nur unter Vorbehalt zu betrachten, da sich in der Literatur keine genügend strengen Definitionen der Entität finden.

Klinik

Klinisches Leitsymptom beim primären Non-Hodgkin-Lymphom des Knochens ist der lokale Schmerz. Eine allgemeine Symptomatik wird in der Regel nicht beobachtet. Die Anamnesedauer kann bis zu einem Jahr betragen. *Bei adäquater Therapie (Tumorresektion im Gesunden, Strahlentherapie) ist die Prognose dann als gut zu bezeichnen, wenn keine Generalisierung auftritt.* Bei einer Generalisierung ist die Prognose ungewiss (s. unten).

Radiologie

Das primäre Non-Hodgkin-Lymphom des Knochens wächst lokal invasiv und weist zumeist eindeutige Zeichen eines aggressiven Prozesses auf. Röntgenologisch drückt sich dieses Wachstumsverhalten in einem mottenfraßartigen oder permeativen Destruktionsmuster aus (Abb. 8.26, 8.27, 8.29a, 8.30).

Reine mottenfraßartige oder permeative Destruktionsmuster (s. Abb. 8.27 b) entsprechend einem Lodwick-Grad III sind genauso häufig wie Osteolysen mit mottenfraßartiger Begrenzung (Abb. 8.31) zu beobachten. Die Kortikalis ist in der Regel früh zerstört, ein paraossaler Geschwulstausbruch ist dann obligat. Neben den osteolytischen Veränderungen werden häufig reaktiv fleckige Sklerosierungen beobachtet (Abb. 8.27). Die in etwa 50% aller Fälle zu sehenden reaktiven Periostveränderungen können lamellär oder auch spikulaartig anmuten. Überwiegend osteosklerotische Veränderungen sind beim primären Non-Hodgkin-Lymphom des Knochens relativ selten (Osteomyelitisbild, s. unten und Abb. 8.33 i, 8.35).

In den Röhrenknochen sind die Tumoren überwiegend metaphysär lokalisiert, zu etwa 30% treten sie allein in der Diaphyse auf (Abb. 8.28). In platten Knochen kann das Lymphom in der Aufsicht ein wabiges Destruktionsmuster verursachen. Im Vergleich zu den Röhrenknochen sind hier reaktiv-sklerosierende Veränderungen ausgeprägter.

Das radiologische Muster *primär multifokaler ossärer (extranodaler) Lymphome* (Abb. 8.32) wurde von Melamed et al. (1997) an 8 Patienten mit insgesamt 63 Läsionen untersucht; es unterscheidet sich prinzipiell nicht

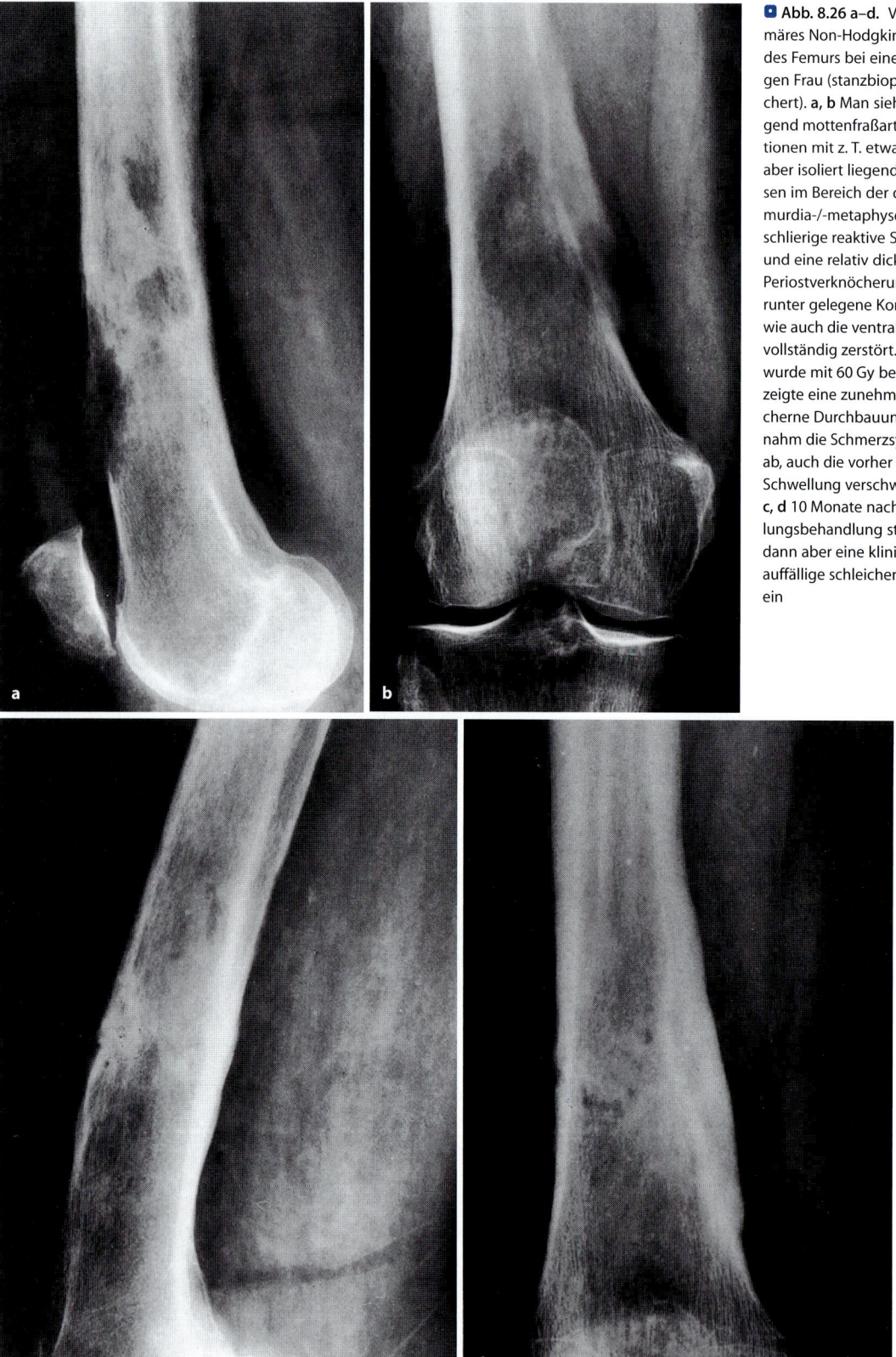

Abb. 8.26 a–d. Vorerst primäres Non-Hodgkin-Lymphom des Femurs bei einer 83-jährigen Frau (stanzbioptisch gesichert). **a, b** Man sieht überwiegend mottenfraßartige Destruktionen mit z. T. etwas größeren, aber isoliert liegenden Osteolysen im Bereich der distalen Femurdia-/-metaphyse, daneben schlierige reaktive Sklerosen und eine relativ dicke mediale Periostverknöcherung. Die darunter gelegene Kompakta ist wie auch die ventrale Kompakta vollständig zerstört. Der Tumor wurde mit 60 Gy bestrahlt und zeigte eine zunehmende knöcherne Durchbauung. Klinisch nahm die Schmerzsymptomatik ab, auch die vorher tastbare Schwellung verschwand.
c, d 10 Monate nach Bestrahlungsbehandlung stellte sich dann aber eine klinisch nicht auffällige schleichende Fraktur ein

8.2 · Hämatopoetische Neoplasien

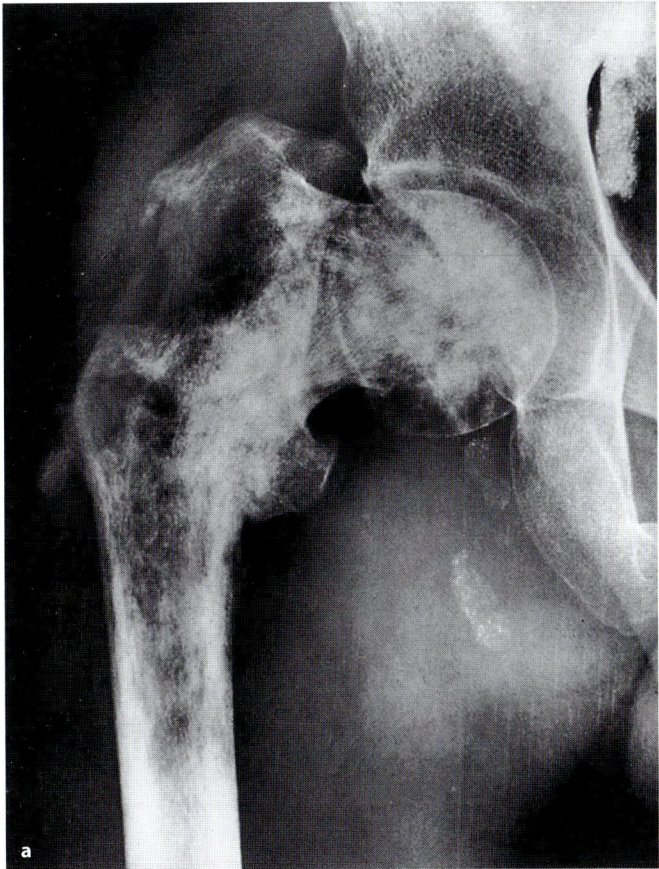
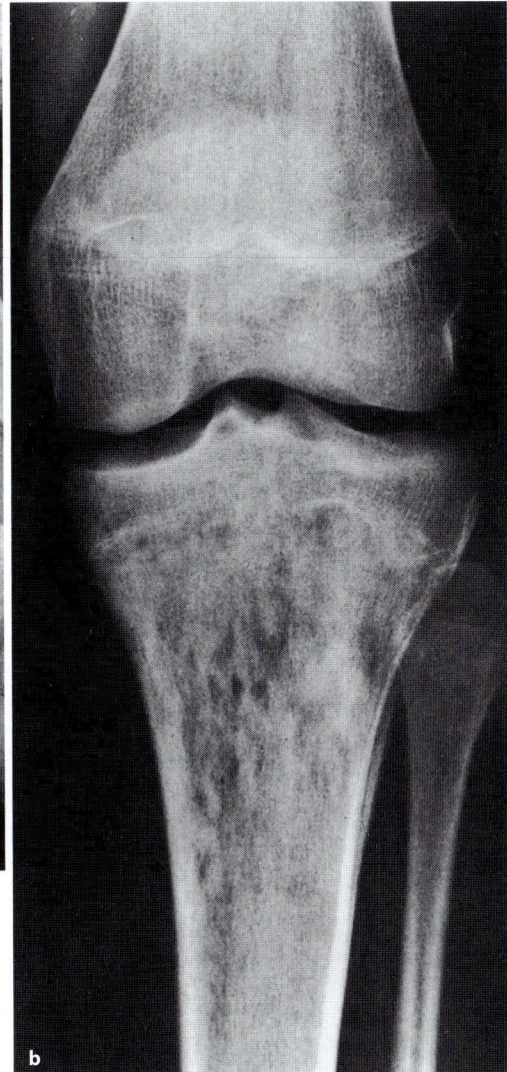

Abb. 8.27 a, b. Primäres Non-Hodgkin-Lymphom (Stadium oder Gruppe 1) im proximalen Femur mit Spontanfraktur (76-jährige Frau). Grobe mottenfraßartige Destruktion des gesamten proximalen Femurs, daneben aber fleckige flächige Sklerosen (**a**). Dieses röntgenologische Erscheinungsbild ist ziemlich typisch, und es präsentiert sich auch in der linken Tibia eines 15-jährigen Mädchens als Erstmanifestation eines später systematisierten Non-Hodgkin-Lymphoms (**b**)

vom primär monolokulären Typ. Die Verteilung der Läsionen über das Skelett ließ sich am besten mit der Skelettszintigraphie erfassen. Die MRT brachte die wahre Ausdehnung der Knochenmarkinfiltration zur Darstellung und half, Beckenläsionen aufzudecken, die mit der Szintigraphie nicht dargestellt worden waren. Mit Röntgenaufnahmen wurde die Ausdehnung der Skelettläsionen unterschätzt, andererseits erwies sich die konventionelle Diagnostik als sicherste Methode für die Verlaufsbeobachtung unter Therapie. Dabei fand sich insbesondere bei einer Progression der Erkrankung ein zunehmend lytisches und destruktives Bild. Heilungs- oder Progressionsvorgänge waren mit der Szintigraphie nur unpräzise differenzierbar. In der MRT stellten sich die Läsionen im T2-gewichteten Bild isointens mit dem hämatopoetischen Mark dar, wahrscheinlich durch eine – reaktive – Fibrose bedingt. Für die Verlaufsbeobachtungen erscheint die MRT unter diesem Aspekt und in Anbetracht verschiedener anderer beeinträchtigender Faktoren (Markveränderungen durch Chemotherapie) nicht geeignet. Die Autoren fanden folgendes Verteilungsmuster (in der Szintigraphie) als ziemlich typisch für ein multifokales ossäres Lymphom: kniegelenknahe Knochenabschnitte in Kombination mit Läsionen am Schädel!

Primäre Non-Hodgkin-Lymphome mit periostaler Lokalisation sind Raritäten. Campbell et al. (2003) beschreiben einen solchen Fall am Femur eines 20-jährigen Mannes, bei dem zwar eine umschriebene Kortikalisdestruktion, aber keinerlei Markrauminfiltration im MRT vorlag.

Differentialdiagnose

Vom Röntgenologischen her wird man immer dann an das Vorliegen eines malignen Lymphoms des Knochens denken, wenn sich bei Erwachsenen eine Läsion mit

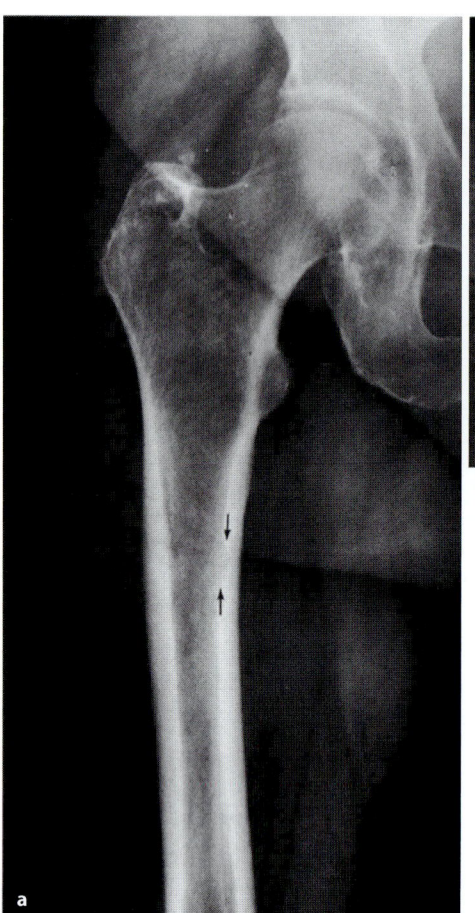
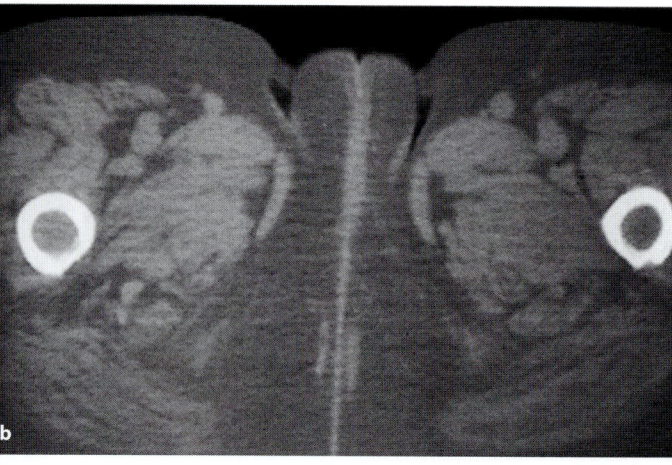
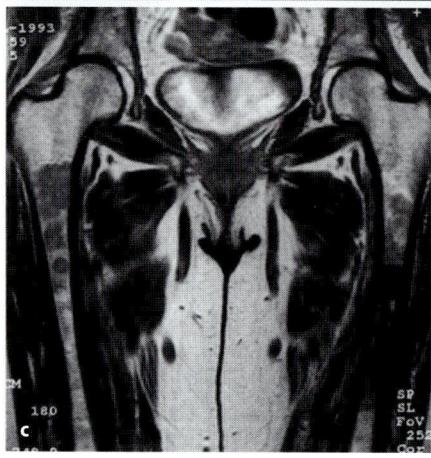
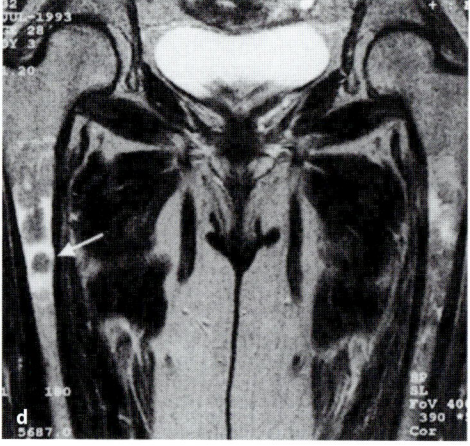

Abb. 8.28 a–d. Primärmanifestation eines Non-Hodgkin-Lymphoms mit Infiltration beider Femurschäfte (Stadium oder Gruppe 2, s. Text). Die 77-jährige Patientin klagte über uncharakteristische, rheumaähnliche ziehende Schmerzen in beiden Oberschenkeln. Auf dem Übersichtsbild (a; Gegenseite nicht dargestellt) ist als einziger objektiver pathologischer Befund eine umschriebene lakunenartige Destruktion der medialen proximalen Kortikalis (*Pfeile*) erkennbar, die Dichteirregularitäten proximal und distal davon liegen durchaus noch im Rahmen altersbedingter atrophischer Veränderungen. Im CT-Bild (b) finden sich beide Femurmarkräume infiltriert, d. h., das dort normalerweise vorkommende Fettgewebe ist durch Tumorgewebe ersetzt. Auf den MRT-Aufnahmen (c, d) wird das wahre Ausmaß der Knochenmarkinfiltration deutlich, wobei sich im T1-gewichteten Bild (c) Signalauslöschungen und im T2-gewichteten Bild (d) deutliche fleckige Signalanhebungen nachweisen lassen. Beachte in d die lakunenartige Vorwölbung des Areals mit hoher Signalintensität in die Kompakta (*Pfeil*) exakt an der Stelle, an der sich die umschriebene Resorption im Übersichtsbild (a, *Pfeile*) findet

einem Lodwick-Grad II oder III an einem großen Röhrenknochen meta-/diaphysär, im Becken oder an der Wirbelsäule, begleitet von mehr oder weniger ausgeprägten Sklerosierungen, präsentiert. Wie bereits mehrfach und insbesondere in Kap. 3.2 erwähnt, sprechen ja permeative und mottenfraßartige Destruktionsmuster sehr für das Vorliegen eines klein- oder rundzelligen Tumors. An das klein- und rundzellige Ewing-Sarkom sollte man eigentlich nur bei jüngeren Patienten denken. Eine aggressive Osteomyelitis (Lodwick-Grad II oder III!) lässt sich vielfach klinisch weitgehend ausschließen (s. auch S. 471). In die engere differentialdiagnostische Wahl kommen aber grundsätzlich Fibrosarkome und Osteosarkome, bei älteren Menschen Metastasen kleinzelliger Tumoren, insbesondere des Bronchialkarzinoms.

Als unmöglich kann sich die klinisch-radiologische Differentialdiagnose gegenüber den verschiedenen Formen der chronischen Osteomyelitis erweisen, den Bro-

8.2 · Hämatopoetische Neoplasien

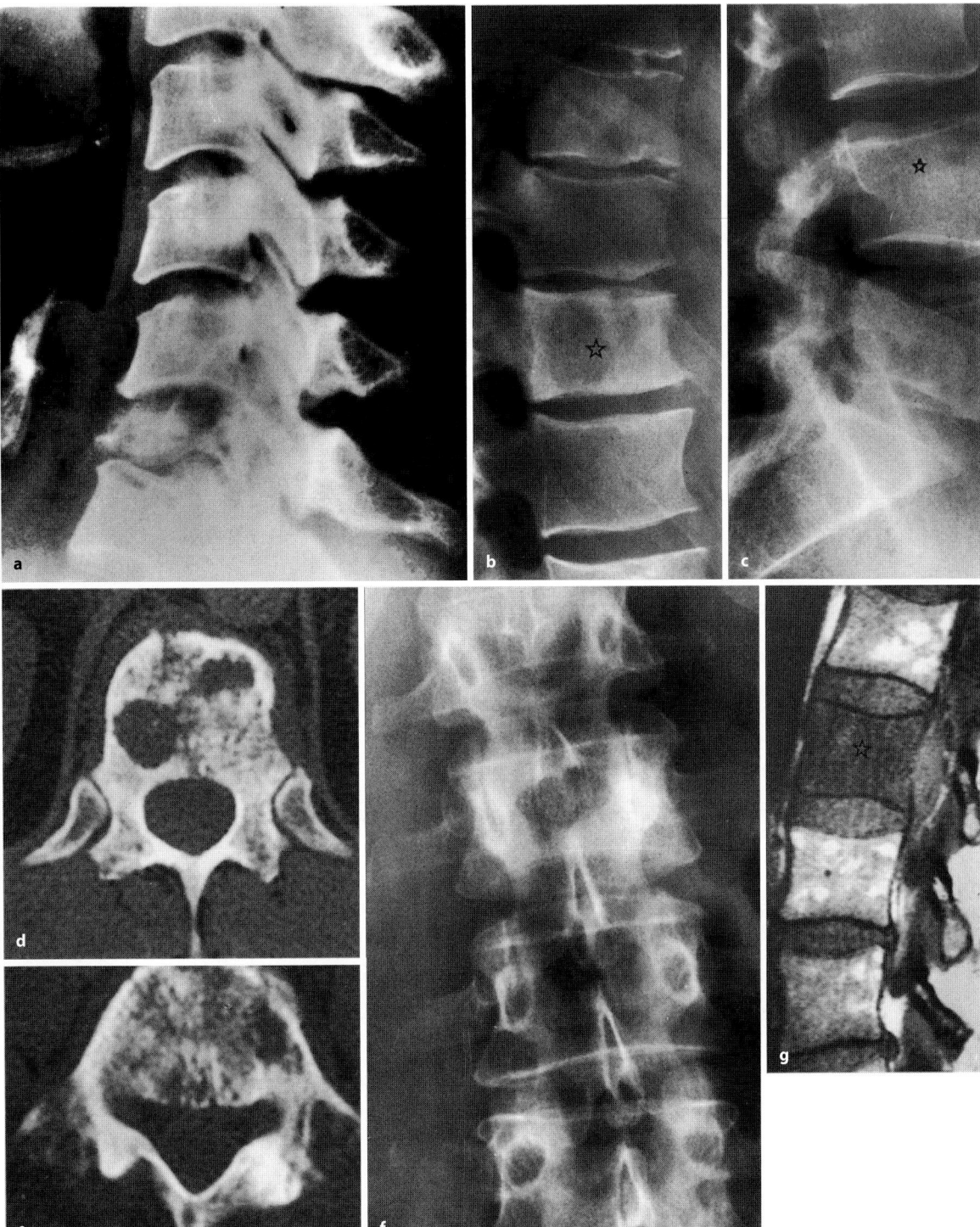

Abb. 8.29 a–g. Manifestation von malignen Non-Hodgkin-Lymphomen an der Wirbelsäule. **a** Vorerst primäres Non-Hodgkin-Lymphom mit Destruktion des 6. Halswirbelkörpers bei einer 32-jährigen Frau. Der 6. Halswirbelkörper ist grob destruiert und erheblich zusammengebrochen; der Tumor greift auch auf die Wirbelbogenpartien über. Der Befund ist völlig unspezifisch. Dahinter kann genauso gut ein malignes fibröses Histiozytom, ein Chordom, aber auch eine Metastase stecken. **b–e** Ossäre Manifestationen eines Non-Hodgkin-Lymphoms im Stadium IV mit einem typischen Mischbild aus Destruktion und Sklerose in den beiden mit *Stern* markierten befallenen Wirbelkörpern. Dieses Mischbild drückt sich auch in den dazugehörigen CT-Schnitten (**d, e**) aus (44-jähriger Mann). **f, g** Eher homogene Sklerose in L2 bei einer 57-jährigen Frau mit einem Non-Hodgkin-Lymphom im Stadium IV. In ausgeprägteren Fällen kann sich eine solche Spongiosklerose bis hin zum Bild eines sog. Elfenbeinwirbels entwickeln. Im MRT-Bild komplette Signalauslöschung in L2 (Stern in **g**). Die benachbarten Wirbelkörper zeigen eine normale fleckige Fettmarksignalintensität

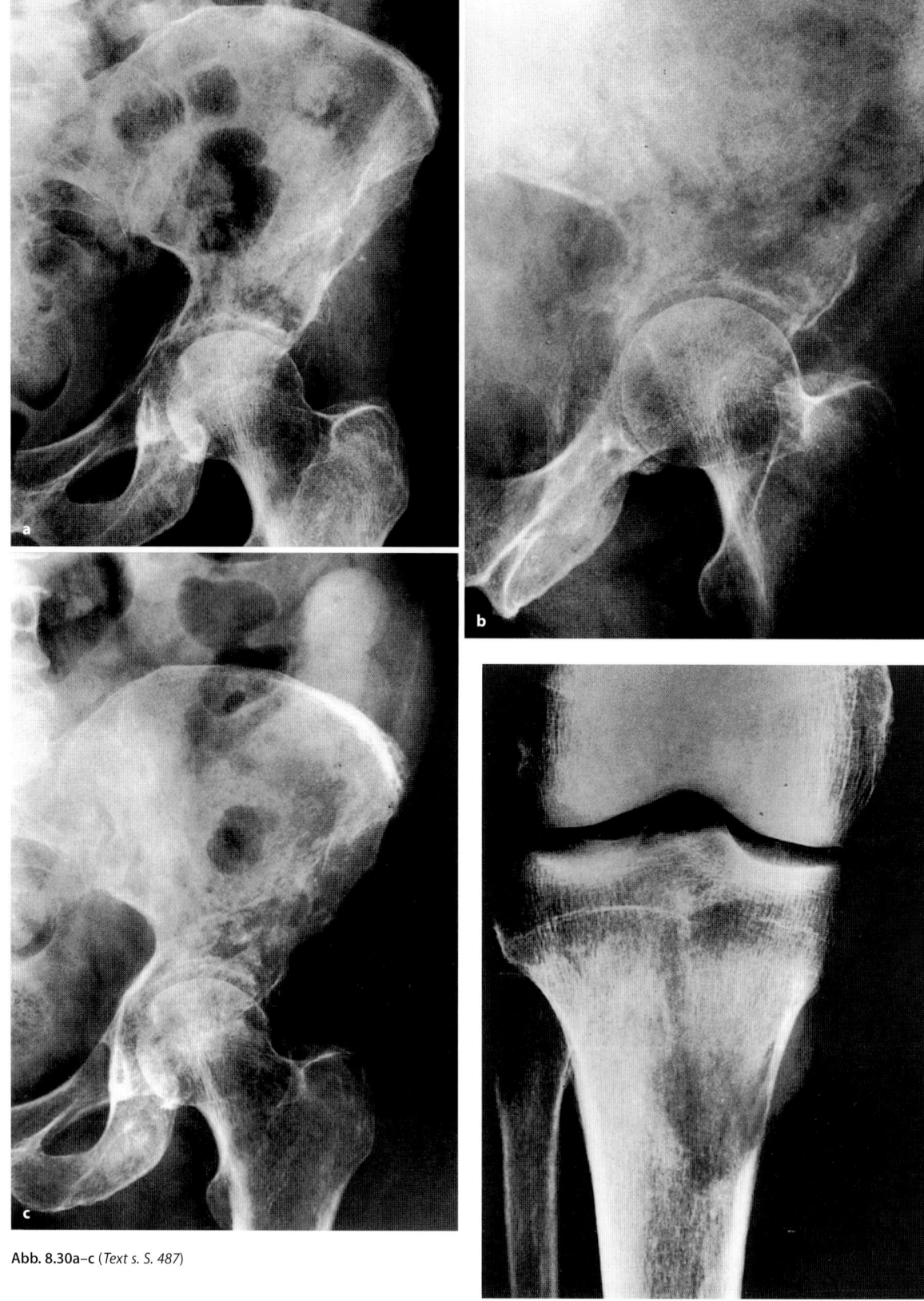

Abb. 8.30a–c (*Text s. S. 487*)

Abb. 8.31 (*Text s. S. 487*)

8.2 · Hämatopoetische Neoplasien

◀ ▶ **Abb. 8.30 a–c.** Verlaufsbeobachtung eines primären Non-Hodgkin-Lymphoms des Knochens im Stadium oder in der Gruppe 2 unter Strahlentherapie (72-jährige Frau). Das gesamte Azetabulum ist mottenfraßartig destruiert, zentral ist eine Spontanfraktur eingetreten. Von a nach b nur 4 Wochen Zeitunterschied mit grober Progression der mottenfraßartigen Destruktion nach kranial zu. Nach Strahlentherapie mit 60 Gy deutliche Rückbildung der destruktiven und Zunahme reparativer Veränderungen insbesondere im Pfannengrund. Die Aufnahme c wurde nur 3 Monate später aufgenommen, klinisch war die Patientin nach der Bestrahlungsbehandlung beschwerdefrei

▼ ▶ **Abb. 8.32 a–e.** Primär multilokuläres Non-Hodgkin-Lymphom des Knochen ohne Hinweise auf extraskelettale Manifestationen (Gruppe oder Stadium 2 des Knochenlymphoms, s. Text). 75-jähriger Mann mit diffusen Gliedmaßenschmerzen. Im Ganzkörperskelettszintigramm (a) disseminierte Herde ab Ellenbogen- und Knieregion nach peripher zu. Im Achsenskelett und in den stammnahen großen Röhrenknochen unauffällige Verhältnisse. Zeitgleiche Röntgenaufnahmen der Ellenbogen-, Knie-, Sprunggelenksregion (b–e jeweils in 5/1995) zeigen dort massive Destruktionen, teilweise kombiniert mit reaktiv-reparativer Sklerose. Diese Veränderungen waren bilateral-symmetrisch. Röntgenaufnahmen z. B. des Ellenbogengelenkes und der Knieregion 3 Monate zuvor (b, c jeweils in 2/1995) waren noch weitgehend unauffällig, was die hohe Aggressivität der Läsion beweist. Der Fall hat große Ähnlichkeit mit dem von Hillemanns et al. (1996) publizierten. Vergleiche diesen Fall mit dem in Abb. 8.38 dargestellten, bei dem es sich allerdings um ein Non-Hodgkin-Lymphom mit Knochenbeteiligung handelt (*Forts. S. 488*)

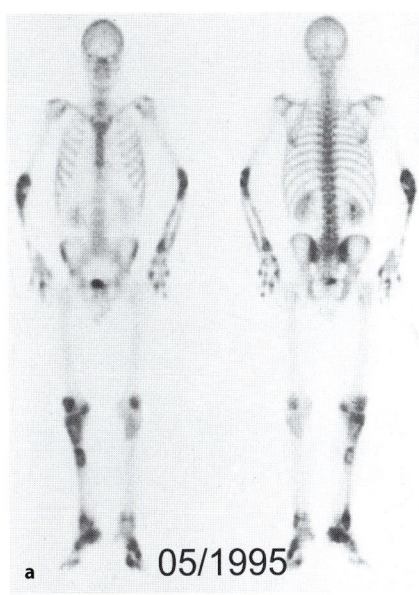

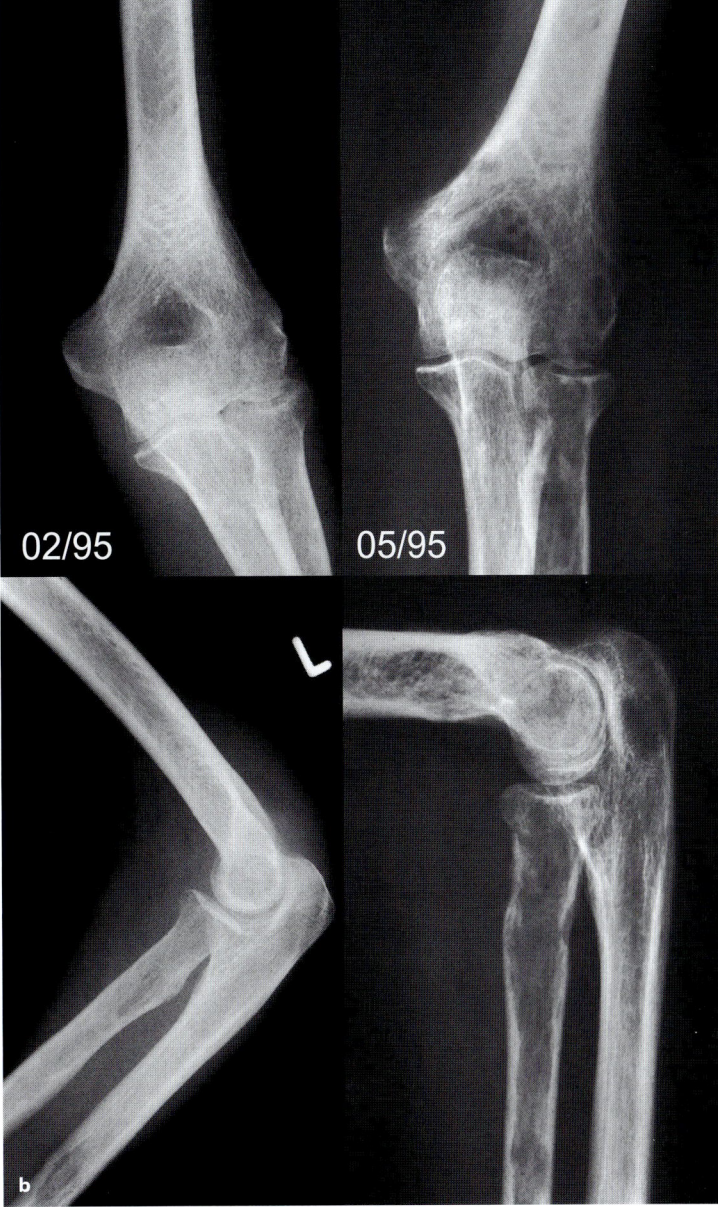

◀ ▶ **Abb. 8.31.** Malignes Non-Hodgkin-Lymphom höheren Malignitätsgrades mit grober Osteolyse des Tibiakopfs, Kompaktazerstörung und paraossalem Tumorausbruch. Unscharfe, fleckige umgebende Sklerose (76-jähriger Mann). In der Monographie von Freyschmidt (1980) war dieser Fall als „primäres Retikulosarkom" dargestellt worden. Zwei Jahre nach Veröffentlichung des Falles trat eine Generalisation mit ausgedehnten Lymphknotenbeteiligungen peripher und im Abdomen ein, so dass es sich seinerzeit nur um ein „vorerst primäres Retikulumzellsarkom bzw. malignes Non-Hodgkin-Lymphom des Knochens" handelte

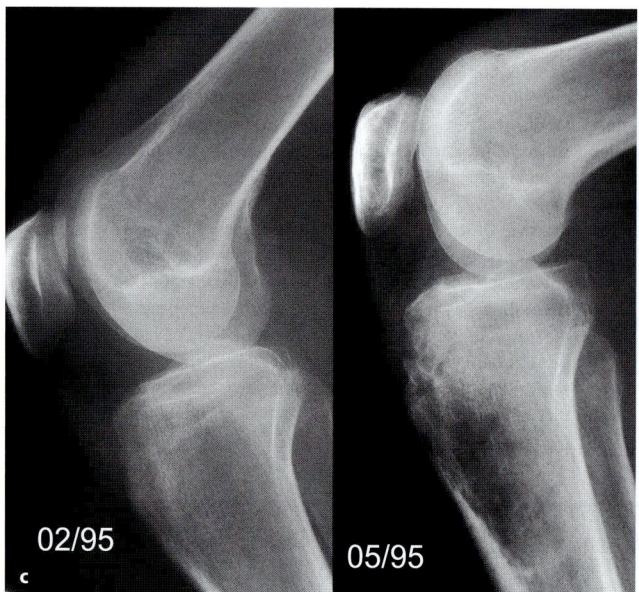

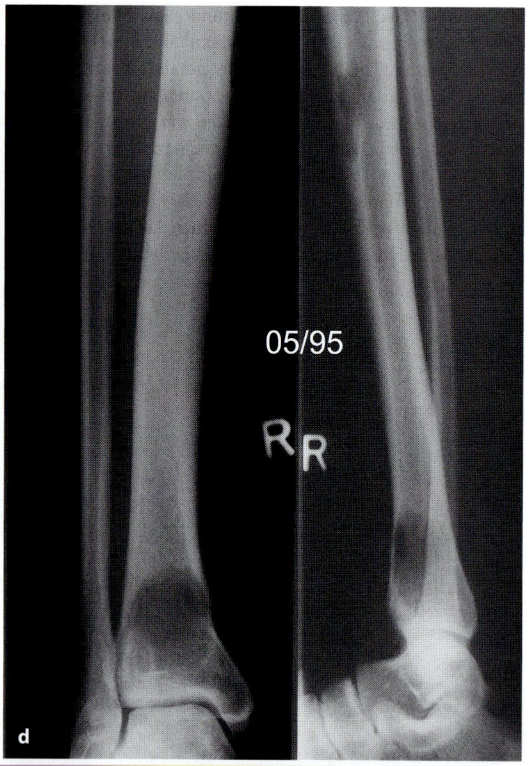

◧ **Abb. 8.32** (*Forts.*)

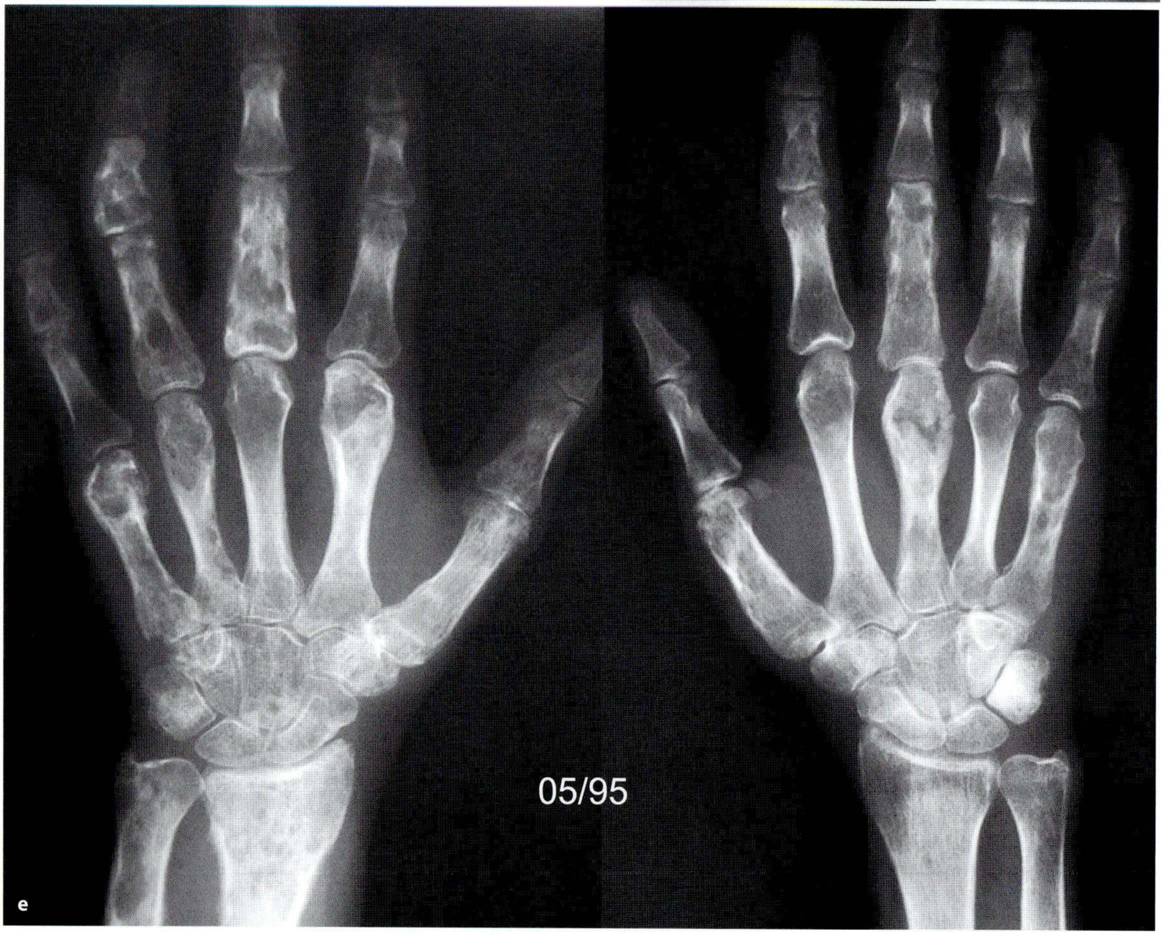

8.2 · Hämatopoetische Neoplasien

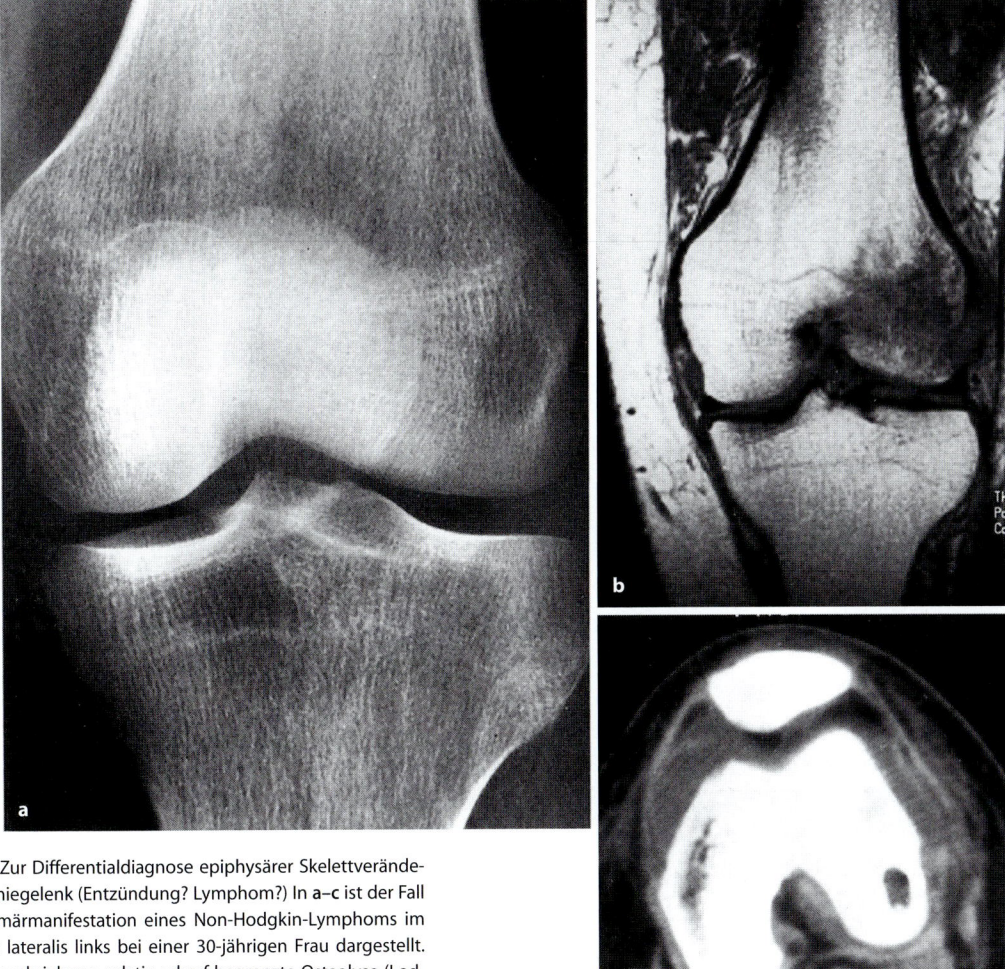

Abb. 8.33 a–l. Zur Differentialdiagnose epiphysärer Skelettveränderungen um das Kniegelenk (Entzündung? Lymphom?) In **a–c** ist der Fall einer ossären Primärmanifestation eines Non-Hodgkin-Lymphoms im Condylus femoris lateralis links bei einer 30-jährigen Frau dargestellt. Man sieht eine umschriebene, relativ scharf begrenzte Osteolyse (Lodwick-Grad IB). In der MRT (T1-Gewichtung, **b**) wird das wahre Ausmaß der Knochenmarkinfiltration im Bereich der lateralen distalen Femurepi- und -metaphyse deutlich. Der Tumor hat auch schon die laterale Kortikalis überschritten und die Kniegelenkweichteile infiltriert. Im CT (**c**) sieht man neben dem Stanzlochdefekt in der Spongiosa eine ausgedehnte Ergussbildung und synoviale Verdickungen. Differentialdiagnostisch kommt für den Stanzlochdefekt ein akuter ostitischer Herd in Frage. Dafür ist aber eine epiphysäre Lokalisation verhältnismäßig untypisch, wenn man einmal von einer Tuberkulose absieht. Epiphysäre ostitische Herde gibt es nämlich fast ausschließlich nur bei immunkompromittierten Patienten, was im vorliegenden Falle nicht zutraf. Hinter dem Stanzlochdefekt in **d** steckt ein Brodie-Abszess, den wir durch transkutane Biopsie (Situationsaufnahme unter CT-Steuerung in **f**) sichern konnten. Der Stanzlochdefekt ist von einer massiven Sklerose umgeben, die ungewöhnlicherweise sowohl die Epi- als auch die Metaphyse erfasst hat. Szintigraphisch (**e**) ist der Prozess hoch aktiv, auch in der Frühphase des 3-Phasen-Szintigramms. Im MRT-Bild (**g**) Signalauslöschungen im Sklerosebereich und deutliches Ödemäquivalent im zentralen Tibiakopf. In der sagittalen Schicht (**h**) sieht man sehr eindrucksvoll den hyperintensen Brodie-Abszess, der offensichtlich die Epiphysenfuge dorsal in Richtung Metaphyse überschritten hat. Differentialdiagnostisch kam sowohl ein Osteoidosteom als auch ein Non-Hodgkin-Lymphom mit starker umgebender reaktiver Sklerose in Frage. Gegen ein Osteoidosteom sprach allerdings das Szintigramm, von dem man eher ein Double-density-Zeichen hätte erwarten müssen. (Forts. S. 491)

die-Abszess eingeschlossen: Sowohl beim Non-Hodgkin-Lymphom des Knochens als auch bei den verschiedenen Formen der chronischen Osteomyelitis ist die Klinik zumeist völlig unspezifisch mit dem alleinigen Leitsymptom „Schmerz". Chronische Osteomyelitisformen zeichnen sich überwiegend durch eine Sklerose aus, die sich um mehr oder weniger ausgedehnte lytische Zonen ausbreitet. Diese Symptomatik entspricht einer der Möglichkeiten der radiologischen Manifestationsformen des primären Non-Hodgkin-Lymphoms des Knochens (vgl. auch Abb. 8.33i–k mit Abb. 8.33d–h).

Rein sklerosierende oder mit einer strähnigen Sklerose einhergehende maligne Lymphome können im Einzelfall schwierig von einer Ostitis deformans Paget abgegrenzt werden, obwohl Letztere meist mit einer Volumenzunahme des befallenen Knochenabschnittes einhergeht und in der MRT oder CT einen erhaltenen Fettmarkraum erkennen lässt.

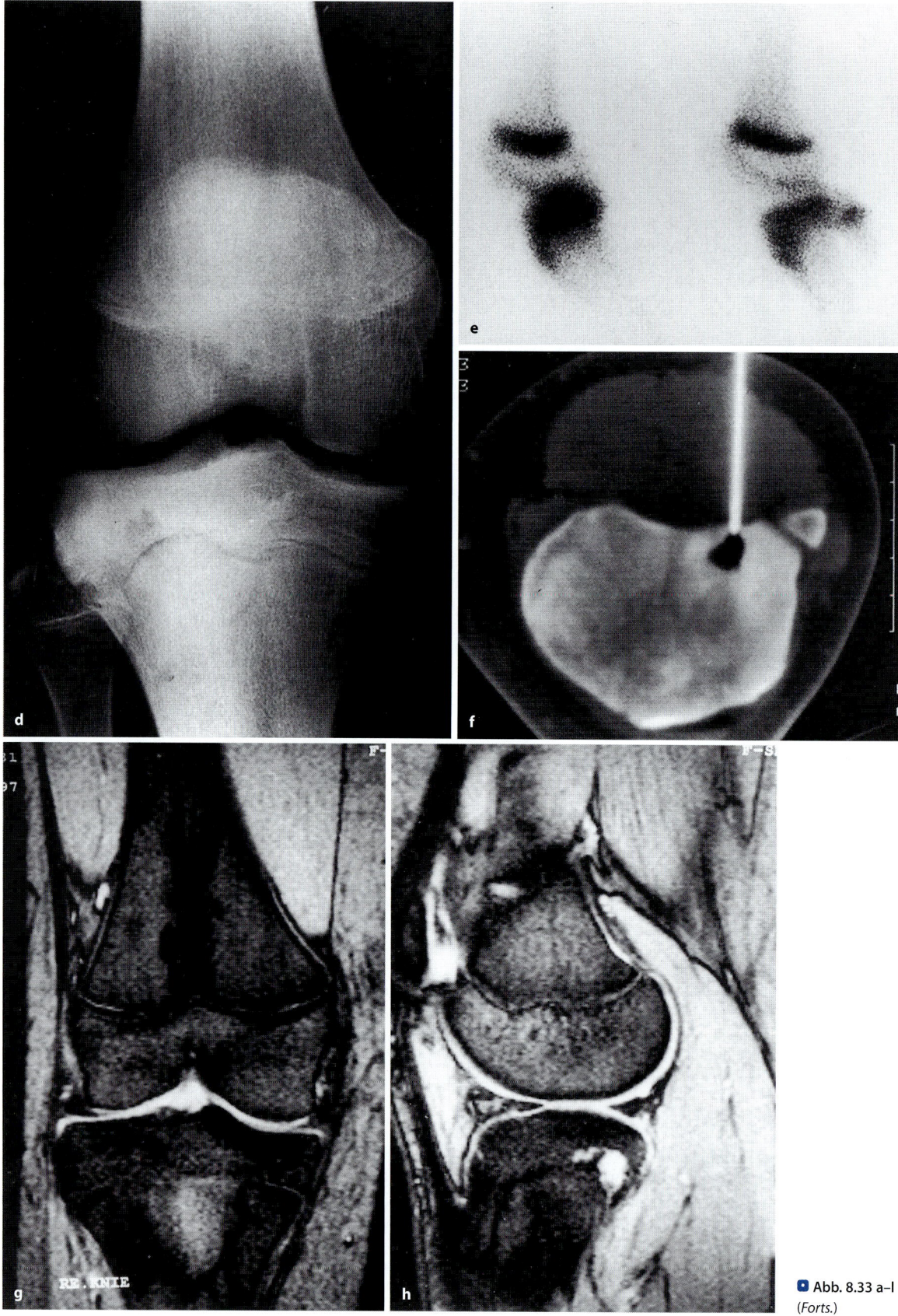

Abb. 8.33 a–l (*Forts.*)

8.2 · Hämatopoetische Neoplasien

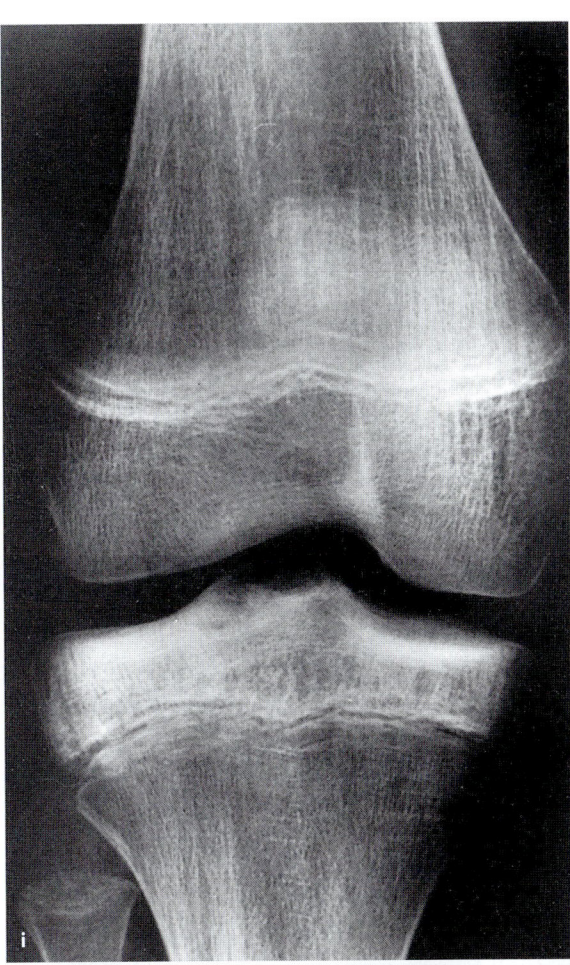

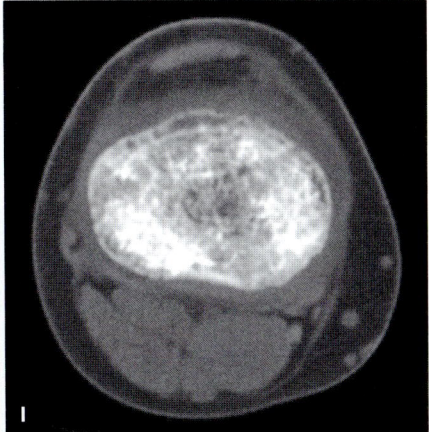

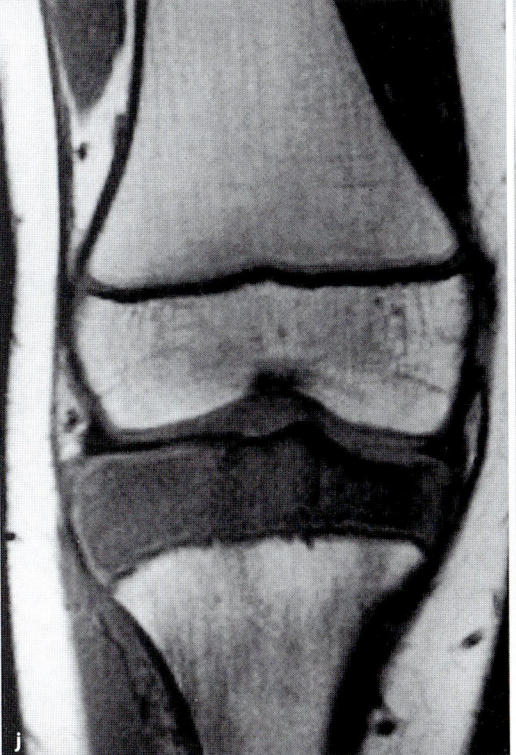

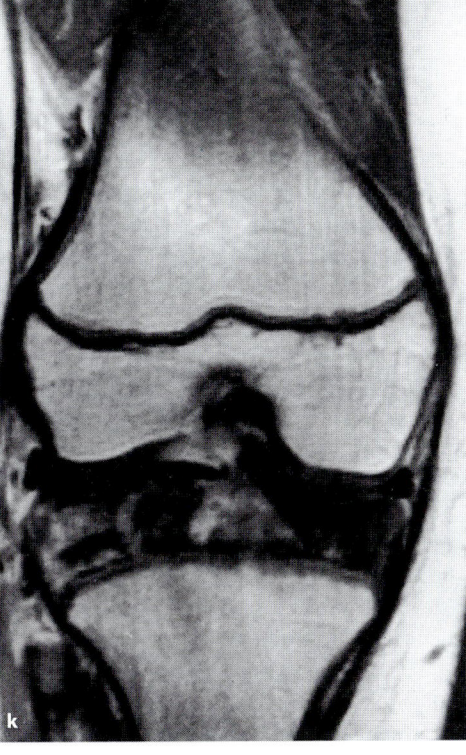

Abb. 8.33 a–l (*Forts.*) Ein Non-Hodgkin-Lymphom war von der Radiologie her allerdings nicht auszuschließen, weswegen ja auch die bioptische Abklärung erfolgte. Es handelt sich dabei um einen 16-jährigen Jungen mit initial starker Schmerzsymptomatik im rechten Kniegelenk, die etwa 3–4 Monate vor der ersten Röntgenuntersuchung begann. In **i–k** ist der Fall eines 13-jährigen Jungen mit einem primär ossären Non-Hodgkin-Lymphom der rechten proximalen Tibiaepiphyse dargestellt. Es handelte sich um ein großzelliges B-Zell-Lymphom (zentroblastisch), Stadium I nach Murphy. Die proximale Epiphyse der rechten Tibia ist stark sklerosiert (**i**). Im T1-gewichteten Bild komplette Signalauslöschung der Epiphyse ohne Beteiligung der Epiphysenfugenregion. Nach Kontrastmittelgabe (**k**) fleckige Signalanhebungen. Im T2-gewichteten Bild stellte sich der Befund übrigens mit einer fleckigen Hypersignalintensität dar, offensichtlich dem Begleitödem entsprechend. Wir haben den Befund unter Durchleuchtungskontrolle biopsiert. Es erfolgte eine systemische Chemotherapie mit rascher Rückbildung der anfänglich bestehenden Schmerzsymptomatik und kompletter Remission in einer Beobachtungszeit von nunmehr 12 Jahren

Die Biopsie sklerosierender Formen des Non-Hodgkin-Lyphoms des Knochens generell und insbesondere des primären, kann sehr problematisch sein (s. auch S. 41), wenn sich im Biopsat häufig nur umgebauter Knochen, aber keine diagnostisch verwertbaren Zellverbände finden. Wir haben einige Fälle beobachtet, bei denen erst die 5. oder 6. Biopsie auch multifokaler Herde diagnostisch war. Daraus folgt, dass es ratsam ist, bei radiologischem Verdacht auf ein Knochenlymphom bei negativer Erstbiopsie wiederholte Biopsien durchzuführen.

Bei sehr ausgeprägten paraossalen Geschwulstausbreitungen eines histologisch gesicherten Non-Hodgkin-Lymphoms muss natürlich überlegt werden, ob der Tumor nicht von den Weichteilen in den Knochen eingedrungen ist, d. h. also einem primären Non-Hodgkin-Lymphom der Weichteile entspricht. Die therapeutischen Konsequenzen insbesondere im Hinblick auf die Durchführung einer Strahlentherapie und das vorherige Staging sind allerdings die gleichen.

8.2.1.1.2 Malignes Non-Hodgkin-Lymphom (NHL) mit Knochenbeteiligung

Mit einer Knochenbeteiligung beim malignen Non-Hodgkin-Lymphom ist in ca 5–9% aller Fälle zu rechnen (Spagnoli et al. 1982; Kirsch et al. 2006).

Die Erfahrung lehrt, dass es bei malignen Non-Hodgkin-Lymphomen höheren Malignitätsgrades (heute großzelliges NHL) häufiger als bei den übrigen zu einer Skelettbeteiligung kommt. In einer von Diehl et al. (1982, persönl. Mitteilung) am Patientengut der Medizinischen Hochschule Hannover durchgeführten Studie an 195 Patienten mit einem Non-Hodgkin-Lymphom fanden sich röntgenologisch nachweisbare Skelettveränderungen bei etwa 10% der Patienten mit einem Non-Hodgkin-Lymphom niedrigen Malignitätsgrades (heute kleinzelliges NHL) und bei etwa 18% der Patienten mit einem Non-Hodgkin-Lymphom höheren Malignitätsgrades. Dabei ist die Feststellung interessant, dass sich kein direkter Zusammenhang zwischen röntgenologisch gesicherten Knochenläsionen und durch Sternalpunktat bzw. Beckenkammbiopsie ermitteltem Knochenmarkbefall herstellen lässt. Anders ausgedrückt: Ein Knochenbefall ist zwar erfahrungsgemäß Ausdruck eines Generalisationsstadiums, bedeutet aber nicht, dass das Knochenmark generell befallen ist.

Andererseits demonstrieren positive Beckenkammbiopsien und negative Röntgenbefunde, dass sich ein generalisierter Knochenmarkbefall nicht unbedingt im Röntgenbild, z. B. in Form von destruktiven Veränderungen, auszudrücken braucht. Zu MRT- und szintigraphischen Befunden s. unten.

Maligne Lymphome weisen gelegentlich plasmazelluläre Differenzierungen auf und können dadurch Paraproteine sezernieren, was die Abgrenzung gegenüber einem Plasmozytom erheblich erschweren kann, insbesondere, wenn Skelettmanifestationen vorliegen (s. Abb. 8.38). Das gilt besonders für das lymphoplasmozytische Lymphom (M. Waldenström, s. unten).

Bevorzugter Manifestationsort für Non-Hodgkin-Lymphome mit Skelettbeteiligung sind die Skelettabschnitte, die zur Hämatopoese beitragen, z. B. Wirbelsäule, Becken, Schädel und Rippen sowie auch proximaler Humerus und Femur. Wirbelsäule und Sakrum partizipieren am Skelettbefall allein mit 30–50%. Diaphysäre Lokalisationen (s. Abb. 8.28) sind selten.

Röntgenologisch imponieren die *Wirbelsäulen-* und *Beckenherde* in der überwiegenden Zahl der Fälle als mehr oder weniger grobe Destruktionen mit unscharfen Herdgrenzen; sie muten permeativ oder auch mottenfraßartig an. Reaktive Sklerosen und gemischtförmige Bilder zwischen Osteolysen und reaktiven Sklerosen werden relativ häufig beobachtet (Abb. 8.29 b–e, 8.40), reine Osteolysen sind hingegen seltener (s. Abb. 8.29 a). Bei Manifestationen im Wirbelkörperbereich treten rasch Frakturen ein; zumeist stellt sich ein paravertebraler Tumoranteil dar (Abb. 8.39).

Rippendestruktionen können mit erheblichen parossalen Tumoranteilen einhergehen (Abb. 8.36).

Non-Hodgkin-Lymphom-Manifestationen an den Röhrenknochen gehen mit fleckigen, unscharf begrenzten Osteolysen und -sklerosen, vor allem im Metaphysenbereich, d. h. in Gelenknähe, einher (s. Abb. 8.32, 8.34 a, b, 8.34 e, f). Auch groteske Destruktionen und stärker in den Vordergrund tretende *fleckige* Sklerosen (s. Abb. 8.34) werden beobachtet.

Nach Chemotherapie kann das MRT-Muster in der Wirbelsäule wie bei einer Osteonekrose anmuten.

Das *lymphoplasmozytische Lymphom* (mit und ohne Makroglobulinämie Waldenström) kann ähnliche Skelettdestruktionen wie das multiple Myelom verursachen (Abb. 8.38). Vermess et al. (1972) beobachteten in einer Studie mit 41 Fällen eines M. Waldenström bei 4 Patienten solitäre osteolytische Läsionen; 4 Patienten hatten multiple osteolytische Herde, davon 3 zystenähnliche Läsionen und 7 Patienten eine generalisierte Osteoporose. Die Osteolysen fanden sich im Becken, im Schädel, in den Rippen und langen Röhrenknochen sowie im Sternum.

Aus differentialdiagnostischen Gründen sind in Abb. 8.37 ossäre Destruktionen bei einer *chronischen myeloischen Leukämie* dargestellt. Einen Knochentumor imitierende, extramedulläre Ansammlungen von unreifen Zellen granulozytischen Ursprunges bezeichnet man auch als *granulozytisches Sarkom*. Synonym gebraucht werden „Myeloblastom" und „Chlorom" (Abb. 8.37 c). Der Begriff Chlorom leitet sich von der grünlichen Anfärbung in Anwesenheit von Myeloperoxidase ab. Üblicherweise werden granulozytische Sarkome bei der aku-

8.2 · Hämatopoetische Neoplasien

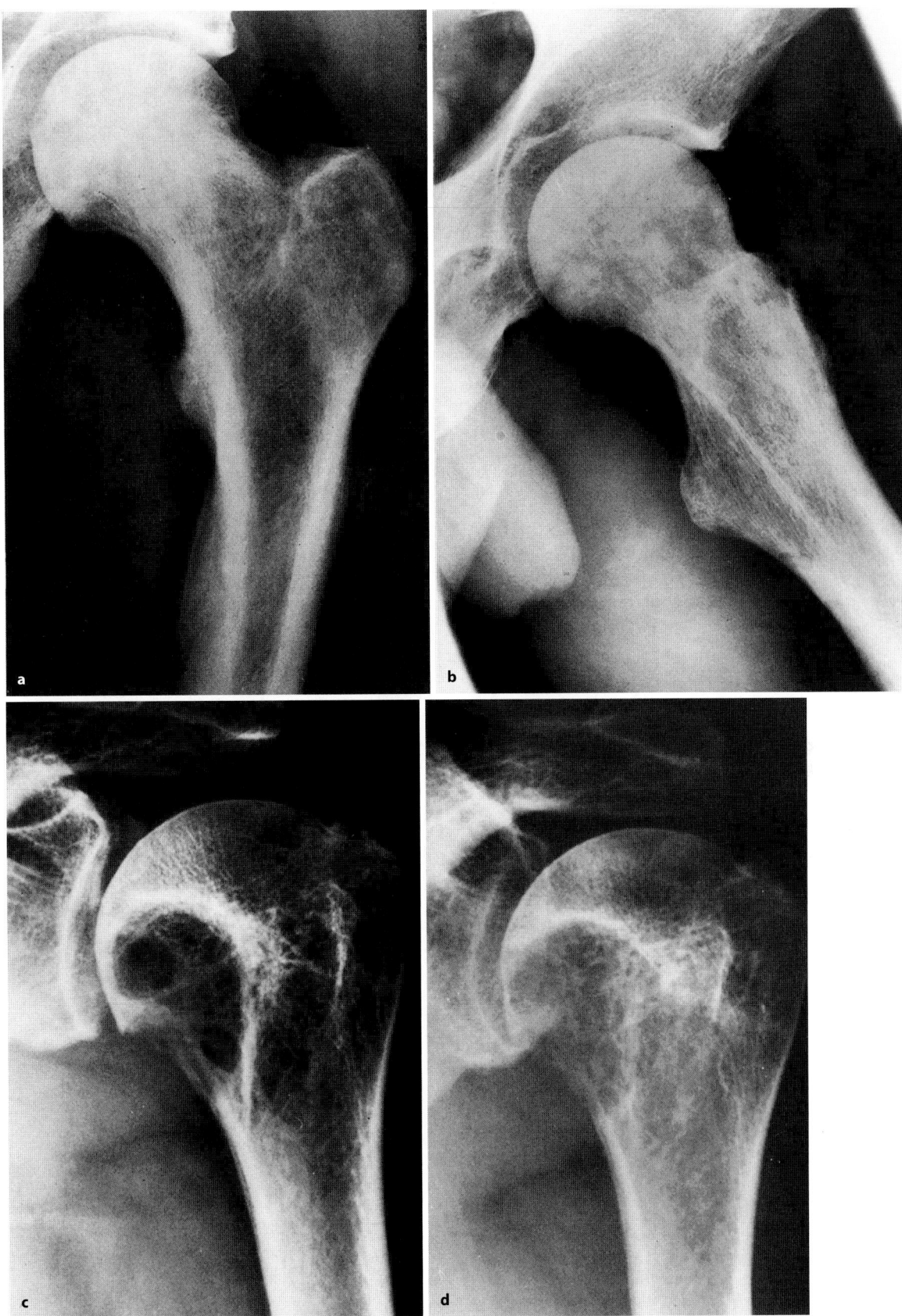

Abb. 8.34 a–f (*Text s. S. 494*)

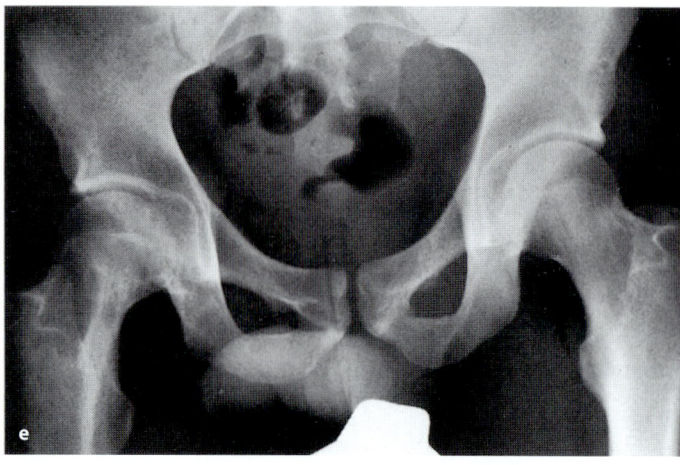
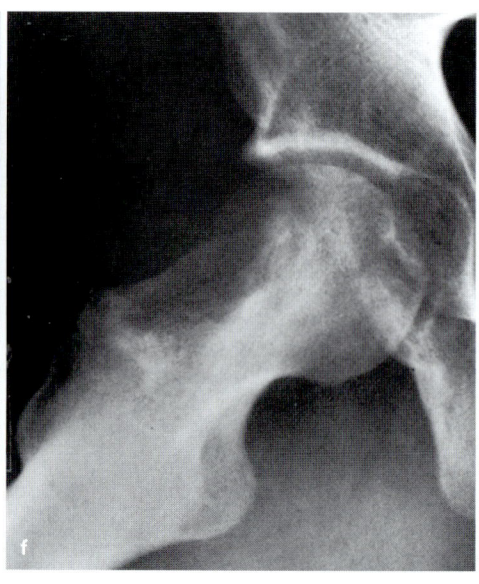

Abb. 8.34 a–f (*Forts.*) Non-Hodgkin-Lymphome im Stadium IV. **a, b** Non-Hodgkin-Lymphom (lymphoblastisch, „convoluted") mit Knochenbeteiligung (30-jähriger Mann). Im Femurkopf, in der Metaphyse und in der proximalen Diaphyse finden sich vorwiegend fleckförmige, unscharf begrenzte Sklerosezonen, daneben sind feine unregelmäßige, mottenfraßartige Aufhellungen zu sehen (Lodwick-Grad III). Im Vordergrund der Röntgensymptomatik steht also eine reaktive Knochenneubildung. In **c, d** (81-jährige Frau) und **e, f** (22-jähriger Mann) hochmaligne Non-Hodgkin-Lymphome mit Lodwick-Grad-II-Läsionen. Zwischen **c** und **d** liegt ein Zeitintervall von nur 6 Wochen. Deutliche Progredienz der Zerstörungen, insbesondere sichtbar am Kriterium des Abbaus der zuvor verhältnismäßig breiten Sklerosezone

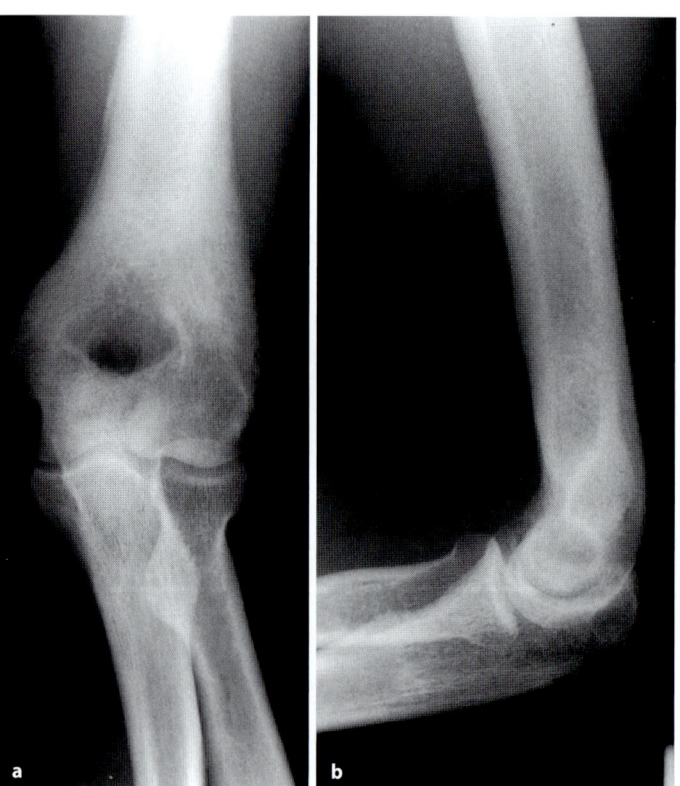
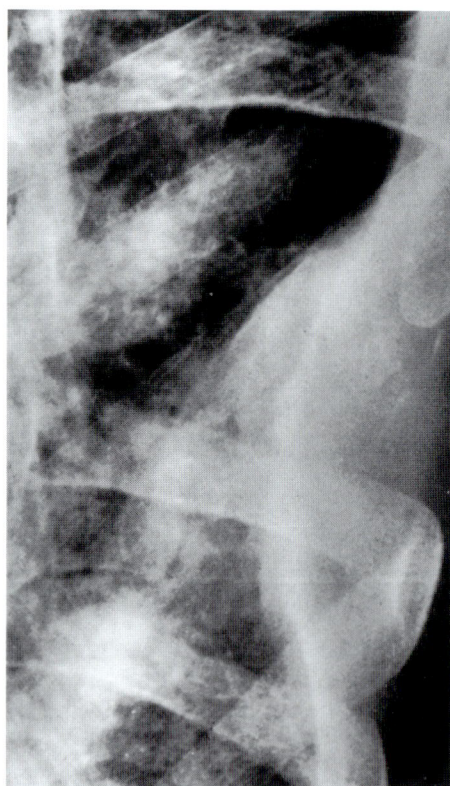

Abb. 8.35 a, b. Primäres Non-Hodgkin-Lymphom des Knochens (Stadium oder Gruppe 1, s. Text), rein sklerosierende Form, 49-jährige Patientin

Abb. 8.36. Malignes Lymphom mit Knochenbeteiligung bei einer 61-jährigen Patientin. Grobe Rippendestruktion mit erheblicher paraossaler Geschwulstausbreitung, erkennbar an dem groben Weichteilschatten. Die übrigen Rippen zeigen sehr feinfleckige Destruktionen

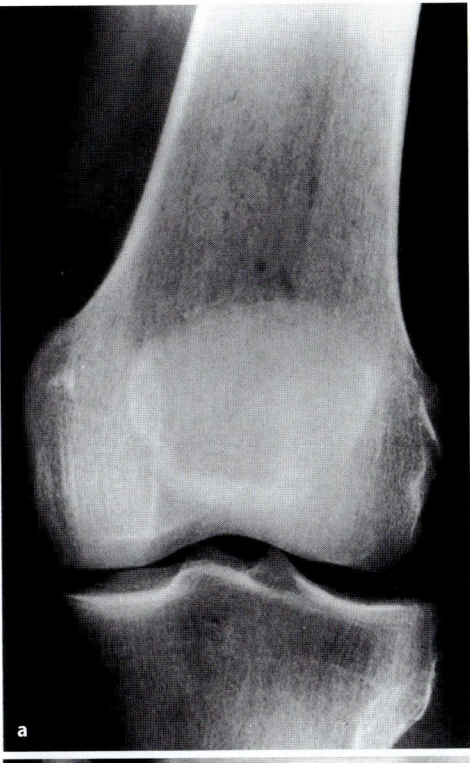
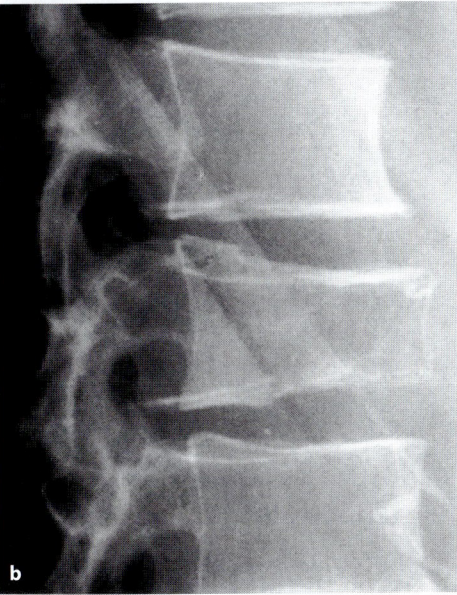
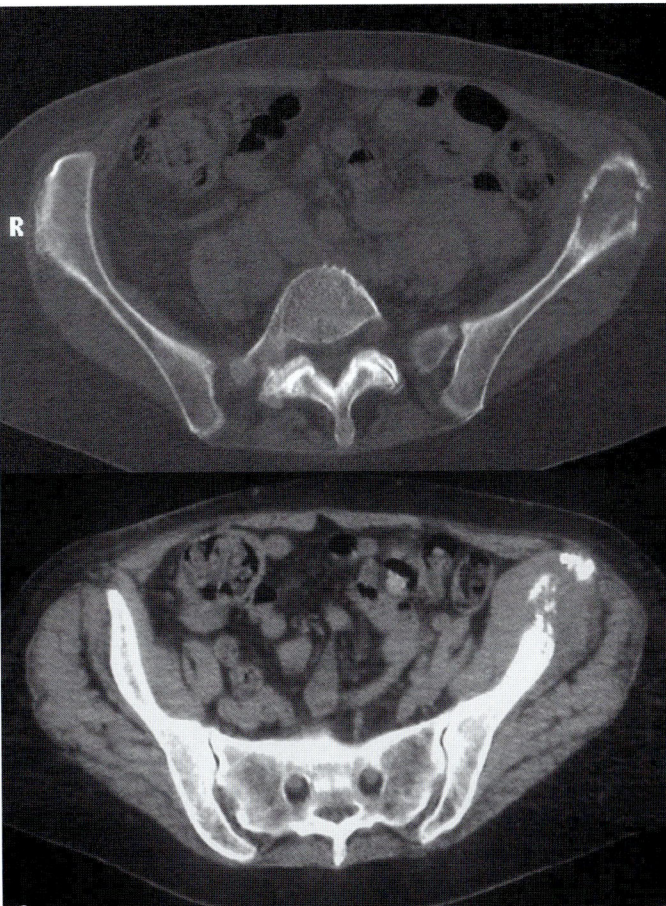

Abb. 8.37 a–c. Verschiedene Manifestationsformen der chronischen myeloischen Leukämie im Knochen (**a, b**). Während sich im distalen Femur multiple stecknadelkopfgroße Aufhellungen ohne nennenswerte Umgebungssklerose nachweisen lassen, sieht man den 12. Brustwirbelkörper grob frakturiert mit fleckigen Aufhellungen bzw. Osteolysen in den ventralen Partien. **c** Chlorom oder granulozytisches Sarkom in der linken Beckenschaufel

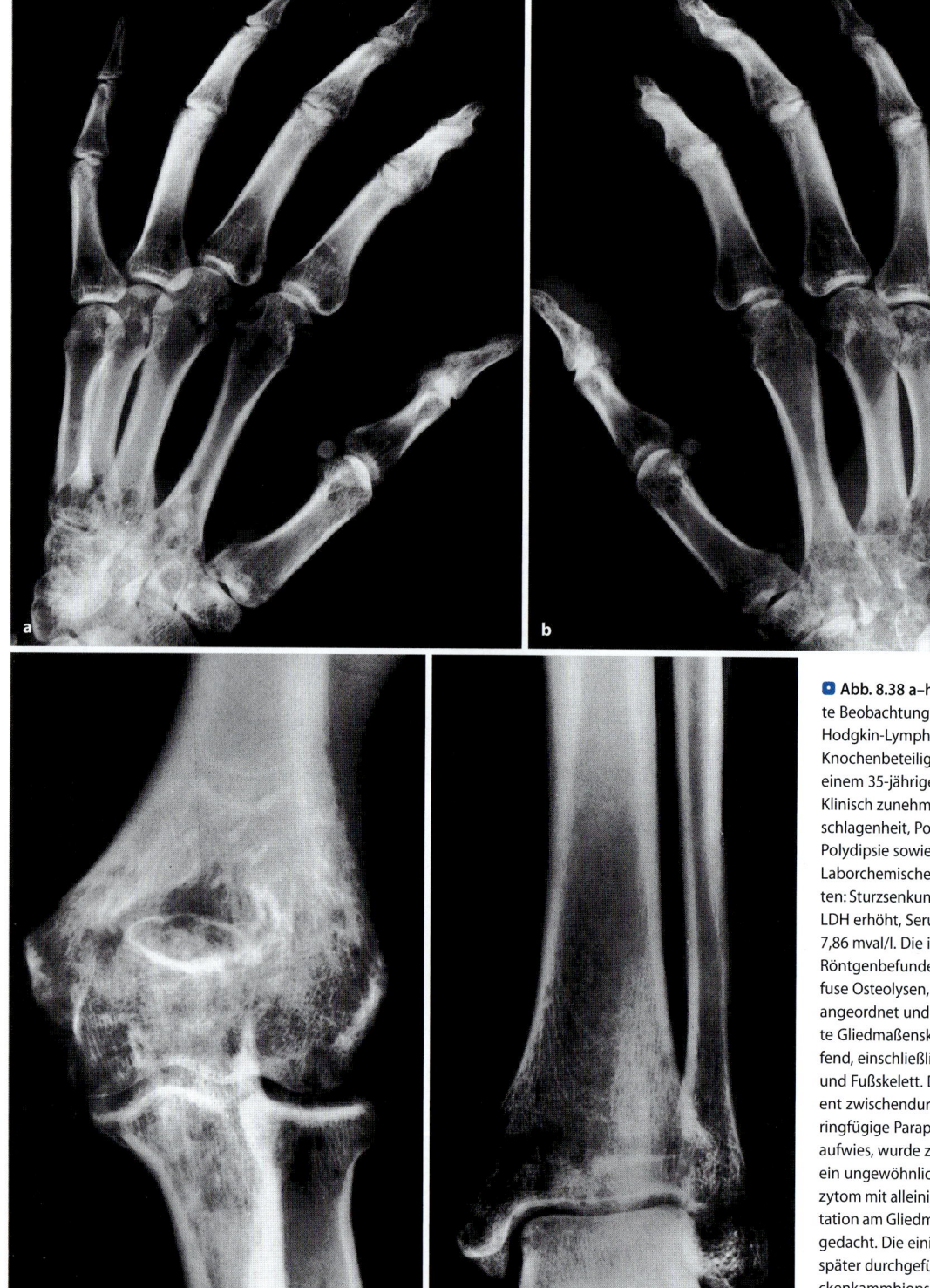

Abb. 8.38 a–h. Interessante Beobachtung eines Non-Hodgkin-Lymphoms mit Knochenbeteiligung bei einem 35-jährigen Mann. Klinisch zunehmende Abgeschlagenheit, Polyurie und Polydipsie sowie Brechreiz. Laborchemische Auffälligkeiten: Sturzsenkung, Hb 8,2 g%, LDH erhöht, Serumkalzium 7,86 mval/l. Die initialen Röntgenbefunde zeigen diffuse Osteolysen, gelenknah angeordnet und das gesamte Gliedmaßenskelett betreffend, einschließlich Hand- und Fußskelett. Da der Patient zwischendurch eine geringfügige Paraproteinämie aufwies, wurde zunächst an ein ungewöhnliches Plasmozytom mit alleiniger Manifestation am Gliedmaßenskelett gedacht. Die einige Wochen später durchgeführte Beckenkammbiopsie erbrachte dann aber ein malignes Non-Hodgkin-Lymphom (lymphoplasmozytisch, wenig differenziert mit plasmoblastischer Entdifferenzierung) (*Forts. S. 497*)

8.2 · Hämatopoetische Neoplasien

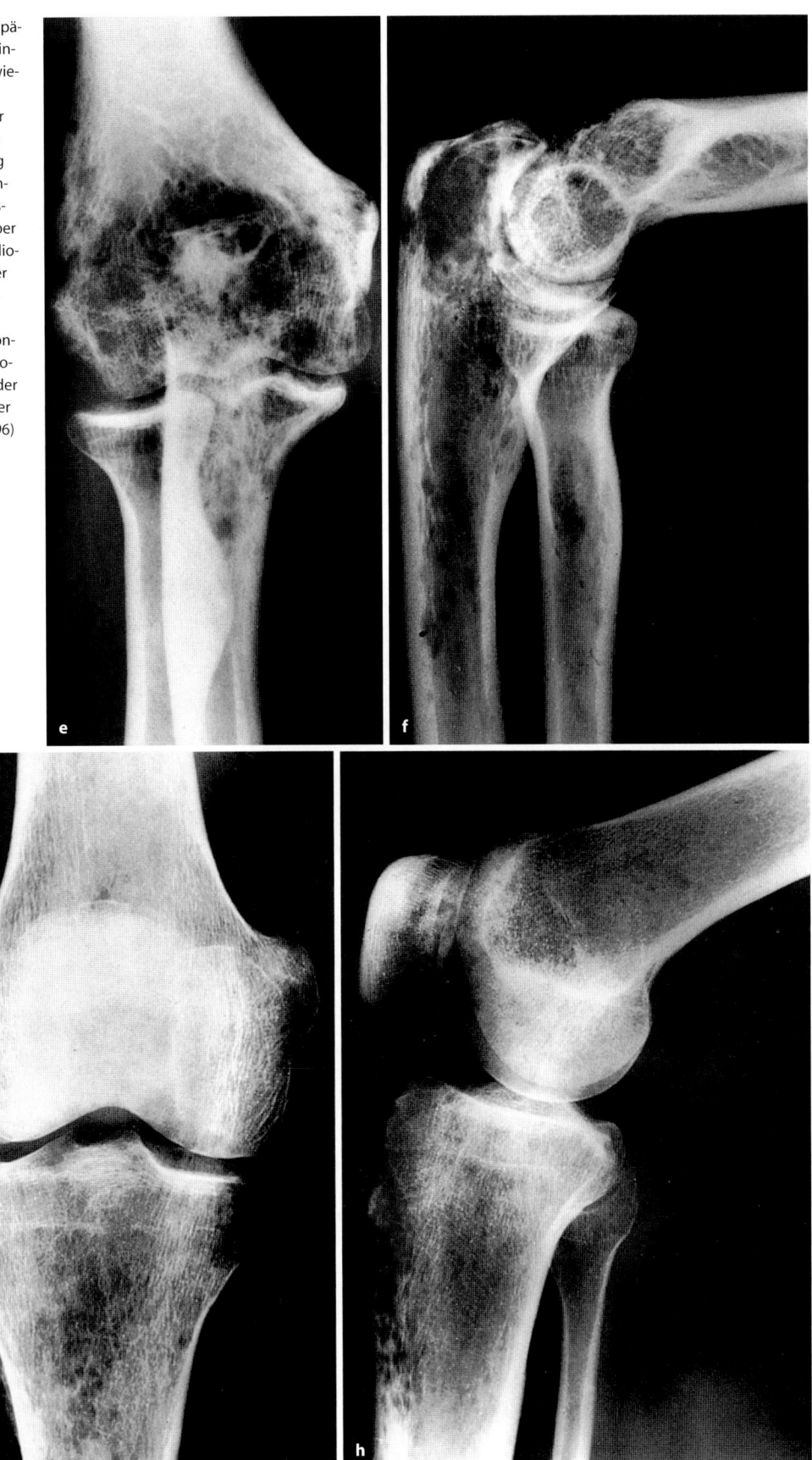

Abb. 8.38 a–h. (*Forts.*) Später konnte eine Paraproteinämie nicht mehr nachgewiesen werden, wenngleich Bence-Jones-Eiweißkörper im Urin auftraten. Wenige Wochen nach Anfertigung der ersten Röntgenaufnahmen explosionsartige Ausbreitung des Prozesses über das Achsenskelett. Ein radiologisch nahezu identischer Fall ist in Abb. 8.32 dargestellt, wobei es sich allerdings um ein primäres Non-Hodkin-Lymphom des Knochens handelt (Gruppe oder Stadium 2), ähnlich wie der von Hillemanns et al. (1996) publizierte Fall

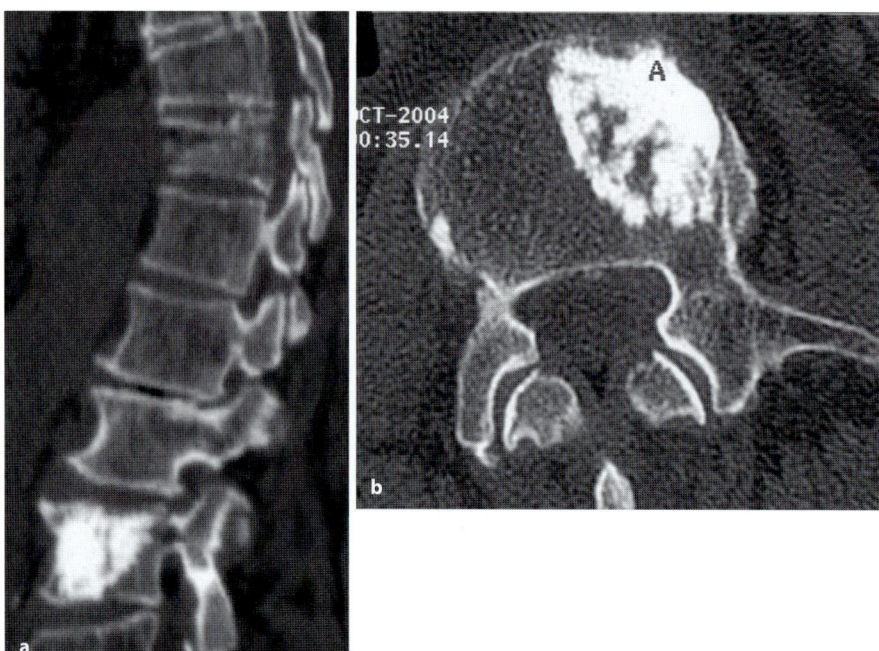

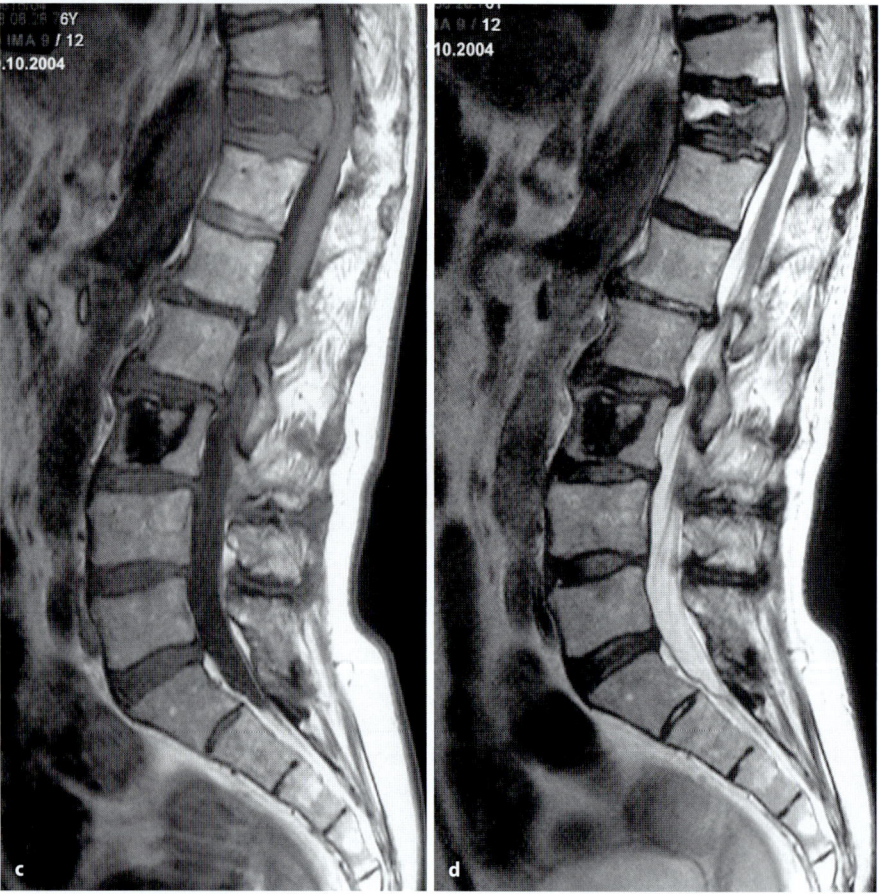

Abb. 8.39 a–f. Ungewöhnliche Befundkonstellation zwischen Riesenosteom in L3 (a, b, c, d) und primärem NHL des Knochens (Stadium oder Gruppe 1) in D11 (a, d, e, f). Im hier nicht dargestellten Ganzkörperskelettszintigramm fand sich eine Anreicherung im symptomatischen D11, aber nicht im asymptomatischen L3, wo sich im CT ein klassisches Riesenosteom darstellte. Das differentialdiagnostische Spektrum der Destruktion in D11 umfasste die Metastase eines bisher nicht bekannten Primärtumors, ein malignes Lymphom und ein Plasmozytom. Die früh eingesetzte transkutane Biopsie (f) erbrachte die Diagnose eines NHL (*Forts. S. 499*)

8.2 · Hämatopoetische Neoplasien

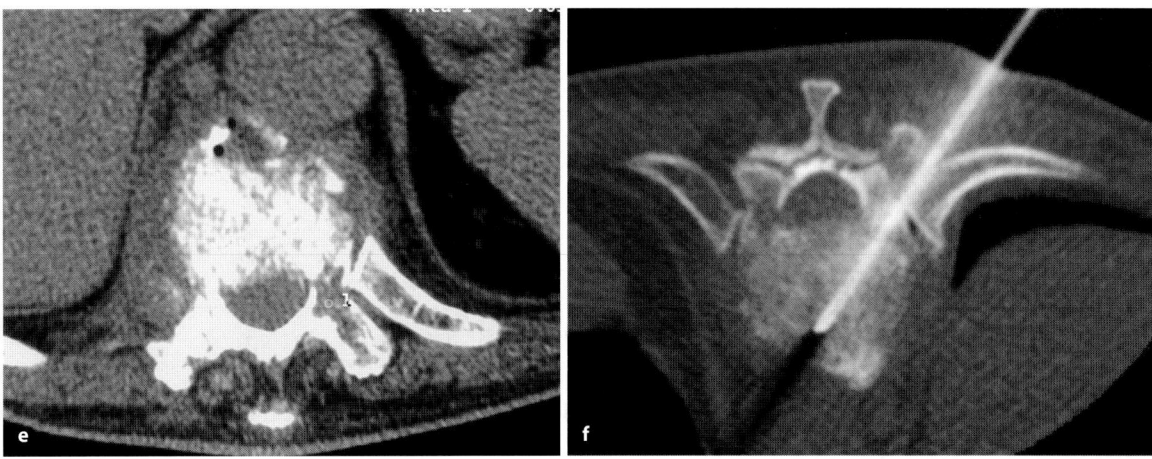

◘ Abb. 8.39 a–f (Forts.)

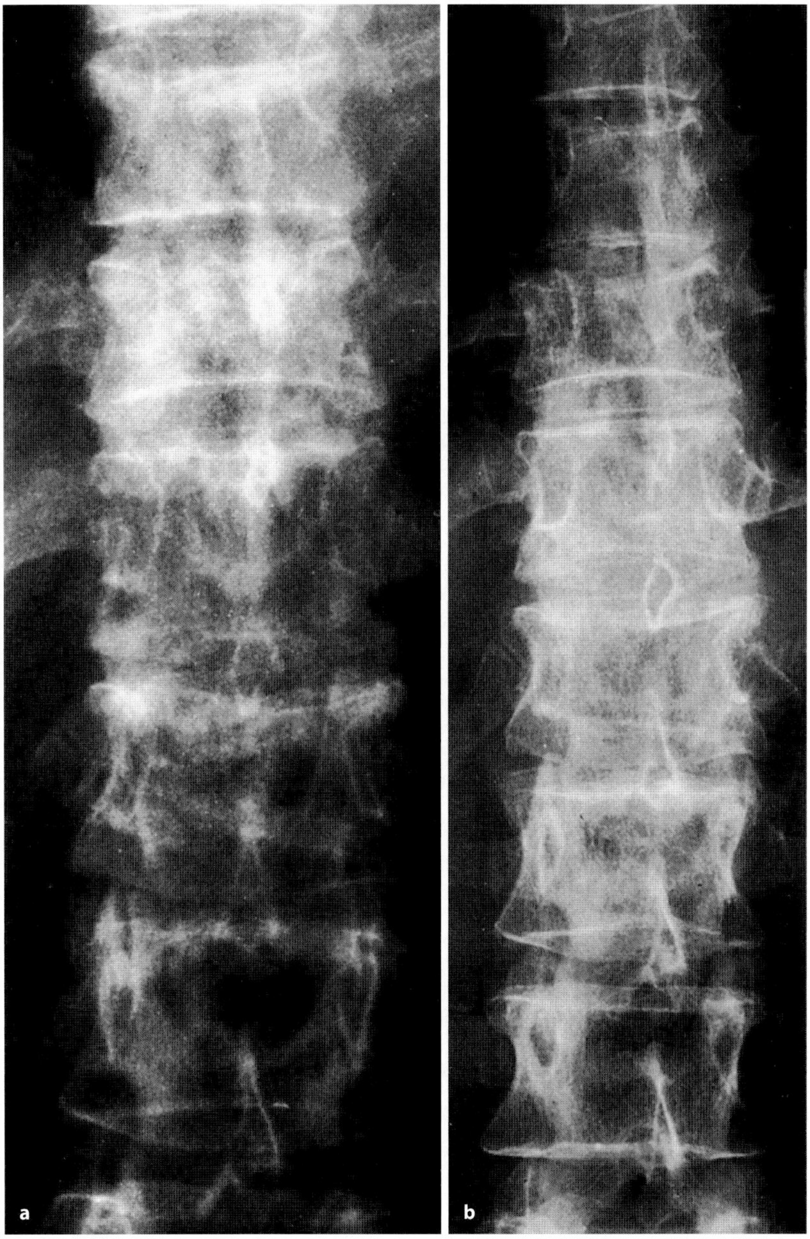

◘ Abb. 8.40 a, b. Non-Hodgkin-Lymphom mit Knochenbeteiligung (Verlaufsbeobachtung), 46-jährige Patientin. Zytologisch: hochdifferenziertes B-Zell-Lymphom im Sinne eines lymphoplasmozytischen Lymphoms. Bence-Jones-Paraproteinurie. a Ausgedehnte vielherdige konfluierende Osteolysen in den Wirbelkörpern (Th10–L3) mit erheblicher reaktiver Sklerose. Weitere Herde im Becken, an den Rippen, im Schädel. Therapie mit Alkeran und Prednison.
b Ein Jahr später sind osteolytische Herde praktisch nicht mehr nachweisbar; geblieben ist die reaktive Sklerose. Jetzt aber ausgedehnte Lymphommassen im Abdomen

ten myeloischen Leukämie gefunden, sie können aber auch mit myeloproliferativen Erkrankungen assoziiert sein.

Über 5 Patienten mit einem granulozytischen Sarkom berichten Hermann et al. (1991). In 4 Fällen war das Chlorom die Erstmanifestation einer systemischen Erkrankung, im 5. Fall entwickelte eine ältere Patientin eine Knochendestruktion während einer blastischen Krise unter der Behandlung einer chronischen myeloischen Leukämie. Zwei Patienten hatten lytische Läsionen der Rippen, 2 an den Femora und einer eine überwiegend sklerotische Läsion an der Skapula.

Laufer et al. (1996) beschreiben den Fall eines 37-jährigen Mannes mit einer blasigen Destruktion der rechten Beckenschaufel und erheblichem paraossalem Weichteiltumor als einzige Manifestation eines granulozytischen Sarkoms ohne assoziierte hämatologische Erkrankung (bis 14 Monate nach histologischer Sicherung).

Literatur

Ackerman L, van Drunen M, Reyes CV (1994) Malignant large cell lymphoma of sacrum (case report 836). Skeletal Radiol 23: 232

Adams H, Tzankow A, d'Hondt S et al. (2008) Primary diffuse large B-cell lymphomas of the bone: prognostic relevance of protein expression and clinical factors. Hum Pathol 39: 1323

Bakshi NA, Ross CW, Finn WG et al. (2006) ALK-positive anaplastic large cell lymphoma with primary bone involvement in children. Am J Clin Pathol 125: 57

Barbieri E, Cammelli S, Mauro F et al. (2004) Primary non-hodgkin's lymphoma of the bone: Treatment and analysis of prognostic factors for stage I and Stage II. Int J Radiation Oncology Biol Phys 59: 760

Beal K, Allen L, Yahalom J (2006) Primary bone lymphoma: Treatment results and prognostic factors with longterm follow-up of 82 patients. Cancer 106: 2652

Boston HC Jr, Dahlin DC, Ivins JC et al. (1974) Malignant lymphoma (so-called reticulum cell sarcoma) of bone. Cancer 34: 1131

Braunstein EM, White SJ (1980) Non-Hodgkin-Lymphoma of bone. Radiology 135: 59

Campbell SE, Filzen TW, Bezzant SM et al. (2003) Primary periosteal lymphoma: an unusual presentation of non-Hodgkin's lymphoma with radiographic, MR imaging, and pathologic correlation. Skeletal Radiol 32: 231

Chan JKC, Chi-Sing Ng, Pak-Kwan H et al. (1991) Anaplastic large cell Ki-1 lymphoma of bone. Cancer 68: 2186

Dahlin DC (1978) Bone tumors, 3rd edn. Thomas, Springfield

Dahlin DC, Unni KK (1986) Bone tumors: General aspects and data on 8542 cases, 4th edn. Thomas, Springfield, p 208

Deshmukh C, Bakshi A, Parikh P (2004) Primary non-Hodgkin's lymphoma of the bone. A single institution experience. Medical Oncology 21: 263

Dosoretz D, Raymond AK, Morphy GF et al. (1982) Primary lymphoma of bone. The relationship of morphologic diversity to clinical behavior. Cancer 50: 1009

Dubey P, Ha CS, Besa PC et al. (1997) Localized primary malignant lymphoma of bone. Int J Radiation Oncology Biol Phys 37: 1087

Freyschmidt J (1986) Tumoren der Wirbelsäule und des Sakrums. In: Radiologische Diagnostik in Klinik und Praxis, Bd V/2. Thieme, Stuttgart

Freyschmidt J (2008) Knochenerkrankungen im Erwachsenenalter. Springer, Berlin Heidelberg New York

Giudici MAI, Eggli KD, Moser RP et al. (1992) Malignant large cell lymphoma of tibial epiphysis (case report 730). Skeletal Radiol 21: 260

Glotzbecker MP, Kersun LS, Choi JK et al. (2006) Primary Non-Hodgkin's lymphoma of bone. J Bone Joint Surg Am 88-A: 583

Hans CP, Weisenburger DD, Greiner TC et al. (2004) Confirmation of the molecular classification of diffuse large b-cell lymphoma by imunohistochemistry using a tissue microarray. Blood 103: 275

Harris NL, Jaffe ES, Stein H et al. (1994) Revised European-American classification of lymphoid neoplasms: a proposal from the International Lymphoma Study Group. Blood 84: 1361

Hermann G, Feldman F, Abdelwahab IF et al. (1991) Skeletal manifestations of granulocytic sarcoma (chloroma). Skeletal Radiol 20: 509

Heyning FH, Hogendoorn PC, Kramer MH et al. (1999) Primary non-Hodgkin's lymphoma of bone: a clinicopathological investigation of 60 cases. Leukemia 13: 2094

Hillemanns M, McLeod RA, Unni KK (1996) Malignant lymphoma (case report). Skeletal Radiol 25: 73

Jones D, Kraus MD, Dorfman DM (1999) Lymphoma presenting as a solitary bone lesion. Am J Clin Pathol 111: 171

Kirsch J, Ilaslan H, Bauer TW et al. (2006) The incidence of imaging findings, and the distribution of skeletal lymphoma in a consecutive patient population seen over 5 years. Skeletal Radiol 35: 590

Kluin PM, Slootweg PJ, Schnurman HJ et al. (1984) Primary B-cell malignant lymphoma of the maxilla with a sarcomatous pattern and multilobated nuclei. Cancer 54: 1598

Kremens B, Roessner A, Decking D (1982) Solitäre Knochenläsion als radiologische Erstmanifestation einer akuten lymphatischen Leukämie. Pädiatr Prax 26: 67

Laufer L, Bernharroch D, Girges H et al. (1996) Pelvic granulocytic sarcoma. Skeletal Radiol 25: 693

Lee HJ, Im JG, Goo JM (2003) Peripheral T-cell lymphoma: Spectrum of imaging findings with clinical and pathologic features. Radiographics 23: 7

Lim MS, Huebner-Chan D, Fernandes B et al. (2001) An immunophenotypic and molecular study of primary large B-cell lymphoma of bone. Mod Pathol 14: 1000

Melamed JW, Martiez S, Hoffman CJ (1997) Imaging of primary multifocal osseous lymphoma. Skeletal Radiol 26: 35

Mirra JM (1980) Bone tumors. Diagnosis and treatment. Lippincott, Philadelphia

Moller MB, Pedersen NT, Christensen BE (2004) Diffuse large B-cell lymphoma: clinical implications of extranodal versus nodal presentation – a population-based study of 1575 cases. Brit J Haematology 124: 151

Ostrowski ML, Unni KK, Banks PM et al. (1986) Malignant lymphoma of bone. Cancer 58: 2646

Pettit CK, Zukerberg LR, Gray MH et al. (1990) Primary lymphoma of bone. A B-cell neoplasma with a high frequency of multilobated cells. Am J Surg Pathol 14: 329

Pires de Camargo O, Murias dos Santos Machado T, Croci AT et al. (2002) Primary bone lymphoma in 24 patients treated between 1955 and 1999. Clin Orthop Rel Res 397: 271

Radaszkiewicz T, Hansmann M-L (1988) Primary high-grade malignant lymphomas of bone. Virchows Archiv [A] 413: 269

Ramadan KM, Shenkier T, Sehn LH et al. (2007) A clinicopathological retrospective study of 131 patients with primary bone lymphoma: a population-based study of successively treated cohorts from the British Columbia Cancer Agency. Ann Oncol 18: 129

Roessner A (1984) Zur Zyto- und Histogenese der malignen und semimalignen Knochentumoren. Fischer, Stuttgart

Schajowicz F (1981, 1994) Tumors and tumorlike lesions of bone and joints. Springer, Berlin Heidelberg New York

Spagnoli I, Gattoni F, Viganotti G (1982) Roentgenographic aspects of Non-Hodgkin-lymphomas presenting with osseous lesions. Skeletal Radiol 8: 39

Stein H, Hummel M, Jöhrens K et al. (2007) Klassifikation und Pathogenese der malignen Lymphome. Internist 48: 351

Swerdlow SH, Campo E, Harris NL et al. (2008) WHO classification of tumours of haematopoetic and lymphoid tissues, 4th edn. IARC Press, Lyon

Unni KK, Hogendoorn PC (2002) Malignant lymphoma. In: Fletcher CDM et al. (eds) Pathology & Genetics. Tumors of soft tissue and bone. IARC Press, Lyon

Vassallo J, Roessner A, Mellin W et al. (1986) Maligne Lymphome mit primärer Knochenmanifestation. Verh Dtsch Ges Pathol 70: 593

Vermess M, Pearson KD, Einstein AB et al. (1972) Osseous manifestations of Waldenström's macroglobulinemia. Radiology 102: 497

Willis RB, Rozencwaig R (1996) Pediatric osteomyelitis masquerading as skeletal neoplasia. Orthop Clin North Am 27: 625

8.2.1.2 Hodgkin-Lymphom

Synonyme: Lymphogranulomatose, Morbus Hodgkin

Im Stadium IV des Hodgkin-Lymphoms kommt es in etwa einem Viertel aller Fälle zu einem Knochenmark-, Spongiosa- oder Kompaktabefall. Im Gegensatz dazu ist eine primär ossäre Manifestation ungewöhnlich selten. Braunstein (1980) fand an einem Krankengut von 175 Patienten bei 36 Fällen (21%) eine Skelettbeteiligung, bei 21 der Patienten (etwa 60%) war die Wirbelsäule befallen. Eine Gegenüberstellung von histologischem Typ der Erkrankung und Knochenbefall ergab, dass sich bei der lymphozytenreichen Form und der nodulären Sklerose nur in etwa 11% der Fälle radiologisch Knochenveränderungen nachweisen ließen, während es beim Mischtyp und der lymphozytenarmen Form in zwei Drittel der Fälle zu einem Knochenbefall kam. Da es jedoch auch beim Hodgkin-Lymphom in der Vergangenheit immer wieder zu Revisionen bei der Abgrenzung der Subtypen gekommen ist, erscheinen uns diese Befunde, bezogen auf die Subtypen, nicht besonders belastbar.

Autoptisch nachgewiesene Knochenbeteiligungen beim Hodgkin-Lymphom sind im Gegensatz zum intravitalen radiologischen oder bioptischen Nachweis wesentlich häufiger. Ihr Anteil bewegt sich zwischen 60 und 100% (Ferrant et al. 1975).

Auch wenn sich klinisch ein Hodgkin-Lymphom als primäre Knochenläsion manifestiert, liegt meistens bereits ein Lymphknotenbefall vor, in diesen Fällen ist von einer nodalen Form der Erkrankung mit sekundärer Skelettbeteiligung auszugehen. Ein primäres Hodgkin-Lymphom des Skeletts gilt – wie erwähnt – als Rarität (Ozdemirli et al. 1996). Eine Stadienuntersuchung ist in den Fällen einer primären Hodgkin-Diagnose aus einer Skelettläsion entsprechend erforderlich.

Vor der Ära der Chemotherapie war eine direkt von einem Lymphknoten ausgehende (per continuitatem) Knochendestruktion nicht ungewöhnlich, selten hingegen fanden sich Skelettbeteiligungen im Rahmen der systemischen Ausbreitung der Erkrankung. Seit Einführung der Chemotherapie mit beträchtlicher Verbesserung der Überlebenszeiten werden hingegen systemische Skelettbeteiligungen häufiger, d. h. in der oben genannten Häufigkeit, beobachtet.

Pathologische Anatomie

Bei den meisten Fällen wird eine multizentrische Ausbreitung angegeben, mit Zerstörung des Knochens durch derbes Tumorgewebe von rosa Farbe mit knotigem Aufbau (Mirra 1980).

Histologie

Der histologische Aufbau entspricht den Befunden im Lymphknoten und anderen extraossären Lokalisationen. Über das Vorkommen der verschiedenen Subtypen gibt es keine sicheren Angaben.

Weil jedoch ein M. Hodgkin im Knochen so selten ist, wird oft nicht an diese Diagnose gedacht, insbesondere bei kleiner Biopsie. Deshalb sollte bei allen Läsionen, die histologisch ein buntes Bild von Lymphozyten, Plasmazellen, eosinophilen Granulozyten und atypischen histiozytären Zellen mit oder ohne Fibrose zeigen, ein Hodgkin-Lymphom in die Differentialdiagnose einbezogen werden

Wie beim Non-Hodgkin-Lymphom des Knochens ist auch hier durch ergänzende immunhistologische Untersuchungen am möglichst nichtentkalkten Präparat die Diagnose weiter abzusichern (◘ Abb. 8.41 a, b). Dennoch kann die Abgrenzung gegenüber Non-Hodgkin-Lymphomen insbesondere bei primärer Diagnose schwierig sein (McBride et al. 1996).

Klinik

Skelettbeteiligungen beim Hodgkin-Lymphom äußern sich im Wesentlichen in relativ früh einsetzenden Schmerzen, häufig noch bevor das Röntgenbild irgendeine Veränderung erkennen lässt. Skelettszintigraphie und/oder MRT vermögen jedoch die Skelettbeteiligung aufzuzeigen.

Radiologie

Die röntgenologischen Skelettveränderungen beim Hodgkin-Lymphom des Stadiums IV können lytisch oder sklerosierend sein (◘ Abb. 8.42–8.44). Osteolysen werden durch die Tumorinfiltration ausgelöst; sie muten häufig permeativ oder mottenfraßartig an. Sklerosierende Veränderungen, vor allem diffuser Art, sind meistens reaktiv. Extreme Sklerosierungen, wie sie beim Elfenbeinwirbel (s. Abb. 8.42 a) beobachtet werden, haben pathogenetisch Ähnlichkeiten mit der osteoplastischen (osteosklerotischen) Metastase.

Nach Untersuchungen von Braunstein (1980) korreliert das röntgenologische Befallsmuster beim Hodgkin-Lymphom auffallend mit dem histologischen Typ und damit der Prognose der Erkrankung: Bei den histologischen Typen mit unter damaliger Therapie guter Pro-

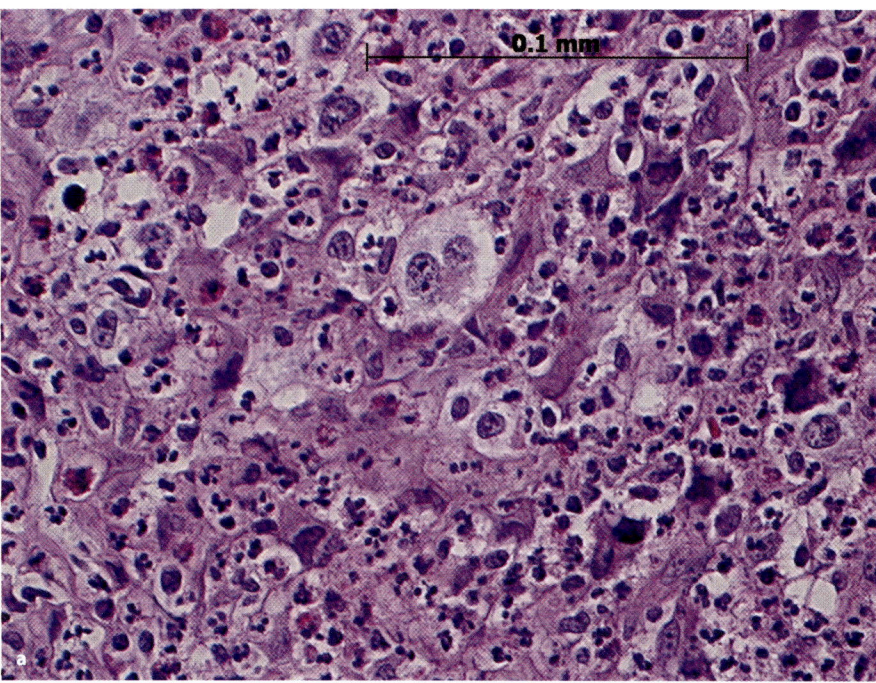
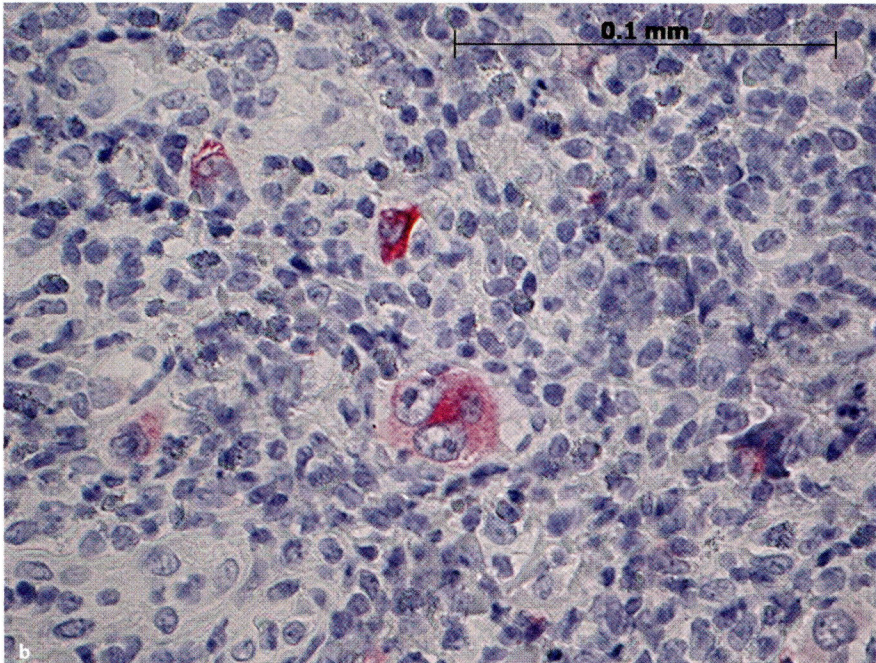

Abb. 8.41 a, b. Hodgkin-Lymphom. Osteolyse an der Schädelbasis bei einem 76-jährigen Mann. Die Biopsie aus dem osteolytischen Herd zeigt eine lymphozytenreiche Läsion; zwischen den Lymphozyten liegen atypische Zellen, die z. T. doppelkernig sind mit spiegelbildlicher Anordnung der Kerne, entsprechend Hodgkin-Sternberg-Reed-Zellen. **b** Durch die immunhistologische Markierung der Tumorzellen mit CD30 (rosa Markierung), lässt sich die Diagnose weiter absichern (APAAP-Technik). Retroperitoneal wurden sonographisch vergrößerte Lymphknoten gefunden

gnose (lymphozytenreiche Form, noduläre Sklerose) fand der Autor nur in 4 von insgesamt 15 Fällen eine Destruktion vom permeativen Typ, aber in 11 Fällen eine sklerotische Reaktion. Bei den histologischen Typen mit einer unter damaliger Therapie intermediären und schlechten Prognose ergaben sich in 17 von insgesamt 21 Fällen hingegen destruktive und nur in 4 Fällen reaktivesklerosierende Veränderungen. Hauptmanifestationsort einer Skelettbeteiligung sind Achsenskelett, Rippen, Becken und Sternum sowie die proximalen Femura.

Wenn der neoplastische Prozess nicht im Rahmen einer systemischen Ausbreitung, sondern per continuitatem von einem Lymphknoten auf den Knochen übergreift, dann finden sich meist Zeichen einer Erosion mit mehr oder weniger ausgeprägten kortikospongiösen Defekten, nicht selten von einem Sklerosewall umgeben (s. Abb. 8.42 b, c). Der diese Veränderungen auslösende Weichgewebsprozess ist dabei obligat radiologisch nachweisbar.

8.2 · Hämatopoetische Neoplasien

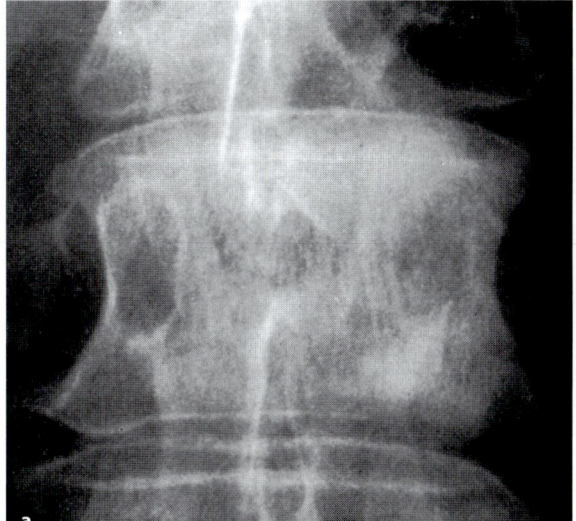

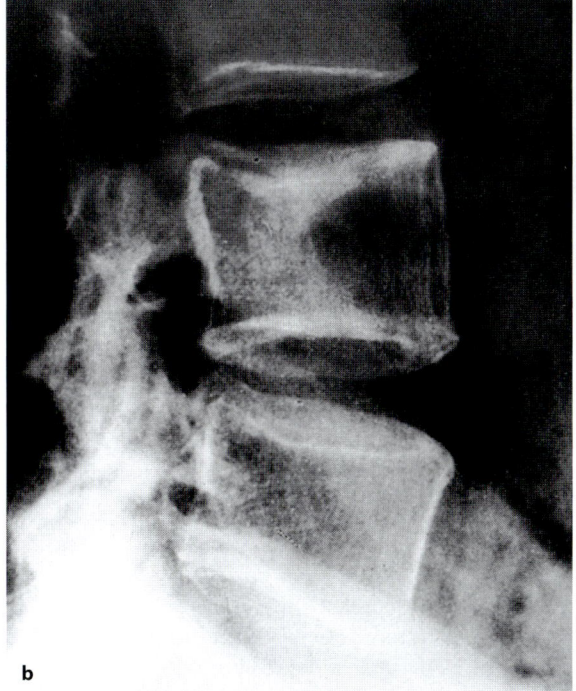

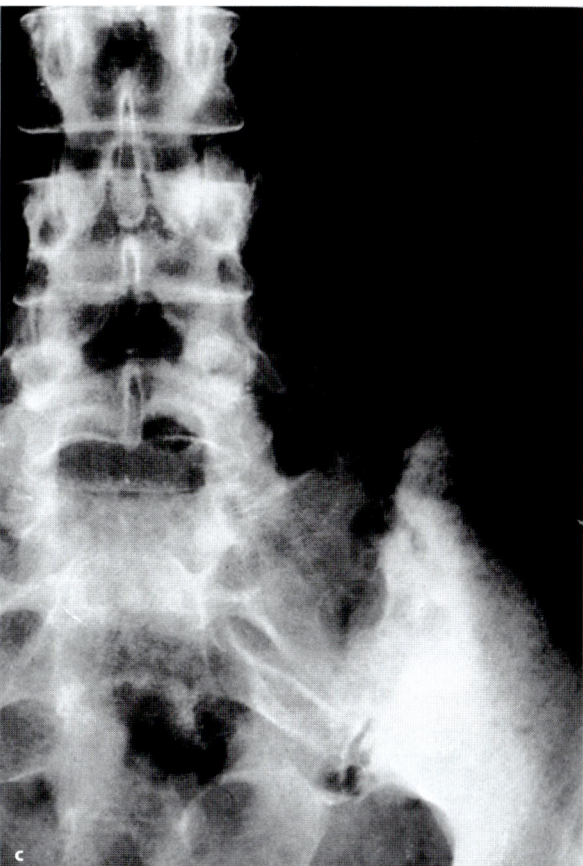

Abb. 8.42 a–c. Hodgkin-Manifestationen im Knochen im Generalisationsstadium. Verschiedene Manifestationsformen in der Wirbelsäule und im linken Os ilium. **a** Typischer Elfenbeinwirbel bei einem 56-jährigen Patienten mit nodulär sklerosierendem Hodgkin. Die Form des Wirbelkörpers ist erhalten, die Spongiosabälkchen finden sich erheblich reaktiv verdickt. Differentialdiagnostisch kam ein Paget-Wirbel in Frage, bei dem aber eine verstärkte Rahmenstruktur zu erwarten gewesen wäre. Ferner wurde differentialdiagnostisch an einen sog. Hämangiom-/Lymphangiomwirbel gedacht. Die in **b** und **c** (28-jährige Patientin) dargestellten Veränderungen sind als eine direkte Invasion des Tumorgewebes vom benachbarten Lymphknoten aus zu interpretieren. Computertomographisch fanden sich entsprechend stark vergrößerte befallene Lymphknoten

Differentialdiagnose

Nur selten wird man bei einer systemischen Skelettbeteiligung des Hodgkin-Lymphoms im Stadium IV differentialdiagnostische Schwierigkeiten haben, da das Krankheitsbild in der Regel schon einige Zeit bekannt ist. Daher sollen differentialdiagnostische Erwägungen auf der Basis rein morphologischer Ähnlichkeiten mit diesem oder jenem Krankheitsbild nicht gemacht werden.

Literatur

Braunstein EM (1980) Hodgkin's disease of bone: radiographic correlation with the histological classification. Radiology 137: 643

Ferrant A, Rodhain J, Michaux JL et al. (1975) Detection of skeletal involvement in Hodgkin's disease: a comparison of radiography, bone scanning, and bone marrow biopsy in 38 patients. Cancer 35: 1346

McBride JA, Rodriguez J, Luthra R et al. (1996) T-cell rich B large-cell lymphoma simulating lymphocyte-rich Hodgkin's disease. Am J Surg Pathol 20: 193

Mirra JM (1980) Bone tumors. Diagnosis and treatment. Lippincott, Philadelphia

Ozdemirli M, Mankin HJ, Aisenberg AC et al. (1996) Hodgkin's disease presenting as a solitary bone tumor. A report of four cases and review of the literature. Cancer 77: 79

Sweet DL Jr, Kinnealey A, Ultmann JE (1978) Hodgkin's disease: problems of staging. Cancer 42 [Suppl 2]: 957

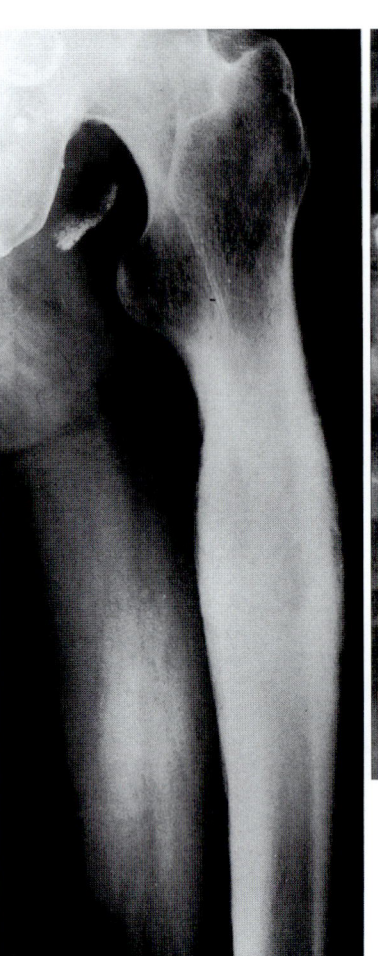
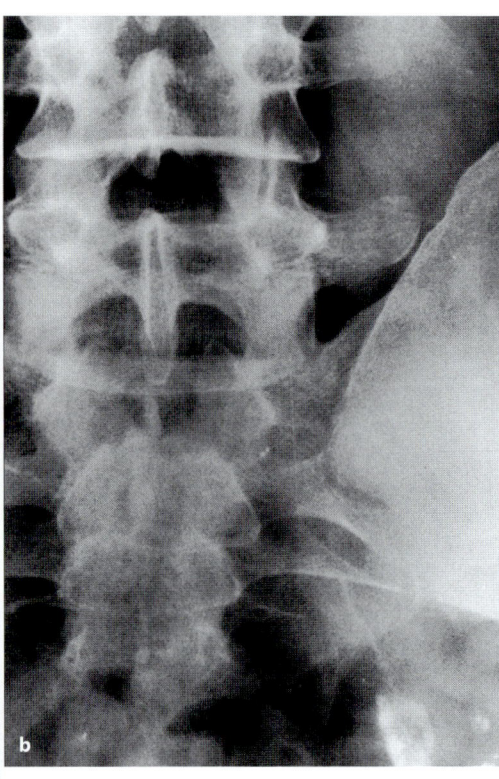

Abb. 8.43 a, b. Morbus Hodgkin mit Skelettmanifestationen im Generalisationsstadium. Kolbenförmige Auftreibung des linken proximalen Femurschafts mit massiver Sklerose (**a**). Starke reaktive Sklerose um das linke Iliosakralgelenk herum (**b**). Weitere Manifestationen fanden sich an der Halswirbelsäule

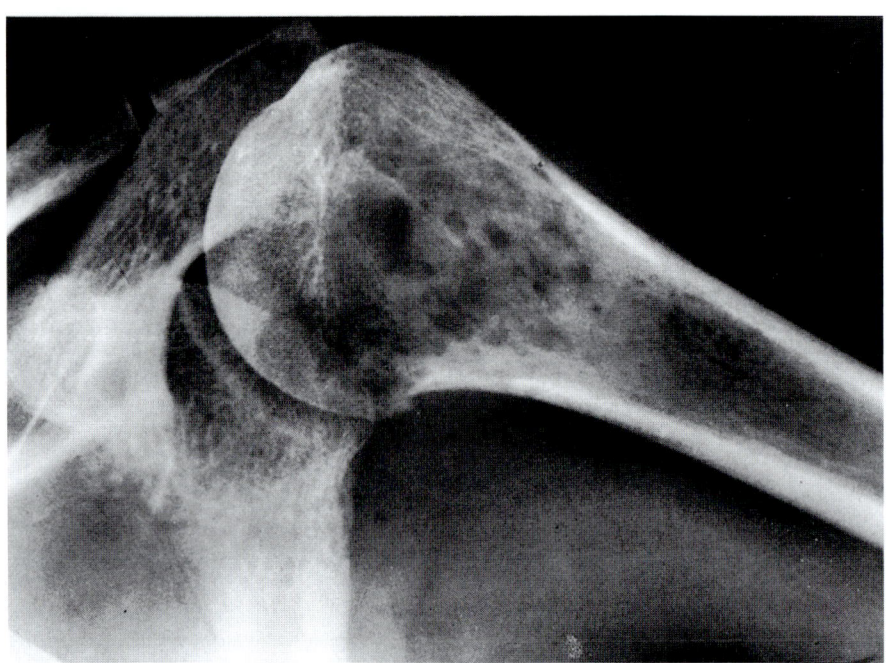

Abb. 8.44. Ungewöhnliche ossäre Manifestation eines Morbus Hodgkin im Humeruskopf und in der proximalen Meta- und Diaphyse mit zahllosen unscharf begrenzten Osteolysen um eine größere Osteolyse in den kaudalen Kopfpartien (Lodwick-Grad II). Leichte reaktive Sklerose im proximalen Schaftbereich, nicht verschobene Spontanfraktur

8.2.2 Plasmozytom

ICD-O-Code 9732/3

Synonyme: Myelom, Plasmazellmyelom

> **Definition:**
> Das Plasmazellmyelom ist eine monoklonale neoplastische Proliferation von Plasmazellen des Knochenmarkes, gewöhnlich multizentrisch, das gelegentlich verschiedene Organe infiltriert, aber selten zu einer Plasmazellleukämie führt. Es ist durch osteolytische Läsionen, Knochenschmerz, Hyperkalzämie und eine monoklonale Gammopathie charakterisiert, fernerhin durch Veränderungen infolge der Ablagerung abnormer Immunglobulinketten (z. B. Amyloid) in verschiedenen Geweben, einschließlich Niere (WHO 2002).

Folgende Formen lassen sich nach klinischen und pathologisch-anatomischen Gesichtspunkten unterscheiden:
Formen des Plasmozytoms
1. multiples Myelom (generalisierte Myelomatose, generalisiertes Plasmozytom, Kahler-Erkrankung),
2. disseminierte nichtosteolytische Myelomatose (diffus entkalkende Myelomatose),
3. solitäres Myelom (Plasmozytom),
4. extraskelettales oder extraossäres Plasmozytom,
5. Plasmazellleukämie.

Aus Gründen einer im Allgemeinen besseren Prognose werden unter dem Begriff Myelomvarianten („myeloma variants") noch folgende Formen subsumiert, zu denen allerdings auch die Typen 3 bis 5 zählen:
- die benigne monoklonale Gammopathie,
- das schwelende Myelom („smoldering myeloma", „monoclonal gammopathy of unknown significance"),
- das „indolente" Myelom,
- osteosklerotische Typen inkl. POEMS-Syndrom.

Für den radiologisch tätigen Arzt sind die Formen 1 bis 4 und die osteosklerotischen Typen interessant, die im Folgenden näher besprochen werden sollen.

Multiples Myelom und disseminierte nichtosteolytische Myelomatose zeichnen sich dadurch aus, dass von Anfang an ein generalisierter diffuser Knochenmarkbefall vorliegt, durch Beckenkammbiopsie oder Sternalpunktat zu beweisen. Durch den diffusen Befall des Knochenmarks werden die umliegenden Knochentrabekeln verdünnt und rarefiziert (disseminierte nichtosteolytische Myelomatose oder diffus entkalkende Myelomatose, Osteoporosebild!). Schreitet der Prozess fort, werden zunehmend Knochenbälkchen zerstört, und es imponiert eine vorwiegend *grobmaschige* oder *grobsträhnige Osteoporose*. Bei einem weiteren Fortschreiten des Prozesses fließen die vorher kleinsten Defekte schließlich zusammen und es entstehen abgrenzbare Osteolysen. Letztere können allerdings auch multipel oder disseminiert (vor allem im Achsenskelett), ohne nennenswerte vorausgehende Osteoporose entstehen. In solchen Fällen scheint das Plasmozytom mehr multizentrisch, granulomähnlich zu wachsen. Stoßen die Plasmozytomproliferationen gegen die Kompakta, kann diese von innen her abgebaut bzw. destruiert werden, wobei interessanterweise kaum periostale Begleitreaktionen auftreten. Histologisch sieht man eine exzessive Knochenresorption in der unmittelbaren Nachbarschaft der Myelomzellen und eine massive Hemmung der Knochenneubildung. Wenn die Myelomzellen das Knochenmark infiltrieren, heften sie sich an Stromazellen an und induzieren die Sekretion *osteoklastenstimulierender* oder *aktivierender Faktoren* (OSF, OAF, einschließlich der Interleukine 6 und 1β und des Tumornekrosefaktors β). Diese Faktoren veranlassen die Stromazellen und die Osteoklasten zur Sekretion von TRANCE, einem Zytokin aus der Familie der Tumornekrosefaktoren, das die Differenzierung und Reifung von Osteoklastenvorläuferzellen induziert. Die Aktivität von TRANCE wird durch das Osteoprotegerin gebremst. Bei Patienten mit multiplem Myelom ist die sehr empfindliche Interaktion zwischen TRANCE und Osteoprotegerin, die normalerweise die Osteoklastenaktivität bei gesunden Menschen regelt, komplett unterbrochen. Diese Unterbrechung ist Folge einer Überproduktion von TRANCE und einer Inaktivierung von Osteoprotegerin durch eine erhöhte Ansammlung von Syndecan-1, einem Molekül, das von der Plasmazelloberfläche abgeschieden wird. Darüber hinaus führt eine Osteoklastenaktivität zur Produktion und Freisetzung verschiedener Zytokine aus Stromazellen, die wiederum direkt oder indirekt zu einer weiteren klonalen Plasmazellproliferation führen. Nach Tricot (2000) liegt also eine Art Circulus vitiosus vor, wobei die Knochendestruktion das Tumorwachstum fördert und die Myelomzellen die Knochendestruktion „anheizen". Diese Art von Kaskade von verschiedenen Faktoren führt zu der oben erwähnten schweren Osteoporose, in deren Gefolge sich multiple Wirbelkompressionsbrüche einstellen können. Der Circulus vitiosus kann durch Bisphosphonate unterbrochen werden. Wie später noch erläutert wird, können Bisphosphonate, in der Regel in Kombination mit einer zytotoxischen Chemotherapie, den aggressiven Ablauf eines multiplen Myeloms wesentlich günstiger beeinflussen als eine alleinige Chemotherapie, offensichtlich durch die bisphosphonatbedingte Osteoklastenhemmung und wahrscheinlich zusätzlich durch einen Antimyelomeffekt.

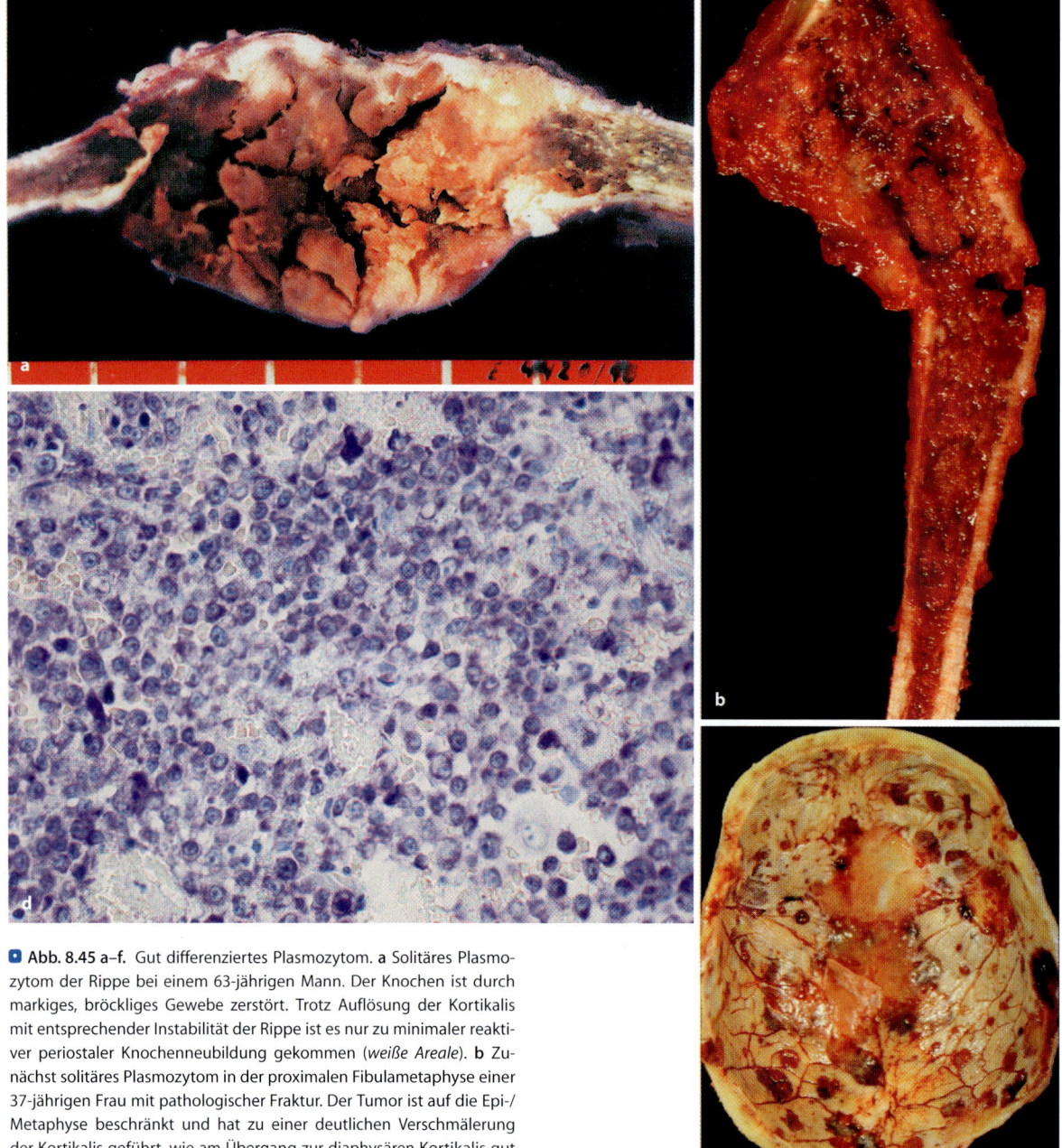

Abb. 8.45 a–f. Gut differenziertes Plasmozytom. **a** Solitäres Plasmozytom der Rippe bei einem 63-jährigen Mann. Der Knochen ist durch markiges, bröckliges Gewebe zerstört. Trotz Auflösung der Kortikalis mit entsprechender Instabilität der Rippe ist es nur zu minimaler reaktiver periostaler Knochenneubildung gekommen (*weiße Areale*). **b** Zunächst solitäres Plasmozytom in der proximalen Fibulametaphyse einer 37-jährigen Frau mit pathologischer Fraktur. Der Tumor ist auf die Epi-/Metaphyse beschränkt und hat zu einer deutlichen Verschmälerung der Kortikalis geführt, wie am Übergang zur diaphysären Kortikalis gut sichtbar wird. **c** Autopsiepräparat mit mutliplen Osteolysen unterschiedlicher Größe im Schädel einer 72 Jahre alt gewordenen und an einem multiplen Myelom vestorbenen Patientin (s. auch Röntgendarstellung eines ähnlichen Falles in Abb. 8.58 a). **d** Histologisch sind Plasmozytome typisch zellreich monomorph, meistens ohne Stromabildung und zeigen gleichmäßg verteilt dünnwandige Blutgefäße. Die plasmazelltypische Morphologie mit exzentrischer Kernlage und breitem basophilen Zytoplasma mit perinukleärem Hof ist meistens unübersehbar. Im Gegensatz zu reaktiven Plasmazellinfiltraten sind jedoch die Nukleolen atypisch groß und es treten vermehrt Zellen mit 2 und 3 Kernen auf (*Forts. S. 507*)

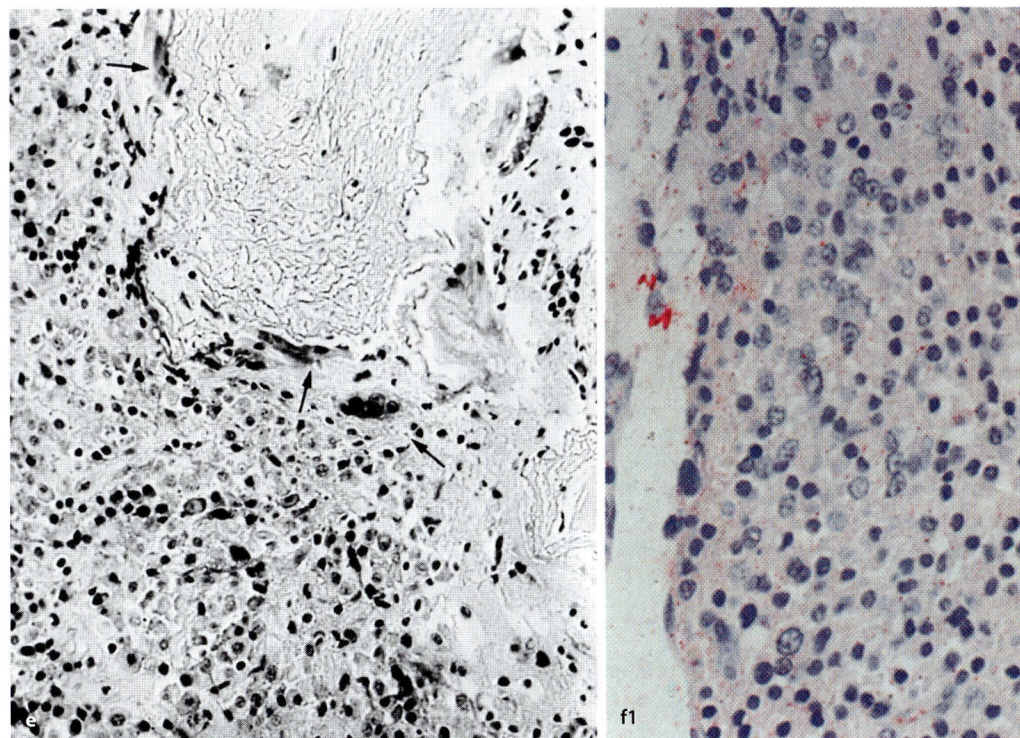

Das solitäre Plasmozytom (◉ Abb. 8.46–8.50) bleibt dagegen zunächst auf einen Herd begrenzt, erfahrungsgemäß kommt es aber nach Jahren, manchmal Jahrzehnten, zu einer Generalisierung (s. Abb. 8.46). Solange der Prozess begrenzt ist, finden sich im Beckenkammbiopsat und Sternalpunktat keine Plasmazellen, auch fehlen eine Dysproteinämie und Proteinurie, wie sie für die oben beschriebenen Formen fast obligat sind. Echte solitäre Plasmozytome ohne spätere Generalisation sind offensichtlich selten. Deshalb empfehlen wir auch, nur von einem „vorerst solitären Plasmozytom" zu sprechen. Solitäre Plasmozytome werden in den meisten Zentren nur lokal behandelt.

Das *extraskelettäre Plasmozytom* kann als primär einzige Manifestation eines Plasmozytoms in Form von Weichteiltumoren im Bereich der oberen Luftwege (s. Abb. 8.48) und des Oropharynx im Lymphknoten, aber auch als zusätzliche extraskelettäre Manifestation (sogar im Gehirn) eines gewöhnlichen Plasmozytoms auftreten.

Häufigkeit

Das multiple Myelom, der häufigste Vertreter des Plasmozytoms, hat einen Anteil von etwa 1% an allen malignen und von etwa 10% an allen malignen hämatologischen Erkrankungen. In den Vereinigten Staaten wird die jährliche Inzidenz neu diagnostizierter Fälle auf etwa 4 von 100.000 geschätzt.

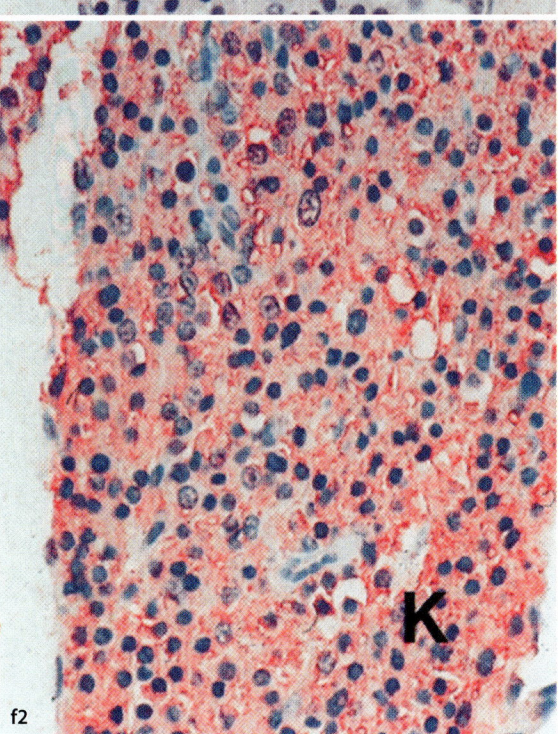

◉ **Abb. 8.45** (*Forts.*) e–f Amyloidablagerungen im Plasmozytom. **e** Die blass gefärbten Amyloidschollen haben zur Bildung von Fremdkörperriesenzellen geführt (*Pfeile*). **f** Die immunhistologische Untersuchung des Tumors auf Leichtkettenrestriktion ist hilfreich bei der Bestimmung der Monoklonalität der Plasmazellproliferation – insbesondere bei kleinen Biopsien oder weniger fortgeschrittenen Fällen. Dargestellt ist die monotypische Expression von kappa-Leichtketten (**f2** rosa farbene zytoplasmatische Markierung) bei fehlender Expression von Lambda-Leichtketten **f1**)

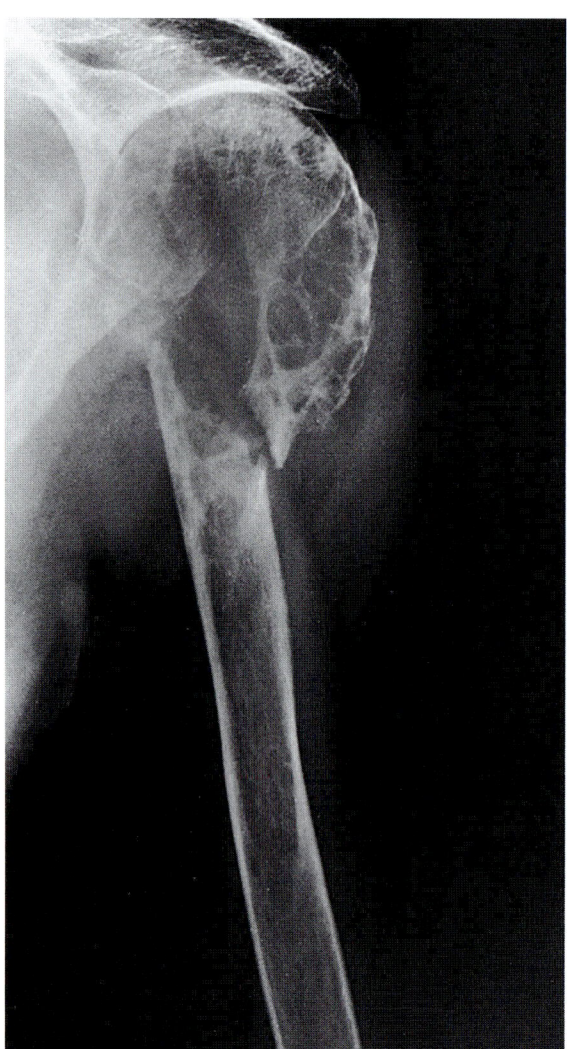

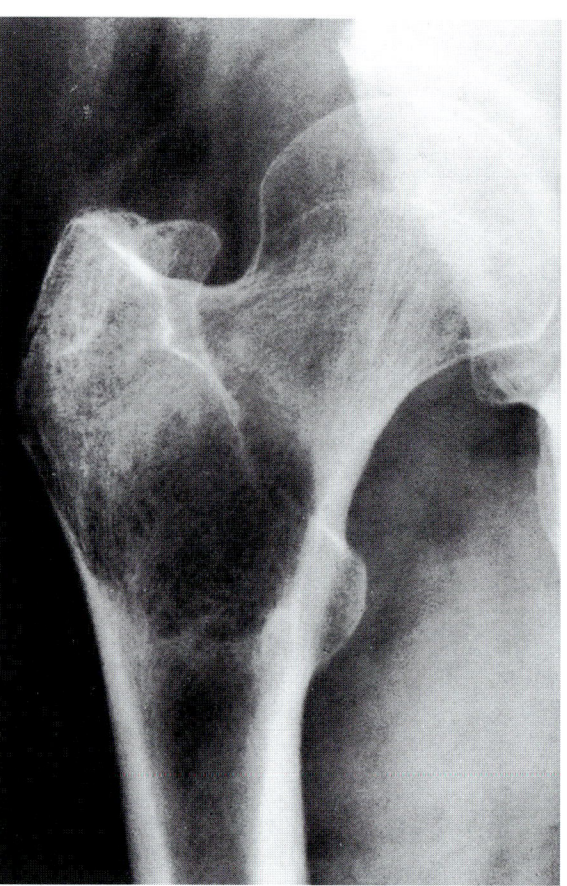

Abb. 8.47. Solitäres Plasmozytom in der proximalen Femurmetaphyse bei einem 57-jährigen Mann. Der große intertrochantär gelegene Defekt hat unregelmäßige, z. T. aber auch mottenfraßartige Konturen und entspricht einem Lodwick-Grad II. In der 8-jährigen Beobachtungszeit war der Patient nach lokaler Strahlenbehandlung rezidivfrei, weitere Skelettmanifestationen sind nicht aufgetreten. Unverändert keine Paraproteine, negative Knochenmarkbiopsie

Abb. 8.46. Primär solitäres Plasmozytom im proximalen Humerus bei einer 45-jährigen Frau. Der Humeruskopf ist grob aufgetrieben, die Läsion ist von einer z. T. wellig konfigurierten dünnen Pseudokortikalis umgeben. Spontanfraktur subkapital. Das proximale Schaftdrittel ist vom Tumor ausgefüllt, mit zungenförmiger Begrenzung nach distal zu. Die hochgradige Verdünnung der Diaphysenkompakta distal der zungenförmigen Tumorbegrenzung ist offensichtlich trophisch bedingt, denn die Patientin hatte eine Anamnese von gut einem Jahr. Die Diagnose wurde stanzbioptisch gesichert; es erfolgte eine Bestrahlungsbehandlung mit 60 Gy unter Erfassung der gesamten Schulterregion und der proximalen Humerusschafthälfte. Die Patientin wurde beschwerdefrei. Anfangs normales Blutbild, unauffälliges Sternalpunktat, keine Paraproteine. Zwei Jahre später dann Generalisation des Erkrankungsbildes. Bei der Ausdehnung des Tumors insbesondere im Schaftbereich war eine baldige Generalisation zu erwarten. Katamnestisch betrachtet handelte es sich hierbei also nicht um ein solitäres Plasmozytom, sondern um ein multiples Myelom mir primär solitärer Manifestation

Alters-und Geschlechtsprädilektion

Das mittlere Alter der Patienten liegt bei 65 Jahren, nur 3% der Patienten sind jünger als 40 Jahre. Davon machen das sog. solitäre Plasmozytom und die osteosklerotischen Formen eine Ausnahme, denn sie treten überwiegend bei Patienten unter 50 Jahren auf. Männer sind vom Plasmozytom häufiger betroffen als Frauen.

Ishida u. Dorfman (1995) berichten über 2 Myelomfälle in ungewöhnlich jungem Lebensalter: Bei einem 21-jährigen Mann fand sich ein solitäres Plasmozytom in der Tibia, bei einer 23-jährigen Frau traten Herde in Schädel und Rippen auf. Die Diagnose konnte nur immunhistochemisch gestellt werden, da die Plasmozytome asekretorisch waren. Die Autoren geben in der zitierten Arbeit einen guten Literaturüberblick über das Plasmozytom im jüngeren Lebensalter.

Klinik

Durch die Überwucherung des roten Knochenmarks mit Plasmazellen kommt es zu einer *Anämie* mit allen dazugehörigen Symptomen. Eine Reduzierung des Hämoglobinwertes geht – wie am eigenen Krankengut nachgewiesen werden konnte – proportional mit dem Ausmaß des

8.2 · Hämatopoetische Neoplasien

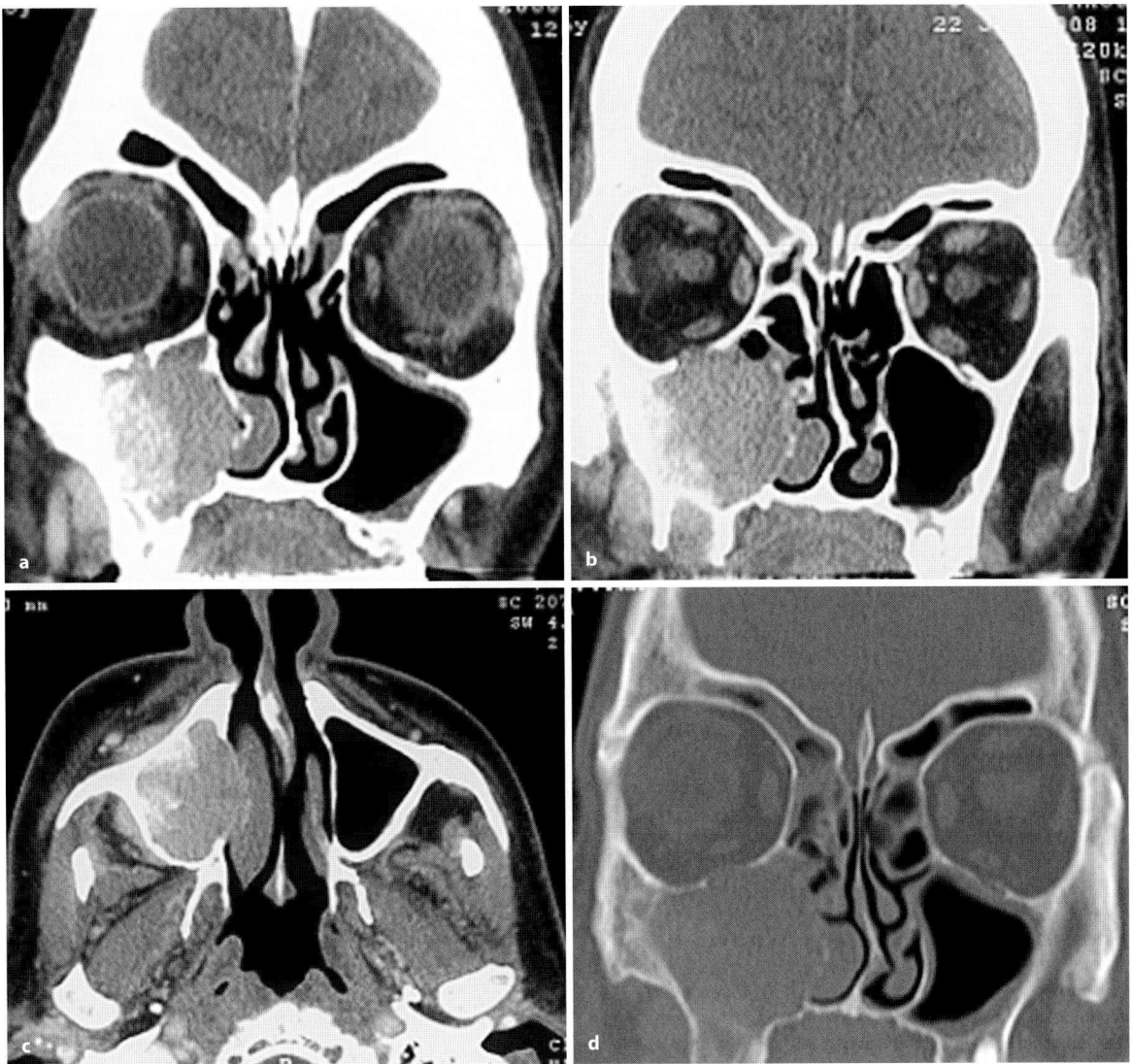

Abb. 8.48 a–d. Vorerst solitäres Plasmozytom in der rechten Kieferhöhle. 74-jähriger Mann. Die rechte Kieferhöhle ist ballonartig nach medial zu aufgetrieben, die mediale Wand ist komplett zerstört und durch eine partiell wieder zerstörte Neokortikalis ersetzt. Auf den Aufnahmen im Weichteilfenster sieht man lateral feine Kalzifikationen (a–c), die man ohne Kenntnis der Aufnahmen im Knochenfenster als Spikulae z. B. bei einem Osteosarkom deuten könnte, das von der lateralen Kieferhöhlenwand ausgegangen ist. Die Kalzifikationen entsprechen verkalktem Amyloid L. Der Tumor ist nach ventral ausgebrochen, wo man in den Weichteilen eine Masse sieht, die palpabel war und den Patienten zum Arzt führte. Wahrscheinlich handelt es sich um ein primär von den Weichteilen ausgehendes Plasmozytom (s. Text)

Skelettbefalls und insbesondere des Wirbelsäulenbefalls einher. Neben den typischen Anämiezeichen (Schwindel, Sehstörungen, Ohrensausen, Tachykardie und Dyspnoe, Müdigkeit) klagen die Patienten über einen Gewichtsverlust. Der sich mehr oder weniger rasch vollziehende Abbau von Spongiosa und später auch der Kompakta führt zu diffusen oder mehr oder weniger lokalisierbaren Skelettschmerzen, ähnlich wie bei einer rasch verlaufenden Osteoporose. Typisch sind Rücken- und Oberschenkelschmerzen, die die Patienten häufig zuerst zum Orthopäden führen. Kommt es zu Wirbelkörperzusammenbrüchen, resultieren Längenreduktion (manchmal bis zu 40 cm) und Kyphoskoliosen. Bei groben Kompressionsfrakturen der Brustwirbelkörper und/oder einem Ausbruch der Myelommassen in den Spinalkanal können neurologische Komplikationen auftreten, die von der Ischialgie bis zur Querschnittssymptomatik reichen. In unserem eigenen Krankengut (Spiro u. Freyschmidt 1988) hatte fast die Hälfte aller Patienten die ersten Skelettschmerzen im Lendenwirbelsäulenbereich, wo sich entsprechende röntgenologische Veränderungen fanden; etwa ein Drittel der Patienten äußerte primär Schmerzen im Brustwirbelsäulenbereich; verschwindend gering waren Schmerzsymptome im Zervikalbereich. Be-

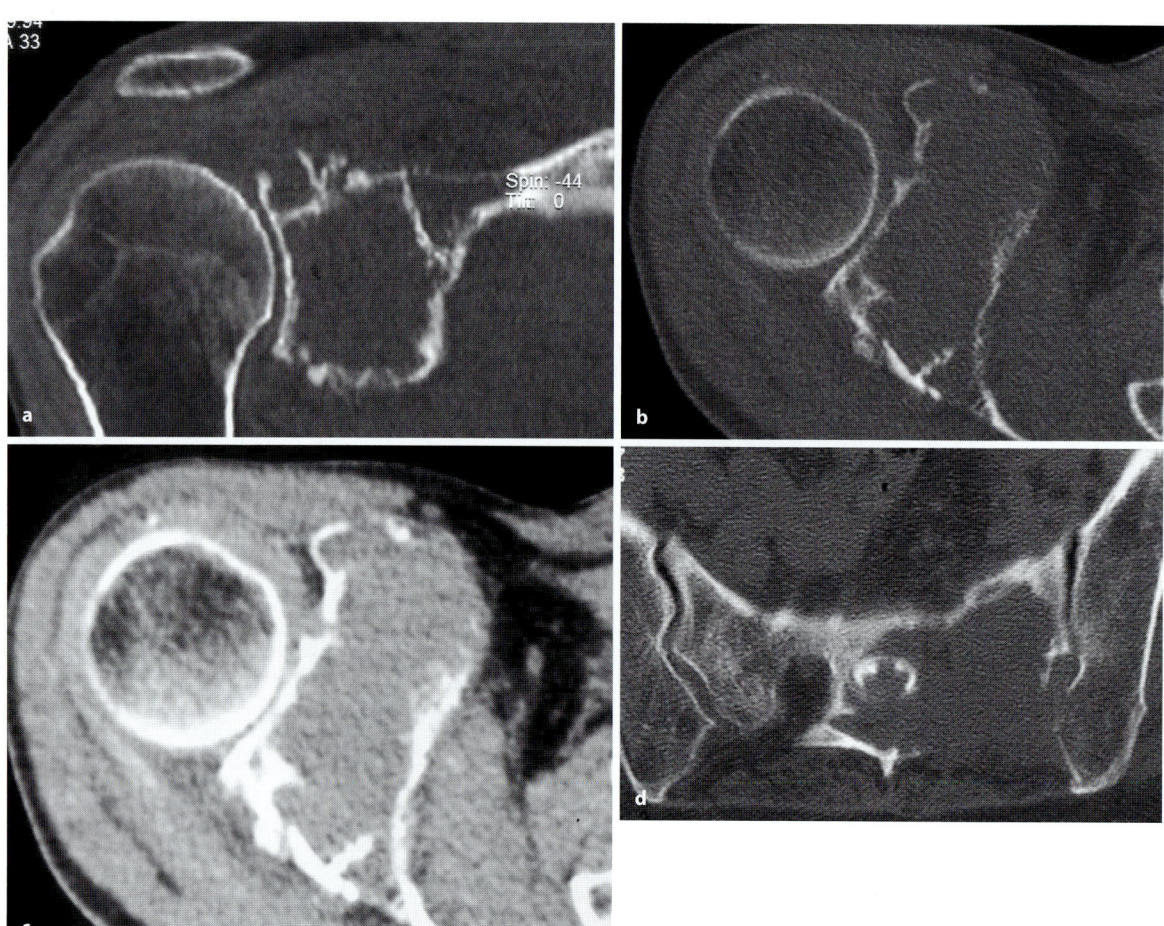

Abb. 8.49 a–j. Vorerst solitäre Plasmozytome bei verschiedenen Patienten. **a–c** in der rechten Skapula, 50-jähriger Mann; **d, e** im Sakrum, 71-jähriger Mann; **f–j** im distalen Humerus 77-jährige Frau. Die Läsionen in der Skapula und im Sakrum sind ausgesprochen raumfordernd. Der Tumor im Humerus ist ulnaseitig aus dem Knochen ausgebrochen und in die proximalen Gelenkabschnitte eingebrochen, wodurch sich der Gelenkserguss erklärt. Differentialdiagnostisch kommen klinisch (Alter) und radiologisch (aggressive Tumoren) für alle Läsionen Metastasen in Betracht (*Forts. S. 511*)

fall und korrespondierende Symptomatik korrelieren also offensichtlich mit der unterschiedlichen Wirbelkörpermasse in den einzelnen Regionen. Während eine begleitende Polyneuropathie – vielleicht durch Amyloid bedingt – in etwa 3% osteolytischer Plasmozytome beschrieben wird, kommt sie bei der sklerosierenden Form in etwa 30–50% der Fälle vor (s. unten).

Laborchemisch finden sich bei einem multiplen Myelom und bei der disseminierten nichtosteolytischen Myelomatose charakteristischerweise eine stark beschleunigte BSG mit Werten über 100 mm in der ersten Stunde (sog. Sturzsenkung; zum C-reaktiven Protein s. unten). In der Elektrophorese erkennt man eine schmalbasige monoklonale Immunglobulinzacke im Gammaglobulinbereich (M-Gradient). Immunelektrophoretisch kann das von den Plasmazellen exprimierte Paraprotein in der Regel einer der 3 Immunklassen IgG, IgM, IgA zugeordnet werden. Extrem selten sind Paraproteine der Klassen IgD, IgE. Die Höhe der Gesamt- und Myelomproteine korreliert direkt mit dem Ausmaß der Knochendestruktion (Spiro u. Freyschmidt 1988; Sebes et al. 1986). Die Paraproteinämie ist Ursache eines *sekundären Antikörpermangelsyndroms* für normale polyklonale Immunglobuline. Neben monoklonalen Paraproteinen der verschiedenen Immunglobulinklassen können auch zusätzliche freie leichte Ketten (Kappa, Lambda) synthetisiert und zum überwiegenden Teil im Urin ausgeschieden werden (Bence-Jones-Eiweißkörper). Bei ausschließlicher Leichtkettenparaproteinproduktion spricht man auch von einem sog. Bence-Jones-Plasmozytom. Bei hohen Serumkonzentrationen von IgM- und IgA-Paraproteinen kann es zu einem *Hyperviskositätssyndrom* kommen, das mit Schwindel, Angina pectoris und Sehstörungen sowie einem Raynaud-Syndrom einhergeht – Symptome, die von der plasmozytombedingten Anämie manchmal schwer abzugrenzen sind. Im Gefolge der Pa-

8.2 · Hämatopoetische Neoplasien

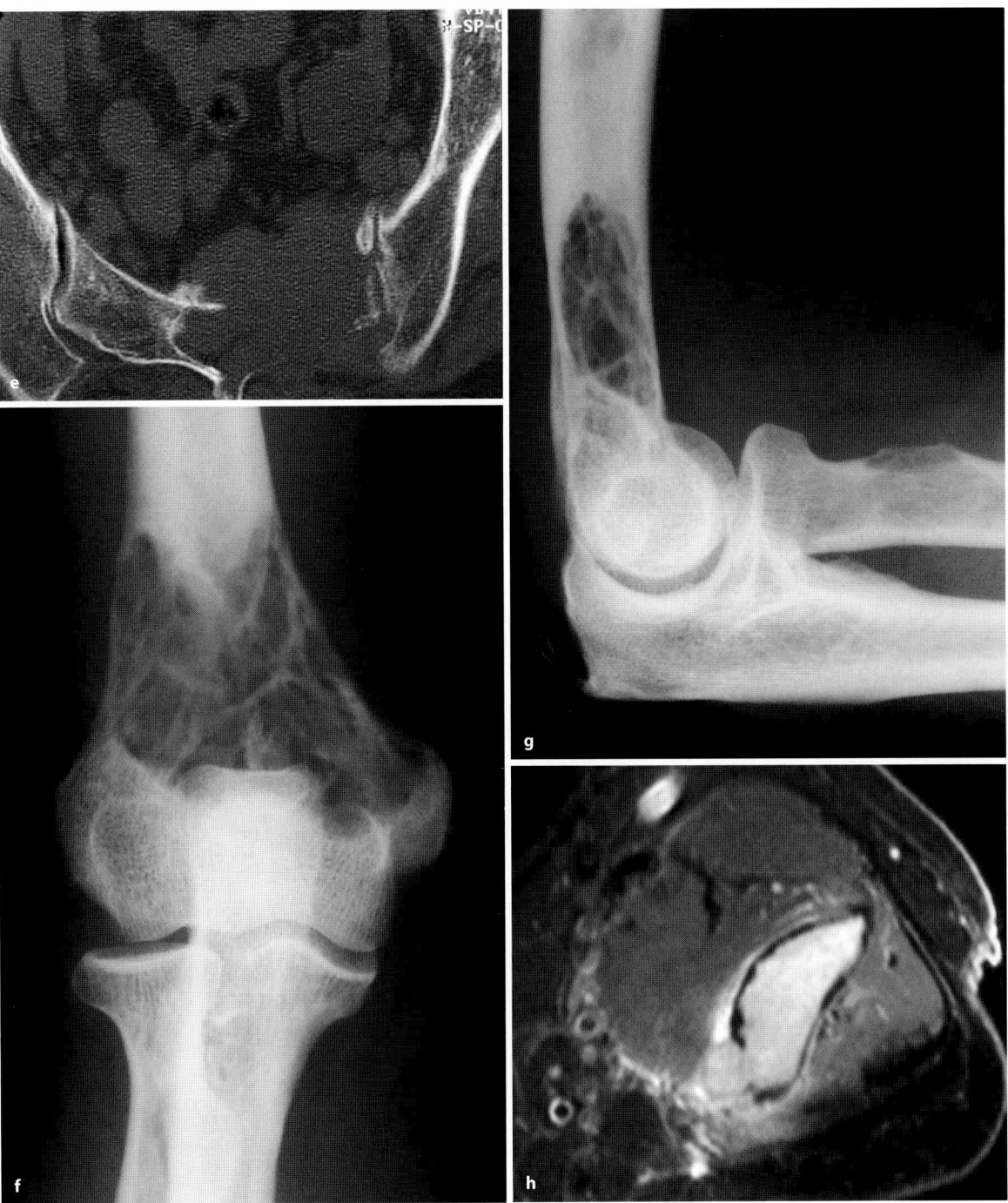

◘ Abb. 8.49 a–j (*Forts.*)

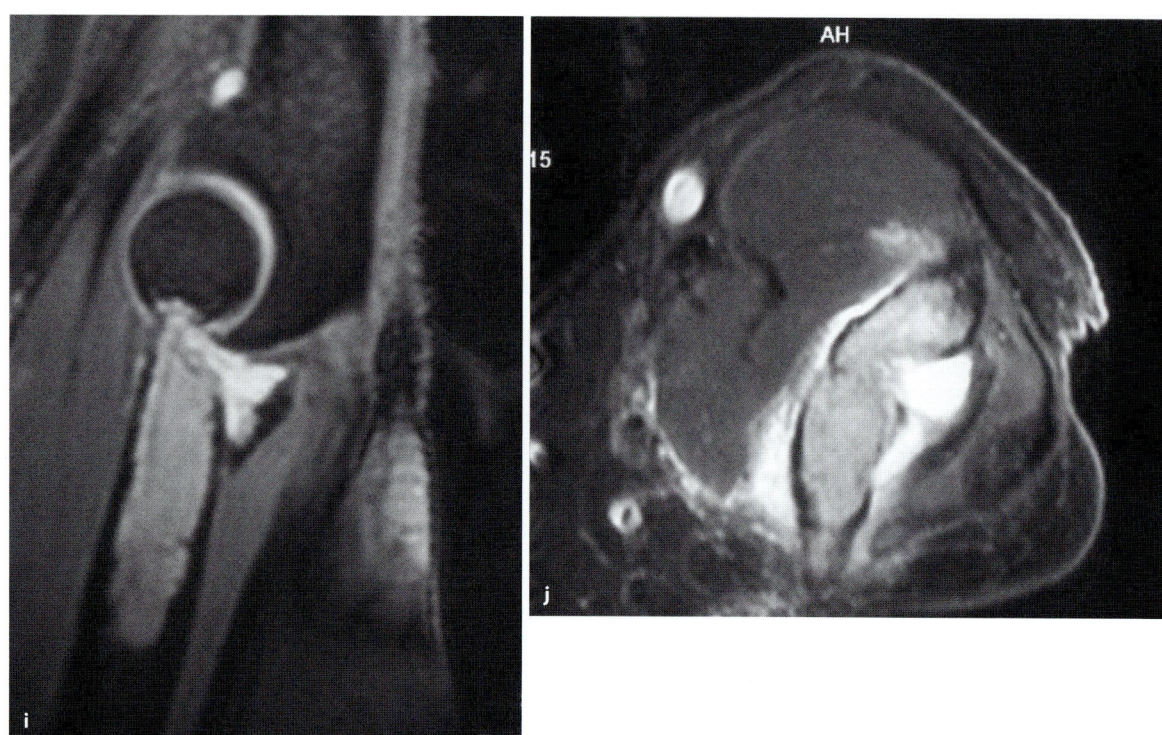

Abb. 8.49 a–j (Forts.)

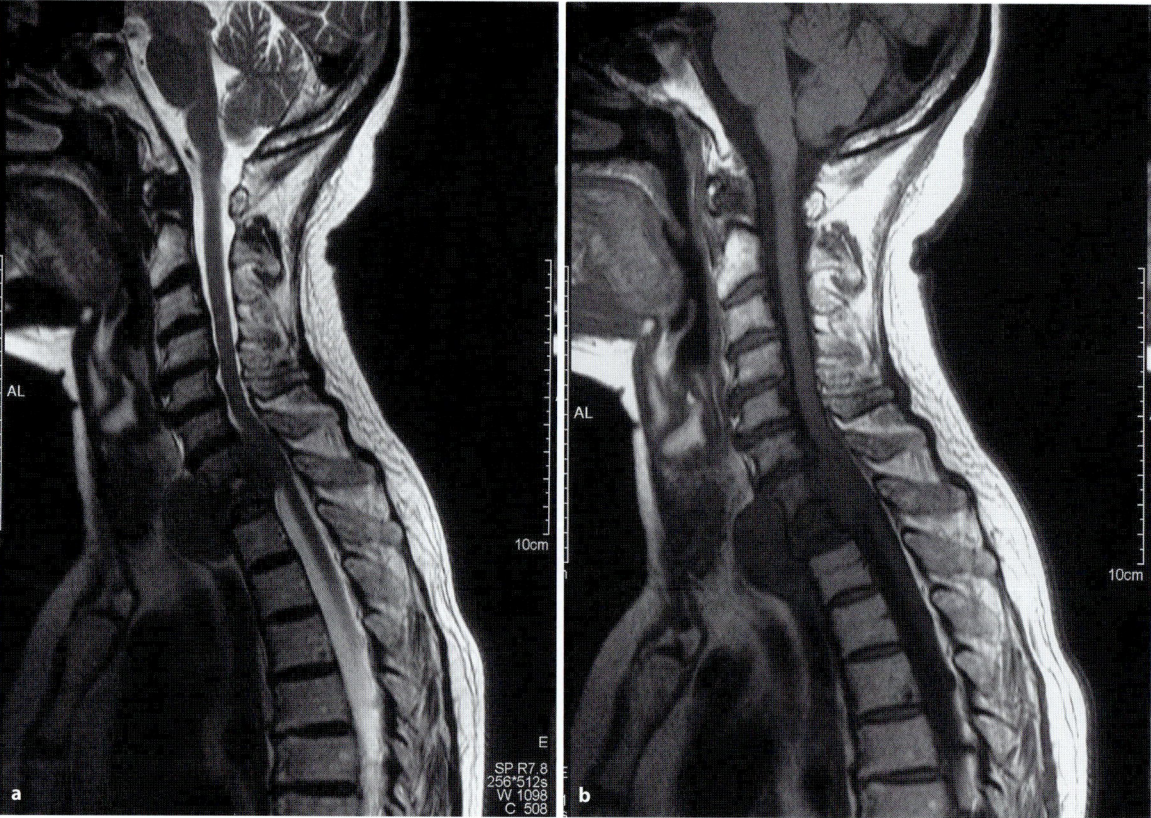

Abb. 8.50 a–c. Vorerst solitäres Plasmozytom in C7 und D1, 72-jährige Frau. Massiver Tumorausbruch nach ventral und dorsal in die Weichteile, wo sich erhebliche Tumormassen finden. Differentialdiagnostisch ist die Annahme eines Chordoms realistisch, denn dabei sind parossale Tumorformationen, die mehrere Segmente überziehen, typisch (s. S. 729 f.) (Forts. S. 513)

8.2 · Hämatopoetische Neoplasien

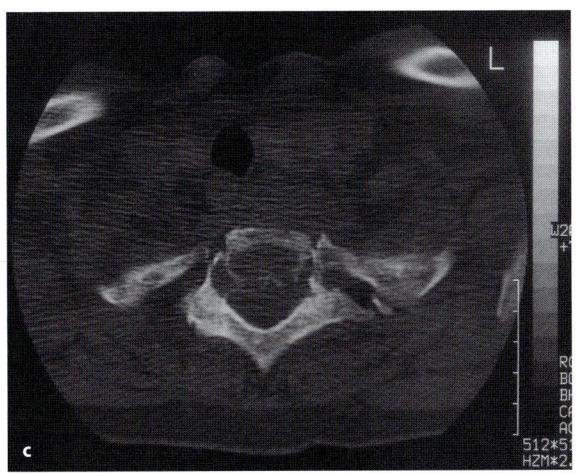

◨ Abb. 8.50 a–c (Forts.)

raproteinämie kann sich im Verlauf der Erkrankung ein *nephrotisches Syndrom* einstellen, dem pathologisch-anatomisch sog. Plasmozytomnieren oder eine Nierenamyloidose zugrunde liegen. *Paraproteine gelten als Vorläuferproteine für Amyloid.*

Die massive Freisetzung von Kalzium löst bei etwa 30% der Patienten ein *Hyperkalzämiesyndrom* aus. Durch rechtzeitige Gabe von Kalzitonin und/oder Bisphosphonaten können ausgeprägte Hyperkalzämiesyndrome heute wirksam verhindert werden (z. B. Berenson et al. 1996). Mit diesen Substanzen lässt sich auch die Frakturrate signifikant senken!

In ◨ Tabelle 8.1 sind die 3 verschiedenen Stadien des Plasmozytoms aufgeführt, die maßgeblich für die Behandlung sind: Während Stadium I im Allgemeinen nicht behandlungsbedürftig ist, gelten Stadium II und III als behandlungsbedürftig. Aus Tabelle 8.1 geht u. a. die Bedeutung des radiologischen Nachweises von multiplen *Osteolysen* oder einer *schwersten Osteoporose* hervor.

Wir wissen heute, dass bezüglich der Darstellung von fokalen Herden bzw. einer diffusen Infiltration des Knochenmarks durch ein multiples Myelom die Projektionsradiographie über eine ausgesprochen geringe Sensitivität verfügt, so dass das Stadium I des multiplen Myeloms in bis zu 40% der Fälle unterschätzt wird, d. h., es liegt tatsächlich aufgrund von MRT-Kriterien (s. unten) ein Stadium III vor.

Eine Studie von Bauer et al. (2000) konnte zeigen, dass das Staging der Erkrankung durch ein erweitertes 3-Stadien-System nach Durie und Salmon, das den MRT-Befund berücksichtigt, einen hochsignifikanten Prognoseparameter für das Überleben des Patienten im weiteren Verlauf darstellt. In ◨ Tabelle 8.2 ist das aktuelle Sta-

◨ **Tabelle 8.2.** Durie-und-Salmon-PLUS-Staging-System (Ganzkörper-MRT u/o FDG-PET sind Vorraussetzung)

MGUS, alle Untersuchungen unauffällig*
Stadium IA: normales Rö oder einzelne Läsion (smoldering)
Stadium IB: < 5 fokale Läsion
Stadium II A/B: 5–20 fokale Läsionen oder mäßiggradig diffuse Infiltration
Stadium IIIA/B > 20 fokale Läsionen oder deutlich diffuse Infiltration

* MGUS = „monoclonal gammopathy of unknown significance"

◨ **Tabelle 8.1.** Stadieneinteilung des Plasmozytoms (nach Durie u. Salmon 1975), ergänzt durch MRT-Stadieneinteilung nach Bauer 2005 (s. Text)

	Stadium I Alle Kriterien müssen erfüllt sein	Stadium III Ein Kriterium muss erfüllt sein
Hämoglobin	>10 g%	<8,5 g%
Serumkalzium	Normal	Erhöht
Knochenstatus:	Keine Osteolysen oder solitäres Plasmozytom	Multiple Osteolysen oder schwerste Osteoporose
Röntgen/MRT	Keine fokalen Herde und keine diffuse Infiltration an der gesamten Wirbelsäule	>10 Herde an der Wirbelsäule oder deutlich diffuse Infiltration[a]
IgG (Messung durch Papierelektrophorese)	<50 g/l	>70 g/l
IgA (Messung durch Papierelektrophorese)	<30 g/l	>50 g/l
Leichtketten im Urin (Bence-Jones-Paraprotein, Bestimmung durch Papierelektrophorese)	<4 g/24 h	>12 g/24 h
Geschätzte Tumorgröße (Zellzahl)	≤0,6 × $10^{12}/m^2$	≥1,2 × $10^{12}/m^2$
Stadium II: Weder Stadium I noch Stadium III zuzuordnen. Subklassifikation: Stadium A mit normaler, Stadium B mit eingeschränkter Nierenfunktion (Serumkreatinin >2 × Norm).		

[a] Die Signalintensität des Knochenmarks ist deutlich gemindert und erreicht annähernd die Signalintensität der Bandscheiben.

ging (Durie u. Salmon Plus) dargestellt, das nur noch auf MRT und/oder FDG-PET-Untersuchungen basiert.

Die Prognose des multiplen Myeloms ist sehr variabel, mit Überlebensraten, die von wenigen Monaten bis zu mehr als 10 Jahren reichen. In den letzten Jahren hat sich die Prognose durch Fortschritte in der Behandlung des multiplen Myeloms (bessere chemotherapeutische Regime, insbesondere die Hochdosistherapie) erheblich verbessert. Aktuelle prognostische Faktoren, mit deren Hilfe bestimmte Subgruppen herausgefiltert werden können, mit der Konsequenz einer maßgeschneiderten Therapie, sind:

- Der Serum-β2-M-Spiegel ist einer der wichtigsten prognostischen Faktoren des multiplen Myeloms. Die Höhe des Spiegels ist ein Maß für die Aktivität und Aggressivität der Erkrankung und der Nierenfunktion.
- Das C-reaktive Protein ist ein anderer wichtiger prognostischer Faktor, denn es zeigt als „Surrogat-Marker" den Interleukin-6-Spiegel an, der ein wesentlicher osteoklastenaktivierender Faktor ist (s. oben). Die Kombination eines hohen C-reaktiven Proteinspiegels mit einem hohen Spiegel von β2-M zeigt eine schlechte Prognose für Patienten an, die nur konventionell therapiert werden. Zur prognostischen Bedeutung der Kombination von C-reaktivem Protein mit der MRT s. unten.
- Der „Plasmazell-Labeling-Index" zeigt – ganz allgemein – die Proliferationskapazität von Plasmazellen an. Als unabhängiger prognostischer Marker definiert er den Anteil der proliferierenden Plasmazellen an allen monoklonalen Plasmazellen. Dieser Index steigt bei einer Erkrankungsprogression an. Patienten mit einem niedrigen Index und mit einem niedrigen β-M-Spiegel, die konventionell chemotherapiert werden, haben eine Überlebensrate von 71 Monaten. Wenn beide Parameter erhöht sind, beträgt die Überlebensrate 17 Monate.
- Eine erhöhte LDH zeigt eine kurze Überlebensrate an, denn sie ist in der Regel mit einer plasmoblastischen Morphologie assoziiert, des Weiteren mit extramedullären Manifestationen der Erkrankung und zytogenetischen Abnormalitäten (Dimopoulos et al. 1991). Zytogenetische Abnormalitäten stellen einen der wichtigsten prognostischen Faktoren des multiplen Myeloms dar.

Die klinische Symptomatik des solitären oder – besser – des *vorerst solitären Plasmozytoms* entspricht der eines solitären Knochentumors (lokaler Schmerz, Schwellung, Spontanfraktur).

Ein sehr seltenes mit Plasmozytom vergesellschaftetes Krankheitsbild stellt das sog. *POEMS-Syndrom* dar *(polyneuropathy, organomegaly, endocrinopathy, M-protein, skin changes*; Resnick et al. 1981; Tanaka u. Ohsawa 1984). Die Organomegalie äußert sich in Leber-, Milz- und Lymphknotenschwellungen, die Endokrinopathie in einem erhöhten Östrogenspiegel mit Gynäkomastie beim Mann und Amenorrhö bei der Frau sowie einer Glukoseintoleranz. Hautveränderungen kommen in Form von Hyperpigmentation mit Hautverdickung und Hirsutismus vor (s. auch Freyschmidt u. Freyschmidt 1996). Charakteristischerweise finden sich bei diesem Krankheitsbild zumeist multiple, selten (Voss et al. 2001) solitäre osteosklerotische Herde in der Wirbelsäule, aber auch im übrigen Skelett, manchmal vergesellschaftet mit Osteolysen, die von einem Sklerosesaum umgeben sind. Die osteosklerotischen Herde können im Knochenszintigramm negativ sein und unter Chemotherapie verschwinden. In einem von Hall u. Gore (1988) beschriebenen Fall muteten die Herde wie „bone islands" an und waren szintigraphisch negativ. Die Pathogenese der osteosklerotischen Herde ist unklar. Möglicherweise wird eine osteoblastenstimulierende Substanz von den Plasmazellen – analog zum osteoklastenstimulierenden Faktor (OSF, OAF) beim klassischen Plasmozytom – gebildet. Vorstellbar ist auch, dass ein osteoklastenstimulierender Faktor nicht gebildet wird, wodurch sich sozusagen ungestört reaktiver Knochen (Osteosklerose) um die Plasmozytomherde bilden kann. Für die Polyneuropathie werden u. a. Autoantikörper gegen Myeline der Markscheiden diskutiert, die im Zusammenhang mit dem theoretisch angenommenen osteoblastenstimulierenden Faktor stehen.

Die Patienten mit einem POEMS-Syndrom sind durchschnittlich jünger (44 Jahre) als die üblichen Plasmozytompatienten, es besteht eine ausgeprägte Androtropie von 3 (Männer) zu 1 (Frauen). Es werden häufiger Lambdaleichtkettenproteine produziert und im Knochenmark weniger Plasmazellen als beim klassischen Plasmozytom gefunden, weshalb manche Autoren das Krankheitsbild auch nicht als Neoplasie, sondern als *Plasmazelldysplasie* einordnen. Alle Symptome können nach Chemo- oder Strahlentherapie verschwinden. Eine *alleinige Polyneuropathie* kann auch – selten – einem Plasmozytom vorauseilen, insbesondere beim sklerosierten solitären Plasmozytom (Brandon et al. 1989; Kelly et al. 1983; Hermann et al. 1981; ◘ Abb. 8.51).

Radiologie

Eine generelle und allgemein akzeptierte Empfehlung zur radiologischen Abklärung eines Plasmozytoms gibt es nicht. Fest steht aber heute, dass die MRT des knochenmarkreichen Stammskeletts, insbesondere der Wirbelsäule, eine unverzichtbare Methode beim Staging der Patienten mit multiplem Myelom darstellt. Auf die Methode wird unten noch näher eingegangen. Szintigraphische Methoden wie z. B. mit Tc-99m-Sestamibi

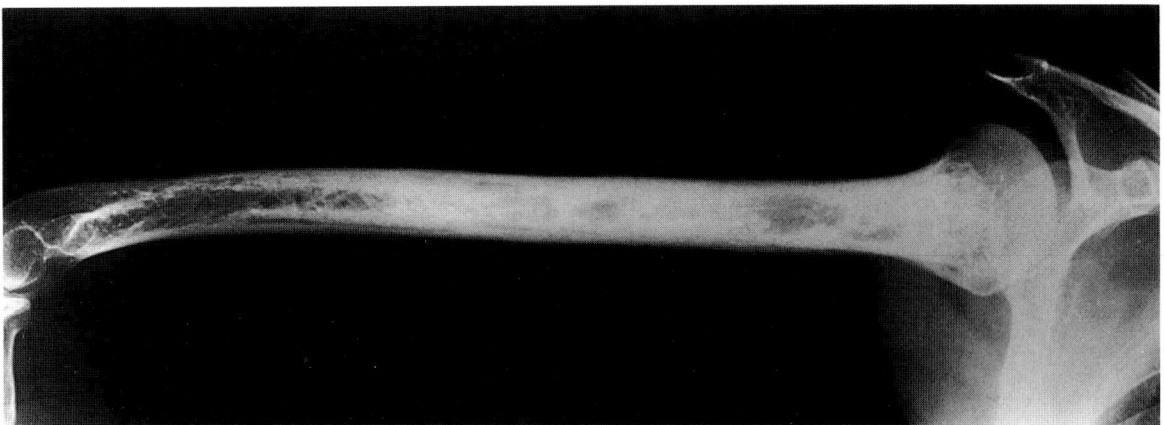

Abb. 8.51. Ungewöhnliche Präsentationsform eines vorerst solitären Plasmozytoms im Humerus. Durch den Markraumprozess ist die Kompakta verdünnt; neben unregelmäßigen Aufhellungen finden sich ausgedehnte sklerosierende Veränderungen, die praktisch den gesamten Schaft und die proximale Humerusmetaphyse einnehmen. Klinisch deutliche Schmerzen und Hinweise auf eine Polyneuropathie (s. unter POEMS-Syndrom, S. 514). Differentialdiagnostisch kamen eine fibröse Dysplasie oder eine andere fibroossäre Läsion, auch eine stark sklerosierende Osteomyelitis (z. B. plasmazellulär) in Frage. Erst Jahre später stellten sich Hautsymptome ein

und monoklonalen (Anti-)Granulozytenantikörpern sind noch in der Erprobung, genauso wie FDG-PET (Angtuaco et al. 2004). Es haben sich aber für bestimmte Situationen bestimmte Darstellungsmodalitäten herauskristallisiert, die heute in größeren Zentren eingesetzt werden.

- Für das erste Staging eines multiplen Myeloms oder auch einer Plasmazellleukämie wird als Basis ein Skelettstatus mit Projektionsradiographie angefertigt. Dazu gehören seitliche Aufnahmen des Schädels und der Wirbelsäule sowie a.p.-Aufnahmen des knöchernen Thorax, des Beckens, der stammnahen großen Röhrenknochen (Humeri und Femora). Damit werden die wesentlichen rotes Knochenmark enthaltenen Skelettabschnitte abgebildet. Das periphere Gliedmaßenskelett muss nicht bei asymptomatischen Patienten röntgenologisch untersucht werden, da sich dort normalerweise nur Fettmark findet. Ein Befall dieser Abschnitte wird eigentlich nur dann beobachtet, wenn das dort üblicherweise befindliche Fettmark bei einem generalisierten Befall der üblichen Blutbildungsstätten – Achsenskelett – kompensatorisch oder vikariierend von rotem Blutmark ersetzt wird und damit also Voraussetzungen für das Angehen eines Plasmozytoms geschaffen sind. Ist der konventionelle Skelettstatus negativ, dann sollte standardmäßig eine MRT-Untersuchung der Wirbelsäule und des Beckens stattfinden, vor allem wenn die Patienten asymptomatisch sind (Stadium I). Ein abnormer MRT-Befund bei asymptomatischen Patienten ist prädiktiv für eine frühe Krankheitsprogression und wird in bis zu 40% der Fälle im Stadium I angegeben (s. oben). Diese Patienten werden dann in das Stadium III eingeordnet, denn die Bestimmung der Ausdehnung der Erkrankung ist grundsätzlich methodenunabhängig.
- Bei klinischem Verdacht auf eine disseminierte nichtosteolytische Myelomatose (s. oben), also die generalisierte Form des Myeloms, sollte als Erstuntersuchung ebenfalls ein projektionsradiographischer Skelettstatus durchgeführt werden, um eine generalisierte Osteoporose ohne typische fokale lytische Läsionen zu beweisen.
- Bei der Erstdiagnose eines vorerst solitären Plasmozytoms empfiehlt sich eine MRT- oder eine CT-Untersuchung, um die regionale Ausdehnung des Prozesses genauer bestimmen zu können, dann sollten ein projektionsradiographischer Skelettstatus (s. oben) und ggf. eine Ganzkörper-MRT-Untersuchung durchgeführt werden, um eine Manifestation in anderen Regionen auszuschließen. Hierzu soll sich auch die Positronenemissionstomographie (PET) eignen (Schirmeister et al. 2003). Mit Hilfe der MRT sollen sich in bis zu einem Drittel der Fälle in der Wirbelsäule weitere Manifestationen aufdecken lassen, die der konventionellen Radiographie entgangen sind. Somit wird aus einem vorerst solitären Plasmozytom ein multiples Myelom.
- Beim ersten Staging eines extramedullären Plasmozytoms sollten CT oder MRT durchgeführt werden, um die Ausdehnung der Erkrankung genauer zu definieren. Ob man noch einen konventionellen Skelettstatus oder eine erweiterte MRT-Untersuchung durchführt, hängt von den Laborbefunden ab. Aus dieser Manifestationsform kann sich ein multiples Myelom entwickeln.

Im Folgenden wird die Radiologie der einzelnen Formen des Plasmozytoms beschrieben und dabei auch auf die Wertigkeit der einzelnen Methoden eingegangen.

Vorerst solitäres Plasmozytom (Abb. 8.46–8.50): Zuverlässige Angaben über die bevorzugte Lokalisation bei dieser offensichtlich seltenen Manifestation eines Plasmozytoms gibt es nicht. Aus dem Studium der Literatur ergibt sich aber offensichtlich eine gewisse Prädilektion für Wirbelsäule, Becken, Rippen und lange Röhrenknochen. Wie bereits erwähnt, liegt das Prädilektionsalter der Patienten unter 50 Jahren.

Röntgenologisch ist die Osteolyse mehr oder weniger scharf begrenzt, gelegentlich zeigt sich auch ein Sklerosesaum. Der Tumor drängt nach außen, d. h., er baut die Kortikalis ab und es bildet sich eine zarte Pseudo- oder Neokortikalis, wodurch insgesamt der Knochen „aufgetrieben" erscheint (s. Abb. 8.46, 8.49a–c). Bei Manifestationen an der Wirbelsäule (s. Abb. 8.50) liegt zum Zeitpunkt der Erstbeobachtung meist schon eine Spontanfraktur vor, die die Röntgensymptomatik verschleiert. Über die Kompaktaab- und -umbauvorgänge hinausgehend kommen nennenswerte zusätzliche Periostreaktionen kaum vor, endotumorale Verkalkungen durch Nekrose oder Amyloid werden beim vom Knochen ausgehenden solitären Plasmozytom kaum beobachtet (s. unter Differentialdiagnose). Zum Zeitpunkt der Erstbeobachtung ist beim Großteil der solitären Plasmozytome der Tumor bereits aus dem Knochen ausgebrochen, und man sieht einen paraossalen Geschwulstanteil, insbesondere mit Schnittbildverfahren. Dabei muss der paraossale Geschwulstanteil nicht überwiegend aus Tumorzellen bestehen, oft findet sich eine Mischung aus Blutung und Tumorgewebe, was manchmal die Zytopunktion interpretatorisch erschwert. Orientiert man sich an der Lodwick-Skala, so kann das solitäre Plasmozytom in der Mehrzahl der Fälle einem Destruktionstyp Lodwick-Grad IC, seltener II zugeordnet werden.

Auf solitäre mit Sklerosierung einhergehende Plasmozytome, die mit einem POEMS-Syndrom oder auch nur mit einer Polyneuropathie vergesellschaftet sind (s. Abb. 8.51), wurde bereits verwiesen.

Die *Differentialdiagnose* des solitären Plasmozytoms in den Epimetaphysenregionen eines Röhrenknochens schließt selbstverständlich einen Riesenzelltumor oder eine aneurysmatische Knochenzyste ein. Eine genaue Differenzierung ist nur histologisch möglich, denn auch die sonst in der Abgrenzung hilfreichen klinischen Daten wie z. B. das Patientenalter geben keine schärfere Trennungslinie her. In die Differentialdiagnose müssen auch expansive Metastasen z. B. eines Nierenzellkarzinoms einbezogen werden.

Generalisiertes Plasmozytom (generalisierte Myelomatose oder multiples Myelom, disseminierte nichtosteolytische Myelomatose). Das röntgenologische Erscheinungsbild des generalisierten Plasmozytoms hängt ganz vom Ausmaß der Besiedlung des Knochenmarks mit Plasmozytomzellen ab und ist daher durchaus variabel. Da das multiple Myelom heute früher diagnostiziert wird und wirksamere Behandlungsmethoden zur Verfügung stehen, sieht man selten im Projektionsradiogramm so ausgedehnte Veränderungen, wie sie z. T. in diesem Kapitel dargestellt sind.

Von der Befallstopik her wird in der Literatur zwischen dem selektiven Befall des Achsenskeletts (Schädelkalotte, Wirbelsäule, Rippen, Schulter- und Beckengürtel) und dem selektiven Befall des Gliedmaßenskeletts distal der Schulter- und Hüftgelenke mit Häufung der Osteolysen in den Phalangen unterschieden. Letzterer Befallstyp scheint extrem selten zu sein, er wurde in unserem relativ großen Krankengut (Spiro u. Freyschmidt 1988) nicht beobachtet. Möglicherweise gibt es ihn auch gar nicht, denn er ist pathogenetisch kaum verständlich. Erhebt sich doch die Frage, wie Plasmazellen ausgerechnet in relativ schlecht durchbluteten und praktisch ausschließlich von Fettmark besetzten Markräumen distal der Schulter- und Hüftgelenke einen bevorzugten Ort zu ihrer Wucherung finden sollten. Wir vermuten, dass es sich bei solchen in der Literatur angegebenen Fällen möglicherweise um Non-Hodgkin-Lymphome mit plasmoblastischer und plasmozytischer Differenzierung gehandelt hat, die sogar Paraproteine sezernieren können und die offensichtlich keinen OAF produzieren, so dass trotz Stammskelettbefalls zunächst keine Osteoporose auftritt und periphere, tumoröse Herde zuerst dominieren. Wir verfügen nämlich über einige Beobachtungen – von Non-Hodgkin-Lymphomen – mit einem röntgenologisch zunächst bevorzugten Befall des Gliedmaßenskeletts, bei allerdings gleichzeitigem (bioptisch gesichertem) Befall der auch für ein generalisiertes Non-Hodgkin-Lymphom üblichen Skelettabschnitte mit reichlich rotem Knochenmark, wie Wirbelsäule, Becken usw. (s. Abb. 8.38). Ein Befall des Gliedmaßenskeletts ist bei einem fortgeschrittenen, bereits das Stammskelett besiedelnden Plasmozytom allerdings keine Seltenheit.

Die *generalisierte Osteoporose* als röntgenologisches Leitsymptom eines Plasmozytoms wurde von uns (Spiro u. Freyschmidt 1988) bei der radiologischen Erstuntersuchung der Patienten in einem auffallend geringen Anteil von nur etwa 3–4% aller Fälle beobachtet, dagegen hatten fast 90% der Fälle bei der Erstuntersuchung multiple Osteolysen im Achsenskelett, in der Regel aber kombiniert mit Zeichen einer Osteoporose.

Die Osteoporose manifestiert sich überwiegend an der Wirbelsäule, seltener am Becken und am Schädel. Die aufgelockerten Spongiosastrukturen sind manchmal verwaschen, häufig auch auffallend „grobsträhnig" (s. Abb. 8.52 c). Als Unterscheidungskriterium gegenüber einer sog. Alters- oder einer postmenopausalen Osteoporose können der unterschiedliche Intensitätsgrad der Plasmozytomosteoporose in verschiedenen Wirbelkörpern und das Phänomen der deutlich gezeichneten Wirbelbögen gelten (Swiderski u. Bruszewski 1972). Diese deutliche Zeichnung der Wirbelbögen gegenüber den transparenteren Wirbelkörpern erklärt sich dadurch, dass im Stadium einer Osteoporose die Wirbelbögen noch frei von Myelombefall sind. Erst im fortgeschrittenen Stadium der Erkrankung mit weitgehender Zerstörung der für die normale Hämatopoese zuständigen Markregionen in Wirbelkörpern, Becken, Schädel und Rippen kommt es vikariierend in den Wirbelbögen und den Quer- und Dornfortsätzen zu einer stärkeren Hämatopoese, die dann auch diese Regionen für das Plasmozytom „anfällig" macht.

Letztendlich ist aber eine plasmozytombedingte Osteoporose von einer Osteoporose anderer Genese nicht verbindlich zu unterscheiden. Der Radiologe sollte daher den Begriff „Osteoporose" zunächst auch nur als röntgenologisches Leitsymptom und nicht als klinisches Krankheitsbild auffassen.

Das impliziert zwangsläufig bei jeder Entdeckung einer „Osteoporose" eine weitere laborchemische Abklärung im Sinne einer Ausschlussdiagnostik u. a. eines Plasmozytoms (Blutsenkung, Elektrophorese, Blutbild).

Gesellen sich zu der generalisierten Osteoporose feinste scharf begrenzte, stecknadelkopf- bis reiskorngroße Osteolysen mit relativ gleichmäßiger Verteilung und von gleichmäßiger Größe, dann resultiert daraus ein *grobwabiges Bild* (s. Abb. 8.53).

Bei einem weiteren Fortschreiten der plasmozytombedingten Knochenzerstörungen (Verlauf s. Abb. 8.58) nehmen nicht nur die Osteolysen an Größe und Zahl zu, es kommt vor allem in den statisch belasteten Körperpartien, wie z. B. der Brustwirbelsäule, rasch zu Wirbelkörperbrüchen mit Höhenreduzierung (◘ Abb. 8.52, 8.53) und Deformierungen, woraus sich klinisch eine Körperlängenreduzierung mit Gibbusbildung und Skoliose ableitet.

Bei der Primärpräsentation der Patienten im Stadium der multiplen oder generalisierten Osteolysen ist in etwa 70–75% der Fälle die Wirbelsäule (insbesondere BWS und LWS, weniger häufig HWS) involviert, fast gleich häufige Manifestationsorte sind Schädel und Rippen mit je etwa 70%. Das Becken und die untere Extremität waren in unserem eigenen Krankengut mit ca. 52 bzw. 55% und die obere Extremität mit 41% beteiligt.

Aus radiologischer Sicht lassen sich noch *tumoröse Manifestationen* des Plasmozytoms beschreiben, wenn einzelne Skelettabschnitte grob destruiert sind und sich größere paraossale Geschwulstformationen finden (s. Abb. 8.57).

Die beschriebenen projektionsradiographischen Veränderungen (Osteoporose, Osteolysen) sind vorgegebenermaßen nur bei einem Teil der Patienten darstell- und erkennbar, ganz in Abhängigkeit von den aufnahmetechnischen Rahmenbedingungen. Insbesondere an den überlagerungsträchtigen Abschnitten des Achsenskeletts wie Brust- und Lendenwirbelsäule sowie Becken entziehen sich Läsionen mit einem Durchmesser von weniger als 1 cm der röntgenologischen Darstellung, wenn sie mitten in einem Knochen liegen und nicht eine seiner Konturen zerstört haben. Es ist immer wieder überraschend, wie wenige strukturelle Veränderungen in diesem Skelettregionen im Projektionsradiogramm zur Darstellung kommen, insbesondere im Vergleich z. B. mit der Computertomographie.

Es bietet sich daher zumindest in größeren Zentren die Ganzkörper-CT mit einem Mehrzeilen-CT-Gerät (nach Möglichkeit 64-Zeilen) an, wenn es darum geht, osteolytische Läsionen des multiplen Myeloms in der Wirbelsäule und im Becken zu beweisen oder auszuschließen.

Diese Untersuchung kann heute auch mit niedriger Dosis (bis zu 40 mAs und weniger) durchgeführt werden (Gleeson et al. 2009); die effektive Dosis liegt gleich auf wie die Projektionsradiographie oder nur geringfügig höher. Die Befundung der Wirbelsäule sollte besser an den axialen Schichten vorgenommen werden (auch bessere räumliche Auflösung); Schädel mit Halswirbelsäule, Brust- und Lendenwirbelsäule werden sagittal rekonstruiert.

Man kann das CT-Ganzkörperprogramm (im wahrsten Sinne des Wortes) noch ausweiten mit zusätzlicher Darstellung der Oberarme und Oberschenkel.

Mit der Computertomographie lassen sich aber letztendlich nur die Folgen des multiplen Myeloms am Knochen zuverlässig darstellen, nicht aber die Ursache, nämlich das Myelom selbst. Hierzu ist die MRT aufgrund ihrer hohen Kontrastauflösung die Methode der Wahl. Im Knochenmarkraum z. B. der Wirbelkörper rekrutiert sich das Signal durch fett- und wassergebundene Protonen. Bei einer Verschiebung des Verhältnisses von Fett und Wasser in Folge der Verdrängung des Knochenmarks durch Tumorzellen stellt sich ein verändertes Signalverhalten ein: Das Tumorgewebe stellt sich auf T1-gewichteten SE-Sequenzen stets hypointens und auf wassersensitiven Sequenzen (z. B. STIR) hyperintens dar. Man unterscheidet generell zwei Formen der Infiltration des Knochenmarks beim multiplen Myelom: *den diffusen und den fokalen Befall* (s. Abb. 8.64). Baur et al. (1996) und Stäbler et al. (1996) unterscheiden – darüber hinaus – fünf verschiedenen Signalverhalten im Knochenmark (s. Übersicht).

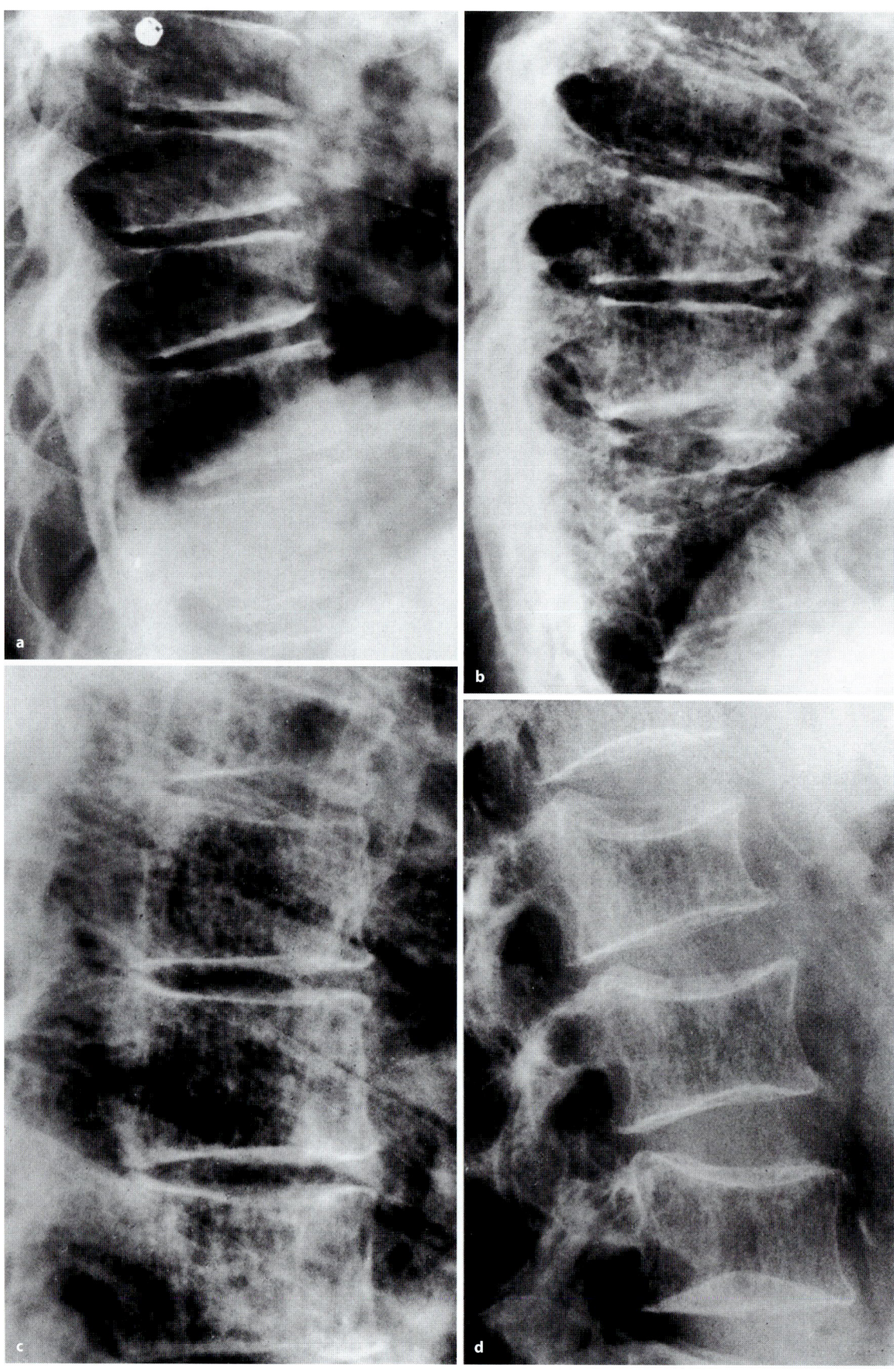

Abb. 8.52 a–d (*Text s. S. 519*)

8.2 · Hämatopoetische Neoplasien

Abb. 8.52 a–d. Verschiedene Ausdrucksformen des Plasmozytoms an der Wirbelsäule. **a, b** Verlaufsbeobachtung in einem Zeitraum von 2 Jahren. Auf dem ersten Bild steht überwiegend eine diffuse Osteoporose mit leichten Wirbelkörperfrakturen im Vordergrund. Die Wirbelbogenpartien sehen unauffällig aus. In **b** finden sich nicht mehr zählbare feinste Osteolysen, die sich dicht aneinanderreihen und ein mehr wabiges Bild ergeben. Der 11. Brustwirbelkörper ist höchstgradig „gesintert". Erhebliche Ausbreitung der multiplen Osteolysen jetzt auch auf die Bogenpartien. **c** Multiples Myelom mit überwiegend wabig-strähnigem Bild mit hochgradiger „Sinterung" des obersten dargestellten Wirbelkörpers. In **d** überwiegend strähniges Bild, vereinzelte sehr feine Osteolysen sind abgrenzbar. In **b** und **d** imponiert neben den Osteolysen eine grobe Osteoporose

Signalverhalten im Knochenmark

1. Normales Signalverhalten bei normalem bis gering befallenem Knochenmark in der Biopsie (< 20 Vol% Plasmazellen)
2. Fokaler Befall
3. Homogene diffuse Infiltration
4. Gemischte fokale und diffuse Infiltration
5. So genannte Salz- und Pfefferstruktur des Knochenmarks (fast noch normvariant mit inhomogener Signalintensität auf T1-gewichteten SE-Bildern und homogen dunklem Signal auf STIR-Aufnahmen, bedingt durch umschriebene Fettinseln neben normalem Knochenmark – mit nur geringer interstitieller Infiltration mit Plasmazellen).

Die diffuse Infiltrationsform weist ein homogen erniedrigtes Signal in T1-gewichteten Bildern auf und zeigt einen Signalanstieg in fettunterdrückten Sequenzen aufgrund von Wassereinlagerungen der Tumorzellen und Verdrängung des Fettmarks. Bei einem hochgradig diffusen Befall kann die Signalintensität des Knochenmarks sogar geringer als die normalerweise hypointens erscheinenden Bandscheiben sein. Baur et al. (2000) und Schmidt et al. (2005) empfehlen als schnelles und kostengünstiges Untersuchungsverfahren ein Protokoll mit nativen T1-gewichteten SE-Sequenzen vor und nach intravenöser Injektion von gadoliniumhaltigem Kontrastmittel und STIR-Sequenzen. Diese Sequenzen haben sich am sensitivsten im Nachweis der verschiedenen Infiltrationsmuster erwiesen, sodass für ein schnelles Basisprogramm auf weitere Sequenzen verzichtet werden kann. Wenn sich auf den nativen T1-gewichteten SE-Sequenzen bereits eine deutliche Signalreduktion als Ausdruck der diffusen Infiltration darstellt, kann man auf eine Kontrastmittelgabe verzichten. In unklaren Fällen mit intermediärem Signal auf T1-gewichteten SE-Sequenzen ist eine Kontrastmittelgabe mit Bestimmung der prozentualen Kontrastmittelaufnahme sinnvoll. Hierzu wird die prozentuale Gadolinium-Signalintensitäts-Zunahme im Knochenmark der Wirbelsäule definiert und mit einem alterskorrigierten Normalkollektiv verglichen (Baur et al. 1997). Bei Normalpersonen über 35 Jahre liegt der

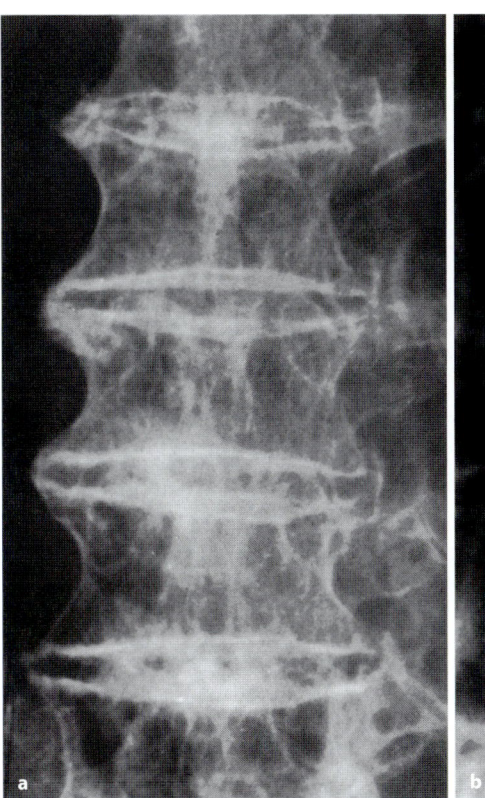 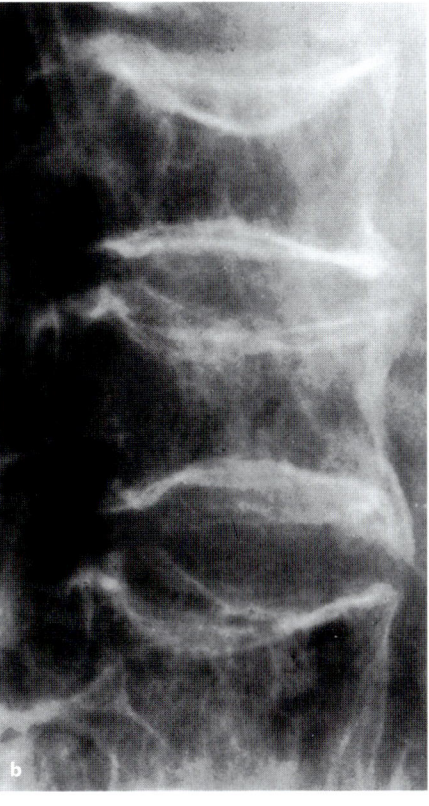

Abb. 8.53 a, b. Multiples Myelom mit grobwabiger Umstrukturierung der Wirbelkörperspongiosa und deutlichen Grund- und Deckplattenfrakturen bei gleichzeitig bestehender schwerer allgemeiner Entkalkung. Dieses Röntgenbild ist typisch für das multiple Myelom

Mittelwert der Kontrastmittelaufnahme bei etwa 17%, das Maximum bei etwa 40%. Eine Kontrastmittelaufnahme von mehr als 40% ist bei einem Patienten mit bekanntem multiplen Myelomen primär immer verdächtig auf einen mittel- oder hochgradigen diffusen Befall im Rahmen der Grunderkrankung. Man kann diese dynamische MRT auch zur Differenzierung einer alters- oder postmenopausalen Osteoporose von einer tumorbedingten Osteoporose nutzen.

Man muss sich jedoch im Klaren sein, dass auch die MRT keine hundertprozentige Methode in der Darstellung plasmozytombedingter Knochenmarkveränderungen ist. Bei einer geringen Infiltration des Knochenmarks von weniger als 20% sind weder mit T1- noch mit STIR-Sequenzen Signalveränderungen sichtbar.

Schmidt et al. (2005) erklären das damit, dass die Veränderungen des Wasser-/Fettgehalts bei geringer Infiltration oft die interindividuellen Unterschiede des normalen Knochenmarks kaum übertreffen bzw. der Fettgehalt evtl. sogar erhöht sein kann. Bei jüngeren Patienten kommt hinzu, dass die Signalintensität des gesunden Knochenmarks im T1-gewichteten Bild erniedrigt sein kann. *Ein normales Knochenmarksignal in der MRT schließt also ein multiples Myelom nicht aus.* Die betroffenen Patienten sind allerdings erfahrungsgemäß auch nicht behandlungsbedürftig. Lecouvet et al. (1998) fanden bei 80 unbehandelten Patienten mit Myelom im Stadium III anlässlich der Erstuntersuchung in 19 Fällen (24%) ein normales Knochenmark, einen fokalen Befall bei 35 Patienten (44%) und einen diffusen Befall bei 26 (32%) der Patienten. Die Patienten mit einem diffusen Befallsmuster hatten eine höhere Plasmazellrate im Knochenmark, ein höheres Serumkalzium und β2-Mikroglobulinspiegel sowie einen geringen Hämoglobinwert als Patienten mit einem normalen oder fokalen Muster. Grundsätzlich reagierten Patienten mit einem normalen Muster besser auf eine Therapie und hatten eine längere Überlebensrate als Patienten mit einem abnormen Muster. *Die Autoren fanden, dass die MRT in Kombination mit dem C-reaktiven Proteinspiegel die besten unabhängigen prognostischen Indikatoren für die Überlebensrate sind.*

Osteosklerotische Form: Sie kommt in nur ca. 3% aller Plasmozytome vor. Die einzelnen Herde können wie eine Osteopoikilie anmuten, manchmal wie osteoplastische Metastasen aussehen. Auch „Elfenbeinwirbel" wurden beschrieben (Brandon et al. 1989). Resnick et al. (1981) berichten über Proliferationen an Band- und Sehnenansätzen, besonders an der Kortikalis der hinteren Wirbelelemente. Auf die Kombination mit Polyneuropathie und/oder POEMS-Syndrom wurde bereits verwiesen.

Besonderheiten der osteolytischen Form des Plasmozytoms (multiples Myelom) im Projektionsradiogramm

Schädel: In der Mehrzahl der Fälle finden sich bei der Erstuntersuchung reiskorn- bis erbsengroße Osteolysen, diffus über die Schädelkalotte verteilt (◘ Abb. 8.54, 8.55,

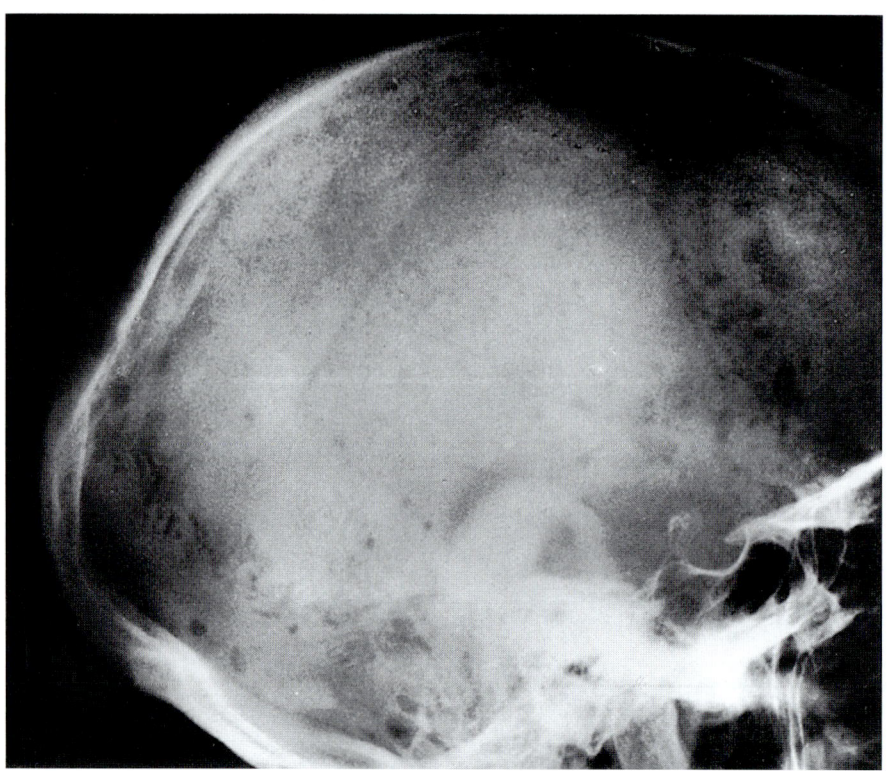

◘ **Abb. 8.54.** Typische Plasmozytommanifestation am Schädel mit sehr feinherdigen Osteolysen

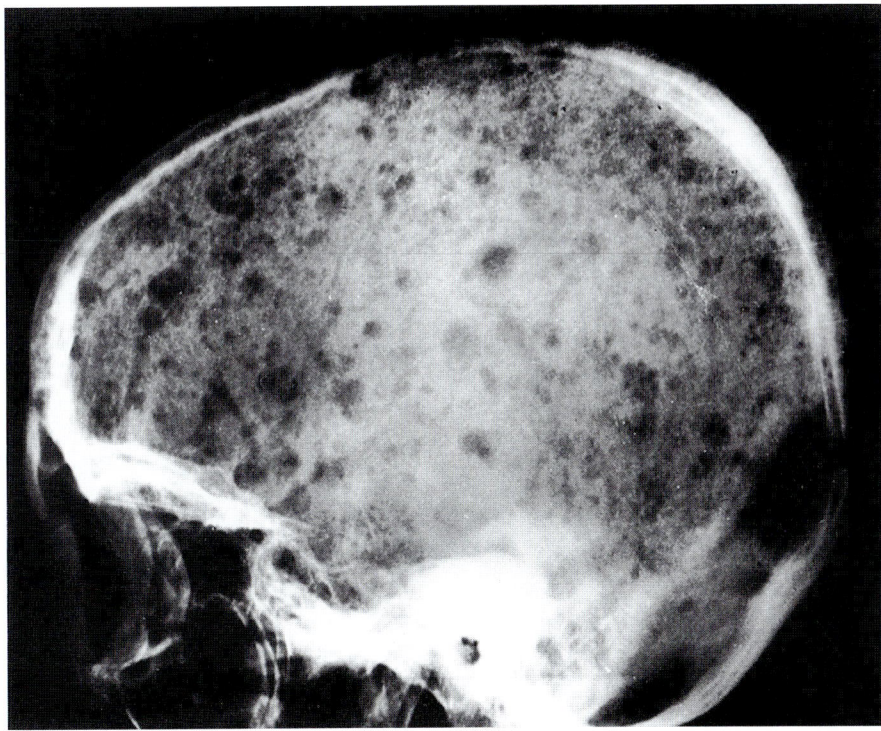

Abb. 8.55. Die z. T. recht groben plasmozytombedingten Osteolysen sind teilweise von einer reaktiven Sklerose umgeben

8.58a). Im Gegensatz zu osteolytischen Metastasen haben sie oft eine auffallend gleichmäßige Verteilung und gleiche Größe. Seltener präsentieren sich Patienten mit nur einer größeren Osteolyse. Bei einem Fortschreiten des Prozesses können die Osteolysen an Größe zunehmen und konfluieren. In sehr fortgeschrittenen Stadien können Tabula externa und interna durchbrochen werden, und es entwickeln sich z. T. monströse paraossale Geschwulstprozesse, die aber häufig nicht allein aus Plasmazellformationen und entsprechendem Stroma, sondern auch aus zusätzlichen Einblutungen bestehen (s. Abb. 8.58 i, j).

Manchmal sind wenige kleinere Osteolysen außerordentlich schwierig von Pacchioni-Granulationen zu unterscheiden. Wenn sich sonst keine Skelettveränderungen finden und die Einordnung des Plasmozytoms in ein behandlungsbedürftiges Stadium III allein von der Verifikation solcher Herde abhängt, sollte man einige dünne CT-Schnitte anfertigen, die erfahrungsgemäß den Beweis erbringen: Die Plasmozytomherde finden sich in der Regel noch innerhalb von Tabula externa und interna, d. h. also in der Diploe, während Pacchioni-Granulationen immer einen Bezug zu Gefäßstrukturen erkennen lassen und sich Verdünnungen oder Defekte nur in der Tabula interna darstellen. Die Tabula externa ist bei ihnen *nie* unterbrochen, höchstens (selten) vorgewölbt.

Wirbelsäule: Auf die Problematik der Differenzialdiagnose der Osteoporose wurde bereits hingewiesen. Der häufigste primäre Manifestationstyp ist eine Mischung aus Osteolysen und „Osteoporose" (wabige Osteoporose, Abb. 8.52, 8.53, 8.56). Die einzelnen osteolytischen Herde sind im Schnitt kleiner als z. B. am Schädel oder im Beckenbereich. Sehr rasch verlaufende Plasmozytome weisen oft verwaschene Wirbelstrukturen auf, die wie eine sehr rasch verlaufende Osteoporose, z. B. durch Steroidmedikation oder beim Hyperparathyreoidismus aussehen.

Über 50% aller Patienten mit multiplem Myelom haben bei der Erstuntersuchung oder während der Verlaufsbeobachtung – auch unter Therapie – Wirbelkörperfrakturen, und zwar sowohl multiple als auch singuläre. Die Ursache liegt in einer fokal stärkeren Destruktion oder in der Osteoporose. Eine MR-tomographische Differenzierung ist nicht immer möglich, obwohl diffusionsgewichtete Aufnahmen hilfreich sein können (Baur et al. 1998).

Wie bereits erwähnt, können bei raschen Wirbelkörperdeformierungen erhebliche paravertebrale Weichgewebsformationen vorkommen, die aber erfahrungsgemäß nicht nur aus Plasmozytomgewebe, sondern aus zusätzlichen Blutungen bestehen, da durch die raschen Deformierungen kleinere Venen offensichtlich einreißen.

Rippen: Ähnlich wie am Schädel haben die Osteolysen eine scharfe Begrenzung („punched out lesion"), sie reihen sich in fortgeschrittenen Fällen dicht aneinander und führen rasch zu Spontanfrakturen (Abb. 8.60). Bei einem massiven Rippenbefall können erhebliche Thoraxdeformitäten auftreten, insbesondere dann, wenn

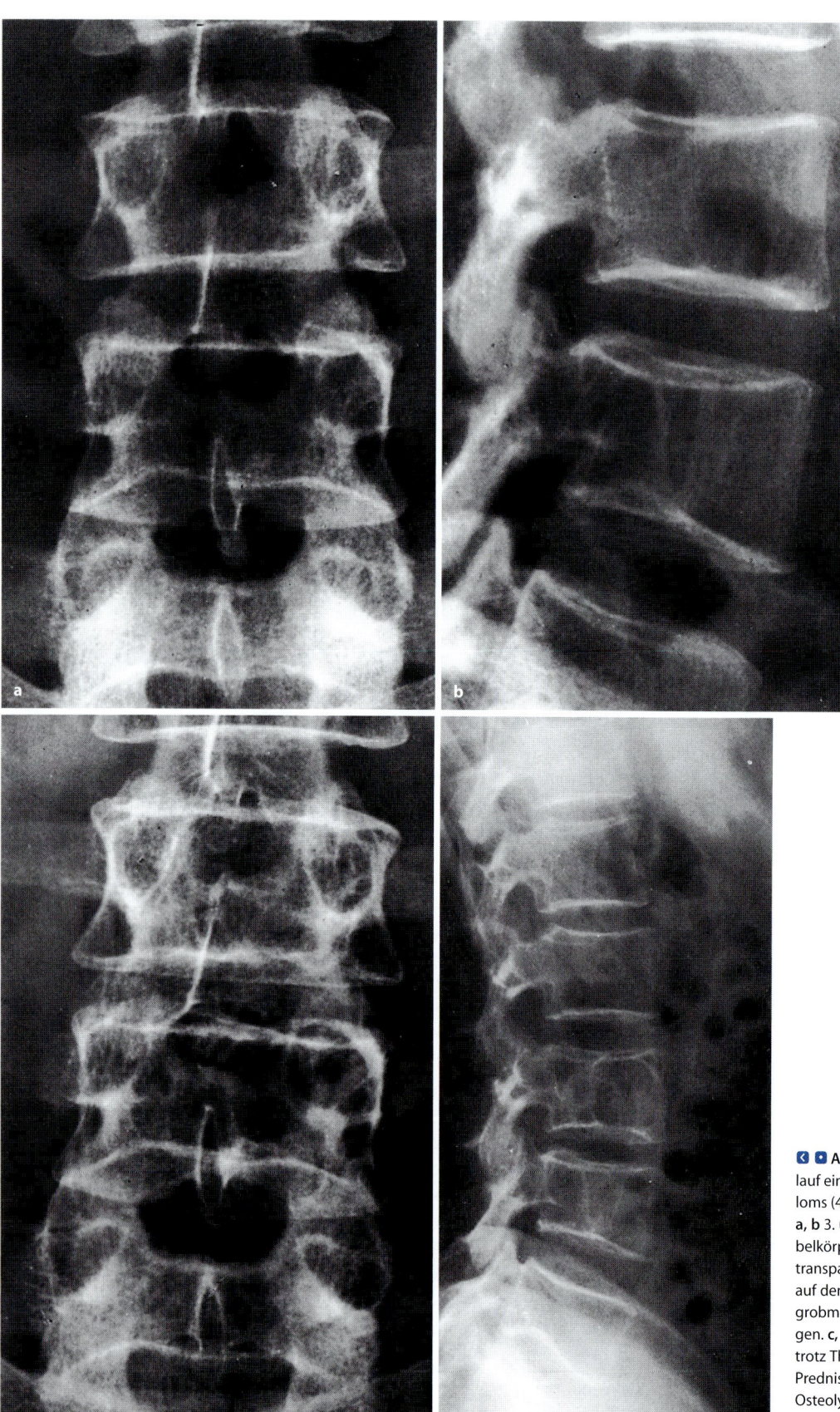

Abb. 8.56 a–d. Verlauf eines multiplen Myeloms (41-jähriger Patient). **a, b** 3. und 4. Lendenwirbelkörper erscheinen transparenter; vor allem auf dem Seitbild in L4 grobmaschige Septierungen. **c, d** Ein Jahr später trotz Therapie (Alkeran, Prednison) Zunahme der Osteolysen, die in L3 und L4 z. T. grobblasig anmuten

8.2 · Hämatopoetische Neoplasien

Abb. 8.57 a–d. Verschiedene Manifestationsformen des Plasmozytoms bzw. multiplen Myeloms am Beckenskelett. In **a–c** grobe Osteolysen, jeweils in den rechten Beckenschaufelabschnitten, mit erheblichen paraossalen Tumormassen, wie ein ergänzendes Computertomogramm erkennen ließ. Diese Manifestationen des Plasmozytoms werden auch als *tumoröse Form* bezeichnet. Neben den groben Destruktionen in **a–c** zahlreiche feinere Osteolysen in den angrenzenden Knochenabschnitten. Diese Osteolysen sind auf allen Aufnahmen auffallend rechtsbetont. In **d** diffuse feinere und auch etwas gröbere Osteolysen im Sakrum, in den Beckenschaufeln, im Scham- und Sitzbein sowie in den proximalen Femura (*Forts. S. 524*)

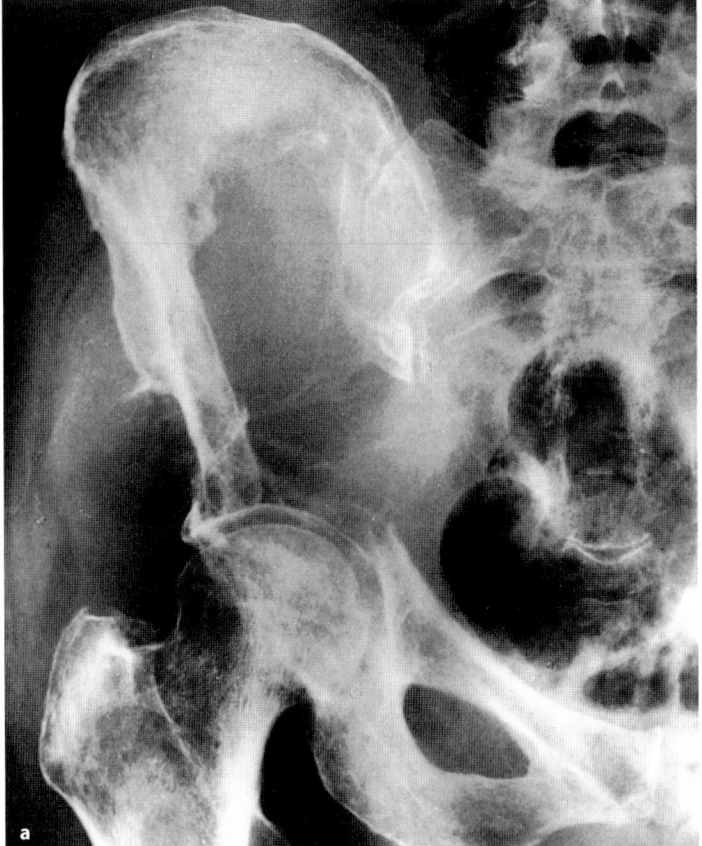

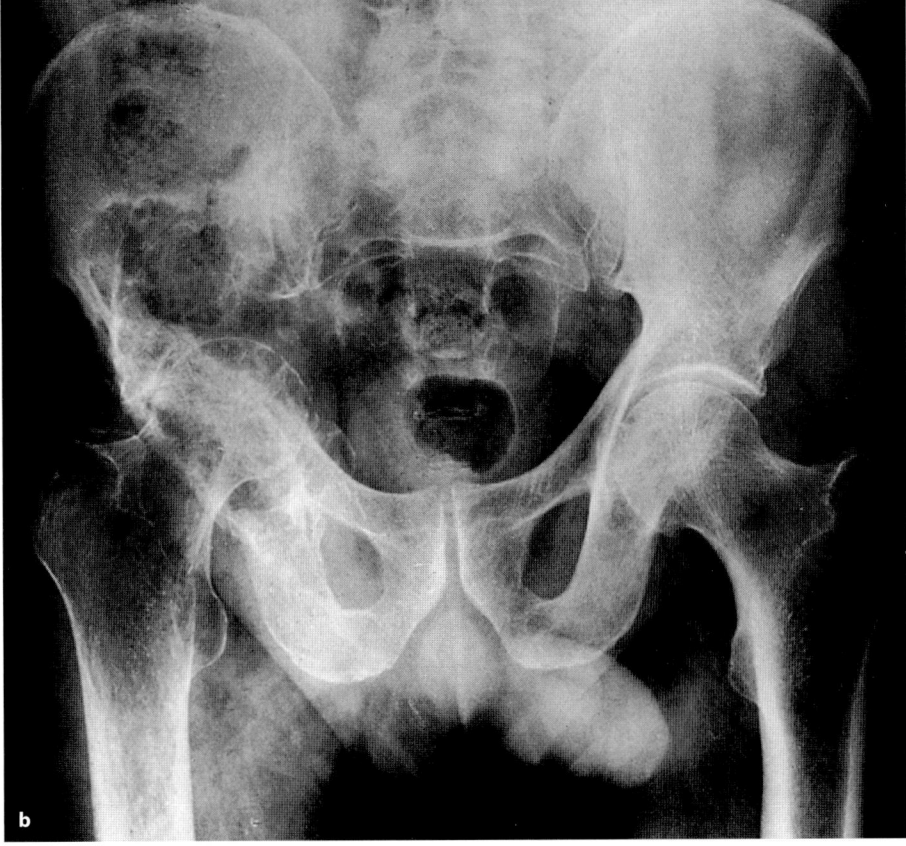

Kapitel 8 · Tumoren des Knochenmarkraumes

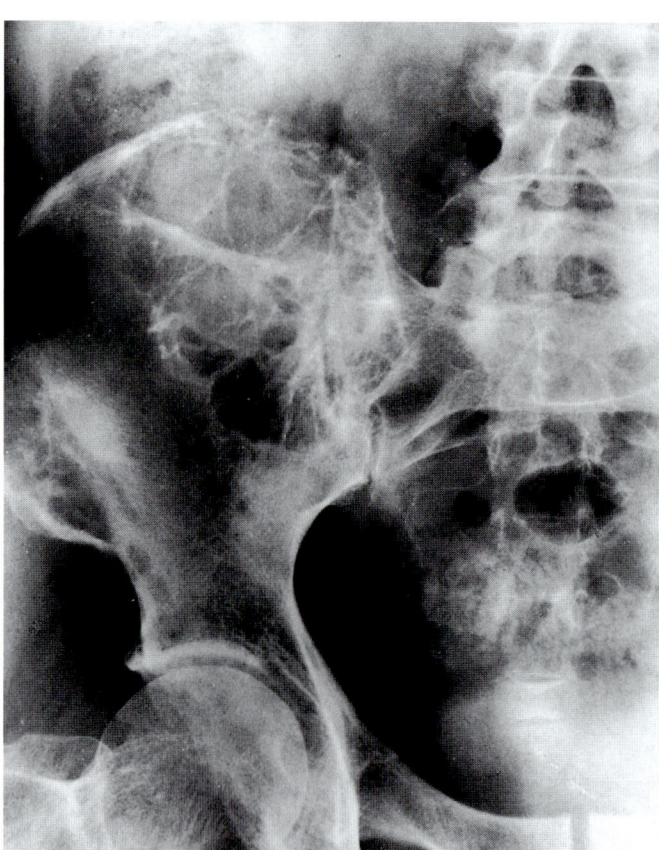

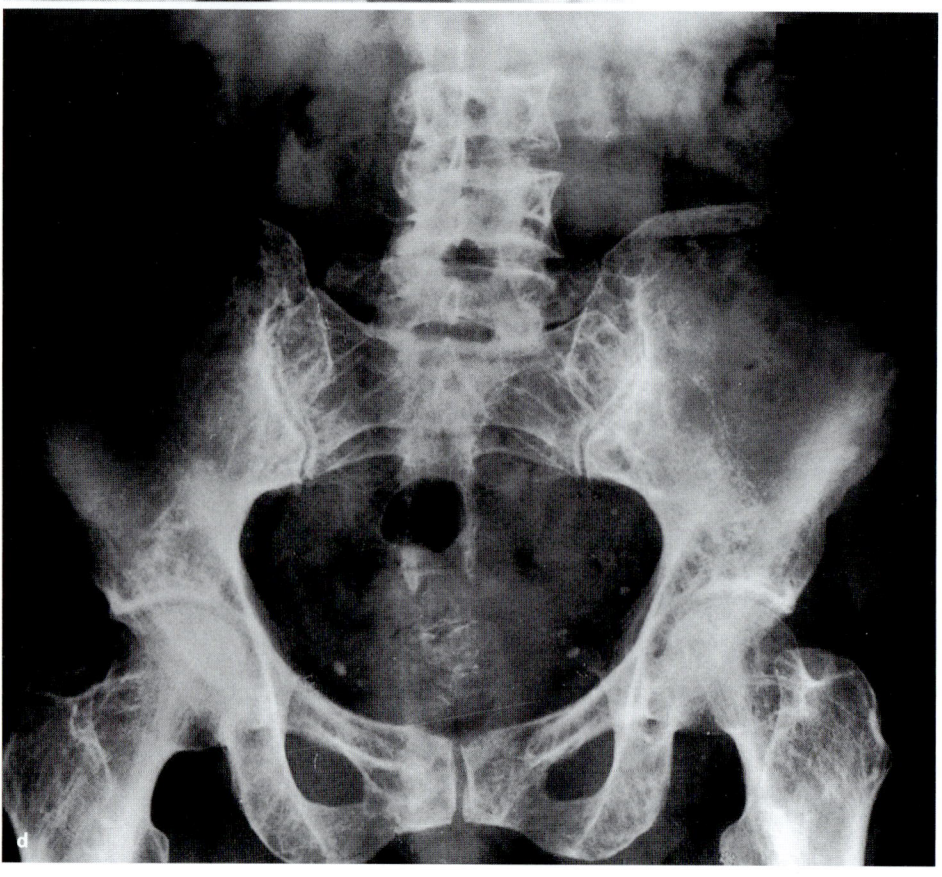

Abb. 8.57 a–d (*Forts.*)

8.2 · Hämatopoetische Neoplasien

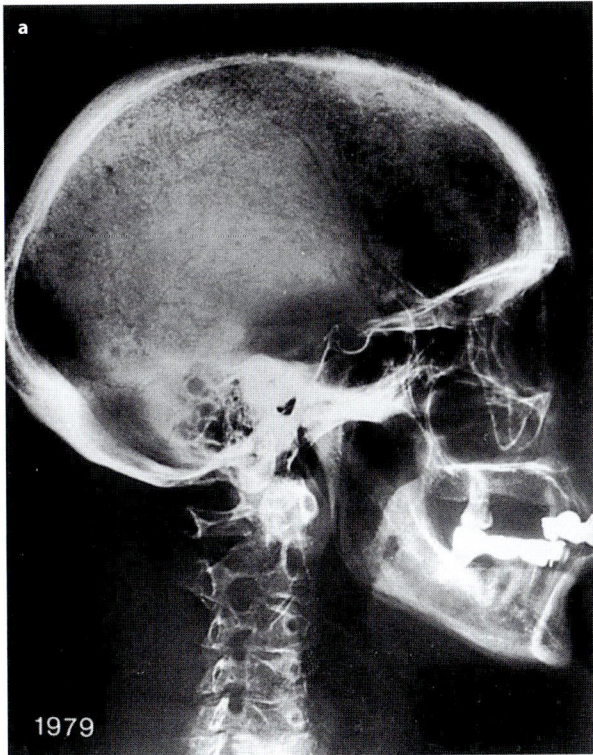
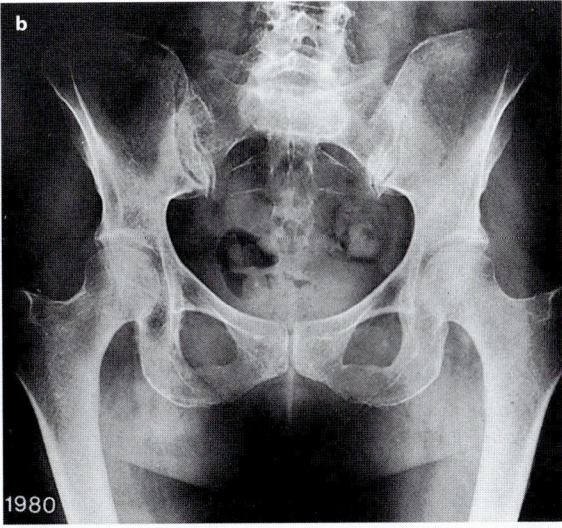
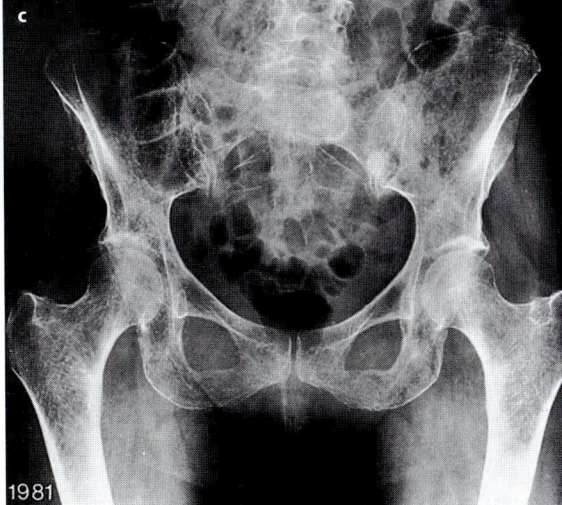

Abb. 8.58 a–n. Verlaufsbeobachtungen eines Plasmozytoms bei einer anfangs 58-jährigen Frau. **a** Diffuse feinherdige Osteolysen in der Schädelkalotte. In **b** war im Beckenbereich höchstens eine Osteoporose erkennbar. **c** Nach einem Jahr bei klinisch deutlicher Progredienz des Krankheitsbildes Zunahme der Osteoporose und Darstellung feinster, dicht aneinandergereihter Osteolysen, v. a. in den Beckenschaufeln und in den proximalen Femura (*Forts. S. 526*)

auch noch das Sternum frakturiert. Es kann zu kardiopulmonalen Komplikationen kommen.

Becken (◘ Abb. 8.57): Besteht eine Kombination aus Osteoporose und feineren Osteolysen, resultiert ein mehr wabiges Bild. Stehen feinere Osteolysen im Vordergrund, sehen manche gut beurteilbaren Partien des Beckens (Beckenschaufel und supraazetabulär) gelegentlich wurmstichartig aus.

Lange Röhrenknochen des Ober- und Unterschenkels (◘ Abb. 8.58 k–n, 8.59, 8.62, 8.63): Die Osteolysen sind zumeist rund oder oval und scharf begrenzt. Ihr Durchmesser liegt zwischen 2–3 mm und 3 cm. In fortgeschrittenen Fällen reihen sie sich aneinander und geben ein wabig-zystisches Bild (s. Abb. 8.58 k–n, 8.59). Manchmal erkennt man auch gar keine Osteolysen, sondern nur eine wellige Verdünnung der Kornpakta von innen her („scalopping"), bedingt durch einen tumorinduzierten Abbau der enossalseitigen Kompakta. In fortgeschrittenen Fällen kommen sehr häufig Spontanfrakturen vor, die dann auch periostale Reaktionen erkennen lassen.

Verlaufsbeobachtung des Plasmozytoms unter Therapie

Über die Beeinflussung der radiologischen Symptomatik durch Substanzen, die Osteoklasten hemmen, wie z. B. Bisphosphonate in Kombination mit einer spezifischen Antiplasmozytomtherapie, gibt es bisher kaum Literatur. Gesicherte Erkenntnisse gibt es nur für den positiven Einfluss von Bisphosphonaten (z. B. Pamidronat) auf die Häufigkeit von pathologischen Frakturen (Berenson et al. 1996). Wie oben erwähnt, begegnet man aber in der Praxis nicht mehr so ausgeprägten osteolytischen und osteoporotischen Veränderungen wie vor der Bisphosphonat-Ära!

Eine Remission röntgenologisch nachweisbarer Plasmozytomveränderungen am Skelett manifestiert sich grundsätzlich in Restrukturierungen vorher osteolytischer und auch osteoporotischer Veränderungen. Wenn primär die Veränderungen nicht sehr ausgeprägt waren, kann es zu einer Restitutio ad integrum kommen. In fortgeschrittenen Fällen mit schweren Wirbeldeformie-

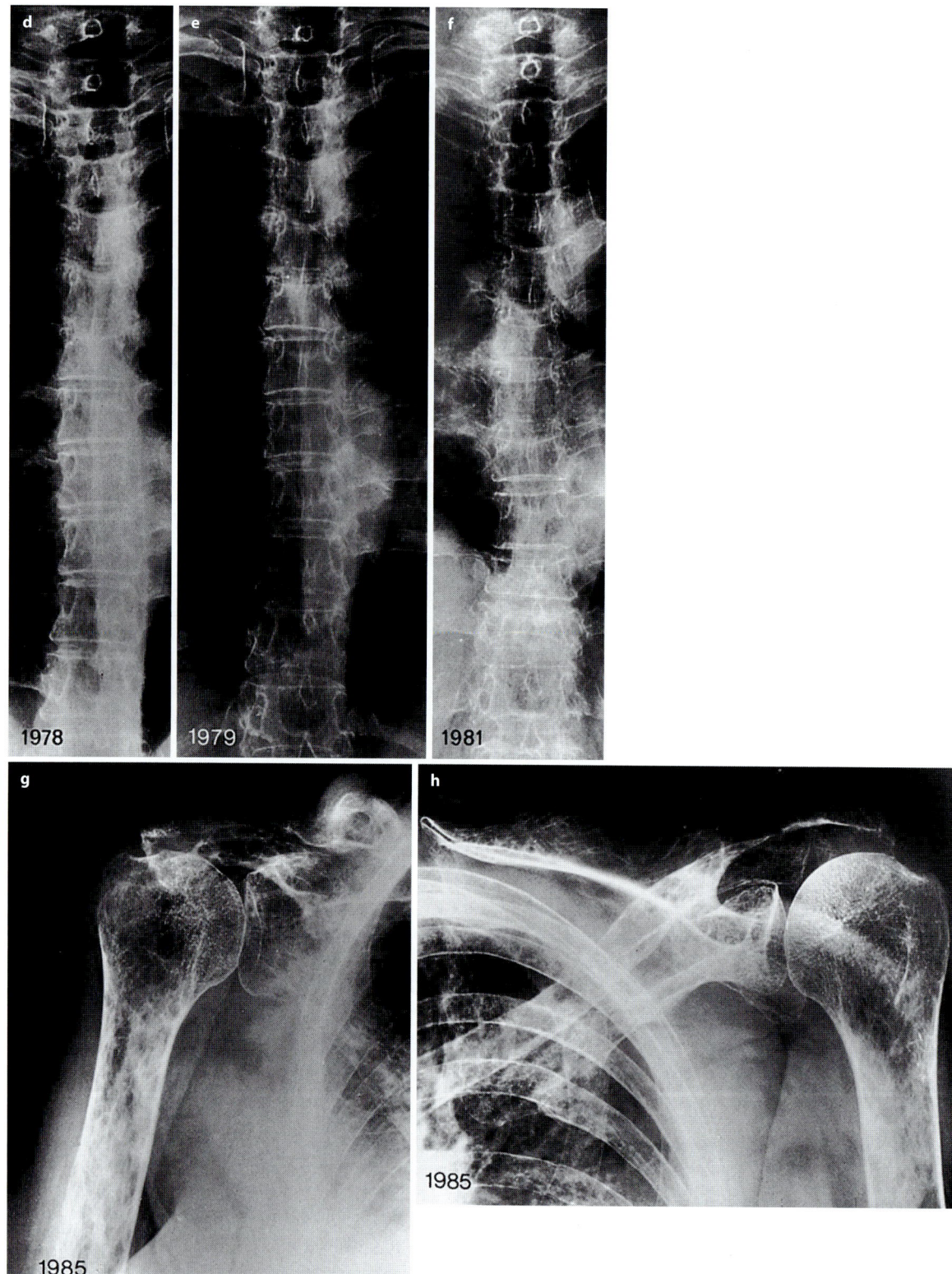

Abb. 8.58 (*Forts.*) **d–f.** Anfänglich kaum erkennbare diffuse Osteoporose, die innerhalb eines Jahres trotz Therapie deutlich zunimmt. Zwei Jahre später gesellen sich zu der Osteoporose feinste Osteolysen, die besonders in Th10 und 11 zu gröberen „Sinterungen" geführt haben. **g, h** Nicht mehr zählbare, sich dicht aneinanderreihende Osteolysen im gesamten Schultergürtel und proximalen Humerusbereich, wobei rechts grobe Zerstörungen der Klavikula und der Spina scapulae entstanden sind (*Forts. S. 527*)

8.2 · Hämatopoetische Neoplasien

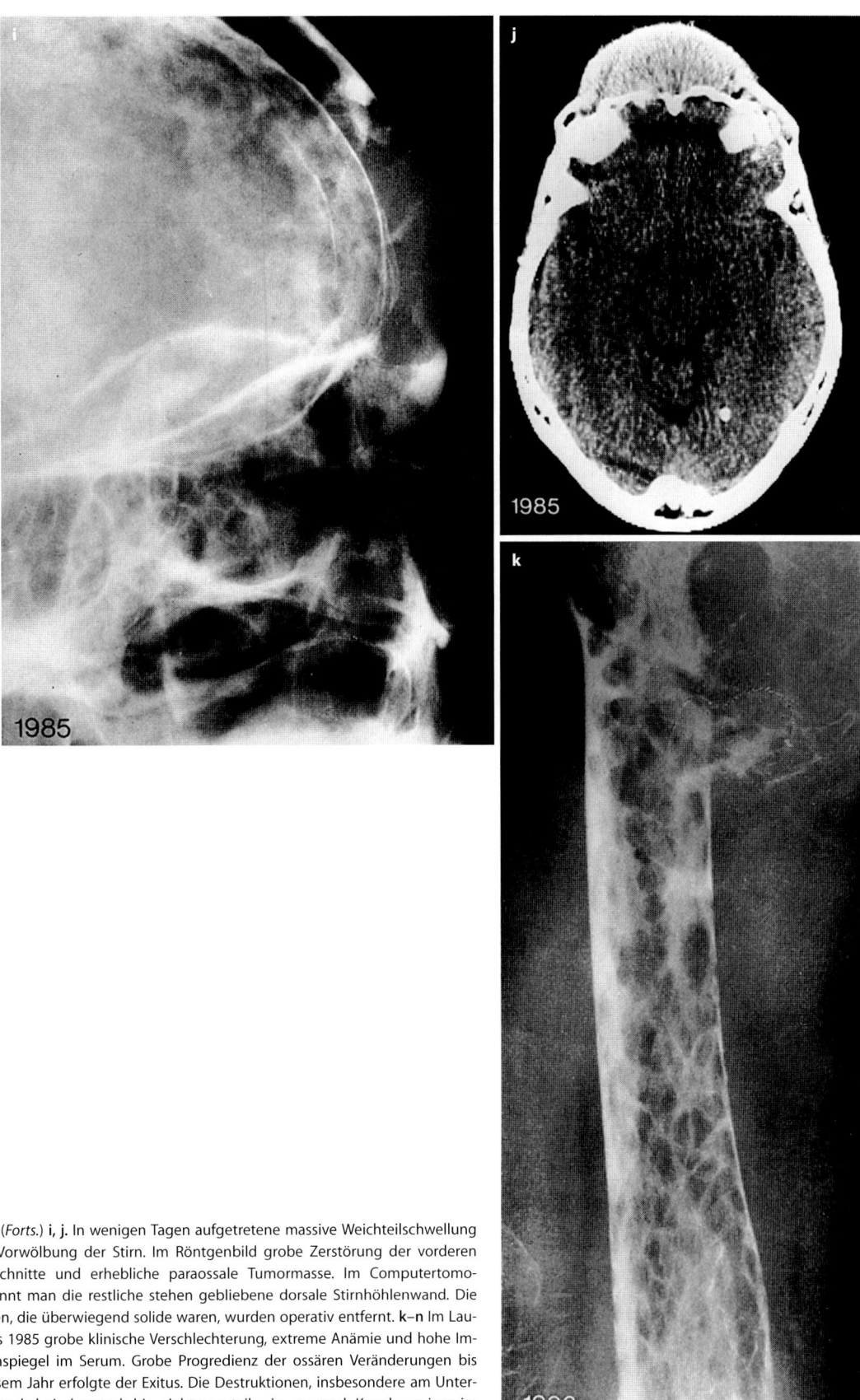

Abb. 8.58 (*Forts.*) **i, j.** In wenigen Tagen aufgetretene massive Weichteilschwellung mit grober Vorwölbung der Stirn. Im Röntgenbild grobe Zerstörung der vorderen Stirnbeinabschnitte und erhebliche paraossale Tumormasse. Im Computertomogramm erkennt man die restliche stehen gebliebene dorsale Stirnhöhlenwand. Die Tumormassen, die überwiegend solide waren, wurden operativ entfernt. **k–n** Im Laufe des Jahres 1985 grobe klinische Verschlechterung, extreme Anämie und hohe Immunglobulinspiegel im Serum. Grobe Progredienz der ossären Veränderungen bis 1986. In diesem Jahr erfolgte der Exitus. Die Destruktionen, insbesondere am Unterarm und -schenkel, sind grotesk, hier sieht man teilweise nur noch Knochenruinen im Bereich der konfluierenden Osteolysen (*Forts.* S. 528)

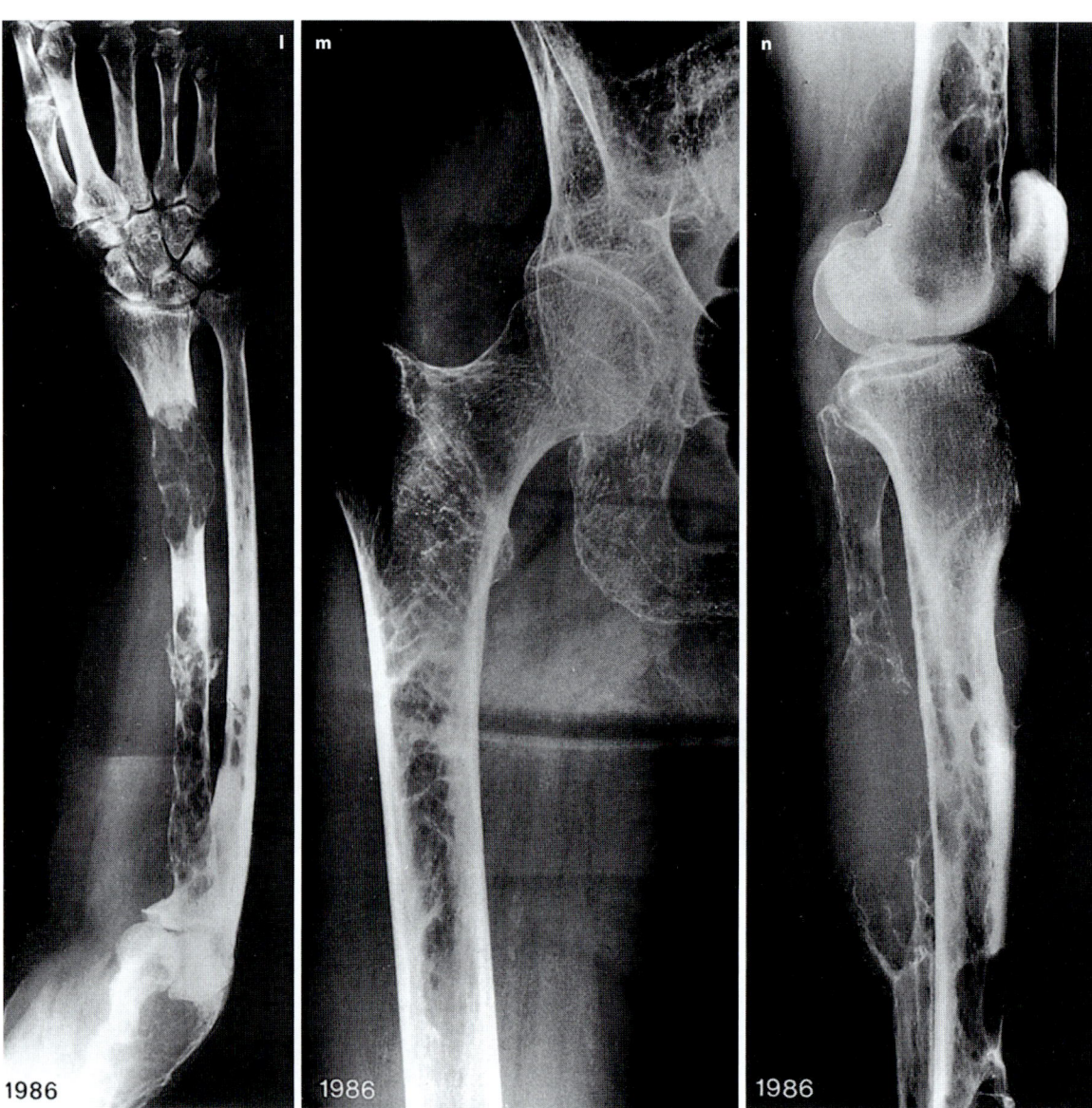

Abb. 8.58 (Forts.)

rungen verbleiben zwar Letztere, der grobe Struktur- und Dichteverlust ist jedoch bei einem positiven Behandlungserfolg zumeist rückläufig. Gröbere paraossale Tumorausbreitungen bilden sich ebenfalls zurück, wenn die Therapie Fuß fasst.

Während die osteolytischen Herde üblicherweise gleichmäßig (zentral wie peripher) reossifizieren, kommt es im Heilungsstadium um manche osteolytischen Herde auch zu Sklerosierungen, die den Defekt dann – ähnlich wie bei einer Metastase – allmählich irisblendenartig schließen. In unserem Krankengut sind diese reparativen Sklerosierungen übrigens die einzigen Sklerosierungsphänomene, die wir beim Plasmozytom beobachten konnten. Primäre Skleroseherde fanden wir beim multiplen Myelom bis auf einen Fall mit Polyneuropathie nicht. Reaktive Sklerosen, wie wir sie von echten Knochengeschwülsten oder von einigen Metastasen her kennen, sind beim Plasmozytom offensichtlich ohnehin die Ausnahme.

Bei der Verlaufsbeobachtung gelten eine Zunahme der Osteolysen sowohl hinsichtlich ihrer Größe wie ihrer Zahl als Progression (s. Abb. 8.56, 8.58), *während zunächst fortschreitende Wirbelkörperverformungen im Sinne von Höhenminderungen (sog. Sinterungen) nicht unbedingt ein Fortschreiten des Plasmozytoms signalisieren.* Die Tumorzellen können aus den veränderten Wirbelkörpern längst verschwunden sein, doch ehe reparative Knochenneubildungen Fuß fassen und die Stabilität erhöhen, wirken sich noch die stabilitätsmindernden Knochensubstanzverluste „nachziehend" aus.

8.2 · Hämatopoetische Neoplasien

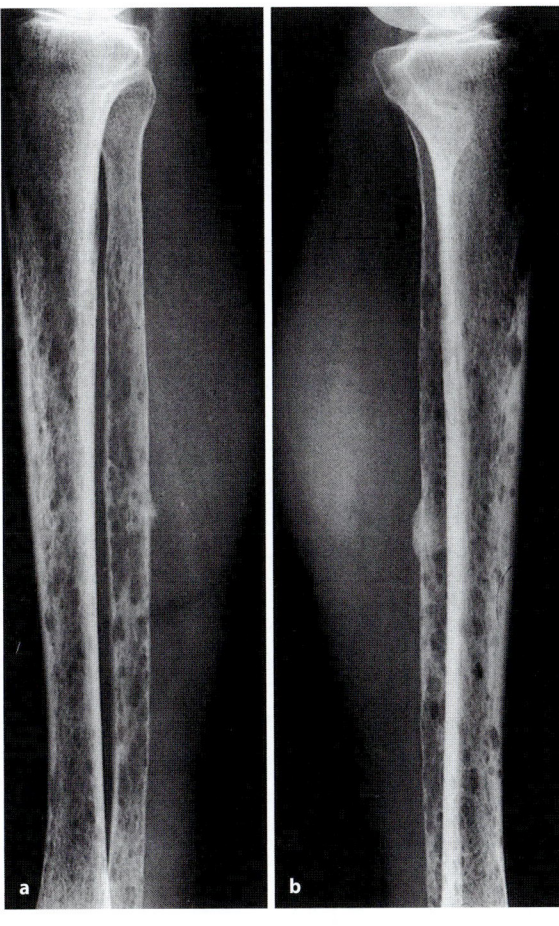

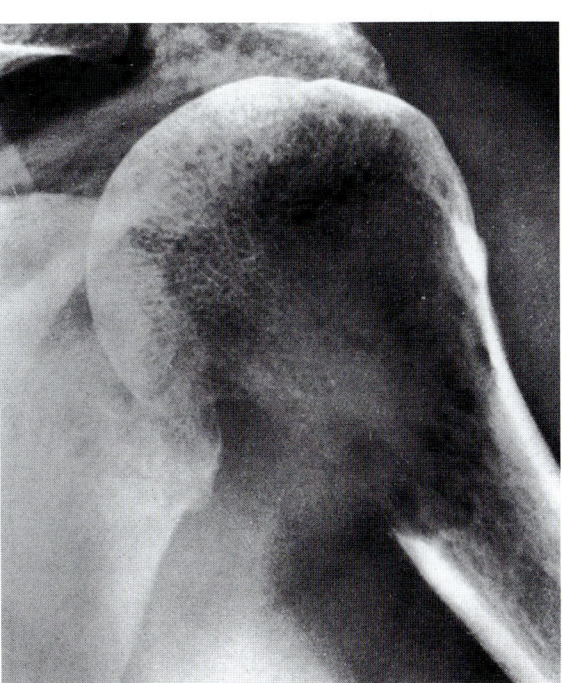

Abb. 8.59 a, b. Diffuse fein- und mittelfleckige, z. T. auffallend unscharf begrenzte Osteolysen in beiden Unterschenkeln bei generalisiertem Plasmozytom (73-jährige Frau). Spontanfraktur in der linken Fibula. Die Unschärfe der Osteolysen ist durch einen akuten Schub des Krankheitsbildes mit rasch progredienter Knochendestruktion zu erklären

Abb. 8.60. Grobe Plasmozytomdestruktionen an den Rippen. Die 4. Rippe rechts ist in den dorsalen Partien vollständig zerstört, man erkennt z. T. noch den linienförmigen Kompaktarest bzw. eine feine, verkalkte Periostschale. Ausgedehnter begleitender extrapleuraler Weichteiltumor. In den angrenzenden Rippen diffuse, unscharf begrenzte Osteolysen; ausgeheilte, offensichtlich schon ältere Spontanfraktur der 3. Rippe. Osteolyse mit Spontanfraktur der medialen Klavikula

Erfahrungsgemäß setzen reparative Vorgänge am Skelett mit einer Verzögerung von einigen Wochen ein, später als die klinische Remission mit Abnahme der Paraproteine, Rückbildung der Anämie usw.

Eine mangelnde Kontrastmittelaufnahme in der MRT einer behandelten Plasmozytomläsion bedeutet nicht immer eine Tumornekrose, dahinter kann genauso gut vitales Tumorgewebe stecken (Lecouvet et al. 1998).

Differentialdiagnose

Sie ist bei der Beschreibung der Röntgenmorphologie des Plasmozytoms schon eingehend besprochen worden, insbesondere im Hinblick auf das röntgenologische Leitsymptom Osteoporose. Wenn sich Patienten mit diffusen osteolytischen, auch mottenfraßartigen Veränderungen im Skelett ohne reaktive Sklerose präsentieren, ist die Einordnung der Veränderungen sehr vereinfacht, wenn man weiß, dass bei den Patienten eine Paraprote-

Abb. 8.61. Tumoröse Form des Plasmozytoms im Humeruskopf und in der proximalen Meta-/Diaphyse mit klinisch tastbarem groben Weichteiltumor. Daneben feinere Osteolysen im Akromion

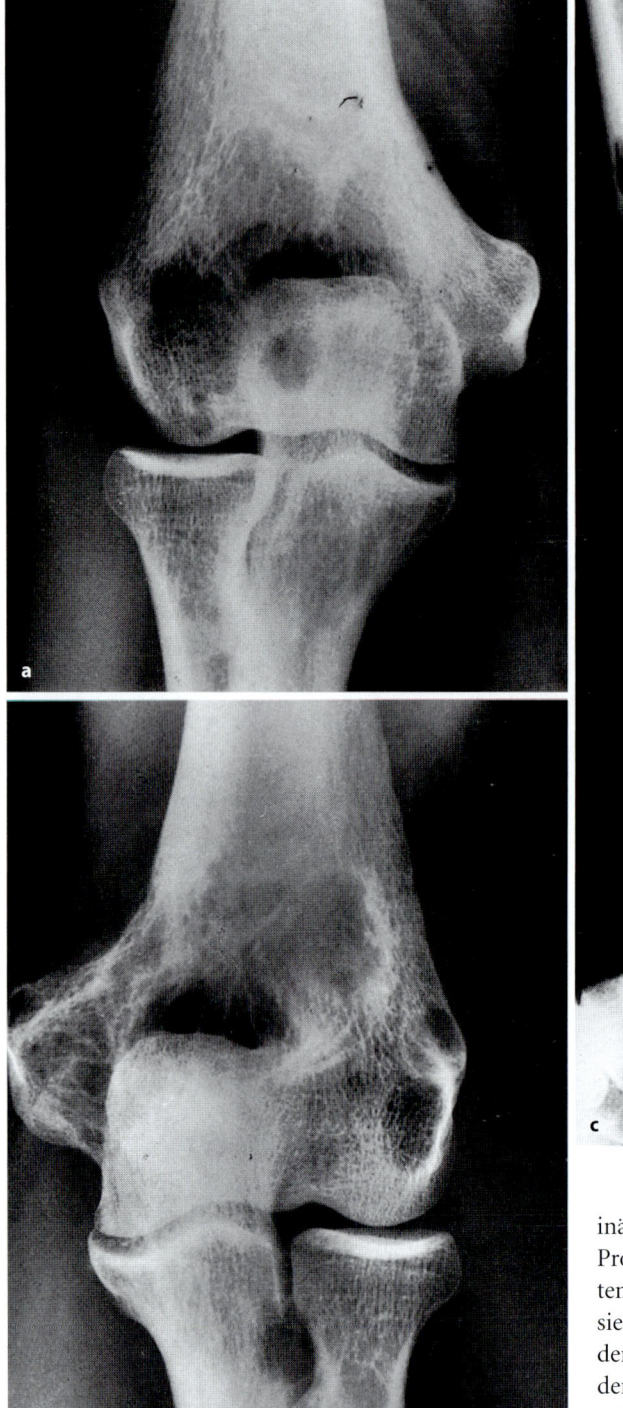
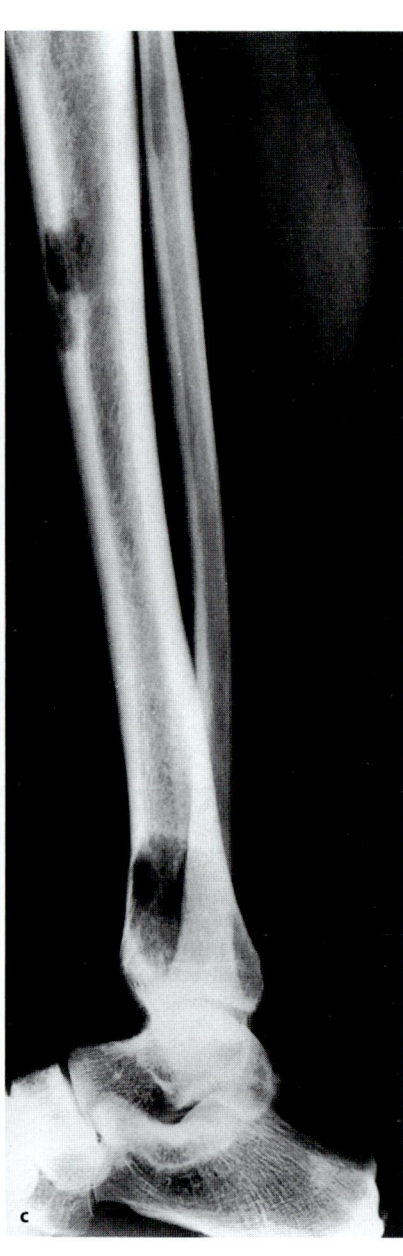

Abb. 8.62 a–c. Grobe Osteolysen im Gliedmaßenskelett bei multiplem Myelom (57-jähriger Mann). Teilweise muten die Osteolysen wie ausgestanzt an („punched-out lesions")

inämie vorliegt. Dann stellt sich praktisch nicht das Problem der Differentialdiagnose zu einer disseminierten Metastasierung. Sonst ist auch an ein diffus metastasierendes kleinzelliges Bronchialkarzinom, das sich selbst der röntgenologischen Darstellung entziehen kann, zu denken. Dabei kann auch das Szintigramm negativ sein, während es allerdings beim diffus metastasierenden Mamma- oder Prostatakarzinom mit massiven Aktivitätsanreicherungen durch die reaktiven Knochenneubildungen einhergeht.

Grobsträhnige Osteoporosen gibt es beim *Hyperparathyreoidismus*. Rein röntgenologisch lässt sich durch eine einfache Handskelettaufnahme eine Abgrenzung herbeiführen, denn dort finden sich beim Hyperparathyreo-

8.2 · Hämatopoetische Neoplasien

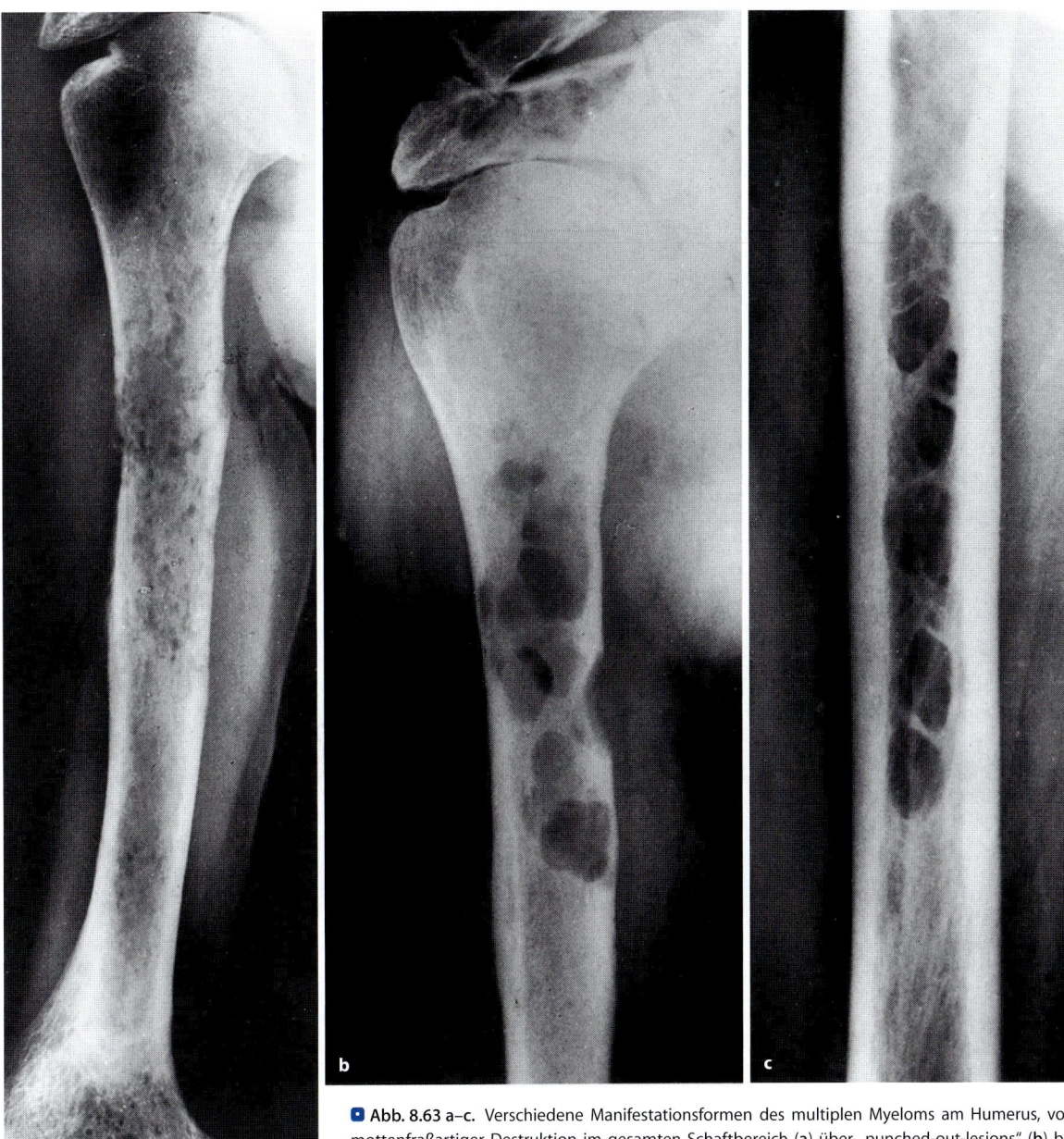

Abb. 8.63 a–c. Verschiedene Manifestationsformen des multiplen Myeloms am Humerus, von mottenfraßartiger Destruktion im gesamten Schaftbereich (**a**) über „punched-out-lesions" (**b**) bis zu grobblasigen Strukturveränderungen im Humerusschaft (**c**) reichend; Spontanfraktur in **a**

idismus immer gleichzeitig typische Veränderungen, z. B. im Sinne von subperiostalen Resorptionen mit unscharfer, samt- oder bürstensaumartiger Konturierung der Außenfläche der Kompakta, vor allem der Mittel- und Grundphalangen. Die Kompakta ist beim Hyperparathyreoidismus ferner aufgespleißt und verdünnt, die gelenknahe Spongiosa ist rarefiziert, die Akren sind verwaschen und unscharf.

Größere Osteolysen ohne nennenswerte Umgebungsreaktionen am Gliedmaßenskelett, z. B. im Humeruskopf oder intertrochantär, sind bei alten Patienten immer suspekt auf Metastasen oder die Primärmanifestation eines Plasmozytoms. Wir sind der Ansicht, dass man solche Herde durch eine früh vorgenommene transkutane Biopsie histologisch abklären sollte, ehe man sich auf eine umständliche und zeitraubende Primärtumorsuche einlässt.

Im Zusammenhang mit einem Plasmozytom entstandenes *Amyloid* mit intra- und extraossärer Ablagerung in *tumoröser* Form kann erhebliche differentialdiagnostische Probleme bereiten. So beschreiben Reinus et al. (1993) 4 Fälle von Plasmazelltumoren mit kalzifizierten Amyloidablagerungen, die ein *Chondrosarkom* vortäuschten! Dabei handelte es sich um Primärpräsentationen; Serumkalzium- und -phosphatwerte waren normal! Mulder u. van Rijssel (1983) präsentierten tumorartiges

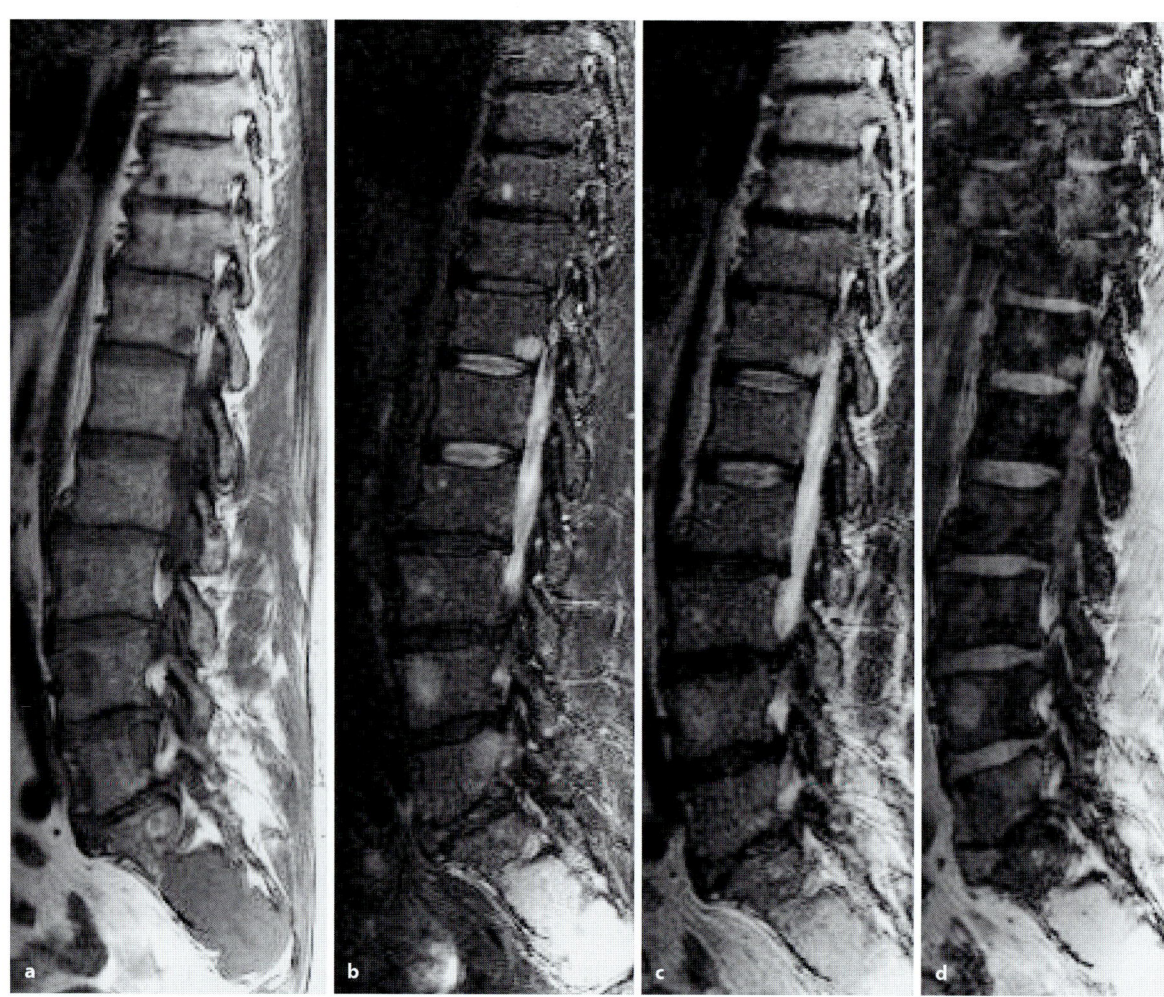

Abb. 8.64 a–j. Fokales Infiltrationsmuster bei Plasmozytom (a–d). **a** T1-gewichtetes SE-Bild (TR/TE 450/12 ms). In BWK 10, 12 und in LWK 2–5 stellen sich fokale hypointense Herde dar. Größere Plasmozytomansammlung (in tumoröser Form) im Os sacrum. **b** Das fettunterdrückte STIR-Bild (TR/TE/TI 2000/70/130 ms) stellt die in a hypointensen Herde hyperintens dar, außerdem sind sie hyperintens gegenüber dem fettsupprimierten normalen Knochenmark. **c** Die fokalen Myelomherde stellen sich im T2-gewichteten Bild (TSE-Sequenz) sehr diskret hyperintens dar, bedingt durch die Hyperintensität des Hintergrunds (sog. Fett-J-Coupling), wodurch der Kontrast vorgegebenermaßen sehr eingeschränkt ist. **d** „Opposed-phase-Sequenz" als Alternative zur STIR-Sequenz. Durch die Subtraktion der transversalen Magnetisierung von fett- und wassergebundenen Protonen ist das normale Knochenmark hypointens, während sich die Areale mit vermehrtem Wassergehalt, also die Tumorzellkonglomerate oder umschriebene Fettinseln, hyperintens darstellen. **e–g** Diffuser Typ des Plasmozytombefalls im Knochenmark. **e** In der T1-gewichteten Sequenz (TR/TE 450/12 ms) stellt sich ein deutlich homogen abgesenktes Signal des Knochenmarks entsprechend einer hochgradig diffusen Myelomzellinfiltration dar. **f** In der STIR-Sequenz (TR/TE/TI 3600/60/150 ms) deutliche diffuse Signalerhöhung. Die Knochenmarkhistologie in **g** demonstriert sehr eindrucksvoll den diffusen Myelombefall. Kaum noch Hämatopoese oder Knochenmarkfett. **h–j** So genanntes „Salz- und Pfeffermuster" des Knochenmarks. Der Patient hat ein histologisch gesichertes multiples Myelom. **h** Im T1-gewichteten SE-Bild (TR/TE 450/12 ms) stellt sich das Knochenmark mit inhomogener Signalintensität dar, was grundsätzlich verdächtig auf einen kleinherdigen nodulären Befall ist. Die STIR-Aufnahme in **i** (TR/TE/TI 3600/60/150 ms) zeigt aber ein regelrecht homogen dunkles Signal ohne Darstellung hyperintenser Myelomherde, so dass eine multifokale Infiltration ausgeschlossen werden kann. In der Knochenmarkhistologie (**j**) stellen sich – korrespondierend zu den MR-Befunden (**h**, **i**) – umschriebene Fettinseln neben normalem Knochenmark mit nur geringfügiger interstitieller Infiltration mit Plasmazellen dar. Das Ganze entspräche einem Stadium I nach Durie und Salmon ohne Therapienotwendigkeit. Ist die Erkrankung irgendwann progredient, dann können sich multiple fokale Myelomherde neben herdförmiger Fettmarksvermehrung ausbilden, die sich dann auf den STIR-Aufnahmen als hyperintense Herde demaskieren. (Abbildungen Frau Priv.-Doz. Dr. A. Baur-Melnyk) (*Forts. S. 533*)

8.2 · Hämatopoetische Neoplasien

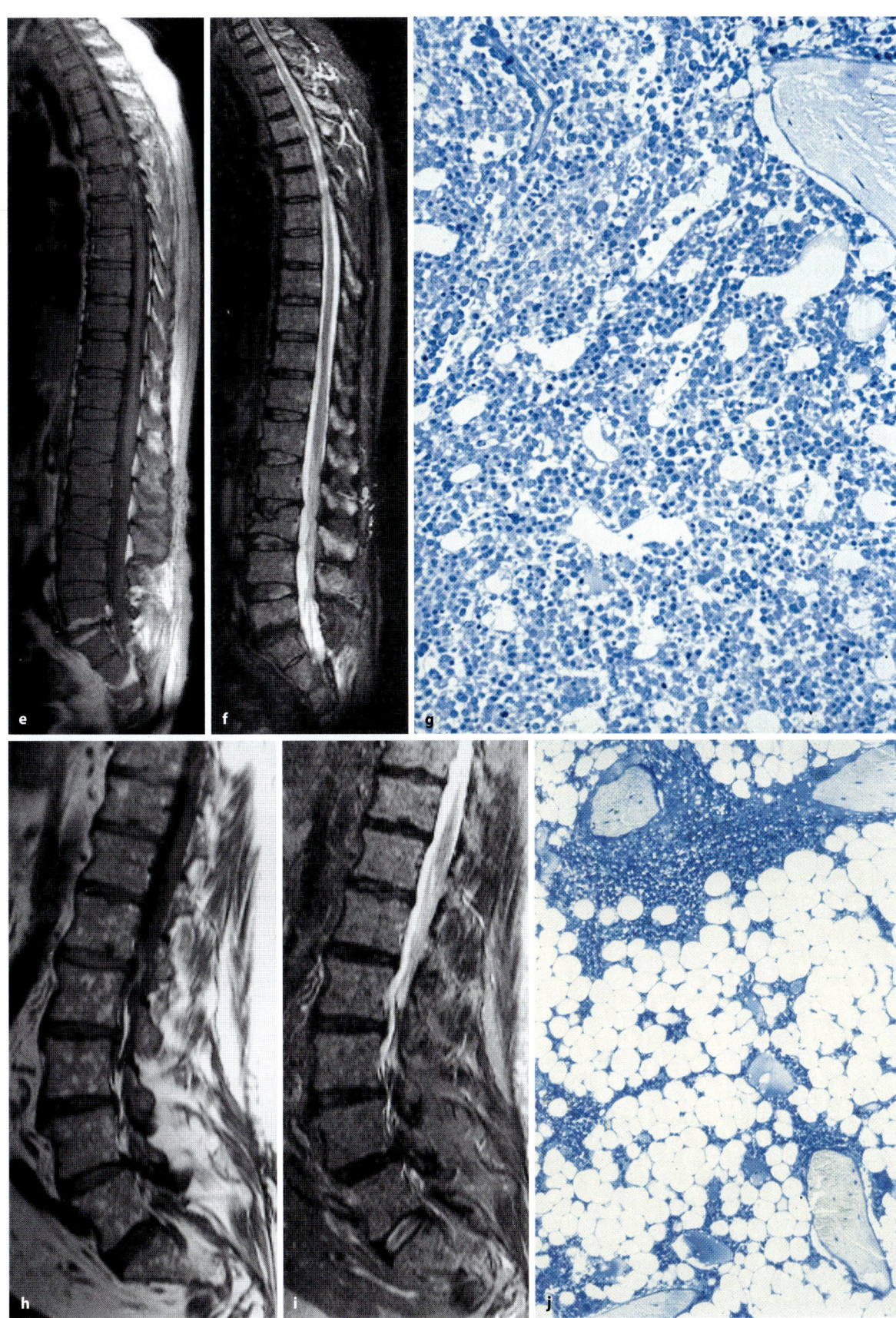

Abb. 8.64 (Forts.)

Amyloid in einem solitären Plasmozytom des Sternums, das ein Chondrosarkom vortäuschte. Ähnliche Beobachtungen machten Karasick et al. (1996) in 2 Fällen am Becken. In einem Fall (Beckenschaufel) wurde ein Osteosarkom mit intraextraossären Verknöcherungen komplett imitiert.

Pathologische Anatomie und Histologie

Biopsiert werden meistens nur Patienten mit solitärem Plasmozytom oder bei Dekompressions- und Stabilisierungsoperationen bei Zusammenbruch eines Wirbels. Makroskopisch liegt der Tumor als hämorrhagisches bis fischfleischartiges, weiches, geleeartiges Gewebe vor (s. Abb. 8.45 a–c). Histologisch bereitet die Diagnose meist keine Probleme (s. Abb. 8.45 d–f). In der intraoperativen Schnellschnittsituation kann in der Abgrenzung zu Karzinommetastasen eine zusätzliche zytologische Untersuchung eines schnell gefertigten und mit Giemsa oder Giemsa-ähnlichen gefärbten Abtupfpräparates hilfreich sein, das die Zytomorphologie der neoplastischen Plasmazellen viel besser zeigt als der Gefrierschnitt. In der Paraffintechnik steht als Zusatzunteruchunn heute in der Immunhistologie ein ausgedehntes Panel von paraffingängigen Antikörpern zur Verfügung, das eine zuverlässige Abgrenzung sowohl von nichtplasmazellulären Neoplasien als auch von reaktiven Veränderungen erlaubt.

Literatur

Aegerter E, Kirkpatrick JA (1975) Orthopedic diseases. Saunders, Philadelphia
Angtuaco EJC, Fassas ABT, Walker R et al. (2004) Multiple myeloma: clinical review and diagnostic imaging. Radiology 231: 11
Baur A (2000) Diagnostik des Plasmozytoms mit der MRT. Radiologe 40: 716
Baur A, Stäbler A, Bartl R et al. (1996) Infiltrationsmuster des Plasmozytoms in der Magnetresonanztomographie. Fortschr Röntgenstr 164: 457
Baur A, Stäbler A, Nagel D et al. (2002) Magnetic resonance imaging as a supplement for the clinical staging system of Durie and Salmon? Cancer 95: 1334
Baur A, Stäbler S, Bartl R et al. (1997) MRI gadolinium enhancement of bone marrow: age-related changes in normals and in diffuse neoplastic infiltration. Skeletal Radiol 26: 414
Berenson JR, Lichtenstein A, Porter L et al. (1996) Efficacy of Pamidronate in reducing skeletal events in patients with advanced multiple myeloma. N Engl J Med 334: 488
Brandon C, Martel W, Weatherbee L et al. (1989) Osteosclerotic myeloma (POEMS syndrome). Skeletal Radiol 18: 542
Dahlin DC (1978) Bone tumors, 3rd edn. Thomas, Springfield
Dimopoulos MA, Barlogie B, Smith TL (1991) High serum lactate dehydrogenase level as a marker for drug resistance and short survival in multiple myeloma. Ann Intern Med 115: 931
Doll G, Schaub T, Benning R (1992) Amyloidose des Knochens und der Weichteile nach einem Plasmozytom. RÖFO 156: 390
Dooms GC, Fisher MR, Hricak H et al. (1985) Bone marrow imaging: magnetic resonance studies related to age and sex. Radiology 155: 429
Durie BG (2003) A consensus report from the scientific advisors of the international myeloma foundation. Hematol J 4: 379–398
Edelmann RR, Kaufmann H, Kolodny GM (1986) Case Report 350. Skeletal Radiol 15: 160
Freyschmidt J (2008) Skeletterkrankungen. Klinisch-radiologische Diagnose und Differentialdiagnose, 3. Aufl. Springer, Heidelberg New York Tokio
Freyschmidt J, Freyschmidt G (1996) Haut-, Schleimhaut- und Skeletterkrankungen. SKIBO diseases. Springer, Berlin Heidelberg New York Tokio
Gleeeson TG, Moriarti J, Shortt CP et al. (2009) Accuracy of whole-body low-dose multidetector CT (WBLDCT) versus skeletal survey in the detection of myelomatous lesions, and correlation of disease distribution with whole-body MRI (WBMRI). Skeletal Radiol 38: 225
Gompels BM, Votaw MC, Martel W (1972) Correlation of radiological manifestations of multiple myeloma with immunoglobulin abnormalities and prognosis. Radiology 104: 509
Hall FM, Gore SM (1988) Osteosclerotic myeloma variants. Skeletal Radiol 17: 101
Heiser S, Schwartzmann JJ (1952) Variations in the roentgen appearance of the skeletal system in myeloma. Radiology 58: 178
Henschel MG, Freyschmidt J, Holland BR (1995) Experimentelle Untersuchungen zur Darstellbarkeit von Wirbelkörperspongiosa in der hochauflösenden Computertomographie. RÖFO 162: 269
Hermann G, Abdelwahab IF, Berson BD (1990) Multiple myeloma (IgD) in a 28-year-old woman. Case report 621. Skeletal Radiol 19: 379
Hermann G, Sherry H, Rabinowitz G (1981) Solitary plasmocytoma associated with peripheral neuropathy. Skeletal Radiol 6: 217
Ishida T, Dorfman HD (1995) Plasma cell myeloma in unusually young patients: a report of two cases and review of the literature. Skeletal Radiol 24: 47
Karasick D, Schweitzer ME, Miettinen M et al. (1996) Osseous metaplasia associated with amyloidproducing plasmocytoma of bone: a report of two cases. Skeletal Radiol 25: 263
Kelly JJ, Kyle RA, Miles JM et al. (1983) Osteosclerotic myeloma and peripheral neuropathy. Neurology 33: 202
Klein B, Wijdenes J, Zhang XG et al. (1991) Murine antiinterleukin-6 monoclonal antibody therapy for a patient with plasma cell leukemia. Blood 78: 1198
Koppenfels R von (1972) Klinische Erfahrungen mit dem Plasmozytom unter besonderer Berücksichtigung der Röntgendiagnostik und der Strahlentherapie. Strahlentherapie 142: 276
Krull P, Holsten H, Seeberg A et al. (1972) Klinische und röntgenologische Besonderheiten des solitären Plasmozytoms. RÖFO 117: 324
Kyle RA (1975) Multiple myeloma. Review of 869 cases. Mayo Clin Proc 50: 29
Kyle RA, Maldonado JE, Bayrd ED (1974) Plasma cell leukemia. Report of 17 cases. Arch Intern Med 133: 813
Lecouvet FE, Nayer P, Garbar C et al. (1998) Treated plasma cell lesions of bone with MRI signs of response to treatment: unexpected pathological findings. Skeletal Radiol 27: 692
Lecouvet FE, van den Berg BC, Michaux L et al. (1998) Stage III multiple myeloma: clinical and prognostic value of spinal bone marrow MR imaging. Radiology 209: 653
Libshitz HJ, Malthouse SR, Cunningham D et al. (1992) Multiple myeloma: appearance at MR imaging. Radiology 182: 833
Morley JB, Schweiger AC (1967) The relation between chronic polyneuropathy and osteosclerotic myeloma. J Neurol Neurosurg Psychiatry 30: 432
Moulopoulos LA, Dimopoulos MA, Alexanin R et al. (1994) Multiple myeloma: MR patterns of response to treatment. Radiology 193: 441
Moulopoulos LA, Varma DGK, Dimopoulos MA et al. (1992) Multiple myeloma: spinal MR imaging in patients with untreated newly diagnosed disease. Radiology 185: 833
Mulder JD, van Rijssel TG (1983) Case report 233. Skeletal Radiol 10: 53

Mundy GR, Raisz LG, Cooper RA et al. (1974) Evidence for the secretion of an osteoclast stimulation factor in myeloma. N Engl J Med 291: 1041
Mundy GR, Rick ME, Furcotte R et al. (1978) Pathogenesis of hypercalcemia in lymphosarcoma cell leukemia. Role of an osteoclast activating factor like substance and mechanism of action for glucocorticoidtherapy. Am J Med 65: 600
Read D, Warlow C (1978) Peripheral neuropathy and solitary plasmocytoma. J Neurol Neurosurg 41: 177
Reinus WR, Kyriakos M, Gilula LA et al. (1993) Plasma cell tumors with calcified amyloid deposition mistaken for chondrosarcoma. Radiology 189: 505
Resnick D, Greenway GD, Bardwick PA (1981) Plasma-cell dyscrasia with polyneuropathy, organomegaly, endocrinopathy, M-protein, and skin changes: the POEMS-syndrome. Radiology 140: 17
Schirmeister H et al. (2003) Positron emission tomography (PET) for staging of solitary plasmacytoma. Cancer Biother Radiopharm 18: 841
Schmidt GP, Baur A, Stäbler A et al. (2005) Beurteilbarkeit diffuser Knochenmarkinfiltrationen der Wirbelsäule bei multiplem Myelom. Korrelation von MRT-Befunden mit der Histologie. Fortschr Röntgenstr 177: 745
Sebes JJ, Niell HB, Palmien GMA et al. (1986) Skeletal surveys in multiple myeloma. Skeletal Radiol 15: 354
Snapper J, Kahn A (1971) Myelomatosis, fundamentals and clinical features. Univ Park Press, Baltimore
Spiro T, Freyschmidt J (1988) Zur Klinik und Radiologie des Plasmozytoms. – Analyse von 116 Fällen. RÖFO 148: 516
Stäbler A, Baur A, Bartl R et al. (1996) Contrast enhancement and quantitative signal analysis in MRI of multiple myeloma: assessment of focal and diffuse growth patterns in marrow correlated with biopsies and survival rates. Am J Radiol 167: 1029
Swiderski G, Bruszewski J (1972) Die röntgenologischen Veränderungen im Frühstadium des Wirbelsäulenmyeloms. Beitr Orthop 19: 623
Tanaka 0, Ohsawa T (1984) The POEMS-syndrome. Radiologe 24: 472
Valderrama JAF, Bullough PG (1968) Solitary myeloma of the spine. J Bone Joint Surg [Br] 50: 82
Voss S, Murphey M, Hall F (2001) Solitary osteosclerotic plasmacytoma: association with demyelinating polyneuropathy and amyloid deposition. Skeletal Radiol 30: 527
Waldenström J (1970) Diagnosis and treatment of multiple myeloma. Grune & Stratton, New York
Wilner D (1982) Radiology of bone tumors and allied disorders. Saunders, Philadelphia

8.3 Tumorähnliche Erkrankungen

8.3.1 Sinushistiozytose mit massiver Lymphadenopathie

Synonym: Rosai-Dorfman-Erkrankung

Dieses Krankheitsbild ist in Europa bisher wenig bekannt; so sind fast zwei Drittel aller Fälle in den Vereinigten Staaten und in Afrika und höchstens 20% in Europa beobachtet worden. Dabei handelt es sich um eine nichtneoplastische Erkrankung, die im Wesentlichen durch eine schmerzlose, bilaterale zervikale Lymphadenopathie (etwa 95% der Fälle) charakterisiert ist. Andere Lymphknotengruppen können beteiligt sein. Im Wesentlichen werden Kinder und junge Erwachsene befallen; das Durchschnittsalter liegt bei 21 Jahren. Weitere klinische Befunde sind persistierendes Fieber, Gewichtsverlust und assoziierte hämatologische und immunologische Veränderungen (z. B. Asthma, Arthritis). Das Krankheitsbild beginnt häufig grippeartig. In etwa einem Drittel der Fälle kommt es zu extranodalen Beteiligungen der Erkrankung mit Befall der Haut (12%), der Nasennebenhöhlen, der Knochen (8%) und des ZNS (6%).

Die Erkrankung ist prinzipiell als gutartiger Prozess einzustufen, der in etwa 20% der Fälle spontan zum Stillstand kommt, in 55% der Fälle kommt es zu einer langsamen Progression, und nur in 1–2% werden Todesfälle registriert. Therapieversuche können zwar kurzfristige positive Effekte haben, beeinflussen aber offensichtlich nicht grundsätzlich den Verlauf. Die Diagnose wird über spezifische histopathologische Befunde gestellt (s. auch S. 480 und unten).

Die *Knochenveränderungen* bestehen im Wesentlichen aus osteolytischen Läsionen, sie sollen nahezu ausschließlich mit nodalen und anderen extranodalen Manifestationen assoziiert sein. In der letzten Zeit mehren sich aber Publikationen mit primären skelettalen Manifestationen, besonders bei älteren Menschen. Eine Erstmanifestation der Erkrankung exklusiv und solitär in der Radiusdiaphyse einer 41-jährigen Frau wurde von George et al. (2003) publiziert. Abdelwahab et al. (2004) veröffentlichten einen Fall (63 Jahre alte Frau), der ebenfalls als Solitärläsion im Knochen (Talus) ohne irgendwelche anderen Organveränderungen (z. B. zervikale Lymphknoten etc.) auftrat. Das Besondere an dem Fall war nicht nur, dass die Talusveränderungen schon 25 Jahre zuvor begonnen hatten und histologisch als Osteomyelitis interpretiert worden waren, sondern dass die Läsion aus einer Mischung zwischen Sklerose und Osteolyse bestand. Schließlich beschreiben Sundaram et al. (2005) den Fall einer 60-jährigen Frau mit lytischen Herden im distalen Femur und in Fibulamitte unilateral ohne irgendwelche anderen nodalen oder extranodalen Krankheitsmanifestationen.

Skelettäre Läsionen können auch im Rahmen des Krankheitsverlaufes auftreten, wenn die Lymphadenopathie und andere Manifestationen bereits zurückgebildet sind. In der Regel sind die Skelettmanifestationen multipel (etwa 70%). Überwiegend betroffen sind die langen Röhrenknochen. Die osteolytischen Herde bewegen sich auf der Lodwick-Skala von IB bis II.

Umgebende Sklerosierungen sind selten, auch periostale Knochenneubildungen werden vermisst. Die Herde können sich im Verlauf spontan verkleinern und schließlich ganz verschwinden, ähnlich wie bei der Langerhanszell-Histiozytose.

Lin et al. (1996) beschreiben die MR-Symptomatik zweier untersuchter Läsionen im distalen Femur und in der proximalen Tibia. Die Läsionen stellten sich in T1-gewichteten Bildern mit niedriger Signalintensität und teilweise in lobulierter Konfiguration dar, in der T2-Gewichtung waren sie signalintensiver als der umgebende normale Knochen.

Der histologische Befund von ossären Läsionen entspricht dem der Lymphknoten, mit Infiltraten aus nicht atypischen Histiozyten, die im Zytoplasma durch Emperipolese kleine Lymphzyten eingeschlossen zeigen und immunhistologisch außer der Positivität für den Histiozytenmarker CD68 auch für S100-Protein positiv reagieren. Negative Reaktionen für CD1a und Langerin in der Immunhistologie grenzen die Rosai-Dorfman-Erkrankung zuverlässig von einer Langerhans-Histiozytose ab. Bei der Erdheim-Chester-Erkrankung sind die Histiozyteninfiltrate negativ für S100-Protein und zeigen auch keine intrazytoplasmatisch liegende Lymphozyten.

Literatur

Abdelwahab IF, Klein MJ, Springfield DS et al. (2004) A solitary lesion of talus with mixed sclerotic and lytic changes: Rosai-Dorfman disease of 25 years duration. Skeletal Radiol 33: 230

Foucar E, Rosai J, Dorfman RF (1990) Sinus histiocytosis with massive lymphadenopathy. Semin Diagn Pathol 7: 19

George J, Stacy G, Peabody T et al. (2003) Rosai-Dorfman disease manifesting as a solitary lesion of the radius in a 41-year-old woman. Skeletal Radiol 32: 236

Lin J, Lazarus M, Wilbur A (1996) Sinus histiocytosis with massive lymphadenopathy: MRI findings of osseous lesions. Skeletal Radiology 25: 279

McAlister WH, Herman T, Dehner LP (1990) Sinus histiocytosis with massive lymphadenopathy. Pediatr Radiol 20: 425

Rosai J, Dorfman RF (1969) Sinus histiocytosis with massive lymphadenopathy. A newly recognized benign clinicopathological entity. Arch Pathol 87: 63

Sartoris D, Resnick D (1986) Osseous involvement in sinus histiocytosis with massive lymphadenopathy. Eur J Pediatr 145: 238

Sundaram C, Shantveer G, Chandrashekar V et al. (2005) Multifocal osseous involvement as the sole manifestation of Rosai-Dorfman disease. Skeletal Radiol 34: 658

9 Fibrogene, fibrohistiozytäre und lipogene Tumoren

9.1 Gutartige Tumoren – 547
9.1.1 Benignes fibröses Histiozytom (BFH) – 547
9.1.2 Lipom – 554
9.1.3 Desmoplastisches Fibrom – 566

9.2 Bösartige Tumoren – 572
9.2.1 Malignes fibröses Histiozytom (MFH) – 572
9.2.2 Fibrosarkom – 588
9.2.3 Liposarkom – 597

9.3 So genanntes malignes Mesenchymom – 601

Fibrogene Tumoren produzieren generell Kollagen, haben aber keine mineralisierende Matrix; deshalb sind sie aus radiologischer Sicht schwierig zu klassifizieren. Die WHO zählt in der Klassifikation der Knochentumoren von Lyon (2002) zu den fibrogenen Tumoren das desmoplastische Fibrom und das Fibrosarkom. Dabei wird im Vorspann des entsprechenden Kapitels darauf hingewiesen, dass Fibrosarkome sehr gut differenziert sein können und dass ihre Unterscheidung vom desmoplastischen Fibrom dann schwierig wird. In der 2. Auflage dieses Buches hatten wir aus pragmatischen Gründen das desmoplastische Fibrom wegen seines lokal aggressiven Wachstums noch als Tumor mit ungewisser Dignität (semimalinge) eingeordnet, folgen jetzt aber – mit Zweifeln – der WHO-Klassifikation und gruppieren es bei den benignen fibrogenen Tumoren, obwohl bei ungünstiger Lokalisation des Tumors Rezidive häufig und die Verläufe auch deletär sein können. Das andere Extrem von Fibrosarkomen liegt im Bereich hochmaligner kleinzelliger Tumoren, die histologisch ein Ewing-Sarkom simulieren können, und beim Malignen fibrösen Histiozytom. Die Unterscheidung des Fibrosarkoms vom fibroblastischen Osteosarkom mit nur geringer Bildung von Tumorosteoid kann manchmal willkürlich sein, hängt vom Sampling ab und wird manchmal auch von klinischen Faktoren (z. B. Patientenalter) beeinflusst.

Zu den *fibrohistiozytären Tumoren* merken die Autoren der Lyon-Klassifikation an, dass diese Gruppe in allen Lokalisationen diagnostisch ganz besonders herausfordernd ist und dass es das Verdienst des Pathologen Stout sei, als Erster zu vermuten, dass einige der sehr pleomorphen Sarkome, insbesondere jene mit schaumigem Zytoplasma, Tumoren repräsentieren, die von Histiozyten abstammen oder zumindest die Potenz einer histiozytären Differenzierung besitzen. Nach heutiger Meinung gilt dies nicht uneingeschränkt, da die neueren Untersuchungstechniken eine histiozytäre Liniendifferenzierung dieser Tumoren nicht belegen. Entsprechend besteht auch der Trend, solche Tumoren als „Pleomorphes Sarkom von hohem Malignitätsgrad" einzuordnen.

Die Diagnose eines malignen fibrösen Histiozytoms wird nach Ansicht der WHO-Autoren dann gestellt, wenn ein hochmaligner spindelzelliger Tumor ein „storiformes" Muster hat oder wenn die Tumorzellen ein reichliches Zytoplasma haben, das eine histiozytäre Differenzierung vermuten lässt. Da der Tumor im Skelett selten ist, sei es nicht begründbar, ihn weiter zu subklassifizieren.

Zu den benignen fibrohistiozytären Tumoren zählt das benigne fibröse Histiozytom, das histologisch identisch mit dem fibrösen metaphysären Defekt ist (s. unten). Manche Riesenzelltumoren haben Anteile, die ein benignes fibröses Histiozytom simulieren. Im Vorspann zu den *lipogenen Tumoren* weisen die WHO-Autoren darauf hin, dass die meisten benignen einer Zufallsbeobachtung entsprechen. Dabei beziehen sie sich besonders auf die Lokalisation im Kalkaneus. Aus unserer Sicht sind die sog. Kalkaneuslipome allerdings eine extreme – regressiv veränderte – Normvariante.

Während die Klassifizierung maligner fibrogener und fibrohistiozytärer Knochengeschwülste mit der Unterteilung in Fibrosarkom, malignes fibröses Histiozytom bzw. pleomorphes Spindelzellsarkom und Liposarkom heute allgemein akzeptiert wird, ist die Abgrenzung der verschiedenen benignen Läsionen voneinander und von geschwulstähnlichen Läsionen außerordentlich problematisch und letztlich auch unklar. Manche Läsionen tragen eine Vielzahl von Synonymen, die einerseits wahrscheinlich nur Ausdruck verschiedener histologischer Aspekte von klinisch und radiologisch ein und derselben Läsion sind, oder weil andererseits bei ihnen ein isomorphes histologisches Bild bei unterschiedlichen Lokalisationen und klinisch-radiologischen Aspekten vorliegt.

So wurde das benigne fibröse Histiozytom auch als Xanthofibrom, Xanthom oder Xanthogranulom bezeichnet. Diese Synonyme leiten sich von lipidbeladenen Zellen ab, die bei einigen Tumorexemplaren das Bild beherrschen können. Andererseits ist das *histologische* Bild des benignen fibrösen Histiozytoms mit dem des fibrösen metaphysären Defekts (fibröser Kortikalisdefekt, nichtossifizierendes Knochenfibrom) identisch, wenngleich beide Läsionen doch sehr unterschiedliche klinische und radiologische Aspekte erkennen lassen. Das periostale Desmoid wird schließlich von manchen Autoren aufgrund identischer makroskopischer und mikroskopischer Aspekte auch als kleine Variante des desmoplastischen Fibroms mit peripherer Lokalisation am Knochen betrachtet.

Die meisten der bereits erwähnten benignen Läsionen sind klinisch in der Regel harmlos. Da diese Läsionen einen unterschiedlich hohen Anteil von Riesenzellen besitzen können, besteht bei der histologischen Untersuchung aber die große Gefahr einer Fehlinterpretation als Riesenzelltumor mit allen sich daraus ergebenden Konsequenzen für das therapeutische Vorgehen.

Röntgenaufnahmen benigner fibröser Knochenläsionen ähneln sich häufig erstaunlich: Eine mehr oder weniger transparente, rundliche oder ovale Osteolyse ist von einem unterschiedlich breiten Sklerosesaum umgeben. Der Knochen kann „aufgetrieben" sein, wenn die Läsion eine Beziehung zur Kompakta hat (Bild der ausgebeulten Knochenschale). Das Innere kann strukturiert sein (kammrig, wabig) oder bei stärkerer Verknöcherung mehr oder weniger homogen dicht erscheinen, so dass gar nicht mehr von einer Osteolyse zu sprechen ist.

Solche einem Lodwick-Grad IA oder B entsprechenden Läsionen sind hinsichtlich der Entität außerordentlich schwierig einzuordnen und in der Konsiliarpraxis überhäufig vertreten. Die Träger solcher Läsionen sind zumeist erwachsen und in der Regel beschwerdefrei.

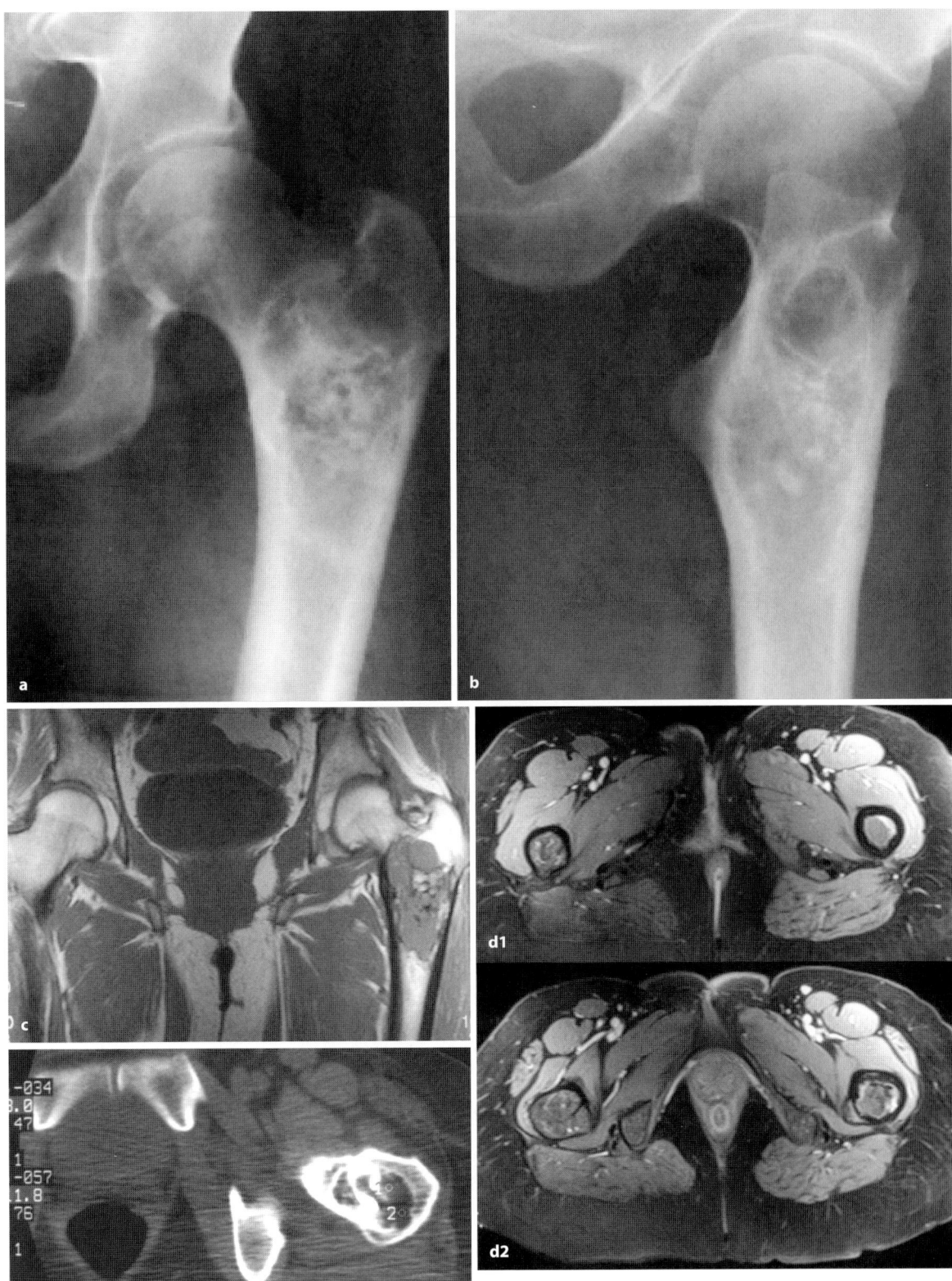

Abb 9.1 a–m. Typische fibroossäre Läsion links intertrochantär im Sinne eines sog. liposklerosierenden myxofibrosierenden Tumors (LSMFT). 45-jährige Frau mit Schmerzen links intertrochantär. Projektionsradiographisch inhomogen aufgebaute Läsion Lodwick-Grad IA mit dichten, wahrscheinlich dystrophen Verknöcherungen und einer größeren sehr transparenten Lyse im Trochanter major. Diese enthält im CT eindeutig Fettgewebw (HE – 111,8). Im T1 gewichteten MRT-Bild stellt sich die Läsion überwiegend isointens mit der Muskulatur dar, nur mäßige Kontrastmittelaufnahme (d) *(Forts. S. 540)*

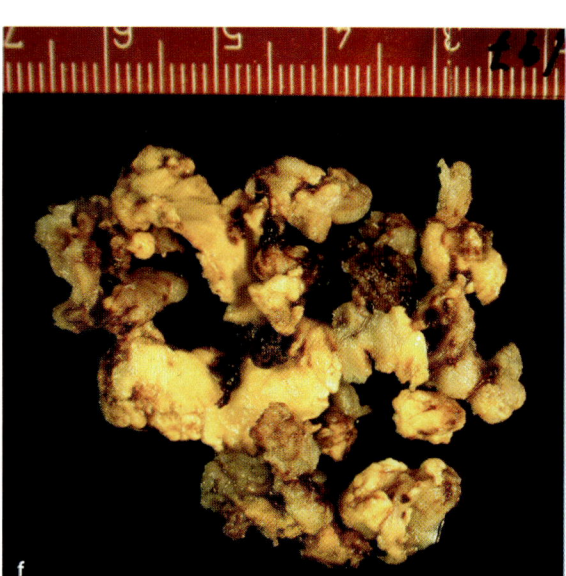

◧ **Abb. 9.1a–m** (*Forts.*) Wegen der Schmerzsymptomatik CT-gesteuerte Biopsie von mehreren Stellen der Läsion. Die Histologie erfüllt alle Voraussetzungen eines LSMFT, also einer Mixtur von verschiedenen Gewebskomponenten. **f** Typischer makroskopischer Befund eines Operationspräparates bei einer 45-jährigen Patientin mit asymptomatischem, zufällig radiologisch entdecktem Herd. Das Exkochleat besteht aus grauem, weichelastischen fibrösen Gewebe mit gelblichen oder gelblich lipomatösen oder myxoiden Abschnitten. Histologisch findet sich ein heterogenes Bild mit Abschnitten ähnlich einer fibrösen Dysplasie mit scharfer Abgrenzung gegenüber dem umgebenden Knochen (**g, h**) sowie zellreicheren fibroössären Bezirken (i_1) neben zellarmen myxoiden Anteilen (i_2) (*Forts. S. 541*)

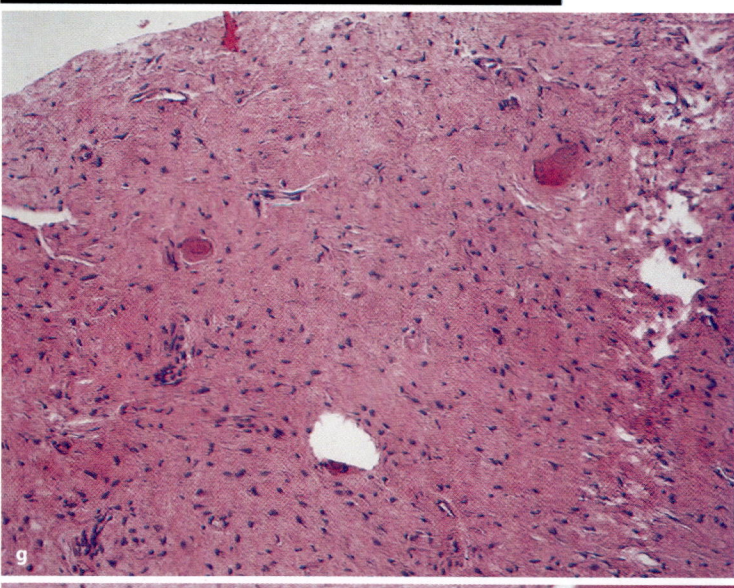

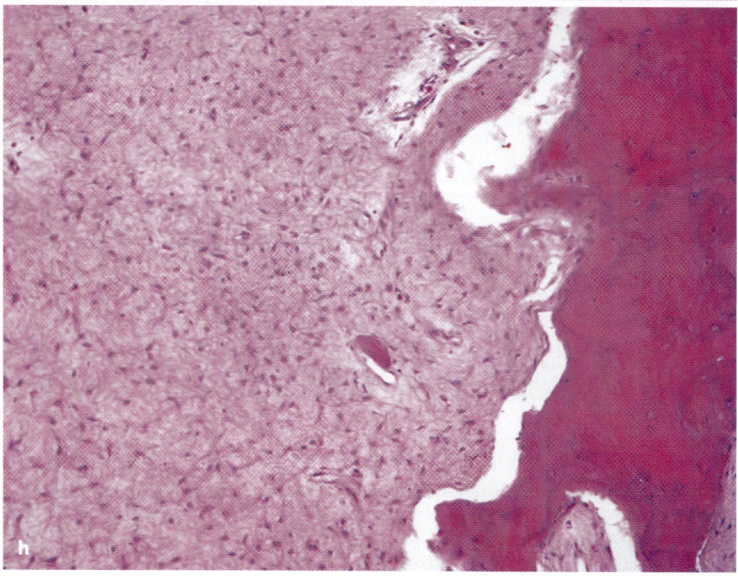

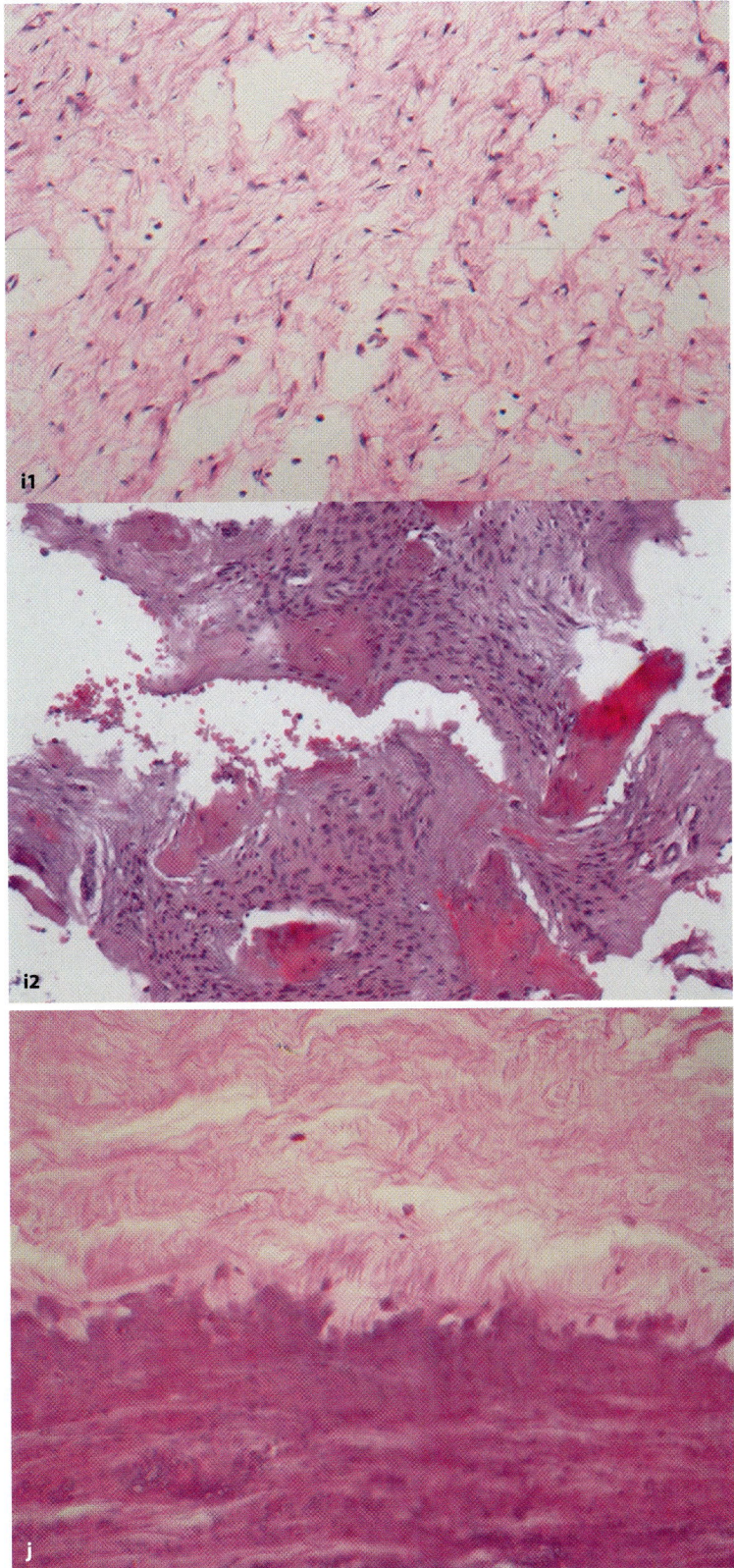

Abb 9.1a–m (*Forts.*) Auch senkrecht von den Knochenoberflächen abstrahlende Kollagenfasern werden gefunden, ähnlich einer fibrösen Dysplasie (j) (*Forts. S. 542*)

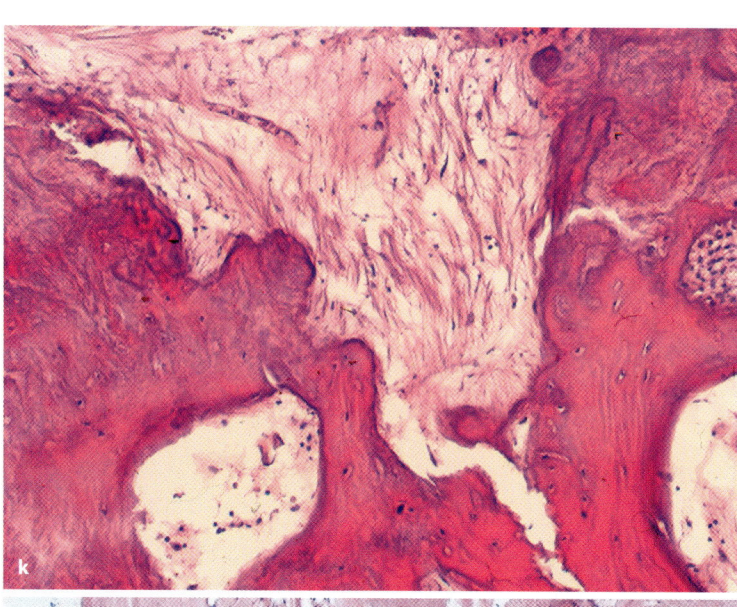

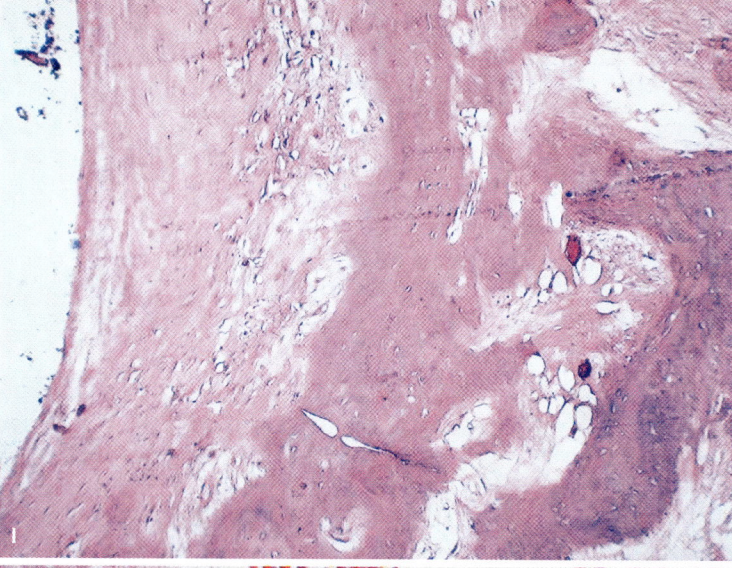

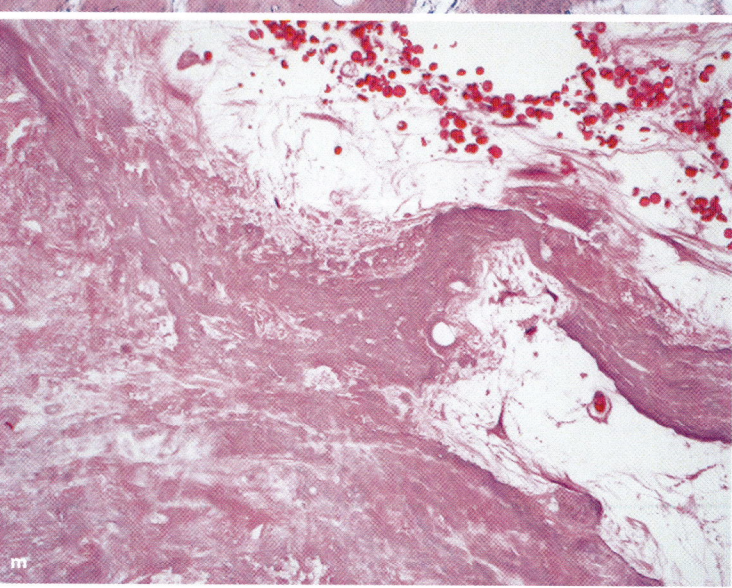

Abb 9.1a–m (*Forts.*) Für die Läsion typische basophile Knochensubstanz (**k**). Regressive Veränderungen sind regelmäßig vorhanden bis zu pseudozystischer Umwandlung (**l**) und dystrophen Verkalkungen (**m**)

Im *Szintigramm* sieht man keine oder nur eine mäßige Aktivitätsanreicherung gegenüber dem gesunden Knochen. Gelegentlich durchgeführte *histologische Untersuchungen* bringen erfahrungsgemäß zumeist keine Klärung und vor allem keine klare Abgrenzung zwischen fibröser Dysplasie, benignem fibrösen Histiozytom, regressiv verändertem Lipom, Knochenmarkinfarkt usw. Diese aus verschiedenen histologischen Komponenten aufgebauten Läsionen werden – vor allem bei einer intertrochantären Lokalisation – von manchen Autoren auch als *liposklerosierender myxofibromatöser Tumor (s. unten)* bezeichnet bzw. als Untergruppe fibroossärer Läsionen betrachtet. Wir haben uns angewöhnt, solche Zufallsbeobachtungen allgemein als **fibroossäre Läsionen** anzusprechen, da sich pathologisch-anatomisch stets neben Bindegewebe mehr oder weniger differenzierter Knochen findet. Wir glauben, dass es sich dabei um regressiv veränderte fibröse Dysplasien, Lipome (s. S. 544), Knochenzyten und vieles mehr handelt.

Bei klinischer Beschwerdefreiheit und unspezifischem Szintigramm sollte man keine Probebiopsie durchführen oder gar zu einer Exzision raten, sondern nur kontrollieren.

Nur wenn die Patienten über Schmerzen klagen und/ oder eine sicht- oder tastbare Schwellung vorliegt, sollte probebiopsiert werden, da diese Symptome einen aktiven Prozess signalisieren.

In den ◘ Abb. 9.2 und 9.3 sind einige der oben beschriebenen, nicht immer sicher klassifizierbaren „fi-

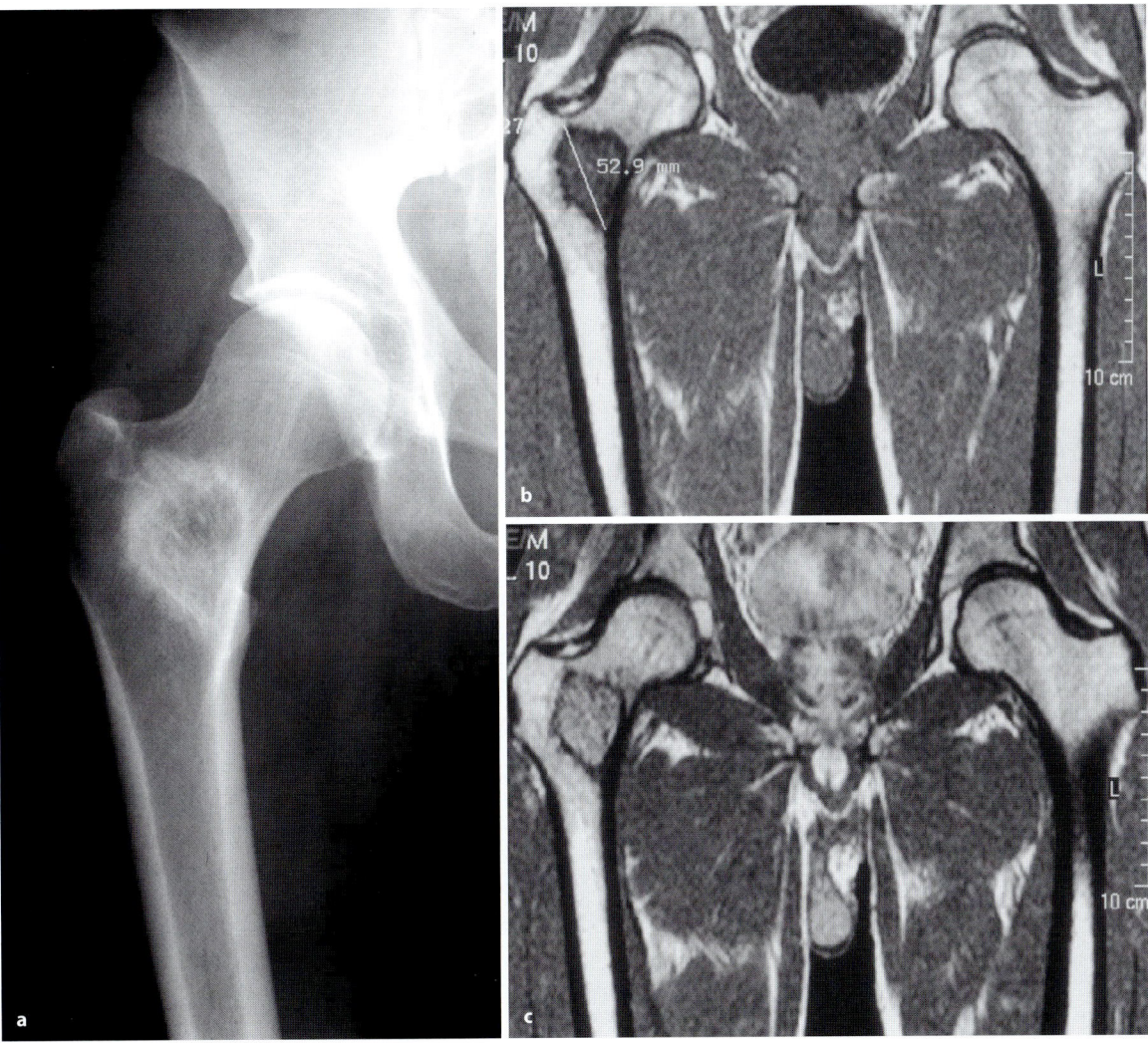

◘ **Abb. 9.2 a–g.** Fibroossäre Läsion und Xanthom. **a–d.** Fibroossäre Läsion rechts intertrochantär, 43-jähriger gesunder Mann, Zufallsbefund bei Traumadiagnostik. In einer anderen Institution offene Biopsie, deren Histologie alle für die Annahme eines LSMFT notwendigen Kriterien erfüllte. Im Projektionsradiogramm relativ homogene endoläsionale Ossifikation, die allerdings nicht weiter spezifiziert werden konnte, da CT-Aufnahmen nicht angefertigt worden waren, was wir für eine inkomplette Diagnostik halten. Möglicherweise hätten die entsprechenden Zusatzinformationen (s. Text) die aus unserer Sicht überflüssige Biopsie abgewendet. Offensichtlich war es die inhomogene Signalintensität im T1-Bild (**b**) und die deutliche Kontrastmittelaufnahme (**c**), die die Beurteiler verunsicherte. Das T2-Bild in **d** zeigt eine angehobene Signalintensität in der Läsion (*Forts. S. 544*)

broossären Läsionen" dargestellt. Wir haben diese Fälle eingereiht nach Maßgabe ihrer stärksten Ähnlichkeit mit den dort beschriebenen Läsionen, aber im Falle der Abb. 9.10, 13.18, 13.24 und 13.25 nach Maßgabe des Textbezuges. In diesem Zusammenhang sei darauf verwiesen, dass die oben erwähnten Lipome des Knochens im Regressionsstadium die oben erwähnten „fibroossären Läsionen" verursachen können. Der dichte umgebende Sklerosesaum entspricht bei den Lipomen entweder einer reaktiven Knochenneubildung oder einer dystrophen Ossifikation. Das Innere von Lipomen ist aber in der Regel weniger strukturiert als das von fibroossären Läsionen. Zumeist finden sich zentral dichtere dystrophe Kalzifikationen und keine Trabekel- oder Septenbildungen. Im CT

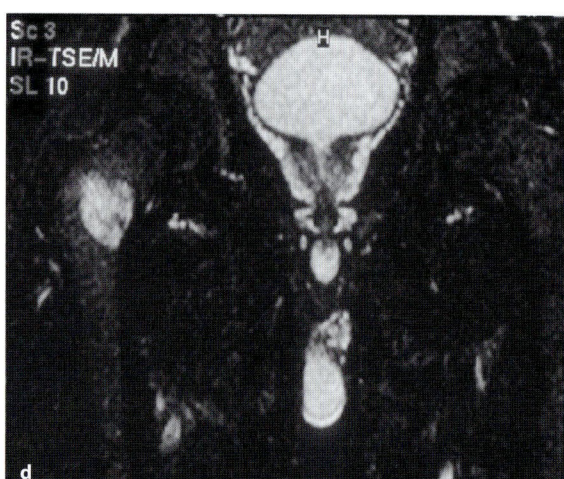

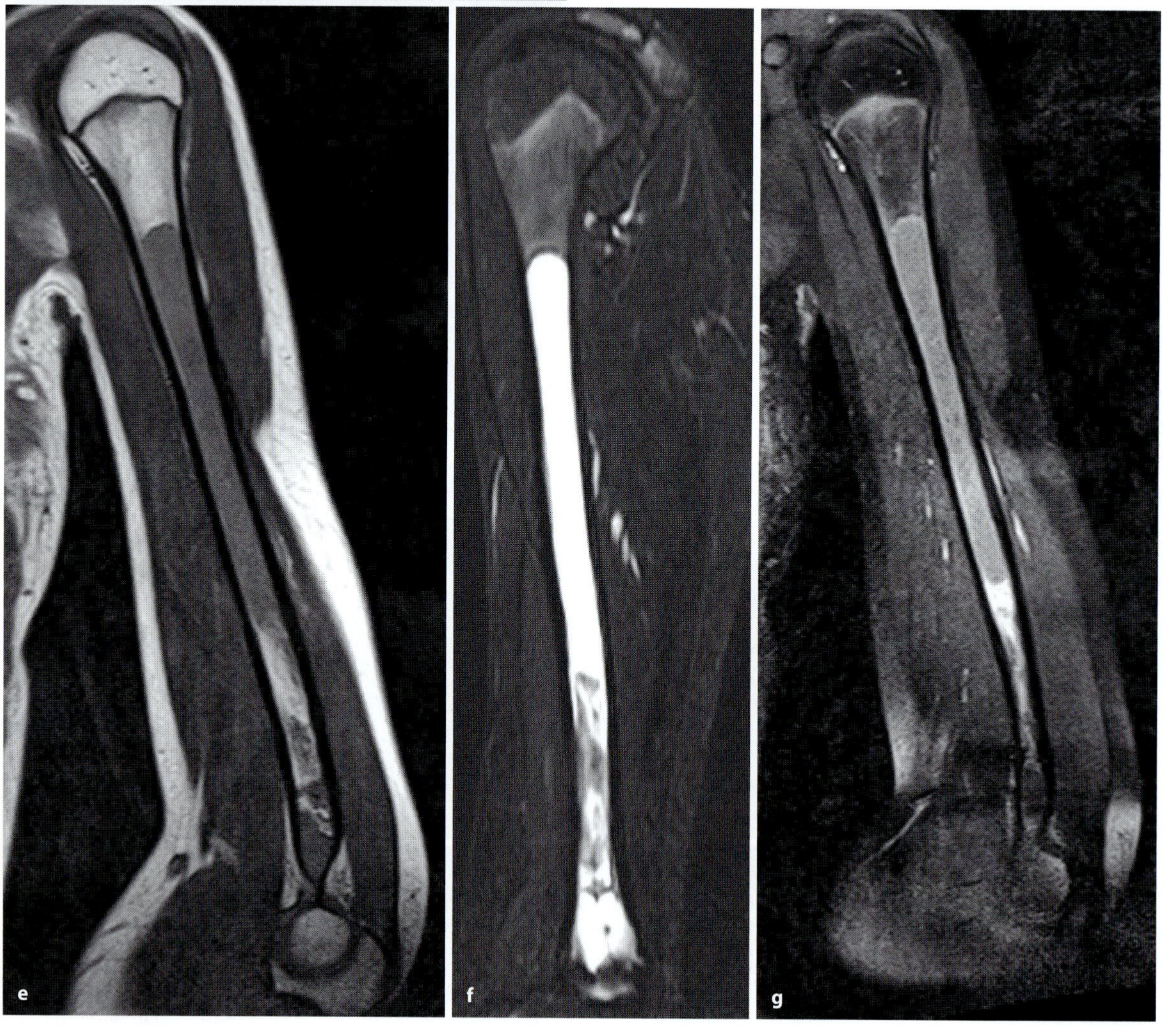

■ **Abb. 9.2** (*Forts.*) **e–g** Idiopathisches Xanthom im rechten Oberarm. 13-jähriges Mädchen mit Schmerzen in rechten Oberarm. Im nicht mehr auffindbaren Röntgenbild war ein sehr diskretes Scalloping zu sehen. Im T1-Bild (**e**) findet sich im gesamten Schaft eine fast homogene, leicht über der Muskulatur gelegene Signalintensität, im T2-Bild (**f**) eine flüssigkeitsäquivalente Signalgebung, nach KM-Gabe (Gadolinium) (**g**) leichtes Enhancement, auch von einer Art von Kapsel. Bei der Eröffnung des Markraums entleerte sich eine fettige gelblich-bräunliche Flüssigkeit

oder MRT ist der Beweis für den fettigen Inhalt der Läsionen zu erbringen.

Einige Anmerkungen seien an dieser Stelle zu dem oben bereits erwähnten Begriff des **liposklerosierenden myxofibromatösen Tumors** („liposklerosing myxofibrous tumor", LSMFT) gemacht: Diese Läsion hat eine Prädilektion für die Intertrochantärregion (○ Abb. 9.1 und 9.2 a–d) und ist durch eine Mixtur von verschiedenen histologischen Elementen aufgebaut, wozu gehören: Lipom, Fibroxanthom, Myxom, Myxofibrom, fibröse dysplasieartige Elemente, Zystenbildung, Fettnekrose, ischämische Ossifikation und – selten – Knorpel (Ragsdale 1993; Kransdorf et al. 1999; Heim-Hall u. Williams 2004). Man nimmt an, dass diese Läsion wenigstens zum Teil eine Variante der fibrösen Dysplasie (nach Traumatisierung) ist oder einem unspezifischen Endzustand anderer benigner fibromyxoider oder fibroossärer Läsionen entspricht (z. B. juvenile Knochenzyste, Lipom, Fibromyxom, Knocheninfarkt). Auch der molekularbiologi-

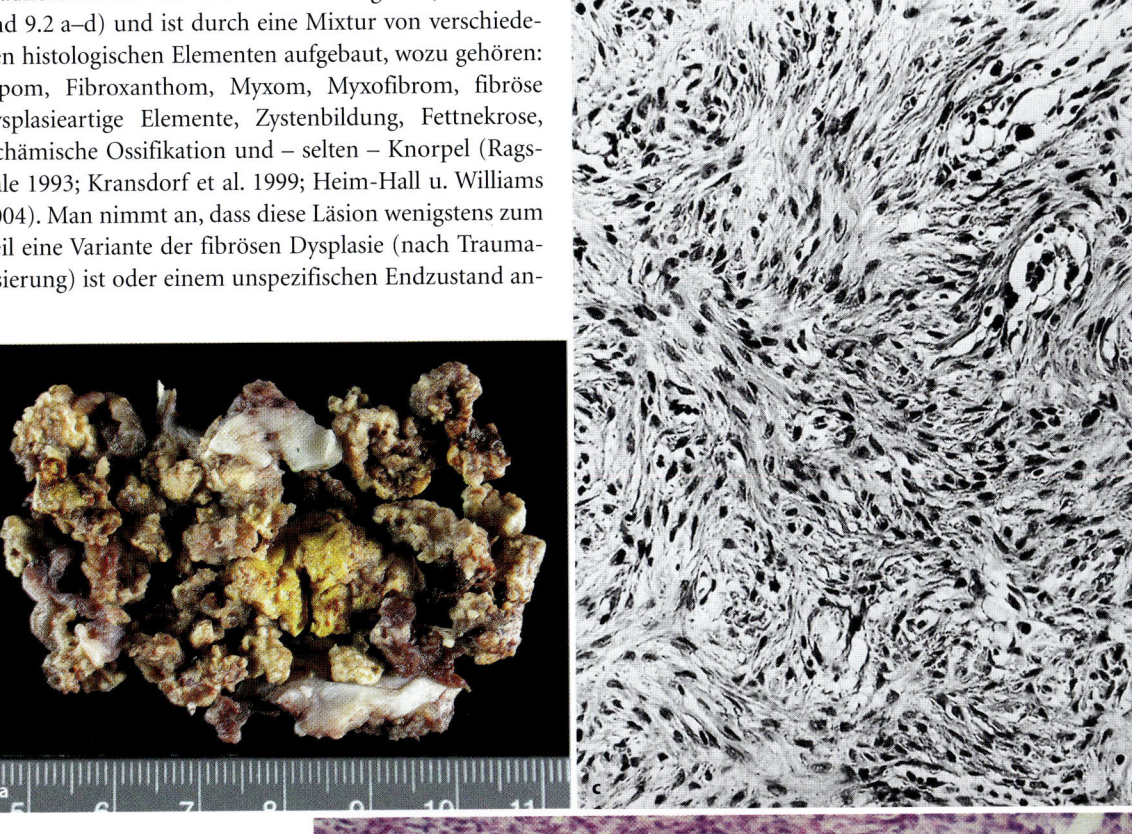

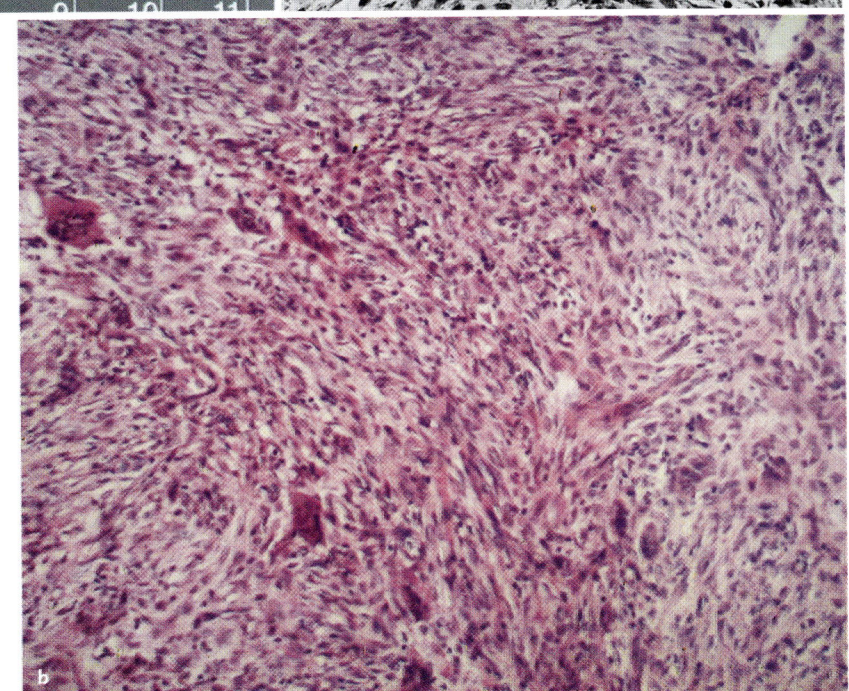

○ **Abb. 9.3 a–d.** Benignes fibröses Histiozytom des Knochens. **a** Operationspräparat aus dem proximalen Femur einer 34-jährigen Frau: graues, fibröses Gewebe; die gelblichen Areale entsprechen schaumzelligen Abschnitten mit Lipoidspeicherung. **b** Histologisch zeigt sich ein fibrohistiozytär differenzierter Tumor mit wenigen eingestreuten Riesenzellen ohne Nekrosen. **c** Die stärkere Vergrößerung zeigt die faszikuläre Struktur mit angedeuteter Wirbelbildung um dünnwandige Gefäße mit einzelnen eingestreuten Riesenzellen jeweils ohne Atypien; Mitosen fehlen oder sind sehr selten (*Forts. S. 546*)

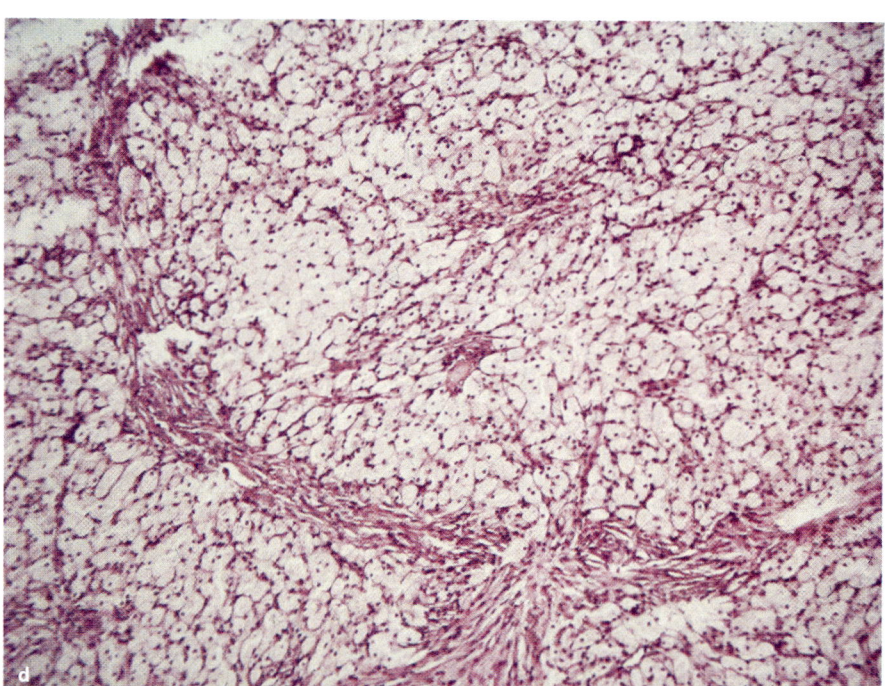

Abb. 9.3 (*Forts.*) Überwiegend schaumzellig aufgebaute Tumoren sind selten (**d, e**)

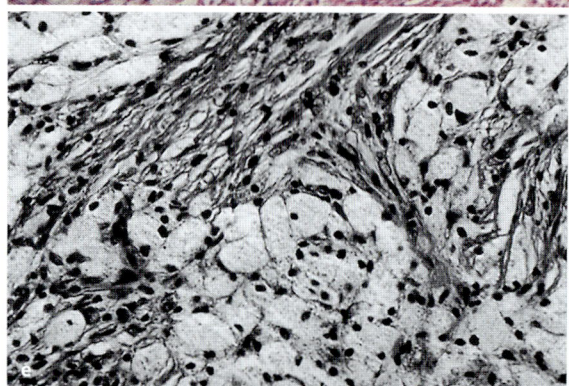

sche Nachweis der für die fibröse Dysplasie typischen aktivierenden Punktmutation im Exon 8 des Gs-alpha-Gens in einem Teil dieser Läsionen unterstützt diese Annahme (Matsuba et al. 2003). Aus dieser Darstellung wird klar, dass der LSMFT nicht sicher die Voraussetzungen für einen Primärtumor des Knochens erfüllt. Ragsdale (1993) beobachtete 95 Fälle eines LSMFT, wovon 90% im proximalen Femur vorkamen. Andere Lokalisationen waren distales Femur, Tibia, Humerus und Schädelkalotte. 16% aller femoralen Lokalisationen waren vor der Entdeckung sarkomatös transformiert und dabei symptomatisch. Unter den 39 Fällen von Kransdorf et al. (1999; Durchschnittsalter der Patienten 42 Jahre) fanden sich 4 mit einer sarkomatösen Transformation, wovon sich 3 Patienten mit Spontanfrakturen präsentierten. 48% der Patienten hatten Schmerzen, die zur Aufdeckung der Läsion führten, bei 41% handelte es sich um Zufallsbefunde. Die maligne Tranformation war wohl von den ischämischen Ossifikationen in den Läsionen oder von progressiven Atypien der veränderten lipomatöses Komponente ausgegangen. Die projektionsradiographische Morphologie der LSMFT wird von Kransdorf et al. (1999) folgendermaßen beschrieben: Lodwick-Grad-I-Läsion mit eher mäßigem bis breitem Sklerosesaum, in 64% keine Veränderung der Knochenkontur, in 28% leichte Expansion, beim Rest der Fälle mäßiger bis starker expansiver Knochenumbau. Eine Matrixmineralisation fand sich in 72% der Fälle und fehlte in 10% der Fälle. Beim Rest der Fälle konnte eine Matrixmineralisation wegen der überlagernden Randsklerose nicht beurteilt werden. Das Szintigramm war schwach oder moderat positiv, die CT reflektierte die radiographischen Befunde und war bei der Charakterisierung der Art und Ausdehnung der marginalen Sklerose und der Matrixmineralisation sehr nützlich. Letztere fand sich eher kugelförmig sowie irregulär und reichte oft bis an den Rand der Läsion. Die umgebende Sklerose war überwiegend gleichförmig dick. Fettäquivalente Dichtewerte konnten die Autoren übrigens nicht nachweisen. In 6 Fällen konnte eine MRT durchgeführt werden: Auf T1-gewichteten Bildern waren die Läsionen relativ homogen mit einer dem Skelettmuskel ähnlichen Signalintensität, auf den T2-Bildern fanden sich die Läsionen leicht bis mäßig inhomogen mit einer Signalintensität gleich oder größer als Fett. Bis auf die Tatsache, dass wir bei ungefähr der Hälfte unserer Fälle einer fibroossären Intertrochantärläsion im CT mehr oder weniger fettige Anteile nachweisen können, gleichen sich also die Beschreibungen der Radiologie von LSMFT und „fibroossärer Läsion", so dass wir aus klinisch-radiologischer Sicht keine zwingende Notwendigkeit sehen, den Begriff der LSMFT im deutschsprachigen Raum für eine Untergruppe fibroossärer Läsionen – mit Prädilektionssitz intertrochantär – einzuführen oder zu benutzen. Übereinstimmend mit den meisten Autoren sehen wir aus onkologischer Sicht keine Notwendigkeit, zufällig entdeckte fibroossäre Läsionen chirurgisch zu behandeln. Man sollte den Patienten den Befund mitteilen und sie darauf aufmerksam machen, dass sie sich erneut vorstellen, wenn sie Schmerzen bekommen. Dem behandelnden Arzt sollte es überlassen bleiben, ob er in 1- bis 2-jährigen Abständen den „Patienten" radiologisch und klinisch „kontrolliert"; dies hängt sicherlich auch von der jeweiligen psychischen Belastbarkeit des betroffenen Menschen ab.

Literatur

Heim-Hall JM, Williams RP (2004) Liposclerosing myxofibrous tumor: a traumatized variant of fibrous dysplasia? Report of four cases and review of the literature. Histopathology 45: 369

Kransdorf MJ, Murphey MD, Sweet DE (1999) Liposclerosing myxofibrous tumor: A radiologic-pathologic distinct fibro-osseous lesion of bone with a marked predelection for the intertrochanteric region of the femur. Radiology 212: 693

Matsuba A, Ogose A, Tokunaga K et al. (2003) Activating Gs α mutation at the Arg[201] Codon in liposclerosing myxofibrous tumor. Hum Pathol 34: 1204

Ragsdale BD (1993) Polymorphic fbroosseous lesions of bone: An almost site-specific diagnostic problem of the proximal femur. Hum Pathol 24: 505

9.1 Gutartige Tumoren

9.1.1 Benignes fibröses Histiozytom (BFH)

ICD-O-Code 8830/0

Synonyme: Xanthofibrom, Xanthom, Xanthogranulom, Fibroxanthom

> **Definition:**
> „Das BFH ist eine benigne Läsion, die aus spindelförmigen Fibroblasten in einem geflechtartigen Muster (sog. storiformes Muster) mit einem variablen Anteil von kleinen vielkernigen osteoklastenähnlichen Riesenzellen aufgebaut ist. Schaumzellen (Xanthom), chronische Entzündungszellen, Stromaeinblutungen und Hämosiderinpigment werden häufig beobachtet (WHO 2002).

Die Läsion zeichnet sich histologisch durch eine Proliferation von Zellen aus, die Kollagen bilden oder auch ein histiozytäres Aussehen annehmen können (Dahlin u. Unni 1986). Die früher synonym gebrauchten Begriffe Xanthofibrom, Xanthom und Xanthogranulom leiten sich von lipidbeladenen Zellen ab, die bei einigen Tumorexemplaren das Bild beherrschen können.

Die Läsion gilt als sehr selten, ihre Ätiologie ist unklar. Unter den 8542 Knochentumoren im Krankengut von Dahlin und Unni (1986) sind nur 8 eindeutige Fälle mit der Bezeichnung „benignes fibröses Histiozytom" registriert. Bisher sind insgesamt weniger als 100 Fälle publiziert worden.

Die Histologie des benignen fibrösen Histiozytoms ist identisch mit der des fibrösen metaphysären Defekts (fibröser Kortikalisdefekt, nichtossifizierendes Knochenfibrom). Dennoch scheint es sich um eigenständige Veränderungen des Knochens zu handeln, da sie klinische und radiologische Unterschiede erkennen lassen.

Der fibröse metaphysäre Defekt kommt typischerweise im Wachstumsalter vor und ist metaphysär-exzentrisch lokalisiert. Wir selbst betrachten ihn als eine Wachstumsstörung, die spontan ausheilt, indem sie durch das Knochenwachstum zunehmend nach diaphysär verschoben wird und damit in den meisten Fällen den Knochenummodellierungsvorgängen anheim fällt.

Klinisch bereiten fibröse metaphysäre Defekte keine Beschwerden; zuweilen beobachtete Spontanfrakturen kommen nur bei größeren Exemplaren vor. Vielfach verlaufen echt traumatisch bedingte Frakturlinien nur durch Zufall in einen solchen fibrösen metaphysären Defekt hinein.

Nach eigenen Untersuchungen liegen gut 96% aller fibrösen metaphysären Defekte an der unteren Extremität und nur 4% an der oberen. Lieblingssitz an der unteren Extremität ist die distale Femurmetaphyse, an der sich in unserem Krankengut allein 62% fanden. In der Häufigkeit folgt die proximale Tibiametaphyse mit ca. 24% (Weiteres s. S. 74 ff.).

Ganz anders liegen die Verhältnisse bei den bisher unter dem Begriff des benignen fibrösen Histiozytoms beschriebenen Läsionen (◘ Abb. 9.4 bis 9.6). Sie treten überwiegend im Erwachsenenalter auf (Dahlin u. Unni 1986; Destouet et al. 1980; Dominok u. Eisengarten 1980; Bertoni et al. 1983; Clark et al. 1985; Clarke et al. 1985). In der Regel bereiten jene Tumoren Schmerzen, die zur röntgenologischen Untersuchung führen. Beim fibrösen metaphysären Defekt erfolgt der röntgenologische Nachweis der Läsion in der Regel als Zufallsbeobachtung im Rahmen der radiologischen Abklärung traumatischer Veränderungen, insbesondere am Kniegelenk.

Auch lokalisatorisch ergibt sich ein deutlicher Unterschied zum fibrösen metaphysären Defekt: Das benigne fibröse Histiozytom kommt vor allem im Sakrum, im Ilium, in den Rippen, an der Wirbelsäule und in den Epiphysen und Diaphysen der langen Röhrenknochen vor, Regionen, in denen bisher noch kein radiologisch typischer fibröser metaphysärer Defekt entdeckt wurde. Die uns zur Verfügung stehenden Röntgenaufnahmen

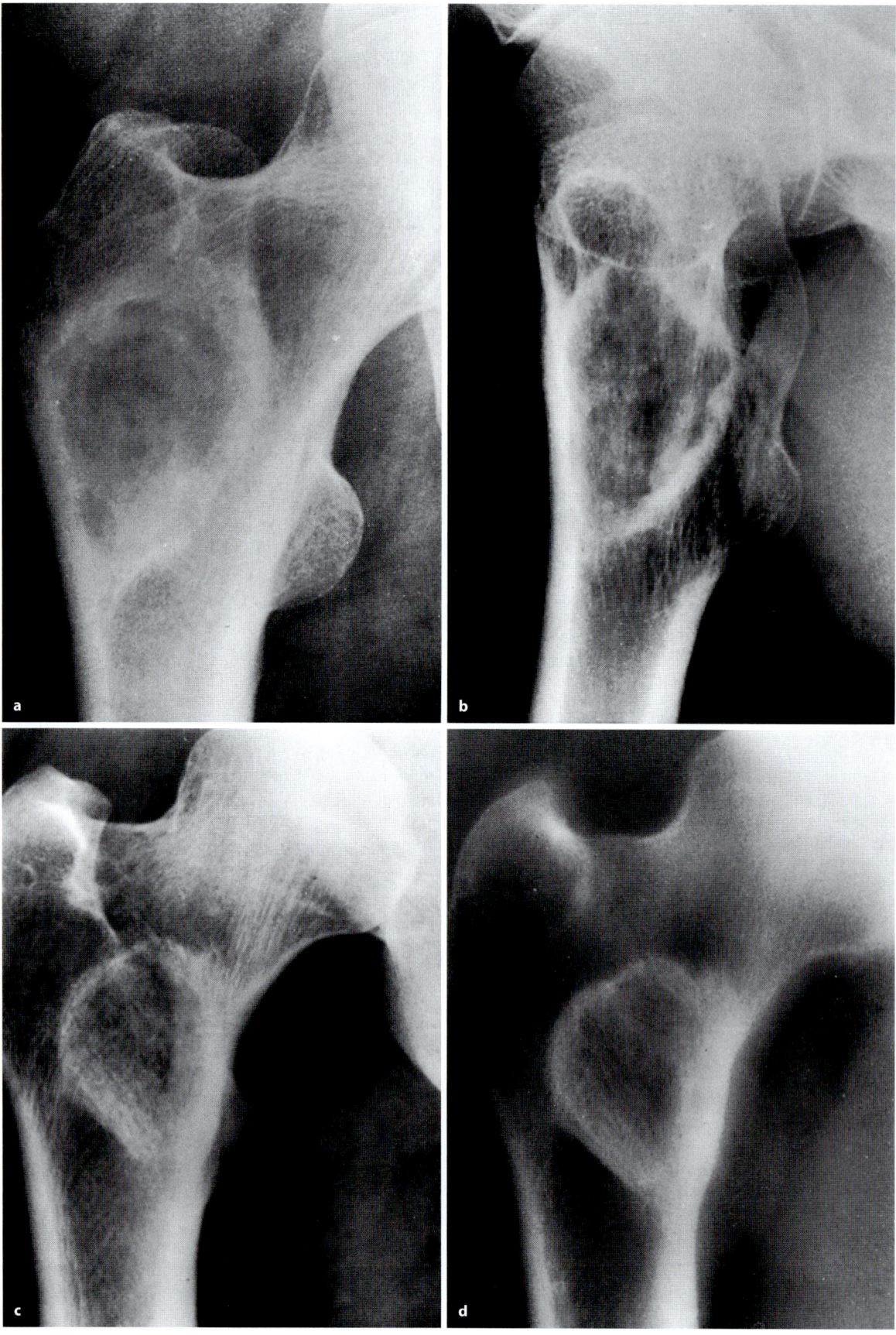

Abb. 9.4 a–d (*Text s. S. 549*)

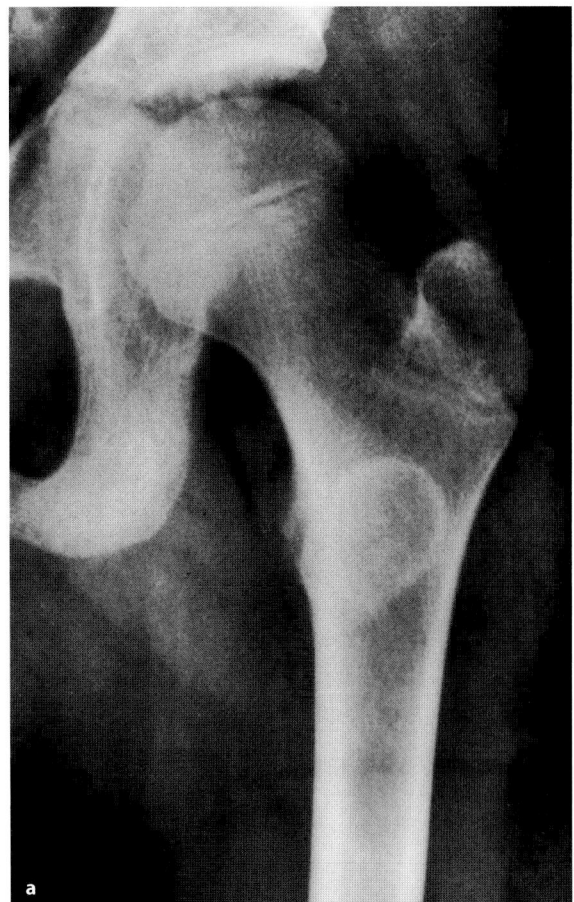

Abb. 9.4 a–d. Benigne fibröse Histiozytome (BFH) im proximalen Femur. **a, b** 52-jährige Frau mit mäßigen Schmerzen in der rechten Hüfte seit Jahren. Der von einem breiten Sklerosesaum umgebene Defekt (Lodwick-Grad IA), in dem sich unstrukturierte verwaschene Kalzifikationen finden, hat Ähnlichkeiten mit einer fibrösen Dysplasie. Keine Arthrosezeichen, die die Hüftbeschwerden bei dem im Übrigen klinisch unauffälligen Hüftgelenk erklären könnten. Die Schmerzsymptomatik dürfte also auf den Tumor zurückzuführen sein. Histologisch hatte die Läsion erhebliche xanthomatöse Anteile. Sie wurde in einer früheren Publikation auch als Xanthofibrom klassifiziert. Primär würde man den Befund am besten mit dem Begriff „fibroossäre Läsion" belegen (vgl. die Ähnlichkeiten mit Abb. 9.10). Manche Autoren würden ihn wegen seiner polymorphen Zusammensetzung auch als liposklerosierenden myxofibromatösen Tumor bezeichnen (LSMFFT, s. auch Text). **c, d** BFH in der rechten Intertrochantärregion bei einem 39-jährigen Mann (Lodwick-Grad IA). Der Befund war aktuell eine Zufallsbeobachtung; der Patient gab aber an, vor einigen Jahren Schmerzen in der rechten Hüftregion verspürt zu haben. Der Symptomatik wurde aber nicht weiter nachgegangen. Für diesen Fall gilt die gleiche Differentialdiagnose wie für den Fall in **a, b**

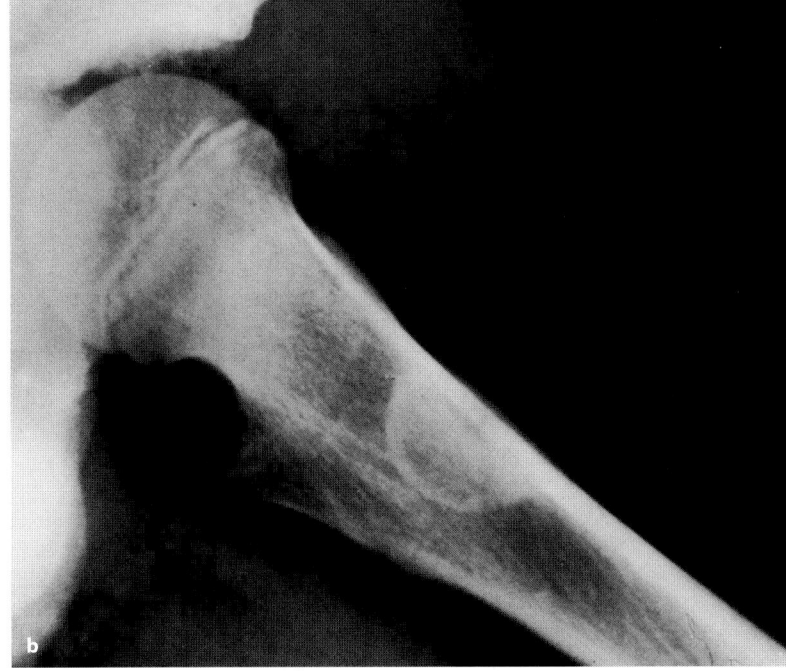

Abb. 9.5 a, b. Benignes fibröses Histiozytom im linken proximalen Femur bei einem 12-jährigen Jungen mit deutlicher Schmerzsymptomatik in dieser Region. Histologisch hatte der Tumor starke xanthomatöse Anteile. Röntgenologisch findet er sich von einem Sklerosesaum umgeben, ventral ist die Kompakta umschrieben zerstört, darüber liegt eine hauchdünne, verkalkte Periostlamelle (Lodwick-Grad IA). Vgl. die Ähnlichkeiten mit Abb. 9.2 a, b, 9.4 c, d. Der Befund würde auch die Voraussetzungen für die Annahme eines liposklerosierenden myxofibromatösen Tumors (s. Text) erfüllen

550 Kapitel 9 · Fibrogene, fibrohistiozytäre und lipogene Tumoren

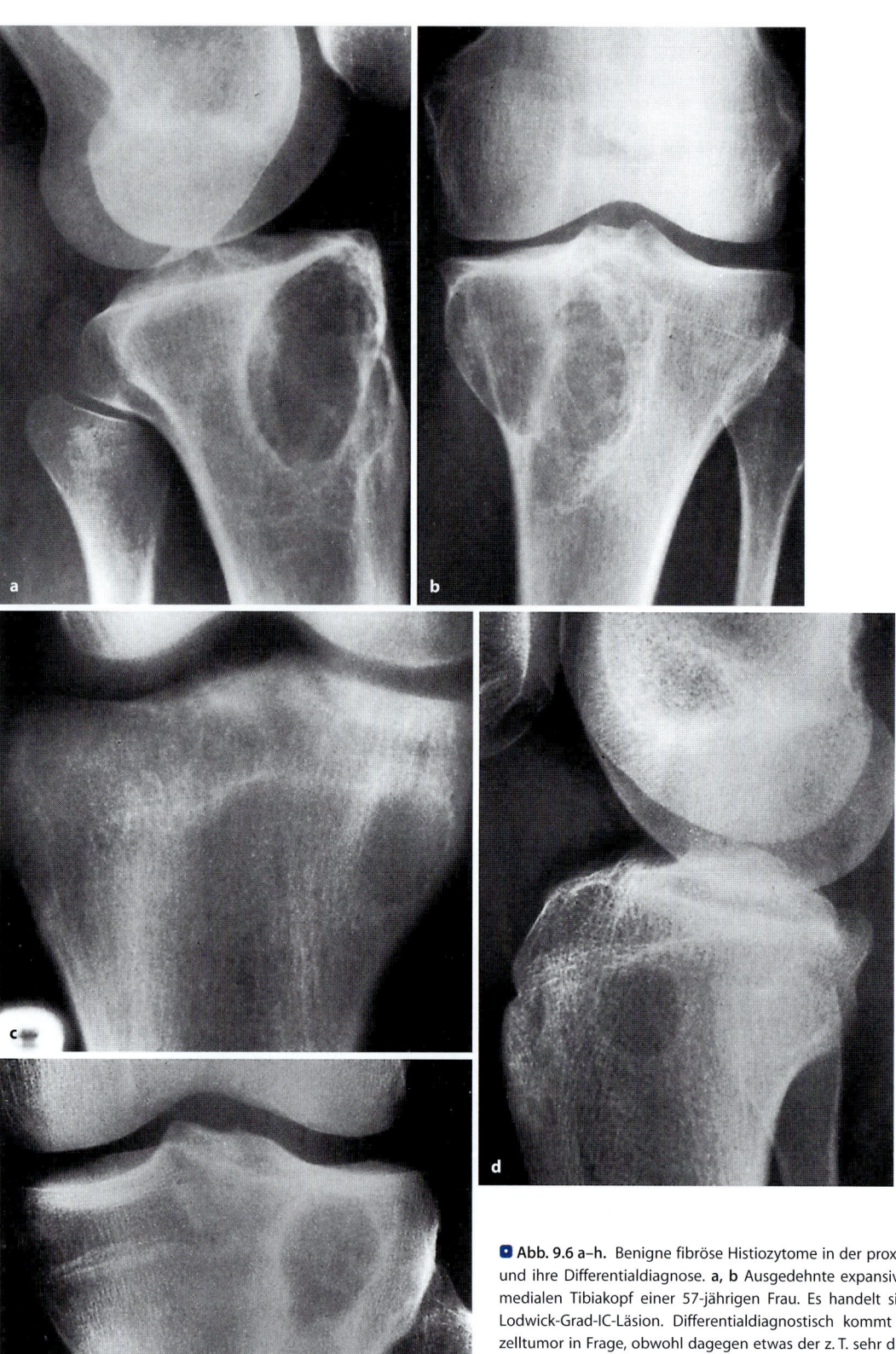

Abb. 9.6 a–h. Benigne fibröse Histiozytome in der proximalen Tibia und ihre Differentialdiagnose. **a, b** Ausgedehnte expansive Läsion im medialen Tibiakopf einer 57-jährigen Frau. Es handelt sich um eine Lodwick-Grad-IC-Läsion. Differentialdiagnostisch kommt ein Riesenzelltumor in Frage, obwohl dagegen etwas der z. T. sehr dichte Sklerosesaum spricht. **c,d** Lodwick-Grad-IB-Läsion bei einem 17-jährigen Mann. Der Befund ist röntgenologisch völlig unspezifisch und lässt differentialdiagnostisch durchaus auch an ein eosinophiles Granulom denken. Der Pathologe diagnostizierte ohne Kenntnis des Röntgenbefundes ein nichtossifizierendes Knochenfibrom, das ja bekanntlich dieselbe Histologie wie das benigne fibröse Histiozytom hat (*Forts. S. 551*)

9.1 · Gutartige Tumoren

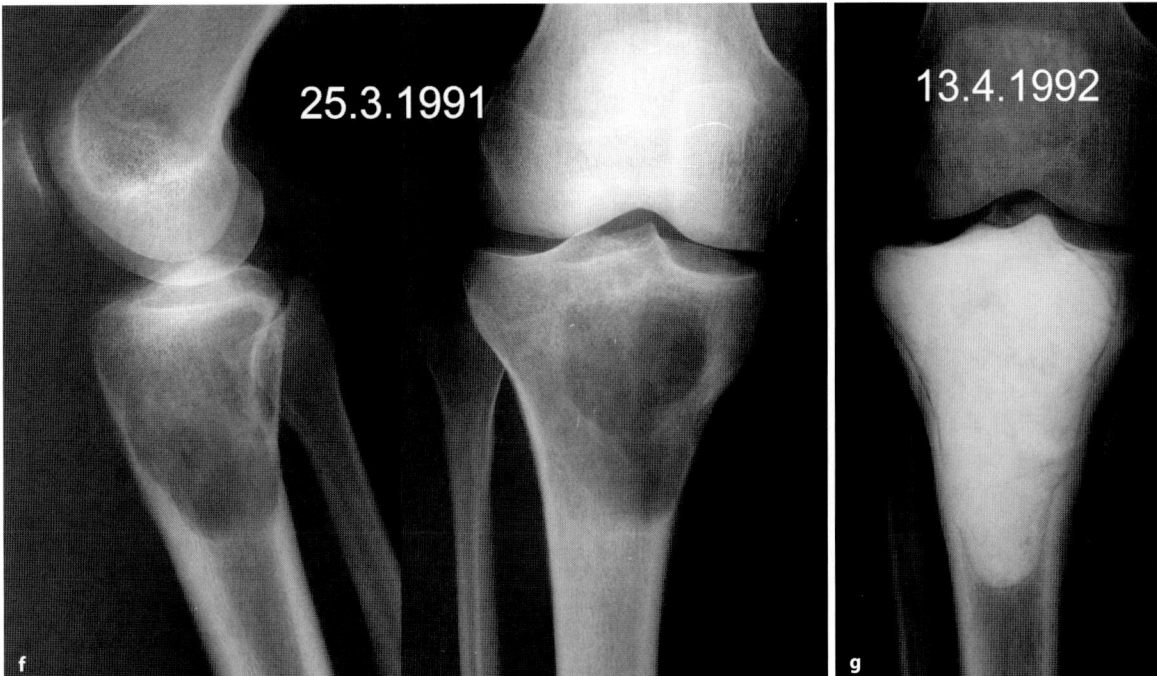

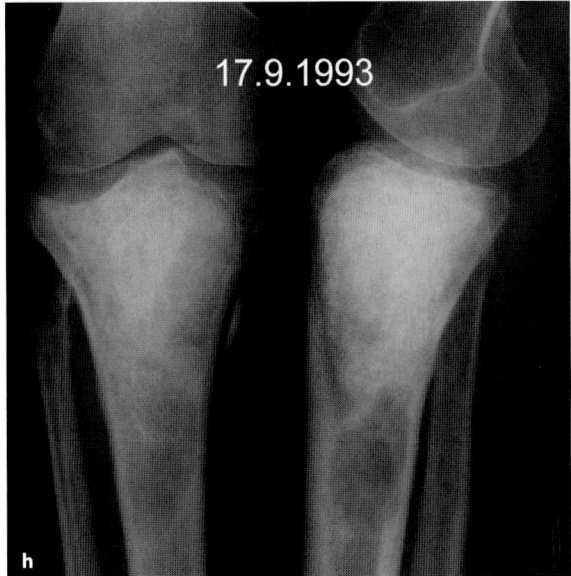

Abb. 9.6 (*Forts.*) In **e** ist ein ähnlicher Befund wie in **c** und **d** dargestellt, allerdings mit einer sehr breitflächigen Sklerose in der Umgebung. Dieser Befund lässt a priori an einen *Brodie-Abszess* denken, der sich auch histologisch bestätigte (32-jähriger Mann). **f–h** BFH versus Riesenzelltumor (RZ). 36-jährige Frau mit starken Schmerzen im Tibiakopf. Die Primärläsion in **f** lässt in erster Linie an einen RZ denken (Lodwick-Grad IB; kein Sklerosesaum wie beim BFH!). Nach Kürettage und Pallacosplombe (**g**) entwickelte sich 15 Monate später ein ausgedehntes Rezidiv mit grober Osteolyse distal der Plombe und medioventral in der Metaphysenkompakta (**h**). Erneute Kürettage und Pallacosplombe, 1 Jahr später wieder ein Rezidiv. Erst nach dem 3. Rezidiv konnte ein RZ identifiziert werden. Möglicherweise war es die dominierende histiozytäre Komponente im Primärtumor und in den beiden ersten Rezidiven, die den tatsächlich dahinter steckenden RZ überlagerte, wenn man nicht eine echte „Transfomation" von einem BFH in einen RZ annehmen will

der in der Literatur veröffentlichten Fälle lassen an den Röhrenknochen bei epiphysärer Lokalisation eine Röntgensymptomatologie erkennen, die eher zu einem Riesenzelltumor passt (Abb. 9.6a, b, f–h) – mit dem Unterschied, dass die Läsion durch einen sehr dichten Sklerosesaum vom gesunden Knochen abgegrenzt wird.

Die Läsionen mit Sitz an der Wirbelsäule oder in der Rippe bieten eher den Aspekt einer benignen als einer malignen Läsion.

Röntgenologisch waren alle von uns bisher beobachteten Fälle eines BFH von einem dichten Sklerosesaum umgeben und zeigten z. T. endotumorale geflechtknochenartige Ossifikationen (Abb. 9.4, 9.5). Wenn man das oben über beide Entitäten Gesagte zusammenfasst, lässt sich folgende vereinfachende Aussage treffen:

Läsionen mit einer identischen Histologie wie der fibröse metaphysäre Defekt, aber mit atypischer Lokalisation (epi- oder diaphysär, Sitz an flachen Knochen) bei Geschwulstträgern im Erwachsenenalter sollte man als benignes fibröses Histiozytom bezeichnen, während histologisch gleiche Läsionen im Wachstumsalter mit metaphysärer exzentrischer Lokalisation am Gliedmaßenskelett als fibröse metaphysäre Defekte anzusprechen sind.

Seit einigen Jahren herrscht aber in der Literatur die Meinung vor, dass es sich beim benignen fibrösen Histiozytom um ein Neoplasma aus Fibroblasten und histozytenähnlichen Zellen handelt (Spjut et al. 1981).

Aufgrund histologischer und klinisch-radiologischer Befunde ist es aber nicht abwegig anzunehmen, dass benigne fibröse Histiozytome möglicherweise keine De-novo-Geschwulst, sondern ein sekundäres Regressionsphänomen z. B. von Riesenzelltumoren (Abb. 9.6 f–h), von der fibrösen Dysplasie oder der aneurysmatischen Knochenzyste sowie von braunen Tumoren beim Hyperparathyreoidismus darstellen. Wenn man die bei Dahlin u. Unni (1986) und Bertoni et al. (1983) abgebildeten Läsionen an Röhrenknochen betrachtet, so kann man sich der Meinung von Spjut et al. (1971) bezüglich der möglichen Entstehung auf der Basis einer regressiven Veränderung von Riesenzelltumoren nicht verschließen (s. auch Abb. 9.6 f–h).

Andererseits kann es sich bei manchen benignen fibrösen Histiozytomen durchaus um fehldiagnostizierte Riesenzelltumoren handeln, insbesondere dann, wenn nichtrepräsentatives Material von Riesenzelltumoren untersucht wird, das fokal oder auch ausgedehnte fibrohistiozytäre Elemente eines sonst klassischen Riesenzelltumors beinhaltet (Schajowicz 1994). Bertoni et al. (1986) untersuchten in diesem Zusammenhang 350 Riesenzelltumoren und fanden dabei 10 Läsionen mit ausgedehnten fibroplastischen und/oder fibroxanthomatösen Arealen, die man durchaus als benigne fibröse Histiozytome fehldiagnostizieren konnte. Wir selbst konnten einen Fall beobachten, bei dem erst das 3. Rezidiv – bei Lokalisation im Tibiakopf – histologisch eindeutig einen Riesenzelltumor offenbarte(Abb. 9.6 f–h).

Auch die histologische Abgrenzung eines benignen fibrösen Histiozytoms von seinem hochdifferenzierten malignen Äquivalent kann sehr schwierig sein, da Letzteres abschnittsweise histologisch isomorph zum benignen fibrösen Histiozytom sein kann. Hier sind dann ausgedehntere histologische Untersuchungen zur sicheren Differenzierung notwendig – insbesondere wenn bereits ein klinischer und röntgenologischer Befund auf einen malignen Tumor hinweist. Den Begriff eines *atypischen fibrösen Histiozytoms*, der ursprünglich für epifasziale und kutane Tumoren eingeführt worden ist, sollte man für Tumoren des Skeletts nicht verwenden (s. unten)

In der Regel heilen benigne fibröse Histiozytome nach Kürettage oder Exzision aus. Dahlin und Unni (1986) beschreiben einen Fall mit einer expansiven, nicht sehr gut begrenzten Läsion in der Humerusdiaphyse mit 8-monatiger Schmerzanamnese. Zwei Jahre nach der Biopsie wurde eine Amputation notwendig; genauere Details über die Operation und über den weiteren Verlauf sind den Autoren allerdings nicht bekannt. Bei einem anderen Fall, der als „atypisches fibröses Histiozytom" bezeichnet wird, kam es bei dem 48-jährigen Mann mit einer exzentrisch in der distalen Femurepiphyse gelegenen Läsion zu „implants" in der Synovialmembran des Knies. Diese wurden 34 Monate nach Exzision des Primärtumors entfernt. Da es zu einem Rezidiv kam, wurde 41 Monate später eine Amputation durchgeführt. Dahlin und Unni berichten weiter, dass sich der Patient 4–6 Jahre nach Exzision der Primärläsion drei Operationen wegen pulmonaler Metastasen unterziehen musste. Zehn Jahre nach der Primärbehandlung lebte der Patient noch mit stabilen Lungenmetastasen.

Am Schluss dieser einleitenden Ausführungen zum BFH seien einige Anmerkungen zum Begriff des **Xanthoms** gemacht: Es entsteht durch eine tumorartige Ansammlung von – lipidbeladenen – Histiozyten (Schaumzellen). Ein Xanthom kann Teil einer Läsion (z. B. Fibroxanthom, Xanthogranulom der Synovialmembran, BFH, fibröse Dysplasie, Riesenzelltumor, nichtossifizierendes Fibrom) oder eine Folgeveränderung in einem Knochentumor (z. B. BFH) sein, aber auch als selbständige Entität insbesondere bei einer Lipidstoffwechselstörung (Lipoprotein-, Lipasemangel) im Knochen, in Sehnen etc. vorkommen (Torigoe et al. 2008; Yamamoto et al. 2003). In keinem Fall erfüllt es aber die Voraussetzungen eines primären Knochentumors (tumoröse Proliferation einer oder mehrerer Zellelemente des Knochens), weshalb es auch nicht in der WHO-Lyon-Klassifikation der Knochentumoren (2002) gelistet wird. Bertoni et al. (1988) definieren ein primäres Xanthom des Knochens allerdings als eine Läsion, in der sich ein exzessives histologisches Xanthommuster findet, sich aber keine assoziierte Knochenläsion histologisch nachweisen lässt, um das Xanthommuster zu erklären, trotz klinischer und radiologischer Untersuchungen. Bertoni et al. (1988) weisen darauf hin, dass man Knochenxanthome als primäre Knochenläsion ansehen sollte, wenn der Beweis für ein Sekundärphänomen in einer präexistierenden Läsion nicht erbracht werden kann. Der von Yamamoto et al. (2003) publizierte Fall eines Xanthoms im Kalkaneus würde diese Vorraussetzungen erfüllen. Der Befund stellte sich im CT mit multiplen Osteolysen im Kalkaneus in der Zone der spärlichen Spongiosa dar (also in der typischen Region, in der sog. Kalkaneuslipome gefunden werden, s. S. 554) . Im T1-gewichteten MRT-Bild fand sich die Läsion mit einer zentral niedrigen Signalintensität, umgeben von einem peripheren Ring mit hoher Signalintensität. Auf den T2-Bildern war die Läsion von hoher Signalintensität. Histologisch bestand die Läsion aus zahlreichen lipidbeladenen Histiozyten, die beetartig angeordnet waren, und aus verstreut liegenden vielkernigen Riesenzellen und Lymphozyten und Granulationsgewebe.

Der in Abb. 9.2 e–g dargestellte Fall entspricht u. E. einem Knochenxanthom.

Pathologische Anatomie

Das Tumorgewebe ist graurosa und von fibrös-elastischer Konsistenz, z. T. auch mit weicheren Abschnitten. Gelbliche Einschlüsse entsprechen Bezirken mit lipidspeichernden Zellen (Schaumzellinseln). Die Tumoren liegen gewöhnlich als Fragmente nach Exkochleation vor. Die Abgrenzung gegenüber dem mitentfernten Knochengewebe, z. B. am Kortikalisdeckel, ist scharf.

Histologie

Die Tumoren zeigen einen überwiegend fibroblastischen Aufbau mit herdförmiger histiozytärer Differenzierung (s. Abb. 9.7). Entsprechend sind die Zellen spindelig bis längsoval und haben einen länglichen bis spindeligen Kern, der keine Atypien aufweist. Diese Zellen liegen in Zügen miteinander verflochten vor, so dass ein storiformes Muster entsteht, mit unterschiedlich häufigen Wirbelbildungen um dünnwandige Gefäße. Meistens werden wechselnd große Inseln von Schaumzellen gefunden. Vereinzelt findet man intrazellulär auch Hämosiderin. Mehrkernige Riesenzellen vom osteoklastären Typ liegen immer vor, diese sind meist kleiner als sie beim Riesenzelltumor in dessen gut erhaltenen Abschnitten gefunden werden und auch eher polygonal als rund. Ihre Häufigkeit schwankt innerhalb einzelner Tumoren und auch im Vergleich der Tumoren untereinander. Auch der Fasergehalt der Tumoren ist unterschiedlich, sowohl innerhalb eines Tumors als auch im Vergleich der Tumoren untereinander. In der Randzone kann man reaktiv neugebildete Knochenbälkchen finden.

Histochemische oder immunhistochemische Reaktionen haben in der Diagnostik und Differentialdiagnostik dieser Tumoren bisher keine Rolle gespielt, da sie sich von nichtossifizierenden Fibromen und Riesenzelltumoren und auch vom malignen fibrösen Histiozytom dadurch nicht unterscheiden lassen. In neueren Untersuchungen wird jedoch darauf hingewiesen, dass beim Riesenzelltumor des Knochens in den mononukleären Zellen eine starke nukleäre Positivität für p63 auftritt (Lee et al. 2008; Dickson et al. 2008), wie sie bei anderen, histologisch ähnlichen Knochentumoren und tumorähnlichen Läsionen nicht vorliegen soll (s. auch Kap. 11, S. 651)

Histologische Differentialdiagnose. Der histologische Aufbau dieser Tumoren entspricht dem eines nichtossifizierenden Fibroms bzw. eines fibrösen metaphysären Kortikalisdefekts. Zur Unterscheidung ist deshalb die Kenntnis der Größe des Tumors, seiner Lokalisation und seines Röntgenbefundes sowie des Patientenalters notwendig (s. oben).

Die Unterscheidung vom Riesenzelltumor des Knochens gelingt durch den Nachweis von Tumorarealen mit dichter Lagerung annähernd runder großer Riesenzellen vom osteoklastären Typ in einem zellreichen und faserarmen Hintergrund von abgerundeten histozytoiden mononukleären Zellen und einer ausgesprochen unscharfen Randzone beim Riesenzelltumor mit Zeichen der osteoklastären Resorption der ortsständigen Spongiosa.

Bei Tumoren mit hohem Schaumzellgehalt stellt sich die Differentialdiagnose zu reaktiven und degenerativen Knochenveränderungen mit Cholesterinkristallablagerungen und hohem Gehalt an Schaumzellen und hämosiderinspeichernden Makrophagen. Letztere Läsionen werden am ehesten als xanthogranulomatös umgewandelte Läsionen unklarer Herkunft charakterisiert.

Klinik und Radiologie

Auf die Besonderheiten des benignen fibrösen Histiozytoms hinsichtlich Klinik und Lokalisation (in der Abgrenzung zum nichtossifizierenden Fibrom) wurde bereits im einleitenden Kapitel verwiesen: Die Patienten sind in der Regel älter als die mit einem nichtossifizierenden Knochenfibrom, d. h. also, sie befinden sich jenseits des 20. Lebensjahres. Die Läsionen liegen im Prinzip überall dort, wo nichtossifizierende Knochenfibrome nicht vorkommen, nämlich in den Epi- und Diaphysen der langen Röhrenknochen (etwa 40% der Fälle), des Weiteren im Os ilium und übrigen Becken (ca. 25% der Fälle), an der Wirbelsäule, an den Rippen und Klavikeln. Die Patienten werden zumeist durch Schmerzen zum Arzt geführt, selten wurden bisher Spontanfrakturen beobachtet. Die Anamnesedauer kann sehr lang (bis zu einigen Jahren) sein.

Röntgenologisch imponieren die Herde in der Regel im Sinne eines Lodwick-Grades IA, d. h., eine geographische Osteolyse ist zumeist von einem soliden Sklerosesaum umgeben. Die Osteolysen können nur wenige Millimeter Durchmesser haben, aber auch Größenordnungen von 4–5 cm erreichen (s. Abb. 9.4, 9.6a, b). Periostreaktionen kommen seltener vor, denn die Kompakta ist nur in Ausnahmefällen an umschriebener Stelle zerstört (s. Abb. 9.6 a, b). Sitzen die Läsionen epiphysär, so muten sie wie ein atypischer Riesenzelltumor an. Das Atypische dabei ist der zumeist dichte Sklerosesaum (s. Abb. 9.6 a, b).

Die entscheidende radiologische Differentialdiagnose ist die fibroossäre Läsion, insbesondere bei einem Sitz der Läsion im proximalen Femur. Die meisten Patienten mit einem BFH haben jedoch Schmerzen, diejenigen mit einer fibroossären Läsion seltener. Bei fehlendem Sklerosesaum und epiphysärer Lokalisation ist eine Unterscheidung von einem Riesenzelltumor projektionsradiographisch nicht möglich (s. Abb. 9.6 f). Im Gegensatz zum BFH sind jedoch die meisten Riesenzelltumoren stark vaskularisiert (dynamische Kontrast-MRT und -CT, CT-MRT-Angiographie etc.).

Literatur

Azouz EM (1995) Benign fibrous histiocytoma of the proximal tibial epiphysis in a 12-year-old girl. Skeletal Radiol 24: 375

Bertoni F, Capanna R, Calderoni P et al. (1983) Case report 223. Skeletal Radiol 9: 215

Bertoni F, Calderoni P, Bacchini P et al. (1986) Benign fibrous histiocytoma of bone. J Bone Joint Surg [Am] 68: 1225

Bertoni F, Unni KK, McLeod RA et al. (1988) Xanthoma of bone. Am J Clin Pathol 90: 367

Clark TD, Stelling CB, Fechner RE (1985) Case report 328. Skeletal Radio 14: 149
Clarke BE, Xipell JM, Thomas DP (1985) Benign fibrous histiocytoma of bone. Am J Surg Pathol 9: 806
Dahlin DC, Unni KK (1986) Bone tumors, 4th edn. Thomas, Springfield, p 141
Destouet JM, Kyriakos M, Gilula LA (1980) Fibrous histiocytoma (fibroxanthoma) of a cervical vertebra. A report with a review of the literature. Skeletal Radiol 5: 241
Dickson BC, Li S-Q, Wunder JS et al. (2008) Giant tumor of bone express p63. Modern Pathology 21: 369
Dominok GW, Eisengarten W (1980) Benignes fibröses Histiozytom des Knochens. Zentralbl Allg Pathol 124: 77
Hamada T, Ito H, Araki Y et al (1996) Benign fibrous histiocytoma of the femur: review of three cases. Skeletal Radiol 25: 25
Hermann G, Steiner GC, Sherry HH (1988) Case report 465: Benign fibrous histiocytoma (BFH). Skeletal Radiol 17: 195
Lee C-H, Espinosa I, Jensen KC et al. (2008) Gene expression profiling identifies p63 as a diagnostic marker for giant cell tumor of the bone. Modern Pathology 21: 531
Murphey MD, Carrol JF, Flemming DJ et al. (2004) Benign musculoskeletal lipomatous lesions. Radiographics 24: 1433
Roessner A, Immenkamp M, Weidner A et al. (1981) Benign fibrous histiocytoma of bone. Light- and electron-microscopic observations. J Cancer Res Clin Oncol 101: 191
Schajowicz F (1994) Tumors and tumorlike lesions of bone, 2nd edn. Springer, Berlin Heidelberg New York Tokyo
Spjut HJ, Dorfmann HD, Fechner RE et al. (1971) Tumors of bone and cartilage. Atlas of tumor pathology, 2nd series, fasc 5. Armed Forces Institute of Pathology, Washington DC, p 249
Spjut HJ, Fechner RE, Ackerman LV (1981) Tumors of bone and cartilage. Atlas of tumor pathology, 2nd series, fasc 5 (suppl). Armed Forces Institute of Pathology, Washington, pp 16–18
Torigoe T, Terakado A, Suehara Y et al. (2008) Xanthoma of bone associated with lipoprotein lipase deficiency. Skeletal Radiol 37: 1153

9.1.2 Lipom

ICD-O-Code 8850/0

Synonyme: intramedulläres Lipom, intrakortikales Lipom, ossifizierendes Lipom, parossales Lipom

> **Definition:**
> Das Lipom des Knochens ist eine gutartige Neoplasie aus Adipozyten, die sich im Knochenmarksraum, in der Kortikalis und auf der Oberfläche des Knochens entwickelt (WHO 2002).

Über intraossäre Lipome, die vor 20 Jahren noch als Raritäten galten, wissen wir heute mehr, insbesondere von klinisch-radiologischer Seite. Das erklärt sich ganz einfach aus der Tatsache, dass wir mit Hilfe von CT und MRT Fettgewebe mit histologischer Präzision erfassen können (negative Hounsfield-Einheiten resp. unterhautfettgewebsäquivalente Signalintensität im T1- und T2-Bild, Verschwinden der Auffälligkeit im fettsupprimierten Bild). Ob allerdings all die Läsionen, die zentral mehr oder weniger große Fettformationen enthalten, tatsächlich echten Lipomen mit reifem Fettgewebe entsprechen, ist fraglich.

Ohnehin wird diskutiert, ob Lipome überhaupt echten Knochengeschwülsten oder vielmehr Hamartomen entsprechen. Die zumeist klinische Beschwerdefreiheit spricht eher gegen eine echte Knochengeschwulst, ihr manchmal expansives Verhalten ist kein Argument gegen ein Hamartom. Andererseits kann sich geschwulstähnlich verhaltendes reifes Fettgewebe auch als Folgeerscheinung von Vorerkrankungen im Knochen auftreten, z. B. nach intraossären Blutungen im Kindesalter, nach durchgemachten Osteomyelitiden, auch bei fibrösen Dysplasien (siehe z. B. Abb. 9.12). Ähnliche histologische Bilder können schließlich Knochenmarksinfarkte mit regressiver Verfettung verursachen. Wenn man berücksichtigt, dass Lipome unterschiedlich zusammengesetzt sind und dass Fettgewebe mikroskopisch myxomatöse Züge annehmen und einer zystischen Degeneration mit regressiver Verknöcherung anheimfallen kann, dann wird deutlich, wie schwierig letztendlich die Diagnose „Lipom" zu stellen ist.

Hinzu kommt, dass es physiologischerweise an verschiedenen Stellen des Skelettes, so z. B. im Tuberculum majus, im Kalkaneus, im altersatrophischen Schenkelhals reichliche Fettgewebsansammlungen bei rarer Spongiosa gibt (Freyschmidt's Köhler-Zimmer 2003), die von manchen Autoren als Lipome eingeordnet werden, obwohl sie entweder einem ganz normalen Zustandsbild oder einer Variante entsprechen (s. unten). Die stärkeren Fettgewebsansammlungen im Kalkaneus und im Tuberculum majus kann man sich entweder mit einer sog. Vakatwucherung oder dadurch erklären, dass es bei der Transformation von rotem in Fettmark zu einer überschießenden Fettgewebsbildung gekommen ist.

Lipome können am Knochen über drei verschiedene Wege röntgenologische Veränderungen verursachen:
– *Weichgewebslipome* können durch Druck oder durch eine direkte Invasion Knochendefekte verursachen. Solche von außen kommenden Knochenveränderungen sind ausgesprochen selten, obwohl Weichgewebslipome, insbesondere im subkutanen Fettgewebsbereich, relativ häufig beobachtet werden.
– *Paraossale oder periostale Lipome*, die sich im juxtaossären Bereich entwickeln, können eine hyperostotische Reaktion, eine Auftreibung der Kompakta ohne Markraumbeteiligung oder eine Erosion des benachbarten Knochens hervorrufen (Fleming et al. 1962; Kurland u. Kennard 1965; Downey et al. 1983).
– *Intraossäre Lipome*, die sich vom Knochenmarkraum aus entwickeln, neigen dazu, die Kompakta von innen her abzubauen und über eine periostale Knochenneubildung schließlich den Knochen aufzutrei-

ben (DeLee 1979; Hanelin et al. 1975; Hart 1973; Mueller u. Robbins 1960; Milgram 1988; Barcelo et al. 1992).

Das intraossäre Lipom wurde von Milgram (1988) auf der Basis von 61 chirurgisch behandelten solitären Läsionen in drei Kategorien eingeteilt, die sich am Grad der histologischen Involution orientieren:

- *Stadium I:* Die Läsionen werden von dem Chirurgen als solide tumoröse Läsionen beschrieben, deren Gewebe an normales Fett erinnert. In der Hälfte der von ihm untersuchten Fälle enthielten die Läsionen verstreute dünne Knochentrabekeln, die als Restformationen nach inkompletter Trabekelresorption verstanden wurden. Die Lipozyten unterschieden sich nicht von normalen Fettzellen. Die ausgespannte Kortikalis (offensichtlich Neokortikalis) hatte eine normale Kompaktadicke und Konsistenz.
- *Stadium II:* Die Läsionen haben große Ähnlichkeit mit denen aus dem Stadium I, tragen aber zusätzliche Züge einer regionalen Fettgewebsnekrose, die fokal sekundär kalzifiziert ist (Abb. 9.8). Die Kalzifikation nekrotischen Fettgewebes ist häufig ein auffallendes Charakteristikum der involutionierten Lipome. Bei 27 von 61 Fällen fand sich kalzifiziertes Fett. Einige der Fälle wiesen histologisch Geflechtknochen auf, der sich mit Hämatoxylin dunkelpurpurn anfärbte. Dieser Knochen bildete regelmäßig dichte, fleckförmige Areale und ließ einen typischen trabekulären Aufbau vermissen. In diesen verknöcherten Arealen sieht Milgram das radiologische Korrelat für die sehr dichten Verknöcherungen in manchen Lipomen (sog. ossifizierendes Lipom). Der oben beschriebene reaktive Knochen fand sich in 39 der 61 Fälle.
- *Stadium III:* Die Lipome zeichnen sich durch das völlige Fehlen eines originären trabekulären Knochens aus. Sie bilden eine expandierende Masse von Zellen mit der Konsequenz einer Knochenresorption. Schließlich führt die starke Proliferation der Zellen zu ihrer Infarzierung.

Milgram sieht in diesem pathogenetischen Ablauf den wesentlichen Unterschied zum Knochenmarksinfarkt, der bekanntlich auch aus totem Fett, Kalzifikation und reaktiver Ossifikation besteht. Die infarzierten Läsionen weisen breite Areale von strukturlosem eosinophilen nekrotischen Fett auf. Die myxomatöse Umwandlung in den Fettzellen wird als Ursache der makroskopisch erkennbaren zystischen Transformation angesehen. In den Zysten findet sich allerdings kein flüssiger Inhalt. In der Peripherie lassen sich typische lipomatöse Formationen erkennen. In 20 der 61 Fälle war die zystische Transformation erkennbar.

Fasst man den komplexen Aufbau im Stadium III zusammen, so bestehen die Läsionen aus infarziertem Fett, kalzifiziertem Fett, reaktivem ischämischen Knochen und Hohlräumen (sog. Zysten).

Milgram geht in seinen Betrachtungen u. E. zu wenig auf die Möglichkeit einer regressiven Veränderung von physiologisch reichlichem Fettgewebe z. B. im Kalkaneus ein, d. h., er berücksichtigt nicht die Möglichkeit, dass auch physiologisches oder normvariantes reichliches Fettgewebe durch irgendeine Störung einer Nekrose anheim fallen kann.

Pathologie

Makroskopisch findet sich lobulär gegliedertes Fettgewebe, das etwas weißer erscheint als normales Fett und kleine Verdichtungsherde und Verknöcherungen aufweisen kann. Histologisch handelt sich um reifes Fettgewebe. Häufig finden sich bei den intraossären Lipomen ausgedehnte regressive Veränderungen mit kleinherdigen älteren Nekrosen, z. T. mit Verkalkungen und pseudozystischen Verflüssigungen. Inselförmig eingestreut sind sehr zarte und teilweise ebenfalls regressiv veränderte Knochenbälkchen (Abb. 9.7). Beim periostalen oder parossalen (ossifizierenden) Lipom sind dagegen die regressiven Veränderungen gering oder fehlen ganz und die Knochenbildung ist prominenter und meist auch schon radiologisch darstellbar (Abb. 9.12 k–m).

Die im histologischen Bild der intraossären Lipome häufig prominenten regressiven Veränderungen sind differentialdiagnostisch schwierig oder auch gar nicht von regressiven Veränderungen im diaphysären Fettmark, z. B. bei einem älteren Infarkt oder einer Fettgewebsnekrose und insbesondere im Kalkaneus von Degerationsphänomenen (s. auch Abschnitt Radiologie) abzugrenzen, so dass auch hier für die bioptische Diagnostik der klinische Befund und die Interpretation der Bildgebung berücksichtigt werden sollte. Wir haben insgesamt 10 intraossäre und 1 periostales Lipom selbst unterucht, Von den intraossären Lipomen lagen 7 in der unteren Extremität, davon 4 in der Fußwurzel, eines im Malleolus medialis, eines in der Fibula und eines im proximalen Femur. Je eines lag in der Wirbelsäule, in einer Rippe und in einer Maxilla. Das periostale Lipom lag an der Humerusdiaphyse (Abb. 9.12 k–m).

Häufigkeit

Wie bereits einleitend erwähnt, sind zumindest radiologisch entdeckte sog. intraossäre Lipome keine Seltenheit mehr. Die Prävalenz darf jedoch andererseits auch nicht überbewertet werden, wenn man unsere Ausführungen im einleitenden Kapitel zur möglichen Pathogenese einer lipomatösen Läsion berücksichtigt. Sicherlich werden auch viel zu viele Knochenmarksinfarzierungen mit

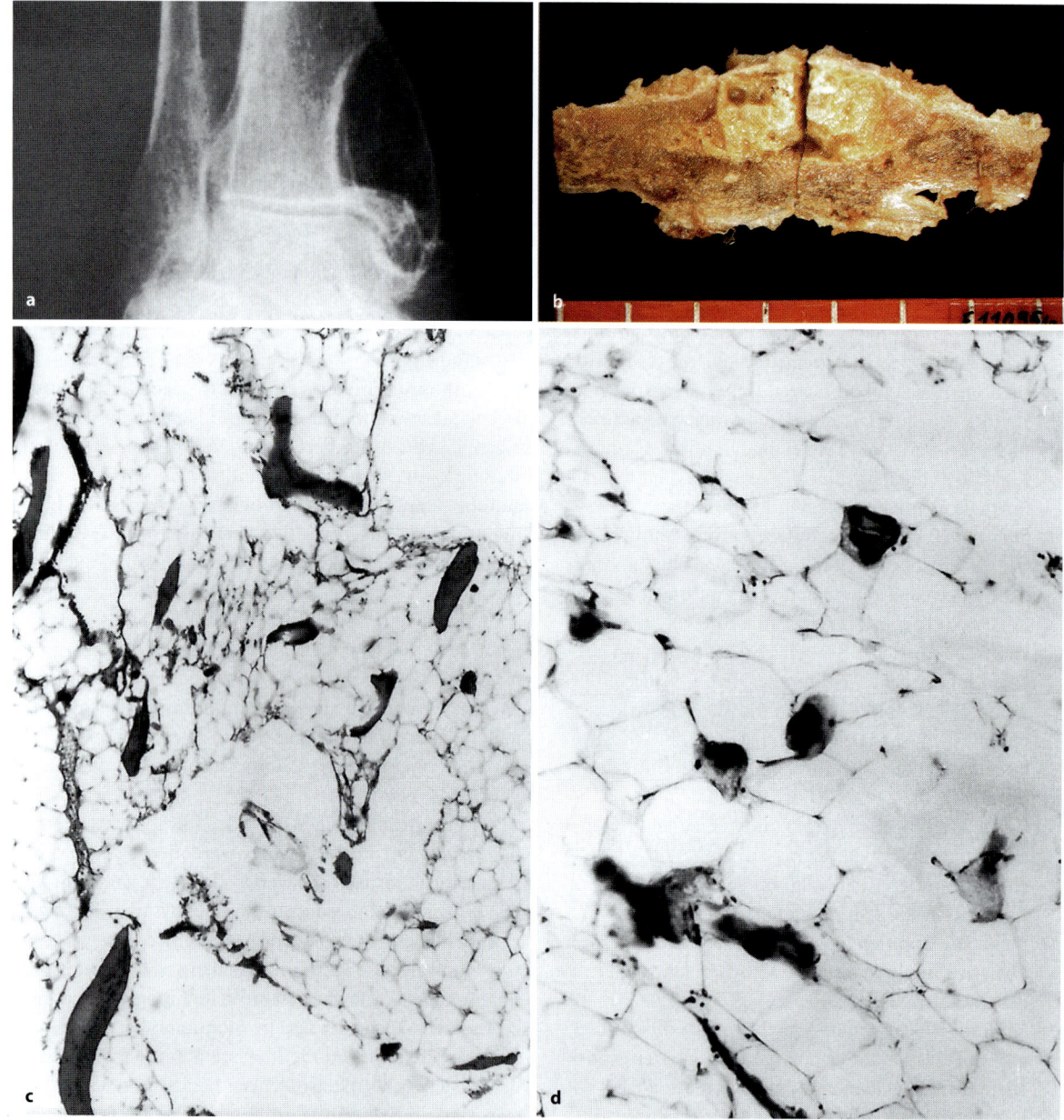

Abb. 9.7. a Lipom des Knochens im Bereich des inneren Knöchels mit expansiver Osteolyse im Malleolus medialis mit dünner Neokortikalis und deutlicher Randsklerose. **b** Resektat eines Lipoms der Rippe bei einem 58-jährigen Mann mit exzentrisch im Knochen liegenden, randständigen Fettformationen und regressiv veränderte auf der Sägefläche lipomatösem Tumor mit scharfer Begrenzung. **c, d** Histologisch zeigen Knochenlipome reifes Fettgewebe, häufig mit Ausbildung von Pseudozysten und einigen wenigen eingestreuten atrophischen Knochenbälkchen (*Forts. S. 557*)

reichliche physiologische Fettgewebsansammlungen als Lipome fehldiagnostiziert. In histologischen Statistiken stellen intraossäre Lipome nach wie vor eine Rarität dar. Dahlin und Unni (1986) fanden nur 6 Fälle eines Lipoms und eine Prävalenz von 1/1000 von allen Knochentumoren im Krankengut der Mayo-Klinik. Die größte publizierte Serie stellen unseres Wissens nach die 61 Fälle von Milgram (1988) dar. Wir sind sicher, dass Dahlin und Unni (1986) mit erfahrenen Radiologen und Orthopäden zusammengearbeitet haben, die sog. Lipome in Ruhe gelassen haben!

Lokalisation

Am häufigsten finden sich intraossäre Lipome in den Metaphysen der langen Röhrenknochen, besonders im proximalen Anteil des Femurs (s. Abb. 9.10 bis 9.12) und der Fibula (Abb. 9.8). Es wurden aber auch Lipome in der Tibia, im distalen Anteil des Femurs und in den Rippen gefunden (Hall et al. 1986). Seltenere Lokalisationen

9.1 · Gutartige Tumoren

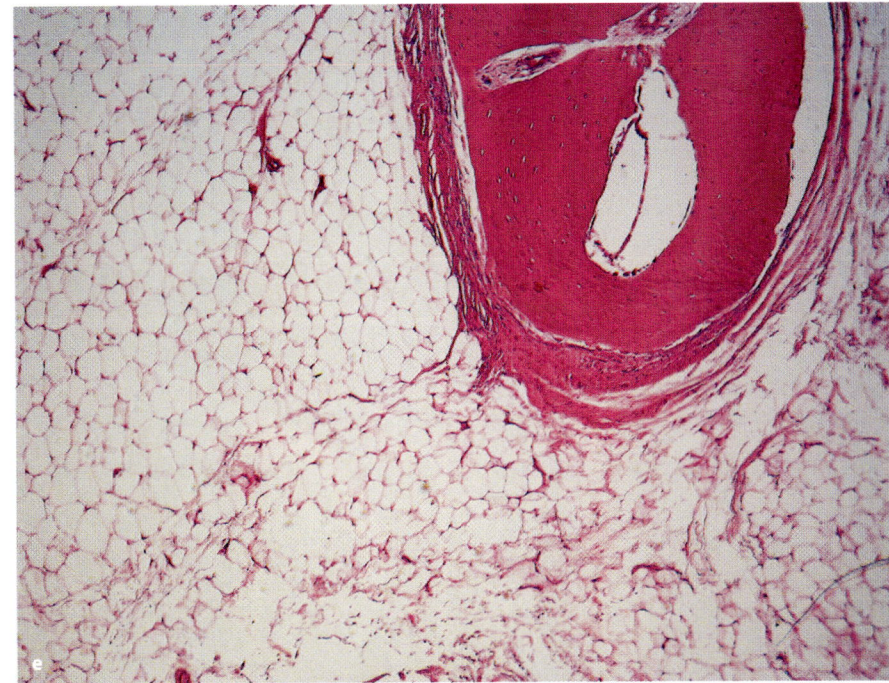

Abb. 9.7 (*Forts.*) **e** Periostales (ossifizierendes) Lipom: Im Rahmen einer Stadienuntersuchung bei Mammakarzinom bei einer 56-jährigen Frau am linken Humerus entdeckter Tumor. Im Röntgenbild (s. Abb. 7.12k–m) stellt sich die Ossifikation als Matrixbildung im parossal gelegenen Tumor dar. Im MRT konnte die überwiegend lipomatöse Komponente visualisiert werden. Histologisch besteht der Tumor aus reifem Fettgewebe mit reichlich eingeschlossenem, ebenfalls reifen Knochen

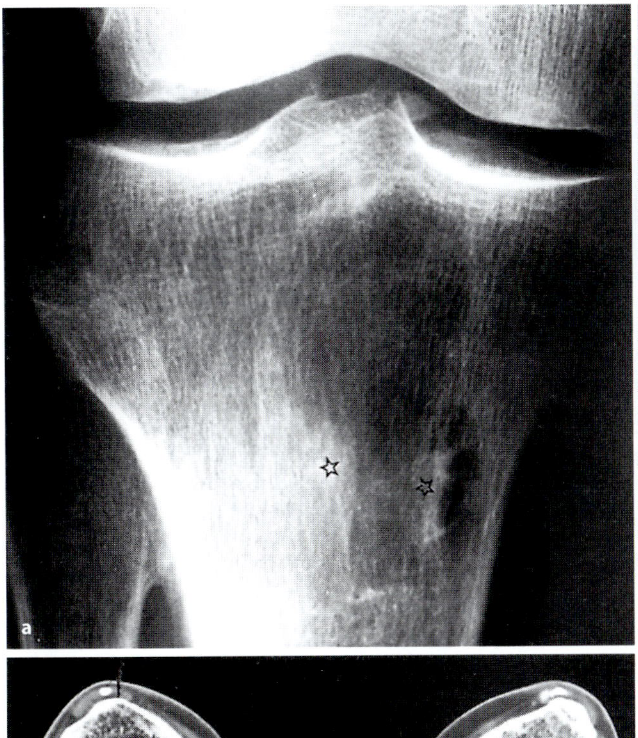

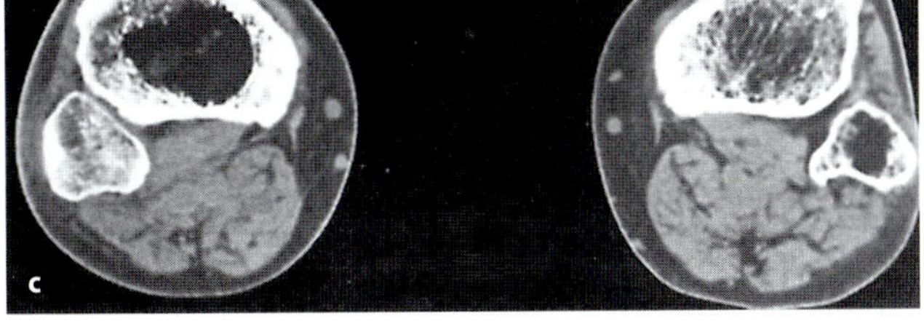

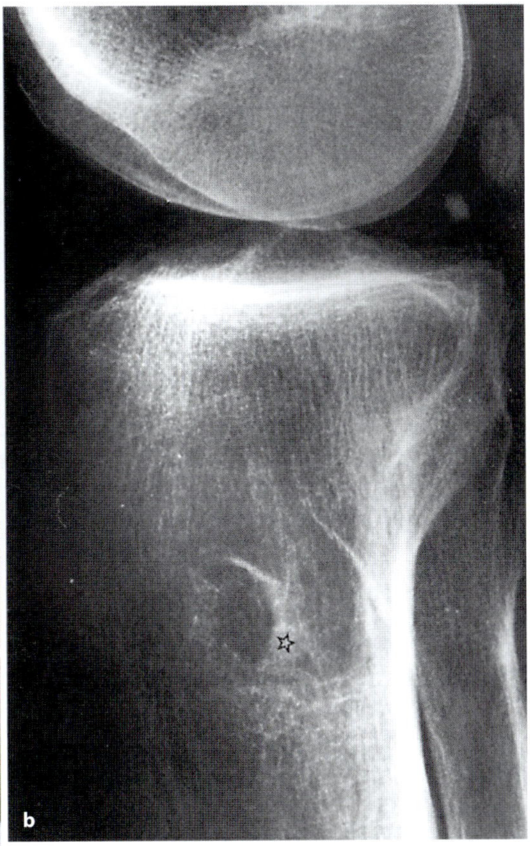

Abb. 9.8 a–i. Lipome in der Tibia und im Fibulaköpfchen. In a–e 82-jähriger Patient mit uncharakteristischen ziehenden Schmerzen im rechten Kniegelenk, die wahrscheinlich aber auf einen Kniebinnenschaden zurückzuführen sind (*Forts. S. 558*)

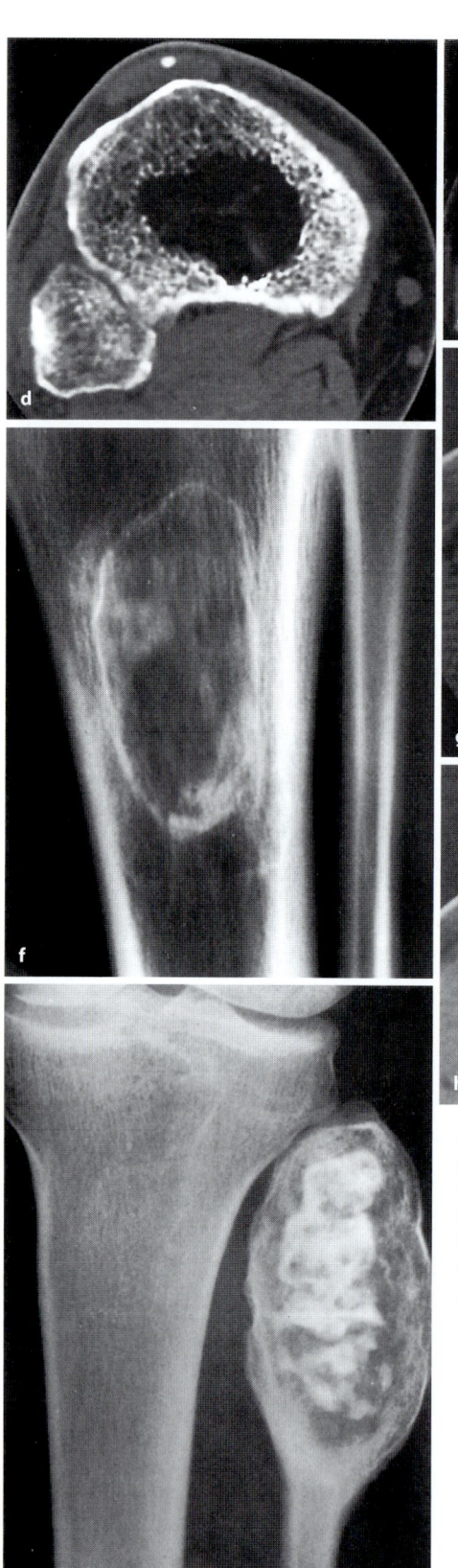
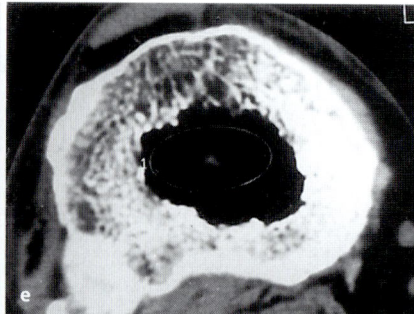
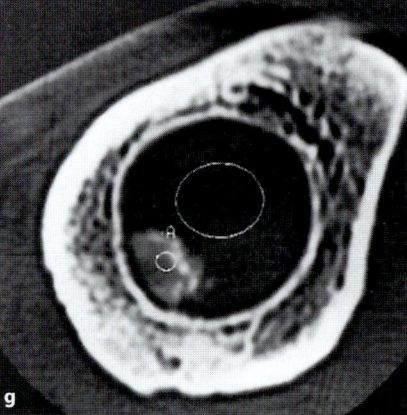
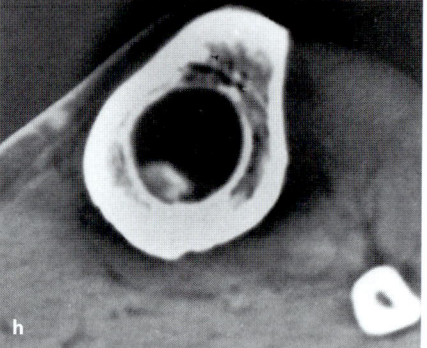

Abb. 9.8 (*Forts.*) Auf den Röntgenbildern (**a, b**) nahezu reaktionslose Osteolyse, die nach ventral und lateral zu kaum von der gesunden umgebenden Spongiosa abgrenzbar ist. Die CT-Schnitte (**c–e**) erklären die Röntgensymptomatik: Es finden sich im Tibiakopf rechts und im Fibulaköpfchen links reaktionslose Osteolysen, in denen sich fast reines Fettgewebe findet, wie Dichtemessungen erkennen ließen (Dichtewerte um −19 bis −25 HE). Die begrenzenden restlichen Spongiosatrabekeln hängen fetzig in die Läsion hinein, kein Skleroserand. Ventral sind schlierige Verkalkungen zu sehen, die in den kaudalen Partien auch im Übersichtsbild zur Darstellung kommen (*Sterne*). Diese schlierigen Verkalkungen entsprechen Kalzifikationen von nekrotischem Fettgewebe. **f–h** Lipom im proximalen Tibiaschaft bei einem 30-jährigen asymptomatischen Patienten. Der Befund passt zum Stadium II nach Milgram. Im Übersichtsbild grenzt sich die Läsion von der umgebenden Spongiosa durch einen dystrophischen Kalzifikationssaum ab. Die zentral gelegenen kalzifizierten Areale entsprechen wahrscheinlich Geflechtknochenformationen, wie sie von Milgram beschrieben wurden (s. auch *mit kleinem Kreis* markiertes Areal in **g**). Die Dichtemessungen im Fettgewebsbereich lagen bei −16 bis −20 HE. **i** Sehr stark kalzifiziertes Lipom in der proximalen Fibula bei einer 39-jährigen Frau mit klinisch imponierender Auftreibung des Fibulaköpfchens. Keine Schmerzsymptomatik. Der Fall wurde histologisch gesichert. Der Befund passt am besten zum Stadium III nach Milgram. Die sehr dichten zentralen Verknöcherungen entsprechen einer dystrophen Kalzifikation, während die peripheren strukturierten Verknöcherungen wahrscheinlich Geflechtknochen repräsentieren

sind Schädel, Sakrum (Ehara et al. 1990), Ober- und Unterkiefer, Phalangen und die Knochen des Schultergürtels. Intraossäre Lipome an der Wirbelsäule sind extreme Raritäten. Bisher sind weniger als eine Handvoll veröffentlicht.

Matsubayashi et al. (1980) berichten über ein Lipom im Dornfortsatz des 4. Lendenwirbelkörpers. Dabei fand sich der Dornfortsatz aufgetrieben und von zahlreichen, durch Trabekeln abgegrenzten Aufhellungen im Sinne eines grobwabigen Bildes strukturell verändert. Die Autoren erwähnen eine persönliche Mitteilung von Jaffe, der der Ansicht gewesen sein soll, dass Lipome der Wirbelsäule wohl eher einer fettigen Degeneration von Hämangiomen entsprechen.

Alters- und Geschlechtsprädilektion

In Anbetracht der bisher nur wenigen publizierten Fälle intraossärer Lipome und der Beobachtung, dass sie häufig nur einem Zufallsbefund zu entsprechen scheinen, sind zuverlässige Angaben über eine eventuelle Altersprädilektion kaum möglich. Auf der Basis des bisher publizierten Materials lässt sich ein Durchschnittsalter der Patienten von etwa 38 Jahren feststellen. Das Manifestationsalter reicht von der 1. bis zur 7. Lebensdekade. Das paraossale Lipom kommt offensichtlich in einem etwas höheren Lebensalter vor, in der Hälfte der Fälle sind die Patienten über 40 Jahre alt.

Klinik

Da ein Großteil aller Lipome oder lipomähnlichen Läsionen eine röntgenologische Zufallsbeobachtung darstellt, kann man annehmen, dass diese keine nennenswerten klinischen Symptome verursachen. Von 8 intraossären Lipomen mit reaktiven Ossifikationen im proximalen Femur waren 6 asymptomatisch, nur 2 Patienten hatten eine mehr oder weniger uncharakteristische Schmerzsymptomatik (Milgram 1981). Wenn Lipome in den Paraossalraum einwachsen, kann eine lokale Schmerzsymptomatik ausgelöst werden, darüber hinaus stellt sich in den der Palpation zugänglichen Knochenabschnitten eine lokale Weichteilschwellung ein. Drücken paraossale Lipome auf die umliegenden Nerven, so kann es zu motorischen und sensorischen Symptomen kommen. Über eine Assoziation von intraossären oder periostalen Lipomen mit Fettstoffwechselerkrankungen ist bisher nichts bekannt. Lediglich Freiberg et al. (1974) publizierten einen Fall mit multiplen intraossären Lipomen bei einer gleichzeitig bestehenden Typ-IV-Hyperlipoproteinämie.

Die Prognose des symptomatischen intraossären Lipoms ist gut, die Therapie der Wahl besteht in der Exkochleation. Milgram (1990) beschreibt bei 4 Fällen eines Lipoms eine „maligne Entartung" (mit Zügen eines MFH oder eines Liposarkoms), wobei es aber offen bleiben muss, ob es sich dabei nicht primär um Liposarkome oder andere fettig degenerierte maligne Geschwülste gehandelt hat. *Aus unserer Sicht ist es nicht notwendig, eine lipomatöse Geschwulst prophylaktisch zu entfernen.* Wir schließen uns aber der Meinung von Milgram an, dass man an einen malignen Prozess denken muss, wenn eine als Lipom imponierende Läsion plötzlich destruktive Züge bekommt.

Radiologie

Das typische Röntgenbild des Lipoms besteht aus einer gut begrenzten ovalären Osteolyse (Lodwick-Grad IA oder IB; Campbell et al. 2003), die in den Röhrenknochen zur Diaphyse hin manchmal keilförmig konfiguriert ist (s. Abb. 9.8). Der umgebende Sklerosesaum ist gewöhnlich sehr solide. Ein typisches röntgenologisches Element ist die zentrale Kalzifikation (auch als Nidus bezeichnet), die auf der Basis einer zentralen Nekrose oder kleiner atrophischer Knochentrabekeln entstehen kann (Abb. 9.8 f–i, 9.9, 9.11 c,

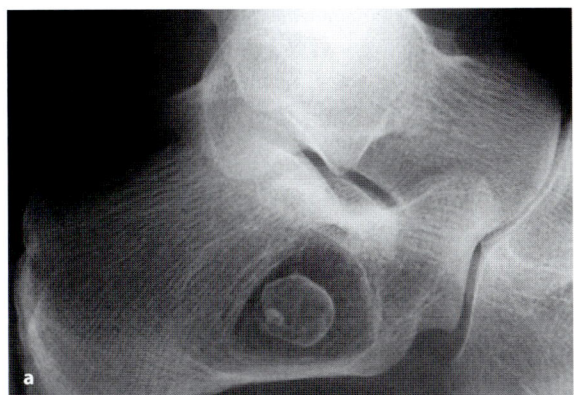
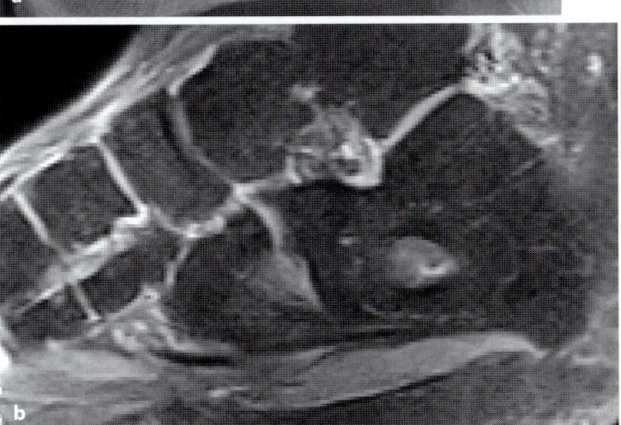
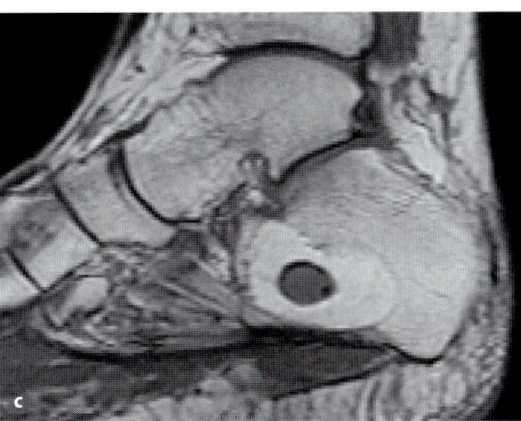

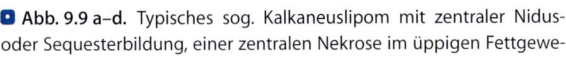

Abb. 9.9 a–d. Typisches sog. Kalkaneuslipom mit zentraler Nidus- oder Sequesterbildung, einer zentralen Nekrose im üppigen Fettgewebe des Ward'schen Dreieckes entsprechend. Der 60-jährige Patient war von seiten der Läsion symptomlos (*Forts. S. 560*)

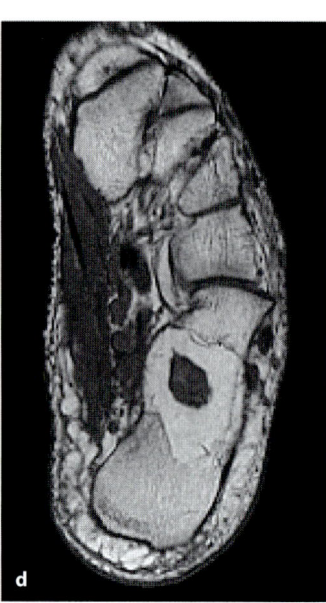

Abb. 9.9 (*Forts.*) **c, d** In den T1-MRT-Bildern imponiert das lipomatöse Gewebe signalintensiver als das Fett im umgebenden Knochenmarkraum. Der zentrale signalarme Fleck entspricht dem schalig verkalkten Nidus, der sich im T2-gewichteten, fettgesättigten Bild interessanterweise mit einer Signalintensität darstellt, die verseiftem Fettgewebe oder myxomatösem Gewebe entsprechen kann. Eine weitere histologische Abklärung oder eine sonstige chirurgische Intervention ist nicht notwendig. Die Läsion stellt keine Stabilitätsgefährdung dar, denn sie befindet sich ohnehin in einer physikalisch nicht belasteten Region (s. Text)

9.12 d). Von knorpeligen Ossifikationen unterscheidet sie sich durch ihre starke Dichte und die häufig geometrische Konfiguration. Rundliche und glatt begrenzte zentrale Verkalkungsfiguren (● Abb. 9.9, 9.12i) entsprechen – wie wir heute durch Schnittbildverfahren wissen – sog. Zysten im Lipom, die von einer verkalkten Schale umgeben sind.

Folgt man den Gedanken von Milgram, dann hängt die Röntgensymptomatik des Lipoms ganz vom Ausmaß der Fettgewebsnekrose mit Kalzifikation und Verknöcherung ab. Im Stadium I wird man eher eine Osteolyse im Sinne eines Lodwick-Grades IA oder IB (Abb. 9.11 a, b) erwarten, während sich im Stadium II und III zunehmend Verknöcherungen zeigen (Abb. 9.8 bis 9.11c–g, 9.12).

Im *proximalen Femur* liegen Lipome typischerweise entweder sub- oder intertrochantär, gelegentlich reichen sie auch deutlich in den Schenkelhals bis zum Femurkopf hinein (Milgram 1981). Der Skleroserand ist häufig sehr dicht und dick, zentral finden sich irreguläre, auch gleichmäßige dystrophe Kalzifikationen (● Abb. 9.10, 9.11, 9.12d–f). Viele dieser Läsionen sind praktisch nicht von Läsionen zu unterscheiden, die wir als sog. *fibroossäre Läsionen* beschreiben (s. S. 543). Nur wenn man größere Fettgewebsareale nachweist, kann man ein Lipom unterstellen. Letztendlich ist aber eine subtile Differenzierung der verschiedenen in Frage kommenden Entitäten nicht notwendig, da sich keine therapeutischen Konsequenzen ergeben (weder beim Lipom noch bei der fi-

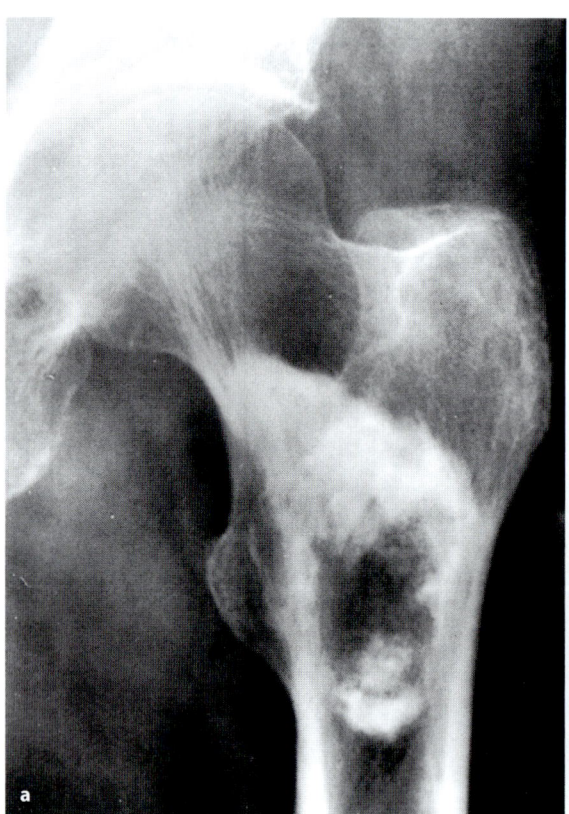
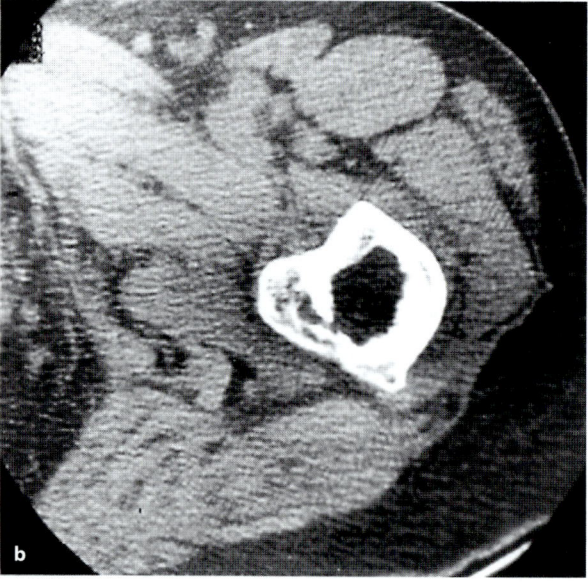

Abb. 9.10 a, b. Fibroossäre Läsion, wahrscheinlich Lipom im proximalen Femur, inter- und subtrochantär. Die Osteolyse ist von einem sehr breiten Sklerosesaum umgeben und enthält zentral Ossifikationen. Im CT (**b**) Bestätigung des im Röntgenbild vermuteten Fettgewebes in der Läsion, umgeben von einem dichten Sklerosewall (Schnitt in Höhe des Trochanter minor). Die 77-jährige Patientin war klinisch übrigens beschwerdefrei. Differentialdiagnostisch kommt auch eine alte einkammerige, korallenartig verknöcherte Knochenzyste infrage. Auch eine extrem regressiv veränderte fibröse Dysplasie ist zu diskutieren (s. S. 762 ff.)

9.1 · Gutartige Tumoren

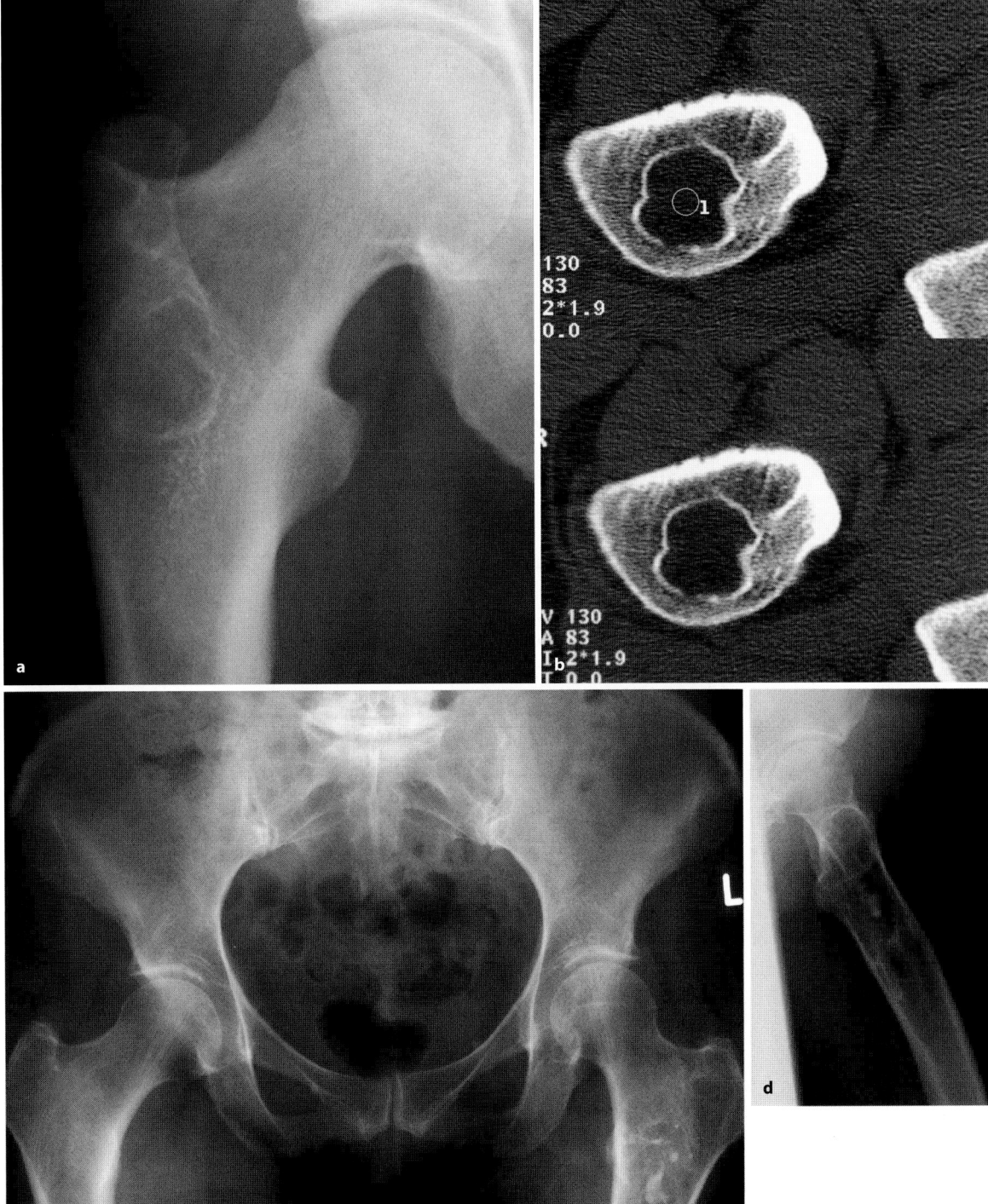

Abb. 9.11 a–g. Lipomatöse Läsionen im proximalen Femur.
a, b Noch nicht nennenswert regressiv veränderte Läsion intertrochantär, klinisch beschwerdefrei. Da es sich um eine rein fettige Läsion handelt, ist die Annahme eines reinen Lipoms zulässig. **c–g** Lipomatöse Läsion im linken proximalen Femur. Klinisch dort leichte ziehende Schmerzen. Der proximale Schaft ist leicht „aufgetrieben" (**c, d**). Szintigraphisch ist der Befund negativ. In der MRT stellt sich im T1-Bild die Läsion mit der gleichen Signalintensität dar wie das Unterhautfettgewebe (**f**), nach Fettsuppression (**g**) „verschwindet" sie. Da es sich um eine reine Fettgewebsläsion mit vereinzelten verkalkten Nekrosearealen handelt und man nichts erkennt, was z. B. auf eine alte Knochenzyste oder eine fibröse Dysplasie hinweisen würde, ist die Einordnung als Lipom berechtigt. Eine histologische Abklärung, die keine Zusatzinformationen bringen würde, ist obsolet. Mit Schnittbildverfahren ist die ganze Läsion beurteilbar und eindeutig zu klassifizieren (*Forts. S. 562*)

Kapitel 9 · Fibrogene, fibrohistiozytäre und lipogene Tumoren

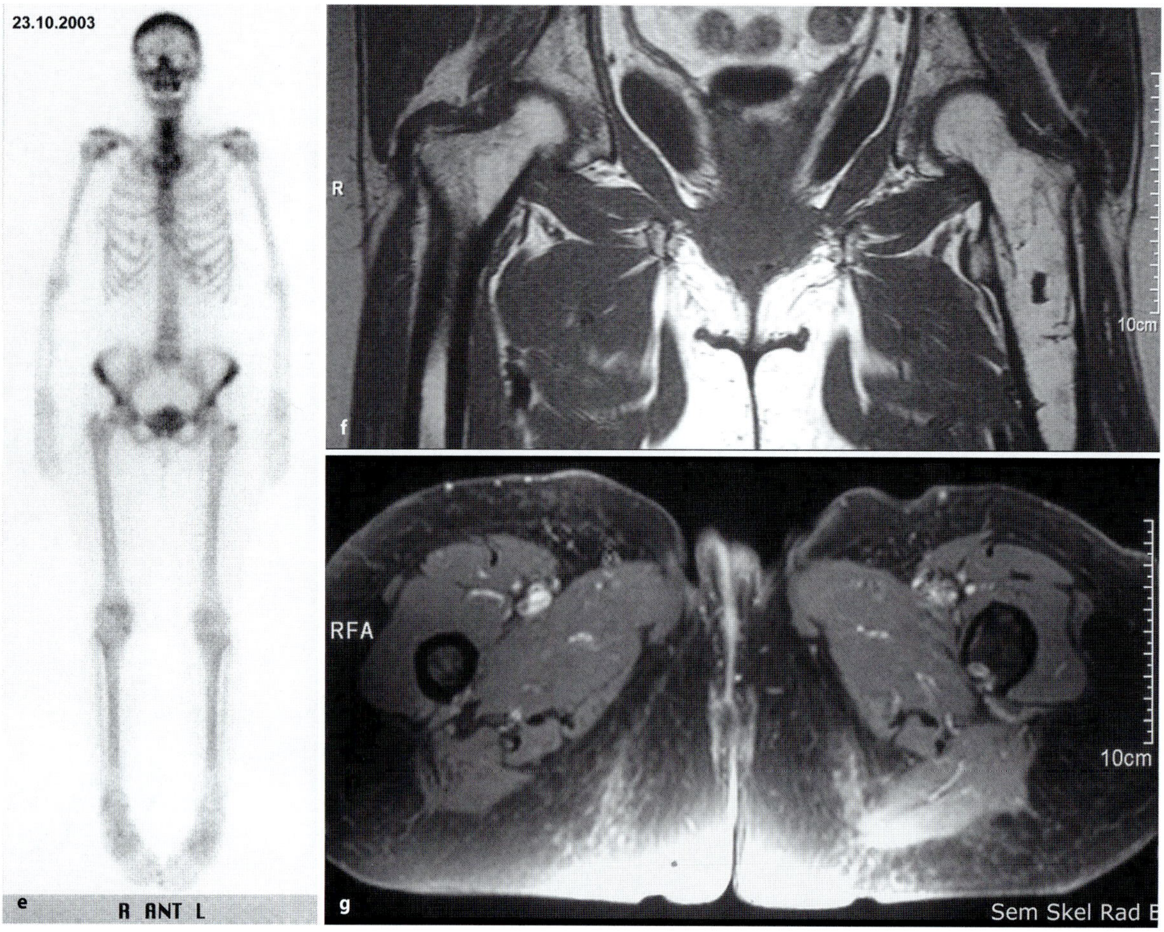

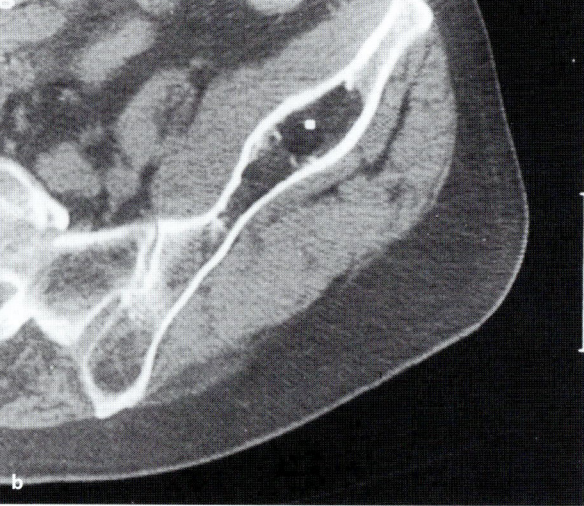

Abb. 9.11 a–g (Forts.)

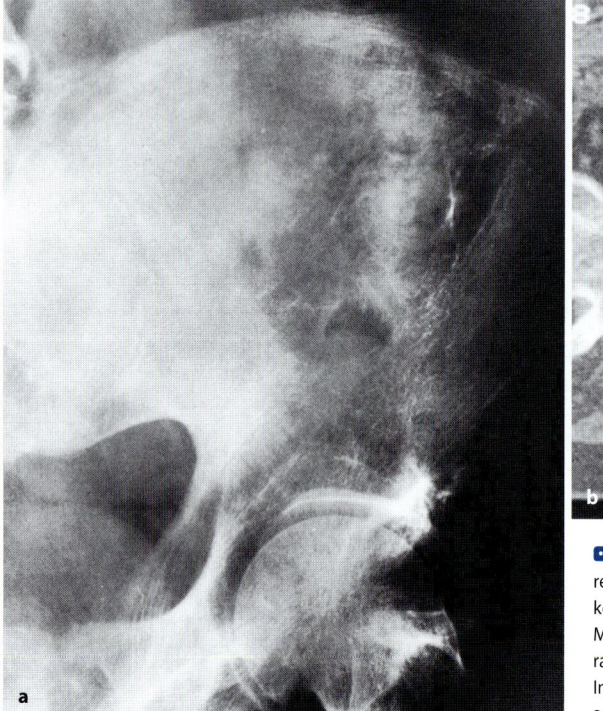

Abb. 9.12 a–m. Verschiedene lipomatöse Läsionen mit breiter Differentialdiagnose. **a–c** Lipom oder lipomatöse Degenerationen in der linken Beckenschaufel. Keine Histologie, da Zufallsbeobachtung (73-jähriger Mann). Projektionsradiographisch erkennt man nur vage eine Spongiosararefikation in der linken Beckenschaufel, die innen trabekuliert erscheint. Im Computertomogramm (**b, c**) findet sich die Beckenschaufel deutlich aufgetrieben, zentral ist eindeutig Fettgewebe nachweisbar (*Forts. S. 563*)

9.1 · Gutartige Tumoren

brösen Dysplasie noch bei alten zystischen Veränderungen etc.).

Das typische Bild eines sog. *Lipoms im Kalkaneus* besteht aus einer Osteolyse in der ventrokaudalen Region, im Dreieck zwischen den großen Trabekelzügen, in der sich eine zentrale dystrophe Kalzifikation im Sinne eines „Nidus" oder „Sequester" findet (s. Abb. 9.9). Lokalisatorisch sind sog. Kalkaneuszysten und physiologische Strukturverarmungen im Kalkaneus mit dem Lipom identisch. Natürlich muss man sich beim sog. Kalkaneuslipom fragen, ob es sich dabei – wie auch bei anderen Lokalisationen – tatsächlich um eine echte Geschwulst handelt oder ob nicht doch nur ein Regressionsphänomen in einem anatomischen Areal vorliegt, in dem sich physiologischerweise üppiges Fettgewebe findet (s. oben).

Das *paraossale Lipom* entspricht im Röntgenbild einer hypodensen, eng dem Knochen anliegenden Raumforderung, häufig mit zentralen Kalzifikationsarealen. Reaktive Veränderungen an der Außenfläche des benachbarten Knochens kommen selten vor. Nur 16 von 150 Fällen zeigten eine Knochenreaktion, wobei 12 mit einer Hyperostose, 3 mit einer Knochenverbiegung und 2 mit einer kortikalen Arrosion einhergingen (Wilner 1982; Fleming 1962).

Periostale Lipome sind extrem selten. Bei den bisher beschriebenen Fällen fand sich die Kompakta verdickt

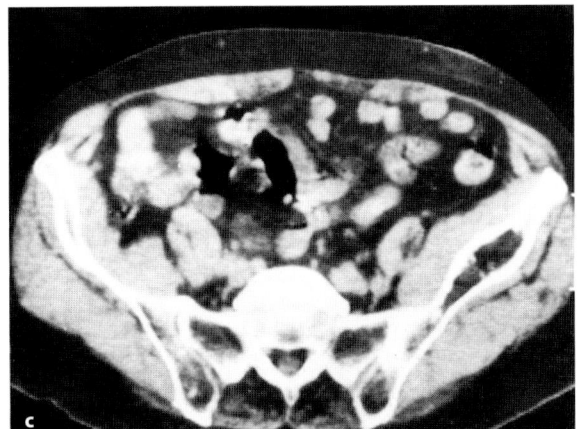

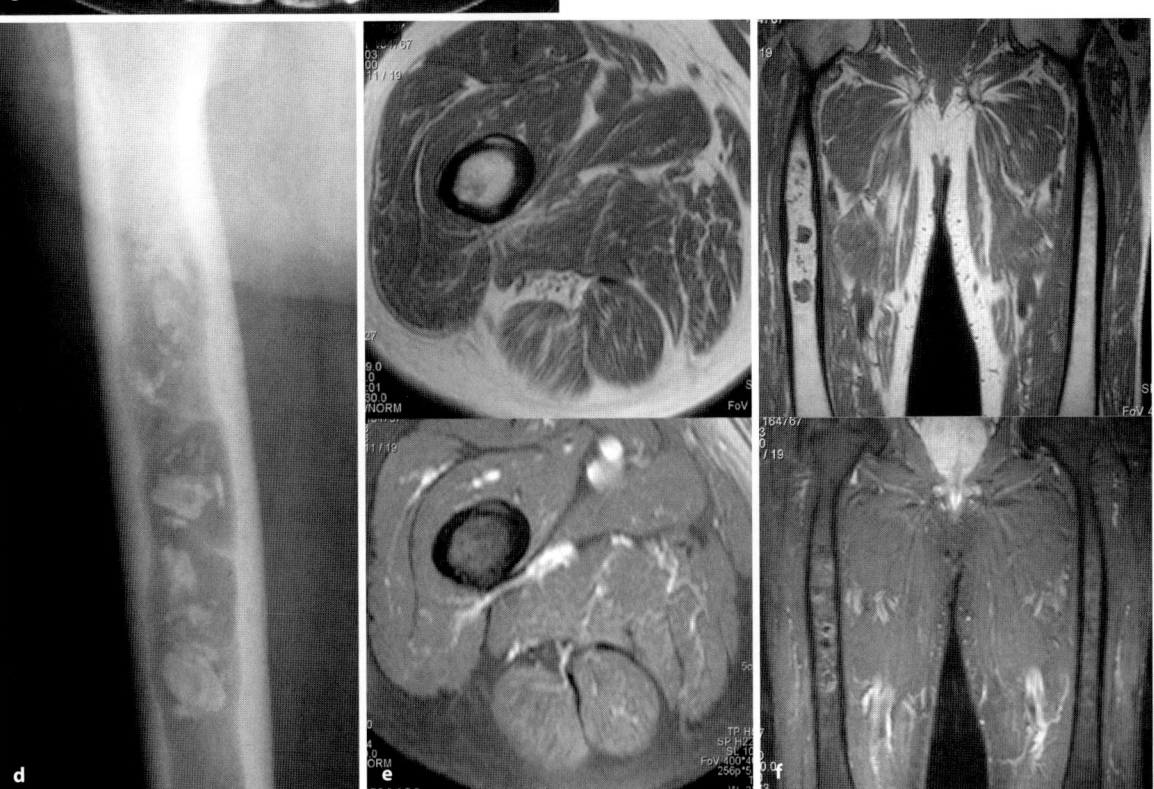

Abb. 9.12 a–m (*Forts.*) Ob es sich hierbei nun um ein echtes Lipom oder um eine regressive Verfettung, z. B. einer fibrösen Dysplasie, handelt, bleibt unklar. Eine früher abgelaufene Osteomyelitis, eine intraossäre Blutung oder ein eosinophiles Granulom konnten anamnestisch nicht eruiert werden. d–f Raumfordernder lipomatöser Prozess im rechten proximalen Femurschaft mit zahlreichen klumpigen Verkalkungen. Der raumfordernde Charakter der Läsion (Zufallsbefund) drückt sich im Scalopping der Kortikalis aus. In e und f oben T1-MRT-Bilder mit markraumäquivalenter Signalintensität in der Läsion, in der unteren Bildreihe fettsupprimierte Bilder, die den fettigen Gehalt der Läsion beweisen. Gegen eine regressiv verfettete fibröse Dysplasie spricht, dass sich überhaupt keine Hinweise auf irgendeine Komponente der fibrösen Dysplasie (z. B. mattglasartige Matrixverknöcherung) finden. Für eine regressiv verfettete Knochenzyste ist die Kortikalis zu dick. Ein langstreckiger diskontinuierlicher Knochemarksinfarkt – also einer ohne demarkierenden umgebenden Sklerosesaum (s. S. 355 f.) – kommt prinzipiell differentialdiagnostisch infrage (*Forts. S. 564*)

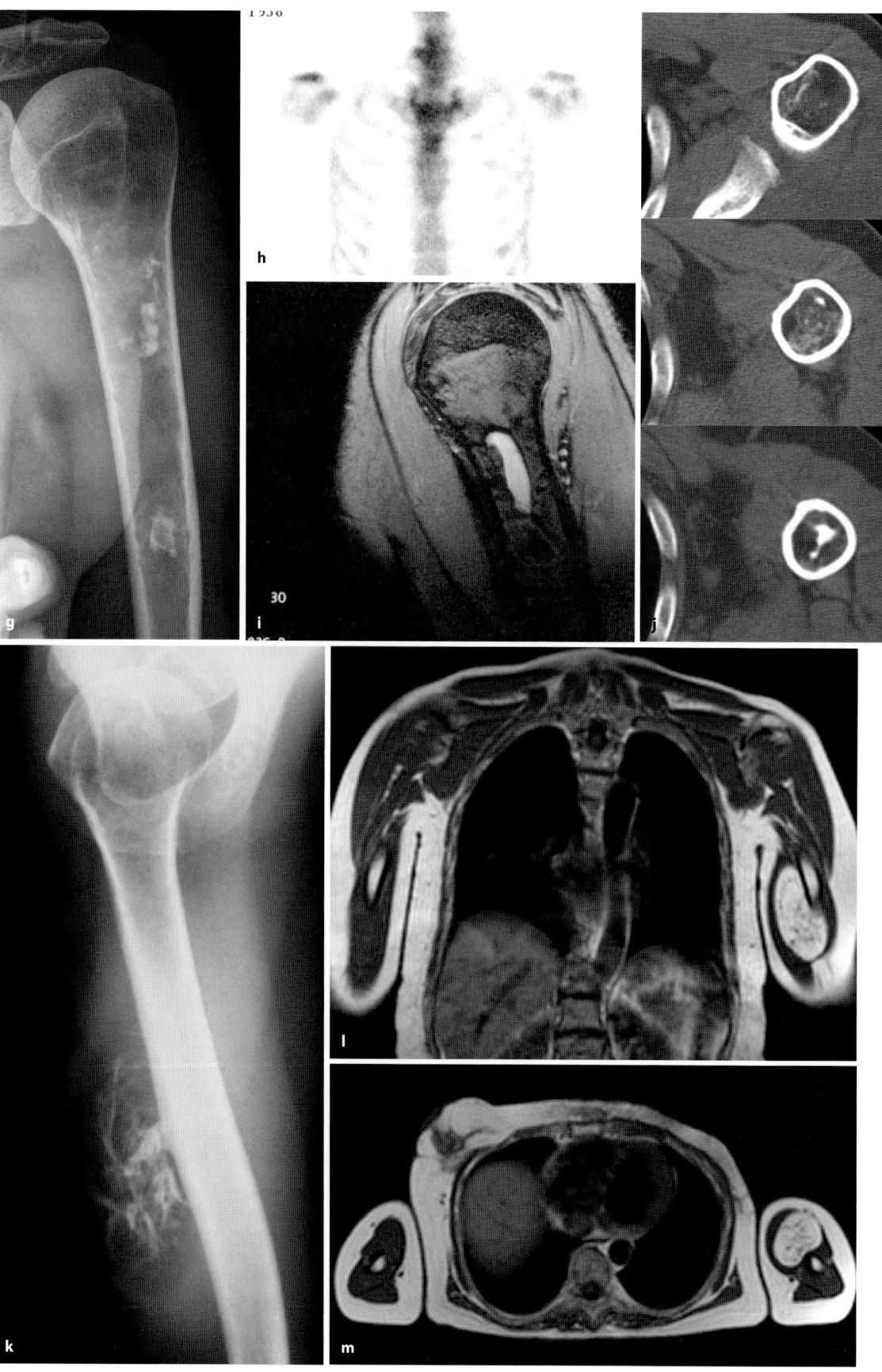

Abb. 9.12 a–m (*Forts.*) (*Text s. S. 565*)

◀ ▶ Abb. 9.12 a–m. (*Forts.*) **g–j** Bei diesem Fall, den wir für ein langstreckiges Lipom halten, kommt differentialdiagnostisch eine regressiv verfettete fibröse Dysplasie infrage, da in der CT schlierige Verknöcherungen zu sehen sind, die man als Bindegewebsverknöcherung interpretieren kann. Ansonsten kommt ein diskontinuierlicher Knochenmarksinfarkt – wie in **d–f** – in Betracht. **k–m** Periostales Lipom am Oberarm (56-jährige Frau, Zufallsbefund bei Mammakarzinom-Staging). Beachte die bizarren endoläsionalen Verknöcherungen. Auf den hier nicht dargestellten fettsupprimierten Bildern war der fettige Tumoranteil nicht mehr zu sehen. Der periostale Ursprung des Tumors konnte auch histologisch bewiesen werden (s. Abb. 9.7e)

bzw. aufgetrieben und enthielt radioluzente, honigwabenartig konfigurierte Areale. In einem von Downey et al. (1983) beschriebenen Fall eines ossifizierenden kortikalen Lipoms im Bereich der distalen Femurdiaphyse stellte sich eine massive, der Kompakta aufsitzende, in die Weichteile vorragende Hyperostose dar, die von zahlreichen Aufhellungen durchsetzt war. Der Läsion war der lipomatöse Ursprung keineswegs anzusehen, differentialdiagnostisch wurde dementsprechend auch zunächst an eine fibröse Dysplasie, an ein kortikales Hämangiom, ein periostales Chondrom, auch an ein Osteoidosteom und einen kortikalen Abszess gedacht.

Der *Computertomographie* kommt bei der Diagnostik von Knochenlipomen eine große Bedeutung zu, da mit dieser Methode die überwiegend oder partiell lipomatöse Natur mit Dichtewerten um minus 15–70 HE sicher und schnell erfasst werden kann. Selbstverständlich ist die Methode nicht geeignet, allein aufgrund der negativen Hounsfield-Werte die Diagnose Lipom zu stellen (s. Abb. 9.12), denn regressive Verfettungen gibt es z. B. auch bei der Osteomyelitis, bei alten Knochentumoren und tumorähnlichen Läsionen, wie z. B. der fibrösen Dysplasie (Ramos et al. 1985). Solche regressiven Verfettungen entstehen durch Histiozyten mit fettbeladenen Vakuolen oder durch eine fettige Degeneration infarzierter Tumoranteile (Ramos et al. 1985).

Im *MRT* sieht man im T1-gewichteten Bild eine stark signalintensive Gewebsformation, ähnlich wie das normale Knochenmark oder subkutane Fettgewebe. Eine fettsupprimierende Sequenz bringt den Beweis. Insgesamt leistet die MRT aber bei der Diagnostik der intraossären Lipome – insbesondere wenn sie verknöchert sind – keinen wesentlichen Beitrag. Im Stadium III nach Milgram kann sie sogar zu diagnostischen Irrtümern führen (Blacksin et al. 1995).

Im *Szintigramm* sind die meisten Lipome – verständlicherweise – negativ, auch im Sinne von „cold lesions".

Differentialdiagnose

An ein intraossäres Lipom sollte immer dann gedacht werden, wenn sich eine mehr oder weniger lobuliert konturierte, von einem Sklerosesaum umgebene Osteolyse metaphysär in einem Röhrenknochen findet, die zentral dichte Kalzifikationen von *nicht* ring- oder halbmondförmiger Form beinhaltet. Besonders spezifisch scheint die Konstellation einer ovalen Osteolyse mit keilförmiger diaphysärer Begrenzung und zentralen Kalzifikationen zu sein.

Das differentialdiagnostische Spektrum des Projektionsradiogramms intraossärer Lipome ist aber erfahrungsgemäß dennoch sehr weit und reicht von einfachen Knochenzysten über das Enchondrom und Chondromyxoidfibrom bis zu bindegewebigen Läsionen wie der fibrösen Dysplasie, dem benignen fibrösen Histiozytom und dem nichtossifizierenden Knochenfibrom. Von einem sehr dichten Sklerosesaum umgebene Läsionen im Schenkelhals, inter- und subtrochantär mit zentralen, mehr oder weniger irregulären Ossifikationen, haben große Ähnlichkeiten mit dem benignen fibrösen Histiozytom (vgl. Abb. 9.4 a, b mit Abb. 9.10 sowie Abb. 9.4 c, d und 9.5 mit Abb. 9.10). Der computer- oder MR-tomographische Nachweis größerer fettiger Areale erleichtert die Differentialdiagnose (s. Abb. 9.8, 9.10 bis 9.12).

Aus differentialdiagnostischer Sicht sind die 2 Fälle eines **Myelolipoms** (einmal im Azetabulum und im anderen Fall in einem Femurschaft) interessant, die von Sundaram et al. (2007) publiziert wurden. Beim Myelolipom handelt es sich ja bekanntlich um eine tumorähnliche Läsion, die aus einer variablen Mischung aus reifem Fettgewebe und hämatopoetischen Elementen besteht und in der Regel in den Nebennieren beobachtet wird. Die Läsion im Azetabulum erschien radiologisch wie eine fibroossäre Läsion und zeigte in der MRT reines Fettgewebe, die Läsion im proximalen Femur war rein osteolytisch. Beide Läsionen erfüllten die histologischen Voraussetzungen für Myelolipome.

Literatur

Barcelo M, Pathria MN, Abdul-Karim FW (1992) Intraosseous lipoma. A clinico pathologic study of four cases. Arch Pathol Lab Med 116: 947

Blacksin MF, Ende N, Benevenia J (1995) Magnetic resonance imaging of intraosseous lipomas: A radiologic-pathologic correlation. Skeletal Radiol 24: 37

Campbell RSD, Grainger AJ, Mangham DC et al. (2003) Intraosseous lipoma: Report of 35 new cases and a review of the literature. Skeletal Radiol 32: 209

Dahlin DC, Unni KK (1986) Bone tumors: General aspects and data on 8542 cases. Thomas, Springfield

DeLee JC (1979) Intraosseous lipoma of the proximal part of the femur. J Bone Joint Surg [Am] 61: 601

Downey EF, Brower AC, Holt RB (1983) Case report 243. Skeletal Radiol 10: 189

Ehara S, Kattapuram SV, Rosenberg AE (1990) Intraosseous lipoma of the sacrum (case report 619). Skeletal Radiol 19: 375

Fleming RJ, Alpert M, Garcia A (1962) Parosteal lipoma. AJR 87: 1075

Freiberg RA, Air GW, Glueck CJ et al. (1974) Multiple intra-osseous lipomas with type IV hyperlipoproteinemia. A case report. J Bone Joint Surg [Am] 56: 1729

Freyschmidt J, Brossmann J, Wiens J, Sternberg A (2003) Borderlands of normal and early pathological findings in skeletal radiogpaphy. Thieme, Stuttgart
Goldman AB, Marcove RC, Huvos AG (1984) Case report 280. Skeletal Radiol 12: 209
Hall FM, Cohen RB, Grumbach K (1986) Intraosseous lipoma (angiolipoma) of right third rib. Skeletal Radiol 15: 401
Hanelin LG, Schamberg EL, Bardsley JL (1975) Intraosseous lipoma of the coccyx. Report of a case. Radiology 114: 343
Hart JAL (1973) Intraosseous lipoma. J Bone Joint Surg [Br] 55: 624
Ketyer S, Brownstein S, Cholankeril J (1983) CT diagnosis of intraosseous lipoma of the calcaneus. J Comput Assist Tomogr 7: 546
Kurland KZ, Kennard JW (1965) Parosteal lipoma arising from the proximal radius. A case report. Clin Orthop 41: 140
Lagier R (1985) Calcaneus lipoma with bone infarct. RÖFO 142: 472
Levin MF, Vellet AD, Munk PL (1990) Intraosseous lipoma of the distal femur: MRI appearance (case report). Skeletal Radiol 25: 82
Linthoudt D van, Lagier R (1978) Calcaneal cyst. A radiological and anatomico-pathological study. Acta Orthop Scand 49: 310
Matsubayashi T, Nakajima M, Tsukada M (1980) Case report 118. Skeletal Radiol 5: 131
Milgram JW (1981) Intraosseous lipomas with reactive ossification in the proximal femur. Skeletal Radiol 7: 1
Milgram JW (1988) Intraosseous lipomas: Radiologic and pathologic manifestations. Radiology 167: 155
Milgram JW (1990) Malignant transformation in bone lipomas. Skeletal Radiol 19: 347
Mueller MC, Robbins JL (1960) Intramedullary lipoma of bone. J Bone Joint Surg [Am] 42: 517
Ramos A, Castello J, Sartoris DJ et al. (1985) Osseous lipoma: CT appearance Radiology 157: 615
Rodriguez-Peralto JL, Lopez-Barea F, Gonzales-Lopez J et al. (1994) Paraosteal ossifying lipoma of femur (case report 821). Skeletal Radiol 23: 67
Salzer M, Salzer-Kuntschik M (1965) Zur Frage der sogenannten zentralen Knochenlipome. Beitr Pathol Anat 132: 365
Schajowicz F (1981, 1994) Tumors and tumorlike lesions of bone and joints. Springer, Berlin Heidelberg New York
Sundaram M, Bauer T, v. Hochstetter A et al. (2007) Intraosseous myelolipoma. Skeletal Radiol 36: 1181
Wilner D (1982) Radiology of bone tumors and allied disorders. Saunders, Philadelphia, pp 629–647

9.1.3 Desmoplastisches Fibrom

ICD-O-Code 8823/0

Synonyme: Desmoidtumor des Knochens, intraossärer Counterpart der Weichgewebsfibromatose

> **Definition:**
> Das desmoplastische Fibrom ist ein seltener benigner Knochentumor, der aus Spindelzellen mit minimaler zytologischer Atypie und einer reichlichen Kollagenproduktion besteht (WHO 2002).

Die WHO-Definition von 1994 beschreibt auch das biologische Verhalten des Tumors: „Es handelt sich „um einen lokal aggressiven, potentiell malignen („intermediate') Tumor, dessen Zellen reichlich Kollagenfasern bilden. Das Gewebe ist zellarm, die Zellkerne sind oval oder gestreckt. Der dem Fibrosarkom eigene Zellreichtum, die Pleomorphie und die mitotische Aktivität fehlen beim desmoplastischen Fibrom."

Das desmoplastische Fibrom hat eine identische Histologie wie der Desmoidtumor des Weichgewebes (Synonym: Fibromatose vom Desmoidtyp; Mirra et al. 1989; Inwards et al. 1991). Man kann es somit als ossäres Pendant der Desmoidfibromatose der Weichteile bezeichnen. Die Abgrenzung von anderen fibromatösen Knochentumoren oder tumorähnlichen Läsionen wie z. B. vom Chondromyxoidfibrom bzw. nichtossifizierenden Knochenfibrom ist histologisch eindeutig möglich.

Die Entstehung des Tumors ist spontan. Ob im Knochen eine Entwicklung aus vorbestehenden Narben vorkommen kann, wie man es von den Weichteiltumoren her kennt, ist nicht eindeutig geklärt.

Das desmoplastische Fibrom hat makro- und mikroskopisch identische Aspekte wie das von Kimmelstiel und Rapp im Jahre 1951 zuerst veröffentlichte *periostale Desmoid*. Nach Untersuchungen von Marek (1955) ist das periostale Desmoid aber kleiner als das desmoplastische Fibrom. Schajowicz (1994) betrachtet das periostale Desmoid als das periphere Pendant des desmoplastischen Fibroms, da es in der Nähe des Periosts lokalisiert ist und häufig einen umschriebenen Oberflächenkompaktadefekt mit einer sklerotischen Basis der darunter gelegenen erhaltenen Kompakta verursacht; die Läsion entwickelt sich wahrscheinlich aus dem Periost und unterscheidet sich histologisch vom fibrösen Kortikalisdefekt. Die wenigen bisher beobachteten Fälle kamen bei Kindern oder Heranwachsenden vor und wurden am distalen Femur und in der Tibia beobachtet. Von der radiologischen Seite her sehen wir das periostale Desmoid eher als etwas Reaktives auf eine stärkere Stressung an. Die Läsionen sitzen in derselben Lokalisation wie der fibröse metaphysäre Defekt, nämlich im Ansatzbereich von Muskeln oder Sehen z. B. um das Kniegelenk herum (s. auch S. 741 ff.). Bevorzugt ist dabei der Ansatz des M. adductor magnus. Sie sind radiologisch nicht von einem fibrösen metaphysären Defekt im Stadium des nichtossifizierenden Knochenfibroms zu unterscheiden, auch nicht, wenn sie gelegentlich etwas aggressiver anmuten, was fibröse Kortikalidefekte bei stärkerer Traumatisierung auch tun können.

Taconis et al. (1994) weisen darauf hin, dass man die periostale Variante des desmoplastischen Fibroms (periostales desmoplastisches Fibrom) nicht mit sog. *kortikalen Irregularitäten* verwechseln sollte, die z. B. in der posteromedialen Kortikalis des distalen Femurs (und in der proximalen Humerusmetaphyse, *Anm. d. Verf.*) vorkommen und – fälschlicherweise – als periostales oder kortikales Desmoid bezeichnet werden. Kortikale Irregularitäten treten nur temporär bei Kleinkindern und im Schulkindalter auf und sind unserer Ansicht nach Stressphänomene, genauso wie fibröse metaphysäre Defekte.

Das desmoplastische Fibrom ist ausgesprochen rezidivfreudig. Nach Kürettage kommt es in fast der Hälfte der Fälle zu einem Rezidiv (Gebhardt et al. 1985). Andere Autoren (z. B. Green u. Sirikumara 1987) geben eine Rezidivquote von 72% nach Kürettage und von 17% nach Resektion an. Dahlin (1978) berichtet über einen Fall mit einem desmoplastischen Fibrom in der Mandibula, bei dem es nach Resektion in derselben Region zu einem Rezidiv in Form eines Fibrosarkoms Grad II kam. Trotz Hemimandibulektomie starb der Patient 35 Monate später an Metastasen. Die Therapie der Wahl besteht daher in einer weiten Resektion. In der Fallserie von Traconis et al. (1994) fanden sich nur bei 2 Fällen Rezidive, bei denen initial eine Kürettage erfolgt war. Da die Rezidive beim desmoplastischen Fibrom noch nach vielen Jahren auftreten können, sind langfristige klinisch-radiologische Kontrollen zu empfehlen.

Pathologische Anatomie
Das Operationspräparat zeigt einen rosa bis weißlichen derb-elastischen Tumor von fibröser Konsistenz und Struktur und ist identisch mit dem Gegenpart in den Weichteilen.

Histologie
Histologisch findet man einen zellarmen fibrösen Tumor im Knochen, der aus etwas unterschiedlich dicken Kollagenfasern aufgebaut ist, die wenigstens herdförmig in Faszikeln vorliegen, die miteinander verflochten sind. Die Zellen sind klein und spindelig mit schmalem Zytoplasmasaum und haben ebenfalls einen schlanken spindeligen Kern; einzelne größere Kerne können vorkommen. Eine Kernpolychromasie und -pleomorphie

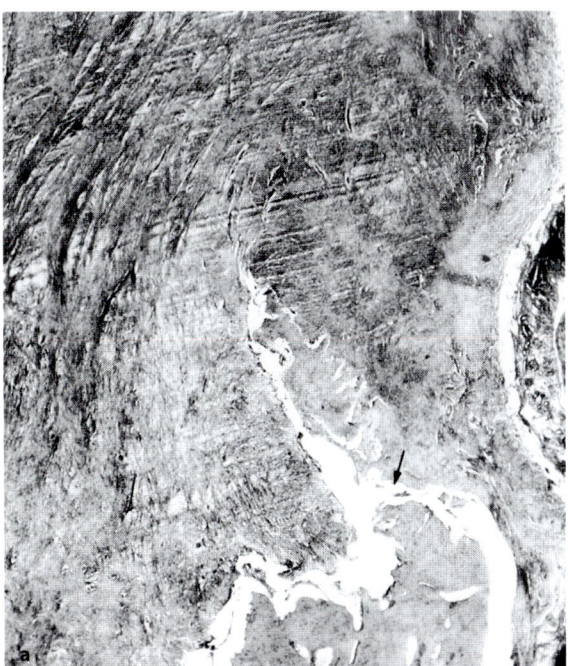

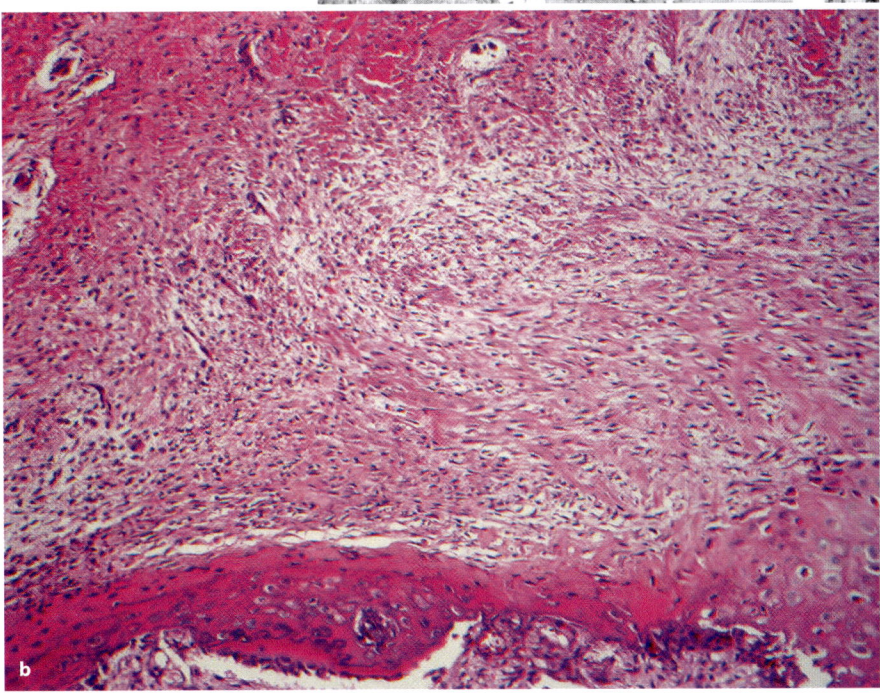

Abb. 9.13 a–c. Desmoplastisches Fibrom. **a** Querschnitt durch einen intraossär exzentrisch in der proximalen Tibia gelegenen Tumor mit Kontakt zum Periost bei bereits zerstörter Kortikalis. **b** Histologisch zeigt sich ein mäßiger Zellgehalt mit ausschließlicher spindelzelliger fibröser Differenzierung und angedeuteter Faszikulierung. Diese Tumoren haben keine Zellatypien und Nekrosen, Mitosen sind selten (*Forts. S. 568*)

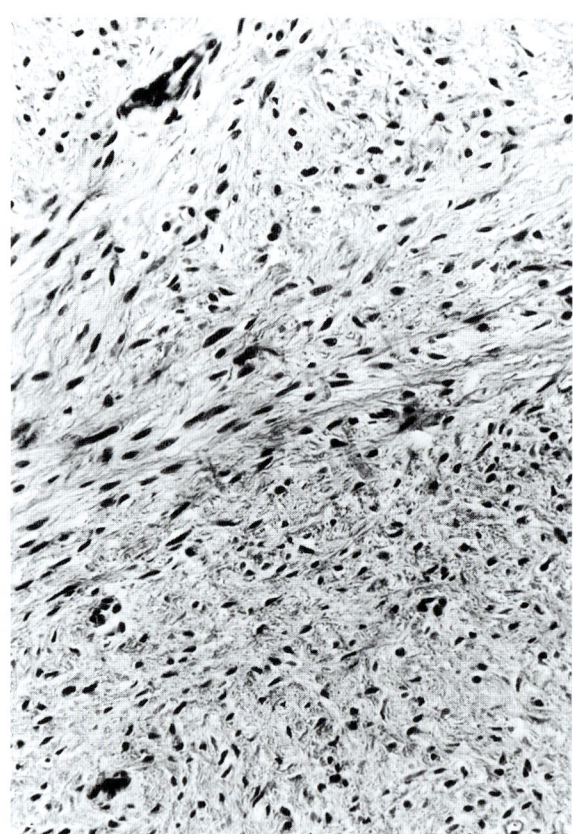

Abb. 9.13 (*Forts.*) **c** Im Tumorrand Zeichen des aggressiven Wachstums mit Infiltration des ortständigen Knochens, der einen reaktiven Umbau zeigt

schließt aber ein desmoplastisches Fibrom aus. Riesenzellen sind im Tumor nicht oder nur vereinzelt vorhanden. Auch Mitosen sind nur sehr selten nachzuweisen und nie atypisch, Merkmale, die in der Differentialdiagnose zum Fibrosarkom wichtig sind. Der Tumor kann in der Peripherie trotz seiner scharfen Grenze zur Destruktion der Kompakta geführt haben und dann direkt an das Periost grenzen. Ist es zu einer pathologischen Fraktur gekommen, dann findet man in dieser Randzone auch Kallus (◯ Abb. 9.13), im Übrigen kommt Osteoid- oder Knochenbildung nicht vor.

Insgesamt entspricht die Histologie dem Desmoidtumor der Weichteile. Immunhistologisch sind die Tumorzellen entsprechend ihrer myofibroblastären Differenzierung positiv für Vimentin und in wechselndem Ausmaß für muskelspezifisches, glattmuskuläres Aktin sowie seltener auch für Desmin. Die immunhistologisch positive Reaktion für Beta-Catenin, wie sie bei den Desmoidfibromatosen der Weichteile meistens vorliegt (Ferenc et al. 2009), ist bei den Tumoren des Knochens bis jetzt nicht eindeutig nachgewiesen, möglicherweise als Folge der schwierigeren technischen Präparation dieser Tumoren (Entkalkung). So konnte bei diesen Untersuchungen auch immunhistologisch keine Expression von Östrogen- und Progesteronrezeptoren nachgewiesen werden, wie sie sonst häufig bei den Tumoren der Weichteile gefunden wird (Hauben et al. 2005). Die Proliferationsaktivität der Tumoren zeigte in der Immunhistologie für Mib 1 einen Markierungsindex zwischen 21,5% und 25% (Böhm et al. 1996), was deutlich höher ist als die Werte bei den Tumoren der Weichteile. Damit bestehen bis jetzt doch einige unterschiedliche Befunde zwischen dem desmoplastischen Fibrom der Weichteile und dem des Knochens, so dass die Identität beider Tumoren – auch auf der molekulargenetischen Ebene – trotz der histologisch identischen Struktur noch nicht endgültig gesichert ist.

In der Differentialdiagnose ist die Abgrenzung gegenüber einem nichtossifizierenden Fibrom, einer fibrösen Dysplasie und einem benignen fibrösen Histiozytom aufgrund des histologischen Bildes relativ einfach. Sehr schwierig kann dagegen die Abgrenzung gegenüber einem gut differenzierten Fibrosarkom vom adulten Typ sein – ähnlich der Situation bei den korrespondierenden Tumoren der Weichteile.

Häufigkeit
Von Inwards et al. (1991) wird die Zahl der bis dato publizierten Fälle auf 150 eingeschätzt. Sie selbst berichten über 27 Fälle. 1994 wird von Taconis et al. eine Serie von 18 Fällen aus dem niederländischen Knochengeschwulstregister publiziert. Das entspricht – bei einer Gesamtzahl von 9600 malignen und benignen Knochengeschwülsten – einem Anteil von 0,2%. Diese Prävalenzangabe deckt sich weitgehend mit der übrigen Literatur zu diesem Thema (Dahlin u. Unni 1986; Mirra et al. 1989).

Lokalisation
Der Tumor kann grundsätzlich in jedem Knochen auftreten. In fast der Hälfte aller Fälle sind jedoch die langen Röhrenknochen (Femur, Humerus und Radius) Prädilektionsorte. Etwa ein Drittel kommt in der Mandibel vor, weitere Lokalisationen finden sich im Becken, insbesondere im Os ilium, an den Rippen und auch am Schädel. Nach Taconis et al. sind Femur und Pelvis ganz besonders bevorzugte Lokalisationen für den Tumor. Innerhalb der Röhrenknochen ist die häufigste Lokalisation die meta-/diaphysäre Region, wobei sich der Tumor häufig in die Epiphyse ausdehnen kann.

Alters- und Geschlechtsprädilektion
Inwards et al. (1991) geben eine Prädilektion des Tumors für das männliche Geschlecht an. 74 ihrer Patienten befanden sich in der ersten Lebensdekade. Bei den von Crim et al. (1989) ausgewerteten 121 Fällen lag das Patientenalter zwischen 17 Monaten und 75 Jahren, das Durchschnittsalter betrug 21 Jahre, eine Geschlechtsprädilektion wurde nicht gefunden.

Klinik

Die klinische Symptomatik desmoplastischer Fibrome ist sehr unspezifisch. Die Schmerzen sind zumeist nur gering, weshalb die Patienten häufig erst sehr spät einen Arzt konsultieren, der dann nicht selten röntgenologisch relativ große Tumoren nachweist. Expansive Tumoren, insbesondere im Mandibulabereich, können auch Weichteilschwellungen ohne nennenswerte Schmerzsymptomatik verursachen. Etwa 10% aller Patienten kommen mit einer Spontanfraktur.

Radiologie

Im Vordergrund der röntgenologischen Symptomatik steht eine in der Regel zentral gelegene Osteolyse, die beträchtliche Ausmaße erreichen kann. Sie kann lobuliert erscheinen und riffartige Vorsprünge zeigen (◘ Abb. 9.14). Eine Auftreibung des Knochens ist nicht selten. Zum gesunden Knochen hin setzt sich die Läsion in der Regel scharf und manchmal mit einem Skleroserand ab (◘ Abb. 9.15). Sie entspricht also röntgenologisch überwiegend einem Lodwick-Grad IB und C. Möglich ist aber durchaus auch eine mottenfraßartige oder permeative Randbegrenzung, korrespondierend mit einem Lodwick-Grad II, einen malignen Prozess vortäuschend. Bricht der Tumor aus dem Knochen aus, dann lässt sich eine Weichteilmasse nachweisen, die erheblichen Umfang annehmen kann.

Periostale Reaktionen werden in der Regel nur dann beobachtet, wenn der Tumor die Kompakta beteiligt hat; sie bestehen im Wesentlichen aus soliden, nicht unterbrochenen Lamellen. Bei aggressiveren Läsionen können sie jedoch auch unterbrochen sein. Matrixossifikationen kommen in der Regel nicht vor, wenngleich – wie bei allen größeren bindegewebigen Tumoren – nekrotische Areale amorph kalzifizieren können.

Sekundäre aneurysmatische Knochenzysten können vorkommen. Die Entstehung von desmoplastischen Fibromen in fibrös-dysplastischen Herden wurde von West et al. (1983) und Bridge et al. (1989) beschrieben (s. auch Abb. 9.15 a–d), desgleichen in lange bestehendem Paget-Knochen (Hillmann et al. 1988).

Bahk et al. (2003) beschreiben ein desmoplastisches Fibrom mit enchondromatösen Formationen in der Beckenschaufel eines 16-jährigen Jungen, ein Chondrosarkom vortäuschend.

In der *MRT* stellt sich das desmoplastische Fibrom in der Regel gut begrenzt dar. Ähnlich wie bei der aggressiven Fibromatose ist die Läsion sowohl in den T1- wie in den T2-gewichteten Bildern signalarm, offensichtlich bedingt durch die dichte Bindegewebsmatrix und die relative Zellarmut des Tumors (Yu et al. 1995; Taconis et al. 1994, Vanhoenacker et al. 2000). Überträgt man die Untersuchungen von Kransdorf et al. (1990) über die MRT-Symptomatik von Fibromatosen, so könnte es sein, dass ausgesprochen hypointense Läsionen im T2-gewichteten Bild eine größere Kollagenkonzentration bei niedriger Zellularität haben, während höhere Signalintensitäten auf eine Hyperzellularität hinweisen. Die Tumoren können deutlich Kontrastmittel aufnehmen (s. Abb. 9.15)

Postoperativ bedarf der Tumor zunächst einer engmaschigen Verlaufsbeobachtung, da er bei nicht ganz vollständiger Resektion ausgesprochen zu Rezidiven neigt (s. oben).

Differentialdiagnose

Das desmoplastische Fibrom aus dem Röntgenbild zu diagnostizieren ist sicherlich außerordentlich schwierig. Auch wird man es wegen seiner Seltenheit bei differentialdiagnostischen Erwägungen nur ungern an die erste Stelle setzen. Bei starker Umgebungssklerose und ausgeprägter Trabekulierung hat es ähnliche Aspekte wie die fibröse Dysplasie im lytischen Stadium. Wenn der Tumor stärker expandiert, exzentrisch aus dem Knochen herauswächst und von einer dünnen Periostschale umgeben ist, dann gibt es täuschend ähnliche Bilder zur aneurysmatischen Knochenzyste (s. Abb. 9.15 e). Bei

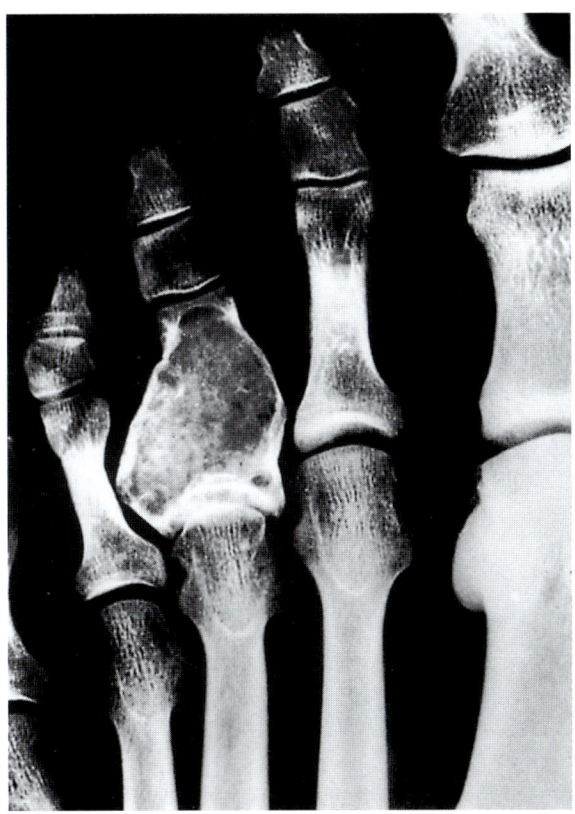

◘ **Abb. 9.14.** Desmoplastisches Fibrom mit einer ungewöhnlichen Lokalisation an der Grundphalanx der 3. Zehe links (29-jähriger Mann). Der Knochen ist grob aufgetrieben, durch riffartige Binnenvorsprünge erscheint der Tumor trabekuliert, in den lateralen Partien finden sich aber offensichtlich metaplastische Verknöcherungen

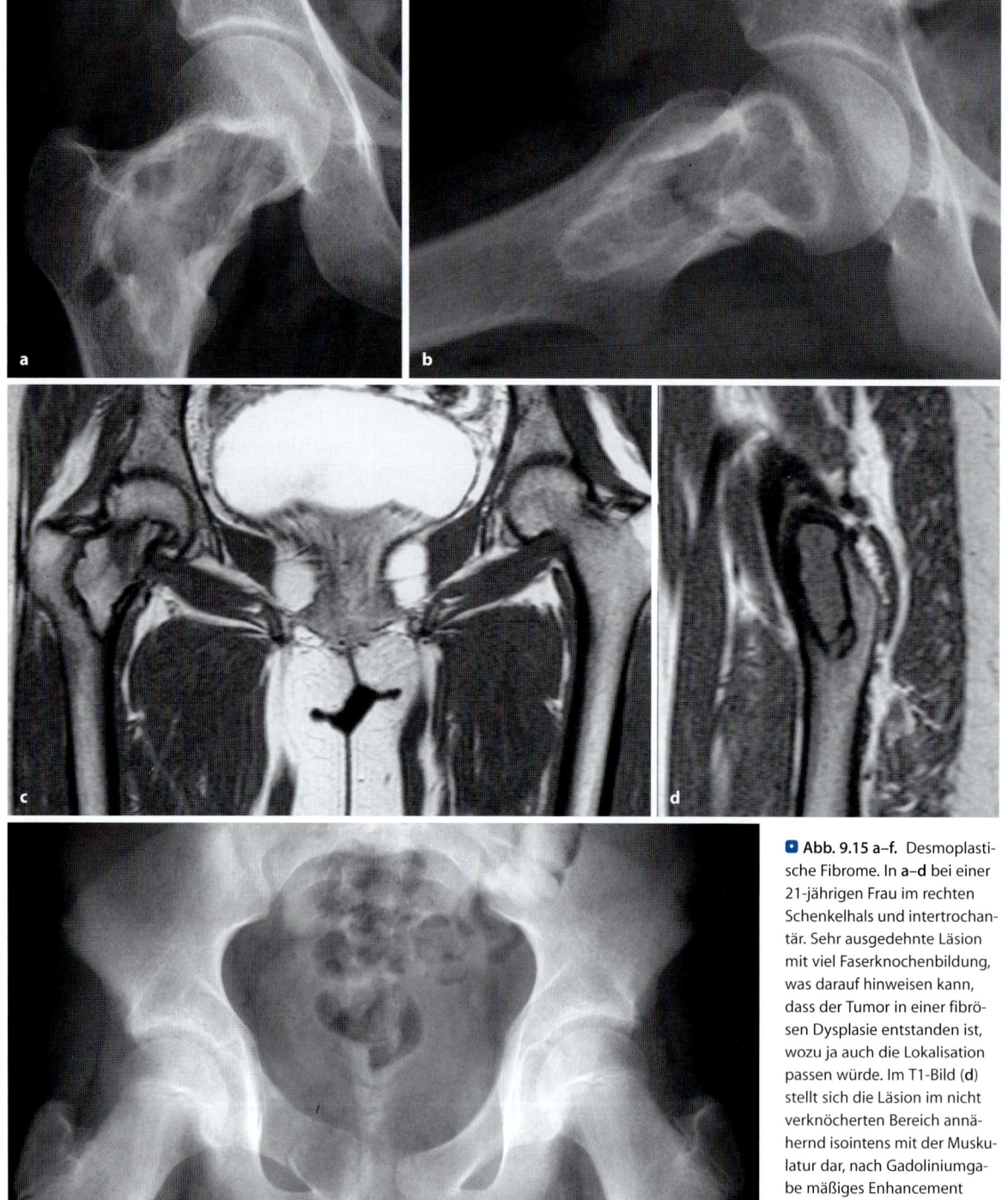

Abb. 9.15 a–f. Desmoplastische Fibrome. In **a–d** bei einer 21-jährigen Frau im rechten Schenkelhals und intertrochantär. Sehr ausgedehnte Läsion mit viel Faserknochenbildung, was darauf hinweisen kann, dass der Tumor in einer fibrösen Dysplasie entstanden ist, wozu ja auch die Lokalisation passen würde. Im T1-Bild (**d**) stellt sich die Läsion im nicht verknöcherten Bereich annähernd isointens mit der Muskulatur dar, nach Gadoliniumgabe mäßiges Enhancement (*Forts. S. 571*)

einem entsprechenden Alter des Patienten kann auch ein Chondromyxoidfibrom vorgetäuscht werden. Bei überwiegend epiphysärer Ausbreitung muss bei wenig Randsklerose schließlich auch an einen Riesenzelltumor gedacht werden. An den flachen Knochen sind Vortäuschungen von Riesenzelltumoren und von fibrösen Dysplasien möglich. Sehr aggressive Exemplare des desmoplastischen Fibroms können den Untersucher mit Recht zur Annahme eines Fibrosarkoms oder auch von Metastasen veranlassen, vor allem dann, wenn der Patient sich in einem höheren Lebensalter befindet.

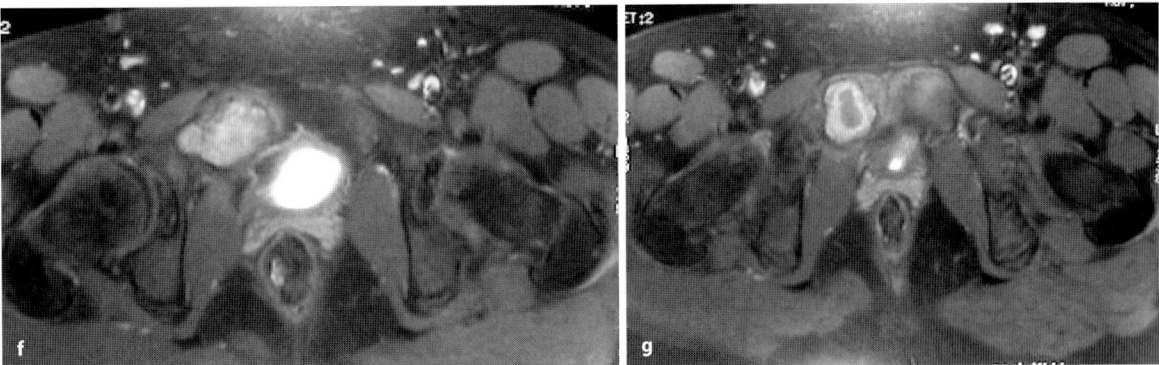

◘ Abb. 9.15 (Forts.) In e–f 13-jähriges Mädchen mit Sitz der spontan frakturierten osteolytischen Läsion im rechten Schambein. Deutliches Kontrastmittelenhancement, in g randständig bei zentraler Einblutung

Literatur

Bahk WJ, Kang YK, Lee AH et al. (2003) Desmoidtumor of bone with enchondromatous nodules, mistaken for chondrosarcoma. Skeletal Radiol 32: 223

Böhm P, Kröber S, Greschniok A et al. (1996) Desmoplastic fibroma of bone. A report of two patients, review of the literature, and therapeutic implications. Cancer 78: 1011

Bridge JA, Rosenthal H, Sanger WG et al. (1989) Desmoplastic fibroma arising in fibrous dysplasia. Chromosomal analysis and review of the literature. Clin Orthop Rel Res 247: 272

Cohen P, Goldenberg RR (1965) Desmoplastic fibroma of bone. J Bone Joint Surg [Am] 47: 1620

Crim JR, Gold RH, Mirra JM et al. (1989) Desmoplastic fibroma of bone: Radiographic analysis. Radiology 172: 827

Dahlin DC (1978) Bone tumors, 3rd edn. Thomas, Springfield, p 325

Dahlin DC, Hoover NW (1964) Desmoplastic fibroma of bone. Report of two cases. JAMA 188: 685

Dahlin DC, Unni KK (1986) Bone tumors: General aspects and data on 8542 cases, 4th edn. Thomas, Springfield

Freyschmidt J, Mulder JD (1988) Knochengeschwülste. In: Schinz HR (Hrsg) Radiologische Diagnostik in Klinik und Praxis, 7. Aufl, Bd 6. Thieme, Stuttgart

Ferenc T, Wroński JW, Kopczyński J. et al. (2009) Analysis of APC, α-, β-catenins, and N-cadherin protein expression in aggressive fibromatosis (demoid tumor). Pathol Res Pract 205: 311

Gebhardt MC, Campbell CJ, Schiller Al et al. (1985) Desmoplastic fibroma of bone: A report of eight cases and review of the literature. J Bone Joint Surg [Am] 67: 732

Goldman AB, Bohne WHO, Bullough PG (1979) Case report 91. Desmoplastic fibroma of the ilium. Skeletal Radiol 4: 102

Green MF, Sirikumara (1987) Desmoplastic fibroma of the mandible. Ann Plat Surg 19: 284

Greenspan A, Unni KK (1993) Desmoplastic fibroma (case report 787). Skeletal Radiol 22: 296

Hauben EI, Jundt G, Cleton-Jansen A-M et al (2005) Desmoplastic fibroma of bone: an immunohistochemical study including β-catenin expression and mutational analysis for β-catenin. Hum Pathol 36: 1025

Hillmann JS, Mesgarzadeh M, Tang C-K et al. (1988) Benign intraosseous fibroma (desmoplastic fibroma) associated with Paget's disease of the iliac bone (case report 481). Skeletal Radiol 17: 356

Hinds EC, Kent JN, Fechner RE (1969) Desmoplastic fibroma of the mandible. J Oral Surg 27: 271

Inwards CY, Unni KK, Beabout JW et al. (1991) Desmoplastic fibroma of bone. Cancer 68: 1978

Kimmelstiel P, Rapp IH (1951) Cortical defect due to perosteal desmoids. Bull Hosp Joint Dis 12: 286

Kransdorf MJ, Jelinek JS, Moser RP et al. (1990) Magnetic resonance appearance of fibromatosis: A report of 14 cases and review of the literature. Skeletal Radiol 19: 495

Lichtman EA, Klein MJ (1985) Case report 302. Skeletal Radiol 13: 160

Marek FM (1955) Fibrous cortical defect (periosteal desmoid). Bull Hosp Joint Dis 16: 77

Mirra JM, Picci P, Gold RM (1989) Clinical, radiologic, and pathologic correlations. Lea Febiger, Philadelphia, p 735

Nilsonne U, Goethlin G (1969) Desmoplastic fibroma of bone. Acta Orthop Scand 40: 205

Rabhan WN, Rozai J (1968) Desmoplastic fibroma. Report of ten cases and review of the literature. J Bone Joint Surg [Am] 50: 487

Richter R, Mohr W, Richter T et al. (1986) Desmoplastisches Fibrom. RÖFO 144: 236

Schajowicz F (1994) Tumors and tumorlike lesions of bone, 2nd edn. Springer, Berlin Heidelberg New York Tokyo

Scheer GE, Kuhlmann RE (1963) Vertebral involvement by desmoplastic fibroma. JAMA 185: 669

Schultz E, Hermann G, Irwin GA et al. (1986) Desmoplastic fibroma of the mandible. Skeletal Radiol 15: 560

Sugiura I (1976) Desmoplastic fibroma. Case report and review of the literature. J Bone Joint Surg [Am] 58: 126

Taconis WK, Schütte HE, van der Heul RO (1994) Desmoplastic fibroma of bone: A report of 18 cases. Skeletal Radiol 23: 283

Vanhoenacker FM, Hauben E, de Beuckeleer LH et al. (2000) Desmoplastic fibroma of bone: MRI features. Skeletal Radiol 29: 171

West R, Huvos AG, Lane JM (1983) Desmoplastic fibroma of bone arising in fibrous dysplasia. Am J Clin Pathol 79: 630

Whitesides TE Jr, Ackerman LV (1960) Desmoplastic fibroma. A report of three cases. J Bone Joint Surg [Am] 42: 1143

Wilner D (1982) Radiology of bone tumors and allied disorders. Saunders, Philadelphia

Yu JS, Lawrence S, Pathria M et al. (1995) Desmoplastic fibroma of the calcaneus. Skeletal Radiol 24: 451

9.2 Bösartige Tumoren

9.2.1 Malignes fibröses Histiozytom (MFH)

ICD-O-Code 8830/3

Synonyme: pleomorphes undifferenziertes Sarkom, malignes Histiozytom, Xanthosarkom, malignes fibröses Xanthom, Fibroxanthosarkom

> **Definition:**
> Das MFH ist eine maligne Neoplasie, bestehend aus Fibroblasten und pleomorphen Zellen mit einem prominenten geflechtartigen (storiformen) Muster (WHO 2002).

Die den Tumor bildenden Zellen haben nach früherer Ansicht sowohl die Fähigkeit zur fibroblastischen Differenzierung und Kollagenfaserbildung (sog. fakultative oder histiozytäre Fibroblasten) als auch zur histiozytären Differenzierung, obwohl die Tumoren als solche nicht histiozytärer Natur sind (s. auch S. 538) (Rosenberg 2003).

Maligne fibröse Histiozytome wurden zuerst als Weichgewebstumoren bekannt (O'Brien u. Stout 1964). Acht Jahre später publizierten dann Feldman u. Norman (1972) die ersten 9 Fälle mit einem malignen fibrösen Histiozytom, das primär vom Knochen ausging und nicht etwa vom umgebenden Weichgewebe in den Knochen sekundär infiltriert war.

Abhängig von den für die Typisierung angewendeten Kriterien, ist das MFH der Weichteile auch heute noch einer der häufigen Weichteilsarkome. Allerdings setzt sich immer mehr die Meinung durch, dass es sich nicht um eine eigene Entität handelt, sondern dass insbesondere der pleomorphe Typ der entdifferenzierte Endpunkt von Weichteilsarkomen unterschiedlicher Liniendifferenzierung ist, weshalb auch synonym diese Tumoren als „*undifferenziertes pleomorphes Sarkom*" klassifiziert werden.

Unter den Knochentumorpathologen herrschte anfangs eine große Skepsis gegenüber dieser zunächst nur auf der Basis histogenetischer und histomorphologischer Gesichtspunkte geschaffenen Entität, d. h., ihre Berechtigung wurde in Frage gestellt. Dahlin et al. veröffentlichten 1977 eine Arbeit mit dem provokativen Titel: „Malignant (fibrous) histiocytoma of bone – fact or fancy?" Wir selbst sind 1981 dieser Problematik nachgegangen und haben – wie später noch berichtet wird – die Frage untersucht, ob die aus histologischen und histogenetischen Gesichtspunkten vollzogene Abtrennung vom gewöhnlichen Fibrosarkom auf der einen Seite und vom fibroblastischen und histiozytären Osteosarkom auf der anderen Seite auch aus klinisch-radiologischer Perspektive überhaupt berechtigt ist. Die Abgrenzung gegenüber dem Osteosarkom können wir als berechtigt und notwendig erachten, während die Abgrenzung vom Fibrosarkom aus klinisch-radiologischer und prognostischer Sicht nicht sehr scharf ist (Dorfman u. Czerniak 1995).

Letztere Beobachtung deckt sich mit Ergebnissen von Taconis u. Mulder (1984), die fast die Hälfte von 102 Fibrosarkomen des Netherland Committee on Bone Tumors (NCBT) als maligne fibröse Histiozytome nachklassifizierten.

Unabhängig von der Diskussion um diesen Tumor in der Weichteiltumorpathologie, möchten wir für die Knochentumorpathologie zumindest für die nächste Zeit den Begriff des MFH beibehalten. Das MFH des Knochens hat die Besonderheit, dass sich der Tumor verhältnismäßig häufig auf dem Boden einer *Vorerkrankung* (z. B. Knocheninfarkt, Enchondrom, Morbus Paget, nach Bestrahlung) des befallenen Knochens im Sinne eines sog. *sekundären MFH* entwickeln kann (s. Abb. 9.30, 9.31). Bis 1981 konnten wir von insgesamt 157 malignen fibrösen Histiozytomen 30 Fälle eines sekundären MFH im Schrifttum finden (Tabelle 9.1).

Von den 81 untersuchten Patienten der Mayo-Klinik (Nishida et al. 1997) hatten 22% ein sekundäres malignes fibröses Histiozytom.

Die im Knochen selten vorkommenden Subtypen des MFH, das myxoide und das inflammatorische xanthomatöse, haben eine charakteristische Morphologie und auch Unterschiede in der Prognose, die eine Beibehaltung rechtfertigen. Der riesenzellreiche Subtyp des MFH im Skelett sollte allerdings nicht unter dem MFH klassifiziert werden, sondern als maligner Gegenpart des Riesenzelltumors.

Pathologische Anatomie

Es handelt sich um destruktiv wachsende Tumoren, die den Knochen ersetzen und von graurosa bis weißgelber Farbe sind. Die Konsistenz ist elastisch bis weich. Myxoide Tumoren sind grau glasig, in lipidspeichernden treten gelbliche Areale auf und nach Einblutungen kommt es entsprechend zu Braunverfärbungen. Hoch maligne Tumoren zeigen häufig Nekrosen. Der Tumor wächst meist zentral und füllt den Knochen aus (Abb. 9.16) der meist durch den Tumor leicht aufgetrieben ist (Abb. 9.23 a). Überwiegend liegt zum Zeitpunkt der Operation bereits ein Kortikalisdurchbruch vor (Abb. 9.20, 9.21). Die Tumorbegrenzung zu den Weichteilen fanden wir in unseren Fällen scharf. Huvos et al. (1985) haben auch Fälle mit unscharfer Tumorgrenze zu den Weichteilen beschrieben und fanden in einem Fall Satellitenherde innerhalb des tumortragenden Knochens.

9.2 · Bösartige Tumoren

Tabelle 9.1. Literaturübersicht über MFH auf dem Boden einer Vorerkrankung bzw. Vorbelastung des befallenen Knochens. Die Bestrahlungen mit ionisierenden Strahlen erfolgten in der Regel wegen eines Weichgewebsprozesses in der Umgebung des Knochens (z. B. Morbus Hodgkin)

Autoren	n	Wahrscheinliche Ursache	Lokalisation des MFH
McCarthy et al. (1979)	4	Knocheninfarkte: 2 bei Caissonarbeitern, 2 idiopathisch	2 distale Tibia, 1 prox. Tibia, 1 distales Femur
Sanerkin u. Woods (1979)	2	Enchondrome	Distales Femur, Tibiadiaphyse
Dunham u. Wilborn (1979)	1	Knocheninfarkt (idiopathisch)	Distaler Radius
Galli et al. (1978)	2	Knocheninfarkte (idiopathisch)	Prox. Humerus, prox. Tibia
Schauer et al. (1976)	1	Bestrahlung (11 Jahre)	Klavikula
Spanier (1977)	4	Morbus Paget	2 prox. Humerus, Patella, prox. Femur
	2	Knocheninfarkte	Prox. und distales Femur
	1	Knocheninfarkt und (?) fibröse Dysplasie	?
	1	Enchondrom	?
Mirra et al. (1974)	3	Knocheninfarkte: 2 bei Caissonarbeitern	2 prox. Femur, distales Femur
Mirra et al. (1977)	1	Knocheninfarkt (Sichelzellanämie)	Distale Tibia
Meister u. Konrad (1977)	1	Bestrahlung (8 Jahre)	Prox. Humerus
Dahlin et al. (1977)	3	Morbus Paget	?
	4	Bestrahlung	?
Bonfiglio u. Platz (1981)	1	Enchondrom	Distales Femur
Vanel et al. (1983)	3	Bestrahlung (12, 16, 5 Jahre)	Klavikula, Os ilium, Os sacrum
Huvos et al. (1986)	20	Bestrahlung	Überwiegend Skapula, Os ilium, distales Femur
Baer et al. (1994)	1	Melorheostose	Prox. Femur
Eigene Fälle	2	Knocheninfarkte	Tibiakopf, distales Femur

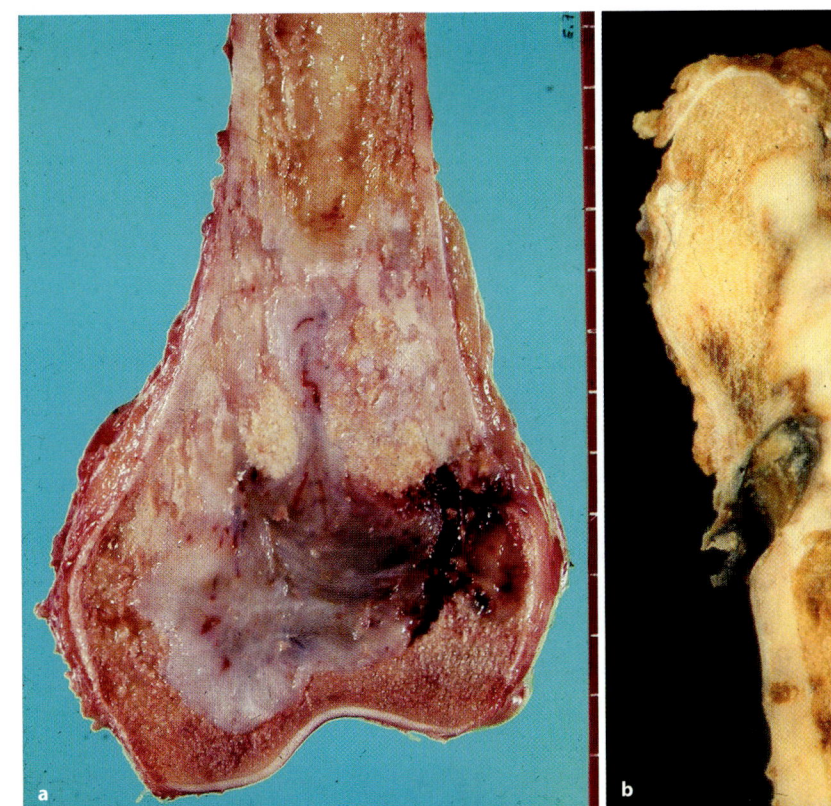
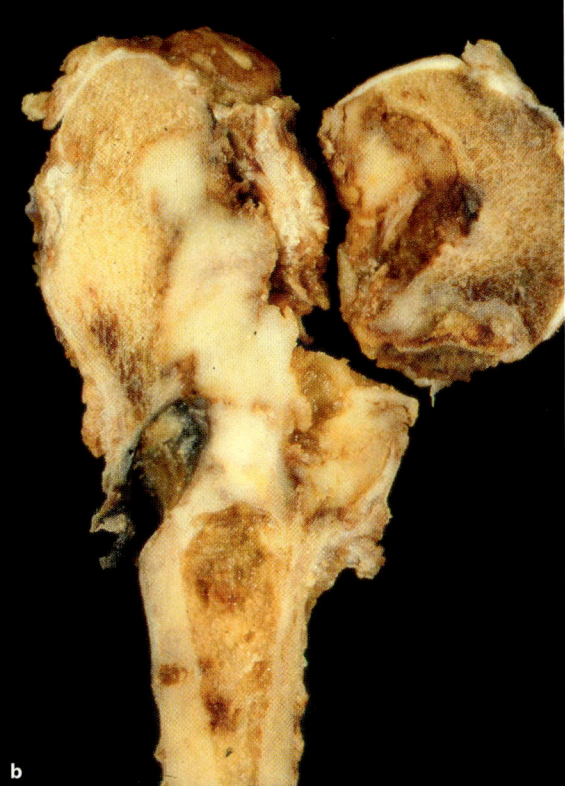

Abb. 9.16. a Malignes fibröses Histiozytom des distalen Femurs einer 67-jährigen Patientin. Auf der Sägefläche zeigt der Tumor einen fibrösen Aufbau mit scharfer Abgrenzung gegenüber dem umgebenden Knochen. Im Bereich der vorhergegangenen PE ist es zu einer Einblutung gekommen. Der präexistente Knocheninfarkt im Tumorbereich, der im Röntgenbild (s. Abb. 9.30 a) und auch bei der histologischen Untersuchung gefunden wurde, ist makroskopisch nicht sichtbar. **b** Malignes fibröses Histiozytom des Schenkelhalses bei einer 39-jährigen Frau – wahrscheinlich sekundär, bei vorbestehender benigner Läsion mit operativ versorgter Fraktur vor Monaten (Röntgenaufnahme einige Wochen vor OP Abb. 9.20 a)

Histologie

Der histologische Aufbau dieser Tumoren gleicht denen, die von den Weichteilen ausgehen. Man findet also auch im Knochen ein sehr breites histologisches Spektrum, das vom überwiegend fibroblastischen Wachstum bis zu pleomorphen und xanthomatös-anaplastischen und riesenzellreichenTumoren reicht. Ein charakteristisches histologisches Merkmal sind atypische spindelige Tumorzellen, die in Zügen geordnet sind, mit Verflechtung untereinander (storiformes Muster) sowie Wirbelbildung der Zellverbände infolge ihrer perivaskulären Anordnung, wie von Meister et al. (1981) nachgewiesen wurde (Abb. 9.17).

Vier verschiedene Zelltypen sind in den Tumoren zu finden (Roessner 1984): fibroblastische Zellen mit einer kollagenfaserreichen Grundsubstanz, atypische Histiozyten, die auch in der Immunhistologie histiozytäre Marker zeigen und teilweise schaumiges Zytoplasma aufweisen, außerdem atypische Riesenzellen und schließlich reaktive mehrkernige Riesenzellen, wie sie in vielerlei Knochenläsionen gefunden werden.

Je nach Vorherrschen einer Struktur können mehrere Subtypen unterschieden werden (Huvos et al. 1985): solche mit überwiegend fibroblastischem Wachstum und wenigen histiozytären Tumorzellen, solche mit überwiegend histiozytärer und xanthomatöser Differenzierung mit häufiger Phagozytose, solche vom Riesenzelltyp, die sowohl fibroblastisch als auch histiozytär differenziert sind und außerdem zahlreiche Riesenzellen vom osteoklastischen Typ ohne Atypien zeigen. Selten wurde auch der myxoide Typ des MFH nachgewiesen, bei dem zellärmere Abschnitte mit reichlich myxoider Grundsubstanz neben zellreicheren Tumorbezirken mit typischen Strukturen eines MFH ge-

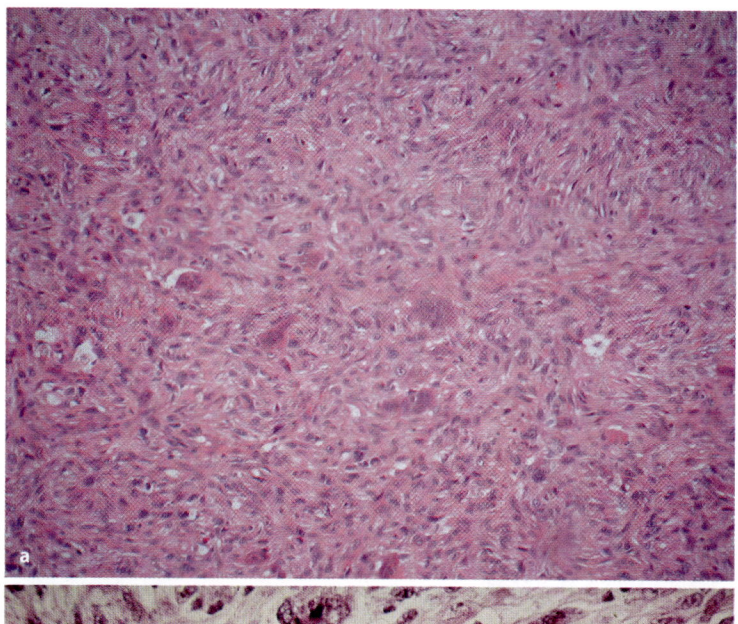

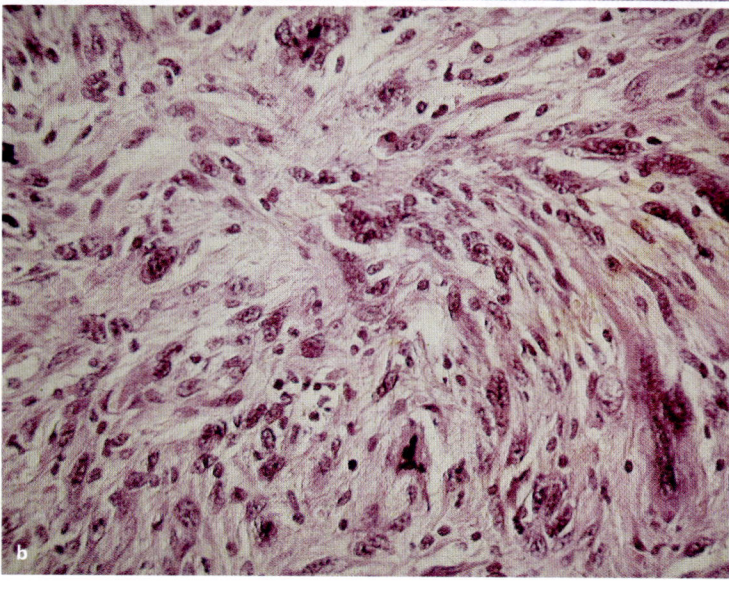

Abb. 9.17 a–d. Malignes fibröses Histiozytom. **a–b** Der fibrohistiozytäre Typ des malignen fibrösen Histiozytoms wird im Knochen am häufigsten gefunden. Die Tumorzellen liegen in Bündeln, die miteinander verflochten sind, wodurch ein storiformes Muster entsteht. Anaplasie wird sowohl in den kleineren spindeligen Zellen als auch in den Riesenzellen deutlich (*Forts. S. 575*)

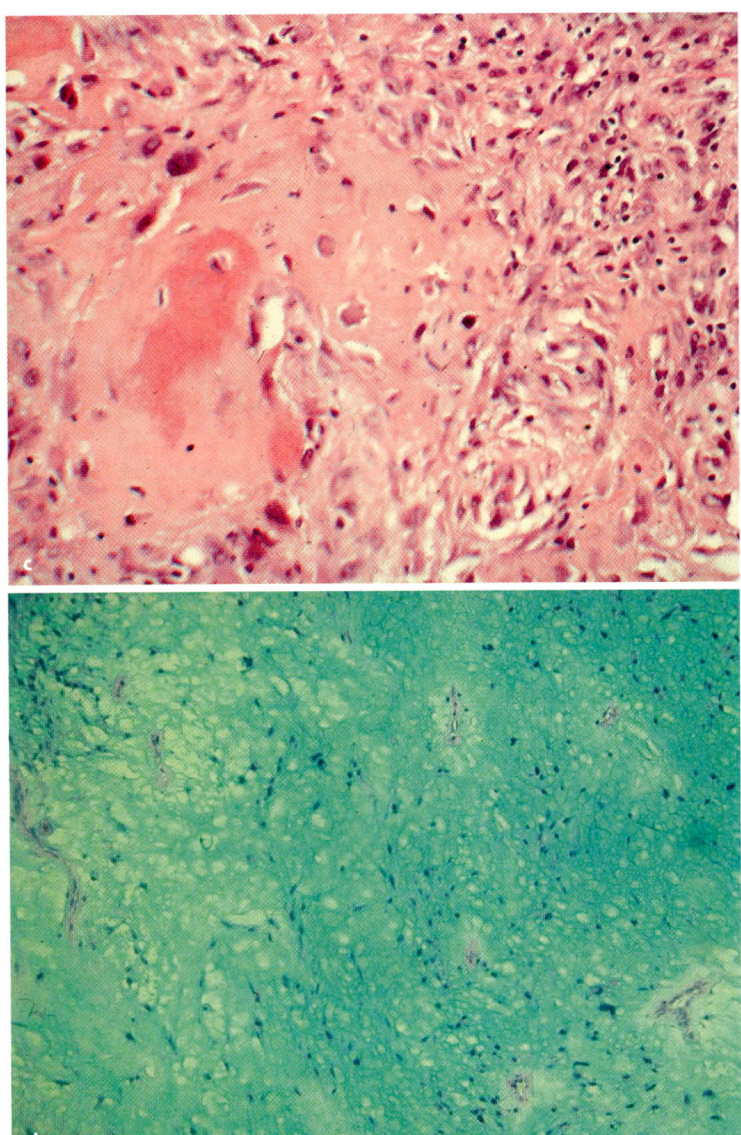

Abb. 9.17 (*Forts.*) **c** Maligner fibrohistiozytärer Tumor, dessen Zellen herdförmig Osteoid gebildet haben. Es ist die Frage, ob diese Tumoren auch als Osteosarkom zu klassifizieren sind, wenn alle übrigen Parameter für ein malignes fibröses Histiozytom sprechen. **d** Der myxoide Typ des malignen fibrösen Histiozytoms liegt vor, wenn mehr als 50 Prozent des Tumors einen myxoiden Aufbau zeigt infolge eines hohen Gehalts von Hyaluronsäure (hier mit Alcianblaufärbung dargestellt) bei sonst gleicher zellulärer Differenzierung wie der fibrohistiozytäre Typ. Wegen ihrer Seltenheit im Knochen ist nicht sicher, ob der myxoide Typ – ähnlich seiner Entsprechung in den Weichteilen – eine bessere Prognose als der fibrohistiozytäre Typ hat

funden werden. Schließlich können auch sehr zellreiche Tumoren mit sehr wenig Stromabildung vorkommen. Am häufigsten liegt im Knochen – wie auch in den Weichteilen – der fibroblastenreiche pleomorphe Typ vor, er wurde von Huvos et al. (1985) in ihrer Serie von 130 Fällen bei 61,5% und in der Serie der Mayo-Klinik bei 63% der 81 Patienten (Nishida et al. 1997) nachgewiesen.

In größeren Tumoren ist der Nachweis von regressiven Veränderungen häufig, die auch ortsständiges Knochengewebe, das vom Tumor umwachsen wurde, einschließen können. Eine Abgrenzung gegenüber präexistenten Knocheninfarkten, aus denen heraus sich das MFH als sekundäres Sarkom bekanntlich entwickeln kann, ist dann nicht mehr histologisch möglich.

Aus dem oben Gesagten wird klar, dass es für das MFH keine spezifischen immunhistologischen Reaktionen gibt. Deshalb kann der Immunhistologie bei der Untersuchung dieser Tumoren nur eine beschränkte Rolle in besonderen Situationen zukommen. Als Ausschlussdiagnostik dient sie z. B. gegen das im Knochen sehr seltene Leiomyosarkom oder auch beim malignen peripheren Nervenscheidentumor. Insbesondere wenn das MFH in einem flachen oder in der Wirbelsäule auftritt und mit einem so großen Weichteilanteil vorliegt, dass die Unterscheidung zwischen primärem Skeletttumor und einem sekundär in den Knochen eingebrochenen Sarkom der Weichteile schwierig ist, wird man auf diese Zusatzuntersuchungen zurückgreifen.

Histologische Differentialdiagnose

Fibrosarkom: Das polymorphzellige Fibrosarkom früherer Zeiten ist heute das maligne fibröse Histiozytom.

Entsprechend werden heute Fibrosarkome sowohl in den Weichteilen als auch in den Knochen seltener diagnostiziert. Die Abgrenzung zwischen beiden Tumoren kann schwierig sein, wenn das maligne fibröse Histiozytom eine überwiegend fibroblastische, spindelzellige Differenzierung mit nur wenigen histiozytären Differenzierungsinseln aufweist.

Die wichtigsten Differentialdiagnosen sind das Osteosarkom und das dedifferenzierte Chondrosarkom, beide Entitäten sind aber durch ausgedehnte histologische Untersuchungen des Tumors zu diagnostizieren, wobei auch dem präzisen radiologischen Befund insbesondere bei der Wahl der geeigneten Biopsiestelle eine besondere Rolle zukommt.

Osteosarkom: Da in malignen fibrösen Histiozytomen der Weichteile auch Osteoidbildung durch die Tumorzellen gefunden werden kann (s. Abb. 9.17 c), ist es nicht verwunderlich, dass die Grenze zwischen einem malignen fibrösen Histiozytom des Knochens und einem Osteosarkom vom histiozytären Typ nicht immer scharf zu ziehen ist. Während Dahlin und Unni (1986) in ihrem Buch das Bild eines malignen fibrösen Histiozytoms mit osteoidähnlichem Material zeigen, schließen neuere Untersuchungen der Mayo-Klinik eine Klassifikation als MFH aus, wenn die Tumorzellen eine osteoide oder chondroide Matrix bilden. Huvos et al. (1985, 1986) klassifizieren solche Tumoren grundsätzlich als Osteosarkom vom fibrohistiozytären Subtyp. Nach unserer Meinung sollten Tumoren, die bei älteren Patienten jenseits der für das Osteosarkom typischen Altersverteilung gefunden werden, sowie Tumoren mit atypischer Lokalisation bei nur diskreter Osteoidbildung als MFH eingeordnet werden.

Maligne Lymphome des Skeletts oder auch des Knochenmarks mit sekundärer Destruktion des Knochens machen dann Schwierigkeiten in der Abgrenzung, wenn nur begrenztes Untersuchungsmaterial in der Biopsie zur Verfügung steht und insbesondere, wenn fibrotisch veränderte Tumoranteile vom Lymphom biopsiert werden, bei denen sich ausgeprägte Sekundärphänomene in der Histologie darstellen und die zytologische Differenzierung der Tumorzellen große Schwierigkeiten bereiten kann oder sogar unmöglich ist. Hier ist die immunhistologische Untersuchung mit dem Nachweis der Lymphomantigene bei der Differentialdiagnose unverzichtbar.

Beim *dedifferenzierten Chondrosarkom* liegt der dedifferenzierte Anteil häufig als MFH vor. Hier ist für die korrekte Diagnose der Nachweis des hochdifferenzierten knorpelig differenzierten Tumoranteils zu bringen.

Benignes fibröses Histiozytom: Dieser Tumor, der als benignes Äquivalent zum MFH beschrieben ist, zeigt mikroskopisch ähnliche Strukturen wie dieses, weist jedoch keine Anaplasie auf und wächst nicht destruierend (s. S. 552 f.).

Häufigkeit

Das MFH ist im Vergleich zu anderen Knochengeschwülsten sicherlich als seltener Tumor anzusehen. Dahlin et al. (1977) nehmen eine Prävalenz von weniger als 1%, bezogen auf alle malignen Knochentumoren an, Spanier et al. (1975) rechnen mit einem Anteil von etwa 2%, Dorfman u. Czerniak (1995) mit 5,7%. Nach Dahlin et al. (1977) kommen Osteosarkome etwa 50-mal, Fibrosarkome etwa 9-mal so häufig vor wie das MFH des Knochens. Wir selbst haben im Jahre 1981 157 Fälle aus dem Schrifttum zusammenstellen können. Seitdem aber das MFH des Knochens als eigene Tumorentität anerkannt und dementsprechend auch in praxi häufiger diagnostiziert und nicht zuletzt auch nachklassifiziert wird, scheint sich der relative Anteil an den malignen Knochengeschwülsten zu erhöhen. Wenn wir im Jahre 1981 erst 4 eigene Fälle registrieren konnten, so hat sich diese Zahl bis heute auf über 50 erhöht.

Anlässlich einer Nachklassifizierung von 102 Fibrosarkomen aus den Jahren zwischen 1953 und 1976 fanden Taconis und Mulder (1984) fast 50% maligne fibröse Histiozytome.

Das sekundäre MFH hat an allen malignen fibrösen Histiozytomen einen Anteil von etwas weniger als 20% (30 von 157 im Jahre 1981 von uns zusammengestellten Fällen).

Lokalisation

Hauptmanifestationsorte des MFH sind Femur und Tibia, in denen sich etwas über 60% aller MFH (99 der von uns zusammengestellten 157 Fälle) finden (Abb. 9.18). Dabei werden besonders die distale Femur- und die proximale Tibiameta- und -diaphyse bevorzugt. Die Tumoren können aber auch in den entgegengesetzten Metaphysen und im Schaftbereich vorkommen. Zweithäufigste Lokalisation mit 13 von 157 Fällen ist der Humerus. Den 3. Rang nimmt das Os ilium ein und den 4. Rang teilen sich mit jeweils 7 von 157 Fällen die Rippen und die Schädelkalotte. Grundsätzlich kann die Geschwulst offensichtlich in jedem Knochen auftreten, so z. B. auch im Os capitatum (De Smet u. Hafez 1994) und am Kalkaneus.

Ein multizentrisches Auftreten des MFH ist nach Durchsicht der Literatur als sehr selten anzusehen. Lediglich McCarthy et al. (1979) geben bei 4 Patienten ein multizentrisches Auftreten an: distales Femur und Wirbelsäule; proximales Femur und Wirbelsäule sowie Rippen; Os ilium und mehrere Rippen; 2 MFH im gleichen Femur. Ob es sich bei diesen Fällen tatsächlich um ein multizentrisches Auftreten des MFH handelt oder ob eine primäre Knochenmetastasierung zugrunde liegt,

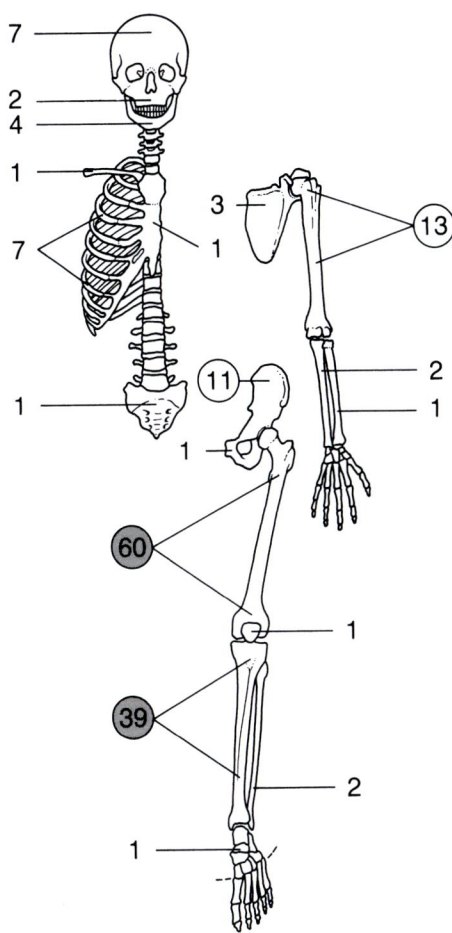

Abb. 9.18. Lokalisatorische Verteilung von 157 aus der Literatur bis 1981 von uns zusammengestellten malignen (fibrösen) Histiozytomen (Absolutzahlen). Ganz eindeutig dominieren Femur und Tibia. Im Bereich der distalen Femur- und der proximalen Tibiametaphyse sind etwas mehr als 60% aller MFH lokalisiert

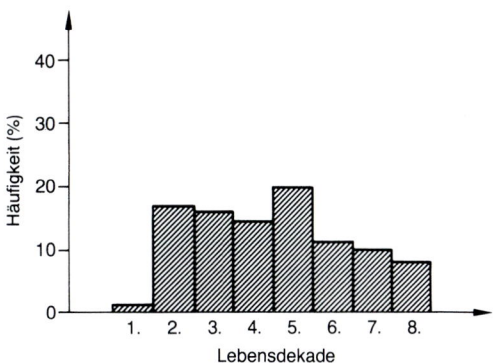

Abb. 9.19. Altersverteilung von 139 Fällen eines MFH (Zahlenangaben in %). Die 139 Fälle sind einer Literaturübersicht von Freyschmidt et al. (1981) entnommen. Maligne fibröse Histiozytome in der 1. Lebensdekade sind eine Rarität, in der 2., 3. und 4. Lebensdekade verteilen sie sich annähernd gleich mit etwa 14–16%. In der 5. Lebensdekade liegt ein relativer Gipfel mit etwa 21%. In der 6., 7. und 8. Lebensdekade leichter Häufigkeitsabfall von etwa 12 auf 8%. In der 9. Lebensdekade wurden keine malignen fibrösen Histiozytome beobachtet. Vergleiche die auffallende Ähnlichkeit der Altersverteilung mit der des Fibrosarkoms

muss unseres Erachtens offen bleiben. Die beiden erstgenannten Fälle sprechen allerdings gegen ein primär multizentrisches Auftreten, da hier jeweils eine bekannte häufige Lokalisation (Femur) mit einer selteneren (Rippe) oder bisher als Manifestationsort nicht bekannten Region (Wirbelsäule) gepaart war. Bei der bitopen Manifestation in einem Femur handelt es sich möglicherweise lediglich um eine „skip lesion" – wie vom Osteosarkom her bekannt.

Dass das MFH in das Skelett metastasieren kann, wird durch Angaben von Spanier (1977), Galli et al. (1978) sowie Feldman u. Lattes (1977) unterstützt. Huvos et al. (1985) geben eine Quote von 12% (16 von 130 Patienten, 14 mit alleiniger Skelettmetastasierung) an.

Alters- und Geschlechtsprädilektion

Männer erkranken an einem MFH überwiegend in der 4.–6., Frauen eher in der 2.–3 Lebensdekade. Das Durchschnittsalter der männlichen MFH-Träger beträgt etwa 44 Jahre, das der weiblichen 37 Jahre (Abb. 9.19). Das Manifestationsalter von Patienten mit einem sekundären MFH liegt ungeachtet des Geschlechts um ca. 12 Jahre höher, da die Primärveränderung des Knochens selbst (z. B. Knocheninfarkt, M. Paget) erst im fortgeschrittenen Lebensalter aufzutreten pflegt.

Insgesamt lässt sich aufgrund unserer Untersuchungen eine deutliche Androtropie feststellen, da das Geschlechtsverhältnis männlich/weiblich 60:40 beträgt. Nishida et al. (1997) berichten von einem ausgeglichenen Geschlechtsverhältnis und fanden auch kein bevorzugtes Krankheitsalter.

Die angegebenen Daten bezüglich des Alters lassen erkennen, dass das MFH im Schnitt in einem höheren Lebensalter als das Osteosarkom und in einem etwas geringeren Lebensalter als das Fibrosarkom vorkommt.

Klinik

In mehr als 70–80% der Fälle ist das klinische Leitsymptom der lokale Schmerz, während eine lokale, sichtbare Schwellung in ca. 30% zu beobachten ist. Diese Daten ähneln sehr denen von anderen primären und sekundären Knochentumoren. Die durchschnittliche Schmerzdauer bis zur Diagnosestellung beträgt ca. 7 Monate. In ca. 45–50% aller Fälle kann der Tumor bereits palpiert werden, da er pathologisch-anatomisch in sicherlich mehr als der Hälfte der Fälle bereits aus dem Knochen ausgebrochen ist.

Die *Prognose* des MFH ist aufgrund der von uns herangezogenen Daten nicht gut. Wir konnten bei 48 von 157 im Schrifttum publizierten Fällen detaillierte Zahlenangaben hinsichtlich der Fünfjahresüberlebensrate auswerten. Diese Fälle waren überwiegend chirurgisch und gelegentlich kombiniert chirurgisch/strahlentherapeutisch behandelt worden. 25 Patienten (ca. 50%) lebten 5 Jahre nach der Diagnosestellung bzw. nach Behandlungsbeginn noch. Soweit Zahlenangaben zur Zehnjahresüberlebensrate zu gewinnen waren, lebten nach diesem Zeitraum höchstens noch 17 von 48 Patienten (ca. 35%). Ein nennenswerter Einfluss von Alter und Geschlecht auf die Prognose lässt sich nicht feststellen. Die Prognose sekundärer maligner fibröser Histiozytome auf dem Boden z. B. eines Knocheninfarkts oder eines Morbus Paget scheint nicht wesentlich von der primärer MFH zu divergieren (McCarthy et al. 1979). Liegen zum Zeitpunkt der Diagnosestellung bereits Lungenmetastasen vor, so verschlechtert sich erwartungsgemäß die Prognose massiv, wie aus den Fallbeobachtungen von Spanier (1977) hervorgeht.

Sofern anhand nur kleiner Fallzahlen eine Aussage möglich ist, scheint die Radikalität des chirurgischen Vorgehens die Prognose des MFH zu beeinflussen: Während von 20 Patienten (Dahlin et al. 1977; Galli et al. 1978) mit radikaler chirurgischer Therapie (Amputation, Exartikulation, Hemipelvektomie, Hemimandibulektomie mit Neck Dissection) 10 nach 5 Jahren und 7 nach 7 Jahren rezidiv- und metastasenfrei waren, bekamen 9 von 10 Patienten mit nichtradikaler Therapie (z. B. Kürettage) durchschnittlich schon nach 4–5 Monaten ein Rezidiv, dem in den meisten Fällen kurz darauf (ca. ein halbes Jahr) Lungenmetastasen folgten.

Hinreichend zuverlässige Angaben über die Möglichkeiten einer alleinigen Radiotherapie des MFH können wegen der bisher zu geringen Fallzahl nicht gemacht werden. Nach Dahlin et al. (1977) ist das MFH als relativ radioresistent anzusehen. Fallberichte (Übersicht bei

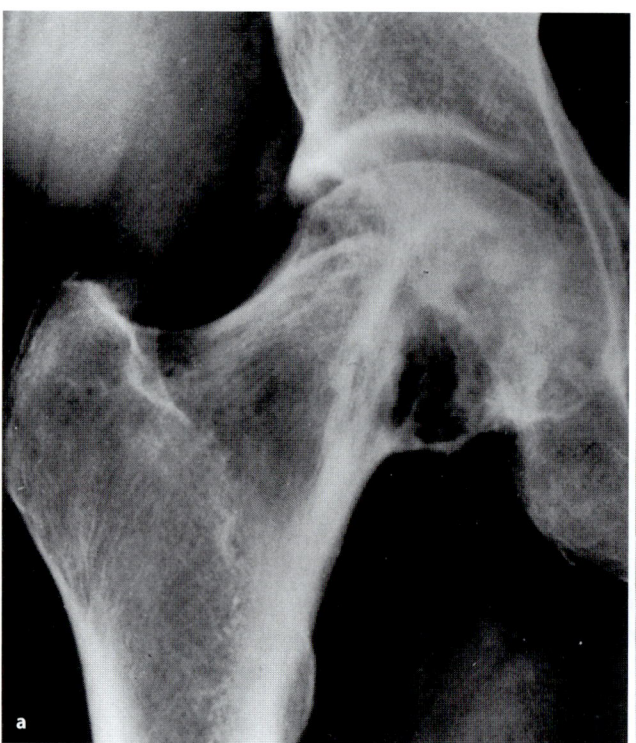
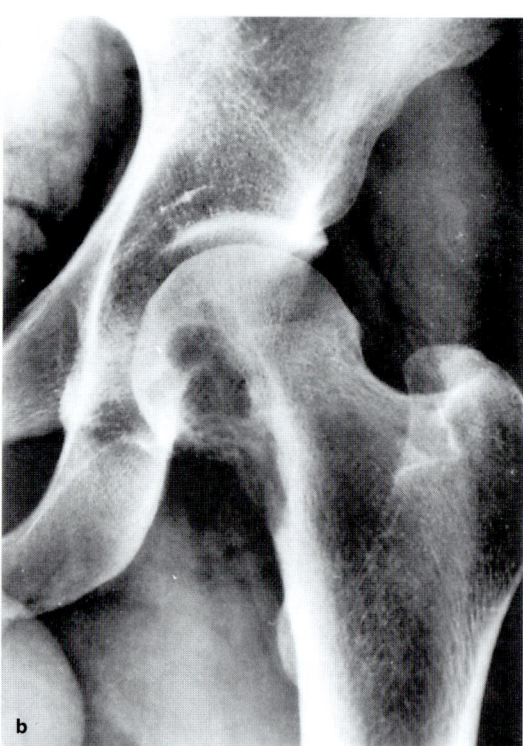

Abb. 9.20 a, b. Maligne fibröse Histiozytome im Femurkopf-halsbereich. **a** 39-jährige Frau, die seit 4 Wochen über z. T. stechende Schmerzen im rechten Hüftgelenk, insbesondere bei Belastung klagte. Die grobe Osteolyse im rechten Femurkopf hat dessen kaudale Kompakta unter Ausbildung einer Neokortikalis zerstört. Zum Schenkelhals hin ist die Läsion durch einen relativ breiten Sklerosesaum abgegrenzt. Der Sklerosesaum ist in sich aber z. T. unterbrochen. Nach medial zu findet sich die Läsion mottenfraßartig begrenzt. Insgesamt ergibt sich dadurch ein Lodwick-Grad II. Differentialdiagnostisch wurde ein maligner Tumor bindegewebiger oder knorpeliger Herkunft angenommen. Die vorläufige Histologie aus einer Probeexzision ergab einen „malignen polymorphzelligen Tumor", als Metastase eines sarkomatösen hypernephroiden Karzinoms oder als malignes fibröses Histiozytom geringerer Differenzierung gedeutet. Nach Ausschluss eines Nierentumors wurde die Diagnose eines malignen fibrösen Histiozytoms festgelegt, nachdem auch Dr. Dahlin, Mayo-Klinik, Rochester/Minn., sich für ein MFH ausgesprochen hatte. Anlässlich einer nur 3 Monate später durchgeführten Femurkopfresektion fand sich bereits eine grobe Infiltration in die Gelenkkapsel und in die angrenzende Muskulatur. Deswegen nach Implantation einer Totalendoprothese Bestrahlung mit 60 Gy Herddosis. Zwei Jahre später Lungenmetastasen. **b** Malignes fibröses Histiozytom im Bereich der linken Femurepi- und -metaphyse. Der Tumor hat zu einer groben Osteolyse der mediokaudalen Schenkelhals- und der unteren Femurkopfpartien geführt. Zum gesunden Knochen hin ist er z. T. durch einen Sklerosesaum abgegrenzt, im Bereich des Adam-Bogens ist die Kompakta vollständig zerstört. Insgesamt entspricht die Läsion einem Lodwick-Grad IC. Der Patient war 28 Jahre alt. Zu beachten ist die auffallende röntgenologische Ähnlichkeit mit dem Fall in **a**. Differentialdiagnostisch wurde auch an einen Riesenzelltumor gedacht (vgl. Abb. 11.11)

Freyschmidt et al. 1981) weisen jedoch darauf hin, dass eine alleinige oder mit lokaler Tumorexzision kombinierte Strahlentherapie des MFH grundsätzlich möglich ist und besonders dort indiziert zu sein scheint, wo eine radikalchirurgische Therapie entweder technisch oder wegen des Zustands des Patienten nicht möglich ist.

Auch Nishida et al. (1997) berichten über eine Wirksamkeit der Strahlentherapie bei ihren Patienten. Als wichtigstes Prognosekriterium wurde von ihnen die adäquate weite oder radikale operative Tumorentfernung gefunden.

Genügend Erfahrungen mit adjuvanter Chemotherapie gibt es bisher nicht.

Das MFH metastasiert überwiegend in die Lungen, eine regionale Lymphknotenmetastasierung ist jedoch möglich.

Radiologie

In gut 90% aller Fälle lässt sich aus dem Röntgenbild auf die aggressive und maligne Natur des zugrunde liegenden Prozesses schließen.

So stellt sich gewöhnlich das MFH in Form einer Osteolyse mit unscharfen und mottenfraßartigen Rändern dar (◘ Abb. 9.20 bis 9.26, 9.28, 9.29). Die Ausdehnung des Destruktionsprozesses reicht von Pflaumen- bis Birnengröße. Die Kompakta ist in der überwiegenden Zahl der Fälle arrodiert oder an irgendeiner Stelle ganz zerstört. Periostreaktionen im Sinne einer ausgebeulten Knochenschale bzw. einer Pseudokortikalis kommen vor (s. Abb. 9.23 a), andere Periostreaktionen, z. B. Lamellen- oder Spikulabildungen, sind hingegen eher selten. Demgegenüber fanden Taconis und Mulder (1984) in 73% ihrer Fälle diskontinuierliche und unscharf begrenzte Lamellenbildungen, in 26% Codman-Dreiecke und in 10% Spikulabildungen. Bei ihren Untersuchungen an insgesamt 102 Fibrosarkomen und malignen fibrösen Histiozytomen (je ca. 50%) unterschieden sie allerdings aus röntgenmorphologischer Sicht nicht zwischen den beiden Entitäten.

Neben der so beschriebenen Form des MFH gibt es – allerdings wesentlich seltener – rein mottenfraßartige Destruktionsmuster. Insgesamt betrachtet überwiegt also der Lodwick-Grad II. Mit Spontanfrakturen ist in ca. 20% der Fälle zu rechnen. Paraossale Geschwulstanteile werden in gut zwei Dritteln aller Fälle nachgewiesen.

Nur bei etwa jedem 10. Fall imitiert das MFH einen weniger aggressiven, ja sogar benigne anmutenden Prozess, bedingt durch eine schärfere Randbegrenzung und umgebende Sklerosesäume (Abb. 9.20). Diese Tumoren können Riesenzellgeschwülste, Chondromyxoidfibrome und Knochenzysten vortäuschen, entsprechend einem Lodwick-Grad IB und IC. Selten kommen MFH vor, die mit einer überwiegenden Sklerose einhergehen (◘ Abb. 9.27 a).

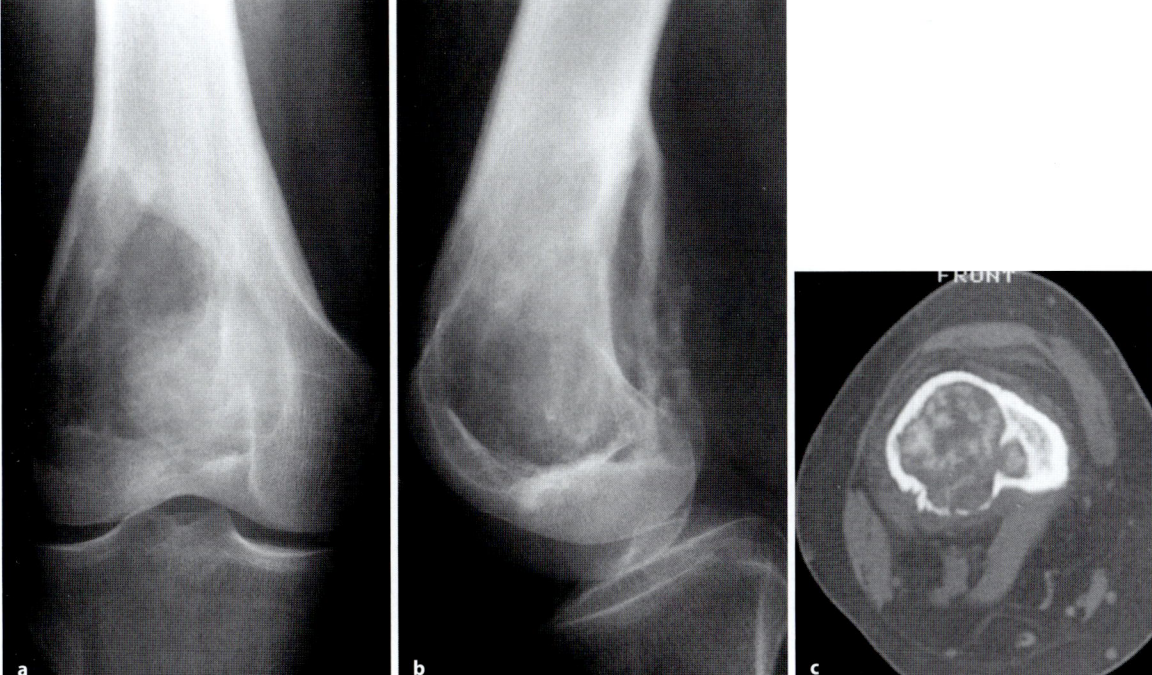

◘ Abb 9.21 a–c. MFH in der distalen Femurmeta-/epiphyse bei einer 30-jährigen Frau. Projektionsradiographisch mutet der Tumor (Lodwick-Grad IC) wie ein Riesenzelltumor an, die fleckigen Verdichtungen in der Läsion (b, c) sprechen allerdings dagegen und eher für eine Bindegewebsmatrixverknöcherung. Eine eindeutige Abgrenzung dieser Matrixverknöcherungen von einer osteoiden Matrixverknöcherung ist allerdings nicht möglich, weshalb die Differentialdiagnose zu einem Osteosarkom durchaus realistisch ist

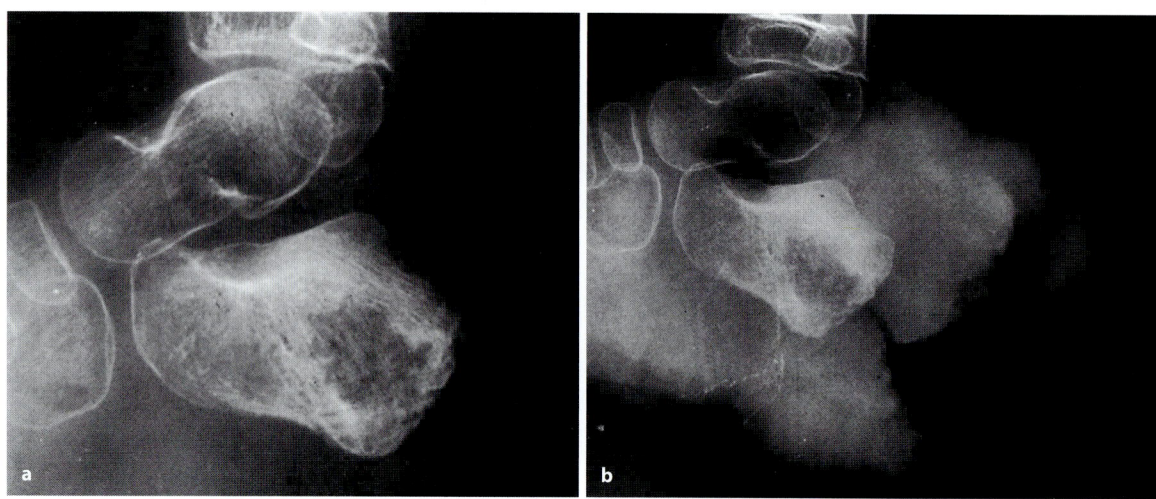

Abb. 9.22 a, b (*Text s. S. 581*)

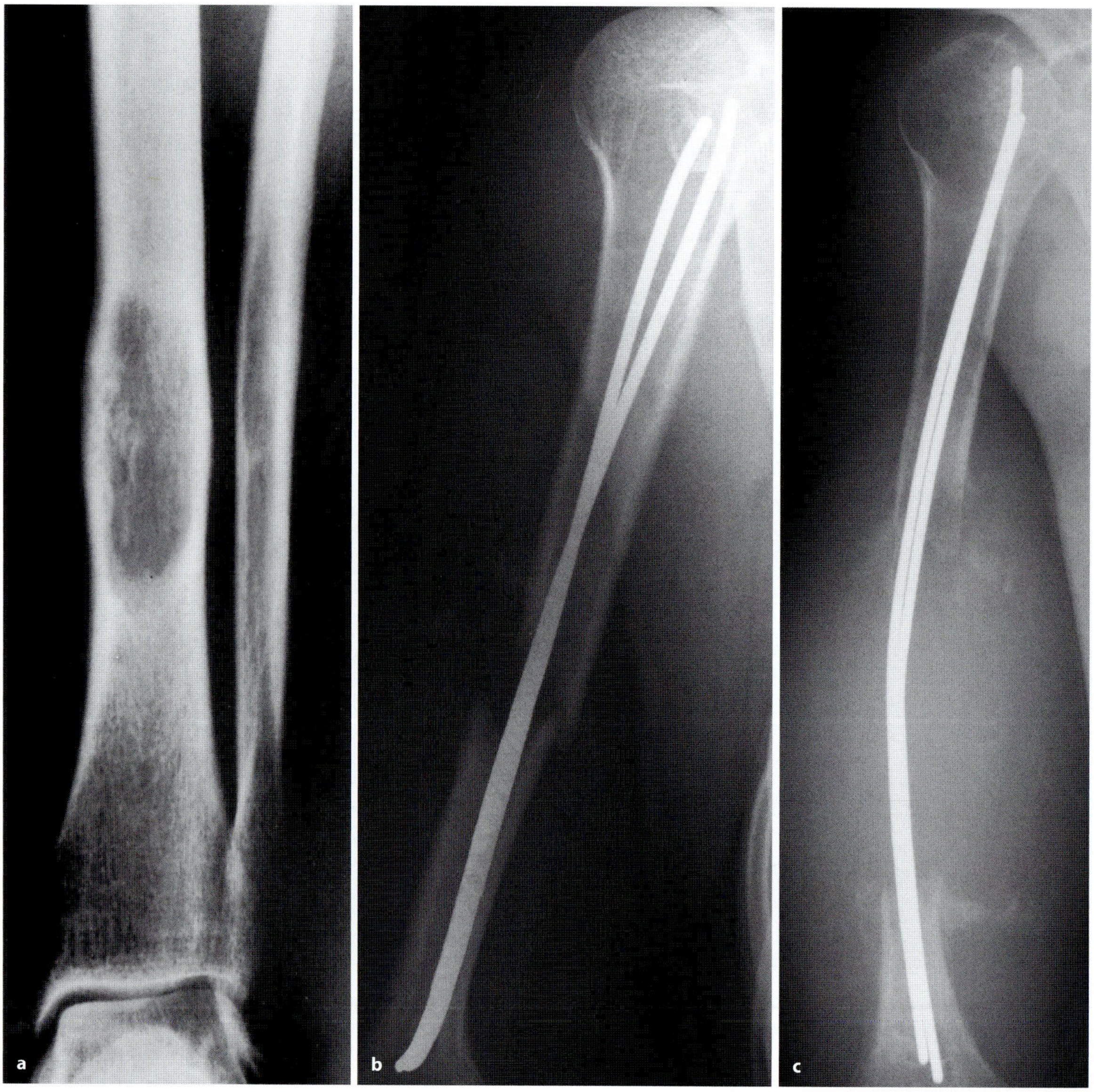

Abb. 9.23 a–c. (*Text s. S. 581*)

9.2 · Bösartige Tumoren

Abb. 9.22 a, b. Malignes fibröses Histiozytom des Fersenbeins bei einem 5-jährigen Jungen. **a** Mottenfraßartige Destruktion des Tuber calcanei mit mäßiggradiger umgebender reaktiver Sklerose. Deutliche umgebende Weichteilschwellung als Ausdruck des Geschwulstausbruchs aus dem Knochen. **b** Nur wenige Wochen später exzessive Zunahme der paraossalen Geschwulstmassen, die grotesk lappig konfiguriert sind. Ungewöhnlich an dem Fall ist das geringe Alter des Patienten

Abb. 9.23 a–c. MFHs in den Diaphysen langer Röhrenknochen. **a** Malignes fibröses Histiozytom im linken Tibiaschaft bei einer 59-jährigen Frau. Der Tumor hat zu einer leichten Auftreibung des Knochens geführt; der Übergang zum gesunden Knochen ist relativ breit und bei genauer Betrachtung mottenfraßartig, entsprechend einem Lodwick-Grad II. Sieben Jahre später solitäre Metastase in der rechten Axilla. **b, c** Übersehene pathologische Fraktur durch ein MFH im rechten Humerus bei einer 18-jährigen Patientin. Versorgung mit Bündelnägeln, wodurch das Tumorgewebe in den gesamten proximalen Markraum verschleppt wurde. Neun Monate später massive Tumorprogredienz (c)

Ein MFH auf dem Boden eines *Knocheninfarkts oder eines Enchondroms* stellt sich als aggressive Osteolyse (Lodwick-Grad II oder III) neben oder im Gebiet der Primärläsion dar (Abb. 9.30). Dabei können Anteile der zugrunde liegenden Läsion so grob zerstört sein, dass sie röntgenologisch nur noch schwer erkennbar wird. Wie beim primären MFH greift auch das sekundäre MFH rasch auf die Kompakta über und führt leicht zu Spontanfrakturen. Maligne fibröse Histiozytome in Knochenabschnitten, die wegen eines nahe gelegenen Weichgewebsprozesses vorbestrahlt wurden, bieten das Bild einer aggressiven Osteolyse, gelegentlich auch vermischt mit Zeichen einer abgelaufenen Osteoradiodystrophie oder Osteoradionekrose.

In der *MRT* stellt sich das MFH bei T1-Gewichtung mit intermediärer Signalintensität, in der T2-Gewichtung sowie nach Kontrastmittelgabe in T1-gewichteten

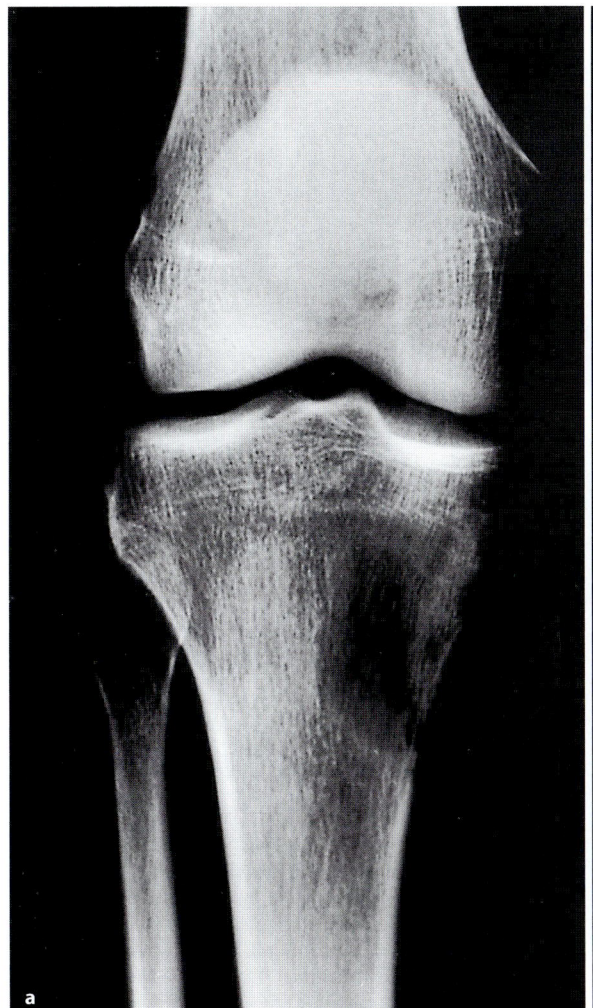

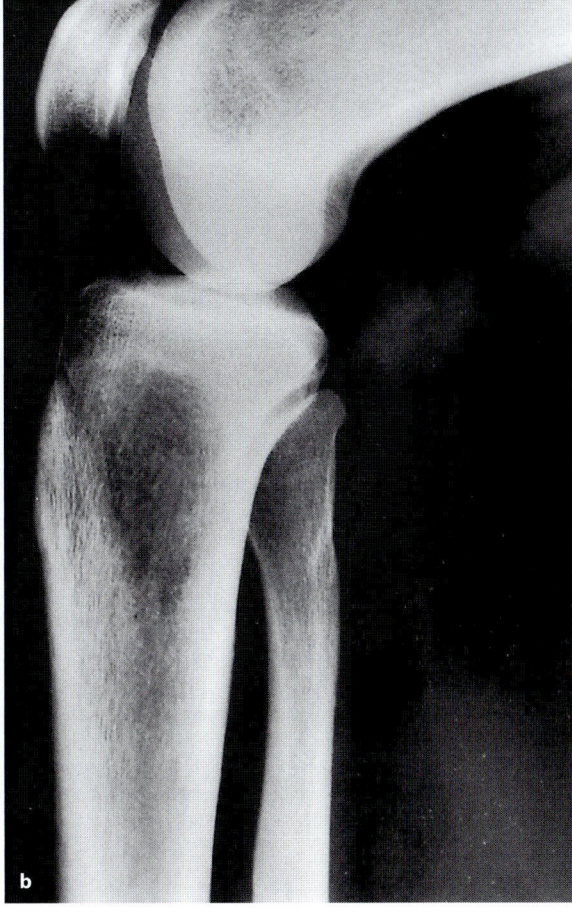

Abb. 9.24 a, b. Malignes fibröses Histiozytom im Tibiakopf bei einem 34-jährigen Mann. Der Tumor hat den Tibiakopf grob zerstört (Lodwick-Grad II) und ist in die Weichteile infiltriert. Die fleckige Entkalkung der distalen Femurepi- und -metaphyse und der Patella ist als trophisch anzusehen

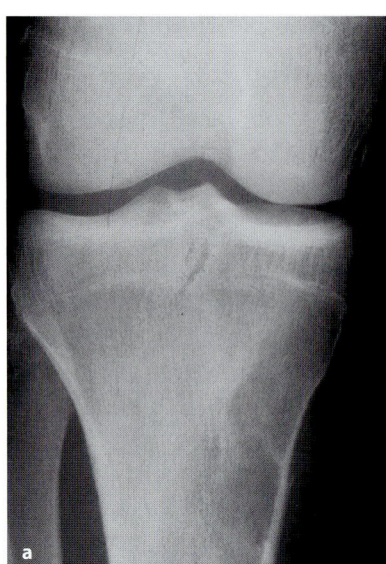
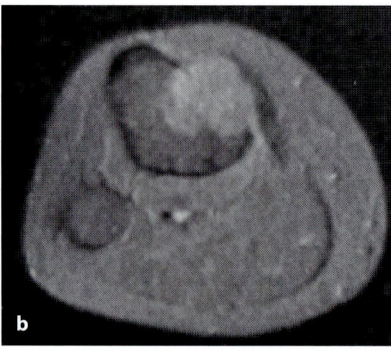
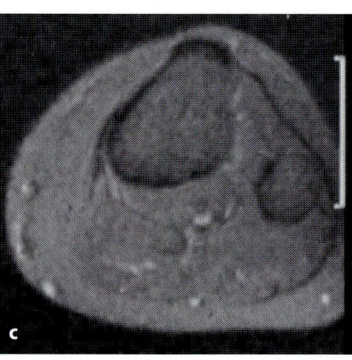

Abb. 9.25 a–c. Malignes fibröses Histiozytom im medialen Tibiakopf bei einer 16-Jährigen. Grobe Zerstörung im medialen Tibiakopf unter Erfassung der Kompakta. Die Läsion ist gegenüber dem gesunden Knochen unscharf und mottenfraßartig begrenzt, entsprechend einem Lodwick-Grad II. Grober Weichteilanteil, schon im Röntgenbild erkennbar. In der Kontrast-MRT mäßiges noduläres Enhancement des Tumors

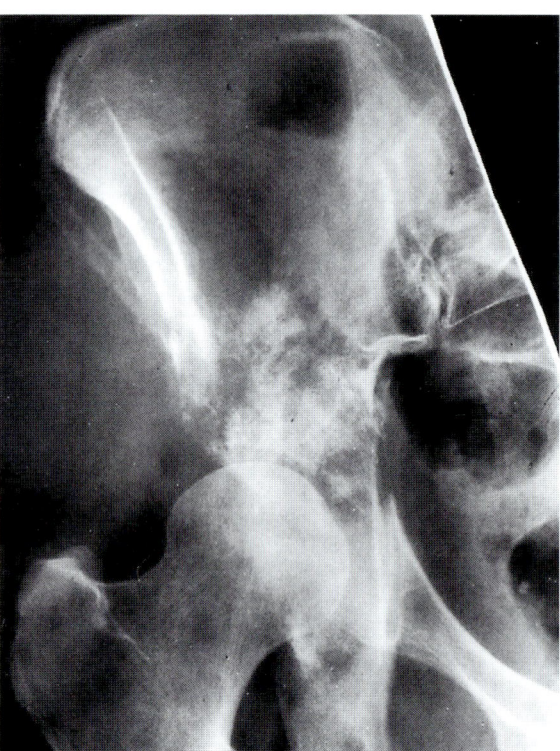

Abb. 9.26. Malignes fibröses Histiozytom der rechten unteren Beckenschaufel und des Azetabulums bei einer 52-jährigen Frau. Im oberen Teil der Läsion sieht man eine mottenfraßartig begrenzte Osteolyse, im unteren Teil herrschen überwiegend mottenfraßartige Destruktionen neben reaktiven Sklerosen vor, am Pfannengrund Spontanfraktur. Aufgrund der „sklerotischen" Komponente wurde zunächst an ein hochmalignes Chondrosarkom, auch an ein malignes Lymphom gedacht

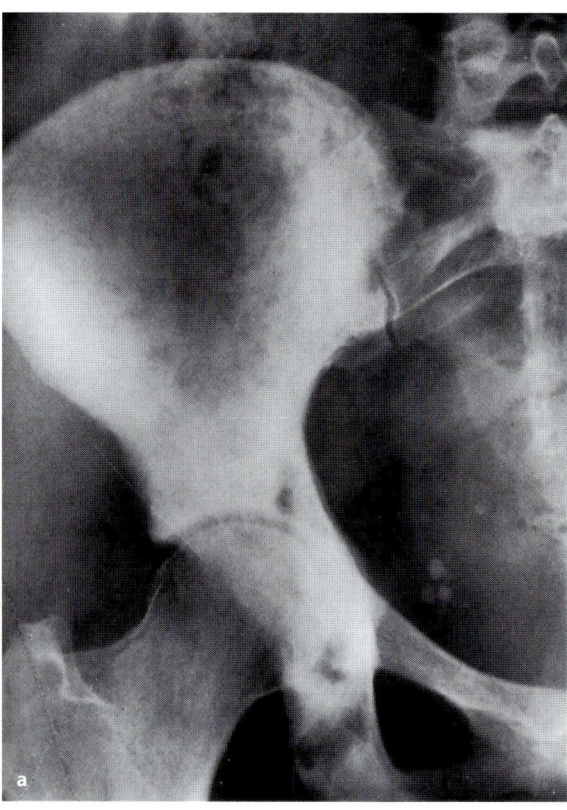

Abb. 9.27 a–d. MFHs im Becken. a Malignes fibröses Histiozytom mit Befall der gesamten rechten Beckenschaufel und des Azetabulums bei einer 37-jährigen Frau. Röntgenologisch stehen reaktiv sklerosierende Veränderungen im Vordergrund; in der Region des Azetabulums sind Osteolysen zu sehen, auch erkennt man eine feine lamelläre Periostreaktion am Grund des Azetabulums. Histologisch wurde bei dem solid gebauten, wenig differenzierten Tumor, bestehend aus dicht liegenden mittelgroßen Tumorzellen, zunächst ein malignes Lymphom angenommen. Dazu hätten die röntgenologisch dominierenden Sklerosierungsvorgänge auch sehr gut gepasst. Die Revision des Falls ergab jedoch eindeutig einen malignen Tumor der Histiozyten; die Bindegewebskomponente trat eher in den Hintergrund (*Forts. S. 583*)

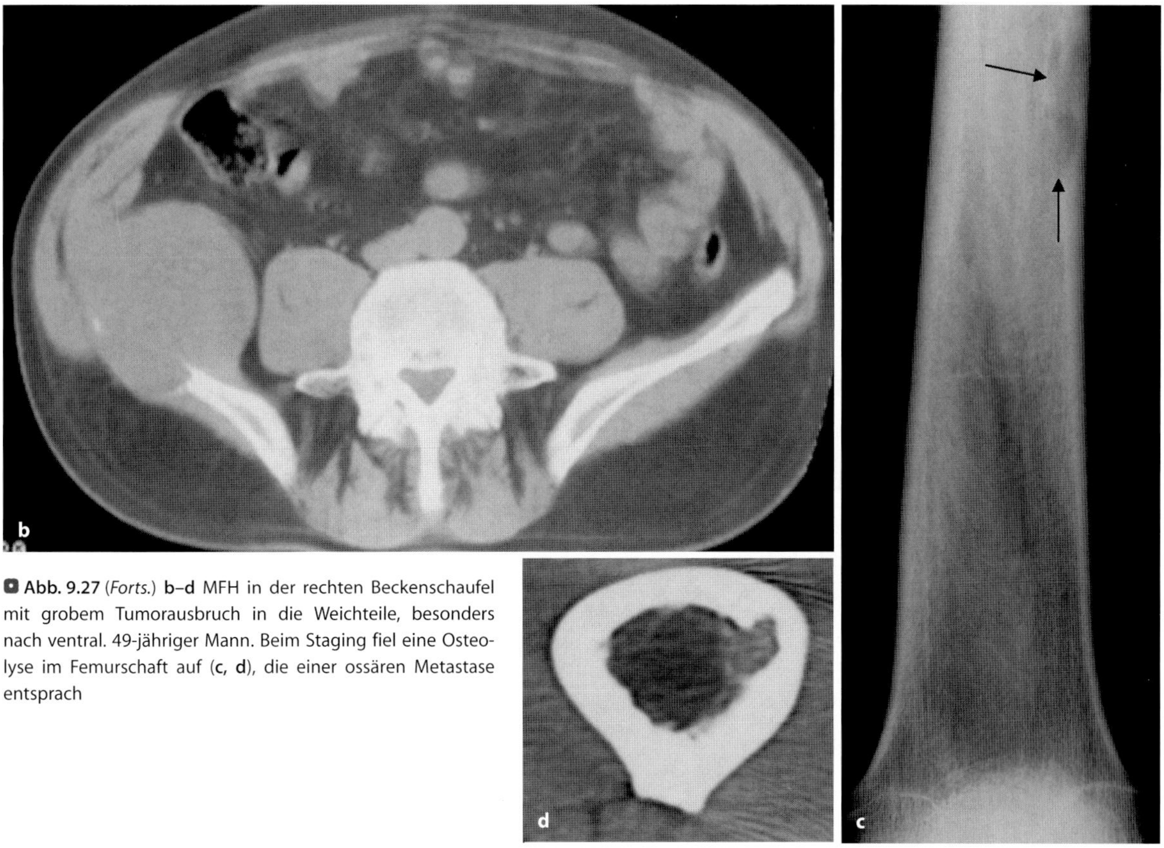

9.2 · Bösartige Tumoren

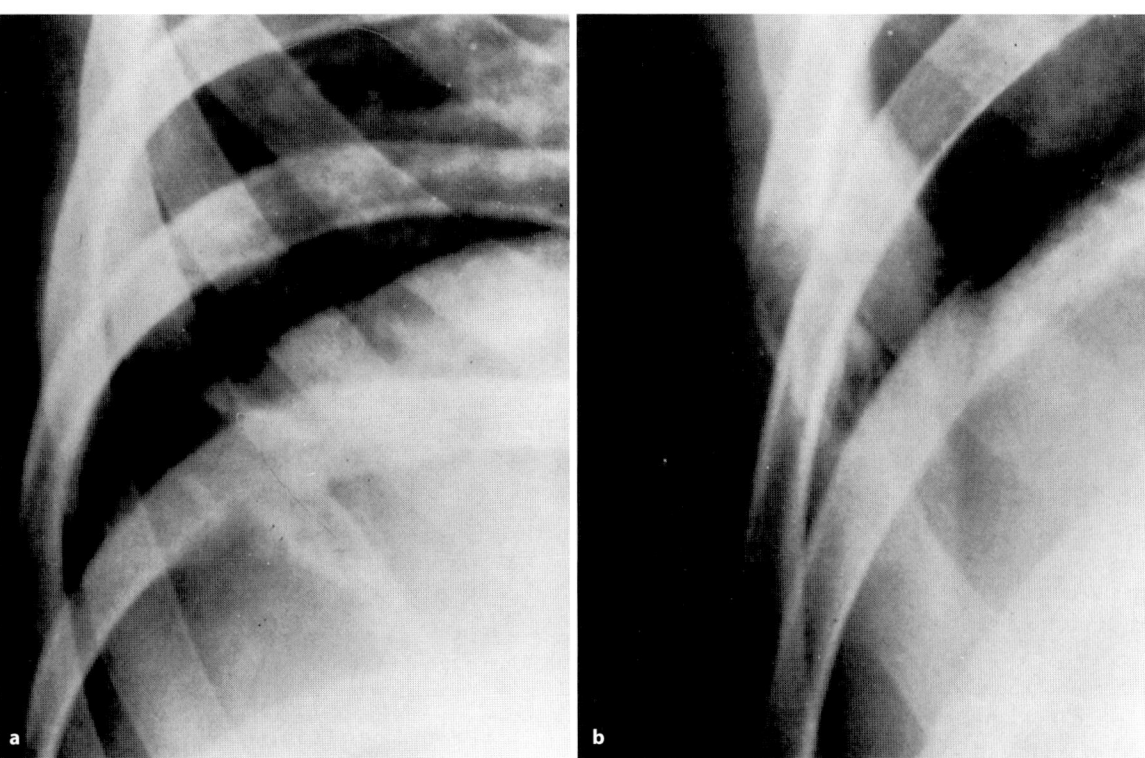

Abb. 9.27 (*Forts.*) **b–d** MFH in der rechten Beckenschaufel mit grobem Tumorausbruch in die Weichteile, besonders nach ventral. 49-jähriger Mann. Beim Staging fiel eine Osteolyse im Femurschaft auf (**c, d**), die einer ossären Metastase entsprach

Abb. 9.28 a, b. Malignes fibröses Histiozytom der 7. Rippe mit grober Destruktion des Knochens im vorderen Umbiegungsbereich und mäßiggradigem paraossalen Tumoranteil, in **b** zu sehen. 34-jährige Patientin. Aus dem Röntgenbild ist eine Artdiagnose nicht zu stellen, die Art der Osteolyse und der paraossale Tumoranteil sprechen aber für ein malignes Geschehen

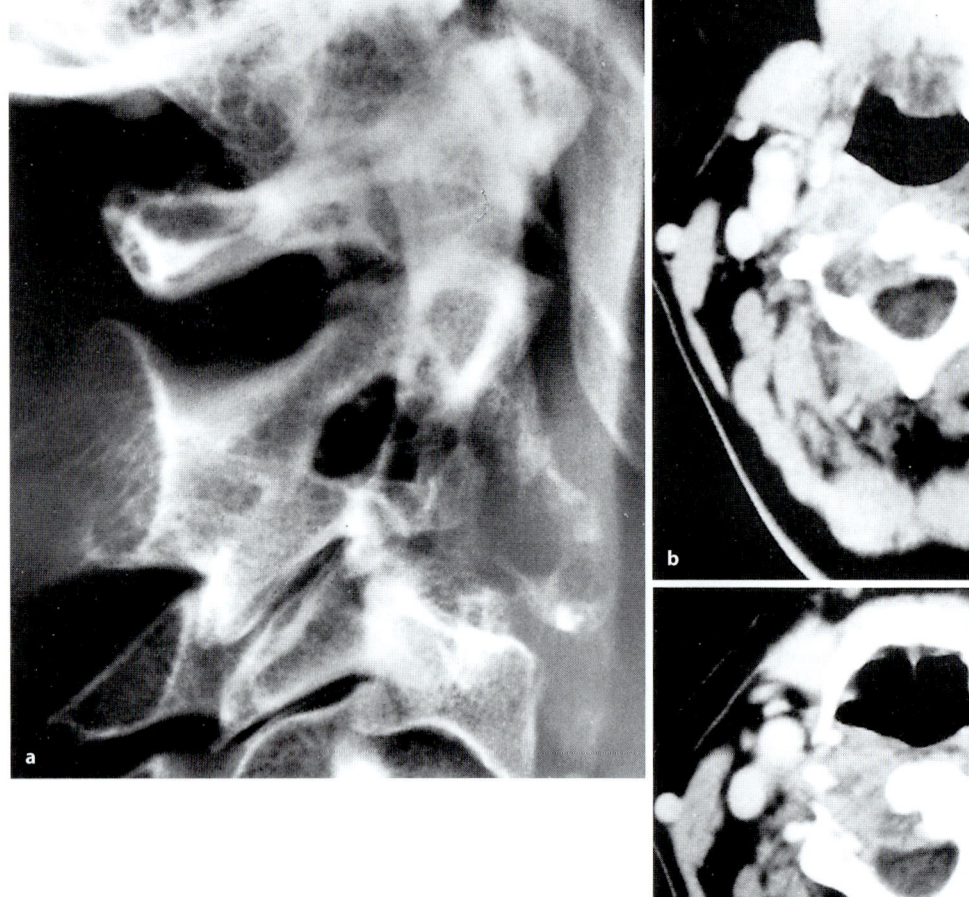

◘ **Abb. 9.29 a–c.** Malignes fibröses Histiozytom mit grober Zerstörung von C2 bei einer 41-jährigen Frau. In den Computertomogrammen (**b, c**) wird der paraossale Geschwulstanteil mit Infiltration des Retropharyngealraums und mit Eindellung des Subarachnoidalraums deutlich. Der Tumor wurde operativ entfernt, der Defekt mit Spongiosa aufgefüllt. Bereits ein Jahr später grobes Rezidiv. Klinisch bestanden im Wesentlichen Schmerzen und eine Bewegungseinschränkung in der oberen Halswirbelsäule; eine neurologische Symptomatik war weder beim Primär- noch beim Rezidivtumor zu verzeichnen. Differentialdiagnose: vertebrales Chordom (s. dort)

Bildern mit einem nodulären inhomogenen Signalmuster dar (Bindegewebe!; Abb. 9.25 b). Damit unterscheidet es sich von anderen malignen Knochengeschwülsten, die in T2-gewichteten Bildern zumeist signalintensiv sind (stärkere Perfusion mit erhöhtem Anteil von freiem Wasser im Tumor!). Link et al. (1998) beschreiben an einem untersuchten Krankengut von 39 Patienten mit MFH noch ein peripheres Gd-DTPA Enhancement.

Differentialdiagnose

Die sich im Röntgenbild darbietende Symptomatik einer Läsion vom Lodwick-Grad II, seltener III, ist unspezifisch und lässt als solche kaum den Verdacht auf das Vorliegen eines MFH aufkommen. Ähnliche Veränderungen finden sich z. B. bei malignen Lymphomen des Knochens, auch bei Metastasen. Auch biologische Daten wie das Alter der Patienten tragen zur Differentialdiagnose nicht bei. Höchstens die Anamnesedauer ermöglicht es, z. B. die Metastase eines Bronchial- oder Nierenzellkarzinoms unwahrscheinlich werden zu lassen.

Bei den von uns beobachteten Fällen eines MFH war die histologische Diagnose zumeist sehr überraschend,

◘ **Abb. 9.30 a–d.** Malignes fibröses Histiozytom auf dem Boden eines Knocheninfarkts im distalen Femur links (67-jährige Frau). Beidseits sieht man in den distalen Femur- und in den proximalen Tibiadiaphysen deutliche Knocheninfarkte. Auf der linken Seite (**a, b**) liegen die durch den Knocheninfarkt bedingten Kalzifikationen in einer groben Osteolyse, die dem malignen fibrösen Histiozytom entspricht. Das Kniegelenk wurde reseziert und prothetisch ersetzt. Präparat Abb. 9.16 a. Die Patientin ist 3 Jahre später rezidiv- und metastasenfrei

9.2 · Bösartige Tumoren

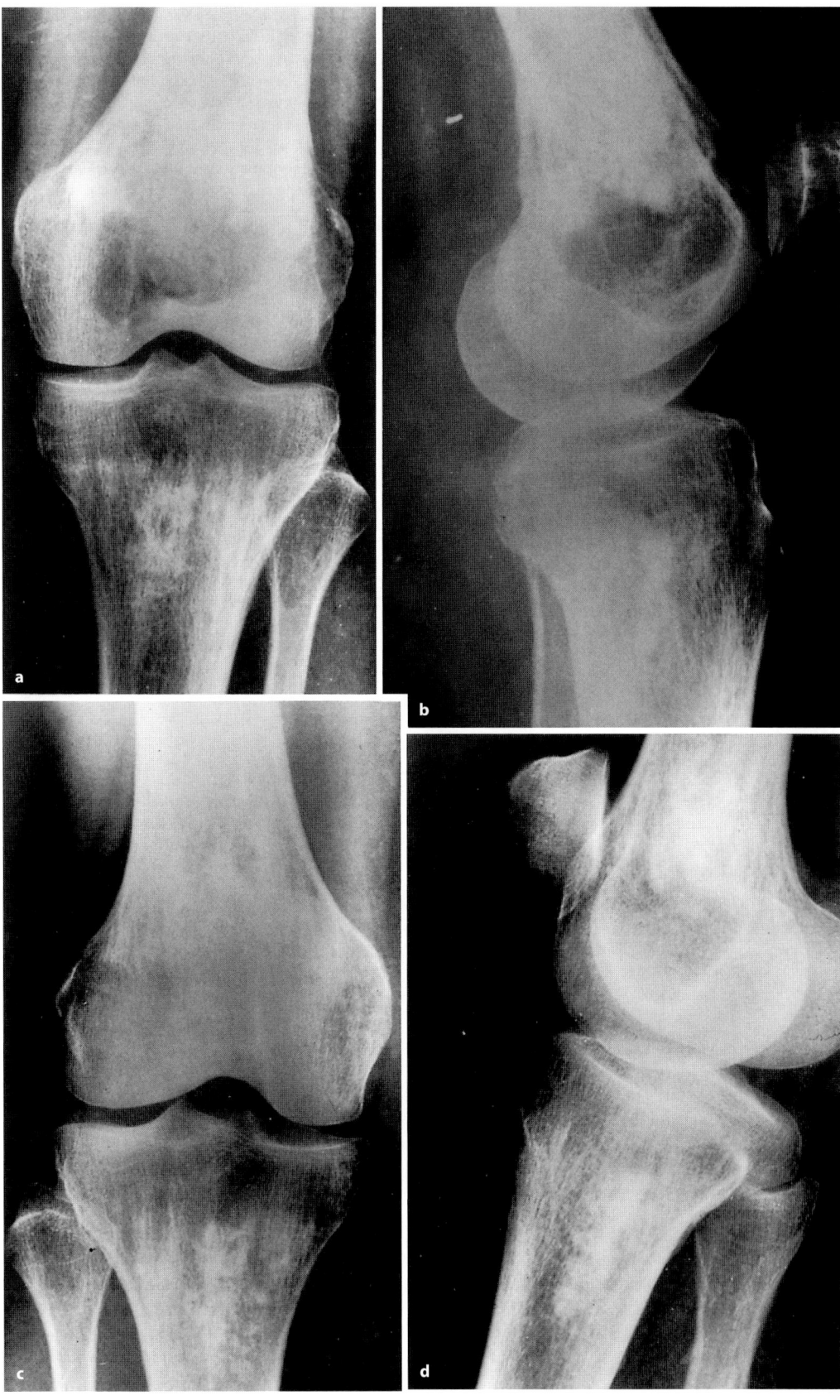

Abb. 9.30 (*Text s. S. 584*)

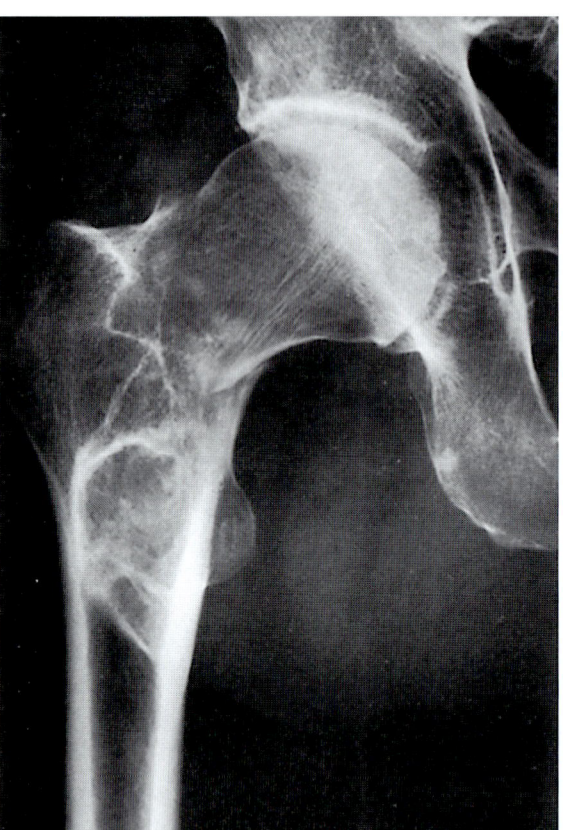
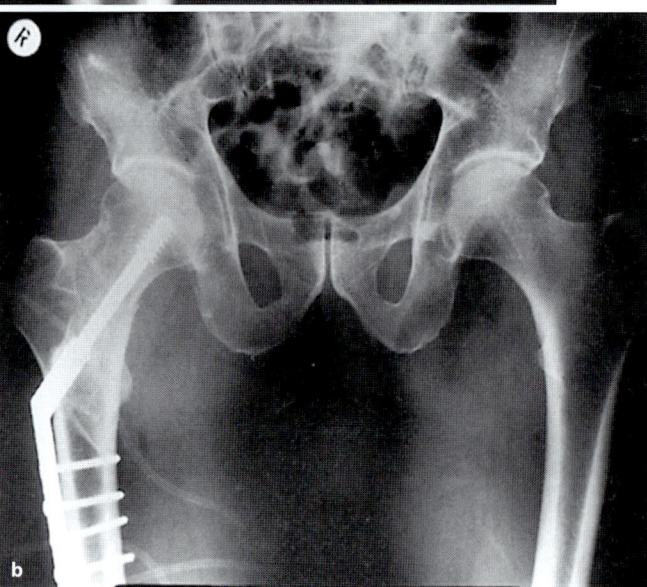
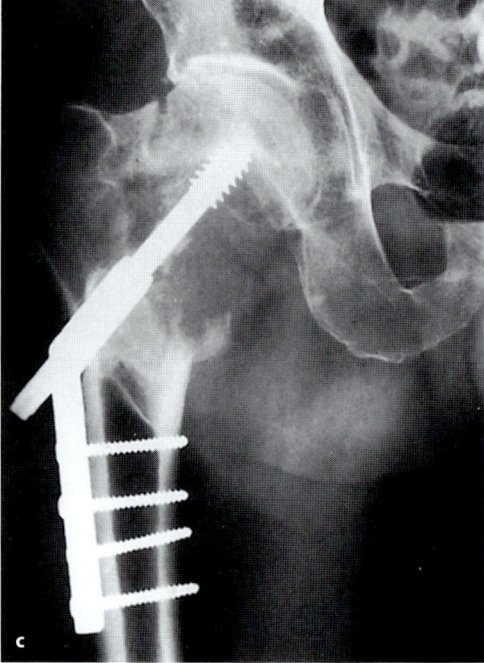

Abb. 9.31 a–c. Malignes fibröses Histiozytom auf dem Boden einer nicht mehr näher klassifizierbaren vorbestehenden Läsion. Der Patient kam zu uns wegen einer lateralen Schenkelhalsfraktur nach einem adäquaten Trauma (**a**). Man sieht im Frakturgebiet keine Osteolysen oder sonstigen Veränderungen, die über das Maß struktureller Veränderungen im Zusammenhang mit einer nichtpathologischen Fraktur hinausgehen. Inter- und subtrochantär erkennt man eine „fibroossäre" Läsion, die aufgrund der soliden umgebenden Sklerosierungen und der in ihr befindlichen Geflechtknochenbildung als benigner Prozess im Rahmen einer Zufallsbeobachtung bewertet wurde. Eine solche Läsion kann z. B. einem benignen fibrösen Histiozytom (vgl. Abb. 9.4), einer atypischen fibrösen Dysplasie ohne Konturverformung, auch einer alten kalzifizierten Zyste und vielem mehr entsprechen. Es erfolgte eine Versorgung mit einer dynamischen Hüftschraube (**b**). Acht Monate später bekommt der Patient zunehmende Schmerzen im rechten Hüftbereich; man tastet dort eine grobe tumoröse Läsion. Röntgenologisch besteht eine ausgedehnte Osteolyse, die auch die vorbestehende Läsion mit einbezieht. Histologisch fand sich ein malignes fibröses Histiozytom. Der Patient starb kurze Zeit später an Lungenmetastasen. Die Diagnose „malignes fibröses Histiozytom" impliziert den Zusammenhang mit einer vorbestehenden Läsion. Es ist anzunehmen, dass sich proximal am Rand der vorbestehenden Läsion bereits ein malignes fibröses Histiozytom zum Zeitpunkt der Fraktur entwickelt hatte, aber als solches nicht erkannt wurde. Auch das unmittelbar postoperative Bild zeigt bei guter Stellung der Fraktur keine Osteolysen in dem späteren Tumorgebiet

obwohl in die Differentialdiagnose aufgrund des Patientenalters zumindest ein Fibrosarkom mit einbezogen worden war. Hochmaligne Chondrosarkome können, wenn ihnen Matrixkalzifikationen fehlen, das Bild eines MFH vortäuschen oder umgekehrt.

Die Abgrenzung des MFH gegenüber dem *Osteosarkom* (Abb. 9.21) kann aufgrund folgender Kriterien durchgeführt werden: Das Osteosarkom bevorzugt ganz eindeutig die 2. Lebensdekade, d. h. also Jugendliche. MFH haben keinen eindeutigen Altersgipfel, obwohl sie – besonders beim männlichen Geschlecht – eher jenseits der 3. Lebensdekade, d. h. also im Erwachsenenalter, auftreten. Während beim Osteosarkom in der überwiegenden Zahl der Fälle das Röntgenbild von lytischen *und* sklerotischen Arealen, auch extraossär, oder von überwiegender Sklerose beherrscht wird, tritt das MFH fast ausschließlich als Osteolyse auf. Pathologisch-anatomisch liegt diesem Unterschied die Fähigkeit des Osteosarkoms zugrunde, Osteoid zu bilden, das – wenn es verkalkt – zu einer röntgenologisch sichtbaren Sklerose führt. Die Ausnahme davon macht der Fall in Abb. 9.21.

Reaktive – nicht durch mineralisiertes Tumorosteoid bedingte – Sklerosen sind beim MFH nur fakultativ zu beobachten. Im Gegensatz zum MFH treten beim Osteosarkom in der überwiegenden Zahl der Fälle Periostverknöcherungen auf, die sich röntgenologisch in verschiedenartigen Formen (z. B. Codman-Dreieck, Spikulabildungen) präsentieren.

Der paraossale Geschwulstanteil kann als differentialdiagnostisches Kriterium nicht herangezogen werden, da er sowohl beim MFH als auch beim Osteosarkom in der überwiegenden Zahl der Fälle vorkommt. Beim Osteosarkom verkalken allerdings die paraossalen Tumoranteile mit einer gewissen Regelmäßigkeit.

Die Notwendigkeit zur Abgrenzung des MFH vom Osteosarkom fußt nicht nur auf histologischen, biologischen und radiologischen Kriterien, sondern auch auf einer unterschiedlichen Prognose. Die Fünfjahresüberlebensrate bei alleiniger chirurgischer Therapie liegt beim Osteosarkom um 20%, beim MFH um 50% (s. auch S. 162). Unter einer neoadjuvanten Chemotherapie bessert sich die Prognose des Osteosarkoms dramatisch (s. S. 162), beim MFH ist ein solcher Chemotherapieeffekt nicht bewiesen.

Die Abgrenzung des MFH gegenüber dem *Fibrosarkom* ist mit Hilfe biologischer Daten und der radiologischen Symptomatologie praktisch nicht möglich; sie kann ausschließlich aufgrund histologischer Kriterien durchgeführt werden. Die Altersverteilung des Fibrosarkoms ist ebenso unspezifisch wie die des MFH. Gemeinsam ist beiden Tumoren, dass sie bei Kindern und Jugendlichen nur selten auftreten und das Erwachsenenalter bevorzugen. Lokalisatorische Unterschiede sind kaum vorhanden.

Die klinische Symptomatik des Fibrosarkoms besteht wie beim MFH im Wesentlichen in lokalen Schmerzen und/oder einer Schwellung. Röntgenologisch steht eine unscharf begrenzte Osteolyse, meist mit kortikaler Destruktion und paraossalem Tumoranteil, im Vordergrund. Wie beim MFH signalisiert das Fibrosarkom röntgenologisch lediglich einen aggressiven Prozess. Periostreaktionen kommen annähernd gleich häufig vor wie reaktive Sklerosierungen.

Literatur

Baer SC, Ayala AG, Ro JY et al. (1994) Malignant fibrous histiocytoma of the femur arising in melorheostosis (case report 843). Skeletal Radiol 23: 310

Boland PJ, Huvos AG (1986) Malignant fibrous histiocytoma of bone. Clin Orthop 204: 130

Cunningham MP, Arlen M (1968) Medullary fibrosarcoma of bone. Cancer 21: 31

Dahlin DC (1978) Bone tumors: General aspects and data on 6221 cases, 3rd edn. Thomas, Springfield

Dahlin DC, Ivins JC (1969) Fibrosarcoma of bone – a study of 114 cases. Cancer 23: 35

Dahlin D, Unni KK (1986) Bone tumors, 4th edn. Thomas, Springfield

Dahlin DC, Unni KK, Matusomo T (1977) Malignant (fibrous) histiocytoma of bone – fact or fancy? Cancer 39: 1508

De Smet AA, Hafez GR (1994) Malignant fibrous histiocytoma of the capitate initially presenting as a chondroblastoma (case report 849). Skeletal Radiol 23: 388

Dominok GW, Knoch HG (1971) Knochengeschwülste und geschwulstähnliche Knochenerkrankungen. VEB Gustav Fischer, Jena

Dorfman HD, Czerniak B (1995) Bone cancers. Cancer 75: 203

Dunham WK, Wilborn WH (1979) Malignant fibrous histiocytoma of bone. Report of two cases and review of the literature. J Bone Joint Surg [Am] 61: 939

Feldman F, Lattes R (1977) Primary malignant fibrous histiocytoma (fibrous xanthoma) of bone. Skeletal Radiol 1: 145

Feldman F, Norman D (1972) Intra- und extraosseous malignant histiocytoma (malignant fibrous xanthoma). Radiology 104: 497

Freyschmidt J, Ostertag H, Majewski A et al. (1981) Das maligne fibröse Histiozytom (MFH) – eine neue Tumorentität? RÖFO 135: 1

Galli SJ, Weintraub HP, Proppe KH (1978) Malignant fibrous histiocytoma and pleomorphic sarcoma in association with medullary bone infarcts. Cancer 41: 607

Huvos AG (1976) Primary malignant fibrous histiocytoma of bone: clinicopathologic study of 18 patients. NY State J Med 76: 552

Huvos AG, Higinbontham NL (1975) Primary fibrosarcoma of bone. Clinicopathologic study of 130 patients. Cancer 35: 837

Huvos AG, Heilweil M, Bretsky SS (1985) The pathology of malignant fibrous histiocytoma of bone. Am J Surg Pathol 9: 853

Huvos AG, Woodard HQ, Heilweil M (1986) Postradiation malignant fibrous histiocytoma of bone. Am J Surg Pathol 10: 9

Inada O, Yumoto T, Furuse K et al. (1976) Ultrastructural features of malignant fibrous histiocytoma of bone. Acta Pathol Jpn 26: 491

Johnson WW, Coburn TP, Pratt CB et al. (1978) Ultrastructure of malignant histiocytoma arising in the acromion. Hum Pathol 9: 199

Kahn LB, Webber B, Mills E et al. (1978) Malignant fibrous histiocytoma (malignant fibrous xanthoma: xanthosarcoma) of bone. Cancer 42: 640

Link TM, Haeussler MD, Poppek S et al. (1998) Malignant fibrous histiocytoma of bone: conventional X-ray and MR imaging features. Skeletal Radiol 27: 552

Mahajan H, Kim EE, Wallace S et al. (1989) Magnetic resonance imaging of malignant fibrous histiocytoma. Magn Reson Imaging 7: 283

Mahoney JP, Alexander RW (1980) Primary histiocytic lymphoma of bone. A light and ultrastructural study of four cases. J Surg Pathol [Am] 4: 149

McCarthy EF, Matsuno T, Dorfman HD (1979) Malignant fibrous histiocytoma of bone: a study of 35 cases. Hum Pathol 10: 57

Meister P, Konrad E (1977) Malignes fibröses Histiozytom des Knochens (8 Jahre nach Strahlenexposition). Arch Orthop Unfallchir 90: 95

Meister P, Konrad E, Hohne N (1981) Incidence and histological structure of the storiform pattern in benign and malignant fibrous histiocytomas. Virchows Arch [A] 393: 93

Mirra JM (1980) Bone tumors. Diagnosis and treatment. Lippincott, Philadelphia, p 285
Mirra JM, Marcove RC (1974) Fibrosarcomatous dedifferentiation of primary and secondary chondrosarcoma: review of five cases. J Bont Joint Surg [Am] 56: 285
Mirra JM, Bullough PM, Marcove RC et al. (1974) Malignant fibrous histiocytoma and osteosarcoma in association with bone infarcts. Report of four cases. Two in caisson workers. J Bone Joint Surg [Am] 65: 932
Mirra JM, Gold RH, Marafiote R (1977) Malignant (fibrous) histiocytoma arising in association with a bone infarct in sickle-cell disease: coincidence or cause and effect? Cancer 39: 186
Narvaez JA, Muntane A, Narvaez J et al. (1996) Malignant fibrous histiocytoma of the mandible. Skeletal Radiol 25: 96
Nishida J, Sim FH, Wenger DE et al. (1997) Malignant fibrous histiocytoma of bone. A clinicopathologic study of 81 patients. Cancer 79: 482
O'Brien JF, Stout AP (1964) Malignant fibrous xanthoma. Cancer 17: 445
Ozello L, Stout AP, Murray MR (1963) Cultural characteristics of malignant histiocytoma and fibrous xanthomas. Cancer 16: 331
Rosenberg AE (2003) Malignant fibrous histiocytoma: past, present, and future. Skeletal Radiol 32: 613
Roessner A (1984) Zur Zyto- und Histogenese der malignen und semimalignen Knochentumoren. Fischer, Stuttgart
Sanerkin NG (1980) Definitions of osteosarcoma, chondrosarcoma and fibrosarcoma of bone. Cancer 46: 178
Sanerkin NG, Woods CG (1979) Fibrosarcoma and malignant fibrous histiocytoma arising in relation to enchondromata. J Bone Joint Surg [Br] 61: 366
Schauer A, Poppe H, Rahlf G et al. (1976) Malignes Histiozytom nach Tumorbestrahlung. Deutscher Krebskongreß 1976
Spanier SS (1977) Malignant fibrous histiocytoma of bone. Orth Clin North Am 8: 947
Spanier SS, Enneking WF, Enriquez P (1975) Primary malignant fibrous histiocytoma of bone. Cancer 36: 2084
Stratton HJM (1953) Case of fibrosarcoma of ethmoid. J Laryngol Otol 67: 631
Taconis WU, Mulder JD (1984) Fibrosarcoma and malignant fibrous histiocytoma of long bones: radiographic features and grading. Skeletal Radiol 11: 237
Takechi H, Taguchi K (1978) Malignant fibrous histiocytoma with skeletal involvement. Acta Med Okayama 32: 343
Uehlinger E, Haferkamp O (1978) Das maligne fibröse Histiozytom des Knochens. Arch Orthop Traumatol Surg 92: 89
Van Blarcom CW, Masson JK, Dahlin DC (1971) Fibrosarcoma of the mandible. A clinicopathologic study. Oral Surg 32: 428
Vanel D, Hagay C, Rebibo G et al. (1983) Study of three radio-induced malignant fibrohistiocytomas of bone. Skeletal Radiol 9: 174

9.2.2 Fibrosarkom

ICD-O-8810/3

> **Definition:**
> Beim Fibrosarkom handelt es sich um einen primär malignen spindelzelligen Knochentumor, in dem die Tumorzellen typischerweise in einem faszikulären oder grätenartigen Muster arrangiert sind (WHO 2002).

In der alten WHO-Definition von 1994 wird noch darauf hingewiesen, dass der Tumor keine weiteren Differenzierungen wie die Bildung von Knorpel oder Knochen aufweist.

Definitionsgemäß ahmen die Tumorzellen des Fibrosarkoms normalen Fibroblasten nach. Die etwas unscharfe aktuelle WHO-Definition bringt eine erhebliche subjektive Komponente in die histologische Klassifikation der Spindelzelltumoren.

Im Knochen ist es ein sehr seltener Tumor und wird per Ausschlussdiagnose abgegrenzt gegen Spindelzellsarkome mit nachzuweisender anderer Liniendifferenzierung sowie gegen solche mit definierender Matrixbildung (Osteosarkom, dedifferenziertes Chondrosarkom) und jenen mit einer entitätsdefinierenden Mutation (synoviales Sarkom).

Die Geschwulst kann entweder vom Bindegewebe des Knochenmarks (zentrales, medulläres oder enostales Fibrosarkom) oder – sehr selten – vom Periost (periostales Fibrosarkom) ihren Ursprung nehmen. Die Abgrenzung Letzterer von Fibrosarkomen, die primär paraossal entstanden und in den Knochen eingewachsen sind, ist sowohl klinisch-radiologisch wie pathologisch-anatomisch und histologisch schwierig.

Als *sekundäre* Fibrosarkome werden diejenigen bezeichnet, die auf dem Boden einer vorbestehenden Läsion (z. B. Riesenzelltumor, Paget-Erkrankung, Knocheninfarkt, chronische Osteomyelitis usw.) entstehen. Im Untersuchungsgut von Dahlin (1978) kommen in einer Gesamtserie von 158 Fibrosarkomen 43 sekundäre Fibrosarkome vor (27%). 16 Fälle eines sekundären Fibrosarkoms entwickelten sich auf dem Boden eines Riesenzelltumors (12 nach vorheriger Strahlentherapie, 2 nach chirurgischer Therapie und 2 ohne jegliche vorherige Therapie). Zehn Fälle entstanden aus bestrahlten „verschiedenen benignen Läsionen", 7 nach Bestrahlung nichtossärer Veränderungen, so dass sich insgesamt 29 Fälle eines strahleninduzierten Fibrosarkoms ergeben. Fünf Fälle waren auf dem Boden einer Paget-Erkrankung entstanden, 2 aus einem ameloblastischen Fibrom, 1 Fall aus einem desmoplastischen Fibrom und 2 Fälle aus „benignen knöchernen Läsionen".

Die Abgrenzung des Fibrosarkoms vom fibroblastischen Osteosarkom kann äußerst schwierig sein und erfordert große Sorgfalt von seiten des Pathologen. Sie ist wegen der heutigen chemotherapeutischen Möglichkeiten beim Osteosarkom von Bedeutung. Die Unterscheidung des Fibrosarkoms vom malignen fibrösen Histiozytom ist aus klinisch-prognostischer und therapeutischer Sicht dagegen nicht so wichtig, weshalb es durchaus in das Ermessen des einzelnen Beurteilers gestellt werden kann, wie er eine bestimmte Läsion je nach Dominanz der einzelnen histologischen Komponenten klassifiziert (s. dazu auch S. 575).

In den letzten Jahren sind in zahlreichen größeren Statistiken vielfach Reklassifizierungen vom Fibrosar-

9.2 · Bösartige Tumoren

kom zum malignen fibrösen Histiozytom vorgenommen worden. So haben Taconis und Mulder (1984) fast die Hälfte aller von ihnen registrierten 102 Fibrosarkome in maligne fibröse Histiozytome umklassifiziert. Auch histologisch liegt die Abtrennung vom malignen fibrösen Histiozytom, wie erwähnt, oft im Ermessen des Untersuchers, so dass diese Tumoren in der Statistik bisweilen zusammengefasst werden (Dorfman u. Czerniak 1995).

Pathologische Anatomie

Es handelt sich um destruktiv wachsende Tumoren von fibrösem Aufbau, die den tumortragenden Knochen ersetzen. Entsprechend findet man auch Durchbrüche der Kortikalis, wobei die Grenze zu den Weichteilen makroskopisch scharf und oft lobuliert ist. Die Konsistenz kann von fibrös-derb bis zu weich-elastisch und brüchig sein. Auch myxoide Abschnitte sind in Fibrosarkomen beschrieben worden. Nekrosen und Blutungen sind im Tumor vorhanden, insbesondere auch bei bereits vorliegender pathologischer Fraktur. In den seltenen Fällen, in denen das Periost der Ausgangspunkt des Tumors ist, liegt der größte Teil des Tumors in den Weichteilen, so dass die Abgrenzung gegenüber einem peri- oder paraossalen Weichteilsarkom mit sekundärem Knochenbefall nicht mehr sicher möglich sein kann.

Histologie

Der Aufbau entspricht dem des Fibrosarkoms der Weichteile. Der Tumor kann sehr unterschiedliche Differenzierungen zeigen. Hochdifferenzierte spindelzellige Fibrosarkome sind entweder zellreich und ohne Anaplasie oder aber sie können sehr viel Kollagenfasern bilden und sind dann zellarm mit wenig Atypien. Mit zunehmender Anaplasie nimmt der Fasergehalt ab und der Zellreichtum zu, die Tumorzellen zeigen entsprechend Kernunregelmäßigkeiten, und es werden auch zunehmend atypische Riesenzellen gefunden (Bertoni et al. 1984). Im Randgebiet wächst der Tumor invasiv im Knochen, so dass ortsständiger Knochen vom Tumorgewebe umschlossen ist (◘ Abb. 9.32).

Histologische Differentialdiagnose. Die Differentialdiagnose des Fibrosarkoms sind die benignen fibrösen Läsionen, z. B. monossäre fibröse Dysplasien, oder das desmoplastische Fibrom. Das aggressive Wachstum in den Randbezirken mit Zerstörung der Kortikalis unterscheidet das Fibrosarkom von den tumorähnlichen Läsionen. Die Differentialdiagnose zum desmoplastischen Fibrom ist überwiegend aufgrund des Nachweises von Mitosen, insbesondere von atypischen und aufgrund des Nachweises von Zellatypien zu stellen, weil das desmoplastische Fibrom ebenfalls lokal aggressiv wächst.

Die Abgrenzung gegenüber dem Osteosarkom vom fibroblastischen Typ geschieht aufgrund des Nachweises

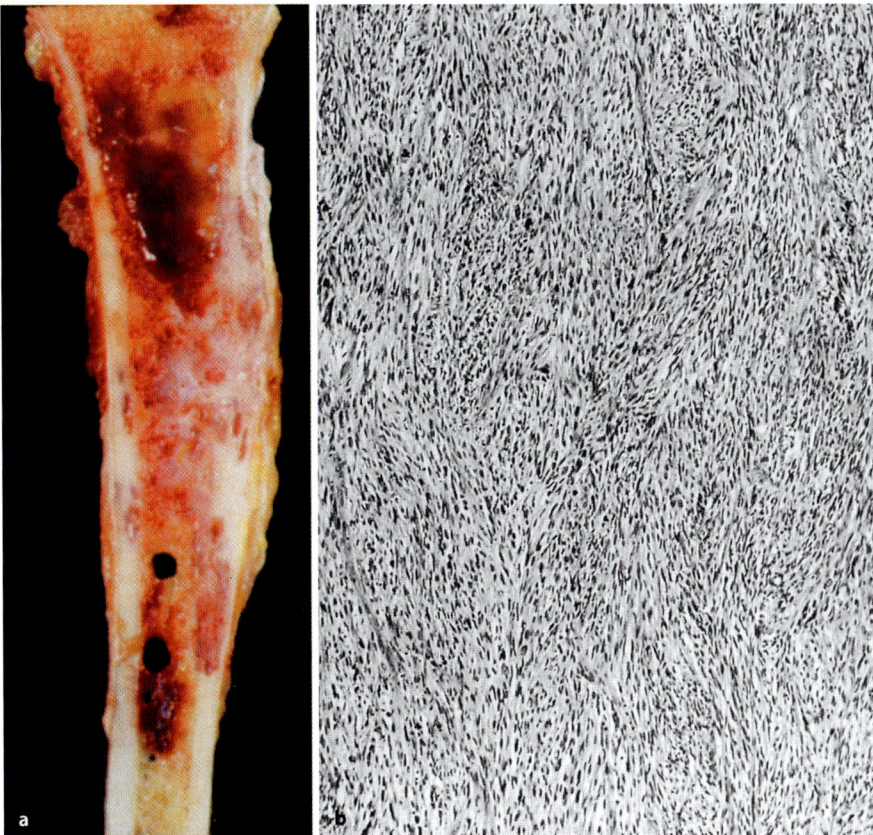

◘ **Abb. 9.32 a, b.** Fibrosarkom. **a** Destruierend wachsender Tumor in der Diametaphyse der Tibia. **b** Die spindelig differenzierten Tumorzellen liegen in Zügen geordnet, die spitzwinklig miteinander verflochten sind, wodurch ein Fischgrätenmuster als typische Struktur entsteht (*Forts. S. 590*)

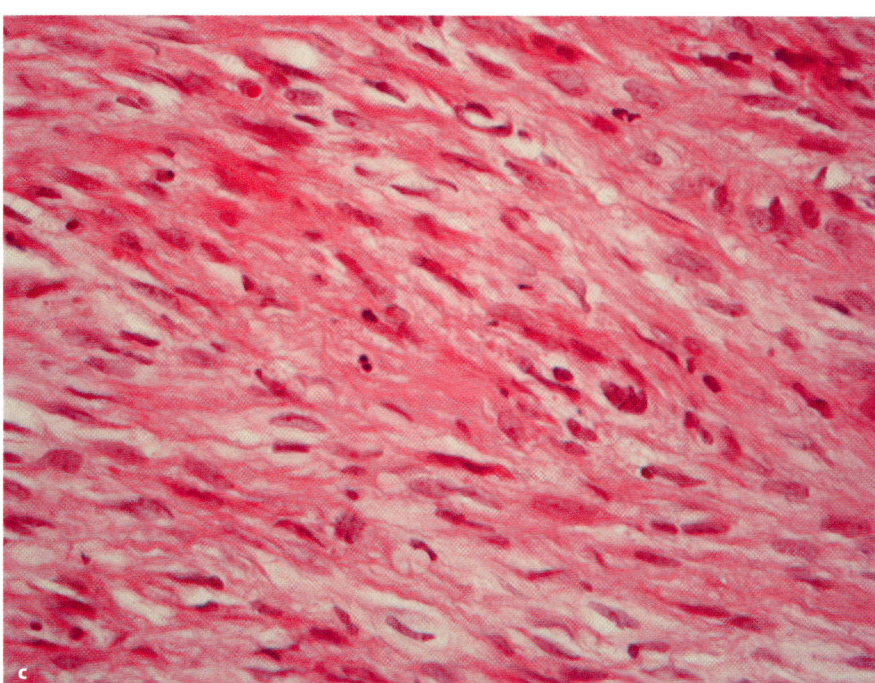

Abb. 9.32 (*Forts.*) **c** Bei starker Vergrößerung zeigen sich spindelige, dichtgelagerte Zellen mit spindeligem Kern und geringer Polymorphie. Mitosen sind in unterschiedlicher Anzahl vorhanden. Tumoren mit stärkerer Stromabildung müssen differentialdiagnostisch vom desmoplastischen Fibrom abgegrenzt werden, solche mit stärkerer zellulärer Anaplasie vom malignen fibrösen Histiozytom

von Osteoid oder primitivem Knochen, die direkt aus Tumorzellen beim Osteosarkom entstanden sind.

Andere Spindelzellsarkome, die als primäre oder sekundäre Läsionen im Knochen nachzuweisen sind, lassen sich in der Regel durch immunhistologische Untersuchungen abgrenzen, wobei das Leiomyosarkom mit dem Nachweis von Desmin oder glattmuskulärem Aktin typisiert werden kann. Maligne Nervenscheidentumoren zeigen häufig, jedoch nicht in allen Fällen, eine Expression von S-100-Protein und CD57, was dann ggf. auch die Abgrenzung vom Fibrosarkom erlaubt. Auch synoviale Sarkome, die in der Regel sekundär den Knochen befallen, sind in der Differentialdiagnose zu bedenken.

Häufigkeit

Das Fibrosarkom ist ein sehr seltener Knochentumor. Im Material der Mayo-Klinik (Dahlin 1978) hat er mit 158 Fällen einen Anteil von etwa 3% an allen malignen Knochentumoren, im Material von Schajowicz (1994) mit 166 Fällen einen Anteil von etwa 7%.

Lokalisation

Unter Berücksichtigung des Zahlenmaterials aus den Statistiken von Schajowicz (1994) und von Dahlin (1978) ergibt sich folgendes Bild: Das Fibrosarkom bevorzugt ganz eindeutig das Gliedmaßenskelett, wo sich insgesamt etwa 67% aller Tumoren nachweisen lassen (Abb. 9.33). Dabei dominieren Femur und Tibia. Um die wachstumsintensive Knieregion herum finden sich in der Statistik von Dahlin bei 158 Fällen allein 55 Fibrosarkome. Auch am Humerus scheint die wachstumsintensive Region um die proximale Metaphyse bevorzugt zu werden. Der relativ hohe Anteil (10%) von Fibrosarkomen am knöchernen Schädel einschließlich Ober- und Unterkiefer rekrutiert sich aus dem relativ hohen Anteil von 17 Fällen am Unterkiefer in der Statistik von Dahlin; dort waren am Oberkiefer nur 3 und an der Schädelkalotte 6 Fibrosarkome angesiedelt.

Im Krankengut von Schajowicz werden nur 5 Fibrosarkome am Unterkiefer genannt. Schajowicz (1994) weist allerdings darauf hin, dass sein Krankengut überwiegend orthopädisch orientiert ist. Am Os ilium finden sich immerhin 9% aller Fibrosarkome.

Lokalisationen mit einer Häufigkeit um 1% oder weniger sind in Abb. 9.33 nicht aufgeführt. Dabei handelt es sich um folgende Skelettabschnitte: Klavikula, Sternum, Sitz- und Schambein, Finger, Tarsus und Metatarsus, Ulna.

An der Wirbelsäule sind etwa 4% aller Fibrosarkome lokalisiert, wobei die Lendenwirbelsäule dominiert.

Innerhalb eines Röhrenknochens liegt das Fibrosarkom gewöhnlich *metaphysär* oder *im meta-/diaphysären Bereich*, selten sind die meta-/epiphysäre Region und sehr selten allein die Epiphyse oder Diaphyse betroffen. Ein Vergleich dieser Angaben über die Lokalisation des Fibrosarkoms mit den lokalisatorischen Daten des malignen fibrösen Histiozytoms lässt eine sehr große Übereinstimmung erkennen.

Ein multizentrisches Auftreten des Fibrosarkoms ist ungewöhnlich selten; im Untersuchungsgut von Dahlin wird lediglich über einen einzigen Fall, im Krankengut von Schajowicz nur über 2 Fälle berichtet.

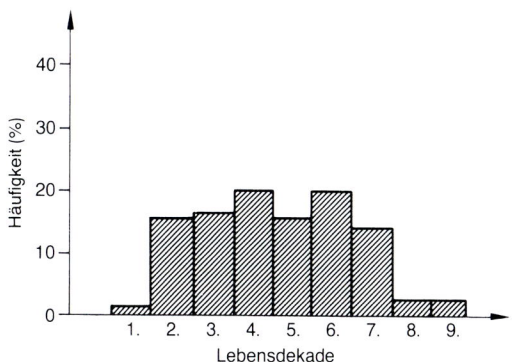

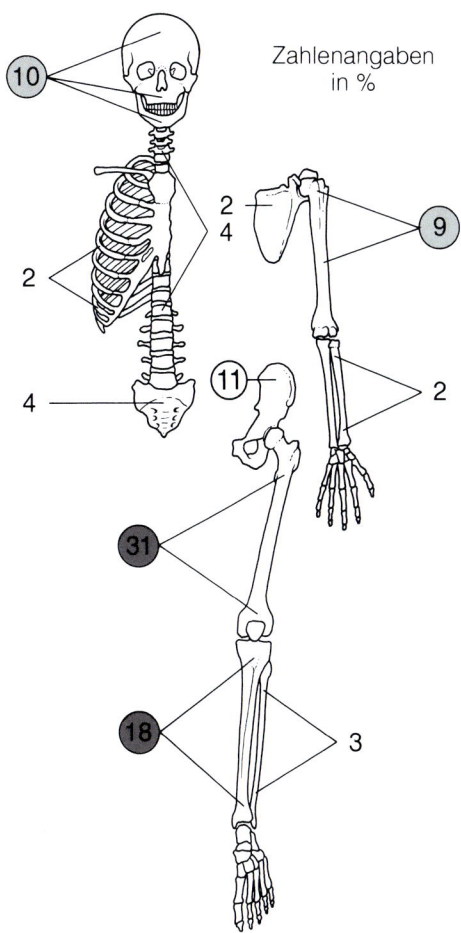

Abb. 9.33. Lokalisatorische Verteilung von 324 Fibrosarkomen (Angaben in %). Das Zahlenmaterial entstammt den Statistiken von Dahlin (1978; 158 Fälle) und Schajowicz (1994; 166 Fälle). Lokalisationen mit einer Häufigkeit um 1% oder weniger sind nicht berücksichtigt

Alters- und Geschlechtsprädilektion

Grundsätzlich können Fibrosarkome in allen Lebensdekaden vorkommen, wenngleich sie in der 1., 8. und 9. Lebensdekade sehr selten sind (Abb. 9.34). Ein relativer Erkrankungsgipfel findet sich in der 4. und 6. Lebensdekade; in der 2., 3., 5. und 7. Lebensdekade sind Fibrosarkome annähernd gleich verteilt. Fibrosarkome in einem Alter unter 5 Jahren gelten als ausgesprochene Raritäten. Sekundäre Fibrosarkome treten im Durchschnitt in einem etwas höheren Lebensalter als primäre auf. Insgesamt kommt also das Fibrosarkom in einer eindeutig älteren Patientengruppe als z. B. das Osteosarkom vor. Eine Geschlechtsprädilektion ist beim Fibrosarkom nicht bekannt.

Im Vergleich zum malignen fibrösen Histiozytom ergeben sich bezüglich der Altersverteilung keine gravierenden Unterschiede, konstatiert werden muss aber die eindeutige Androtropie des malignen fibrösen Histiozytoms gegenüber dem keine Geschlechtsprädilektion zeigenden einfachen Fibrosarkom.

Abb. 9.34. Altersverteilung des Fibrosarkoms auf der Basis der Statistiken von Dahlin (158 Fälle) und von Schajowicz (156 Fälle). Im Gegensatz zu den meisten anderen malignen Knochengeschwülsten wie z. B. dem Osteo- und Ewing-Sarkom tritt die Geschwulst überwiegend ab der 3. Lebensdekade auf. In der 4. und 6. Lebensdekade sind je etwa 20% der Fibrosarkome zu erwarten, während in der 2., 3., 5. und 7. Lebensdekade je ca. 12–14% der Fälle auftreten. Vergleiche die auffallende Ähnlichkeit der Altersverteilung mit der des malignen fibrösen Histiozytoms

Klinik

Die häufigsten klinischen Symptome des Fibrosarkoms sind lokaler Schmerz und eine tastbare Schwellung, die schon bei der Erstuntersuchung einen paraossalen Geschwulstausbruch signalisieren. Verglichen mit anderen Knochenmalignomen können die Symptome relativ später im Verlauf der Erkrankung einsetzen. Aegerter und Kirkpatrick (1975) erwähnen eine mittlere Anamnesedauer von 20 Monaten. Bei ca. 30% der Beobachtungen lässt sich eine pathologische Fraktur als erstes Krankheitssymptom für ein medulläres Fibrosarkom nachweisen. Periostale Fibrosarkome führen in der Regel früher zu einer klinischen Symptomatik, ein Befund, der in Anbetracht der starken nervalen Versorgung des Periosts nicht verwundert.

Die *Prognose* des Fibrosarkoms hängt zumindest zum Teil von der histologischen Graduierung ab. Bei einem histologischen Grad I beträgt die Fünfjahresüberlebensrate 64%, beim Grad II 41% und beim Grad III nur 23% (Taconis u. Mulder 1984). Durch eine pathologische Fraktur wird die Prognose ungünstig beeinflusst. Weitere negative Einflussfaktoren sind eine zentrale Lage und ein rein mottenfraßartiger oder permeativer Destruktionstyp. Wenn mehr als 2 Quadranten vom Knochenumfang zerstört sind, wird die Prognose ebenfalls negativ beeinflusst (Taconis u. Mulder 1984). Die Prognose des Fibrosarkoms des Kiefers scheint mit einer Fünfjahresüberlebensrate von 71% bei radikaler chirurgischer Therapie besser zu sein (Taconis u. van Rijssel 1980; 14 Fälle).

Die Therapie der Wahl ist nach wie vor die großzügige Resektion oder Amputation; beeindruckende Berichte über die Möglichkeiten der adjuvanten Chemotherapie liegen noch nicht vor. Das Fibrosarkom ist zwar als nicht sehr strahlensensibler Tumor bekannt, bei einer Lokalisation am Rumpf und bei technisch nicht möglicher radikaler Chirurgie sollte man jedoch eine Strahlentherapie anstreben.

Radiologie

In der überwiegenden Zahl der Fälle lässt sich aus dem Röntgenbild auf die aggressive maligne Natur des Prozesses schließen. Nur in etwa 15% der Fälle wird ein wenig aggressiver Prozess vorgetäuscht. In 85% aller Fälle finden sich grobe Knochendestruktionen mit mottenfraßartiger Randbegrenzung (Lodwick-Grad II; ◘ Abb. 9.37, 9.38c, 9.39) oder – seltener – rein mottenfraßartige oder permeative Destruktionsmuster, entsprechend einem Lodwick-Grad III (◘ Abb. 9.35, 9.36). Die einen weniger aggressiven Prozess vortäuschenden Fibrosarkome sind meistens einem Lodwick-Grad IC zuzuordnen.

Periostale Reaktionen kommen bei Fibrosarkomen in bis zu 50% der Fälle vor; besonders dann, wenn pathologische Frakturen vorliegen, ist mit ihnen zu rechnen. Die Skala der periostalen Veränderungen reicht von lamellär über Spikulabildung bis zum Codman-Dreieck. Verkalkungen im Tumor sind regressiver Natur, wobei ihr Muster manchmal schwer von Knorpelverkalkungen, z. B. beim Chondrosarkom, zu unterscheiden ist.

In den Röhrenknochen sind Fibrosarkome überwiegend zentral lokalisiert, pathologische Frakturen werden in bis zu einem Drittel der Fälle beobachtet, am häufigsten finden sie sich in Femur und Humerus (Abb. 9.35).

Zum Zeitpunkt der Diagnose ist die Geschwulst häufig schon sehr groß: In 50% der Fälle zwischen 7 und 10 cm, in 20% sogar größer als 10 cm!

Sekundäre Fibrosarkome auf dem Boden einer Vorerkrankung (Abb. 9.38) lassen sich in der Regel als grobe Destruktion in der jeweilig zugrunde liegenden Läsion erkennen. Manchmal sind die destruktiven Veränderungen allerdings so ausgeprägt, dass die ursprüngliche Läsion kaum noch aus dem Röntgenbild herausgelesen werden kann. Bei dem in Abb. 9.39 dargestellten Fall eines sekundären Fibrosarkoms auf dem Boden einer chronischen Osteomyelitis trifft dies zu.

Das periostale Fibrosarkom der Röhrenknochen weist in der Regel eine mehr oder weniger ausgedehnte Kompaktazerstörung auf, die Haupttumormasse entwickelt sich in Richtung der angrenzenden Weichteile, gelegentlich von fetzigen Periostverknöcherungen und/oder Codman-Dreiecken begleitet. Ein periostales Fibrosarkom an der Wirbelsäule ist in ◘ Abb. 9.40 dargestellt.

Die präoperative Diagnostik hat sehr sorgfältig die Geschwulstausbreitung insbesondere in den Weichteilen zu erfassen. Das gelingt mit der CT nicht immer präzise, da der Tumor in die Weichteile infiltrierend wächst und häufig mit der umgebenden Muskulatur isodens ist, auch nach intravenöser Kontrastmittelgabe. Bisherige Erfahrungen mit der MRT haben gezeigt, dass diese Methode die wahre Ausdehnung des Geschwulstprozesses in den paraossalen Weichteilen mit verhältnismäßig hoher Präzision aufzeigen kann. Bei ödemreichen Tumoren ist jedoch die Abgrenzung Tumor/Ödem problematisch (s. S. 21 ff.). Das MRT-Bild gleicht dem des MFH (s. S. 581 ff.).

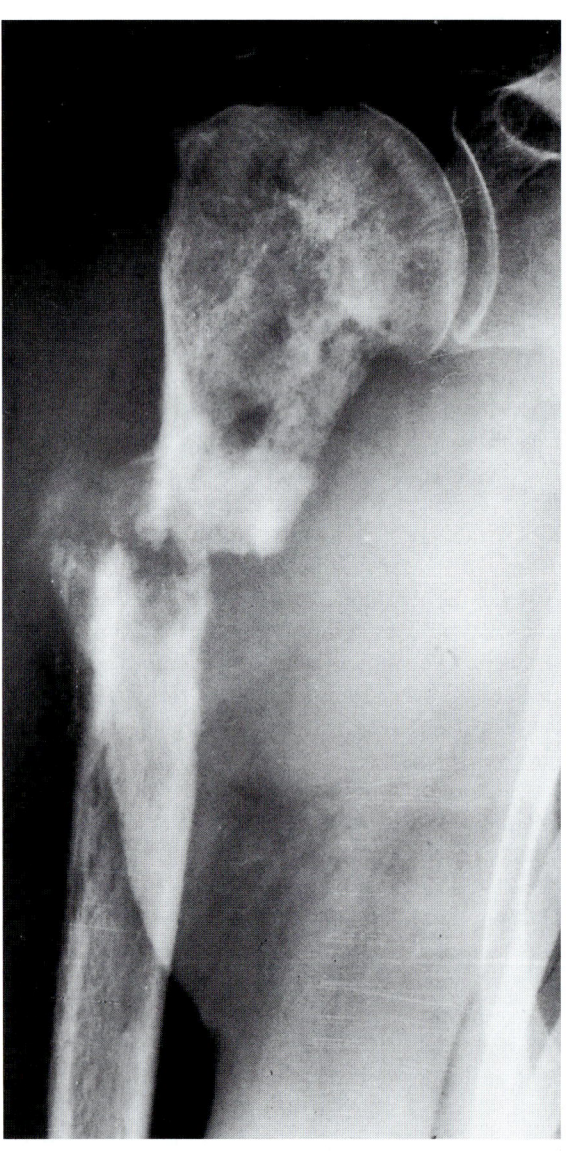

◘ **Abb. 9.35.** Fibrosarkom im rechten proximalen Humerus bei einer 45-jährigen Frau. Man erkennt eine grobe mottenfraßartige Destruktion im gesamten proximalen Humerusschaft und in der Metaphyse, einzelne feinere Destruktionsherde greifen bis in die Epiphyse hinein. Um die Spontanfraktur sind Kallusbildungen, z. T. in der Art eines Codman-Dreiecks erkennbar. Massiver, nach medial gerichteter paraossaler Tumoranteil

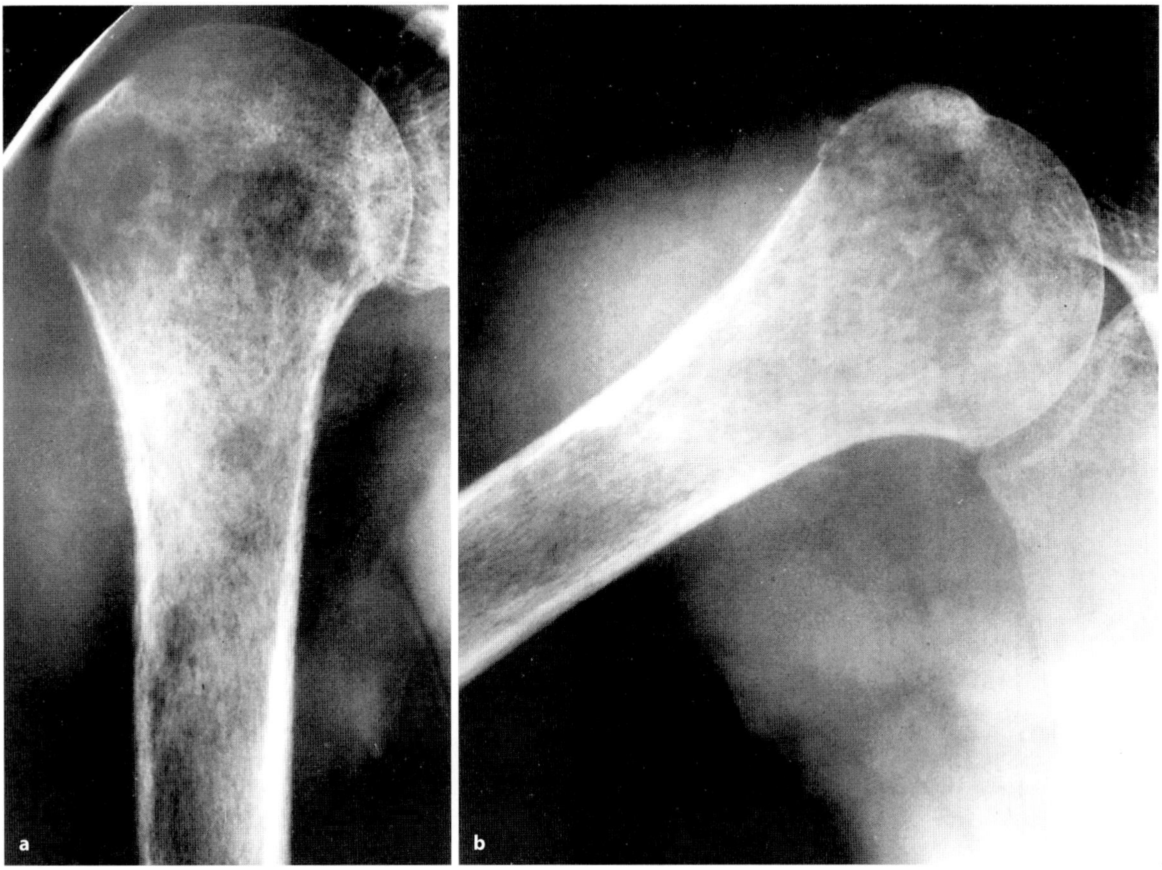

9.2 · Bösartige Tumoren

Abb. 9.36 a, b. Typisches Fibrosarkom im proximalen rechten Humerus bei einem 34-jährigen Mann. Klassische mottenfraßartige Destruktion der gesamten rechten proximalen Humerusdiameta- und auch -epiphyse (Lodwick-Grad III). Auch die laterale und mediale Kompakta sind mottenfraßartig zerstört, nach lateral zu ist der Tumor in die paraossalen Weichteile ausgebrochen und hat dort fetzige Periostverkalkungen gebildet

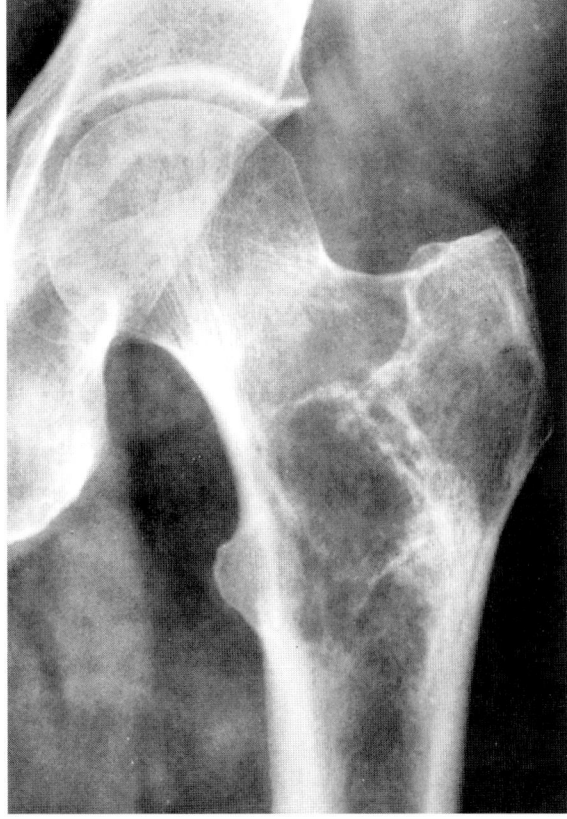

Abb. 9.37. Fibrosarkom in der linken Intertrochantärregion bei einer 71-jährigen Frau. Die zusammenhängende und einem Lodwick-Grad II entsprechende Osteolyse reicht bis in den medialen Schenkelhals, nach kaudal etwa 2 cm in den proximalen Femurschaft hinein und hat weitgehend die Spongiosa im Trochanter major zerstört. Die z. T. perlschnurartige, ringförmige Verkalkung intertrochantär ist schwer zu deuten. Möglicherweise entsprach sie dem Demarkationsrand einer vorbestehenden Läsion (z. B. fibröse Dysplasie). Histologisch ergaben sich keine Hinweise auf eine Vorerkrankung, das Fibrosarkom war wenig differenziert

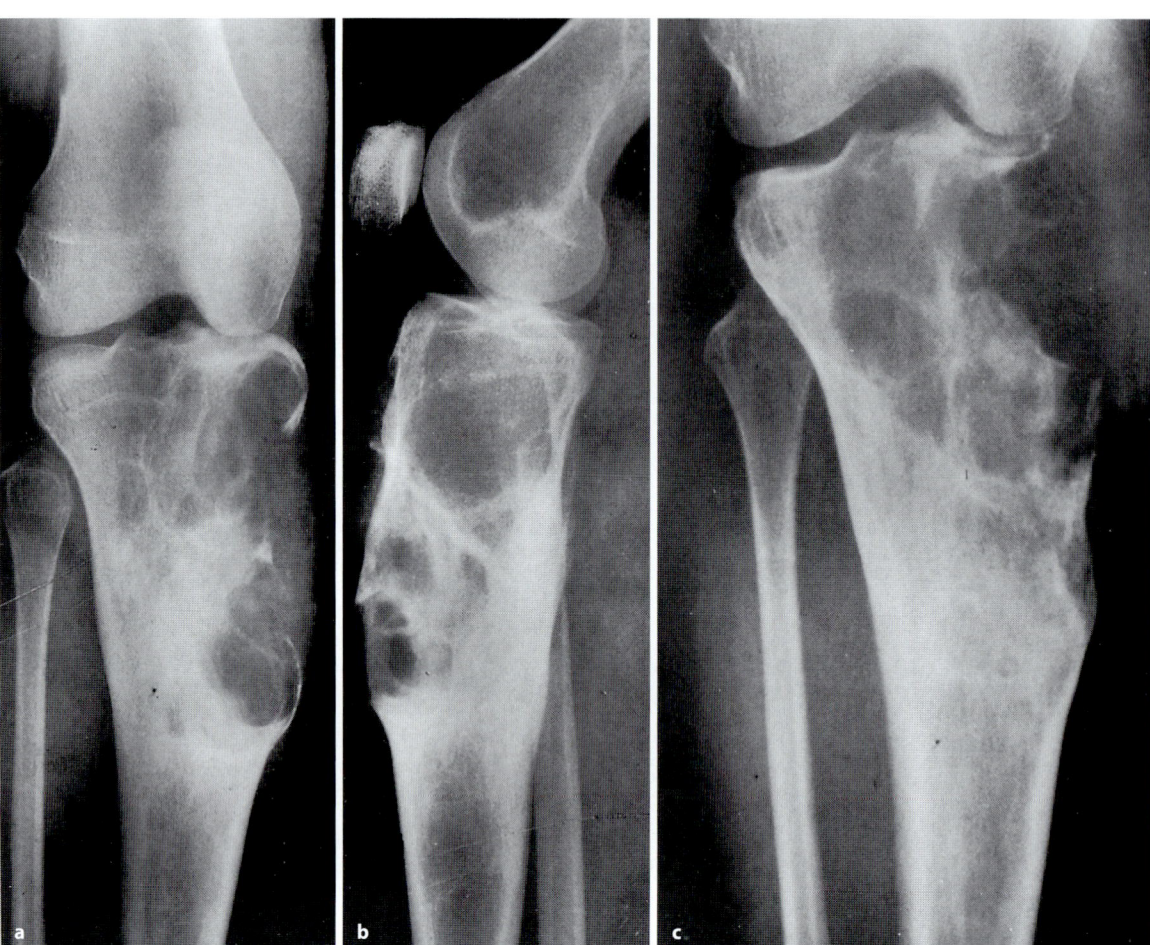

Abb. 9.38 a–c. Interessante Verlaufsbeobachtung eines Fibrosarkoms in der proximalen Tibiadiameta- und -epiphyse bei einer 22-jährigen Frau mit klinischen Zeichen einer Neurofibromatose. **a, b** Auf den im Jahre 1980 angefertigten Röntgenaufnahmen des rechten Unterschenkels in 2 Ebenen erkennt man eine grobe Osteolyse im Bereich der proximalen Tibiadia-, -meta- und -epiphyse mit weitgehender Zerstörung der medialen und auch ventralen Kompakta. Nach dorsal und lateral zu sieht man offensichtlich reaktiv sklerosierende Veränderungen. Der Weichgewebsanteil des Tumors überragt nach medial die Region der ehemaligen Kompakta. **c** Fünf Jahre später haben die destruktiven Veränderungen im Tibiakopf medioventral, aber auch dorsal, deutlich zugenommen, gleichzeitig ist es aber zu einer zunehmenden knöchernen Durchbauung in den distalen medioventralen Abschnitten der Läsion gekommen. Vom Aspekt her könnte den Durchbauungsvorgängen Faserknochen zugrunde liegen. Eine jetzt erfolgte Probeexzision vorwiegend aus den Weichgewebsanteilen des Tumors ergibt eindeutig ein Fibrosarkom, histologisch finden sich auch Anteile eines nichtossifizierenden Knochenfibroms. Eine weitere Therapie wird von der Patientin abgelehnt. Epikritisch handelt es sich offensichtlich um ein sekundäres Fibrosarkom auf dem Boden eines oder mehrerer größerer nichtossifizierender Knochenfibrome in der proximalen Tibiametaphyse. Für diese Annahme spricht nicht nur der histologische Hinweis, sondern auch die Tatsache, dass im Bereich der distalen Femurmetaphyse (**a**) eindeutige nichtossifizierende Knochenfibrome nachweisbar sind. Das polyostotische Auftreten von nichtossifizierenden Knochenfibromen bei einer Neurofibromatose wurde von uns schon häufiger beobachtet. Die Sarkomentstehung in nichtossifizierenden Knochenfibromen könnte mit der bei Neurofibromatose bekannten Inaktivierung des Tumorsuppressorgens im Zusammenhang stehen. Möglich ist als Ausgangspunkt für das Fibrosarkom auch eine fibröse Dysplasie im proximalen Tibiametaphysenbereich. In jedem Falle haben sich in der zugrunde liegenden Läsion im distalen Tumoranteil zwischen 1980 und 1985 Knochenneubildungen eingestellt, die wahrscheinlich Bindegewebsknochen entsprechen

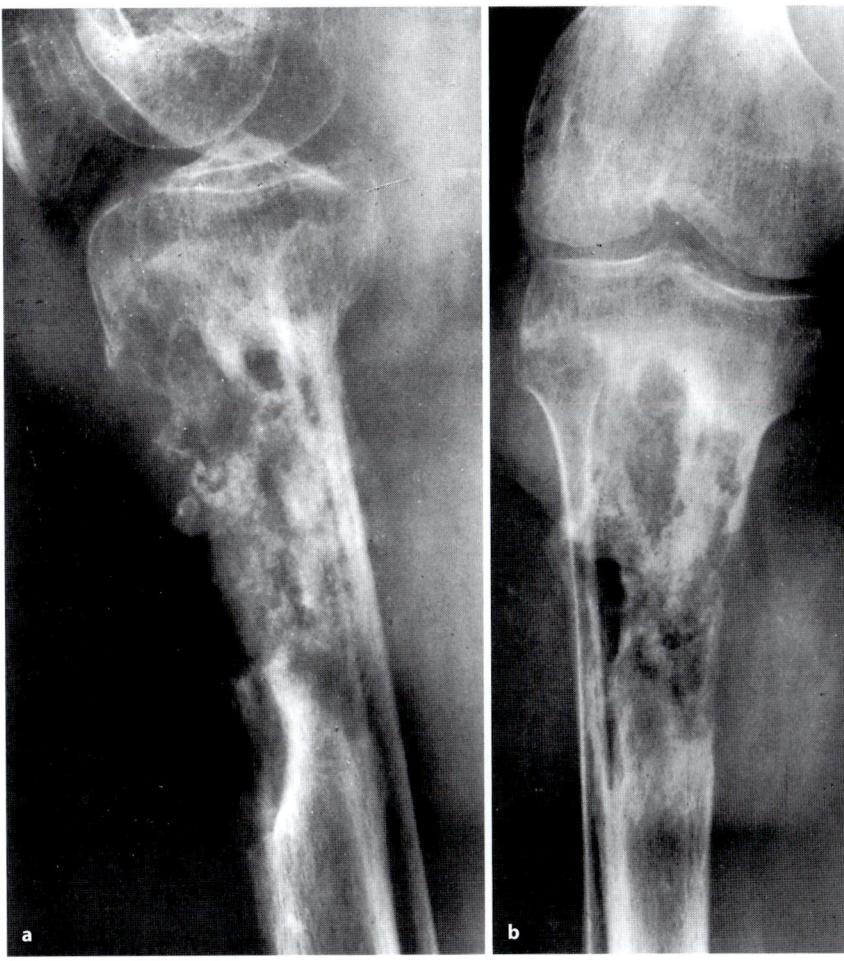

Abb. 9.39 a, b. Sekundäres Fibrosarkom in der proximalen Tibia bei einem 62-jährigen Mann mit einer mehr als 30-jährigen Anamnese einer chronischen Osteomyelitis in dieser Region. Die grobe Destruktion hat die proximalen Tibiaschaftanteile und die Metaphyse ergriffen und reicht bis in die Epiphyse hinein. Sie entspricht einem Lodwick-Grad II. Die fleckförmigen Verdichtungen innerhalb der Destruktionen sind wahrscheinlich auf Nekroseareale zurückzuführen. Hinweise auf die abgelaufene Osteomyelitis ergeben sich höchstens noch aus der mehr flächigen Sklerose proximal zum Tibiakopf hin und aus der bogenförmigen Sklerosezone am unteren Rand der Läsion ventral, möglicherweise der Begrenzungszone eines ehemaligen osteomyelitischen Defekts entsprechend. Differentialdiagnose: sekundäres Osteosarkom

Differentialdiagnose

Wenn das Destruktionsmuster eines Fibrosarkoms überwiegend geographischer Natur ist und in den Lodwick-Grad IC fällt, kann die Abgrenzung gegenüber aggressiven benignen Tumoren und geschwulstähnlichen Läsionen manchmal sehr schwierig sein. Das gilt bei jüngeren Patienten in der 1. und 2. Lebensdekade insbesondere für das Chondromyxoidfibrom, das desmoplastische Fibrom, das Osteoblastom und die aggressive fibröse Dysplasie.

Bei Patienten in der 3. Lebensdekade ist es der Riesenzelltumor, der insbesondere bei überwiegend metaphysärer Ausbreitung differentialdiagnostische Probleme bereiten kann. Bei Patienten in der 4.–6. Lebensdekade ist eine Unterscheidung von einem malignen Lymphom des Knochens röntgenologisch nicht möglich.

Wenn das Destruktionsmuster überwiegend einem Lodwick-Grad II oder III entspricht, muss differentialdiagnostisch an das Osteosarkom (vor allem das fibroblastische), das Chondro- und Ewing-Sarkom, auch an das maligne Lymphom gedacht werden. Die Abgrenzung gegenüber dem Chondrosarkom kann gelegentlich schwierig sein, wenn Fibrosarkome regressive Ossifikationen zeigen, die einem Knorpelossifikationsmuster ähneln. Solche regressiven Ossifikationen kommen beim Fibrosarkom allerdings nicht häufig vor.

Die differentialdiagnostische Abgrenzung vom Osteosarkom ist in 9.2.1 (s. S. 586 f.) im Einzelnen besprochen und kann ganz für das Fibrosarkom übernommen werden, da die klinisch-röntgenologischen Unterschiede zwischen dem malignen fibrösen Histiozytom und dem einfachen Fibrosarkom kaum relevant sind.

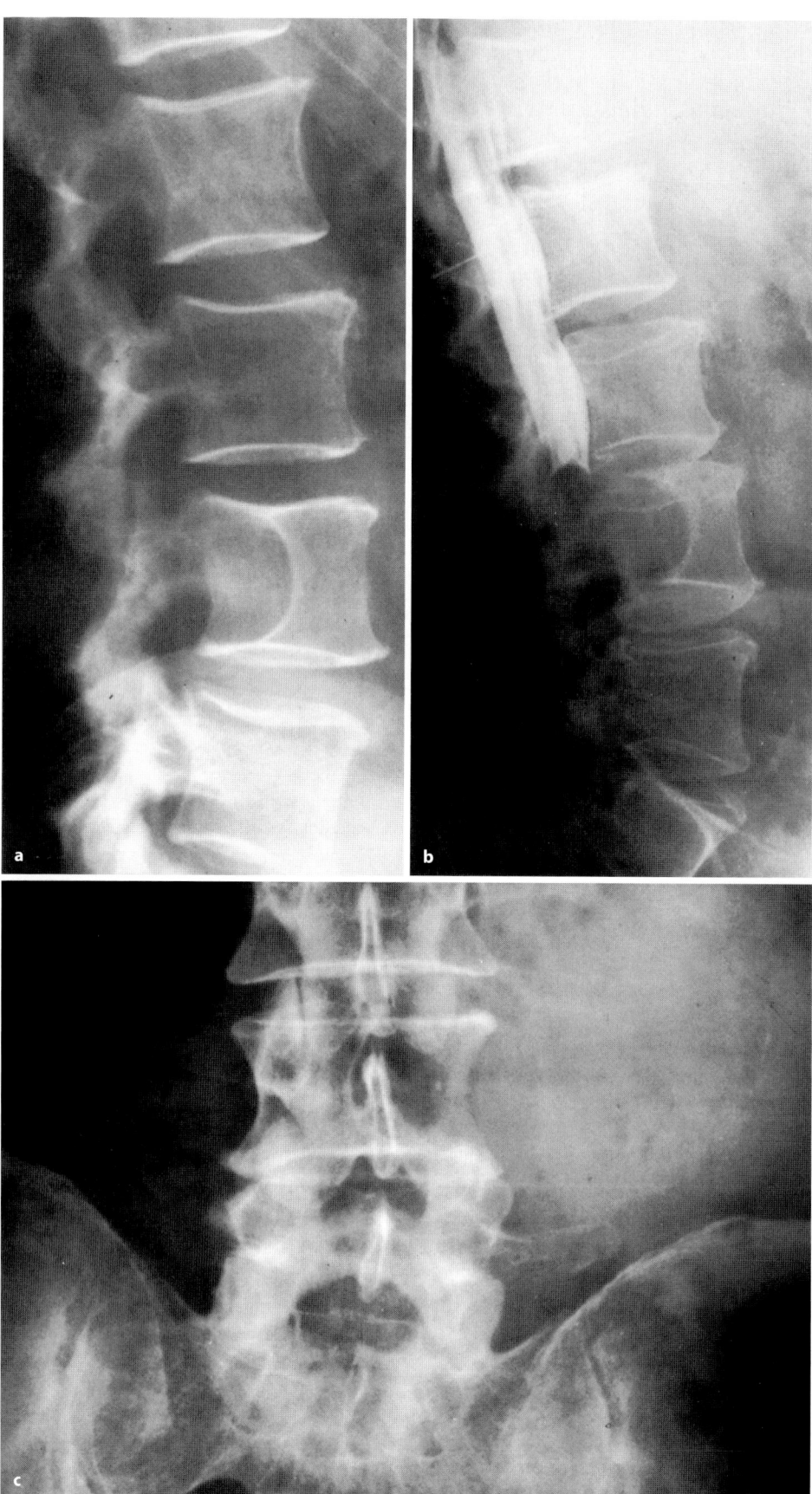

Abb. 9.40 (*Text s. S. 597*)

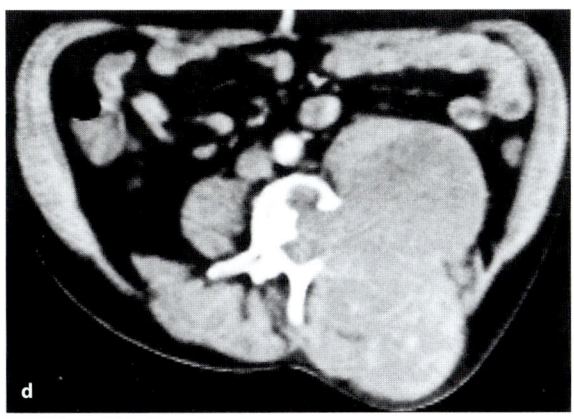

Abb. 9.40 (*Forts.*) Periostales Fibrosarkom im dorsolateralen Bereich der Lendenwirbelsäule. 58-jähriger Patient mit klinisch sichtbarem, sich nach dorsal vorwölbenden, relativ derben Tumor. Schwerste Ischiassymptomatik links. Grobe Destruktion der linken Anteile von L4 mit Zerstörung der gesamten Anhangsgebilde. **b** Einbruch in den Spinalkanal mit komplettem Kontrastmittelstopp. **c** Arrosion der Querfortsätze von L3 und L5. **d** Durch Druck bedingte Randsklerose an der Tumorgrenze im Inneren von L4. Die klinisch-radiologische Unterscheidung von einem Weichteilfibrosarkom, das in den Knochen eingewachsen ist, war nicht möglich

Literatur

Aegerter JE, Kirkpatrick JA (1975) Orthopedic disease, 4th edn. Saunders, Philadelphia
Bertoni F, Capanna R, Calderoni P (1984) Primary central (medullary) fibrosarcoma of bone. Semin Diagn Pathol 1: 185
Cunningham CD, Smith RO, Enriquez P et al. (1975) Desmoplastic fibroma of the mandible: a case report. Ann Otol Rhinol Laryngol 84: 125
Dahlin DC (1978) Bone tumors, 3rd edn. Thomas, Springfield
Dahlin DC, Ivins JC (1969) Fibrosarcoma of bone: a study of 114 cases. Cancer 23: 35
Dahlin DC, Unni KK (1986) Bone tumors, 4th edn. Thomas, Springfield
Dorfman HD, Czerniak B (1995) Bone cancers. Cancer 75: 203
Dorfman HD, Norman A, Wolff H (1966) Fibrosarcoma complicating bone infarction in a caisson worker: a case report. J Bone Joint Surg [Am] 48: 528
Eyre-Brook AL, Price CHG (1969) Fibrosarcoma of bone: review of fifty consecutive cases from the Bristol bone tumor registry. J Bone Joint Surg [Br] 51B: 20
Freyschmidt J, Ostertag H, Majewski A et al. (1981) Das maligne fibröse Histiozytom des Knochens (MFH) – eine neue Tumorentität? RÖFO 135: 1
Hernandez FJ, Fernandez BB (1976) Multiple diffuse fibrosarcoma of bone. Cancer 37: 939
Huvos AG (1991) Bone tumors, diagnosis, treatment and prognosis. Saunders, Philadelphia
Mirra JM, Marcove RC (1974) Fibrosarcomatous dedifferentiation of primary and secondary chondrosarcoma: review of five cases. J Bone Joint Surg [Am] 56: 285
Morrison MJ, Ivins JC (1978) Radiation-induced fibrosarcoma of distal end of femur. Case report 57. Skeletal Radiol 2: 258
Nilsonne U, Mazabraud A (1974) Les fibrosarcomes de l'os. Rev Chir Orthop 60: 109
Schajowicz F (1981, ²1994) Tumors and tumorlike lesions of bone and joints. Springer, Berlin Heidelberg New York
Stout AP, Lattes R (1967) Tumors of the soft tissues. In: Atlas of tumor pathology, 2nd series, fasc 1. Armed Forces Institute of Pathology, Washington DC
Taconis WK (1982) Fibrosarcoom van het skelet; een klinisch-radiologisch anderzoek. Thesis, University of Leiden
Taconis WK, Mulder JD (1984) Fibrosarcoma and malignant fibrous histiocytoma of long bones: Radiographic features and grading. Skeletal Radiol 11: 237
Taconis WK, van Rijssel TG (1980) Fibrosarcoma of the jaws. Skeletal Radiol 15: 10
Uehlinger E (1977) Zentrales osteolytisches Fibrosarkom des Femurschaftes. Arch Orthop Unfallchir 87: 357

9.2.3 Liposarkom

ICD-O-Code 8850/3

Synonyme: lipoblastisches Sarkom, Lipofibrosarkom, Lipomyxosarkom

> **Definition:**
> Das Liposarkom des Knochens ist eine maligne Neoplasie, deren Phänotyp Fett „rekapituliert" (WHO 2002).

Zur besseren Orientierung sei die WHO-Klassifikation von 1994 wiedergegeben:

„Beim Liposarkom handelt es sich um einen malignen Tumor, der durch eine lipoblastische Differenzierung charakterisiert ist, erkennbar an atypischen Lipoblasten in verschiedenen Differenzierungsstadien."

Das Liposarkom ist ein primär maligner mesenchymaler Tumor des Knochenmarks. Zwei Kriterien müssen allerdings erfüllt werden, um diesen seltenen Tumor anzunehmen:

– Der Tumor muss sicher primär im Knochen entstanden sein, d. h., er darf keiner metastatischen Absiedlung entsprechen und nicht vom Paraossalbereich mit sekundärer Beteiligung von Kortex und Knochenmark abstammen (Dawson 1955).
– Obwohl das histologische Bild sehr polymorph sein kann, muss eine Prädominanz von unreifen pleomorphen, oft bizarren uni- und multiglobalen Lipoblasten vorhanden sein (Goldman 1964).

Über Liposarkome mit fokalen Anteilen eines Osteosarkoms berichten Lichtenstein (1977), Ross u. Hadfield (1968) sowie Downey et al. (1982). Nach Stout (1948) sind solche Tumoren als maligne Mesenchymome, bestehend aus malignen Elementen zusätzlich zu einem Fibrosarkom, anzusprechen. Die vier von den genannten Autoren beobachteten Läsionen saßen in der „proximalen Tibia", in der proximalen Tibiametaphyse, in der proximalen Fibula und im Os ischii. Drei der Läsionen konnten beobachtet werden und wiesen einen foudroyanten Verlauf mit raschem Tod nach wenigen Monaten infolge einer Lungenmetastasierung auf. In dem von Downey beschriebenen Fall waren die Lungenmetastasen ausschließlich osteosarkomatöser Natur, in den anderen Fällen bestanden die Metastasen offensichtlich aus beiden Komponenten.

Pathologische Anatomie

Wir selbst haben von der Pathologie her keinen dieser seltenen Tumoren gesehen. Alle unsere Knochentumoren, die histologisch Areale aufwiesen, die mit einem Liposarkom vom pleomorphen Typ zu vereinbaren waren, zeigten an anderen Stellen die Strukturen eines Osteosarkoms oder eines malignen fibrösen Histiozytoms. Schwartz et al. (1970) haben 13 Fälle aus der Literatur zusammengestellt und über einen eigenen Fall berichtet. Dahlin und Unni (1986) berichten über den Fall einer 54-jährigen Frau mit einem Liposarkom im proximalen Humerus, die 2 Jahre später mit Metastasen gestorben ist.

Histologie

Diese Tumoren zeigen histologisch den gleichen Aufbau wie Liposarkome der Weichteile. Entsprechend ist für die histologische Typendiagnose der Nachweis von atypischen Lipoblasten wichtig. Das Vorliegen eines plexiformen Gefäßmusters, die Berücksichtigung der histologischen Gesamtstruktur („histologischer Hintergrund") sowie der immunhistologische Nachweis von S-100-Protein sind in der Abgrenzung gegenüber anderen Sarkomen vom Weichteiltyp, aber auch gegenüber nichtneoplastischen Veränderungen wichtig. Deshalb sollte das Vorkommen von lipoblastenartigen Zellen in einer Läsion nicht überschätzt werden, da solche Zellen z. B. auch in einem Infarkt des Fettmarks auftreten können. Über molekulargenetische Untersuchungen, die beim Liposarkom der Weichteile bei der Diagnostik und Subtypisierung hilfreich sind, liegen bis jetzt bei ossären Liposarkomen unseres Wissens keine Befunde vor.

Differentialdiagnostisch ist bei solchen Raritäten zunächst aber immer an das Vorliegen einer Metastase eines Liposarkoms der Weichteile oder aber auch eines Karzinoms zu denken. Besonders Nierenzellkarzinome (Klarzelltyp) können sarkomatöse Züge aufweisen und zeigen bekanntlich auch Fetttröpfchen im Zytoplasma der Tumorzellen. Zur Differentialdiagnose gegenüber dem Chordom s. dort.

Häufigkeit

Im Gegensatz zum Liposarkom der Weichteile, das mit das häufigste Weichteilsarkom überhaupt darstellt, ist das primäre Liposarkom des Knochens extrem selten. In der Sammlung des NCBT (1973) mit ca. 4000 Knochengeschwülsten, davon 1645 primär malignen Tumoren und in der Sammlung des Knochengeschwulstregisters Göttingen (Poppe 1979) mit ca. 3260 Tumoren, davon 1483 bösartigen Knochengeschwülsten, existieren nur 5 histologisch gesicherte Beobachtungen von Liposarkomen. Larsson et al. (1975) und Schwartz et al. (1970) trugen insgesamt nur weniger als 20 Fälle zusammen, von denen aber offensichtlich nicht alle die oben erwähnten strengen Kriterien eines Liposarkoms erfüllten. In der großen Statistik von Schajowicz (1994) gibt es nur 2 Liposarkome des Knochens!

Lokalisation

Etwas weniger als die Hälfte der bisher beobachteten Liposarkome saßen am Femur, die übrigen verteilten sich annähernd gleichmäßig über das Os ilium und das Os sacrum, die Tibia, Fibula und den Humerus; an der Ulna wurde nur ein Fall beobachtet.

Alters- und Geschlechtsprädilektion

Das Liposarkom bevorzugt keine spezifische Altersgruppe. Es wird in der 3., 4. und 5. Dekade in gleicher Häufigkeit beobachtet. Der bisher jüngste Patient war 6, der älteste älter als 70 Jahre. Eine Geschlechtsprädilektion ist nicht bekannt.

Klinik

Ein charakteristisches Leitsymptom für das Liposarkom ist nicht bekannt. In allen Fällen wird über einen auffallend langen (in 2 Beobachtungen 2 Jahre), überwiegend mehrere Monate dauernden *lokalen* Schmerz, verbunden mit einer örtlich begrenzten Weichteilschwellung, berichtet.

Die *Prognose* des Liposarkoms ist bei inadäquater Therapie (Exkochleation, subtotale Resektion) praktisch infaust. Die Mehrzahl der bisher beobachteten Patienten starb innerhalb von 3 Jahren nach Entdeckung des Geschwulstprozesses. Nur bei wenigen Patienten wurde bisher über eine Rezidiv- und Metastasenfreiheit bis zu 6 Jahren nach Amputation berichtet.

Radiologie

Im Wesentlichen besteht das Liposarkom aus einem osteolytischen Herd mit mottenfraßartiger und unscharfer Begrenzung, entsprechend einem Lodwick-Grad II (◘ Abb. 9.41 c). Zumeist liegen die Tumoren in der Metaphyse, selten in der Diaphyse. Inselförmige dystrophische Kalzifikationen kommen vor. Die Kompakta kann aufgetrieben und/oder arrodiert sein, in fortgeschrittenen Fällen kommt es auch zu Perforationen mit entsprechenden periostalen Reaktionen, gelegentlich auch mit einem ausgeprägten paraossalen Geschwulstausbruch kombiniert. Die weniger malignen Formen zeigen als Ausdruck ihres relativ langsamen Wachstums eine scharfe Grenze zum gesunden Knochen. Gelegentlich wird

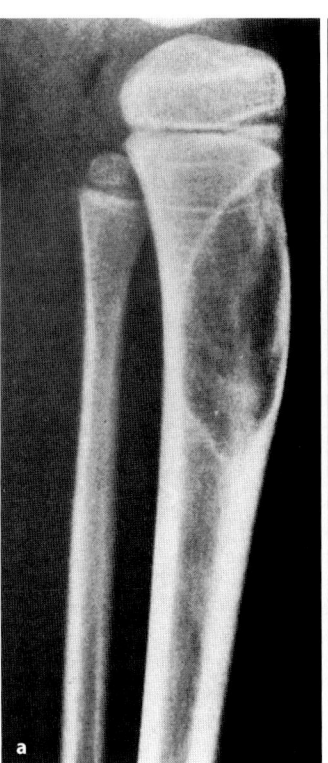
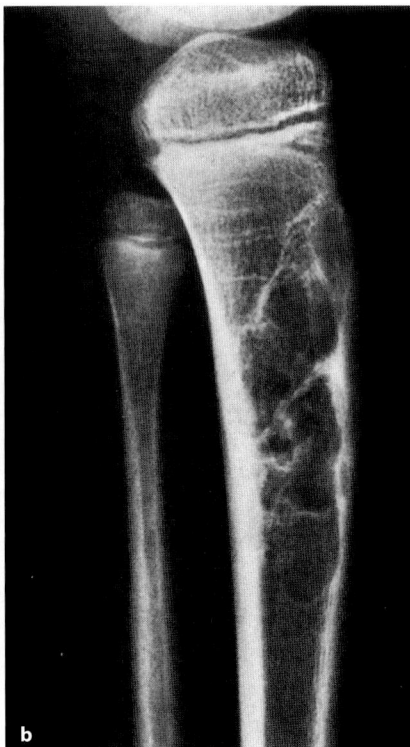
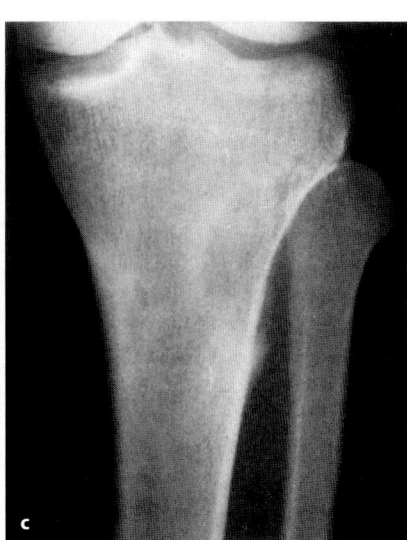

Abb. 9.41 a–c. Liposarkome. a, b Ungewöhnlicher Verlauf eines Liposarkoms in der proximalen Tibiameta- und -diaphyse (anfangs 6 Jahre altes Mädchen). Die von einem Sklerosesaum begrenzte Osteolyse in **a** mit leichter Vorwölbung der „Neokortikalis" nach ventral entspricht einem Lodwick-Grad IA. Vier Jahre später deutliche Ausbreitung des Tumors nach distal, wo die Begrenzung aber scharf ist (jetzt Lodwick-Grad IB). Differentialdiagnostisch kamen für **a** auch eine Knochenzyste oder eine fibröse Dysplasie in Frage. Bei dem Liposarkom in **c** z. T. mottenfraßartig (proximal) begrenzte Osteolyse (Lodwick-Grad II) in der proximalen Tibiametaphyse mit deutlicher Umgebungssklerose (17-jähriger Mann). Tumorausbruch nach lateral mit unscharfer Periostreaktion und Codman-Dreieck. Differentialdiagnose: Osteosarkom! (Abbildungen aus Schinz 1988; sie stammen aus dem früher von H. Poppe geleiteten Knochengeschwulstregister in Göttingen)

diese Tumorgrenze durch eine reaktive Osteosklerosezone markiert, und es resultiert ein Bild, das einem Lodwick-Grad IB–IC zugeordnet werden kann (Abb. 9.41 a, b). Aggressivere Liposarkome bieten ein mehr mottenfraßartiges Bild.

Von den primären Liposarkomen des Knochens sind in ihrer radiologischen Symptomatik die sekundär den Knochen arrodierenden Liposarkome der Weichteile abzugrenzen. Das Weichteilliposarkom führt entweder zu kortikalen Druckusuren oder in seltenen Fällen – bei invasivem Wachstum in die Kompakta des Knochens – zu oberflächlicher Destruktion. Eine differentialdiagnostische Abgrenzung zwischen dem primären Liposarkom des Knochens und einem paraossalen Liposarkom der Weichteile mit sekundärer Arrosion der Kompakta kann sich nur auf das Röntgenbild, insbesondere aber auf Schnittbildverfahren wie CT und MRT stützen: Bei enossaler Lokalisation der Hauptmasse des Tumors liegt ein primär ossales Liposarkom vor. Liegt das Epizentrum des Tumors weit außerhalb des Knochens, dann kann man von einem primären paraossalen Liposarkom ausgehen.

Die besser differenzierten Liposarkome des Knochens stellen sich in der CT oder MRT als größere lipomatöse Masse mit nichtlipomatösen Anteilen in dicken Septen oder fokalen Knoten dar. Bei schlecht differenzierten Tumoren dominiert eine Tumormasse wie bei nichtlipomatösen Sarkomen mit niedrigen Signalintensitäten im T1-Bild und höheren Signalintensitäten im T2-Bild. Auf die Diagnose eines Liposarkoms kommt man, wenn man Fettgewebe in den sarkomatösen Formationen nachweisen kann (Murphy et al. 2005). Größere Studien zur CT- und MRT-Symptomatik des seltenen Liposarkoms des Knochens sind uns nicht bekannt. Bei einem pleomorphen Liposarkom im Humerus fanden Torigoe et al. (2006) in T1-Bildern in der muskelisointensen Läsion ein Areal mit hoher Signalintensitä (Fettgewebe, nicht Einblutung!) und in T2-Bildern eine heterogene erhöhte Signalintensität. In dieser Publikation werteten sie 16 Fälle eines Liposarkoms hinsichtlich der Therapie und des Follow-up aus. Die häufigste Lokalisation waren Humerus und Femur, 8 Patienten starben an der Erkrankung, bei 2 Patienten war der Follow-up unbekannt. Die Zeitspanne bei den überlebenden Patienten betrug in dieser Auswertung 5 bis 60 Monate.

Differentialdiagnose

Die oben beschriebene Röntgensymptomatik des Liposarkoms ist eigentlich sehr unspezifisch und lässt bei den aggressiveren Formen die Abgrenzung gegenüber einem Chondrosarkom oder auch einem Osteosarkom kaum zu. Die weniger aggressiven Läsionen können ähnliche Bilder wie eine aggressive solitäre Knochenzyste, eine aneurysmatische Knochenzyste, ein eosinophiles Granulom oder wie ein Riesenzelltumor verursachen.

Literatur

Catto M, Stevens J (1963) Liposarcoma of bone. J Pathol 86: 248
Dahlin D, Unni K (1986) Bone tumors, 4th edn. Thomas, Springfield
Dawson EK (1955) Liposarcoma of bone. J Pathol 70: 513
Downey EF, Worsham GF, Brower AC (1982) Liposarcoma of bone with osteosarcomatous foci: case report and review of the literature. Skeletal Radiol 8: 47
Enzinger FM, Winslow DJ (1962) Liposarcoma: A study of 103 cases. Virchows Arch [A] 335: 367
Goldman RL (1964) Primary liposarcoma of bone. Report of a case. Am J Clin Pathol 42: 503
Larsson SE, Lorentson R, Boquist L (1975) Primary liposarcoma of bone. Acta Orthop Scand 46: 869
Lichtenstein L (1977) Bone tumors, 5th edn. Mosby, St. Louis, p 342
Mastrogostino S (1957) Tumori lipoblastici primitivi dello scheletro. Chir Organi Mov 44: 18
Murphy MD, Arcara LK, Fanburg-Smith J (2005) Imaging of musculoskeletal liposarcoma with radiologic-patohologic correlation. Radiographics 25: 1371
Nash A, Stout AP (1961) Malignant mesenchymoma in children. Cancer 44: 524
Retz LD (1961) Primary liposarcoma of bone. J Bone Joint Surg [Am] 43: 123
Ross CF, Hadfield G (1968) Primary osteo-liposarcoma of bone (malignant mesenchymoma). Report of a case. J Bone Joint Surg [Br] 50: 639
Schajowicz F (1994) Tumors and tumorlike lesions of bone, 2nd edn. Springer, Berlin Heidelberg New York Tokyo
Schajowicz F, Cuevillas AR, Silberman FS (1966) Primary malignant mesenchymoma of bone. A new tumor entity. Cancer 19: 1423
Schinz HR (Hrsg) (1988) Radiologische Diagnostik in Klinik und Praxis, 7. Aufl, Bd 6. Thieme, Stuttgart
Schwartz A, Shuster M, Becker SM (1970) Liposarcoma of bone. Report of a case and review of the literature. J Bone Joint Surg [Am] 52: 171
Stout AP (1948) Mesenchymoma, the mixed tumor of mesenchymal derivation. Ann Surg 127: 278

9.3 So genanntes malignes Mesenchymom

Nach heutigem Verständnis handelt es sich beim sog. malignen Mesenchymom nicht um eine eigenständige Entität, da durch die modernen Untersuchungstechniken der Pathologie die in Frage kommenden Tumorfälle fast regelmäßig einer der bekannten Sarkomtypen zugeordnet werden können (Evans 2002). Entsprechend ist die Diagnose eines malignen Mesenchymoms in letzter Zeit annähernd vollständig verschwunden. Aus historischen Gründen soll die Literatur bezüglich der Skeletttumoren dennoch besprochen werden.

Dieser maligne Tumor ist durch die Anwesenheit multipler Typen der Differenzierung und strukturellen Muster charakterisiert, die gewöhnlich nicht im Knochen vorkommen.

Stout und Lattes schlugen 1967 vor, dass Sarkome, die 2 oder mehr unterschiedliche Differenzierungslinien zusätzlich zu einer fibrosarkomatösen Komponente aufweisen, als maligne Mesenchymome bezeichnet werden können. Als Beispiele werden die Kombinationen vom Liposarkom und/oder Rhabdomyosarkom mit dem Osteosarkom genannt. Die Gründe für den Ausschluss des Fibrosarkoms sind darin zu suchen, dass fibrosarkomatöse Muster im Zusammenhang mit nahezu allen Sarkomen gesehen werden können. Dies trifft auf das Osteo- und Chondrosarkom nicht zu, denn die von ihnen produzierte Matrix gibt ihnen gleichzeitig den Namen.

Kessler et al. (1995) schlagen aufgrund ihrer Literaturrecherche für die Klassifikation des malignen Mesenchymoms folgende Definitionen vor:
- Beim primären malignen Mesenchymom des Knochens handelt es sich um einen malignen Knochentumor, der aus 2 differenzierten Komponenten besteht. Die eine Komponente ist knöchern (Osteosarkom und/oder Chondrosarkom), die andere Komponente besteht aus einem Rhabdomyosarkom oder Liposarkom. Ausschlusskriterien sind fibrosarkomatöse und maligne fibröse histiozytäre Elemente.
- Das sekundäre maligne Mesenchymom lässt sich in 2 Subtypen einteilen:
  – strahleninduziertes Mesenchymom mit ähnlichen Komponenten wie beim primären malignen Mesenchymom,
  – dedifferenziertes Chondrosarkom mit anderen sarkomatösen Elementen wie Rhabdomyosarkom oder Leiomyosarkom.

Das primäre maligne Mesenchymom des Knochens ließ sich – solange diese Entität noch anerkannt war – vom *mesenchymalen* und vom *dedifferenzierten Chondrosarkom* folgendermaßen abgrenzen:

1. Die matrixproduzierende Komponente des malignen Mesenchymoms besteht typischerweise aus einem Osteosarkom. Chondrosarkomatöse Elemente können fakultativ vorhanden sein. Beim mesenchymalen Chondrosarkom entspricht die matrixproduzierende Komponente in der Regel einem Chondrosarkom. Die matrixproduzierende Komponente des dedifferenzierten Chondrosarkoms ist entweder ein Enchondrom, ein gut differenziertes Chondrosarkom oder beides.
2. Die zelluläre Komponente des malignen Mesenchymoms besteht entweder aus einem Liposarkom, Rhabdomyosarkom oder beidem. Die Nichtmatrixkomponente des mesenchymalen Chondrosarkoms besteht aus undifferenzierten runden Zellen, die häufig wie ein Hämangioperizytom arrangiert sind. Die Nichtmatrixkomponente des dedifferenzierten Chondrosarkoms entspricht zumeist einem wenig differenzierten Spindelzellsarkom (Fibrosarkom oder malignes fibröses Histiozytom). Es wurden auch andere Komponenten in Assoziation mit dem dedifferenzierten Chondrosarkom beschrieben wie das Osteosarkom, das Rhabdomyosarkom und/oder das Leiomyosarkom.
3. Matrix- und nichtmatrixproduzierende Komponenten lassen sich beim mesenchymalen und dedifferenzierten Chondrosarkom klar voneinander abgrenzen; beim malignen Mesenchymom des Knochens sieht man jedoch einen mehr graduierten Übergang zwischen den einzelnen Komponenten.
4. Das mesenchymale Chondrosarkom kommt überwiegend in der 2.–3. Lebensdekade vor, während das dedifferenzierte Chondrosarkom typischerweise eine Erkrankung der 6. und 7. Lebensdekade ist. Trotz der geringen bisherigen Fallzahl scheint das maligne Mesenchymom einen Lebensalter-"Peak" in der 2.–3. und einen anderen Peak in der 7. Lebensdekade zu haben.
5. Das mesenchymale Chondrosarkom kommt überwiegend in den Rippen, im Kiefer und im Femur vor, das dedifferenzierte im Becken und Femur. Das maligne Mesenchymom bevorzugt die langen Röhrenknochen der unteren Extremitäten und die Hüfte.
6. Sowohl beim malignen Mesenchymom des Knochens wie beim mesenchymalen Chondrosarkom existiert das biphasische Muster des Tumors von Anfang an. Dagegen geht beim dedifferenzierten Chondrosarkom wahrscheinlich die knorpelige Komponente um Monate bis Jahre der anaplastischen Stromakomponente voraus.
7. Die Prognose ist für das maligne Mesenchymom des Knochens wie auch für das dedifferenzierte Chondrosarkom schlecht. Die Läsionen sind extrem aggressiv, und die Patienten überleben selten 2 Jahre nach Diagnosestellung. Die Prognose des mesenchymalen Chondrosarkoms scheint besser zu sein, da einige Patienten auf eine aggressive Chemotherapie positiv reagieren.

Das erste maligne Mesenchymom des Knochens wurde von Schajowicz et al. (1966) publiziert. Sie bezeichneten damit eine besondere Entität, die in keine der gängigen Klassifikationen passte. Die Diagnose „malignes Mesenchymom" stützte sich auf die Tatsache, dass der Tumor eine starke liposarkomatöse Komponente zeigt, wenngleich sich in größeren zentralen Tumorarealen makro- und mikroskopische Charakteristika eines Osteosarkoms offenbarten. In der Zwischenzeit sind 6 weitere Fälle publiziert worden (Bertoni u. Laus 1978; Ross u. Hadfield 1968; Scheele et al. 1990; Lichtenstein 1972; Kessler et al. 1995).

Das maligne Mesenchymom ist also bisher als wahre Rarität zu bezeichnen. Das Patientenalter reicht von 15 bis zu 69 Jahren. Fast alle bisher publizierten Fälle waren männlichen Geschlechts. Befallen waren Tibia, Fibula, Humerus, Azetabulum, Os pubis. Nach chirurgischer Behandlung waren 2 Patienten nach 4 bzw. 9 Monaten gestorben, bei einem Fall war bis zu 3 Monate nach der Operation kein Rezidiv aufgetreten (kein weiterer Follow-up). In den übrigen Fällen ließen sich keine prognostisch verwertbaren Daten erheben.

Über die radiographischen Veränderungen gibt es bisher keine zuverlässigen Angaben, der Tumor scheint aber schon im Röntgenbild hoch aggressiv zu wirken, also mit einem Lodwick-Grad II oder III einherzugehen. Spontanfrakturen wurden in einigen Fällen beobachtet, desgleichen größere paraossale Geschwulstausbrüche.

Pathologische Anatomie/Histologie

Im Knochen sind überwiegend liposarkomatöse und osteosarkomatöse Differenzierungen neben der fibroblastischen Komponente beschrieben worden (Schajowicz et al. 1966; Ross u. Hadfield 1969; Scheele et al. 1990).

Literatur

Bertoni F, Laus M (1978) Primary malignant mesenchymoma of bone. Ital J Orthop 4: 105

Evans HL (2002) Malignant mesenchymoma. In: Pathology and Genetics. Tumors of soft tissue and Bone. WHO Klassifikation. IARC, Lyon, p 215

Kessler S, Mirra JM, Ishii T et al. (1995) Primary malignant mesenchymoma of bone: Case report, literature review, and distinction of this entity from mesenchymal and dedifferentiated chondrosarcoma. Skeletal Radiol 24: 291

Lichtenstein L (1972) Bone tumors, 4th edn. Mosby, St. Louis

Ross CF, Hadfield G (1968) Primary osteo-liposarcoma of bone (malignant mesenchymoma). J Bone Joint Surg [Br] 50: 639

Schajowicz F, Cuevillos AR, Silberman FS (1966) Primary malignant mesenchymoma of bone. Cancer 19: 1423

Schelle PM, von Kuster LC, Krivchenia G (1990) Primary malignant mesenchymoma of bone. Arch Pathol Lab Med 114: 614

Stout AP, Lattes R (1967) Tumors of the soft tissues. In: Atlas of tumor pathology 2nd series, fasc 1. Armed Forces Institute of Pathology, Washington DC

10 Vaskuläre Tumoren

10.1 Benigne Tumoren – 606
10.1.1 Hämangiom – 606
10.1.2 Epitheloides Hämangiom – 622
10.1.3 Hämangiomatose – 625
10.1.4 Massive Osteolyse – 632
10.1.5 Lymphangiom, Lymphangiomatosis – 635
10.1.6 Glomustumor – 635

10.2 Maligne Tumoren – 638
10.2.1 Epitheloides Hämangioendotheliom – 638
10.2.2 Angiosarkom – 642

Vaskuläre Läsionen lassen sich generell einteilen in
- vaskuläre Malformationen und
- vaskuläre Tumoren.

Vaskuläre Tumoren, wie z. B. Hämangiome, zeichnen sich durch eine endotheliale Hyperplasie mit einer erhöhten endothelialen Proliferationsrate aus, während vaskuläre Malformationen eine normale Proliferationsrate besitzen und dadurch charakterisiert sind, dass sie aus dünnwandigen erweiterten Gefäßkanälen mit spärlicher glatter Muskulatur und adventitieller Fibrose aufgebaut sind. Das ist mikroskopisch nicht leicht, manchmal gar nicht unterscheidbar. Nach Bruder et al. (2009) können neuere immunhistologische und molekularbiologische Befunde die Differenzierung erleichtern (s. Histologie).

Obwohl der Begriff „Hämangiom" aufgrund seiner Endung eigentlich das Vorliegen eines Tumors impliziert, wurde diese Bezeichnung in der Literatur als Sammelbegriff für alle vaskulären Läsionen verwendet, egal, ob es sich um echte Tumoren oder Fehlbildungen handelt. Für vaskuläre Läsionen an der Haut und Unterhaut hat nun die International Society for the Study of Vascular Anomalies (ISSVA) auf der Basis klinischer Daten und funktioneller Untersuchungen (z. B. Dopplersonographie) ein Konzept entwickelt, das vaskuläre Läsionen in zwei große Gruppen einteilt, nämlich die echten Neoplasien einerseits und die Malformationen andererseits. Diesem Konzept schließen wir uns grundsätzlich an, wie oben ausgeführt, müssen aber einschränkend sagen, dass für vaskuläre Läsionen des Knochens noch viele Fragen ungeklärt sind. Sicherlich werden in Zukunft viel mehr Malfomationen des Knochens klinisch-radiologisch diagnostiziert und behandelt werden und die Zahl der „Hämangiome" zurückgehen. Das bezieht sich besonders auf die Einordnung von den sog. Häm- oder Angiomatosen und die Gorham-Erkrankung, die aus pathologischer Sicht auch als Malformationen aufgefasst werden können aber nicht müssen. Auf diese Problematik wird im Abschnitt Histologie der entsprechenden Kapitel näher eingegangen. Auf klinisch-radiologischer Seite werden wir aber vorerst der konventionellen Sichtweise folgen und im Rahmen dieses Buches über Knochentumoren die vaskulären Malformationen nur aus differentialdiagnostischer Sicht abhandeln und nicht in der ihnen sonst gebührenden Breite darstellen, was an anderer Stelle geschehen ist (z. B. in „Skeletterkrankungen", Springer 2008, von J. Freyschmidt). So viel sei aber zu den vaskulären Fehlbildungen ausgeführt:

Die vaskulären Malformationen werden in einfache (kapilläre, lymphatische, venöse, arterielle) und kombinierte (z. B. arteriovenöse, kapillär arteriovenöse, lymphatisch-venöse etc.) Malformationen unterteilt, fernerhin nach Maßgabe ihrer Perfusion („high flow", „slow flow") klassifiziert. Die allmähliche Vergrößerung vaskulärer Malformationen erklärt man sich durch die abnorme murale Muskulatur, unabhängig, ob sie nun in den Weichteilen oder im Knochen oder in beiden lokalisiert sind. Die bisher vorliegenden molekulargenetischen Untersuchungen, die nur an Weichteilläsionen erfolgt sind, haben Mutationen an Genen identifizieren können, die bei der Angiogenese bedeutsam sind (Vikkula et al. 2001). Eine Abgrenzung der Malformationen von skeletalen Hämangiomen, also von echten (neoplastischen) benignen Tumoren des Knochens, ist *projektionsradiographisch* kaum und höchstens mit Hilfe funktioneller Untersuchungen (Angiographie, CT-MRT-Angiographie) möglich (s. unten). Ob und wie zuverlässig diese Unterscheidung *klinisch* (z. B. Anamnese, s. u.) möglich ist, ähnlich wie bei Hämangiomen der Haut, muss noch untersucht werden. Hämangiome der Haut sind in der Regel angeboren (in 5–10% aller Säuglinge), sie proliferieren in der frühen Kindheit (Proliferationsphase) und bilden sich mit zunehmendem Alter zumeist spontan (Involutionssphase) zurück, während sich Malformationen erst im Laufe des Lebens infolge einer Störung der endothelialen Differenzierung (klinisch) entwickeln und ohne Behandlung im Allgemeinen progredient sind. Folgt man diesem Gedanken, dann könnte man die zahllosen radiologisch zufällig entdeckten sog. Hämangiomwirbel (s. unten) mit Residuen von in der Kindheit durchgemachten Hämangiomen in Wirbelkörpern erklären, was allerdings die Möglichkeit von de-novo-Entstehungen nicht ausschließt. Interessanterweise finden wir in der Literatur keine Hinweise, wie die Haut und Unterhaut in früheren Hämangiomlokalisationen strukturell wirklich aussieht, denn mit klinisch-makroskopischem Verschwinden ist der Fall sozusagen erledigt, es gibt keine Indikation für eine bioptische (histologische) Nachuntersuchung. Vielleicht finden sich doch strukturelle Residuen, ähnlich wie beim sog. Hämangiomwirbel, womit obige Hypothese Gestalt bekäme. Alle von uns untersuchten ossären Gefäßmalformationen sind hingegen aufgrund ihrer progredienten Klinik mit größter Wahrscheinlichkeit erst im Laufe des Lebens entstanden. Dies könnte dafür sprechen, dass viele „Hämangiome" im Erwachsenenalter eigentlich Fehlbildungen und keine echten Neoplasien sind. Ob dies auch auf die „Wirbelkörperhämangiome" zutrifft, muss vorerst noch offen bleiben. Möglicherweise können immunhistochemische Untersuchungen hier weiterhelfen, da Malformationen ein anderes Antigenprofil als echte Tumoren aufzuweisen scheinen (Bruder 2009).

Die *Klassifikation und Nomenklatur vaskulärer Tumoren des Knochens*, insbesondere die der malignen, ist in der Vergangenheit kontrovers und insbesondere für den Nichtpathologen oft verwirrend gewesen. Die Lyon-Klassifikation der Knochentumoren von 2002 befasst sich – vereinfachend – nur mit dem Hämangiom und dem Angiosarkom, ohne detailiertere Besprechung der Tumoren intermediärer Dignität wie z. B. den Hämangioendotheliomen. Dies ist unseres Erachtens eine zu starke Vereinfachung und führt zu Problemen in der histopathologischen Diagnostik. Nicht zuletzt deshalb wurde bei den vaskulären Weichteiltumoren, die im selben Band abgehandelt wurden, anders verfahren. Hier haben sich in den letzten Jahren durch klinische, morphologische und biologische Korrelationen neue Einsichten ergeben, die mit gewissen Einschränkungen auf die wesentlich selteneren ossären vaskulären Läsionen übertragen werden können (s. dazu auch Weiss et al. 2008, Kutzner u. Schneider-Stock 2009).

Nach unserer Auffassung sollten zum jetzigen Kenntnisstand im Knochen folgende vaskuläre Tumoren unterschieden werden:
- Hämangiome,
- Hämangioendotheliome und
- Angiosarkome.

Bisher konnten unter den Hämangiomen des Knochens (nach Abgrenzung der wesentlich häufigeren Malformationen mittels Immunhistochemie – s. unten) nur das epitheloide Hämangiom als Entität abgegrenzt werden. Berichte über infantile oder spindelzellige Hämangiome fehlen unseres Wissens bislang. Alle immunhistochemisch überprüften „kapillären Hämangiome" haben sich als Malformationen erwiesen (Bruder 2009). Da die ältere Literatur diese Unterscheidung jedoch nicht vornimmt, wird bei der Darstellung vor allem der Radiologie noch die alte Nomenklatur verwendet.

Das epitheloide Hämangiom ist von anderen epitheloiden vaskulären Tumoren abzugrenzen. O'Connel et al. (1993) vermuten, dass Läsionen mit Zügen eines epitheloiden Hämangioms früher irrtümlich als „low-grade malignes Hämangioendotheliom oder als low-grade Hämangioendothelsarkom" klassifiziert wurden, wobei die Autoren bereits 1993 darauf hinweisen, dass die Nomenklatur und Kategorisierung der Gefäßtumoren im Knochen nicht mit der Entwicklung in den Weichteilen und der Haut Schritt gehalten hat.

Wendet man die Definitionen der verschiedenen Hämangioendotheliomformen der Weichteile (epitheloides HA, kaposiformes HA, Hobnail-Dabska-like HA, epitheloid sarcoma-like HA, polymorphes HA) auf Publikationen dieser Tumoren im Knochen an, so sind bisher außer in Einzelfällen [kaposiformes Hämangioendotheliom (Bruder 2009; Lisle 2009)] nur epitheloide Hämangioendotheliome zweifelsfrei beschrieben worden, die – anders als die übrigen aufgeführten Hämangioendotheliomformen – als niedrig maligne angesehen werden, da sie ein, wenn auch geringes Metastasierungspotential besitzen (Nielsen 2009). Wir selbst konnten den Fall eines Hobnail-Hämangioendothelioms im distalen Femur beobachten. Diese Beobachtungen machen es wahrscheinlich, dass epitheloide vaskuläre Tumoren im Knochen offenbar wesentlich häufiger als in den Weichteilen oder der Haut vorkommen.

Angiosarkome des Knochens sind extrem selten und, wie in den Weichteilen, fast immer High-grade-Tumoren. Auch hier können epitheloide Formen vorkommen, die aber als histologische Varianten ohne besondere klinische Verläufe angesehen werden (Deshpande 2003; Evans 2003).

10.1 Benigne Tumoren

10.1.1 Hämangiom

ICD-Code 9120/0

Synonyme: kapilläres Hämangiom, kavernöses Hämangiom, venöses Hämangiom, Angiom

> **Definition:**
> Es handelt sich um eine gefäßbildende Neoplasie oder um eine endotheliale entwicklungsgeschichtliche Störung (WHO 2002).

Diese Definition halten wir für wenig spezifisch, insbesondere auch im Hinblick auf die Abgrenzung des Hämangioms gegenüber der vaskulären Malformation (s. einleitendes Kapitel). Doch auch die alte WHO-Definition von 1994, die wir im Folgenden wiedergeben, erlaubt keine diesbezügliche Differenzierung: „Beim Hämangiom handelt es sich um eine benigne Läsion, die aus neu gebildeten kapillaren oder kavernösen Blutgefäßen besteht." Mit dem Terminus Läsion wird offensichtlich bewusst die Frage offen gelassen, ob es sich im Einzelfall bei klinisch-radiologisch und histologisch diagnostizierten Hämangiomen um eine echte Neoplasie, um ein Relikt eines Hämangioms, um ein Hamartom, um eine vaskuläre Malformation oder um die Folge z. B. einer lokalen venösen Stase oder Vakatektasie bei regionaler Osteoporose insbesondere bei einer Wirbellokalisation handelt. Wenn man der im einleitenden Kapitel (s. S. 604) gemachten Aussage folgt, dass sich echte neoplastische Hämangiome, insbesondere der Haut, die in der Kindheit entdeckt werden, im Laufe der Zeit spontan zurückbilden, dann ist es vorstellbar, dass die vielen asymptomatischen sog. Hämangiome, die man bei Erwachsenen vor allem in der Wirbelsäule radiologisch findet (s. unten), Residuen durchgemachter Hämangiome, sozusagen Kriegerdenkmälern – bei mangelnder Remodellierung des betroffenen Knochenabschnittes – entsprechen (*sog. Hämangiomwirbel, nichtvitales Hämangiom in einem Wirbel oder Pseudohämangiom in einem Wirbel*). Doch gibt es auch in Wirbelkörpern sicherlich echte neoplastische Knochenhämangiome, die – wie wir selbst genügend beobachten konnten – de novo im Laufe des Erwachsenenlebens entstehen (Abb. 10.2b–j), ähnlich wie in der Leber. Möglicherweise spielen dabei hormonelle Faktoren – wie von der Leber bekannt – eine Rolle. Doch ist bei der Annahme eines echten symptomatischen Hämangioms Vorsicht geboten, denn vaskuläre Malformationen können so ziemlich jedes Hämangiom zumindest projektionsradiographisch und histologisch imitieren (s. Einleitung). Auch die Hämangiomatose scheint in manchen Fällen erst im Laufe des Lebens zu entstehen, wobei es – wie bei solitären Hämangiomen in der Kindheit – auch dabei Spontanremissionen gibt.

Histologisch wird zwischen kapillären, kavernösen Hämangiomen und Mischformen unterschieden. Die kapillären bestehen aus Lobuli von Kapillaren mit einigen größeren ernährenden Gefäßen, die kavernösen aus vielen großen dünnwandigen Räumen. Heutzutage werden die sog. „kavernösen und kapillären Hämangiome" aufgrund immunhistochemischer Befunde ebenso wie

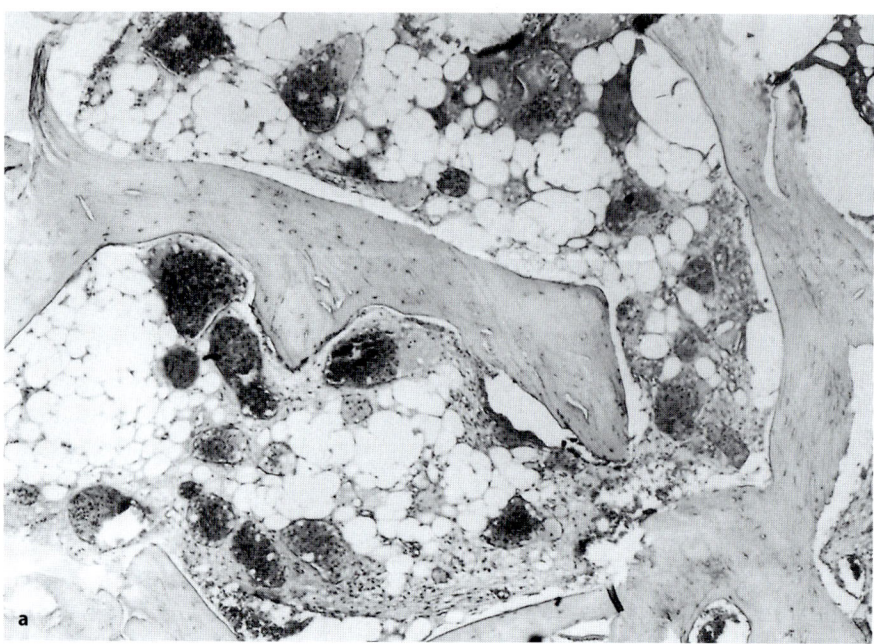

Abb. 10.1 a–e. So genanntes Hämangiom des Knochens, heute zunehmend als Fehlbildung angesehen. **a** Die Gefäßspalten liegen weit verstreut in den Markräumen. Die meisten dieser Läsionen sind kavernös, selten finden sich solche vom kapillären Typ oder Mischformen (*Forts. S. 607*)

10.1 · Benigne Tumoren

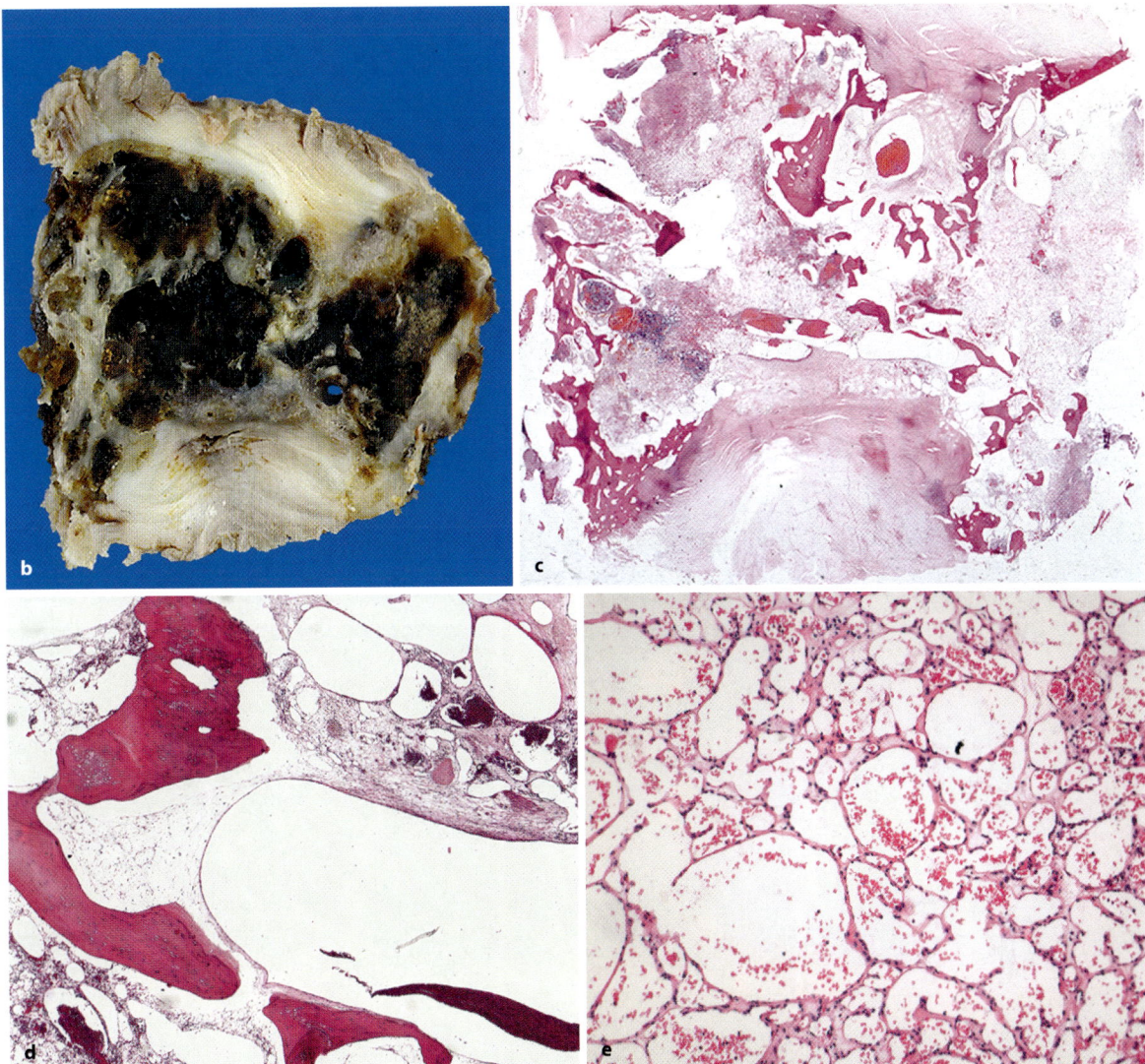

Abb. 10.1 (*Forts.*) **b** Venöse Malformation des kollabierten 3. Lendenwirbelkörpers einer 22-jährigen Frau, der makroakopisch ausgedehnte Einblutungen zeigt. **c** Die Spongiosa ist komplett rarefiziert, teilweise vergröbert. **d** Der Wirbel wird von weitlumigen, z. T. blutgefüllten Gefäßen durchzogen. **e** Daneben finden sich kleinere, eng beieinanderliegende Gefäßräume, deren Wand nahezu frei von Gefäßmuskulatur ist. Immunhistochemisch sind die Endothelien negativ für GLUT-1 oder WT1. (**b–e** aus: Bruder et al. 2009)

die sehr seltenen venösen Hämangiome, die aus überwiegend dickwandigen kleinen Venen bestehen, von vielen Pathologen als Malformationen angesehen (s. Einleitung und weiter unten).

Während sich kapilläre Hämangiome vorzugsweise in den Röhrenknochen manifestieren, wird das kavernöse Hämangiom überwiegend im Schädelknochen, eine Kombination aus beiden überwiegend in den Wirbeln beobachtet.

Pathologie

Die Läsionen sind, entsprechend ihrem Gefäßreichtum, blutrot. Weil die meisten kavernös gebaut sind, kann man bereits makroskopisch eine wabige Struktur erkennen. Kapilläre Formen werden seltener und bei jüngeren Patienten gefunden. Da auch Mischtypen bekannt sind, glaubt man, dass sich die kapillären Hämangiome zu kavernösen Formen weiterentwickeln können.

Histologie

Histologisch zeigen die kavernösen Läsionen mittelgroße oder große dünnwandige Hohlräume, die mit einer Schicht Endothel ausgekleidet sind, ohne Atypien, ohne Proliferation und mit einer dünnen fibrösen Wand (Abb. 10.1a–e). Meistens findet man Blut in den Hohlräumen; ist dieses jedoch ausgewaschen, kann die Diffe-

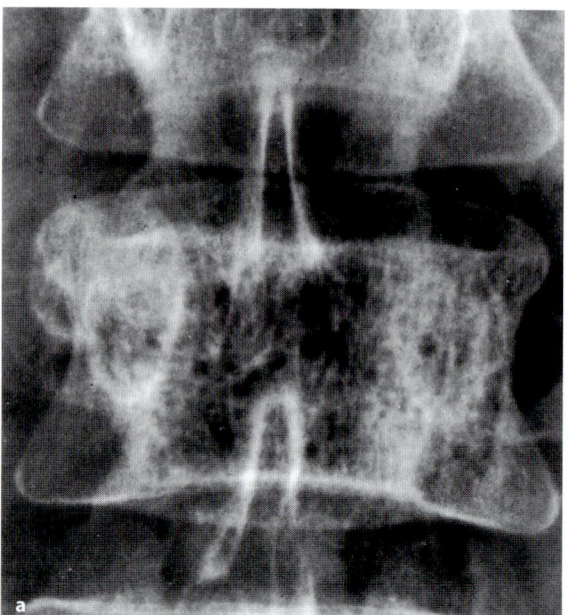

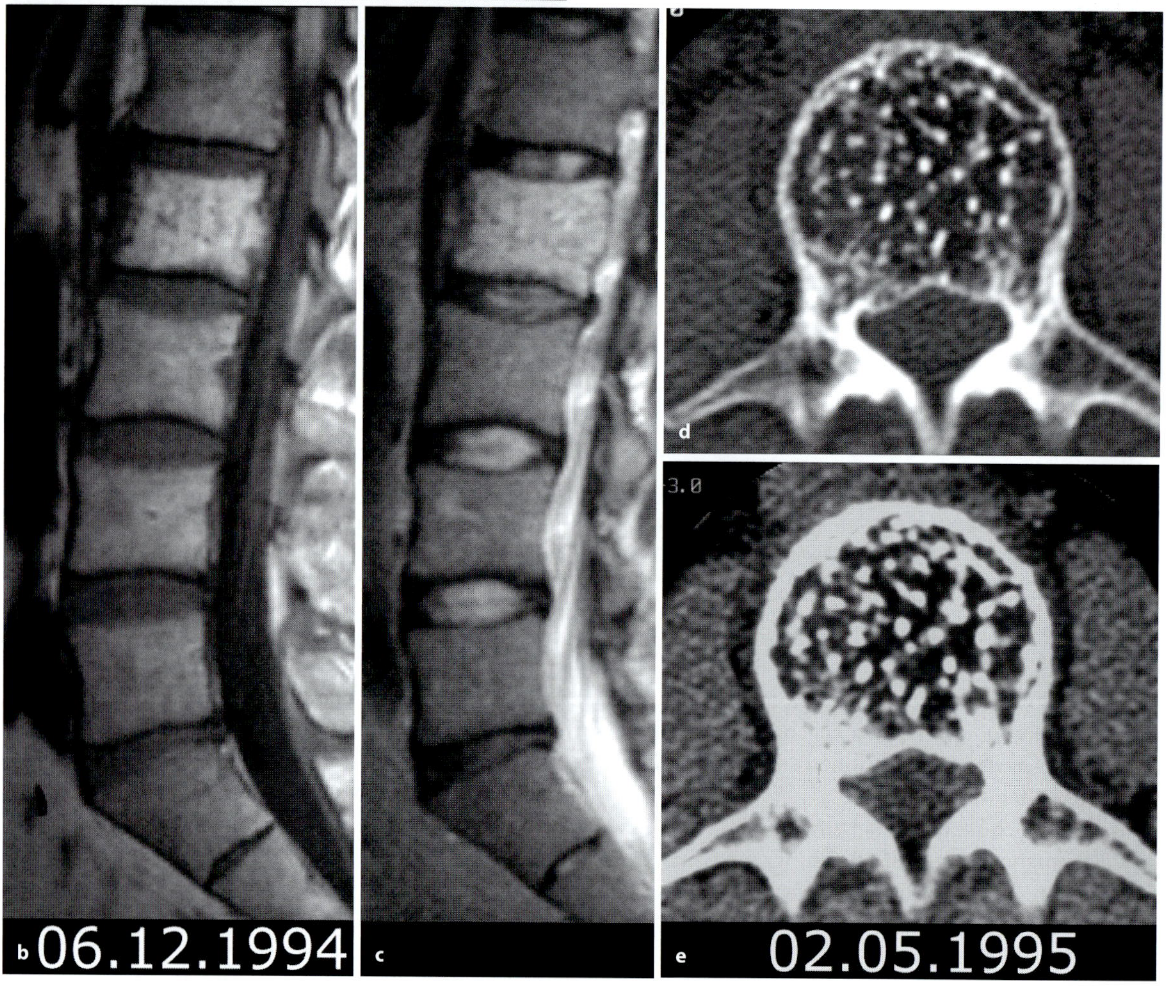

Abb. 10.2 a–j. Sog Hämangiomwirbel. In **a** typischer sog. Hämangiomwirbel mit wabiger Spongiosatransformation (Zufallsbefund). **b–j** Bei der Abklärung unklarer „rheumatischer" lumbaler Beschwerden wird bei dem 46-jährigen Mann mehr oder weniger durch Zufall der „Hämangiomwirbel" in L2 entdeckt. Sowohl in der T1-Gewichtung (**b**) als in der T2-Gewichtung (**c**) deutlich erhöhte Signalintensität in L2, durch erhöhten Fettgehalt bedingt. Die serpingiformen oder wurmartig anmutenden signalarmen Strukturen in L2 entsprechen wahrscheinlich thrombosierten Venen und/oder Bindegewebssepten, weniger flussbedingten Signalauslöschungen. Der CT-Schnitt im Knochenfenster (**d**) zeigt die wabige Spongiosararefizierung und im Weichteilfenster (**e**) den hohen Fettgehalt zwischen den – nichtfettigen – Knochen- und Weichgewebsstrukturen (*Forts. S. 609*)

10.1 · Benigne Tumoren

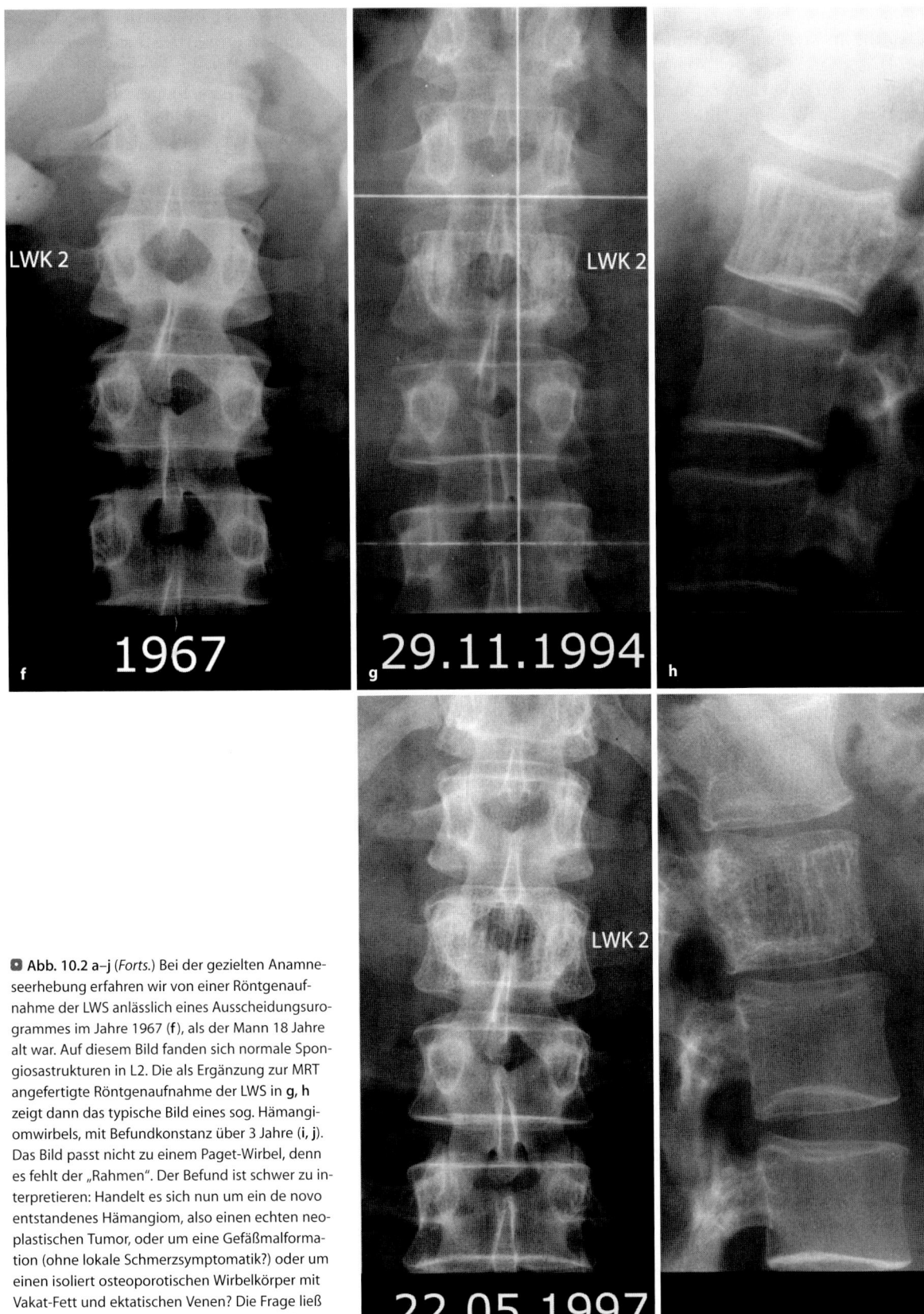

Abb. 10.2 a–j (*Forts.*) Bei der gezielten Anamneseerhebung erfahren wir von einer Röntgenaufnahme der LWS anlässlich eines Ausscheidungsurogrammes im Jahre 1967 (**f**), als der Mann 18 Jahre alt war. Auf diesem Bild fanden sich normale Spongiosastrukturen in L2. Die als Ergänzung zur MRT angefertigte Röntgenaufnahme der LWS in **g, h** zeigt dann das typische Bild eines sog. Hämangiomwirbels, mit Befundkonstanz über 3 Jahre (**i, j**). Das Bild passt nicht zu einem Paget-Wirbel, denn es fehlt der „Rahmen". Der Befund ist schwer zu interpretieren: Handelt es sich nun um ein de novo entstandenes Hämangiom, also einen echten neoplastischen Tumor, oder um eine Gefäßmalformation (ohne lokale Schmerzsymptomatik?) oder um einen isoliert osteoporotischen Wirbelkörper mit Vakat-Fett und ektatischen Venen? Die Frage ließ sich nicht entscheiden, da weitere dynamische Untersuchungen abgelehnt wurden

rentialdiagnose zu einem Lymphangiom führen, das ebenfalls im Knochen vorkommen soll (Dorfman et al. 1974). Auch über Fälle mit kombiniertem Auftreten von Lymphangiom und Hämangiom in einem Tumor wurde berichtet. Als Folge von Thrombosen und alten Blutungen (meisten Folge eines Traumas) kommt es auch zu Hämosiderinablagerungen und Vernarbungen.

Immunhistologische Reaktionen mit dem Nachweis endotheltypischer Marker (wie Faktor VIII, CD31 und CD34) spielen in der Diagnostik von Hämangiomen – im Gegensatz zu der Untersuchung bei Hämangioendotheliomen und Hämangiosarkomen – keine Rolle, da die vaskuläre Natur dieser Tumoren auch in der Nadelbiopsie gut erkennbar ist.

In der Einordnung als Tumor oder Malformation hingegen gewinnt die Immunhistochemie an Bedeutung. Bereits frühe autoradiographische Untersuchungen von Mulliken und Glowacki (1982) haben ergeben, dass Endothelien in Hämangiomen im Gegensatz zu denen in Malformationen radioaktives Thymidin einbauen und somit proliferieren. Lichtmikroskopisch fehlt in Malformationen anders als bei Hämangiomen ebenfalls jegliche mitotische Aktivität. Dieser Befund lässt sich auch immunhistochemisch bestätigen, da Hämangiome anders als Malformationen postiv für den Proliferationsmarker MIB1/Ki67 sind. Weitere diagnostisch verwertbare Unterschiede bestehen in der Expression des Glukosetransporterproteins 1 (Glut1) und von WT1, die beide nicht in Malformationen, wohl aber in Hämangiomen auftreten (Bruder 2009; Lawley 2005; North 2000, 2008). Dabei agiert WT1, das zunächst in Wilms-Tumoren nachgewiesen wurde, nicht nur als Transkriptionsfaktor mit nukleärer immunhistochemischer Positivität, sondern lässt sich auch zytoplasmatisch nachweisen, da es in der posttranskriptionellen Regulation eine Rolle spielt (Morrison 2008). *In Zukunft sollte es deshalb möglich sein, MIB1-, Glut1- und WT1-positive vaskuläre Läsionen (= echte Neoplasien) eindeutig von MIB1-, Glut1- und WT1-negativen Läsionen (= Malformationen) zu trennen.*

Häufigkeit und Lokalisation

Klinisch zumeist symptomatische Hämangiome, die histologisch gesichert werden, sind grundsätzlich selten. Die von Dahlin (1978) registrierten 69 Fälle haben an allen dokumentierten Knochengeschwülsten einen Anteil von 1,1%. In einer späteren Statistik von Wenger u. Wold (2000) aus derselben (Mayo-)Klinik finden sich 108 histologisch untersuchte Hämangiome. Fast die Hälfte davon (n = 43) saßen in der Schädelkalotte, 13 in Ober- und Unterkiefer. Die übrigen Fälle verteilten sich über das gesamte übrige Skelett, mit Ausnahme der Hände und Füße sowie von von Radius und Ulna. An der Wirbelsäule kamen 24 Fälle vor, doch gehen die Autoren auf die Problematik dieser Fälle (s. oben) nicht näher ein.

Betrachtet man nun die in der Pathologie- und Radiologieliteratur unter dem Namen „Hämangiom" in einem Wirbelkörper publizierten Daten, so werden die meisten „Hämangiome" in der Regel zufällig in den Wirbelkörpern gefunden. So konnte Schmorl im Jahr 1927 in 10% von 3829 Autopsien ein „Wirbelhämangiom" nachweisen, Töpfer fand 1928 sogar 11,92% bei 2154 Autopsien, wobei 34 „Hämangiome" multipel aufgetreten waren. Zu Lebzeiten ihres Trägers werden „Hämangiome" in etwa 1% aller Röntgenuntersuchungen der Wirbelsäule nachgewiesen, wobei die häufigste Lokalisation die Brust- und Lendenwirbelsäule ist. Webb und Beall (2006) fanden in 37% aller MR-tomographischen Wirbelsäulenuntersuchungen „Hämangiome", so wie sie unten näher definiert sind. Diese Daten unterstützen die Hypothese, dass es sich bei der Mehrheit der „Hämangiome" nicht um eine vitale Geschwulst oder eine Hamartie handelt, sondern um eine Ektasie ortsständiger Gefäße aufgrund einer Rarifizierung der ortsständigen Spongiosa ohne Veränderungen in der Kortikalis oder der Form des Wirbels. Ob dahinter nun ein Kriegerdenkmal (s. oben), eine lokale Osteoporose oder Osteopenie steckt oder ob es sich gar um eine Normvariante handelt, ist vorläufig nicht entscheidbar. Wenn man manche dieser zufällig entdeckten sog. Wirbelkörperhämangiome sorgfältig radiologisch weiter abklären würde (s. oben), dann könnte man vielleicht auch Malformationen entdecken.

Zur Lokalisation des Hämangioms innerhalb eines Röhrenknochens sei noch erwähnt, dass die Läsionen erfahrungsgemäß überwiegend entweder metaphysär oder meta-/diaphysär gelegen sind.

Alters- und Geschlechtsprädilektion

Da die meisten Autoren die sog. Wirbelhämangiome mit allen anderen Hämangiomen vermischen, können wir keine zuverlässigen Angaben über die Altersverteilung echter Hämangiome machen. Wahrscheinlich treten sie aber überwiegend im Erwachsenenalter auf. Die sog. Wirbelhämangiome werden ebenfalls überwiegend im Erwachsenenalter entdeckt, wahrscheinlich weil Erwachsene häufiger radiologisch untersucht werden.

Klinik

Bei einer Lokalisation im Schädel und in Röhrenknochen kann eine lokale Schwellung nachweisbar sein, die mit einer vagen Schmerzsymptomatik einhergeht. Gelegentlich sind intraossäre Hämangiome auch mit kutanen oder subkutanen Hämangiomen vergesellschaftet. Bei Hämangiomen an der Wirbelsäule sind dann Symptome zu erwarten, wenn sich ein Wirbelkörper- oder Wirbelbogenhämangiom in den Spinalkanal oder in den Bereich der Nervenaustrittskanäle entwickelt (Baker et al. 1986), obwohl bei dieser Konstellation grundsätzlich

10.1 · Benigne Tumoren

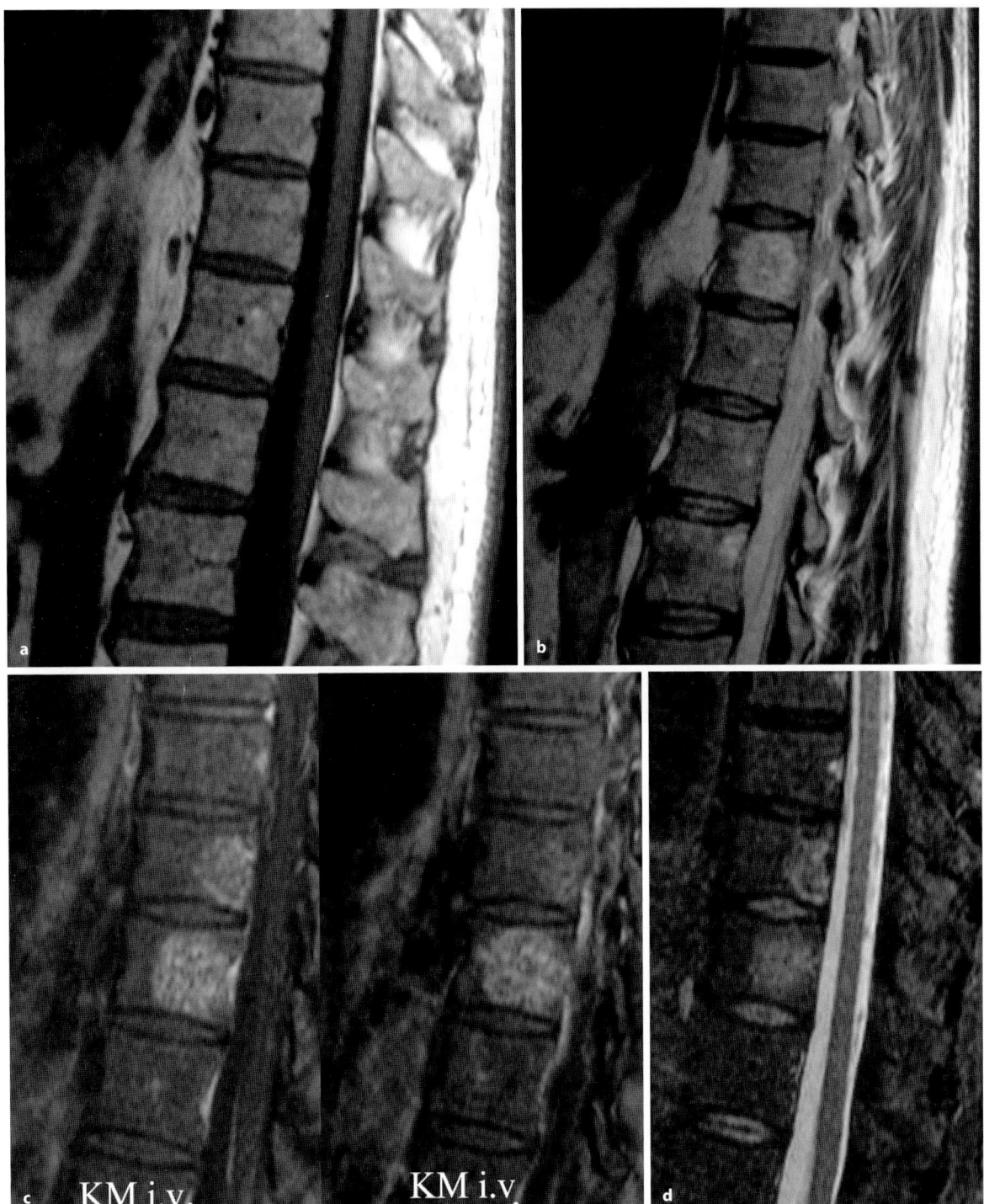

Abb. 10.3 a–n. Wirbelhämangiom und vaskuläre Malformation. **a–g** Patient mit Nierenzellkarzinom. Im Szintigramm (**g**) wird eine leichte Anreicherung in BWK 11 zufällig entdeckt. Im T1-Bild (**a**) weitgehend unauffälliger Befund, im T2-Bild (**b**) großer runder signalintensiver Herd in BWK 11. Metastase? Nach KM und mit Fettsuppression (**c**) deutliche Anreicherung, jetzt auch in einem kleineren Herd in BWK 10. Beachte die wurmartigen oder serpingiformen signalarmen Strukturen in den kontrastangehobenen Bildern. Diese weisen auf einen hypervaskularisierten Prozess hin. Damit ist die Metastase eines Nierenzellkarzinoms noch nicht ausgeschlossen (*Forts. S. 612*)

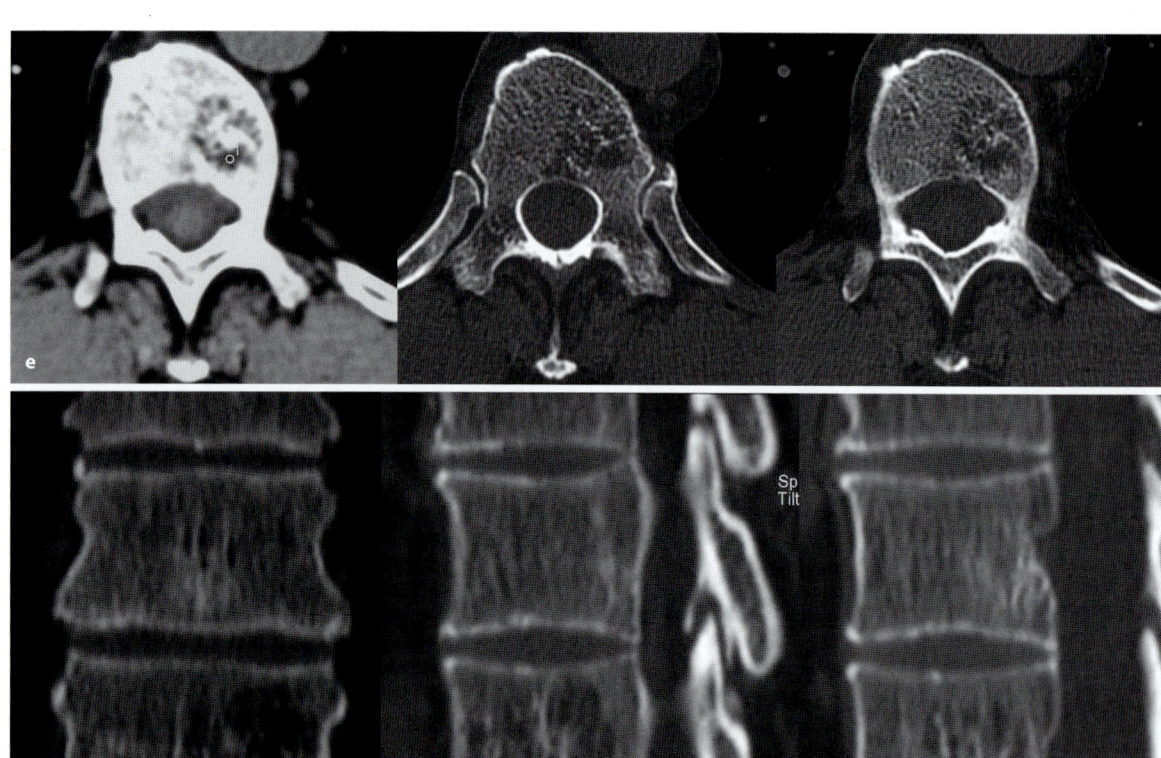

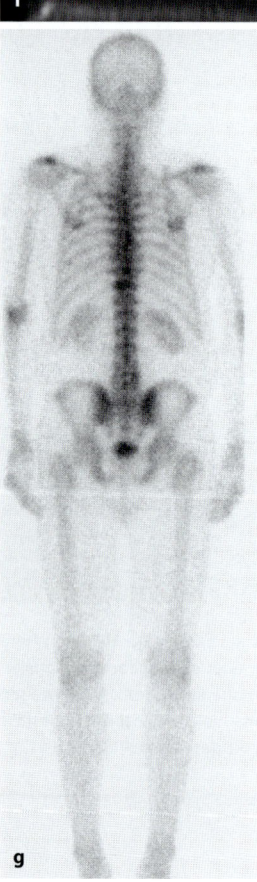

Abb. 10.3 a–n (*Forts.*) Im CT (**e, f**) findet sich schließlich eine typische Hämangiomwirbelkonstellation mit wabiger Spongiosatransformation und Fettanteilen in der Läsion. Im Vergleich zu dem Fall in Abb. 10.2b–e würden wir uns hier eher auf ein echtes Hämangiom (Hämangiom in einem Wirbelkörper) oder auf eine venöse vaskuläre Malformation festlegen und eine Kontrolle bei bleibender klinischer Beschwerdefreiheit in 6 Monaten empfehlen (*Forts. S. 613*)

eher an eine vaskuläre Malformation zu denken ist (Abb. 10.3h–n). Auch Frakturen eines von einem Hämangiom befallenen Wirbelkörpers sowie Hämatome können entsprechende Symptome hervorrufen. Die sog. Hämangiomwirbel oder Pseudohämangiome in einem Wirbel sind in der Regel asymptomatisch.

Ein seltenes Phänomen ist das Auftreten einer *Osteomalazie oder Rachitis* aufgrund eines solitären Tumors der Weichteile oder des Knochens, wobei es sich überwiegend um Hämangiome handelt, die zu einer Hyperphosphaturie führen (*onkogene hypophosphatämische Osteomalazie*; Renton u. Shaw 1976; Übersicht bei Mirra 1980; Osgoe et al. 2001). Die Tumoren überproduzieren nach heutigen Erkenntnissen FG 23, wodurch es zu einer gestörten Phosphatrückresorption in den Nierentubuli kommt (Jonsson et al. 2003). Diese Tumoren werden heute als phosphaturische mesenchymale Tumoren bezeichnet und als eigenständige Entität angesehen (Folpe 2004). Typischerweise findet sich

- ein erniedrigter Phosphatspiegel im Serum,
- ein erhöhter Phosphatspiegel im Urin,
- ein normales oder leicht erniedrigtes Serumkalzium,
- ein erniedrigtes 1,25-Dihydroxycholekalziferol, dem aktiven Vitamin-D3.

10.1 · Benigne Tumoren

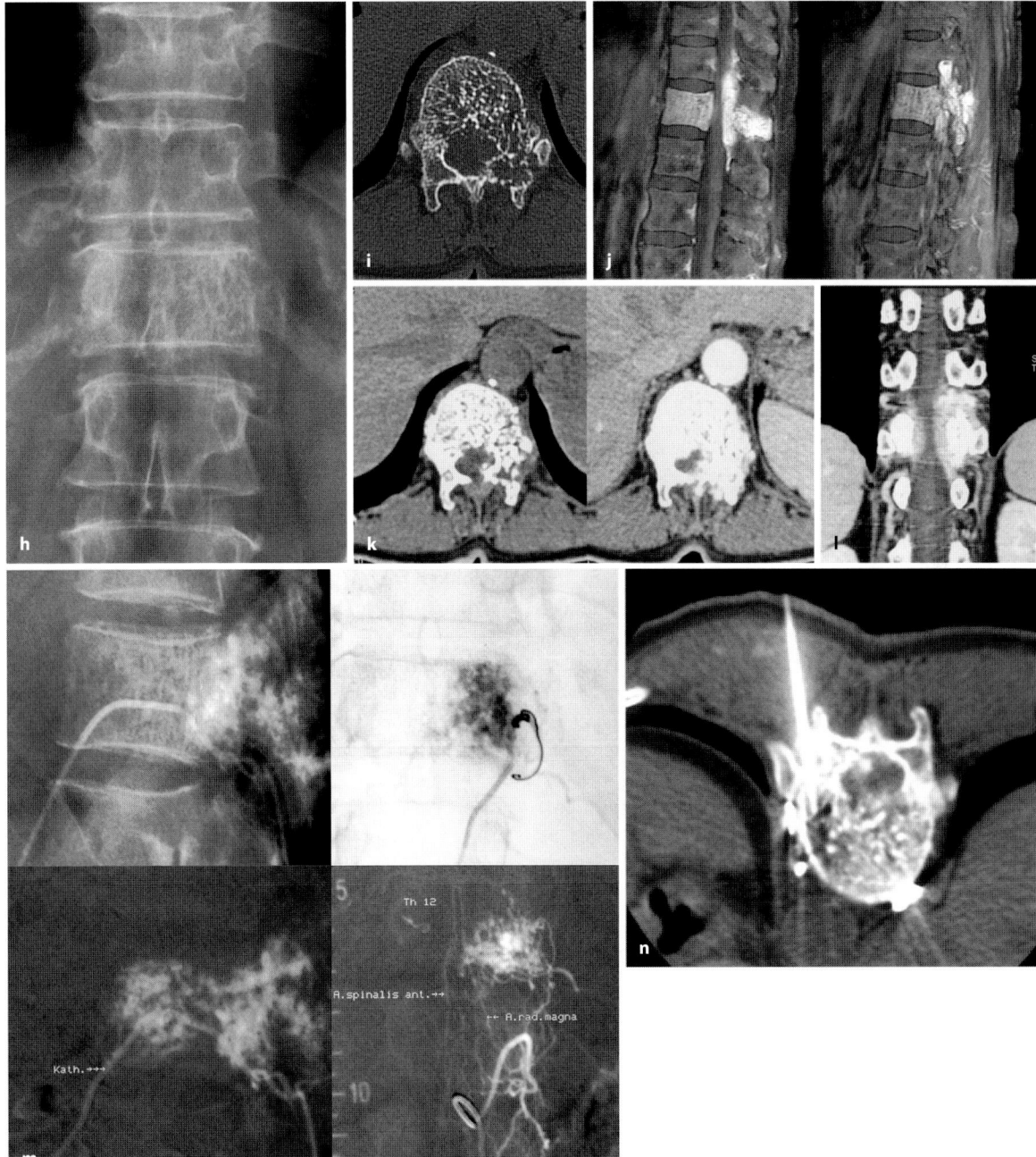

Abb. 10.3 (*Forts.*) **h–n** AV-Malformation in BWK 12, früher eher als aggressives Hämangiom klassifiziert. Im Übersichtsbild (**h**) ist die linke Hälfte von BWK 12 strähnig-wabig transformiert. Das drückt sich sehr eindrucksvoll im CT im Knochenfenster (**i**) aus. Der Prozess dehnt sich auch auf die linke Bogen- und Querfortsatzpartie aus. Im MRT nach KM deutliches Übergreifen des Prozesses auf die extraossären intraspinalen Weichgewebe (**j**). Doch auch in der KM-gestützten CT in **k** und **l** sieht man das Ausmaß der pathologischen Vaskularisation (Arterien und Venen) und der exzentrischen Einengung des Spinalkanals. Wir haben den Prozess zunächst embolisiert, was außerordentlich zeitaufwendig war, denn es mussten mehrere zuführende Arterien sondiert werden. In **m** ist über die Sondierung einer linksseitigen Lumbalarterie und massiver Anfärbung des hochvaskularisierten Prozesses (Arterien und Venen zugleich angefärbt) auch andeutungsweise die A. radicularis magna (rechts von dem Prozess im *Bild unten rechts*) zu sehen. Deshalb war dieser Zugang obsolet. Nach erfolgreicher Embolisation aller anderen größeren zuführenden Äste dann schließlich direkte Injektion von Äthoxysklerol in die transformierten Wirbelkörperanteile (**n**). Klinisch deutliche Besserung

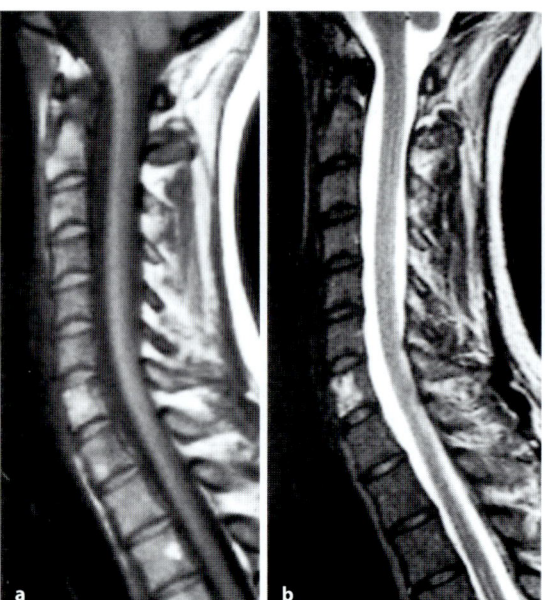
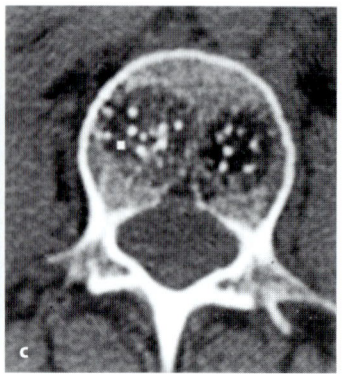

Abb. 10.4 a–c. CT- und MRT-Symptomatik typischer sog. Hämangiomwirbel. Beide Patienten waren asymptomatisch. In **a, b** In C7 signalintensive Darstellung des dominierenden Fettgewebes sowohl im T1-gewichteten wie im T2- gewichteten Bild. **c** Bizentrische herdförmige Spongiosararefizierungen mit Ersatz überwiegend durch Fettgewebe, im Übersichtsbild (hier nicht dargestellt) wegen ihrer geringen Ausdehnung nicht erkennbar

Unter dem Gesichtspunkt der eben beschriebenen moderneren Behandlungsmethoden aktiver Hämangiome, insbesondere an der Wirbelsäule, ist die früher bei inoperablen Fällen eingesetzte Bestrahlungsbehandlung nicht mehr zeitgemäß.

Weil sich die Osteomalazie bereits lange vor der Entdeckung des Tumors manifestieren kann, empfiehlt es sich, bei allen Patienten mit hypophosphatämischer Osteomalazie nach einem solchen Tumor zu suchen. Seine Entfernung führt zu einer Normalisierung des Phosphatspiegels und des Knochenstoffwechsels. Seltene maligne Formen kommen vor.

Die *Prognose* des Hämangioms ist grundsätzlich gut, spontane Rückbildungen sind – wie z. B. an der Haut oder in der Leber – auch bei Erwachsenen möglich (s. oben). Problematisch sind nur aktive symptomatische Hämangiome an der Wirbelsäule und auch im Becken – sofern es sich nicht um vaskuläre Malformationen handelt –, da operative Eingriffe nicht zuletzt wegen möglicher stärkerer Blutungen risikoreich sind. Die Operationstechnik wird heute allerdings durch eine präoperative Embolisationsbehandlung erleichtert.

Nach der Veröffentlichung einer erfolgreichen *Sklerosierungsbehandlung* eines Wirbelhämangioms durch Heiss et al. (1994) sind an mehreren Zentren, u. a. an unserer Klinik, aktive Hämangiome auf diese Art und Weise mit gutem Erfolg therapiert worden. Dabei wird unter CT-Kontrolle hochprozentiger Alkohol in das angiomatöse Gewebe injiziert. Dem hochprozentigen Alkohol mischen wir Kontrastmittel bei, um überprüfen zu können, welche Tumorareale von einer bestimmten Injektionsstelle aus erreicht werden. Gelegentlich sind mehrere Injektionen an verschiedenen Stellen und auch in mehreren Sitzungen notwendig. Der Vorteil dieser Methode gegenüber der Embolisationsbehandlung liegt ganz eindeutig darin, dass das tumoröse Gewebe direkt erreicht und verödet wird. Die zuführenden Gefäße thrombosieren zumeist spontan.

Radiologie

Vaskulären Tumoren ist es grundsätzlich eigen, neuen – reaktiven – Knochen zu bilden. Dadurch erklärt sich vielfach das wabige Muster. Doch auch mattglasartige Bilder-ähnlich wie bei der fibrösen Dysplasie können dadurch entstehen (Abb. 10.5f, g, 10.7a, b).

An den *Röhrenknochen* stellen sich Hämangiome überwiegend in Form von scharf begrenzten Osteolyseherden dar, häufig von einem sklerotischen, z. T. auch bizarren Randsaum umgeben (Abb. 10.5a–c). Sie entsprechen also einem Lodwick-Grad IA und B. Manchmal ist der osteolytische Defekt „leer" („zystisch"), d. h. ohne Binnenstruktur; meistens lassen sich in ihm jedoch Binnenstrukturen in Form von irregulären, geschlängelten Streifen, z. T. auch wabig anmutenden Verdichtungen, nachweisen. Dieses wabige Muster wird teils durch restliche stehen gebliebene Knochenstrukturen, durch reaktive Knochenneubildung, teils durch zahlreiche Gefäßdurchtritte durch die Kompakta erklärt. Begleitende periostale Reaktionen bei intraossären Läsionen treten nur dann auf, wenn die Geschwulst die Kompakta weitgehend abgebaut hat.

Gelegentlich lösen Röhrenknochenhämangiome extreme reaktiv-reparative Knochenneubildungen aus, die wie ungewöhnliche chronische Osteomyelitiden anmuten (Abb. 10.6a, b).

Hämangiome an der *Schädelkalotte* (Abb. 10.8) und im Gesichtsschädel (Abb. 10.7c) sind an einem wabigen Muster zu erkennen, sie wachsen gelegentlich nach außen und rufen eine sonnenstrahlenartige Periostreaktion hervor. Dieses Röntgenzeichen ist jedoch in keiner Weise charakteristisch für ein Hämangiom und kann genausogut bei anderen hochvaskularisierten Geschwulstprozessen vorkommen (s. Abb. 10.9).

10.1 · Benigne Tumoren

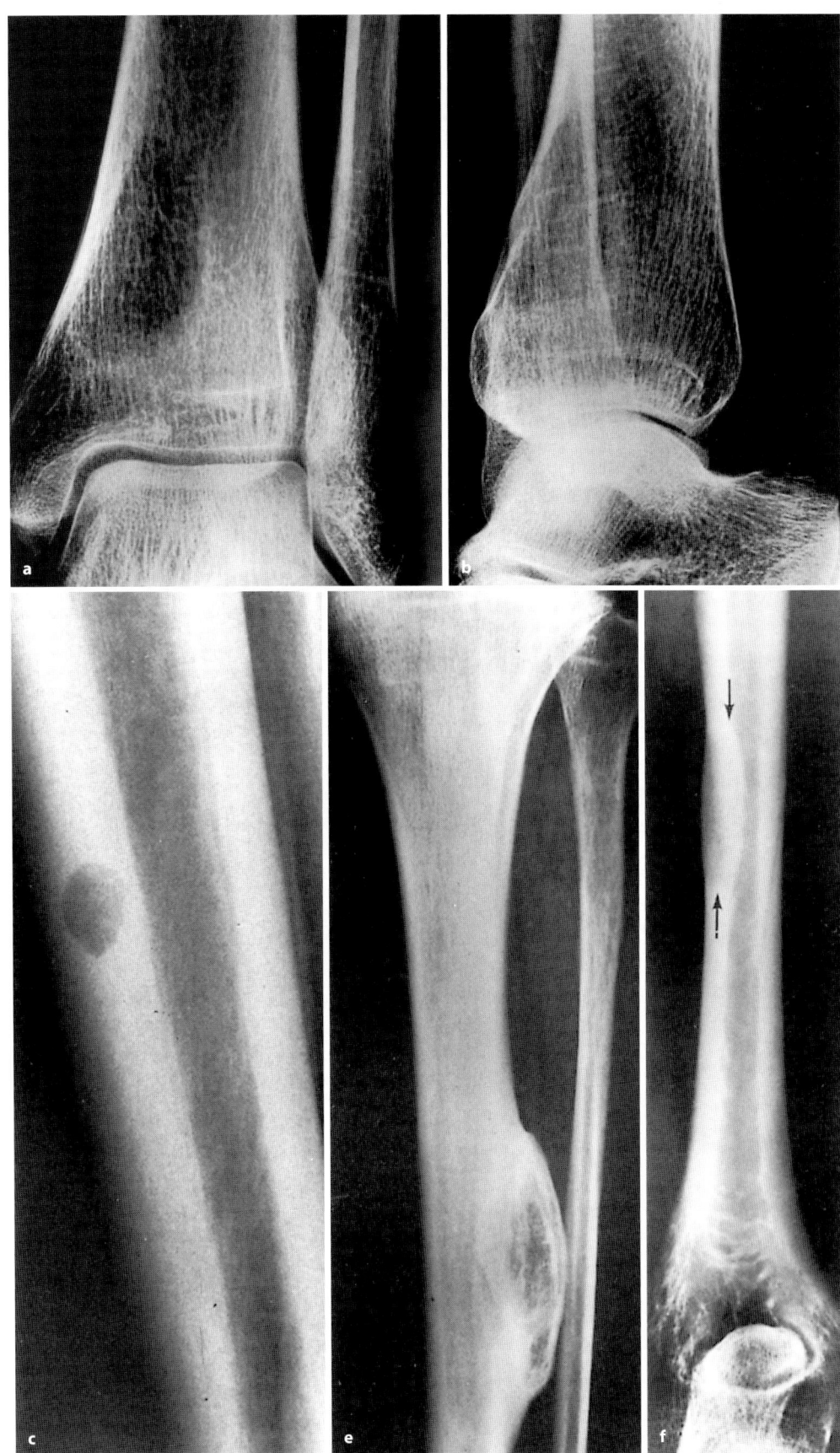

◘ Abb. 10.5 (Text und Teilabb. d, g s. S. 616)

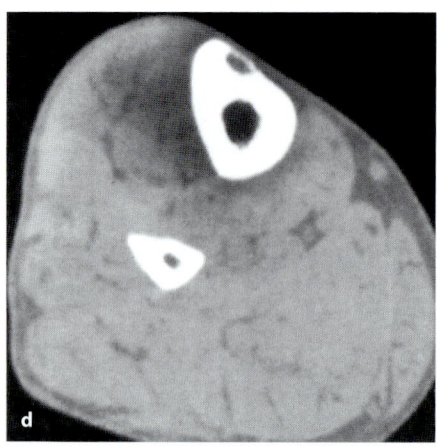 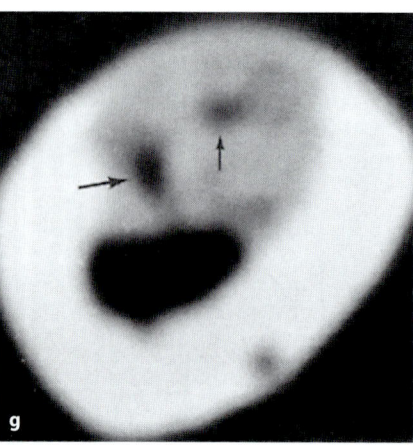

Abb. 10.5 a–g. Verschiedene radiologische Ausdrucksformen von Hämangiomen an den großen Röhrenknochen. **a, b** Hämangiom im Bereich der distalen dorsomedialen Tibiametaphyse bei einer 30-jährigen Frau. Wabige Spongiosatransformation. Der veränderte Bezirk ist durch einen z. T. bizarren Sklerosesaum abgegrenzt, die dorsale Kompakta findet sich umschrieben „ausgebeult" (Lodwick-Grad IB). **c, d** So genannte Punched-out-Läsion in der vorderen Tibiakortikalis (Lodwick-Grad IB). Klinisch deutliche Schmerzen. Der 70-jährige Patient war sonst klinisch (und skelettszintigraphisch) völlig unauffällig. Deshalb sind alle in dem Alter des Patienten zu erwartenden und zur Radiologie der Punched-out-Läsion passenden Differentialdiagnosen wie z. B. eine Metastase oder ein Plasmozytom ganz unwahrscheinlich. **e** Exostosenartige Hyperostose, in der sich Spongiosastrukturen und Markräume finden, als Ausdruck eines schon sehr lange bestehenden kortikalen oder periostalen Hämangioms bei einem anderen, aber asymptomatischen 70-jährigen Patienten. Eine von der Morphologie her differentialdiagnostisch in Frage kommende kartilaginäre Exostose schließt sich wegen der rein diaphysären Lage praktisch aus. Differentialdiagnostisch wäre noch ein reaktiver Prozess z. B. nach subperiostaler Blutung zu diskutieren. Die histologische Untersuchung erbrachte aber ganz eindeutig angiomatöses Gewebe im Sinne eines kavernösen Hämangioms. **f, g** 36-jährige Frau mit Schmerzen im Oberarm. Dort sieht man im Übersichtsbild (*Pfeile*) eine sehr feinwabige Kortikalistransformation. Durch reaktiven Knochen ist der Markraum etwas eingeengt. Im CT-Bild (**g**) stellt sich das Areal hypodens dar. Im Zentrum 2 größere Gefäßkanäle, ähnlich wie in der gesunden dorsalen Kortikalis. Dieses Hämangiom hat also zu einer deutlichen reaktiven Knochenneubildung geführt

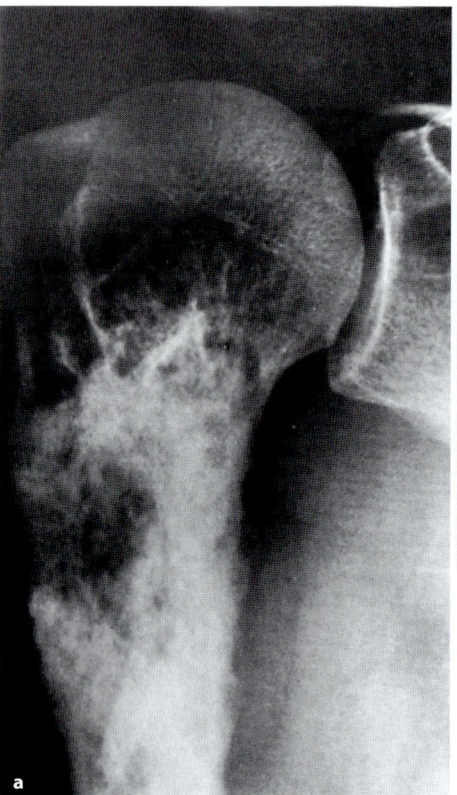 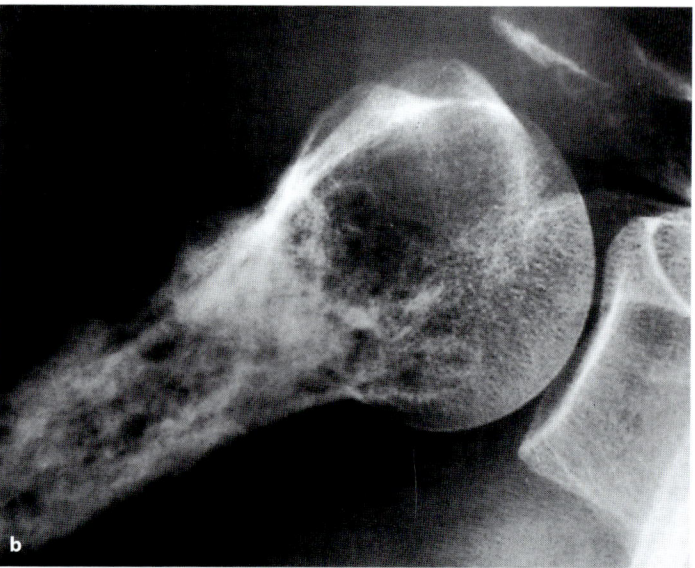

Abb. 10.6 a–f. Symptomatische Hämangiome am Gliedmaßenskelett. **a, b** Ungewöhnliches Hämangiom/Lymphangiom bei einer 44-jährigen Frau mit Schmerzen im rechten Oberarm. Es findet sich eine massive reaktive Knochenneubildung um irreguläre osteolytische Areale. Insgesamt imponiert das Bild etwas wabig, was durchaus den Verdacht auf einen angiomatösen Prozess rechtfertigte. Differentialdiagnostisch kam noch ein ungewöhnliches primäres malignes Lymphom des Knochens in Frage (*Forts. S. 617*)

10.1 · Benigne Tumoren

Über ungewöhnliche Hämangiommanifestationen am *Keilbein* und am *Nasenbein* berichten Suss et al. (1984) bzw. Pope et al. (1986). Bei beiden beschriebenen Läsionen fanden sich im Röntgenbild z. T. wabige Strukturveränderungen, die auf das Vorliegen eines Hämangioms hinwiesen.

Im *Beckenbereich* können Hämangiome ein seifenblasenähnliches Destruktionsmuster hervorrufen, paraossale Geschwulstanteile werden dabei im Vergleich zu anderen Geschwulstprozessen offensichtlich eher vermisst (Christ et al. 1984).

Im *Periost* gelegene bzw. sich von dort aus entwickelnde Hämangiome sind selten. Die bisher beobachteten Fälle traten im Wesentlichen an den langen Röhrenknochen auf (Loxley et al. 1972; Sugiura 1975; Pena et al.

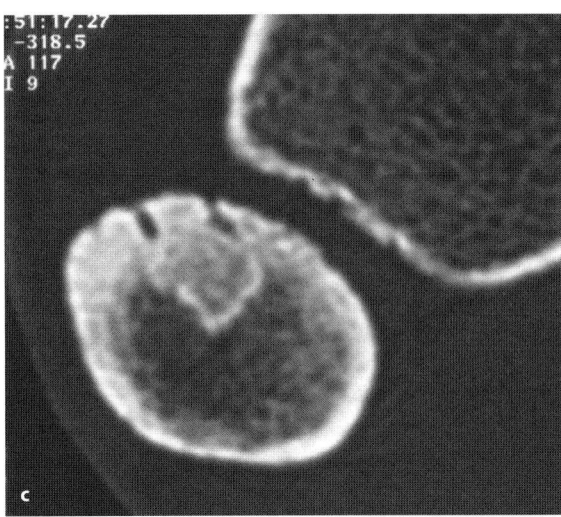

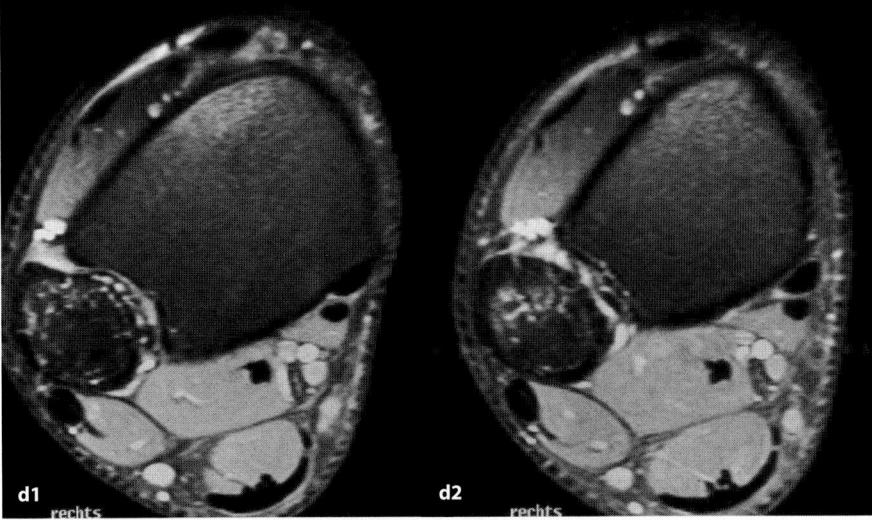

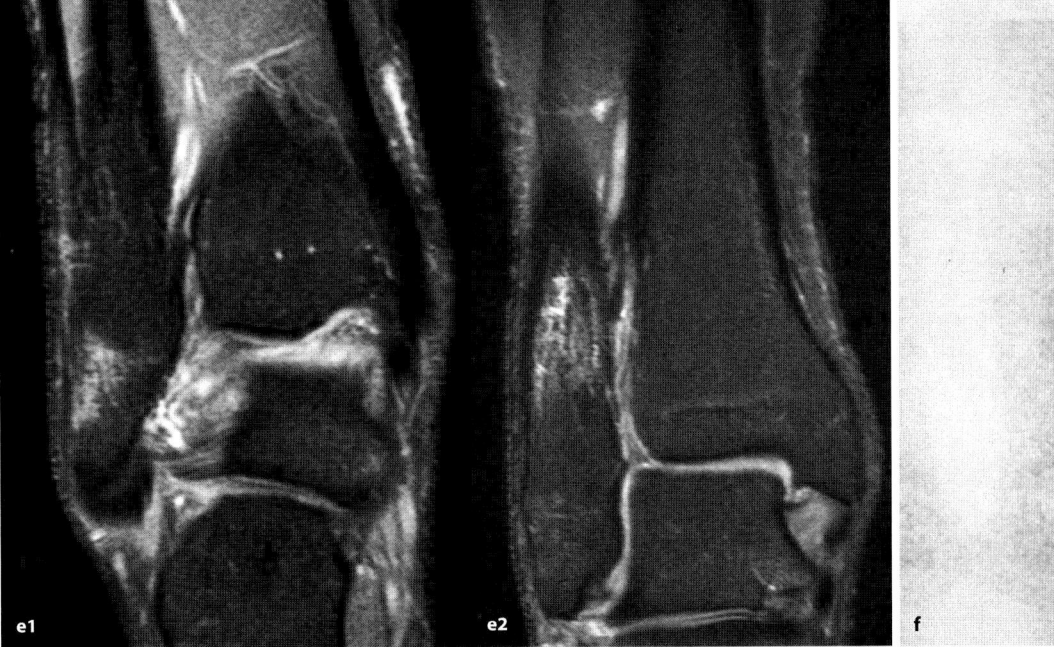

Abb. 10.6 (*Forts.*) **c–f** 19-jähriger Mann mit Schmerzen in der distalen rechten Fibula. Projektionsradiographisch unauffällig, doch im Szintigramm (**f**) starke punktuelle Anreicherung exakt im Schmerzbereich. Im CT (**c**) durch einen Sklerosesaum abgegrenzte mattglasartige Läsion. Die MRT-Bilder nach KM (**d, e**) zeigen im Bereiche der CT-Auffälligkeit serpingiform und wurmartig konfigurierte Anreicherungen, die man als Gefäßstrukturen interpretieren kann. Histologisch kavernöses Hämangiom

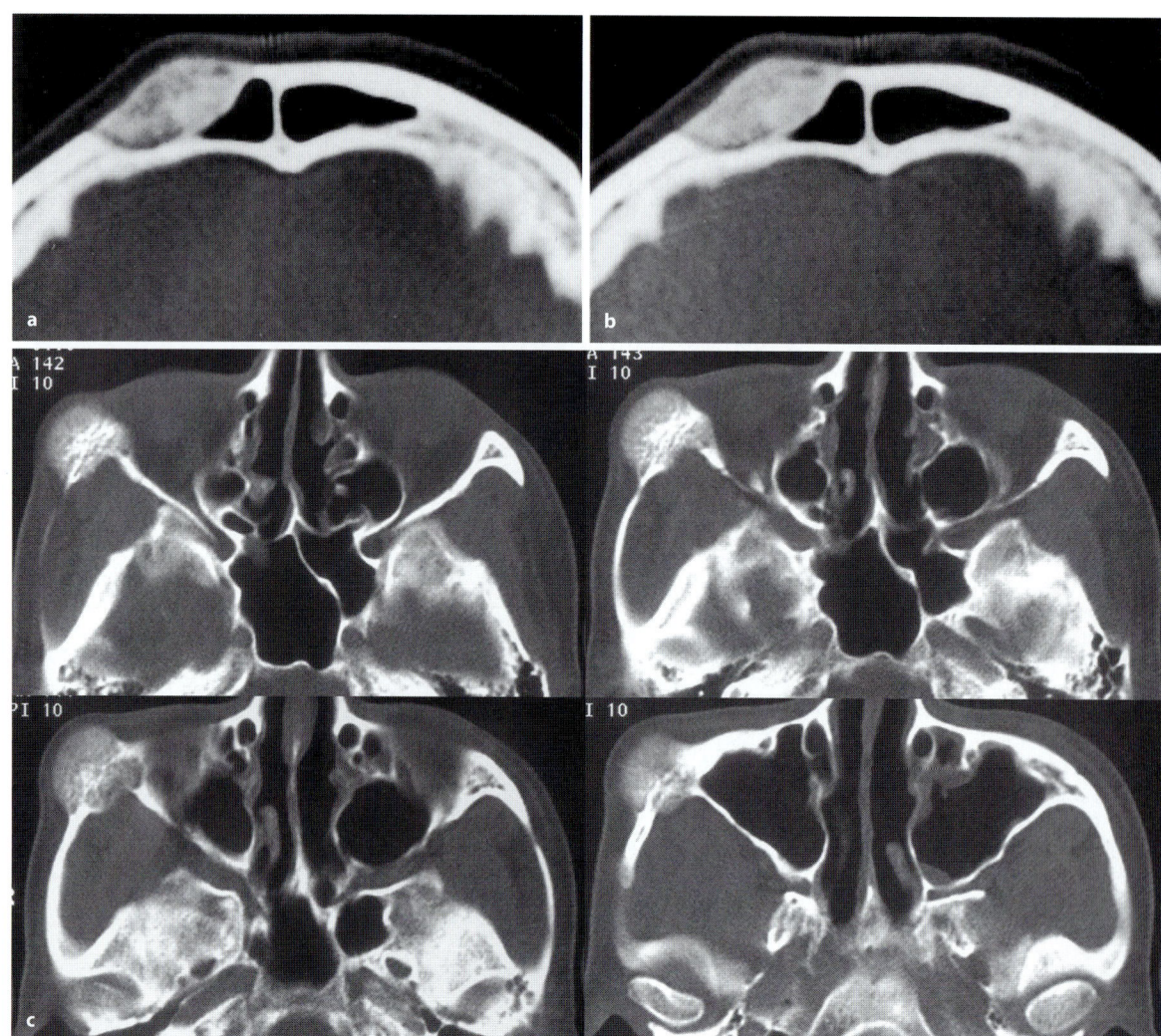

Abb. 10.7 a–c. Hämangiome im Gesichtsschädel. **a, b** Histologisch gesichertes Hämangiom in der Stirnhöhlenvorderwand (57-jährige Frau). Klinisch tastbare, leicht druckdolente Schwellung. Nach Kontrastmittelinjektion als Bolus (**b**) nur diskretes, aber eindeutiges Enhancement. DD fibröse Dysplasie. **c** Klassisches Hämangion im rechten Jochbein. Zerstörung der normalen knöchernen Strukturen und Ersatz durch wabige reaktive Knochenneubildungen, auch in dem mattglasartig anmutenden parossalen Anteil

1985; Hall et al. 1980). Klinisch findet sich zumeist eine schmerzhafte Schwellung über der Läsion. In dem von Pena et al. berichteten Fall mit Sitz an der Fibula war die Läsion allerdings ungewöhnlicherweise schmerzfrei.

Das Röntgenbild periostaler Hämangiome unterscheidet sich von dem üblichen Hämangiom und ähnelt anderen benignen periostalen Knochengeschwülsten: Die Kompakta ist verdickt, z. T. spindelförmig, die äußere Kontur kann wellig oder fransig sein, manchmal finden sich auch feine spikulaartige Verknöcherungen, die der verdickten Kompakta nach außen hin aufsitzen. Die Röntgensymptomatik ist so unspezifisch, dass die Diagnose eines periostalen Hämangioms kaum zu stellen ist. Bei dem in Abb. 10.5e gezeigten Fall imponiert eine exostosenartige reaktive Knochenneubildung.

Im *CT* sieht man in den meisten nichtvertebralen Hämangiomen ggf. deutlicher diagnoseweisende wabige Strukturen im Inneren der Läsion, nach KM-Gabe kommt es zu einem späten, selten frühen, mäßigen (Abb. 10.7) und weniger häufig zu einem starken Enhancement.

Sowohl das *Hämangiom in einem Wirbel* als auch der sog. *Hämangiomwirbel* (Abb. 10.2–10.4) stellen sich in der Regel als wabige oder strähnige Strukturtransformationen eines Teils oder auch eines ganzen Wirbelkörpers dar, manchmal auch die Anhangsgebilde involvierend. Die feinen Spongiosabälkchen sind verschwunden, und es treten restliche strähnige Spongiosazüge in meist vertikaler Orientierung hervor. Dieses Röntgenbild erklärt sich entweder aus einer kompensatorischen Verstärkung der tragenden Trabekeln bei Verlust vor allem der hori-

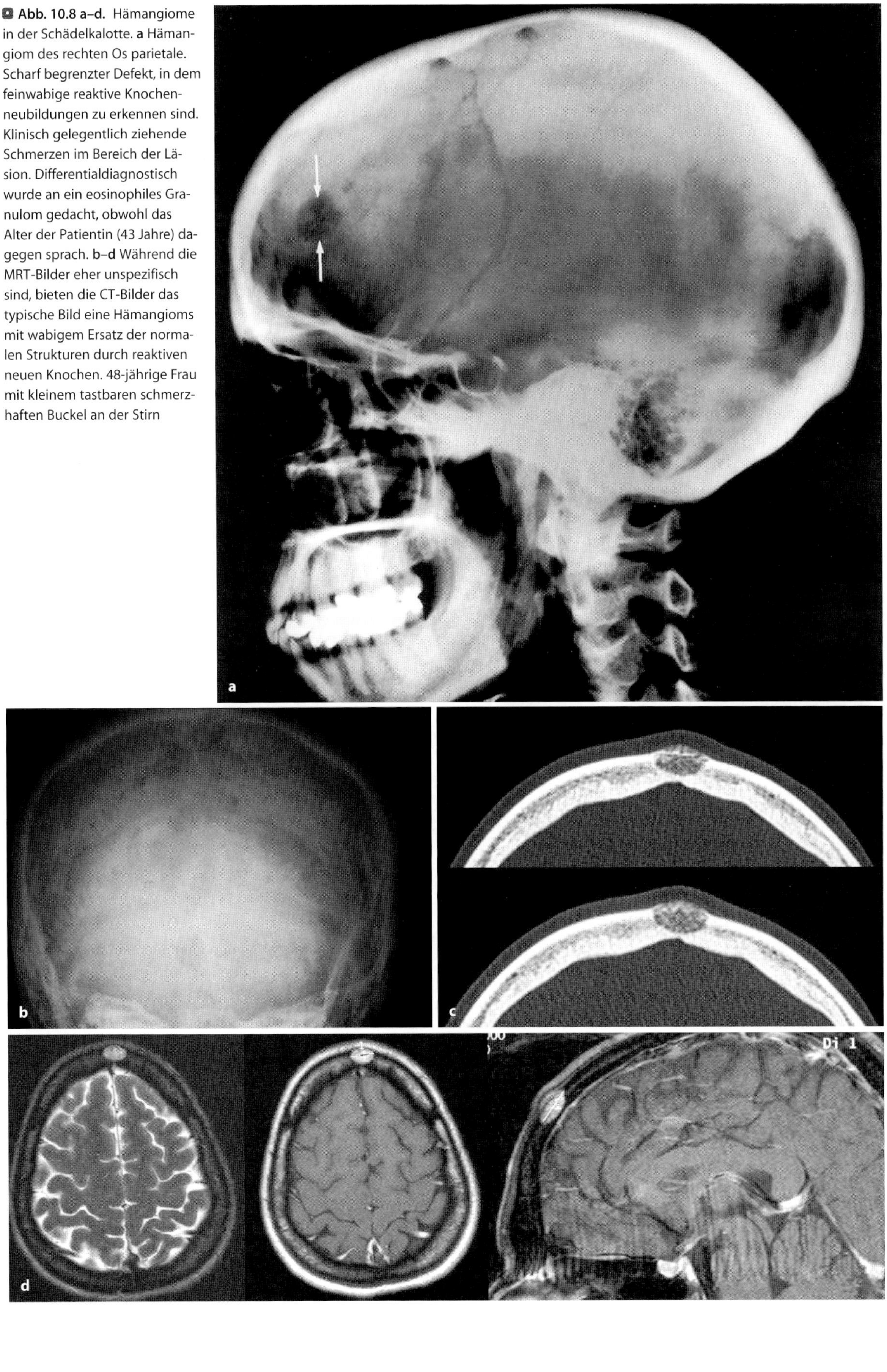

10.1 · Benigne Tumoren

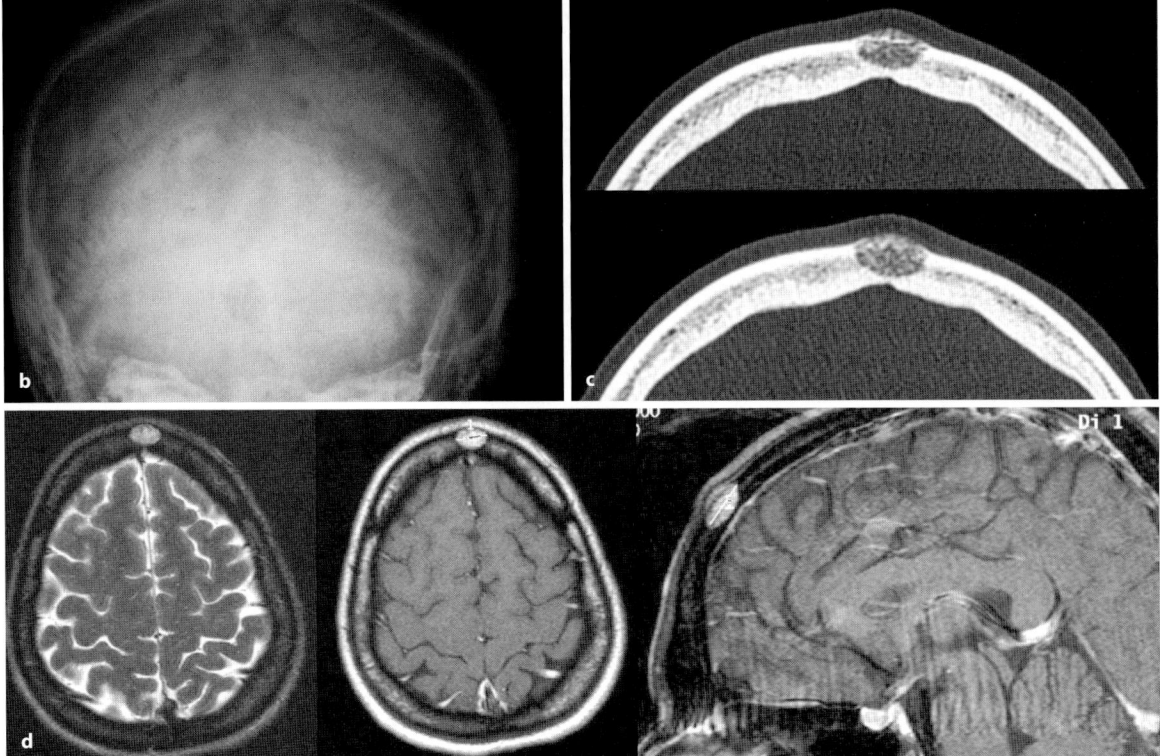

Abb. 10.8 a–d. Hämangiome in der Schädelkalotte. **a** Hämangiom des rechten Os parietale. Scharf begrenzter Defekt, in dem feinwabige reaktive Knochenneubildungen zu erkennen sind. Klinisch gelegentlich ziehende Schmerzen im Bereich der Läsion. Differentialdiagnostisch wurde an ein eosinophiles Granulom gedacht, obwohl das Alter der Patientin (43 Jahre) dagegen sprach. **b–d** Während die MRT-Bilder eher unspezifisch sind, bieten die CT-Bilder das typische Bild eine Hämangioms mit wabigem Ersatz der normalen Strukturen durch reaktiven neuen Knochen. 48-jährige Frau mit kleinem tastbaren schmerzhaften Buckel an der Stirn

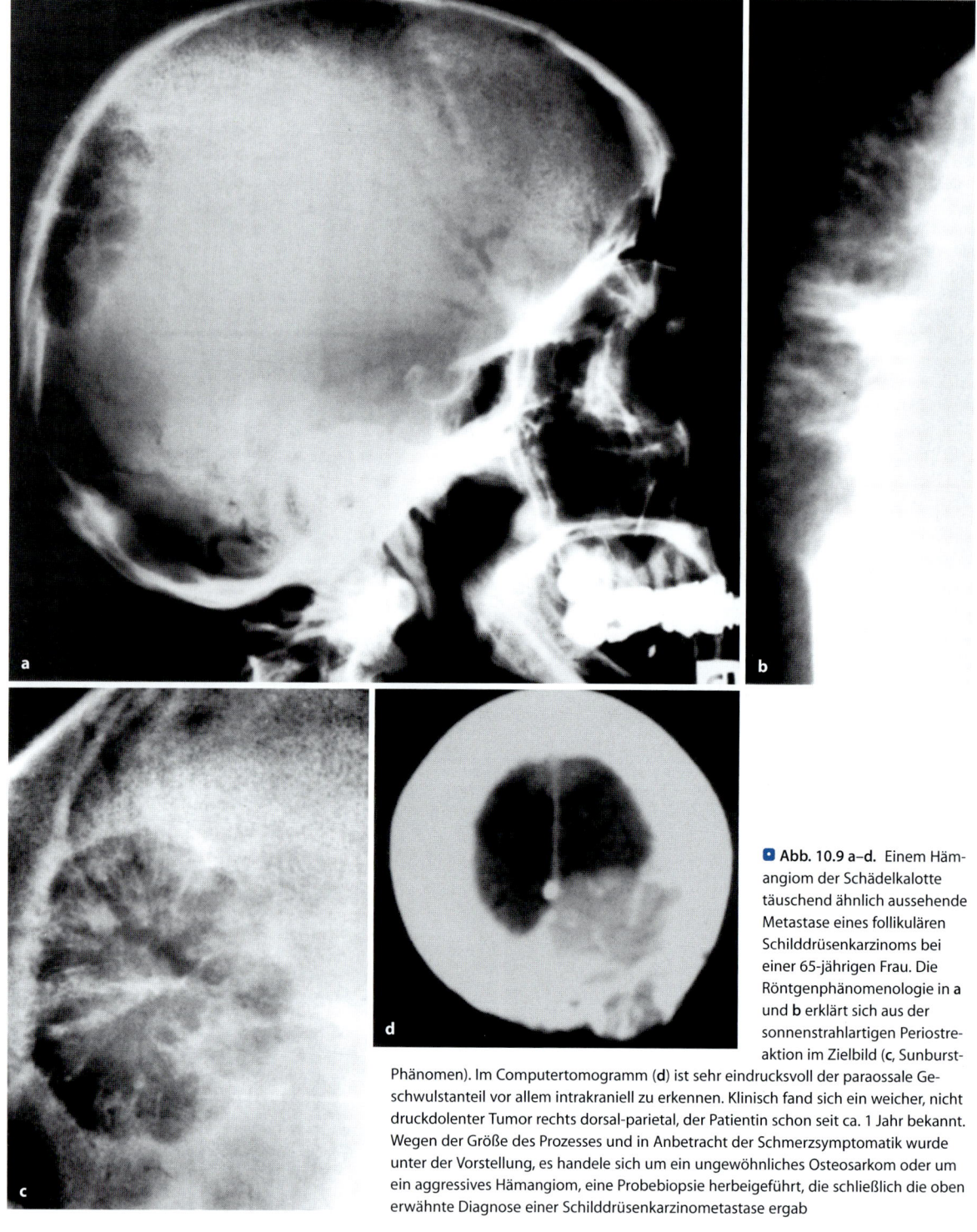

Abb. 10.9 a–d. Einem Hämangiom der Schädelkalotte täuschend ähnlich aussehende Metastase eines follikulären Schilddrüsenkarzinoms bei einer 65-jährigen Frau. Die Röntgenphänomenologie in **a** und **b** erklärt sich aus der sonnenstrahlartigen Periostreaktion im Zielbild (**c**, Sunburst-Phänomen). Im Computertomogramm (**d**) ist sehr eindrucksvoll der paraossale Geschwulstanteil vor allem intrakraniell zu erkennen. Klinisch fand sich ein weicher, nicht druckdolenter Tumor rechts dorsal-parietal, der Patientin schon seit ca. 1 Jahr bekannt. Wegen der Größe des Prozesses und in Anbetracht der Schmerzsymptomatik wurde unter der Vorstellung, es handele sich um ein ungewöhnliches Osteosarkom oder um ein aggressives Hämangiom, eine Probebiopsie herbeigeführt, die schließlich die oben erwähnte Diagnose einer Schilddrüsenkarzinometastase ergab

zontal verlaufenden Bälkchen oder aus restlichen, nicht abgebauten Trabekeln (als Summationsphänomen). Auch feine wabig-netzige Spongiosaverdickungen können auf das Vorliegen eines Wirbelhämangioms hinweisen. Die Wirbelkörpergröße und -form ist in der Regel erhalten, manchmal ist die feine Kortikalis von innen her wellig begrenzt. Bei aktiven Wirbelhämangiomen sind Wirbelbrüche nicht selten.

CT-Bilder von aktiven Hämangiomen in einem Wirbelkörper (Abb. 10.2 d, e, 10.3 e, f) weisen grundsätzlich auch ein wabiges Muster auf, von einem sog. Hämangiomwirbel unterscheiden sie sich in der Regel durch einen geringeren Fettgehalt und einen stärkeren Anteil von rundlichen oder bandförmigen Weichgewebsstrukturen, die hämangiomatösem Gewebe entsprechen. Der *typische sog. Hämangiomwirbel* besteht überwiegend aus restlichen Sponiosastrukturen, zwischen denen sich Fettgewebe findet (Abb. 10.4c). Nach Kontrastmittelgabe kommt es in echten Wirbelhämangiomen auf späten Aufnahmen (nach einigen Minuten) zu einem Enhancement, in sog. Hämangiomwirbeln ist in der Regel kein Dichteanstieg zu verzeichnen. Ein frühes starkes Enhancement spricht immer für eine Malformation (s. unten).

Das *MRT-Bild* angiomatöser Knochenprozesse wird von folgenden pathoanatomischen und pathophysiologischen Gegebenheiten unterschiedlich beeinflusst:
- Blutansammlungen in kavernösen Räumen (sog. Blutpooling),
- thrombosierte Areale in der Läsion,
- Relation fettiger Markraumelemente zu Knochenmarkanteilen
- evtl. vorhandenes Ödem.

Bei der Beschreibung der MRT-Symptomatik muss man streng zwischen aktiven vertebralen und nichtvertebralen Hämangiomen einerseits und dem sog. Hämangiomwirbel unterscheiden. In den meisten Publikationen wird das miteinander vermengt oder es wird sich nur auf die Symptomatik des sog. Hämangiomwirbels bezogen. Man muss auch wissen, dass die MRT-Symptomatik nicht einheitlich sein kann, sondern von den dynamischen Prozessen in einem Hämangiom abhängig ist. Beim echten Hämangion kann das T1-Bild negativ oder im Vergleich zur Muskulatur signalarm sein, das T2-Bild zeigt eine Signalintensitätsanhebung. Sind die Räume in einem kavernösen Hämangiom stark blutgefüllt, kann der Tumor sich im T1-Bild und im T2-Bild signalintensiv darstellen. Fokale Areale mit niedriger Signalintensität oder fehlendem Signal sind auf kleinere Bindegewebselemente zurückzuführen, des Weiteren auf Ossifikationen oder Kalzifikationen in der Läsion oder aber auch auf einen höheren Fluss innerhalb der Gefäßräume. Bei thrombosierten oder teilthrombosierten Hämangiomen ändert sich das Bild entsprechend dem Alter der Thrombosierung und dem damit zusammenhängenden Hämoglobinabbau. Bildet sich das angiomatöse Gewebe zurück und wird durch Fettgewebe ersetzt, dann steigt das Signal im T1-Bild und bei starker Verfettung auch im T2-Bild. Ein hohes Signal im T1-Bild und ein intermediäres im T2-Bild sprechen bei einem kavernösen Wirbelhämangiom für einen höheren Fettanteil, ein intermediäres Signal im T1-Bild und ein hohes Signal im T2-Bild für einen höheren Anteil an Gefäßen und ein interstitielles Ödem (Baudrez et al. 2001). Serpinginös anmutende Zonen auf T1- und T2-gewichteten Bildern korrelieren zumeist mit stärkeren zuführenden Arterien oder größeren drainierenden Venen, doch weist ein solcher Befund eher auf eine vaskuläre Malformation hin. Eine Differenzierung ist nur mit Hilfe einer direkten arteriographischen oder einer CT- oder MR-Angiographie möglich. Vitales hämangiomatöses Gewebe nimmt Kontrastmittel (Gadolinium) auf und es kommt zu einer Signalintensitätsanhebung (Abb. 10.3c, 10.6c–f), die fleckig, manchmal auch gefäßstrukturiert ist.

Der typische sog. Hämangiomwirbel stellt sich sowohl im T1-Bild als auch im T2-Bild wegen seines hohen Fettgehaltes signalintensiv dar (Abb. 10.2b–j).

Differentialdiagnose

Bei *Hämangiomen im Bereich der Schädelkalotte* müssen in die differentialdiagnostischen Überlegungen das eosinophile Granulom und die Dermoidzyste einbezogen werden (Abb. 10.8). Beiden Entitäten fehlen aber die für das Hämangiom als charakteristisch geltende wabige Binnenstruktur und ggf. Spikulaebildung. Meningiome, die den Schädelknochen durchwachsen haben, können bei Ausbildung von Spikulae ein dem Hämangiom identisches Bild liefern. Eine Abgrenzung ist nur mit Hilfe der Kontrastmittel-MRT möglich, die den Zusammenhang mit den Meningen herstellt. Auf die schwierige Abgrenzung vom Osteosarkom und von bestimmten Metastasen (z. B. Nierenzellkarzinom, Schilddrüsenkarzinom, Kolorektalkarzinom), die mit Spikulabildungen einhergehen können, wurde bereits hingewiesen (Abb. 10.9).

Hämangiome mit einer *Lokalisation an den Röhrenknochen* können ähnliche Röntgensymptome wie maligne Gefäßtumoren, z. B. das Hämangioendotheliom, verursachen. Allgemein gilt aber, dass die malignen Tumoren mit einer deutlichen Schmerzsymptomatik einhergehen. Ferner müssen in die Differentialdiagnose das solitäre Plasmozytom, die fibröse Dysplasie (seifenblasenartiges Bild, Mattglasphänomen) und – bei viel reaktiver Sklerose – die chronische Osteomyelitis, auch das maligne Lymphom – einbezogen werden. Bei metaphysärer Lokalisation muss schließlich an das nichtossifizierende Knochenfibrom gedacht werden. Das differentialdiagnostische Spektrum bei rein osteolytischen Erscheinungsbildern (Stanzlochdefekt) des Hämangioms ist weit und reicht vom eosinophilen Granulom bis zum Adamantinom.

Das Röntgenbild aber auch das MRT-Bild eines sog. *Hämangiomwirbels* ist in der Regel so typisch, dass differentialdiagnostische Probleme bei einer Zufallsbeobachtung nur selten auftauchen. Weitere Untersuchungen erübrigen sich in der Regel. Bei einem in der MRT zufällig entdeckten Hämangiomwirbel kann man evtl. noch ein einfaches Projektionsradiogramm anfertigen. Doch möchten wir noch einmal auf die ätiologische Differentialdiagnose hinweisen. Hinter einem sog. Hämangiom-

wirbel im Röntgenbild können folgende Entitäten stecken:
- ein echtes vitales Hämangiom,
- ein altes nicht mehr vitales Hämangion (Kriegerdenkmal), der Hämangiomwirbel im engeren Sinne oder Pseudohämangiomwirbel,
- ein Hamartom,
- eine regionale Osteoporose mit Vakatfett und -venen,
- eine vaskuläre Malformation.

Wenn der Befund symptomatisch ist, muss er weiter mit CT und oder MRT inkl. einer angiographischen Darstellung bei Verdacht auf eine vaskuläre Malfomation abgeklärt werden (Abb. 10.3h–n).

Selten kommt es bei Hämangiomwirbeln zu Brüchen, die dann allerdings das Röntgenbild deutlich verändern können und Schwierigkeiten in der Abgrenzung gegenüber einem solitären Plasmozytom, einem Riesenzelltumor oder einer Metastase bereiten. Hilfreich kann dabei im Rahmen der präbioptischen Diagnostik eine Blutpool-Szintigraphie sein (Fujimoto et al. 2001).

Eine strähnige Spongiosastruktur wird auch beim M. Paget beobachtet. Die differentialdiagnostische Abgrenzung lässt sich durch das beim M. Paget in der Regel vergrößerte Knochenvolumen und die kortikale Sklerose und -verdickung (Rahmenwirbel) durchführen. In der überwiegenden Zahl der Fälle greifen beim M. Paget die Veränderungen eher als beim Hämangiomwirbel auf die Bogenpartien über.

10.1.2 Epitheloides Hämangiom

ICD-Code 9125/0

Synonyme: angiolymphoide Hyperplasie mit Eosinophilie, noduläre angioblastische Hyperplasie mit Eosinophilie und Lymphofollikulosis, subkutane angioblastische lymphoide Hyperplasie mit Eosinophilie, inflammatorischer angiomatoider Knoten

> **Definition:**
> Ein gutartiger vaskulärer Tumor mit regelrecht geformten, oft unreifen Gefäßen, die überwiegend von plumpen epitheloiden Zellen mit amphophilem oder eosinophilem Zytoplasma ausgekleidet werden und einen großen Kern mit offenem Chromatin und zentralem Nukleolus besitzen. Die meisten Fälle werden von einem prominenten inflammatorischen Infiltrat begleitet (WHO 2002).

Die „offizielle" WHO-Definition dieser Entität findet sich im Weichteiltumorkapitel der WHO Klassifikation

Tabelle 10.1. Unterscheidungskriterien zwischen epitheloidem Hämangiom und epitheloidem Hämangioendotheliom (modifiziert n. Wenger u. Wold 2000)

Epitheloides Hämangiom	Epitheloides Hämangioendotheliom
Klein	Groß
Gut begrenzt	Infiltrativ
Lobuliert	Diffuses Wachstumsmuster
Vasoformativ mit „reifen" Gefäßen (offene Lumina)	Selten vasoformativ, aber mit unreifem Muster, Zellstränge
Reichlich Zytoplasma	Reichlich Zytoplasma
„Tombstone"-Muster	Intrazytoplasmatische Lumina
Zahlreiche inflammatorische Zellen	Kaum inflammatorische Zellen
Fibröses Stroma	Myxoid-chondroides Stroma

von 2002. In der im gleichen Band enthaltenen Klassifikation vaskulärer Knochentumoren wurde das epitheloide Hämangiom unter die „Hämangiome" subsumiert, ohne auf seine Besonderheiten näher einzugehen. Histologische Charakteristika, die eine Unterscheidung vom Hämangioendotheliom zulassen, sind in Tabelle 10.1 wiedergegeben.

Die „Entstehungsgeschichte" des epitheloiden Hämangioms findet sich im einleitenden Kapitel (S. 605).

Der Tumor ist sehr selten, wird in den letzten Jahren aber zunehmend diagnostiziert. Die größte Serie mit 50 Fällen wurde bisher von Nielsen et al. (2009) publiziert. Der Tumor wird vermehrt ab der 3. Lebensdekade beobachtet, Peaks gibt es in der 3. und 6 Lebensdekade (Wenger u. Wold 2000), nach Nielsen ist vorwiegend das 3. bis 5. Lebensjahrzehnt betroffen. Eine besondere Geschlechtsprädisposition ist bisher nicht beobachtet worden. Häufigster Sitz der Läsion ist das Femur, dann folgen Tibia, Wirbelsäule, Hand- und Fußskelett (besonders die Akren; Mclean et al. 2007). Ein multifokales Auftreten ist keine Seltenheit und kann in bis zu 18% der Fälle beobachtet werden (Maclean et al. 2007; Nielsen 2009). Lamovec und Bracko publizierten zwei Fälle an den kleinen Handröhrenknochen, die während oder kurz nach der Schwangerschaft aufgetreten waren. Das wirft natürlich die Frage einer Östrogen- und Progesteronassoziation in der Pathogenese des epitheloiden Hämangioms auf. Die meisten epitheloiden Hämangiome bereiten Schmerzen, doch sind auch klinisch stumme Tumoren beobachtet worden.

Maclean et al. (2007) beschreiben ein hämorrhagisches epitheloides und spindelzelliges Hämangiom im Femur bei einem 53-jährigen Mann. Diese Variante des epitheloiden Hämangioms wird an 6 Fällen (Os metatarsale und Os cuneiforme = 1, Os metacarpale und distale Phalanx = 1, Tibia, Kalkaneus und Talus = 1, proximale 5. Phalanx = 1, linke distale Tibia = 2 , rechter 2. Metatarsalknochen = 2) auch von Keel und Rosenberg (1999) publiziert. Die befallenen Knochen sind bekanntlich stärker einer Traumatisierung ausgesetzt als andere, so dass – auch unter Berücksichtigung der 3 Fälle mit einer Bi- und Trilokularität – wiederum der Verdacht auf einen reaktiven Prozess aufkommt. Der radiologisch wiedergegebene Fall mit einer Manifestation in einem Metatarsalkopf mutete übrigens wie ein reparatives Riesenzellgranulom an.

Pathologie

Histologisch sind die Läsionen lobulär aufgebaut (◘ Abb. 10.10a–f). Sie bestehen aus Gefäßen, deren teils verengtes, manchmal nur schwer erkennbares Lumen von großen, epitheloiden Endothelien mit realtiv gleichmäßigen, vergrößerten Kernen ausgekleidet wird, die kleine Nukleolen besitzen. Das Zytoplasma ist eosinophil und verbreitert. Vereinzelt kommen intrazytoplasmatische Vakuolen vor. Daneben finden sich auch solide Zellnester oder auch spindelige Tumorzellen. Atypische Mitosen fehlen. Sehr oft sieht man ein ausgeprägtes entzündliches Infiltrat, das reich an eosinophilen Granulozyten und Lymphozyten ist. Das umgebende fibröse Stroma ist locker gestaltet oder verdichtet. Eine myxoide oder knorpelähnliche Matrixqualität, wie sie für epitheloide Hämangioendotheliome typisch ist, fehlt jedoch. Eine reaktive Knochenneubildung kommt jedoch vor und kann manchmal bereits radiologisch sichtbar sein. Immunhistochemisch sind die Tumorzellen positiv für CD31, CD34, Faktor VIII und WT1 (Abb. 10.10g, h) Die Proliferationsrate (% MIB1-positive Zellen) ist niedrig und liegt nach eigenen Erfahrungen bei 3–5%. Aktinpositive Myofibroblasten kommen im angrenzenden Stroma und in der Peripherie der Läsion vor.

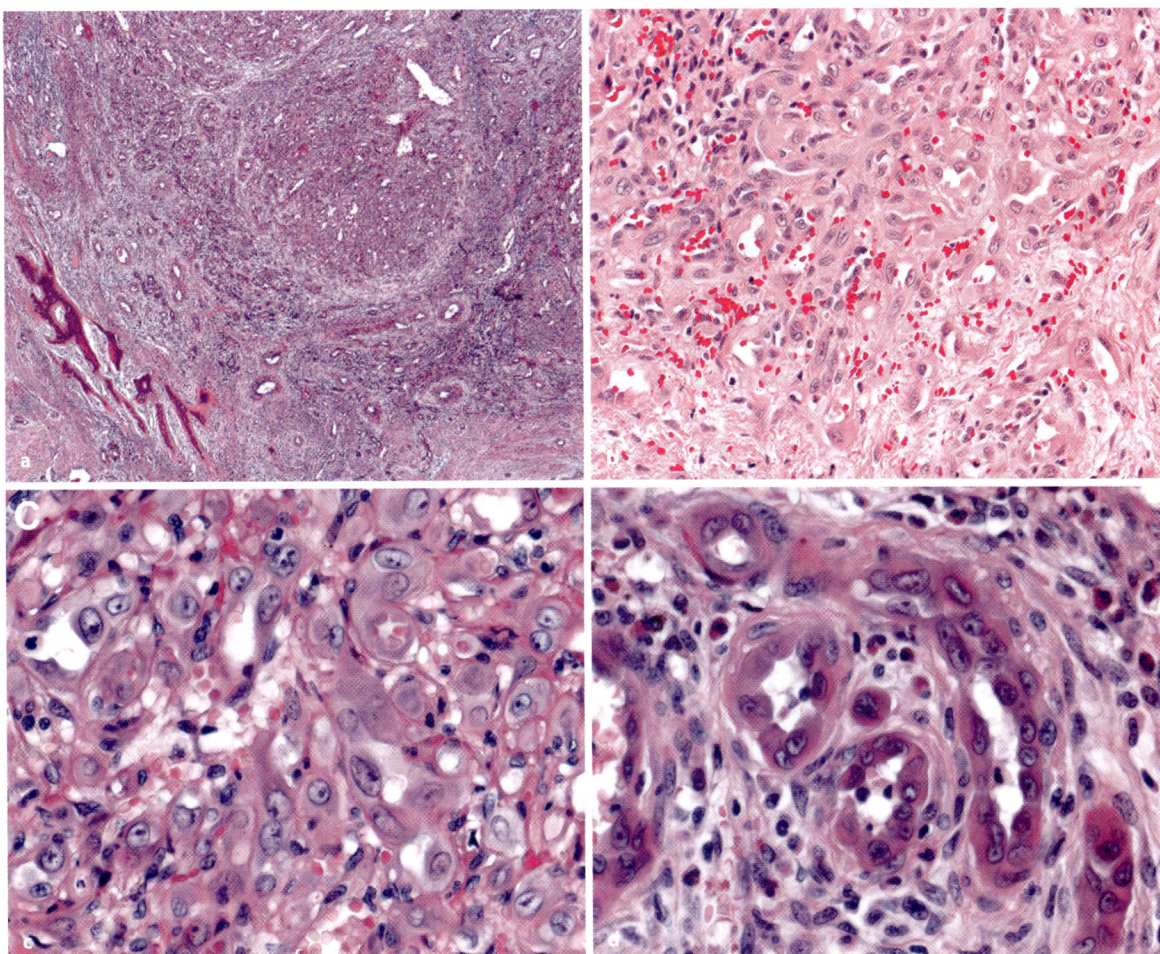

◘ **Abb. 10.10 a–h.** Epitheloides Hämangiom (gleiche Patientin wie Abb. 10.11) **a** Nodulär konfiguriertes Tumorgewebe destruiert den Knochen und greift auf die Weichteile über. **b** Der Tumor enthält Gefäßkanäle, die von epitheloiden, vergrößerten Zellen mit eosinophilem Zytoplsma ausgekleidet werden. **c** Die epitheloiden Zellen besitzen große rundliche Kerne mit offenem Chromatin und gut erkennbaren, kleinen Nukleolen. Intrazytoplsamatische Vakuolen sind ebenfalls sichtbar. **d** Gut erkennbare Gefäßkanäle mit begleitendem Infiltrat aus Lymphozyten und Eosinophilen (*Forts. S. 624*)

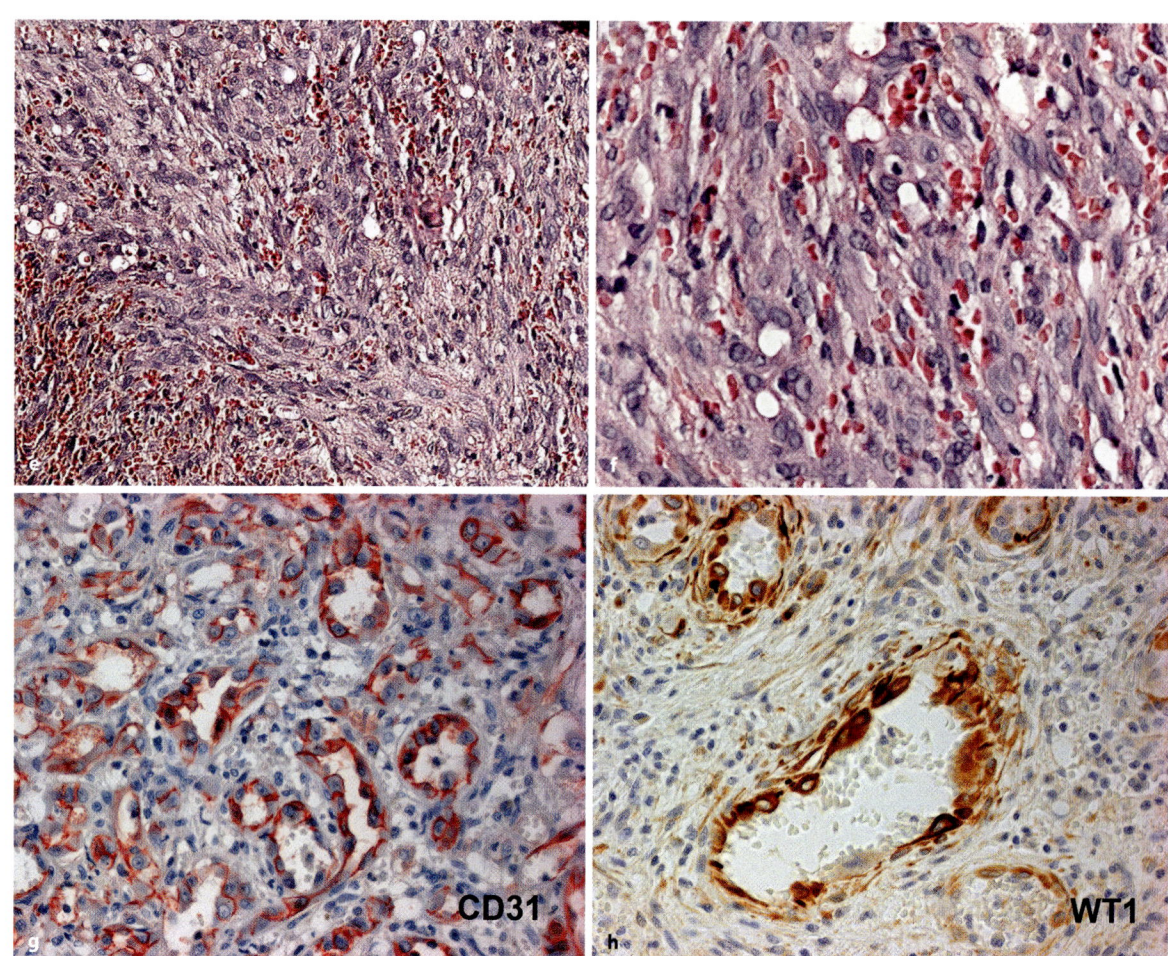

◘ **Abb. 10.10** (*Forts.*) **e** und **f** Spindelzellige Komponente mit zahlreichen eingestreuten Erythrozyten, beginnender Gefässkanalbildung und intrazytoplasmatischen Vakuolen (**a–f** aus: Bruder et al. 2009). **g** Positive Reaktion der Tumorzellen mit CD31. **h** Die Reaktion für WT1 fällt ebenfalls positiv aus

Radiologie

Die bisher beschriebenen Tumoren waren gut begrenzte expansive Läsionen mit einem Sklerosesaum (Lodwick-Grad IA–IC), mit Sitz in der Meta- oder Diaphyse. Gemischtförmige Läsionen mit Osteolyse und Osteosklerose, auch im Tumor, kommen vor (O'Connell et al. 1993). Gewöhnlich ist die Kortikalis nicht zerstört, doch wenn dies vorkommt, dann finden sich deutliche periostale Knochenneubildungen (◘ Abb. 10.11.a, b). Eine radiographische Differenzierung vom gewöhnlichen Hämangiom ist nicht möglich. Ling et al. (2001) beschreiben ein epitheloides Hämangiom in einem 7. Brustwirbelkörper, das mit einer feinwabigen Sklerose und einer exzentrischen destruktiven Komponente einherging. Sung et al. (2000) publizierten einen Fall in der distalen Femurdiaphyse, der multizentrisch-multiseptal aufgebaut war und eher an eine fibröse Dysplasie oder einen Echinokokkusherd denken ließ als an einen angiomatösen Prozess. Bisher wurden aufgrund der Seltenheit des Tumors nur wenige Fälle MR-tomographisch untersucht. Die Läsionen zeigten sich iso- oder hypointens zur Muskulatur im T1-Bild und hyperintens im T2-Bild.

10.1 · Benigne Tumoren

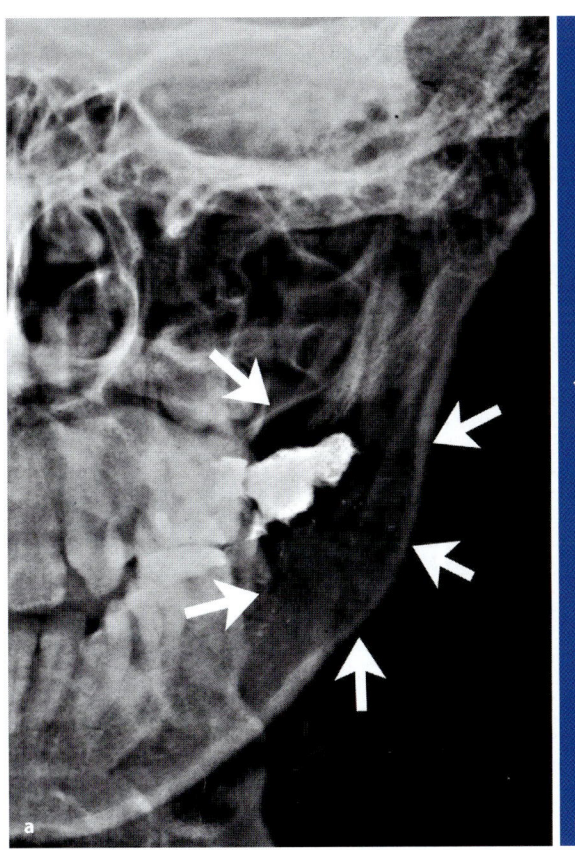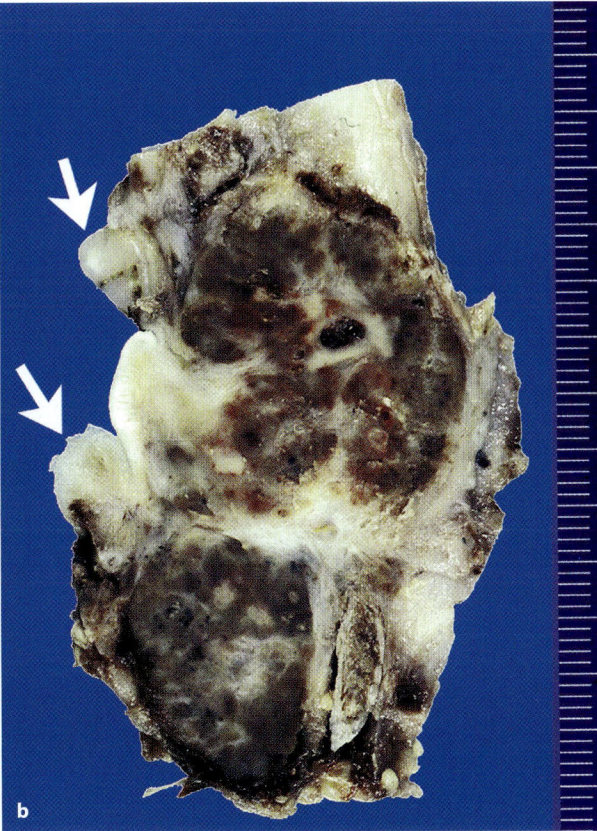

Abb. 10.11 a–b. Epitheloides Hämangiom des Kiefers eines 16-jährigen Mädchens (gleiche Patientin wie Abb. 10.10). **a** Expansive Osteolyse mit retiniertem Zahn und Destruktion der Kompakta unter Bildung einer Neokortikalis (*Pfeile*). **b** Die Schnittfläche zeigt einen hochgradig eingebluteten Tumor, der den Knochen zerstört. Verlagerte Zähne (*Pfeile*) sind ebenfalls sichtbar. (Aus: Bruder et al. 2009)

10.1.3 Hämangiomatose

Synonyme: Hämangiomatose, zystische Angiomatose, diffuse Hämangiomatose, hamartomatöse Hämangiomatose

Dieses seltene Krankheitsbild (bisher nicht mehr als ca. 150 publizierte Fälle) kann in vier verschiedenen Formen auftreten:
- Multiple primäre Hämangiome des Knochens haben dieselben klinischen, radiologischen und histologischen Charakteristika wie solitäre Hämangiome.
- Es liegen disseminierte Hämangiome, nicht selten auch in den Weichteilen (Milz, Leber, Lungen) vor, wobei die unterschiedlich großen Knochenherde osteolytisch („zystisch") sind, aber auch dieselbe Histologie wie solitäre Hämangiome haben.
- Es bestehen multiple osteosklerotische Herde im Skelett, mit und ohne Weichteilhämangiome.
- Es bestehen multiple gemischtförmige-osteosklerotische Herde, mit und ohne Weichteilhämangiome

Man kann im Einzelfall nicht unterscheiden, ob er primär zu einer dieser Gruppen gehört, oder ob er sich von einer in die andere Gruppe entwickelt hat, was grundsätzlich möglich ist (s.unten). Interessanterweise können sich die Herde, ähnlich wie bei malignen Gefäßtumoren, in einem Skelettabschnitt oder in einer Skelettregion clusterartig manifestieren (Abb. 10.12i–k, 10.13d–k).

Die Ätiologie des Krankheitsbildes ist unklar. Es wurden sowohl multizentrische kongenitale Malformationen im Sinne vaskulärer Hamartome diskutiert (hamartomatöse Hämlymphangiomatose; Schajowicz 1994). Die Auffassung der Hämangiomatose als echte vaskuläre multizentrische Neoplasie muss aufgrund immunhistochemischer Befunde in Zweifel gezogen werden, da die Proliferationsrate unter 1% liegt und die Endothelien konstant negativ für Glut1 und nur minimal positiv für WT1 sind (Bruder 2009; North 2008). Für die Theorie einer kongenitalen Entstehungsweise sprechen die von Reid et al. (1989) publizierten 12 Fälle einer zystischen Angiomatose, die in einer Familie über vier Generationen auftraten. Langfristige Verlaufsbeobachtungen zeigten übrigens eine progressive Sklerose und Obliteration von den zystischen Formationen über mehrere Jahre. Die Läsionen waren bei den älteren Patienten mehr sklerotisch als bei jüngeren, woraus die Autoren schließen,

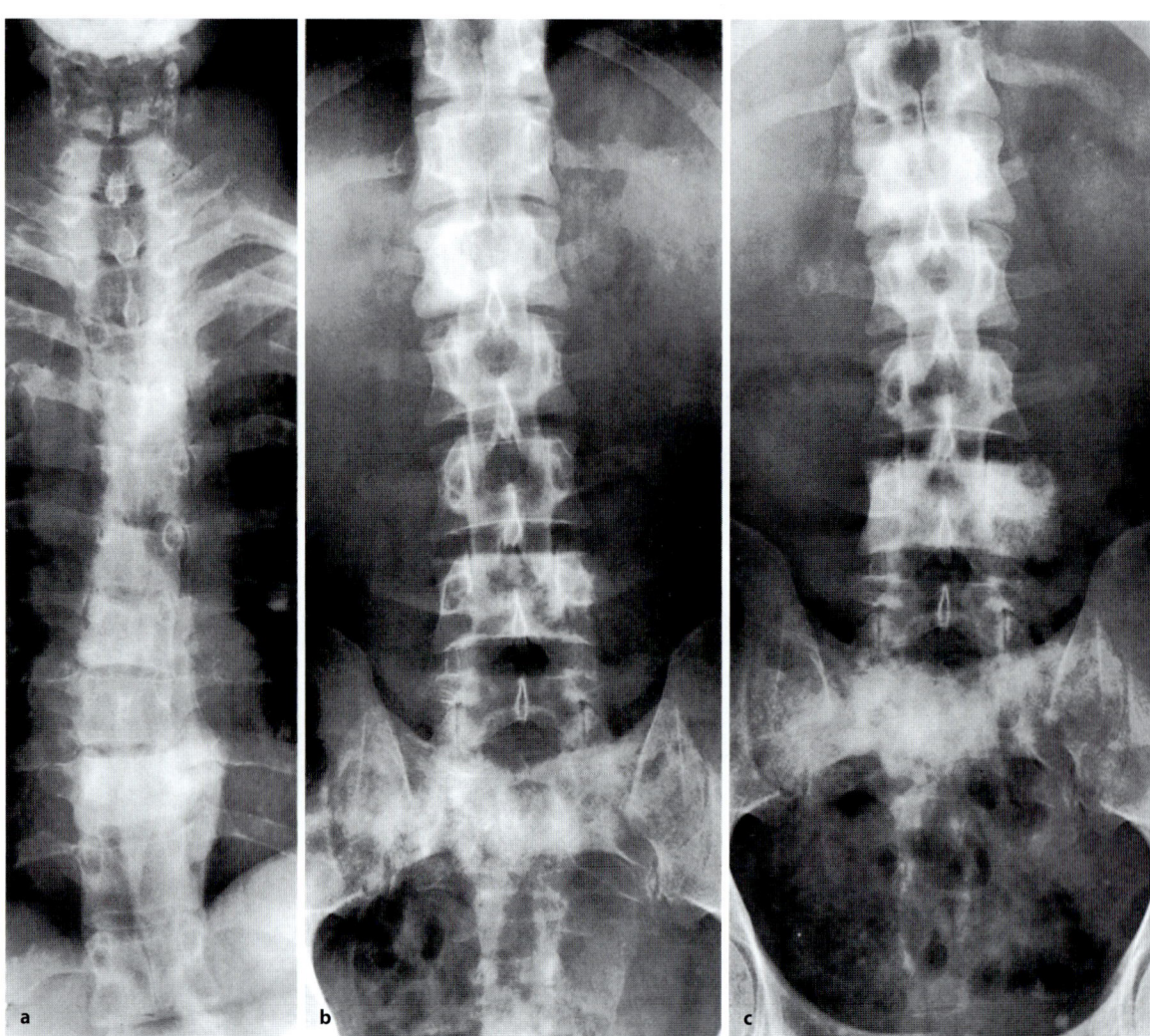

Abb. 10.12 a–k. Hämangiomatosen. **a–c** Generalisierte Skeletthämangiomatose mit Organbefall. Sklerosierungen in D8 und 10 mit Deckenplatteneinbruch von D8. Befall auch der Lendenwirbel L1 und L4 und des Sakrums. Zwischen **b** und **c** liegen etwa 2 Jahre, in dieser Zeit Ausbruch des Prozesses aus L4 nach links. Beim Auftreten der ersten Symptome (Rückenschmerzen) war der Patient 28 Jahre alt. (Aus Köster u. Jansen 1981). **d–h** Hämangiomatose mit ähnlichen sklerotischen Herden wie im Fall **a–c** bei einer 56-jährigen Frau. Die von ihr geklagten Beschwerden sind eher uncharakteristisch und beziehen sich nicht auf die unzähligen sklerotischen Herde in der Wirbelsäule, an den Rippen und im Becken sowie in den Oberschenkeln. Aufgrund des Skelettszintigrammes mit multiplen starken Aktivitätsanreicherungen in den meisten Wirbelkörpern sowie in der 11. Rippe links und im Becken wurde zunächst berechtigterweise der Verdacht auf eine osteosklerotische Metastasierung ausgesprochen. Wir haben sowohl aus einem Lenden- wie aus einem Brustwirbelkörper transkutane CT-gesteuerte Biopsien entnommen, die beide eindeutig angiomatöses Gewebe ergaben; Atypien fanden sich nicht. Die weitere Untersuchung der Patientin ergab keine Beteiligung innerer Organe. Es liegt also vorerst eine reine Skelettangiomatose mit starker reaktiver Knochenneubildung vor (*Forts. S. 627*)

dass der natürliche Verlauf primär osteolytischer angiomatöser Herde in einer zunehmenden Osteosklerose bestehe.

Diese Aussage kann jedoch nicht grundsätzlichen Charakter haben, denn in dem von Köster und Jansen (1981) beobachteten Fall (Abb. 10.12a–c) wurden zunächst disseminierte sklerosierende Herde ausschließlich im Stammskelett (Wirbelsäule, Becken, Rippen) gefunden, die erst später eine lytische Komponente bekamen und z. T. zu Spontanfrakturen führten. Bei einem von uns entdeckten Fall kamen ausschließlich sklerotische Herde vor (Abb. 10.12d–h).

Pathologie

Histologisch sieht man meist dünnwandige, venenartigerscheinende Gefäßkanäle, die untereinander anastomosieren können und die von einem abgeflachten, typischen Endothel ausgekleidet werden, das keine Mitosen aufweist. Eine kapilläre Komponente mit kleinlumigen Gefäßen kann zusätzlich vorkommen. Gelegentlich fin-

10.1 · Benigne Tumoren

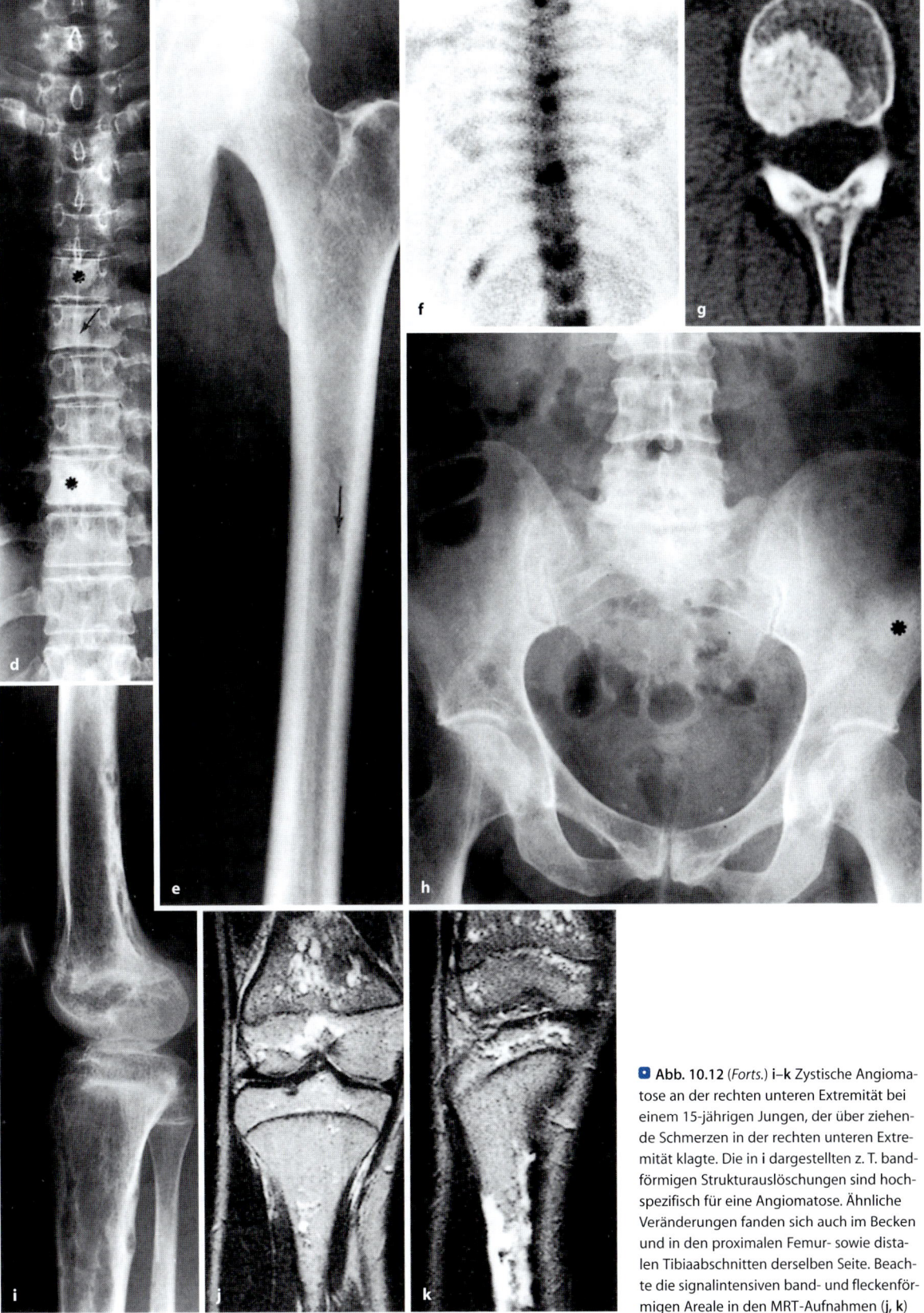

Abb. 10.12 (*Forts.*) **i–k** Zystische Angiomatose an der rechten unteren Extremität bei einem 15-jährigen Jungen, der über ziehende Schmerzen in der rechten unteren Extremität klagte. Die in **i** dargestellten z. T. bandförmigen Strukturauslöschungen sind hochspezifisch für eine Angiomatose. Ähnliche Veränderungen fanden sich auch im Becken und in den proximalen Femur- sowie distalen Tibiaabschnitten derselben Seite. Beachte die signalintensiven band- und fleckenförmigen Areale in den MRT-Aufnahmen (**j, k**)

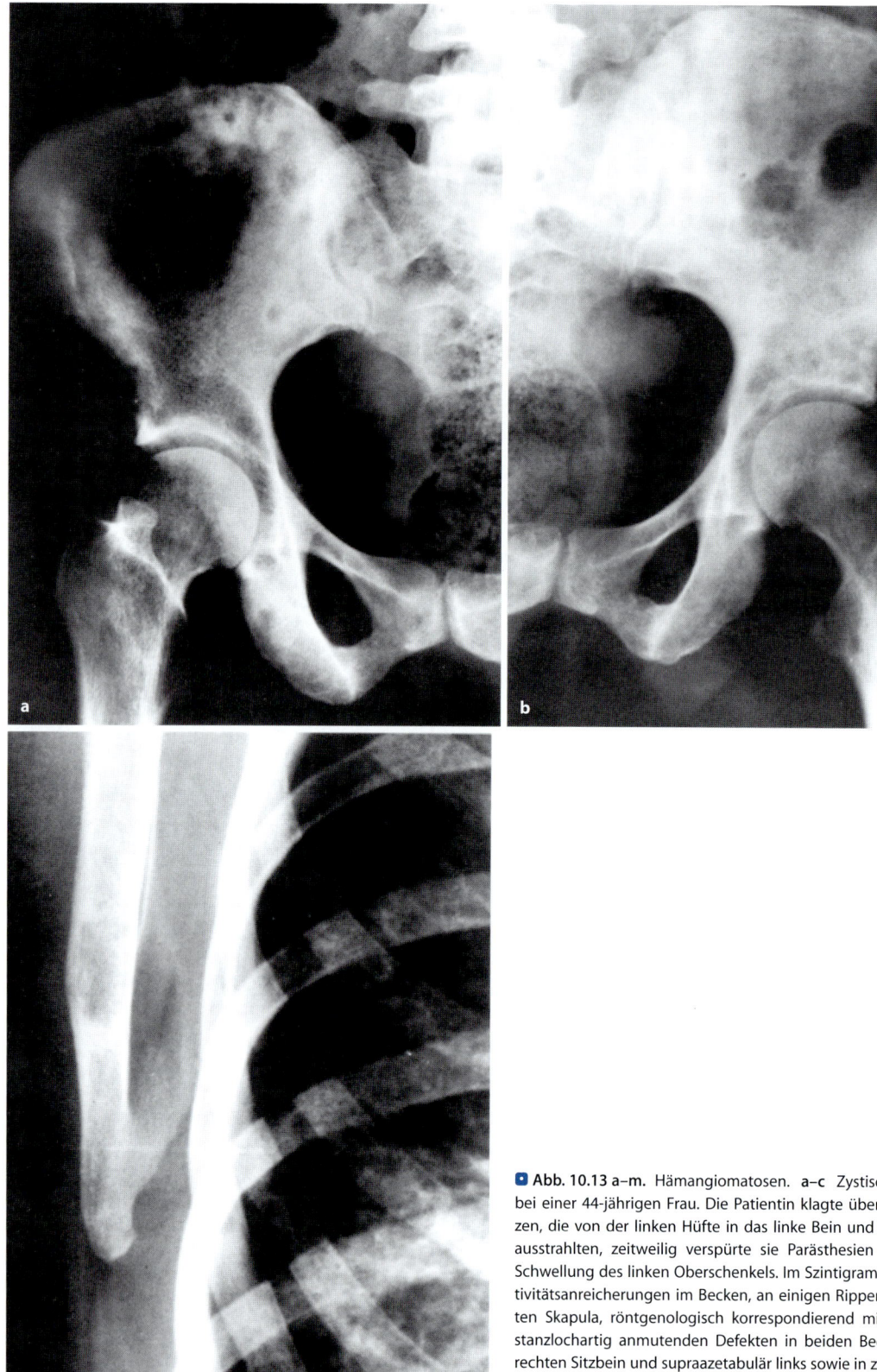

Abb. 10.13 a–m. Hämangiomatosen. a–c Zystische Angiomatose bei einer 44-jährigen Frau. Die Patientin klagte über stärkere Schmerzen, die von der linken Hüfte in das linke Bein und in den linken Fuß ausstrahlten, zeitweilig verspürte sie Parästhesien und eine leichte Schwellung des linken Oberschenkels. Im Szintigramm fanden sich Aktivitätsanreicherungen im Becken, an einigen Rippen und in der rechten Skapula, röntgenologisch korrespondierend mit rundlichen, z. T. stanzlochartig anmutenden Defekten in beiden Beckenschaufeln, im rechten Sitzbein und supraazetabulär links sowie in zahlreichen Rippen und in der rechten Skapula. Um die Defekte herum überwiegend reaktive Sklerosierungen, die die Ursache für die Aktivitätsanreicherung darstellten. Differentialdiagnostisch wurde an sarkoidotische Skelettherde gedacht, ferner auch an eine generalisierte Metastasierung (*Forts. S. 629*)

10.1 · Benigne Tumoren

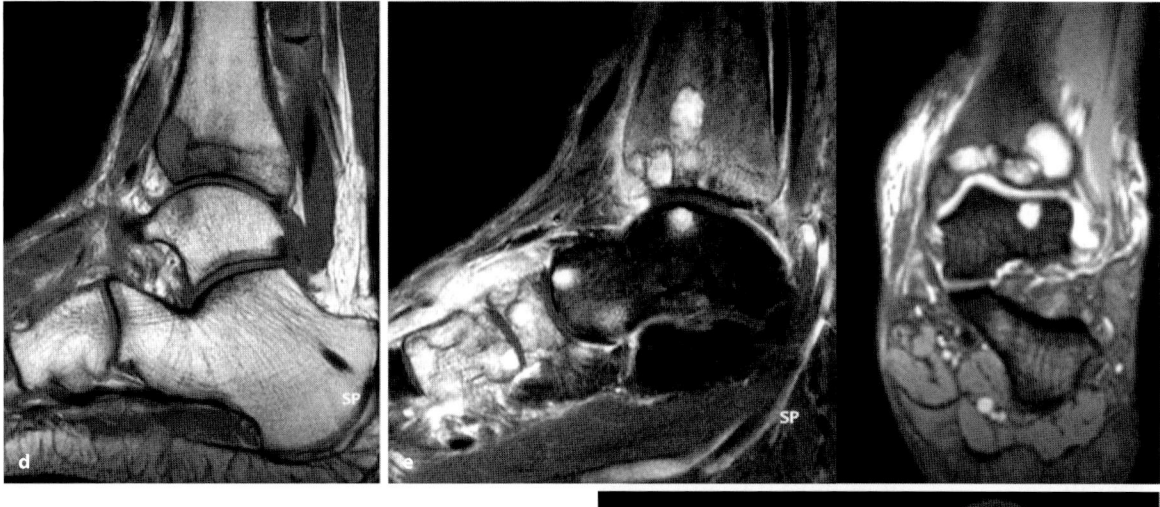

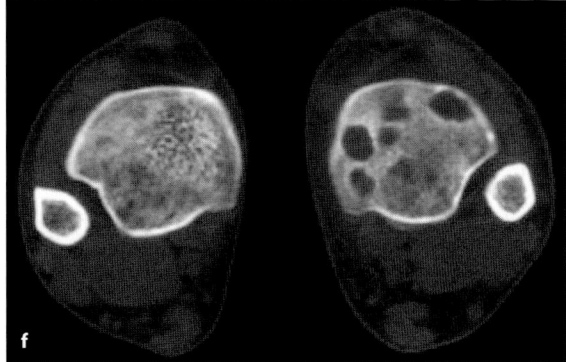

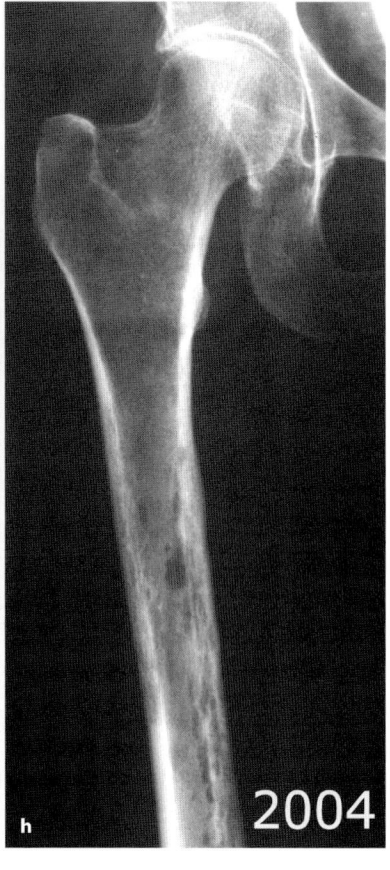

○ **Abb. 10.13** (*Forts.*) **d–f** Zystische Hämangiomatose mit ausschließlichem Befall nur einer Skelettregion. 44 Jahre alter Mann mit starken Schmerzen und Schwellung um das linke obere Sprunggelenk herum. Im MRT (**d, e**) fallen multiple Herde in allen am oberen Sprunggelenk und am Tarsus beteiligten Knochen auf, die im T1-Bild signalarm (muskelisointens) und im T2-Bild signalreich sind und im CT (**f**) als osteolytische Herde zu identifizieren waren. Die starke Weichgewebsbeteiligung war offensichtlich ödembedingt. Es erfolgte eine Thallidomid-Therapie, die zu einer Ausheilung der Herde nach einem halben Jahr führte. **g–k** 44 Jahre alte Frau mit sehr starken Schmerzen in beiden Oberschenkeln. Dort (**g, h**) sieht man projektionsradiographisch 2004 wurmartige und feinfleckige Aufhellungen in der Kortikalis, die eher an Gefäßkanäle bei einer Gefäßmalformation erinnern und 1999 nur andeutungsweise zu erkennen waren. Identische Läsionen auf der hier nicht dargestellten Gegenseite (*Forts. S. 630*)

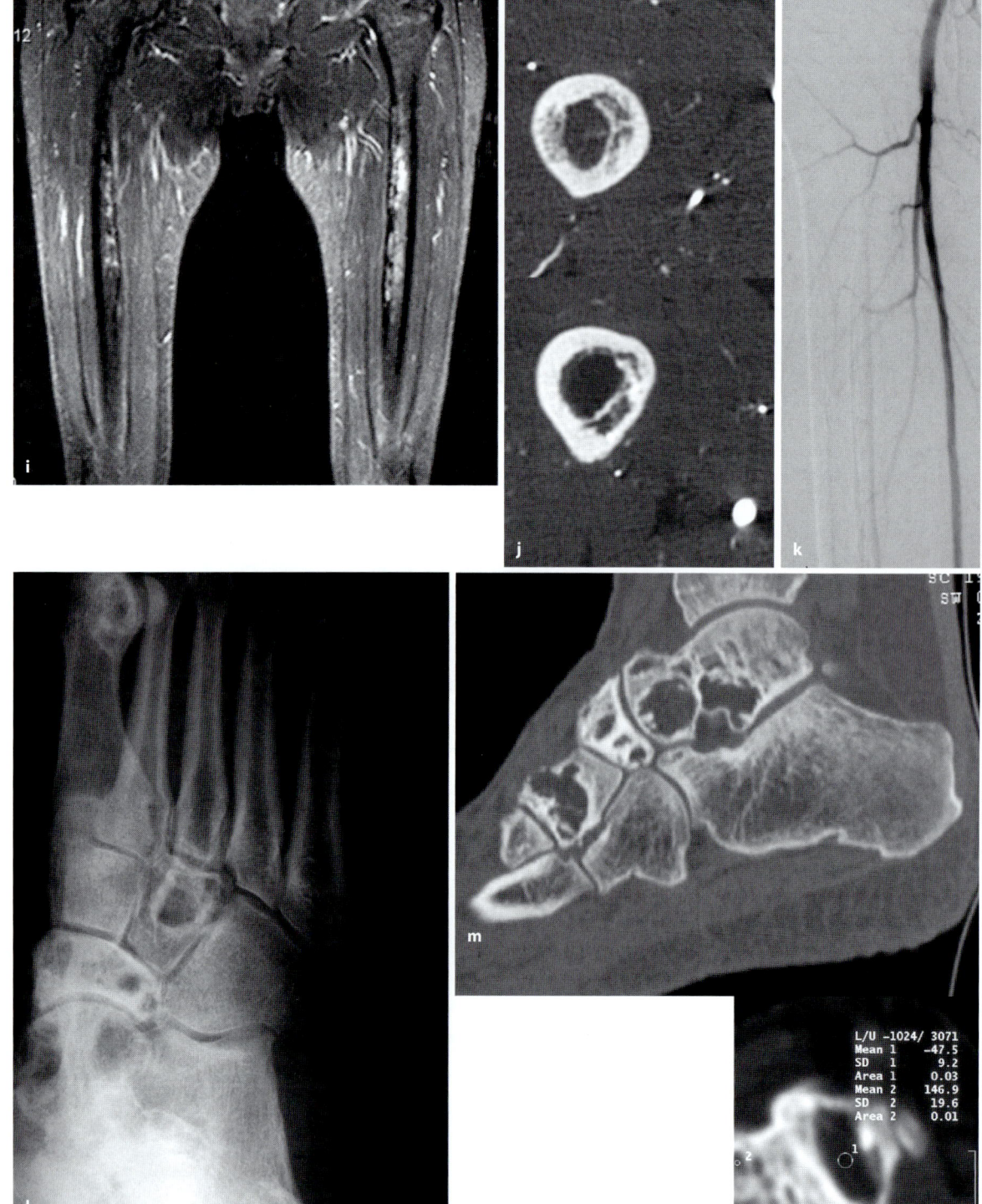

Abb. 10.13 a–m *(Forts.)* In der MRT (**i**) finden sich diese gefäßartigen Strukturen signalintensiv, im CT (**j**) entsprechen sie groben Kortikaliszerstörungen. Bei einer DSA (**k**) kommt es zu keinen Anfärbungen der Herde, in einer direkten CT-Phlebographie (Injektion in eine Fußrückenvene) mit Blutdruck-Messmanschetten-Abstauung in den proximalen Oberschenkeln zu keiner retrograden Auffüllung von Venen in den Kortikalisdefekten. Damit war eine arteriovenöse oder rein venöse Gefäßmalformation ausgeschlossen. Histologische Bestätigung der Diagnose Hämangiomatose. **l, m** 40 Jahre alte Frau mit histologischer Sicherung einer Hämangiomatose vor 8 Jahren. Jetzt sind die damaligen Herde im Fußskelett in kompletter Verfettung (**m**, *rechts unten*) spontan ausgeheilt

den sich Thromben. Während (diagnostisch nicht notwendige) endotheltypische Marker wie CD31 und CD34 immunhistochemisch positiv sind, zeigen die Läsionen keine Reaktion mit Glut1 oder WT1. Letzterer ist allenfalls in Einzelzellen nachweisbar

Alters- und Geschlechtsverteilung. Etwa 15% der Fälle kommen in der 1. Lebensdekade, etwas über 30% in der 2., 20% in der 3., etwa 17% in der 4. Lebensdekade und der Rest in der 5.–7. Lebensdekade vor. Über eine Geschlechtsprädilektion wurde bisher in der Literatur nicht berichtet, in unserem eigenen publizierten Krankengut (Freyschmidt et al. 2006) fanden sich 10 Frauen und 5 Männer mit einer Hämangiomatose.

Lokalisation
Grundsätzlich kann jeder Knochen befallen werden. Nach Literaturangaben scheint das Stammskelett am häufigsten befallen zu sein, zumeist in Kombination mit Herden in den Oberarmen und Oberschenkeln. Ein alleiniger Befall des Gliedmaßenskeletts distal von Knie (Abb. 10.13d–f) und Ellenbogen ist hingegen selten (Lateur et al. 1996). Toxey und Achong (1991) beschreiben einen Fall mit reiner Manifestation am Handskelett (nicht mit einer Angiodysplasie zu verwechseln!). Von unseren 15 Patienten hatten 6 eine disseminierte Erkrankung mit Wirbelsäulen- und Gliedmaßenbefall, 9 multiple Hämangiome, wovon 4 in der Wirbelsäule und 5 im Gliedmaßenskelett lokalisiert waren.

Klinik
In unserem Krankengut waren alle 15 Patienten schmerzsymptomatisch. Das entspricht den Literaturangaben. Drei unserer Patienten hatten einen Milz- und 1 einen Lungenbefall.

Bei den von Köster und Jansen (1981) zusammengestellten 40 Fällen fanden sich 23 mit und 17 ohne Organbefall. Der Organbefall manifestiert sich vor allem in viszeralen Organen wie Leber und Milz (Hepatosplenomegalie), aber auch in der Lunge und Pleura. Die Prognose der Fälle mit Organbeteiligung ist – unbehandelt – schlecht, denn durch ein ständiges Fortschreiten der angiomatösen Veränderungen im Knochen (Spontanfrakturen) und in den inneren Organen mit entsprechendem Funktionsausfall endet dieser vorwiegend Jugendliche und junge Erwachsene befallende Erscheinungstyp in 2 Dritteln der Fälle letal (nach 1–12 Jahren). In Abb. 10.18b–e ist ein ungewöhnlicher Fall dargestellt, den wir von der Radiologie her zunächst als Hämangiomatose und nicht – wie die Pathologen – als metastasierendes Angiosarkom gedeutet hatten.

Bei reinem Skelettbefall kommt es hingegen häufiger zu einem spontanen Stillstand oder zumindest zur Rückbildung der Veränderungen. Bei diesem Erscheinungstyp werden die Veränderungen entweder durch Zufall beobachtet, oder die Patienten klagen über leichte bis mäßige Schmerzen insbesondere im Rücken (Abb. 10.12d–h).

Laborchemisch ergeben sich in der Regel keine besonderen Aspekte.

In den letzten Jahren haben wir 5 Fälle mit dem *Angioneogenesehemmer Thallidomid* mit durchschlagendem klinischen und radiologischen Erfolg in 3 Fällen und mit klinischer Besserung in 2 Fällen behandelt. Doch auch eine alleinige oder zusätzliche lokale Sklerosierungsbehandlung erwies sich uns als erfolgreich. Die Thallidomid-Therapie kann mit dem Auftreten einer Polyneuropathie verbunden sein, was zum Abbruch der Therapie führt; dann bleibt nur noch die lokale Therapie, aus unserer Sicht eher mit Sklerosierung als mit dem Messer.

Radiologie
Bei der Manifestationsform mit multiplen Herden sind diese überwiegend lytisch, seltener sklerotisch oder gemischtförmig. Die lytischen Herde sind scharf begrenzt und besitzen häufig einen sklerotischen Saum. Bei der disseminierten Form dominieren die lytischen (Abb. 10.13a–c) und gemischtförmigen Herde, reine sklerotische Herde sind eher selten (Abb. 10.12d–h). In unserem Krankengut mit 15 Fällen waren – bezogen auf die radiologische Präsentation – 9 lytisch, 3 sklerotisch und 3 gemischtförmig. Die Herde können disseminiert (Abb. 10.13a–c) oder in nur einer oder mehreren Skelettregionen (Abb. 10.13d–k) geclustert auftreten.

Periostale Reaktionen oder ein Durchbruch der Läsion durch Kompakta und Periost sind ganz ungewöhnlich, doch kommen Spontanfrakturen insbesondere von lytisch veränderten Wirbelkörpern durchaus vor.

Auf die von Köster und Jansen (1981) und von Forstner et al. (1998) beschriebene *primär sklerosierende Form* der „zystischen" Angiomatose wurde bereits hingewiesen. Ishida et al. (1994) veröffentlichten 5 Fälle mit sklerotischen Läsionen, die osteosklerotische Metastasen komplett imitierten. In den untersuchten Fällen fanden sich im Skelettszintigramm deutliche verstärkte Aktivitätsanreicherungen in den Läsionen, ähnlich wie in unseren Fällen.

Wir werteten 9 Fälle aus, bei denen eine MRT durchgeführt worden war: Im T1-Bild waren die Läsionen hypointens und im T2-Bild hyperintens (Abb. 10.13d, i), also insgesamt ein unspezifisches Muster.

Im Ausheilungsstadium können die Herde sklerotisch werden oder komplett verfetten (Abb. 10.13l, m).

Auf die Diagnose der klassischen, oben beschriebenen zystischen Angiomatose wird man kommen, wenn man diffuse „zystische" Läsionen im ganzen Skelett oder in einer Skelettregion (Abb. 10.13d–l) bei jüngeren Patienten (10–40 Jahre) findet, die unterschiedlich ausgeprägte klinische Symptome und unauffällige Laborbefunde haben).

Differentialdiagnostisch ist bei jüngeren Patienten in erster Linie an eine Langerhanszell-Histiozytose, bei erwachsenen Patienten eher an multiple Metastasen oder ein Plasmozytom zu denken, wenn Osteolysen im Vordergrund stehen. Grundsätzlich kommen auch eine polyostotische fibröse Dysplasie und ein primärer Hyperparathyreoidismus differentialdiagnostisch in Frage.

Dominieren hingegen reaktiv-sklerosierende Veränderungen, so müssen in die differentialdiagnostischen Erwägungen die Skelettsarkoidose, das maligne Lymphom, osteoplastische Metastasen und schließlich die Mastozytose einbezogen werden. Auch an eine ungewöhnliche Metastasierung eines Angiosarkoms ist zu denken.

Ein der zystischen Angiomatose ähnliches Bild können – extrem seltene – kongenitale arteriovenöse Malformationen verursachen (Montgomery et al. 1982).

10.1.4 Massive Osteolyse

Synonyme: „vanishing bone", „phantom bone", „Gorham's disease", regionale Angiomatose, „disappearing bone"

Nach den Erstbeschreibern Gorham und Stout (1955) liegt dieser ungewöhnlich seltenen, bevorzugt im Kindes- und Jugendalter auftretenden Skeletterkrankung eine Knochenangiomatose zugrunde, bei der es zu einer zunehmenden, regional begrenzten Auflösung von Spongiosa und Kompakta des befallenen Knochens mit Ersatz durch ein sich aggressiv ausbreitendes nichtneoplastisches vaskuläres Gewebe kommt, ähnlich wie beim Hämangiom oder Lymphangiom. Später kommt es zu einem Bindegewebsersatz. Das ungehemmt proliferierende neovaskuläre Gewebe verursacht eine aktive Hyperämie, die wahrscheinlich die normale Balance zwischen Osteoklasten und Osteoblasten stört, so dass ein Exzess von Knochenabbau den Knochenanbau überwiegt. Letztendlich sind aber weder Ätiologie noch Pathomechanismus aufgeklärt, doch kann es als erwiesen erachtet werden, dass weder maligne, infektiöse noch neuropathische Komponenten eine Rolle spielen (Patel et al. 2005). In einzelnen Untersuchungen konnten in der Zirkulation erhöhte Spiegel von PDGF-BB („platelet derived growth factor beta polypeptide") nachgewiesen werden, das bei der Neoformation von Lymphgefäßen eine Rolle spielt (Hagendoorn 2006). Möglicherweise besteht hier ein Zusammenhang zwischen PDGF-Signaltransduktionsweg und der massiven Osteolyse (Radhakrishnan u. Rockson 2008). Es ist zu vermuten, dass es sich bei diesen seltenen Krankheitsfällen nicht immer um Angiomatosen handelt, da diese weder die oft aggressive Osteolyse noch die spontane Remission des Prozesses erklären können.

Bei einem Subtyp der massiven Osteolyse liegt eine Dysplasie des lymphangischen Systems mit fehlendem proximalen Ductus thoracicus und ausgeprägter lymphatischer Ektasie des pleuralen, peritonealen, diaphragmalen, splenischen und Dünndarmgewebes vor (Vigorita et al. 2006).

Der *histologische Beweis* einer massiven Osteolyse ist außerordentlich problematisch, da zum Zeitpunkt der klinisch-radiologischen Diagnostik zumeist schon der Knochen weitgehend verschwunden ist. In den residualen Weichgewebsstrukturen findet man meist nur unspezifisches Bindegewebe. Arteriographie, Venographie und Lymphangiographie kommen in der Diagnostik zumeist auch zu spät, um das pathologische vaskuläre Netzwerk im Knochen darzustellen. In den seltenen früh biopsierten Fällen sieht man ein hypervaskularisiertes Bindegewebe und angiomatöses Gewebe. Histologisch zeigt der involvierte Knochen eine nichtmaligne Proliferation von dünnwandigen Gefäßen, die proliferierenden Gefäße können kapillär, sinusoidal oder kavernös sein (Patel et al. 2005). Bei rechtzeitiger Untersuchung kann man mit CT/MRT und intraossärer Angiographie die angiomatösen Strukturen im involvierten Knochen darstellen (Heyden et al. 1977). In dem von Hagendoorn et al. publizierten Fall und den von Bruder et al. untersuchten Fällen ließen sich diese Gefäße als lymphatische Gefäße identifizieren, da keine Faktor-VIII- oder CD34-Expression, wohl aber neben CD31 eine Expression von D2–40 (Podoplanin) nachweisbar war, einem transmembranösen Glykoprotein, das typischerweise auf lymphatischen Endothelien nachweisbar ist (Bruder 2009; Hagendoorn 2006; Baluk u. McDonald 2008). Neuere Konzepte gehen deshalb davon aus, dass das Krankheitsbild der massiven Osteolyse mit einer Störung der Lymphangiogenese assoziiert ist (Hagendoorn 2006; Radhakrishnan u. Rockson 2008).

Das klinische Leitsymptom ist der allmählich einsetzende bohrende Schmerz, doch gibt es auch einen plötzlichen Beginn der Erkrankung. Die weitere Symptomatik, z. B. ein Chylothorax, hängt von der Lokalisation der Erkrankung ab (s. unten)

In den wenigen bisher beobachteten frühen Fällen einer massiven Osteolyse beginnt die Erkrankung projektionsradiographisch mit einer „fleckigen Osteoporose" in Form von multiplen intramedullären und subkortikalen Aufhellungen. Bei fortschreitender Erkrankung vergrößern sich diese Herde und fließen zusammen, während sich neue Herde an der Peripherie bilden. Allmählich verschwinden dann die Konturen des Knochens mit progredieter Demineralisation völlig reaktionslos. Der Knochen mutet so entkalkt wie im lytischen Stadium der Ostitis deformans Paget an, nur fehlt die dafür spezifische Volumenzunahme der Kompakta oder des ganzen befallenen Knochens. Die verschwindenden Knochenareale können beträchtliche Ausmaße erreichen und so zu starken Missgestaltungen führen. Bevorzugt befallen sind der Schultergürtel (Klavikula, proximaler Humerus, Skapula) und das Becken (Os ilium, Os ischii, Os sacrum und proximales Femur). Das Krankheitsbild kommt häufig nach einer variablen aktiven Periode spontan zum Stehen, wie der in ◘ Abb. 10.14a dargestellte Fall zeigt. Eine unaufhaltsame Progression ist eher die Ausnahme (Abb. 10.14b–g); sie führt nicht selten innerhalb von 2 Jahren zum Tode.

Bei Sitz der Läsion an Klavikel, Skapula, Brustwirbelsäule oder Rippen kann es zu einer pleuromediastinalen Beteiligung kommen, die wiederum mit ausgeprägten hämorrhagischen und/oder chylösen Pleuraergüssen einhergehen kann und bei der sich eine besondere Neigung zu opportunistischen Infekten findet (Feigl et al. 1981; Romero et al. 1989, Atalabi et al. 2008). Tie et al. (1994) recherchierten 146 Fälle einer Gorham's Disease und fanden bei 25 Patienten (17%) einen Chylothorax. Wir selbst konnten den Fall eines 11-jährigen Jungen beobachten, bei dem sich die massive Osteolyse von der Halswirbelsäule unaufhaltsam auf den oberen Schultergürtel und dann in das Mediastinum ausbreitete (Abb. 10.14b–g). Atalabi et al. (2008) publizieren den Fall einer letal endenden Gorham's Disease, die mit einer ausgeprägten muskulären Pneumatose einherging. Die Luftverteilung folgte abnormen lymphatischen Kanälen und die Autoren vermuten, dass die Pneumatose durch einen Reflux von den abnormen pleuropulmonalen Lymphwegen entstanden ist.

Auf die Möglichkeit einer malignen Degeneration eines Morbus Gorham-Stout, also einer massiven Osteolyse, weisen Fretz et al. (1991) hin. Sie beschreiben den Fall einer 1923 geborenen Frau, bei der 1985 ein 4-jähriger Verlauf einer progredienten Osteolyse im vorderen Beckenring bis zur vollständigen Zerstörung auch der

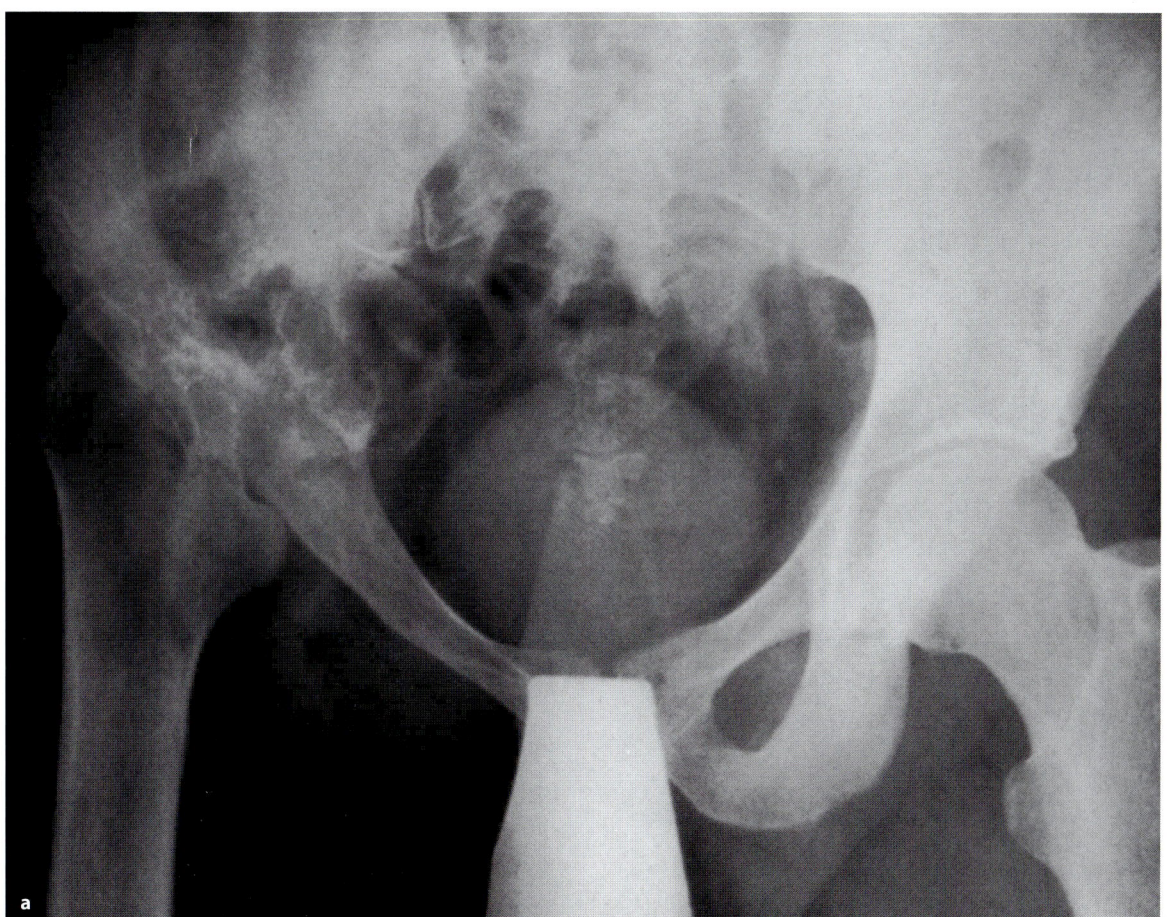

◘ Abb. 10.14 a–g. Gorham's Disease („disappearing bone disease, vanishing bone disease"). a 29-jähriger Mann. Bei dieser „progressiven osteolytischen Hämangiomatose" sind das gesamte untere Schambein sowie das Sitzbein und das Azetabulum reaktionslos „verschwunden". Der Hüftkopf ist durch die unteren Abschnitte des Os ilium in das kleine Becken durchgebrochen. Klinisch bestanden lediglich episodenartige Schmerzzustände und eine mäßige Bewegungseinschränkung in der rechten Hüfte bei allerdings erheblicher Beinlängenverkürzung. Nach Angaben des Patienten seien bei seinem Großvater Knochenabschnitte eines Fußes „verschwunden" (*Forts. S. 634*)

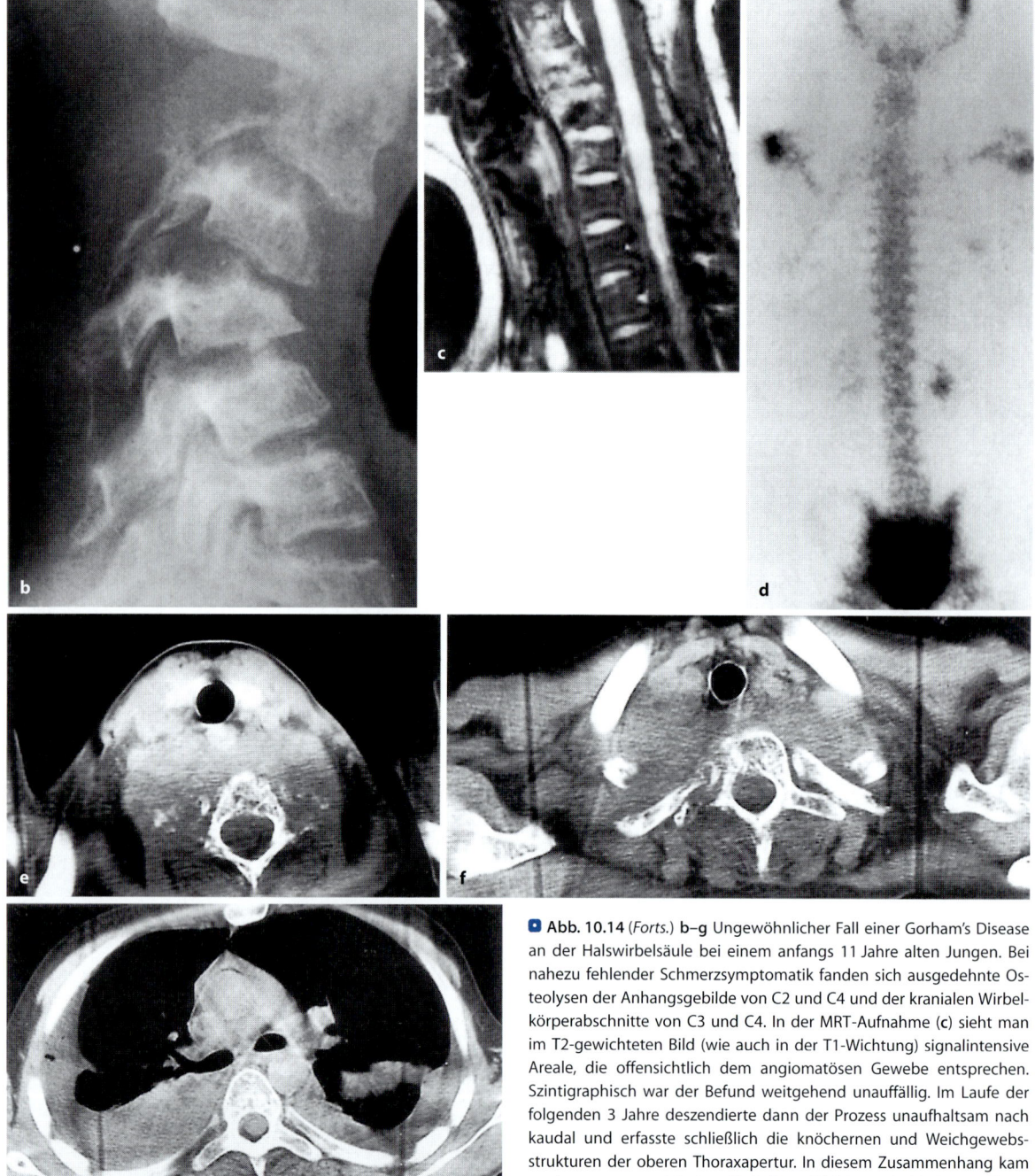

◘ **Abb. 10.14** (*Forts.*) **b–g** Ungewöhnlicher Fall einer Gorham's Disease an der Halswirbelsäule bei einem anfangs 11 Jahre alten Jungen. Bei nahezu fehlender Schmerzsymptomatik fanden sich ausgedehnte Osteolysen der Anhangsgebilde von C2 und C4 und der kranialen Wirbelkörperabschnitte von C3 und C4. In der MRT-Aufnahme (**c**) sieht man im T2-gewichteten Bild (wie auch in der T1-Wichtung) signalintensive Areale, die offensichtlich dem angiomatösen Gewebe entsprechen. Szintigraphisch war der Befund weitgehend unauffällig. Im Laufe der folgenden 3 Jahre deszendierte dann der Prozess unaufhaltsam nach kaudal und erfasste schließlich die knöchernen und Weichgewebsstrukturen der oberen Thoraxapertur. In diesem Zusammenhang kam es dann zu ausgedehnten Chylothoraxbildungen beidseits, an deren Folgen der Patient schließlich starb

Hüftpfannen einsetzte und bei der es zu ausgedehnten Weichteilinvasionen im Becken und im Oberschenkelbereich kam. Klinisch fanden sich subkutane Gefäßtumoren des livide verfärbten, voluminösen rechten Oberschenkels mit bullösen Hautefforeszenzen. Eine anfangs gemachte Knochenbiopsie ergab einen fibrosierenden angiomatösen Prozess ohne Malignitätskriterien, bei der Obduktion hingegen fand sich ein „undifferenziertes spindelzelliges Angiosarkom", das – ohne Fernmetastasen zu setzen – die gesamte Beckenregion einschließlich der Weichteile und die angrenzenden Oberschenkel grob infiltriert hatte. Die Autoren weisen kritisch auf die schwierige histologische Differenzierung und damit die Bewertung des Falles hin. Problematisch ist aus unserer Sicht schließlich auch die schon 1985 applizierte Strahlendosis von 3900 cGy.

Eine *Standardtherapie* der massiven Osteolyse gibt es – noch – nicht. Bei massiver Progredienz wird eine Strahlentherapie (40–45 Gy in 2-Gy-Fraktionen) empfohlen. Chirurgische Stabilisierungsmaßnahmen können im Einzelfall hilfreich sein, Knochentransplantate fallen früher oder später einer Resorption anheim. Neuerdings werden Bisphosphonate empfohlen, um die osteoklastische Knochenresorption zu bremsen.

Die Differentialdiagnose reicht von der idiopathischen multizentrischen (karpalen-tarsalen) Osteolyse über die erbliche familiäre expansive Osteolyse bis zum M. Paget.

10.1.5 Lymphangiom, Lymphangiomatosis

Lymphangiome des Skeletts sind ungewöhnlich selten und kommen meistens in Kombination mit einem Hämangiom bzw. einer venösen Malformation vor. In einigen Fällen sind sowohl Skelettanteile wie extraossale Organe (Leber, Milz) betroffen (Lymphangiomatose). Wahrscheinlich ist das Lymphangiom keine echte Geschwulst, sondern eher eine Hamartie. Obwohl die ISSVA diese Läsionen deshalb als fokale oder multifokale lymphatische Fehlbildungen bezeichnet (Bruder 2009; Enjolras u. Mulliken 1997), behalten wir die bisher gebräuchlichen Bezeichnungen bei, da sie in den bisher publizierten radiologischen und histopathologischen Arbeiten hauptsächlich verwendet werden.

Bei den bisher gemachten Beobachtungen befanden sich die Patienten meist im Kindes- oder auch im frühen Adoleszentenalter.

Pathologie
Histologische finden sich dünnwandige, untereinander anastomosierende Gefäße, die keine – allenfalls andeutungsweise – Gefäßmuskulatur besitzen (positive Reaktion für glattmuskuläres Aktin/SMA nur in diskontinuierlichen perizytären Einzelzellen). Die Lumina sind meist dilatiert und enthalten ein blass-eosinophiles Material oder wenige Lymphozyten. Die abgeflachten Endothelien sind negativ für CD34, reagieren aber mit CD31 und D2–40. Der Proliferationsmarker MIB1 ist praktisch negativ.

Radiologie
Im Röntgenbild finden sich multiple, scharf begrenzte Aufhellungen, die oft einen großen Teil des Knochens umfassen. Der Prozess ist progressiv und verursacht somit starke Missbildungen. Die Abgrenzung gegenüber der zystischen Angiomatose ist schwierig, wenn nicht unmöglich, da auch die histologischen Bilder eine Unterscheidung kaum zulassen. Klinisch wird man sich eher für das Vorliegen eines Lymphangioms entscheiden, wenn man bei der operativen Freilegung der Läsion Lymphe und nicht Blut antrifft. Eine sklerotische Variante der Lymphangiomatose mit disseminierten Skelettherden, die wie osteosklerotische Metastasen aussahen, beobachteten Forstner et al. (1998) bei einer 41-jährigen Frau mit systemischer Lymphangiomatose über einen längeren Zeitraum.

Über den Fall eines solitären zystischen Lymphangioms im Humerus eines 12-jährigen Mädchens berichten Martinat et al. (1995). Durch reaktive Sklerosierungsvorgänge hatte der verhältnismäßig langgestreckte Tumor einen ähnlichen wabig-blasigen Aspekt wie der in Abb. 10.6a, b dargestellte Fall eines Hämlymphangioms. Brown et al. (1997) publizierten 3 Fälle einer Lymphangiomatose mit extensiver intraossärer Gasbildung.

10.1.6 Glomustumor

Synonyme: Glomangiom, angioglomoider Tumor

Hierbei handelt es sich um einen Tumor, der seinen Ursprung vermutlich im neuromyoarteriellen Glomus hat. Während ein extraossal entwickelter Glomustumor, selbst mit Infiltration des nahegelegenen Knochens, keine Seltenheit ist, stellt die primär intraossale Lokalisation eine Rarität dar. Sie wird praktisch nur an einer distalen Phalanx beobachtet. Huvos (1979) berichtet über einen Fall mit einer Lokalisation in der Diaphyse des Femurs, Tang et al. (1976) fanden einen Glomustumor im Os pubis und Bahk et al. (2000) in der Fibula (mit expansiver Osteolyse). Einen Glomustumor in den Oberschenkelweichteilen mit Infiltration des Femurperiostes beschreiben Hermann et al. (2005). Bei multiplem Auftreten des Glomustumors spricht man von einer Glomangiomatosis (Park et al. 2005).

Fast ausnahmslos geht der Tumor mit heftigsten attackenartigen Schmerzen einher. Röntgenologisch findet sich bei einer intraossären Lokalisation eine scharf begrenzte Osteolyse, gelegentlich mit Auftreibung des Knochens, zumindest aber deutlicher Verdünnung der Kompakta einhergehend. Von einer Epithelzyste mit gleicher Röntgensymptomatik unterscheidet sich der Glomustumor lediglich durch den Schmerz.

Histologisch zeigen die wenigen beschriebenen Fälle der primären Glomustumoren des Skeletts die gleiche Grundstruktur wie der Glomustumor der Weichteile, nämlich sinusoidale Blutgefäße, zwischen denen nävoide bis epitheloide gleichmäßige Zellen mit rundlichem Kern und mittelbreitem Zytoplasmasaum liegen, die von Silberfasern umsponnen werden. Eine Subtypisierung – wie bei den Tumoren der Weichteile – ist für die Kasuistiken im Skelett nicht durchgeführt worden.

Immunhistologisch werden in den Zellen der Glomustumoren Vimentin und muskelspezifisches Aktin regelmäßig nachgewiesen, nicht jedoch durchgehend Desmin.

Sekundärphänomene mit myxoider oder chondroider Umwandlung der Matrix und Fibrosierungen können die Differentialdiagnose zu anderen primären und sekundären Knochentumoren, insbesondere auch Karzinommetastasen, erschweren. Immunhistologisch kann hier der Nachweis von Zytokeratin und CEA bei epithelialen Tumoren hilfreich sein – sofern nicht durch eine Überentkalkung (cave Säureentkalkung! besser: EDTA) der Biopsie die immunhistologischen Reaktionen falsch-negativ werden.

Literatur

Abdelwahab IF (1991) Sclerosing haemangiomatosis: A case report and review of the literature. Br J Radiol 64: 894

Aegerter E, Kirkpatrick JA (1975) Orthopaedic diseases. Saunders, Philadelphia

Atalabi OM, Fishman SJ, Kozakewich HP et al. (2008) A lethal form of Gorham disease with extensive musculoskeletal pneumatosis: case report and review of the literature. Skeletal Radiol 37: 1041

Bahk WJ, Mirra JW, Anders KH (2000) Intraosseous glomus tumor of the fibula. Skeletal Radiol 29: 708

Baker ND, Greenspan A, Neurwirth M (1986) Symptomatic vertebral hemangiomas: a report of 4 cases. Skeletal Radiol 15: 458

Baudrez V, Galant C, Vande Berg B C (2001) Benign vertebral hemangioma: MR-histological correlation. Skeletal Radiol 30: 442

Brower AC, Culver JE, Keats TE (1973) Diffuse cystic angiomatosis of bone. Am J Roentgenol 118: 456

Brown RR, Pathria MN, Ruggieri PM, Jacobson JA, Craig JG, Resnick D. Extensive intraosseous gas associated with lymphangiomatosis of bone: report of 3 cases. Radiology 205: 260

Braitinger S, Weigert F, Held P et al. (1989) CT und MRT von Wirbelhämangiomen. RÖFO 151: 399

Bruder E, Perez-Atayde AR, Jundt G et al. (2008) Vascular lesions of bone in children, adolescents and young adults. Virch Arch 454: 161

Christ F, Siemes HD, Stiens R (1984) Pelvine Knochenangiome. RÖFO 140: 79

Cohen J, Craig JM (1955) Multiple lymphangiectases of bone. J Bone Joint Surg [Am] 37: 585

Dahlin DC (1978) Bone tumors, 3rd edn. Thomas, Springfield

Damron TA, Brodke DS, Heiner JP et al. (1993) Gorham's disease (Gorham-Stout syndrome) of scapula (case report 803). Skeletal Radiol 22: 464

Dorfman HD, Steiner GC, Jaffe HL (1974) Vascular tumors of bone. Human Pathol 2: 349

Drape J-L, Idy-Peretti I, Goettmann S et al. (1995) Subungual glomus tumors: Evaluation with MR imaging. Radiology 195: 507

Edeiken J, Hodes PJ (1973) Roentgendiagnosis of diseases of bone. Williams & Wilkins, Baltimore, pp 907–917

Ellis GL, Brannon RB (1980) Intraosseous lymphangiomas of the mandible. Skeletal Radiol 5: 253

Feigl D, Seidel L, Marmor A (1981) Gorham's disease of the clavicle with bilateral pleural effusions. Chest 79: 242

Feldmann F (1979) Case report 104. Skeletal Radiol 4: 245

Forstner R, Datz C, Dietze O et al. Sclerotic variant of lymphangiomatosis of bone: imaging findings at diagnosis and long-term follow up. Skeletal Radiol 27: 445

Fretz Ch J, Jungi WF, Neuweiler J et al. (1991) Maligne Degeneration eines Morbus Gorham-Stout? RÖFO 155: 579

Freyschmidt J (2009) Skeletterkrankungen, 3. Aufl. Springer, Berlin Heidelberg New York Tokyo

Freyschmidt J, Sternberg A, Ostertag H (2006) Skeletal hemangiomatosis – Evaluation of 15 new cases. Abstract in Skeletal Radiol 35: 419

Friedman L, Horwitz T, Beck M et al. (1991) Gorham's disease (case report 672). Skeletal Radiol 20: 307

Fujimoto H, Ueda T, Masuda S et al. (2001) Blood pool scintigraphic diagnosis of fractured lumbar vertebral hemangioma. Skeletal Radiol 30: 223

Gorham JW, Stout AP (1955) Massive osteolysis (acute spontaneous absorption of bone, phantom bone, disappearing bone): its relation to hemangiomatosis. J Bone Joint Surg [Am] 37: 985

Graham DY, Gonzales J, Kothari ShM (1978) Diffuse skeletal angiomatosis. Skeletal Radiol 2: 131

Gramiak R, Ruiz G, Campeti FL (1973) Cystic angiomatosis of bone. Radiology 69: 347

Guerra J, Resnick D, Cone R et al. (1984) Case Report 273. Skeletal Radiol 11: 303

Gutierrez R, Spjut H (1972) Skeletal angiomatosis. Clin Orthop 85: 82

Hall FM, Goldberg RP, Kasdon EJ et al. (1980) Case report 131. Skeletal Radiol 5: 275

Heiss JD, Doppman JL, Oldfield EH (1994) Brief report: Relief of spinal cord compression from vertebral hemangioma by intralesional injection of absolute ethanol. N Engl J Med 331: 508

Hermann G, Klein MJ, Springfield D et al. (2005) Glomus tumor of the thigh: confluent with the periosteum of the femur. Skeletal Radiol 34: 116

Heyden G, Kinblom LG, Moller J (1977) Disappearing bone disease. A clinical and histologic study. J Bone Joint Surg [Am] 59: 57

Huvos AG (1979) Bone tumors, diagnosis, treatment and prognosis. Saunders, Philadelphia

Ishida T, Dorfman HD, Steiner GC et al. (1994) Cystic angiomatosis of bone with sclerotic changes mimicking osteoblastic metastases. Skeletal Radiol 23: 247

Jacobs JE, Kimmelstiel P (1953) Cystic angiomatosis of the skeletal system. J Bone Joint Surg 2: 409

Johnson P, McClure J (1958) Observations on massive osteolysis. Radiology 71: 28

Jonsson KB, Zahradnik R, Larsson T et al. (2003) Fibroblast growth factor 23 in oncogenic osteomalacia and X-linked hypophosphatemia. N Engl J Med 348: 1656

Kane R, Newmann A (1973) Diffuse skeletal and hepatic hemangiomatosis. Calif Med 118: 41

Keel SB, Rosenberg AE (1999) Hemorrhagic epithelioid and spindle cell hemangioma. Cancer 85: 1966

Kleinsasser O, Albrecht H (1957) Die Hämangiome und Osteohämangiome der Schädelknochen. Langenbecks Arch Chir 285: 115

Kolar J, Sosna A, Schlupek A et al. (1963) Die Knochenhämangiomatose. RÖFO 99: 78

Köster R, Jansen H (1981) Generalisierte Hämangiomatose des Skeletts mit Organbefall. RÖFO 134: 69

Kutzner H, Schneider-Stock R (2009) Vaskuläre Tumoren, in: Pathologie, 3. Aufl., hrg. von G. Klöppel, H. Kreipe, W. Remmele, Springer-Verlag.

Lamovec J, Bracko M (1996) Epitheloid hemangioma of small tubular bones: a report of three cases, two of them associated with pregnancy. Mod Pathol 9: 821

Laredo JD, Assouline E, Gelbert F et al. (1990) Vertebral hemangiomas. Fat content as a sign of aggressiveness. Radiology 177: 467

Lateur L, Simoens CJ, Gryspeerdt S et al. (1996) Skeletal cystic angiomatosis (case report). Skeletal Radiol 25: 92

Levey DS, Mac Cormack LM, Sartoris DJ et al. (1996) Cystic angiomatosis: case report and review of the literature. Skeletal Radiol 25: 287

Lichtenstein L (1975) Diseases of bone and joints. Mosby, St. Louis

Lichtenstein L (1977) Bone tumors, 5th edn. Mosby, St. Louis

Ling S, Rafii M, Klein M (2001) Epitheloid hemangioma of bone. Skeletal Radiol 30: 226

Livesley PJ, Saifuddin A, Webb PY et al. (1996) Gorham's disease of the spine. Skeletal Radiol 25: 403

Loxley SS, Thiemeyer JS, Ellsasser JC (1972) Periosteal hemangioma: a report of two cases. Clin Orthop 85: 151

Maclean FM, Schatz J, McCarthy SW et al. (2007) Epitheloid and spindle cell haemangioma o bone. Skeletal Radiol 36: 50

Martinat P, Cotten A, Singer B et al. (1995) Solitary cystic lymphangioma. Skeletal Radiol 24: 556

Mirra J (1980) Bone tumors. Diagnosis and treatment. Lippincott, Philadelphia

Montgomery J, Buchholz R, Gordon M et al. (1982) Case report 187. Skeletal Radiol 8: 71

Nixon G (1970) Lymphangiomatosis of bone demonstrated by lymphangiography. AJR 110: 592

O'Connell JX, Kattapuram SV, Mankin HJ et al (1993) Epitheloid hemangioma of bone: a tumor often mistaken for low grade angiosarcoma or malignant hemangioendothelioma. Am Surg Pathol 17: 610

O'Connell JX, Nielsen GP, Rosenberg AE (2002) Epitheloid hemangioma of bone: a series revised 10 years later. Mod Pathol 15: 20A

Osgoe A, Hotta I, Emura I et al.(2001) Recurrent malignant variant of phosphaturic mesenchymal tumor with oncogenic osteomalacia. Skeletal Radiol 30: 99

Park EA, Hong SH, Choi JA et al. (2005) Glomangiomatosis: Magnetic resonance imaging findings in three cases. Skeletal Radiol 34: 108

Patel DV, Orth MSc, Orth Ms et al. (2005) Gorham's disease or massive osteolysis. Clin Med Res 3: 65

Pena JM, Calone JA, Ortega F (1985) Case report 324. Skeletal Radiol 14: 133

Pope TL, Fechner RE, Keats TE (1986) Case report 367. Skeletal Radiol 15: 327

Reid AB, Reidl IL, Johnson G et al. (1989) Familial diffuse cystic angiomatosis of bone. Clin Orthop 238: 211

Renton P, Shaw DG (1976) Hypophosphatemic osteomalacia secondary to vascular tumors of bone and soft tissue. Skeletal Radiol 1: 21

Romero J, Kunz R, Münch U et al. (1989) Erfolgreiche Behandlung eines Chylothorax bei Lymphhämangiomatose der Rippen (Gorham-Stout-Syndrom). Schweiz Med Wochenschr 119: 671

Schajowicz F (1981, 1994) Tumors and tumorlike lesions of bone and joints. Springer, Berlin Heidelberg New York

Schulze PJ, Langendorff G (1979) Ausgedehnte diffuse Hämangiomatose des Skeletts. RÖFO 131: 67

Sherman RS, Wilner D (1961) The roentgen diagnosis of hemangioma of bone. AJR 6: 1146

Simmons TJ, Bassler TJ, Schwinn CP et al. (1992) Primary glomus tumor of bone (case report 749). Skeletal Radiol 21: 407

Stout AP, Murray MR (1942) Hemangiopericytoma; vascular tumor featuring Zimmermann's pericytes. Ann Surg 116: 26

Sugiura I (1975) Tibial periosteal hemangioma. Clin Orthop 106: 242

Sung MS, Kim YS, Resnick D (2000) Epitheloid hemangioma of bone. Skeletal Radiol 29: 530

Suss RA, Kumar AJ, Dorfman HD et al. (1984) Capillary hemangioma of the sphenoid bone. Skeletal Radiol 11: 102

Tang TT, Zuege RC, Bobbitt DP (1976) Angioglomal tumor of bone. J Bone Joint Surg [Am] 58: 873

Tie ML, Poland GA, Rosenow EC 3rd (1994) Chylothorax in Gorham's syndrome. A common complication of a rare disease. Chest 105: 208

Tory JS, Steel HW (1969) Sequential roentgenographic changes occuring in massive osteolysis. J Bone Joint Surg [Am] 51: 1649

Toxey J, Achong DM (1991) Skeletal angiomatosis limited to the hand: Radiographic and scintigraphic correlations. J Nucl Med 32: 1912

Vigorita VJ, Magitsky S, Bryk E (2006) Gorham's disease: an autopsy report. Clin Orthop Relat Res 451: 267

Webb JR, Beall DP (2005) Incidence of vertebral hemangiomas at magnetic resonance imaging. Abstract. Skeletal Radiol 34: 592

Wenger DE, Wold LE (2000) Benign vascular lesions of bone: radiologic and pathologic features. Skeletal Radiol 29: 63

Wenger DE, Wold LE (2000) Malignant vascular lesions of bone: radiologic and pathologic features. Skeletal Radiol 29: 619

Wilner D (1982) Radiology of bone tumors and allied disorders. Saunders, Philadelphia

10.2 Maligne Tumoren

Die von uns im Folgenden benutzte Nomenklatur für die malignen Gefäßtumoren ist weiter oben dargestellt und erläutert. Die in der 2. Auflage dieses Buches noch verwendete Abgrenzung des Hämangioendothelioms als „Tumor ungewisser Dignität" haben wir fallengelassen. Diese Entität verstehen wir heute in Anlehnung an die WHO-Definiton (2002) im einleitenden Weichteiltumorkapitel der Lyon-Klassifikation als niedrig maligne (low-grade) Läsion („intermediate"), also als lokal aggressiv oder multizentrisch wachsend, wobei sich das epitheloide Hämangioendotheliom durch ein geringes Metastasierungspotential von den übrigen – fast ausschließlich in den Weichteilen beschriebenen – Hämangiendotheliomformen abhebt, auf die im Nachfolgenden deshalb nicht weiter eingegangen wird.

Das *Hämangioperizytom* des Knochens sehen wir heute nicht mehr als eigenständige Entität an. Fortschritte in der Immunhistochemie und molekulargenetische Untersuchungen haben gezeigt, dass „Hämangioperizytome" ein histologisches Muster repräsentieren, das z. B. in mesenchymalen Chondrosarkomen und Myofibromen bzw. Myofibromatosen vorkommen kann, aber kein eigenständiges Krankheitsbild darstellt. Damit folgen wir der WHO- Klassifikation (2002).

Die multizentrischen histiozytoiden Hämangiome waren primär als Angiosarkome fehlinterpretiert worden. Der benigne Verlauf sprach aber gegen die Annahme dieser Diagnose. Heute wird dafür der Begriff des *epitheloiden Hämangioms des Knochens* verwendet (Nielsen 2009; O'Connell 2001).

Die *Prognose* maligner Gefäßtumoren ist stark abhängig vom histologischen Differenzierungsgrad. Gut differenzierte Tumoren werden meistens durch lokale Maßnahmen geheilt, schlecht differenzierte Formen haben eine schlechte Prognose (Wold et al. 1982). Multizentrisch wachsende maligne Gefäßtumoren (epitheloides Hämangioendotheliom, Angiosarkom) sollen nach Untersuchungen von Cone et al. (1983) eine bessere Prognose als unizentrische haben (2-Jahres-Überlebensrate 79% vs.47%, 5-Jahres-Überlebensrate 47% vs. 28%). Das Krankengut (5 solitäre und 22 multizentrische Hämangioendotheliome/Angiosarkome) erscheint uns jedoch zu klein und inhomogen, um diesen Daten eine Allgemeingültigkeit geben zu können. Wahrscheinlich waren die multizentrischen Tumoren besser differenziert. Der Befall viszeraler Organe beim (multizentrischen) Hämangioendotheliom scheint die Prognose zu verschlechtern (Kleer et al. 1996), ähnlich wie bei der Hämangiomatose mit Organbefall (s. oben). Doch sind auch diese Daten mit Vorsicht zu behandeln.

Die *Therapie der Wahl* bei malignen Gefäßtumoren ist die chirurgische Exzision. Bei unvollständiger Entfernung wird heute allgemein eine postoperative Strahlentherapie empfohlen. Eine neue therapeutische Option für das epitheloide Hämangioendotheliom ist die transkutane Radiofrequenzablation (Rosenthal et al. 2001) der multizentrischen Tumoren in Kombination mit chirurgischer Entfernung und Chemotherapie.

10.2.1 Epitheloides Hämangioendotheliom

Eine aktuelle WHO-Definition des epitheloiden Hämangioendotheliom des Knochens gibt es nicht. Es wird von der WHO (2002) im Gegensatz zu der Einteilung bei den Weichteiltumoren als Untergruppe der Angiosarkome geführt, eine Auffassung, der wir uns nicht anschließen können.

Die Definition im Weichteiltumorkapitel der WHO-Klassifikation (Weichteil- und Knochentumoren) von 2002 ist im Folgenden wiedergegeben:

„Das epitheloide Hämangioendotheliom ist ein (angiozentrischer – Klammer von uns gesetzt) vaskulärer Tumor mit Metastasierungspotential, der aus epitheloiden endothelialen Zellen besteht, die in kurzen Strängen oder Nestern angeordnet und in ein myxohyalines Stroma eingebettet sind"

Diese Definition grenzt das Hämangioendotheliom als Low-grade-Läsion vom Angiosarkom, einer Highgrade-Läsion, wie bereits erwähnt, ab.

Pathologische Anatomie. Die Tumoren sind blutreich und weich; sie können auch einfach als blutgefüllte Hohlräume im resezierten Knochen liegen und bereits durch die dünne oder fehlende Kompakta unterhalb des Periosts bläulich durchschimmern.

Histologie

Während eine Angiozentrizität in ossären epitheloiden Hemangioendotheliomen in der Regel nicht auffällig ist, fällt bereits in der Übersicht das myxohyaline, manchmal „chondoid" erscheinende Stroma auf, in das die Tumorzellen eingebettet sind (Abb. 10.15a). Eine lobuläre Anordnung fehlt, ebenso eine entzündliche Begleitinfiltration, eine wichtige differentialdiagnostische Abgrenzung zum epitheloiden Hämangiom (s. Tabelle 10.1). Die Tumorzellen sind in Strängen oder soliden Nestern angeordnet, ohne dass eine Lumenbildung augenfällig wäre, auch dies ein Befund, der das epitheloide Hämangioendotheliom vom epitheloiden Hämangion unterscheidet. Das Zytoplama ist breit und eosinophil, spindelige Zellen werden aber ebenfalls beobachtet. Epitheloide Differenzierungen können auf Herde beschränkt sein oder im gesamten Tumor vorliegen. Intrazyoplasmatische, zum Teil Erythrozyten enthaltende Vakuolen sind häufig zu finden. Die vergrößerten, mäßig pleomophen

10.2 · Maligne Tumoren

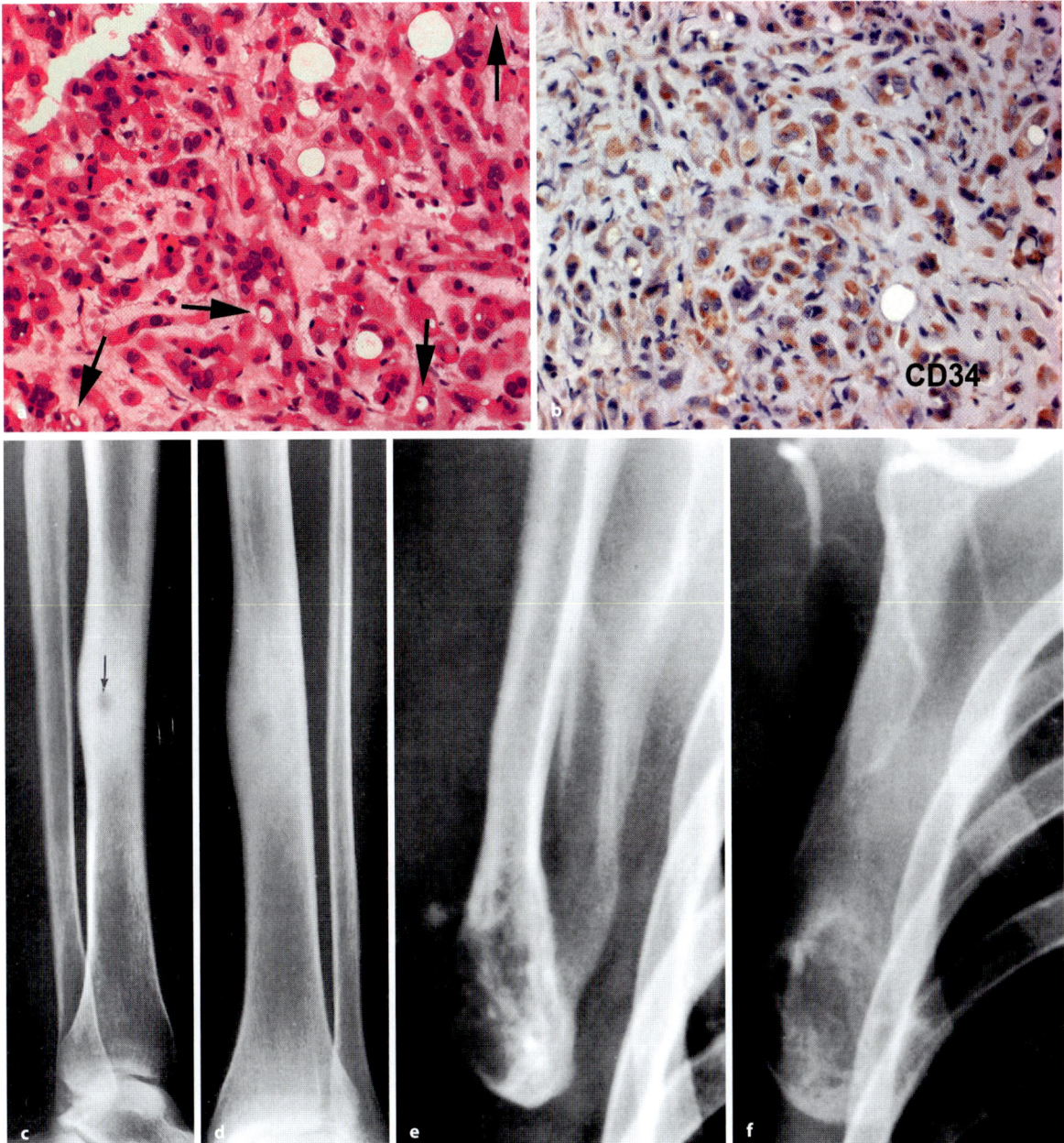

Abb. 10.15 a–f. Hämangioendotheliome. **a, b** Epitheloides Hämangioendotheliom des Sakrums bei einem 79-jährigen Mann. Der Patient starb 13 Monate später an Metastasen. **a** strangförmig wachsender Tumor aus epitheloiden Zellen mit breitem eosinophilem Zytoplasma eingebettet in ein myxohyalines Stroma. Innerhalb des Zytoplasmas sind Lunima sichtbar (*Pfeile*). **b** Immunhistochemisch reagieren die Tumorzellen mit dem endotheltypischen Antikörper CD34. **c, d** Epitheloides Hämangioendotheliom in der mittleren Tibia bei einer 34-jährigen symptomatischen Frau. Man erkennt eine rundliche Aufhellung mit zentraler Verkalkung (*Pfeil* in **c**), wie bei einem Osteoidosteom. Auch die umgebende reaktive Knochenneubildung passt zu einem Osteoidosteom. Die histologische Diagnose eines epitheloiden Hämangioendothelioms (Bestätigung Prof. Dorfman, New York) war überraschend. **e, f** Hämangioendotheliom an der rechten Skapulaspitze mit dort lokalisierter grober Destruktion der lateralen Kompakta. „Septenartige" Binnenstruktur (**f**), irreguläre Umgebungssklerose

Kerne besitzen prominente Nukleolen. Mitosen kommen vor. Die Tumorzellen sind positiv für Endothelmarker (CD31, CD34, FVIII, FLI1) und Vimentin, manchmal jedoch auch für Zytokeratine (Abb. 10.15b). Deshalb sollte bei Tumoren im Knochen mit epitheloider Morphologie immer ein Antikörperpanel eingesetzt werden, um die Fehlinterpretation einer derartigen Läsion als Karzinommetastase zu vermeiden.

Zytogenetisch konnte in zwei extraossären epitheloiden Hämangioendotheliomen eine identische Translokation t(1;3)(p36.3;q25) zwischen Chromosom 1 und Chromosom 3 nachgewiesen werden, die in anderen vaskulären Tumoren nicht vorkommt (Mendlick 2001).

Das Ausmaß der reaktiven Knochenneubildung im Tumor ist unterschiedlich; sie kann jedoch so ausgeprägt sein, dass in der Differentialdiagnose ein Osteoblastom zu berücksichtigen ist.

Häufigkeit, Alters- und Geschlechtsprädilektion, Lokalisation. Epitheloide Hämangioendotheliome des Knochens sind ausgesprochen seltene Tumoren. In einer Serie aus der Mayo-Klinik wurde über 40 Patienten (20 Frauen, 20 Männer) mit epitheloiden Hämangioendotheliomen berichtet (Kleer et al. 1996; Wold u. Wenger 2000). Danach wurde der Tumor erst ab der 2. Lebensdekade (25%) beobachtet, ab der 3. Lebensdekade kommt er zwischen 10–15% je Dekade vor. Lokalisatorisch ergibt sich für 68 Läsionen bei 40 Patienten folgende Verteilung: Klavikula 1, Skapula 2, Rippen 4, Wirbelsäule 7, Becken 12, Oberarm 4, Unterarmknochen 3, Handskelett 2, Oberschenkel 18, Tibia 6, Fibula 2, Fußskelett 7. Es dominieren also Femur und Becken. Etwa 40–50% der Fälle treten multizentrisch auf. Zu ähnlichen Zahlen kommen auch O'Connell et al. (2001), die sich in ihrer Definiton an derjenigen des WHO-Weichteiltumorkapitels über epitheloide Hämangioendotheliome orientieren und etwas weniger als 100 publizierte Fälle aus der Literatur zusammentragen konnten. Diese Autoren fanden ein leichtes Überwiegen des männlichen Geschlechts.

Klinik
Das wichtigste Symptom des Hämangioendothelioms ist der Schmerz, der in einigen Fällen in seiner Heftigkeit schwankt. Nicht selten finden sich lokal eine Überwärmung und eine Schwellung. Die Dauer der klinischen Symptomatik beträgt Wochen bis zu 6 Jahre (Kleer 1996).

Radiologie
Radiologisch präsentieren sich die Läsionen lytisch, gut 40% der Tumoren sind multizentrisch. Dabei neigen sie dazu, eine anatomische Region oder eine Extremität zu befallen. Matrixmineralisationen und Periostreaktionen kommen kaum vor. Ein Tumorausbruch in die Weichteile kommt nach Wenger und Wold (2000) in 40% der Fälle vor. Die radiologische Symptomatik ist also – abgesehen von der Tendenz zur Multilokularität – insgesamt unspezifisch, signalisiert aber eher einen malignen Prozess.

In Abb. 10.15c, d ist ein Fall dargestellt, der sich radiologisch nicht von einem Osteoidosteom unterscheiden ließ.

Im *Computertomogramm* stellen sich die Läsionen meist relativ homogen dar, insbesondere nach intravenöser Kontrastmittelgabe.

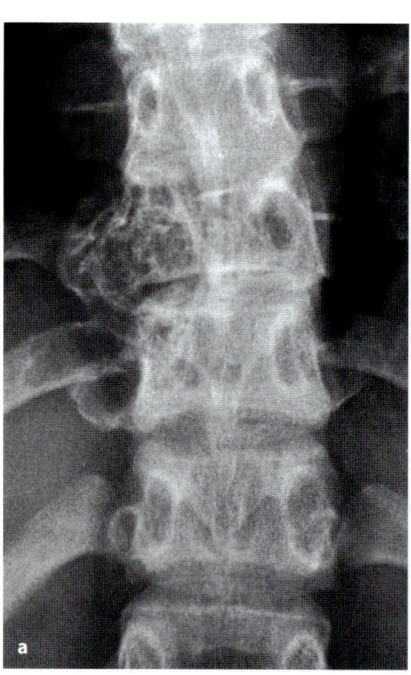
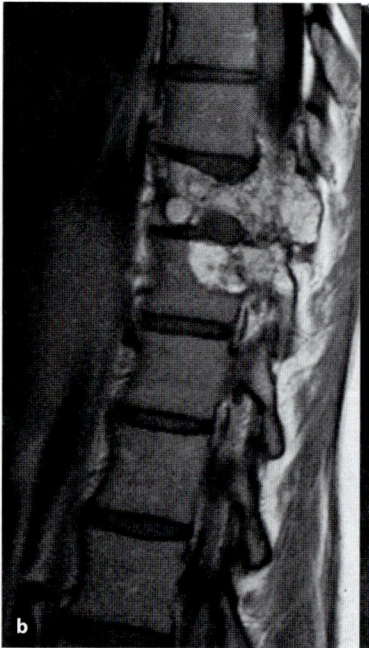
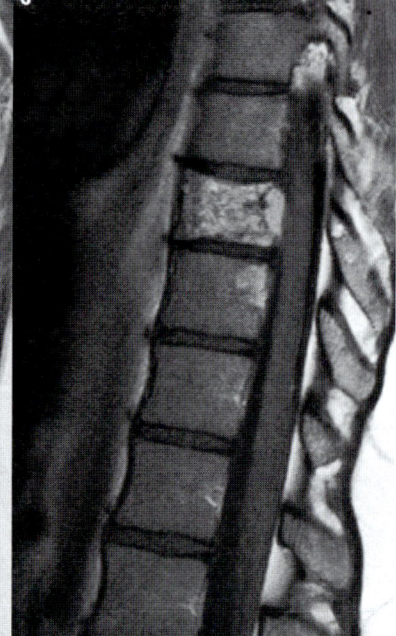

Abb. 10.16 a–e. Hämangioendotheliom BWK 10/11 bei einer 18-jährigen Frau mit thorakalen Rückenschmerzen. Grobe Destruktion von BWK 10 und der rechten Anteile von BWK 11 (**a**). Die Kontrastmittel-MRT (**b**) zeigt einen massiven Signalintensitätsanstieg des Tumorgewebes. Der Tumor ist wahrscheinlich über die rechten dorsalen Wirbelkörper- und Bogenpartien von BWK 10 in BWK 11 eingewachsen. Einbruch der Deck-und Grundplatte (**b** *links*) (*Forts. S. 641*)

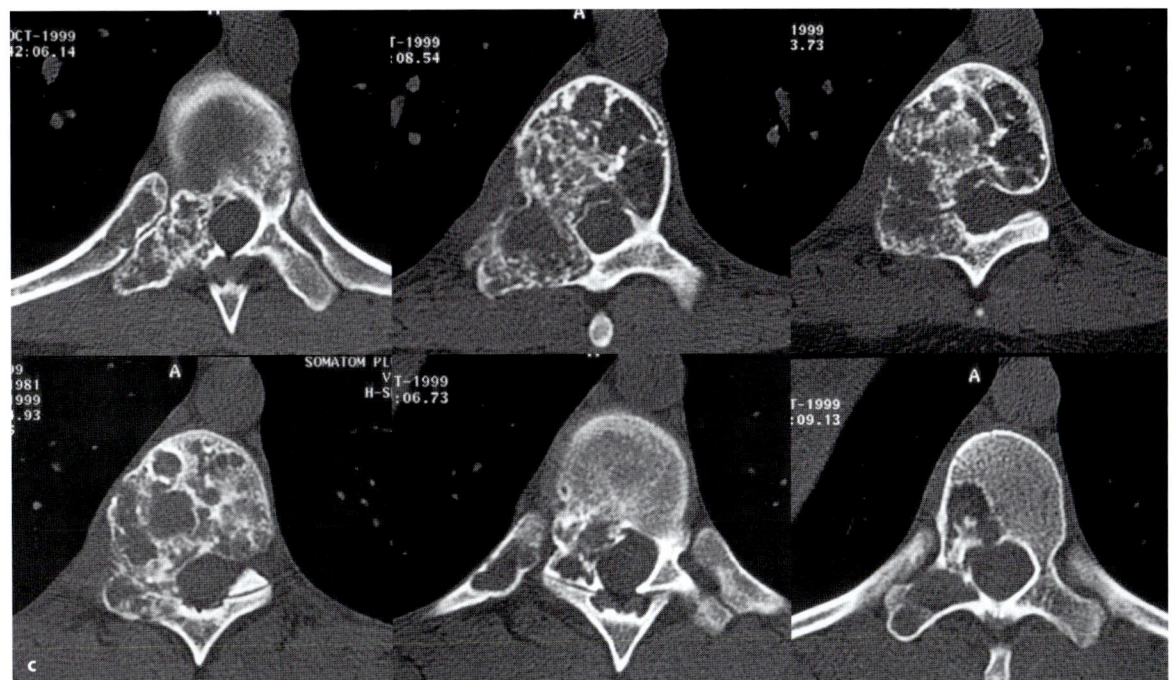

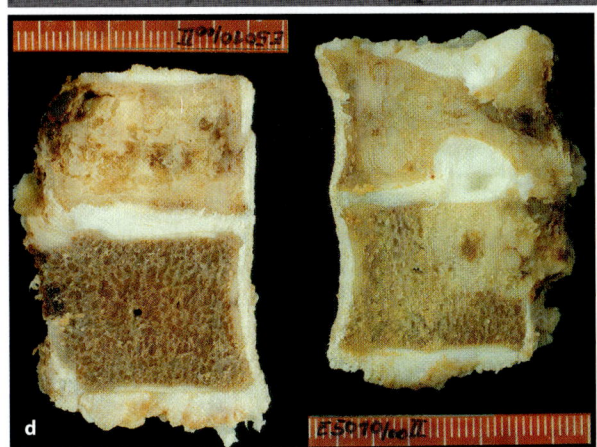

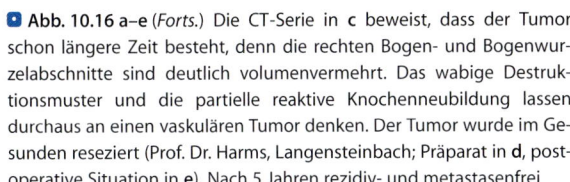

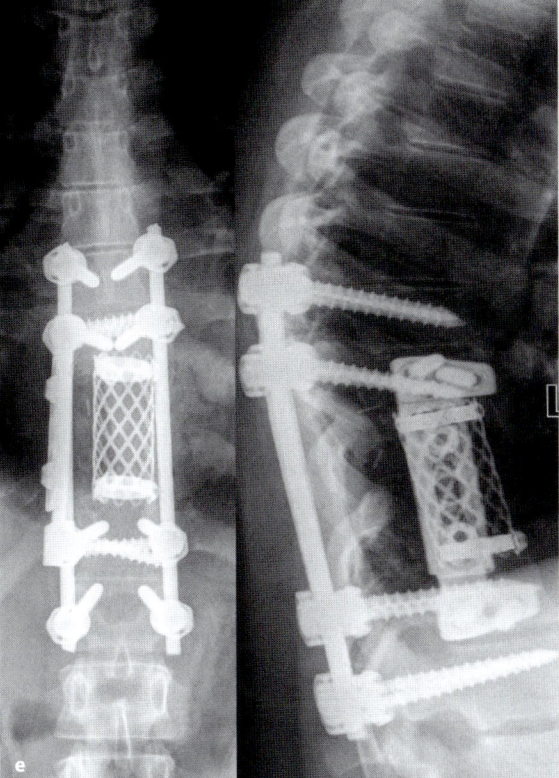

Abb. 10.16 a–e (*Forts.*) Die CT-Serie in **c** beweist, dass der Tumor schon längere Zeit besteht, denn die rechten Bogen- und Bogenwurzelabschnitte sind deutlich volumenvermehrt. Das wabige Destruktionsmuster und die partielle reaktive Knochenneubildung lassen durchaus an einen vaskulären Tumor denken. Der Tumor wurde im Gesunden reseziert (Prof. Dr. Harms, Langensteinbach; Präparat in **d**, postoperative Situation in **e**). Nach 5 Jahren rezidiv- und metastasenfrei

Im *MRT* (Abb. 10.16a–e) zeigt sich eine niedrige bis intermediäre Signalintensität in T1-gewichteten Bildern mit homogenem Enhancement nach Kontrastmittelgabe und hohen Signalintensitäten in T2-Sequenzen (Larochelle 2006).

Differentialdiagnose

Lodwick-Grad-IC/II-Läsionen mit Binnenstruktur, vor allem im Becken und an den unteren Extremitäten, können verdächtig auf ein Hämangioendotheliom sein, besonders dann, wenn weitere Läsionen im Skelett vorliegen. Die Unschärfe der Konturierung erlaubt die Abgrenzung gegenüber der fibrösen Dysplasie. Rein osteolytische Läsionen sind bei Erwachsenen von Metastasen, z. B. des Bronchialkarzinoms, kaum abgrenzbar. Bei jüngeren Patienten ist differentialdiagnostisch an eine Langerhanszell-Histiozytose zu denken. Bei meta-/epiphysärer Lokalisation kommen differentialdiagnostisch auch Riesenzelltumoren sowie Chondro- und Osteosarkome in Betracht. Beim Nachweis einer Zweitläsion an den unteren Extremitäten ist in die differentialdiagnostischen Erwägungen auch das Adamantinom mit einzubeziehen. Auf die Differentialdiagnose von Hämangioendotheliomen, die mit viel reaktiver Sklerose einhergehen, wurde bereits verwiesen.

10.2.2 Angiosarkom

ICD-O-Code 9120/3

Synonyme: Hämangiosarkom (high-grade), Hämangioendotheliom (high-grade), Hämangioendothelsarkom (high-grade), epitheloides Angiosarkom (high-grade)

> **Definition:**
> Angiosarkome des Knochens sind aus Tumorzellen aufgebaut, die eine endotheliale Differenzierung aufweisen (WHO 2002).

In Anbetracht dieser etwas spärlichen Definition wollen wir die inhaltlich immer noch gültige Definition der WHO von 1994 wiedergeben: Es handelt sich „um einen malignen Tumor, der durch die Bildung irregulärer Gefäßkanäle charakterisiert ist, die von einer oder mehreren Schichten atypischer Endothelzellen, oft mit unreifem Erscheinungsbild, ausgekleidet werden und die mit soliden Massen eines wenig differenzierten oder anaplastischen Gewebes vergesellschaftet sind."

Der Tumor entspricht dem High-grade-Hämangioendotheliom, dem High-grade-Hämangioendothelsarkom und dem High-grade-Angiosarkom der früheren Nomenklaturen, er steht am Ende des Spektrums maligner Gefäßtumoren. Er tritt sowohl als uni- wie als multilokulärer Tumor auf, wobei eine oder mehrere anatomische Regionen betroffen sein können. Dabei handelt es sich aber sehr wahrscheinlich um regionale, über Arterien und Venen „gestreute" Metastasen. In manchen Fällen lässt sich pathologisch-anatomisch und radiologisch der Metastasierungsweg von einem stammnahen Primärherd, der nicht im Knochen liegen muss, über die Arterien in die Peripherie, mit Entwicklung von Knochenherden, verfolgen (Abb. 10.20, 10.22).

Pathologie, Histologie

Angiosarkome zeigen histologisch einen klaren sarkomatösen Aufbau. In Abschnitten mit Gefäßbildung ist das Endothel prominent, und ragt z. T. papillär oder pseudopapillär in das Lumen. Die Kern-Plasma-Relation ist verschoben, Kernatypien sind augenfällig und Mitosen, darunter atypische Formen, kommen immer wieder vor. Typisch sind auch Abschnitte im Tumor, die spindelzellig differenziert sind und in denen die vaskuläre Natur des Tumors erst in der Silberfärbung sichtbar wird (◘ Abb. 10.17 a–e). Epitheloid differenzierte Tumoren können insbesondere in der Biopsie mit Metastasen eines Adenokarzinoms verwechselt werden (Abb. 10.17 f).

Die *Differentialdiagnose* ist entsprechend ausgedehnt. Zum Beispiel muss an das teleangiektatische Osteosarkom gedacht werden, das oft nur eine sehr diskrete Osteoidbildung durch die Tumorzellen aufweist, nach der gesucht werden muss. Die Berücksichtigung des Patientenalters ist für die Differentialdiagnose von Nutzen.

Bei der Typisierung dieser Tumoren hilft der immunhistologische Nachweis von Endothelmarkern (Faktor-VIII-assoziiertes Antigen, CD 31, CD 34, Ulex europaeus), die zwar nicht immer gleichzeitig und überall exprimiert werden, jedoch auch am entkalkten Präparat neben Vimentin regelmäßig zytoplasmatisch nachzuweisen sind (Abb. 10.17e).

Häufig exprimieren – insbesondere bei epitheloiden Formen – die Tumorzellen auch Zytokeratin. Deshalb sind die endothelialen Marker bei der Diagnostik dieser Tumoren besonders wichtig.

Häufigkeit, Alters- und Geschlechtsprädilektion

Verglichen mit dem Hämangioendotheliom ist das Angiosarkom noch seltener. Schajowicz (1994) hat in seiner Sammlung 12 Fälle eines Angiosarkoms, dem 15 Fälle eines Hämangioendothelioms gegenüberstehen. Dorfman et al. (1971) verfügen über 5 Angiosarkome im Vergleich zu 10 Hämangioendotheliomen.

Klinik

Die Patienten präsentieren sich in fast allen Altersklassen, eine gewisse Häufung gibt es in der 3. und 4. Lebensdekade. Klinisches Leitsymptom ist der Schmerz.

Die *Prognose* ist ausgeprochen schlecht. Die 5-Jahres-Überlebensrate beträgt etwa 20% (Wold et al. 1982; Wenger u. Wold 2000). Die meisten Patienten mit einem Angiosarkom sterben innerhalb von 2 Jahren trotz radikaler chirurgischer Therapie mit Amputation oder Exartikulation an Lungen- und Skelettmetastasen.

Die *Therapie* der Wahl ist die Amputation und die weite Resektion und Strahlentherapie. Über die Möglichkeiten der Chemotherapie gibt es bisher noch keine genügende Dokumentation. Vor jeder Therapie ist ein gründliches Staging (Ganzkörper-MRT, Szintigrapie) notwendig, um die Frage abzuklären, ob ein solitärer oder mulilokulärer Tumor vorliegt. Multilokuläre Tumoren in einem umschriebenen Skelettabschnitt, z. B. untere Extremität, sollten ablativ behandelt werden. Bei Inoperabilität sollten neben der Strahlentherapie inter-

10.2 · Maligne Tumoren

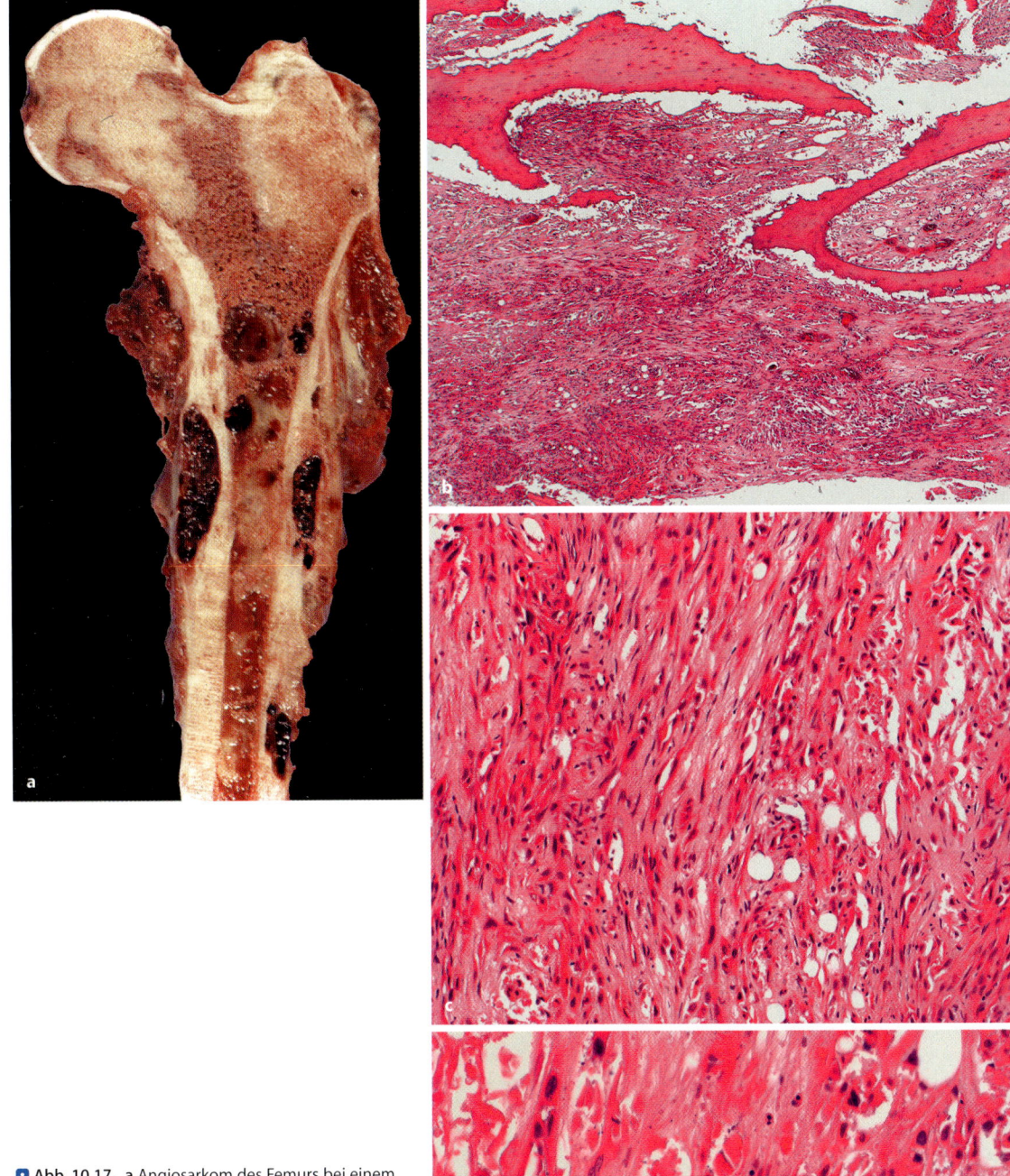

Abb. 10.17. **a** Angiosarkom des Femurs bei einem 24-jährigen Mann. Der Tumor zeigt ein multizentrisches Wachstum mit großen blutgefüllten Hohlräumen, die den Knochen zerstören und auch die Kortikalis erfassen. **b–e** Angiosarkom der Ulna bei einer 39-jährigen Frau. **b** Ausgedehntes destruktives Wachstum des Tumors, der überwiegend aus spindeligen atypischen Zellen besteht, die z. T. dünnwandige und miteinander kommunizierende Gefäßspalten begrenzen. **c** Wenig differenzierter Abschnitt, der überwiegend solid spindelzellig differenziert ist mit abortiver Gefäßbildung. Ausgeprägte Destruktion des ortsständigen Knochens. **d** Besser differenzierte Bezirke mit noch erkennbarer Gefäßbildung. Die Endothelien sind deutlich atypisch. Nekrosen kommen vor (obere linke Bildhälfte) (*Forts. S. 644*)

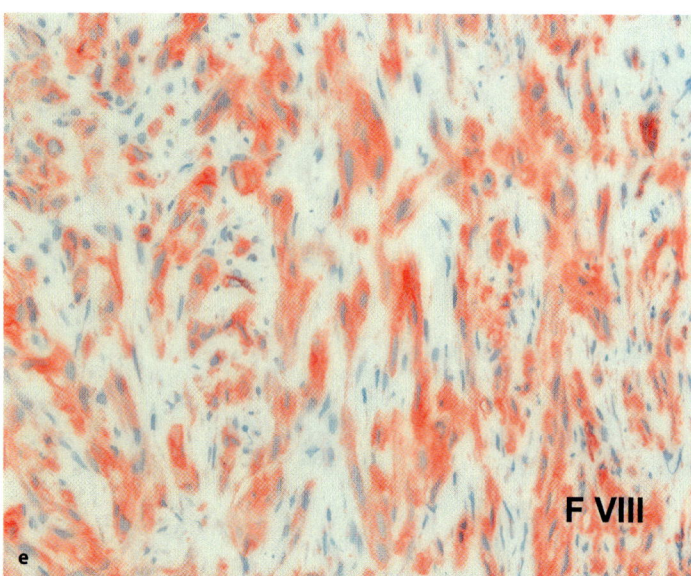

Abb. 10.17 (*Forts.*) **e** Die Tumorzellen reagieren positiv mit einem Antikörper gegen Faktor VIII. **f** Epitheloides Angiosarkom des Femurs eines 83-jährigen Mannes. Wenig differenzierte, epitheloid wachsende Tumorzellen, die differentialdiagnostisch von einer Karzinommetastase abgegrenzt werden müssen

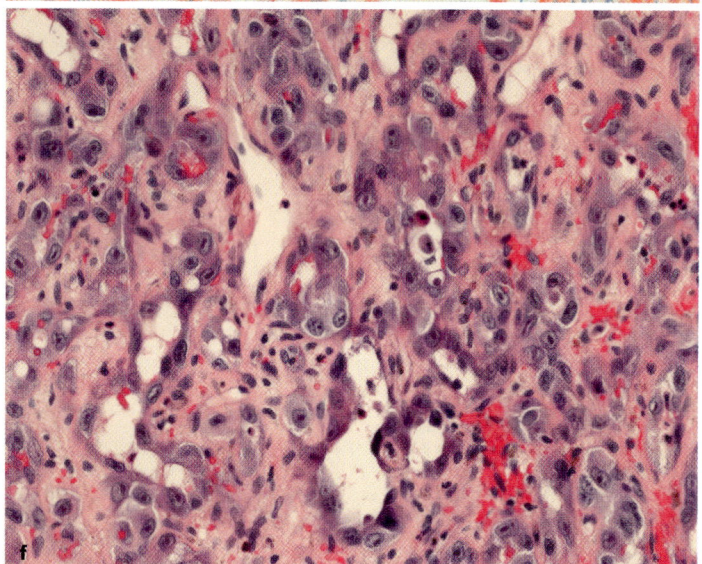

Abb. 10.18. a Angiosarkom an der Tibia bei einem 38-jährigen Mann. Irreguläre Destruktion der medialen Kompaktaabschnitte im mittleren Diaphysendrittel mit „trabekulierter Binnenstruktur". Zum Markraum hin findet sich ein irregulärer, z. T. unterbrochener angedeuteter Sklerosesaum. Klinisch war ein flacher, äußerst dolenter paraossaler Tumoranteil zu tasten. **b–e** Ungewöhnlicher Verlauf eines Angiosarkoms der Milz. 5 Jahre vor den Aufnahmen in **b–d** Entfernung der Milz wegen eines dort multifokalen Angiosarkoms. Keine weitere Therapie, da sich nach gründlichen radiologischen Untersuchungen keinerlei Hinweise auf eine Metastasierung ergaben. Die 62-jährige Patientin bekam dann Schmerzen im rechten Hüftgelenk. Im CT waren in der rechten Pfanne kleinere Osteolysen zu sehen, in der MRT Signalintensitätsveränderungen im proximalen Femur, die zunächst als trophische Veränderungen gedeutet wurden. Kleinere sklerotische Herde im untersuchten Hüftbereich beiderseits wurden zunächst als Osteome gedeutet. Eine PE aus der Osteolyse im vorderen Pfannenpfeiler rechts ergab ein Angiosarkom. Ganzkörper-CT-Aufnahmen zeigten dann weitere osteosklerotische und lytische Herde im gesamten Achsenskelett. Daraufhin wurde differentialdiagnostisch die Hämangiomatose für alle Veränderungen, auch in der Milz diskutiert, denn disseminierte Skleroseherde bei einem Angiosarkom erschienen uns sehr ungewöhnlich. Es störte auch der Befund, dass weder zum Zeitpunkt der Milz-OP noch später keine Metastasen in Leber und Lungen gefunden wurden, den ersten „Filterstationen" nach der Milz. Die Histologien sowohl der Milz als des Knochenherdes wurden nun vorerst von der klinischen Seite als aggressive Form einer Hämangiomatose gewertet und der Versuch einer Therapie mit einem Angioneogenese-Hemmer (Thallidomid) gestartet, allerdings ohne jeden Erfolg. Auch eine sytemische Chemotherapie war unwirksam, innerhalb eines halben Jahres explodierten sowohl die osteolytischen als auch die sklerotischen Herde an Zahl und Größe. Schließlich verstarb die Patientin. Verlauf und Histologie sprechen – zusammenfassend – für ein Angiosarkom. Allerdings kommt für uns von der radiologischen Seite (s. oben) und letztendlich vom Verlauf her (s. S. 631) nach wie vor eine aggressive (maligne) Form einer Hämangiomatose in Frage, an der bekanntlich die Patienten sterben können (*Forts. S. 646*)

ventionelle Maßnahmen wie z. B. eine transkutane Sklerosierung diskutiert werden (s. oben)

Radiologie. Das *radiologische Bild* des Angiosarkoms ähnelt grundsätzlich dem des Hämangioendothelioms, wenngleich einzelne Läsionen durchaus aggressiver anmuten können, vor allem, wenn sie die Kortikalis durchbrochen haben. Für ein Angiosarkom bei einem erwachsenen Patienten sprechen stets multiple unscharf begrenzte Läsionen mit und ohne umgebende Sklerose, allerdings ist die Differentialdiagnose breit und reicht vom Plasmozytom über Metastasen bis hin zum Lymphom. Eine Cluster-Bildung der Herde in einer anatomischen Region z. B. Becken und eine untere Extremität weisen aber stets auf einen malignen Gefäßtumor hin (◘ Abb. 10.20, 10.22)

10.2 · Maligne Tumoren

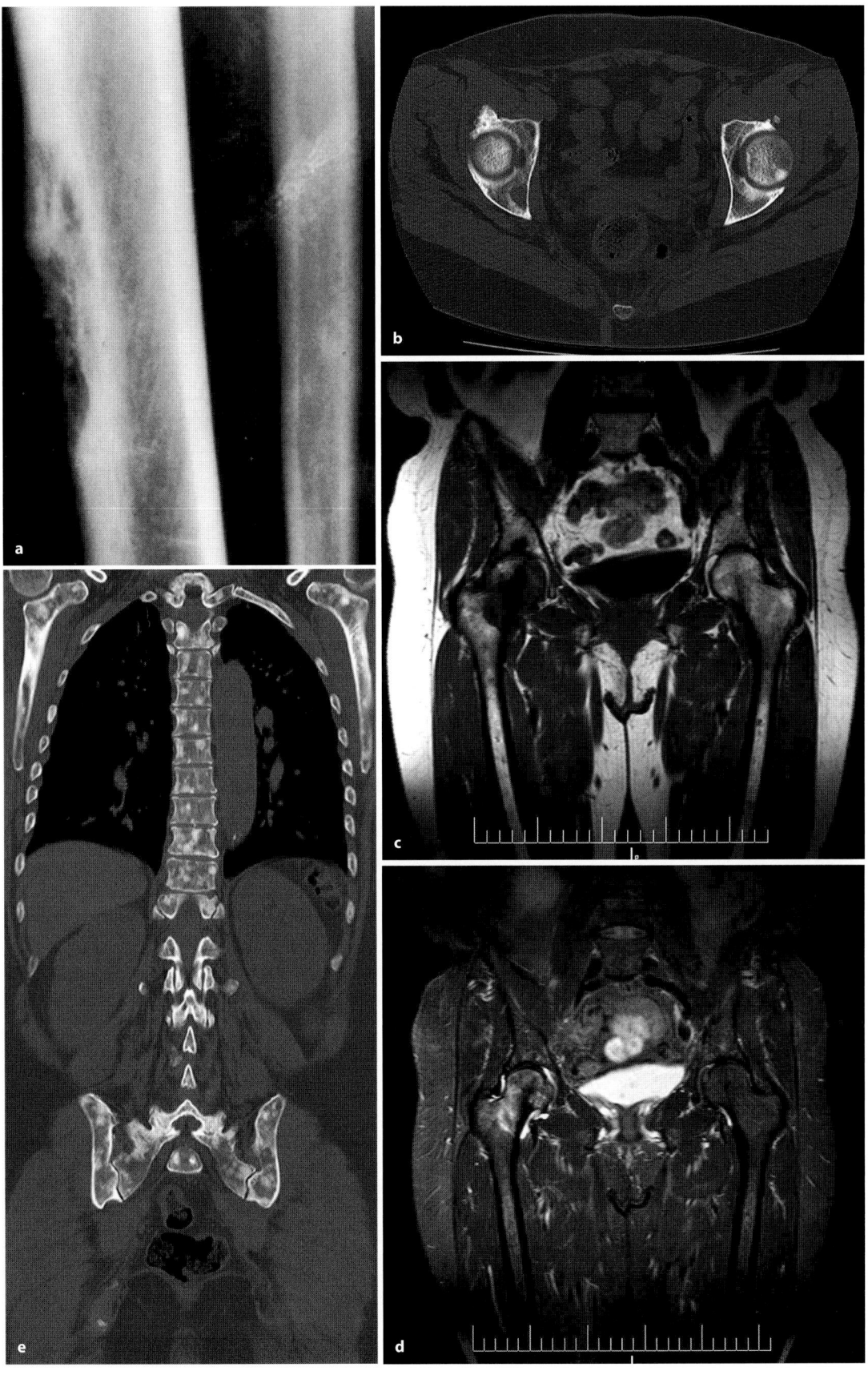

Abb. 10.18 (Text s. S. 644)

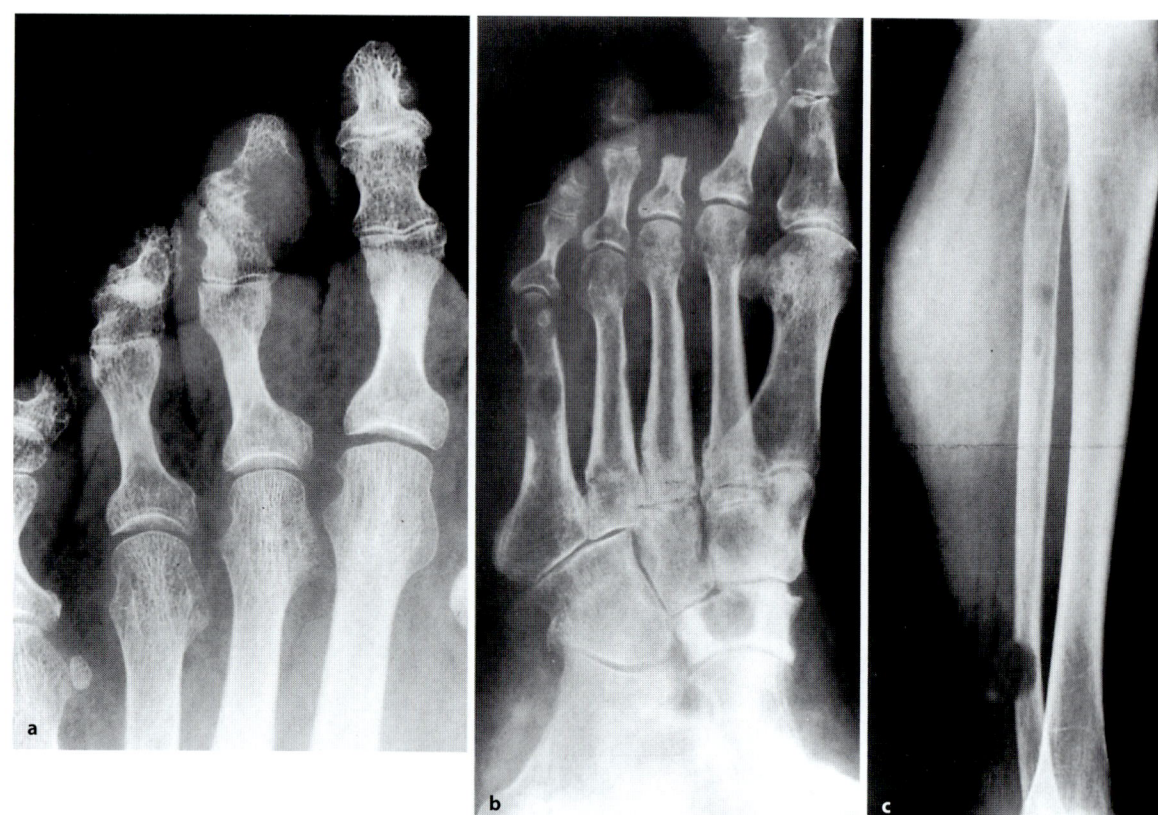

Abb. 10.19 a–c. Angiosarkom in der 3. linken Mittel- und Endphalanx mit ausgedehnter Metastasierung im linken Fuß und im linken Unterschenkel bei einer anfangs 59-jährigen Patientin. Der Primärtumor (a) zeigt eine grobe Destruktion mit mottenfraßartiger Begrenzung. Der Zeh wurde amputiert und es erfolgte eine regionale Nachbestrahlung. 3 Jahre später (b, c) grobe Metastasierung im Os metatarsale V, im Os naviculare (mit deutlicher Umgebungssklerose), zwischen Talus und Kalkaneus, an der Fibula und beginnend auch an der proximalen Tibia

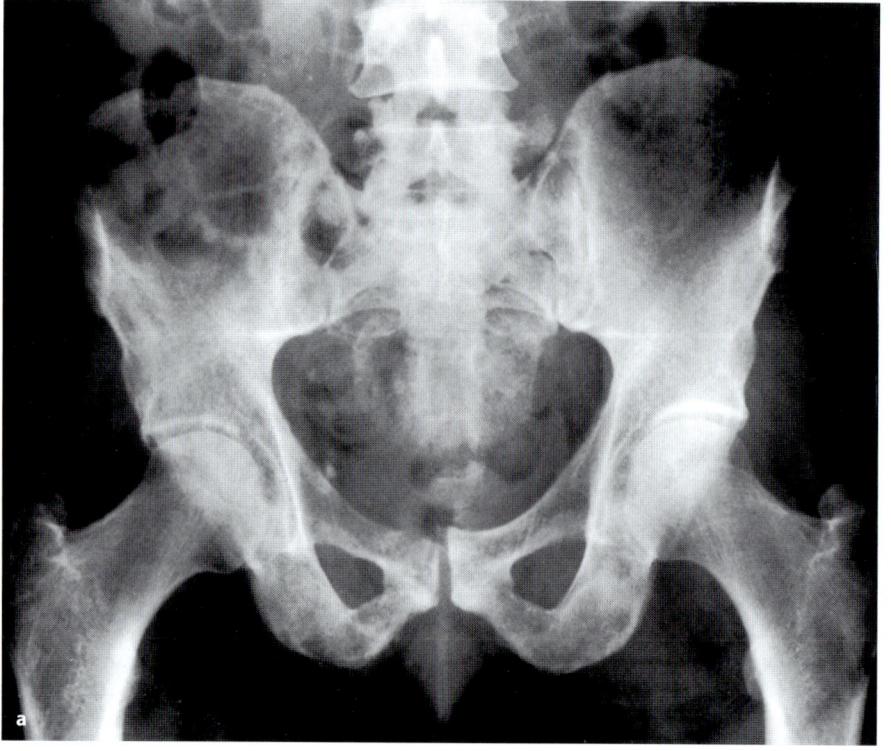

Abb. 10.20 a–c. Angiosarkom mit diffuser distalwärts gerichteter Metastasierung (58-jähriger Mann). Der Ausgangspunkt des Tumors konnte weder angiographisch noch später autoptisch gefunden werden. Wahrscheinlich ist er primär von der Region der distalen Aorta ausgegangen, denn es finden sich grobe Osteolysen im rechten Sitz- und Schambein, kleinere Osteolysen aber auch im linken Sitzbein und lateral im proximalen Femur, etwas unterhalb des Trochanter major (*Forts. S. 647*)

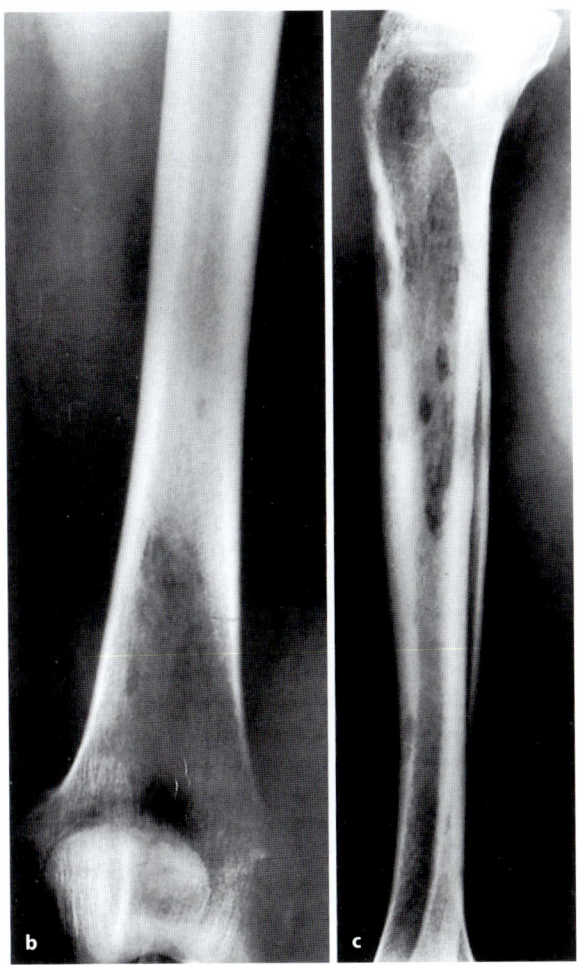
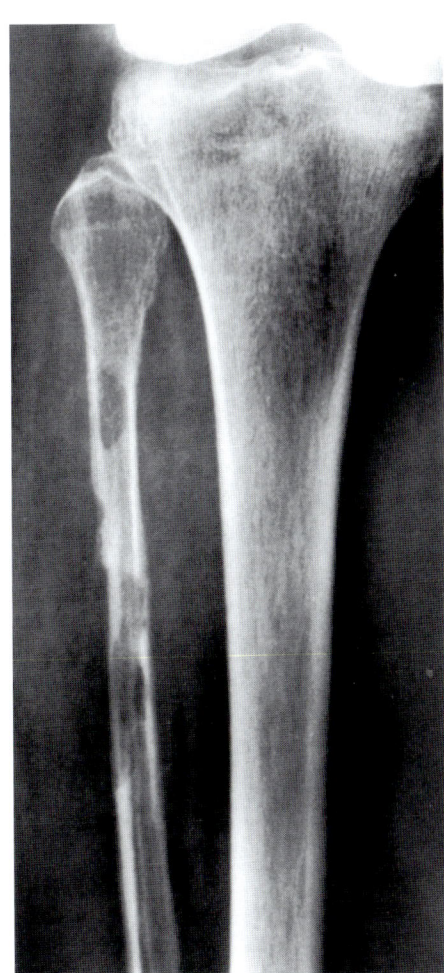

Abb. 10.20 (*Forts.*) Weitere Metastasen fanden sich im distalen linken Femur (**b**) und in rechter Tibia und Fibula (**c**). Es handelt sich hierbei also nicht eindeutig um ein primär ossäres Hämangiosarkom

Abb. 10.21. Polytopes oder nach distal metastasierendes Angiosarkom der Fibula bei einer 76-jährigen Frau. Man sieht im Bereich des proximalen Fibulaschafts mehrere grobe Osteolysen, z. T. mit massiver Kompaktazerstörung lateral und medial. Die nacheinander angeordneten Osteolysen kann man entweder als multizentrisches Auftreten des Tumors oder als distal gerichtete Metastasierung von dem am weitesten proximal gelegenen Herd deuten

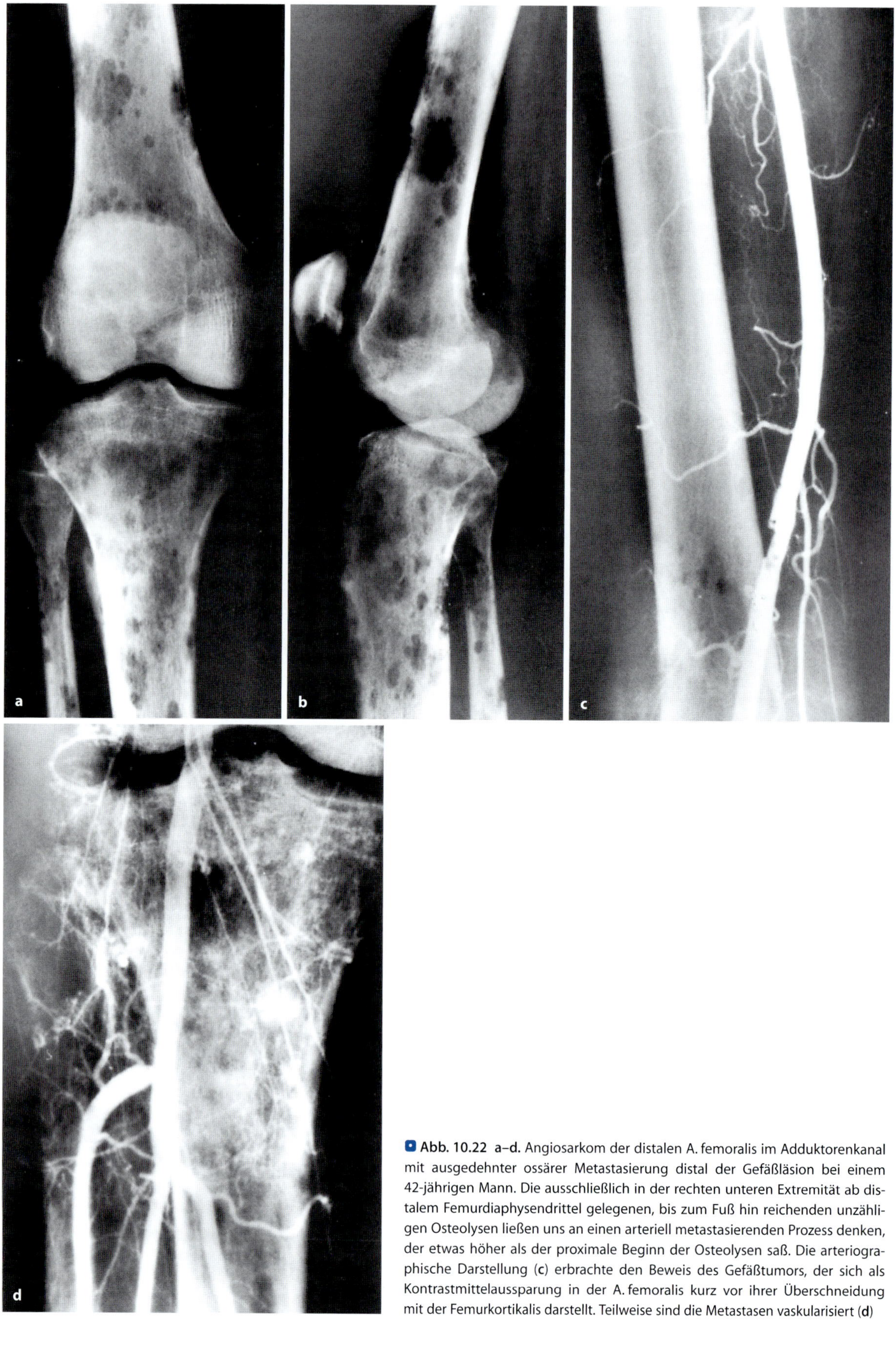

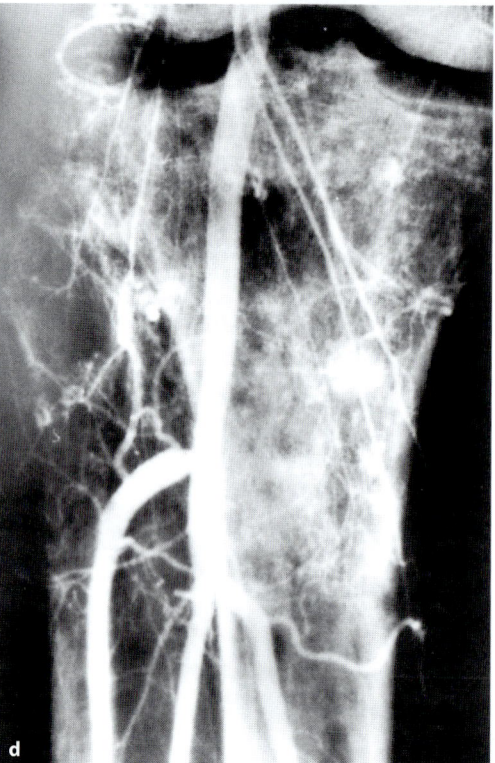

Abb. 10.22 a–d. Angiosarkom der distalen A. femoralis im Adduktorenkanal mit ausgedehnter ossärer Metastasierung distal der Gefäßläsion bei einem 42-jährigen Mann. Die ausschließlich in der rechten unteren Extremität ab distalem Femurdiaphysendrittel gelegenen, bis zum Fuß hin reichenden unzähligen Osteolysen ließen uns an einen arteriell metastasierenden Prozess denken, der etwas höher als der proximale Beginn der Osteolysen saß. Die arteriographische Darstellung (**c**) erbrachte den Beweis des Gefäßtumors, der sich als Kontrastmittelaussparung in der A. femoralis kurz vor ihrer Überschneidung mit der Femurkortikalis darstellt. Teilweise sind die Metastasen vaskularisiert (**d**)

Literatur

Abrahams TG, Bula W, Jones M (1992) Epithelioid hemangioendothelioma of bone. A report of two cases and review of the literature. Skeletal Radiol 21: 509

Ackerman LV, Spjut HL (1962) Tumors of bone and cartilage. Armed Forces Institute of Pathology, Washington DC

Allen PW, Ramakrishna B, Mac Cormac (1992) The histiocytoid hemangiomas and other controversies. Pathol Ann 27: 51

Baluk P, McDonald DM (2008) Markers for microscopic imaging of lymphangiogenesis and angiogenesis. Ann NY Acad Sci 1131 (The Lymphatic Continuum Revisited): 1–12

Bohn LE, Dehner LP, Walker HCh (1982) Case report 204. Skeletal Radiol 8: 303

Bruder E, Perez-Atayde AR, Jundt G, Alomari AI, Rischewski J, Fishman SJ et al. (2009) Vascular lesions of bone in children, adolescents, and young adults. A clinicopathologic reappraisal and application of the ISSVA classification. Virchows Arch 454: 161–179

Bundens WD (1965) Malignant hemangioendothelioma of bone. Report of two cases and review of the literature. J Bone Joint Surg [Am] 47: 762

Cone RO, Hudkins P, Nguyen V et al. (1983) Histiocytoid hemangioma of bone: a benign lesion which may mimic angiosarcoma. Skeletal Radiol 10: 165

Dahlin DC (1978) Bone tumors, 3rd edn. Thomas, Springfield

Dahlin DC, Unni KK (1986) Bone tumors, 4th edn. Thomas, Springfield

Dalinka MK, Brennan RE, Tatchefsky AS (1976) Malignant hemangioendothelioma of cervical spine. Case report 3. Skeletal Radiol 1: 59

Deshpande V, Rosenberg AE, O'Connell JX, Nielsen GP (2003) Epithelioid angiosarcoma of the bone: a series of 10 cases. Am J Surg Pathol 27: 709–716

Dorfman HD, Steiner GC, Jaffe HL (1971) Vascular tumors of bone. Hum Pathol 2: 349

Dorfman HD, Steiner GC, Jaffe HL (1971) Vascular tumors of bone. Hum Pathol 2: 349

Enjolras O, Mulliken JB (1997) Vascular tumors and vascular malformations (new issues). Adv Dermatol 13: 375–423

Evans HL, Raymond AK, Ayala AG (2003) Vascular tumors of bone: a study of 17 cases other than ordinary hemangioma, with an evaluation of the relationship of hemangioendothelioma of bone to epithelioid hemangioma, epithelioid hemangioendothelioma, and high-grade angiosarcoma. Hum Pathol 34: 680–689

Folpe AL, Fanburg-Smith JC, Billings SD, Bisceglia M, Bertoni F, Cho JY et al. (2004) Most osteomalacia-associated mesenchymal tumors are a single histopathologic entity: an analysis of 32 cases and a comprehensive review of the literature. Am J Surg Pathol 28: 1–30

Hagendoorn J, Padera TP, Yock TI, Nielsen GP, di Tomaso E, Duda DG et al. (2006) Platelet-derived growth factor receptor-beta in Gorham's disease. Nat Clin Pract Oncol 3: 693–697

Hartmann WH, Stewart FW (1962) Hemangioendothelioma of bone: unusual tumor characterized by indolent course. Cancer 15: 846

Huvos AG (1991) Bone tumors: diagnosis, treatment, prognosis. Saunders, Philadelphia

Ishida T, Dorman HD, Steiner GC et al. (1994) Cystic angiomatosis of bone with sclerotic changes mimicking osteoblastic metastases. Skeletal Radiol 23: 247

Jaffe HL (1971) Tumours and tumorous conditions of the bone and joints. Lea Febiger, Philadelphia

Kleer CG, Unni KK, McLeod RA (1996) Epithelioid hemangioendothelioma of bone. Am J Surg Pathol 20: 1301–1311

Kleer CG, Unni KK, McLeod RA (1996) Epithelioid hemangioendothelioma of bone. Am J Surg Pathol 20: 1301

Larochelle O, Perigny M, Lagace R, Dion N, Giguere C (2006) Epithelioid hemangioendothelioma of bone. Radiographics 26: 265–270

Lateur L, Simoens CJ, Gryspeerdt, S et al. (1996) Skeletal cystic angiomatosis. Skeletal Radiol 25: 92

Lawley LP, Cerimele F, Weiss SW, North P, Cohen C, Kozakewich HP et al. (2005) Expression of Wilms tumor 1 gene distinguishes vascular malformations from proliferative endothelial lesions. Arch Dermatol 141: 1297–1300

Levey DS, MacCormack LM, Sartoris DJ et al. (1996) Cystic angiomatosis: case report and review of the literature. Skeletal Radiol 25: 287

Lichtenstein J (1977) Bone tumours, 5th edn. Mosby, St. Louis

Lisle J, Bradeen H, Kalof A (2009) Case report: kaposiform hemangioendothelioma in multiple spinal levels without skin changes. Clin Orthop Rel Res 467: 2464–2471

Mendlick MR, Nelson M, Pickering D, Johansson SL, Seemayer TA, Neff JR et al. (2001) Translocation t(1;3)(p36.3;q25) is a nonrandom aberration in epithelioid hemangioendothelioma. Am J Surg Pathol 25: 684–687

Morgenstern P, Olivetti RG, Westing SW (1960) Five year cure in a case of malignant hemangioendothelioma of bone treated with Roentgen rays. AJR 83: 1083

Morrison AA, Viney RL, Ladomery MR (2008) The post-transcriptional roles of WT1, a multifunctional zinc-finger protein. Biochim Biophys Acta 1785: 55–62

Mulliken JB, Glowacki J (1982) Hemangiomas and vascular malformations in infants and children: a classification based on endothelial characteristics. Plast Reconstr Surg 69: 412–422

Nielsen GP, Srivastava A, Kattapuram S, Deshpande V, O'Connell JX, Mangham CD et al. (2009) Epithelioid hemangioma of bone revisited: a study of 50 cases. Am J Surg Pathol 33: 270–277

North PE, Waner M, Mizeracki A, Mihm JMC (2000) GLUT1: A newly discovered immunohistochemical marker for juvenile hemangiomas. Human Pathology 31: 11–22

North PEMDP (2008) Vascular tumors and malformations of infancy and childhood. Pathology Case Reviews November/December 13: 213–235

O'Connell JX, Kattapuram SV, Mankin HJ et al. (1993) Epithelioid hemangioma of bone. A tumor often mistaken for low-grade angiosarcoma or malignant hemangioendothelioma. Am J Surg Pathol 17: 610

O'Connell JX, Nielsen GP, Rosenberg AE (2001) Epithelioid vascular tumors of bone: a review and proposal of a classification scheme. Adv Anat Pathol 8: 74–82

Otis J, Hütter RVP, Foote FW et al. (1968) Hemangioendothelioma of bone. Surg Gynecol Obstet 127: 295

Radhakrishnan K, Rockson SG (2008) Gorham's disease – an osseous disease of lymphangiogenesis? Ann NY Acad Sci 1131 (The Lymphatic Continuum Revisited): 203–205

Rosai J, Gold J, Landy R (1979) The histiocytoid hemangiomas: a unifying concept embracing several previously described entities of skin, soft tissue, large vessels, bone and heart. Hum Pathol 10: 707

Schajowicz F (1994) Tumors and tumorlike lesions of bone, 2nd edn. Springer, Berlin Heidelberg New York Tokyo

Schoepf R, Zaunbauer W, Schmid U et al. (1984) Case report 283. Skeletal Radiol 12: 142

Tsuneyoshi M, Dorfman HD, Bauer TW (1986) Epithelioid hemangioendothelioma of bone. Am J Surg Pathol 10: 754

Unni KK, Ivins JC, Beabout JW et al. (1971) Hemangioma, hemangiopericytoma and hemangioendothelioma (angiosarcoma) of bone. Cancer 27: 1403

Unni KK, Ivins JC, Beabout JW et al. (1971) Hemangioma, hemangiopericytoma and hemangioendothelioma (angiosarcoma) of bone. Cancer 27: 1403

Weiss SW, Enzinger FM (1982) Epithelioid hemangioendothelioma. A vascular tumor often mistaken for carcinoma. Cancer 50: 970

Weiss SW, Goldblum JR. Enzinger and Weiss's Soft Tissue Tumors. 5th edn. Mosby Elsevier, Philadelphia, 2008

Wold LE, Unni KK, Beabout JW et al. (1982) Hemangioendothelial sarcoma of bone. Am J Surg Pathol 6: 59

11 Sonstige Knochentumoren

11.1 Riesenzelltumor (RZ) – 652

11.2 Adamantinom – 693

11.3 Tumoren der glatten Muskulatur – 707
11.3.1 Primäres Leiomyom des Knochens – 707
11.3.2 Primäres Leiomyosarkom des Knochens – 708

11.4 Neurale Tumoren – 712
11.4.1 Schwannom – 712

11.5 Fibrokartilaginäres Mesenchymom des Knochens (FKM) – 715

11.6 Ungewöhnliche, nichtmetastatische Knochenlokalisationen von primären Weichteiltumoren – 719

11.1 Riesenzelltumor (RZ)

ICD-O-Code 9250/1

Synonym: Osteoklastom

> **Definition:**
> Der Riesenzelltumor ist eine benigne lokal aggressive Neoplasie, bestehend aus Verbänden von neoplastischen ovoiden mononukleären Zellen mit eingestreuten, gleichmäßig verteilten großen osteoklastenartigen Riesenzellen (WHO 2002).

Der RZ gehört hinsichtlich Diagnostik und Therapie zu den facettenreichsten Knochengeschwülsten. Lokal aggressives Wachstum, Rezidive und hämatogene Metastasen sind möglich, ohne dass das histologische Bild des Tumors zuverlässige Merkmale über den voraussichtlichen Krankheitsverlauf gibt. Auch die Metastasen des Riesenzelltumors können sich ebenso unvorhersehbar zeigen wie der Primärtumor; von einer spontanen Auflösung in seltenen Fällen bis zu einem progredienten Verlauf gibt es Berichte. Deshalb sollte bei jedem Riesenzelltumor von einem potentiell progredienten Verlauf ausgegangen werden.*

Über die Histogenese des Riesenzelltumors gibt es nur Spekulationen; viele Befunde sprechen aber dafür, dass er sich aus fibrohistiozytären oder undifferenzierten mesenchymalen Zellen ableitet (Brien et al. 1997; Szendroi 2004). Auch wird heute überwiegend angenommen, dass die Riesenzellen des Tumors, die mikroskopisch Osteoklasten entsprechen (Osteoklastom), wahrscheinlich durch eine Fusion der mononukleären – den eigentlichen – Tumorzellen entstehen (s. S. 656 f.).

Wenngleich die Riesenzelle der Schlüssel zur histologischen Diagnose der Geschwulst ist, so gibt sie doch gleichermaßen Anlass zu Fehldeutungen, denn viele Geschwülste und geschwulstähnliche Läsionen verfügen über Riesenzellen, so z. B. das Chondroblastom, das Chondromyxoidfibrom, das teleangiektatische Osteosarkom, die aneurysmatische Knochenzyste, der fibröse metaphysäre Defekt, der braune Tumor beim Hyperparathyreoidismus und viele mehr (Lang 2008). Entscheidend für die Annahme eines echten Riesenzelltumors ist unter anderem das Verhältnis der vielkernigen Riesenzellen zur Zahl der Stromazellen. In vielen Fällen erlauben aber erst die makroskopisch-radiologischen und topographischen Aspekte eine richtige Einordnung.

RZ gehören zu den Geschwülsten, die lokal aggressiv wachsen und eine starke Neigung zu Rezidiven besitzen (Dahlin 1985). Die lokale Aggressivität des RZ hatte dazu geführt, ihn im älteren deutschen Schrifttum als „semimaligne" oder „potentiell maligne" einzustufen. 10–20 Jahre nach alleiniger Kürettage und Spongiosaplastik sowie nach alleiniger Strahlentherapie kann es zu einer malignen Transformation in ein High-grade-Spindelzellsarkom kommen (s. unten).

Es sind viele Versuche unternommen und auch wieder verworfen worden, aus dem histologischen und/oder radiologischen Bild auf das mögliche biologische Verhalten eines RZ zu schließen, d. h. unter anderem die Wahrscheinlichkeit eines Rezidivs vorherzusagen und davon die Therapie abhängig zu machen. Eine hohe Rezidivwahrscheinlichkeit hat nämlich zwangsläufig ein radikales chirurgisches Vorgehen (En-bloc-Resektion) zur Folge, während bei einer niedrigen Rezidivwahrscheinlichkeit zunächst eine Kürettage bzw. Exkochleation angezeigt ist. Die Auswahl des chirurgischen Vorgehens wird durch die epiphysäre Lokalisation des Tumors, d. h. sein unmittelbar gelenknahes Wachstum beeinflusst: Eine En-bloc-Resektion bedeutet eine erhebliche Funktionseinschränkung. Da fast 50% aller RZ in der statisch und funktionell so bedeutsamen Kniegelenkregion lokalisiert sind, muss also immer die praktische Frage „Noch Kürettage oder schon En-bloc-Resektion?" beantwortet werden (s. Abb. 11.21).

Im Bewusstsein dieser Problematik werden wir das von Present et al. (1986) vorgeschlagene Konzept eines Stagings von RZ vorstellen, dem die im Kapitel über das Staging von Knochentumoren erörterte Philosophie zugrunde liegt (s. S. 83 ff.). Weiteres zur Therapie s. S. 661.

In diesem einleitenden Abschnitt soll noch auf den von der WHO-Klassifikation (Lyon 2002) benutzten Begriff der **Malignität in einem RZ („malignancy in giant cell tumour")** eingegangen werden (ICD-O-Code 9250/3, Synonyme: maligner RZ, dedifferenzierter RZ). Sie ist als High-grade-Sarkom (MFH, Osteosarkom) definiert, die sich in einem RZ synchron entwickelt (primäre Form) oder im Bereich eines früher dokumentierten (behandelten) RZ entsteht (sekundäre Form). Sie entsteht also de novo synchron (extrem selten) oder nach einer vorausgegangenen Therapie, in der Regel mit ionisierenden Strahlen (Marui et al. 2001; Betoni et al. 2003). Diese „Malignisierung" kommt in etwa 1% aller RZ vor. Die primäre Form hat dieselbe lokalisatorische Verteilung wie der übliche RZ. Auf die strahleninduzierte Malignisierung wird unten noch eingegangen.

Pathologische Anatomie

Einen zusammenhängenden Tumor in situ bekommt man nur selten zur Untersuchung. Er liegt dann entweder in einem Primärresektat, z. B. vom oberen Ende der Fibula, oder im Resektat eines Rezidivtumors (◐ Abb. 11.1) nach primärer Exkochleationsbehandlung vor.

Das Tumorgewebe ist weich-elastisch und von grauweißer Farbe mit vereinzelten frischen und älteren Einblutungen, die insgesamt ein buntes Bild ergeben kön-

---

* Dem wird in der ICD-O-Codierung durch die Einordnung „/1" Rechnung getragen.

11.1 · Riesenzelltumor (RZ)

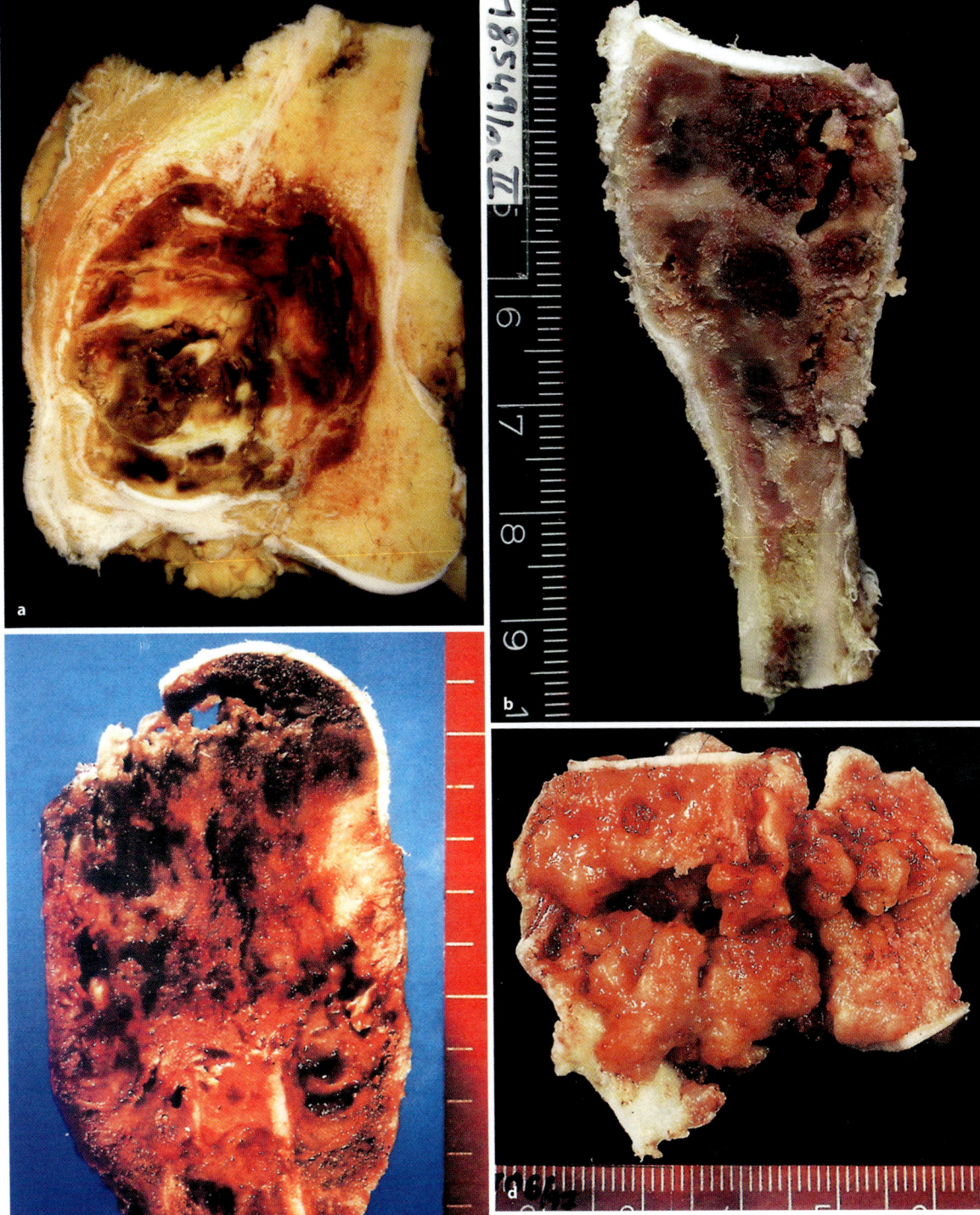

Abb. 11.1. **a** Riesenzelltumor der rechten distalen Femurmetaphyse eines 32-jährigen Mannes. Bräunlicher Tumor mit ausgedehnten frischen Einblutungen. Die gelblichen Areale sind durch regressive Fibrosen und Tumornekrosen verursacht. Der Tumor ist nach lateral aus dem Knochen ausgebrochen. Proximal ist es dadurch zur Abhebung des Periostes gekommen mit reaktiver periostaler Knochenneubildung entsprechend einem Codman Dreieck (im Bild weiß). Scharfe Tumorbegrenzung zur Spongiosa, jedoch ohne Ausbildung eines Sklerosesaumes. Auch ist die Kontur des Femur typischerweise unverändert. **b** Riesenzelltumor im rechten Fibulaköpfchen einer 22-jährigen Frau nach Formalinfixierung: Bräunlich-grauer Tumor der die gesamte Epimetaphyse ausfüllt ohne Änderung der Knochenkontur; mehrere frische Einblutungen im Tumorgewebe. Zerstörung der Kortikalis nach medial ohne erkennbare Periostreaktion sowie unscharfe Grenze nach distal zum Markraum als Folge des aggressiven Tumorwachstums. **c** Fortgeschrittener Riesenzelltumor im proximalen Humerus rechts einer 23-Jährigen mit kompletter Auflösung

(Forts. S. 654)

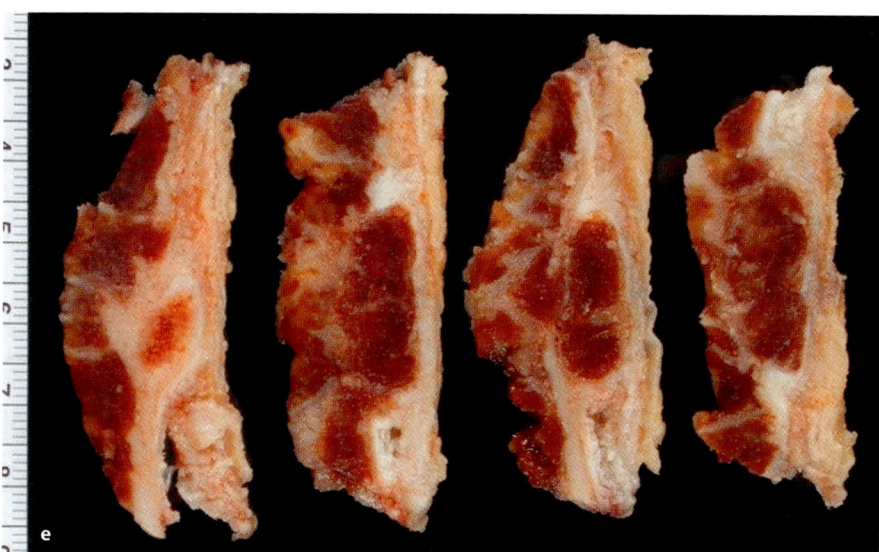

Abb. 11.1 (*Forts.*) der Metaphyse, Infiltration des Markraums und extraossärer Ummantelung der Diaphyse. **d** Riesenzelltumor des Os cuboideum pedis bei einem 38-Jährigen, der den gesamten Knochen zerstört hat und nur noch durch das Periost und den Gelenkknorpel begrenzt wird. Riesenzelltumoren der kleinen Knochen sind selten. **e** Riesenzelltumor der proximalen Tibia eines 19-Jährigen. Der Ausschnitt zeigt das für den Riesenzelltumor typische aggressive transkortikale Wachstum mit Abhebung des Periostes ohne dass es zu reaktiven Veränderungen am betroffenen Knochen kommt.

nen. Die Kompakta ist durch das invasive Wachstum des Tumors häufig bereits dünn, stellenweise auch schon aufgelöst mit reaktiver periostaler Knochenneubildung. Zysten finden sich nur in größeren Tumoren. Eine Auftreibung des Knochens liegt selten vor. Wenn bereits eine pathologische Fraktur eingetreten ist, sind entsprechend ausgedehnte Blutungen vorhanden, und die periostale Knochenneubildung ist verstärkt. Bei einer Beteiligung des Gelenkknorpels sind die Durchbrüche in das Gelenk in der Regel noch klein, weil die dadurch hervorgerufene Beschwerdesymptomatik die Patienten rasch zum Arzt führt.

Histologie

Der typische Riesenzelltumor besteht aus soliden Verbänden proliferierender mononukleärer Zellen, in denen gleichmäßig verteilt Riesenzellen vom osteoklastären Typ liegen, die bis zu 60 Zellkerne in zentraler Lage aufweisen (Abb. 11.2). Die Kerne beider Zelltypen sind identisch und weisen zentrale mittelgroße Nukleolen auf. Mitosen werden nur in den mononukleären Zellen gefunden, die mittelbreite runde bis ovoide, schwach eosinophile Zytoplasmasäume aufweisen, mit unscharfer Begrenzung. Die Mitoserate ist unterschiedlich und kann von seltenen Mitosen bis zu 2 pro Gesichtsfeld bei

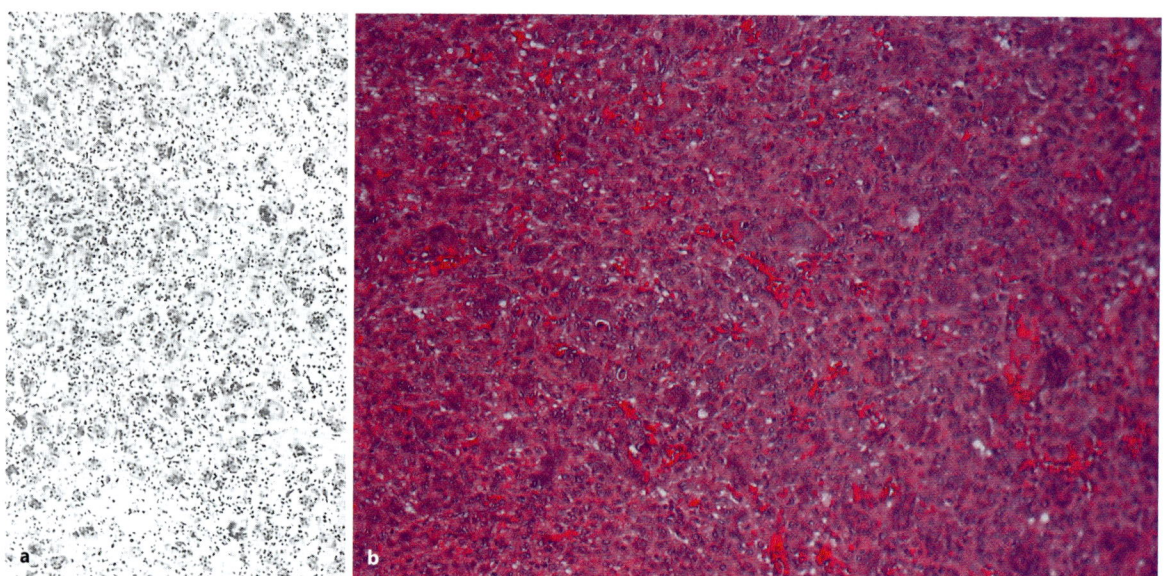

Abb. 11.2 a–d. Riesenzelltumor. **a** Zahlreiche Riesenzellen vom osteoklastären Typ liegen gleichmäßig verteilt zwischen einkernigen Zellen. **b** Der typische RZ zeigt ein gleichmäßiges diffuses Wachstum ohne weitere Gliederung und die Riesenzellen sind gleichmäßig verteilt. Durch Blutungen, regressive Veränderungen und Instabilität kommt es jedoch häufig zu Überlagerungen (*Forts. S. 655*)

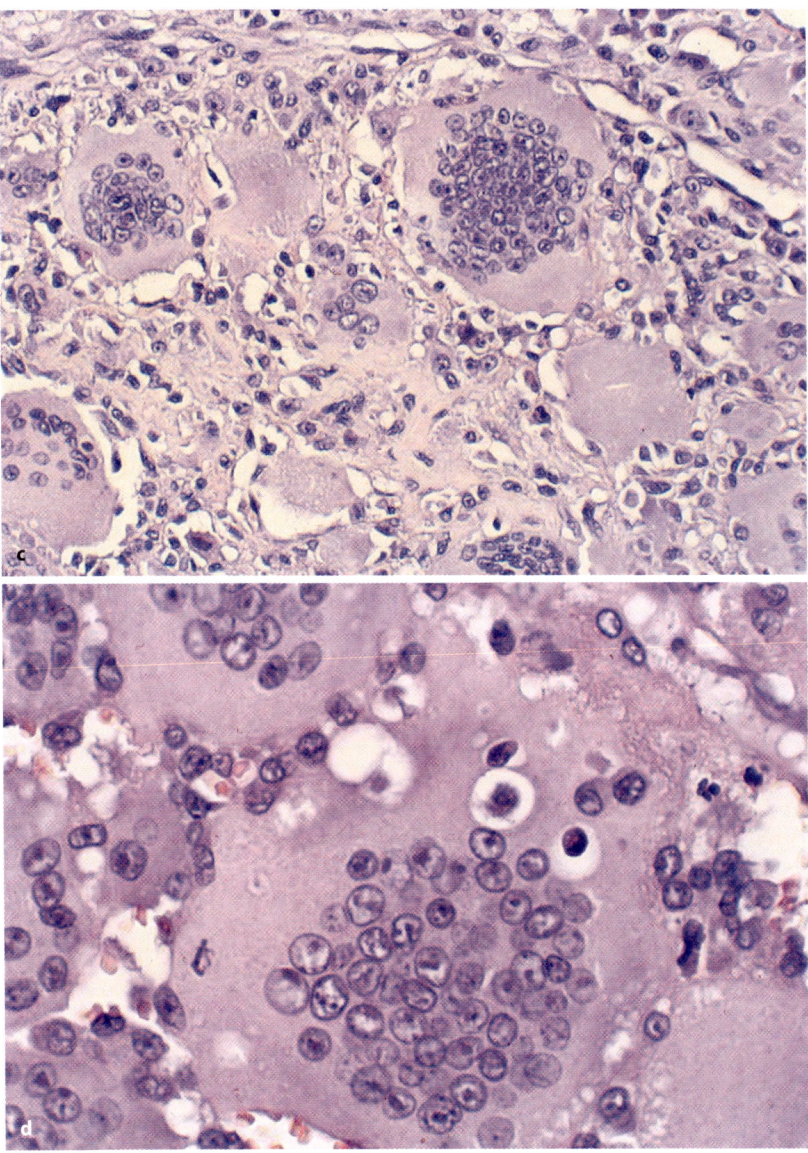

Abb. 11.2 (*Forts.*) **c** Die Riesenzellen sind meistens polygonal, haben reichlich Zytoplasma und meist zahlreiche rundliche Kerne mit gleicher Struktur wie die einkernigen Zellen. Sie zeigen wie Histiozyten einen exzentrischen Kern, der häufig eingebuchtet ist und einen deutlichen Nukleolus aufweist. Die Zellgrenzen sind unscharf. **d** Die Riesenzellen zeigen häufig Einschlüsse von einzelligen Elementen. Infolge eines Fixationsartefakts liegen diese meist in einem Schrumpfungshof. Über diese Fusion entstehen die Riesenzellen des Tumors

hoher Vergrößerung liegen; atypische Mitosen kommen aber nicht vor. Blutgefäße sind zahlreich, gleichmäßig verteilt, mittelgroß und dünnwandig. In den Randbereichen des Tumors wird seine aggressive Natur histologisch besonders deutlich; der ortsständige Knochen wird durch den Tumor abgebaut, und es findet sich ein invasives Wachstum (◘ Abb. 11.3a, b). Auch können in den Randzonen der Tumoren histologisch Tumorzellverbände in sinusoidalen Blutgefäßen gefunden werden, ohne dass diesem Phänomen eine Bedeutung für die Prognose zugemessen werden darf (Abb. 11.3d).

Die Variationen innerhalb des Tumors und zwischen einzelnen Tumoren sind jedoch beträchtlich. Das Risiko, einen Riesenzelltumor falsch zu klassifizieren, ist allerdings sehr viel geringer als die falsche Einordnung einer anderen Knochenläsion als Riesenzelltumor.

Von diesem typischen Bild gibt es zahlreiche Ausnahmen. Bei regressiven Veränderungen mit Blutungen kommt es zu einer deutlichen Fibrosierung des Stromas (Abb. 11.3c). Dadurch wird die Verteilung der Riesenzellen und insbesondere die Form der Riesenzellen, die sonst gleichmäßig rund oder polygonal sind, unterschiedlich. Vakuolisierungen mit Schaumzellbildung bei Regression sind ebenso häufig wie alte Blutungen, und es findet sich dann auch eine Osteoid- und Knochenbildung innerhalb des Bindegewebes. Osteoidbildung durch die Tumorzellen selbst ist aber die Ausnahme und wird auf das Vorkommen der transformierenden Wachstumsfaktoren $\beta 1$ und $\beta 2$ und ihre Wirkung auf die mesenchymale Progenitorzelle zurückgeführt (Teot et al. 1996). Ausgedehnte Matrixbildung im Tumor sollte jedoch an die Möglichkeit anderer Knochentumoren denken lassen.

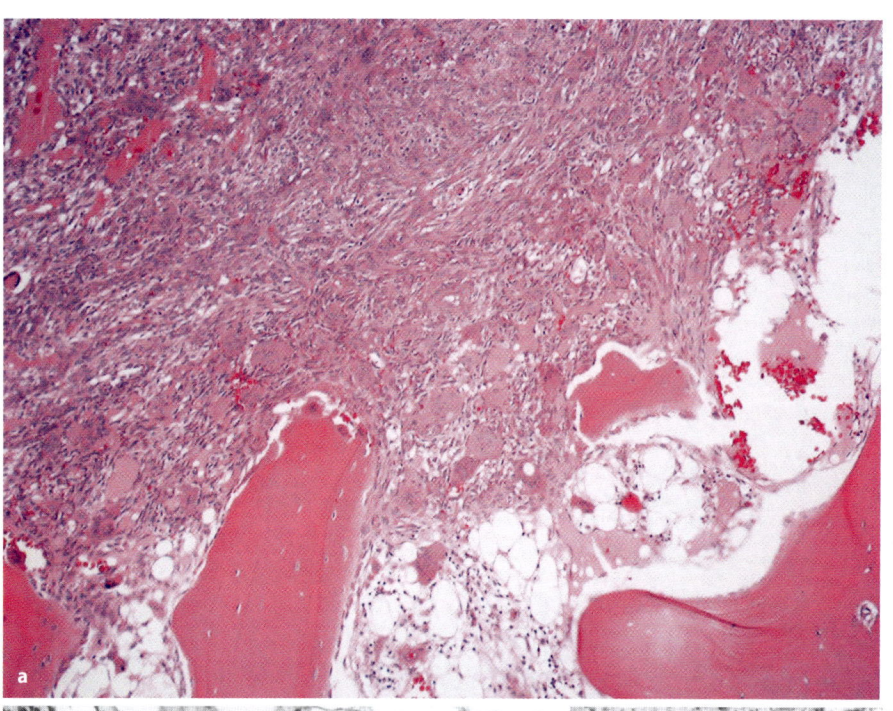

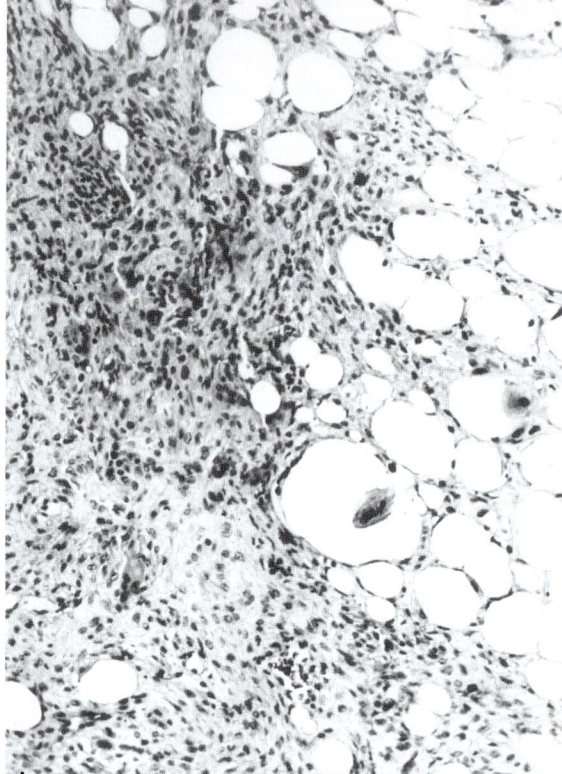

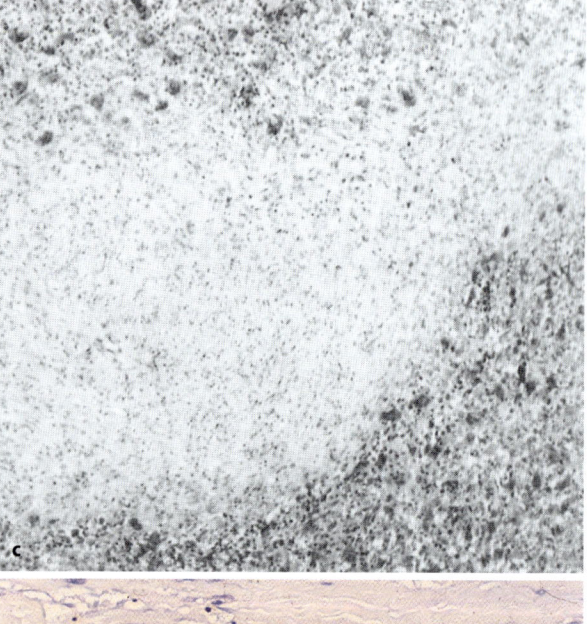

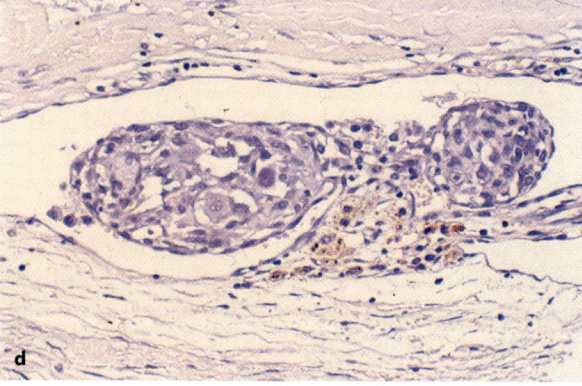

Abb. 11.3. a Auch histologisch ist das aggressive Wachstum des Riesenzelltumors deutlich. Der ortsständige Knochen wird durch das Tumorwachstum aufgelöst. Eine reaktive Knochenneubildung als Folge des Tumorwachstums ist selten und insgesamt geringfügig. **b** Die Randzone des Tumors ist unscharf begrenzt. Die Tumorzellen verlieren sich allmählich im ortsständigen Fettgewebe der Markräume. **c** Fibrotische Abschnitte in einem Riesenzelltumor sind Zeichen einer Regression. Solche Tumoren sollen von geringer Aggressivität sein. **d** Gefäßeinbrüche in der Randzone des Tumors sind nicht ungewöhnlich und haben keinen erkennbaren Einfluss auf den Verlauf (*Forts. S. 657*)

Histochemische Untersuchungen von Schajowicz (1961) ergaben, dass die Riesenzellen ähnlich wie Osteoklasten reagieren und insbesondere eine positive Reaktion mit saurer Phosphatase zeigen. Immunhistologisch sind sie positiv für Calcitoninrezeptor sowie monozyten- und makrophagenspezifische Antigene

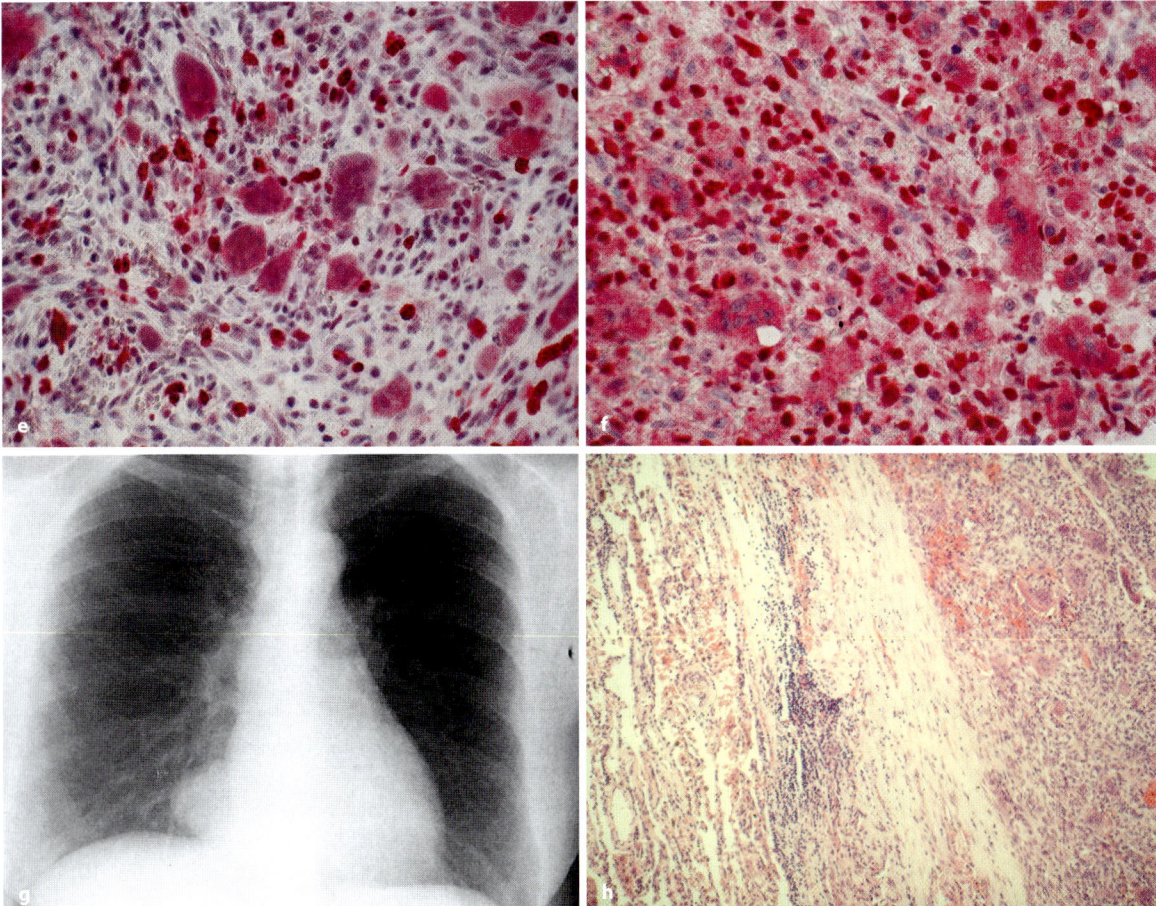

Abb. 11.3 (*Forts.*) **e** proliferationsaktiv sind beim Riesenzelltumor nur die einkernigen Zellen (immunhistologische Markierung der Zellkerne des proliferationsaktiven Kompartments durch den Antikörper Mib 1). **f** kräftige nukleäre Markierung zahlreicher mononukleärer Tumorzellen durch einen Antikörper gegen p63 als typischer Befund im Riesenzelltumor. **g, h** Lungenmetastase im rechten Unterlappen eines Riesenzelltumors 5 Jahre nach Behandlung eines Rezidivs im distalen Femur durch eine Oberschenkelamputation bei einer 46-jährigen Patientin. Histologisch zeigte weder das Rezidiv noch das Tumorimplantat in der Lunge Zeichen der Malignität. 4 Jahre später trat ein weiterer Herd im proximalen Humerus auf, der curettiert wurde und gleichfalls keine histologischen Malignitätszeichen aufwies

wie CD68. Ein Teil der einkernigen Zellen ist ebenfalls positiv für saure Phosphatase und andere Makrophagenmarker (Roessner 1984) und exprimiert den Monozytenmarker CD13 und ebenfalls histiozytäre Marker, wie CD 68, α1-Antichymotrypsin und Muramidase. Man nimmt an, dass auch diese Zellen reaktiv sind und durch Zytokinsekretion der eigentlichen einkernigen Tumorzellen (bei denen es sich um unreife mesenchymale Zellen handelt, die Vimentin-positiv sind) in den Tumor eingewandert sind und dort durch die Wirkung von RANK-L zu Riesenzellen fusionieren. Die Riesenzellen werden für die Tumorosteolyse verantwortlich gemacht. Es gibt aber auch Untersucher, die die Riesenzellen für eine Reaktion des ortsständigen Knochens halten (Burmester et al. 1983; Komiya et al.1991; Clohisy et al. 1993; Brien et al. 1997; Liao et al. 2005). Auch Positivität der einkernigen Zellen für den Östrogenrezeptor wurde gefunden (Olivera et al. 2002). Die nukleäre Expression von p63 in den einkernigen Tumorzellen kann diagnostisch genutzt werden, da sie auch in der Immunhistologie nachweisbar ist (Dickson et al. 2008; Lee et al. 2008). Etwa 70% der einkernigen Zellen zeigen eine starke Positivität. Dagegen weisen andere riesenzellreiche Läsionen des Skeletts deutlich weniger positive Zellen mit schwächerer Reaktion auf (s. auch Histologische Differentialdiagnose).

Genetik: Zytogenetisch wurde beim Riesenzelltumor am häufigsten eine Verkürzung der Telomerenlänge gefunden (Schwartz et al. 1995), überwiegend in den Chromosomen 11p, 13p, 14p, 15p, 20q und 21p. Für die Diagnostik relevante Befunde wurden leider bisher nicht entdeckt.

Histologische Differentialdiagnose. *Hyperparathyreoidismus (brauner Tumor):* Histologisch zeigt diese Läsion fast den gleichen Aufbau wie ein Riesenzelltumor, so dass allein mikroskopisch eine Unterscheidung schwierig ist. Allerdings sind braune Tumoren meist faserreicher.

Die braunen Tumoren sind in langen Röhrenknochen meist diaphysär und nur selten epi-/metaphysär lokalisiert, wo die Riesenzelltumoren fast ausschließlich gefunden werden. Eine immunhistologische Positivität für p63 wurde bisher nicht berichtet.

Histologisch ist auch auf die Veränderungen in der Spongiosa aus der Tumorumgebung zu achten – vorausgesetzt, diese ist im Präparat enthalten –, da sich dort der Hyperparathyreoidismus durch eine Fibroosteoklasie manifestiert. Auch das multizentrische Auftreten von braunen Tumoren ist in der Differentialdiagnose hilfreich.

Nichtossifizierendes Knochenfibrom: Diese tumorähnlichen Läsionen zeigen eine eher spindelige Zellpopulation mit dazwischenliegenden Kollagenfasern. Die Zellen liegen oft in Zügen und bilden dabei vereinzelt Wirbel. Die Riesenzellen sind überwiegend deutlich kleiner und werden durch das faserreichere Stroma geformt. Wegen der Stromabildung kommt es auch häufig zu metaplastischen Verknöcherungen.

Fibröser Kortikalisdefekt: Er zeigt histologisch den gleichen Aufbau wie das nichtossifizierende Fibrom. Die Differentialdiagnose zum Riesenzelltumor ist aufgrund des jugendlichen Alters der Patienten (offene Epiphysenfugen) und der typischen Röntgenbefunde eigentlich problemlos.

Aneurysmatische Knochenzyste: In ihren soliden Abschnitten zeigt sie ein zellreiches Stroma mit eingestreuten Riesenzellen. Diese sind unregelmäßig verteilt, das Stroma ist meist spindelig mit Bildung von Kollagenfasern sowie häufiger Osteoidbildung, oft als charakteristische basophile Matrix bzw Chondroosteoid. Die Riesenzellen sind ungleichmäßig verteilt und häufen sich im Randgebiet der zystischen Hohlräume. Röntgenbefund, Lokalisation und Patientenalter unterscheiden sich meistens deutlich vom Riesenzelltumor. Immunhistologisch sollen sie p63 in deutlich weniger Zellkernen als der Riesenzelltumor zeigen und in geringer Intensität.

Reparatives Riesenzellgranulom: Es zeigt meistens einen eher spindelzelligen Aufbau, die Riesenzellen sind seltener und häufig unregelmäßig verteilt, und die Knochenneubildung ist stärker ausgeprägt. Für p63 sollen sie negativ sein.

Bevorzugt treten diese Läsionen im Kieferknochen auf (wo sie auch Riesenzellepulis genannt werden), und in den kurzen Röhrenknochen der Hände und Füße, wo echte Riesnzelltumoren selten vorkommen.

Chondroblastom: Die Zellen des Chondroblastoms sind rundlich bis polygonal mit eosinophilem, gykogenhaltigen Zytoplasma und scharfer Zellgrenze. Die Kerne weisen oft eine typische Chromatinverdichtung auf, die beim Riesenzelltumor fehlt. Immunhistologisch sind viele Zellen positiv für S100P, was im Riesenenzelltumor kaum gefunden wird und zeigen eine seltenere und schwächere Reaktion für p63. Außerdem findet man die maschendrahtartige Verkalkung, eine angedeutete Lobulierung und die Chondroidbildung. Der Röntgenbefund ist in der Mehrzahl der Fälle anders als beim Riesenzelltumor, und meistens haben die Patienten auch noch eine offene Epiphysenfuge.

Riesenzelltumor bei Morbus Paget: Selten findet sich in einer Paget-Läsion eine Osteolyse, die sich histologisch nicht von einem echten Riesenzelltumor oder von einem braunen Tumor bei Hyperparathyreoidismus unterscheidet und die man besser als riesenzelltumorähnliche reaktive Läsion einordnen sollte (s. unten). Diese Rarität kommt auch im Schädel, speziell in den Gesichtsknochen vor, wo echte Riesenzelltumoren kaum auftreten (s. auch S. 663).

Häufigkeit

Verglichen mit manchen anderen primären Knochengeschwülsten ist der RZ keine Rarität. An allen benignen Knochentumoren partizipiert er mit etwa 15%. Der Anteil an allen benignen *und* malignen Knochengeschwülsten liegt zwischen 3 und 6%. In den Registern des NCBT (1985) beträgt der Anteil mit 374 RZ etwa 5% aller registrierten Geschwülste und geschwulstähnlichen Läsionen.

Lokalisation

Wie aus der ◘ Abb. 11.4 zu ersehen ist, sind nahezu 50% aller RZ um die *Kniegelenkregion* herum lokalisiert, wobei zu annähernd gleichen Teilen die distale Femur- und die proximale Tibiaepiphyse betroffen sind. Diese Zahlen beruhen auf 867 hinsichtlich ihrer Lokalisation definierten RZ aus dem Krankengut von Dahlin (1985; 407 Fälle) und von Schajowicz (1994; 460 Fälle). Die nächsthäufige Lokalisation mit ca. 10% ist die distale Radiusepiphyse, es folgen schließlich mit 6% die proximale Humerusepiphyse und mit je 4 bzw. 5% die distale Tibiaepiphyse und das Os sacrum.

Grundsätzlich können RZ in allen Skelettabschnitten vorkommen. Lokalisationen wie z. B. an den Rippen (s. Abb. 11.24a), an den Klavikulae, an den Skapulae sind aber in einer Häufigkeit von weniger als 1% vertreten. Solitäre RZ im Karpus sind Raritäten, nicht hingegen im Zusammenhang mit einem multizenztrischen Auftreten (Daffner et al. 1994; s. unten). Der Diagnostiker muss bei einer seltenen Lokalisation mit der Annahme eines RZ eher zurückhaltend sein und sich überlegen, ob hier nicht irgendeine „riesenzellhaltige Variante", also z. B. eine aneurysmatische Knochenzyste o. Ä., vorliegt.

Im Ober- und Unterkieferbereich sind echte Riesenzellgeschwülste absolute Raritäten, die hier anzutreffenden histologisch und radiologisch ähnlichen Läsionen entsprechen meistens *reparativen Riesenzellgranulomen* oder einem riesenzelltumorähnlichen Läsionen bei M. Paget (s. S. 663).

Im Krankengut von Dahlin (1985) fanden sich bei insgesamt 407 Fällen eines Riesenzelltumors 3 in den zentralen Abschnitten des Keilbeins und einer in der Mastoidregion.

11.1 · Riesenzelltumor (RZ)

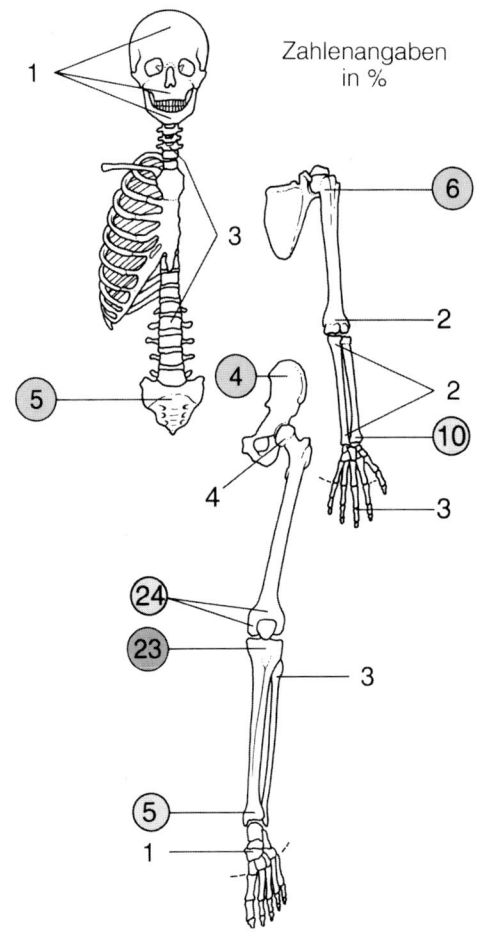

Abb. 11.4. Lokalisatorische Verteilung (in %) von 867 hinsichtlich ihrer Lokalisation gesicherten Riesenzelltumoren aus dem Krankengut von Dahlin (1985; 407 Fälle) und Schajowicz (1994; 460 Fälle). In die Grafik wurden Läsionen, die mit weniger als 1% vertreten waren, nicht aufgenommen. Nahezu 50% aller Riesenzelltumoren sind demnach um das Kniegelenk herum lokalisiert, an Häufigkeit folgen der distale Radius, der proximale Humerus, Os sacrum und distale Tibia sowie Os ilium. In folgenden Regionen kamen Riesenzelltumoren mit einer relativen Häufigkeit von weniger als 1% vor, wobei die in Klammern stehenden Zahlen die absolute Häufigkeit angeben: Sternum (2), Rippen (6), Schambein (5), Sitzbein (5), Trochanter major (2), Femurmeta-/diaphyse (3), Tibiameta-/diaphyse (4), distale Fibula (1), Patella (2), Metatarsus (5), Skapula (1), Klavikula (1), Humerusmeta-/diaphyse (1), Radiusmeta-/diaphyse (1), proximaler Radius (1), Karpus (1), Metakarpus (5)

Motomochie et al. (1985) berichteten über 22 Fälle eines Riesenzelltumors im Schädel, wovon allein 15 im Schläfenbein lokalisiert waren (s. Abb. 11.24b, c); 3 fanden sich okzipital, 2 frontal und je einer parietal und frontoparietal. Die Häufung im Schläfenbein ist also bemerkenswert. Zwei Patienten starben, die anderen überlebten rezidivfrei, obwohl die Tumoren nur kürettiert worden waren. Es ist daher zu diskutieren, ob es sich zumindest bei einem Teil der Fälle vielleicht nur um reparative Riesenzellgranulome (s. S. 876) gehandelt hat (Hirschl u. Katz 1974).

Die typische Lokalisation innerhalb eines Röhrenknochens ist beim Erwachsenen die Epi-/Metaphyse, wobei der Tumor überwiegend exzentrisch liegt, ähnlich wie das Chondroblastom. Tumoren mit primär metaphysärem Epizentrum sind im Erwachsenenalter hingegen selten, obwohl der Tumor von dort auszugehen scheint. Nach Beobachtungen von Picci et al. (1983) und Schütte und Taconis (1993) sind metaphysäre Lokalisationen dem unreifen Skelett vorbehalten.

Schütte u. Taconis (1993) fanden, dass mit zunehmenden Lebensalter RZ offensichtlich von der Metaphyse in die Epi- und Diaphyse auswandern: Bei rein metaphysärer Lokalisation betrug das Durchschnittsalter der 3 Patienten 11 Jahre, bei 6 Patienten mit meta- und diaphysärer Lokalisation 13 Jahre, bei 10 Patienten mit epi- und metaphysärer Lokalisation 17 Jahre und bei 17 Patienten mit epi-, meta- und diaphysärer Lokalisation ebenfalls 17 Jahre.

Kransdorf et al. (1992) beobachteten 50 RZ bei unreifem Skelett, was 5,7% der von ihnen registrierten 876 Riesenzelltumoren entspricht. Alle 50 Fälle waren in der Metaphyse lokalisiert, wobei die Tibia mit 26% am häufigsten betroffen war. Es fanden sich übrigens alle Fälle an langen und kurzen Röhrenknochen, nicht an flachen Knochen. 56% der Läsionen waren solide oder solide mit zystischen Veränderungen und 44% stellten sich als überwiegend zystisch heraus. Die Autoren weisen darauf hin, dass diese primäre zystische Manifestationsform der häufigste Anlass zur Fehldeutung im Sinne einer aneurysmatischen Knochenzyste ist. Grundsätzlich können RZ sowohl im Kindes- wie im Erwachsenenalter in die Diaphyse auswachsen.

An der *Wirbelsäule* entwickelt sich ein RZ offensichtlich überwiegend im Wirbelkörper (Abb. 11.19, 11.20). In einer Arbeit von Dahlin (1977) mit 31 Fällen eines RZ an der Wirbelsäule fanden sich in 22 Fällen die Geschwülste primär im Wirbelkörper, in 5 Fällen am Wirbelbogen. Für die restlichen 3 Fälle gibt Dahlin keine genaue Lokalisation im Wirbel an. Von den 31 Fällen waren 13 an der Brustwirbelsäule und jeweils 9 an der Hals- und Lendenwirbelsäule lokalisiert. Insgesamt ist an der Wirbelsäule mit etwa 3% aller RZ zu rechnen (s. Abb. 11.4). An allen Knochengeschwülsten, die an der Wirbelsäule vorkommen können, haben RZ immerhin einen Anteil von 7% (Freyschmidt 1986).

Die überwiegende Zahl aller Riesenzelltumoren tritt monolokulär auf. Multilokuläre Lokalisationen wurden aber beschrieben, und wir selbst verfügen über fünf solcher Fälle, von denen einer in Abb. 11.25 ausführlich dargestellt ist. Unter 407 Fällen eines RZ fand Dahlin (1985) drei „multifokal" auftretende Geschwülste, wobei sich die einzelnen Tumoren biologisch wie ein gewöhnlicher RZ verhielten. Cummins et al. (1996) berichten aus einer Serie von 280 Patienten über 3 multizentrisch auftretende Fälle, Hindman et al. (1994) über 5 Fälle.

Im Schrifttum sind bis 1995 38 Fälle mit 120 Lokalisationen eines multizentrischen RZ publiziert worden (Zusammenstellung bei Bacchini et al. 1995). Hoch et al. (2006) stellten 30 Fälle aus 4 großen amerikanischen Zentren zusammen. Sie fanden eine ähnliche Geschlechtsverteilung wie beim singulären RZ, ein durchschnittliches Erkrankungsalter von 25 Jahren, eine bevorzugte Lokalisation um das Kniegelenk und durchschnittlich 3 Tumoren pro Patient (min. 2, max. 9 Tumoren).

Interessanterweise waren bei dem von Singson und Feldmann (1983) beschriebenen Fall einzelne der beobachteten Riesenzellgeschwülste atypisch sowohl hinsichtlich ihrer Lokalisation (z. B. metaphysär) als auch ihrer röntgenologischen Erscheinungsform (Bild einer sehr aggressiven Läsion). Alle Tumoren wiesen jedoch – wie auch bei den Kasuistiken von Dahlin – einen langfristig gesehen gutartigen Verlauf wie normale RZ auf. Die Autoren setzen sich sehr ausführlich mit der Differentialdiagnose multizentrischer RZ auseinander und weisen daraufhin, dass vor der Annahme dieser Diagnose ein primärer Hyperparathyreoidismus mit braunen Tumoren und andere Primärtumoren wie z. B. ein Nieren-, Schilddrüsen- oder Lungenkarzinom, auszuschließen sind. Das Gleiche gilt für die Paget-Erkrankung des Knochens, in der sich RZ entwickeln können (s. unten).

Die Frage, ob multiple RZ bei einem Menschen multizentrische synchrone und/oder metachrone Läsionen einerseits oder Metastasen andererseits darstellen, lässt sich kaum beantworten. In Analogie zu anderen Knochengeschwülsten, die multizentrisch auftreten, sollte ein metastatisches Geschehen zumindest dann als ungewöhnlich angesehen werden, wenn über einen längeren Zeitraum Lungenmetastasen nicht auftreten.

Alters- und Geschlechtsprädilektion

Das Prädilektionsalter für den RZ liegt eindeutig in der 3. Lebensdekade, in der etwa 35–37% aller RZ entdeckt werden (◘ Abb. 11.5). An Häufigkeit folgt die 4. Lebensdekade mit etwa 25%. Die 2. und 5. Lebensdekade sind annähernd gleich häufig mit etwa 15–16% vertreten.

Dieses Altersprofil des RZ unterscheidet sich deutlich von den meisten anderen Knochengeschwülsten, die ihren Altersgipfel in der Regel in der 2. Lebensdekade haben. Das gilt insbesondere in der Abgrenzung gegenüber dem röntgenologisch und lokalisatorisch manchmal ähnlichen Chondroblastom, das in etwa 80% aller Fälle in der 2. Lebensdekade anzutreffen ist. Die differentialdiagnostisch sowohl von radiologischer wie von histologischer Seite häufig Probleme aufwerfende aneurysmatische Knochenzyste wird überwiegend in der 1. und 2. Lebensdekade angetroffen, während RZ in der 1. Lebensdekade mit 1–2% als Rarität anzuschen sind.

Fasst man zusammen, so lässt sich feststellen, dass mehr als 80% aller RZ bei Patienten anzutreffen sind, die

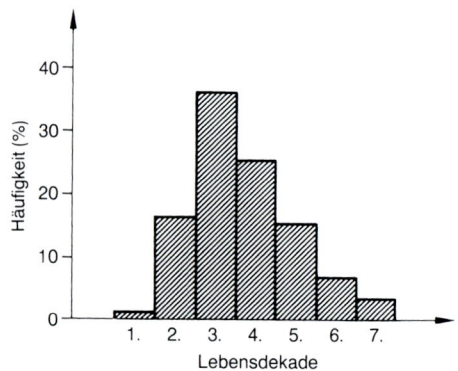

◘ **Abb. 11.5.** Zur Altersverteilung des Riesenzelltumors. Die der Grafik zugrundeliegenden Zahlen sind dem Krankengut von Schajowicz (1994; 460 Fälle) und dem Krankengut von Dahlin (1985; 407 Fälle) entnommen. Aus der Graphik geht hervor, dass gut 80% aller Riesenzelltumoren jenseits des 20. Lebensjahrs auftreten, wobei das Prädilektionsalter offenbar in der 3. Lebensdekade liegt. Riesenzelltumoren in der 1. Lebensdekade sind mit höchstens 1% als Raritäten anzusehen und mit besonderer Vorsicht hinsichtlich der korrekten Klassifikation einzustufen

über 20 Jahre alt sind. Gut 60% aller RZ kommen zwischen dem 20. und 40. Lebensjahr vor, das Durchschnittsalter liegt bei etwa 30–35 Jahren.

Die Diagnose eines RZ bei Kindern ist also mit äußerster Zurückhaltung zu betrachten; erfahrungsgemäß handelt es sich dabei um andere riesenzellhaltige Läsionen, wie z. B. die aneurysmatische Knochenzyste.

Frauen bekommen offensichtlich häufiger einen RZ als Männer, das Geschlechtsverhältnis liegt allgemein bei etwa 3:2, während sonst bei Knochentumoren fast regelhaft eine Androtropie gefunden wird. Addiert man die hinsichtlich des Geschlechts aufgeschlüsselten Zahlen aus dem Krankengut von Dahlin (1985) und von Schajowicz (1994), so waren von insgesamt 867 Patienten mit RZ 488 weiblichen und 364 männlichen Geschlechts. Die Differenz von 15 ergibt sich aus der Multilokularität einiger Fälle.

Klinik

Vorstechendes Merkmal der klinischen Symptomatik ist der lokale Schmerz, dessen Intensität im Verlauf von Monaten zunimmt. Bricht der Tumor aus dem Knochen aus, so ist die befallene Region geschwollen und überwärmt. Nicht selten ist die Beweglichkeit des benachbarten Gelenks eingeschränkt. Bei einem Einbruch in das benachbarte Gelenk kommt es zu blutigen Gelenkergüssen, aber dies ist ein seltenes Symptom. Das Gleiche gilt für pathologische Frakturen.

RZ an der Wirbelsäule verursachen überwiegend lokale Schmerzen, die sich mit der Zeit verstärken.

Spontanfrakturen mit Wirbelkörpersinterungen führen zu neurologischen Symptomen infolge Rückenmarkkompression. Allein 7 der 31 von Dahlin (1977) beobachteten Fälle weisen kompressionsbedingte Symptome wie Paraplegien und Schwächen in den Beinen auf.

Wie bereits erwähnt, ist der RZ ausgesprochen rezidivfreudig. In etwa 50% aller Fälle mit einfacher Exkochleation ist mit einem Rezidiv zu rechnen. Die meisten Rezidive treten innerhalb von 3 Jahren nach Exkochleation auf. Allgemein gilt die Regel, dass mit zunehmender Zahl der Rezidive die Malignisierungswahrscheinlichkeit zunimmt. 5–10, manchmal sogar 15 Rezidive sind keine Seltenheit, wobei sich ein solches Leiden bis zur Ultimaratio-Amputation über 15–20 Jahre hinziehen kann.

Die histologische Graduierung (s. S. 74 f.) von RZ (z. B. nach Lichtenstein) ist als prospektive Methode unserer Meinung nach unzuverlässig und gibt dem Kliniker eine falsche Sicherheit im Hinblick auf die Radikalität seines Vorgehens. Zwar ist bei Durchsicht der Literatur bei einer retrospektiv als Grad-1-Tumor klassifizierten Riesenzellgeschwulst mit einer Rezidivquote von etwa 15%, bei einem Grad-2-Tumor von 50% und bei einem Grad-3-Tumor (Sarkom) von etwa 80% zu rechnen. Diese Daten beruhen aber – wie gesagt – auf einer retrospektiven Klassifizierung, woraus sich unserer Meinung nach die Berechtigung zur prospektiven Anwendung einer Graduierung nicht unbedingt ableiten lässt.

Für die praktischen Belange der Riesenzelltumorchirurgie gilt, dass jeder Riesenzelltumor ohne histologische Zeichen der Malignität nach Möglichkeit chirurgisch radikal behandelt werden sollte und RZ Grad 3 Sarkome sind (s. unter maligner RZ oben).

Sitzt der Tumor in Kniegelenknähe und ist eine En-bloc-Resektion mit einer erheblichen Funktionsbeeinträchtigung verbunden, dann sollte man es nie bei einer einfachen Kürettage bzw. Exkochleation mit Spongiosaplastik belassen, da diese mit einem hohen Rezidivrisiko (bis zu 50%) verbunden ist. Unterbleibt die primäre Resektion, so ist zusätzlich zur Kürettage immer eine ergänzende intraoperative Behandlung der Wundränder (Phenolpinselung oder Kryochirurgie) durchzuführen und der Auffüllung des Defekts mit Knochenzement gegenüber einer Spongiosaplastik der Vorzug zu geben.

Wenn der Tumor histologisch einem Grad 2 entspricht *und* die Bedingungen eines klinisch-radiologischen Stadiums 3 (s. S. 84 ff.) erfüllt sind, dann sollte der Chirurg unserer Meinung nach sehr energisch auf einer radikalen Resektionsbehandlung bestehen und nicht dem verständlichen Wunsch des Patienten nach voller Funktionserhaltung nachgeben und nur eine Kürettage durchführen. Umgekehrt wird man bei einem RZ Grad I und bei einem klinisch-röntgenologischen Stadium 1 im Einzelfall doch erst zu einer einfacheren Exkochleation schreiten, allerdings im Bewusstsein, dass es zu einem Rezidiv kommen kann.

Wir sind uns darüber im Klaren, dass dies der geraden konsequenten Linie widerspricht, die nur lauten darf: Jeder RZ muss von Anfang an radikalchirurgisch angegangen werden. Der spezielle Einzelfall muss jedoch bei allen therapeutischen Planungen Berücksichtigung finden können, und wir glauben, dass wir mit den oben gemachten Ausführungen eine Argumentationshilfe für die Therapieentscheidung gegeben haben. Diese Ratschläge gelten aber ausschließlich für die anatomischen Regionen, die statisch von Bedeutung sind. RZ an den Metakarpalia und Metatarsalia sowie im Bereich der proximalen Fibula und in der distalen Ulna, ferner in den Rippen usw. sollten primär immer einer radikalen Resektion unterzogen werden.

In diesem Zusammenhang seien noch einige Bemerkungen zu *moderneren chirurgischen Verfahren* gemacht:
— Nach Teilresektion von gewichttragenden Knochen (z. B. Femur) kann der Versuch einer Transplantation von Leichenknochen („allograft replacement") unternommen werden (Mankin et al. 1983; Kattapuram et al. 1986).
— Die Auffüllung eines exkochleierten Riesenzelltumors, z. B. in Kniegelenknähe, mit Knochenzement hat den Vorteil, dass nicht entfernte Tumorzellen durch die Hitze bei der Polymerisation des Zements vernichtet werden. Darüber hinaus sollen mögliche Rezidive leichter erkannt werden als bei Auffüllung des Operationsdefekts mit Knochenspänen, wo resorptive Veränderungen ja immer schwer von tumorbedingten Abbauvorgängen zu trennen sind. Der Knochenzement kann – insbesondere bei älteren Patienten – auf Dauer belassen werden oder wird dann später, wenn die Rezidivgefahr geringer geworden ist, durch Knochenspäne ersetzt.
— Ob die von Marcove et al. (1978) eingeführte Kryochirurgie langfristig Vorteile gegenüber herkömmlichen Verfahren bringen wird, bleibt abzuwarten. Bei dieser Methode wird nach vollständiger Kürettage flüssiger Stickstoff in die Tumorhöhle gefüllt. In 25 von 52 nach dieser Methode behandelten Fällen kam es allerdings zu methodenbedingten Komplikationen (Knochennekrose, pathologische Frakturen, Gelenkverletzungen).

Mit Hilfe *ionisierender Strahlen (mit 45–50 Gy)* lassen sich RZ grundsätzlich ebenfalls behandeln. Wenn auch Untersuchungsergebnisse über das Ausmaß der Devitalisierung eines RZ nach Strahlentherapie fehlen, so kann nach allgemeiner Erfahrung doch festgestellt werden, dass die Patienten z. T. über Jahre hin beschwerdefrei werden können. Eine solche Strahlentherapie ist jedoch nur angezeigt, wenn die Tumoren wegen ihrer ungünstigen anatomischen Lage, z. B. an der Wirbelsäule, inoperabel sind oder wenn aus irgendwelchen Gründen ein chirurgisches Vorgehen verweigert wird. Vor der Durchführung einer Strahlentherapie müssen sich jedoch Arzt

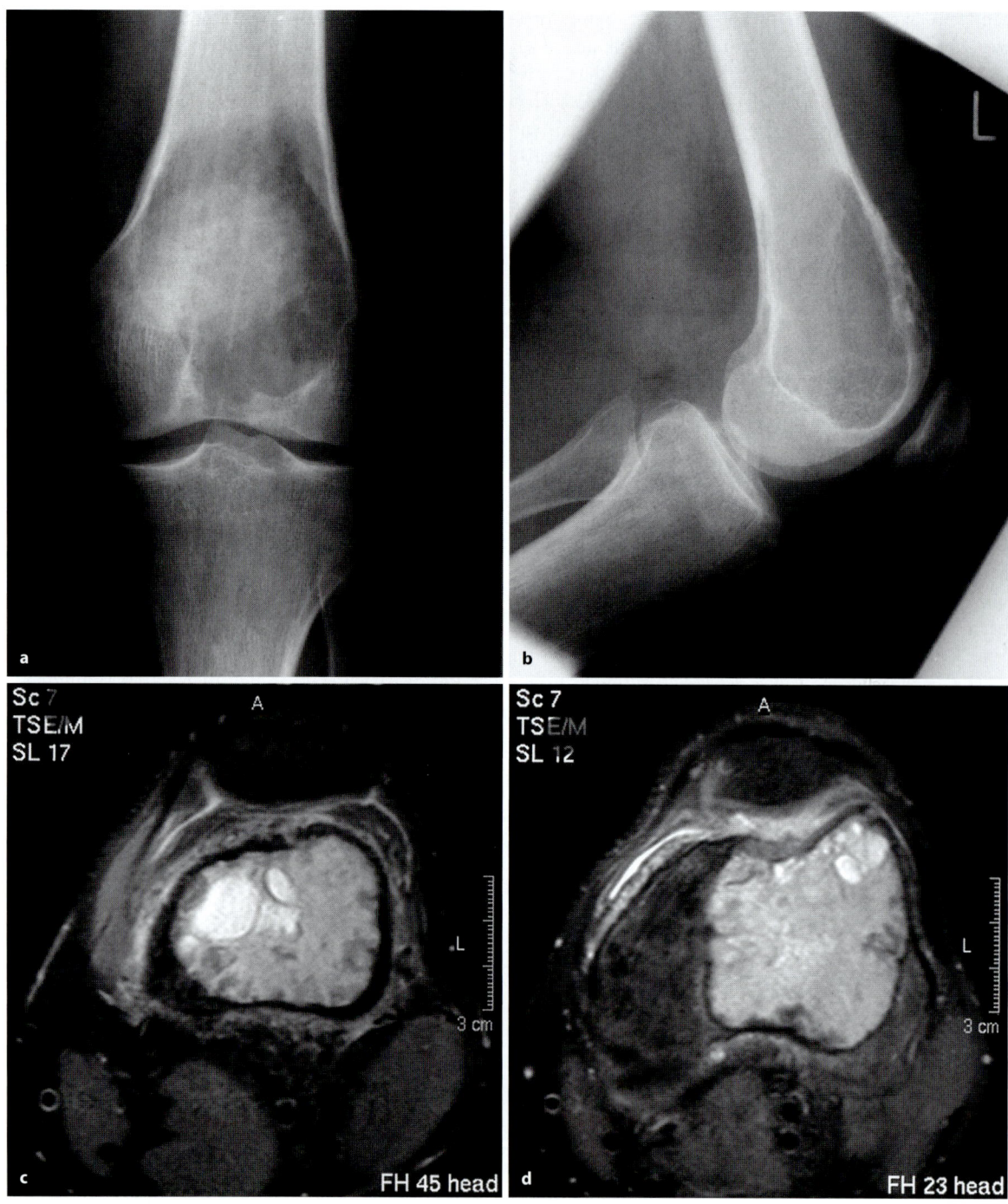

Abb. 11.6 a–g. Riesenzelltumor in der distalen Femurepimetaphyse (23-jähriger Mann). Der Tumor hat einen breiten Übergang zum gesunden Knochen, die originäre vordere Kortikalis ist abgebaut und durch eine Neokortikalis ersetzt (Lodwick-Grad IB). In der MRT niedrige – muskelisointense – Signalintensität (SI) in der T1-Gewichtung (g), überwiegend intermediäre SI in den soliden Anteilen in der T2-Gewichtung (c–f), während sich die nekrotischen Abschnitte als signalintensive rundliche oder ovale Areale darstellen (*Forts. S. 663*)

und Patient gewärtigen, dass sich nach 5–20 Jahren oder einem noch längeren Zeitraum ein strahleninduziertes Sarkom entwickeln kann. In 21 von 28 Fällen eines malignisierten RZ war nach Angaben von Dahlin (1985) eine Strahlentherapie allein oder in Kombination mit chirurgischen Maßnahmen durchgeführt worden. Das durchschnittliche Intervall zwischen Strahlentherapie und Entwicklung des Sarkoms lag etwas über 13 Jahren.

Fast ausnahmslos konnten in den strahleninduzierten Sarkomen nicht mehr die ursprünglichen Züge eines RZ

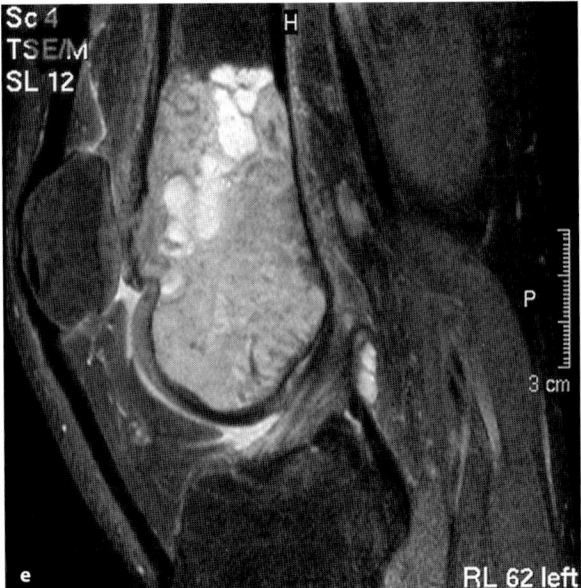
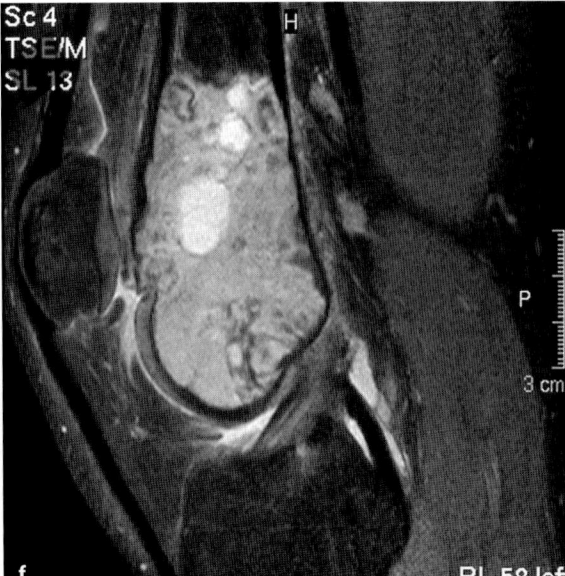
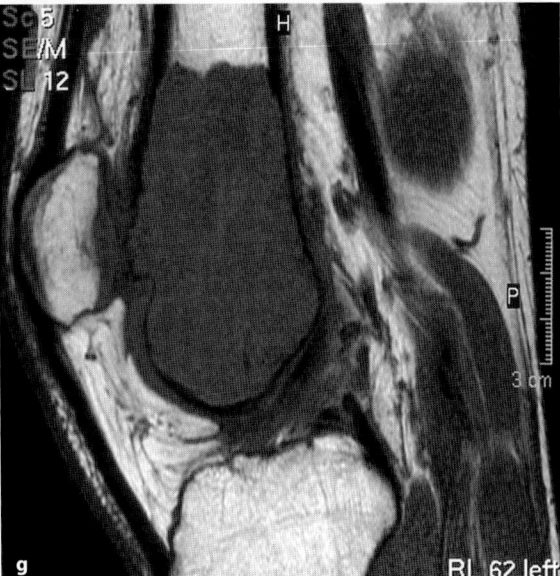

◘ Abb. 11.6 a–g *(Forts.)*

nachgewiesen werden. Dahlin bezeichnet die Strahlentherapie des RZ als „wahrscheinlich bedeutenden Trigger" für eine maligne Transformation.

Auf die extrem seltene Möglichkeit einer *Lungenmetastasierung* von RZ wurde bereits hingewiesen. Eine Lungen- und *Lymphknotenmetastasierung* eines rezidivierenden RZ der Patella wird von Qureshi et al. (2005) beschrieben, eine reine mediastinale Lymphknotenmetastasierung ohne Lungenmetastasen ebenfalls eines Patella-RZ von Connell et al. (1998). Nojima et al. (1994) publizierten den Fall einer Lungenmetastasierung eines RZ im Sakrum eines 11-jährigen japanischen Mädchens. Als Kuriosum muss man die *Hautmetastase* am kontralateralen Femur eines konventionellen RZ im proximalen Femur eines 25-jährigen Mannes ansehen, der zuvor allerdings nach 2 Rezidiven Lungenmetastasen entwickelt hatte. Offensichtlich hat die Lungenmetastasierung gestreut (Tyler et al. 2002).

Als seltene *Komplikation der Ostitis deformans Paget* kann in ihr ein RZ auftreten, vor allem im Schädelknochen.

Mirra et al. (1981) berichteten zuerst über den Befund von viralen Einschlusskörpern in den osteoklastenähnlichen Riesenzellen eines solchen Riesenzelltumors, identisch mit den Einschlusskörpern, die in den Osteoklasten eines gewöhnlichen M. Paget gefunden werden. Ferner beobachtete Mirra (1986) eine familiäre Häufung der Kombination von M. Paget mit einer erhöhten Rate von solitären und multiplen Riesenzelltumoren (verglichen mit sonstigen Paget-Fällen). Diese Patienten waren italienischer Abstammung, ihre Vorfahren fanden sich überwiegend in der Region von Avelino.

Mirra glaubt heute (pers. Mitteilung), dass es sich bei einem RZ in einer Ostitis deformans eher um einen reaktiven Prozess handelt und spricht daher von „giant cell tumor-like reactive lesions", also von *riesenzelltumorähnlichen reaktiven Läsionen*. Die Läsionen sollen eher mit einem reparativen Riesenzellgranulom (solide AKZ) als mit einem echten RZ Ähnlichkeit haben (Mirra 1986).

Über einen Rückgang des Volumens von M.-Paget-assoziierten multiplen (!) Riesenzelltumoren unter Steroidtherapie und die dabei auftretenden computer- und magnetresonanztomographischen Phänomene berichten Potter et al. (1991).

Wir selbst konnten einen solchen Verlauf von riesenzelltumorartigen reaktiven Läsionen an den unteren Extremitäten unter Steroidtherapie bei einem Mann mit

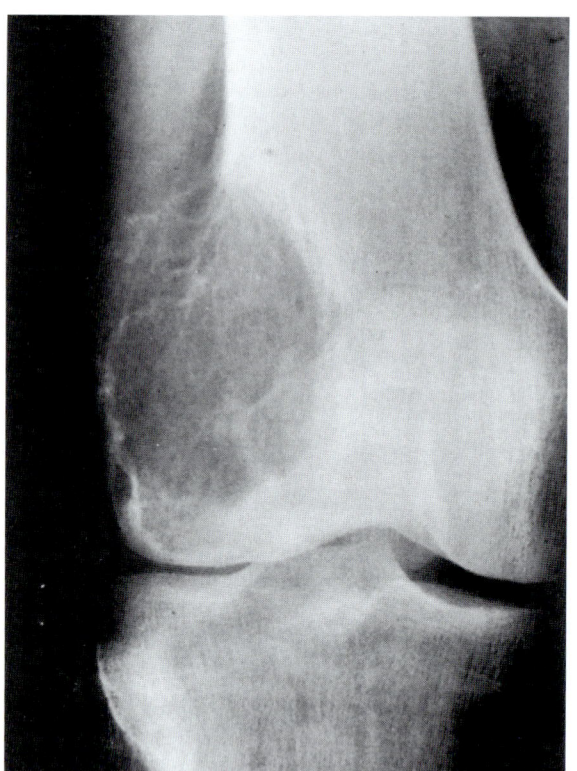

polyostotischem M. Paget beobachten. Er ist bei Freyschmidt „Skeletterkrankungen", 2. Aufl. (1997), S. 415, und 3. Aufl. (2008), S. 504 ff, Springer-Verlag, veröffentlicht.

Radiologie. Das typische Röntgenbild des RZ in einem Röhrenknochen ist gekennzeichnet durch eine eher exzentrisch in der Meta-Epiphyse gelegene Osteolyse ohne Matrixverknöcherungen (Abb. 11.7–11.12). Nur in etwa 50% der Fälle findet sich eine Art von Binnenstruktur in Form von feinen oder gröberen leistenartigen Verdichtungen, die umschriebenen Knochenvorsprüngen entsprechen (Abb. 11.7, 11.9, 11.13). Die Grenze der Läsion ist in der Regel glatt und gleichmäßig, der Übergang zum gesunden Knochen ist dabei aber insgesamt verhältnismäßig breit bzw. abgestuft. Seltener kommt ein Skleroserand vor, der dann aber auch nur partiell den Tumor vom gesunden Knochen abgrenzt, und zwar offensichtlich in den Zonen, in denen das Tumorwachs-

Abb. 11.7. Typischer Riesenzelltumor in der distalen Femurmeta-/epiphyse bei einem 38-jährigen Mann. Die sehr exzentrisch gelegene Läsion hat die laterale Kompakta vollständig zerstört, der Übergang zum gesunden Knochen hingegen ist breit. Kleines reaktives Periostdreieck. Lodwick-Grad IC

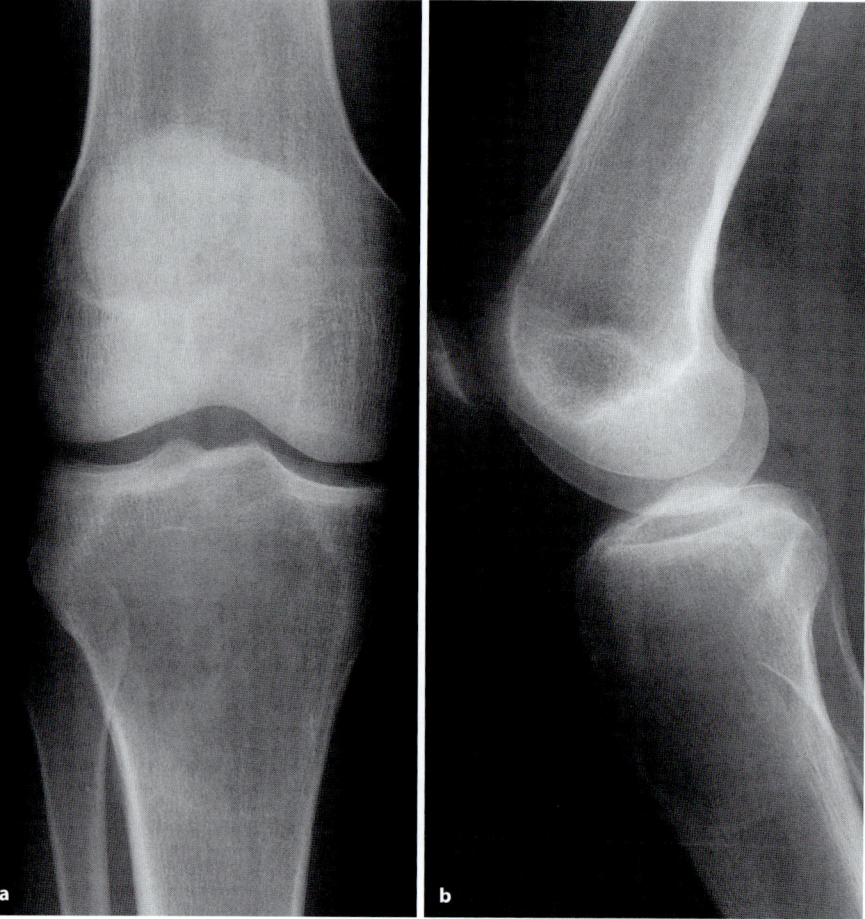

Abb. 11.8 a–h. Riesenzelltumor im Tibiakopf, 28-jähriger Mann. Lodwick-Grad-IB-Läsion (**a, b**), im Szintigramm (**c**) nur peripher anreichernd. Die verstärkte Traceranreicherung in der distalen Femurepiphyse, in der Patella und um den Tumor herum dürfte auf erhebliche trophische Störungen zurückzuführen sein (*Forts. S. 665*)

11.1 · Riesenzelltumor (RZ)

tum langsamer vor sich geht. Bei rasch wachsenden Tumoren können die Grenzen unscharf und auch mottenfraßartig erscheinen (Abb. 11.15, 11.18).

RZ zeigen eine ausgeprägte Neigung, aus dem Knochen herauszuwachsen. In diesem Fall kommt es zu einer reaktiven Periostverknöcherung, vielfach im Sinne einer ausgebeulten Knochenschale, die z. T. äußerst dünn sein kann und häufig wellig konturiert ist. Diese Neokortikalis kann gelegentlich so dünn sein, dass sie projektionsradiographisch nicht oder kaum (Abb. 11.13, 11.14) erfassbar wird. In dieser Situation können Schnittbildverfahren in der Mehrzahl der Fälle den für das therapeutische Vorgehen so wichtigen Tatbestand aufzeigen, ob die neugebildete Knochenschale erhalten oder perforiert ist (Abb. 11.10, 11.15).

In dünneren bzw. geringer volumigen Knochen, z. B. dem Radius, der Ulna oder der Fibula, lässt sich anstelle des exzentrischen häufiger ein konzentrisches Wachstum mit Auftreibung des gesamten Knochens nachweisen. Hier wie auch an den Röhrenknochen des Handskeletts

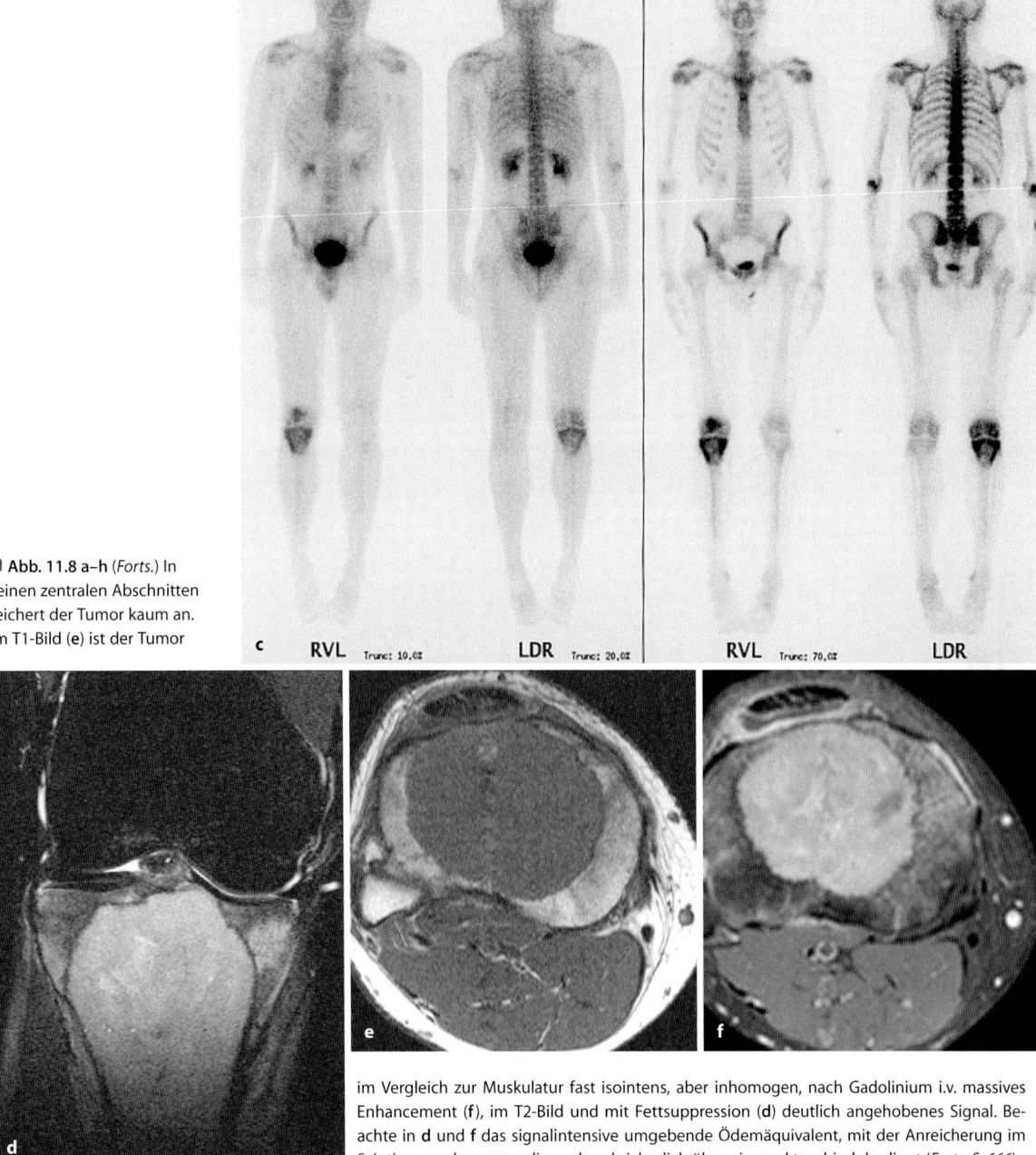

◘ Abb. 11.8 a–h (*Forts.*) In seinen zentralen Abschnitten reichert der Tumor kaum an. Im T1-Bild (e) ist der Tumor im Vergleich zur Muskulatur fast isointens, aber inhomogen, nach Gadolinium i.v. massives Enhancement (f), im T2-Bild und mit Fettsuppression (d) deutlich angehobenes Signal. Beachte in d und f das signalintensive umgebende Ödemäquivalent, mit der Anreicherung im Szintigramm korrespondierend und sicherlich überwiegend trophisch bedingt (*Forts. S. 666*)

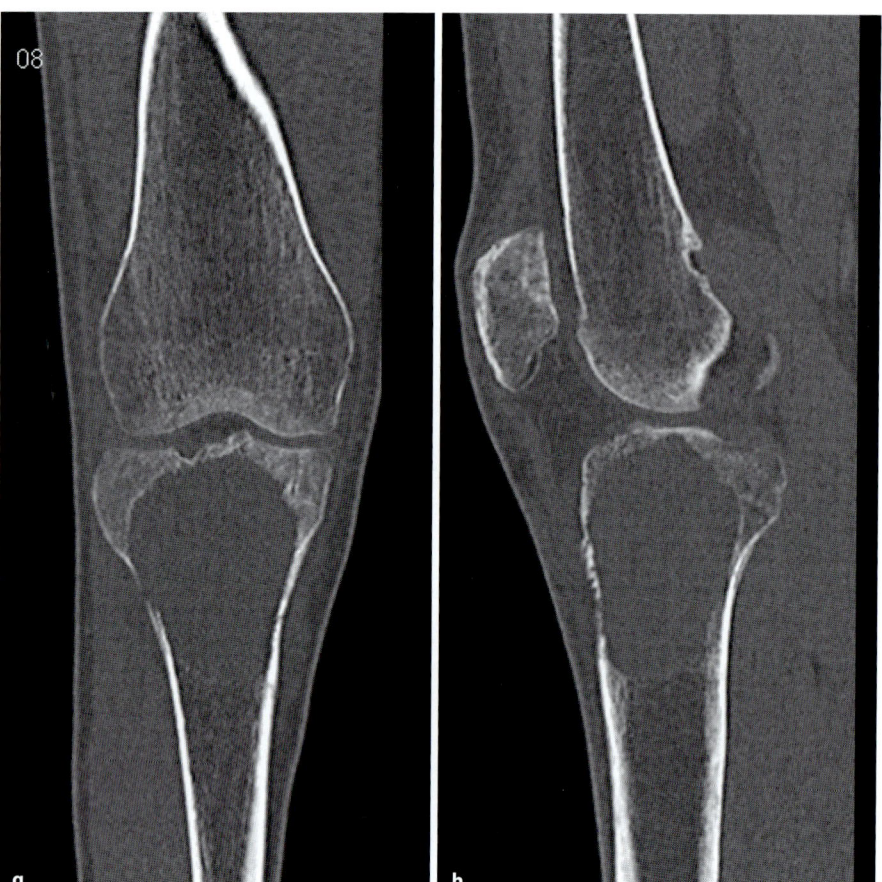

◀ ◘ **Abb. 11.8 a–h** (*Forts.*) Die Kompaktaperforation des Tumors ist eindrucksvoll im CT (**g, h**) dargestgellt. Dieser Fall ist nahezu pathognomonisch für einen Riesenzelltumor (Lokalisation, Alter des Patienten, Röntgenbild, CT, MRT)

▼ ◘ **Abb. 11.9 a–d.** Verlaufsbeobachtung eines Riesenzelltumors im distalen Femur bei einem anfangs 32-jährigen Mann. Die in **a** noch relativ diskrete Osteolyse hat sich in gut 3 Monaten rasch vergrößert (**b**). Die ventrale Kompakta ist offensichtlich perforiert, wodurch sich eine umschriebene solide Periostreaktion gebildet hat. Deutliche begleitende trophische Entkalkung um das Kniegelenk herum (*Forts. S. 667*)

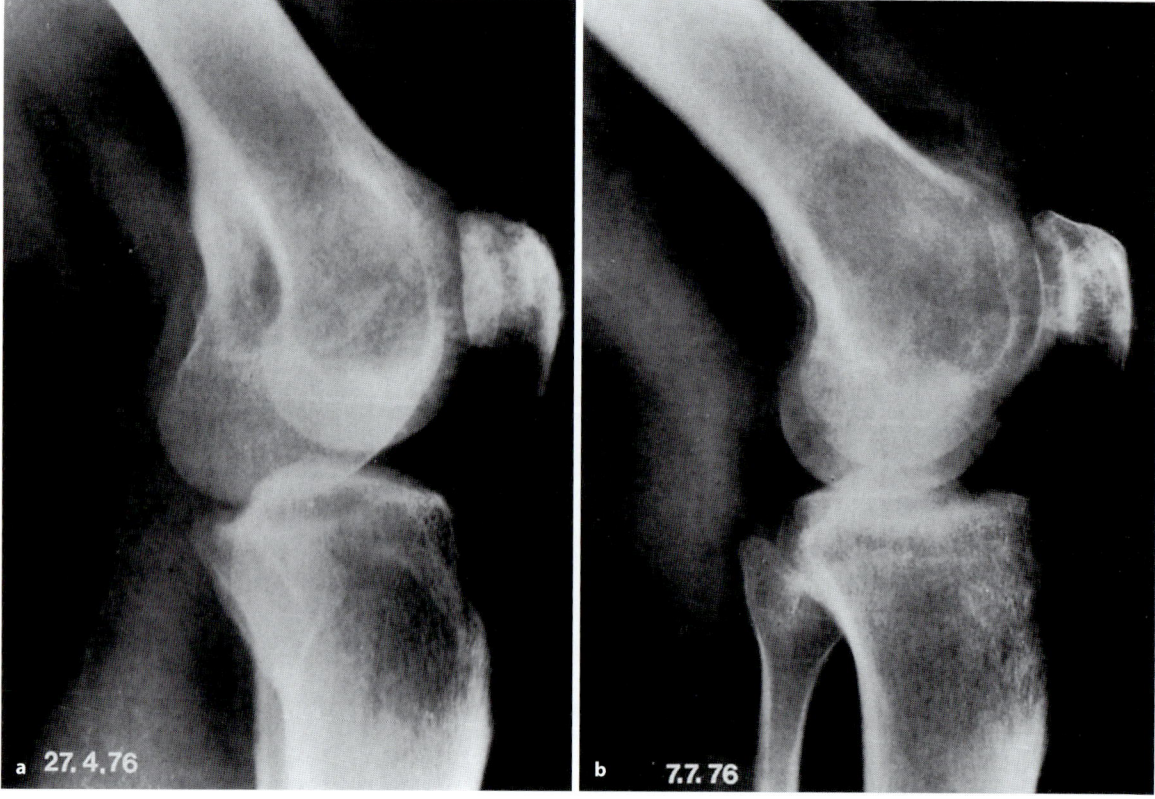

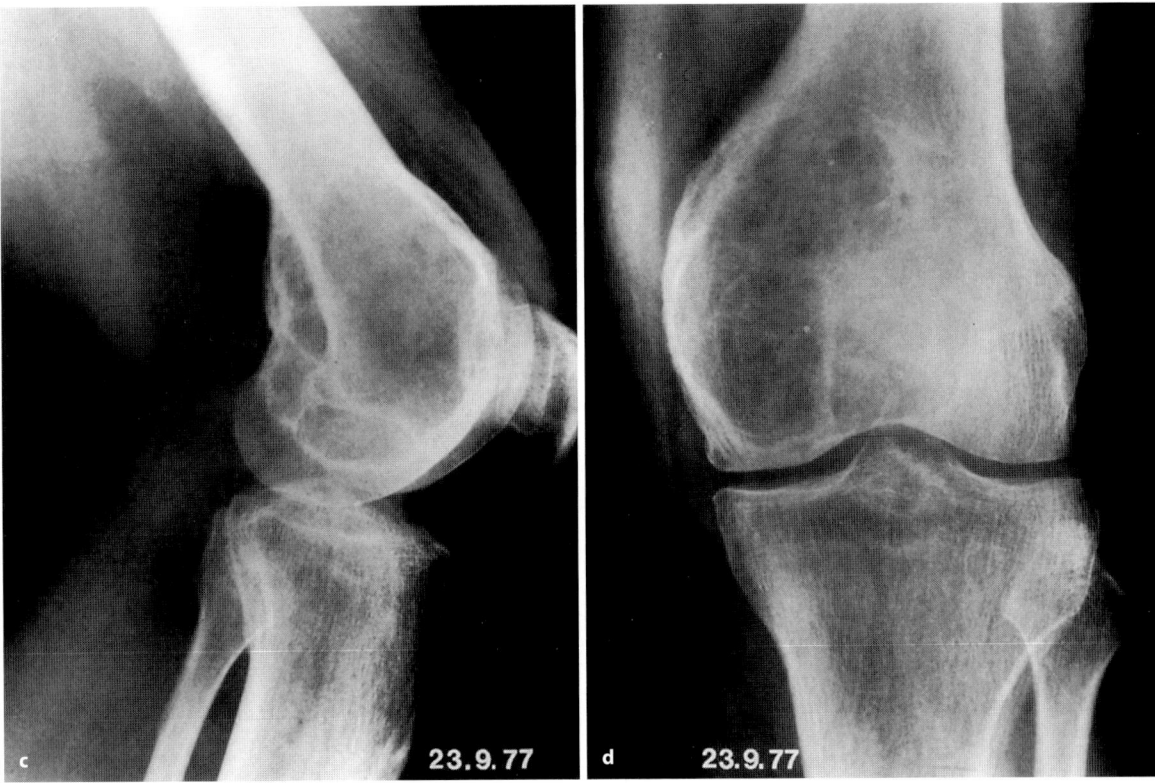

Abb. 11.9 a–d (*Forts.*) Gut 1 Jahr später (**c, d**) mäßige Größenzunahme und Einwandern des Tumors in die Epiphyse bis in den Subchondralbereich. Ventral und dorsal Ausbildung einer soliden Neokortikalis. Die Geschwulst war deutlich hypervaskularisiert mit sehr früher Parenchymanfärbung. Histologisch konnten deutliche regressive Veränderungen mit herdförmiger Umwandlung in eine aneurysmatische Knochenzyste nachgewiesen werden. Röntgenologisch blieb der Tumor von 1976 bis 1977 ein Lodwick-Grad IB

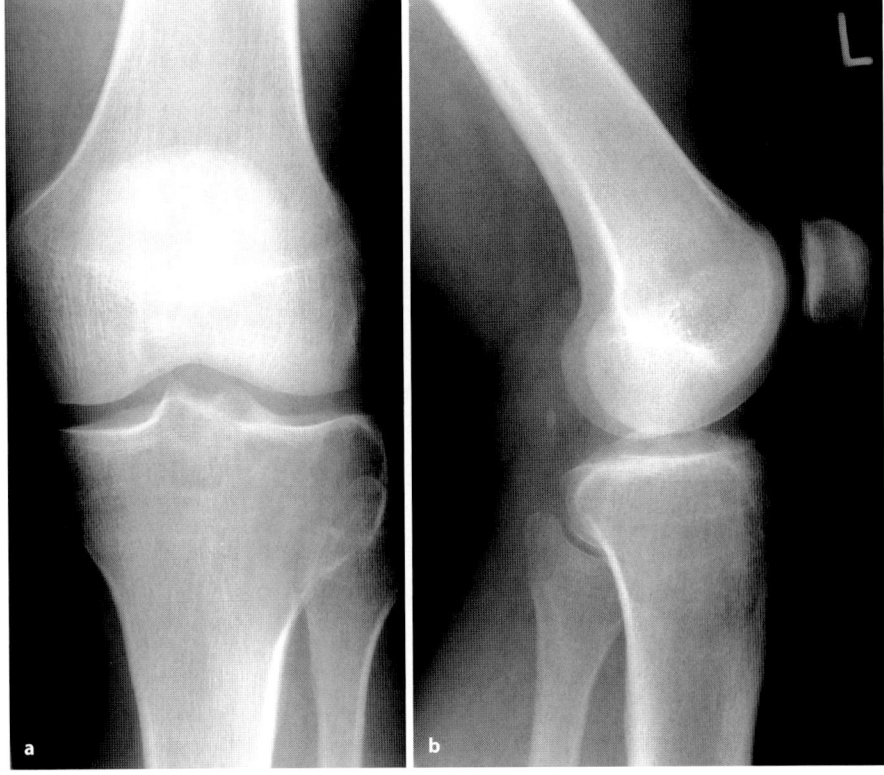

Abb. 11.10 a–k. Riesenzelltumor in der proximalen lateralen Tibiaepimetaphyse (28-jähriger Mann). Projektionsradiographisch (**a, b**) Lodwick-Grad IB–IC, mit umschriebener Kompaktaperforation, was besonders auf den CT-Bildern in **c** und **d** deutlich wird (*Forts. S. 668*)

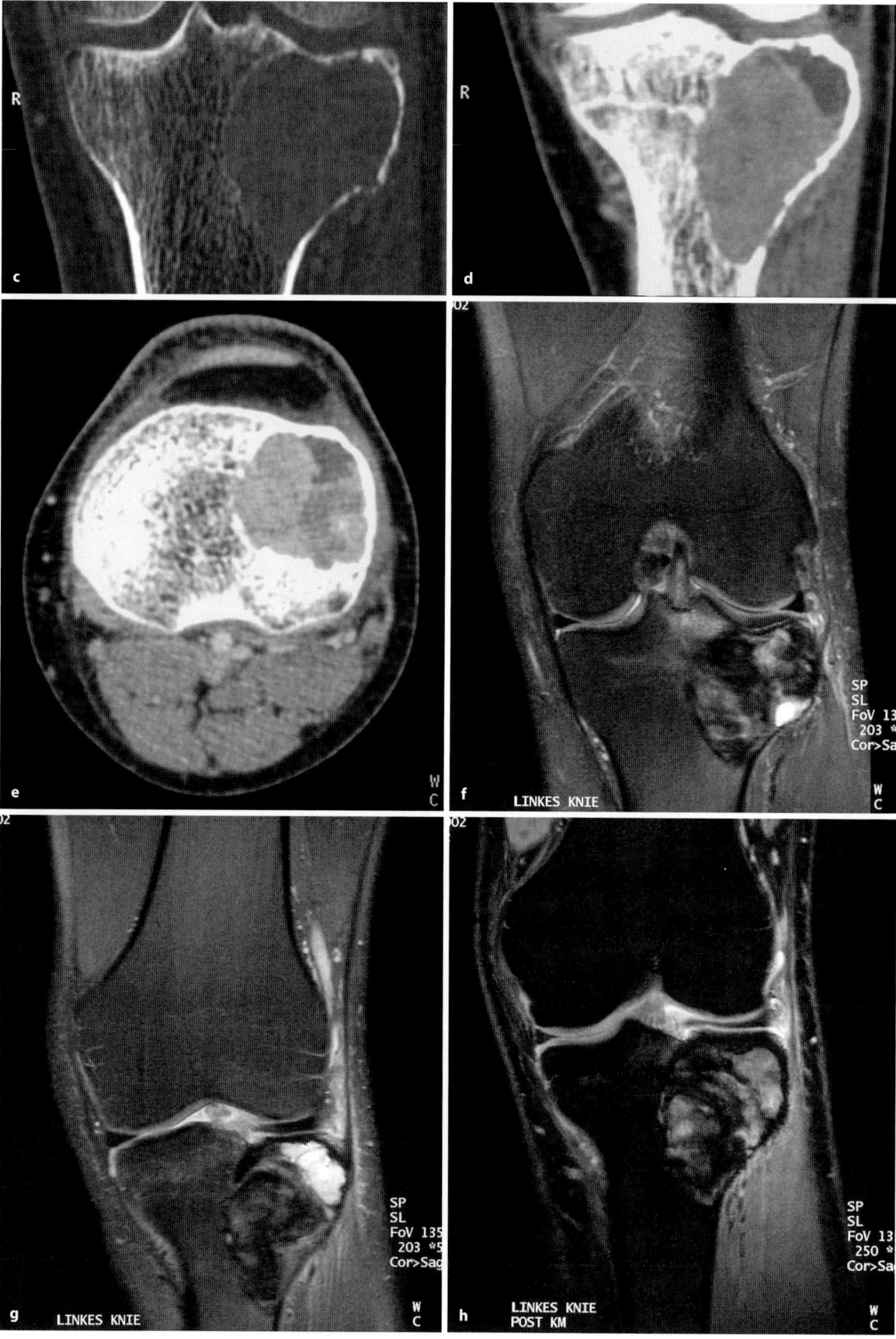

Abb. 11.10 a–k (Forts.)

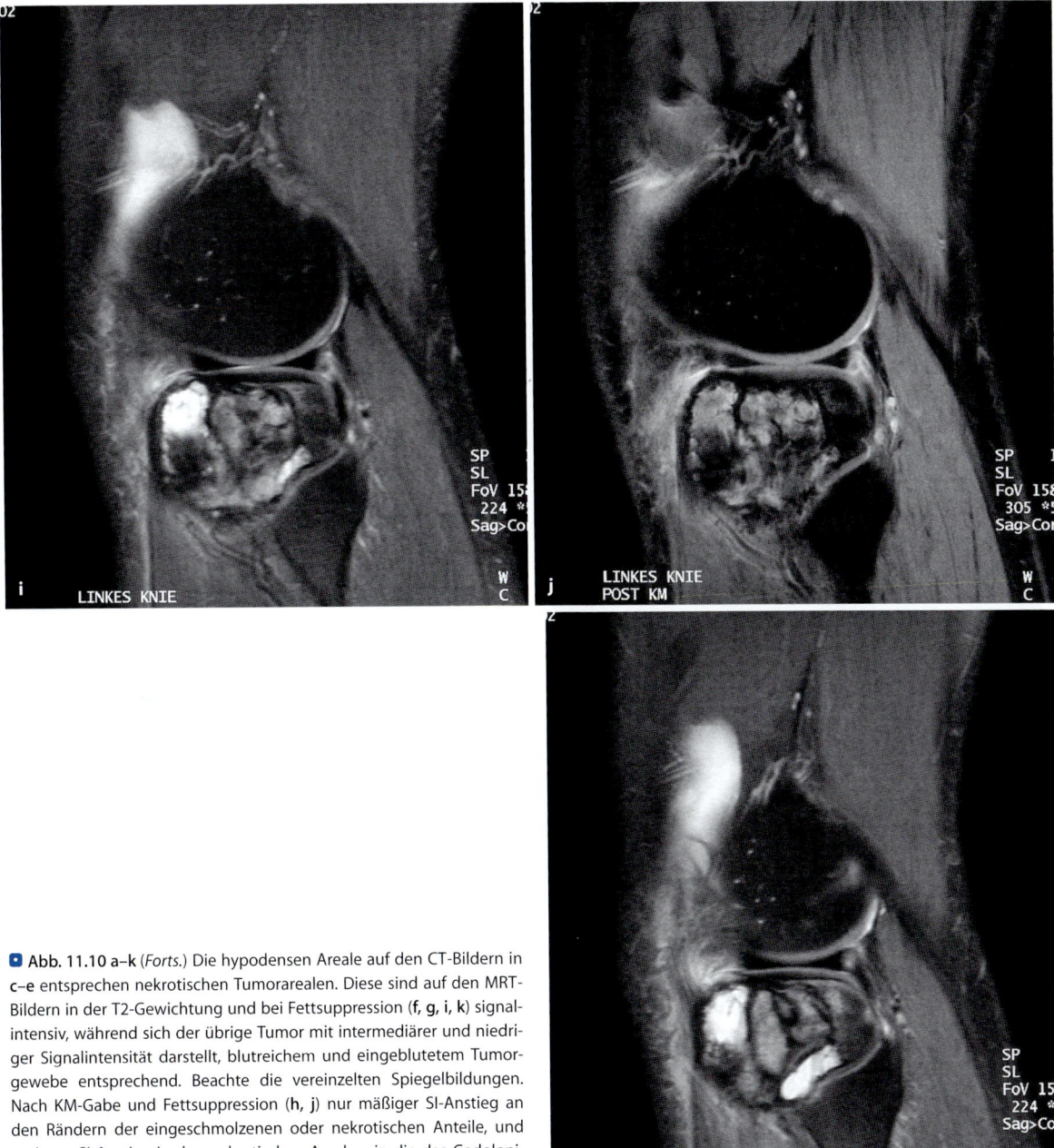

Abb. 11.10 a–k (*Forts.*) Die hypodensen Areale auf den CT-Bildern in c–e entsprechen nekrotischen Tumorarealen. Diese sind auf den MRT-Bildern in der T2-Gewichtung und bei Fettsuppression (f, g, i, k) signalintensiv, während sich der übrige Tumor mit intermediärer und niedriger Signalintensität darstellt, blutreichem und eingeblutetem Tumorgewebe entsprechend. Beachte die vereinzelten Spiegelbildungen. Nach KM-Gabe und Fettsuppression (h, j) nur mäßiger SI-Anstieg an den Rändern der eingeschmolzenen oder nekrotischen Anteile, und geringer SI-Anstieg in den nekrotischen Arealen, in die das Gadolonium offensichtlich hineinperfundiert ist. Makroskopisch fanden sich ausgeprägte Nekrosen und sehr viel altes Blut

perforieren die Tumoren leicht in die angrenzenden Weichgewebe (Abb. 11.13, 11.15, 11.16).

Periostreaktionen wie Lamellen oder Spikulae kommen beim RZ praktisch nicht vor.

Die *radiologische Bandbreite* von RZ an Röhrenknochen reicht auf der Lodwick-Skala vom Grad IB bis II. Der malignisierte de novo entstandene RZ soll sich nicht vom üblichen RZ radiologisch unterscheiden, während eine sekundäre Malignisierung in der Regel einen aggressiven radiologischen Aspekt hat.

Pathologische Frakturen werden eigentlich nur bei größeren Exemplaren und in statisch stark belasteten Knochenabschnitten eines RZ beobachtet. Selten überschreiten RZ die subchondrale Kortikalis und brechen in das Gelenk ein (Abb. 11.13). Klinisch tritt ein Gelenkerguss auf, der in der Regel blutig ist.

Radiologisch lässt sich ein intraartikulärer Tumoreinbruch mit der CT weniger gut als mit der MRT feststellen. Das liegt nicht so sehr an der axialen Schnittführung, denn die Multislice-CT mit 0,1 mm dicken Schich-

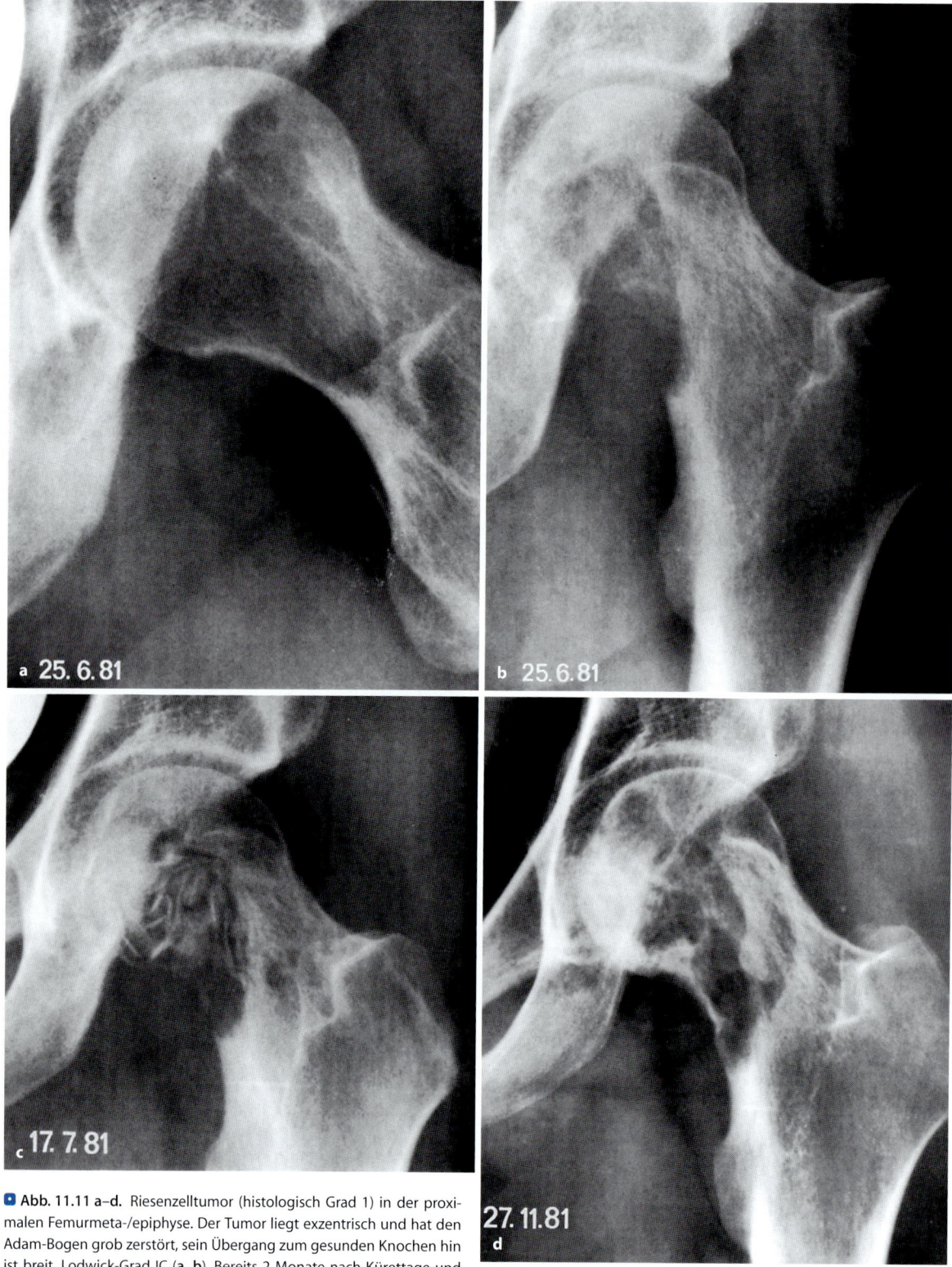

Abb. 11.11 a–d. Riesenzelltumor (histologisch Grad 1) in der proximalen Femurmeta-/epiphyse. Der Tumor liegt exzentrisch und hat den Adam-Bogen grob zerstört, sein Übergang zum gesunden Knochen hin ist breit. Lodwick-Grad IC (**a, b**). Bereits 2 Monate nach Kürettage und Spongiosaauffüllung (**c**) deutliche Rezidivzeichen im Schenkelhalsbereich. 4 Monate später massive Zunahme des Rezidivs, die eingelagerte Spongiosa ist vollständig zerstört (**d**). Vergleiche die Ähnlichkeit mit den malignen fibrösen Histiozytomen in Abb. 9.20

11.1 · Riesenzelltumor (RZ)

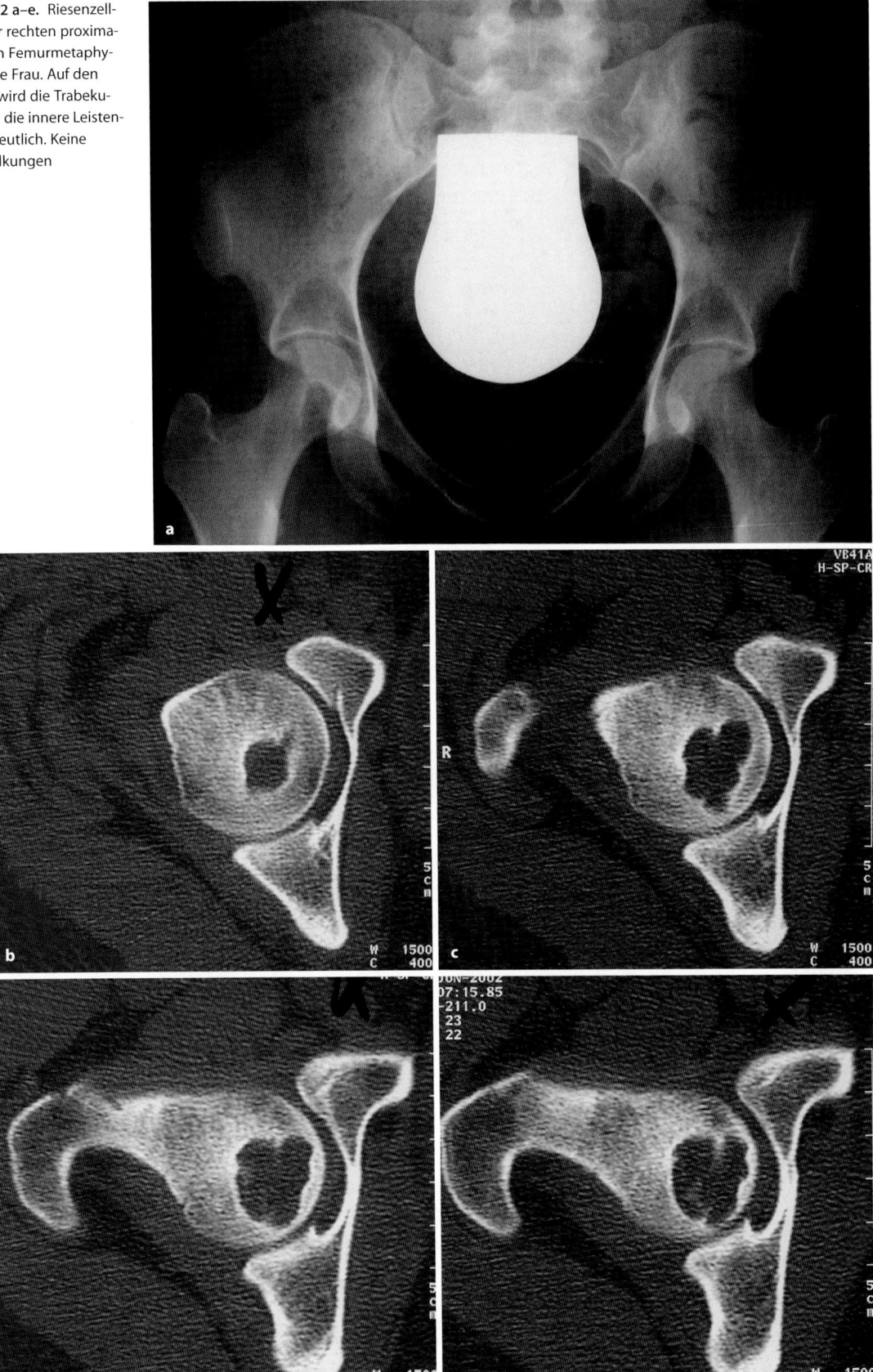

Abb. 11.12 a–e. Riesenzelltumor in der rechten proximalen kaudalen Femurmetaphyse, 25-jährige Frau. Auf den CT-Bildern wird die Trabekulierung bzw. die innere Leistenformation deutlich. Keine Matrixverkalkungen

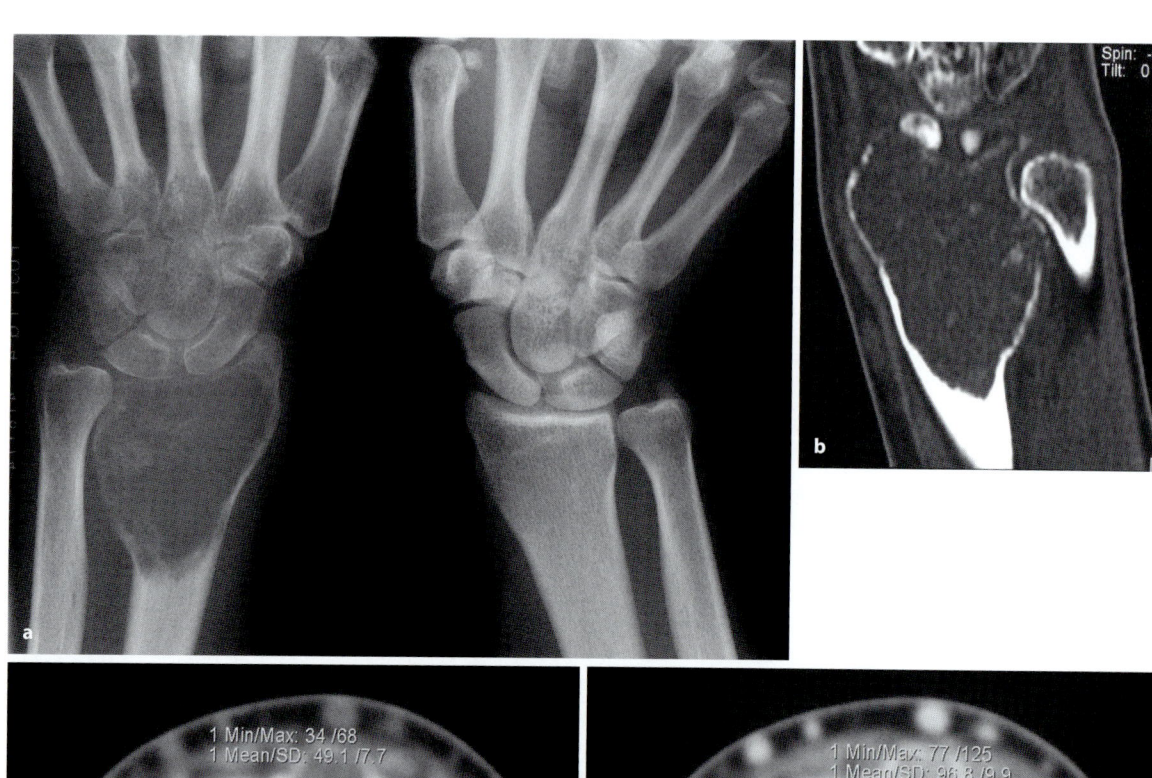
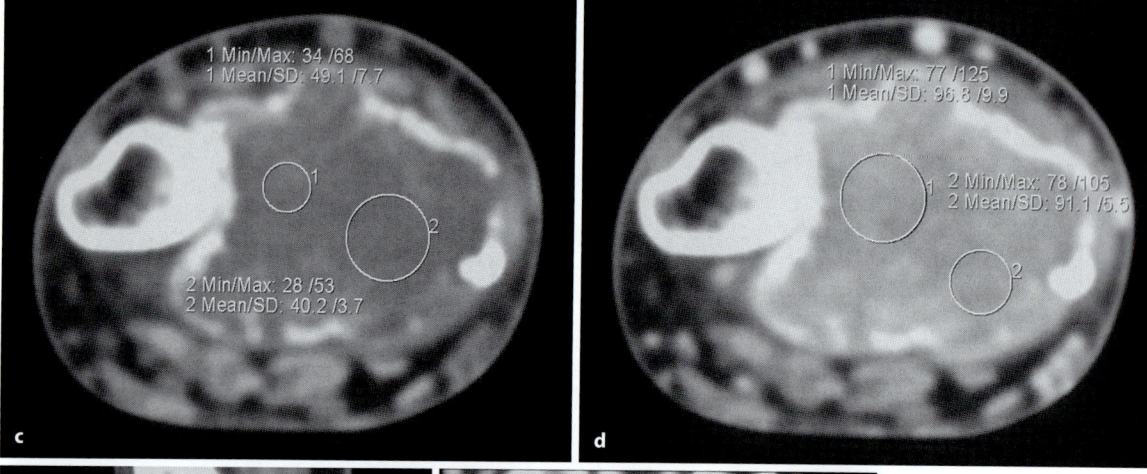
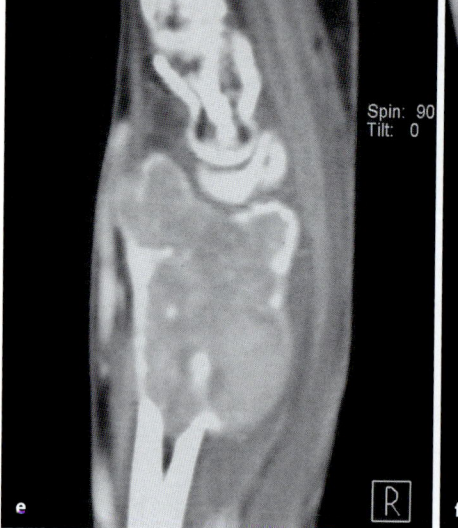
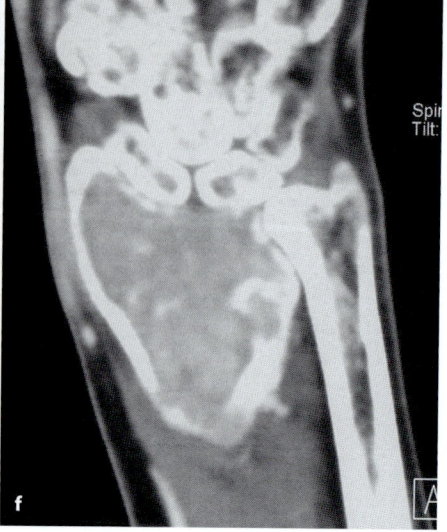

Abb. 11.13 a–f. Riesenzelltumor in der distalen Radiusepimetaphyse mit Einbruch in das Radiokarpalgelenk. 35-jährige Frau. Der Tumoreinbruch ist schon projektionsradiographisch an einer Verschmälerung des radiokarpalen Gelenkspaltes und einer Zerstörung der subchondralen Grenzlamelle erkennbar. Lodwick-Grad IC. Starke Trabekulierung. Vor Kontrastmittelgabe (c) um 40 HE, nach KM-Applikation (d–f) etwa 90 HE, was einem Anstieg um 50 HE entspricht und auf einen stark perfundierten Tumor hinweist. Das Enhancement ist ausgesprochen fleckig und inhomogen

11.1 · Riesenzelltumor (RZ)

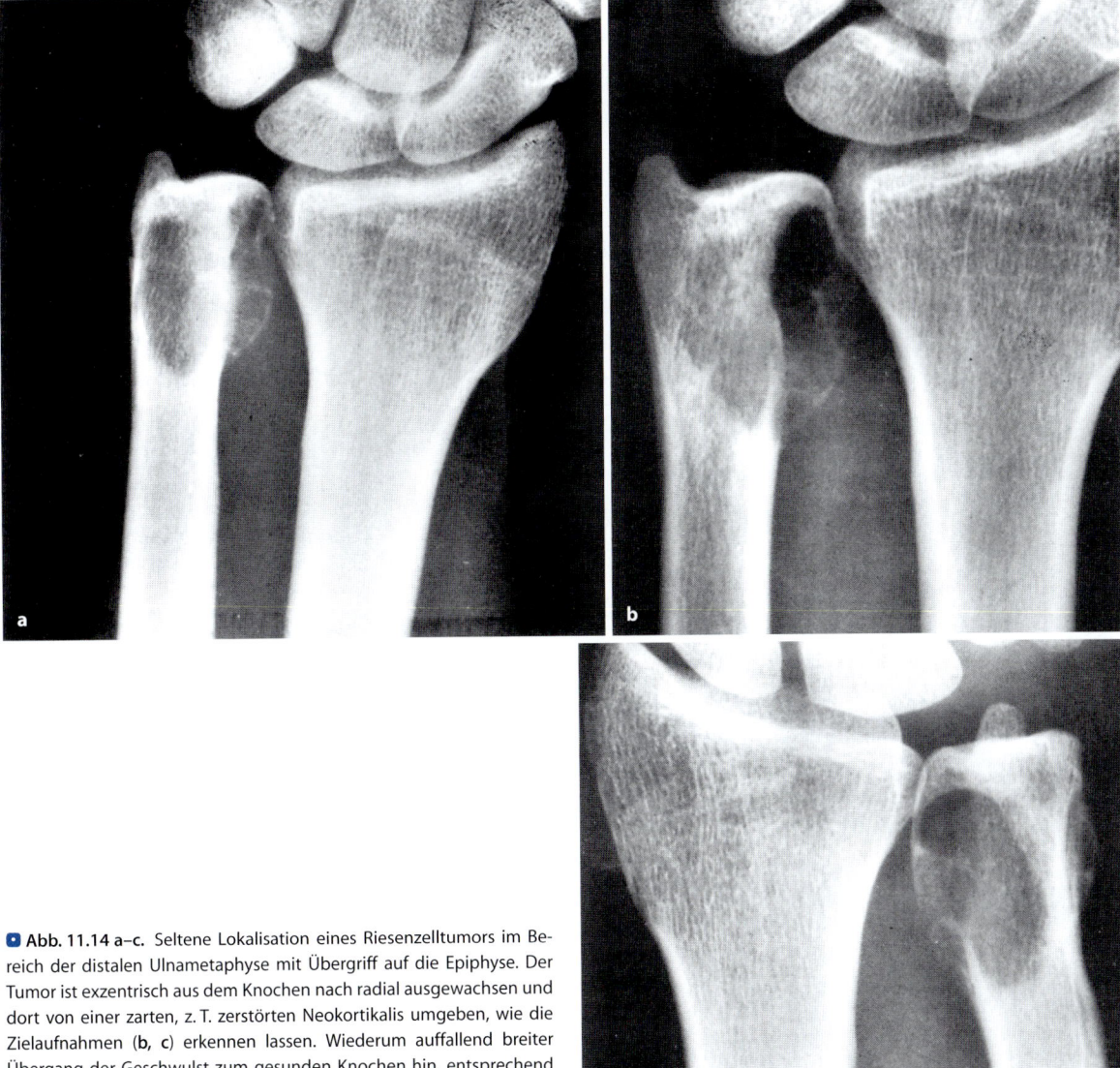

Abb. 11.14 a–c. Seltene Lokalisation eines Riesenzelltumors im Bereich der distalen Ulnametaphyse mit Übergriff auf die Epiphyse. Der Tumor ist exzentrisch aus dem Knochen nach radial ausgewachsen und dort von einer zarten, z. T. zerstörten Neokortikalis umgeben, wie die Zielaufnahmen (b, c) erkennen lassen. Wiederum auffallend breiter Übergang der Geschwulst zum gesunden Knochen hin, entsprechend einem Lodwick-Grad IC (30-jähriger Mann)

ten und beliebiger mehrdimensionaler Bildrekonstruktion kann das ausgleichen; es ist vielmehr die bessere Weichteildarstellung, die der MRT diesen Vorteil gibt. Die Frage eines intraartikulären Tumoreinbruchs ist deshalb von Bedeutung, weil in diesem Fall eine extraartikuläre Tumorresektion eher Erfolg verspricht als eine transartikuläre.

Im *platten Knochen* verursachen RZ ebenfalls Osteolysen, die gelegentlich riffartige Vorsprünge oder auch Septen erkennen lassen. Am Sakrum imponieren im Wesentlichen reaktionslose Osteolysen, die die Knochenleisten verschwinden lassen, die normalerweise die Foramina sacralia voneinander trennen (Abb. 11.22, 11.23). Tumormatrixverkalkungen wie beim Chondrom oder Chordom sind nicht nachweisbar. Im CT oder MRT lässt sich der auf dem Röntgenbild in der Regel nicht abzuschätzende, häufig erhebliche paraossale Geschwulstanteil aufzeigen (Abb. 11.22).

Die Röntgensymptomatik von RZ an den Fußwurzelknochen, insbesondere am Talus und Kalkaneus, unterscheidet sich nicht grundsätzlich von Manifestationen an den Röhrenknochen (Mechlin et al. 1984).

Die Röntgensymptomatik eines RZ im Manubrium sterni wurde von Sundaram et al. (1982) beschrieben. Der Tumor zeigte sich als expansive Osteolyse mit einem deutlichen Kontrastmittelenhancement im CT um etwa 50 HE. Das Ungewöhnliche an dem Fall war das für einen RZ verhältnismäßig hohe Alter des Patienten mit 55 Jahren.

RZ an der Wirbelsäule (Abb. 11.19, 11.20) manifestieren sich bei der häufigsten Lokalisation im Wirbelkörper als exzentrische, blasig-zystisch anmutende Struktur-

(*Forts. S. 682*)

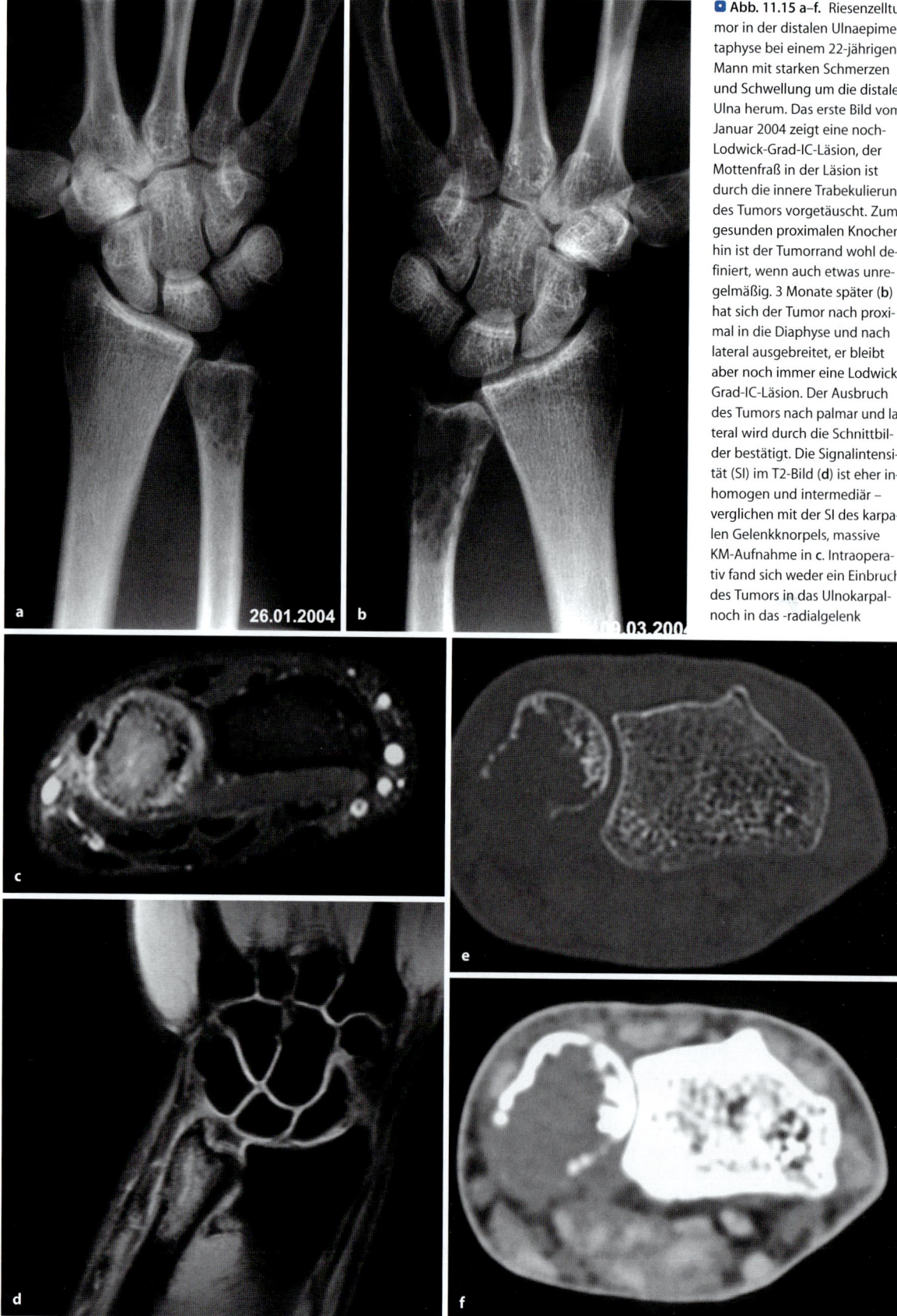

Abb. 11.15 a–f. Riesenzelltumor in der distalen Ulnaepimetaphyse bei einem 22-jährigen Mann mit starken Schmerzen und Schwellung um die distale Ulna herum. Das erste Bild vom Januar 2004 zeigt eine noch-Lodwick-Grad-IC-Läsion, der Mottenfraß in der Läsion ist durch die innere Trabekulierung des Tumors vorgetäuscht. Zum gesunden proximalen Knochen hin ist der Tumorrand wohl definiert, wenn auch etwas unregelmäßig. 3 Monate später (**b**) hat sich der Tumor nach proximal in die Diaphyse und nach lateral ausgebreitet, er bleibt aber noch immer eine Lodwick-Grad-IC-Läsion. Der Ausbruch des Tumors nach palmar und lateral wird durch die Schnittbilder bestätigt. Die Signalintensität (SI) im T2-Bild (**d**) ist eher inhomogen und intermediär – verglichen mit der SI des karpalen Gelenkknorpels, massive KM-Aufnahme in **c**. Intraoperativ fand sich weder ein Einbruch des Tumors in das Ulnokarpal- noch in das -radialgelenk

11.1 · Riesenzelltumor (RZ)

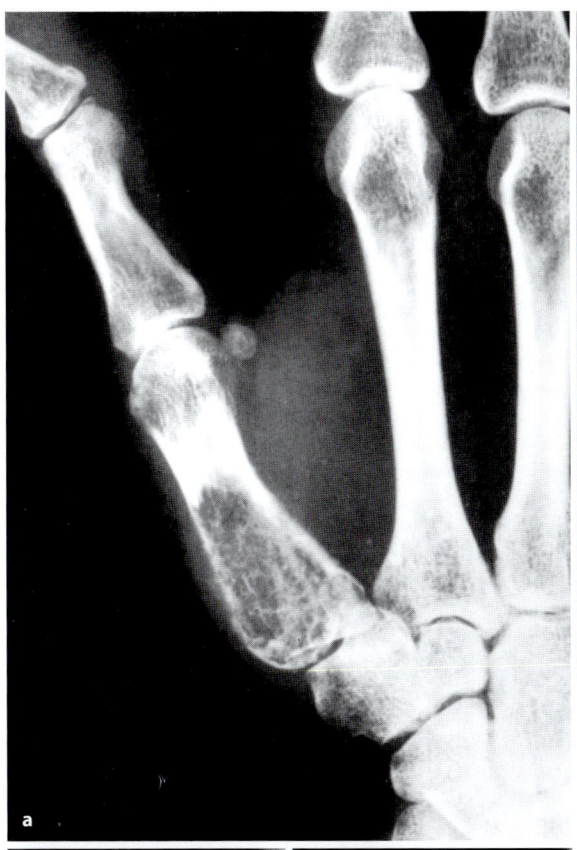
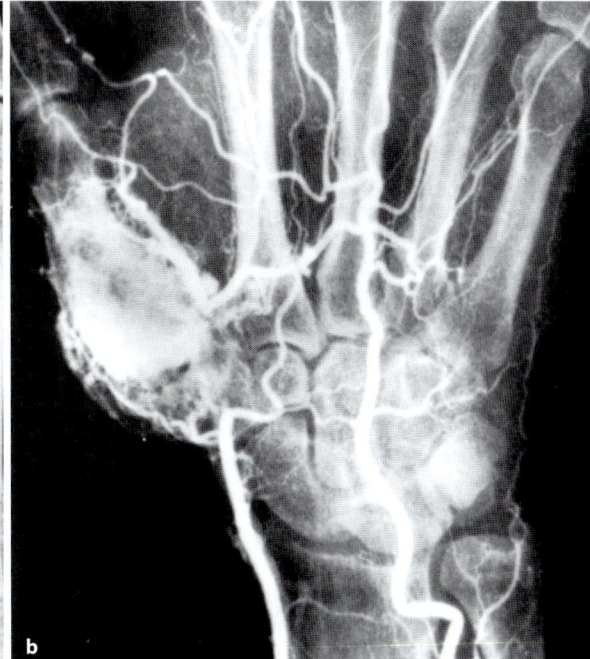
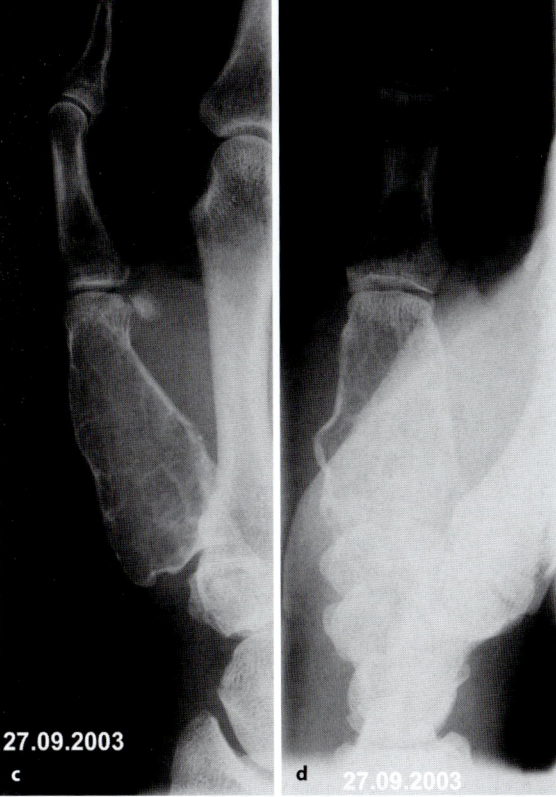

Abb. 11.16 a–d. Riesenzelltumoren im Os metacarpale I. **a, b** Riesenzelltumor in der proximalen Hälfte des Os metacarpale I rechts bei einer 52-jährigen Patientin. Der Tumor hat die radialseitige Kompakta bereits perforiert. Das gitter- und wabenförmige Muster der Läsion ist durch unzählige Gefäßdurchtritte durch die verdünnte Kompakta erklärt, denn der Tumor ist extrem vaskularisiert (**b**). Histologisch entsprach er einem Grad 3, röntgenologisch einem Lodwick-Grad IC. **c, d** Der stark expansive Tumor nimmt fast den ganzen Knochen ein, er hat zu einer Spontanfraktur geführt, durch die der 44-jährige Patient erstmals Schmerzen bekam. Es entbrannte ein Streit unter den Pathologen, wobei sich die Differentialdiagnose im Wesentlichen um einen Riesenzelltumor oder um ein benignes fibröses Histiozytom drehte (s. dazu auch Text). Der Verlauf mit sehr frühem Rezidiv (nach 6 Wochen) nach Kürretage und Spongiosaplastik entschied, dass es sich um einen wohl aggressiven Riesenzelltumor handelt

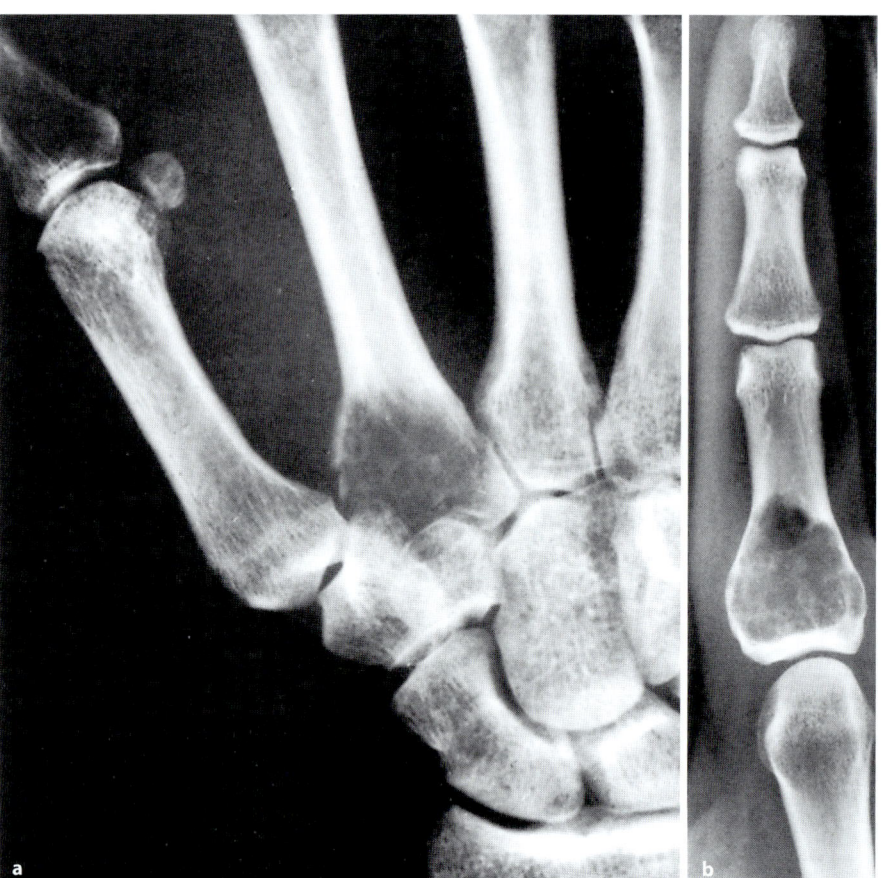

Abb. 11.17 a, b. Zur Differentialdiagnose des Riesenzelltumors an den Fingerknochen. Der in **a** dargestellte Riesenzelltumor an der Basis von Os metacarpale II bei einer 39-jährigen Patientin zeigt einen ausgesprochenen breiten Übergang zum gesunden Knochen hin, während das Chondrom in **b** bei einer 25-jährigen Patientin nach distal sehr scharf begrenzt ist. Der Riesenzelltumor entspricht einem Lodwick-Grad IC, das Chondrom einem Lodwick-Grad IB

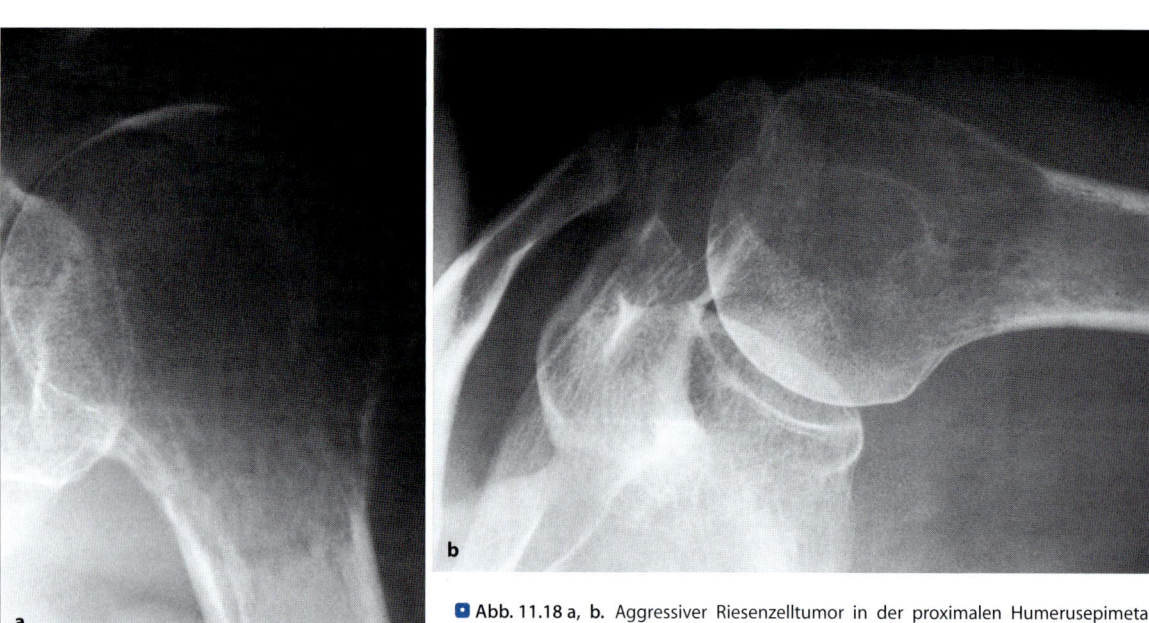

Abb. 11.18 a, b. Aggressiver Riesenzelltumor in der proximalen Humerusepimetaphyse im Lodwick-Grad II

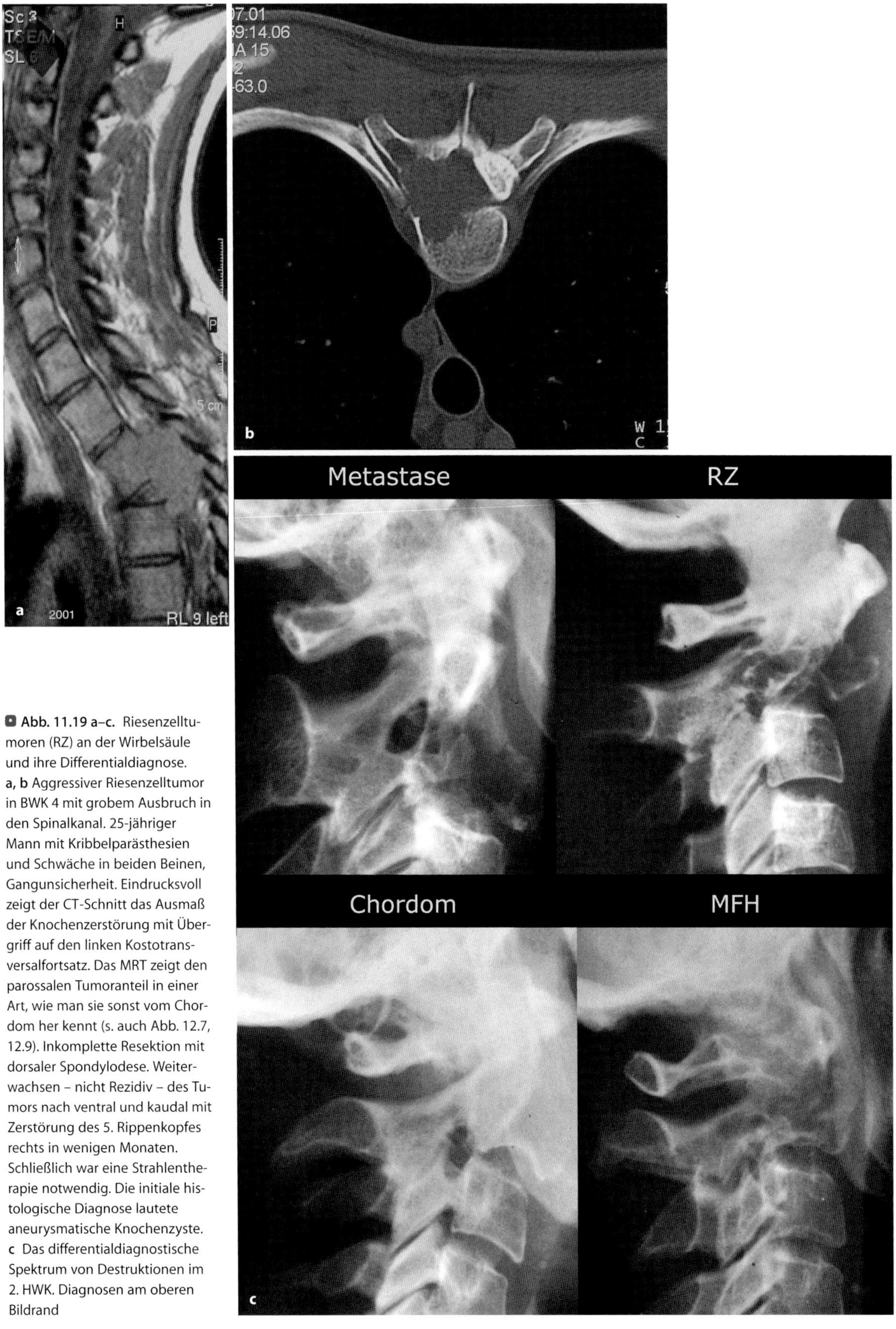

11.1 · Riesenzelltumor (RZ)

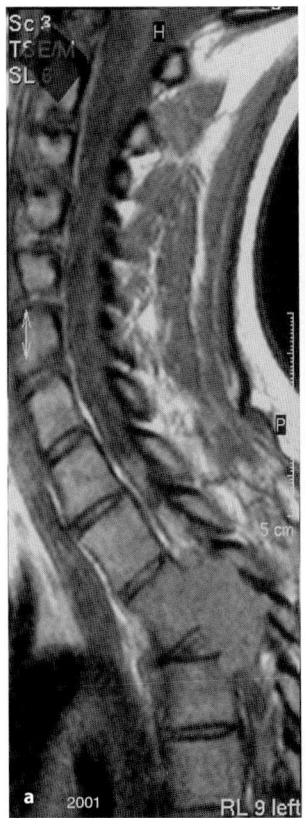
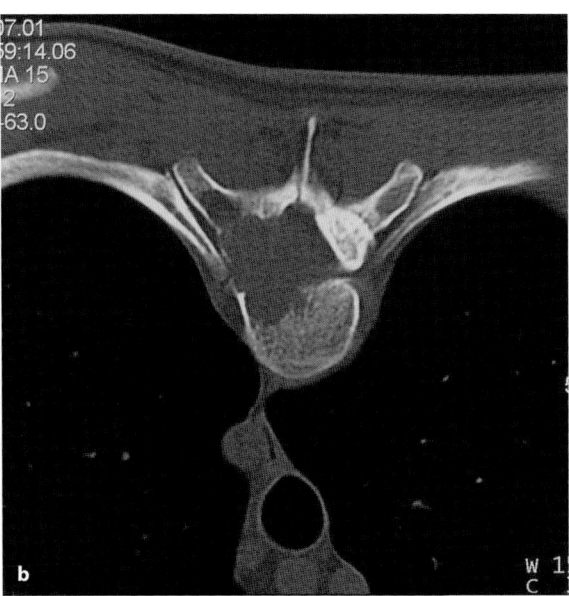

Abb. 11.19 a–c. Riesenzelltumoren (RZ) an der Wirbelsäule und ihre Differentialdiagnose.
a, b Aggressiver Riesenzelltumor in BWK 4 mit grobem Ausbruch in den Spinalkanal. 25-jähriger Mann mit Kribbelparästhesien und Schwäche in beiden Beinen, Gangunsicherheit. Eindrucksvoll zeigt der CT-Schnitt das Ausmaß der Knochenzerstörung mit Übergriff auf den linken Kostotransversalfortsatz. Das MRT zeigt den parossalen Tumoranteil in einer Art, wie man sie sonst vom Chordom her kennt (s. auch Abb. 12.7, 12.9). Inkomplette Resektion mit dorsaler Spondylodese. Weiterwachsen – nicht Rezidiv – des Tumors nach ventral und kaudal mit Zerstörung des 5. Rippenkopfes rechts in wenigen Monaten. Schließlich war eine Strahlentherapie notwendig. Die initiale histologische Diagnose lautete aneurysmatische Knochenzyste.
c Das differentialdiagnostische Spektrum von Destruktionen im 2. HWK. Diagnosen am oberen Bildrand

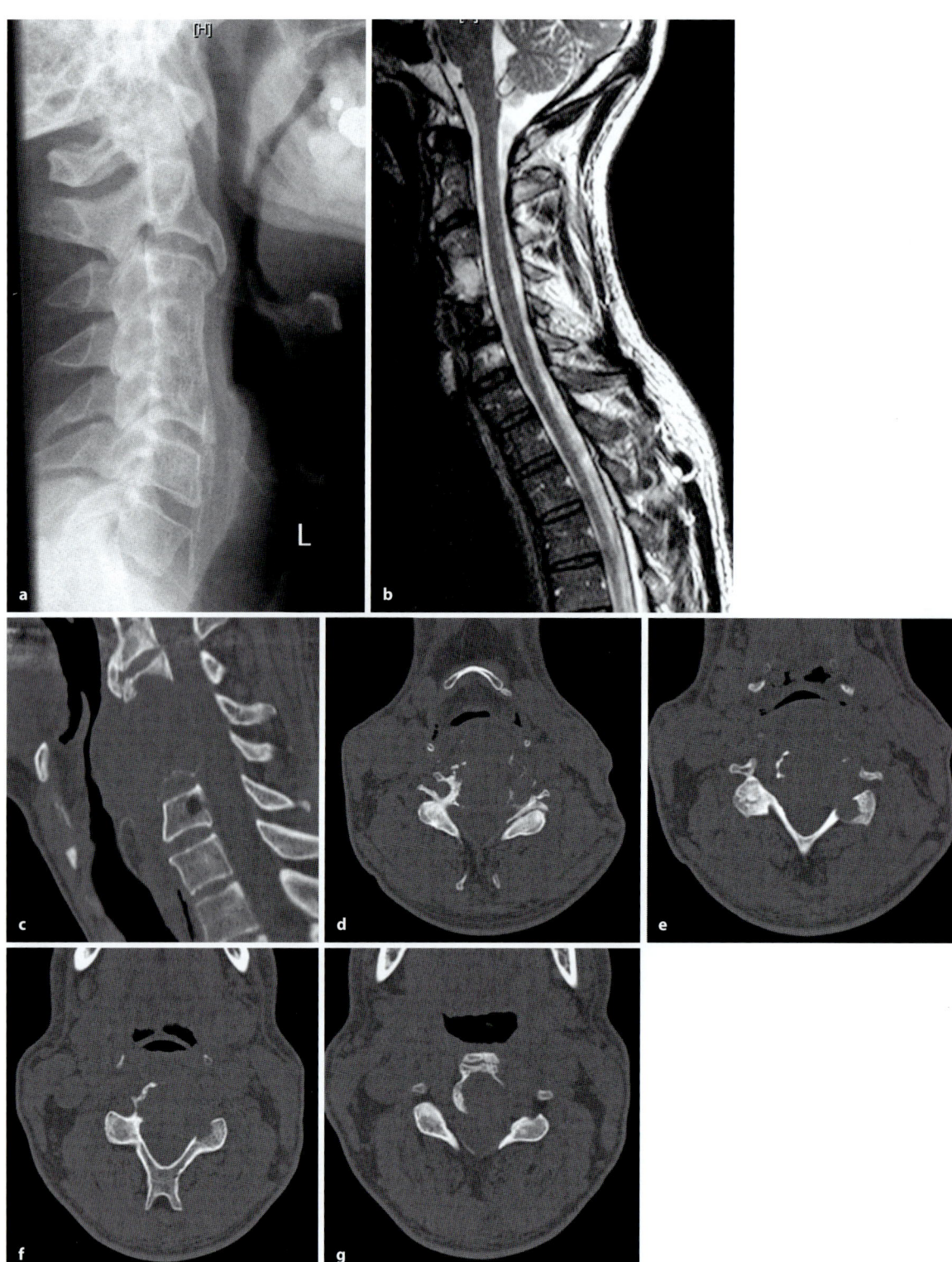

Abb. 11.20 a–n. Riesenzelltumor in der HWS (anfangs 21-jähriger Mann). Vom Ausgangsbefund haben wir keine Bilder. Der Tumor war lytisch und saß offensichtlich in HWK 4. Er wurde ausküretiert. Das erste Rezidiv trat 5 Jahre später auf. Wiederum operative Versorgung mit Tumorresektion und Verblockung HWK 3–6. Eine Kontrolle 2 Jahre später war projektionsradiographisch (a) unauffällig, in der MRT fand sich allerdings im mittleren Verblockungsbereich ein in der T2-Gewichtung auffälliger Befund (b), des Weiteren ein Herd in HWK 6. Zunächst weitere Beobachtung. 2 Jahre später bekommt der Patient dysphagische Beschwerden (*Forts. S. 679*)

11.1 · Riesenzelltumor (RZ)

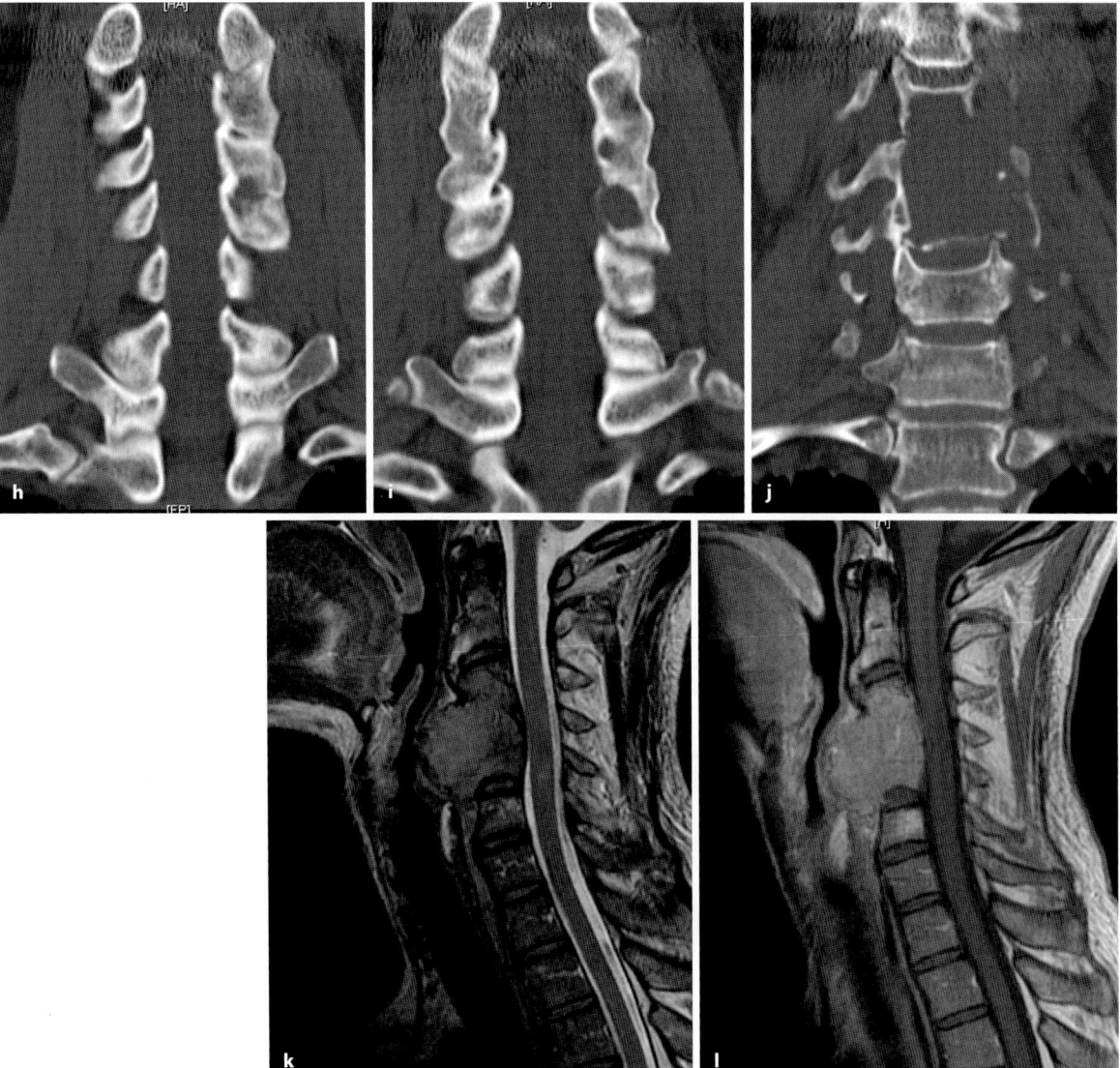

Abb. 11.20 a–n (*Forts.*) Eine CT-Untersuchung (**c–j**) zeigt eine komplette Destruktion von HWK 3–5 und in den hinteren Abschnitten von C6 einen rundlichen Defekt, zu dem MRT-Befund in **b** passend. Des Weiteren sieht man Destruktionen auch in den Gelenkfortsätzen, insbesondere von HWK 3 und HWK 5 links, besonders eindrucksvoll in den axialen Schnitten und in den frontalen Bildrekonstruktionen dargestellt. Die nach ventral sich ausbreitende Tumormasse hat Trachea und Hypopharynx deutlich nach ventral und rechts abgedrängt. Die dazugehörigen MRT-Bilder (**k, l**) demonstrieren die grobe Tumormasse, die den ventralen Subarachnoidalraum großbogig komprimiert. Der Blutreichtum des Tumors ist an der angehobenen Signalintensität im T1-Bild (**l**) und der relativ niedrigen Signalintensität im T2-Bild (**k**) erkennbar. Jetzt erfolgt eine Vertebrektomie oder Spondylektomie von C3 bis C5 und Wirbelkörperersatz 3–5 mit einem Interponat (ADD-System), das in C2 und C6 fixiert wird. In einer zweiten Sitzung wird dann ein externer Fixateur von C2 bis C7 beidseits angelegt mit dorsaler Applikation von Knochenersatz auf die Wirbelbögen. Zusätzlich erfolgte bei C4 und C5 eine Auskürettierung der Massae laterales bzw. der Gelenkmassive und Auffüllung mit Pallacos. Die Schrauben wurden im Zement fixiert. In dem Defekt von C6 fand sich kein Tumorgewebe, er war nach Angaben des Operateurs leer und wurde mit Pallacos aufgefüllt. Es kann sein, dass sich hier irgendein regressiver Prozess abgespielt hat (*Forts. S. 680*)

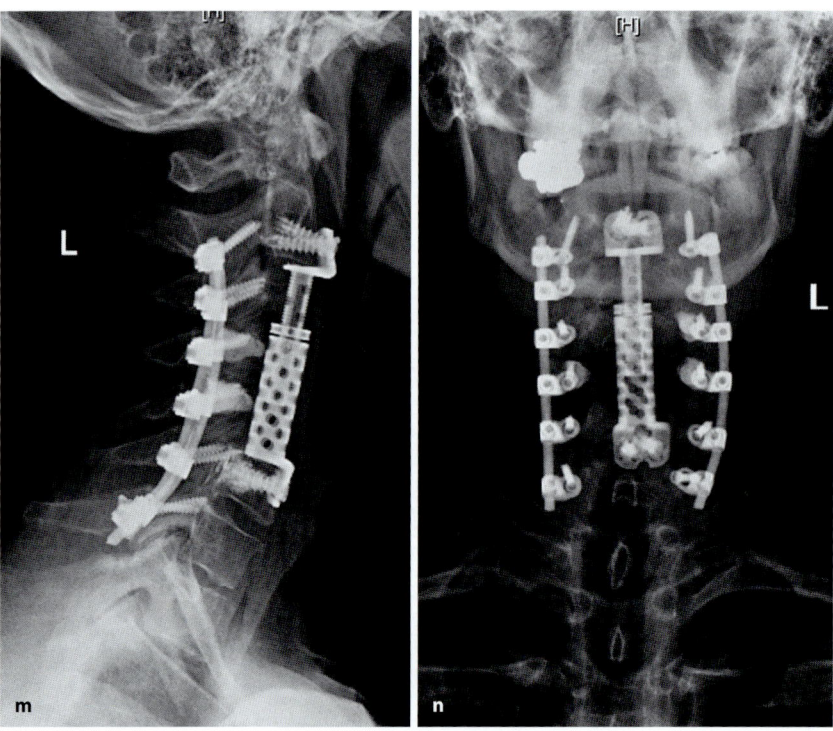

Abb. 11.20 a–n (Forts.)

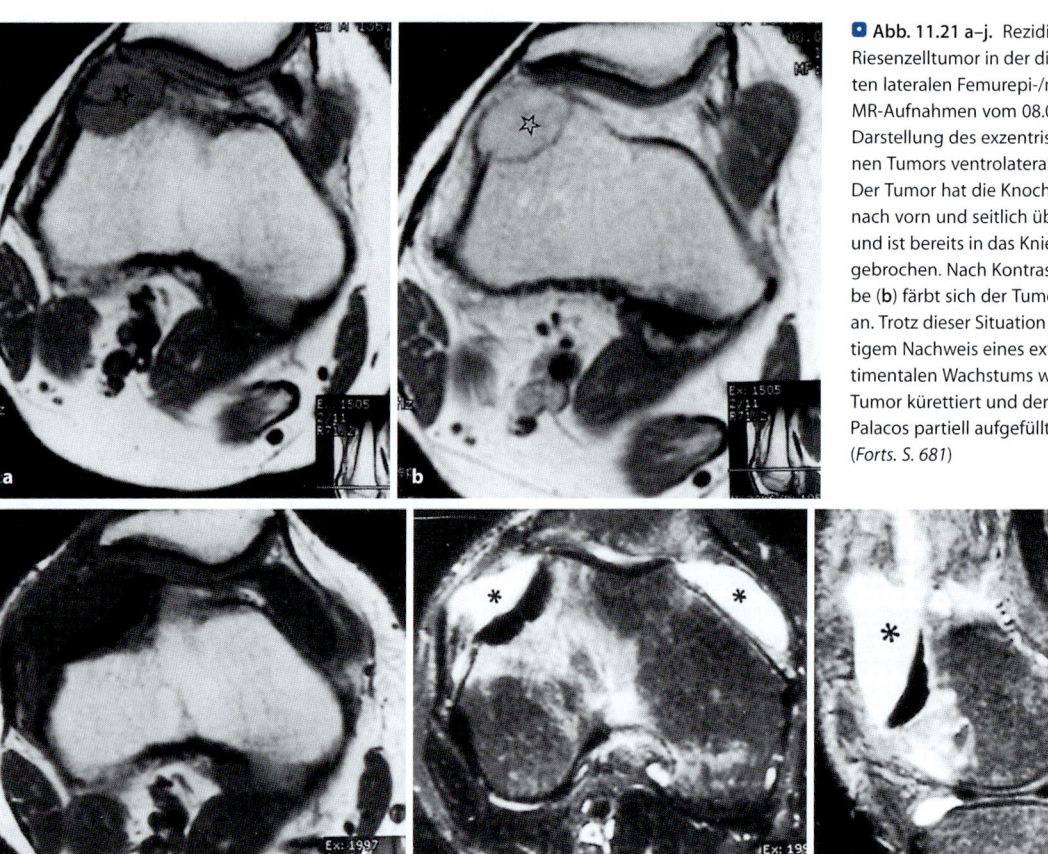

Abb. 11.21 a–j. Rezidivierender Riesenzelltumor in der distalen rechten lateralen Femurepi-/metaphyse. MR-Aufnahmen vom 08.02.95 mit Darstellung des exzentrisch gelegenen Tumors ventrolateral (*Sterne*). Der Tumor hat die Knochengrenzen nach vorn und seitlich überschritten und ist bereits in das Kniegelenk eingebrochen. Nach Kontrastmittelgabe (**b**) färbt sich der Tumor deutlich an. Trotz dieser Situation mit eindeutigem Nachweis eines extrakompartimentalen Wachstums wurde der Tumor kürettiert und der Defekt mit Palacos partiell aufgefüllt (Forts. S. 681)

11.1 · Riesenzelltumor (RZ)

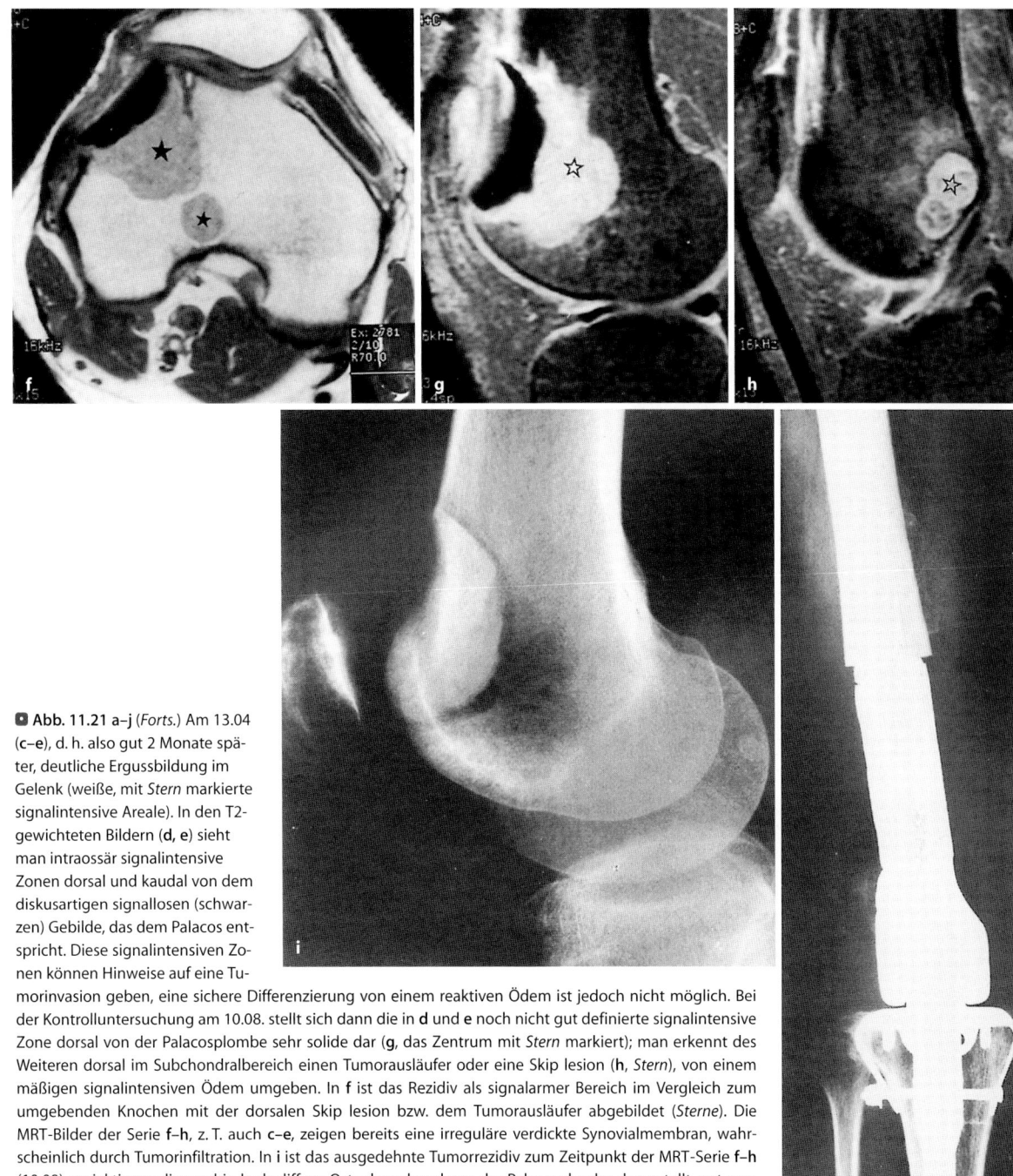

Abb. 11.21 a–j (*Forts.*) Am 13.04 (**c–e**), d. h. also gut 2 Monate später, deutliche Ergussbildung im Gelenk (weiße, mit *Stern* markierte signalintensive Areale). In den T2-gewichteten Bildern (**d, e**) sieht man intraossär signalintensive Zonen dorsal und kaudal von dem diskusartigen signallosen (schwarzen) Gebilde, das dem Palacos entspricht. Diese signalintensiven Zonen können Hinweise auf eine Tumorinvasion geben, eine sichere Differenzierung von einem reaktiven Ödem ist jedoch nicht möglich. Bei der Kontrolluntersuchung am 10.08. stellt sich dann die in **d** und **e** noch nicht gut definierte signalintensive Zone dorsal von der Palacosplombe sehr solide dar (**g**, das Zentrum mit *Stern* markiert); man erkennt des Weiteren dorsal im Subchondralbereich einen Tumorausläufer oder eine Skip lesion (**h**, *Stern*), von einem mäßigen signalintensiven Ödem umgeben. In **f** ist das Rezidiv als signalarmer Bereich im Vergleich zum umgebenden Knochen mit der dorsalen Skip lesion bzw. dem Tumorausläufer abgebildet (*Sterne*). Die MRT-Bilder der Serie **f–h**, z. T. auch **c–e**, zeigen bereits eine irreguläre verdickte Synovialmembran, wahrscheinlich durch Tumorinfiltration. In **i** ist das ausgedehnte Tumorrezidiv zum Zeitpunkt der MRT-Serie **f–h** (10.08) projektionsradiographisch als diffuse Osteolyse dorsal von der Palacosplombe dargestellt, entsprechend einem Lodwick-Grad III. Es erfolgte dann schließlich eine Resektion und Ersatz durch eine Kniegelenkendoprothese (**j**). Bei den weiteren Kontrollen muss darauf geachtet werden, ob sich im ehemaligen epiphysären Bereich des Femurs Verknöcherungen zeigen, die dann sehr suspekt auf Implants mit sekundärer Verknöcherung wären

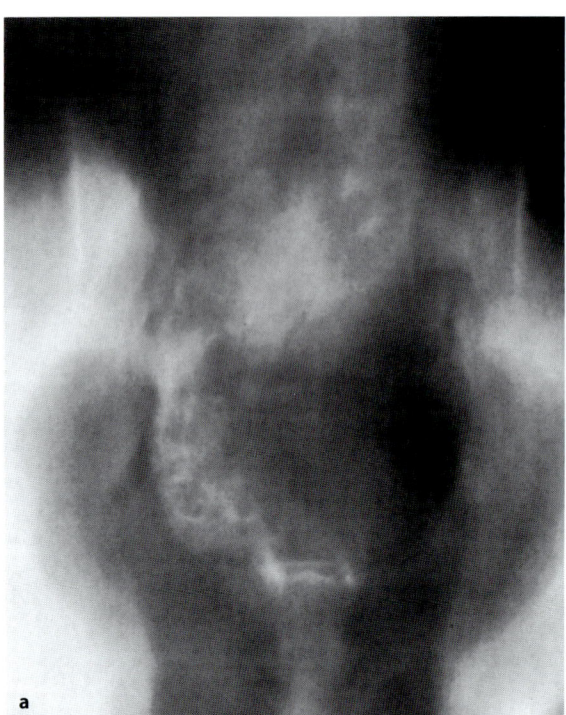
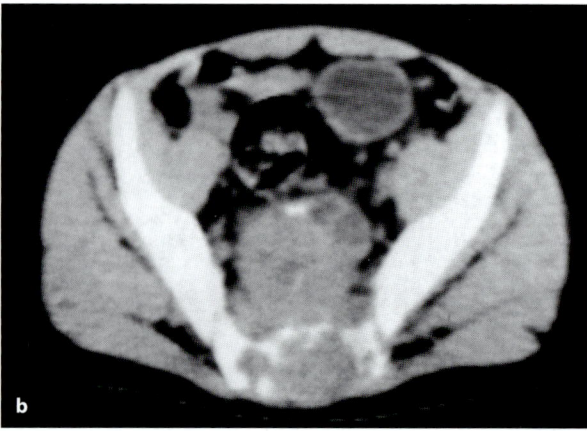

Abb. 11.22 a, b. Riesenzelltumor im Sakrum eines 17-jährigen Patienten mit grober Zerstörung fast des gesamten Kreuzbeins. Im Computertomogramm (**b**) massiver, nach ventral gerichteter paraossaler Tumoranteil. Angiographisch stellte sich der Tumor deutlich hypervaskularisiert dar (hier nicht abgebildet)

auslöschung mit hochgradiger Verdünnung und/oder schalenartiger Vorwölbung der Kompakta (Abb. 11.19c). Seltener wird eine „Septierung" des Tumors beobachtet. Der Tumor kann vom Wirbelkörper auf die Bogenwurzel übergreifen (Abb. 11.19a, b, 11.20), ein Befund, der von Dahlin (1977) in 9 von 22 Fällen beobachtet wurde. Vielfach kommen die Patienten aber erst zur Beobachtung, wenn der befallene Wirbelkörper bereits kollabiert ist, so dass die oben beschriebene Primärsymptomatik maskiert ist. Allein bei 7 von 31 Patienten mit RZ der Wirbelsäule konnte Dahlin (1977) primär eine Kompressionsfraktur nachweisen. Sind die Anhangsgebilde

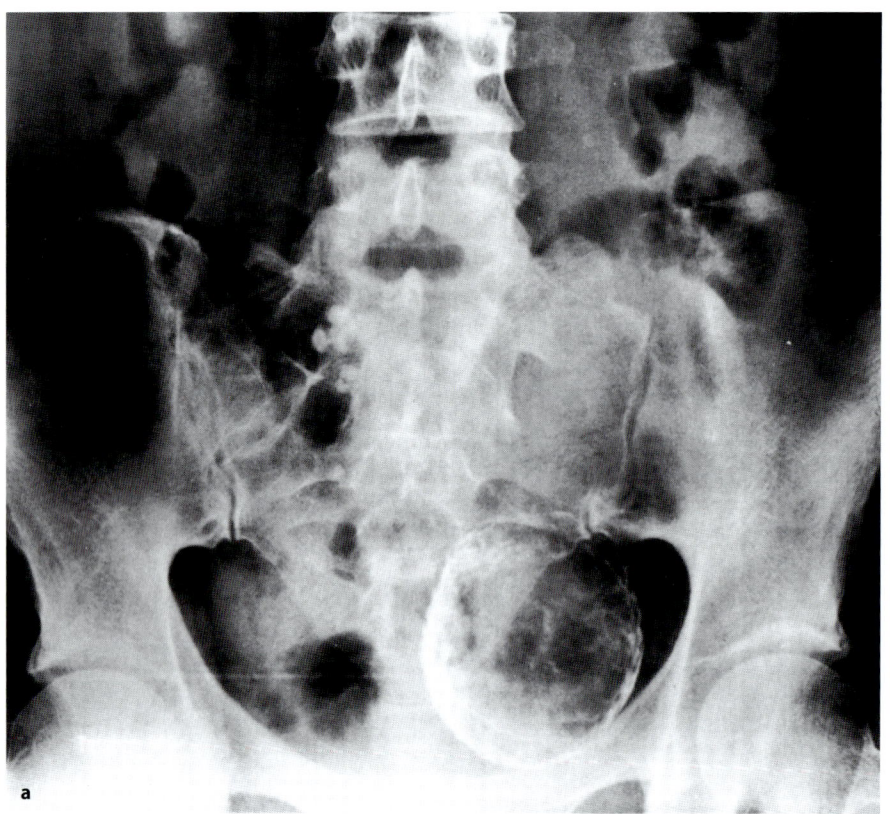

Abb. 11.23 a–d. Riesenzelltumoren im Beckenskelett. **a, b** Riesenzelltumor im linken Kreuz- und Darmbereich bei einer 37-jährigen Patientin. Massive Strukturauslöschung der gesamten linken Massa lateralis und der dorsalen Abschnitte des Os ilium, d. h., der Tumor hat das Sakroiliakalgelenk überschritten. Der Übergang zum gesunden Knochen hin ist relativ breit (Lodwick Grad IC) (*Forts. S. 683*)

befallen, so imponiert vor allem eine blasige exzentrische Auftreibung des befallenen Abschnitts mit hauchdünner Kompakta. Der primäre Sitz im Wirbelbogen ist allerdings relativ selten; nur 5 von 28 lokalisatorisch definierten Riesenzellgeschwülsten saßen primär dort (Dahlin 1977).

Jumming et al. (2008) untersuchten 22 konsekutive Fälle eines RZ in der Halswirbelsäule über einen Zeitraum von 13 Jahren (Durchschnittsalter 35,5 Jahre). Bei 8 Patienten waren nur die vordere Säule, bei 13 Fällen die vordere und hintere Säule und nur bei einem Patienten allein die hinteren Elemente involviert. Der Intervertebralraum war im Gegensatz zum Epiduralraum nie beteiligt. In 5 von 9 Fällen mit einer subtotalen Resektion und in 1 Fall mit Spondylektomie kam es zu einem Rezidiv.

RZ sind überwiegend hypervaskularisiert (Abb. 11.16b, 11.23b, 11.25e). So fanden Prando et al. (1979) bei 31 von 48 Riesenzelltumoren eine deutliche Hypervaskularisation, während der Rest der Fälle entweder leicht oder gar nicht vaskularisiert war. Eine Korrelation zwischen den angiographischen Befunden und der histologischen Graduierung konnten die Autoren im Gegensatz zu unseren Erfahrungen nicht feststellen (s. auch S. 26 ff., 689).

Einen ebenfalls hohen Anteil an hypervaskularisierten RZ fanden Hudson et al. (1984). 29 von 39 Riesenzelltumorangiographien wiesen eine intensive diffuse kapilläre Tumoranfärbung auf. Dabei waren die Kontrastmittelanfärbungen in 20 Fällen inhomogen, und in 15 Fällen fanden sich avaskuläre Zonen, offensichtlich Nekrosen entsprechend. In allen 29 Fällen imponierte eine eindeutige arterielle Hypervaskularisation, aber nur 2 Fälle zeigten ein klassisches malignes Gefäßbild. In 11 Fällen ließ sich mit der Angiographie exat der paraossale Geschwulstanteil definieren. In 5 Fällen täuschte jedoch das Angiogramm eine Weichteilmasse vor, die tatsächlich nicht vorhanden war. Viermal fanden sich dabei nur Hy-

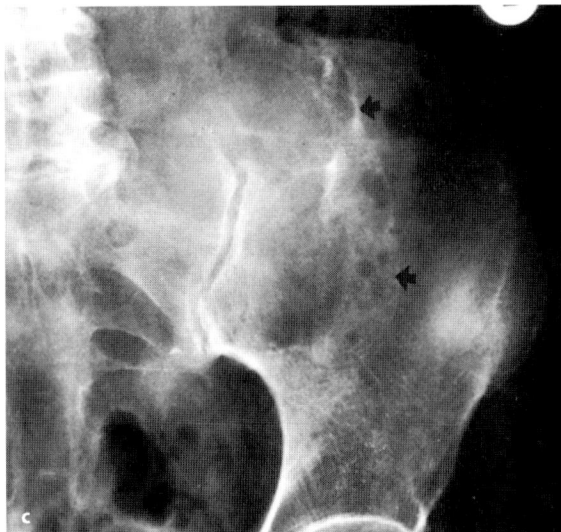

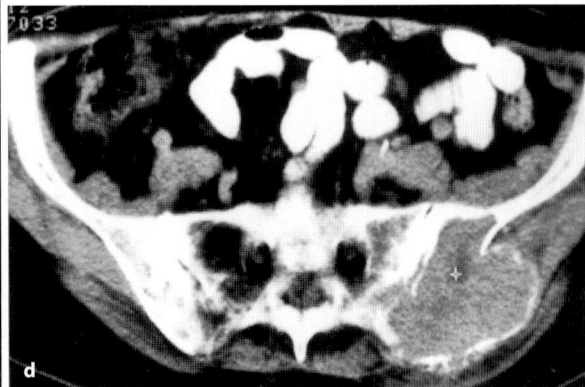

Abb. 11.23 a–d (*Forts.*) Im Angiogramm (**b**) massive Hypervaskularisation. Gegenüber dem Nativbild wird im Angiogramm die wahre kraniale Tumorbegrenzung deutlich, d. h., der Tumor hat die Knochengrenzen nach kranial eindeutig überschritten. Als Nebenbefund ergibt sich ein großes verkalktes Uterusmyom. **c, d** Maligner Riesenzelltumor im linken Beckenbreich (74 Jahre alte Frau). Man erkennt eine ausgedehnte Osteolyse, die sowohl das hintere Os ilium als auch die Massa lateralis erfasst hat, im Röntgenbild einem Lodwick-Grad II entsprechend. Die laterale, mit *Pfeilen* markierte Sklerosezone ist auf die eierschalenartige peritumoröse Periostverknöcherung zurückzuführen, wie sie im CT-Schnitt (**d**) dargestellt ist. Es erfolgte nur eine inkomplette Resektion des Tumors, die Patientin starb kurz darauf an Lungenmetastasen

pervaskularisationen über der Kortikalis, so dass der Eindruck einer Tumorpenetration entstand. In zwei anderen Fällen täuschte das Angiogramm eine intraartikuläre Tumorausbreitung vor. Bei Hypervaskularisation ist präoperativ eine Embolisation sinnvoll.

Im *CT* liegen die Dichtewerte des Tumorgewebes zwischen 20 und 70 HE, (Mittelwert bei etwa 40 HE). Nach intravenöser Kontrastmittelgabe kommt es im Schnitt zu einem Enhancement von 40–60 HE (Abb. 11.13). Offenbar nekrotische und „zystische" Zonen (sekundäre aneurysmatische Knochenzyste), die in bis zu 15% der Fälle vorkommen sollen, zeigen gelegentlich kein oder nur ein geringfügiges Enhancement. RZ mit Dichtewerten unter 15–20 HE sind zumeist primär zystische Tumoren. Die zystische Transformation überrascht in Anbetracht der zumeist ja starken Vaskularisation des Tumors nicht. Sowohl im CT wie im MRT sind Spiegelbildungen durch sedimentiertes Blut nachgewiesen worden.

Im *MRT* stellen sich die soliden Anteile eines RZ sowohl bei der T1-Gewichtung als auch bei der T2-Gewichtung zumeist mit niedriger bis intermediärer Signalintensität dar (blut-und blutungsreicher Tumor!; Abb. 11.6, 11.8, 11.10, 11.15, 11.20), was bei der Abgrenzung z. B. gegenüber einer großen subchondralen Zyste oder einem Klarzellchondrosarkom hilfreich sein kann, die in der Regel im T2-Bild signalreich sind (Murphy et al. 2001). Doch gibt es auch die klassische Tumorkonstellation mit signalarmem T1- und signalreichem T2-Bild. Nach Kontrastmittelgabe kommt es zumeist zu einem massiven Signalintensitätsanstieg. Es kann sich aber auch ein ausgesprochen inhomogenes Bild sowohl bei der T2-Gewichtung wie nach Kontrastmittelgabe ergeben. Bei stark vaskularisierten Tumoren mit stärkerem umgebendem Ödem ist die Tumorgrenze schwieriger zu definieren. Signalintensive Zonen im T1-gewichteten Bild kommen meistens durch Einblutungen zustande. Fluid-fluid-levels sind keine Seltenheit (Abb. 11.10). Der Wert der MRT liegt in der mehrdimensionalen Darstellung vor allem von den angrenzenden Gelenkstrukturen, auf die es ja bei der Diagnostik zumeist epiphysär gelege-

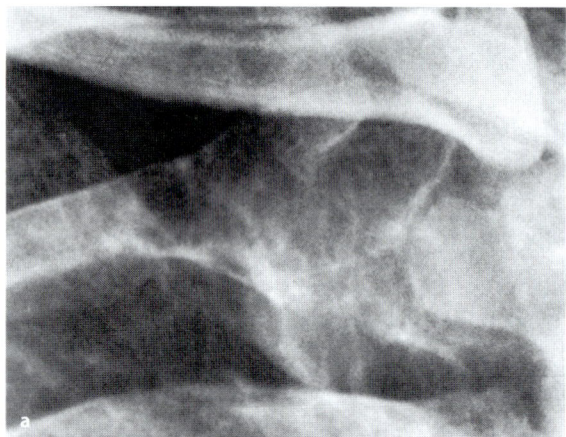

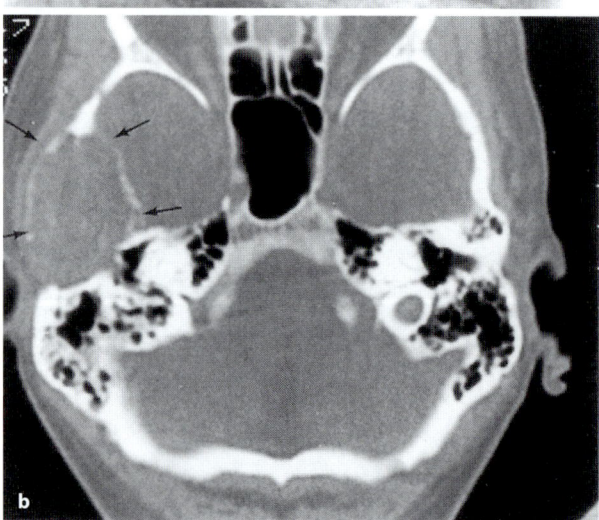

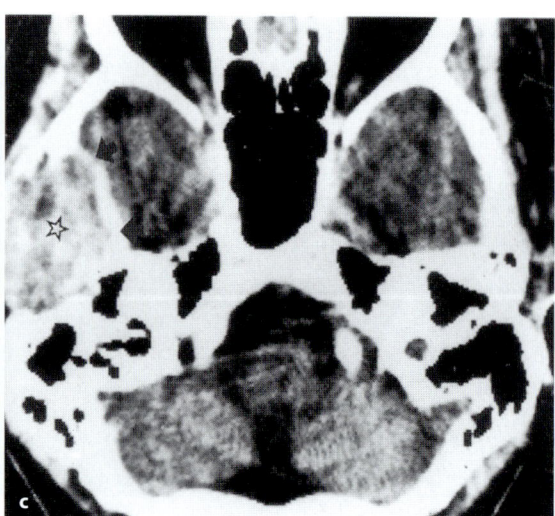

Abb. 11.25 a–n. Multilokulärer (metastasierender?) Riesenzelltumor. Auf den Primäraufnahmen vom Mai 1981 (**a, b**) typischer Riesenzelltumor im Tibiakopf. Zu diesem Zeitpunkt ist die Patientin 17 Jahre alt. Der Tumor wurde durch Kürettage mit anschließender Spongiosaplastik im Juli 1981 entfernt (**c**). Histologisch keine verdächtigen anaplastischen Anteile. Schon 11 Monate später (**d, e**) massives Rezidiv mit hochpathologischer Vaskularisation (**e**) (*Forts. S. 686*)

Abb. 11.24 a–c. Atypische Lokalisation von Riesenzelltumoren. **a** Riesenzelltumor im Rippenköpfchen bei einer 33-jährigen Patientin. Der Tumor zeigt einen breiten Übergang zum gesunden Knochen hin, das Rippenköpfchen ist erheblich aufgetrieben, es hat sich eine hauchdünne Neokortikalis ausgebildet. Endotumorale Verkalkungen als differentialdiagnostisches Kriterium für ein Enchondrom waren tomographisch auszuschließen. **b, c** Riesenzelltumor im Os temporale rechts. Im Knochenfenster (**b**) sieht man mediale und laterale schalige Periostverknöcherungen des im Os temporale entstandenen Tumors (*Pfeile*). Nach intravenöser Kontrastmittelgabe (**c**) kommt es zu einem massiven Enhancement im Tumorbereich (*Stern*). Der Tumor wurde reseziert, die Patientin ist 5 Jahre später noch rezidivfrei

11.1 · Riesenzelltumor (RZ)

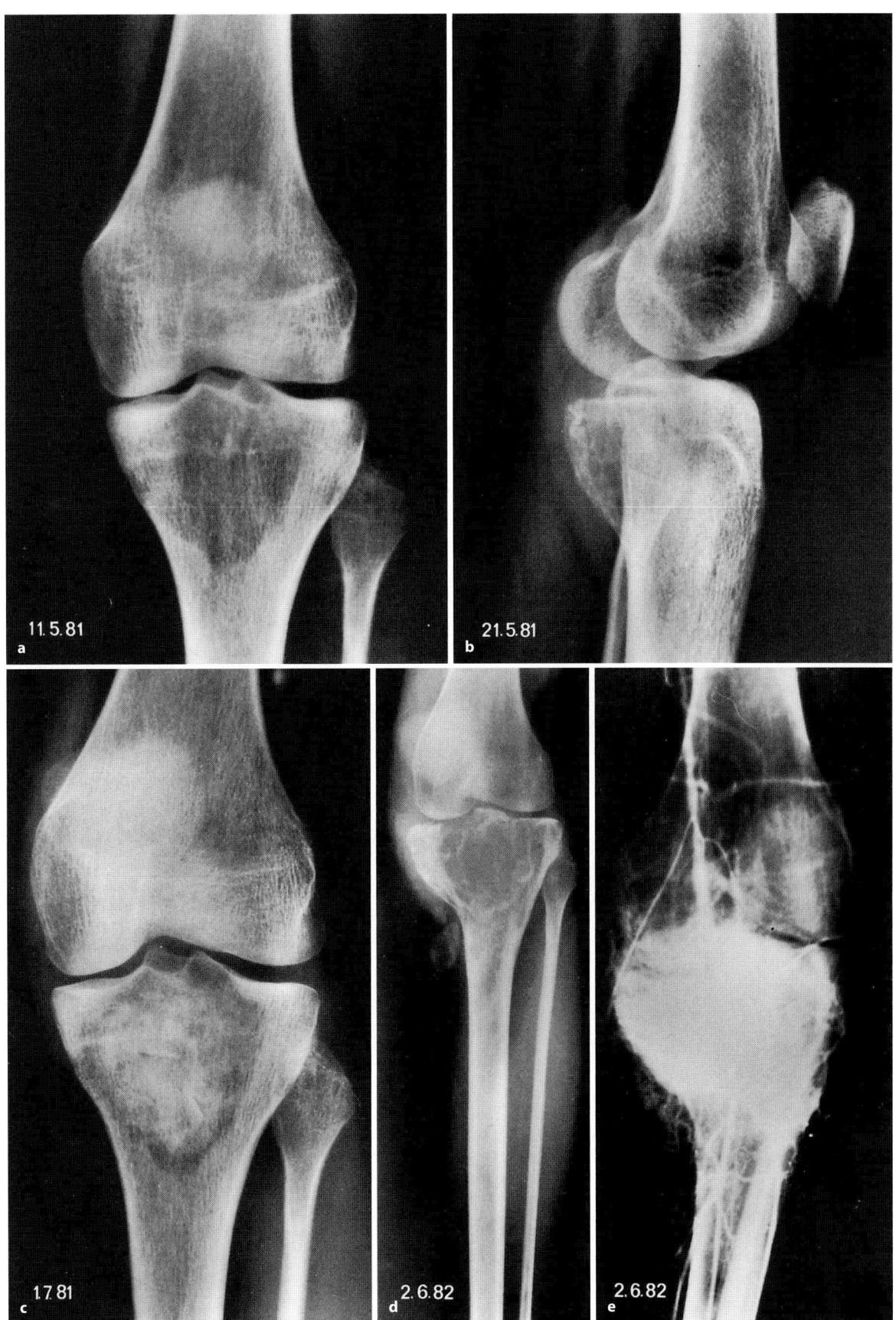

Abb. 11.25 a–n (*Text s. S. 684*)

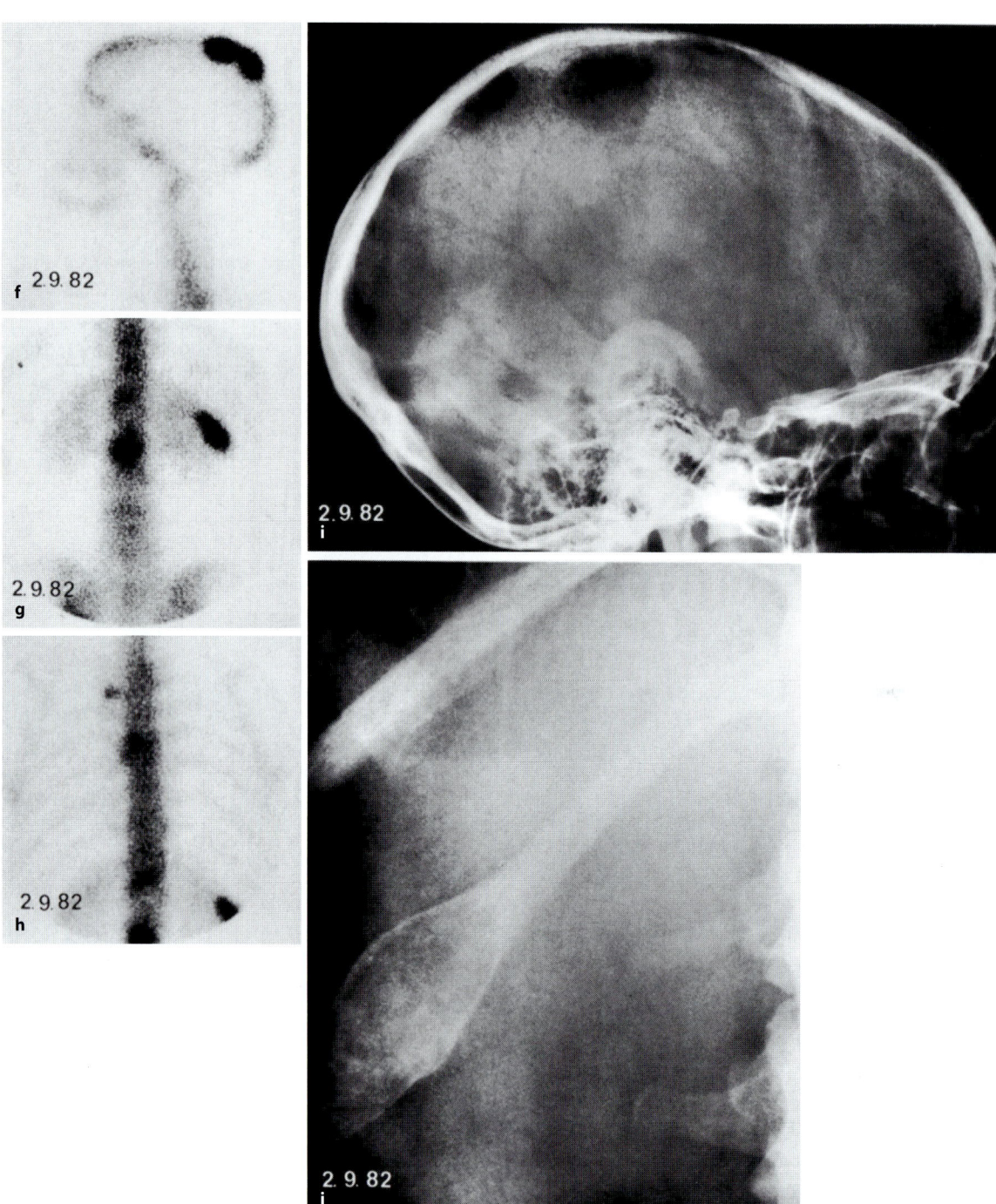

Abb. 11.25 a–n (*Forts.*) Es erfolgte eine Tibiaresektion. 3 Monate später finden sich im Skelettsizintigramm grobe Aktivitätsanreicherungen in der Schädelkalotte, in der 11. linken Rippe, im 8. thorakalen und im 2. lumbalen Wirbelkörper (**f–h**). Die angefertigen Röntgenaufnahmen zeigen zum Szintigramm korrespondierende grobe Osteolysen in der Schädelkalotte hoch parietal (**i**), an der 11. Rippe links peripher (**j**) und eine Destruktion in den unteren Partien von L2 sowie den deckplattennahen Partien von L3 (**k, l**). Th 8 ist grob gesintert und zeigt einen massiven paraossalen Geschwulstanteil (**m, n**). Wegen einer beginnenden neurologischen Symptomatik und starker Schmerzen wurde der 11. Brustwirbelkörper operativ angegangen; es erfolgten Tumorausräumung und Versorgung mit einem kortikospongiösen Span. Bei der Operation wurde ein 7 mm großer Knoten entdeckt, der der Pleura des rechten Unterlappens aufsaß. Die histologische Untersuchung des Materials aus Th8 und des Pleuraknotens ergab ein identisches Bild wie der Primärtumor. Die Patientin entzog sich dann einer weiteren ärztlichen Behandlung. Sie ist drogensüchtig und hat bis heute 2 gesunde Kinder geboren. Sporadisch taucht sie in der Klinik auf, entzieht sich aber allen weiteren diagnostischen und therapeutischen Maßnahmen. Klinisch fiel zuletzt eine Progredienz der Schädelkalottentumoren auf. Die Beurteilung des allgemeinen Zustandes ist schwer, da die Patientin – wie erwähnt – drogensüchtig ist. Inwieweit der nunmehr über 15 Jahre beobachtete Fall einem metastasierenden oder einem metachron auftretenden multizentrischen Riesenzelltumor entspricht, ist nicht zu entscheiden (*Forts. S. 687*)

11.1 · Riesenzelltumor (RZ)

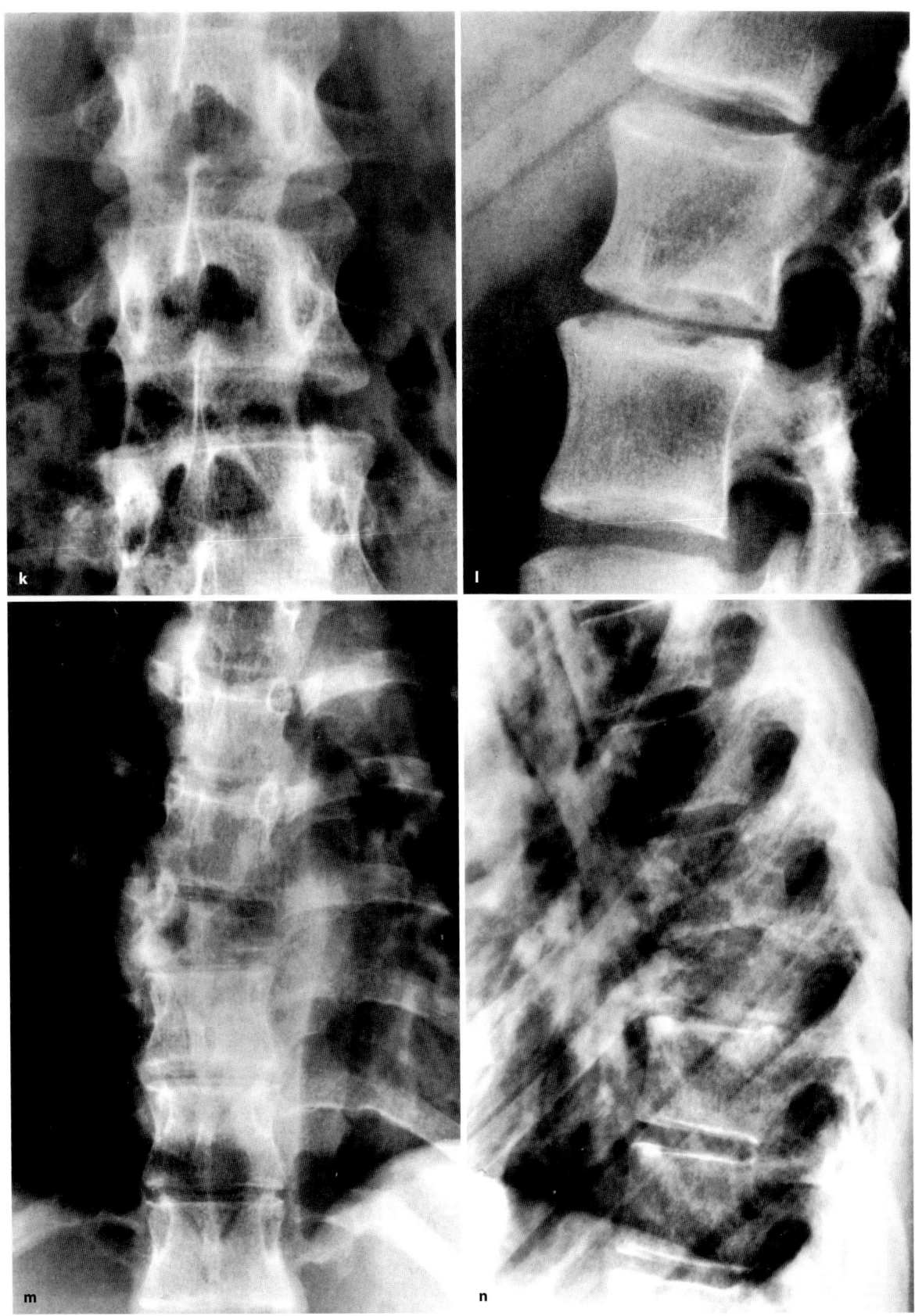

Abb. 11.25 a–n (Forts.)

ner Tumoren im Wesentlichen ankommt. Auch im Rahmen der Rezidivdiagnostik kommt der MRT eine große Bedeutung zu, denn Rezidive stellen sich insbesondere nach Gadoliniumgabe als signalreiche Zonen dar (s. Abb. 11.21).

Vor operativen Eingriffen sollte bei allen RZ sowohl eine CT (knöcherne Verhältnisse) als auch eine MRT (intraossäre Tumorgrenzen, Einbruch in ein benachbartes Gelenk) durchgeführt werden. In jedem Fall muss bei der MRT Kontrastmittel (im Sinne einer MR-Angiographie und mit späteren Aufnahmen) eingesetzt werden, um das Ausmaß der Tumorperfusion besser definieren zu können.

Der Wert der *Szintigraphie* wird sowohl von Levine et al. (1984) und Hudson et al. (1984) erheblich in Frage gestellt, da beide Autorengruppen überhäufig eine erhöhte Aktivitätsanreicherung jenseits der wahren Tumorgrenzen fanden, so dass mit dieser Methode die Tumorgrenzen nicht zu bestimmen sind.

Rezidive eines RZ stellen sich bei Zustand nach Exkochleation mit anschließender Knochenspanauffüllung als zunehmende Osteolyse dar, die klinisch in der Regel mit einer erneut einsetzenden Schmerzsymptomatik einhergeht (Abb. 11.11, 11.20). Über röntgenologische Veränderungen bzw. Verläufe nach Leichenknochenimplantation – mögliche Komplikationen (Infekt, Pseudarthrose, Fraktur usw.) und Rezidive – berichten Kattapuram et al. (1986).

Eine mögliche Form des Rezidivs entsteht durch sog. *Implants in die umgebenden Weichteile* nach chirurgischer Manipulation oder nach pathologischer Fraktur (Cooper et al. 1984). Diese Weichteilrezidive können ossifizieren und werden dadurch radiologisch sichtbar. Cooper et al. fanden unter 400 Fällen mit RZ aus dem Krankengut der Mayo-Klinik und in 700 weiteren Konsiliarfällen 17 solcher ossifizierenden Implantate. Die Ossifikationen zeigten sich überwiegend in der Peripherie des Implantats. Differentialdiagnostisch sind sie abzugrenzen von heterotopen traumatischen Ossifikationen im Sinne einer Myositis ossificans. Letztere treten aber in der Regel früher auf als das RZ-Rezidiv. Praktisch bedeutet dies, dass Weichteilossifikationen nach chirurgischer Therapie eines RZ immer rezidivverdächtig sind. Wenn sich solche Ossifikationen in den angrenzenden Weichteilen einmal vor therapeutischen Maßnahmen finden, sind sie ebenfalls verdächtig auf eine paraossale Geschwulstmanifestation, die vielleicht aus kleinen, durch die Kompakta penetrierenden Tumorzapfen entstanden sind.

In der Literatur sind Einzelfälle beschrieben worden, bei denen offensichtlich aufgrund unsauberen chirurgischen Vorgehens Riesenzellen des Ursprungstumors in Spongiosaentnahmestellen, z. B. der Beckenschaufel, implantiert wurden. Dort entwickelte sich dann schließlich ein in der Histologie mit dem Ursprungstumor identischer Befund (Joynt u. Ortved 1978).

Ähnlich wie die lokalen Implants von RZ können sog. benigne Lungenmetastasen schalenförmig verknöchern. Der Mechanismus solcher Verknöcherungsvorgänge ist unbekannt, wahrscheinlich lässt er sich darauf zurückführen, dass mononukleäre Zellen Osteoid produzieren können. Im Krankengut von Dahlin (1985) mit 407 RZ fanden sich in 8 Fällen solche Lungenmetastasen. Histologisch erwiesen sich diese Lungenmetastasen als benigne. Nur 2 der 8 Patienten starben, ein weiterer Patient wies eine Progression auf.

Mit dem Problem der Metastasierung von histologisch gutartigen RZ des Knochens haben sich auch Rock et al. (1984) beschäftigt. Spontane Rückbildungen solcher Metastasen sind möglich. Deshalb ist die Frage, ob man primär – nach histologischer Sicherung – eine Chemotherapie anstreben sollte, problematisch.

Staging von Riesenzelltumoren
Wie im Kap. 5 ausgeführt, lassen sich benigne Tumoren in 3 Stadien einteilen:
- Stadium 1: inaktive benigne Läsion,
- Stadium 2: aktive benigne Läsion,
- Stadium 3: aggressive benigne Läsion.

In allen Stadien liegt eine *benigne* Histologie (G0) vor. Eine Graduierung benigner Läsionen lässt sich demnach nur unter Berücksichtigung anderer, nichthistologischer Parameter durchführen. So gehört zum Prinzip des Enneking-Stagingsystems, dass die Histologie nicht allein, sondern nur unter Berücksichtigung des radiologischen Befundes und der klinischen Symptomatik zu bewerten ist. Als weitere entscheidende Parameter kommen die Tumorausdehnung (T) und die Möglichkeit einer Metastasierung (M) hinzu. So ist das Stadium 1 als Läsion definiert, die neben der benignen Histologie (G0) immer intrakapsulär ohne Deformationen des Knochens wächst (T0) und nicht metastasiert (M0). Im Stadium 2 ist die Histologie zwar ebenfalls benigne (G0), der Tumor bleibt intrakapsulär, vermag aber den Knochen zu verformen (T0) und weist ebenfalls keine Metastasierung auf (M0). Ein Stadium 3 ist hingegen gegeben, wenn die Läsionen bei benignem histologischen Aspekt (G0) deutlich wachsen, im Unterschied zum Stadium 2 aber eine extrakapsuläre und intrakompartimentale (T1) oder extrakapsuläre und extrakompartimentale (T2) Ausbreitung zeigen. Im Stadium 3 können Fernmetastasen (M1) vorkommen.

Auf der Basis dieses Stagingsystems haben Present et al. (1986) 13 Fälle eines aggressiven RZ im Stadium 3 retrospektiv untersucht und eine sehr gute Übereinstimmung mit dem weiteren Verlauf finden können. Neben normalen histologischen Schnitten fertigten sie Makroschnitte der Resektionspräparate an. In das chirurgische Staging wurden sämtliche möglichen bildgebenden Verfahren einbezogen. Die Autoren weisen besonders darauf hin, dass die einfache Histologie bei den aggressiven Läsionen im Stadium 3 immer ein uniformes benignes Bild zeigte, während die Großschnitte die aggressiven Züge der Läsionen gut demonstrieren, wie z. B. eine kortikale oder subchondrale Invasion, eine Infiltration der Tumorkapsel oder der reaktiven Zone, fingerförmige Tumorausläufer und eine Neovaskularisation. Diese Ergebnisse korrelieren auch gut mit den Befunden, die durch die eingesetzten bildgebenden Verfahren erhoben wurden.

Im Einzelnen ergibt sich in Anlehnung an die Autorengruppe folgendes Bild für die Stadien 1–3:

- *Stadium 1:* Der Tumor ist klinisch asymptomatisch und wird zufällig entdeckt. Projektionsradiographisch findet sich die typische Konfiguration eines RZ, der allerdings von einem Sklerosesaum aus reifem Knochen umgeben ist (Lodwick-Grad IA). Der Knochen selbst ist nicht deformiert. Szintigraphisch finden sich keine oder nur diskrete Anreicherungen gegenüber der Umgebung, die Angiographie ist unauffällig. Auch im CT findet sich die Läsion gut begrenzt, sie hat eine intakte Kapsel ohne Arrosion der Kompakta. Eine reaktive Zone lässt sich nicht nachweisen. Korrespondierend dazu fanden Present et al. in den Makroschnitten eine intakte komprimierte „Kapsel" aus normalem fibrösen Gewebe und eine mehr peripher gelegene reaktive Zone, bestehend aus dünnem reifen trabekulären Knochen. Die Läsionen des Stadiums 1 zeigten keine Tumorausbreitung durch die Kapsel in die reaktive Zone.
- *Stadium 2:* RZ dieses Stadiums werden auch als aktive RZ bezeichnet. Sie sind klinisch symptomatisch, und die Läsionen zeigen bei einer Verlaufsbeobachtung eine Größenzunahme. Projektionsradiographisch zeigt der Tumor eine Expansion und Deformation des Knochens, umgeben von einer scharf begrenzten dünnen Schale reaktiven Knochens (Lodwick-Grad IB). Im Knochenszintigramm lässt sich eine erhöhte Aktivitätsanreicherung nachweisen, die aber allein auf die Osteolyse beschränkt ist. Angiographisch besteht in der früharteriellen Phase eine mäßiggradige reaktive Neovaskularisation um die Läsion herum, in der spätarteriellen und frühen venösen Phase kommt es zu einer intensiven Tumorparenchymanfärbung (sog. Blush). Im CT ist die hypodense Läsion inhomogen; spongiöser und kompakter Knochen werden verformt. Der Tumor ist von einer gut begrenzten intakten Kapsel umgeben, an die wiederum eine irreguläre Zone reaktiven Knochens angrenzt. Trotz der Verformung der Kompakta finden sich aber keine Hinweise auf einen Tumorausbruch aus der Kapsel oder Neokortikalis (T0). Damit korrespondierend sahen Present et al. auf ihren Makroschnitten Züge einer erhöhten histologischen Aktivität in der Tumorumgebung. Die Kapsel aus komprimiertem normalen Gewebe war oft irregulär, eine Tumorausbreitung durch die Kapsel und ein direkter Kontakt mit dem umgebenden reaktiven Knochen kam vor. Dieser Befund stand im Gegensatz zu den Stadium-1-Läsionen, bei denen der umgebende reaktive Knochen relativ azellulär war und aus reifen Lamellenformationen bestand. Bei Stadium-2-Läsionen fanden sich hingegen im umgebenden reaktiven Knochen erhöhte osteoblastische Aktivitäten an den Enden der zellreichen Geflechtsknochentrabekeln. An der inneren Oberfläche des unregelmäßigen reaktiven Saums konnten die Autoren auch stärkere Osteoklastenansammlungen nachweisen.
- *Stadium 3:* Diese auch als aggressive RZ bezeichneten Läsionen sind immer symptomatisch und gehen häufig mit pathologischen Frakturen einher. Im Röntgenbild sind sie unscharf begrenzt, entsprechend einem Lodwick-Grad IC. Im Knochenszintigramm zeigt sich eine massive Aktivitätsanreicherung, die allerdings nicht nur auf den röntgenologisch erkennbaren Tumor begrenzt ist, sondern auch die Umgebung mit einschließt. Stadium-3-Läsionen sind hypervaskularisiert mit einer starken peritumorösen reaktiven Neovaskularisation. Auch die paraossalen Geschwulstanteile können hypervaskularisiert sein. Computertomographisch stellt sich eine hypodense Läsion mit deutlichen Dichteinhomogenitäten dar. In der Regel ist die Kompakta durchbrochen und es findet sich eine paraossale Geschwulstausbreitung. Manchmal steht eine nur geringe Kompaktadestruktion im krassen Gegensatz zu einer massiven paraossalen Geschwulstausbreitung. Häufig wird die subchondrale Grenzlamelle zerstört gefunden. Korrespondierend zu diesen radiologischen Befunden fanden Present et al. in ihren Großschnitten Destruktionen der fibrösen Kapsel und eine ausgedehnte Invasion der umgebenden reaktiven Zone (T1). In fortgeschrittenen Fällen fand sich die Kompakta zerstört, und es war eine paraossale Geschwulstinvasion erkennbar (T2). Gelegentlich waren die subchondrale Grenzlamelle und der Gelenkknorpel arrodiert. Häufig war die Kompaktazerstörung durch Codman-Dreiecke begrenzt. Alle untersuchten Fälle zeigten Gefäßneubildungen innerhalb der Läsion und in den angrenzenden Weichgewebsabschnitten. Entsprechend den inhomogenen Dichteverteilungen im computertomographischen Bild konnten Nekrosen und Blutungen nachgewiesen werden. In einzelnen Fällen fanden die Autoren auch pulmonale Metastasen (M1).

Uns erscheint die Anwendung dieses von Enneking entworfenen Stagingsystems beim RZ praktisch bedeutsam und im Hinblick auf die Wahl des chirurgischen Vorgehens vielleicht zuverlässiger als die Orientierung nach der einfachen histologischen Graduierung. Wenn wir auch der Meinung sind, dass jeder RZ a priori gründlich resektiv zu behandeln ist, so wird man doch im Einzelfall bei RZ an statisch wichtigen Skelettabschnitten nach eingehender Vorbesprechung der Rezidivproblematik mit dem Patienten (s. S. 661) fogendermaßen verfahren können: Im Stadium 1 gründliche Kürettage bzw. Exochleation des Tumors; im Stadium 2 muss die Kürettage nach Möglichkeit schon die Zone des reaktiven Knochens mit erfassen, da Tumorausläufer direkt an sie heranreichen können; im Stadium 3 ist die En-bloc-Resektion unabdingbar.

Selbstverständlich wird man heute das präsentierte Stagingsystem untersuchungstechnisch durch MRT erweitern bzw. modifizieren, wobei der Vorteil der MRT – wie bereits mehrfach erwähnt – in der Diagnostik der angrenzenden Gelenkstrukturen zu suchen ist; durch frontale und sagittale Schnittführung kann man sehr genau einen Tumoreinbruch in das Gelenk diagnostizieren, was im Tumorstaging immer ein T2 bedeutet.

Differentialdiagnose

RZ in den Röhrenknochen bereiten erfahrungsgemäß keine differentialdiagnostischen Schwierigkeiten, wenn folgende Röntgenzeichen vorliegen: *epi-metaphysär-exzentrisch gelegene Osteolyse mit mehr oder weniger scharfer Begrenzung zum gesunden Knochen hin, keine Matrixossifikationen*. Auch wenn der Tumor das Bild einer ausgebeulten und/oder perforierten Knochenschale (Lodwick-Grad IB, IC) bietet, Trabekulierungen aufweist und Periostreaktionen wie Spikula- oder Lamellenbildungen fehlen, ist bei einem Patienten im Alter zwischen 20 und 40 Jahren die Annahme eines Riesenzelltumors berechtigt.

Bei größeren paraossalen Geschwulstausbrüchen, mottenfraßartigen Rändern zum gesunden Knochen hin und starker Hypervaskularisation müssen in die differentialdiagnostischen Überlegungen aber auch das *osteolytische Osteosarkom, Metastasen, z. B. eines Nierenzellkarzinoms*, oder *das solitäre Plasmozytom* mit einbezogen werden. Ist bei der intraossären Form der *pigmentierten villonodulären Synovitis* nur einer der Gelenkpartner befallen, dann können ähnliche Bilder wie beim RZ entstehen, wenngleich die villonduläre Synovitis ein überwiegend multizentrisches, d. h. lobuläres Wachstum hat und Sklerosesäume besitzt.

Das *Chondroblastom* lässt sich nur dann mit einiger Wahrscheinlichkeit vom RZ abgrenzen, wenn es rein epiphysär und zentral gelegen ist und evtl. auch noch Matrixossifikationen zeigt. Als wesentliches differentialdiagnostisches Kriterium ist das Alter der Patienten hinzuzuziehen. Eine Läsion, die vom Röntgenmorphologischen her beide Diagnosen zulässt, dürfte bei einem 30- bis 40-Jährigen eher ein Riesenzelltumor als ein Chondroblastom sein, denn der Manifestationsgipfel des Chondroblastoms liegt eindeutig in der 2. Lebensdekade, während der Riesenzelltumor sein Maximum in der 3. Lebensdekade hat.

Zum MR-Bild des Chondroblastoms s. S. 285 f.

Die *aneurysmatische Knochenzyste* kann rein röntgenmorphologisch ähnliche Veränderungen wie der RZ verursachen, sie befällt aber im Wesentlichen jüngere Patienten (meist unter 25 Jahren). Häufig ist bei der aneurysmatischen Knochenzyste der paraossale Geschwulstanteil wesentlich größer als beim RZ. Bei Jugendlichen bzw. Kindern unter 15 Jahren sollte man grundsätzlich immer zunächst an eine aneurysmatische Knochenzyste denken, denn RZ sind in diesem Alter ausgesprochene Raritäten. Wenn in diesen Fällen der Histologe auf der Diagnose RZ beharrt, kann vielfach erst das Fehlen eines Rezidivs nach einfacher Kürettage bzw. Exkochleation die endgültige Diagnose bringen.

Zur Abgrenzung des RZ vom benignen fibrösen Histiozytom s. S. 551 f.

RZ an flachen Knochen sind wesentlich schwieriger einzuordnen als solche mit Sitz in den Röhrenknochen. So gibt es für RZ an der Wirbelsäule keine spezifische Röntgensymptomatik, denn Strukturauslöschungen in der oben beschriebenen Form kommen auch beim solitären Plasmozytom, bei expansiven Metastasen, bei rasch wachsenden Chondrosarkomen usw. vor (Abb. 11.19c). Auch Verwechslungen mit Osteoblastomen sind möglich, wenn diese wenig reaktive Sklerosierungen am angrenzenden Knochen verursachen.

Erhebliche differentialdiagnostische Schwierigkeiten – letztendlich auch aus histologischer Sicht – kann die *aneurysmatische Knochenzyste mit Sitz an der Wirbelsäule* bereiten (Abb. 11.19). Röntgenologisch spricht für diese ein größerer paraossaler Tumoranteil, der von einer feinen „Schale" verkalkten Periosts umgeben ist. Auch sitzt die Läsion primär wesentlich häufiger in den Anhangsgebilden als im Wirbelkörper, wie dies beim Riesenzelltumor der Fall ist. Als differentialdiagnostisches Kriterium für die aneurysmatische Knochenzyste gegenüber dem Riesenzelltumor gilt analog zur Lokalisation an den Röhrenknochen das Patientenalter. Für entsprechende differentialdiagnostische Überlegungen, vor allem im Kindes- und Jugendalter, gilt der Merksatz: „*RZ der Wirbelsäule sind extrem selten. Jede Läsion in dieser Lokalisation, die wie ein RZ aussieht, ist fast immer eine aneurysmatische Knochenzyste oder irgendeine andere Riesenzellvariante.*" Wenngleich die Flüssigkeits-Flüssigkeits-Spiegelbildung („fluid-fluid level") ziemlich unspezifisch ist (s. S. 68 f.), so spricht doch eine starke Ausprägung dieses Zeichens (mindestens 2/3 der Läsion) sehr für eine aneurysmatische Knochenzyste.

Als Letztes sei noch auf eine Differentialdiagnose hingewiesen, die vor allem dem Histologen erhebliche Schwierigkeiten bereiten kann: Es ist der *braune Tumor bei Hyperparathyreoidismus*. Sowohl an den Röhren- wie an den platten Knochen geht ein solcher brauner Tumor röntgenologisch meist mit Strukturveränderungen einher, die durch die Fibroosteoklasie des Hyperparathyreoidismus entstehen und zu einem strähnigen Spongiosabild sowie zur Kompaktaaufspleißung und -verdünnung führen. Die Beachtung dieser Veränderungen ist der Schlüssel zur Diagnose „brauner Tumor". Aufnahmen des Handskeletts weisen erfahrungsgemäß typische röntgenologische Veränderungen auf, wenn der Hyperparathyreoidismus bereits zu Veränderungen am übrigen Skelett geführt hat (Freyschmidt 1997, 2008). Liegen bei einem Patienten mittleren Alters (insbesondere bei Frauen) „osteoporotische Veränderungen" vor, die einen braunen Tumor nicht ganz unwahrscheinlich machen, so helfen in der Regel pathologische Laborwerte wie erhöhtes Kalzium im Serum, eine Erhöhung der alkalischen Phosphatase und des Parathormons weiter. Bei Hyperparathyreoidismusformen, die zyklisch verlaufen und zu sehr wechselhaften röntgenologischen Veränderungen führen, kann letztlich nur die Beckenkammbiopsie weiterhelfen.

Zum Schluss dieser differentialdiagnostischen Erörterungen soll noch einmal auf die *Problematik der histologischen Einordnung von RZ* hingewiesen werden, die der Radiologe kennen sollte: Es gibt eine große Zahl von Entitäten, die Riesenzellen enthalten und auch von ihrem Aufbau her Riesenzelltumoren täuschend ähnlich sehen können. Dazu sind nicht nur die aneurysmatische Knochenzyste, sondern vor allem der erwähnte braune Tumor beim Hyperparathyreoidismus, die solitäre Knochenzyste, das Chondroblastom, das Chondromyxoidfibrom und sogar bestimmte Typen des Osteosarkoms zu zählen. Auch entzündliche Veränderungen und tumorähnliche Läsionen, wie z. B. das eosinophile Granulom, vermögen riesenzelltumorähnliche Bilder zu liefern. Täuschungsmöglichkeiten sind für den Pathologen immer dann gegeben, wenn die Biopsie zu klein ist oder von Randpartien einer Läsion stammt. Fehldiagnosen können daher u. a. dadurch vermieden werden, dass der Pathologe den makroskopischen pathologisch-anatomischen und damit den radiologischen Befund in seine Betrachtungen mit einbezieht.

Literatur

Aaron AD, Kenan S, Klein MJ et al. (1993) Giant cell tumor of the first metatarsal. Skeletal Radiol 22: 543

Bacchini P, Bertoni F, Ruggieri P et al. (1995) Multicentric giant cell tumor of skeleton. Skeletal Radiol 24: 371

Bertoni F, Bacchini P, Staals EL (2003) Malignancy in giant cell tumor. Skeletal Radiol 32: 143

Brien EW, Mirra JM, Kessler S et al. (1997) Benign giant cell tumor of bone with osteosarcomatous transformation (dedifferentiated primary malignant GCT): report of two cases. Skeletal Radiol 26: 246

Burmester GR, Winchester RJ, Dimitriu-Bona A et al. (1983) Delineation of four cell types comprising the giant cell tumor of bone. J Clin Invest 71: 1633

Caballes RL (1981) The mechanism of metastasis in the so-called „benign giant cell tumor of bone". Human Pathol 12: 762

Clohisy DR, Vorlicky L, Oegema TR et al. (1993) Histochemical and immunohistochemical characterization of cells constituting the giant cell tumor of bone. Clin Orthop Rel Res 287: 259

Connell D, Munk PL, Lee ML et al. (1998) Giant cell tumor of bone with selective metastases to mediastinal lymph nodes. Skeletal Radiol 27: 341

Cooper LL, Beabout JW, Dahlin DC (1984) Giant cell tumor: ossification in soft-tissue implants. Radiology 153: 597

Cummins CA, Scarborough MT, Enneking WF (1996) Multicentric giant cell tumor of bone. Clin Orthop Rel Res 322: 245

Daffner RH, Nathan G, Buterbaugh GA (1994) Case report 850. Skeletal Radiol 23: 393

Dahlin DC (1977) Giant cell tumor of vertebrae above the sacrum. A review of 31 cases. Cancer 39: 1350

Dahlin DC (1978) Bone tumors; general aspects and data on 6211 cases, 3rd edn. Thomas, Springfield

Dahlin DC (1985) Giant-cell tumor of bone: highlights of 407 cases. AJR 144: 955

Dickson BC, Li S-Q, Wunder JS et al.(2008) Giant cell tumor of bone express p63. Modern Pathol 21: 369

Dominok GW, Knoch HG (1977) Knochengeschwülste und geschwulstähnliche Knochenerkrankungen. Fischer, Jena

Feldmann F (1980) Case Report 115. Skeletal Radiol 5: 119

Freyschmidt J (1985) Fréquence et diagnostic des tumeurs osseuses primitives et des lésions pseudotumorales du squelette de la main. Radiologie J CEPUR 5: 265

Freyschmidt J (1986) Tumoren der Wirbelsäule und des Sakrums. In: Schinz HR (Hrsg) Radiologische Diagnostik in Klinik und Praxis. BD V/2. Thieme, Stuttgart

Freyschmidt J, Spiro T (1985) Zur Differentialdiagnose von primären Knochengeschwülsten und geschwulstähnlichen Läsionen an den Rippen. RöFO 142: 1

Freyschmidt J (1997, 2008) Skeletterkrankungen. 2. resp 3. Aufl. Springer, Berlin Heidelberg New York

Grunterberg B, Kindblom LG, Laurin S (1977) Giant cell tumor of bone and aneurysmal bone cyst. A correlated histologic and angiographic study. Skeletal Radiol 2: 65

Hanna RM, Kyriakos M, Quinn SF (1992) Giant cell tumor of rib (case report 757). Skeletal Radiol 21: 482

Hindman BW, Seeger LL, Stanley P et al. (1994) Multicentric giant cell tumor: report of five new cases. Skeletal Radiol 23: 187

Hirschl S, Katz A (1974) Giant cell reparative granuloma outside the jaw bone. Hum Pathol 5: 171

Hudson TM, Schiebler M, Springfield DS et al. (1984) Radiology of giant cell tumors of bone: computed tomography, arthro-tomography, and scintigraphy. Skeletal Radiol 11: 85

Hutter RVP, Foote FW, Frazell II et al. (1963) Giant-cell-tumors complicating Paget disease of bone. Cancer 16: 1044

Joynt GHC, Ortved WE (1948) The accidental operative transplantation of benign giant cell tumor. Ann Surg 127: 1232

Jumming M (2008) Giant cell tumor of the cervical spine; a series of 22 cases and outcomes. Spine 33: 280

Kattapuram SV, Phillips WC, Mankin HJ (1986) Giant cell tumor of bone: radiographic changes following local excision and allograft replacement. Radiology 161: 493

Kaufmann RA, Wakely PE, Greenfield DJ (1983) Case Report 224: Skeletal Radiol 9: 218

Komiya S, Sasaguri Y, Inque A et al. (1991) Characterization of cells cultured from human giant-cell tumors of bone. Phenotypic relationship to the monocyte-macrophage and osteoclast. Clin Orthop 258: 304

Kransdorf MJ, Sweet DE, Buetow P et al. (1992) Giant cell tumor in skeletally immature patients. Radiology 184:233

Lang S (2008) Differenzialdiagnose riesenzellreicher Knochenläsionen. Pathologe (Suppl 2) 29: 245

Levine E, De Smet AA, Neff JR (1984) Role of radiologic imaging in management planning of giant cell tumor of bone. Skeletal Radiol 12: 79

Laurin S (1977) Angiography in giant cell tumors. Radiologe 17: 118

Lee C-H, Espinosa I, Jensen KC et al. (2008) Gene expression profiling identifies p63 as a diagnostic marker for giant cell tumor of the bone. Modern Pathol 21: 531

Liao TS, Yurgelun MB, Chang S-S et al. (2005) Recruitment of osteoclast precursors by stromal cell derived factor-1(SDF-1) in giant cell tumors of bone. J Orthoped Res 23: 203

Lichtenstein L (1977) Bone tumors, 5th edn. Mosby, St. Louis

Mankin HJ, Doppelt S, Tomfort W (1983) Clinical experience with allograft implantation: the first ten years. Clin Orthop 174: 69

Marcove RC, Lyden JP, Huvos AG (1973) Giant cell tumor treated by cryosurgery. A report of 25 cases. J Bone Joint Surg [Am] 55: 1633

Marui T, Yamamoto T, Yoshihara H et al. (2001) De novo malignant transformation of giant cell tumor of bone. Skeletal Radiol 30: 104

Martinez V, Sissons HA (1988) Aneurysmal bone cyst: A review of 123 cases including primary lesions and those secondary to other bone pathology. Cancer 61: 2291

Mechlin MB, Kricun ME, Stead J et al. (1984) Giant cell tumor of tarsal bones. Skeletal Radiol 11: 266

Mirra JM (1986) Paget's disease and giant cell tumor. N Engl J Med 314: 105

Mirra JM, Bauer FC, Grant TC (1981) Giant cell tumor with viral-like intranuclear inclusions associated with Paget's disease. Clin Orthop 158: 243

Mirra J, Ulich T, Mgidson J et al. (1982) A case of probable benign pulmonary „metastases" or implants arising from a giant cell tumor of bone. Clin Orthop 162: 245

Motomochi M, Hauda Y, Makita Y et al. (1985) Giant cell tumor of the skull. Surg Neurol 23: 25

Murphy MD, Nomikos GC, Flemming DJ et al. (2001) Imaging of giant cell tumor and giant cell reparative granuloma of bone: radiologic – pathologic correlation. Radiographics 21: 1283

Nojima T, Takeda N, Matsuno T et al. (1994) Case Report 869. Skeletal Radiol 23: 583

Nusbacher N, Sclafani SJ, Birla SR (1981) Case report 155. Skeletal Radiol 6: 233

Olivera P, Perez E, Ortega A et al. (2002) Estrogen receptor expression in giant cell tumors of the bone. Hum Pathol 33: 165

Ostermann AL, Dalinka MK, Thompson JJ (1982) Case Report 210. Skeletal RAdiol 9: 56

Picci P, Manfrini M, Zucchi V et al. (1983) Giant-cell tumor of bone in skeletally immature patients. J Bone Joint Surg [Am] 65: 486

Potter HG, Schneider R, Ghelmann B (1991) Multiple giant cell tumors an Paget's disease: Radiographic and clinical correlations. Radiology 180: 261

Prando a, de Santos LA, Wallace S et al. (1979) Angiography in giant-cell bone tumors. Radiology 130: 323

Present D, Bertoni F, Hudson T et al. (1986) The correlation between the radiologic staging studies and histopathologic findings in aggressive stage 3 giant cell tumor of bone. Cancer 57: 237

Qureshi SS, Puri A, Agarwal M et al. (2005) Recurrent giant cell tumor of bone with simultaneous regional lymph node and pulmonary metastases. Skeletal Radiol 34: 225

Resnik CS, Steffe JU, Wang SE (1986) Case Report 353. Skeletal Radiol 15: 175

Rock MG, Pritchard DJ, Unni KK (1984) Metastases from histologically benign giant-cell tumor of bone. J Bone Joint Surg [Am] 66: 269

Roessner A (1984) Zur Zyto- und Histogenese der malignen und semimalignen Knochentumoren. Fischer, Stuttgart

Schajowicz F (1961) Giant cell tumors of bone (osteoclastoma). A pathological and histochemical study. J Bone Joint Surg [Am] 43: 1

Schajowicz F (1994) Tumors and tumorlike lesions of bone, 2nd edn. Springer, Berlin Heidelberg New York Tokyo

Schrijver JRN (1982) Reusseltumor van het skeliet. Thesis, University of Leiden

Schütte HF, Taconis WK (1993) Giant cell tumor in children and adolescents. Skeletal Radiol 22: 173

Schwartz HS, Julio SF, Sciadini MF et al. (1995) Telomerase activity and oncogenesis in giant cell tumor of bone. Cancer 75: 1094

Sim FH, Dahlin DC, Beabout JW (1977) Multicentric giant-cell tumor of bone. J Bone Joint Surg [Am] 59: 1052

Singson R, Feldmann F (1983) Case report 229. Skeletal Radiol 9: 276

Sundaram MD, Martin SA, Johnson FE et al. (1982) Case Report 198. Skeletal Radiol 8: 225

Szendroi M (2004) Giant-cell tumour of bone. J Bone Surg 86B: 5

Teot LA, O'keefe RJ, Rosier RN et al. (1996) Extraosseous primary and recurrent giant cell tumor: transforming growth factor-B1 and B2 expression may explain metaplastic bone formation. Hum Pathol 27: 625

Tyler W, Barrett T, Frassica F et al. (2002) Skin metastasis from conventional giant cell tumor of bone: conceptual significance. Skeletal Radiol. 31: 166

Upchurch KS, Simon LS, Schiller AL et al. (1983) Giant cell reparative granuloma of Paget's disease of bone: a unique clinical-entity. Ann Intern Med 98: 35

Vanel D, Contesso G, Rebibo G et al. (1983) Benign giant-cell tumours of bone with pulmonary metastases and favourable prognosis. Skeletal Radiol 10: 221

11.2 Adamantinom

ICD-O-Code 9261/3

Synonyme: Adamantinom der langen Röhrenknochen, Adamantinom des Gliedmaßenskeletts, extragnatisches Adamantinom, differenziertes Adamantinom, juveniles intrakortikales Adamantinom

> **Definition:**
> Es handelt sich um einen low-grade malignen biphasischen Tumor, der durch eine Vielfalt morphologischer Muster charakterisiert ist, am häufigsten in Form epithelialer Zellen, die von einer relativ blanden spindelzelligen osteofibrösen Komponente umgeben sind (WHO 2002).

Die beiden von der WHO letztgenannten Synonyme sind im strengen Sinne keine echten Synonyme, sondern sie bezeichnen eine mehr oder weniger eigenständige Entität, wie unten noch näher ausgeführt wird.

Der Name Adamantinom leitet sich von der auffälligen histologischen Ähnlichkeit der Geschwulst mit gewöhnlichen „Adamantinomen" (Ameloblastomen) der Kieferknochen ab.

Fischer beschrieb 1913 unter der Bezeichnung „primäres Adamantinom der Tibia" erstmalig diese seltene Knochengeschwulst. In der Folgezeit wurden dann bis 1942 insgesamt 17 Fälle beobachtet, die alle an der Tibia lokalisiert waren. Nach 1942 wurden aber röntgenologisch und histologisch mit dem „Adamantinom der Tibia" identische Läsionen auch an anderen Röhrenknochen wie z. B. der Ulna und am Femur gefunden, und es erfolgte eine Umbenennung der Entität in „Adamantinom der langen Röhrenknochen". Aufgrund späterer Beobachtungen von Adamantinomen in kleinen Knochen wie z. B. dem Os capitatum und im Os cuneiforme I wurde von Moon (1965) schließlich der Begriff „Adamantinom des Gliedmaßenskeletts" vorgeschlagen. Wir bevorzugen den allgemein eingebürgerten Begriff **„Adamantinom der langen Röhrenknochen"**.

Der Erstbeschreiber Fischer (1913) und später Lichtenstein (1977) nahmen an, dass der Tumor auf dem Boden epithelialer Einschüsse im Knochen während der Embryonalentwicklung entsteht („dermal inclusion tumor").

Ryrie (1932) diskutierte eine traumatische Einsprengung epithelialer Zellnester in den Knochen, aus denen sich schließlich ein Basalzellkarzinom entwickelt (primäres epidermoides Knochenkarzinom). Die pathogenetische Vorstellung, dass ein Trauma mit im Spiel ist, leiten die Autoren von der Beobachtung ab, dass der Tumor praktisch ausschließlich in traumaexponierten Knochen (Tibia!) entsteht.

Unabhängig von den verschiedenen pathogenetischen Vorstellungen kann es aufgrund ultrastruktureller und immunhistochemischer Untersuchungen mit dem Nachweis zytokeratinpositiver Zellen als gesichert betrachtet werden, dass der Tumor epithelialer Herkunft ist.

Interessant ist der Befund von Hazelbag et al. (1993), dass sich das Adamantinom von anderen Tumoren mit epithelialer Differenzierung, nämlich dem synovialen Sarkom, dem Chordom und dem epitheloiden Sarkom, durch die fehlende Expression von Zytokeratin 8 und 18 unterscheidet.

An dieser Stelle sei kurz die *osteofibröse Dysplasie Campanacci* (OFD, s. auch S. 699, 793) definiert, die in den folgenden Ausführungen Bedeutung hat: Sie ist eine benigne gelegentlich zur Deformierung führende fibroossäre Läsion, die in der Kindheit vorkommt und fast ausschließlich im Schaft der Tibia (vor allem mittlerer Schaft) mit oder ohne Beteiligung der Fibula auftritt. Immunhistologisch finden sich in der Mehrzahl der Fälle (80%) einzelne oder strangförmig angeordnete keratinpositive Zellen, außerdem sieht man – im Gegensatz zur klassischen fibrösen Dysplasie – prominente Osteoblastensäume auf den Osteoid- und Knochentrabekeln.

Aufgrund histogenetischer Beziehungen sowie radiologischer und pathologischer Ähnlichkeiten des Adamantinoms zur *OFD* (früheres Synonym: ossifizierendes Knochenfibrom) und der Beobachtung einer sehr gut differenzierten Form des Adamantinoms (*differenziertes Adamantinom*) entwarfen Czerniak et al. (1989) folgendes Konzept: *Adamantinome, insbesondere die differenzierten Formen, können sich spontan zurückbilden bis hin zur OFD, die damit am Ende des Regressionsspektrums steht.* Dieses Konzept, das im Übrigen auch von Ishida et al. (1992a) und von dem größten Kenner des Adamantinoms, N.F. Moon (1994), unterstützt wird, basiert auf der Beobachtung, dass das *differenzierte Adamantinom* (auch als *juveniles intrakortikales* oder als *osteofibrösedysplasieartiges Adamantinom* bezeichnet) bei einer der OFD ähnlichen Histologie verstreute kleine Zellnester mit positiver Reaktion auf Zytokeratin besitzt. Solche zytokeratinpositiven Zellnester werden aber auch bei der OFD beobachtet und selbstverständlich beim klassischen Adamantinom. Andererseits besitzen klassische Adamantinome nicht selten in mehr oder weniger ausgedehnten Arealen Züge einer klassischen fibrösen Dysplasie.

Des Weiteren berichten Hazelbag et al. (1994) in ihrer Serie von 32 untersuchten Patienten über 2 Fälle mit dem Befund eines OFD-ähnlichen Adamantinoms, die im Rezidiv ein voll ausgebildetes klassisches Adamantinom gezeigt haben. Moon (1994) fand bei 25 von 200 Fällen eines Admantinoms im Erwachsenenalter

(12,5%) eine der fibrösen Dysplasie signifikant ähnliche Morphologie; bei den 60 untersuchten Kindern mit einem Adamantinom betrug der Anteil sogar 33,3%.

Die Unterscheidung des differenzierten Adamantinoms von der OFD hat nach Ishida et al. (1992a) eine praktische Bedeutung, denn die für die OFD ausreichende Kürettage oder marginale Resektion kann beim differenzierten Adamantinom zum frühen Rezidiv führen. Allerdings gibt es Autoren wie Kahn (2003), die bei fehlender oder geringer Symptomatik eine abwartende Haltung für beide Entitäten empfehlen oder eine operative Revision bei größeren deformierenden Läsionen nach der Pubertät.

Aus histologischer, vielleicht auch lokalisatorischer und klinischer Sicht lässt sich noch eine besondere Form des Adamantinoms abgrenzen, nämlich das *Ewing-Sarkom-ähnliche Adamantinom*. Die beiden von Ishida et al. (1992b) beschriebenen Fälle waren 15 bzw. 16 Jahre alt, die Läsionen fanden sich zytokeratinnegativ, aber Vimentin- und EMA-positiv. Die Läsionen saßen in Femur und Humerus subperiostal und juxtakortikal. Histologisch hatten die Fälle einen uniformen Aspekt und Ewing-ähnliche Zellen mit strangförmigem oder diffusem Muster. Nach Angaben von Ishida et al. war von den bisher publizierten Ewing-Sarkom-artigen Adamantinomen keines in der Tibia, der sonst typischen Lokalisation für ein klassisches Adamantinom, angesiedelt. Außer der bereits erwähnten Femur- und Humeruslokalisation fand sich eine im Radius.

Die Dignität des Adamantinoms war wegen seiner histologischen Einordnung als Low-grade-Sarkom früher unterschätzt worden. In der großen Übersicht von Moon (1994) mit insgesamt 260 Fällen lag die Letalitätsrate bei Kindern und Erwachsenen bei 20%, wobei sich zwischen Erwachsenen und Kindern kein auffallender prognostischer Unterschied ergab. Das klassische Adamantinom metastasiert überwiegend in die Lungen, aber auch in die regionalen Lymphknoten, in das Mediastinum und in den Schädel. Die von Moon festgestellten prognostischen Daten decken sich weitgehend mit denen der von Jundt et al. (1995) publizierten Studie. Von 19 hinsichtlich der Prognose auswertbaren Patienten starben 3 am Tumor (2 davon am Rezidiv). Insgesamt hatten 5 Patienten ein Rezidiv.

Sowohl aus dieser Arbeit, wie aber auch aus den bereits zitierten Arbeiten von Moon (1994) und von Ishida (1992a) lässt sich herauslesen, dass die Therapie der Wahl in einer *weiten chirurgischen Resektion* besteht; eine Kürettage geht mit einer höheren Rezidivrate einher. Die primäre Amputation scheint – insbesondere bei Kindern – nur in den Fällen angezeigt zu sein, in denen der Tumor aus dem Knochen ausgebrochen ist, desgleichen wenn er an einer Extremität bi- oder multilokulär auftritt oder wenn es bereits zu einem Rezidiv nach anderer vorheriger Therapiemaßnahme gekommen ist.

Pathologische Anatomie

Der Tumor liegt in der Diaphyse der langen Röhrenknochen, überwiegend der Tibia. Er zeigt eine scharfe Begrenzung, kann jedoch über den makroskopisch sichtbaren Tumorrand histologisch hinausreichen. Die meisten Tumoren sind grauweiß bis gelb. Die Konsistenz ist unterschiedlich von fest bis sehr weich, Blutungen und Zysten sind ebenfalls beschrieben sowie Knochen und Verkalkungen innerhalb des Tumorgewebes. Kortikalisdurchbrüche wuden selten angegeben und dann meistens nur nach Operationen. Auch sind Adamantinome beschrieben, die außerhalb der Medulla exzentrisch innerhalb der Kortikalis aufgetreten sind.

Histologie

Wesentliches Merkmal ist der epitheliale Charakter des Tumors. Tumorzellen liegen in unterschiedlich großen Inseln zwischen reichlich kollagenisiertem Stroma, das gleichmäßige Fibrozyten ohne Atypien aufweist (◘ Abb. 11.26a). Die Tumorzellen zeigen häufig eine Palisadenstellung gegenüber dem Stroma und in den größeren Gruppen auch eine Dissoziation im Zentrum mit Zys-

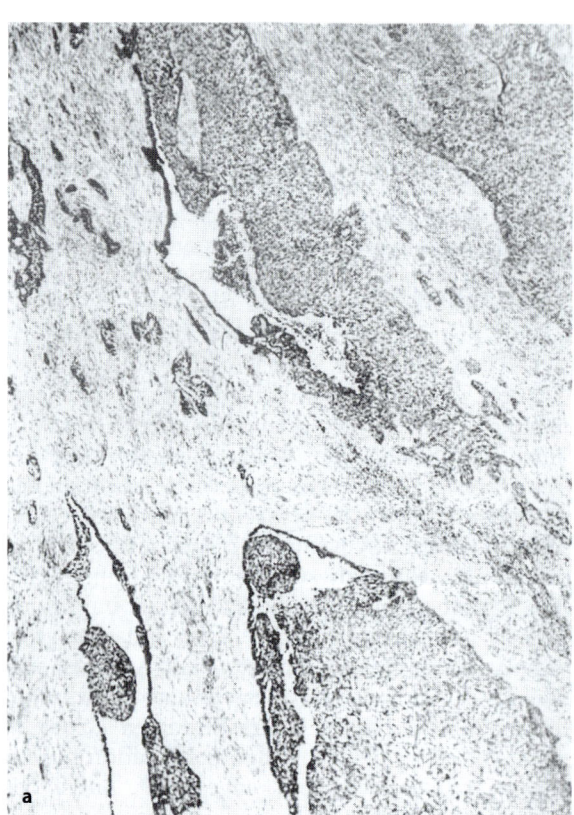

◘ **Abb. 11.26 a–d.** Adamantinom der langen Röhrenknochen. **a** Wechselnd große Tumorzellnester liegen in reichlich fibrösem Stroma, von dem sie sich scharf abgrenzen, wodurch in der Übersicht der Tumor einen epithelialen Eindruck macht. In den größeren Zellverbänden kommt es häufig zu Zystenbildung (*Forts. S. 695*)

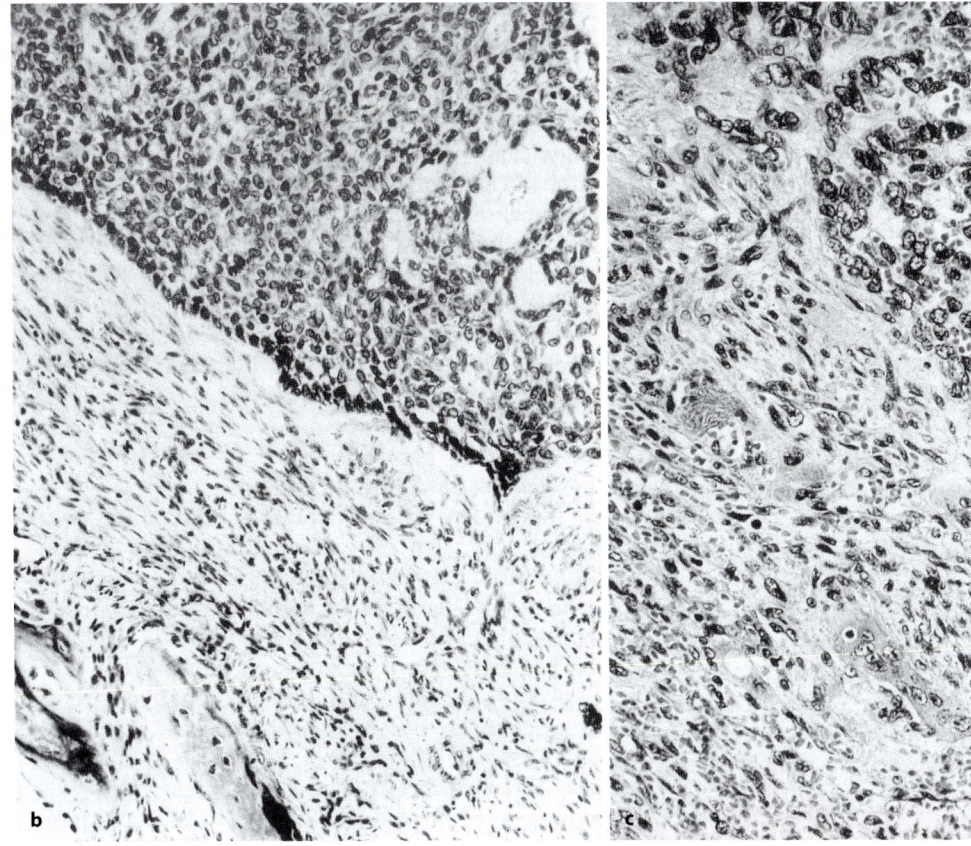

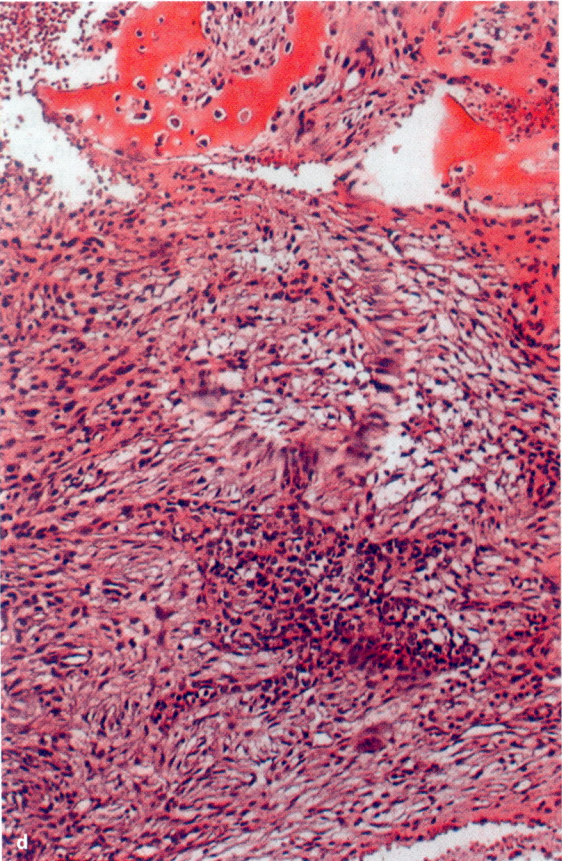

Abb. 11.26 a–d (*Forts.*) Adamantinom der langen Röhrenknochen. **a** Wechselnd große Tumorzellnester liegen in reichlich fibrösem Stroma, von dem sie sich scharf abgrenzen, wodurch in der Übersicht der Tumor einen epithelialen Eindruck macht. In den größeren Zellverbänden kommt es häufig zu Zystenbildung. **b** Typisch zeigen die Tumorzellen eine Palisadenstellung gegenüber dem Stroma, wodurch ein basaliomähnliches Bild entsteht. Innerhalb des Tumorzellverbandes mehrere kleine Zysten. Im Stroma metaplastische Knochenbälkchen. **c** Im Stroma können mehrkernige Riesenzellen vom osteoklastären Tpy auftreten. Dieser Befund ist aber selten. **d** Differenzierter, der osteofibrösen Dysplasie (OFD) ähnlicher Tpy des Adamantinoms mit Überwiegen der OFD im ganzen Herd und nur wenigen epithelialen Inseln im Tumor in der Tibiadiaphyse eines 16-Jährigen. Die Einordnung dieser Form des Adamantioms bedarf noch der endgültigen Klärung. Sie wird überwiegend im 1. und 2. Dezennium gefunden, liegt überwiegend intrakortikal und soll möglicherweise weniger aggressiv sein als das klassische Adamantinom

tenbildung (Abb. 11.26b). Diese Struktur, die an das Adamantinom des Kiefers erinnert, hat zur Namensgebung geführt. Neben diesen Abschnitten findet man auch tubuläre Bezirke und Zellnester mit sichtbaren Interzellularbrücken wie bei plattenepithelähnlicher Differenzierung, und selten wurden auch Verhornungen im Tumor beschrieben. Auch basalzellige Strukturen werden gefunden.

Entsprechend dem histologischen Aufbau können die klassischen Adamantinome in basaloide, spindelzellige, tubuläre, plattenepithelähnliche und OFD-ähnliche Subtypen klassifiziert werden. Auch ein Adamantinom mit herdförmig ausgebildeter kleinzelliger Ewing-Sarkom-ähnlicher Differenzierung wurde erstmals von Ishida et al. (1992b) beschrieben (s. S. 694).

Die histologische Differenzierung scheint aber auf die Prognose keinen oder nur wenig Einfluss zu haben. In der Untersuchung von Jundt et al. (1995) wurden weibliches Geschlecht und ausreichende primäre Therapie mit vollständiger Tumorentfernung als einzige Faktoren für eine gute Prognose gefunden.

Für die histologische Diagnose des Adamantinoms ist der lichtmikroskopische Nachweis der epithelialen Tumorzellverbände in einem fibrösen Stroma entscheidend. Ein alleiniger Nachweis solcher Zellen durch die Immunhistologie ist nicht ausreichend für die Diagnose eines Adamantinoms, da einzelne zytokeratinpositive Zellen auch in der osteofibrösen Dysplasie gefunden werden können.

Diese Epithelverbände liegen in einem fibrösen Stroma, das keine Atypien aufweist. Im Randbezirk des Tumors können dann Übergänge zu dem Bild einer fibrösen Dysplasie oder einer osteofibrösen Dysplasie vorliegen.

Histologische Differentialdiagnose. Die entscheidende Differentialdiagnose des Adamantinoms ist eine *Karzinommetastase*. Sie muss in jedem Fall gestellt werden, und es empfiehlt sich, bei der histologischen Diagnose eines Adamantinoms außerhalb der Tibia eine klinische Durchuntersuchung auf ein metastasierendes Karzinom zu verlangen.

Eine zweite Differentialdiagnose ist das *synoviale Sarkom*, insbesondere wenn nur beschränktes Material aus der Biopsie zur Verfügung steht und dieses tubuläre Strukturen aufweist und wenn der Tumor die Weichteile bereits infiltriert oder – sehr selten – dort primär aufgetreten ist. In seltenen Fällen besteht auch Ähnlichkeit zu einem Fibrosarkom.

Immunhistologische Untersuchungen könnten in diesem Zusammenhang hilfreich sein, da die epithelial differenzierten Zellen des Adamantinoms typisch eine Doppelexpression von Vimentin und Zytokeratin zeigen und – im Gegensatz zum synovialen Sarkom und zu Karzinommetastasen – keine Expression von Zytokeratin 8 und 18 aufweisen. Das synoviale Sarkom kann außerdem am unentkalkten Material molekulargenetisch durch den Nachweis der Mutation abgegrenzt werden.

Die Beziehung zwischen der osteofibrösen Dysplasie und dem Adamantinom bedarf aber noch einer weiteren Klärung. Sweet et al. (1992) haben in ihrer Serie von 30 Patienten mit kortikaler osteofibröser Dysplasie keinen Übergang in ein Adamantinom gesehen. Dagegen weisen Springfield et al. (1994) auf erhebliche klinische und auch histologische Schwierigkeiten in der Differentialdiagnose zwischen fibröser Dysplasie sowie osteofibröser Dysplasie der Tibia und dem Adamantinom hin. Es ist deshalb ratsam, Patienten mit der Diagnose einer osteofibrösen Dysplasie oder fibrösen Dysplasie der Tibia in einer sehr engen klinischen Verlaufskontrolle zu halten bzw. nach Schluss der Wachstumsfuge ausreichend operativ auszuräumen, um zu einer sicheren Diagnose zu kommen.

Häufigkeit

Adamantinome der langen Röhrenknochen sind nach wie vor als verhältnismäßig seltene Knochengeschwülste einzustufen. Mit 260 Fällen überblickt Moon bis 1994 die bisher größte Fallzahl in der Literatur. An allen malignen Knochengeschwülsten hat das Adamantinom einen Anteil von unter 1%.

Lokalisation

Mehr als 80–85% aller Adamantinome finden sich in der Tibia. Lokalisationen an der Ulna, an Fibula, Femur und Humerus sind zumindest als ungewöhnlich zu bezeichnen. Gelegentlich können Adamantinome auch bilokulär, z. B. an Tibia und Fibula (ca. 10%), sehr selten auch multilokulär auftreten. Der mittlere Schaftbereich der Tibia scheint Lieblingssitz des Adamantinoms zu sein.

Über Beobachtungen von Adamantinomen im Os capitatum und im Os cuneiforme (Moon 1965) wurde bereits oben berichtet. Adamantinome in den Weichteilen zwischen Tibia und Fibula wurden bisher nur bei 3 Fällen beschrieben.

Alters- und Geschlechtsprädilektion

Das Durchschnittsalter bei der Erstpräsentation liegt um etwa 30 Jahre, nur 3% der Patienten sind jünger als 10 Jahre (Kahn 2003). Kumar et al. (1998) beschreiben ein klassisches Adamantinom bei einem 3-jährigen Jungen. Eine leichte Androtropie ist bewiesen.

Klinik

Das klinische Leitsymptom des Adamantinoms ist der lokale Schmerz, der in manchen Beobachtungen bis zu einige Jahre vor Stellung der Diagnose von den Patienten empfunden wurde. Dahlin (1978) beschreibt einen Fall mit einer 50-jährigen Anamnese.

Die zufällige Entdeckung eines Adamantinoms bei einer Röntgenuntersuchung aus anderem Anlaß kommt vor (s. Abb. 11.29). Als objektives Symptom gilt die lokale Schwellung, die aber auch nur in einem Teil der Fälle zu finden ist.

Moon (1994) untersuchte die Frage nach einem Trauma in der Vorgeschichte der Patienten vor dem Hintergrund der eingangs bereits erwähnten Traumaanamnese. Er kam zu folgenden Ergebnissen: Bei 65% von 60 Kindern war ein vorausgegangenes Trauma bekannt, bei 200 Erwachsenen reduzierte sich dieser Prozentsatz auf 36,1%. Im Durchschnitt haben Kinder und Erwachsene eine Traumaanamnese in 43% der Fälle.

11.2 · Adamantinom

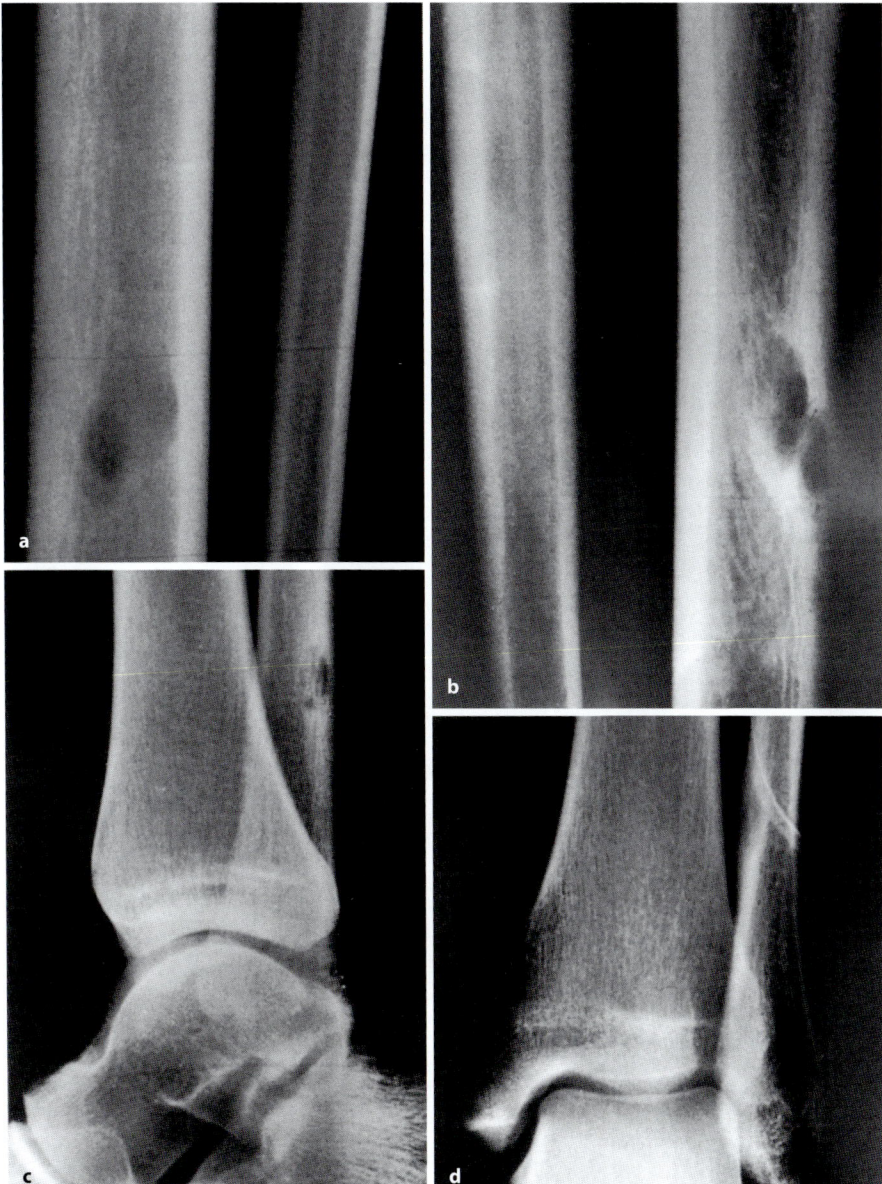

Abb. 11.27 a–i. Adamantinom im Bereich des distalen Tibiaschaftes. 16-jährige, stark symptomatische Patientin mit tastbarem ventralen parossalen Tumoranteil. **a–d** Der Defekt erscheint zweikammerig und breitet sich von der umschrieben zerstörten Kompakta in den Markraum aus. Er ist scharf begrenzt und mutet nicht sehr aggressiv an, er hat allerdings die ventrale Kompakta perforiert. Dieser letzte Befund sprach trotz der geringen Ausdehnung des Tumors für ein Adamantinom. Der Tibiatumor wurde en bloc reseziert (*Forts. S. 698*)

Radiologie

In der Mehrzahl der Fälle findet sich das Adamantinom im mittleren Drittel der Diaphyse lokalisiert, von wo es sich allmählich über eine erhebliche Strecke im Knochen ausbreiten kann. Die Röntgenmorphologie kann sehr different sein und hängt offensichtlich von der Lokalisation im Knochen ab:

Bei überwiegend intrakortikaler Lage imponieren in der Regel mehrere kleinere scharf begrenzte osteolytische Herde, die zusammenfließen können und dann mehr das Bild eines multizentrischen Prozesses liefern (Abb. 11.28, 11.29, 11.30 c, 11.32). Die einzelnen Herde können aber auch durchaus durch normale oder nahezu normale Knochenstrukturen voneinander abgrenzbar sein. Gelegentlich ergibt sich ein seifenblasenähnliches Bild, wie von der osteofibrösen Dysplasie her bekannt.

Bei einer intramedullären Lage (Abb. 11.27, 11.30 b) präsentiert sich das Adamantinom als mehr oder weniger scharf begrenzter osteolytischer Knochendefekt mit oder ohne Auftreibung des gesamten Knochens oder auch mit einer gewissen Binnenstruktur in Form von „Septen", die wohl riffartigen Binnenvorsprüngen der erhaltenen Kompakta entsprechen. Umgebungssklerosen können sich in den angrenzenden Schaftabschnitten ausbreiten. Periostale Reaktionen wie z. B. Spikulae oder Lamellenbildungen sind selten. Insgesamt imponiert also eher ein wenig aggressives Röntgenmuster, entspre-

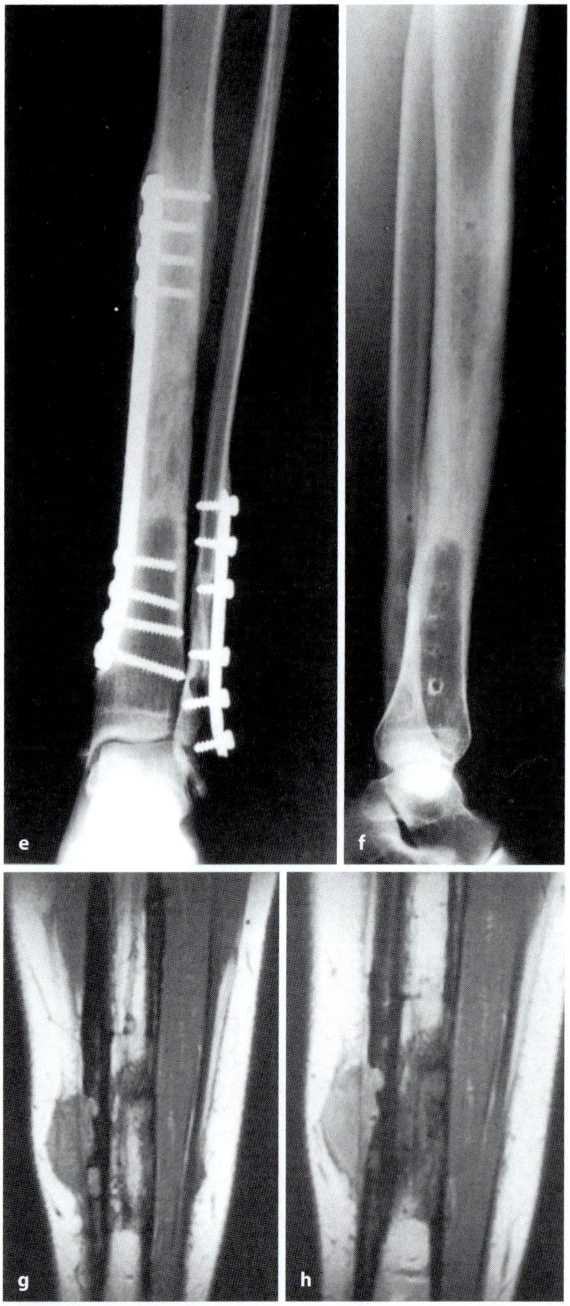

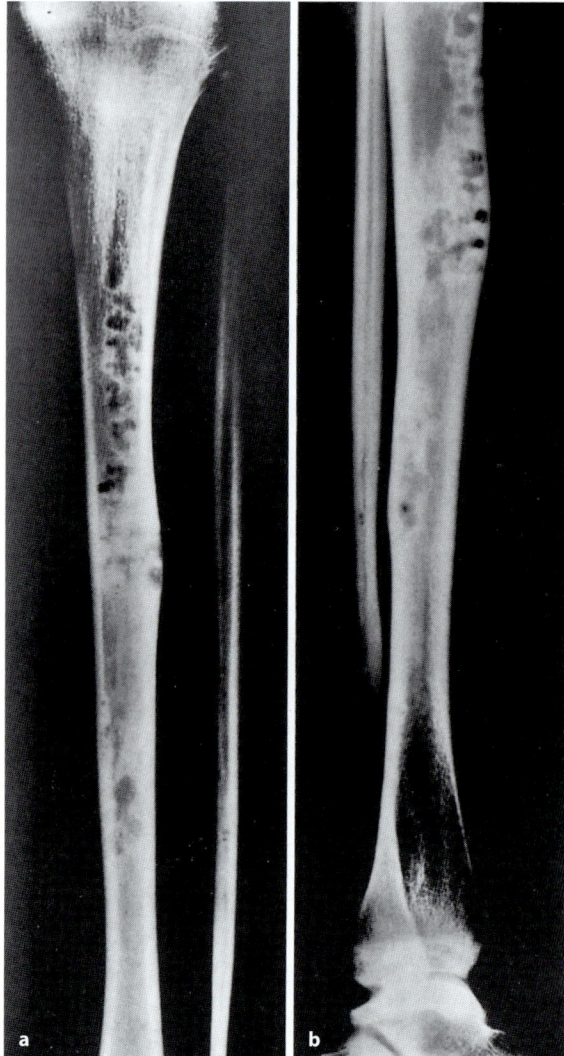
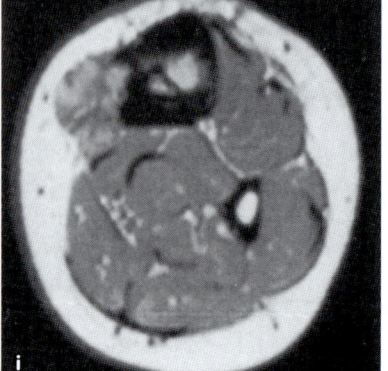

Abb. 11.28 a, b. Typisches Adamantinom der Tibia bei einer 14-jährigen Patientin mit Schmerzen. Die multizentrischen Aufhellungen im gesamten Tibiaschaft, z. T. durch „Septen" voneinander getrennt und von Sklerosen umgeben, gehen überwiegend von der Kompakta, aber auch vom Markraum aus, wie die Knochenauftreibung im mittleren Schaftbereich erkennen lässt. Typisch für ein Adamantinom ist der langstreckige Befall. Als weiterer Hinweis auf ein Adamantinom können die im distalen Fibuladiaphysendrittel gelegenen diskreten Aufhellungen angesehen werden, da bei Adamantinomen bi- oder multilokuläre Manifestationen vorkommen. Differentialdiagnostisch kam selbstverständlich eine osteofibröse Dysplasie in Frage

Abb. 11.27 (*Forts.*) **e, f** Postoperatives Ergebnis 1 Jahr danach. 7 Jahre später kam es zu einem ausgeprägten Lokalrezidiv (**g–i**). Bei der Läsion in der distalen Fibula handelt es sich wahrscheinlich um eine Zweitläsion, obwohl das histologisch seinerzeit nicht bestätigt wurde

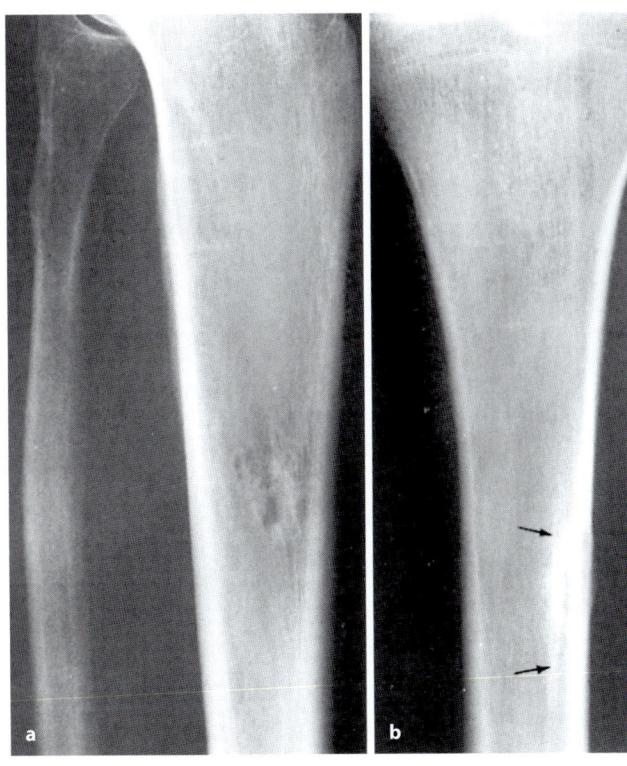
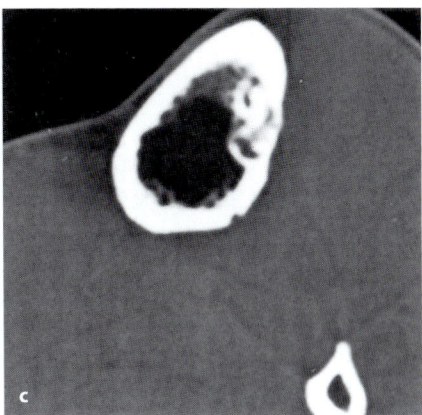

Abb. 11.29 a–c. Adamantinom der Tibia bei einem 52-jährigen Mann. Klinisch keinerlei Beschwerden. Der Befund fiel bei einer szintigraphischen Skelettuntersuchung aus anderem Anlass mit deutlicher Aktivitätseinlagerung im Bereich des Adamantinoms auf. Projektionsradiographisch sieht man multizentrische Aufhellungen und irreguläre Sklerosezonen, die offensichtlich von der lateralen Kortikalis ausgehen. Im CT-Schnitt (c) ist die z. T. abgebaute laterale Kortikalis dargestellt; zum Markraum hin reaktive Verknöcherungen bei voll erhaltenem Markraumfettgewebe. Das Epizentrum des Tumors liegt also in der Kortikalis. Spielt man das gesamte differentialdiagnostische Spektrum für die Läsion durch, so käme neben einer für das Alter des Patienten ungewöhnlichen osteofibrösen Dysplasie höchstens noch ein ungewöhnliches Hämangiom infrage. Der Tumor wurde schon anlässlich der Probebiopsie vollständig und im Gesunden exzidiert, der Defekt mit Spongiosa aufgefüllt. Die histologische Diagnose war ein Überraschungsbefund, denn die fehlende Symptomatik und die Kleinheit der Läsion ließen uns nicht an ein Adamantinom denken

chend einem Lodwick-Grad IB oder IC. Zur Radiologie des differenzierten Adamantinoms s. unten.

Schnittbildverfahren dienen der exakten Beurteilung der Ausdehnung des Tumors in den Markraum und den Parossalbereich, fernerhin der Homo- bzw. Heterogenität, alles Faktoren, die der Abgrenzung gegenüber der OFD und dem differenzierten Adamantinom dienen (s. unter Differentialdiagnose und Tabelle 11.1)

Tabelle 11.1. Zur Differentialdiagnose zwischen Adamantinom, differenziertem Adamantiom und OFD. Dieser qualitativen Bewertung liegen eigene Erfahrungen und Auswertungen von 34 Adamantinomen, 18 OFD und 11 differenzierten Adamantinomen durch Khanna et al. (2008) und Arcara et al. (2006) zugrunde. Eine Signalheterogenität im Kontrastmittel-MRT erklären Arcara et al. u. a. mit gefäßähnlichen Strukturen und Einblutung. Die einzelnen Kriterien können nur in der Summe zur Annahme der einen oder anderen Diagnose nützlich sein. Zeichenerklärung: – bedeutet eher nicht; *n.u.* nicht untersucht

	Adamantinom	OFD	Differenziertes Adamantinom
Alter des Patienten	>10 Jahre	<15 Jahre	<15 Jahre
Schmerzen, evtl. Schwellung	xxx	x	x
Deformität	–	x	x
Durchschnittliche Länge der Läsion	11,2 cm	6,1 cm	6,5 cm
Kortikale Destruktion	xxx	x	x
Markrauminvolvierung	xxx	x–xx	x–xx
Epizentrum Kortex	x	xx	n.u.
Weichteilinfiltration	x	–	–
Gewebsheterogenität CT/MRT	xxx	x	n.u.
Gewebshomogenität CT/MRT	x	xxx	n.u.
Enhancement MRT heterogen	xxx	–	n.u.
Enhancement MRT homogen	–	xxx	n.u.

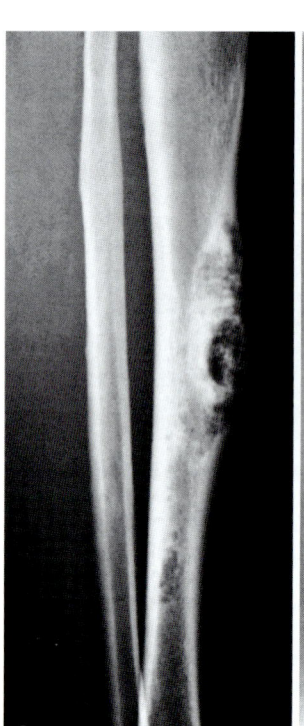
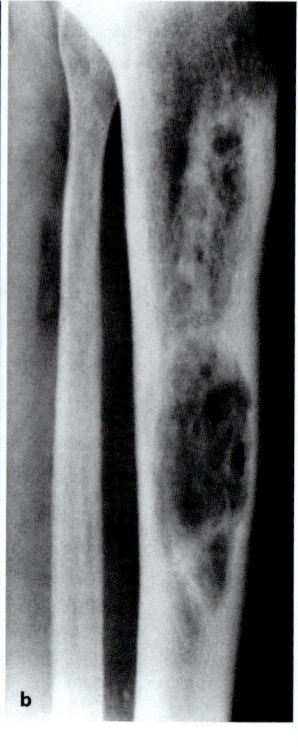
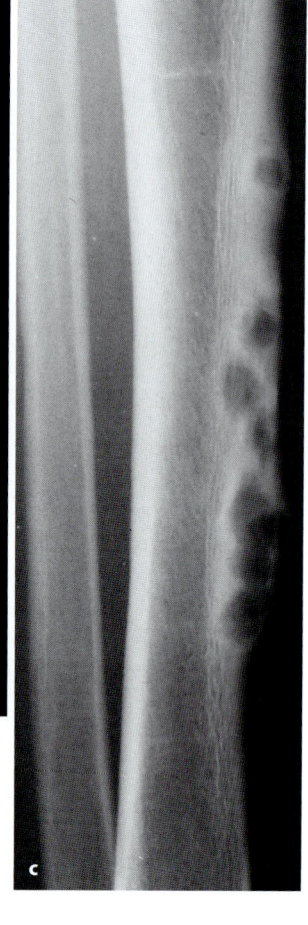

Abb. 11.30 a–c. Adamantinome der Tibia. **a** 38-jähriger, **b** 61-jähriger Mann, **c** 35-jährige Frau. Multizentrische langstreckige Aufhellungen in den Tibiae in den drei verschiedenen Fällen, z. T. durch „Septen" voneinander getrennt und jeweils von Sklerosen umgeben. Für **a** und **c** kommt radiologisch durchaus eine osteofibröse Dysplasie infrage, obwohl das Alter der Patienten und die Langstreckigkeit der Läsionen dagegen sprechen. Der überwiegend im Markraum gelegene Prozess in **b** mutet a priori aggressiver an

Differentialdiagnose

Die Diagnose „Adamantinom" aus dem Röntgenbild allein zu stellen, wird wohl nur in seltenen Fällen gelingen, vor allem, wenn man bei der Ausdeutung der Morphologie einer Läsion die Häufigkeitsverteilung der einzelnen Geschwulstentitäten und damit auch Wahrscheinlichkeiten berücksichtigt. Wenn ein Adamantinom an der Tibia wie eine OFD – von der Kortikalis ausgehend – aussieht (Abb. 11.31 a–c, 11.33–11.34) und evtl. auch noch eine Zweitläsion am selben Knochen oder an der Fibula besteht, dann wird der Radiologe mit Recht zunächst eine OFD diskutieren und höchstens bei stärkerer klinischer Symptomatik auch ein Adamantinom in Erwägung ziehen und damit eine Probebiopsie veranlassen.

Das *differenzierte Adamantinom* (Abb. 11.31 d–k) kann sowohl ausschließlich in der Kortikalis wie aber auch im Markraum oder in einer Kombination von beiden auftreten, wenngleich eine Markrauminvolvierung eher seltener ist. Bei rein kortikaler Lage ist die entscheidende Differentialdiagnose die *OFD*. Diese stellt sich zumeist im oberen Drittel als exzentrische Läsion mit einer Verdünnung und Ausspannung der Kortikalis dar. Ähnlich wie beim Adamantinom tritt die Läsion solitär oder auch multipel auf. Gelegentlich kann der Knochen insgesamt im diaphysären Bereich verbogen sein. Verbindliche Unterscheidungskriterien zwischen osteofibröser Dysplasie und differenziertem Adamantinom gibt es nicht, was insofern nicht so tragisch ist, da man bei beiden Läsionen abwartend beobachten kann (Kahn, 2003).

In Tabelle 11.1 ist der Versuch unternommen worden, qualitative Kriterien für die drei wesentlichen Differentialdiagnosen aufzustellen. Wenn bei der Bewertung einer Läsion vieles für ein Adamantinom spricht, sollte biopsiert oder primär im Gesunden reseziert werden, wenn das technisch möglich ist. Spricht hingegen vieles für ein differenziertes Adamantinom oder eine OFD, kann bei blander Klinik abgewartet werden (s. oben).

Eine weitere Differentialdiagnose des in der Kortikalis oder juxtakortikal wachsenden Adamantinoms ist das periostale Chondrom. Eine starke Signalintensität im T2-Bild mit Zeichen eines lobulären Aufbaus spricht eher für eine knorpelige Läsion.

Größere, von einer primär medullären Lokalisation ausgehende Exemplare von Adamantinomen können röntgenologische Ähnlichkeiten mit einer aneurysmatischen Knochenzyste, mit Osteosarkomen und Osteoblastomen haben. Bei Patienten im Wachstumsalter können Adamantinome wegen ihres multizentrischen Aufbaus durchaus auch Ähnlichkeiten mit stark diaphysär ausgewanderten nichtossifizierenden Knochenfibromen haben. Auch hier wird man nur dann auf die Diagnose Adamantinom kommen, wenn der Patient symptomatisch ist. Nichtossifizierende Knochenfibrome sind ja in

11.2 · Adamantinom

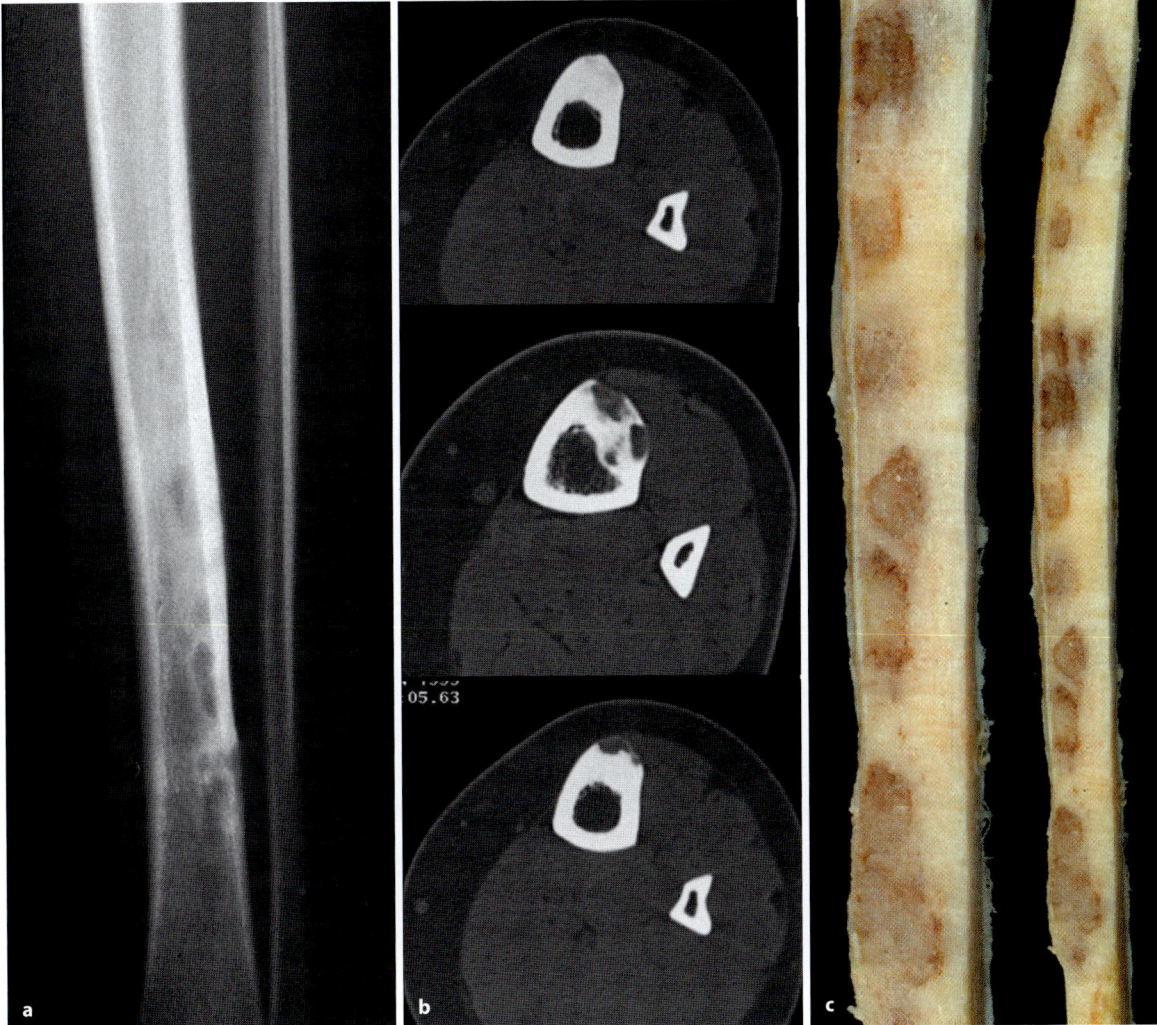

Abb. 11.31 a–k. Zur Differentialdiagnose differenziertes Adamantinom/osteofibröse Dysplasie (OFD). **a–c** Relativ langstreckige OFD der Tibia, 22-jährige mäßig symptomatische Patientin. Die Läsion ist auf die Kortikalis beschränkt, der Markraum frei, die Läsionen sehen im CT relativ homogen aus. Die Indikation zur „Abschälung" des Tumors (**c**) ergab sich aus der Beschwerdesymptomatik und der Tatsache, dass die Patientin für das „klassische" Prädilektionsalter einer OFD zu alt war. **d** 14-jährige Patientin mit leichten Schmerzen und umschriebener Überwärmung der Tibia. Wegen der Symptomatik Abschälung im Sinne einer Tumorresektion knapp im Gesunden. Die präoperative Radiologie ist identisch mit der im Fall **a, b**, allerdings findet sich eine Zweitläsion in der Fibula. Das histologische Ergebnis lautete OFD mit Nestern eines differenzierten Adamantinoms (*Forts. S. 702*)

der Regel asymptomatisch. Bei älteren Patienten hat die Differentialdiagnose selbstverständlich das solitäre Myelom oder Solitärmetastasen zu berücksichtigen.

Wie bereits beschrieben, wird die Diagnose „Adamantinom" in der Regel vom Histologen und für den Radiologen häufig sehr überraschend gestellt. Der Radiologe hat nun aber die Aufgabe, nach weiteren, vielleicht diskreteren Herden im selben oder in benachbarten Knochen zu suchen und den Chirurgen bzw. Orthopäden auf die Notwendigkeit einer ausgiebigen En-bloc-Resektion hinzuweisen, da der Tumor eine große Rezidivquote in sich birgt. Zur Notwendigkeit der Suche nach einem Primärtumor bei der histologischen Diagnose „Adamantinom" s. unter Histologie.

702 Kapitel 11 · Sonstige Knochentumoren

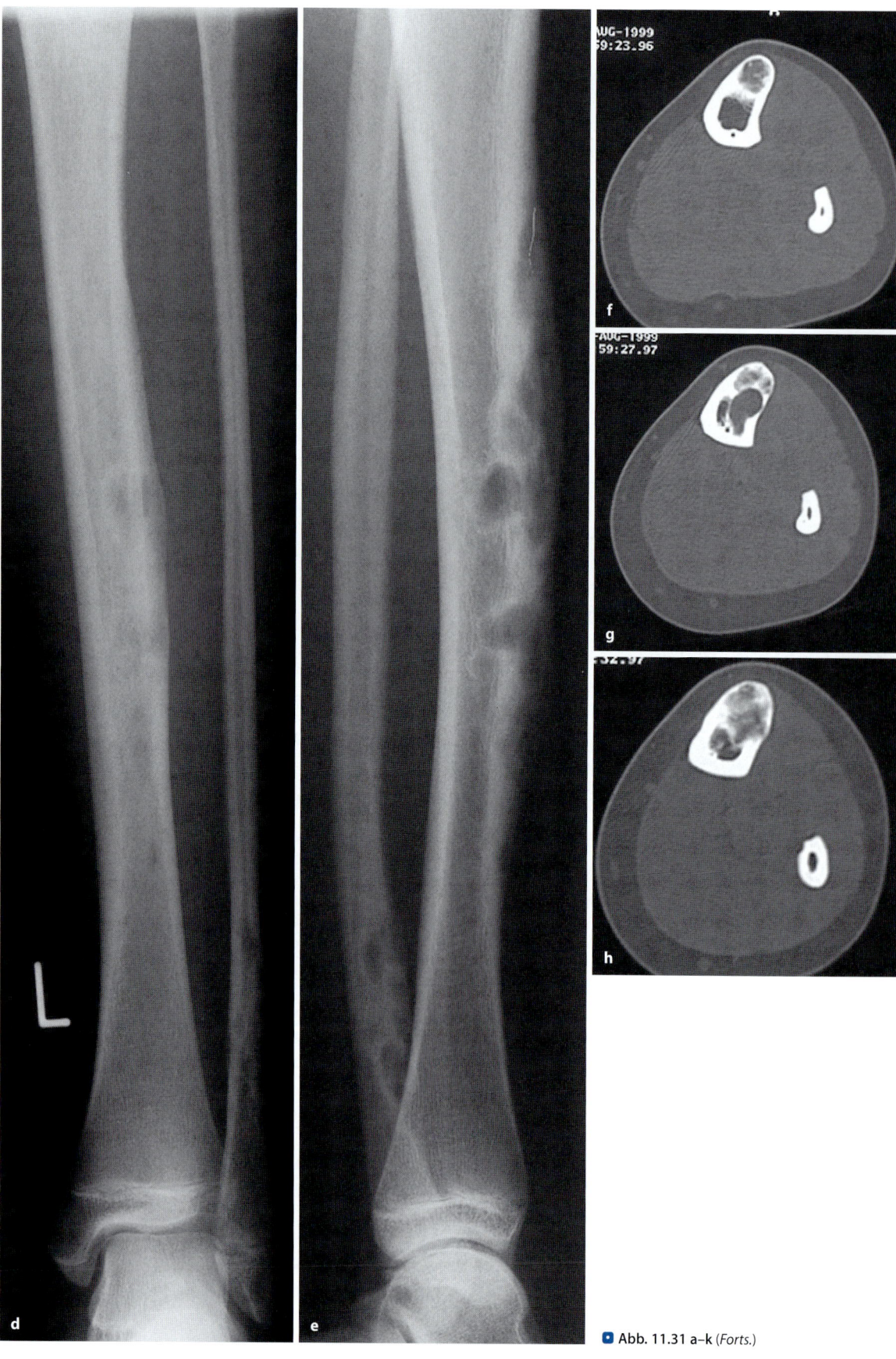

Abb. 11.31 a–k (Forts.)

11.2 · Adamantinom

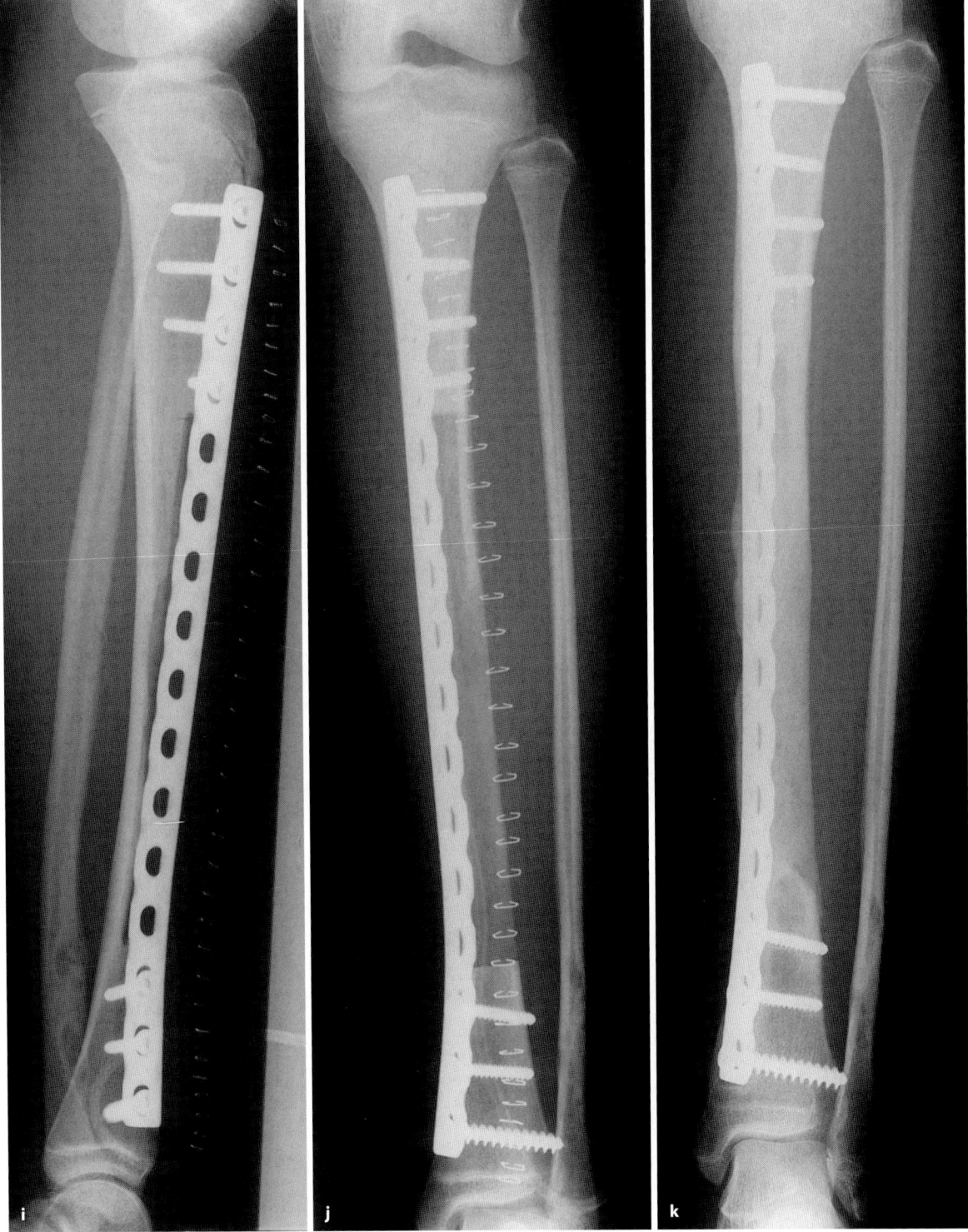

Abb. 11.31 (*Forts.*) **i, j** Postoperative Bilder, **k** Bilder nach 2 Jahren mit sehr guter Reossifizierung. Nach 5 Jahren postoperativer Kontrolle keine Rezidivzeichen, leichte Durchbauung der offensichtlich benignen Fibulaläsion. Mit größter Wahrscheinlichkeit hätte sich der Befund mit „Nestern eines differenzierten Adamantinoms" auch spontan zu einer reinen osteofibrösen Dysplasie Campanacci zurückgebildet, doch konnten wir in der allgemeinen präoperativen Situation darauf keinen Wechsel ziehen. Die hilfreichen Kriterien in Tabelle 11.1 gab es seinerzeit noch nicht (OP Prof. Dr. M. Hahn, Bremen)

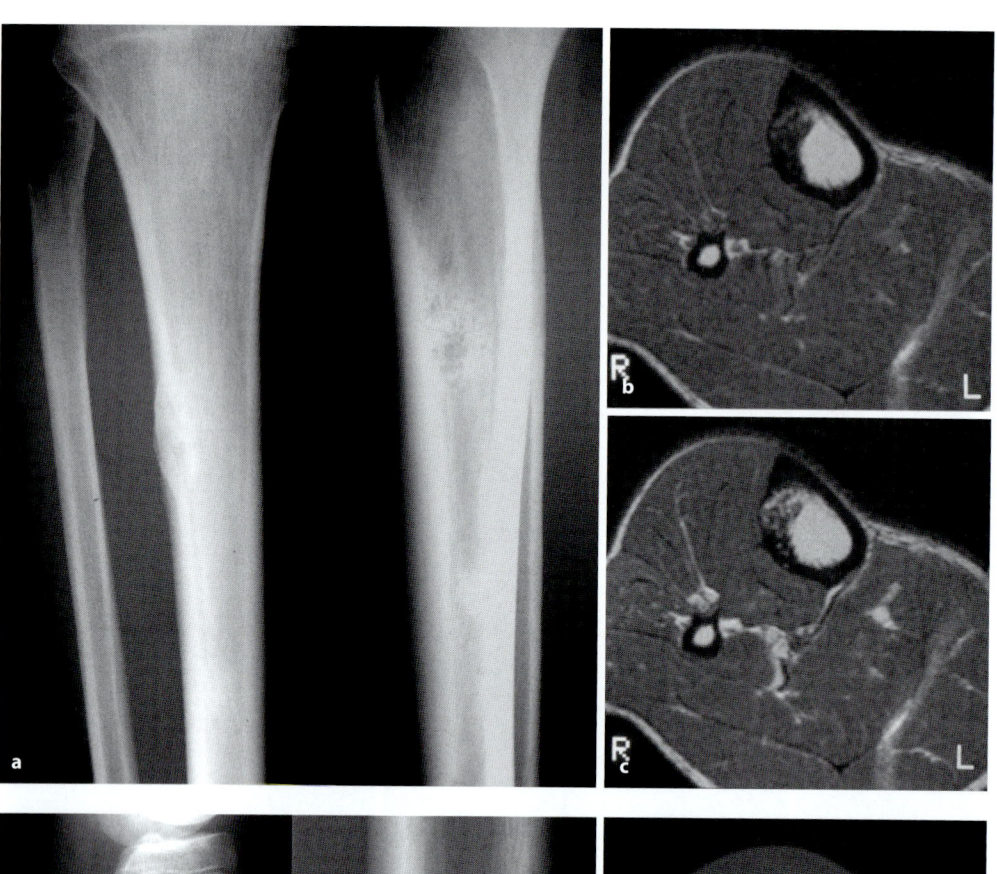

Abb. 11.32 a–c (Text s. S. 705)

Abb. 11.33 a–c (Text s. S. 705)

11.2 · Adamantinom

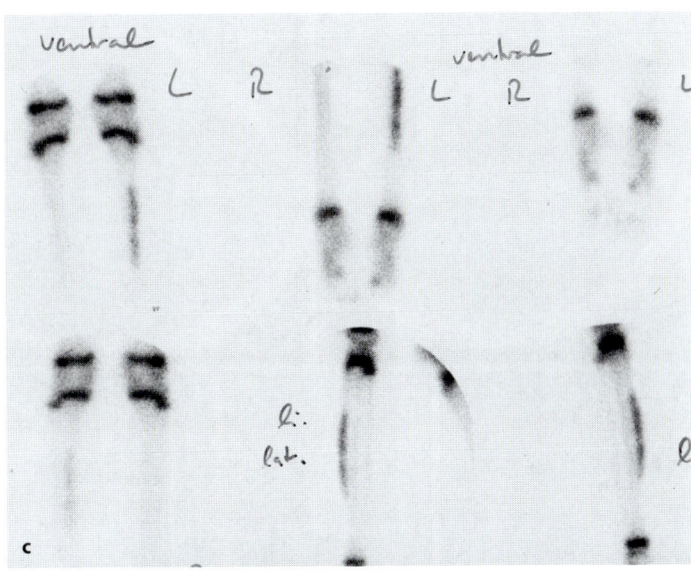

◀ ▶ **Abb. 11.32 a–c.** Ungewöhnliches Adamantinom der Tibia bei einer 21-jährigen Frau. Die Läsion ist für ein Adamantinom relativ klein, allerdings inhomogen, auch nach Gadolinium-Applikation (c). Sie passt dennoch nicht in das Gesamtbild eines Adamantinoms, entsprechend Tabelle 11.1

◀ ▶ **Abb. 11.33 a–c.** Klassische osteofibröse Dysplasie (Campanacci) bei einem 10-jährigen Jungen, bei dem eine Antekurvation der Tibia und ein kleiner Knochenbuckel an der Schienbeinkante auffiel. Die Läsion stellt sich im CT homogen dar, im Szintigramm langstreckige Anreicherung. Alter des Patienten, Homogenität der Läsion, die Verbiegung der Tibia und die Beschwerdefreiheit passen zu einer ostgeofibrösen Dysplasie (s. Tabelle 11.1)

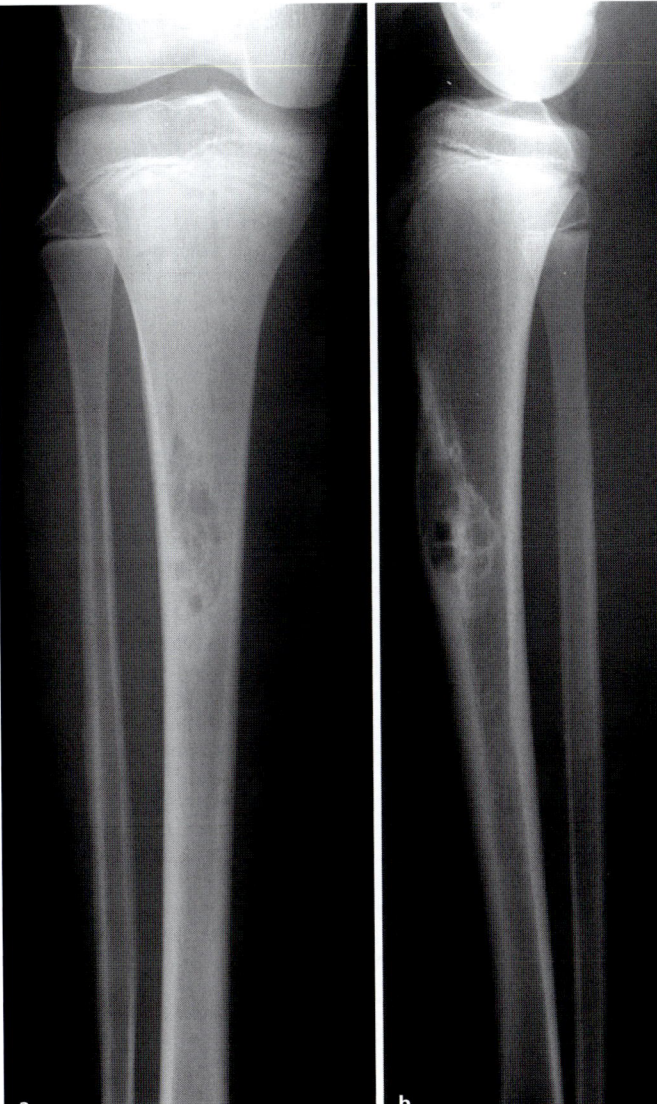

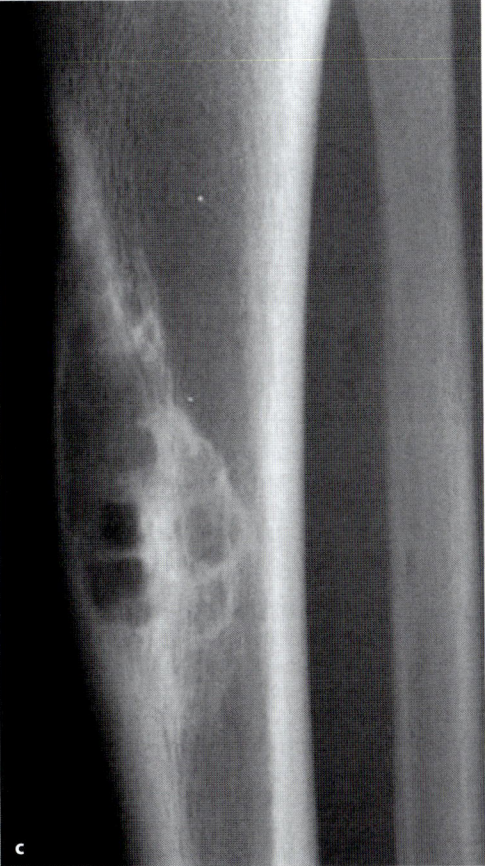

▶ **Abb. 11.34 a–i.** Osteofibröse Dysplasie bei einem 13-jährigen Jungen. Klinisch harter, aber schmerzfreier Knubbel vorn am Schienbein zu tasten. Seifenblasenartige Aufhellungen mit umgebender Sklerose im proximalen Tibiaschaft (**a–c**), über eine Strecke von etwa 7 cm. Der Tumor reicht deutlich in den Markraum hinein, der restliche Fettmarkraum ist aber voll erhalten (**d–i**) (*Forts. S. 706*)

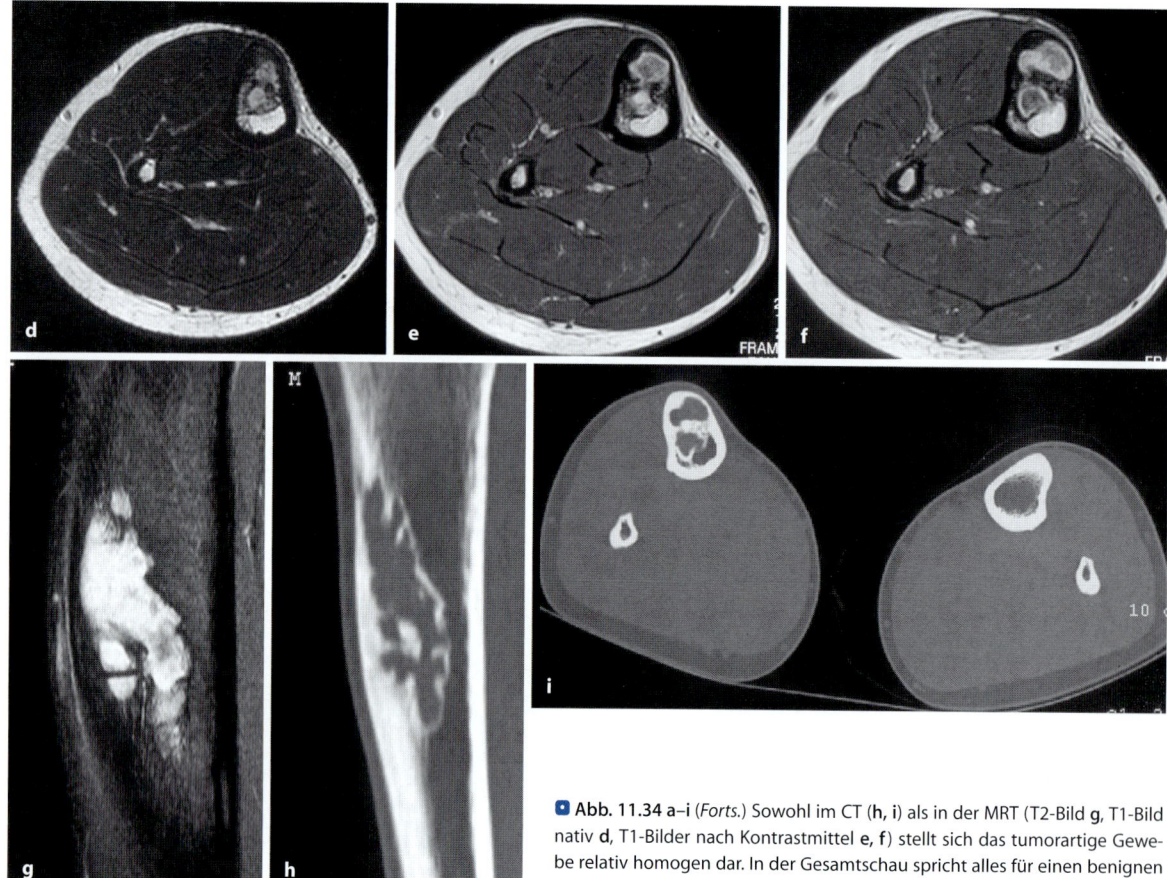

Abb. 11.34 a–i (*Forts.*) Sowohl im CT (**h**, **i**) als in der MRT (T2-Bild **g**, T1-Bild nativ **d**, T1-Bilder nach Kontrastmittel **e**, **f**) stellt sich das tumorartige Gewebe relativ homogen dar. In der Gesamtschau spricht alles für einen benignen Prozess, den man beobachten kann (s. Tabelle 11.1)

Literatur

Arcara LK, Murphy MD, Gannon FH et al. (2006) Adamantinoma and osteofibrous dysplasia: radiologic differentiation. Abstract. Skeletal Radiol 35: 565

Bohndorf K, Nidecker A, Mathias K (1992) Radiologische Befunde beim Adamantinom der langen Röhrenknochen. Fortschr Röntgenstr 157: 239

Czerniak B, Rojas-Corona RR, Dorfman HD (1989) Morphologic diversity of long bone adamantinoma. The concept of differentiated (regressing) adamantinoma and its relationship to osteofibrous dysplasia. Cancer 64: 2319

Dahlin DC (1978) Bone tumors, 3rd edn. Thomas, Springfield

Fischer B (1913) Über ein primäres Adamantinom der Tibia. Frankfurt Z Pathol 12: 422

Haelst UJGM van, de Haas van Dorsser AM (1975) A perplexing malignant bone tumor. Highly malignant so-called adamantinoma or non-typical Ewing's sarcoma. Virchows Arch [A] 365: 63

Hazelbag HM, Fleuren GJ, v d. Broek LJCM (1993) Adamantinoma of the long bones: Keratin subclass immunoreactivity pattern with reference to its histogenesis. Am J Surg Pathol 17: 1225

Hazelbag HM, Taminiau AHM, Fleuren GJ et al. (1994) Adamantinoma of the long bones. J Bone Joint Surg 76(A): 1482

Huvos AG, Marcove RC (1975) Adamantinoma of long bones: a clinicopathological study of fourteen cases with vascular origin suggested. J Bone Joint Surg [Am] 57: 148

Ishida T, Iijima T, Kikuchi F et al. (1992a) A clinicopathological and immunohistochemical study of osteofibrous dysplasia, differentiated adamantinoma, and adamantinoma of long bones. Skeletal Radiol 21: 493

Ishida T, Kikuchi F, Oka T et al. (1992b) Juxtacortical adamantinoma of humerus (simulating Ewing tumor) (case report 727). Skeletal Radiol 21: 205

Jundt G, Remberger K, Roessner A et al. (1995) Adamantinoma of long bones. A histopathological and immunohistochemical study of 23 cases. Path Res Pract 191: 112

Khanna M, Delaney D, Saifuddin A (2008) Adamantinoma, osteofibrous dysplasia and osteofibrous dysplasia like adamantinoma: Correlation of radiological imaging features with surgical histology and assessment of the use of radiology in contributing to the needle biopsy diagnosis. Abstract. Skeletal Radiol 37: 575

Kahn LB (2003) Adamantinoma, osteofibrous dysplasia and differentiated adamantinoma. Skeletal Radiol 32: 245

Keeney GL, Unni KK, Beabout JW et al. (1989) Adamantinoma of long bones: A clinicopathologic study of 85 cases. Cancer 64: 730

Kumar D, Mulligan ME, Levine AM et al. (1998) Classic adamantinoma in a 3-year-old. Skeletal Radiol 27: 406

Lichtenstein L (1977) Bone tumors, 5th edn. Mosby, St. Louis

Meister EK, Konrad E, Hüber G (1979) Malignant tumor of humerus with features of adamantinoma and Ewing's sarcoma. Pathol Res Pract 166: 112

Moon NF (1965) Adamantinoma of the appendicular skeleton: a statistical review of reported cases and inclusion of 10 new cases. Clin Orthop 43: 189

Moon NF (1994) Adamantinoma of the appendicular skeleton in children. International Orthopaedics (SICOT) 18: 379

Moon NF, Mori H (1986) Adamantinoma of the appendicular skeleton-updated. Clin Orthop 204: 215
Povysil C, Kohout A, Urban K et al. (2004) Differentiated adamantinoma of the fibula: a rhabdoid varian. Skeletal Radiol 33: 488
Ryrie BJ (1932) Adamantinoma of the tibia. Aetiology and pathogenesis. Br Med J 2: 1000
Spjut HJ, Dorfman HD, Fechner RE et al. (1971) Tumors of bone and cartilage. Atlas of tumor pathology, 2nd ser. fasc. 5. Armed Forces Institute of Pathology, Washington
Springfield DS, Rosenberg AE, Mankin HJ (1994) Relationship between osteofibrous dysplasia and adamantinoma. Clin Orthop Rel Res 309: 234
Sweet DE, Tuyethoa NV, Devaney K (1992) Cortical osteofibrous dysplasia of long bone and its relationship to adamantinoma. Am J Surg Pathol 16: 282
Unni KK, Dahlin DC, Beabout DC et al. (1974) Adamantinomas of long bones. Cancer 34: 1796

11.3 Tumoren der glatten Muskulatur

11.3.1 Primäres Leiomyom des Knochens

ICD-O-Code 8890/0

> **Definition:**
> Es handelt sich um einen Spindelzelltumor des Knochens mit einer Glattmuskel-Differenzierung (WHO 2002).

Das extrem seltene primäre Leiomyom des Knochens ist von dem sekundären, überwiegend multipel oder systemisch als *„metastatische skelettale Leiomyomatose"* (Leiomyomatosis ossea) auftretend, abzugrenzen. Die Histogenese des primären Leiomyoms des Knochens ist unbekannt, im Gegensatz zur skelettalen Leiomyomatose, die als metastatisch von einem „Leiomyom" des Uterus aufzufassen ist. Dabei dominiert zuerst eine Streuung in die Lungen und von dort aus in das Stamm-und/oder Gliedmaßenskelett. Eine alleinige Leiomyomatose des Skeletts ohne Lungenmetastasierung ist eine Rarität (Pimentel et al. 2002). Klinisch dominieren zyklisch auftretende prämenstruelle Schmerzen im befallenen Knochen, die bei Hormontherapie verschwinden.

Pathologie
Es sind derbe, grau-rosa Tumoren mit scharfer Abgrenzung vom Knochen. Histologisch zeigen sich faszikulierte Spindelzellen mit spindeligen Zellkernen mit stumpfen Kernpolen und ohne Atypien und nur sehr seltenen Mitosen. Immunhistologisch werden sie markiert mit Antikörpern gegen Glattmuskelaktin und Desmin. Differentialdiagnostsisch sind sie vor allem – wie bereits erwähnt – von hochdifferenzierten Metastasen eines Leiomyosarkoms insbesondere des Uterus (sog. metastasiertes Leiomyom) abzugrenzen sowie von den gewöhnlich sehr gut differenzierten Leiomyosarkomen, die EBV-(Epstein-Barr-Virus-)assoziiert bei immuninkompetenten Patienten auftreten (s. auch unter Leiomyosarkom).

Vorkommen, Alters- und Geschlechtsprädilektion
Der Tumor ist extrem selten, die Patienten sind in der Regel älter als 30 Jahre. Der jüngste publizierte Fall war 3 Jahre alt. Eine Geschlechtsprädilektion ist nicht bekannt.

Lokalisation
Am häufigsten werden die Gesichtsknochen befallen, wobei die Mandibula dominiert. Bei extragnatischem Befall dominiert die Tibia (Loyola et al. 1999; Taxy et al. 1981; Vaillo-Vinagre et al. 2000). Mehr am Rande sei hier ein Leiomyom in den Oberschenkelweichteilen erwähnt, das dicht und fetzig begrenzt verknöchert war.

Klinik
Klinisches Leitsymptom ist der Schmerz. Die Prognose ist gut, eine lokale Exzision führt zur Ausheilung.

Radiologie
Die Läsionen sind im akuten Stadium lytisch, manchmal multizentrisch und dabei glatt begrenzt, gelegentlich haben sie einen Sklerosrand, auch kann die originäre Kompakta abgebaut sein. Insgesamt also Lodwick-Grad IA–IC. Die Radiologie ist also unspezifisch, die Diagnose wird ausschließlich histologisch – als Überraschungsdiagnose – gestellt.

Die Radiologie der Leiomyomatose des Skelettes ist ziemlich charakteristisch: Die lytischen Herde in der Wirbelsäule, im Becken oder im Gliedmaßenskelett sind rundlich (Durchmesser 1–3 cm) und zumeist von einem relativ breiten Sklerosesaum umgeben (Pimentel et al. 2002). Sie werden auch als *Ringläsionen* bezeichnet. Differentialdiagnostisch ist an andere seltene Entitäten wie die Hämangiomatose (s. S. 625) und die Langerhanszell-Histiozytose zu denken. Eine heilende osteolytische Metastasierung („filling-in metastasis") ist in der Regel von der Klinik her bekannt.

Literatur

Loyola AM, Araujo NS, Zanetta-Barbosa D et al. (1999) Intraosseous leiomyoma of the mandibole. Oral Surg Oral Med Oral Pathol Oral Radiol Endodont 87: 78
Pimentel JR, de Almeida ALB, Aymore IL et al. (2002) Metastatic skeletal leiomyomatosis (leiomyomatosis ossea) Skeletal Radiol 31: 30
Taxy JB, Conclin J, Mann JJ et al. (1981) Case report 147. Skeletal Radiol 6: 153
Vaillo-Vinayse A, Bullertin-Carcavilla C, Madero-Gracia S et al. (2000) Primari angioleiomyoma of the iliac bone: clinical pathological study of one case with flow cytometric DNA and S-phase fraction analysis. Skeletal Radiol 29: 181
Wabon CMT et al. (1999) Deep soft tissue leiomyoma of the thigh. Skeletal Radiol 28: 411

11.3.2 Primäres Leiomyosarkom des Knochens

ICD-O-Code 8890/3

> **Definition:**
> Es handelt sich um ein sehr seltenes Spindelzellsarkom des Knochens, das immunhistologisch oder elektronenmikroskopisch eine Glattmuskel-Differenzierung zeigt (WHO 2002).

Das primäre Leiomyosarkom des Knochens trägt licht- und elektronenmikroskopisch dieselben zellulären und gewebigen Charakteristika wie das Leiomyosarkom der Weichgewebe. Es wurde auch als EBV-assoziierter Tumor bei immuninkompetenten Patienten gefunden (Deyrup et al. 2006).

Pathologie

Es handelt sich um grauweiße oder rosafarbene, derb-elastische Tumoren mit zumindest herdförmig ausgebildeter Faszikulierung der Schnittfläche und invasivem Wachstumsmuster mit Arosion oder auch Durchbruch der Kortikalis. Spezifische makroskopische Merkmale, durch die sich diese Tumoren von einem malignen fibrösen Histiozytom oder Fibrosarkom abgrenzen lassen, gibt es nicht.

Das mikroskopische Bild entspricht dem der Leiomyosarkome in den Weichteilen mit einem typischen Geflecht senkrecht zueinander verlaufender Tumorzellfaszikel, die auf den quergetroffenen Zügen eine kollagene Umscheidung der Einzelzellen aufweisen, mit oft deutlicher Aufhellung des Zytoplasmas. Die Zellkerne sind spindelig mit abgestumpftem Pol. Dieses typische Bild verschwindet mit zunehmender Anaplasie und dem Auftreten von mehrkernigen atypischen Riesenzellen und Nekrosen.

Immunhistologisch sind die Tumorzellen positiv für Glattmuskelaktin und meistens auch Calponin, während Desmin nicht immer nachzuweisen ist (Jundt et al. 1994). Wichtig ist auch hier, immer an die Möglichkeit einer Metastasierung eines okkulten oder operierten Leiomyosarkom des Uterus und der Weichteile zu denken.

Auch können sich Leiomyosarkome der paraossalen Weichteile oder der Gelenkkapsel, die von außen den Knochen infiltrieren, als primäre Leiomyosarkome des Skeletts präsentieren (Abb. 11.37). Schließlich ist auch in der Differentialdiagnose die Abgrenzung von sarkomatoiden Karzinommetastasen zu bedenken, insbesondere das Nierenzellkarzinom, das sich klinisch nicht selten primär mit einer Knochenmetastase präsentiert.

Klinik und Radiologie

Nach Recherchen von Berlin et al. (1987) waren zu diesem Zeitpunkt 36 Leiomyosarkome (inkl. der von ihnen selbst bearbeiteten 16 Fälle) publiziert. 24 fanden sich in den langen Röhrenknochen und hier besonders in der Metaphyse, 9 waren in den Kieferknochen lokalisiert, die restlichen 3 Tumoren fanden sich im Achsenskelett (Rippe, Sakroiliakalregion, Azetabulum).

Die klinische Symptomatik soll nach Angaben der Autoren dem Fibrosarkom und dem malignen fibrösen Histiozytom des Knochens ähneln. Die Patienten präsentieren sich mit einer schmerzhaften osteolytischen Läsion und einer palpablen Masse. Die Altersverteilung der insgesamt 36 Leiomyosarkome des Knochens ist von der 1. bis zur 8. Lebensdekade relativ gleichmäßig; es scheint eine Androtropie zu bestehen.

Von den 16 von Berlin et al. publizierten Fällen wurden 12 mit weiter Resektion oder mit Amputation behandelt. Sechs dieser Patienten überlebten 5 Jahre rezidiv- und metastasenfrei, 2 lebten zum Zeitpunkt der Nachuntersuchung 30 und 38 Monate, wobei Metastasen nach 27 bzw. 3 Monaten aufgetreten waren. Die restlichen 4 radikalchirurgisch therapierten Patienten starben an Metastasen 18–81 Monate nach Therapie. Zwei Patienten wurden mit marginaler Resektion bzw. Exzision behandelt und starben nach 39 und 115 Monaten an dem Tumorleiden, wobei die Metastasen 8 bzw. 78 Monate nach Therapie auftraten. Die 2 Patienten, die allein radiotherapiert wurden, starben nach 20 und 26 Monaten. Die 8 am Tumor verstorbenen Patienten hatten eine mediane Überlebenszeit von 33 Monaten (18–115 Monate). In 5 dieser Fälle fanden sich bei der Autopsie Lungenmetastasen, aber keine sonstigen; 2 der Patienten, die nicht autopsiert wurden, hatten radiologisch Lungenmetastasen. Beachtenswert ist, dass 3 Patienten kutane Metastasen hatten. Diese Metastasen waren klein und gut begrenzt und sahen nicht nach primären Leiomyosarkomen der Haut aus. Unabhängig davon metastasieren kutane Leiomyosarkome selten in das Skelett.

Insgesamt betrachtet hängt also die Prognose sicherlich z. T. von der Radikalität des chirurgischen Vorgehens ab, d. h., sie verbessert sich mit zunehmender Radikalität. (Über die Möglichkeiten einer Chemotherapie des primären Leiomyosarkoms des Knochens liegen uns keine gesicherten Erkenntnisse vor.)

Radiologisch muteten die von Berlin et al. publizierten Fälle a priori maligne an, alle Tumoren waren osteolytisch und unterschieden sich damit nicht von den bis dahin veröffentlichten Fällen. Es dominierten offensichtlich Lodwick-Grade II und III (Abb. 11.35, 11.36). In 3 Fällen war es zu einer pathologischen Fraktur gekommen. Vier der Patienten hatten eine Neokortikalis. Das Röntgenbild ist aber – wie die Autoren betonen – in keiner Weise irgendwie typisch, es signalisiert lediglich einen aggressiven Tumor. Die angiographisch untersuchten Fälle wiesen eine mäßige bis starke Hypervaskularität auf, des Weiteren irreguläre, geschlängelt verlaufende

11.3 · Tumoren der glatten Muskulatur

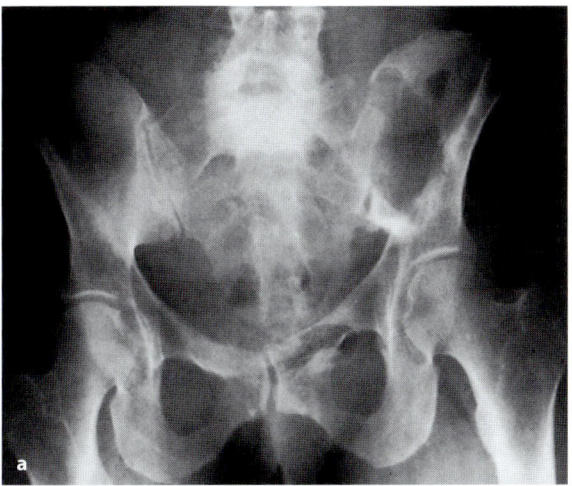

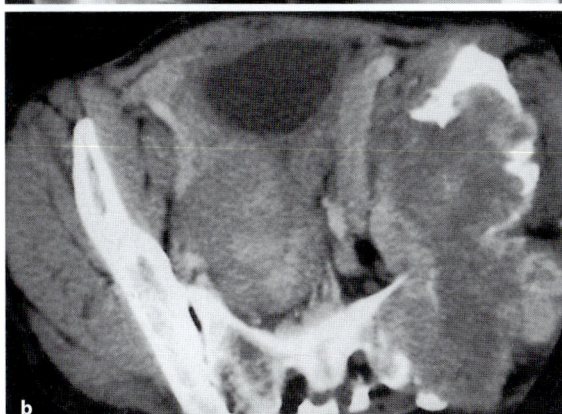
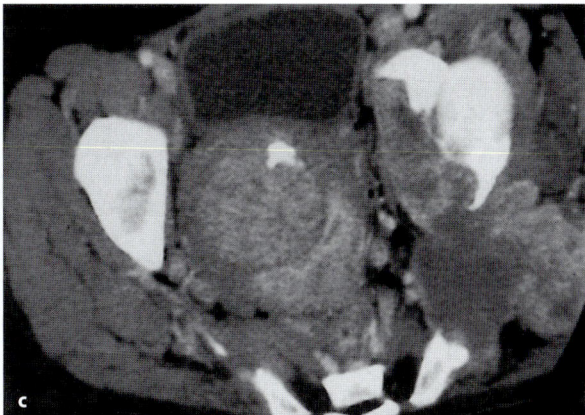

Abb. 11.35 a–c. Leiomyosarkom im linken Beckenbereich. Zum Zeitpunkt von **a** war die Patientin 48 Jahre alt. Das Röntgenbild wurde nach einem Verkehrsunfall angefertigt. Trotz des Hinweises auf den ausgedehnten Destruktionsprozess in der linken hinteren Beckenschaufel entzog sich die Patientin weiterer Diagnostik und Therapie. 3 Jahre später kommt sie dann mit einem schon äußerlich tastbaren ausgedehnten Geschwulstprozess im gesamten linken Beckenbereich wieder (CT-Aufnahmen **b, c**). Der Tumor hat praktisch nur noch äußere schalenförmige Reste von Beckenschaufel und Hüftpfanne übriggelassen. Er wächst knollig und ist über das Sakroiliakalgelenk in das Sakrum sowie in das linke Hüftgelenk eingebrochen, wo sich ein Erguss befindet. Die von uns durchgeführte transkutane CT-gesteuerte Biopsie ergab matschiges, glasiges Gewebe und histologisch ein Leiomyosarkom. Bei einem späteren großen operativen Eingriff mit Hemipelvektomie etc. wurde die Diagnose bestätigt. Sozusagen nebenbefundlich ergab sich ein großer myomatös veränderter Uterus, bei dessen histologischer Aufarbeitung sich keine Hinweise auf ein Leiomyosarkom fanden, wie wir zunächst vermuteten

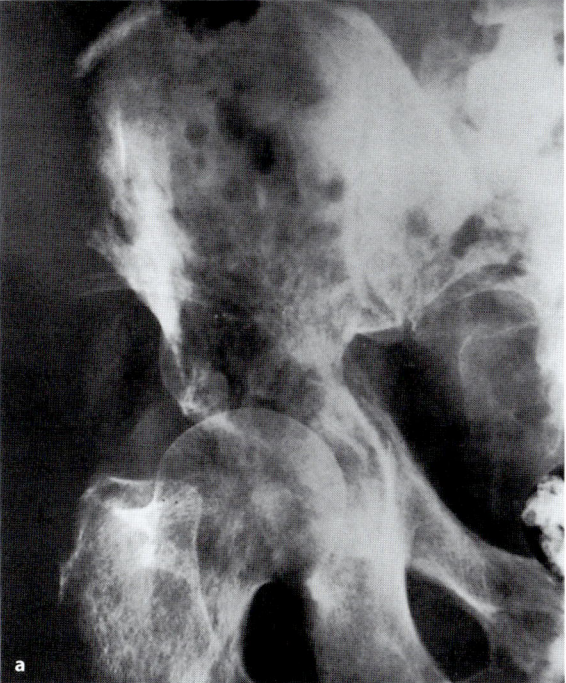

Abb. 11.36 a–e. Leiomyosarkom im rechten Becken (54-jähriger Mann). Ähnlich wie in Abb. 11.35 hat der sehr aggressive und grob destruktive Prozess die Kompartmentgrenzen überschritten und ist in das rechte Sakroiliakalgelenk sowie in die rechte Hüfte eingebrochen (*Forts. S. 710*)

Gefäße und eine diffuse Tumorimbibierung. Die computertomographisch untersuchten Fälle zeigten stark vaskularisierte Areale. Über ein subperiostal in der Tibiadiaphyse entwickeltes Leiomyosarkom berichten Narvaez et al. (2005). Ein Leiomyosarkom, das wahrscheinlich von den Weichteilen in den Knochen eingewachsen ist, findet sich in Abb. 11.37 a–d dargestellt.

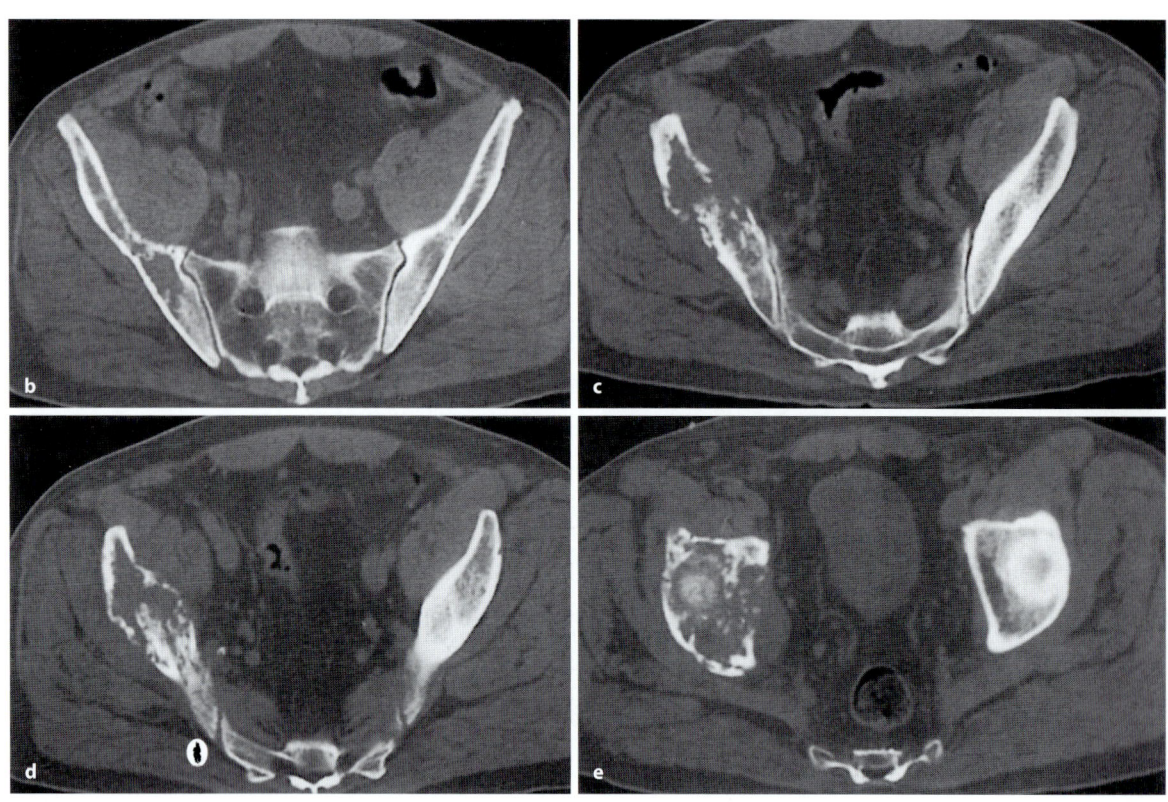

◘ Abb. 11.36 a–e (Forts.)

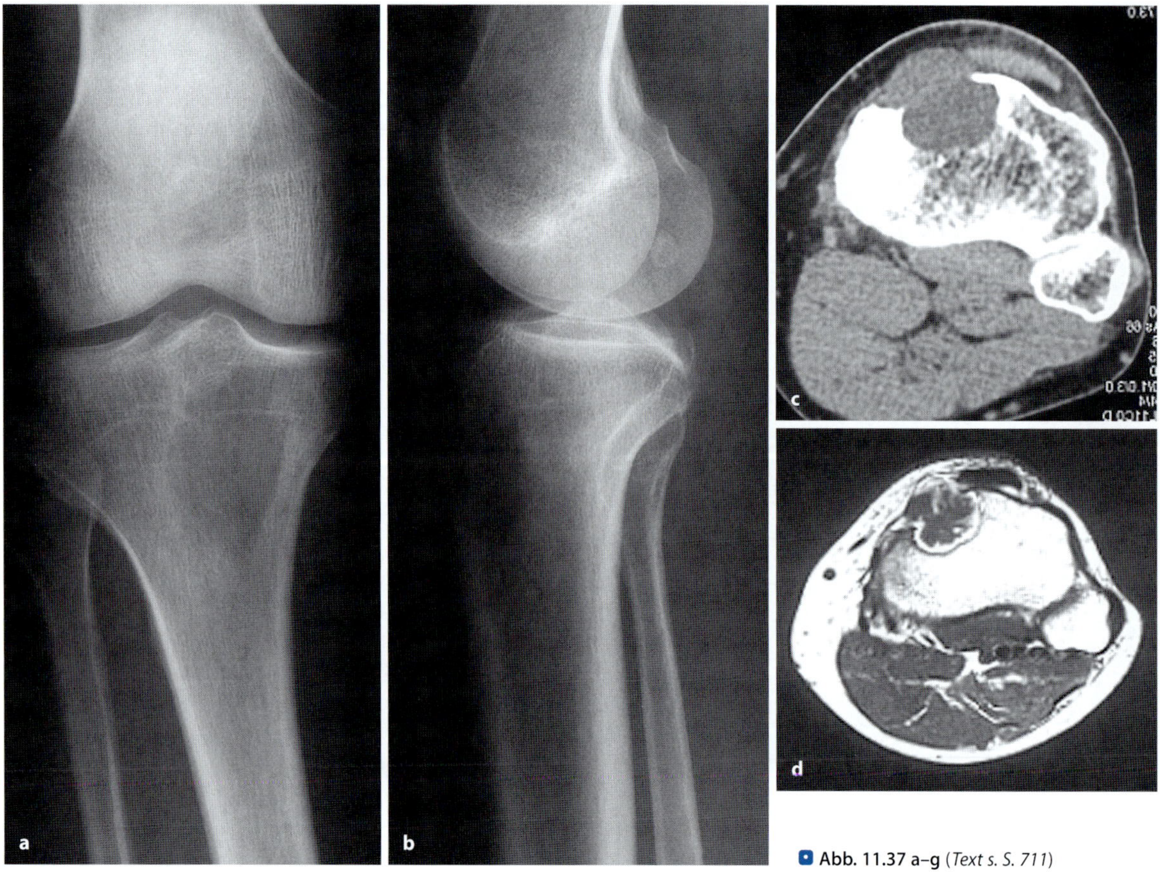

◘ Abb. 11.37 a–g (Text s. S. 711)

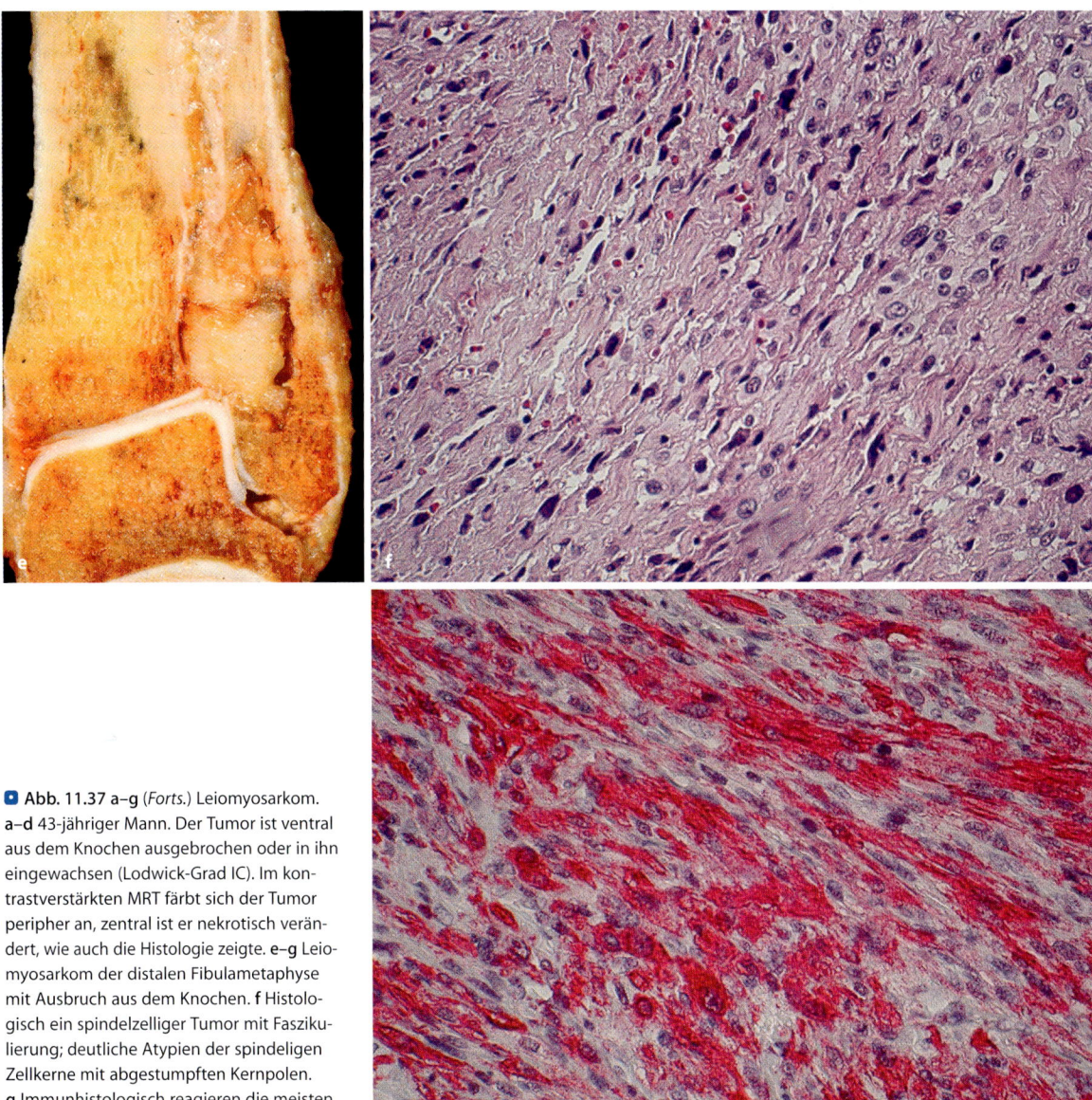

○ **Abb. 11.37 a–g** (*Forts.*) Leiomyosarkom.
a–d 43-jähriger Mann. Der Tumor ist ventral aus dem Knochen ausgebrochen oder in ihn eingewachsen (Lodwick-Grad IC). Im kontrastverstärkten MRT färbt sich der Tumor peripher an, zentral ist er nekrotisch verändert, wie auch die Histologie zeigte. **e–g** Leiomyosarkom der distalen Fibulametaphyse mit Ausbruch aus dem Knochen. **f** Histologisch ein spindelzelliger Tumor mit Faszikulierung; deutliche Atypien der spindeligen Zellkerne mit abgestumpften Kernpolen. **g** Immunhistologisch reagieren die meisten Tumorzellen deutlich positiv für Glattmuskelaktin

Literatur

Berlin Ö, Angervall L, Kindblom L-G et al. (1987) Primary leiomyosarcoma of bone. A study of five cases. Cancer 46: 1270

Berlin Ö, Angervall L, Kindblom L-G et al. (1987) Primary leiomyosarcoma of bone. Skeletal Radiol 16: 364

Bonfiglio M, Platz CS (1981) Malignant fibrous histiocytoma associated with enchondroma of bone (case report 141). Skeletal Radiol 6: 127

Deyrup AT, Lee VK, Hill CE et al. (2006) Epstein-Barr Virus-associated smooth muscle tumors are distinctive mesenchymal tumors reflecting multiple infection events. A clinicopathologic and molecular analysis of 29 tumors from 19 patients. Am J Surg Pathol 30: 75

Jundt G (1994) Primary leiomyosarcoma of bone: Report of 8 cases. Hum Pathol 25: 1205

Kawai T, Suzuki M, Mukai M et al. (1983) Primary leiomyosarcoma of bone. An immunhistochemical and ultrastructural study. Arch Pathol Lab Med 107: 433

Kratochvil FJ III, MacGregor SD, Budnik SD et al. (1982) Leiomyosarcoma of the maxilla. Report of a case and review of the literature. J Oral Surg 54: 647

Meister P, Konrad E, Gokel MJ et al. (1978) Case report 59. Skeletal Radiol 2: 265

Narvaez JA, De Lama e, Portabella F et al. (2005) Subperiostal leiomyosarcoma of the tibia. Skeletal Radiol 34: 42

Overgaard J, Frederiksen P, Helmig O et al. (1977) Primary leiomyosarcomas of bone. Cancer 39: 1664

Wang T, Erlandson RA, Marcove RC et al. (1980) Primary leiomyosarcoma of bone. Arch Pathol Lab Med 104: 100

11.4 Neurale Tumoren

11.4.1 Schwannom

ICD-O-Code 9560/0

Synonyme: Neurilemmom, Neurinom

> **Definition:**
> Das Schwannom des Knochens ist eine benigne Neoplasie aus Schwann-Zellen, die sich innerhalb eines Knochens entwickelt (WHO 2002).

Alle benignen neurogenen Tumoren des Knochens sind Schwannome. Primäre Schwannome des Knochens sind extrem selten, auch im Rahmen einer Neurofibromatose.

Pathologie
Es sind weich-elastische Tumoren mir homogener, feuchter weißgelblicher Schnittfläche, scharf begrenzt mit einer Pseudokapsel. Sie liegen im Knochen oder haben sich im Knochen entlang eines vorbestehenden Kanals ausgebreitet. Histologisch (Abb. 11.38 g, h) zeigen sie, wie die Tumoren der Weichteile, sehr schlanke spindelige Zellkerne mit spitz zulaufenden Kernpolen, die häufig rhythmisch angeordnet sind und sog. Verocay-Körperchen bilden. Das Stroma ist auch innerhalb eines Tumors oft in unterschiedlicher Dichte ausgebildet von spärlich bis reichlich Kollagenfasern bis zu myxoid. Die Blutgefäße zeigen typische perivasale Sklerosen. Mitosen fehlen praktisch immer. Immunhistologisch findet sich eine starke nukläre Positivität für S100P.

Häufigkeit, Alters-und Geschlechtsprädilektion
Schwannome des Knochens machen weniger als 0,5% aller Knochentumoren aus. Wegen der Seltenheit des Tumors gibt es keine verlässlichen Angaben über eine eventuelle Alters-und Geschlechtsprädilektion.

Lokalisation
Bevorzugter Ort eines Schwannoms des Knochens scheinen Mandibel und Sakrum (◘ Abb. 11.38a–c) zu sein. Bei einem Sitz in der Mandibel ist das Foramen mentale am häufigsten involviert. Wie Unni in seinem Beitrag in der WHO-Klassifikation von Knochentumoren (Lyon 2002) ausführt, lässt sich bei einer Wirbelsäulen- und Sakrumlokalisation nie verbindlich sagen, ob der Tumor wirklich einen ossären Ursprung hat.

Klinik
Die meisten Schwannome sind asymptomatisch und werden zufällig auf Röntgenaufnahmen entdeckt. Gelegentlich verursachen sie Schmerzen oder eine Schwellung oder eine lokalisationsbezogene Symptomatik.

Radiologie
Schwannome wachsen langsam und sind daher raumfordernd, das heißt sie bauen den originären Knochen langsam ab und modellieren ihn über eine periostale Knochenneubildung um. Die Tumorgrenzen sind glatt (Abb. 11.38a–c).

Eher am Rande sei auf *Ganglioneurome* verwiesen, die bei einer präsakralen Lokalisation kaum von einem Schwannom in dieser Lokalisation zu unterscheiden sind. Die von Mounasamy et al. (2006) als spezifisch beschriebene CT-und MRT-Symptomatik erscheint uns eher unspezifisch

Literatur

Mounasamy V, Thacker,MM, Humble S et al. (2006) Ganglioneuromas of the sacrum – a report of two cases with radiologic-pathologic correlation. Skeletal Radiol 35: 117

11.4 · Neurale Tumoren

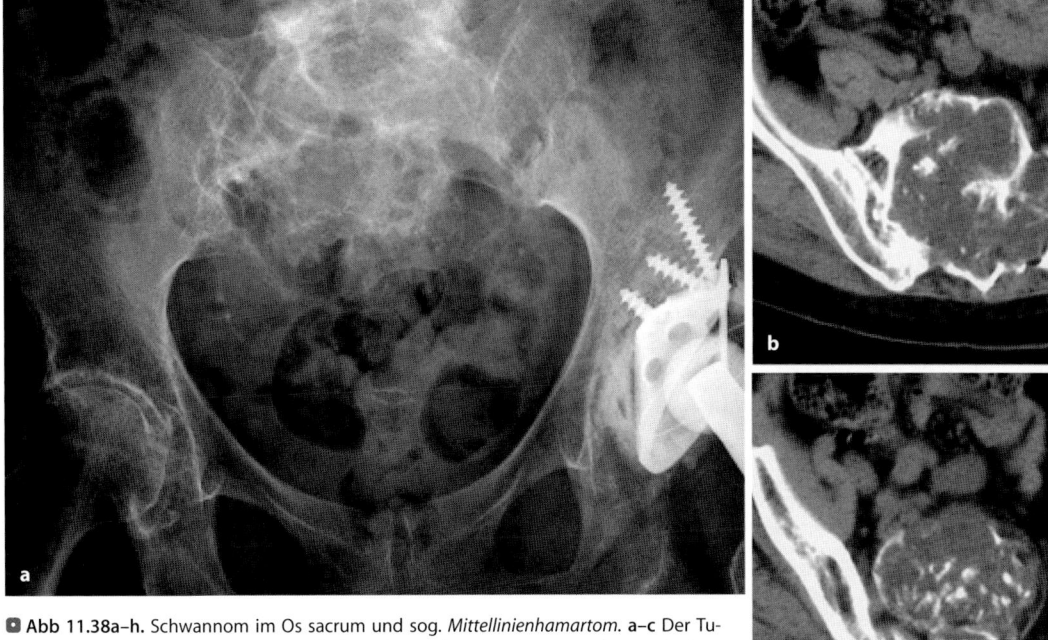

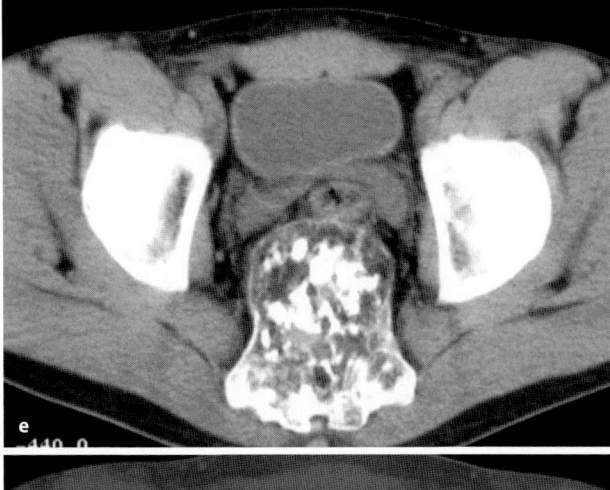

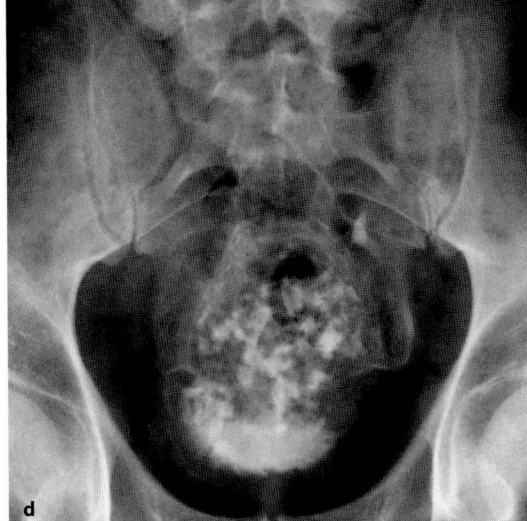

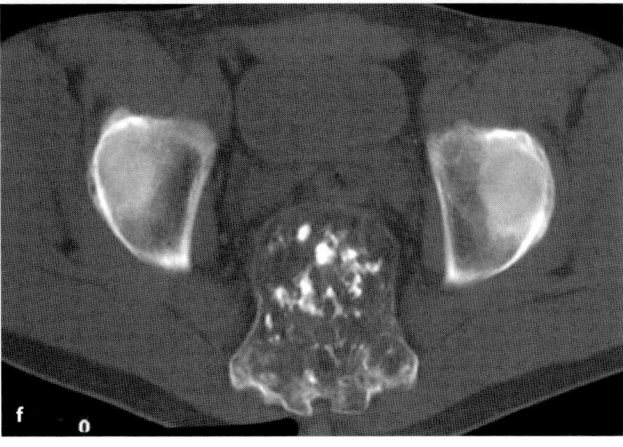

Abb 11.38a–h. Schwannom im Os sacrum und sog. *Mittellinienhamartom*. **a–c** Der Tumor wurde anlässlich einer Röntgenaufnahme des Beckens im Zusammenhang mit einer Hüft-TEP zufällig entdeckt. Er ist stark expansiv, aber gut begrenzt, im kaudalen Anteil weist er Verknöcherungen auf, die entweder regressiver Natur (nach fokaler Nekrose) sind oder eingeschlossenen restlichen Knochenstrukturen entsprechen. Wegen fehlender Symptomatik keine Therapie, der Tumor blieb während einer 4-jährigen Verlaufsbeobachtung größenkonstant. **d–f** So genanntes Mittellinienhamartom, ebenfalls stark expansiv, aber eher harmonisch. Wie in **a–c** Verknöcherungen im Tumor, daneben im CT und histologisch Fettgewebe. Der 43-jährige Patient klagte über gelegentliche Obstipation. Die Diagnose wurde histologisch gestellt, wir dachten radiologisch eher an einen neurogenen Tumor oder an ein Chordom (s. auch Abb. 12.4). Beim sog. Mittellinienhamartom handelt es sich um eine benigne Läsion, die ausschließlich aus benignen mesodermalen Derivaten besteht und sich in der thorakolumbosakralen Region in der Mittellinie manifestiert (*Forts. S. 714*)

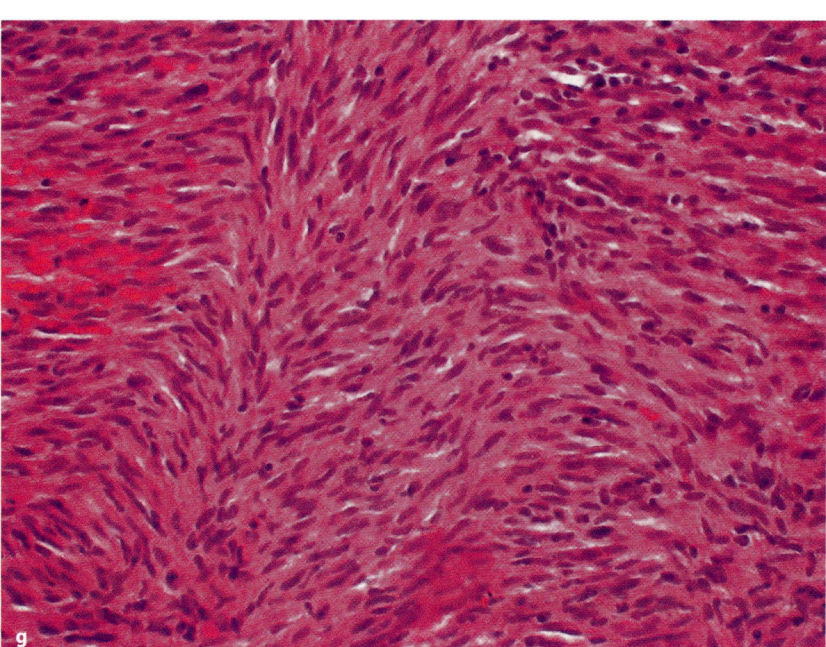

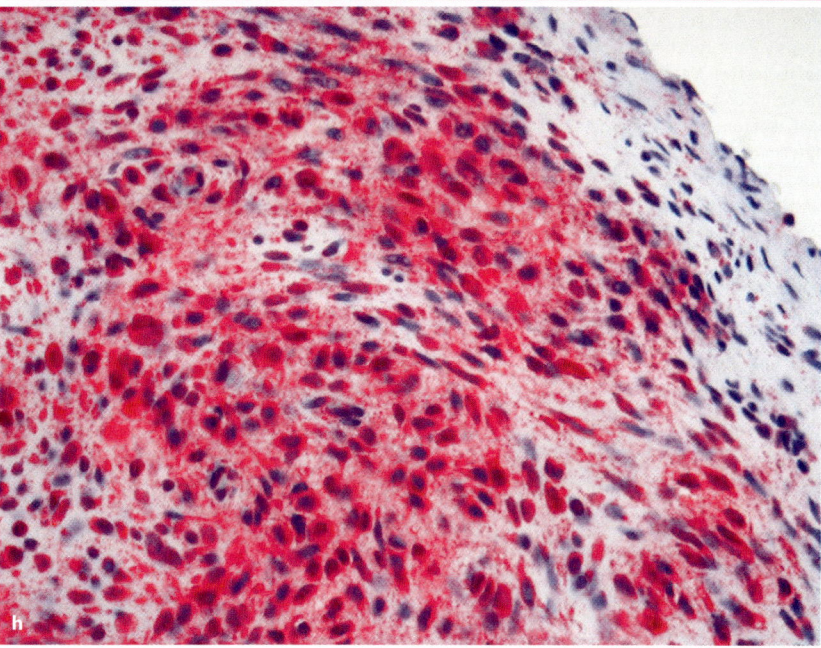

◘ **Abb 11.38** (*Forts.*) **g, h** Schwannom. Spindelzellig differenzierter Tumor mit schlanken, ebenfalls spindeligen Zellkernen mit spitzen Kernpolen; keine Atypien und Mitosen. **h** Immunhistologisch zeigen die meisten Tumorzellen eine starke posive Reaktion nukleär und zytoplasmatisch für S100 P

11.5 Fibrokartilaginäres Mesenchymom des Knochens (FKM)

> **Definition:**
> Das fibrokartilaginäre Mesenchymom ist eine extrem seltene intraossäre Läsion, die durch proliferierende Spindelzellen, Knochentrabekel und Knorpelformationen charakterisiert ist, die Epiphysenfugenknorpel simulieren.

Dieser Tumor findet in der WHO-Klassifikation der Knochentumoren keine Erwähnung, doch scheint er eine eigenständige Entität darzustellen. Immerhin plädiert ein so renommierter Knochentumorpathologe wie Unni von der Mayo-Klinik dafür in seiner Monographie „Dahlin's Bone Tumors" (5th edn. CC Thomas Publ.).

Erstbeschreiber von 5 Fällen dieses Tumors waren Dahlin et al. (1984) von der Mayo-Klinik. Sie nahmen an, dass es sich bei dieser extremen Rarität wegen ihrer Rezidivneigung um ein Low-grade-Sarkom handelt („fibrocartilaginous mesenchymoma with a low grade malignancy"). Die Langzeitbeobachtung dieser und anderer Fälle (insgesamt 12) ergab jedoch keine Hinweise auf Fernmetastasen, so dass die nachfolgende Arbeitsgruppe aus der Mayo-Klinik um Unni den Tumor nur noch als FKM des Knochens ohne Zusatz bezeichneten (Bulychova et al. 1993). Bis zur Erstbeschreibung durch Dahlin wurde das FKM im Zusammenhang mit der fibrösen Dysplasie gesehen, und zwar wegen der knorpeligen Komponente, die man bei manchen fibrösen Dysplasien, insbesondere den aggressiveren polyostotischen, findet und denen man früher ein höheres Malignitätspotenzial nachsagte (sog. fibrokartilaginäre Dysplasie, Fibrochondrodysplasie). Auf Vorschlag von Kyriakos et al. (2004) sollte man knorpelige Elemente in einer fibrösen Dysplasie schlicht und beschreibend als „fibröse Dysplasie mit knorpeliger Differenzierung" bezeichnen, um jegliche Begriffsverwirrung zu vermeiden (s. auch S. 762)

Das Besondere am FKM ist sein Aufbau aus proliferierenden Spindelzellen, Knochentrabekeln und Knorpelinseln. *Diese Knorpelinseln mit enchondraler Knochenbildung erinnern an Wachstumsknorpel aus den Epiphysenfugen.*

Pathologie
Makroskopisch findet sich weißlich fibröses Gewebe, in dem bereits mit bloßem Auge Knorpeleinschlüsse sichtbar sein können. Die Kortikalis ist bei allen Fällen bisher als bereits herdförmig arrodiert beschrieben worden. Histologisch zeigt sich im Wesentlichen eine Mischung aus 3 Elementen, einem spindelzelligen Stroma, reifen Knochentrabekeln, die in diesem Stroma eingeschlossen sind, und Knorpelinseln mit einer ungewöhnlichen Struktur, nämlich mit hyalinknorpeligen Arealen, die in Säulenknorpel übergehen mit enchondraler Ossifikation. Diese Knorpelkomponente ist so täuschend einem wachsenden Epiphysenknorpel ähnlich, dass man bei der mikroskopischen Untersuchung auf den ersten Blick glaubt, ein Teil der Physe sei kürettiert worden. Die Differentialdiagnose ist zur fibrösen Dysplasie mit Knorpeleinschlüssen zu stellen; diese zeigt jedoch Faserknochen in den Trabekeln, die Knorpeleinschlüsse sind rund sowie ohne säulenknorpelartige Anteile und die Zellkerne des fibrösen Stromas sind typisch zart.

Alters- und Geschlechtsverteilung
Die 12 Patienten von Bulychova et al. (1993) bestanden aus 7 Männern und 5 Frauen. Sieben Fälle fanden sich in der 2. Lebensdekade, der Rest in der 1. und 3. Lebensdekade. Es sind also jüngere Menschen, die ein FKM bekommen können.

Lokalisation
Bei den oben erwähnten 12 Fällen fand sich folgende lokalisatorische Verteilung: 3 prox. Fibulametaphyse, 1 Fibulaschaft, 2 prox. Tibia, 2 prox. Humerus, 1 in L4, 1 im Os pubis, 1 in der 3. Rippe, 1 im ersten Metatarsalknochen. Bevorzugt sind also die langen Röhrenknochen, besonders die Fibula.

Klinik
Das klinische Leitsymptom ist der Schmerz, obwohl FKM auch schon zufällig radiologisch entdeckt wurden. Wegen der Rezidivgefahr ist eine weite Resektion grundsätzlich angezeigt, obgleich bei Rezidivfällen nach einfacher Kürettage eine erneute Exzision möglich ist, ohne den Patienten im Hinblick auf eine evtl. Fernmetastasierung zu gefährden.

Radiologie
Die oft verhältnismäßig großen Läsionen sind überwiegend lytisch und nehmen ihren Ausgang vom Zentrum eines Knochens (◘ Abb. 11.39). Über die Konturierung finden sich keine Angaben in der Literatur. Die Kompakta ist meist an irgendeiner Stelle penetriert. Die Tumoren haben häufig eine enge Beziehung zur Wachstumsfuge, auch zu einer ehemaligen. In den Tumoren sieht man häufig Kalzifikationen, die ihren knorpeligen Ursprung erkennen lassen (z. B. Ringform etc.). Die von Dahlin et al. (1984) gezeigten radiologischen Abbildungen lassen übrigens nur im entferntesten an eine FD denken, sie sind sämtlich stark expansiv, das typische Mattglasphänomen der FD fehlt.

Die Diagnose wird sicherlich überwiegend histologisch gestellt. Da es die Aufgabe des Radiologen ist, die Kompatibilität histologischer Diagnosen mit den radio-

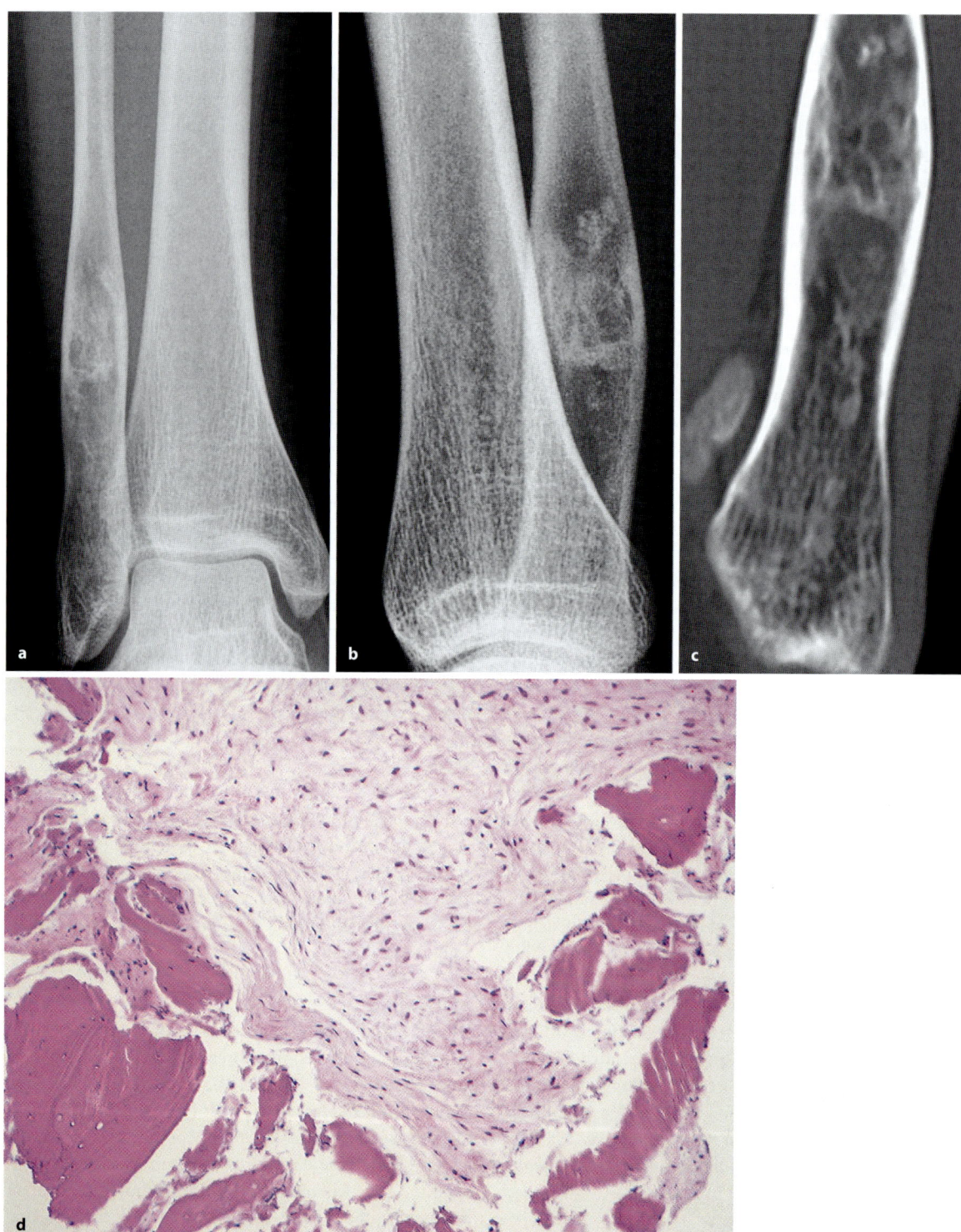

Abb 11.39 a–e. Fibrokartilaginäres Mesenchymome, in **a–c** in der Fibula. Junge Frau. Die distale Fibuladiaphyse ist „aufgetrieben". In der Läsion relativ grobe Verknöcherungen, die in einer mattglasartigen Umgebung liegen. Das Mattglasphänomen lässt an eine fibröse Dysplasie denken, doch passen dazu nicht die groben endoläsionalen Verknöcherungen, so dass die Annahme einer typischen fibrösen Dysplasie nicht berechtigt ist. Fibröse Dysplasien mit verknöcherten knorpeligen Anteilen haben meistens eine größere Ausdehnung und kommen eher bei polyostotischer Manifestation vor. Der Tumor hat eine eindeutige Beziehung zur ehemaligen Epiphysenfuge; histologisch konnten die Verknöcherungen als enchondrale Ossifikation wie beim Wachstumsknorpel identifiziert werden (Fall von OA Dr. Hövel, Orthopädische Universitätsklinik Essen). Dieser Fall hat eine auffallende Ähnlichkeit mit dem von Mellado et al. (2005) publizierten Fall eines Zementoms in der distalen Fibula (s. unter einkammerige Knochenzyste)
(*Forts. S. 717*)

11.5 · Fibrokartilaginäres Mesenchymom des Knochens (FKM)

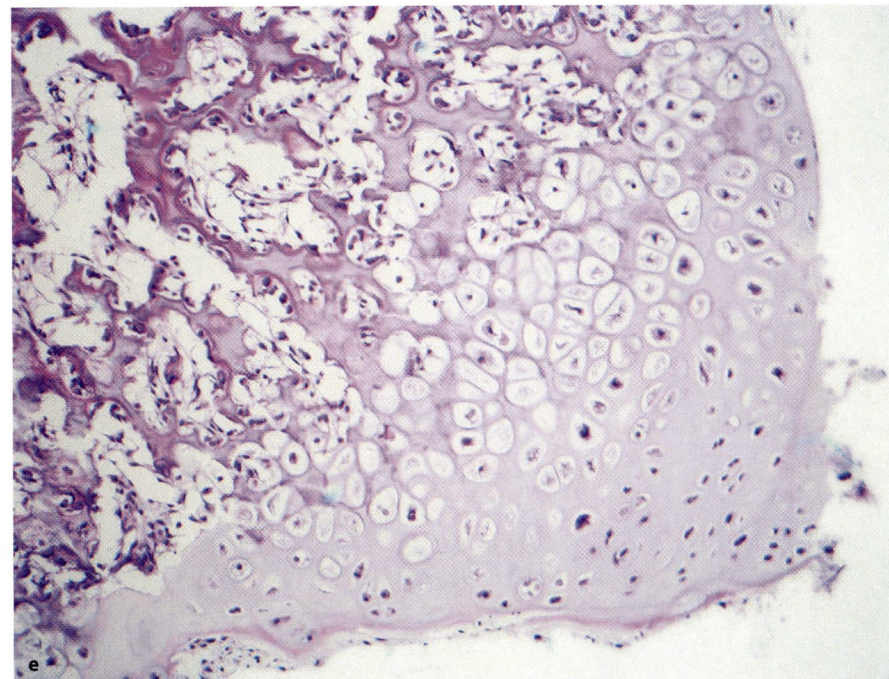

◻ **Abb 11.39** (*Forts.*) **d, e** Histologie eines distal dia-/metaphysär im Femur eines 14-jährigen Jungen gelegenen FKM. Die Zusammensetzung aus den 3 Komponenten, nämlich spindelzelliges Stroma, reife Knocheninseln und Knorpel sind typisch. Eine Besonderheit des Tumors ist die Ähnlichkeit des Knorpels mit dem in einer floriden Wachstumsfuge mit Differenzierung in Säulenknorpel

logischen Befunden zu überprüfen, wird er im Falle eines FKM über die histologische Diagnose „fibröse Dysplasie" (FD) stolpern, denn die oben beschriebene Radiologie passt nicht zur FD mit Mattglasphänomen etc. (Ausnahme s. Abb. 11.39). Dazu muss der Radiologe wissen, dass die FD von der Histologie her die wesentliche Differentialdiagnose darstellt (s. oben) und das Problem mit dem Pathologen besprechen. Das wesentliche Unterscheidungsmerkmal ist der epiphysenfugenartige Knorpel, den es bei der FD nicht gibt. Wenn dieser in der PE nicht gefunden wird, dann ist die PE möglicherweise nicht repräsentativ und muss wiederholt werden. Dieselbe Problematik gilt auch für die histologische Differentialdiagnose „dedifferenziertes Chondrosarkom".

Literatur

Bulychova IV, Unni KK, Bertoni F et al. (1993) Fibrocartilaginous mesenchymoma of bone. Am J Surg Pathol 17: 830

Dahlin DC, Bertoni F, Beabout et al. (1984) Fibrocartilaginous mesenchymoma with low-grade malignancy. Skeletal Radiol 12: 263

Kyriakos M, McDonald DJ, Sundaram M (2004) Fibrous Dysplasia with cartilaginous differentiation („fibrocartilaginous dysplasia"): a review, with an illustrative case followed 18 years. Skeletal Radiol 33: 51

11.6 Ungewöhnliche, nichtmetastatische Knochenlokalisationen von primären Weichteiltumoren

Es gibt Weichteiltumoren, die primär und ektop im Knochen auftreten können und einen primären Knochentumor vortäuschen. Zu diesen in der Regel als Einzelfall publizierten Raritäten gehören das extradurale Meningiom und das primäre Klarzellsarkom (früher: malignes Melanom der Weichteile).

Primär extradurale, also nicht in der Neuroachse gelegene Meningiome machen etwa 1–2% aller Meningiome aus und kommen gewöhnlich im Schädel oder in der Kopf-Hals-Region vor.

Im aktuellen Schrifttum berichten Llauger et al. (2008) von einem *Meningiom* in der Skapula bei einer 82-jährigen Frau, Campbell et al. (2009) von einem Meningiom im Lager einer Totalendoprothesenpfanne eines Hüftgelenks 10 Jahre nach Implantation (61-jähriger Mann). Radiologisch imitierte der zuletzt genannte Tumor ein brutales Sarkom mit gigantischen Ausmaßen. Bei beiden Patienten konnte trotz gründlichster Untersuchungen kein intradurales oder sekundär extradurales Meningiom nachgewiesen werden, so dass also Metastasen oder Implants ausgeschlossen sind. Es wird vermutet, dass sich diese seltenen Tumoren aus ektopem arachnoidalen Gewebe oder aus Meningozyten entwickeln.

Das *Klarzellsarkom* ist eine seltene Neoplasie, die gewöhnlich in Sehnen und Aponeurosen der Extremitäten junger Erwachsener vokommt. Eine histologische oder radiologische Differenzierung vom malignen Melanom ist nicht möglich, doch hat man inzwischen eine chromosomale Translokation beim Klarzellsarkom entdeckt, die beim malignen Melanom nicht vorkommt. Daher wird für diese Entität heute nur noch der Begriff „Klarzellsarkom" benutzt, wenn sie die chromosomale Translokation besitzt. Bisher wurden nur einige wenige primär intraossäre Exemplare z. B. in der Ulna oder in einer Rippe beschrieben. Zuletzt publizierten Inaoka et al. (2003) einen Fall im rechten proximalen Radius eines 55-jährigen Mannes, der radiologisch (Projektionsradiographie und MRT) einen aggressiven Knochentumor (Lodwick-Grad III) imitierte und für den das differentialdiagnostische Spektrum von einer Metastase z. B. eines Lungenkarzinoms bis zu einem Fibrosarkom oder malignen Lymphom reichte. Eine spezifische Translokation von Chromosom 12 und 22 konnte nicht gefunden werden. Die histologische Differentialdiagnose schloss daher die Metastase eines malignen Melanoms und eine direkte Kocheninvasion eines Klarzellsarkoms ein. Immerhin haben 50% der Patienten mit einem metastasierenden Melanom Knochenmetastasen bei der Erstpräsentation, allerdings mit extremer Bevorzugung des Stammskeletts. In 14% der Patienten mit einem metastasierenden Melanom kann nach Angaben von Inaoka et al. (2003) ein Primärtumor nicht gefunden werden (CUP-Symptomatik) und die Hälfte dieser Patienten haben Knochenmetastasen. Da sich bei dem Patienten kein kutanes Melanom oder ein anderer Primärtumor fand, das Epizentrum der Läsion im Knochen lag und da die Lokalisation in einem Gliedmaßenknochen ungewöhnlich war, entschlossen sich die Autoren zur Annahme eines primären Klarzellsarkoms des Knochens. Der Patient überlebte in einem Beobachtungszeitraum von 18 Monaten rezidiv- und metastasenfrei, was prinzipiell gegen ein metastasierendes Melanom sprach. Die fehlende chromosomale Translokation versuchen die Autoren mit der ungewöhnlichen ossären Lokalisation zu erklären.

Über einen *malignen peripheren intraossären Nervenscheidentumor* mit primärer ossärer Lokalisation in der proximalen Ulnadiaphyse und mit Lokalrezidiv und Lungenmetastasen berichten Kendi et al. (2004).

Literatur

Campbell TJ, Patton JT, Porter D et al.(2009) Primary extra-cranial meningioma following total hip replacement. Skeletal Radiol 38:71

Inaoka T, Takahashi K, Tandai S et al.(2003) Primary clear cell sarcoma (malignant melanoma) in the right radius. Skeletal Radiol 32:594

Kendi TK, Erakar A, Yildiz HU et al.(2004) Intraosseous malignant peripheral nerve sheath tumor with local recurrence, lung metastasis and death. Skeletal Radiol 33:223

Llauger J, Aixut S, Canete N et al.(2008) Meningioma of the scapula. Skeletal Radiol 37:169

12 Notochordale Tumoren

12.1 Chordom – 722

12.2 Notochordales Riesenhamartom („giant notochordal hamartoma", GNH) – 736

12.1 Chordom

Chordom NOS 9370/3
Chondroides Chordom 9371/3
Dedifferenziertes Chordom 9372/3

> **Definition:**
> Das Chordom ist ein niedrig- bis intermediärgradiger maligner Tumor, der das Notochord widerspiegelt (WHO 2002).

Zur besseren Orientierung geben wir im Folgenden die alte WHO-Definition von 1994 wieder:

„Beim Chordom handelt es sich um einen malignen Tumor mit lobulärer Struktur, gewöhnlich aus hoch vakuolisierten Zellen (sog. physaliforme Zellen) bestehend mit mukoider Interzellularsubstanz. Diese Tumoren kommen nur am Achsenskelett vor."

Chordome entspringen notochordalen Resten der Wirbelsäulenanlage, die sich – ganz allgemein – in der Spongiosa oder im Nucleus pulposus und im Lig. apicis dentis finden oder ektop in der Sphenookzipitalregion einschließlich des Klivus, im dorsalen Anteil des Nasopharynx oder in der Umgebung der Wirbelkörper auftreten. Daraus leitet sich ab, dass Chordome fast ausschließlich in der Mittellinie des Achsenskeletts zu erwarten sind, mit besonderer Bevorzugung des kranialen und kaudalen Endes der Wirbelsäule, d. h. also im Sphenookzipitalbereich und in der Sakrokokzygealregion. Chordome an der Wirbelsäule entwickeln sich allerdings nie aus notochordalen Resten im Nucleus pulposus, sondern nur intraossär. Der „notochordale Rest" ist als restliches notochordales Gewebe definiert, das nicht vollständig nach der Geburt resorbiert oder ersetzt wurde. Man bezeichnet notochordale Reste auch als Ecchordosis physaliphora. Das Notochord ist wiederum ein Vorläufer der menschlichen Wirbelsäule, es spielt eine wesentliche Rolle in der Entwicklung des vertebralen Knorpels und der Segmentation.

Das Chordom ist im strengen Sinne kein eigentlicher (autochthoner) Knochentumor, sondern als sog. „Einschlusstumor" einzugruppieren. Da die Geschwulst aber eine sehr enge topographische Beziehung zum Knochen hat, wird sie unter die Knochentumoren gereiht. Auch biologisch verhält sich das Chordom wie ein maligner Knochentumor: Es wächst lokal invasiv, zerstört den angrenzenden Knochen und infiltriert die Weichgewebsstrukturen, wobei es einen größeren paraossalen Tumoranteil mit Kalzifikationen und Knochentrümmern bildet und metastasiert, wenn auch gewöhnlich erst spät.

Der *chondroide Subtyp des Chordoms* kommt ausschließlich in der Schädelbasis vor und hat histologisch sowohl Züge eines niedrig-malignen Chondrosarkoms als auch eines Chordoms. Die Prognose dieses Subtyps soll nach den Erstbeschreibern besser sein (Heffelfinger et al. 1973), was jedoch nicht in allen Untersuchungen bestätigt werden konnte.

Chordome, die mit einem High-grade-Sarkom assoziiert sind – meistens handelt es sich um eine pleomorphe Komponente vom Typ eines malignen fibrösen Histiozytoms – bezeichnet man als „dedifferenziertes" Chordom; sie findet man fast ausschließlich bei sakralen Chordomen und sie haben eine deutlich schlechtere Prognose als das typische Chordom. Von einigen Autoren wird von diesem Subtyp noch das sarkomatoide Chordom abgegrenzt, bei dem sich die zweite Tumorkomponente in einer Übergangszone aus den typischen Abschnitten heraus entwickelt und nicht die abrupten Übergänge des dedifferenzierten Typs zeigt (Miettinen et al. 1987; Morimitsu et al. 2000); jedoch wird dieser Typ in der WHO-Klassifikation nicht gesondert aufgeführt. Sarkomatöse Anteile findet man in etwa 5% aller Chordome, wobei es sich fast immer um sakrokokzygeale Tumoren handelt.

Pathologische Anatomie

Das Tumorgewebe ist weich und gelatinös bis schleimig. In größeren zusammenhängenden Arealen wird eine Gliederung in kleine Lobuli deutlich (Abb. 12.1 a). Der Tumor infiltriert und destruiert den Knochen, so dass Knochenfragmente im Tumorgewebe liegen können. Extraossäre Anteile sind zum Zeitpunkt der Operation praktisch immer vorhanden. In größeren Tumoren finden sich häufig Nekrosen mit Einblutungen und Zystenbildung. Tumoren der Sakrokokzygealregion infiltrieren meist nach ventral-präsakral, vereinzelt ist jedoch auch ein überwiegend retrosakrales subkutanes Wachstum beschrieben worden (Konrad et al. 1981).

Histologie

Histologisch wird in der Übersicht eine typische Gliederung des Tumors durch dicke fibröse Septen in kleine Lobuli gefunden (Abb. 12.1 c). Die Septen führen Blutgefäße, die häufig dickwandig sind und möglicherweise auch eine Funktion in der Tumorangiogenese haben (Naka et al. 2005a, b). Die typische Tumorzelle ist die physaliforme Zelle mit multiplen Vakuolen und spinnenförmig ausgezogenen Zytoplasmaausläufern, die mit Nachbarzellen in Verbindung stehen (Abb. 12.1 f). Außer diesen großen Zellen liegen viele kleine runde oder längliche Zellen in der immer reichlich ausgebildeten Grundsubstanz ohne Vakuolisierung und mit leuchtend eosinophilem Zytoplasma. Diese kleineren Zellen gelten als die Vorläufer der physaliformen Zellen (Abb. 12.1 g). Zwischen beiden Zelltypen gibt es Übergänge (Mikuz et al. 1977). Die Zellkerne

12.1 · Chordom

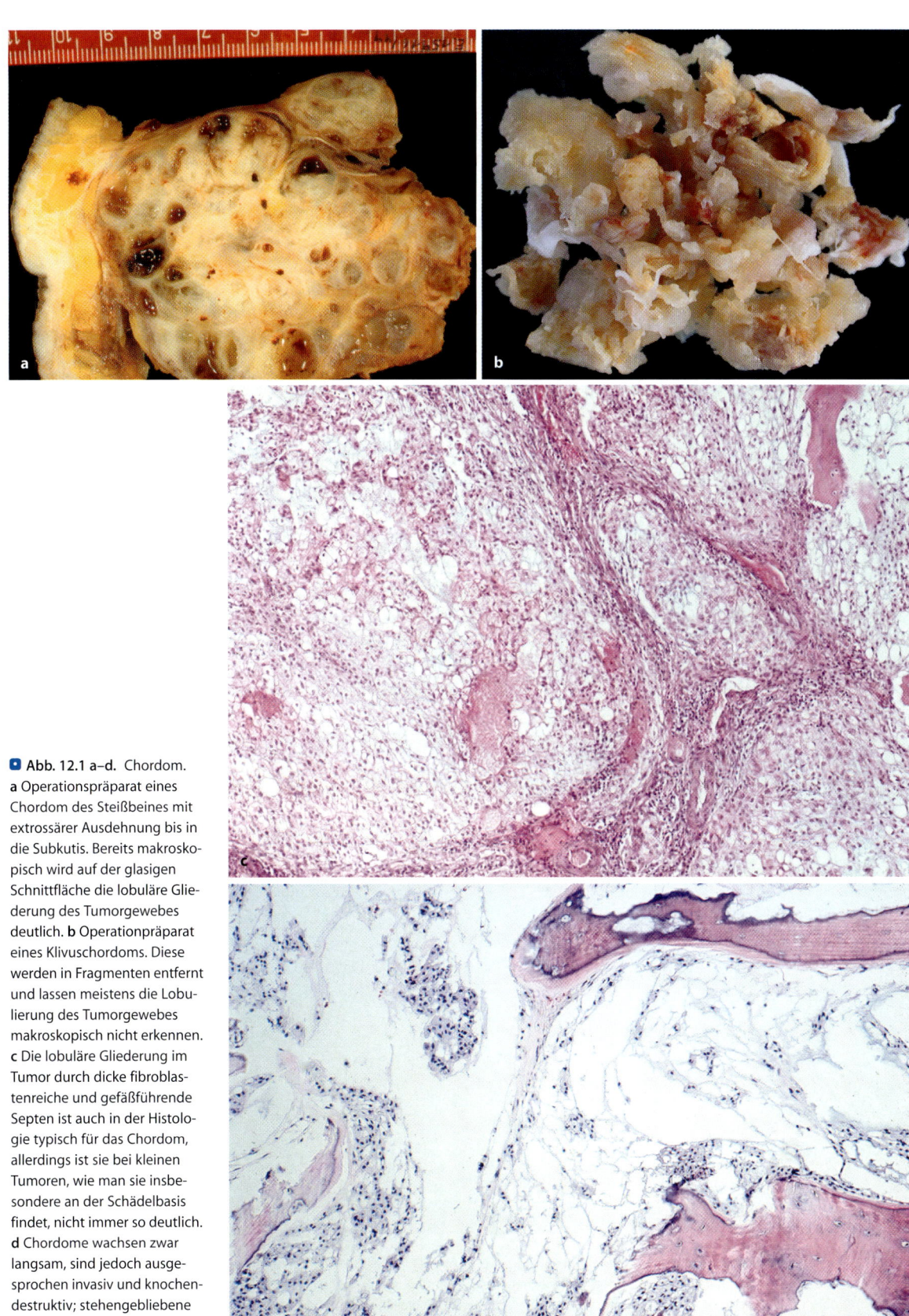

Abb. 12.1 a–d. Chordom.
a Operationspräparat eines Chordom des Steißbeines mit extrossärer Ausdehnung bis in die Subkutis. Bereits makroskopisch wird auf der glasigen Schnittfläche die lobuläre Gliederung des Tumorgewebes deutlich. **b** Operationpräparat eines Klivuschordoms. Diese werden in Fragmenten entfernt und lassen meistens die Lobulierung des Tumorgewebes makroskopisch nicht erkennen. **c** Die lobuläre Gliederung im Tumor durch dicke fibroblastenreiche und gefäßführende Septen ist auch in der Histologie typisch für das Chordom, allerdings ist sie bei kleinen Tumoren, wie man sie insbesondere an der Schädelbasis findet, nicht immer so deutlich. **d** Chordome wachsen zwar langsam, sind jedoch ausgesprochen invasiv und knochendestruktiv; stehengebliebene Reste von ortständigem Knochen innerhalb des Tumors sind typisch (*Forts. S. 724*)

sind meist rund und dunkel homogen angefärbt, besonders in den kleinen Zellen (Abb. 12.1 b). Mehrkernigkeit kommt vor. Die Kernpolymorphie ist unterschiedlich, auch innerhalb eines Tumors. Die kleinen Zellen verdichten sich häufig und in typischer Weise zu Reihen oder Trabekeln mit epithelialem Charakter. Das Zytoplasma enthält sowohl Schleim als auch Glykogen, so dass die PAS-Reaktion auch nach Diastasevorbehandlung positiv ausfällt, allerdings deutlich schwächer. Die Schleimsubstanz färbt sich mit Muzikarmin an, hat also epithelialen Charakter. Auch Alzianblau zeigt eine positive Reaktion. Die Grundsubstanz im Paraffinschnitt ist vakuolisiert, was jedoch im Gefrierschnitt nicht immer deutlich sichtbar wird.

Dahlin (1978) fand Zeichen der Anaplasie in 20 seiner 59 Fälle. Eine klare Beziehung zwischen der Zellkernpleomorphie und der Prognose wurde von Naka et al. (2005c) gefunden, während ältere Untersuchungen bei typischen Chordomen keine Korrelation zwischen Differenzierung und Prognose ergaben (Dahlin et al. 1952; Mikuz et al. 1977; Dröse u. Brüner 1979). Die Zellen liegen locker in etwas ungleichmäßiger Verteilung in der Grundsubstanz.

Von Miettinen et al. (1983) wurde erstmals immunhistologisch eine Markierung der Tumorzellen mit Zytokeratin am Paraffinschnitt nachgewiesen. Salisbury u. Isaacson (1985) haben diesen Befund bestätigt und einen weiteren epithelialen Marker auf der Oberfläche der Tumorzellen nachweisen können. Zytokeratin 8 und 19 werden in allen Chordomen gefunden und häufig auch Zytokeratin 18 (Heikinheimo et al. 1991; Naka et al. 1997). Als weiterer epithelialer Marker wird EMA nachgewiesen bei Koexpression von S100P und Vimen-

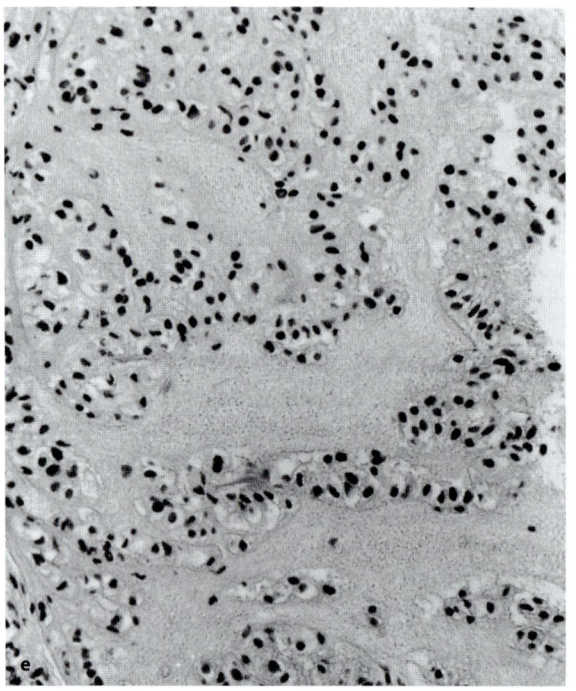

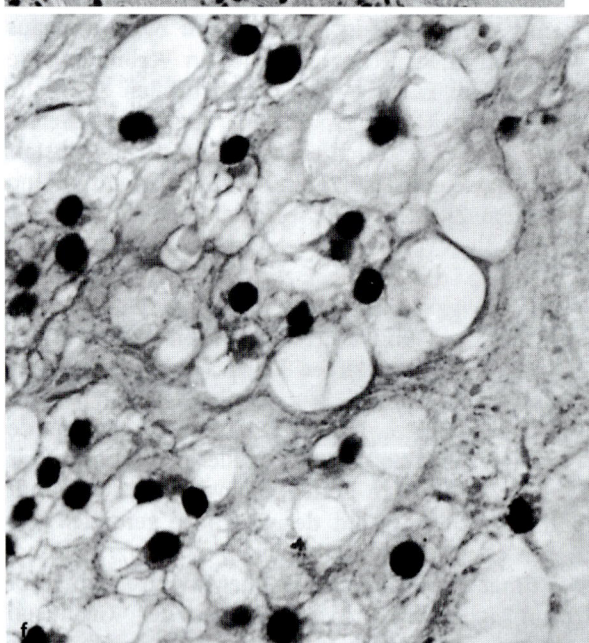

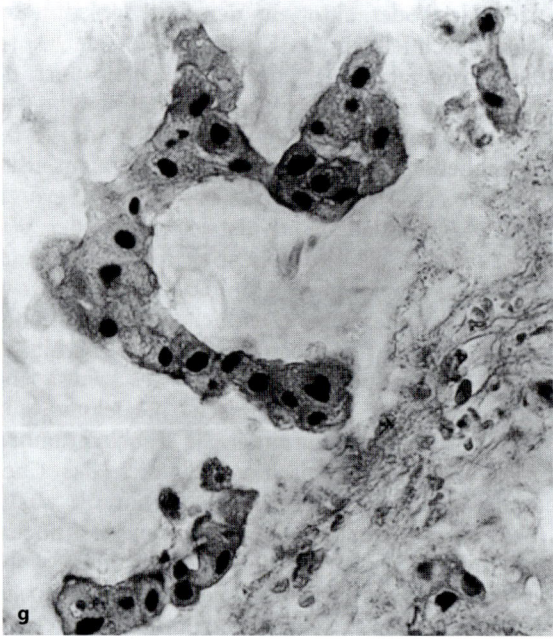

Abb. 12.1 (*Forts.*) **e** Innerhalb reichlich myxoider Grundsubstanz liegen die Tumorzellen in unregelmäßigen Gruppen angeordnet. Die Kernpolymorphie ist wechselnd und oft nur gering. Ein Einfluss des Anaplasiegrades im typischen Chordom auf die Prognose ist jedoch nicht gesichert. **f** Für die Diagnose wichtig sind die physaliformen Zellen mit zentralem runden Kern und stark blasig umgewandeltem Zellleib. Durch diesen ziehen spinnenartig die Zytoplasmaausläufer, die mit den Nachbarzellen Kontakt halten. **g** Typisch sind auch die kleinen Tumorzellen, die in Gruppen und Trabekeln geordnet vorliegen mit zentralem dunklen Kern und eosinophilem Zytoplasma. Übergangsformen zu den physaliformen Zellen kommen vor

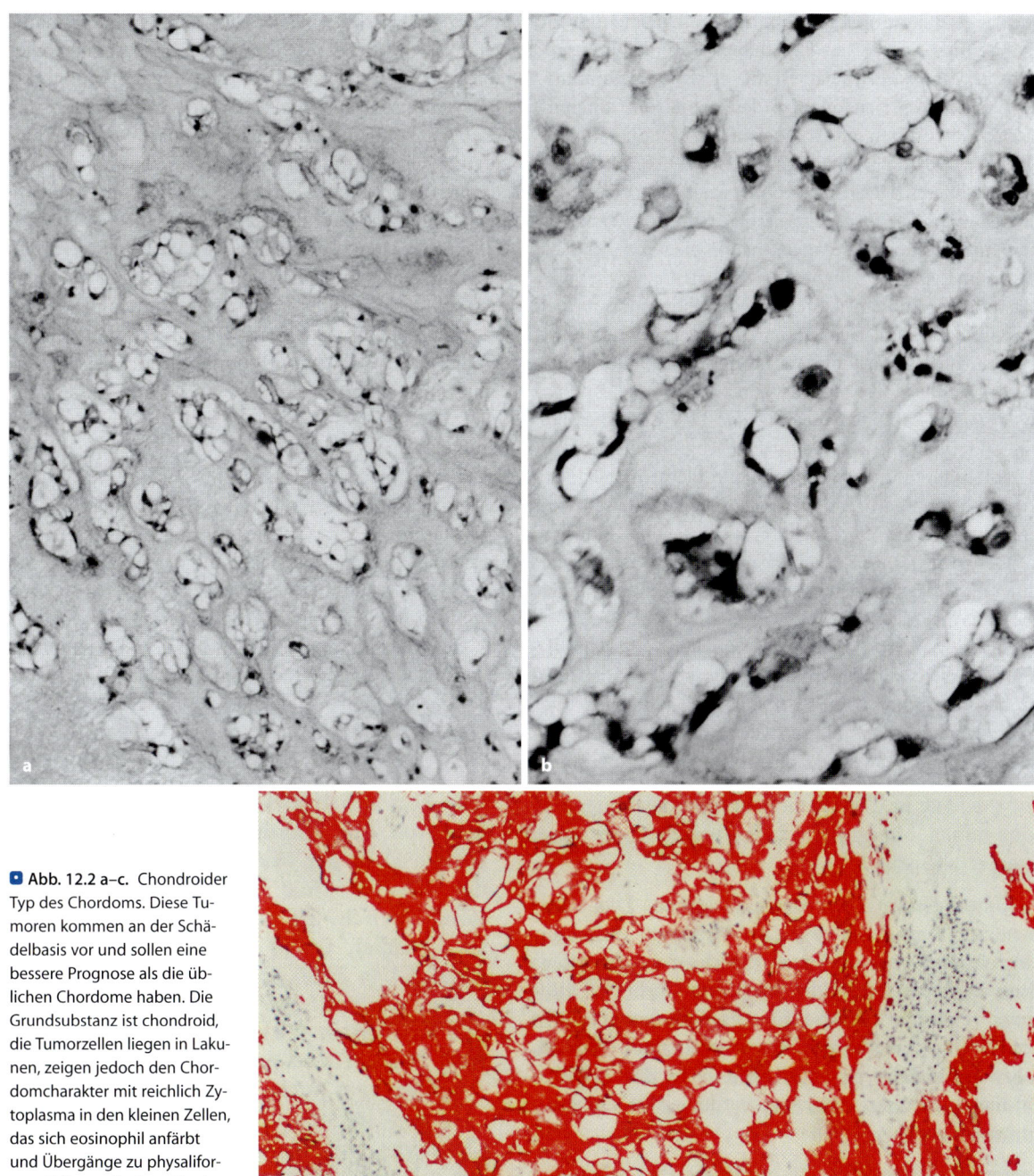

Abb. 12.2 a–c. Chondroider Typ des Chordoms. Diese Tumoren kommen an der Schädelbasis vor und sollen eine bessere Prognose als die üblichen Chordome haben. Die Grundsubstanz ist chondroid, die Tumorzellen liegen in Lakunen, zeigen jedoch den Chordomcharakter mit reichlich Zytoplasma in den kleinen Zellen, das sich eosinophil anfärbt und Übergänge zu physaliformen Zellen aufweist. **c** Der immunhistologische Nachweis von Zytokeratin in den Tumorzellen des Chordoms kann eine entscheidende Hilfe bei der Differentialdiagnose zum Chondrosarkom sein

tin. Damit ist auch immunhistologisch die bisher postulierte Abstammung des Chordoms von der Chorda und damit vom Ektoderm bestätigt. Histochemisch kann die Chordazelle durch den Nachweis der 5'-Nukleotidase auf der Zellmembran charakterisiert werden, ein Befund, der von Bottler u. Beckstead (1984) an Chordomen nach Fixierung in Paraformaldehyd und Einbettung in Glykolmetacrylat beschrieben worden ist.

Von der Arbeitsgruppe um Dahlin wurde der chondroide Subtyp des Chordoms an der Schädelbasis erstmals beschrieben (Heffelfinger et al. 1973). Diese Form zeigt histologisch sowohl Züge eines knorpeligen Tumors als auch eines Chordoms (◘ Abb. 12.2). Elektronenmikroskopisch hat sie wie gewöhnliche Chordome gut ausgebildete Desmosomen (Valderrama et al. 1983). Immunhistologisch weist sie auch in den chondroid differenzierten Abschnitten eine Expression von Zytokeratin auf (Ishida u. Dorfman 1994; Jeffrey et al. 1995). Beim seltenen dedifferenzierten Chordom zeigt die Histologie übergangslos neben dem typischen Chordom eine sarkomatöse Komponente, meistens als pleomorphes Sarkom vom Typ eine malignen fibrösen Histiozytom, seltener mit dem Bild eine spindelzelligen Fibrosarkom oder eine Osteosarkom. Das sarkomatoide Chordom besitzt zwar auch diese sarkomatöse Komponente, jedoch sind bei diesem die Übergänge fließend.

Histologische Differentialdiagnose: Das Chordom hat eine so typische Struktur, dass seine Abgrenzung von anderen Tumoren in der Regel ohne Probleme möglich ist. Voraussetzung dafür ist allerdings reichlich Gewebe für die histologische Untersuchung. An kleinen Biopsien können sich dagegen erhebliche Schwierigkeiten in der differentialdiagnostischen Abgrenzung gegenüber anderen Tumoren ergeben.

Liposarkom: Liposarkome des Knochens sind sehr selten, jedoch ist die Differentialdiagnose zum Chordom immer bei Tumoren im sakrokokzygealen Bereich und in der Lendenwirbelsäule zu stellen, weil retroperitoneale Liposarkome in der intraoperativen Schnellschnittuntersuchung ein ähnliches Bild haben können. Insbesondere wenn eine myxoide Differenzierung des Liposarkoms vorliegt, können Lipoblasten mit physaliformen Zellen verwechselt werden.

Chondrosarkom: Diese Differentialdiagnose stellt sich häufig an der Schädelbasis, insbesondere beim chondroiden Typ des Chordoms. Die Unterscheidung kann in der Schnellschnittuntersuchung manchmal nicht möglich sein, vor allem, wenn das Chondrosarkom myxoide Anteile aufweist. Chondrosarkome weisen jedoch nie physaliforme Zellen auf und auch nicht die typische bänderförmige Lagerung der kleinen Chordomzellen. Die prominenten fibrösen Septen des Chordom werden bei den meist als Grad 1 vorliegenden Chondrosarkomen der Schädelbasis nicht gefunden. Histochemische Zusatzuntersuchungen (Muzikarminfärbung) und Immunhistologie (Zytokeratin) sollten immer eine klare Differentialdiagnose ermöglichen.

Beim Chordom der Schädelbasis haben zwei Tumortypen des ZNS eine gewisse histologische Ähnlichkeit mit einem Chordom und treten damit prinzipiell in die Differenzialdiagnose zum Chordom: Das kürzlich erstmals beschriebene *chordoide Gliom* des 3. Ventrikels, das sogar Positivität für Zytokeratin zeigen kann, ist jedoch immunhistologisch positiv für saures Gliafaserprotein. Das ebenfalls seltene *chordoide Meningiom*, das aber immunhistologisch negativ für Zytokeratin ist.

Metastasierendes Karzinom: Selten kann eine Karzinommetastase ein Chordom vortäuschen. Insbesondere Nierenkarzinome mit klarzelligen und mit eosinophil granulierten Abschnitten und starken degenerativen Veränderungen können Schwierigkeiten machen. Auch hier gilt, dass physaliforme Zellen beim Karzinom nicht vorkommen und umgekehrt beim Chordom tubuläre Strukturen nicht gefunden werden.

Das sehr seltene *Parachordom* der Weichteile zeigt histologisch einen ähnlichen Aufbau, hat aber meistens auch spindelzellig differenzierte Abschnitte und soll immunhistologisch negativ für Zytokeratin 19 sein.

Zur Differentialdiagnose zum notochordalen Riesenhamartom s. unten.

Genetik

Nachgewiesen wurden mehrfach klonale Aberrationen mit Auftreten von hypodiploiden Stammlinien (Tallini et al. 2002), was auch in Übereinstimmung ist mit Befunden der komparativen genomischen Hybridisierung (Scheil et al. 2001). Nachgewiesen wurde auch eine Amplifikation des mdm2-Gens, das ein negativer Regulator der p53-Funktion ist; eine Mutation des p53-Gens wurde nicht gefunden (Naka et al. 2005c).

Häufigkeit

Das Chordom ist als ausgesprochen seltener Tumor zu bezeichnen. Im Register von Schajowicz (1994) kommen nur 31 Fälle vor, entsprechend einem Prozentsatz von 1% an allen malignen Knochengeschwülsten. Nach dem NCBT (Netherlands Committee on Bone Tumors) ist das Chordom mit etwa 2% an allen malignen Tumoren des Skeletts beteiligt. Mirra (1980) gibt eine Häufigkeit von 3% an. Der relativ hohe Anteil von 4% in der Statistik von Dahlin (1978) erklärt sich – wie Dahlin selbst einräumt – durch eine gewisse Selektion.

Lokalisation

Etwa 85–90% aller Chordome sind in der Sakrokokzygeal- und der Sphenookzipitalregion lokalisiert, wobei die Sakrokokzygealregion dominiert. Der Rest verteilt sich über die Wirbelsäule, wobei besonders die zervikale (C1 bis C5), weniger häufig die lumbale und selten die thorakale Region betroffen ist. In einer Zusammenstellung von 634 Chordomen fand Wellinger (1975) 102 (16%) in der Wirbelsäule, davon 62 allein in der Halswirbelsäule. Rund 42 dieser Fälle konnten lokalisatorisch wie folgt aufgeschlüsselt werden: C1 (7 Fälle), C2 (6 Fälle), C3 (7 Fälle), C4 (7 Fälle), C5 (9 Fälle), C6 (3 Fälle), C7 (3 Fälle).

Von diagnostischer Bedeutung ist der Befund, dass die meisten Wirbelsäulenchordome ihren Ausgang vom Wirbelkörper (ektopes Chordagewebe) und nicht vom Nucleus pulposus nehmen (s. oben).

In der Literatur gibt es vereinzelt Berichte über Chordome mit extranotochordaler Lokalisation, wie z. B. im Kieferknochen, in den Nebenhöhlen (Berdal u. Myhre 1964) und in der Skapula (Higinbotham et al. 1967). Schajowicz (1981) kommentiert diese ungewöhnlichen Lokalisationen mit der Annahme, dass der größte Teil dieser Fälle, vor allem aus der älteren Literatur, diagnostisch letztendlich fragwürdig ist.

Alters- und Geschlechtsprädilektion
Das Prädilektionsalter für das Chordom liegt in der 5. und 6. Lebensdekade, gefolgt von der 4. und 7. Grundsätzlich kann der Tumor aber in jedem Lebensalter vorkommen, bei Kindern jedoch sehr selten (Niida et al. 1994). In unserer Serie von über 70 Chordomen der Schädelbasis haben wir *einen* Fall bei einem einjährigen Jungen gesehen. Higinbotham et al. (1967) berichten über ein histologisch gesichertes Chordom bei einem 2,5-jährigen Patienten.

Das mittlere Alter zum Zeitpunkt der Diagnosestellung beträgt beim Vorliegen eines vertebralen Chordoms der Schädelbasis 35 Jahre, bei sakrokokzygealer Lokalisation 50 Jahre.

Sakrokokzygeale Chordome werden bei Männern etwa 3-mal so häufig wie bei Frauen gefunden, kraniale Chordome hingegen zeigen nur eine geringfügige Androtropie. Bei vertebralen Chordomen gibt es nach bisherigen Literaturberichten keine gesicherte Geschlechtsprädilektion.

Klinik
Die klinischen Symptome des Chordoms hängen ganz vom Sitz der Geschwulst ab. Kraniale Chordome verursachen meist früher Symptome als vertebrale und sakrokokzygeale, die lange Zeit asymptomatisch bleiben können und sich dann als relativ fortgeschrittene Tumoren präsentieren. Kraniale Chordome können zu Hirnnervenstörungen führen; bei einer Infiltration der Hypophyse kommt es zu entsprechenden endokrinologischen Ausfallserscheinungen. Nicht selten sind es Gesichtsfeldausfälle und Kopfschmerzen, die den Patienten zum Arzt führen.

Nasopharyngeale Symptome sind als ungewöhnlich zu betrachten. Chordome an der Wirbelsäule und im Sakrokokzygealbereich verursachen überwiegend neurologische Symptome, die von Parästhesien und/oder motorischen Störungen bis hin zum kompletten Querschnitt reichen. Die Schmerzen können unterschiedlich ausgeprägt sein und dauern bis zur Entdeckung des Prozesses wenige Monate bis einige Jahre. Sie täuschen oft das Bild eines Diskusprolapses (Abb. 12.7) vor. Bei zervikaler Lokalisation und ventralem paraossalen Geschwulstausbruch können Ösophagus und Trachea verlagert sein und klinisch Schluckstörungen sowie auch Luftnot hervorrufen (Abb. 12.9). Chordome im Sakrokokzygealbereich verfügen in gut zwei Dritteln der Fälle über eine größere präsakrale Tumormasse, die man bei der rektalen Untersuchung als knorpelharten Tumor tasten kann. Bei Kompression von Harnblase und Rektum resultieren Miktions- bzw. Defäkationsstörungen.

Die *Prognose* des Chordoms hängt ganz von der Ausdehnung und Lage des Prozesses und der damit zusammenhängenden Operabilität ab, denn die Therapie der Wahl ist die Chirurgie. Die Wirbelsäulentumorchirurgie hat aber heute – insbesondere durch das Engagement von Prof. Dr. Harms aus Langensteinbach – mit der Möglichkeit einer kompletten Vertebrektomie, auch von mehreren Wirbelkörpern, ein sehr hohes Niveau erreicht, so dass sich die Prognose stark verbessert hat. Ungenügende Resektionen führen zu Rezidiven, die sich manchmal allerdings erst nach vielen Jahren einstellen, da das Chordom grundsätzlich ein langsam wachsender Tumor ist.

Bei Inoperabilität z. B. im Schädelbasisbereich oder bei größeren vertebralen Manifestationen kann eine palliative Bestrahlung vorgenommen werden, die den Patienten manchmal für Jahre eine Beschwerdefreiheit oder -linderung bringen kann, wie zahlreiche eigene Beobachtungen demonstrieren. Nicht jedes Chordom ist strahlensensibel, so dass die Selektion für eine adjuvante Strahlentherapie nach Tumorexzision außerordentlich schwer fällt. Durch zusätzlich zur Chirurgie durchgeführte Protonenbestrahlung sollen bessere Ergebnisse erzielt worden sein (Suit et al. 1982; Tai et al. 1995). Aus Boston wurde für Chordome der Schädelbasis eine lokale Tumorkontrolle bei 55% der 125 Patienten 5 Jahre nach Protonenbestrahlung berichtet (Rosenberg et al. 1996).

Eine Fernmetastasierung des Chordoms (bei 10–43% der Patienten) setzt sehr spät im Verlauf der Erkrankung ein, häufig erst nach wiederholten Rezidiven (Jones et al. 1994). Grundsätzlich kann eine Fernmetastasierung in alle Organe erfolgen, wenngleich die Lungen, die Leber, Lymphknoten, Knochen, Gehirn und Haut in abfallender Häufigkeit bevorzugt werden. Über eine ungewöhnliche Metastasierung eines Chordoms vom 4. Lendenwirbel in Brustwirbelsäule und Rippen wird von Abdelwahab et al. (1986) berichtet.

Radiologie
Durch sein intraossäres Wachstum mit Destruktion der angrenzenden Knochenabschnitte verursacht das Chordom in der Regel eine unspezifische Osteolyse, die zum Zeitpunkt der Entdeckung des Tumors bereits erhebliche Ausmaße erreicht haben kann (◘ Abb. 12.4, 12.5, 12.8–12.10). Die Osteolyse grenzt sich gegenüber dem gesunden Knochen bei langsamem Wachstum des Prozesses durch einen Sklerosesaum ab, der sich wellig und irregulär darstellt (Abb. 12.7 b). Bei rascherem Wachstum kann der Tumor im befallenen Knochen eine irregulär

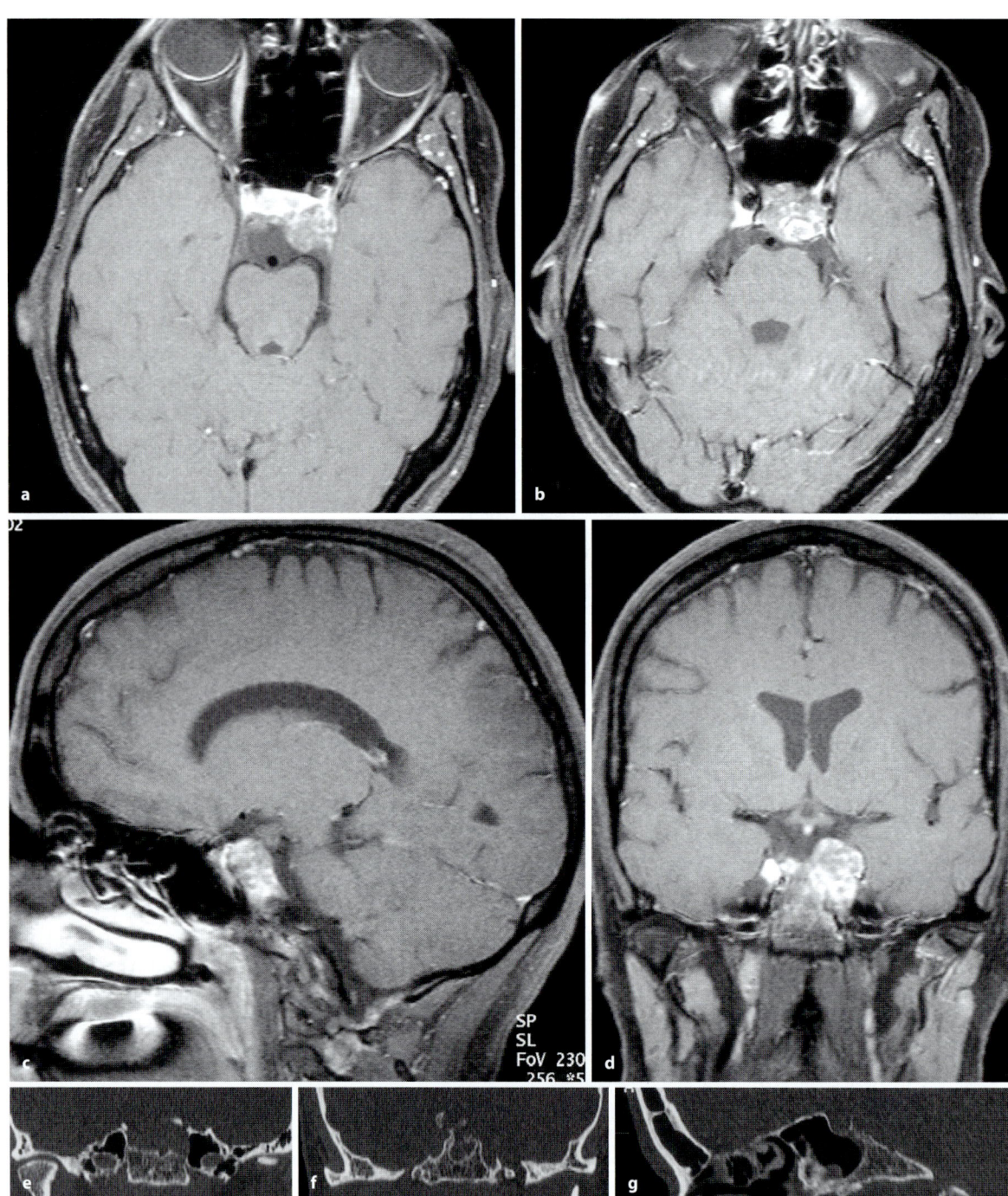

Abb. 12.3 a–g. Typisches Klivuschordom. Der Tumor selbst ist in a–d im kontrastverstärkten MRT eindrucksvoll dargestellt. In den CT-Rekonstruktionen im Knochenfenster in e–g wird das Ausmaß der knöchernen Zerstörungen des Klivus deutlich

breite und fleckige reaktive Sklerose hervorrufen oder ihn weitgehend reaktionslos mit zusätzlicher Spontanfraktur zerstören (Abb. 12.10). In etwa zwei Drittel aller Fälle wird der Tumor von einer mehr oder weniger ausgedehnten paraossalen Weichteilmasse begleitet (Abb. 12.4–12.6, 12.9, 12.10). In etwa 30–50% der Fälle ist mit einer intratumoralen Kalzifikation zu rechnen, die sich in Form von unregelmäßigen fleckigen, aber auch bizarr konfigurierten Verdichtungsherden darstellt (Utne u. Pugh 1955; Leman et al. 1965).

Tumorossifikationen machen die Abgrenzung gegenüber Chondrosarkomen manchmal schwierig.

Bei *kranialer Lokalisation* (Abb. 12.3) sieht man die Destruktionen in der Sphenookzipitalregion oder im Be-

12.1 · Chordom

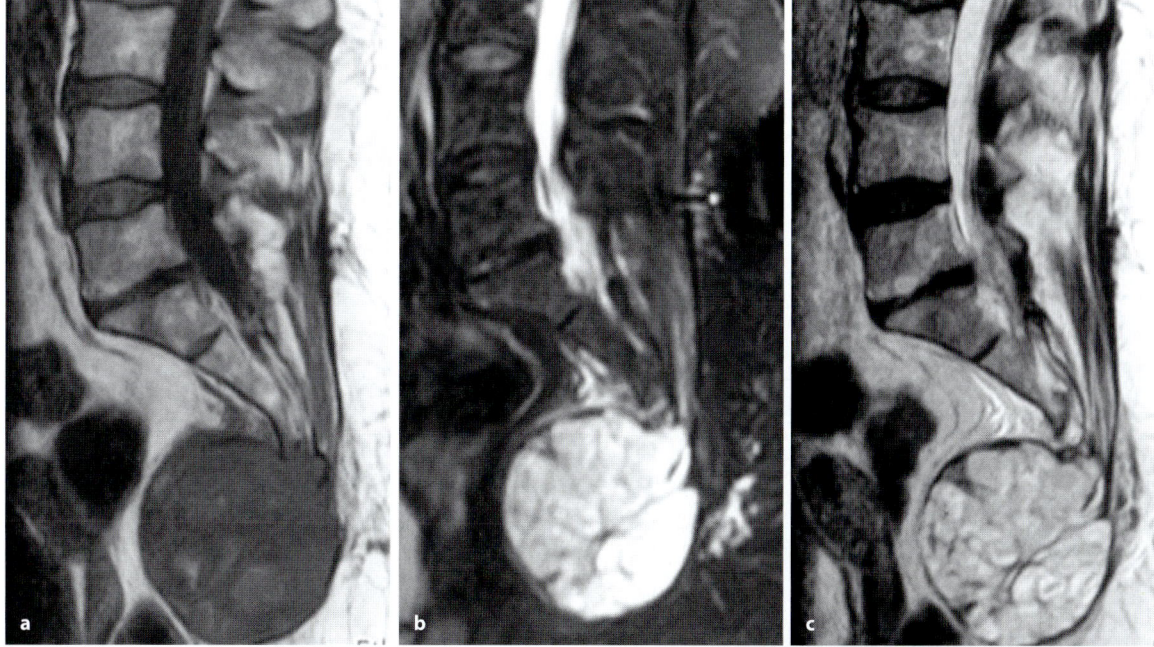

Abb. 12.4 a–d. Großes knolliges (blumenkohlartiges) Chordom im Os coccygeum. Moderate Kontrastmittelaufnahme (c), feine Verkalkungen im CT (d)

Abb. 12.5 a, b. Ausgedehntes Chordom im Sakrum bei einem 48-jährigen Patienten. In a sind feinkörnige und amorphe Verkalkungen inmitten der groben Destruktion sichtbar. Erst im Computertomogramm (b) wird das wahre Ausmaß der vorwiegend nach ventral gerichteten paraossalen Tumoranteile deutlich. Klinisch bestanden erhebliche Defäkationsbeschwerden und Schmerzen. Vergleiche diesen Fall mit dem Schwannom und dem Mittellinienhamartom in Abb. 11.38

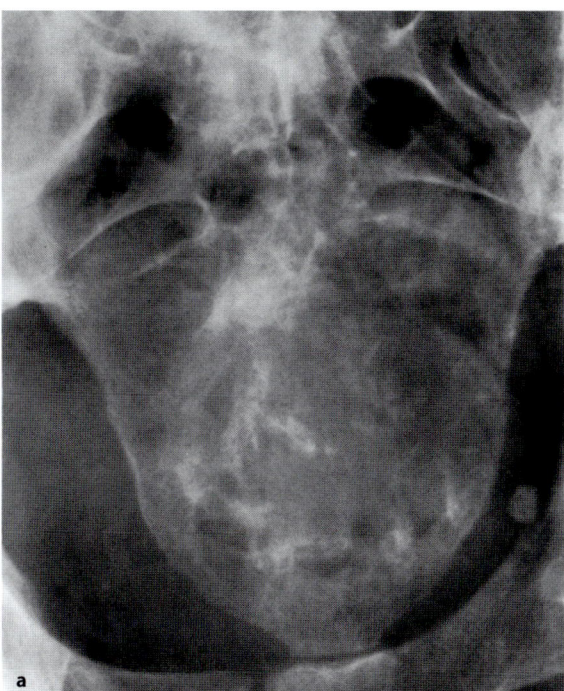

reich der Sella turcica. Bei entsprechender Tumorausbreitung kann neben dem Keilbein auch das Felsenbein zerstört sein; die Keilbeinhöhle ist manchmal durch grobe Weichteilmassen verschattet. Breitet sich der Tumor nach ventral zu aus, so können auch Siebbein und knöcherner Gaumen Zerstörungen aufweisen (Weber et al. 1994).

In der Wirbelsäule lokalisierte Chordome (Abb. 12.7–12.10) breiten sich überwiegend über die parossalen

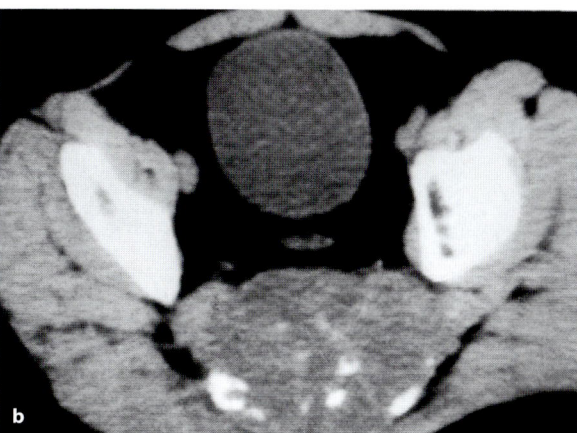

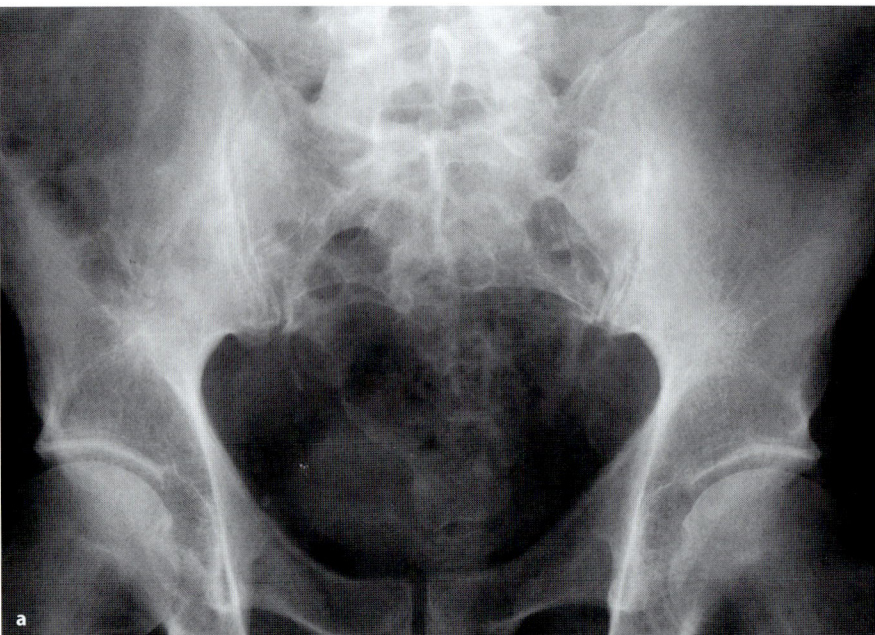
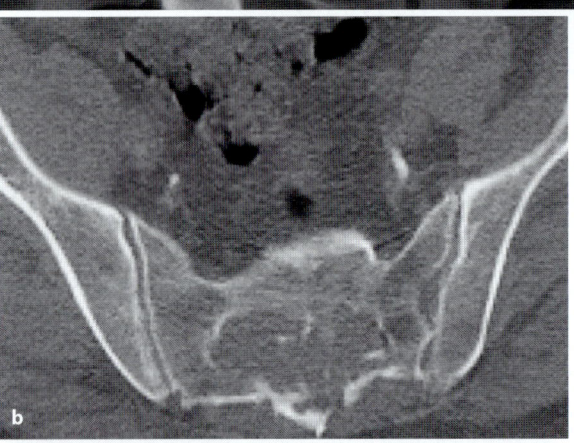
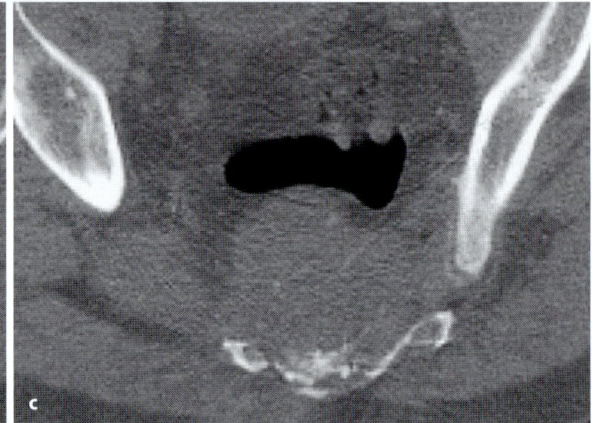
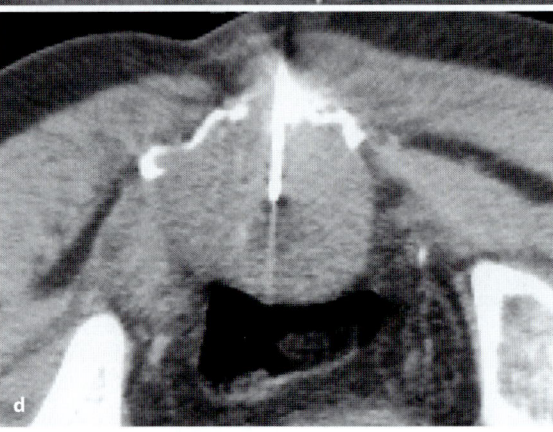

Abb. 12.6 a–d. Großes raumforderndes Chordom im Sakrum mit Zerstörung des Kochens, feinen Kalzifikationen im Tumor (**b, c**) und erheblichem Weichteiltumor, der das Rektum bedrängt. Gegen einen Riesenzelltumor sprechen die Kalzifikationen. In **d** Situationsaufnahme bei der transkutanen Biopsie

Weichteile und selten über den Intervertebralraum in die Nachbarsegmente aus (Abb. 12.9). Das konnten Smolders et al. (2003) eindrucksvoll an 10 vertebralen Chordomen (6 zervikal, 1 thorakal, 3 lumbal) mit MRT nachweisen. Alle Fälle hatten eine Weichteilausdehnung über mehr als ein Segment. In der T1-Gewichtung waren sie isointens oder leicht hyperintens im Vergleich zur Muskulatur, in der T2-Gewichtung deutlich hyperintens. Die Gadoliniumaufnahme war moderat.

Mit der computertomographischen Symptomatik des zervikalen Chordoms beschäftigten sich Meyer et al. (1984). Bei allen Tumoren (21 untersuchte Patienten) konnte mit der Computertomographie eine Knochendestruktion nachgewiesen werden, die von einer Weichteiltumormasse überwiegend vorn oder seitlich begleitet war. Fernerhin fanden sie septierte Zonen mit geringer Dichte im Tumor, amorphe Weichteilkalzifikationen, auch Tumorausdehnungen in den Spinalkanal, nahezu regelmäßig bei Rezidiven und im Intervertebralraum. Nach intravenöser Kontrastmittelgabe kam es eindeutig zu Kontrastmittel-Enhancements.

Sitzt der Tumor im *Sakrokokzygealbereich* (Abb. 12.4–12.6), so findet sich im Sakrum zum Zeitpunkt der Erstdiagnose zumeist schon eine beträchtliche Osteolyse, die sich häufig paramedian ausbreitet. In 85% der Fälle be-

12.1 · Chordom

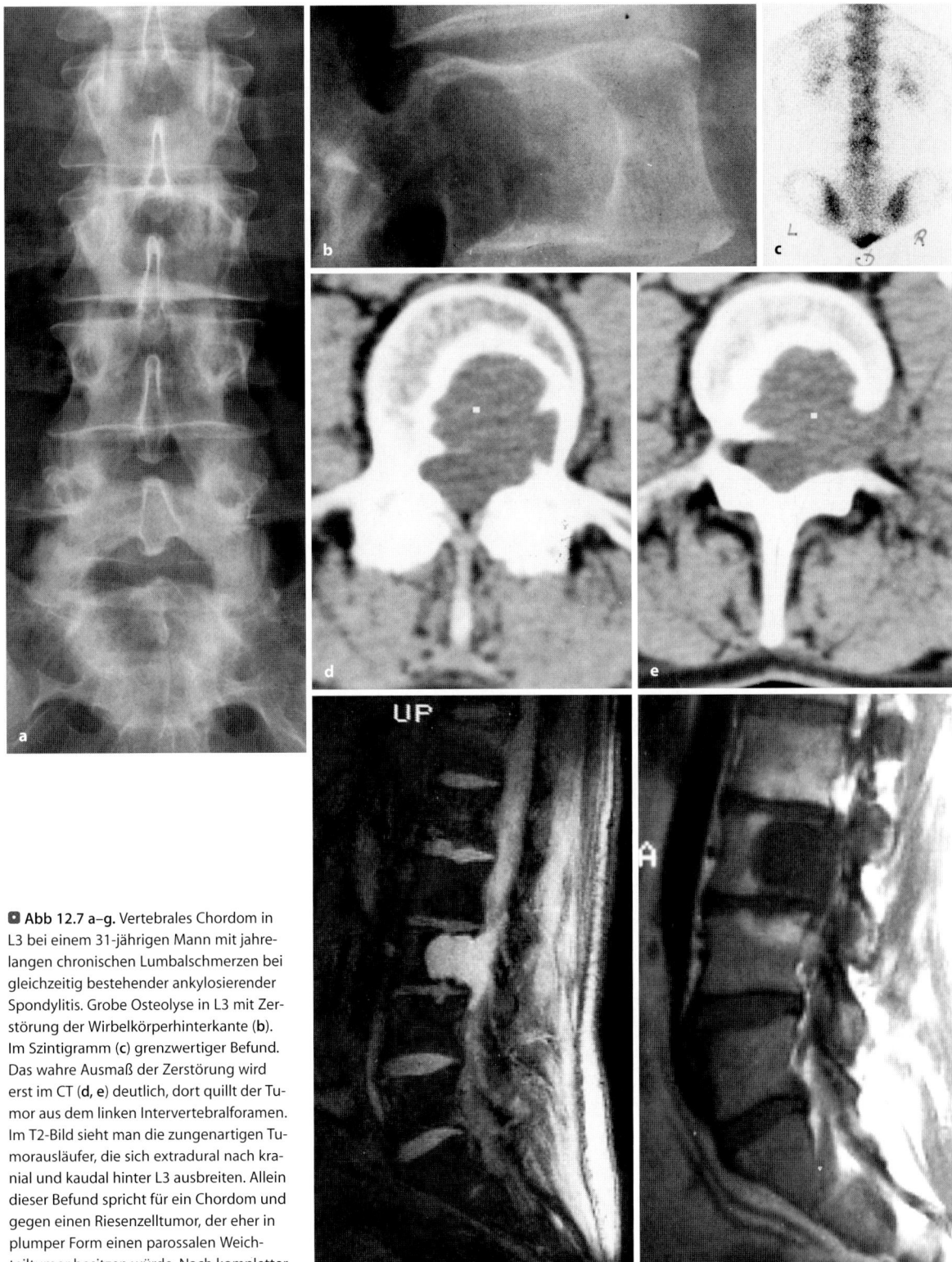

Abb 12.7 a–g. Vertebrales Chordom in L3 bei einem 31-jährigen Mann mit jahrelangen chronischen Lumbalschmerzen bei gleichzeitig bestehender ankylosierender Spondylitis. Grobe Osteolyse in L3 mit Zerstörung der Wirbelkörperhinterkante (**b**). Im Szintigramm (**c**) grenzwertiger Befund. Das wahre Ausmaß der Zerstörung wird erst im CT (**d, e**) deutlich, dort quillt der Tumor aus dem linken Intervertebralforamen. Im T2-Bild sieht man die zungenartigen Tumorausläufer, die sich extradural nach kranial und kaudal hinter L3 ausbreiten. Allein dieser Befund spricht für ein Chordom und gegen einen Riesenzelltumor, der eher in plumper Form einen parossalen Weichteiltumor besitzen würde. Nach kompletter Vertebrektomie fast 20 Jahre rezidivfrei

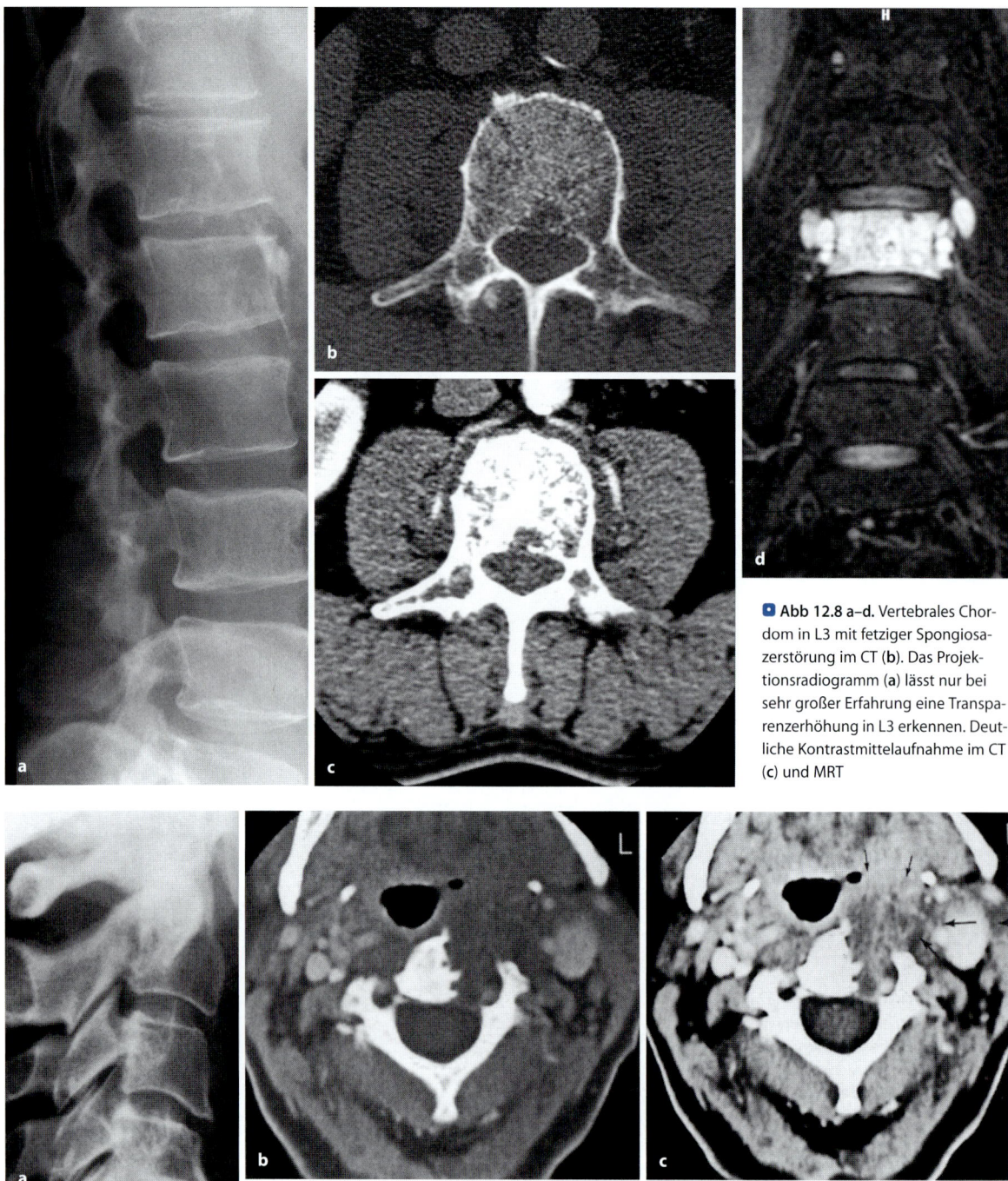

Abb. 12.8 a–d. Vertebrales Chordom in L3 mit fetziger Spongiosazerstörung im CT (**b**). Das Projektionsradiogramm (**a**) lässt nur bei sehr großer Erfahrung eine Transparenzerhöhung in L3 erkennen. Deutliche Kontrastmittelaufnahme im CT (**c**) und MRT

Abb. 12.9 a–f. Vertebrales Chordom in C2. Auf dem Übersichtsbild erscheinen die vorderen Partien von C2 erhöht strahlentransparent und die Hinterkante von C2 ist partiell zerstört. Eindrucksvoll wird die ausgedehnte Zerstörung von C2 erst in den CT- und MRT-Bildern deutlich. Die Tumormasse hat die Trachea nach rechts und die großen Halsgefäße nach links abgedrängt. Nach Kontrastmittelgabe ist sie im CT (**c**) hypodenser als die Muskulatur. Sehr präzise wird die vorwiegend exzentrisch nach links in die Weichteile entwickelte Tumormasse im MRT (**d–f**) als signalintensives Areal dargestellt (*Forts. S. 734*)

steht ein paraossaler, nach ventral gerichteter Weichteiltumor, der Rektum und Harnblase komprimieren kann. Die sakrokokzygealen Chordome werden offensichtlich deswegen häufig verzögert diagnostiziert, weil sie einmal – wie bereits oben erwähnt – relativ spät klinische Symptome auslösen und weil man häufig nicht an die Möglichkeit eines raumfordernden Prozesses im Becken denkt und dann früh eine Schnittbilddiagnostik einsetzt.

12.1 · Chordom

○ **Abb. 12.9 a–f** (*Forts.*) Tropfenartig infiltriert der Tumor die kaudolateralen Weichteile. In **f** sieht man, wie er sich unter dem vorderen Längsband bis hinunter zu C4 entwickelt hat. Die Haupttumormasse ist jeweils mit *Stern* markiert (T2-gewichtete Bilder, 59-jährige Frau). Die radiologische Präsentation ist typisch für ein Chordom und lässt vernünftigerweise keine Differentialdiagnose zu. Wegen der Ausdehnung des Prozesses und seiner Lokalisation konnte nur eine inkomplette Tumorentfernung mit nachfolgender Bestrahlungsbehandlung durchgeführt werden

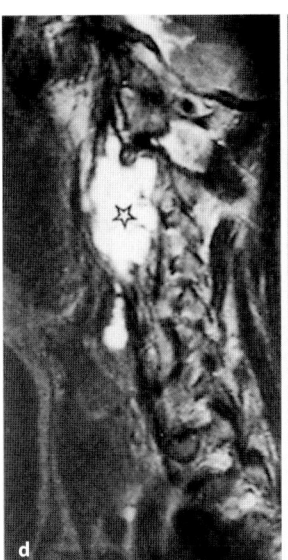
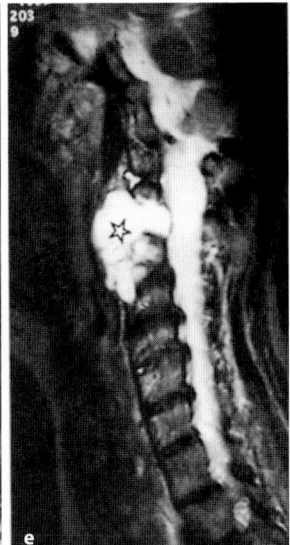
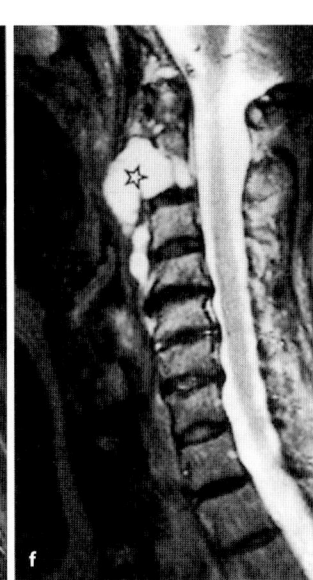

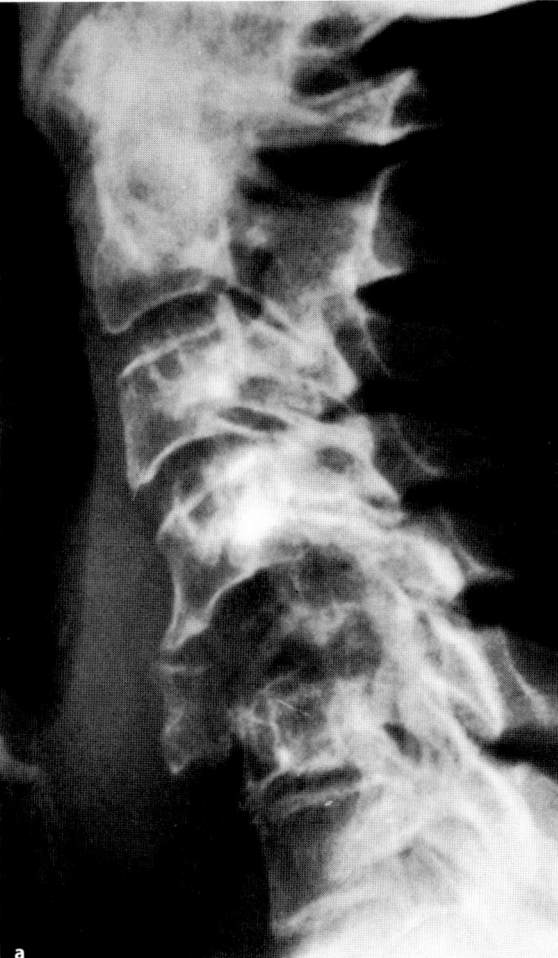

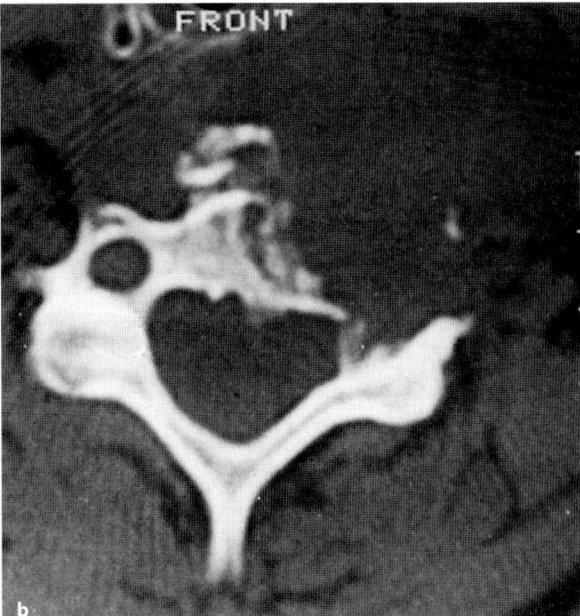

○ **Abb. 12.10 a–c.** Ungewöhnlich ausgedehntes vertebrales Chordom in C5 mit Zerstörung der oberen Partien von C6. Im Übersichtsbild (**a**) findet sich C5 komplett zerstört. Die vorderen Partien sind trümmerartig nach ventral abgeschoben. Die obere Hälfte von C6 ist vollständig zerstört. Erheblich verbreiterter prävertebraler Weichteilschatten in Höhe von C5 und C6. Klinisch war der Tumor links unter dem Sternokleidomastoideus bereits tastbar, was sehr eindrucksvoll im CT-Schnitt (**c**) auch bildlich dargestellt ist. Die Tumormasse ist deutlich hypodens. Differentialdiagnostisch kommt durchaus auch ein ungewöhnlich ausgedehnter entzündlicher Prozess infrage, wofür unter anderem auch die Knochenfragmente sprechen, die in der Tumormasse „schwimmen". Schließlich ist differentialdiagnostisch noch ein Riesenzelltumor oder ein Plasmozytom zu diskutieren, obwohl dabei die Tumormasse selten so hypodens ist, beim Riesenzelltumor kann sie sogar hyperdens sein. Wir haben den Befund unter CT-Kontrolle transkutan biopsiert und konnten eine gallertige Masse gewinnen, die uns dann wiederum an die Metastase eines schleimbildenden Tumors denken ließ. Die histologische Untersuchung erbrachte die Diagnose „Chordom" (72-jährige Patientin). Wegen der Ausdehnung des Prozesses und seiner Lokalisation konnte nur eine inkomplette chirurgische Tumorentfernung mit nachfolgender Bestrahlungsbehandlung durchgeführt werden. Die Patientin hatte 6 Jahre später ein massives inkurables Rezidiv (*Forts. S. 735*)

Zur *Untersuchungstechnik* beim Chordom ist anzumerken, dass CT (zur Darstellung der knöchernen Verhältnisse und von Tumorverkalkungen) und MRT (insbesondere bei Klivuslokalisationen) zum selbstverständlichen Instrumentarium gehören.

Differentialdiagnose

Differentialdiagnostische Überlegungen zum Chordom haben sich ganz an der Lokalisation der Geschwulst zu orientieren. *Kraniale Chordome* sind in erster Linie gegenüber dem Kraniopharyngeom abzugrenzen. Lässt sich mit CT und/oder MRT ein engerer Bezug der Geschwulst zur Kraniopharyngealregion herstellen, so spricht das mit großer Wahrscheinlichkeit gegen das Vorliegen eines Chordoms. Tumorkalzifikationen, die Beschränkung des Tumors auf Klivus, Keilbeinhöhle und Sella turcica sprechen eher für ein Chordom als für ein Kraniopharyngeom. Bei Chordomen ist die Anamnese in der Regel länger als bei dem wesentlich aggressiveren Kraniopharyngeom. Metastasen im Schädelbasisbereich können durchaus die Symptomatik eines Chordoms vortäuschen, wenn man einmal von den chordomeigenen Tumorkalzifikationen absieht.

Für *vertebrale Chordome* kommen differentialdiagnostisch der Riesenzelltumor und das Plasmozytom in Betracht. Bei diesen Entitäten werden jedoch keine endotumoralen Verkalkungen nachgewiesen und sie wachsen nicht über die Weichteile von einem in den anderen Wirbelkörper (Abb. 12.9)

Beim Nachweis von endotumoralen Verkalkungen können vertebrale und sakrale Chordome durchaus mit Chondrosarkomen verwechselt werden.

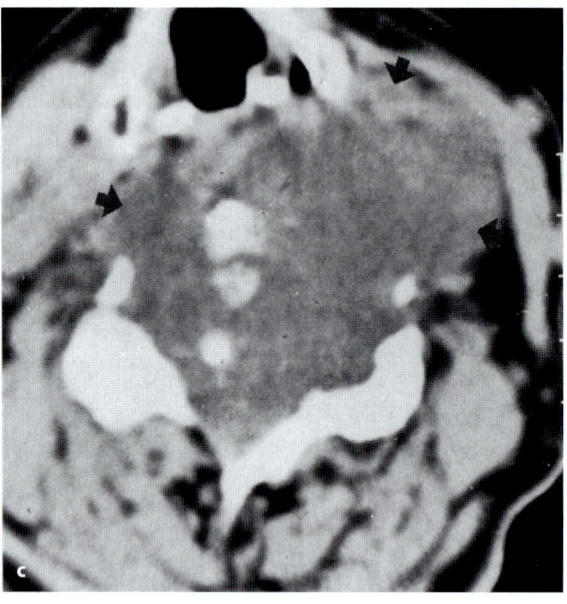

Abb. 12.10 c (*Forts.*)

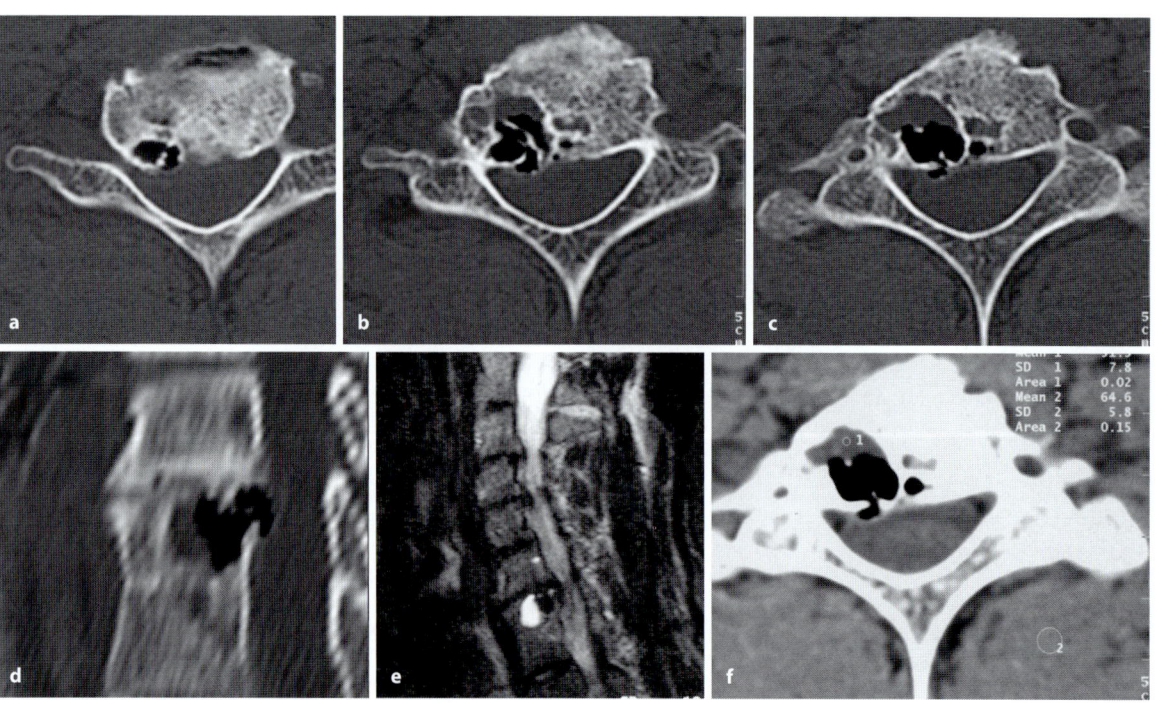

Abb. 12.11 a–f. Intraossäres Ganglion in C7 als Differentialdiagnose zum Chordom. In diesen Fall ist die Differentialdiagnose leicht, da sich Luft in dem Ganglion findet, die offensichtlich aus einem Vakuumphänomen im benachbarten Bandscheibenfach stammt. Wenn diese Luft resorbiert wird, ist das Ganglion wieder mit einer fadenziehenden Flüssigkeit gefüllt. Das Ganglion ist wahrscheinlich Folge einer umschriebenen subchondralen Nekrose

12.1 · Chordom

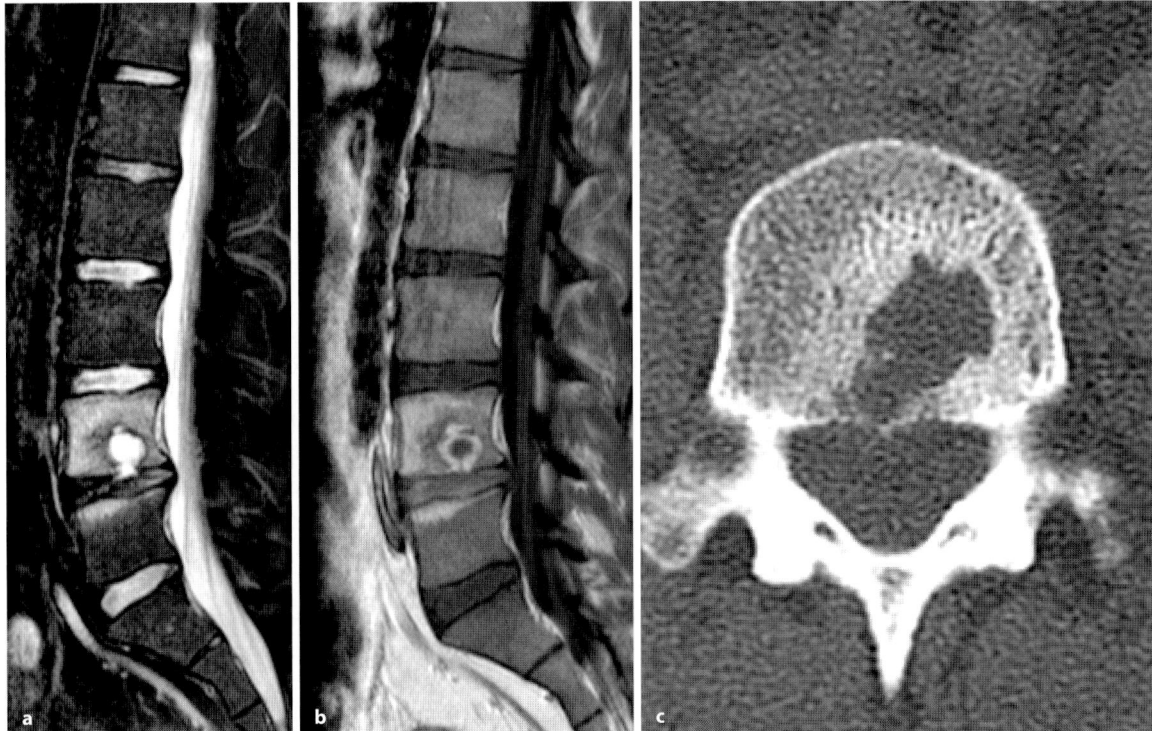

Abb. 12.12 a–c. Tiefer penetrierender intraspongiöser Diskusprolaps als Differentialdiagnose zum Chordom. Die eindeutige Beziehung des Befundes zur angrenzenden zerstörten Bandscheibe L4/5 (**a**) zwingt die obige Diagnose mehr oder weniger auf. Der Befund war bei dem jungen Patienten akut mit erheblichen lumbalen Schmerzen aufgetreten. Die Akuität ist auch am erheblichen Begleitödemäquivalent in L4 nachzuvollziehen. Im T1-Bild (**b**) ist die Bandscheibe L4/5 verhältnismäßig signalintensiv, ähnlich wie das Innere von L4, was wir mit einer muzinösen Substanz, wahrscheinlich regressiver Art, erklären. Der äußere Ring des targetartig aufgebauten intraspongiösen Prolapses hat dieselbe Signalintensität. Der Prolaps hat im CT-Bild (**c**) einen größeren Durchmesser, seine Ränder sind unregelmäßig, es besteht bereits eine beginnende reaktive Sklerose. Dieser Befund warf die Frage auf, ob es sich bei dem intraspongiösen Diskusprolaps vielleicht um ein Epiphänomen in dem Sinne handelt, dass zuerst ein Spongiosadefekt z. B. durch einen Tumor (z. B. Langerhanszell-Histiozytose) oder eine Entzündung (Patient hatte allerdings keinerlei Entzündungsparameter) bestand, in den dann sekundär der Nukleus prolabiert ist. Eine Biopsie konnte jedoch weder einen Tumor noch eine Entzündung bestätigen

Bei jüngeren Patienten sollte differentialdiagnostisch unter Berücksichtigung der paraossalen Tumormasse an eine aneurysmatische Knochenzyste gedacht werden.

Gelegentlich können intraspongiöse Diskusprolapse Ähnlichkeiten mit einem frühen vertebralen Chordom haben (◘ Abb. 12.12), vor allem wenn sie sehr tief einen Wirbelkörper penetrieren und in der Mittellinie liegen. Zum notochordalen Riesenhamartom s. 12.2.

Im *Sakrokokzygealbereich* sind Chordome die häufigsten malignen Knochentumoren, weshalb bei metastasenunverdächtigen Patienten die Differentialdiagnose einer Osteolyse mit paraossalem Tumoranteil immer zuerst in Richtung eines Chordoms gehen sollte. In zweiter Linie ist an den Riesenzelltumor zu denken, der bis auf die endotumoralen Ossifikationen eine gleiche klinische und röntgenologische Symptomatik verursachen kann. Bei beiden Tumoren zeigt sich angiographisch übrigens eine Hypervaskularisation, so dass die Perfusion als differentialdiagnostisches Kriterium nicht herangezogen werden kann. Mit Hilfe der CT ist es möglich, auch feinere endotumorale Kalzifikationen nachzuweisen, die der Darstellung im Projektionsradiogramm entgehen. Dadurch lässt sich dann die präbioptische Differentialdiagnose auf ein Chordom sehr gut eingrenzen.

12.2 Notochordales Riesenhamartom („giant notochordal hamartoma", GNH)

> **Definition:**
> Beim notochordalen Riesenhamartom handelt es sich um eine benigne intraossäre hamartomatöse Proliferation von notochordalen Resten, die sich selbst limitiert.

Notochordale Reste werden in unterschiedlicher Häufigkeit sphenookzipital, sakrokokzygeal und vertebral gefunden, wobei die Prozentangaben für autoptische Befunde zwischen 5–10% liegen. Damit gehören sie unseres Erachtens in den „Topf" der Normvarianten. Sie stellen eine gelatinöse Masse dar und haben Diameter von wenigen Millimetern bis zu 2 cm.

Diese Zufallsbefunde sind streng von notochordalen Strukturen in einzelnen Wirbelkörpern zu unterscheiden, die eine gewisse Ähnlichkeit mit dem echten Chordom haben und die Mirra und Brien (2001) als „giant notochordal hamartoma", also als notochordales Riesenhamartom bezeichnen. Die Autoren glauben aufgrund ihrer Befunde, dass solche Hamartome im Gegensatz zu den harmlosen notochordalen Resten bis zur Pubertät eine Wachstumstendenz haben, um in ihrem Endstadium z. B. einen ganzen Wirbelkörper einzunehmen, dann aber in ihrem Wachstum sistieren und nicht wie ein echtes Chordom zu Zerstörungen führen. Diese Aussagen machen sie fest an zwei durch Biopsie gesicherten radiologischen Langzeitbeobachtungen (ein Fall in D6, der andere Fall im 5. Brustwirbelkörper (Näheres s. unten). Diese Läsionen hatten histologisch eine sehr große Ähnlichkeit mit Chordomen, erfüllen aber letztendlich nicht alle Voraussetzungen eines richtigen Chordoms, weshalb sie mit Recht über längere Zeit lediglich beobachtet werden konnten. Dabei zeigten sie keinerlei Veränderungen. Ein radiologisch identischer Fall in L5 wurde von Darby et al. (1999) publiziert. Die Autoren entschieden sich aber für ein Chordom und führten eine Vertebrektomie durch. Die wesentlichen Unterschiede zwischen Chordom einerseits und GNH sind in ◘ Tabelle 12.1 wiedergegeben.

Yamaguchi et al. (2004) beschreiben eine histologisch identische Läsion wie das GNH, sie bezeichnen sie allerdings als *benignen intraossären Notochordazelltumor*, um das neoplasiehafte einer solchen Läsion zum Ausdruck zu bringen. Sie fanden nämlich zuvor einen histologisch gesicherten Fall eines klassischen kokzygealen Chordoms, das sich in unmittelbarer Nachbarschaft von einem benignen intraossären Notochordazelltumor entwickelt hatte (Yamaguchi et al. 2002). Die Autoren sind der Ansicht, dass mit dem Begriff „giant notochordal hamartoma" die letztendlich bestehende Möglichkeit einer malignen Entartung in ein Chordom heruntergespielt würde, da GNH nichts Neoplastisches an sich haben. Wir sind uns nicht sicher, ob man diesen einen von Yamaguchi et al. (2002) beobachteten Fall wirklich als ursprünglich potentiell maligne Läsion auffassen sollte, denn das beschriebene Chordom hatte sich immerhin neben und nicht in benignen notochordalen Zellformationen entwickelt. Hinzu kommt noch folgender Befund: Yamaguchi et al. (2004) mikroskopierten 100 Wirbelsäulen vom Atlas bis zum Os coccygeum und 61 Proben vom Klivus von insgesamt 100 Autopsiefällen. Sie entdeckten dabei 20 intraossäre benigne Notochordazelltumoren (15 Männer, 5 Frauen, durchschnittliches Alter

◘ **Tabelle 12.1.** Klinische, radiologische und histologische Charakteristika in der Differentialdiagnose zwischen einem benignen notochordalen Riesenhamartom und dem malignen Chordom. (Nach Mirra u. Brien 2001)

Charakteristika	Chordom	GNH
Klinisch	Schmerzen, Schwellung und/oder neurologische Defizite, progredient	Asymptomatisch
Radiologie	1. Groß (> 5 cm) 2. Sehr destruktiv und lytisch 3. Prominente Weichteilmasse, auch häufig auf andere Wirbelkörper übergreifend 4. Progredientes Wachstum	1. Auf die Wirbelkörper beschränkt 2. Osteosklerotisch (auf den Wirbelkörper beschränkt) 3. Keine Weichteilformation 4. Keine Progression
Histologie	1. Lobulärer Aufbau 2. Physaliphorme Zellen finden sich in einer mukoiden Matrix, kein Knochenmarkfett 3. Variable Pleomorphie und gelegentliche Mitosen; synzytiale Zellstränge 4. Sehr destruktiv, nur geringer oder restlicher trabekulärer Knochen	1. Physaliphorme Zellen liegen neben Inseln von restlichem Knochenmarkfett 2. Normales Zellkernbild, keine Mitosen, Matrix eher granulär als mukoid; keine synzytialen Stränge physaliphormer Zellen 3. Trabekuläres Netzwerk intakt, häufig verdickt, Zementlinien 4. Zeichen eines fehlenden oder nur langsamen Wachstums, z. B. eine osteoblastische/osteoklastische Aktivität, keine Mitosen

63 Jahre). Benigne intraossäre Notochordazelltumoren fanden sich in 11,5% der untersuchten Kliuspräparate, in 5% der zervikalen Präparate, in 2% der lumbalen Wirbelkörper und in 12% der sakrokokzygealen Segmente. Auch diese Zahlen beweisen eigentlich, dass es sich bei den „benignen intraossären Notochordazelltumoren" nicht um echte Tumoren, sondern letztendlich um Normvarianten handelt. Der von den Autoren beschriebene histologische Unterschied zwischen notochordalen Resten im Nucleus pulposus (Ecchordosis physaliphora) einerseits und dem „benignen intraossären Notochordazelltumor" andererseits soll im Fehlen jeglicher interzellulärer myxoider Matrix in einem benignen Notochordazelltumor liegen. Wir sind der Ansicht, dass sich dieser Unterschied allein durch die unterschiedliche Lokalisation erklärt, nämlich der Lokalisation der notochordalen Reste im Nucleus pulposus einerseits und der Lokalisation von benignen Notochordazelltumoren andererseits *in* einem Wirbelkörper. Uns überzeugt insgesamt die Argumentation von Mirra und Brien, nämlich dass das notochordale Riesenhamartom eine Läsion ist, die sich aus notochordalen Resten hamartomatös entwickelt, aber dann ab der Pubertät keine Aktivität mehr zeigt. Natürlich wird man solche Fälle, die radiologisch durch Zufall entdeckt werden, langfristig beobachten müssen.

Histologie

Das Bild ist ähnlich einer embryonalen Chorda. Die Zellen und Zellkerne sind kleiner als beim Chordom und das Zytoplasma weniger eosinophil. Kernpleomorphie fehlt und Mitosen werden nicht gefunden. Auch die für das Chordom typische Lobulierung durch fibröse Septen ist nicht beschrieben. Die Grundsubstanz ist eher granulär als myxoid und wechselt mit Einschlüssen von Fett- und hämatopoetischem Mark. Auch fehlen die Zeichen eines destruierenden Wachstums mit Umbau und Auflösung der ortsständigen Trabekel. Entsprechend hat der tumortragende Wirbel seine ursprüngliche Form. Die Differentialdiagnose zu zufällig entdeckten notochordalen Resten stellt sich über deren Durchmesser (weniger als 1 cm).

Radiologie

Das typische radiologische Muster eines GNH besteht aus einer Sklerosierung eines ganzen Wirbelkörpers, entweder im Röntgenbild oder im CT nachweisbar (Abb. 12.13). Ein parossaler Weichteilanteil ist nicht erkennbar. Die Läsion ist also allein auf den Wirbelkörper beschränkt. Szintigraphisch reichern diese Läsionen nicht an, was aufgrund der obigen Ausführungen verständlich ist. In der MRT können sie im T1-Bild signallos und im T2-Bild signalreich sein. Wenn die Sklerose aber sehr ausgeprägt ist, dann wird auch im T2-Bild eine Signalminderung im Vergleich zu anderen Wirbelkörpern zur

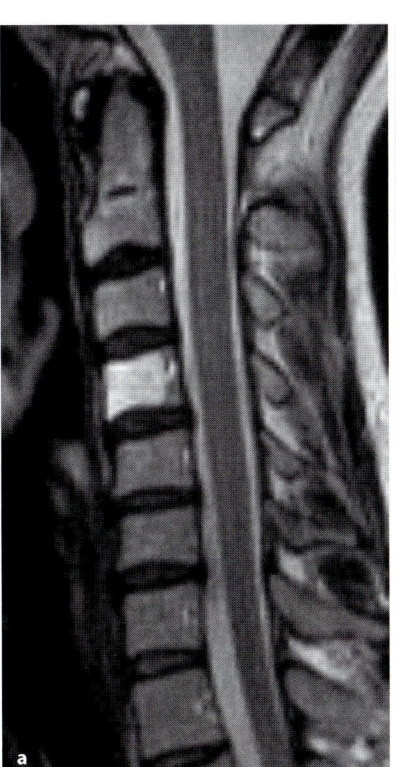
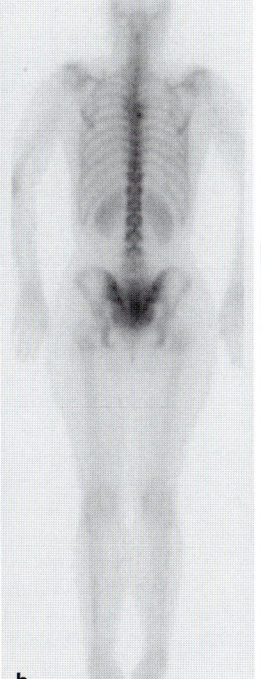
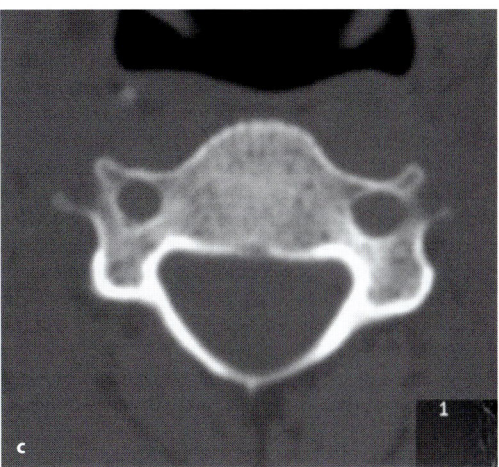

Abb. 12.13 a–c. Auf ein notochordales Riesenhamartom verdächtige radiologische Symptomatik in C4. Zufallsbefund in der MRT bei uncharakteristischen „üblichen" zervikalen Schmerzen. Das Szintigramm (b) zeigt in Höhe von C4 keinen pathologischen Befund. Die Läsion war im hier nicht gezeigten T1-Bild signallos. Im CT findet sich der Wirbel sklerosiert. Die radiologische Gesamtsymptomatik passt exakt zu der von Brien und Mirra (2002) beschriebenen. Auf eine PE wurde wegen der fehlenden klinischen Symtomatik verzichtet. Der Fall wird kontrolliert. Wir haben einen radiologisch identischen, aber bioptisch gesicherten Fall beobachten können, bei dem es sich um eine alte nichtfragmentierte Nekrose nach Pankreatitis handelte. Gegen ein infrage kommendes NHL spricht der negative szintigraphische Befund

Darstellung kommen. Gegenüber dem Chordom grenzt sich das GNH allein schon durch die fehlende destruktive Komponente ab (s. Tabelle 12.1). Nach der Definition von Brien und Mirra (2002) sollten GNH keine Veränderungen während der Verlaufsbeobachtung erkennen lassen. Wenn dies der Fall ist, dann müsste erneut biopsiert werden.

Wir konnten in der Zwischenzeit zwei Fälle beobachten, die auf ein GNH hochgradig verdächtig waren (einmal in C5 und das andere Mal in BWK8). Sie erfüllten alle radiologischen Kriterien eines GNH und deswegen wurden sie nicht bioptisch abgeklärt, sondern nur beobachtet.

Literatur

Abdelwahab JE, O'Leary PF, Steiner GC et al. (1986) Chordoma of the 4th lumbar vertebra metastasizing to the thoracic spine and ribs. Skeletal Radiol 15: 242

Bottles K, Beckstead JH (1984) Enzyme histochemical characterization of chordomas. Am J Surg Pathol 8: 443

Dahlin DC (1978) Bone tumors, 3rd edn. Thomas, Springfield

Dahlin DC, Collins S, MacCarthy CS (1952) Chordoma. A study of fifty-nine cases. Cancer 5: 1170

Darby AJ, Cassar-Pullicino VN, McCall IW et al. (1999) Vertebral intra – osseous chordoma or giant notochordal rest ? Skeletal Radiol 28: 342

Heffelfinger MJ, Dahlin DC, McCarty CS et al. (1973) Chordomas and cartilaginous tumors at the skull base. Cancer 32: 410

Heikinheimo K, Persson S, Kindblom L-G et al. (1991) Expression of different cytokeratin subclasses in human chordoma. J Pathol 164: 145

Herndon JH, Cohen J (1970) Chondroma of a lumbar vertebral body resembling a chordoma. J Bone Joint Surg [Am] 52: 1241

Higinbotham NL, Philips RF, Farr HW et al. (1967) Chordoma – Thirty-five-year-study at Memorial Hospital. Cancer (Philad) 20: 1841

Ishida T, Dorfman HD (1994) Chondroid chordoma versus low-grade chondrosarcoma of the base of the skull: can immunohistochemistry resolve the controversy? J Neurooncol 18: 199

Jeffrey TB, Biava CG, Davis RL (1995) Chondroid chordoma. A hyalinized chordoma without cartilaginous differentiation. Am J Clin Pathol 103: 271

Jones B, Gosh BC, Shelton HG (1994) Chordoma with cutaneous metastasis. Cutis 54: 250

Konrad EA, Meister P, Lob G et al. (1981) Chordoma with a predominant retrosacral tumor mass. J Cancer Res Clin Oncol 101: 213

Miettinen M, Lehto VP, Dahl D et al. (1983) Differential diagnosis of chordoma, chondroid and ependymal tumors as aided by anti-intermediate filament antibodies. Am J Pathol 112: 160

Miettinen M, Lehto VP, Virtanen J (1984) Malignant fibrous histiocytoma within a recurrent chordoma: A light microscopic and immunhistochemical study. Am J Clin Pathol 82: 728

Mirra JM, Brien EW (2001) Giant notochordal hamartoma of intraosseous origin: a newly reported benign entity to be distinguished from chordoma. Report of two cases. Skeletal Radiol 30: 698

Morimitsu Y, Aoki T, Yokoyama K et al. (2000) Sarcomatoid chordoma : chordoma with a massive malignant spindle-cell component. Skeletal Radiol 29: 721

Naka T; Boltze C, Samii A. et al. (2003) Skull base and nonskull base chordomas. Clinicopathologic and immunohistochemical study with special reference to nuclear pleomorphism and proliferative activity. Cancer 98: 1934

Naka T, Boltze C, Küster D. et al. (2005a) Intralesional fibrous septum in chordoma. Am J Clin Pathol 124: 288

Naka T, Boltze C, Küster D. et al. (2005b) Histogenesis of intralesional fibrous septum in chordoma. Pathol Res Pract 201: 443

Naka T, Boltze C, Küster D et al. (2005c) Alterations of G1-S checkpoint in chordoma. The prognostic impact of p53 overexpression. Cancer 104: 1255

NCBT (The Netherlands Committee on bone tumours) (1973) Radiological atlas of bone tumours, vol II. Mouton, Den Haag

Niida H, Tanaka R, Tamura T et al. (1994) Clival chordoma in early childhood without bone involvement. Childs Nerv Syst 10: 533

Reuther G, Mutschler W (1990) Intravertebrale Persistenz des Chordakanals. RÖFO 152: 113

Rosenberg AE, Nielsen GP, Efird JT (1996) Base of skull Chondrosarcomas. A clinicopathologic study of 130 cases. USCAP Washington DC (Abstr)

Salisbury J, Isaacson PG (1985) Demonstration of cytokeratins and an epithelial membrane antigen in chordomas and human fetal notochord. Am J Surg Pathol 9: 791

Schajowicz F (1994) Tumors and tumorlike lesions of bone and joints 2nd edn. Springer, Berlin Heidelberg New York

Schajowicz F, Ackermann LV, Sisson JA (1972) Histological typing of bone tumours. International classification of tumours, No 6. WHO, Geneva

Scheil S, Bruderlein S, Liehr T et al. (2001) Genome-wide analysis of sixteen chordomas by comparative genomic hybridization and genetics of the first human chordoma cell line, U-CH1. Genes Chromosomes Cancer 32: 203

Smolders D, Wang X, Drevelengas A et al. (2003) Value of MRI in the diagnosis of non-clival, non-sacral chordoma. Skeletal Radiol 32: 343

Stoker DJ, Pringle J (1982) Chordoma of mid-cervical spine (case report 205). Skeletal Radiol 8: 306

Suit HD, Goiten M, Munzenrieder J et al. (1982) Definitive radiation therapy for chordoma and chondrosarcoma of base of skull and cervical spine. Neurosurgery 56: 377

Sung MS, Lee GK, Kang HS et al. (2005) Sacrococcygeal chordoma: MR imaging in 30 patients. Skeletal Radiol 34: 87

Tai PT, Craighead P, Bagdon F (1995) Optimization of radiotherapy for patients with cranial chordoma. A review of dose-response rations for photon techniques. Cancer 75: 749

Tallini G, Dorfman H, Brys P et al. (2002) Correlation between features and karyotype in 100 cartilaginous and chordoid tumors. A report from the chromosomes and morphology (CHAMP) collaborative stydy group. J Pathol 196: 194

Utne JR, Pugh DG (1955) The roentgenologic aspects of chordoma. AJR 74: 593

Valderrama E, Kahn LB, Lipper S et al. (1983) Chondroid chordoma. Electron-microscopic study of two cases. Am J Surg Pathol 7: 625

Wang CC, James AE (1968) Chordoma with a brief review of the literature and report of a case with wide-spread metastases. Cancer 22: 162

Weber AL, Liebsch NJ, Sanchez R, Sweriduk STJ (1994) Chordomas of the skull base. Radiologic and clinical evaluation. Neuroimaging Clin N Am 4: 515

Yamaguchi T, Yamato M, Saotome K (2002) First histologically confirmed case of a classic chordoma arising in a precursor benign notochordal lesion: differential diagnosis of benign and malignant notochordal lesions. Skeletal Radiol 31: 413

Yamaguchi T, Suzuki S, Ishiiwa H et al. (2004) Intraosseous benign notochordal cell tumours : overlooked precursor of classic chordomas ? Histopathology 44: 597

13 Tumorähnliche Knochenläsionen („tumor-like lesions")

13.1	Fibröser metaphysärer Defekt (FMD) – 741
13.2	Metaphysäre kortikale Irregularitäten bei Kindern, sog. periostales Desmoid – 756
13.3	Fibröse Dysplasie (FD) – 762
13.4	Einkammerige juvenile Knochenzyste – 802
13.5	Aneurysmatische Knochenzyste (AKZ) – 819
13.6	Langerhans-Zell-Histiozytose (LZH) – 843
13.7	Intra- und juxtaossäres Ganglion – 866
13.8	Reparatives Riesenzellgranulom (RZG) der Extremitäten – 876
13.9	Braune Tumoren beim Hyperparathyreoidismus – 882
13.10	Villonoduläre Synovitis – 886
13.11	Heterotope Ossifikation (Myositis ossificans) – 897
13.12	Tumorähnliche Knochenveränderungen bei pustulöser Arthroosteitis (PAO) oder pustulöser Enthesioosteitis (PEO) oder SAPHO-Syndrome – 912
13.13	So genannte Pseudotumoren des Skeletts – 917
13.13.1	Epithelzyste des Knochens – 917
13.13.2	Dermoidzyste – 919
13.13.3	Hämophiler Pseudotumor – 919
13.13.4	Amyloidtumor – 921
13.13.5	Fokale hämatopoetische Hyperplasie – 926
13.13.6	Pseudotumoröse Gichttophi – 926
13.13.7	Neurogene Arthropathie – 928
13.13.8	Hamartom (Mesenchymom) der Brustwand beim Kleinkind – 929
13.13.9	Infektiös bedingte Pseudotumoren – 931
13.13.10	Durch Kunststoffe und Baumwolle bedingte Pseudotumoren – 932
13.13.11	Traumatisch bedingte Pseudotumoren – 934

Nach Lichtenstein (1977) handelt es sich bei den tumorähnlichen Läsionen um nichtneoplastische Knochenveränderungen, die mit Knochentumoren verwechselt werden können.

Die Verwechslungsmöglichkeiten bestehen sowohl auf dem klinisch-radiologischen wie auch auf dem pathologisch-anatomischen und histologischen Sektor.

In Tabelle 13.1 sind die wesentlichen Krankheitsbilder dargestellt, die primäre Knochengeschwülste simulieren können. In der linken Spalte finden sich die Läsionen, die im Biopsiematerial häufiger, in der rechten diejenigen, die weniger häufig vorkommen.

Häufiger biopsierte „tumor-like lesions" besitzen offensichtlich eine stärkere Ähnlichkeit mit primären Knochengeschwülsten als weniger häufig biopsierte.

Tabelle 13.1. Knochenveränderungen, die primäre Knochentumoren simulieren können

Häufiger biopsiert	Seltener biopsiert
Metastasen	Fibröser metaphysärer Defekt
Aneurysmatische Knochenzyste	Periostales Desmoid
Fibröse Dysplasie und osteofibröse Dysplasie	Ischämische Apophysiolyse
Heterotope Ossifikationen und Kallusbildungen	Hyperparathyreoidismus (brauner Tumor)
Reparatives Riesenzellgranulom	Knocheninfarkte
Einfache oder andere Zysten	Knocheninseln (bone islands, Enostome)
Osteomyelitis	Mastozytose
Langerhans-Zell-Histiozytose, Lipoidgranulomatose Erdheim-Chester, lipomembranöse Osteodysplasie	Mesenchymom (Hamartom) der Brustwand
Synoviale Chondromatose und Weichgewebschondrom	
Morbus Paget	
Villonoduläre Synovitis	

13.1 Fibröser metaphysärer Defekt (FMD)

Synonyme: fibröser Kortikalisdefekt, nichtossifizierendes Knochenfibrom (noK)

> **Definition:**
> Der fibröse metaphysäre Defekt (FMD) entspricht einer zumeist klinisch stummen und sich spontan rückbildenden nichtneoplastischen Veränderung in der metaphysären Region von wachsenden Röhrenknochen, zumeist in stressexponierten Enthesen.

Die *WHO-Klassifikation von 1994* benutzt den Begriff des FMD synonym mit dem nichtossifizierenden Fibrom und dem histiozytischen Xanthogranulom. Die WHO-Definition für den fibrösen metaphysären Defekt lautet: „Es handelt sich um eine gut definierte nichtneoplastische Knochenläsion, die eine identische Histologie wie das benigne fibröse Histiozytom besitzt: Es finden sich ein spindelzelliges fibröses Gewebe mit wirbelartigem Muster, das eine variable Anzahl von vielkernigen Riesenzellen hat, fernerhin Hämosiderinpigment und lipidbeladene Histiozyten (Xanthomzellen)." In der WHO-Klassifikation von 2002 ist diese Läsion nicht mehr aufgeführt.

Wie auch im Kapitel über das sog. periostale Desmoid oder kortikale Irregularitäten beschrieben (s. S. 756), ist der FMD in der Nähe dieser Veränderungen anzusiedeln. Wegen seiner typischen metaphysären Lokalisation im Bereich von Insertionen der Sehnen und Bänder ist zu vermuten, dass abnorme Belastungen oder Traumata eine Rolle auch bei seiner Entstehung spielen (Ritschl et al. 1989, s. auch unter Häufigkeit).

Den genannten Entitäten (periostales Desmoid, kortikale Irregularitäten, FMD) ist Folgendes gemeinsam:
- Sie bilden sich in der Regel spontan zurück.
- Sie werden überhäufig beobachtet, was sie in die Nähe der Normvarianz rückt.
- Sie kommen zu 80–90% um die einer Traumatisierung überhäufig ausgesetzten Knieregion herum vor.
- Sie entwickeln sich fast ausschließlich im fibroossären Übergangsbereich, also im Übergang von Sehnen und Bändern in den Knochen (Enthesen).

Der Begriff „fibröser metaphysärer Defekt" beschreibt den Zustand eines Kompaktadefekts im Metaphysenbereich, aufgefüllt mit Bindegewebe. Dieser Zustand findet sich sowohl beim sog. fibrösen Kortikalisdefekt als auch beim nichtossifizierenden Knochenfibrom. *Wir sehen im nichtossifizierenden Knochenfibrom (noK) eine unphysiologische Fortentwicklung eines vorbestehenden fibrösen Kortikalisdefekts* (s. Abb. 13.3).

Physiologischerweise werden nämlich fibröse Kortikalisdefekte (aber auch nicht allzu große nichtossifizierende Knochenfibrome) während des Knochenwachstums durch ihre (scheinbare) diaphysäre Auswanderung wegmodelliert. Das heißt, sie heilen eigentlich nicht aus, ihre Rückbildung unterliegt vielmehr den physiologischen Ummodellierungsvorgängen des Knochens (Ritschl et al. 1988).

Beim nichtossifizierenden Knochenfibrom sieht man pathologisch-anatomisch einen knöchernen Defekt in der Kortikalis und bei größeren Exemplaren auch in der Spongiosa, mit Bindegewebe aufgefüllt (◘ Abb. 13.1 b). Die histologisch im faser- und zellreichen Bindegewebe nachgewiesenen vielkernigen Riesenzellen können Anlass zu histologischen Fehlinterpretationen geben.

Dass wir den FMD im Stadium des fibrösen Kortikalisdefekts und – in dessen Fortentwicklung – im Stadium des nichtossifizierenden Knochenfibroms in diesem Extrakapitel besprechen und nicht im Zusammenhang mit dem sog. periostalen Desmoid bzw. den kortikalen Irregularitäten abhandeln, geschieht eher aus konventionellen Gründen und in keiner Weise aus der Vorstellung heraus, dass der FMD eine eigenständige Entität darstelle. Auch die röntgenologischen und manchmal histologischen Besonderheiten (s. unten) des nichtossifizierenden Knochenfibroms lassen es uns aus didaktischen Gründen sinnvoll erscheinen, ihm ein gesondertes Kapitel zu widmen.

FMD bedürfen keiner Probebiopsie oder Behandlung, wenn sie die auf S. 752 f. dargelegten Kriterien erfüllen, es sei denn, sie besäßen ungewöhnlicherweise einmal eine derartige Größe, dass sie stabilitätsgefährdend sind. Alle von uns längerfristig beobachteten FMD wurden im Laufe des Knochenwachstums entweder wegmodelliert oder sie fielen einer spontanen knöchernen Durchbauung anheim. FMD gehören somit zu den klassischen sog. *don't touch me* oder *leave me alone lesions*.

Mit einer malignen Transformation bei einem längerbestehenden nichtossifizierenden Knochenfibrom ist nicht zu rechnen. Bei dem in Abb. 9.38 dargestellten Fall eines Fibrosarkoms in der Region fibröser metaphysärer Defekte – bei einer Patientin mit Neurofibromatose – kann es keinesfalls als erwiesen angesehen werden, dass sich das Fibrosarkom aus dem vermuteten vorbestehenden nichtossifizierenden Knochenfibrom entwickelt hat, es sei denn, man nimmt einen Zusammenhang mit der bei Neurofibromatose bekannten Inaktivierung des Tumorsuppressorgens an.

Zur Problematik der Entwicklung eines Osteosarkoms aus einem FMD nehmen Kyriakos und Murphy (1981) Stellung. Die Autoren sprechen sich dafür aus, dass die in der Literatur berichteten Fälle einer malignen Transformation eines FMD Zufallsbeobachtungen von

fibrösen metaphysären Defekten neben primär malignen Knochentumoren entsprechen. Teilweise haben sie auch veröffentliche Fälle revidiert. Die Autoren stellen folgende Forderungen, um eine maligne Transformation annehmen zu können:
- Die ursprüngliche Läsion muss radiologisch einem FMD entsprechen, die mit der Zeit zu einem malignen Bild transformiert, wobei das Epizentrum der malignen Läsion dem FMD entsprechen sollte.
- Es darf keine Strahlentherapie der ursprünglichen Läsion stattgefunden haben.
- Alles Gewebe der ursprünglichen Läsion sollte den typischen histologischen Aufbau eines FMD tragen.
- Bei vorausgegangenen chirurgischen Interventionen sollten mindestens 2 Jahre vergangen sein, bis in der Operationsregion ein maligner Tumor entstanden ist.

Pathologische Anatomie
In den seltenen Fällen, in denen der FMD im Ganzen exzidiert wurde, findet man eine scharf vom umgebenden Knochen abgesetzte und vom intakten Periost bedeckte rötliche weich elastische fibröse Läsion (Abb. 13.1 a).

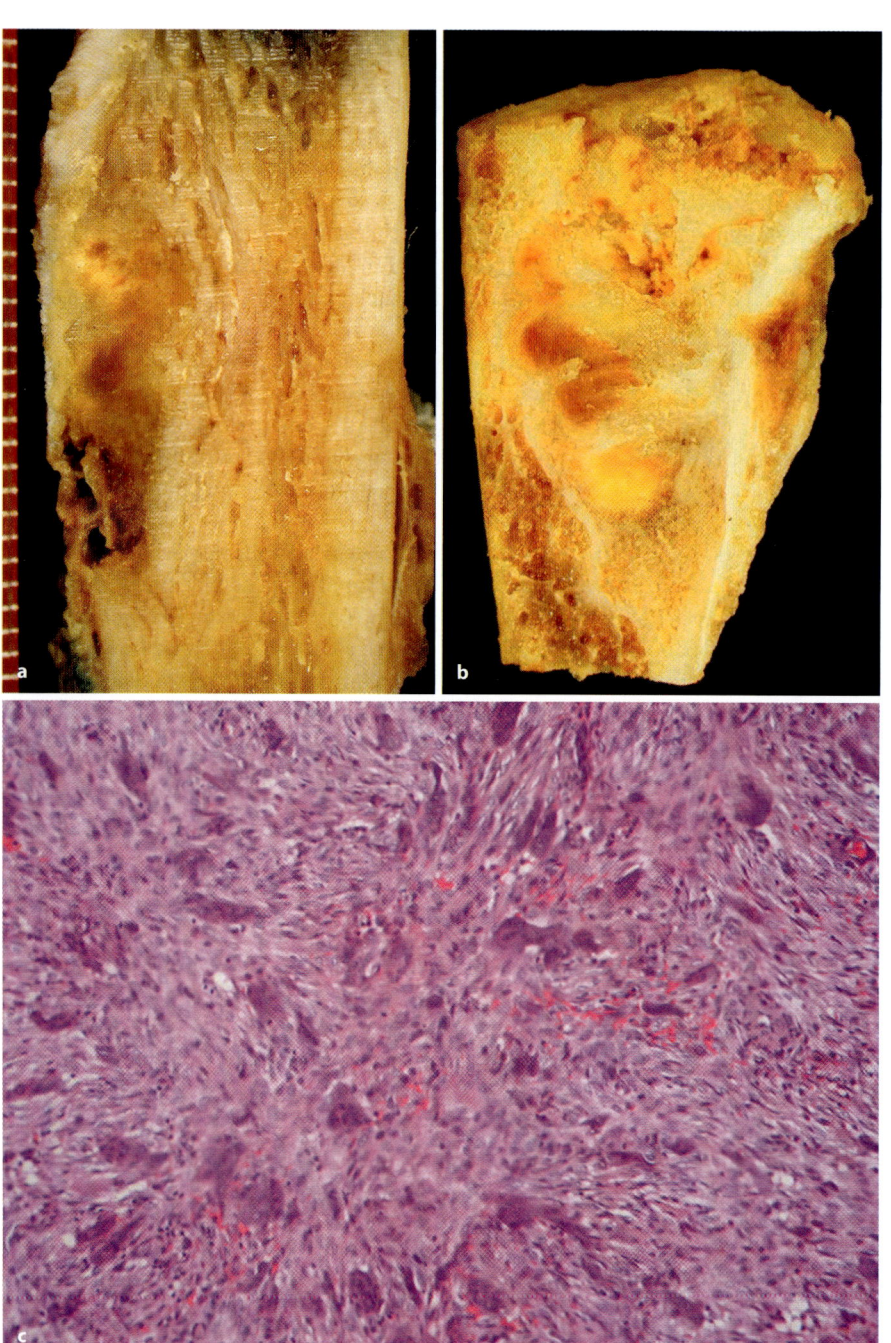

Abb. 13.1. a Der fibröse (metaphysäre) Kortikalisdefekt ist ein exzentrisch im Knochen der Metaphyse liegender und in der Knochenlängsachse ausgerichteter Herd mit Kortikalisunterbrechung unter intaktem Periost. Er zeigt eine charakteristische kokardenförmige Begrenzung gegenüber der reaktiv sklerotischen Spongiosa der Metaphyse und eine braune Verfärbung des Gewebes durch Sidereineinlagerung (proximale Tibia, 14-jähriges Mädchen). b Das nichtossifizierende Knochenfibrom (Operationspräparat aus der distalen Femurmetaphyse eines 12-jährigen Mädchens) zeigt den gleichen Aufbau wie der fibröse Kortikalisdefekt, ist jedoch deutlich größer. c Auch histologisch sind fibröser Kortikalisdefekt und noK identisch. Typisch sind die spindelzellige Differenzierung der mononukleären Zellpopulation mit häufiger wirbeliger Anordnung um Gefäße sowie eingestreute „kleine" Riesenzellen, die durch ihre Umgebung geformt werden (*Forts. S. 743*)

13.1 · Fibröser metaphysärer Defekt (FMD)

Abb. 13.1 (*Forts.*) Schaumzellinseln durch Lipideinlagerungen (**d**) und Siderin (**e**) sind ebenfalls charakteristische Befunde. **f** In der Peripherie der Läsion finden sich auch – trotz des Namens noK – regelmäßig Einschlüsse von Trabekeln aus Faserknochen

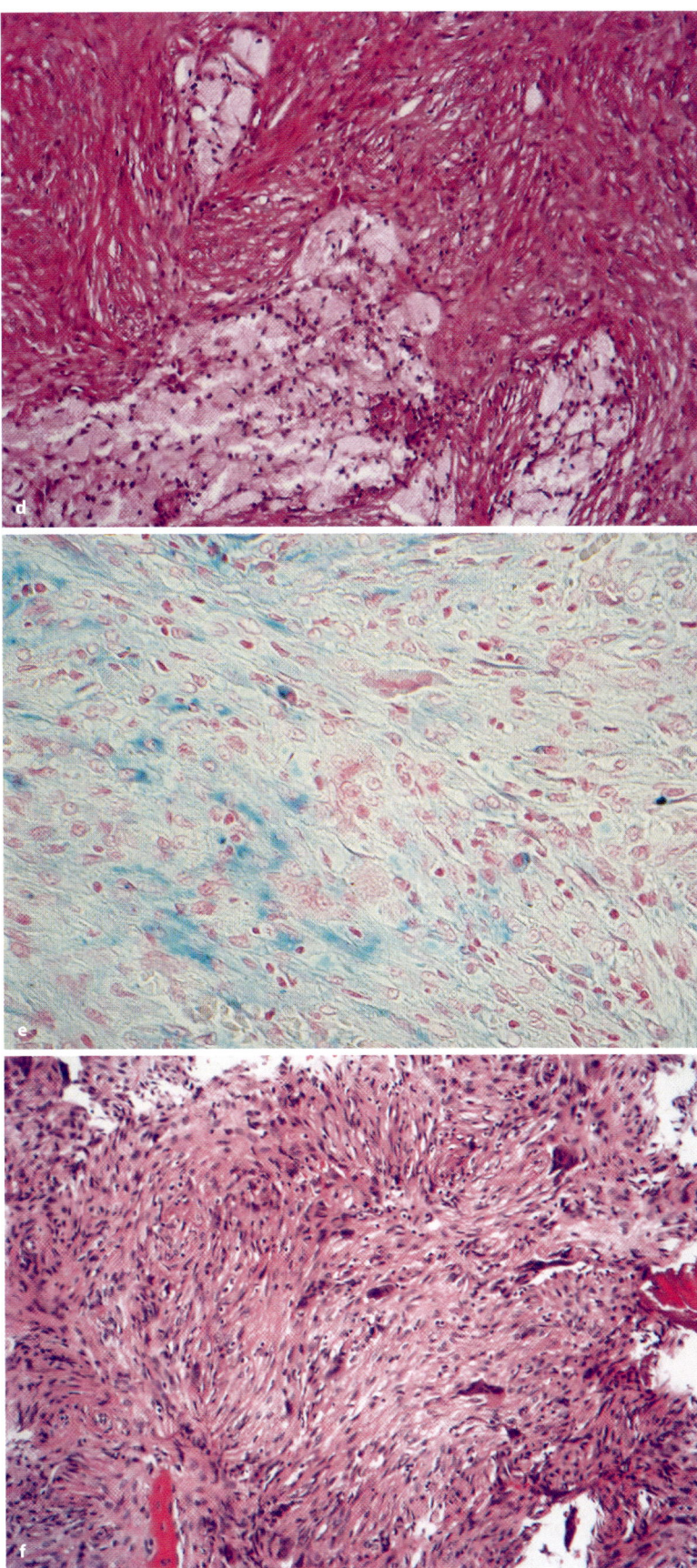

Meistens liegt das Präparat aber als Kürettage in Fragmenten vor. Es ist infolge des Hämosideringehalts mehr oder weniger bräunlich eingefärbt und zeigt oft eine angedeutete lobuläre Struktur mit einem Durchmesser der Knötchen von wenigen Millimetern. Die Konsistenz ist abhängig vom Fasergehalt, meistens mittelgradig, oft sind auch weiche gelbliche Einschlüsse als Folge von Fettspeicherung zu finden. Sie können so ausgedehnt sein, dass solche Läsionen auch als Fibroxanthom oder Xanthom zu beschreiben sind.

Histologie

Mikroskopisch findet man ein zellreiches fibrös bis histiozytär differenziertes Gewebe mit untermischten mehrkernigen Riesenzellen. Die einkernigen Zellen sind spindelig und haben einen längsovalen bis runden, meist gleichmäßigen Kern mit kleinem Nukleolus. Mitosen sind selten. Die Zellen liegen typisch in Wirbeln oder in Zügen verflochten, so dass ein storiformes Muster charakteristisch ist (Abb. 13.1 c). Der Gehalt an kollagenen Fasern ist in den Läsionen unterschiedlich und nimmt mit dem Alter der Läsion zu. Die Riesenzellen zeigen überwiegend eine zonale Häufung, können aber auch gleichmäßig verteilt vorkommen, sind meistens kleiner als beim Riesenzelltumor und sind überwiegend infolge des Fasergehaltes im Stroma polygonal modelliert und durch Schrumpfungsartefakte von der Umgebung isoliert. Inseln von Schaumzellen infolge Fettspeicherung sowie Eisenablagerungen sind immer, aber in wechselndem Ausmaß, vorhanden (Abb. 13.1 d, e).

Auch wenn der Name noK anderes vermuten lässt, findet man eigentlich immer eine, wenn auch geringe Knochenneubildung mit zarten Bälkchen in der Peripherie der Läsion, während das Zentrum immer frei von Knochen ist. Da die Präparate meistens als Kürettage vorliegen, ist diese topographische Verteilung nicht immer erkennbar. Hält man sie irrtümlich für eine eigenständige Knochenbildung, so kann es zu Verwechslungen mit anderen Krankheitsbildern, z. B. der fibrösen Dysplasie kommen.

Die Kompakta kann entweder fehlen, so dass die Läsion direkt vom Periost überzogen wird, das keine Veränderungen aufweist – vorausgesetzt, es hat keine Fraktur vorgelegen – oder sie kann als dünne Schicht mit in die Läsion vorspringenden Leisten noch histologisch nachgewiesen werden.

Selten werden auch Cholesterinkristalllücken histologisch gesehen. In solchen Fällen ist der Nachweis der typischen Struktur eines nichtossifizierenden Knochenfibroms außerhalb dieser Ablagerungen entscheidend für die Diagnose.

Histologische Differentialdiagnose. *Benignes fibröses Histiozytom:* Das nichtossifizierende Fibrom und der fibröse Kortikalisdefekt zeigen die gleiche histologische Struktur wie das benigne fibröse Histiozytom. Deshalb müssen für diese Differentialdiagnose immer Lokalisation, Röntgenbefund und, besonders wichtig, auch das Patientenalter berücksichtigt werden, da Letzteres fast immer im Erwachsenenalter um das 30. Lebensjahr herum auftritt (s. S. 547).

Da im *malignen fibrösen Histiozytom* Bezirke mit sehr guter Differenzierung auftreten können, ist die Differentialdiagnose zwischen diesen Entitäten auch durch eine ausgedehnte histologische Aufarbeitung des Gewebes sehr sorgfältig zu stellen, bei der dann immer die anaplastischen Sarkomanteile entdeckt werden. Hilfreich ist dabei stets der Befund des Radiologen und die klinische Situation, da der maligne Tumor meistens in der 2. Hälfte des Lebens auftritt, Beschwerden macht und zentral im Knochen liegt. Auch die relativ simple Regel, dass Tumoren im Skelett unter 3 cm Durchmesser meist gutartig sind, bietet hier einen gewissen Anhaltspunkt.

Riesenzelltumor: Riesenzelltumoren können abschnittweise – inbesondere in Regressionsarealen – ein dem FMD identisches histologisches Bild aufweisen, jedoch zeigen Letztere nie das für den Riesenzelltumor charakteristische Bild der zahlreichen und gleichmäßig verteilten großen und zytoplasmareichen Riesenzellen, die unter einem symplastisch imponierenden Bild in einen rundzellig-histiozytären Hintergrund eingebettet sind. Im Tumorrand zeigt der Riesenzelltumor eine typische unscharfe Begrenzung infolge seines aggressiven Wachstums und seiner oft ausgeprägten osteoklastären Osteolysen. Reaktive knöcherne Randsklerosen fehlen auch aus diesem Grund; liegt eine solche vor, ist dies ein starkes Argument gegen einen Riesenzelltumor. Gefäßeinbrüche, die der Riesenzelltumor zeigen kann, gibt es beim FMD nicht.

Reparatives Riesenzellgranulom: Diese Läsion, die am häufigsten im Kiefer und an den tubulären kurzen Knochen (besonders den Phalangen) beschrieben wurde, zeigt histologisch eine große Ähnlichkeit zum FMD. Es unterscheidet sich jedoch durch die deutliche Matrixproduktion mit Osteoid- und auch Knochenbildung sowie auch nachzuweisendem Chondrosteoid. Entprechendes gilt auch für die Abgrenzung der sog. soliden Variante der aneurysmatischen Knochenzyste. Mit entscheidend für die Differentialdiagnosen sind auch hier das Röntgenbild und die Lokalisation.

Langerhans-Zell-Histiozytose (eosinophiles Granulom): Alte abheilende eosinophile Granulome zeigen sowohl eine starke Faserbildung als auch Schaumzellen und können deshalb mit älteren faserreichen fibrösen Kortikalisdefekten oder nichtossifizierenden Fibromen verwechselt werden. Unterscheidungen sind möglich mit Hilfe des Röntgenbildes unter Einbeziehung der Lokalisation und auch durch die immunhistologische Untersuchung des Herdes mit positiver Reaktion für Langerin, CD1a und S-100-Protein in wenigstens einem Teil der Zellen.

Fibröse Dysplasie: Dabei findet sich die typische metaplastische Verknöcherung aus einem Fasergewebe mit kleineren und zarteren Zellen und weniger Kollagengehalt. Riesenzellen sind bei der fibrösen Dysplasie selten und fast immer in Gruppen im Bereich von regressiven Veränderungen und Blutungen vorliegend. Ein Osteoblastenbesatz der Knochenbälkchen fehlt. Wesentlich in der Differentialdiagnose ist das Röntgenbild.

Hyperparathyreoidismus (brauner Tumor): Bei lange bestehenden braunen Tumoren kann es zur Fettspeicherung in Zellen kommen, so dass ein histologisch ähnliches Bild wie beim FMD auftreten kann. In den meisten Abschnitten unterscheidet sich jedoch der braune Tumor durch seinen Reichtum an größeren Riesenzellen und seine eher rundlichen einkernigen Zellen deutlich. Auch ist auf den Befund einer Fibroosteoklasie – entsprechend einem Hyperparathyreoidismus – in der Spongiosa der Umgebung der Läsion zu achten. Schließlich sind Patientenalter, Klinik und vor allem das Röntgenbild (Veränderungen in der umgebenden Knochenfeinstruktur) hilfreich bei der Unterscheidung. Im Zweifel helfen auch die speziellen Laborparameter des Hyperparathyreoidismus weiter.

Häufigkeit

Die Prävalenzangaben über den FMD sind in der Literatur sehr kontrovers: Sontag und Pyle (1941), und Caffey (1955) fanden bei ihren z. T. langfristigen Verlaufsbeobachtungen Prävalenzen, die von 27–53% der untersuchten Kinder und Jugendlichen reichten, wobei in manchen Fällen nicht nur ein Kortikalisdefekt, sondern auch zwei oder mehrere zum selben Zeitpunkt oder nacheinander nachgewiesen werden konnten. Eine ausführliche Darstellung dieser Beobachtung findet sich in einer Übersicht von Freyschmidt et al. (1981a). Eigene röntgenologische Untersuchungen an 5674 metaphysären Skelettregionen der oberen und unteren Extremität von 2065 willkürlich ausgesuchten Patienten im Alter von 1–20 Jahren ergaben allerdings „nur" eine Gesamtprävalenz des fibrösen metaphysären Defektes von 1,8%, bei alleiniger Betrachtung des distalen Femurs von 2,7%.

Die starke Zahlendiskrepanz über das Vorkommen des fibrösen metaphysären Defekts im amerikanischen und deutschen Schrifttum ist nur schwer zu erklären, einige Überlegungen dazu sind in der oben zitierten Arbeit von Freyschmidt et al. (1981) angestellt.

Die von uns gefundene Prävlenz und noch mehr die von amerikanischen Autoren angegebenen Häufigkeiten beweisen, dass der fibröse metaphysäre Defekt einer stressinduzierten Wachstumsstörung oder Fehlentwicklung – wie bereits schon verschiedentlich ausgeführt – entspricht. Hier sind weitere Parallelitäten zu den kortikalen Irregularitäten zu sehen. Da die Läsionen in der Regel szintigraphisch negativ sind, dürfte es sich nicht um ein akutes oder chronisches (szintigraphisch positives) Stressphänomen handeln, wie wir es z. B. von Sehnenansätzen an den klassischen Enthesen der Trochanteren oder des Kalkaneus kennen. Wahrscheinlich genügt ein subklinisches Stressphänomen als Initialzündung zu einer umschriebenen Wachstumsstörung oder Fehlentwicklung.

Lokalisation

Der FMD wird praktisch ausnahmslos in den Metaphysen der langen Röhrenknochen gefunden. Histologisch und röntgenologisch ähnliche Läsionen an kleinen Röhrenknochen sowie an flachen Knochen in der Region apophysärer Wachstumszonen werden im Allgemeinen nicht als fibröse Kortikalisdefekte oder nichtossifizierende Knochenfibrome bezeichnet, sondern mit Begriffen wie *Xanthofibrom, benignes fibröses Histiozytom* usw. (s. S. 547 ff.) belegt.

Fast alle FMD treten in der unteren Extremität auf (◘ Abb. 13.2 a). Im eigenen Krankengut fanden sich allein 96% aller FMD an der unteren Extremität und nur 4% an der oberen. Bevorzugt an der unteren Extremität ist die distale Femurmetaphyse, an der sich in unserem Krankengut allein 62% aller FMD fanden. In der Häufigkeit folgt die proximale Tibiametaphyse mit ca. 24%. An der distalen Tibiametaphyse konnten wir nur ca. 6%, an der proximalen und distalen Fibulametaphyse je 2% und an der distalen Radiusmetaphyse ca. 4% aller FMD nachweisen. Betrachtet man die distale Femurmetaphyse isoliert, so fanden wir in unserem Krankengut 20 von 28 FMD an der dorsomedialen Region. Lateral gelegene FMD traten überwiegend gemeinsam bzw. gleichzeitig mit medialen auf.

Alters- und Geschlechtsprädilektion

Die 1. und 2. Lebensdekade sind ganz eindeutig das Prädilektionsalter für einen fibrösen metaphysären Defekt. In unserem Krankengut war der jüngste männliche Patient 4, der jüngste weibliche 7 Jahre alt. Am häufigsten betroffen ist die Altersgruppe von 10–15 Jahren (Abb. 13.2 b). In unserem Krankengut fanden sich 80% aller Patienten mit einem fibrösen metaphysären Defekt im Alter von 10–20 Jahren. Es werden aber auch fibröse metaphysäre Defekte im Stadium des nichtossifizierenden Knochenfibroms bei Erwachsenen, in der Regel aber nur als Zufallsbefund, gefunden. Bei Jungen scheinen fibröse metaphysäre Defekte häufiger als bei Mädchen aufzutreten, von unseren 38 beschwerdefreien Trägern eines FMD waren 27 männlichen, 11 weiblichen Geschlechts.

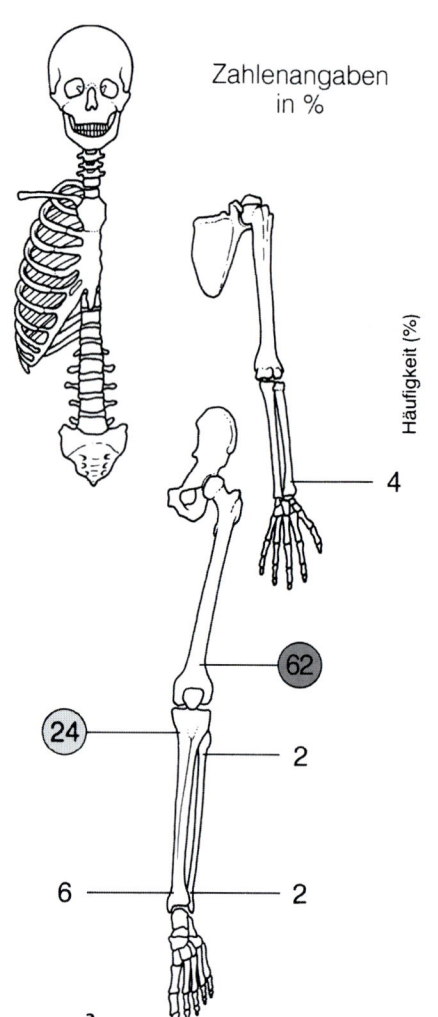
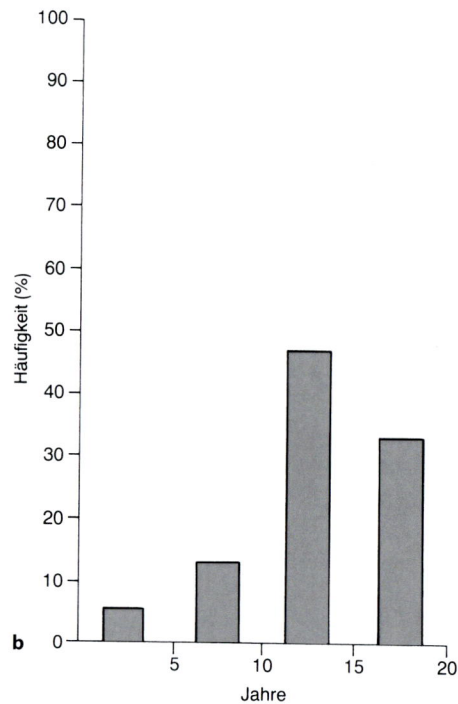

◘ Abb. 13.2. a Lokalisatorische Verteilung des fibrösen metaphysären Defekts (fibröser Kortikalisdefekt, nichtossifizierendes Knochenfibrom; nach Freyschmidt et al. 1981a). Gut 88% aller fibrösen metaphysären Defekte sind um die Kniegelenkregion herum lokalisiert, gut 96% liegen allein in der unteren Extremität. b Altersverteilung des fibrösen metaphysären Defekts

Klinik

FMD verursachen in der Regel keine Beschwerden; zumeist werden sie rein zufällig entdeckt, wenn z. B. die Kniegelenkregion anlässlich eines Traumas röntgenologisch untersucht wird. Nur selten können sehr große FMD Anlass zu Spontanfrakturen geben. Bei dieser Kausalinterpretation ist allerdings sehr große Vorsicht geboten, denn in den meisten von uns gemachten Beobachtungen verliefen durch adäquate Traumen verursachte Frakturen häufig nur zufällig in den FMD. Diese Beobachtung ist von klinischer Relevanz, da die Annahme einer Spontanfraktur durch einen FMD eine chirurgische Intervention mit Ausräumung der Läsion impliziert.

Persönlichen Beobachtungen zufolge scheinen Kinder mit einer Neurofibromatose (klinisch-radiologisch: Sko-liose, Wachstumsstörungen, Pseudarthrosen der Tibia, Knochenerosionen) besonders viele und vor allem große Exemplare eines FMD zu entwickeln. Fernerhin finden sich bei Trägern mit mehreren FMD auffallend häufig Hautnävi (forme fruste der Neurofibromatose?). Mirra et al. nennen die Kombination von Café-au-lait-Flecken und FMD *Jaffe-Campanacci-Syndrom*. Auch gibt es möglicherweise eine Beziehung zwischen der Entwicklung multipler FMD und dem Auftreten konnataler Missbildungen (Campanacci et al. 1983).

In diesem Zusammenhang sei auf den Fall in Abb. 9.38 verwiesen, bei dem sich in der Region fibröser metaphysärer Defekte ein Fibrosarkom entwickelt hatte.

Radiologie

Fibröse Kortikalisdefekte (◘ Abb. 13.3 a, b, 13.4, 13.5) zeigen zumeist eine ovaläre Kompaktaaufhellung, deren Längsachse parallel zur Achse des befallenen Röhrenknochens verläuft. Die Defekte haben einen Längsdurchmesser von 2–30 mm und sind in der Regel scharf be-

◘ **Abb. 13.3 a–d.** Entwicklung eines nichtossifizierenden Knochenfibroms aus einem fibrösen Kortikalisdefekt bei einem asymptomatischen Kind, dessen oberes Sprunggelenk nach Verrenkung röntgenologisch untersucht wurde. Zwischen a und c einerseits und b und d andererseits liegt ein Zeitraum von 4 Jahren. In den Aufnahmen a und b sieht man den metaphysären fibrösen Kortikalisdefekt von einem scharfen Sklerosesaum umgeben, er weist keine Binnenstruktur auf. 4 Jahre später (c,d) ist er etwas diaphysär ausgewandert und zeigt eine typische traubenförmige Konfiguration. Die Beziehung dieser Läsion zur lateralen Kompakta ist ganz eindeutig

13.1 · Fibröser metaphysärer Defekt (FMD)

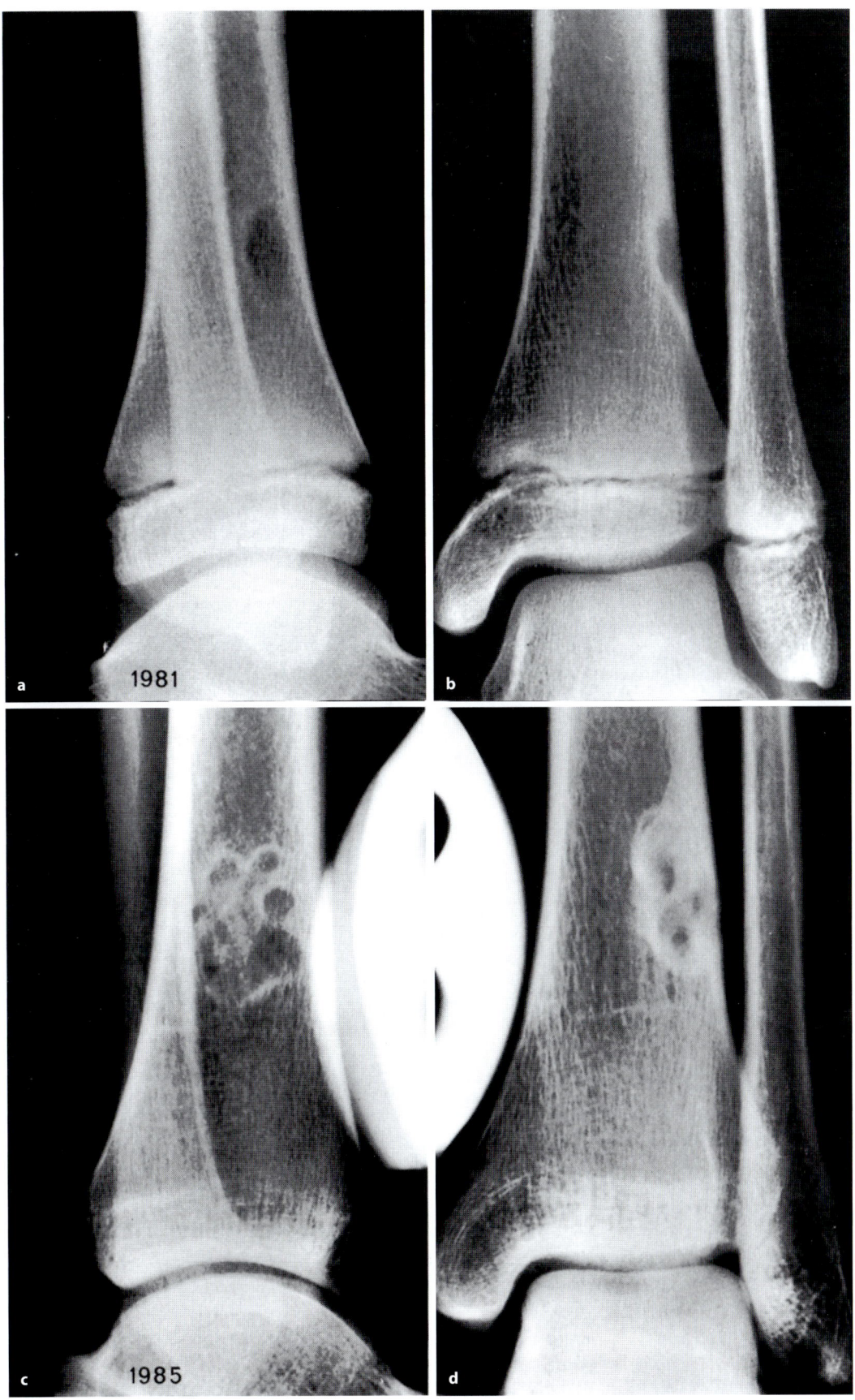

Abb. 13.3 a–d (*Text s. S. 746*)

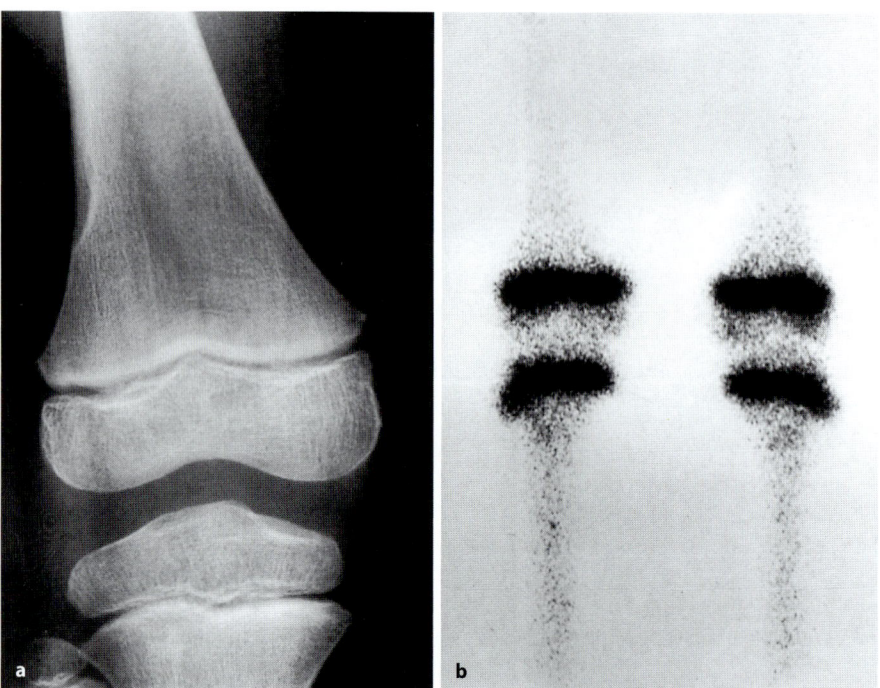

Abb. 13.4 a, b. Fibröser Kortikalisdefekt bei einem 5-jährigen Jungen. Sehr langgestreckter, von einem Sklerosesaum umgebener Defekt in der distalen lateralen Femurmetaphysenkompakta. Klinisch asymptomatisch, Zufallsbeobachtung. Das auswärts aus diagnostischer Unklarheit heraus durchgeführte Szintigramm war negativ

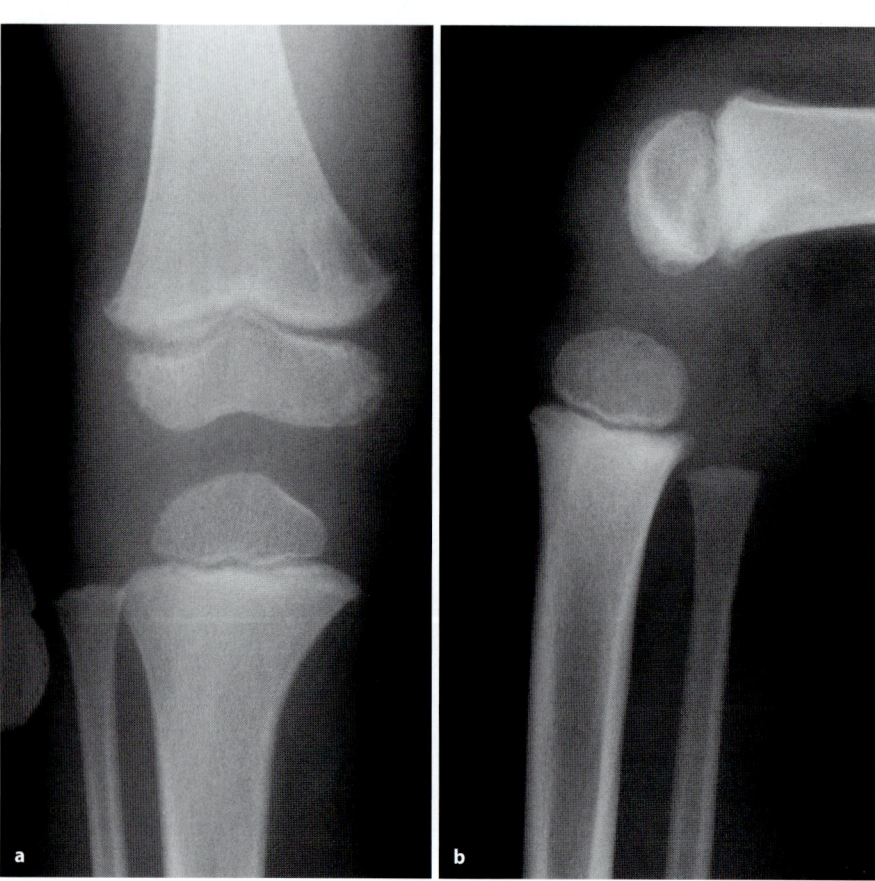

Abb. 13.5 a–c. Fibröser metaphysärer Defekt (FMD) im Stadium eines fibrösen Kortikalisdefektes rechts bei einem gesunden eineinhalbjährigen Jungen, der nach einem Unfall mit Prellung des rechten Knies geröntgt wurde. Also Zufallsbefund. Der Defekt sitzt exakt im Ansatzbereich des medialen Gastroknemiuskopfes (*Forts. S. 749*)

13.1 · Fibröser metaphysärer Defekt (FMD)

Abb. 13.5 a–c (*Forts.*) Bei der andernorts 4 Wochen später durchgeführten Kontrolluntersuchung (**c**) ist der Defekt verschwunden, d. h. knöchern repariert. Dieser Fall dokumentiert sehr gut die Vorstellung, dass FMD passageren Wachstumsstörungen, wahrscheinlich stressinduziert, entsprechen

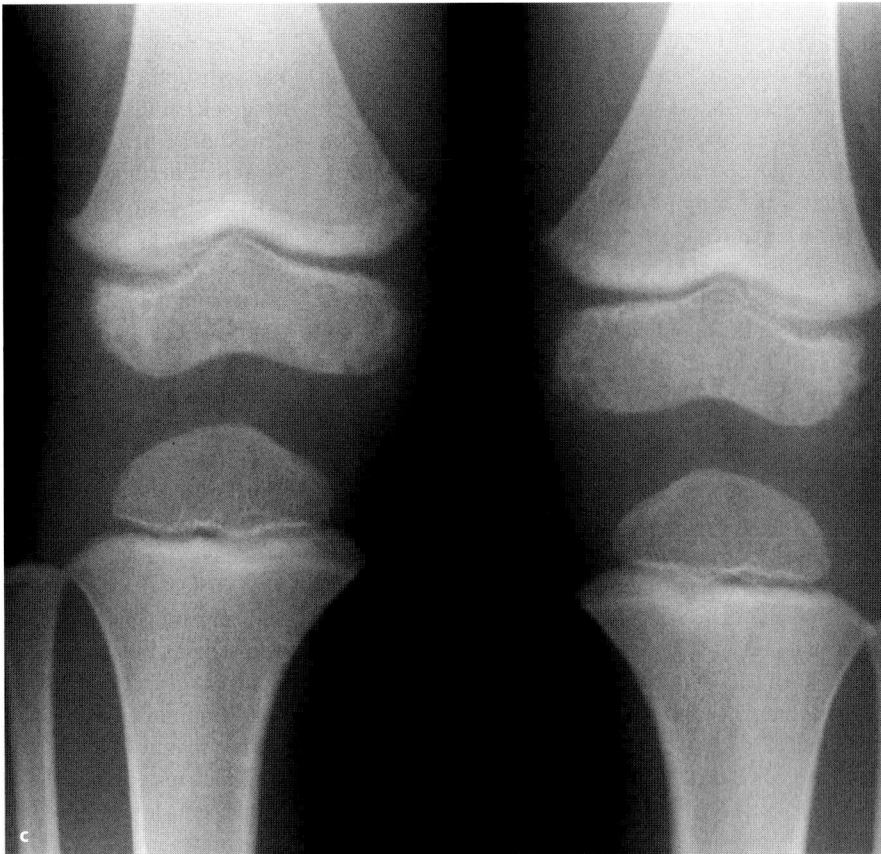

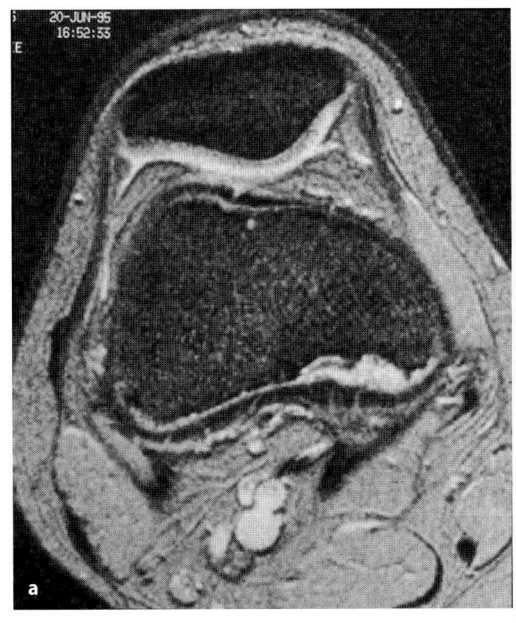

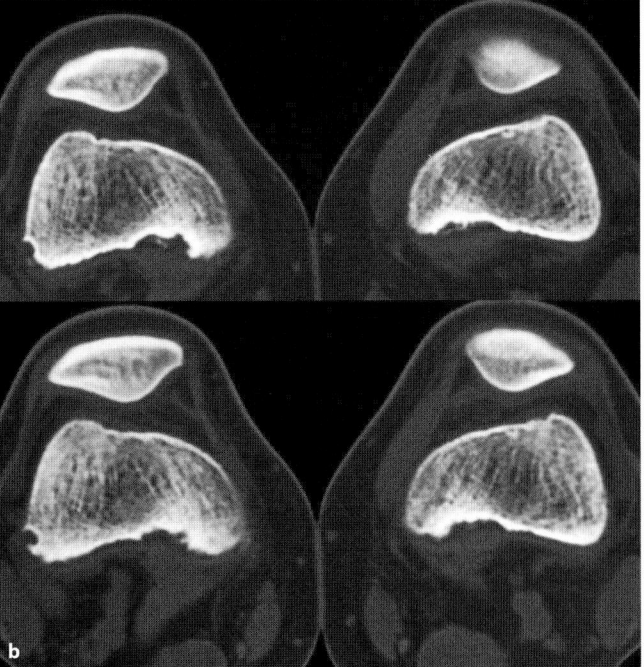

Abb. 13.6 a, b. Schnittbildsymptomatik bilateraler fibröser metaphysärer Defekte in den distalen Femurmetaphysen. 12-jähriges sportlich engagiertes asymptomatisches Mädchen. Die Defekte liegen exakt im Ansatzbereich des medialen Gastroknemiuskopfes, sie sind im CT (**b**) fransig begrenzt und im MRT inhomogen signalintensiv. Bei einer Kontrolle 1 Jahr später waren sie nicht mehr nachweisbar. Beachte den Kortikalisdefekt im Condylus femoris lateralis rechts, einer stressinduzierten Resorptionszone, also einem kleinen fibrösen Kortikalisdefekt im Ursprung des M. popliteus entsprechend

grenzt. Gelegentlich wölbt sich das zart verkalkte Periost uhrglasartig vor. Etwas größere Defekte zeigen einen Sklerosesaum, der besonders diaphysenwärts ausgeprägt ist. Die an den Defekt angrenzende Kompakta kann auch verdickt sein. Immer liegen die Defekte rein metaphysär im Abstand von einigen Millimetern bis zu einigen Zentimetern von der Epiphysenfuge.

Nichtossifizierende Knochenfibrome (Abb. 3.26, 13.3c, d, 13.8, 13.10) stellen sich in der Regel als traubenförmig konfigurierte Aufhellungsfiguren unter der vorgewölbten und sehr dünnen restlichen Kompakta dar. Wenn der osteoklastäre Knochenabbau stärker ist, kann sich auch die verdünnte Kompakta schalenartig vorwölben, bei tangentialer Projektion sieht man direkt den Defekt in der Kompakta. Die traubenförmige Röntgenkonfiguration entspricht riffartigen Vorwölbungen der inneren Oberfläche (Abb. 3.26 e). Umgeben sind die Läsionen in der Regel von einem girlandenartigen dichten Sklerosesaum. Sie erreichen Längendurchmesser bis zu 70 mm und Tiefenausdehnungen bis 3 cm (Abb. 13.9 b, c). Liegt die Läsion im Umbiegungsbereich von dorsaler zu medialer Kortikalis der distalen Femurmetaphyse, dann erscheint ihre (projizierte) Tiefenausdehnung in den sagittalen oder frontalen Projektionen größer als den tatsächlichen anatomischen Verhältnissen entsprechend.

Einige offensichtlich ältere, vielleicht auch erst spät im Knochenwachstum entstandene und nicht wegmodellierte oder persistierende Läsionen können mehr diaals metaphysär liegen (Abb. 13.9 a). Im Ausheilungsstadium sieht man eine besonders von den diaphysären Rändern und der Kompakta her zunehmende Verdichtung solcher Läsionen, entsprechend einer zunehmenden knöchernen Durchbauung, die eintritt, wenn die Wegmodellierungsvorgänge nicht ausreichen. Insgesamt betrachtet lässt sich das nichtossifizierende Knochenfibrom einem Lodwick-Grad IA, seltener B zuordnen. Wie in Kap. 3 ausgeführt, sollte die computertomographische Darstellung eines kompletten umschriebenen Kompaktaabbaus bei projektionsradiographischer Darstellung einer intakten Kompakta nicht dazu verleiten, die Läsion von einem Lodwick-Grad IA in einen Grad IC „heraufzustagen" (Abb. 3.26).

Fibröse metaphysäre Defekte führen in der Regel zu keiner oder höchstens zu einer diskreten Aktivitätsanreicherung im Skelettszintigramm (Abb. 13.4, 13.8).

Zufällig im MRT entdeckte fibröse metaphysäre Defekte stellen sich im T1- und auch im T2-gewichteten Bild zumeist signalarm dar. Grundsätzlich hängt die Signalintensität, auch nach Gadoliniumapplikation, vom Lipidgehalt, von der Zellularität des Bindegewebes, von evtl. traumatischen Einblutungen, von gelegentlich nachweisbaren Hämosiderineinlagerungen, vom Kollagengehalt und den in die Läsion hineinragenden Knochenleisten ab (Jee et al. 1998). Durch diese Komponenten kann es im T1-gewichteten Bild gelegentlich zu fleckigen stärkeren Signalintensitäten, ähnlich wie im sub-

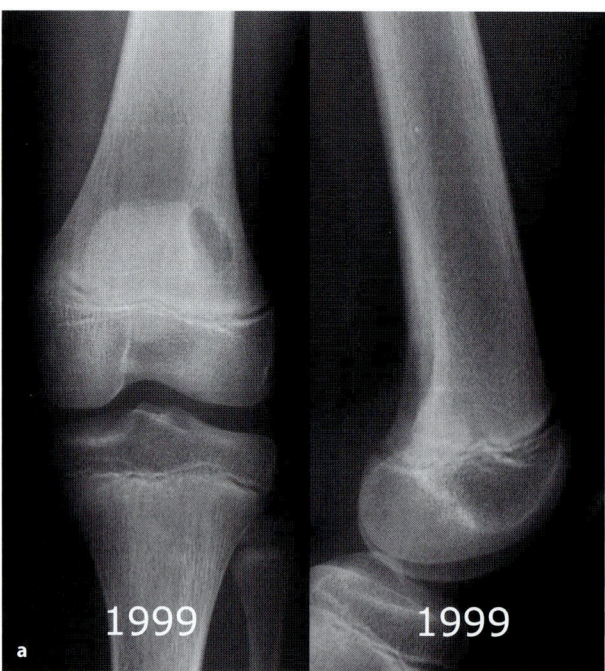 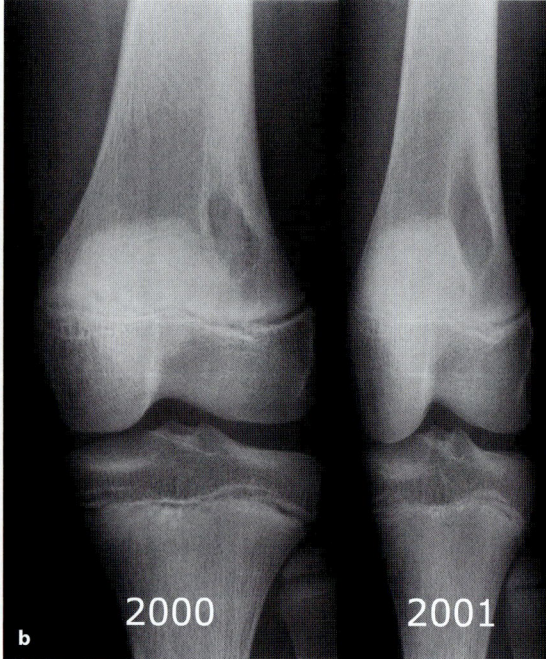

Abb. 13.7 a–d. „Wachsender" fibröser metaphysärer Defekt in der distalen lateralen Femurmetaphyse im Ansatz des lateralen Gastroknemiuskopfes. 11-jähriges asymptomatisches Mädchen, das ein intensives Training in Leichtathletik betrieb. Deshalb wurde der Defekt wohl knöchern nicht durchbaut (*Forts. S. 751*)

13.1 · Fibröser metaphysärer Defekt (FMD)

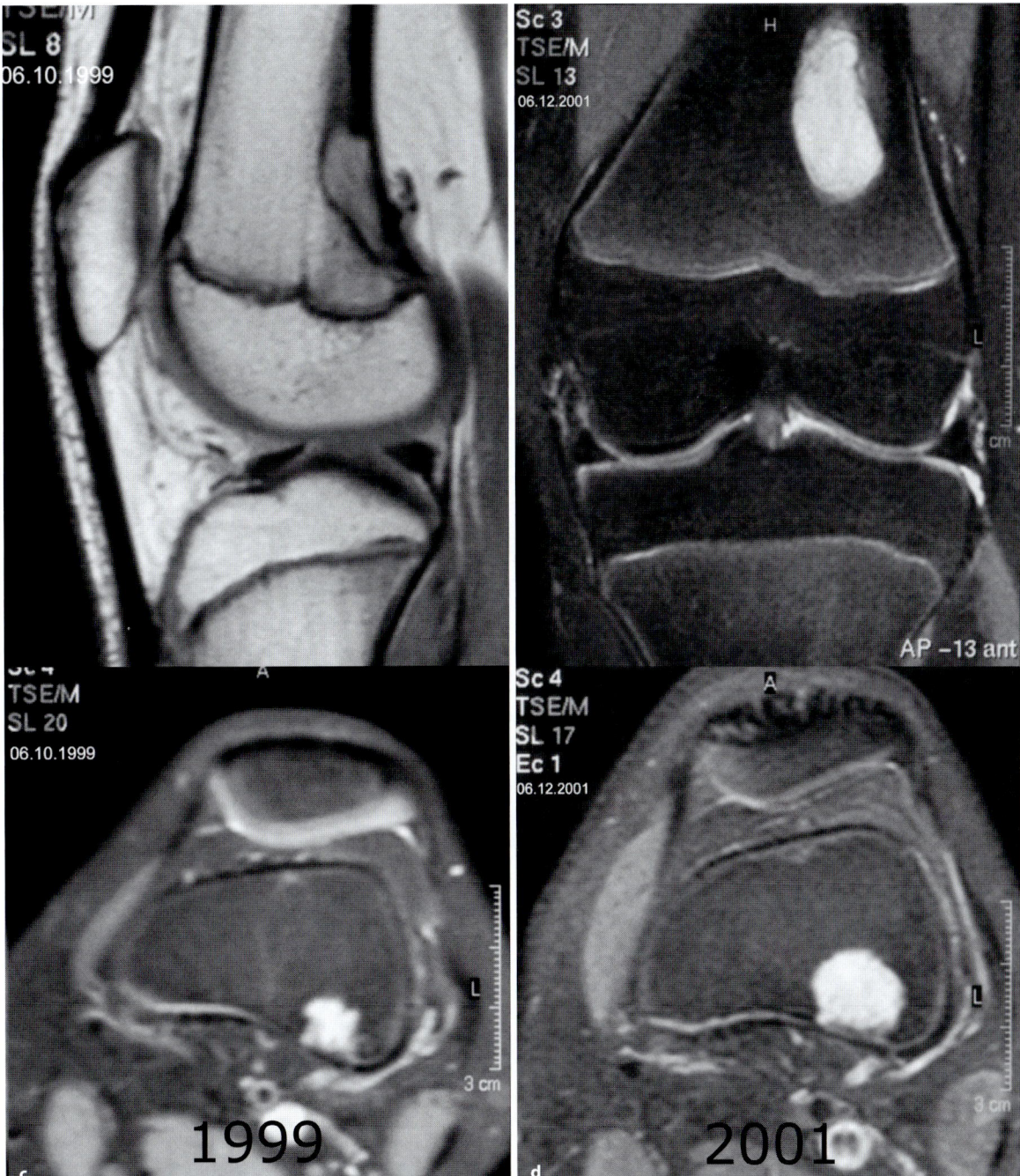

● Abb. 13.7 a–d (Forts.) In der T1-Gewichtung (c oben) ist der Defekt isointens mit der Muskulatur, im T2-Bild signalintensiv

kutanen Fettgewebe, kommen. Bei noch kollagenarmen Läsionen mit stärkerem Protonengehalt sieht man im T2-gewichteten Bild gelegentlich auch stärkere Signalintensitäten (● Abb. 13.6 a, 13.7c, d, 13.10c). Es sei an dieser Stelle aber hervorgehoben, *dass fibröse metaphysäre Defekte aufgrund ihrer klaren und unmissverständlichen radiologischen Symptomatik keine Indikation zu einer ergänzenden MRT-Untersuchung darstellen.*

Differentialdiagnose

Die Röntgensymptomatik des fibrösen metaphysären Defektes ist in der überwiegenden Zahl der Fälle so unverkennbar, dass ernstzunehmende Differentialdiagnosen kaum in Frage kommen und demnach auch keine weiteren Maßnahmen oder gar histologische Untersuchungen notwendig werden. Besonders das nichtossifizierende Knochenfibrom gehört zu den wenigen Läsio-

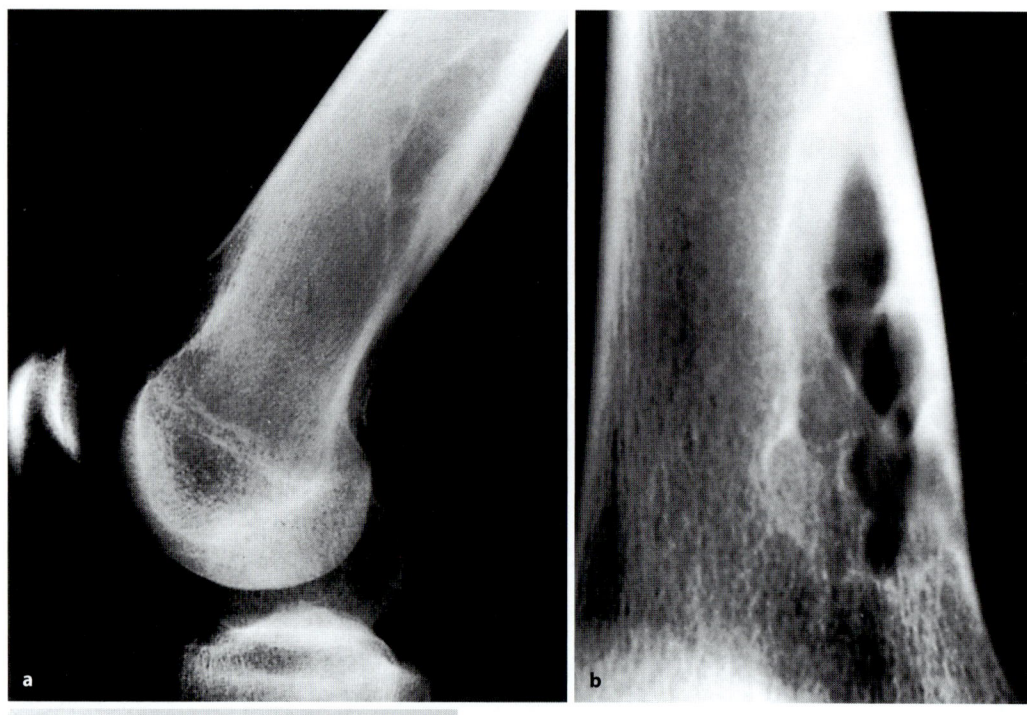

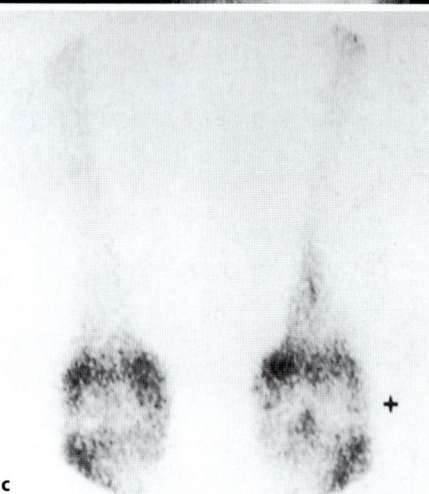

Abb. 13.8 a–c. Klassisches nichtossifizierendes Knochenfibrom im distalen Femur bei einem 17-jährigen Jungen mit verschlossener Epiphysenfuge. Zufallsbefund. Die Läsion geht von der mediodorsalen Kompakta aus und wölbt sich relativ tief in die Spongiosa vor. Durch riffartige Knochenvorsprünge erscheint sie gekammert bzw. traubenförmig. Die mediodorsale Kompakta ist leicht ausgebeult und offensichtlich kompensatorisch verdickt. Im Skelettszintigramm nur ganz diskret vermehrte lokale Anreicherung

nen, die ausnahmslos röntgenologisch diagnostiziert werden können und müssen.

Die Erfahrung lehrt aber, dass diese banale und klinisch absolut gutartige Veränderung in der täglichen Routinepraxis immer wieder Irritationen hervorruft. Nicht selten kommt es sogar zu Probeexzisionen, die in der Mehrzahl der Fälle überflüssig sind und den Patienten unter Umständen unnütz gefährden. Uns selbst sind Beobachtungen bekannt, bei denen auch von histologischer Seite eine Fehlinterpretation erfolgte, die in einem Falle tragischerweise zu einer Amputation führte.

Deshalb seien noch einmal die charakteristischen Röntgenmerkmale des fibrösen metaphysären Defekts aufgezählt:

- Der fibröse metaphysäre Defekt liegt immer mehr oder weniger metaphysär. Eine sog. diaphysäre Auswanderung ohne Wegmodellierung des Defekts geht in der Regel nie so weit, dass er z. B. in Schaftmitte zu liegen kommt.
- Der fibröse metaphysäre Defekt geht immer von der Kompakta aus bzw. er lässt in jedem Falle eine enge Beziehung zu ihr erkennen. Der Bezug der Läsion zu einem Sehnen- oder Bandansatz ist anatomisch leicht herzustellen.
- Im Stadium des fibrösen Kortikalisdefekts liegt er in der Kortikalis, im Stadium des nichtossifizierenden Knochenfibroms breitet er sich von der Kortikalis in die angrenzende Spongiosa aus. Da das Stadium des nichtossifizierenden Knochenfibroms in der Regel erst von Patienten jenseits des 6. und 7. Lebensjahrs erreicht wird, ist ein größerer Defekt mit einem Längsdurchmesser von mehr als 3 cm vor dem 6.–7. Lebensjahr weniger typisch.
- Der fibröse metaphysäre Defekt ist immer scharf und/oder durch einen Sklerosesaum begrenzt.
- Er tritt bevorzugt im Wachstumsalter auf. Asymptomatische und szintigraphisch negative Läsionen kommen aber im jungen Erwachsenenalter auch vor.

13.1 · Fibröser metaphysärer Defekt (FMD)

- Der fibröse metaphysäre Defekt bevorzugt die unteren Extremitäten, besonders das distale Femur, die proximale und distale Tibia und Fibula.
- Szintigraphisch haben fibröse metaphysäre Defekte keine oder nur eine sehr diskrete Aktivitätsanreicherung.

Mit dieser Summe von Merkmalen ist die radiologische Primärdiagnose eines fibrösen metaphysären Defekts in allen Fällen, insbesondere bei fehlender klinischer Symptomatik, zu stellen und eine Verlaufsbeobachtung und/oder Biopsie erübrigt sich. Gelegentlich ziehende Schmerzen im Kniegelenk (sog. Wachstumsschmerz) sind bei typischem Röntgenbefund und negativem Szintigramm kein Beweis dafür, dass die Symptomatik von dem Herd ausgeht. Das gilt besonders für sportlich sehr aktive Kinder, v. a. für diejenigen, die aktiv Fußball spielen.

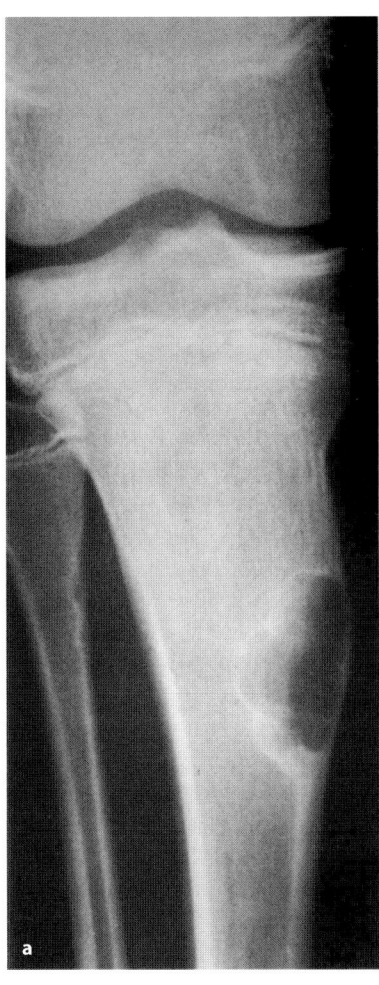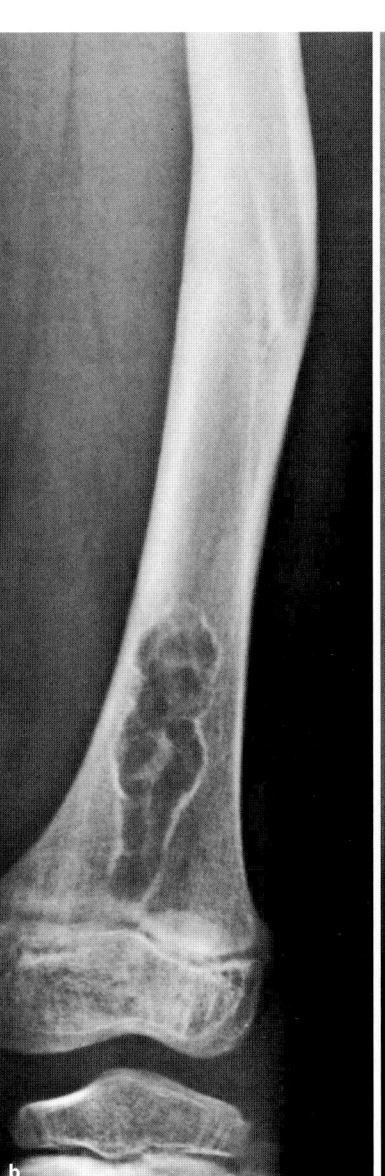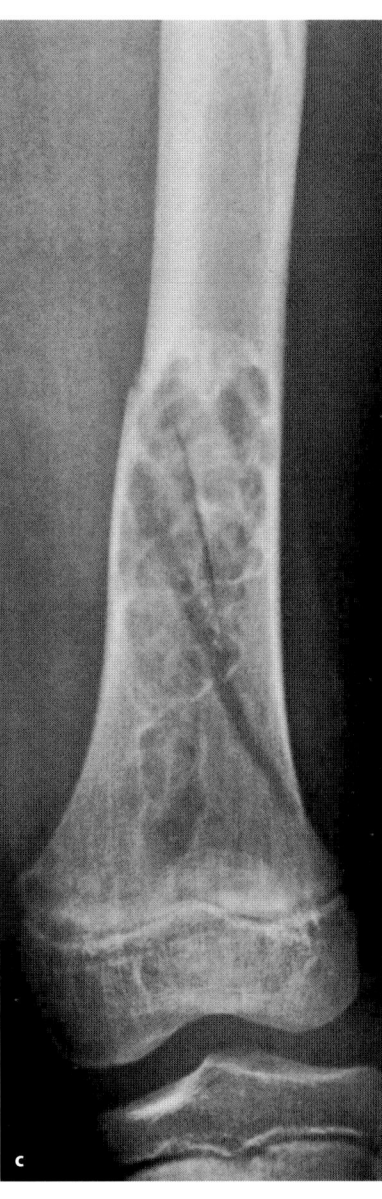

Abb. 13.9 a–c. Etwas ungewöhnliche, aber vom Röntgenmorphologischen her dennoch typische nichtossifizierende Knochenfibrome als Zufallsbefunde, d. h. also bei asymptomatischen Patienten. **a** Verhältnismäßig weit diaphysär an der medialen Tibiakortikalis sitzendes nichtossifizierendes Knochenfibrom mit deutlicher „Ausbeulung" der darüber gelegenen Kortikalis, die uhrglasartig verdünnt anmutet. Beachte, dass im Bereich der proximalen tibiaseitigen Fibuladia-/metaphyse ebenfalls feinere Unregelmäßigkeiten im Sinne fibröser Kortikalisdefekte zu sehen sind. **b, c** Anderer Fall. Das große, dorsal gelegene nichtossifizierende Knochenfibrom (**b**) wurde durch Zufall im Zusammenhang mit einer radiologischen Kontrolle einer 2 Jahre zuvor durchgemachten Femurschaftfraktur entdeckt. Weitere 2 Jahre später wird der Junge erneut untersucht, weil er sich nach einem adäquaten Trauma in der distalen Femurdia-/metaphyse eine Fraktur zugezogen hat (**c**). Diese Fraktur berührt zufällig das inzwischen enorm vergrößerte und noch stärker im Laufe des Wachstums nach diaphysär ausgewanderte nichtossifizierende Knochenfibrom. Dieser Fall zeigt, dass sich gelegentlich nichtossifizierende Knochenfibrome im Laufe der diaphysären Auswanderung nicht wegmodellieren, sondern durchaus zu proliferierenden tumorähnlichen Läsionen entwickeln können

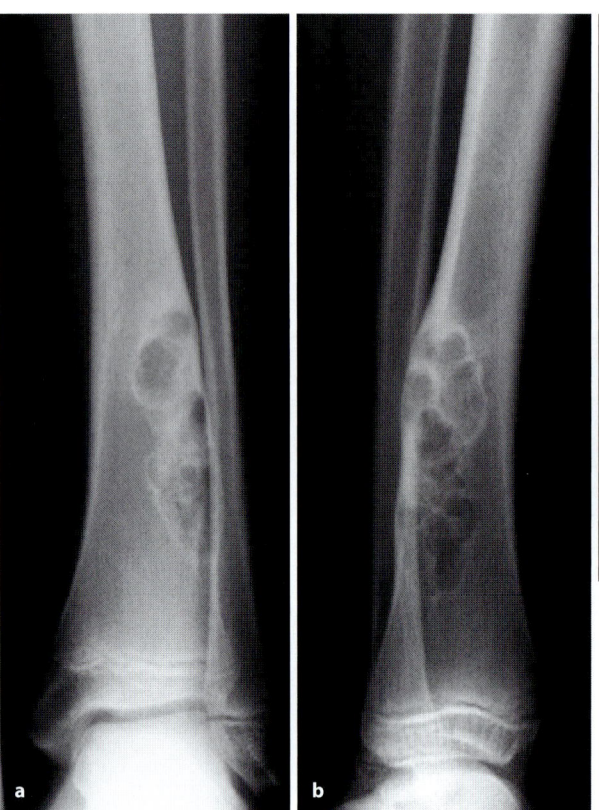
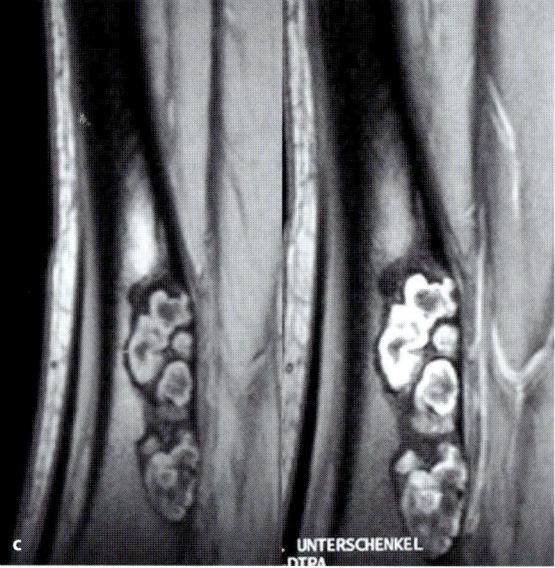

Abb. 13.10 a, b. Großes nichtossifizierendes Knochenfibrom (noK) im Breich der distalen laterodorsalen Tibiadiametaphyse bei einem 15-jährigen asymptomatischen Jungen. Zufallsbefund. Durch das mit dem noK zusammenhängende gestörte Wachstum ist eine leichte Verbiegung der Tibia nach laterodorsal eingetreten. Die MRT-Bilder in **c** zeigen, dass sich das proliferierende Gewebe überwiegend randständig in der mehrkammrig erscheinenden Läsion findet

Vorsicht ist allerdings mit der Annahme eines fibrösen metaphysären Defekts geboten, wenn die röntgenologisch so anmutende Läsion in Schaftmitte liegt oder wenn sie eine ungewöhnliche Größe besitzt und an irgendeiner Stelle eine unscharfe Begrenzung erkennen lässt. Dann kann dahinter durchaus auch z. B. ein Osteosarkom stecken.

Speziell diaphysäre Lokalisationen an der Tibia sollten auch an ein Adamantiom denken lassen. In diesem Zusammenhang sei auf den Fall in Abb. 11.27 hingewiesen. Die Patientin hatte aber einen eindeutig lokalisierbaren Schmerz in dieser Region, der beim fibrösen metaphysären Defekt nicht auftreten sollte. Auch auf Abb. 11.29 wird verwiesen.

Läsionen mit ähnlichem Aussehen wie ein fibröser metaphysärer Defekt an den oberen Extremitäten und bei Erwachsenen sollten Anlass zu differentialdiagnostischen Überlegungen sein.

Wir sehen immer dann die Indikation zu einer Probeexzision gegeben, wenn Läsionen mit dem äußeren Aspekt eines fibrösen metaphysären Defekts mit einer länger dauernden Schmerzsymptomatik (ca. 3 Wochen) einhergehen und wenn das Szintigramm positiv ist.

In Einzelfällen kommen differentialdiagnostisch für den fibrösen metaphysären Defekt vom Röntgenologischen her folgende Differentialdiagnosen in Frage:

Osteomyelitis: Sie kann exzentrisch metaphysär sitzen und im Ausheilungsstadium mit einem irregulären Sklerosesaum einhergehen. Solche Osteomyelitisformen trifft man vor allem im anbehandelten Zustand an. Meistens finden sich aber bei der Osteomyelitis feine lamelläre oder auch dickere Periostveränderungen. Das Szintigramm ist zumeist deutlich positiv.

Fibröse Dysplasie: Besonders bei der monoostotischen Form der fibrösen Dysplasie können sich ähnliche Bilder wie beim FMD ergeben, beiden Veränderungen liegt schließlich ein bindegewebiger Ersatz des normalen Knochens zugrunde. Bei der fibrösen Dysplasie ist allerdings häufiger primär die Spongiosa beteiligt; anfangs wird die Beziehung zur Kompakta wie beim FMD nicht deutlich. Während der FMD fast ausnahmslos im distalen Femur lokalisiert ist, tritt die fibröse Dysplasie bevorzugt im proximalen Femurbereich intertrochantär oder diaphysär auf. Die Differentialdiagnose zwischen beiden Veränderungen ist nicht relevant, da sie zu keinen Konsequenzen, z. B. im Sinne einer chirurgischen Intervention, führt.

Osteofibröse Dysplasie Campanacci (auch als ossifizierendes Knochenfibrom bezeichnet): Die Läsion ist im Gegensatz zum fibrösen metaphysären Defekt eher diaphysär und fast ausschließlich an der Tibiakortikalis, insbesondere ventral, lokalisiert (s. S. 693, 793 ff., Tbl. 11.1).

Juvenile einkammrige Knochenzyste: Sie ist in der Regel größer als der FMD und liegt mehr dia- als metaphysär. Ihre pathogenetische Beziehung zur Kompakta ist selten eindeutig, meistens ist die Kompakta konzentrisch ausgedünnt oder es bildet sich eine ausgebeulte Knochenschale aus. Selten besitzen darüber hinaus juvenile Knochenzysten einen traubenförmigen Aspekt wie das nichtossifizierende Knochenfibrom.

Chondromyxoidfibrom: Dieser Tumor hinterlässt zumeist eine strukturlose Osteolyse und einen größeren Defekt in der Kompakta, wenn er sich paraossal ausbreitet. Das Szintigramm ist in der Regel positiv (Abb. 7.16, 7.17).

Periostales Chondrom: Dieser Tumor liegt auf der Kortikalis und kann gelegentlich in ihr einen Defekt verursachen. Die Läsion besitzt aufgeworfene Ränder. Dagegen entwickelt sich das nichtossifizierende Knochenfibrom mehr in Richtung des Knocheninnenraumes. Eine Unterscheidung ist also eindeutig möglich. In Zweifelsfällen kann die Knochenszintigraphie eingesetzt werden, sie ist beim periostalen Chondrom positiv.

Literatur

Caffey J (1955) On fibrous defects in cortical walls of growing tubular bones. Advances in Pediatrics, vol 7. The Yearbook Publishers, Chicago, p 13

Campanacci M, Laus M, Boriani S (1983) Multiple nonossifying fibromata with extraskeletal anomalies: a new syndrome? J Bone Joint Surg [Br] 65: 627

Freyschmidt J, Saure D, Dammenhain S (1981a) Der fibröse metaphysäre Defekt. I. Untersuchungen zur Häufigkeit. RÖFO 134: 169

Freyschmidt J, Saure D, Dammenhain S (1981b) Der fibröse metaphysäre Defekt. II. Zur Differentialdiagnose. RÖFO 134: 392

Jee WH, Choe BY, Kang HS et al. (1998) Nonossifying fibroma: Characteristics at MR imaging with pathologic correlation. Radiology 209: 197

Kyriakos M, Murphy WA (1981) Concurrence of metaphyseal fibrous defect and osteosarcoma. Skeletal Radiol 6: 179

Mirra JM, Gold RH, Rand F (1982) Disseminated nonossifying fibromas in association with café-au-lait spots (Jaffe-Campanacci syndrome). Clin Orthop 168: 192

Ritschl P, Karnel F, Hajek P (1988) Fibrous metaphyseal defects-determination of their origin and natural history using a radiomorphological study. Skeletal Radiol 17: 8

Ritschl P, Hajek PC, Pechmann U (1989) Fibrous metaphyseal defects. Magnetic resonance imaging appearances. Skeletal Radiol 18: 253

Selby S (1961) Metaphyseal cortical defects in the tubular bones of growing children. J Bone Joint Surg [Am] 43:395

13.2 Metaphysäre kortikale Irregularitäten bei Kindern, sog. periostales Desmoid

Synonyme: kortikales Desmoid, paraossales oder juxtakortikales Desmoid, fibroplastische Periostreaktion, höckriger Kortikalisdefekt, Avulsionstrauma

Der Begriff „periostales Desmoid" leitet sich von der histologischen Identität mit Desmoiden im Weichgewebsbereich, insbesondere der Abdominalwand, ab (Huvos 1979). Die Ätiologie dieser von uns vorerst als tumorähnliche Läsion eingestuften Veränderung ist unklar. Manche Autoren – uns eingeschlossen – sehen im sog. periostalen Desmoid eine lokale, vom Periost ausgehende und auf die Kompakta übergreifende desmoide Reaktion als Traumafolge (z. B. Bargon 1968; Bufkin 1971; Barnes u. Gwinn 1974). Die Veränderung darf nicht mit dem desmoplastischen Fibrom verwechselt werden (s. S. 566).

Wenn man die sich selbst limitierende bzw. spontan ausheilende Läsion unter dem Aspekt ihres überwiegenden Vorkommens im Bereich der posteromedialen Femurmetaphyse betrachtet, so ist die Traumatheorie nicht von der Hand zu weisen. Wie Pennes et al. (1984) computertomographisch bestätigen konnten, sitzen die typischen Läsionen auf der posteromedialen Oberfläche der distalen Femurmetaphyse im Ansatzbereich der Adduktorenaponeurose an der medialen suprakondylären Prominenz. Nach Ansicht von Pennes et al. ist es in Anbetracht der verhältnismäßig gleichmäßigen Belastung der Extensorsehne des M. adductor magnus und der Sehne des medialen Kopfes des M. gastrocnemius und plantaris möglich, dass es in beiden Insertionsbereichen zu stressbedingten – also reaktiven – sog. periostalen Desmoiden kommen kann.

Projektionsradiographisch ist es kaum möglich, eine gefundene Läsion hinreichend exakt der einen oder anderen Muskel- bzw. Sehneninsertion zuzuordnen, da das Tuberculum des M. adductor magnus und die Insertion der Sehne des medialen Kopfes des M. gastrocnemius unmittelbar nebeneinander liegen. Unserer Ansicht nach kann sich die periostale Reaktion allerdings nur von der unmittelbaren Nachbarschaft der Sehneninsertion her entwickeln, da die Sehneninsertionen selbst frei von Periost sind!

Das *Röntgenbild* des sog. periostalen Desmoids (Abb. 13.12–13.15) ist durch eine mehr oder weniger flache

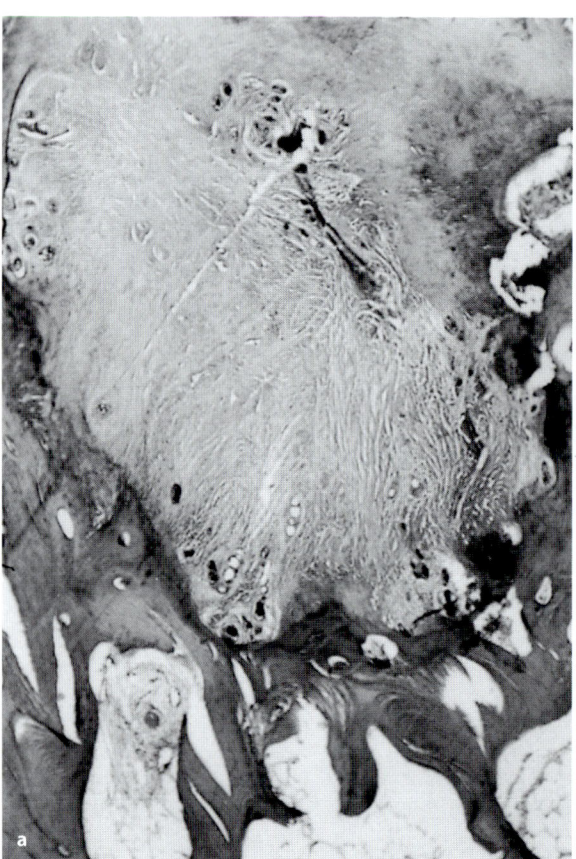
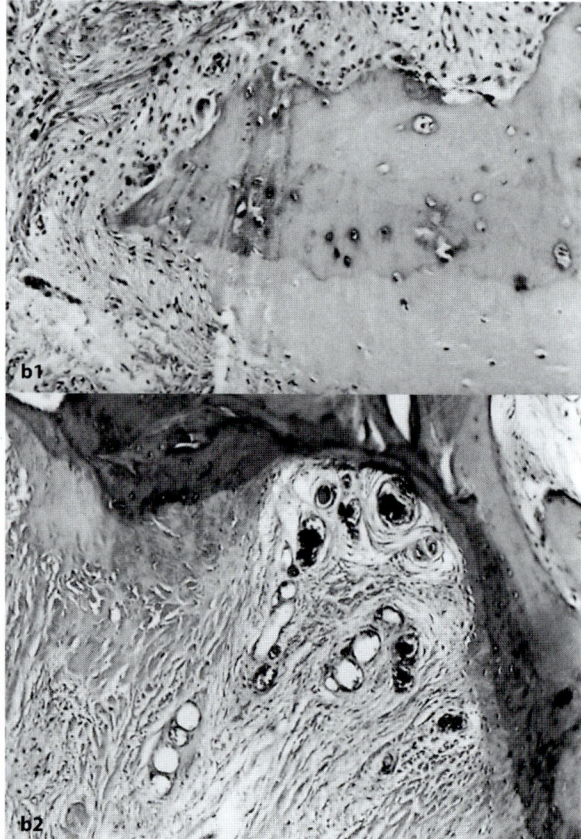

 Abb. 13.11 a, b. Periostales Desmoid. a Umschriebener Ersatz der Kortikalis durch zellarmes Kollagengewebe. Keine Verbindung zum Markraum. b Ausschnittvergrößerungen: Der Knochen zeigt an der Grenze der Läsion eine osteoklastäre Resorption (*oben*) und Zeichen eines abgelaufenen Umbaus mit unregelmäßigen Kittlinien. Das Fasergewebe ist zellarm und hat reife Gefäße. Keine Atypien und kein destruktives Wachstum

13.2 · Metaphysäre kortikale Irregularitäten bei Kindern, sog. periostales Desmoid

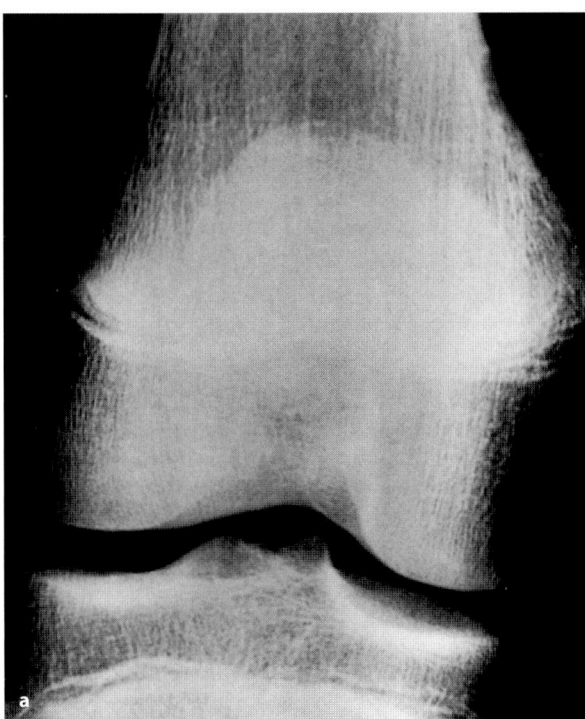
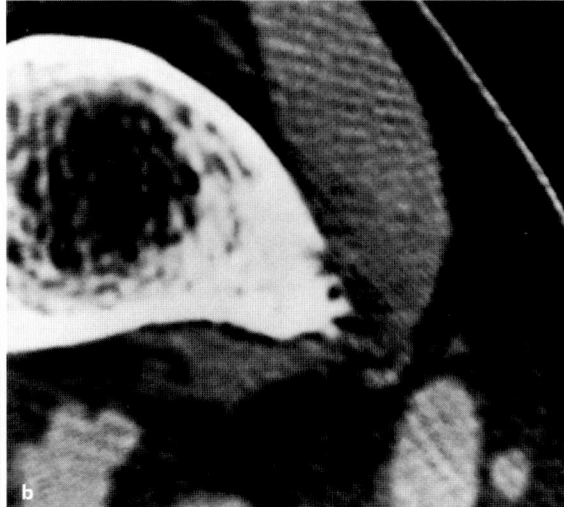
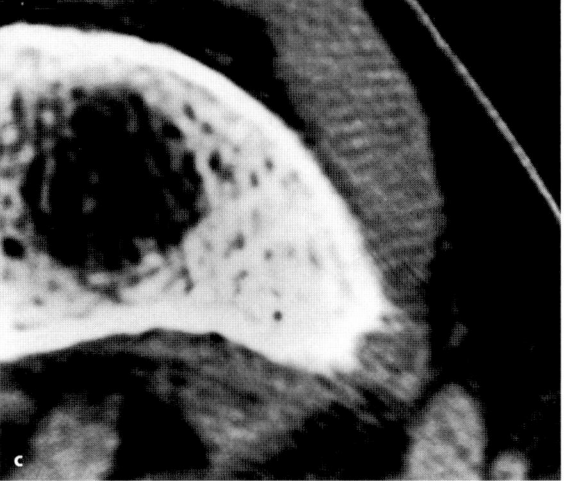

Abb. 13.12 a–c. Periostales Desmoid oder kortikale Irregularität im distalen Femur. a–c Im Bereich der distalen medialen Femurmetaphyse besteht eine flache Kompaktalücke mit fransiger Außenkonturierung. Im Computertomogramm (besonders in Aufnahme c) kommt die Spikulierung der medialen Kondylenaußenkontur deutlich hervor. Von der Morphologie her lässt sich die Vorstellung nachvollziehen, dass die spikuläre Außenkontur, vor allem in Aufnahme c, nackt unter dem Periost liegender Spongiosa entspricht. Die darunter gelegenen etwas dichteren Strukturen dürften einem reaktiven Randsaum entsprechen. Histologisch ergab sich für diese kortikale Irregularität ein periostales Desmoid, was zellreich war. Wir sind der Ansicht, dass es sich bei der Veränderung um eine pathologische Reaktion im Sinne einer Wachstumsstörung auf dem Boden einer physiologischen kortikalen Irregularität handelt. Das 12-jährige Mädchen war sportlich sehr aktiv. Szintigraphisch war der Befund übrigens unauffällig

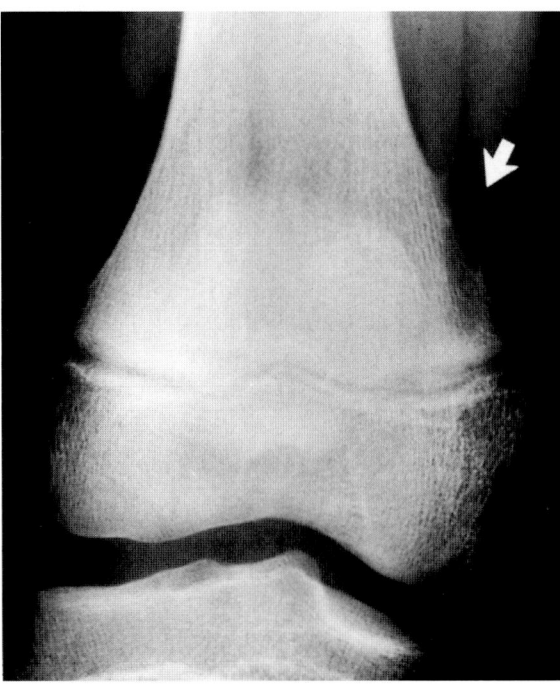

Abb. 13.13. Periostales Desmoid oder kortikale Irregularität im Bereich der distalen medialen Femurmetaphyse bei einem 11-jährigen sportlich aktiven Jungen. Klinisch Zufallsbefund. Die Ränder der Kompaktalücke sind leicht aufgeworfen, möglicherweise als Antwort auf eine stärkere Beanspruchung bei zugrunde liegender physiologischer Kompaktalücke. Szintigraphisch war der Befund übrigens unauffällig

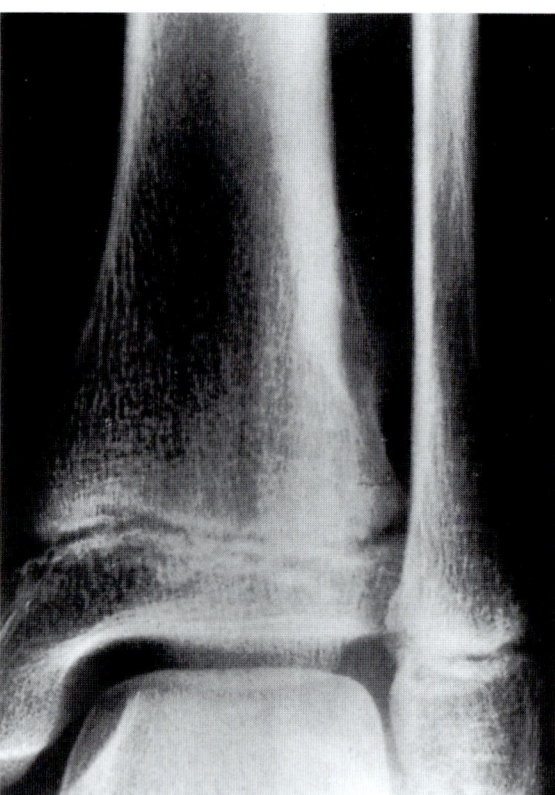

◐ ◑ **Abb. 13.14.** Histologisch gesichertes periostales Desmoid im Bereich der distalen lateralen Tibiametaphyse bei einem 14-jährigen Jungen. Über dem flachen Kompaktadefekt liegt eine hauchdünne Schale verkalkten Periosts, proximale und distale Kompakta sind insgesamt leicht sklerosiert. Anamnestisch bestanden keine eindeutigen Beschwerden in der Gegend der Läsion; der Befund wurde anlässlich einer oberen Sprunggelenkdistorsion mehr oder weniger zufällig entdeckt

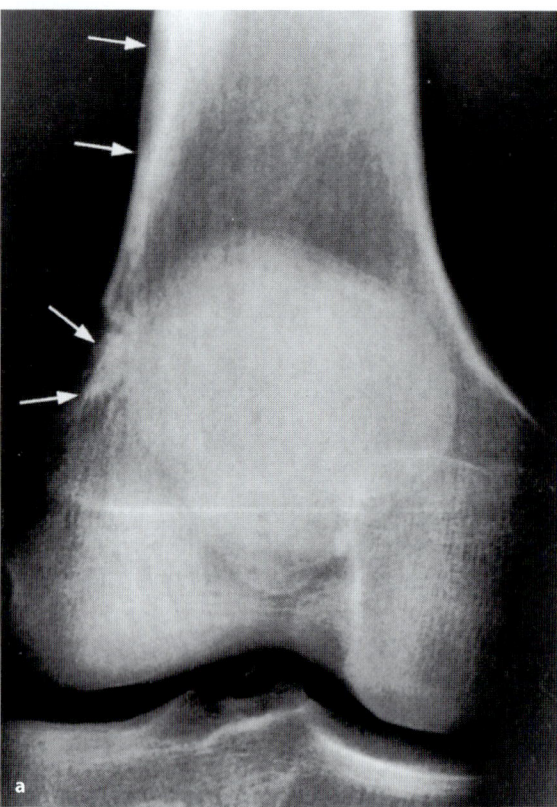 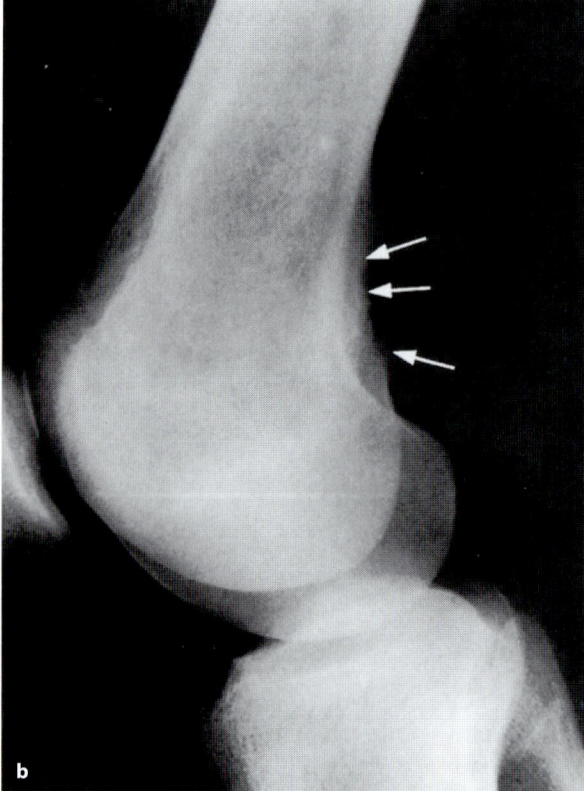

◐ ◑ **Abb. 13.15 a, b.** Periostales Desmoid im Bereich der distalen laterodorsalen Femurmetaphyse. Besonders auf dem Seitbild (**b**) erkennt man die längliche flache Kompaktalücke mit fransiger Konturierung; die begrenzenden Knochenränder finden sich leicht aufgeworfen. Zum gesunden Knochen hin ist die Lücke leicht sklerotisch begrenzt. Klinisch bestanden bei dem 24-jährigen Mann belastungsunabhängige Schmerzen im rechten Kniegelenk seit 3–4 Monaten. Wegen dieser Schmerzsymptomatik und der letztendlich nicht verbindlichen Röntgendiagnose „periostales Desmoid" (Differentialdiagnose periostales Chondrom) wurde schließlich eine „Tumorexzision" durchgeführt und das periostale Desmoid histologisch gesichert. Als Nebenbefund ergibt sich ein nichtossifizierendes Knochenfibrom im dia-/metaphysären lateralen Kompaktabereich des Femurs, ein Befund, der bei dem erwachsenen Mann ebenfalls etwas ungewöhnlich ist. Das Nebeneinander der beiden harmlosen Befunde an einem Knochen lässt Rückschlüsse auf die nahe Verwandtschaft der Läsionen zu

äußere Kompaktaarrosion charakterisiert. Diese ist etwa 3–4 mm tief und zumeist 1–2 cm lang. Die Arrosion ist scharf begrenzt, und manchmal bildet das Periost an der Außenseite des Prozesses auch eine dünne Knochenhülle, die bei größeren Exemplaren durchaus Ähnlichkeiten mit einer aneurysmatischen Knochenzyste hervorrufen kann (vgl. mit Abb. 3.21 b). Der Defekt vermag auch ausgesprochen irregulär und spikuliert anzumuten. Manchmal reagiert das benachbarte Periost mit einer ausgeprägten Verdickung. Zeigt diese auch noch etwa eine unregelmäßige Ossifikation, dann wird die Differentialdiagnose gegenüber einem malignen Prozeß äußerst schwierig.

Periostale Desmoide sind in der Regel szintigraphisch negativ (Feine u. Ahlemann 1981). Gerade die negative Szintigraphie gibt aber für uns Anlass darüber nachzudenken, ob es sich beim sog. periostalen Desmoid tatsächlich um eine tumorähnliche Läsion handelt. Die bisher erhobenen histologischen Befunde weisen zwar auf einen pathologischen Prozess hin, es ist jedoch andererseits unverständlich, dass ein pathologischer Prozess an einem wachsenden Knochen *nicht* zu einer regionalen Steigerung des Knochenumsatzes und damit zu einem negativen Szintigramm führt. Das bringt uns auf den Gedanken, *ob das periostale Desmoid nicht überhaupt nur einer Wachstumsstörung oder sogar nur einer Variante des normalen Wachstums entspricht*. Mehrere Publikationen in den 70er und 80er Jahren zeigen röntgenologisch identische oder nahezu gleiche Befunde im Bereich der distalen Femurmetaphyse, aber auch am proximalen medialen Humerus (humeral notch, Ozonoff u. Ziter 1974), an der distalen Humerusmetaphyse, an der distalen Radius- und Ulnametaphyse und an der proximalen medialen Tibiametaphyse (Keats u. Joyce 1984). Diese Veränderungen sind klinisch und szintigraphisch unauffällig und unterliegen einer spontanen Rückbildung nach Monaten bis Jahren.

Keats und Joyce (1984) benutzen für diese metaphysären Veränderungen den Begriff *kortikale Irregularitäten*. Als Überschrift zu diesem Kapitel haben wir das sog. „periostale Desmoid" und „kortikale Irregularitäten" als gleichrangige Titel genannt, um zum Ausdruck zu bringen, dass zumindest aus klinisch-radiologischer Sicht beide harmlosen und sich selbst limitierenden Entitäten *weitgehende* Übereinstimmungen zeigen. Simon (1968) gibt für die von ihm beobachteten „kortikalen Irregularitäten" im Bereich der distalen Femurmetaphyse bei Kindern eine Prävalenz von immerhin 11,5% bei Jungen und 3,6% bei Mädchen (Altersklasse 3–17 Jahre) an, was die Einordnung dieser Veränderungen als Wachstumsstörung nahezu aufdrängt. Keats und Joyce (1984) fanden bei all den von ihnen beschriebenen Läsionen ein Fehlen oder eine starke Reduzierung der über den Läsionen liegenden Kompakta und Irregularitäten des darunter gelegenen Knochens. Die Spongiosa grenzt also in diesen Fällen praktisch an das Periost an. Brower et al. (1971) und Resnick et al. (1982) fanden im Bereich der Defekte histologisch nur Bindegewebe.

Keats und Joyce gehen bei ihren pathophysiologischen Überlegungen bezüglich der metaphysären kortikalen Irregularitäten bei Kindern so weit, dass sie annehmen, dass es sich dabei nicht einmal um eine Wachstumsstörung, sondern lediglich um eine Variante handelt. Sie finden dabei in der Hypothese von Ogden (1979) Unterstützung, dass bei Neugeborenen physiologischerweise die metaphysäre Kompakta nicht intakt ist, sondern dass sich in ihr Fensterungen finden, die eine Kontinuität zwischen Markraum und subperiostalem Gewebe herstellen. Bei wachsenden Kindern fanden sie solche Kompaktadefekte zufällig computertomographisch, während sie der Darstellung im Röntgenbild entgingen. Von der Röntgenprojektion ist diese Beobachtung einfach zu verstehen, wir können sie in der täglichen computertomographischen Praxis bestätigen.

Aus den bisherigen Aussagen lässt sich unschwer ableiten, dass auch der fibröse Kortikalisdefekt (Weiteres dazu s. S. 741 f.) pathogenetisch entweder identisch mit kortikalen Irregularitäten oder dem sog. periostalen Desmoid ist, zumindest aber ganz in der Nähe dieser Veränderung angesiedelt werden kann.

Auch der fibröse Kortikalisdefekt ist klinisch asymptomatisch, kommt sehr häufig als Zufallsbeobachtung vor und heilt von selbst aus. Vom röntgenologischen Erscheinungsbild her gibt es bei Durchsicht der Literatur Überschneidungen und Identitäten mit den anderen beiden genannten Veränderungen. Wir selbst haben bisher den fibrösen Kortikalisdefekt als möglichen Ausgangsherd für das Bestehen des wesentlich größeren nichtossifizierenden Knochenfibroms angesehen und beide Veränderungen bzw. Wachstumsstörungen unter den Oberbegriff des fibrösen metaphysären Defektes gestellt. In diesem Zusammenhang sei erwähnt, dass Wilner (1982) das periostale Desmoid als Variante des fibrösen metaphysären Defektes auffasst und dass Dahlin (1978) im periostalen Desmoid eine hypozelluläre Variante des fibrösen metaphysären Defekts sieht. Dahlin selbst lässt die Frage offen, ob man die Veränderungen als Wachstumsstörung oder Traumafolge einordnen sollte.

Wenn man das bisher Gesagte zusammenfasst, ergibt sich folgendes Bild:

Kortikale Irregularitäten kommen physiologischerweise vor und sind nicht allein auf die distale mediodorsale Femurmetaphyse beschränkt (Keats u. Joyce 1984). Der Begriff kortikale Irregularität beschreibt den pathologisch-anatomischen und röntgenologischen Befund, der andererseits ähnlich oder gleich dem des sog. periostalen Desmoids und des fibrösen Kortikalisdefekts ist.

Histologisch ergeben sich zwar für das sog. periostale Desmoid Besonderheiten, die aber offensichtlich nicht ausreichen, um eine klare Grenzziehung zwischen dieser und den anderen beiden Läsionen zuzulassen. Denkbar ist, dass im Bereich der offensichtlich physiologischen Kompaktadefekte in dem einen oder anderen Fall desmo- oder fibroplastische Reaktionen auftreten können, vielleicht als Folge einer stärkeren mechanischen Beanspruchung der Region. Gemeinsam ist den „kortikalen Irregularitäten", dem sog. periostalen Desmoid und dem fibrösen Kortikalisdefekt ihre absolute klinische Harmlosigkeit und spontane Ausheilung, das negative Szintigramm und die topographische Lage (s. auch S. 746 ff.). Wenn man kortikale Irregularitäten als physiologische Variante ansieht, dann könnten sog. periostales Desmoid und fibröser Kortikalisdefekt einer sich daraus entwickelnden Wachstumsstörung entsprechen.

Histologie

Es handelt sich um eine fibröse Läsion, meistens kleiner als 3 cm, die im Bereich des Periosts und der oberflächlichen Kortikalis liegt und Letztere z. T. ersetzt hat. Eine Verbindung zum Markraum besteht nicht (◘ Abb. 13.11).

Histologisch zeigt sich eine kollagenfaserreiche und entprechend zellarme Läsion, die Teile der Kortikalis ersetzt hat. Die Zellen sind gleichmässig spindelig und zeigen auch gleichmäßige spindelige Kerne; sie entprechen Myofibroblasten. Atypien liegen nicht vor. Unregelmäßigkeiten der Kernform erklären sich durch unterschiedliche Ebenen der Kernanschnitte im Präparat. Mitosen sind nicht oder nur selten vorhanden. An der Grenze zum Knochen findet man meistens mehrkernige Riesenzellen vom osteoklastären Typ. Metaplastische Knochenbildung kann einerseits gänzlich fehlen, andererseits kann sie so stark sein, dass die Läsion an Kallus erinnert, einschließlich des Nachweises von Chondroosteoid. Auch Hämosiderinablagerungen, Schaumzellen und kleine Lymphozyteninfiltrate können vorkommen.

Die wesentliche Differentialdiagnose ist das periostale desmoplastische Fibrom. Bei diesem handelt es sich um eine echte Neoplasie mit lokal aggressivem Wachstum, das eine entprechend vollständige chirurgische Entfernung erfordert. Histologisch ist dieser Tumor identisch mit dem Desmoid der Weichteile, entprechend tritt er im Erwachsenenalter auf. Als zweite Differentialdiagnose ist ein zellarmer FMD abzugrenzen. Dieser zeigt jedoch den charakteristischen Defekt in der Kortikalis, zumindest streckenweise, und liegt, wenn er älter und fibrosiert ist, weiter diaphysenwärts.

Aufgrund der gewissen histologischen Ähnlichkeit mancher sog. periostaler Desmoide mit dem desmoplastischen Fibrom als auch wegen der Namensgebung kommt es sowohl von seiten der Pathologie als auch der Klinik immer wieder zu Verwechslungen. Deshalb ist es bei dieser Läsion für den Pathologen wichtig, die Lokalisation und das klinische Erscheinungsbild sowie den Röntgenbefund zu kennen. Um Missverständnissen vorzubeugen, wäre es wünschenswert, wenn der Begriff des sog. periostalen Desmoids nicht mehr verwendet und z. B. durch „metaphysäre kortikale Irregularität" oder „Variante des fibrösen metaphysären Defekts" ersetzt würde (s. einleitenden Abschnitt). Auf alle Fälle ist es empfehlenswert, im histologischen Befund zu dieser Diagnose eine entsprechende erläuternde Bemerkung zu machen.

Die Abgrenzung gegenüber einer *fibrösen Dysplasie* sollte keine Probleme bereiten. Letztere hat einen intraossären Schwerpunkt und histologisch zeigt sie ein zellreicheres Stroma mit sehr viel schlankeren Zellen. Die metaplastisch entstandenen Knochenbälkchen sind gleichmäßiger in der Läsion verteilt, zart und charakteristisch modelliert.

Schließlich ist noch das *seltene periostale Fibrom* in der Differentialdiagnose zu nennen. Dieser Tumor wurde von Mirra (1980) beschrieben. Es ist sehr selten und soll ausschließlich am Schädelknochen vorkommen, überwiegend bei Kindern und nach Trauma. Es soll sich um kleinere Knoten im Bereich des Periosts von weniger als 10 mm Durchmesser handeln, die sich histologisch ebenfalls als kollagenfaserdichter Defekt der Kortikalis darstellen, mit mäßig vielen dünnwandigen Gefäßsprossen und mit reaktiver Knochenneubildung im Randgebiet. Auch diese Läsion soll harmlos sein.

Allgemeine Differentialdiagnose. Das sog. periostale Desmoid bzw. kortikale Irregularitäten können aus rein röntgenmorphologischer Sicht durchaus Ähnlichkeiten mit einem beginnenden malignen Knochengeschwulstprozess wie z. B. dem Osteosarkom haben, vor allem wenn dieses sich eine primär kortikale Lokalisation gesucht hat. Osteosarkome gehen aber in der Regel mit einer länger andauernden stärkeren Schmerzsymptomatik einher, das Szintigramm ist positiv. Auch Ostitiden, die entweder von der Kompakta oder vom darunterliegenden Bereich ausgehen, können ähnliche Bilder verursachen wie das periostale Desmoid bzw. die kortikale Irregularität; sie unterscheiden sich aber klinisch durch eine Schmerzsymptomatik und szintigraphisch durch eine verstärkte Aktivitätsanreicherung.

Die Differentialdiagnose gegenüber dem fibrösen Kortikalisdefekt und dem nichtossifizierenden Knochenfibrom ist röntgenologisch oft nicht möglich und insgesamt irrelevant, wenn man unserer Vorstellung von den Beziehungen dieser Veränderungen zueinander folgt.

Die obigen Ausführungen über das sog. periostale Desmoid und die kortikalen Irregularitäten beziehen sich auf das Kindesalter. Offensichtlich gibt es aber auch im Erwachsenenalter periostale Desmoide (Abb. 13.15), die möglicherweise ebenfalls eine „stressbedingte" Pathogenese haben.

Literatur

Bargon G (1968) Höckriger Kortikalisdefekt in der distalen Femurmetaphyse – ein häufig als Neoplasie fehlgedeuteter Befund. Arch Orthop Traumatol Surg 92: 253

Barnes GR, Gwinn JL (1974) Distal irregularities of the femur simulating malignancy. AJR 122:180

Brower AC, Culver JE, Keats TE (1971) Histological nature of the cortical irregularity of the medial posterior distal femoral metaphysis in children. Radiology 99: 389

Bufkin WJ (1971) The avulsive cortical irregularity. AJR 112: 487

Dahlin DC (1978) Bone tumors, 3rd edn. Thomas, Springfield

Dunham WK, Marcus NW, Enneking WF et al. (1980) Developmental defects of the distal femoral metaphysis. J Bone Joint Surg [Am] 62: 801

Feine U, Ahlemann LM (1981) Das periostale Desmoid im Metaphysenbereich und seine differentialdiagnostische Abgrenzung von bösartigen Knochentumoren durch das Knochenszintigramm. RÖFO 135: 193

Huvos AG (1979) Bone tumors, diagnosis, treatment, and prognosis. Saunders, Philadelphia

Keats TE, Joyce JM (1984) Metaphyseal cortical irregularities in children: a new perspective on a multi-focal growth variant. Skeletal Radiol 12: 112

Kirkpatrick JA, Wilkinson RH (1978) Case report 52: Skeletal Radiol 2: 189

Lawson JP, Ablow RC, Pearson HA (1983) Premature fusion of the proximal humeral epiphyses in thalassemia. AJR 140: 239

Lichtman EA, Klein MJ (1985) Case report 302. Skeletal Radiol 13: 160

Mirra JM (1980) Bone tumors – Diagnosis and treatment. Lippincott, Philadelphia

Ogden JA (1979) Pediatric osteomyelitis and septic arthritis: The pathology of neonatal disease. Yale J Biol Med 52: 423

Ozonoff MB, Ziter Jr FMH (1974) The upper humeral notch: a normal variant in children. Radiology 113: 699

Pennes DR, Braunstein EM, Glazer GM (1984) Computed tomography of cortical desmoid. Skeletal Radiol 12: 40

Resnik D, Greenway G (1982) Distal femoral cortical defects, irregularities and excavations. Radiology 143: 345

Richter R, Mohr W, Richter T et al. (1986) Desmoplastisches Fibrom. RÖFO 144: 236

Schultz E, Hermann G, Irwin GAL et al. (1986) Case report 380. Skeletal Radiol 15: 560

Simon H (1968) Medial distal metaphyseal femoral irregularity in children. Radiology 90: 258

Wilner D (1982) Radiology of bone tumors and allied disorders. Saunders, Philadelphia

13.3 Fibröse Dysplasie (FD)

> **Definition:**
> Die fibröse Dysplasie ist eine benigne medulläre fibro-ossäre Läsion, die einen oder mehrere Knochen involvieren kann (WHO 2002).

Diese Definition halten wir für ziemlich unspezifisch, deshalb geben wir im Folgenden eine eigene Definition ab, die mit Elementen der WHO-Definition von 1994 gemischt ist und zum Verständnis der Radiologie und der Pathologie der FD beiträgt:

„Bei der fibrösen Dysplasie handelt es sich um eine benigne Läsion, die durch eine somatische Mutation des für das G-Protein kodierenden Gens einen oder mehrere Knochen befallen kann und histologisch durch fibröses Bindegewebe mit typischer wirbeliger Struktur und unreifen nichtlamellären Knochenbälkchen charakterisiert ist."

Damit ist auch das wesentliche Element der 1938 von Lichtenstein publizierten Entität beschrieben, nämlich der Ersatz des normalen Knochens durch mehr oder weniger kalzifizierenden Geflechtknochen, der zu charakteristischen Verformungen des befallenen Knochens und zum Kardinalröntgenzeichen des Mattglasphänomens führt.

Nachdem als auslösendes Ereignis für eine FD eine somatische Mutation gesichert ist (GNAS1 Gen auf Chromosom 20), stellt sich die Frage, ob die FD als Neoplasie einzuordnen ist. Wir glauben, dass diese Frage noch nicht endgültig geklärt ist und belassen sie nicht nur aus Gründen der Konvention in der Gruppe der tumorähnlichen Läsionen.

Das spindelzellige Bindegewebe besitzt nämlich die Potenz zur Bildung von Geflechtknochen, der im Wesentlichen aber aus unregelmäßig geformten Trabekeln besteht. Betroffen ist von der Erkrankung primär der spongiöse Knochen, aber auch die Kortikalis kann bei Fortschreiten des Prozesses durch Faserknochen ersetzt werden. Pathologisch-anatomisch ist der Faserknochen kalkarm und weich und gibt daher Anlass zu pathologischen Frakturen und Verbiegungen der langen Röhrenknochen.

Vor allem langbestehende Läsionen können sich zystisch umwandeln (Abb. 13.16 b, c, e, 13.27c–e, 13.31) und auch regressiv verfetten (Abb. 13.16 c), wodurch die Abgrenzung der FD insbesondere bei einer Lokalisation im Schenkelhals von Lipomen schwierig werden kann (s. S. 560).

Die FD ist wahrscheinlich die am häufigsten vorkommende tumorähnliche Läsion des Knochens und gibt aufgrund ihres polymorphen röntgenologischen Erscheinungsbildes manchmal Anlass zu einer schwierigen Differentialdiagnose. Sie kann monoostotisch, seltener oligo- und polyostotisch auftreten, wie in der Definition betont.

Die schon im Kindesalter beginnende Veränderung kann mit Abschluss des Knochenwachstums zum Stehen kommen, Progressionen aber auch Reaktivierungen (in jedem Lebensalter) werden insbesondere an statisch belasteten Knochen relativ häufig beobachtet.

Manche FD haben knorpelige Komponenten (FD mit knorpeliger Differenzierung nach Kyriakos et al. 2004, früher irritierenderweise als fibrokartilaginäre Dysplasie oder Fibrochondrodysplasie bezeichnet, s. auch unter fibrokartilaginärem Mesenchymom, S. 715). Nach Angaben von Van Horn et al. (1968) werden knorpelige Anteile bei der fibrösen Dysplasie in mindestens 10% der Fälle beobachtet. Sie treten überwiegend in der unteren Extremität und fast ausschließlich bei der polyostotischen Form der fibrösen Dysplasie auf (Sanerkin u. Watt 1980; Pelzmann et al. 1980; Dahlin 1978). Hermann et al. (1996) berichten über eine „fibrokartilaginäre Dysplasie" als Zufallsbefund im Intertrochantärbereich bei einem 53-jährigen Mann. Es handelte sich um einen Solitärherd, der wie ein knorpeliger Tumor anmutete. Der „misnomer" „fibrokartilaginäre Dysplasie" ist nicht mit dem Begriff der fokalen fibrokartilaginären Dysplasie zu verwechseln, der für einen stressinduzierten Ersatz des Knochens durch Bindegewebe und Knorpel im Pes-anserinus-Bereich mit Varusverbiegung der proximalen Tibia bei Kleinkindern steht (s. auch bei Freyschmidt 2008).

Die Ätiologie der knorpeligen Herde bei der fibrösen Dysplasie ist unklar, manche Autoren fassen sie als Reste aus der benachbarten knorpeligen Epiphysenfuge auf oder als direkte Stromametaplasie, manche sehen die Ursache in Kallusbildungen nach Frakturen, und andere Autoren sehen eine Koexistenz mit der Enchondromatose. Die Problematik dieser knorpeligen Herde in einer fibrösen Dysplasie liegt in der Möglichkeit der histologischen Fehlinterpretation als Chondrosarkom, da sie durchaus zellreich sein können. Tatsächlich sind andererseits schon Entwicklungen von Chondrosarkomen in fibrösen Dysplasien beobachtet worden. Wenn die knorpeligen Anteile einer fibrösen Dysplasie enchondral ossifizieren, dann bildet sich – im Gegensatz zum Chondrosarkom – fibrodysplastischer Knochen. Dahlin et al. (1984) beobachteten 5 Fälle, die Ähnlichkeiten mit einer FD mit knorpeliger Differenzierung hatten und die aus proliferierenden, kollagenproduzierenden Spindelzellen bestanden, die eine Hyperzellularität und eine leichte Kernhyperchromasie mit vereinzelten Mitosen besaßen, Zeichen einer low-grade-malignen Läsion. Sie bezeichneten diese zu Rezidiven neigenden und röntgenologisch aggressiv anmutenden Läsionen (Expansion, Kompaktadestruktion) als „fibrokartilaginäre Mesenchymome mit niedriger Malignität", einer Entität, der wir ein eigenes

13.3 · Fibröse Dysplasie (FD)

Kapitel gewidmet haben (s. S. 715.). Das Besondere der Knorpelelemente dieser fibrokartilaginären Mesenchymome ist ihre Ähnlichkeit mit Wachstumsknorpel. Die molekulargenetische Untersuchung dieser sehr seltenen fibrokartilaginären Mesenchymome auf die für die FD typische Mutation des G-Protein – zur Klärung der kausalgenetischen Beziehung dieser beiden Läsionen – steht noch aus.

Die Kombination einer polyostotischen fibrösen Dysplasie mit endokrinen Störungen wird als McCune-Albright-Syndrom bezeichnet (s. unten).

Das simultane Auftreten einer fibrösen Dysplasie, insbesondere in der polyostotischen Form mit einem oder mehreren extraossalen Fibromyxomen (besonders im Übergangsbereich von Muskeln zu Aponeurosen und von Muskeln zu Sehnen) wird nach ihrem Erstbeschreiber als *Mazabraud-Syndrom* bezeichnet.

Als eine besondere Form der fibrösen Dysplasie mit Sitz in der Tibiakortikalis lässt sich die *osteofibröse Dysplasie Campanacci* herausstellen. Die Besonderheit gegenüber der klassischen fibrösen Dysplasie liegt histologisch in einem prominenten Saum von Osteoblasten auf den Osteoid- und Knochentrabekeln und in ihrer Beziehung zum Adamantinom (Weiteres s. unten und unter Adamantinom).

Pathologische Anatomie

Bei fast immer sichtbarer Kortikalis und immer erhaltenem Periost ist der Markraum oder die ortsständige Spongiosa durch weißgelbes derbes Bindegewebe von gleichmäßiger Struktur ohne Faszikulierung ersetzt. Flache Knochen sind meist aufgetrieben, größere Röhrenknochen können verformt sein (Abb. 13.16 a).

Eine Verknöcherung innerhalb des fibrösen Gewebes wird meistens erst durch eine Lupenbetrachtung gerade noch sichtbar. Häufig finden sich im fibrösen Gewebe Zysten mit serösem Inhalt und glatter weißer Wand mit einem Durchmesser von 1 mm bis zu mehreren Zentimetern (Abb. 13.16 b, c).

Die äußere Fläche der Kortikalis ist glatt, jedoch kann eine geringe reaktive periostale Knochenbildung als Folge der Deformität des Knochens ausgebildet sein.

Die Übergänge zum ortsständigen Knochen im Rand des Herdes sind abrupt (Abb. 13.16 a, e).

Histologie

Charakteristisch ist ein zellreiches fibröses Stroma mit sehr schlanken kleinen Zellen mit ebenfalls schlanken ovalen bis spindeligen Kernen mit gleichmäßiger Chromatinverteilung. Mitosen sind meistens nicht vorhanden oder sehr selten. Das Stroma ist fein fibrillär, und es gibt keine Faszikulierung. In diesem Stroma und aus ihm heraus entwickeln sich metaplastische Spongiosabälkchen, die meistens aus Osteoid bestehen, aber im Verlauf des Prozesses auch mineralisieren (Abb. 13.17 a–g). Es handelt sich um metaplastisch entstandenes Osteoid und Faserknochen mit gleichmäßigen Osteozyten in den Lakunen. An der Oberfläche zeigen sie häufig charakteristisch senkrecht in das Stroma abgehende Kollagenfasern (Abb. 13.17 d). Dieser Prozess der fibrösen Metaplasie

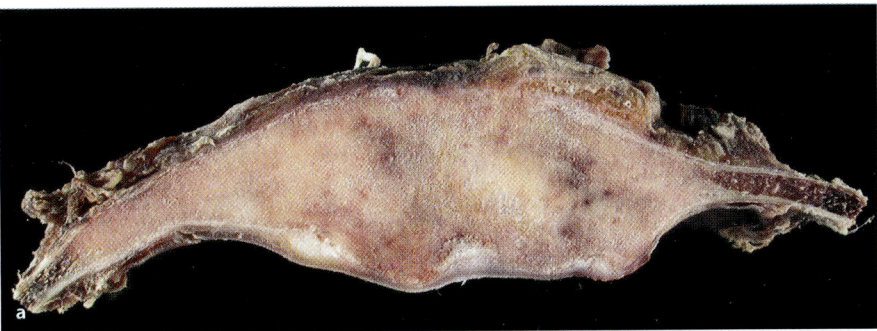
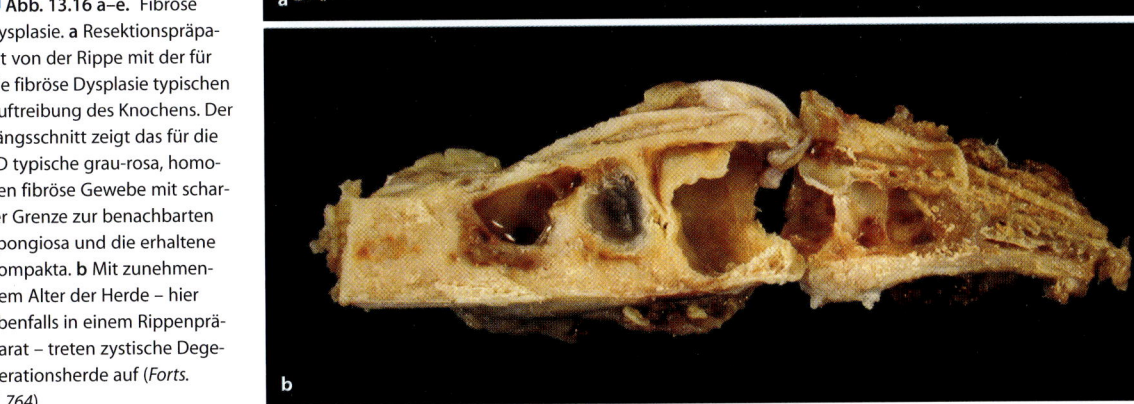

Abb. 13.16 a–e. Fibröse Dysplasie. **a** Resektionspräparat von der Rippe mit der für die fibröse Dysplasie typischen Auftreibung des Knochens. Der Längsschnitt zeigt das für die FD typische grau-rosa, homogen fibröse Gewebe mit scharfer Grenze zur benachbarten Spongiosa und die erhaltene Kompakta. **b** Mit zunehmendem Alter der Herde – hier ebenfalls in einem Rippenpräparat – treten zystische Degenerationsherde auf (*Forts. S. 764*)

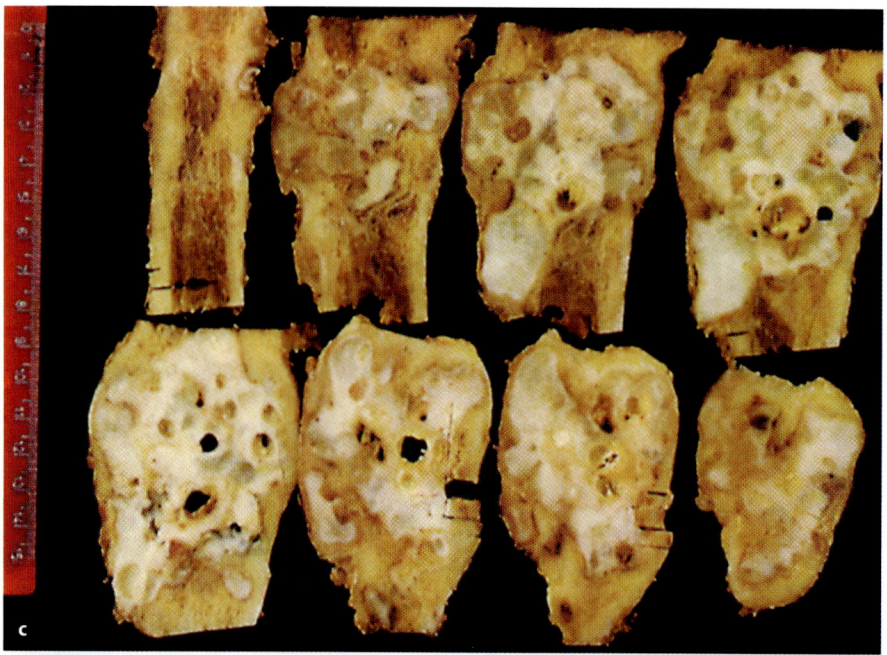

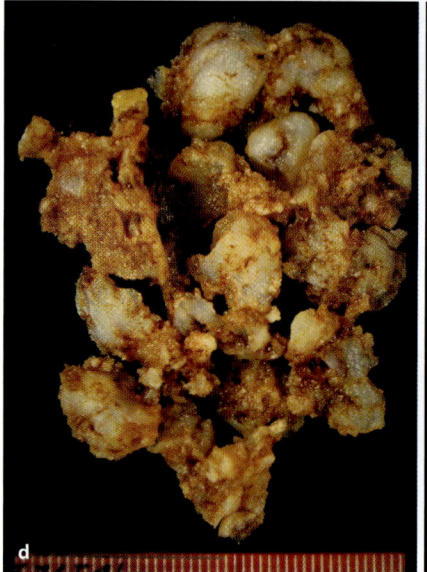
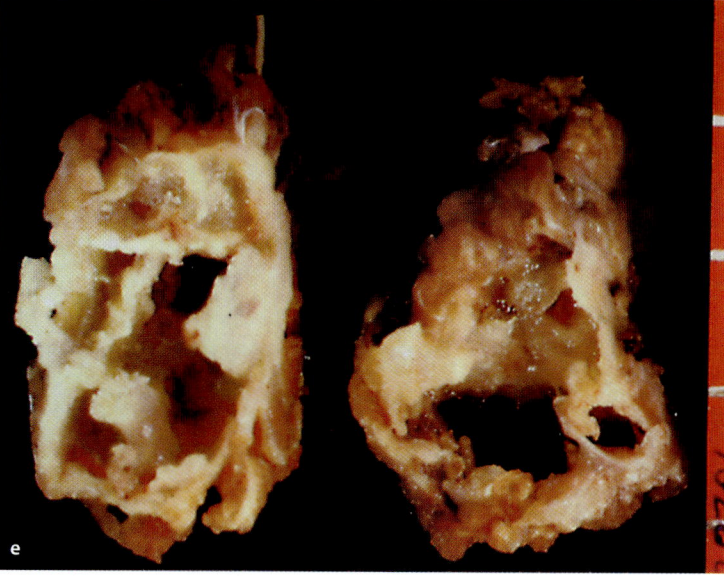

Abb. 13.16 (*Forts.*) **c** Längsschnitt durch ein Resektionspräparat einer fibrösen Dysplasie im Femur mit zahlreichen Zysten. Der Knochen wird durch den Herd stark aufgetrieben (Radiologie s. Abb. 13.24), die Kortikalis ist sehr dünn, jedoch intakt, und das Periost ist glatt. **d** Resektionspräparat einer fibrösen Dysplasie im proximalen Femur eines 48-jährigen Mannes mit bereits makroskopisch als weiße Kugeln erkennbaren Knorpeleinschlüssen. **e** Die zystische Umwandlung eines Herdes kann bis zur Vortäuschung einer solitären Knochenzyste gehen – hier ein Herd in der Rippe einer 28-jährigen Frau. Insbesondere bei Lokalisationen, wo solitäre Knochenzysten kaum vorkommen (z. B. in flachen Knochen), ist an diese Möglichkeit zu denken

wird in anderen gutartigen Läsionen des Knochens nur sehr selten in dieser gleichmäßigen Ausprägung gefunden (Abb. 13.18). Bei den malignen Tumoren findet man es beim zentralen der fibrösen Dysplasie ähnlichen Osteosarkom von niedrigem Malignitätsgrad, hier jedoch mit Kernatypien und insbesondere mit invasiver Komponente im tumortragenden Knochen sowie – allerdings weniger ähnlich – beim paraossalen Osteosarkom, ebenfalls mit atypischen Zellkernen im Stroma und mit sehr viel plumperen Osteoid- und Knochenbälkchen.

13.3 · Fibröse Dysplasie (FD)

Abb. 13.17 a–l. Zur Histologie der fibrösen Dysplasie. **a** Die mikroskopische Übersicht zeigt das charakteristische Bild eines fibrösen Gewebes mit eingestreuten zarten und unregelmäßigen Trabekeln aus Faserosteoid oder mineralisiertem fibrösen Knochen (sog. chinesische Buchstabensuppe). **b** In der fibrösen Matrix liegen gleichmäßig geordnete Spindelzellen mit schlanken gleichmäßigen Zellkernen. Aus dieser Matrix heraus kondensieren sich Osteoidbälkchen, die sekundär mineralisieren. **c** Die Untersuchung im polarisierten Licht verdeutlicht die direkte Entstehung des Osteoid aus dieser Matrix ohne Osteoblastenbesatz (*Forts. S. 766*)

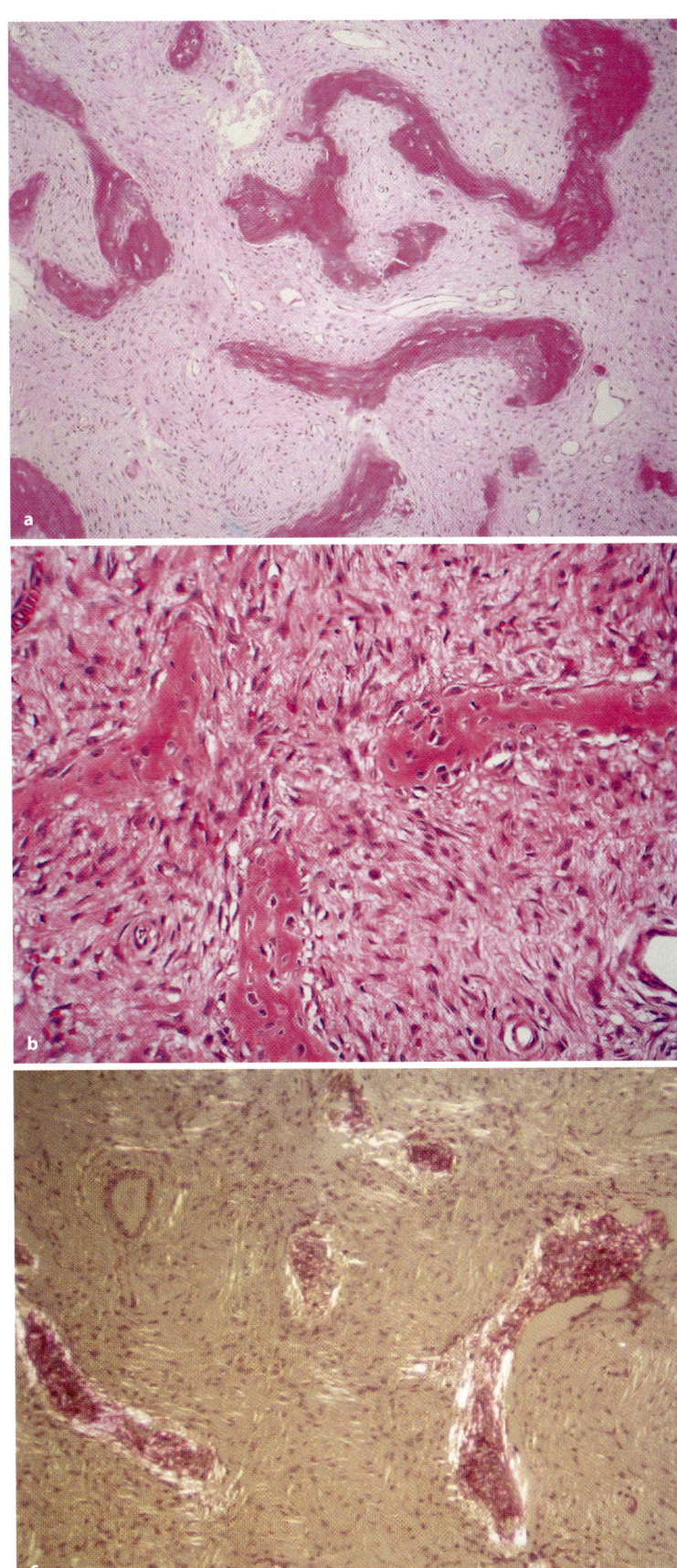

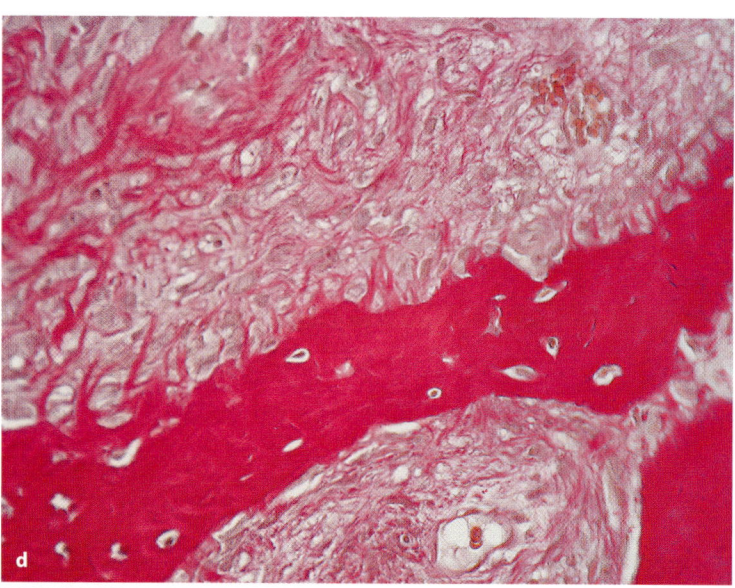
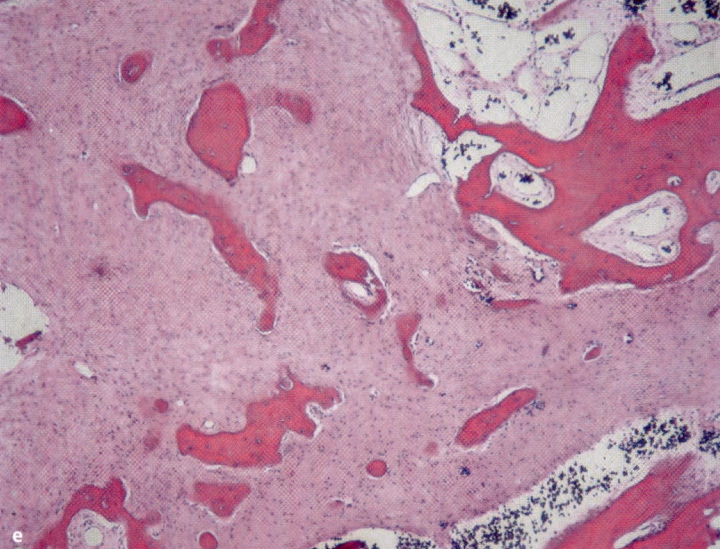
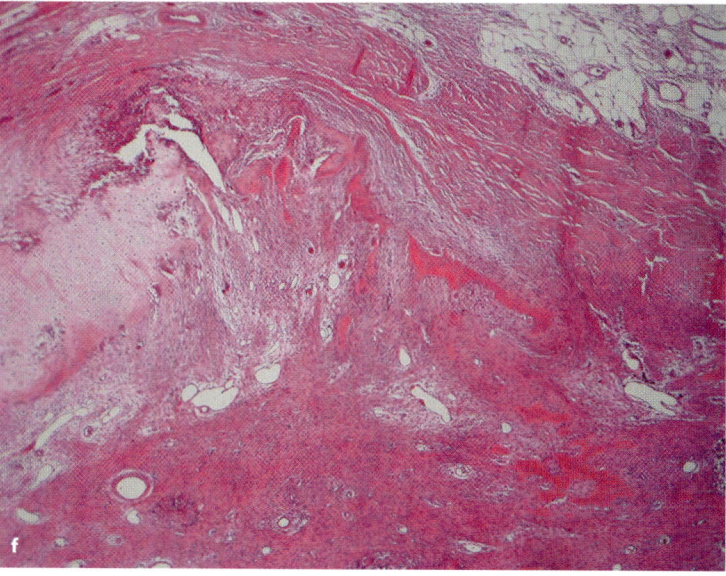

Abb. 13.17 (*Forts.*) **d** Senkrecht von der Oberfläche abstrahlende Kollagenfasern sowie regelhafte Osteozyten sind charakteristisch für die fibröse Dysplasie. **e** Die Herde der fibrösen Dysplasie sind scharf begrenzt. Die Randzonen zeigen kein invasives destruierendes Wachstum.
f Das Periost über dem Herd einer fibrösen Dysplasie ist intakt. Die Kortikalis kann fehlen oder ist nur noch in Resten über der Auftreibung vorhanden. **g** In Randbezirken der fibrösen Dysplasie können Knochentrabekel auch einen Osteoblastenbesatz zeigen. Dies ist jedoch auf den Übergang zum umgebenden Knochen beschränkt.
h–j Fibroossäre Läsionen sind typische klinisch stumme Herde in der proximalen Femurmetaphyse; oft – aber nicht immer – können sie auf eine fibröse Dysplasie zurückgeführt werden.
h Zufällig entdeckter Herd bei einem 33-jährigen Mann mit einem breiten sklerotischen Randsaum (Lodwick IA). **i** Makroskopisch zeigt der horizontale Sägeschnitt durch die mit einer weiten Resektion entfernten Läsion einen unmittelbar subkortikal gelegenen Herd, der sich von der metaphysären Spongiosa durch einen kortikalisähnlichen kompakten Knochensaum abgrenzt (*Forts. S. 767*)

13.3 · Fibröse Dysplasie (FD)

Abb. 13.17 (*Forts.*) **j** Der histologische Befund war der einer typischen fibroossären Läsion, deren Ursache sich aus der histologischen Struktur nicht mehr ableiten ließ. Solche klinisch stummen Herde bedürfen eigentlich keiner Operation. **k** Osteofibröse Dysplasie bei einem 15-jährigen Jungen als typischer intrakortikaler Herd in der Tibiavorderkante. **l** Histologisch zeigt die osteofibröse Dysplasie aktive Osteoblastensäume auf den neu gebildeten Knochenbälkchen im fibrösen Stroma. Dies unterscheidet sie von der fibrösen Dysplasie, die zentral im Knochen gefunden wird und nur in der Randzone am Übergang zum ortsständigen Knochen oder im Frakturkallus einen Osteoblastenbesatz der Osteoidbälkchen aufweist. In einer osteofibrösen Dysplasie können immunhistologisch einzelne zytokeratinpositive Zellen gefunden werden, ohne dass dies die Diagnose ändert. Liegen jedoch Epithelgruppen vor, die in der konventionellen Histologie sichtbar werden, dann handelt es sich um ein juveniles oder differenziertes Adamantinom

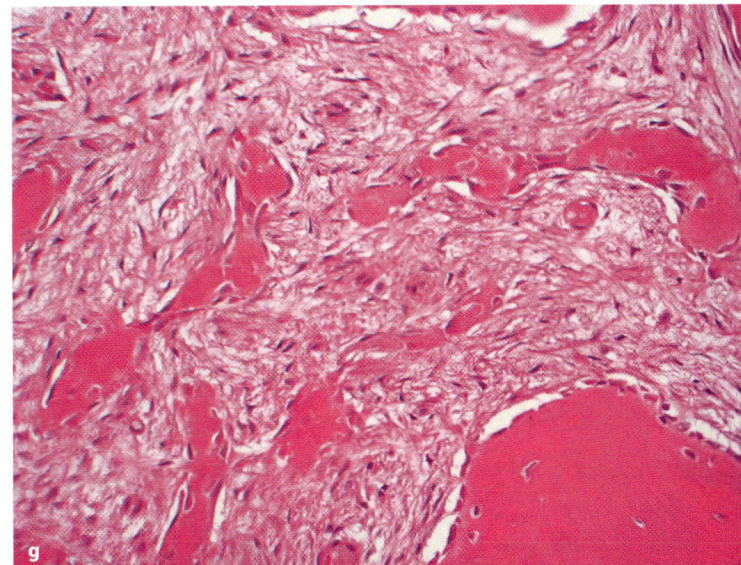

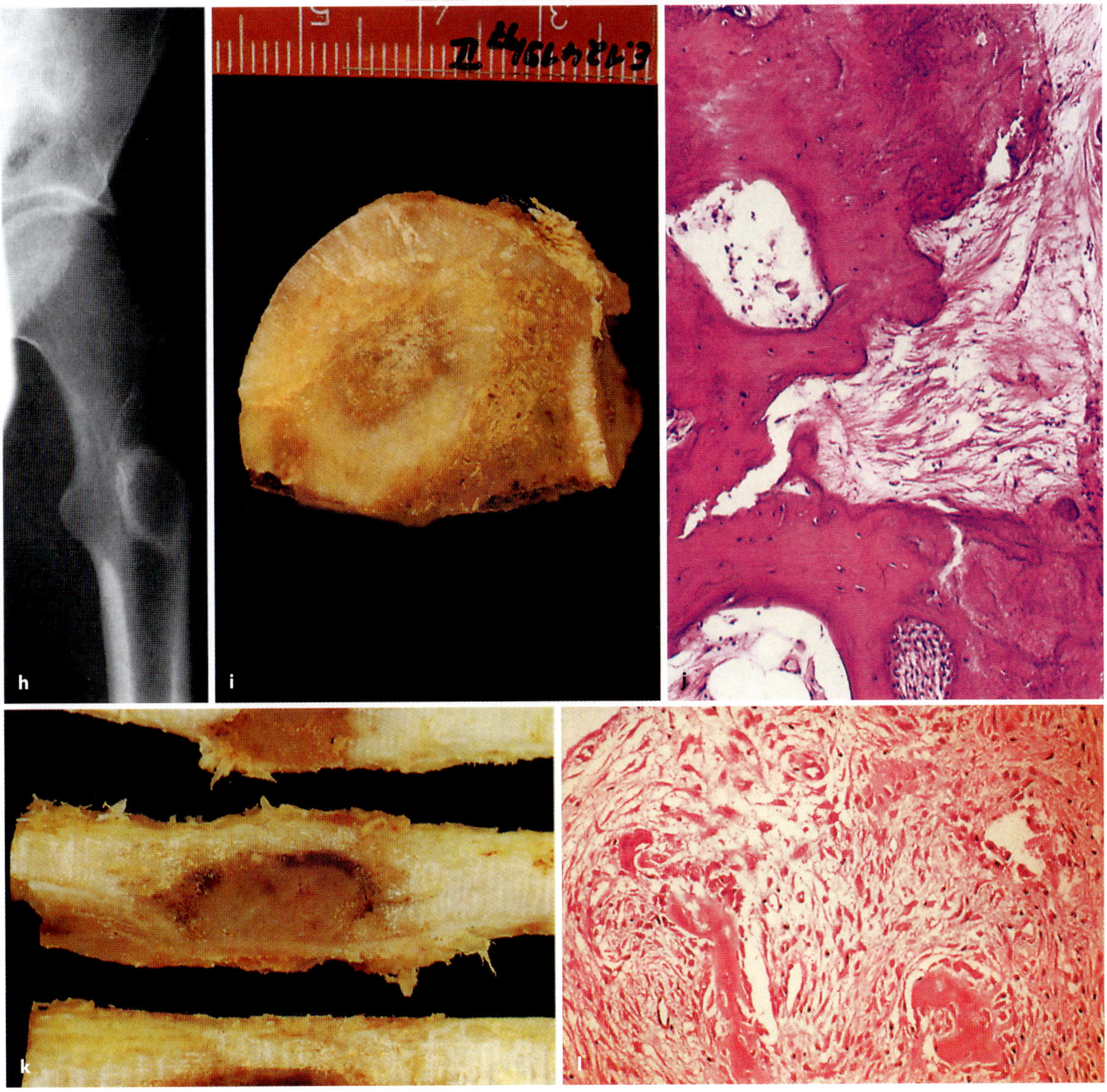

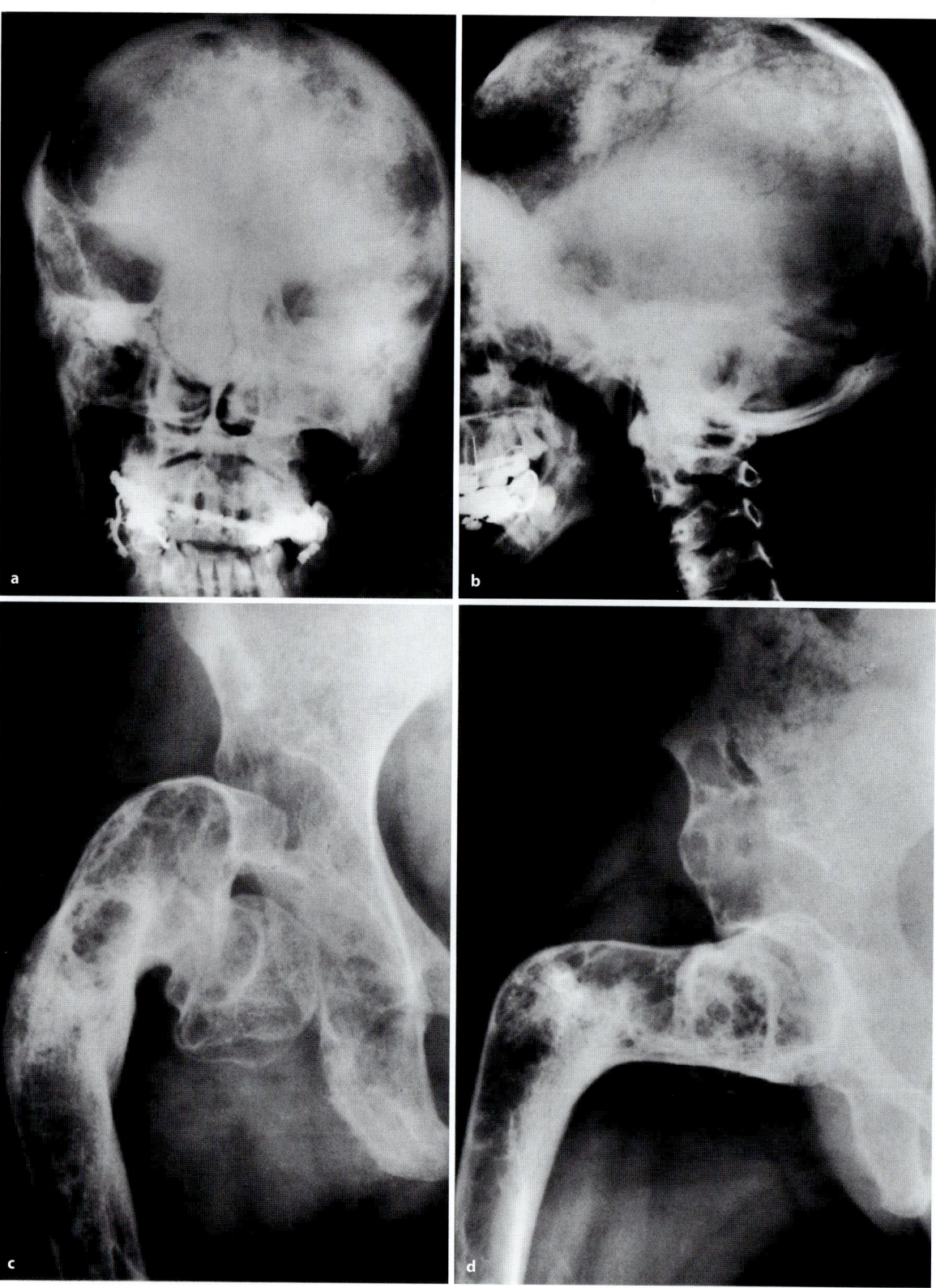

Abb. 13.18 a–d. Polyostotische Form der fibrösen Dysplasie bei einer 22 Jahre alten Patientin mit grotesken Veränderungen an der Schädelkalotte, im Keilbein, im Nasal- und linken Kieferhöhlenbereich (pagetoide und lytische Form). Grobe hirtenstabartige Deformität des rechten proximalen Femurs, grober Befall auch der azetabulären Region. Weitere Manifestationen in hier nicht dargestellten Skelettabschnitten

Das Vorkommen des metaplastisch gebildeten Osteoids ist innerhalb der verschiedenen Läsionen unterschiedlich. Es gibt einerseits Läsionen, die reichlich Osteoid enthalten mit einer gleichmäßigen Verteilung und mit der typischen filigranartigen Struktur dieser Bälkchen (auch als „chinesische Buchstabensuppe" beschrieben), andererseits kommen Läsionen mit so geringfügiger Osteoidbildung vor, dass man nach ihr suchen muss. In solchen Fällen ist die Durchmusterung im polarisierten Licht hilfreich, weil dann die Verdichtungen des Stromas zu bälkchenartigen Strukturen sichtbar werden, bevor sich eigentliches Osteoid bildet (Abb. 13.17 c). Ein Osteoblastenbesatz der Trabekeln wird nur in der Peripherie in Verbindung zur Kortikalis gefunden (Abb. 13.17 g). Das Fehlen von Osteoblasten an anderen Stellen ist typisch und wichtig in der Differentialdiagnose.

An der Grenze zum nicht betroffenen Markraum oder zur ortsständigen Spongiosa ist der Übergang zum ortsständigen Gewebe scharf ohne invasives Wachstum (Abb. 13.17 e). Dies ist wichtig in der Unterscheidung zu invasiv wachsenden malignen Tumoren wie z. B. dem Fibrosarkom, dem Osteosarkom vom fibroblastischen Typ und insbesondere dem zentralen fibröse-Dysplasie-ähnlichen Low-grade-Osteosarkom. Auch hier kann die Untersuchung im polarisierten Licht die Grenze zwischen den fibroossären und den lamellären Knochenstrukturen sehr plastisch machen.

Zysten sind auch histologisch glattwandig und bestehen aus einem dünnen fibrösen Balg. In ihrer Umgebung findet man meistens einzelne mehrkernige Riesenzellen vom Osteoklastentyp und auch Hämosiderinablagerungen. Auch sonst können Riesenzellen innerhalb der fibrösen Dysplasie vorkommen, sie liegen jedoch meistens in kleinen Nestern und im Zusammenhang mit Hämosiderinablagerungen. Bezogen auf die Masse der Läsion sind sie selten. Schaumzellbildung in kleinen Nestern kommt vor, nie jedoch als ausgedehnter Befund.

Knorpeleinschlüsse innerhalb der fibrösen Dysplasie sind selten, aber nicht ungewöhnlich (s. Einleitung). Es handelt sich um hyalinen Knorpel, der in seinem Aufbau Gelenkknorpel oder auch Epiphysenknorpel entspricht (Abb. 13.16 d). Seine Herkunft ist nicht ganz klar. Manche Autoren glauben, dass es sich um Reste des Epiphysenknorpels handelt (s. oben). Dafür spricht, dass vereinzelt eine angedeutete Säulenbildung der Chondrozyten im Randbezirk der Knorpelinseln sichtbar wird. Diese Knorpelinseln werden meistens bei Läsionen im Femur gefunden. Manche Autoren sprechen dann auch von einer fibrokartilaginären Dysplasie (s. oben und unter „fibrokartilaginärem Mesenchymom").

Von diesen Knorpeleinschlüssen sind Kallusbildungen abzugrenzen, die als Folge von pathologischen Frakturen innerhalb der fibrösen Dysplasie auftreten können.

Osteofibröse Dysplasie Campanacci (Abb. 13.17 i, k). Von Campanacci (1976) und von Campanacci und Laus (1981) wurde eine Form der fibrösen Dysplasie beschrieben, die charakteristischerweise an der Tibia, selten an der Fibula auftritt und die sich histologisch von der gewöhnlichen fibrösen Dysplasie dadurch unterscheidet, dass die Osteoid- und Knochentrabekeln einen prominenten Saum von Osteoblasten aufweisen. Die Läsion wird meistens bei Patienten im ersten Dezennium nachgewiesen. Es handelt sich um eine Form der fibrösen Dysplasie, die primär in der Kortikalis beginnt. Ursprünglich wurde sie von Kempson (1966) als *ossifizierendes* Fibrom der langen Röhrenknochen beschrieben (s. S. 693 Tbl. 11.1).

Histologische Differentialdiagnose. *Fibroossäre Läsion* (s. auch S. 543 ff.): Diese Läsion ist nicht klar definiert, weshalb sie diesen deskriptiven Begriff bekommen hat. Sie ist jedoch ein typischer Befund in der proximalen Femurmetaphyse als asymptomatische Veränderung, die zufällig bei Röntgenuntersuchungen aus anderer Indikation gefunden und dann auch biopsiert wird (Abb. 13.17 h–j). Überwiegend dürfte es sich um Restzustände einer fibrösen Dysplasie handeln, denn bisweilen finden sich noch entsprechende Strukturen bei ausführlicher histologischer Untersuchung in typischer Ausprägung. Ist jedoch die Läsion stark regressiv verändert mit Infarzierungen, Zystenbildungen und dystrophen Verkalkungen, so ist man gut beraten, den deskriptiven Begriff zu verwenden (s. auch Abb. 9.1, 13.31), weil eine kausalgenetische Einordnung dann nicht mehr zuverlässig möglich ist (Ragsdale 1993).

Desmoplastisches Fibrom (Desmoidtumor): Dieser aggressive Tumor unterscheidet sich von der fibrösen Dysplasie durch seinen geringen Zellgehalt und durch fehlende Knochenbildung. Er zeigt denselben Aufbau wie sein Pendant in den Weichteilen (s. Kap. 9.1.3, S. 566).

Osteosarkom: Wenn in einer fibrösen Dysplasie zahlreiche Mitosen auftreten und die Osteoidbildung sehr aktiv ist, wie dies manchmal insbesondere in der Kieferregion gefunden wird, kann die Differentialdiagnose zu einem Osteosarkom von niedrigem Malignitätsgrad extrem schwierig sein. Uns sind Fälle bekannt, bei denen auch durch wiederholte Konsultationen keine Einigung zwischen den einzelnen Untersuchern zustande kam. Findet sich bei der Untersuchung der Randbezirke der Läsion ein invasives Wachstum, dann spricht dies für einen malignen Tumor und gegen eine fibröse Dysplasie. Knorpelinseln innerhalb der Läsion können beide Entitäten zeigen, jedoch kommen Atypien im Knorpel nur beim Osteosarkom vor. Wichtig ist in solchen Fällen die Berücksichtigung des Röntgenbefundes (Abb. 6.71 e–h).

Chondrosarkom: Erhält man von einer fibrösen Dysplasie eine Biopsie mit sehr viel Knorpelanteilen, so liegt

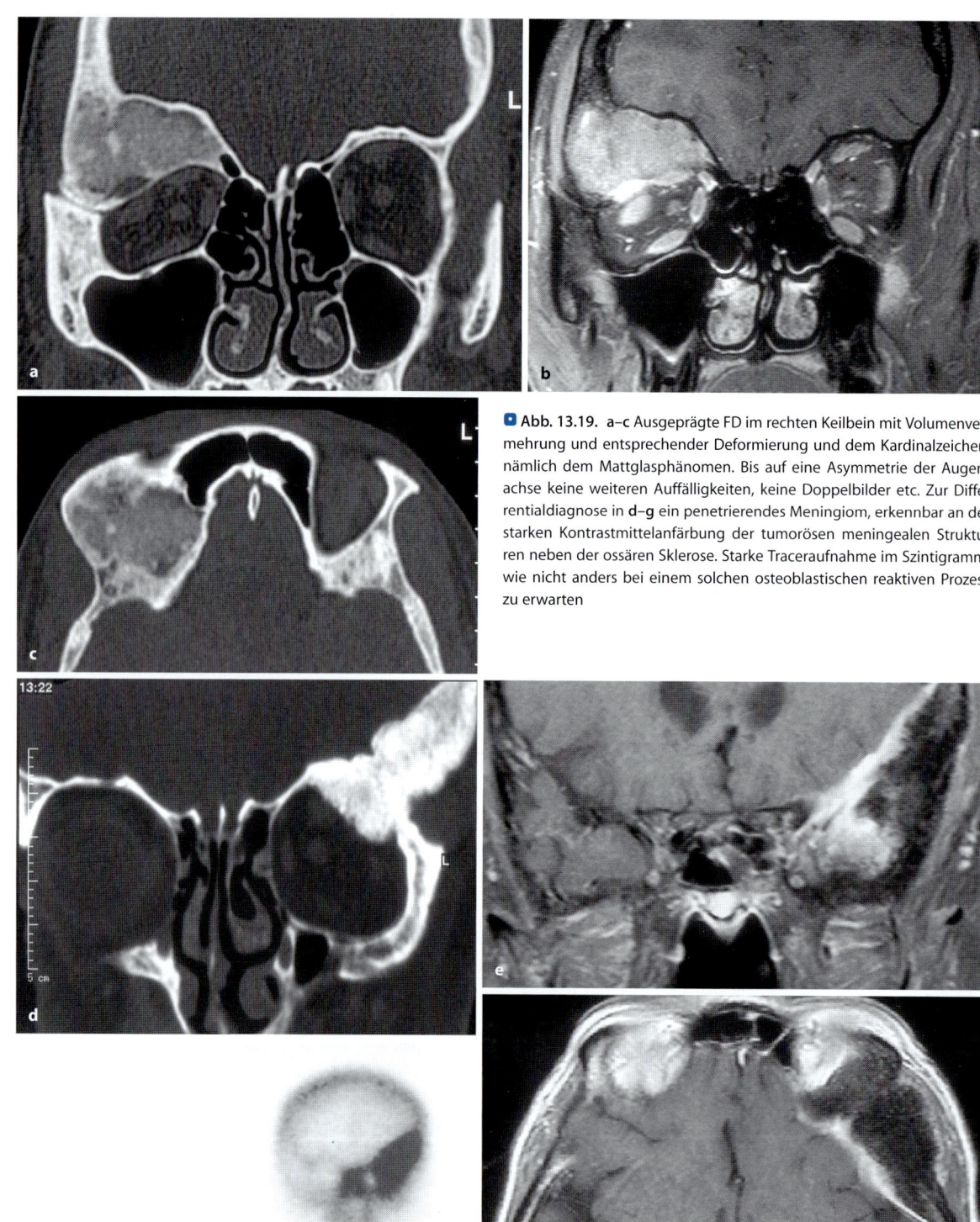

Abb. 13.19. a–c Ausgeprägte FD im rechten Keilbein mit Volumenvermehrung und entsprechender Deformierung und dem Kardinalzeichen, nämlich dem Mattglasphänomen. Bis auf eine Asymmetrie der Augenachse keine weiteren Auffälligkeiten, keine Doppelbilder etc. Zur Differentialdiagnose in **d–g** ein penetrierendes Meningiom, erkennbar an der starken Kontrastmittelanfärbung der tumorösen meningealen Strukturen neben der ossären Sklerose. Starke Traceraufnahme im Szintigramm, wie nicht anders bei einem solchen osteoblastischen reaktiven Prozess zu erwarten

13.3 · Fibröse Dysplasie (FD)

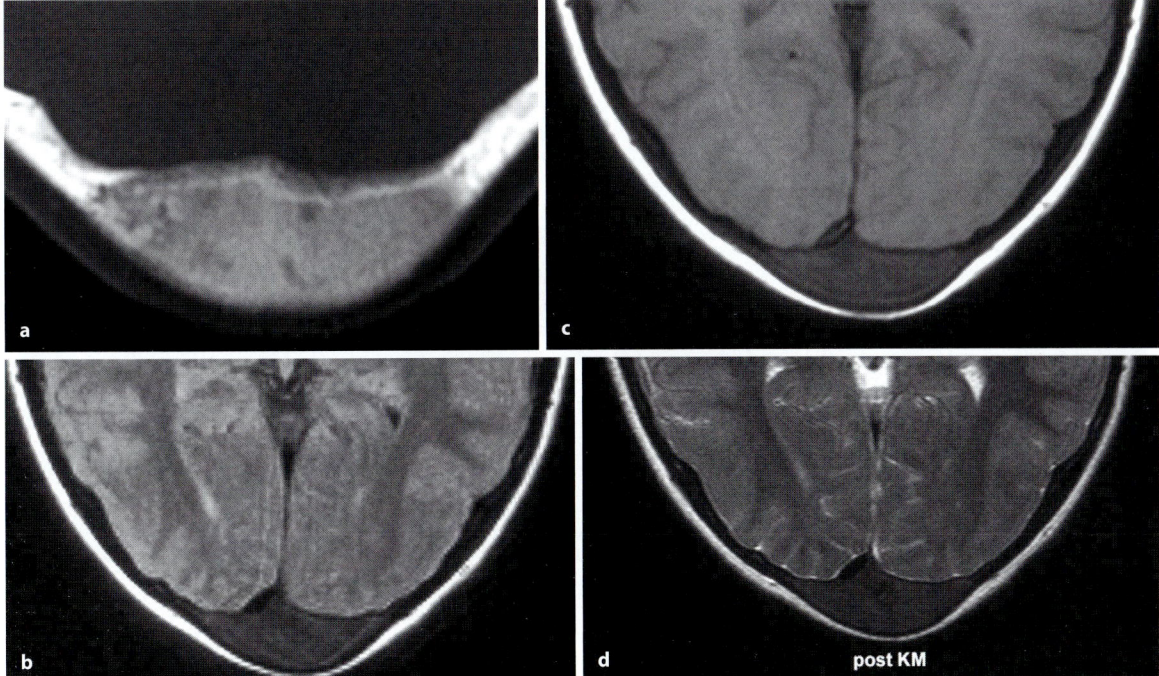

Abb. 13.20 a–h. „Ausgereifte" FD-Herde okzipital **a–d**, 11-jähriges Mädchen, der ein schmerzloser Buckel am Hinterkopf beim Kämmen aufgefallen war, und in **e–h** an der Schädelbasis – Klivus, Os occipitale – bei einem 47-jährigen Mann, der seit drei Jahren eine Vorwölbung des linken Hinterhauptes beobachtet (*Forts. S. 772*)

eine fibrokartilaginäre Läsion mikroskopisch vor. Wie auf S. 384 ff. über die Chondrosarkome ausgeführt, spricht das Vorliegen von Knorpel, kombiniert mit Fasergewebe, für ein Chondrosarkom – vorausgesetzt, die Chondrozyten sind atypisch. Auch ist das Fasergewebe beim Chondrosarkom gröber und zellärmer. In solchen Fällen ist die Berücksichtigung der klinischen Befunde und des Röntgenbildes bei der Interpretation der Histologie sehr ratsam.

Solitäre Knochenzyste: In seltenen Fällen kann eine fibröse Dysplasie komplett eine solitäre Knochenzyste vortäuschen, und eine Unterscheidung ist auch nicht immer im Röntgenbild möglich. Wahrscheinlich handelt es sich dabei um alte, komplett zystisch umgewandelte Herde einer fibrösen Dysplasie, was histologisch nicht mehr erkennbar wird. In solchen Fällen kann die Topik ein Skelettszintigramm mit dem Nachweis evtl. weiterer Herde einer fibrösen Dysplasie die Entscheidung bringen.

Häufigkeit

Konkrete Angaben über die Häufigkeit der fibrösen Dysplasie in der Bevölkerung lassen sich nicht aus der Literatur entnehmen. Ihre Feststellung ist sicherlich auch nicht ganz einfach, da ein Großteil klinisch asymptomatisch verläuft und entweder gar nicht oder höchstens durch Zufall entdeckt wird.

Im Vergleich zu den meisten primären echten Knochengeschwülsten kommt die fibröse Dysplasie sicherlich wesentlich häufiger vor, unter den tumorähnlichen Läsionen nimmt sie erfahrungsgemäß den ersten Platz ein.

Lokalisation

Grundsätzlich kann die fibröse Dysplasie jeden Knochen des Skeletts betreffen. Innerhalb eines Knochens können mehrere – durch gesunde Partien voneinander getrennte – Läsionen beobachtet werden. *Die monoostotische Form der fibrösen Dysplasie kommt mindestens doppelt so häufig wie die polyostotische Form vor.*

Für die monoostotische Form der fibrösen Dysplasie ergibt sich bezüglich der Befallstopik folgendes Bild:

Mehr als 50% aller Fälle kommen in den langen Röhrenknochen vor. Dabei dominiert ganz eindeutig das Femur mit gut 15–24% (Wilner 1982; Schajowicz 1981). Bevorzugter Sitz der fibrösen Dysplasie im Femur ist das proximale Drittel vor allem im dia-/metaphysären Übergangsbereich. Fibröse Dysplasien des Schenkelhalses sind hingegen seltener. Zweithäufigste Lokalisation der fibrösen Dysplasie ist die Tibia mit etwas weniger als 20% der Fälle. In der Häufigkeit folgen die flachen Knochen wie der Schädel, wobei mehr fibröse Dysplasien im Gesichtsschädel als in der Schädelkalotte vorkommen. Die zweithäufigste Lokalisation der fibrösen Dysplasie an den flachen Knochen stellen die Rippen dar. Am Becken werden seltener fibröse Dysplasien beobachtet, in der Wirbelsäule können sie als Raritäten angesehen werden. Im

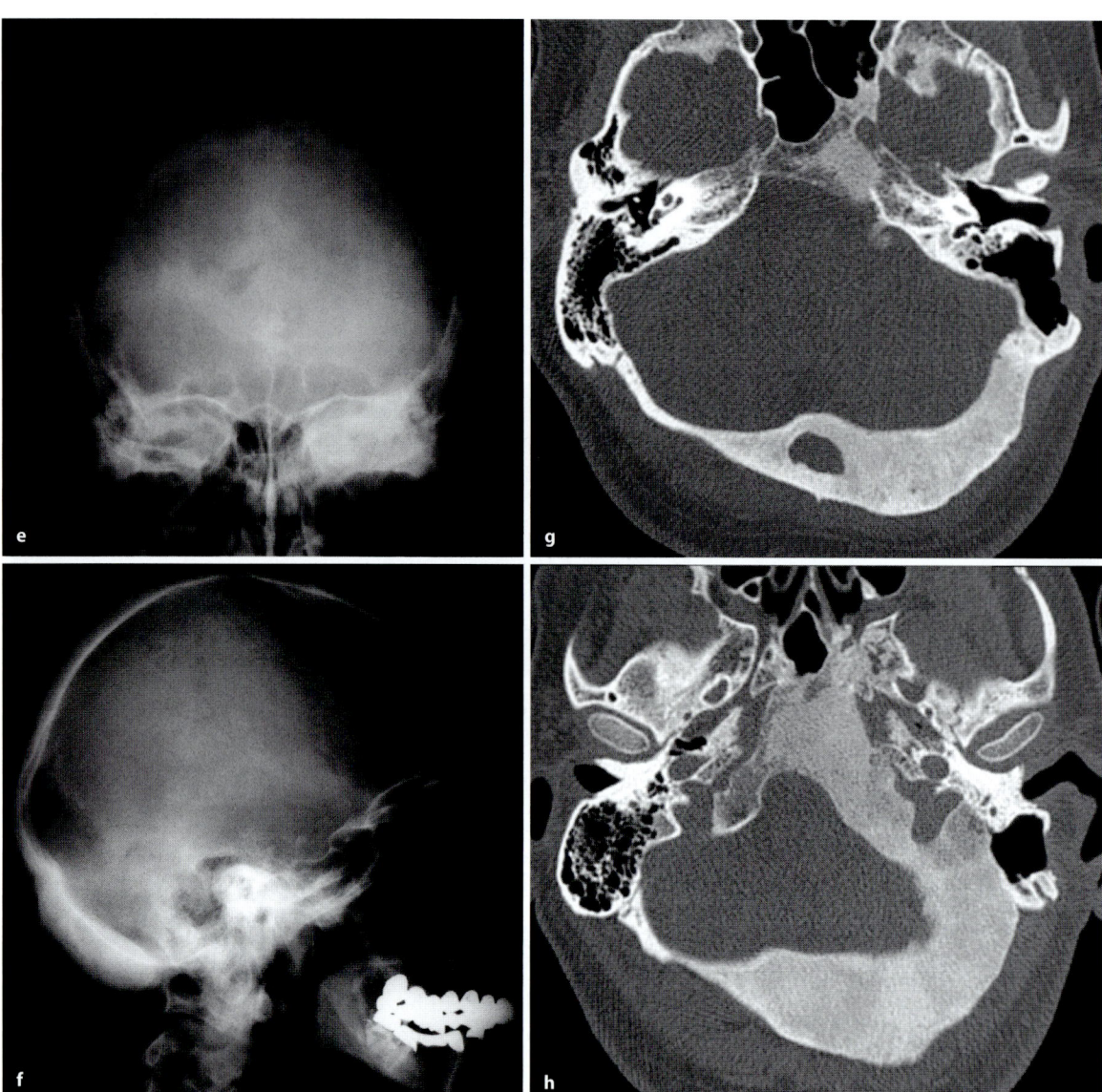

Abb. 13.20 a–h (*Forts.*) Die Läsionen sind solide verknöchert (**a, g, h**) und weisen in der MRT (**b–d**) kein Signal auf, auch nicht nach Gadolinium-Applikation

eigenen Krankengut von 145 Fällen einer fibrösen Dysplasie fanden sich nur 12-mal Wirbelsäulen- und Sakrummanifestationen.

Bei der oligo- und polyostotischen Form der fibrösen Dysplasie werden zwar in der Regel beide Seiten des Skeletts befallen, in einer Seite sind aber zumeist die Läsionen numerisch ausgeprägter. Es werden sehr unterschiedliche Befallsmuster beobachtet, die von dem Befall einer einzigen Extremität, von einigen Knochen bis zu einem Befall von mehr als 50% des gesamten Skeletts reichen. Bei der polyostotischen Form sind ungewöhnliche Lokalisationen wie z. B. Hand- und Fußskelett sowie Wirbelsäule, Skapula, Klavikeln etc. nicht selten.

Alters- und Geschlechtsprädilektion

Die FD kommt weltweit bei allen ethnischen Gruppen vor. Wenn auch die Erkrankung grundsätzlich im Kindesalter beginnt, so ist doch das Manifestationsalter der monoostotischen Form different vom Manifestationsalter der oligo- und polyostotischen Form. Die monoostotische Form ist zumeist asymptomatisch und wird erst zufällig in der 2.–4. Lebensdekade entdeckt. Im Gegensatz dazu führt die polyostotische Form schon im frühen Lebensalter zu Symptomen, so dass der Großteil der Läsionen schon vor dem 10. Lebensjahr entdeckt wird.

Besonders bei der polyostotischen Form der fibrösen Dysplasie lässt sich eine eindeutige Gynäkotropie feststellen.

13.3 · Fibröse Dysplasie (FD)

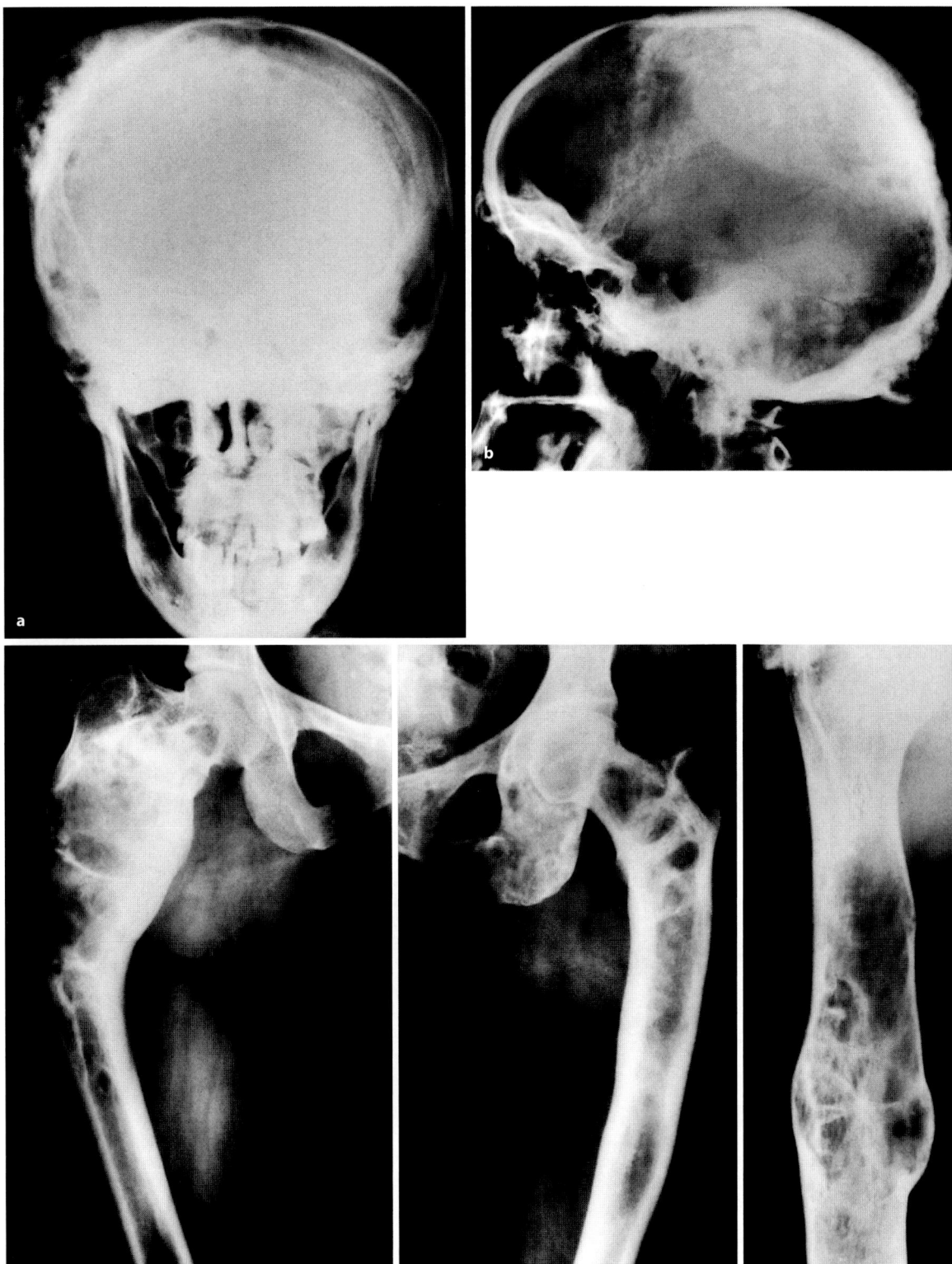

Abb. 13.21 a–e. Polyostotische Form der fibrösen Dysplasie bei einer 45-jährigen Frau mit deutlichen Café-au-lait-Flecken, aber keinen endokrinen Störungen. Dem rechten Os parietale und dem Os occipitale sitzen groteske Knochenneubildungen mit zentraler Aufhellung im Sinne einer z. T. zystischen Form der fibrösen Dysplasie auf. Grobe Auftreibung des rechten Humerusschaftes mit Ermüdungsfraktur im proximalen Bereich der Läsion. Hier, wie auch an den Femurknochen, z. T. blasige Binnenstrukturen

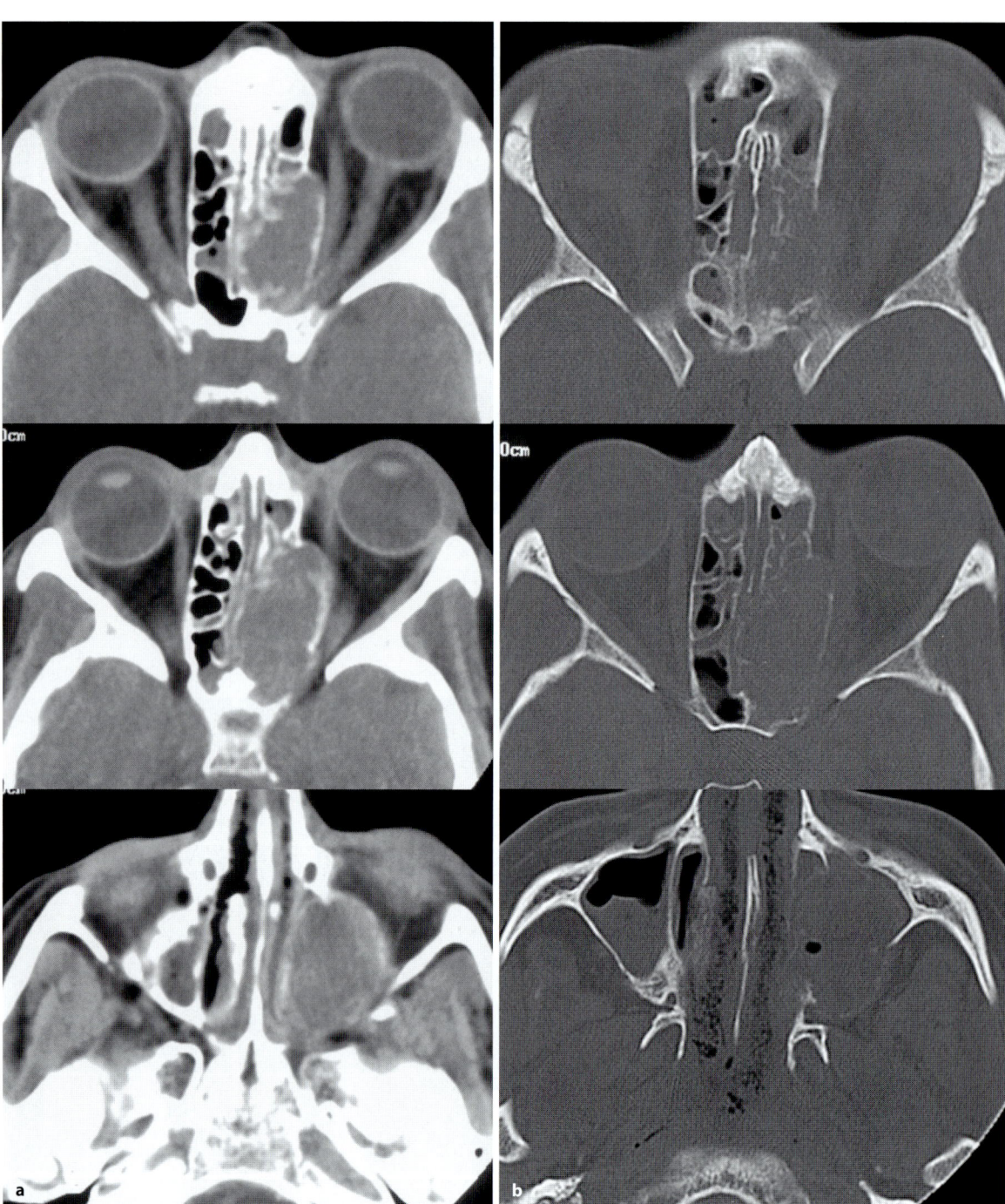

Abb. 13.22 a, b. 35-jährige Frau, bei der postpartal eine grobe Obstruktion im linken Nebenhöhlenbereich und Doppelbilder aufgefallen waren. Grotesker raumfordernder Prozess im linken Siebbein und in der linken Kieferhöhle, so wie er von Shapeero et al. (1993) als besondere Verlausform einer FD im Nasennebenhöhlenbereich beschrieben wurde

Klinik

Die monoostotische Form der fibrösen Dysplasie verursacht in der Regel keine klinischen Beschwerden und wird zumeist zufällig entdeckt. Bei größeren Herden fallen äußerlich erkennbare Verformungen der Skelettabschnitte auf, besonders im Bereich der Tibia und im Gesichtsschädel. Sie können von leichten Schmerzen begleitet sein. In statisch belasteten Abschnitten sind *Ermüdungsbrüche* und echte pathologische Frakturen nicht selten die initialen Symptome. Vielfach kommen die Läsionen bei der monoostotischen Form der fibrösen Dysplasie mit Abschluss des Knochenwachstums zum Still-

13.3 · Fibröse Dysplasie (FD)

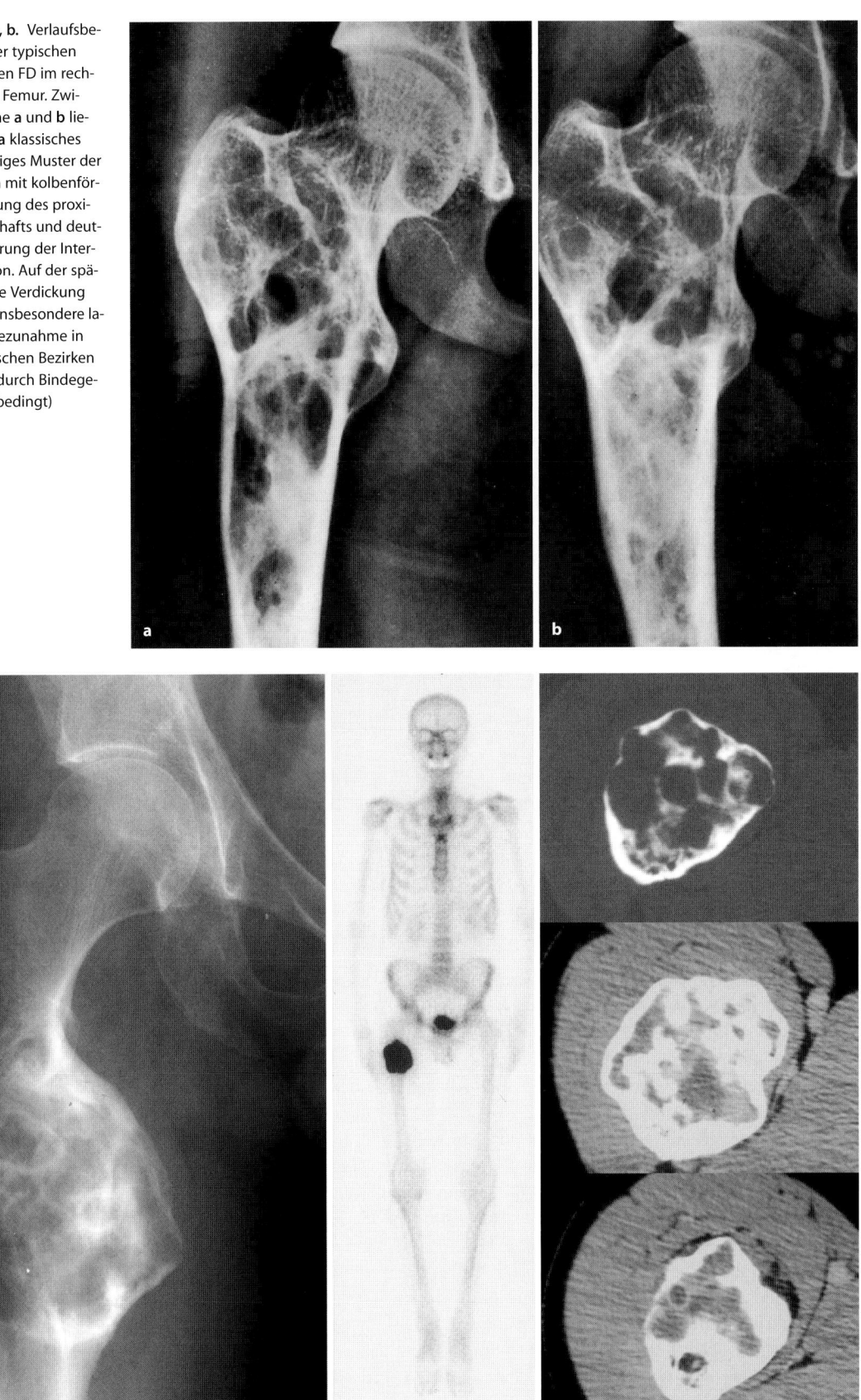

Abb. 13.23 a, b. Verlaufsbeobachtung einer typischen monoostotischen FD im rechten proximalen Femur. Zwischen Aufnahme **a** und **b** liegen 7 Jahre. In **a** klassisches seifenblasenartiges Muster der Veränderungen mit kolbenförmiger Auftreibung des proximalen Femurschafts und deutlicher Verbreiterung der Intertrochantärregion. Auf der späteren Aufnahme Verdickung der Kompakta insbesondere lateral und Dichtezunahme in den vorher lytischen Bezirken (offensichtlich durch Bindegewebsknochen bedingt)

Abb. 13.24 a–h (*Text s. S. 776*)

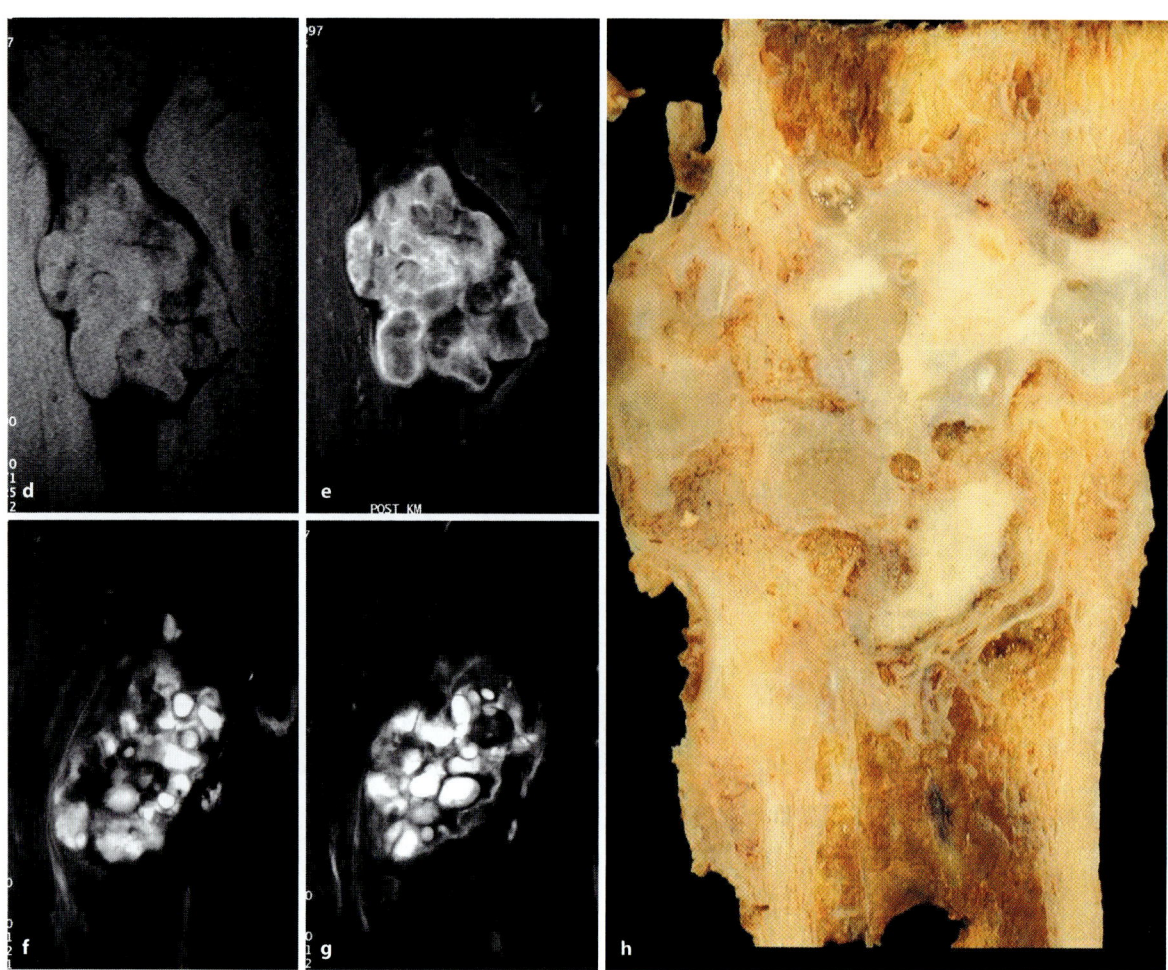

◁ ▯ **Abb. 13.24 a–h.** Seifenblasen- (soap-bubble-)artige Form der FD. 49-jähriger Mann mit starken Schmerzen im rechten Oberschenkel. Wie das Szintigramm in **b** zeigt, ist der Prozess noch hochakut. Im CT (**c**) und in der MRT (**f, g**) sieht man die regressiven zystischen Hohlräume. In der kontrastverstärkten MRT (**e**) kommen gut die soliden (enhancenden) Anteile zu Darstellung. Wegen der nicht zu beeinflussenden Schmerzsymptomatik wurde die Läsion schließlich reseziert. Die Präparatefotografie gibt exakt den Aufbau der Läsion wieder (s. auch Abb. 13.16)

stand. Insbesondere nach *hormonellen Umstellungen*, vor allem nach einer Schwangerschaft können Reaktivierungen vorkommen (Abb. 13.22). Wir selbst haben Frauen mit mono- und polyostotischer fibröser Dysplasie beobachtet, bei denen Schmerzen in den Läsionen während einer Schwangerschaft sistierten.

Im Falle eines 15-jährigen Jungen mit polyostotischer fibröser Dysplasie an der rechten oberen Extremität sahen wir nach Applikation von Sexualhormonen eine explosionsartige Exazerbation der langstreckigen fibrösen Dysplasie im Humerus (Abb. 13.37).

Fibrös-dysplastische Läsionen im Schädelbereich können eine Vielfalt von Symptomen auslösen, die in Abhängigkeit von der Lokalisation der Läsion von einer umschriebenen Schwellung oder Gesichts- und Kieferasymmetrie über eine Obstruktion der oberen Lufträume bis zu Zahnverlust, Visusstörungen, Epistaxis usw. reichen (s. auch Kap. 14).

Shapeero et al. (1993) beobachteten bei 5 Patienten (4–21 Jahre) eine massive Entwicklung von Weichgewebsformationen in fibrösen Dysplasien der Kieferhöhle in weniger als 4 Monaten, begleitet von Schmerzen, nasaler Obstruktion und Exophthalmus. Klinisch und radiologisch (Auftreibung der Kieferhöhle, Kontinuitätsunterbrechungen der Kieferhöhlenwände und grobe Weichgewebsmassen) wurden Sarkomentwicklungen vorgetäuscht. Das starke Nasenbluten der beobachteten Patienten erklären die Autoren mit einer erhöhten Vaskularisierung der aktiven Läsion, mit der Ausbildung arteriovenöser Malformationen.

Die aggressive polyostotische fibröse Dysplasie geht mit einer wesentlich stärkeren Symptomatik als die monoostotische einher (Abb. 13.36, 13.37). Das Spektrum der klinischen Symptome reicht von Schmerzen, häufigen Spontanfrakturen, extremen Verbiegungen der befallenen Knochen bis zu schweren neurologischen Symp-

13.3 · Fibröse Dysplasie (FD)

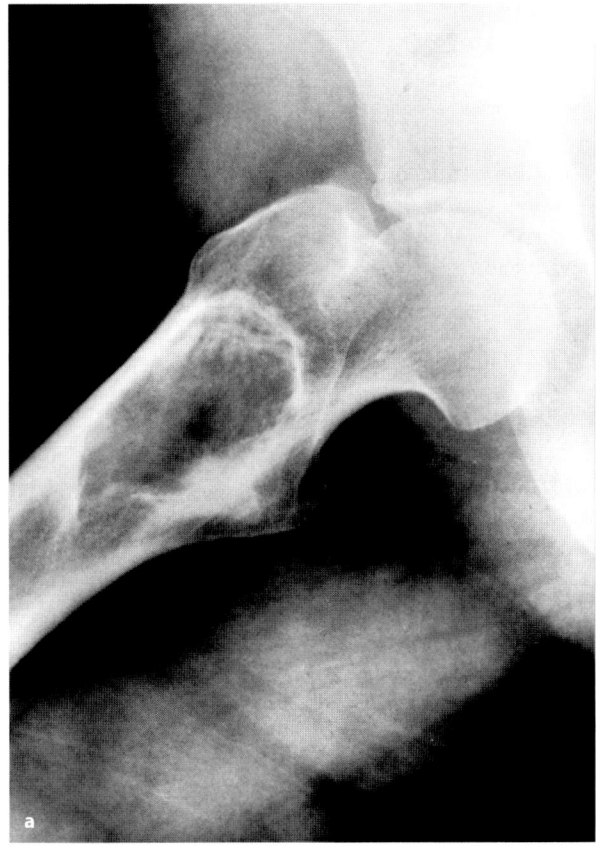
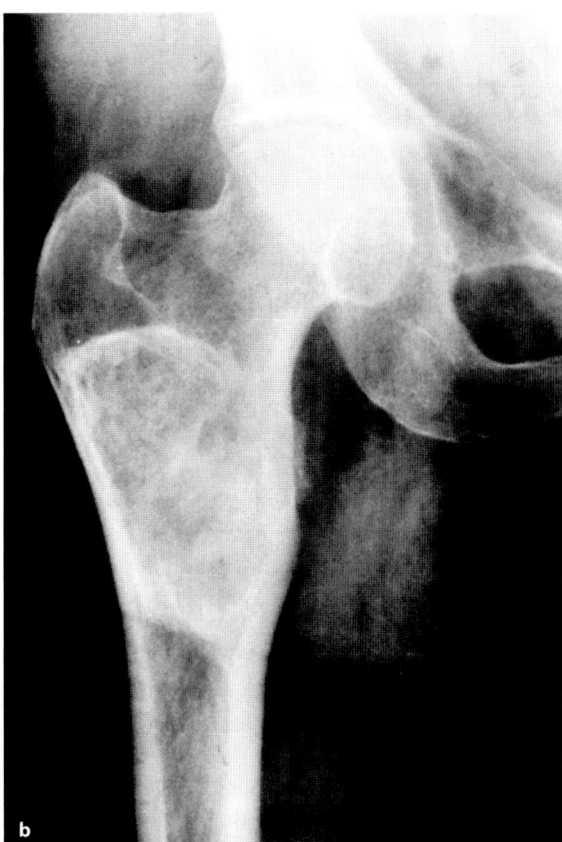
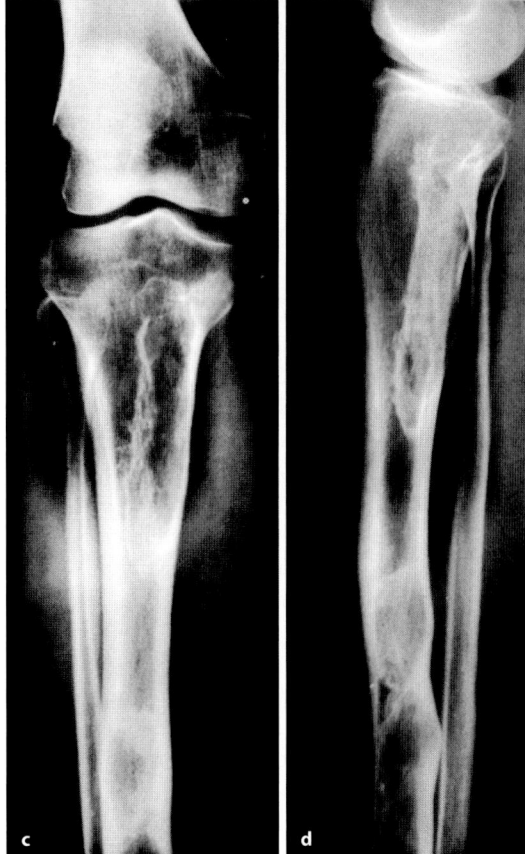

Abb. 13.25 a–d. Verschiedene Manifestationsformen der monoostotischen fibrösen Dysplasie an Femur und Tibia. **a, b** (61-jähriger Mann): Sehr dichte irreguläre Verknöcherung der gut begrenzten Läsion, die zu einer leichten Auftreibung der Region geführt hat. Differentialdiagnose: benignes fibröses Histiozytom (vgl. mit Abb. 9.4), oder alter verknöcherter Tumor ungewisser Herkunft. **c, d** Oligotopes Befallsmuster der Tibia, die einzelnen Läsionen sind sehr gut begrenzt und zeigen ein unterschiedliches Ausmaß an Verknöcherung, alle sind von einem sehr dichten Sklerosesaum umgeben

tomen bei Befall der Wirbelsäule und des Gesichtsschädels. In ca. 50% der Fälle finden sich bei polyostotischen fibrösen Dysplasien Kombinationen mit Hautveränderungen, wobei die *Cafe-au-lait-Flecken* dominieren.

Bei einer Kombination der oligo- oder polyostotischen Form der fibrösen Dysplasie mit endokrinen Dysfunktionen wie z. B. Pubertas praecox spricht man – wie bereits erwähnt – von einem *McCune-Albright-Syndrom* (Abb. 13.40). Dieses sporadisch auftretende Syndrom hat an allen fibrösen Dysplasien einen Anteil von etwa 2–3%. Es wird ebenfalls durch Mutationen des für das G-Protein codierenden GNAS1-Gen hervorgerufen, das auf dem langen Arm des Chromosom 20 lokalisiert ist. Über eine sehr sensitive PCR soll diese Mutation beim McCune-Albright-Syndrom und auch bei der isolierten fibrösen Dysplasie bereits aus dem peripheren Blut der Patienten nachweisbar sein (Lietman et al. 2005). Über die Pubertas praecox (vor allem bei Mädchen) hinausgehend findet man als weitere endokrine Störung nicht selten eine Hyperthyreose; auch assoziierte Cushing-Syndrome und ein Hyperparathyreoidismus, Diabetes mellitus, Akromegalie wurden beobachtet. Nahezu obligat sind Hyperpigmentationen an Gesäß, Oberschenkeln, Rücken, Nacken und Hals, die den sog. Blaschko-Linien folgen und oft nur unilateral auftreten. Seltener werden assoziierte gastrointestinale Polypen, eine Hyperplasie des Thymus, der Milz und von pankreatischen Inselzellen gefunden, noch seltener verschiedene Knochen- und Weichteiltumoren wie z. B. Osteosarkome resp. intramuskuläre Myxome. In jedem Falle haben Menschen mit einem Mc-Albright-Syndrom *und* Weichteilmyxomen ein höheres Risiko, ein Osteosarkom zu entwickeln (Lopez-Ben et al. 1999)

Die FD kann auch mit Krankheitsbildern wie der *Vitamin-D-resistenten hypophosphatämischen Osteomalazie* assoziiert sein, des Weiteren mit familiärer intestinaler Polyposis (Peutz-Jeghers-Syndrom).

Eine *maligne Entartung* der FD wird in der Literatur auf 0,5% der Fälle geschätzt (Taconis 1988; Kaushik et al. 2002). Davon stärker betroffen sind die polyostotischen Formen der FD. Halawa und Asiz (1984) werteten 69 veröffentlichte Fälle aus. Davon waren 37 Fälle ein Osteosarkom, 21 ein Fibrosarkom und 11 ein Chondrosarkom. 38 kamen bei der polyostotischen fibrösen Dysplasie, 29 bei der monoostotischen Form vor (bei 2 Fällen war die Situation unbekannt). Allein 21 Patienten hatten in ihrer Vorgeschichte eine Radiotherapie der maligne transformierten, fibrös-dysplastischen Skelettregion. Eine vorausgegangene Strahlentherapie scheint besonders ein Osteosarkom zu induzieren (15 von 37 Fällen mit Osteosarkom).

Bei malignen Entartungen gibt es keine Geschlechtsprädilektion, das Intervall zwischen Diagnosestellung einer fibrösen Dysplasie und dem Auftreten eines Sarkoms variiert zwischen 2 und 30 Jahren. Bevorzugt befallen von einer malignen Transformation sind fibrös-dysplastische Herde im Schädel und im Femur. Klinisches Leitsymptom sind Schmerz und Schwellung.

Die Prognose sekundärer Sarkome in fibrös-dysplastischen Herden ist außerordentlich schlecht, vergleichbar mit der schlechten Prognose von Sarkomen in Paget-Knochen. Die Annahme eines sekundären Sarkoms in einem fibrös-dysplastischen Herd ist unproblematisch, wenn dieser fibrös-dysplastische Herd bei dem Patienten schon länger bekannt ist. Präsentiert sich aber ein Patient mit einer Läsion, die sowohl Züge der fibrösen Dysplasie als auch z. B. eines Osteosarkoms trägt, dann ist zu überlegen, ob es sich dabei nicht ohnehin und allein um ein niedrigmalignes Osteosarkom handelt.

Auf die Problematik der Fehlklassifikation eines sekundären Chondrosarkoms in einem fibrös-dysplastischen Herd im Zusammenhang mit knorpeligen Komponenten in der Läsion wurde bereits auf S. 715 und 762 hingewiesen.

Radiologie

Sie hängt ganz von der Proportion und Verteilung der bindegewebigen oder ossären Komponente innerhalb der Läsion ab. Das Spektrum reicht also von rein osteolytischen Läsionen (Abb. 13.26, 13.37) über mattglasartige Verdichtungen innerhalb der Läsionen (Abb. 13.27 c, 13.25a, b, 13.28, 13.32b, 13.35c, 13.39) bis zu unregelmäßigen und dichten Verknöcherungen. Je nach Verteilung, Anordnung und Kombination der bindegewebigen und knöchernen Komponenten und zystischer Degenerationen können *seifenblasenähnliche, wabig-zystische Muster entstehen* (Abb. 13.23, 13.24, 13.27). In der Regel setzen sich die Veränderungen vom umgebenden gesunden Knochen scharf mit einem mehr oder weniger dicken Sklerosesaum ab. Der Knochen kann z. T. grotesk aufgetrieben sein mit stark verdünnter und welliger Kompakta (Abb. 13.24, 13.37), bei älteren Läsionen und kompensatorischen Abstützvorgängen kann sich die Kompakta auch verdicken. Spontanfrakturen (Abb. 13.27, 13.30) und Insuffizienzfrakturen (insbesondere im Schenkelhalsbereich) sind keine seltene Beobachtung.

Periostreaktionen treten nur dort auf, wo eine statische Insuffizienz mit beginnender oder vollzogener Frakturierung vorliegt (Abb. 13.26 a).

Die einzelnen Herde haben Größenordnungen von einem bis zu mehreren Zentimetern, an den Röhrenknochen sind überwiegend die Meta- und Diaphysen betroffen.

Die individuellen Veränderungen können bei der mono- und polyostotischen Form der fibrösen Dysplasie sehr unterschiedlich sein: *Die Läsionen der monoostotischen Form* haben meist einen scharf begrenzten Rand, der unterschiedlich dick sklerosiert ist, sie liegen zumeist im spongiösen und medullären Knochenabschnitt, wobei sich die Kompakta infolge des expansiven Wachstums vorwölben kann (Lodwick-Grade IA–B). Die Größe der einzelnen Herde liegt erfahrungsgemäß zwischen 2 und 7 cm. Größere Verbiegungen kommen bei dieser Form weniger häufig vor.

Bei der *polyostotischen Form der FD* (Abb. 13.18, 13.21, 13.36, 13.37, 13.41) sind die einzelnen Läsionen meistens wesentlich größer, der Knochen ist deutlicher aufgetrieben und die Randkonturen finden sich aufgrund der größeren Aggressivität des Prozesses unschärfer (Lodwick-Grade IB, sehr selten IC), nie aber mottenfraßartig. In frühen Stadien ohne nennenswerte Verknöcherung können die Läsionen wie grobe maligne Destruktionen anmuten (◘ Abb. 13.26 a, 13.32a, 13.33). Aufgrund der größeren Ausdehnung der Veränderungen sind Verbiegungen (z. B. Hirtenstabdeformität am proximalen Femur, Abb. 13.18, 13.21c) und Spontanfrakturen keine Seltenheit.

13.3 · Fibröse Dysplasie (FD)

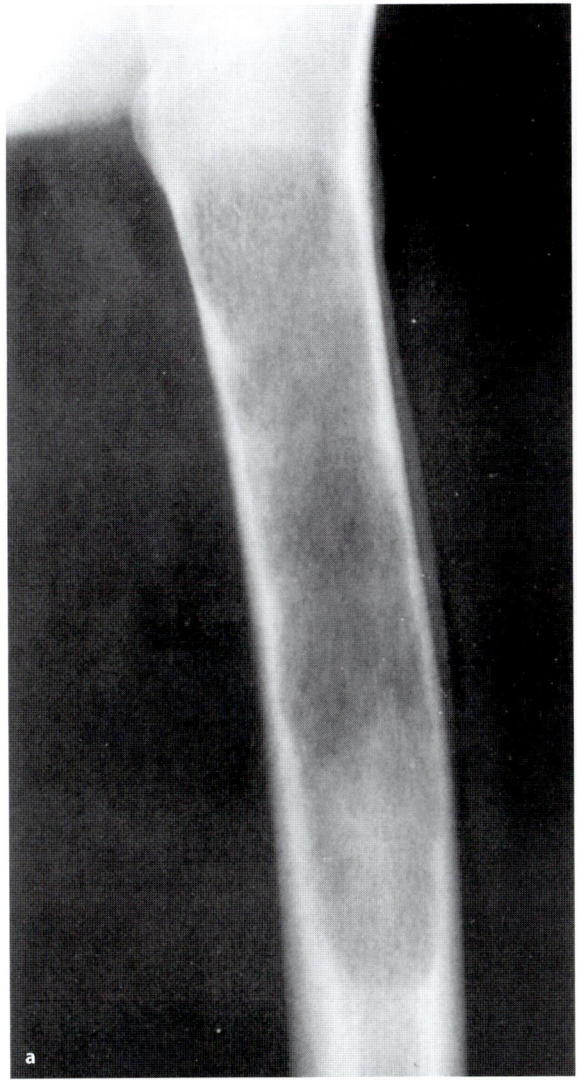

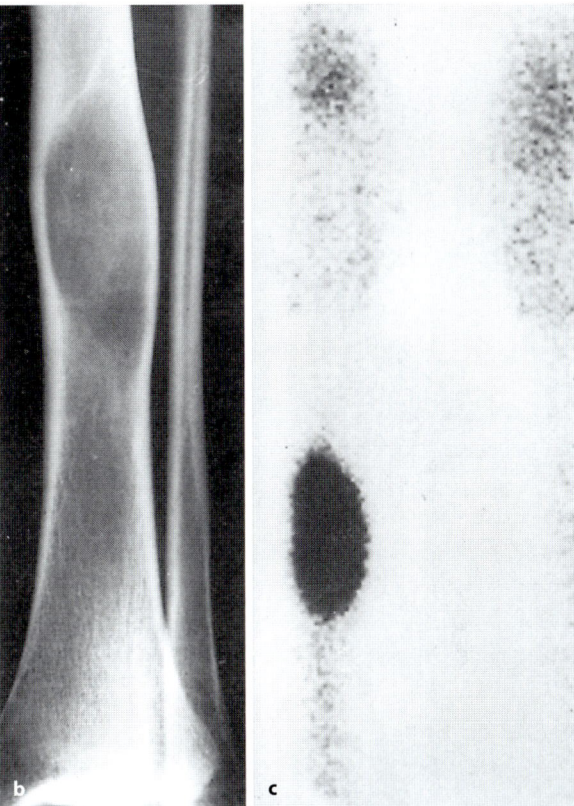

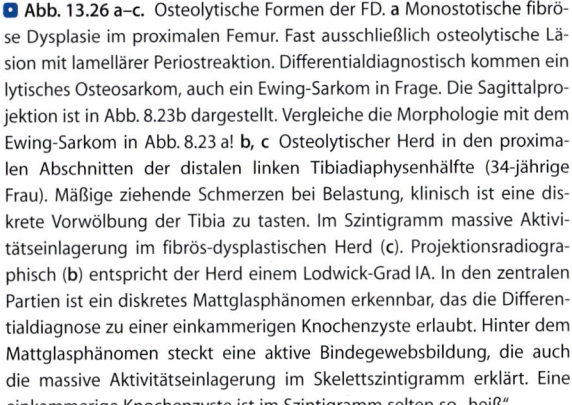

Abb. 13.26 a–c. Osteolytische Formen der FD. **a** Monostotische fibröse Dysplasie im proximalen Femur. Fast ausschließlich osteolytische Läsion mit lamellärer Periostreaktion. Differentialdiagnostisch kommen ein lytisches Osteosarkom, auch ein Ewing-Sarkom in Frage. Die Sagittalprojektion ist in Abb. 8.23b dargestellt. Vergleiche die Morphologie mit dem Ewing-Sarkom in Abb. 8.23 a! **b, c** Osteolytischer Herd in den proximalen Abschnitten der distalen linken Tibiadiaphysenhälfte (34-jährige Frau). Mäßige ziehende Schmerzen bei Belastung, klinisch ist eine diskrete Vorwölbung der Tibia zu tasten. Im Szintigramm massive Aktivitätseinlagerung im fibrös-dysplastischen Herd (**c**). Projektionsradiographisch (**b**) entspricht der Herd einem Lodwick-Grad IA. In den zentralen Partien ist ein diskretes Mattglasphänomen erkennbar, das die Differentialdiagnose zu einer einkammerigen Knochenzyste erlaubt. Hinter dem Mattglasphänomen steckt eine aktive Bindegewebsbildung, die auch die massive Aktivitätseinlagerung im Skelettszintigramm erklärt. Eine einkammerige Knochenzyste ist im Szintigramm selten so „heiß"

Fibrös-dysplastische Herde können *zystisch degenerieren*, wobei es entweder zu einfachen regressiven Zysten mit und ohne Einblutung kommt (Okada et al. 2000, Abb. 13.24, 13.27c–e, 13.37) oder sich sekundäre aneurysmatische Knochenzysten entwickeln, können (Simpson et al. 1989; Levy et al. 1975; Martinez u. Sissons 1988; Nguyen et al. 1996). Radiologisch äußern sich solche zystischen Umwandlungen in einer Volumenzunahme des fibrös-dysplastischen Herdes mit zunehmender Ausdünnung der Kortikalis (Abb. 13.27, 13.37). Wenn die Kortikalis durchbricht und sich irreguläre Periostossifikationen zeigen, kann eine maligne Entartung vorgetäuscht werden. In jedem Falle müssen solche Läsionen histologisch abgeklärt werden.

Im Folgenden werden die typischen Manifestationen der fibrösen Dysplasie an einigen Skelettabschnitten im Einzelnen beschrieben:

Femur: Bis zu zwei Drittel der Läsionen finden sich im proximalen Femur (Abb. 13.18 c, d, 13.21c, d, 13.23–13.26a, 13.31, 13.39), besonders im proximalen dia- und metaphysären Bereich. Eine Beschränkung insbesondere der monoostotischen Form auf den Schenkelhals ist selten (Savage u. Stoker 1984). Die befallenen Knochenabschnitte sind kolbenförmig verbreitert, die Kompakta zeigt das Bild der ausgebeulten Schale, wobei sie verdünnt und ausgespannt, aber auch verdickt sein kann. Das Innere des Knochens zeigt in der überwiegenden Zahl der Fälle eine seifenblasenähnliche Umstrukturierung. In den Aufhellungen können auch feinfleckige Kalzifikationen vorkommen. Verlaufsbeobachtungen im Erwachsenenalter lassen in der Regel eine langsam progrediente Umgestaltung des Knochens mit allgemeiner

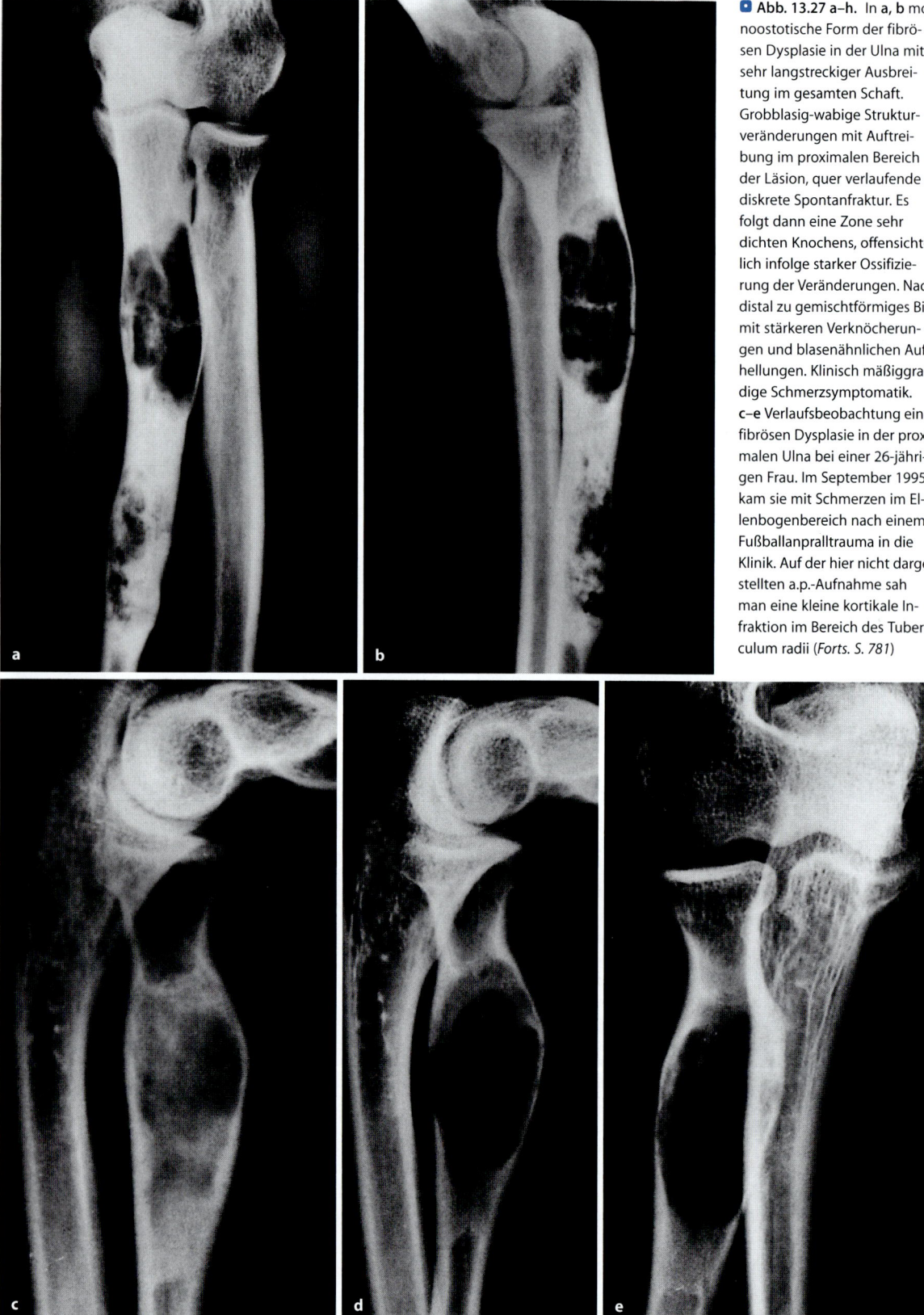

Abb. 13.27 a–h. In a, b monoostotische Form der fibrösen Dysplasie in der Ulna mit sehr langstreckiger Ausbreitung im gesamten Schaft. Grobblasig-wabige Strukturveränderungen mit Auftreibung im proximalen Bereich der Läsion, quer verlaufende diskrete Spontanfraktur. Es folgt dann eine Zone sehr dichten Knochens, offensichtlich infolge starker Ossifizierung der Veränderungen. Nach distal zu gemischtförmiges Bild mit stärkeren Verknöcherungen und blasenähnlichen Aufhellungen. Klinisch mäßiggradige Schmerzsymptomatik. c–e Verlaufsbeobachtung einer fibrösen Dysplasie in der proximalen Ulna bei einer 26-jährigen Frau. Im September 1995 kam sie mit Schmerzen im Ellenbogenbereich nach einem Fußballanpralltrauma in die Klinik. Auf der hier nicht dargestellten a.p.-Aufnahme sah man eine kleine kortikale Infraktion im Bereich des Tuberculum radii (*Forts. S. 781*)

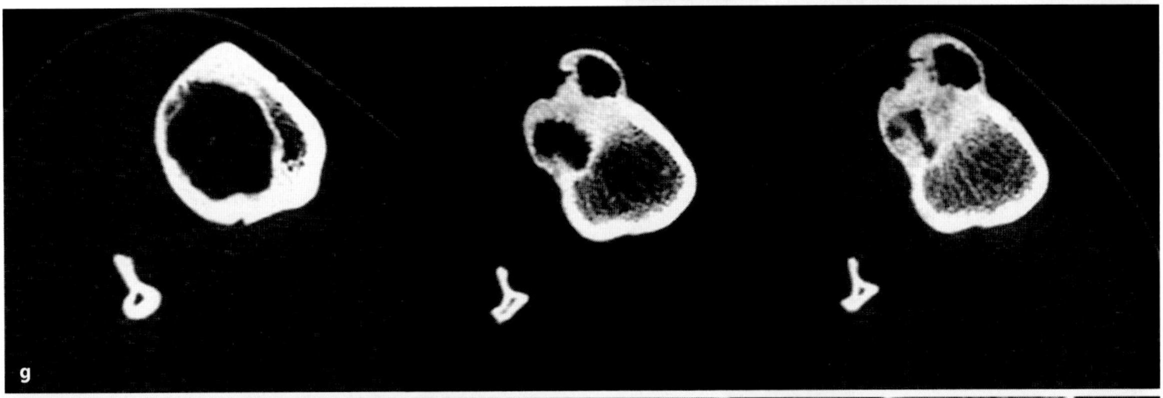

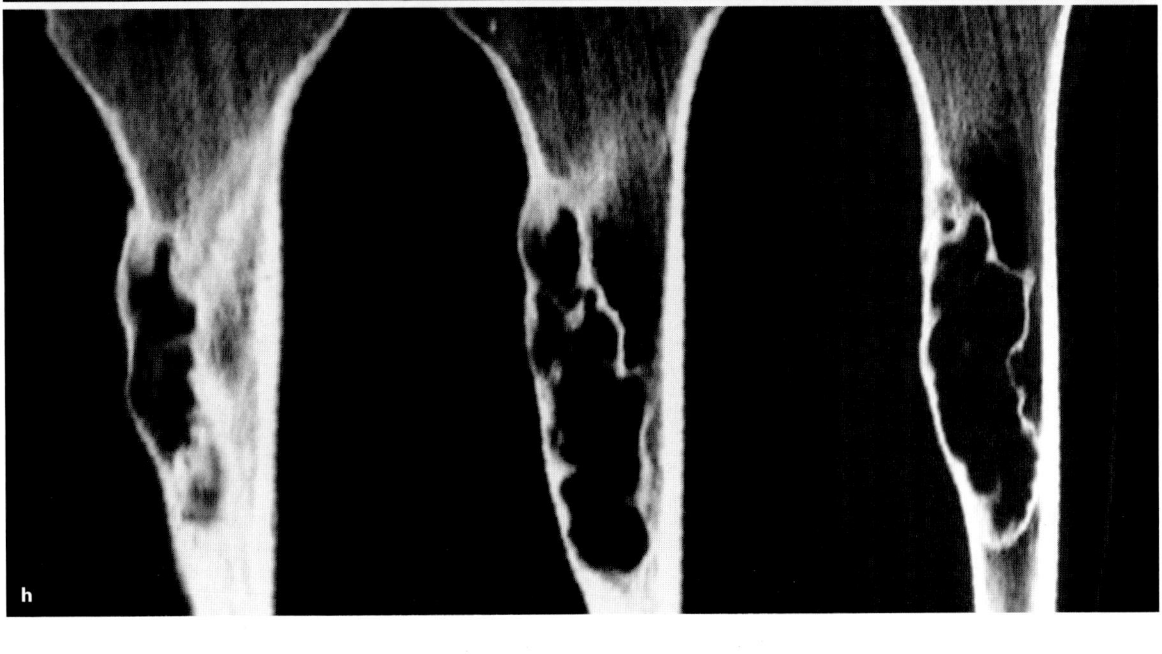

13.3 · Fibröse Dysplasie (FD)

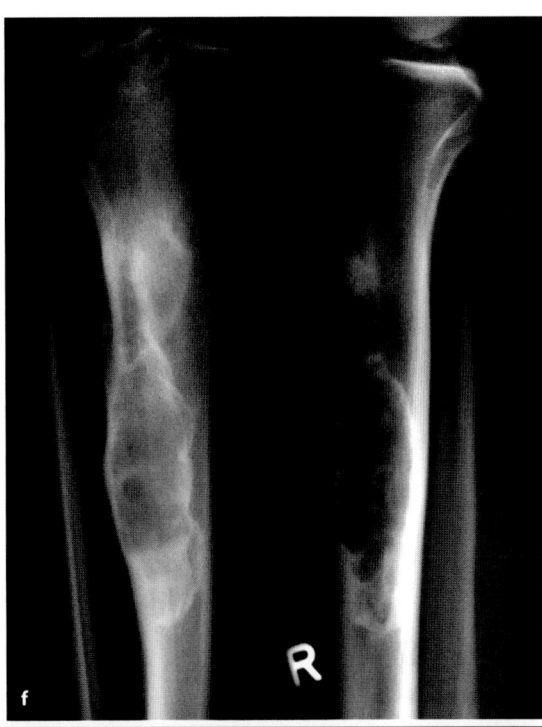

Abb. 13.27 a–h (*Forts.*) Dieser Befund erklärte die verstärkte Schmerzsymptomatik beim Beugen und bei Supination. Im proximalen Radius (c) erkennt man das typische Bild der fibrösen Dysplasie mit mattglasartiger Binnenstruktur und mäßiger Expansion bei erhaltener Kortikalis. Es erfolgte keine weitere Diagnostik oder Therapie, sondern es wurde lediglich eine aktive Ruhigstellung des Ellenbogengelenks für 3 Wochen empfohlen. Die Patientin kommt dann aber ca. 3 Monate später mit zunehmender Schmerzsymptomatik wieder, und man sieht jetzt im Röntgenbild eine ausgedehnte osteolytische Läsion im Bereich der vorher mattglasartigen Veränderung; die umgebende Kortikalis ist in der Zwischenzeit hauchdünn geworden. Es liegt insgesamt eine Progression von einem Lodwick-Grad IA zu einem Lodwick-Grad IB vor. Wegen der Spontanfrakturgefährdung wurde der Herd operativ ausgeräumt und der Defekt mit Spongiosa aufgefüllt. Die histologische Untersuchung ergab nicht die von uns erwartete aneurysmatische Knochenzyste im Sinne eines traumainduzierten Epiphänomens, sondern einfache regressive zystische Umwandlungen des fibrös-dysplastischen Gewebes. Makroskopisch fand sich eine nur leicht blutig tingierte Flüssigkeit in dem verhältnismäßig „matschigen" Gewebe. **f–h** 17-jähriger Mann mit überwiegend lytisch-zystischer monoostotischer FD in der Tibia, nur gelegentliche, dann aber heftige stechende Schmerzen im Bereiche der Läsion. Beginnendes Mattglasphänomen im Übersichtsbild. Die Läsion ist eher exzentrisch angelegt, was eine osteofibröse Dysplasie mit und ohne differenziertes Adamantinom in die Differentialdiagnose zwingt. Histologische Sicherung notwendig

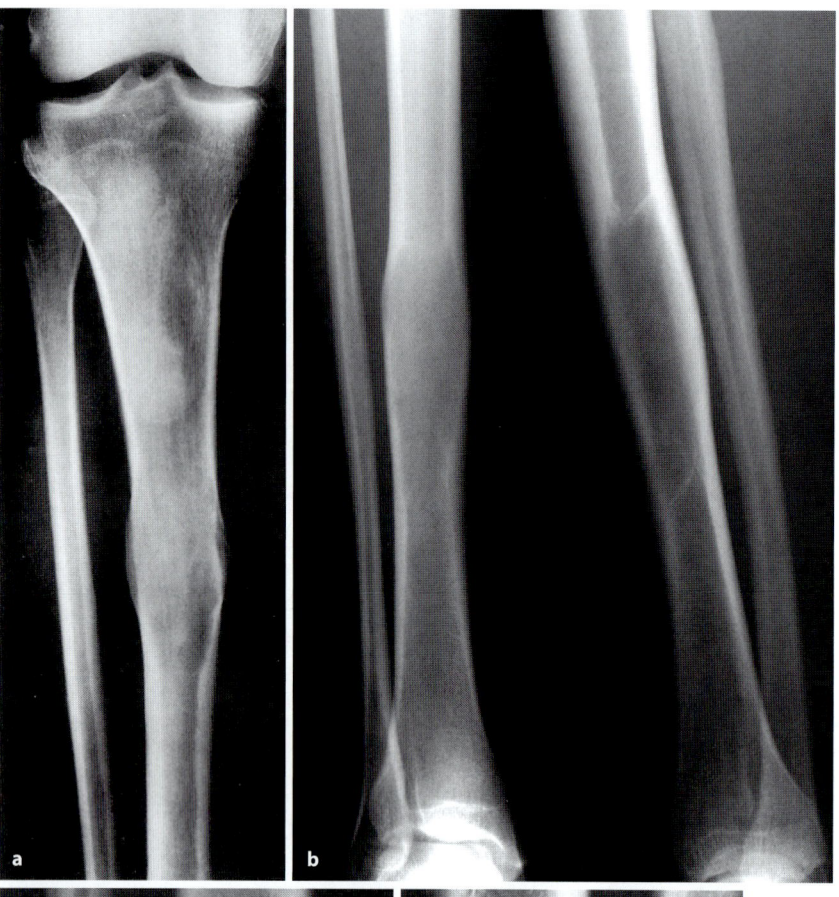

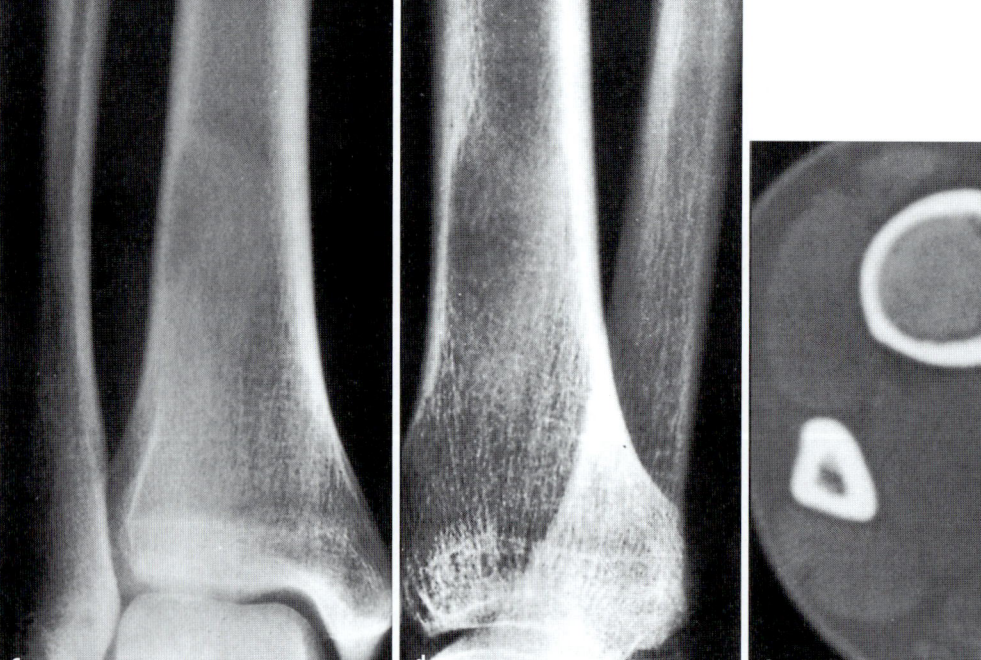

Abb. 13.28 a–e. Fibrös-dysplastische Herde in der Tibia mit Mattglasphänomen. **a** Monostotische Form der fibrösen Dysplasie in der Tibia bei einem klinisch beschwerdefreien 58-jährigen Mann. Nur im mittleren Diaphysendrittel ist die Tibia kolbenförmig aufgetrieben mit hauchdünner Kompakta. Der Defekt ist weitgehend aufgefüllt mit gleichmäßig dichten Bindegewebsknochenformationen. Im proximalen Schaftbereich und in der Metaphyse ist die Kompakta dünn, auch hier zentral kalzifizierte Bindegewebsmassen. Dieser Befund ist so typisch für eine fibröse Dysplasie, dass eine Probeexzision unnötig erscheint. **b** a.p.- und seitliche Projektion einer FD in der Tibia einer jungen Frau. Typisches Mattglasphänomen. **c–e** Ebenfalls monoostotische Form der fibrösen Dysplasie in der distalen Tibia bei einer 18-jährigen Frau. Klinisch nur leichte ziehende Schmerzen in der distalen Tibia. Man erkennt dort ein relativ homogen sklerosiertes Areal, das die übliche trabekuläre Struktur ersetzt. Die fibulaseitige Kortikalis ist leicht vorgewölbt und verdünnt. Der Befund entspricht einem Lodwick-Grad IA.

Im CT-Schnitt (e) imponiert der fibrös-dysplastische Herd wie ein Pfropfen im Markraum, der medialseitig aber noch erhalten ist. Der Befund ist klassisch für einen fibrös-dysplastischen Herd. Gegen ein noch nicht kalzifiziertes Enchondrom spricht das fehlende Scalloping-Phänomen an der lateralseitigen Kompakta. Wegen der klinischen Symptomatik wurde der Herd operativ ausgeräumt und histologisch bestätigt

13.3 · Fibröse Dysplasie (FD)

Dichtezunahme der Läsion selbst und Verdickung der Kompakta erkennen (Abb. 13.23).

Bei stärker ausgeprägten Veränderungen verbiegt sich das Femur zumeist in der Intertrochanterregion und es entsteht die typische „Hirtenstabdeformität" (Abb. 13.18 c, d, 13.21c, d). Auf die besonders an der Konvexität der Verbiegung auftretenden Insuffizienzfrakturen wurde bereits verwiesen.

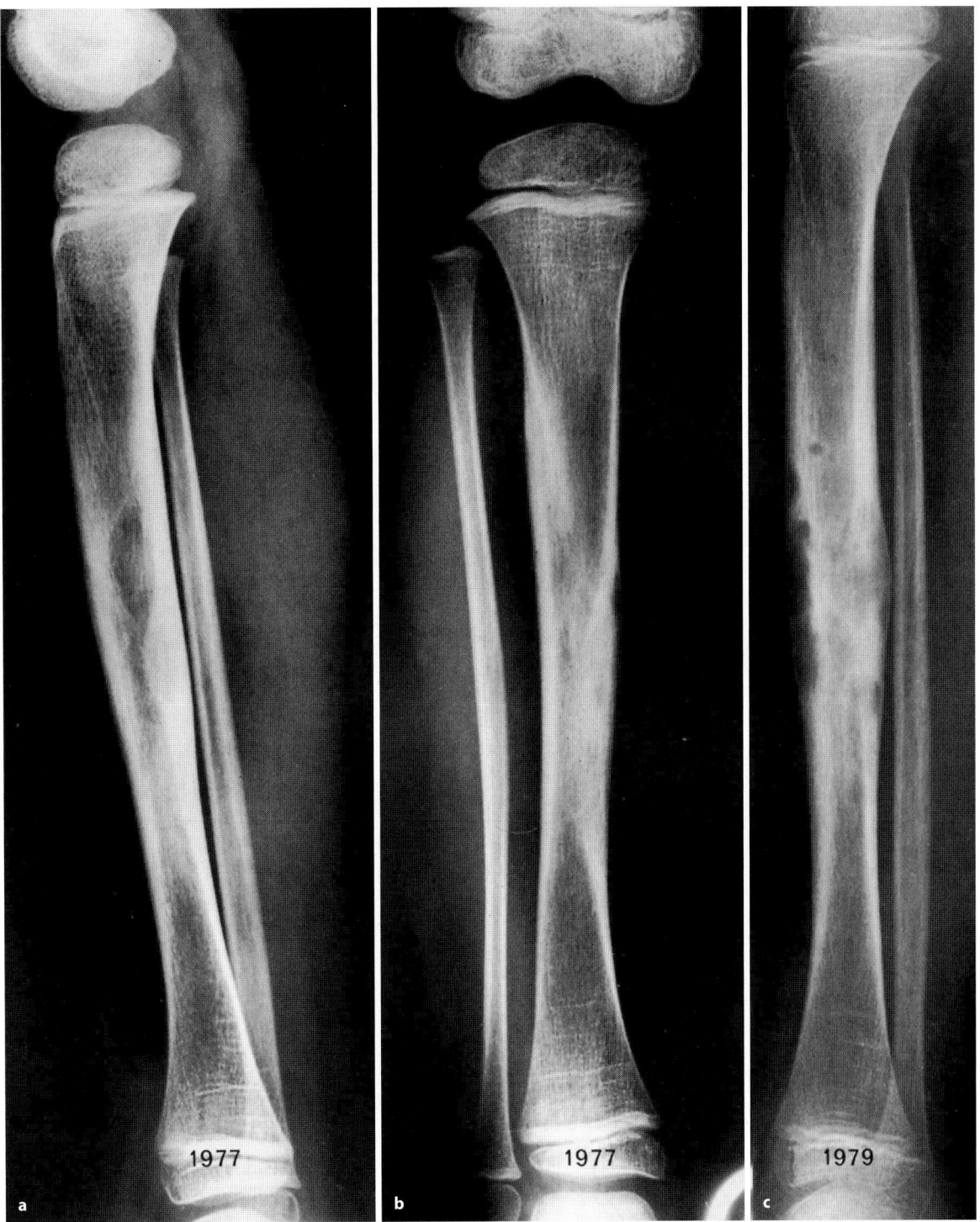

Abb. 13.29 a–j. FD und osteofibröse Dysplasie Campanacci. **a–f** FD in der Tibia bei einem 4-jährigen Mädchen. Die Läsion erfasst die gesamte Breite des mittleren Tibiadiaphysendrittels (**a, b**). Nach erster operativer Ausräumung 2 Jahre später deutliches Rezidiv, jetzt mehr blasenartig anmutend (**c, d**) (*Forts. S. 784*)

Tibia: Die strukturellen Veränderungen sind denen am Femur sehr ähnlich (Abb. 13.25c, d, 13.26b, c, 13.28, 13.29a–f), die Verbiegung erfolgt meist nach vorne und zur Seite hin (Crus antecurvatum und varum). Auch hier ist der Knochen in der Regel kolben- oder spindelförmig aufgetrieben und hat einen größeren Umfang. Zur osteofibrösen Dysplasie Campanacci s. S. 693, 699 Tbl. 11.1 und 793 sowie Abb. 13.29 g–j und unten).

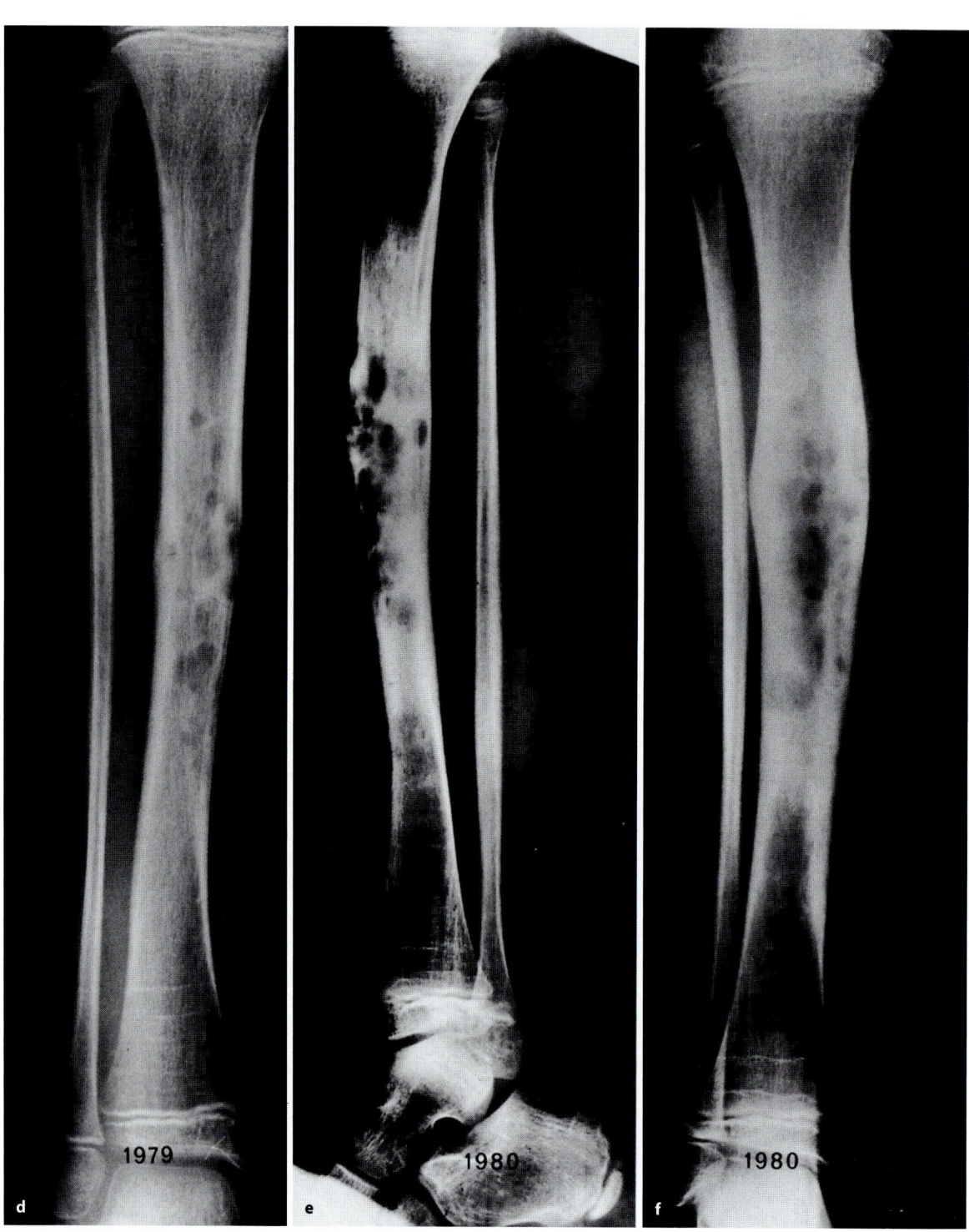

Abb. 13.29 a–j (*Forts.*) Nach nochmaliger Operation zunehmend grobes Rezidiv (**e, f**). Die mittlere Tibiadiaphyse ist spindelförmig aufgetrieben und zeigt seifenblasenartige Strukturumwandlungen. In der Zwischenzeit ist der Knochen in deutliche Antekurvationsstellung gegangen (*Forts. S. 785*)

13.3 · Fibröse Dysplasie (FD)

Schädel: Vom Morphologischen her lassen sich Schädelläsionen der fibrösen Dysplasie in 3 Haupttypen einteilen (Fries 1957):
1. der pagetoide Typ,
2. der überwiegend sklerotische Typ,
3. der überwiegend lytische, auch zystische Typ.

Der pagetoide Typ (Abb. 13.18 a, b) wurde zuerst genannt, da er der häufigste ist und einem Mischbild aus Osteolyse und Knochenneubildung entspricht. Der lytische und zystische Typ ist überwiegend solitär, kann aber mehr als einen Knochen betreffen, insbesondere, wenn er sich über die Nähte der Schädelkalotte ausbrei-

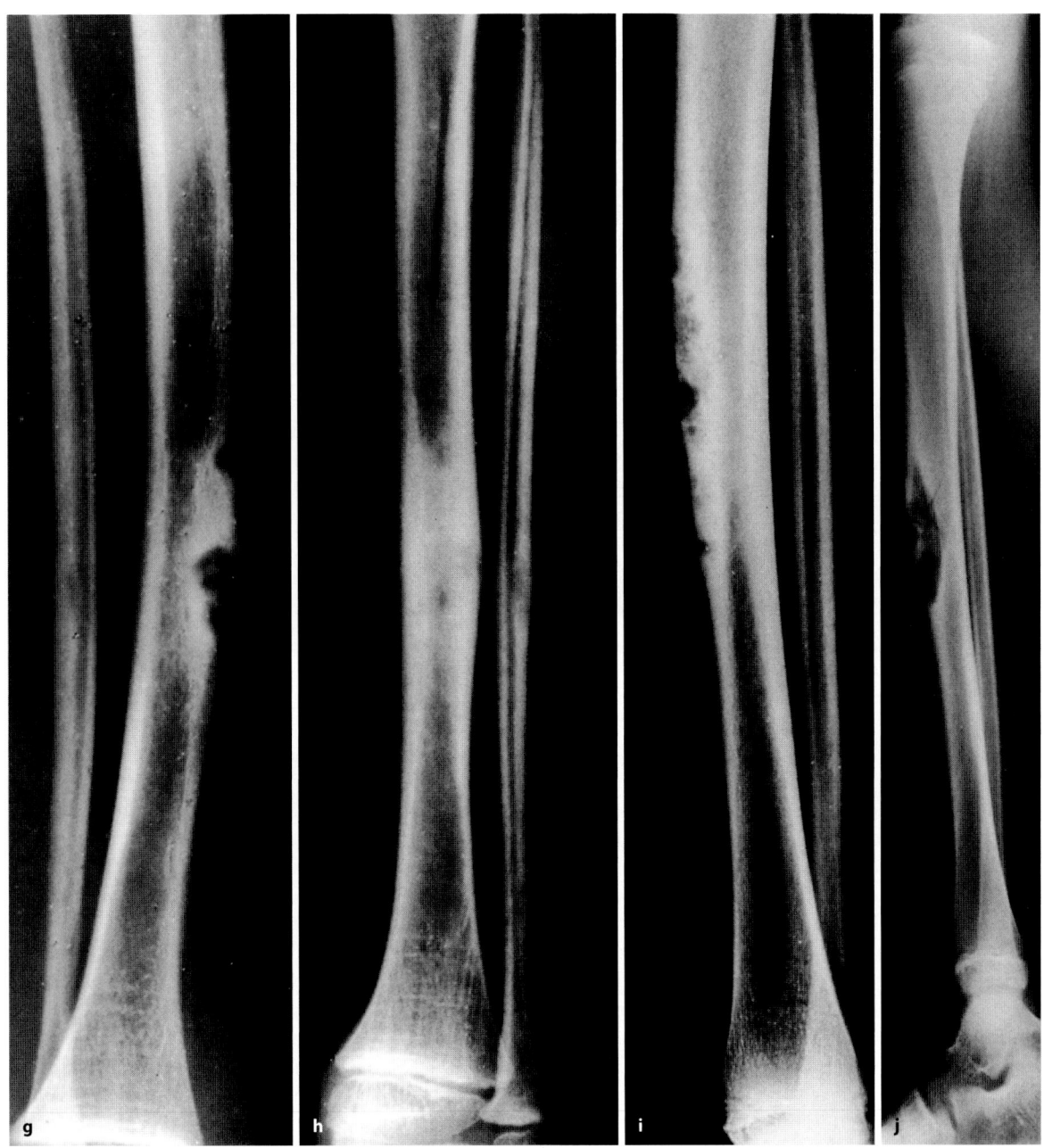

◻ **Abb. 13.29** (*Forts.*) **g–j** Osteofibröse Dysplasie Campanacci. **g, h** 5-jähriger Junge, **i** 15-jähriges Mädchen, **j** 9-jähriges Mädchen. Die Läsionen sind fast ausschließlich an der ventralen Kortikalis der Tibia in Diaphysenmitte, also exzentrisch lokalisiert, was für die osteofibröse Dysplasie Campanacci typisch sein soll. Die prinzipiell ähnlich aussehende klassische fibröse Dysplasie in der Abbildungsserie **a–f** erfasst hingegen den gesamten befallenen Knochenabschnitt. Eine Abgrenzung der beiden Entitäten voneinander ist jedoch nur auf histologischem Wege mit Nachweis von aktiven Osteoblastensäumen verbindlich möglich. Weitere Bildbeispiele für die osteofibröse Dysplasie finden sich im Kapitel über das Adamantinom (Abb. 11.31, 11.33, 11.34)

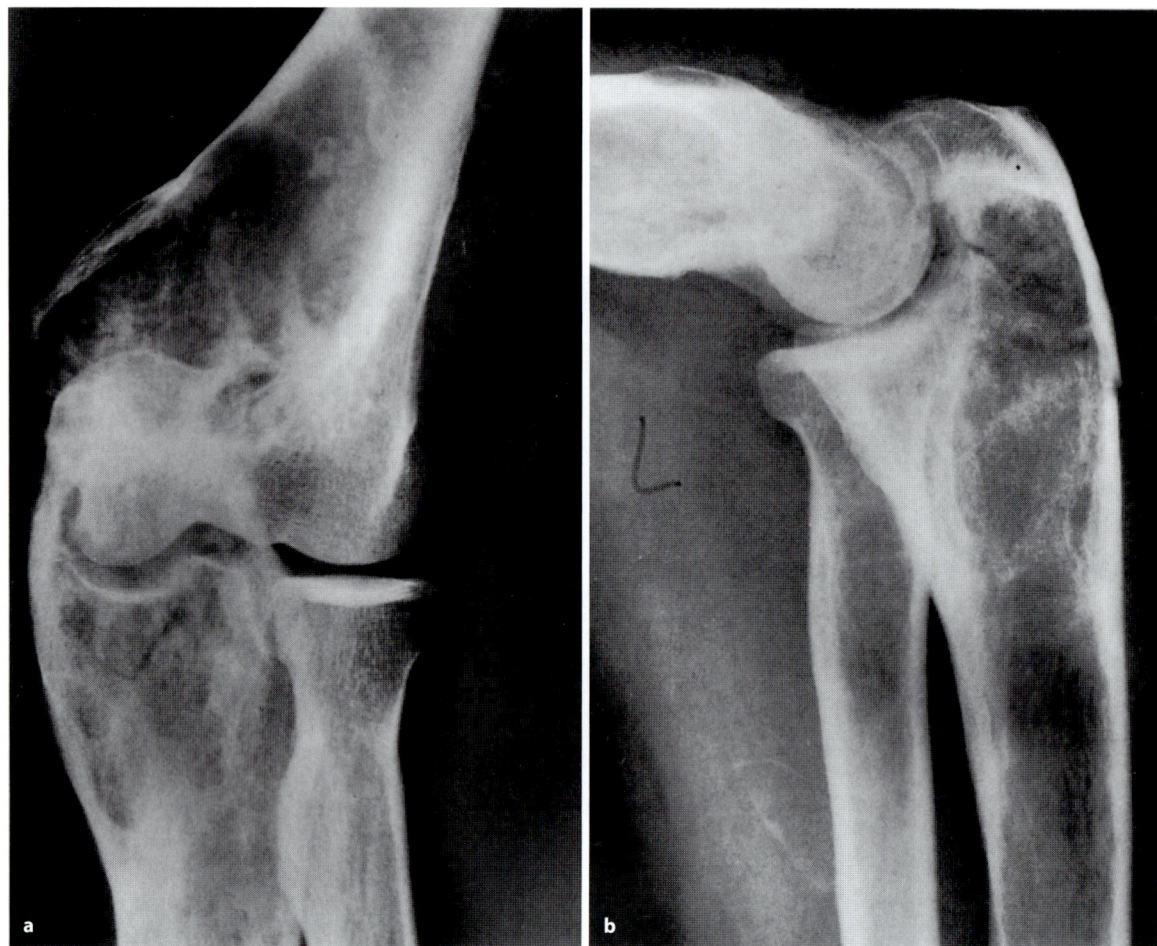

Abb. 13.30 a, b. Grobe fibrös-dysplastische Herde im distalen Humerus und in der Ulna bei einem 41-jährigen Mann. Überwiegend lytisches Stadium. Spontanfraktur im Olekranon

tet. Der Durchmesser der Läsionen reicht von 2–5 cm, oft haben sie einen dünnen, dichten Randsaum und wölben sich nach außen vor (Abb. 13.21 a, b). Sie werden am häufigsten an der Tabula externa der Schädelkalotte beobachtet, seltener wird die Tabula interna beteiligt. Auch im Bereich der Mandibula kann ein zystisches Bild entstehen (s. auch Kap. 14).

Der sklerosierende Typ kommt überwiegend im Bereich der Schädelbasis und hier vor allem im Keilbein vor und geht mit einer diffusen, manchmal uniformen homogenen Dichteanhebung mit breitem Übergang zum gesunden Knochen bei gleichzeitiger Auftreibung des befallenen Knochenabschnitts einher (Abb. 13.19, 13.20).

Sklerotischer und zystischer Typ kommen überwiegend bei Kindern oder jüngeren Erwachsenen (jünger als 25 Jahre) vor. Die klinischen Symptome treten früher, zumeist innerhalb von 3 Jahren, auf. Beim pagetoiden Typ sind die Patienten zumeist über 30 Jahre alt, die Symptomdauer beträgt im Durchschnitt 15 Jahre.

Bei grobem Befall des Gesichtsschädels mit Volumenzunahme insbesondere der Stirnregion entsteht das in der Literatur so oft zitierte Bild der „facies leontiasis ossea" (Abb. 13.18 a, b), die allerdings auch beim M. Paget beobachtet wird. Auf die einen malignen Prozess vortäuschenden Manifestationen im NNH-Breich wurde oben bereits hingewiesen (Abb. 13.22)

Rippen: Vor allem polyostotische fibröse Dysplasien führen zu stark expansiven Läsionen mit massiver Verbreiterung des Knochens, manchmal erscheinen die Rippen regelrecht zerstört (Abb. 13.33). Monostotische fibröse Dysplasien zeigen sich entweder als umschriebene expansive Osteolysen mit mattglasartigem Aussehen (Abb. 13.35 c, d) oder auch mit seifenblasenartiger oder wabiger Binnenstruktur (Abb. 13.32 resp. 13.33c). Manchmal ist die Rippe sehr langstreckig befallen (Abb. 13.33, 13.34), oder es finden sich bilokuläre Läsionen in einer Rippe. Erfahrungsgemäß hilft die CT in der Abgrenzung gegenüber einer neoplastischen aggressiven Läsion (s. unten)

13.3 · Fibröse Dysplasie (FD)

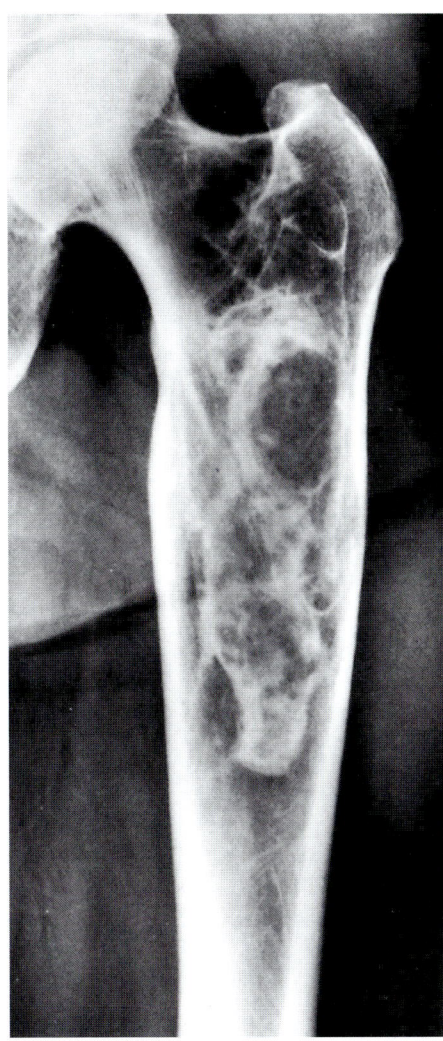

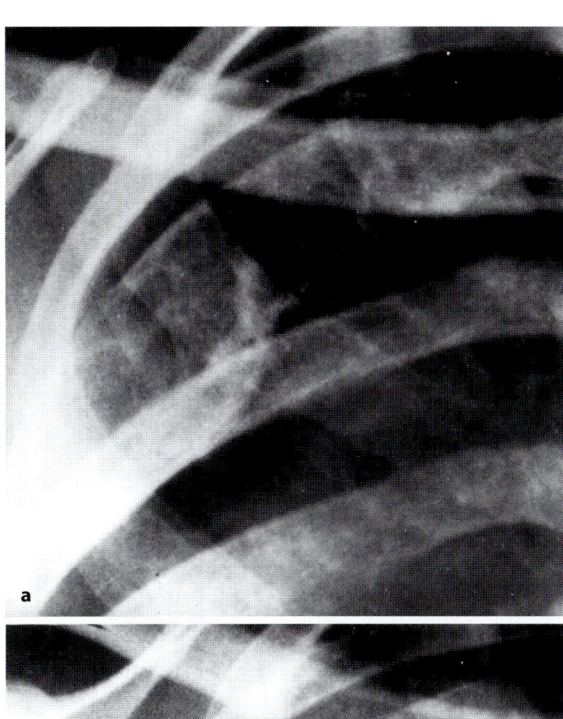

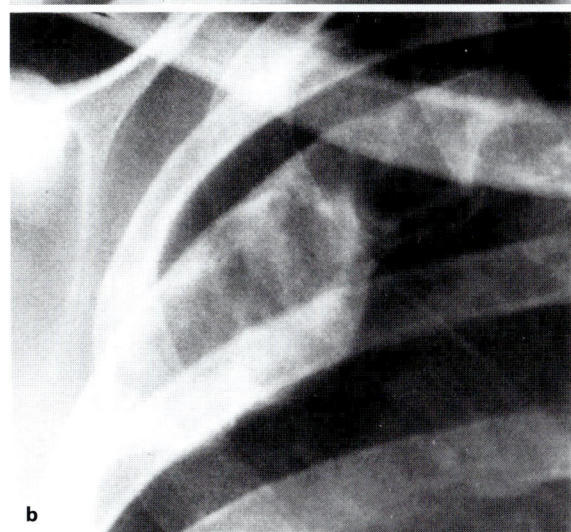

◘ **Abb. 13.31.** Zystisch umgewandelte fibröse Dysplasie im proximalen Femur bei einer 55-jährigen Frau ohne nennenswerte klinische Symptomatik. Die Probebiopsie wurde wegen diagnostischer Unklarheit durchgeführt. Bei der Probeexzision entleerte sich reichlich klare Flüssigkeit. Histologisch fanden sich infarzierte Knochenanteile und Bindegewebsknochenformationen. Unter Berücksichtigung des röntgenologischen Befundes mit deutlicher Auftreibung der proximalen Femurschaftabschnitte und guter Abgrenzbarkeit der Läsion wurde die Diagnose einer zystisch degenerierten fibrösen Dysplasie angenommen. Röntgenologisch ist zumindest ein Teil des Knocheninfarkts sehr gut in den kaudalen Abschnitten der Läsion zu sehen, wo sich eine fingerförmige, unregelmäßig verkalkte Figur, umgeben von einem dichten Sklerosesaum, findet

◘ **Abb. 13.32 a, b.** Verlaufsbeobachtung einer fibrösen Dysplasie an der 4. Rippe rechts. Zum Zeitpunkt von **a** ist die Patientin 26 Jahre alt und klagt über gelegentliche, besonders beim Husten auftretende ziehende Schmerzen. Die betroffene Rippe ist in den dorsalen und dorsolateralen Abschnitten blasig aufgetrieben. Ein paraossaler Prozess, den man bei einer malignen Läsion in dieser Größenordnung erwarten müsste, fehlt. 3 Jahre später (**b**) findet sich eine deutliche Dichtezunahme in den vorherigen Osteolysen, bedingt durch zunehmende Verknöcherungen

Becken: Hier finden sich vorwiegend „zystische" und seifenblasenähnliche Veränderungen mit Auftreibung des Knochens, was besonders im Computertomogramm deutlich wird.

Wirbelsäule: Wirbelsäulenmanifestationen sind sehr selten. Gewöhnlich präsentieren sie sich als eine expansive radioluzente Knochenläsion mit multiplen Septenbildungen (◘ Abb. 13.36, 13.38). Vom Wirbelkörper greifen die Veränderungen meist auf die Anhangsgebilde über, paraossäre Weichteilmassen sind seltener. Manchmal findet sich auch nur ein Quer- oder Dornfortsatz aufgetrieben mit entweder mattglasartiger oder seifenblasenartiger Binnenstruktur.

Sarkome in fibrös-dysplastischen Herden (s. auch oben) stellen sich röntgenologisch zumeist als lytische Herde in Kombination mit einer Weichgewebsmasse dar. Die Herde sind szintigraphisch zumeist aktiver als die normale fibröse Dysplasie.

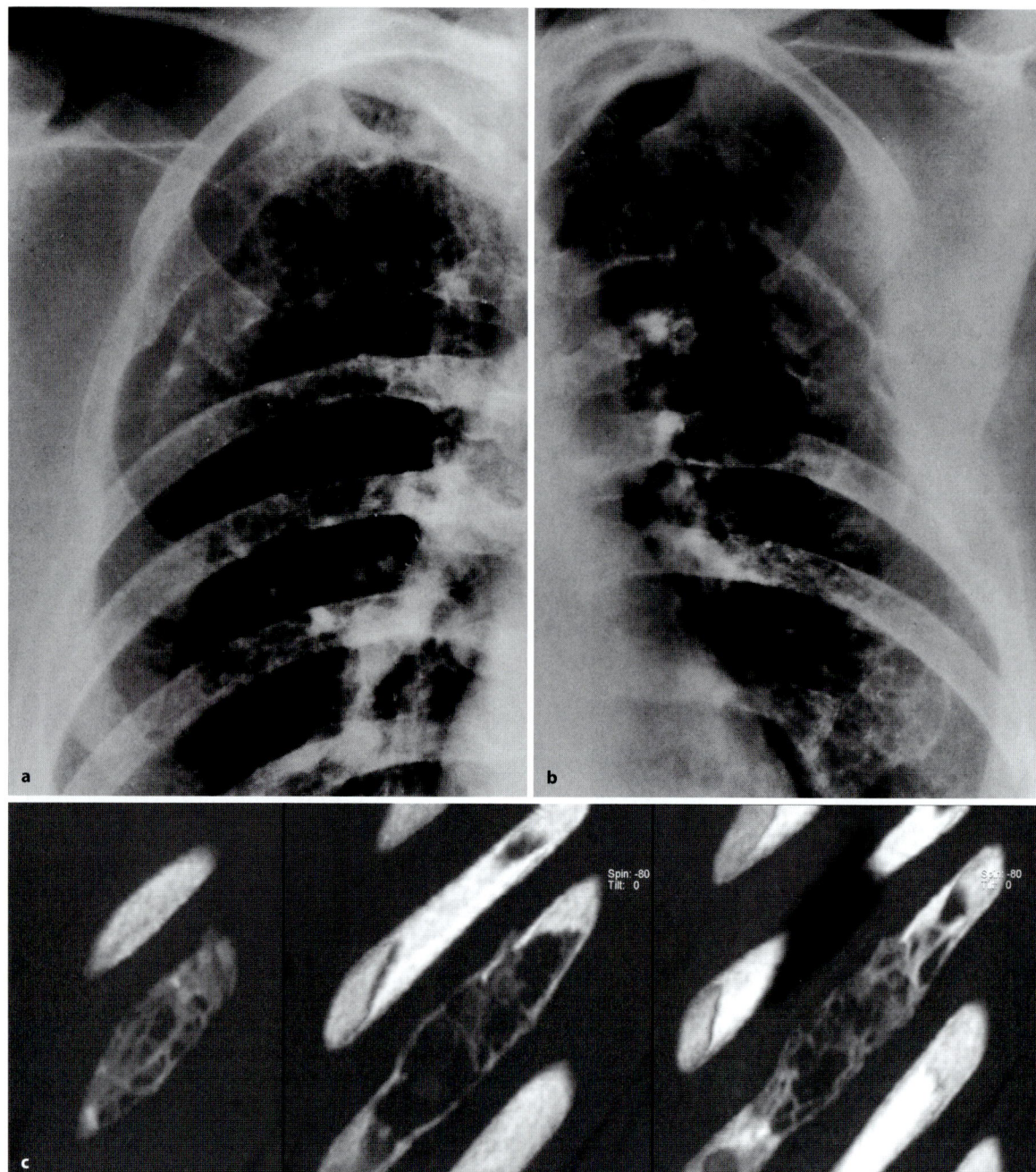

Abb. 13.33 a–c. In **a, b** polyostotische Form der FD mit grotesken Transformationen der 3. und 4. Rippe rechts dorsal und lateral sowie der 3., 4. und 5. Rippe links dorsolateral und ventral. Besonders in der 3. Rippe links und in den dorsalen Abschnitten der 4. Rippe rechts sind die knöchernen Strukturen nur noch zu ahnen, denn hier befinden sich die Läsionen offensichtlich im überwiegend lytischen, d. h. bindegewebigen Stadium. Die Röntgenmorphologie der einzelnen Veränderungen demonstriert den aggressiven Charakter der Läsionen. Die Diagnose lässt sich aus den Röntgenbildern mit großer Sicherheit stellen; differentialdiagnostisch käme höchstens noch eine ganz ungewöhnlich symmetrische Knochenangiomatose in Frage. **c** Wabig-gitterförmige Destruktion einer Rippe. Wie die hier nicht gezeigten Bilder im Weichteilfenster erkennen ließen, war der Befund streng auf die Rippe begrenzt, was die Abgrenzung z. B. gegen einen aggressiven tumorösen Prozess ermöglichte. Der Fall wurde dennoch histologisch gesichert

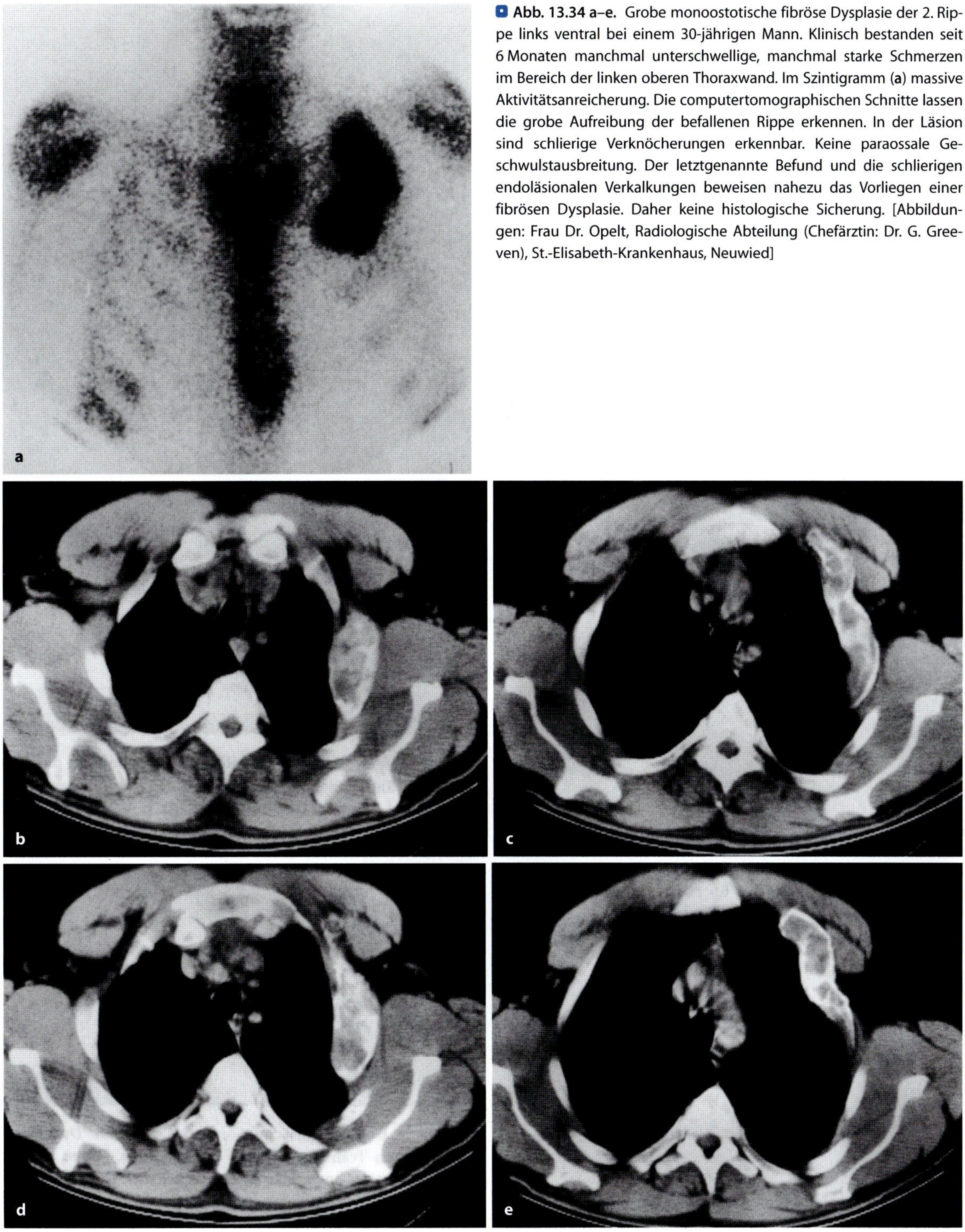

13.3 · Fibröse Dysplasie (FD)

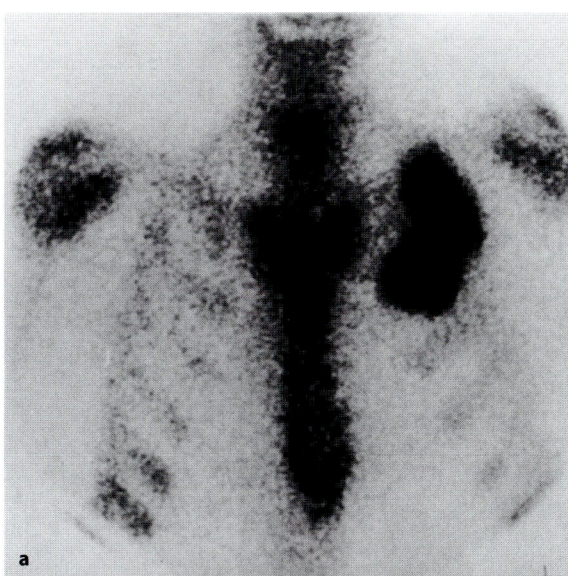

Abb. 13.34 a–e. Grobe monoostotische fibröse Dysplasie der 2. Rippe links ventral bei einem 30-jährigen Mann. Klinisch bestanden seit 6 Monaten manchmal unterschwellige, manchmal starke Schmerzen im Bereich der linken oberen Thoraxwand. Im Szintigramm (a) massive Aktivitätsanreicherung. Die computertomographischen Schnitte lassen die grobe Aufreibung der befallenen Rippe erkennen. In der Läsion sind schlierige Verknöcherungen erkennbar. Keine paraossale Geschwulstausbreitung. Der letztgenannte Befund und die schlierigen endoläsionalen Verkalkungen beweisen nahezu das Vorliegen einer fibrösen Dysplasie. Daher keine histologische Sicherung. [Abbildungen: Frau Dr. Opelt, Radiologische Abteilung (Chefärztin: Dr. G. Greeven), St.-Elisabeth-Krankenhaus, Neuwied]

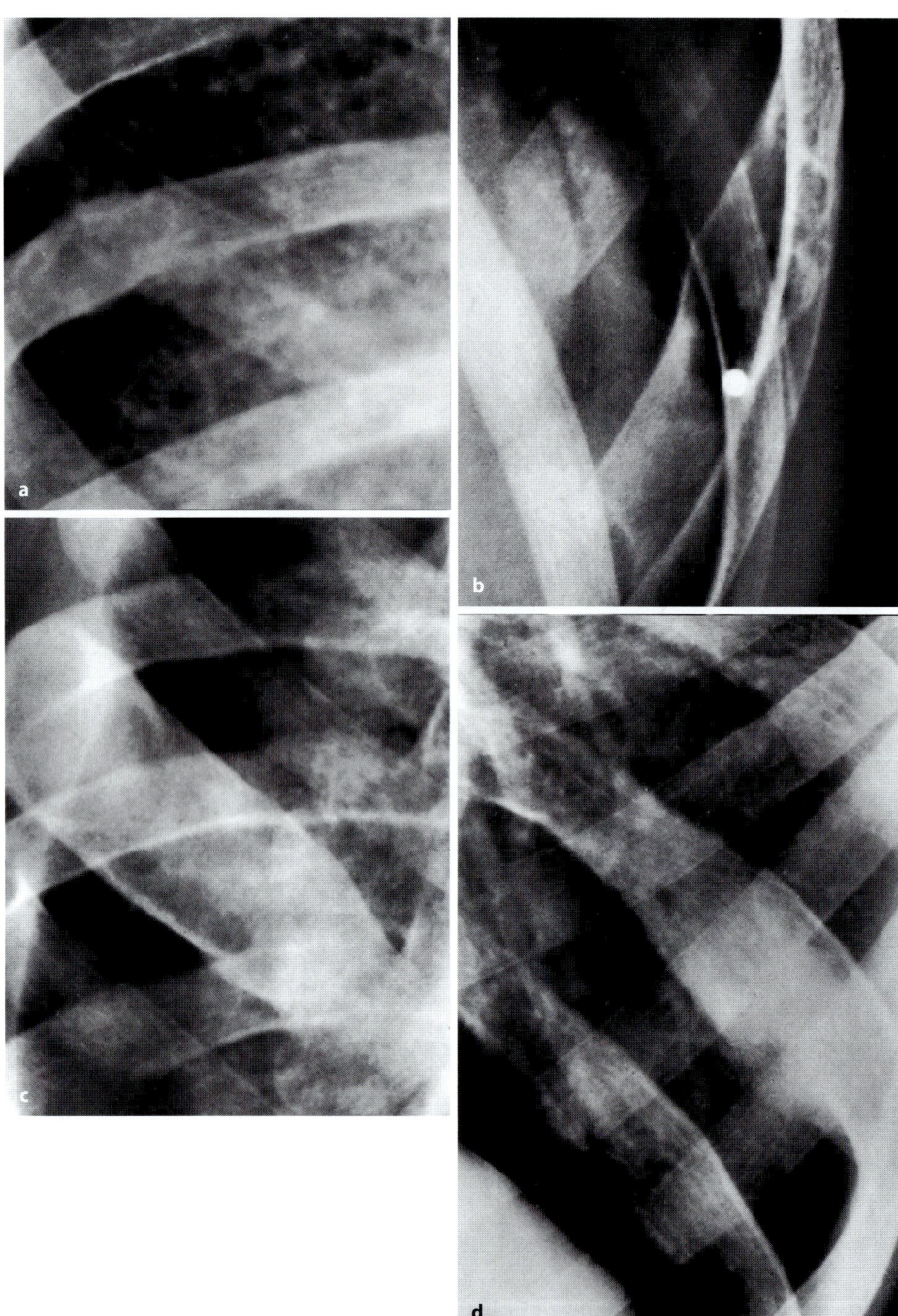

Abb. 13.35 a–d. Verschiedene Ausdrucksformen der fibrösen Dysplasie an den Rippen. **a** In der umschriebenen Auftreibung der Rippe deutliche Verknöcherungen, von einem dichten Sklerosesaum umgeben. Anlässlich einer stärkeren Hustenattacke kam es zu einer Spontanfraktur, durch die die Läsion überhaupt erst entdeckt wurde. Auf dem vorliegenden Bild ist die Fraktur – einige Wochen später – knöchern konsolidiert (45-jähriger Mann). **b** Blasige Auftreibung in den vorderen Abschnitten einer Rippe bei stark verdünnter, aber erhaltener Kompakta. Die Läsion ist weitgehend strukturlos, da sie offensichtlich nur aus reinem Bindegewebe besteht. **c** Sehr langstreckiger fibrös-dysplastischer Befall der dargestellten Rippe mit ziemlich gleichmäßiger Auftreibung. Die Binnenstrukturen entsprechen dem klassischen mattglasartigen Bild, bedingt durch ziemlich gleichmäßige Bindegewebsverknöcherungen. **d** Ähnlich dichte Läsion wie in **c** mit mehr spindelförmiger Auftreibung der Rippe. Der Übergang zum gesunden Knochen ist kaum zu erkennen. Alle vier dargestellten Läsionen sind ganz charakteristisch für eine fibröse Dysplasie und bedürfen keiner weiteren Klärung. Die fibröse Dysplasie stellt neben dem Chondrom die häufigste Ursache von raumfordernden Veränderungen an den Rippen dar

13.3 · Fibröse Dysplasie (FD)

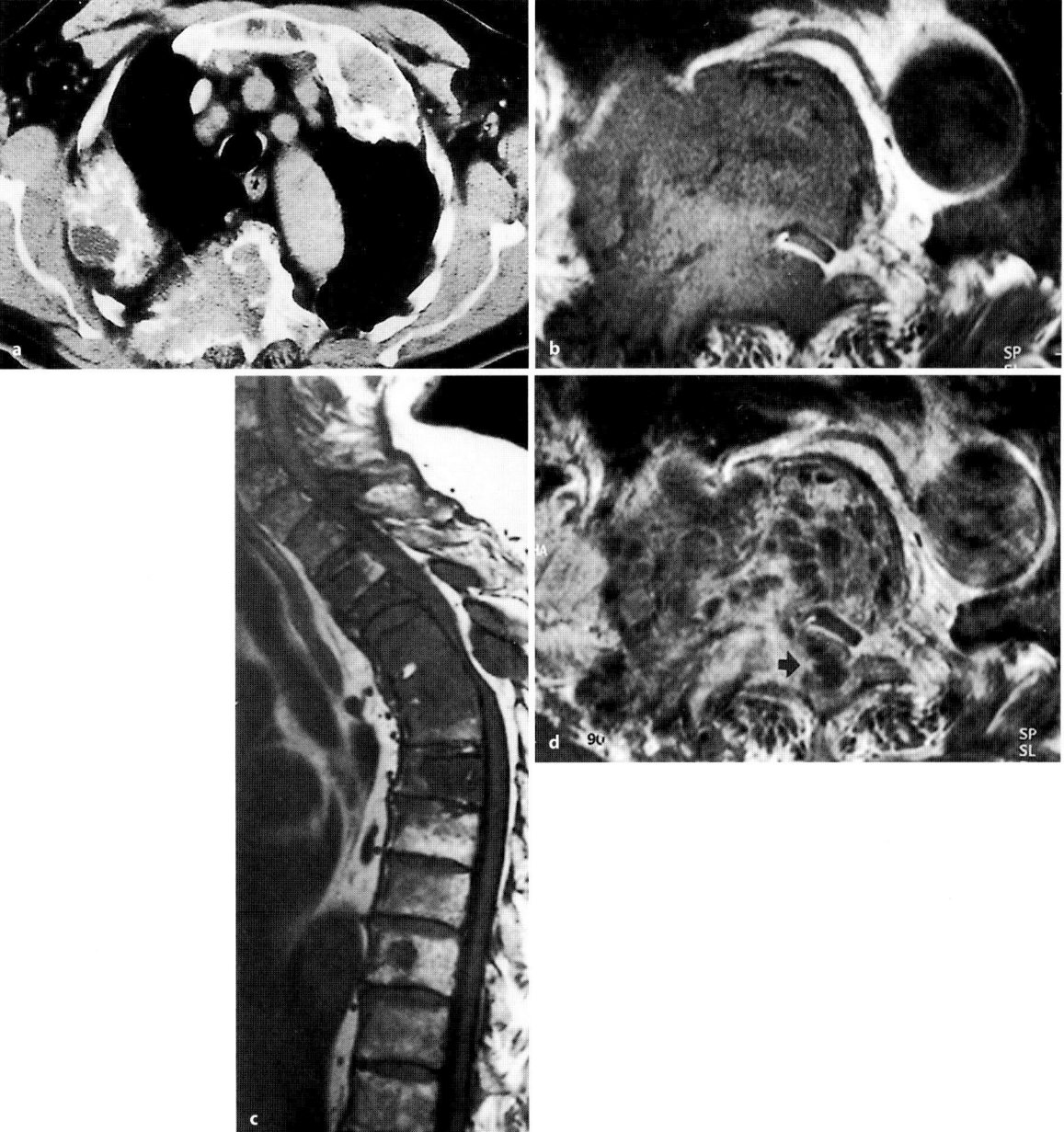

Abb. 13.36 a–d. Exzessive polyostotische fibröse Dysplasie bei einem 72-jährigen Mann mit beginnender Querschnittssymptomatik. Bei dem Patienten ist praktisch das gesamte Achsenskelett befallen. Es finden sich grobe Rippendeformitäten. Im repräsentativen CT-Schnitt (**a**) sieht man die groben Auftreibungen der dargestellten Rippen rechts dorsolateral und links ventrolateral. In Höhe von Th 4/5 sind die mittleren und rechten Wirbelkörperpartien vollständig zerstört, unter Erfassung der rechten Anhangsgebilde. Beachte, dass sich sowohl um die Rippen – wie auch um die Wirbelsäulenherde – jeweils feine verkalkte Periostschalen finden. Der Spinalkanal ist eröffnet. Im MRT-Sagittalschnitt sind die Grenzen zwischen Th3, 4 und 5 vollständig aufgehoben, diese Segmente bilden eine signallose Formation. Durch den Befall der dorsalen Anhangsgebilde ist der Spinalkanal subtotal eingeengt. Aber auch die darüber und darunter gelegenen Wirbelkörper C4, Th1 und 2, Th6, Th8 und Th9 zeigen mehr oder weniger ausgeprägte Signalauslöschungen, die fibrös-dysplastischen Herden zuzuordnen sind. Im Querschnitt erkennt man sehr eindrucksvoll die ausgedehnte geschwulstähnliche Masse; das Rückenmark ist vor allem von rechts her deutlich komprimiert (*Pfeil* in **d**). Nach intravenöser Gabe von Gadolinium-DTPA demarkieren sich in der Masse lochförmige signallose Zonen nach Art eines Schweizer-Käse-Musters, die regressiven zystischen Umwandlungen des fibrös-dysplastischen Gewebes entsprechen. Anmerkung: Der oberste in **c** dargestellte Halswirbelkörper ist C2

792 Kapitel 13 · Tumorähnliche Knochenläsionen („tumor-like lesions")

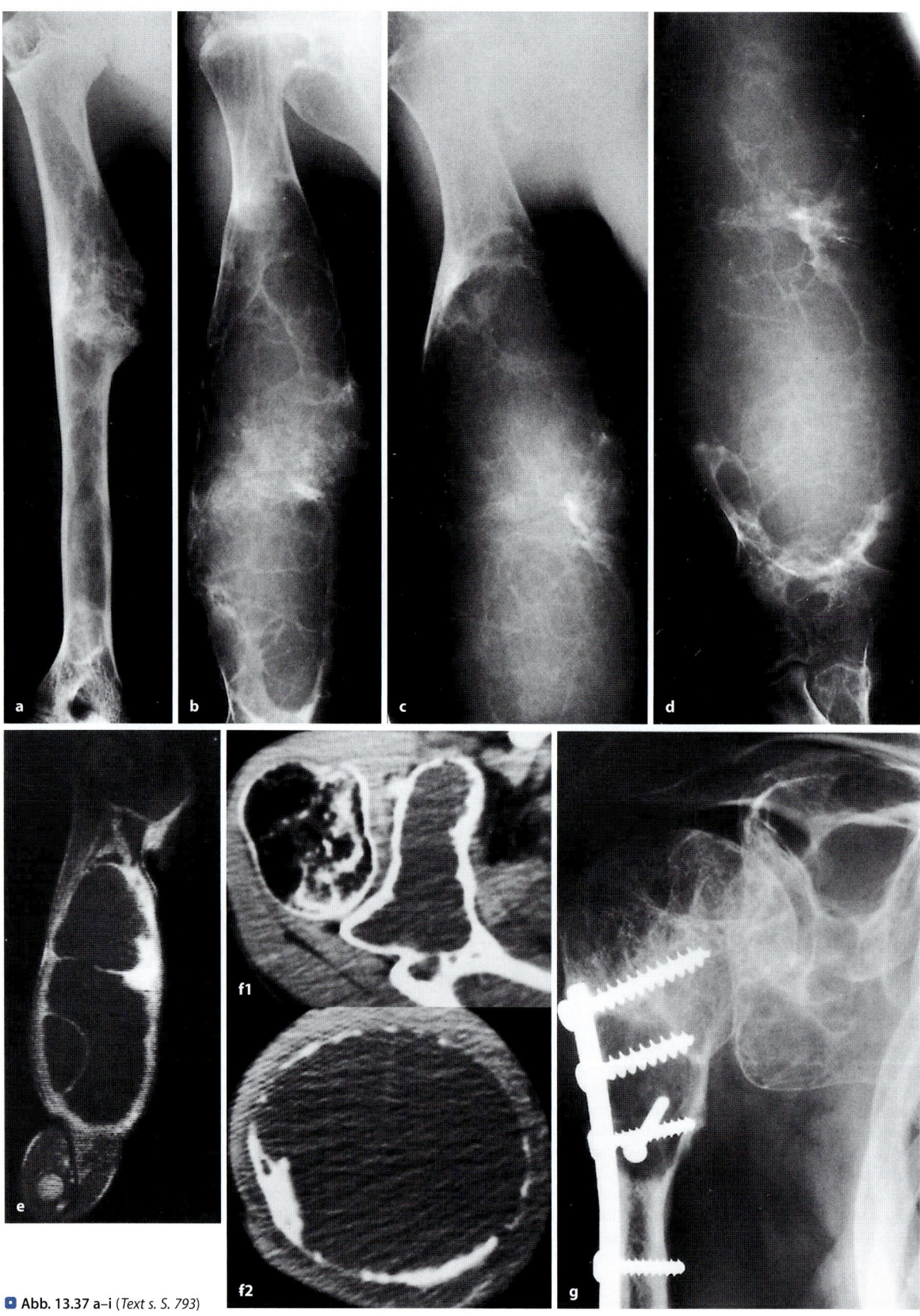

◘ Abb. 13.37 a–i (*Text s. S. 793*)

13.3 · Fibröse Dysplasie (FD)

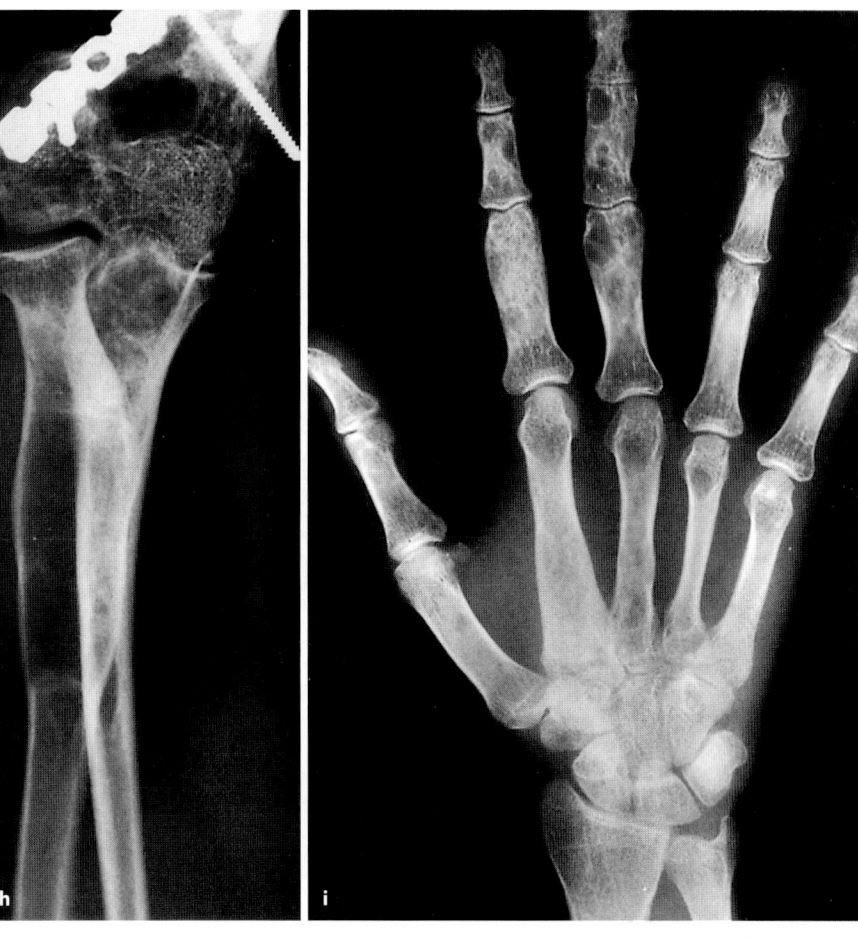

Abb. 13.37 a–i. Ungewöhnlicher Verlauf einer polyostotischen fibrösen Dysplasie an der rechten oberen Extremität. Zum Zeitpunkt von **a** war der Patient 10 Jahre alt und klinisch hinsichtlich der ausgedehnten Veränderung am rechten Humerus praktisch beschwerdefrei. Er konnte mühelos Tennis spielen. Der gesamte Humerusschaft ist durch die fibröse Dysplasie osteolytisch verändert. In den proximalen Partien des mittleren Schafts sieht man eine exzentrisch nach medial zu gerichtete exostosenartige „Auftreibung" des Knochens, in der sich deutliche Kalzifikationen, z. T. in Ringform finden Diese mehr exophytisch wachsende Partie der fibrösen Dysplasie entspricht knorpeligen Anteilen der Läsion (FD mit knorpeliger Differenzierung). 4 Jahre später (**b**) massive Zunahme der expansiven Komponente der fibrösen Dysplasie, offensichtlich bedingt durch zystische Umwandlungen des fibrös-dysplastischen Gewebes. In einer auswärtigen Institution erfolgte dann eine Testosteronbehandlung in der Absicht, das Skelettwachstum zu bremsen, das mit einer prospektiven Endgröße von 2 m berechnet worden war. Gleichzeitig erwartete man von der Testosterontherapie eine Hemmung der Expansion der fibrösen Dysplasie. Es kam aber zu einer explosionsartigen Aktivierung mit grotesker Volumenzunahme (**c, d**). Zu diesem Zeitpunkt waren die umgebenden Weichteile höchstgradig atrophisch. Im MRT-Längsschnitt (**e**) sieht man große Hohlräume, die z. T. septiert sind. Die zystische Transformation wird auch in den CT-Schnitten (**f**) deutlich. Im oberen Schnitt in Höhe des Humeruskopfs stellt sich eine ausgedehnte fibrös-dysplastische Raumforderung in der Skapula dar. Durch einen ausgedehnten operativen Eingriff wurde der gesamte Humerusschaft unter Einschluss der Metaphysen operativ entfernt und durch eine allogene orthotope Humerusschafttransplantation ersetzt (Operation: Prof. Dr. med. H. Tscherne, Hannover). Das Implantat heilte ein, und der junge Mann war fast 6 Jahre beschwerdefrei. Bei einer Wiedervorstellung erkennt man ein Rezidiv im proximalen Humerusmetaphysenbereich unter der zweit- und drittobersten Metallschraube (**g**). Auch im Humeruskopf sieht man zunehmende osteolytische Veränderungen. Die fibröse Dysplasie in der Skapula ist erheblich progredient. Die Röntgenuntersuchung des Unterarms und der Hand erbrachte fibrös-dysplastische Herde im proximalen Radius, in der Ulna, aber auch am 2. und 3. Strahl. Es liegt also eine unilaterale, die gesamte rechte obere Extremität befallende fibröse Dysplasie vor, was u. a. den aggressiven Verlauf im Humerus und in der Skapula erklärt

Die *MRT-Symptomatik* der fibrösen Dysplasie besteht aus einer Isointensität im Vergleich zur umgebenden Muskulatur im T1-gewichteten Bild und aus einer variablen, verstärkten Signalintensität im T2-gewichteten Bild, ganz abhängig von der metabolischen Situation des fibrös-dysplastischen Gewebes. Es kommen auch Flüssigkeitsspiegel bei zystischer Degeneration als unspezifisches Phänomen zur Darstellung (Abb. 13.24). Mit der MRT lassen sich im Vergleich zum Röntgenbild und ggf. der Computertomographie auch in „unübersichtlichen" Regionen wie der Wirbelsäule und dem Becken keine zusätzlichen diagnosespezifischen Informationen gewinnen (Abb. 13.36).

Die *osteofibröse Dysplasie Campanacci* (früher: ossifizierendes Knochenfibrom nach Kempson) stellt offensichtlich eine besondere Variante der fibrösen Dysplasie mit Sitz überwiegend in der Tibiakortikalis dar (Abb. 11.31 a–c, 11.33, 11.34, 13.29g–j). Auf die histologischen Besonderheiten wurde bereits hingewiesen. Nach Untersuchungen von Klein et al. (1981) bestehen bei etwa 20% der Läsionen Zweitmanifestationen an der benachbarten Fibula. Betroffen sind ausschließlich Kinder. Klinisch verursacht die osteofibröse Dysplasie Campanacci nur geringfügige und selten stärkere Schmerzen (insbesondere wenn eine pathologische Fraktur eingetreten ist). Als klinisches Leitsymptom kann auch eine Pseudarthrose vorkommen.

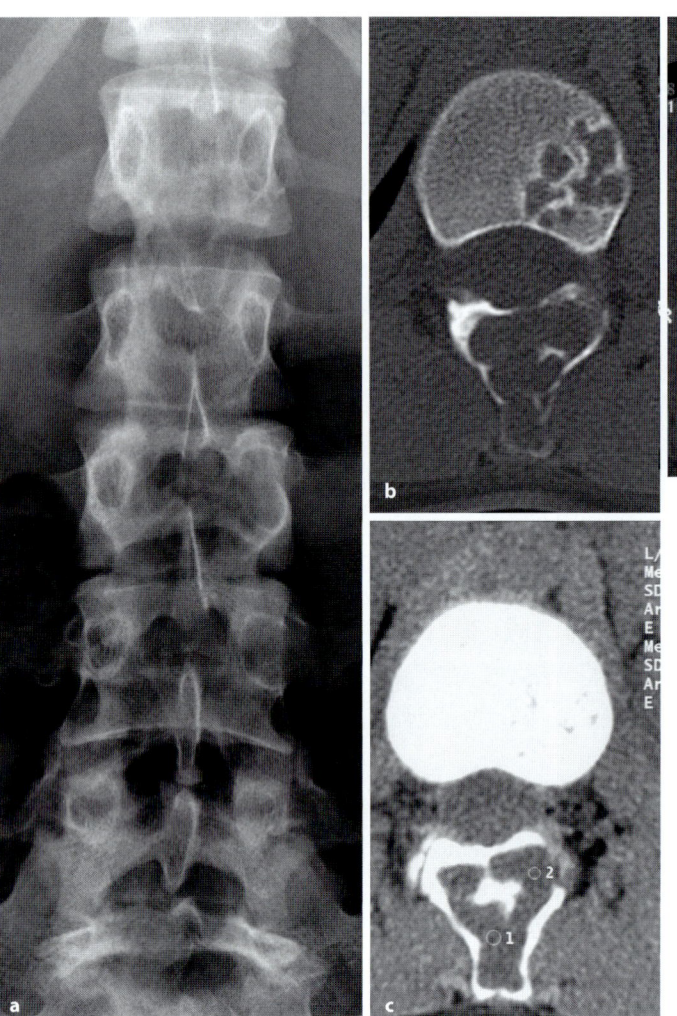

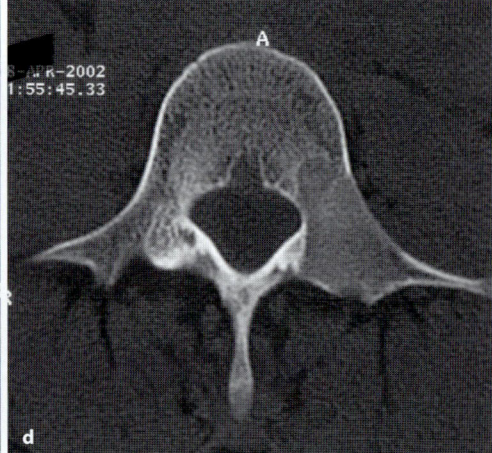

Abb. 13.38 a–d. Oligoostotische FD in der Lendenwirbelsäule. In L1 sind die linken unteren Körperanteile und die dorsalen Anhangsgebilde blasig zerstört bzw. aufgetrieben, in L3 ist der Herd in den volumenvermehrten linken Bogenwurzel- und Querfortsatzpartien mattglasartig konfiguriert

Das radiologische Spektrum der osteofibrösen Dysplasie reicht auf der Basis von fast 90 in der Literatur beobachteten Fällen von umschriebenen runden intrakortikalen Osteolysen bis zu diffusen, gemischtförmigen osteolytisch-osteosklerotischen Herden mit seifenblasenartigen Mustern, überwiegend in der vorderen Kortikalis der Tibia, also exzentrisch, gelegen (Castellote et al. 1988; Resnik et al. 1990). Der Übergang der Läsionen zum gesunden Knochen ist in der Regel scharf und durch einen Skleroserand gekennzeichnet. Die Kortikalis kann ausgebogen und verdünnt sein. Eine Weichgewebsinvasion kommt nicht vor, desgleichen ist die Beteiligung des Markraumes zumindest ungewöhnlich. Durch die Beschränkung auf die Kortikalis lässt sich die osteofibröse Dysplasie Campanacci vom klassischen Adamantinom abgrenzen, kaum aber vom differenzierten Typ (s. auch S. 700). Eine kongenitale osteofibröse Dysplasie mit einer Pseudarthrose von Tibia und Fibula wurde von Teo et al. (2007) publiziert. Hinter einer angeborenen Pseudarthose der Tibia (und Fibula) steckt gewöhnlich eine Neurofibromatose Typ I, während eine osteofibröse Dysplasie als Ursache eine Rarität dartsellt.

Über radiologische Befunde beim *Mazabraud-Syndrom* berichten Iwasko et al. (2002): Die FD-Komponente im Knochen tritt eher polyostotisch auf, ähnlich wie die intramuskulären Myxome. Letztere finden sich überwiegend in den Oberschenkeln. Im CT sind die Myxome gut abgrenzbar und von geringer Dichte (HE zwischen Fettgewebe und Muskulatur). In der MRT stellen sie sich im T1-Bild mit niedriger und im T2-Bild mit hoher Signalintensität dar, das KM-Enhancement reicht irregulär peripher an, im Zentrum hängt das Signal von der myxoiden Komponente und überbrückenden Septen ab.

Differentialdiagnose. In der überwiegenden Zahl der Fälle präsentieren sich fibrös-dysplastische Herde so typisch, dass differentialdiagnostisch kaum andere Entitäten ins Auge gefasst werden müssen, insbesondere wenn die Läsionen an den Prädilektionsstellen des Skeletts wie Femur, Tibia, Schädel und Rippen auftreten. Hochspezifisch scheint insbesondere an den Röhrenknochen das

13.3 · Fibröse Dysplasie (FD)

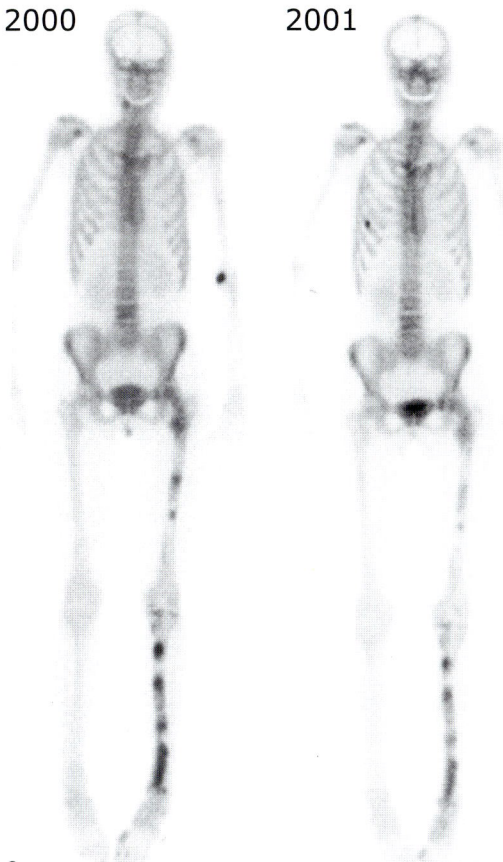

Seifenblasenmuster zu sein. Fast alle Läsionen der fibrösen Dysplasie lassen sich in den Lodwick-Grad I einordnen, wobei die monoostotischen Läsionen überwiegend im Lodwick-Grad IA, seltener B und die polyostotischen Formen sich – je nach Aktivität – mehr in einen Lodwick Grad IB bis C einfügen.

Selten werden fibrös-dysplastische Herde in einem rein lytischen Stadium angetroffen. Wenn es dann auch noch zu Spontanfrakturen mit etwas verwaschenen periostalen Reaktionen gekommen ist, kann zuweilen die Abgrenzung gegenüber einem malignen Knochentumor, wie z. B. einem Ewing- oder lytischen Osteosarkom schwierig werden. Wie das Beispiel in Abb. 8.23 zeigt, sind solche Läsionen aber meistens im Sinne eines Lodwick-Grades I begrenzt und weisen keinen mottenfraßartigen Randsaum auf.

In der Computertomographie haben diese Läsionen eigentlich immer eine irgendwie erkennbare begrenzende knöcherne Schale. Besonders bei aggressiv anmuten-

Abb. 13.39 a, b. 50-jährige Frau mit biostotischer unilateraler FD in der linken unteren Extremität. Heftige Schmerzattacken zur Zeit der Menstruation. Sehr langstreckiger Befall mit Mattglasphänomen etc. Die vergleichende genaue Betrachtung der Bilder von 2000 und 2001 ergibt geringe, aber eindeutige Strukturveränderungen in der Läsion, sowohl im Ober- als auch im Unterschenkel, das Ganze ist also noch in „Bewegung" (s. dazu Text). Beachte die segmentalen Anreicherungen im Szintigramm in **a**

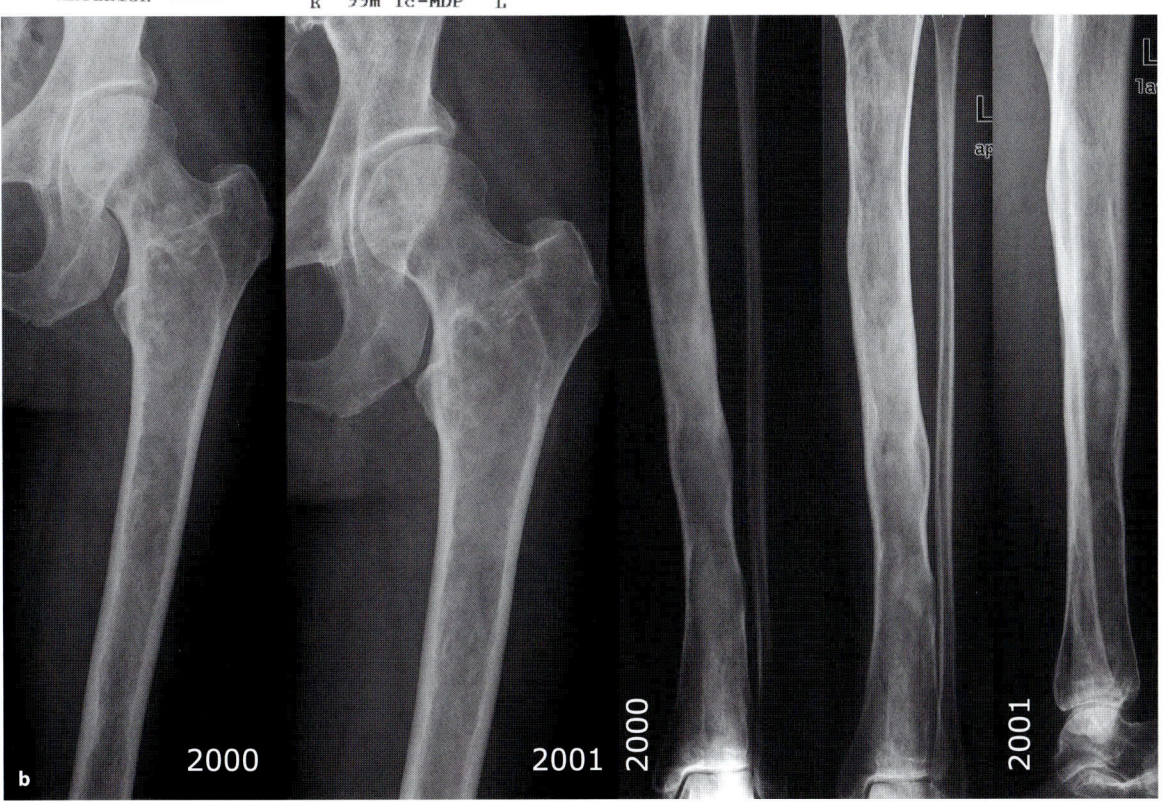

den polyostotischen fibrösen Dysplasien mit starker Volumenvermehrung und kaum erkennbaren Randkonturen leistet die Computertomographie im Nachweis von erhaltenen Konturen und dem Ausschluss einer extrakompartimentalen Ausbreitung wertvolle Dienste. Wir konnten das insbesondere bei oligo- und polyostotischen Rippenläsionen beobachten (Abb. 13.34, 13.36, 13.41). Ist der gebildete Geflechtknochen ossifiziert, so stellt er sich zumeist ziemlich scharf und deutlich strukturiert dar, nicht zu verwechseln mit amorph kalzifizierten Matrixmassen, wie sie z. B. vom Osteosarkom produziert werden.

Zystisch transformierte FD können wie eine aneurysmatische Knochenzyste, auch wie ein Riesenzelltumor anmuten (Okada et al. 2000).

Knorpelige Komponenten kommen bei oligo- und polyostotischen fibrös-dysplastischen Herden – wie oben erwähnt – vor (◘ Abb. 13.37, 13.40) und sollten insbesondere bei fehlender klinischer Symptomatik und fehlenden Röntgenzeichen einer Aggressivität nicht als chondrosarkomverdächtig angesehen werden, was eine Biopsie als Konsequenz hätte.

Vor allem im proximalen Femurdia- und -metaphysenbereich werden, in der Regel zufällig, 2–5 cm große Veränderungen beobachtet, die mit mehr oder weniger sklerotischen Randbegrenzungen einhergehen. Szintigraphisch sind sie kaum oder nicht auffällig. Dabei kann es sich um fibrös-dysplastische Herde, aber auch um benigne fibröse Histiozytome, um Lipome mit stärkerer dystropher Kalzifikation, aber auch um alte kalzifizierte Zysten handeln. Ein Teil solcher Läsionen entspricht sicherlich dem, was Adler (1985) als „Zementom der langen Röhrenknochen" beschreibt. Er fand bei 28 Patienten im proximalen Femur oder im Schenkelhals dicht kalzifizierte Läsionen mit einer feinen zentralen Aufhellung. Histologisch waren die Läsionen aus einer zementartigen kalzifizierten zellosen Masse aufgebaut.

Mit der Problematik des „Zementoms" hatten sich zuvor schon Jaffe (1942, 1958) und Friedman und Goldman (1969) befasst (s. S. 808). Wir selbst sind diesem Begriff gegenüber etwas reserviert und ordnen solche meist asymptomatischen, szintigraphisch kaum anreichernden Läsionen als *„fibroossäre Läsion"* ein (s. ausführliche Darstellung S. 543 f.). Dieselbe Meinung vertritt Ragsdale (1993). Gerade wegen ihrer Harmlosigkeit halten wir eine bioptische Abklärung nicht für notwendig. Diese Einstellung „hindert" uns allerdings auch daran, in solchen Läsionen zahnzementartige Strukturen zu finden. In diesem Zusammenhang sei auf extragnathale zementifizierende Fibrome aufmerksam gemacht, die den erwähnten Zementomen der langen Röhrenknochen ähneln.

Horn et al. (1982), Kolar et al. (1981) und Black et al. (1991) beschreiben unter dem Begriff des *zementiformen Fibroms* Läsionen (an einem Metakarpalknochen, in einer mittleren Tibia, in der proximalen Tibiaepi-/metaphyse), die aus einem proliferierenden fibrösen Gewebe mit dichten Zementpartikeln bestehen. Elektronenmikroskopisch fanden sich irregulär konfigurierte, dicht gepackte Kollagenfasern. Die Mineralisation war irregulär

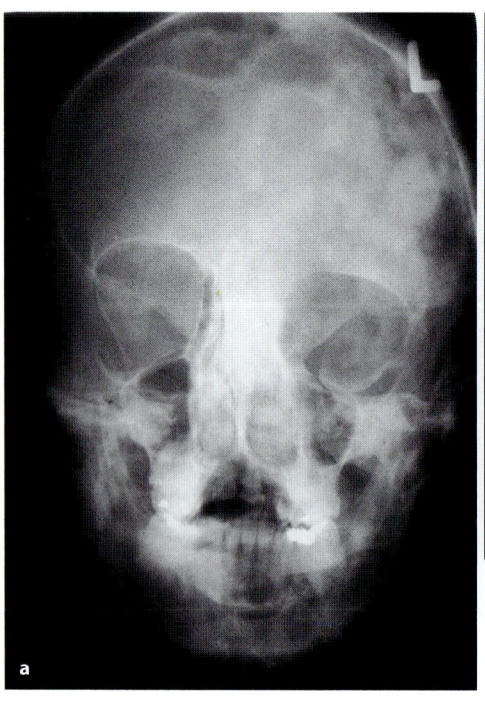
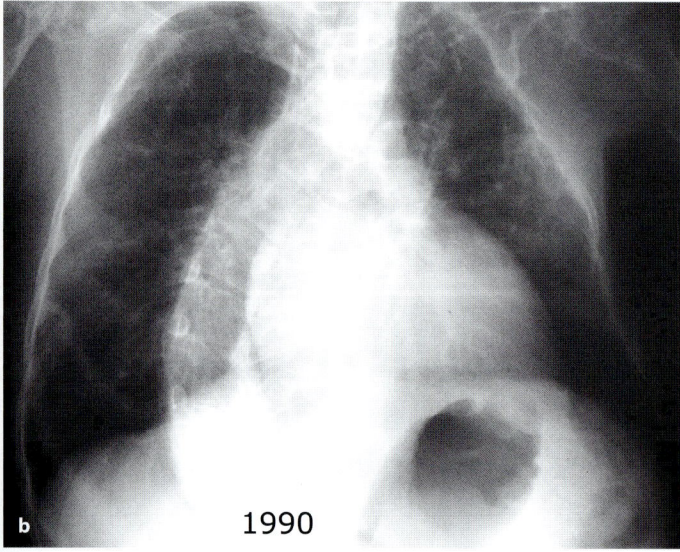

◘ **Abb. 13.40 a–g.** McCune-Albright-Syndrom, 17-jährige Frau. Beachte die ausgeprägten knorpeligen Elemente in den distalen Femurmeta-epiphysen (FD mit knorpeliger Differenzierung) *(Forts. S. 797)*

13.3 · Fibröse Dysplasie (FD)

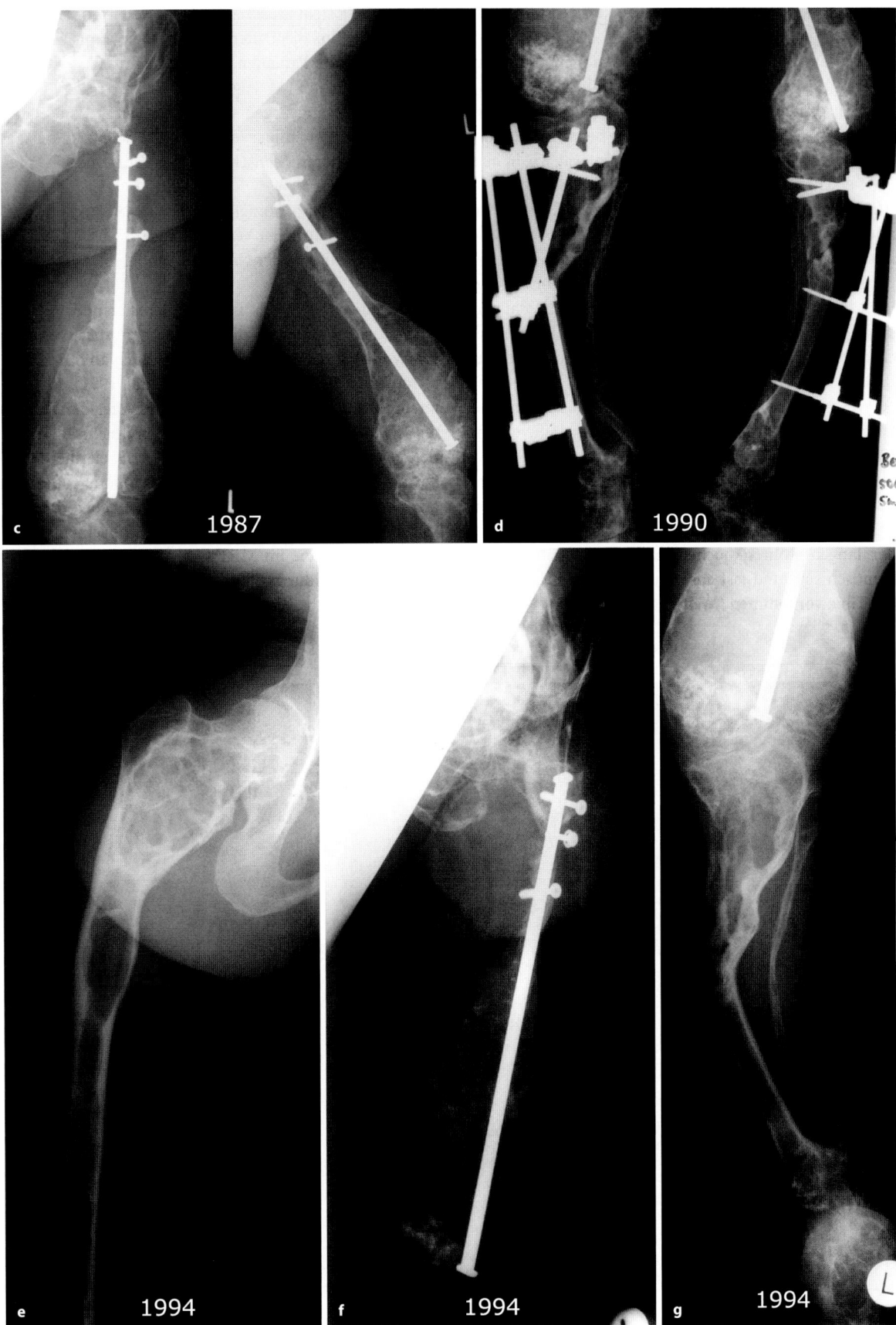

Abb. 13.40 a–g (*Text s. S. 796*)

und verstreut. Das Muster passte nicht zu Osteoid, sondern eher zu Zement, wie er in den Zähnen gefunden wird. Alle chirurgisch behandelten Läsionen hatten kein Rezidiv. Wir vermuten wie Sissons et al. (1983), dass es sich bei solchen Läsionen um ungewöhnlich kalzifizierte fibrös-dysplastische Herde handelt; denkbar ist auch, dass hinter solchen Läsionen das steckt, was wir in einer 1984 erschienenen Publikation (Majewski et al.) als „ossifizierendes Fibrom außerhalb der Schädelregion" bezeichnet haben. Wir hatten damals 811 Fälle von Läsionen untersucht, die die Kriterien des ossifizierenden Fibroms des Kiefers erfüllten. 95,5% dieser Läsionen saßen im Schädelknochenbereich (Os frontale, ethmoidale und sphenoidale) und nur 4,6% in den langen Röhrenknochen, bevorzugt in der Tibia, ferner in Femur, Humerus, Radius, Fibula und Rippen.

Wir bezeichnen solche fibrotischen ossifizierenden Läsionen jedoch heute nicht mehr als ossifizierendes Knochenfibrom, solange unter diesem von Kempson (1966) kreierten Begriff (ossifizierende Knochenfibrome der langen Röhrenknochen) Veränderungen beschrieben werden, die mit dem Begriff der osteofibrösen Dysplasie der langen Röhrenknochen nach Campanacci (1976) identisch sind und fast ausschließlich im Kindesalter an der Tibia vorkommen (Weiteres s. oben).

Am Schädel stellt sich naturgemäß insbesondere beim pagetoiden Typ die Differentialdiagnose zum *M. Paget*. Dabei kann das Patientenalter nur bedingt als Differenzierungskriterium (M. Paget ältere Patienten/FD jüngere Patienten) herangezogen werden, da wir in den letzten Jahren immer häufiger eine Ostitis deformans Paget auch bei jüngeren Menschen finden. Für eine FD sprechen aber immer:
- das Mattglasphänomen,
- die Asymmetrie der Veränderungen,
- eine Beteiligung der Nasennebenhöhlen.

Im Schädelbasisbereich ist bei sklerosierenden fibrösdysplastischen Herden differentialdiagnostisch an das *penetrierende Meningeom* zu denken, auch an das seltene intraossäre Meningeom (van Tassel et al. 1991). Als Kriterien der Abgrenzung gelten u. a. das Alter der Patienten (FD: jüngere Patienten, Meningeom: mehr ältere Patienten) und ggf. der Nachweis weiterer Skelettherde bei der fibrösen Dysplasie. Penetrierende Meningeome zeigen zumeist stärkere Weichgewebsanteile neben den verkalkten Arealen, mit deutlichem Enhancement nach Kontrastmittelgabe im MRT (Abb. 13.19 d–g). Ein weiteres Unterscheidungskriterium ist die Tatsache, dass fibrös-dysplastische Herde vielfach ihre Herkunft aus dem

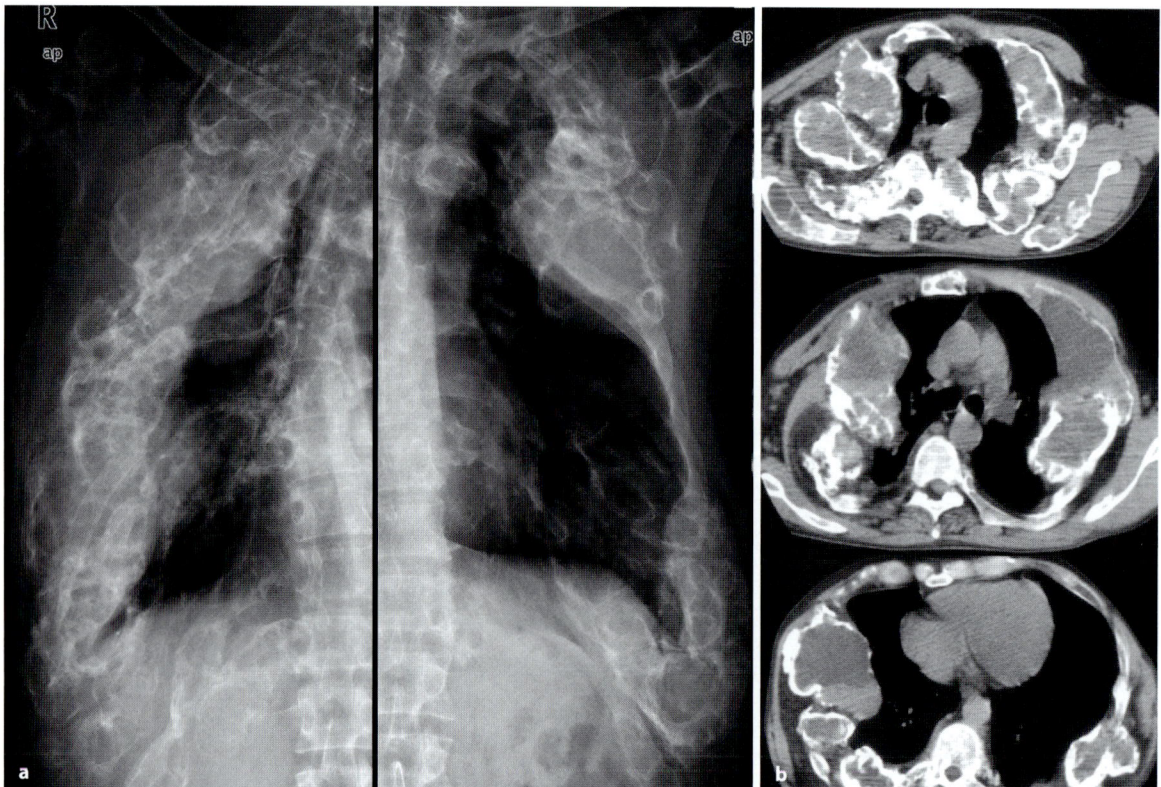

Abb. 13.41 a–g. Exzessive polyostotische FD bei einem 39-jährigen Mann. Die disseminierten Läsionen sind durchweg lytisch! (*Forts. S. 799*)

13.3 · Fibröse Dysplasie (FD)

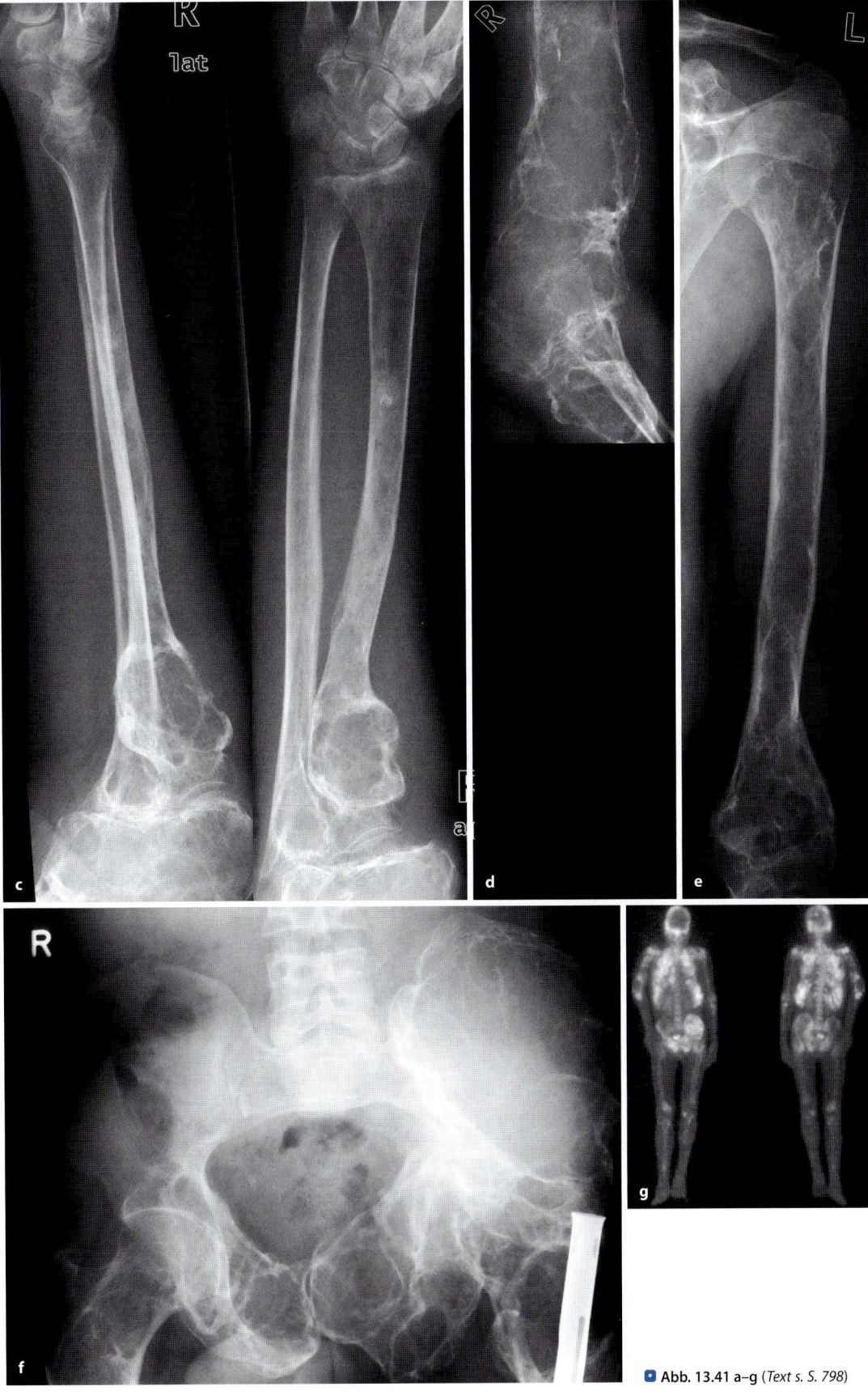

◘ Abb. 13.41 a–g (*Text s. S. 798*)

Knochen erkennen lassen. Das intraossäre Meningeom des Keilbeins lässt sich nur histologisch sichern, klinisch bestehen allerdings eher Schmerzen als bei der FD. Für die Herkunft des intraossären Meningeoms wird eine Versprengung von Arachnoidalzellen in den Knochen (z. B. unter dem Druck im Geburtskanal etc.) diskutiert.

Die differentialdiagnostische Problematik der FD liegt erfahrungsgemäß weniger auf dem röntgenologischen, sondern eher auf dem histologischen Sektor, denn zahlreiche benigne und auch maligne Knochengeschwülste können Partien besitzen, die wie eine fibröse Dysplasie anmuten. Das gilt natürlich auch umgekehrt. Ein prägnantes Beispiel ist die Abgrenzung der FD mit knorpeliger Differenzierung, weniger des fibrokartilaginären Mesenchymoms, gegenüber dem Chondrosarkom. In solchen Fällen kann häufig nur die Radiologie die Unterscheidung bringen.

Die histologischen Verwechselungen sind grundsätzlich auch mit Osteosarkomen möglich, vor allem bei Tumoren mit niedrigem Malignitätsgrad (s. auch oben und Abb. 6.71 e–h). Deshalb ist auch hier das Zusammenspiel zwischen Klinik, Radiologie und Pathologie wichtig.

Radiologische Untersuchungstechnik. Wie bereits mehrfach erwähnt, lässt sich die Diagnose in nahezu allen Fällen einer monoostotischen und auch polyostotischen fibrösen Dysplasie mit Hilfe des Projektionsradiogramms stellen. Bei aggressiv anmutenden Läsionen ist es jedoch sehr sinnvoll, die *Skelettszintigraphie* einzusetzen, um nach weiteren Herden zu suchen, deren Existenz die Diagnose „aggressiv anmutende fibröse Dysplasie" sicherer macht.

Grundsätzlich liefert aber die Skelettszintigraphie zur Spezifizierung der Diagnose „fibröse Dysplasie" keinen wesentlichen Beitrag. Im aktiven lytischen Stadium, in dem sich ja pathologisch-anatomisch bereits Geflechtknochenbildungen abspielen, reichern fibrös-dysplastische Herde stärker an (Abb. 13.26 c, 13.34a), im inaktiven Stadium, insbesondere im Erwachsenenalter, finden sich kaum stärkere Aktivitätseinlagerungen. Sind Läsionen gemischtförmig – mit stärker sklerosierten neben lytischen aktiven Arealen – kommt es fokal zu stärkeren Aktivitätsanreicherungen (Abb. 13.39 a).

Die Rolle der *Computertomographie* in der Differentialdiagnose der fibrösen Dysplasie wurde bereits erwähnt. Diese Methode hat insbesondere dort eine Bedeutung, wo die konventionelle Diagnostik durch Überlagerungen nur unpräzise Ergebnisse liefert, wie z. B. an den Rippen, am Becken sowie am Schädel.

Über die Rolle der *MRT* bei der Entitätszuordnung einer fibrösen Dysplasie gibt es noch keine schlüssigen Berichte und vor allem keine einigermaßen bewährten Engramme. Wenn man eine auf eine FD verdächtige Läsion weiter abklären will, dann sollte man die CT einsetzen, um vor allem nach dem Mattglasphänomen zu suchen. Es wurde schon darauf hingewiesen, dass aktive Läsionen mit noch wenig verkalkender Geflechtknochenbildung im T2-gewichteten Bild erwartungsgemäß signalintensiv sind. Nach Kontrastmittelgabe kann es in der T1-Wichtung zu einem stärkeren Enhancement, ähnlich wie bei einem echten Knochentumor, kommen. Zurzeit ergeben sich noch keine echten Indikationen zum Einsatz der Methode, wenn man von Operationsplanungen, z. B. im Gesichtsschädel, absieht.

Literatur

Adler CP (1985) Tumorlike lesions in the femur with cementum-like material. Skeletal Radiol 14: 26

Black DL, De Smet AA, Neff JR et al. (1991) Cementifying fibroma of the proximal end of the tibia (case report 695). Skeletal Radiol 20: 543

Campanacci M (1976) Osteofibrous dysplasia of long bones, a new clinical entity. Ital J Orthop Traumatol 2: 221

Campanacci M, Laus M (1981) Osteofibrous dysplasia of the tibia and fibula. J Bone Joint Surg [Am] 63: 367

Candeliere GA, Glorieux FH, Prud'Homme J et al. (1995) Increased expression of the c-fos proto-oncogene in bone from patients with fibrous dysplasia. N Engl J Med 332: 1546

Castellote A, Garcia-Pena P, Lucaya J et al. (1988) Osteofibrous dysplasia. Skeletal Radiol 17: 483

Dahlin DC (1978) Bone tumors: general aspects and data on 6221 cases, 3rd edn. Thomas, Springfield

Dahlin DC, Bertoni F, Beabout JW (1984) Fibrocartilaginous mesenchymoma with low-grade malignancy. Skeletal Radiol 12: 263

De Smet AA, Travers H, Neff JR (1981) Chondrosarcoma occurring in a patient with polyostotic fibrous dysplasia. Skeletal Radiol 7: 197

Drolshagen LF, Reynolds WA, Marcus NW (1985) Fibrocartilaginous dysplasia of bone. Radiology 156: 32

Ford KB, Palmer PES, Tesluk H (1985) Case Report 290. Skeletal Radiol 13: 68

Freyschmidt, J (2008) Skeletterkrankungen-Klinisch-radiologische Diagnose und Differentialdiagnose, 3. Aufl. Springer

Georgen TG, Dickman PS, Resnik D et al. (1977) Long bone ossifying fibromas. Cancer 39: 2067

Gober GA, Nicholas RW (1993) Skeletal fibrous dysplasia associated with intramuscular myxoma (Mazabraud's syndrome) (case report 800). Skeletal Radiol 22: 452

Halawa M, Asiz A (1984) Chondrosarcoma in fibrous dysplasia of the pelvis. A case report and review of the literature. J Bone Joint Surg [Br] 66: 760

Hermann G, Klein M, Adelwahab IF et al. (1996) Fibrocartilaginous dysplasia. Skeletal Radiol 25: 509

Horn V, Bozdech TM, Macek T et al. (1982) Cementomalike tumors of bone. Arch Orthop Trauma Surg 100: 267

Huvos AG, Higginbotham NL, Miller TR (1971) Bone sarcomas arising in fibrous dysplasia. J Bone Surg [Am] 54: 1047

Iwasko N, Steinbach LS, Disler D et al. (2002) Imaging findings in Mazabraud's syndrome:seven new cases. Skeletal Radiol 31: 81

Jaffe HL (1958) Tumors and tumorous conditions of bones and joints. Lea Febiger, Philadelphia

Kaushik S, Smoker WRK, Frable WJ (2002) Malignant transformation of fibrous dysplasia into chondroblastic osteosarcoma. Skeletal Radiol 31: 103

Kempson RL (1966) Ossifying fibroma of the long bones: a light and electron microscopic study. Arch Pathol 82: 218

Klein M, Becker MH, Genieser NB et al. (1981) Case report 161. Skeletal Radiol 6: 307

Kolar JJ, Horn V, Zidkova H et al. (1981) Cementifying fibroma (so-called „cementoma") of tibia. Br J Radiol 54: 989

Kyriakos M, McDonald D, Sundaram M (2004) Fibrous dysplasia with cartilaginous differentiation („fibrocartilaginous dysplasia"): a review with an illustrative case followed for 18 years. Skeletal Radiol 33: 51

Levy WM, Miller AS, Bonakdarpour A et al. (1975) Aneurysmal bone cyst secondary to other osseous lesions: Report of 57 cases. Am J Clin Pathol 63: 1

Lietman SA, Ding C, Levine MA (2005) A highly snsitive polymerase chain reaction method detects activating mutations of the GNAS gene in peripheral blood cells in McCune-Albright syndrome or isolated fibrous dysplasia. J Bone Joint Surg 87A: 2489

Lopez-Ben A, Pitt MJ, Jaffe KA et al. (1999) Osteosarcoma in a patient with McCune-Albright syndrome and Mazabraud's syndrome. Skeletal Radiol 28: 522

Majewski A, Freyschmidt J, Steinmeyer R et al. (1984) Das ossifizierende Knochenfibrom. RÖFO 140: 179

Martinez V, Sissons HA (1988) Aneurysmal bone cyst: A review of 123 cases including primary lesions and those secondary to other bone pathology. Cancer 61: 2291

Mazabraud A (1994) Anatomie pathologique osseuse tumorale. Springer, Berlin Heidelberg New York Tokyo, p 367

Mazabraud A, Semet P, Roze R (1967) A propos de l'association de fibromixomes des tissus mous à la dysplasie fibreuse des os. Presse Med 75: 2223

Nguyen BD, Lugo-Olivieri CH, McCarthy EF et al. (1996) Fibrous dysplasia with secondary aneurysmal bone cyst. Skeletal Radiol 25: 88

Okada K, Yoshida S, Okane K et al. (2000) Cystic fibrous dysplasia mimicking giant cell tumor: MRI appearance. Skeletal Radiol 29: 45

Pelzmann KS, Nagel DZ, Salyer WR (1980) Case report 114. Skeletal Radiol 5: 116

Ragsdale BD (1993) Polymorphic fibroosseous lesions of bone: an almost site-specific diagnostic problem of the proximal femur. Hum Pathol 24: 505

Resnik CS, Lininger JR (1984) Monostotic fibrous dysplasia of the cervical spine. Radiol 151: 49

Resnik CS, Young JWR, Levine AM et al. (1990) Osteofibrous dysplasia (ossifying fibroma) of the tibia (case report 604). Skeletal Radiol 19: 217

Sanerkin NG, Watt I (1980) Enchondromata with annular calcification in association with fibrous dysplasia. Br J Radiol 54: 1027

Savage PE, Stoker DJ (1984) Fibrous dysplasia of the femoral neck. Skeletal Radiol 11: 119

Schajowicz F (1981, [2]1994) Tumors and tumorlike lesions of bone and joints. Springer, Berlin Heidelberg New York

Shapeero LG, Vanel D, Ackerman V et al. (1993) Aggressive fibrous dysplasia of the maxillary sinus. Skeletal Radiol 22: 563

Sherman NH, Rao VM, Brennan RE et al. (1982) Fibrous dysplasia of the facial bones and mandible. Skeletal Radiol 8: 141

Simpson AHRW, Creasy TS, Williamson DM et al. (1989) Cystic degeneration of fibrous dysplasia masquerading as sarcoma. J Bone Joint Surg [Br] 71: 434

Sissons HA, Kancherla PL, Lehman WB (1983) Ossifying fibroma of bone. Report of two cases. Bull Hosp Jt Dis 18: 1

Taconis WK (1988) Osteosarcoma in fibrous dysplasia. Skeletal Radiol 17: 163

Tassel P van, Lee Y-Y, Ayala et al. (1991) Intraosseous meningioma of the sphenoid bone (case report 680). Skeletal Radiol 20: 383

Teo HEL, Peh WCG, Akhilesh M et al. (2007) Congenital osteofibrous dysplasia associated with pseudarthrosis of the tibia and fibula. Skeletal Radiol 36: 7

Utz JA, Krandorf MJ, Jelinek JS et al. (1989) MR appearance of fibrous dysplasia. J Comput Assist Tomogr 13: 845

Van Horn PF, Dahlin DC, Bickel WH (1968) Fibrous dysplasia. Clinicopathologic study of orthopedic surgical cases. Mayo Clin 38: 175

Vanel D, Gouanet D, Micheau C et al. (1980) Pseudotumoral fibrous dysplasia of the maxilla: radiological studies and computed tomography contribution. Skeletal Radiol 5: 99

Vigorita V, Ambrosio FD, Verde R et al. (1993) Fibrous dysplasia of the second pedal digit (case report 784). Skeletal Radiol 22: 441

Wilner D (1982) Radiology of bone, tumors and allied disorders, vol 2. Saunders, Philadelphia

13.4 Einkammerige juvenile Knochenzyste

Synonyme: solitäre Knochenzyste, einfache Knochenzyste

> **Definition:**
> Bei der juvenilen Knochenzyste handelt es sich um „eine einkammerige Höhle mit klarer oder sanguilenter Flüssigkeit, die von einer unterschiedlich dicken Membran ausgekleidet ist. Die Membran ist aus einem lockeren gefäßhaltigen Bindegewebe aufgebaut, das verstreut osteoklastische Riesenzellen und vereinzelt Zonen neuerer oder älterer Blutungen oder Cholesterolablagerungen erkennen lässt (WHO 2002).

Die einkammerige juvenile Knochenzyste entspricht keiner echten Knochengeschwulst, sondern einer Wachstumsstörung (z. B. durch eine intraossäre Drainagestörung), die aufgrund ihres geschwulstähnlichen Wachstumsverhaltens zu den tumorähnlichen Läsionen gezählt wird und häufig Anlass zu differentialdiagnostischen Fehlinterpretationen bietet. Auch eine traumatische Ätiologie wird diskutiert. Bemerkenswert ist hierzu die Publikation eines Falles, bei dem sich bei einem 9-jährigen Mädchen um ein Geschoss in der proximalen Tibia 17 Monate später eine klassische einkammerige Knochenzyste entwickelte (Brogdon et al. 2006).

Pathologische Anatomie

Die meisten Zysten sind einkammerig und enthalten eine seröse rosafarbene, seltener serosanguilente Flüssigkeit. Die Lichtung wird durch eine meist weniger als 1 mm starke fibröse Membran von weißgrauer Farbe ausgekleidet. Leistenförmige Knochenvorsprünge können vorhanden sein (◘ Abb. 13.42 e, f). Die Kortikalis über der Zyste ist intakt, sie kann jedoch so dünn sein, dass der Zysteninhalt durchschimmert. Die Zusammensetzung der Zystenflüssigkeit soll eher dem von Blutserum als von Synovia entsprechen (Cohen 1960). Nach einer Fraktur ist die Zyste meistens mit Blut gefüllt. Nach längerer Zeit kann es zur Organisation der Blutung ge-

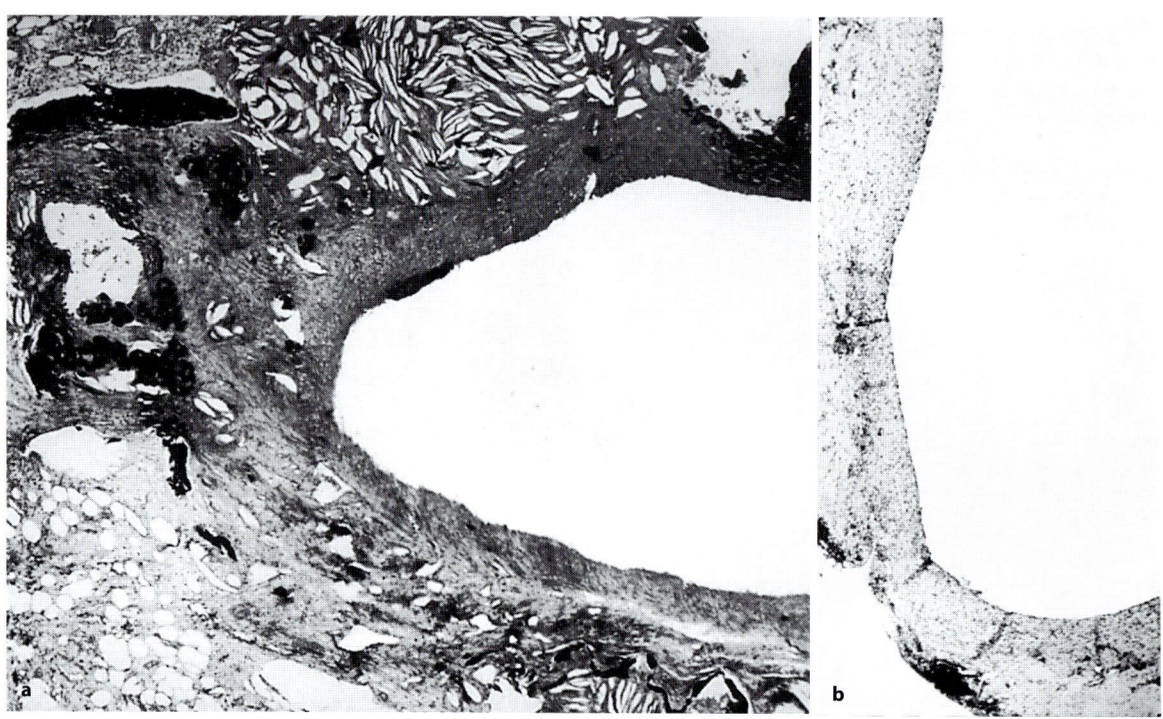

◘ Abb. 13.42 a–f. Einkammerige juvenile Knochenzyste. **a** Die Übersicht zeigt einen glattwandigen zystischen Hohlraum mit optisch leerer Lichtung. Im fibrösen Zystenbalg ist es als Folge von alten Blutungen zu Cholesterinkristallablagerungen gekommen (*oberer und unterer Bildrand*). Die zementikelartigen Strukturen im Zystenbalg (*links im Bild*), stärkere Vergrößerung in **d**, sind für die juvenile Knochenzyste typisch und dürften Folge von alten Fibrinablagerungen sein. **b, c** Der Zystenbalg ist auf mäßig zellreichem Bindegewebe aufgebaut und zeigt in fast allen Fällen keinen zellulären Abschluss zur Lichtung. **d** Typisch ist das Vorkommen von zementartigen zellfreien Einlagerungen (*Pfeile*, Zementikel) im Zystenbalg, die sich in der Van-Gieson-Färbung rot darstellen. **e, f** Makroskopischer Aspekt. **e** Ein einkammeriger, glatt begrenzter Hohlraum in der Metaphyse langer Röhrenknochen, ummantelt nur von dünner Kortikalis und mit einer dünnen fibrösen Zystenmembran ausgekleidet, ist der typische Befund einer juvenilen Knochenzyste (hier proximale Humerusmetaphyse bei einem 8-jährigen Jungen). **f** Zystenrezidiv mit zahlreichen leistenartigen Verdickungen der endostalen Seite der Kortikalis. Sie werden bei Rezidiven als Folge von reparativen Vorgängen häufiger gefunden, treten aber auch bei primären Zysten auf und können in der Röntgenmorphologie durch Überlagerungen Mehrkammrigkeit der Zyste vortäuschen (proximale Humerusmetaphyse eines 9-jährigen Jungen) (*Forts. S. 803*)

13.4 · Einkammerige juvenile Knochenzyste

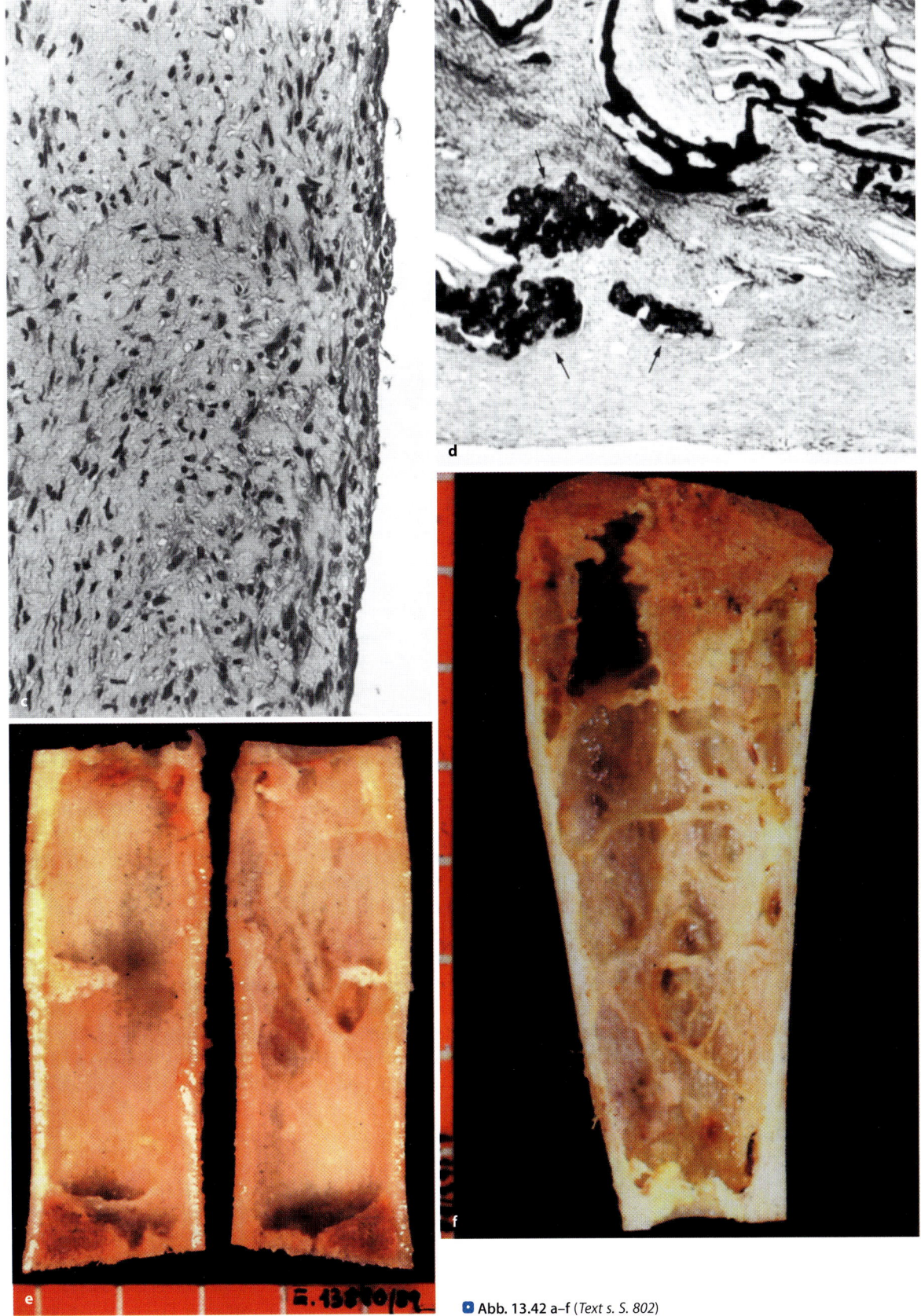

Abb. 13.42 a–f (*Text s. S. 802*)

kommen sein, so dass die Zystenlichtungen durch fibroossäres Reparationsgewebe ausgefüllt werden, mit Kallusbildung. Histologisch können solche Veränderungen mit einer fibrösen Dysplasie und auch mit einem Osteosarkom verwechselt werden.

Histologie

Typisch liegt das Präparat als Kürettage vor, mit einer fragmentierten dünnen Membran aus faserdichtem, z. T. hyalinisierten und insgesamt zellarmen Bindegewebe. Die Oberfläche ist glatt, und sie kann sowohl zellfrei sein als auch von einer endothelähnlichen Zellage abgeschlossen werden (Abb. 13.42 a–c). Selten findet man auch mehrreihige Zellen mit mesothelähnlichem Aufbau als Abschluss. Sehr typisch sind auch die zementikelartigen Einschlüsse im Zystenbalg (Abb. 13.42 d).

Traumatisierungen, die relativ häufig vorkommen, führen zu Blutungen und Hämosiderinablagerungen sowie einer verstärkten Vaskularisation und Zellularität einschließlich Riesenzellbildung der die Lichtung auskleidenden Bindegewebsmembran mit Einlagerung von Cholesterinkristallen. Kalkeinlagerungen können sehr ausgedehnt gefunden werden (zur „kalzifizierten Knochenzyste" s. unter „Radiologie") In der Lichtung kann ein freies Knochenfragment als Äquivalent zu dem röntgenologischen Zeichen des „fallen fragment" liegen (Abb. 13.46 a). Nach einer Fraktur findet man natürlich Kallus in unterschiedlicher Differenzierung sowie riffoder korallenartige Verknöcherungen, je nach Größe des Zeitintervalls zum Ereignis. Periostreaktionen treten typischerweise am Ende der Zyste am Übergang des expandierten zum unveränderten Knochen auf.

Histologische Differentialdiagnose. In typischen Fällen gibt es eigentlich keine Differentialdiagnose zu einer einkammerigen Zyste. Nach einer Fraktur kann die Unterscheidung zu einer aneurysmatischen Knochenzyste infolge Zunahme der Riesenzellen und der ausgedehnten Einblutungen und Hämosiderinablagerungen schwierig werden. Dabei kann sich auch die Differentialdiagnose zu einer fibrösen Dysplasie mit Zystenbildung, einem Riesenzelltumor und insbesondere zu einem Osteosarkom niedrigen Malignitätsgrades stellen. Das Röntgenbild und die Klinik mit der – zeitlich kurzen – Vorgeschichte einer Fraktur sollte jedoch den Pathologen veranlassen, nach typischen Strukturen einer einkammerigen Zyste zu suchen.

Häufigkeit

Die juvenile Knochenzyste ist keine seltene Knochenläsion, wenngleich auch Mirra (1980) nur eine Prävalenz von etwa 3% der biopsierten Knochenläsionen angibt. Sicherlich ist das Krankengut von Mirra sehr spezialisiert und hinsichtlich komplizierterer und konsiliarischer Fälle kopflastig. Die Läsion wird in der täglichen orthopädischen und radiologischen Praxis tatsächlich auch häufiger beobachtet.

Schajowicz (1981) registriert in seinem Krankengut 167 Fälle über einen Zeitraum von 38 Jahren, die Zahl der einkammerigen Knochenzysten liegt in seinem histologisch aufgearbeiteten Krankengut etwas unter der von fibrösen metaphysären Defekten und eosinophilen Granulomen.

In der Mehrzahl der Fälle tritt die einkammerige juvenile Knochenzyste solitär auf, ein oligotopes Auftreten muss als Seltenheit betrachtet werden.

Lokalisation

Die Läsion sitzt in der Regel an den großen Röhrenknochen im Bereich der proximalen Dia- und Metaphysenregion. Ganz eindeutig bevorzugt sind der *proximale Humerus* und das *proximale Femur*. Grundsätzlich kann die solitäre Knochenzyste aber in allen anderen Röhrenknochen auftreten (Abb. 13.43). Lokalisationen im Talus, Kalkaneus oder Os ilium sind häufiger bei älteren Patienten zu finden (Abb. 13.54 a–d).

Eine Beteiligung der Epiphyse bei einkammerigen Knochenzysten ist sehr ungewöhnlich (Abb. 13.52 d–g). Capanna et al. (1986) stellten 12 solcher Fälle zusammen, bei denen die Knochenzyste offensichtlich durch die Wachstumsfuge in die Epiphyse eingedrungen war. 10-mal hatte es sich dabei um Humerus- und nur 2-mal um Femurläsionen gehandelt. Bei 9 Patienten bestand eine pathologische Fraktur, bei 4 Patienten ließ sich eine Wachstumsstörung nachweisen. In den meisten Fällen fand sich eine unterschiedlich ausgeprägte Varusfehlstellung, allerdings ohne klinische Funktionseinschränkung. Bei 6 Patienten trat eine vollständige Ausheilung nach Steroidinjektion ein, bei anderen Patienten erst nach einer Rezidivbehandlung. Weitere Literaturhinweise auf eine Epiphyseninvolvierung finden sich bei Gupta et al. (1996) und Vasilev et al. (1987).

Alters- und Geschlechtsprädilektion

Etwa 70–80% aller Fälle werden in der 1. und 2. Lebensdekade entdeckt; einkammerige oder solitäre Knochenzysten in bindegewebig präformierten Knochen wie dem Os ilium finden sich überwiegend bei Erwachsenen (s. oben). Es besteht eine eindeutige Androtropie mit etwa 2:1 gegenüber dem weiblichen Geschlecht.

Klinik

Erfahrungsgemäß verursachen einkammerige Knochenzysten erst dann Symptome, wenn sie zu einer Spontanfraktur geführt haben (60–70%). Das ist das Besondere an der und typisch für die juvenile Knochenzyste. Nur gelegentlich wird vor Eintritt einer Fraktur ein diskreter dumpfer Schmerz geschildert.

13.4 · Einkammerige juvenile Knochenzyste

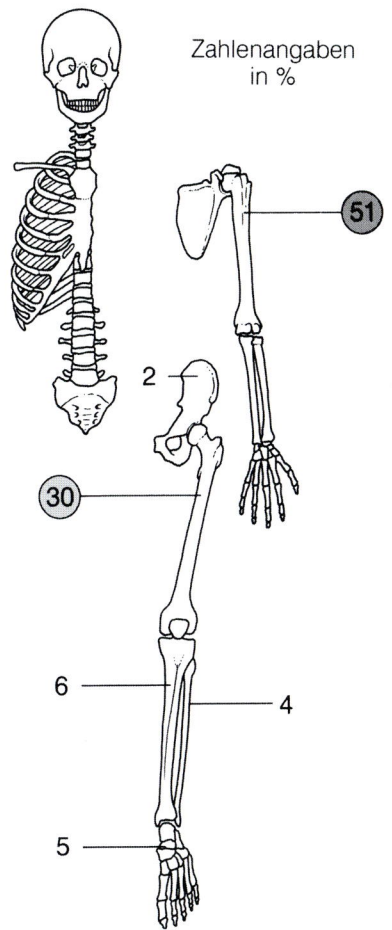

Abb. 13.43. Lokalisatorische Verteilung von 167 einkammerigen juvenilen Knochenzysten aus dem Krankengut von Schajowicz (1981). Lieblingssitz der einkammerigen juvenilen Knochenzyste ist offensichtlich der proximale Humerus, an Häufigkeit folgt mit ca. 30% das proximale Femur. Nur 6 bzw. 4% sind in Tibia und Fibula lokalisiert. Der Talus partizipiert mit 5%, im Os ilium finden sich 2%. In einer Zusammenstellung von 639 solitären Knochenzysten von Poppe (1981) liegt die Gewichtung etwas anders: ca. 37% Humerus, ca. 28% Femur, ca. 13% Tibia, ca. 3% Radius, ca. 2% Ulna, ca. 3% Talus. Im Prinzip sind in dieser Statistik juvenile Knochenzysten in praktisch allen Knochenabschnitten vertreten

Die *Prognose* der einkammerigen juvenilen Knochenzyste ist absolut gut. Eigene Beobachtungen weisen auf eine potentielle Selbstausheilung hin. Spontanfrakturen beschleunigen den Selbstheilungsvorgang.

Vor etwa 20 Jahren wurde die Behandlung mit Hilfe von *Hohlschrauben* eingeführt, die in die Zyste eingebracht werden (Abb. 13.48 d, e). Durch das Lumen der Schrauben kommt es zu einer Drainage des Zysteninhaltes in den Paraossalbereich. Die ständige Druckentlastung scheint der entscheidende Faktor zu sein, der innerhalb von 6–12 Monaten sozusagen über eine „Trockenlegung" der Zyste zur Ausheilung führt. Die Behandlungsergebnisse sind gut (Ekkernkamp et al. 1990; Beobachtung am eigenen Krankengut). Heute hat die Behandlung mit einer *elastischen stabilen intramedullären Nagelung (ESIN)* die Hohlschraubenbehandlung weitgehend verdrängt, bei der das Prinzip wiederum in einer Druckentlastung, allerdings durch eine innere Drainage liegt. Außerdem wird die ja zumeist vorliegende Fraktur stabilisiert. Die von uns gesehenen Ergebnisse sind exzellent (Abb. 13.48 f).

Bei größeren Exemplaren, insbesondere in statisch stärker belasteten Knochenabschnitten wie dem Femur in Kombination mit Spontanfrakturen, wird man sich allerdings überlegen, ob man nicht doch eine Kürettage mit Spongiosaplastik durchführt. Allerdings sind Rezidive bei nicht vollständiger Auskürettierung der Zyste (unter Erfassung der gesamten Zystenwand) nicht selten (Abb. 13.48 a–c).

In den 70er und 80er Jahren wurden einkammerige Knochenzysten mit Steroidinjektionen nach vorheriger Abpunktion und Nachspülung behandelt, da das Steroid offensichtlich auf die Zystenwand sekretionshemmend wirkt (Capanna et al. 1982; Scaglietti et al. 1982). Scaglietti gibt eine Besserung in 96% der Fälle und eine Ausheilung nach 2 Jahren in 60% der Fälle an. Wir selbst sind dieser Methode gegenüber immer skeptisch gewesen, da letztendlich nie voraussagbar ist, was sich auf dem Boden einer in einen jungen Knochen eingebrachten Fremdsubstanz alles entwickeln kann.

Radiologie

Wie Verlaufsbeobachtungen erkennen lassen, nehmen einkammerige juvenile Knochenzysten ihren Ausgangspunkt offensichtlich in der *Metaphyse* von Röhrenknochen, d. h. also epiphysenfugennah. Während des weiteren Wachstums „wandern" sie dann diaphysär aus. Eine Epiphysenbeteiligung ist selten (s. oben).

Das charakteristische Röntgenbild ist durch eine zentral gelegene ovaläre Strukturauslöschung mit zumeist relativ scharfer Abgrenzung gegenüber dem gesunden Knochen gekennzeichnet (Abb. 13.44, 13.46, 13.47). Wenn der Übergang sich breiter gestaltet, so liegt dies an der trichterförmigen Konfiguration des Zystenrandes (Abb. 13.49 distal). Die einzelnen Läsionen haben Ausmaße bis zu 7–8 cm Länge, der Knochen ist in der Regel deutlich *konzentrisch* aufgetrieben, d. h., es hat sich das Bild einer ausgebeulten Knochenschale entwickelt. Dabei scheint die konzentrische Auftreibung ziemlich charakteristisch für die Läsion zu sein. Eine exzentrische Entwicklung ist eher selten (Abb. 13.50 d–i). In der Mehrzahl der Beobachtungen lassen sich Frakturlinien nachweisen (Abb. 13.44 a, 13.46, 13.47, 13.49a, b). Vielfach lassen sich die eingedrückten Kompaktafragmente gut abgrenzen (Abb. 14.44). Fallen sie der Schwere nach auf den Boden der Zyste, dann sind sie als „fallen fragment" nachweisbar (Abb. 13.46 a und 13.47). Dieses Zeichen ist ziemlich charakteristisch für einkammerige Knochenzysten, aber nur in Verbindung mit einer Lod-

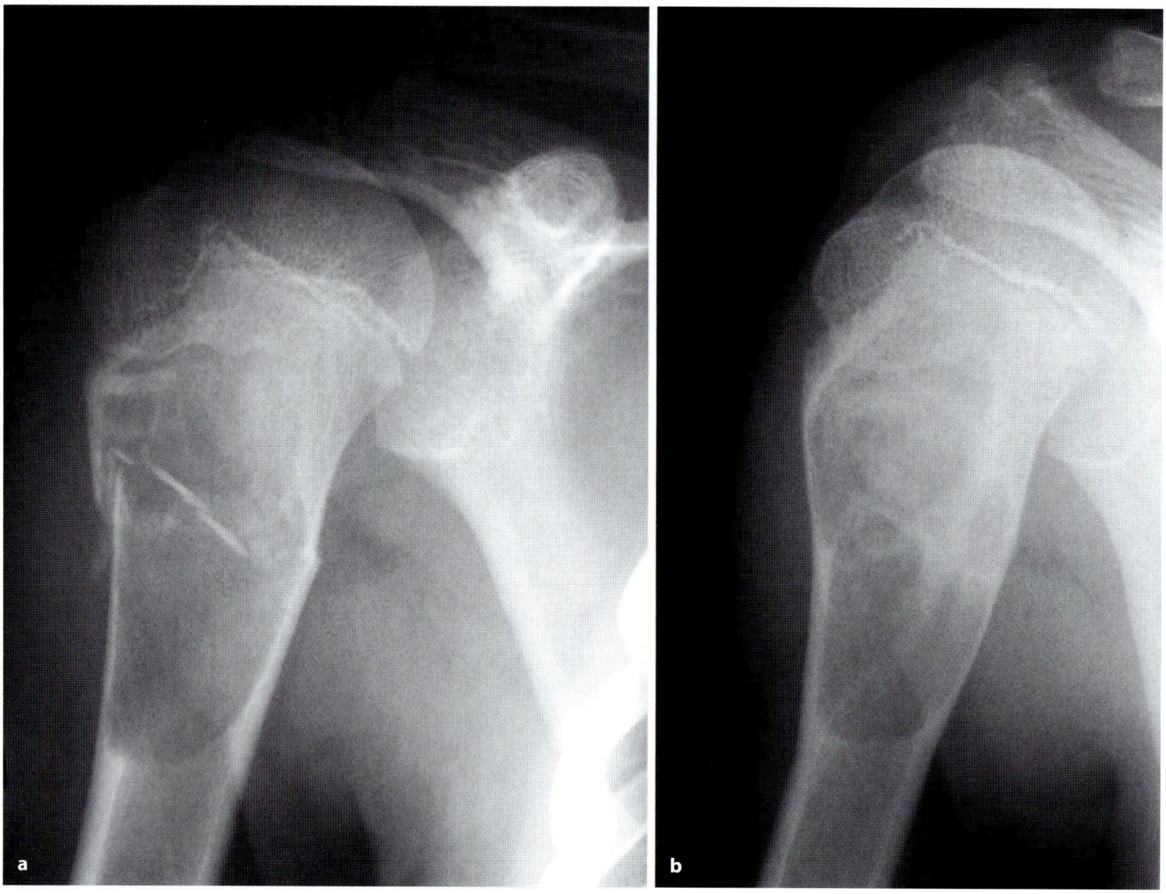

Abb. 13.44 a, b. Typische juvenile Knochenzyste. Der 9-jährige Junge verspürte bei einer Anrempelung im Schulsport plötzlich Schmerzen im rechten Oberarm, vorher war er völlig beschwerdefrei. Man sieht eine Lodwick-Grad-II-Läsion mit Spontanfraktur und das in die Zyste eingedrückte Kortikalisfragment (**a**). Einige Wochen später ist die Fraktur durchbaut (**b**). In so einem Fall kann man bei Beschwerdefreiheit abwarten oder eine schnellere Reparation der Zyste durch eine druckentlastende elastische stabile intramedulläre Nagelung (ESIN) oder weniger aktuell auch durch Hohlschrauben erreichen

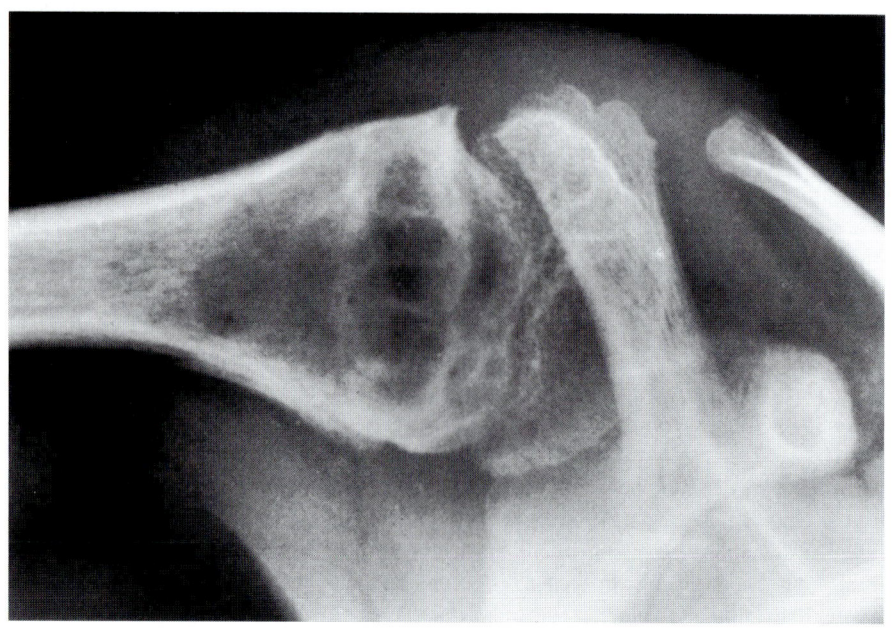

Abb. 13.45. Typische juvenile einkammerige Knochenzyste im Bereich der proximalen Humerusmetaphyse (7-jähriger Junge). Der Knochen ist konzentrisch aufgetrieben, durch riffartige Vorsprünge zeigt die Läsion eine Art Trabekulierung. Die kaudalen periostalen Reaktionen sind Ausdruck einer abgelaufenen Spontanfraktur. Der Prozess ist streng auf die Metaphyse begrenzt

13.4 · Einkammerige juvenile Knochenzyste

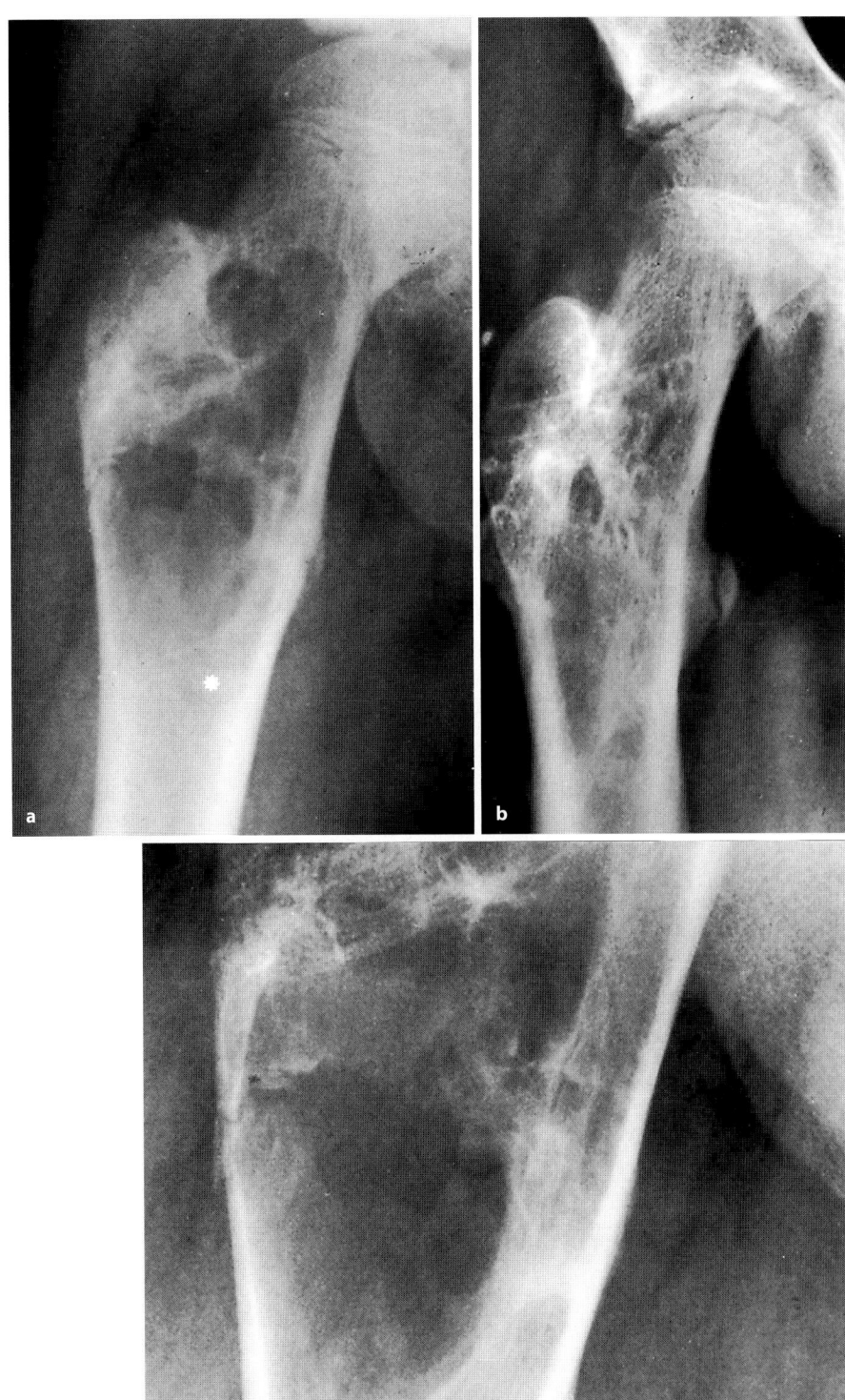

Abb. 13.46 a–c. Verlaufsbeobachtung einer einkammerigen juvenilen Knochenzyste im Bereich der proximalen Femurmeta-/diaphyse mit Spontanfraktur (11-jähriger Junge).
a und **b** (Ausschnitt): Die expansive Osteolyse ist scharf begrenzt, die dunklen „Fenster" in der Läsion entsprechen eingebrochener Kompakta. Ein größeres Fragment („fallen fragment") liegt kaudal (*Stern*).
c 2 Jahre nach operativer Revision mit Spongiosaplastik weitgehende knöcherne Durchbauung

wick-Grad-IA oder -IB-Läsion. Riffartige Knochenvorsprünge geben den Zysten gelegentlich ein gekammertes Aussehen (Abb. 13.45, 13.46, 13.50a, b, 13.54 e–l). Eine echte Kammerung wird im Allgemeinen nur bei schon länger bestehenden oder häufiger frakturierten Zysten gefunden. Auf der Lodwick-Skala lassen sich solitäre juvenile Knochenzysten in der Regel dem Grad IA bis IB zuordnen, in ca. 2% wird ein Grad II, insbesondere nach Fraktur (RAP-Phänomen!) beobachtet. In Zweifelsfällen sollten stets Schnittbilverfahren eingesetzt werden. Im CT lässt sich ein homogen hypodenser Inhalt (HE-Werte 10–20) bei ausgedünnter und zumeist frakturierter

Kompakta nachweisen. In der MRT gilt der flüssige Inhalt dann als bewiesen, wenn er kein Kontrastmittel aufnimmt. Für eine einkammerige Knochenzyste spricht des Weiteren der Nachweis eines Zystenbalgs im kontrastverstärkten T1-Bild (Abb. 13.50 d–i, 13.54 e–l).

Einkammerige juvenile Knochenzysten im Becken sind selten, die radiologische Sicherung gelingt nur mit Schnittbildern (Abb. 13.54 e-l).

Hahn et al. (1984) beobachteten Gasansammlungen in einer solitären Knochenzyste am proximalen Ende des linken Humerus. Dieses Phänomen führen sie auf resorptive Vorgänge in der Zyste zurück. Jordanov (2009) erklärt solche Gasansammlungen entweder mit plötzlichen Druckschwankungen nach Traumatisierung im Sinne eines Vakuumphänomens oder als Folge einer offenen Fraktur. In jedem Falle zeigt eine Gasblase, die – je nach Lagerung – am höchsten Punkt einer Knochenzyste sitzt, an, dass die Läsion hohl ist. Der Autor beschreibt dieses Phänomen als „rising bubble sign".

Die Ablagerung von Fett in einer degenerierten einfachen Knochenzyste wurde von Wada und Lambert 2005 publiziert.

Wenn einkammerige juvenile Knochenzysten in der Regel bis auf riffartige Knochenvorsprünge und Kammerungen nach Frakturen röntgenologisch „leer" sind, so kann es doch gelegentlich einmal zu stärkeren Verknöcherungen in der Zyste kommen. Stelling et al. (1981) fanden korallenartige Verknöcherungen in einer solitären Knochenzyste im proximalen Humerus bei einem 8-jährigen Mädchen und dachten differentialdiagnostisch zunächst an ein Enchondrom. Sie konnten in der Literatur 7 weitere Fälle finden. Histologisch werden diese Kalzifikationen offensichtlich häufiger als radiologisch gesehen und entsprechen nicht odontogenem Zement, sondern metaplastischem und osteoblastären Knochen oder alten verkalkten Fibrinablagerungen (s. Abb. 13.42 a, d). Möglicherweise entspricht der in Abb. 13.52 d–g dargestellte Fall einer solchen verknöcherten Zyste.

Die Problematik der Kalzifikation von solitären Knochenzysten (◘ Abb. 13.51) ist seit langem bekannt und geht auf Jaffe und Lichtenstein (1942) zurück. Die von diesen Autoren beschriebenen Kalzifikationen in der Zystenwand (◘ Abb. 13.52 a) wurden als organisierte und kalzifizierte Fibrin- und Blutreste aufgefasst. Von Friedman und Goldman (1969) wurde für solche Zysten der Begriff „Zementom" eingeführt. Aus dem Nachweis von Matrixvesikeln in solchen „Zementomen" der langen Röhrenknochen, von denen offensichtlich die Kalzifikationen ausgehen, die andererseits aber bei den typi-

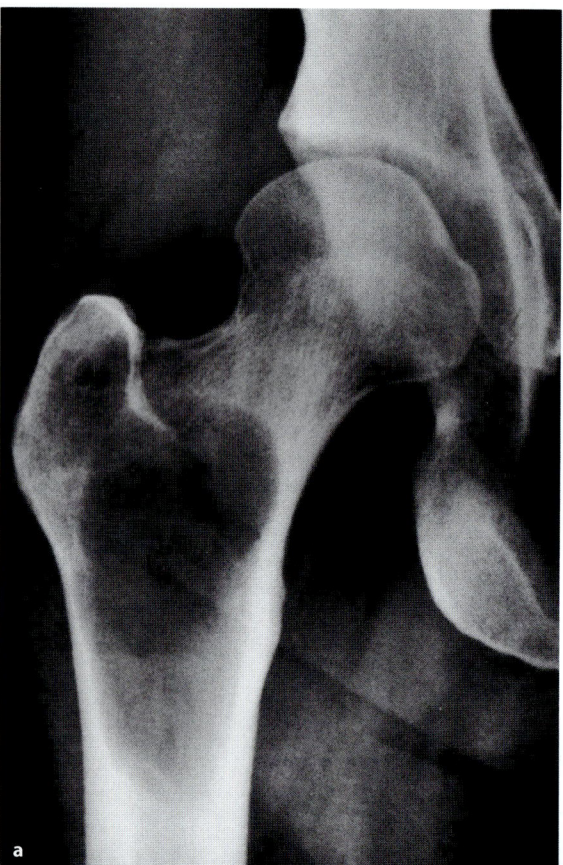

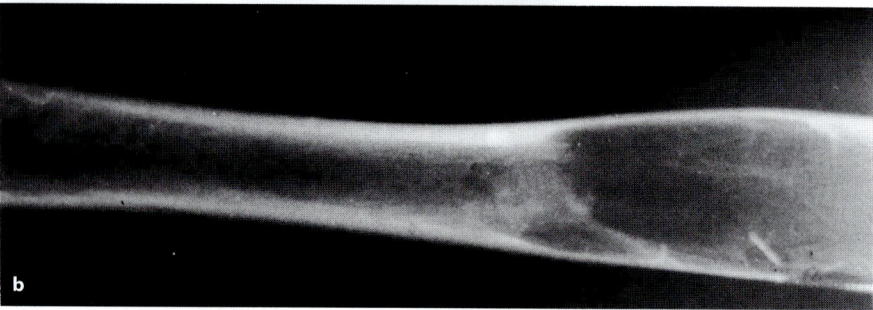

◘ **Abb. 13.47 a, b.** Einkammerige Knochenzyste mit dem Nachweis eines „fallen fragment", das für die Diagnose der einkammerigen Knochenzyste beschränkt typisch ist. **a** (22-jähriger Mann): scharf begrenzte Osteolyse im Bereich der proximalen Femurmeta- und -diaphyse. Kaudal sieht man die strichförmige Verdichtung, die dem „fallen fragment" entsprechen dürfte. Bei der in **b** dargestellten seitlichen Aufnahme des Humerus liegt das Fragment ebenfalls in der abhängigen Partie. Der Nachweis des „fallen fragment" kann hier diagnostische Klarheit verschaffen

13.4 · Einkammerige juvenile Knochenzyste

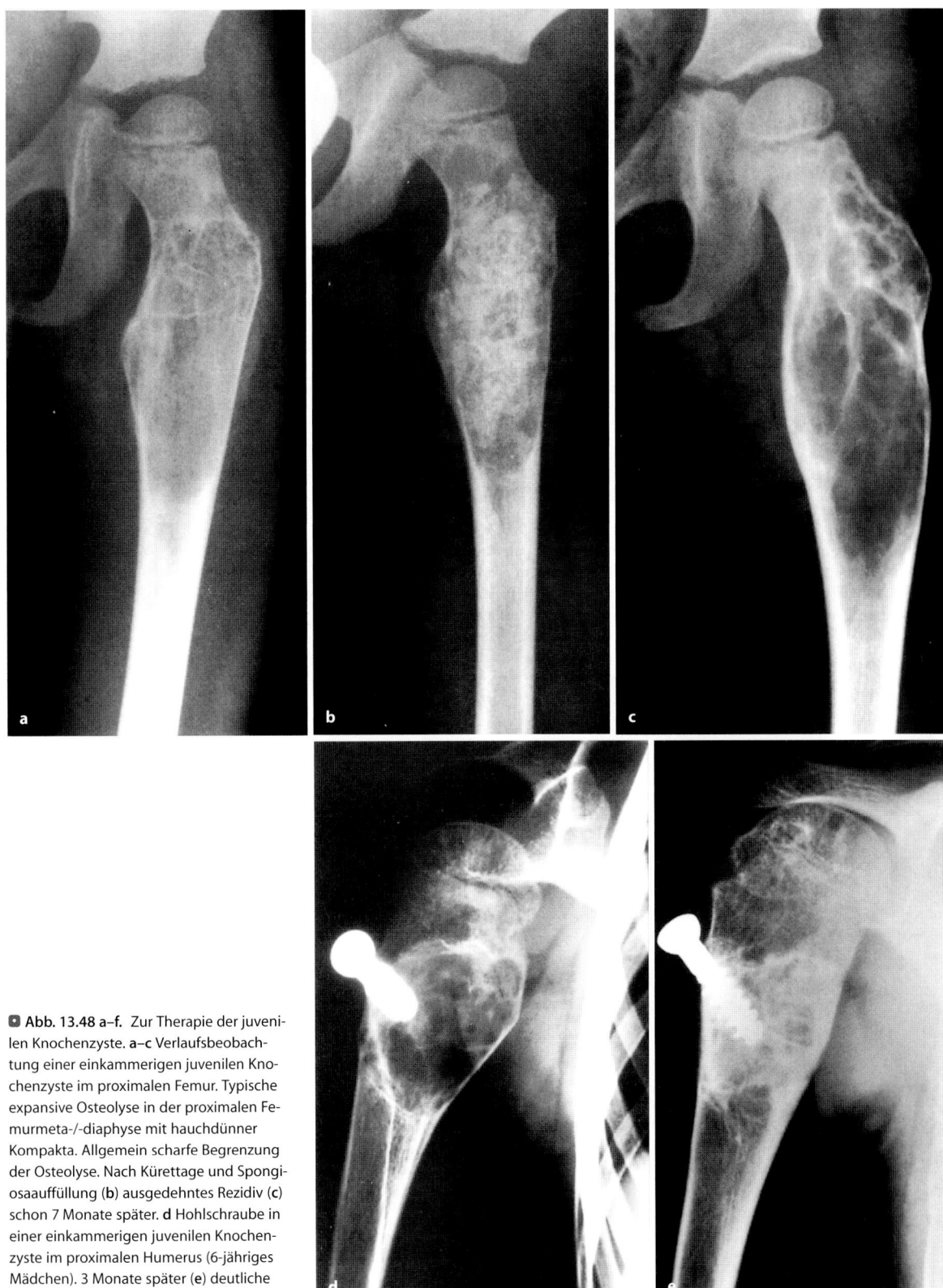

◘ **Abb. 13.48 a–f.** Zur Therapie der juvenilen Knochenzyste. **a–c** Verlaufsbeobachtung einer einkammerigen juvenilen Knochenzyste im proximalen Femur. Typische expansive Osteolyse in der proximalen Femurmeta-/-diaphyse mit hauchdünner Kompakta. Allgemein scharfe Begrenzung der Osteolyse. Nach Kürettage und Spongiosaauffüllung (**b**) ausgedehntes Rezidiv (**c**) schon 7 Monate später. **d** Hohlschraube in einer einkammerigen juvenilen Knochenzyste im proximalen Humerus (6-jähriges Mädchen). 3 Monate später (**e**) deutliche Durchbauungsvorgänge (*Forts. S. 810*)

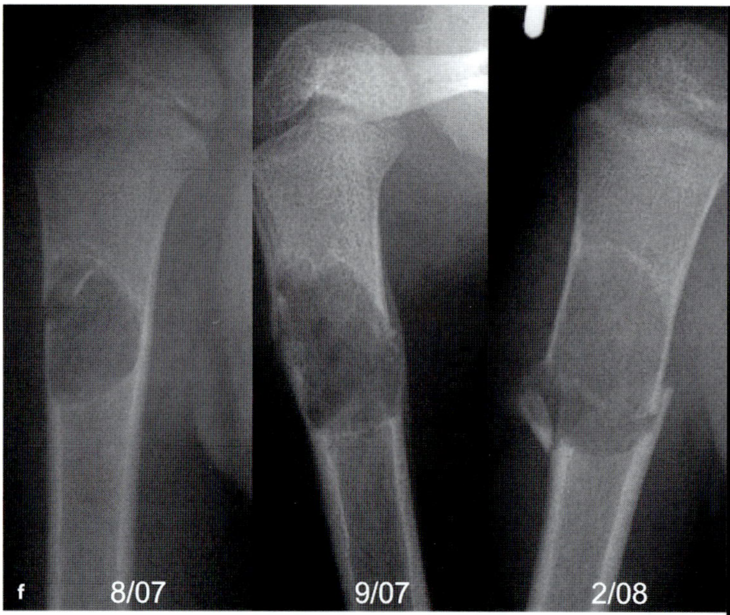

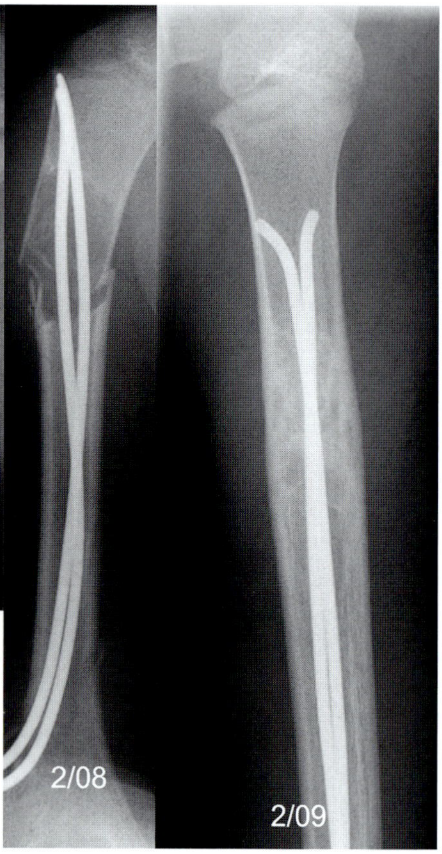

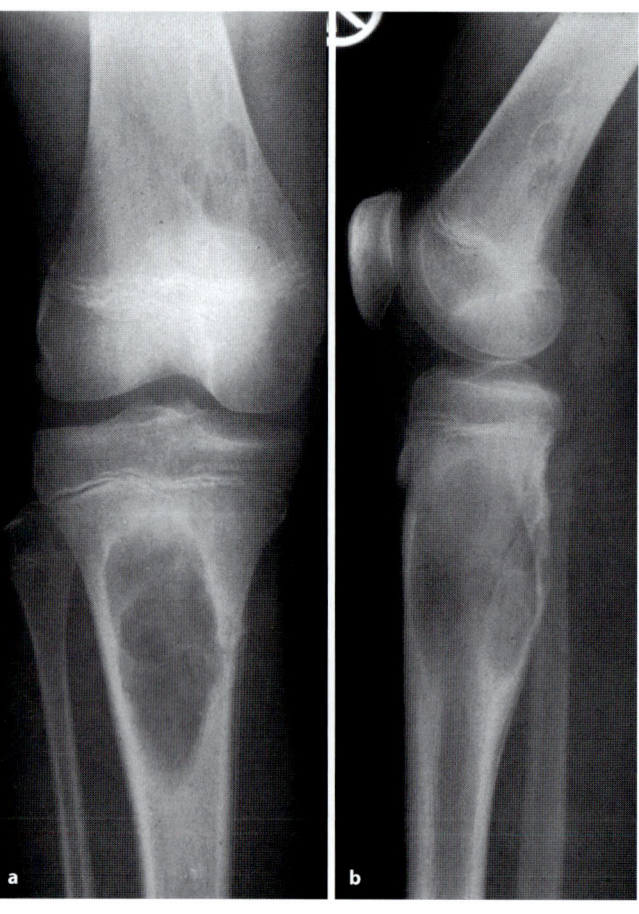

Abb. 13.48 (*Forts.*) **f** Aktuelle Vorgehensweise mit ESIN-Versorgung (elastisch stabile intramedulläre Nagelung). 7-jähriger Junge. 8/07 frische Spontanfraktur, zunächst abwartende Haltung; 9/07 die Fraktur hat sich innerhalb von 4 Wochen durchbaut, an der Zyste selbst keine Befundänderung; 2/08 erneute Fraktur, jetzt ESIN-Versorgung; 2/09 die Fraktur ist 1 Jahr später vollständig verheilt (Fall von OA Dr. Einemann, Kinderchirurgie Klinikum Bremen-Mitte)

Abb. 13.49 a–f. Zur Differentialdiagnose der einkammerigen juvenilen Knochenzyste. **a, b** Klassische einkammerige juvenile Knochenzyste im Bereich der proximalen Tibiameta- und -diaphyse, Lodwick-Grad IB. Plötzliche Schmerzen im rechten Unterschenkel nach Anpralltrauma beim Fußball. Konzentrische Auftreibung des Knochens mit ausgebeulter Knochenschale. Zarte solide Periostreaktion medial infolge der eben gerade erkennbaren Spontanfraktur an der mittleren Kompakta. Als Nebenbefund ergibt sich ein nichtossifizierendes Knochenfibrom im Bereich der distalen dorsalen Femurmetaphyse (11-jähriger Junge). **c–f** Teleangiektatisches Osteosarkom in der proximalen Tibiadiametaphyse mit Spontanfraktur. 7-jähriger Junge mit in den letzten Wochen zunehmenden Schmerzen im rechten Unterschenkel. Die Osteolyse entspricht einem Lodwick-Grad II. Im CT (**f**) sieht man die durchlöcherte Kompakta, durch Tumorgewebe und Gefäßein- und -austritte bedingt. Im T2-Bild (**d**) stellt sich die Läsion mit angehobener aber sehr inhomogener Signalintensität (SI) dar, im kontrastverstärkten T1-Bild ausgesprochen inhomogene Kontrastmittelaufnahme, wobei die dunkleren Zonen Nekrosen und Einblutungen entsprechen. Der Tumor ist – entsprechend einem Lodwick-Grad II – zirkulär aus dem Knochen ausgebrochen. Die entscheidenden Differenzierungskriterien sind also: ultrakurze Anamnese/längere Anamnese; Lodwick-Grad IB/II; MRT mit Darstellung eines soliden, aber schnell wachsenden und nekrotisch veränderten neoplastischen Prozesses. Zur typischen MRT-Symptomatik der Knochenzyste s. Abb. 13.50 (*Forts. S. 811*)

13.4 · Einkammerige juvenile Knochenzyste

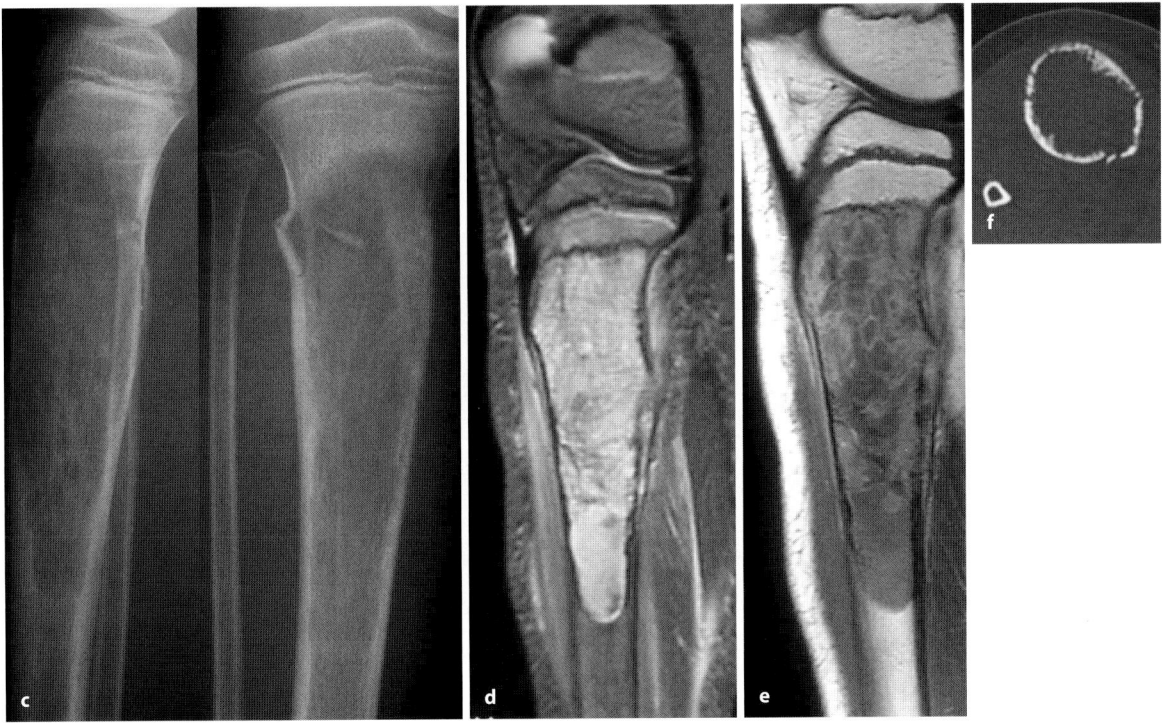

◘ **Abb. 13.49** (Forts. / Text s. S. 810)

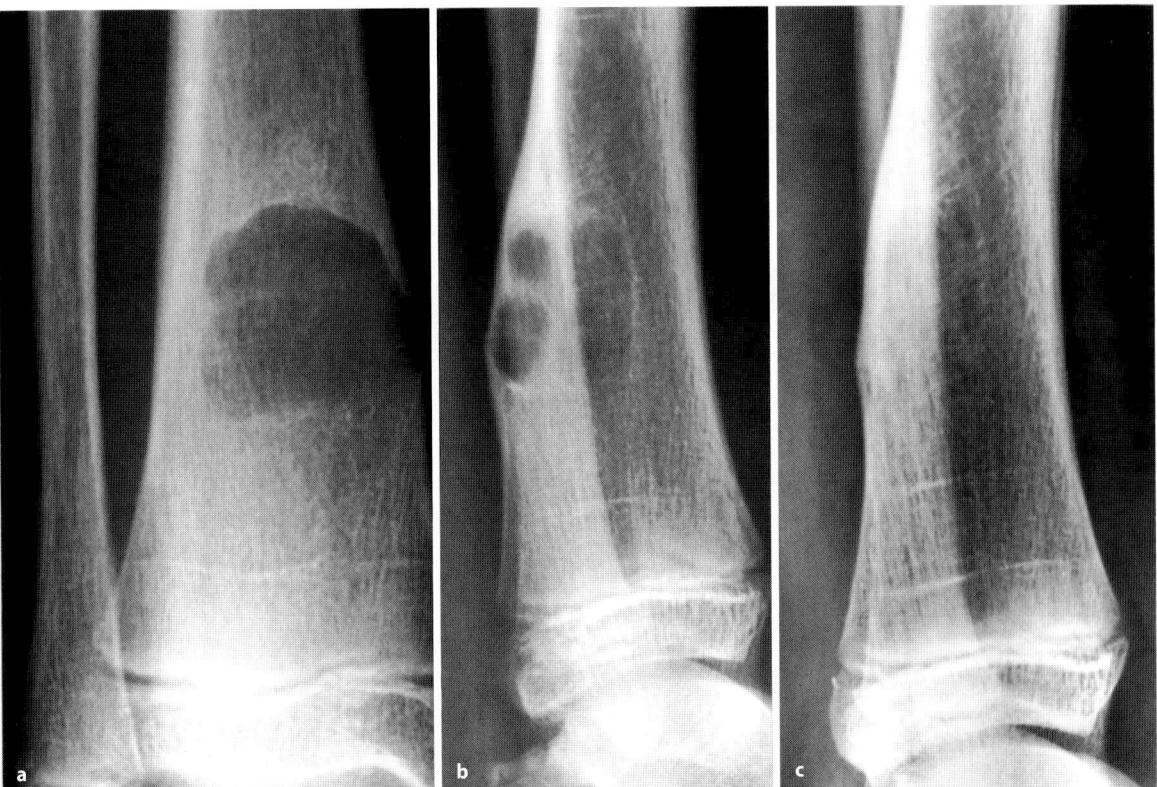

◘ **Abb. 13.50 a–i.** Etwas atypische juvenile Knochenzysten. **a–c** Bei einem 12-jährigen Jungen im Bereich der distalen Tibiadiaphyse. Exzentrische mediodorsale Auftreibung des Knochens mit dem Bild einer ausgebeulten Knochenschale (Lodwick-Grad IA). Die Läsion ist scharf begrenzt und zeigt im Seitbild eine Art Kammerung, bedingt durch einen riffartigen Vorsprung, der angedeutet auch en face in **a** deutlich wird. Ein Jahr nach Kürettage und Spongiosaplastik weitgehende knöcherne Durchbauung (**c**) (Forts. S. 812)

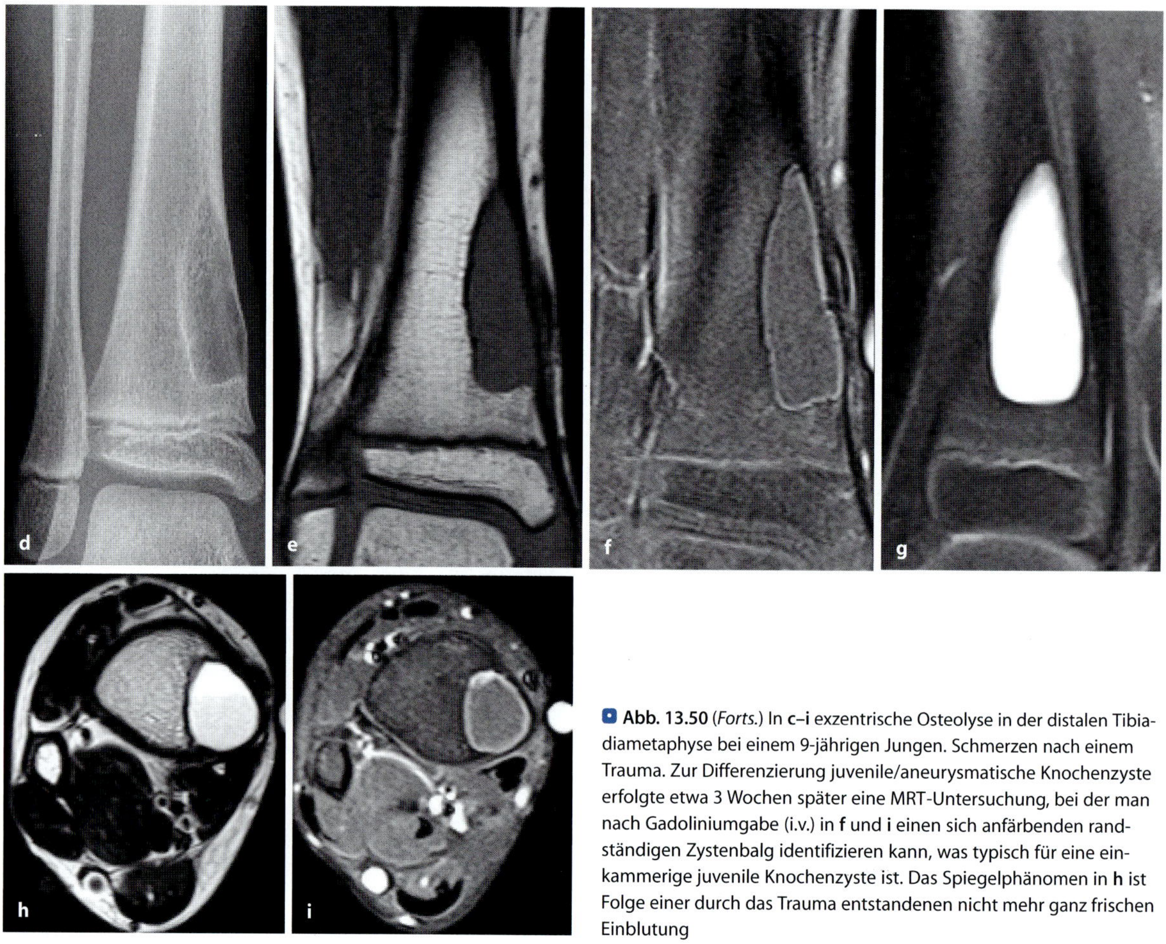

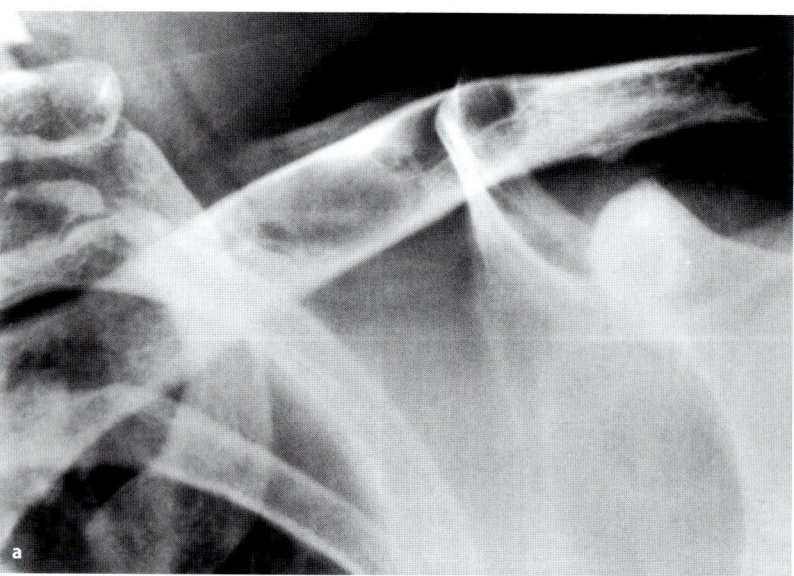

Abb. 13.50 (*Forts.*) In **c–i** exzentrische Osteolyse in der distalen Tibiadiametaphyse bei einem 9-jährigen Jungen. Schmerzen nach einem Trauma. Zur Differenzierung juvenile/aneurysmatische Knochenzyste erfolgte etwa 3 Wochen später eine MRT-Untersuchung, bei der man nach Gadoliniumgabe (i.v.) in **f** und **i** einen sich anfärbenden randständigen Zystenbalg identifizieren kann, was typisch für eine einkammerige juvenile Knochenzyste ist. Das Spiegelphänomen in **h** ist Folge einer durch das Trauma entstandenen nicht mehr ganz frischen Einblutung

Abb. 13.51 a–d. Differentialdiagnose zystischer Knochenveränderungen. **a** Verdacht auf einkammerige juvenile Knochenzyste in der linken Klavikula bei einem 24-jährigen asymptomatischen Mann (Zufallsbeobachtung anlässlich einer Thoraxuntersuchung). Der Knochen ist deutlich aufgetrieben. Die Kompakta findet sich z. T. hochgradig verdünnt. Der Prozess ist wahrscheinlich gekammert. Differentialdiagnostisch kommt eine fibröse Dysplasie in Frage. Röntgenologische Befundkonstanz seit 3 Jahren (*Forts. S. 813*)

13.4 · Einkammerige juvenile Knochenzyste

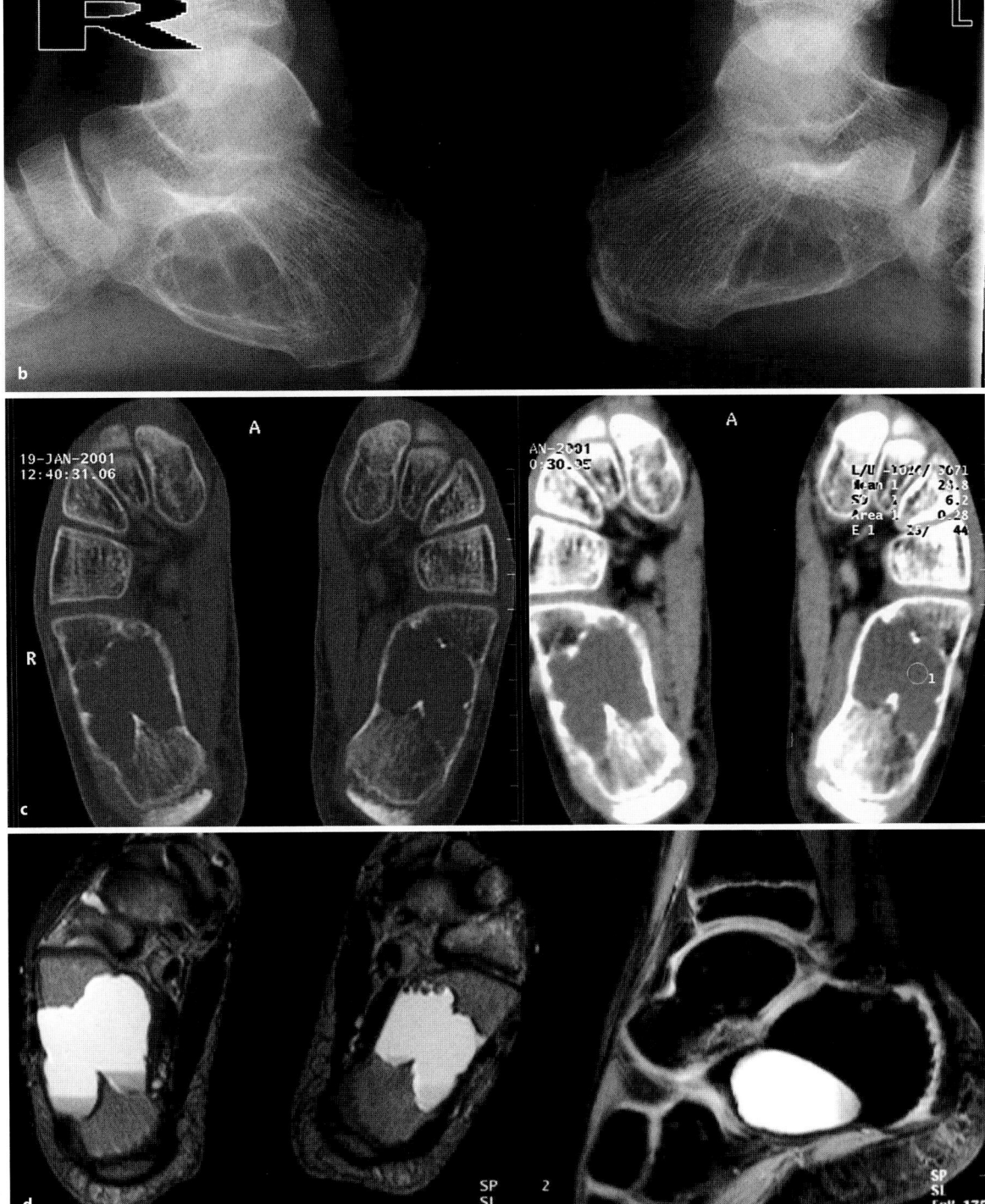

Abb. 13.51 b–d Knochenzysten in beiden Kalkanei bei einem 12-jährigen Jungen, der 2 Meter tief in einen Schacht fiel, danach aber keine Beschwerden hatte. Die radiologischen Untersuchungen erfolgten „sicherheitshalber". Man sieht in beiden Kalkanei unter dem Sulkus Ostelolysen (**b**) und zwar dort, wo sich physiologischerweise Strukturverarmungszonen mit Vakatfett finden. CT (**c**) und MRT (**d**) zeigen, dass es sich um flüssigkeitsgefüllte Hohlräume handelt. Wir glauben nicht, dass dahinter echte juvenile einkammerige Knochenzysten stecken, sondern Übergangsstörungen bei der Konversion von rotem in Fettmark, durch die es zu einer Verflüssigung gekommen ist. Die Tatsache, dass die beiden Fersenbeine einen Sturz aus 2 Meter Höhe ausgehalten haben, beweist, dass die „Zysten" nicht stabilitätsgefährdend sind – ähnlich wie die physiologischen Strukturverarmungszonen, die bei gut 7% aller Menschen beobachtet werden (Freyschmidt's Köhler-Zimmer, Thieme 2001, S. 989). Schließlich garantieren die starken Knochentrabekel um die Kavitäten herum für Stabilität, auf ihnen lastet offensichtlich die Hauptbelastung. Möglicherweise ist das überhaupt der Grund für die Entstehung der Strukturverarmungszonen mit Vakatfettersatz (s. auch unter Lipom)

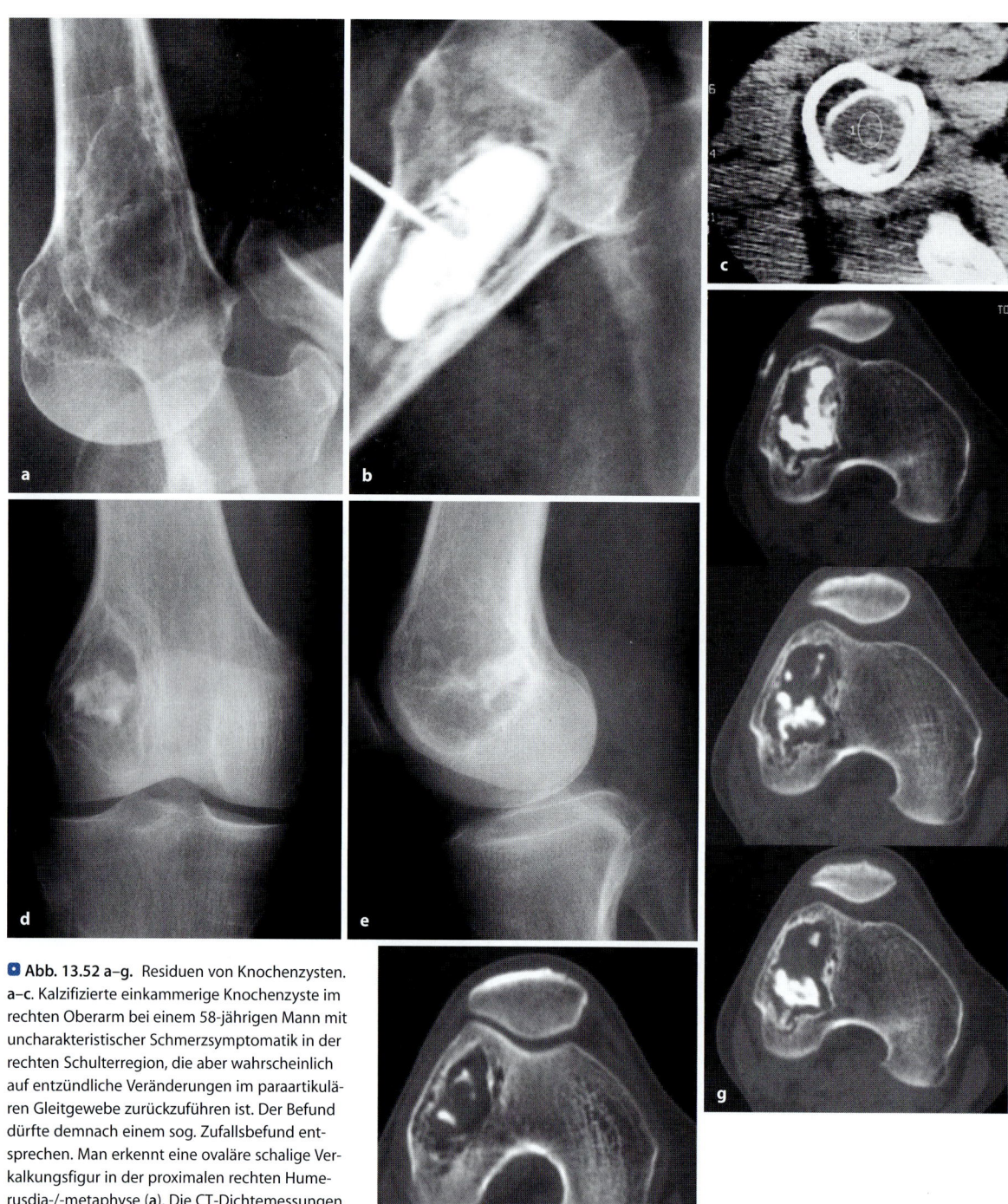

Abb. 13.52 a–g. Residuen von Knochenzysten. a–c. Kalzifizierte einkammerige Knochenzyste im rechten Oberarm bei einem 58-jährigen Mann mit uncharakteristischer Schmerzsymptomatik in der rechten Schulterregion, die aber wahrscheinlich auf entzündliche Veränderungen im paraartikulären Gleitgewebe zurückzuführen ist. Der Befund dürfte demnach einem sog. Zufallsbefund entsprechen. Man erkennt eine ovaläre schalige Verkalkungsfigur in der proximalen rechten Humerusdia-/-metaphyse (a). Die CT-Dichtemessungen (c) ergaben 10–20 HE. Wir haben die Zyste punktiert und dabei klare seröse Flüssigkeit gewinnen können, die unter Überdruck stand. Die anschließende Kontrastmittelauffüllung (b) beweist die Einkammerigkeit des Befundes. Mit großer Wahrscheinlichkeit handelt es sich hierbei also um eine residuale juvenile Knochenzyste, deren Balg mit der Zeit verkalkt ist. Differentialdiagnostisch kommt noch eine verflüssigte fibröse Dysplasie in Frage, obwohl die reine Markraumlokalisation ohne Beteiligung der Kompakta dagegen spricht. d–g Alte atypisch epiphysär gelegene einkammerige Knochenzyste bei einem älteren Mann. In der Läsion finden sich Fettgewebe und dichte Verkalkungen. Wir haben den Befund biopsiert – mit histologisch nachgewiesenem fibrosiertem Balg – und anschließend Kontrastmittel injiziert, nachdem sich aus einem fuchsbauartigen Kammersystem rostfarbene Flüssigkeit entleert hatte (Serie in g). Differentialdiagnostisch kam ein alter stark regressiv veränderter Riesenzelltumor in Betracht

schen Zementomen des Kiefers fehlen, folgern Mirra et al. (1978), dass die zementähnlichen Verknöcherungen nichts mit echtem Zahnzement zu tun haben. Sie halten den Begriff „Zementom" deshalb für nicht korrekt. 1985 publizierte Adler über zementähnliche Partikel in Knochenzysten (9% von 35 Zysten, s. auch S. 796). Die letzte uns zugängliche Publikation über das sog. Zementom stammt von Mellado et al. (2005). Der Befund in der distalen Fibula mutete projektionsradiographisch wie unser Fall mit einem fibrokartilaginären Mesenchymom an (s. Abb. 11.39). Für die Ursache eines Zementoms nehmen die Autoren u. a. auch eine fibröse Dysplasie an.

Die Problematik wurde zuletzt von der Arbeitsgruppe um Delling in Hamburg aufgegriffen (Amling et al. 1994). Die Autoren beschreiben 6 solitäre Knochenzysten mit ausgedehnten Verkalkungen (3-mal Femur, 2-mal Humerus, 1-mal Os pubis) bei einer retrospektiven Auswertung von 368 typischen solitären Knochenzysten. In einem Fall konnte sehr eindrucksvoll die Entwicklung extremer Kalzifikationen an einer zunächst klassischen einkammerigen juvenilen Knochenzyste dargestellt werden. Die Autorengruppe findet übrigens bei nahezu 70% der solitären Knochenzysten kleine Areale mit zementartiger Matrix. Wie wir sieht die Autorengruppe um Delling in den Verknöcherungsvorgängen ein Regressionsphänomen.

Differentialdiagnose

Im Allgemeinen bereiten einkammerige juvenile Knochenzysten keine besonderen differentialdiagnostischen Probleme, insbesondere wenn sie bei Jugendlichen im proximalen Humerus und im proximalen Femur vorkommen. Nur gelegentlich kann es Abgrenzungsschwierigkeiten gegenüber der aneurysmatischen Knochenzyste geben, wenn eine juvenile Knochenzyste ausnahmsweise einmal mehr exzentrisch wächst (Abb. 13.50 d–i). Im Gegensatz zu einkammerigen juvenilen Knochenzysten entwickeln sich *aneurysmatische Knochenzysten (AKZ)* schneller und führen meist zu einer exzentrischen Geschwulstentwicklung sowie zu einer stärkeren klinischen Symptomatik. Unabhängig davon sind besonders Humerus-, aber auch Femurlokalisationen bei der aneurysmatischen Knochenzyste prozentual geringer als bei der einkammerigen juvenilen Knochenzyste. Im kontrastverstärkten MRT lassen sich bei der AKZ in der Regel solide Anteil nachweisen (s. S. 838).

Riesenzelltumoren kommen kaum in die engere differentialdiagnostische Wahl, auch wenn sie ausnahmsweise einmal stark nach diaphysär ausgewachsen sind oder wenn umgekehrt ausnahmsweise eine einkammerige juvenile Knochenzyste, die Epiphysenfuge überschreitend, in die Epiphyse eingedrungen ist. In der Regel sind Riesenzelltumoren exzentrisch angelegt, verursachen stärke-

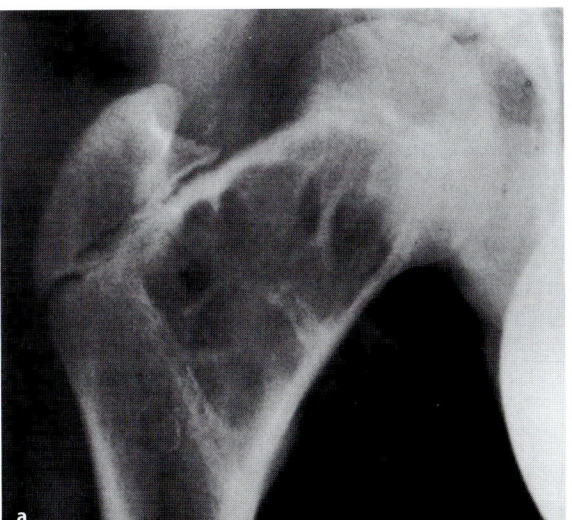
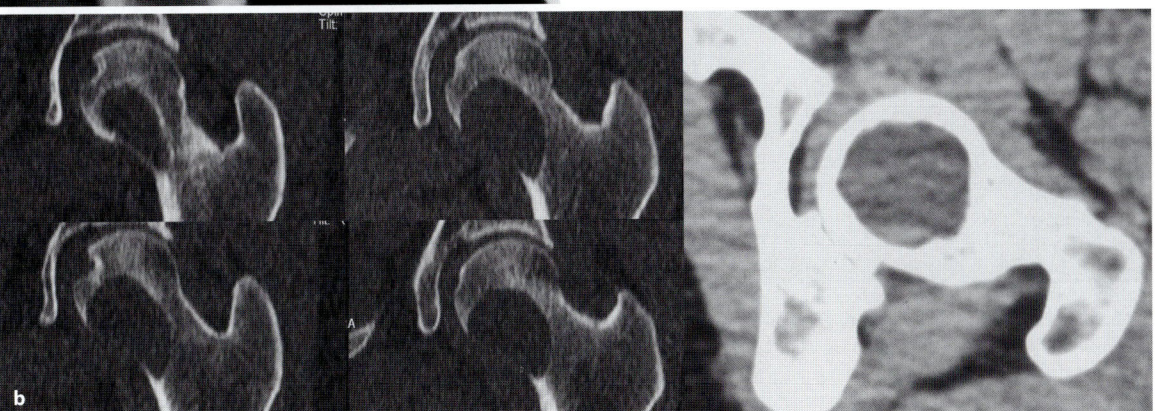

Abb. 13.53 a, b. Einkammerige Knochenzysten im Schenkelhals. **a** Bei einem 14-jährigen Jungen. Der Schenkelhals ist blasig aufgetrieben, die Zyste erscheint trabekuliert. Glatte Begrenzung der Osteolyse nach allen Seiten hin. **b** Bei einer 32-jährigen Frau mit permanenten Schmerzen in der linken Hüfte. Bei der Eröffnung entleerte sich seröse rosafarbene Flüssigkeit, ein Zystenbalg konnte histologisch nachgewiesen werden

re länger andauernde Schmerzen und nicht einen plötzlichen Schmerz nach Trauma und kommen in einem höheren Lebensalter als einfache Knochenzysten vor.

Das *nichtossifizierende Knochenfibrom* lässt sich von der einfachen juvenilen Knochenzyste bei gleicher metaphysärer Lage durch seine exzentrische Position mit enger Beziehung zur Kompakta und durch einen umgebenden girlandenartigen Sklerosesaum abgrenzen. Mit wenig Umgebungssklerose einhergehende und nicht aus dem Knochen ausgebrochene *Chondromyxoidfibrome* können projektionsradiographisch manchmal kaum von einer juvenilen Knochenzyste unterschieden werden. Das gilt auch für *fibröse Dysplasien* im Femur oder Humerus, wenn sie sich im rein bindegewebigen – röntgenologisch

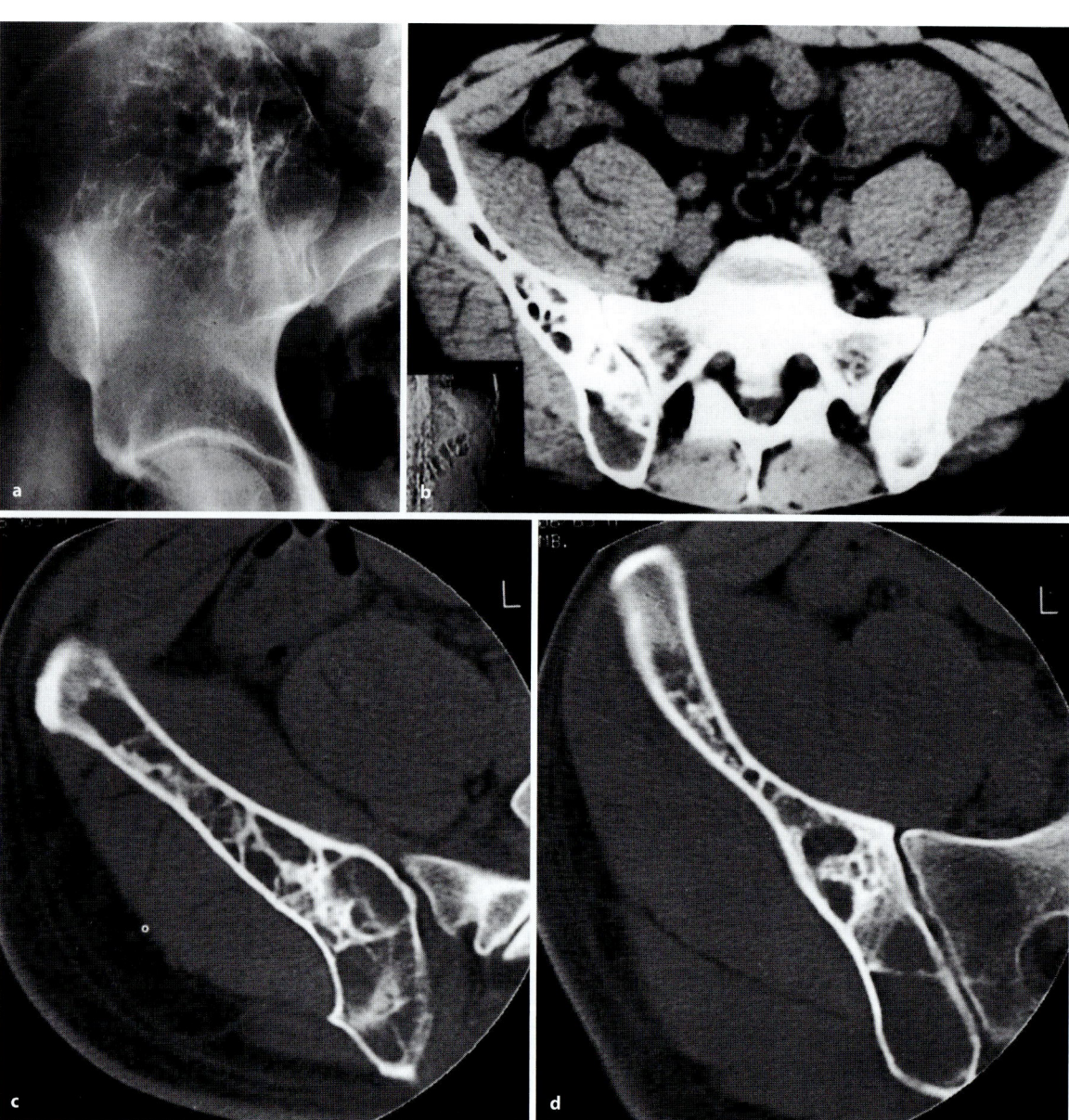

Abb. 13.54 a–e. Atypische Lokalisationen von einfachen Knochenzysten. **a–d** Knochenzyste im rechten Os ilium bei einem 31-jährigen Mann mit deutlicher Schmerzsymptomatik. Im Übersichtsbild (**a**) sieht man eine wabige Strukturauslöschung in den gesamten mittleren und oberen Os-ilium-Partien rechts. Die CT-Schnitte in (**b–d**) zeigen Trabekulierungen innerhalb der Zyste, eine Mehrkammrigkeit vortäuschend. Beachte in **b**, dass der Inhalt der Zyste im Vergleich zur Muskulatur deutlich hypodens ist. Nach Punktion der Zyste entleerte sich unter Überdruck eine klare Flüssigkeit, was prompt zum Nachlassen der Schmerzsymptomatik führte. **e–l** Große einkammerige Knochenzyste in der linken Beckenschaufel bei einem 13-jährigen Mädchen. Die MRT-Bilder wurden vor dem Versuch einer Sanierung, die CT-Bilder ein halbes Jahr später angefertigt. Die Patientin wurde nach einem Anpralltrauma symptomatisch. Im Summationsbild vorgetäuschte Vielkammerigkeit, die sich aus den CT-Bildern (**k, l**) erklärt. Im T2-Bild (**f, j**) Spiegelbildung wahrscheinlich nach Einblutung, nach Gadoliniumapplikation i.v. (**h**) färbt sich ein schmaler randständiger Balg an, womit die Diagnose bewiesen ist. Die Zyste wurde schließlich erfolgreich reseziert

13.4 · Einkammerige juvenile Knochenzyste

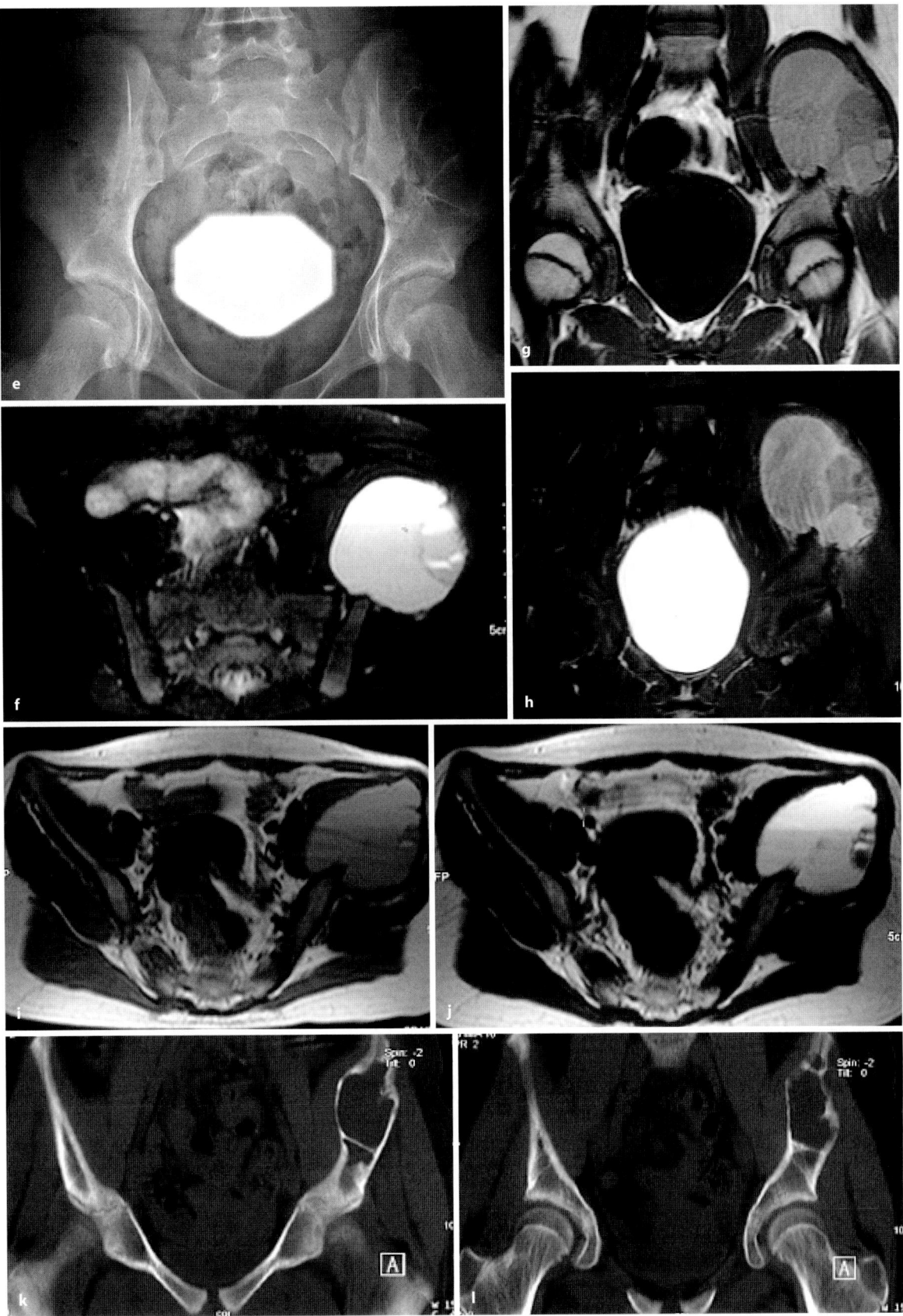

Abb. 13.54 a–e (Forts. / Text s. S. 816)

lytischen – Stadium befinden. Hier kann im Röntgenbild der Nachweis eines „fallen fragment" von diagnostischer Bedeutung für die einkammerige Knochenzyste sein. Im Zweifelsfalle helfen Schnittbilder weiter (s. oben).

Nicht selten kann es einmal Röntgenbilder geben, die die Abgrenzung gegenüber der *zystoiden* (vgl. Abb. 13.51 a mit 6.80 a und 13.49 a, b mit 6.65 a, b) und *teleangiektatischen Form des Osteosarkoms* (Abb. 6.89 a–e, 13.44) sehr schwierig machen. Dabei sind es aber gerade die malignen Tumoren, die eine „Zyste" imitieren, seltener umgekehrt. Wir selbst verfügen über eine Beobachtung, bei der ein stark zystisch umgewandeltes teleangiektatisches Osteosarkom ohne histologische Sicherung mit Kortison erfolglos behandelt wurde, bis der Tumor aus dem Knochen herausbrach. Bei der Punktion der „Zyste" hatte sich etwas sanguinolente Flüssigkeit entleert, die den Therapeuten in der falschen Annahme einer einkammerigen Knochenzyste noch bestärkt hatte.

Bhagia et al. (1997) veröffentlichen ein Ewing-Sarkom, das komplett eine einkammerige Knochenzyste am proximalen Humerus imitierte. Doch auch hier gilt: Im Zweifelsfalle Schnittbilder einsetzen, um einen soliden Prozess auszuschließen, ggf. muss eine histologische Abklärung herbeigeführt werden.

Idiopathische einkammerige Knochenzysten im Kalkaneus können große Ähnlichkeiten mit dort typischerweise vorkommenden Strukturverarmungen mit Vakatfett (Abb. 13.51 b–d) oder mit Lipomen haben. Für uns gilt als Unterscheidungskriterium gegenüber dem Lipom der verkalkte zentrale „Nidus" (verkalktes infarziertes Gewebe) beim Lipom (s. Abb. 9.9).

Literatur

Adler CP (1985) Tumour-like lesions in the femur with cementum-like material. Skeletal Radiol 14: 26

Amling A, Werner M, Maas R et al. (1994) Calcifizierende solitäre Knochenzysten – morphologische Charakteristika und Differentialdiagnosen zu sklerosierten Knochentumoren. Osteologie 3: 62

Bhagia SM, Grimer RJ, Davies AM (1997) Ewing's sarcoma presenting as a solitary bone cyst. Skeletal Radiol 26: 722

Brogdon BG, Cottrell WC, Nimityongsskul P et al.(2006) A bullet-sired bone cyst. Skeletal Radiol 35: 959

Capanna R, Dal Monte A, Gitelis S et al. (1982) The natural history of unicameral bone cyst after steroid injection. Clin Orthop 166: 204

Capanna R, van Horn R, Ruggieri P et al. (1986) Epiphyseal involvement in unicameral bone cysts. Skeletal Radiol 15: 428

Ekkernkamp A, Muhr G, Lies A (1990) Die kontinuierliche Dekompression. Ein neuer Weg in der Behandlung juveniler Knochenzysten. Unfallchirurg 93: 539

Fernbach SK, Blumenthal DH, Poznanski AK et al. (1981) Radiographic changes in unicameral bone cysts following direct injection of steroids: a report on 14 cases. Radiology 140: 689

Friedman NB, Goldman RL (1969) Cementoma of long bones. A extragnathic odontogenic tumor. Clin Orthop 67: 243

Gupta AK, Crawford AW (1996) Solitary bone cyst with epiphyseal involvement: a case report und review of the literature. J Bone Joint Surg Am 78: 911

Hahn PF, Rosenthal DI, Ehrlich MG (1984) Case report 286. Skeletal Radiol 12: 214

Jordanov MI (2009) The „rising bubble sign: a new aid in the diagnosis of unicameral bone cysts. Skeletal Radiol 38: 597

Malawer MM, Markle B (1982) Unicameral bone cyst with epiphyseal involvement: clinicoanatomic analysis. J Pediatr Orthop 2: 71

Mellado JM, Mayayo E, Fernandez F et al. (2005) Cementoma of the fibula : imaging findings with histopathologic correlation and review of the literature. Skeletal Radiol 34: 161

Mirra JM (1980) Bone tumors – Diagnosis and treatment. Lippincott, Philadelphia

Mirra JM, Bernard GW, Bullough PG et al. (1978) Cementum-like bone production in solitary bone cysts. So-called „Cementoma" of long bone. Clin Orthop 135: 295

Moed BR, Lamont RL (1982) Unicameral bone cyst complicated by growth retardation. J Bone Joint Surg [Am] 64: 1378

Scaglietti O, Marchetti PG, Bartolozzi P (1982) Final results obtained in the treatment of bone cysts with mpa (depomedrol) and a discussion of results achieved in other bone lesions. Clin Orthop 165: 33

Schajowicz F (1981, ²1994) Tumors and tumorlike lesions of bone and joints. Springer, Berlin Heidelberg New York

Stelling CB, Martin W, Fechner RE et al. (1981) Case report 150. Skeletal Radiol 6: 213

Vasilev V, Andreef J, Sokolov T et al. (1987) Clinical-morphological and electron microscopic studies of the growth plate in solitary bone cysts. Arch Orthop Trauma Surg 106: 232

Wada R, Lambert RGW (2005) Deposition of intraosseous fat in a degenerating simple bone cyst. Skeletal Radiol 34: 415

13.5 Aneurysmatische Knochenzyste (AKZ, engl. ABC: aneurysmal bone cyst)

> **Definition:**
> Bei der aneurysmatischen Knochenzyste (AKZ) handelt es sich um eine benigne zystische Läsion des Knochens, die aus blutgefüllten Räumen besteht, die wiederum durch Bindegewebssepten aus Fibroblasten, Riesenzellen vom Osteoklastentyp und reaktivem Bindegewebe unterteilt sind. AKZ können de novo (primäre AKZ) oder sekundär in benignen und malignen Knochentumoren (sekundäre AKZ), die sich hämorrhagisch-zystisch umgewandelt haben, entstehen (WHO 2002).

Der Begriff „aneurysmatische Knochenzyste" rührt nicht von aneurysmatischen Gefäßveränderungen her, sondern von der Aufweitung des befallenen Knochens. In der Literatur kristallisiert sich in den letzten Jahren immer mehr heraus, dass die klassische AKZ per se ein Epiphänomen und nicht eine eigenständige Entität darstellt (zur sog. soliden aneurysmatischen Knochenzyste s. unter „Histologie"). Diese Vorstellungen stützen sich auf Untersuchungen z. B. von Martinez u. Sissons (1988) und Mirra (1989). In einer Studie von 123 Fällen einer AKZ konnten Martinez und Sissons fast 30% der Läsionen als Teil einer anderen soliden Knochenläsion feststellen (39% davon waren allein Riesenzelltumoren).

Es ist ein altbekanntes Phänomen, dass sich insbesondere hochvaskularisierte Knochengeschwülste zystisch oder teleangiektatisch (im Sinn von blutgefüllten Räumen) umwandeln können. Besonders beobachtet man dieses Phänomen bei Riesenzelltumoren, Angiomen, Osteoblastomen (Abb. 13.67 b–d), Chondroblastomen und teleangiektatischen Osteosarkomen, weniger häufig bei verschiedenen anderen Läsionen wie der fibrösen Dysplasie, der einfachen Knochenzyste, dem nichtossifizierten Knochenfibrom und dem Chondromyxoidfibrom, aber z. B. auch bei einer im Anfangsstadium in der Regel hochvaskularisierten heterotopen Ossifikation (Myositis ossificans, Abb. 16.66 e–j). Man kann also durchaus die AKZ als ein sekundäres vaskuläres Phänomen betrachten, das sich in einer präexistenten Läsion über den Weg von arteriovenösen Malformationen abspielt und die ursprüngliche Läsion völlig überlagert. Möglicherweise sind dies dann jene, die man bisher als sog. primäre bezeichnet (s. unten). Ist die ursprüngliche Läsion neben der AKZ noch zu identifizieren, so wird die Situation herkömmlicherweise als „sekundäre aneurysmatische Knochenzyste" klassifiziert.

An dieser Stelle muss erwähnt werden, dass es für die Entstehung der primären oder „idiopathischen" AKZ auch noch eine Traumatheorie gibt, die sich allerdings auf verhältnismäßig alte Literaturangaben stützt. Grundsätzlich kann jedes Trauma, vor allem in Weichgeweben, fokale arteriovenöse Malformationen hervorrufen. Für den Knochen wurde die Hypothese aufgestellt, dass ein Periosttrauma zu einer Unterbrechung des normalen Gefäßsystems mit der Konsequenz einer anomalen Zirkulation und eines erhöhten venösen Drucks führen könne, was unter anderem durch manometrische Untersuchungen unterstützt wurde (Biesecker et al. 1970). Als Folge der initialen Gefäßverletzung wurde die Entwicklung eines üppigen Gefäßbettes im Knochen angenommen, wodurch sekundär der Knochen abgebaut wird und sich eine Neokortikalis ausbildet.

Mit dem Komplex der seltenen *posttraumatischen* AKZ setzen sich auch Moore et al. (1989) auseinander.

Angiographische Untersuchungen von Lindblom et al. (1960) stützten die Traumatheorie, die uns im Übrigen zu mechanistisch erscheinen. Wenn man einmal von der Rarität echter posttraumatischer AKZ (Moore et al. 1989) absieht, müsste man in Anbetracht der gigantischen Zahl von Knochentraumatisierungen mit radiologischer Verlaufsbeobachtung wesentlich mehr AKZ sehen.

Die AKZ kann nicht nur röntgenologisch, sondern auch histologisch erhebliche Schwierigkeiten bereiten, denn der unterschiedlich hohe Gehalt an Riesenzellen ermöglicht Fehlinterpretationen z. B. im Sinne eines Riesenzelltumors oder anderer riesenzellhaltiger Läsionen (z. B. Hyperparathyreoidismus, auch Osteosarkom – oder umgekehrt).

Auf das Problem der sog. soliden AKZ, die histologisch kaum von einem reparativen Riesenzellgranulom zu unterscheiden ist, wird dort und unter histologischer Differentialdiagnose (s. unten) eingegangen.

Pathologische Anatomie

Es handelt sich um eine sehr blutreiche Läsion. Sie wird in der Regel als kürettiertes Material übergeben und besteht aus dunklen Blutkoageln, vermischt mit einzelnen fibrösen Membranen oder Inseln von bräunlichem fibrösem Gewebe als Folge von Hämosiderinablagerungen. Oft fällt die Diskrepanz zwischen der klinisch-radiologischen Größe der Läsion und der Spärlichkeit des zur Unteruchung kommenden Gewebes auf. Wird die Läsion im Ganzen reseziert, z. B. bei oberflächlicher Lokalisation oder von der Rippe, zeigt die Sägefläche einen Blutschwamm mit einem reaktiven, schalenartigen, auch inkompletten Knochensaum an der Oberfläche als Neokortikalis unter intaktem Periost (◘ Abb. 13.55 a–d).

Histologie

Typisch ist ein Aufbau aus untereinander kommunizierenden kavernösen Hohlräumen mit Erythrozyten als

820 Kapitel 13 · Tumorähnliche Knochenläsionen („tumor-like lesions")

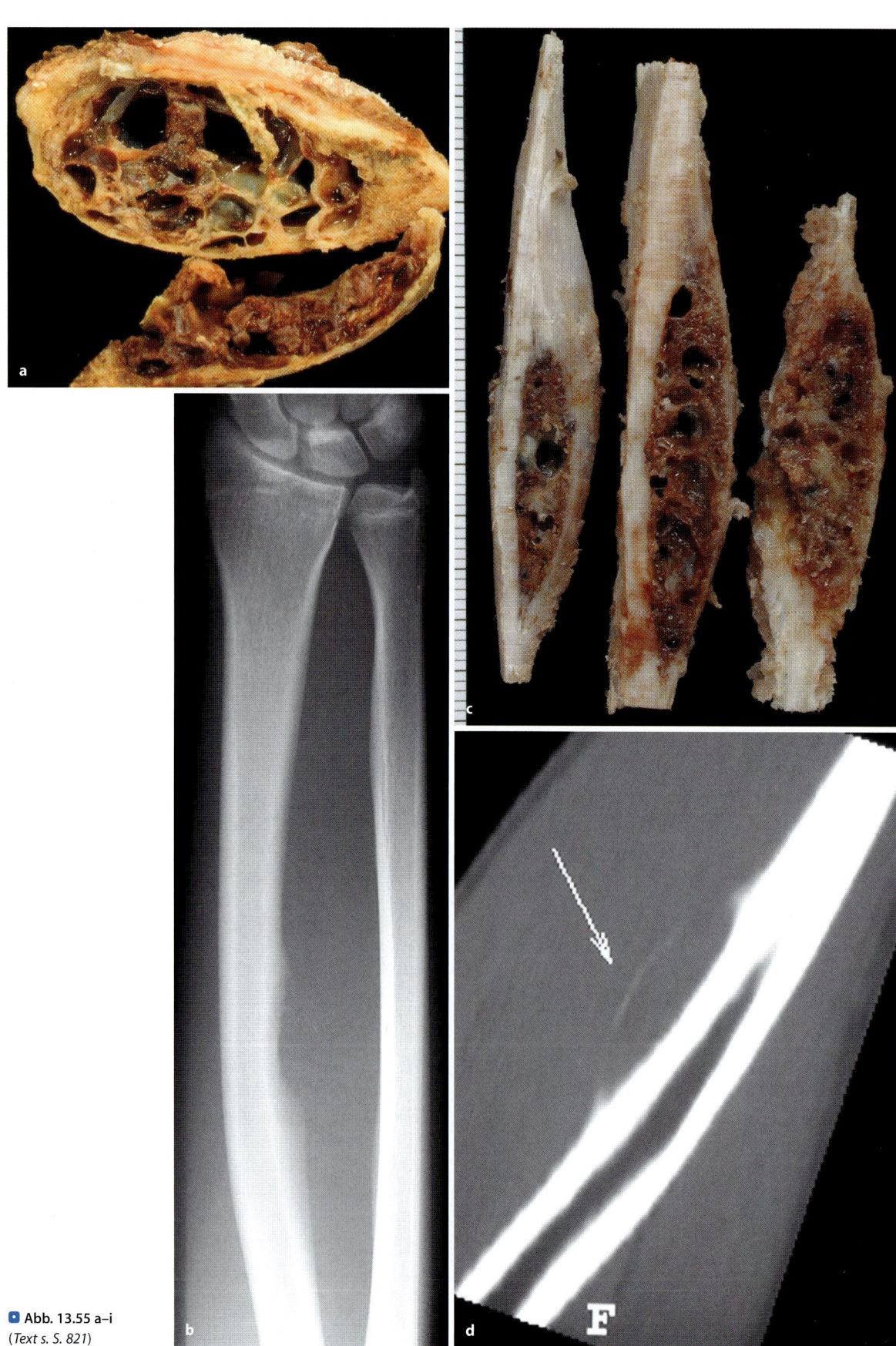

Abb. 13.55 a–i
(Text s. S. 821)

13.5 · Aneurysmatische Knochenzyste (AKZ)

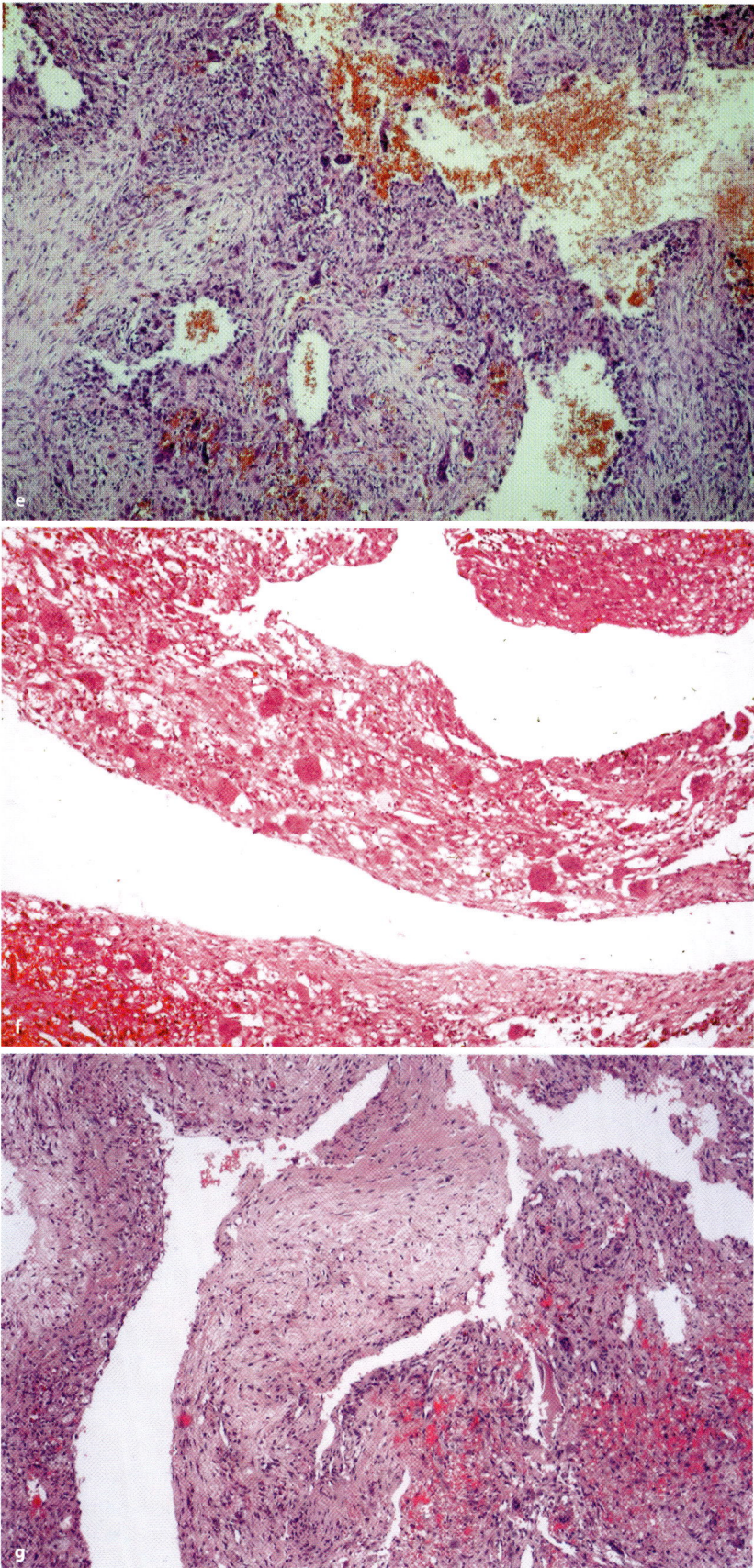

Abb. 13.55 a–i. Aneurysmatische Knochenzyste. **a** Klassische aneurysmatische Knochenzyste von der Oberfläche des Humerus eines 15-jährigen Jungen mit schwammartiger Schnittfläche mit zahlreichen blutgefüllten Hohlräumen unterschiedlicher Größe, die durch unterschiedlich dicke Septen getrennt werden. Auch solide Abschnitte sind häufig nachzuweisen. **b–d** Aneurysmatische Knochenzyste von der Oberfläche des Radius eines 18-jährigen Mannes. Röntgenbild und CT-Rekonstruktion (**b, d**) zeigen den oberflächlichen Knochendefekt in der Diaphyse. Das Resektionspräparat (**c**) mit scharf begrenzter exzentrisch liegender Läsion, aus schwammigem Gewebe bestehend, mit deutlicher Braunfärbung als Folge alter Blutungen. **e** Unterschiedlich große blutgefüllte Hohlräume in einem zellreichen häufig spindelig differenzierten und auch fibrosierten Gewebe mit zahlreichen osteoklastären Riesenzellen. **f** Bei starker Vergrößerung wird der zelluläre Aufbau der Läsion in den Septen deutlich. Im Gegensatz zum Riesenzelltumor ist das Stroma spindelig differenziert und die osteoklastären Riesenzellen liegen relativ weit auseinander und sind unregelmäßig verteilt. **g** Neben zellreichen Abschnitten finden sich auch fortgeschrittene fibrös umgewandelte, entsprechend zellarme Areale (*Forts. S. 822*)

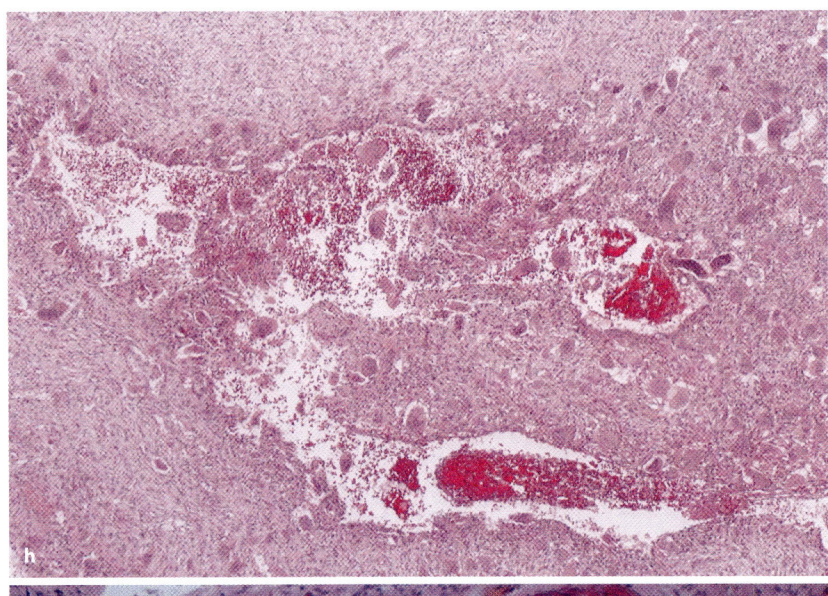

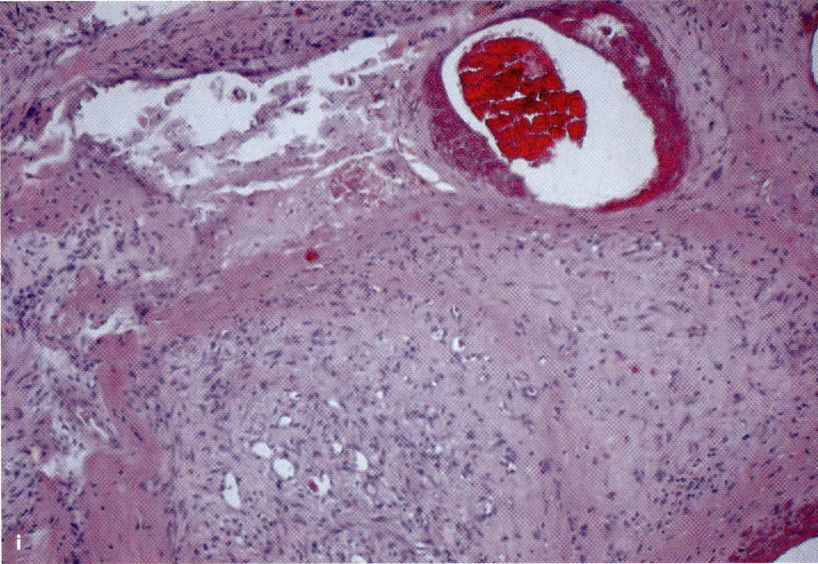

Abb. 13.55 (Forts.) **h** Die Riesenzellen in der aneurysmatischen Knochenzyste sind typisch unregelmäßig verteilt und gruppieren sich häufig entlang der Hohlräume. **i** Im Stroma häufig metaplastisches fibröses Osteoid und das charakteristische basophile Chondroosteoid als Matrixbildung

Inhalt (Abb. 13.55 e). Zwischen diesen Hohlräumen, die ohne Endothelauskleidung sind, liegen solide Areale oder nur dünne Septen mit osteoklastären Riesenzellen, spindeligen Fibroblasten, eingestreuten Makrophagen und spärlichen Lymphozyten und häufiger Osteoid- und oder Faserknochenbildung, meistens mit Osteoblastensäumen an der Oberfläche (Abb. 13.55 f–h). Der Knochen ist oft auffallend basophil (sog. „blue bone"), was in der Diagnosestellung eine Hilfe sein kann (Abb. 13.55 i). Dieses Phänomen kann aber auch in anderen Läsionen gefunden werden. Schließlich finden sich auch häufig Verkalkungen, nicht selten mit chondroider oder chondroosteoider Struktur. Die Riesenzellen neigen zu gruppiertem Auftreten, inbesondere im Randbereich der Hohlräume. Die soliden Abschnitte weisen grundsätzlich den gleichen Aufbau wie die Septen auf. Mitosen kommen vor, sind aber nicht häufig und nie atypisch. Von Mirra (1989) wurde der Fall einer *pseudosarkomatösen AKZ* beschrieben, die histologisch zahlreiche und stark atypische Kerne der Stromazellen aufwies, jedoch ohne Nachweis von Mitosen vorlag und sich auch sonst wie eine AKZ verhielt.

In Fällen, wo eine sekundäre aneurysmatische Knochenzyste vorliegt, die sich aus einer primären Läsion heraus entwickelt hat, findet man in den soliden Bezirken den eigentlichen Tumor bzw. die tumorähnliche Läsion.

Immunhistologie. Es gibt keine Reaktionen, die diagnostisch hilfreich in der Abgrenzung von anderen, morphologisch ähnlichen Knochenläsionen wäre. Monozyten- und Makrophagenmarker sind bei den einkernigen

Stromazellen, vereinzelt auch bei den Riesenzellen positiv. Auch muskelspezifisches Aktin und die Proteaseinhibitoren α1-antitrypsin sowie α1-antichymotrypsin markieren viele Stromazellen – ähnlich wie beim reparativen Riesenzellgranulom (s. unten).

Zu erwähnen ist in diesem Zusammenhang auch die Entität einer *„soliden" Variante der aneurysmatischen Knochenzyste.* Sie wurde 1983 von Sanerkin et al. vom Knochentumorregister in Bristol erstmals beschrieben. Es handelt sich um eine tumorähnliche Läsion, die zwar histologisch abschnittsweise einer aneurysmatischen Knochenzyste mit aneurysmatischen Hohlräumen, Riesenzellen und zellreichem Bindegewebe mit Hämosiderineinlagerungen aufweisen kann, die aber *makroskopisch solide* erscheint und herdförmig ein besonderes histologisches Merkmal aufweist, das von den Erstbeschreibern als fibromyxoides Gewebe und von Mirra (1989) als kalzifiziertes, netziges Chondroid herausgestellt wird und das Schwierigkeiten in der differentialdiagnostischen Abgrenzung von einem intraossären Osteosarkom niedrigen Malignitätsgrades machen kann. Hat man histologisch den Verdacht auf ein intraossäres Osteosarkom, ist es deshalb ratsam, grundsätzlich eine solide Form der AKZ abzugrenzen. Die solide AKZ zeigt histologisch ein sehr buntes Bild und auch die Fälle untereinander sind nicht einheitlich. Gemeinsam sind ihnen ein überwiegend zellreiches, spindelig differenziertes Stroma, osteoklastäre Riesenzellen und eine metaplastische Osteoid- und Knochenbildung sowie Hämosiderinablagerungen, wie oben beschrieben. Dabei können die einzelnen Komponenten in unterschiedlicher Menge vorliegen, was die histologische Differentialdiagnose erheblich erschwert. In neuerer Zeit wird deshalb auch der Begriff des *reparativen Riesenzellgranulom der Extremitätenknochen* synonym mit dem der soliden AKZ gebraucht (s. auch Kap. 13.8, S. 876).

Genetik. Am häufigsten wurden Veränderungen im kurzen Arm von Chromosom 17 nachgewiesen, wobei bevorzugt ein Rearrangement mit einer balancierten Translokation mit dem langen Arm des Chromosom 16 gefunden wurde (Panoutsakopoulus et al. 1999; Althoff et al. 2004).

Histologische Differentialdiagnose. *Riesenzelltumor:* Durch die große Anzahl von osteoklastären Riesenzellen in den soliden Abschnitten der aneurysmatischen Knochenzyste und dadurch, dass am kürettierten Material die kavernösen Hohlräume kollabiert oder zerstört sind, kann die aneurysmatische Knochenzyste das Bild eines Riesenzelltumors in der Histologie oberflächlich vortäuschen. Der Gehalt an Kollagenfasern, die unregelmäßige Verteilung der Riesenzellen und auch die unregelmäßige Osteoidbildung sollten jedoch Anlass genug sein, um nach den für eine aneurysmatische Knochenzyste typischen kavernösen Hohlräumen zu suchen. Der Röntgenbefund und die Altersverteilung (offene Epiphysenfuge bei der aneurysmatischen Knochenzyste!) sind ebenfalls deutlich different.

Teleangiektatisches Osteosarkom: Bei makroskopisch identischem Bild hat dieser Tumor mit der aneurysmatischen Knochenzyste auch histologisch gemeinsam, dass große kavernöse Hohlräume mit Erythrozyten als Inhalt vorliegen. Zellulär zeigt sich jedoch eine starke Atypie der Zellen und Zellkerne und atypische Mitosen sowie Osteoidbildung durch diese atypische Zellen („Tumorosteoid"), die aber so gering sein kann, dass man gezielt nach ihr suchen muss; in seltenen Fällen fehlt sie auch ganz (s. S. 217).

Häufigkeit

Die AKZ ist keine häufig vorkommende Läsion. Nach Mirra (1989) nimmt sie etwa 1% der biopsierten primären Knochengeschwülste ein. Im NCBT hat die AKZ an allen registrierten Knochentumoren (7000 Fälle) einen Anteil von 3,4%. Nach Angaben von Dahlin (1978) und von Schajowicz (1994) kommt sie etwa halb so häufig wie der Riesenzelltumor vor.

Man rechnet mit einer Prävalenz von 0,15/1 Million Individuen (Leithner et al. 1999).

Lokalisation

In Abb. 13.56 ist die lokalisatorische Verteilung der AKZ dargestellt, basierend auf den Statistiken von Dahlin (1978) und Schajowicz (1994). Grundsätzlich kann die Läsion in jedem Knochen auftreten, ganz eindeutig dominieren aber Femur, Tibia und die Wirbelsäule mit je ca. 15 bzw. 14%. An Häufigkeit folgen Fibula und Humerus mit je etwa 6%. Insgesamt treten 62% der AKZ im Gliedmaßenskelett auf. In den langen Röhrenknochen findet sich die AKZ überwiegend meta-/diaphysär, rein meta- oder diaphysäre Lokalisationen sind aber auch möglich. Nach Schluss der Epiphysenfuge wurden auch Ausbreitungen von der Metaphyse in die Epiphyse beobachtet.

An der Wirbelsäule sitzt die Läsion überwiegend in den Anhangsgebilden, d. h. in den Quer- und Dornfortsätzen sowie in den Bogenpartien. Von dort entwickelt sie sich häufig in Richtung Wirbelkörper oder nach kranial und kaudal in das angrenzende Segment, wo sie Destruktionen und Arrosionen verursachen kann. Solche oligotop-expansiv auftretenden Läsionen sind nicht selten. Von der AKZ hauptsächlich betroffen ist die HWS, an Häufigkeit folgt die BWS, während LWS-Manifestationen in weniger als der Hälfte der Halswirbelsäulenmanifestationen vorkommen.

Über eine ungewöhnliche posttraumatische AKZ an der 3. und 4. Rippe berichten Kushner et al. (1979). Der 13-jährige Junge hatte Wochen zuvor bei einem Sommerjob offensichtlich ungewohnt schwere Holzlasten geschleppt, die er unter seinem rechten Arm trug und gegen die Brustwand im Bereich der später aufgetretenen Läsion drückte.

Alters- und Geschlechtsprädilektion

Wie aus der ◘ Abb. 13.56 hervorgeht, überwiegt ganz eindeutig die 2. Lebensdekade mit mehr als 50% der Fälle, an Häufigkeit folgen die 1. und 3. Lebensdekade. In einer Studie von 144 AKZ aus den Registern des NCBT liegt in 70 Fällen (48%) das Patientenalter unter 15 Jahren, in 48 Fällen (34%) zwischen 15 und 21 Jahren und in 26 Fällen (18%) oberhalb von 22 Jahren.

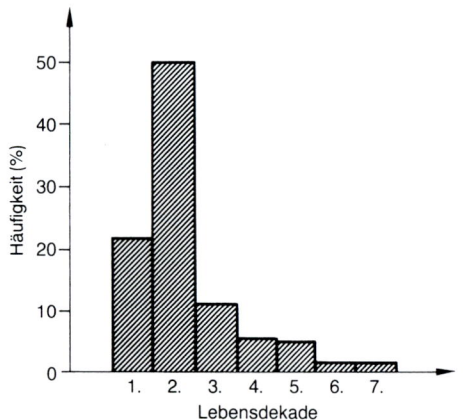

◘ **Abb. 13.57.** Altersverteilung der aneurysmatischen Knochenzyste. Ein ganz eindeutiger Gipfel von ca. 50% der Fälle findet sich in der 2. Lebensdekade, an Häufigkeit folgen die 1. Lebensdekade mit etwas mehr als 20% und die 3. Lebensdekade mit etwas mehr als 10%. Die Zahlenangaben beruhen auf den Statistiken von Dahlin (1978) und Schajowicz (1994) mit insgesamt 347 Fällen

Ein geschlechtsspezifischer Befall ist bei der AKZ nicht bekannt.

Klinik

Die klinische Symptomatik AKZ ist im Allgemeinen unspezifisch. Sie besteht im Wesentlichen aus einer lokalen Schwellung und Bewegungseinschränkung benachbarter Gelenke. Häufig ist auch eine solide Schwellung tastbar. Das Allgemeinbefinden der Patienten ist selten beeinträchtigt. AKZ an der Wirbelsäule weisen anfangs lokale, auch diffuse Schmerzen auf, die offensichtlich durch Muskelkontraktionen bedingt sind. Die Beweglichkeit der Wirbelsäule kann eingeschränkt sein. Bei entsprechender Lokalisation und Ausbreitung kann es nach einer Latenzzeit von 3–10 Monaten zu Kompressionserscheinungen an den Nervenwurzeln und am Rückenmark kommen. Auch Spontanfrakturen mit Paraplegien und kompletter Querschnittssymptomatik sind beobachtet worden (Beeler et al. 1957; Binswanger 1963; Verbiest 1965).

Die *Prognose der sog. idiopathischen AKZ* ist grundsätzlich gut, wenn man einmal von den ungünstigen Lokalisationen z. B. am Schädel oder an der Wirbelsäule absieht, wo ausreichende chirurgische Maßnahmen mit gründlicher Kürettage und Spongiosaplastik nicht möglich sind. Allerdings muss grundsätzlich bei inkomplett exzidierten Läsionen mit einem Rezidiv in 21 bis zu 70% der Fälle gerechnet werden (Biesecker et al. 1970; Mirra 1989; Tillman et al. 1968).

In statisch unproblematischen Regionen, wie z. B. an den Rippen, lässt sich primär eine resektive Behandlung empfehlen; an den langen Röhrenknochen wird man zunächst eine Kürettage mit Spongiosaplastik oder auch kryochirurgische Maßnahmen versuchen.

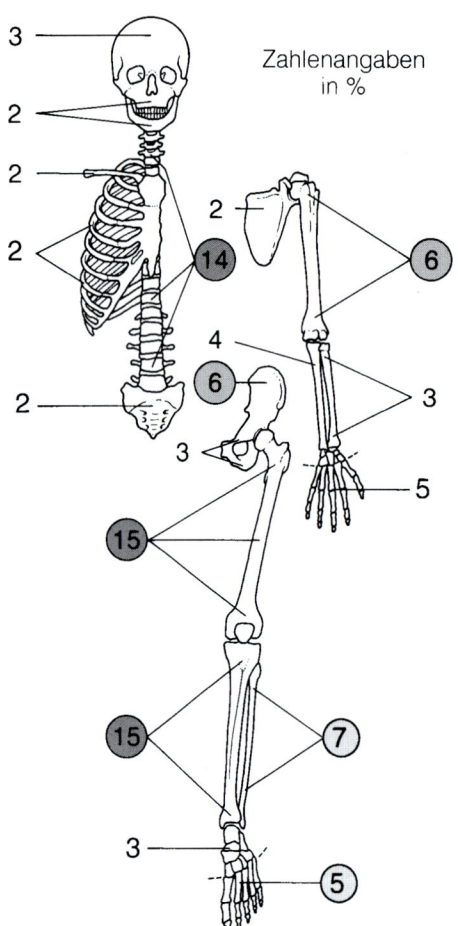

◘ **Abb. 13.56.** Lokalisatorische Verteilung von 347 aneurysmatischen Knochenzysten. Statistiken von Dahlin (1978) mit 134 Fällen und von Schajowicz (1994) mit 213 Fällen. Von den hier berücksichtigten Fällen sind allein 30% an Femur und Tibia lokalisiert, unter Berücksichtigung anderer Lokalisationen an der unteren Extremität ergibt sich ein Gesamtanteil von aneurysmatischen Knochenzysten am Bein von etwa 44%. Nächsthäufige Lokalisation ist die Wirbelsäule mit etwa 14%. Mit großem Abstand folgt der Humerus mit 6%. Grundsätzlich können aneurysmatische Knochenzysten sich in jedem Knochen entwickeln. Sehr seltene Lokalisationen mit einer Häufigkeit von 1% oder weniger sind in der Zeichnung nicht erfasst, dabei handelt es sich um Os metacarpale, Karpus, Nasenbein, Patella, Fußphalangen

Operationen und Biopsien von AKZ können extrem blutreich sein, so dass sich eine Vorbehandlung mit selektiver Embolisation anbietet.

Es kann auch versucht werden, AKZ *allein* durch selektive und superselektive arterielle Embolisation zu behandeln (Konya u. Szendröi 1992; de Cristofaro et al. 1992). Letztgenannte Autoren konnten bei 12 von 14 AKZ ein gutes klinisches Ergebnis erzielen. Röntgenologisch fand sich in 9 Fällen eine komplette Reossifikation, in 2 Fällen eine geringfügige Reossifikation, in 1 Fall bei guter klinischer Besserung keine radiologische Veränderung und in 2 Fällen ein Rezidiv. Die Läsionen saßen am Humerus, an der Skapula, im Femur, in verschiedenen Beckenpartien und an der Wirbelsäule.

Die anfangs mit großer Euphorie getestete interventionelle Therapie mit fibrosierenden Agenzien (z. B. Ethibloc) hat sich als mit zu vielen ernsten Komplikationen behaftete Methode erwiesen und wird heute als obsolet betrachtet (Topouchian et al. 2004).

In Fällen, in denen weder eine Embolisation noch eine Operation oder beides in Kombination möglich ist oder bei Rezidiven empfehlen Felgenberg et al. (2001) eine Megavolt-Radiotherapie: Im Zeitraum von 1964 bis 1992 wurden 9 Patienten mit einer AKZ mit 20 bis 60 Gy bestrahlt. Der minimale Follow-up war 20 Monate. 7 von 9 Patienten konnten konnten länger als 11 Jahre beobachtet werden. Kein Patient hatte ein Lokalrezidiv (medianer Follow-up 17 Jahre). 4 Patienten gingen der Nachuntersuchung verloren: nach 20 Monaten, 11,5 Jahren, 17 Jahren, und 20 Jahren. Strahleninduzierte Komplikationen traten nicht auf. Die letztendlich von den Autoren empfohlene Tumordosis liegt bei 26–30 Gy.

Radiologie

In Anlehnung an Buraczewski und Dabska (1971) kann man den radiologischen Verlauf bzw. die radiologische Entwicklung einer AKZ folgendermaßen beschreiben: Zunächst findet sich eine osteolytische Phase, die durchaus auch mottenfraßartig anmuten kann, aber insgesamt uncharakteristisch ist. Es folgt dann die sog. Wachstumsphase, auch als „Blow-out-Phase" bezeichnet, bei der die originäre Kortikalis abgebaut wird und es durch Ausbildung einer schalenartigen Neokortikalis zu einer Auftreibung des Knochens kommt. In dieser Phase können maligne Knochengeschwülste vorgetäuscht werden. In der letzten Phase kommt es dann schließlich zu einer Stabilisierung mit Reossifikationsvorgängen, die in manchen Fällen auch zu einer Spontanausheilung führen können.

In den einzelnen anatomischen Regionen stellt sich das Bild der primären AKZ folgendermaßen dar:

In den *langen Röhrenknochen* imponiert die AKZ in der Regel als eine verhältnismäßig große, scharf begrenzte Osteolyse, die teilweise von einem Sklerosesaum umgeben sein kann (Lodwick-Grad IB, selten IC, ◘ Abb. 13.59, 13.60 a, b, 13.69). Unserer persönlichen Erfahrung nach *dominiert eine exzentrische Entwicklung der Läsion aus dem Knochen heraus, wobei sich eine lobulierte ausgebeulte Knochenschale bildet, die gelegentlich hauchdünn sein kann* (s. Abb. 3.21 b, 13.59, 13.60 a, 13.63 a). Zum gesunden Knochen hin besteht zumeist ein Sklerosesaum. Bei stärkerer paraossaler Entwicklung ist der paraossale Geschwulstanteil häufig von einer eierschalenartig anmutenden Periostverknöcherung umgeben (Abb. 13.63 a). In ◘ Abb. 13.58 ist das röntgenologische Erscheinungsbild von aneurysmatischen Knochenzysten an kurzen und langen Röhrenknochen wiedergegeben, wie es Capanna et al. (1985) in 142 Fällen fanden. An den langen Röhrenknochen dominiert auch hier ganz eindeutig die exzentrische Entwicklung und Ausbreitung der Läsion.

Das Innere der Läsion kann gelegentlich trabekuliert anmuten. Im Angiogramm findet sich die Läsion sehr häufig hochvaskularisiert, insbesondere im Bereich des paraossalen Geschwulstanteils. Räumlich gesehen mutet das Gefäßbild korbartig an (Abb. 13.63 b). In den *Metakarpalknochen* können aneurysmatische Knochenzysten einen sehr aggressiven Aspekt haben (◘ Abb. 13.63 e, f, 13.64).

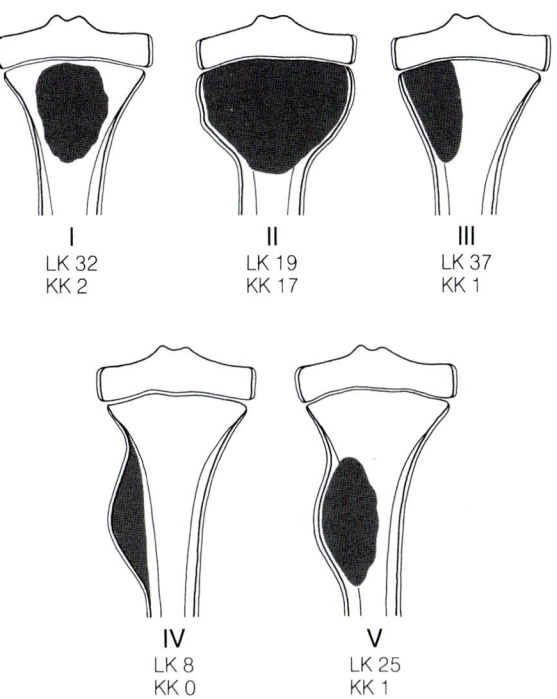

◘ **Abb. 13.58.** Fünf verschiedene röntgenologische Erscheinungsbilder aneurysmatischer Knochenzysten in langen Röhrenknochen (*LK*) oder in kurzen Röhrenknochen (*KK*). Die Zeichnung ist einer Arbeit von Capanna et al. (1985) entliehen und beruht auf Untersuchungen von 142 Fällen einer Röhrenknochenmanifestation. Die Zahlen hinter den Abkürzungen für lange und kurze Röhrenknochen entsprechen absoluten Zahlen

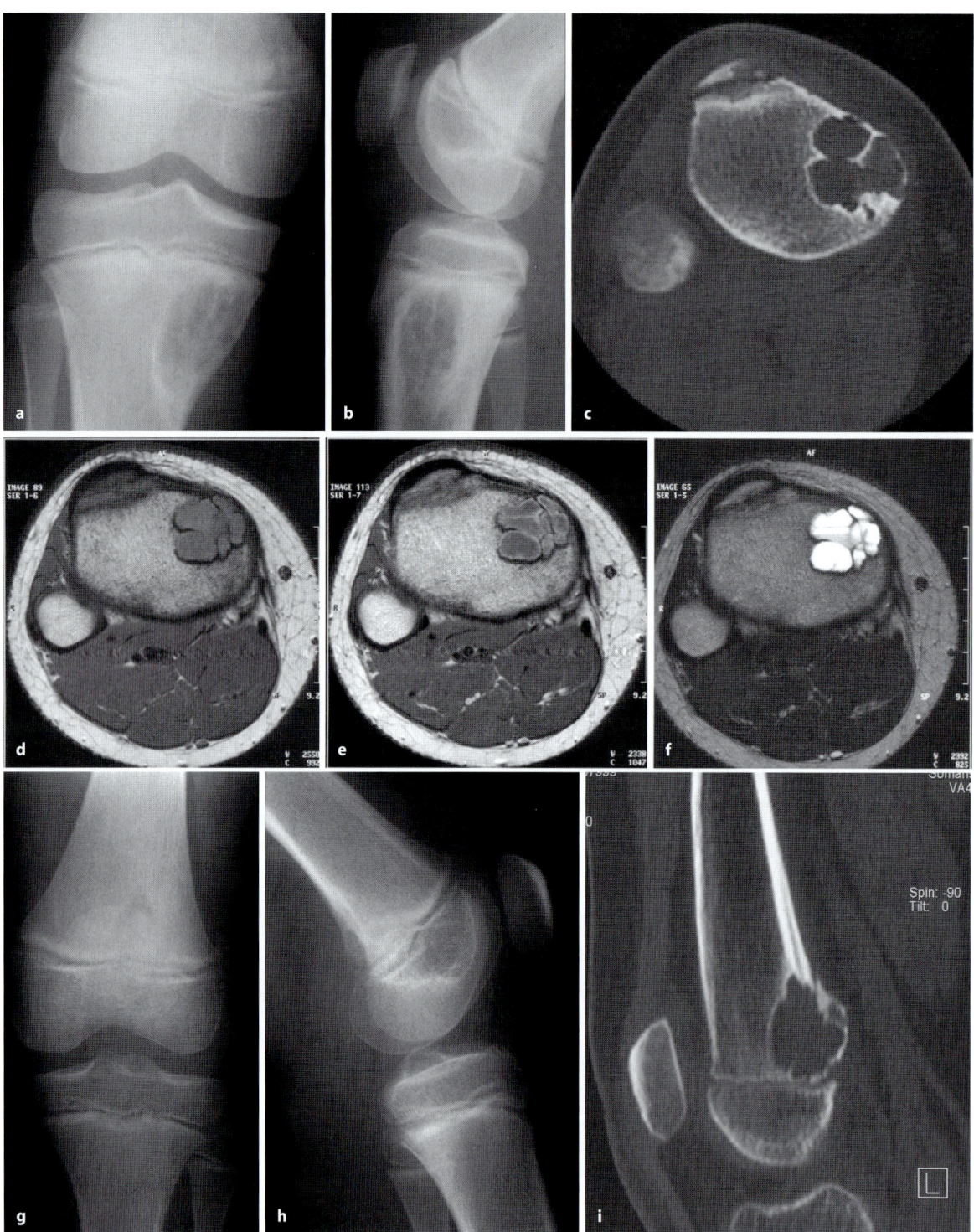

Abb. 13.59 a–m. Typische AKZ in langen Röhrenknochen. **a–f** Die Läsion liegt exzentrisch im medialen Tibiakopf und entspricht einem Lodwick-Grad IA. 12-jähriger Junge mit einer seit 6 Wochen bestehenden Schmerzanamnese. Die Läsion ist septiert (**c**). In der kontrastverstärkten MRT (**e**) sieht man eine eindeutige Kontrastmittelaufnahme von unterschiedlicher Dicke in den Randpartien, es färben sich jetzt auch einzelne Septen an, die im nativen T1-Bild (**d**) nicht zu sehen sind. Im T2-Bild (**f**) eindeutige Fluid-fluid-Level. **e–m** 8-jähriger Junge mit längerer Schmerzanamnese (*Forts. S. 827*)

13.5 · Aneurysmatische Knochenzyste (AKZ)

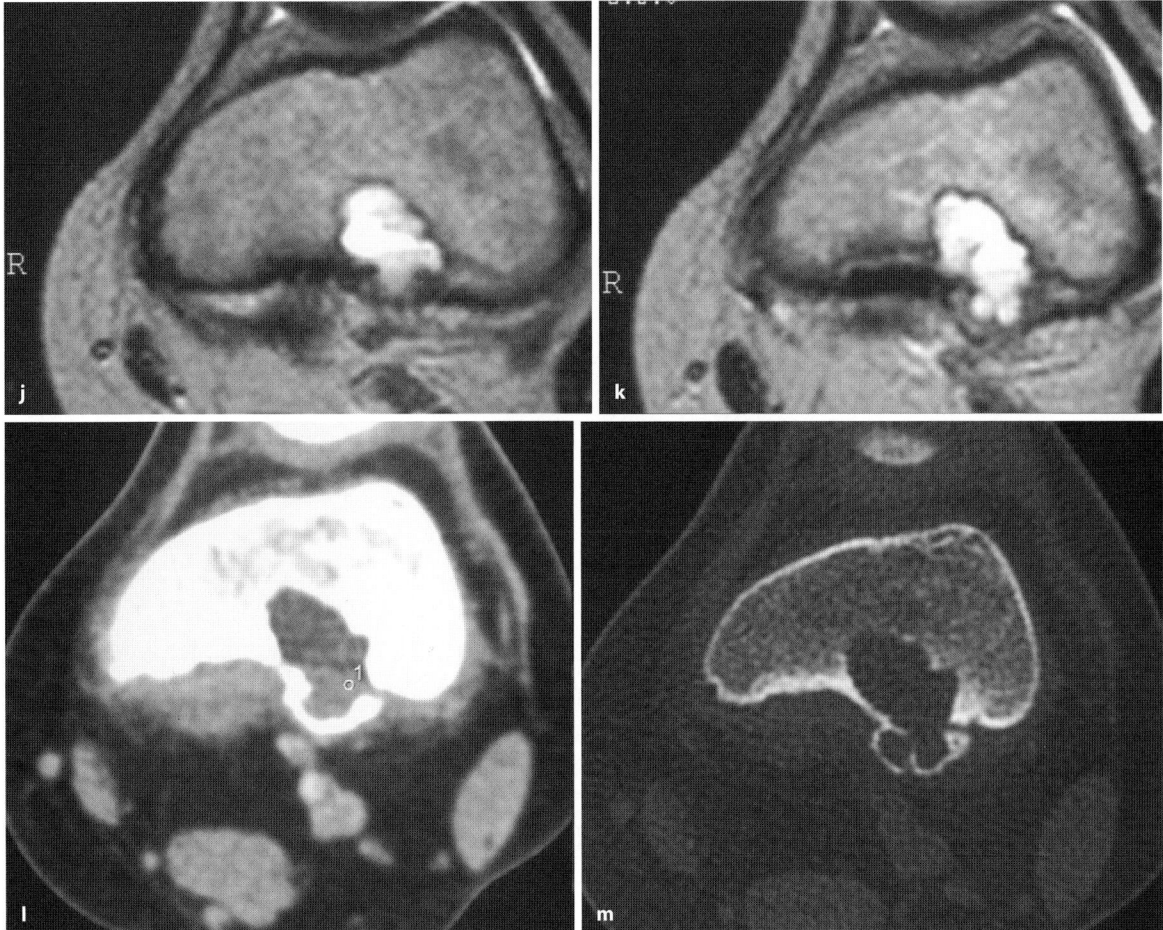

Abb. 13.59 a–m (*Forts.*) Die unter dem Planum popliteum gelegene Osteolyse, im Röntgenbild eben gerade erkennbar, ist nach dorsal zu von einer zarten Neokortikalis abgedeckelt, in der MRT (**j, k**) Spiegelbildungen in den septierten Hohlräumen. Auch im CT im Weichteilfenster ist eine Zweischichtung erkennbar (**l**). Beachte, dass in beiden Fällen mehr als 70% der Läsionen aus Fluid-fluid-Levels bestehen (hier sind nur repräsentative Schnitte abgebildet!), was unter Berücksichtigung der übrigen Radiologie sehr für eine AKZ spricht. Trotzdem müssen beide Fälle histologisch abgeklärt werden, ehe chirurgisch therapiert wird

Aneurysmatische Knochenzysten *in platten Knochen* imponieren in der Regel als Osteolyse, die von einem Skleroserand umgeben sein kann (Lodwick-Grad IB, selten IC, ◘ Abb. 13.61). Besonders im Beckenbereich ist die zumeist ausgeprägte expansive Geschwulstentwicklung im Computertomogramm gut zu erkennen (Abb. 13.61 e, g–i). Hier sieht man dann häufig auch eine zarte eierschalenartige Periostverknöcherung um die Läsion herum. Ähnlich wie bei Lokalisationen am Röhrenknochen können durch riffartige Knochenvorsprünge in die Läsion und durch echte Septenbildungen wabig-blasige Bilder entstehen (Abb. 13.61 c).

Das Röntgenbild von AKZ *an der Wirbelsäule* (Abb. 13.67) wird durch eine blasige Strukturauslöschung im Bereich der Läsion mit in der Regel erheblicher paraossaler Geschwulstausbreitung charakterisiert. Die paraossale Geschwulstausbreitung erkennt man an einer dichten, in die Weichteile ragenden Masse, die von einer eierschalenartigen Periostverknöcherung umgeben ist. 6 von 7 aneurysmatischen Knochenzysten in der Wirbelsäule wiesen bei den Patienten von Beeler et al. (1957) diese Symptomatik auf. Das Fehlen der verkalkten Zystenwand ist selten und von differentialdiagnostischer Bedeutung. Zum gesunden Knochen hin ist die Grenze der aneurysmatischen Knochenzyste zumeist scharf und gelegentlich durch einen feinen Sklerosesaum markiert.

Bei primärem Sitz in den Dorn- und Querfortsätzen sowie im Bogenbereich können sich aneurysmatische Knochenzysten in Richtung Wirbelkörper entwickeln, an dem es dann zu druckbedingten Arrosionen bzw. Defekten kommen kann. Die befallenen Partien im Quer- und Dornfortsatz- oder Bogenbereich sind in der Regel exzentrisch blasig aufgetrieben; die Pseudo- oder Neokortikalis ist vorgewölbt und papierdünn.

Ist überwiegend primär der Wirbelkörper befallen, so imponiert zunächst eine aufgeblasen wirkende Wirbel-

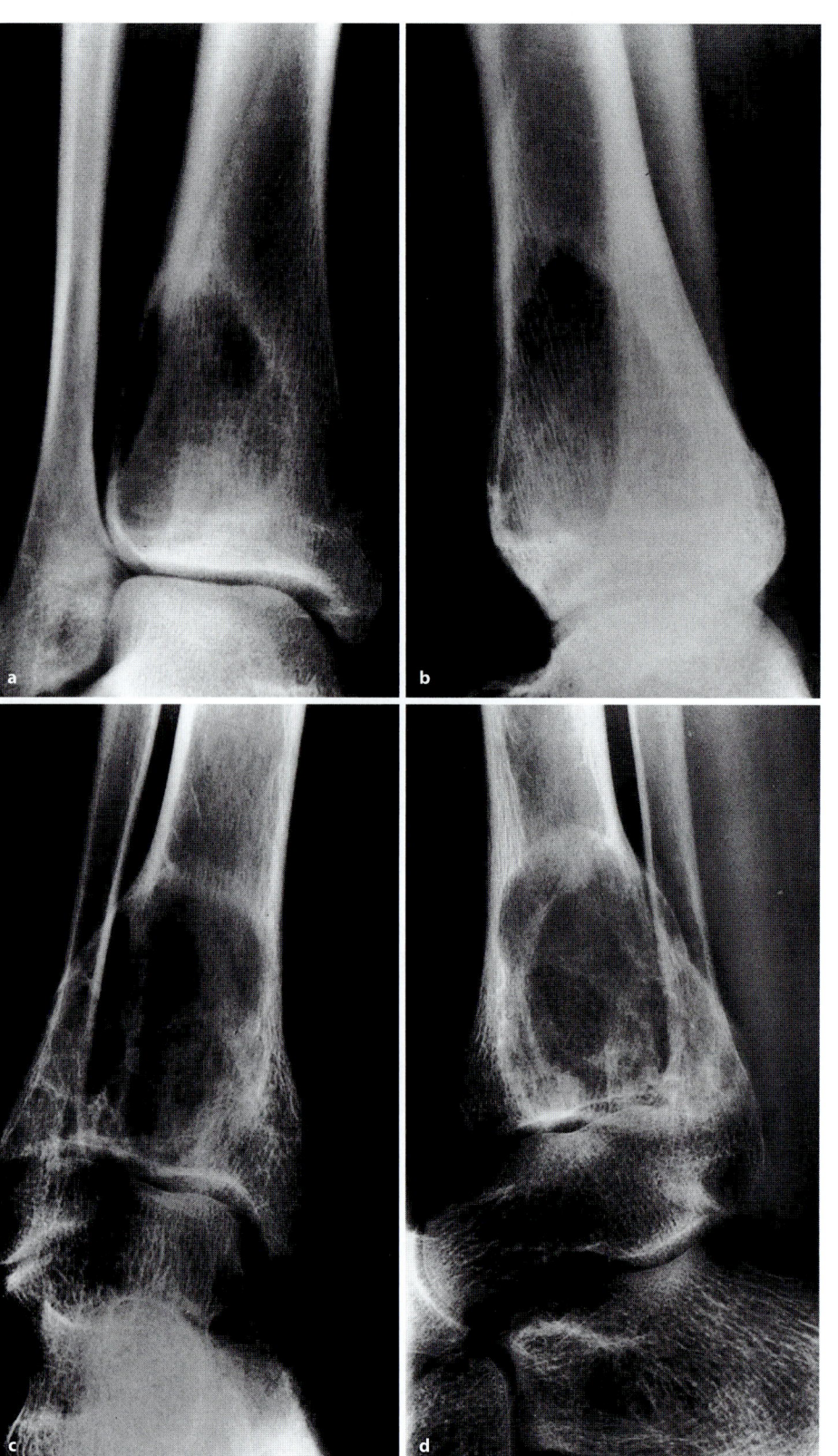

Abb. 13.60 a–d. Zu Diagnose und Differentialdiagnose der AKZ. **a, b** Überwiegend exzentrisch aus dem Knochen herausentwickelte aneurysmatische Knochenzyste im Bereich der distalen Tibiameta- und -epiphyse bei einer 18-jährigen Frau. Gegen den gesunden Knochen grenzt sich der Tumor durch einen irregulären Sklerosesaum ab. Die ursprüngliche laterale Kompakta ist vollständig abgebaut und wird überdeckelt durch eine ausgebeulte Knochenschale. Differentialdiagnostisch kam wegen der epi-/metaphysären Lokalisation noch ein Riesenzelltumor in Frage. **c, d** Bei dem röntgenmorphologisch ähnlichen Fall (Lodwick-Grad IB) handelt es sich um einen braunen Tumor bei primärem Hyperthyreoidismus. Zu beachten sind die aufgelockerte und strähnige umgebende Spongiosa und die verdünnte aufgespleißte Kompakta!

13.5 · Aneurysmatische Knochenzyste (AKZ)

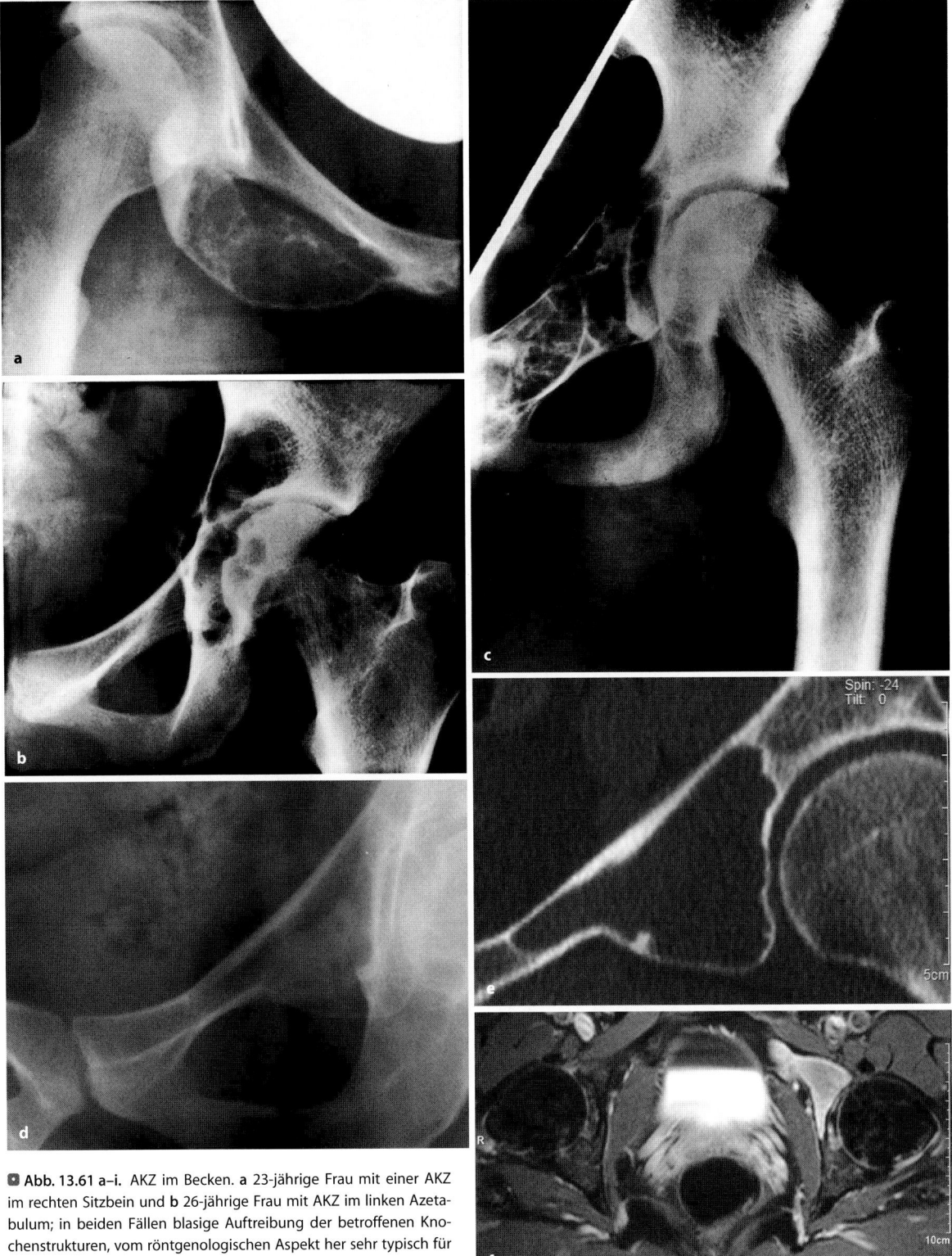

Abb. 13.61 a–i. AKZ im Becken. **a** 23-jährige Frau mit einer AKZ im rechten Sitzbein und **b** 26-jährige Frau mit AKZ im linken Azetabulum; in beiden Fällen blasige Auftreibung der betroffenen Knochenstrukturen, vom röntgenologischen Aspekt her sehr typisch für aneurysmatische Knochenzysten; etwas ungewöhnliches Patientenalter! **c** Aneurysmatische Knochenzyste im linken Schambein bei einem 14-jährigen Mädchen. Blasig septiert und trabekuliert erscheinende Auftreibung des Schambeins mit Spontanfraktur und Stufenbildung. Hauchdünne restliche Kompakta vor allem kranial. Dieser Befund ist radiologisch sehr spezifisch für eine aneurysmatische Knochenzyste. **d–f** AKZ im linken Schambein lateral, vor allem in der Pars acetabuli ossis pubis mit deutlicher Auftreibung des Knochens. 32-jähriger Mann. Massive Kontrastmittelaufnahme in der MRT in **f** (*Forts. S. 830*)

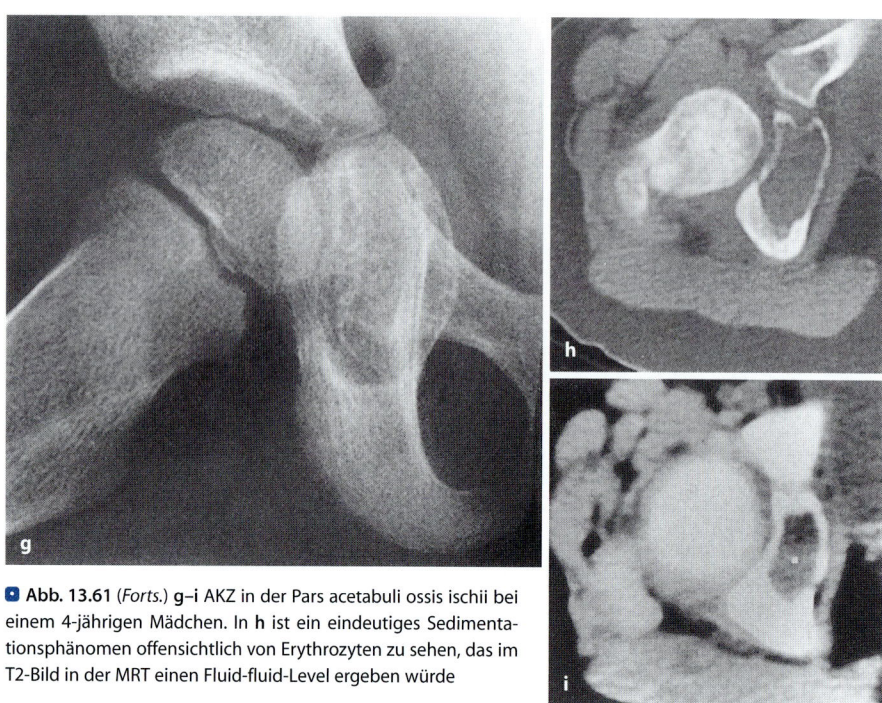

Abb. 13.61 (*Forts.*) **g–i** AKZ in der Pars acetabuli ossis ischii bei einem 4-jährigen Mädchen. In **h** ist ein eindeutiges Sedimentationsphänomen offensichtlich von Erythrozyten zu sehen, das im T2-Bild in der MRT einen Fluid-fluid-Level ergeben würde

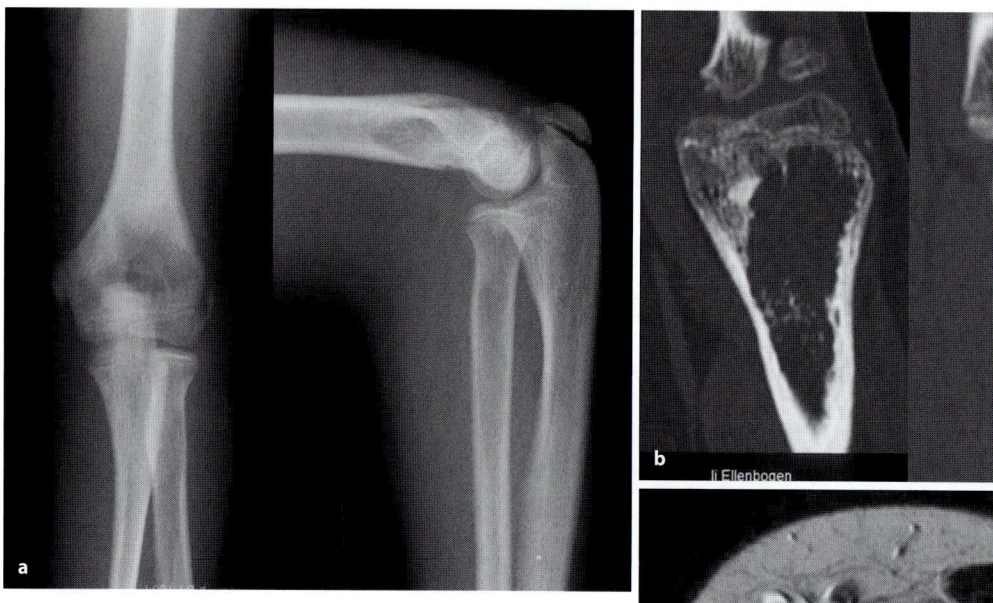

Abb. 13.62 a–c. AKZ im distalen Humerus bei einem 14 jährigen Jungen. Fast die gesamte Läsion (mehr als 70%, s. Text) ist aus Fluid-fluid-Levels zusammengesetzt, was a priori unter Berücksichtigung der Röntgen- und CT-Aufnahmen für eine AKZ spricht

13.5 · Aneurysmatische Knochenzyste (AKZ)

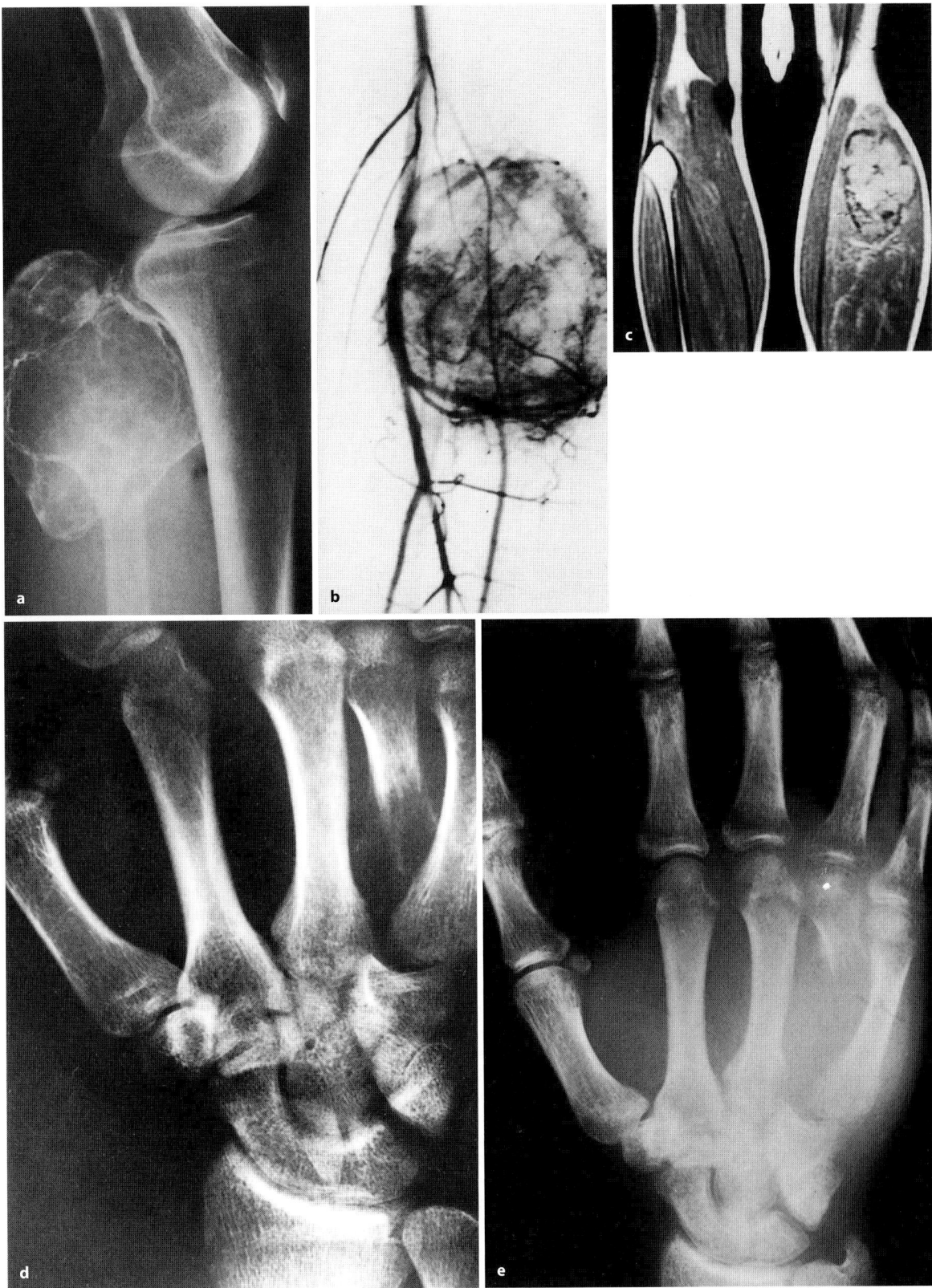

Abb. 13.63 a–g. Ungewöhnliche Aspekte von aneurysmatischen Knochenzysten. **a–c** Extrem ballonierte aneurysmatische Knochenzyste in der proximalen Fibula mit eierschalenartiger Periostverknöcherung (28-jähriger Mann). Das wabige Aufhellungsmuster in der Periostverknöcherung ist durch zahllose Gefäßdurchtritte in das Zysteninnere bedingt, wie die Angiographie beweist (**b**) (*Forts. S. 832*)

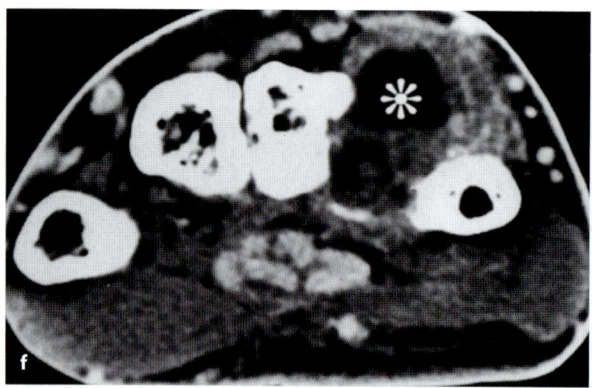
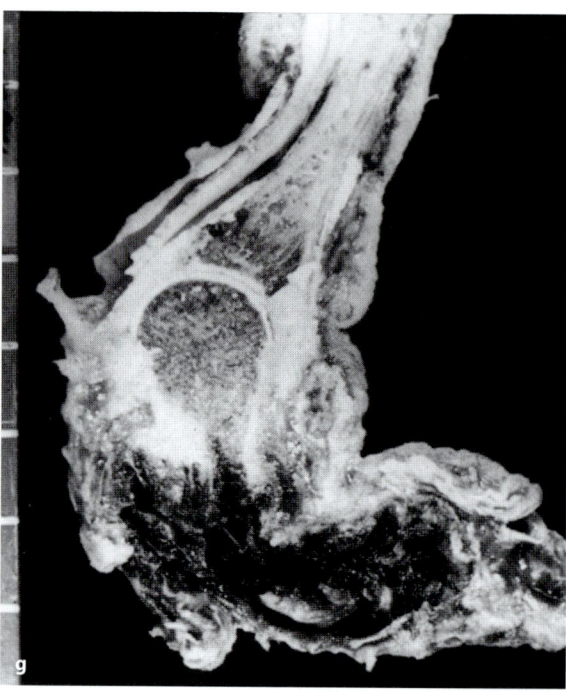

Abb. 13.63 a–g (*Forts.*) Die MRT-Untersuchung (**c**) zeigt im T1-gewichteten Bild nach intravenöser Gabe von Gadolinium-DTPA ein deutliches Enhancement. Der feine schwarze Saum um den signalintensiven Bereich entspricht der schalenartigen Periostverkalkung. **d–g** Ungewöhnlich aggressiv verlaufende aneurysmatische Knochenzyste im proximalen Os metacarpale IV bei einem 19-jährigen Mann. Der Patient präsentierte sich in unserer Klinik mit einer massiv geschwollenen Hand. Man sieht eine subtotale Zerstörung von Os metacarpale IV (**f**). Es stehen praktisch nur noch Reste der distalen Diaphyse und des Köpfchens. Die grobe Schwellung spiegelt sich in der weichteildichten Verschattung um den Metakarpalbereich herum wider. Erhebliche trophische Demineralisation. Auf einer Aufnahme 4 Wochen zuvor (**d**) waren noch die proximalen Schaftanteile von Os metacarpale IV erhalten. Die trophische Demineralisation fand sich noch nicht so ausgeprägt. Der Befund wurde als entzündlich-destruktiv gedeutet und mit Antibiotika behandelt. **f** Die CT-Aufnahme lässt einen großen zentralen hypodensen Raum innerhalb des stark kontrastmittelaufnehmenden umgebenden Tumorgewebes erkennen (*Stern*). Beachte die feine Periostschale palmarseitig. Bei der von uns durchgeführten Biopsie schoss unter Überdruck stehendes geronnenes Blut aus der Nadel. Operationstechnisch war ein Erhalt des 4. Strahls nicht mehr möglich. **g** Amputationspräparat. Die unteren schwärzlichen Partien entsprechen den groben Blutansammlungen in dem tumorösen Gewebe. Beachte die röntgenmorphologischen Ähnlichkeiten zwischen den aneurysmatischen Knochenzysten in **d**, **e** und Abb. 13.64. Beim Auftreten von aneurysmatischen Knochenzysten im Metakarpalbereich imponiert unserer Erfahrung nach meist ein sehr aggressiver Aspekt; das konnten wir auch an weiteren, hier nicht dargestellten Fällen beobachten

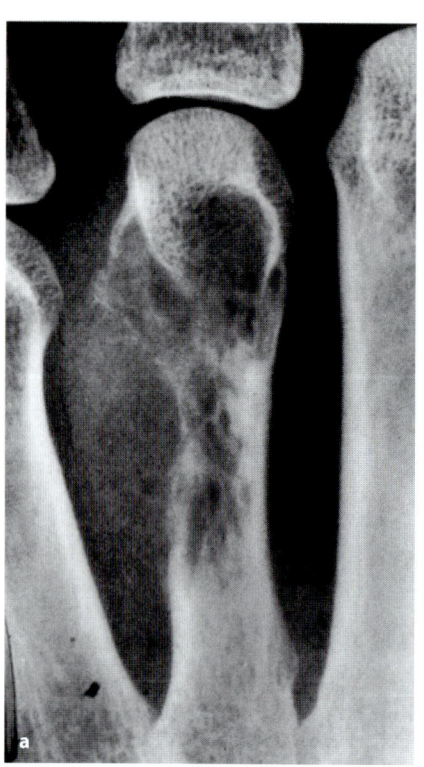

Abb. 13.64 a–e. Klassische und ungewöhnliche periostale AKZ an den Handröhrenknochen. **a** Aneurysmatische Knochenzyste im Os metacarpale IV links bei einer 30-jährigen Frau. Der Metakarpalschaft ist unregelmäßig destruiert. Typisch für die Annahme einer aneurysmatischen Knochenzyste ist die eierschalenartige Periostverknöcherung im paraossalen Anteil, die en face betrachtet als schlierige Verdichtung imponiert. Dreimonatige Anamnese mit plötzlich aufgetretener Schwellung des linken lateralen Handrückens. Bei einem zunächst durchgeführten operativen Eingriff ergab sich histologisch ein Riesenzelltumor. Der Tumor wurde offensichtlich nicht ganz entfernt und mit autologer Spongiosa aufgefüllt. Nur einen Monat später ausgedehntes Rezidiv. Bei der Punktion entleerte sich Blut aus der Läsion. Die histologische Nachbeurteilung ergab eindeutig eine primäre aneurysmatische Knochenzyste. **b–e** Periostale AKZ an Os metacarpale III und IV (52-jährige Frau). Ähnlich wie im Fall **a** sieht man in **b** eine mottenfraßartige Destruktion der mittleren und proximalen Anteile von Os metacarpale III. Gleichzeitig finden sich Arrosionen am medialen und lateralen Schaft von Os metacarpale IV. Wir glauben, dass die AKZ vom Periost des Os metacarpale IV ausgegangen und in Os metacarpale III eingewachsen ist. Es erfolgte eine Kürettage der Veränderungen am Os metacarpale III mit histologischer Bestätigung einer AKZ. Dann keine weitere Therapie (*Forts. S. 833*)

13.5 · Aneurysmatische Knochenzyste (AKZ)

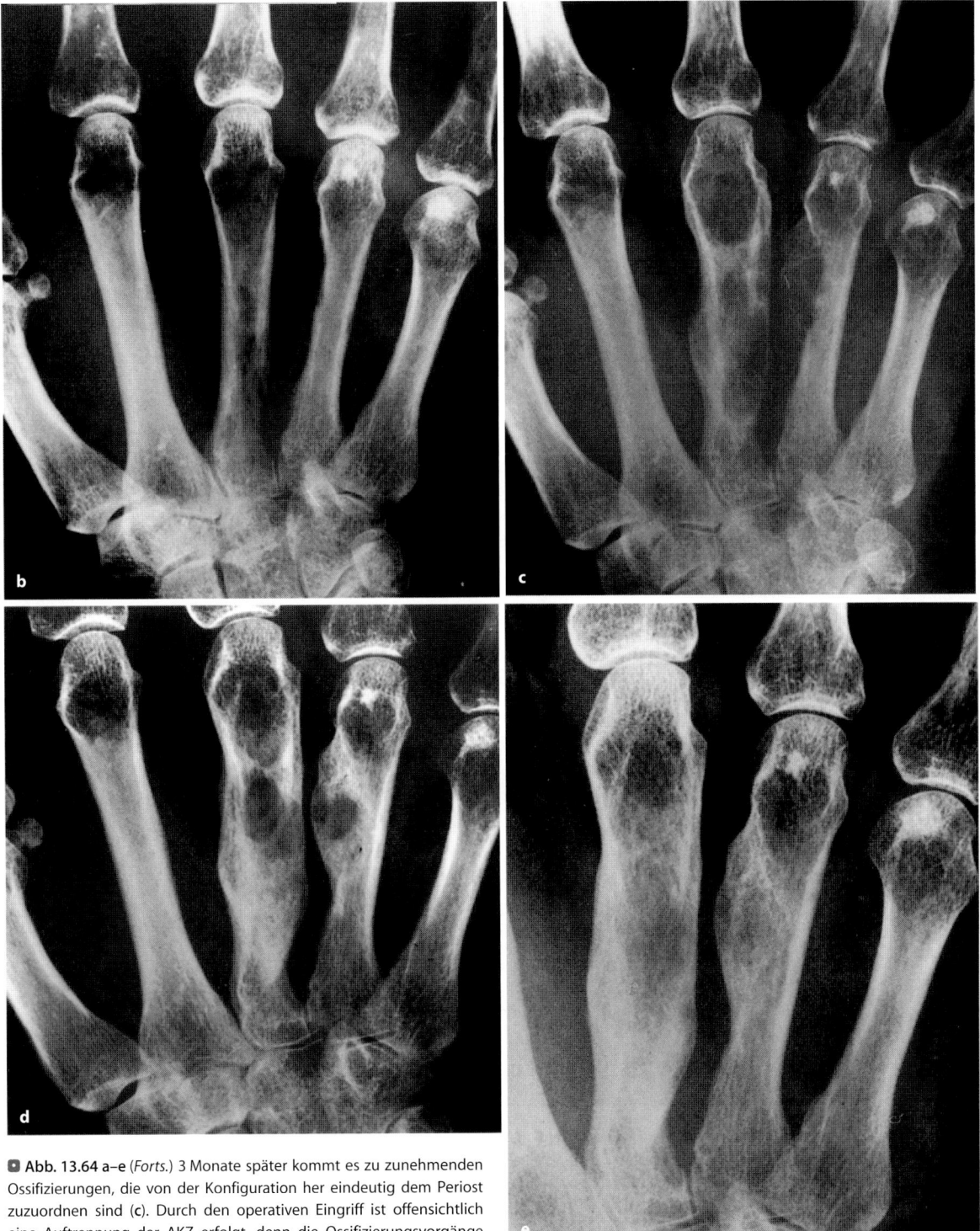

◘ **Abb. 13.64 a–e** (*Forts.*) 3 Monate später kommt es zu zunehmenden Ossifizierungen, die von der Konfiguration her eindeutig dem Periost zuzuordnen sind (**c**). Durch den operativen Eingriff ist offensichtlich eine Auftrennung der AKZ erfolgt, denn die Ossifizierungsvorgänge spielen sich an Os metacarpale III und IV isoliert ab. 3 Monate später (**d**) werden die Reossifikationsvorgänge solider, weitere 3 Monate später (**e**) finden sich in den verbliebenen restlichen Hohlräumen in Diaphysenmitte regelrechte solide knöcherne Strukturen. Man kann in diesem Fall also eher von einem Spontanverlauf der AKZ sprechen. Für eine primäre AKZ ist die Patientin eigentlich zu alt, weshalb differentialdiagnostisch auch ein reparatives Riesenzellgranulom in Frage kam, doch sprach die periostale Lokalisation, die eher bei einer AKZ vorkommt, für letztere (Beobachtung von MR Dr. Tempel, Dresden)

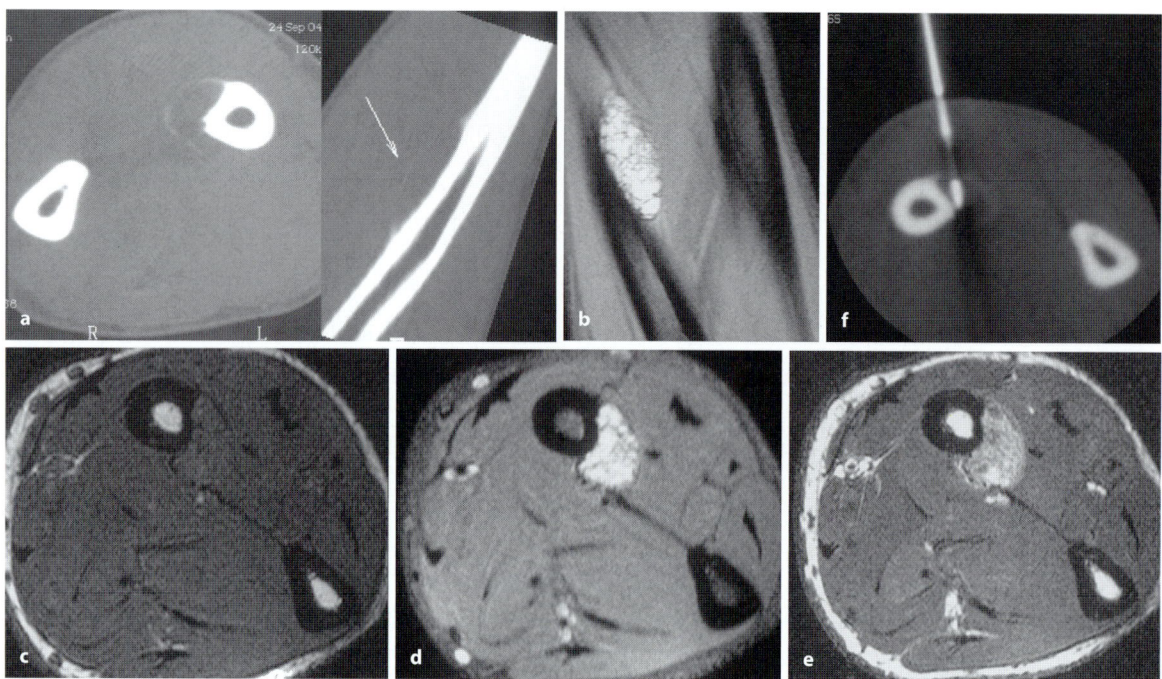

Abb. 13.65 a–f. Periostale AKZ am Radius eines 18-jährigen Mannes, der sich Wochen zuvor den Unterarm beim Sport eingeklemmt hatte. Beachte die zarte Periostschale über der Läsion (**a**). Im T2-Bild stellen sich zahllose kleinste „zystische" Strukturen dar (**b, d**), in d zum Teil auch mit Spiegelbildungen. Nach Gadolinium-Gabe deutliche Anfärbung des wabig angelegten Parenchyms der Läsion (**e**). Bei der PE schoss uns fontänenartig altes Blut aus der Läsion entgegen (Pathologie s. S. 820)

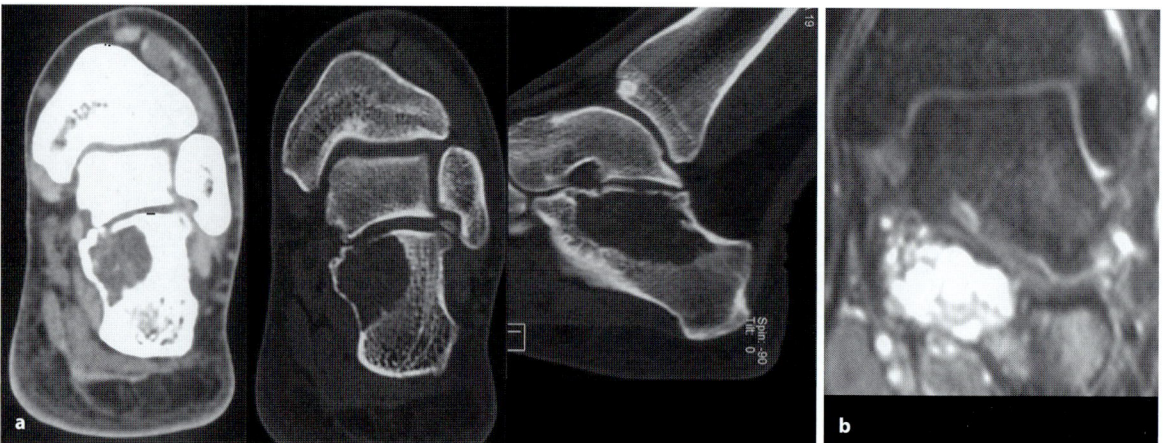

Abb. 13.66 a–m Sekundäre AKZ und Differentialdiagnose. **a, b** sekundäre AKZ im Calcaneus bei einem Chondroblastom (22-jähriger Patient). Wie die hier nicht dargestellten MRT-Serien zeigten, bestand die Läsion nur zum Teil aus flüssigkeitsgefüllten Hohlräumen (**b**), ein großer Teil der Läsion war solide, das sieht man auch im CT im Weichteilfenster (**a**) (*Forts. S. 835*)

13.5 · Aneurysmatische Knochenzyste (AKZ)

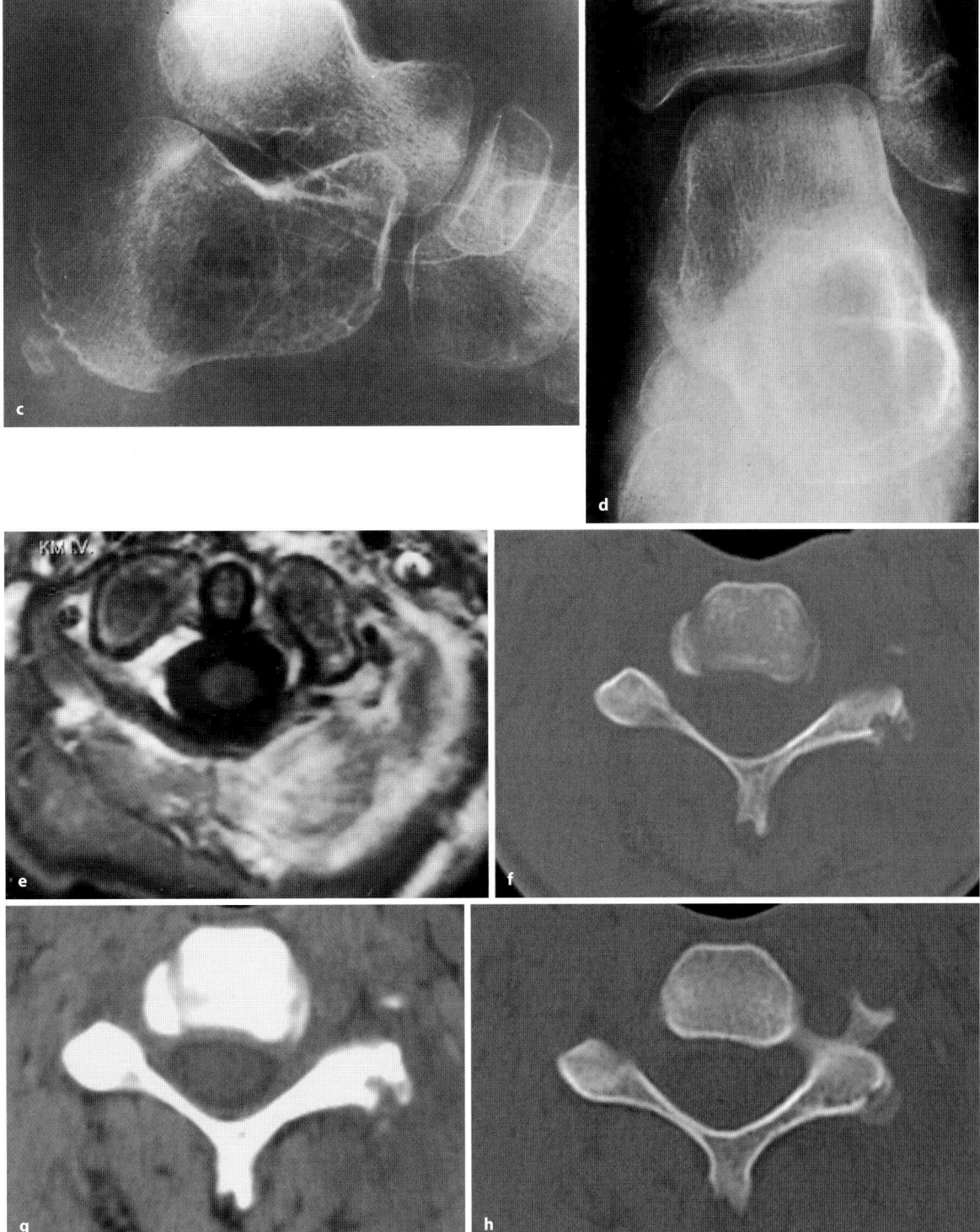

Abb. 13.66 *(Forts.)* **c, d** Zum Vergleich eine histologisch und makroskopisch sowie vom Verlauf her gesicherte primäre AKZ im Kalkaneus eines 9-jährigen Jungen. Für eine solche Läsion gibt es bei einem Kind eigentlich keine schlüssige Differentialdiagnose. **e–m** Sekundäre AKZ in einer heterotopen Ossifikation (Myositis ossificans) bei einem 9-jährigen Jungen, der beim Fußball grob angerempelt und unglücklich gestürzt war. Initiale Röntgenaufnahmen erbrachten keinen pathologischen Befund, doch zeigte eine MRT-Untersuchung grobe Einblutungen im linken oberen Nackenbereich (**e**). Eine 4 Wochen später wegen anhaltender Schmerzen angefertigte CT zeigt eine kleine knöcherne Aussprengung am linken peripheren Bogen von C2. Daneben feine schlierige Verkalkungen und eine umgebende Weichteilmasse, die fast bis zum Okziput reichte (**f–h**) *(Forts. S. 836)*

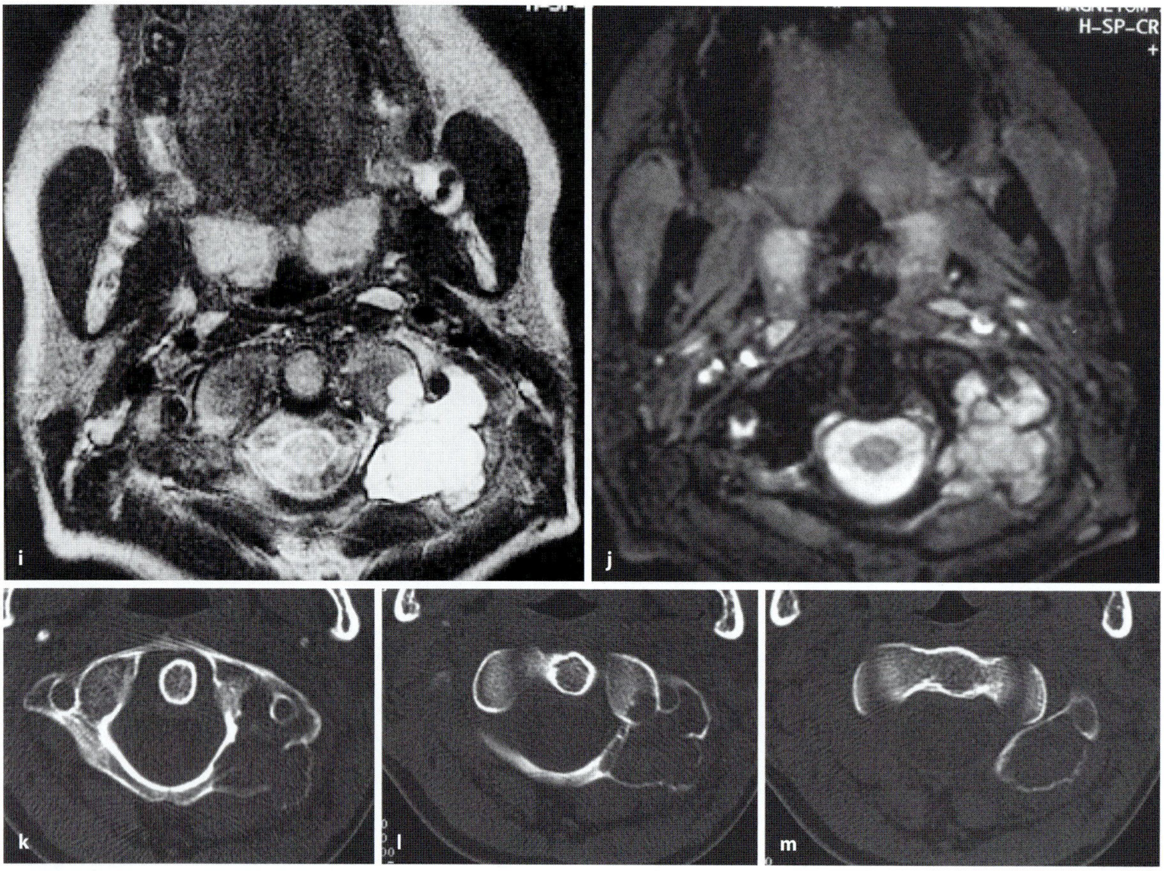

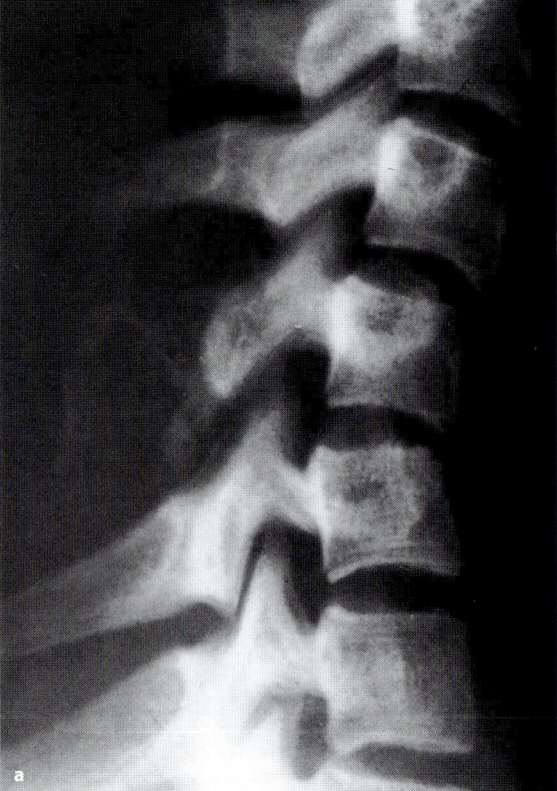

Abb. 13.66 a–m (*Forts.*) Diesen Befund deuteten wir als heterotope Ossifikation. 6 Monate später sieht man dann das klassische Bild einer AKZ in den linken Anteilen von C1 (**i–m**)

Abb. 13.67 a–d. Primäre und sekundäre AKZ an der Wirbelsäule. **a** Blasige Auftreibung des Dornfortsatzes von C5 unter Beteiligung der dorsalen Bogenpartien bei einer 13-jährigen Patientin mit umschriebenen Schmerzen in der befallenen Region. Sekundäre anguläre Kyphose. Intraoperativ reichte die Läsion bis an die Bogen- und Dornfortsatzpartien des darüber gelegenen Wirbels. **b–d** Hier liegt die AKZ in L2 und hat dort große Teile des Wirbelkörpers und der Anhangsgebilde zerstört. Die linke Bogenwurzel ist noch erhalten. Auch hier wiederum exzentrische Entwicklung der Läsion, wobei die Grenzen größtenteils von einer eierschalenartigen Periostverknöcherung umgeben sind (**d**). Sowohl im MRT- wie CT-Querschnitt sieht man Hohlräume in der Läsion mit Spiegelbildungen. In diesem Fall handelt es sich um eine *sekundäre aneurysmatische* Knochenzyste auf dem Boden eines *Osteoblastoms*, von dem allerdings nur noch diskrete Reste in den soliden Partien histologisch nachgewiesen werden konnten (*Forts. S. 837*)

13.5 · Aneurysmatische Knochenzyste (AKZ)

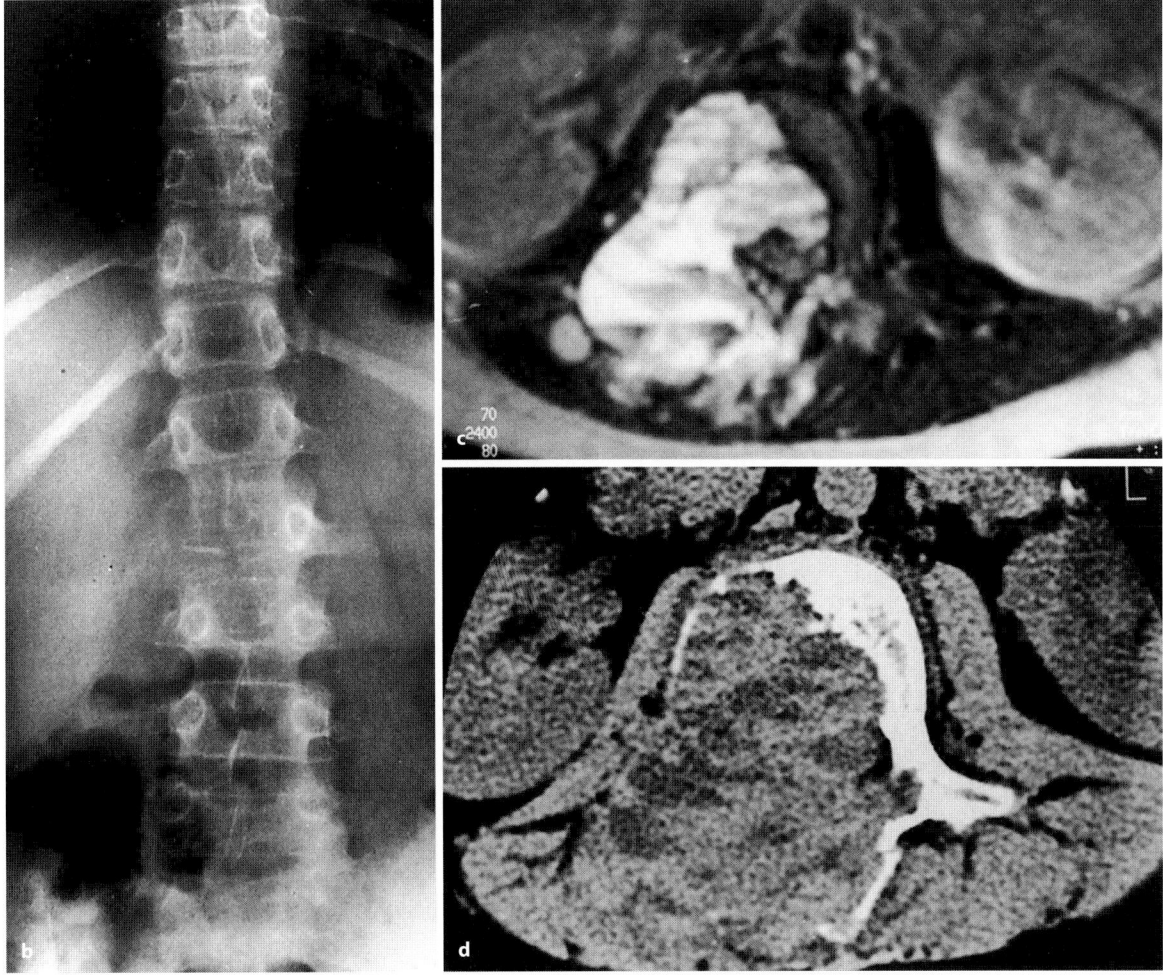

◘ Abb. 13.67 a–d (Forts.)

kontur; die Zystenwand ist trabekuliert und überragt die Wirbelsäulenfront. Später kann es zu einer Spontanfraktur kommen, wodurch sich die primäre Röntgensymptomatik verschleiert.

Sekundäre aneurysmatische Knochenzysten (Abb. 6.37, ◘ 13.66, 13.67b–d, 13.68), d. h. also AKZ auf dem Boden einer vorbestehenden Läsion, sind außerordentlich schwierig als solche zu diagnostizieren, insbesondere dann, wenn die aneurysmatische Knochenzyste das Röntgenbild „beherrscht". In unserem eigenen Krankengut fanden wir die Primärläsion bei sekundären aneurysmatischen Knochenzysten fast ausschließlich nur auf mikroskopischem Wege. Makroskopisch stellen diese Partien den soliden Anteil dar. Mit Hilfe von CT und MRT ist es eher möglich, die vorbestehende Läsion zu erkennen, insbesondere wenn sie sich als zusammenhängender solider Teil identifizieren lässt. Wenn der Aufbau der Läsion allerdings aus vielen Hohlräumen mit dazwischen gelegenen, mehr oder weniger dicken, soliden Anteilen besteht, ist die Annahme einer sekundären aneurysmatischen Knochenzyste reine Spekulation.

Über sekundäre aneurysmatische Knochenzysten in fünf fibroossären Läsionen des Schädelbereichs berichten Wojno und McCarthy (1994). Die aneurysmatische Transformation führte in allen Fällen zu erheblichen diagnostischen Irritationen in Richtung einer malignen Entartung.

Die Rarität der Entwicklung einer aneurysmatischen Knochenzyste in einer Myositis ossificans wird von Amir et al. (1992) dargestellt. Pathogenetisch hat dabei wahrscheinlich die erste Biopsie mit Einblutung im Zentrum mit sekundärer „zystischer Degeneration des Hämatoms" eine Rolle gespielt. Wir selbst konnten einen Fall mit sekundärer AKZ in einer Myositis ossificans in der Halswirbelsäule beobachten (Abb. 13.66 e–m)

Eine offensichtlich vom *Periost ausgehende aneurysmatische Knochenzyste* mit zunächst ausschließlicher Entwicklung in die Weichteile, lokalisiert am Femur, beschreiben Scully et al. (1994). Im CT war die erhebliche

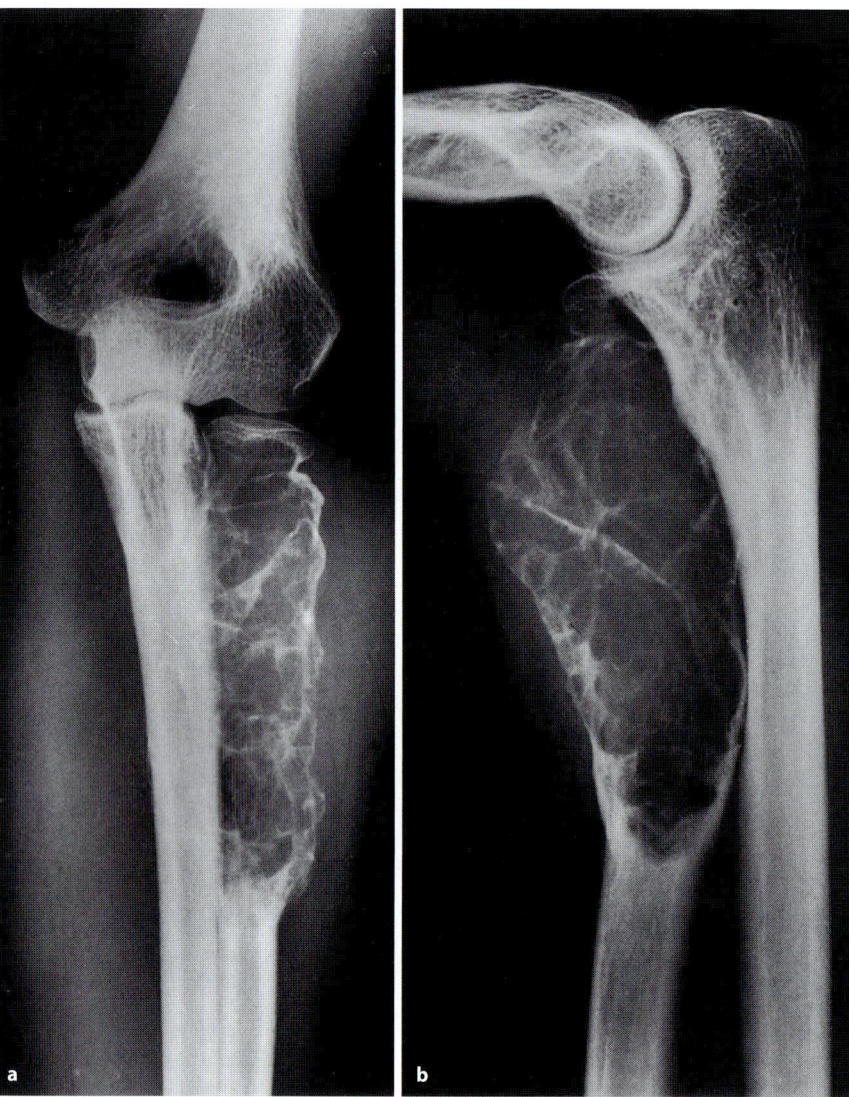

Abb. 13.68 a, b. Sekundäre aneurysmatische Knochenzyste im proximalen Radiusschaft, in der Metaphyse und partiell in der Epiphyse. Zugrunde lag der Läsion ein *desmoplastisches Fibrom*, das histologisch aus den kaudalen Partien der Läsion gesichert wurde. Grobe blasige Auftreibung in den befallenen Knochenabschnitten mit hauchdünner umgebender Periostverknöcherung. Starke Septierung der Läsion (37-jährige Frau)

Weichteilmasse von einer eierschalenartigen Periostverknöcherung umgeben, im MRT fand sich in der T2-Gewichtung die Läsion massiv signalintensiv. Betroffen war ein 17-jähriger Junge mit starkem sportlichen Engagement, so dass anzunehmen ist, dass es sich hierbei um die Entwicklung einer aneurysmatischen Knochenzyste im Subperiostalbereich auf dem Boden eines Traumas gehandelt hat. Wir selbst konnten eine periostale aneurysmatische Knochenzyste im Mittelhandbereich und an einer Radiusdiaphyse beobachten (Abb. 13.64 b–e, 13.65).

Für die *sog. solide aneurysmatische Knochenzyste* gibt es keine spezifische Radiologie (s. unter reparativem Riesenzellgranulom).

Die *MRT-Morphologie* der primären AKZ (Abb. 13.59, 13.69) wurde von Wörtler et al. (2000) retrospektiv an 38 Fällen ausgewertet: Die Mehrzahl der Läsionen zeigte eine scharfe Begrenzung gegenüber dem Knochen und den umgebenden Weichteilen (95%) und war vollständig (84%) oder partiell (16%) von einem in allen Pulssequenzen signalarmen Saum umgeben. Polyzyklische Begrenzung (84%), kortikale Expansion (87), zystische Hohlräume (100%), Kontrastmittel anreichernde Zystenwände (100%), innere Septierungen (89%), Flüssigkeitsspiegel (71%) und divertikelartige Aussackungen der Zystenwände (68) stellten häufige Befunde dar. Ein Ödemäquivalent in den umgebenden Weichteilen wurde nur in 29% der Fälle gefunden. Die wesentliche Bedeutung der MRT-Untersuchung von AKZ liegt im Aufzeigen der soliden Anteile für die Biopsie.

Mahnken et al. (2003) verglichen den Wert der MRT mit der Projektionsradiographie in 24 Fällen. Sie fanden, dass die Kombination beider Methoden den postiven Vorhersagewert zwar steigern, aber nicht über 85% heben kann, so dass die Kombination mit einer histologischen Untersuchung als Goldstandard anzusehen ist. Eine exzentrische expansive Knochenläsion mit Lobulie-

13.5 · Aneurysmatische Knochenzyste (AKZ)

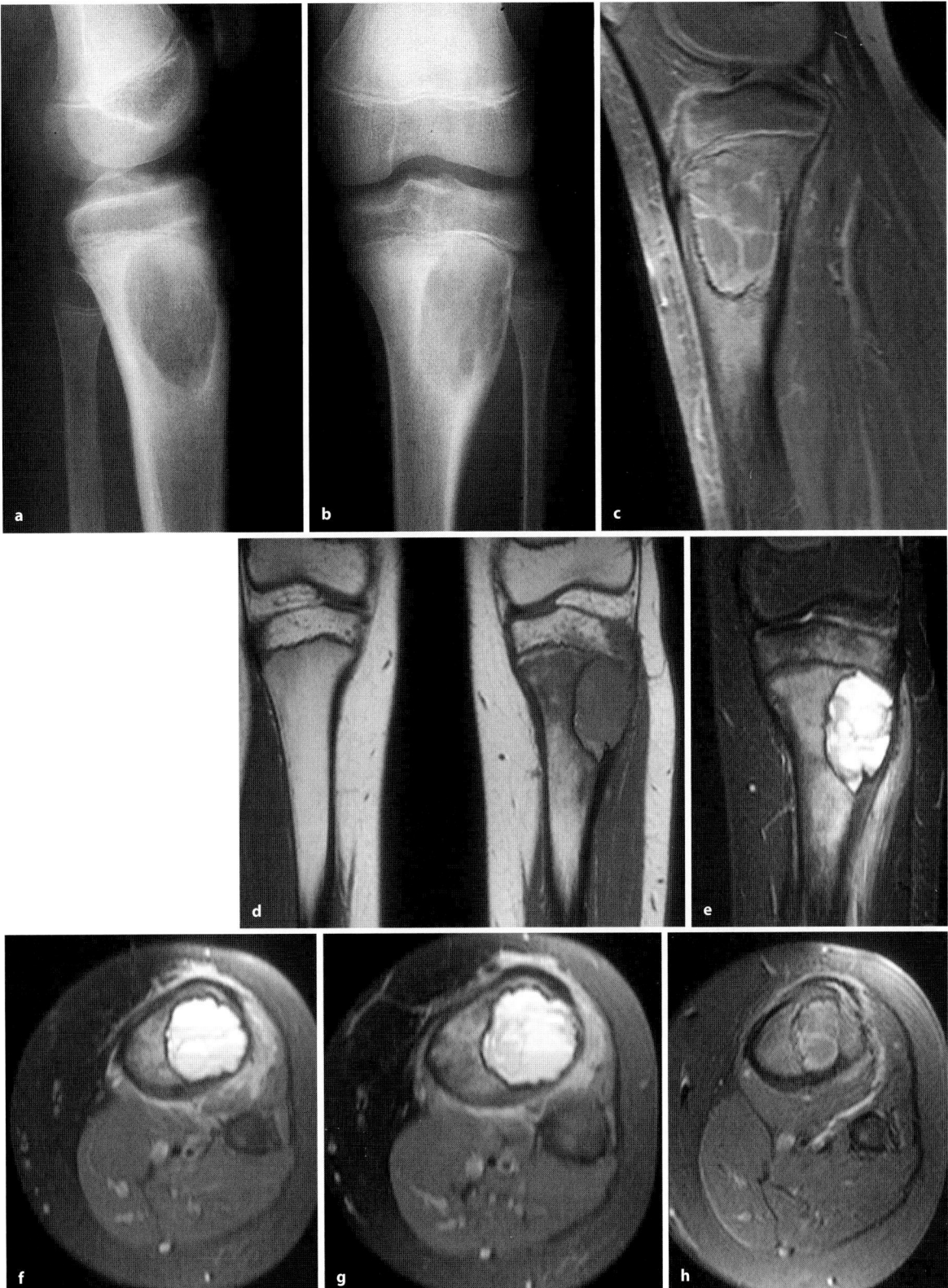

Abb. 13.69 a–n. Klassische AKZ im Tibiakopf und in der Klavikula. Beachte die Kontrastmittel (Gadolinium) aufnehmenden Anteile in der Läsion in **c**, die unterschiedlich dick sind. Außerdem färben sich die Septen an. Das spricht z. B. gegen eine einfache Knochenzyste (*Forts. S. 840*)

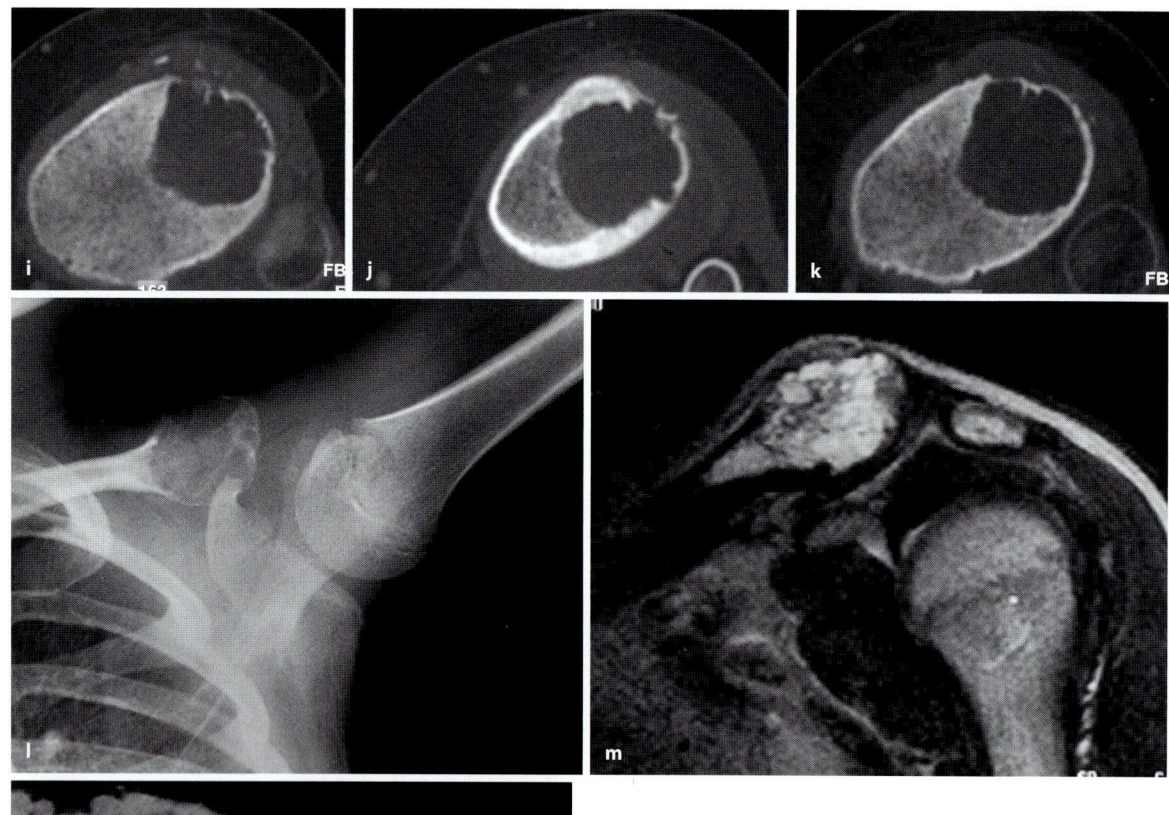

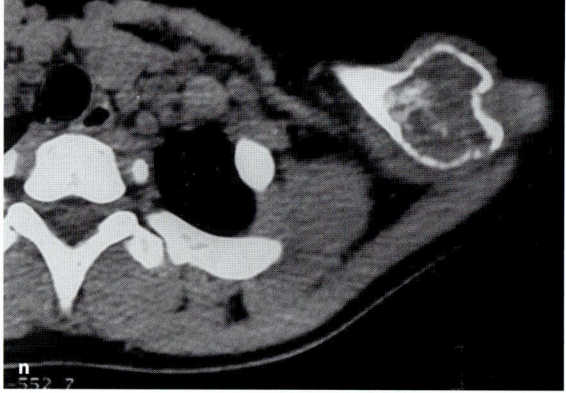

◘ **Abb. 13.69 a–n** (*Forts.*) Der Befund in der kindlichen Klavikula (10-jähriges Mädchen) in **l** ist schon projektionsradiographisch pathognomonisch, die Schnittbilder in **m** und **n** unterstützen diese Diagnose

rung und Septenbildung sehen die Autoren – wie auch wir – als ziemlich spezifisch für eine AKZ an.

Nun ein Wort zu den früher als so spezifisch für eine AKZ angesehenen *„fluid-fluid-levels"* (*Flüssigkeits-Flüssigkeits-Spiegel*), über deren Bedeutung wir uns ausführlich auf S. 68 geäußert haben. Wir wissen heute, dass viele Läsionen des Knochens einschließlich Metastasen „fluid-fluid-levels" aufweisen. Mahnken et al. (2003) fanden für dieses Phänomen bei der AKZ eine Sensitivität von nur 23,6% und eine Spezifität von 95%.

Resümiert man die bisherige Literatur über Flüssigkeitsspiegel bei der AKZ, so lässt sich Folgendes sagen:

Eine Läsion, bei der sich projektionsradiographisch Hinweise auf eine AKZ finden (s. oben) und die einen Anteil von mehr als 70% Flüssigkeitsspiegel (im T1-Bild oben signalarm, unten signalreich; im T2-Bild oben signalreich, unten signalarm) hat, ist hochgradig suspekt auf eine AKZ.

Die *Computertomographie* sollte man vor allem immer dann einsetzen, wenn die äußere Kontur des Befundes im Röntgenbild nicht klar erkennbar ist. Durch die exzellente Dichteauflösung lässt sich die aus einer hauchdünnen Periostschale bestehende äußere Kontur im CT zumeist nachweisen (Abb. 13.59 i, m, 13.65, 13.67 d). Die Dichtewerte von aneurysmatischen Knochenzysten liegen in der CT bei etwa 60–70 HE. Typischerweise sind die Läsionen durch mehr oder weniger große Hohlräume in soliden Formationen beschrieben, umgeben von der bereits erwähnten mehr oder weniger dünnen Knochenschale. Manchmal erkennt man im CT auch Spiegelbildungen (Abb. 13.67 d).

Differentialdiagnose

Sowohl radiologisch als auch histologisch kann es erhebliche Schwierigkeiten der Abgrenzung der aneurysmatischen Knochenzyste vom *Riesenzelltumor* geben (s. auch S. 658, 690, 823). Für uns gelten als wesentliche projektionsradiographische und klinische Unterscheidungskriterien:

– Aneurysmatische Knochenzysten treten überwiegend metaphysär, Riesenzelltumoren überwiegend epimetaphysär auf.

- Aneurysmatische Knochenzysten entwickeln sich überwiegend exzentrisch unter Ausbildung eines größeren paraossalen Geschwulstanteils als beim Riesenzelltumor. Der paraossale Anteil ist von einer eierschalenartigen Periostverknöcherung umgeben. Diese fehlt zumeist beim Riesenzelltumor.
- Riesenzelltumoren kommen am häufigsten in der 3. und 4. Lebensdekade, aneurysmatische Knochenzysten in der 2. und 1. Lebensdekade vor.

Die grundsätzlich am Röhrenknochen differentialdiagnostisch in Frage kommende *juvenile Knochenzyste* favorisiert eindeutig den proximalen Humerus und das proximale Femur, sie liegt darüber hinaus überwiegend zentral und treibt den Knochen konzentrisch auf. In der kontrastverstärkten MRT färbt sich der Zystenbalg als dünner Saum an, bei der AKZ färben sich innere Septen und randständig dickere Weichgewebspartien an.

Manche aneurysmatischen Knochenzysten am Gliedmaßenskelett können Ähnlichkeit mit dem *teleangiektatischen Osteosarkom* haben (Ruiter 1976). Im Einzelfall wird nur die histologische Abklärung die Diagnose erbringen. *Hämophile Pseudotumoren*, insbesondere im Beckenbereich, können allein schon vom Pathomechanismus her ähnliche Bilder wie die aneurysmatische Knochenzyste entwickeln.

Bei *sekundären aneurysmatischen Knochenzysten* ist die Erkennung der zugrunde liegenden Läsion manchmal außerordentlich schwierig (Abb. 6.37, 13.66, 13.67 b–d, 13.68). Wenn eine röntgenologisch vermutete aneurysmatische Knochenzyste in der Umgebung nennenswerte sklerosierende oder nicht allein zystische Anteile hat, so müssen diese Regionen bei der Biopsie untersucht werden. Dahinter kann sich dann der eigentliche Tumor verbergen.

An der *Wirbelsäule* lässt sich die Diagnose der aneurysmatischen Knochenzyste in der Regel dann leicht stellen, wenn die Läsion einen paraossalen Anteil besitzt, der von einer eierschalenartigen Periostverknöcherung umgeben ist und wenn der Patient sich in einem jüngeren Lebensalter (unter 20 Jahren) befindet. Ansonsten müssen in die differentialdiagnostische Wahl Riesenzelltumoren und wenig sklerosierende Osteoblastome einbezogen werden. Zu berücksichtigen ist bei der Abgrenzung gegenüber einem Riesenzelltumor immer, dass etwa 85% der Riesenzelltumorträger älter als 20 Jahre und 78% der an einer aneurysmatischen Knochenzyste Erkrankten jünger als 20 Jahre sind.

Literatur

Althoff PA, Ohmori K, Zhou M et al. (2004) Cytogenetic and molecular cytogenetic findings in 43 aneurysmal bone cysts: aberrations of 17p mapped to 17p13.2 by fluorescence in situ hybridization. Mod Pathol 17: 518
Amir G, Mogle P, Sucher E (1992) Myositis ossificans and aneurysmal bone cyst (case report 729). Skeletal Radiol 21: 257
Apaydin A, Özkaynak C, Yilmaz S et al. (1996) Aneurysmal bone cyst of metacarpal (case report). Skeletal Radiol 25: 76
Beeler JW, Helmann CH, Compell JA (1957) Aneurysmal bone cyst of spine. J Am Med Ass 163: 914
Beltran J, Simon DC, Levy M et al. (1986) Aneurysmal bone cysts: MR imaging at 1,5 T. Radiology 158: 689
Biesecker JL, Marcove RC, Huvos AG et al. (1970) Aneurysmal bone cysts. Cancer 26: 615
Billings KJ, Werner LG (1972) Aneurysmal bone cyst of the first lumbar vertebra. Radiology 104: 19
Binswanger U (1963) Zur Klinik der aneurysmatischen Knochenzyste der Wirbelsäule. Schweiz Arch Neurol Neurochir Psychiatr 92: 44
Bonakdarpour A, Levy WM, Aegerter E (1978) Primary and secondary aneurysmal bone cyst. A radiological study of 75 cases. Radiology 126: 75
Buraszewski J, Dabska M (1971) Pathogenesis of aneurysmal bone cyst. Cancer 28: 597
Capanna R, Springfield DS, Biagini RE, Ruggieri P, Giunti A (1985) Juxtaepiphyseal aneurysmal bone cyst. Skeletal Radiol 13: 21
Cristofaro R de, Biagini R, Boriani S et al. (1992) Selective arterial embolization in the treatment of aneurysmal bone cyst and angioma of bone. Skeletal Radiol 21: 523
Dahlin DC (1978) Bone tumors, 3rd edn. Thomas, Springfield
El-Khoury GY, Seaman RW (1979) Aneurysmal bone cyst in the terminal phalanx of the first toe. Skeletal Radiol 5: 201
Feigenberg SJ, Marcus RB, Zlotecki RA et al.(2001) Megavoltage radiotherapy for aneurysmal bone cysts. Int J Radiat Oncol Biol Phys 49: 1234
Ginsurg LD (1974) Congenital aneurysmal bone cyst. Report with comments on the role of trauma in the pathogenesis. Radiology 110: 175
Gutjahr P, Meyer WW, Spranger J (1977) Benign osteoblastoma of skull with aneurysmal bone cyst formation. Skeletal Radiol 1: 253
Hertzanu J, Mendelsohn DB, Gottschalk F (1984) Aneurysmal bone cyst of the calcaneus. Radiology 151: 51
Jaffe HL (1950) Aneurysmal bone cyst. Bull Hosp Joint Dis (NY) 11: 3
Klein GM, Spector HL, Nernoff J (1982) Aneurysmal bone cyst of sternum. Skeletal Radiol 8: 299
Konya A, Szendröi M (1992) Aneurysmal bone cysts treated by superselective embolization. Skeletal Radiol 21: 167
Kushner DC, Vance Z, Kirkpatrick JA (1979) Post-traumatic aneurysmal bone cyst affecting third and fourth ribs. Skeletal Radiol 4: 240
Leithner A, Windhager R, Lang S et al. (1999) Aneurysmal bone cyst. A population based epidemiologic study and literature review. Clin Orthop 363: 176
Lorenzo JC, Dorfman HD (1980) Giant cell reparative grunuloma of short tubular bones of the hands and feet. Am J Surg Pathol 4: 551
Levy WM, Miller AS, Bonakdarpour A, Aegerter E (1975) Aneurysmal bone cyst secondary to other osseous lesions. Report of 57 cases. Am J Clin Pathol 63: 1
Lindblom A, Söderberg G, Spjut HJ et al. (1960) Angiography of aneurysmal bone cyst. Acta Radiol 55: 12
Mahnken AH, Nolte-Ernsting CCA, Wildberger JE et al. (2003). Aneurysmal bone cyst: value of MR imaging and conventional radiography. Eur Radiol 13: 1118
Martinez V, Sissons HH (1988) Aneurysmal bone cyst: A review of 123 cases including primary lesions and those secondary to other bone pathology. Cancer 61: 2291

McCarty CS, Dahlin DC, Doyle JB, Lipscomp PR, Pugh DG (1961) Aneurysmal bone cysts of the neural axis. J Neurosurg 18: 671

Mirra JM (1989) Bone tumors. Lea Febiger, Philadelphia

Moore TE, King AR, Travis RC et al. (1989) Posttraumatic cysts and cyst-like lesions of bone. Skeletal Radiol 18: 93

Nguyen BD, Lugo-Olivieri CH, McCarthy EF (1996) Fibrous dysplasia with secondary aneurysmal bone cyst (case report). Skeletal Radiol 25: 88

Ochsner A, Lucas G, McFarland G (1966) Tumors of the thoracic skeleton, a review of 134 cases. J Thorac Cardiovasc Surg 52: 311

Pevny T, Rooney RJ (1994) Aneurysmal bone cyst of the patella (case report 876). Skeletal Radiol 23: 664

Panoutsakopoulos G, Pandis N, Kyriazoglou I et al. (1999) Recurrent t(16;17)(q22;p13) in aneurysmal bone cysts. Genes Chromosomes Cancer 26: 265

Risko T, Udvarhelyi I, Tomory J (1970) Unsere Erfahrungen bei der chirurgischen Behandlung der aneurysmatischen Knochenzyste der Wirbelsäule. Z Orthop 108: 468

Ruiter DJ (1976) Aneurysmal bone cyst and teleangiectatic osteosarcoma. Thesis, Leiden University

Sanerkin NG, Mott MG, Roylance J (1983) An unusual intraosseous lesion with fibroblastic, osteoclastic, osteoblastic, aneurysmal and fibromyxoid elements. „Solid" variant of aneurysmal bone cyst. Cancer 51: 2278

Schajowicz F (1981, ²1994) Tumors and tumorlike lesions of bone and joints. Springer, Berlin Heidelberg New York

Scully SP, Temple HT, O'Keefe RJ et al. (1994) Aneurysmal bone cyst (case report 830). Skeletal Radiol 23: 157

Tillmann BP, Dahlin DC, Lipscomb PR et al. (1968) Aneurysmal bone cyst: An analysis of 95 cases. Mayo Clin Proc 43: 478

Topouchian V, Mazda K, Hamze B et al. (2004) Aneurysmal bone cyst in children: complications of fibrosing agent injection. Radiology 232: 522

Tsai JC, Dalinka MK, Fallon MD et al. (1990) Fluid-fluid level: A nonspecific finding in tumors of bone and soft tissue. Radiology 175: 779

Verbiest H (1965) Giant-cell tumours and aneurysmal bone cysts of the spine. J Bone Joint Surg [Br] 47: 699

Wörtler K, Blasius S, Hillmann A et al. (2000) Morphologie der primären aneurysmatischen Knochenzyste: retrospektive Analyse von 38 Fällen. Fortschr. Röntgenstr 172: 591

Wojno KJ, McCarthy EF (1994) Fibro-osseous lesions of the face and skull with aneurysmal bone cyst formation. Skeletal Radiol 23: 15

13.6 Langerhans-Zell-Histiozytose (LZH)

Langerhans-Zell-Histiozytose, NOS 9751/1, unifokal 9752/1, multifokal 9753/1, Disseminiert 9754/3

Synonyme: eosinophiles Granulom, solitäre oder chronische fokale Histiozytose X, Langerhans-Zell-Granulomatose

> **Definition:**
> Bei der Langerhans-Zell-Histiozytose handelt es sich um eine neoplastische Proliferation von Langerhans-Zellen (WHO 2002).

Die Langerhans-Zell-Histiozytose (LZH) ist – ganz allgemein – als eine Erkrankung definiert, bei der es zur pathologischen Proliferation und Infiltration in verschiedensten Geweben durch Zellen kommt, die morphologisch und immunologisch normalen Langerhans-Zellen ähnlich sind. Die WHO-Klassifikation der histiozytären und dentritischen Neoplasien unterscheidet zwischen dem histiozytären Sarkom, der Langerhans-Zell-Histiozytose, dem Langerhans-Zell-Sarkom, dem interdigitierenden dentritischen Zellsarkom, dem Sarkom der follikulären dentritischen Zellen und dem dentritischen Zellsarkom, das nicht weiter spezifiziert ist.

Die Ursache der LZH ist unklar. Allgemein akzeptiert ist, dass es sich bei der extrapulmonalen Erkrankung um eine klonale Proliferation handelt (Willman et al. 1994; Murakami et al. 2002). Kawakubo et al. (1999) berichteten über eine Assoziation der LZH mit einer Zytomegalieinfektion. Eine Bestätigung dafür liegt aber noch nicht vor. Shimakage et al. (2004) fanden eine EBV-Expression in den Zellen der LZH, jedoch wurde ein solcher Zusammenhang von anderen Gruppen angezweifelt (Brousset 2004; Schenka et al. 2006). Kürzlich wurde auch ein Zusammenhang mit dem Herpesvirus Nr. 6 diskutiert (Glotzbecker et al. 2006).

Die Langerhans-Zelle zeichnet sich gegenüber anderen Histiozyten dadurch aus, dass sie immunhistochemisch positiv für CD1a, S-100-Protein und Langerin ist und ultrastrukturell membranöse zytoplasmatische Strukturen besitzt, die mit einem Durchmesser von 200–400 nm eine tennisschlägerartige Form haben und als *Bierbeck-Granula* bezeichnet werden. Die Erkrankung tritt bevorzugt bei Kindern im Vorschul- und Schulalter im Knochen oder Knochenmark auf, doch kann sie grundsätzlich in jedem Lebensalter und in fast allen Geweben vorkommen, inklusive Haut, Lymphknoten, Lungen, Hypophyse, Leber und Schilddrüse. Histologisch dominiert in den Infiltraten im floriden Stadium die Langerhans-Zelle, doch findet sich gewöhnlich eine Mischung mit mononukleären Zellen und vielen eosinophilen Granulozyten. Mit der Zeit sistiert die Langerhans-Zell-Proliferation und der Prozess heilt bindegewebig und narbig aus.

Vom biologischen Verhalten her gesehen, finden sich gewisse Analogien zu monoklonalen Plasmazellproliferationen, bei denen das klinische Spektrum von einer asymptomatischen benignen monoklonalen Gammopathie über das solitäre bis zum multiplen Myelom reicht. Die Prognose der Erkrankung ist, insbesondere wenn sie auf ein Organ beschränkt ist (z. B. Knochen) gut, da die Gewebeinfiltrationen die grundsätzliche Eigenschaft besitzen, sich spontan, auf Bestrahlung oder auch nach Cortisongabe zurückzubilden. Entsprechend wird die nichtdisseminierte LZH in der WHO-Klassifikation als Tumor von unklarem bzw. niedrigem Malignitätspotenzial kodiert (ICD-O 9751-3/1). Nur in ausgeprägten und klinisch symptomatischen Fällen einer Multiorganerkrankung sind Zytostatika notwendig.

Die *isolierte Langerhans-Zell-Erkrankung der Lunge im Erwachsenenalter* stellt eine eigenständige Entität einer interstitiellen Lungenerkrankung dar und kommt nahezu ausschließlich bei Rauchern vor (Vassallo et al. 2000, 2002; Siegelman 1997). Bei ihr geht man von einer reaktiven und nicht klonalen neoplastischen Proliferation der Langerhanszellen aus.

Lokalisierte Formen der LZH wurden früher (etwa vor dem Jahr 2000) überwiegend als *eosinophiles Granulom* bezeichnet, während multisystemische Varianten unter verschiedenen Begriffen wie *Histiozytose X, Letterer-Siwe-Erkrankung* und *Hand-Schüller-Christian-Erkrankung* firmierten. Der Zusatz X zum Begriff Histiozytose wurde 1953 von Lichtenstein geprägt und bedeutete, dass die Ätiologie der Erkrankung unklar war. In das komplexe Erkrankungsbild ist in der Zwischenzeit jedoch insbesondere durch die Bemühungen der 1985 gegründeten Histiocyte Society und der Erkenntnis, dass die proliferierenden Histiozyten Langerhans-Zellen entsprechen, Licht gekommen, so dass man das X aus „Histiozytose X" wegnehmen konnte (Siegelman 1997).

Eine vereinfachte Klassifikation der Langerhans-Zell-Histiozytose ist in der folgenden Übersicht dargestellt. Sie basiert auf der Erkenntnis, dass Langerhans-Zell-Histiozytosen ein breites Spektrum darstellen, das von der Beteiligung eines Organs bis zu einer aggressiveren Multiorganerkrankung mit oft ungewissem Ausgang reicht.

Vereinfachte Klassifikation der Langerhans-Zell-Histiozytosen im Erwachsenenalter*
- Ein-Organ-Erkrankung:
  - Lunge (kommt als isolierter Befund in 85% aller Fälle mit Lungenbeteiligung vor)

---

* Begriffe, die früher benutzt wurden, sind: eosinophiles Granulom (für Langerhans-Zell-Histiozytose mit Ein-Organ-Beteiligung), Letterer-Siwe-Erkrankung (für eine aggressive systemische Form, die selten bei Erwachsenen beobachtet wird) und Hand-Schüller-Christian-Erkrankung (für die Trias Exophthalmus, Diabetes insipidus und Knochenläsionen, selten bei Erwachsenen vorkommend).

- Knochen
- Haut
- Hypophyse
- Lymphknoten
- Andere Organe: Schilddrüse, Leber, Milz, Gehirn
- Multisystemerkrankung:
    - Multiorganerkrankung mit Lungenbeteiligung (in 5–15% der Fälle)
    - Multiorganerkrankung ohne Lungenbeteiligung
    - Histiozytäre Multiorganerkrankung

Die Ein-Organ-Erkrankung (früher eosinophiles Granulom) und die verschiedenen Formen einer Multisystemerkrankung (z. B. Hand-Schüller-Christian-Erkrankung) können durchaus ineinander übergehen. Bei der Multiorganerkrankung mit Hand-Schüller-Christian-Trias wird zusätzlich Lipoid (Cholesterinester) in den Histiozyten gespeichert, wodurch die Histiozyten in Schaumzellen transferiert werden. Möglicherweise besteht in dieser Transformation der Übergang zwischen einer Ein-Organ-Erkrankung und einer Multiorganerkrankung mit Hand-Schüller-Christian-Trias.

Im Folgenden beschränken wir uns auf die Darstellung von Klinik und Radiologie der lokalisierten oder multizentrischen Ein-Organ-Erkrankung des Knochens. Auf die Multisystemerkrankung wir nur am Rande eingegangen.

13.6.1 Lokalisierte und multizentrische LZH des Knochens (früher: eosinophiles Granulom)

Pathologische Anatomie
In den Osteolysen findet sich blass-graues bis rosafarbenes, auch gelblich-braunes Gewebe, manchmal angedeutet lobuliert und von geleeartig-weicher Konsistenz. Bei älteren Herden oder Instabilität des Knochens kann es zu Fibrosierungen kommen (◘ Abb. 13.70 a, b, h)

Histologie
Mikroskopisch findet sich eine zellreiche Läsion mit einem bunten Bild durch ein Gemisch von histozytären Zellen, Lymphozyten, eosinophilen Granulozyten, einzelnen Riesenzellen und auch neutrophilen Granulozy-

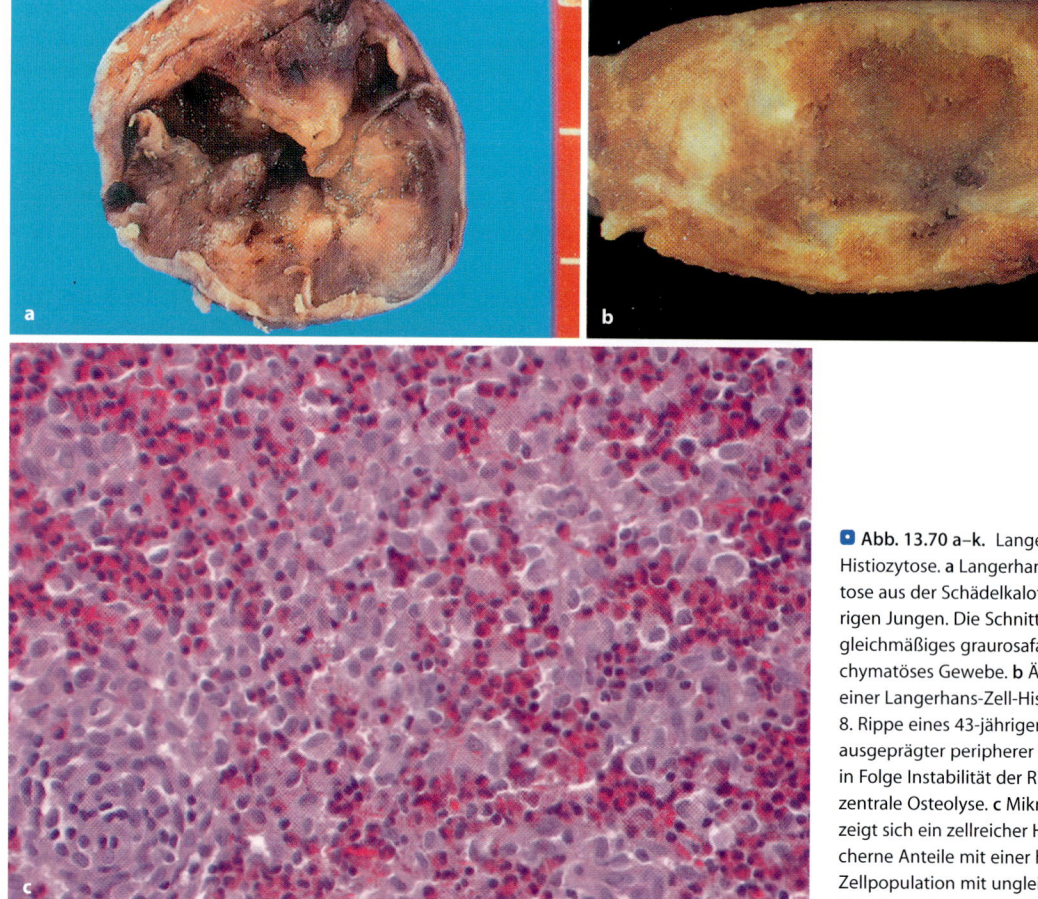

◘ Abb. 13.70 a–k. Langerhans-Zell-Histiozytose. a Langerhans-Zell-Histiozytose aus der Schädelkalotte eines 2-jährigen Jungen. Die Schnittfläche zeigt gleichmäßiges graurosafarbenes parenchymatöses Gewebe. b Älterer Herd einer Langerhans-Zell-Histiozytose der 8. Rippe eines 43-jährigen Mannes mit ausgeprägter peripherer Kallusbildung in Folge Instabilität der Rippe durch die zentrale Osteolyse. c Mikroskopisch zeigt sich ein zellreicher Herd ohne knöcherne Anteile mit einer heterogenen Zellpopulation mit ungleichmäßiger Verteilung (*Forts. S. 845*)

13.6 · Langerhans-Zell-Histiozytose (LZH)

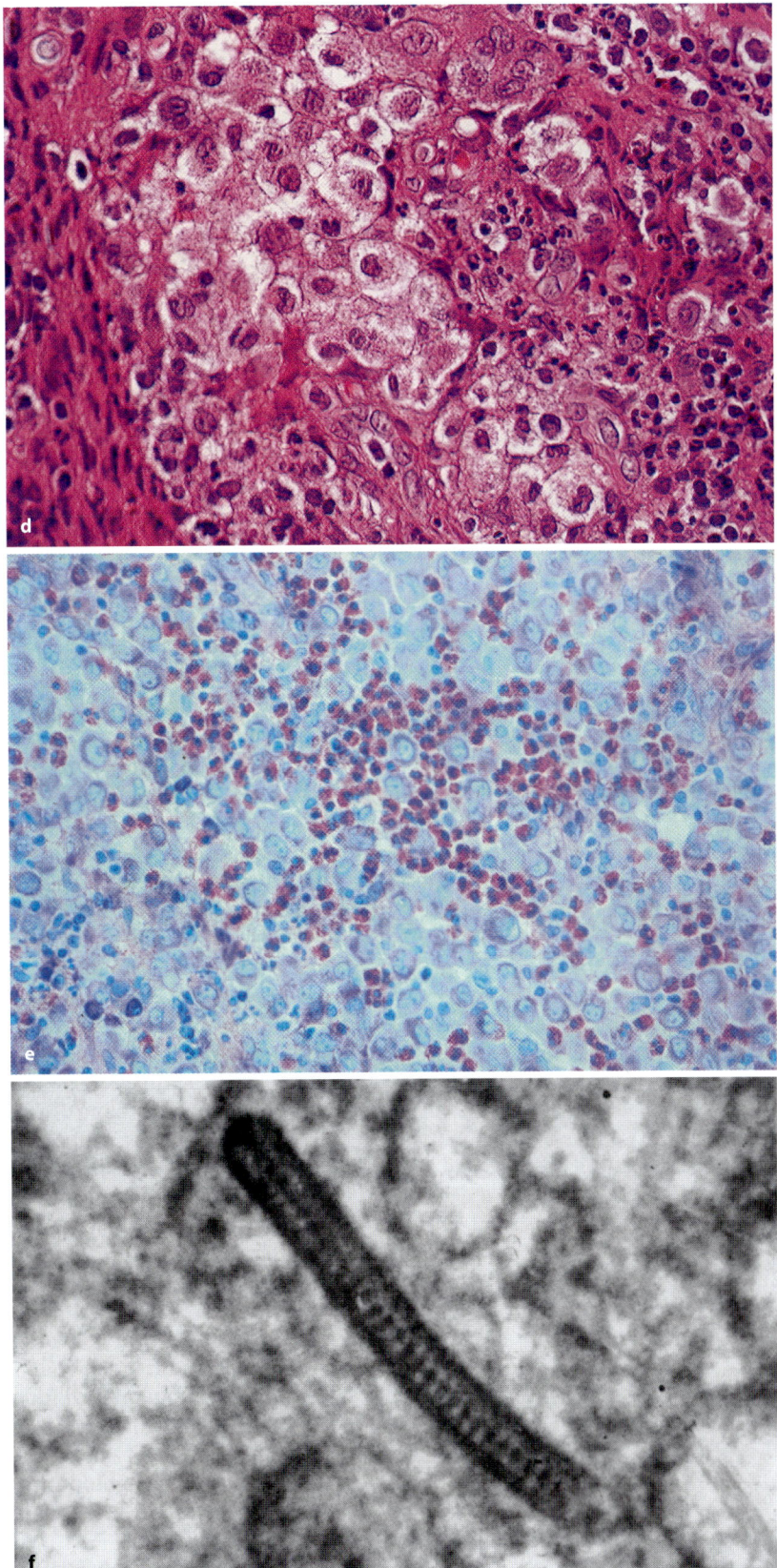

◨ **Abb. 13.70** (*Forts.*) **d** Diagnostisch sind die mononukleären histiozytär differenzierten Zellen mit reichlich hellem Zytoplasma, exzentrischem Kern mit häufiger bohnenförmiger Einkerbung und kaffeebohnenartiger leistenförmiger Chromatinverdichtung in der Kernlängsachse, die meist in unterschiedlich großen Gruppen vorliegen. **e** Zwischen den Histiozyten liegen eosinophile Granulozyten in unterschiedlicher Menge, häufig ebenfalls in Gruppen sowie eingestreute Lymphozyten. Plasmazellen sind dagegen selten (Giemsa-Färbung). **f** Die Langerhans-Zelle ist elektronenoptisch durch stäbchenförmige Birbeck-Granula mit eigentümlicher reißverschlussartiger Binnenstruktur charakterisiert; diese können an den Enden blasige Auftreibungen aufweisen (*Forts. S. 846*)

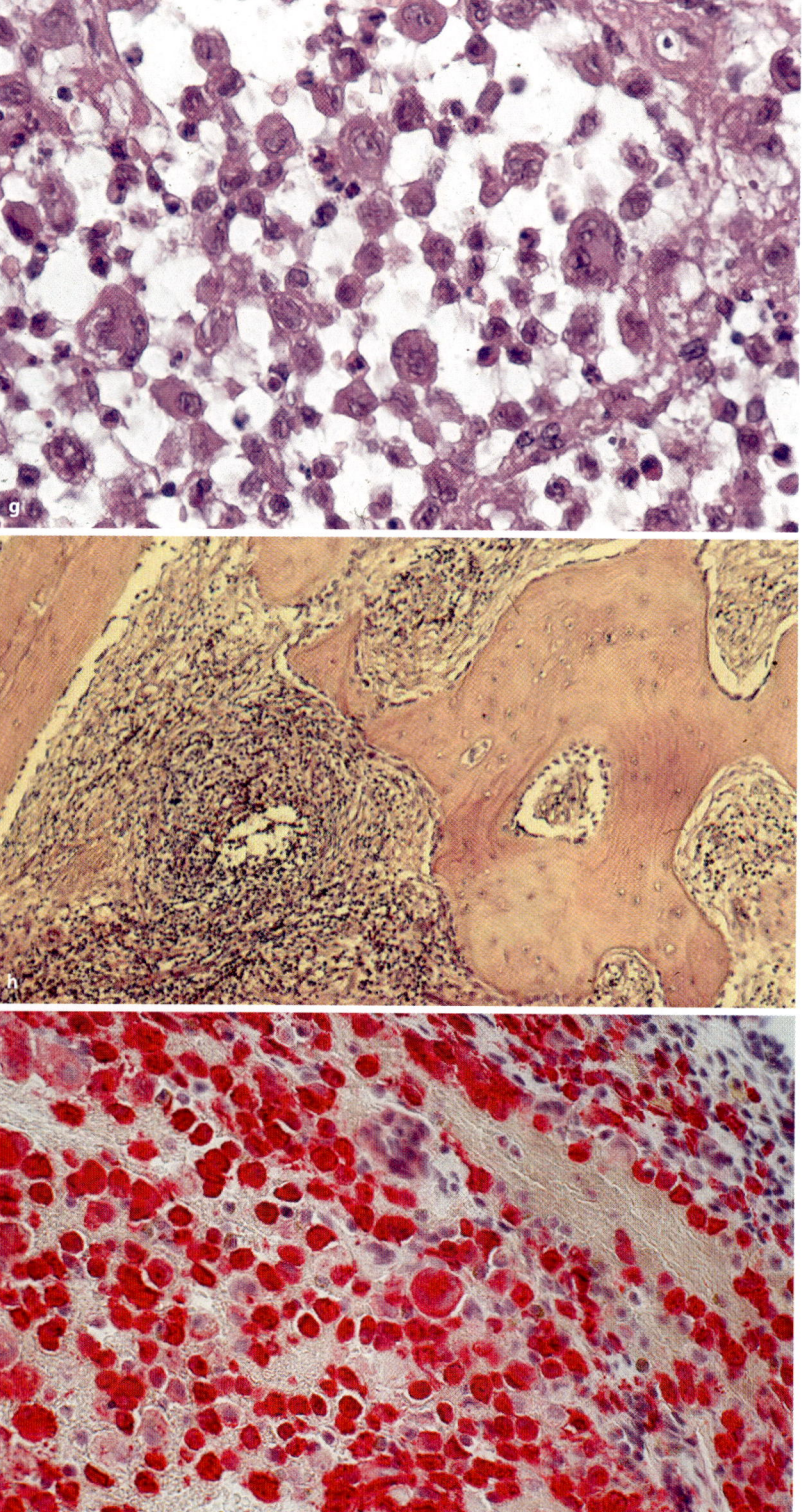

Abb. 13.70 (*Forts.*) **g** Kleine mehrkernige reaktive histiozytäre Riesenzellen sind charakteristisch und in der Differentialdiagnose z. B. zu einer chronischen Osteomyelitis ebenso hilfreich wie die nur spärlich nachzuweisenden Plasmazellen. **h** In älteren Läsionen kommt es zu zunehmender Fibrose und auch knöcherner Durchbauung. Immunhistologisch finden sich die Zellen der Langerhans-Histiozytose, die sich von reaktiven Histiozyten und anderen Histiozytosen durch die gleichzeitige Markierung mit Langerin (**i**), S100-Protein (**j**) und CD1A (**k**) unterscheiden (*Forts. S. 847*)

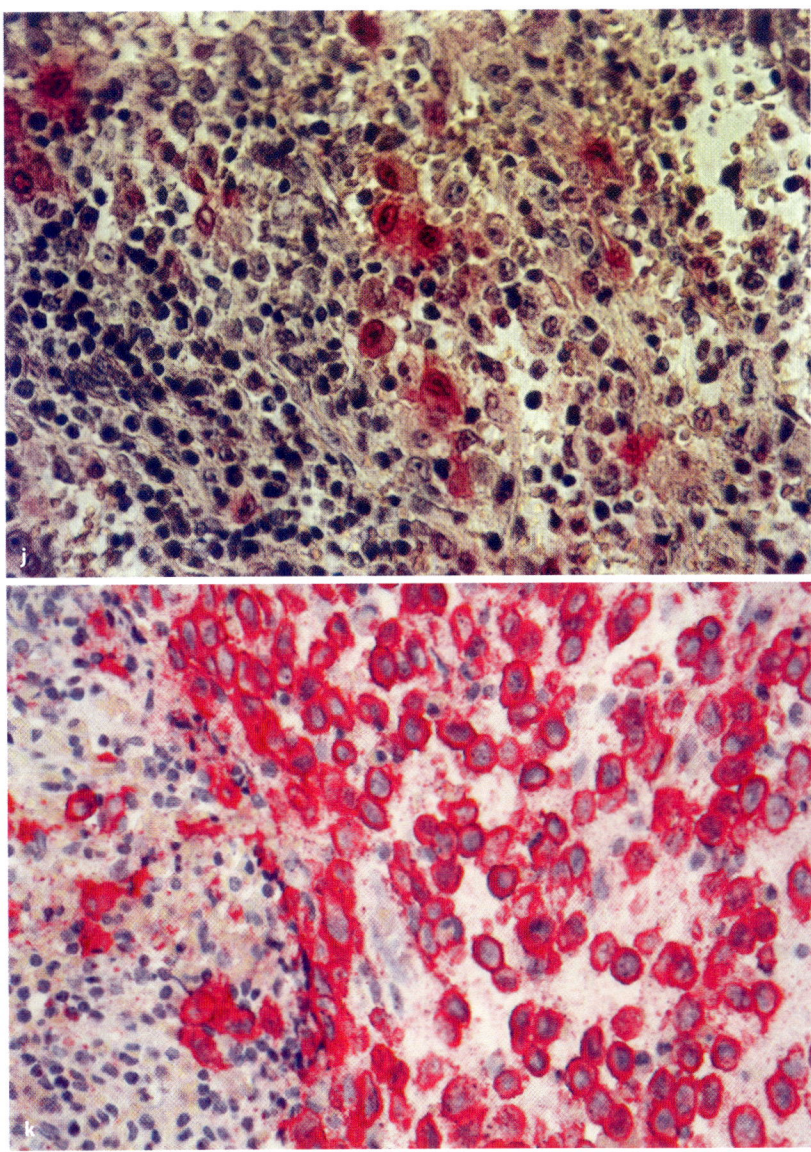

Abb. 13.70 a–k (Forts.)

ten; auch Plasmazellen können vorkommen, sind aber selten, was hilfreich in der Abgrenzung gegen chronisch entzündliche Prozesse ist. Die pathognomonische Struktur ist die Langerhans-Zelle. Es handelt sich um eine relativ große Zelle mit exzentrischem längsovalen, etwas blasig erscheinendem Kern mit sichtbarem Nukleolus. Typisch sind eine bohnenförmige Kerneinkerbung oder sonstige Unregelmäßigkeiten der Kernmembran und eine kaffeebohnenartige leistenförmige Verdichtung des Chromatins (Abb. 13.70 d). Der Kern liegt exzentrisch in einem mittelbreiten basophilen Zytoplasma mit unscharfer Begrenzung. Atypien finden sich nicht, Mitosen sind selten. Die Zellen liegen in wechselnd großen Gruppen ohne Stromabildung vor. Zwischen ihnen findet man in unterschiedlicher Menge eosinophile Granulozyten und kleine Nester von Lymphozyten. Auch kommen vereinzelt neutrophile Granulozyten und vereinzelt auch Plasmazellen vor, Letztere jedoch sehr selten, was bei der Differentialdiagnose zur chronischen Osteomyelitis wichtig ist.

Die mehrkernige Riesenzellen sind eher klein im Vergleich zu anderen riesenzellhaltigen Läsionen des Knochens und liegen einzeln weit verstreut in der Läsion (Abb. 13.70 g). Die Anordnung der Gefäße ist gleichförmig, wobei die Gefäßwände sowohl dünn- als auch dickwandig sein können.

Immunhistologisch können die Langerhans-Zellen durch einen CD1a-Antikörper und einen Antikörper gegen S-100-Protein markiert werden. Diese charakteristische Reaktion ist zwar typisch, aber nicht spezifisch (Emile et al. 1995). Seit kurzem steht jedoch auch ein kommerziell paraffingängiger monoklonaler Antikörper gegen Langerin zur Verfügung, der nach unserer Erfahrung die Langerhanszellen zuverlässig und spezifisch markiert (Abb. 13.70 i–k). Bei Langerin handelt es sich um ein 40-kDa-Glykoprotein, das spezifisch von unreifen Langerhanszellen mit Birbeckgranula an der Zelloberfläche und zytoplasmatisch exprimiert wird (Valladeau et al. 1999).

Histologische Differentialdiagnose. Macht man sich klar, dass die entscheidenden Zellen die Langerhans-Zellen und nicht die eosinophilen Granulozyten sind, dann ist die Diagnose meistens zweifelsfrei zu stellen. Lediglich bei fortgeschrittenen regressiven Veränderungen, wenn sich der Herd in Rückbildung befindet und bereits eine Verfaserung und Zystenbildung vorliegt, kommt man gelegentlich über eine Vermutungsdiagnose nicht hinaus.

Genetik
Untersuchungen über die Inaktivierung des x-Chromosom ergaben, dass es sich um eine klonale Proliferation handelt (Willman et al. 1994). Molekulargenetische Untersuchungen unterstützen die Klonalität der LZH (Murakami et al. 2002).

Häufigkeit
Da – wie noch später ausgeführt wird – die Erkrankung in der Großzahl der Fälle offensichtlich asymptomatisch verläuft und die Herde nur zufällig anlässlich eines Traumas entdeckt werden, ist anzunehmen, dass sie häufiger als in üblichen Statistiken angegeben vorkommt. In unserem eigenen Klinikkrankengut mit 18 Fällen – beobachtet in 12 Jahren im Raum Bremen – waren allein ein Drittel der Fälle Zufallsbeobachtungen (Berning u. Freyschmidt 1985). Daran hat sich bis heute – bei inzwischen mehr als 70 gesammelten Fällen – nichts verändert. Cheyne (1971) berechnet für die Region um Bristol einen Fall auf 2 Mio. Einwohner/Jahr, was unserer Erachtens aber einer groben Unterschätzung entspricht, da es sich offensichtlich nur um klinisch relevante Fälle handelte. Wahrscheinlich ist die LZH des Knochens die häufigste Ursache einer Osteolyse im Kindes- und Schulalter, wenn man vom fibrösen metaphysären Defekt absieht. An allen Osteolysen in allen Altersklassen hat die LZH einen Anteil von weniger als 1%.

Lokalisation
Hauptlokalisationsort ist mit etwa 27% die Schädelkalotte, es folgen das Femur mit 17%, die Wirbelsäule mit 12%, dann Becken mit 9% und Rippen mit 8%. Kiefer, Klavikula, Humerus und Tibia sowie Skapula rangieren zwischen 4 und 6% (◘ Abb. 13.71). Wie erwähnt, sind Manifestationen an den kleinen Röhrenknochen des Hand- und Fußskeletts absolute Raritäten und geben

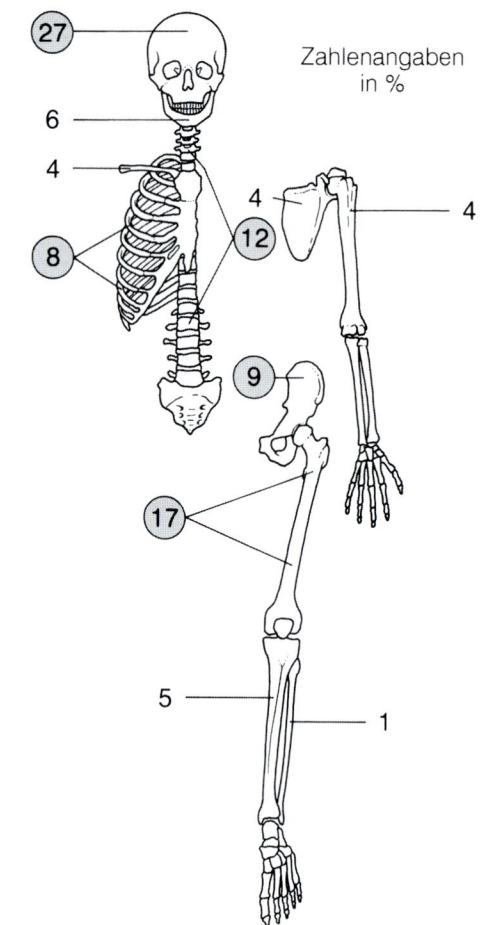

◘ **Abb. 13.71.** Lokalisatorische Verteilung (%) von 376 eosinophilen Granulomen aus den Statistiken von Cheyne (1971, 66 Fälle), Schajowicz (1973, 76 Fälle), McCullough (1980, 79 Fälle), Nauert (1983, 64 Fälle), Sartoris (1984, 71 Fälle) und eigenen Patienten (20 Fälle). Lokalisationen mit 1% und weniger (Maxilla, Sternum, Radius, Ulna, Fibula, Kalkaneus) sind nicht aufgeführt

Veranlassung zu Extrapublikationen (z. B. Jennings et al. 1982, am Beispiel eines eosinophilen Granuloms am rechten 3. Mittelhandknochen bei einem einjährigen Kind mit Differentialdiagnose zur Spina ventosa, zum Enchondrom usw.). Bei einer multizentrischen oder disseminierten Erkrankung werden allerdings bei Patienten im typischen Erkrankungsalter Manifestationen im Hand- und Fußskelett in bis zu 7% der Fälle beobachtet.

Die lokalisierte Form der LZH kommt häufiger als die multizentrische vor. Bei Letzterer kann die Herdzahl bis zu 40 und mehr reichen, die durchschnittliche Zahl der Herde beträgt 7, wobei multiple Herde in ein und demselben, aber auch in verschiedenen Knochen synchron oder metachron zur Entwicklung kommen (Abb. 13.86).

Alters- und Geschlechtsprädilektion
Das *Prädilektionsalter* liegt in der 1. und 2. Lebensdekade, also vorwiegend im Schulalter, Primärmanifestatio-

nen im Erwachsenenalter (3., sogar 4. und 5. Lebensdekade) werden jedoch beobachtet und finden daher in diesem Buch Erwähnung. Es besteht offensichtlich eine leichte Androtropie (männlich zu weiblich = 2:1).

Klinik

Kleinere und vor allem solitäre Läsionen verursachen erfahrungsgemäß keine klinischen Beschwerden und entsprechen damit Zufallsbefunden. An der Schädelkalotte finden sich manchmal umschriebene schmerzlose Schwellungen, die röntgenologisch ihr Korrelat in einem Knochendefekt haben. Aggressivere, d. h. rasch wachsende Herde können örtlich Schmerzen, auch Weichteilschwellungen verursachen, allerdings ohne nennenswerte Hyperämie oder Überwärmung. Ist am Schädel das Keilbein involviert, kann es zu Infiltrationen der Orbita mit Exophthalmus kommen. Bei einem Wirbelsäulenbefall können trotz manchmal ausgedehnter Destruktionen (Abb. 13.81) neurologische Komplikationen fehlen (Greinacher u. Gutjahr 1978). Ansonsten wird die neurologische Symptomatik von Größe und Lokalisation des Herdes bestimmt. Im Gegensatz zu Schädelmanifestationen verursachen Herde an den Röhrenknochen Schmerzen und auch Schwellungen (vor allem im Bereich der unteren Gliedmaßen).

Das Allgemeinbefinden der Patienten mit einer lokalisierten LZH ist in der Regel nicht nennenswert beeinträchtigt. Gelegentlich können subfebrile Temperaturen auftreten, im Blutbild kann sich eine flüchtige Eosinophilie nachweisen lassen. Knochenstoffwechselmarker sind normal, bis auf eine manchmal zu beobachtende leichte Erhöhung der alkalischen Phosphatase, insbesondere im Ausheilungsstadium. Bei multizentrischer Knochen- oder gar multisystemischer Erkrankung mit Beteiligung von Haut und viszeralen Organen besteht allerdings eine erhebliche Beeinträchtigung des Allgemeinbefindens mit Fieberschüben, Gewichtsabnahme und auch Anämie. Im Blutbild kann eine deutliche Eosinophilie nachweisbar sein, die Blutsenkung ist beschleunigt, Leber, Milz und Lymphknoten finden sich geschwollen

Ist das Lungeninterstitium befallen (feinwabiges Bild, Abb. 13.86 i; feinste nur im CT zu sehende Herde mit und ohne Einschmelzung, Abb. 13.82 b, Abb. 13.83), können die Patienten Dyspnoe haben. Als Komplikation gilt ein Spontanpneumothorax.

Die Prognose der solitären und oligotopen LZH des Knochens ist im Allgemeinen gut, was u. a. durch planimetrische Messungen von Sartoris u. Parker (1984) untermauert wird. Die Autoren fanden, dass die unterschiedlichen Behandlungsregime, wie z. B. eine Kortikoidapplikation oder Bestrahlung, einer „Nichtbehandlung" nicht überlegen sind. Wir empfehlen auch eine abwartende Haltung, wenn die Herde keine oder nur geringe Symptome verursachen und nicht die Statik des befallenen Skeletts gefährden. Man muss allerdings sehr viel Geduld besitzen, denn die *Ausheilung kann bis zu 10 Jahre* dauern. Bei ungünstigen Lokalisationen wie z. B. an der Wirbelsäule oder am Femur empfiehlt sich eine chirurgische Intervention mit Kürettage und evtl. anschließender Span- oder Spongiosaauffüllung. Nauert et al. (1983) berichten über gute Behandlungsergebnisse bei perkutaner und lokaler Kortisoninjektion in solitären symptomatischen Läsionen.

Bei multizentrischer LZH des Knochens, insbesondere aber bei multisystemischer Erkrankung, die auch als maligne Verlaufsform bezeichnet wird, wird man allerdings nicht um eine systemische Chemotherapie, evtl. kombiniert mit einer Kortikoidgabe, herumkommen.

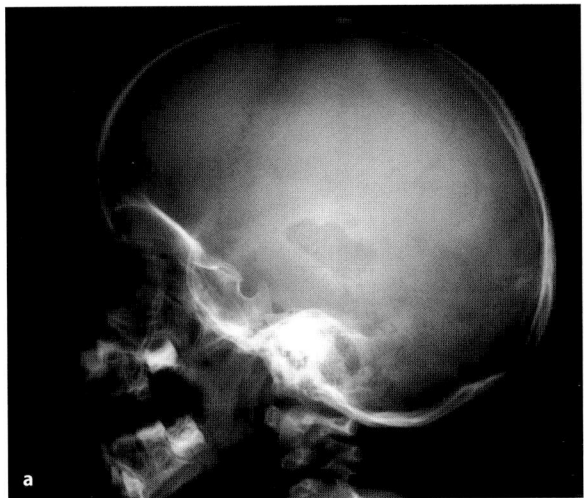 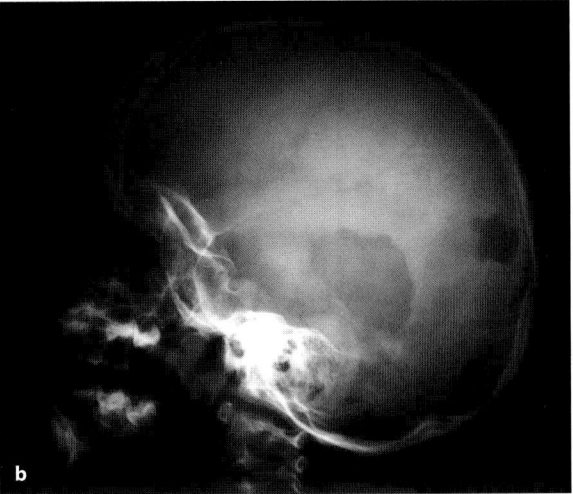

Abb. 13.72 a, b. Langerhans-Zell-Histiozytose-Herde oder eosinophiles Granulom in einem kindlichen Schädel. Deutliche Größenzunahme der Herde innerhalb eines Jahres (von a nach b), dabei klinisch Beschwerdefreiheit. Keine Therapie

Radiologie

Das Spektrum röntgenologischer Veränderungen reicht von mottenfraßartigen Destruktionen mit Kompaktazerstörung und Weichgewebsinfiltrationen (allerdings sehr selten) bis zu gut begrenzten geografischen Läsionen, evtl. mit Skleroserand. Die Bandbreite auf der Lodwick-Skala liegt zwischen einem Lodwick-Grad I und II. Die Röntgensymptomatik kann sich durch Spontanfrakturen verändern. Im akuten Stadium sind die osteolytischen Destruktionen selten von einem Skleroserand umgeben, Letzterer ist ein typisches Zeichen für eine Ausheilung.

Bei Kortikaliszerstörung finden sich überwiegend lamelläre oder solide, sehr selten unterbrochene Periostreaktionen (◘ Abb. 13.73, 13.74). Mit Hilfe der MRT (◘ Abb. 13.75, 13.84) lässt sich in überlagerungsträchtigen Skelettabschnitten sehr gut die Ausdehnung einer Läsion insbesondere in den Paraossärbereich darstellen. Ein hohes Signal findet sich auf T2-gewichteten Bildern in der Läsion, im Markraum und Periost. Paraossäre Infiltrationen findet man mit der MRT in ca. 30% der Fälle. Im T1-gewichteten Bild ist die Läsion, sofern sie nicht regressiv oder durch Einblutung verändert ist, isointens mit der Muskulatur und unscharf konturiert. Floride Läsionen enhancen stark nach Gadoliniumapplikation. In frühen Stadien kann die LZH in der MRT andere aggressive Knochenläsionen wie maligne Knochentumoren oder die Osteomyelitis imitieren.

Schädel: Die Osteolysen sind rundlich bis oval und haben einen Durchmesser von bis zu 3 cm und mehr. Der überwiegende Teil der Läsionen liegt in der Schädelkalotte. Aufgrund ihrer scharfen Begrenzung muten die Läsionen meist wie ausgestanzt an und werden im amerikanischen Schrifttum auch als „punched-out lesion" bezeichnet (◘ Abb. 13.72, 13.79, 13.86 f). Wenn die Ränder der Osteolyse etwas unscharf (nie mottenfraßartig!) konturiert sind, d. h. wenn der Übergang von der Läsion zum gesunden Knochen breit ist, liegt das zumeist daran, dass der Rand der Läsion trichterförmig verläuft infolge unterschiedlicher Ausdehnung der Osteolyse im

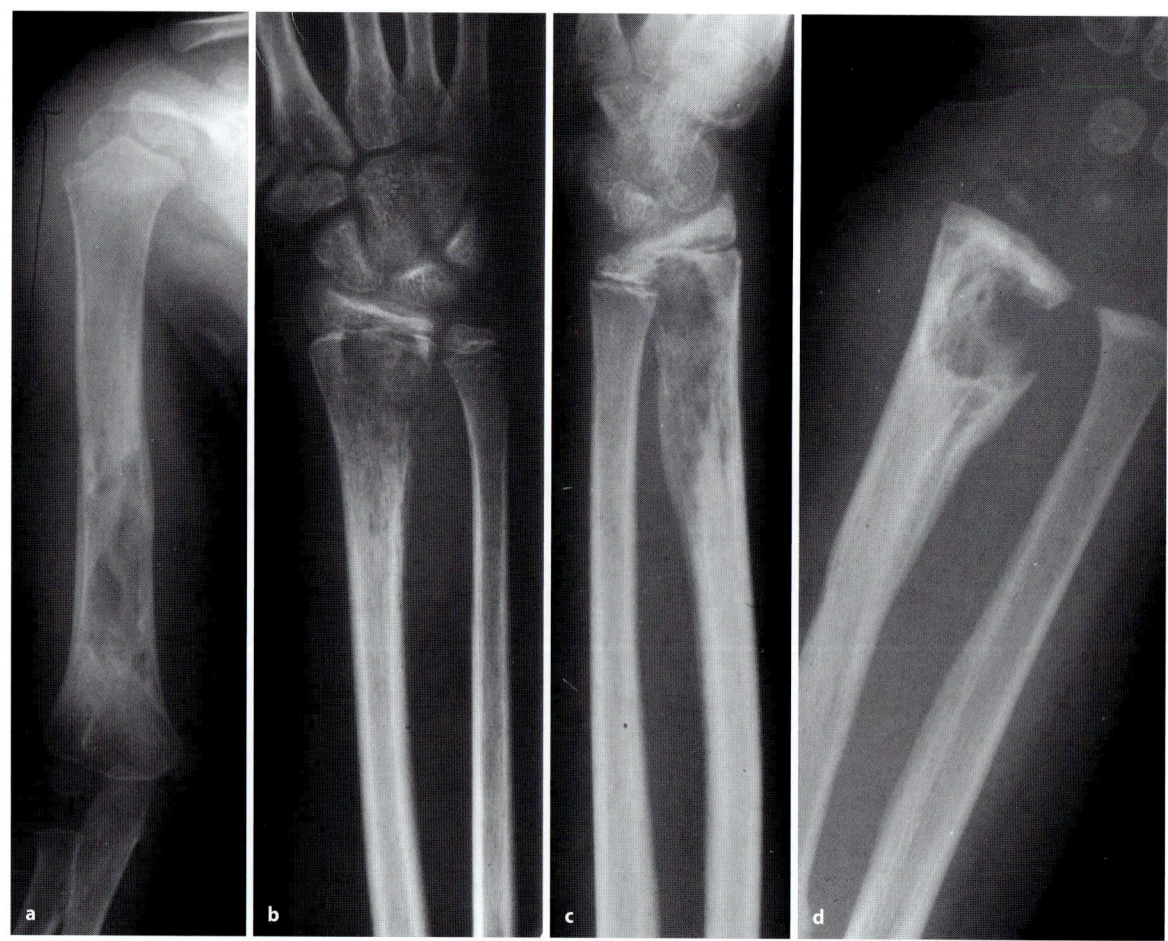

◘ **Abb. 13.73 a–d.** Solitäre LZH-Herde im kindlichen Gliedmaßenskelett. a, b, c sowie d sind jeweils verschiedene Patienten. Das Destruktionsmuster reicht von einem Lodwick-Grad IC (a, d) bis zu einem Grad II (b, c). Klinisch über den Befunden lokale Schwellungen und mäßige Schmerzen. Beachte die schon deutliche Inaktivitätsatrophie in den Skelettabschnitten distal der Herde

13.6 · Langerhans-Zell-Histiozytose (LZH)

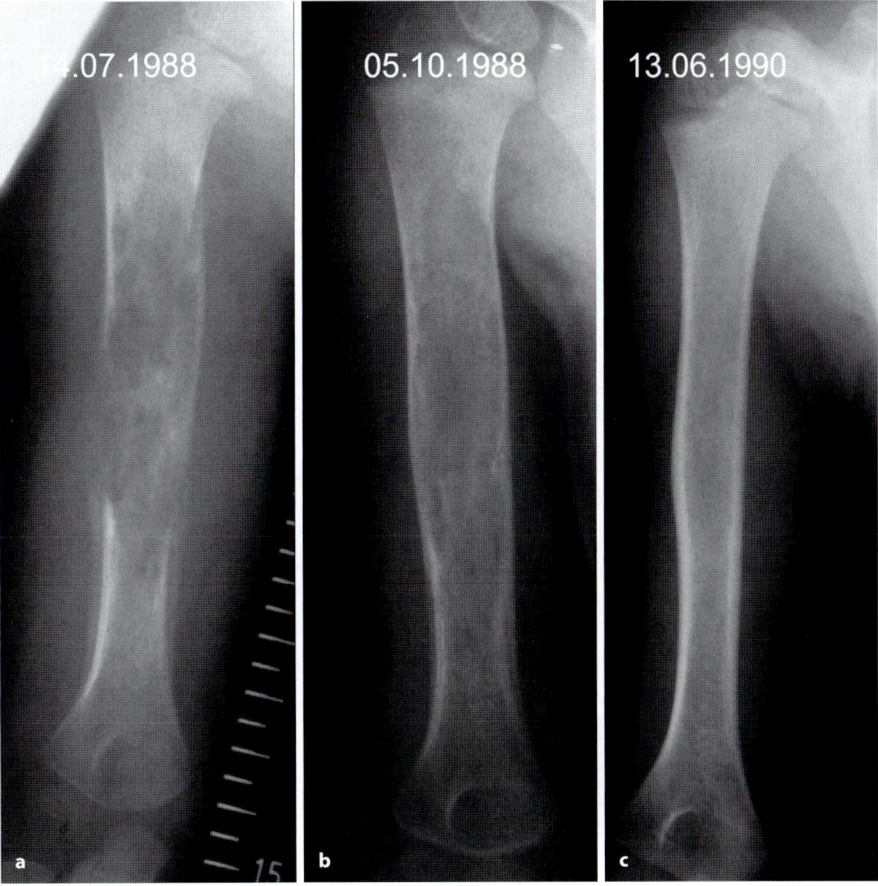

Abb. 13.74 a, b. Ungewöhnlich ausgedehnter LZH-Herd im rechten Humerus bei einem Kind. Der langstreckige Befund in **a** entspricht noch einem Lodwick-Grad IC. Beachte die die Osteolyse umgebende manschettenartige Periostverknöcherung. Erhebliche umgebende Weichteilschwellung. Das Ganze mutet wie ein aggressives Sarkom an. Histologische Sicherung und Behandlung mit niedrig dosierter Chemotherapie (Vinblastin plus Cortison). Schon nach 3 Monaten (**b**) deutliche Rückbildung der Destruktion, nach fast 2 Jahren nahezu vollständige Reossifikation (**c**)

Bereiche von Tabula externa und interna. Konfluieren die Herde, entstehen große landkartenartig begrenzte Defekte, die Sequester beinhalten können (Abb. 13.88). Große landkartenartige Osteolysen, kombiniert mit einem Diabetes insipidus durch Zerstörung der Sella und mit Exophthalmus, erfüllen die Voraussetzungen, um von einer Hand-Schüller-Christian-Trias zu sprechen. Bei einem Kieferbefall finden sich mehr oder weniger ausgeprägte Defekte, die zu Zahnausfall führen können (Abb. 13.86).

Wirbelsäule: Die Herde können sich sowohl im Wirbelkörper als auch im -bogen und in den Quer- und Dornfortsätzen ausbreiten. Bevorzugt sind Brust- und Halswirbelsäule (Abb. 13.78, 13.81). Überwiegend wird nur ein Wirbelkörper befallen, der – wie in den Abb. 13.82–13.84 dargestellt – bei erhaltener Form eine größere Osteolyse, evtl. verbunden mit einem zentralen Sequester, aufweist. Dieses Bild wird verwischt, wenn der Wirbelkörper zusammenbricht und sich eine Vertebra plana ausbildet (Abb. 13.78 a). Mit Schnittbildverfahren findet man bei stärkeren Kompressionsfrakturen paravertebrale Weichgewebsformationen, entweder aus Granulationsgewebe oder auch aus symptomatischen Blutungen bestehend. Damit kann eine Spondylitis vorgetäuscht werden, obwohl der normalerweise erhaltene angrenzende Intervertebralraum dagegen spricht. Zur präzisen Beantwortung dieser Frage ist die MRT mit Kontrastmittel besonders geeignet. Interessanterweise vermögen sich die destruierten und komprimierten Wirbelkörper bei Kindern im Laufe des Wachstums fast bis zur normalen Form zu restituieren. Alleinige Ausbreitungen in den Anhangsgebilden sind ungewöhnlich und Anlass zu kasuistischer Mitteilung (Bonakdarpur et al. 1982).

Rippen: Hier werden sowohl reine „punched-out lesions" wie auch mottenfraßartige Destruktionen mit paraossalen Weichteilschatten beobachtet (Abb. 13.85, 13.87). Bei gleichzeitig bestehender Lungenhistiozytose mit stärkeren Hustenanfällen sind Spontanfrakturen nicht selten.

Becken (Abb. 13.76, 13.88): Die Röntgenmorphologie ähnelt der am Schädel. Erfahrungsgemäß präsentieren sich die Herde zu einem Zeitpunkt, wo sie bereits einen Ausheilung signalisierenden Sklerosesaum besitzen.

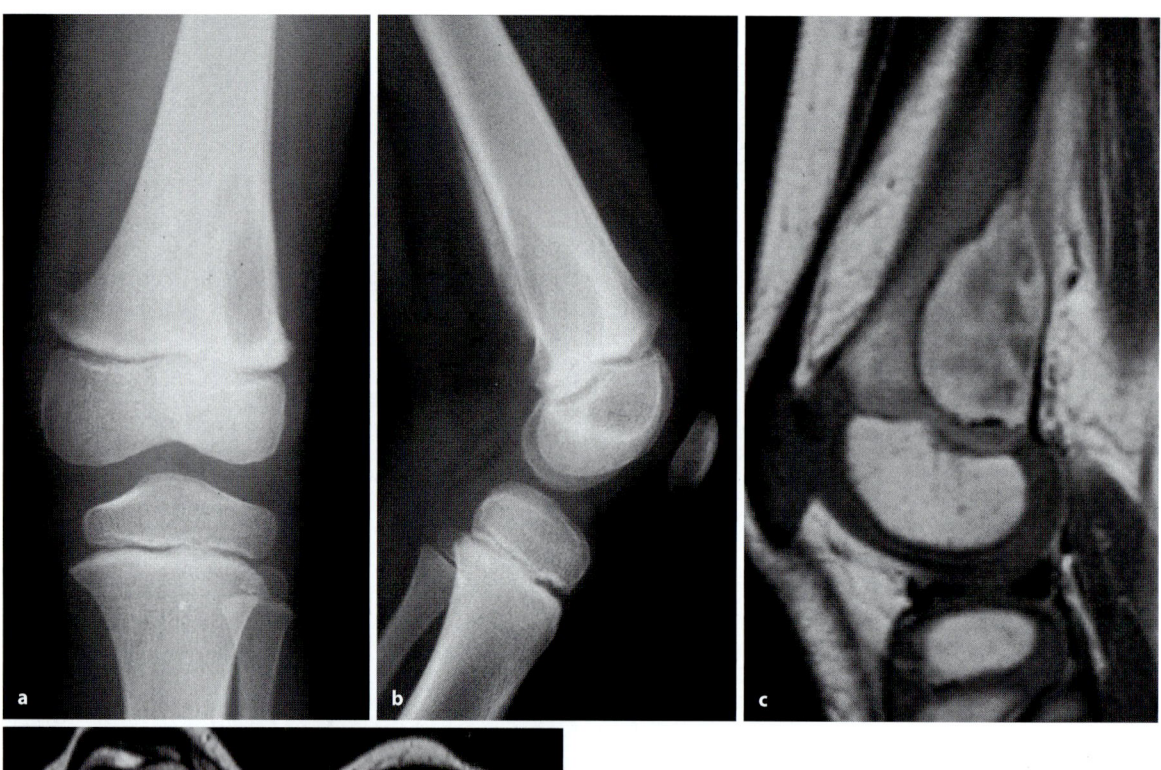

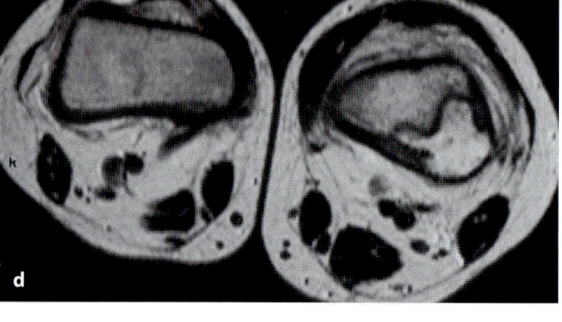

◀ ◘ **Abb. 13.75 a–d.** Exzentrisch in der distalen dorsolateralen Femurmetaphyse gelegener LZH-Herd. Klinisch nur leichte ziehende Schmerzen. Solide dorsale Periostmanschette über der Lodwick-Grad-IB- bis -IC-Läsion. Im kontrastverstärkten T1-Bild (**c**) deutliches Enhancement. Im T2-Bild (**d**) stellt sich der Herd gegenüber der Muskulatur mit hoher Signalintensität dar. Von der Lage des Herdes her käme durchaus ein fibröser metaphysärer Defekt infrage, doch fehlt der dafür pathognomonische girlandenförmige Sklerosesaum

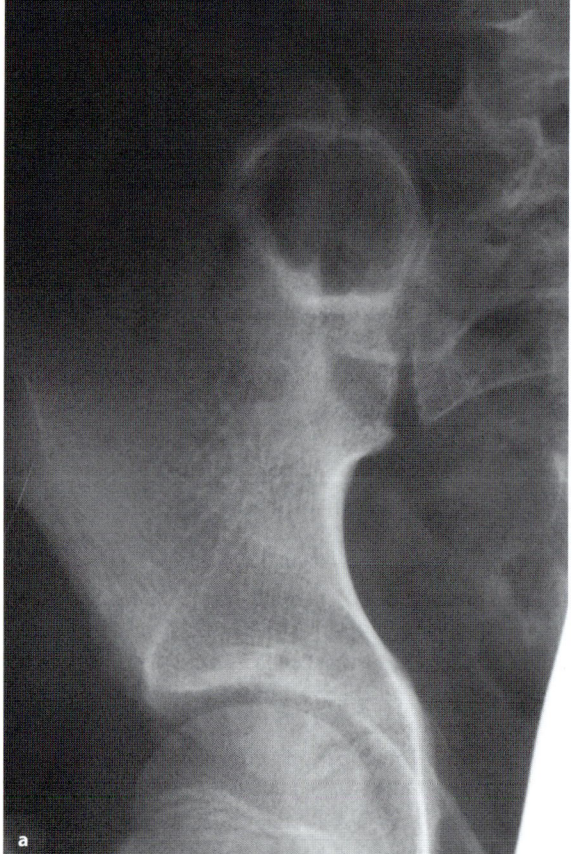

▶ ◘ **Abb. 13.76 a–d** Solitäre LZH-Herde im kindlichen Becken. Der Herd im hinteren Os ilium rechts hat einen soliden Sklerosesaum, der anzeigt, dass der Herd ausheilt (**a, b**). Der Herd in der Pars acetabuli ossis ischii ist – unbehandelt und deutlich schmerzsymptomatisch – noch akut und breitet sich in die parossalen Weichteile aus

13.6 · Langerhans-Zell-Histiozytose (LZH)

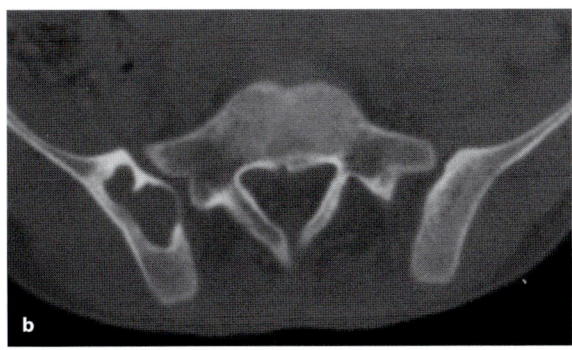
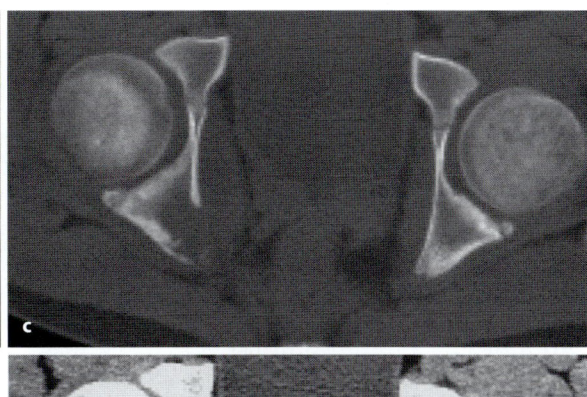
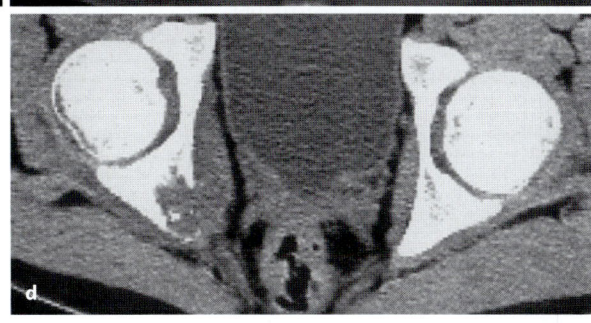

Abb. 13.76 a–d (Forts.)

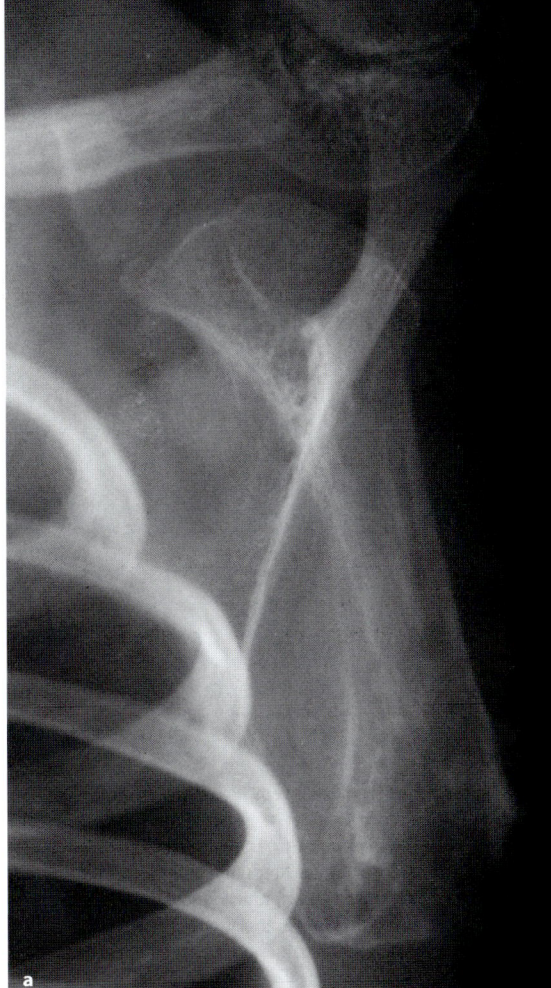

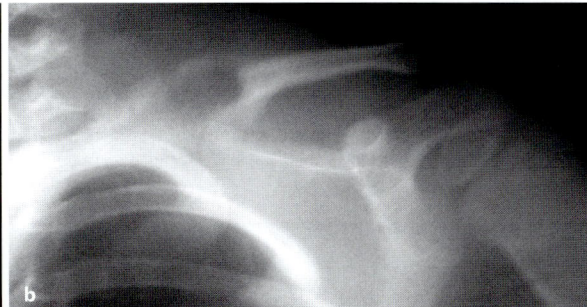
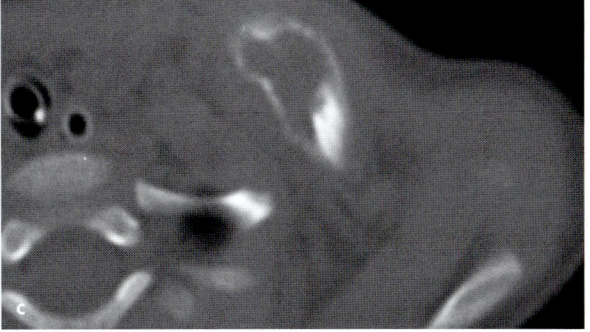

Abb. 13.77 a–c. Solitäre LZH-Herde im kindlichen Schultergürtelbereich: In **a** am Angulus scapulae bei einem 2-jährigen Mädchen. Der Angulus ist grob zerstört, in der Umgebung der größeren Osteolyse finden sich mottenfraßartige Destruktionen. Der gesamte Befund entspricht einem Lodwick-Grad II. In **b** und **c** ungewöhnliche Manifestation in der linken Klavikula bei einem 3-jährigen Mädchen. Klinisch deutlich tastbare Schwellung und Rötung über der Läsion. Die Klavikula ist in der medialen Hälfte vollständig zerstört; man erkennt eine unscharfe Periostreaktion, die den Defekt kranial und kaudal bogenförmig überspannt. Im CT (**c**) sieht man vor allem den groben paraossalen Weichteiltumor, der die Subkutis infiltriert hat

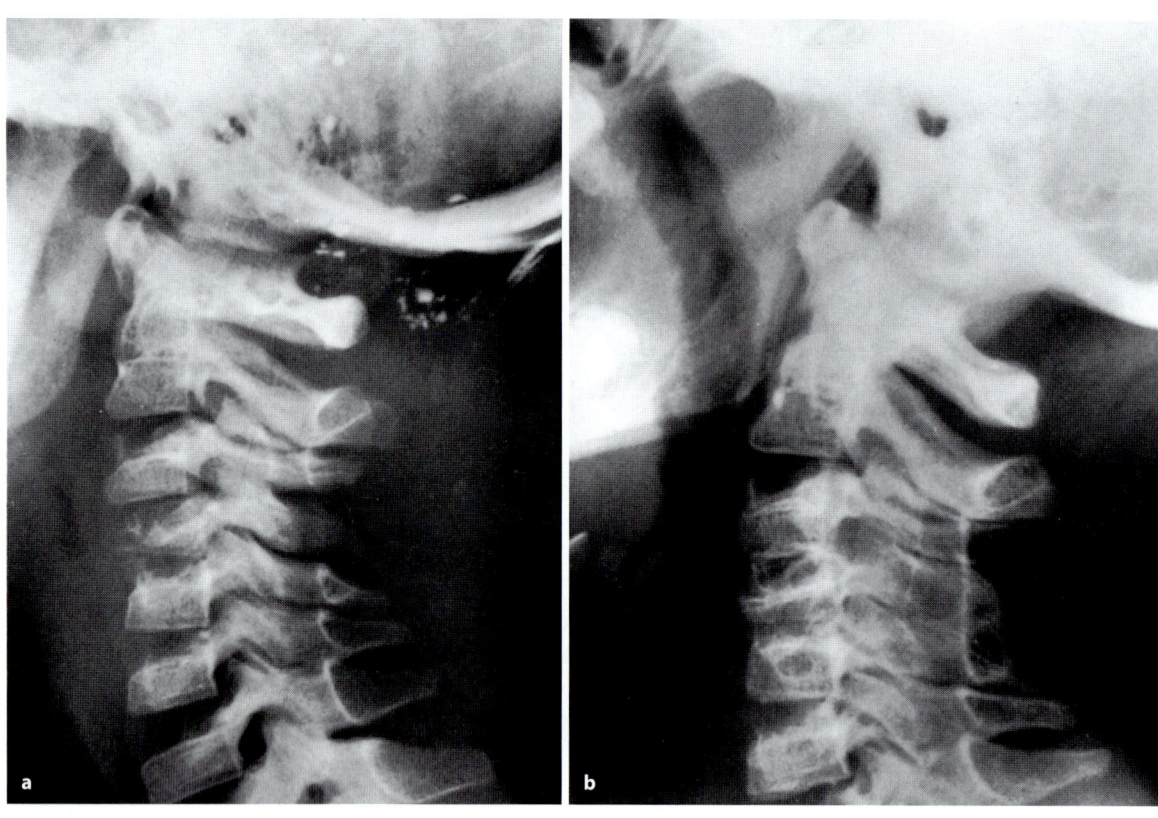

Abb. 13.78 a, b. LZH (eosinophiles Granulom) mit Destruktion von C4 (**a**). Bei dem 5-jährigen Jungen bestand klinisch eine zunehmende Armparese links. **b** 3 Jahre später nach chirurgischer Ausräumung und dorsaler Verblockung partielle Restitution von C4

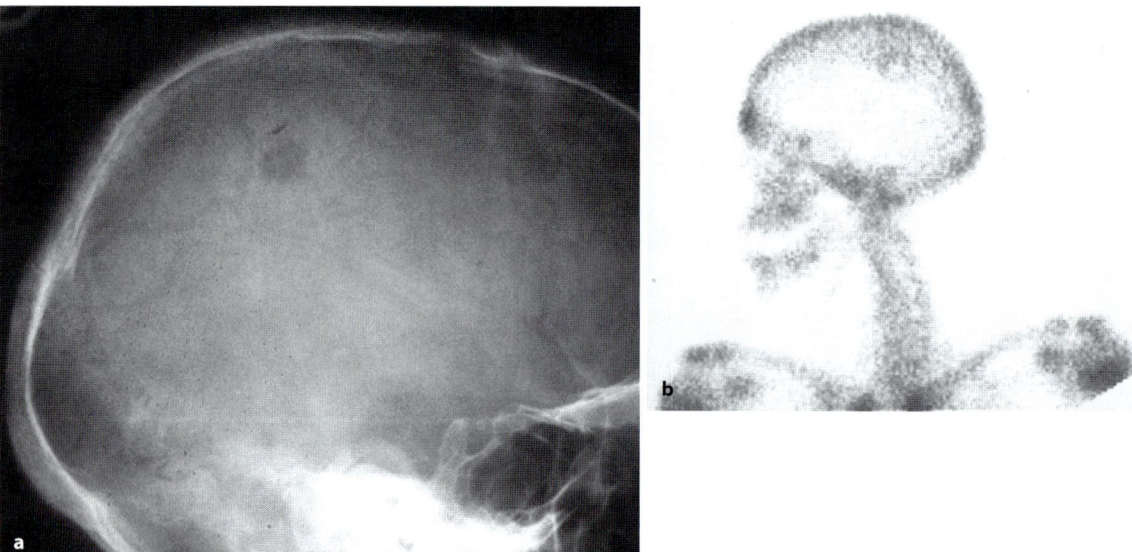

Abb. 13.79 a–d. LZH-Herd im rechten Os parietale bei einer jüngeren Frau, die über der Läsion einen kleinen, fast schmerzlosen Buckel getastet hatte. Im Szintigramm in **b** ist der Herd mit einer ringförmig leicht erhöhten Aktivitätsanreicherung dargestellt, was eine beginnende periphere Reparation anzeigt, die weder projektionsradiographisch in **a** noch im diagnostischen CT in **c** zur Darstellung kommt. Beachte den kleinen Knochensequester in der Osteolyse, was als Hinweis auf eine LZH gelten kann, aber keineswegs beweisend ist. Vergleiche diesen Befund mit dem durch eine Metastase bedingten in Abb. 13.80. Wir haben den Herd transkutan und CT-gesteuert biopsiert (**d**), da grundsätzlich eine LZH im Erwachsenenalter untypisch ist und für eine Osteolyse in der Schädelkalotte – nach radiologischem Ausschluss einer Dermoidzyste und einer Pacchioni-Granulation mit MRT – z. B. auch die Metastase eines unbekannten Primärtumors infrage kommt (*Forts. S. 855*)

13.6 · Langerhans-Zell-Histiozytose (LZH)

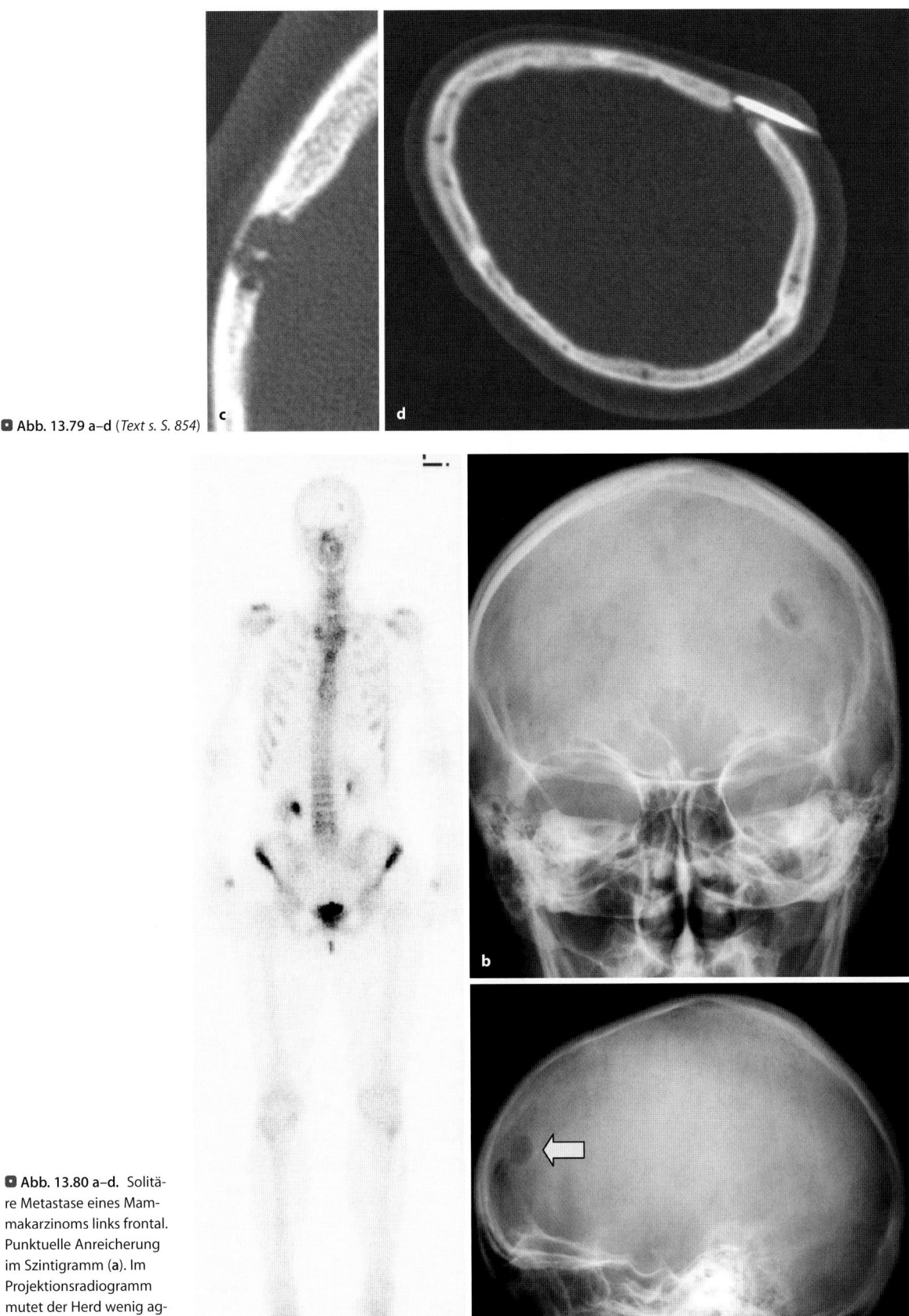

Abb. 13.79 a–d (*Text s. S. 854*)

Abb. 13.80 a–d. Solitäre Metastase eines Mammakarzinoms links frontal. Punktuelle Anreicherung im Szintigramm (**a**). Im Projektionsradiogramm mutet der Herd wenig aggressiv an (**b, c**, „punched-out lesion") (*Forts. S. 856*)

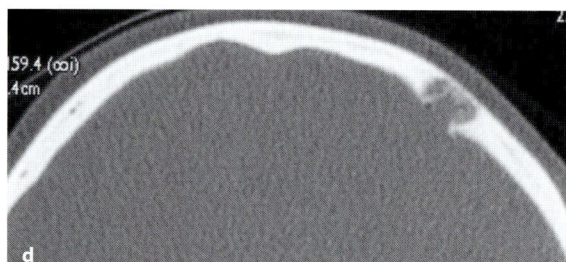

Abb. 13.80 a–d (*Forts.*) Im CT (**d**) kleine Sequester in der Osteolyse, nahezu identisch mit der Abb. 13.79c. Die transkutane Biopsie erbrachte die histologische Sicherung einer Metastase (der ersten) des anamnestisch bekannten Mammakarzinoms

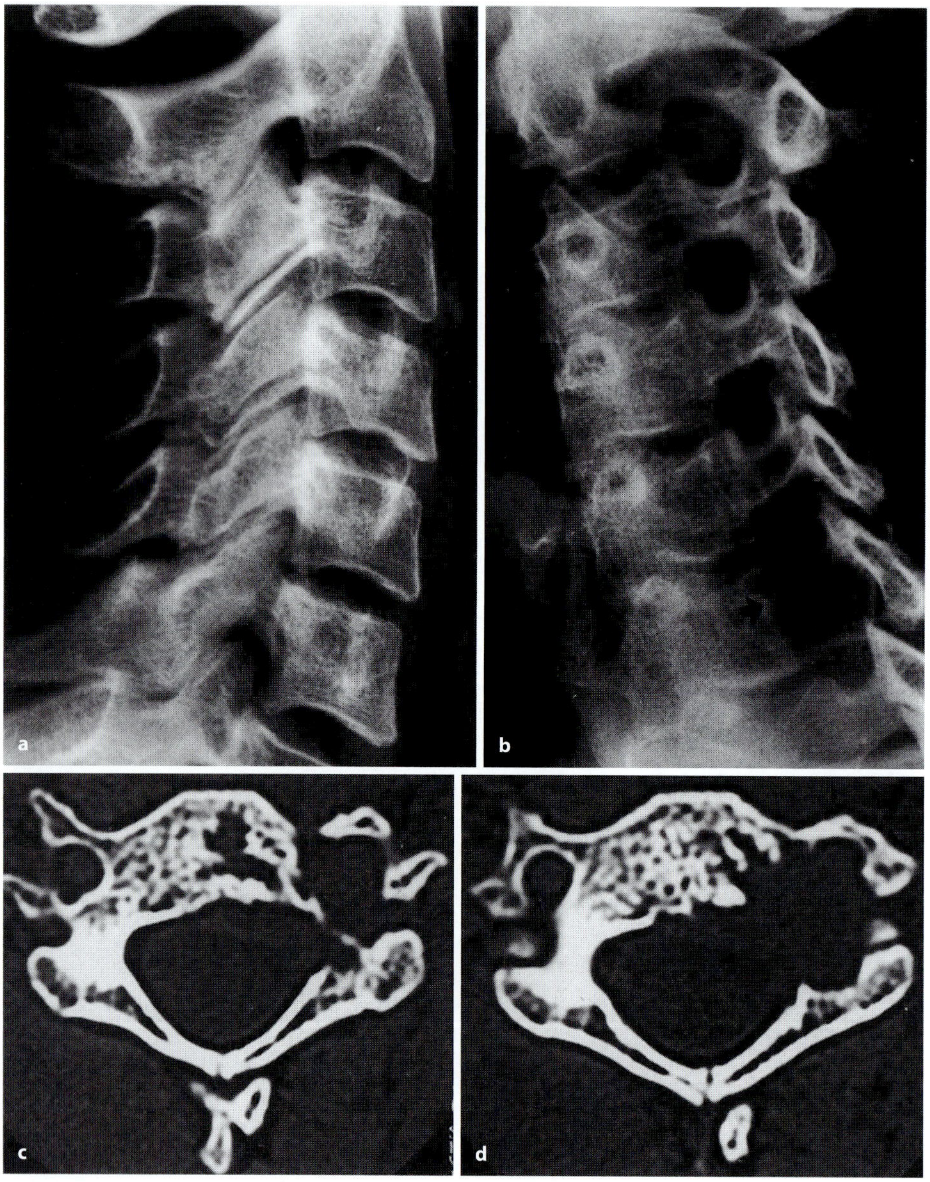

Abb. 13.81 a–d. LZH in den linken Körper- und Bogen- sowie Querfortsatzpartien von C6 bei einer 32-jährigen Frau. Seit 6 Jahren uncharakteristische Schmerzen in der unteren HWS mit Ausstrahlung in den linken Arm. Auf der seitlichen Übersichtsaufnahme (**a**) sieht man eine Transparenzerhöhung in den hinteren Partien von C6, in der Bogenwurzel und im Bereich der oberen Gelenkfacetten. Eindrucksvoller ist der knöcherne Defekt in der Linksschrägaufnahme zu sehen. Der radiologische Befund wurde zunächst für ein Sanduhrneurinom gehalten. Die CT-Schnitte ließen aber ganz eindeutig eine Destruktion der linken Anteile vom 6. Wirbelkörper und der linken Anhangsgebilde erkennen (**c, d**). Histologisch erwies sich der Befund als eosinophiles Granulom. Die Untersuchung des übrigen Skeletts, der Lunge und der Haut erbrachte vorerst keine Hinweise auf weitere Manifestationen. Dieser Fall hat eine frappierende Ähnlichkeit mit dem von Geusens et al. (1998) veröffentlichten

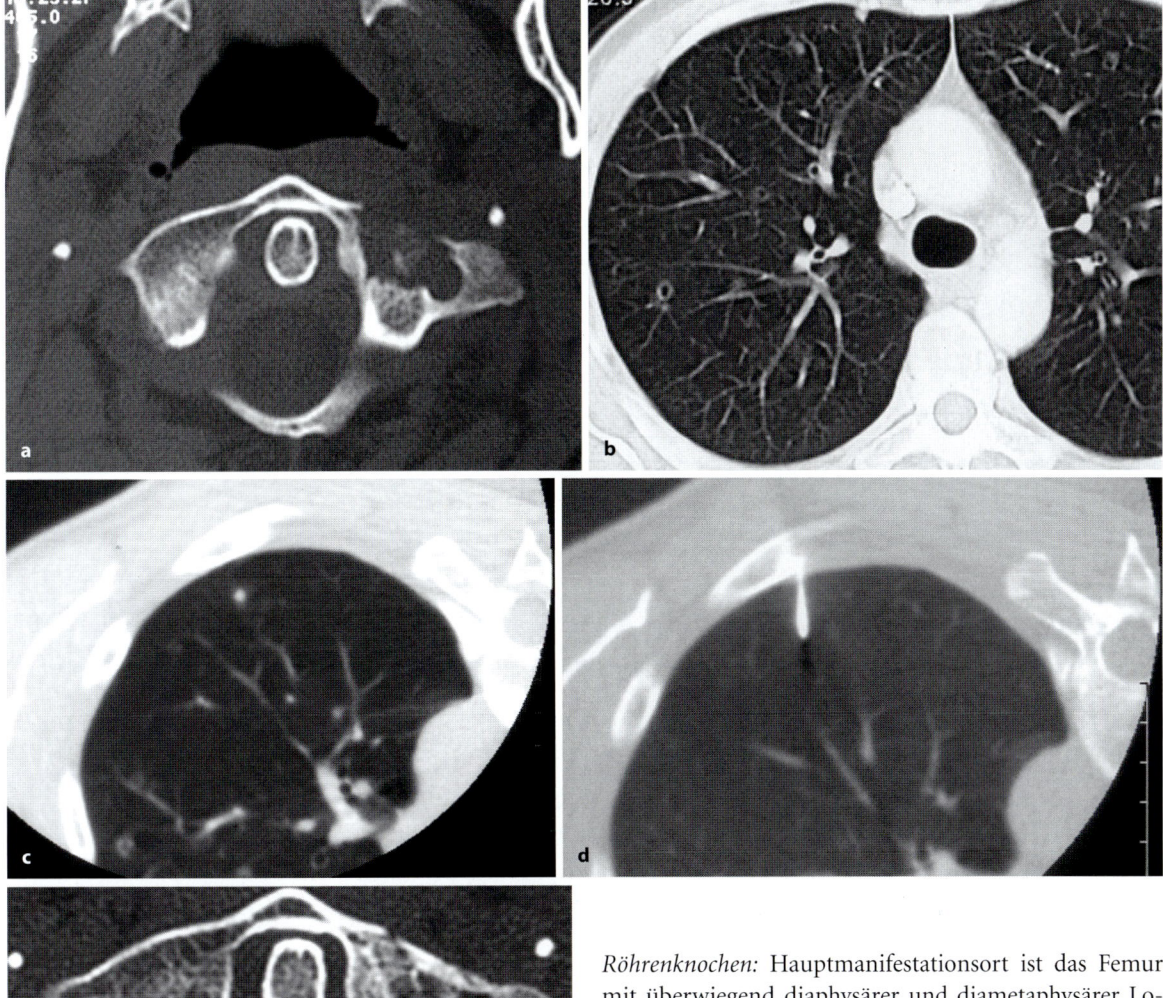

Abb. 13.82 a–e. LZH im linken Korpus- und Querfortsatzbereich von C2 mit Sequesterbildung. Radiologisch ähnlich gelagerter Fall wie in Abb. 13.81. Da der Patient Starkraucher war, vermuteten wir einen Zusammenhang (s. Text) und haben den Thorax mit CT untersucht. Dort fanden wir disseminierte kleinste Herdchen, vor allem in den Oberfeldern, die teilweise eingeschmolzen waren (**b**). Differentialdiagnostisch kam grundsätzlich z. B. auch eine atypische Tuberkulose oder eine Anka-negative Wegner-Granulomatose infrage. Wegen der für eine transkutane Biopsie etwas ungünstigen Lokalisation des C2-Herdes haben wir die Punktion eines der Lungenherde vorgezogen und bekamen unsere Verdachtsdiagnose einer LZH im Sinne einer „Multiorganerkrankung mit Lungenbeteiligung" (s. Text) bestätigt. Unter Rauchkarenz und Chemotherapie (MTX niedrigdosiert plus Cortison) fast vollständige Restitution nach 1 Jahr (**e**). Auch die Lungenherde waren komplett verschwunden

Röhrenknochen: Hauptmanifestationsort ist das Femur mit überwiegend diaphysärer und diametaphysärer Lokalisation. Hier wie auch an anderen Röhrenknochen hängt die Röntgensymptomatik ganz von der Aggressivität des Prozesses ab: So reicht das Spektrum von mottenfraßartigen Destruktionen mit Kompaktazerstörung (Abb. 13.73–13.74) und Periostverknöcherungen bis zu relativ scharf begrenzten Herden (Abb. 13.73 a, 13.75). Die Periostreaktionen sind bei diaphysärer Lokalisation häufig zwiebelschalenartig und solide. Ein ovalärer Herd mit enossaler Kompaktaarrosion oder „Kompaktaausbeulung", kombiniert mit periostalen Knochenneubildungen ohne Nachweis eines nennenswerten paraossalen Anteils, kann bei jungen Leuten als ziemlich spezifisch für ein eosinophiles Granulom angesehen werden (Abb. 13.73 a, 13.75). Die Periostmanschette bildet offensichtlich eine gewisse Barriere gegen einen weiteren Ausbruch der tumorähnlichen Läsion.

Auf ungewöhnliche Skelettmanifestationen der LZH an 34 Fällen weisen Hindman et al. (1998) hin.

Differentialdiagnose

Aus der Beschreibung der allgemeinen Morphologie im Projektionsradiogramm der lokalisierten LZH des Kno-

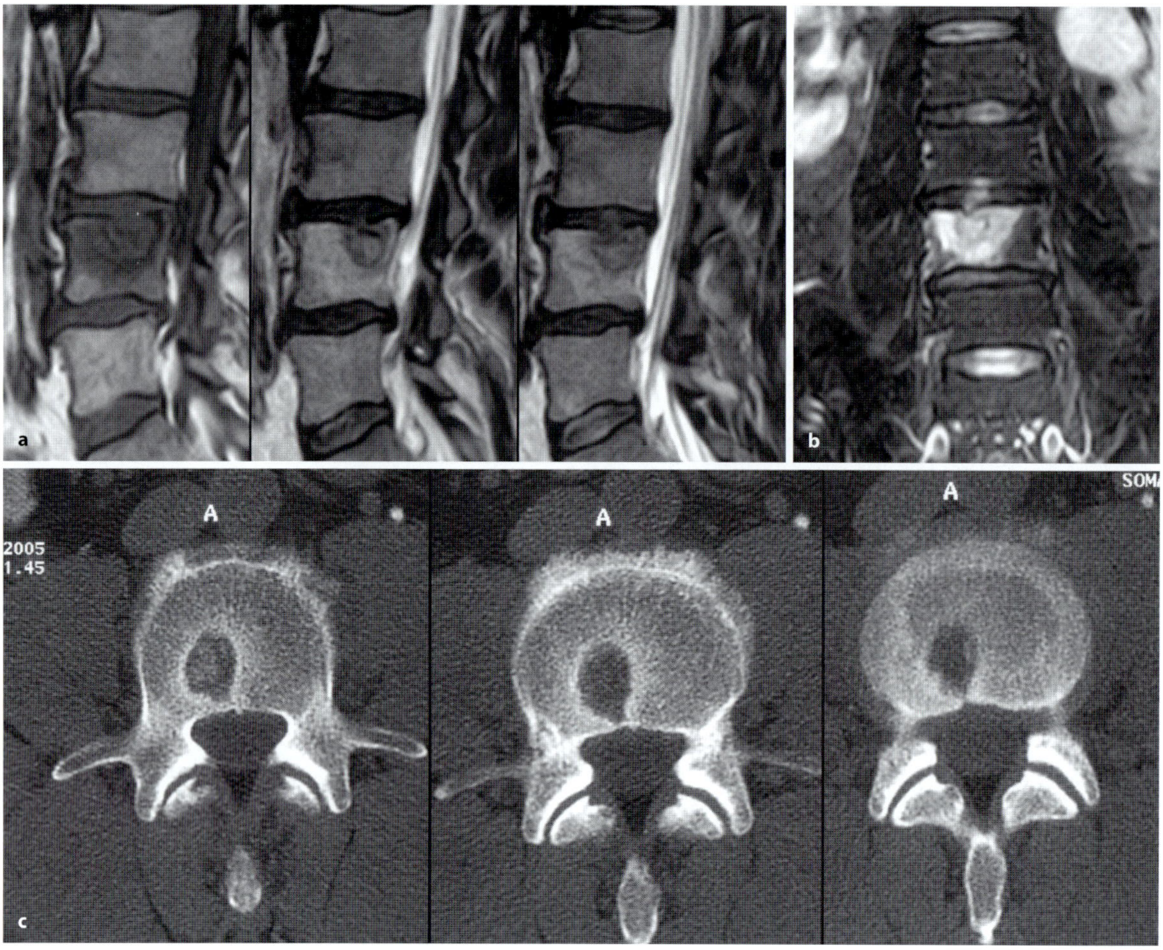

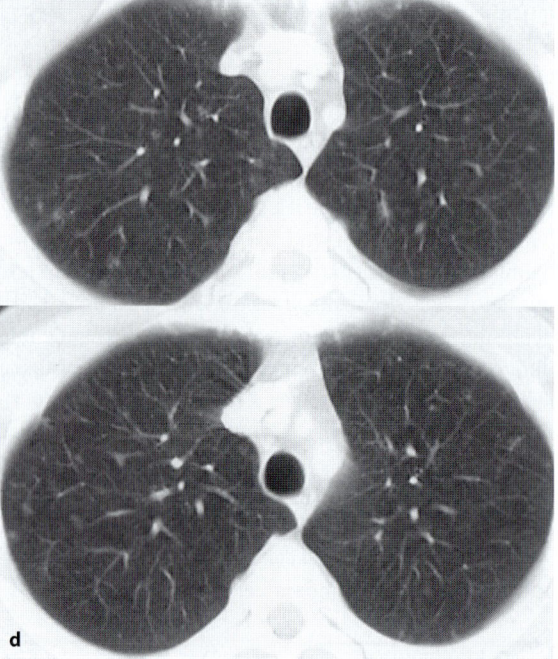

Abb. 13.83 a–d. Ungewöhnliche Präsentation einer LZH bei einem 42-jährigen Mann, der mit starken lumbalen Schmerzen aufgenommen wurde. Für den osteolytischen Herd unter der Deckplatte von L4 nahmen wir zunächst einen groben intraspongiösen Diskusprolaps an, wie er in Abb. 12.12 a–c dargestellt ist. Da wir hörten, dass der Patient Starkraucher ist, wurde ein Lungen-CT angefertigt, das disseminierte Herdchen in beiden Lungenoberfeldern zeigte (**d**). Es erfolgte keine histologische Absicherung. Unter Rauchkarenz und Steroidgabe rasche Besserung der klinischen und radiologischen Befunde, so dass wir die Diagnose LZH ex juvantibus stellen. Der Herd hatte offensichtlich zu einem Deckplatteneinbruch geführt, in den Nukleusgewebe prolabiert war

13.6 · Langerhans-Zell-Histiozytose (LZH)

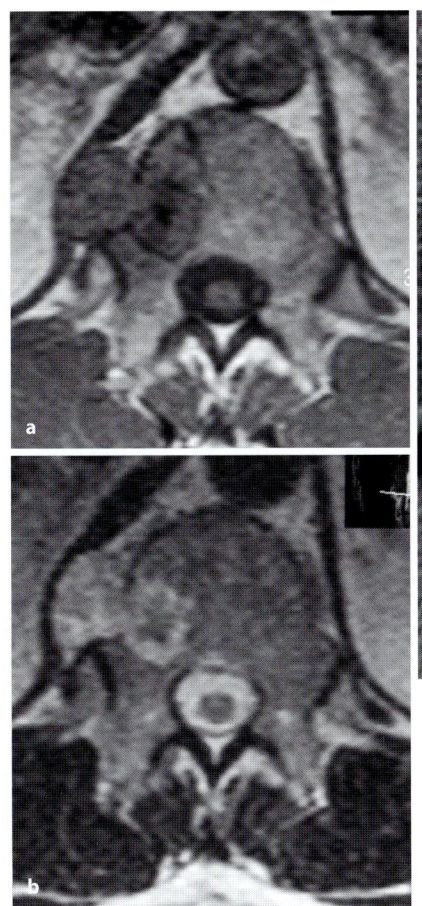

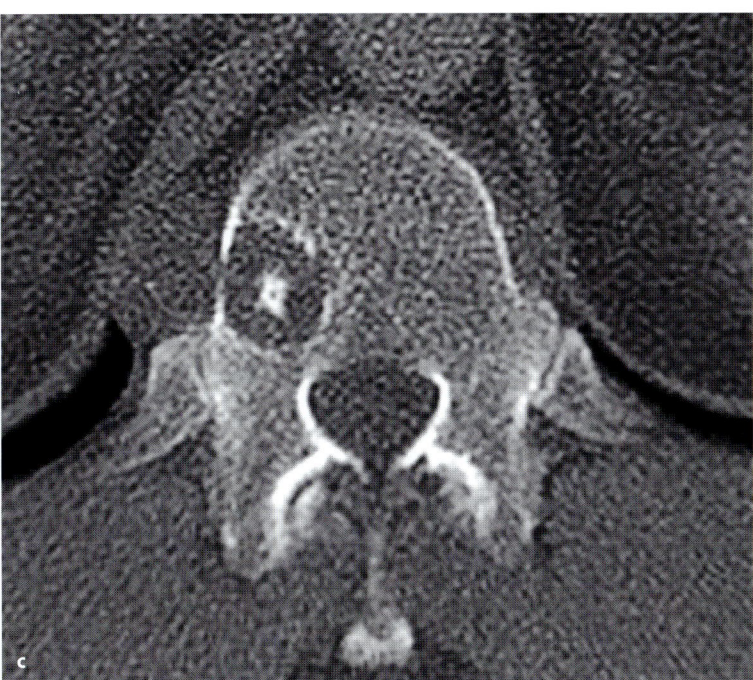

Abb. 13.84 a–c. Solitärer LZH-Herd in D12 bei einem 41-jährigen diesbezüglich asymptomatischen Mann. Der umschriebene Destruktionsprozess mit kleiner Sequesterbildung (c) war zufällig anlässlich einer Abdomen-CT-Untersuchung aufgefallen. Der szintigraphisch (inkl. SPECT) im übrigen unauffällige Herd ist aus dem Knochen in die rechts paravertebralen Weichteile perforiert. Im T1-Bild stellt er sich isointens mit der Muskulatur dar (a), im T2-Bild ist er hyperintens (b)

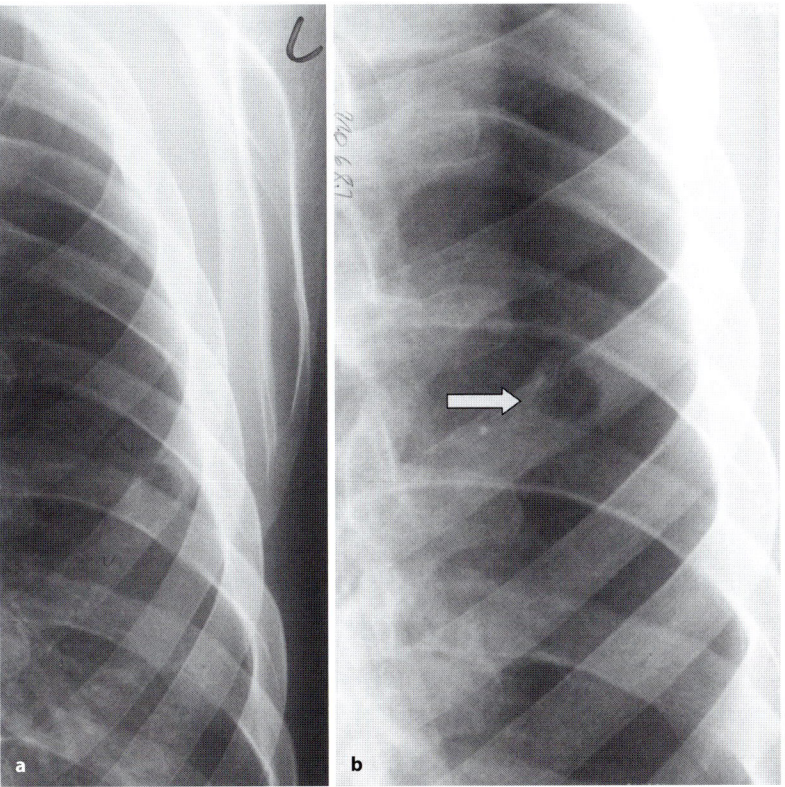

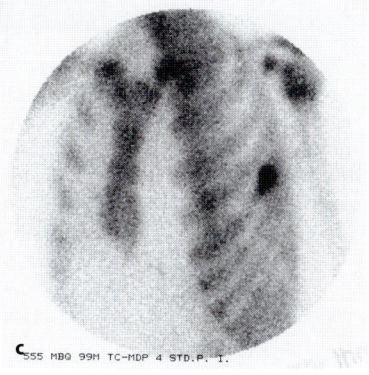

Abb. 13.85 a–c. Solitärer LZH-Herd in einer Erwachsenen-Rippe. Stanzlochdefekt oder „punched-out lesion". Da der Herd sich offensichtlich schon im Ausheilungsstadium befindet, starke – reaktive- Anreicherung im Szintigramm

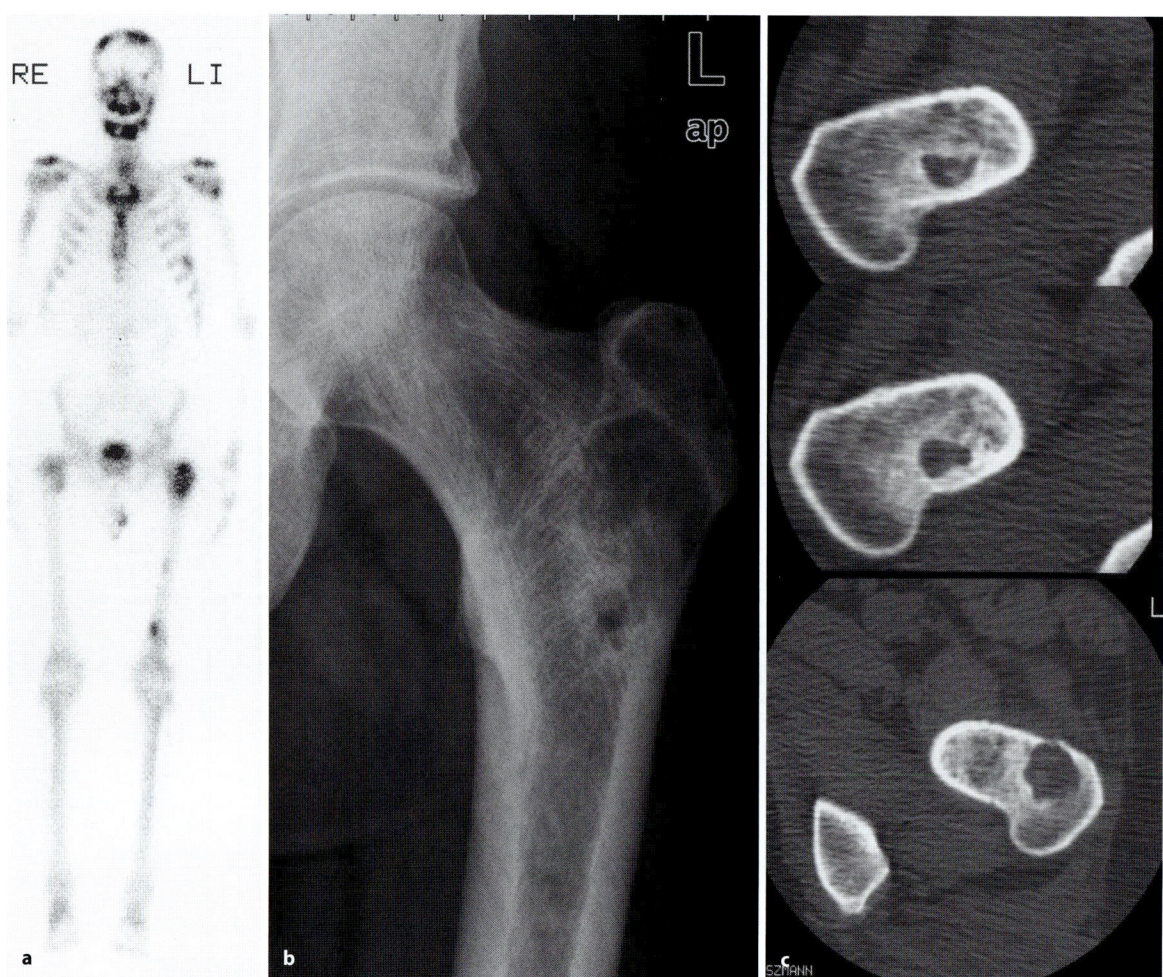

Abb. 13.86 a–j. LZH bei einem 56 Jahre alten Mann. Multisystemerkrankung mit Lungenbeteiligung. Die Skelettveränderungen sind als multizentrischer Befallstyp zu klassifizieren (s. Text). Der Patient klagte im Wesentlichen über Schmerzen in beiden Oberschenkeln, auswärts waren mehrere bioptische Versuche unternommen worden, um an eine Histologie heranzukommen. Das Skelettszintigramm in **a** zeigt den disseminierten Befall (drei Herde in der Schädelkalotte, Herde im Ober- und Unterkieferbereich, in beiden proximalen Humeri, in beiden proximalen Femora, links auch im distalen Femur und an einer mittleren Rippe links). Das Röntgenbild in **b** zeigt die grobe intertrochantär gelegene Destruktion. Die Defekte stellen sich im CT (**c**) glatt begrenzt dar, sie weisen auch einen Sklerosesaum auf, womit dokumentiert ist, dass sie schon einige Zeit bestehen (*Forts. S. 861*)

chens geht das zwangsläufig breite Spektrum der Differentialdiagnose hervor. An den *Röhrenknochen* ist es in erster Linie die Osteomyelitis, die eine LZH zumindest vom Röntgenologischen her stark imitieren kann und von einer solchen nicht zu unterscheiden ist. Wenn allerdings das Allgemeinbefinden stärker beeinträchtigt ist, höhere Fiebertemperaturen und eine stärkere Blutkörperchensenkungsgeschwindigkeit vorliegen, vielleicht sogar eine stärkere örtliche Rötung und eine Fluktuation bestehen, dann spricht das alles für eine Osteomyelitis. Um eine histologisch-bakteriologische Abklärung wird man jedoch in jedem Fall nicht herumkommen, da schließlich auch maligne Läsionen wie z. B. ein Ewing-Sarkom und auch ein Osteosarkom röntgenologisch immer bei aggressiveren Destruktionen zur Diskussion stehen und die MRT auch bei fehlendem Nachweis eines Abszesses keine verlässliche Differenzierung zulässt.

LZH-Herde im *Bereich der Schädelkalotte* bereiten, insbesondere wenn sie im Schulkindalter nachgewiesen werden, keine differentialdiagnostischen Schwierigkeiten. Bei solitären Läsionen sollte aber auch an das Vorliegen von normvarianten Schädellücken, von Pacchioni-Granulationen, von Dermoidzysten und infantilen Myofibromatosen gedacht werden. Wenn keine nennenswerten klinischen Symptome bestehen, erübrigen sich bei typischen Röntgenbildern Probebiopsie und Therapie. Im Erwachsenenalter wird man allerdings um eine Biopsie nicht herumkommen, da eosinophile Granulome ein selteneres Ereignis als z. B. Metastasen sind (Abb. 13.79, 13.80, 13.87, 13.88).

13.6 · Langerhans-Zell-Histiozytose (LZH)

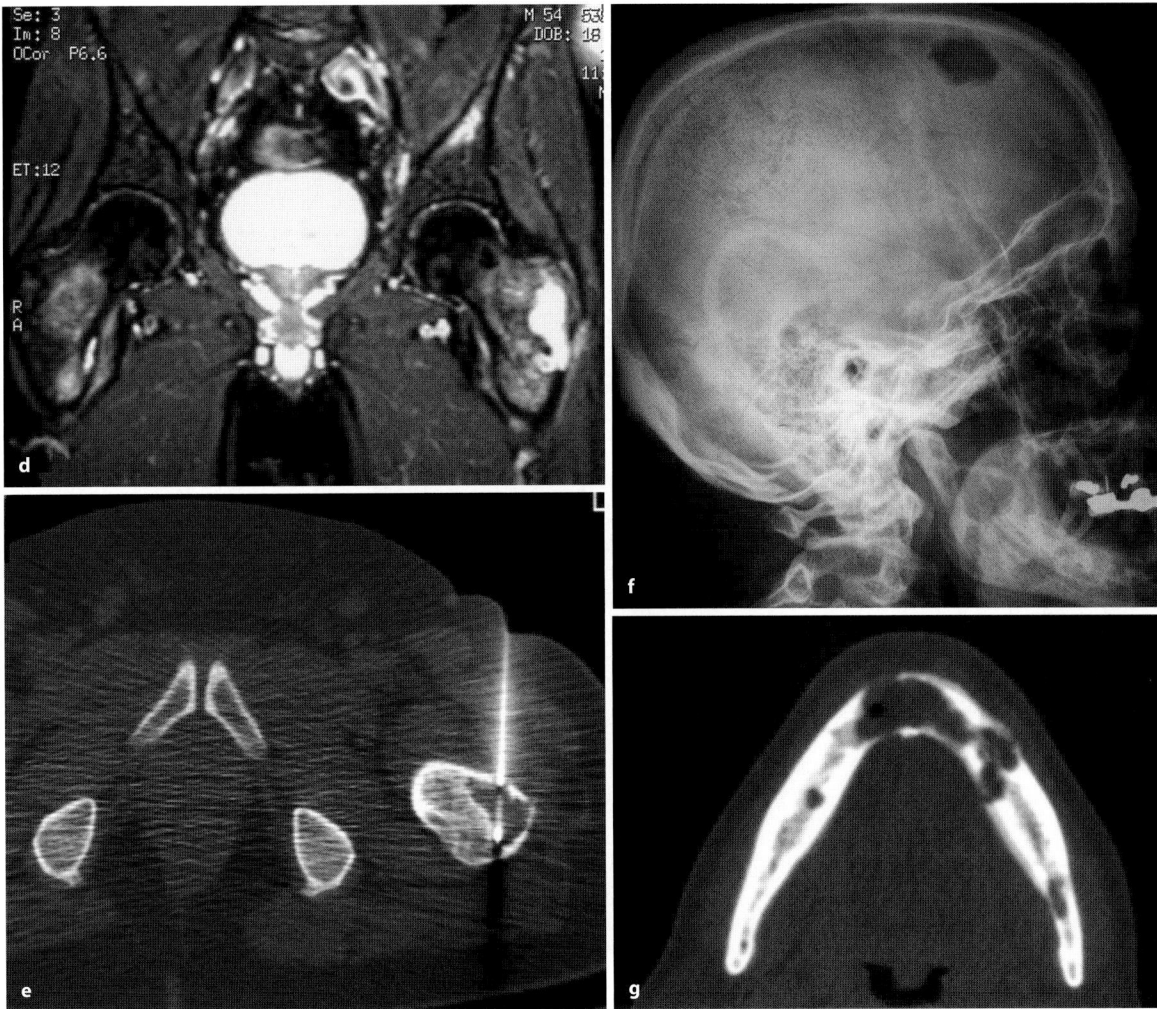

Abb. 13.86 a–j (*Forts.*) Im T2-gewichteten MRT-Bild (**d**) stellen sich in beiden Intertrochantärregionen Signalintensitätsanhebungen dar, links mit zentraler flüssigkeitsäquivalenter Signalintensität. Bei uns wurden über einen Zeitraum von fast 3 Wochen mehrere transkutane, CT-gesteuerte Biopsien durchgeführt, die alle nicht diagnostisch waren. Entweder fand sich nekrotisches Gewebe oder Bindegewebe. Erst die sechste Biopsie aus der Randpartie der Läsion im linken proximalen Femur war diagnostisch. Negative Ergebnisse bei offenen und geschlossenen Biopsien aus LZH-Herden sind keine Seltenheit. Radiologen, die transkutan biopsieren, müssen das wissen. In **f** Stanzlochdefekt in der Schädelkalotte, in **g** grobe Destruktionen im Unterkiefer (*Forts. S. 862*)

An der *Wirbelsäule* bedürfen LZH-Herde einer Probebiopsie, da im Kindesalter z. B. Neuroblastommetastasen, im Erwachsenenalter andere Metastasen, letztlich auch spondylitische Prozesse differentialdiagnostisch in Frage kommen. Schließlich ist im Erwachsenenalter auch an ein vertebrales Chordom oder an einen intraspongiösen Diskusprolaps (Abb. 13.83) zu denken.

Wie zahlreiche eigene Beobachtungen zeigen, sind Biopsien von LZH-Herden häufig negativ, d. h. spezifische Elemente der LZH (Immunhistologie, elektronenmikroskopischer Nachweis von Langerhans-Zellen) können nicht nachgewiesen werden (Abb. 13.86). In solchen Fällen verlassen wir uns dann auf Klinik und Radiologie und betrachten das histologische Ergebnis als Ausschluss z. B. einer Metastase oder wir wiederholen – nach Absprache mit dem zuweisenden Arzt – die transkutane CT-gesteuerte Biopsie sozusagen so lange, bis wir ein verlässliches Ergebnis haben.

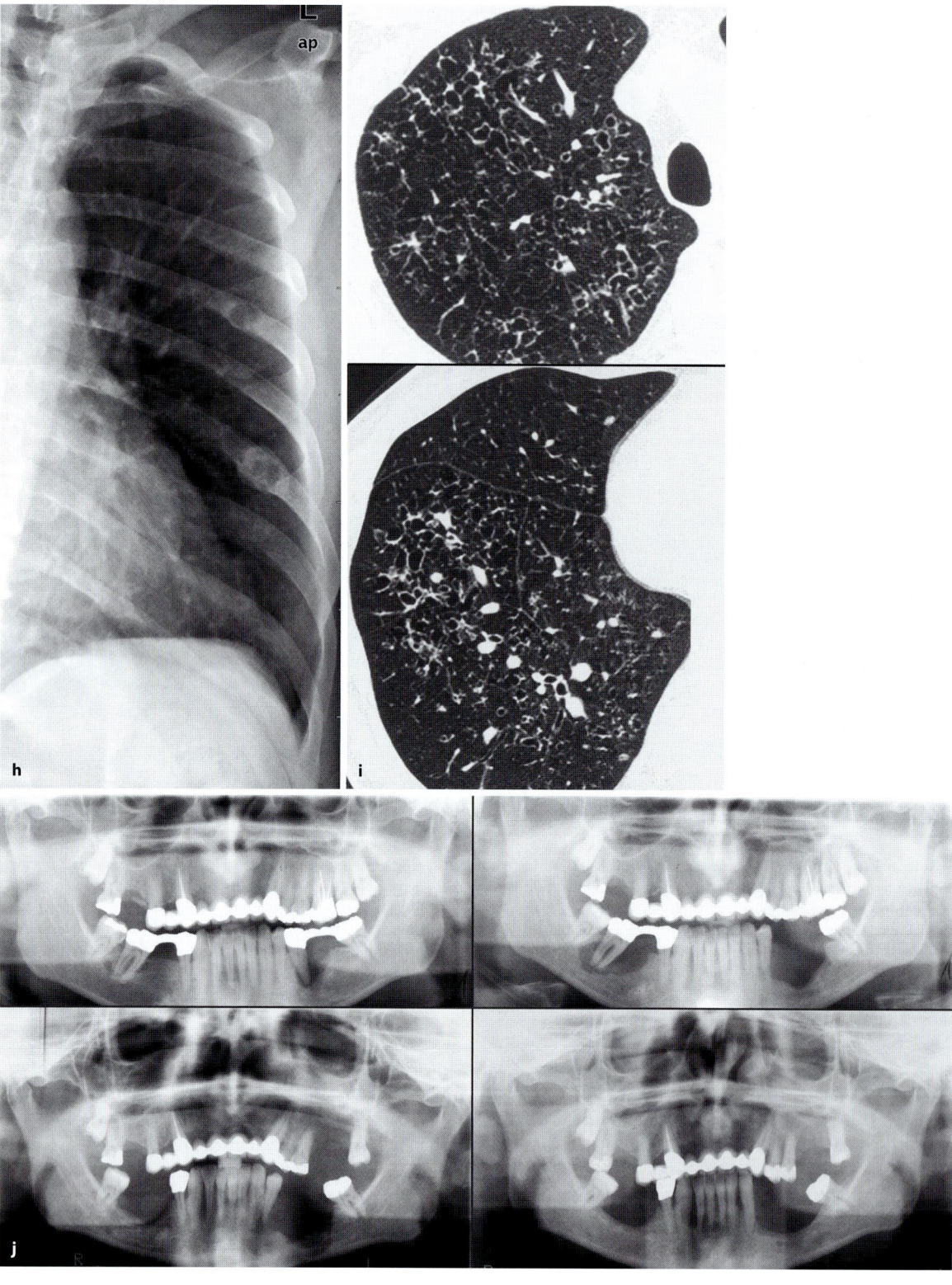

◘ Abb. 13.86 a–j (*Forts.*) Die Rippenzielaufnahme in **h** zeigt einen geographischen Herd. In den Lungen (**i**) ausgedehnter LZH-Befall mit feinen ringförmigen Zystenbildungen, interstitiellen Infiltrationen, Bronchiektasen etc. (Patient war Kettenraucher!). Diese Bilder sind sehr spezifisch für die LZH der Lungen und machen – bei synoptischer Betrachtung – eigentlich eine histologische Sicherung der Knochenherde überflüssig. Interessant ist die Verlaufsbeobachtung von Ober- und Unterkiefer in Orthopantomogrammen (**j**). Bei dem Patienten fielen klinisch immer wieder schmerzlose Zahn- und Brückenlockerungen auf

13.6 · Langerhans-Zell-Histiozytose (LZH)

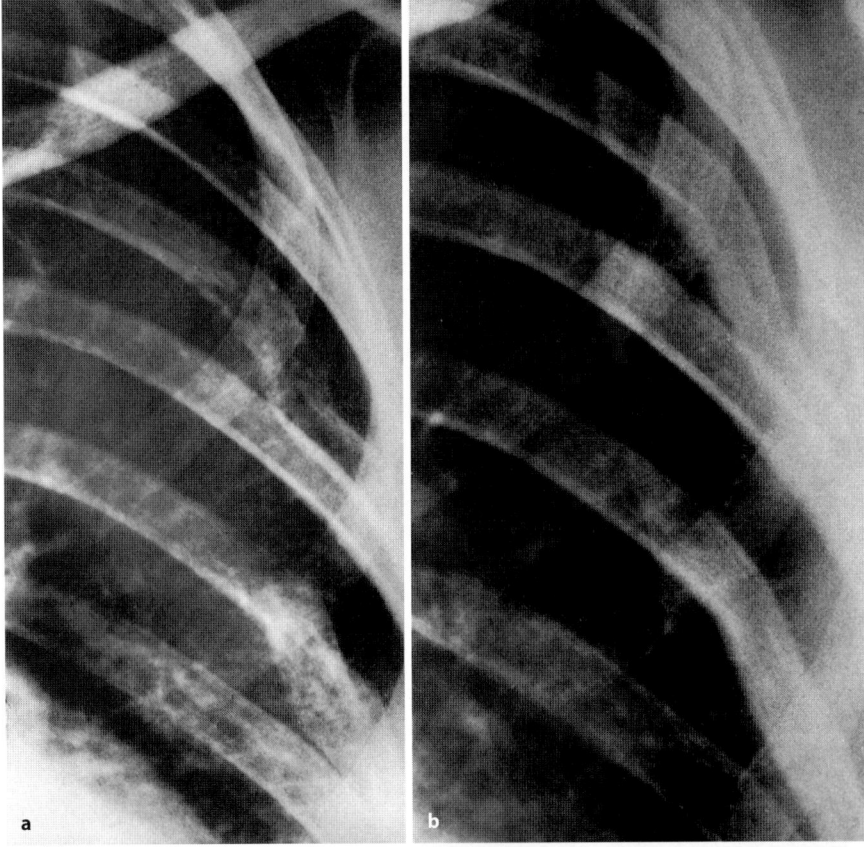

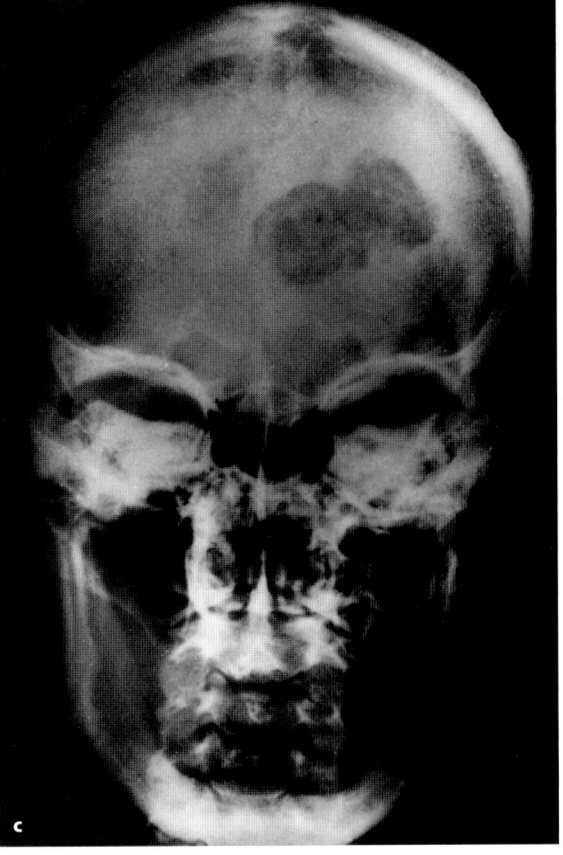

◘ Abb. 13.87 a–c. Multifokale LZH, aber Ein-Organ-Erkrankung des Knochens (eosinophiles Granulom) bei einer 38-jährigen Frau. Mottenfraßartige Destruktion an der 4. und 6. Rippe links dorsal mit Spontanfrakturen. 2 Jahre später spontane Ausheilung der Läsionen (**b**). Bei derselben Patientin neben vielen weiteren Herden im Skelett geographische Osteolysen in der Schädelkalotte mit zentralen Sequesterbildungen (**c**)

Literatur

Bartholdy N, Thommesen P (1983) Histiocytosis X. VII. Prognostic significance of skull lesions. Acta Radiol Oncol 22: 125

Benz-Bohm G, Georgi P (1981) Szintigraphische und radiologische Befunde beim eosinophilen Granulom. Radiologe 21: 195

Berning W, Freyschmidt J (1985) Zur Klinik und Radiologie der Histiozytose X am Skelett – eine retrospektive Studie an 18 Patienten. Röntgenblätter 38: 400

Bonakdarpur A, Mayer DP, Clanay M et al. (1982) Case report 208. Diagnosis: Eosinophilic granuloma of the right pedicle, and posterior elements of Th11. Skeletal Radiol 8: 319

Brousset P (2006) Epstein-Barr virus and Langerhans cell histiocytosis.(Letter to the Editor) Hum Pathol 35: 1573

Cohen M, Zornoza J, Cangir A et al. (1980) Direct injection of methylprednisolone sodium succinate in the treatment of solitary eosinophilic granuloma of bone. Radiology 136: 289

Emile J-F, Wechsler J, Brousse N et al. (1995) Langerhans' cell histiocytosis. Definitive diagnosis with the use of monoclonal antibody 010 in routinely paraffin – embedded samples. Am J Surg Pathol 19: 636

Favara BE, Feller AC, with members of the WHO Committee on histiocytic/reticulum cell proliferations (1997) Contemporary classification of histiocytic disorders. Med Pediatr Oncol 29: 157

Freyschmidt J (2008) Skeletterkrankungen. 3. Auflage. Springer, Berlin Heidelberg New York, S 347ff

Gandolfi A (1983) Vertebral Histiocytosis-X causing spinal cord compression. Surg Neurol 19: 369

Geusens E, Brys P, Ghekiere J et al. (1998) Langerhans cell histiocytosis of the cervical spine: Case report of an unusual location. Eur Radiol 8: 1142

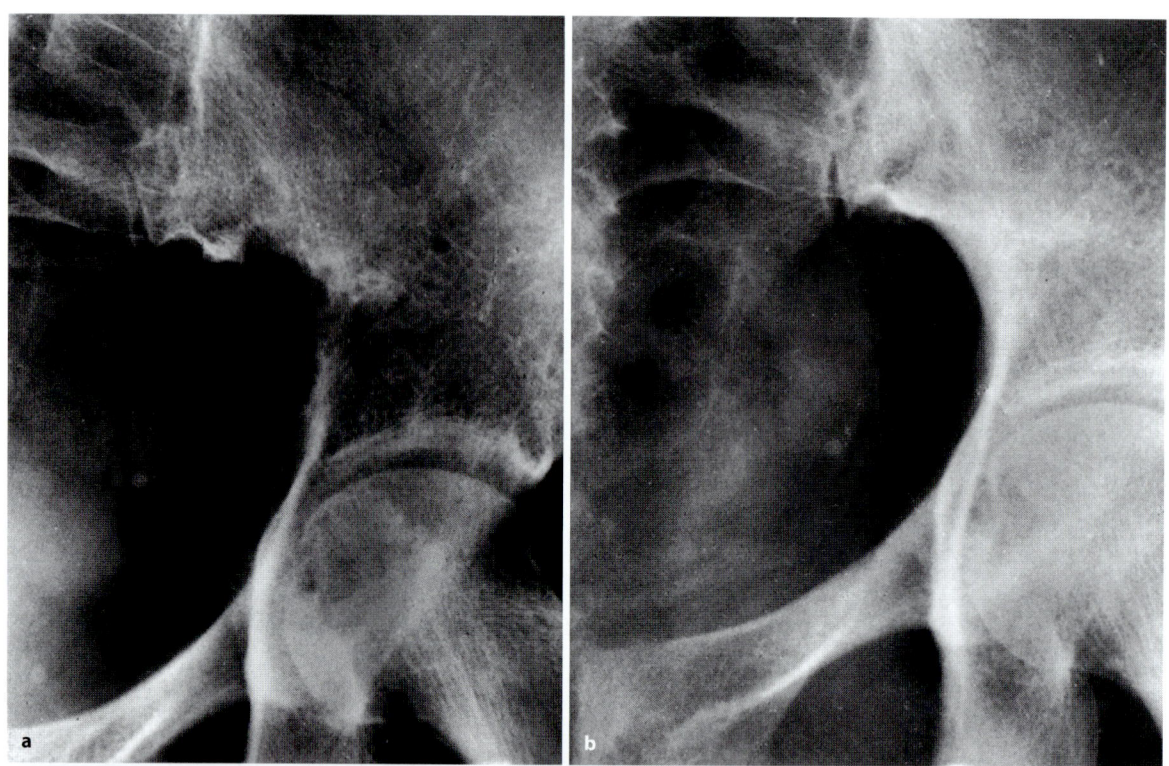
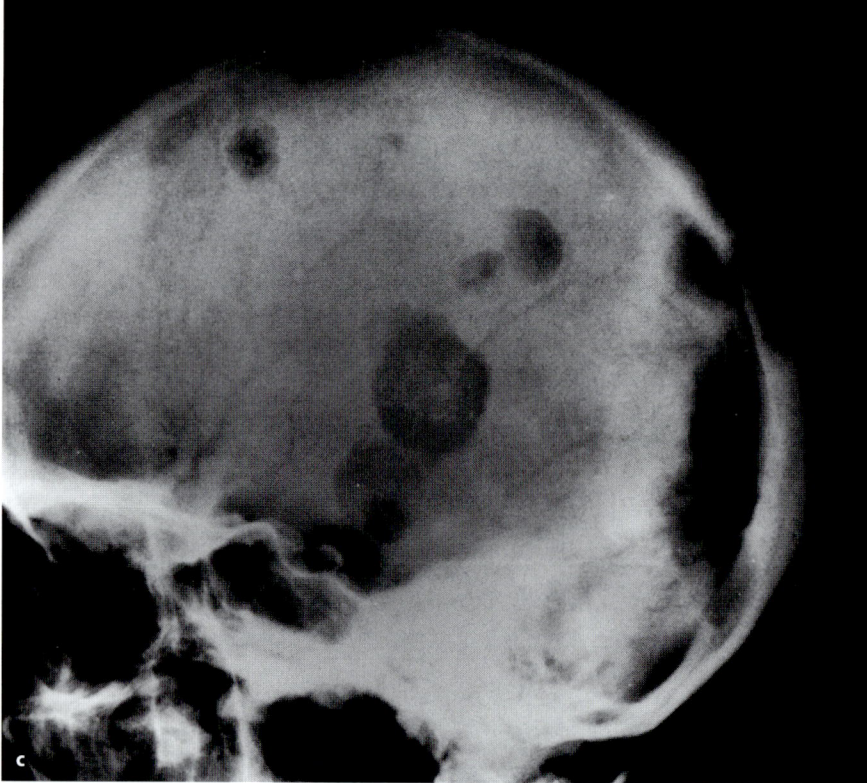

Abb. 13.88 a–d. Verlaufsbeobachtung einer multifokalen LZH (Ein-Organ-Erkrankung des Knochens) bei einer 35-jährigen Frau. Die einzelnen Granulome im Becken, im Schädel und auch an der Wirbelsäule (hier nicht dargestellt) traten zeitlich versetzt über einen Zeitraum von mehreren Jahren auf. **a** Mottenfraßartige Destruktion der Linea terminalis und der darunter gelegenen supraazetabulären Beckenabschnitte mit begleitender Periostverknöcherung. Ein Jahr später ohne Therapie Restitutio ad integrum (**b**). 3 Jahre später multiple Schädelherde (**c**). Zwischen **c** und **d** liegt ein Zeitraum von nur einem halben Jahr. In dieser Zeit massive Vergrößerung der Herde und zunehmende Sequesterierungen. (*Forts. S. 865*)

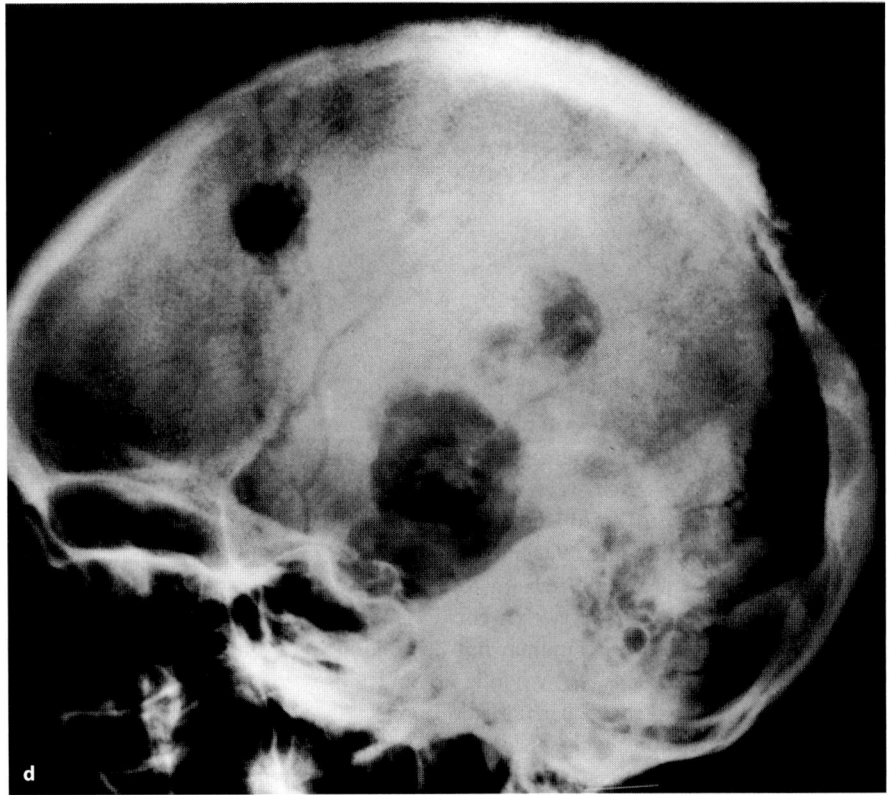

☐ Abb. 13.88 a–d (Forts.)

Glotzbecker P, Dormans JP, Pawel BR et al. (2006) Langerhans cell histiocytosis and human herpes virus 6 (HHV-6), an analysis by real-time polymerase chain reaction. J Othopaed Res 24: 313

Greinacher I, Gutjahr P (1978) Histiocytosis X. Röntgenbefunde an der Wirbelsäule des Kindes. Radiologe 18: 228

Harris NL, McNeely WF, Shepard J-A O et al. (2002) Case records of the Massachusetts General Hospital. Case 5–2002. N Eng J Med 346: 513

Hefti F, Jundt G (1995) Langerhanszell Histiocytose. Orthopäde 24: 73

Hindman BW, Thomas RD, Young LW et al. (1998) Langerhans cell histiocytosis: unusual skeletal manifestations observed in thirty-four cases. Skeletal Radiol 27: 177

Jennings CD, Stelling CB, Powell DE (1982) Case report 199. Diagnosis: Eosinophilic granuloma of the right third metacarpal. Skeletal Radiol 8: 229

Johnson S, Klostermeier T, Weinstein A (1993) Eosinophilic granuloma of the cervical spine (case report 768). Skeletal Radiol 22: 63

Kawakubo Y, Sato Y, Yamagimoto K et al. (1999) Human cytomegalvirus infection in foci of Langerhans cell histiocytosis. Virchows Arch 434: 109

Kilborn TN, Teh J, Goodman TR (2003) Pediatric manifestations of Langerhans cell histiocytosis: a review of the clinical and radiological findings. Clinical Radiol 58: 269

Lieberman PH, Jones CR, Steinmann RM et al. (1996) Langerhans cell (eosinophilic) granulomatosis. A clinicopathologic study encompassing 50 years. Am J Surg Pathol 20: 519

Madewell JE, Ragsdale BD, Sweet DE (1981) Radiologic and pathologic analysis of solitary bone lesions. Radiol Clin NA 19: 715

Müller-Miny H, Vestring T, Edel G et al. (1993) Röntgenmorphologie des eosinophilen Granuloms von Schädel und Wirbelsäule. RÖFO 158: 583

Murakami i, Gogusev J, Fournet JC et al. (2002) Detection of molecular cytogenetic aberrations in Langerhans cell histiocytosis of bone. Hum Pathol 33: 555

Nauert C, Zornoza J, Ayala A, Harle TS (1983) Eosinophilic granuloma of bone: diagnosis and management. Skeletal Radiol 10: 227

Remy R, Göbel U, Goerz G, Müntefering H (1979) Spontanremission einer konnatalen Histiozytose X. Klin Pädiatr 191: 225

Ruff St, Chapman GK, Taylor TKF, Ryan MD (1983) The evolution of eosinophilic granuloma of bone: a case report. Skeletal Radiol 10: 37

Sartoris DJ, Parker BR (1984) Histiocytosis X: rate and pattern of resolution of osseous lesions. Radiology 152: 679

Schajowicz F, Slullitel J (1973) Eosinophilic granuloma of bone and its relationship to Hand-Schüller-Christian and Letterer-Siwe syndromes. J Bone Joint Surg [Br] 55: 545

Schenka AA, Andrade LA, Amstalden EM et al. (2006) Langerhans cell histiocytosis and ist relationship with Epstein-Barr virus. Hum Pathol 37: 1508

Shimakage M, Sasagawa T, Kimura M et al. (2004) Expression of Epstein-Barr virus in Langerhans cell histiocytosis. Hum. Pathol 35: 862

Siegelman SS (1997) Taking the X out of histiocytosis X. Radiology 204: 322

Thijn CJP, Martijn A, Postma A et al. (1990) Histiocytosis X (eosinophilic granuloma of the fibula) (case report 615). Skeletal Radiol 19: 309

Valladeau j, Duvert-Frances V, Pin JJ et al. (1999) The monoclonal antibody DCGM4 recognizes Langerin, a protein specific of Langerhans cells, and is rapidly internalized from the cell surface. Eur J Immunol 29: 2695

Vassallo R, Ryu JH, Colby TV (2000) Pulmonary Langerhans'cell histiocytosis. N Engl J Med 342: 1969

Vassallo R, Ryu JH, Schroeder DR et al.(2002) Clinical outcome of pulmonary Langerhans'cell histiocytosis in adults. N Engl J Med 346: 484

Willman CL, Busgue L, Griffith BB et al. (1994) Langerhans cell histiocytosis (histiocytosis X) – A clonal proliferative disease. N Engl J Med 331: 154

13.7 Intra- und juxtaossäres Ganglion

Synonym: (für intraossäres Ganglion): subchondrale Synovialzyste

> **Definition:**
> „Beim intraossären Ganglion handelt es sich um eine tumorähnliche gelenknahe Läsion, die aus einer gelatineartigen Masse, umgeben von einer fibrösen Wand", besteht. Das juxtaossäre Ganglion hat denselben anatomischen Aufbau (Abb 13.89 a, b).

Ganglien der periartikulären Weichgewebe, insbesondere im Hand- und Fußbereich, werden in der orthopädischen Sprechstunde verhältnismäßig häufig beobachtet. Sie entstehen durch Zusammenfließen kleinerer Zysten, die sich wiederum durch eine myxomatöse Degeneration des periartikulären Bindegewebes entwickeln. Myxomatöse Bindegewebsdegenerationen mit der Bildung von Zysten werden ebenfalls relativ häufig im Subchondralbereich von Gelenken beobachtet, die durch eine Entzündung oder Arthrose vorgeschädigt sind. Man bezeichnet sie auch als *Geoden*.

Subchondrale synoviale Zysten, auch als intraossäre Ganglien bezeichnet, ohne bekannte Vorerkrankung des benachbarten Gelenks, sind hingegen selten. Ihre Pathogenese ist letztendlich unklar. Es wird eine mukoide Degeneration des intraossären Bindegewebes diskutiert, möglicherweise bedingt durch Trauma oder Ischämie. Auch eine Entstehung über traumatische Fissuren in Knorpel und subchondraler Grenzlamelle mit konsekutivem Hineinpressen von synovialer Flüssigkeit und synovialen Zellbestandteilen in den subchondralen Knochen mit anschließender Knochenresorption wird diskutiert.

Kambolis et al. (1973) vermuten, dass die Penetration von Weichgewebsganglien ein bedeutender Faktor bei der Entstehung von intraossären Ganglien ist. Während wir diesen Pathomechanismus für intraossäre Ganglien z. B. im Karpus durchaus akzeptieren, scheint er uns für die in großen Röhrenknochen gelegenen subchondralen synovialen Zysten eher unwahrscheinlich. Wir glauben auch nicht, dass die bekannten lateralen Meniskusganglien sich in den subchondralen Tibiakopfbereich hineinentwickeln. Fast ausnahmslos hinterlassen sie an der benachbarten Tibiakortikalis lediglich mehr oder weniger ausgeprägte von außen kommende Erosionen.

Auf die Entstehung einer großen synovialen Zyste in der Gesellschaft einer Rippenpseudarthrose weisen Morris und Beltran (1990) hin.

Von der subchondralen synovialen Zyste oder dem intraossären Ganglion abzugrenzen ist das *juxtaossäre oder periostale Ganglion*, das als selten gilt. Pathogenetisch wird auch hier eine mukoide Degeneration und zystische Formation, allerdings vom Periost ausgehend, diskutiert.

Sowohl intra- wie juxtaossäre synoviale Knochenzysten verursachen in etwa 60% der Fälle Schmerzen. Sie treten fast ausschließlich im Erwachsenenalter auf. Bei den von uns beobachteten 6 Fällen eines periostalen Ganglions waren die Patienten durchweg jünger (in der 2. und 3 Lebensdekade).

Am häufigsten wird die *intraossäre subchondrale synoviale Zyste* am Karpus beobachtet.

In unserem Krankengut von 64 Fällen mit *extrakarpaler* Lokalisation (aus der Konsiliarpraxis und der eigenen Klinik) fand sich folgende lokalisatorische Verteilung: Tibiakopf 15, distale Tibia 8, Azetabulum 9, Sakroiliakalgelenke 5, Wirbelsäule 5, Talus 4, proximales Tibiofibulargelenk 2, Hand-und Fußskelett je 1. Männer waren doppelt so häufig wie Frauen betroffen.

An der Wirbelsäule gehen die subchondralen synovialen Zysten in der Regel von den Wirbelbogengelenken aus, besonders in der LWS. Nicht selten entsprechen sie einem MRT-Zufallsbefund.

Juxtaossäre synoviale Knochenzysten bzw. periostale Ganglien kommen überwiegend in der proximalen Tibia in der Region des Pes anserinus vor (Abb. 13.92 f–h). Die enge topographische Beziehung zu dieser starken Sehneninsertion ist wahrscheinlich die Ursache einer Herniation der Pes-anserinus-Bursa mit konsekutiver Zystenformation. Weitere Lokalisationen von periostalen Ganglien sind die Tibia, medialer Malleolus, distaler Radiusschaft, Femur- und Ulnaschaft (Abdelwahab et al. 1993). Eine sicherlich sehr seltene Lokalisation stellt die Beckenschaufel innenseitig und gelenkfern dar (Nadas et al. 1995).

Radiologie

Intraossäre (subchondrale) synoviale Knochenzyste. Sie imponiert als gut begrenzte gelenknahe Aufhellung mit einem Durchmesser von 2–70 mm, die von einem zarten Sklerosesaum umgeben ist (Lodwick-Grad IA, IB; Abb. 13.90–13.93). Manchmal finden sich auch septenartige Strukturen, die wahrscheinlich riefenartigen Binnenvorsprüngen der knöchernen Umgebung entsprechen. Der angrenzende Gelenkspalt ist in der Regel normal weit (Graf u. Freyschmidt 1988). Luftansammlungen in diesen Zysten sind keine Seltenheit (Abb. 13.90 g, 13.91c–f). Sie erklären sich entweder aus Lufteinsprengungen von benachbarten intraartikulären Luftansammlungen (als Ausdruck eines normalen intraartikulären Vakuumphänomens) oder durch mukoide Degeneration mit der Entwicklung eines Unterdrucks in der Zyste, wodurch sich flüssigkeitsgebundener Stickstoff in atmosphärischen umwandelt (Freyschmidt u. Holland 1990). Wenn sich in dem Hohlraum nur noch Luft fin-

13.7 · Intra- und juxtaossäres Ganglion

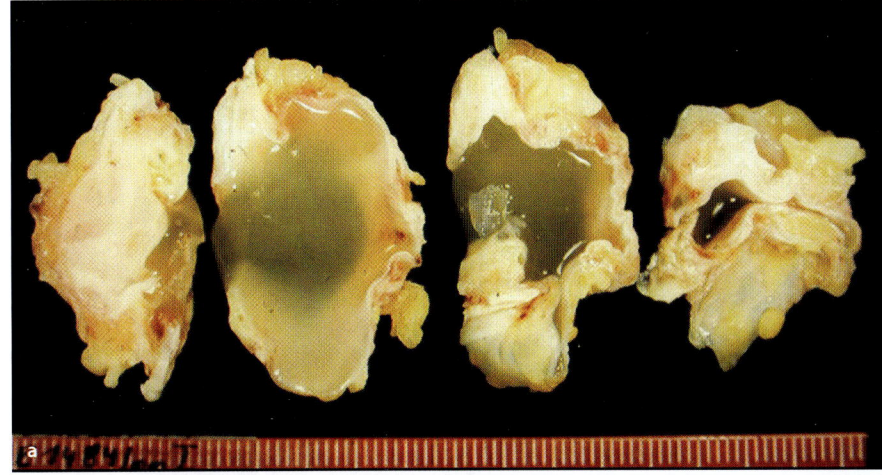

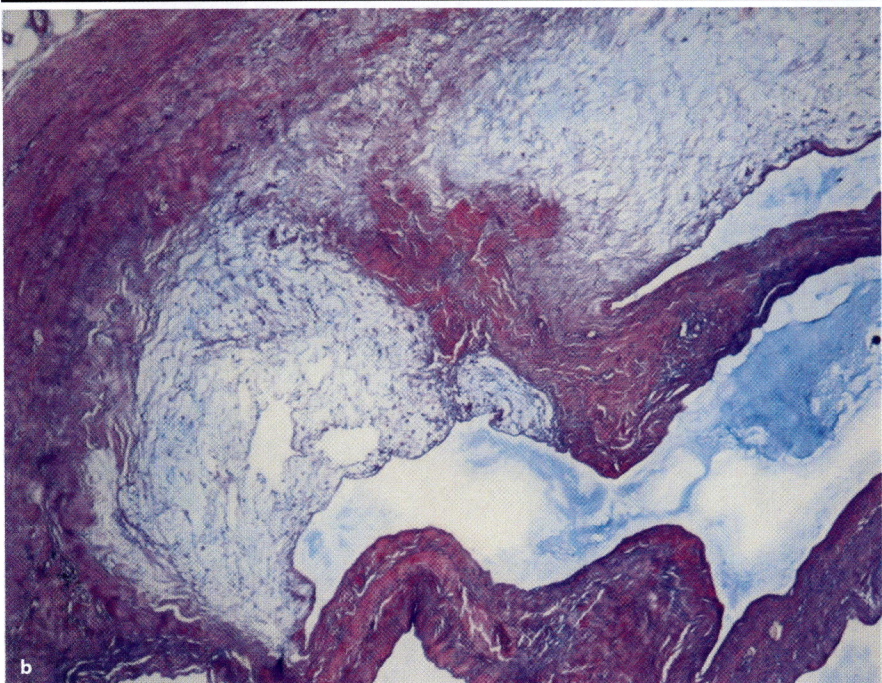

Abb. 13.89 a, b. Ganglion. **a** Periostales Ganglion von der Tibia bei einer 74-jährigen Frau. Dicker fibröser Zystenbalg mit schleimig-viskösem Inhalt in der Lichtung. **b** Histologisch zeigt sich eine mukoide Degeneration der bindegewebigen Matrix mit sekundärer Zystenbildung, in der sich Schleim ansammelt (Alcian-Blau/PAS-Färbung)

det, spricht man auch von einer *intraossären Pneumatozyste*. Wir haben solche Befunde unter den SI-Gelenken, aber auch an der Wirbelsäule gesehen.

In 20–30% der Fälle lässt sich eine Kommunikation mit dem benachbarten Gelenk nachweisen. In solchen Fällen ist der durchaus sinnvolle Versuch einer transkutanen Auffüllung des intraossären Ganglions mit Knochenzement natürlich obsolet, denn es kann durch den Übertritt des Zements in das Gelenkkavum zu einer Chondrolyse kommen (Leclair et al. 2000). Die Dichtewerte der subchondralen synovialen Zysten liegen im CT bei etwa 10–20 HE. Die MRT-Symptomatik wurde von Williams et al. (2004) an 29 Fällen untersucht: Auf T1-Bildern waren die Läsionen in 90% der Fälle iso- oder hypointens zur angrenzenden Muskulatur, 41% zeigten einen leicht hyperintensen Rand, der Kontrastmittel aufnahm; 38% der Fälle wiesen eine Ausdehnung in die Weichteile auf, 17% einen Defekt in der subchondralen Grenzlamelle; in 55% fand sich auf T2-Bildern ein umgebendes Ödemäquivalent. Grundsätzlich stellte sich der Inhalt auf T2-Bildern mit hoher Signalintensität dar, in der T1-Gewichtung kam es nach Gadoliniumgabe i.v. zu keinem Enhancement.

Nach unseren Beobachtungen ist die hohe Signalintensität auf T2-Bildern nahezu immer sehr *homogen*, was als differentialdiagnostisches Kriterium gegenüber einem subchondral gelegenen Knochentumor angesehen werden kann. Gegenüber der synovialen Flüssigkeit sind die Signalintensitäten in der T1-Wichtung etwas höher, was sich wahrscheinlich durch die höhere Konzentration von proteinösem Material erklärt.

Differentialdiagnostisch ist an eine atypische, nur an einem Gelenkpartner lokalisierte villonoduläre Synovitis

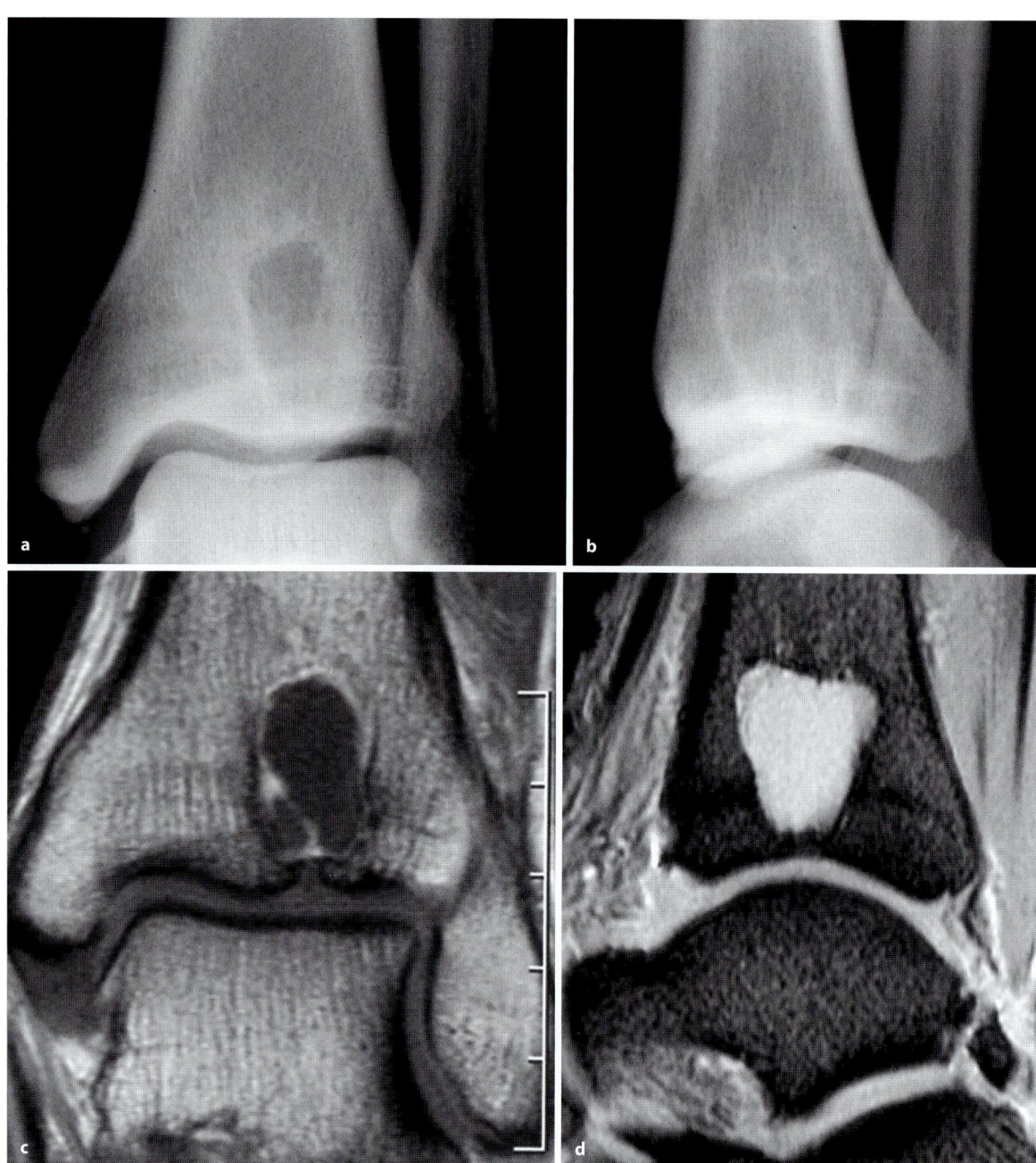

Abb. 13.90 a–g. Große subchondrale synoviale Zyste unter der distalen Tibiagelenkfläche. Ob die in der MRT und im CT dargestellte Lücke in der subbchondralen Grenzlamelle nun die Ursache des Prozesses oder Folge davon ist, lässt sich nicht entscheiden. Klinisch stechende Schmerzen beim Auftreten. **g** CT-Schnitte von bilateralen subchondralen synovialen Zysten mit Kortikaliseinbrüchen. Daher ist rechts der gallertige Inhalt in die angrenzenden Weichteile eingedrungen. Die Luft in der Zyste stammt von intraartikulärer Luft im Gelenk (sog. Vakuumphänomen), mit dem die Zyste kommuniziert (*Forts. S. 869*)

zu denken, ferner an Chondroblastome. Beide Entitäten stellen sich aber im MRT-Bild erfahrungsgemäß inhomogener dar; im Gegensatz zu den subchondralen Zysten nehmen sie in der T1-Wichtung stärker gadoliniumhaltiges Kontrastmittel auf. Als differentialdiagnostisches Kriterium gegenüber dem Chondroblastom ist noch die fehlende endotumorale Kalzifikation aufzuführen.

Juxta- oder extraossäre periostale ganglionäre Knochenzyste: Sie verursacht in der Regel nur eine leichtgradige kortikale Erosion, also eine flache periostseitige Exkavation des Knochens, die sich unduliert darstellt. An den Rändern können sich überhängende Periostverknöcherungen finden (McCarthy et al. 1983; Abdelwahab et al. 1993; Nadas et al. 1995). Computertomographisch ist in

13.7 · Intra- und juxtaossäres Ganglion

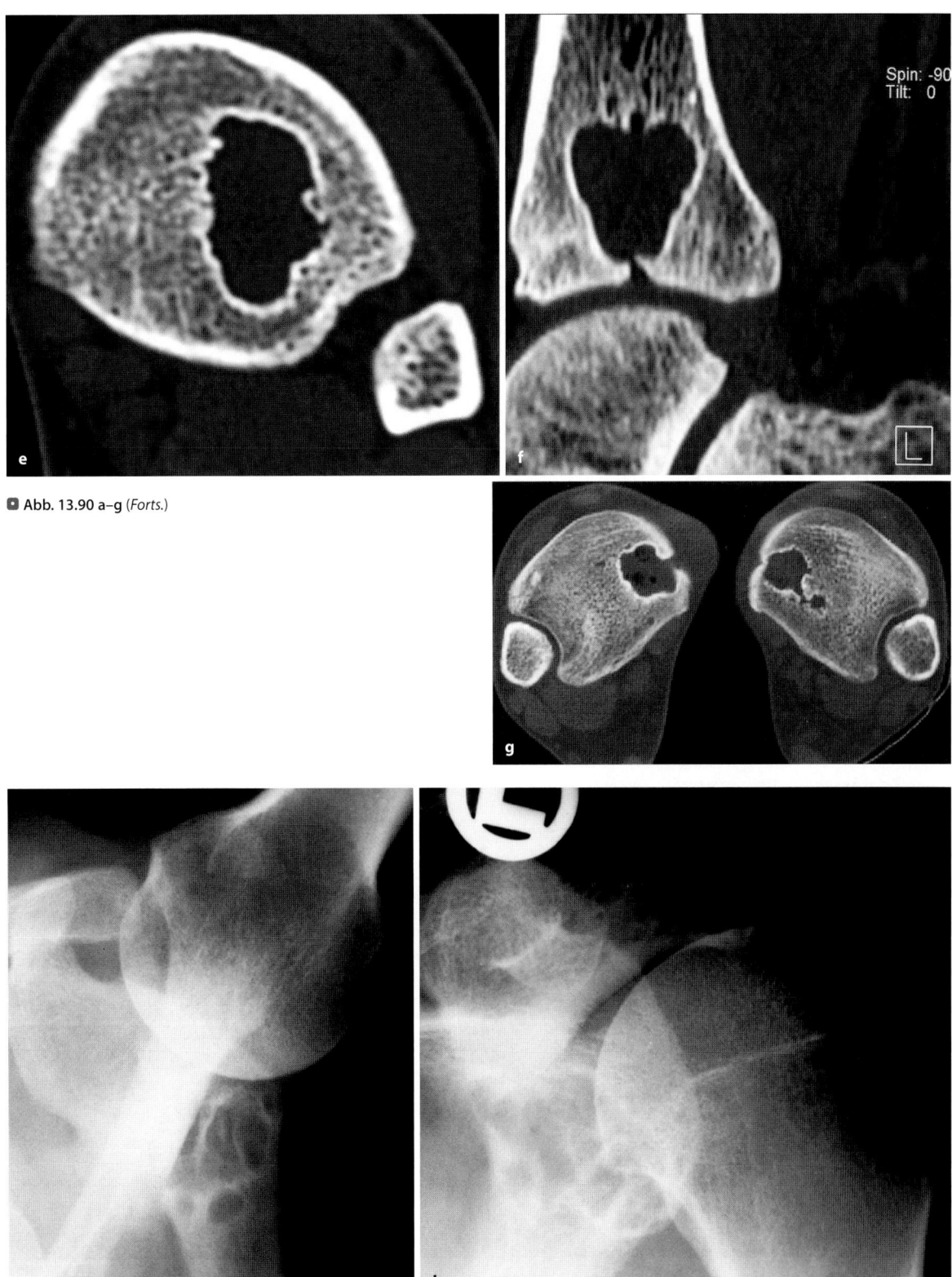

Abb. 13.90 a–g (Forts.)

Abb. 13.91 a–k Intraossäre Ganglien im Schulterbereich. a, b Große gekammerte subchondrale Zyste unter der Skapulagelenkfläche (Forts. S. 870)

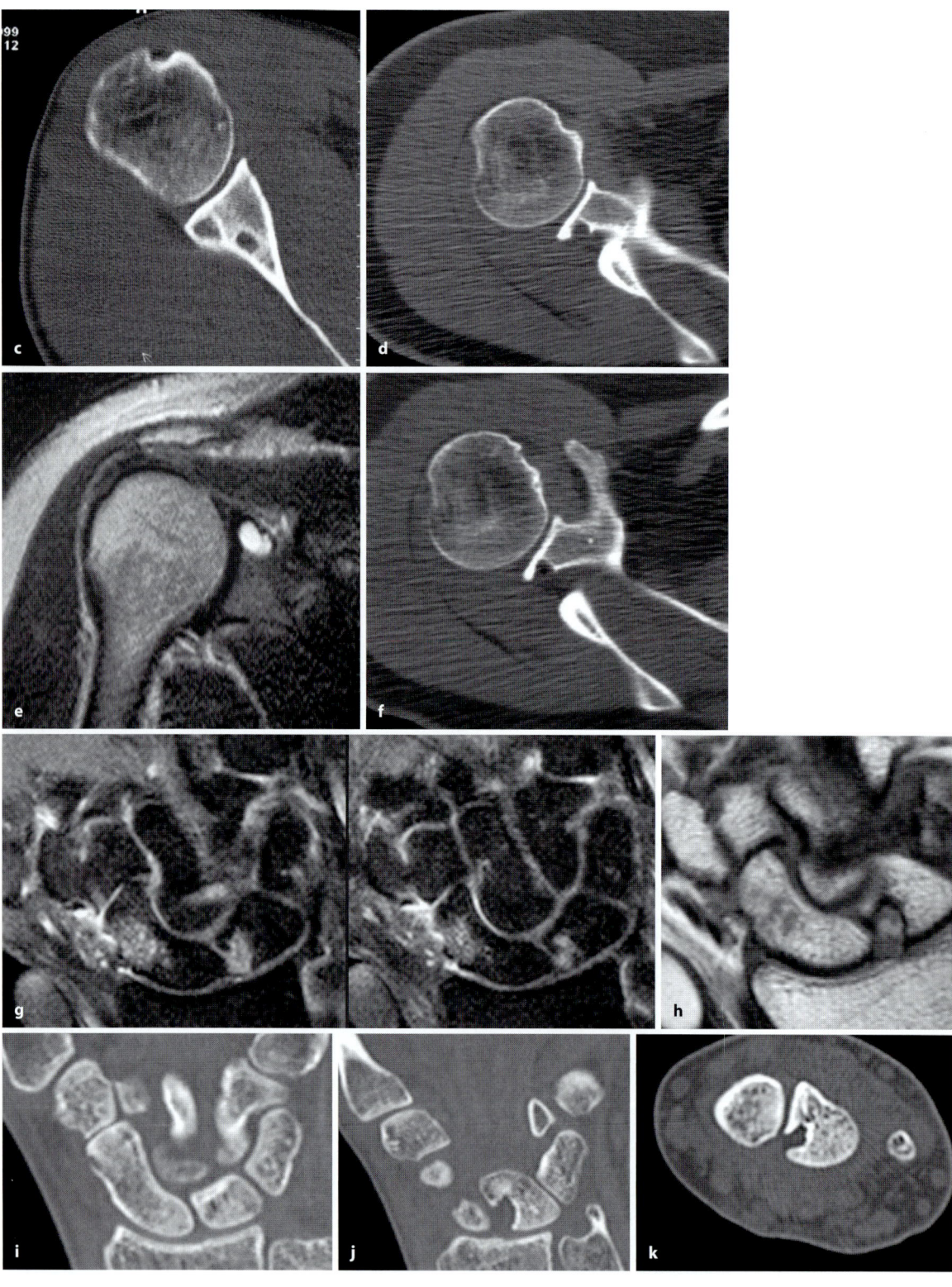

Abb. 13.91 (*Forts.*) **c–f** Die gekammerte Zyste unter der oberen hinteren Skapulagelenkfläche kommuniziert offensichtlich mit dem Gelenk, denn in dem CT-Schnitt in **f** findet sich eine kleine Luftblase, die von dem intraartikulären Vakuumphänomen im Humeroskapulargelenk (**c**) ausgeht. **g–k** Typisches intraossäres Ganglion im Os lunatum, vom skapholunären Band und/oder vom SL-Gelenk ausgehend. Die Hauptschmerzsymptomatik ging bei der 41-jährigen Patientin aber von entzündlich-regressiven Veränderungen im Bereiche des paraskaphoidalen Weichgewebes inkl. der Sehnenscheide des M. extensor carpi radialis longus und des radialen karpalen Kollateralbandes aus mit deutlichen strukturellen Veränderungen im benachbarten Skaphoid, aus denen sich später ein Ganglion entwickeln kann

13.7 · Intra- und juxtaossäres Ganglion

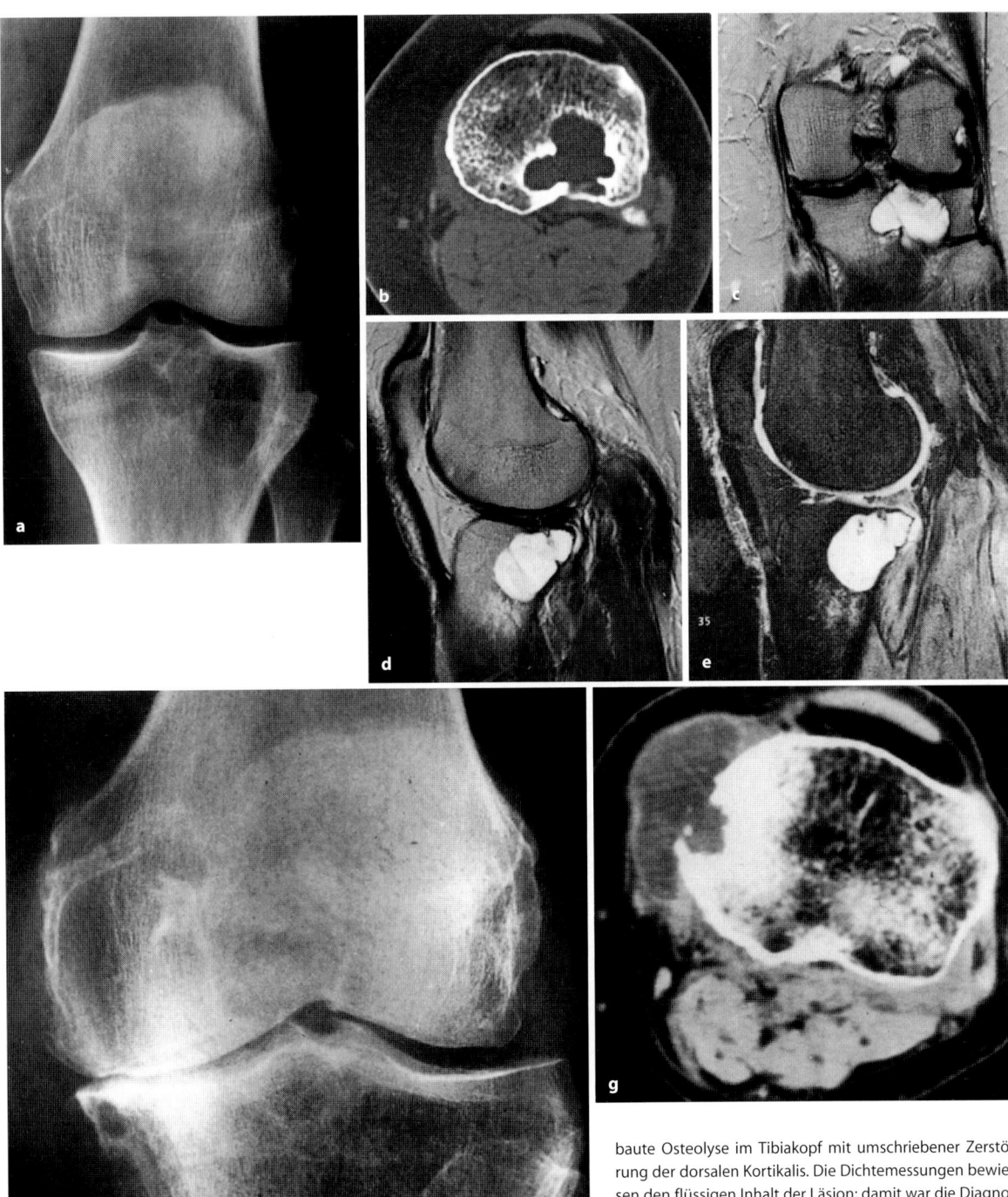

Abb. 13.92 a–i. Intra- und juxtaossäre Ganglien in der Tibia. **a–e** 81-jährige Frau mit Gangunsicherheit („das linke Kniegelenk rutscht mir manchmal weg"); keine eindeutige, auf das linke Kniegelenk zu beziehende Schmerzsymptomatik. Klinisch war das Gelenk unauffällig. Im Röntgenbild sieht man eine größere Osteolyse im mediolateralen Tibiakopf (Lodwick-Grad IB). Die Patientin wurde uns unter dem Verdacht eines Riesenzelltumors überwiesen. Im CT-Bild sieht man eine gelappt aufgebaute Osteolyse im Tibiakopf mit umschriebener Zerstörung der dorsalen Kortikalis. Die Dichtemessungen bewiesen den flüssigen Inhalt der Läsion; damit war die Diagnose eines größeren intraossären Ganglions klar. Mehr aus Interesse haben wir die MRT-Untersuchung (**d, e**) veranlasst. Dort sieht man bei frontaler und sagittaler Darstellung ein sehr signalintensives Gebilde, das lediglich von kleineren Septen durchzogen wird. Auf dem sehr weit dorsal gelegenen frontalen Schnitt (**c**) sowie auf dem Sagittalbild (**e**) kann man ganz eindeutig den Bezug der Läsion zum hinteren Gelenkspalt herstellen. Diese anatomische Beziehung betrachten wir als nahezu dafür beweisend, dass das Ganglion durch eine Fissur oder irgendeine andere Verbindung zum Gelenk – mit allmählichem Hineinpressen von Gelenkflüssigkeit und Synovialmembran in den Knochen – entstanden ist (*Forts. S. 872*)

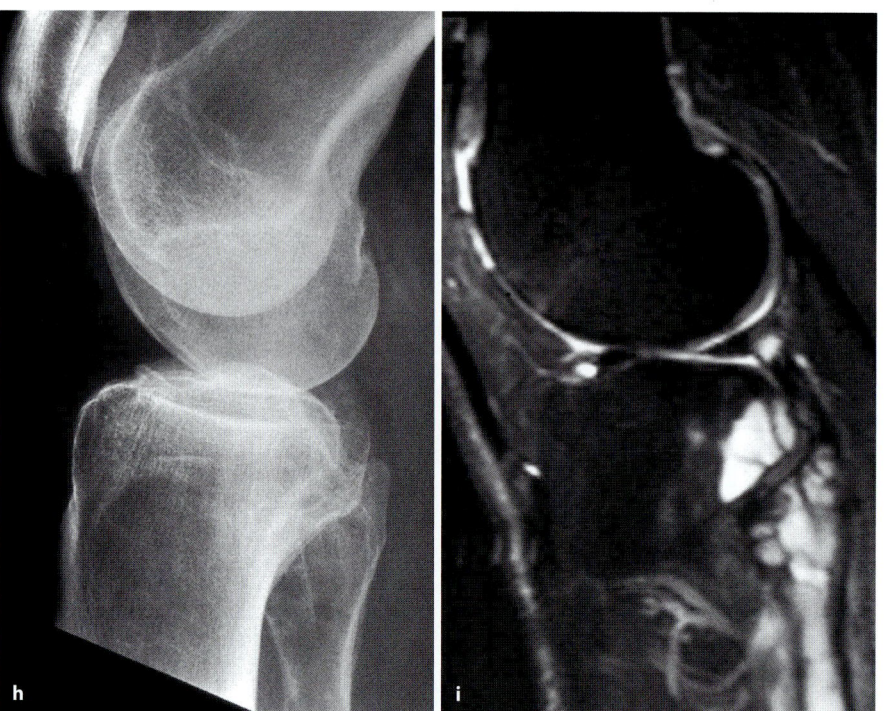

■ Abb. 13.92 a–i (*Forts.*) Die Gangunsicherheit der Patientin haben wir bei genauerer Untersuchung auf passagere zerebrale Durchblutungsstörungen zurückgeführt. Keine weiteren diagnostischen oder therapeutischen Maßnahmen. Am Kniegelenk keinerlei Arthrosezeichen! **f–g** Ganglion, das zu einer groben Destruktion der medialen Tibiakopfpartien geführt hat. Hierbei kann es sich um ein sog. Meniskusganglion handeln, das auf dem Boden einer starken degenerativen Veränderung des medialen Meniskus und der angrenzenden Knorpel- und Knochenabschnitte entstanden ist; doch kommt eine intraossäre Herniation der Pes-anserinus-Bursa genauso gut in Betracht. Differentialdiagnostisch kommt allerdings auch eine ausgebrochene größere Geode bei starker Varusgonarthrose in Frage. Gegen diese Differentialdiagnose spricht allerdings der große flüssigkeitsgefüllte Raum neben dem Knochen (klinisch prall-elastisch), der für eine in die Weichteile eingebrochene Geode eher untypisch ist. Es bestehen keine Hinweise auf einen allgemeinen Gelenkerguss. Die operative Revision des Befundes bestätigte die Diagnose eines Ganglions, obwohl eine verbindliche pathogenetische Zuordnung (s. oben) und Abgrenzung z. B. auch gegen ein ungewöhnlich stark den Knochen destruierendes periostales Ganglion (s. Text) nicht möglich war. **h, i** Ungewöhnliches, vom Tibiofibulargelenk ausgehendes intraossäres Ganglion mit Beteiligung sowohl des tibialen wie des fibularen Gelenkpartners. Das Ganglion in der Fibula recht weit nach distal. Differentialdiagnostisch kam noch ein Nervenscheidenganglion des N. fibularis infrage

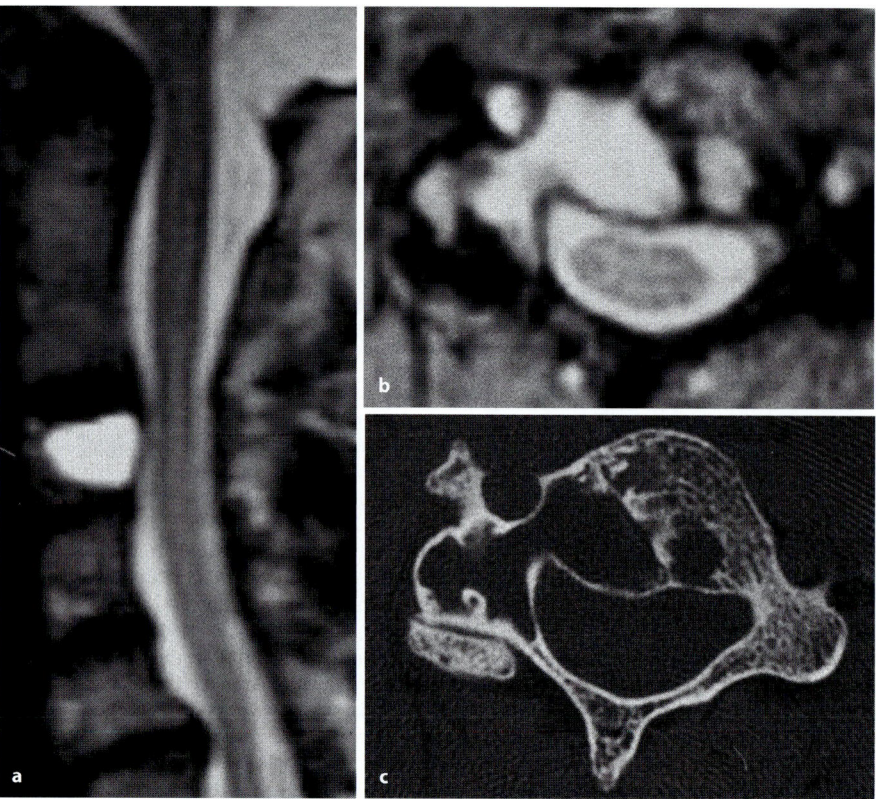

■ Abb. 13.93 a–d. Ungewöhnliches vertebrales Ganglion in C 3 bei angeborenem Blockwirbel C1–C2. Das Ganglion geht vom Wirbelbogengelenk C2/C3 rechts aus, wo man die Lücke in der Gelenkfacette erkennen kann. Wahrscheinlich ist es durch eine Überlastung im nachfolgenden Gelenk der Blockwirbelbildung entstanden (*Forts. S. 873*)

13.7 · Intra- und juxtaossäres Ganglion

der Regel eine juxtaartikuläre Masse darstellbar mit Dichtewerten wie Flüssigkeit. Einen entscheidenden differentialdiagnostischen Beitrag leistet die MRT (Abdelwahab et al. 1993) mit Darstellung einer manchmal *septierten juxtaossären Masse von hoher homogener Signalintensität in der T2-Wichtung*, die nahezu beweisend für den flüssigen Inhalt der Läsion ist (Abb. 19.94). Eine erkennbare Septierung spricht in der Regel gegen einen soliden Tumor. Eine verbindliche Abgrenzung gegenüber einem *periostalen Chondrom* ist projektionsradiographisch kaum möglich, insbesondere wenn dieses – wie in der überwiegenden Zahl der Fälle – keine Matrixkalzifikationen zeigt. Wie beim intraossären Ganglion ist aber zu erwarten, daß es beim periostalen in der T1-Wichtung nach i.v.-Gadoliniumgabe zu keinem nennenswerten Signalanstieg kommt, im Gegensatz zu einer knorpeligen Läsion. Das akute subperiostale Hämatom kann eine gleiche MRT-Symptomatik wie das periostale Ganglion aufweisen.

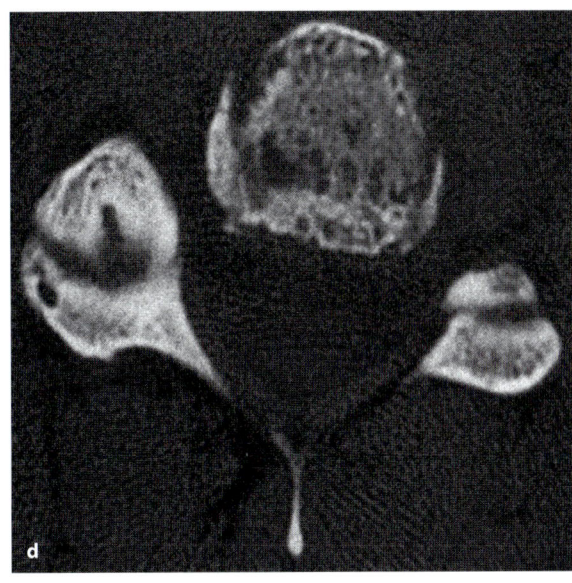

◘ Abb. 13.93 a–d *(Forts.)*

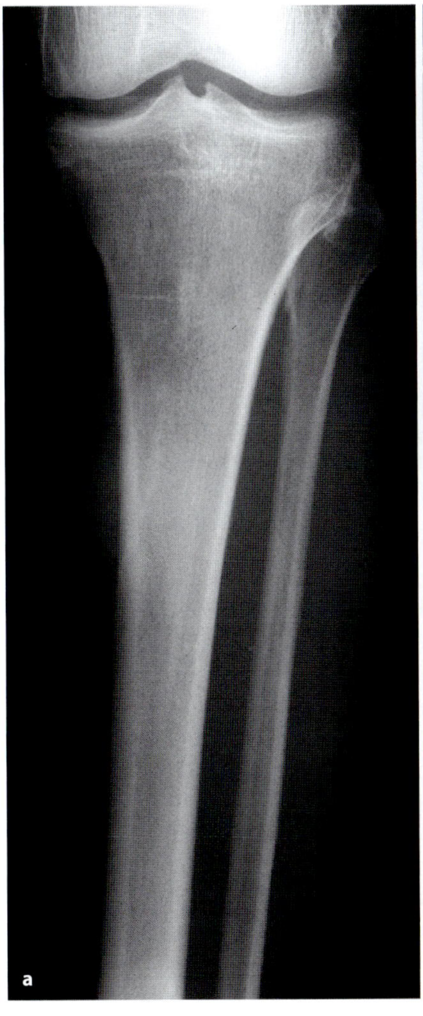

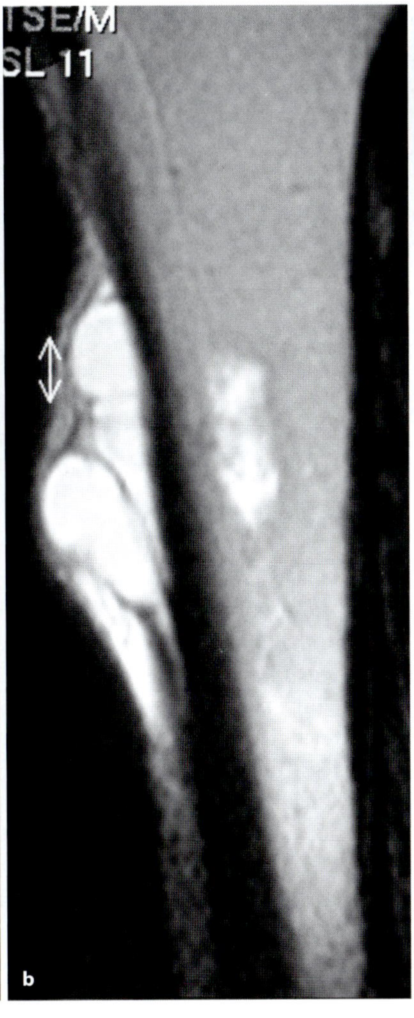

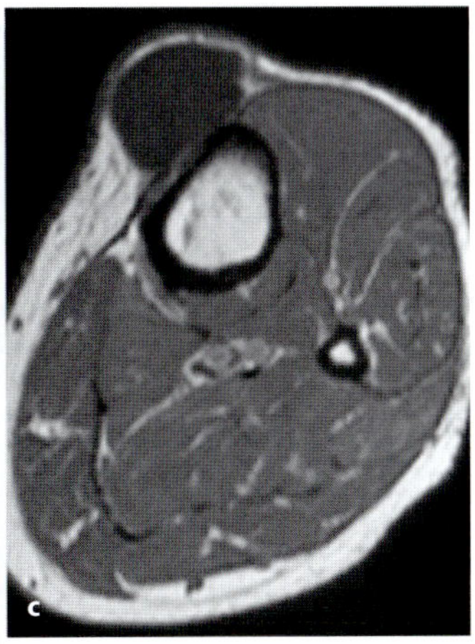

◘ Abb. 13.94 a–j. Periostale Ganglien an der Tibia (**a–d**), am distalen ulnaseitigen Radius (**e**), an der distalen Fibula (**f–g**), und am Femur (**h, i**). In allen Fällen sind die für periostale Ganglien typischen Septen, die durch die flüssigkeitsgefüllten Räume ziehen, zu erkennen. Alle 4 Patienten waren unter 25 Jahre alt *(Forts. S. 874)*

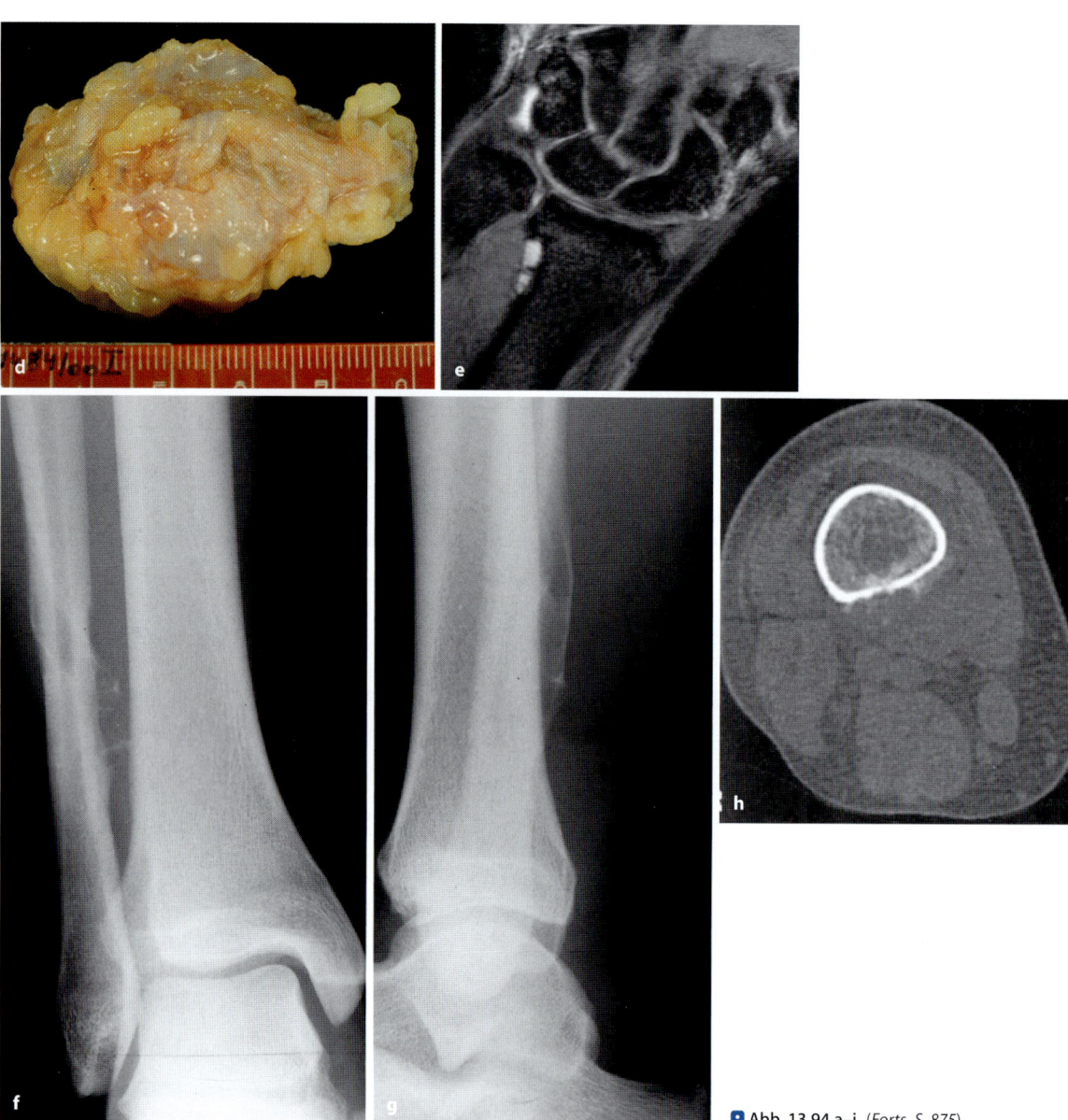

Abb. 13.94 a–j (Forts. S. 875)

Pathologische Anatomie

Es handelt sich um eine glattwandige ein- oder auch mehrkammerige Zyste mit wechselnd dicker fibröser Wand und muzinösem oder gelatinösem Inhalt. Strenggenommen handelt es sich nach der Systematik der Pathologie um eine Pseudozyste, da eine epitheliale Auskleidung fehlt. Im klinischen Sprachgebrauch wird diese Unterscheidung aber nicht nur nicht berücksichtigt, sondern würde sogar Verwirrung stiften, weshalb wir hier (wie auch bei den anderen zystischen Läsionen des Knochens) es beim Begriff der Zyste belassen. Da diese Läsion meistens lokal ausgeräumt wird, erhält man das Präparat in der Regel als fragmentierte bindegewebige Membran.

Histologie

Histologisch zeigt sich eine kollagenfaserreiche und zellarme Membran mit glatter Oberfläche ohne Zellbegrenzung. Die Zysten liegen in unmittelbarer Nachbarschaft zu einem Gelenk, das keine degenerativen Veränderungen aufweist. Bei größeren Ganglien weist der Balg häufig myxoid aufgelockerte Abschnitte auf (Abb. 13.89).

Histologische Differentialdiagnose. *Einfache Knochenzyste:* Diese Differentialdiagnose kann schwierig sein, wenn die einfache Knochenzyste in kleinen Knochen, z. B. am Kalkaneus, auftritt und damit ebenfalls in der Nähe des Gelenkspalts gefunden wird. Das Ganglion zeigt aber nie die zementikelartigen Ablagerungen im

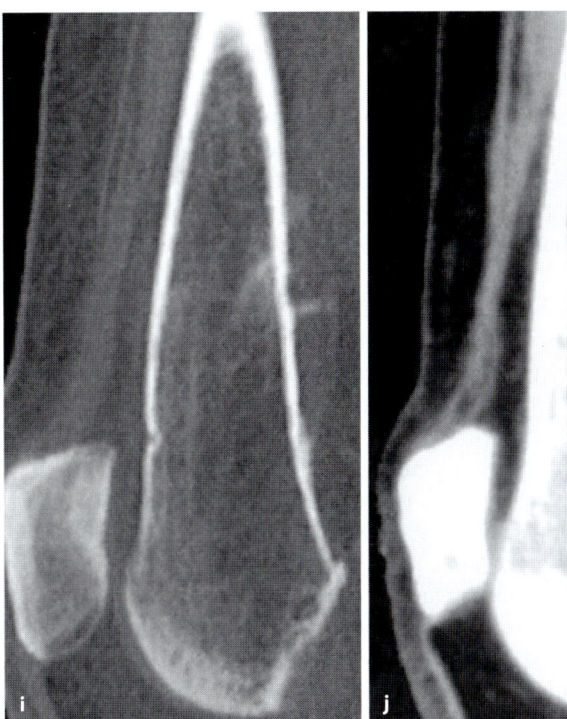

Abb. 13.94 *(Forts.)*

Zystenbalg, wie sie bei der einfachen Knochenzyste gefunden werden.

Geröllzyste: Diese Zysten sind Folge einer schweren Arthrose und entstehen sekundär bei stark geschädigtem Gelenk, insbesondere in der Hüfte. Im Gegensatz zu ihnen findet man bei Ganglien keine Arthrose. Auch sind die Geröllzysten häufig bindegewebig ausgefüllt und zeigen eine deutliche, schon makroskopisch sichtbare Verbindung zur Gelenkfläche.

Literatur

Abdelwahab IF, Kenan S, Hermann G et al. (1993) Periosteal ganglia: CT and MR imaging features. Radiology 188: 245

Coulier B, Devyver B, Hamels J (2002) Imaging demonstration of fistulous gas communication between joint and ganglion of medial malleolus. Skeletal Radiol 31: 57

Feldman F, Jonston A (1973) Intraosseous ganglion. AJR 118: 328

Freyschmidt J, Holland B (1990) Zum seltenen Phänomen intraossärer Gasansammlungen. RÖFO 152: 6

Graf L, Freyschmidt J (1988) Die subchondrale Synovialzyste (intraossäres Ganglion). RÖFO 148: 398

Kambolis C, Bullough PG, Jaffe HL (1973) Ganglionic cystic defects of bone. J Bone Joint Surg [Am] 55: 496

Kenan S, Moseley K, Steiner GC et al. (1987) Periosteal ganglion: Case report and review of the literature. Bull Hosp Jt Dis Orthop Inst 47: 46

Kobayashi H, Kotoura Y, Hosomo M et al. (1996) Periosteal ganglion of the tibia. Skeletal Radiol 25: 381

Leclair A, Gangi A, Lacaze F et al. (2000) Rapid chondrolysis after intraarticular leak of bone cement in treatment of a benign acetabular subchondral cyst : an unusual complication of percutaneous injection of acrylic cement. Skeletal Radiol 29: 275

McCarthy EF, Matz S, Steiner GC (1983) Periosteal ganglion. A cause of cortical bone erosion. Skeletal Radiol 10: 243

Morris CS, Beltran JL (1990) Giant synovial cyst associated with a pseudarthrosis of a rib: MR appearance (case report). AJR 155: 337

Nadas S, Landry M, Duvoisin B et al. (1995) Subperiosteal ganglionic cyst of the iliac wing. Skeletal Radiol 24: 541

Okada K, Unoki E, Kubota H (1996) Periosteal ganglion: a report of three new cases including MRI findings an a review of the literature. Skeletal Radiol 25: 15

Prager PJ, Menges V, Di Base M (1975) Das intraossäre Ganglion. RÖFO 123: 458

Radke S, Büdenbender M, König A (2002) Das juxtaacetabuläre Ganglion. Z Rheumatol 61: 728

Rosenthal DJ, Schwartz AN, Schiller AL (1981) Subperiosteal synovial cyst of knee. Case report 179: Skeletal Radiol 7: 142

Weinberg S (1982) Intraosseous ganglion of the ilium. Skeletal Radiol 9: 61

Williams HJ, Davies AM, Allen G (2004) Imaging features of intraosseous ganglia: a report of 45 cases. Eur Radiol 14: 1761

13.8 Reparatives Riesenzellgranulom (RZG) der Extremitäten

Der Begriff reparatives Riesenzellgranulom („giant cell reparative granuloma") wurde 1953 von Jaffe für reaktive intraossäre Läsionen der Mandibula und Maxilla geprägt, die auffallend viel Riesenzellen enthielten (synonym wird im deutschen Sprachraum der Begriff „zentrale Riesenzellepulis" gebraucht, Kap. 14).

Mit seinem Begriff beabsichtigte Jaffe eine Abgrenzung vom echten Riesenzelltumor. Ätiologisch unterstellte er intraossäre Blutungen. Diese Hypothese ist bis heute nicht widerlegt worden. Treten diese Riesenzellgranulome multipel im Unter- auch im Oberkiefer auf, so kann klinisch durch Auftreibungen des Knochens das Bild eines pausbäckigen Engels (*Cherubismus*, s. auch S. 1031) entstehen. Das Krankheitsbild ist autosomal-dominant vererblich.

In den letzten Jahren sind histologisch den RZG gleiche Läsionen außerhalb der Kieferknochen beobachtet worden, wobei sich anfangs die Beobachtungen ausschließlich auf die kleinen Röhrenknochen des Hand- und Fußskeletts beschränkten. Deshalb wurde zunächst der Terminus „reparatives Riesenzellgranulom der kleinen tubulären Hand- und Fußknochen" geprägt (Lorenzo u. Dorfman 1980). Es mehrten sich aber dann Beobachtungen von RZG auch in Knochen des Hand- und Fußwurzelbereiches (Glass et al. 1983; Picci et al. 1986; Seemann et al. 1985; Lingg et al. 1985). Da RZG auch zunehmend in den langen Röhrenknochen beobachtet werden, wird allgemein heute der Begriff „reparatives Riesenzellgranulom der Extremitäten" akzeptiert.

RZG können auf dem Boden einer fibrösen Dysplasie (De Smet et al. 1982), eines M. Paget (Upchurch et al. 1983), auch einer Enchondromatose (Oda et al. 1994) entstehen.

Es ist auch für den Nichtpathologen wichtig zu wissen, dass die von Sanerkin et al. 1983 beschriebene sog. *solide aneurysmatische Knochenzyste (AKZ)* eine sehr ähnliche Histologie wie das RZG hat und Letztere wiederum histologisch oft nicht vom *braunen Tumor beim Hyperparathyreoidismus* abgegrenzt werden kann. All diese Entitäten sind nichtneoplastisch und rein reaktiver Natur. Auch von der Klinik und Radiologie her erkennen wir keine Unterschiede zwischen den beiden erstgenannten Entitäten. Ihnen beiden wird eine bevorzugte Lokalisation am Gesichtsschädel, dem RZG eine bevorzugte Lokalisation an den kleinen Handröhrenknochen zugeschrieben. Für beide „Entitäten" wird eine seltene Manifestation an den großen Röhrenknochen angegeben. Wenn man nun berücksichtigt, dass die jeweilige Begriffswahl (RZG/solide AKZ) in den entsprechenden Publikationen ziemlich willkürlich ist, *sehen wir keine wissenschaftlich begründbare Berechtigung zu einer Unterscheidung zwischen RZG und solider AKZ*. In dieser Monographie haben wir uns für den Begriff des RZG entschieden, werden aber bestimmte Daten z. B. zur Lokalisation der soliden AKZ aus der Literatur zitieren.

Pathologische Anatomie

Der Knochen ist aufgetrieben, die Kortikalis intakt. Die Markhöhle und die Spongiosa sind ersetzt durch graues bis braunes weich-elastisches Gewebe mit einzelnen sandkornartigen Mineralisierungen. Intakte Präparate erhält man nur selten, beispielsweise bei primärer Amputation einer Zehenphalange. Meistens wird die Läsion als fragmentiertes Kürettagematerial übergeben.

Histologie

Prinzipiell hat diese Läsion den gleichen Aufbau wie die Riesenzellgranulome des Kiefers. Sie zeigt damit ebenfalls Ähnlichkeiten mit dem fibrösen metaphysären Kortikalisdefekt und kann eine dem braunen Tumor bei Hyperparathyreoidismus histologisch identische Struktur haben (s. S. 744). Auch bestehen so große Ähnlichkeiten mit der soliden Variante der aneurysmatischen Knochenzyste, dass es hier große Überschneidungen gibt und die Begriffe synonym benutzt werden (s. oben und unter Differentialdiagnose).

Mikroskopisch findet man ein fibroblastenreiches spindelzelliges Stroma, in das mehrkernige Riesenzellen eingestreut liegen, die im Bereich alter Blutungen eine zonale Häufung zeigen (◘ Abb. 13.95 a–d). Kollagenfasern sind – abhängig vom Alter der Läsion – meistens ausgebildet. Blutgefäße sind dünnwandig und in mäßiger Anzahl vorhanden; in stärker fibrosierten Läsionen sind sie spärlicher. Disseminiert findet man auch Osteoidtrabekeln, die teilweise einen Osteoblastensaum aufweisen. Auch kleine Lymphozytenaggregate können vorhanden sein. Schließlich findet man auch – selten – aneurysmatisch erweiterte Gefäßräume.

Histologische Differentialdiagnose. *Riesenzelltumor:* Die Unterscheidung von einem Riesenzelltumor, der gelegentlich auch an kleinen Röhrenknochen gefunden werden kann, ist meistens nicht besonders schwierig. Riesenzelltumoren haben in der Regel eine rundzellige histiozytäre Grundtextur, sie zeigen viel mehr und ganz gleichmäßig verteilte Riesenzellen und weisen sehr viel weniger Knochenbälkchen auf. Auch haben die Riesenzellen beim Riesenzelltumor keine Erythro- oder Siderophagie, während dies beim reparativen Granulom gesehen wird. Bei stark regressiv veränderten älteren Riesenzelltumoren kann es jedoch ebenfalls herdförmig zu spindelzellig-fibroblastischer Stromabildung kommen, die Riesenzellen können zonale Häufungen aufweisen und auch die Knochenbildung kann verstärkt in solchen

13.8 · Reparatives Riesenzellgranulom (RZG) der Extremitäten

Abb. 13.95 a–d. Reparatives Riesenzellgranulom (solide aneurysmatische Knochenzyste). **a** In einem fibrohistiozytären Hintergrund mit eingestreuten mehrkernigen Riesenzellen besteht Ähnlichkeit mit einem echten Riesenzelltumor. Die Stromainduktion mit Osteoid- und Knochenbildung ist aber im reparativen Riesenzellgranulom in der Regel sehr viel stärker ausgeprägt (70-jährige Frau, Metakarpale). **b, d** Disseminierte Einblutungen und Zystenbildungen mit ungleichmäßiger Gruppierung der Riesenzellen und spindelzelliger Differenzierung der mononukleären Zellen ist ein typischer Befund und hilfreich in der Unterscheidung zu einem Riesenzelltumor des Knochens. **c** In manchen Abschnitten sind die reparativen Granulome histologisch annähernd identisch mit einem Riesenzelltumor, einschl. der histiozytären Differenzierung der mononukleären Zellen. Da auch Riesenzelltumoren degenerative Veränderungen mit Gruppierung von Riesenzellen aufweisen können, ist dieses Zonierungsphänomen der Riesenzellen für sich allein kein Merkmal zur Unterscheidung der Entitäten. Für die Differentialdiagnose ist das gesamte Spektrum der Veränderungen einschl. der Lokalisation und auch des Röntgenbefundes zu berücksichtigen (*Forts. S. 878*)

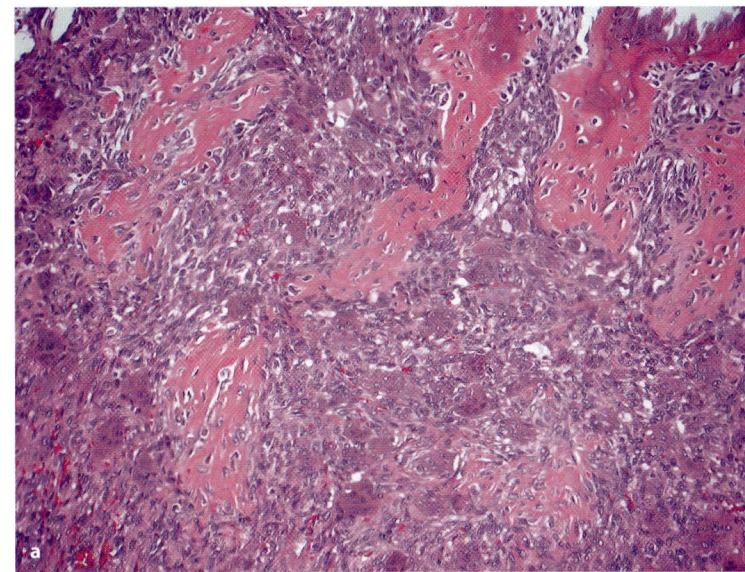

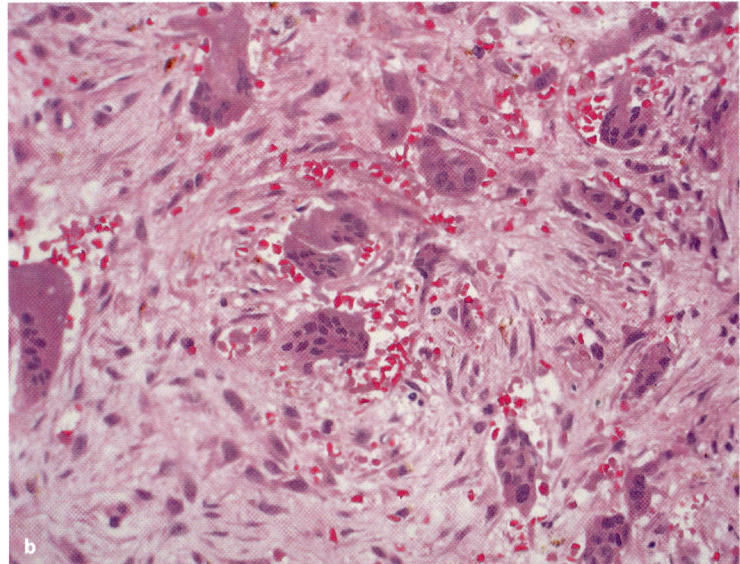

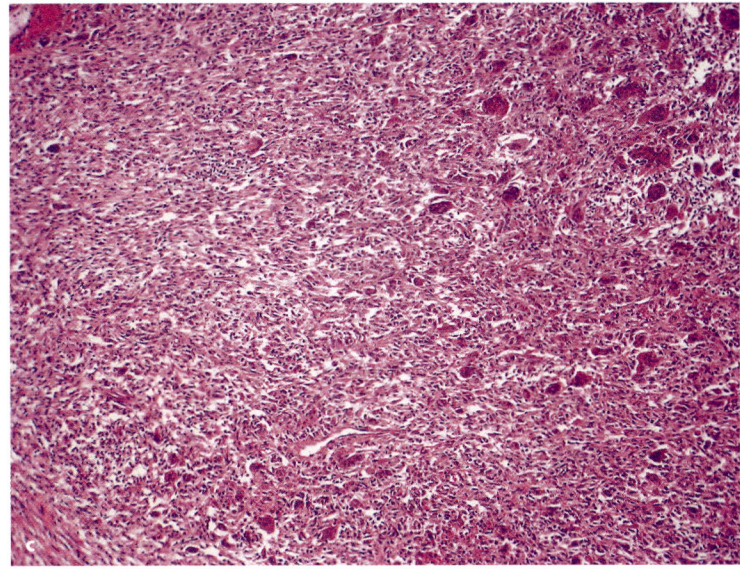

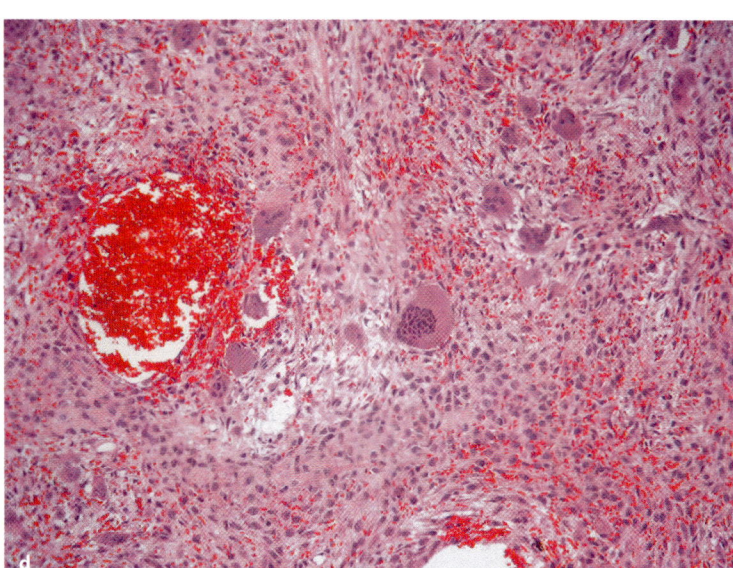

◘ Abb. 13.95 a–d (Forts.)

Arealen auftreten. Deshalb ist die ausgedehnte Untersuchung der Läsion für die sichere Differentialdiagnose angezeigt.

Das *reparative Riesenzellgranulom des Kiefers* und der *fibröse metaphysäre Kortikalisdefekt* sind histologisch identisch, aber durch Lokalisation und Röntgenbefund klar vom reparativen Riesenzellgranulom der Extremitäten unterschieden.

Hyperparathyreoidismus: Der braune Tumor des Hyperparathyreoidismus (HPT) zeigt einen ähnlichen bis identischen Aufbau wie das reparative Riesenzellgranulom. Deshalb ist es zu empfehlen, bei jeder dieser Läsionen einen HPT klinisch weiter abzuklären.

Aneurysmatische Knochenzyste: Solide Abschnitte einer aneurysmatischen Knochenzyste können den gleichen Aufbau zeigen wie ein reparatives Riesenzellgranulom. Da dieses auch manchmal aneurysmatisch erweiterte Gefäße aufweist, kann die Differentialdiagnose im Einzelfall schwierig sein.

Pigmentierte villonoduläre Synovitis mit Kochenbefall: Die Differentialdiagnose sollte keine Schwierigkeiten machen, wenn radiologischer und chirurgischer Lokalbefund die Verbindung dieser Läsion zur Synovialis beweisen. Histologisch zeigt die pigmentierte villonoduläre Synovitis eine stärkere Hämosiderinablagerung, weist neben histiozytär soliden Abschnitten auch villöse Strukturen auf und bildet selten Osteoid.

Hämophiler Pseudotumor: Diese Läsion im Knochen kann, insbesondere wenn sie älter ist, Ähnlichkeit mit einem reparativen Riesenzellgranulom aufweisen und hat auch eine ähnliche Pathogenese. Die Differentialdiagnose ergibt sich aus der Grundkrankheit.

Häufigkeit

Das RZG der Extremitäten ist vorerst als seltene tumorähnliche Läsion anzusehen. In einer Literaturzusammenstellung fanden Lingg et al. (1985) 27 Fälle in einer extragnathalen Lokalisation, sie selbst verfügen über 6 Fälle. Picci et al. (1986) verfügen über 11 Fälle, die sie in einer differentialdiagnostischen Übersicht echten Riesenzelltumoren, Chondroblastomen und aneurysmatischen Knochenzysten am Hand- und Fußskelett gegenüberstellen. Wenn man verschiedene andere Einzelpublikationen der letzten 20 Jahre hinzurechnet, werden es heute ungefähr 250–300 publizierte Fälle eines extragnathalen RZG sein. Für die von uns als solche nicht anerkannte Entität der soliden AKZ (s. oben) geben Yamamoto et al. (2000) etwa 20 Fälle an langen Röhrenknochen an.

Lokalisation

Ganz eindeutig dominieren bei den extragnathalen RZG die Röhrenknochen des Hand- und Fußskeletts, wobei am häufigsten die Phalangen, am zweithäufigsten die Metakarpalia und die Metatarsalia befallen sind. Es ist aber auch mit RZG z. B. im Os capitatum und Os lunatum (Glass ct al. 1983) sowic in der Talusrolle (Lingg et al. 1985) und in den langen Röhrenknochen zu rechnen, wie oben bereits beschrieben. Über extragnathale reparative Riesenzellgranulome im Schädelbereich, insbesondere im Schläfenbein ist bei Tesluk et al. (1989) nachzulesen.

Der ungewöhnliche Fall eines RZG innerhalb einer polyostotischen fibrösen Dysplasie am Femur wird von De Smet et al. (1982) beschrieben. Oda et al. (1994) publizierten einen Fall mit zwei reparativen Riesenzellgranulomen in der proximalen und distalen Tibia bei vorbestehender Enchondromatose.

13.8 · Reparatives Riesenzellgranulom (RZG) der Extremitäten

Alters- und Geschlechtsprädilektion

Überwiegend scheinen Erwachsene betroffen zu sein; die Altersspanne reicht bei den Patienten von Lingg et al. (1985) von 18–64 Jahren. Picci et al. (1986) geben für ihre 11 Fälle ein Durchschnittsalter von 22 ± 1,5 Jahren an. Sie fanden dabei keine größere Altersdifferenz gegenüber dem Chondroblastom am Hand- und Fußskelett. Träger von aneurysmatischen Knochenzysten am Hand- und Fußskelett waren hingegen eindeutig jünger, von Riesenzelltumoren älter.

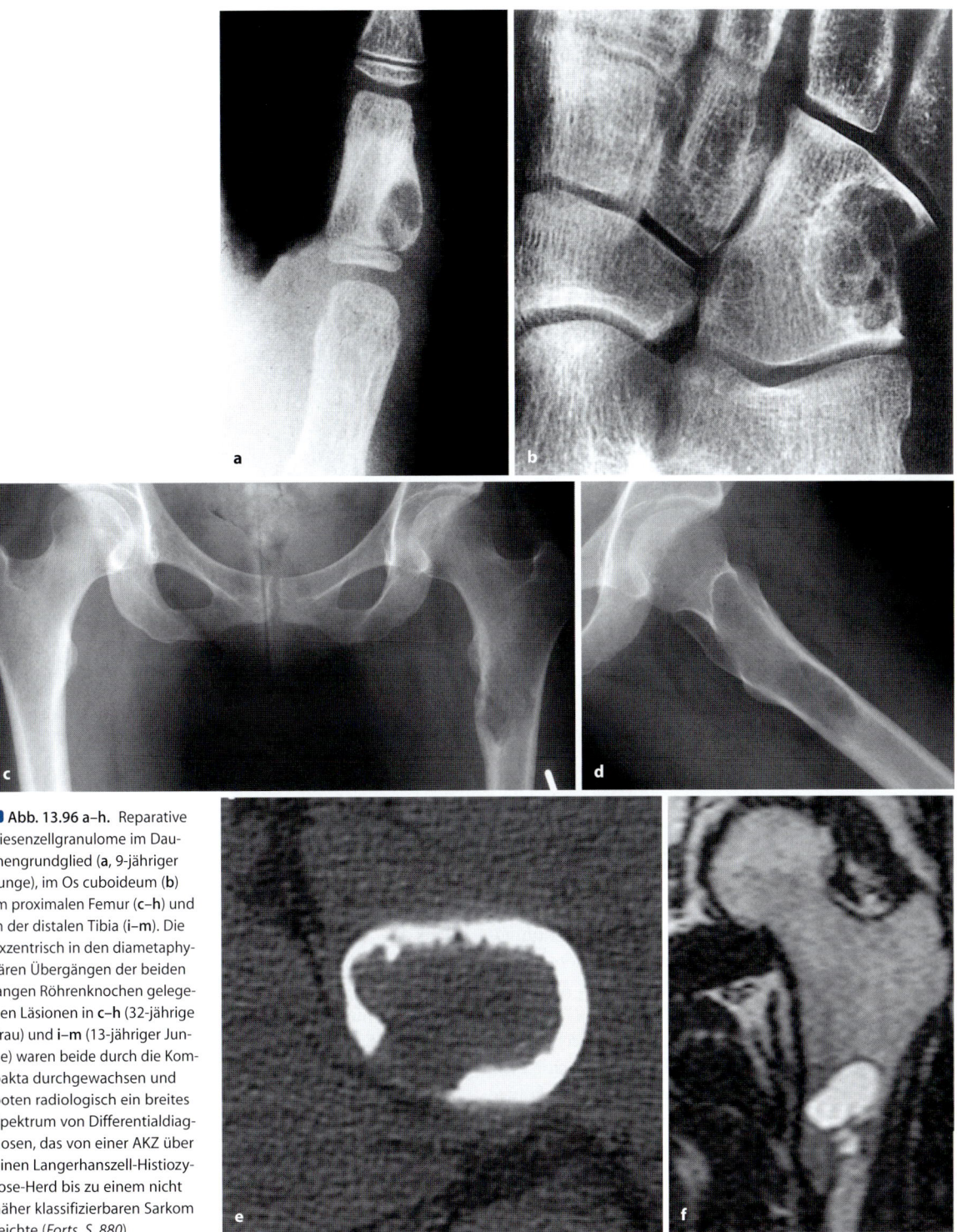

Abb. 13.96 a–h. Reparative Riesenzellgranulome im Daumengrundglied (**a**, 9-jähriger Junge), im Os cuboideum (**b**) im proximalen Femur (**c–h**) und in der distalen Tibia (**i–m**). Die exzentrisch in den diametaphysären Übergängen der beiden langen Röhrenknochen gelegenen Läsionen in **c–h** (32-jährige Frau) und **i–m** (13-jähriger Junge) waren beide durch die Kompakta durchgewachsen und boten radiologisch ein breites Spektrum von Differentialdiagnosen, das von einer AKZ über einen Langerhanszell-Histiozytose-Herd bis zu einem nicht näher klassifizierbaren Sarkom reichte (*Forts. S. 880*)

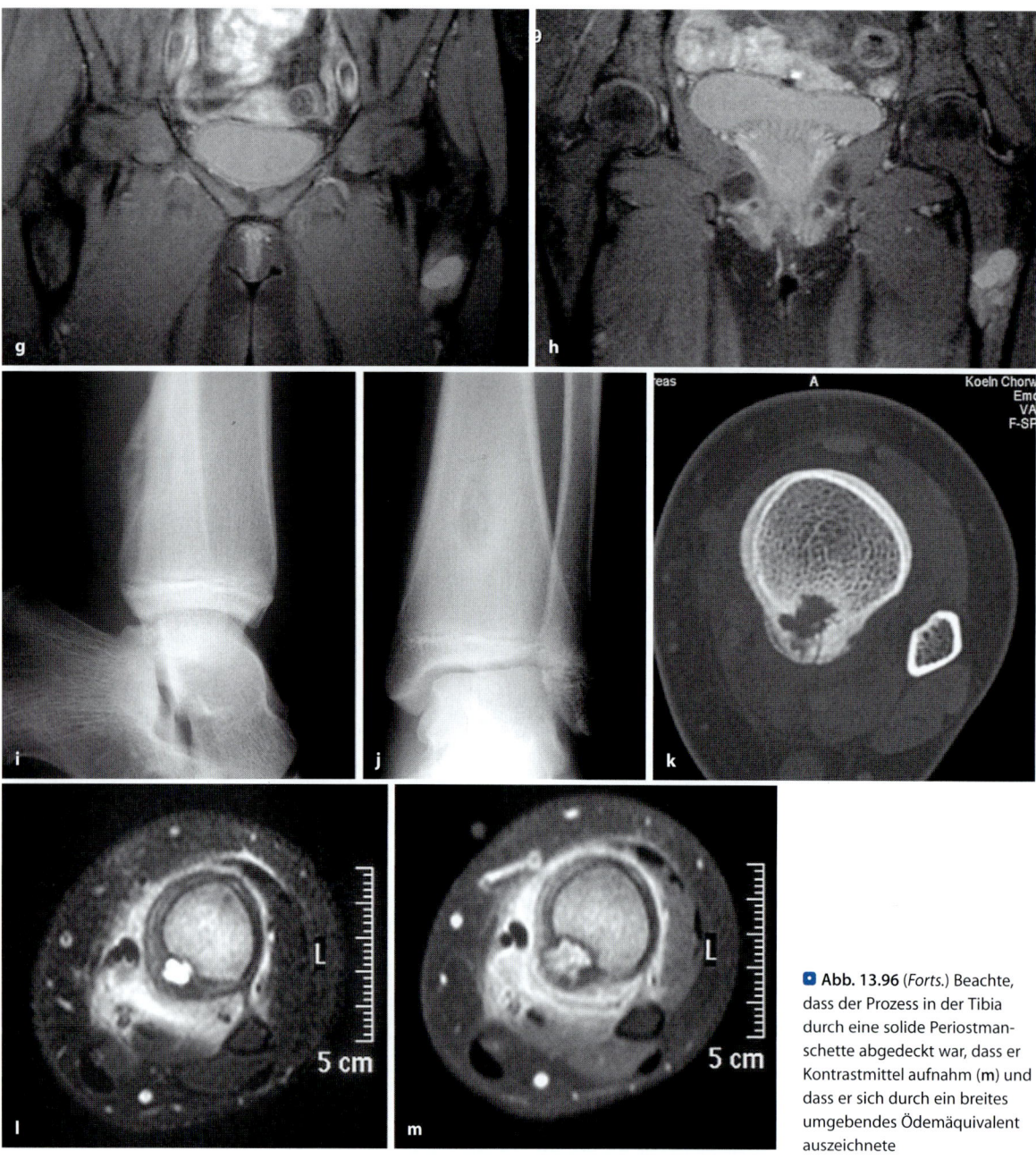

Abb. 13.96 (*Forts.*) Beachte, dass der Prozess in der Tibia durch eine solide Periostmanschette abgedeckt war, dass er Kontrastmittel aufnahm (m) und dass er sich durch ein breites umgebendes Ödemäquivalent auszeichnete

Für die wenigen als solide AKZ der langen Röhrenknochen bezeichneten Fälle geben Yamamoto et al. (2000) eine Altersspanne von der 2. bis zur 5. Lebensdekade an.

Die Angaben über eine eventuelle Geschlechtsprädilektion sind in der Literatur auffallend unterschiedlich. Während Lingg et al. ein Geschlechtsverhältnis Frauen zu Männer von 4:1 angeben, dominieren bei den Patienten von Picci et al. die Männer (ca. 62–63% Männer, ca. 37–38% Frauen).

Klinik

Klinisches Leitsymptom ist der lokale Schmerz. An den der Palpation leicht zugänglichen Hand- und Fußknochen imponiert in der Regel eine deutliche druckdolente Schwellung. In der überwiegenden Zahl der Fälle wird keine Traumaanamnese angegeben, obwohl das nichts besagt, denn die Knochen des Hand-Fußskelettes sind erfahrungsgemäß immer Traumen ausgesetzt. Die Dauer der Schmerzsymptomatik beträgt zumeist unter einem Jahr. Therapeutisch ist die Exkochleation dieser Herde ausreichend. Auch deshalb ist ihre Unterscheidung von echten Riesenzelltumoren sehr wichtig.

Radiologie

Das charakteristische Röntgenbild des reparativen Riesenzellgranuloms der kleinen Röhrenknochen ist durch eine konzentrisch, auch exzentrisch den Knochen auftreibende Osteolyse gekennzeichnet (◘ Abb. 13.96 a). Die Läsionen können Trabekulierungen zeigen, die Kompakta ist verdünnt, manchmal auch durchbrochen. Bei keiner der 11 Läsionen der Patienten von Picci et al. (1986) wurde ein sklerotischer Randsaum beobachtet. Bei ihren vergleichenden Untersuchungen mit 26 Fällen einer aneurysmatischen Knochenzyste, 9 Fällen eines Riesenzelltumors und 6 Fällen eines Chondroblastoms am Hand- und Fußskelett fanden sie *keine charakteristische Röntgensymptomatik für das reparative Riesenzellgranulom, die etwa eine Unterscheidung gegenüber den anderen genannten Entitäten zulässt.*

Bei den von Lingg et al. (1985) publizierten Fällen fand sich ein reparatives Riesenzellgranulom in 2 Fällen in einem Osteochondrom (Großzehe, Metatarsale I); eine andere ungewöhnliche Röntgensymptomatik bestand im Köpfchen von Os metacarpale III mit paraossaler Geschwulstentwicklung und scharf begrenzter exzentrischer Erosion des Köpfchens. Das reparative Riesenzellgranulom in der Talusrolle stellte sich in Form einer scharf begrenzten Osteolyse mit feiner Randsklerose mit Verbindung zum Gelenk dar.

Die Radiologie der als solide AKZ bezeichneten RZG der langen Röhrenknochen ist unspezifisch (Yamamoto et al. 2000; Murphy et al. 2001). Man sieht eine expansive Läsion im Lodwick-Grad I B–C, ein nennenswerter parossaler Tumoranteil wird kaum gefunden (Abb. 13.96 c–m). Bei Sitz an der Wirbelsäule soll es häufiger zu parossalen Geschwulstausbrüchen kommen.

Zusammenfassend betrachtet stellt das RZG eine histologische Überraschungsdiagnose dar.

Differentialdiagnose

Aus pathologisch-anatomischer und röntgenologischer Sicht ergeben sich zwangsläufig Ähnlichkeiten mit anderen Knochenläsionen, die Blutungen und Riesenzellen enthalten. Dazu gehören die gewöhnliche aneurysmatische Knochenzyste, der Riesenzelltumor und der braune Tumor. An den bindegewebig präformierten Knochen des Hand- und Fußskeletts kommt differentialdiagnostisch noch das Chondroblastom in Frage. Wie bereits oben erwähnt, ist eine röntgenologische Unterscheidung dieser Entitäten voneinander nicht möglich; die Diagnose ergibt sich aus der Histologie. Hier können allerdings auch Verwechslungsmöglichkeiten vorkommen (Gouin et al. 2003).

Literatur

Dahlin DC (1978) Bone tumors, general aspects and data on 6221 cases. Thomas, Springfield
De Smet AA, Travers H, Neff JR (1982) Giant cell reparative granuloma of left femur arising in polyostotic fibrous dysplasia. Skeletal Radiol 8: 314
Glass TA, Mills SE, Fechner RE (1983) Giant-cell reparative granuloma of the hands and feet. Radiology 149: 65
Gouin F, Grimaud E, Redini F et al. (2003) Metatarsal giant cell tumors and giant cell reparative granuloma are similar entities. Clin Orthop Rel Res 416: 278
Hermann J, Abdelwahab JF, Klein MJ et al. (1990) Giant cell reparative granuloma of the distal end of the right femur. Skeletal Radiol 19: 367
Hirschl S, Katz A (1974) Giant cell reparative granuloma outside the jaw bone. Human Pathology 5: 171
Inoue H, Tsuneyoshi M, Enjoji M et al. (1986) Giant-Cell reparative granuloma of the thoracic vertebra. Acta Pathol Jpn 36: 745
Jaffe HL (1953) Giant cell reparative granuloma, traumatic bone cyst and fibrous (fibro-osseous) dysplasia of the jaw bones. Oral Surg 6: 159
Lingg G, Roessner A, Fiedler V et al. (1985) Das reparative Riesenzellgranulom der Extremitäten. RÖFO 142: 185
Lorenzo JC, Dorfman HD (1980) Giant-cell reparative granuloma of short tubular bones of the hands and feet. Am J Surg Pathol 4: 551
Motomochi M, Hauda Y, Makita Y et al. (1985) Giant cell tumor of the skull. Surg Neurol 23: 25
Murphy MM, Nomikos GC, Flemming DJ et al. (2001) Imaging of giant cell tumor and giant cell reparative granuloma of bone: radiologic-pathologic correlation. Radiographics 21: 1283
Oda Y, Iwamoto Y, Ushijima M et al. (1994) Giant cell reparative granuloma arising in enchondromatosis (case report 877). Skeletal Radiol 23: 669
Picci P, Baldini N, Sudanese A et al. (1986) Giant cell reparative granuloma and other giant cell lesions of the bones of the hands and feet. Skeletal Radiol 15: 415
Rogers LF, Mikhael M, Christ M, Wolff A (1984) Giant cell (reparative) granuloma of the sphenoid bone. Skeletal Radiol 12: 48
Sanerkin NG, Mott MG, Roylance J (1983) An unusual intraosseous lesion with fibroblastic, osteoclastic, osteoblastic, aneurysmal and fibromyxoid elements."Solid" variant of aneurysmal bone cyst. Cancer 51: 2278
Schwenzer NF, Schwenzer-Zimmerer K, Claussen CD (2006) Cherubismus in der CT-Diagnostik-ein Fallbericht. RÖFO 178: 1137
Seemann W-R, Genz T, Gospos Ch, Goth D, Adler CP (1985) Die riesenzellige Reaktion der kurzen Röhrenknochen von Hand und Fuß. RÖFO 142: 454
Som PM, Lawson W, Cohen BA (1983) Giant cell lesions of the facial bones. Radiology 147: 129
Tesluk H, Senders CW, Dublin AB (1989) Giant cell reparative granuloma of temporal bone (case report 562). Skeletal Radiol 18: 599
Upchurch KS, Simon LS, Schiller AL et al. (1983) Giant cell reparative granuloma of Paget's disease of bone: A unique clinical entity. Ann Intern Med 98: 35
Wold LE, Dobyns JH, Swee RG et al. (1986) Giant cell reaction (giant cell reparative granuloma) of the small bones of the hands and feet. Am J Surg Pathol 10: 491
Yamamoto T, Marui T, Akise T et al. (2000) Solid aneurysmal bone cyst in the humerus. Skeletal Radiol 29: 470

13.9 Braune Tumoren beim Hyperparathyreoidismus

Beim primären und sekundären Hyperparathyreoidismus kommt es durch die pathologische Parathormonsekretion zu einem osteklastären Abbau von Spongiosa und Kompakta. In die so entstehenden Spongiosahöhlen kann es einbluten, insbesonde wenn sie in stressexponierten Skelettabschnitten liegen. Eine nachfolgende Bindegewebsproliferation verstärkt den osteoklastären Abbau, und die Hohlräume vergrößern sich, bis radiologisch erkennbare Osteolysen im spongiösen Knochen entstehen. Sie können als tumorähnliche Läsionen Anlass zu Verwechslungen mit echten Knochengeschwülsten geben.

Über die Ätiologie und den Pathomechanismus des primären, sekundären und tertiären Hyperparathyreoidismus soll an dieser Stelle nicht diskutiert werden. Sie sind u. a. bei Freyschmidt (2008) nachzulesen.

Pathologische Anatomie
Die Läsion besteht aus braunem fibrös-elastischen Gewebe.

Histologie
Mikroskopisch zeigt die Läsion einen ähnlichen Aufbau wie das reparative Riesenzellgranulom (Abb. 13.97 a–c) bzw. die solide Variante der aneurysmatischen Knochenzyste. Entsprechend ist auch die Differentialdiagnose – wie unter dieser Entität angeführt – zu stellen. Die notwendige Abgrenzung von einem älteren Riesenzelltumor mit regressiven Veränderungen kann Schwierigkeiten machen, wenn man nicht an die seltene Möglichkeit eines braunen Tumors denkt. In allen Fällen, bei denen aufgrund der Histologie die Möglichkeit eines Riesenzelltumors des Knochens erwogen werden muss, die Lokalisation des Tumors im Knochen und der Röntgenbefund jedoch nicht typisch sind, ist es ratsam, die weitere klinische Abklärung eines Hyperparathyreoidismus zu veranlassen.

Klinik
Patienten mit einem fortgeschrittenen Hyperparathyreoidismus klagen zumeist über diffuse Skelettschmerzen; bei Ausbildung von braunen Tumoren kann es zu Spontanfrakturen kommen, die die Patienten häufig erst zum Arzt führen. Vielfach besteht ein Hyperkalzämiesyndrom, das bei entsprechender Ausprägung mit einer Polyurie, Polydypsie, mit intestinalen Symptomen wie Übelkeit und Brechneigung, mit neurologisch-psychiatrischen Symptomen (Müdigkeit, Abgeschlagenheit, Hyporeflexie, Missstimmungen, Übellaunigkeit) und kardialen Symptomen (Verkürzung der PQ-Zeit, Herzrhythmusstörungen usw.) einhergehen. Laborchemisch findet sich der Kalziumspiegel entsprechend erhöht, fernerhin sind die alkalische Phosphatase und das Parathormon erhöht.

Unserer eigenen Beobachtung zufolge gibt es gelegentlich Hyperparathyreoidismusformen, die offensichtlich zyklisch oder „kondensatorartig" verlaufen und bei denen dementsprechend die klinische und laborchemische Symptomatik stark wechselt. Wir vermuten, dass das oder die Epithelkörperchenadenom(e) offensichtlich bei entsprechender Größe nekrotischen Veränderungen unterliegen können, die dann zu einer vorübergehenden Beruhigung des Krankheitsbildes führen. In solchen Phasen sieht man dann auch Rekalzifizierungsvorgänge in den braunen Tumoren.

Radiologie
Braune Tumoren äußern sich an den Röhrenknochen als Osteolysen, die eine Größe bis zu 4–5 cm erreichen können (Abb. 13.60 c, d, 13.98, 13.99). Der Übergang zum gesunden Knochen hin ist oft breit wie beim Riesenzelltumor oder ausgesprochen unscharf. Bei entsprechender Größenausdehnung wird der Knochen aufgetrieben, und es entwickelt sich das Bild der ausgebeulten Knochenschale.

Entscheidend für die Diagnose „brauner Tumor" bei Hyperparathyreoidismus ist die Beobachtung der umgebenden Knochenstrukturen. Fast ausnahmslos sieht man hier deutliche Spongiosaauflockerungen und Rarefizierungen, häufig erscheinen sie auch strähnig durch Geflechtknochenbildungen. Die Kompakta ist verdünnt und findet sich tunneliert; an den kleinen Röhrenknochen, insbesondere des Handskeletts, sieht man immer subperiostale Knochenresorptionen, die der Außenkontur ein fransiges und irreguläres, manchmal auch samtartiges Aussehen geben.

An dieser Stelle sind nur die radiologischen Veränderungen fortgeschrittener, heute seltener beobachteter Hyperparathyreoidismusformen mit braunen Tumoren beschrieben. In frühen Stadien findet man eher eine Zunahme der Knochendichte und im Zusammenhang mit der renalen Osteopathie andere Skelettveränderungen, die sehr polymorph sind (Freyschmidt 2008).

Differentialdiagnose
Ein brauner Tumor ist vom Röntgenologischen her unverkennbar, wenn man die strukturellen Veränderungen des Knochens in der Umgebung einer solchen Läsion beachtet. Trotzdem verfügen wir in unserem Material über Beobachtungen, bei denen der braunen Tumoren zugrundeliegende Hyperparathyreoidismus über Jahre verkannt wurde und die Patienten immer wieder an ihren braunen Tumoren unter der Diagnose eines Riesenzelltumors operiert wurden (s. Abb. 13.98).

Wenn sich aufgrund des Röntgenbildes der Verdacht auf einen braunen Tumor ergibt, so sollte man in glei-

13.9 · Braune Tumoren beim Hyperparathyreoidismus

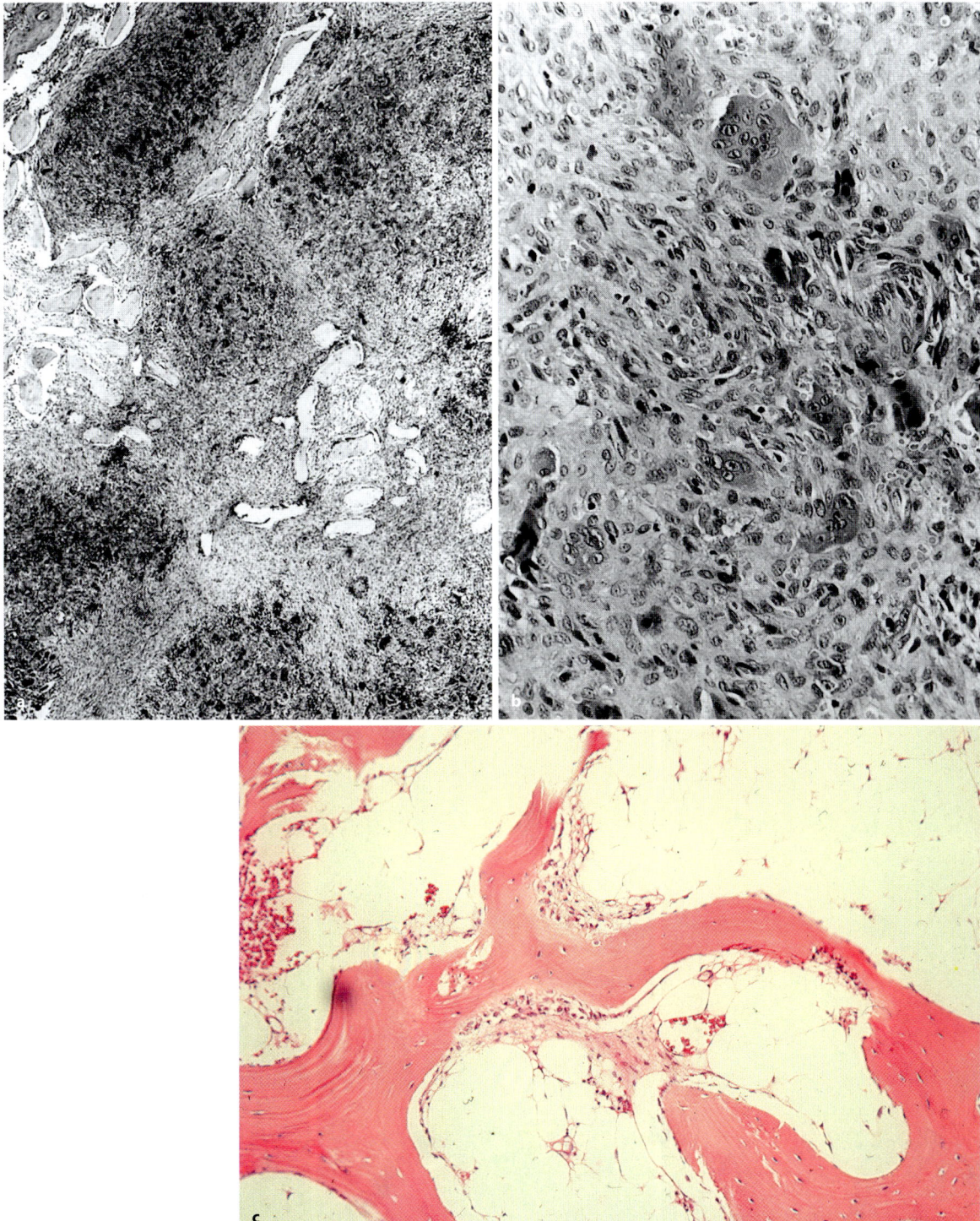

Abb. 13.97 a–c. Brauner Tumor bei Hyperparathyreoidismus. **a** Das mikroskopische Übersichtsbild zeigt eine solide Läsion mit sehr zahlreichen Riesenzellen vom osteoklastären Typ zwischen Fibroblasten. Gruppenbildung der Riesenzellen im Wechsel mit Fibrosezonen mit metaplastischer Knochenneubildung können angedeutete lobuläre Strukturen verursachen. Diese sind bei einem echten Riesenzelltumor des Skeletts nur bei stärkeren regressiven Veränderungen oder vorhergegangenen Operationen zu finden. **b** Bei stärkerer Vergrößerung sind riesenzellreiche Abschnitte im braunen Tumor jedoch nicht von einem Riesenzelltumor des Skelettsystems zu unterscheiden. **c** Hilfreich für die histologische Diagnose ist die Untersuchung des Knochens in der Randzone der Läsion, die die typischen fibroosteoklastären Resorptionszonen des Hyperparathyreoidismus, besonders in den Spongiosatrabekeln aufweist

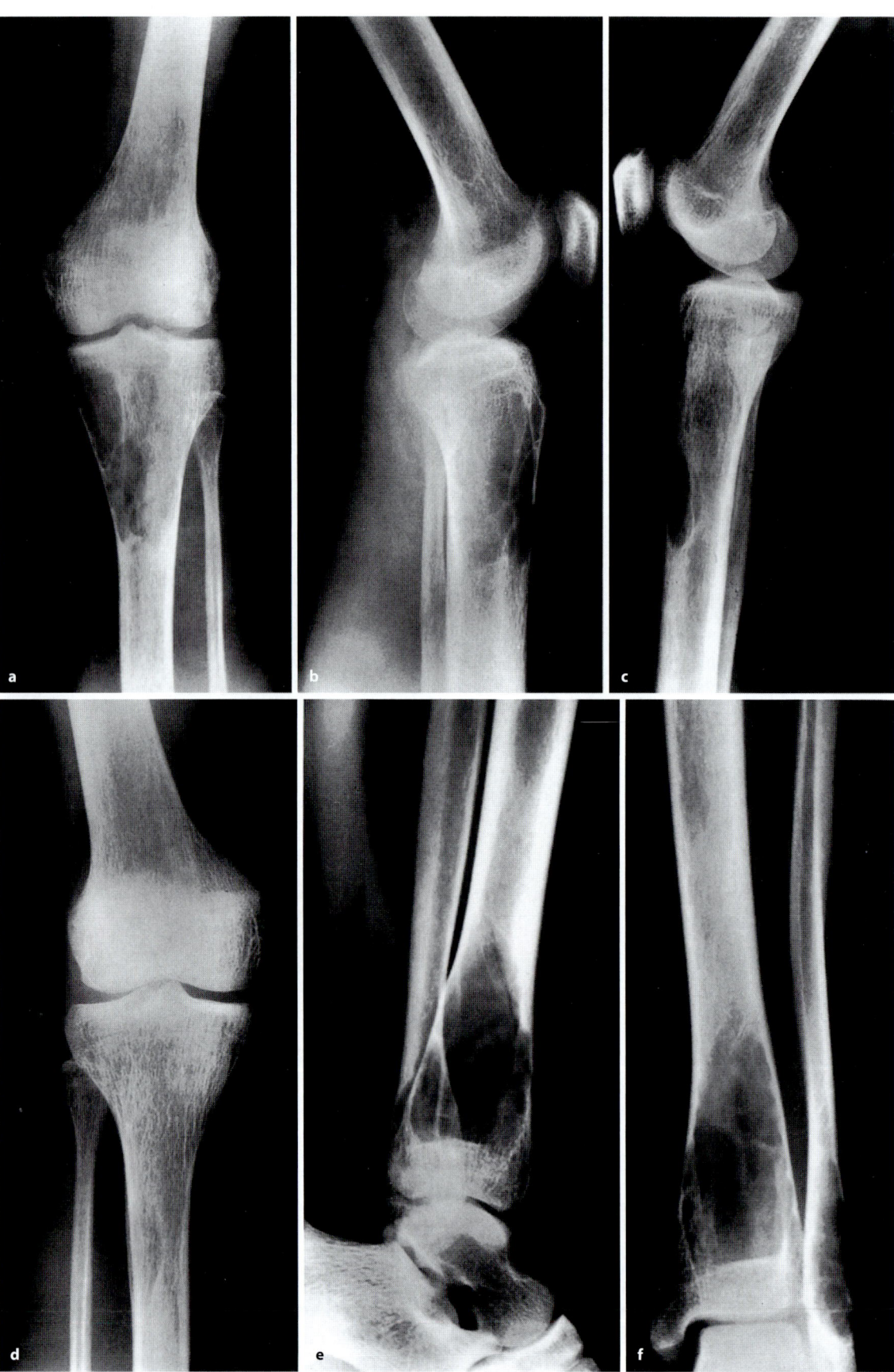

Abb. 13.98 a–i (*Text s. S. 885*)

13.9 · Braune Tumoren beim Hyperparathyreoidismus

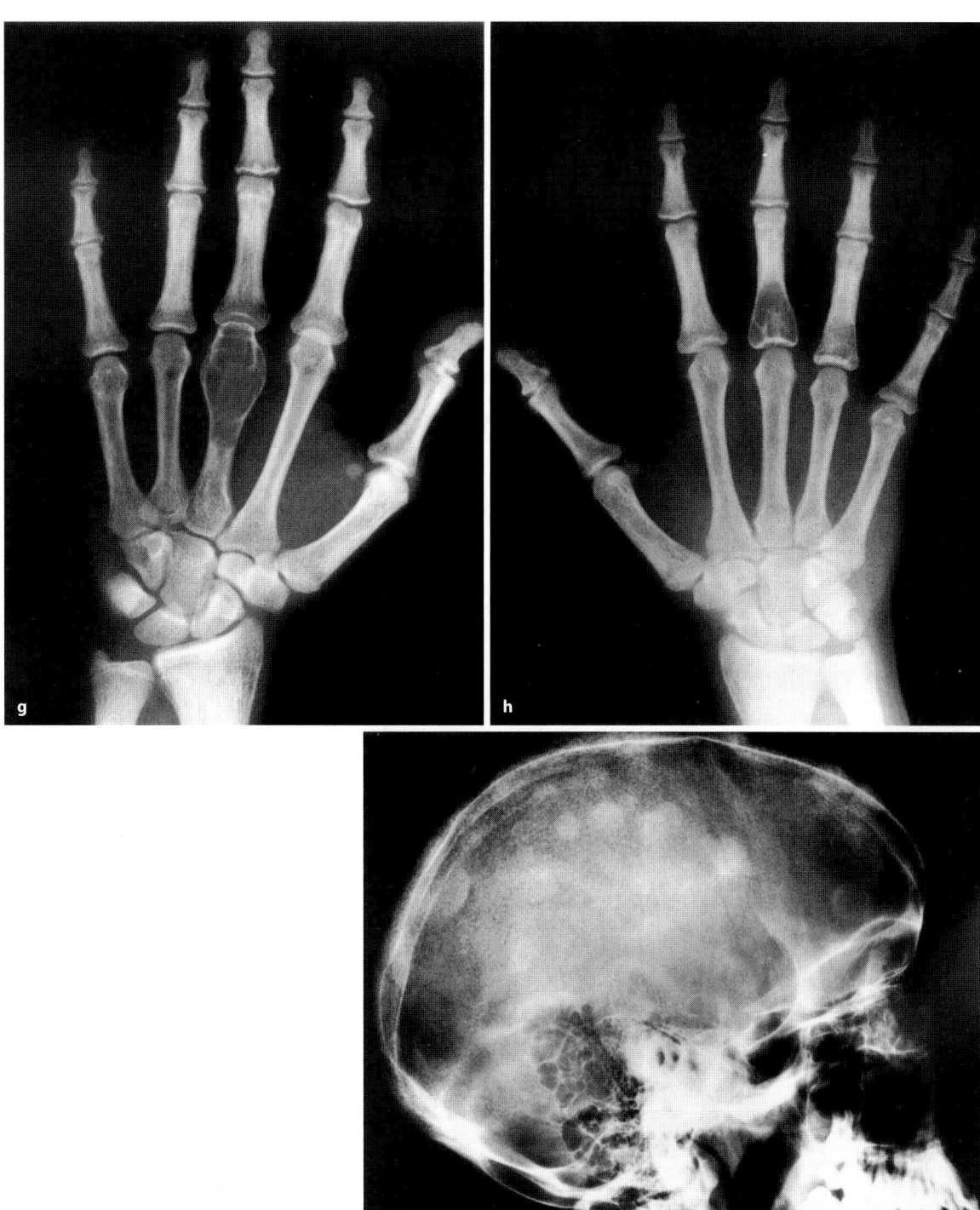

◀ ▶ **Abb. 13.98 a–i.** Primärer, über viele Jahre hin verkannter Hyperparathyreoidismus bei einem 16 Jahre alten Mädchen. Ausgedehnte braune Tumoren im Os metacarpale III links, an der Basis der Grundphalanx III rechts, in beiden proximalen Tibiae und der linken distalen Tibia und Fibula. Zum Teil sind die Läsionen expansiv. Der Übergang zum gesunden Knochen hin ist z. T. breit (trichterförmig), z. T. unscharf und mottenfraßähnlich. Auf allen Aufnahmen zeigt der umgebende Knochen den typischen strähnigen Umbau des Hyperparathyreoidismus. Auch die Kompakta zeigt deutliche Unschärfen und Auflockerungen. Die subperiostalen Resorptionen an den Phalangen kommen auf den vorliegenden Aufnahmen nicht deutlich heraus, mit der Lupe waren sie ganz eindeutig erkennbar. In der Schädelkalotte allgemeine Osteoporose mit fleckigen Aufhellungen und fleckigen Verdichtungen. Die fleckigen Verdichtungen sind wahrscheinlich Ausdruck von Rekalzifizierungen bei dem offensichtlich phasenhaften Verlauf der Erkrankung. Die Patientin wurde wiederholt an „braunen Tumoren" in den Tibiae und auch in den distalen Femora operiert, ohne an die Ursache „Hyperparathyreoidismus" zu denken!

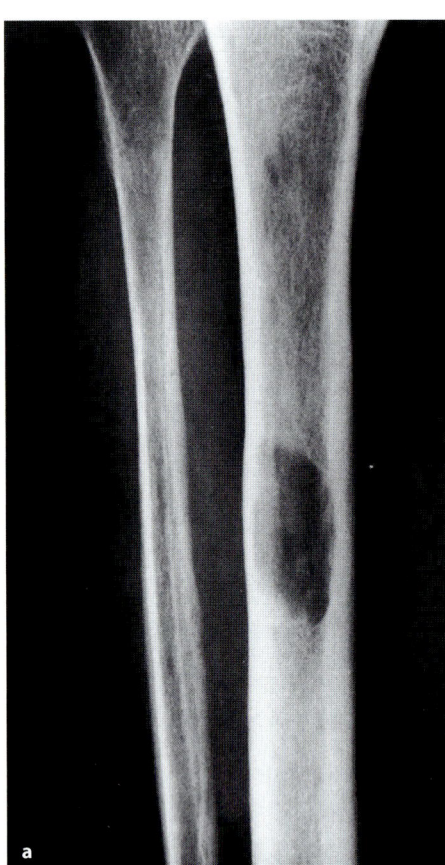 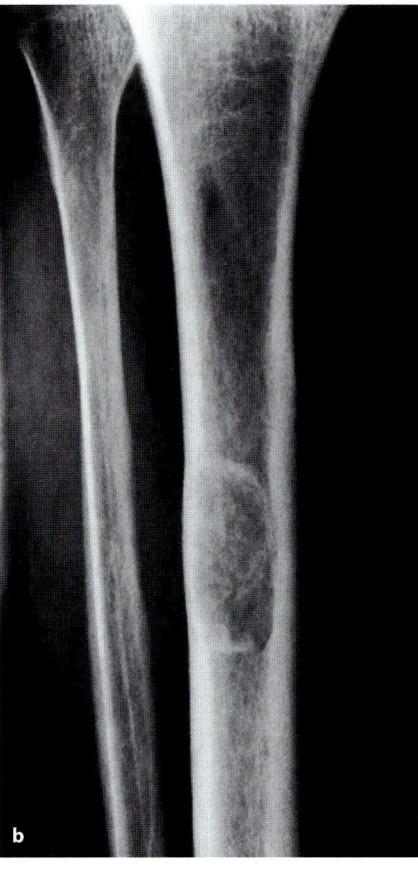

Abb. 13.99 a, b. Brauner Tumor im Tibiaschaft bei einer 46-jährigen Patientin. „Punched-out lesion" im Tibiaschaft mit deutlicher Kompaktaverdünnung lateral. Strähniger Umbau des Knochens in der Umgebung; vor allen Dingen in der proximalen Metaphyse angedeutete Tunnelierung der Kompakta. Nach Parathyreoidektomie und massiver Kalziumsubstitution einige Wochen später deutliche Rekalzifizierung im braunen Tumor

cher Sitzung das Handskelett röntgenologisch untersuchen, denn hier finden sich in der Regel immer für einen Hyperparathyreoidismus typische Veränderungen, wie wir am Beispiel des sekundären Hyperparathyreoidismus bei der renalen Osteopathie nachweisen konnten (Fritsch et al. 1980; Freyschmidt 2008).

Schwierig kann lediglich die Beurteilung eines weitgehend rekalzifizierten braunen Tumors werden, insbesondere bei Hyperparathyreoidismusformen, die zyklisch verlaufen. Hier kommt differentialdiagnostisch in erster Linie eine fibröse Dysplasie in Frage.

Literatur

Freyschmidt J (2008) Skeletterkrankungen. 3. Aufl. Springer, Berlin Heidelberg New York
Freyschmidt J, Hehrmann R (1978) Primärer Hyperparathyreoidismus als Differentialdiagnose von schweren Skelettdestruktionen. Röntgenblätter 31: 495
Fritsch J, Freyschmidt J, Lustenberger N et al. (1980) Zum klinischen Wert röntgenologischer Verlaufsbeobachtungen bei renaler Osteopathie. Röntgenblätter 33: 207

13.10 Villonoduläre Synovitis (Diffuser Typ des Riesenzelltumors – der Sehnenscheiden und Gelenke)

ICD-O-Code: 9251/0

Synonym: pigmentierte villonoduläre Synovitis

Definition:
Der diffuse Typ („diffuse type") des Riesenzelltumors (oder die villonoduläre Synovitis, *Anmerk. der Autoren dieses Buches*) ist eine destruktive Proliferation von synovialisähnlichen einkernigen Zellen, denen mehrkernige Riesenzellen beigemischt sind, fernerhin Schaumzellen, Siderophagen und Entzündungszellen. Die extraartikuläre Form ist durch die Anwesenheit einer infiltrativen bindegewebigen Masse mit und ohne Beteiligung des benachbarten Gelenkes definiert (WHO 2002).

Alte Definition der WHO (1994): „Bei der villonodulären Synovitis handelt es sich um einen chronischen proliferierenden geschwulstähnlichen Prozess der Synovialmembran in Gelenken, Bursen (sehr selten) und Sehnen (sehr selten) mit einer relativ häufigen intraossären Ausbreitung. Die Erkrankung tritt gewöhnlich monoartikulär auf."

Die villonoduläre Synovitis gehört zur Gruppe der sog. fibrohistiozytären Weichteiltumoren (WHO 2002).

Man unterscheidet dabei neuerdings – oder modisch – den diffusen Typ des Riesenzelltumors („diffuse-type giant cell tumor", DGCT), auch als pigmentierte villonoduläre Synovitis bezeichnet (Vorkommen: Synovialmembran, Bursen und Gelenke) von dem lokalisierten auch extraartikulär auftretenden Typ, auch als *tenosynovialen Riesenzelltumor oder Riesenzelltumor der Sehnenscheiden* bezeichnet. Diese Begriffe sind für den Nichtpathologen kaum verständlich und merkbar, weshalb wir im Folgenden bei dem klassischen und altbekannten Terminus „villonoduläre Synovitis" bleiben wollen.

Die Ätiologie der villonodulären Synovitis wird sehr kontrovers diskutiert. Die Hypothesen reichen von einer entzündlichen Reaktion auf ein unbekanntes Agens (Jaffe et al. 1941) über eine abnorme zelluläre und humorale Immunantwort (Kinsella et al. 1975), eine genetische Prädisposition (Wendt et al. 1986), eine Störung im Lipidstoffwechsel (Hirohata 1968), eine benigne synoviale Neoplasie im Sinne eines Riesenzelltumors der Sehnenscheiden und der Synovialmembran (Rao u. Vigorita 1984) bis zu rekurrierenden Blutungen nach Trauma (Ghadially et al. 1979; Smith u. Pugh 1962; Young u. Hudacek 1954). Kürzlich erhobene molekulargenetische Befunde bestätigen die Verwandschaft zwischen dem tenosynovialen Riesenzelltumor und der PVNS: In beiden Läsionen wurden eine identische Translokation nachgewiesen, wobei das COL6A3-Gen auf dem Chromosom 2q35 mit dem CSF1-Gen auf dem Chromosom 1p11–13 fusioniert wurde (Rubin 2007). Nicht selten kann die chronisch proliferierende geschwulstähnliche Veränderung an der Synovialmembran zu rezidivierenden intraartikulären Blutungen mit der Konsequenz einer Gelenkknorpelschädigung wie z. B. bei Hämosiderose führen, woraus sich grundsätzlich ein Arthrosebild entwickeln kann. Viel häufiger kommt es aber durch die synoviale Proliferation gegen den Knochen zu einem osteoklastären Knochenabbau mit Ausbildung von intraossären, zystenähnlichen Veränderungen, die Knochengeschwülste simulieren können.

Eine *maligne Variante der PVNS* ist als seltene Entität beschrieben. Das Auftreten seiner malignen Variante stützt die Annahme, dass es sich bei diesen Prozessen um Neoplasien und nicht um reaktive Veränderungen handelt (Bertoni et al. 1997; Layfield et al. 2000). Als Zeichen der Malignität gelten nach Bertoni et al. (1997) Invasivität, zelluläre Atypie und Nekrosen.

Pathologische Anatomie

Zwei Formen werden unterschieden:
- die eigentliche pigmentierte villonoduläre Synovitis mit Befall des gesamten oder fast gesamten Gelenks und typischem makroskopisch villösem Erscheinungsbild bei gleichzeitig ausgeprägter rostbrauner Farbe des Gewebes (◘ Abb. 13.100 a, b);
- die lokalisierte noduläre Synovitis, die nur einen Teil des Gelenks erfasst hat und einen kompakten makroskopischen Aspekt zeigt, ebenfalls bei rostbrauner Farbe.

Die Unterscheidung beider Formen ist für die Therapie und auch die Prognose wichtig. Während die pigmentierte villonoduläre Synovitis mit kompletter Synovektomie behandelt wird und trotzdem ein hohes Rezidivrisiko hat, kann die lokalisierte noduläre Form durch eine simple Exzision praktisch immer geheilt werden.

Die pigmentierte villonoduläre Synovitis kann mit einer ausgedehnten Destruktion des Gelenkknorpels

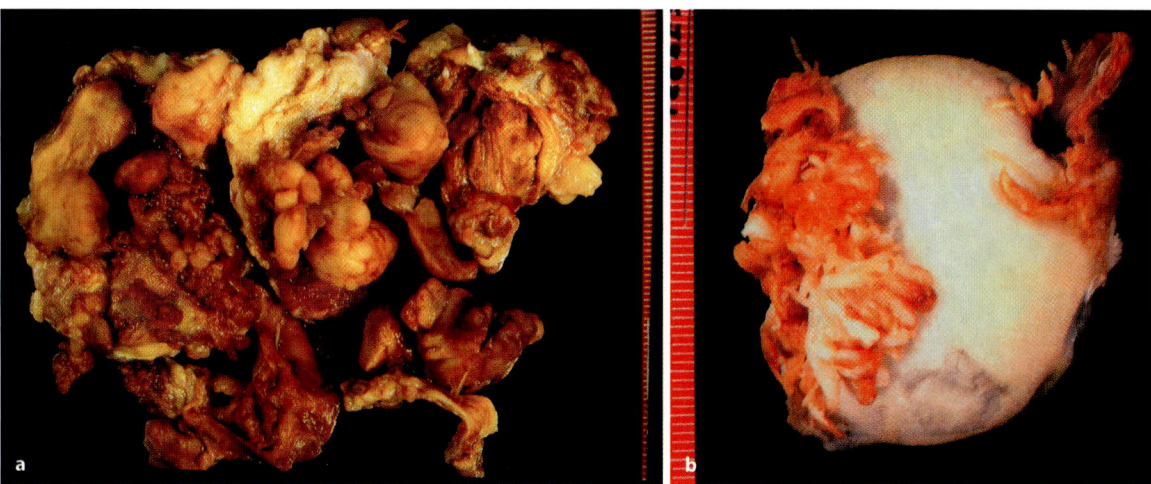

◘ **Abb. 13.100.** **a** Synovektomiepräparat einer villonodulären Synovitis des Hüftgelenks. Typisch sind die rostbraune Farbe und die villöse und polypöse Oberflächenstruktur. **b** Villonoduläre Synovitis des Hüftgelenks mit Herden in der Gelenkperipherie und an der Fovea capitis

(Forts. S. 888)

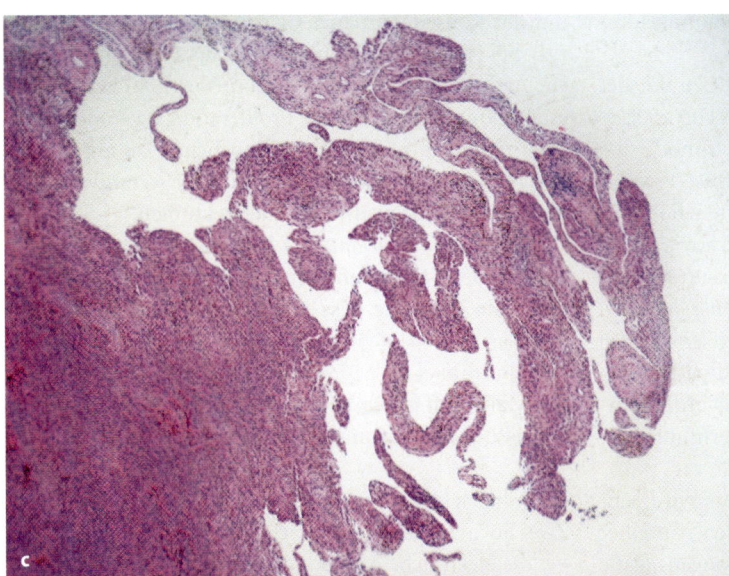
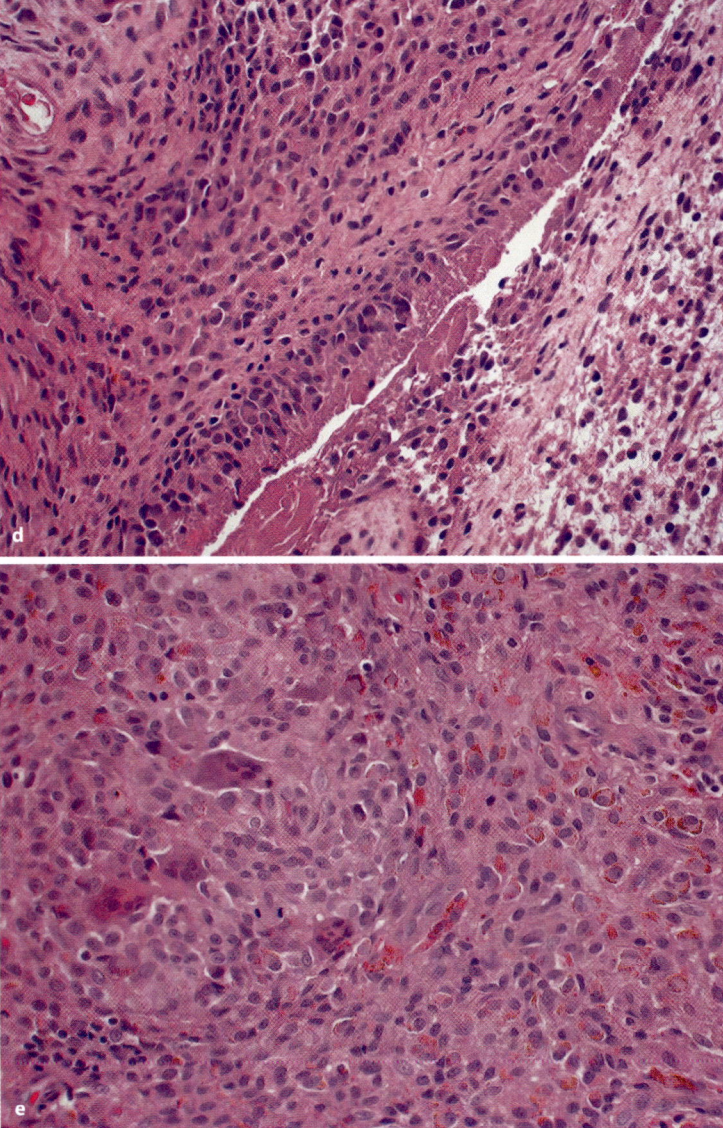

Abb. 13.100 (*Forts.*) **c–e** Mikroskopisch zeigt sich eine diffuse Durchsetzung der Synovialis durch fibrohistiozytäres Gewebe mit häufiger Eisenspeicherung und mit villöser oder nodulärer Umwandlung der Oberflächenstruktur. In den soliden Abschnitten der villonodulären Synovitis zeigen sich spaltförmige Einfaltungen mit Auskleidung durch synoviale Deckzellen. Das diagnostische Substrat besteht aus Verbänden von mononukleären fibroblastären und histiozytären Zellen mit eingestreuten Riesenzellen vom osteoklastären Typ. Mitosen kommen in einkernigen Zellen in unterschiedlicher Häufigkeit vor. Siderophagen sind reichlich vorhanden und meistens gruppiert, als Folge von herdförmigen Blutungen (*Forts. S. 889*)

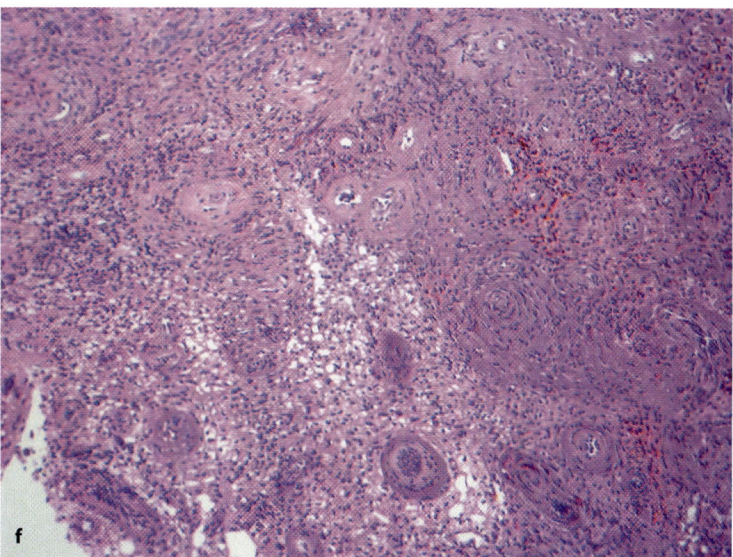

◯ Abb. 13.100 (Forts.) f Schaumzellaggregate und auch fibröse Abschnitte sind häufig

und auch mit einer Infiltration eines oder beider gelenktragender Knochen einhergehen. Auch eine extrakapsuläre Ausbreitung bis in die Muskulatur ist beschrieben. Die pigmentierte villonoduläre Synovitis ist deshalb einer der wenigen benignen Prozesse des Skelettsystems, bei dem zum Zeitpunkt der Diagnosestellung radiologisch ein gelenküberschreitender Prozess vorliegen kann.

Histologie

Bei der diffusen villösen Form zeigt sich – entsprechend dem Namen – eine villös umgewandelte Synovialis mit massiver Eisenablagerung sowohl in der Deckzellschicht als auch im Stroma (Abb. 13.100 c–f). Dabei ist die Trennung zwischen synovialer Deckschicht und Stroma nicht immer scharf. Letzteres enthält Schaumzellen, Makrophagen und viele osteoklastäre Riesenzellen. Mittelgroße einkernige Zellen mit auffallender Eosinophilie des Zytoplasmas und häufiger Eiseneinlagerung sind typisch für die Läsion und in unterschiedlicher Anzahl vorhanden. Die Form der Kerne reicht von rund bis spindelig. Auch Lymphozyteninfiltrate werden in unterschiedlichem Ausmaß gefunden. Mitosen sind nicht selten, aber nie atypisch.

Ausgedehnte Prozesse zeigen insbesondere in der Tiefe auch ein solides Wachstum, jedoch werden auch dort histologisch spaltförmige Hohlräume mit Auskleidung durch synoviale Deckzellen nachgewiesen.

Fibrosierungen und Sklerosen sind nicht selten. Die noduläre Form zeigt einen soliden Aufbau mit Beschränkung der synovialen Deckzellen auf die Oberfläche ohne Zotten und Spaltbildungen. Das histologische Bild ist praktisch identisch mit dem extraartikulären Riesenzelltumor der Sehnen- und Sehnenscheiden.

Immunhistologisch zeigen die PVNS und die lokalisierte Form identische Befunde. CD68 markiert viele einkernige histiozytoide Zellen und die mehrkernigen Riesenzellen. Auch andere Makrophagenmarker reagieren mit vielen Zellen. Typischerweise reagieren die zytoplasmareichen Zellen mit Eosinophilie positiv für Desmin.

Nach den vorliegenden molekulargenetischen Befunden kann man vermuten, dass die mononukleären histiozytoiden Zellen die eigentlichen Tumorzellen sind und durch die Expression von CSF1 ein parakriner Effekt resultiert, der reaktive Histiozyten und mehrkernige Riesenzellen rekrutiert – ein ähnlicher Prozess wie beim Riesenzelltumor des Knochens.

Histologische Differentialdiagnose. Bei den diffusen invasiven Formen erwarten Klinik und auch Radiologie häufig einen malignen Tumor. Histologisch stellt sich dagegen lediglich die Differentialdiagnose zum Hämarthos nach rezidivierten Gelenkblutungen. Dieser weist jedoch nie die solid gebauten Bezirke auf wie die villonoduläre Synovitis, sondern zeigt ausschließlich und überall eine gleichmäßige Zottenbildung (unspezifische chronische proliferierende Synovialitis).

Bei der lokalisierten Form mit Knochendestruktionen ist die histologische Differentialdiagnose der Riesenzelltumor der Sehnenscheide (benignes Synovialom), der sekundär den Knochen von außen erodiert hat. Histologisch kann er von der lokalisierten Form der villonodulären Synovitis nicht unterschieden werden, da es sich offenbar um denselben Prozess handelt.

Häufigkeit

Größere Serien von berichteten Fällen einer pigmentierten villonodulären Synovitis sind rar (Myers et al. 1980; Rao u. Vigonta 1984; Cotten et al. 1995a, b). Da das Krankheitsbild erfahrungsgemäß röntgenologisch und histologisch häufig fehlinterpretiert wird (z. B. Riesenzelltumor), sind zuverlässige Angaben über die Prävalenz der Veränderung nicht zu erhalten. Myers et al. (1980) nehmen eine Prävalenz von 1,8 Fällen auf 1 Mio. Einwohner in den Vereinigten Staaten an. Man kann die Erkrankung also letztendlich als selten klassifizieren.

Lokalisation
Am häufigsten betroffen ist das Kniegelenk (ca. 60–65%), in fallender Häufigkeit folgen Hüft- und Sprunggelenke. Manifestationen an Schulter-, Ellenbogen-, Hand- und Fingergelenken sind ungewöhnlich. Befallen ist meistens nur ein Gelenk; Einzelfälle mit Befall mehrerer Gelenke wurden beschrieben (Kay et al. 1996). Villonoduläre Synovitiden außerhalb eines Gelenkes, so z. B. im subkutanen Oberschenkel oder intramuskulär im Oberschenkel oder paravertebral sind Raritäten (Masuzawa et al. 2007; Sanghvi et al. 2007; Yoshida et al. 2007, alles asiatische Autoren).

Alters- und Geschlechtsprädilektion
Der Erkrankungsgipfel liegt zwischen dem 10. und 40. Lebensjahr. Eine Geschlechtsprädisposition ist nicht bekannt.

Klinik
Die Patienten klagen oft über Jahre andauernde Belastungsschmerzen und eine Schwellung im betroffenen Gelenk, später kommen Ruheschmerzen hinzu. Allgemeine Krankheitssymptome fehlen. Klinisch wird die Symptomatik häufig als Monarthritis oder aktivierte Arthrose fehlgedeutet, obwohl das zumeist blutig-seröse oder gelblich-braune Gelenkpunktat eher auf einen pathologischen (stärker durchbluteten) primär synovialen Prozess hinweist.

Die Prognose der villonodulären Synovitis ist dubiös. Therapie der Wahl ist die chirurgische Entfernung der synovialen Wucherungen, was zumeist aber nur inkomplett gelingt, wodurch es zu häufigen Rezidiven kommt. Sehr häufig enden die zumeist bei der Erstpräsentation des Patienten fortgeschrittenen Fälle in einer Gelenkarthrodese.

Radiologie
Grundsätzlich lassen sich 2 Erscheinungsbilder der villonodulären Synovitis unterscheiden:
- die Weichteilmanifestation (Abb. 13.101 e–h),
- die intraossäre Form (Abb. 13.101 a–d, i–q, r–w; 13.102, 13.103a, b).

Die *Weichteilmanifestation* kann in die intraossäre Form übergehen. Sie hat an allen villonodulären Synovitiden einen Anteil von ungefähr 60–70%. Röntgenologisch imponiert sie als Weichteilschwellung um das Gelenk, bedingt durch die Synovialishypertrophie und einen Gelenkerguss. Im Vergleich zu entzündlichen Gelenkerkrankungen ist die Weichteilveränderung auffallend dicht, verursacht durch Hämosiderinablagerungen in der Synovialmembran, ähnlich wie bei der Hämophilie. Die sehr starke röntgenologische Dichte des proliferierenden synovialen Gewebes wird besonders gut im Computertomogramm deutlich (Seemann et al. 1983).

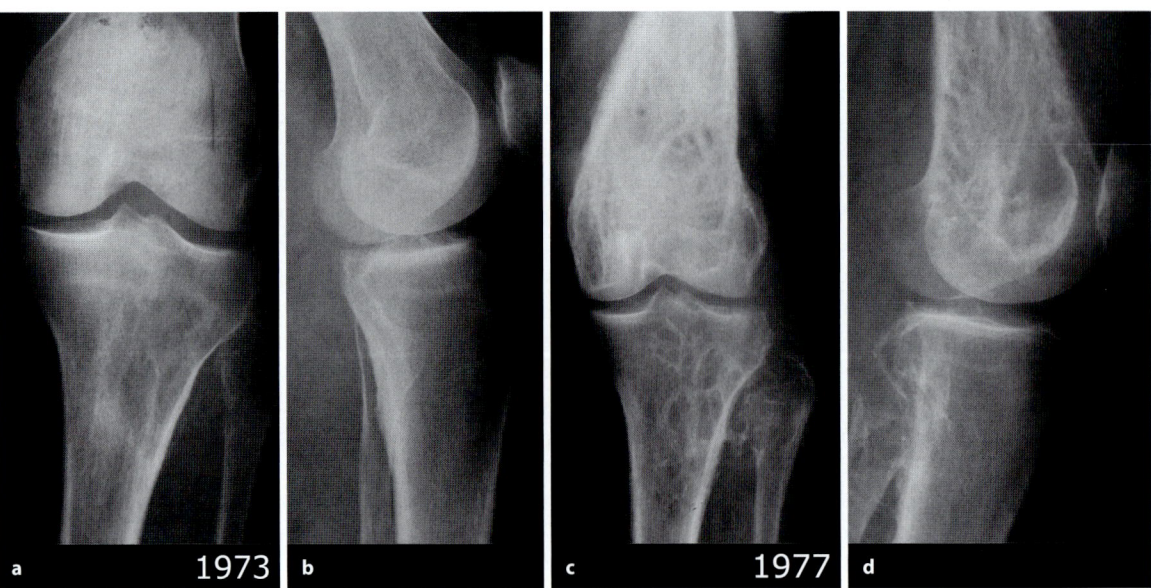

Abb. 13.101 a–w. Zur villonodulären Synovitis am Knie- und Sprunggelenk **a–d** Verlaufsbeobachtung einer villonodulären Synovitis am Kniegelenk bei einer 49-jährigen Patientin. **a, b** 1973, **c, d** 1977. Neben den groben zystenähnlichen Aufhellungen an Femur, Tibia und Fibula sieht man deutliche Kompaktaerosionen, vor allem am ventralen und medialen Femur. Solche Erosionen sind bei der villonodulären Synovitis des Kniegelenks eher seltener (s. Text). Offensichtlich erklärt sich der hier gezeigte Befund durch die Größe der Läsion. Sehr dichter paraartikulärer Weichteilschatten, bedingt durch Hämosiderinablagerungen in der gewucherten Synovialmembran. Eine hier nicht gezeigte Angiographie demonstrierte eine hochvaskularisierte Läsion (*Forts. S. 891*)

13.10 · Villonoduläre Synovitis (Diffuser Typ des Riesenzelltumors – der Sehnenscheiden und Gelenke)

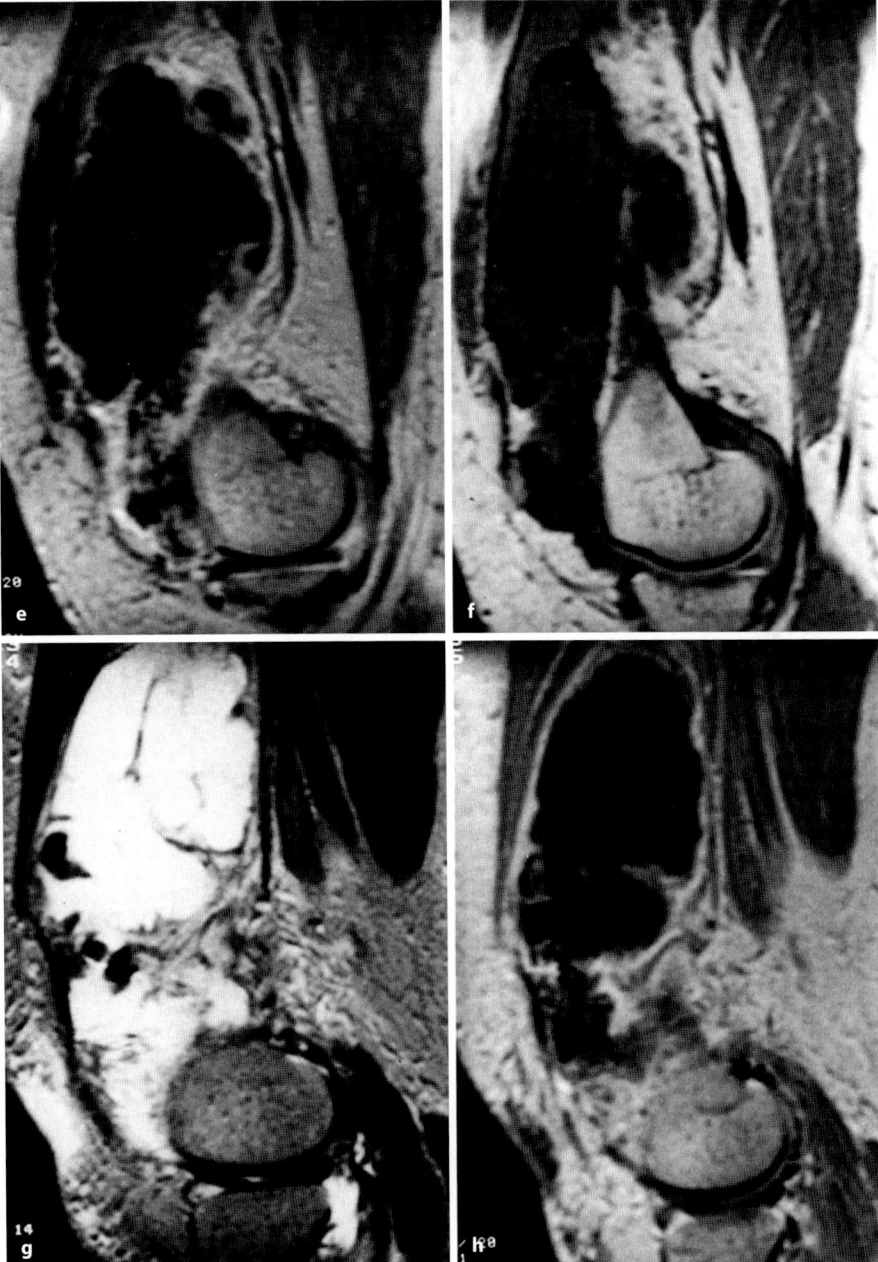

◘ **Abb. 13.101** (*Forts.*) **e–h** Ausgeprägte villonoduläre Synovitis im vorderen und oberen Gelenkbereich am Kniegelenk (52-jährige Frau mit rezidivierenden schmerzhaften und blutigen Kniegelenkergüssen). In den T1-gewichteten Bildern (**e, f, k**) stellt sich eine überwiegend im Vergleich zur Muskulatur signalarme grobe Weichteiltumormasse im oberen Gelenkrezessus und in den vorderen Gelenkanteilen dar. Die sprenkelig anmutenden schwärzeren Zonen in der Tumormasse entsprechen Hämosiderineinlagerungen, die sich auch im T2-gewichteten Bild (**g**) als signallose Zonen darstellen. Projektionsradiographisch war am benachbarten Knochen kein pathologischer Befund zu sehen, es handelt sich hierbei also um die reine Weichteilform (Beobachtung von Frau Dr. Martha Marin-Grez, Dresden) (*Forts. S. 892*)

Für die röntgenologische Differentialdiagnose als tumorähnliche Knochenläsion ist die *intraossäre Form* der villonodulären Synovitis interessant, also die Form, die in den Knochen eindringt, indem sie ihn abbaut. Röntgenologisch fallen juxtaartikuläre, unterschiedlich große zystenähnliche Aufhellungen auf, die scharf begrenzt und von einem Sklerosesaum umgeben sind. Diese Veränderungen werden am Kniegelenk nur gelegentlich, am Hüft- und oberen Sprunggelenk aber häufiger beobachtet. Man nimmt an, dass die relative Weiträumigkeit des Kniegelenks der proliferierenden Synovialmembran mehr Platz lässt als die engerräumigen Hüft- und Sprunggelenke, wo dementsprechend druckbedingte Erosionen leichter entstehen können. Am Hüftgelenk werden klinisch und röntgenologisch aggressivere Osteolysen häufiger als an anderen Gelenken mit villonodulärer Synovitis beobachtet: Die zystenähnlichen Aufhellungen liegen mehr im kraniomedialen oder unteren Randbereich des Azetabulums (Abb. 13.102), ein Befund, der differentialdiagnostische Bedeutung gegenüber den Geröllzysten hat, die in der Regel im Bereich der Druckaufnahmezone liegen. Am Femur finden sich die zystenähnlichen Aufhellungen überwiegend im Schenkelhals und in den nicht gewichttragenden Abschnitten

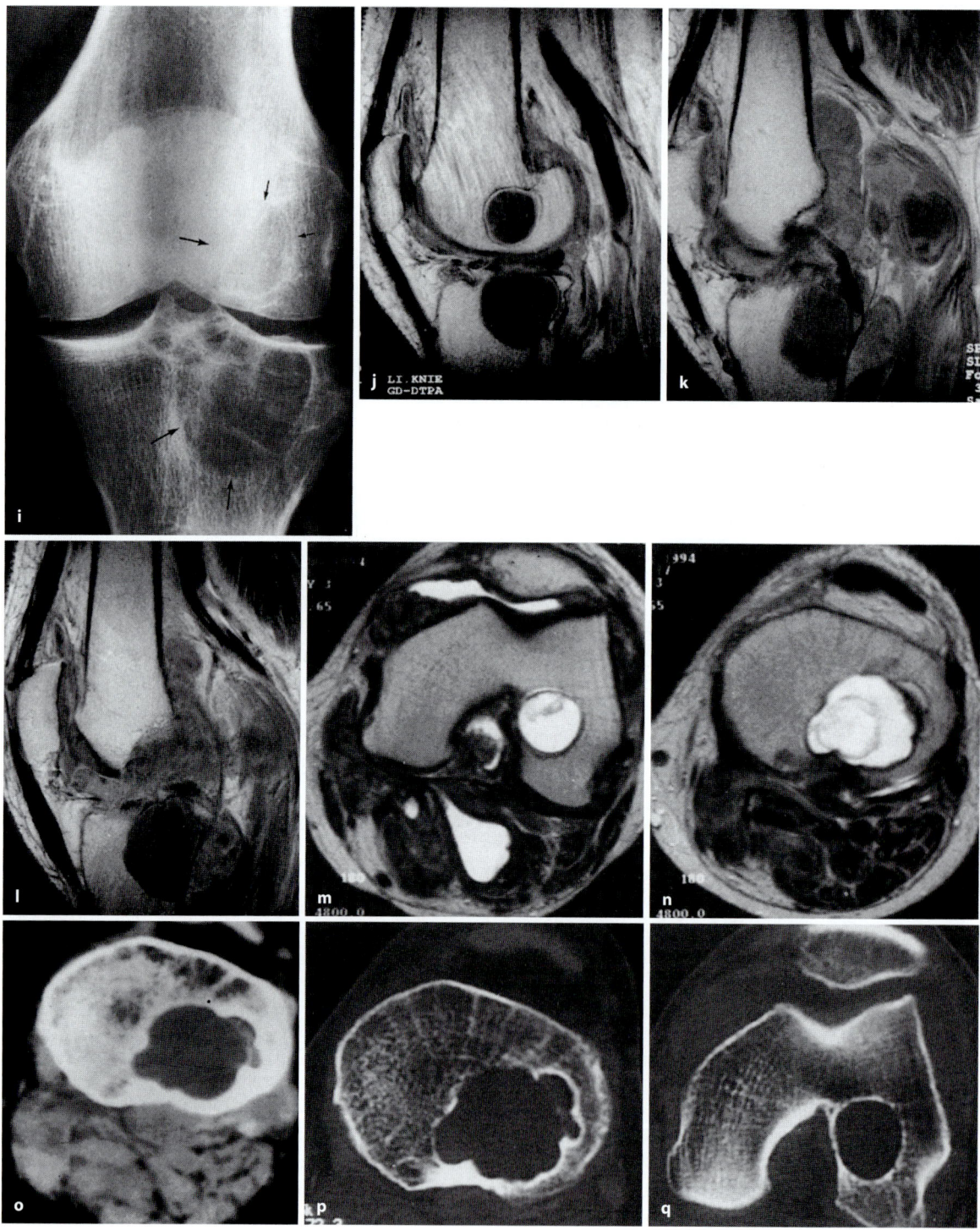

Abb. 13.101 (*Forts.*) **i–q** Intraossäre Form der villonodulären Synovitis mit groben Destruktionen im distalen Femur und im Tibiakopf, wo sich Osteolysen entsprechend einem Lodwick-Grad IA finden. Die Ausdehnung der Osteolysen ist eindrucksvoll in den CT-Schnitten (**o–q**) dargestellt. Keine endoläsionalen Kalzifikationen. Die MRT-Serie (**j–n**) demonstriert die Beziehung zwischen den intra- und extraossären Veränderungen. Der Prozess ist offensichtlich multizentrisch aufgebaut, wobei in **k** ein größerer Knoten im dorsalen Gelenkrezessus mit mäßiger Signalanhebung nach intravenöser Gabe von Gadolinium-DTPA imponiert. In den T2-gewichteten Bildern (**m, n**) finden sich die Läsionen im distalen Femur und im Tibiakopf überwiegend signalintensiv mit Septenbildung und lobulärer äußerer Konfiguration (**n**). Differentialdiagnostisch war für die knotenförmig proliferierenden Synovialmembranveränderungen mit Knochendestruktion auch eine Gichtarthritis diskutiert worden. Bei der Punktion ließen sich jedoch keine Kristalle im Punktat nachweisen, das Punktat war blutig. Das histologische Bild ergab eindeutig eine villonoduläre Synovitis (*Forts. S. 893*)

13.10 · Villonoduläre Synovitis (Diffuser Typ des Riesenzelltumors – der Sehnenscheiden und Gelenke)

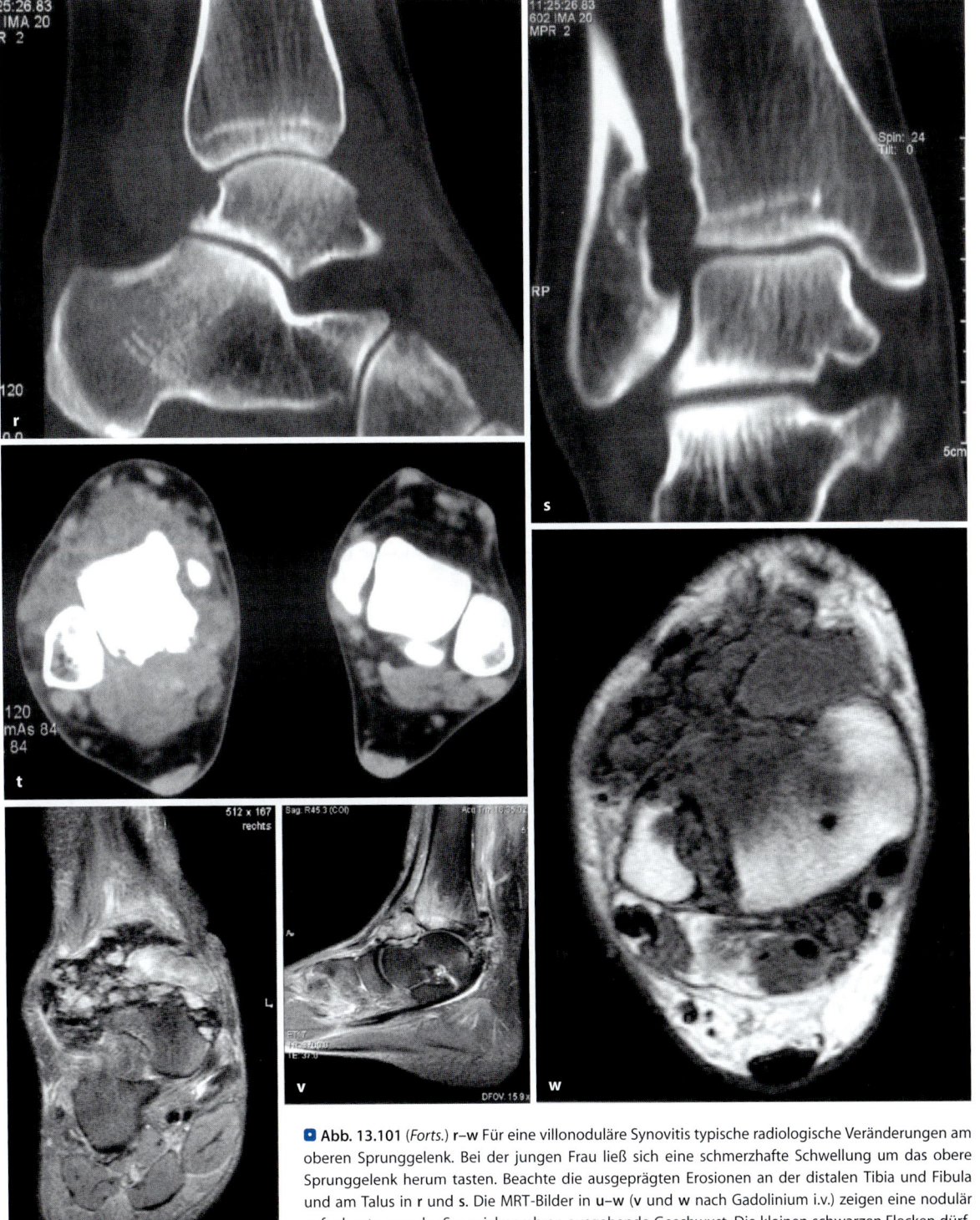

● **Abb. 13.101** (*Forts.*) **r–w** Für eine villonoduläre Synovitis typische radiologische Veränderungen am oberen Sprunggelenk. Bei der jungen Frau ließ sich eine schmerzhafte Schwellung um das obere Sprunggelenk herum tasten. Beachte die ausgeprägten Erosionen an der distalen Tibia und Fibula und am Talus in **r** und **s**. Die MRT-Bilder in **u–w** (**v** und **w** nach Gadolinium i.v.) zeigen eine nodulär aufgebaute, von der Synovialmembran ausgehende Geschwust. Die kleinen schwarzen Flecken dürften Hämosiderinablagerungen entsprechen

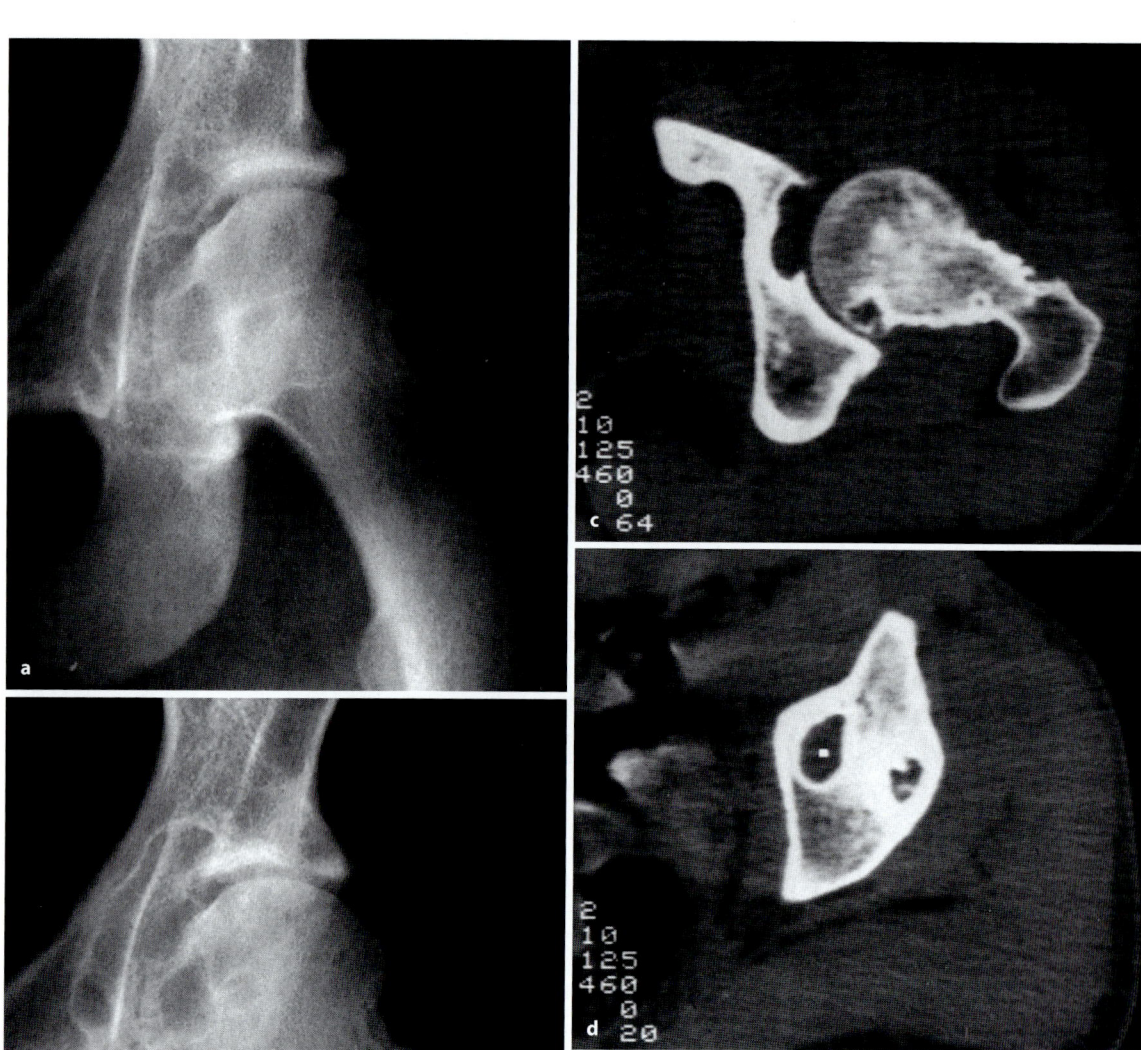

Abb. 13.102 a–d. Villonoduläre Synovitis bei einem 19-jährigen Mann. **a** 1978, **b** 1982. Die zystenähnlichen Aufhellungen im Femurkopf und im Azetabulum nehmen im Beobachtungszeitraum deutlich zu. Beachte die erosiven Veränderungen am kranialen Schenkelhals. Die im Computertomogramm gemessenen Dichtewerte ergeben bis zu 91 HE

des Femurkopfes. Sie sind zumeist von der subchondralen Grenzlamelle etwas entfernt und täuschen dadurch in der sagittalen Projektion echte intraossäre zystische Manifestationen vor. Der Hüftkopf und der Schenkelhals sehen in Spätstadien wie ein abgenagter Apfel aus („*apple core sign*", Abb. 13.102, Freyschmidt 2002).

Mit der Symptomatik am Hüftgelenk haben sich Cotten et al. (1995a) in einer multizentrischen Studie gründlicher befasst. Sie werteten die klinischen und radiologischen Symptome von 58 Patienten mit pigmentierter villonodulärer Synovitis der Hüfte aus. Röntgenbilder standen den Autoren allerdings nur bei 31 Patienten zur Verfügung. Die Autoren beschreiben 3 unterschiedliche Manifestationsformen an der Hüfte im Röntgenbild: Die klassische Form (36 von 58 Fällen) mit multiplen, großen, zystenähnlichen Läsionen, die arthroseähnliche Form (9 von 58 Fällen) und das arthritisähnliche Bild (8 von 58 Fällen). In 3 Fällen fand sich ein völlig normales Röntgenbild (wahrscheinlich reine Weichteilform), in einem Fall wurde eine Femurkopfosteonekrose und in einem anderen Fall eine Gelenkdestruktion mit Protrusio acetabuli wie bei rheumatoider Arthritis gesehen. Interessanterweise wurde das arthroseähnliche Bild bei eher etwas älteren Menschen (um 55 Jahre und älter) gefunden.

Grundsätzlich sind Gelenkspaltverschmälerungen bei der pigmentierten villonodulären Synovitis eher selte-

13.10 · Villonoduläre Synovitis (Diffuser Typ des Riesenzelltumors – der Sehnenscheiden und Gelenke)

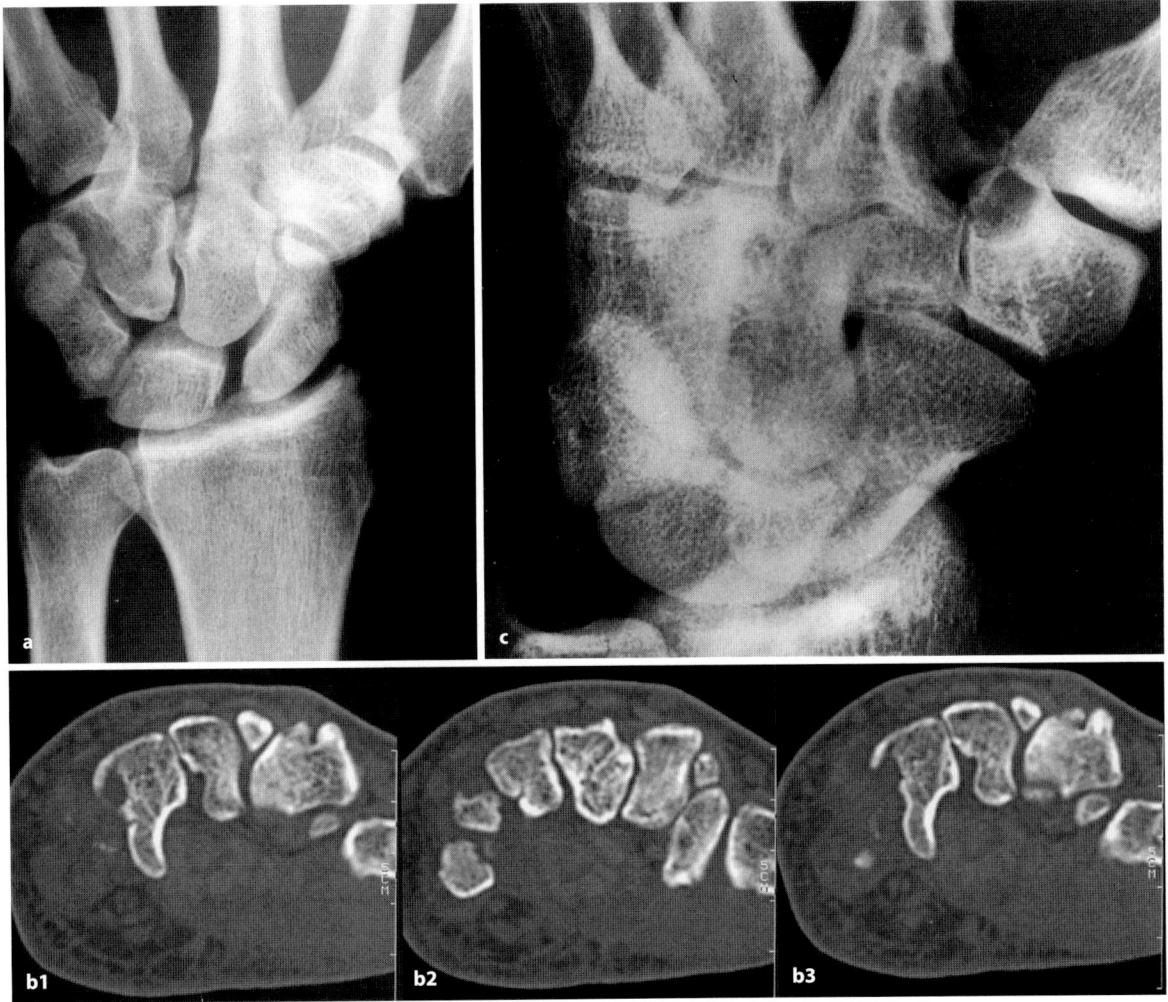

Abb. 13.103 a–c. Villonoduläre Synovitis im Karpus (a, b) und Riesenzelltumor der Sehnenscheide an der Hand. **a, b** Im Summationsbild in a sieht man eine Transparenzerhöhung in den distalen ulnaren Handwurzelknochen, erst im CT werden ausgeprägte Erosionen an den Ossa hamatum, triquetrum und pisiforme deutlich, die auf einen erosiven proliferierenden Synovialisprozess hinweisen. **c** Riesenzelltumor oder noduläre Synovitis der Sehnenscheide mit Arrosion der radialseitigen Basis von Os metacarpale II und der gegenüberliegenden Partien vom Os trapezium. Klinisch äußerst schmerzhafte Schwellung in dieser Region (37-jährige Frau)

ner; wenn sie vorkommen, werden sie aus rezidivierenden intraossären Blutungen mit Knorpelschädigung erklärt. Eine auffallende gelenknahe Osteoporose fehlt.

Die intra- und extraossären Veränderungen sind angiographisch zumeist hypervaskularisiert.

Im *CT* fallen sehr dichte Gelenkweichgewebsstrukturen auf; nach intravenöser Kontrastmittelgabe kommt es zumeist zu einem deutlichen Enhancement.

In der *MRT* findet sich eine heterogene synoviale Masse, die sich um den Gelenkspalt ausbreitet. Durch die Hämosiderinablagerungen und den villonodulären Aufbau mit Septen finden sich fleckige und lineare herabgesetzte Signalintensitäten sowohl im T1- als auch im T2-gewichteten Bild. Ansammlungen von lipidbeladenen Makrophagen können in der T1-Wichtung zu fleckigen erhöhten Signalintensitäten führen. Nach Kontrastmittelgabe kommt es zu einem deutlichen, aber inhomogenen Enhancement in der T1-Wichtung (Hughes et al. 1995).

Bei Verdacht auf eine villonoduläre Synovitis ist die MRT sinnvoll, sie sollte aber schon sehr früh eingesetzt werden, ehe es zu stärkeren Gelenkknorpelschädigungen kommt. Nach Hughes et al. (1995) ist die MRT aber nicht pathognomonisch für die villonoduläre Synovitis (s. unten).

Manifestationen der villonodulären Synovitis an den *synovialen vertebralen Facettengelenken* sind sehr selten. Motamedi et al. (2005) publizierten 15 Fälle. Ihrer Ansicht nach weisen folgende Befunde auf die Diagnose hin: Patientenalter, solitäre nichtzystische, also solide Läsionen in den dorsalen Anhangsgebilden, Fehlen einer Mineralisation in der Läsion, niedrige bis intermediäre

Signalintensität in allen Pulssequenzen. Bei kleinen Läsionen kann man ihre Herkunft aus den Facettengelenken erkennen, bei größeren ist das nicht mehr möglich.

Differentialdiagnose

Die Diagnose einer villonodulären Synovitis kann immer dann mit großer Wahrscheinlichkeit gestellt werden, wenn sich juxtaartikuläre zystenähnliche Aufhellungen an beiden artikulierenden Knochen und eine sehr dichte Weichteilschwellung finden, wenn eine gelenknahe Osteoporose und eine Gelenkspaltverschmälerung fehlen und der Prozess monoartikulär auftritt.

Finden sich die intraossären Aufhellungen einmal nur an einem der artikulierenden Knochen, so kommt differentialdiagnostisch selbstverständlich der Riesenzelltumor in Betracht. Auch ein intraossäres Ganglion kann in Erwägung gezogen werden. Amyloidtumoren verursachen gelegentlich der villonodulären Synovitis ähnliche gelenknahe intraossäre Aufhellungen (Abb. 13.114 c, d).

Das *synoviale Sarkom liegt trotz seines Namens praktisch immer extraartikulär*. Es ist ein Weichteilsarkom, das sekundär zu gröberen und nicht scharf begrenzten Destruktionen an den Gelenken führen kann, wenn es in Nachbarschaft zu einem Gelenk auftritt. Häufig gehen die Destruktionen mit amorphen Verkalkungen einher, die bei der villonodulären Synovitis gänzlich fehlen. Fernerhin bereitet das maligne Synovialom erfahrungsgemäß eine starke Schmerzsymptomatik, wodurch es zu einer Schonung des befallenen Gelenks und zu einer Inaktivitätsosteoporose kommt.

Auf eine seltene Differentialdiagnose sei noch hingewiesen: Es ist die *synoviale Hämangiomatose*, bei der sich im Gegensatz zur pigmentierten villnodulären Synovitis häufiger verkalkte Phlebolithen finden. Bei starker Perfusion sieht man im MRT-Bild flussbedingte Signalauslöschungen. Über den differentialdiagnostischen Wert der MRT zwischen villonodulärer Synovitis einerseits und Gelenkshämangiomatose andererseits gibt es aber in der Literatur bisher keine gesicherten Angaben. Die Diagnose lässt sich offensichtlich vorläufig nur über die Histologie stellen.

Die Differentialdiagnose des MRT-Bildes der villonodulären Synovitis umfasst fernerhin die synoviale Chrondromatose, die septische Arthritis, auch das intrakapsuläre Osteoidosteom mit chronischer Synovitis, sowie eine unspezifische – wahrscheinlich reaktive – chronische proliferierende Synovialitis (Wörtler, München; pers. Mitteilung 2009).

Mehr aus Gründen der Vollständigkeit sei abschließend auf den *Riesenzelltumor der Sehnenscheiden*, auch als *lokalisierte (umschriebene) noduläre Synovitis bezeichnet*, hingewiesen (Abb. 13.103 c). Diese Veränderung weist histologisch eine gleichartige Zusammensetzung auf, allerdings fehlt definitionsgemäß die villöse Komponente. Jaffe (1958) und Schajowicz (1981) haben die Läsion als reaktiven oder entzündlichen hyperplastischen Prozess aufgefasst. In den zahlreichen im Folgenden wiedergegebenen Synonymen drückt sich die unter Pathologen herrschende Unsicherheit in der Entitätszuordnung, andererseits aber auch die mögliche histologische Vielfalt aus: *histiozytäres Xanthogranulom, Riesenzellfibrom, benignes Synovium, benignes Riesenzellsynoviom, xanthomatöser Riesenzelltumor, Xanthom oder Xanthogranulom, fibröses Xanthom* oder *fibröses Histiozytom*. Aus den jetzt erhobenen molekulargenetischen Befunden ist anzunehmen, dass es sich um eine Neoplasie handelt und eine enge Verwandschaft zu den intraartikulären Läsionen besteht, ja sogar Identität vorliegt (s. Genetik).

Im Gegensatz zur pigmentierten villonodulären Synovitis tritt die lokalisierte noduläre Synovitis als umschriebener extraartikulärer Weichteilprozess auf, der im Wesentlichen aus einem oder mehreren benachbarten knotenförmigen Gebilden besteht.

Sehr viel seltener hingegen kommt die PVNS extraartikulär vor, die auch als diffuser Typ des Riesenzelltumors beschrieben ist und von den anderen Läsionen dieser Gruppe abgegrenzt wird als ein invasiv wachsender Weichteiltumor mit oder ohne Verbindung zum benachbarten Gelenk (Saint Aubain Somerhausen u. Fletcher 2000). Das biologische Verhalten entspricht der intraartikulären Form der PVNS. Auch maligne Formen mit Metastasierung könen auftreten.

Typischerweise sitzt die noduläre Synovitis an den Fingern (in 89 von 151 Fällen im Krankengut von Schajowicz 1981) und viel seltener am Knie (22 der 151 Fälle). Damit unterscheidet sich das Krankheitsbild sehr wesentlich von der pigmentierten villonodulären Synovitis, die überwiegend (60–65%) am Kniegelenk zu finden ist.

Literatur

Abrahams TG, Pavlov H, Bansal M et al. (1988) Concentric joint space narrowing of the hip associated with hemoiderotic synovitis (HS) including pigmented villonodular synovitis (PVNS). Skeletal Radio 17: 37

Bertoni F, Unni KK, Beabout JW et al. (1997) Malignant giant cell tumor of the tendon sheaths and joints (malignant pigmented villonodular synovitis) Am J Pathol 21: 153

Cotten A, Flipo R-M, Chastanet P et al. (1995a) Pigmented villnodular synovitis of the hip: Review of radiographic features in 58 patients. Skeletal Radiol 24: 1

Cotten A, Flipo R-M, Mestdagh H et al. (1995b) Diffuse pigmented villonodular synovitis of the shoulder. Skeletal Radiol 24: 311

Craig RN, Pugh DG, Soule EH (1995) The roentgenologic manifestation of synovial sarcoma. Radiology 65: 837

Freyschmidt J (2002) The apple core sign. Eur Radiol 12: 245

Ghadially FN, Labonde JMA, Dick CE (1979) Ultrastructure of pigmented villonodular synovitis. J Pathol 127: 19

Greenspan A, Azouz EM, Matthews J et al. (1995) Synovial hemangioma: Imaging features in light hstologically proven cases, review of the literature, and differential diagnosis. Skeletal Radiol 24: 583
Hughes TH, Sartonis DJ, Schweitzer ME et al. (1995) Pigmented villonodular synovitis: MRI characteristics. Skeletal Radiol 24: 7
Kay RM, Eckhardt JY, Mirra JM (1996) Multifocal pigmented villonodular synovitis in an adult. Clin Orthop 322: 194
Kinsella TD, Vasey F, Ashworth MA (1975) Perturbations of humoral and cellular immunity in a patient with pigmented villonodular synovitis. Am J Med 58: 444
Layfield LJ, Meloni-Ehrig A, Liu K et al. (2000) Malignant giant cell tumor of synovium (malignant pigmented villonodular synovitis). Arch Pathol Lab Med 124: 1636
Llauger J, Monill JM, Palmer J et al. (1995) Synovial hemangioma of the knee: MRI findings in two cases. Skeletal Radiol 24: 579
Masuzawa N, Kishimoto M, Houshimaqru M (2007) Extraarticular paravertebral diffuse-type giant cell tumor. Skeletal Radiol 36: 321
Myers BW, Masi AT, Feigenbaum SL (1980) Pigmented villonodular synovitis and tenosynovitis: A clinical epidemiologic study of 166 cases and literature review. Medicine (Baltimore) 59: 223
Pregent DA, Bertoni F, Enneking WF (1986) Case report 348. Skeletal Radiol 15: 236
Rao AS, Vigorita VJ (1984) Pigmented villonodular synovitis (giant-cell tumor of the tendon sheath and synovial membrane). A review of eighty-one cases. J Bone Joint Surg [Am] 66: 76
Sanghvi DA, Purandare NC, Jambhekar NA et al (2007) Diffuse-type giant cell tumor of the subcutaneous thigh. Skeletal Radiol 36: 327
Schajowicz F (1981) Tumors and tumorlike lesions of bone and joints. Springer, Berlin, Heidelberg, New York
Scott PM (1968) Bone lesions in pigmented villonodular synovitis. J Bone Joint Surg [Br] 50: 306
Seemann WR, Ernst HU, Wimmer B (1983) Computertomographische Befunde bei der pigmentierten villonodulären Synovitis. RÖFO 139: 669
Saint Aubain Somerhausen N, Fletcher CDM (2000) Diffuse-type giant cell tumor. Clinicopathologic and immunohistologic analysis of 50 cases with extraarticular disease. Am J Surg Pathol 24: 479
Wendt RG, Wolfe R, McQueen D et al. (1986) Polyarticular pigmented villonodular synovitis in children: Evidence for a genetic contribution. J Rheumatol 13: 921
Yoshida T, Sakamoto A, Tanaka K et al. (2007) Intramuscular diffuse-type giant cell tumor within the hamstring muscle. Skeletal Radiol 36: 331

13.11 Heterotope Ossifikation (Myositis ossificans)

Synonym: Fibrodysplasia ossificans progressiva

> **Definition:**
> Bei der heterotopen Ossifikation oder Myositis ossificans handelt es sich um „eine nichtneoplastische Veränderung, die häufig im Gefolge eines Traumas auftritt. Die Läsion kann auf den Außenflächen von Knochen oder in Weichgeweben auftreten. Das abnorme Gewebe ist charakterisiert durch eine Proliferation von Bindegewebe und durch die Bildung von größeren Mengen neuen Knochens. Knorpel kann ebenfalls vorkommen."

Für den heute international gebräuchlichen Begriff „heterotope Ossifikationen" wird im deutschsprachigen Schrifttum, auch im Hinblick auf die Klassifizierung, immer noch der Begriff Myositis ossificans benutzt, obwohl ein entzündlicher Prozess des Muskels im eigentlichen Sinne nicht vorliegt. Im histologischen Bild dominiert nicht einmal die Entzündung, und der Muskel selbst muss nicht involviert sein. Andererseits ist der Begriff „heterotope Ossifikationen" auch nicht ganz korrekt, da sich in diesem „Sammeltopf" zahlreiche fibroblastische Reaktionen mit nachfolgender knöcherner und knorpeliger Metaplasie finden, die aber nicht den für die sog. Myositis ossificans geforderten *trizonalen Aufbau* (s. unten) aufweisen. Auf die Problematik der pseudotumorösen fibrösen, knorpeligen und knöchernen Proliferationen in den Weichgeweben der Hände und Füße wird auf S. 934 ff. eingegangen.

Die Problematik der heterotopen Ossifikationen bzw. der Myositis ossificans besteht im Wesentlichen darin, dass es vor allem in frühen Stadien bei Biopsie aus den zentralen Partien zu histologischen Verwechslungen mit Sarkomen kommen kann.

So untersuchten Nuovo et al. (1992) 23 konsiliarische Fälle einer mehr oder weniger atypischen Myositis ossificans, bei denen das histologische Spektrum von „maligner Tumor" über die Fibromatose, das epitheloide Sarkom (bei Lokalisation am Finger) bis zum paraossalen Osteosarkom reichte.

Die Ätiologie heterotoper Ossifikationen ist heute weitgehend geklärt. Sicherlich spielen Traumen eine bedeutende Rolle (in ca. 60–75% der Fälle mit einer zirkumskripten Form). Bei einem nicht unerheblichen Anteil von 25–40% treten heterotope Ossifikationen im Zusammenhang mit neurologischen Erkrankungen auf (sog. Myositis ossificans neurotica oder neuropathica), insbesondere bei Tetanus, Paraplegie etc. Es ist möglich, dass bei den neuropathischen Formen letztendlich doch das Trauma in der Pathogenese eine Rolle spielt, was am Beispiel tetanischer Zustände leicht verständlich wird. Bei den wenigen Fällen einer idiopathischen heterotopen Ossifikation spricht man auch von einem „pseudomalignen Knochentumor des Weichgewebes" (Chaplin u. Harrison 1972, s. auch S. 934).

Zur *Pathogenese* nehmen McCarthy u. Sundaram (2005) Folgendes an: Es sind 4 Faktoren notwendig, damit heterotoper Knochen entstehen kann:

1. Es muss ein auslösendes Moment bestehen, z. B. ein Trauma mit Hämatombildung. Das Trauma ist oft minimal und besteht nur aus einigen Muskel- oder Kollagenfaserrissen.
2. Vom Ort des Traumas muss ein Signal ausgehen, zumeist in Form eines Proteins, das von den Zellen des verletzten Gewebes oder von inflammatorischen Zellen gebildet wird, die in den verletzten Bereich einge-

wandert sind. Bezüglich des Pathomechanismus besteht eine erstaunliche Ähnlichkeit mit den Mechanismen bei der Knochenbruchheilung.

3. Es müssen genügend mesenchymale Zellen vorhanden sein, deren genetischer Apparat noch nicht festgelegt ist. Ein passendes Signal vorausgesetzt, werden Gene, die Osteoid und Chondroid synthetisieren, aktiviert und veranlassen diese mesenchymalen Zellen, sich in Osteoblasten und Chondroblasten zu differenzieren. Grundsätzlich können sich heterotope Ossifikationen überall dort entwickeln, wo diese genetisch noch nicht festgelegten mesenchymalen Zellen vorhanden sind. Dies sind der Skelettmuskel, das perivaskuläre Gewebe und Bindegewebe.
4. Es muss ein passendes Milieu vorhanden sein, das die kontinuierliche Produktion von heterotopem Knochen fördert.

Damit die oben genannten vier Faktoren funktionieren, braucht es Signalproteine, denen wohl die bedeutendste Rolle in der Formation heterotopen Knochens zukommt. Dazu gehören das „bone morphogenetic protein" (BMP). Es sind inzwischen viele Signalproteine als BMP identifiziert worden. Es gibt etwa 15 Proteine in dieser Familie, bedeutend sind BMP-Typ I–XII und growth „differentiation factors" (GDFs) Typ V–VII. Die meisten dieser Moleküle sind Mitglieder der „transforming growth factor"-(TGF-)beta-Superfamilie von Molekülen. BMPs II–VII und GDFs V–VII weisen eine hohe chondrogenetische und osteogenetische Potenz auf. Doch mit den oben genannten Proteinen ist es nicht getan. Es werden noch BMP-Rezeptorproteine und BMP-Antagonisten benötigt. BMP-Rezeptoren sind für die Aktivierung der Effekte von BMPs notwendig und die Antagonisten für die Modulation der Effekte. Eine mangelnde Produktion dieser Proteine kann zu einem exorbitanten BMP-Effekt, aber auch zu einem völligen Erlöschen desselben führen.

Typisch für heterotope Ossifikationen bzw. die Myositis ossificans im noch nicht ausgereiften Stadium ist der sog. trizonale Aufbau, der sich auch radiologisch im verknöcherten Anteil der Läsion nachweisen lässt: Im Zentrum findet sich unreifes, lockeres, fibroblastisches Gewebe, in dem auch Mitosen, Kernunregelmäßigkeiten, entzündliche Rundzellen und mehrkernige Riesenzellen vorkommen können (Differentialdiagnose: Spindelzellsarkom, parossales Osteosarkom). In der mittleren Zone wird metaplastisch Osteoid gebildet, das im Gegensatz zum Osteosarkom in Trabekelform angelegt ist. Die äußere Zone zeichnet sich durch eine zunehmende Ausreifung bzw. Ossifikation des neugebildeten Knochens mit Umwandlung in regelrechten lamellären Knochen aus. Die zentralen Abschnitte dürften sich röntgenologisch also als Weichgewebe, die äußeren als relativ solide Verknöcherungen darstellen (Abb. 13.106 und 13.107). Dieser trizonale Aufbau, der an die Wachstumsringe eines Baumes erinnert, ist konditional für die Annahme einer heterotopen Ossifikation bzw. einer Myositis ossificans, er gilt aber nur – vorgegebenermaßen – für den verknöcherten Anteil der Läsion. Hierzu muss man wissen, dass aufgrund unserer Erfahrungen mit Schnittbilduntersuchungen der Gesamtkomplex einer frischeren (4–8 Wochen alten), zumindest noch nicht ausgereiften Myositis ossificans durchaus aus 2 Anteilen bestehen kann, nämlich aus einem bereits verknöcherten und einem noch nicht verknöcherten (Abb. 13.106 a–c, 13.107 c–f). In manchen Fällen lässt ich ein solcher bizentrischer Aufbau auch durch ein zweizeitiges Trauma erklären (Abb. 13.106 a–c).

Nur für die *typische* sog. Myositis ossificans läßt sich folgender zeitlicher pathogenetischer Ablauf als gesichert ansehen: In der ersten Woche nach einer Weichgewebstraumatisierung, z. B. am Oberschenkel, findet sich die oben bereits beschriebene aktive spindelzellige Proliferation mit mitotischer Aktivität. Nach 7–10 Tagen wird primitives Osteoid durch Fibroblasten gebildet, und zwar zuerst in der Peripherie. Während der 2. Woche kommt es zur Bildung von primitivem Knorpel und Bindegewebsknochen, der innerhalb von 2–5 Wochen trabekulär ausdifferenziert. In einer späten Phase nach etwa 6 Wochen findet sich ein zelluläres Zentrum mit plumpen mesenchymalen Zellen, das von Osteoid und einem Saum von lamellärem Knochen umgeben ist und dem oben Beschriebenen entspricht (Mirra 1989).

Den ungewöhnlichen Fall einer *Myositis ossificans mit zentraler aneurysmatischer Knochenzyste* beschrieben Amir et al. (1992) und Blasius et al. (1995). Wir verfügen ebenfalls über eine AKZ auf dem Boden einer heterotopen Ossifikation (s. Abb. 13.66 e–k). Für die Pathogenese einer AKZ in einer heterotopen Ossifikation spielt sicherlich die hohe Vaskularisation des veränderten Gewebes eine Rolle.

Klassifizierung heterotoper Ossifikationen
- Vererbliche, generalisierte, progressive heterotope Ossifikation (progressive Myositis ossificans, Fibrodysplasia ossificans progressiva, M. Münchemeyer)
- Zirkumskripte heterotope Ossifikation (Myositis ossificans circumscripta):
  - traumatische heterotope Ossifikation (Myositis ossificans traumatica, Fibroostitis ossificans),
  - heterotope Ossifikation ohne Traumaanamnese (sog. Myositis ossificans neuropathica; idiopathische zirkumskripte heterotope Ossifikation; sog. „pseudomaligner" Knochentumor oder pseudomaligner Weichgewebstumor).

Pathologische Anatomie
Es handelt sich um überwiegend gut begrenzte Knoten von etwa 20–50 mm Durchmesser. Die Farbe ist grau,

und Einblutungen können vorliegen. Die Peripherie ist derber als das Zentrum infolge der dort auftretenden metaplastischen Verknöcherung. Entsprechend spürt man auch in den äußeren Schichten beim Schneiden eine körnige Mineralisierung (○ Abb. 13.104 a).

Histologie

Die Myositis ossificans ist charakterisiert durch einen trizonalen Aufbau als Ausdruck einer Zellausreifung, die vom Zentrum zur Peripherie hin erfolgt. Die zentralen Abschnitte bestehen aus einem unreifen, lockeren fibroblastischen Gewebe mit reichlich ausgebildeten dünnwandigen Gefäßen. Mitosen sind häufig, auch leichte Kernunregelmäßigkeiten liegen vor. Entzündliche Rundzellen und auch mehrkernige Riesenzellen können vorkommen. Insgesamt hat das histologische Bild Ähnlichkeit mit einer nodulären Fasziitis (Abb. 13.104 d).

Die mittlere Zone zeigt eine metaplastische Osteoidbildung. Typisch und wichtig für die Differentialdiagnose zum Osteosarkom ist, dass das Osteoid meistens in eindeutigen Trabekeln entsteht und nicht unregelmäßig oder flächig vorliegt. Das Stroma wird – im Vergleich zum Zentrum – kollagenfaserreicher (Abb. 13.104 e–g). Gelegentlich können auch kleine Knorpelinseln vorkommen, ähnlich einer Kallusbildung.

In der dritten, peripheren Zone, kommt es zur weiteren Ausreifung mit aktiven Osteoblastensäumen auf den Trabekeln und Mineralisierung des Osteoids sowie Umwandlung in lamellären Knochen. In allen Zonen kann man eingeschlossene und stehengebliebene Muskelfasern finden – sofern der Herd in der Muskulatur entstanden ist, was meistens der Fall ist (Abb. 13.104 b, c)

Liegt der Prozess sehr tief, dann kann es sowohl zur periostalen Reaktion als auch zur direkten Teilnahme des Periosts am Prozess kommen. Wenn dadurch das Zonierungsphänomen bei der Myositis ossificans nicht ausgebildet oder in kleineren Biopsien nicht erkennbar ist, kann die Abgrenzung von einem Osteosarkom des Skeletts sehr schwer werden (Reimann u. Dahlin 1986).

Eine maligne Transformation der Myositis ossificans haben wir nie gesehen. Es dürfte ein sehr seltenes Ereignis sein, da nur wenige sichere Berichte darüber vorliegen (Eckhardt et al. 1981).

Histologische Differentialdiagnose. Die wichtigste Differentialdiagnose ist das *Osteosarkom*. Wie bereits erwähnt, kann die Differentialdiagnose bei tiefem Sitz der Myositis ossificans mit Beteiligung des Periosts, fehlendem Trauma in der Anamnese und begrenzter Biopsie sehr schwierig sein. Am sichersten ist die Unterschei-

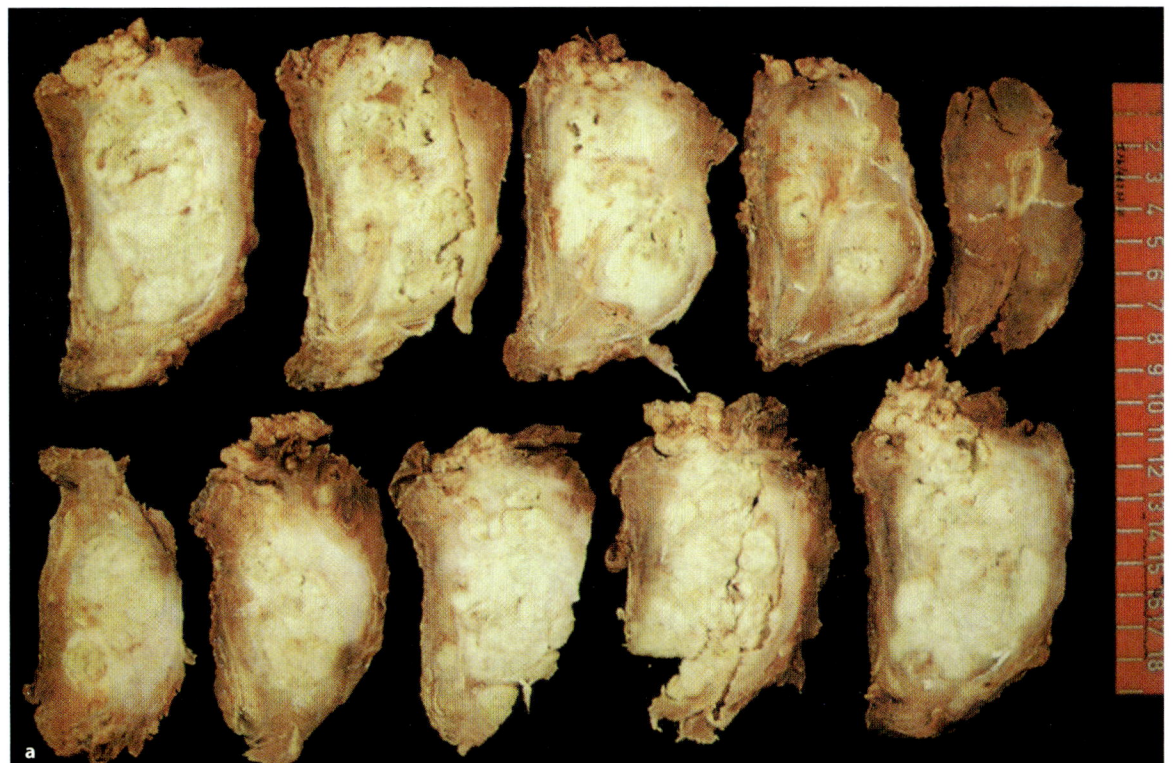

○ **Abb. 13.104 a–g.** Myositis ossificans. **a** Marginal ausgeschälter Herd einer Myositis ossificans des Oberschenkels bei einem 32-jährigen Mann: Die Sägeflächen zeigen ein typisches weißes sehnenartiges Bindegewebe mit unruhiger Binnenstruktur durch die Verknöcherungen sowie eine scharfe Begrenzung in Folge der bereits stärkeren Knochenbildung in der Peripherie (*Forts. S. 900*)

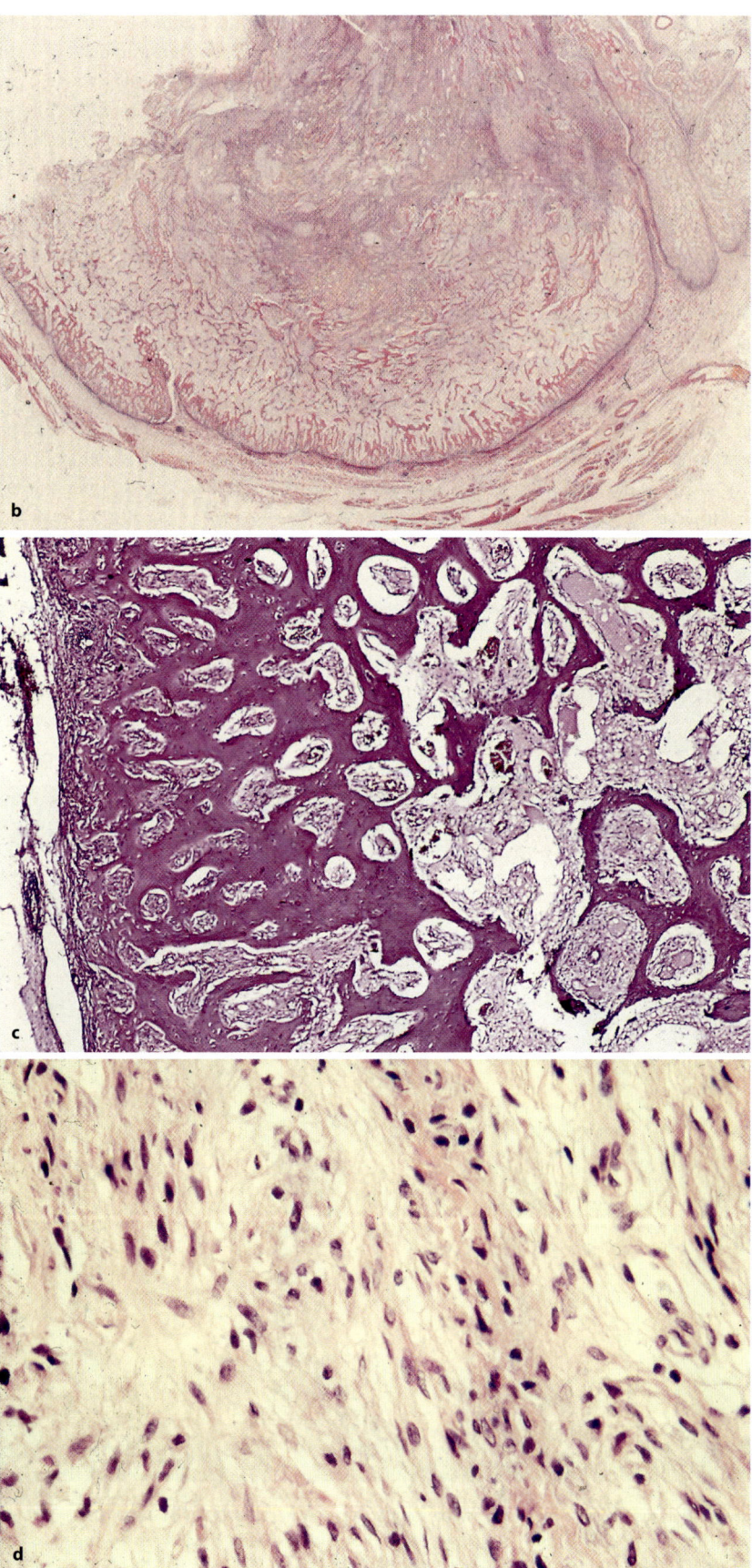

Abb. 13.104 (*Forts.*) **b** Der histologische Großflächenschnitt lässt den typischen zonalen Aufbau besonders gut erkennen mit zellreichem fibrösen Zentrum und knöcherner Verdichtung an der Oberfläche. Üblicherweise zeigen knochenbildende Prozesse im Zentrum die älteren Abschnitte und dort die stärkste Verknöcherung, während die peripheren proliferierenden Abschnitte sich noch knochenarm und unreif darstellen. **c** Die Ausschnittsvergrößerung von der Oberfläche zeigt die dichte Knochenbildung in diesem Areal im Vergleich zu der noch stromareicheren zentral anschließenden Zone. **d** Zentral in der Läsion sind die unreifsten Areale. Hier findet sich ausschließlich eine fibroblastäre Proliferation mit wenig Stromabildung und ohne Verknöcherung. Mitosen sind häufig, Atypien fehlen (*Forts. S. 901*)

13.11 · Heterotope Ossifikation (Myositis ossificans)

Abb. 13.104 a–g (*Forts.*) Aus diesem unreifen fibroblastenreichen Gewebe heraus entsteht metaplastischer Knochen in Trabekeln, der zur Peripherie hin zunehmend ausreift (e, g)

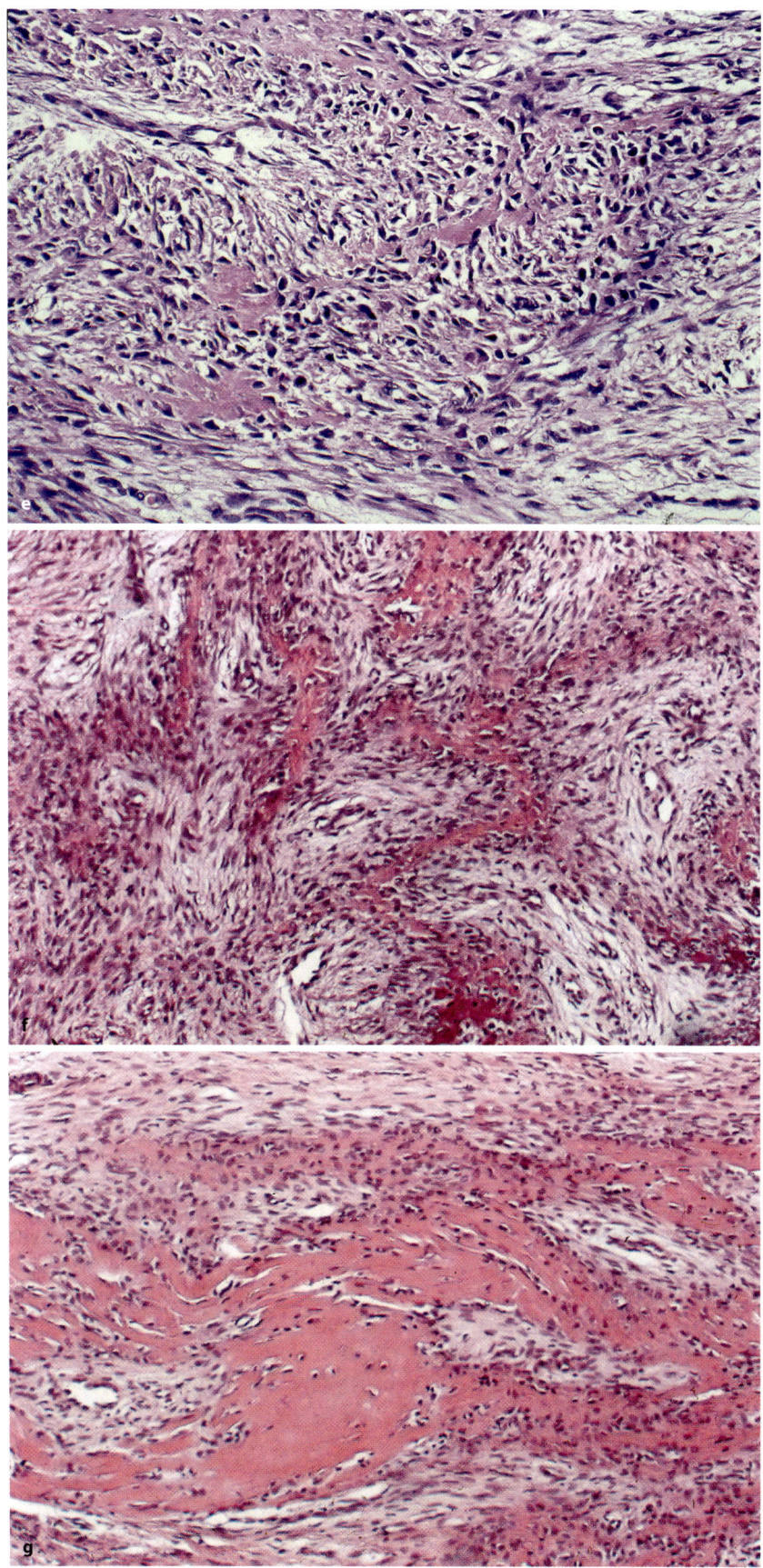

dung anhand des Zonierungsphänomens zu treffen. Das paraossale Osteosarkom zeigt eine umgekehrte Zonierung mit unreifen Strukturen in der Peripherie, die den Weichteilen benachbart sind. Das periostale Osteosarkom enthält sehr viel chondroides Gewebe und zeigt ebensowenig wie das hochmaligne Oberflächenosteosarkom und das sehr seltene Osteosarkom der Weichteile eine Zonierung.

Auch ist mit Ausnahme des hochdifferenzierten paraossalen Typs die Osteoidbildung beim Osteosarkom unregelmäßig netzförmig oder flächig, während bei der Myositis ossificans die Osteoidbildung in Bälkchen erfolgt.

Zwischen der Myositis ossificans der Hand und der floriden reaktiven Periostitis eines Handknochens (Spjut u. Dorfman 1981) ist der Übergang fließend (s. S. 934 ff.).

Häufigkeit

Die heterotope Ossifikation oder Myositis ossificans ist letztendlich als ungewöhnliche, d. h. nicht häufig vorkommende Erkrankung zu bezeichnen (Nuovo et al. 1992). Größere Serien finden sich in der Literatur nicht. Im Krankengut von Schajowicz (1994) gibt es 85 Fälle; wir selbst verfügen über 48 Kasuistiken, teils aus dem eigenen Krankengut, teilweise aus der Konsiliarpraxis. Die meisten Publikationen über die Myositis ossificans befassen sich mit Ätiologie und Pathogenese sowie dem Problem der Differentialdiagnose.

Lokalisation

Prädilektionsorte für die zirkumskripte traumatische Myositis ossificans sind die Regionen der großen Muskeln der Extremitäten, insbesondere des Oberschenkels, des Oberarms und der Glutealregion. Die Brustwand, der Nacken, die Hüfte, die Axilla- und Skapularegion sowie die Bauchwand sind seltener betroffen. Bei der neuropathischen Form der Myositis ossificans finden sich die Ossifikationen überwiegend in der Muskulatur um Knie und Hüfte sowie im Oberschenkel. Bei Verbrennungspatienten ist wohl die Ellenbogengelenkregion bevorzugt (Heslop 1982).

Alters- und Geschlechtsprädilektion

Die meisten Patienten mit einer Myositis ossificans sind erwachsen; Kinder, vor allem unter 10 Jahren, sind ausgesprochen selten betroffen (Nuovo et al. 1992). Eine besondere Geschlechtsprädilektion für die Myositis ossificans traumatica im engeren Sinne ist nicht bekannt.

Klinik und Radiologie

Bei der *vererblichen progressiven heterotopen Ossifikation*, die im amerikanischen Schrifttum als „fibrodysplasia ossificans progressiva" bezeichnet wird, besteht ein autosomal-dominanter Erbgang.

Das Krankheitsbild äußert sich bereits in den ersten beiden Lebensjahren und zeichnet sich durch progressive Verknöcherungen von Bindegewebe und Muskulatur, kombiniert mit einer Mikrodaktylie im Bereich der Zehen und Finger, aus.

Die fortschreitenden Verknöcherungen finden sich in der Muskulatur des Nackens, des Rückens, der Schulter, der Oberarme und Oberschenkel sowie des Abdomens und des Bandapparats der Wirbelsäule einschließlich der Kostotransversalgelenke, ferner der Sehnenansätze.

Es kommen auch Abnormalitäten der Wirbelsäule mit Verkleinerung des Sagittaldurchmessers und relativer Höhenzunahme vor. Die Epi- und Metaphysen können relativ grob sein. Häufig liegt eine akzessorische Epiphyse der Mittelphalanx des 5. Fingers vor. Die Patella kann hochstehen und die Kortikalis im Bereiche der proximomedialen Tibia verbreitert sein. Die Prognose der Erkrankung ist nicht gut, die Erkrankten erreichen selten das 30. oder 40. Lebensjahr. Jede chirurgische Manipulation führt zu zunehmenden Ossifikationen.

Bei der am häufigsten vorkommenden *zirkumskripten traumatischen heterotopen Ossifikation* (Myositis ossificans traumatica) kommt es im Gefolge eines akuten oder chronischen Traumas zunächst zu einer tastbaren, nicht unbedingt druckschmerzhaften tumorösen Schwellung in der betreffenden Region, die hypervaskularisiert ist (kontrastverstärkte CT und/oder MRT). Die Patienten geben Schmerzen bei stärkerer Beanspruchung an. Gelegentlich können subfebrile Temperaturen, auch eine Leukozytose auftreten. Etwa 4–6 Wochen später sieht man röntgenologisch unscharf begrenzte flockige Verdichtungen in dem Tumor. Im Computertomogramm stellen sie sich etwas früher dar. Einige Wochen später sieht man dann schon mehr geformte (lanzettförmige) dichtere Verknöcherungen, die manchmal von einer hauchdünnen Kortikalis umgeben sind. Auch in diesem Stadium weisen die Läsionen eine Hypervaskularisation auf.

Die Dreischichtung bzw. der trizonale Aufbau ist besonders eindrucksvoll im Computertomogramm darstellbar (Abb. 13.107 i) und erlaubt die Abgrenzung gegenüber einem paraossalen Osteosarkom, bei dem die dichteren, verknöcherten Strukturen zentral und der aktive, noch nicht verknöcherte Tumoranteil peripher liegen (umgekehrter trizonaler Aufbau). Zu der Möglichkeit eines bizentrischen Aufbaues der Läsion s. oben.

Die Längsachse heterotoper Ossifikationen folgt zumeist der Längsachse eines Muskels bzw. einer Muskelgruppe. Am häufigsten begegnet man traumainduzierten zirkumskripten heterotopen Ossifikationen in der Beugeseite des Ellenbogengelenks und in der Wadenmuskulatur sowie im Adduktorengebiet des Oberschenkels (sog. Reiterknochen). Zu Manifestationen am Hand- und Fußskelett s. Kap. 13.13.11.1.

Heterotope Ossifikationen nach operativen Eingriffen am Hüftgelenk, insbesondere nach Einsetzen einer Endoprothese, werden in 15–50% der Fälle beobachtet, wobei allerdings nur in 1?5% der Fälle mit einer Bewegungseinschränkung zu rechnen ist. Schmerzen und Bewegungseinschränkung kommen nur in den Stadien III und IV vor. Entstehung und Ausprägung heterotoper Ossifikationen hängen wohl sehr vom Ausmaß der Weichgewebstraumatisierung während der Operation und von individuellen, bisher nicht näher geklärten Faktoren ab. Nach Untersuchungen von Bundrick et al. (1985) scheinen allerdings Faktoren wie z. B. DISH nicht zu heterotopen Ossifikationen nach Hüftgelenkersatz zu prädisponieren. Röntgenologisch gelingt ein Nachweis manchmal schon nach 3–4 Wochen. Die Entwicklung heterotoper Ossifikationen nach endoprothetischen Eingriffen versuchte man eine Zeitlang mit der prophylaktischen Gabe von Bisphosphonaten zu verhindern. Die Ergebnisse sind aber umstritten. Eine frühe Bestrahlung scheint erfolgreich zu sein.

Hämophile Patienten neigen offensichtlich besonders zur Entwicklung zirkumskripter heterotoper Ossifikationen, deren Ursache in Blutungen zu suchen ist.

Das *angiografische Bild* heterotoper Ossifikationen ist im Frühstadium sehr auffällig mit Darstellung einer Hypervaskularisation, aber ohne Zeichen eines malignen Prozesses (z. B. Gefäßabbrüche).

Im *Dreiphasenszintigramm* finden sich in den ersten Wochen massive Anreicherungen in allen Phasen!

Bei der *neuropathischen heterotopen Ossifikation* (Myositis ossificans neuropathica, ◘ Abb. 13.105, 13.108) stellen sich im Durchschnitt 3–33 Monate nach Krankheitsbeginn zunächst schmerzhafte Schwellungen in Gelenknähe ein, und zwar immer distal der nervalen Läsion. Die Patienten können Fieber und eine Leukozytose haben. Sehr rasch kommt es dann zu relativ soliden Verknöcherungen der Muskulatur, der Sehnen, Bänder und Aponeurosen sowie der Gelenkkapseln mit Ankylosierung. Nach operativer Entfernung der Ossifikationen sind Rezidive häufig. Die Rezidivquote kann u. U. durch postoperative Bisphosphonatgaben reduziert werden (s. oben).

Am häufigsten werden neuropathische heterotope Ossifikationen bei Para- und Tetraplegikern verschiedenster Ursache, nach Schädel-Hirn-Traumen, bei den verschiedensten entzündlichen und degenerativen Erkrankungen des Gehirns, des Rückenmarks und der peripheren Nerven beobachtet. Bei Paraplegie mit irreversiblen Lähmungen soll es in 30–50% aller Fälle zur Myositis ossificans kommen. Blare u. Perkasch (1981) fanden bei 376 gelähmten Patienten in 20,7% der Fälle heterotope Knochenneubildungen, vorwiegend in der Hüft-, Becken- und Knieregion.

Ray et al. (1995) und Ackman u. Rosenthal (1995) publizierten Fälle mit pharmakologisch induzierter Paralyse im Zusammenhang mit Langzeitbeatmung und Gabe von nichtdepolarisierenden neuromuskulären Blockern (z. B. Pavulon, Curare), die heterotope Ossifikationen im Sinne der Myositis ossificans neuropathica entwickelten. Dabei spielt wohl nicht die Paralyse selbst die entscheidende Rolle, sondern die Tatsache, dass beatmete Patienten passiv mobilisiert werden; dadurch muss es zwangsläufig zu Traumatisierungen des paraartikulären Gleitgewebes kommen, weil die bestimmte Bewegungen hemmende, protektive Sensibilität den Patienten fehlt. Hinzu kommt, dass solche Patienten häufig längere Zeit auf einer der betroffenen Gelenkregionen liegen mit konsekutiver unphysiologischer Druckerhöhung und Perfusionsstörung.

In der Literatur gibt es vereinzelt Berichte über *maligne Entartungen* einer Myositis ossificans. Nuovo et al. (1992) setzen sich ausführlich mit dieser Problematik auseinander und kommen zu dem Schluss, dass bisherige sporadische Berichte keine schlüssige Beweisführung für eine solche maligne Transformation ergeben haben.

Differentialdiagnose

Die wesentliche Differentialdiagnose der umschriebenen monolokulären Myositis ossificans stellt das *juxtakortikale Osteosarkom* dar. In den meisten Fällen gelingt die Abgrenzung mit Hilfe des radiologisch nachweisbaren trizonalen Aufbaus der verknöcherten Anteile der Läsion: Bei der Myositis ossificans sind die peripheren Partien stärker verknöchert, die Verknöcherung nimmt zum Zentrum hin ab und das Zentrum zeigt bei nicht ausgereiften Läsionen meistens keinerlei Ossifikationen (◘ Abb. 13.106, 13.107). Beim juxtakortikalen Osteosarkom, auch beim Osteosarkom der Weichteile (s. S. 255) ist der trizonale Aufbau umgekehrt: Die Verknöcherungen schreiten vom Zentrum der Läsion nach peripher fort. Dies ist auch verständlich, denn das zuerst vom Tumor gebildete Osteoid verknöchert auch zuerst. Als weiteres differentialdiagnostisches Kriterium kann die Beobachtung gelten, dass bei der Myositis ossificans die Verknöcherungen meist parallel zum Knochenschaft oder entlang der Achse eines Muskels bzw. einer Muskelgruppe formiert sind.

Von der vererblichen generalisierten progressiven heterotopen Ossifikation (s. oben) streng abzugrenzen ist die *progressive ossäre Heteroplasie (POH)*, ein vererbliches Krankheitsbild, bei dem es im Kleinkindalter zu dermalen Ossifikationen kommt und bei dem sich später in der Kindheit progressive heterotope Ossifikationen der Haut und Unterhaut und des tiefen Bindegewebes einstellen (Kaplan u. Shore 2000; Kumagai et al. 2008). Dem Krankheisbild liegt eine genetisch bedingte Störung der mesenchymalen Differenzierung zugrunde, das heterotope Ossifikationsmuster ist intramembranös im Gegensatz zu heterotopen Ossifikationen,

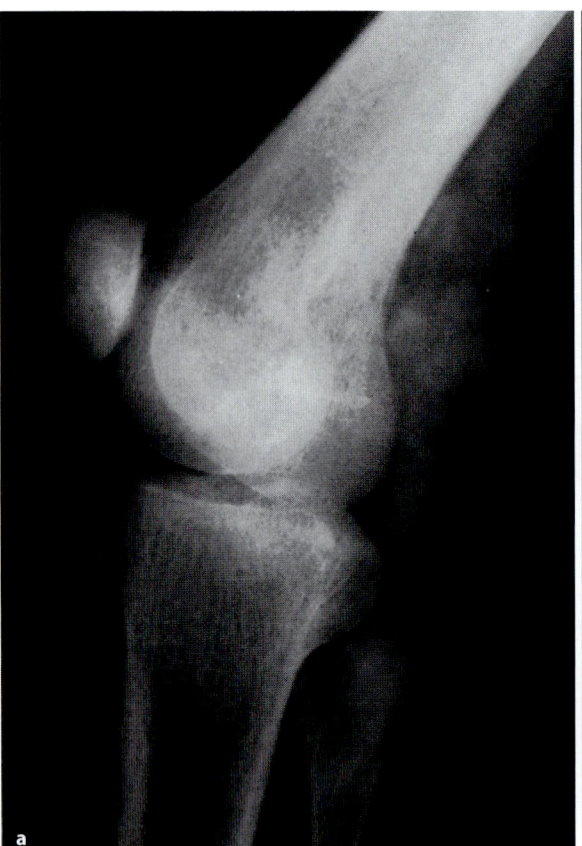

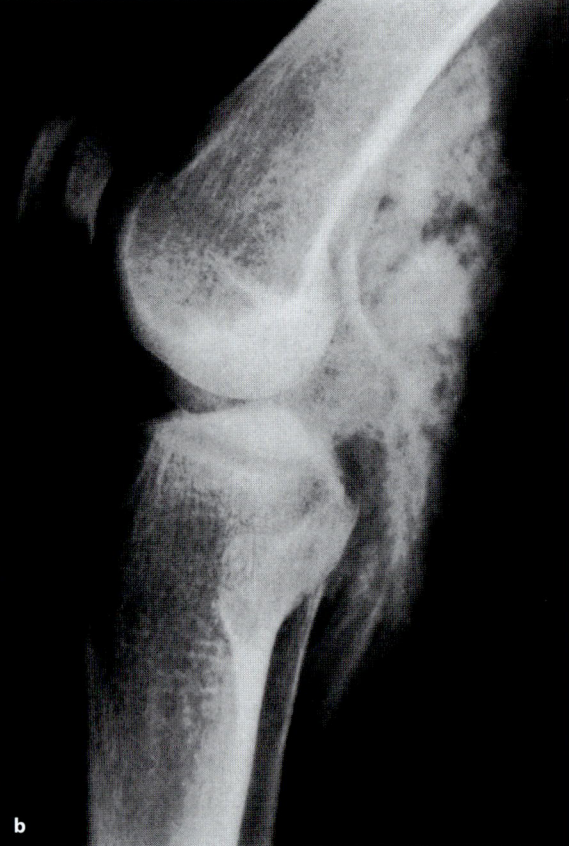

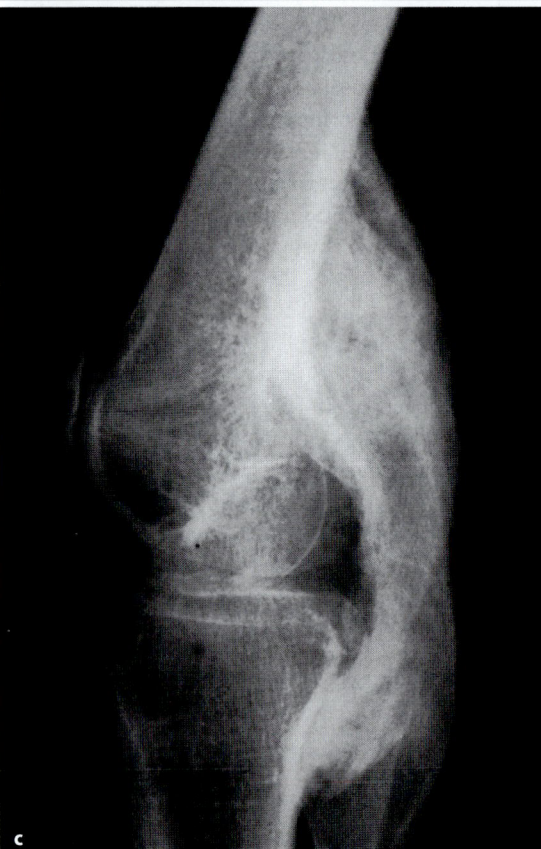

Abb. 13.105 a–e. Neuropathische Myositis ossificans. **a–c** Verlaufsbeobachtung einer Myositis ossificans neuropathica am Kniegelenk bei einer Patientin mit Tetanie. Etwa 6 Wochen nach Krankheitsbeginn stellte sich in beiden Kniegelenkregionen eine dolente tastbare Schwellung ein. Auf den ersten Röntgenaufnahmen (**a**) sah man symmetrische wolkige Verdichtungen in der Fossa poplitea, über den Gelenkspalt bis zum Tibiakopf hinabreichend. 7 Wochen später (**b**) deutliche Dichtezunahme der Verknöcherungen besonders in den peripheren Abschnitten mit weiterer Ausbreitung des Prozesses nach proximal und distal. Ein halbes Jahr später (**c**) sind die Verknöcherungen sehr dicht geworden und ankylosieren das Gelenk. Die Verknöcherungen zeigen dabei annähernd geordnete Strukturen. Während in **b** bei Nichtberücksichtigung der Anamnese noch ein paraossales Osteosarkom in Frage kommt, spricht die homogene Verknöcherung und Ankylosierung in **c** gegen die Annahme einer solchen Diagnose (*Forts. S. 905*)

deren Ossifikationsmuster überwiegend enchondral ist. Für eine POH sprechen folgende Punkte (Kumagai et al. 2008):

- Nachweis kutaner Ossifikationen,
- keine kongenitalen Skelettfehlbildungen,
- keine entzündlichen tumorähnlichen Schwellungen über den Läsionen,
- eine asymmetrische mosaikartige Verteilung der Läsionen,
- das Fehlen vorhersagbarer regionaler heterotoper Ossifikationen,
- überwiegende intramembranöse Verknöcherung.

13.11 · Heterotope Ossifikation (Myositis ossificans)

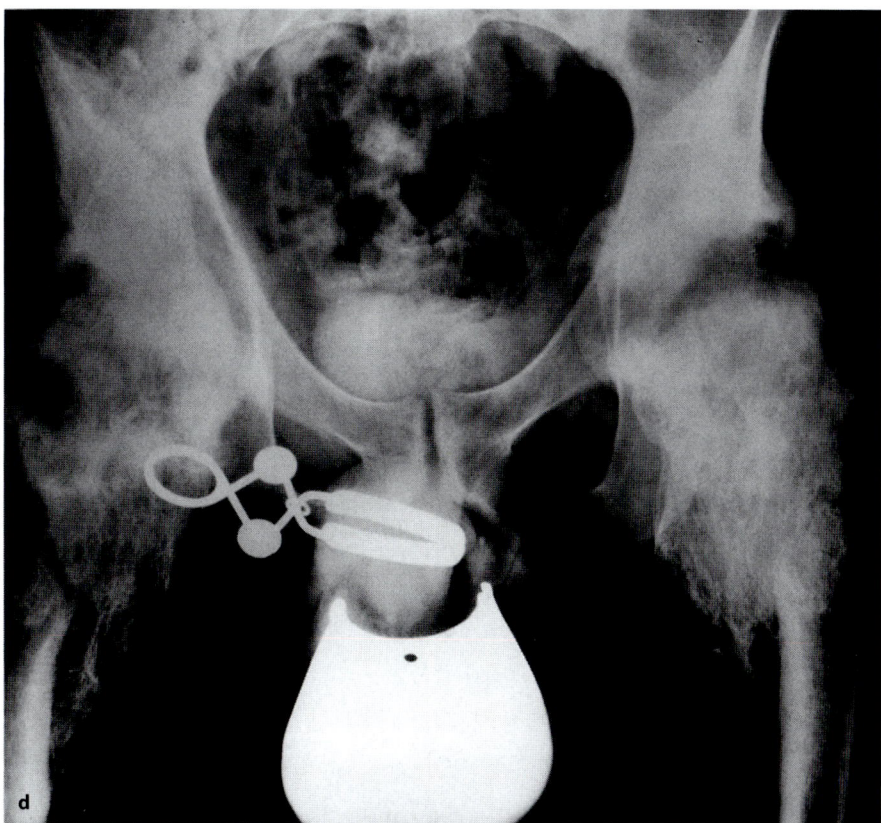

Abb. 13.105 (Forts.) **d, e** Ausgedehnte Myositis ossificans bei einem Querschnittsgelähmten um beide Hüftgelenke herum. Besonders in den Computertomogrammen (**e**) kommen die nichtkalzifizierten pseudotumorösen Massen ventral der Hüftgelenke zur Darstellung. Auf der linken Seite erkennt man auch die mehr peripher orientierte Ossifikation

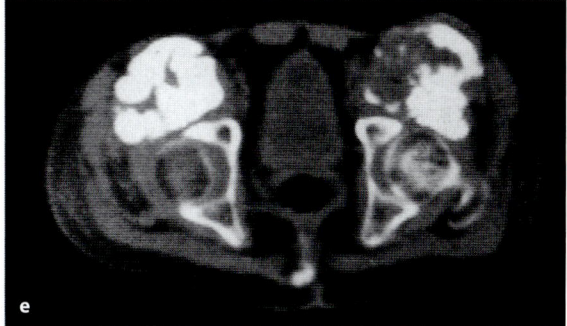

Die radiologische Morphologie scheint insofern unterschiedlich zu sein, als man zumindest bei den bisher publizierten Fällen bei der POH keinen dreizonalen Aufbau erkennen kann, die Verteilung der soliden Verknöcherungen ist gleichmäßiger.

In differentialdiagnostische Überlegungen zu heterotopen Ossifikationen muss auch die *kalzifizierende Myonekrose* einbezogen werden. Dabei handelt es sich um eine seltene traumainduzierte Erkrankung, die fast ausschließlich in den unteren Extremitäten vorkommt und die man auch leicht mit einer aggressiven, primär neoplastischen Läsion verwechseln kann. Die kalzifizierende Myonekrose ist das Ergebnis einer zystischen Degeneration des Muskels, was zu einer typischen schmerzhaften, oft expansiven kalzifizierenden Masse führt und zwar 10 bis 64 Jahre nach dem Trauma. Dieses große zeitliche Intervall unterscheidet also die kalzifizierende Myonekrose von der heterotopen Ossifikation bzw. der Myositis ossificans. Es besteht eine hohe Korrelation mit einem vorausgegangenen und behandelten Kompartmentsyndrom und/oder einer Gefäßläsion z. B. nach osteosynthetischer Frakturbehandlung, insbesondere, wenn diese geschlossen erfolgte. Radiologisch sieht man plaqueähnliche Kalzifikationen entlang der Peripherie der Masse, was zumeist zu Erosionen am benachbarten Knochen führen kann. Im Szintigramm besteht ein erhöhter Uptake im benachbarten Knochen. Mit Schnittbildverfahren (CT, MRT) erkennt man den entscheidenden Befund, nämlich eine heterogene flüssigkeitsgefüllte Höhle in einer Pseudokapsel mit peripheren dichten Verkalkungen (Holobinko et al. 2003; Batts et al. 2006). Bei einem von uns beobachteten Fall war die flüssige Komponente minimal (Abb. 13.106 d–h)

Therapie und Verlaufsbeobachtung

Die Rezidivrate der Myositis ossificans nach chirurgischer Exzision ist sehr hoch, insbesondere wenn sie zu früh vorgenommen wird, d. h. noch vor der vollständigen Ausreifung des ektopischen Knochens. Für die *chirurgische Therapie* der heterotopen Ossifikation gilt also grundsätzlich: *Je früher operiert wird, desto häufiger und wahrscheinlicher kommt es zu einem Rezidiv.* Lässt man hingegen den Prozess ausreifen, ist die Rezidivrate gering. Eine ausgereifte

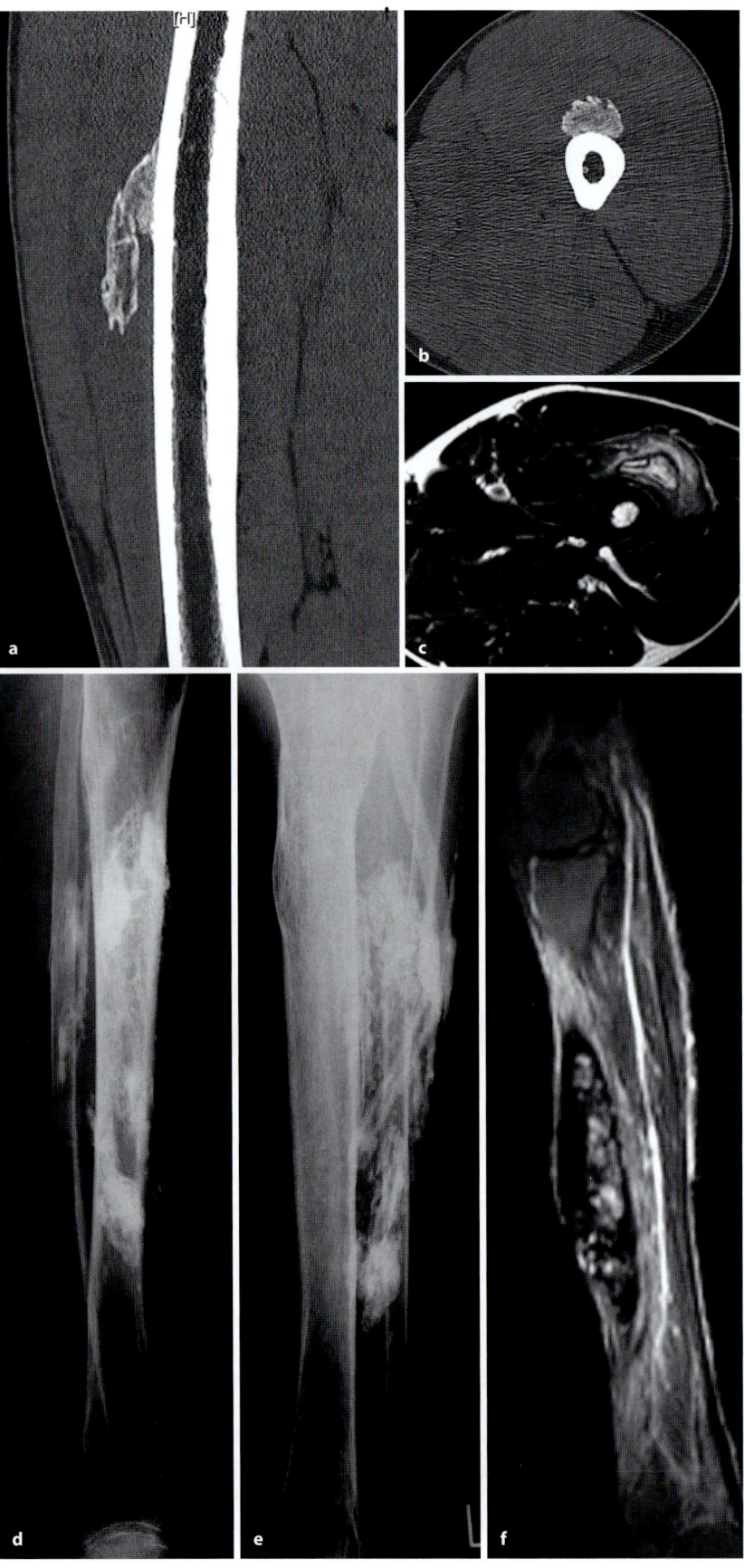

Abb. 13.106 a–h. Heterotope Ossifikation oder Myositis ossificans und ihre Differentialdiagnose. In **a–c** typische Myositis ossificans am proximalen Femur bei einem 24-jährigen Fußballspieler. Die Ossifikation sitzt der Femurkortikalis auf und erstreckt sich dann nach distal lanzettförmig. Der lanzettförmige Anteil ist offensichtlich einmal abgebrochen gewesen, denn er setzt sich vom proximalen Anteil der Läsion etwas ab. Die insgesamt sehr solide Ossifikation ist sicherlich älter als ein halbes Jahr. Einige Wochen vor diesen Aufnahmen erlitt der Patient beim Fußball ein erneutes Trauma mit nachfolgender schmerzhafter Schwellung. Entsprechend sieht man in der MTR in **c** eine Kontrastmittel aufnehmende Masse um die ausgereifte Läsion, die einer beginnenden Myositis ossificans entsprechen dürfte. In **d–h** zur Differentialdiagnose eine kalzifizierende Myonekrose bei einer älteren Frau, die vor mehr als 20 Jahren eine Unterschenkelfraktur erlitten hatte. Anamnestischen Angaben zufolge hatte seinerzeit als Komplikation ein Kompartmentsyndrom im Unterschenkel (im M.-tibialis-anterior-Bereich) vorgelegen (weiteres s. Text) (*Forts. S. 907*)

13.11 · Heterotope Ossifikation (Myositis ossificans)

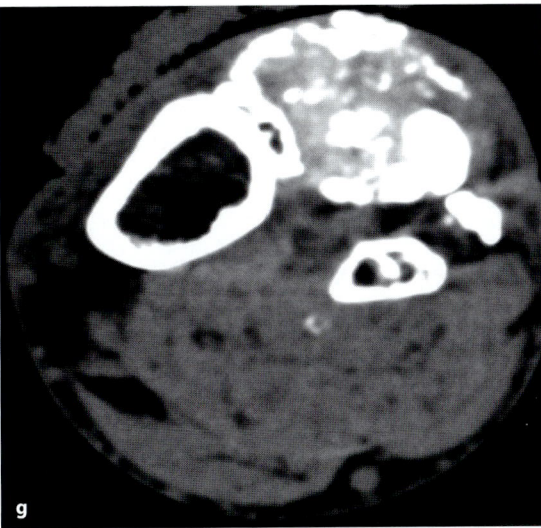

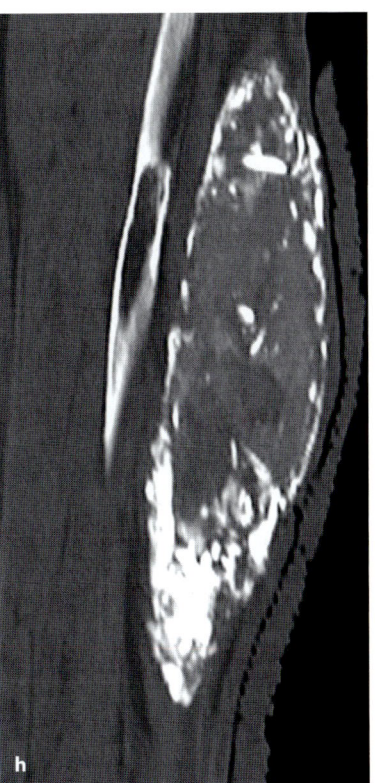

◨ Abb. 13.106 a–h (*Forts.*)

◨ ◨ Abb. 13.107 a–p. Typische Beispiele für eine Myositis ossificans am Gliedmaßen- und Stammskelett. **a, b** Myositis ossificans circumscripta (traumatica) in den proximalen beugeseitigen Weichteilen des linken Unterarms. Kugelige Verdichtung, die außen dichter als zentral erscheint. In der angiographischen Spätphase massive Anfärbung des Prozesses (hier nicht dargestellt). 16-jähriger Mann mit zunehmenden Schmerzen nach einem Bagatelltrauma. **c–f** Traumatische Myositis ossificans neben dem distalen Humerus (17-jähriger Mann). Noduläre Verknöcherungsfigur neben der distalen medialen Humerusdia-/-metaphyse, die außen dichter als zentral erscheint. Schon im Übersichtsbild (**c**) erkennt man eine begleitende Periostverknöcherung, die wahrscheinlich auch traumatischer Genese ist und möglicherweise durch ein subperiostales Hämatom entstand. Auch im CT (**d**) scheint die Verknöcherung außen solider als zentral. In dem 2 Wochen zuvor angefertigten MRT-Bild (**e**) stellt sich die Läsion bei T1-Gewichtung in den später verknöcherten Arealen signalarm im Vergleich zur relativ erhöhten umgebenden Signalintensität dar (*Forts. S. 908*)

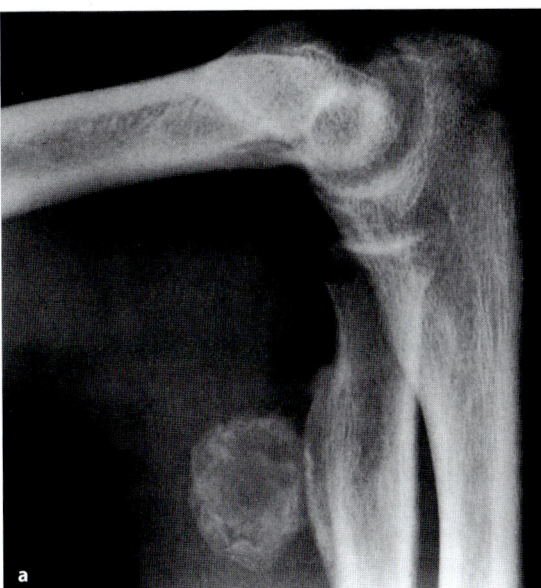

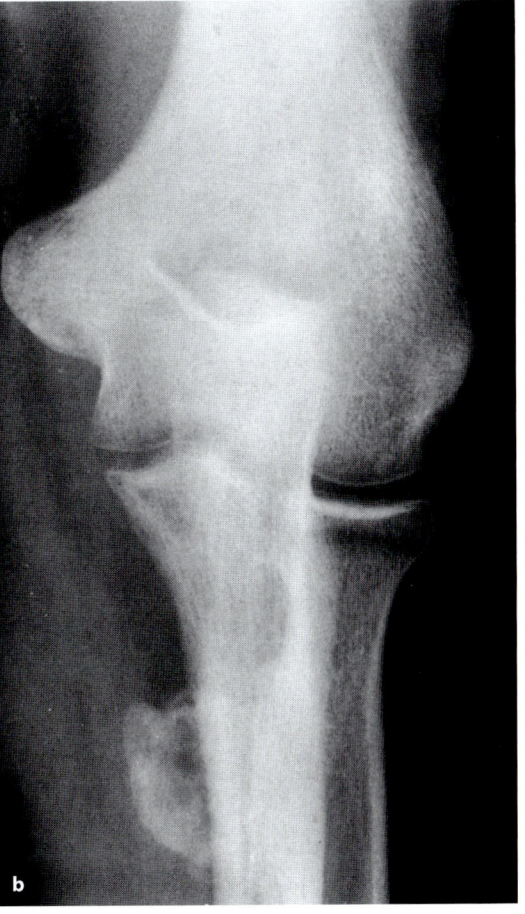

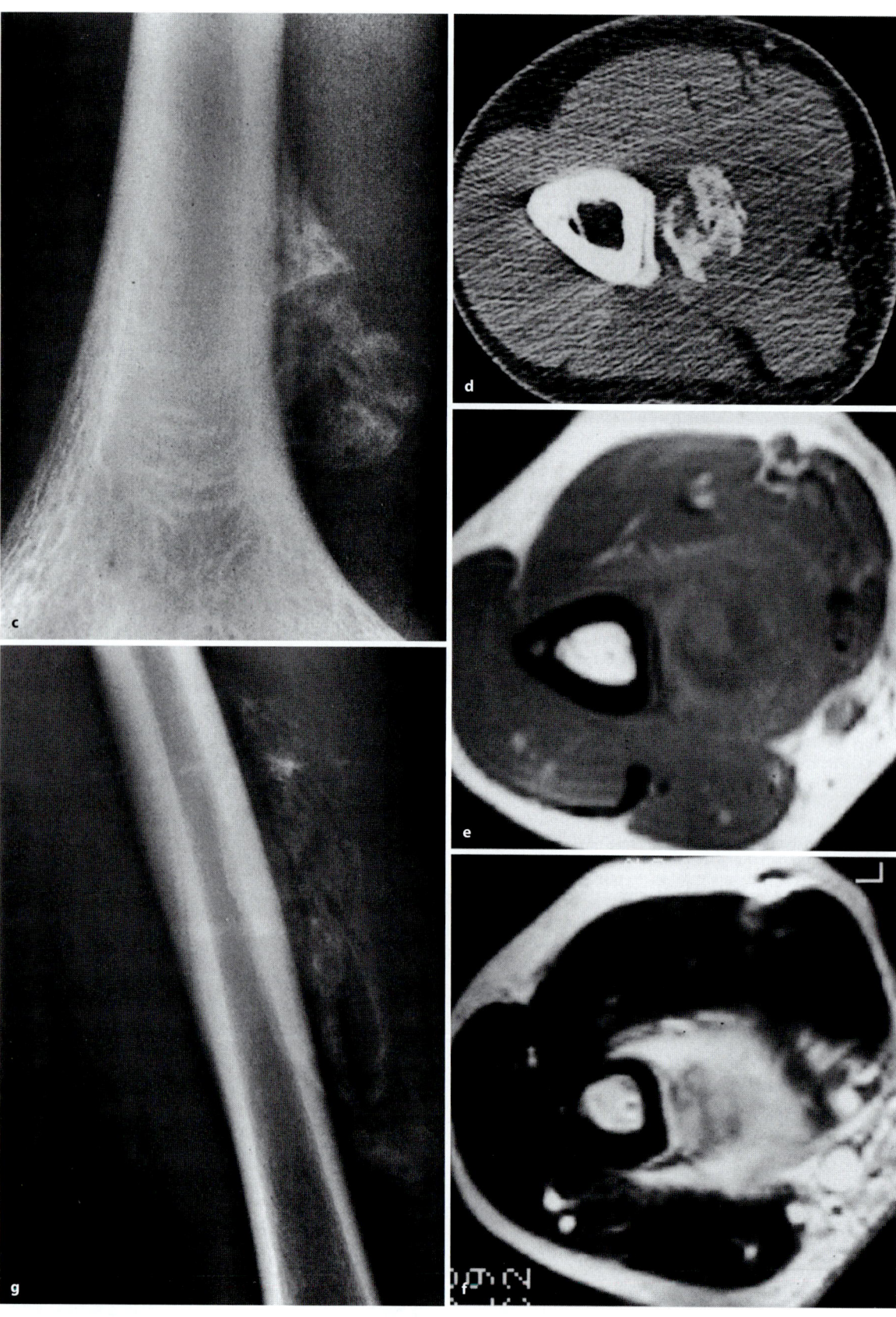

Abb. 13.107 a–p (*Forts. S. 909*)

13.11 · Heterotope Ossifikation (Myositis ossificans)

Abb. 13.107 a–p (*Forts.*) Letztere ist wohl durch Blutablagerungen bedingt. In der T2-Gewichtung (**f**) kommt der gesamte traumatisierte „myositische" Bereich sehr signalintensiv zur Darstellung mit zentral geringerer Signalintensität, bedingt durch die beginnenden Verknöcherungen. Beachte, dass die im Übersichts- und CT-Bild zu sehende Periostverknöcherung als schmales signalloses Band in den MRT-Aufnahmen zu sehen ist. Zwischen diesem Band und der Kompakta sind sowohl in der T1- wie in der T2-Gewichtung signalintensive Bänder, die Blutablagerungen entsprechen. **g** Myositis ossificans in den ventralen Weichteilen des Femurs im mittleren Diaphysendrittel. Der 25-jährige Patient erlitt ein sog. Pferdefußtrauma beim Fußballspiel etwa 12 Wochen zuvor. Die Verknöcherungen sind schon relativ strukturiert und außen dichter als zentral. Sie grenzen sich auch scharf gegenüber dem umgebenden Weichteilmantel ab. **h–j** Typische traumatische Myositis ossificans vor dem Femur bei einem 23-jährigen Mann mit anamnestisch bekanntem Anpralltrauma einige Wochen zuvor. Zunehmende Schmerzen und Schwellung in der betroffenen Region. Auf dem Röntgenbild (**h**) mutet die Ossifikation eher schalig an, sie setzt sich eindeutig vom Femur ab. Man erkennt aber eine feine lineare Periostverknöcherung neben der Kompakta. Im CT-Schnitt (**i**) wird der trizonale Aufbau des verknöcherten Bereiches der Läsion deutlich, mit schaliger peripherer Verknöcherung und zentraler Weichgewebsmasse. Diese Konstellation lässt eine sichere Abgrenzung von einem juxtakortikalen Osteosarkom zu, bei dem gewöhnlich ein umgekehrter trizonaler Aufbau vorliegt. Im Sequenzszintigramm (**j**) in allen Phasen massive Anreicherung. **k–p** Myositis hoch zervikal rechts bei einer 40-jährigen Frau, 4 Monate nach Verkehrsunfall. Die Verknöcherung neben der Hinterhauptsschuppe ist sehr solide und lässt schon kleinere Fettmarkräume im Röntgenbild (**p**), CT (**k**) und im T1-Bild (**l**) erkennen. Nach Gadoliniumgabe deutliches, aber inhomogenes Enhancement (**m, o**). Der Befund wurde operativ entfernt und histologisch bestätigt (*Forts. S. 910*)

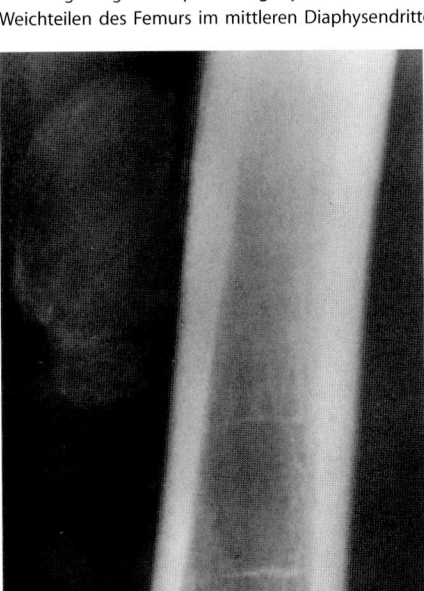
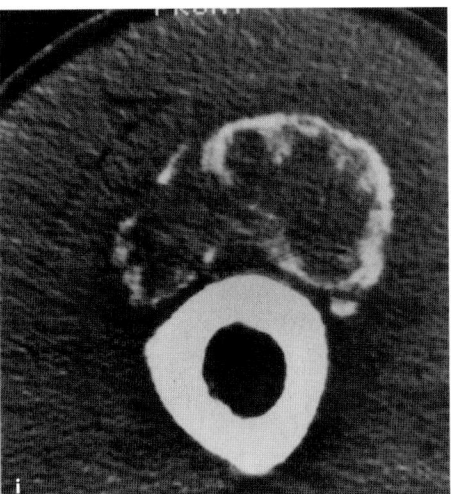
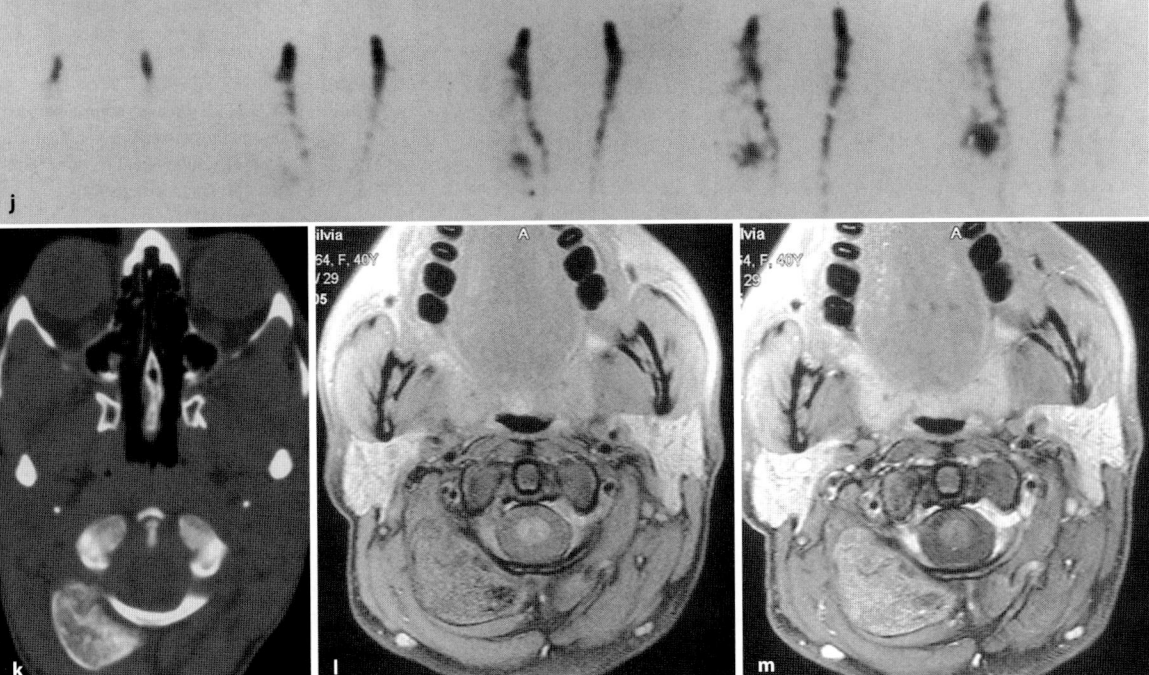

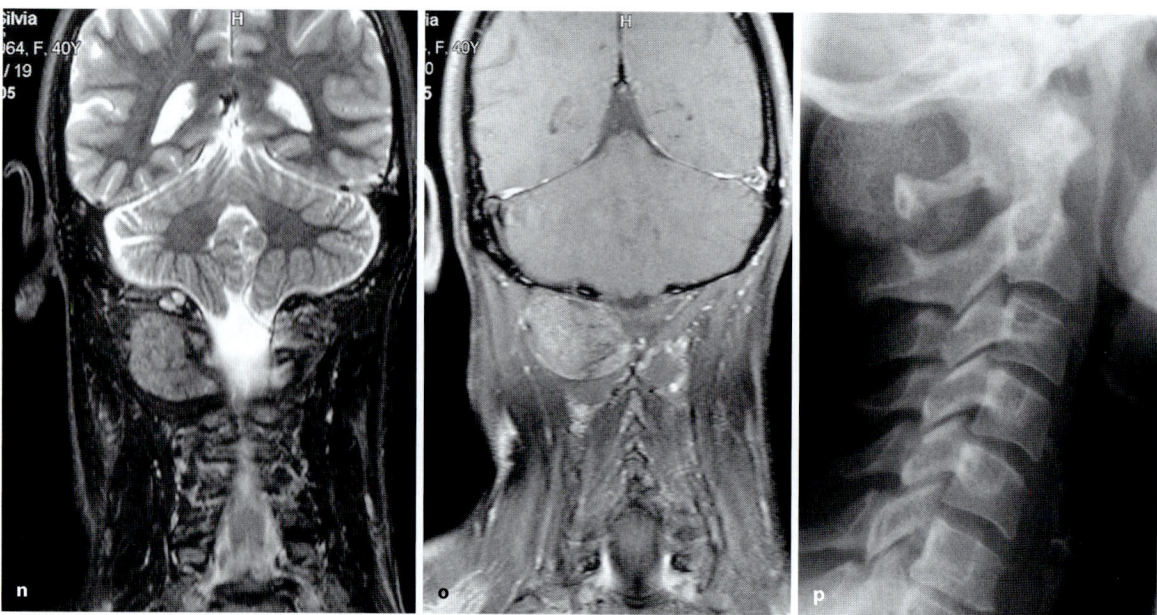

◘ Abb. 13.107 a–p (Forts.)

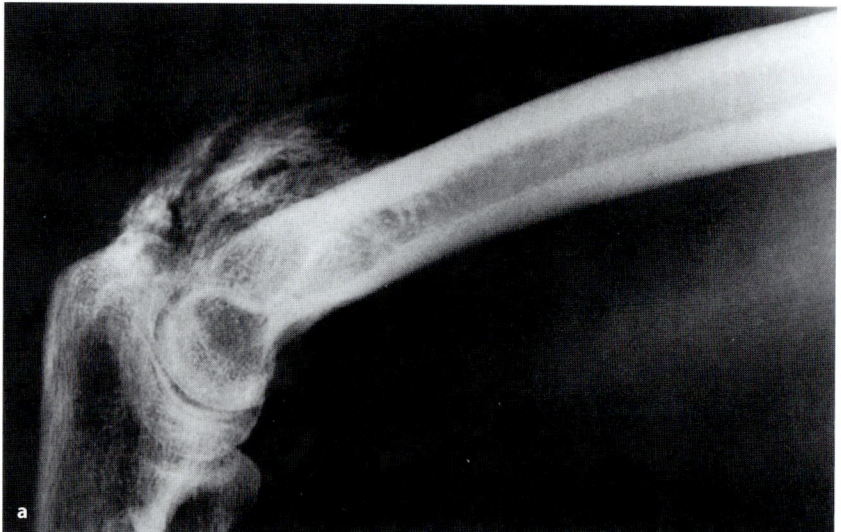

◘ Abb. 13.108 a–c. Myositis ossificans neuropathica bei Tetanie mit Verknöcherungen am rechten Ellbogen und Knie (Forts. S. 911)

heterotope Ossifikation erkennt man folgendermaßen: Im 3-Phasen-Szintigramm keine Anreicherung in der frühen und mittleren Phase und nur geringe, dem übrigen Skelett gleiche Anreicherung des Tracers in der späten Phase. Im CT und MRT keine Weichgewebsformation mehr nachweisbar, keine oder nur geringe Kontrastmittelaufnahme im Zentrum der Läsion.

Wenn man sich der Diagnose – auch ohne Histologie – aufgrund einer typischen Lokalisation und Radiologie sicher ist, dann sollte man ansonsten mindestens 14 Monate nach Beginn der Erkrankung warten, bevor man die Läsion exzidiert.

Es erweist sich manchmal als zweckmäßig, vor einem radikalchirurgischen Eingriff zunächst ein kleineres Stück der Ossifikation zu entfernen und zu beobachten, ob sich an dieser Stelle neue Knoten bilden. Ist dies der Fall, so erscheint ein radikaler Eingriff weniger sinnvoll, da mit einer hohen Rezidivquote zu rechnen ist. Prophylaktisch werden heute – mit wechselndem Erfolg – mineralisationshemmende Biphosphonate verabreicht, auch eine frühe Bestrahlung nach chirurgischer Exzision kann eine Fibroblastenhemmung bewirken.

Bei oligo- und polylokulären neuropathischen Formen der Myositis ossificans kann die *alkalische Phosphatase* als Verlaufskriterium dienen: Mit zunehmender Ausreifung der Läsionen nimmt sie ab. Sobald sich im Serum Normalwerte finden, ist von einer vollständigen Ausreifung auszugehen.

13.11 · Heterotope Ossifikation (Myositis ossificans)

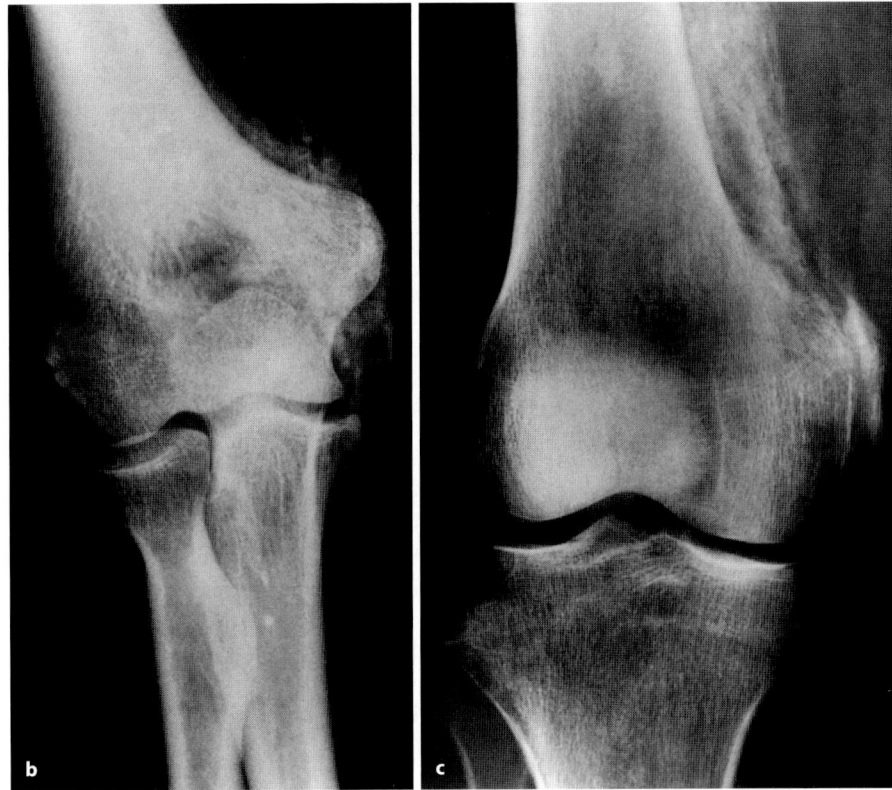

◘ Abb. 13.108 a–c (Forts.)

Literatur

Ackerman LV (1958) Extra-osseous localized non-neoplastic bone and cartilage formation (so-called myositis ossificans) – clinical and pathological confusion with malignant neoplasma. J Bone Joint Surg [Am] 40: 279

Ackman JB, Rosenthal DI (1995) Generalized periarticular myositis ossificans as a complication of pharmacologically induced paralysis. Skeletal Radiol 24: 395

Amir G, Moyle P, Sucher E (1992) Myositis ossificans and aneurysmal bone cysts (case report 729). Skeletal Radiol 21: 257

Angervall L, Stener B, Stener J et al. (1969) Pseudomalignant osseous tumors of soft tissue: a clinical, radiological and pathological study of five cases. J Bone Joint Surg [Br] 51: 654

Chaplin DM, Harrison MHM (1972) Pseudomalignant osseous tumor of soft tissue. J Bone Joint Surg [Br] 54: 334

Dahlin DC (1978) Bone tumors, 3rd edn. Thomas, Springfield

Delanote GJ, Baert AI (1974) Myositis ossificans progressiva. J Belge Radiol 57: 213

Eckardt JJ, Irvins JC, Perry HO et al. (1981) Osteosarcoma arising in heterotopic ossification of dermatomyositis: case report and review of literature. Cancer 48: 1256

Gielen JL, Blom RM, Vanhoenacker FM et al. (2008) An elderly man with a slowly growing painless mass in the soft tissues of the lower leg: presentation. Skeletal Radiol 37: 335

Heslop JH (1982) Heterotopic periarticular ossification in burns. Burns Thermal Inj 8: 436

Kaplan FS, Shore EM (2000) Progressive osseous heteroplasia. J Bone Miner Res 15: 2084

Kumagai K, Motomura K, Egashira M et al. (2008) A case of progressive osseous heteroplasia: a first case in Japan. Skeletal Radiol 37: 563

Lagier R, Cox JN (1975) Pseudomalignant myositis ossificans. A pathological study of eight cases. Hum Pathol 6: 653

Mirra JM (1989) Bone tumours. Clinical, radiologic, and pathologic correlations. Lea Febiger, Philadelphia

Mizuno K, Mineo K, Tachibana T et al. (1990) The osteogenic potential of fracture hematoma. J Bone Joint Surg [Br] 72: 822

Norman A, Dorfman HD (1970) Juxtacortical circumscribed myositis ossificans: evolution and radiographic features. Radiology 96: 301

Nuovo MA, Norman A, Chumas J et al. (1992) Myositis ossificans with atypical clinical, radiographic, or pathologic findings: A review of 23 cases. Skeletal Radiol 21: 87

Paterson DC (1970) Myositis ossificans circumscripta. J Bone Joint Surg [Br] 52: 296

Povysil C, Matejovsky Z (1979) Ultrastructural evidence of myofibroblasts in pseudomalignant myositis ossificans. Virchows Archiv [A] 381: 189

Ray TD, Lowe WD, Anderson LD et al. (1995) Periarticular heterotopic ossification following pharmacologically induced paralysis. Skeletal Radiol 24: 609

Reiman HM, Dahlin DC (1986) Cartilage- and bone-forming tumors of the soft tissues. Sem Diag Pathol 3: 288

Schajowicz F (1994) Tumors and tumorlike lesions of bone, 2nd edn. Springer, Berlin Heidelberg New York

Schütz W, Dohrmann R, Fleming G (1961) Die Myositis ossificans traumatica. Ein Beitrag zur Differentialdiagnose gegenüber den osteogenen Sarkomen. Chirurg 31: 97

Spencer JD, Missen GAK (1989) Pseudomalignant heterotopic ossification („Myositis ossificans"). J Bone Joint Surg [Br] 71: 317

Spjut HJ, Dorfman DH (1981) Florid reactive periostitis of the tubular bones of the hands and feet. Am J Surg Pathol 5: 423

Vogelsang HG, Lorenz R, Hermann E (1966) Die Myositis ossificans „neurotica" bei Läsionen des Zentralnervensystems. Nervenarzt 37: 103

Yaghamai J (1977) Myositis ossificans: diagnostic value of arteriography. AJR 128: 811

13.12 Tumorähnliche Knochenveränderungen bei pustulöser Arthroosteitis (PAO) oder pustulöser Enthesioosteitis (PEO) oder SAPHO-Syndrom

Bei der PAO oder – aktueller – PEO handelt es sich um eine Erkrankung aus der Gruppe der generalisierten Enthesitiden, die mit einer Pustulosis palmoplantaris und simultan ablaufenden destruktiv-proliferativen Veränderungen am Skelett, insbesondere im Bereich der Sternokostoklavikularregion, einhergeht. Die Pustulosis palmoplantaris (PPP) ist eine besondere Verlaufsform der Psoriasis. Pathologisch-anatomisch finden sich destruktiv-proliferierende Veränderungen an den Enthesen der Sternoklavikulargelenke, der Gliedmaßen und der Wirbelsäule sowie eine begleitende unspezifische Ostitis. Zu den Enthesen zählen wir heute alle Übergänge von den Weichteilen in den Knochen (mit Ausnahme des Gelenkknorpels), wozu Sehnen-Bänder-Insertionen, das Periost, insbesondere im Übergangsbereich zur Gelenkkapsel, die Syndesmosen und Synchondrosen gehören (ausführliche Darstellung bei Hermann et al. 2006 und bei Freyschmidt 2008). Keime wurden konventionell-mikrobiologisch bisher nicht gefunden, wohl aber Oberflächenbestandteile von Bakterien (z. B. Chlamydien) in den Pusteln mit PCR nachgewiesen, die über eine gestörte Immunantwort – T-Zell-vermittelt – die merkwürdigen entzündlichen Skelettveränderungen auslösen, in Analogie zu anderen seronegativen Spondarthritiden (z. B. Reiter-Syndrom, der akuten Form der ankylosierenden Spondylitis). Wir konnten in den letzten Jahren fast 150 Fälle einer pustulösen Arthroosteitis sammeln, von denen ein Drittel simultan ablaufende destruktiv-proliferative Veränderungen an den großen Röhrenknochen, am Becken und an der Skapula – neben der nahezu obligaten sternokostoklavikulären Hyperostose (SCCH) – hatten (◘ Abb. 13.109).

Den für PAO im französischen und auch im angloamerikanischen Schrifttum synonym gebrauchten Begriff SAPHO (Synovitis, Akne, Pustulosis, Hyperostosis, Osteitis) halten wird für unpäzise und wenig hilfreich, da ihm das korrekt Beschreibende fehlt. Außerdem sehen akneassoziierte Skelettveränderungen anders – eher wie ein Reiter-Syndrom – aus und H und O sind hendiadyonisch, denn die Hyperostose ist Folge der Ostitis. Aktuell bietet sich als hochkorrekter Begriff PEO (pustulöse Enthesioosteitis) an.

Die *Diagnose* einer pustulösen Arthroosteitis lässt sich bei synoptischer Betrachtung aller klinischen und radio-

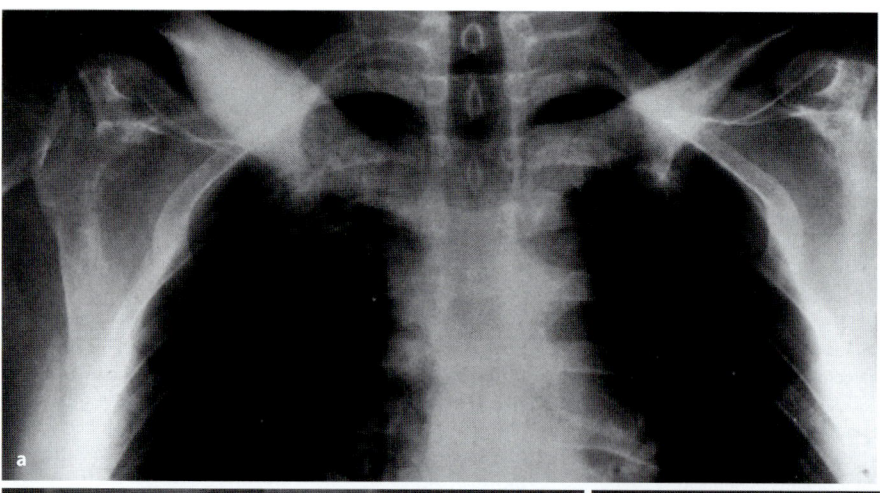
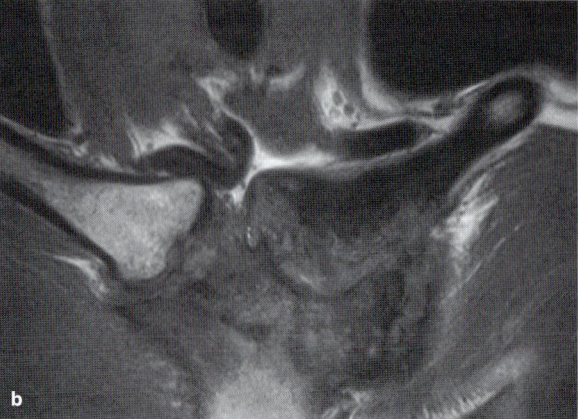
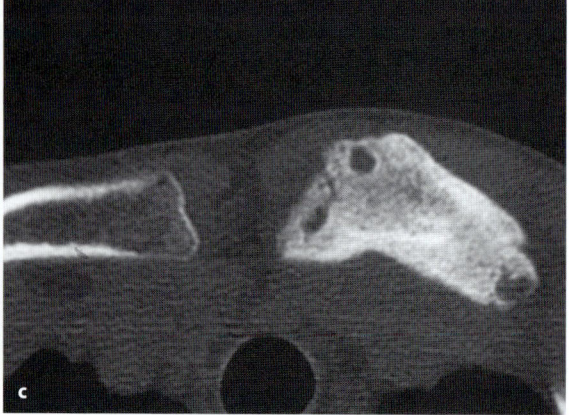

◘ **Abb. 13.109 a–v.** Spektrum skelettärer Veränderungen bei der pustulösen Arthroosteitis (PAO). **a** Geweihartige Hyperostose der Manubrioklavikularregion, auch als sternokostoklavikuläre Hyperostose (SCCH) bezeichnet. Im Szintigramm sieht so ein Befund stierkopfartig aus (**g**). Imposante Darstellung einer SCCH im CT (**c–e**), weniger spezifisch in der MRT (**b**), da das Hyperostotische vorgegebenermaßen nicht direkt darstellbar ist (43-jährige Frau) (*Forts. S. 913*)

13.12 · Tumorähnliche Knochenveränderungen bei PAO oder PEO oder SAPHO-Syndrom

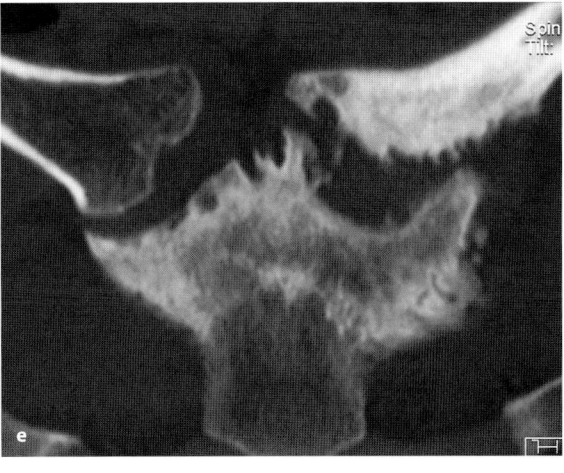

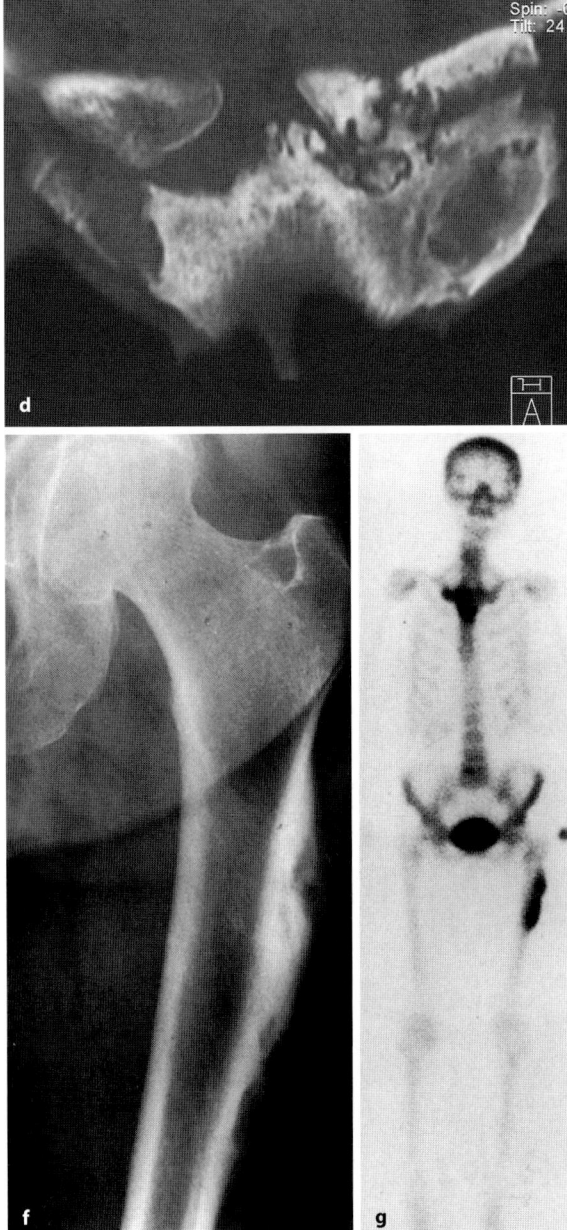

Abb. 13.109 (Forts.) **f, g** PAO (PEO) bei einer 70-jährigen Frau mit ausgedehnten schmerzhaften hyperostotischen Veränderungen im linken lateralen proximalen Femur, die vom Radiologischen her durchaus einem juxtakortikalen Osteosarkom (periostaler Typ) entsprechen können. Im CT und in der MRT war der Markraum unbeteiligt. Das Ganzkörperszintigramm (**g**) bringt die Klärung: Es findet sich neben der erheblichen pathologischen Aktivitätsanreicherung im Bereich der Femurläsion eine hochpathologische Aktivitätsanreicherung in stierkopfartiger Konfiguration in der Sternokostoklavikularregion. Die homogene Aktivitätsanreicherung an der Schädelkalotte ist durch eine Hyperostosis bedingt (Forts. S. 914)

logischen Befunde eigentlich immer „unblutig", d. h. ohne Biopsie, stellen. Dazu gehören der Nachweis einer Pustulosis palmoplantaris oder einer pustulösen Psoriasis, das szintigraphische Auffinden weiterer – radiologisch sklerosierender – Herde an den Enthesen der Wirbelsäule (Abb. 13.109 l–o) oder an anderen Skelettabschnitten (Abb. 13.109 f, h–k, o–q), die stierhorn- oder stierkopfartige szintigraphische Darstellung der sternokostoklavikularen Hyperostose (Abb. 13.109 g) und gelegentlich der radiologische Nachweis einer Sakroiliitis. Die Wirbelsäulenveränderungen können wie alle anderen seronegativen Spondyloarthritiden in das klassische Bild einer späten ankylosierenden Spondylitis einmünden.

Die histologischen Befunde sind unspezifisch. Meistens liegt eine Kombination von periostaler Knochen- und -knorpelbildung mit einem Abbau von Kortikalis und Ersatz durch faserdichtes Bindegewebe vor und es finden sich kleine entzündliche Rundzellinfiltrate in den Herden (Abb. 13.109 s–v). Die wesentliche Differenzialdiagnose für den Pathologen ist der Ausschluss einer Neoplasie.

Zumeist ist die Anamnese der Patienten sehr lang, sie haben Odysseen und Fehleinschätzungen aus verschiedensten Fachdisziplinen wie Orthopädie, Dermatologie, Rheumatologie hinter sich. Bei einigen von uns beobachteten Patienten wurden auch schon größere chirurgische Eingriffe nicht nur zur Materialgewinnung durchgeführt, zumeist mit ganz unspezifischen und manchmal auch irritierenden Ergebnissen.

Das Krankheitsbild ist ausführlich bei Freyschmidt u. Freyschmidt (1996) und Freyschmidt (2008) dargestellt.

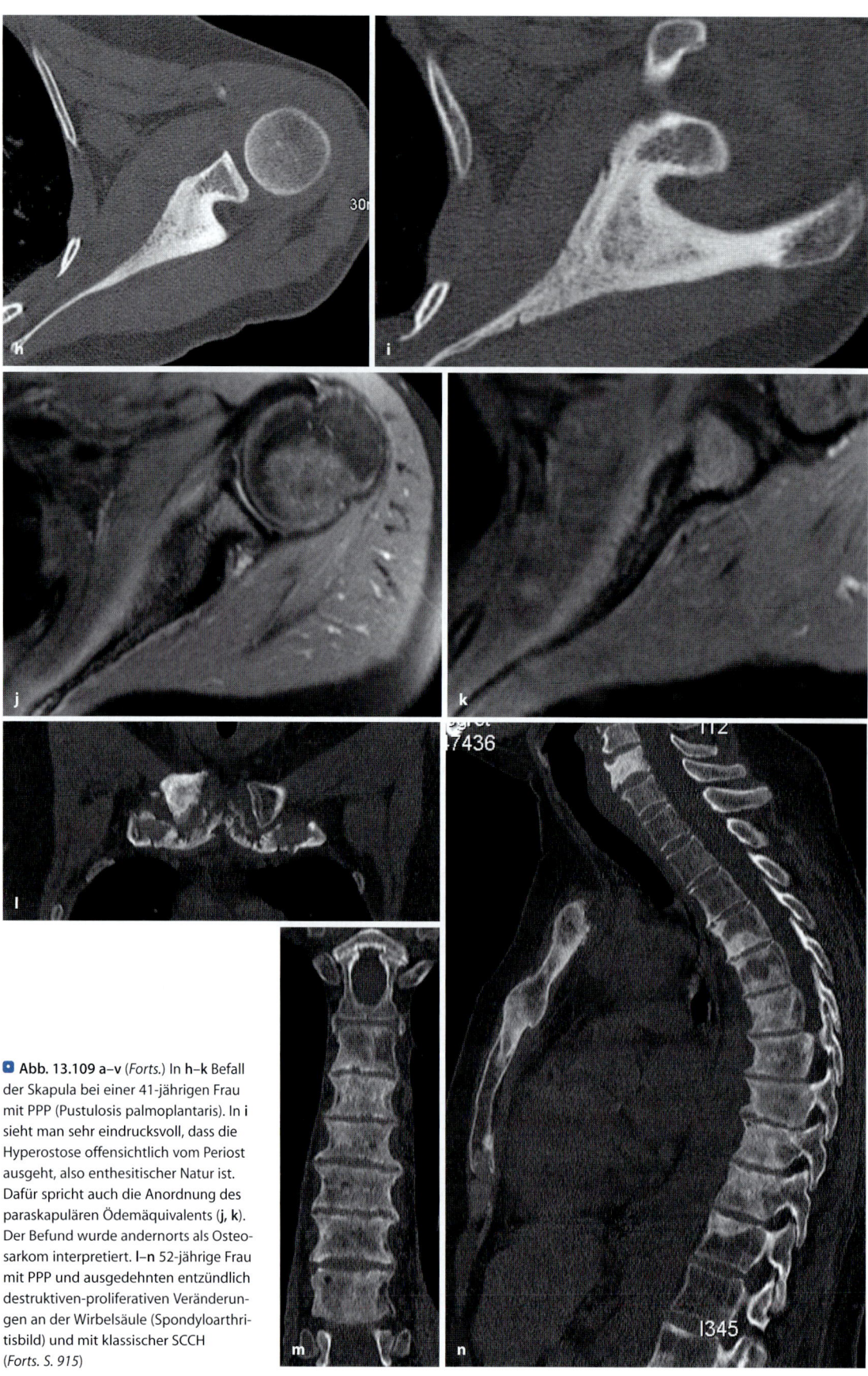

Abb. 13.109 a–v (*Forts.*) In **h–k** Befall der Skapula bei einer 41-jährigen Frau mit PPP (Pustulosis palmoplantaris). In **i** sieht man sehr eindrucksvoll, dass die Hyperostose offensichtlich vom Periost ausgeht, also enthesitischer Natur ist. Dafür spricht auch die Anordnung des paraskapulären Ödemäquivalents (**j, k**). Der Befund wurde andernorts als Osteosarkom interpretiert. **l–n** 52-jährige Frau mit PPP und ausgedehnten entzündlich destruktiv-proliferativen Veränderungen an der Wirbelsäule (Spondyloarthritisbild) und mit klassischer SCCH (*Forts. S. 915*)

13.12 · Tumorähnliche Knochenveränderungen bei PAO oder PEO oder SAPHO-Syndrom

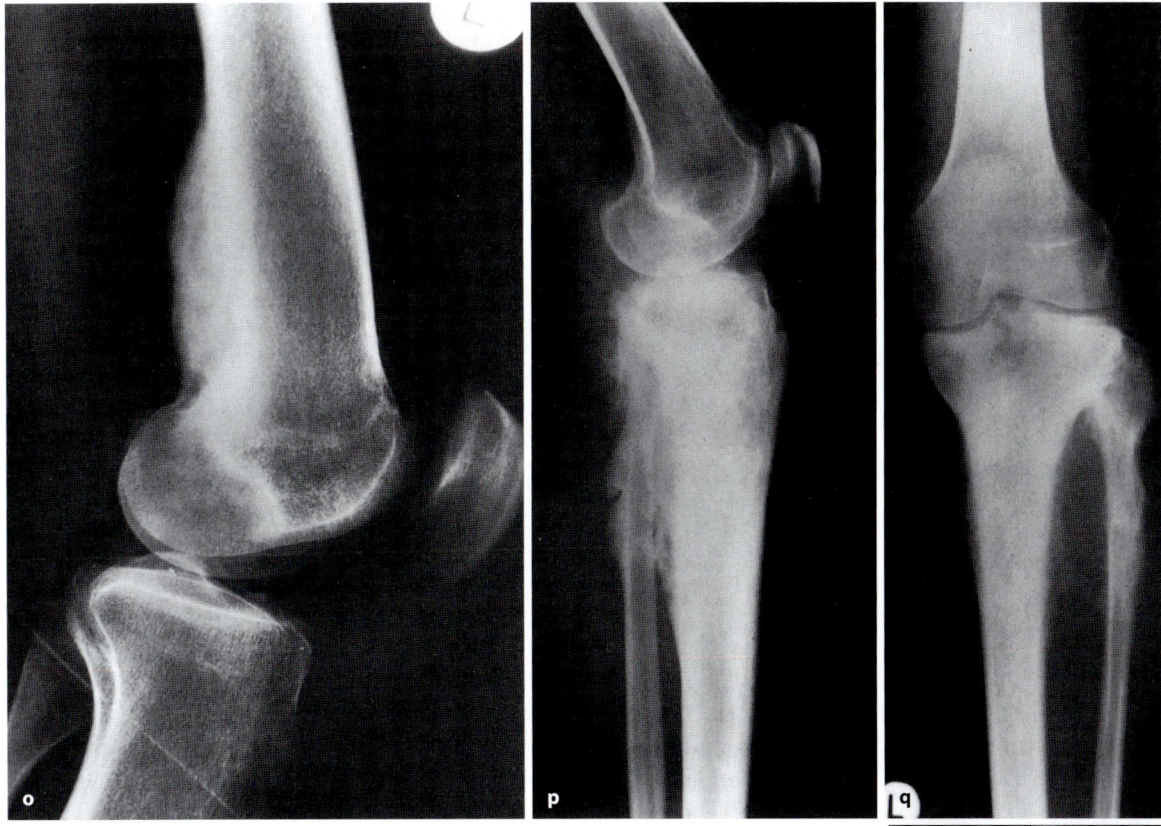

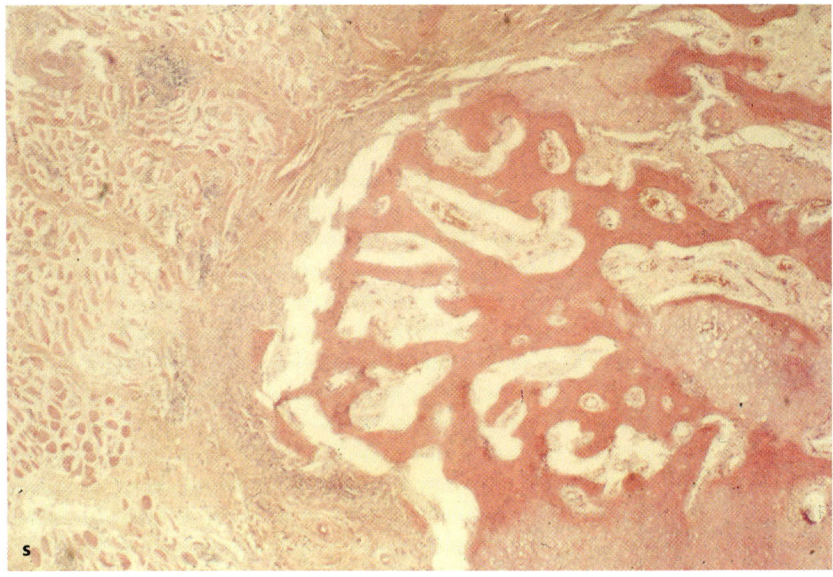

○ **Abb. 13.109 a–v** (*Forts.*) **o** PAO bei einer jungen Frau mit extrem langer odyssehafter Vorgeschichte, die bei Kasperczyk et al. (1990) ausführlich dargestellt ist. Klinisch PPP. Die hyperostotischen Veränderungen am distalen Femur links ähneln einem parossalen Osteosarkom in der Fossa poplitea. Ähnliche Veränderungen fanden sich auf der kontralateralen Seite. **p, q, r** Ausgedehnte, überwiegend proliferative Veränderungen in der proximalen Tibia und in der Fibula bei PAO (36-jähriger Mann). Szintigraphisch pathologischer Befund in der Sternokostoklavikularregion und klinisch PPP. Mehrere histologische Voruntersuchungen ergaben keine spezifischen Befunde, wie auch nicht anders zu erwarten. Die Diagnose einer PAO ist nur aus der Konstellation von Klinik, szintigraphischem Verteilungsmuster und Röntgenbild zu stellen. Im CT (r) war eindeutig zu sehen, dass die Hyperostose an Tibia und Fibula periostaler (enthesitischer) Natur war (*Forts. S. 916*)

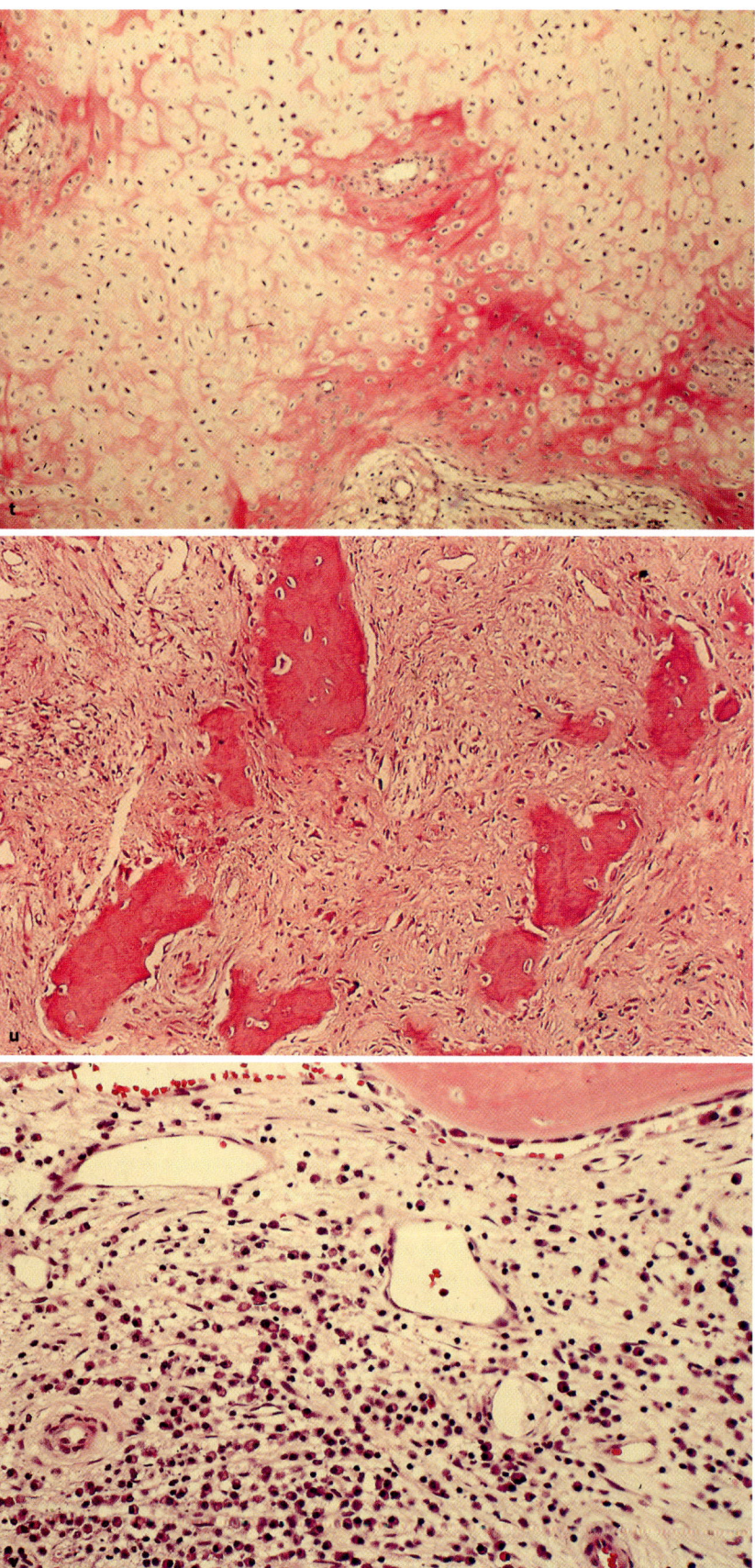

Abb. 13.109 (*Forts.*) **s–v** Histologisch ist der Befund charakterisiert durch einen Prozess an der Knochenoberfläche. Gefunden wird sowohl eine reaktive Knochen- und Knorpelbildung im Periost ähnlich einem Kallus als auch eine Destruktion der Kortikalis mit Ersatz des ortsständigen Knochens durch dichtes Bindegewebe (**u**). Häufig liegen auch kleine entzündliche Rundzellinfiltrate innerhalb der Veränderungen vor (**v**). Insgesamt ist aber der histologische Befund unspezifisch und die Diagnose kann nur im Zusammenhang mit der Klinik und dem Röntgenbefund gestellt werden. Die wichtigste Differentialdiagnose ist die Abgrenzung gegenüber einer Neoplasie

Literatur

Dihlmann W (1993) Akquiriertes Hyperostose-Syndrom (sogenannte pustulöle Arthroosteitis). Literaturübersicht einschließlich 73 eigener Beobachtungen. Wien Klin Wochenschr 105: 127

Ellis BJ, Shier CRK, Leisen JJC et al. (1987) Acne-associated spondylarthropathy: Radiographic features. Radiology 167: 541

Freyschmidt J (2008) Skeletterkrankungen. Klinisch-radiologische Diagnose und Differentialdiagnose, 3. Aufl. Springer, Berlin Heidelberg New York Tokyo, S 781 ff

Freyschmidt J, Freyschmidt G (1996) Haut-, Schleimhaut- und Skeletterkrankungen, SKIBO-Diseases. Springer, Berlin Heidelberg New York Tokyo, S 101ff

Hermann KGH, Eshed I, Bollow M (2006) Bildgebung der Enthesitis: Ein neues Feld für den Radiologen? RÖFO 178: 578

Kahn MF, Chamot AM (1992) SAPHO Syndrome. Rheum Dis Clin North Am 18: 225

Kasperczyk A, Freyschmidt J (1993) Pustulotic arthroosteitis. Spectrum of bone lesions with palmoplantar pustulosis. Radiology 191: 207

Kasperczyk A, Freyschmidt J, Ostertag H (1990) Tumorsimulierende Knochenläsionen bei sternokostoklavikulärer Hyperostose und Pustulosis palmoplantaris. RÖFO 152: 10

Schilling F (1986) Spondarthritis hyperostotica pustulo-psoriatica. In: Schilling F (Hrsg) Arthritis und Spondylitis psoriatica. Steinkopff, Darmstadt, S 289–296

Sonozaki H, Mitsui H, Miyanaga Y et al. (1981) Clinical features of 53 cases with pustulotic arthroosteitis. Ann Rheum Dis 40: 547

Tab. 13.2. So genannte Pseudotumoren des Skeletts und/oder ihre Ursachen

- Durch körpereigene Medien
    - Epithel (Epithelzyste)
    - Hautanteile (Dermoidzyste)
    - Blut (z. B. hämophile Pseudotumoren, chronisch expandierendes Hämatom)
    - Fokale hämatopoetische Hyperplasie
    - Amyloid (Amyloidtumor)
    - Harnsäure (Tophus)
    - Meningiom (penetrierend)
    - Hamartom der Brustwand des Kleinkinds
    - Neurogene Arthropathie
    - Infektiös (z. B. durch Kryptokokken; bei bazillärer Angiomatose; durch Echinokokken)
- Durch körperfremde Medien
    - Kunststoffimplantate (Methylmetacrylat, Silikon, Polyäthylen)
    - Baumwolle oder chirurgische Schwämme (z. B. nach chirurgischen Eingriffen, sog. "cotton balloma" oder "gauzeoma" oder "gossypiboma" oder "textiloma")
- Traumatisch, z. B.
    - Abriss der Spina iliaca
    - Proliferierende periostale Prozesse der Phalangen (floride reaktive Periostitis, bizarre osteochondromatöse Proliferation etc.
    - Subperiostale Blutung
    - posttraumatische intra-/subkortikale Zyste

13.13 So genannte Pseudotumoren des Skeletts

Bei den sog. Pseudotumoren des Skeletts handelt es sich in der Regel um reaktive Veränderungen vom Knochen und/oder Periost auf körpereigene oder körperfremde Medien (Tabelle 13.2). Während manche tumorähnlichen Läsionen, wie z. B. die juvenile Knochenzyste und die Langerhans-Zell-Histiozytose ätiologisch unklar sind, lässt sich für viele andere tumorähnliche Läsionen wie z. B. das reparative Riesenzellgranulom, die aneurysmatische Knochenzyste, den braunen Tumor und auch das Gelenkganglion ähnlich wie bei den von uns als Pseudotumoren bezeichneten Läsionen ätiologisch eine Antwort des lokalen Gewebes z. B. auf intraossäre Blutansammlungen bzw. Synovialisanteile finden.

Es gibt also zwischen einigen tumorähnlichen Läsionen und sog. Pseudotumoren des Skeletts sicherlich Überschneidungen. Letztendlich drücken sie sich auch im histologischen Substrat aus, wo sich Makrophagen wie Riesenzellen und Histiozyten in den meisten Fällen nachweisen lassen. Ein reaktives riesenzellhaltiges und histiozytäres Granulationsgewebe führt zu einem osteoklastären Knochenabbau und bei entsprechender Aktivität des Prozesses zu einer Auftreibung des Knochens.

Wir haben trotz der erwähnten Überschneidungen den Versuch unternommen, die Pseudotumoren von den klassischen tumorähnlichen Läsionen abzugrenzen, wobei wir praktisch-didaktischen und traditionellen Bedürfnissen entgegengekommen sind. Im Folgenden sollen die uns wesentlich erscheinenden sog. Pseudotumoren kurz besprochen werden.

13.13.1 Epithelzyste des Knochens

Synonym: epidermoide Zyste des Knochens

Sie entsteht durch Verlagerung von Epidermis unter das Periost oder in den Knochen. Durch Aktivität des Stratum germinativum mit Hyperkeratose (Abschilferung in die Umgebung), auch Para- und Dyskeratose wird offensichtlich ein osteoklastischer Reiz ausgelöst, der zum Knochenabbau führt. In der Regel erfolgt die Einsprengung des Epithels unter das Periost oder in das Knocheninnere durch ein Trauma. Hoessley und Lagier (1982) konnten in 5 von 8 Fällen einer Epithelzyste (von ihnen als Epidermoidzyste bezeichnet) eine Traumaanamnese eruieren. Am Schädel wird eine dysontogenetische Entstehung für wahrscheinlicher gehalten (Kleinsasser u. Albrecht 1957; Dammert et al. 2003), insbesondere bei maxillären Zysten in Verbindung mit der *basozellulären Nävomatose* (Gorlin u. Goltz 1960; Freyschmidt u. Freyschmidt 1996) (Abb. 13.110 c, d).

Die Läsionen treten überwiegend an den distalen Fingergliedern, selten am Schädel oder in den langen Röhrenknochen auf (Exner et al. 1978; Mollan et al. 1982).

Früher wurde eine Epithelzyste vor allem am Zeigefingerendglied, besonders bei Schneidern, beobachtet.

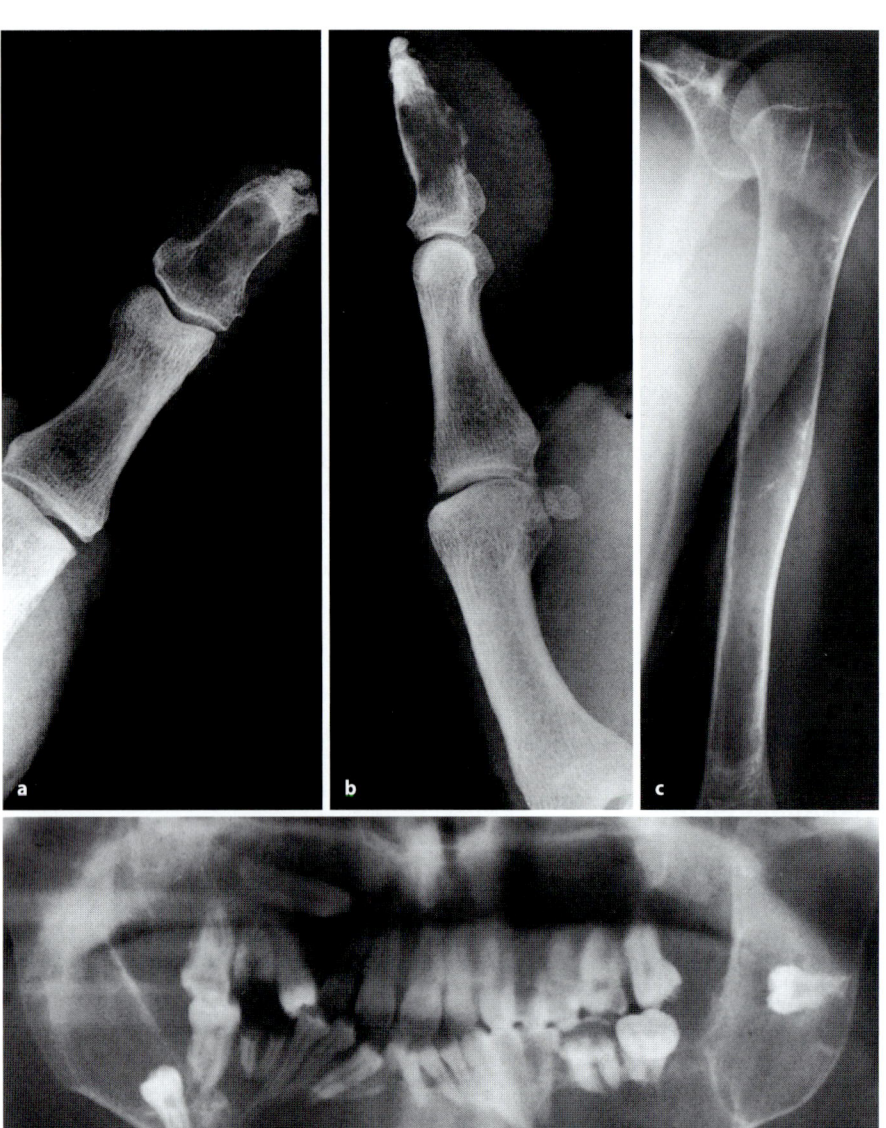

Abb. 13.110 a–d. Epithelzysten. **a, b** Typische Epithelzyste in der Endphalanx des Daumens bei einem 48-jährigen Schneider. Der Knochen ist blasig aufgetrieben, die palmare Kompakta findet sich an einigen Stellen hauchdünn und partiell auch durchbrochen. Differentialdiagnostisch kämen ohne Kenntnis der Anamnese ein Enchondrom, eine aneurysmatische Knochenzyste oder ein reparatives Riesenzellgranulom in Frage. **c, d** *Gorlin-Goltz-Syndrom* mit ausgeprägten Keratozysten im Kieferbereich und in den großen und kleinen Röhrenknochen. Für die Kieferzysten wurde repräsentativ das Orthopantomogramm des Unterkiefers abgebildet. Durch die groben Zysten ist es zu erheblichen Zahnanomalien gekommen. Grobe zusammenfließende Zysten finden sich im gesamten linken Humerusschaft, ähnliche Veränderungen an den anderen langen und kleinen Röhrenknochen. Bei diesem 20-jährigen Patienten fand sich darüber hinaus eine ausgeprägte Hyperostosis der Schädelkalotte. Des Weiteren bestanden im CT ein Hydrocephalus internus und meningeale Verkalkungen. An der Haut seit Jahren bestehende disseminierte Basaliome

Hoesley und Lagier (1982) und Patel et al. (2006) erwähnen auch eine Epithelzyste an der distalen Zehe. Über eine intrakortikale Epithelzyste in der Tibia berichten Ozdemir et al. (2004), und über den ungewöhnlichen Fall einer Epithelzyste in den Gesäßweichteilen (Diameter 13×7,5×12,6 cm) Momeni et al. (2006).

Während die Schädelläsion symptomlos ist, bereiten die Epithelzysten an anderen Lokalisationen offensichtlich Schmerzen. Abzugrenzen sind die Epithelzysten von den sog. *Dermoidzysten* (s. S. 919), die einer Missbildung mit Verlagerung von Hautadnexen in das Knocheninnere entsprechen.

Röntgenologisch führen Epithelzysten zu einer umschriebenen Auftreibung des Knochens mit Verdünnung der Kompakta; das Innere ist in der Regel strukturlos (Abb. 13.110). Aktive, mit stärkeren Schmerzen einhergehende Epithelzysten sind oft unscharf begrenzt, inaktive weisen einen scharfen sklerotischen Randsaum auf.

Differentialdiagnostisch ist bei einer Lokalisation am Handskelett an den Glomustumor, an nichtkalzifizierte Chondrome, auch an Metastasen, z. B. des Bronchialkarzinoms, zu denken. Keratoakanthome können in seltenen Fällen einmal von außen her den Knochen arrodieren und kommen daher differentialdiagnostisch für das oben beschriebene Bild einer Epithelzyste kaum in Frage. Bei Schädellokalisationen kommen differentialdiagnostisch die Dermoidzysten, das eosinophile Granulom, die fibröse Dysplasie, auch eine Metastase in Frage. In dem von Dammert et al. (2003) publizierten Fall stellte sich die Epithelzyste in der Diffusionsbildgebung sehr si-

13.13 · So genannte Pseudotumoren des Skeletts

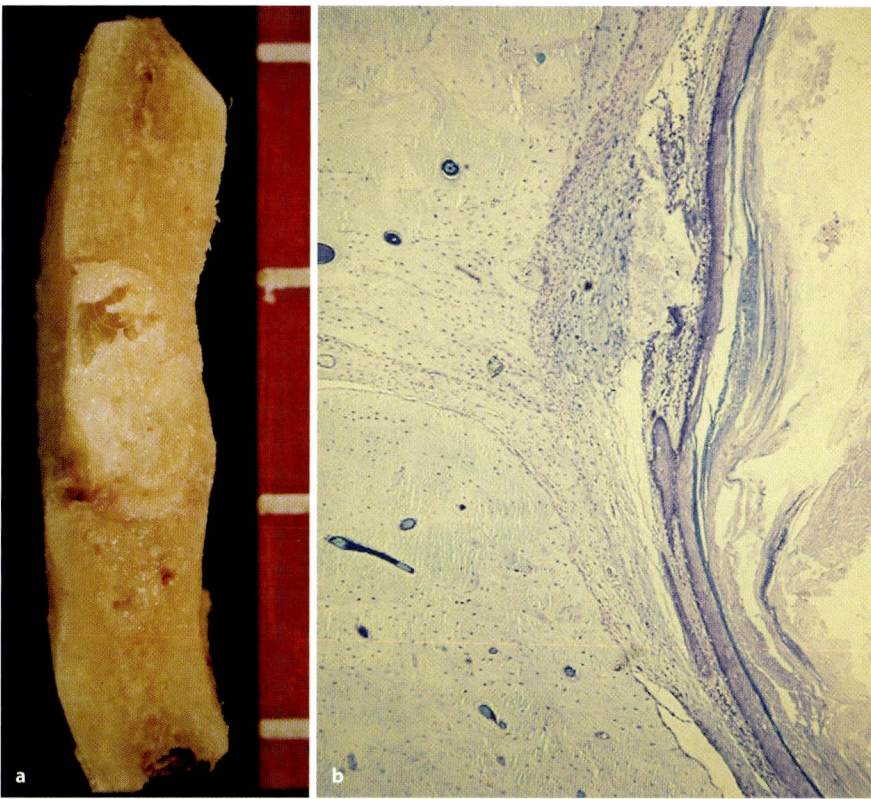

Abb. 13.111 a, b. Epithelzyste (Epidermoidzyste). **a** Epidermoidzyste des Os frontale links bei einem 48-jährigen Mann. Die Sägefläche zeigt zentral im Knochen gelegen den Hohlraum, der durch desquamiertes und komprimiertes Keratin ausgefüllt ist. Scharfe Begrenzung gegenüber der Umgebung ohne reaktive Veränderungen im Knochen. Bei größeren Zysten kann auch die Lamina vitrea aufgebraucht sein. **b** Die Zystenlichtung wird durch eine dünne Schicht von verhornendem Plattenepithel ausgekleidet. Die Lichtung wird durch geschichtete Hornlamellen ausgefüllt. Außen schließt sich der dünne fibröse Zystenbalg an, der bei der Epidermoidzyste definitionsgemäß keine Hautanhangsgebilde aufweist. Der umgebende Knochen zeigt eine normale Struktur (unentkalkte Metacrylateinbettung und Giemsafärbung)

gnalreich dar, ähnlich wie beim intrazerebralen Epidermoid.

Pathologie (Abb. 13.111 a, b). Die Wand wird von einem gleichmäßigen Plattenepithel gebildet, das zur Lichtung hin mit einer Granularzellschicht ausreift und einem dünnen Fibrosesaum aufliegt. Die Zystenlichtung wird durch desquamierte und komprimierte Hornlamellen ausgefüllt. Der zystentragende Knochen zeigt eine Sklerose.

13.13.2 Dermoidzyste

Dabei handelt es sich um dysontogenetische Hautanteile im Knochen, die schon früh in der Jugend zu resorptiven Veränderungen oder fokalen Entwicklungsstörungen und zu einer umschriebenen Auftreibung des Knochens führen. Zusätzlich zum auskleidenden Plattenepithel zeigen diese Zysten histologisch Hautanhangsgebilde – in der Regel Talgdrüsen – im fibrösen Zystenbalg, was sie von den Epidermoidzysten unterscheidet. Dermoidzysten werden auch zu den sog. Einschlusstumoren gezählt.

Die Läsionen sitzen fast ausnahmslos am Schädel, finden sich durch einen Sklerosesaum begrenzt und zeigen oft eine deutliche Trabekulierung. Zumeist ist die Tabula externa hauchdünn und vorgewölbt. Klinisch sind die Läsionen erfahrungsgemäß schmerzfrei.

Den seltenen Fall einer intraossären Verlagerung von Hautanhangsgebilden in die Tibia mit Ausbildung einer großen osteolytischem Läsion, als intraossäres *Pilomatrikom* bezeichnet, publizierten Ishida et al. (2007)

13.13.3 Hämophiler Pseudotumor

Etwa 1–2% der an einer Hämophilie A oder B Erkrankten bekommen einen hämophilen Pseudotumor, der einer mehr oder weniger umschriebenen Knochenresorption bei massiven Muskeleinblutungen und subperiostalen/intraossären Blutungen entspricht. Die Entwicklung des Krankheitsbildes hängt selbstverständlich von den vorhandenen Restaktivitäten der Gerinnungsfaktoren ab. Restaktivitäten der Gerinnungsfaktoren VIII und IX von weniger als 1%, auch zwischen 1 und 4% können zu schweren bzw. mittelgradigen Skelettveränderungen führen. Zumeist ist der hämophile Pseudotumor mit schweren Gelenkveränderungen assoziiert.

Wie bereits erwähnt, basiert die Entwicklung eines hämophilen Pseudotumors auf schweren Muskelhämatomen mit Kompression und Destruktion des darunter gelegenen Knochens, auch auf subperiostalen und intraossalen Blutungen. Häufigster Sitz hämophiler Pseudotumoren sind die kleinen Hand- und Fußknochen (Abb. 13.112 c), das Becken (Os ilium, Scham- und Sitzbein), die Mandibula

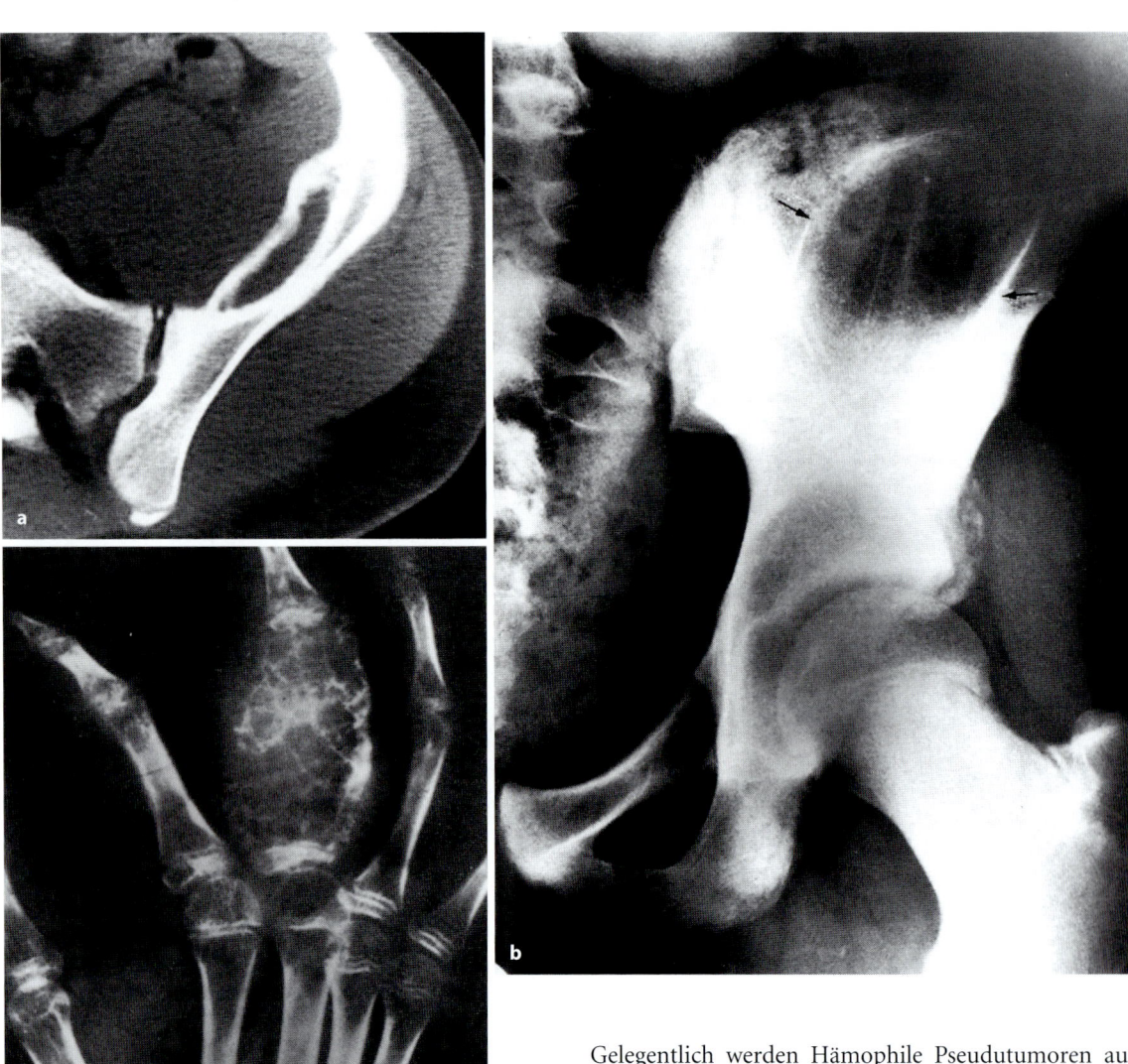

Abb. 13.112 a–c. Hämatom- und hämophiliebedingte Pseudotumoren. **a, b** Pseudotumor in der Beckenschaufel nach einem schweren traumatischen Iliakushämatom mit zusätzlicher, jetzt verknöcherter Verletzung im Bereich der Spina iliaca anterior inferior. Offensichtlich hat ein stärkeres subperiostales Hämatom vorgelegen, das das Periost abschob und kalzifizieren ließ. Die ventrale Kompakta ist bogenförmig nach dorsal umkonfiguriert. Ausgedehnter hämophiler Pseudotumor im Grundglied III der rechten Hand. Der Befund mutet wie eine aneurysmatische Knochenzyste an

und seltener die großen Röhrenknochen. Hämophile Pseudotumoren muten röntgenologisch blasig und septiert oder trabekuliert an wie Riesenzelltumoren, aneurysmatische Knochenzysten oder die fibröse Dysplasie. Spontanfrakturen kommen vor. Die Diagnose ergibt sich in der Regel aus der Anamnese des Patienten.

Gelegentlich werden Hämophile Pseudutumoren auch bei mit Marcumar behandelten Patienten beobachtet. Im angloamerikanischen Schrifttum spricht man in diesem Zusammenhang von einem *„chronisch-expandierenden Hämatom"*. Es ist als persistierendes Hämatom definiert, das nach mehr als einem Monat nach der ursprünglichen Blutung noch an Umfang zunimmt.

Bei dem in Abb. 13.112 a, b dargestellten Fall handelt es sich um die Folgen eines schweren traumatischen Iliakushämatoms und nicht um einen hämophilen Pseudotumor im engeren Sinne.

Pathologische Anatomie und Histologie

In den Fällen, in denen es subperiostal oder innerhalb des Knochens zu einer Blutung kommt, zeigt die Biopsie entsprechend eine schwere Blutung und je nach Alter der Läsion reichlich Hämosiderin sowie eine resorptive granulierende Entzündung mit sekundärer metaplastischer intramedullärer und periostaler Knochenneubildung. Im Gegensatz zur aneurysmatischen Knochenzyste fehlen aber die kavernösen Hohlräume, die durch bindegewebige Septen eingegrenzt sind.

13.13.4 Amyloidtumor

Die verschiedenen bekannten Amyloide, insbesondere Amyloid A und L können idiopathisch oder symptomatisch (in Assoziation mit irgendeiner Grunderkrankung, z. B. Plasmozytom) auftreten und sich in den verschiedenen Geweben ablagern (◘ Abb. 13.113).

Es gibt drei verschiedene Skelettmanifestationen einer Amyloidose:
- im Bereich der Synovialmembran intraartikulär oder auch im extraartikulären Gleit- und Stützgewebe,
- diffus im Knochenmarkraum,
- sehr selten im Knochen fokal-destruktiv im Sinne eines Pseudotumors (◘ Abb. 13.114, 13.115).

Diese Amyloidablagerungen sind meistens vergesellschaftet mit Ablagerungen im Bereich des Gastrointestinaltrakts, des Herzens, der Nieren und des Nervensystems.

Bei der *Form A* imponieren klinisch mehr oder weniger ausgedehnte Weichteilschwellungen und röntgenologisch multiple subchondrale, scharf begrenzte zystenartige Strukturauslöschungen ähnlich wie bei der villonodulären Synovitis (Abb. 13.114 a, b). Die durch Amyloidablagerungen hypertrophierte Synovialmembran kann zu Erosionen der Gelenkränder führen.

Bei der *Form B* sieht man – sehr selten – ein dem Plasmozytom ähnliches Bild. In diesem Zusammenhang sei darauf verwiesen, dass es in solchen Fällen auch von der klinischen Seite sehr schwierig sein kann, die Amyloidveränderungen vom Plasmozytom abzugrenzen, denn nicht selten folgt der idiopathischen, früher „primär" genannten Amyloidose ein Plasmozytom oder ein M. Waldenström. Andererseits kann die Amyloidose bekannt-

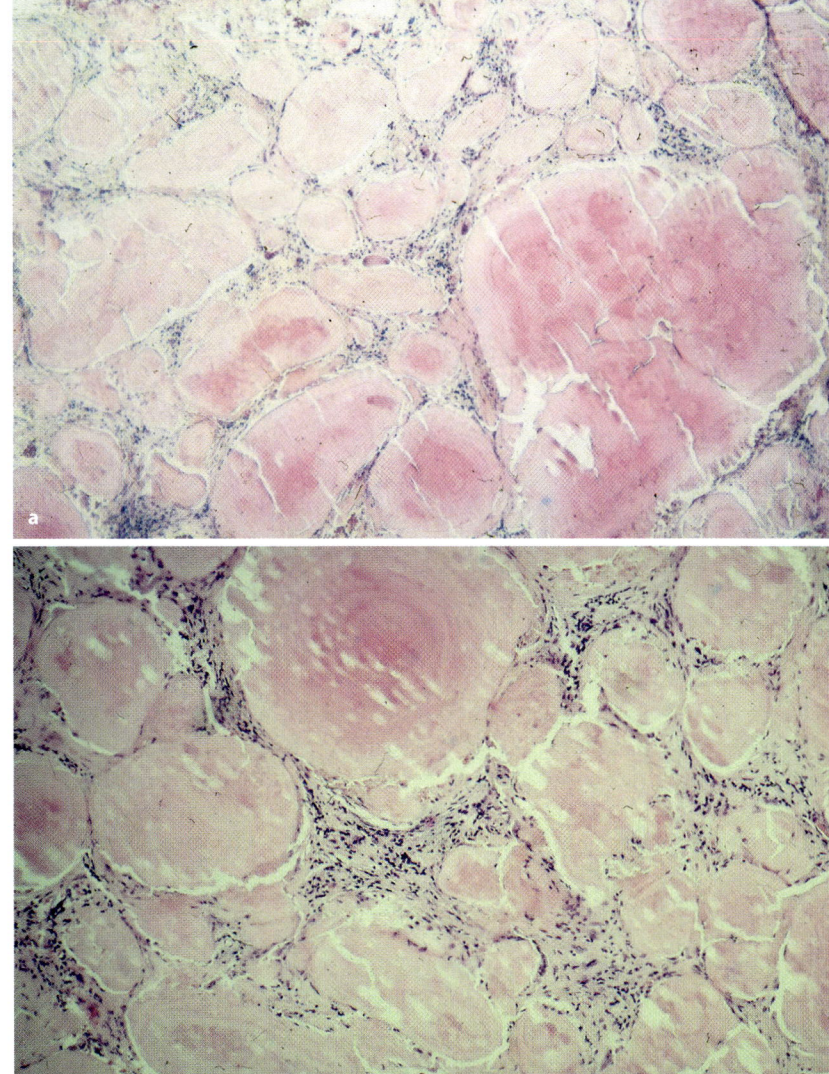

◘ **Abb. 13.113 a–d.** Amyloidtumor des Knochens/Synovialis (Röntgenbilder siehe Abb. 13.114–13.115). **a** Histologisch ist das Amyloid in unterschiedlich großen Kugeln vorliegend mit typischer blass eosinophiler homogener Anfärbung. **b** Zwischen den Amyloidablagerungen findet sich lockeres und zellreiches Stroma mit Lymphozyten und Plasmazellen. Hier kann sich histologisch die Differentialdiagnose zu einem hoch differenzierten tumorförmigen Plasmozytom mit sekundärer Amyloidablagerung stellen (*Forts. S. 922*)

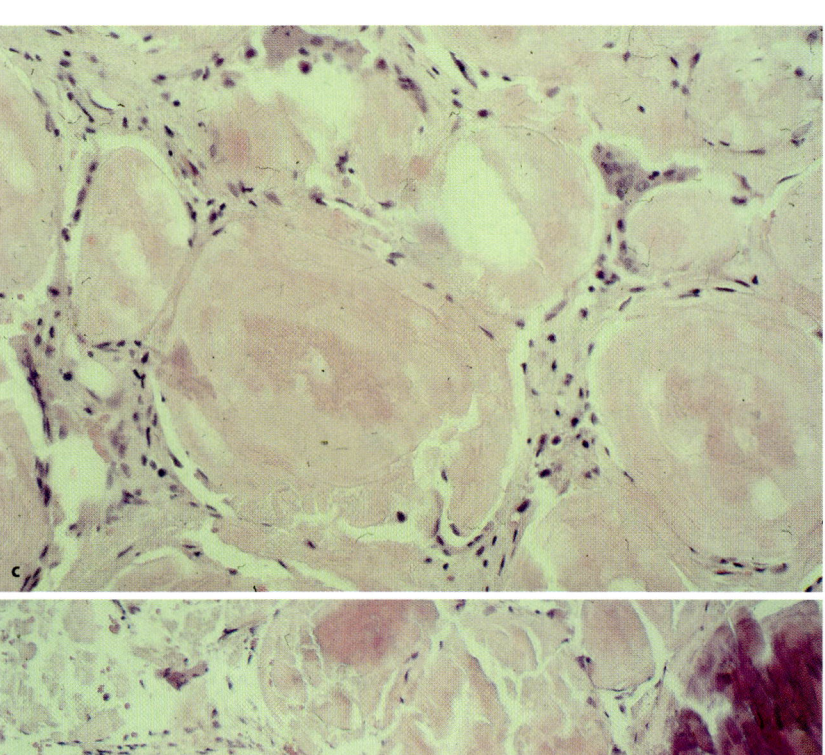

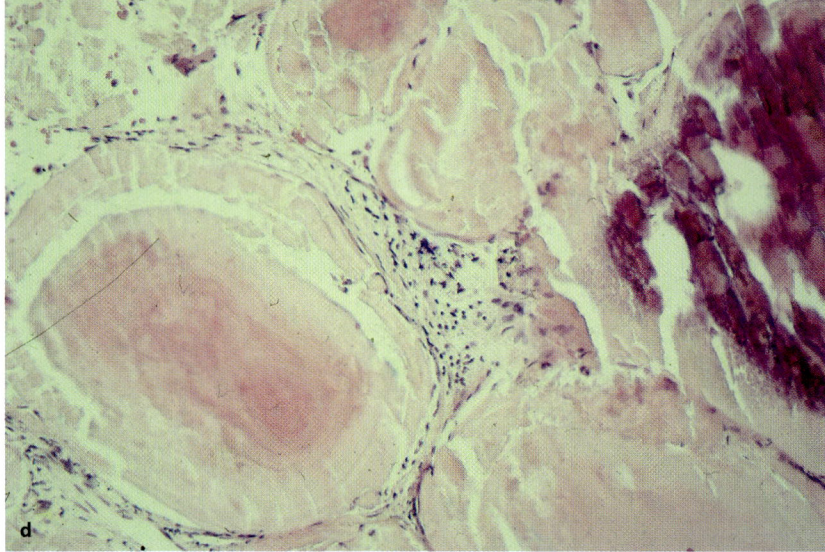

◘ **Abb. 13.113** (Forts.) **c** Entlang der Amyloidablagerungen kommt es zur Ausbildung von mehrkernigen Riesenzellen als Fremdkörperreaktion. **d** Sekundäre Verkalkungen der Amyloidablagerungen können bei älteren Prozessen auftreten. Das Amyloid ist in jedem Fall immunhistochemisch zu typisieren. Bei diesem Patienten lag ein Anti-A-Kappa-Typ vor (Prof. Dr. Linke, Max-Planck-Institut für Biochemie, Martinsried)
(Forts. S. 923)

lich symptomatisch im Rahmen eines vorbestehenden Plasmozytoms oder eines M. Waldenströms auftreten (Pambuccian et al. 1997).

Bei der *Form C* kommt es zu fokal-destruktiven Veränderungen mit erheblichen paraossalen Pseudotumormassen. Sie finden sich überwiegend an der Wirbelsäule (Abb. 13.115).

Im Zusammenhang mi einer *Langzeitdialysebehandlung* (Amyloid B; Vorläuferprotein: b_2-Mikroglobulin) kommen Amyloidpseudotumoren nicht nur im Karpus, sondern auch in flachen und Röhrenknochen vor (Abb. 13.114 c, d). Nach 10 Jahren Dialyse sollen 65% und nach 15 Jahren 100% der Patienten eine Amyloidose haben.

Yoshida et al. (1988) publizierten einen kuriosen Fall mit einem periostalen Amyloid-(AL-)Pseudotumor vor der Tuberositas tibiae bei einem 66-jährigen, sonst gesunden Filipino.

Pathologische Anatomie und Histologie

Das von uns untersuchte Operationspräparat des Falles in der Abb. 13.115 zeigte nach einer Kürettage der Läsion in Fragmenten gelbbraunes, gering glasiges Gewebe mit spongiösen Anteilen.

Mikroskopisch (Abb. 13.113 a-d)) ist das Bild sehr charakteristisch. Es liegen amorphe, schwach eosinophile Kugeln dicht gepackt vor, die häufig eine konzentrische Schichtung zeigen und an Corpora amylacea oder eine Mikrolithiasis erinnern, jedoch deutliche Unterschiede im Durchmesser der sphärischen Gebilde aufweisen. Zwischen diesen Kugeln, die typischerweise keine Verkalkungen aufweisen sollen, jedoch in unserem Fall ver-

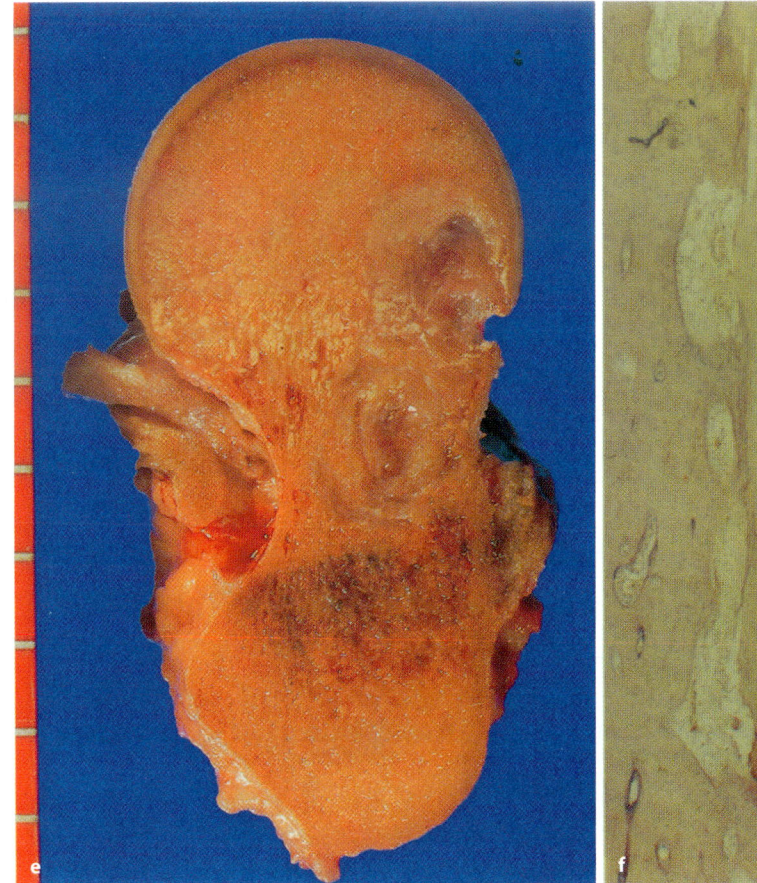 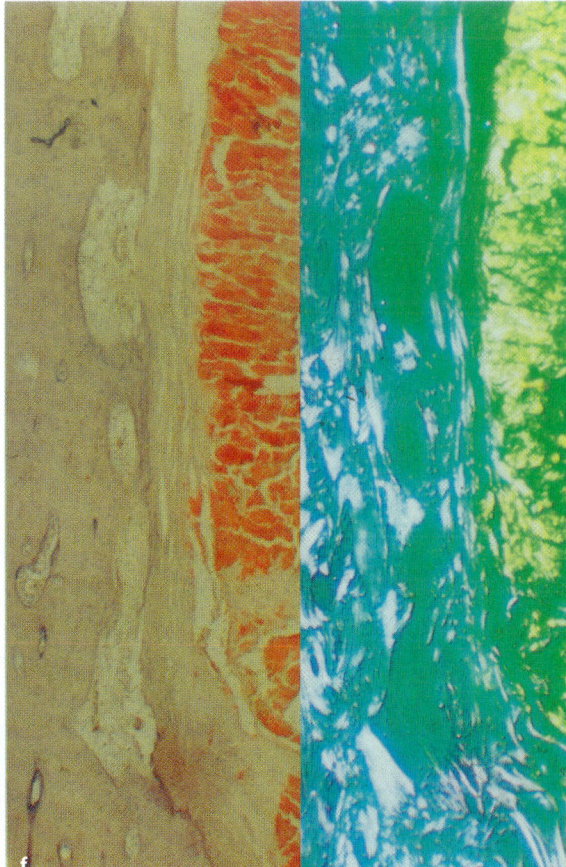

Abb. 13.113 (*Forts.*) **e, f** Tumorförmige Amyloidablagerung vom Beta-2-Mikroglobulin-Typ in der Synovialis des Hüftgelenks bei einem 76-jährigen Hämodialysepatienten mit sekundärer Destruktion des Hüftkopfes durch den „Tumor". Histologisch ist das Amyloid definiert durch die apfelgrüne Doppelbrechung im polarisierten Licht (*rechte Bildhälfte*) und nach Anfärbung durch Kongo-Rot (*linke Bildhälfte*), die sich deutlich von der stahlgrauen Doppelbrechung des Knochens und Bindegewebes abhebt (**f**)

einzelt eine amorphe Verkalkung zeigten, liegt spärliches Bindegewebe, das gefäßführend ist und einzelne Rundzellen enthält, bei denen es sich auch um Plasmazellen handeln kann. Auch kommt es zur Ausbildung von Fremdkörperriesenzellen an der Grenzzone zwischen Stroma und den Ablagerungen. Der Knochen ist durch die Ablagerung weitgehend verschwunden, vereinzelt liegen aber noch Knochenbälkchen vor. Ist es zu einer Destruktion der Kortikalis gekommen, so findet man eine stärkere desmoplastische Reaktion.

Beweisend für die Amyloidablagerung ist die typische apfelgrüne Doppelbrechung im polarisierten Licht nach Färbung mit alkoholischer Kongorotlösung (Abb. 13.113 e–f). Maximale Helligkeit der Mikroskopleuchte und eine Untersuchung in dickeren histologischen Schnitten verstärken den Befund und sind in Fällen mit geringerer Amyloidablagerung vorteilhaft.

Differentialdiagnose

Es sollte zwischen einem primären Amyloidtumor, einer tumorartigen Amyloidablagerung im Rahmen einer Amyloidose und einem Plasmozytom mit Amyloidbildung unterschieden werden. Insbesondere zwischen Plasmozytom bzw. lymphoplasmozytoidem Lymphom und einem primären Amyloidtumor ist lichtmikroskopisch nicht immer zu differenzieren, wenn die Plasmazellen keine Atypien aufweisen. Neben klinisch-immunologischen Untersuchungen sowie einer Knochenmarkbiopsie zur Frage einer systemischen Erkrankung, können immunhistologische Untersuchungen zur Monotypie der Plasmazellinfiltrate und molekularpathologische Untersuchungen zum Genrearrangement für die Differentialdiagnose hilfreich sein.

Eine weitere wichtige Differentialdiagnose ist die Abgrenzung einer Knochenmetastase eines medullären Schilddrüsenkarzinoms mit ausgedehnter Amyloidbildung, die ebenfalls über eine immunhistologische Untersuchung auf epitheliale Marker und Kalzitonin erleichtert werden kann.

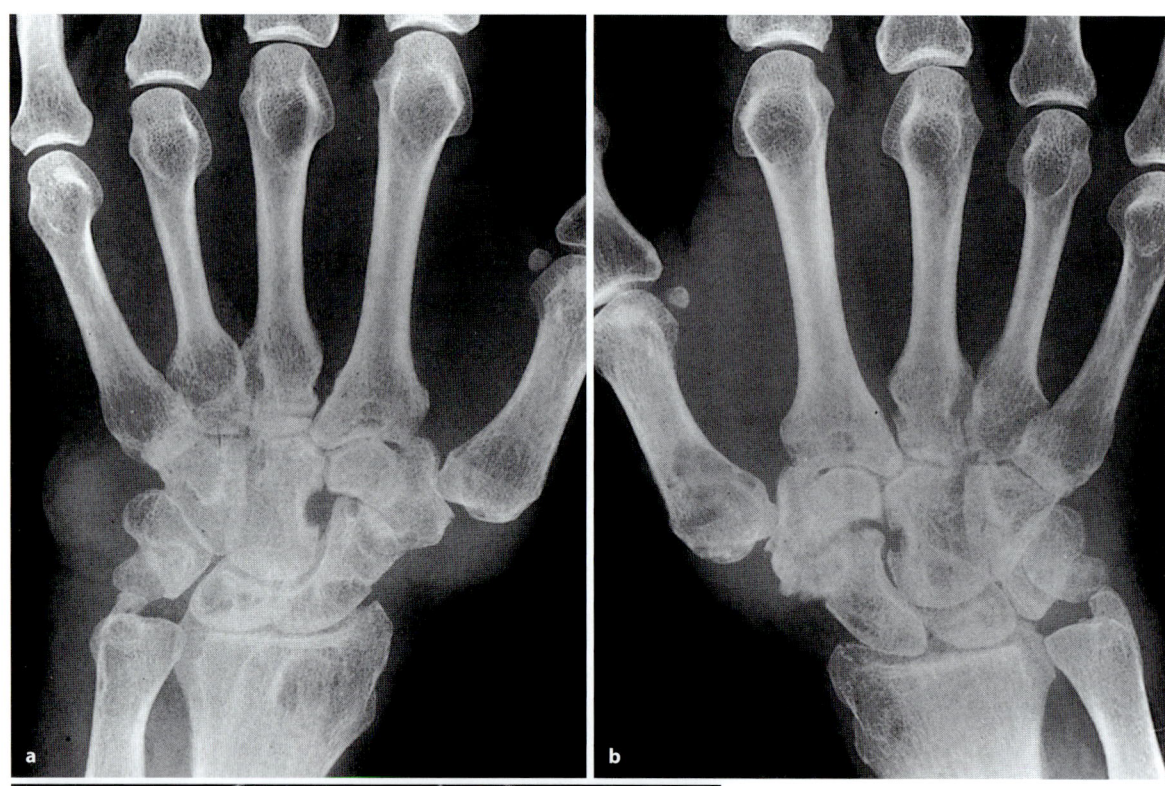
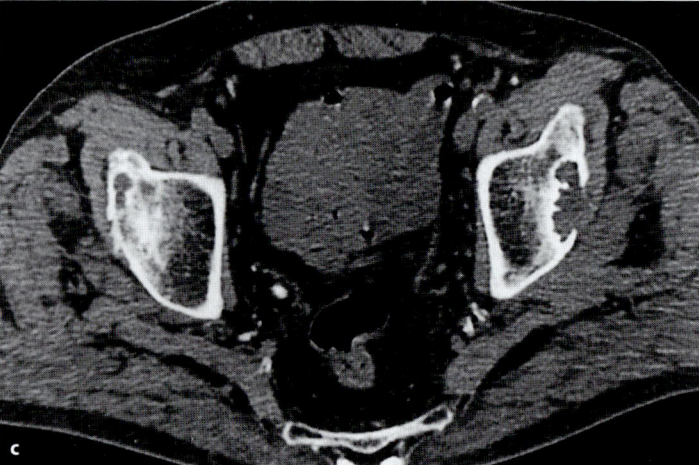
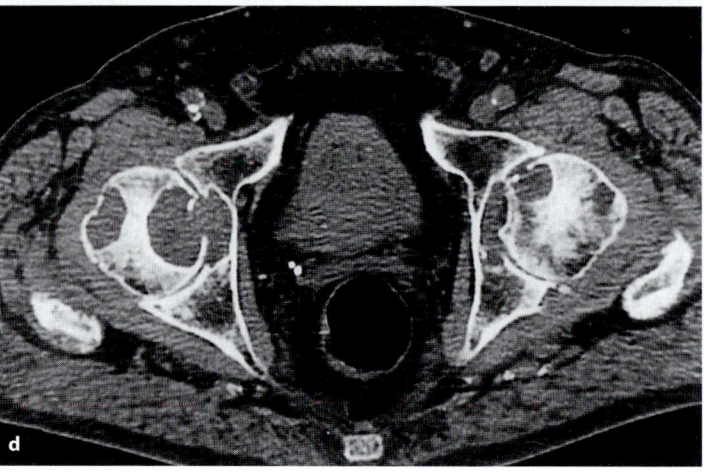

Abb. 13.114 a–d. Synoviale extra- und intraossäre Amyloidmanifestationen. **a, b** Idiopathische Amyloidose mit grober Weichteilschwellung besonders um die linke Handwurzel, mit Erosionen sowie intraossären Strukturauslöschungen in den medialen Handwurzelknochen, am linken distalen Radius und im proximalen Os metacarpale I rechts (51-jähriger Patient). Die Bilder haben Ähnlichkeit mit der villonodulären Synovitis, von der allerdings eine multifokale Manifestation bisher nicht bekannt ist. Röntgenologisch kommt außerdem noch eine Gichtarthritis in Frage. Zumeist auf den Karpus beschränkte Osteolysen infolge von β_2-Mikroglobulin-Ablagerung finden sich sonst bei Langzeitdialysepatienten (Freyschmidt 1993, 1997). **c, d** Ausgedehnte Destruktionen der Femurköpfe und der Hüftpfannen bei einem Patienten mit Langzeitdialysebehandlung und erheblicher assoziierter Amyloidose. Beachte die synovialen Verdickungen um die Hüftköpfe, die ebenfalls durch Amyloidablagerungen bedingt sind

13.13 · So genannte Pseudotumoren des Skeletts

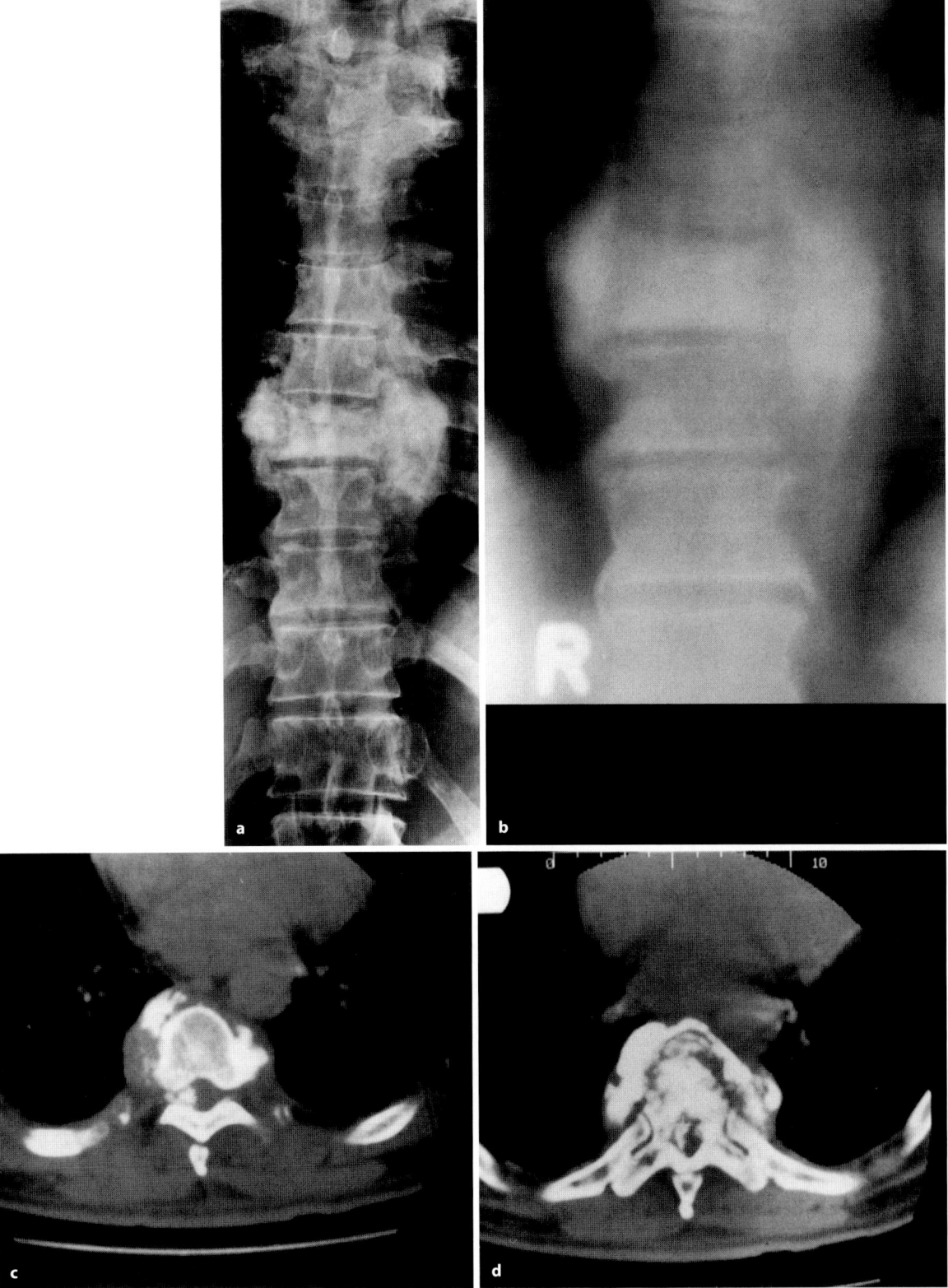

Abb. 13.115 a–d. Kurioser Amyloidtumor. Zerstörung des 8. Brustwirbelkörpers mit ausgedehnten paravertebralen Tumormassen, die z. T. ossifiziert sind. Eine Grunderkrankung fand sich nicht, daher muss dieser Amyloidtumor als idiopathisch angenommen werden

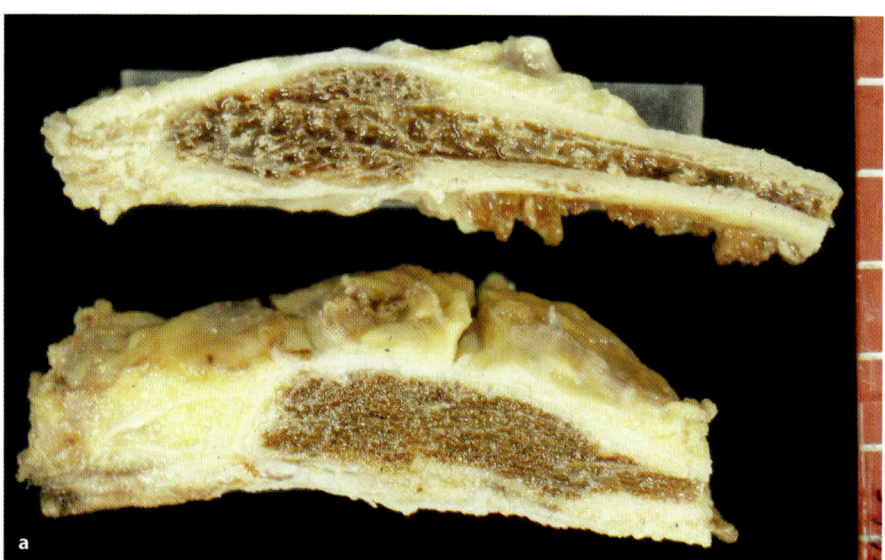

Abb. 13.116 a Operationspräparat einer fokalen hämatopoetischen Hyperplasie der Rippe. Die Sägefläche zeigt die umschriebene Auftreibung der Rippe mit Ausweitung der zentralen Spongiosa mit dem blutbildenden Mark bei Ausdünnung der Kortikalis und erhaltenem Periost. Der Herd wurde im Rahmen einer Staginguntersuchung bei einer Karzinompatientin gefunden und reseziert. Histologisch fand sich eine regelrechte Knochenstruktur mit normaler Hämatopoese im Markraum. **b** Fokale hämatopoetische Hyperplasie mit Auftreibung eines Rippenköpfchens (Forts. S. 927)

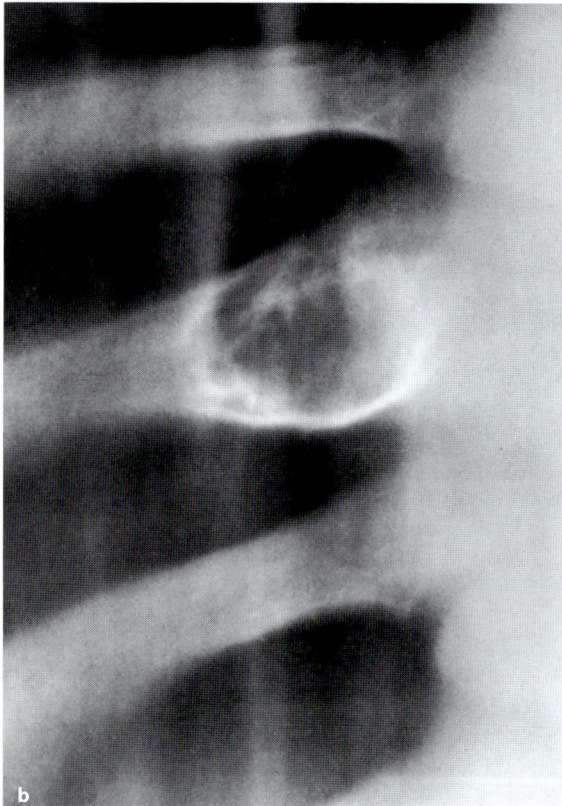

von Edelstein und Kyriakos (1984) und von Lee et al. (2002) fanden sich die Läsionen an der Rippe. Die befallenen Rippenabschnitte waren fokal aufgetrieben, ähnlich wie beim Chondrom oder der fibrösen Dysplasie und zeigten keine Binnenstruktur.

Wir verfügen über einen ähnlichen Fall einer Auftreibung eines Rippenköpfchens bei einem 11-jährigen, sonst völlig gesunden Mädchen. In der Auftreibung waren unregelmäßige Verdichtungen zu sehen, die kleineren Knocheninfarkten entsprachen. Die Läsion wurde radiologischerseits zunächst als Chondrom, auch als Riesenzelltumor gedeutet, es erfolgte eine Probebiopsie. Dabei fand sich fokal eine massive Hyperplasie der Hämatopoese, daneben waren – offensichtlich sekundär – infarzierte Areale erkennbar (Abb. 13.116 b).

Ein weiterer Fall – ebenfalls in der Rippe – wurde im Rahmen einer Staginguntersuchung bei einer Karzinompatientin reseziert (Abb. 13.116 a)

13.13.5 Fokale hämatopoetische Hyperplasie

Bei dieser offensichtlich extrem seltenen Veränderung kommt es aufgrund einer bisher noch nicht geklärten Art und Weise zu einer Hyperplasie mit umschriebener Auftreibung der befallenen Skelettabschnitte ähnlich wie bei der Thalassämie, bei der die Veränderungen aber generalisiert sind. Bei den bisher veröffentlichten Fällen

13.13.6 Pseudotumoröse Gichttophi

Pseudotumoröse Skelettveränderungen sind bei der Gicht heute sehr selten geworden; die Diagnose stellt sich in der Regel aus der klinischen und laborchemischen Symptomatik sowie aus zusätzlichen Gelenk- und Skelettveränderungen. Auch bei den in ◘ Abb. 13.117 dargestellten Fällen war die Diagnose leicht aus den zusätzlichen Veränderungen zu lesen. Prädilektionsorte für einen gichtigen Pseudotumor sind distales Femur, Ellenbogenregion und Patella. Das Krankheitsbild selbst ist bei Freyschmidt (2008) ausführlich dargestellt.

13.13 · So genannte Pseudotumoren des Skeletts

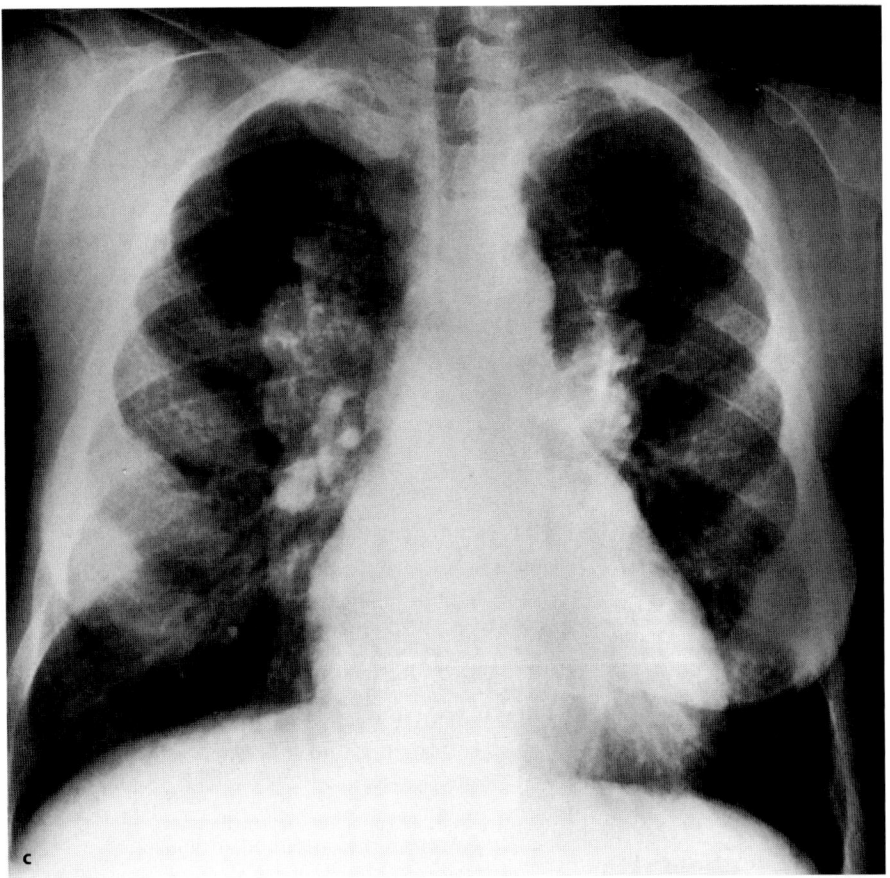

Abb. 13.116 (*Forts.*) **c** Generalisierte hämatopoetische Hyperplasie bei Thalassämie mit groben Auftreibungen insbesondere der vorderen und hinteren Rippenabschnitte. Letztere wurden fälschlicherweise als „Hilusverbreiterung" gedeutet.

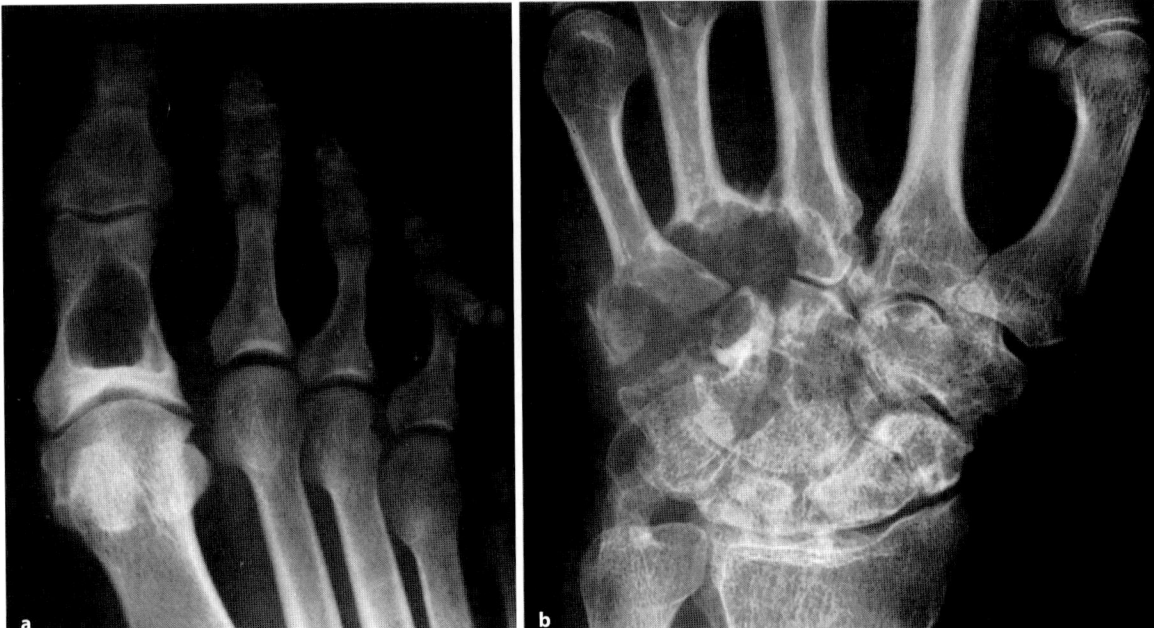

Abb. 13.117 a–f. Beispiele pseudotumoröser Gichtmanifestationen. **a** Bei diesem 60-jährigen Patienten fanden sich symmetrisch angeordnete grobe Osteolysen (Marktophi) in den Großzehengrundphalangen (hier nur die rechte Seite dargestellt). Die Becherungen der distalen und proximalen Gelenkkonturen weisen auf die Gicht hin. Klinisch waren rezidivierende Gichtanfälle, laborchemisch ein stark erhöhter Harnsäurespiegel bekannt. Den destruktiven Veränderungen in **b** liegt eine mutilierende Handwurzelarthritis zugrunde mit groben Strukturauslöschungen im Bereich der Basen der Ossa metacarpalia IV und V und der angrenzenden Handwurzelknochen. Daneben schwerste degenerative Veränderungen im übrigen Handwurzelbereich und im Bereich des Radiokarpalgelenks (*Forts. S. 928*)

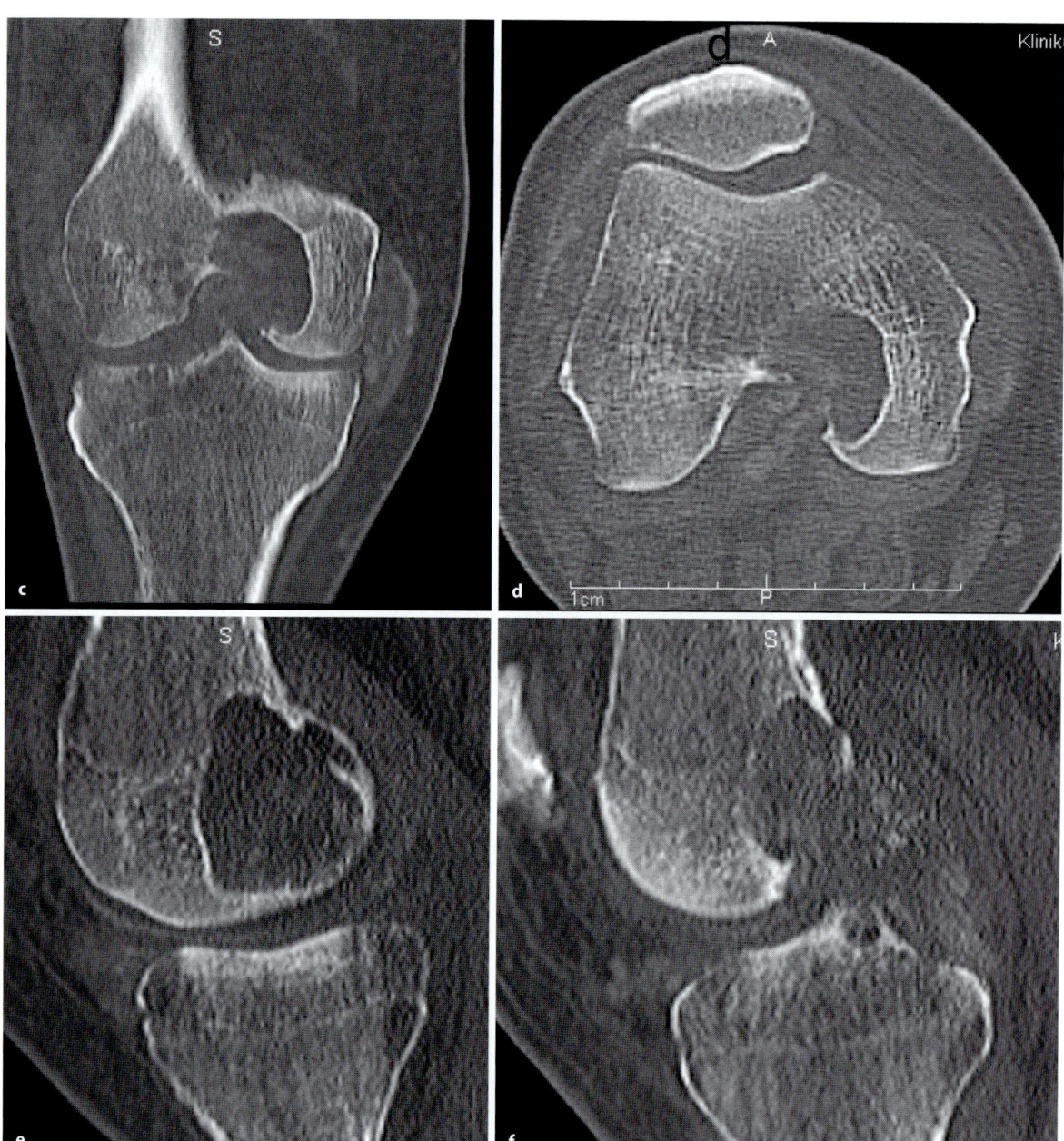

Abb. 13.117 (*Forts.*) **c–f** Der 65-jährige Patient präsentierte sich mit Schmerzen in beiden Kniegelenken. Eine Gicht war bisher nicht bekannt. Obwohl ähnliche radiologische Veränderungen auf der Gegenseite bestanden, wurde zunächst an eine ungewöhnliche villonoduläre Synovitis gedacht. Bei der Arthroskopie fand der Chirurg in der Region der Defektbildung das für eine Gicht typische weiße, bröckelige Material. Beachte die schlierigen Verdichtungen in dem Defekt und im übrigen Gelenk sowie im Gelenkknorpel. Dieser Fall bestätigt die alte Weisheit von Radiologen und Rheumatologen: „If in doubt think of gout" (Fall von OA Dr. Thiess, Klinikum Bremen-Mitte)

13.13.7 Neurogene Arthropathie

Sowohl die atrophische wie die hypertrophische Form der neurogenen Arthropathie kann neben einer Weichteilschwellung zu Veränderungen in einem Gelenk und in seiner Umgebung führen, die Anlass zu differentialdiagnostischen Überlegungen im Hinblick auf das Vorliegen einer Skelettgeschwulst geben können. Die neurogene Arthropathie soll an dieser Stelle nicht näher besprochen werden, sie ist von uns ausführlich an anderer Stelle abgehandelt worden (Freyschmidt 2008). Aus differentialdiagnostischen Gründen wird hier der Fall in ◘ Abb. 13.118 vorgestellt.

13.13 · So genannte Pseudotumoren des Skeletts

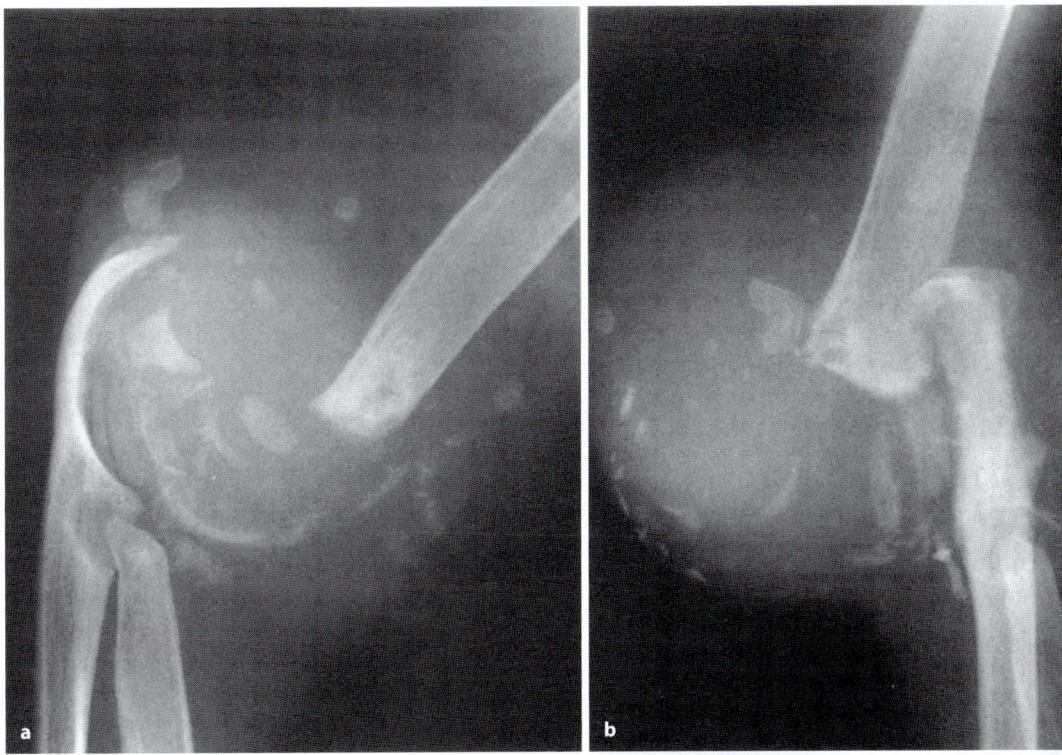

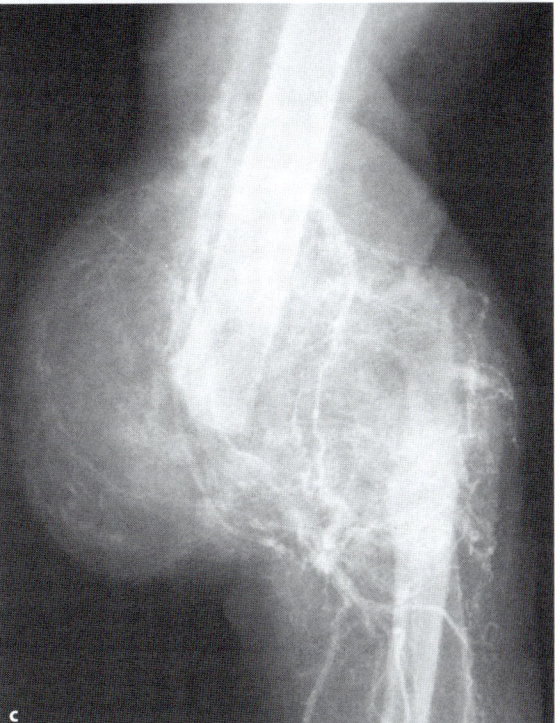

Abb. 13.118 a–c. Neurogene Arthopathie bei Syringomyelie, 61-jährige Patientin. Reaktionslose Zerstörung aller Gelenkenden, in der groben Weichteilschwellung Knochenfragmente und heterotope Ossifikationen (**a,b**). Im Angiogramm (**c**) massive Hypervaskularisation. Klinisch schmerzfreie, abnorme Beweglichkeit (Hampelmanngelenk), Krepitation

13.13.8 Hamartom (Mesenchymom) der Brustwand beim Kleinkind

Diese seltene Läsion der Brustwand wird beim Kleinkind, meistens beim Neugeborenen gefunden oder kann auch bereits intrauterin durch Ultraschalluntersuchungen entdeckt werden. Sie wurde erstmals von Blumenthal et al. (1972) unter dem Namen eines intrathorakalen Mesenchymoms beschrieben, nachdem ältere Kasuistiken unter verschiedenen Namen und häufig unter der Annahme von Malignität erschienen waren. Von McLeod und Dahlin (1979) wurde aufgrund des histologischen Aufbaus und des gutartigen Verlaufs die neoplastische Natur der Läsion abgelehnt und die Veränderung als Hamartom eingeordnet. Groom et al. (2002) fanden 60 publizierte Fälle in der Literatur.

Pathologische Anatomie

Die Läsion wurde meistens mit einem Durchmesser von etwa 4 cm beschrieben. Einmal wurde auch über einen doppelseitigen Befall berichtet (Hopkins u. Freitas 1965). Ausgangspunkt dürfte meistens eine Rippe sein, wobei Nachbarrippen durch Verdrängung häufig deformiert sind. Die Läsion zeigt eine scharfe Begrenzung. Auf der Schnittfläche finden sich teilweise blutgefüllte Hohlräume, die in Einzelfällen den größten Teil der Läsion einnehmen können. Außerdem bestehen chondroide Abschnitte neben fibrösen Arealen und ossifizierten Abschnitten (**Abb. 13.119**).

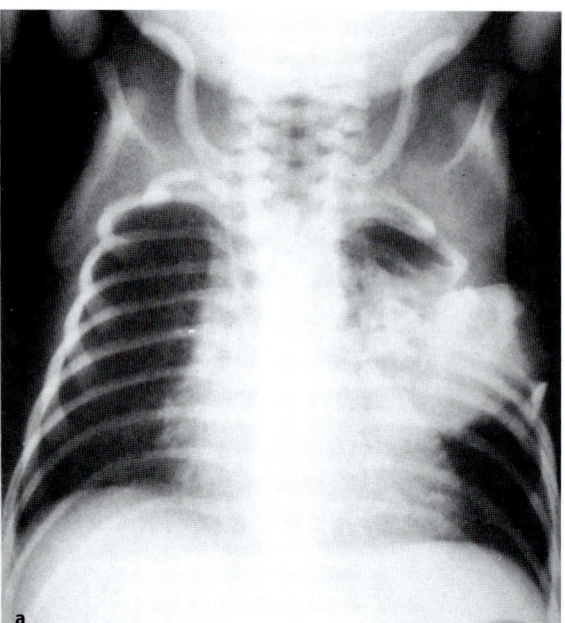

Histologie

Unreifes Fibroblastengewebe in dichten Formationen mit häufiger chondroider Metaplasie und in Kombination mit aneurysmatischen Arealen sind die typischen histologischen Strukturen der Läsion. Allerdings ist die aneurysmatische Komponente nicht immer ausgebildet. In den knorpeligen Bezirken kommt es zur enchondralen Ossifikation, ähnlich wie bei aktiven Epiphysenfugen. Im bindegewebigen Abschnitt kann auch eine metaplastische Verknöcherung zusätzlich gefunden werden. Anaplasie findet sich naturgemäß nicht (Bareton et al. 1994).

Klinik

Die Babys fallen durch Atemnot, manchmal auch nur durch eine asymptomatische große Geschwulst an der Thoraxwand auf (Ayala et al. 1993). Dieselben Autoren präsentieren 5 eigene, gut dokumentierte Fälle und stel-

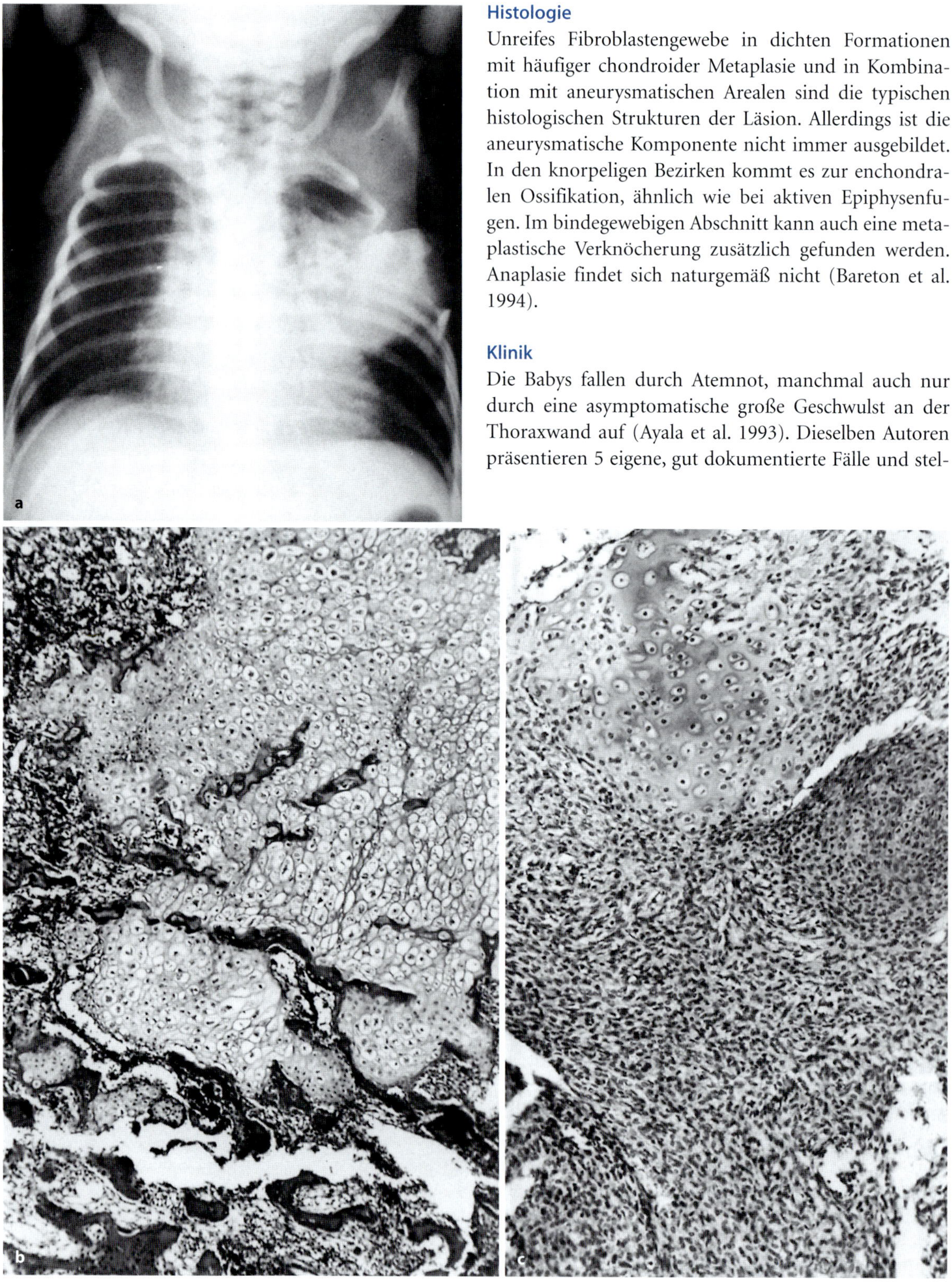

Abb. 13.119 a–c. Hamartom der Brustwand. **a** Röntgenologisch wird eine grobe Verschattung in der linken Thoraxhälfte mit Destruktion im Bereich der 4. Rippe sichtbar, die zu einer Deformierung der angrenzenden 3. und 5. Rippe geführt hat. **b** Histologisch zeigen sich unregelmäßige Inseln von zellreichem Knorpel, der häufig eine metaplastische Verknöcherung aufweist, sowie unregelmäßige Osteoidbälkchen in einem lockeren und zellreichen Stroma. Auch enchondrale Ossifikation kommt vor. **c** Zellreiche fibroblastäre Abschnitte mit herdförmiger Ausdifferenzierung in Knorpel

len 39 Fälle aus dem Schrifttum hinsichtlich der klinischen Symptomatik, aber vor allem der Therapie zusammen: Daraus ergibt sich, dass eine begrenzte Tumorresektion zur Heilung führt. Radikalchirurgische Maßnahmen sind kontraindiziert, da viele Tumoren zur Spontanremission neigen.

Radiologie
Aus dem radiologischen Befund kann die Verdachtsdiagnose eines Hamartoms gestellt werden. Eine umschriebene intrathorakale Läsion bei einem Neugeborenen oder Kleinkind mit scharfer Begrenzung und mineralisierten Abschnitten (Knochen und Knorpel) sowie Verbindung zu einer Rippe mit Verbiegungen der Rippen der Umgebung sind die typischen Kriterien. Mit Schnittbildern lasssen sich die knorpeligen Elemente und sekundäre aneurysmatische Knochenzysten nachweisen.

13.13.9 Infektiös bedingte Pseudotumoren

13.13.9.1 Parasitenbedingte Pseudotumoren

Der in Zentraleuropa bekannteste, durch Parasiten entstehende Pseudotumor des Skeletts wird durch den *Echinokokkus* hervorgerufen. Die Knochenbeteiligung bei der Echinokokkusinfektion beträgt etwa 1–3% aller Organmanifestationen, wobei am häufigsten Becken (ca. 31%), Wirbelsäule (27%), Humerus (ca. 12%), Unterschenkelknochen (10%), Femur (10%) sowie Schädel (7%) und selten die übrigen Skelettabschnitte wie z. B. Skapula, Sternum, Schlüsselbein, Rippen und Phalangen (etwa 1%) befallen werden. Klinisch imponieren manchmal Schmerzen, gelegentlich kommt es auch zu Spontanfrakturen in den befallenen Skelettabschnitten.

Radiologie
Röntgenologisches Leitsymptom ist die Osteolyse, manchmal expandierend mit Kortikalisverdünnung oder Ausbildung einer ausgebeulten Knochenschale (◘ Abb. 13.120 a). Eine Perforation der Kortikalis wird selten be-

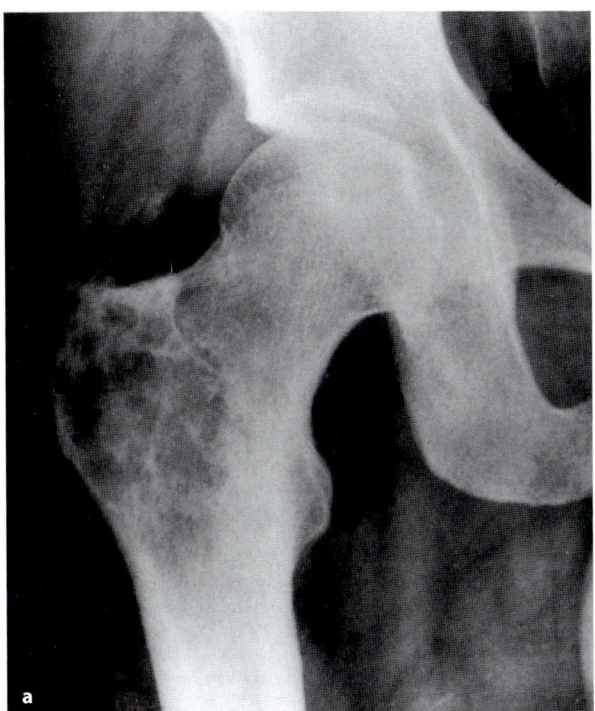

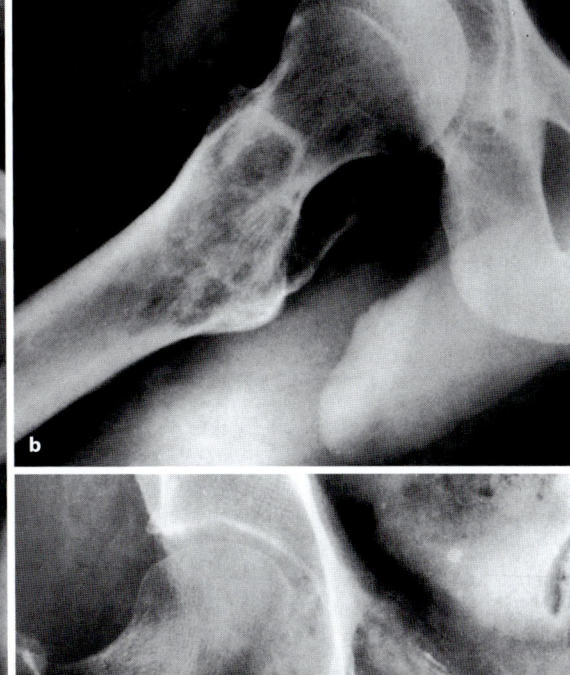

◘ Abb. 13.120 a–c. Echinokokkusmanifestationen im Knochen. a, b Echinococcus alveolaris im Bereich der proximalen Femurmetaphyse bei einem 34-jährigen Mann. Man sieht unregelmäßige, z. T. blasig-wabig anmutende Strukturauslöschungen intertrochantär mit deutlicher Verdünnung und Ausbeulung der lateralen Kompakta. Der schmerzhafte Pseudotumor wurde kürettiert und mit Spongiosa aufgefüllt. In den nachfolgenden Jahren kam es dann zu mehreren Rezidiven. c Ausgedehnte Echinokokkuszyste im Schambein bei einer 65jährigen Frau. Grobe Osteolyse des Schambeins mit Zerstörung der Kompakta insbesondere im azetabulumnahen Bereich. Der Knochen erscheint aufgetrieben. Differentialdiagnostisch kam eine Metastase in Betracht

obachtet (Abb. 13.120 c). Periostale Reaktionen fehlen in der Regel. Beim Echinococcus alveolaris wird häufig eine Wabenstruktur in den Knochenmarkräumen mit sekundärer Rarefizierung der Kortikalis von innen her beobachtet. Die Läsion tritt vorwiegend in den Metaphysen der langen Röhrenknochen auf.

Histologie

Histologisch finden sich geschichtete zellfreie Membranen aus Chitin als Reste der Brutkapseln. Die Germinalschicht, aus der heraus diese Membranen gebildet werden, ist meistens nicht mehr erhalten, und an die Membranen angelagert sind Fremdkörperriesenzellen. Skolizes waren in den von uns untersuchten Fällen nur nach längerem Suchen zu finden.

13.13.9.2 Bakterienbedingte Pseudotumoren

Besonders Myobakterien, Treponema pallidum, Aktinomyzeten und Kryptokokken (◘ Abb. 13.121 a) können tumoröse Läsionen im Knochen vortäuschen. Klinik und Radiologie sind zumeist unspezifisch, und man kommt auf die Diagnose häufig nur durch Anamnese und Histologie.

Seit Bekanntwerden der erworbenen Immunschwäche-Krankheit AIDS werden komplett einen Knochentumor imitierende Läsionen gefunden, die durch die rikkettsienartigen Bakterien Rochalimaea quintana, Rochalimaea henselae und Bartonella bacilliformis verursacht werden (sog. *bazilläre Angiomatose*, s. auch Freyschmidt u. Freyschmidt 1996; Abb. 13.121 b–d). Bei der bazillären Angiomatose handelt es sich um eine multisystemische Erkrankung mit Befall des retikuloendothelialen Systems, der Schleimhäute und insbesondere der Haut, wo es zu charakteristischen Papelbildungen kommen kann, deren wesentliche histologische Komponente runde Gefäßproliferate mit prominenten Endothelzellen sind.

Die Erkrankung zählt zu den opportunistischen Infektionen. Die Patienten haben Fieber, Schüttelfrost, Nachtschweiß und Gewichtsverlust. Intestinale Organe und Lymphknoten können vergrößert sein. Die angiomatösen Papeln treten an der Haut des oberen Stamms, des Gesichts und der Extremitäten multipel auf und können ein Kaposi-Sarkom vortäuschen (s. auch Freyschmidt u. Freyschmidt 1996). Die Knochenveränderungen entsprechen letztendlich einer Osteomyelitis und bestehen aus Destruktionen sowohl an den Röhrenknochen wie an den flachen Knochen, die mottenfraßartig anmuten können und häufig fetzige Periostreaktionen mit einem obligat darüber gelegenen Weichteiltumor besitzen. Der in Abb. 13.121 b–d dargestellte Fall war solitär aufgetreten und wurde zunächst als Knochentumor oder als AKZ eingeordnet. Auch histologisch bereitete er erhebliche Probleme.

13.13.10 Durch Kunststoffe und Baumwolle bedingte Pseudotumoren

Kunststoffe (wie Polyäthylen, Methylmethacrylat, Silikon), aber auch Baumwollfäden können, wenn sie in den Knochen gelangen, zu einem reaktiven Granulationsgewebe führen, das den Knochen abbaut, wodurch röntgenologisch erkennbare Osteolysen entstehen *(granulomatöser oder histiozytärer Pseudotumor)*. Wenn der Prozess überschießend ist, kann der Knochen regelrecht aufgetrieben und ballonier werden. Im amerikanischen Schrifttum bezeichnet man Pseudotumoren durch Baumwollpartikel als *„cotton balloma"* oder *„gossypiboma"* (Abdul-Karim et al. 1992; Puri et al. 2007), durch Baumwolle und/oder chirurgisches Schwammaterial *„textiloma"* oder auch – seltener und eher spaßhaft – *„muslinoma"* oder *„gauzoma"*. Sie werden nach chirurgischen Eingriffen im Thorakal-und Abdominalbereich, extrem selten und zumeist nach offener Fraktur mit und ohne chirurgische Behandlung im Knochen beobachtet. Ein rezidivierendes gigantisches Gossypibom in den Oberschenkelweichteilen nach 13 Jahren zuvor chirurgisch versorgter Pertrochantärfraktur wird von Puri et al. (2007) beschrieben, Sakayama et al. (2005) beschreiben den Fall einer 61-jährigen Frau mit einem einen malignen Oberflächentumor vortäuschenden Gossypibom im Oberschenkel mit Arrosion des benachbarten Femurs, 40 Jahre nach chirurgischer Versorgung einer offenen Oberschenkelfraktur. Der Name „gossypiboma" leitet sich aus dem lateinischen gossypium ab, was Baumwolle bedeutet. Bani-Hani et al. (2005) leiten den Begriff von „gossip" (engl. Klatsch) ab, womit zum Ausdruck gebracht werden soll, dass zurückgelassene Tücher oder Schwämme einen Chirurgen zum Gespött machen können.

Die Veränderungen werden forciert durch zusätzliche Blutungen. *Histologisch* imponiert ein Granulationsgewebe mit Riesenzellen und Histiozyten, fernerhin lassen sich Fremdstoffeinschlüsse nachweisen. Die Zeitspanne zwischen Hineingelangen der Fremstoffe und der Entdeckung eines Pseudotumors liegt erfahrungsgemäß zwische 2 und 10 Jahren.

Granulomatöse oder histiozytäre Pseudotumoren werden heute vor allem nach *Hüftgelenksimplantaten* beobachtet, wobei eine Lockerung als fördernder Faktor gilt. Im Einzelfall ist es allerdings schwer zu sagen, ob ein solcher Pseudotumor zur Lockerung der Prothese geführt oder ob erst die Lockerung die Ausbildung des Pseudutumors induziert hat. Wahrscheinlich wirken eine lokale Unverträglichkeit des Implantates und eine Lockerung als Kofaktoren.

Das örtliche Granulationsgewebe in Prothesennähe baut den Knochen ab und führt damit zu einer radiologisch nachweisbaren, zunächst diskreten, später deutlichen Osteolyse (◘ Abb. 13.122, 13.123). Die Osteolysen

13.13 · So genannte Pseudotumoren des Skeletts

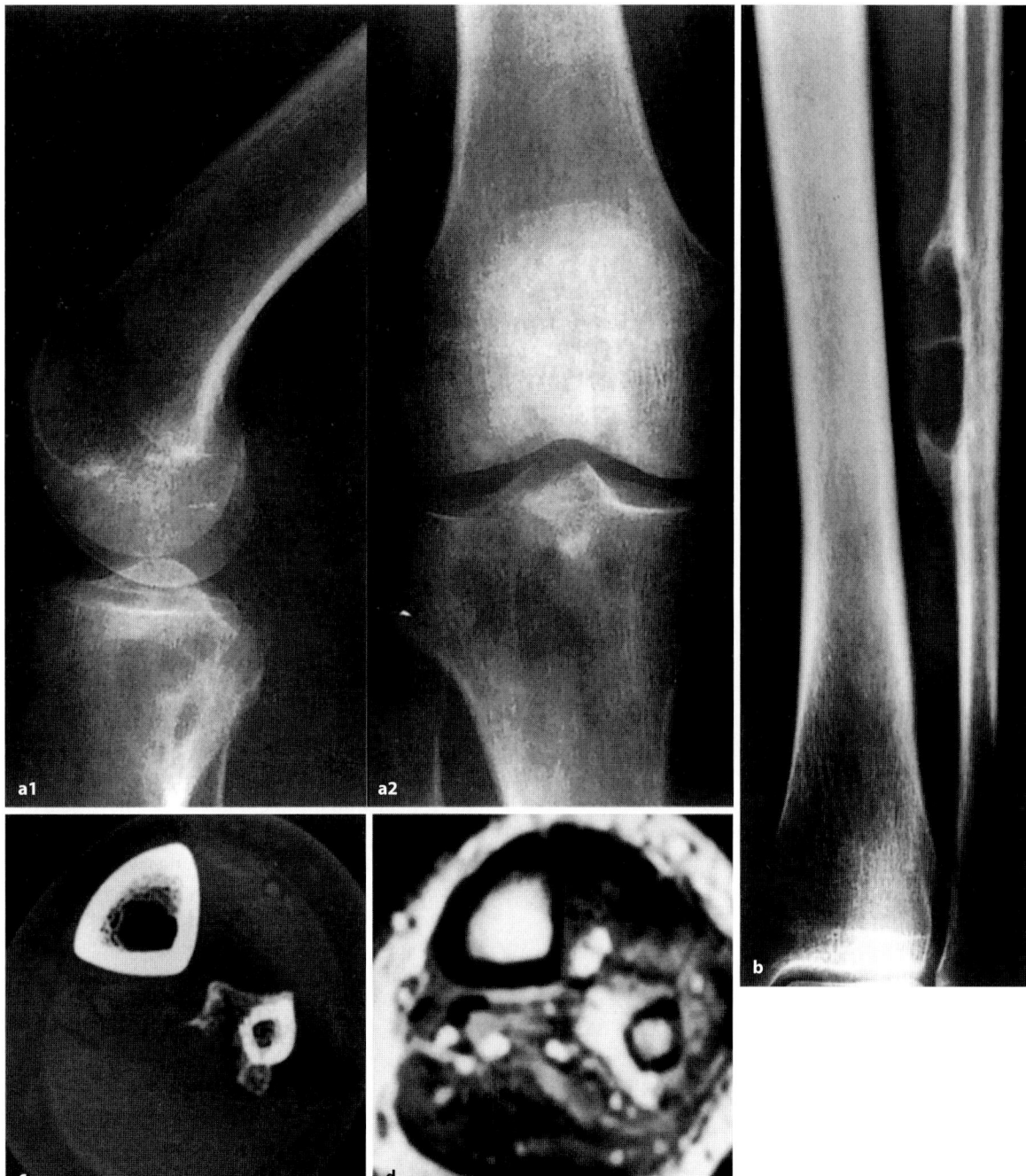

Abb. 13.121 a–d. Bakterielle Pseudotumoren des Skeletts. **a** Kryptokokkusosteomyelitis mit tumorähnlicher Destruktion im Tibiakopf. Keine Periostreaktionen. 60-jähriger Mann mit Schmerzen im rechten Knie. Das erste Kürettagematerial wurde zunächst als benignes fibröses Histiozytom gedeutet (Beobachtung von Prof. Dr. A. Roessner, Magdeburg). **b–d** Fall einer bazillären Angiomatose bei einem AIDS-Kranken. Klinisch angiomatöse Papeln, die sich eindeutig von einem Kaposi-Sarkom abgrenzen ließen. Die Läsion im linken Fibulaschaft (Übersichtsaufnahme, **b**) lässt eine komplette Destruktion der tibiaseitigen Kortikalis erkennen, der Prozess wird von soliden Keilen eingegrenzt. In der benachbarten Fibula mottenfraßartige Destruktionen. Der begleitende deutliche Weichteiltumor kommt sowohl im CT-Schnitt (**c**) wie im MRT-Bild (**d**, signalintensiver Bereich) zur Darstellung. Im MRT-Bild ist interessanterweise die Signalintensität im Fibulamarkraum „erhalten". Aufgrund des Übersichtsbildes und des CT-Schnitts dürfte es sich dabei aber nicht um physiologisches Markraumfettgewebe handeln, sondern wahrscheinlich um Blutansammlungen

13.13.11 Traumatisch bedingte Pseudotumoren

13.13.11.1 Proliferierende periostale Prozesse der Phalangen

Zu den proliferative Prozesse an den Phalangen zählt man:
- Floride reaktive Periostitis
- Bizarre osteochondromatöse Proliferation (BPOP)
- Paraossale Fasziitis
- Myositis ossificans circumscripta
- Pseudomaligne Myositis ossificans des Weichgewebes
- Pseudomaligner nichtneoplastischer knöcherner Weichgewebstumor der Hände und Füße
- Fibroossärer Pseudotumor der Hände.

Proliferative, überwiegend mit dem Periost zusammenhängende Prozesse an den Phalangen (gelegentlich auch an den Metakarpalia) sind in der überwiegenden Zahl der Fälle traumatisch induziert und damit reaktiv. Für solche Veränderungen sind die in der Übersicht aufgeführten zahlreichen Begriffe geprägt worden, die sich u. E. nur durch histologische Variationen unterscheiden, aber mehrere Dinge gemeinsam haben:
- Sie kommen überwiegend an den Fingern der Hände, aber auch an den Füßen, gelegentlich an den Metakarpalia, also an traumaexponierten Stellen vor;
- die Patienten sind zumeist jünger (3. und 4. Lebensdekade);
- überhäufig findet sich ein erinnerbares Trauma in der Anamnese;
- die Veränderungen muten klinisch, radiologisch und histologisch entzündlich an, obwohl dahinter keine eigentliche Entzündung, sondern ein reaktiver proliferierender Prozess steckt. Aus diesen Daten wird der enge Bezug zur heterotopen Ossifikation (Myositis ossificans; s. S. 897 ff.) deutlich.

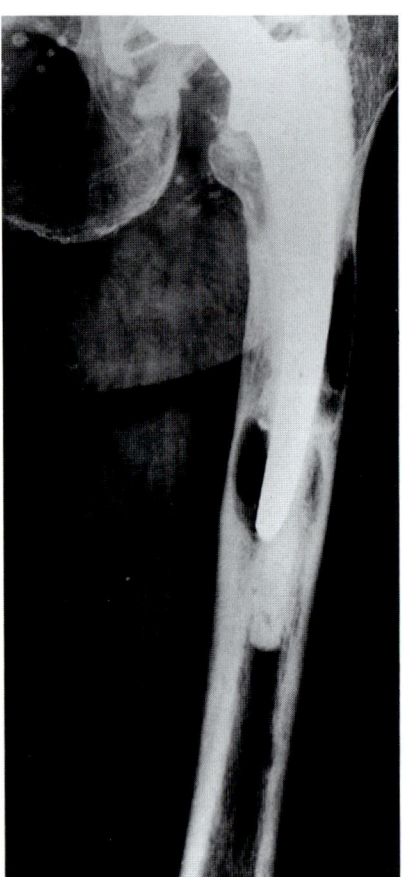

Abb. 13.122. Pseudotumoröse Veränderungen um den Prothesenschaft bei Zustand nach Implantation einer Totalendoprothese. Die Patientin litt gleichzeitig unter einem Mammakarzinom. Die lateral und medial von dem Prothesenschaft gelegenen Osteolysen haben zu einer hochgradigen Verdünnung und Ausbeulung der Kompakta geführt. Histologisch fand sich hier ein Granulationsgewebe, in dem Riesenzellen und Histiozyten dominierten

können im Einzelfall – bei relativ geringer Klinik – groteske Ausmaße annehmen (Abb. 13.123 c, d), so dass man den Eindruck hat, als ob die Prothese in ihr schwimmt. Für den Unerfahrenen können solche Fälle, insbesondere bei Tumorpatienten und/oder wenn es zu einer Spontanfraktur gekommen ist, erhebliche differentialdiagnostische Probleme aufwerfen. Hinzu kommt, dass in der Literatur einige Fälle publiziert worden sind, bei denen sich malige Tumoren, insbesondere um TEPs der Hüften entwickelt haben (Penman u. Ring 1984; Swann 1984; Gielen et al. 1989). Bis heute gibt es aber kein schlüssiges Konzept, wie man mit solchen Einzelbeobachtungen umgehen kann und soll.

Zum Schluss sei noch auf die *silikoninduzierte Arthritis* als Fremdkörperreaktion nach Lunatumprothesen verwiesen (Rosenthal et al. 1993). Diese reaktive Synovitis kann regelrechte Pannusformationen auslösen.

Die Problematik dieser reaktiven Veränderung liegt hauptsächlich in der Möglichkeit, dass sie röntgenologisch zwar in der Regel benigne im Sinne eines „entzündlichen" Prozesses aussehen, histologisch aber zu Verwechslungen mit Osteosarkomen, insbesondere dem paraossalen Osteosarkom, auch mit epitheloiden Sarkomen der Weichteile der Hände Anlass geben können. Immerhin finden sich histologisch proliferierende Fibroblasten mit mitotischen Figuren (ohne eindeutige Anaplasie) und unterschiedlich hohe Anteile von Osteoid, Knochen und Knorpel. Die Ossifikationsvorgänge sind mehr in der Peripherie betont. Der Aufbau kann trizonal sein, ähnlich wie bei der Myositis ossificans, was u. a. auch als differentialdiagnostisches Kriterium gegenüber dem paraossalen Osteosarkom herangezogen wird,

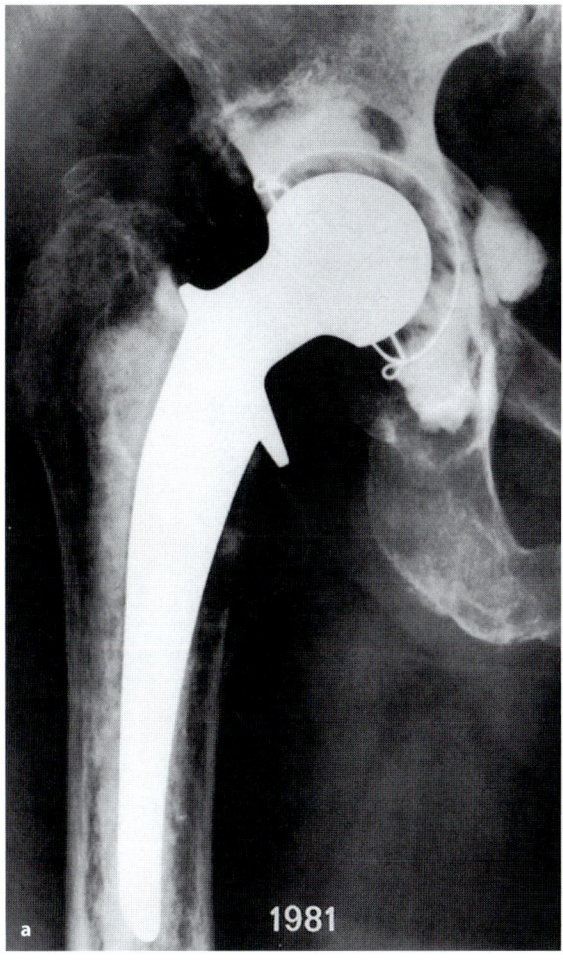 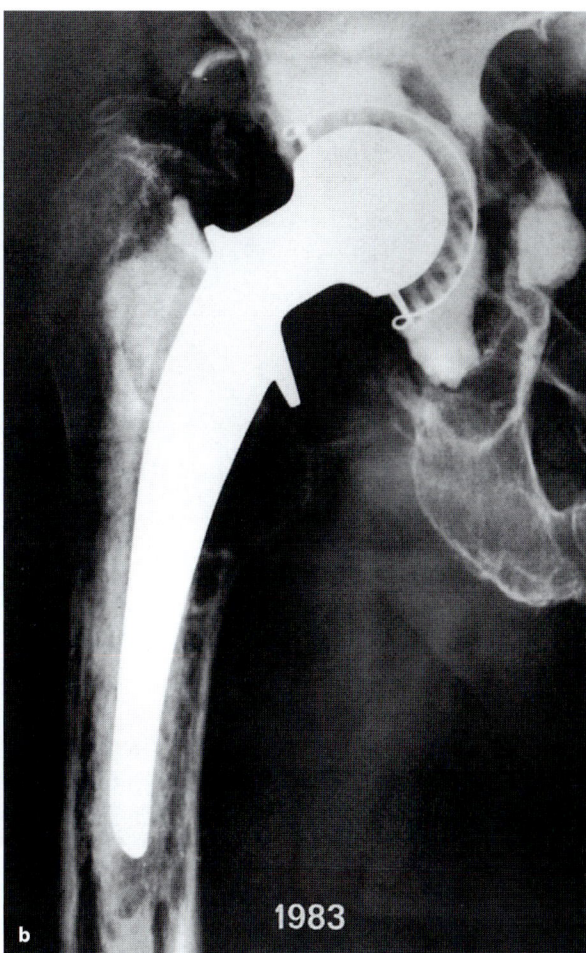

Abb. 13.123 a–f. Pseudotumor in der rechten Hüftpfanne bei Zustand nach TEP. Im Jahre 1981 bestand die Totalendoprothese schon seit einigen Jahren, sie zeigt sowohl um den Schaftpallakos wie im Pfannenbereich eindeutig Lockerungszeichen. 2 Jahre später (**b**) ist die Pfanne deutlich nach kranial gerutscht, der Pfannenboden wird in Richtung kleines Becken abgedrückt; ein weiteres Jahr später (**c**) Zunahme dieser Veränderungen (*Forts. S. 936*)

das einen umgekehrten trizonalen Aufbau – mit dem undifferenzierten anaplastischen Teil in der Peripherie – besitzt.

Bisher ist uns nur ein einziger Fall bekannt, bei dem eine BPOP an der distalen Fibula mit einem Fibrosarkom assoziiert war (Choi et al. 2001).

Im Folgenden soll kurz auf die einzelnen in der Übersicht genannten Entitäten eingegangen werden. Im Hinblick auf die pseudomaligne Myositis ossificans des Weichgewebes wird auf die Ausführungen auf S. 897 verwiesen.

Die *paraossale Fasziitis* ist als noduläre Fasziitis definiert, die in der Nähe vom Knochen vorkommt (McCarthy et al. 1976). Der Unterschied zur Myositis ossificans besteht in der direkten Beziehung der pseudotumorösen Masse zu einer Phalanx oder zu einem Metakarpalknochen, weniger zu einem Muskel. Ein trizonaler Aufbau ist nicht obligat (Nuovo et al. 1992).

Der Begriff „*floride reaktive Periostitis*" wurde von Spjut und Dorfman (1981) eingeführt. Sie beschrieben damit metaplastisch verknöchernde periostitische Veränderungen der Röhrenknochen von Händen und Füßen. Überwiegend handelte es sich dabei um jüngere Patienten (im Mittel 22,8 Jahre, der jüngste war 5, der älteste 46 Jahre) mit schmerzhaften Schwellungen eines Hand- oder Fußröhrenknochens (10 Läsionen an der Hand, 2 Läsionen am Fuß). Die Anamnesedauer betrug im Extremfall 2 Wochen bis zu 2 Jahren, im Durchschnitt lag sie bei 2–3 Monaten. Röntgenologisch fanden sich periostale Knochenneubildungen, mit deutlichen Weichteilschwellungen einhergehend und manchmal auch die darunter gelegene Kortikalis arrodierend (Abb. 13.124, 13.126). Die Läsionen waren solitär und überwiegend an einer Phalanx (Grund-, Mittel- oder Endphalanx), selten an einem Os metacarpale oder metatarsale lokalisiert. Nach lokaler Exzision kam es in den

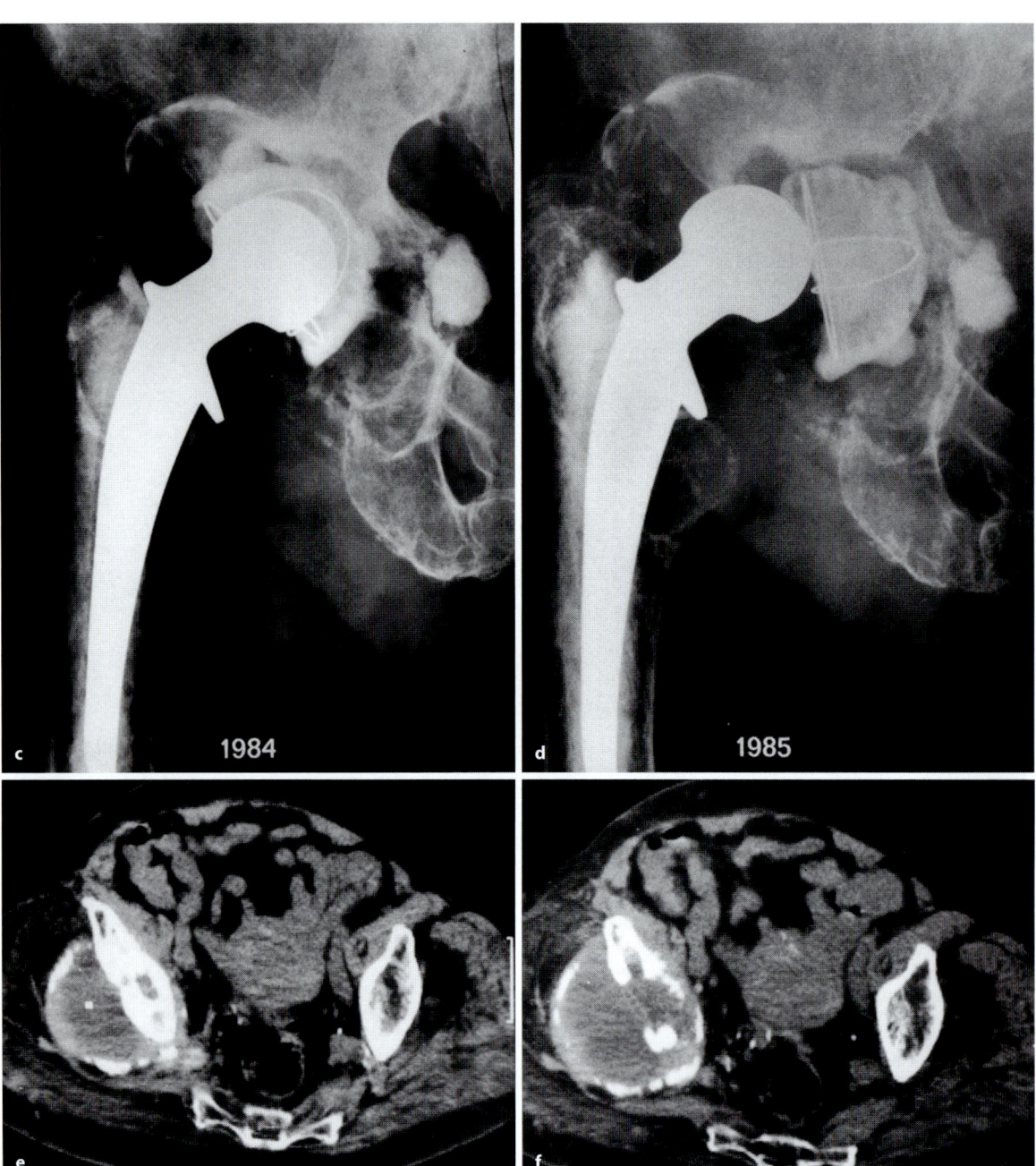

Abb. 13.123 a–f. Der Pseudotumor demarkiert sich deutlich an einer schaligen Verknöcherung, die bogenförmig die Pfanne umspannt. Grobe Progredienz der Raumforderung und Luxation des Prothesenkopfes aus der Pfanne ein weiteres Jahr später (1985, **d**). In den Computertomogrammen (**e, f**) wird die räumliche Ausdehnung des Pseudotumors deutlich, der von schaligen Verknöcherungen umgeben ist. Ob der Tumor als Reaktion auf das Implantat oder sekundär nach der Prothesenlockerung mit Einblutungen in das umgebende Gewebe entstanden ist, muss offen bleiben. Der Fall konnte leider nicht entsprechend histologisch gesichert werden

meisten Fällen im vorgegebenen Beobachtungszeitraum (maximal 11 Jahre) zu keinem Rezidiv. Histologisch ergibt sich ein ähnliches Bild wie bei der Myositis ossificans mit einem trizonalen Aufbau.

Der Begriff „*fibroossärer Pseudotumor der Finger*" wurde von Dupree und Enzinger (1986) für irreguläre, multinoduläre Weichgewebsformationen geprägt. Beobachtet wurden diese Veränderungen bei 21 Patienten. Das mittlere Lebensalter betrug 33 Jahre. Die pseudotumoröse Formation hatte unscharfe Grenzen und war insbesondere in der Subkutis und in den benachbarten fibrösen Strukturen lokalisiert. Radiologisch waren Ver-

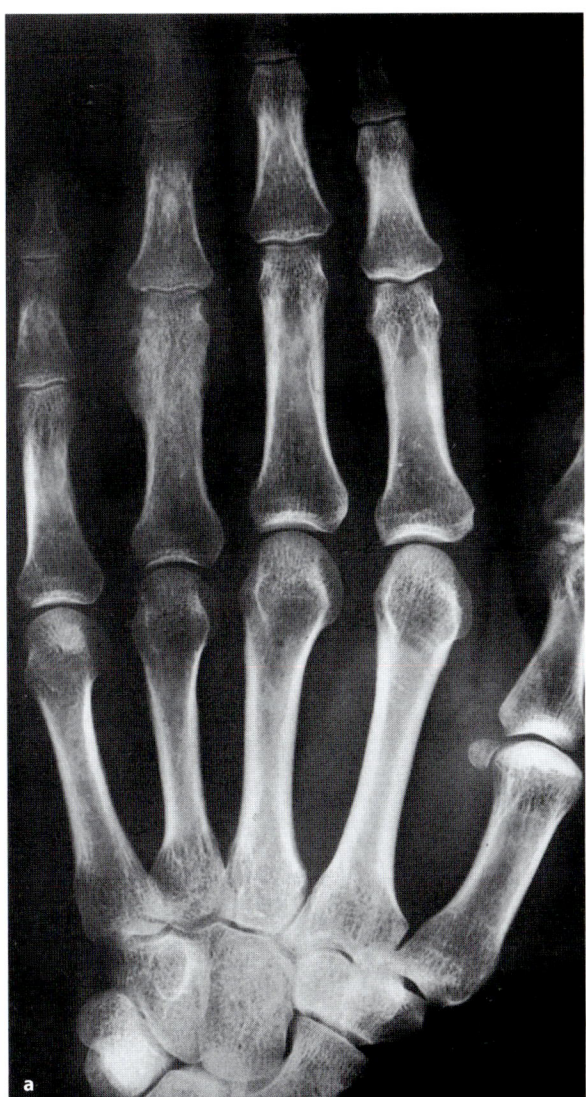 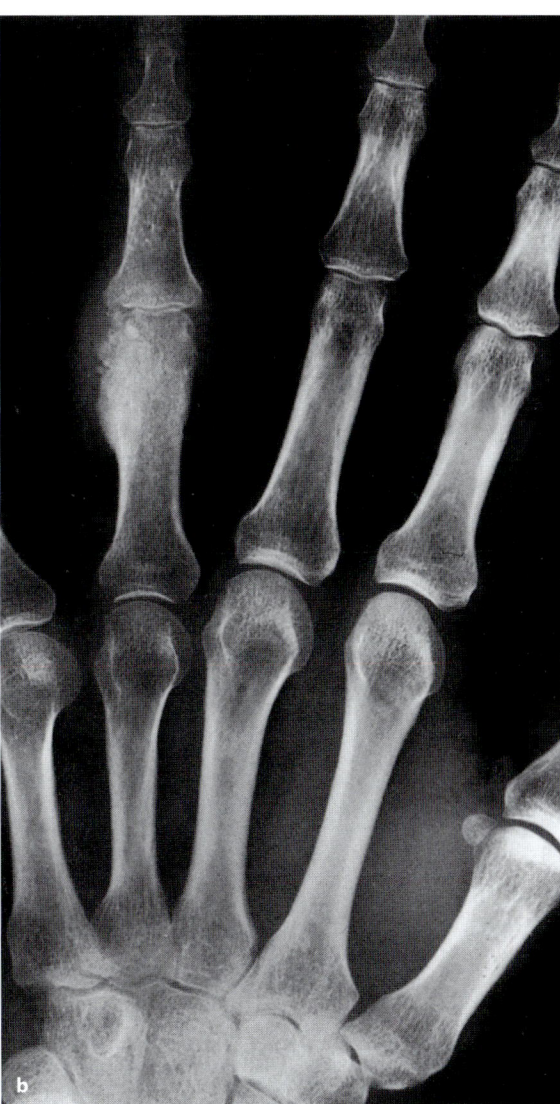

Abb. 13.124 a, b. Verlaufsbeobachtung einer floriden reaktiven Periostitis am Grundglied des linken Ringfingers (31-jähriger Mann). Zwischen a und b liegt ein Zeitraum von etwa 10 Wochen. Der Prozess begann klinisch mit einer schmerzhaften Schwellung im Ringfingergrundgliedbereich. Es wurde zunächst an eine Osteomyelitis gedacht, und es erfolgte eine antibiotische Behandlung. Kein therapeutischer Effekt. b Massive Zunahme der ziemlich soliden periostalen Verknöcherungen, insbesondere lateralseitig um den distalen Schaft, mit deutlicher begleitender Weichteilschwellung. Beachte die trophische Demineralisation des gesamten linken Ringfingers. Histologie s. Abb. 13.127

knöcherungen zu sehen, die in der Nähe des Knochens, aber von ihm zu trennen waren. Bei einigen Patienten kamen begleitende periostale Reaktionen vor. Radiologisch und histologisch wurde ein trizonaler Aufbau nicht gefunden, trotzdem betrachteten die Autoren den Prozess als „oberflächliche Variante der Myositis ossificans". Den meist fehlenden trizonalen Aufbau erklären die Autoren mit dem Ursprung der Läsion in Sehnen oder Ligamenten, die eine „geordnete" Expansion nicht zulassen.

Aus der Beschreibung geht die nahe Verwandtschaft mit der floriden reaktiven Periostitis nach Spjut und Dorfman (s. oben) hervor. Das trifft auch für den klinischen Follow-up im weitgehenden Fehlen eines Rezidivs nach chirurgischer Entfernung zu.

Die *bizarren paraossalen osteochondromatösen Proliferationen (BPOP)* wurden unter diesem Begriff von Nora et al. (1983) zunächst nur an den Knochen der Hand und des Fußes beschrieben und später auch auf andere Skelettregionen (lange Röhrenknochen, etwa 20% aller Fälle) erweitert (Meneses et al. 1993). Dabei handelt es sich um Verknöcherungen, die direkt vom Kortex ausgehen und radiologisch Osteochondrome imitieren (Abb. 13.125). Histologisch lässt sich tatsächlich eine Knorpelkappe nachweisen, obwohl der Aufbau in keiner

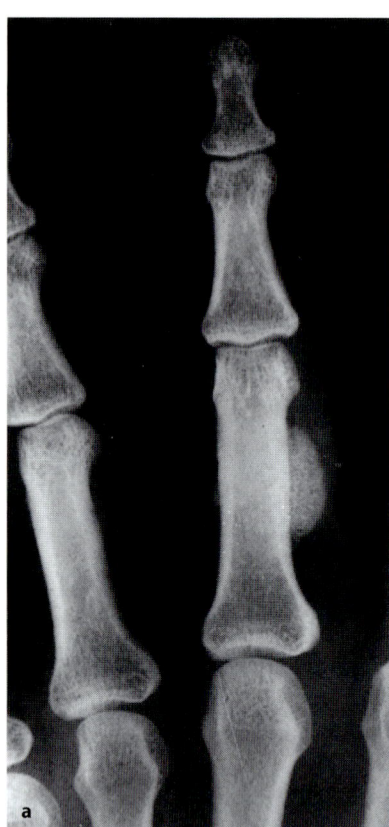
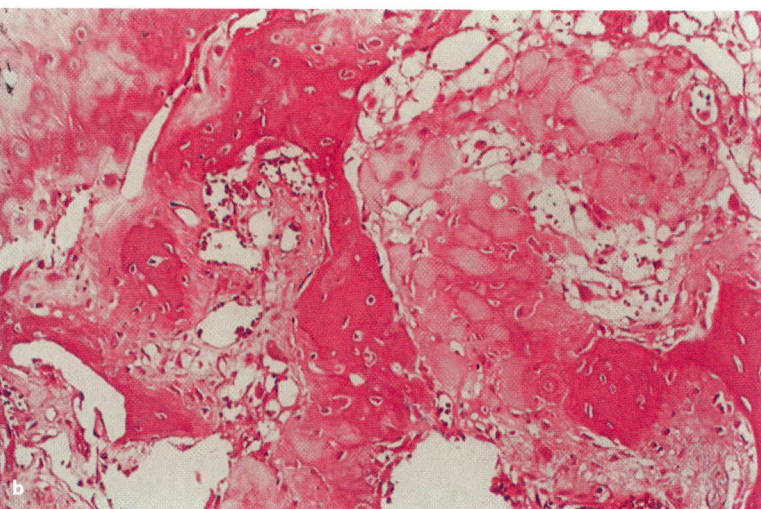

Abb. 13.125 a, b Proliferierender periostaler Prozess am medialen Grundglied des 3. Fingers links bei einer 42-jährigen Frau. Klinisch deutlich druckschmerzhafte Schwellung im Bereich der röntgenologischen Auffälligkeit (**a**). Dort sieht man eine solide Verknöcherung, die der darunter gelegenen Kortikalis aufsitzt. Die Verknöcherung ist in sich strukturiert und erinnert an den Körper eines Osteochondroms. Dieser Befund entspricht den von Nora beschriebenen „bizarren paraossalen osteochondromatösen Proliferationen". **b** Die bizarre parossale osteochondromatöse Proliferation zeigt entsprechend ihrem Namen unregelmäßige Knorpel- und Knochenbildungen sowie zellreiche fibröse Stromabezirke. Deshalb kann die histologische Abgrenzung von einem hochdifferenzierten parossalen Osteosarkom – insbesondere wenn es sich um einen Herd an den großen Röhrenknochen handelt – sehr schwirig sein

Weise einem echten Osteochondrom entspricht und auch nicht wie eine Myositis ossificans mit trizonalem Aufbau etc. anmutet (s. auch S. 897). Dohndt et al. (2006) sind der Ansicht, dass diese als „gut begrenzte Masse einer heterotopen Verknöcherung auf der Periostseite einer intakten Kortikalis ohne Markraumveränderungen" definierte Läsion eine charakteristische radiologische Präsentation besitzt und Teil eines Spektrums reaktiver Veränderungen ist, zu dem die BPOP und die *Turret-Exostose* gehören. Sie schließen sich der von der Pathologie geprägten Meinung von Dorfman (1998) an, dass die floride reaktive Periostitis dem ersten Stadium dieser reaktiven Veränderungen entspricht (Spindelzellen mit minimaler osteokartilaginärer Proliferation). Wenn später neuer Knochen und metaplastischer Knorpel in den Vordergrund rücken, entsteht – als mittleres Stadium – die BPOP, und im Endstadium, wenn die Verknöcherung ausgereift ist und auf einer knöchernen Basis eine Knorpelkappe sitzt, das aquirierte Osteochondrom oder die Turret-Exostose. Die MRT-Symptomatik der BPOP halten die Autoren übrigens für unspezifisch. Bei Verdacht auf einen Nora-Tumor auf einem langen Röhrenknochen würden wir dennoch eine MRT-Untersuchung empfehlen, immerhin gibt es einen von Helliwell et al. (2001) publizierten Fall mit einer kortikalen Invasion eines BPOP am Radiusschaft.

Ob dem von Zambrano et al. (2004) nachgewiesenen besonderen chromosomalen Abnormalitäten bei der subungualen Exostose (lokalisierte Sonderform der Turret-Exostose) und bei BPOP eine Bedeutung zukommt (echte Neoplasien?) muss vorerst offen bleiben.

Der Begriff des *„pseudomalignen nichtneoplastischen knöchernen Weichgewebstumors der Hände und Füße"* wurde von Schütte und van der Heul (1990) geprägt. Letztendlich stecken hinter den Läsionen histologisch und röntgenologisch gleiche Veränderungen wie bei der floriden reaktiven Periostitis. Die Autoren beschrieben 17 Patienten.

Wie oben und im Abschnitt über die heterotope Ossifikation bzw. Myositis ossificans zum Ausdruck gebracht (s. 13.11), sind wir der Ansicht, dass hinter all diesen Entitäten Varianten von reaktiven, traumainduzierten Veränderungen des Periosts und der angrenzenden Weichteile der Hände und Finger stecken. Die histologischen und radiologischen Variationen erklären sich sehr wahrscheinlich dadurch, dass die einzelnen Läsionen in unterschiedlichen Entwicklungsstadien untersucht wurden.

Eine sehr plausible, vereinheitlichende pathogenetische Hypothese für proliferative periostale Prozesse der Phalangen wird von Yuen et al. (1992) aufgestellt, der wir uns anschließen: Danach entscheidet die Frage, ob sich der reaktive Prozess auf das Periost beschränkt oder

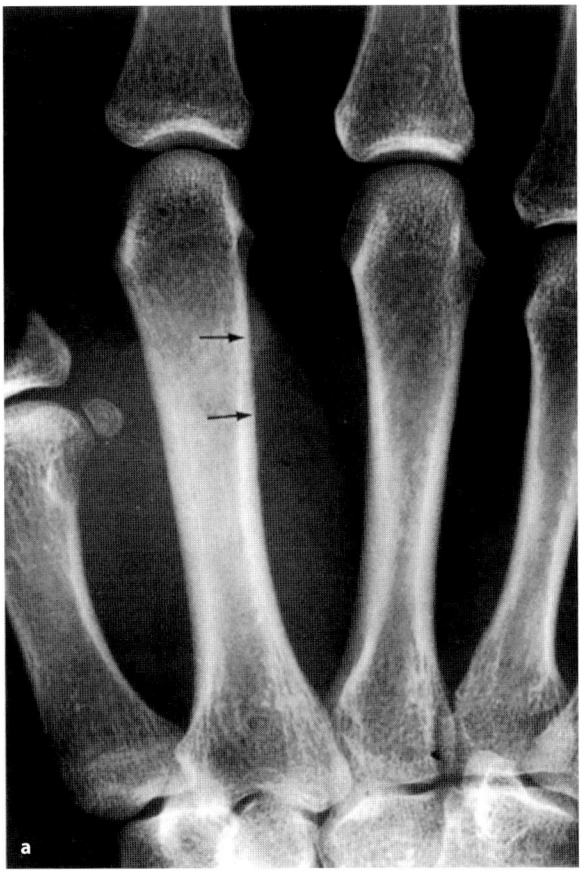 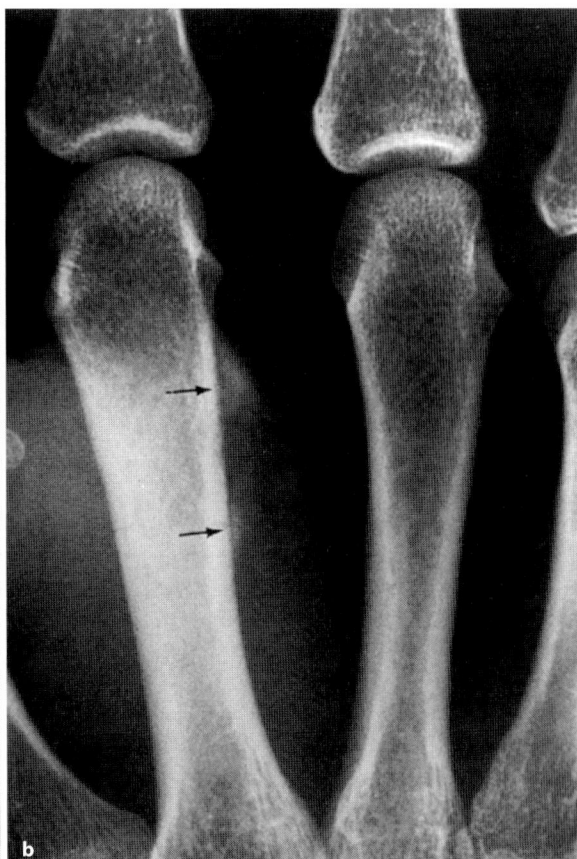

Abb. 13.126 a, b. Verlaufsbeobachtung einer floriden reaktiven Periostitis am Os metacarpale II rechts bei einer 29-jährigen Frau. Klinisch schmerzhafte Schwellung im radiologisch auffälligen Bereich. Auf der Erstaufnahme (a) sieht man eine noch verhältnismäßig diskrete periostale Verknöcherung, die bizentrisch (*distaler und proximaler Pfeil*) aufgebaut ist. Nur einige Tage später (b) massive Zunahme der röntgenologisch sichtbaren Verknöcherungen bei gleichzeitiger Progredienz der klinischen Symptomatik

sich in das lockere paraossale Weichgewebe ausdehnt, über den späteren Aufbau der Läsion. Im Falle der floriden reaktiven Periostitis verbleibt der Prozess im Periost, und es entwickelt sich eine lokalisierte diffuse Periostitis, unter der die Kortikalis in den frühen Stadien intakt bleibt. Wenn später die ossifizierenden Vorgänge reifen, wird die Periostitis in die Kortikalis inkorporiert, und durch Remodellierungsvorgänge entwickelt sich eine breitbasige knöcherne Protuberanz.

Wenn der reaktive Prozess aber das Periost durchbricht und sich in dem lockeren umgebenden Gewebe des Fingers ausbreitet, dann entwickelt sich eine eher lobuläre denn diffuse, an das Periost fixierte Läsion. Mit der Zeit transformiert sich die Basis in Lamellenknochen, während die peripheren Partien nur inkomplett ossifizieren, wodurch knorpelige Inseln verbleiben. Dieser Aufbau entspricht dann dem, was man als bizarre osteochondromatöse Proliferationen bezeichnet.

Die mangelhafte periphere Ossifikation schreiben die Autoren einer relativen Mangeldurchblutung zu. Bei der floriden reaktiven Periostitis geht die Blutversorgung vom subperiostalen Plexus aus, im Falle der bizarren osteochondromatösen Proliferation hingegen sind die peripheren Partien – nach Durchbrechen des Periosts – unterversorgt und können nicht über eine enchondrale Ossifikation genügend ausreifen, wodurch bradytropher Knorpel peripher verbleibt.

Yuen et al. weisen darauf hin, dass lokale anatomische Gegebenheiten den Prozess modifizieren können. So sind reaktive proliferierende Veränderungen noch nicht auf der Palmarseite einer terminalen Phalanx beobachtet worden, denn die multiplen Septen in der Fingerpulpa fixieren das Gewebe straff an das Periost, so dass sich dort kein potentieller subperiostaler Prozess entwickeln kann, weil sich dazu gar kein Raum findet. Auf der Dorsalseite einer terminalen Phalanx hingegen modifiziert das Nagelbett die Entwicklung einer proliferativen Reaktion, wodurch im Extremfall eine subunguale Exostose oder – bei Nagelverlust – eine sog. *Turret-Exostose* entstehen kann.

Die pathogenetische Hypothese für die Entwicklung der floriden reaktiven Periostitis einerseits und der bizarren osteochondromatösen Proliferationen andererseits kann auch die unterschiedliche Klinik erklären: Die obligaten Schmerzen bei der floriden reaktiven Periostitis kommen durch einen Periostdehnungsschmerz zustande, bei den überwiegend schmerzlosen bizarren paraossalen osteochondromatösen Proliferationen hingegen ist das Periost durchbrochen, womit sozusagen eine potentielle Kompression auf Nervenendigungen entfällt.

Zum chirurgischen Vorgehen bei der floriden reaktiven Periostitis und der BPOP ist Folgendes wichtig: Da beide Entitäten eine hohe Rezidivquote haben, wenn man sie zu früh operiert, empfiehlt es sich, sie klinisch und radiologisch zu beobachten, bis sie solide verknöchert und ausgereift sind, also einen Aspekt wie die Turret-Exostose haben. Ein typisches Zeichen der Ausreifung ist die Formation spongiösen Knochens (s. auch unter heterotoper Ossifikation). Sundaram et al. (2001) empfehlen die erste radiologische Kontrolle 14 Tage nach Primärpräsentation. Diese Autoren weisen auch darauf hin, dass eine Antibiotika-Therapie mehr oder weniger sinnlos ist. Die Diagnose lässt sich – um es zusammenzufassen – aus der Klinik und Radiologie stellen, weswegen eine frühe Biopsie, die womöglich Irritationen auslösen kann, grundsätzlich nicht notwendig ist.

Pathologische Anatomie, Histologie

Bei der *floriden reaktiven Periostitis* werden die Läsionen in der Regel durch Exzisionsbiopsien in Fragmenten entfernt. Entsprechend kommen die Exzidate als fibröse Partikel mit unterschiedlicher Mineralisierung zur Untersuchung, wobei insbesondere die basalen Anteile bereits makroskopisch sichtbare Verknöcherungen erkennen lassen.

Histologisch handelt es sich um zellreiches, spindelig differenziertes Bindegewebe mit überwiegend trabekulärer, aber auch fleckiger metaplastischer Osteoid- und Knochenbildung. Die Zellkerne sind ebenfalls spindelig mit prominenten Nukleolen. Auch Mitosen kommen vor, jedoch keine atypischen Zellteilungsfiguren (◘ Abb. 13.127 a, b).

Bei zunehmender Knochenbildung, einer Ausreifung entsprechend, finden sich auch aktive Osteoblastensäume auf den Osteoidtrabekeln, die ebenfalls nicht atypisch sind. Ebenso sind einzelne osteoklastäre Riesenzellen mit Bezug zum Osteoid feststellbar. Auch kallusartige Knorpelbezirke kommen insbesondere an der Oberfläche vor, treten aber gegenüber der Osteoidbildung in den Hintergrund. Lymphozyten und Makrophagen sind in unterschiedlicher Anzahl eingestreut, jedoch spärlich.

Insgesamt bestehen durchaus Ähnlichkeiten mit einer nodulären Fasziitis; allerdings ist die ödematöse, myxoide Komponente viel schwächer ausgebildet. Auch sind histologische Ähnlichkeiten mit der Myositis ossificans vorhanden. Deren Zonierung mit einer Ausreifung an der Peripherie wird jedoch nur selten gefunden; häufiger als an der Oberfläche der Läsion liegt die stärkere Knochenbildung an der Basis, also kortikalisnah.

Bei der *bizarren osteochondromatösen Proliferation* wird für die Läsionen an den Fingern ein Durchmesser von bis zu 3 cm angegeben; makroskopisch zeigen sie eine oberflächliche Knorpelkappe über einer knöchernen Basis.

Neben der knorpeligen Komponente und dem sich daraus entwickelnden unregelmäßigen und meist spongiösen Knochen liegt als dritte histologische Komponente ein spindelzelliges Stroma vor (Abb. 13.125 b). Der Knorpel kann einen erheblichen Zellreichtum aufweisen, wobei auch doppelkernige Chondrozyten möglich sind. Knorpelnekrosen oder myxoide Erweichungen der Grundsubstanz sind jedoch nicht beschrieben.

Auch Verlagerungen des Knorpels von der Oberfläche in die Tiefe sind inselförmig nachzuweisen. Obwohl eine gewisse Ähnlichkeit mit kartilaginären Exostosen besteht, fehlen die regelmäßige und enchondrale Verknöcherung, die bei proliferierenden kartilaginären Exostosen immer vorliegt, sowie Fett- oder hämatopoetisches Mark und die Ausdehnung der Markhöhle in den Tumor hinein, die bei einer kartilaginären Exostose definitionsgemäß vorhanden sein muss. Entsprechend ist hier die Kortikalis an der Basis der Läsion intakt und meistens sogar reaktiv verbreitert.

Im Spindelzellstroma finden sich weder Atypien noch Nekrosen. Mitosen sind zwar vorhanden, natürlich aber nie atypische Zellteilungsformen.

Das Osteoid entwickelt sich metaplastisch aus dem Spindelzellstroma, überwiegend trabekulär und herdförmig, aber auch fleckig. Die Oberfläche ist scharf begrenzt ohne invasive Abschnitte in die angrenzenden Weichteile.

Besonderes Merkmal der Läsion soll eine im Vergleich zum ortsständigen Knochen stärkere Basophilie des neugebildeten Knochens sein.

Differentialdiagnose

Die Differentialdiagnose zur *kartilaginären Exostose* ist aufgrund der fehlenden Eröffnung des Markraums meist einfach zu stellen.

Das *periostale Chondrom* unterscheidet sich durch das fehlende fibröse Stroma und dessen Ossifikation. Die *Periostitis ossificans* ist sicherlich herdförmig nicht von diesem Prozess zu unterscheiden, was nicht verwundert, da der Entstehungsmechanismus Ähnlichkeiten aufweist, diese aber weniger Knorpel aufweist. Die *subunguale*

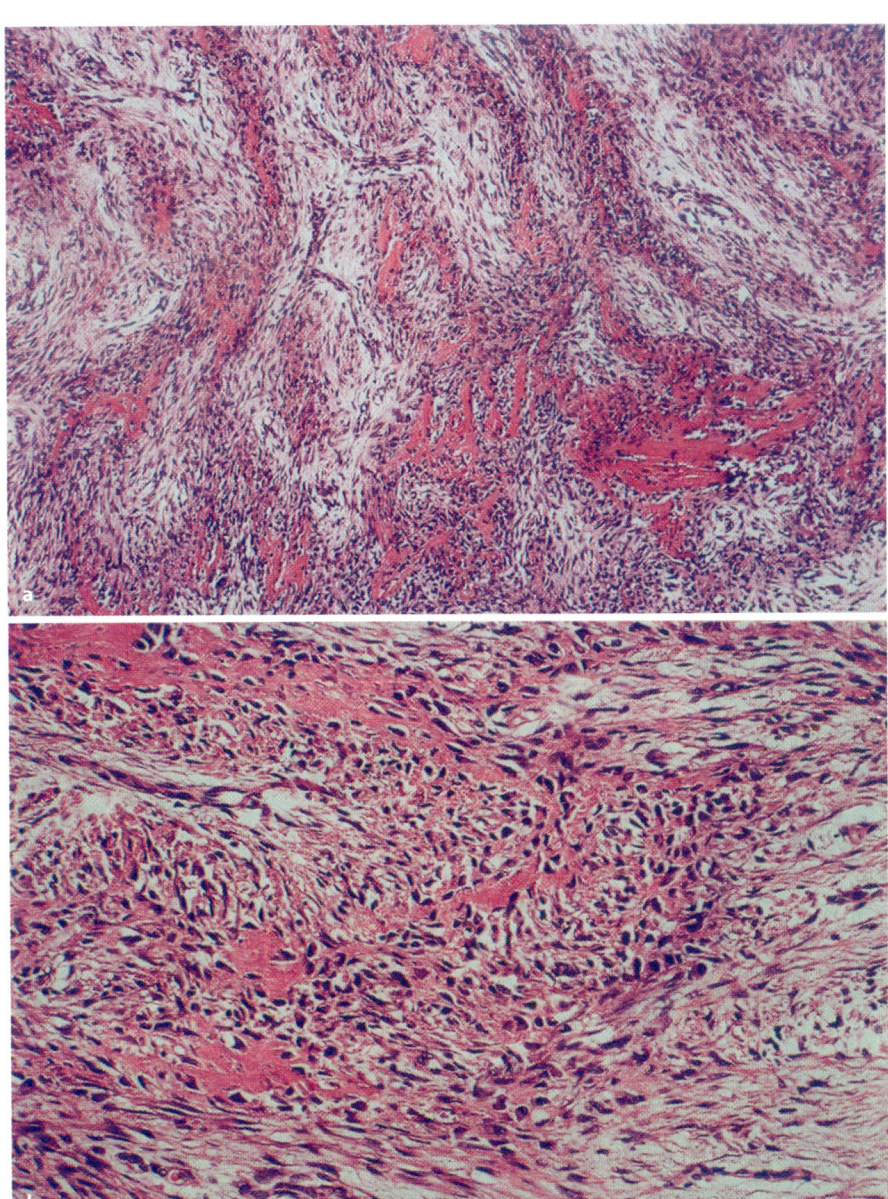

◨ **Abb. 13.127 a, b.** Floride reaktive Periostitis. **a** Typisches zellreiches spindeliges Stroma mit metaplastischer trabekulärer Osteoidbildung. **b** Eine gleichmäßige Kernstruktur sowohl im spindelzelligen Stroma als auch im Osteoid sind entscheidende Kriterien in der Abgrenzung von Sarkomen

(Dupuytrensche) Exostose ist auf die typische Lokalisation beschränkt und zeigt ebenfalls nicht die oberflächliche Knorpelkappe.

Die entscheidende Differentialdiagnose sowohl der bizarren osteochondromatösen Proliferation als auch der floriden reaktiven Periostitis ist die eines *hochdifferenzierten paraossalen Osteosarkoms*. Es tritt jedoch an den kleinen Röhrenknochen praktisch nie auf, was als Ausgangspunkt für die Differentialdiagnose im Einzelfall ein hilfreicher Ansatz ist (Ostrowski u. Spjut 1997). Bei Läsionen an den großen Röhrenknochen kann die Unterscheidung jedoch sehr schwierig sein. Kernatypien in der fibrösen Spindelzellkomponente kommen nur beim Sarkom vor. Meistens ist dieses auch zellärmer und weist entsprechend mehr fibröses sowie knöchernes Stroma auf; nur das Osteosarkom kann an der Oberfläche und der Basis invasives Wachstum zeigen.

Klinisch-radiologische Differentgialdiagnose. Das typische Bild eines proliferierenden periostalen Prozesses an Hand- und Fußröhrenknochen ist:
- mehr oder weniger solide paraossale Weichgewebsschwellung und/oder Verknöcherung,
- ein- oder mehrschichtige periostale Knochenneubildungen mit nur geringfügiger Auflockerung oder diskreter Erosion der daruntergelegenen Kortikalis,
- schon seit einiger Zeit bestehende dolente Schwellung, eventuell auch Rötung.

Das differentialdiagnostisch prinzipiell in Frage kommende paraossale oder *juxtakortikale Osteosarkom* ist palpatorisch derber und mutet nicht entzündlich an, außerdem dürfte dieser Tumor am Hand- oder Fußskelett eine absolute Rarität sein.

Das *periostale oder juxtakortikale Chondrom* weist mehr Knorpelkalzifikationsmuster auf.

Bei der Abgrenzung der BPOP vom Osteochondrom ist die fehlende Verbindung der Läsion zum Markraum (bei BPOP) das entscheidende Kriterium.

Eine *Osteomyelitis* geht zumeist mit stärkeren destruktiven Veränderungen einher, klinisch findet sich häufig eine Fluktuation in den angrenzenden Weichgeweben durch Abszessbildung. Diesen Befund kann man unterstützend auch mit Ultraschall gut darstellen. Bei der Osteomyelitis fehlen außerdem die für die reaktive Periostitis typischen dichten und kalzifizierenden paraossalen Weichgewebsveränderungen.

Eine schwierige Differentialdiagnose kann unter Umständen durch ein Osteoidosteom aufkommen, wenn der Nidus sich der projektionsradiographischen Darstellung entzieht und im Wesentlichen eine Dichtezunahme des befallenen Hand- oder Fußröhrenknochens mit einer leicht aufgelockerten Kortikalis besteht (s. Abb. 6.21, 6.22). Sowohl reaktive Sklerose beim Osteoidosteom wie die periostalen Knochenneubildungen bei der floriden reaktiven Periostitis erzeugen eine generelle Dichtezunahme des befallenen Fingers.

Eine schwierige Differentialdiagnose können auch periostale Prozesse bei der *Sarkoidose* oder die Daktylitis psoriatica darstellen.

Einen umfassenden differentialdiagnostischen Überblick über Läsionen an der Oberfläche des Handskeletts geben James u. Davies (2006).

13.13.11.2 Frakturen

Nach Frakturen insbesondere am Radius kann es zu *posttraumatischen* Zysten kommen. Nach Moore et al. (1989) lassen sich mehr zentral gelegene Zyten von kor-

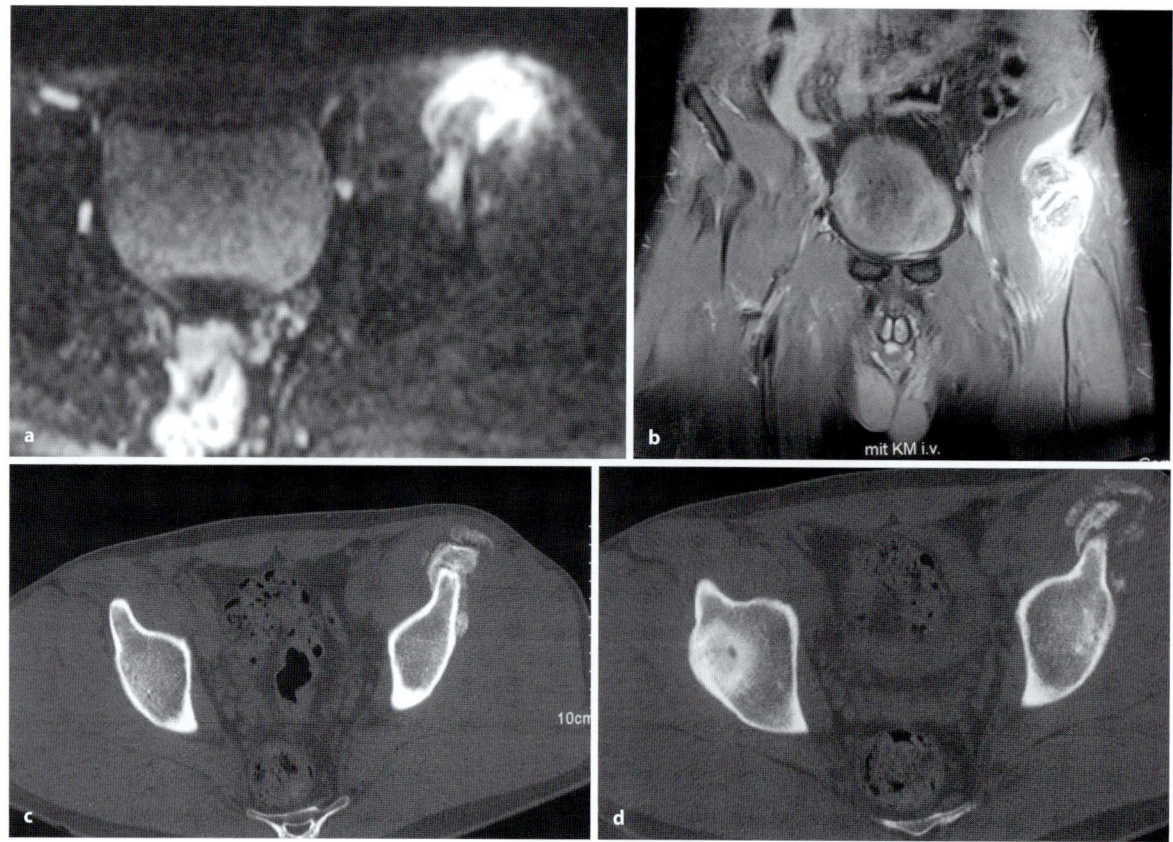

Abb. 13.128 a–d. Traumatisch bedingter Pseudotumor nach Abriss der Spina iliaca anterior inferior links bei einem 25-jährigen Mann. Etwa 3 Wochen zuvor verspürte er beim Fußballspiel („Tritt ins Leere") einen plötzlichen stechenden Schmerz in der linken Leiste. Kurze Zeit später trat daraufhin eine zunehmende schmerzhafte Schwellung und Rötung im linken Hüftbereich bzw. supraazetabulär auf. Die signalintensive stark Kontrastmittel aufnehmende Masse vor der Spina iliaca anterior inferior wurde zunächst für einen malignen Tumor gehalten, obwohl der den Faszien folgende Aufbau der Läsion a priori dagegen spricht. Wir haben dann eine CT veranlasst, die uns das demonstrierte, was wir schon von der Anamnese her vermutet hatten: Eine klassische heterotope Ossifikation bei einem Abriss der Spina

tikalen (*intrakortikalen und subkortikalen*) zystenähnlichen Läsionen unterscheiden. Zentrale Zysten entsprechen fast ausschließlich aneurysmatischen Knochenzysten (AKZ), einkammerige oder einfache posttraumatische Knochenzysten sind hingegen Raritäten (s. S. 802). Die zentralen posttraumatischen Zysten kommen bei Kindern, Jugendlichen und Erwachsenen vor, sie werden an allen möglichen Röhrenknochen ohne eindeutige Prädilektion angetroffen. Die Seltenheit solcher posttraumatischen Zysten an den Röhrenknochen steht im krassen Gegensatz zu posttraumatischen zystischen Veränderungen an der Schädelkalotte und im Kiefer. Ursache der Entstehung einer posttraumatischen AKZ im Frakturgebiet dürfte die intraossäre Blutung sein. Klinisch bereiten sie Schmerzen und eine Schwellung, seltener Spontanfrakturen.

Posttraumatische Zysten und zystenähnliche Veränderungen in der Kortikalis kommen ausschließlich bei Kindern und hier insbesondere am distalen Radius vor. Sie entstehen dort 2–4 Monate nach einer subperiostalen Fraktur (sog. „torus fracture") und sind klinisch symptomlos bzw. Zufallsbefunde. Die Läsionen bilden sich in der Regel spontan zurück. Die Pathogenese ist unklar, es werden Resorptionshöhlen nach subperiostalen Hämatomen diskutiert, möglich ist auch in den Subperiostalraum durch einen größeren kortikalen Spalt versprengtes Knochenmarkfettgewebe mit lokaler Verzögerung der Durchbauung (Papadimitriou et al. 2005).

Frühe Stadien einer *Abrissfraktur* z. B. der Spina iliaca anterior superior oder inferior können einen ossifizierenden Pseudotumor, ähnlich wie die Myositis ossificans, erzeugen. Dabei sieht man dann eine schlierige, manchmal auch flockig erscheinende Weichteilmasse, in der das Fragment durchaus „untergehen" kann. Histologisch besteht eine regenerative fibroblastische zelluläre Antwort und Knochenneubildung, die – wie Nuovo et al. (1992) ausführen – im günstigsten Fall wie eine Myositis ossificans und im ungünstigsten Fall wie ein Sarkom aussehen kann. Bei stärkerer Ausreifung differenziert sich zumindest im Übersichtsbild nicht der trizonale Aufbau, obwohl wir diesen in dem in ◘ Abb. 13.128 dargestellten Fall mit CT durchaus nachweisen konnten.

Literatur

Epithelzyste und Dermoidzyste

Dammert S, Krings T, Möller-Hartmann W (2003) Diagnose eines intraossären Epidermoids der Hinterhauptsschuppe mittels Diffusionsbildgebung. RÖFO 175: 1272
Exner G, Hort W, Böger A (1978) Epidermoidzyste der Tibia. Z Orthop 112: 362
Freyschmidt J, Freyschmidt G (1996) Haut-, Schleimhaut- und Skelettkrankungen. SKIBO-Diseases. Springer, Berlin Heidelberg New York Tokyo, S 40–42
Gorlin RJ, Goltz RW (1960) Multiple nevoid basal-cell epithelioma, jaw cysts and bifid rib: a syndrome. N Engl J Med 262: 908
Hoessly M, Lagier R (1982) Anatomicoradiological study of intraosseous epidermoid cysts. RÖFO 137: 48
Ishida T, Abe S, Miki Y (2007) Intraosseous pilomatricoma: a possible rare skeletal manifestation of Gradner syndrome. Skeletal Radiol 36: 693
James SLJ, Davies AM (2006) Surface lesions of the bones of the hand. Eur Radiol 16: 108
Kleinsasser O, Albrecht H (1957) Die Epidermoide der Schädelknochen. Langenbecks Arch Klin Chir 285: 498
Momeni MG, Anavim A, Lin F et al. (2006) Giant epidermal inclusion cyst of buttock. Skeletal Radiol 35: 864
Mollan RAB, Wray AR, Hayes D (1982) Traumatic epidermoid cyst of the ulna – Report of a case. J Bone Joint Surg [Br] 64: 456
Oda J, Hashimoto H, Tsuneyoshi M et al. (1992) Intraosseous epidermoid cyst arising in the fifth metacarpal bone. Skeletal Radiol 21: 343
Ozdemir HM, Senaran H, Ogun TC (2004) Intracortical epidermoid cyst of the tibia. Skeletal Radiol 33: 481
Patel K, Bhuiga T, Chen S et al. (2006) Epidermal inclusion cyst of phalanx: a case report and review of the literature. Skeletal Radiol 35: 861

Hämophiler Pseudotumor

Brant EE, Jordan HH (1972) Radiologic aspects of haemophilic pseudotumors in bone. AJR 115: 525
Steel WM, Duthie RB, O'Connor BT (1969) Haemophilic cysts. Report of five cases. J Bone Joint Surg [Br] 47: 266
Sundaram M, Wolverson MK, Joist JH (1981) Hemophilic pseudotumor of ilium soft tissues. Skeletal Radiol 6: 54
Vilar J, Parra JL, Monzo E (1980) Pseudotumor of fibula secondary to thrombocytopenic purpura. Skeletal Radiol 5: 197

Amyloidtumor

Axelsson U, Hallen A, Rausing A (1970) Amyloidosis of bone. Report of two cases. J Bone Joint Surg [Br] 52: 717
Di Raimondo CR, Casey TT, Di Raimondo CV et al. (1986) Pathologic fractures associated with idiopathic amyloidosis of bone in chronic hemodialysis patients. Nephron 43: 22
Freyschmidt J (1993) Skeletterkrankungen. Springer, Berlin Heidelberg New York Tokyo, S 191f
Freyschmidt J (1997) Skeletterkrankungen. 2. Aufl. Springer, Berlin Heidelberg New York Tokio, S 327ff
Glenner GG (1980) Amyloid deposits and amyloidosis. N Engl J Med 302: 1283
Grossmann RE, Hensley GT (1967) Bone lesions in primary amyloidosis. AJR 101: 872
Khojasteh A, Arnold LK, Farhanji M (1979) Bone lesions in primary amyloidosis. Am J Hematol 7: 77
Langer BU, Missmahl HP (1980) Symptomatologie periretikulärer und perikollagener Amyloidosen. Fortschr Med 98: 545
Missmahl HP (1978) Amyloid. In: Hornbostel H, Kaufmann W, Siegenthaler WS (Hrsg) Innere Medizin in Praxis und Klinik, 2. Aufl, Bd IV. Thieme, Stuttgart, S 1737–1740
Pambuccian SE, Horyd ID, Caserte T et al. (1997) Amyloidoma of bone, a plasma cell/plasmacytoid neoplasm. Report of three cases and review of the literature. Am J Surg Pathol 21: 179
Pambuccian SE, Horyd ID, Caserte T et al. (19 lesions of bone. AJR 108: 799
Yoshida SO, Kargöö R, Johnstone MR (1988) Periosteal amyloid tumor (case report 480). Skeletal Radiol 17: 226

Fokale hämatopoetische Hyperplasie

Edelstein G, Kyriakos M (1984) Focal hematopoetic hyperplasia of the rib – a form of pseudotumor. Skeletal Radiol 11: 108
Lee KB, Kim BS, Cho JH (2002) Focal hematopoietic hyperplasia of the rib. Skeletal Radiol 31: 175

Pseudotumoröse Gichttophi

Freyschmidt J (2008) Skeletterkrankungen. 2. Aufl. Springer, Berlin Heidelberg New York Tokio, S 854ff

Lacey PG, Harrison RB (1981) Gout affecting the tarsal and metatarsal bones of left foot and right hand. Skeletal Radiol 7: 225

Neurogene Arthropathie

Freyschmidt J (1985) Gelenkerkrankungen. Springer, Berlin Heidelberg New York Tokio

Freyschmidt J (2008) Skeletterkrankungen. 2. Aufl. Springer, Berlin Heidelberg New York Tokio, S 862ff

Hamartom der Brustwand beim Kleinkind

Ayala AG, Ro JY, Bolio-Solis A (1993) Mesenchymal hamartoma of the chest wall in infants and children: A clinicopathological study of five patients. Skeletal Radiol 22: 569

Bareton G, Stehr M, Nerlich A et al. (1994) Chest wall hamartoma in infancy: a case report with immunohistochemical analysis of various interstitial collagen types. Pediat Pathol 14: 3

Blumenthal BJ, Capitanio MA, Queloz JM, Kirkpatrick JA (1972) Intrathoracic mesenchymoma: observations in two infants. Radiology 104: 107

Groom KR, Murphy MD, Howard LM (2002) Mesenchymal hamartoma of the chest wall: Radiologic manifestations with emphasis on cross sectional imaging and histopathologic comparison. Radiology 222: 205

Hopkins SM, Freitas EL (1965) Bilateral osteochondroma of the ribs in an infant: an unusual cause of cyanosis. J Thorac Cardiovasc Surg 49: 247

McLeod RA, Dahlin DC (1979) Hamartoma (mesenchymoma) of the chest wall in infancy. Radiology 131: 657

Infektiös bedingte Pseudotumoren

Baron AL, Steinbach LS, Le Boit PF et al. (1990) Osteolytic lesions and bacillary angiomatosis in HIV infection: Radiologic differentiation from AIDS-related Kaposi sarcoma. Radiology 177: 77

Bürgel E, Bierling G (1973) Parasitäre Erkrankungen des Knochens. In: Diethelm L (Hrsg) Röntgendiagnostik der Skeletterkrankungen. Springer, Berlin Heidelberg New York (Handbuch der medizinischen Radiologie, Bd V/2, S 215

Freyschmidt J, Freyschmidt G (1996) Haut-, Schleimhaut- und Skeletterkrankungen. SKIBO-Diseases. Springer, Berlin Heidelberg New York Tokyo, S 143–145

Sinner WN von, Akhtar M (1994) Primary spinal echinococcosis of lumbosacral spine with destruction of the left pedicles of L3–5 and extension to a large paraspinal mass into the spinal canal. Skeletal Radiol 23: 220

Durch Kunststoffe und Baumwolle bedingte Pseudotumoren

Abdul-Karim FW, Benevenia J, Pathria MN et al. (1992) Retained surgical sponge (gossypiboma) with a foreign body reaction and remote and organizing hematoma. Skeletal Radiol 21: 466

Bell RS (1983) Osteolysis of the ilium associated with a loose acetabulum cup following total hip arthroplasty, secondary to foreign body reaction to polyethylene and methyl methacrylate. Skeletal Radiol 10: 201

Gielen J, v.Holsbeek M, Hermans F et al. (1989) Malignant tumors and metallic implants an accidental coicidence? 70. Deutscher Röntgenkongress Bremen

Griss P, Fuchs GA, Franke P (1994) Die aggressive zystische Granulomatose des Femurschaftes – Polyethylenkrankheit als limitierender Faktor der Haltbarkeit zementfreier Hüftendoprothesenschäfte. Osteologie 3: 22

Penman HG, Ring PA (1984) Osteosarcoma in association with hip replacement. J Bone Joint Surg (Br) 66: 632

Puri A, Anchan C, Jambhekar NA et al.(2007) Recurrent gossypiboma in the thigh. Skelatal Radiol 36: 95

Sakayama K, Fujubuchi T, Sugawara Y et al.(2005) A 40-year-old gossybiboma (foreign body granuloma) mimicking a malignant femoral surface tumor. Skeletal Radiol 34: 221

Sexton CC, Lawson IP, Yesner R (1981) „Cottonballoma" of femur (due to retained surgical sponge with foreign body giant cell reaction). Skeletal Radiol 7: 211

Swann M (1984) Malignant soft tissue tumor at the side of a total hip replacement. J Bone Joint Surg (Br) 66: 629

Telaranta T (1983) Bone cysts containing silicone particles in bones adjacent to a carpal silastic implant. Skeletal Radiol 10: 247

Traumatisch bedingte Pseudotumoren

Bücker A, Adam G, von Saldern S et al. (1995) Pseudotumoröse heterotope Ossifikation der Hand. RÖFO 162: 444

Choi JH, Gu MJ, Kim MJ et al. (2001) Fibrosarcoma in bizarre parosteal osteochondromatous proliferation. Skeletal Radiol 30: 44

Dohndt E, Oudenhoven L, Khan S et al. Nora's lesion, a distinct radiological entity? Skeletal Radiol 35: 497

Dorfman HD, Czerniak B (1998) Bone Tumors. Mosby, St.Louis

Dupree WB, Enzinger FM (1986) Fibro-osseous pseudotumor of the digits. Cancer 58: 2103

Helliwell TR, O'Connor MA, Ritchie DA et al. (2001) Bizarre parosteal osteochondromatous proliferation with cortical invasion. Skeletal Radiol 30: 282

McCarthy EF, Ireland DCR, Sprague BL et al. (1976) Parosteal (nodular) fasciitis of the hand. J Bone Joint Surg [Am] 58: 714

Meneses MF, Unni KK, Swee RG (1993) Bizarre parosteal osteochondromatous proliferation of bone (Nora's lesion). Am J Surg Pathol 17: 691

Nora FE, Dahlin DC, Beabout JW (1983) Bizarre parosteal osteochondromatous proliferations of the hands and feet. Am J Surg Pathol 7: 245

Nuovo MA, Norman A, Chumas J et al. (1992) Myositis ossificans with atypical clinical, radiographic, or pathologic findings: A review of 23 cases. Skeletal Radiol 21: 87

Ostrowski ML, Spjut HJ (1997) Lesions of the bones of hands and feet. Am J Surg Pathol 21: 676

Papadimitriou NG, Christophorides J, Beslikas T.A. et al.(2005) Post-traumatic cystic lesion following fracture of the radius. Skeletal Radiol. 34: 411

Schütte HE, van der Heul RO (1990) Pseudomalignant, nonneoplastic osseous soft-tissue tumors of the hand and foot. Radiology 176:149

Spjut HJ, Dorfman HD (1981) Florid reactive periostitis of the tubular bones of the hands and feet. A benign lesion which may simulate osteosarcoma. Am J Surg Pathol 5: 423

Sundaram M, Wang LL, Rotma M et al. (2001) Florid reactive periostitis and bizarre parosteal osteochondromatous proliferation: prebiopsy imaging evolution, treatment and outcome. Skeletal Radiol 30: 192

Yuen M, Friedmann L, Orr W et al. (1992) Proliferative periosteal processes of phalanges: a unitary hypothesis. Skeletal Radiol 21: 301

14 Kiefertumoren

14.1 Neoplasmen und andere Tumoren des odontogenen
Apparats – 948
14.1.1 Gutartige Läsionen – 948
14.1.1.1 Odontogene epitheliale Tumoren ohne odontogenes
Ektomesenchym – 948
14.1.1.2 Odontogene epitheliale Tumoren mit odontogenem Ektomesenchym,
mit oder ohne Hartsubstanzbildung – 966
14.1.1.3 Odontogene ektomesenchymale Tumoren mit oder ohne
inkorporiertes odontogenes Epithel – 977
14.1.2 Bösartige Läsionen – 986
14.1.2.1 Odontogene Karzinome – 986
14.1.2.2 Odontogene Sarkome – 997

14.2 Tumoren und andere Läsionen des Knochens – 1000
14.2.1 Kochentumoren – 1000
14.2.1.1 Ossifizierendes Fibrom – 1000
14.2.1.2 Osteosarkom im Kiefer – 1010
14.2.2 Nichtneoplastische Läsionen des Knochens – 1017
14.2.2.1 Fibröse Dysplasie des Kiefers – 1017
14.2.2.2 Ossäre Dysplasien – 1021
14.2.2.3 Zentrales Riesenzellgranulom/Riesenzellläsion – 1027
14.2.2.4 Cherubismus – 1031
14.2.3 (Pseudo-)Zysten des Knochens – 1033
14.2.3.1 Einfache Knochenzyste – 1033
14.2.3.2 Aneurysmatische Knochenzyste – 1035

1946 wurde von Thoma und Goldmann die erste moderne Klassifikation odontogener Tumoren vorgelegt, die sich an der Differenzierung dieser Läsionen orientierte. Die Autoren unterschieden epitheliale, mesenchymale und gemischte odontogene Tumoren. Auf dieser Einteilung basieren alle nachfolgenden Klassifikationen. 1961 wurde dann der Begriff des gemischten odontogenen Tumors genauer gefasst und durch den des epithelialen Tumors mit und ohne induktive Wirkung auf das Mesenchym ersetzt.

Aufbauend auf einer Arbeit von Pindborg und Clausen (1958) erschien 1971 die 1. Auflage der von der WHO herausgegebenen Klassifikation odontogener Tumoren (Pindborg u. Kramer 1971). Sie unterschied zwischen Tumoren und Läsionen des odontogenen Apparats, Neoplasien und anderen Läsionen des Knochens sowie epithelialen Zysten. Die erste Gruppe wurde noch nach ihrem biologischen Verlauf in „gutartige" und „bösartige" Läsionen unterteilt. Die 1992 erschienene 2. Auflage behielt diese Einteilung zwar im Wesentlichen bei, enthielt jedoch zahlreiche Umgruppierungen, die aufgrund erweiterter Kenntnisse über die Herkunft bzw. ein besseres Verständnis der induktiven Interaktionen odontogener Gewebe notwendig wurden (Kramer et al. 1992a).

2005 erschien die dritte Auflage der WHO-Klassifikation eingebettet in eine Gesamtdarstellung der Kopf-Hals-Tumoren (Barnes et al. 2005), die erneut Umgruppierungen aufwies (◘ Tabelle 14.1). Diese Klassifikation beruht neben histopathologischen Aspekten auf genetischen Befunden, deren Relevanz sich auch für odontogene Tumoren allmählich herauszustellen beginnt und die dazu geführt haben, dass z. B die früher als Keratozyste bezeichnete Läsion nicht zuletzt aufgrund molekulargenetischer Befunde heute als Tumor („keratozystischer odontogener Tumor") angesehen wird.

Die meisten odontogenen Tumoren sind benigne und können als hamartomatöse Fehlbildungen aufgefasst werden. Die sehr kleine Gruppe der malignen Tumoren besteht aus dem sog. metastasierenden Ameloblastom, den seltenen Fällen eines ameloblastischen Karzinoms, den primären intraossären Karzinomen und den Karzinomen auf dem Boden einer odontogenen Zyste sowie aus malignen Varianten anderer odontogener Tumoren epithelialer Herkunft, dem ameloblastischen Fibrosarkom und Odontosarkom. Das odontogene Karzinosarkom wurde nicht mehr als Entität in die Klassifikation aufgenommen, da nur meist unzureichend dokumentierte Einzelfälle vorliegen.

Odontogene Tumoren kommen ausschließlich im Kiefer (intraossäre bzw. zentrale odontogene Tumoren) oder in der Gingiva vor (extraossäre bzw. periphere odontogene Tumoren).

Primäre Läsionen des Knochens werden nur ausnahmsweise in der neuen WHO-Klassifikation berücksichtigt. Da ihr Vorkommen im Kiefer aber oft Besonderheiten bietet, werden einige dieser Läsionen in diesem Kapitel ebenfalls diskutiert.

Wegen der Seltenheit odontogener Läsionen sind oft nur spärliche Daten über Häufigkeit, Alters- und Ge-

◘ **Tabelle 14.1.** WHO-Klassifikation odontogener Läsionen (2005)

1. Tumoren des odontogenen Apparates

1.1 Gutartige odontogene Tumoren

1.1.1 Odontogene epitheliale Tumoren mit ausgereiftem fibrösen Stroma ohne odontogenes Ektomesenchym
- 1.1.1.1 Ameloblastom, solide/multizystisch
- 1.1.1.2 Ameloblastom, extraossär/peripher
- 1.1.1.3 Ameloblastom, desmoplastisch
- 1.1.1.4 Ameloblastom, unizystisch
- 1.1.1.5 Plattenepithelialer (squammöser) odontogener Tumor
- 1.1.1.6 Kalzifizierender epithelialer odontogener Tumor
- 1.1.1.7 Adenomatoider odontogener Tumor
- 1.1.1.8 Keratozystischer odontogener Tumor

1.1.2 Odontogene Tumoren mit odontogenem Epithel und odontogenem Ektomesenchym, mit oder ohne Hartsubstanzbildung
- 1.1.2.1 Ameloblastisches Fibrom
- 1.1.2.2 Ameloblastisches Fibrodentinom
- 1.1.2.3 Ameloblastisches Fibroodontom
- 1.1.2.4 Komplexes Odontom,
- 1.1.2.5 Zusammengesetztes (Verbund-)Odontom
- 1.1.2.6 Odontoameloblastom
- 1.1.2.7 Kalzifizierender zystischer odontogener Tumor
- 1.1.2.8 Dentinogener Schattenzell-Tumor

1.1.3 Odontogene ektomesenchymale Tumoren mit oder ohne odontogenem Epithel
- 1.1.3.1 Odontogenes Fibrom
  - epithelreich
  - epithelarm
- 1.1.3.2 Odontogens Myxom
- 1.1.3.3 Zementoblastom

1.2 Maligne odontogene Tumoren

1.2.1 Odontogene Karzinome
- 1.2.1.1 Metastasierendes Ameloblastom
- 1.2.1.2 Ameloblastische Karzinom
- 1.2.1.3 Primäres intraossäres Karzinom
- 1.2.1.4 Klarzelliges odontogenes Karzinom
- 1.2.1.5 Schattenzellhaltiges odontogenes Karzinom

1.2.2 Odontogene Sarkome
- 1.2.2.1 Ameloblastisches Fibrosarkom
- 1.2.2.2 Ameloblastisches Fibrodentinosarkom
- 1.2.2.3 Ameloblastisches Fibroodontosarkom

2. Tumoren und andere Läsionen des Knochens

2.1 Ossäre Tumoren
2.1.1 Ossifizierendes Fibrom

2.2 Nichtneoplastische Läsionen des Knochens
- 2.2.1 Fibröse Dysplasie
- 2.2.2 Ossäre Dysplasien
- 2.2.3 Zentrales Riesenzellgranulom
- 2.2.4 Cherubismus
- 2.2.5 Aneurysmatische Knochenzyste
- 2.2.6 Solitäre Knochenzyste

3. Andere Tumoren
Melanotischer neuroektodermaler Tumor des Neugeborenen

schlechtsverteilung oder Symptomatik vorhanden. Exakte epidemiologische Untersuchungen liegen nicht vor, außerdem bestehen nach der Literatur weltweit erhebliche Unterschiede in Vorkommen und Verteilung odontogener Tumoren. Dies könnte jedoch auch den unterschiedlichen Zugang zu medizinischer Versorgung und Differenzen in der Diagnostik (z. B. geringere Häufigkeit histologischer Untersuchungen in Entwicklungsländern) reflektieren. Ebenso bleibt abzuwarten, ob beobachtete ethnische Unterschiede für die unterschiedliche Verteilung relevant sind (Barnes et al. 2005). Hinzu kommt, dass viele dieser Läsionen radiologisch ein relativ gleichförmiges Erscheinungsbild bieten. Aus diesen Gründen erfolgt die Präsentation der einzelnen Läsionen manchmal etwas abweichend vom Aufbau des übrigen Textes.

Obwohl zahlreiche immunhistochemische und zunehmend molekulargenetische Untersuchungen zu odontogenen Tumoren vorliegen, haben sich bisher keine für Diagnose und Differentialdiagnose wegweisenden Befundmuster ergeben, so dass auf diese Ergebnisse nur ausnahmsweise eingegangen wird. Eine aktuelle Übersicht findet sich bei Praetorius (2009).

Zur Diagnose odontogener Tumoren ist in jedem Fall eine Biopsie notwendig, auch wenn Klinik, Lokalisation und Röntgenbefund manchmal die Differentialdiagnose bereits erheblich einengen können.

Die Präsentation dieses Kapitels beruht auf den Erfahrungen des DÖSAK (Deutsch-Österreichisch-Schweizerischer Arbeitskreis für Tumoren im Kiefer-Gesichts-Bereich), dessen Zentralregister für Kiefertumoren (integriert in das Knochentumor-Referenzzentrum der Schweizerischen Gesellschaft für Pathologie) sich seit 1972 am Institut für Pathologie der Universität Basel befindet (Prein et al. 1985). Ohne die Mitarbeit der DÖSAK-Kliniken und ohne ihre Einsendungen, auf deren Herkunft in den Abbildungslegenden immer in eckigen Klammern hingewiesen wird, wäre diese Zusammenstellung nicht möglich gewesen.

14.1 Neoplasmen und andere Tumoren des odontogenen Apparats

14.1.1 Gutartige Läsionen

14.1.1.1 Odontogene epitheliale Tumoren ohne odontogenes Ektomesenchym

14.1.1.1.1 Ameloblastome

1890 wurde das Ameloblastom von Malassez als eigenständiger odontogener Tumor mit dem Namen „epithelioma adamantine" bezeichnet (Baden 1965). Erst 1929 wurde der bis dahin überwiegend benutzte Begriff Adamantinom durch den des Ameloblastoms ersetzt, da die hochprismatischen peripheren Zellen besonders der follikulären Tumoranteile an Ameloblasten erinnern (Churchill 1932) und da bei diesem Tumor per definitionem weder eine Dentin-, Zement- oder Schmelzbildung („Adamantin") vorkommen darf. Heutzutage sollte der Begriff „Adamantinom" für Kiefertumoren nicht mehr verwendet werden. Er ist nur noch als historisch zu verstehende Bezeichnung für eine seltene Tumorentität des peripheren Skeletts (sog. Adamantinom der langen Röhrenknochen, s. unter 11.2) reserviert (Jundt et al. 1995).

Die Ätiologie der Ameloblastome ist unklar. Es gibt jedoch erste Untersuchungen, die eine Dysregulation der Expression von Genen nachweisen konnten, die an der normalen Zahnentwicklung beteiligt sind (Heikinheimo et al. 2002). Für das Wachstumsverhalten sind offenbar Alterationen in der Expression von Genen bestimmend, die mit Proliferation, Zellzykluskontrolle und Zelladhäsion assoziiert sind (Lim et al. 2006). Man nimmt an, dass sich die Tumoren von Resten der Zahnleiste ableiten.

Ameloblastome besitzen – ähnlich dem Basaliom – ein lokal aggressives Wachstumspotential mit der Neigung zum Rezidiv, entwickeln aber fast nie Metastasen (s. dazu unter 14.1.2.1).

Abweichend von den früheren Auflagen unterscheidet die WHO jetzt 4 Ameloblastomvarianten, die sich durch Altersverteilung, Radiologie, Lokalisation und klinisches Verhalten voneinander abgrenzen lassen (Reichart et al. 2008b):
- das solide/multizystische (klassische) Ameloblastom,
- das extraossäre oder periphere Ameloblastom,
- das desmoplastische Ameloblastom und
- das unizystische Ameloblastom.

Solides/multizystisches Ameloblastom

ICD-O-Code 9310/0

Synonyme: klassisches oder konventionelles intraossäres Ameloblastom

> **Definition:**
> Das solide/multizystische Ameloblastom ist ein langsam wachsender, lokal invasiver epithelialer odontogener Tumor der Kiefer, der bei inadäquater Entfernung eine hohe Rezidivrate aufweist, jedoch so gut wie nie metastasiert (WHO 2005).

Das solide/multizystische Ameloblastom ist in Europa und Nordamerika nach dem keratozystischen odontogenen Tumor (vormals: Keratozyste – s. unter 14.1.1.1.5) und den Odontomen mit etwa 7% der Fälle der dritthäufigste odontogene Tumor, legt man die Angaben von Daley zugrunde und gruppiert die Entitäten neu nach der jetzt gültigen WHO-Klassifikation (Daley et al. 1994). Frauen und Männer sind gleich häufig betroffen. Das Ameloblastom kann in jedem Lebensalter auftreten, wird aber meist zwischen dem 30. und 60. Lebensjahr diagnostiziert. Das Durchschnittsalter beträgt etwa 39 Jahre (Reichart et al. 2008b). Im Krankengut des DÖSAK-Registers ist die Verteilung deutlich ausgeglichener (9–83 Jahre, Durchschnittsalter 42,5 Jahre); dies ist sicher auf den besonderen Charakter eines Referenzregisters zurückzuführen. Nur wenige Fälle treten vor dem 18. Lebensjahr auf. Diagnosen eines solide/multizystischen Ameloblastoms bei Kindern und Jugendlichen sollten wegen der therapeutischen Konsequenzen (Kontinuitätsresektion) grundsätzlich von einem Referenzregister überprüft werden.

Pathologie

Makroskopisch zeigen klassische Ameloblastome eine solide grauweiße Schnittfläche, die jedoch unterschiedliche große, z. T. flüssigkeitsgefüllte, zystenartige Hohlräume enthalten kann.

Histologisch können zwei Hauptwachstumstypen abgegrenzt werden: der follikuläre (◐ Abb. 14.1 b) und der plexiforme Typ (Abb. 14.1 a), die außerdem Epithelmetaplasien aufweisen können (Plattenepithel-, Granularzell- und Basalzellmetaplasie). Der follikuläre Typ soll häufiger rezidivieren als der plexiforme (Reichart et al. 1995), ein Befund, der sich am Material des DÖSAK-Registers nicht bestätigen lässt.

Beide Typen besitzen eine gemeinsame Grundstruktur: Unterschiedlich große epitheliale Verbände zeigen in ihrer Peripherie eine palisadenförmige Aufreihung hochzylindrischer Zellen, deren Kerne oft durch subnukleäre

14.1 · Neoplasmen und andere Tumoren des odontogenen Apparats

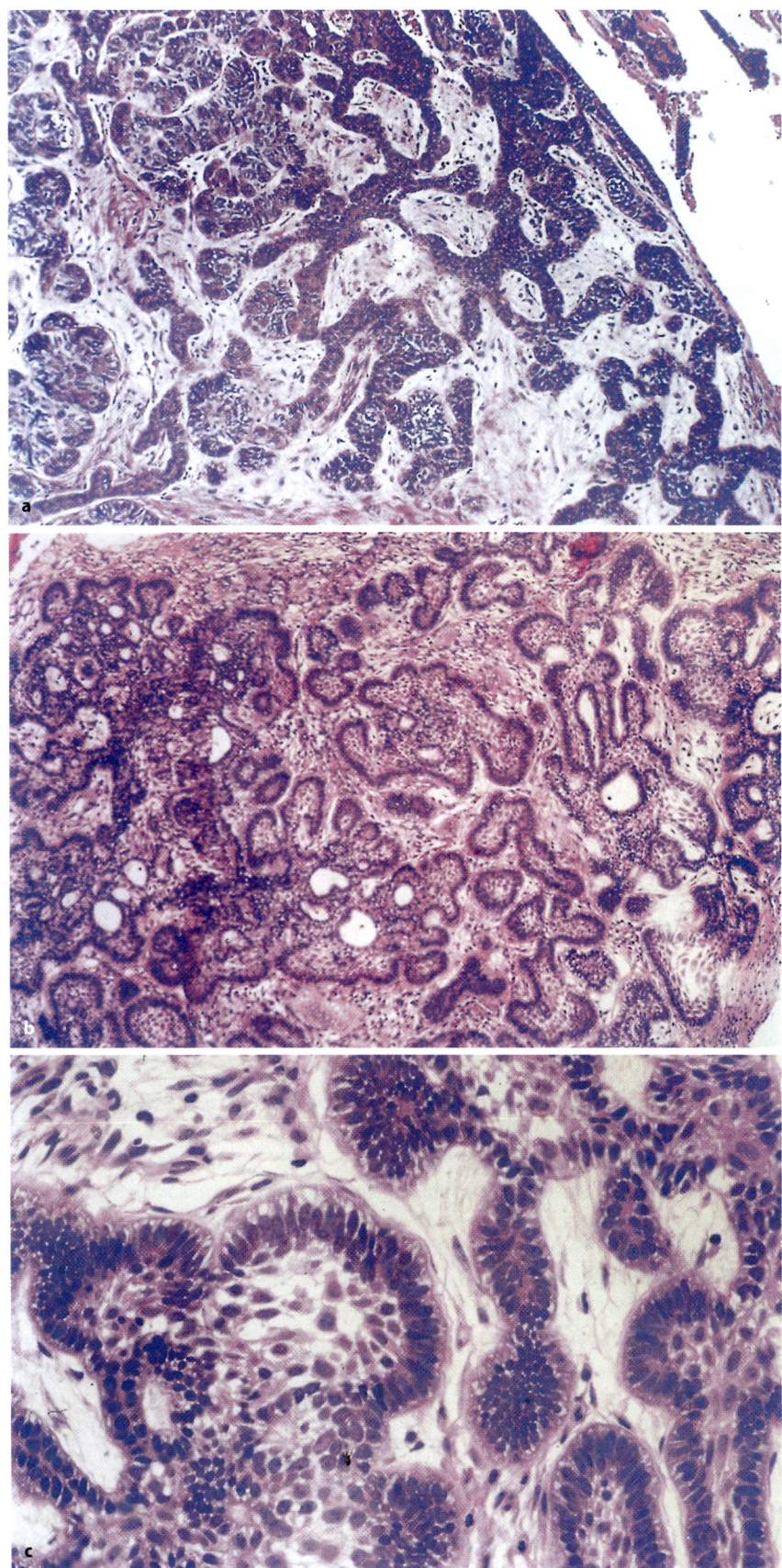

Abb. 14.1. a Ameloblastom, plexiformer Typ. In Zügen angeordnete, untereinander anastomosierende Epithelstränge, die in ein mäßig faserreiches Stroma eingebettet sind (TU 1490, Basel). **b** Ameloblastom, follikulärer Typ. Zellreiches Bindegewebe mit rundlichen Epithelinseln, die eine zentrale Auflockerung und vereinzelt Zystenbildungen zeigen (TU 8505, Basel). **c** Ausschnitt aus **b** mit deutlich erkennbarer, für das Ameloblastom typischer Palisadenstellung der peripher gelegenen hochprismatischen Epithelien, deren Kerne durch subnukleäre Vakuolen zum Zentrum hin verlagert sind (TU 8505, Basel) (*Forts. S. 950*)

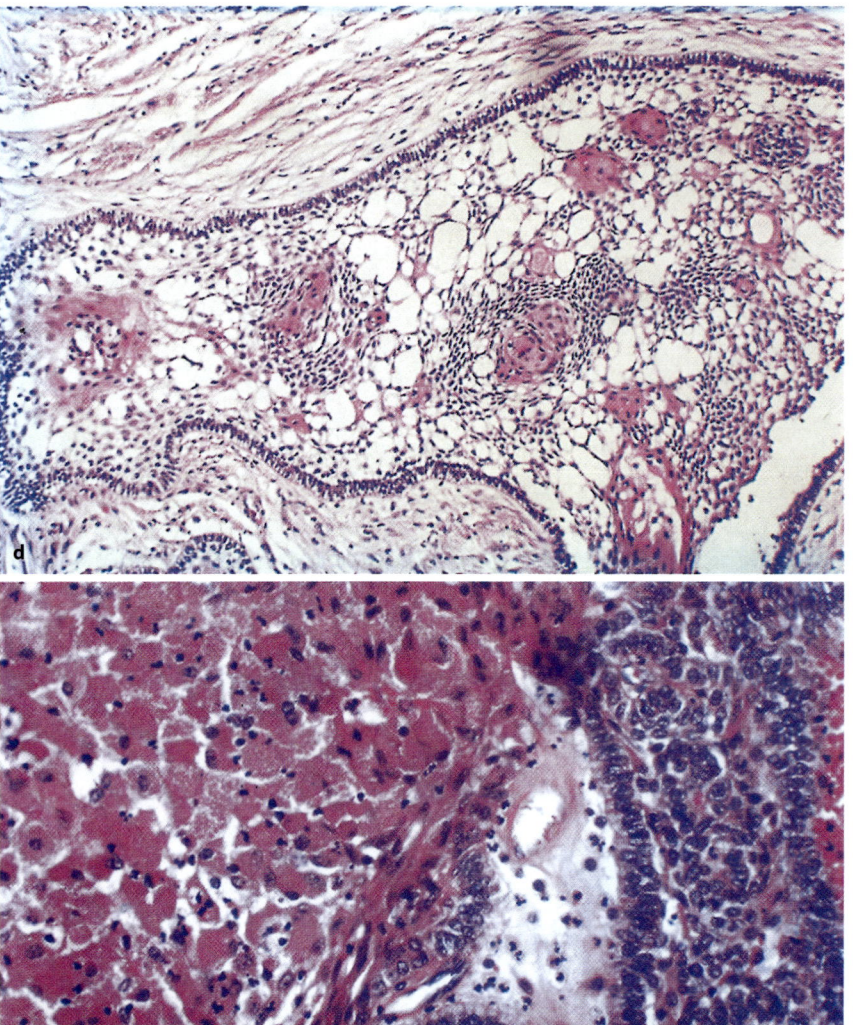

Abb. 14.1 (*Forts.*) **d** Plattenepithel- und **e** Granularzellmetaplasie im Inneren von follikulären Ameloblastomverbänden. Der Granularzellaspekt wird durch Ansammlungen intrazytoplasmatischer Lysosomen hervorgerufen. Die Bedeutung ist unklar (TU 742 und TU 3108, Basel)

Vakuolen von der Peripherie weg verlagert sind (Abb. 14.1 c). Ein relativ breites, basalmembranartiges Band hyalinen Bindegewebes umgibt die Zellverbände. In ihrem Inneren sind sie teilweise netzartig aufgelockert. Die hier erkennbaren spindeligen und sternförmigen Zellen ähneln dem Stratum reticulare des Schmelzorgans und sind durch Interzellularbrücken miteinander verbunden. Diese Epithelverbände sind entweder getrennt voneinander in einzelnen Inseln unterschiedlicher Größe (*follikulärer Typ*, Abb. 14.1 b) oder aber in netzförmig zusammenhängenden Verbänden angeordnet (*plexiformer Typ*, Abb. 14.1 a); Mischformen sind aber häufig.

Die Epithelverbände liegen in einem lockeren, gut kapillarisierten Bindegewebe (Reichart et al. 1995). Plattenepithelmetaplasien (Abb. 14.1 d), aber auch ausgedehnte Granularzellmetaplasien (Abb. 14.1 e) kommen vor. Immer weist jedoch die äußere Zelllage eine zumindest angedeutete Palisadenstellung auf. In den Epithelverbänden oder in den eingeschlossenen Bindegewebsabschnitten können sich durch zentrale Degenerationen zystenartige Hohlräume entwickeln.

Außerdem können kleine, basaloide Zellen vorkommen, wie sie auch im Basaliom gefunden werden. Selten treten sog. „Schatten-" oder „Geisterzellen" auf, deren Kerne nur noch andeutungsweise erkennbar sind und die ein homogenisiertes eosinophiles Zytoplasma aufweisen (Gardner et al. 2005).

Wegen seines infiltrativen Wachstums in die Markräume kann die genaue Abgrenzung des klassischen Ameloblastoms zum gesunden Gewebe histologisch manchmal äußerst problematisch sein. Dies gilt besonders für den diskontinuierlich wachsenden follikulären Typ.

Klinik

Die klinischen Zeichen einer meist schmerzlosen Schwellung sind uncharakteristisch. Gelegentlich treten Zahnlockerungen, Schmerzen oder eine Entzündung auf. Spannungsbedingte oder durch Bissverletzungen entstandene Erosionen der Kieferschleimhaut werden manchmal bei oberflächlich gelegenen Tumoren beobachtet. Im Oberkiefer kann die Nasenatmung behindert werden und Nasenbluten auftreten. Etwa 80% aller Fälle betreffen den Unterkiefer, davon die Mehrzahl die Prämolaren- und Molarenregion.

Therapie

Therapie der Wahl ist die weite Resektion sicher im Gesunden, d. h. mit einem Sicherheitsabstand von mindestens 0,5 cm über die makroskopische Tumorgrenze hinaus. Eine komplette Primärresektion ist besonders für Oberkiefertumoren anzustreben, da hier die operativen Möglichkeiten beim Auftreten von Rezidiven (Ausbreitung nach retromaxillär, zur Orbita oder die Schädelbasis) naturgemäß wesentlich eingeschränkter als an der Mandibula sind. Da bei diesem Vorgehen das Rezidivrisiko gering ist, kann sofort rekonstruiert werden. In jedem Fall müssen die Patienten in Langzeitkontrolle (10 Jahre) verbleiben, da fast 50% der Rezidive erst nach 5 Jahren auftreten (Reichart et al. 1995, 2008b).

Radiologie

Es gibt keine eindeutigen radiologischen Befunde, die ein Ameloblastom beweisen könnten. Der typische Röntgenbefund besteht in einer uni- oder multilokulären, seifenblasen- bis honigwabenartigen Osteolyse mit mehr oder weniger scharfen Grenzen (◘ Abb. 14.2). Eine irreguläre bogenförmige Ausbuchtung der Randzonen kann ebenfalls auftreten. Weder die häufig zu beobachtende Resorption von Zahnwurzeln noch der Einschluss eines retinierten Zahns sind für das Ameloblastom beweisend. Zahnwurzelresorptionen kommen auch bei anderen benignen und malignen Tumoren vor; ein retinierter Zahn ist z. B. typisch für die follikuläre Zyste.

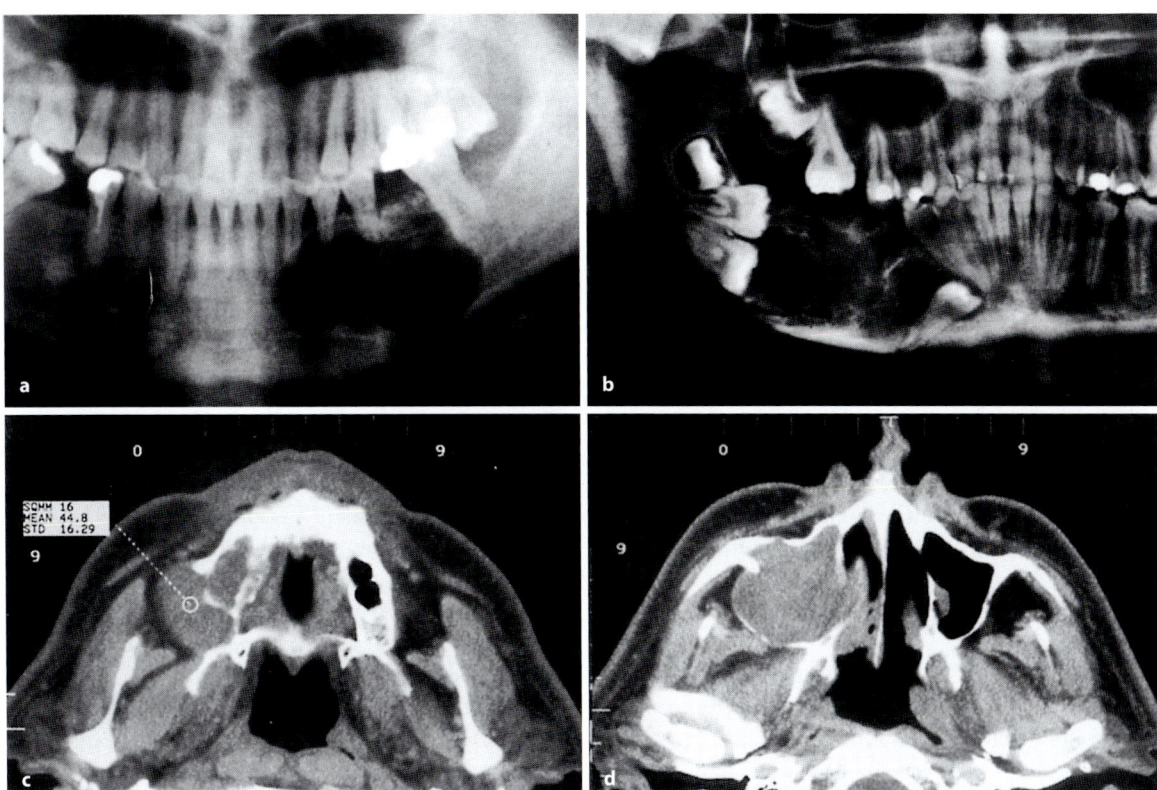

◘ **Abb. 14.2 a–d.** Ameloblastome. **a** Gut begrenzte unilokuläre Osteolyse im horizontalen linken Unterkieferast. Die in die Osteolyse hineinragenden Wurzelspitzen sind erhalten. Differentialdiagnostisch käme ebenfalls ein keratozystischer odontogener Tumor in Betracht (TU 4452, Basel). **b** Multilokuläre Osteolyse mit etwas unscharfer interner Trabekulierung im Kieferwinkel und im horizontalen Ast des rechten Unterkiefers. Die Molaren sind nach dorsal, ein Prämolar nach ventral verdrängt. Besonders in Verbindung mit dem retinierten Prämolaren lässt das Röntgenbild an eine follikuläre Zyste denken (TU 2581, Mainz; aus: Prein et al. 1985). **c, d** Im Computertomogramm relativ homogen aufgebauter, hypodenser, nach dorsal und lateral gut begrenzter Tumor, der den rechten Oberkieferalveolarfortsatz destruiert hat, den rechten Sinus maxillaris ausfüllt und die vordere sowie die mediale Nebenhöhlenwand arrodiert hat. Dorsal ist die Fossa pterygopalatina deformiert (TU 7850, Bochum)

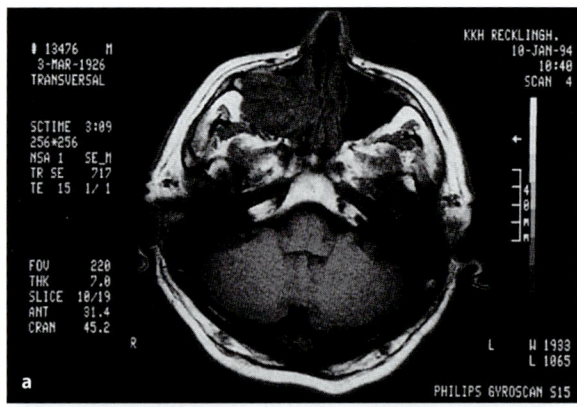
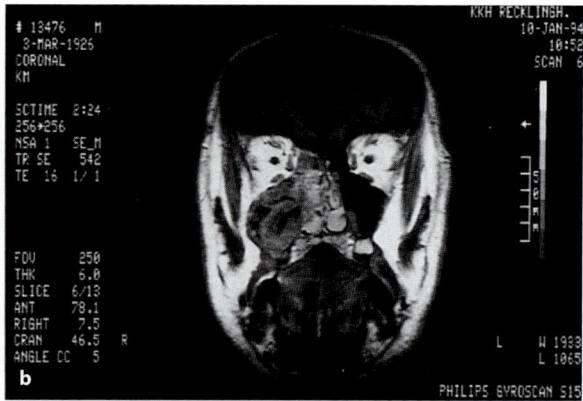
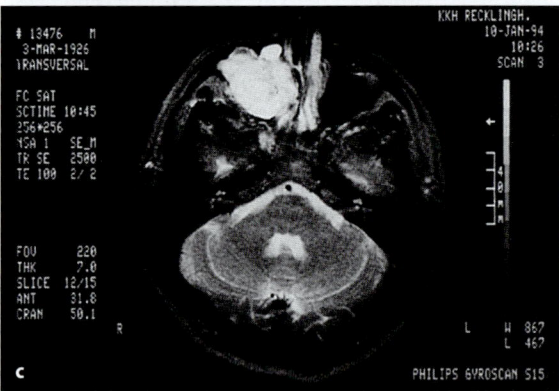

◘ **Abb. 14.3 a–c.** Ameloblastom (gleicher Patient wie in Abb. 14.2 c, d). Im MRT sieht man auf transversalen Schichten bei T1-Gewichtung (a) einen relativ hypointensen Tumor mit allenfalls geringer zentraler, angedeutet kreisförmiger Signalanhebung. Nach Kontrastmittelgabe (b) in frontalen Schichten sind peripher, aber auch zentral breite signalreiche Zonen zu erkennen, die besonders peripher von signalarmen Arealen unterbrochen werden. Gleichmäßig hyperintenses Bild (c) in transversalen T2-gewichteten Schichten (TU 7850, Bochum)

MRT-Befunde scheinen aber eine bessere Abgrenzung besonders gegen den keraotozystischen odontogenen Tumor (KOT) zu ermöglichen (◘ Abb. 14.3). Ein gemischtes solides und zystisches Muster mit irregulär verdickten Wandungen und starkem Enhancement der soliden Anteile, papillären intraluminalen Formationen und signifikant verlängerten T2-Relaxationszeiten ist im Vergleich zum KOT typisch für das Ameloblastom (Minami et al. 1992, 1996). Ob sich die diagnostische Treffsicherheit durch spezielle Techniken („dynamic contrast-enhanced MRI" oder „diffusion-weighted MRI") noch verbessern lässt, bleibt abzuwarten (Asaumi et al. 2005; Sumi et al. 2008).

Differentialdiagnose

Das konventionelle Röntgenbild lässt keine Differenzierung zwischen Ameloblastom und anderen osteolytischen Prozessen wie dem zentralen (reparativen) Riesenzellgranulom, den Zysten und dem odontogenen Myxom oder Fibrom zu. Selbst bei malignen nichtodontogenen Tumoren können ähnliche Bilder gefunden werden. MRT-Untersuchungen können durch Identifizierung solider Anteile das differentialdiagnostische Spektrum einengen (Minami et al. 1996). Die Biopsie bleibt jedoch die entscheidende diagnostische Maßnahme.

Da das Epithel des Ameloblastoms im Gegensatz zu anderen odontogenen Tumoren wie dem ameloblastischen Fibrom keine Induktionswirkung auf das bindegewebige Stroma ausübt, kommt den Stromabefunden eine besondere Bedeutung zu. Besonders wichtig, speziell beim Vorliegen von Plattenepithelmetaplasien, ist die Abgrenzung von Karzinommetastasen und vom odontogenen Plattenepitheltumor. Hier hilft zum einen das völlige Fehlen zellulärer Atypien, zum anderen die immer, beim desmoplastischen Ameloblastom zumindest fokal nachweisbare periphere Palisadierung der Tumorzellen, die der odontogene Plattenepitheltumor nicht aufweist. Ob der angeblich konstante immunhistochemische Nachweis von Calretinin in Ameloblastomen im Gegensatz zu anderen epithelialen odontogenen Tumoren hier hilfreich sein wird, ist noch offen (DeVilliers et al. 2008; Alaeddini et al. 2008). Eigene Untersuchungen schließen auch negative Ergebnisse ein. Histologisch lassen sich die sehr seltenen Ameloblastome, die sich maligne verhalten und metastasieren (metastasierendes – früher: „malignes" – Ameloblastom, s. unter 14.1.2.1.1), nicht von den konventionellen Formen unterscheiden. Hier ist die klinische Präsentation entscheidend.

Extraossäres/peripheres Ameloblastom

ICD-O-Code 9310/0

Synonyme: Ameloblastom der Gingiva, Schleimhaut basiertes Ameloblastom, Weichteilameloblastom

> **Definition:**
> Das extraossäre/periphere Ameloblastom ist das extraossäre Gegenstück zum intraossären solide/multizystischen Ameloblastom (WHO 2005).

Die Unterscheidung zwischen einem extraossären und intraossären Ameloblastom ist nicht nur lokalisatorisch, sondern vor allem in seiner differierenden Klinik und seinem unterschiedlichen biologischen Verhalten begründet.

Periphere Ameloblastome sind sehr selten und umfassen zwischen 2 bis 10%. Ihr Durchschnittsalter liegt mit 52,1 Jahren deutlich höher als das des intraossären klassischen Ameloblastoms (39 Jahre). Über 60% aller peripheren Ameloblastome werden nach dem 40. Lebensjahr beobachtet. Frauen sind seltener betroffen als Männer, wobei hier deutliche ethnische Unterschiede bestehen. In der Übersicht von Philipsen et al. (2001) über 160 publizierte Fälle beträgt das Verhältnis Männer zu Frauen in Japan 2,5:1, während die Verteilung der nichtjapanischen, vorwiegend europäisch-amerikanischen Fälle bei 1,4:1 liegt. Etwa 70% dieser Läsionen werden im Unterkiefer gefunden, hier vorwiegend lingual in der prämolaren, gefolgt von der anterioren Gingiva. In der Maxilla ist vor allem die Schleimhaut des Tuber maxillae betroffen (Philipsen et al. 2001a).

Pathologie
Histologisch unterscheiden sich intra- und extraossäre Ameloblastome nicht voneinander.

Klinik
Periphere Ameloblastome präsentieren sich klinisch als schmerzlose, meist feste, zwischen 0,3 und 4,5 cm große Schwellungen, deren Oberfläche meist als glatt, gelegentlich jedoch auch als granulär oder warzenförmig beschrieben wird. Da sie klinisch kaum Beschwerden machen, sind Vorgeschichten von bis zu 20 Jahren bekannt.

Therapie
Periphere Ameloblastome besitzen eine wesentlich geringere Rezidivneigung und zeigen keine Infiltration in den darunter liegenden Knochen, so dass primär eine konservative Exzision als Therapie ausreicht und keine Resektionen notwendig sind. Da in seltenen Fällen ein aggressives Verhalten und maligne Transformierungen beobachtet wurden (Baden et al. 1993b; Califano et al. 1996; Redman et al. 1994), sind Langzeitkontrollen erforderlich (Reichart et al. 2008b).

Radiologie
Radiologisch ist gelegentlich eine untertassenartige Eindellung der angrenzenden Kortikalis sichtbar, die auf eine tumorinduzierte Knochenresorption zurückgeführt wird (Philipsen et al. 2001a).

Differentialdiagnose
Klinisch sind die wesentlich häufigeren Epulisformen und Weichteiltumoren der Gingiva abzugrenzen. Histologisch sind das periphere odontogene epithelreiche Fibrom (inaktive odontogene Epithelstränge), der extrem seltene periphere plattenepitheliale odontogene Tumor (Interzellulärbrücken, keine periphere Palisadierung) sowie Karzinommetastasen (zelluläre Atypien) zu unterscheiden.

Desmoplastisches Ameloblastom

ICD-O-Code 9310/0

Synonym: Ameloblastom mit ausgeprägter Desmoplasie

> **Definition:**
> Das desmoplastische Ameloblastom ist eine Ameloblastomvariante mit spezifischen klinischen, radiologischen und histologischen Merkmalen (WHO 2005).

Nach Philipsen et al. (2001b) wurde der Tumor bereits vor der 1984 erfolgten Veröffentlichung von Eversole et al. (1984) in der japanischen Literatur als ungewöhnliche Ameloblastomvariante beschrieben.

Das desmoplastische Ameloblastom macht etwa 4–13% aller Ameloblastome aus. Es wird im Kontrast zu den solide/multizystischen Ameloblastomen vorwiegend im Frontzahnbereich und überwiegend in der Maxilla gefunden. Auch in der Geschlechtsverteilung (1:1) unterscheidet sich diese Läsion von allen anderen Ameloblastomen. Das Durchschnittsalter liegt mit 43 Jahren etwas über dem des klassischen Ameloblastoms (Philipsen et al. 2001b; Sivapathasundharam et al. 2007). Bis heute wurde nur ein Fall eines extraossären desmoplastischen Ameloblastoms publiziert (Smullin et al. 2008).

Pathologie
Der Tumor wächst infiltrativ und ist unscharf begrenzt. Die Epithelinseln sind irregulär konfiguriert und erwecken den Eindruck, als seien sie durch das desmoplastische Stroma komprimiert. Histologisch ist die typische

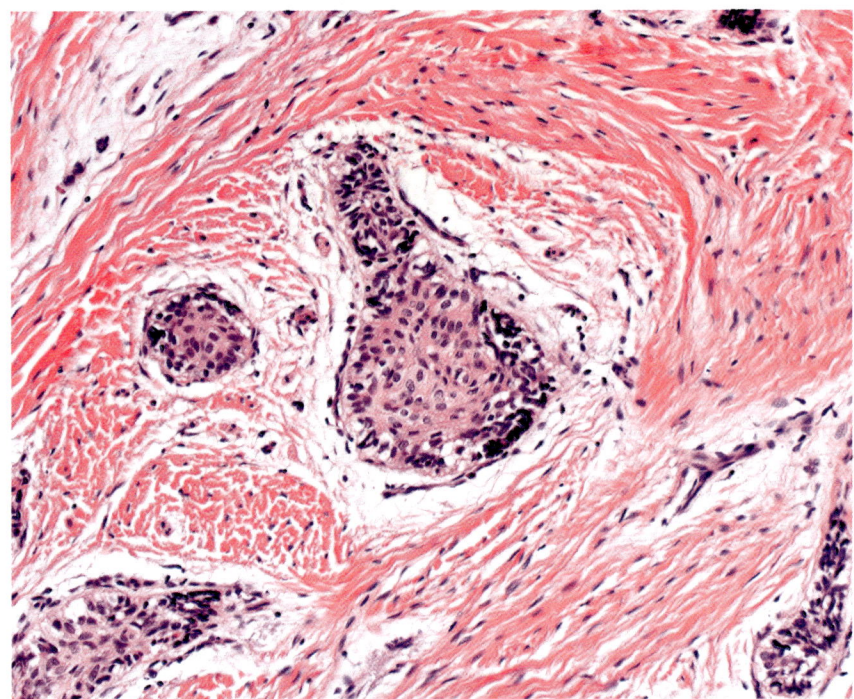

Abb. 14.4. Follikulär angeordnete Tumorinseln mit angedeuteter Palisadenstellung peripherer Zellen umgeben von einem stark kollagenisierten, desmoplastischen Stroma und umschriebener periepithelialer Stromaauflockerung (aus: Reichart et al. 2008b)

Palisadenstellung der peripheren Zellen bei den desmoplastischen Formen nicht sehr ausgeprägt, aber immer zumindest fokal vorhanden (Waldron u. El-Mofty 1987). Das Zentrum der Epithelinseln ist oft hyperzellulär, Verhornungen kommen eher selten vor. Zystische Umwandlungen sind beschrieben (Kawai et al. 1999; Philipsen et al. 2001b). Das Stroma selbst kann um die eingeschlossenen Epithelinseln etwas myxoid aufgelockert sein (◘ Abb. 14.4). Es enthält neben breiten Kollagenfasern Bündel von Oxytalanfasern, die auch im periodontalen Ligament vorkommen, das als möglicher Ursprung des desmoplastischen Ameloblastoms angesehen wird (Kishino et al. 2001). Kollagen Typ VI und TGFb ließen sich im desmoplastischen Stroma, nicht aber im reifen Stroma des konventionellen Ameloblastoms nachweisen. Diese Befunde deuten darauf hin, dass das desmoplastische Stroma eine de-novo-Syntheseleistung dieses Tumors ist (Philipsen et al. 2001b).

Klinik
Ähnlich wie das solid/multizystische Ameloblastom macht sich der Tumor über eine in der Regel schmerzlose Schwellung bemerkbar, wobei er eine Größe von 1 bis 8,5 cm erreichen kann (Gardner et al. 2005).

Therapie
Obwohl mittlerweile mehr fast 150 Fälle publiziert wurden, lassen sich noch keine genauen Angaben zur Therapie machen, da fast alle Tumoren eher „individuell" behandelt wurden und verlässliche Informationen bezüglich der Rezidivrate fehlen. Wegen der eher unscharfen Begrenzung und des infiltrativen Wachstums besteht die Empfehlung, den Tumor wie das klassische Ameloblastom zu behandeln und über lange Zeiträume zu kontrollieren (Gardner et al. 2005).

Radiologie
Das radiologische Bild des seltenen *desmoplastischen Ameloblastoms*, das wahrscheinlich eine osteoinduktive Potenz besitzt (Philipsen et al. 1992a), zeigt meist nicht den typischen uni- oder multilokulären Aufbau, sondern entspricht eher einer fibroossären Läsion (◘ Abb. 14.5) mit gröberen, meist peripheren Verdichtungen, Trabekulierungen, Kippung der Zähne und sehr oft unscharfer

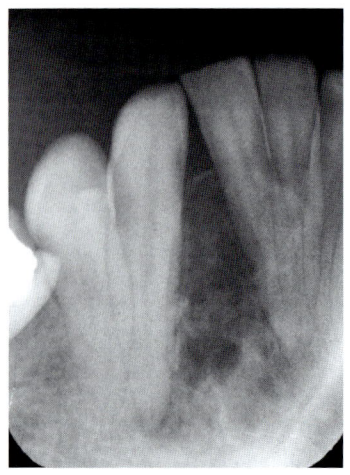

Abb. 14.5. Desmoplastisches Ameloblastom. Irreguläre, schlecht begrenzte Osteolyse des Alveolarkamms mit zentralen Verdichtungen und mit einer Auseinanderdrängung der Zähne (aus: Reichart et al. 2008b)

Begrenzung (Eversole 1984; Kaffe et al. 1993; Ng u. Siar 1993; Waldron u. El-Mofty 1987; Sivapathasundharam et al. 2007).

Differentialdiagnose

Radiologisch sind fibroossäre Läsionen abzugrenzen, histologisch muss an Karzinommetastasen (Atypien), den squamösen odontogenen Tumor (Interzellularbrücken, keine „Epithelkompression") und das konventionelle Ameloblastom (kein desmoplastisches Stroma, meist ausgeprägte reverse Polarität der peripheren Zellen) gedacht werden.

Unizystisches Ameloblastom

ICD-O-Code 9310/0

Synonym: zystogenes Ameloblastom

> **Definition:**
> Das unizystische Ameloblastom ist eine Ameloblastomvariante, die sich als Zyste präsentiert (WHO 2005).

Als weitere Variante wird das *unizystische Ameloblastom* abgegrenzt, das 1977 von Robinson und Martinez zuerst beschrieben wurde und sich hinsichtlich seiner Präsentation, der Altersverteilung und der Rezidivrate von den anderen Ameloblastomen wesentlich unterscheidet (Robinson et al. 1977). Die Schwierigkeit in der Diagnostik besteht jedoch darin, dass eine sichere Diagnose erst nach kompletter Entfernung der Läsion und nachfolgender histologischer Aufarbeitung möglich ist. Voraussetzung für die Diagnose ist die radiologische Präsentation als unilokuläre Osteolyse und der intraoperative Befund einer „Zyste", in etwa 80% verbunden mit einem retinierten Zahn, meist einem Molaren, so dass sehr oft das Bild einer follikulären Zyste vorgetäuscht wird. Histologisch zeigen sich aber dann ameloblastomartige Befunde, die entweder auf die innere Oberfläche beschränkt sind bzw. das Zystenlumen ausfüllen (luminale oder intraluminale Variante) oder den Zystenbalg infiltrieren (murale Variante; Gardner et al. 2005).

Eine weitere Besonderheit ist die Altersverteilung. Patienten mit unizystischem Ameloblastom und retiniertem Zahn weisen ein Durchschnittsalter von 16 Jahren auf, während das der Patienten ohne retinierten Zahn bei 35 Jahren liegt. Bemerkenswert ist auch die Geschlechtsverteilung, die für den zahnassoziierten Typ ein Überwiegen der männlichen Patienten zeigt (1,5 : 1), während dies ohne retinierten Zahn genau umgekehrt ist (1 : 1,8; Philipsen et al. 1998).

Pathologie

Makroskopisch finden sich membranartige, z. T. verdickte Fragmente oder bei vollständiger Entfernung das Bild einer Zyste mit unterschiedlich dicker Wand. Histologisch sieht man je nach Subtyp (◘ Abb. 14.6 a–d) eine epithelartige Auskleidung des Lumens durch ameloblastomatöses Epithel, das die Vickers- und Gorlin-Kriterien (kubische bis hochprismatische Basalzellen mit Palisadierung der Kerne und subnukleären Vakuolen, die die Kerne von der Basis zum Zentrum verlagern –"reversed polarity") mindestens herdförmig erfüllt (luminale Variante), bzw. plexiform gestaltete Ameloblastomproliferate, die das Lumen mehr oder weniger ausfüllen (intraluminale Variante), oder follikulär-diskontinuierliche bzw. streifig-plexiforme Infiltrate des Zystenbalges (murale Variante), die die Wand durchsetzen können (Vickers et al. 1970; Barnes et al. 2005; Gardner et al. 2005).

Klinik

Schmerzlose Schwellungen mit einer Dauer von bis zu 40 Jahren sind die führenden Befunde, einige Läsionen werden jedoch zufällig z. B. bei kieferorthopädischen Untersuchungen entdeckt. In über 90% ist die Mandibula betroffen, vor allem die Molarregion. In bis zu 80%

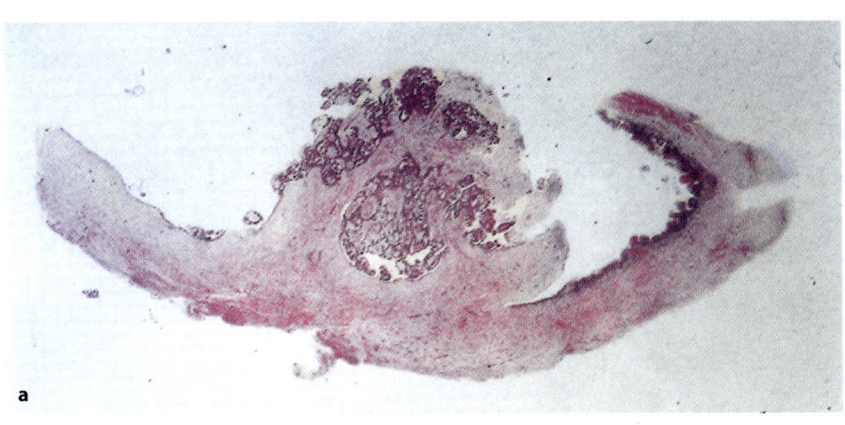

◘ **Abb. 14.6 a–d.** Unizystische Ameloblastome. **a** Intraluminal-plexiforme Variante (9-jähriger Junge). In Strängen angeordnete Ameloblastomverbände wölben sich in das Lumen einer Zyste vor, die radiologisch immer, wie auch in diesem Fall, einer unilokulären Osteolyse entspricht (TU 8802, Tübingen) (*Forts. S. 956*)

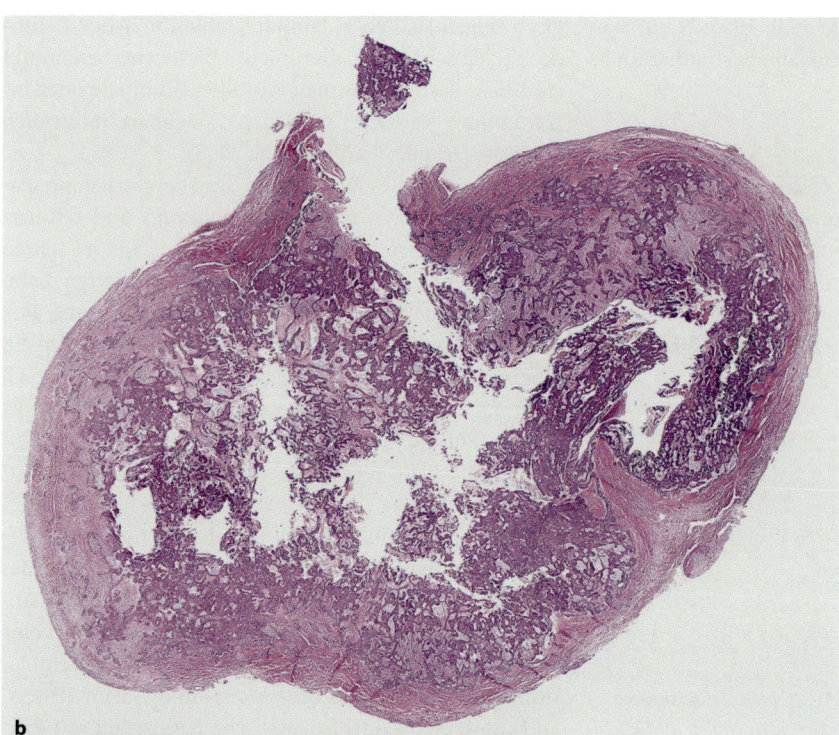

Abb. 14.6 (*Forts.*) **b–d** Murale Variante. **b** Bereits die Übersicht lässt im Fall dieser 26-jährigen Patientin eine Begrenzung des Tumors auf den Zystenbalg erkennen. Man sieht jedoch auch, dass stellenweise (z. B. linker Bildrand) Tumorausläufer im Zystenbalg sichtbar sind (TU 13991, Konstanz). **c** Infiltration des Zystenbalgs durch strangförmige, z. T. auch insuläre Ameloblastomausläufer (13-jähriger Junge) (*Forts. S. 957*)

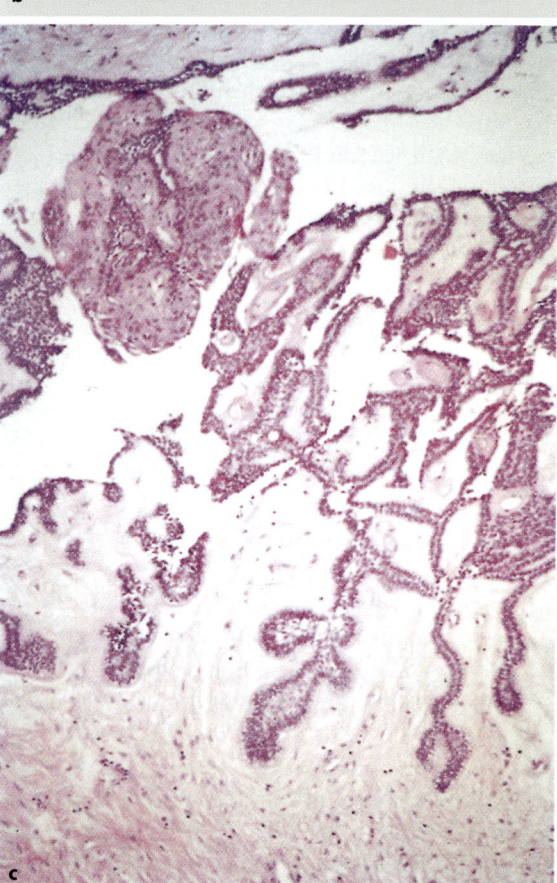

der Fälle liegt ein retinierter Molar vor, meist der Weisheitszahn (Philipsen et al. 1998).

Therapie

Die meisten unizystischen Ameloblastome werden unter der Verdachtsdiagnose einer follikulären Zyste entfernt. Liegt bei der histologischen Untersuchung eine luminale oder intraluminale Variante vor, sind keine weiteren Maßnahmen erforderlich, da das Rezidivrisiko gering ist. Die murale Variante hat ein deutlich erhöhtes Rezidivrisiko, das wahrscheinlich mit zunehmender Eindringtiefe ansteigt. Einige Autoren empfehlen deshalb je nach klinischer Situation eine komplette Resektion (Chapelle et al. 2004). Eine langfristige Nachkontrolle ist in jedem Fall erforderlich. Ob adjuvante Maßnahmen, wie die Instillation von Carnoy-Lösung in die operativ angelegte Kavität (Risiko für die Vitalität des N. mandibularis), das Rezidivrisiko vermindern können, ist noch offen (Lau et al. 2006).

Radiologie

Unilokuläre, gut begrenzte Osteolysen, die oft retinierte Zähne enthalten oder die Krone eines retinierten Zahnes einschließen, sind die vorherrschenden Befunde. Wurzelspitzenresorptionen benachbarter Zähne kommen ebenfalls vor (Abb. 14.7 a–d).

14.1 · Neoplasmen und andere Tumoren des odontogenen Apparats

○ **Abb. 14.6** (*Forts.*) Einzelne follikuläre Nester (**d**) reichen bis vor die stark verschmälerte Kortikalis (TU 8677, Ludwigshafen)

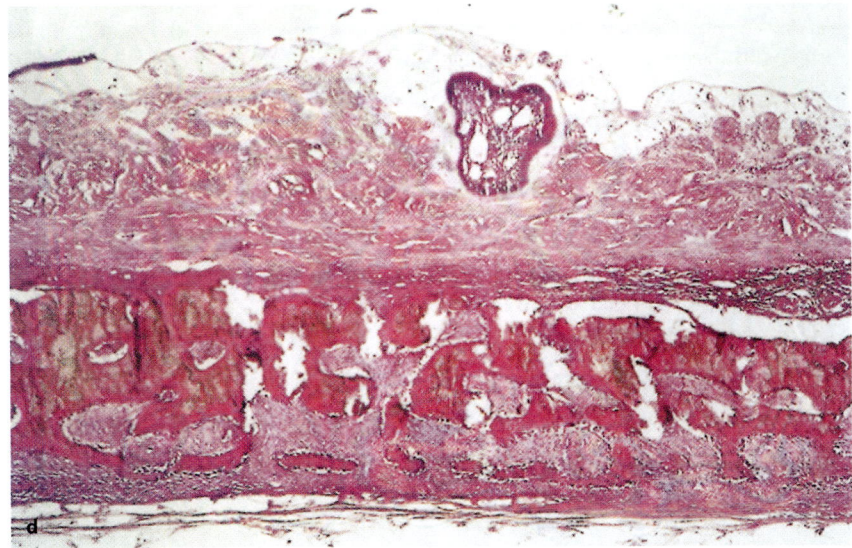

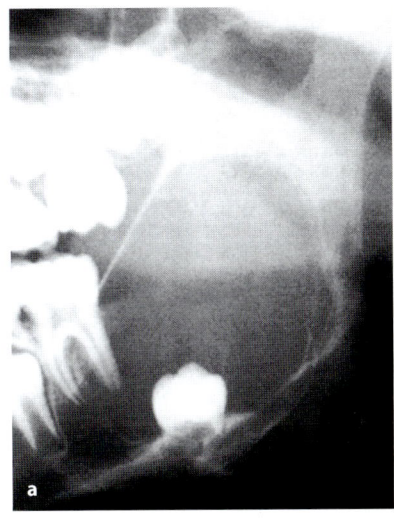

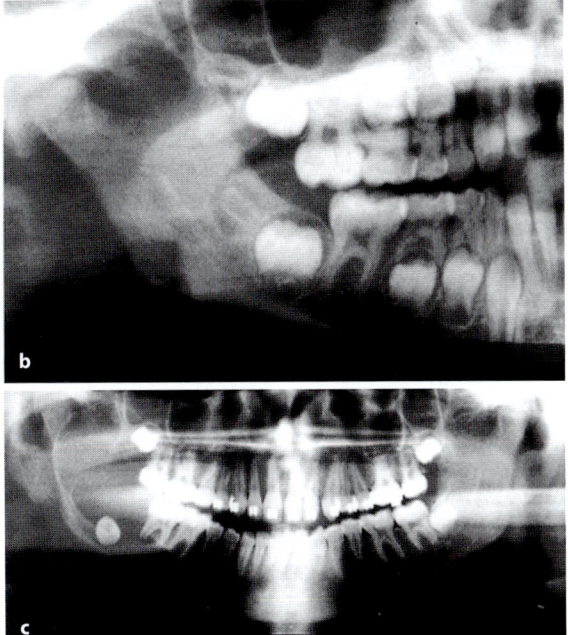

○ **Abb. 14.7 a–d.** Unizystische Ameloblastome. **a** Gleicher Patient wie in Abb. 14.6 a. Ausgedehnte, scharf begrenzte Osteolyse im linken Kieferwinkel unter Einschluss des retinierten 3. Molaren. Das gleiche Bild kann bei einer follikulären Zyste, einem ameloblastischen Fibrom, aber auch bei einem konventionellen Ameloblastom vorkommen (TU 8802, Tübingen). **b, c** Gleicher Patient wie in Abb. 14.6 c–d. Zwischen **b** und **c** liegen etwas mehr als 4 Jahre. Schmale Aufhellung um die Krone des noch retinierten 3. rechten Molaren. Der Befund ist grenzwertig. Möglich wären ein hyperplastischer Zahnfollikel oder bereits eine follikuläre Zyste (Zufallsbefund bei kieferorthopädischer Behandlung). Etwa 4 Jahre später hat sich in derselben Region eine ausgedehnte, bis in den aufsteigenden Unterkieferast reichende Osteolyse gebildet, die noch den retinierten 3. Molaren enthält. Eine Differenzierung zwischen einer follikulären Zyste, einem keratozystischen odontogenen Tumor, einem ameloblastischen Fibrom oder einem Ameloblastom ist radiologisch nicht möglich (TU 8677, Ludwigshafen) (*Forts. S. 958*)

Differentialdiagnose

Sowohl radiologisch als auch histologisch muss die follikuläre Zyste abgegrenzt werden, wobei eine präbioptische Diagnose nach heutigem Kenntnisstand weder klinisch noch radiologisch möglich ist. Während der intraluminale Typ histologisch praktisch keine differentialdiagnostische Alternative hat, können die Vickers- und Gorlin-Kriterien bei der luminalen Variante sehr diskret entwickelt sein, so dass auch ein keratozystischer odontogener Tumor erwogen werden muss, der allerdings definitionsgemäß eine parakeratotische Verhornung zeigen sollte. Sobald man an die Diagnose eines unizystischen Ameloblastoms denkt, sollte eine murale Komponente grundsätzlich gesucht werden (evtl. Serienschnitte), um diese aggressivere Variante nicht zu übersehen.

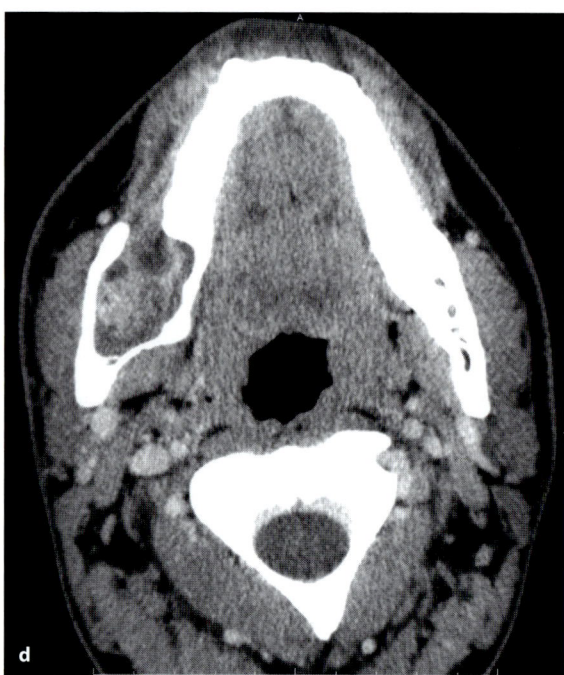

◘ **Abb. 14.7** (*Forts.*) **d** Bei diesem 18-jährigen Patienten zeigt sich im CT eine expansive Osteolyse mit fokaler Kortikalispenetration nach vestibular und zentraler unregelmäßiger Kontrastmittelaufnahme. Dieser letztgenannte Befund schließt z. B. einen keratozystischen odontogenen Tumor oder eine odontogene Zyste aus (TU 14102, Essen)

14.1.1.1.2 Plattenepithelialer odontogener Tumor

ICD-O-Code 9312/0

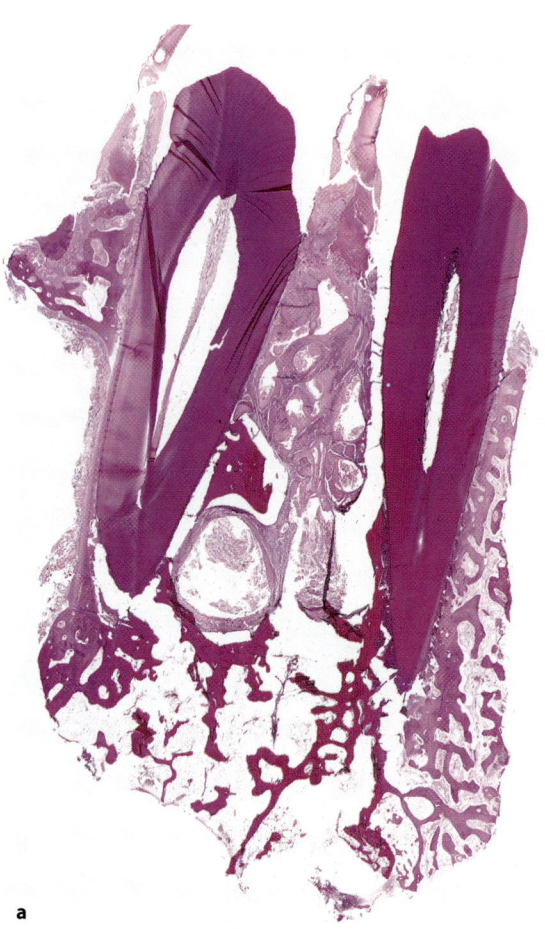

◘ **Abb. 14.8. a** Ausbreitung im Processus alveolaris und Infiltration des Knochens zwischen zwei Prämolaren (*Forts. S. 959*)

> **Definition:**
> Der plattenepitheliale (squamöse) odontogene Tumor ist ein lokal infiltrativ wachsender Tumor, der aus Inseln eines gut differenzierten Plattenepithels besteht, die in ein fibröses Stroma eingebettet sind (WHO 2005).

Diese sehr seltene Tumorform wurde erstmals 1975 beschrieben (Pullon et al. 1975). Früher wurden diese Läsionen, von denen bisher knapp 50 Fälle publiziert worden sind, überwiegend für akanthomatöse klassische Ameloblastome oder Plattenepithelkarzinome gehalten. Der odontogene Plattenepitheltumor leitet sich von neoplastisch transformierten Malassez-Zellresten ab und scheint sich im periodontalen Ligament lateral der Zahnwurzeln zu entwickeln.

Pathologie

Histologisch besteht der Tumor aus zahlreichen Plattenepithelinseln oder Epithelsträngen, die miteinander zusammenhängen und keine Atypien aufweisen (◘ Abb. 14.8 a–c). Die Zellen sind durch gut sichtbare Interzellularbrücken verbunden, manchmal sieht man Einzelzellverhornungen. Eine Palisadenstellung der peripheren Zellen fehlt, kubische Epithelien können jedoch vorkommen. Im Epithel werden gelegentlich kleine zystische Degenerationen gefunden sowie kleine Herde aus geschichtetem, verkalktem, PAS-positivem Material. Mitosen sind nicht nachweisbar. Das aufgelockerte umgebende Stroma kann gelegentlich lymphozytäre Infiltrate aufweisen (Reichart et al. 2008b).

Klinik

Der odontogene Plattenepitheltumor zeigt eine breite Altersverteilung bei einem mittleren Lebensalter von etwa 38 Jahren (8–74 Jahre). Männer sind häufiger betroffen als Frauen (1,4:1). Der Tumor wird vermehrt im Oberkieferfrontzahnbereich und in der Prämolarenregion des Unterkiefers gefunden und kann gelegentlich auch multipel auftreten (Batsakis u. Cleary 1993; Mills et al. 1986). Extraossäre Lokalisationen sind beschrieben (Baden et al. 1993a; Saxby et al. 1993). Der Tumor macht

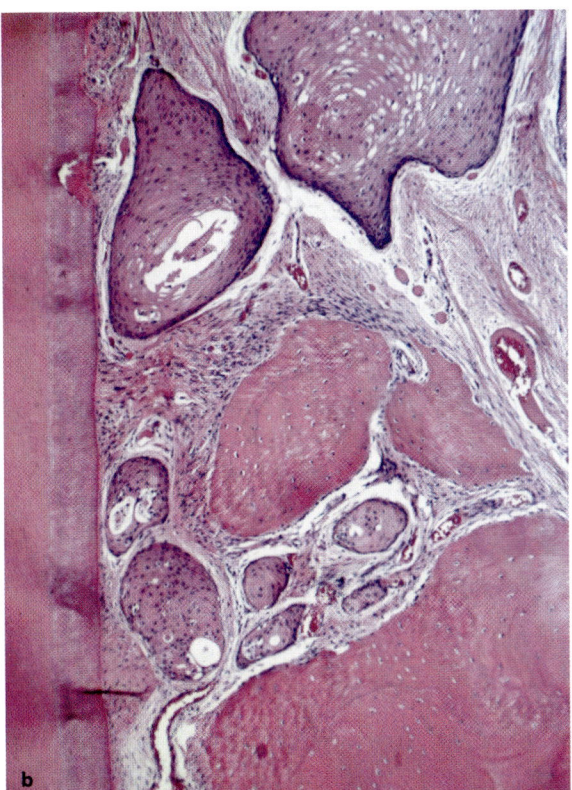

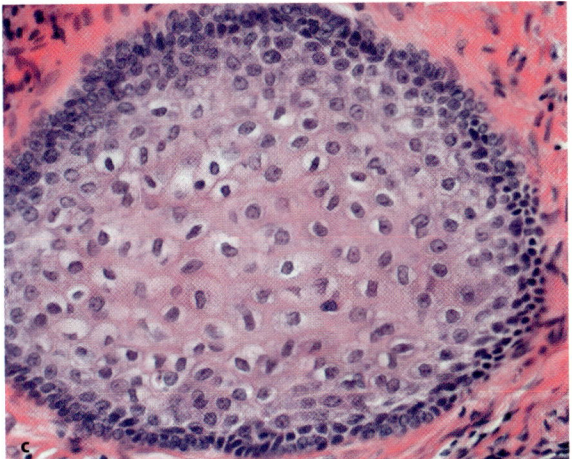

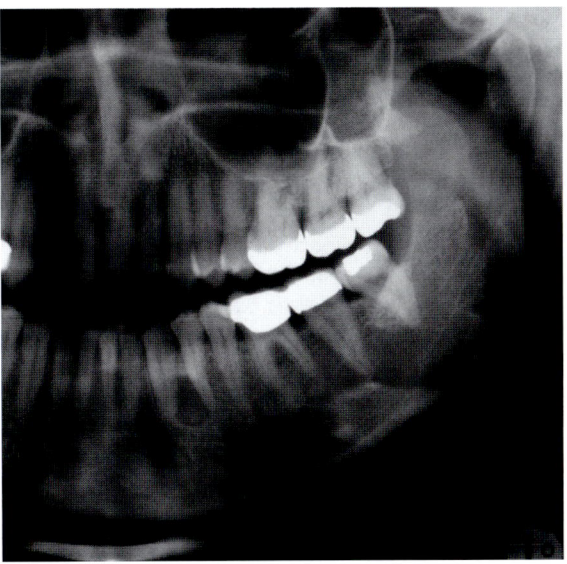

◘ Abb. 14.9. Plattenepithelialer odontogener Tumor. Umschriebene, scharf begrenzte Osteolyse zwischen den Wurzeln der Zähne 33 und 34 des linken Unterkiefers mit leichter Auseinanderdrängung der Zahnwurzeln (aus: Reichart et al. 2008b)

◘ Abb. 14.8 (*Forts.*) b Plattenepitheliale Tumorzellinseln im Bereich des periodontalen Ligaments (*links:* Zahnwurzel mit bedeckender Zementschicht; *unten rechts:* peridentale Zementablagerungen). Die Epithelinseln zeigen typisches Plattenepithel mit allenfalls einer leichten Akzentuierung der peripheren Zellen. c Regelrechtes Plattenepithel ohne Zellpleomorphe und mitotischer Aktivität bei allenfalls leichtgradiger palisadenartiger Anordnung der peripheren Epithelien (a–c aus: Reichart et al. 2008b)

sich über eine schmerzlose, manchmal auch gering schmerzhafte Schwellung bemerkbar, die mit einer Zahnlockerung vergesellschaftet sein kann. Oft wird er aber zufällig entdeckt. Oberkieferläsionen sollen sich aggressiver verhalten. Dies ist jedoch möglicherweise durch andere anatomische Verhältnisse (dünnere Kortikalis der Maxilla im Vergleich zur Mandibula) nur vorgetäuscht (Kim et al. 2007).

Therapie
Im Allgemeinen genügt die einfache chirurgische Entfernung (Enukleation). Vereinzelt sind jedoch Rezidive und ein aggressives Verhalten beschrieben worden.

Radiologie
Radiologisch sieht man meist lateral einer Zahnwurzel eine dreieckige oder halbkreisförmige Aufhellung mit scharfer Begrenzung (◘ Abb. 14.9), deren Spitze dabei gewöhnlich zum Alveolarkamm zeigt und deren Basis eine bogenförmige Verdichtung aufweist (Batsakis u. Cleary 1993). Besonders in ausgedehnteren Fällen kann sich der Befund auch als multilokuläre Osteolyse darstellen (Reichart 2005).

Differentialdiagnose
Entscheidend für die Abgrenzung vom Ameloblastom ist das Fehlen einer Palisadierung der randständigen Zellschicht. Vom intraossären primären Karzinom und dem ameloblastischen Karzinom unterscheidet sich der odontogene Plattenepitheltumor durch die völlige Monomorphie seiner Zellen und Zellkerne. Gelegentlich sind ähnliche Zellverbände wie beim odontogenen Plattenepitheltumor in Wänden odontogener Zysten beobachtet worden (Olivera et al. 1995). Dieser Befund hat jedoch keine klinische Relevanz. Extraossäre Läsionen müssen von einer pseudoepitheliomatösen Hyperplasie unterschieden werden.

14.1.1.1.3 Kalzifizierender epithelialer odontogener Tumor (Pindborg-Tumor)

ICD-O-Code 9340/0

Synonym: Pindborg-Tumor

> **Definition:**
> Der kalzifizierende epitheliale odontogene Tumor ist ein lokal invasiver epithelialer odontogener Tumor, der amyloidartiges Material enthält, das verkalken kann (WHO 2005).

Dieser Tumor ist sehr selten und kommt nur im Kiefer vor (Pindborg 1958; Takata et al. 2005b). Die Tumorzellen besitzen eine große Ähnlichkeit mit den intermediären Zellen des Schmelzorgans.

Pathologie

Histologisch besteht der Tumor aus Verbänden kleiner odontogener Epithelien, die in einem zellarmen Stroma liegen. Sie sind typischerweise durch deutlich erkennbare Interzellularbrücken miteinander verbunden. Die Zellen sind z. T. sehr pleomorph und besitzen leicht hyperchromatische Zellkerne, zeigen jedoch kaum Mitosen.

Im Tumor finden sich kleinere und größere Verkalkungsherde sowie intrazytoplasmatische Mineraleinschlüsse. Ein besonders typischer Befund ist die intra- und extrazelluläre Ablagerung eines eosinophilen strukturlosen Materials, das sich wie Amyloid anfärben lässt (◘ Abb. 14.10 a, b). Manchmal kann die Amyloidbil-

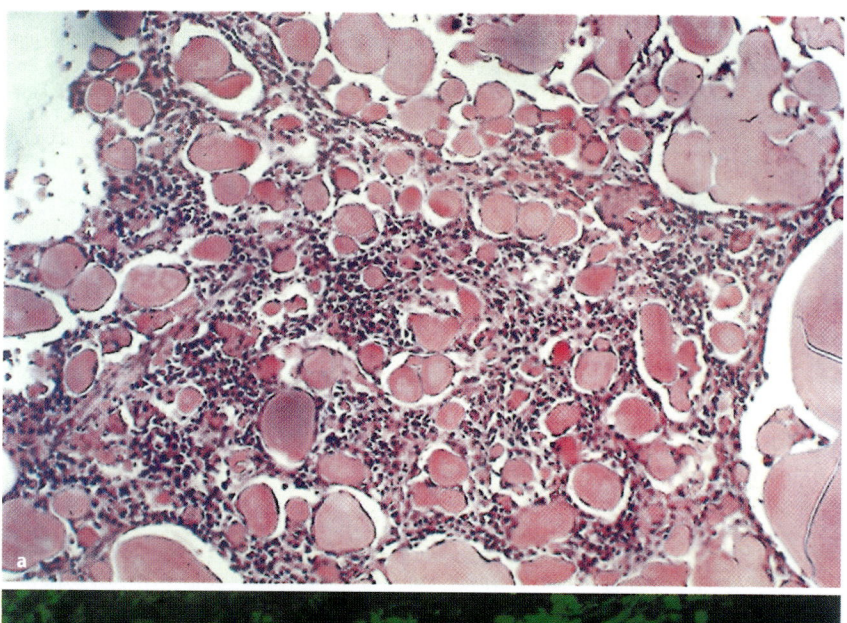

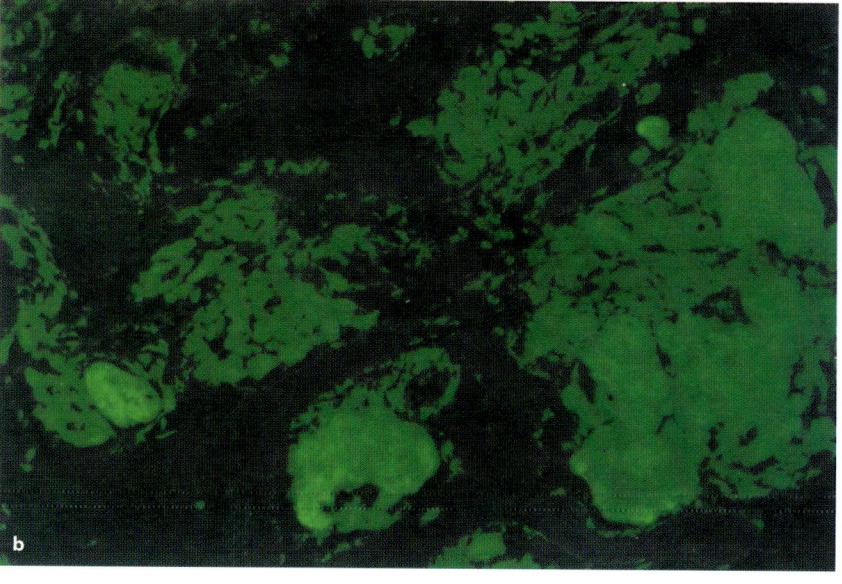

◘ Abb. 14.10 a, b. Kalzifizierender epithelialer odontogener (Pindborg-)Tumor. **a** Dichtgelagerte kleinzellige odontogene Epithelien mit leichter Kernhyperchromasie und leichter Anisozytose. Dazwischen finden sich kugel- bis plattenförmige, zellfreie, blass-eosinophile Amyloidablagerungen (TU 2265, Berlin). **b** Das Amyloid reagiert fluoreszenzmikroskopisch positiv nach Thioflavin-T-Färbung (TU 7736, Stuttgart)

dung das mikroskopische Bild so stark bestimmen, dass die epithelialen Anteile erst nach längerem Suchen gefunden werden. 2003 konnten Soloman et al. nachweisen, das sich das Amyloid von einem bisher noch nicht näher charakterisierten Protein ableitet, dass die Autoren zu Ehren von Jens Pindborg zunächst als „Apin" bezeichneten, das jetzt aber als Bestandteil des sog. „odontogenic ameloblast-associated protein" (ODAM) identifiziert werden konnte (Solomon et al. 2003; Murphy et al. 2008).

Extraossäre und klarzellige Varianten kommen ebenfalls vor. Außerdem werden Kombinationen mit Odontomen und dem adenomatoiden odontogenen Tumor (s. unten) beobachtet. In einem Fall wurde das Auftreten von Lymphknotenmetastasen beschrieben. Ein anderer Fall zeigte ein aneuploides DNA-Verteilungsmuster (Basu et al. 1984; Damm et al. 1983; Fulciniti et al. 1995; Hicks et al. 1994; Miyake et al. 1996; Patterson et al. 1969; Schmidt-Westhausen et al. 1992).

Klinik

Der sehr seltene kalzifizierende epitheliale odontogene Tumor, der etwa 1% aller odontogenen Tumoren ausmacht (Daley et al. 1994), kommt in fast allen Lebensaltern vor (8–92 Jahre) mit einem Durchschnittsalter von 36,9 Jahren (DÖSAK-Register: 14–79 Jahre; Durchschnittsalter 47 Jahre). Eine eindeutige Geschlechtsbevorzugung besteht nicht. Der Tumor wird im Unterkiefer fast doppelt so häufig wie im Oberkiefer gefunden, besonders in der Seitenzahnregion und oft in Verbindung mit einem retinierten Zahn. Klinisch macht er sich über eine meist schmerzlose, langsam zunehmende Schwellung bemerkbar (Philipsen et al. 2000).

Therapie

Der Tumor verhält sich lokal aggressiv, wächst jedoch nur langsam und sollte durch eine Exzision im Gesunden entfernt werden. Die Aggressivität des Ameloblastoms, wie noch von Pindborg in seiner Erstbeschreibung angenommen (Pindborg 1958), besitzt er offensichtlich nicht. Eine Resektion mit schmalem tumorfreien Randsaum ist als Therapie ausreichend. Nach Kürettage ist die Rezidivrate jedoch hoch, sie soll bei ca. 15% liegen. Da Spätrezidive noch nach 16 Jahren vorgekommen sind, ist eine Langzeitkontrolle empfehlenswert (Franklin u. Hindle 1976); Reichart et al. 2008b).

Radiologie

Radiologisch sieht man eine scharf begrenzte unilokuläre oder – besonders bei größeren Läsionen – multilokuläre Osteolyse, die oft um die Krone eines retinierten Molaren gelegen ist (Abb. 14.11 a) und in ihrem Inneren unterschiedliche Mengen feiner Mineraleinlagerungen aufweist. Besonders ausgeprägt sind diese Einlagerungen in Nachbarschaft zur Krone des retinierten Zahns (Abb. 14.11 b). Die Verkalkungen lassen sich mit CT-Untersuchungen sehr gut darstellen (Abb. 14.11 c). Über die Hälfte aller Pindborg-Tumoren sind mit retinierten Zähnen oder Odontomen assoziiert (Reichart et al. 2008b). Die äußere Begrenzung ist oft bogenformig gestaltet, kann aber auch unscharf sein.

Differentialdiagnose

Radiologisch können die intraläsionalen, einem impaktierten Zahn dicht angelagerten irregulären Verkalkungen hilfreich zur Abgrenzung gegen ein Ameloblastom oder ein Riesenzellgranulom sein. Der Tumor kann je-

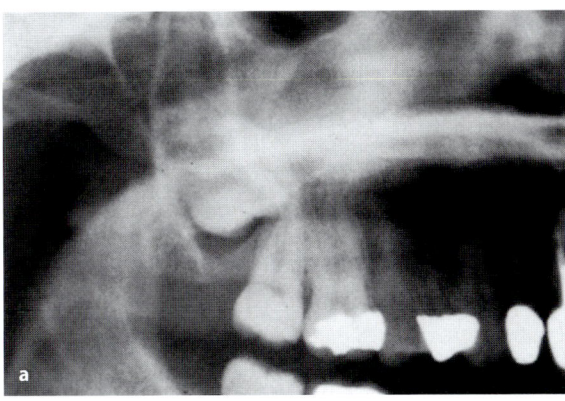
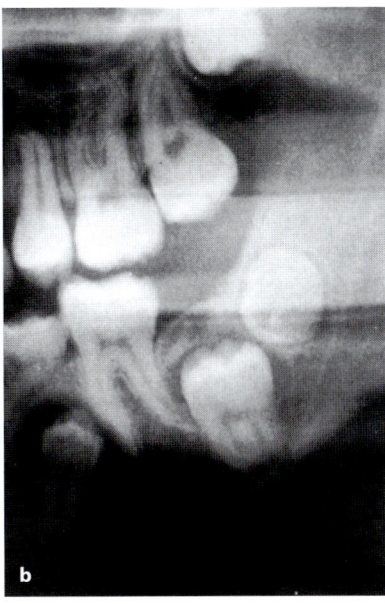

Abb. 14.11 a, b. Kalzifizierender epithelialer odontogener (Pindborg-)Tumor. **a** Spaltförmige, gering transparenzgeminderte Osteolyse um die Krone des retinierten 3. oberen rechten Molaren (TU 8855, München). In **b** findet sich ein ähnlicher Befund oberhalb des retinierten 2. linken unteren Molaren, hier sind jedoch außerdem suprakoronale Verdichtungen erkennbar. Zusatzbefund: tief retinierter 2. Prämolar (TU 9005, Basel) (*Forts. S. 962*)

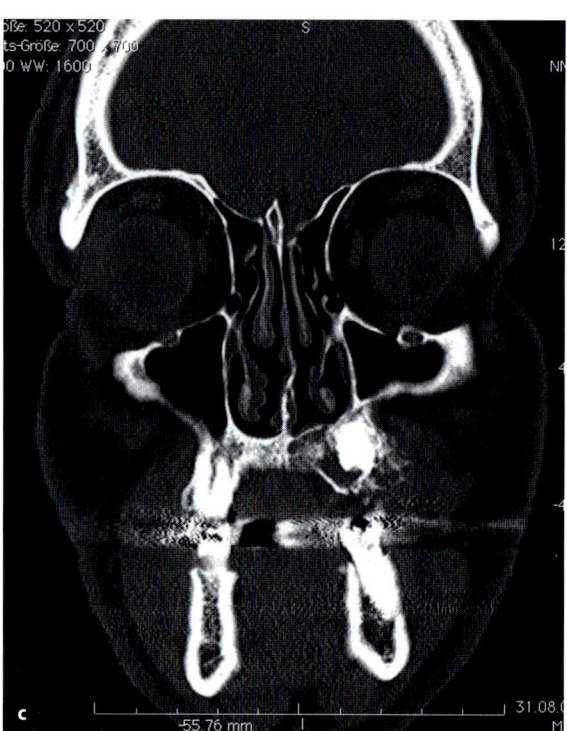

Abb. 14.11 (*Forts.*) **c** Im Computertomogramm sieht man eine Auftreibung des Oberkieferalveolarfortsatzes. Neben einem retinierten Zahn finden sich wabige Sklerosezonen, fleckförmige Verkalkungen sowie ausgedehnte hypodense Areale (TU 13498 Frankfurt/M.)

doch je nach Verkalkungsgrad zahlreiche odontogene und nichtodontogene Tumoren bis hin zum Osteosarkom imitieren. Histologisch sind die kalzifizierende odontogene Zyste, der epithelreiche Typ des odontogenen Fibroms und, beim Vorherrschen von hellzelligen Epithelverbänden, das odontogene Klarzellkarzinom oder Karzinommetastasen (Nierenzellkarzinome) abzugrenzen. Bei nur geringer Amyloidbildung und spärlichen Verkalkungen muss auch an eine Plattenepithelkarzinommetastase gedacht werden.

14.1.1.1.4 Adenomatoider odontogener Tumor

ICD-O-Code 9300/0

> **Definition:**
> Der adenomatoide odontogene Tumor besteht aus odontogenem Epithel mit unterschiedlichen histologischen Mustern, einem reifen bindegewebigen Stroma und ist durch ein langsames, jedoch progredientes Wachstum gekennzeichnet (WHO 2005).

Der adenomatoide odontogene Tumor wurde lange als besondere Form des Ameloblastoms aufgefasst und als Adenoameloblastom bezeichnet. Erst 1945 wurden beide Entitäten voneinander abgegrenzt (Gorlin et al. 1961). Da in vielen Fällen eine abortiver Dentinbildung vorliegt, wurde der adenomatoide odontogene Tumor als epithelialer odontogener Tumor mit induktivem Effekt auf das Mesenchym angesehen und deshalb auch in der zweiten Auflage der WHO-Klassifikation entsprechend eingruppiert (Philipsen et al. 1991, 1992b). Das Stroma entspricht jedoch nicht dem odontogenen Ektomesenchym, so dass heute angenommen wird, dass die abortive Dentibildung nicht auf induktive Effekte sondern auf andere (metaplastische?) Vorgänge zurückgeführt werden muss. Aus diesem Grund figuriert der adenomatoide odontogene Tumor wieder unter den rein epithelialen odontogenen Tumoren (Philipsen et al. 2005).

Pathologie

Der Tumor kommt sowohl intra- als auch extraossär (2,3%) vor. Die intraossäre Variante kann noch in einen sog. *follikulären*, d. h. mit der Krone eines retinierten Zahns (meist des Eckzahnes) verbundenen Typ (70,8%) und einen *extrafollikulären Typ* unterteilt werden, bei dem keine Beziehung zu einem retinierten Zahn besteht (26,9%; Philipsen et al. 2007). Der letztgenannte Typ wird klinisch oft als „globulomaxilläre" Zyste fehlinterpretiert.

Makroskopisch ist der Tumor gut eingekapselt, solide oder auch zystisch und besitzt eine grauweiße Schnittfläche (Abb. 14.12 a). Die zystischen Räume enthalten eine gelbliche, muzinöse Flüssigkeit.

Histologisch bilden die Epithelien lockere Haufen und Wirbel. Immer wieder finden sich jedoch zysten- oder drüsenartige Strukturen, die von hochzylindrischen, an Ameloblasten erinnernde Zellen umgeben sind (Abb. 14.12 b). Gelegentlich sieht man in den Lichtungen dieser Hohlräume teilweise ringförmig angeordnete eosinophile Massen, die auch zwischen den Epithelzellen liegen können und PAS-positiv sind. Dazwischen finden sich matrixartige, z. T. kalzifizierte Ablagerungen, die als Zement oder Dentin angesehen werden. Kombinationen mit dem kalzifizierenden epithelialen odontogenen (Pindborg-)Tumor und der kalzifizierenden odontogenen Zyste kommen vor (Damm et al. 1983; Zeitoun et al. 1996).

Klinik

Der adenomatoide odontogene Tumor ist selten. Seine relative Häufigkeit in publizierten Serien liegt zwischen 0,6% und 38%. Dabei bestehen erhebliche regionale Unterschiede (z. B. Europa vs. Afrika, besonders Nigeria), deren Zustandekommen auch mit lokalen Besonderheiten erklärt werden kann (Philipsen et al. 2007). Der Tumor wird häufiger bei weiblichen Patienten (1,9:1) und meist zwischen dem 10. und dem 20. Lebensjahr gefunden (DÖSAK-Register: 7–53 Jahre; Durchschnittsalter 23,6 Jahre). 65% der Fälle sind im Oberkiefer lokalisiert, vor allem im Front- und Eckzahnbereich. Hier finden sich auch fast alle extraossären Varianten. In einem Drittel der Fälle ist die Mandibula betroffen. Außer einer langsam zunehmenden Schwellung mit Verdrängung benachbarter Zähne verursacht der Tumor kaum Symptome.

Therapie
Die Therapie dieses gutartigen Tumors besteht in Enukleation oder Kürettage. Bis auf einen Fall, bei dem es zu mehrfachen Rezidiven mit Ausdehnung bis in die Schädelbasis kam, wurden bisher keine weiteren Fälle mit Rezidiven beschrieben (Takigami 1988).

Radiologie
Radiologisch sieht man eine scharf begrenzte Osteolyse, die vielfach einen, selten auch mehrere retinierte Zähne enthalten kann (Abb. 14.13). Feine opake Verdichtungen, die in fast 70% vorhanden sind, können auf die Hartsubstanzbildungen im Tumor hinweisen (Reichart et al. 2008b). Wurzelspitzenresorptionen sind eher selten zu finden.

Differentialdiagnose
Mikroskopisch muss die Abgrenzung gegen das Ameloblastom, das adenoidzystische Karzinom und das Mu-

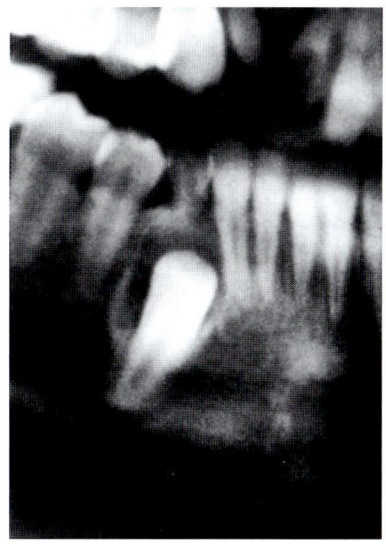

 Abb. 14.13. Adenomatoider odontogener Tumor (gleicher Patient wie in Abb. 14.12 a). Der verlagerte rechte untere Eckzahn wird von einer gut begrenzten perikoronalen Osteolysezone umgeben, die einen breiten sklerotischen Randsaum aufweist. Der Befund entspricht radiologisch dem sog. follikulären, mit der Krone eines retinierten Zahnes verbundenem Typ des adenomatoiden odontogenen Tumors, der in diesem Fall – da Verdichtungen innerhalb der Osteolyse fehlen – von einer follikulären Zyste nicht abzugrenzen ist (TU 4257, Erlangen)

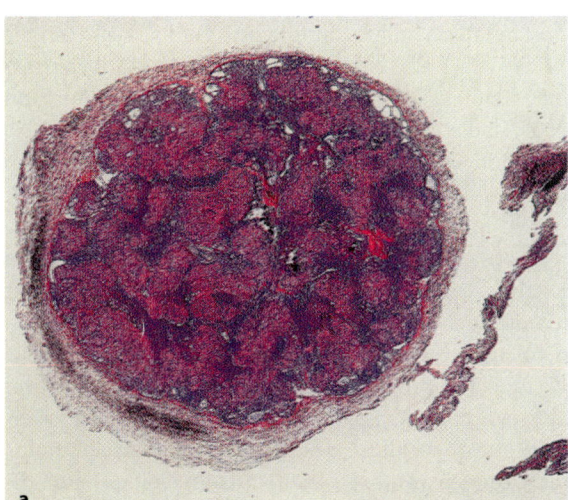

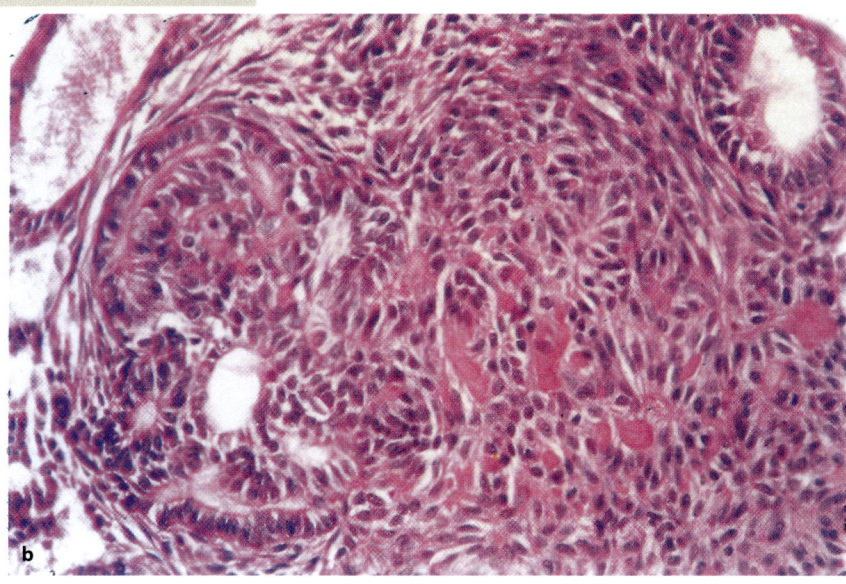

 Abb. 14.12 a, b. Adenomatoider odontogener Tumor. **a** In der Übersicht kompakt aufgebauter zelldichter Tumor, der von einer mäßig breiten bindegewebigen Pseudokapsel umgeben wird (TU 4257, Erlangen) **b** Dichtgelagerte Epithelien, die teilweise wirbelig, teilweise in Trabekeln, gelegentlich auch drüsenartig (z. B. *unten links, oben rechts*) angeordnet sind. Nur abortiv erkennbares, blass-eosinophiles Dentin, v. a. in der *unteren rechten Bildhälfte* (TU 2542, Innsbruck)

koepidermoidkarzinom erfolgen. Histologisch unterscheidet sich der adenomatoide odontogene Tumor vom Ameloblastom durch die außerordentlich geringe Entwicklung des Stromas. Die Epithelien sind weniger geordnet gelagert, außerdem fehlt die zentrale netzförmige Auflösung zu sog. Sternzellen wie im Ameloblastom. Eine metaplastische Dentinbildung kommt im Ameloblastom nicht vor. Atypien, wie sie im Mukoepidermoidkarzinom und im adenoidzystischen Karzinom zu finden sind, werden ebenfalls nicht beobachtet. Periphere oder extraossäre Varianten können klinisch wie eine Epulis imponieren.

14.1.1.1.5 Keratozystischer odontogener Tumor

ICD-O-Code 9270/0

Synonym: odontogene Keratozyste, odontogenes Keratokystom, Primordialzyste

> **Definition:**
> Der keratozystische odontogene Tumor ist ein gutartiger uni- oder multizystischer odontogener Tumor mit einer charakteristischen, parakeratinisierten Epithelauskleidung und einem aggressiven, infiltrativen Wachstumsverhalten. Er kann einzeln, multipel oder im Rahmen des nävoiden Basalzellkarzinomsyndroms vorkommen (WHO 2005).

Die 2005 von der WHO erfolgte Umklassifizierung der vormals als „Keratozyste" bezeichneten Läsion in „keratozystischer odontogener Tumor" hat bereits im Vorfeld zu vielen Diskussionen geführt. Ausgangspunkt für die Umbenennung waren neben der hohen Rezidivrate zahlreiche Befunde, die 2002 von Shear ausführlich diskutiert wurden (Shear 2002a–c). Die Hauptargumente für die Einordnung als Tumor liegen im Nachweis von Mutationen des *Ptched*-Genes, die bei Patienten mit dem nävoiden Basalzellkarzinomsyndrom gefunden wurden (Philipsen 2005). *Ptched* wirkt als Suppressor des Hedghog-Signalweges, der eine wichtige Rolle in der Embryonalentwicklung spielt. *Ptched*-Mutationen führen zu einer andauernden Aktivierung der Transkription dieses Signalweges, die beim nävoiden Basalzellkarzinomsyndrom offenbar zur Tumorbildung beiträgt. Hinzu kommen Alterationen von Chromsom 12 sowie zahlreiche Allelverluste (3p14, 9p21, 11q23, 13q12.1 und 17p13), die in ähnlicher Form auch bei Plattenepithelkarzinomen der Mundhöhle gefunden worden sind (Agaram et al. 2004; Song et al. 2006). Trotz dieser Befunde wird die Einordnung als Tumor nicht von allen Autoren als ausreichend begründet angesehen (Shear et al. 2007).

Pathologie

Die Läsion präsentiert sich als Zyste. Sie besitzt ein 5 bis 9 Zelllagen breites Plattenepithel, das keine Retezapfen besitzt und eine parakeratotische Verhornung zeigt (◘ Abb. 14.14 a–d). Charakteristischerweise ist die Epitheloberfläche leicht gewellt. Die Basalzellen sind durch große, dunkle Kerne akzentuiert, kubisch bis zylindrisch gestaltet und palisadenartig aufgereiht. Mitosen sind sowohl basal als auch suprabasal zu finden. Falls Epitheldysplasien vorliegen, muss an die Möglichkeit einer Karzinomentwicklung auf dem Boden eines keratozystischen odontogenen Tumors gedacht werden (s. unter 14.1.2.1.3.). Häufig stülpt sich das Epithel knospenartig in den sehr dünnen Zystenbalg, so dass „Tochter-" oder „Satellitenzysten" entstehen, deren Vorkommen zusammen mit dem dünnen, vulnerablen Zystenbalg ebenfalls als eine Ursache für die hohe Rezidivneigung angesehen wird, da die dünnen Membranen oft einreißen und Fragmente in situ verbleiben.

Klinik

Der keratozystische odontogene Tumor ist sicher mit Abstand der häufigste odontogene Tumor. Legt man die Arbeit von Daley et al. (1994) zugrunde und berechnet die Häufigkeiten nach der WHO-Klassifikation von 2005, ist der keratozystische odontogene Tumor mit 42% am häufigsten, gefolgt von den Odontomen mit 28% und den Ameloblastomen mit 7% (Daley et al. 1994).

Die meisten keratozystischen odontogenen Tumoren (etwa 70%) sind in der (posterioren) Mandibula lokalisiert und können sich sowohl in den horizontalen als auch in den aufsteigenden Unterkieferast ausdehnen, gelegentlich sogar bis zum Caput mandibulae. Da die Tumoren eher ein longitudinales Wachstum aufweisen, können sie eine beträchtliche Größe erreichen, bevor sie klinisch auffällig werden. Liegen multiple Läsionen vor, muss man an ein nävoides Basalzellkarzinomsyndrom denken. Männer sind häufiger betroffen als Frauen (1,7:1) wobei ethnische Unterschiede zu bestehen scheinen. Die Läsionen zeigen eine breite Altersverteilung, werden aber besonders häufig im 2. und 3. Lebensjahrzehnt diagnostiziert. Oft werden die Läsionen zufällig entdeckt, Schmerzen, Schwellungen oder Flüssigkeitsabsonderungen kommen jedoch vor (Shear et al. 2007).

Therapie

Zurzeit gibt es noch keine einheitliche Therapiekonzepte, die sich durchgesetzt haben. Die Konzepte variieren sehr stark. Es hat sich jedoch herausgestellt, dass zunächst als sehr erfolgreich angesehene, wenig invasive Verfahren wie die Marsupialisation mit einer hohen Rezidivrate verbunden sind (Pogrel 2007). Im Allgemeinen wird als Primärtherapie eine sorgfältige Kürettage mit

14.1 · Neoplasmen und andere Tumoren des odontogenen Apparats

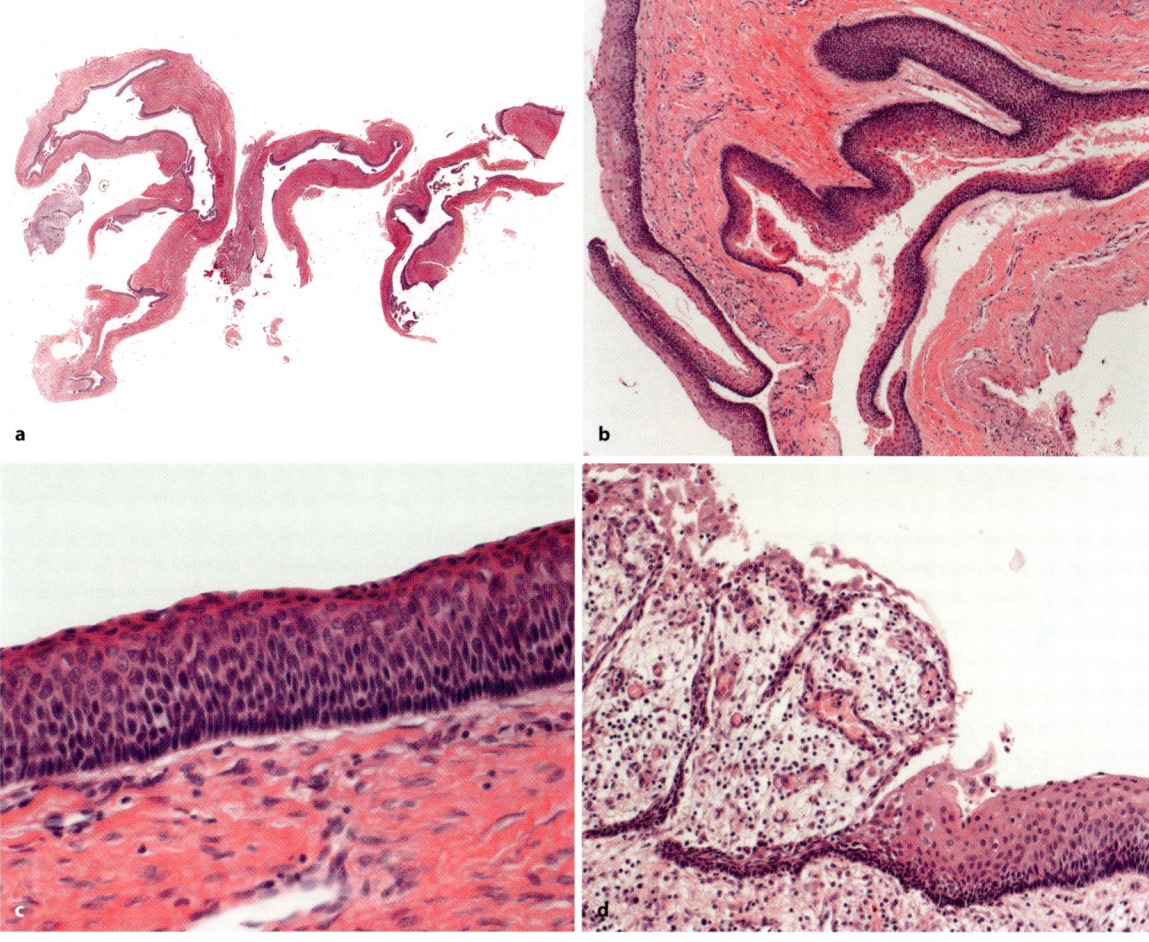

Abb. 14.14 a–d. Keratozystischer odontogener Tumor (KOT). **a** *Übersicht:* Dünnwandiger Zystenbalg mit bereits in der Übersicht erkennbaren Einbuchtungen. **b** KOT mit Satellitenzyste. **c** Typische Auskleidung des Zystenbalges durch ein 5–8 Zelllagen breites Plattenepithel mit parakeratotischer Verhornung und palisadenartiger Anordnung hochprismatischer Basalzellen, die deutlich akzentuierte Kerne besitzen. **d** Sekundäre entzündliche Infiltration des Epithels und dadurch bedingte Aufhebung der normalen Schichtung, hier Ähnlichkeiten mit einer radikulären Zyste (TU 10271, Basel) (aus: Reichart et al. 2008b)

oder ohne Zusatzmaßnahmen (Instillation von Carnoy-Lösung, Kryotherapie) durchgeführt. Da auch Spätrezidive auftreten können, sind Langzeitkontrollen erforderlich (Reichart et al. 2008b).

Radiologie
Die meisten Läsionen sind klein und präsentieren sich als scharf begrenzte, rundovale Osteolyse mit leicht sklerotischem, bogenförmig konturiertem Randsaum (Abb. 14.15 a). Multilokuläre Osteolysen mit retinierten oder verlagerten Zähnen können aber ebenfalls vorkommen. Der Kanal des Nervus mandibularis kann nach kaudal verlagert werden. Kernspintomographische Untersuchungen (Abb. 14.15 b) zeigen eine schmale, gleichmäßig breite Zystenwand ohne Proliferationen mit unterschiedlicher, niedriger bis hoher Signalintensität bei T1-Gewichtung und meist hoher Signalintensität bei T2, sowie ein peripheres Kontrastmittelenhancement (Hisatomi et al. 2003). Der Zysteninhalt ist inhomogen bei T1- und/oder ebenfalls bei T2-Gewichtung (Minami et al. 1996).

Differentialdiagnose
Radiologisch kommen alle Läsionen, die mit osteolytischen Veränderungen einhergehen, in Betracht, wie das Ameloblastom, das zentrale Riesenzellgranulom, die aneurysmatische Knochenzyste und odontogene Zysten. In der Abgrenzung zum Ameloblastom kann das MRT helfen, da es immer solide Anteile aufweist, die nach Kontrastmittelgabe ein Enhancement zeigen. Eine Biopsie ist jedoch immer erforderlich.

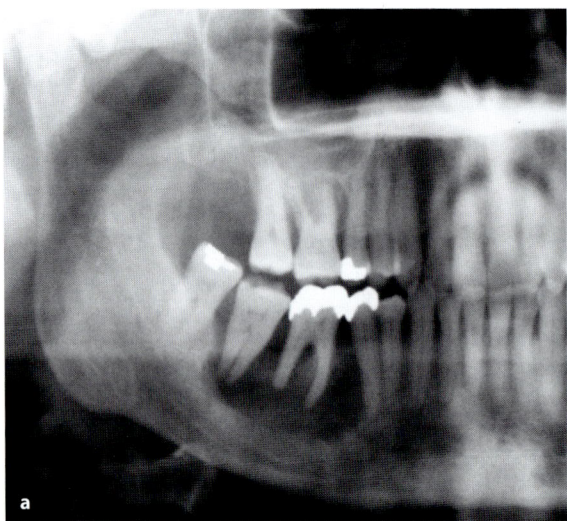 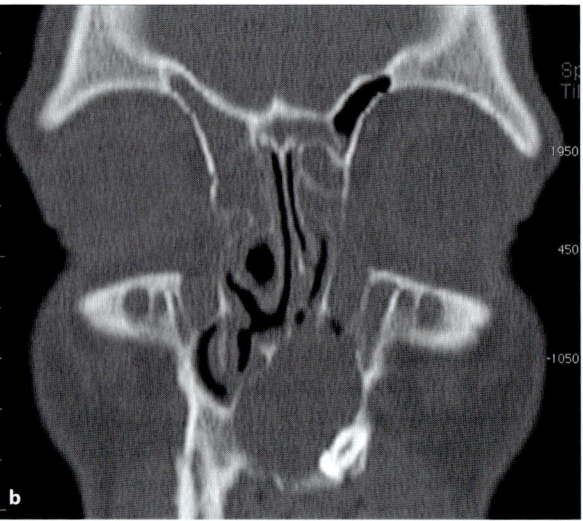

Abb. 14.15. **a** Keratozystischer odontogener Tumor (vormals: Keratozyste) mit ausgedehnter periradikulärer Osteolyse im Bereich der Regio 46–48. Radiologisch käme auch eine ausgedehnte radikuläre Zyste in Betracht (Vitalitätsprobe der Zähne beachten!) (TU 9519, Frankfurt/M.) (aus: Reichart et al. 2008b). **b** Im CT stellt sich der keratozystische odontogene Tumor (hier im Oberkieferfrontzahnbereich bei einem 37-jährigen Patienten) als expansive Osteolyse mit retiniertem Zahn dar, das Bild einer follikulären Zyste imitierend (TU 12972, Basel)

14.1.1.2 Odontogene epitheliale Tumoren mit odontogenem Ektomesenchym, mit oder ohne Hartsubstanzbildung

14.1.1.2.1 Ameloblastisches Fibrom und ameloblastisches Fibrodentinom

ICD-O-Code 9330/0
ICD-O-Code 9271/0

> **Definition:**
> Das ameloblastische Fibrom besteht aus odontogenem Ektomesenchym, das der Zahnpapille ähnelt und epithelialen Zellsträngen mit Ähnlichkeiten zur Zahnleiste und dem Schmelzorgan ohne Hartsubstanzbildung. Das Fibrodentinom zeigt zusätzlich eine Dentinbildung (WHO 2005).

Das ameloblastische Fibrom unterscheidet sich wie die übrigen Tumoren dieser Gruppe dadurch von den vorher beschriebenen, dass neben odontogenem Epithel ektomesenchymale Anteile an der Tumorbildung beteiligt sind, wobei Erstere einen induktiven Effekt auf die Zellen des Ektomesenchyms ausüben können. Ist Dentin nachweisbar, wird die Läsion als ameloblastisches Fibrodentinom bezeichnet. Diese Läsionen sind so selten (bisher etwa 30 publizierte Fälle), dass nur rudimentäre Aussagen über diesen Tumor möglich sind.

Das ameloblastische Fibrom wurde im Jahre 1935 zum ersten Mal vom Ameloblastom abgetrennt. Erst 1946 wurde der Tumor den gemischten odontogenen Tumoren zugeordnet und als weiches Odontom bezeichnet (Thoma u. Goldman 1946). Der heute gebräuchliche Name „ameloblastisches Fibrom" hat sich seit der Publikation von Shafer im Jahre 1955 durchgesetzt.

Pathologie
Makroskopisch besitzt der weiche, z. T. gelatinös wirkende Tumor eine gelblich-weiße Schnittfläche. Mikroskopisch besteht er aus einer epithelialen und einer ektomesenchymalen Komponente (Abb. 14.16 a). Die epitheliale Komponente zeigt schmale Züge und inselförmige Verbände, die meist nur zwei Zellreihen aufweisen. Die randständigen Zellen sind typischerweise wie beim Ameloblastom palisadenartig angeordnet. Anders als beim Ameloblastom liegen diese Epithelverbände jedoch in einem locker aufgebauten, mukopolysaccharidhaltigen, der normalen Zahnpapille ähnlichen, zellreichen bindegewebigen Stroma (Abb. 14.16 b), das charakteristischerweise große Mengen von Kollagen Typ VI enthält (Becker et al. 1992). Die starke zelluläre Stromareaktion entspricht einer induktiven Wirkung des odontogenen Epithels. Gelegentlich wird eine periepitheliale Hyalinisierung beobachtet. Ist das Mesenchym sehr locker aufgebaut, kollagenfaserarm und liegen die Zellen weit auseinander, so wurde die Läsion – nicht sehr glücklich – auch als „ameloblastisches Myxom" bezeichnet.

Das ameloblastische Fibrodentinom zeigt zusätzlich Dentinablagerungen, die epitheliale oder ektomesenchymale Zellen einschließen können, Schmelz kommt definitionsgemäß nicht vor (Reichart et al. 2008a).

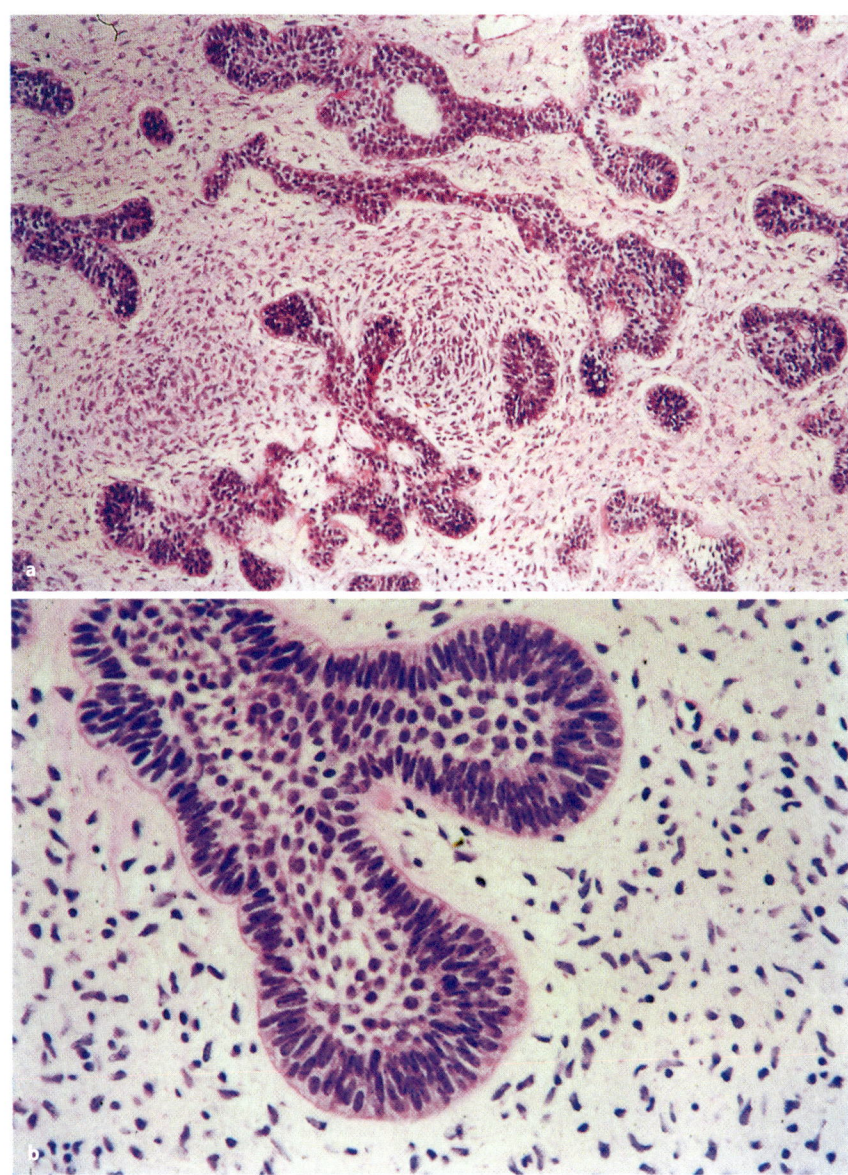

Abb. 14.16 a, b. Ameloblastisches Fibrom. **a** Eingelagert in ein zellreiches, hyalinisiertes Stroma sieht man Epithelstränge, die meist zweireihig sind, keine oder allenfalls eine geringe zentrale Auflockerung ihres Verbandes aufweisen und kaum Proliferationszeichen zeigen (TU 1531, Basel). **b** Die ovalären Stromazellen erinnern an die Zellen der Zahnpapille. Die Epithelien sind kubisch bis zylindrisch gestaltet. Die myxoide Auflockerung des Stromas wird als induktiver Effekt des Epithels auf das Ektomesenchym angesehen (11-jähriges Mädchen; TU 7894, Duisburg)

Klinik

Das seltene ameloblastische Fibrom, das eine relative Häufigkeit von 1,5–4,5% aller odontogenen Tumoren zeigt (Reichart et al. 2008a), tritt zu über 70% in der Prämolaren- oder Molarenregion des Unterkiefers auf, die übrigen Fälle finden sich an gleicher Stelle im Oberkiefer. Die Patienten sind sehr jung; ihr Durchschnittsalter liegt weit unter dem des Ameloblastoms und beträgt 15,9 Jahre (7–57 Jahre). Männer sind etwas häufiger (1,26:1) betroffen als Frauen (Chen et al. 2007). In den DÖSAK-Fällen überwiegen ebenfalls die männlichen Patienten (1,3:1).

Klinisch besteht meist nur eine schmerzlose, feste Schwellung, die bei größeren Tumoren zu einer Verdrängung der benachbarten Zähne führen kann. Der Tumor ist oft mit einem retinierten Zahn verbunden.

Das seltenere ameloblastische Fibrodentinom bietet ähnliche Befunde.

Therapie

Da meist junge Patienten betroffen sind, sollte als Primärtherapie eine Enukleation oder Kürettage durchgeführt werden, Rezidive kommen jedoch nach Chen et al. (2007) beim ameloblastischen Fibrom in über 30% vor, während sie bisher bei ameloblastischen Fibrodentinomen nicht beobachtet werden konnten.

Rezidive treten jedoch vorwiegend bei älteren Patienten (> 22 Jahre) auf. Dies könnte dafür sprechen, dass es eine hamartomatöse und eine neoplastische Variante des ameloblastischen Fibroms gibt, die jedoch rein histologische nicht zu unterscheiden sind (Reichart et al. 2008a). Da bei über 40% der – allerdings extrem seltenen – ame-

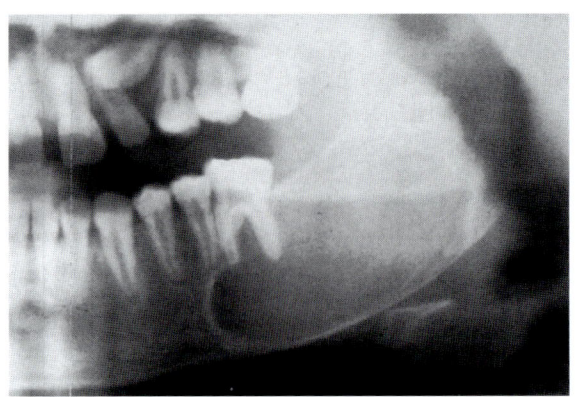

Abb. 14.17. Ameloblastisches Fibrom (gleiche Patientin wie in Abb. 14.16). Ausgedehnte, gut begrenzte unilokuläre Osteolyse im linken Backenzahnbereich und im Kieferwinkel. Die Wurzelspitzen des 1. Molaren ragen in die Osteolyse. Auch in diesem Fall ist nur eine radiologische Differentialdiagnose möglich (TU 7894, Duisburg)

loblastischen Fibrosarkome ein vorbestehendes ameloblastisches Fibrom nachgewiesen werden konnte, müssen die Patienten in jedem Fall langfristig (> 10 Jahre) nachkontrolliert werden (Muller et al. 1995).

Radiologie

Röntgenologisch imponiert das ameloblastische Fibrom als eine scharf begrenzte, meist mono-, gelegentlich multilokuläre Osteolyse, die oft einen retinierten Zahn enthält und deshalb häufig mit einer odontogenen Zyste verwechselt wird (■ Abb. 14.17). Zahnwurzelresorptionen kommen manchmal vor.

Gelegentlich können ameloblastische Fibrodentinome neben den typischen Osteolysen diskrete Verschattungen zeigen.

Differentialdiagnose

Das ameloblastische Fibrom muss vor allem gegen das Ameloblastom abgegrenzt werden. Dabei helfen das zellreiche myxomatöse ektomesenchymale Stroma und die gegenüber dem Ameloblastom eher spärliche epitheliale Komponente. Außerdem kommen Ameloblastome im Gegensatz zum ameloblastischen Fibrom vor dem 15. Lebensjahr kaum vor. Das ameloblastische Fibrosarkom besitzt ein zellreicheres Stroma, das immer Atypien und Mitosen enthält.

14.1.1.2.2 Ameloblastisches Fibroodontom

ICD-O-Code 9290/0

> **Definition:**
> Das ameloblastische Fibroodontom ist ein Tumor mit der Histologie eines ameloblastischen Fibroms in Verbindung mit Ablagerungen von Schmelz und Dentin (WHO 2005).

Ameloblastische Fibroodontome sind seltener als ameloblastische Fibrome. Die relative Häufigkeit beträgt zwischen 0,3 und 3,7%, wobei wiederum geographische Unterschiede zu verzeichnen sind (Reichart et al. 2008a).

Pathologie

Histologisch besteht das *ameloblastische Fibroodontom* aus schmalen Zügen odontogenen Epithels wie im ameloblastischen Fibrom. Es enthält außerdem in wechselndem Ausmaß Dentin, Schmelz und Zement sowie ein ziemlich zellreiches, deutlich proliferierendes ektomesenchymales Stroma. Dieses Stroma ist oft myxoid aufgelockert und erinnert an die Zahnpapille (■ Abb. 14.18).

Klinik

Das *ameloblastische Fibroodontom* wird ebenso wie das *ameloblastische Fibrodentinom* als benigner, hamartomähnlicher Tumor angesehen (Miller et al. 1976). Es macht sich meist über eine schmerzlose Schwellung bemerkbar oder wird als Zufallsbefund z. B. bei einer kieferorthopädischen Untersuchung entdeckt. Die Läsionen treten überwiegend bei Kindern – vorwiegend Jungen (1,4:1), seltener bei Jugendlichen und kaum bei Erwachsenen auf. 98,9% kommen vor dem 20. Lebensjahr vor. Der Unterkiefer ist häufiger als der Oberkiefer betroffen, vor allem der Kieferwinkel und die Molarenregion. Der Tumor lässt sich in der Regel leicht ausschälen, ohne dass es zu Rezidiven kommt (Reichart et al. 2008a).

Therapie

Ameloblastische Fibroodontome oder Fibrodentinome erfordern in der Regel nur eine einfache Kürettage. Rezidive sind in Einzelfällen beschrieben (Friedrich et al. 2001).

Radiologie

Radiologisch besteht das *ameloblastische Fibroodontom* aus einer meist unilokulären, selten multilokulären Osteolyse, die fast immer einen retinierten Zahn enthält. Dessen Krone wird von fleckförmigen oder kompakten schmelzdichten Verschattungen umgeben (■ Abb. 14.19). Manchmal sind diese Verdichtungen nur sehr diskret ausgebildet. Zusammen mit dem Alter des Patienten

Abb. 14.18 a–c. Ameloblastisches Fibroodontom. **a** In der Übersicht erkennt man parallel zum *linken Bildrand* einen schmalen, myxoid aufgelockerten Stromastreifen, der nach außen konkav geformt ist. Der Innenseite lagern sich konfluierte Hartsubstanzmassen an, die immer wieder durch kleine Hohlräume aufgelockert werden. Die teils punkt-, teils kommaförmigen, stark basophilen Einlagerungen, die oft von einem hellen Hof umgeben werden, entsprechen Resten von Schmelzmatrix. **b** Ausschnitt aus den peripher gelegenen Stromaarealen. Man erkennt hier aufgelockertes Mesenchym, das an ein odontogenes Fibrom erinnert, darin eingelagert odontogene Epithelnester mit zentraler zystischer Umwandlung. Die umgebenden hellen Höfe enthielten Schmelzmatrix, die allerdings durch die Bearbeitung herausgelöst wurde. **c** Ausschnitt aus den zentralen Anteilen mit ellipsenförmigen Schmelzablagerungen (*oben, Mitte*), die basal von einer hochzylindrischen Lage odontogenen Epithels begrenzt werden. Darunter erkennt man zelldichtes odontogenes Mesenchym sowie halbkreisförmig angeordnetes, bandartig konfiguriertes blass-eosinophiles Dentin (TU 9280, Köln)

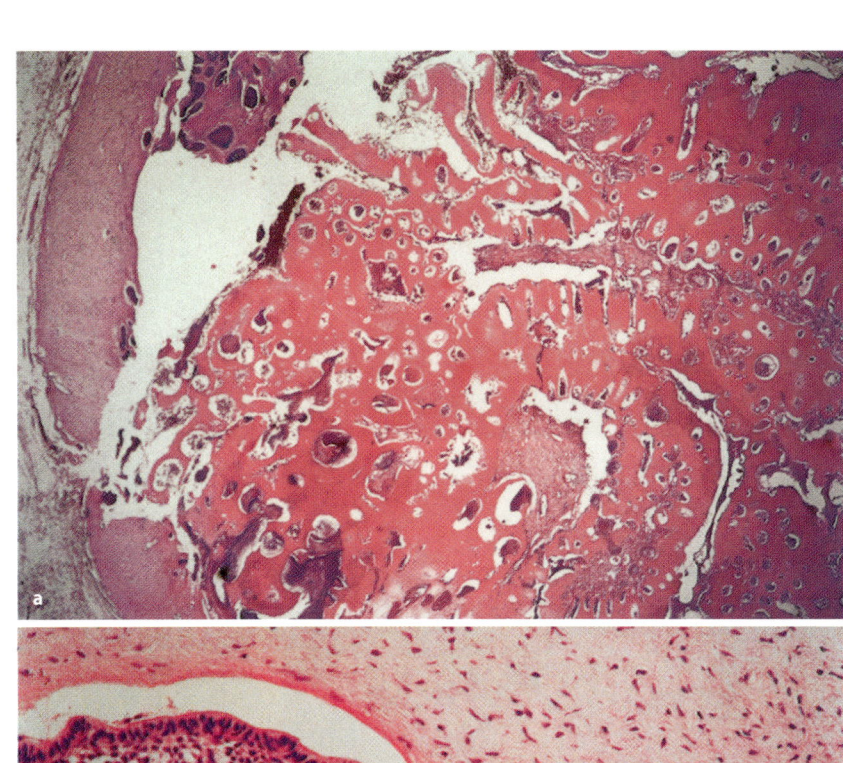
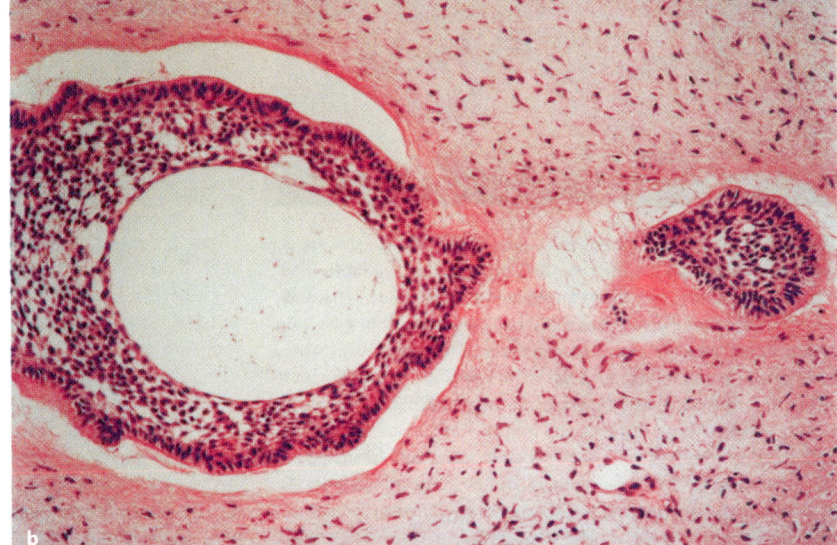
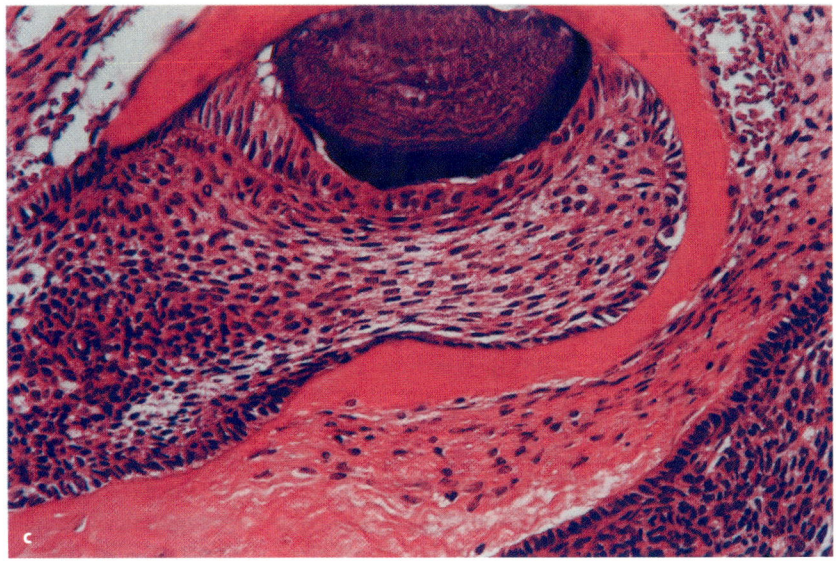

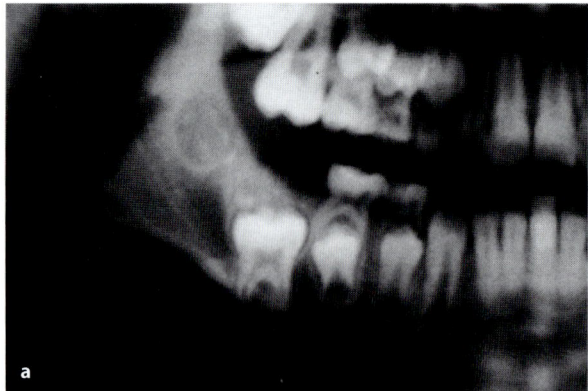
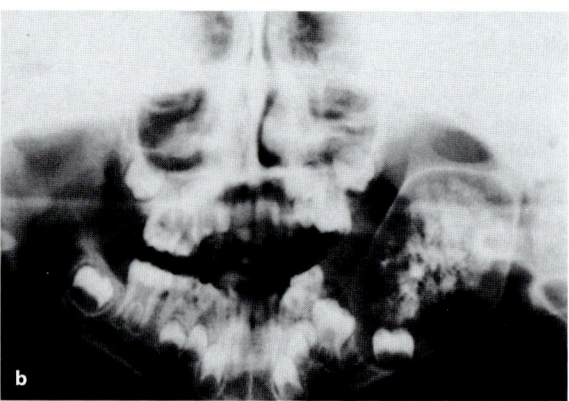
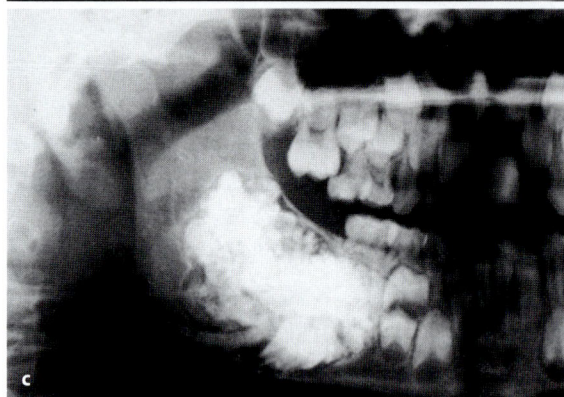

Abb. 14.19 a–c. Ameloblastisches Fibroodontom. Je nach Hartsubstanzbildung können die Läsionen ein gemischtes Muster aufweisen, das sich immer aus einer scharf begrenzten Osteolyse sowie irregulär verteilten Verdichtungen zusammensetzt. Diese Verdichtungen sind oft mit einem retinierten Zahn assoziiert und überlagern dessen Krone. In **a** ist der 2. Molar im rechten Unterkiefer betroffen. Die perikoronale Aufhellung wird durch kleine Radioopazitäten ausgefüllt, die jedoch allenfalls Knochendichte besitzen. Oberhalb der Läsion im Kieferwinkel ist der 3. Molar erkennbar (TU 2320, Basel). In **b** weist die Läsion im linken Kieferwinkel und im aufsteigenden Ast Ähnlichkeiten mit einer follikulären Zyste bei retiniertem 3. Molaren auf, unterscheidet sich jedoch davon eindeutig durch die zentral gelegenen fleckförmigen, z. T. schmelzdichten Verschattungen (TU 9067, Frankfurt). In **c** schließlich wird die Läsion im rechten horizontalen Ast und im Kieferwinkel fast komplett durch überwiegend schmelzdichte Hartsubstanzmassen ausgefüllt, im Randbereich ist jedoch immer noch eine bogenförmig konturierte scharfe Begrenzung sowie ein schmaler Aufhellungssaum erkennbar (gleicher Patient wie in Abb. 14.18). Der Kieferwinkel ist leicht aufgetrieben (TU 9280, Köln). Alle Patienten sind unter 10 Jahre alt

(Kinder!) sind die Veränderungen so charakteristisch, dass die Diagnose bereits radiologisch gestellt werden kann.

Differentialdiagnose

Histologisch kommen das ameloblastische Fibrom (reine Osteolyse) und das ameloblastische Fibrodentinom (kein Schmelz) in Frage. Wenn nur eine geringe Hartsubstanzbildung vorliegt, können die Läsionen radiologisch mit follikulären Zysten verwechselt werden.

14.1.1.2.3 Komplexes Odontom und Verbundodontom

ICD-O-Code 9280/0 (Odontom)
ICD-O-Code 9281/0 (Verbundodontom)
ICD-O-Code 9282/0 (komplexes Odontom)

Synonym: komplexes zusammengesetztes Odontom

> **Definition:**
> Odontome sind tumorähnliche Fehlbildungen, die aus kleinen zahnähnlichen Strukturen (Verbundodontom) bestehen oder vorwiegend Schmelz-, Dentin- und (seltener) Zementablagerungen enthalten (WHO 2005).

Odontome werden von der WHO als entwicklungsbedingte Anomalien angesehen und als Hamartome aufgefasst (Praetorius et al. 2005c, d). Möglicherweise stellen sie die letzte Stufe einer Entwicklungsreihe dar, bei der manche Autoren das ameloblastische Fibroodontom als zellreichere Frühform auffassen, während das fast nur noch aus Hartsubstanzablagerungen bestehende Odontom die Spätmanifestation darstellt

Je nach Aufbau werden das *komplexe Odontom* (das aus Konglomeraten irregulär abgelagerter Hartsubstanz besteht) und das *Verbundodontom* (das aus zahlreichen kleinen zahnähnlichen Strukturen aufgebaut ist) unterschieden (Gorlin et al. 1961; Pindborg u. Kramer 1971).

Sie gehören zu den häufigsten odontogenen Tumoren, zeigen jedoch weltweit erhebliche Schwankungen in der relativen Häufigkeit (komplexes Odontom: 5–30%; Verbundodontom: 4,2–78,8%). Die Gründe hierfür liegen sicher im selbstlimitierenden Wachstum der praktisch symptomfreien Läsion sowie in der Verfügbarkeit medizinischer Behandlungsmöglichkeiten, mit deren Zunahme (Beispiel: China) die Häufigkeit diagnostizierter und publizierter Odontome ebenfalls angestiegen ist (Philipsen et al. 1997; Reichart et al. 2008a).

14.1 · Neoplasmen und andere Tumoren des odontogenen Apparats

Pathologie

Das *komplexe Odontom* zeigt mikroskopisch ungeordnete, vorwiegend aus tubulärem Dentin bestehende Hartsubstanzmassen, denen kleinere Schmelzpartikel beigemischt sind. Diese Schmelzablagerungen können bei der üblichen histologischen Bearbeitung herausgelöst werden, so dass die Schmelzkristalle nur noch schattenhaft erkennbar sind (Abb. 14.20 a, b). Man kann aber immer wieder Stromanateile, Odontoblasten bzw. Ameloblasten oder reduziertes Schmelzepithel in Kontakt zu Dentin oder Schmelzablagerungen finden. Zementpartikel sind eher spärlich vorhanden.

Die rudimentären Zähnchen des *Verbundodontoms* sind in ein lockeres Bindegewebe eingebettet, das wenige, strangförmig angeordnete odontogene Epithelformationen enthalten kann. Auch hier wird die Schmelzmatrix meist durch den Entkalkungsvorgang entfernt (Philipsen et al. 1997). Gelegentlich sind die Zähne so ausgereift, dass Pulpagewebe erkennbar ist (Abb. 14.21).

Klinik

Beide Odontomformen werden ganz überwiegend in den ersten beiden Lebensjahrzehnten diagnostiziert, ohne dass eine Geschlechtsbevorzugung feststellbar wäre. Sie können jedoch in allen Altersgruppen vorkommen [DÖSAK-Register Verbundodontom (n = 37): 2–59 Jahre; Durchschnittsalter 19 Jahre; komplexes Odontom (n = 125): 1–85 Jahre, Durchschnittsalter 24,7 Jahre)]. Das komplexe Odontom scheint die Seitenzahnregion der Mandibula zu bevorzugen, während das Verbundodontom häufiger im maxillären Frontzahnbereich gefunden wird. Obwohl nach der Literatur beide Varianten

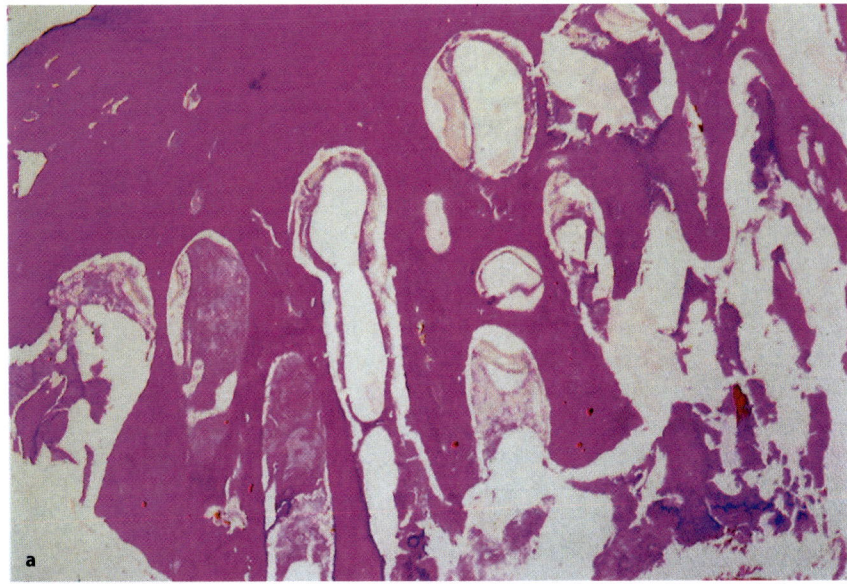
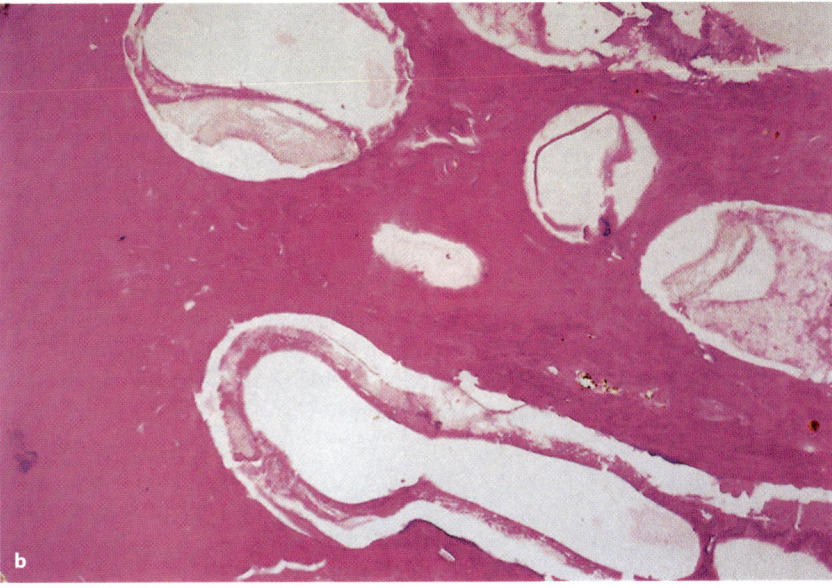

Abb. 14.20 a, b. Komplexes Odontom. In der Übersicht sind arkadenförmige Dentinablagerungen erkennbar (a), die z. T. kreisförmige Einschlüsse enthalten (b), in denen teilweise nur noch schattenhaft erkennbare Schmelzablagerungen sichtbar sind. Teilweise sind diese komplett herausgelöst und nur noch an den Lücken zu erkennen, die sie zwischen den Dentinmassen und dem bandförmigem odontogenen Epithel im Inneren der Hohlräume hinterlassen haben (TU 5864, Schwäbisch Gmünd)

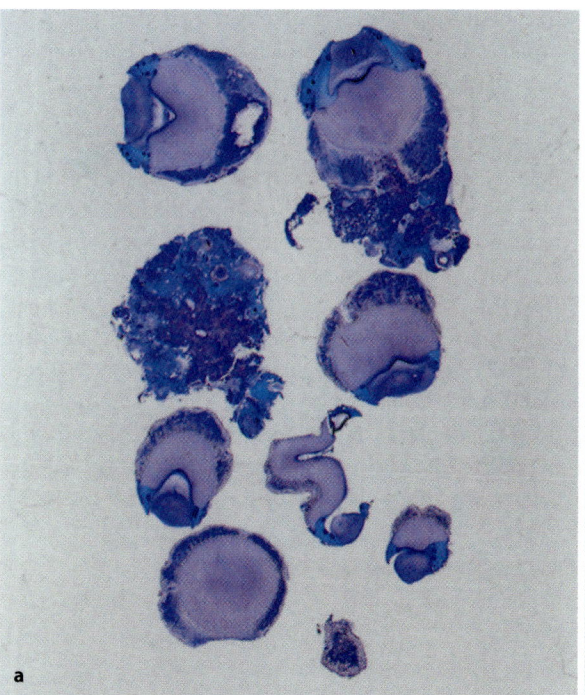

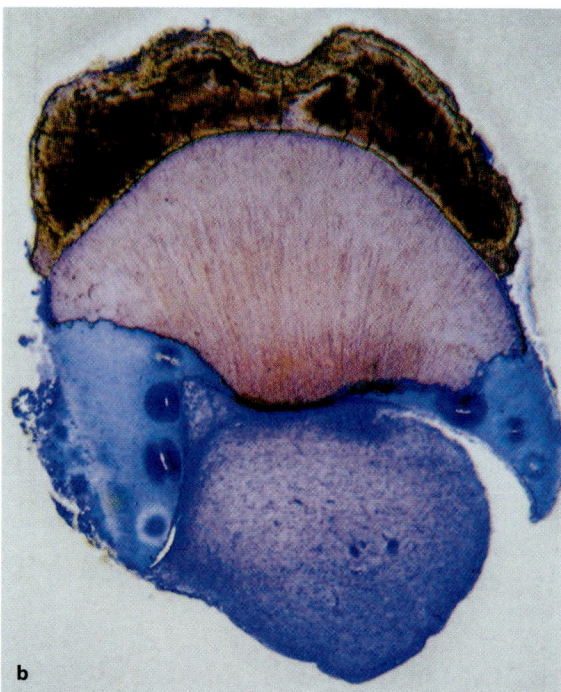

Abb. 14.21. a Verbundodontom. Man sieht zahlreiche kleine zahnähnliche Partikel in der Übersicht, die dem radiologischen Befund in Abb. 14.23 b entsprechen (15-jähriger Patient). Bei stärkerer Vergrößerung (**b**) sieht man ein kleines Zahnrudiment, das im oberen Anteil kappenartig aufsitzende Schmelzmassen erkennen lässt, die bei der hier verwendeten Bearbeitungstechnik (Trenndünnschliffverfahren) erhalten bleiben. In Bildmitte ist Dentin mit den feinen Dentinkanälchen zu sehen, basal sind Pulpaanteile zu erkennen (TU 9453, Basel)

etwa gleich häufig vorkommen sollen, überwiegt im Material des DÖSAK-Registers bei weitem der komplexe Typ. Klinisch handelt es sich meist um Zufallsbefunde, gelegentlich machen beide Läsionen über schmerzlose Schwellungen auf sich aufmerksam.

Therapie
Es genügt in der Regel die einfache Exzision, weitere Maßnahmen sind nicht erforderlich. Rezidive treten praktisch nicht auf.

Radiologie
Radiologisch zeigt das *komplexe Odontom* knochen- und schmelzdichte Massen, die sehr oft (über 50%) mit einem retinierten Zahn verbunden sind und sich häufig über dessen Krone befinden (• Abb. 14.22). Das *Verbundodontom* ist oft bereits im Röntgenbild als Ansammlung kleinster Zähnchen zu diagnostizieren und ebenfalls zu weit über 50% mit einem retinierten Zahn assoziiert (Hisatomi et al. 2002). Gelegentlich werden Odontome auch zwischen den Zahnwurzeln gefunden. Die Läsionen werden von einem schmalen Aufhellungssaum umgeben (• Abb. 14.23 a, b).

Differentialdiagnose
Radiologisch sind die Befunde in der Regel eindeutig. In Frühstadien kann jedoch die Mineralisation so diskret

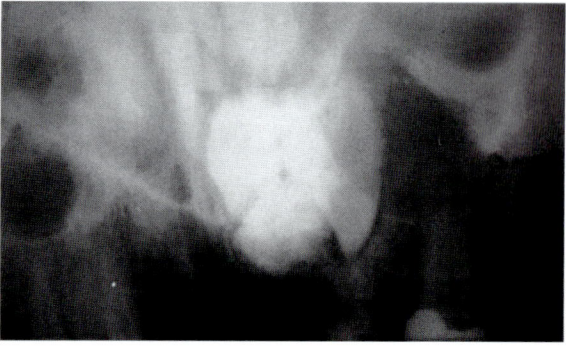

Abb. 14.22. Komplexes Odontom. 13 Jahre alter Patient mit retiniertem Weisheitszahn links, dessen Krone in Kontakt zu gut begrenzten röntgendichten Verschattungen steht, ohne dass eigentliche Zahnkonturen erkennbar sind (TU 12933, Bonn)

sein, dass eine Abgrenzung von anderen lytischen Läsionen nicht möglich ist. Ausgereifte komplexe Odontome können mit einem Osteom oder einer fokalen sklerosierenden Osteomyelitis verwechselt werden; allerdings helfen hier die Klinik und das Alter des Patienten bei der Abgrenzung weiter. Histologisch ist die Abgrenzung eines komplexen Odontoms von einem ameloblastischen Fibroodontom manchmal arbiträr.

14.1 · Neoplasmen und andere Tumoren des odontogenen Apparats

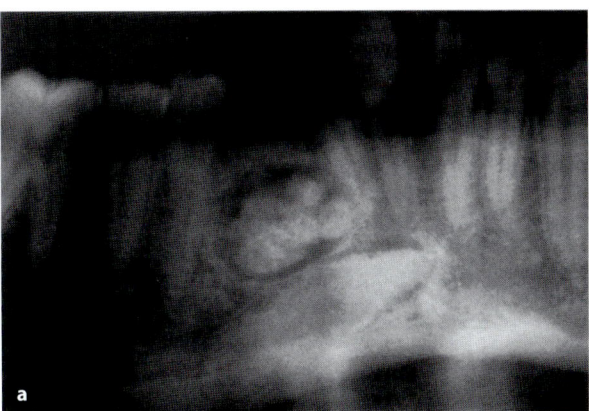
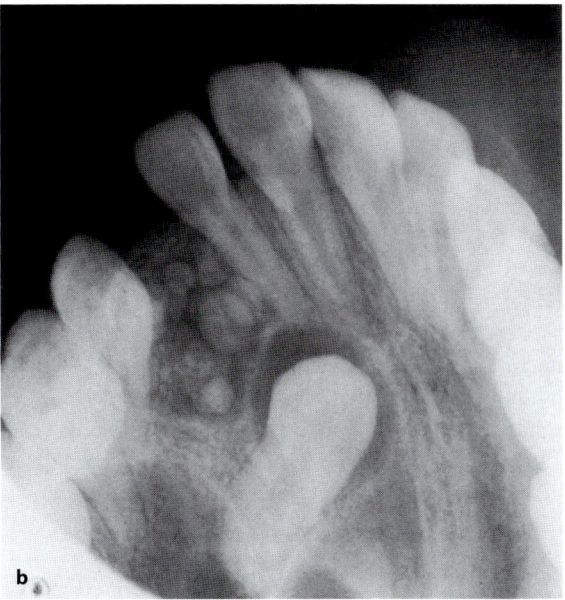

Abb. 14.23. a Verbundodontom (20-jährige Patientin mit verlagertem und retiniertem Eckzahn im rechten Unterkiefer). Oberhalb und lateral der Krone des verlagerten Eckzahnes erkennt man eine gut begrenzte Osteolyse, die in ihrem Inneren zahlreiche kleine, voneinander abgrenzbare, zahnähnliche Fragmente enthält, die überwiegend Dentindichte besitzen (TU 8007, Bremerhaven). **b** Hier sieht man im Oberkiefer links einen verlagerten Eckzahn mit perikoronaler Aufhellung, in dessen Nachbarschaft sich eine gut begrenzte Osteolyse mit mehreren zahnähnlichen Gebilden erkennen lässt, die z. T. Schmelzdichte aufweisen (TU 9453, Basel)

14.1.1.2.4 Odontoameloblastom

ICD-O-Code 9311/0

Synonyme: ameloblastisches Odontom, Odontoblastoma

> **Definition:**
> Das Odontoameloblastom enthält Anteile eines Ameloblastoms und eines Odontoms (WHO 2005).

Odontoameloblastome sind so selten, dass bisher nur wenige Fälle publiziert wurden. Nach Mosqueda-Taylor et al. (2002) sind davon nur 14 Fälle akzeptabel, wenn man strenge Kriterien an die Publikationen legt.

Pathologie
Das *Odontoameloblastom* besteht histologisch aus ausgedehnten epithelialen Zellverbänden, die einem typischen plexiformen oder follikulär aufgebautem Ameloblastom mit reifem Stroma entsprechen. Zusätzlich liegen Anteile eines komplexen Odontoms oder eines Verbundodontoms vor, die sich in unmittelbarem Kontakt zu dem Ameloblastomanteil in myxoidem Gewebe entwickeln und Dentin oder Schmelz enthalten. Geister- oder Schattenzellen können auch vorkommen (Mosqueda-Taylor 2005).

Klinik
Betroffen sind vor allem jüngere männliche Patienten (2–50 Jahre; Durchschnittsalter 20,2 Jahre), die gelegentlich über Schmerzen klagen. Auch das Odontoameloblastom tritt meist in den dorsalen Abschnitten sowohl des Unterkiefers als auch des Oberkiefers auf (Mosqueda-Taylor et al. 2002).

Therapie
Wegen der behaupteten, dem Ameloblastom ähnlichen Rezidivneigung sollte die Behandlung des Odontoameloblastoms in einer radikalen chirurgischen Entfernung bestehen.

Radiologie
Das Bild des *Odontoameloblastoms* gleicht radiologisch demjenigen des ameloblastischen Fibroodontoms, zeigt jedoch Wurzelspitzenresorptionen. Retinierte Zähne kommen ebenfalls vor (Mosqueda-Taylor et al. 2002; Barnes et al. 2005).

14.1.1.2.5 Kalzifizierender zystischer odontogener Tumor

ICD-O-Code 9301/0

Synonyme: keratinisierende und kalzifizierende odontogene Zyste, Gorlin-Zyste, kalzifizierende odontogene Zyste

> **Definition:**
> Der kalzifizierende zystische odontogene Tumor ist eine gutartige zystische odontogene Neoplasie, die ein Ameloblastom-ähnliches Epithel und Schattenzellen enthält, die verkalken können (WHO 2005).

Der kalzifizierende zystische odontogene Tumor (früher: kalzifizierende odontogene Zyste), der unter anderem als Cholesteatom, atypisches Adamantinom oder keratinisierendes Ameloblastom bezeichnet wurde (Hong et al. 1991), erhielt 1962 seine bis 2005 gültige Bezeichnung, wobei Gorlin damals offen ließ, ob es sich tatsächlich um eine Zyste oder einen zystischen Tumor handelt. (Gorlin et al. 1962). Die Läsion kann auch solide aufgebaut sein, wobei die zystischen Varianten bei weitem überwiegen (Hong et al. 1991; Prätorius et al. 1981). Wegen ihres besonderen Verhaltens wurde die Läsion, obwohl 1992 noch als „Zyste" etikettiert, unter die „gemischten" odontogenen Tumoren eingereiht (Kramer 1992b). Die soliden Formen (Dubiel Bigaj et al. 1993; Hong et al. 1991; Scott u. Wood 1989; Li et al. 2003), die schon in der 2. Auflage der WHO-Klassifikation von 1992 als neoplastisch angesehen wurden, werden jetzt als eigenständige Entität geführt („dentinogener Ghost-cell-Tumor", s. unten), die sich auch aggressiv verhalten können (Praetorius et al. 2005a). Ob es tatsächlich gerechtfertigt ist, alle früher als kalzifizierende odontogene Zysten bezeichneten Läsionen als neoplastisch anzusehen und sie nun unter dem Begriff des kalzifizierenden zystischen odontogenen Tumors zu subsumieren, bleibt abzuwarten (Reichart et al. 2008a). Einige Autoren halten jedoch weiterhin an der Auffassung fest, dass auch eine „einfache" Zyste ohne oder mit nur geringer Proliferationsneigung existiert (Praetorius 2009).

Pathologie
Der kalzifizierende zystische odontogene Tumor kann sowohl intra- als auch deutlich seltener extraossär vorkommen. Histologisch sieht man einen Zystenbalg mit einer Basalzellschicht, die an Ameloblasten erinnert. Die

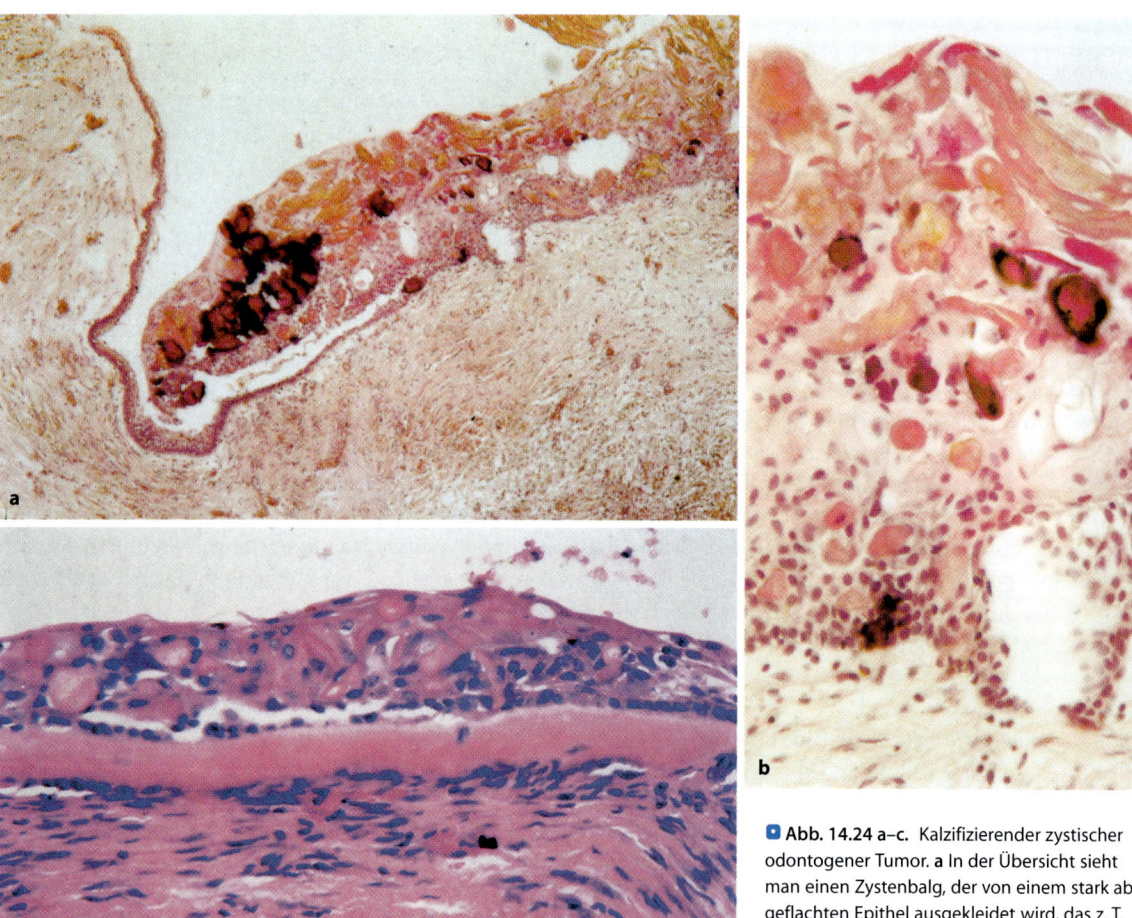

Abb. 14.24 a–c. Kalzifizierender zystischer odontogener Tumor. **a** In der Übersicht sieht man einen Zystenbalg, der von einem stark abgeflachten Epithel ausgekleidet wird, das z. T. verbreiterte, in das Zystenlumen hineinragende Epithelproliferationen aufweist, die fleckförmige Verkalkungen (*Bildmitte links*) enthalten (TU 1236, Bochum). **b** Bei stärkerer Vergrößerung sieht man schattenhaft erkennbare Epithelien (sog. Schattenzellen/„ghost cells"), die z. T. verschmelzen. Die hochzylindrische Basalzellschicht ist ameloblastomähnlich konfiguriert und palisadenartig ausgerichtet (TU 10223, Solingen). **c** Manchmal lässt sich unterhalb der schattenzellhaltigen Epithelschicht eine bandförmige Dentinablagerung erkennen, die unmittelbar an die meist kubisch konfigurierte Basalzellschicht grenzt (TU 8967, Aarau)

darüber liegenden Zellen können wie im Schmelzorgan eines sich bildenden Zahns sternförmig konfiguriert sein. Hier sind die typischen Schattenzellen („ghost cells") zu finden. Sie entsprechen alterierten Epithelien mit verdämmernden Kernen, aber noch gut erhaltenen Zellgrenzen, die schließlich verkalken können (Abb. 14.24 a, b). Die Schattenzellen können zu ausgedehnten zusammenhängenden eosinophilen Bezirken in der Zystenlichtung konfluieren. Sie können aber auch die Basalzellschicht durchbrechen und im angrenzenden Bindegewebe eine riesenzellhaltige Fremdkörperreaktion auslösen. Unterhalb der Basalzellschicht lassen sich Ablagerungen von abortivem Dentin nachweisen (Abb. 14.24 c).

Gelegentlich kommt die Läsion in Kombination mit anderen odontogenen Tumoren vor, wie dem adenomatoiden odontogenen Tumor, dem Odontom oder einem Ameloblastom (Hirshberg et al. 1994; Tajima et al. 1992; Zeitoun et al. 1996).

Klinik

Der kalzifizierende zystische odontogene Tumor ist eine seltene Läsion, über deren Häufigkeit aufgrund der uneinheitlichen Klassifikation noch keine sicheren Angaben vorliegen. Er kommt zwischen dem 5.–92. Lebensjahr vor, ohne dass eine Geschlechtsbevorzugung besteht (Praetorius et al. 2005a). Etwa 3/4 liegen im Front- und vorderen Seitenzahnbereich, besonders der Eckzahnregion, fast 80% intraossär und 20% in der Gingiva (Buchner et al. 1991). Im Allgemeinen ist das einzige Symptom eine schmerzlose Schwellung, die langsam an Größe zunimmt. Zahnlockerungen sind selten. Extraossäre Formen können eine Größe von bis zu 4 cm erreichen.

Therapie

Therapeutisch sollte eine komplette Entfernung angestrebt werden, da sonst mit Rezidiven zu rechnen ist. Ist der Tumor mit einem Ameloblastom verbunden, so muss sich die chirurgische Therapie an der Ameloblastomkomponente orientieren und aggressiver sein.

Radiologie

Im Röntgenbild stellen sich die Läsionen (Abb. 14.25) meist als eine umschriebene unilokuläre, selten multilokuläre Osteolyse mit meist scharfer Begrenzung und fleckförmigen Verkalkungen dar, die in etwa einem Viertel der Fälle mit einem retinierten Zahn verbunden sind (Devlin u. Horner 1993; Hong et al. 1991). Wurzelspitzenresorptionen kommen ebenfalls vor. Die extraossäre Variante kann zu einer konkaven Arrosion des darunterliegenden Knochens und zu Zahnverdrängungen führen (Praetorius et al. 2005a).

Differentialdiagnose

Wichtigste Differentialdiagnose ist der kalzifizierende epitheliale odontogene Tumor, daneben das Ameloblastom und seine Varianten. Röntgenologisch ist der Tumor u. U. durch die vielfach sichtbaren Verkalkungen in Kombination mit einem retinierten Zahn zu erkennen. Im Allgemeinen führt aber erst die mikroskopische Untersuchung zur Diagnose

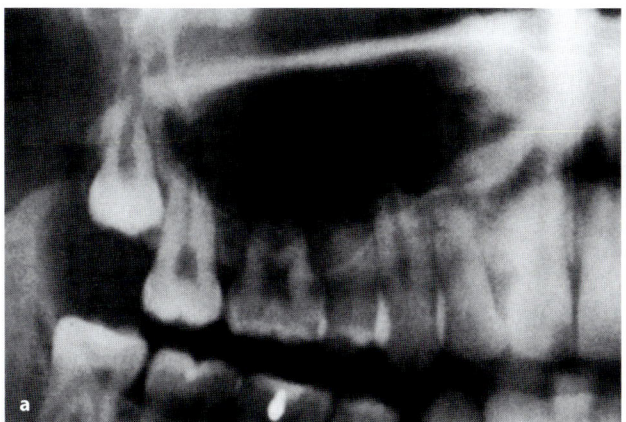
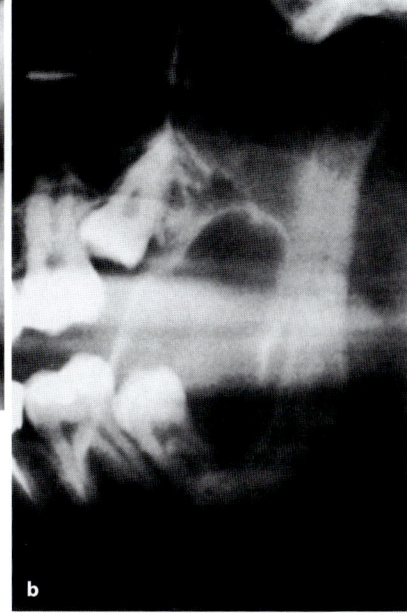

Abb. 14.25. a Kalzifizierender zystischer odontogener Tumor. Ausgedehnte, scharf begrenzte Osteolyse im rechten Oberkiefer, auf die Kieferhöhle übergreifend, mit leichter opaker Verschattung (TU 8967, Aarau). Gelegentlich sind die Läsionen mit retinierten Zähnen kombiniert wie in b. Auch hier zeigt die den aufsteigenden Ast des linken Unterkiefers einnehmende Osteolyse eine leicht verschattete Binnenstruktur, die zur Abgrenzung gegen eine differentialdiagnostisch in Frage kommende follikuläre Zyste herangezogen werden kann (TU 8937, Erlangen)

14.1.1.2.6 Dentinogener Schattenzelltumor

ICD-O-Code 9302/0

Synonyme: Kalzifizierender schattenzellhaltiger odontogener Tumor, odontogener Schattenzelltumor, epithelialer odontogener Schattenzelltumor, Dentinoameloblastom

> **Definition:**
> Der dentinogene Schattenzelltumor ist ein lokal invasiver Tumor, der aus ameloblastomähnlichen epithelialen Zellinseln besteht, die in ein reifes Stroma eingebettet sind und neben dysplastischen Dentin unterschiedliche Mengen an Schattenzellen enthalten (WHO 2005).

Dieser 1992 in der WHO-Klassifikation bereits als Neoplasie bezeichnete, aber noch unter der Überschrift der vormaligen „kalzifizierenden odontogenen Zyste" als solide Variante geführte Tumor (Kramer et al. 1992), wurde 2005 von der WHO als eigenständige Entität eingeführt (Praetorius et al. 2005b). Er kommt sowohl intra- als auch –weniger häufig – extraossär vor. Auch hier ist ein breites Altersspektrum mit einer leichten Bevorzugung des männlichen Geschlechts zu beobachten. Die zahntragenden Abschnitte von Ober- und Unterkiefer sind etwa gleich häufig betroffen, wobei die extraossären Formen mehr den Frontzahnbereich, die intraossären mehr die Seitenzahnregion betreffen (Reichart et al. 2008a).

Pathologie

Histologisch sieht man ein reifes Stroma, das ameloblastomartige Tumorinseln enthält, deren Zellen zum Teil in Schattenzellen umgewandelt sind, die verkalken können (◘ Abb. 14.26 a). Peripher liegende Schattenzellen können aus dem Epithelverband, der hier keine Basalmembran aufweist, in das Stroma gelangen und dort eine Fremdkörperreaktion verursachen. Außerdem ist – meist nur in kleiner Menge – dysplastisches Dentin nachweisbar (Abb. 14.26 b). Mitosen fehlen. Übergänge in ein schattenzellhaltiges odontogenes Karzinom kommen vor (Praetorius et al. 2005b).

Klinik

Der Tumor ist meist symptomlos. Extraossär kann er als Epulis imponieren. Die intraossäre Variante kann Größen von bis zu 10 cm erreichen und den Kiefer auftreiben. Ein Durchbruch des Kortex mit Weichteilinfiltration kann vorkommen, ebenso Zahnverlagerungen und -lockerungen.

Therapie

Da der intraossäre dentinogene Schattenzelltumor ein aggressives Verhalten mit Kortikalisdurchbruch und Weichteilinfiltration zeigt, sollte er komplett im Gesunden reseziert werden. Bei der extraossären Variante scheint eine Enukleation zu genügen. Langzeitkontrollen sind jedoch in beiden Fällen angebracht.

Radiologie

Es kommen sowohl unilokuläre als auch multilokuläre Osteolysen vor, die unterschiedliche Mengen radioopaken Material enthalten können. Die Begrenzungen können scharf sein, irreguläre Begrenzungen mit Weichteileinbruch kommen jedoch ebenfalls vor, ebenso Zahnverlagerungen, Wurzelspitzenresorptionen und retinierte Zähne (◘ Abb. 14.27).

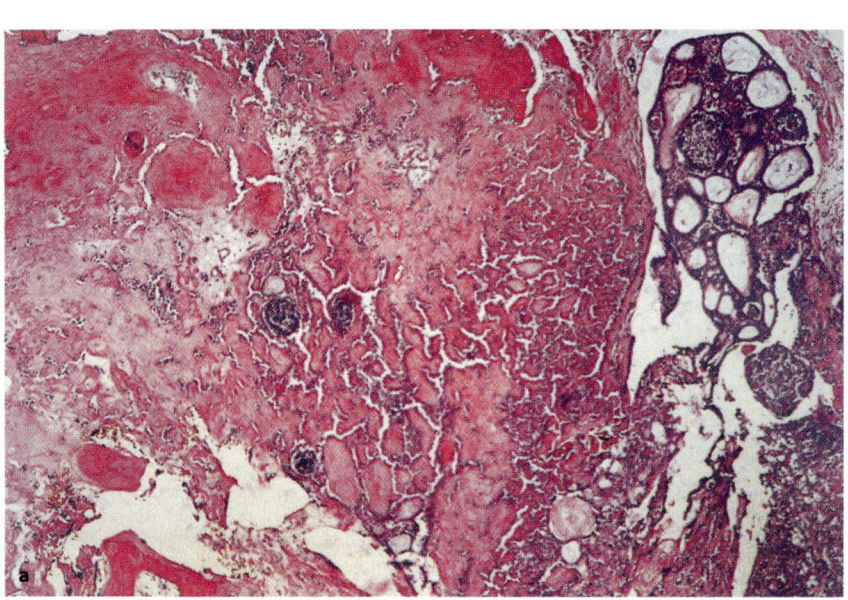

◘ **Abb. 14.26 a, b.** Dentinogener Schattenzelltumor (61-jährige Patientin). **a** In der Übersicht sieht man teilweise pseudozystisch umgewandelte ameloblastomähnliche Formationen odontogenen Epithels (*rechter Bildrand*). Im Zentrum finden sich plattenförmige Ablagerungen von eosinophilem Material, das Dentin entspricht, daneben immer wieder Zellansammlungen (*Forts. S. 977*)

14.1 · Neoplasmen und andere Tumoren des odontogenen Apparats

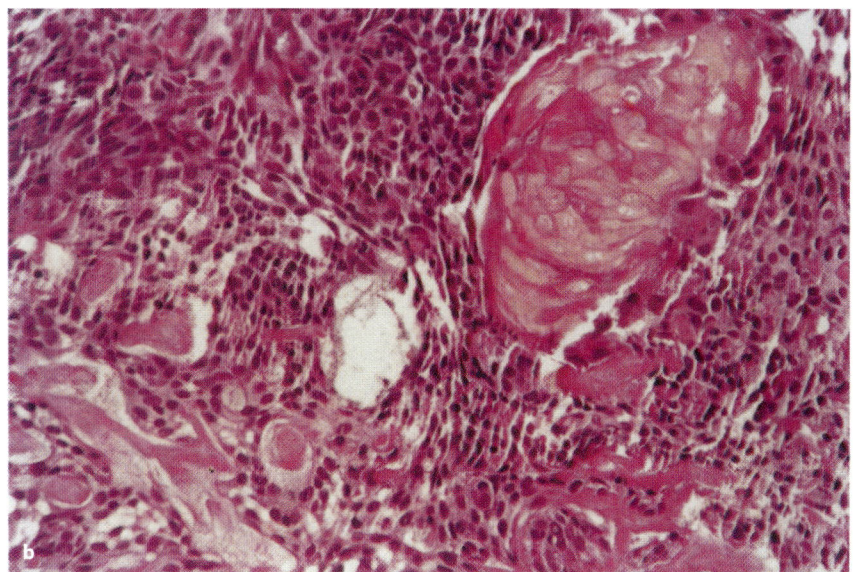

Abb. 14.26 (Forts.) Innerhalb dieser Zellansammlungen (**b**) sind inselförmige Schattenzellkomplexe (*obere rechte Bildhälfte*) eingelagert, die von dicht gepacktem odontogenen Epithel umgeben werden. In der *linken unteren Bildhälfte* ist streifenförmiges dysplastisches Dentin erkennbar (TU 9048, Mönchengladbach)

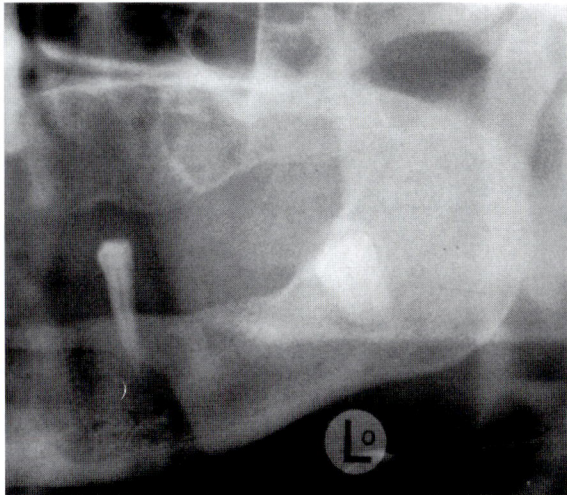

Abb. 14.27. Dentinogener Schattenzelltumor (gleiche Patientin wie in Abb. 14.22). Relativ scharf begrenzte, z. T. von einem schmalen Sklerosesaum umgebene Osteolyse im zahnlosen linken Oberkiefer. Der Befund ist unspezifisch (TU 9048, Mönchengladbach)

Differentialdiagnose

Die histologische Abgrenzung muss gegen das Ameloblastom erfolgen, das kein Dentin und keine ausgeprägten Schattenzellansammlungen enthält. Am wichtigsten ist jedoch die Abgrenzung gegen das schattenzellhaltige odontogene Karzinom, dessen Zellen dichter gelagert sind und dessen hyperchromatische Kerne vermehrt Mitosen zeigen.

14.1.1.3 Odontogene ektomesenchymale Tumoren mit oder ohne inkorporiertes odontogenes Epithel

14.1.1.3.1 Odontogenes Fibrom

ICD-O-Code 9321/0

> **Definition:**
> Das odontogene Fibrom ist ein seltener Tumor, der – eingebettet in ein reifes Stroma – inaktive odontogene Epithelien in unterschiedlicher Häufigkeit enthält (WHO 2005).

Das odontogene Fibrom ist ein sehr seltener, vorwiegend intraossär vorkommender odontogener Tumor, dessen genaue Abgrenzung erst 1980 durch Gardner erfolgte. Bislang sind von der peripheren Variante etwa 180 Fälle, von der zentralen Variante etwas über 70 Fälle publiziert worden (Gardner 1980, 1982; Daniels 2004; Lin et al. 2008). Damit scheint zumindest das periphere odontogene Fibrom der häufigste extraossäre odontogene Tumor zu sein (Buchner et al. 2006). Es ist jedoch sehr zweifelhaft, ob alle publizierten Fälle nach den jetzt gültigen WHO-Kriterien akzeptiert werden können, da zahlreiche Fälle nur unvollständig dokumentiert sind.

Pathologie

Makroskopisch bietet das odontogene Fibrom einen soliden Aspekt. Die Schnittfläche ist weiß. Histologisch lässt sich ein *epithelarmer* und ein *epithelreicher* Typ des odontogenen Fibroms unterscheiden.

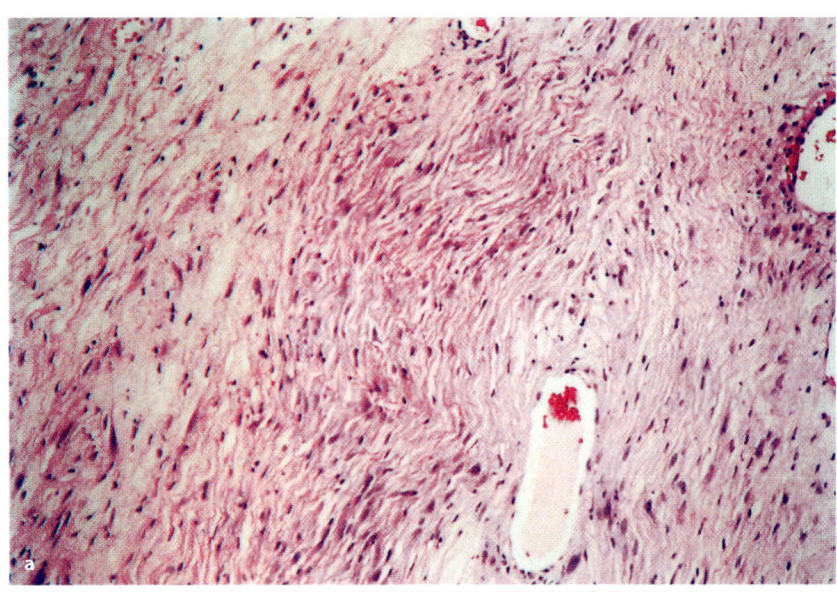
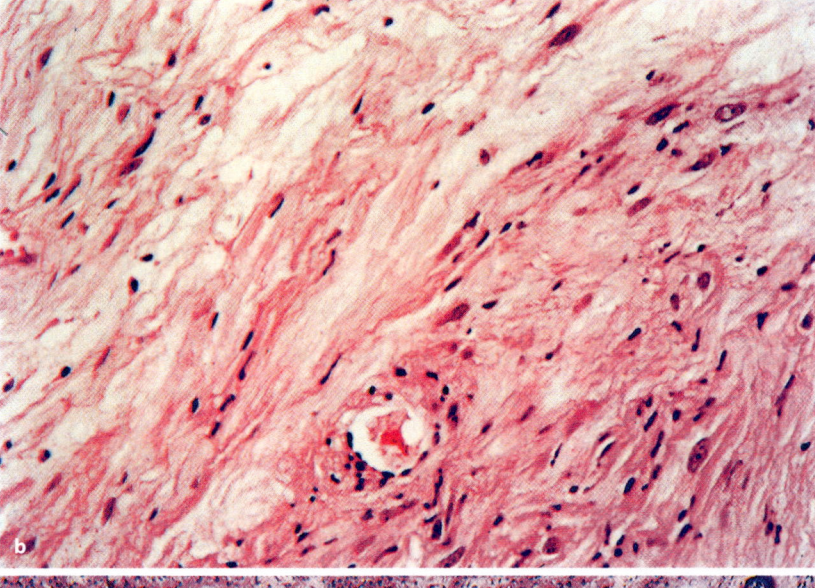
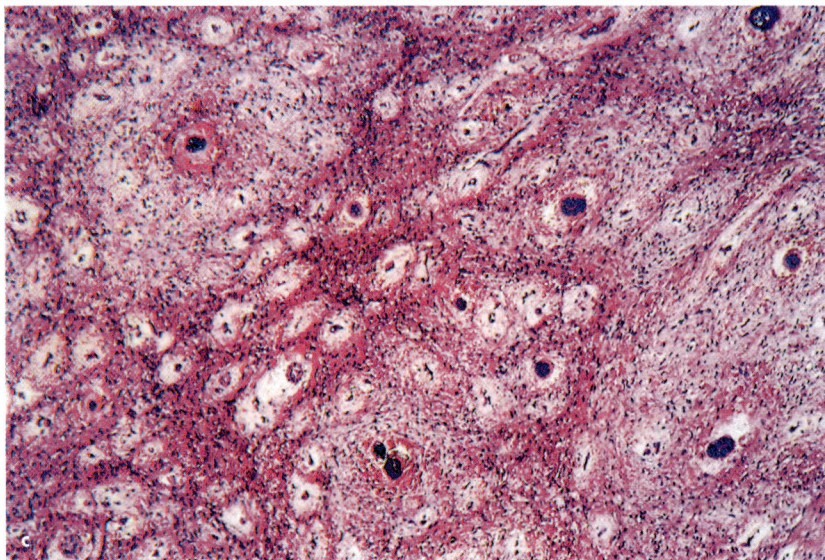

Abb. 14.28 a, b. Odontogenes Fibrom, epithelarmer Typ. Das mikroskopische Bild wird von einem lockeren, zellarmen Bindegewebe bestimmt, das unterschiedlich stark kollagenisiert ist und einzelne Kapillaren enthält. Odontogene Zellnester kommen nur sporadisch vor und sind für die Diagnose nicht unbedingt erforderlich. In der stärkeren Vergrößerung (**b**) fällt die partielle myxoide Auflockerung auf (*linke Bildhälfte*, TU 4353, Koblenz). **c–e** Odontogenes Fibrom, epithelreicher Typ. Bereits in der Übersicht (**c**) sieht man die zahlreichen odontogenen Epithelgruppen, die in ein aufgelockertes Stroma eingelagert sind (*Forts. S. 979*)

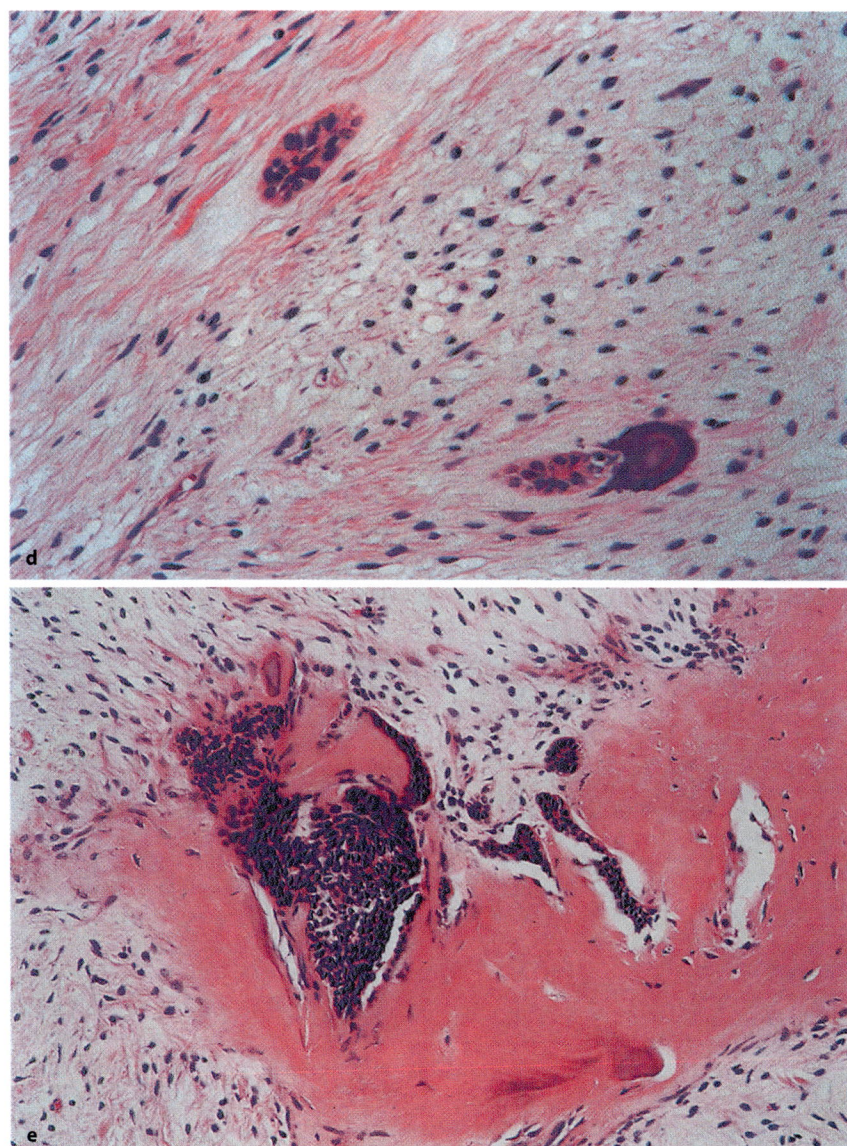

■ **Abb. 14.28** (*Forts.*) Sie stehen zuweilen mit zementikelartigen Hartsubstanzablagerungen in Kontakt (**d**). Außerdem findet man häufig dysplastisches Dentin in engem Kontakt zu odontogenen Zellnestern (**e**) (TU 8918, Köln)

Die *epithelarme Variante* besteht aus relativ zellarmem Bindegewebe, das zarte Kollagenfasern aufweist. Nur selten finden sich kleine Reste odontogenen Epithels, die unregelmäßig innerhalb der Läsion verstreut sind. Diese odontogenen Epithelien zeigen keine Palisadenstellung und keine Retikulierung der zentralen Abschnitte. Meist bestehen sie nur aus wenigen Zellen. Teilweise sind die einfachen odontogenen Fibrome sehr mukopolysaccharidreich und besitzen eine große Ähnlichkeit mit dem Zahnfollikel. Zusätzlich lassen sich gelegentlich kleine Kalzifikationen innerhalb des Stromas nachweisen (■ Abb. 14.28 a, b).

Der *epithelreiche Typ* unterscheidet sich vom einfachen odontogenen Fibrom durch seinen wesentlich ausgeprägteren Zellgehalt, seine vermehrte Kollagenisierung, aber vor allem durch das Vorkommen zahlreicher kleinerer bis mittelgroßer Gruppen odontogener Zellen, die gelegentlich sogar das Bild beherrschen können. Auch hier zeigen die odontogenen Epithelien keine Palisadenstellung und keine zentrale Retikulierung. Zusätzlich lässt sich aber – teilweise in engem Kontakt zu ihnen – dysplastisches Dentin nachweisen. Gelegentlich finden sich auch zementikelartige Hartsubstanzablagerungen; manchmal wird eine Knochenbildung beobachtet (Abb. 14.28 c–e). Selten kann der Tumor auch Granularzellen enthalten (Gesek et al. 1995).

Klinik

Nach den Zusammenstellungen von Daniels (2004) und Lin et al. (2008) treten sowohl das zentrale als auch das periphere odontogene Fibrom vorwiegend bei Frauen auf. Periphere Läsionen sind etwas häufiger im Unterkiefer lokalisiert, während zentrale odontogene Fibrome in etwa gleicher Verteilung im Ober- und Unterkiefer gefunden werden. Im DÖSAK-Material ist der Unterkiefer insgesamt etwas häufiger betroffen. Die Assoziation mit einem retinierten Zahn kommt vor, ist aber eher selten. Das Durchschnittsalter, das in den verschiedenen Studien angegeben wird, liegt sowohl bei der zentralen als auch bei der peripheren Variante bei etwa 30–35 Jahren (1–84 Jahre; DÖSAK: 0–73; Durchschnittsalter 30,5; n = 75). Oft werden die Tumoren als Zufallsbefunde entdeckt, gelegentlich machen sie sich über eine langsam zunehmende Schwellung, eine Vorwölbung der Gaumenschleimhaut oder eine Zahnlockerung bemerkbar. Größenangaben sind relativ selten zu finden und bewegen sich zwischen 0,5 bis 8 cm für zentrale und 0,2 bis 4,4 cm für periphere odontogene Fibrome.

Therapie
Zur Behandlung ist in der Regel eine einfache Enukleation oder Kürettage ausreichend, da weder das periphere noch das zentrale odontogene Fibrom eine Infiltrationstendenz aufweisen. Rezidive sind nur in Einzelfällen beschrieben worden. Auch nach inkompletter Entfernung wird eher ein stationäres Verhalten als ein aktives Wachstum beobachtet.

Radiologie
Im Röntgenbild sieht man in der Regel gut begrenzte, uni- bis multilokuläre Osteolysen, die einen sklerotischen Randsaum besitzen und gelegentlich in Kontakt zu Zahnwurzeln stehen. Dabei können ausgeprägte Wurzelspitzenresorptionen auftreten (Abb. 14.29 a–d). Kleinere Läsionen können zwischen den Zahnwurzeln gelegen sein und zu einer Verlagerung der Zähne führen (Kaffe u. Buchner 1994; Daniels 2004).

Differentialdiagnose
Radiologisch muss die Abgrenzung gegen alle anderen uni- bzw. multilokulären osteolytischen Läsionen erfolgen. Trotz der abortiven Dentinbildung und der Ze-

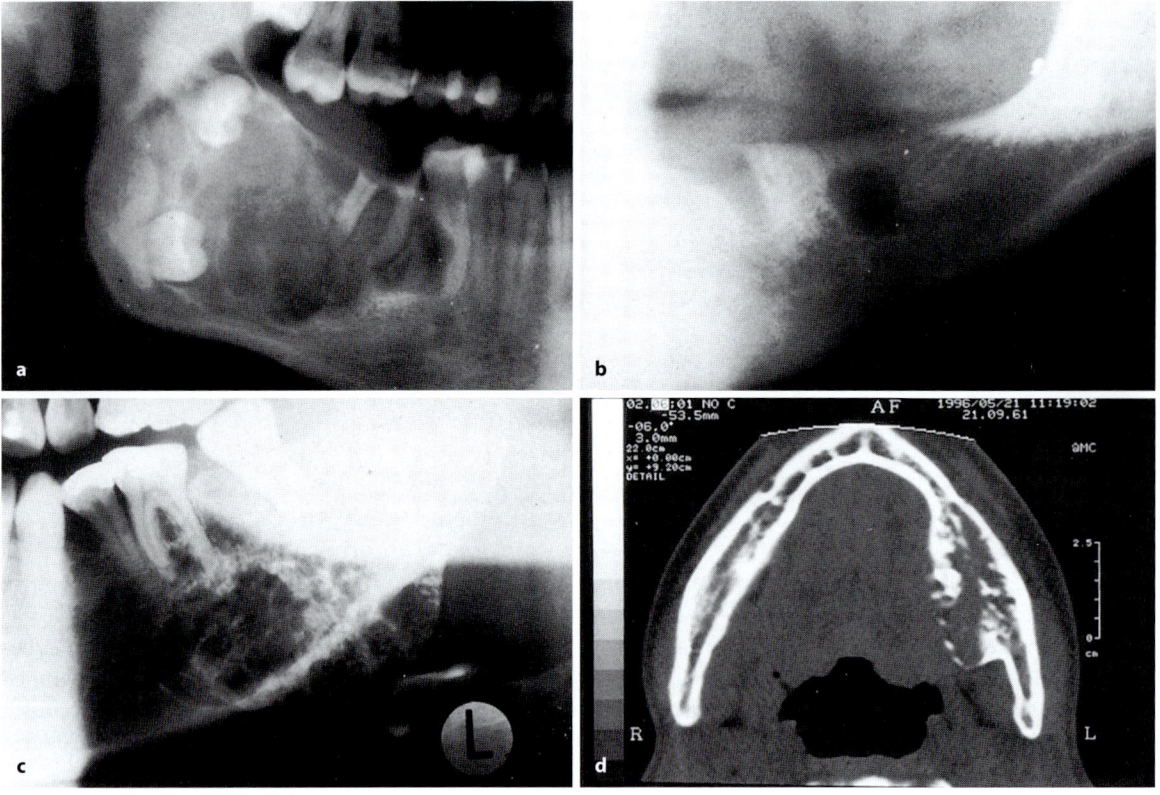

Abb. 14.29. a, b Odontogenes Fibrom, epithelarmer Typ. In **a** sieht man im rechten Kieferwinkel und im angrenzenden horizontalen Ast eine ausgedehnte Osteolyse, die nach kaudal bogenförmig begrenzt ist und einen angedeuteten Sklerosesaum aufweist. Sie enthält die beiden letzten verlagerten und retinierten Molaren (gleicher Patient wie in Abb. 14.28 a, b). Die Abgrenzung gegen ein Ameloblastom, ein ameloblastisches Fibrom oder einen keratozystischen odontogenen Tumor ist bei diesem Befund radiologisch nicht möglich (TU 4353, Koblenz). Auch die gut begrenzte, geographisch konfigurierte Osteolyse im zahnlosen linken Unterkieferast (**b**) einer 45-jährigen Patientin (Zufallsbefund) lässt sich radiologisch nicht weiter differenzieren (TU 7546, Basel). **c, d** Odontogenes Fibrom, epithelreicher Typ. In **c** erkennt man eine ausgeprägte Auftreibung des horizontalen Unterkieferasts unmittelbar vor dem Kieferwinkel, die nach kaudal scharf begrenzt ist. Die Läsion zeigt neben lytischen Bezirken fleckförmige und streifenförmige Verdichtungen. Die Wurzel des ersten Molaren steht mit ihr in Kontakt (gleiche Patientin wie in Abb. 14.28c–e). Im Computertomogramm (**d**) erkennt man eine Auftreibung, stellenweise auch eine unregelmäßige Verbreiterung der Kortikalis, die in den dorsalen Abschnitten nach lingual durchbrochen ist (TU 8918, Köln)

mentablagerungen werden radiologisch sichtbare Verdichtungen nur sehr selten gefunden.

Histologisch muss das epithelarme odontogene Fibrom vom desmoplastischen Fibrom, aber auch von einem einfachen hyperplastischen Zahnfollikel abgegrenzt werden (Kim u. Ellis 1993). Bei starkem Mukopolysaccharidreichtum kann die Unterscheidung von einem odontogenen Myxom ebenfalls Schwierigkeiten bereiten. Hier hilft besonders die bessere periphere Begrenzung des einfachen odontogenen Fibroms, die beim Myxom fehlt, eventuell auch mittels Zytokeratinantikörpern der immunhistochemische Nachweis odontogener Epithelien, die beim odontogenen Myxom nur in Ausnahmefällen gefunden werden.

Die Abgrenzung des epithelreichen Typs muss vor allem gegen das ameloblastische Fibrom, aber auch gegen den kalzifizierenden epithelialen odontogenen Tumor erfolgen, der jedoch immer Amyloideinlagerungen aufweist. Gelegentlich können diagnostische Schwierigkeiten auftreten, weil das zentrale odontogene Fibrom mit einem Riesenzellgranulom verbunden sein kann (Odell et al. 1997).

14.1.1.3.2 Odontogenes Myxom (Myxofibrom)

ICD-O-Code 9320/0

Synonym: odontogenes Fibromyxom

> **Definition:**
> Das odontogene Myxom ist ein intraossärer Tumor, der aus sternförmigen bis spindeligen Zellen besteht, die in eine myxoide Grundsubstanz eingebettet sind. Ist der Tumor etwas stärker kollagenisiert, wird er als Myxofibrom bezeichnet (WHO 2005).

Myxome werden praktisch nur im Kiefer beobachtet. Sie besitzen große Ähnlichkeiten mit mesenchymalen Zahnkeimanteilen wie der Papille oder dem Zahnfollikel (Buchner et al. 2005). Bei den früher publizierten Myxomen des peripheren Skeletts handelt es sich wahrscheinlich häufig um fehlinterpretierte, myxomatös umgewandelte Areale gut- oder bösartiger Knochentumoren. Die meisten Autoren lehnen die Existenz extragnathischer Myxome ab (Barros et al. 1969; Pindborg u. Hjorting-Hansen 1974; Zimmerman u. Dahlin 1958). Dokumentierte Einzelfälle existieren jedoch (Huvos 1991). Da Myxome nur sehr selten odontogenes Epithel enthalten, wurde ihre Abstammung von odontogenen Strukturen von einigen Autoren in Zweifel gezogen. Neuere Untersuchungen haben jedoch ergeben, dass in Myxomen ebenfalls das Intermediärfilament Nestin exprimiert wird, das sich in Stammzellen des ZNS und normalerweise ebenfalls im Ektomesenchym eines sich entwickelnden Zahnes nachweisen lässt (Lendahl et al. 1990; Wiese et al. 2004; Fujita et al. 2006). Ob dieser Befund in der Abgrenzung zu anderen Tumoren differentialdiagnostisch verwendbar ist, muss noch untersucht werden. Nach zahlreichen Zusammenstellungen ist das odontogene Myxom nach dem keratozystischen odontogenen Tumor, den Ameloblastomen und den Odontomen der vierthäufigste odontogene Tumor (Jundt et al. 2008a).

Pathologie

Makroskopisch sind Myxome grauweiß, glänzend und z. T. glasig. Sie bestehen aus einem stark aufgelockerten, faserarmen Gewebe, das relativ gleichmäßig verteilte Zellen enthält, deren Zytoplasma oft dreieckförmig oder zipflig gestaltet ist und die längliche, untereinander anastomosierende Zytoplasmaausläufer besitzen. Die Kerne sind meist klein, rund-oval und hyperchromatisch. Gelegentlich kommen auch vergrößerte, chromatindichte Kerne vor. Mitosen sind eher selten (◘ Abb. 14.30 d). Das Stroma enthält wechselnde Mengen saurer, Alcianblau-positiver Mukopolysaccharide. Gelegentlich ist das Stroma auch faserreicher, so dass Ähnlichkeiten zum einfachen odontogenen Fibrom bestehen. Solche Läsionen werden von einigen Autoren auch als Myxofibrom bezeichnet. Ganz vereinzelt kommen odontogene Zellnester vor, die jedoch keineswegs in allen Läsionen vorhanden sein müssen (Jundt et al. 2008a). Die Myxome zeigen in ihrer Peripherie keine klare Begrenzung und wachsen in die Markräume vor (Abb. 14.30 a–c). In seltenen Fällen sind zellreiche Läsionen mit stark atypischen Kernen beobachtet worden, die als „Myxosarkome" diagnostiziert worden sind (Lamberg 1984; Pahl et al. 2000). Diese Läsionen sind gewöhnlich größer und verhalten sich aggressiv. Metastasen sind bisher nicht beschrieben. Eine eindeutige histologische Malignitätsdiagnose ist jedoch nicht möglich, da auch die klinisch gutartigen Formen bizarre Kerne besitzen können.

Klinik

In der Regel wird der Tumor bei Jugendlichen und jungen Erwachsenen gefunden und nur sehr selten vor dem 10. Lebensjahr diagnostiziert (Keszler et al. 1995). Nach den Daten des DÖSAK-Registers sind 2/3 der Patienten jünger als 40 Jahre (1–83 Jahre, Durchschnittsalter 32,8 Jahre). Nach der Literatur sind Frauen etwas häufiger betroffen (Kaffe et al. 1997; Noffke et al. 2007; Praetorius 2009); im Material des DÖSAK überwiegen jedoch die männlichen Patienten. Der Tumor ist in 2/3 der Fälle im Unterkiefer lokalisiert. Meist befinden sich die Tumoren in der Molaren- und Prämolarenregion. Sie machen durch eine langsam zunehmende Schwellung klinisch auf sich aufmerksam; selten kann es zu Defor-

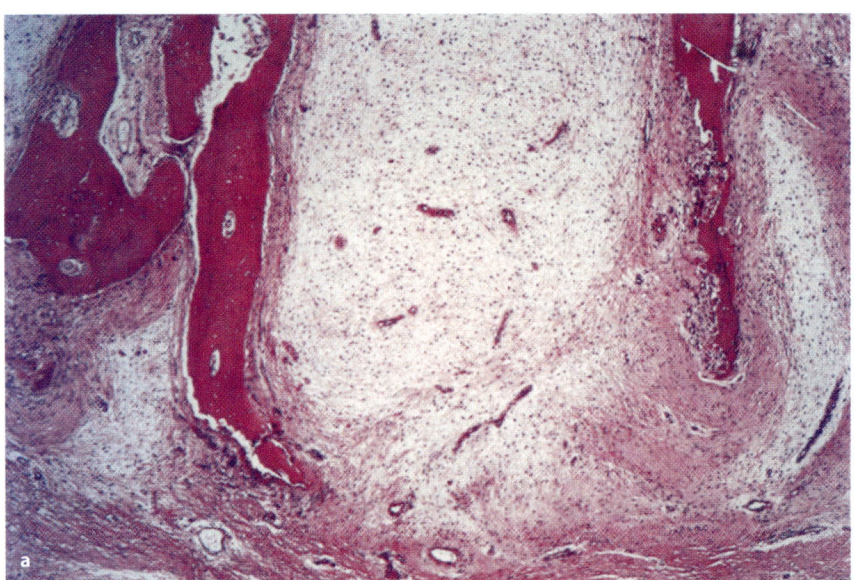
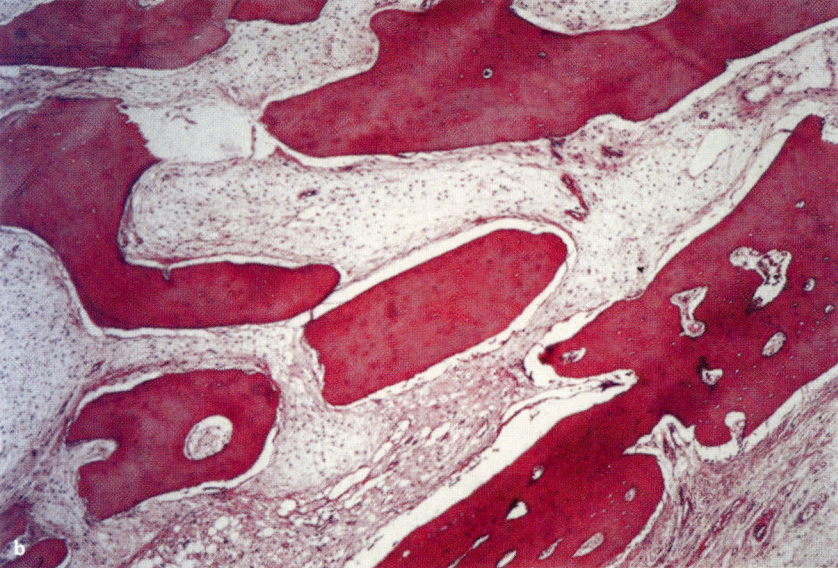
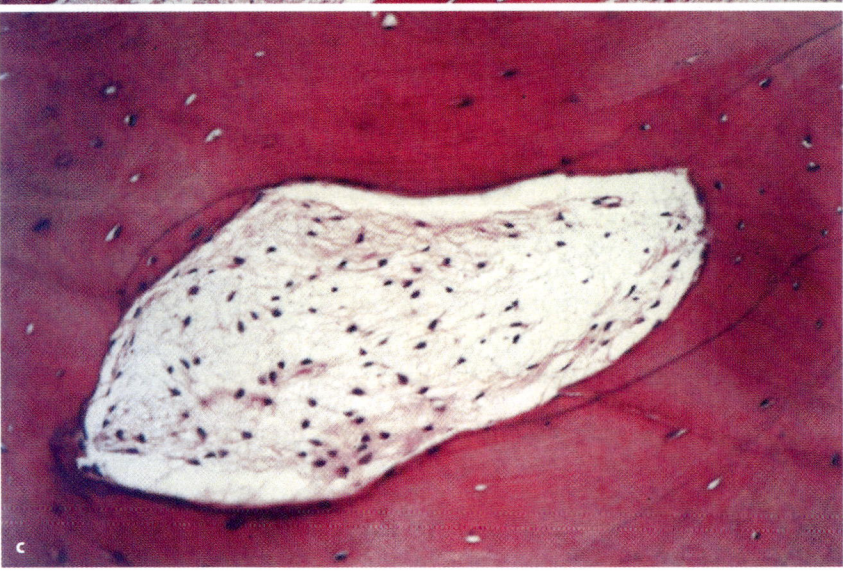

Abb. 14.30 a–d. Odontogenes Myxom (45-jährige Patientin). In **a** sieht man einen plump gegen das eben noch am unteren Bildrand erkennbare angrenzende Bindegewebe vorwachsenden myxomatösen Tumor, der die Kortikalis durchbrochen hat und zu einer strahlenförmigen Ausrichtung des reaktiven neugebildeten Knochens geführt hat. Das Geschwulstgewebe (**b**) breitet sich innerhalb der Markräume aus und ist auch in Havers-Räumen der dünnen Kortikalis nachweisbar (**c**) (*Forts. S. 983*)

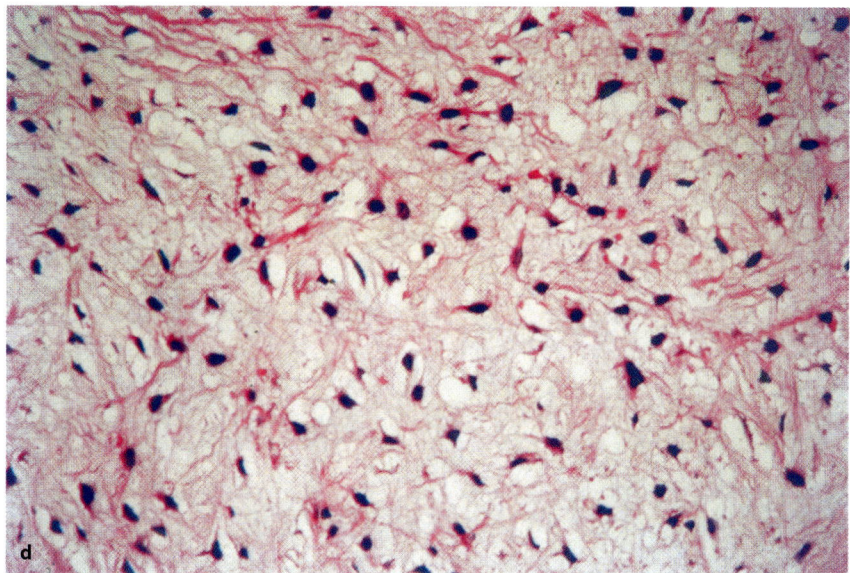

◘ **Abb. 14.30** (*Forts.*) Es besteht aus rundlichen bis ovalen Zellen mit zipflig ausgezogenen chromatindichten Kernen, die eine leichte Anisokariose aufweisen (**d**). Dieses Wachstumsmuster erklärt die hohen Rezidivraten (TU 9443, Hannover)

mitäten oder – bei manchen Fällen im Oberkiefer – zur Ausbreitung in die Nebenhöhle und zu einem Exophthalmus kommen. Gelegentlich werden Zahnlockerungen beobachtet (Jundt et al. 2008a).

Therapie
Wegen ihrer nur unscharfen Begrenzung sind Rezidive nach Kürettagen oder versuchter Enukleation häufig (Barros et al. 1969). Wegen der hohen Rezidivrate von bis zu 25% sollten größere Läsionen reseziert werden. Besonders bei maxillären Tumoren sollte primär eine Resektion erwogen werden, da sich die Läsionen bis nach intrakranial ausdehnen und den Tod des Patienten zur Folge haben können (Pahl et al. 2000; Barnes et al. 2005).

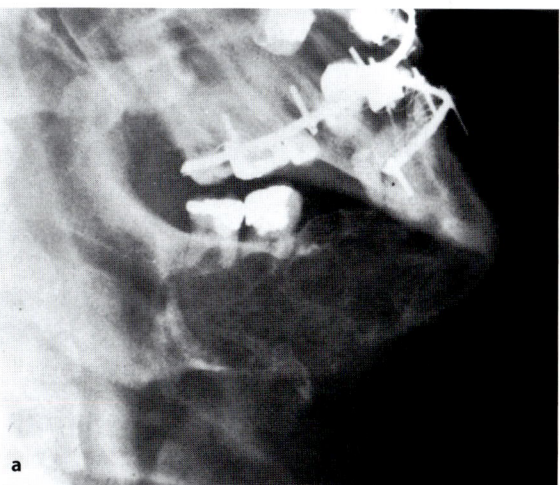

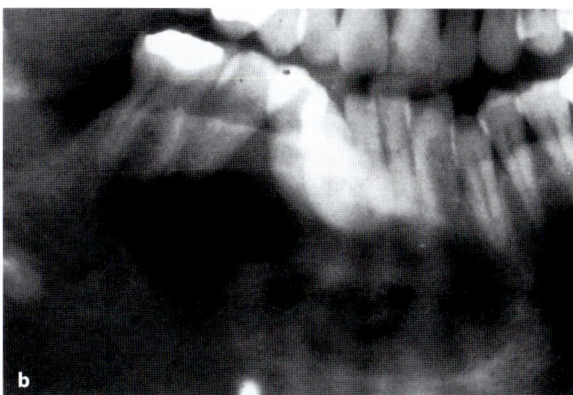

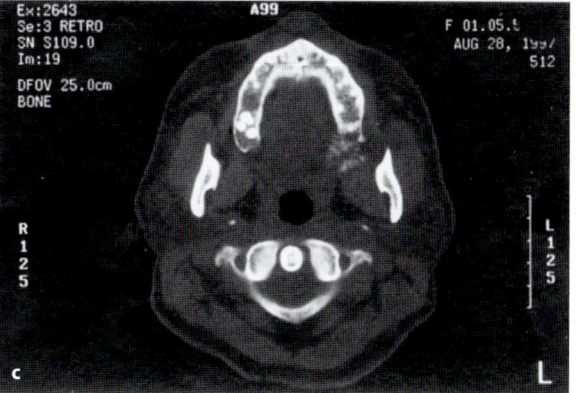

◘ **Abb. 14.31. a** Odontogenes Myxom (50-jähriger Mann). Auftreibung des linken horizontalen Unterkieferastes durch eine angedeutet seifenblasenartig konfigurierte multilokuläre Osteolyse. Die Wurzeln der beiden ersten Molaren zeigen Resorptionszeichen. Die kaudale Kortikalis ist eben noch erkennbar (TU 210, Basel; aus Prein et al. 1985). **b** Längsovale, gut begrenzte Osteolyse im rechten horizontalen Unterkieferast mit Übergreifen auf den Frontzahnbereich bis nach links in die Regio 33. Der Befund ist unspezifisch (TU 6586, Düsseldorf). **c** Odontogenes Myxom des Oberkieferalveolarfortsatzes (gleiche Patientin wie in Abb. 14.30) mit partieller Destruktion des Knochens und im Computertomogramm erkennbarer, strahlenförmiger Knochenneubildung im Bereich des Tuber maxillae links (TU 9443, Hannover)

Radiologie

Radiologisch sieht man teils unilokuläre, überwiegend jedoch multilokuläre, honigwaben- bis seifenblasenartige Osteolysen (Abb. 14.31), deren Binnenstruktur oft auch die Saitenbespannung eines Tennisschlägers erinnert, mit meist bogenförmiger, z. T. auch irregulärer Begrenzung (Peltola et al. 1994; Noffke et al. 2007). Ganz vereinzelt können auch sonnenstrahlenartige Periostreaktionen vorkommen („sun-ray appearance"), wie sie besonders bei Osteosarkomen, aber auch bei einer Osteomyelitis oder Metastasen beobachtet werden können (Chuchurru et al. 1985).

Differentialdiagnose

Radiologisch müssen praktisch alle odontogenen Tumoren mit berücksichtigt werden. Histologisch bereitet die Diagnose in der Regel keine Schwierigkeiten, wenn der Röntgenbefund beachtet wird. Gelegentlich kommt es jedoch zu Verwechslungen mit abgelösten Papillenfragmenten von Zahnkeimen oder mit verdickten und myxoid aufgelockerten Anteilen des Zahnfollikel, die die Krone eines Zahnes als Säckchen umgeben, den Zahndurchbruch erschweren können und radiologisch als wenige Millimeter breite perikoronale Aufhellung erscheinen. Wird diese Läsion biopsiert und dem Röntgenbild sowie der klinischen Verdachtsdiagnose „follikuläre Zyste" keine Beachtung geschenkt, so können Verwechslungen mit einem Myxom vorkommen, die schwerwiegende Folgen (Resektionsbehandlung!) nach sich ziehen können (Kim u. Ellis 1993; Kramer et al. 1992a; Buchner et al. 2005).

14.1.1.3.3 Zementoblastom

ICD-O-Code 9273/0

> **Definition:**
> Das Zementoblastom besteht aus Zementmassen, die unmittelbaren Kontakt zur Wurzel eines Zahnes besitzen (WHO 2005).

Das Zementoblastom ist ein seltener odontogener Tumor, der von einigen Autoren als identisch mit dem Osteoblastom angesehen wird. Die enge Beziehung der Läsion zur Wurzel eines Zahns mit der Entwicklung unterhalb des periodontalen Ligaments, die beim Osteoblastom nicht nachweisbar ist, rechtfertigt jedoch seine Eingruppierung als eigenständige Entität (Slootweg 1996; Brannon et al. 2002).

Pathologie

Makroskopisch steht der Tumor immer in engem Kontakt zu einer Zahnwurzel, mit der er auch histologisch fusioniert hat. Man sieht ausgedehnte Massen fast zellfreien Zements, die zu großen kompakten Formationen zusammenfließen können und pagetoide Kittlinien aufweisen (Abb. 14.32 a). Die stark basophilen Kittlinien sind typisch für diesen Tumor. Solche Befunde sind jedoch nur in älteren Läsionen zu erheben, die sich auch radiologisch mit einer ausgeprägten Sklerosierung präsentieren. Jüngere, lytische Läsionen zeigen ein fibröses Stroma mit unterschiedlich ausgeprägter metaplastischer Hartsubstanzbildung. In diesen Arealen können die Zementoblasten eine leichte Pleomorphie bei deutlich vergrößerten Kernen besitzen (Abb. 14.32 b, c). In der Peripherie der Läsion ist jedoch immer eine fibröse, hartsubstanzfreie Zone erkennbar, die die Läsion vom angrenzenden Knochen abtrennt (Slootweg 1992; van der Waal 2005; Jundt et al. 2008a).

Klinik

Obwohl das Zementoblastom auch noch im späten Erwachsenenalter gefunden wird, werden die meisten Fälle vor dem 30. Lebensjahr diagnostiziert (DÖSAK: 12–66 Jahre; Durchschnittsalter 34,5 Jahre). Überwiegend ist der Unterkiefer betroffen (in etwa 3/4 der Fälle), und hier besonders die Prämolaren- und Molarenregion. Besonders häufig ist der 1. Molar befallen. Nach einer Literaturübersicht sind Frauen etwas häufiger betroffen als Männer (Ulmansky et al. 1994). Dies zeigt auch das DÖSAK-Material, bei dem nur 11 von 48 Zementoblastomen bei Männern auftraten. Nach der WHO soll keine Geschlechtsbevorzugung bestehen (van der Waal 2005).

Häufiger als bei anderen odontogenen Tumoren klagen die Patienten über Schmerzen, die zusammen mit einer zumeist rundlichen Auftreibung des Kiefers auftreten. Der Zahn bleibt jedoch vital.

Therapie

In der Regel wird der gutartige Tumor zusammen mit dem befallenen Zahn entfernt. Dies ist wegen der lockeren bindegewebigen Begrenzung zum angrenzenden Knochen auch ohne große Schwierigkeiten möglich. Da der Zahn jedoch vital ist, wird er gelegentlich in situ belassen. Die in der Literatur beschriebenen Tumorexzisionen bei gleichzeitig durchgeführter endodontaler Behandlung sind jedoch mit Rezidiven behaftet (Biggs u. Benenati 1995). Da die Rezidivneigung auch bei einer Exzision zusammen mit dem betroffenen Zahn bei mehr als 20% liegt, wird empfohlen, den Tumor zusammen mit dem betroffenen Zahn und dem unmittelbar angrenzenden Knochen zu entfernen (Brannon et al. 2002).

Radiologie

Der konventionelle radiologische Befund ist hoch charakteristisch und zeigt eine scharf begrenzte Osteolyse,

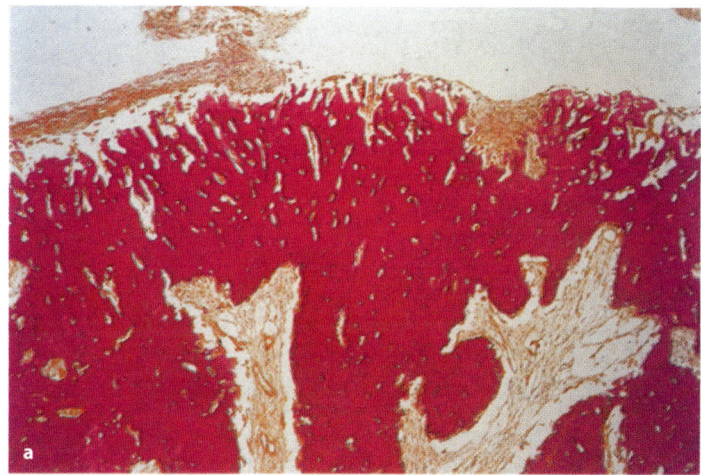

Abb. 14.32 a–c. Zementoblastom. Plattenförmig konfigurierte Zementmassen werden in der Peripherie (*oberer Bildrand*) durch eine dünne (in der vorliegenden Van-Gieson-Färbung gelb-rot dargestellte) Bindegewebslamelle begrenzt. Bei stärkerer Vergrößerung (**b, c**) sieht man neben dem bindegewebigen Saum, der die Läsion vom ortsständigen Knochen abgrenzt (besonders gut in der unteren Bildhälfte erkennbar), überwiegend zellfreie Zementablagerungen, die im Randbereich jedoch großleibige Zementoblasten mit anisomorphen Kernen aufweisen. Ohne Kenntnis des Röntgenbildes kann dieser Befund in einer Biopsie zur Fehlinterpretation eines Osteosarkoms führen (TU 5666, Marburg)

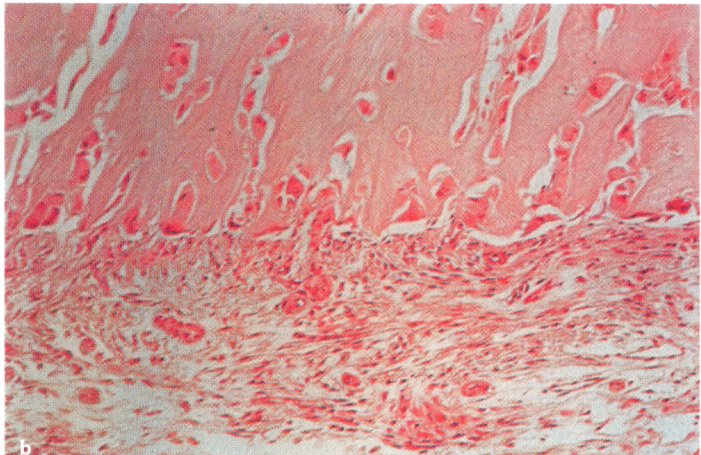

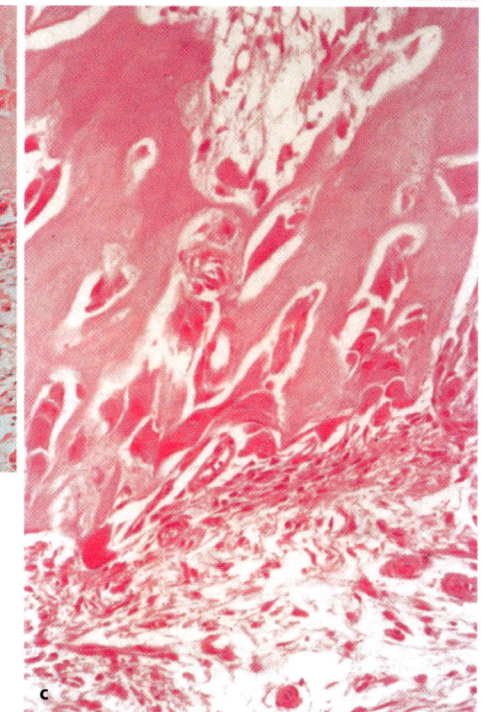

die eine Zahnwurzel umgibt und unterhalb des gelegentlich noch abgrenzbaren Periodontalspaltes lokalisiert ist (Abb. 14.33). Je nach Alter der Läsion (d. h. mit zunehmendem Mineralisierungsgrad) lässt sich eine zentrale homogene knochendichte Verschattung erkennen, die die Lyse schließlich fast komplett ausfüllt und nur noch einen schmalen peripheren Aufhellungssaum übrig läßt. Die Zahnwurzel wird immer komplett in die Läsion mit einbezogen und ist von der Verschattung nicht mehr abgrenzbar, so dass das Bild einer Wurzelspitzenresorption bei gleichzeitiger Fusion des röntgendichten Tumors mit der Zahnwurzel entsteht.

Differentialdiagnose

Wichtigste Abgrenzung ist die gegen das Osteoblastom, das im Gegensatz zum Zementoblastom keine Beziehung zur Zahnwurzel aufweist. Dieser Befund kann aber durch Überlagerungen im OPG nicht sichtbar sein (Prein et al. 1985). Histologisch ähneln sich Zementoblastom und Osteoblastom so sehr, dass eine Unterscheidung an kleineren Biopsien ohne Beachtung der Wurzelbeziehung unmöglich sein kann. Wegen der großen, teilweise bizarren Zementoblasten kann es zu Verwechslun-

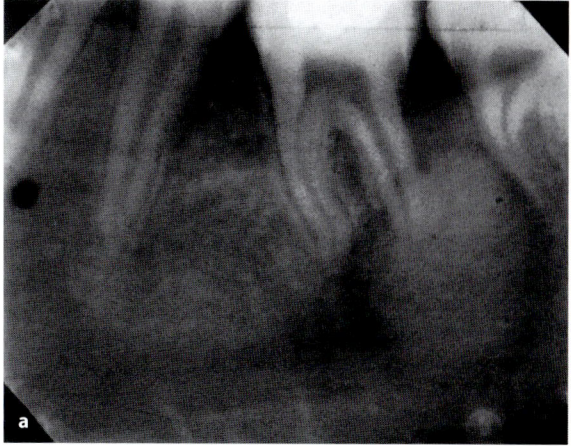

Abb. 14.33 a–c (*Text s. S. 986*)

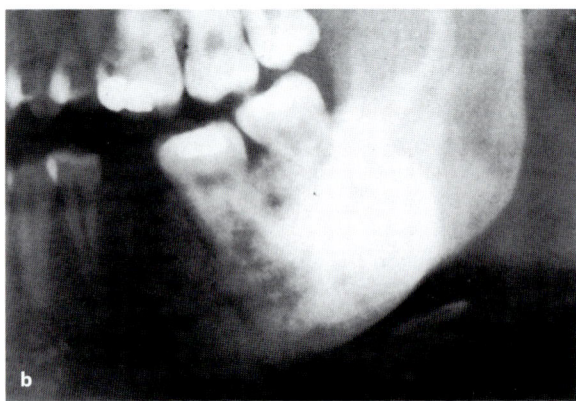
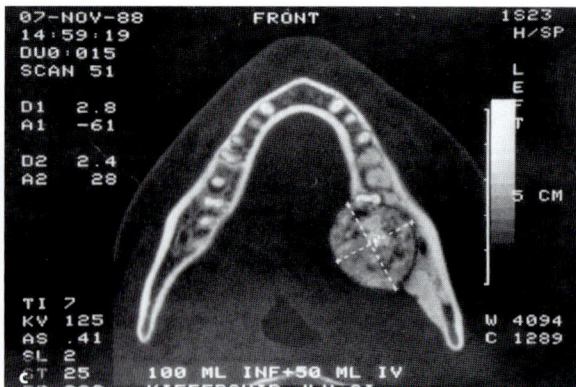
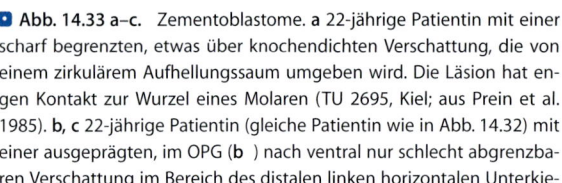

Abb. 14.33 a–c. Zementoblastome. **a** 22-jährige Patientin mit einer scharf begrenzten, etwas über knochendichten Verschattung, die von einem zirkulärem Aufhellungssaum umgeben wird. Die Läsion hat engen Kontakt zur Wurzel eines Molaren (TU 2695, Kiel; aus Prein et al. 1985). **b, c** 22-jährige Patientin (gleiche Patientin wie in Abb. 14.32) mit einer ausgeprägten, im OPG (**b**) nach ventral nur schlecht abgrenzbaren Verschattung im Bereich des distalen linken horizontalen Unterkieferasts. Im Computertomogramm (**c**) erkennt man die kugelförmige Kontur der Läsion, die zu einer exzentrischen, vorwiegend nach lingual ausgerichteten Auftreibung des Kiefers geführt hat, wobei die linguale Kortikalis nicht mehr abgrenzbar ist. Ein schmaler Aufhellungssaum trennt den Tumor vom übrigen Kieferknochen. Die beiden Molaren werden durch die Läsion verlagert, das Operationspräparat zeigte eine Verschmelzung der Zahnwurzel mit dem Tumor (TU 5666, Marburg)

gen mit einem Osteosarkom kommen. Das Zementoblastom zeigt aber neben seinem hochcharakteristischen Röntgenbild so gut wie keine mitotische Aktivität, so dass die Abgrenzung in der Regel möglich ist.

14.1.2 Bösartige Läsionen

14.1.2.1 Odontogene Karzinome

Unter dem Oberbegriff des odontogenen Karzinoms fasst die WHO das metastasierende Ameloblastom, das ameloblastische Karzinom (intraossäre und periphere sowie primäre und sekundäre, d. h. aus einem vorbestehenden Ameloblastom hervorgegangene Karzinome), das primäre intraossäre Karzinom (solide Karzinome und auf dem Boden einer odontogenen Zyste bzw. auf dem Boden eines keratozystischen odontogenen Tumors entstandene Karzinome), hellzellige odontogene Karzinome und schattenzellige odontogene Karzinome zusammen (Barnes et al. 2005).

14.1.2.1.1 Metastasierendes Ameloblastom

ICD-O-Code 9313/3

> **Definition:**
> Das metastasierende Ameloblastom ist ein typisches Ameloblastom, das ungeachtet seines gutartigen histologischen Bildes zur Metastasierung fähig ist (WHO 2005).

Der frühere Begriff des malignen Ameloblastoms wurde 2005 von der WHO präziser gefasst und in metastasierendes Ameloblastom geändert. Man versteht darunter nur noch die Ameloblastome, die sich histologisch nicht von den konventionellen Varianten unterscheiden, jedoch Metastasen (Lymphknoten- und Knochenmetastasen) setzen können. Solche ameloblastischen Tumoren, die bereits im Primärtumor oder in ihrem Rezidiv zelluläre Malignitätskriterien wie Kernpleomorphie und Kernhyperchromasie sowie eine erhöhte Mitoserate aufweisen, unabhängig davon, ob sie metastasiert haben oder nicht, werden jetzt als ameloblastische Karzinome bezeichnet (Jundt et al. 2008b). Damit werden eine alte Diskussion und die damit einhergegangene Verwirrung beendet (Carr u. Halperin 1968; Takahashi et al. 1985; Gandy et al. 1992; Slootweg u. Müller 1984).

Pathologie

Makroskopisch und histologisch lassen sich zwischen dem konventionellen solid/multizystischen und dem metastasierenden Ameloblastom keine Unterschiede feststellen. Auch die Metastasen des *metastasierenden Ameloblastoms* sind von einem konventionellen Ameloblastom morphologisch nicht zu unterscheiden. Dies bedeutet, dass die Diagnose per definitionem eine klinische Diagnose ist und nie an einer Primärläsion gestellt werden kann.

Klinik

Metastasierende Ameloblastome sind extrem selten, kommen aber in nahezu allen Altersgruppen vor (5–74 Jahre) und sind – ähnlich wie das solid/multizystische Ameloblastom – vorwiegend im Unterkiefer lokalisiert. Ihre Häufigkeit wird von Houston et al. (1993) mit 2%

aller Ameloblastome angegeben. Dies wird aber nicht weiter belegt, so dass überprüfbare Daten zur Häufigkeit nicht vorliegen. Bisher sind etwa 70 Fälle publiziert worden. Männer sind etwas häufiger betroffen als Frauen. Für die Diagnose „metastasierendes Ameloblastom" ist der Nachweis pulmonaler Metastasen, die in etwa 70% vorliegen, nur dann ausreichend, wenn sie in den peripheren Lungenabschnitten vorkommen, da es bekannt ist, dass Ameloblastome per Aspiration intraoperativ in die Lunge gelangen und zu Tumorimplantationen führen können (Prein et al. 1985). Andere häufige Lokalisationen sind Lymphknoten und Wirbelsäule sowie in Einzelfällen Leber, Gehirn, Schädel, Nieren und Dünndarm (Gilijamse et al. 2007). Zwischen dem Auftreten des Primärtumors und dem Auftreten von Metastasen können unter Umständen Jahrzehnte (1–31 Jahre) liegen. Die klinische Symptomatik ist uncharakteristisch und unterscheidet sich nicht von der des klassischen Ameloblastoms (Slootweg u. Müller 1984).

Therapie

Da die Diagnose „metastasiertes Ameloblastom" erst anhand der Metastasen gestellt werden kann, ist keine spezielle Primärtherapie, sondern nur eine Resektion der Metastasen möglich (Newman et al. 1995). Die Prognose ist allerdings eher ungünstig. Mehr als 50% der Patienten, bei denen Metastasen gefunden wurden, sind unter Entwicklung weiterer Metastasen verstorben, wobei Todesfälle auch noch 10 Jahre nach Auftreten der ersten Metastasen vorgekommen sind. Ob ein Staging aller Ameloblastompatienten nach längerem Intervall (Manifestationszeit zwischen 1 und 31 Jahren) sinnvoll ist, bleibt ungeklärt. Eine prophylaktische „neck dissection" ist nicht angezeigt.

Radiologie

Zwischen dem *konventionellen* und dem *metastasierten Ameloblastom* bestehen radiologisch bezüglich der Primärmanifestation naturgemäß keine Unterschiede.

14.1.2.1.2 Ameloblastisches Karzinom

ICD-O-Code 9270/3

> **Definition:**
> Das ameloblastische Karzinom ist ein seltener primärer maligner odontogener Tumor, der neben der Morphologie eines Ameloblastoms zelluläre Atypien zeigt (WHO 2005).

Ameloblastische Karzinome scheinen noch etwas seltener als metastasierende Amleoblastome zu sein. Ihre Altersverteilung ist ähnlich, wobei ältere männliche Patienten häufiger betroffen sind. Ob das anscheinend häufigere Vorkommen in China und Nordafrika gegenüber Europa und Nordamerika nur auf lokale Besonderheiten zurückzuführen ist, bleibt noch unklar (Jundt et al. 2008b). Alterationen von Genen, die bei der Transkription, Translation, Signaltransduktion, Zellzyklusregulation und Differenzierung beteiligt sind, scheinen bei der Pathogenese des ameloblastischen Karzinoms eine Rolle zu spielen (Carinci et al. 2003, 2004).

Die WHO unterscheidet außerdem die primären von den wesentlich selteneren sekundären ameloblastischen Karzinomen, bei denen entweder in der Vorgeschichte am gleichen Ort ein Ameloblastom bestand oder die noch Reste eines konventionellen Ameloblastoms enthalten, außerdem werden intraossäre von extraossären ameloblastischen Karzinomen abgegrenzt, die jedoch bisher nur in Einzelfällen publiziert wurden (Sciubba et al. 2005).

Pathologie

Das *ameloblastische Karzinom* zeigt atypische Kerne, eine verschobene Kern-Plasma-Relation und vermehrt Mitosen, darunter z. T. auch atypische Formen (Ingram et al. 1996). Außerdem enthält es Nekrosen. Die Grundstruktur des Ameloblastoms, d. h. Tumorinseln mit angedeuteter palisadenförmiger Anordnung der peripheren Zellen, sowie die dem Schmelzorgan ähnliche zentrale Auflockerung der Epithelverbände sind beim ameloblastischen Karzinom immer noch nachvollziehbar (◘ Abb. 14.34 a–c). Perineuralscheideninfiltrationen kommen vor. Undifferenzierte Areale können das Bild jedoch dominieren. Klarzellige Areale kommen vor und sind offenbar mit einem aggressiveren Verlauf verbunden. Die Proliferationsrate (PCNA-Immunhistochemie) ist wesentlich höher als im konventionellen Ameloblastom (Sciubba et al. 2005). Ob Calretinin bei der Abgrenzung gegen Plattenepithelkarzinome und deren Metastasen helfen kann, ist noch offen (Khalbuss et al. 2006).

Klinik

Etwa 2/3 der Fälle betreffen die Mandibula, vor allem die Molarenregion. Schmerzen, Schwellungen und gelegentlich Parästhesien sind die wesentlichen klinischen Symptome.

Therapie

Das *ameloblastische Karzinom*, das eine ausgeprägte lokale Destruktionstendenz mit Einbruch in die Weichteile aufweist, muss komplett mit weitem Sicherheitsabstand im Gesunden reseziert werden (Slootweg u. Müller 1984). Rezidive sind häufig. Etwa 1/3 der Patienten erleidet Lungenmetastasen, die bei maxillären Karzinomen wesentlich häufiger beobachtet werden.

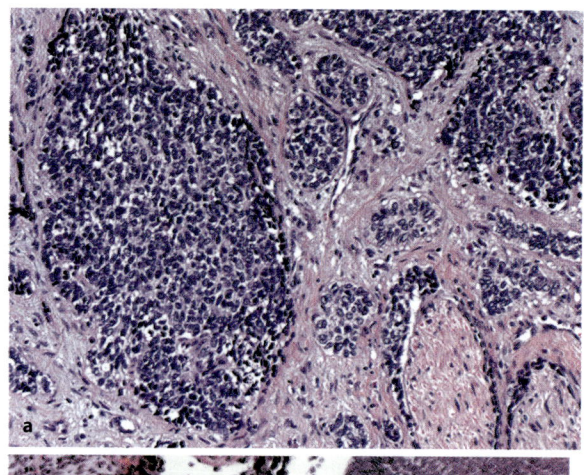
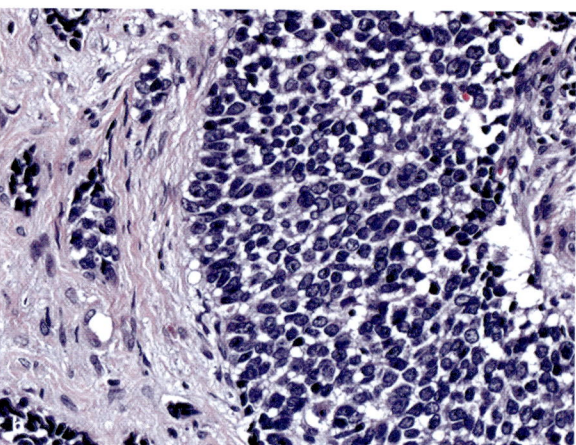
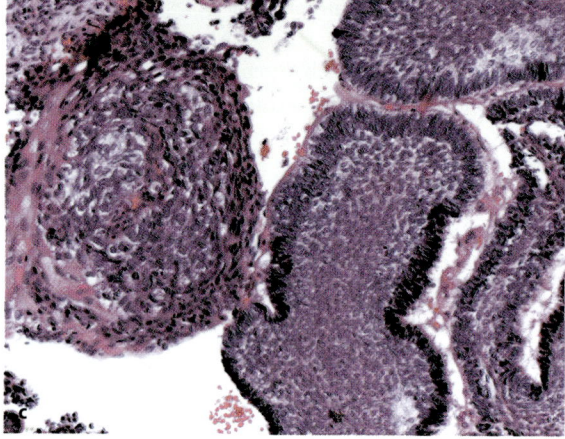

Radiologie

Das *ameloblastische Karzinom* zeigt ein aggressiveres Verhalten, das sich radiologisch in einer unscharfen Begrenzung und Osteodestruktion mit Perforationen der Kortikalis im Gegensatz zum vorwiegend expansiven Verhalten des Ameloblastoms manifestiert (◻ Abb. 14.35 a, b). Weichteilinfiltrationen sind am besten mit Schnittbildverfahren (MRT, CT) erkennbar. Außerdem sind gelegentlich irreguläre, offenbar dystrophische Verkalkungen bei ameloblastischen Karzinomen nachweisbar, die beim konventionellen Ameloblastom nicht gefunden werden (Corio et al. 1987).

◻ **Abb. 14.34 a, b.** Ameloblastisches Karzinom (27-jährige Patientin). Primärer Typ des ameloblastischen Karzinoms: **a** Follikulär angeordnete Tumorzellnester mit noch angedeuteter peripherer Palisadenstellung der Tumorzellen und vorwiegend basaloiden hyperchromatischen Kernen. Perineuralscheideninfiltration (*rechts unten*). **b** Basaloide Tumorzellen. Abschnittsweise ist eine periphere Palisadenstellung noch erkennbar, ebenso angedeutet subnukleäre Vakuolen (TU 7075, Hannover). **c** Sekundärer Typ eines ameloblastischen Karzinoms: die *rechte Bildhälfte* zeigt noch Ameloblastonanteile mit peripherer Palisadierung und dicht gelagerten, isomorphen zentral liegenden Zellen, während die *linke Hälfte* ein wenig differenziertes Karzinom zeigt, das neben ausgeprägten Kerngrößenschwankungen am *linken Bildrand* eine bandförmige Verhornung erkennen lässt (TU 11782, Ulm) (**a**, **b** aus: Jundt et al. 2008b)

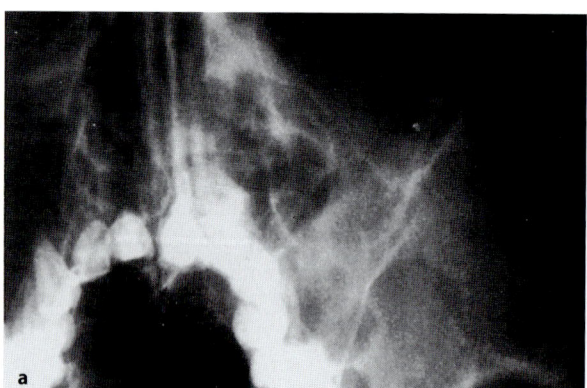
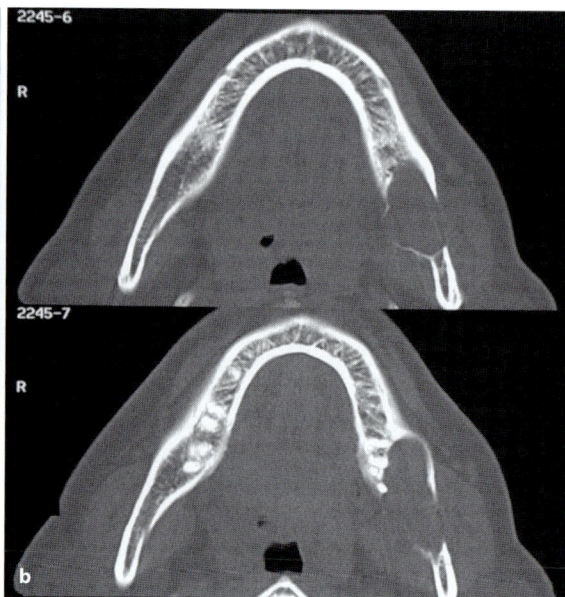

◻ **Abb. 14.35.** Ameloblastisches Karzinom. **a** Ausgeprägte Verschattung der linken Oberkieferregion und Kieferhöhle sowie der Nasenhaupthöhle ohne eindeutig klare Begrenzung (gleiche Patientin wie in Abb. 14.34 a, b). Der Befund lässt an einen aggressiven Prozess denken, eine genaue Artdiagnose ist jedoch nicht möglich (TU 7075, Hannover). **b** 68-jähriger Mann mit scharf begrenzter, expansiver hypodenser Osteolyse, die zu einer Kortikalisdestruktion geführt hat (TU 9766, Stuttgart) (**b** aus: Jundt et al. 2008b)

Differentialdiagnose

Radiologisch muss wegen des osteodestruktiven Verhaltens an eine Metastase oder einen anderen seltenen malignen odontogenen Tumor gedacht werden. Sind dystrophische Verkalkungen vorhanden, so kommt auch ein wenig mineralisiertes Osteosarkom in Frage. Die histologische Differentialdiagnose umfasst in erster Linie Karzinommetastasen, aber auch das solid/multizystische konventionelle Ameloblastom.

14.1.2.1.3 Primäres intraossäres Karzinom

ICD-O-Code 9270/3

Synonym: Primäres intraalveoläres epidermoides Karzinom

> **Definition:**
> Primäre intraossäre Plattenepithelkarzinome sind zentral im Kiefer gelegen und leiten sich von odontogenen Zellresten ab. Unterschieden werden ein solider Subtyp, ein Subtyp mit Beziehungen zu einer odontogenen Zyste sowie ein weiterer Subtyp in Verbindung mit einem keratozystischen odontogenen Tumor (WHO 2005).

Ebenso wie das Ameloblastom und das ameloblastische Karzinom tritt das primäre intraossäre Karzinom vorwiegend im Unterkiefer auf. Der Tumor ist extrem selten. Bisher sind etwa 100 Fälle publiziert worden (Gonzalez-Garcìa et al. 2007; Jundt et al. 2008b).

Pathologie

Histologisch sieht man ein typisches verhornendes oder nicht verhornendes Plattenepithelkarzinom ohne Besonderheiten (Abb. 14.36 a, b). Handelt es sich um einen der beiden Subtypen, sind Reste einer odontogenen Zyste oder eines keratozystischen odontogenen Tumors (manchmal nur rudimentär: Serienschnitte) vorhanden, die in direktem Kontakt zum Karzinom stehen (Abb. 14.36 c). Extraossäre Karzinome mit Übergreifen auf den Kiefer oder Metastasen müssen in jedem Fall ausgeschlossen werden. Häufigste Variante ist das mit einer odontogenen Zyste vergesellschaftete Karzinom, gefolgt vom soliden Subtyp. Die histologisch belegte Kombination mit einem keratozystischen odontogenen Tumor tritt nur in etwa 15% der Fälle auf (Jundt et al. 2008b).

Klinik

Die Tumoren kommen eher seltener in der Maxilla vor und werden häufiger bei älteren, vor allem männlichen Erwachsenen gefunden (Altersverteilung 4–75 Jahre). Rauchen und Alkoholgenuss gelten anders als bei den Plattenepithelkarzinomen der Mundhöhle nicht als ätiologisch bedeutsame Faktoren. Die Läsionen manifestieren sich überwiegend mit Schmerzen, Parästhesien, Zahnlockerungen und Schwellungen. In einem Drittel der Fälle sind die lokoregionären Lymphknoten bei Diagnosestellung bereits befallen (Thomas et al. 2001).

Therapie

Die Prognose ist mit einer 5-Jahres-Überlebensrate von 30–40% nicht sehr günstig. Eine initial aggressive Behandlungsstrategie scheint angebracht zu sein (Thomas et al. 2001; Gonzalez-Garcìa et al. 2007).

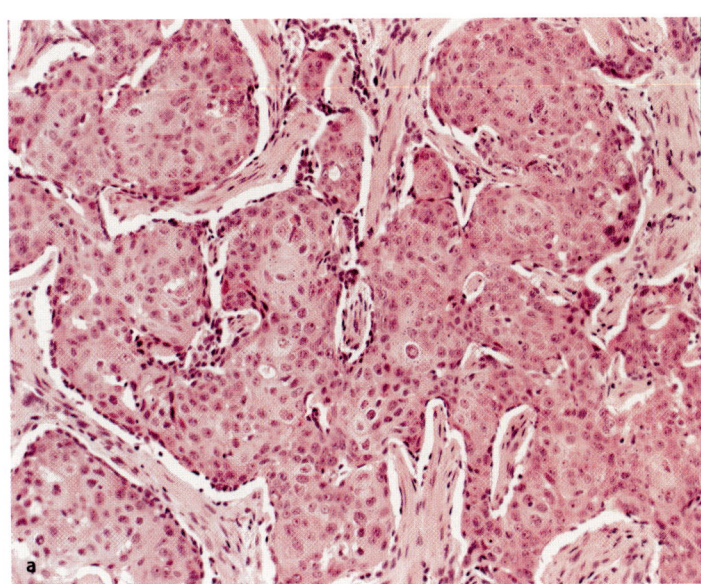

Abb. 14.36 a–c. Primäres intraossäres odontogenes Karzinom. **a** Histologisch sieht man Verbände atypischen Plattenepithels mit deutlicher Zell- und Kernpolymorphie. Der Befund ist von der Metastase eines Plattenepithelkarzinoms nicht zu unterscheiden (*Forts.* S. 990)

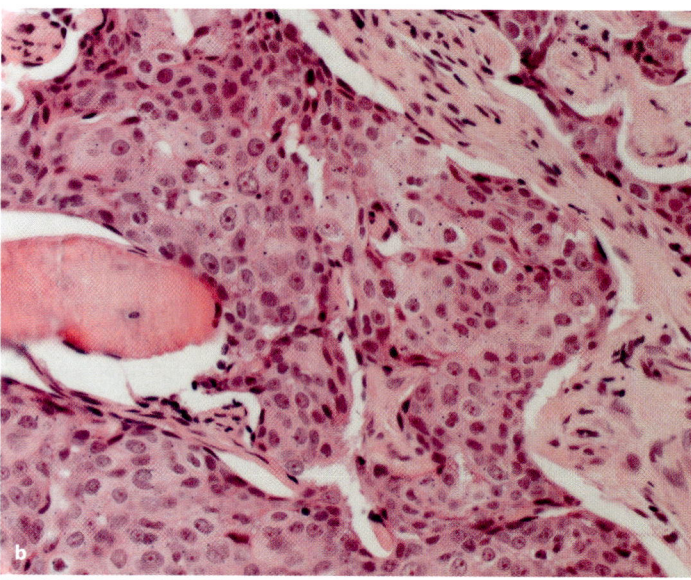
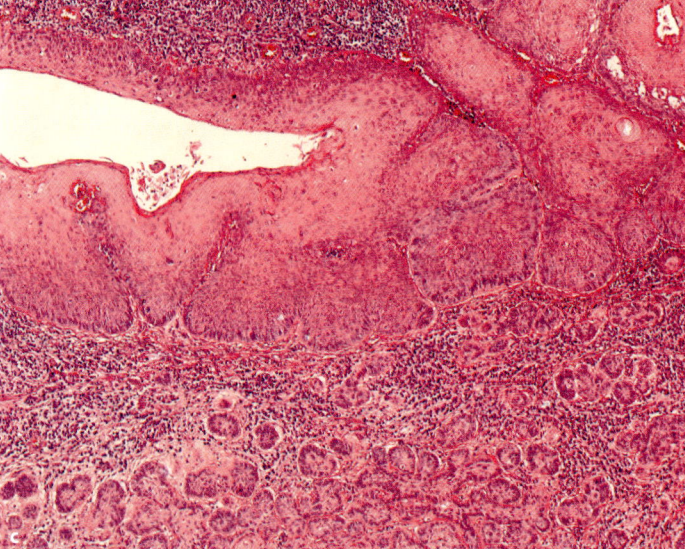

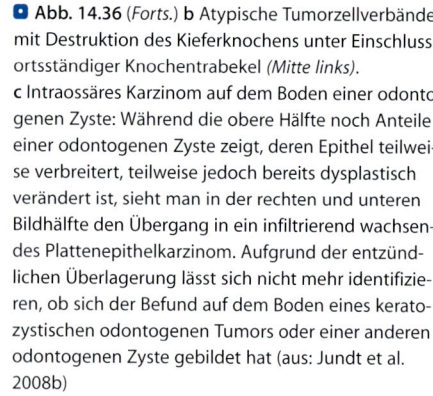

◘ **Abb. 14.36** (*Forts.*) **b** Atypische Tumorzellverbände mit Destruktion des Kieferknochens unter Einschluss ortsständiger Knochentrabekel (*Mitte links*).
c Intraossäres Karzinom auf dem Boden einer odontogenen Zyste: Während die obere Hälfte noch Anteile einer odontogenen Zyste zeigt, deren Epithel teilweise verbreitert, teilweise jedoch bereits dysplastisch verändert ist, sieht man in der rechten und unteren Bildhälfte den Übergang in ein infiltrierend wachsendes Plattenepithelkarzinom. Aufgrund der entzündlichen Überlagerung lässt sich nicht mehr identifizieren, ob sich der Befund auf dem Boden eines keratozystischen odontogenen Tumors oder einer anderen odontogenen Zyste gebildet hat (aus: Jundt et al. 2008b)

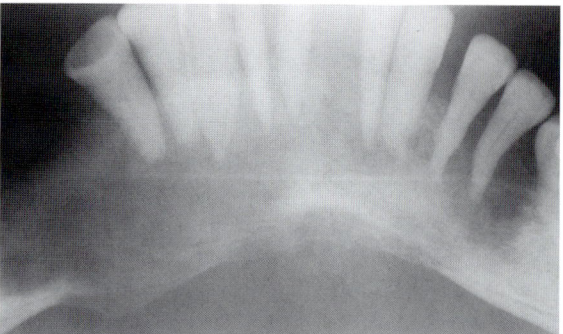

◘ **Abb. 14.37.** Primäres intraossäres odontogenes Karzinom. Radiologisch erkennt man eine ausgedehnte Osteolysezone im Frontzahnbereich mit Destruktion der Kortikalis und flauen extraossären lingual gelegenen Verkalkungen (*Bildmitte*) (aus: Jundt et al. 2008b)

Radiologie

Alle Karzinome präsentieren sich als Osteolysen, wobei initial durchaus Ähnlichkeiten mit odontogenen Zysten bestehen können. Die Begrenzung ist jedoch zumindest sektoral unscharf. Größere Läsionen gehen mit Knochendestruktionen und mottenfraßartigen Defekten einher (◘ Abb. 14.37).

Differentialdiagnose

Vorrangig müssen extragnathische Plattenepithelkarzinome bzw. ein Übergreifen eines Mundhöhlenkarzinoms auf den Kiefer ausgeschlossen werden. Zentrale Mukoepidermoidkarzinome sind ebenfalls abzugrenzen.

14.1.2.1.4 Klarzelliges odontogenes Karzinom

ICD-O-Code 9341/3

> **Definition:**
> Das klarzellige odontogene Karzinom enthält Ansammlungen und Inseln von vakuolisierten und hellen Zellen (WHO 2005).

In ihrer Klassifikation von 1992 führt die WHO diesen sehr seltenen, erst 1985 beschriebenen Tumor (Hansen et al. 1985; Waldron et al. 1985) noch unter den gutartigen Läsionen zusammen mit dem Ameloblastom, dem kalzifizierenden epithelialen odontogenen Tumor und dem plattenepithelialen odontogenen Tumor auf (Kramer et al. 1992b). Da die Verläufe der mittlerweile publizierten Fälle zeigten, dass es sich um einen metastasierenden Tumor handelt, wurde die Läsion in die WHO-Klassifikation von 2005 als klarzelliges odontogenes Karzinom aufgenommen (Bang et al. 2005). Mittlerweile sind 59 Fälle bekannt (Werle et al. 2009).

Pathologie

Mikroskopisch sieht man mittelgroße, helle Zellen mit vakuolisiertem, gut begrenztem Zytoplasma, die in Gruppen angeordnet sind. Diese Zellgruppen werden durch ein mäßig zellreiches Bindegewebe voneinander getrennt. Der Klarzellcharakter ist durch intrazytoplasmatische Glykogeneinlagerungen bedingt. Daneben kommen aber auch Tumorzellen mit leicht eosinophilem Zytoplasma vor. Eine Palisadierung wie beim Ameloblastom ist möglich (● Abb. 14.38 a, b, e–g). Zellpleomorphie und Vermehrung der Mitosenzahl sind eher

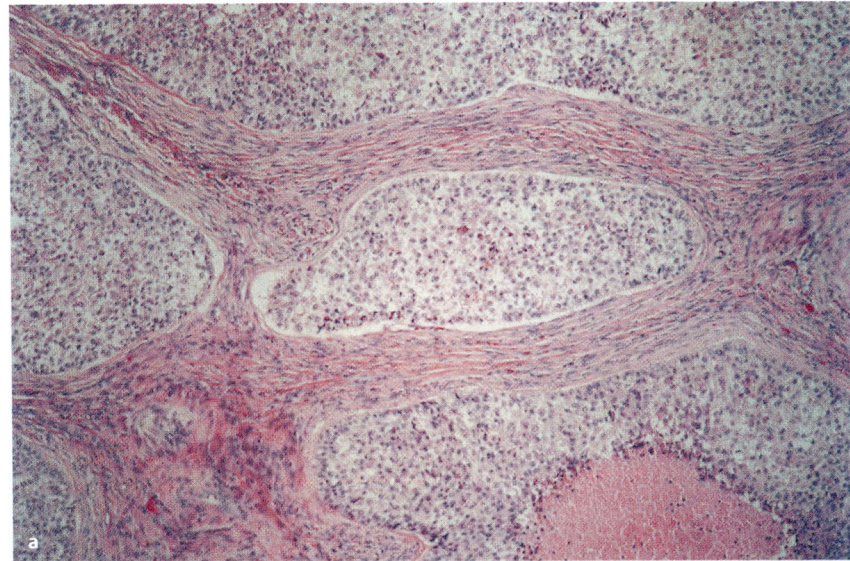
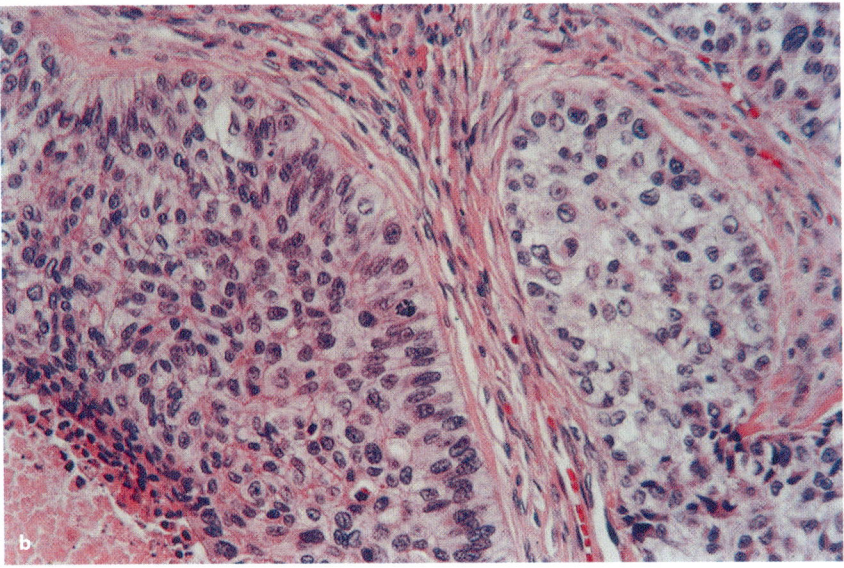

● **Abb. 14.38 a–e.** Klarzellige odontogene Karzinome. **a–d** 90-jähriger Patient. Follikulär angeordnete Epithelverbände werden durch ein mäßig zellreiches Bindegewebe voneinander getrennt. Das helle Zytoplasma fällt bereits in der Übersicht (**a**) auf. Der Tumor enthält außerdem, abweichend von den meisten bisher beschriebenen Fällen, Nekrosen (*untere rechte Bildhälfte*). Bei stärkerer Vergrößerung (**b**) kann man neben klarzelligen Tumorkomplexen (*rechte Bildhälfte*) auch solche mit etwas eosinophilerem Zytoplasma (*linke Bildhälfte*) erkennen sowie eine angedeutete palisadenartige Stellung der peripheren Zellen. Die Tumorzellen (**c**) reagieren stark positiv mit dem panepithelialen Zytokeratinantikörper Lu-5, während die bindegewebigen Septen negativ bleiben (*Forts. S. 992*)

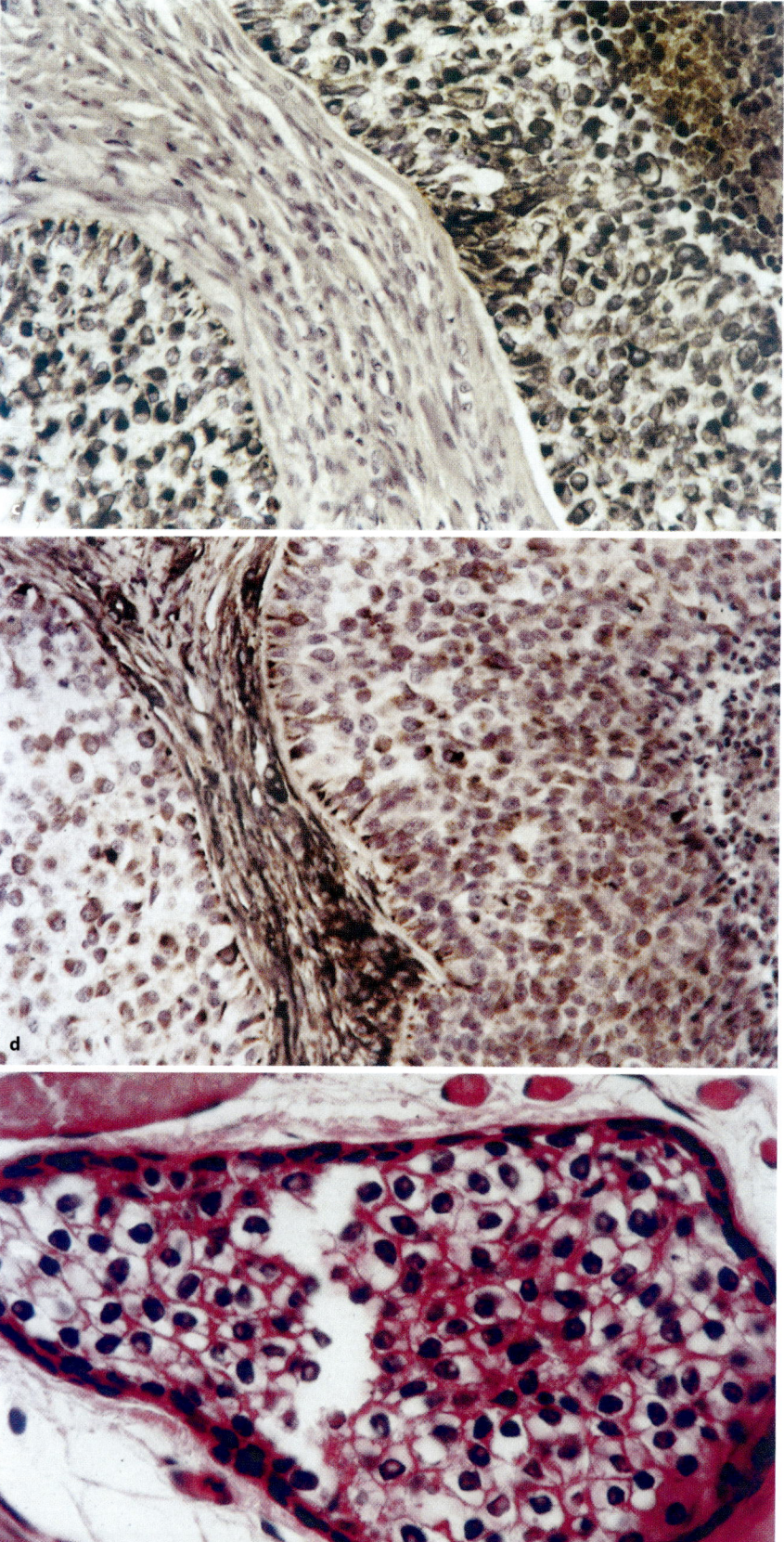

Abb. 14.38 (*Forts.*) Die Tumorzellen exprimieren jedoch – ebenso wie das bindegewebige Stroma – zusätzlich Vimentin (**d**). Ein differentialdiagnostisch zu erwägendes Nierenzellkarzinom, das auch eine Koexpression zeigt, konnte ebenso wie ein anderer konkurrierender Primärtumor klinisch-radiologisch ausgeschlossen werden. Die RCC-Immunhistochemie, die bei hellzelligen Nierenzellkarzinomen positiv ausfällt, war ebenfalls negativ (TU 9318, München). **e** Tumorzellkomplex mit gut erkennbaren Zellgrenzen, klarem, fokal eosinophilen Zytoplasma und meist zentralständigen chromatindichten Kernen (TU 8182, München) (*Forts. S. 993*)

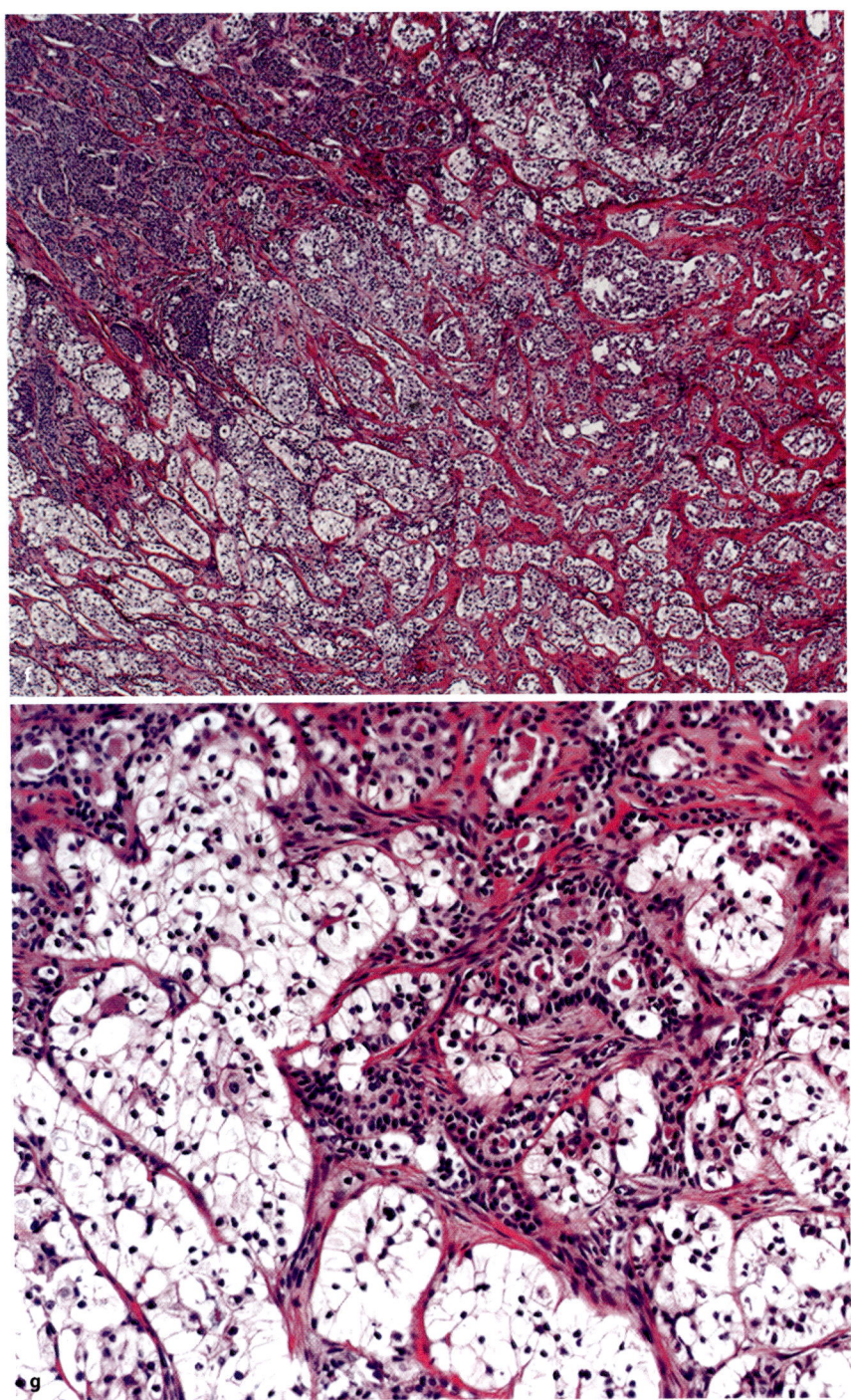

◘ **Abb. 14.38** (Forts.) **f** Teils kleine basaloide Zellen *(oben links)* sowie ausgedehnte Areale heller Epithelien, die überwiegend in unterschiedlich großen Nestern angeordnet sind. **g** Die hellen Epithelverbände lassen teilweise *(im Zentrum)* eine periphere palisadenartige Anordnung der Tumorzellen erkennen. Das Zytoplasma ist wasserhell, die Kerne irregulär und überwiegend chromatindicht. Einblutungen und entzündliche Infiltrate fehlen, ebenso Nekrosen (**f**, **g** aus: Jundt et al. 2008b)

selten zu beobachten. Eine kapselartige Begrenzung fehlt, der Tumor infiltriert in der Regel den angrenzenden Knochen. Einblutungen oder entzündliche Infiltrate kommen im Gegensatz zu z. B. Nierenzellkarzinommetastasen nicht vor. Die Tumorzellen sind immunhistochemisch deutlich positiv für Zytokeratin und EMA, nur gelegentlich positiv für S-100-Protein und reagieren vereinzelt mit Vimentin (Werle et al. 2009). In einer eigenen Beobachtung ließ sich eine Koexpression von Zytokeratin und Vimentin nachweisen (◘ Abb. 14.38 c, d).

Klinik

Der Tumor kommt vorwiegend im späten Erwachsenenalter vor (14–89 Jahre; Durchschnittsalter 55,4 Jahre); bisher wurden nur 7 Fälle bei Patienten unter 40 Jahren beschrieben. Frauen sind wesentlich häufiger betroffen

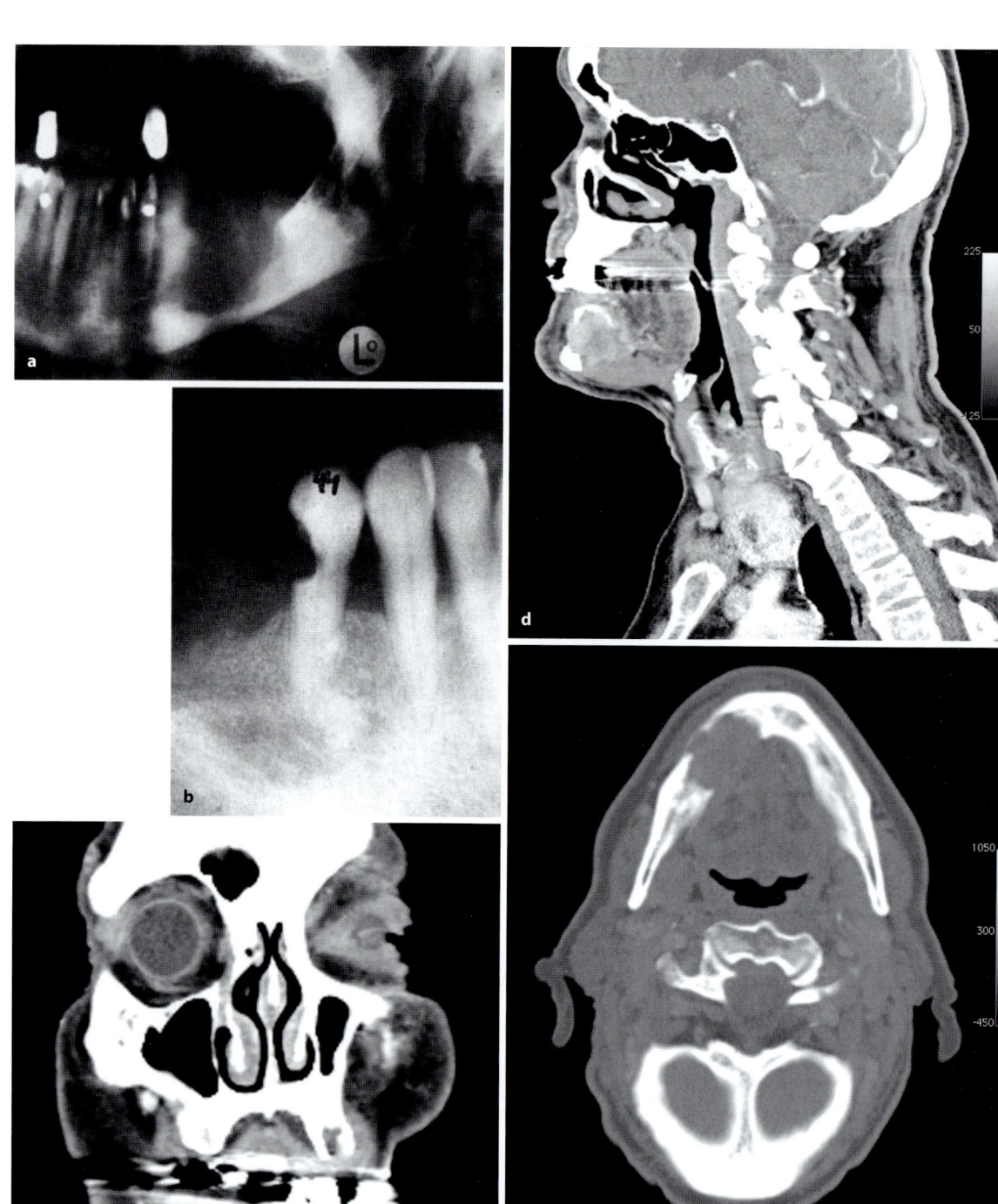

Abb. 14.39. a Klarzelliges odontogenes Karzinom (gleicher Patient wie in Abb. 14.38 a–d). Ausgedehnte, z. T. unscharf begrenzte Destruktion des zahnlosen linken horizontalen Unterkieferasts mit begleitendem Weichteiltumor (TU 9318, München). b 74-jährige Patientin (gleiche Patientin wie in Abb. 14.38e) mit dem Zufallsbefund einer unscharf begrenzten Osteolyse um die Wurzel eines Schneidezahns. Die Läsion greift auf den angrenzenden zahnlosen Anteil des rechten horizontalen Unterkieferasts über (TU 8182, München). c–e Im CT (transversal, sagittale und frontale Rekonstruktionen) erkennt man eine kontrastmittelaufnehmende osteolytische Raumforderung mit fleckförmigen hypodensen Arealen, die den Unterkiefer aufgetrieben und destruiert hat sowie in die angrenzenden Weichteile einbricht. Eine unterbrochene Neokortikalis ist sichtbar, die auf eine eher langsam wachsende Läsion hinweist. Dagegen liegt keine reaktive Verdickung der angrenzenden Knochenstruktur vor – insgesamt Korrelat eines hoch aggressiven Prozesses (TU 13502, Tübingen)

als Männer (2,3:1). Meist sind die Karzinome im Unterkiefer lokalisiert (> 70%), hier besonders in den zahntragenden Abschnitten. Klinisch machen sie sich über eine mäßig schmerzhafte Schwellung und Lockerung der Zähne bemerkbar. Die Anamnesedauer ist häufiger länger als ein Jahr.

Therapie
Bis auf einen Fall, bei dem initial eine marginale Resektion durchgeführt wurde (Müller u. Slootweg 1986), zeigten alle Tumoren ein aggressives Verhalten mit Lymphknotenmetastasen und Rezidiven nach einem Verlauf von durchschnittlich weniger als 2 Jahren. Deshalb sollten klarzellige odontogene Karzinome mit einem genügenden Sicherheitsabstand reseziert und erst sekundär rekonstruiert, ggf. nachreseziert werden, da andernfalls mit einer fortschreitenden lokalen Ausbreitung, Befall von Nachbarorganen und Metastasen zu rechnen ist. Da Lymphknotenmetastasen bei initialer Präsentation selten sind, im weiteren Verlauf jedoch bei etwa einem Viertel der Patienten vorkommen, wird zumindest eine staging-neck dissection diskutiert. Bei Fällen mit Weichteilbeteiligung kann eine Strahlentherapie sinnvoll sein (Ebert et al. 2005; Werle et al. 2009). Langzeitkontrollen sind unbedingt erforderlich. 8 von 19 Patienten mit einem Follow-up über 5 Jahre sind bisher an ihrem Tumor verstorben, davon 2 nach 3 bzw. 4 Jahren (Werle et al. 2009).

Radiologie
Röntgenologisch zeigt der Tumor keine Besonderheiten. Als Ausdruck seiner eher aggressiven Wachstumstendenz findet man meist unscharf begrenzte, irreguläre Osteolysen ohne Verdichtungen sowie Wurzelspitzenresorptionen (Abb. 14.39).

Differentialdiagnose
Differentialdiagnostisch müssen vor allem hellzellige Karzinommetastasen (Nierenzellkarzinom, Schilddrüsenkarzinom) abgegrenzt werden. Dabei kann das Fehlen von größeren Nekrosen hilfreich sein, die bisher nur bei Metastasen, nicht aber beim klarzelligen odontogenen Karzinom gefunden wurden (s. aber Abb. 14.32 a). Ein immunhistochemisch positiver Thyreoglobulinbefund ist praktisch beweisend für ein Schilddrüsenkarzinom, während die Koexpression von Vimentin und Zytokeratin offenbar auch im klarzelligen odontogenen Karzinom vorkommen kann und somit bei der Abgrenzung gegen Nierenzell- und Schilddrüsenkarzinom nicht weiterhilft, die ebenfalls eine Koexpression zeigen. Diese sind jedoch positiv für RCC bzw. TTF1 (Dabbs 2006). Außerdem kommen das (intraossäre) Mukoepidermoidkarzinom und klarzellige Varianten des kalzifizierenden epithelialen odontogenen Tumors in Betracht (Eversole 1993).

14.1.2.1.5 Schattenzellhaltiges odontogenes Karzinom

ICD-O-Code 9302/3

Synonyme: kalzifizierendes schattenzellhaltiges odontogenes Karzinom, maligner epithelialer odontogener Schattenzelltumor, Karzinom in kalzifizierender odontogener Zyste, aggressiver epithelialer schattenzellhaltiger odontogener Tumor, maligne kalzifizierende odontogene Zyste, maligner kalzifizierender schattenzellhaltiger odontogener Tumor

> **Definition:**
> Das schattenzellhaltige odontogene Karzinom ist ein maligner odontogener Tumor mit den Merkmalen eines kalzifizierenden zystischen odontogenen Tumors und/oder eines dentinogenen schattenzellhaltigen Tumors (WHO 2005).

Schattenzellhaltige odontogene Karzinome sind sehr selten. Bis jetzt sind 28 Fälle publiziert worden, so dass kaum gesicherte Informationen zu diesem Tumortyp vorliegen (Sun et al. 2007; Ledesma-Montes et al. 2008; Li et al. 2009). Nach den bisherigen Daten kommt der Tumor wesentlich häufiger bei Männern als bei Frauen vor (etwa 4:1). Etwa 2/3 aller Fälle wurden bei Asiaten beobachtet. 21 der 28 Fälle sind in der Maxilla lokalisiert.

Pathologie
Das schattenzellhaltige odontogene Karzinom ist wahrscheinlich eng mit dem kalzifizierenden zystischen odontogenen Tumor (vormals: kalzifizierende odontogene Zyste) und dem dentinogenen Schattenzelltumor verwandt. Meist besteht das Karzinom aus einem soliden und einem zystischen Anteil. Die Tumorzellen sind klein, abgerundet, zeigen dunkle oder vesikuläre Kerne und zahlreiche Mitosen. Sie infiltrieren die Umgebung und destruieren den Knochen. Dysplastisches Dentin sowie isolierte oder in Gruppen angeordnete Schattenzellen und Nekrosen kommen ebenfalls vor (Abb. 14.40 a, b). Daneben können entweder separat (zystisch oder solide) oder durchmischt mit dem Karzinom benige Anteile mit ameloblastomähnlichem Epithel durchmischt mit Schattenzellen und in Kontakt zu Dentinablagerungen vorliegen, die den beiden oben angeführten gutartigen Läsionen entsprechen (Takata et al. 2005a).

Klinik
Die Patienten klagen über Schmerzen, Schwellungen und Parästhesien. Oft wird in der Anamnese ein (mehrmals) rezidivierender kalzifizierender zystischer odontogener Tumor angegeben, der unter Umständen schon jahrelang besteht (Sun et al. 2007).

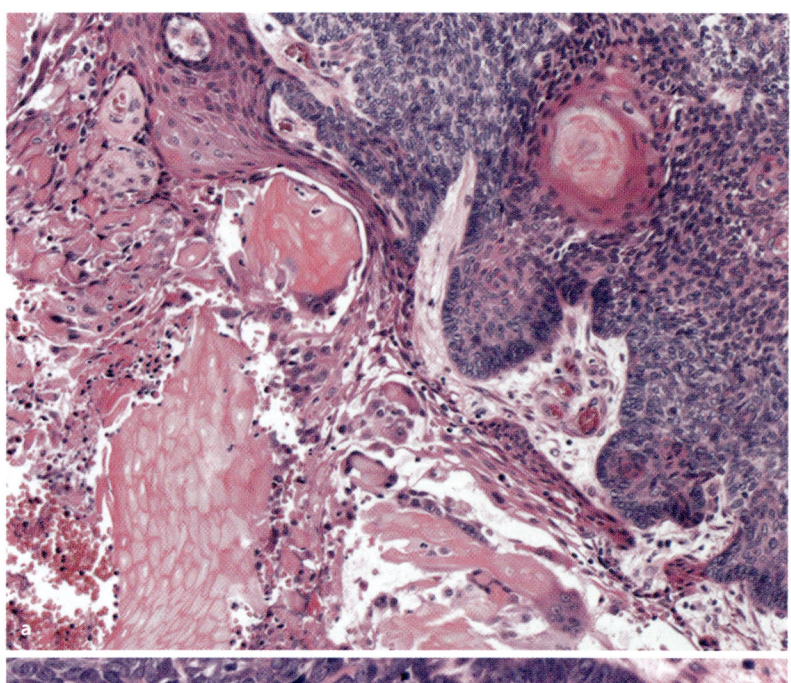

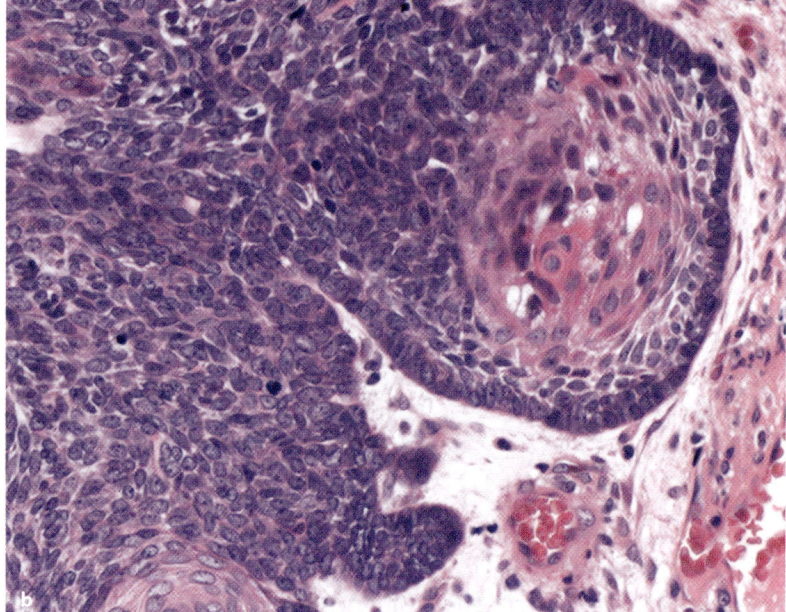

Abb. 14.40. a Die linke Bildhälfte zeigt zahlreiche Geisterzellen sowie Plattenepithel, das in basaloide Tumorzellformationen übergeht, die zentral hornperlenartige Differenzierungen zeigen. Eine angedeutete Palisadenstellung der peripheren Zellen ist noch sichtbar *(Mitte rechts)*. **b** Die Tumorzellnester bestehen aus basaloiden Zellen und zeigen vermehrt Mitosen. In der Peripherie sind noch zylindrische palisadenartig angeordnete Zellen erkennbar. Gelegentlich sieht man Hornperlenbildungen. Mitosen, Polymorphie und Infiltration der Weichteile sprechen für den malignen Charakter (TU 8956, Aarau) (aus: Jundt et al. 2008b)

Therapie

Die Behandlung besteht in der kompletten Resektion mit Sicherheitsabstand. Der Verlauf ist nicht sicher vorhersehbar. Eine aggressive lokale Ausbreitung (gegen die Schädelbasis) und eine hohe Rezidivrate sind bekannt. Metastasen kommen ebenfalls vor. Die 5-Jahres-Überlebensrate liegt bei 73% (Takata et al. 2005a). Langzeitkontrollen sind unabdingbar.

Radiologie

Im Röntgenbild stellt sich das schattenzellhaltige odontogene Karzinom als Osteolyse mit irregulären Verkalkungen dar. Reine Osteolysen sind selten. Wurzelspitzenresorptionen und Zahnverlagerungen werden ebenfalls beobachtet. Gemäß seiner Infiltrationstendenz ist die Begrenzung unscharf (◘ Abb. 14.41). Maxilläre Tumoren greifen auf den Sinus maxillaris über, destruieren dessen Wände und erreichen Nase und Orbita.

Differentialdiagnose

Die diagnostische Abgrenzung muss vor allem gegen andere schattenzellhaltige odontogene Tumoren erfolgen.

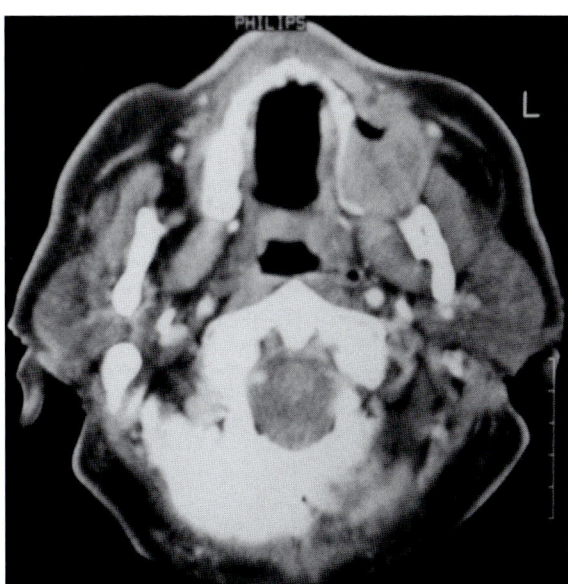

Abb. 14.41. Odontogenes schattenzellhaltiges Karzinom. Im Oberkiefer *links* sieht man eine ausgedehnte Destruktion des linken Oberkieferalveolarfortsatzes mit Einbruch in die bukkalen Weichteile (aus: Jundt et al. 2008b)

14.1.2.2 Odontogene Sarkome

Odontogene Sarkome sind insgesamt sehr selten, noch seltener als odontogene Karzinome. Nur das ameloblastische Fibrosarkom kommt deutlich häufiger vor, während ameloblastische Fibrodentinosarkome und Fibroodontosarkome selbst für Register Raritäten sind.

14.1.2.2.1 Ameloblastisches Fibrosarkom, ameloblastisches Fibrodentinosarkom und ameloblastisches Fibroodontosarkom

ICD-O-Code 9330/3 (ameloblastisches Fibrosarkom)

ICD-O-Code 9290/3 (ameloblastisches Fibrodentino- oder odontosarkom)

Synonyme: ameloblastisches Sarkom, ameloblastisches Dentinosarkom, ameloblastisches Odontosarkom, odontogenes Sarkom

> **Definition:**
> Das ameloblastische Fibrosarkom ist ein odontogener Tumor mit einer gutartigen epithelialen und einer malignen ektomesenchymalen Komponente. Liegen zusätzlich Dentin und/oder Schmelzmatrix vor, wird der Tumor als ameloblastisches Fibrodentino- oder Fibroodontosarkom bezeichnet (WHO 2005).

Das *ameloblastische Fibrosarkom* ist ein sehr seltener Tumor, von dem bisher etwa 70 Fälle publiziert worden sind (Jundt 2008b). Das ameloblastische Fibrodentino- oder Fibroodontosarkom ist eine noch größere Rarität. Bisher sind nur 14 Fälle mitgeteilt worden (Carlos et al. 2005), die sich in ihren Charakteristika nicht wesentlich von denen des ameloblastischen Fibrosarkoms unterscheiden, so dass auf eine separate Darstellung verzichtet wird. Es wird als das maligne Gegenstück zum ameloblastischen Fibrom aufgefasst, zu dem offenbar eine enge Beziehung besteht, auf die bereits Pindborg hingewiesen hat (Pindborg 1960). Etwa 11% aller ameloblastischen Fibrosarkome gehen aus einem ameloblastischen Fibrom hervor (Muller 1995; Chen 2007).

Pathologie

Makroskopisch ist der Tumor blassgrau, von überwiegend fester Konsistenz und zeigt eine z. T. ausgedehnte Zystenbildung. Die Größe beträgt im Mittel 4 cm (0,7–16 cm). Histologisch findet man ein ähnliches Bild wie beim ameloblastischen Fibrom mit schmalen Zügen und Inseln odontogenen Epithels, deren randständige Zellen eine Palisadierung aufweisen (Abb. 14.42 a). Gelegentlich werden diese Epithelinseln von einem schmalen eosinophilen hyalinen Band umgeben, das einer frühen induktiven Wirkung auf das Mesenchym entsprechen könnte. Im Unterschied zum ameloblastischen Fibrom sind die Verbände in ein sehr zellreiches Stroma eingelagert, das eine mäßige bis starke Polymorphie der Zellen und Zellkerne sowie unterschiedlich viele Mitosen zeigt (Abb. 14.42 b, c). Da auch osteosarkomartige Areale gefunden wurden und Anteile, die einem malignen fibrösen Histiozytom gleichen, wurde von einigen Autoren die Bezeichnung „ameloblastisches Sarkom" vorgeschlagen (Dallera et al. 1994), die sich jedoch nicht durchsetzen konnte. In anaplastischen Tumoren schließlich ist die gutartige epitheliale Komponente fast völlig vom atypischen Stroma verdrängt.

Klinik

Das ameloblastische Fibrosarkom zeigt eine breite Altersverteilung (3–89 Jahre) und kommt zu etw 2/3 bei Männern vor. Die Patienten mit de novo entstandenen Tumoren weisen mit 22,9 Jahren ein deutlich niedrigeres Durchschnittsalter auf als diejenigen, bei denen das Sarkom in Verbindung mit einem ameloblastischen Fibrom beobachtet wurde (33 Jahre). Die posterioren Unterkieferabschnitte sind am häufigsten befallen. Führendes klinisches Symptom ist eine derbe Schwellung (72%), über 20% der Fälle sind Zufallsbefunde. Schmerzen, Spannungsgefühle oder Ulzerationen können ebenfalls auftreten (Chen 2007).

Die maligne Potenz des Tumors scheint eher niedrig zu sein. Bisher wurden nur 2 Todesfälle mit Metastasen

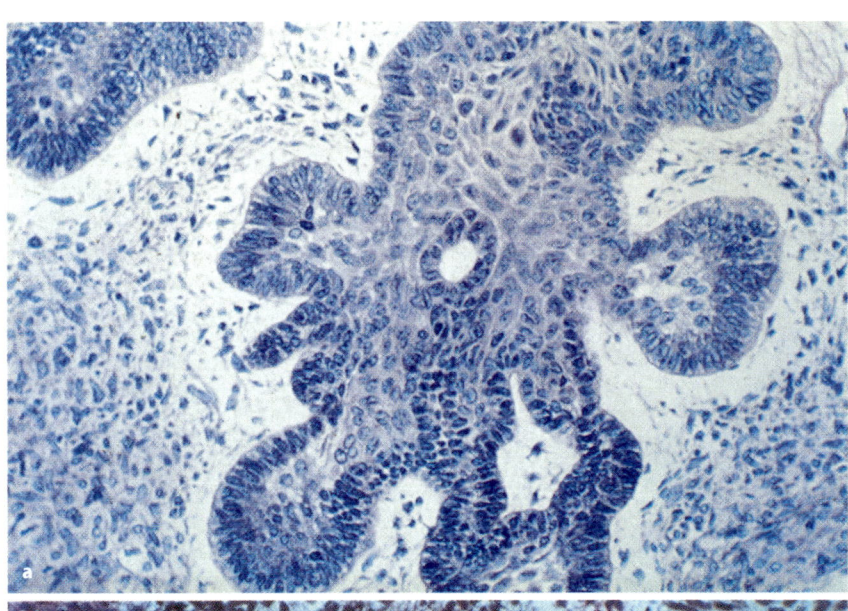
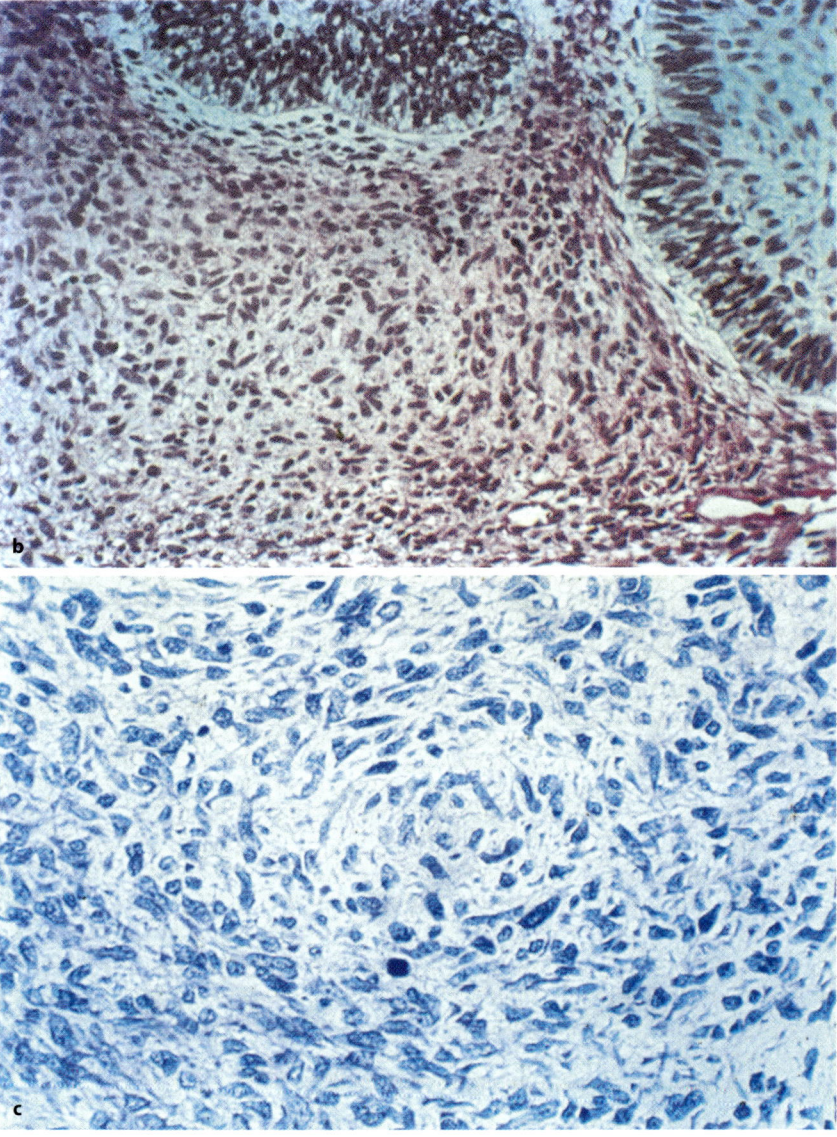

Abb. 14.42 a–c. Ameloblastisches Fibrosarkom (24-jähriger männlicher Patient). **a** Zentral gelegene Insel typisch aufgebauten odontogenen Epithels mit Palisadenstellung der peripheren Zellen. Das umgebende Bindegewebe ist wesentlich zelldichter und polymorpher als in einem ameloblastischen Fibrom (vgl. Abb. 14.10b). Der Stromazellreichtum (**b**), die Pleomorphie und die gelegentlich nachweisbaren Mitosen (**c**) sind die wegweisenden histologischen Befunde (TU 408, Basel). (aus: Prein et al. 1985)

in Lunge, Pleura, Leber und mediastinalen Lymphknoten histologisch dokumentiert (Chomette et al. 1983; Kobayashi 2005). Das lokale Destruktionspotential des ameloblastischen Fibrosarkoms ist jedoch groß. In etwa 33% treten Rezidive auf, die mit einer lokal destruktiven Tumorausbreitung einhergehen und noch nach 10 Jahren beobachtet werden können(Chen 2007).

Therapie
Ameloblastische Fibrosarkome, Fibrodentinosarkome und Fibroodontosarkome gelten als low-grade-Tumoren. Ihre komplette chirurgische Entfernung ist die Therapie der Wahl. Da bisher nur in einem Fall über regionäre Lymphknotenmetastasen (ohne histologische Dokumentation) berichtet wurde (Howell u. Burkes 1977), kann auf eine primäre routinemäßige „neck dissection" verzichtet werden. In vereinzelten Fällen wurden Strahlen- und Chemotherapie angewendet, wobei die Strahlentherapie keinen Effekt erzielte. Langzeitkontrollen sind jedoch unerlässlich. In einem eigenen Fall eines ameloblastischen Fibrosarkoms ist der Patient nach radikaler Resektion des Unterkiefers und Neuaufbau seit nunmehr 28 Jahren ohne Rezidiv und beschwerdefrei (Prein et al. 1979).

Radiologie
Das Röntgenbild zeigt wechselnd ausgedehnte meist multilokuläre Osteolysen mit meist schlechter, gelegentlich aber auch recht scharfer Begrenzung (Abb. 14.43). Liegt ein ameloblastisches Fibrodentino- oder -odontosarkom vor, treten zusätzlich radioopaque Verdichtungen oder Sklerosierungen auf. Wurzelspitzenresorptionen kommen vor.

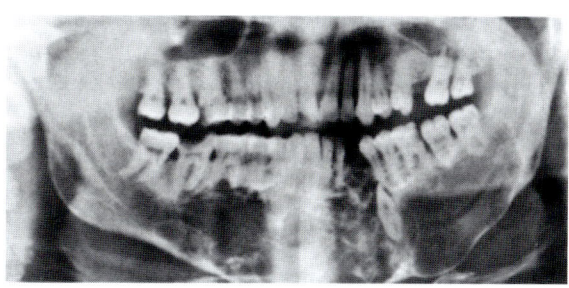

Abb. 14.43. Ameloblastisches Fibrosarkom (gleicher Patient wie in Abb. 14.42). Ausgedehnte multilokuläre, z. T. großkammerige Osteolyse im gesamten horizontalen Unterkieferast. Der linksseitige Eckzahn ist retiniert (TU 408, Basel). (aus: Prein et al. 1985)

Differentialdiagnose
Tumoren mit zellärmerer Stromakomponente müssen vom ameloblastischen Fibrom abgegrenzt werden. Dies gelingt bei Beachtung der zellulären Atypien und der in der Regel gut erkennbaren Mitosen. Tritt die epitheliale Komponente in den Hintergrund, so kann der Tumor mit einem Fibrosarkom verwechselt werden.

14.2 Tumoren und andere Läsionen des Knochens

14.2.1 Knochentumoren

14.2.1.1 Ossifizierendes Fibrom

ICD-O-Code 9262/0

Synonym: zementierendes Fibrom, zementoossifizierendes Fibrom, juveniles (aktives/aggressives) ossifizierendes Fibrom

> **Definition:**
> Ein ossifizierendes Fibrom ist eine gut von der Umgebung abgegrenzte Läsion, die aus fibrozellulärem Gewebe und unterschiedlich geformten, mineralisiertem Material besteht. Das juvenile trabekuläre (JTOF) und das juvenile psammomatoide ossifizierende Fibrom (JPOF) sind zwei histologische Varianten des ossifizierenden Fibroms (WHO 2005).

Während die WHO in ihrer 1. Auflage das zementierende Fibrom noch mit dem benignen Zementoblastom, der periapikalen Zementdysplasie, dem zementierenden Fibrom und dem Riesenzementom gemeinsam in der Gruppe der zementbildenden Tumoren führte und diese Gruppe dem ossifizierenden Fibrom als knochenbildenden Tumor gegenüberstellte, wurde diese Trennung in der 2. Auflage von 1992 aufgehoben (Kramer et al. 1992b). Unter dem Oberbegriff „knochenbildende Neoplasien" wurde das zementierende Fibrom mit dem ossifizierenden Fibrom als „zementoossifizierendes Fibrom" zusammengefasst. Als einziger echter zementbildender Tumor blieb das benigne Zementoblastom übrig, das in die Gruppe der odontogenen ektomesenchymalen Tumoren mit oder ohne Anteile odontogenen Epithels zusammen mit dem odontogenen Fibrom und dem odontogenen Myxom aufgenommen wurde.

Begründet wurde die Zusammenfassung beider Läsionen als zementoossifizierendes Fibrom mit ihrer ähnlichen Röntgenmorphologie und Klinik sowie mit der Schwierigkeit, zwischen Zement- und Knochenbildung lichtmikroskopisch immer eindeutig unterscheiden zu können. Die WHO sieht Zementbildung und Knochenbildung als Endpunkte eines kontinuierlichen Spektrums an, da sowohl Zement als auch Knochen von Zellen des Zahnfollikels gebildet werden können (Kramer et al. 1992).

Zur Unterscheidung von Knochen und Zement zieht die WHO neben konventionellen lichtmikroskopischen Methoden aber auch lokalisatorische Kriterien heran. Ebenso wird bei der Unterscheidung zwischen Knochenmatrix und Dentin verfahren. Entwickelt sich Hartsubstanz, die osteoidähnlich aussieht, in engem Zusammenhang mit odontogenem Epithel, dann bezeichnet die WHO dieses als dysplastisches Dentin, auch wenn keine eindeutige Tubulusbildung erkennbar ist.

Ähnliches gilt für die Zementbildung. Ist diese nicht eng mit der Wurzel eines Zahns assoziiert, so wird die Unterscheidung zwischen Zement und Knochen bisweilen als nicht möglich angesehen (Kramer et al. 1992b). Möglicherweise können zytogenetische oder molekulargenetische Untersuchungen zur Klärung der Frage beitragen, ob es sich beim zementoossifizierenden Fibrom tatsächlich um eine Entität mit einem breiten morphologischen Spektrum handelt, an dessen Ende entweder das zementierende oder das ossifizierende Fibrom stehen kann (Gollin et al. 1992; Sawyer et al. 1995).

Diese Tendenz zur Vereinheitlichung hat sich jetzt – vornehmlich aus Gründen der Praktikabilität – weiter fortgesetzt. Die Vorschläge von Brannon und Fowler aufnehmend (Brannon et al. 2001) fasst die dritte Auflage der WHO-Klassifikation alle zement- oder knochenbildenen Tumoren außer dem Zementoblastom unter dem Oberbegriff des ossifizierenden Fibroms zusammen. Innerhalb dieser Gruppe werden dann noch das juvenile psammomatoide (JPOF) und das juvenile trabekuläre ossifizierende Fibrom (JTOF) abgegrenzt (Slootweg et al. 2005).

Die beiden letztgenannten Varianten des ossifizierenden Fibroms gehen auf Lent Johnson (1952) zurück, der sie in einem Seminar als „juvenile aktive ossifizierende Fibrome" bezeichnete (zitiert nach Brannon u. Fowler 2001). Makek versuchte 1983, diese Läsion nach klinischen, radiologischen und histopathologischen Gesichtspunkten genauer einzugrenzen und schlug die Bezeichnung „Desmoosteoblastom" mit den zwei Varianten des psammomatösen und des trabekulären Desmoosteoblastoms vor (Makek 1983, 1987). Diese Bezeichnung, die sich am Auftreten des Tumors im Geflechtknochen und dem mikroskopisch charakteristischen Bild der Matrixbildung orientierte, konnte sich jedoch nicht durchsetzen.

Danach haben andere Autoren ebenfalls versucht, anhand eigener und in der Literatur dokumentierter Falldarstellungen diese Entität klarer zu definieren. Bisher sind kaum mehr als 250 Fälle publiziert worden, die größte Serie mit 112 Fällen ist die von L. Johnson aus dem Armed Forces Institute of Pathology (Johnson et al. 1991). Dabei wurde in der oralpathologischen Literatur der Begriff „juveniles ossifizierendes Fibrom" mit oder ohne Zusatz der Adjektive „aktiv" oder „aggressiv" verwendet, während in der ophtalmopathologischen Literatur und der Literatur über die Pathologie des oberen Respirationstrakts der Begriff „(aggressives) psammomatoides ossifizierendes Fibrom" verwendet wird (Johnson et al. 1991; Margo et al. 1986; Slootweg u. Müller 1990b; Slootweg et al. 1994; Wenig et al. 1995). In all diesen Arbeiten wird bereits betont, dass die Tumoren vorwiegend im Oberkieferbereich und nur sehr selten in der Mandibula vorkommen.

Pathologie

Makroskopisch ist die Läsion sehr fest bis knochenhart und gut begrenzt, wenn sie komplett entfernt werden konnte. Histologisch sieht man als Hauptbefund in unterschiedlicher Menge Hartsubstanz, die sich (wie in ◘ Abb. 14.44 a–e) als Zement präsentieren kann und in kleinen rundlichen Partikeln angeordnet ist, die sekundär zu größeren, ebenfalls zellfreien oder zellarmen Trabekeln bzw. kompakten, unregelmäßig strukturierten plattenförmigen Arealen zusammenfließen können. Im polarisierten Licht zeigen sie eine Faserstruktur und enthalten außerdem stark basophile, pagetoid konfigurierte Kittlinien. Daneben finden sich oft im selben Tumor an normalen Knochen erinnernde osteozytenhaltige Faserknochenbälkchen, die an ihrer Oberfläche kubische Osteoblastensäume besitzen und sekundär zu Lamellenknochen umgebaut werden (Abb. 14.44 f–h). Osteoklastäre Riesenzellen kommen ebenfalls vor. Die Knochenbälkchen sind in ein mäßig zelldichtes Stroma eingelagert, das aus spindelig-monomorphen Zellen besteht, die mäßig viel Kollagenfasern bilden, und das die Läsion, auch die mineralisierten Anteile, nahezu komplett umgibt. Ein „Verschmelzen" mit dem ortsständigen Knochen findet anders als bei der fibrösen Dysplasie nur punktuell statt.

Das JTOF zeigt ein zellreicheres Bindegewebe ohne Atypien mit teils sehr unreifen Osteoidablagerungen ohne kubische Osteoblastensäume. Diese Ablagerungen haben aber Kontakt zu oder gehen in Faserknochenbälkchen über, die eine Ausreifung zeigen. Typische Mitosen kommen vor. Daneben sieht man Riesenzellansammlungen, pseudozystische Stromaumwandlungen und Einblutungen (Abb. 14.44 i–m)

Das JPOF zeigt bereits in der Übersichtsvergrößerung psammomkörperartige Hartsubstanzablagerungen, die zelllfrei bis zellarm sind und oft zu größeren, plattenartigen oder verdickt-trabekulären Formationen mit pagetoiden Kittlinien verschmelzen (Abb. 14.44 n–p). Sie sind in ein dicht gepacktes fibroblastäres Stroma eingela-

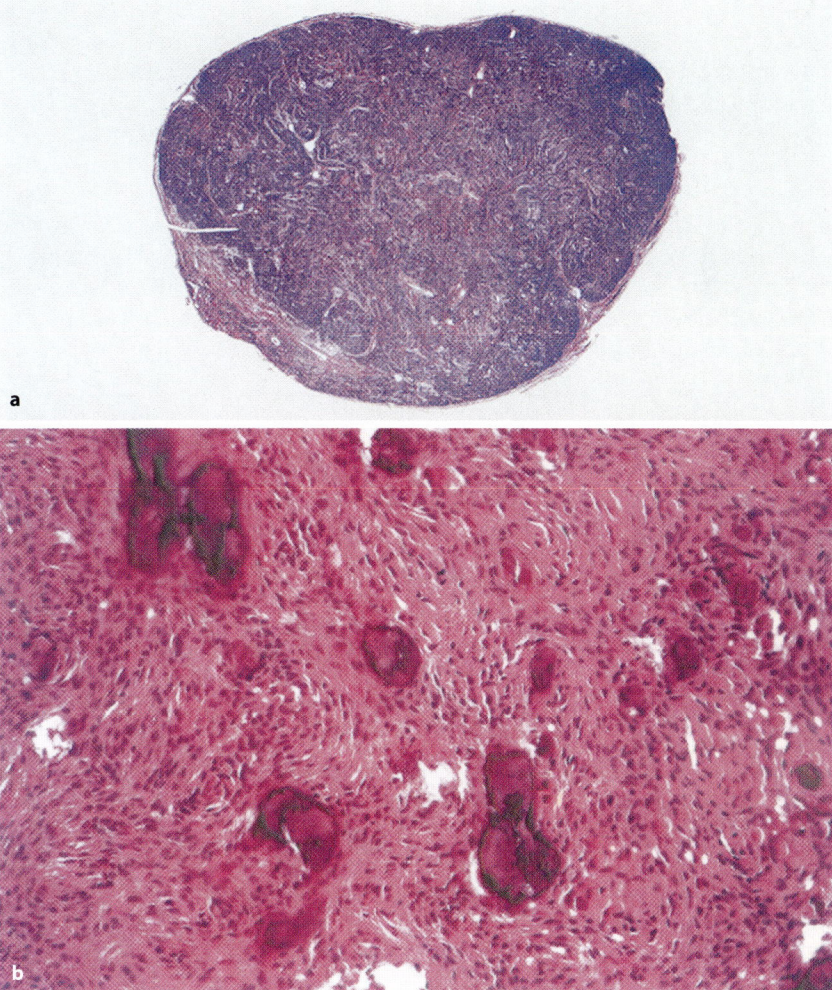

◘ **Abb. 14.44 a–e.** Ossifizierende Fibrome. **a** 23-jähriger Mann. Gut begrenzter, klinisch einfach zu enukleierender Tumor, der in der Peripherie von einer dünnen bindegewebigen Pseudokapsel umgeben wird und so gut vom ortsständigen Knochen abgegrenzt ist (TU 9127, Basel). **b–d** 36-jährige Frau. **b** Biopsie: zelldichtes bindegewebiges Stroma mit unregelmäßig verteilten zementikelartigen Hartsubstanzablagerungen, die nahezu zellfrei sind (*Forts. S. 1002*)

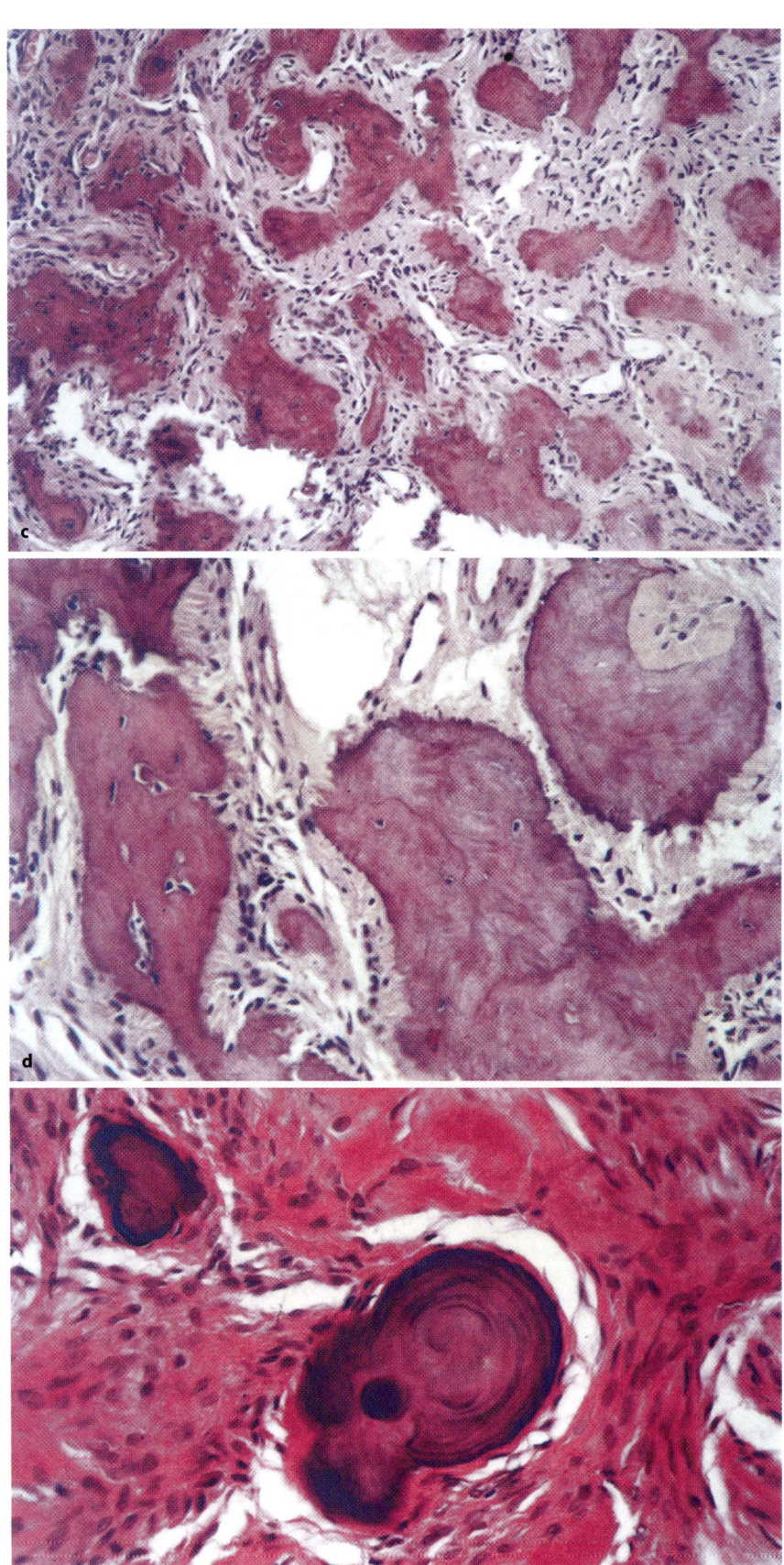

Abb. 14.44 (*Forts.*) **c** Resektion 2 Jahre später: trabekulär bis plattenförmig konfigurierte, nahezu zellfreie Zementablagerungen in einem bindegewebigem Stroma (**d**) ohne Einstrahlung von Kollagenfasern in die Oberfläche der Trabekel. Das z. T. pagetoide Kittlinienmuster (noch angedeutet in der Mitte erkennbar) ist durch den Entkalkungsvorgang verwischt (TU 7316, Bielefeld). **e** Konzentrische Schichtung der zementartigen Hartsubstanzablagerungen mit ausgeprägter Basophilie besonders in der Peripherie der Läsion (TU 3926, Berlin). Läsionen mit diesen histologischen Charakteristika wurden früher als zementierende Fibrome (WHO 1971) bezeichnet und seit 1992 unter dem Begriff des zementoossifizierenden Fibroms (WHO 1992) zusammengefasst, der jetzt (WHO 2005) aus Vereinfachungsgründen zugunsten des Terminus ossifizierendes Fibrom aufgegeben wurde (*Forts. S. 1003*)

Abb. 14.44 (*Forts.*) **f–h** Ossifizierendes Fibrom (32-jähriger Patient). **f** In der Übersicht erkennt man einen knochenbildenden Tumor, dessen Peripherie (*rechter Bildrand*) von einem schmalen Bindegewebssaum umgeben wird. Die Trabekeln anastomosieren untereinander. Bei mittlerer (**g**) und stärkerer Vergrößerung (**h**) kann man kubisch konfigurierte Osteoblasten an der Knochenoberfläche erkennen, die sich deutlich von den abgeflachten Deckzellen der fibrösen Dysplasie unterscheiden (vgl. dazu Abb. 14.44; TU 2551, Köln) (*Forts. S. 1004*)

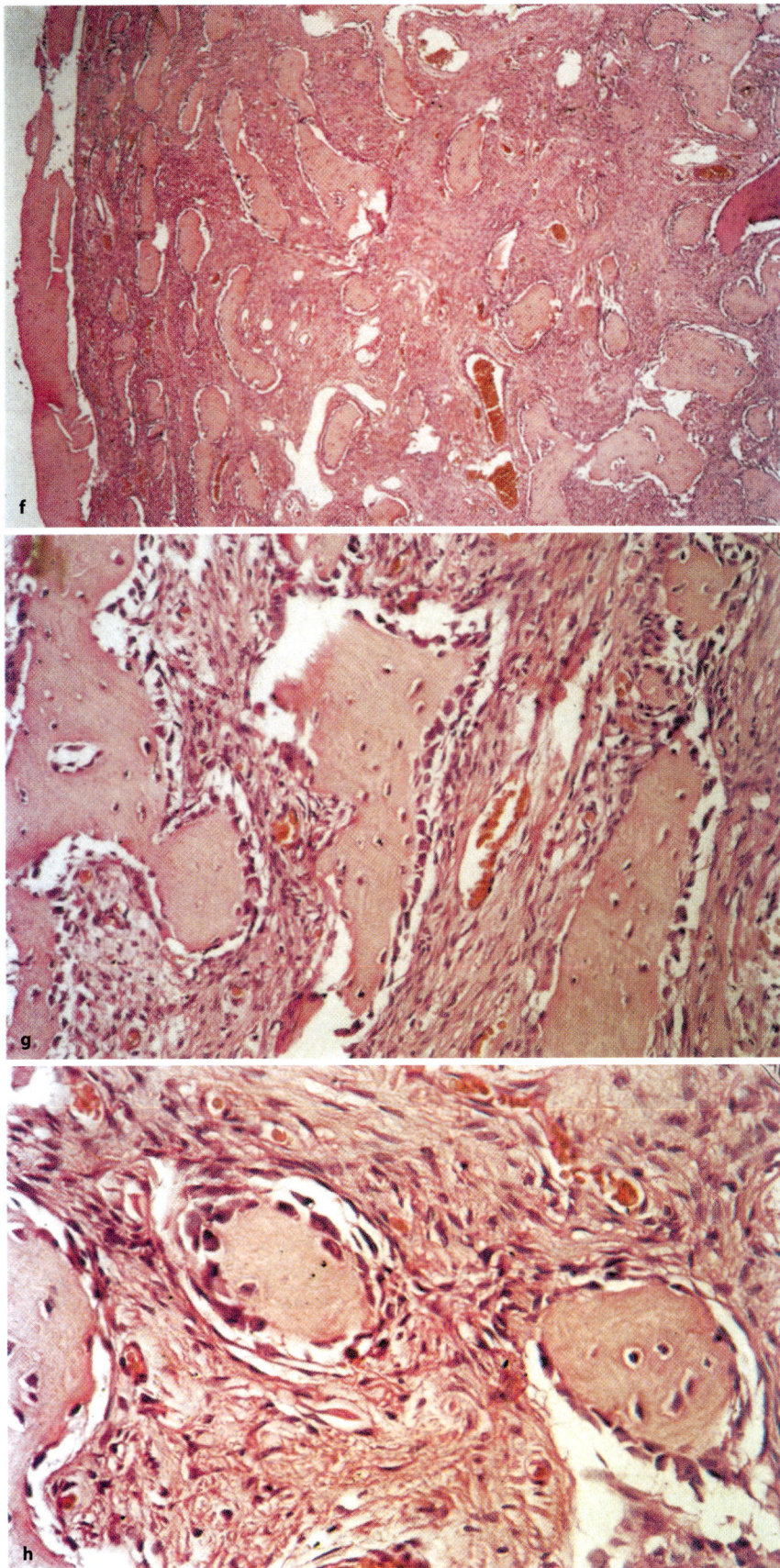

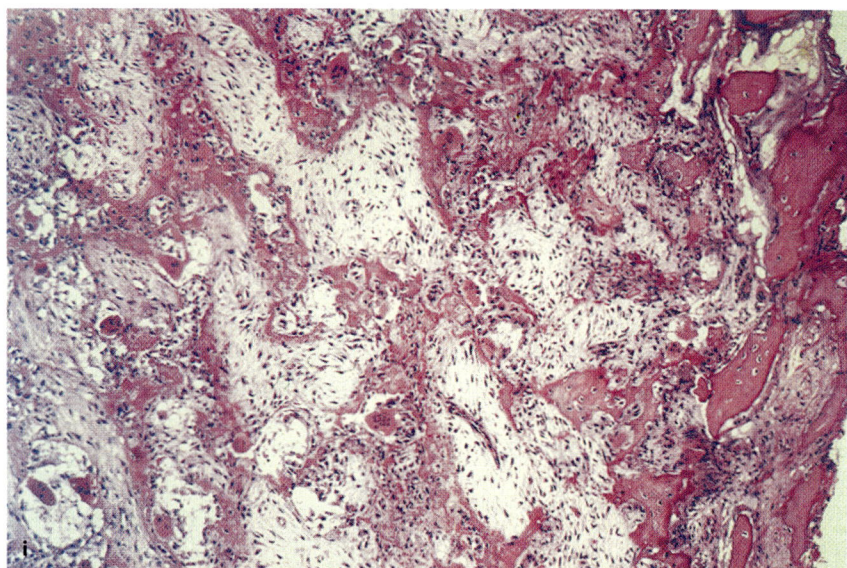

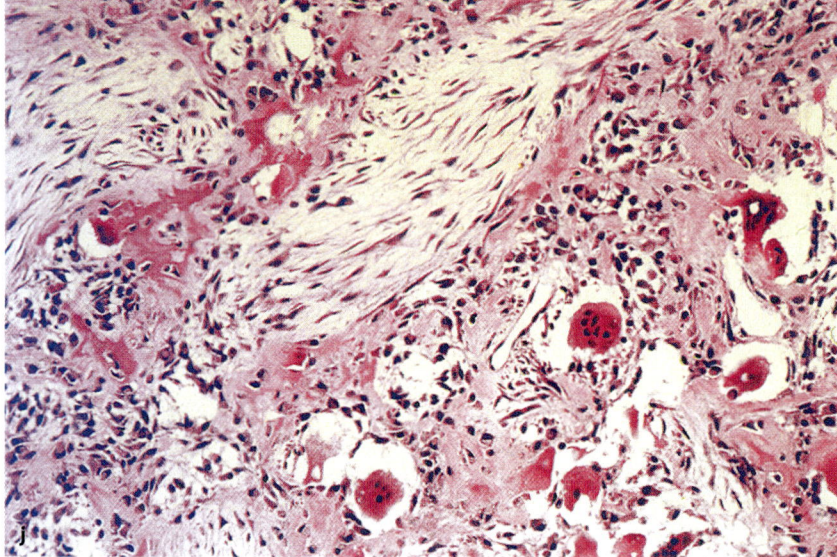

◻ Abb. 14.44 (Forts.) i–m Juveniles trabekuläres ossifizierendes Fibrom (7-jähriger Patient). i In der Übersicht sieht man überwiegend trabekulär, z. T. fleckförmig abgelagertes Osteoid sowie kleine mikrozystische Stromaauflockerungen mit Riesenzellen in der Nachbarschaft (unterer linker Bildrand). Die Osteoidablagerungen (j) sind überwiegend unreif und besitzen keine kubischen Osteoblastensäume an ihrer Oberfläche (Forts. S. 1005)

gert, das außerdem Riesenzellen, Einblutungen und myxoide, pseudozystische Umwandlungszonen enthalten kann (Brannon et al. 2001; Slootweg et al. 2005).

Klinik
Gesicherte Angaben über Häufigkeit und Altersverteilung liegen aufgrund der erheblichen terminologischen Vielfalt nicht vor. Das ossifizierende Fibrom tritt häufiger bei Frauen als bei Männern auf und wird meist in der 2.–4. Lebensdekade diagnostiziert. Während das Durchschnittsalter beim ossifizierenden Fibrom (OF) etwa 35 Jahre beträgt, liegt es bei den Varianten deutlich tiefer (JPOF: 20 Jahre; JTOF: 8–12 Jahre). Das OF findet sich bevorzugt in der posterioren Mandibula, das JPOF in Nachbarschaft der paranasalen Sinus und das JTOF in der Maxilla. Klinisch machen sich die Tumoren über eine schmerzlose Schwellung bemerkbar, die im Oberkiefer lange unerkannt bleiben kann, wenn der Tumor in die Kieferhöhle vorwächst. Sehstörungen, Gesichtsasymmetrien und eine Verlegung der Nasenatmung kommen vor. Eine Verdrängung und Kippung von Zähnen wird gelegentlich beobachtet.

Therapie
Da die Tumoren eine Proliferationstendenz besitzen, sollten sie komplett entfernt werden. Langzeitkontrollen sind notwendig. Eine primäre radikale Resektion ist nicht erforderlich.

Radiologie
Radiologisch zeigt das *ossifizierende Fibrom* in der Regel eine gut begrenzte Osteolyse, die vor allem im Seitenzahnbereich lokalisiert ist. Diese Osteolyse wird im weiteren Verlauf zunehmend von zentral gelegenem, strah-

Abb. 14.44 (*Forts.*) Dazwischen liegt ein myxoid aufgelockertes Stroma mit ovalen Zellen und zipflig ausgezogenen hyperchromatischen Kernen (**k**). Immer wieder erkennt man unreife Osteoidablagerungen in Kontakt zu Gruppen großleibiger osteoblastärer Zellen, Riesenzellen sowie fleckförmigen Mineralisierungen (**l, m**) (TU 8123, Frankfurt/Main) (*Forts. S. 1006*)

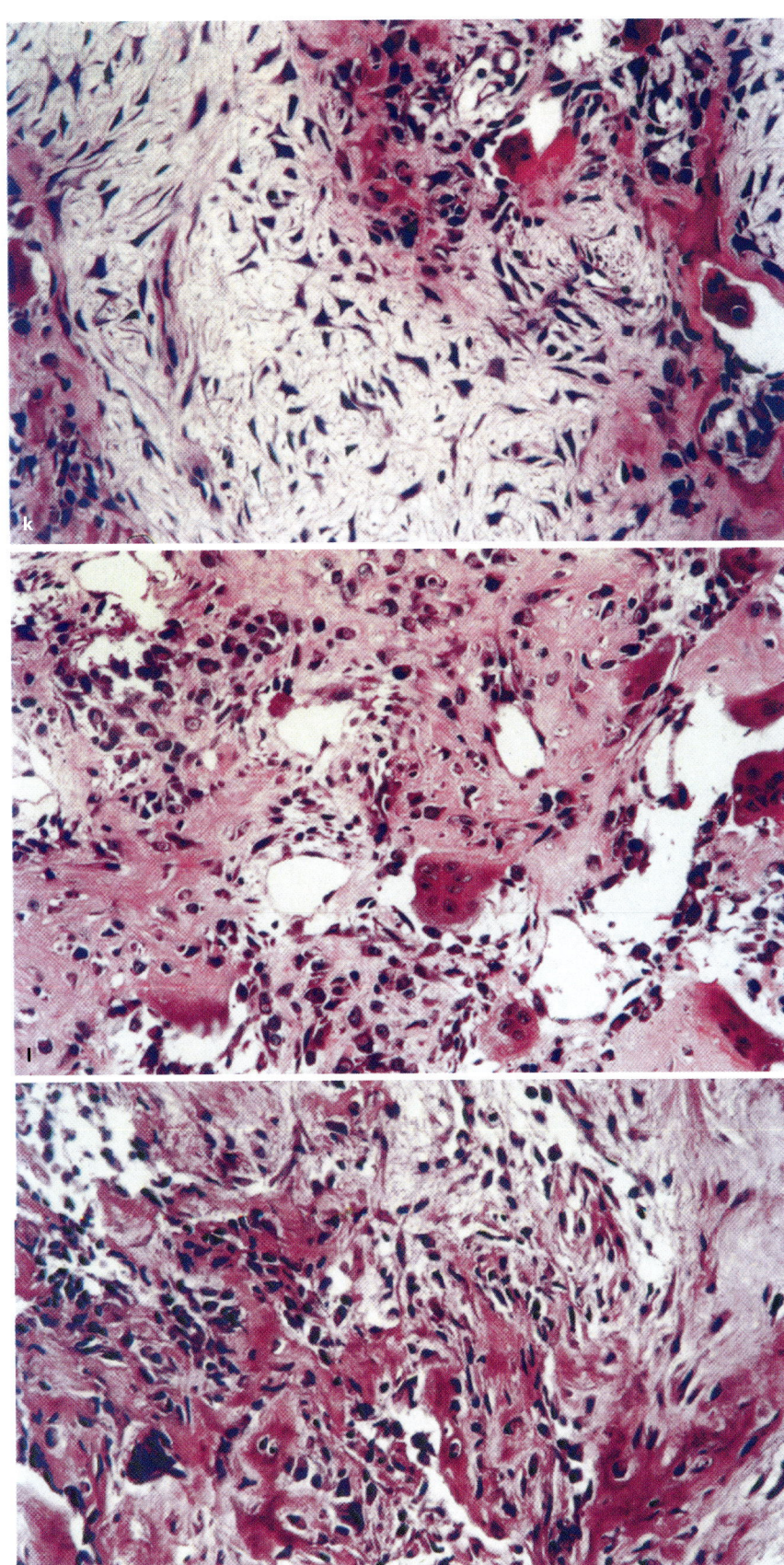

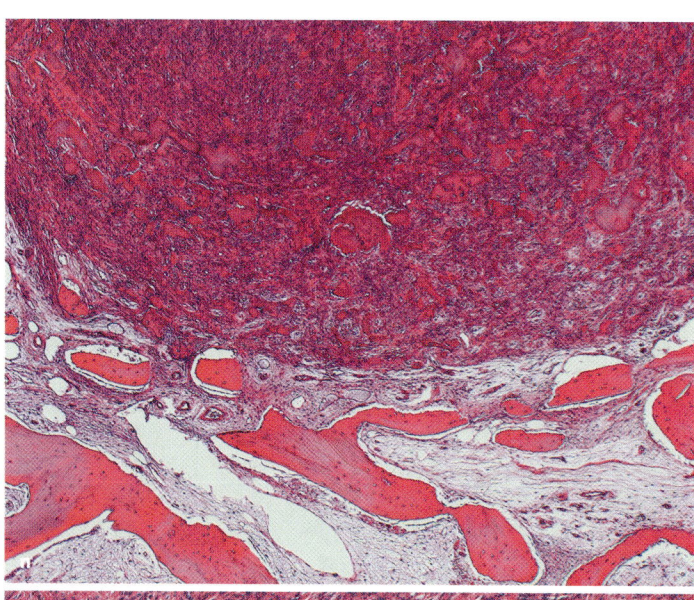

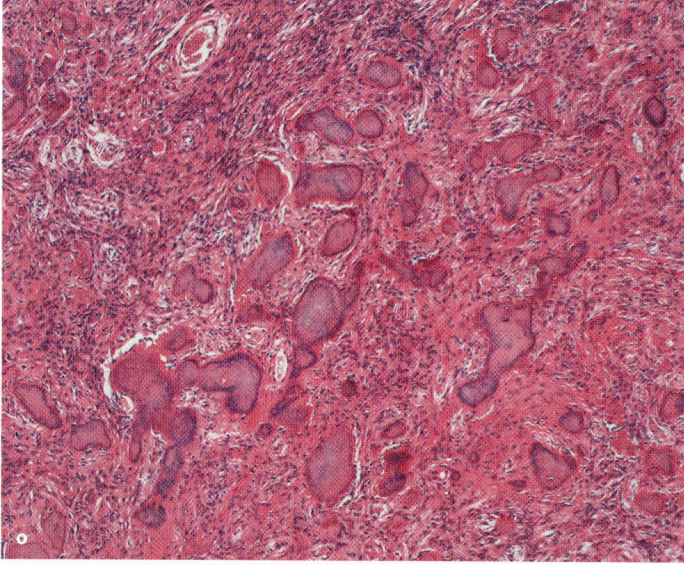

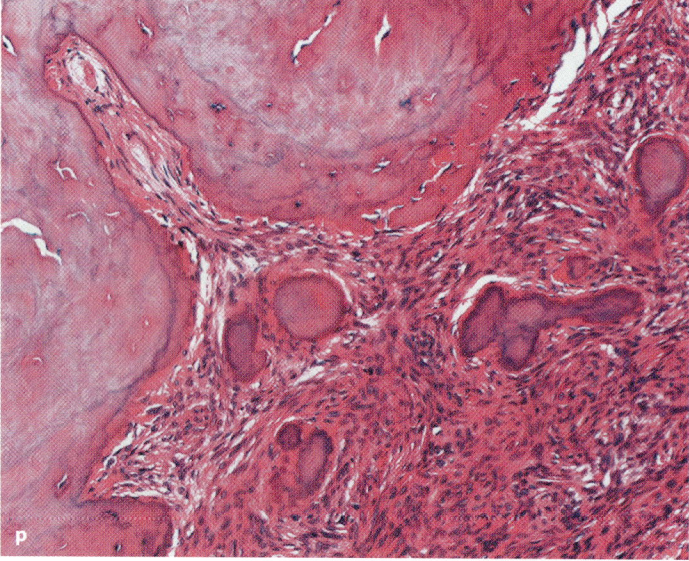

◨ **Abb. 14.44** (*Forts.*) **n–p** Juveniles psammomatoides ossifizierendes Fibrom (42-jähriger Patient). **n** Die Läsion ist gut gegen den benachbarten Knochen begrenzt und durch einen schmalen Bindegewebssaum demarkiert. Bereits in der Übersicht sieht man die zahlreichen psammomkörperartigen basophilen, nahezu zellfreien Hartsubstanzablagerungen, die überwiegend klein und rundlich bis rund-oval sind (**o**) und zu größeren plattenartigen Formationen konfluieren können (**p**). Die fibroblastären Tumorzellen zeigen keine Atypien (TU 11950, Homburg/Saar)

lendichten, irregulär verteilten Material ausgefüllt. Ein schmaler, radioluzenter Saum bleibt jedoch erhalten (Abb. 14.45). In der Regel ist keine enge Beziehung zu einer Zahnwurzel vorhanden, Wurzelspitzenresorptionen können jedoch beobachtet werden, ebenso Verdrängungen der Zahnwurzeln. Auch das JTOF und das JPOF wachsen expansiv, präsentieren sich als uni- oder multilokuläre Osteolysen und zeigen bei meist guter Begrenzung peripher oft eine unterbrochene Neokortikalis. Im Inneren sieht man irreguläre lytisch-sklerotische Areale, wobei die Densität im Verlauf zunimmt (El-Mofty 2002).

Differentialdiagnose
Das ossifizierende Fibrom muss vor allem gegen die fibröse Dysplasie abgegrenzt werden. Dies gelingt in der Regel häufig bereits radiologisch, da die fibröse Dysplasie nur selten eine scharfe Begrenzung und so gut wie nie eine periphere strahlendurchlässige Randzone zeigt (Petrikowski et al. 1995), die im ossifizierenden Fibrom vorkommen können.

Wesentliches histologisches differentialdiagnostisches Kriterium sind kubische Osteoblasten an der Oberfläche der Trabekel sowie lamellär umgebauter Knochen. Die letztgenannten Befunde sind bei der fibrösen Dysplasie

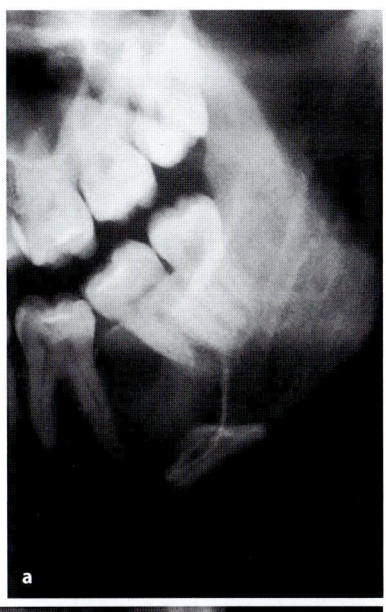

  Abb. 14.45 a–e. Ossifizierendes Fibrom (25-jährige Patientin). Im OPT (a) ist zwischen den beiden ersten Molaren des linken Unterkieferastes eine rundliche Verschattung mit scharfer, teilweise leicht sklerotischer Begrenzung erkennbar. Der 2. Molar ist nach dorsal verlagert. Im Computertomogram (b) erkennt man eine Auftreibung des Unterkiefers von homogener Dichte mit hochgradiger Verschmälerung der Kortikalis, die lingual abschnittsweise durch das läsionale Gewebe ersetzt wird (TU 8728, Tübingen). In c ist im rechten Unterkieferast, ebenfalls in der Molarregion, eine scharf begrenzte Osteolyse mit leichtgradiger Auftreibung des Unterkiefers nach kaudal erkennbar. In ihrem Zentrum sind angedeutet kreisförmige, unterschiedlich dichte Verschattungen zu sehen, die in Kontakt zur Wurzelspitze des mittleren Molaren stehen. Das Computertomogramm (d) zeigt ebenfalls die Auftreibung des Unterkiefers mit stark sklerotischen zentralen Verdichtungen bei weitgehend erhaltener Kortikalis (TU 4531, Köln). In e sieht man eine im Seitenzahnbereich beginnende, bis in die Mitte des aufsteigenden Astes hineinreichende Osteolyse mit scharfer, teilweise sklerotischer Begrenzung und ausgedehnten fleckigen Verdichtungen (gleicher Fall wie Abb. 14.36e; TU 3926, Berlin) (*Forts. S. 1008*)

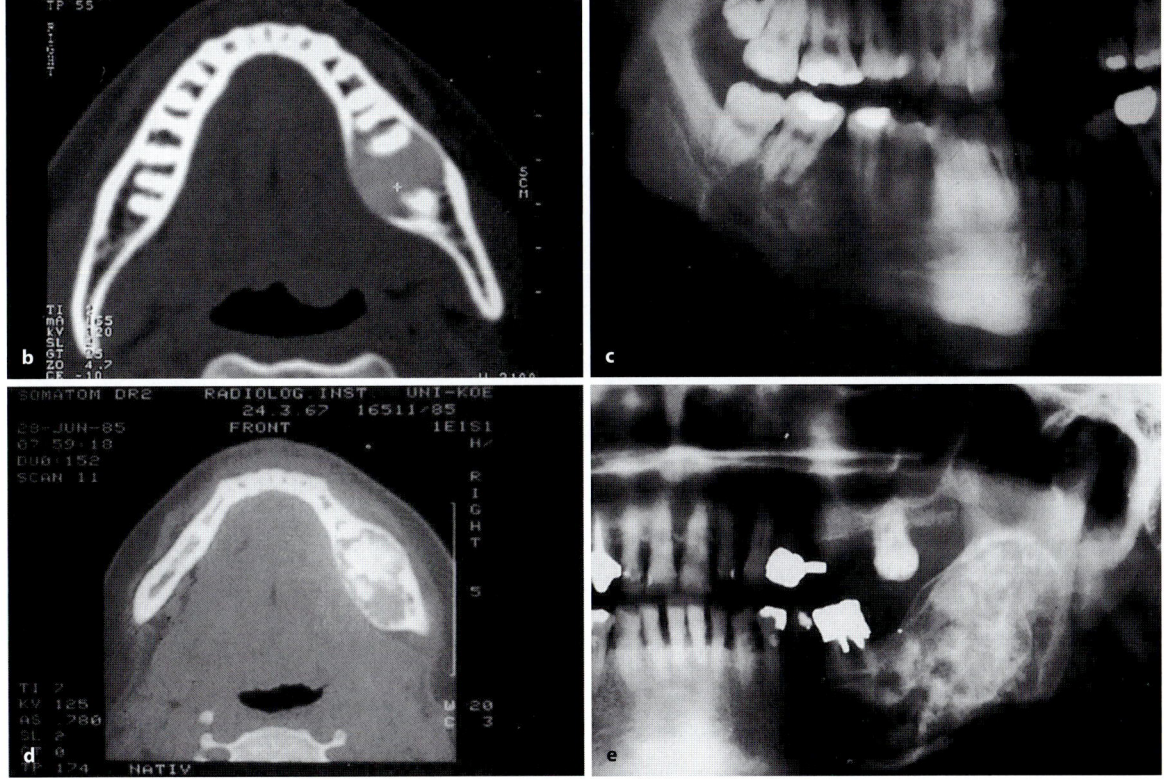

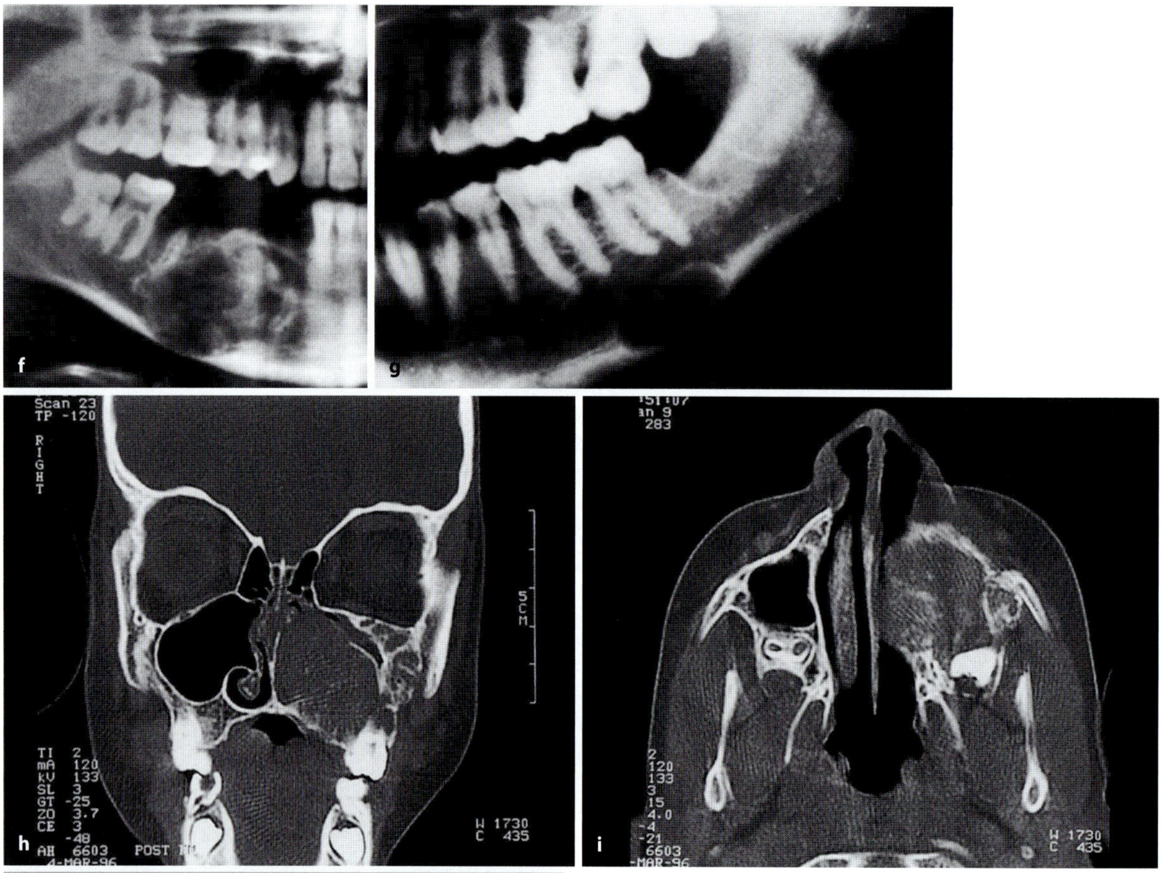

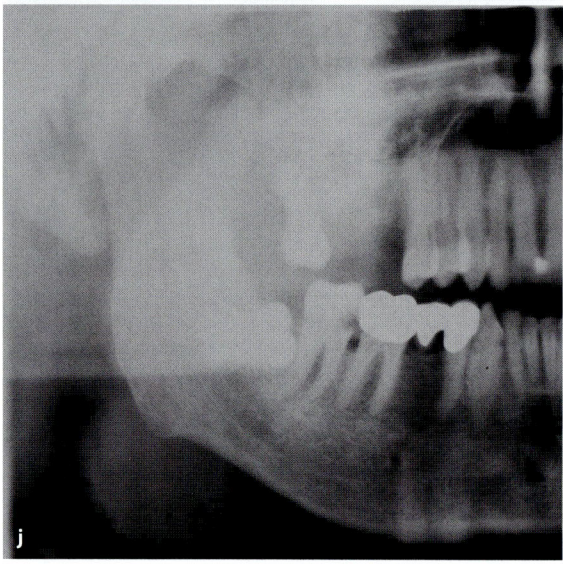

Abb. 14.45 (*Forts.*) **f, g** Ossifizierendes Fibrom (27-jähriger Mann). **f** Relativ gut begrenzte Osteolyse mit irregulären Verdichtungen und einer Auftreibung des Alveolarfortsatzes sowie einer bogenförmigen Arrosion der kaudalen Kortikalis (TU 1811, Bochum; aus Prein et al. 1985). In **g** sieht man ebenfalls im horizontalen Unterkieferast, hier jedoch unterhalb der Molaren gelegen, eine längsovale Osteolyse mit leichter Arrosion der kaudalen Kortikalis und zentralen flauen Verdichtungszonen (TU 1110, Düsseldorf). **h, i** Juveniles trabekuläres ossifizierendes Fibrom (gleicher Patient wie in Abb. 14.44 i–m). Der sich im Oberkiefer und in der Nasennebenhöhle entwickelnde Tumor hat eine leichte Gesichtsasymmetrie bewirkt. Die linke Nasenhaupthöhle ist komplett verlegt, das Septum nach rechts verlagert. Der harte Gaumen ist infiltriert, ebenso die laterale Nebenhöhlenwand. Auf den transversalen CT-Schichten (**b**) ist auch eine Infiltration der vorderen Kieferhöhlenwand erkennbar (TU 8123, Frankfurt/Main). **j–l** Juveniles psammomatoides ossifizierendes Fibrom (gleicher Patient wie in Abb. 14.44 n–o). **j** Bereits im Orthopantomogramm erkennt man die irreguläre, hier unscharf erscheinende Verschattung in der rechten Oberkiefermolarregion (*Forts. S. 1009*)

nur in Ausnahmefällen und nach jahrzehntelangem Verlauf beobachtet worden (Slootweg u. Müller 1990a; Waldron u. Giansanti 1973). Ossifizierende Fibrome zeigen keine Mutation des *GNAS I*-Gens, die für die fibröse Dysplasie (auch ausgereifte Formen!) pathognomonisch ist (s. unten). Das JPOF muss außerdem gegen ein Meningeom abgegrenzt werden, das anders als das JPOF immunhistochemisch positiv für EMA ist. Manchmal kann in Biopsien die unreife Knochenneubildung ein konventionelles Osteosarkom vortäuschen, das jedoch Kernatypien, osteodestruktives Wachstum und atypische Mitosen enthalten sollte. Gelegentlich vorkommende Mitosen, Zellatypien und eine Matrixneubildung entlang vorbestehender Knochenbälkchen sollten den Verdacht auf ein hochdifferenziertes Osteosarkom lenken, das im Kiefer relativ häufig ist.

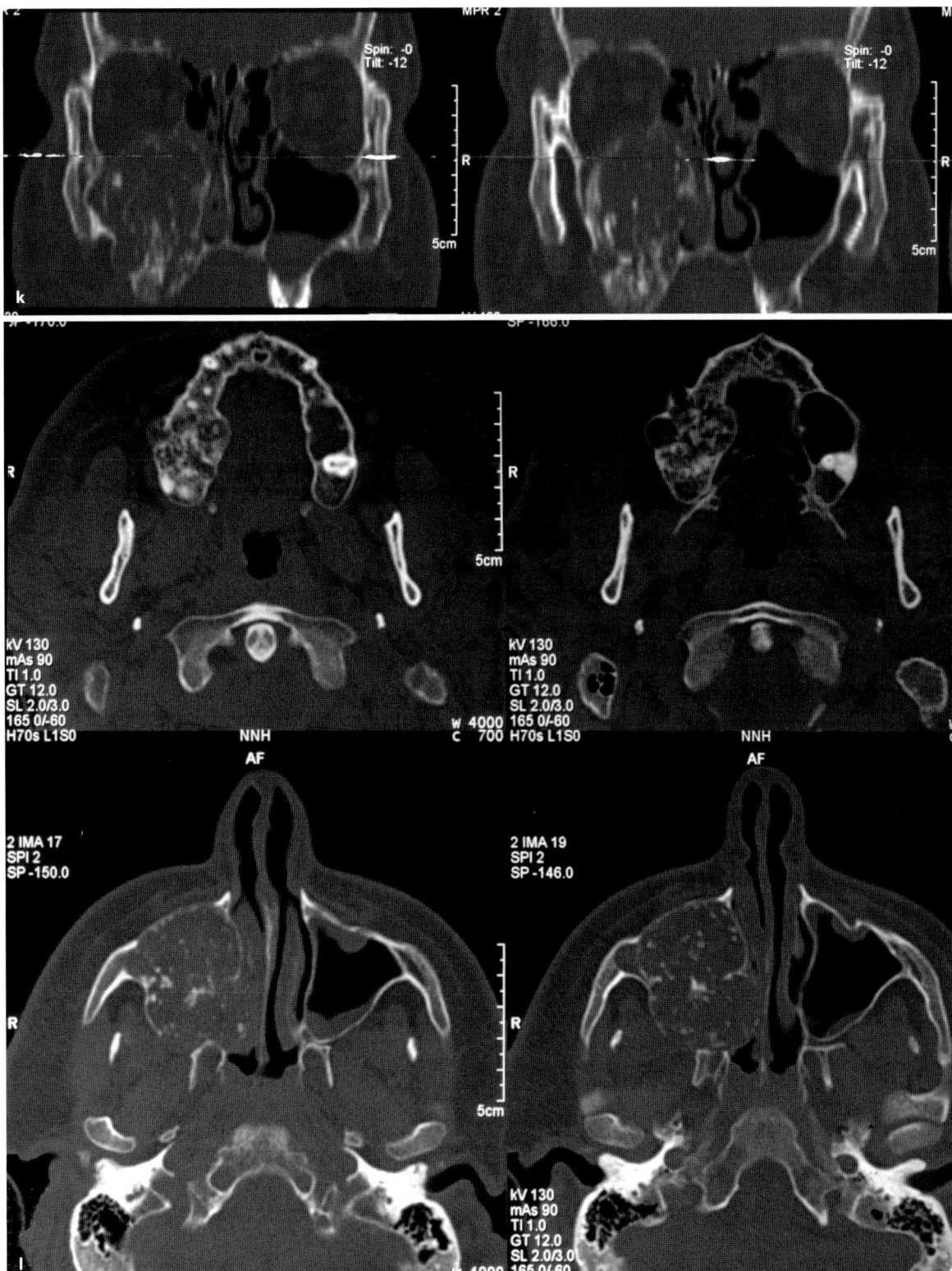

◘ **Abb. 14.45** (*Forts.*) **k, l** Das CT zeigt dann eine gut begrenzte, expansive Läsion, die irreguläre fleckförmige Verkalkungen aufweist und sich in den Sinus maxillaris, die Orbita und die rechte Nasenhaupthöhle ausdehnt (TU 11950, Homburg/Saar)

14.2.1.2 Osteosarkom im Kiefer

ICD-O-Code 9180/3

> **Definition**
> Das konventionelle Osteosarkom ist ein primärer hochgradig maligner, intramedullärer Tumor, dessen neoplastische Zellen Osteoid produzieren, wenn auch (manchmal) nur in kleine Mengen (WHO 2002).

Erst in den 40er Jahren wurde das Osteosarkom als eigenständige Tumorentität vom Chondrosarkom und dem Fibrosarkom abgegrenzt. Heute verstehen wir unter einem Osteosarkom einen malignen mesenchymalen Tumor, dessen Zellen zur direkten Bildung von Tumorosteoid befähigt sind. Andere Matrixbildungen, wie z. B. Tumorknorpel, können zwar ebenfalls in einem Osteosarkom vorkommen und sogar sekundär verknöchern, entscheidend für die Osteosarkomdiagnose ist jedoch die direkte primäre Tumorosteoidbildung durch mesenchymale, atypische Zellen.

Während die Osteosarkome des peripheren Skeletts vor allem im Kindes- und Jugendalter beobachtet werden (s. dazu Kap. 6.3.1), treten die Osteosarkome im Kiefer in der Regel etwa 10 Jahre später auf. Ein weiterer Unterschied ist der deutlich niedrigere biologische Aggressivitätsgrad der Kieferosteosarkome mit einer Fünfjahresüberlebensrate von ca. 35–59%. Dies ist deutlich besser als im postkraniellen Skelett, bei der – allerdings vor Einführung der heute angewendeten neoadjuvanten Polychemotherapie – 5-Jahres-Überlebensraten von 5% bis maximal 20% erreicht wurden.

Eine Erklärung für diesen Umstand könnte sein, dass im Kiefer die niedrigmalignen Osteosarkome bei weitem überwiegen, während im peripheren Skelett vorwiegend hochmaligne Varianten anzutreffen sind. Diese Erklärung ist jedoch nur unvollkommen, da im Kiefer auch die morphologisch als Grad III klassifizierten Osteosarkome einen wesentlich geringeren Aggressivitätsgrad besitzen. Primäre Metastasen bereits bei Diagnosestellung wie sie im peripheren Skelett in etwa 11% der Fälle vorkommen, sind im Kiefer eher die Ausnahme, auch wenn hier keine vergleichbar großen Serien vorliegen (Kager et al. 2003; Jasnau et al. 2007). Im DÖSAK-Register finden sich 4 von 197 Patienten mit Primärmetastasen. Nach der Literatur und nach den Daten des DÖSAK sind bei einer sicheren Resektion im Gesunden und selbst ohne neoadjuvante Chemotherapie Heilungen möglich (van Es et al. 1997).

Obwohl diese Befunde darauf hinweisen, dass sich das Osteosarkom des Kiefers trotz identischer Histologie zumindest biologisch wesentlich von denen des peripheren Skeletts unterscheidet, betrachtet die WHO alle Osteosarkome als eine Tumorgruppe, die im Band über Weichteil- und Knochentumoren dargestellt wird (Raymond et al. 2002).

Pathologie

Das makroskopische Bild ist sehr wechselhaft und abhängig vom histologischen Aufbau. Knorpelige Areale sollten aber immer den Verdacht auf das Vorliegen eines Osteosarkoms lenken, da bösartige, vor allem aber gutar-

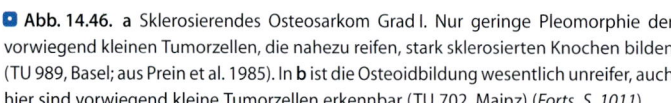

Abb. 14.46. a Sklerosierendes Osteosarkom Grad I. Nur geringe Pleomorphie der vorwiegend kleinen Tumorzellen, die nahezu reifen, stark sklerosierten Knochen bilden (TU 989, Basel; aus Prein et al. 1985). In **b** ist die Osteoidbildung wesentlich unreifer, auch hier sind vorwiegend kleine Tumorzellen erkennbar (TU 702, Mainz) (*Forts. S. 1011*)

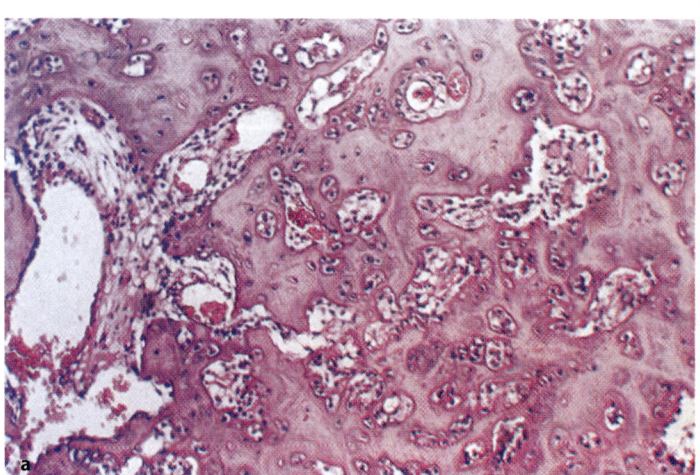
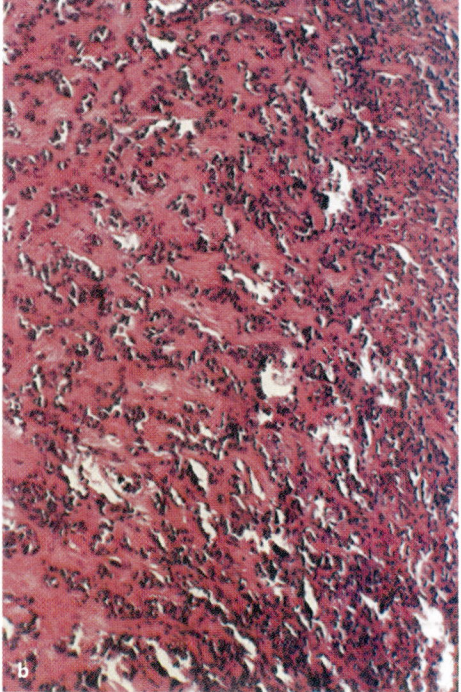

14.2 · Tumoren und andere Läsionen des Knochens

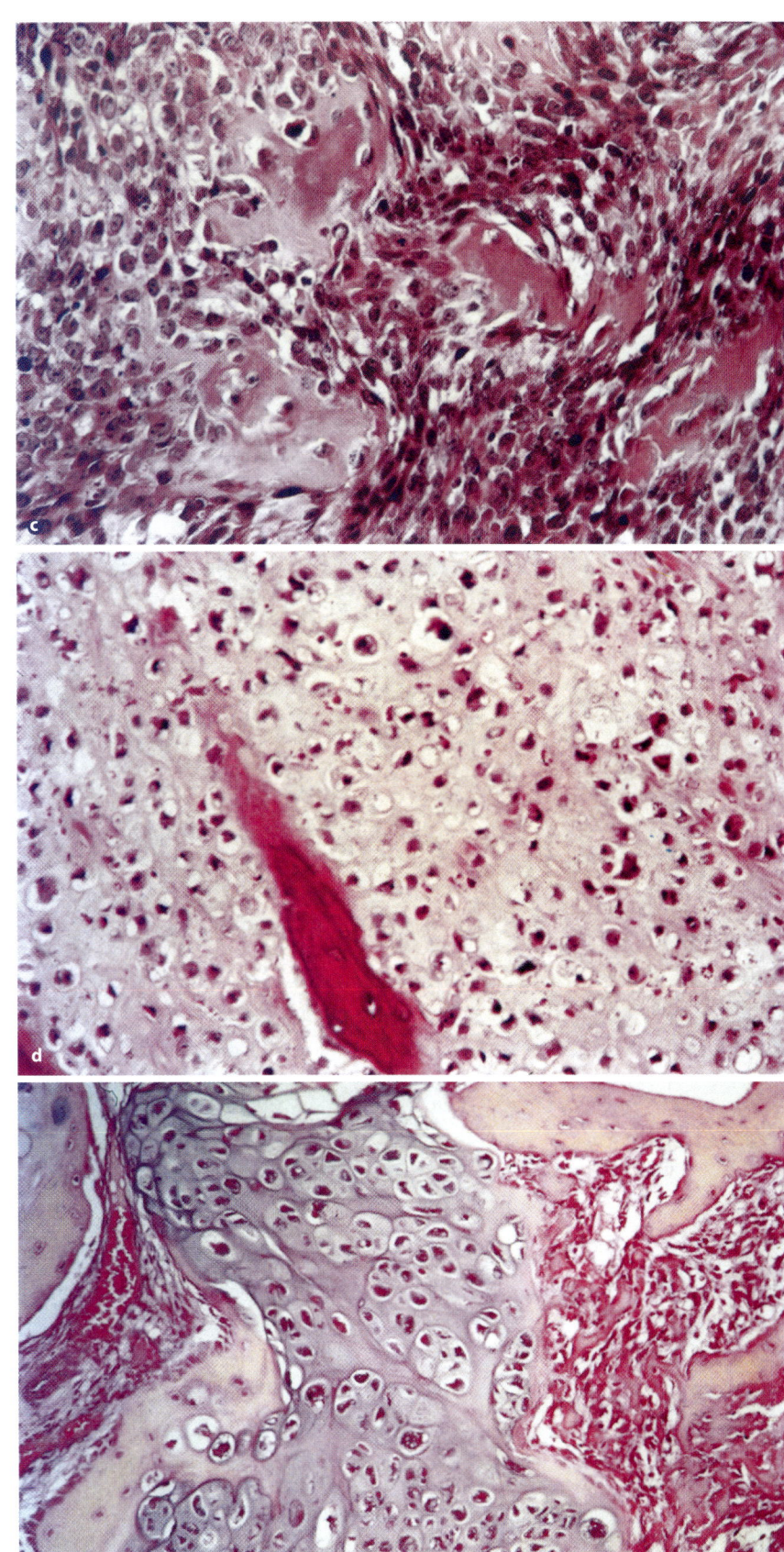

Abb. 14.46 (*Forts.*) **c, d** Teils osteoblastisches, teils chondroblastisches Osteosarkom, Grad II. Zellreiches Osteosarkom mit mäßiger Zell- und Kernpolymorphie und atypischer Osteoidbildung (**c**), die vorwiegend in *Bildmitte* zu erkennen ist. In anderen Arealen (**d**) sieht man rein chondroblastische Osteosarkomanteile. Wird ein solches Areal biopsiert, so ist die Diagnose nur in Kombination mit dem Röntgenbild zu stellen, das in der Regel knochenmatrixtypische wolkige Verkalkungsmuster zeigt (vgl. dazu Abb. 14.43b, d). Der in der unteren Bildhälfte erkennbare Trabekel entspricht einer sekundären Ossifikation des Tumorknorpels und nicht einer primären Tumorosteoidbildung (TU 4931, Basel). Eine reaktive Knochenbildung (**e**) kommt gelegentlich in Randbereichen von chondroblastisch differenzierten Osteosarkomarealen vor (so z. B. in der *linken unteren Bildhälfte*); beweisend ist jedoch nur die direkte Bildung von Tumorosteoid durch atypische mesenchymale Zellen, wie sie am *rechten Bildrand* zu erkennen ist (TU 2374, Linz) (*Forts. S. 1012*)

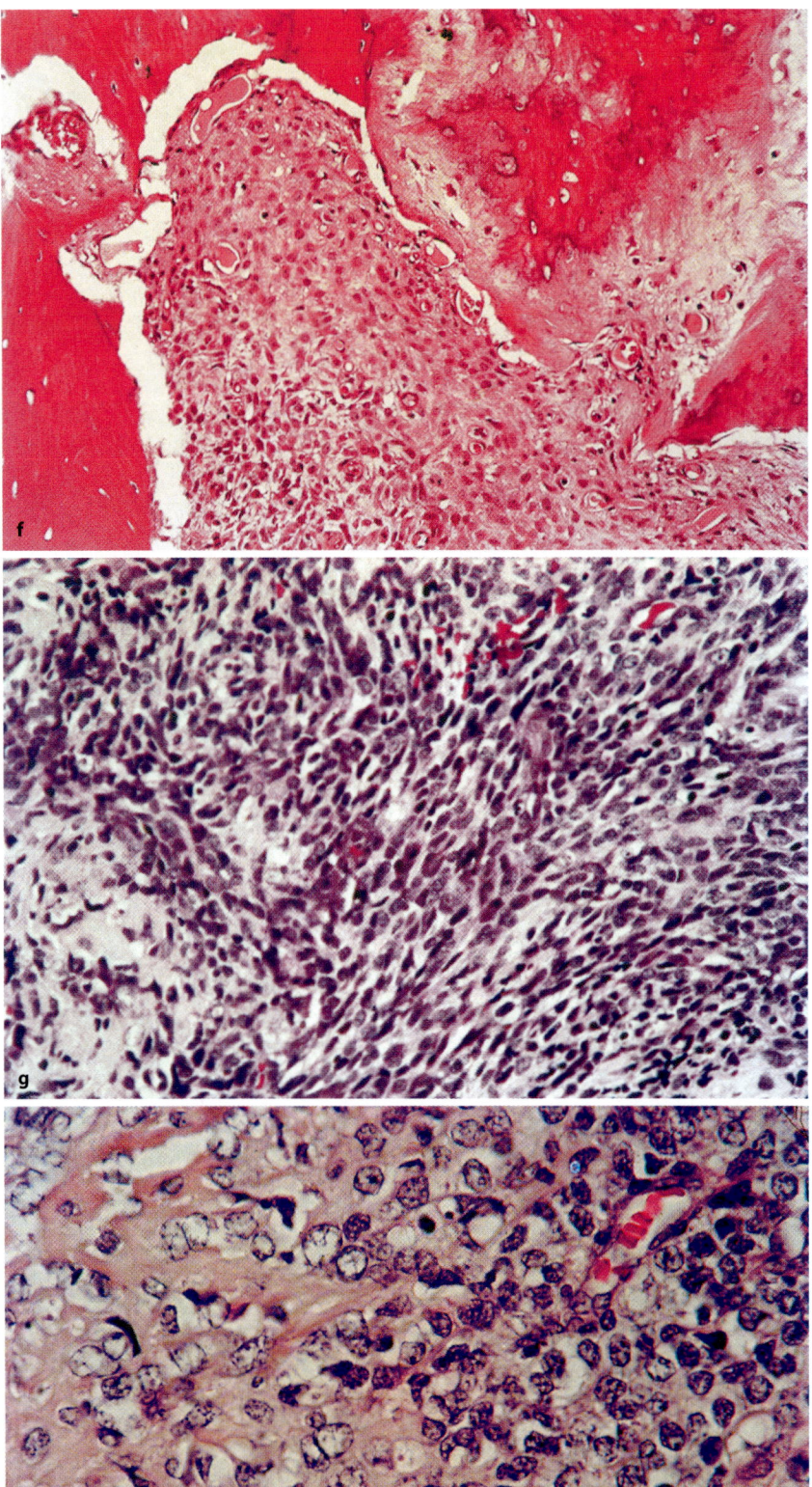

□ **Abb. 14.46** (*Forts.*) **f** Vorwiegend chondroblastisch differenziertes Osteosarkom (Grad II) mit zellulären Anteilen und Destruktion des ortsständigen Knochens (TU 6511, Essen). **g, h** Kleinzelliges, teils osteoblastisch differenziertes Osteosarkom (Grad III). Ausgedehnte Areale zeigen eine rein zelluläre, teilweise fibrosarkomatös anmutende Differenzierung mit nur sehr wenig Tumorosteoidbildung, z. B. am *unteren linken Bildrand* (**g**). In anderen Arealen (**h**) ist ein vorwiegend kleinzelliges atypisches und mitosenreiches Geschwulstgewebe mit irregulärer Tumorosteoidbildung erkennbar. Daneben fanden sich auch wenige, hier nicht abgebildete chondroblastische differenzierte Tumorareale (TU 8936, St. Gallen/Basel) (*Forts. S. 1013*)

Abb. 14.46 (Forts.) **i, j** Wenig Matrix bildendes, vorwiegend zelluläres bis fibroblastisches Osteosarkom Grad III mit nur geringer bandartiger, z. T. netzartiger Tumorosteoidbildung (**i**) mit deutlich vermehrter Zell- und Kernpolymorphie sowie erhöhter Mitosenzahl (**j**). In *Bildmitte* ist die fleckförmige, teils klecksartige (*rechter Bildrand*) Tumorosteoidbildung gut sichtbar (TU 8294, Chemnitz)

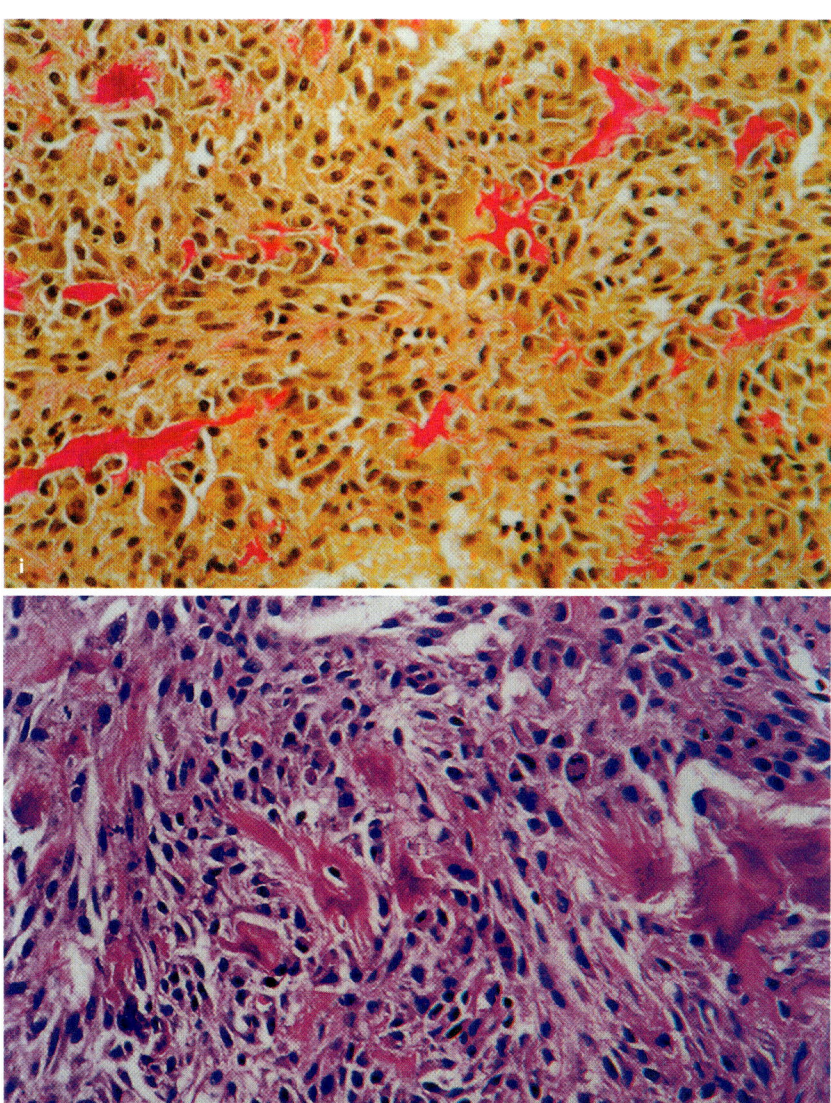

tige Knorpeltumoren im Kiefer extrem selten sind (Jundt u. Remagen 1992).

Histologisch kann das Osteosarkom ganz unterschiedlich differenziert sein (Abb. 14.46). Neben klassischen osteoblastischen Tumoranteilen kann man knorpelig differenzierte Areale, fibrosarkomatöse Anteile und zelluläre sowie – selten – teleangiektatische Formationen sehen, bei denen das vorwiegend zelluläre Geschwulstgewebe durch ausgedehnte Blutseen unterbrochen wird. Entscheidend für die Diagnose eines Osteosarkoms ist aber in jedem Fall der Nachweis von Tumorosteoid, das immer direkt von den Tumorzellen gebildet werden muss. Gelegentlich muss man jedoch danach suchen.

Während nach der Literatur im Kiefer chondroblastisch differenzierte Osteosarkome (mit über 30% knorpelig differenzierter Matrix) überwiegen sollen (Clark et al. 1983), lässt sich dies am DÖSAK-Kollektiv nicht bestätigen, das vorwiegend osteoblastische Osteosarkome enthält. Charakteristischerweise sind diese Tumoren oft hoch differenziert. Die Kernpolymorphie und Zellpleomorphie ist dabei nur gering, so dass man bei entsprechendem Verdacht diese Befunde manchmal erst nach sorgfältigem Suchen findet.

Sonderformen wie juxtakortikale Osteosarkome sind im Kieferbereich außerordentlich selten. Auch sekundäre Osteosarkome z. B. im Gefolge einer fibrösen Dysplasie, eines ossifizierenden Fibroms oder eines Morbus Paget sind extrem selten (Yabut et al. 1988). Fälle nach vorausgegangener Bestrahlung (z. B. Oberkieferosteosarkome nach bestrahltem, sporadisch auftretendem Retinoblastom oder bestrahlter Osteomyelitis) kommen vor (Jasnau et al. 2007). Im DÖSAK-Register finden sich 9 derartige Fälle unter 197 Kieferosteosarkomen.

Klinik

Das Osteosarkom ist – ohne Berücksichtigung des Plasmozytoms – der häufigste maligne primäre Knochentumor. Seine Lokalisation im Kiefer ist – gemessen am Durchschnitt des gesamten Skeletts – relativ häufig und beträgt etwa 5%. Kieferosteosarkome zeigen jedoch ein anderes Altersverteilungsmaximum mit einem Gipfel in der 3. und 4. Lebensdekade im Gegensatz zum Osteosarkom des postkranialen Skeletts, das seinen Altersgipfel in der 2. Hälfte der 2. Lebensdekade hat. Auch bei Kieferosteosarkomen sind Männer etwas häufiger betroffen als Frauen.

Oberkieferosteosarkome kommen mit 42% etwas seltener vor als diejenigen im Unterkiefer. Das Durchschnittsalter der Patienten mit Oberkieferosteosarkomen liegt außerdem etwas höher, wahrscheinlich weil sich die Tumoren innerhalb der Kieferhöhle länger unerkannt ausbreiten können. Möglicherweise ist auf diesen Umstand auch die etwas schlechtere Prognose der Oberkieferosteosarkome zurückzuführen, da sie generell größer und damit fortgeschrittener sind. Ihre 5-Jahres-Überlebensrate beträgt nur 25%, während die Unterkiefertumoren 41% aufweisen (Garrington et al. 1967). Der ungünstigere Verlauf der Oberkieferosteosarkome wird wahrscheinlich auch dadurch mit beeinflusst, dass eine Resektion im Gesunden technisch wesentlich schwieriger zu erreichen ist.

Die klinische Symptomatik ist uncharakteristisch. Die Patienten klagen über unterschiedlich starke Schmerzen und eine leichte, meist zunehmende Schwellung. Gelegentlich kommen Zahnlockerungen vor. Unterkiefertumoren können durch Infiltration des Nervus mandibularis Parästhesien und Taubheit der Unterlippe hervorrufen. Oberkiefertumoren können durch Verlegung der Nasenwege zu Atmungsbehinderungen, Nasenblutungen oder eitrigem Ausfluss führen. Gelegentlich wird eine Bulbusverdrängung beobachtet, die mit Sehstörungen einhergeht. Metastasierungen treten erst relativ spät auf.

Therapie

Die wichtigste therapeutische Maßnahme stellt die komplette chirurgische Entfernung des Osteosarkoms weit im Gesunden dar. Sie ist – wie auch im postkranialen Skelett – die Voraussetzung für eine Heilung, die jedoch bei den extragnathischen Osteosarkomen ohne zusätzliche (neo-)adjuvante Hochdosischemotherapie nicht erreicht werden kann (Bielack et al. 2002). Bei den Kieferosteosarkomen scheinen die Verhältnisse etwas anders zu sein. Nach den eigenen Erfahrungen an komplett aufgearbeiteten, nach dem COSS-Protokoll (Winkler et al. 1988, Jasnau et al. 2007) chemotherapierten Grad-III-Tumoren scheint die Ansprechrate, d. h. die chemotherapeutisch induzierte Nekroserate, eher niedriger als im peripheren Skelett zu sein (44% vs. 55%), so dass Kieferosteosarkome nach den Kriterien für Osteosarkome des peripheren Skeletts häufiger in die Gruppe der Nonresponder (Salzer-Kuntschik et al. 1983; Bielack et al. 2002; Jasnau et al. 2007) gehören müssten, die eine schlechtere Überlebensrate aufweist. Die Analyse des DÖSAK-Kollektivs von 197 Osteosarkomen lässt jedoch vermuten, dass unabhängig von allen anderen Parametern wie Lokalisation, Alter, Geschlecht, histologischer Typ oder Malignitätsgrad der prognostisch entscheidende Faktor die Resektion weit im Gesunden ist, wobei es von sekundärer Bedeutung zu sein scheint, ob dies primär oder erst durch eine oder mehrere Nachresektion erreicht werden kann. Zu ähnlichen Ergebnissen kommen Jasnau et al., die die in der COSS-Studie behandelten Kieferosteosarkome analysiert haben.

Theoretisch sollten sich die Langzeitresultate ähnlich zu denen im postkraniellen Skelett durch den Einsatz der neoadjuvanten Chemotherapie positiv beeinflussen lassen, die neben einer besseren Operabilität auch auf eine Bekämpfung etwa bereits vorhandener oder noch in der Lunge entstehender Metastasen abzielt. Ob die Prognose der Grad-III-Kieferosteosarkome durch eine zusätzliche neoadjuvante Chemotherapie aber tatsächlich verbessert werden kann, ist noch offen, auch wenn es Hinweise auf einen positiven Effekt der Chemotherapie gibt (Smeele et al. 1997). Allerdings bezieht sich die Arbeit von Smeele et al. sowohl auf maxillomandibuläre (140 Fälle) als auch auf kraniale Osteosarkome (61 Fälle), die als eine Gruppe behandelt werden. Nach den DÖSAK-Erfahrungen und Mitteilungen aus der Literatur (Unni 1996) entsprechen die Schädelosteosarkome in ihrem biologischen Verhalten jedoch weitgehend denen des postkraniellen Skeletts, so dass es für eine Beurteilung des Chemotherapieeffekts bezüglich der Langzeitprognose sicher problematisch ist, wenn man Kiefer- und Kalottenosteosarkome als eine homogene Gruppe betrachtet. Die derzeitige Therapiestrategie besteht darin, den Patienten mit high-grade-Kieferosteosarkomen neben der Chirurgie eine den Protokollen für periphere Osteosarkome ähnliche Chemotherapie anzubieten (Bielack et al. 2002; Patel et al. 2002; Jasnau et al. 2007). Außerdem scheinen Patienten, bei denen keine Resektion im Gesunden möglich war oder bei denen Unklarheiten über den Status der Resektionsränder bestehen, von einer gezielten Radiotherapie profitieren zu können (Guadagnolo et al. 2009).

Radiologie

Im Gegensatz zu den Röntgenbefunden am peripheren Skelett können die radiologischen Befunde bei Kieferosteosarkomen völlig uncharakteristisch sein (Petrikowski et al. 1995). Das Spektrum umfasst gut begrenzte Osteolysen, die sogar eine follikuläre Zyste imitieren können, unscharf begrenzte mottenfraßähnliche Knochendefekte sowie stark sklerosierte Läsionen und Mischbil-

14.2 · Tumoren und andere Läsionen des Knochens

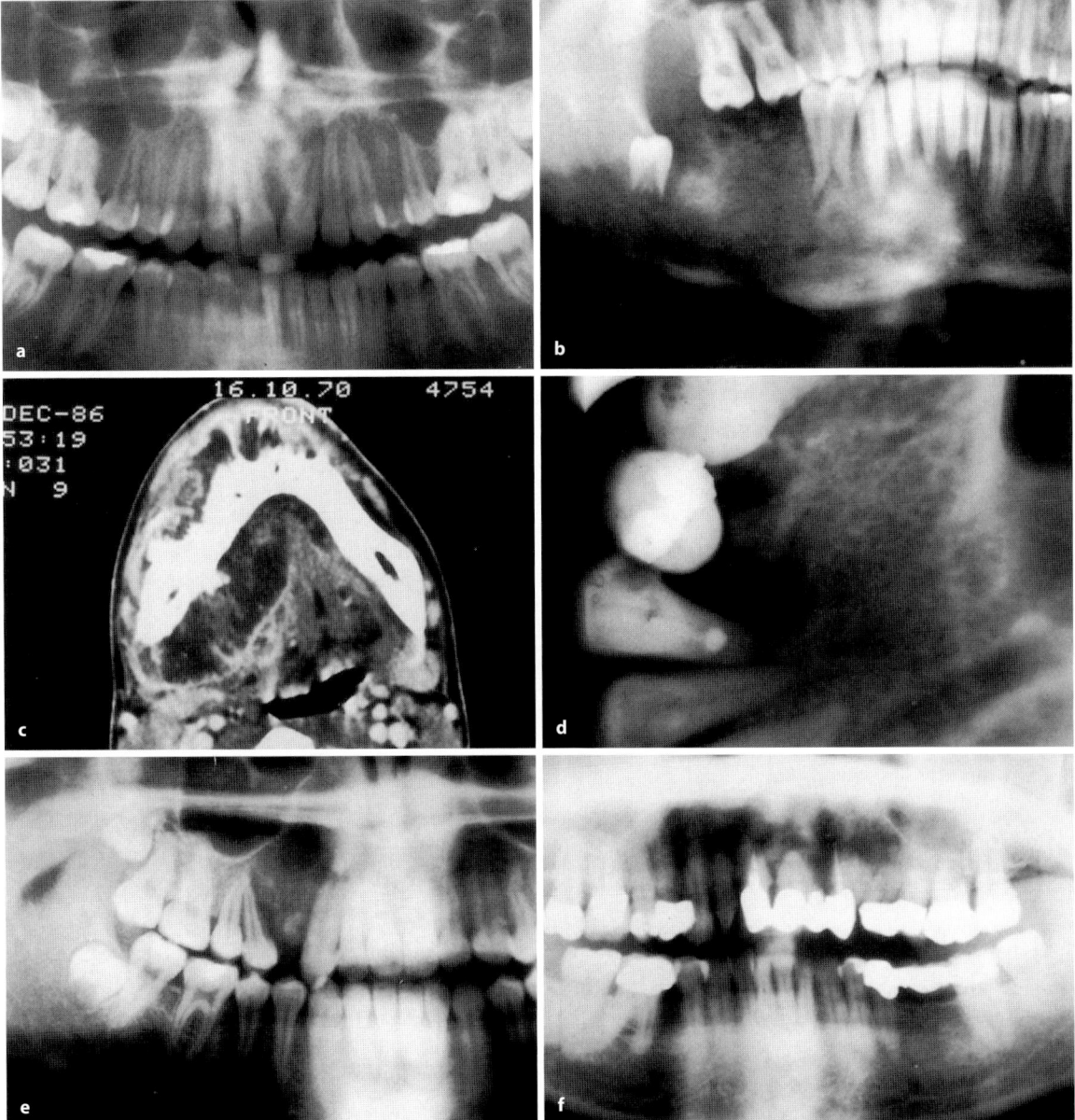

Abb. 14.47. a Im OPG dieser 14-jährigen Patientin (gleicher Fall wie in Abb. 14.42 g, h) ist eine Fehlstellung der Frontzähne zu erkennen (dieser Befund fiel der Mutter auf und führte zu weiteren Untersuchungen). Man sieht eine unscharf begrenzte, zwischen den Frontzähnen gelegene Osteolyse, die z. T. durch mäßige bis starke wolkige Verschattungen überlagert wird (TU 8936, St. Gallen/Basel). **b, c** 16 Jahre alter Patient, der klinisch eine ausgeprägte Auftreibung des rechten Unterkiefers zeigte (gleicher Fall wie in Abb. 14.42 c, d). **b** Radiologisch sieht man ausgedehnte, gemischt lytisch-sklerotische Destruktionen des gesamten rechten horizontalen Unterkieferasts, die über die Mittellinie bis zum linken Eckzahn reichen. Während sich im Frontzahnbereich vorwiegend wolkige, z. T. sklerotische Verkalkungen zeigen, sind in den kieferwinkelnahen Abschnitten angedeutet ringförmige Verkalkungsmuster erkennbar. Der Tumor ist in die Weichteile ausgebrochen. Im Computertomogramm (**c**) sieht man die ausgedehnte Unterkieferdestruktion und den Weichteilbefall sowohl nach bukkal als auch nach lingual. Nur geringe Anreicherung nach Kontrastmittelgabe. **d** 50-jährige Frau (gleicher Fall wie in Abb. 14.42 e) mit unscharf begrenzter Osteolyse im linken Oberkiefer um die Wurzeln der beiden Prämolaren. Daran angrenzend sieht man strähnige Verdichtungen, die von feinen Osteolysen durchsetzt werden (TU 2374, Linz). **e** Im rechten Oberkiefer dieser 14 Jahre alten Patientin sieht man zwischen dem Eckzahn und dem 1. Prämolaren einen dreieckförmig konturierten, unscharf begrenzten osteolytischen Bezirk mit zentralen fleckförmigen bis wolkigen Verdichtungen, dessen Basis die Wurzeln beider benachbarter Zähne auseinanderdrängt. Histologisch handelte es sich um ein chondroblastisch differenziertes Osteosarkom Grad II (TU 8566, Bochum). **f** Bei der 53-jährigen Patientin sieht man im linken Oberkiefer im Bereich der Frontzähne und Prämolarenregion unscharfe Verdichtungen mit fleckförmigen, teils streifigen, aber auch angedeutet kreisförmigen Verschattungen. Die Histologie ergab ein chondroblastisches Osteosarkom Grad II (TU 8750, Stuttgart) (*Forts. S. 1016*)

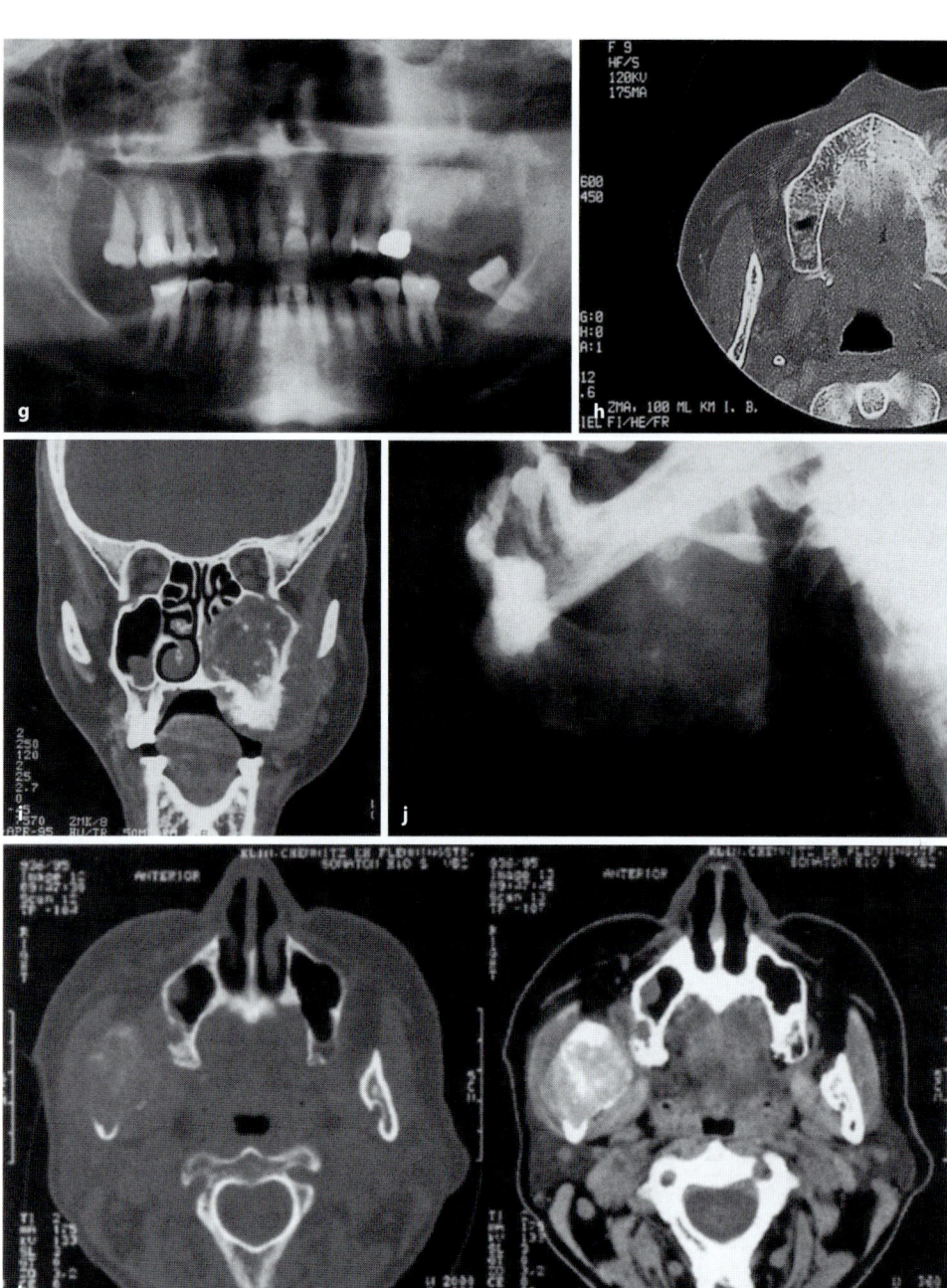

◘ **Abb. 14.47** (*Forts.*) **g–i** Diese 65-jährige Patientin bemerkte ein Jahr vor Diagnosestellung eine Auftreibung des rechten Oberkiefers. Im OPG (**g**) sieht man eine unscharf begrenzte Verschattung mit wolkigen, z. T. auch punktartigen und ringförmigen Kalzifikationen, die die linke Kieferhöhle mit erfasst, die ebenfalls verschattet ist. Im Computertomogramm (**h, i**) erkennt man neben der Destruktion des Oberkiefers eine ausgeprägte Weichteilbeteiligung mit Deformierung der linken Wange. Die linke Nasenhaupt- und Nebenhöhle sind durch den Tumor verlegt (**i**), der außerdem in die Mundhöhle hineinragt. Auch hier ist der extraossäre bukkale Weichteilbefall durch das histologisch chondroblastisch differenzierte Osteosarkom Grad II gut erkennbar (TU 8334, Kiel). **j, k** 61-jährige Patientin, die über eine sich in wenigen Wochen entwickelnde Schwellung im Bereich des rechten Unterkieferastes klagte (gleicher Fall wie in Abb. 14.42 i, j). Das OPG (**j**) zeigt eine ausgeprägte Destruktion des gesamten horizontalen und aufsteigenden Unterkieferastes durch einen expansiv und destruktiv wachsenden Tumor, der flaue Matrixverdichtungen aufweist und auch computertomographisch (**k**) eine hochgradige Auftreibung und Destruktion des aufsteigenden Unterkieferastes bietet. Histologisch ergab sich ein wenig Matrix bildendes, vorwiegend zelluläres bis fibroblastisches Osteosarkom Grad III (TU 8294, Chemnitz)

der aus diesen Varianten (◘ Abb. 14.47). Allenfalls bei stark sklerosierten Formen ist eine Artdiagnose aus dem Röntgenbild möglich.

Im Oberkiefer ist die Abgrenzung besonders schwierig. Hier können auch Bilder auftreten, die einer fibrösen Dysplasie entsprechen. Die in der Literatur oft als charakteristisch beschriebene Erweiterung des Periodontalspaltes haben wir nur selten beobachtet. Als hilfreich haben sich folgende Befunde erwiesen: permeative Randzonen, punktförmige knochendichte Verschattungen, Kortikalisdestruktionen, Destruktionen der Lamina dura und spikulaeartige Periostreaktionen (Petrikowski et al. 1995). Periostreaktionen treten im Kieferbereich seltener auf, außerdem können sie (ebenfalls die Spikulaebildung) auch bei anderen Läsionen wie Metastasen oder dem odontogenem Myxom gefunden werden (Chuchurru et al. 1985). Mit CT-Untersuchungen lassen sich intraläsionale Matrixmineralisationen und Kortikalisbeteiligungen sehr gut darstellen, während Weichteilinfiltrationen und intramedulläre Ausbreitung am besten im MRT sichtbar sind (Lee et al. 1988).

Zur präoperativen Bestimmung der Resektionsgrenzen empfiehlt es sich, sowohl ein CT als auch ein MRT anzufertigen und auch das OPT unter Einsatz eines lichtstarken Spotlights zu analysieren. Eventuell müssen mehrere Stanzbiopsien mit zunehmendem Abstand zur Läsion durchgeführt werden, um die Tumorausdehnung im Kiefer zur Festlegung der Resektionsgrenzen sicher bestimmen zu können. Nach eigenen Erfahrungen wird die Tumorausdehnung meist massiv unterschätzt. Primäre Rekonstruktionen sind abzulehnen.

Differentialdiagnose
Weder Klinik noch Röntgenbild können in Einzelfällen bei der differentialdiagnostischen Abklärung weiterhelfen. Wegen des breiten radiologischen Spektrums kommen praktisch alle Kieferläsionen von einfachen Knochenzysten und der Osteomyelitis über odontogene Zysten bis hin zu gut- und bösartigen odontogenen und nichtodontogenen Tumoren in Betracht. Nur mit einer offenen Biopsie kann eine eindeutige Diagnose gestellt werden.

Die wichtigste Differentialdiagnose sind das Chondrosarkom und das Fibrosarkom, wenn entsprechend knorpelig-differenzierte Anteile bzw. matrixfreie Regionen erfasst werden. Die hochdifferenzierten Osteosarkome sind manchmal nur schwer von einer fibrösen Dysplasie oder einem ossifizierenden Fibrom abzugrenzen, da die Zellatypien sehr diskret sein können.

14.2.2 Nichtneoplastische Läsionen des Knochens

14.2.2.1 Fibröse Dysplasie des Kiefers

> **Definition:**
> Die fibröse Dysplasie ist eine genetisch basierte sporadische Erkrankung des Knochens, die einen oder mehrere Knochen betreffen kann (monostotische und polyostotische fibröse Dysplasie). Der Befall benachbarter kraniofazialer Knochen wird als monostotische fibröse Dysplasie angesehen. Die Erkrankung kann Teil des McCune-Albright-Syndroms sein (WHO 2005).

Auch die fibröse Dysplasie wurde erst in den 40er Jahren als tumorähnliche Läsion von anderen Erkrankungen wie dem Hyperparathyreoidismus und dem ossifizierenden Fibrom abgegrenzt (Lichtenstein u. Jaffe 1942). Ihre Ursache besteht in einer mutationsbedingten Funktionsstörung präosteoblastärer Zellen, die über eine aktivierende Mutation des *GNAS I*-Gens, das für die alpha-Untereinheit eines zellmembranständigen signaltransduzierenden Proteins kodiert, eine Aktivitätserhöhung der Adenylatzyklase verursacht. Das vermehrt produzierte c-AMP wiederum bewirkt eine Überexpression des c-fos-Protoonkogens, das auf Osteoblasten proliferationsfördernd, aber differenzierungshemmend wirkt (Candeliere et al. 1995; Riminucci et al. 1997). Beim McCune-Albright-Syndrom sind dieselben Mutationen beschrieben worden (Shenker et al. 1994). Da es sich bei *GNAS I* um ein sog. Autosomal-dominantes „letales" Gen bzw. um eine letale Mutation handelt (käme sie in der Keimbahn vor, wäre ein Absterben des Embryos die Folge), kann sie nur postzygotisch erfolgen, wobei ein Mosaikmuster entwickelt wird, das zum Nebeneinander von Zellen mit und ohne Mutation in den betroffenen Organen führt, so dass alle Funktionen von den an der Mutation nicht beteiligten Zellen aufrecht erhalten werden können (Happle 1986, 1987). Die postzygotische Mutation erklärt auch, dass bei der fibrösen Dysplasie keine familiäre Häufung und ein nahezu ausgeglichenes Geschlechtsverhältnis gefunden wird (Jundt 2005d). Neuerdings wird diskutiert, ob die Mutation primär mesenchymale (skeletale) Stammzellen betrifft, die zwar initial eine größere Expansionsrate zeigen und dadurch zu einer klinisch erkennbaren „dysplastischen" Knochenbildung führen, die jedoch andererseits eher der Apoptose anheim fallen, so dass sich im Lauf der Zeit der Pool an mutierten Stammzellen vermindert, wodurch die „normalen" skeletalen Stammzellen und daraus entstehende normale Osteoblasten wieder an Boden gewinnen und sich die Befunde am Knochen über permanentes Remodelling normalisieren (Kuznetsov et al. 2008). Diese Überlegungen würden erklären, weshalb fibröse Dysplasien mit langen Verläufen auch lamellär aufgebauten Knochen enthalten können.

Pathologie

Makroskopisch ist das Gewebe meist rötlich-gelb und von fester bis harter Konsistenz, meist jedoch noch schneidbar. Histologisch findet man ein relativ monomorph aufgebautes, bindegewebiges Stroma, dessen Zellen relativ gleichmäßig verteilt sind. Sie sind gelegentlich in Zügen angeordnet und zeigen eine leichte bis allenfalls mäßige Kollagenfaserbildung.

Innerhalb des Stromas sind relativ gleichmäßig verteilte Kapillaren erkennbar. Im Stroma entwickeln sich irregulär und ungeordnet verteilte, kleine Faserknochenbälkchen (Abb. 14.48 a), die z. T. sehr dicht gelagert sind. Die Kollagenfasern des Stromas gehen direkt in die der neu geformten Knochenbälkchen über (Abb. 14.48 b). Diese enthalten zahlreiche, oft große osteozytäre Zellen, besitzen aber an ihrer Oberfläche keine polar differenzierten Osteoblasten, sondern abgeflachte Zellen. Außerdem werden immer einzelne Osteoklasten gefunden. In den Randbereichen fusionieren die Faserknochenbälkchen mit dem ortsständigen Knochen (Abb. 14.48 c), so dass auch hier Osteoblastensäume beobachtet werden können, ebenso ein lamellärer Aufbau des Knochens. Gelegentlich kommen auch zementikelartige Hartsubstanzablagerungen vor.

Im Gegensatz zum peripheren Skelett wurde bisher im Kiefer kein knorpelig differenzierter Anteil beschrieben. Selten kann nach langem Verlauf einer fibrösen

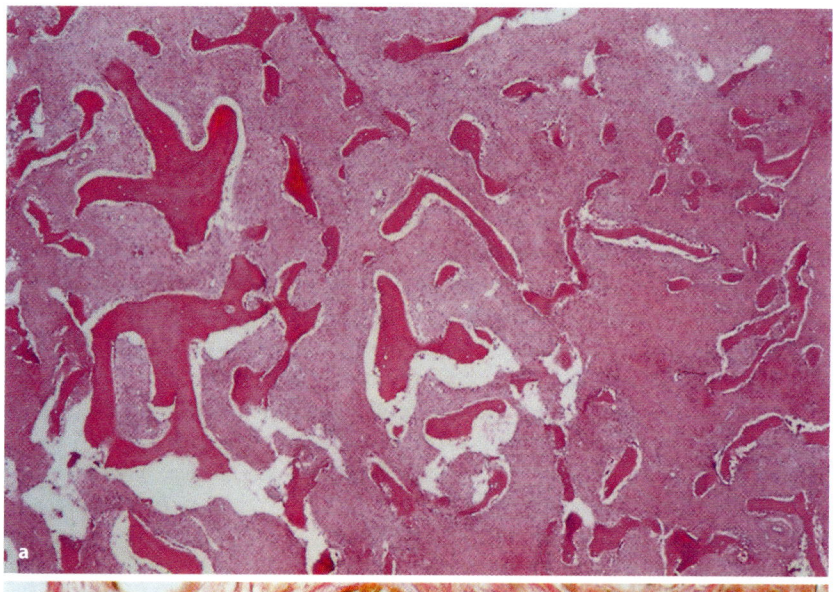

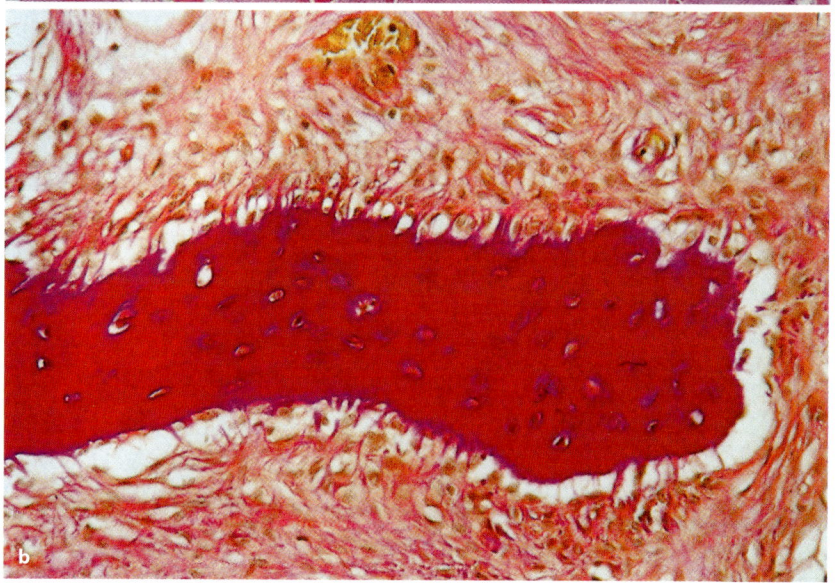

Abb. 14.48 a–c. Fibröse Dysplasien. **a** 19-jährige Patientin. In der Übersicht erkennt man ein bindegewebiges Stroma, in das irregulär verteilte Faserknochenbälkchen eingelagert sind, die typischerweise das Bild von „chinesischen Schriftzeichen" bieten (TU 8558, Stuttgart). **b, c** 35-jährige Patientin. Bei stärkerer Vergrößerung kann man besonders gut in der van-Gieson-Färbung (**b**) das senkrechte Einstrahlen von Kollagenfasern aus dem Stroma in die Bälkchenoberfläche erkennen, ein typischer aber nicht beweisender Befund (*Forts. S. 1019*)

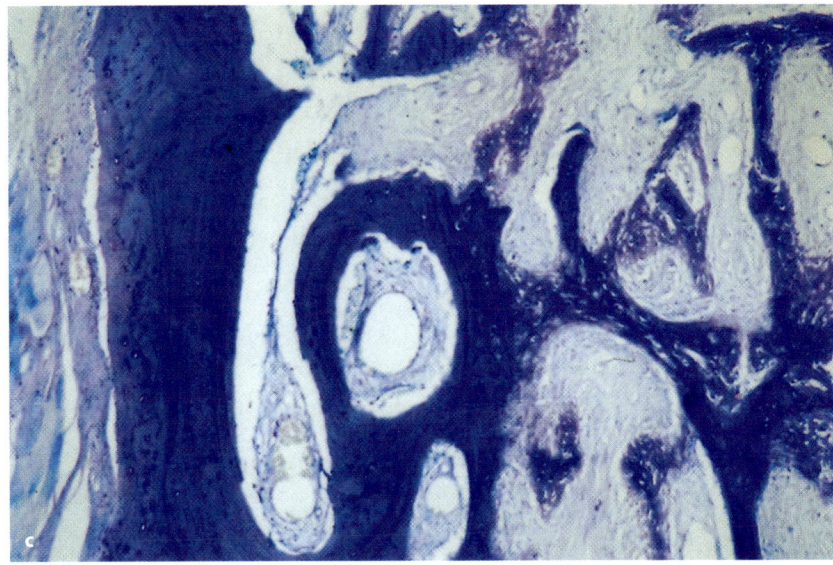

◘ Abb. 14.48 (Forts.) In der Peripherie (c) fusioniert der läsionale Knochen (*rechte Bildhälfte*, Giemsa-Färbung) mit der ortsständigen, lamellär aufgebauten Kortikalis, die in der *linken Bildhälfte* zu erkennen ist (TU 8360, Hannover)

Dysplasie ein lamellärer Aufbau des läsionalen Knochens gefunden werden (Slootweg u. Müller 1990a; Jundt 2005d).

Klinik
Die fibröse Dysplasie zeigt im Kiefer meist einen monostotischen Befall, wobei der Oberkiefer etwas häufiger als der Unterkiefer betroffen ist. Die Patienten sind jung; beide Geschlechter sind gleich häufig betroffen. Meist kommt der Prozess mit Abschluss der Pubertät zum Stillstand. Die monostotische Form ist etwa 6-mal häufiger als die polyostotische Form. Letztere kann in 3% der Fälle mit dem McCune-Albright-Syndrom (Pubertas praecox und Café-au-lait-Flecken der Haut) kombiniert sein. Da dieses Syndrom oft mitigiert verläuft, sollte beim Vorliegen einer fibrösen Dysplasie besonders bei kleinen Kindern nach einer polyostotischen Form gesucht (Café-au-lait-Flecken der Haut!) und im positiven Fall eine endokrinologische Abklärung angeschlossen werden (Hannon et al. 2003).

Die klinische Symptomatik beschränkt sich in der Regel auf eine unterschiedlich stark ausgeprägte Schwellung des betroffenen Knochenabschnitts, die zu einer asymmetrischen Schwellung des Gesichts führen kann. Andere Beschwerden oder Schmerzen treten fast nie auf. Bei Befall der Orbitawand können Sehstörungen durch Verlagerung des Bulbus auftreten. Entwicklungen eines Osteosarkoms auf dem Boden einer fibrösen Dysplasie besonders nach Radiotherapie, aber auch ohne erkennbare äußere Ursache sind nach jahre- bis jahrzehntelangem Verlauf beschrieben, so dass eine Langzeitüberwachung durchaus diskutiert werden kann (Yabut et al. 1988).

Therapie
Therapeutische Maßnahmen sollten so spät wie möglich und am besten erst nach Abschluss der Pubertät einsetzen, da die Krankheit hier oft zum Stillstand kommt. Falls unumgänglich, sollte man sich auf konservative chirurgische Maßnahmen mit einer modellierenden Abtragung beschränken. Gelegentlich sind jedoch nach operativer Therapie Rezidive und ein stärkeres Wachstum aufgetreten.

Radiologie
Radiologisch ist der Knochen meist aufgetrieben und zeigt eine vorwiegend radioopaque und lytische Läsion, die oft ohne klare Begrenzung in den ortsständigen Knochen übergeht. Diese milchglasartige Beschaffenheit kann am besten im CT dargestellt werden (Lisle et al. 2008). Gelegentlich kommen jedoch auch scharf begrenzte Läsionen vor, die sogar einen angedeuteten Sklerosesaum zeigen können (◘ Abb. 14.49). Häufig ist die Kieferhöhle durch eine homogene milchglasartige Verschattung obliteriert. Der Canalis nervi mandibularis kann verdrängt werden. Zahnwurzelresorptionen sind eher selten zu finden (Petrikowski et al. 1995). Nach Lisle et al. (2008) sind alleinige MRT-Untersuchungen bei Verdacht auf kraniofaziale fibröse Dysplasie nicht notwendig, sondern eher verwirrend, da die Befunde sehr häufig als maligne überinterpretiert werden.

Differentialdiagnose
Der Röntgenbefund allein erlaubt oft nicht, eine sichere Diagnose zu stellen. Die unscharfe Begrenzung der Läsion mit Verlagerung des Canalis nervi mandibularis kann einen sehr guten Hinweis auf eine fibröse Dysplasie geben. Unreife fibröse Dysplasien können allerdings rein lytisch sein und dann mit einem Ameloblastom, einem Riesenzellgranulom oder sogar Zysten verwechselt werden.

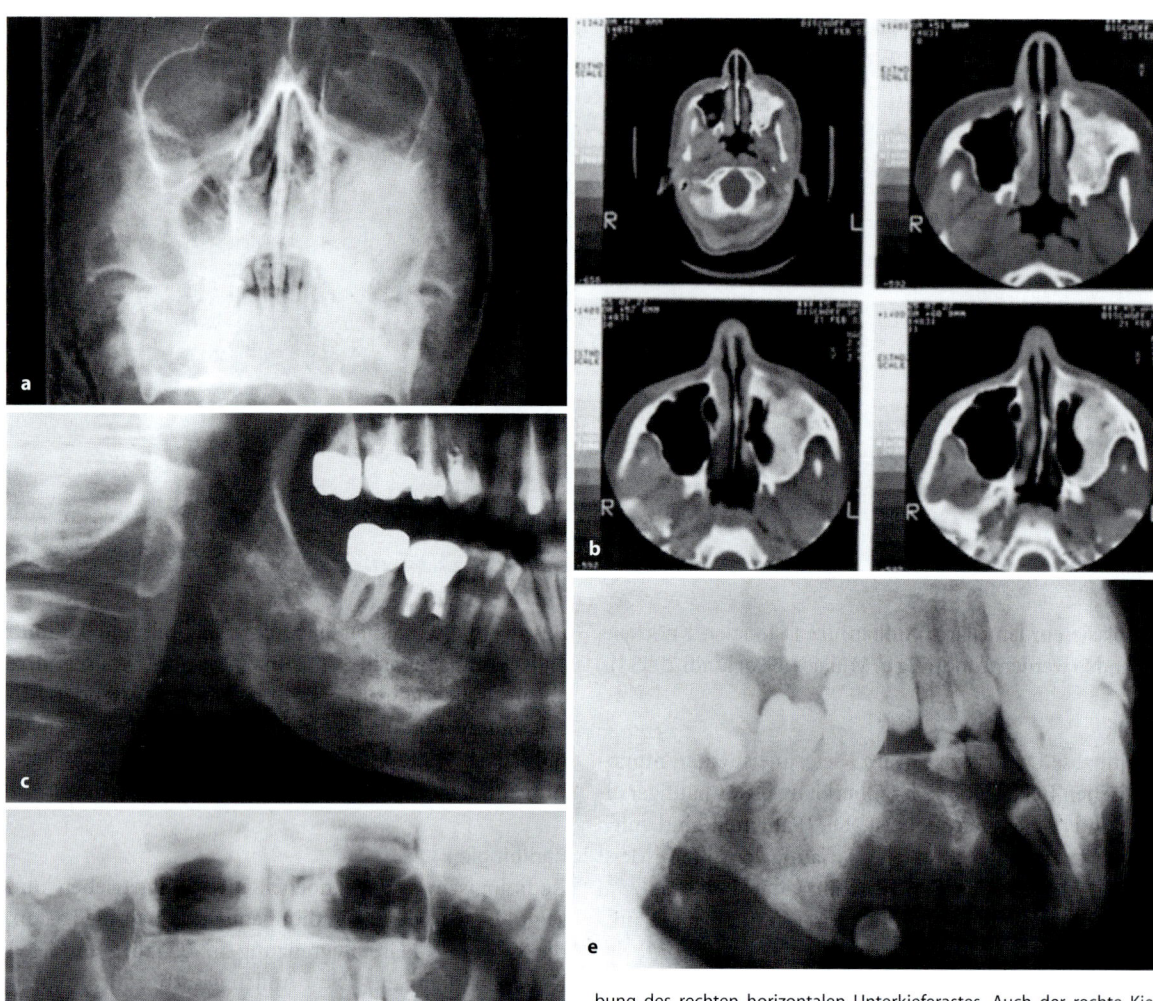

Abb. 14.49. a 18-jährige Patientin mit unscharf begrenzter milchglasartiger Verschattung der linken Kieferhöhle und des linken Oberkiefers (TU 2622, Düsseldorf). b In der Computertomographie einer ebenfalls 18-jährigen Patientin ist die linke Kieferhöhle durch die fibröse Dysplasie weitgehend ausgefüllt. Die Abgrenzung zur dorsalen Kortikalis ist gut erkennbar. Nach ventral hin ist die Begrenzung unscharf (TU 3245, Basel; aus Prein et al. 1985). c Bei dieser 35-jährigen Patientin (gleicher Fall wie in Abb. 14.48 b, c) erkennt man eine leichte Auftreibung des rechten horizontalen Unterkieferastes. Auch der rechte Kieferwinkel ist stark aufgetrieben und wird nur noch durch eine dünne Neokortikalis begrenzt. Die vorwiegend gemischt lytisch-sklerotischen, z. T. milchglasartigen Verdichtungen im horizontalen Unterkieferast überstrahlen die vorwiegend lytischen Anteile im Kieferwinkel. Der Canalis nervi mandibularis ist in seinen oberen Anteilen nach kranial verlagert, im horizontalen Ast jedoch nicht mehr abgrenzbar. Zusatzbefund ist ein Zustand nach Wurzelbehandlung und Wurzelspitzenresektion des 2. Molaren (TU 8360, Hannover). Auch in d erkennt man eine deutliche Auftreibung und Verbreiterung des horizontalen Unterkieferastes, die sich bis in den aufsteigenden Ast fortsetzt. Charakteristisch ist das gemischte lytisch-opake Bild mit unscharfer Begrenzung gegenüber dem ortsständigen Knochen (TU 1140, Göttingen). Ein ähnliches Bild ist in e erkennbar. Auch hier sieht man eine deutliche Auftreibung des Unterkiefers mit teils flauer milchglasartiger Verschattung. Die Kombination mit einem retinierten Prämolaren lässt auch an einem hartsubstanzbildenden odontogenen Tumor denken (TU 1438, Basel) (*Forts. S. 1021*)

Ist eine Matrixmineralisierung eingetreten, so erstreckt sich die Differentialdiagnose besonders auf das ossifizierende Fibrom, das jedoch meist einen mindestens sektoral erkennbaren peripheren Aufhellungssaum besitzt. Diese Läsion muss auch histologisch in erster Linie abgegrenzt werden. Meist gelingt dies dadurch, dass die fibröse Dysplasie eine Einstrahlung von Kollagenfasern senkrecht in die Oberfläche der Faserknochenbälkchen aufweist und keine kubischen Osteoblasten besitzt. Übergangsfälle, die sowohl Anteile einer fibrösen Dysplasie als auch Befunde wie bei einem ossifizierenden Fibrom zeigen, kommen jedoch vor. Mittels Mutationsanalyse (unentkalktes oder EDTA-entkalktes Gewebe erforderlich!) lassen sich die für die fibröse Dysplasie typischen Mutationen des *GNAS I*-Gens jedoch zuverlässig erkennen (Idowu et al. 2007).

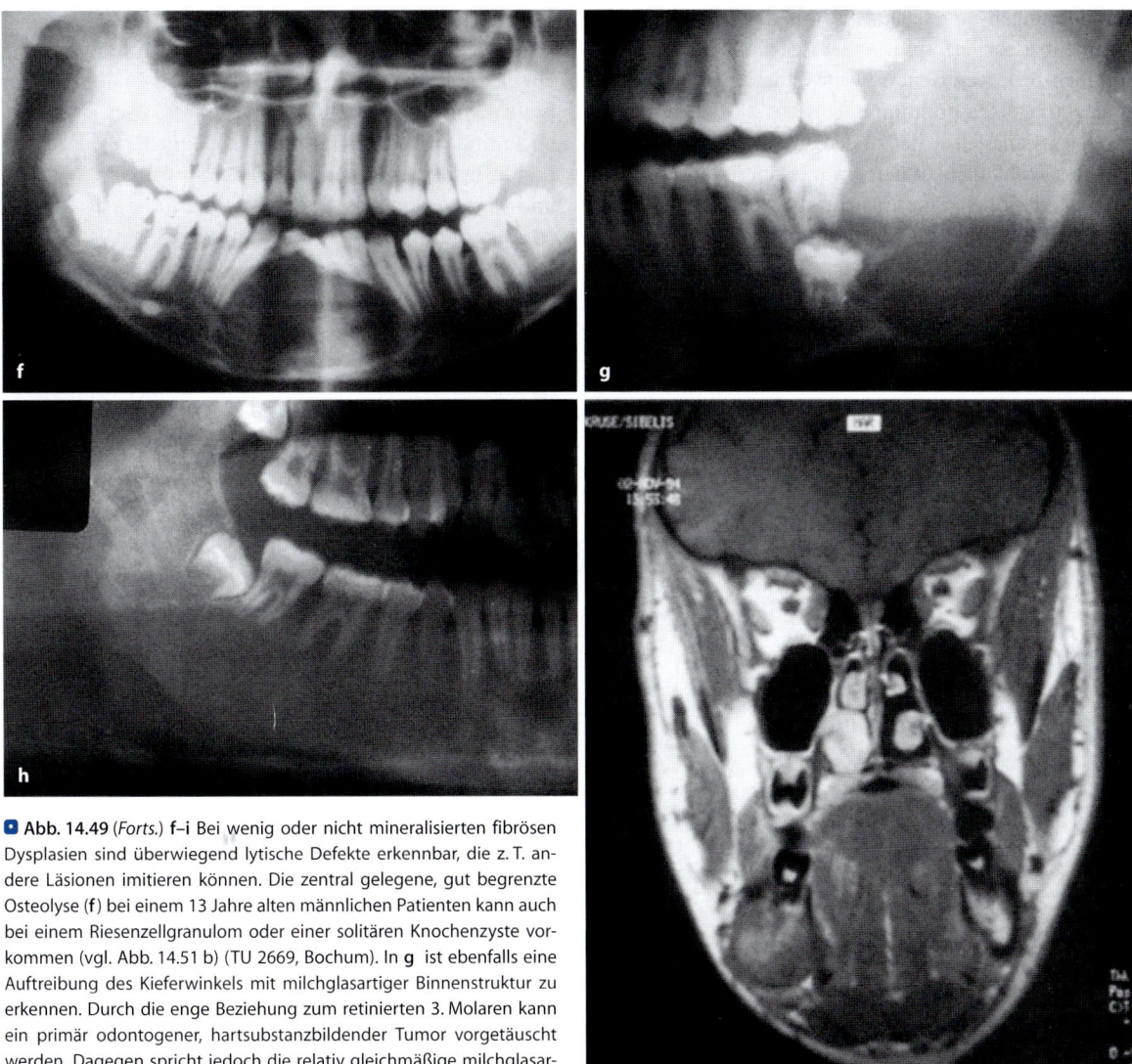

Abb. 14.49 (*Forts.*) **f–i** Bei wenig oder nicht mineralisierten fibrösen Dysplasien sind überwiegend lytische Defekte erkennbar, die z. T. andere Läsionen imitieren können. Die zentral gelegene, gut begrenzte Osteolyse (**f**) bei einem 13 Jahre alten männlichen Patienten kann auch bei einem Riesenzellgranulom oder einer solitären Knochenzyste vorkommen (vgl. Abb. 14.51 b) (TU 2669, Bochum). In **g** ist ebenfalls eine Auftreibung des Kieferwinkels mit milchglasartiger Binnenstruktur zu erkennen. Durch die enge Beziehung zum retinierten 3. Molaren kann ein primär odontogener, hartsubstanzbildender Tumor vorgetäuscht werden. Dagegen spricht jedoch die relativ gleichmäßige milchglasartige Verschattung (TU 1837, Aachen). **h, i** Bei diesem 14-jährigen Patienten fällt die relativ homogene, unscharf begrenzte opake Verschattung (**h**) des horizontalen und aufsteigenden linken Unterkieferastes auf. Der Unterkiefer ist etwas aufgetrieben. Im MRT (**i**) sind sowohl die Auftreibung des rechten Unterkieferastes, die im Vergleich zur Gegenseite deutlich hypointense Binnenstruktur der Läsion sowie die allseits stark verschmälerte Kortikalis gut erkennbar, ebenso die leichte Asymmetrie der unteren Gesichtshälfte, die durch die expansiv wachsende Läsion hervorgerufen wird (TU 8301, Oldenburg)

14.2.2.2 Ossäre Dysplasien

Synonyme: periapikale Zementdysplasie, periapikale ossäre Dysplasie, fokale zementoossäre Dysplasie, periapikales Zementom

> **Definition:**
> Ossäre Dysplasien sind idiopathische Veränderungen, die periapikal in den zahntragenden Kieferabschnitten lokalisiert sind und in einem Ersatz des normalen Knochens durch Bindegewebe und metaplastischen Knochen bestehen (WHO 2005).

Unter dem Oberbegriff „zementoossäre Dysplasien" fasste die WHO eine klinisch heterogene Gruppe von Veränderungen zusammen, deren Gemeinsamkeit darin besteht, dass histologisch unterschiedlich stark ausgeprägte Hartsubstanzablagerungen zu finden sind, die als Zement interpretiert wurden. Im Rahmen der bereits oben angesprochenen Vereinfachungen der Terminologie (s. unter 14.2.1.1) wurde der Begriff „Zement" gestrichen, da eine histologisch reproduzierbare Definition und sichere Abgrenzung gegen „Knochen" (noch) nicht möglich ist (Slootweg 2005). Die Ätiologie dieser Veränderungen ist unklar, sie werden jedoch von den meisten Autoren als dysplastische und nicht als neoplastische

Veränderungen angesehen, die mit dem periodontalen Ligament assoziiert sind, andere gehen von einer entzündlich-reaktiven Genese aus (Waldron 1993; Brannon et al. 2001). Nach Brannon u. Fowler (2001) gehören die ossären Dysplasien sicher zu den am häufigsten biopsierten, aber wohl auch zu den am meisten fehlinterpretierten Kieferläsionen, eine Ansicht, die sich aus der Erfahrung des DÖSAK-Registers nur bestätigen lässt.

Die ossären Dysplasien repräsentieren ein breites Spektrum, das aus der periapikalen ossären Dysplasie, der fokalen ossären Dysplasie, der floriden ossären Dysplasie und dem familiären Riesenzementom besteht (Slootweg 2005).

14.2.2.2.1 Periapikale ossäre Dysplasie

Die periapikale ossäre Dysplasie kommt vorwiegend bei Frauen vor und ist fast immer im Bereich der Frontzähne zu finden. Meist sind mehrere Zähne befallen. Da die Läsion in den Frühstadien noch kaum mineralisiert ist und vorwiegend aus fibroblastischem Gewebe besteht (◘ Abb. 14.50), stellt sie sich radiologisch als scharf umschriebene, wurzelspitzenassoziierte Osteolyse dar, deren Größe meist deutlich unter 1 cm liegt. Im weiteren Verlauf stellt sich eine zunehmende Mineralisation ein, eine Größenzunahme des Befundes tritt jedoch nicht auf (◘ Abb. 14.51). Der entsprechende Zahn bleibt dabei immer vital. Da es sich offenbar um eine selbstlimitierende Läsion handelt, erübrigt sich eine Therapie.

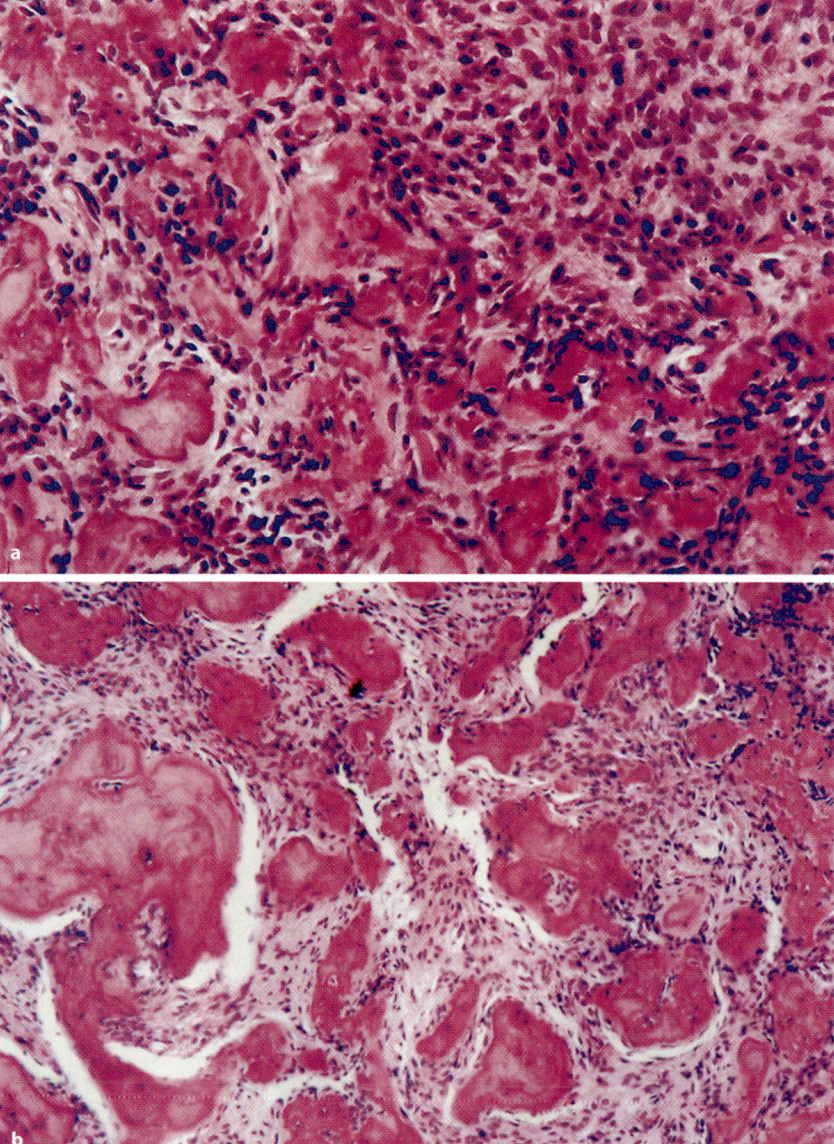

◘ **Abb. 14.50 a, b.** Periapikale ossäre Dysplasie. Sie besteht aus einem zellreichen Bindegewebe, das – je nach Reifegrad – unterschiedlich große, z. T. schon mineralisierte Zement- oder (seltener) Knochentrabekel-ähnliche Einlagerungen enthält (*untere linke Bildhälfte*). Diese können dann zu größeren, plattenartig konfigurierten zellarmen Komplexen zusammenfließen (**b**). Die Abgrenzung gegen ein ossifizierendes Fibrom ist nur zusammen mit dem Röntgenbefund möglich (TU 8346, Kiel)

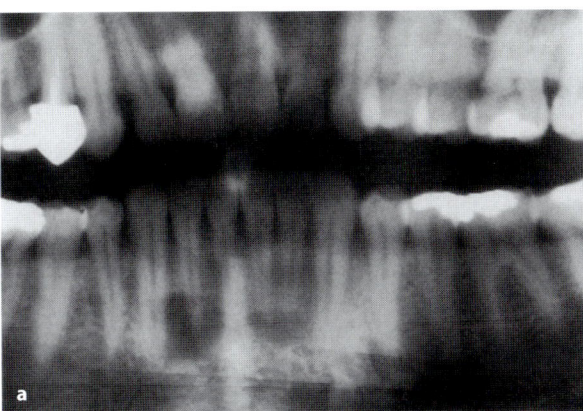
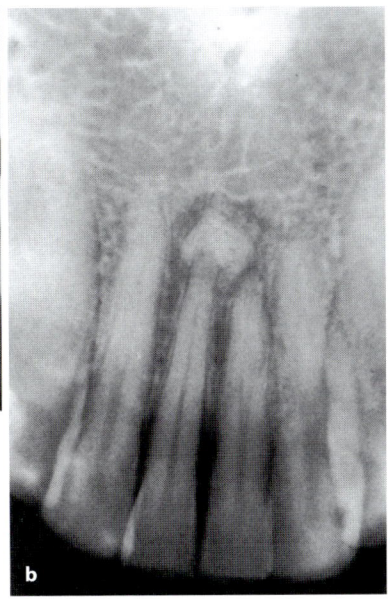

Abb. 14.51. a Bei dieser 26-jährigen Patientin erkennt man um die Wurzelspitzen der Unterkieferfrontzähne gut begrenzte Osteolysen. Die Zähne reagierten bei Vitalitätsprüfungen positiv, so dass ein periapikales Granulom (das wegen der Multiplizität auch radiologisch unwahrscheinlich ist) bereits klinisch ausgeschlossen werden konnte (TU 5540, Linz). Im weiteren Verlauf zeigen die Läsionen eine zunehmende Mineralisierungstendenz ohne Größenzunahme (b), die – wie hier bei einer anderen, 14 Jahre alten Patientin – schließlich zu einer periapikalen Sklerose um die Wurzel eines Oberkieferfrontzahns führt, die jedoch immer noch von einem angedeueten Aufhellungssaum umgeben wird (TU 4640, Basel)

Differentialdiagnostisch können allenfalls Verwechslungen mit einer periapikalen sklerosierenden Osteomyelitis auftreten, die jedoch in der Regel irreguläre Konturen zeigt. Auch hier kann der Zahn vital bleiben. Das Gesamtbild (Frontzahnbefall, multiple Läsionen, vor allem aber die erhaltene Vitalität des Zahnes!) sollte die Diagnose jedoch bereits klinisch ermöglichen, so dass auf eine Biopsie verzichtet werden kann.

14.2.2.2.2 Fokale ossäre Dysplasie

Die fokale ossäre Dysplasie ist vorwiegend in den posterioren Unterkieferabschnitten bei Frauen (8:1) im mittleren Lebensalter (4. bis 5. Lebensdekade) zu finden. Ethnische Besonderheiten scheinen eine Rolle zu spielen, da die Läsion bei der schwarzen Bevölkerung in den USA häufiger als bei Weißen auftritt. Histologisch entsprechen die Befunde weitgehend den periapikalen ossären Dysplasien (Abb. 14.52). Fokale ossäre Dysplasien sind ebenfalls schmerzlos und fast immer Zufallsbefunde, der

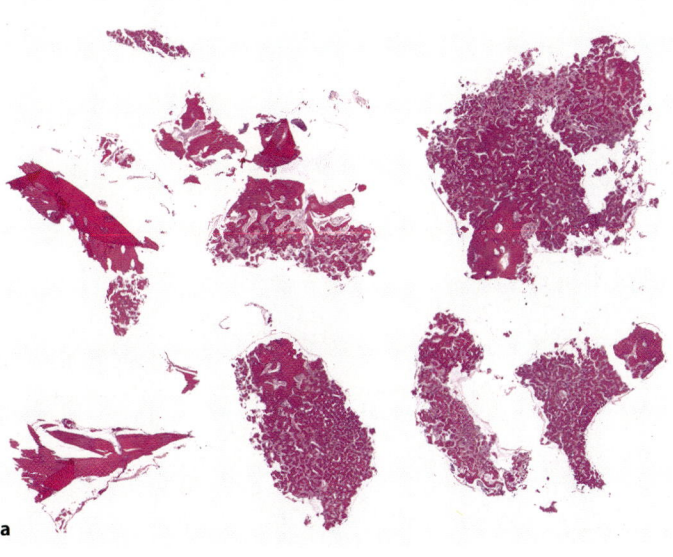

Abb. 14.52 a–d. Fokale ossäre Dysplasie. Bereits in der Betrachtung des Objektträgers mit dem bloßen Auge (a) fällt die Fragmentierung des Präparates und die Verbindung zu Kortikalisanteilen (*Mitte*) auf (*Forts. S. 1024*)

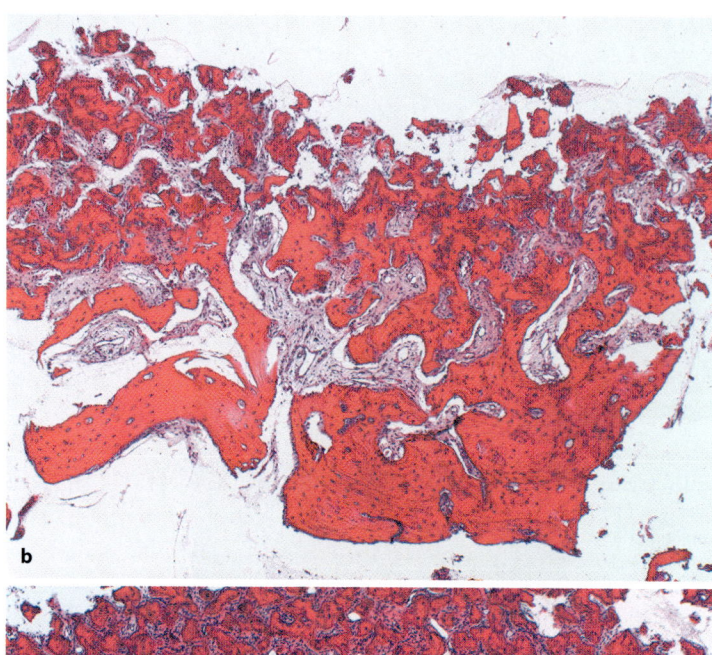
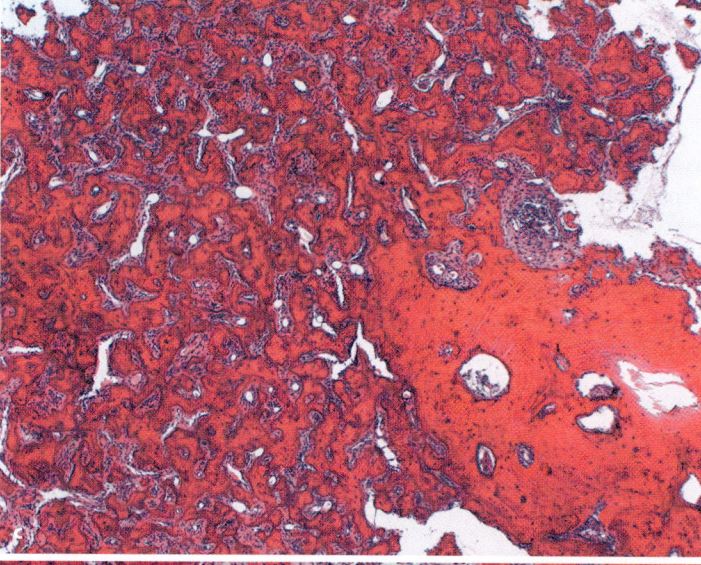
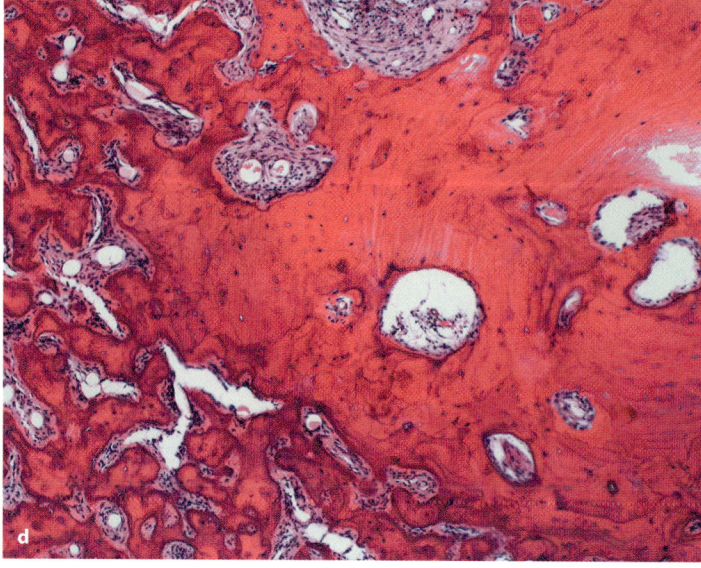

Abb. 14.52 (*Forts.*) Diese Verbindung zur Kortikalis (**b**) führt dazu, dass die Läsion – anders als das ossifizierende Fibrom (vgl. Abb. 14.44 a)- nur in Bruchstücken entfernt werden kann. Die meist zellfreien, an Zement erinnernden Hartsubstanzablagerungen (**c**) sind hier überwiegend trabekulär, seltener psammomkörperartig gestaltet und können konfluieren (**d**). (TU 13044, Essen)

14.2 · Tumoren und andere Läsionen des Knochens

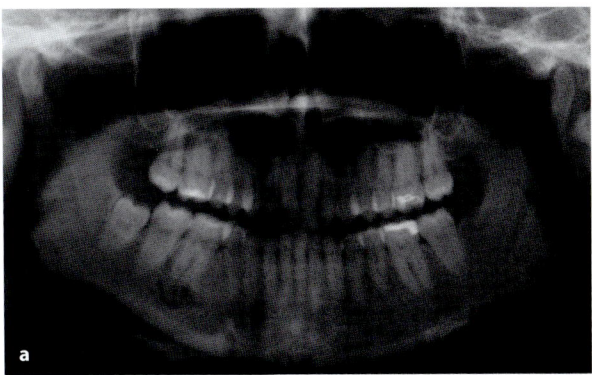
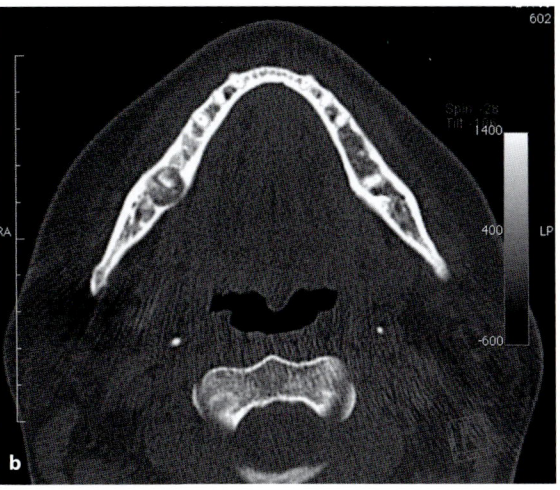

Abb. 14.53. Radiologisch stellt sich die fokale ossäre Dysplasie als wurzelspitzenassoziierte Osteolyse mit irregulären zentralen Verkalkung dar, die Kontakt zum (manchmal sklerotischen) Rand der Läsion zeigen (TU 12884, Überlingen)

betroffene Zahn bleibt vital, Wurzelspitzenresorptionen oder Zahnverlagerungen kommen praktisch nicht vor. Die Läsion kann aber auch im zahnlosen Kiefer gefunden werden. Sie präsentiert sich sowohl als gut als auch unscharf begrenzte Osteolyse mit Verdichtungen (◘ Abb. 14.53), ein Sklerosesaum kann vorkommen (MacDonald-Jankowski 2008). Charakteristischerweise ist sie jedoch mit dem umgebende Knochen fest verbacken, so dass sie operativ nur in Bruchstücken entfernt und nicht wie das ossifizierende Fibrom enukleiert werden kann. Somit kann der intraoperative Befund für die korrekte Einordnung in Zweifelsfällen von Bedeutung sein (Brannon et al. 2001).

Probleme treten nur dann auf, wenn Sekundärinfektionen hinzutreten.

14.2.2.2.3 Floride ossäre Dysplasie und familiäres Riesenzementom

Die floride ossäre Dysplasie zeigt histologisch ausgedehnte, offenbar durch Fusion entstandene Zementmassen, die nahezu zellfrei sind und typischerweise in unterschiedlichen Regionen des Ober- und Unterkiefers gleichzeitig auftreten können. Überwiegend sind schwarze Frauen im mittleren Lebensalter betroffen. Familiär auftretende Formen (Riesenzementome) kommen bereits im Kindesalter vor und führen zu massiven Kieferauftreibungen (◘ Abb. 14.54; Young et al. 1989).

Radiologisch sieht man ein- oder doppelseitig, gelegentlich sogar in allen 4 Quadranten gleichzeitig vorkommende, irregulär gestaltete Verschattungen, die zu einer Expansion des Kiefers führen können. In Kombination damit sind scharf begrenzte Osteolysen beobach-

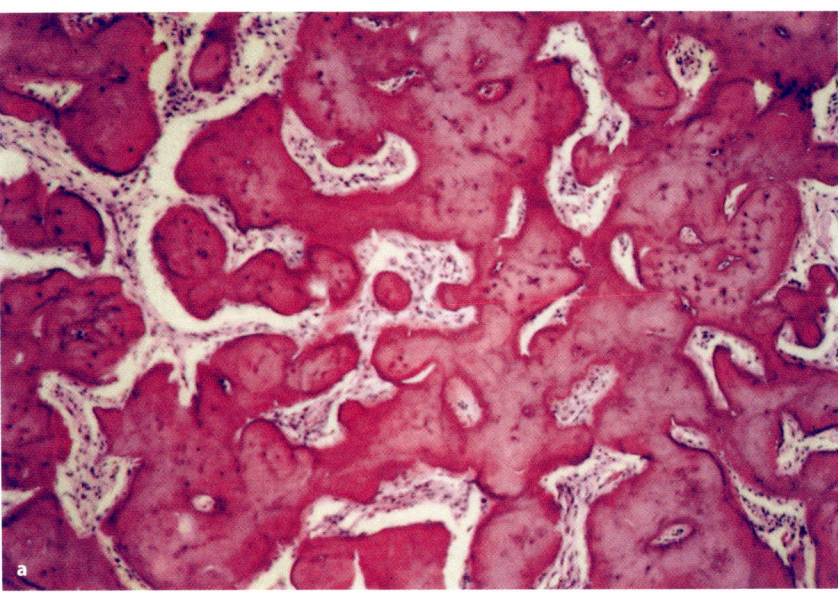

Abb. 14.54 a, b. Riesenzementom. Das histologische Bild wird von ausgedehnten plattenartigen Zementablagerungen bestimmt. Dazwischen findet sich ein lockeres Bindegewebe. Die Zementablagerungen selbst sind zellarm bis zellfrei (*Forts. S. 1026*)

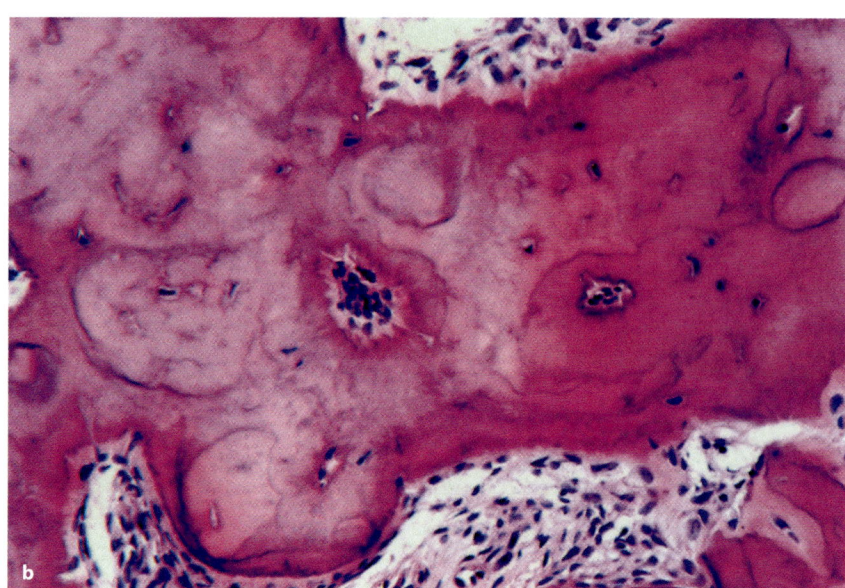

Abb. 14.54 (*Forts.*) Bei stärkerer Vergrößerung (**b**) sind die feinen, dunklen, pagetoiden Kittlinien innerhalb der Hartsubstanzablagerungen erkennbar (TU 5985, Marburg)

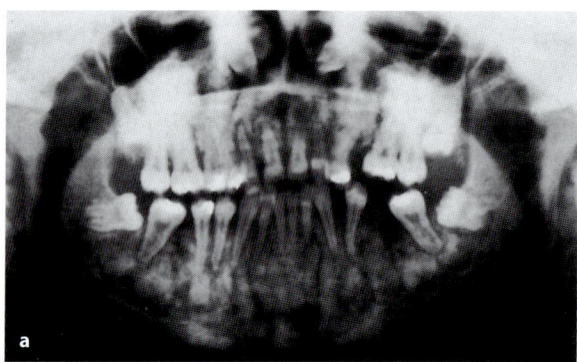

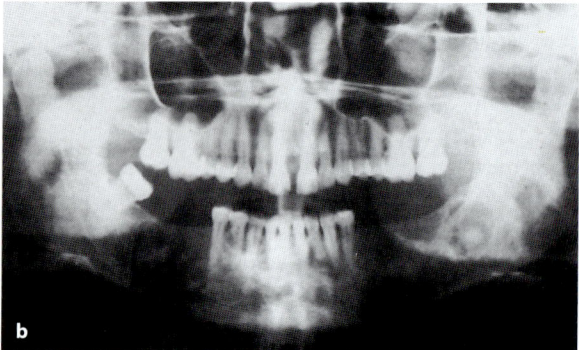

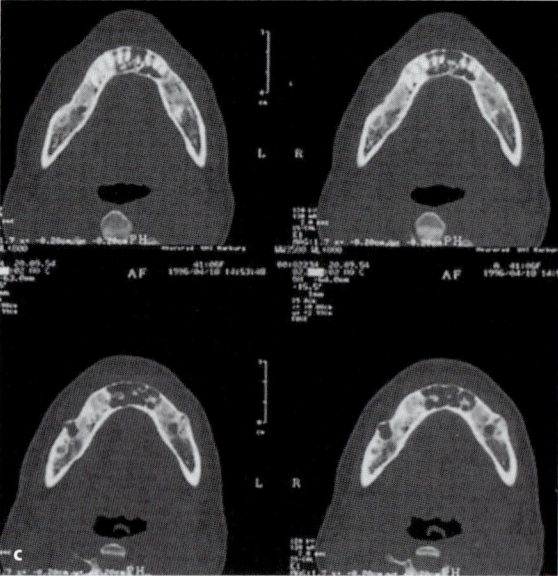

Abb. 14.55. a Bei dieser 22-jährigen Patientin sind sowohl der Unterkiefer als auch der Oberkiefer von ausgedehnten, überwiegend gemischten lytisch-sklerotischen Veränderungen betroffen. Während die sklerotischen Bezirke in Kontakt zu den Zahnwurzeln stehen, sind die lytischen Areale eher kaudal davon zu erkennen, gelegentlich mit einer scharfen bogenförmigen, z. T. sklerotischen Begrenzung gegen den ortsständigen Knochen. Der Unterkiefer ist aufgetrieben und etwas deformiert (TU 8404, Greifswald). **b, c** Verlaufsbeobachtung bei einer afrikanischen Patientin, die zum Zeitpunkt der Erstbiopsie (**b**) 30 Jahre alt war. Hier erkennt man in beiden horizontalen Unterkieferästen sowie den Kieferwinkeln vorwiegend osteolytische Läsionen, die irregulär sklerosierte Bezirke enthalten. Differentialdiagnostisch muss bei diesem Bild auch an eine chronische diffuse sklerosierende Osteomyelitis gedacht werden (gleiche Patientin wie in Abb. 14.54). **c** Im weiteren Verlauf, 7 Jahre später, ist die Läsion weitgehend stationär geblieben. Im Computertomogramm ist weiterhin die leichte Deformierung des Unterkiefers mit den irregulären, intraossär gelegenen Verdichtungen erkennbar (TU 5985, Marburg)

tet worden, die histologisch einer solitären Knochenzyste entsprechen (Abb. 14.55).

Therapeutische Maßnahmen sind nur dann notwendig, wenn die Patienten Beschwerden aufweisen. Diese entwickeln sich meist erst dann, wenn eine Osteomyelitis z. B. nach Zahnextraktionen komplizierend hinzu tritt. In diesen Fällen steht die Behandlung der Osteomyelitis im Vordergrund. Unter Umständen müssen sequestrierte Zementmassen operativ entfernt werden (Schneider u. Mesa 1990).

14.2.2.3 Zentrales Riesenzellgranulom/Riesenzellläsion

Synonym: reparatives Riesenzellgranulom

> **Definition:**
> Das zentrale Riesenzellgranulom ist eine lokalisierte gutartige, manchmal aggressive osteolytische Proliferation, die aus Bindegewebe mit Einblutungen und Hämosiderinablagerungen besteht und neben osteoklastären Riesenzellen eine Knochenbildung zeigt (WHO 2005).

Seit der Abgrenzung des zentralen Riesenzellgranuloms vom Riesenzelltumor im Jahre 1953 durch Jaffe (das er noch reparatives Riesenzellgranulom nannte, weil er die Läsion als Reaktion auf eine lokale Blutung oder andersartige Schädigung auffasste), wird in der Literatur immer wieder diskutiert, ob es tatsächlich eigentliche Riesenzelltumoren im Kieferbereich gibt, die denen des peripheren Skeletts entsprechen (Bosco 1957; Whitaker u. Waldron 1993). Da das histologische Bild nicht dem eines Granuloms im eigentlichen Sinne entspricht, hat die WHO 2005 vorgeschlagen, eine Überlegung von Chuong et al. aus dem Jahr 1986 aufnehmend, den Begriff „Riesenzellgranulom" durch „Riesenzellläsion" zu ersetzen (Chuong et al. 1986; Judnt 2005b). Ob dieser Begriff akzeptiert wird, muss sich noch herausstellen.

Wie in der 2. Auflage der WHO-Klassifikation erwähnt, soll es einzelne gut dokumentierte echte Riesenzelltumoren des Kiefers geben, die sich vom Riesenzellgranulom durch die Riesenzellgröße und eine höhere Kernzahl der Riesenzellen unterscheiden (Kramer et al. 1992b). Hin und wieder wurde auch das Konzept diskutiert, dass das zentrale Riesenzellgranulom und der Riesenzelltumor im Kiefer nur die Endpunkte eines Spektrums darstellen, das, bedingt durch das Alter des Patienten, die Lokalisation und durch weitere, noch unklare Faktoren, in seinem morphologischen Erscheinungsbild modifiziert wird (Auclair et al. 1988; Waldron u. Shafer 1966; Whitaker u. Waldron 1993).

Gegen die Annahme, dass es primäre Riesenzelltumoren des Kiefers gibt, spricht vor allem, dass bis heute kein Fall bekannt ist, bei dem es zu Metastasen in der Lunge gekommen ist, obwohl dies bei den Riesenzelltumoren des peripheren Skeletts in ca. 2% der Fälle beobachtet werden kann (Ladanyi et al. 1989). Bisher ist außerdem nur ein Fall eines echten malignen Riesenzelltumors des Kiefers publiziert worden (Mintz et al. 1981), während primäre maligne Riesenzelltumoren oder sarkomatöse Transformationen im peripheren Skelett in 5–10% der Fälle auftreten (Schajowicz 1994). Außerdem ist die Altersverteilung fast umgekehrt: echte Riesenzelltumoren sind selten bei Kindern und Jugendlichen (< 5%), Riesenzellgranulome hingegen treten in über einem Drittel der Fälle vor dem 20. Lebensjahr auf (Kransdorf et al. 1992; de Lange et al. 2005).

Kürzlich konnte in Zellen eines Riesenzellgranulom des Kiefers (nicht jedoch in der Keimbahn-DNS) einer 41-jährigen Patientin eine Mutation von exon 11 des SH3BP2-Gens nachgewiesen werden (Carvalho et al. 2009). Keinmbahnmutationen dieses Gens werden als ursächlich für den Cherubismus (s. unter 14.2.2.4) angesehen, der histologisch nicht vom Riesenzellgranulom zu unterscheiden ist. Allerdings sind beim Cherubismus andere Exone (exon 9) betroffen (Ueki et al. 2001). Das von diesem Gen kodierte Protein ist ein sog. Adapterprotein, das unterschiedliche intermolekulare Verbindungen herstellen kann.

Pathologie

Makroskopisch besteht die Läsion aus grau-rötlichem, z. T. braunem Gewebe. Histologisch sieht man ein unterschiedlich zelldichtes Stroma, das aus rundlich-ovalen bis spindeligen Zellen besteht, die z. T. in Zügen oder kleinen Bündeln angeordnet sind. Der Kollagenfasergehalt variiert. Fokale Stromaauflockerungen werden beobachtet, gelegentlich finden sich entzündliche Infiltrate, die meist aus wenigen Lymphozyten bestehen, sowie immer wieder kleine Gruppen von Riesenzellen des Fremdkörper- oder Osteoklastentyps, die oft um Einblutungen gruppiert sind (Abb. 14.56). In diesen Zonen sind auch Siderinablagerungen erkennbar (Judnt 2005b). Die aufgrund klinisch/radiologischer Befunde als „aggressiv" bezeichneten Fälle sind morphologisch von den klinisch als „indolent" angesehenen Formen nicht zu unterscheiden (Chuong et al. 1986).

Klinik

Das zentrale Riesenzellgranulom kommt praktisch in allen Altersgruppen vor. Die bisher einzige bevölkerungsbezogene Studie stammt aus den Niederlanden und wurde von de Lange et al. (2004) vorgelegt. Danach beträgt die Inzidenz für Männer 1,05/1 Million Einwohner, für Frauen ist sie mit 1,35/1 Million deutlich höher (de Lange et al. 2004). Auch nach den DÖSAK-Daten sind Frauen häufiger betroffen als Männer. 57% der Fälle werden vor dem 30. Lebensjahr diagnostiziert. 36% der Patienten sind jünger als 20 Jahre.

Nach der Literatur soll das Riesenzellgranulom vorwiegend im Unterkiefer, besonders in den vorderen Abschnitten, lokalisiert sein. Die DÖSAK-Fälle zeigen eine mehr gleichmäßige Verteilung über die gesamten zahntragenden Abschnitte bis zum Kieferwinkel hin. Diese Befunde stehen in Einklang mit Ergebnissen anderer Untersuchungen (Kaffe et al. 1996). Auch nach de Lange et al. (2005) sind 67% der Riesenzellgranulome in der Mandibula lokalisiert und betreffen in 50% die anterio-

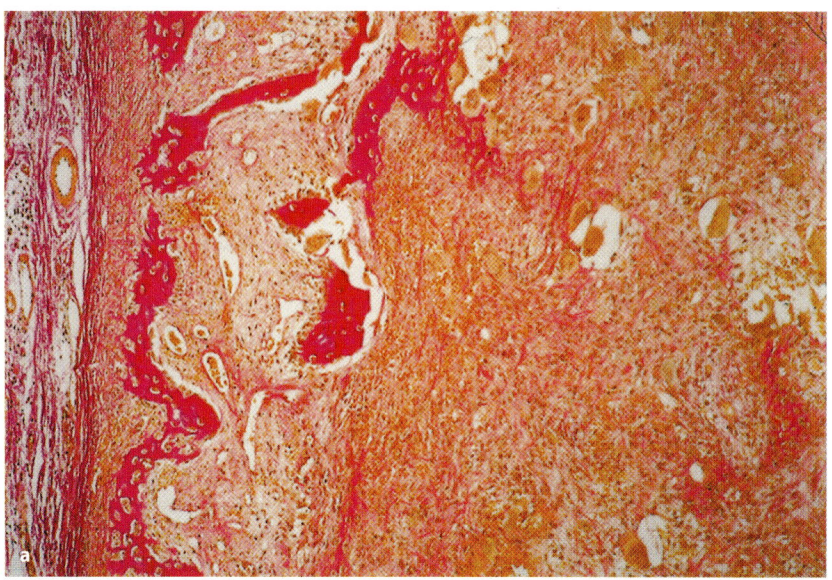
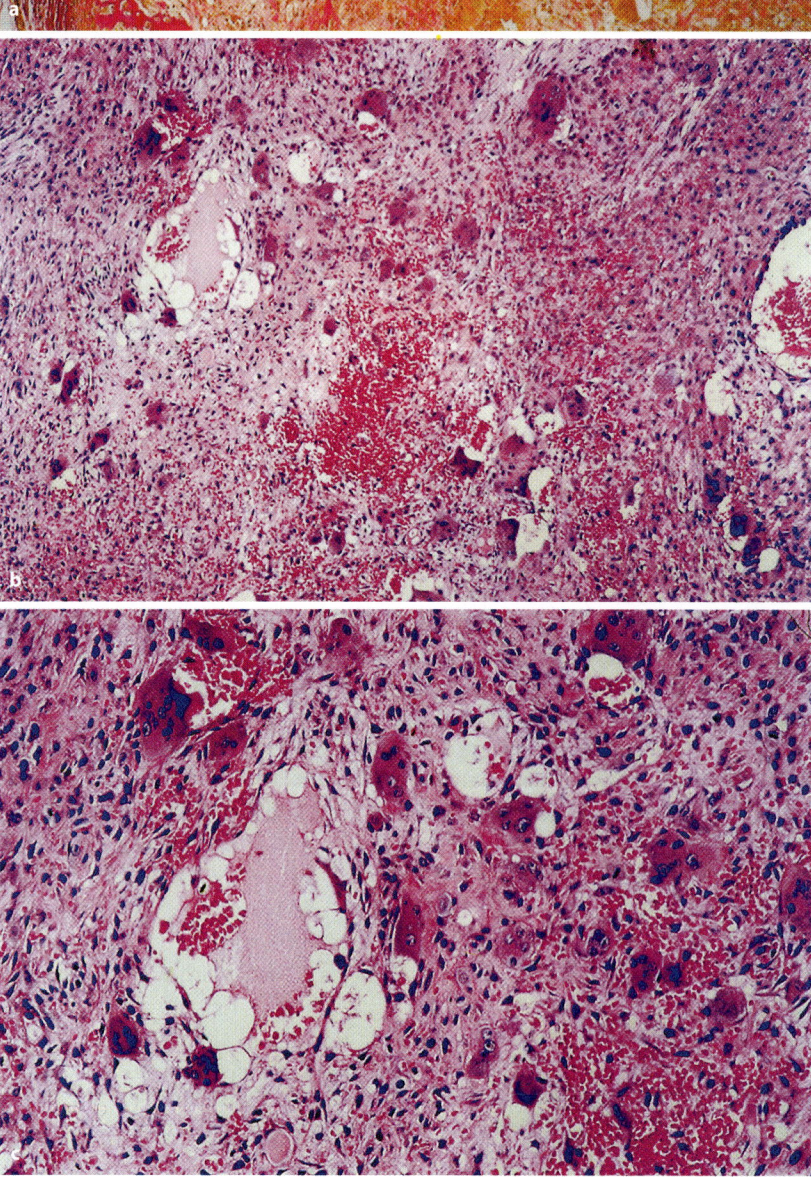

Abb. 14.56 a–d. Zentrale Riesenzellgranulome. **a–c** Bei einer 14-jährigen Patientin sieht man histologisch ein zellreiches Gewebe (*linke Bildhälfte*), das in der Peripherie von einem schmalen aufgelockerten Bindegewebssaum begrenzt wird (*rechte Bildhälfte*), der eine bandartige Knochenneubildungszone aufweist. Bei stärkerer Vergrößerung (**b**) erkennt man innerhalb des Bindegewebes Riesenzellen, die in kleinen Gruppen angeordnet sind und eine irreguläre Verteilung innerhalb des Gewebes zeigen. Ihre Kernzahl (**c**) ist eher niedrig (zwischen 6 und 10 Kerne pro Schnittebene), meist sind sie – wie hier – in degenerativ veränderten oder eingebluteten Bezirken zu finden (TU 8795, Frankfurt) (*Forts. S. 1029*)

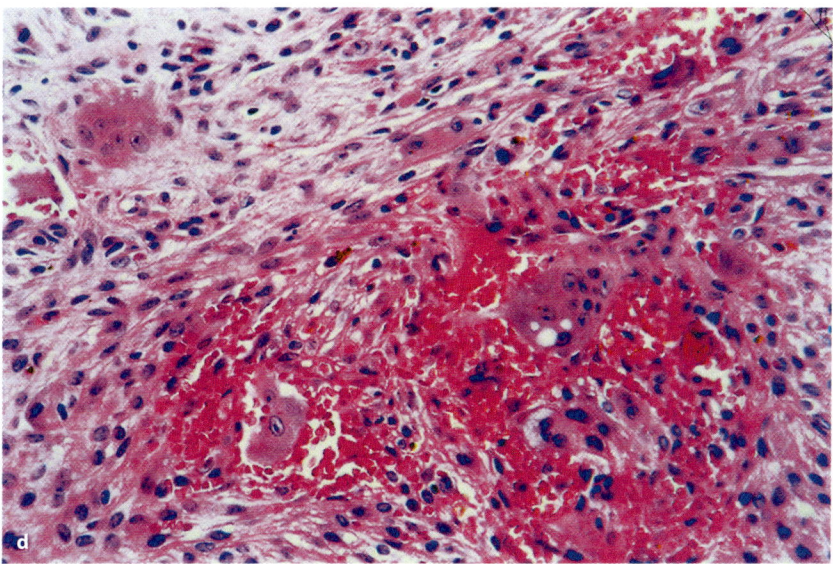

Abb. 14.56 (*Forts.*) **d** Bei dieser 8-jährigen Patientin sieht man ebenfalls zahlreiche Riesenzellen im Bereich von Blutungen. Das umgebende Stroma enthält Makrophagen und fibroblastäre Zellen. Der Befund ist rein histologisch nicht von einem braunen Tumor bei Hyperparathyreoidismus oder den Veränderungen bei Cherubismus abzugrenzen (TU 8749, Kiel)

ren Abschnitte, während in der Maxilla die anterioren Abschnitte zu 75% beteiligt sind. Bei 3 von 86 Patienten (3,6%) traten multiple synchrone und/oder metachrone Läsionen auf, wobei das Vorliegen eines Hyperparathyreoidismus oder anderer genetisch bedingter Erkrankungen (Cherubismus, Noonan-Syndrom, Neurofibromatose) ausgeschlossen werden konnte. Die Autoren berichten jedoch, dass während des gleichen Zeitraums 9 Riesenzellgranulome diagnostiziert wurden, die mit einem Hyperparathyreoidismus (4 Fälle) oder einer genetisch bedingten Erkrankung (5 Fälle mit metachronen oder synchronen multiplen Läsionen) assoziiert waren.

Klinisch kann sich das Riesenzellgranulom über Parästhesien oder eine schmerzlose Schwellung bemerkbar machen, die zu einer Gesichtsasymmetrie, einer Behinderung der Nasenatmung sowie besonders zu Lockerungen und Verdrängungen von Zähnen führen kann. Manchmal sind die Läsionen auch mit impaktierten Zähnen verbunden. Die überwiegende Mehrzahl ist jedoch klinisch stumm und wird zufällig entdeckt.

Therapie
In der Regel wird eine Kürettage durchgeführt. Diese ist jedoch nach der Literatur in 11–49% von einem Rezidiv gefolgt (zitiert nach de Lange et al. 2005). De Lange et al. geben selbst eine Rezidivrate von 26,3% an. Aufgrund klinischer (junge Patienten, Schmerzen, schnelles Wachstum, Parästhesien) und radiologischer Befunde (unscharfe Begrenzung, Wurzelspitzenresorptionen, expansives oder destruktiven Wachstum) haben einige Autoren vorgeschlagen, aggressive von nichtaggressiven Läsionen zu unterscheiden (Chuong et al. 1986) und erstere mit einer En-bloc-Resektion oder einer Enukleation und anschließender Interferon-alpha-Gabe zu behandeln (Kaban et al. 2006). Andere Modalitäten (Calcitonin, Glucokortikoide) sind ebenfalls publiziert worden, definitive Ergebnisse stehen jedoch noch aus, prospektive Studien fehlen. Die bisherigen historischen Daten sprechen jedoch dafür, eine klinische Unterscheidung zwischen indolenten und aggressiven Läsionen zu treffen und die letztere Gruppe kombiniert (Kürettage und medikamentös) oder mit einer En-bloc-Resektion zu behandeln, wenn dies klinisch notwendig ist (de Lange et al. 2007).

Radiologie
Radiologisch sieht man uni- oder multilokuläre Osteolysen, die meist scharf begrenzt sind. Je größer die Läsionen sind, desto eher wird eine Mehrkammerigkeit beobachtet (**Abb. 14.57**). Häufig ist der Kiefer aufgetrieben, die Kortikalis kann perforiert werden. Eine Verdrängung der Zahnwurzeln und gelegentliche Wurzelspitzenresorptionen kommen ebenfalls vor. Nur manchmal, und dann meist im Oberkiefer, wird eine irreguläre bis milchglasartige Verschattung gefunden. Ein Überschreiten der Mittellinie lässt sich nur sehr selten beobachten (Kaffe et al. 1996; de Lange et al. 2005).

Differentialdiagnose
Die radiologische Differentialdiagnose umfasst alle Läsionen, die zu multi- oder unilokulären Osteolysen im Kiefer führen können. Bei Lokalisationen im Oberkiefer muss wegen der dort häufiger auftretenden Verschattungen auch an matrixbildende Tumoren oder Läsionen wie die fibröse Dysplasie, das ossifizierende Fibrom und sogar das Osteosarkom gedacht werden, so dass eine Biopsie zur Diagnose unumgänglich ist.

Das histologische Bild des zentralen Riesenzellgranuloms ist nahezu identisch mit dem des „braunen Tu-

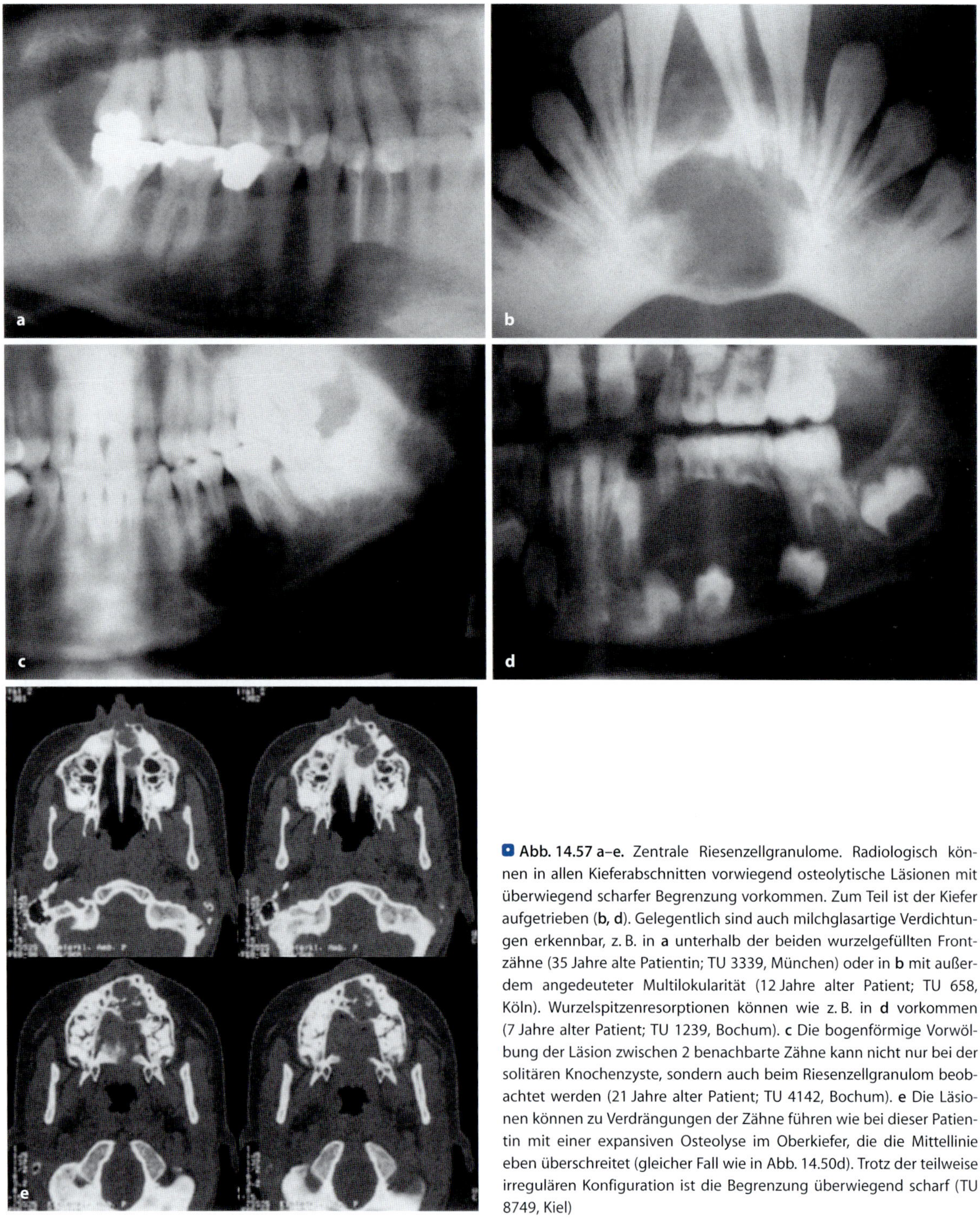

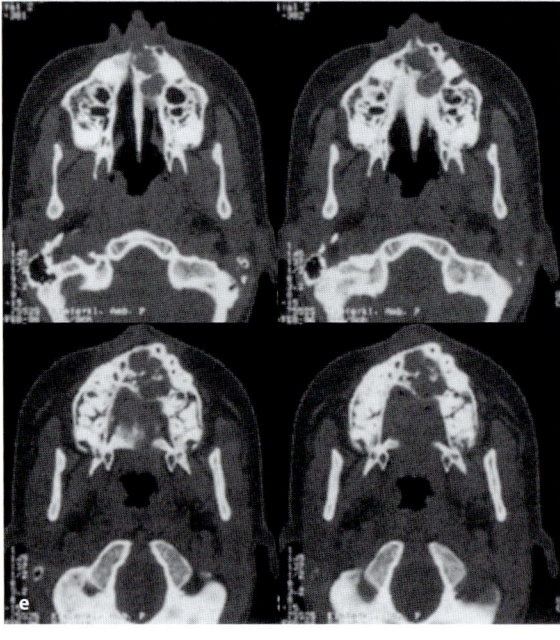

Abb. 14.57 a–e. Zentrale Riesenzellgranulome. Radiologisch können in allen Kieferabschnitten vorwiegend osteolytische Läsionen mit überwiegend scharfer Begrenzung vorkommen. Zum Teil ist der Kiefer aufgetrieben (**b, d**). Gelegentlich sind auch milchglasartige Verdichtungen erkennbar, z. B. in **a** unterhalb der beiden wurzelgefüllten Frontzähne (35 Jahre alte Patientin; TU 3339, München) oder in **b** mit außerdem angedeuteter Multilokularität (12 Jahre alter Patient; TU 658, Köln). Wurzelspitzenresorptionen können wie z. B. in **d** vorkommen (7 Jahre alter Patient; TU 1239, Bochum). **c** Die bogenförmige Vorwölbung der Läsion zwischen 2 benachbarte Zähne kann nicht nur bei der solitären Knochenzyste, sondern auch beim Riesenzellgranulom beobachtet werden (21 Jahre alter Patient; TU 4142, Bochum). **e** Die Läsionen können zu Verdrängungen der Zähne führen wie bei dieser Patientin mit einer expansiven Osteolyse im Oberkiefer, die die Mittellinie eben überschreitet (gleicher Fall wie in Abb. 14.50d). Trotz der teilweise irregulären Konfiguration ist die Begrenzung überwiegend scharf (TU 8749, Kiel)

mors" bei Hyperparathyreoidismus, so dass dieser laborchemisch immer ausgeschlossen werden sollte, besonders bei Rezidiven. Außerdem kann die aneurysmatische Knochenzyste schwierig abzugrenzen sein, vor allem wenn es sich um die insgesamt sehr seltene sog. solide Variante dieser Läsion handelt (Sanerkin et al. 1983). Da genetisch bedingte Erkrankungen wie Cherubismus, Neurofibromatose und das Noonan-Syndrom sich gelegentlich etwas atypisch manifestieren können, sollte bei Kindern differentialdiagnostisch ebenfalls an diese Möglichkeit gedacht werden (DeBella et al. 2000; Wolvius et al. 2006; van Capelle et al. 2007).

14.2.2.4 Cherubismus

> **Definition:**
> Cherubismus ist eine autosomal-dominant vererbte Erkrankung, die mit einer symmetrischen Auftreibung der Kiefer(winkel) einhergeht und mit einem krankheitstypischen Gesichtsausdruck assoziiert ist. Die Histologie ist von der einer Riesenzellläsion nicht zu unterscheiden (WHO 2005).

Im Jahre 1933 beschrieb W.A. Jones eine Familie, deren Mitglieder eine Verbreiterung der Wangen aufwiesen, die durch eine bereits seit Kindheit bestehende Auftreibung der Kieferknochen hervorgerufen war. Diese Erkrankung, die er zunächst rein deskriptiv als „familial multilocular cystic disease" bezeichnete, stellt ein eigenes, autosomal-dominant vererbtes Krankheitsbild dar, das entgegen früherer Auffassung (Anderson u. McClendon 1962; Jones 1950; McClendon et al. 1962) keine Beziehung zur fibrösen Dysplasie besitzt. Kürzlich konnten Mutationen in einem Gen auf Chromosom 4p16 (*SH3BP2*) als Ursache der Erkrankung nachgewiesen werden. Möglicherweise kommen jedoch noch weitere Mutationen vor, da 3 der 15 untersuchten Cherubismus-Familien diese Mutation nicht aufwiesen (Ueki et al. 2001). Dieses Gen kodiert für ein sog. Adapterprotein, das offenbar in der Genese von Osteoklasten eine Rolle spielt (Aliprantis et al. 2008; Lietman et al. 2008).

Seinen Namen erhielt das Krankheitsbild aufgrund des typischen Gesichtsausdrucks, den die betroffenen Patienten bieten und der an die kleinen Engelsgesichter (Cherubim) auf Renaissancebildern erinnert. Neben der

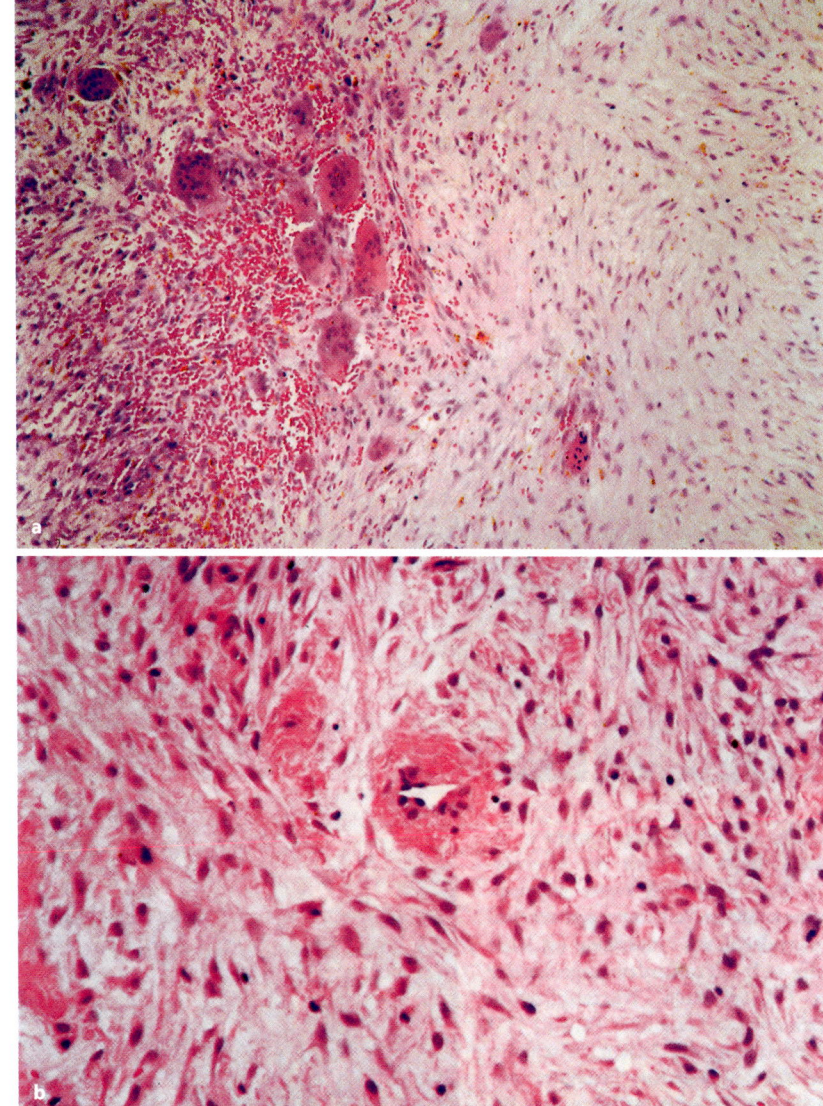

Abb. 14.58 a, b. Cherubismus. **a** In einem bindegewebigen Stroma, das dem des zentralen Riesenzellgranuloms ähnlich ist, aber eine stärkere Auflockerung zeigt, finden sich häufig in der Nähe von Blutungen kleine Gruppen von Riesenzellen des Fremdkörpertyps. **b** Charakteristischerweise sieht man kleine Blutgefäße, die mantelförmig von einem breiten Kollagensaum umgeben werden (10 jähriger Patient; TU 7835, Hannover)

familiären Form, bei der in der Regel eine 100%ige Penetranz bei Jungen beobachtet wird, während Mädchen nur zu ca. 50–70% befallen sind (Anderson u. McClendon 1962), kommt eine auch sporadische, offenbar durch Neumutationen ausgelöste Form vor. Ein ähnliches Krankheitsbild ist mit dem Noonan-Syndrom verbunden, das durch Mutationen des *PTPN11*-Gens auf dem Chromosom 12 (12q24.1) verursacht wird und neben Cherubismus-ähnlichen bilateralen mandibulären Auftreibungen als Charakteristika Kleinwuchs, Herzfehler, besonders Pulmonalstenosen, faziale Auffälligkeiten, Skelettmissbildungen und mentale Retardierung zeigt (Gorlin et al. 1990; Tartaglia et al. 2002).

Pathologie
Histologisch entspricht das Bild des Cherubismus weitgehend dem des zentralen Riesenzellgranuloms, wobei das Stroma jedoch häufig wesentlich aufgelockerter erscheint (Abb. 14.58 a). Spezifische Besonderheiten, die eine direkte histologische Diagnose ermöglichen, gibt es nicht; allerdings finden sich häufig um kleinere Blutgefäße manschettenartige eosinophile Verdichtungen (Hamner 1969), die in histochemischen Färbungen wie Kollagen reagieren (Abb. 14.58 b). Jedoch sind diese Verdichtungen nicht immer vorhanden. Mit zunehmendem Alter der Läsion wird das zunächst lockere Stroma dichter und fibrosierter, bis schließlich auch reaktive Knochenneubildungen auftreten (Jundt 2005c).

Klinik
Meist fällt die Erkrankung schon im Kleinkindesalter auf, wenn die Patienten die charakteristische Verbreiterung der Kieferwinkel zeigen. Mildere Verläufe werden meist erst im Schulalter entdeckt. Die Diagnose kann durch Fotografien besonders männlicher Familienmitglieder erleichtert werden, wenn eine familiäre Form des Cherubismus vorliegt. Eine molekulargenetische Untersuchung mit Nachweis der *SH3BP2*-Mutation sichert die Diagnose.

Charakteristischerweise sind die Läsionen nicht schmerzhaft. Die Knochenvorwölbungen sind jedoch zu tasten. Neben der Mandibula kann auch die Maxilla symmetrisch befallen sein. Besonders bei maxillärem Befall wird – offenbar durch eine Streckung der Gesichtshaut – die untere Sklera sichtbar, die den Kindern den charakteristischen, „himmelwärts" gerichteten Blick verleiht. Die Läsion führt, je nach Schweregrad, zu unterschiedlich starker Verlagerung und zu Durchbruchsverzögerungen der Zähne. Zusätzlich sind klinisch häufig bilaterale, manchmal auch nuchale Halslymphknotenschwellungen palpabel, deren Genese unklar ist und die sich im Laufe der Erkrankung wieder zurückbilden.

Therapie
Die therapeutischen Maßnahmen sollten sich nach dem klinischen Bild richten. In der Regel verhalten sich die Veränderungen mit dem Beginn der Pubertät stationär und bilden sich bis zum Erwachsenenalter häufig sogar zurück (Timosca 1996). Einzelfälle mit Progredienz sind jedoch beschrieben.

Die Ergebnisse nach chirurgischen Maßnahmen sind sehr widersprüchlich. Neben guten Resultaten, selbst bei Eingriffen bereits in der Kindheit, werden auch gegenteilige Erfahrungen mitgeteilt, bei denen es nach Chirurgie zu einer Progression der Erkrankung kam (Kaugars et al. 1992; Koury et al. 1993). Sorgfältige Nachkontrollen sind notwendig (Mortellaro et al. 2009). Aufgrund der Beziehungen der krankheitstypischen Mutation zur Osteoklastentwicklung und nach ersten Untersuchungen an Mausmodellen zeichnen sich auch medikamentöse Therapiestrategien ab, die in einer Hemmung der Osteoklastenaktivität bestehen könnten (McMahon 2009).

Radiologie
Radiologisch erkennt man in der Panoramaschichtaufnahme bilaterale seifenblasenartige multilokuläre Osteolysen, die zu einer erheblichen Auftreibung vor allem des aufsteigenden Unterkieferastes und des Kieferwinkels führen (Abb. 14.59 a). Die Veränderungen greifen auch auf den horizontalen Ast über, der Processus coronoideus und das Mandibulaköpfchen werden fast immer ausgespart.

Nach einem Vorschlag von Fordyce (Arnott 1978) können die Läsionen in 4 Schweregrade eingeteilt werden, wobei Grad I einer Beteiligung beider aufsteigenden Unterkieferäste entspricht, Grad II zusätzlich eine Oberkieferbeteiligung zeigt, die in Grad III erhebliche Ausmaße aufweist und schließlich in Grad IV einen Befall der gesamten Maxilla und Mandibula einschließlich des Processus coronoideus und des Gelenkköpfchens zeigt (Ramon u. Engelberg 1986).

Computertomographisch zeigen die Läsionen vor allem eine Auftreibung in Richtung der bukkalen Kortikalis, unter Umständen auch eine Kortikalispenetration (Abb. 14.59 b). MR-tomographisch sind hohe Signalintensitäten bei T1-Wichtungen nach Kontrastmittelgabe beschrieben worden. Normalerweise sind jedoch weder CT noch MRT zur Diagnose notwendig, wenn man bereits klinisch bei der Inspektion des Patienten an den Cherubismus denkt.

Differentialdiagnose
Das klinische Bild ist zusammen mit dem OPG-Befund so charakteristisch, dass eine direkte molekulargenetische Sicherung der Diagnose erfolgen kann, ohne dass eine Biopsie durchgeführt werden muss.

Ohne Kenntnis des Röntgenbefundes und klinischer Daten wird die Läsion jedoch vom Pathologen in der Re-

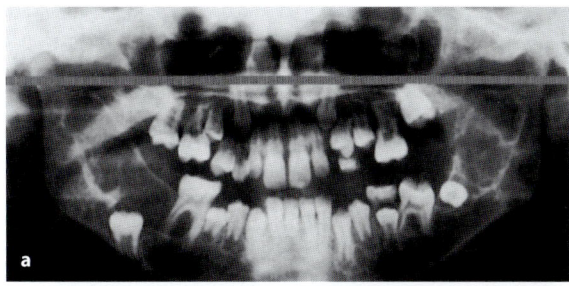

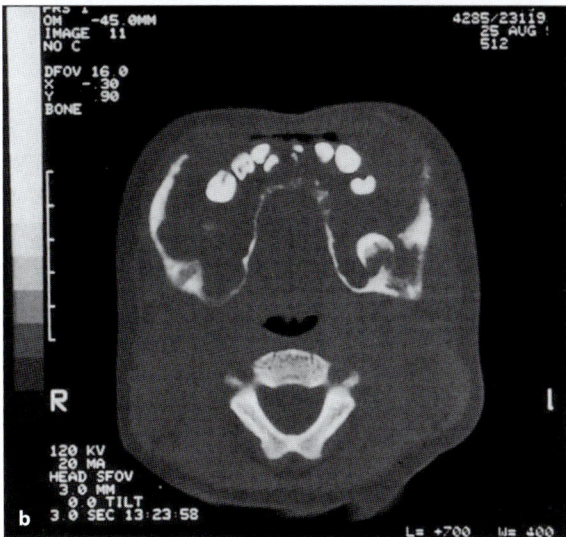

Abb. 14.59 a, b. Cherubismus. **a** 11 Jahre altes Mädchen mit bilateralen Osteolysen in beiden aufsteigenden Unterkieferästen, übergreifend auf den horizontalen Ast, sowie in beiden Oberkiefern dorsal der Molaren. Der bilaterale symmetrische Befall mit den multilokulären Osteolysen ist hoch charakteristisch (TU 9495, Bonn). **b** Im Computertomogramm dieses 2-jährigen Jungen fällt die ausgeprägte Auftreibung des Unterkiefers auf, die zu einer annähernd rechteckigen Konfiguration des Kopfs geführt hat. Nach ventral ist die Kortikalis des Unterkiefers durchbrochen. Auch hier weist die symmetrische Auftreibung auf die Diagnose hin (TU 7659, Hannover)

gel als Riesenzellgranulom fehlinterpretiert. Da klinisch oft auch nicht an das Krankheitsbild gedacht wird, können aus der (histologisch korrekten!) Diagnose eines zentralen Riesenzellgranuloms unnötige Operationen resultieren. Gerade am Beispiel des Cherubismus sieht man, wie notwendig die Kenntnis des Röntgenbefundes für den Pathologen ist und wie wichtig die Kommunikation zwischen Pathologen und Kliniker über das klinische Bild sein kann.

14.2.3 (Pseudo-)Zysten des Knochens

Pseudozystische Läsionen des Kiefers sind selten und kommen im Wesentlichen in Form der *aneurysmatischen Knochenzyste* und der *einfachen/solitären Knochenzyste* vor. Sie unterscheiden sich von echten Zysten dadurch, dass der zentral liegende Hohlraum nicht von einem Epithel begrenzt, sondern von einer bindegewebigen Schicht ausgekleidet wird. Meist sind diese Zysten flüssigkeitsgefüllt. Nach ihrem histologischen Aufbau kann die einfache/solitäre Knochenzyste von der aneurysmatischen Knochenzyste abgegrenzt werden.

14.2.3.1 Einfache Knochenzyste

Synonyme: solitäre, traumatische, hämorrhagische, unikamerale Knochenzyste, idiopathische Knochenkavität

> **Definition:**
> Die einfache Knochenzyste ist eine intraossäre Pseudozyste ohne Epithelauskleidung, die mit blutiger oder seröser Flüssigkeit gefüllt ist oder leer sein kann (WHO 2005).

Pathologie
Solitäre (traumatische) Knochenzysten sind immer einkammerig und enthalten eine gelbliche, meist klare Flüssigkeit. Blutbeimengungen sind wahrscheinlich überwiegend der Biopsie bzw. Operation selbst anzulasten. Histologisch besteht die meist extrem dünne Wand aus einer teilweise komprimierten Bindegewebslage (Abb. 14.60 a), die gelegentlich angedeutet wolkig konfigurierte Kollagenablagerungen aufweist. Manchmal treten auch spärliche entzündliche Infiltrate auf. Der darunter liegende Knochen ist in der Regel ebenfalls hochgradig verschmälert und zeigt eine unter Umständen ausgeprägte osteoklastäre Knochenresorption an seiner konkaven, der Pseudozystenlichtung zugewandten Seite (Abb. 14.60 b). Gelegentlich können solitäre Knochenzysten mit der floriden zementoossären Dysplasie vergesellschaftet sein, so dass sich meist azelluläre Zementmassen im Randbereich nachweisen lassen (Jundt 2005e).

Klinik
Solitäre Knochenzysten treten meist im jugendlichen Alter bzw. im jungen Erwachsenenalter auf (Jaffe 1953). Weit überwiegend ist die Mandibula (besonders die zentralen und zahntragenden Abschnitte) befallen, wobei Männer etwas häufiger als Frauen betroffen sind (Hansen et al. 1974). Bei älteren Patienten sollen jedoch Frauen überwiegen, so dass insgesamt eine eher gleichmäßige Geschlechtsverteilung vorliegt, anders als bei den solitären Knochenzysten (m : f = 2–3 : 1) der langen Röhrenknochen (Jundt 2005e). Außerdem wird die Läsion in höherem Alter häufiger in der Maxilla gefunden, wobei ein multiples Auftreten sowie die Kombination mit anderen fibroossären Läsionen oder einer Hyperzementose beobachtet worden sind (Saito et al. 1992).

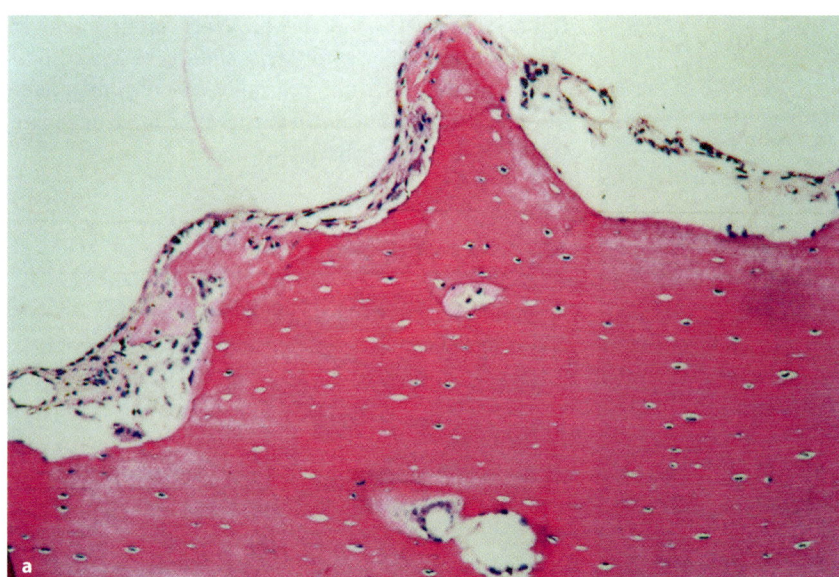

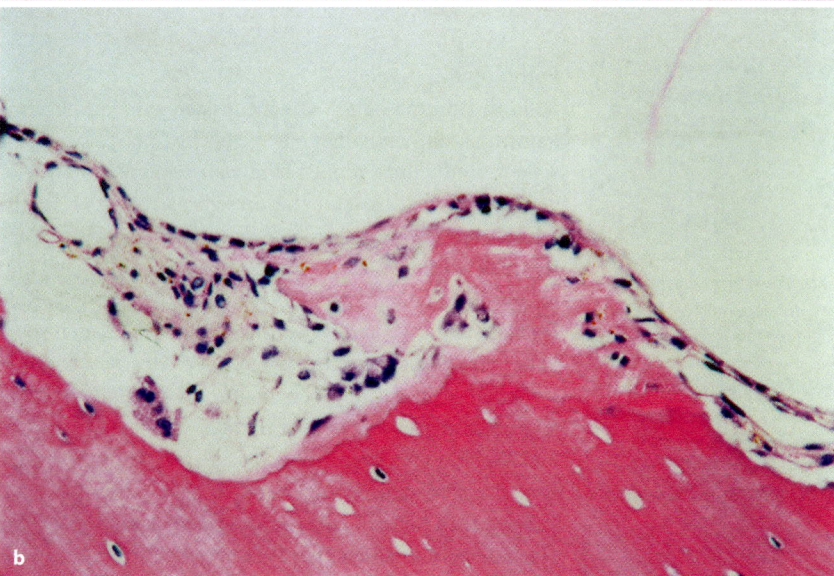

Abb. 14.60 a, b. Solitäre Knochenzyste. Histologisch sieht man bei dieser 19-jährigen Patientin eine dünne bindegewebige Membran, die die Oberfläche des hier weitgehend remodellierten Knochens bedeckt (a). Dieser zeigt sowohl eine osteoklastäre Knochenresorption als auch einen osteoblastären Anbau mit neuer Matrixbildung (b) (TU 8119, München)

In der Regel bereiten die Läsionen keine Symptome. Manchmal werden jedoch Schwellungen bemerkt und selten auch Schmerzen angegeben. Überwiegend handelt es sich um Zufallsbefunde. Die Zähne bleiben vital. Trotz der manchmal ausgeprägten Ausdehnung treten Frakturen des Kiefers nicht auf. Auch eine Verlagerung oder Verdrängung der Zähne kommt praktisch nicht vor.

Um die Diagnose zu sichern, muss eine Biopsie durchgeführt werden. Für die Diagnose bedeutsam ist die Aussage des Operateurs, dass er nach der Eröffnung „in ein Loch gefallen" sei. Eine spezielle Therapie ist nur erforderlich, wenn die Größe der Zyste eine Spongiosaauffüllung erforderlich macht. Rezidive werden sehr selten beobachtet.

Radiologie

Radiologisch sind die Läsionen in der Regel gut begrenzt und bestehen meist aus einer unilokulären Osteolyse, in die die Wurzeln der Zähne hineinragen können (Abb. 14.61). Charakteristischerweise kann sich die Osteolyse bogenförmig zwischen die Zahnwurzeln vorschieben. In Aufbissaufnahmen ist die starke Ausdünnung der Kortikalis oft sehr gut erkennbar. Liegt eine Kombination mit der floriden zementoossären Dysplasie vor, so sind neben der Osteolyse und meist in direktem Kontakt zu ihr unregelmäßige, z. T. milchglasartige Verdichtungen erkennbar.

Kernspintomographisch lassen sich bei T2-Gewichtung Flüssigkeitsansammlungen nachweisen (Eriksson et al. 2001). Ein peripheres Enhancement in T1-gewichteten, fettsupprimierten Sequenzen nach Kontrastmittelgabe, das auch in odontogenen Zysten und keratozysti-

14.2 · Tumoren und andere Läsionen des Knochens

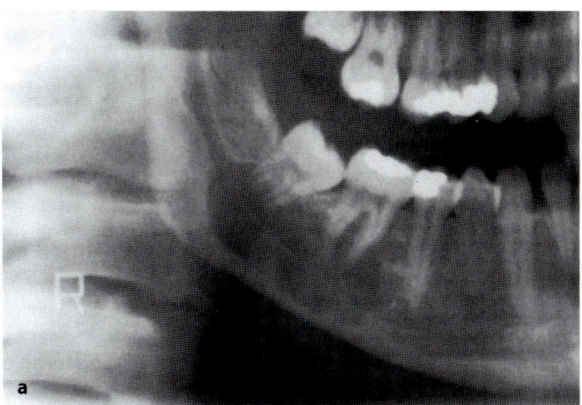 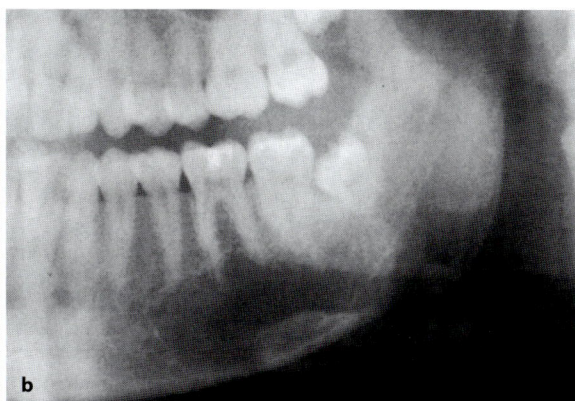

Abb. 14.61 a, b. Solitäre Knochenzysten. **a** 18-jährige Patientin mit unilokulärer Osteolyse im rechten horizontalen Unterkieferast in der Molarenregion mit scharfer bogenförmiger Begrenzung und Resorptionszeichen der Wurzelspitzen des 3. Molaren. Der Canalis nervi mandibularis ist noch partiell erkennbar. Eine eindeutig radiologische Diagnose ist nicht möglich; die Differentialdiagnose schließt alle lytischen Läsionen mit ein, wie das Ameloblastom oder den keratozystischen odontogenen Tumor (TU 8099, Wiesbaden). **b** 15-jährige Patientin mit einer Osteolyse in der Prämolaren-/Molarenregion des linken Unterkiefers. Die Wurzeln des 1. Molaren ragen in die z. T. durch einen schmalen Sklerosesaum begrenzte Läsion hinein. Der Canalis nervi mandibularis scheint nach unten verdrängt zu sein; er wird jedoch von der Osteolyse weitgehend überlagert. Die kaudale Kortikalis ist verschmälert und – wie in **a** – bogenförmig arrodiert (TU 8548, St. Gallen/Basel)

schen odontogenen Tumoren beobachtet werden kann, ist ebenfalls beschrieben (Hisatomi et al. 2003; Suomalainen et al. 2009).

Differentialdiagnose
Die einfache oder traumatische Knochenzyste muss gegen alle anderen unilokulären Osteolysen abgegrenzt werden. Dies gelingt in der Regel nur mit einer Biopsie. Auch wenn man nach Eröffnung nur einen flüssigkeitsgefüllten Hohlraum sieht, sollte dennoch Material zur histologischen Untersuchung entnommen werden, um keinen keratozystischen odontogenen Tumor oder kein unizystisches oder ausgedehnt pseudozystisch umgewandeltes klassisches Ameloblastom zu übersehen. Histologisch kann die Abgrenzung gegen die aneurysmatische Knochenzyste bisweilen schwierig sein, wenn Letztere ebenfalls unilokulär aufgebaut ist und nur wenige Riesenzellen enthält.

14.2.3.2 Aneurysmatische Knochenzyste

> **Definition:**
> Die aneurysmatische Knochenzyste ist eine expansive osteolytische, häufig multilokuläre Läsion, die blutgefüllte Hohlräume enthält, die von fibrösen Septen unterteilt werden, die Riesenzellen und neu gebildeten Knochen enthalten können (WHO 2005).

Die aneurysmatische Knochenzyste ist eine seltene Erkrankung, die insgesamt eine Inzidenz von 0,14/1 Million aufweist. Davon entfallen etwa 1–3% auf Läsionen im Kiefer (Jundt 2005a). Weitere Angaben zu Alters- und Geschlechtsverteilung fehlen. Im DÖSAK-Register sind 56 Fälle registriert, von denen 30 bei Männern vorkommen. Etwa die Hälfte der Patienten ist unter 20 Jahre alt. Die weit überwiegende Mehrzahl der Fälle ist in der Mandibula lokalisiert.

Die Genese der aneurysmatischen Knochenzyste ist unklar. Genetische Untersuchungen der letzten Jahre haben ergeben, das in aneurysmatischen Knochenzysten ein 17p-Rearrangement konstant nachgewiesen werden kann. Dies besteht in einer Translokation, an der neben dem auf 17p13 gelegenen *USP6*-Gen zahlreiche Partner beteiligt sein können, die zu einer Aktivierung von *USP6* führen, das als Onkogen wirkt und offenbar Zellmotilität und Invasionsverhalten beeinflusst (Oliveira et al. 2004a, 2006). Interessanterweise lassen sich diese Translokationen nur in primären aneurysmatischen Knochenzysten finden, nicht aber in solchen („sekundäre AKZ"), die in Kombination mit anderen Knochentumoren entstanden sind. Möglicherweise existieren deshalb zwei Formen dieser Läsion, eine neoplastische und eine nichtneoplastische Variante (Oliveira et al. 2004b).

Pathologie
Makroskopisch sieht man meist ein lockeres Bindegewebe, das septiert ist und zahlreiche blutgefüllte Hohlräume einschließt. Histologisch wird das Bild einerseits von den blutgefüllten Hohlräumen, andererseits von den solideren Anteilen bestimmt (Abb. 14.62). Je nach Ausmaß enthalten diese zahlreiche Riesenzellen des Osteoklastentyps, spärliche entzündliche Infiltrate sowie Blutungsresiduen und ein mäßig zellreiches Bindegewebe,

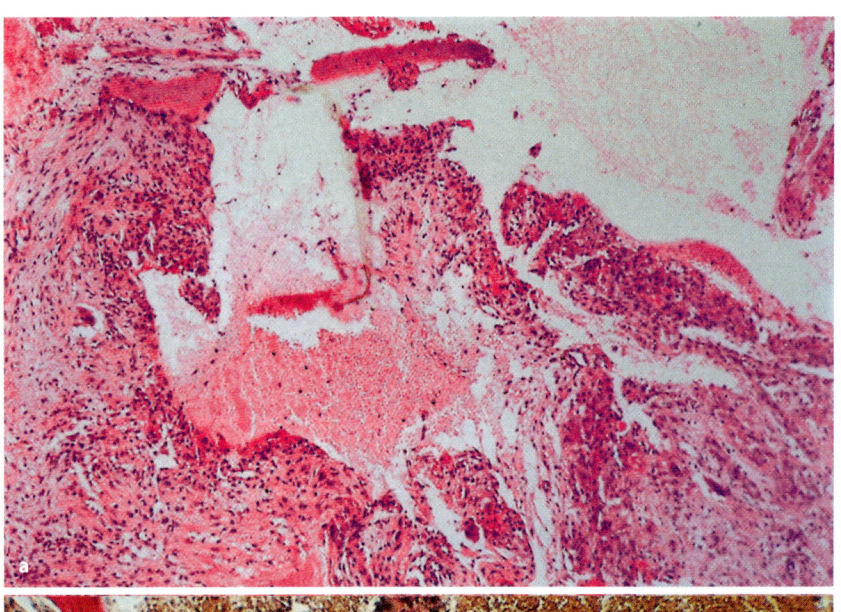
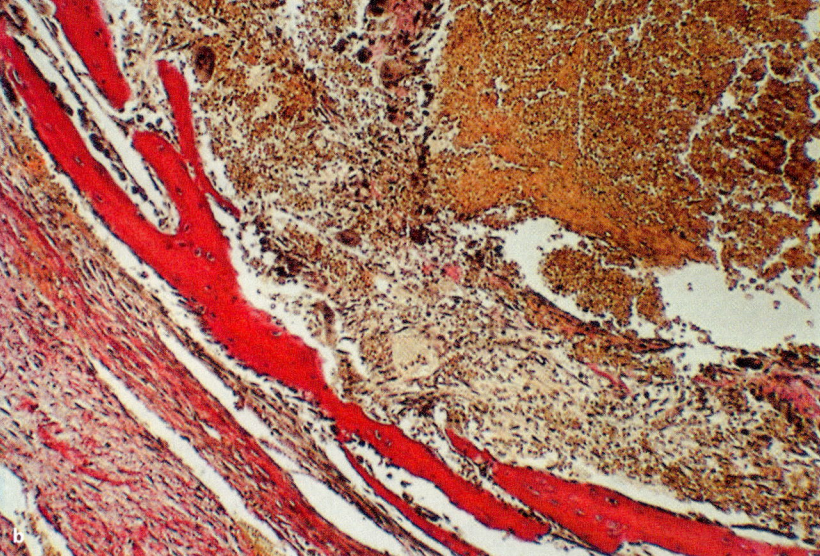
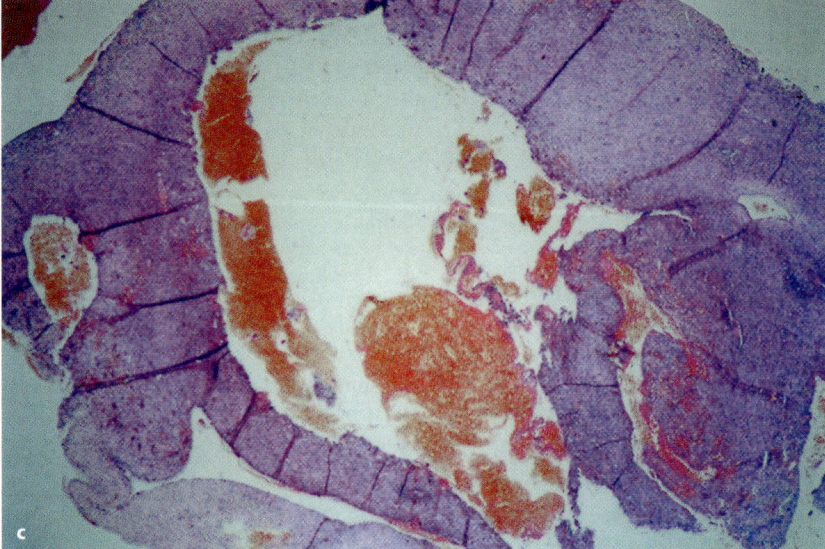

Abb. 14.62 a–d. Aneurysmatische Knochenzysten. **a** Bei diesem 6 Jahre alten Patienten finden sich blutgefüllte Hohlräume, die von einem teils lockeren Bindegewebe begrenzt werden. Darin eingestreut sind Riesenzellen des Osteoklastentyps erkennbar (TU 2697, Lambarene/Basel). Die Zysten führen zu einer ausgeprägten Auftreibung des Knochens (**b**), dessen Kortikalis häufig durch eine dünne Neokortikalis ersetzt wird, die hier von oben links nach unten rechts verläuft. Oben rechts ist der blutige Pseudozysteninhalt erkennbar, der von einer abgeflachten, aus Makrophagen bestehenden Zellschicht begrenzt wird (TU 2279, Basel). Gelegentlich können die Pseudozystenwandanteile soliden Charakter annehmen (**c**), wobei auch innerhalb der soliden Anteile immer wieder kleinere Pseudozysten erkennbar sind (*Forts. S. 1037*)

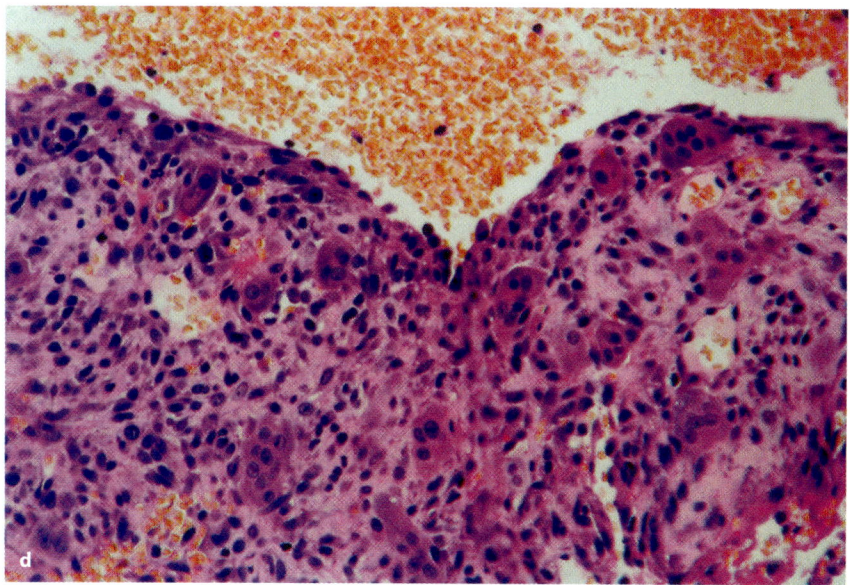

○ **Abb. 14.62** (*Forts.*) Auch hier werden die Lichtungen von abgeflachten pseudoendothelialen Deckzellen begrenzt, die Fibroblasten oder Makrophagen entsprechen (**d**). Zusätzlich sieht man immer wieder Riesenzellen. Bei einer Biopsie solider, riesenzellreicher Areale ist eine histologische Unterscheidung der aneurysmatischen Knochenzyste vom zentralen Riesenzellgranulom nicht möglich (13-jähriger Patient; TU 9493, Hannover)

das gelegentlich einen granulationsgewebsartigen Aspekt bieten kann. Manchmal sind in den Septen Faserknochenneubildungszonen erkennbar. Die blutgefüllten Hohlräume werden von einer abgeflachten Deckzellschicht ausgekleidet, die einen pseudoendothelartigen Aspekt bietet, aber aus Makrophagen besteht (Alles u. Schulz 1986). Im Bereich frischer Einblutungen kann gelegentlich eine vermehrte mitotische Aktivität beobachtet werden.

Klinik
Aneurysmatische Knochenzysten sind seltener als die solitäre Variante. Im Gegensatz zur solitären Knochenzyste treten Zahnlockerungen und Verlagerungen von Zähnen auf, die jedoch vital bleiben. Wurzelspitzenresorptionen sind möglich. Die aneurysmatische Knochenzyste kann zu einer erheblichen Auftreibung des Kiefers führen, ohne eine Periostpenetration zu verursachen.

Therapie
Therapeutisch ist eine Kürettage mit sorgfältiger Ausräumung und Spongiosaplastik im Allgemeinen ausreichend. Rezidive kommen vor, Motamedi et al. (2008) geben in ihrer Serie von 51 behandelten Patienten eine Rezidivrate von 15,6% an Da sich die aneurysmatische Knochenzyste lokal ausgesprochen aggressiv verhalten kann, sollte auch bei Rezidiven eine zunehmend aggressivere Therapie (Resektion und Sofortrekonstruktion) erwogen werden.

Radiologie
Die Läsionen zeigen uni- oder häufiger multilokuläre, teilweise seifenblasenartige Osteolysen. Sie sind scharf begrenzt und führen zu einer ausgeprägten Auftreibung

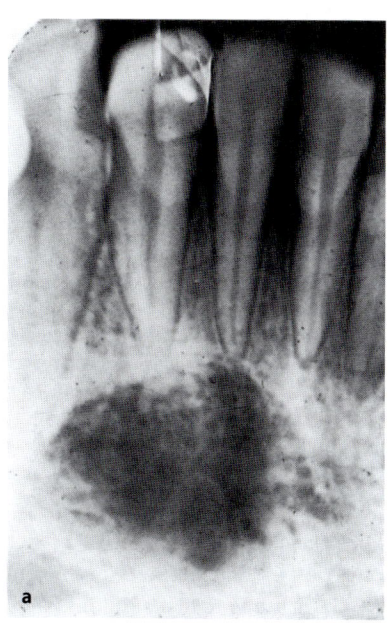

○ **Abb. 14.63 a–c.** Aneurysmatische Knochenzysten. **a** 15 Jahre alte Patientin mit einer unscharf begrenzten Osteolyse im Frontzahnbereich. Die Diagnose einer hier vorliegenden aneurysmatischen Knochenzyste ist radiologisch nicht möglich. Differentialdiagnostisch kommt das zentrale Riesenzellgranulom in Betracht; wegen der unscharfen Begrenzung müssen jedoch auch maligne Tumoren bis hin zum Osteosarkom erwogen werden (TU 378, Basel) (*Forts. S. 1038*)

des Knochens, dessen periphere Begrenzung nur noch als hauchdünne Neokortikalis erkennbar sein kann (○ Abb. 14.63). Schnittbildaufnahmen (CT-Knochenfenster, MRT) können die intraläsionalen Septen darstellen. Nach Asaumi et al. (2003) präsentieren sich die Läsionen im MRI in charakteristischer Weise: niedrige, homogene Signalintensität bei T1-Gewichtung, „bläschenartig" mit

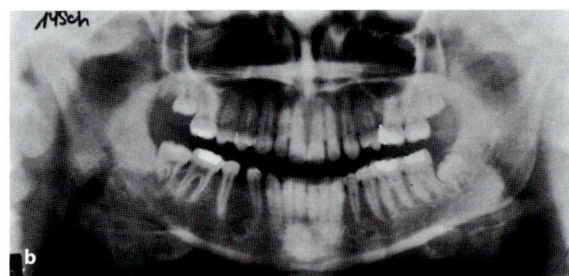

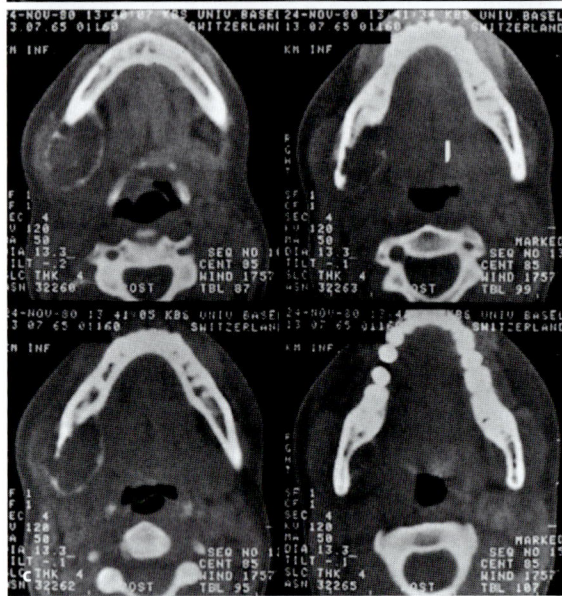

Abb. 14.63 (*Forts.*) **b, c** Bei dieser 15-jährigen Patientin (gleicher Fall wie in Abb. 14.56b) fiel eine ausgeprägte blasige expansive Osteolyse des rechten Kieferwinkels auf. Im Computertomogramm (c) sieht man am Übergang vom Kieferwinkel zum aufsteigenden Ast eine Destruktion der lingualen Kortikalis sowie eine dünne schalenförmige Neokortikalis, die die Läsion nach lingual, aber auch nach bukkal begrenzt. Dieser Aspekt ist hoch charakteristisch für das Vorliegen einer aneurysmatischen Knochenzyste (TU 2279, Basel)

hoher Signalintensität bei T2 gewichteten Aufnahmen und septales Enhancement nach Kontrastmittelgabe bei T1-Gewichtung, das die Autoren als „honigwabenartig" bezeichnen (Asaumi et al. 2003).

Differentialdiagnose

Radiologisch ist das Bild im Orthopantomogramm unspezifisch. Bei ausgeprägt expansiven Läsionen kann wegen der hochgradigen Knochendestruktion der Aspekt eines malignen Tumors hervorgerufen werden. Dieser Eindruck wird noch dadurch begünstigt, dass sich die peripher gelegene Neokortikalis oft nur sehr schwach in konventionellen Röntgenaufnahmen darstellt. Mittels MRT und CT lässt sich die Differentialdiagnose einengen, eine Biopsie bleibt jedoch unumgänglich.

Histologisch muss die aneurysmatische Knochenzyste vor allem gegen das zentrale Riesenzellgranulom abgegrenzt werden, was bisweilen jedoch unmöglich sein kann. Beide Läsionen kommen sicher auch in Kombination vor. Junge, aktive Läsionen können durch ihren Zellreichtum und verstärkte mitotische Aktivität gelegentlich einen malignen Tumor imitieren, z. B. ein im Kiefer extrem seltenes malignes fibröses Histiozytom oder ein matrixarmes Osteosarkom. Der Gesamtaspekt, insbesondere die Korrelation mit dem Röntgenbild, sollte jedoch die richtige Diagnose ermöglichen.

Literatur

Agaram NP, BM Collins, L Barnes et al. (2004) Molecular analysis to demonstrate that odontogenic keratocysts are neoplastic. Arch Pathol Lab Med 128: 313

Alaeddini M, Etemad-Moghadamv S, Baghaii F (2008) Comparative expression of calretinin in selected odontogenic tumours: a possible relationship to histogenesis. Histopathology 52: 299

Alcalde RE, Sasaki A, Misaki M et al. (1996) Odontogenic ghost cell carcinoma: report of a case and review of the literature. J Oral Maxillofac Surg 54: 108

Alles JU, Schulz A (1986) Immunocytochemical markers (endothelial and histiocytic) and ultrastructure of primary aneurysmal bone cysts. Hum Pathol 17: 39

Aliprantis AO, Ueki Y, Sulyanto R et al. (2008). NFATc1 in mice represses osteoprotegerin during osteoclastogenesis and dissociates systemic osteopenia from inflammation in cherubism. J Clin Invest 118: 3775

Anderson DE, McClendon JL (1962) Cherubism-hereditary fibrous dysplasia of the jaws. I. Genetic considerations. Oral Surg Oral Med Oral Pathol 15 [Suppl]: 5

Arnott DG (1978) Cherubism – an initial unilateral presentation. Br J Oral Surg 16: 38

Asaumi J, Hisatomi M, Yanagi Y et al. (2005). Assessment of ameloblastomas using MRI and dynamic contrast-enhanced MRI. Eur J Radiol 56: 25

Asaumi J-I, Konouchi H, Hisatomi M et al. (2003) MR features of aneurysmal bone cyst of the mandible and characteristics distinguishing it from other lesions. Eur J Radiol 45: 108

Auclair PL, Cuenin P, Kratochvil FJ et al. (1988) A clinical and histomorphologic comparison of the central giant cell granuloma and the giant cell tumor. Oral Surg Oral Med Oral Pathol 66: 197

Baden E (1965) Terminology of the ameloblastoma: history and current usage. J Oral Surg 23: 40

Baden E, Doyle J, Mesa M et al. (1993a) Squamous odontogenic tumor. Report of three cases including the first extraosseous case. Oral Surg Oral Med Oral Pathol 75: 733

Baden E, Doyle JL, Petriella V (1993b) Malignant transformation of peripheral ameloblastoma. Oral Surg Oral Med Oral Pathol 75 :214

Bang G, Kopang HS, Hansen LS et al. (1989) Clear cell odontogenic carcinoma: report of three cases with pulmonary and lymph node metastases. J Oral Pathol Med 18: 113

Bang G, Koppang H (2005) Clear cell odontogenic carcinoma. In: Barnes L, Eveson J, Reichart P, Sidransky D (eds) Pathology and genetics of head and neck tumours. Lyon, IARC Press, p 292

Barnes L, Eveson JW, Reichart P et al. (2005) Pathology & genetics: head and neck tumours. Lyon, IARC Press

Barros RE, Dominguez FV, Cabrini BL (1969) Myxoma of the jaws. Oral Surg Oral Med Oral Pathol 27: 225

Basu MK, Matthews JB, Sear AJ et al. (1984) Calcifying epithelial odontogenic tumor: a case showing features of malignancy. J Oral Pathol 13: 310

Batsakis JG, Cleary KR (1993) Squamous odontogenic tumor. Ann Otol Rhinol Laryngol 102: 823

Literatur

Becker J, Reichart PA, Schuppan D et al. (1992) Ectomesenchyme of ameloblastic fibroma reveals a characteristic distribution of extracellular matrix proteins. J Oral Pathol Med 21: 156

Bhaskar SN (1971) Synopsis der Mundkrankheiten. Medica, Stuttgart

Biggs JT, Benenati FW (1995) Surgically treating a benign cementoblastoma while retaining the involved tooth. J Am Dent Assoc 126: 1288

Bielack SS, Kempf-Bielack B, Delling G et al. (2002) Prognostic factors in high-grade osteosarcoma of the extremities or trunk: an analysis of 1,702 patients treated on Neoadjuvant Cooperative Osteosarcoma Study Group Protocols. J Clin Oncol 20: 776

Bosco HF (1957) Benign giant-cell tumor of the mandible. Oral Surg Oral Med Oral Pathol 10: 556

Brannon RB, Fowler CB (2001) Benign fibro-osseous lesions: a review of current concepts. Adv Anatomic Pathol 8): 126

Brannon RB, Fowler CB, Carpenter WM et al. (2002) Cementoblastoma: an innocuous neoplasm? A clinicopathologic study of 44 cases and review of the literature with special emphasis on recurrence. Oral Surg Oral Med Oral Pathol Oral Radiol Endod 93: 311

Buchner A (1991) The central (intraosseous) calcifying odontogenic cyst: an analysis of 215 cases. J Oral Maxillofac Surg 49: 330

Buchner A, Merrell PW, Hansen LS et al. (1991) Peripheral (extraosseous) calcifying odontogenic cyst. A review of forty-five cases. Oral Surg Oral Med Oral Pathol 72: 65

Buchner A, Odell EW (2005) Odontogenic myxoma/myxofibroma. In: Barnes L, Eveson J, Reichart P, Sidransky D (eds) Pathology and genetics of head and neck tumours. Lyon, IARC Press, pp 316

Buchner A, Merrell PW, Carpenter WM (2006) Relative frequency of peripheral odontogenic tumors: a study of 45 new cases and comparison with studies from the literature. J Oral Pathol Med 35: 385

Califano L, Maremonti P, Boscaino A et al. (1996) Peripheral ameloblastoma: report of a case with malignant aspect. Br J Oral Maxillofac Surg 34: 240

Candeliere GA, Glorieux FH, Prud, Homme J et al. (1995) Increased expression of the c-fos proto-oncogene in bone from patients with fibrous dysplasia. N Engl J Med 332: 1546

Carinci F, Volinia S, Rubini C et al. (2003) Genetic profile of clear cell odontogenic carcinoma. J Craniofac Surg 14: 356

Carinci F, Palmieri A, Delaiti G et al. (2004) Expression profiling of ameloblastic carcinoma. J Craniofac Surg 15: 264

Carlos R, Altini M, Takeda Y (2005) Odontogenic sarcomas. In: Barnes L, Eveson J, Reichart P, Sidransky D (eds) Pathology and genetics of head and neck tumours. Lyon, IARC Press, pp 294

Carr RF, Halperin V (1968) Malignant ameloblastomas from 1953 to 1966. Oral Surg Oral Med Oral Pathol 26: 514

Carvalho VM, Perdigao PF, Amaral FR et al. (2009) Novel mutations in the SH3BP2 gene associated with sporadic central giant cell lesions and cherubism. Oral Diseases 15: 106

Chapelle KA, Stoelinga PJ, de Wilde PC et al. (2004) Rational approach to diagnosis and treatment of ameloblastomas and odontogenic keratocysts. Br J Oral Maxillofac Surg 42: 381

Chen Y, Wang JM, Li TJ (2007) Ameloblastic fibroma: a review of published studies with special reference to its nature and biological behavior. Oral Oncol 43: 960

Chomette G, Auriol M, Gujibert F et al. (1983) Ameloblastic fibrosarcoma of the jaws. Pathol Res Pract 178: 40

Chuchurru JA, Luberti R, Cornicelli JC et al. (1985) Myxoma of the mandible with unusual radiographic appearance. J Oral Maxillofac Surg 43: 987

Chuong R, Kaban LB, Kozakewich H et al. (1986) Central giant cell lesions of the jaws: a clinicopathologic study. J Oral Maxillofac Surg 44: 708

Churchill HR (1932) Beiträge zur Klassifikation der Tumoren des Mundes und seiner Nebenorgane. Thesis, Rostock

Clark JL, Unni KK, Dahlin DC et al. (1983) Osteosarcoma of the jaw. Cancer 51: 2311

Colmenero C, Patron M, Colmenero B (1990) Odontogenic ghost cell tumours. The neoplastic form of calcifying odontogenic cyst. J Craniomaxillofac Surg 18: 215

Corio RL, Goldblatt MJ, Edwards PA et al. (1987) Ameloblastic carcinoma: a clinicopathologic study and assessment of eight cases. Oral Surg Oral Med Oral Pathol 64: 570

Daley TD, Wysocki GP, Pringle GA (1994) Relative incidence of odontogenic tumors and oral and jaw cysts in a Canadian population. Oral Surg Oral Med Oral Pathol 77: 276

Dabbs DJ (2006) Diagnostic Immunohistochemistry, 2nd edn, Churchill-Livigstone, Oxford, p 843

Dallera P, Bertoni F, Marchetti C et al. (1994) Ameloblastic fibrosarcoma of the jaw: report of five cases. J Craniomaxillofac Surg 22: 349

Damm DD, White DK, Drummond JF et al. (1983) Combined epithelial odontogenic tumor: Adenomatoid odontogenic tumor and calcifying epithelial odontogenic tumor. Oral Surg 55: 487

Daniels JSM (2004) Central odontogenic fibroma of mandible: A case report and review of the literature. Oral Surg Oral Med Oral Pathol Oral Radiol Endod 98: 295

DeBella K, Szudek J, Friedman JM (2000) Use of the national institutes of health criteria for diagnosis of neurofibromatosis 1 in children. Pediatrics 105: 608

de Lange J, van den Akker HP, Klip H (2004) Incidence and disease-free survival after surgical therapy of central giant cell granulomas of the jaw in The Netherlands: 1990–1995. Head Neck 26: 792

de Lange J, van den Akker HP (2005) Clinical and radiological features of central giant-cell lesions of the jaw. Oral Surg Oral Med Oral Pathol Oral Radiol Endod 99: 464

de Lange J, van den Akker HP, van den Berg H (2007) Central giant cell granuloma of the jaw: a review of the literature with emphasis on therapy options. Oral Surg Oral Med Oral Pathol Oral Radiol Endod 104: 603

Devlin H, Horner K (1993) The radiological features of calcifying odontogenic cyst. Br J Radiol 66: 403

DeVilliers P, Liu H, Suggs C et al. (2008) Calretinin expression in the differential diagnosis of human ameloblastoma and keratocystic odontogenic tumor. Am J Surg Pathol 32: 256

Dubiel Bigaj M, Olszewski E, Stachura J (1993) The malignant form of calcifying odontogenic cyst. A case report. Patol Pol 44: 39

Ebert Jr CS, Dubin MG, Hart CF et al. (2005) Clear cell odontogenic carcinoma: A comprehensive analysis of treatment strategies. Head & Neck 27: 536

Ellis GL, Shmookler BM (1986) Aggressive (malignant?) epithelial odontogenic ghost cell tumor. Oral Surg Oral Med Oral Path 61: 471

El-Mofty S (2002) Psammomatoid and trabecular juvenile ossifying fibroma of the craniofacial skeleton: Two distinct clinicopathologic entities. Oral Surg Oral Med Oral Pathol Oral Radiol Endod 93: 296

Elzay RP (1982) Primary intraosseous carcinoma of the jaws. Oral Surg 54: 299

Eriksson L, Hansson LG, Akesson L et al. (2001) Simple bone cyst: a discrepancy between magnetic resonance imaging and surgical observations. Oral Surg Oral Med Oral Pathol Oral Radiol Endod 92: 694

Eversole LR (1984) Ameloblastomas with pronounced desmoplasia. J Oral Maxillofac Surg 42: 735

Eversole LR (1993) On the differential diagnosis of clear cell tumours of the head and neck. Eur J Cancer B Oral Oncol 3: 173

Eversole LR, Duffey DC, Powell NB (1995) Clear cell odontogenic carcinoma. A clinicopathologic analysis. Arch Otolaryngol Head Neck Surg 121: 685

Fan J, Kubota E, Imamura H et al. (1992) Clear cell odontogenic carcinoma. A case report with massive invasion of neighboring organs and lymph node metastasis. Oral Surg Oral Med Oral Pathol 74: 768

Fejerskov O, Krogh J (1972) The calcifying ghost cell odontogenic tumor – or the calcifying odontogenic cyst. J Oral Pathol 1: 273

Franklin CD, Hindle MO (1976) The calcifying epithelial odontogenic tumour – report of four cases; two with long-term follow-up. Br J Oral Surg 13: 230

Friedrich RE, Siegert J, Donath K et al. (2001) Recurrent ameloblastic fibro-odontoma in a 10-year-old boy. J Oral Maxillofac Surg 59: 1362

Fujita S, Hideshima K, Ikeda T (2006) Nestin expression in odontoblasts and odontogenic ectomesenchymal tissue of odontogenic tumours. J Clin Pathol 59: 240

Fulciniti F, Vetrani A, Zeppa P et al. (1995) Calcifying epithelial odontogenic tumor (Pindborg's tumor) on fine-needle aspiration biopsy smears: a case report. Diagn Cytopathol 12: 71

Gandy SR, Keller EE, Unni KK (1992) Ameloblastic carcinoma: report of two cases. J Oral Maxillofac Surg 50: 1097

Gardner DG (1980) The central odontogenic fibroma: an attempt at clarification. Oral Surg Oral Med Oral Pathol 50: 425

Gardner DG (1982) The peripheral odontogenic fibroma: An attempt at clarification. Oral Surg Oral Med Oral Pathol 54: 40

Gardner DG, Corio RL (1984) Plexiform unicystic ameloblastoma. Cancer 53: 1730

Gardner DG, Heikinheimo K, Shear M et al. (2005) Ameloblastomas. In: Barnes L, Eveson J, Reichart P, Sidransky D (eds) Pathology and genetics of head and neck tumours. Lyon, IARC Press, pp 296

Garrington GE, Scofield HH, Cornyn J et al. (1967) Osteosarcoma of the jaws. Cancer 20: 377

Gesek DJ Jr, Adrian JC, Reid EN (1995) Central granular cell odontogenic tumor: a case report including light microscopy, immunohistochemistry, and literature review. J Oral Maxillofac Surg 53: 945

Gilijamse M, Leemans CR, Winters HAH et al. (2007) Metastasizing ameloblastoma. Int J Oral Maxillofacial Surg 36: 462

Gitelis S (1994) Current concepts of treatment of bone tumors. 1. Giant-cell tumor: staging and treatment. In: Schajowicz F (ed) Tumors and tumorlike lesions of bone, 2nd edn. Springer, Berlin Heidelberg New York Tokyo, p 613

Gollin SM, Storto PD, Malone PS et al. (1992) Cytogenetic abnormalities in an ossifying fibroma from a patient with bilateral retinoblastoma. Genes Chromosomes Cancer 4: 146

Gonzalez-Garcìa R, J Sastre-Pèrez, SH Nam-Cha et al. (2007) Primary intraosseous carcinomas of the jaws arising within an odontogenic cyst, ameloblastoma, and de novo: report of new cases with reconstruction considerations. Oral Surg Oral Med Oral Pathol Oral Radiol Endod 103: e29

Gorlin RJ, Chaudhry AP, Pindborg JJ (1961) Odontogenic tumors. Classification, histopathology and clinical behaviour in man and domesticated animals. Cancer 14: 73

Gorlin RJ, Pindborg JJ, Clausen FP et al. (1962) The calcifying odontogenic cyst – a possible analogue of the cutaneous calcifying epitheliome of Malherbe. Oral Surg 15: 1235

Gorlin RJ, Cohen MM, Levin LS (1990) Syndromes of the head and neck. Oxford, University Press

Guadagnolo BA, Zagars GK, Raymond AK et al. (2009). Osteosarcoma of the jaw/craniofacial region. Cancer. E-pub ahead April 20th, 2009

Günhan O, Mocan A, Can C et al. (1991) Epithelial odontogenic ghost cell tumor: report of a peripheral solid variant and review of the literature. Ann Dent 50: 8

Gurol M, Burkes EJ Jr (1995) Peripheral ameloblastoma. J Periodontol 66: 1065

Hamner JE (1969) The demonstration of perivascular collagen deposition in cherubism. Oral Surg Oral Med Oral Pathol 27: 129

Handlers JP, Abrams AM, Melrose RJ et al. (1991) Central odontogenic fibroma: clinicopathologic features of 19 cases and review of literature. J Oral Maxillofac Surg 49: 46

Hannon TS, Noonan K, Steinmetz R et al. (2003) Is McCune-Albright syndrome overlooked in subjects with fibrous dysplasia of bone? J Pediatr 142: 532

Hansen LS, Sapone J, Sproat RC (1974) Traumatic bone cysts of jaws. Oral Surg 37: 899

Hansen LS, Eversole LR, Green TL et al. (1985) Clear cell odontogenic tumor – a new histologic variant with aggressive potential. Head Neck Surg 8: 115

Happle R (1986) The McCune-Albright syndrome: a lethal gene surviving by mosaicism. Clin Genet 29: 321

Happle R (1987) Lethal genes surviving by mosaicism: a possible explanation for sporadic birth defects involving the skin. J Am Acad Dermatol 16: 899

Heikinheimo K, Jee KJ, Niini T et al. (2002) Gene expression profiling of ameloblastoma and human tooth germ by means of a cDNA microarray. J Dent Res 81: 525

Hicks MJ, Flaitz CM, Wong ME et al. (1994) Clear cell variant of calcifying epithelial odontogenic tumor: case report and review of the literature. Head Neck 16: 272

Hisatomi M, JI Asaumi, H Konouchi, et al. (2002) A case of complex odontoma associated with an impacted lower deciduous second molar and analysis of the 107 odontomas. Oral Dis 8: 100

Hisatomi M, Asaumi J-I, Konouchi H et al. (2003) MR imaging of epithelial cysts of the oral and maxillofacial region. Eur J Radiol 48: 178

Hirshberg A, Kaplan I, Buchner A (1994) Calcifying odontogenic cyst associated with odontoma: a possible separate entity (odontocalcifying odontogenic cyst). J Oral Maxillofac Surg 52: 555

Hoffman S, Jacoway JR, Krolls SO (1987) Intraosseous and parosteal tumors of the jaw. Armed Forces Institute of Pathology, Washington DC

Hong SP, Ellis GL, Hartman KS (1991) Calcifying odontogenic cyst. Oral Surg Oral Med Oral Pathol 72: 56

Hooker SP (1967) Ameloblastic odontoma. An analysis of 26 cases (abstract). Oral Surg 24: 375

Houston G, Davenport W, Keaton W et al. (1993) Malignant (Metastatic) Ameloblastoma. J Oral Maxillofac Surg 51: 1152

Howell RM, Burkes EJ (1977) Malignant transformation of ameloblastic fibro-odontoma to ameloblsatic fibrosarcoma. Oral Surg Oral Med Oral Pathol 43: 391

Huvos AG (1991) Myxoma and fibromyxoma of extragnathic bones. In: Bone tumors: diagnosis, treatment, and prognosis. Saunders, Philadelphia, p 334

Idowu BD, Al-Adnani M, O'Donnell P et al. (2007). A sensitive mutation-specific screening technique for GNAS1 mutations in cases of fibrous dysplasia: the first report of a codon 227 mutation in bone. Histopathology 50: 691

Ingram EA, Evans ML, Zitsch RP (1996) Fine-needle aspiration cytology of ameloblastic carcinoma of the maxilla: a rare tumor. Diagn Cytopathol 14: 249

Jaffe HL (1953) Giant-cell reparative granuloma, traumatic bone cyst, and fibrous (fibro-osseous) dysplasia of the jawbones. Oral Surg Oral Med Oral Pathol 6: 159

Jasnau S, Meyer U, Potratz J et al. (2008) Craniofacial osteosarcoma Experience of the cooperative German-Austrian-Swiss osteosarcoma study group. Oral Oncol 44: 286

Johnson LC, Yousefi M, Vinh TN et al. (1991) Juvenile active ossifying fibroma. Its nature, dynamics and origin. Acta Otolaryngol (Stockh) Suppl 488: 3

Jones WA (1933) Familial multilocular cystic disease of the jaws. Am J Cancer 17

Jones WA (1950) Cherubism – a familial fibrous dysplasia of the jaws. J Bone Joint Surg [Br] 32: 334

Jundt G, Remagen W (1992) Knorpelbildende Tumoren des Kiefers. Verh Dtsch Ges Path 76: 372

Jundt G, Remberger K, Roessner A et al. (1995) Adamantinoma of long bones – a histopathological and immunohistochemical study of 23 cases. Pathol Res Pract 191: 112

Jundt G (2005a) Aneurysmal bone cyst. In: Barnes L, Eveson J, Reichart

P, Sidransky D (eds) Pathology and genetics of head and neck tumours. Lyon, IARC Press, p 326
Jundt G (2005b) Central giant cell lesion. In: Barnes L, Eveson J, Reichart P, Sidransky D (eds) Pathology and genetics of head and neck tumours. Lyon, IARC Press, p 326
Jundt G (2005c) Cherubism. In: Barnes L, Eveson J, Reichart P, Sidransky D (eds) Pathology and genetics of head and neck tumours. Lyon, IARC Press, p 325
Jundt G (2005d) Fibrous dysplasia. In: Barnes L, Eveson J, Reichart P, Sidransky D (eds) Pathology and genetics of head and neck tumours. Lyon, IARC Press, pp 321.
Jundt G (2005e) Simple bone cyst. In: Barnes L, Eveson J, Reichart P, Sidransky D (eds) Pathology and genetics of head and neck tumours. Lyon, IARC Press, p 327
Jundt G, Reichart PA (2008a) Benigne odontogene ektomesenchymale Tumoren. Pathologe 29: 199
Jundt G, Reichart PA (2008b) Maligne odontogene Tumoren. Pathologe 29: 205
Kaban LB, Dodson TB (2006) Management of giant cell lesions. Int J Oral Maxillofacial Surg 35: 1074
Kaffe I, Buchner A (1994) Radiologic features of central odontogenic fibroma. Oral Surg Oral Med Oral Pathol 78: 811
Kaffe I, Buchner A, Taicher S (1993) Radiologic features of desmoplastic variant of ameloblastoma. Oral Surg Oral Med Oral Pathol 76: 525
Kaffe I, Ardekian L, Taicher S et al. (1996) Radiologic features of central giant cell granuloma of the jaws. Oral Surg Oral Med Oral Pathol Oral Radiol Endod 81: 720
Kaffe I, Naor H, Buchner A (1997) Clinical and radiological features of odontogenic myxoma of the jaws. Dentomaxillofac Radiol 26: 299
Kager L, Zoubek A, Potschger U et al. (2003) Primary metastatic osteosarcoma: presentation and outcome of patients treated on Neoadjuvant Cooperative Osteosarcoma Study Group Protocols. J Clin Oncol 21: 2011
Kaugars GE, Niamtu Jd, Svirsky JA (1992) Cherubism: diagnosis, treatment, and comparison with central giant cell granulomas and giant cell tumors. Oral Surg Oral Med Oral Pathol 73: 369
Kawai T, Kishino M, Hiranuma H et al. (1999) A unique case of desmoplastic ameloblastoma of the mandible: report of a case and brief review of the English language literature. Oral Surg Oral Med Oral Pathol Oral Radiol Endod 87: 258
Keszler A, Dominguez FV, Giannunzio G (1995) Myxoma in childhood: an analysis of 10 cases. J Oral Maxillofac Surg 53: 518
Khalbuss WE, Loya A, Bazooband A (2006) Fine-needle aspiration cytology of pulmonary ameloblastic carcinoma of mandibular origin. Diagnostic Cytopathology 34: 208
Kim J, Ellis GL (1993) Dental follicular tissue: misinterpretation as odontogenic tumors. J Oral Maxillofac Surg 51: 762
Kim K, Mintz SM, Stevens J (2007) Squamous odontogenic tumor causing erosion of the lingual cortical plate in the mandible: a report of 2 cases. J Oral Maxillofac Surg 65: 1227
Kishino M, Murakami S, Fukuda Y et al. (2001) Pathology of the desmoplastic ameloblastoma. J Oral Pathol Med 30: 35
Koury ME, Stella JP, Epker BN (1993) Vascular transformation in cherubism. Oral Surg Oral Med Oral Pathol 76: 20
Kramer IRH, Pindborg JJ, Shear M (1992a) The WHO histological typing of odontogenic tumours. A commentary on the second edition. Cancer 70: 2988
Kramer IRH, Pindborg JJ, Shear M (1992b) Histological typing of odontogenic tumors. Springer, Berlin Heidelberg New York Tokyo
Kransdorf MJ, Sweet DE, Buetow PC et al. (1992) Giant cell tumor in skeletally immature patients. Radiology 184: 233
Kuznetsov SA, Cherman N, Riminucci M et al. (2008) Age-dependent demise of gnas-mutated skeletal stem cells and normalization of fibrous dysplasia of bone. J Bone Min Res 23: 1731
Ladanyi M, Traganos F, Huvos AG (1989) Benign metastasizing giant cell tumors of bone. A DNA flow cytometric study. Cancer 64: 1521
Lamberg MA (1984) A case of malignant myxoma (myxosarcoma) of the maxilla. Scand J Dent Res 92: 352
Lau SL, Samman N (2006) Recurrence related to treatment modalities of unicystic ameloblastoma: a systematic review. Int J Oral Maxillofacial Surg 35: 681
Ledesma-Montes C, Gorlin RJ, Shear M et al. (2008) International collaborative study on ghost cell odontogenic tumours: calcifying cystic odontogenic tumour, dentinogenic ghost cell tumour and ghost cell odontogenic carcinoma. J Oral Pathol Med 37: 302
Lee Y, Van Tassel P, Nauert C et al. (1988) Craniofacial osteosarcomas: plain film, CT, and MR findings in 46 cases. Am J Roentgenol 150: 1397
Lendahl U, Zimmerman LB, McKay RDG (1990) CNS stem cells express a new class of intermediate filament protein. Cell 60: 585
Li B-B, Gao Y (2009) Ghost cell odontogenic carcinoma transformed from a dentinogenic ghost cell tumor of maxilla after multiple recurrences. Oral Surg Oral Med Oral Pathol Oral Radiol Endod 107: 691
Li TJ, Yu SF (2003) Clinicopathologic spectrum of the so-called calcifying odontogenic cysts: a study of 21 intraosseous cases with reconsideration of the terminology and classification. Am J Surg Pathol 27: 372
Lichtenstein L, Jaffe HL (1942) Fibrous dysplasia of bone. Arch Pathol 33: 777
Lietman SA, Yin L, Levine MA (2008) SH3BP2 is an activator of NFAT activity and osteoclastogenesis. Biochem Biophys Res Commun 371: 644
Lim J, Ahn H, Min S et al. (2006) Oligonucleotide microarray analysis of ameloblastoma compared with dentigerous cyst. J Oral Pathol Med 35: 278
Lin CT, FH Chuang, JH Chen et al. (2008) Peripheral odontogenic fibroma in a Taiwan chinese population: a retrospective analysis. Kaohsiung J Med Sci 24: 415
Lisle D, Monsour P, Maskiell C (2008) Imaging of craniofacial fibrous dysplasia. J Med Imaging Radiation Oncol 52: 325
MacDonald-Jankowski D (2008) Focal cemento-osseous dysplasia: a systematic review. Dentomaxillofac Radiol 37: 350
Makek M (1983) Clinical pathology of fibro-osteo-cemental lesions in the cranio-facial and jaw bones. Karger, Basel
Makek MS (1987) So called „fibro-osseous lesions" of tumorous origin. J Craniomaxillofac Surg 15: 154
Margo CE, Weiss A, Habal MB (1986) Psammomatoid ossifying fibroma. Arch Ophtalmol 104: 1347
McClendon JL, Anderson DE, Cornelius EA (1962) Cherubism: hereditary fibrous dysplasia of the jaws. II: Pathologic considerations. Oral Surg Oral Med Oral Pathol 15 [Suppl]: 17
McMahon M (2009) Is there a role for nfat inhibitors in the prevention of bone destruction? HSS Journal, epub ahead of print, May, 19th, 2009
Miller AS, Lopez CF, Pullon PA et al. (1976) Ameloblastic fibro-odontoma. Report of seven cases. Oral Surg 41: 354
Milles M, Doyle JL, Mesa M et al. (1993) Clear cell odontogenic carcinoma with lymph node metastasis. Oral Surg Oral Med Oral Pathol 76: 82
Mills WP, Davila MA, Beuttenmuller EA et al. (1986) Squamous odontogenic tumor. Report of a case with lesions in three quadrants. Oral Surg Oral Med Oral Pathol 61: 557
Minami M, Kaneda T, Yamamoto H et al. (1992) Ameloblastoma in the maxillomandibular region: MR imaging. Radiology 184: 389
Minami M, Kaneda T, Ozawa K et al. (1996) Cystic lesions of the maxillomandibular region: MR imaging distinction of odontogenic keratocysts and ameloblastomas from other cysts. AJR 166: 943
Mintz GA, Abrams AM, Carlsen GD et al. (1981) Primary malignant giant cell tumor of the mandible. Oral Surg 51: 164

Miyake M, Nagahata S, Nishihara J et al. (1996) Combined adenomatoid odontogenic tumor and calcifying epithelial odontogenic tumor: report of case and ultrastructural study. J Oral Maxillofac Surg 54: 788

Mortellaro C, Bello L, Lucchina AG et al. (2009) Diagnosis and treatment of familial cherubism characterized by early onset and rapid development. J Craniofacial Surg 20: 116

Mosqueda-Taylor A (2005). Odontoameloblastoma. In: Barnes L, Eveson J, Reichart P, Sidransky D (eds) Pathology and genetics of head and neck tumours. Lyon, IARC Press, pp 312

Mosqueda-Taylor A, Carlos-Bregni R, Ramirez-Amador V et al. (2002) Odontoameloblastoma. Clinico-pathologic study of three cases and critical review of the literature. Oral Oncol 38: 800

Motamedi MHK, Navi F, Eshkevari PS, et al. (2008) variable presentations of aneurysmal bone cysts of the jaws: 51 cases treated during a 30-year period. J Oral Maxillofacial Surg 66: 2098

Müller H, Slootweg P (1986) Clear cell differentiation in an ameloblastoma. J Craniomaxillofac Surg 14: 158

Muller S, Parker DC, Kapadia SB et al. (1995) Ameloblastic fibrosarcoma of the jaws. A clinicopathologic and DNA analysis of five cases and review of the literature with discussion of its relationship to ameloblastic fibroma. Oral Surg Oral Med Oral Pathol Oral Radiol Endod 79: 469

Murphy CL, Kestler DP, Foster JS et al. (2008) Odontogenic ameloblast-associated protein nature of the amyloid found in calcifying epithelial odontogenic tumors and unerupted tooth follicles. Amyloid 15: 89

Nauta JM, Panders AK, Schoots CJ et al. (1992) Peripheral ameloblastoma. A case report and review of the literature. Int J Oral Maxillofac Surg 21: 40

Newman L, Howells GL, Coghlan KM et al. (1995) Malignant ameloblastoma revisited. Br J Oral Maxillofac Surg 33: 47

Ng KH, Siar CH (1993) Desmoplastic variant of ameloblastoma in Malaysians. Br J Oral Maxillofac Surg 31: 299

Noffke CEE, Raubenheimer EJ, Chabikuli NJ et al. (2007) Odontogenic myxoma: review of the literature and report of 30 cases from South Africa. Oral Surg Oral Med Oral Pathol Oral Radiol Endod 104: 101

Odell EW, Lombardi T, Barrett AW et al. (1997) Hybrid central giant cell granuloma and central odontogenic fibroma-like lesions of the jaws. Histopathology 30: 165

Oliveira AM, Hsi BL, Weremowicz S et al. (2004a) USP6 (Tre2) fusion oncogenes in aneurysmal bone cyst. Cancer Res 64: 1920

Oliveira AM, Perez-Atayde AR, Inwards CY et al. (2004b) USP6 and CDH11 oncogenes identify the neoplastic cell in primary aneurysmal bone cysts and are absent in so-called secondary aneurysmal bone cysts. Am J Pathol 165: 1773

Oliveira AM, Chou MM, Perez-Atayde AR et al. (2006) Aneurysmal bone cyst: a neoplasm driven by upregulation of the USP6 oncogene. J Clin Oncol 24: e1; author reply e2

Olivera JA, Costa IM, Loyola AM (1995) Squamous odontogenic tumor-like proliferation in residual cyst: case report. Braz Dent J 6: 59

Pahl S, Henn W, Binger T et al. (2000) Malignant odontogenic myxoma of the maxilla: case with cytogenetic confirmation. J Laryngol Otol 114: 533

Patel S, Meyers P, Huvos AG et al. (2002) Improved outcomes in patients with osteogenic sarcoma of the head and neck. Cancer 95: 1495

Patterson JT, Martin TH, DeJean EK et al. (1969) Extraosseous calcifying epithelial odontogenic tumor. Oral Surg Oral Med Oral Pathol 27: 363

Peltola J, Magnusson B, Happonen RP et al. (1994) Odontogenic myxoma – a radiographic study of 21 tumours. Br J Oral Maxillofac Surg 32: 298

Petrikowski CG, Pharoah MJ, Lee L et al. (1995) Radiographic differentiation of osteogenic sarcoma, osteomyelitis, and fibrous dysplasia of the jaws. Oral Surg Oral Med Oral Pathol Oral Radiol Endod 80: 744

Philipsen HP, Reichart PA, Zhang KH et al. (1991) Adenomatoid odontogenic tumor: biologic profile on 499 cases. J Oral Pathol Med 20: 149

Philipsen HP, Ormiston IW, Reichart PA (1992a) The desmo- and osteoplastic ameloblastoma. Histologic variant or clinicopathologic entity? Case reports. Int J Oral Maxillofac Surg 21: 352

Philipsen HP, Samman N, Ormiston IW et al. (1992b) Variants of the adenomatoid odontogenic tumor with a note on tumor origin. J Oral Pathol Med 21: 348

Philipsen HP, Reichart PA, Praetorius F (1997) Mixed odontogenic tumours and odontomas. Considerations on interrelationship. Review of the literature and presentation of 134 new cases of odontomas. Oral Oncol 33: 86

Philipsen HP, Reichart PA (1998) Unicystic ameloblastoma. A review of 193 cases from the literature. Oral Oncol 34: 317

Philipsen HP, Reichart PA (2000) Calcifying epithelial odontogenic tumour: biological profile based on 181 cases from the literature. Oral Oncology 36: 17

Philipsen HP, Reichart PA, Nikai H et al. (2001a) Peripheral ameloblastoma: biological profile based on 160 cases from the literature. Oral Oncol 37: 17

Philipsen HP, Reichart PA, Takata T (2001b) Desmoplastic ameloblastoma (including „hybrid" lesion of ameloblastoma). Biological profile based on 100 cases from the literature and own files. Oral Oncol 37: 455

Philipsen HP (2005) Keratocystic odontogenic tumour. In: Barnes L, Eveson J, Reichart P, Sidransky D (eds) Pathology and genetics of head and neck tumours. Lyon, IARC Press, pp 306

Philipsen HP, Nikai H (2005) Adenomatoid odontogenic tumour. In: Barnes L, Eveson J, Reichart P, Sidransky D (eds) Pathology and genetics of head and neck tumours. Lyon, IARC Press, pp 304

Philipsen HP, Reichart PA, Siar CH et al. (2007) An updated clinical and epidemiological profile of the adenomatoid odontogenic tumour: a collaborative retrospective study J Oral Pathol Med 36: 383

Piattelli A, Sesenna E, Trisi P (1994) Clear cell odontogenic carcinoma. Report of a case with lymph node and pulmonary metastases. Eur J Cancer B Oral Oncol 4: 278

Pindborg JJ (1958) A calcifying epithelial odontogenic tumor. Cancer 2: 838

Pindborg JJ (1960) Ameloblastic sarcoma in the maxilla. Report of a case. Cancer 13: 917

Pindborg JJ, Clausen F (1958) Classification of Odontogenic Tumors. Acta Odontol Scand 16: 293

Pindborg JJ, Hjorting-Hansen E (1974) Atlas of diseases of the jaws. Munksgaard, Kopenhagen

Pindborg JJ, Kramer IRH (1971) Histological typing of odontogenic tumours, jaw cysts and allied lesions. WHO, Genf

Pogrel MA (2007) Decompression and marsupialization as definitive treatment for keratocysts – a partial retraction. J Oral Maxillofac Surg 65: 362

Prätorius F, Hjorting-Hansen E, Gorlin RJ et al. (1981) Calcifying odontogenic cyst. Range, variations and neoplastic potential. Acta Odontol Scand 39: 227

Praetorius F, Ledesma-Montes C (2005a) Calcifying cystic odontogenic tumour. In: Barnes L, Eveson J, Reichart P, Sidransky D (eds) Pathology and genetics of head and neck tumours. Lyon, IARC Press, pp 313

Praetorius F, Ledesma-Montes C (2005b) Dentinogenic ghost cell tumour. In: Barnes L, Eveson J, Reichart P, Sidransky D (eds) Pathology and genetics of head and neck tumours. Lyon, IARC Press, pp 314

Praetorius F, Piattelli A (2005c) Odontoma, complex type. In: Barnes L, Eveson J, Reichart P, Sidransky D (eds) Pathology and genetics of head and neck tumours. Lyon, IARC Press, pp 310

Praetorius F, Piatelli A (2005d). Odontoma, compound type. In: Barnes L, Eveson J, Reichart P, Sidransky D (eds) Pathology and genetics of head and neck tumours. Lyon, IARC Press, pp 311

Praetorius F (2009) Odontogenic tumors. In: Barnes L (ed) Surgical Pathology of the Head and Neck, 3rd edn. Informa Heathcare, New York, pp 1201

Prein J, Remagen W, Spiessl B et al. (1979) Ameloblastic fibroma and its sarcomatous transformation. Pathol Res Pract 166:123

Prein J, Remagen W, Spiessl B, Uehlinger E (1985) Atlas der Tumoren des Gesichtsschädels. Springer, Berlin Heidelberg New York Tokyo

Pullon PA, Shafer WG, Elzay RP et al. (1975) Squamous odontogenic tumor. Oral Surg Oral Med Oral Pathol 40: 616

Ramon Y, Engelberg IS (1986) An unusually extensive case of cherubism. J Oral Maxillofac Surg 44: 325

Raymond AK, Ayala AG, Knuutila S (2002) Conventional Osteosarcoma. In: Fletcher CDM, Unni KK, Mertens F (eds) WHO: Pathology and genetics of tumours of the soft tissue and bone. IARC Press, Lyon, pp 264

Redman RS, Keegan BP, Spector CJ et al. (1994) Peripheral ameloblastoma with unusual mitotic activity and conflicting evidence regarding histogenesis. J Oral Maxillofac Surg 52: 192

Reichart PA, Philipsen HP, Sonner S (1995) Ameloblastoma: biological profile of 3677 cases. Eur J Cancer B Oral Oncol 2: 86

Reichart PA (2005) Squamous odontogenic tumour. In: Barnes L, Eveson J, Reichart P, Sidransky D (eds) Pathology and genetics of head and neck tumours. Lyon, IARC Press, p 301

Reichart PA, Jundt G (2008a) Benigne „gemischte" odontogene Tumoren. Pathologe 29: 189

Reichart PA, Jundt G (2008b) Benigne epitheliale odontogene Tumoren. Pathologe 29: 175

Riminucci M, Fisher LW, Shenker A et al. (1997) Fibrous dysplasia of bone in the McCune-Albright syndrome: abnormalities in bone formation [see comments]. Am J Pathol 151: 1587

Robinson L, Martinez MG (1977) Unicystic ameloblastoma. Cancer 40: 2278

Sadeghi EM, Levin S (1995) Clear cell odontogenic carcinoma of the mandible: report of a case. J Oral Maxillofac Surg 53: 613

Saito Y, Hoshina Y, Nagamine T et al. (1992) Simple bone cyst. A clinical and histopathologic study of fifteen cases. Oral Surg Oral Med Oral Pathol 74: 487

Salzer-Kuntschik M, Brand G, Delling G (1983) Bestimmung des morphologischen Regressionsgrades nach Chemotherapie bei malignen Knochentumoren. Pathologe 4: 135

Sanerkin NG, Mott MG, Roylance J (1983) An unusual intraosseous lesion with fibroblastic, osteoclastic, osteoblastic, aneurysmal and fibromyxoid elements. „Solid" variant of aneurysmal bone cyst. Cancer 51: 2278

Sawyer JR, Tryka AF, Bell JM et al. (1995) Nonrandom chromosome breakpoints at Xq26 and 2q33 characterize cemento-ossifying fibromas of the orbit. Cancer 76: 1853

Saxby MS, Rippin JW, Sheron JE (1993) Case report: squamous odontogenic tumor of the gingiva. J Periodontol 64: 1250

Schajowicz F (1994) Tumors and tumorlike lesions of bone, 2nd edn. Springer, Berlin Heidelberg New York Tokyo

Schmidt-Westhausen A, Philipsen HP, Reichart PA (1992) Clear cell calcifying epithelial odontogenic tumor. A case report. Int J Oral Maxillofac Surg 21: 47

Schneider LC, Mesa ML (1990) Differences between florid osseous dysplasia and chronic diffuse sclerosing osteomyelitis. Oral Surg Oral Med Oral Pathol 70: 308

Sciubba JJ, Eversole LR, Slootweg PJ (2005) Odontogenic/ameloblastic carcinomas. In: Barnes L, Eveson J, Reichart P, Sidransky D (eds) Pathology and genetics of head and neck tumours. Lyon, IARC Press, pp 287

Scott J, Wood GD (1989) Aggressive calcifying odontogenic cyst – a possible variant of ameloblastoma. Br J Oral Maxillofac Surg 27: 53

Shafer WG (1955) Ameloblastic fibroma. J Oral Surg 13: 317

Shear M (1994) Developmental odontogenic cysts. An update. J Oral Pathol Med 23: 1

Shear M (2002a) The aggressive nature of the odontogenic keratocyst: is it a benign cystic neoplasm? Part 1. Clinical and early experimental evidence of aggressive behaviour. Oral Oncol 38: 219

Shear M (2002b) The aggressive nature of the odontogenic keratocyst: is it a benign cystic neoplasm? Part 2. Proliferation and genetic studies. Oral Oncol 38: 323

Shear M (2002c) The aggressive nature of the odontogenic keratocyst: is it a benign cystic neoplasm? Part 3. Immunocytochemistry of cytokeratin and other epithelial cell markers. Oral Oncol 38: 407

Shear M, Speight PM (2007) Cysts of the oral and maxillofacial regions, 4th edn. Blackwell Munksgaard, Oxford

Shenker A, Weinstein LS, Sweet DE et al. (1994) An activating Gs-alpha mutation is present in fibrous dysplasia of bone in the McCune-Albright syndrome. J Clin Endocrinol Metab 79: 750

Shinoda T, Iwata H, Nakamura A et al. (1992) Cytologic appearance of carcinosarcoma (malignant ameloblastoma and fibrosarcoma) of the maxilla. A case report. Acta Cytol 36: 132

Sivapathasundharam B, Einstein A, Syed RI (2007) Desmoplastic ameloblastoma in Indians: report of five cases and review of literature. Indian J Dent Res 18: 218

Slabbert H, Altini M (1991) Peripheral odontogenic fibroma: A clinicopathologic study. Oral Surg Oral Med Oral Pathol 72: 86

Slootweg PJ (1992) Cementoblastoma and osteoblastoma: a comparison of histologic features. J Oral Pathol Med 21: 385

Slootweg PJ (1996) Maxillofacial fibro-osseous lesions: classification and differential diagnosis. Semin Diagn Pathol 13: 104

Slootweg PJ, Müller H (1984) Malignant ameloblastoma or ameloblastic carcinoma. Oral Surg 57: 168

Slootweg PJ, Müller H (1990a) Differential diagnosis of fibro-osseous jaw lesions. J Craniomaxillofac Surg 18: 210

Slootweg PJ, Müller H (1990b) Juvenile ossifying fibroma. J Craniomaxillofac Surg 18: 125

Slootweg PJ, Panders AK, Nikkels PG (1993) Psammomatoid ossifying fibroma of the paranasal sinuses. An extragnathic variant of cemento-ossifying fibroma. Report of three cases. J Craniomaxillofac Surg 21: 294

Slootweg PJ, Panders AK, Koopmans R et al. (1994) Juvenile ossifying fibroma. An analysis of 33 cases with emphasis on histopathological aspects. J Oral Pathol Med 23: 385

Slootweg PJ (2005) Osseous dysplasias. In: Barnes L, Eveson J, Reichart P, Sidransky D (eds) Pathology and genetics of head and neck tumours. Lyon, IARC Press, pp 323

Slootweg PJ, El Mofty SK (2005) Ossifying fibroma. In: Barnes L, Eveson J, Reichart P, Sidransky D (eds) Pathology and genetics of head and neck tumours. Lyon, IARC Press, pp 319

Smeele LE, Kostense PJ, van der Waal I et al. (1997) Effect of chemotherapy on survival of craniofacial osteosarcoma: a systematic review of 201 patients. J Clin Oncol 15: 363

Smullin SE, Faquin W, SM Susarla SM et al. (2008) Peripheral desmoplastic ameloblastoma: report of a case and literature review. Oral Surg Oral Med Oral Pathol Oral Radiol Endod 105: 37

Sivapathasundharam B, Einstein A, Syed RI (2007) Desmoplastic ameloblastoma in Indians: report of five cases and review of literature. Indian J Dent Res 18: 218

Solomon A, Murphy CL, Weaver K et al. (2003) Calcifying epithelial odontogenic (Pindborg) tumor-associated amyloid consists of a novel human protein. J Lab Clin Med 142: 348

Song YL, Zhang WF, Peng B et al. (2006) Germline mutations of the PTCH gene in families with odontogenic keratocysts and nevoid basal cell carcinoma syndrome. Tumour Biol 27: 175

Sumi M, Ichikawa Y, Katayama I et al. (2008) Diffusion-weighted imaging of ameloblastomas and keratocystic odontogenic tumors:

differentiation by apparent diffusion coefficients of cystic lesions. AJNR Am J Neuroradiol 29: 1897

Sun Z-J, Zhao Y-F, Zhang L et al. (2007) Odontogenic ghost cell carcinoma in the maxilla: a case report and literature review. J Oral Maxillofacial Surg 65: 1820

Suomalainen A, Apajalahti S, Kuhlefelt M et al. (2009) Simple bone cyst: a radiological dilemma. Dentomaxillofac Radiol 38: 174

Tajima Y, Yokose S, Sakamoto E et al. (1992) Ameloblastoma arising in calcifying odontogenic cyst. Report of a case. Oral Surg Oral Med Oral Pathol 74: 776

Takahashi K, Kitajima T, Lee M et al. (1985) Granular cell ameloblastoma of the mandible with metastasis to the third thoracic vertebra. Clin Orthop 197: 171

Takata T, Lu Y (2005a) Ghost cell odontogenic carcinoma. In: Barnes L, Eveson J, Reichart P, Sidransky D (eds) Pathology and genetics of head and neck tumours. Lyon, IARC Press, pp 293

Takata T, Slootweg PJ (2005b) Calcifying epithelial odontogenic tumour. In: Barnes L, Eveson J, Reichart P, Sidransky D (eds) Pathology and genetics of head and neck tumours. Lyon, IARC Press, pp 302

Taeda Y (1994) So-called „immature dentinoma": a case presentation and histological comparison with ameloblastic fibrodentinoma. J Oral Pathol Med 23: 92

Takigami (1988): Zit. nach Philipsen et al. (1991) Neurol Surg 16: 775

Tartaglia M, Kalidas K, Shaw A et al. (2002) PTPN11 mutations in Noonan syndrome: molecular spectrum, genotype-phenotype correlation, and phenotypic heterogeneity. Am J Hum Genet 70: 1555

Thoma KH, Goldman HM (1946) Odontogenic tumors. A classification based on observations of the epithelial, mesenchymal and mixed varieties. Am J Pathol 22: 433

Thomas G, Pandey M, Mathew A et al. (2001) Primary intraosseous carcinoma of the jaw: pooled analysis of world literature and report of two new cases. Int J Oral Maxillofac Surg 30: 349

Thompson IO, Ferreira R, van Wyk CW (1993) Recurrent unicystic ameloblastoma of the maxilla. Br J Oral Maxillofac Surg 31: 180

Timosca GC (1996) Cherubism: regression of the lesions and spontaneous bone regeneration. Rev Stomatol Chir Maxillofac 97: 172

Ueki Y, Tiziani V, Santanna C et al. (2001) Mutations in the gene encoding c-Abl-binding protein SH3BP2 cause cherubism. Nature Genetics 28: 125

Ulmansky M, Hjorting Hansen E, Praetorius F et al. (1994) Benign cementoblastoma. A review and five new cases. Oral Surg Oral Med Oral Pathol 77: 48

Unal T, Cetingul E, Gunbay T (1995) Peripheral adenomatoid odontogenic tumor: birth of a term. J Clin Pediatr Dent 19: 139

Unni KK (1996) Dahlin's Bone Tumors. 5th ed. Lippincott-Raven, Philadelphia

van Capelle C, Hogeman P, van der Sijs-Bos C et al. (2007) Neurofibromatosis presenting with a cherubism phenotype. Eur J Pediatrics 166: 905

van der Waal I (2005) Cementoblastoma. In: Barnes L, Eveson J, Reichart P, Sidransky D (eds) Pathology and genetics of head and neck tumours. Lyon, IARC Press, pp 318

van Es RJ, Keus RB, van der Waal I et al. (1997) Osteosarcoma of the jaw bones. Long-term follow up of 48 cases. Int J Oral Maxillofac Surg 26: 191

Vickers RA, Gorlin RJ (1970) Ameloblastoma: Delineation of early histopathologic features of neoplasia. Cancer 26: 699

Waldron CA (1985) Fibro-osseous lesions of the jaws. J Oral Maxillofac Surg 43:249

Waldron CA (1993) Fibro-osseous lesions of the jaws. J Oral Maxillofac Surg 51: 828

Waldron CA, El-Mofty SK (1987) A histopathologic study of 116 ameloblastomas with special reference to the desmoplastic variant. Oral Surg Oral Med Oral Pathol 63: 441

Waldron CA, Giansanti JS (1973) Benign Fibro-osseous lesions of the jaws. I. Fibrous dysplasia. Oral Surg Oral Med Oral Pathol 35: 190

Waldron CA, Mustoe TA (1989) Primary intraosseous carcinoma of the mandible with probable origin in an odontogenic cyst. Oral Surg Oral Med Oral Path 67: 716

Waldron CA, Shafer WG (1966) The giant cell granuloma of the jaws: an analysis of 38 cases. Am J Clin Pathol 45: 437

Waldron CA, Small IA, Silverman H (1985) Clear cell ameloblastoma – an odontogenic carcinoma. J Oral Maxillofac Surg 43: 707

Wenig BM, Vinh TN, Smirniotopoulos JG et al. (1995) Aggressive psammomatoid ossifying fibromas of the sinonasal region: a clinicopathologic study of a distinct group of fibro-osseous lesions. Cancer 76: 1155

Werle H, Blake FAS, Reichelt U et al. (2009) Clear-cell odontogenic carcinoma: a new case and long-term follow-up of an old case, and review of the literature. J Oral Maxillofacial Surg 67: 1342

Whitaker SB, Waldron CA (1993) Central giant cell lesions of the jaws. A clinical, radiologic, and histopathologic study. Oral Surg Oral Med Oral Pathol 75: 199

Wiese C, Rolletschek A, Kania G et al. (2004) Nestin expression – a property of multi-lineage progenitor cells? Cellular and Molecular Life Sciences (CMLS) 61: 2510

Winkler K, Beron G, Delling G et al. (1988) Neoadjuvant chemotherapy of osteosarcoma: results of a randomized cooperative trial (COSS-82) with salvage chemotherapy based on histological tumor response. J Clin Oncol 6: 329

Wolvius EB, de Lange J, Smeets EE et al. (2006) Noonan-like/multiple giant cell lesion syndrome: report of a case and review of the literature. J Oral Maxillofac Surg 64: 1289

Yabut SM Jr, Kenan S, Sissons HA et al. (1988) Malignant transformation of fibrous dysplasia. A case report and review of the literature. Clin Orthop 228: 281

Young SK, Markowitz MR, Sullivan S et al. (1989) Familial gigantiform cementoma: classification and presentation of a large pedigree. Oral Surg Oral Med Oral Pathol 68: 740

Zeitoun IM, Dhanrajani PJ, Mosadomi HA (1996) Adenomatoid odontogenic tumor arising in a calcifying odontogenic cyst. J Oral Maxillofac Surg 54: 634

Zimmerman DC, Dahlin DG (1958) Myxomatous tumors of the jaws. Oral Surg Oral Med Oral Pathol 11: 1069

15 Metastasen

Metastasen kommen als Differentialdiagnose zu primären Knochengeschwülsten selten in Betracht und wenn, dann höchstens in Form der solitären Metastase. Aus diesem Grunde wird an dieser Stelle auch nicht näher auf Pathogenese und Klinik der Knochenmetastasen eingegangen; sie sind an anderer Stelle ausführlich dargestellt (Freyschmidt 2008).

Die Gründe für die sich selten stellende Differentialdiagnose zwischen primärer Knochengeschwulst und solitärer Metastase liegen generell im Alter der Patienten, denn primäre Knochengeschwülste treten vorwiegend in den ersten 4 Lebensdekaden auf, während metastasierende Tumoren in der überwiegenden Zahl der Fälle (besondere Ausnahme: Neuroblastom) erst in den folgenden Lebensdekaden beobachtet werden. Nur einige – zu den primären Knochentumoren gerechnete Entitäten – wie das primäre Lymphom des Knochens, das „vorerst" solitäre Plasmozytom, die Fibrosarkome und mit gewissen Einschränkungen auch das Chondrosarkom, kommen gehäuft nach der 4. Lebensdekade vor.

Wenn man bei einem Patienten jenseits des 40. Lebensjahres eine solitäre Knochenläsion findet, wird man sicherlich immer zuerst mit Hilfe der Anamnese, der klinischen Untersuchung, der Laborparameter und mit den modernen bildgebenden Verfahren (z. B. Ganzkörper-MRT und/oder PET/CT; Kwee u. Kwee,2009) nach einem extraskelettalen Primärtumor suchen. In Abhängigkeit von der Situation des Patienten und dem Temperament des Untersuchers wird man jedoch früher oder später zu einer transkutanen Stanzbiopsie/Zytopunktion oder zu einer offenen Biopsie schreiten, denn die heutigen Möglichkeiten der Histologie lassen die Differentialdiagnose verhältnismäßig sicher, früh und kostengünstig eingrenzen. Vor allem lassen sich diejenigen Entitäten herausfinden, die bei einer CUP- („carcinoma unknown primary"-)Situation potentiell heilbar sind. Von einem CUP-Syndrom darf man aber erst dann sprechen, wenn initial eine Metastase *histologisch* nachgewiesen ist, die zufällig oder aufgrund einer Symptomatik bei einem Patienten entdeckt wurde, dessen Anamnese keinen Hinweis auf eine Tumorerkrankung bietet oder bei dem durch die „üblichen" klinischen Untersuchungen kein Primärtumor identifiziert werden kann (Hossfeld u. Wittekind 2005). Auf das diagnostische Management des CUP-Syndroms wird an dieser Stelle nicht näher eingegangen, es kann von der radiologischen Seite u. a. bei Freyschmidt (2008) und von der pathologischen Seite bei Wittekind u. Horn (2009) nachgelesen werden.

Mindestens sollten jedoch vor einer Biopsie, die zu der Diagnose eines CUP-Syndroms führen kann, die Lungen röntgenologisch bezüglich eines Bronchialkarzinoms sowie die Bauchorgane bei der Suche nach einem Nieren- oder Pankreaskarzinom und die Leber im Hinblick auf Metastasen ultrasonographisch untersucht werden. Bei der Frau empfiehlt sich schließlich vor einer invasiven Abklärung der Knochenläsion eine gynäkologische Untersuchung und beim Mann, neben der Bestimmung des PSA, eine palpatorische Inspektion der Prostata. Von großem Nutzen kann auch eine vorher durchgeführte Skelettszintigraphie sein, um nach klinisch und röntgenologisch okkulten weiteren Metastasen zu suchen. Eine Ganzkörper-MRT kann Aufschluss darüber geben, ob Knochenmarkmetastasen vorliegen, die noch nicht eine Interaktion mit dem benachbarten Knochen eingegangen und szintigraphisch „stumm" sind.

Aus radiologischer Sicht kann es bei den einzelnen morphologischen Erscheinungsformen von solitären Knochenmetastasen zu folgenden differentialdiagnostischen Überlegungen kommen:

Osteolytische Metastasen

In der Regel sind osteolytische Metastasen mottenfraßartig begrenzt (Lodwick-Grad II, ◘ Abb. 15.1 b, d), oder sie bieten ein allein mottenfraßartiges oder permeatives Bild (Lodwick-Grad III, Abb. 15.1 a). Selten einmal präsentiert sich eine solitäre Metastase mit einer irregulären, aber nicht mottenfraßartigen Konturierung, kombiniert mit einer Kompaktadestruktion, entsprechend einem Lodwick-Grad IC. Solche solitären Metastasen sind kaum für irgendeinen Primärtumor spezifisch, wenn man vom Riesenzelltumor absieht.

Im Hinblick auf das Vorliegen einer Knochengeschwulst bei einem älteren Patienten sind in die differentialdiagnostische Wahl das Fibrosarkom, das maligne Lymphom und – weniger wahrscheinlich – das Plasmozytom zu ziehen. Beim Chondrosarkom sind in der Mehrzahl der Fälle knorpelmatrixspezifische Ossifikationen nachzuweisen. Matrixossifikationen gibt es bei Metastasen im eigentlichen Sinne nicht, selten einmal können metaplastische Verknöcherungen des Metastasenstromas auftreten, oder Knochentrümmer täuschen Matrixossifikationen vor. Knochenspießbildungen wie bei einem Osteosarkom werden gelegentlich beim Prostatakarzinom gefunden (Abb. 15.1 i), dann aber zumeist bei osteosklerotischen Herden (s. unten).

„Zystisch"-expansive Metastasen

Bei diesem Metastasentyp liegt immer eine Expansion des Knochens vor, wobei in der Regel die Kortikalis weitgehend zerstört ist und sich der Tumor in die angrenzenden Weichteile ausbreitet (Abb. 15.1 b, e–h). Nicht selten sind die paraossalen Geschwulstanteile von einer hauchdünnen Periostschale umgeben.

Zystisch-expansive Metastasen werden bei ca. 5% aller Knochenmetastasenträger als Erstmanifestation eines Tumorleidens gefunden. Das gilt insbesondere für Adenokarzinome der Nieren, des Pankreas und des Darms

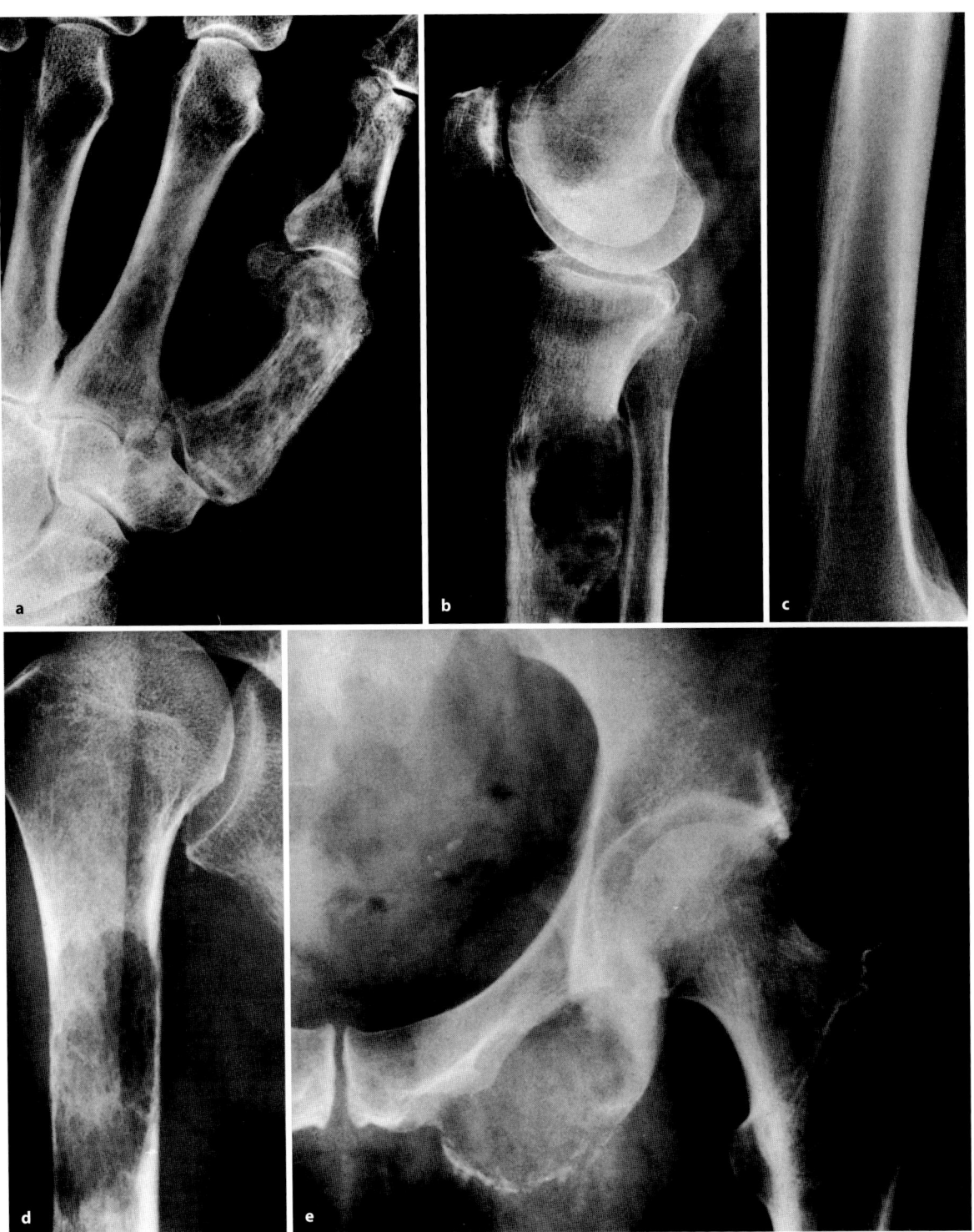

Abb. 15.1 a–h. Verschiedene Ausdrucksformen von Gliedmaßenskelettmetastasen. **a** Destruktion von Os metacarpale I (Lodwick-Grad III) bei einem Bronchialkarzinom. **b** Expansive Metastase in der proximalen Tibia bei einem Kolonkarzinom. Der Befund entspricht einem Lodwick-Grad II. **c** Periostale Metastase eines Bronchialkarzinoms. Die unter der soliden periostalen Verknöcherung gelegene Kompakta ist deutlich zerfressen. **d** Osteolytische Metastase eines Nierenzellkarzinoms (Lodwick-Grad II; Differentialdiagnose: Plasmozytom) (*Forts. S. 1048*)

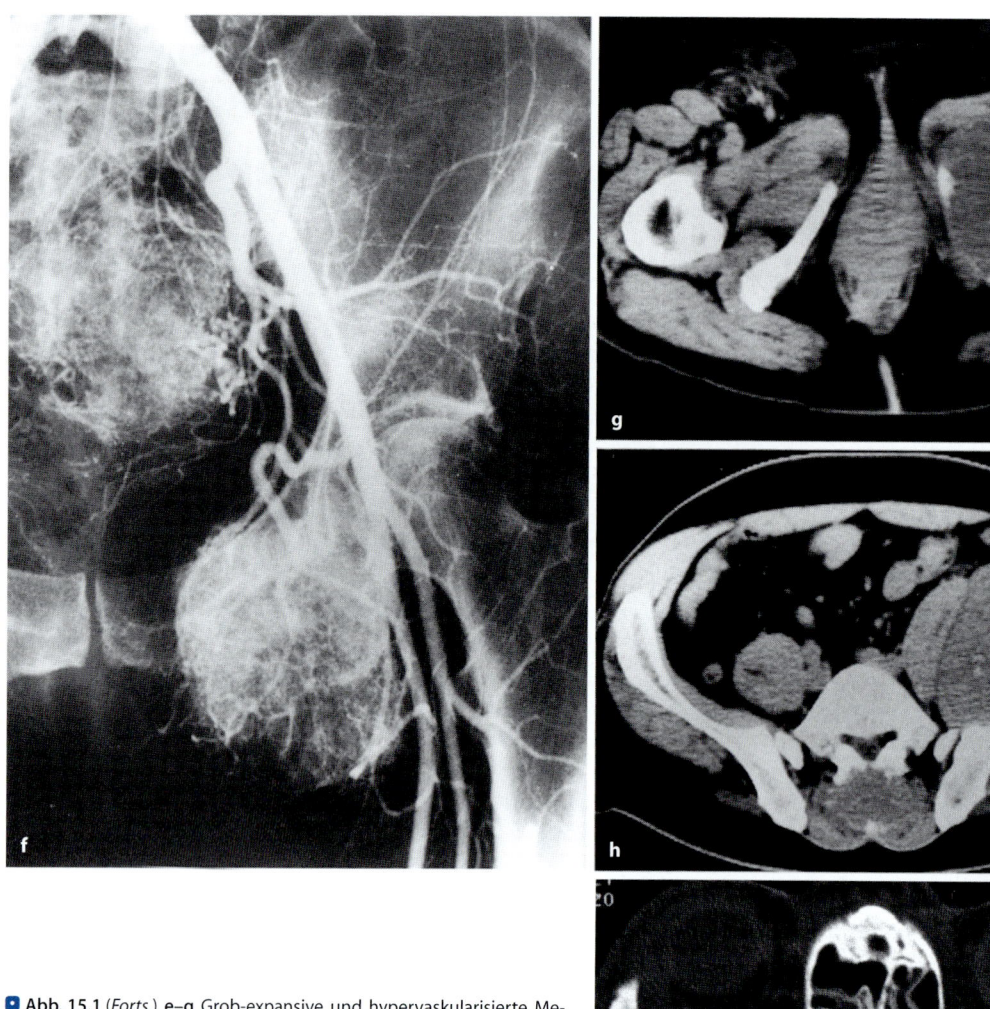

Abb. 15.1 (*Forts.*) **e–g** Grob-expansive und hypervaskularisierte Metastase eines Uteruskarzinoms im linken Sitzbein. Im Angiogramm (vor Embolisation) ist der Genitaltumor mit angefärbt. Im CT wird der paraossale Geschwulstanteil besonders deutlich. Die klinische Symptomatik mit Tastbefund am linken Sitzbein bestand etwa 4–5 Monate vor Entdeckung des Primärtumors bei der 43-jährigen Patientin. Differentialdiagnostisch kamen eine aneurysmatische Knochenzyste sowie ein solitäres Plasmozytom in Frage. **h** Grobe expansive Metastasen im linken Os ilium und im Sakrum mit grotesken paraossalen Geschwulstanteilen bei unbekanntem Primärtumor. **i** Ungewöhnliche, ein Osteosarkom imitierende osteosklerotische Metastase mit Spikulabildung bei einem Prostatakarzinom

sowie auch des Uterus. Auch Schilddrüsen- und Leberzellkarzinome können expansive Metastasen setzen.

Das wahre Ausmaß der paraossalen Geschwulstausbreitung ist in der Regel nur mit Schnittbildverfahren nachzuweisen; die meisten zystisch-expansiven Metastasen sind stärker vaskularisiert. Aus röntgenmorphologischer Sicht kommen in die engere differentialdiagnostische Wahl: die aneurysmatische Knochenzyste, das „vorerst" solitäre Plasmozytom, der Riesenzelltumor und das zystisch-lytische Osteosarkom.

Osteoplastische Metastasen

Dieser Metastasentyp kommt besonders beim Mamma-, Prostata- und Siegelringkarzinom des Magens vor.

Differentialdiagnostisch ist im Hinblick auf eine primäre Knochengeschwulst in erster Linie an das Osteom zu denken. Als differentialdiagnostisches Kriterium kann jedoch mit einiger Zuverlässigkeit die Knochenszintigraphie herangezogen werden, die im Falle einer Metastase eine sehr starke Aktivitätsanreicherung und im Falle eines Osteoms keine oder eine nur mäßige Tracerakkumulation erkennen lässt. Letztendlich ist differentialdiagnostisch auch an ein rein sklerosierendes Osteosarkom (Abb. 15.1 i) zu denken, jedoch tritt dieses extrem selten in einem Alter auf, in dem Metastasen zu erwarten sind. Diese Aussage gilt auch für Osteoidosteome und Osteoblastome, die mit starker Sklerosierung einhergehen.

Kortikale und periostale Metastasen

Dieser Metastasentyp ist sehr selten und wird an den Röhrenknochen überwiegend beim Bronchialkarzinom, selten beim Nierenkarzinom beobachtet (Abb. 15.1 c). Das differentialdiagnostische Spektrum ist weit und reicht von reaktiven Veränderungen (z. B. PAO oder Stress), Knochentumoren, die mit einer Periostreaktion einhergehen, bis zu periostalen Formen bestimmter Knochentumoren wie z. B. dem juxtakortikalen Osteosarkom, dem periostalen Chondrom usw.

Literatur

Bradley Ch, Selby P (1992) Some may benefit from treatment (Editorial: In search of the unknown primary). Br Med J 304: 1065

Freyschmidt J (2008) Skeletterkrankungen. Klinisch-radiologische Diagnose und Differentialdiagnose, 3. Aufl. Springer, Berlin Heidelberg New York Tokyo, S 684

Hainsworth JO, Greco FA (1993) Treatment of patients with cancer of unknown primary site. New Engl J Med 329: 257

Hossfeld DK, Wittekind C (2005) Metastasen bei unbekanntem Primartumor. Das CUP-Syndrom. Deutsches Ärzteblatt 102: C712

Kwee TC, Kwee RM (2009) Combined FDG-PET/CT for the detection of unknown primary tumors: systematic review and meta-analysis. Eur Radiol 19: 731

Roodman GD (2004) Mechanisms of bone metastasis. N Engl J Med 350: 16

The Paget foundation for Paget's disease of bone and related disorders (1997) Skeletal complications of malignancy. Proceedings. Cancer 80 [Suppl]: 8

Wittekind C, Horn LC (2009) Pathohistologische und molekulargenetische Diagnostik beim CUP-Syndrom. Der Pathologe 30: 125

16 Möglichkeiten und Gefahren von Fehlinterpretationen bei der Diagnostik von Knochengeschwülsten

In diesem abschließenden Kapitel soll noch einmal auf die vielfältigen Möglichkeiten von Fehlinterpretationen bei der Diagnostik von Knochengeschwülsten und geschwulstähnlichen Läsionen eingegangen werden.

Die Diagnose einer Knochengeschwulst setzt sich aus der Synopsis klinisch-radiologischer, histologischer sowie auch molekularbiologischer und -genetischer Befunde zusammen, wie in Kap. 1 und 3 bis 5 dargestellt. Aus dieser notwendigen diagnostischen Philosophie ergeben sich zwangsläufig Möglichkeiten für diagnostische Fehlinterpretationen. Der Weg zur richtigen Diagnose weist vielfach diagnostische Fallgruben (pitfalls) auf, die aber im Wesentlichen auf ein nicht eingestimmtes Zusammenspiel zwischen Klinik, Radiologie und Histologie zurückzuführen sind.

Die Radiologie liefert bei der Diagnostik von Knochengeschwülsten den pathologisch-anatomischen Befund, d. h., sie zeigt ihre Ausdehnung und Lokalisation an. Mit Hilfe des von Lodwick entwickelten Gradingsystems (s. S. 43 ff.) ist es möglich, auch Auskünfte über die Aggressivität des Prozesses zu erhalten.

Bei einer Probebiopsie liegen dem Histologen nur Gewebeschnitte und dem Zytologen Zellausstriche vor, mit deren Hilfe allein vielfach weder eine artdiagnostische noch eine Dignitätsaussage gemacht werden kann. Andererseits lässt sich vor allem bei unspezifischen, rein osteolytischen Läsionen vom radiologischen Befund her im Einzelfall keine verbindliche artdiagnostische oder Dignitätsaussage treffen, dazu ist die Polymorphie der einzelnen Geschwulstentitäten und die Isomorphie der verschiedenen Geschwulstarten untereinander viel zu groß. In diesem Zusammenhang sei nur darauf hingewiesen, dass bei einer mottenfraßartigen Destruktion bei einem Jugendlichen von 15 Jahren keine verbindliche Differentialdiagnose zwischen Ewing-Sarkom, Osteosarkom und aggressivem Langerhanszell-Histiozytose-Herd (eosinophilem Granulom) gestellt werden kann.

Im Folgenden werden die wesentlichen Ursachen von Fehlinterpretationen bei der Diagnostik von Knochengeschwülsten besprochen.

Dem Histologen liegt ein nichtrepräsentatives Biopsiematerial vor

Dieser Fall kann besonders bei polymorph aufgebauten Läsionen eintreten.

Bezüglich einer *artdiagnostischen Aussage* sei auf einige Beispiele verwiesen:
- Riesenzellhaltige Läsionen: Riesenzelltumor, aneurysmatische Knochenzyste, reparatives Riesenzellgranulom, brauner Tumor.
- Durch Epiphänome veränderte Läsionen: sekundäre aneurysmatische Knochenzyste, Kallus vs. durch Tumor gebildeter Knochen.

Bezüglich der *Dignitätsaussage* seien ebenfalls einige Beispiele aufgeführt:
- Von einem Chondrosarkom liegen biopsierte Anteile vor, die aber nur benignes chondromatöses Gewebe und/oder Borderline-Anteile repräsentieren.
- Statt Tumorosteoid liegt bei einem spontanfrakturierten Osteosarkom Frakturkallus zur Beurteilung vor.
- Neugebildeter Knochen bei einer heterotopen Ossifikation (Myositis ossificans) wird als Tumorknochen – bei einem juxtakortikalen Osteosarkom – oder umgekehrt fehlgedeutet (s. auch Beispiel in Abb. 6.108).

Die wenigen aufgezeigten Beispiele machen deutlich, wie eminent wichtig die Abstimmung des histologischen Befundes auf den klinisch-radiologischen (pathologisch-anatomischen) Befund und umgekehrt ist. Wenn der histologische Befund nicht zum radiologischen passt, dann muss das Material entweder noch einmal im Hinblick auf eine Neuinterpretation durchgesehen werden oder es wird die Indikation zu einer erneuten Biopsie gestellt. Dabei sei noch einmal darauf verwiesen, dass bei der Lokalisation der Biopsie in jedem Falle der radiologische Befund, ggf. unter Einschließung der CT, der MRT und angiographischer Darstellungen, zu berücksichtigen ist. Die Probebiopsie ist vielfach ein schwierigerer Eingriff als eine Tumorresektion und sollte nicht – wie leider in praxi vielfach beobachtet – von einem Anfänger im Fach durchgeführt werden.

Nichtberücksichtigung biologischer und topographischer Daten

Zahlreiche Knochengeschwülste treten bevorzugt in einem bestimmten Lebensalter und in einer bestimmten Lokalisation auf. So ist es z. B. abwegig, einen Riesenzelltumor bei einem Kleinkind zu diagnostizieren, selbst wenn er alle röntgenologischen und topographischen Konditionen erfüllt, denn Riesenzelltumoren kommen fast ausschließlich erst ab der Pubertät vor. Die Annahme eines Adamantinoms z. B. an einer Rippe oder an einem Wirbelkörper ist ziemlich abwegig, da diese Geschwulst in diesen Lokalisationen im Allgemeinen nicht beobachtet wird. Im Falle des Adamantinoms ist es dann viel wahrscheinlicher, die Metastase eines epithelialen Tumors anzunehmen.

Chondroblastome wurden bisher noch nie diaphysär beobachtet. Wenn das histologische Bild einer diaphysären Läsion ein Chondroblastom vortäuscht, ist mit dieser Diagnose selbstverständlich äußerste Vorsicht geboten, und es sollte eine Revision angestrebt werden.

Einkammerige juvenile Knochenzysten treten in der Regel nicht primär epiphysär auf. Liegt also das histologische Bild einer einkammerigen Knochenzyste bei epiphysärer Lokalisation vor, so muss auch hier die Diagnose mit äußerster Zurückhaltung betrachtet werden. Viel wahrscheinlicher ist dann die Annahme z. B. eines intraossären Ganglions.

Die Feinstruktur des Biopsiematerials ist ohne Bezug zum biologischen Verhalten einer Läsion

Diese Situation trifft man nicht selten bei knorpeligen Tumoren, beim Riesenzelltumor und auch beim Osteosarkom an. Daher ist eine histologische Graduierung, wie in den Kapiteln über die einzelnen Knochengeschwülste ausführlich diskutiert, problematisch. Wenn das radiologische Bild eine aggressive Läsion mit rascher Progression erkennen lässt, dann kann es sich beim Vorliegen einer knorpeligen Geschwulst kaum um ein Chondrom, sondern nur um ein Chondrosarkom handeln. Beim Riesenzelltumor ist vielfach das radiologische Bild einschließlich der Angiographie bezüglich der prognostischen Einstufung der Läsion verlässlicher als die Histologie (s. Ausführungen zum radiologischen Staging-System von Riesenzellgeschwülsten, s. S. 688 ff.).

Diese wenigen angeführten Beispiele demonstrieren die Wichtigkeit einer engen interdisziplinären Zusammenarbeit zwischen Klinikern, Radiologen und Histologen. Im Einzelfall sollte man sich nicht scheuen, Spezia-

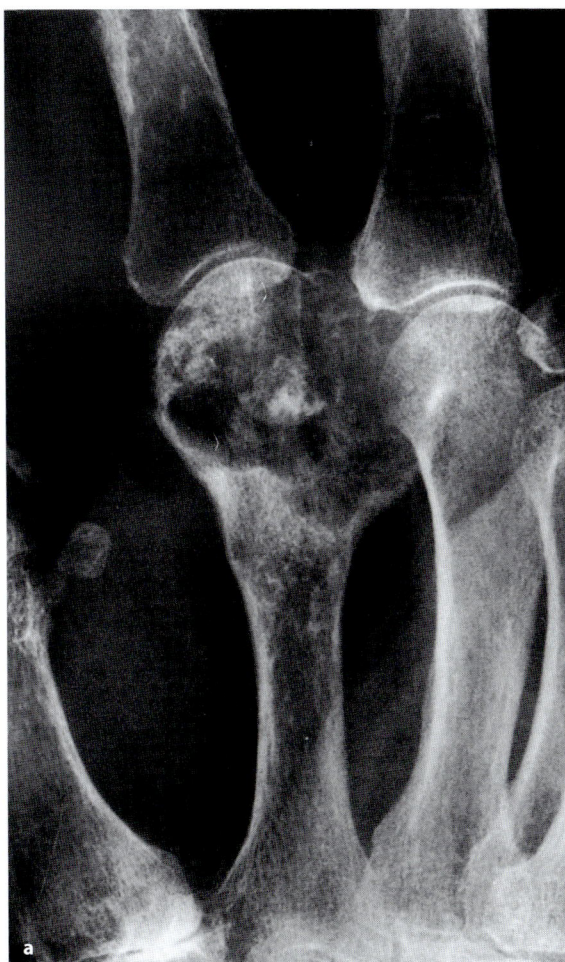
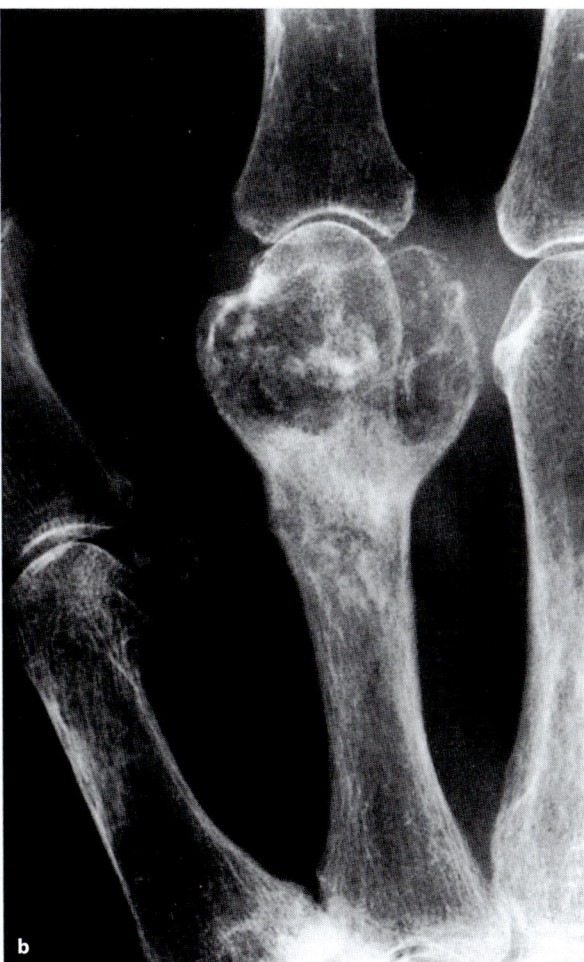

Abb. 16.1 a, b. Ungewöhnlicher chondromatöser Tumor im Köpfchen und Schaft von Os metacarpale II bei einer 74-jährigen Frau. Die Patientin hatte schon Jahre zuvor eine Schwellung im Bereich des Köpfchens von Os metacarpale II der rechten Seite bemerkt. Einige Monate vor der ärztlichen Konsultation hatte die Schwellung ihrer Beobachtung nach zugenommen, außerdem waren deutliche Schmerzen eingetreten. Röntgenologisch findet sich das Köpfchen von Os metacarpale II grotesk aufgetrieben, im Schrägbild sieht man unscharfe fleckige Matrixossifikationen dorsolateral. Vor allem im lateralen Schaftbereich stellt sich eine verdünnte und wellige Kompakta dar; im Schaft liegen Matrixossifikationen, die bis zur Basis reichen. Unter dem Eindruck der klinischen Symptomatik (Größenzunahme, Schmerz!) und der unscharfen Matrixossifikationen im Dorsolateralbereich des Köpfchens wurde der Verdacht auf ein Chondrosarkom erhoben und eine operative Resektion empfohlen. Die histologische Aufarbeitung des Materials durch mehrere mit Knochentumoren befasste europäische Pathologen ergab ein Diagnosespektrum, das vom Chondromyxoidfibrom über ein chondromyxoides Fibrom, ein Enchondrom bis zum Chondrosarkom Grad I und II reichte. Von der Klinik und von der Radiologie her gab es kaum einen Zweifel, dass es sich hierbei um ein Chondrosarkom handelte, das allerdings bei dieser Lokalisation sehr ungewöhnlich ist

listen an einem Zentrum zu konsultieren, um der Sache und damit dem Patienten gerecht zu werden (s. diagnostisches Leitschema in Abb. 3.37, S. 77).

Wie schwierig die Einordnung mancher Läsionen sein kann, wird auf Spezialistenkonferenzen deutlich. Nicht selten reicht dabei das Spektrum histologischer Diagnosen im Falle einer knorpeligen Geschwulst vom Chondromyxoidfibrom über das Chondrom bis zum Chondrosarkom, um nur ein Beispiel zu nennen (◘ Abb. 16.1). Dabei ist der Kliniker, wozu auch der Radiologe gehört, aufgefordert, in irgendeiner Form einen Konsensus herbeizuführen, um die Behandlung auf einen richtigen Weg zu bringen und damit das Patientenschicksal zu entscheiden.

Sachverzeichnis

Adamantinom **693 ff.**
- der langen Röhrenknochen 693 ff.
- differenziertes 693, Tbl. 11.1
- Ewing-Sarkom-ähnliches 694
- juveniles intrakortikales 693
- osteofibrösedysplasieartiges 693

Adapterprotein 1027, 1030
Adenoameloblastom 962
Aklasie, diaphysäre-metaphysäre 319
AKZ, primäre 819 ff.
AKZ, sekundäre 819 ff., 1035
Ameloblastom 693, 948
- desmoplastisches **953 ff.**
- extraossäres desmoplastisches 953
- extraossäres/peripheres **953**
- malignes 986
- metastasierendes **986 ff.**
- solides/multizystisches **948 ff.**
- - bei Kindern und Jugendlichen 948
- unizystisches **955**

Amyloidablagerungen 531, 960
Amyloidtumor 921
Aneurysmal bone cyst (ABC) 819
Angiographie 26 ff., Tbl. 3.2
Angiomatose (s. unter Hämangiomatose 625 ff.)
- bazilläre 932
- regionale 632

Angiosarkom **642 ff.**
Anteil, ektomesenchymaler 966
Antikörpermangelsyndrom, sekundäres 510
Apin 961
Apoptose 1017
Areal
- klarzelliges 987
- osteosarkomartiges 997

Arthritis, silikoninduzierte 934
Arthroosteitis, pustulöse (PAO) 243, **912 ff.**
Arthropathie, neurogene 928
Askin-Tumor 444
Aufbau, trizonaler 897, 902
Aufbau, umgekehrter trizonaler 902

Basalzellkarzinomsyndrom, nävoides 964
Basalzellmetaplasie 948
Beaded osteoid osteoma 129
Bierbeck-Granula 843
Bildinterpretation, radiologische
- von Knochentumoren 43 ff.

Biopsie
- aus der Sicht des Pathologen 70 f.
- geschlossene 71
- offene 71
- perkutane 35 ff.
- - Instrumentation 37
- - Komplikationen 41 f.
- - Visualisierung 37
- - Vorbereitung 36

Bone bruise 23
Bone island 94
Borderlineläsion 8
Brustwandhamartom 929
Buttress 61

Cafe-au-lait-Flecken der Haut 1019
Calretinin 987
- in Ameloblastomen 952

Campanacci, osteofibröse Dysplasie 693, 793 ff.
Carnoy-Lösung 956, 965
CESS-81-Protokoll 445
CESS-92-Protokoll 445
c-fos-Protoonkogen, Überexpression 1017
Chemotherapie
- adjuvante 162
- präoperative (neoadjuvante) 162

Cherubismus 876, 1027, 1029, 1030, **1031**
Chlorom 475, 492
Chondroblastom **274 ff.**, 658
- aggressives 277
- malignes 277

Chondrodysplasie, hereditäre **319**
Chondroidsarkom 377
Chondrom **328 ff.**
- der Weichteile 374
- epiexostotisches 303
- intrakortikales 351
- juxtakortikales 329, 366
- parosteales 366
- periostales 329, 351, 363, **366 ff.**, 873, 940
- subperiostales 366
- zentrales 328

Chondromatose, synoviale 374
Chondromyxoidfibrom 277, **290 ff.**
Chondrosarkom **377 ff.**, 726, 769, 1017
- auf dem Boden einer kartilaginären Exostose 306
- dedifferenziertes 389, **421 ff.**
- Differentialdiagnose zum Enchondrom 331, **355 ff., 378 ff.**, 384, 388
- extraskelettales 434
- exzentrisches 401
- Grad IV 421 ff.
- Graduierung 377
- Faktoren, prognostische 379
- Histologie 384 ff.
- histologische Merkmale 388
- hochmalignes 411
- - radiologische Kriterien 411 ff.
- juxtakortikales 233, 415
- klarzelliges 277, 428
- mesenchymales 391, **417**
- myxoides extraskelettales 434

- niedrig malignes   355 ff.
- – radiologische Kriterien   414
- periostales   306, **415**
- prognostische Faktoren   379
- Radiologie   **393 ff.**
- sekundäres   **429**
- subperiostales   415
- synoviales   435
- zentral wachsendes   395 ff.

Chordom   **722 ff., Tbl. 12.1**
- chondroides   722
- dedifferenziertes   722

Clear-cell-Chondrosarcoma   428 ff.
Codman-Dreieck   61
Codman-Triangel   61
Codman-Tumor   **274**
Computertomographie (CT)   18 ff., Tbl. 3.1
- CT-Angiographie   26 ff.
- Dichtemessung   19
- Geschwulsttypisierung   20, Abb. 3.2
- hochauflösende   19

COSS-Studie   163
Cotton balloma   932
CT-Angiographie   26 ff.
CUP (carcinoma unknown primary)   1046

Defekt, fibröser metaphysärer (FMD)   538, 547, **741 ff.**
Dentin   968
- dysplastisches   976, 979, 995, 1000
- tubuläres   971

Dermoidzyste   918, **919**
Desmoid, periostales   566, 741, **756 ff.**
Desmoidtumor   769
Desmoosteoblastom   1000
- psammomatöses   1000
- trabekuläres   1000

Destruktion
- geographische   45 ff., Abb. 3.17, Tbl. 3.3
- mottenfraßartige   45 ff., Abb. 3.17, Tbl. 3.3
- permeative   45 ff., Abb. 3.17, Tbl. 3.3

Destruktionsmuster des Knochens   45 ff.
Dignität
- intermediäre (intermediate)   8
- ungewisse (indeterminate)   8

Dignitätsbestimmung, histologische   74 ff.
Disappearing bone   632
disease, cystic familial multilocular   1031
DÖSAK (Deutsch-Österreichisch-Schweizerischer Arbeitskreis für Tumoren im Kiefer-Gesichtsbereich)   947
Double-densitiy-Zeichen   32, 121
Dreieck, reaktives solides   61
DSA   26 ff.
Dupuytren-Exostose   305
Dyschondroplasie   358
Dysplasia epiphysealis hemimelica   318
Dysplasie
- chondrale   358
- des Kiefers, fibröse   **1017**
- fibrokartilaginäre   762
- fibröse   745, **762 ff.**, 1001, 1007, 1017
- – Cafe-au-lait-Flecken   777
- – Ermüdungsbrüche   774
- – hormonelle Einflüsse   776
- – maligne Entartung   778
- – mit knorpeliger Komponente   762
- – monoostotische Form   778
- – polyostotische Form   778
- – floride ossäre   **1025**
- – fokale ossäre   **1023**
- – fokale zementoossäre   1021, 1033
- – ossäre   **1021**
- – osteofibröse   693 ff., 700 ff., Tbl. 11.1
- – periapikale ossäre   1021, **1022**
- – zementoossäre   1021

Echinokokkus   931
Ekchondrom   303
Ektomesenchym   966
Elfenbeinexostose   94
EMA   993, 1008
Enchondrom   **328**
- aktives   356
- Differentialdiagnose zum Chondrosarkom Grad I   355 ff.
- histologische (Kardinalsymptome) Merkmale   388
- kalzifizierendes   337 ff.
- maligne Entartung   329, 355
- solitäres   328
- und malignes fibröses Histiozytom   581

Enchondroma protuberans   329, 349
Enchondromatose   358 ff., Tbl. 7.1
- Malignisierung   365, 429
- multiple   358

Endost   43
Enhancement, septales   348
Enneking-Staging   82 ff.
Enosteom   94, **102 f.**
Enostom   94, **102 f.**
Enthesioosteitis, pustulöse   912 ff.
Epithelzyste des Knochens   917
ESFT   **444**
ESIN   **805**
EURAMOS I   163
Euro-EWING   445
Ewing-Sarkom   **444 ff.**
- histologisches Regressionsgrading   451
- periostales   465

Ewing-Sarkom-Gruppe   **444**
Exostose
- kartilaginäre   303
- – Chondrosarkomentstehung   306
- multiple kartilaginäre   319
- osteochondromatöse   303
- subunguale (Dupuytrensche)   **305**, 318, 941

Exostosenkrankheit, kartilaginäre   **319**
- maligne Entartung   325

Faktor, osteoklastenstimulierender   505
Fallen fragment   805
Familial multi-locular cystic disease   1031
Fasziitis, paraossale   935
Fibrochondrodysplasie   762
Fibrodentinom, ameloblastisches   **966 ff.**
Fibrodentinosarkom, ameloblastisches   **997 ff.**
Fibrodysplasia ossificans progressiva   897, 902
Fibrom
- (aggressives) psammomatoides ossifizierendes   1000
- ameloblastisches   **966 ff.**, 997
- – hamartomatöse Variante   967
- – neoplastische Variante   967
- desmoplastisches   **566 ff.**, 769
- juveniles
- – ossifizierendes   1000
- – psammomatoides ossifizierendes (JPOF)   1000
- – trabekuläres (FTOF)   1000
- odontogenes   **977 ff.**
- ossifizierendes   693, 793, 798, **1000 ff.**
- zementierendes   1000
- zementiformes   796

Sachverzeichnis

- zementoossifizierendes 1000
Fibromyxoidchondrom **290**
Fibroodontom, ameloblastisches **968 ff.**
- bei Kindern 968
Fibroodontosarkom, ameloblastisches **997 ff.**
Fibrosarkom 572, 575, **588 ff.**, 999, 1017
- ameloblastisches 968, **997 ff.**
- periostales 592
- sekundäres 588, 592
Fibrous dysplasia protuberans **220**
Fluid-fluid-level **68 f.**, 840
Flüssigkeits-Flüssigkeits-Spiegel **68 f.**, 840
Fremdkörperreaktion 976
- riesenzellhaltige 975

Gammopathie, benigne monoklonale 505
Ganglion
- intraossäres **866 f.**
- juxtaossäres **866 f.**
- periostales 868 ff.
Gardner-Syndrom 104
Gauzoma 932
Gelenkchondrom 374 f.
Gelenkchondromatose 374 f.
Geoden 866
Gewebe, EDTA-entkalktes 1020
Ghost cell 975
Ghost-cell-Tumor, dentinogener 974
Giant bone island 94
Gichttophi, pseudotumoröse 926
Glattmuskulatur-Tumor 707 ff.
Glomangiom 635
Glomustumor 635
Glucokortikoid 1029
GNAS I-Gen 1008, 1017
Gorham's disease 632
Gorlin-Goltz-Syndrom 918
Gorlin-Kriterium 957
Gossypiboma 932
Graduierung, histologische 74 ff.
Granularzellmetaplasie 948
Granulom, eosinophiles 471, **843**, 844

Hämangioendotheliom, epitheloides 638 ff., Tbl. 10.1
Hämangiom 604, **606 ff.**
- epitheloides 605, Tbl. 10.1, **622 ff.**
- in einem Wirbel, nichtvitales 606, **618**
- kapilläres 606
- kavernöses 606
- MRT 621
- Sklerosierungsbehandlung 614
Hämangiomatose 625 ff.
- synoviale 896
Hämangiomwirbel 606, 610, **618**
Hämangioperizytom 638
Hamartom der Brustwand 929 f.
- beim Kleinkind 929
Hämatom, chronisch-expandierendes 920
Hand-Schüller-Christian-Erkrankung 843, 844
Hartsubstanzablagerung, zementikelartige 979, 1018
Hedghog-Signalweg 964
Heteroplasie, progressive ossäre (POH) 903
Hirtenstabdeformität 783
Histiozytom
- atypisches **552**
- benignes fibröses (BFH) **547 ff.**, 576
- malignes 997
- malignes fibröses **572 ff.**, 744, 1038
- - inflammatorisches xanthomatöses 572

- - myxoides 572
- - sekundäres 572 f., Tbl. 9.1
Histiozytose X 843
Hochdosischemotherapie, (neo-)adjuvante 162, 1014
Hodgkin-Lymphom 501
Hohlschraube, bei juveniler Knochenzyste 805
Hüftgelenksimplantat 932
Hyperkalzämiesyndrom 513
Hyperostose, sternokostoklavikulare (SCCH) 912
Hyperparathyreoidismus 181, 530, 657, 691, 745, 876, 878, **882 f.**, 1029
Hyperplasie
- fokale hämatopoetische 926
- pseudoepitheliomatöse 959
Hyperviskositätssyndrom 510

Immunhistologie 72
Implant, beim Riesenzelltumor 688
Interpretation, histologische Grundzüge 74 ff.
Intervention, radiologische
- bei Knochentumoren 42
Interzellularbrücke 958, 960
Irregularität
- kortikale 566
- metaphysäre kortikale **756 f.**

juxtakortikal, Definition 58

Kahler-Erkrankung 505
Karzinosarkom, odontogenes 946
Karzinom
- adenoidzystisches 963
- ameloblastisches 986, **987 ff.**
- klarzelliges odontogenes **991 ff.**
- odontogenes 986 ff.
- primäres intraossäres **989 ff.**
- schattenzellhaltiges odontogenes 976 ff.
Keratozyste 946, 964
Kieferosteosarkom **1010 ff.**
- biologischer Aggressivitätsgrad 1010
Kittlinie, pagetoide 984
Klarzellchondrosarkom 288, 390, **428 ff.**
Klarzellsarkom, im Knochen 719
Knochen, Destruktionsmuster 45 ff.
Knochenenchondromatose 358
Knochenfibrom, nichtossifizierendes (NOK) 538, 547, 658, **741 ff.**
- ossifizierendes 693, 793, 798
Knocheninfarkt
- und Fibrosarkom 588
- und malignes fibröses Histiozytom 581
Knochenmarkinfarkt 355
Knochenmarködem, Definition 23 ff.
Knochenszintigraphie 32 ff.
Knochentumor
- Altersverteilung **11 f.**, Abb. 2.2, 2.3
- diagnostische Strategie 76 ff., Abb. 3.37
- Geschlechtsprädilektion **11 f.**
- Häufigkeitsverteilung **9 ff.**, Tbl. 2.3
- Klinik **79 f.**
- Lokalisation 13
- primärer
- - Klassifikation **6 ff.**
- Staging **81 ff.**, Tbl. 5.1, 5.2, 5.3, 5.4
- WHO-Klassifikation **6 ff.**, Tbl. 2.1
Knochenzyste
- aneurysmatische (AKZ) 658, 690, 942, **819 ff.**, 878, **1035**
- - des Kiefers **1035 ff.**
- - primäre 819
- - sekundäre 143, 819, 837

– – solide Variante   823
– – Therapie   1037
– einfache, des Kiefers   **1033 f.**
– einkammerige juvenile   **802 ff.**
– – Therapie   805
– extraossäre periostale ganglionäre   868
– intraossäre (subchondrale) synoviale   866
– juxtaossäre periostale ganglionäre   868
– solide aneurysmatische   823, 838, **876**
Knorpeltumore im Kiefer   1013
Knorpelverknöcherung   66 f.
Kompaktainsel   94, **102 f.**
Kortikalisdefekt, fibröser   538, 547, 658, **741 ff.**

Langerhans-Zell-Erkrankung der Lunge   843
Langerhans-Zell-Histiozytose (LZH)   744, **843 ff.**
– Klassifikation   843 f.
– lokalisierte   844
– multizentrische   844
Langerhans-Zell-Sarkom   843
Läsion
– asymptomatische   76
– fibroossäre   543, **544 ff.**, 560 ff., 769, 796, 954
– juxtakortikale   58
– potentiell maligne   8
– riesenzelltumorähnliche reaktive   663
– semimaligne   8
– subperiostale   58
– symptomatische   76
– tumorähnliche
– – Klassifikation   6 ff.
– vaskuläre, Klassifikation   **604 ff.**
Leiomyom des Knochens, primäres   **707**
Leiomyosarkom des Knochens, primäres   **708 f.**
Letterer-Siwe-Erkrankung   843
Ligament, periodontales   984
Lipom   **554 ff.**
– im Kalkaneus   563
– intraossäres   554
– paraossales   554, 563
– periostales   554, 563
– Stadien   555
Liposarkom   **597 ff.**, 726
Lodwick-grading   44 ff.
Low-grade-Osteosarkom, juxtakortikales   241
Lymphangiom   610, **635**
Lymphangiomatosis   635
Lymphogranulomatose   501
Lymphom, malignes   476 ff., 576
Lyon-Klassifikation   6 ff., Tbl. 2.1

Maffucci-Syndrom   362
Magnetresonanztomographie (MRT)   21 ff., Tbl. 3.1, 965
Malformation, vaskuläre   604, **610**
Malignität, sekundäre   75
Maschendrahtzeichen   275
Matrixmineralisierung   63 ff., Abb. 3.33
– bindegewebige   66 f.
– knorpelige   66 f.
– osteoide   65 ff.
Mazabraud-Syndrom   763, 794
McCune-Albright-Syndrom   763, 777, 1017
Melanom, malignes, im Knochen   719
Melorheostose   221
Meningeom
– im Knochen   719
– penetrierendes   97, 798
Mesenchymom
– der Brustwand   929 f.

– des Knochens, fibrokartilaginäres (FKM)   306, **715 ff.**, 762
– malignes   **601 f.**
Metastasen   1046 ff.
– Differentialdiagnose   1046 ff.
– kortikale   1049
– osteolytische   1046
– osteoplastische   1049
– periostale   1048
– zystisch-expansive   1046
Molekularpathologie   73
Monoclonal gammopathy of unknown significance   505
Mosaikmuster   1017
MR-Angiographie   26 ff.
Mukoepidermoidkarzinom   964, 990
– intraossäres   995
Multiple-drug-resistance-Gen   163
Muslinoma   932
Myeloblastom   475, 492
Myelolipom   565
Myelom
– indolentes   505
– multiples   505
– solitäres   505
Myeloma variants   505
Myelomatose
– disseminierte nichtosteolytische   505
– entkalkende   505
– generalisierte   505
Myelomvariante   505
Myonekrose, kalzifizierende   905
Myositis ossificans   243, **897 ff.**
– maligne Entartungen   903
– mit zentraler aneurysmatischer Knochenzyste   898
– neuropathica   903
– Therapieverlauf   905 f.
Myxofibrom   981
Myxom
– ameloblastisches   966
– extragnathisches   981
– odontogenes (Myxofibrom)   **981**

Nagelung, elastische stabile intramedulläre   805
Nävomatose, basozelluläre   917
Neoplasien, hämatopoetische   475
Neoplasien, sekundäre   75
Nervenscheidentumor, maligner peripherer intraossärer   719
Neurilemmom   712
Neurinom   712
Neuroblastom-Metastasen   471
Neuroepitheliom, peripheres   444
Neurofibromatose   746, 1029, 1030
Nidus   109, 111, **115**
Niederschlag, maschendrahtartiger   275
Non-Hodgkin-Lymphom   **475 ff.**
– primäres   476 ff.
– sekundäres   492 ff.
Noonan-Syndrom   1029, 1030, 1032
Nora-Tumor   306, 315, 366
Notochordazelltumor, benigner intraossärer   736

OAF   505
Oberflächenosteosarkom, hochmalignes   240
Odontogenic ameloblast-associated protein (ODAM)   961
Odontom   948, 961, **970 ff.**
– komplexes   **970 ff.**
Odontomeloblastom   **973 ff.**
Ollier-Erkrankung   358, 362
Onion skin   60
OSF   505

Sachverzeichnis

Ossifikation
- heterotope   243, **897 ff.**
- – Klassifizierung   898
- – Therapieverlauf   905 f.
- neuropathische heterotope   903
- vererbliche progressive heterotope   902
- zirkumskripte traumatische heterotope   902

Ossifikationsvorgang, enchondraler   68

Osteoblastom
- aggressives   140, 154
- als borderline lesion   140
- benignes   108, **140 ff.**
- bizarres   140, 156
- des Kiefers   984, 985
- multifokales   152
- multilokuläres   152
- periostales   150
- toxisches   145

Osteochondrom   254, **303 ff.**
- maligne Entartung   306, 325
- solitäres   303

Osteochondromatosis   **319**
Osteochondrom-Varianten   318 f.
Osteoidosteom   108, **109 ff.**
- Therapie   138 f.

Osteoidverknöcherung   65 f.
Osteoklastom   652
Osteolyse, massive   632 f.

Osteom   **94 ff.**
- eburnisiertes   94
- juxtakortikales   94, 98 f.
- klassisches   94, 97 f.
- medulläres   94, 102 f.
- paraossales   94, 98 f.

Osteomalazie
- hypophosphatämische   778
- onkogene hypophosphatämische   612, **778**
- Vitamin-D-resistente hypophosphatämische   778

Osteomyelitis
- fokale sklerosierende   972
- periapikale sklerosierende   1023

Osteopathia striata   221

Osteosarkom   **161 ff.**, 576, 769
- bei Melorheostose   221
- bei Osteopathia striata   221
- bei Retinoblastom   201
- chondroblastischer Typ   172, 176 ff.
- der Weichteile   255
- des Kiefers   1010 ff.
- Entstehung nach Chemotherapie   233
- Ewing-Sarkom-ähnliches   219
- fibroblastischer Typ   172, **176 ff.**
- fibröse Dysplasie-ähnliches   220
- frühes   203
- Graduierung   177
- histologische Subtypen   178, Tbl. 6.2
- hochdifferenziertes paraossales   941
- intrakortikales   179, 204
- juxtakortikales   233, 903, 1013
- – chondroblastisches   233
- kleinzelliger (Ewing-Sarkom-ähnlicher) Typ   177
- kleinzelliges   172, **219**, 471
- konventionelles   161
- low-grade intramedulläres   **220 f.**
- M. Paget   221 ff.
- Metastasen   210
- mit atypischer Lokalisation   205
- multizentrisches   199
- nach Peteosthor-Injektionen   231
- niedrig malignes (low grade)   220
- osteoblastischer Typ   172, 176 ff.
- osteoblastomähnliches   140
- parossales   **241 ff.**, 306
- periostales   **233 ff.**, 255
- peripheres   233
- Radiologie
- – gemischtförmiger Typ   185
- – miliarer Typ   195
- – osteolytischer Typ   187
- – osteosklerotischer Typ   195
- – zystoider Typ   195
- sekundäres   **221 ff.**, 1013
- strahleninduziertes   230
- teleangiektatisches   172, 176 ff., **217**, 823
- und Hyperparathyreoidismus   181
- unter Chemotherapie   **255 ff.**
- – Nonresponder   263
- – Responder   263
- – Untersuchungsmodalitäten   267, Tbl. 6.3
- zentrales   161 ff.

Oxytalanfaser   954

Paget-Sarkom   222 ff.
PAO, siehe Arthroosteitis, pustulöse
Parachordom   726
Paraffineinbettung   72
paraossal, Definition   58
paraperiostal, Definition   58
parosteal, Definition   58
Penumbra-Zeichen   69
PEO   912 ff.
periostal, Definition   58

Periostitis
- floride reaktive   935
- ossifizierende   306

Periostreaktionen   **57 ff.**
- keilförmige   61 f.
- komplexe   63
- kontinuierliche   58
- lamelläre   60
- solide   60
- spießartige   61
- unterbrochene   61 f.
- zwiebelschalenartige   60

Peteosthor-Osteosarkom   231
Phantom bone   632
Pindborg-Tumor   960
Plasmazelldysplasie   514
Plasmazellleukämie   505

Plasmozytom   **505 ff.**
- extraossäres   505
- extraskelettales   505
- generalisiertes   505
- Staging   513 ff., Tbl. 8.1, 8.2
- vorerst solitäres   507, 516

Plattenepithelkarzinom, des Kiefers
- extragnathisches   990
- nicht verhornendes   989
- verhornendes   989

PNET   444
Pneumatozyste, intraossäre   867
POEMS-Syndrom   505, **514**
Positronenemissionstomographie (PET)   **34, 266**
- FDG-PET   34, 266
- PET/PET-CT   34

PPP, siehe Pustulosis palmoplantaris
Primordialzyste   964
Projektionsradiographie   17

Proliferation, bizarre paraossale osteochondromatöse (BPOP)   306, 315, 366, **937 ff.**
Prostaglandin-Effekt, beim Osteoidosteom   114
Pseudohämangiom, in einem Wirbel   606
Pseudo-Madelung-Deformität   363
Pseudotumor
– bakterienbedingter   932
– der Finger, fibroossärer   936
– durch Baumwolle   932 f.
– durch Kunststoffe   932 f.
– granulomatöser   932
– hämophiler   878, **919**
– histiozytärer   932
– infektiös bedingter   931
– parasitenbedingter   931
Pseudotumoren, des Skeletts   917 ff.
Pseudozyste, des Kiefers   1033
Ptchedzyste   964
PTPN11-Gen   1032
Pustulosis palmoplantaris (PPP)   912
PVNS, siehe pigmentierte villonoduläre Synovitis   887

Radiofrequenzablation, Osteoidosteom   138 f.
Rand, chirurgischer
– intrakapsulärer   88
– intraläsionaler   88
– marginaler   88
– radikaler   88
– weiter   88
RCC   995
Reaktionen, periostale   57 ff.
Regressionsgrading, histologisches   451
Reiterknochen   902
Rest, notochordaler   **722**, 736
Retikulosarkom   475
Retinoblastom   221
Rhabdomyosarkom, embryonales   471
Riesenenostom   94, 104
Riesenhamartom, notochordales   736, Tbl. 12.1
Riesenosteom   104
Riesenzellgranulom   1032
– aggressives   1029
– nichtaggressives   1029
– reparatives   658, 744, 823, **876 ff.**, 1027
– – der Extremitätenknochen   876 ff.
– zentrales   **1027 ff.**
Riesenzellläsion, zentrale   **1027 ff.**
Riesenzelltumor   277, 551, **652 ff.**, 823, 876
– bei Morbus Paget   658
– der Sehnenscheiden   887
– der Sehnenscheiden und Gelenke   **886 ff.**
– – diffuser Typ   887 ff.
– – lokalisierter Typ   887 ff.
– – maligne Variante   887 ff.
– im Kieferbereich   1027
– Implants   688
– Lungenmetastasierung   663
– maligner   652
– Ostitis deformans Paget   663 f.
– Stadienteinteilung   689
– tenosynovialer   887
– Therapie   661
Riesenzementom   1000
– familiäres   1025
Rising bubble sign   808
Rosai-Dorfman-Erkrankung   480
Rundzellsarkom   445
Rundzelltumor   445

SAPHO-Syndrom   912 ff.
Sarkom
– chondroblastisches   377
– der follikulären Zellen   843
– granulozytisches   475, 492
– histiozytäres   475, 843
– hochmalignes   86
– niedrigmalignes   85
– odontogenes   997
– pleomorphes   572
– synoviales   696, 896
Satellitenzyste   964
Scalloping   44
Schattenzelle   975, 976, 995
Schattenzelltumor
– dentinogener   **976 ff.**, 995
Schmelzablagerung   971
Schnellschnittuntersuchung   72
Schwannom   712
SH3BP2   1027, 1031
Sinushistiozytose   480
Sklerosierungsbehandlung, des Hämangioms   614
Skoliose, schmerzhafte bei Osteoidosteom   115
Smoldering myeloma   505
Spindelzellsarkom, pleomorphes   538
Staging
– der Knochentumoren   81 ff., Tbl. 5.1, 5.2, 5.3, 5.4
– radiologisches Rüstzeug   90 f., Tbl. 5.5, 5.6
Strategie, diagnostische, bei Knochentumoren   76 ff., Abb. 3.37
Strontium 90, Osteosarkomentstehung   233
subperiostal, Definition   58
Syndrom, nephrotisches   513
Synovialzyste, subchondrale   866 f.
Synovitis
– lokalisierte (umschriebene) noduläre   896
– pigmentierte villonoduläre (PVNS)   **886 ff.**
– – intraossäre Form   890 ff.
– – maligne Variante   887 ff.
– – Weichteilmanifestation   890
Szintigraphie   32 ff.

Textiloma   932
Thorotrast   231
– Osteosarkom   231
TRANCE   505
Tumor, adenomatoider odontogener   961, **962 ff.**
– angioglomoider   635
– brauner   657, 691, 745, **882 ff.**, 876
– fibrogener   538
– fibrohistiozytärer   538
– gemischter odontogener   966
– kalzifizierender epithelialer odontogener (Pindborg-Tumor)   **960 ff.**
– kalzifizierender zystischer odontogener   **973 ff.**, 995
– keratozystischer odontogener   948, 957, **964 ff.**
– lipogener   538
– liposklerosierender myxofibromatöser   543, **544**
– neuraler   712 ff.
– notochordaler   721 ff.
– plattenepithelialer odontogener   **958 ff.**
– vaskulärer, Klassifikation   604 ff.
Tumormatrixmineralisierung   63
Tumorregressionsgrade nach Salzer-Kuntschik   255
Turret-Exostose   318, 939

Ultrasonographie   33
Untersuchungstechnik, radiologische   16 ff., Schema 1
USP6-Gen   1035

Sachverzeichnis

Vanishing bone   632
Verbundodontom   **970 ff.**
Verhornung, parakeratotische   964
Verkalkungsmuster
– enchondrale   68
– flockige   68
– stippchenförmige   68
Verknöcherung
– bindegewebige   65 f.
– knorpelige   66 f.
– osteoide   65 f.
Vickers-Kriterium   957

Wachstumsgeschwindigkeit, von Knochentumoren   44
Weichgewebstumor der Hände und Füße, pseudomaligner nichtneoplastischer knöchener   938
Weichteilchondrom   374
WHO-Klassifikation odontogener Läsionen (2005)   946
Wirbelhämangiom   610

Xanthofibrom   538
Xanthogranulom   538
– histiozytisches   741
Xanthom   538, 552

Zähnchen, rudimentäres   971
– hyperplastisches   981
Zahnkeim   984
Zahnkeimanteil, mesenchymaler   981
Zellsarkom
– dentritisches   843
– interdigitierendes dentritisches   843
Zement   968
Zement, zellfreier   984
Zementbildung   1000
Zementdysplasie, periapikale   1000, 1021
Zementoblastom   **984 ff.**
Zementom   796, 808
Zyste
– begriffliche Definition   69
– des Knochens, epidermoide   **917**
– follikuläre   957
– globulomaxilläre   962
– intrakortikale   942
– kalzifizierende odontogene   973, 974, 995
– posttraumatische   942
– subchondrale synoviale   866 f.
– subkortikale   942
Zytopunktion   40

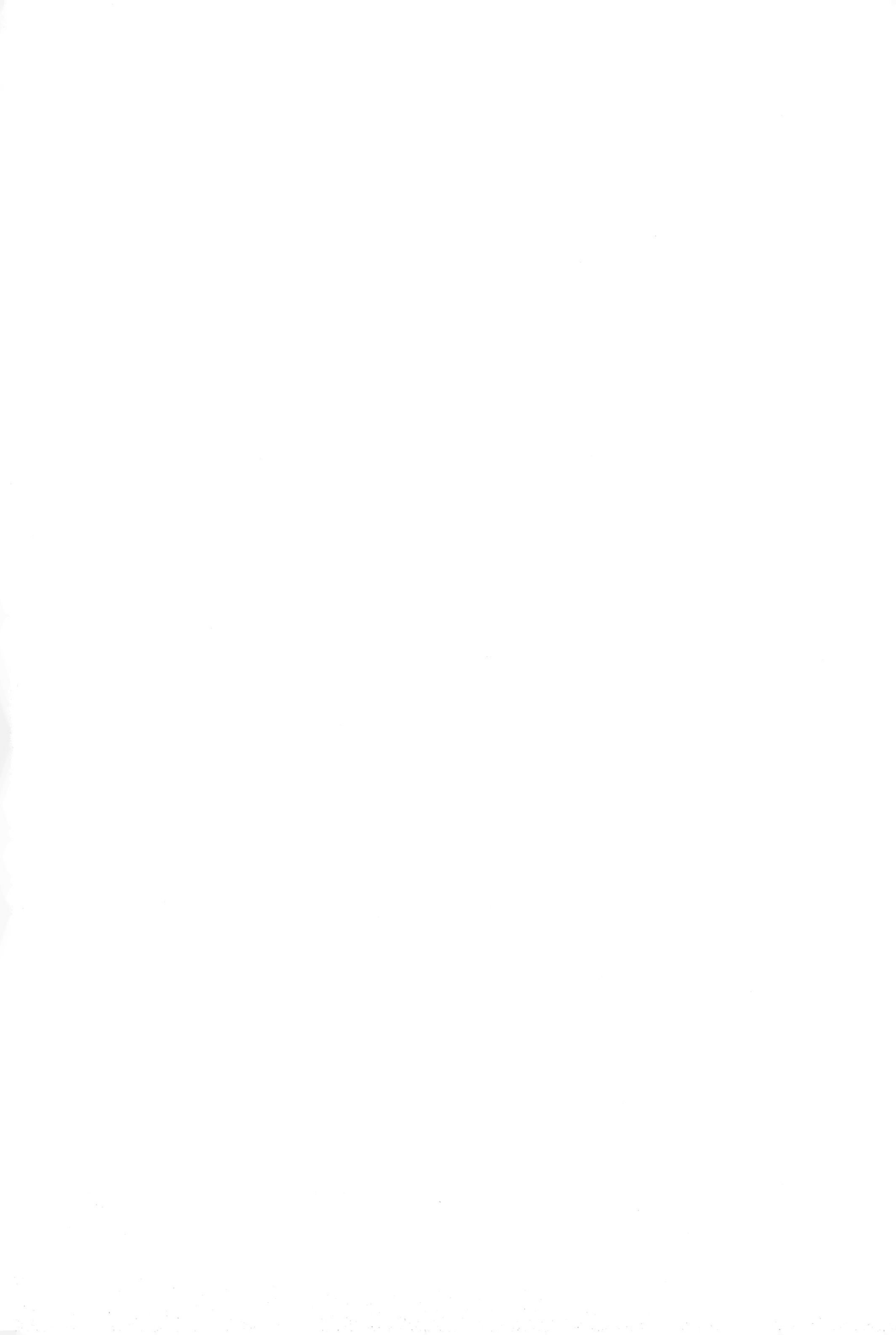

Printing and Binding: Stürtz GmbH, Würzburg